Rotinas de Diagnóstico
e Tratamento das Doenças
Infecciosas e Parasitárias

4ª Edição

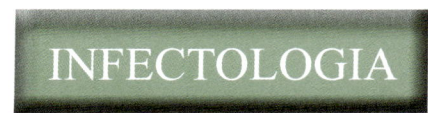

INFECTOLOGIA

Outros livros de interesse

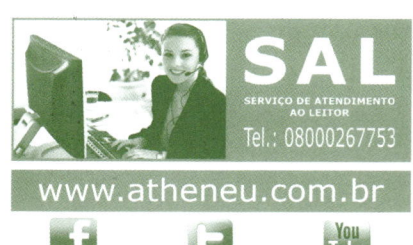

Rotinas de Diagnóstico e Tratamento das Doenças Infecciosas e Parasitárias

4ª Edição

Editores

Walter Tavares

Professor Titular de Doenças Infecciosas e Parasitárias do Curso de Graduação em Medicina do Centro Universitário Serra dos Órgãos (UNIFESO) da Fundação Educacional Serra dos Órgãos (FESO), Teresópolis, RJ; Professor Titular de Doenças Infecciosas e Parasitárias do Curso de Graduação em Medicina do Centro Universitário de Volta Redonda (UniFOA) da Fundação Oswaldo Aranha (FOA), Volta Redonda, RJ; Professor Titular de Doenças Infecciosas e Parasitárias do Curso de Medicina da Universidade Severino Sombra, Vassouras, RJ; Professor Titular (Aposentado) das Disciplinas de Doenças Infecciosas e Parasitárias das Faculdades de Medicina da Universidade Federal Fluminense (UFF) e da Universidade Federal do Rio de Janeiro (UFRJ); Mestre e Doutor em Doenças Infecciosas e Parasitárias pela UFRJ; Diploma em Tropical Medicine & Hygiene (DTM&H) pela Liverpool School of Tropical Medicine, University of Liverpool; Membro Titular da Academia Nacional de Farmácia; Editor do livro Rotinas de Diagnóstico e Tratamento das Doenças Infecciosas e Parasitárias, 1ª edição (2005), 2ª edição (2007), 3ª edição (2012).

Luiz Alberto Carneiro Marinho

Professor Adjunto IV do Departamento de Infectologia da Universidade Federal do Rio Grande do Norte (UFRN); Professor de Farmacologia Aplicada e Infectologia do Curso Médico da Universidade Potiguar/RN; Mestre em Doenças Infecciosas e Parasitárias pela Universidade Federal de Pernambuco (UFPE); Especialização em Imunologia Clínica (Alergia); Médico Infectologista; Coordenador do Serviço de Controle de Infecção Hospitalar do Hospital UNIMED-Natal/RN; Assessor Técnico da Secretaria Municipal de Saúde de Natal/RN; Assessor Técnico da Secretaria de Saúde da Cidade de Macaíba/RN; Editor do livro Rotinas de Diagnóstico e Tratamento das Doenças Infecciosas e Parasitárias, 1ª edição (2005), 2ª edição (2007), 3ª edição (2012).

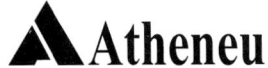

Atheneu

EDITORA ATHENEU

São Paulo —   *Rua Jesuíno Pascoal, 30*
                 Tel.: (11) 2858-8750
                 Fax: (11) 2858-8766
                 E-mail: atheneu@atheneu.com.br

Rio de Janeiro —   *Rua Bambina, 74*
                      Tel.: (21)3094-1295
                      Fax: (21)3094-1284
                      E-mail: atheneu@atheneu.com.br

Belo Horizonte — Rua Domingos Vieira, 319 — conj. 1.104

CAPA: Paulo Verardo

PRODUÇÃO / DIAGRAMAÇÃO: Fernando Palermo

Dados Internacionais de Catalogação na Publicação (CIP)
(Câmara Brasileira do Livro, SP, Brasil)

Rotinas de diagnóstico e tratamento das doenças infecciosas e
parasitárias / editores Walter Tavares, Luiz Alberto Carneiro Marinho. --
4. ed. -- São Paulo : Editora Atheneu, 2015.

Bibliografia.
Vários autores.
ISBN 978-85-388-0641-7

1. Doenças parasitárias - Diagnóstico 2. Doenças parasitárias -
Tratamento 3. Doenças transmissíveis - Diagnóstico 4. Doenças transmissíveis
- Tratamento I. Tavares, Walter. II. Marinho, Luiz Alberto Carneiro.

CDD-616.9
-616.96
15-05455   NLM-WC 100

Índices para catálogo sistemático:

1. Doenças infecciosas : Diagnóstico e tratamento : Medicina 616.9
2. Doenças parasitárias : Diagnóstico e tratamento : Medicina 616.96

TAVARES, W.; MARINHO, L.A.C.
Rotinas de Diagnóstico e Tratamento das Doenças Infecciosas e Parasitárias — 4ª edição

Colaboradores

Abelardo Queiroz-Campos Araújo

Pesquisador Titular da Fundação Oswaldo Cruz, Laboratório de Pesquisa Clínica em Neuroinfecção do Instituto de Pesquisa Clínica Evandro Chagas da Fundação Oswaldo Cruz (Fiocruz); Professor Adjunto de Neurologia da Universidade Federal do Rio de Janeiro (UFRJ); Mestre em Neurologia pela Universidade Federal Fluminense (UFF); Doutor em Ciências pela Fiocruz; Membro Titular da Academia Brasileira de Neurologia.

◊ Infecção por Vírus HTLV-I e HTLV-II

Adelina de Souza Velho Soli

Médica Infectologista; Professora Adjunta (Aposentada) da Disciplina de Doenças Infecciosas e Parasitárias da Faculdade de Medicina da Universidade Federal do Rio de Janeiro (UFRJ).

◊ Ancilostomíase ◊ Himenolepíase ◊ Teníase

Aderbal Magno Caminada Sabrá

Professor de Clínica Médica da Criança e do Adolescente da Escola de Medicina da Universidade do Grande Rio (UNIGRANRIO); Professor de Gastrenterologia, Imunologia e Alergia da Escola de Medicina da UNIGRANRIO; Professor Adjunto e Livre-docente de Pediatria da Universidade Federal do Rio de Janeiro (UFRJ); Professor e Cientista Visitante do Serviço de Imunologia e Alergia da Georgetown University School of Medicine (EUA); Membro Titular da Academia Nacional de Medicina.

◊ Diarreias Infecciosas

Adriana Soares de Freitas

Professora da Disciplina de Alergia Dermatológica da Universidade Federal do Rio Grande do Norte (UFRN).

◊ Eritrasma ◊ Molusco Contagioso ◊ Verrugas

Albino Moreira Torres

Professor Responsável pela Disciplina de Pediatria e Puericultura do Curso de Graduação em Medicina do Centro Universitário de Volta Redonda (UniFOA) da Fundação Oswaldo Aranha, RJ; Especialista em Infectologia Pediátrica pela Sociedade Brasileira de Pediatria; Membro do Comitê de Infectologia Pediátrica da Sociedade de Pediatria do Estado do Rio de Janeiro.

◊ Bronquiolite ◊ Caxumba ◊ Infecção por Vírus Sincicial Respiratório

Alex W. Friedrich

Head of Medical Microbiology and Infection Control, University Medical Center Groningen, Groningen University, Holanda; PhD Hygiene and Microbiology, Institute of Hygiene and Microbiology, University of Würzburg, Alemanha.

◊ Leptospirose

Alexandre Henrique Bezerra Gomes

Médico Oftalmologista; Pós-graduando Nível Doutorado pela Universidade Federal do Rio Grande do Norte (UFRN).

◊ Endoftalmite

Álvaro Antônio Bandeira Ferraz

Professor Adjunto do Departamento de Cirurgia da Universidade Federal de Pernambuco (UFPE); Chefe da Unidade de Transplantes do Hospital das Clínicas da UFPE; Mestre e Doutor em Cirurgia pela UFPE; Livre-docente da Universidade de São Paulo - Ribeirão Preto.

◊ Infecção Intra-abdominal

Ana Beatriz Lima Marins

Professora Adjunta IV (Aposentada) da Disciplina de Doenças Infecciosas e Parasitárias do Departamento de Medicina Clínica, da Faculdade de Medicina da Universidade Federal Fluminense (UFF); Coordenadora da Disciplina de Doenças Infecciosas e Parasitárias da Universidade Iguaçu (UNIG) - Campus V, Itaperuna, RJ; Mestre em Doenças Infecciosas e Parasitárias pela UFF.

◊ Estafilococcias ◊ Piomiosite Tropical

Ana Helena Britto Germoglio

Especialista em Infectologia (Residência Médica) na Universidade de Brasília; Médica da Secretaria de Saúde do Distrito Federal; Professora Assistente da Disciplina de Doenças Infecciosas e Parasitárias da Universidade Federal da Paraíba.

◊ Herpes-Zóster

André Filipe Marcondes Vieira

Professor Assistente de Anatomia Humana da Universidade Federal Fluminense (UFF); Professor Adjunto do Curso de Medicina da Fundação Técnico-Educacional Souza Marques; Mestre em Biologia Humana e Experimental pela Universidade Estadual do Rio de Janeiro (UERJ); Chefe da Sétima Enfermaria de Clínica Médica da Santa Casa de Misericórdia do Rio de Janeiro; Doutorando em Clínica Médica da Universidade Federal do Rio de Janeiro (UFRJ).

◊ Colecistites e Colangites

André Luiz Land Curi

Especialista em Oftalmologia pela Universidade Federal Fluminense (UFF); Doutor em Oftalmologia pela Universidade Federal de Minas Gerais; Clinical Fellow *no Moorfields Eye Hospital, Londres, Inglaterra; Pesquisador Associado em Saúde Pública do Instituto de Pesquisa Clínica Evandro Chagas (IPEC) da Fundação Oswaldo Cruz (Fiocruz), Rio de Janeiro, RJ; Vice-Diretor de Pesquisa Clínica do IPEC.*

◊ Coriorretinites (Retinocoroidites)

André Machado de Siqueira

Mestre em Epidemiologia pela London School of Hygiene & Tropical Medicine; Doutor em Doenças Tropicais pela Fundação de Medicina Tropical Dr. Heitor Vieira Dourado, Universidade do Estado do Amazonas (UEA); Pesquisador e Médico Infectologista do Instituto Nacional de Infectologia Evandro Chagas (INI) da Fundação Oswaldo Cruz (Fiocruz), Rio de Janeiro, RJ.

◊ Malária

André Villela Lomar *(in memoriam)*

◊ Aids: Introdução, Etiopatogenia, Epidemiologia

Anete Trajman

Professora Visitante Sênior da Faculdade de Medicina da Universidade Federal do Rio de Janeiro (UFRJ); Adjunct Professor *da McGill University, Montreal, Canadá; Mestre e Doutora em Clínica Médica pela Universidade Federal do Rio de Janeiro (UFRJ); Pós-doutorado em Imunologia pelo Instituto Oswaldo Cruz (IOC) da Fundação Oswaldo Cruz (Fiocruz), Rio de Janeiro, RJ; Bolsista de Produtividade em Pesquisa 2 do CNPq, Membro do Comitê Técnico Assessor do Programa Nacional de Tuberculose do Ministério da Saúde do Brasil.*

◊ Tuberculose

Angela Maria da Silva

Professora Associada e Coordenadora da Disciplina de Doenças Infecciosas e Parasitárias do Departamento de Medicina da Universidade Federal de Sergipe (UFS); Coordenadora do Serviço de Doenças Infecciosas e Parasitárias do Hospital Estadual João Alves Filho; Mestre em Doenças Infecciosas e Parasitárias pela Universidade de Brasília (Unb); Doutora em Doenças Infecciosas e Parasitárias pela Universidade Federal de São Paulo (UNIFESP).

◊ Febres Tifoide e Paratifoide

Angélica Espinosa Miranda

Professora Adjunta do Departamento de Medicina Social da Universidade Federal do Espírito Santo (UFES); Mestre em Doenças Infecciosas e Parasitárias pela UFES; Doutora em Saúde Pública pela Escola Nacional de Saúde Pública da Fundação Oswaldo Cruz; Médica Ginecologista.

◊ Infecção por Clamídia

Anna Ricordi Bazin

Professora Adjunta (Aposentada) da Disciplina de Doenças Infecciosas e Parasitárias da Faculdade de Medicina da Universidade Federal Fluminense (UFF); Mestre em Doenças Infecciosas e Parasitárias pela Universidade Federal do Rio de Janeiro (UFRJ).

◊ Aids: Diagnóstico Clínico ◊ Meningoencefalites ◊ Tétano

Annette Silva Foronda

Professora Doutora (Aposentada) de Parasitologia da Universidade de São Paulo (USP); Professora Titular de Parasitologia das Faculdades Metropolitanas Unidas, Centro Universitário UniFMU, SP.

◊ Amebas de Vida Livre

Antônio Braga

Professor Adjunto de Obstetrícia da Faculdade de Medicina da Universidade Federal do Rio de Janeiro (UFRJ) e da Faculdade de Medicina da Universidade Federal Fluminense (UFF); Mestre e Doutor em Ginecologia, Obstetrícia e Mastologia pela Universidade Estadual Paulista (UNESP); Especialista em Ginecologia e Obstetrícia pela Santa Casa da Misericórdia do Rio de Janeiro; Pós-doutorado em Doença Trofoblástica Gestacional pela Harvard Medical School; Pós-doutorado em Obstetrícia pela UNESP; Pós-doutorado em Doença Trofoblástica pelo Imperial College School of Medicine; Diretor da Sociedade de Ginecologia e Obstetrícia do Rio de Janeiro (SGORJ); Membro da International Society for the Study of Trophoblastic Diseases.

◊ Infecção Puerperal

Antônio Carlos de Medeiros Pereira

Professor Adjunto (Aposentado) da Disciplina de Doenças Infecciosas e Parasitárias da Faculdade de Medicina da Universidade Federal Fluminense (UFF); Mestre em Doenças Infecciosas e Parasitárias pela UFF.

◊ Coqueluche ◊ Herpes Zóster ◊ Imunizações ◊ Varicela

Antônio Carlos Francesconi do Valle

Médico do Instituto de Pesquisa Clínica Evandro Chagas da Fundação Oswaldo Cruz (Fiocruz), Rio de Janeiro, RJ; Mestre e Doutor em Dermatologia pela Universidade Federal do Rio de Janeiro (UFRJ).

◊ Dermatofitoses ◊ Esporotricose ◊ Piedra Branca ◊ Piedra Negra

Antônio Francisco de Araújo

Diretor de Convênios do Ministério da Saúde, RN; Médico Infectologista do Hospital Giselda Trigueiro, Natal, RN; Professor Convidado do Departamento de Infectologia da Universidade Federal do Rio Grande do Norte (UFRN).

◊ Cólera

Antônio Rafael da Silva

Professor Titular da Disciplina de Doenças Infecciosas e Parasitárias da Faculdade de Medicina da Universidade Federal do Maranhão (UFMA); Coordenador do Centro de Referência em Doenças Infecciosas e Parasitárias do Departamento de Patologia da UFMA; Mestre e Doutor em Doenças Infecciosas e Parasitárias pela Universidade Federal do Rio de Janeiro (UFRJ).

◊ Vigilância Epidemiológica e Notificação de Doenças: Sua Importância para a Saúde da População

Arnóbio da Penha Pachêco

Professor Adjunto da Disciplina de Alergia Dermatológica da Universidade Federal do Rio Grande do Norte (UFRN); Especialista em Alergia e Imunopatologia pelo Hospital do Servidor Público Estadual do Estado de São Paulo e em Dermatologia pelo Complexo Hospitalar do Heliópolis, SP.

◊ Eritrasma ◊ Molusco Contagioso ◊ Verrugas

Aventino Alfredo Agostini

Professor Titular da Universidade de Passo Fundo (UFP), Rio Grande do Sul; Especialista em Patologia e em Citologia pela Associação Médica Brasileira; Patologista do Instituto de Patologia de Passo Fundo, RS.

◊ Angiostrongilíases

Benedito Barraviera

Professor Titular do Departamento de Doenças Tropicais e Diagnóstico por Imagem da Faculdade de Medicina Botucatu da Universidade Estadual Paulista (UNESP), SP; Mestre e Doutor em Fisopatologia em Clínica Médica pela UNESP.

◊ Infecção Gonocócica

Bernardino Cláudio de Albuquerque

Professor Assistente da Disciplina de Doenças Infecciosas e Parasitárias da Universidade Federal do Amazonas (UFAM); Pesquisador Adjunto da Fundação de Medicina Tropical do Amazonas; Especialista em Medicina do Trabalho pela UFAM; Mestre em Doenças Infecciosas e Parasitárias pela Universidade Federal do Rio de Janeiro (UFRJ).

◊ Febre Amarela

Bodo Wanke

Pesquisador Titular do Instituto de Pesquisas Clínicas Evandro Chagas, Fundação Oswaldo Cruz; Mestre e Doutor em Doenças Infecciosas e Parasitárias pela Universidade Federal do Rio de Janeiro (UFRJ).

◊ Coccidioidomicose

Breno Riegel Santos

Médico Infectologista, Chefe do Serviço de Infectologia do Hospital Nossa Senhora da Conceição, Porto Alegre, RS; Especialista em Infectologia pela Sociedade Brasileira de Infectologia.

◊ Hidatidose

Bruna Cheim Sader Malheiros

Doutoranda em Medicina pelo Centro Universitário Serra dos Órgãos (UNIFOA), RJ

◊ Linogranuloma Venéreo

Bruno Pessôa

Médico Neurocirurgião do Hospital Universitário Antonio Pedro (HUAP) da Universidade Federal Fluminense (UFF); Professor Colaborador de Neurocirurgia do Curso de Medicina da UFF.

◊ Abscessos e Empiemas Cerebrais

Cândida Maria da Conceição Carvalho Neves

Professora Adjunta das Disciplinas de Pneumologia e Infectologia da Pontifícia Universidade Católica do Rio Grande do Sul (PUC-RS); Mestre em Pneumologia pela Universidade Federal do Rio Grande do Sul (UFRS); Especialista em Infectologia pela Sociedade Brasileira de Infectologia.

◊ Legionelose

Carlos Alexandre de Amorim Garcia

Professor Adjunto e Coordenador da Disciplina de Oftalmologia da Universidade Federal do Rio Grande do Norte (UFRN); Doutor em Ciências da Saúde pela UFRN; Especialista em Oftalmologia pelo Conselho Brasileiro de Oftalmologia e pelo Instituto Barraquer, Espanha..

◊ Endoftalmite

Carlos Antonio Barbosa Montenegro

Professor Titular de Obstetrícia da Universidade Federal do Rio de Janeiro (UFRJ); Membro Titular da Academia Nacional de Medicina; Livre-docente em Obstetrícia pela UFRJ e da Universidade Federal Fluminense (UFF); Professor de Obstetrícia da Fundação Técnico-Educacional Souza Marques e da Universidade Estácio de Sá.

◊ Infecção Puerperal

Carlos Bruno Fernandes Lima

Médico Formado pela Universidade Federal do Rio Grande do Norte (UFRN); Pós-graduando em Dermatologia pelo Hospital Universitário Onofre Lopes (HUOL-UFRN).

◊ Eritrasma ◊ Molusco Contagioso ◊ Verrugas

Carlos Graeff-Teixeira

Doutor em Medicina Tropical pelo Instituto Oswaldo Cruz (IOC) da Fundação Oswaldo Cruz (Fiocruz), Rio de Janeiro, RJ; Professor Titular de Parasitologia da Faculdade de Biociências da Pontifícia Universidade Católica do Rio Grande do Sul (PUC-RS).

◊ Angiostrongiliases

Carlos Romualdo Barbosa Gama

Professor Titular de Ginecologia da Faculdade de Medicina de Teresópolis; Mestre em Ginecologia pela Universidade Federal do Rio de Janeiro (UFRJ).

◊ Doença Inflamatória Pélvica

Carlos Urbano Gonçalves Ferreira Júnior

Especialista em Infectologia pela Sociedade Brasileira de Infectologia; Coordenador da Residência em Doenças Infecciosas e Parasitárias do Centro de Ciências da Saúde da Universidade Federal do Espírito Santo

◊ Infecção por Clamídia

Carolina Chrusciak Talhari

Especialista em Dermatologia pela Sociedade Brasileira de Dermatologia; Doutorado em Medicina Tropical pela Universidade do Estado do Amazonas (UEA); Professora Adjunta de Dermatologia da UEA.

◊ Lobomicose ◊ Pinta

Célia Franco

Professora Assistente da Disciplina de Doenças Infecciosas e Parasitárias da Faculdade de Medicina de São José do Rio Preto (FAMERP); Mestre em Ciências da Saúde pela FAMERP; Especialista em Infectologia pela Sociedade Brasileira de Infectologia.

◊ Gravidez e Infecção

Celso Ferreira Ramos Filho

Professor Adjunto de Doenças Infecciosas e Parasitárias da Faculdade de Medicina da Universidade Federal do Rio de Janeiro (UFRJ); Professor Titular de Doenças Infecciosas e Parasitárias da Faculdade de Medicina da Fundação Souza Marques; Mestre em Doenças Infecciosas e Parasitárias pela UFRJ; Membro Titular da Academia Nacional de Medicina.

◊ Aids: Tratamento

Cristiane da Cruz Lamas

Especialista em Infectologia pela Sociedade Brasileira de Infectologia; Mestre e Doutora em Doenças Infecciosas e Parasitárias pelo Departamento de Medicina Tropical do Instituto Oswaldo Cruz (IOC) da Fundação Oswaldo Cruz (Fiocruz), Rio de Janeiro, RJ; Professora Adjunta de Infectologia e Parasitologia Humana do Curso de Medicina da Universidade do Grande Rio (Unigranrio); Médica Infectologista do Instituto Nacional de Cardiologia; Member of the Royal College of Physicians

◊ Bartoneloses

Décio Diament

Médico do Instituto de Infectologia Emílio Ribas, São Paulo, SP; Médico do Centro de Terapia Intensiva de Adultos do Hospital Israelita Albert Einstein; Médico da UTI-adultos do Hospital Leforte; Mestre em Doenças Infecciosas e Parasitárias pela Faculdade de Medicina da Universidade de São Paulo (FMUSP); Doutor em Doenças Infecciosas e Parasitárias pela Universidade Federal de São Paulo (Unifesp).

◊ Meningococcemia

Demócrito de Barros Miranda Filho

Professor Adjunto de Doenças Infecciosas e Parasitárias da Faculdade de Ciências Médicas da Universidade de Pernambuco (UPE); Chefe do Núcleo de Epidemiologia e Infectologista da Comissão de Controle de Infecção Hospitalar do Hospital Barão de Lucena, Recife, PE; Doutor e Livre-docente em Doenças Infecciosas e Parasitárias pela Universidade de São Paulo (USP).

◊ Infecção por Micoplasma

Dionne Bezerra Rolim

Professora da Disciplina de Infectologia do Curso de Medicina da Universidade de Fortaleza (UNIFOR); Médica Infectologista do Hospital São José de Doenças Infecciosas e do Núcleo de Epidemiologia da Secretaria da Saúde do Ceará; Mestre em Saúde Pública pela Universidade Federal do Ceará (UFC); Doutora em Ciências Médicas pela Universidade Federal do Ceará (UFC).

◊ Melioidose

Dirce Bonfim de Lima

Professora Associada e Coordenadora da Disciplina de Doenças Infecciosas e Parasitárias da Faculdade de Ciências Médicas da Universidade do Estado do Rio de Janeiro (UERJ); Mestre e Doutora em Doenças Infecciosas e Parasitárias pela Universidade Federal do Rio de Janeiro (UFRJ).

◊ Citomegalovirose ◊ Criptosporidiose ◊ Doença por Arranhadura do Gato

Edilbert Pellegrini Nahn Junior

Professor Auxiliar de Dermatologia da Faculdade de Medicina de Campos, RJ; Mestre em Dermatologia pela Universidade Federal Fluminense (UFF); Especialista em Dermatologia pela Sociedade Brasileira de Dermatologia; Especialista em Hansenologia pela Sociedade Brasileira de Hansenologia; Especialista em Doenças Sexualmente Transmissíveis (DST) pela Sociedade Brasileira de DST; Professor Auxiliar de Medicina Interna da Universidade Federal do Rio de Janeiro (UFRJ), Campus Macaé.

◊ Cancro Mole, Sífilis

Edmundo Machado Ferraz

Professor Titular de Técnica Cirúrgica e de Cirurgia do Aparelho Digestivo da Universidade Federal de Pernambuco (UFPE); Chefe do Serviço de Cirurgia Geral do Hospital das Clínicas da UFPE; Doutor em Medicina e Livre-docente pela UFPE; Membro Titular do Colégio Brasileiro de Cirurgiões.

◊ Infecção Intra-abdominal

Edna Quintas

Médica Formada pela Faculdade de Medicina da Universidade de Coimbra, Portugal; Especialista em Epidemiologia pela Faculdade de Medicina da Universidade do Porto (FM-UP), Portugal; Pós-graduação em Investigação Clínica e Serviço de Saude pela FM-UP; Assistente Hospitalar de Infectologia do Hospital São João, Porto, Portugal; Infectologista da Clínica Girassol, Luanda, Angola.

◊ Tripanossomíase Humana Africana

Edson Jurado da Silva

Fellow *do American College of Gastroenterology, EUA; Especialista em Gastroenterologia e Endoscopia Digestiva; Mestre em Gastroenterologia pela Universidade Federal do Rio de Janeiro (UFRJ); Livre-docente em Gastroenterologia pela Universidade Federal do Estado do Rio de Janeiro (UNIRIO).*

◊ Infecção por *Helicobater pylori*

Eduardo Bruno

Professor Titular de Obstetrícia do Curso de Graduação em Medicina do Centro Universitário Serra dos Órgãos (UNIFESO), Teresópolis; Mestre em Ginecologia pela Universidade Federal do Rio de Janeiro (UFRJ).

◊ Doença Inflamatória Pélvica

Eduardo Luiz Ferreira Pinto

Professor Assistente do Departamento de Cirurgia Oral, Associação Brasileira de Odontolgia, RJ (ABO-RJ); Professor-assistente do Curso de Pós-graduação em Cirurgia Bucomaxilofacial da Unigranrio; Especialista em Cirurgia Bucomaxilofacial pela Universidade Federal do Rio de Janeiro (UFRJ), Mestre em Cirurgia Bucomaxilofacial pela Universidade do Estdo do Rio de Janeiro (UERJ), e Professor Substituto da Disciplina de Cirurgia Bucal da Faculdade de Odontologia na UERJ.

◊ Infecção Bucomaxilofacial

Elba Regina Sampaio de Lemos

Pesquisadora Titular da Fundação Oswaldo Cruz (Fiocruz), Rio de Janeiro, RJ; Chefe do Laboratório de Hantaviroses e Rickettsioses do Departamento de Virologia do Instituto Oswaldo Cruz da Fiocruz; Mestre e Doutora em Medicina Tropical pelo Instituto Oswaldo Cruz.

◊ Riquetsioses

Eliana Lúcia Tomaz do Nascimento

Médica Infectologista da Secretaria de Saúde Pública do Rio Grande do Norte; Professora-assistente I do Departamento de Infectologia da Universidade Federal do Rio Grande do Norte (UFRN); Mestre em Bioquímica – área de concentração Imunogenética; Especialista em Infectologia pela Sociedade Brasileira de Infectologia.

◊ Doença de Chagas ◊ Leismaniose Visceral

Elizabeth de Andrade

Médica Infectologista; Especialista em Infectologia pela Sociedade Brasileira de Infectologia.

◊ Febre por Mordedura de Rato

Elizabeth de Souza Neves

Mestre em Doenças Infecciosas e Parasitárias pela Universidade Federal do Rio de Janeiro (UFRJ); Doutora em Pesquisa Clínica em Doenças Infecciosas e Parasitárias pelo Instituto Oswaldo Cruz (IOC) da Fundação Oswaldo Cruz (Fiocruz), Rio de Janeiro - RJ; Médica Infectologista do Instituto de Pesquisa Evandro Chagas da Fiocruz.

◊ Toxoplasmose

Eloísio Alexsandro da Silva

Médico Urologista; Membro Titular da Sociedade Brasileira de Urologia (SBU); Professor Adjunto de Urologia da Universidade do Estado do Rio de Janeiro (UERJ); Doutor em Urologia pela Universidade Federal de São Paulo (UNIFESP).

◊ Orquiepididimite ◊ Prostatite

Emy Akiyama Gouveia

Especialista em Doenças Infecciosas e Parasitárias pelo Instituto de Infectologia Emílio Ribas, São Paulo, SP.

◊ Doença de Lyme e Síndrome de Baggio-Yoshinari

Esper Georges Kallás

Professor Associado da Disciplina de Imunologia Clínica e Alergia e Laboratório de Investigação Médica 60 da Faculdade de Medicina da Universidade São Paulo (FMUSP); Livre-docente pela USP; Mestre e Doutor em Doenças Infecciosas e Parasitárias pela Universidade Federal de São Paulo (UNIFESP).

◊ Varíola

Eucir Rabello

Professor Titular da Disciplina de Pneumologia do Curso de Medicina da Universidade Severino Sombra, Vassouras, RJ; Mestre em Clínica Médica pela Universidade Federal do Rio de Janeiro (UFRJ); Chefe da Seção de Pneumologia do Hospital da Força Aérea do Galeão, Rio de Janeiro, RJ.

◊ Pneumonias

Evandro Tinoco Mesquita

Professor Adjunto de Cardiologia da Faculdade de Medicina da Universidade Federal Fluminense (UFF); Coordenador de Pesquisa do Pró-Cardíaco; Membro de Academia Fluminense de Medicina; Mestre em Ciências Cardiovasculares pela UFF; Doutor em Cardiologia pelo Instituto do Coração da Universidade de São Paulo (USP-Incor).

◊ Miocardites e Pericardites

Eveline Pipolo Milan

Professora Adjunta do Departamento de Infectologia da Universidade Federal do Rio Grande do Norte (UFRN); Mestre e Doutora em Doenças Infecciosas e Parasitárias pela Universidade Federal de São Paulo (UNIFESP).

◊ Esquistossomíase *Mansoni* ◊ Hepatites

Fábio Moore Nucci

Médico Hematologista; Mestre em Clínica Médica pela Faculdade de Medicina da Universidade Federal do Rio de Janeiro (UFRJ). Hematologista do Hospital Universitário Antonio Pedro (HUAP) da Universidade Federal Fluminense (UFF).

◊ Aspergilose ◊ Candidíase

Fabio Ramos de Souza Carvalho

Doutor em Ciências, Especialidade Microbiologia pela Universidade de São Paulo, SP; Pós-doutorado em Ciências Visuais, Especialidade Protozoologia pela Universidade Federal de São Paulo (UNIFESP).

◊ Infecção por Amebas de Vida Livre

Fatima Maria Tiecher

Bióloga; Professora de Parasitologia e Microimunologia do Centro Universitário Metodista do Sul - IPA; Mestre em Ciências Veterinárias pela Universidade Federal do Rio Grande do Sul (UFRS); Ex-chefe da Seção de Parasitologia do Laboratório Central de Saúde Pública, da Fundação Estadual de Produção e Pesquisa em Saúde (LACENFEPPS).

◊ Hidatidose

Felipe Costa de Andrade Marinho

Especialista em Pneumologia pela Sociedade Brasileira de Pneumologia e Tisiologia; Especialista em Clínica Médica pela Sociedade Brasileira de Clínica Médica (SBCM); Doutorando em Pneumologia da Universidade de São Paulo (USP); Coordenador da Unidade de Terapia Intensiva e Presidente da Comissão de Transplante do Hospital Estadual de Sapopemba, São Paulo, SP.

◊ Sepse

Fernando Antonio Brandão Suassuna

Médico Infectologista; Professor Adjunto IV do Departamento de Infectologia da Universidade Federal do Rio Grande do Norte (UFRN); Especialista em Alergologia pela Sociedade Brasileira de Alergia e Imunologia; Especialista em Infectologia pela Sociedade Brasileira de Infectologia; Mestre em Medicina Tropical pela Universidade Federal de Pernambuco (UFPe); Diretor do Curso de Medicina da Universidade Potiguar (Unp).

◊ Esquistossomíase *mansoni*

Filomena Aste Silveira

Professora Titular da Disciplina de Ginecologia da Faculdade de Medicina de Valença (FAA); Médica Concursada do Instituto de Ginecologia da Universidade Federal do Rio de Janeiro (UFRJ); Especialista em Ginecologia e Obstetrícia (TEGO); Mestre em Ginecologia pela UFRJ; Doutora em Ciências Cirúrgicas pela UFRJ.

◊ Aborto Séptico ◊ Infecção por Papilomavírus (HPV) ◊ Vulvovaginites

Flávio de Queiroz Telles Filho

Professor Adjunto de Doenças Infecciosas e Parasitárias do Departamento de Saúde Comunitária da Universidade Federal do Paraná (UFPR); Médico Consultor do Laboratório de Micologia do Hospital das Clínicas da UFPR; Mestre em Medicina Tropical pela Universidade Federal de Goiás (UFGO); Doutor em Doenças Infecciosas e Parasitárias pela Universidade de São Paulo (USP).

◊ Cromoblastomicose ◊ Micoses de Importação

Francisco Orniudo Fernandes

Professor Adjunto da Disciplina de Doenças Infecciosas e Parasitárias da Universidade Federal da Paraíba (UFPB); Presidente da Comissão de Controle de Infecção Hospitalar do Hospital Napoleão Laureano, João Pessoa, Pb; Especialista em Infectologia pelo Instituto de Infectologia Emílio Ribas, SP e pela Sociedade Brasileira de Infectologia.

◊ Diagnóstico Diferencial das Anginas Infecciosas ◊ Herpes Zóster ◊ Antimicrobianos: Uso Profilático ◊ Varicela

Guido Carlos Levi

Médico Infectologista; Chefe da Seção de Diagnóstico e Terapêutica do Serviço de Moléstias Infecciosas do Hospital do Servidor Público Estadual de São Paulo "Francisco Morato de Oliveira", SP; Doutor em Medica pela Universidade Federal de Campinas (UNICAMP).

◊ Varíola

Guilherme Pinto Bravo Neto

Professor Adjunto do Departamento de Cirurgia da Faculdade de Medicina da Universidade Federal do Rio de Janeiro (UFRJ); Coordenador da Seção de Cirurgia Esôfago-Gástrica do Hospital Universitário Clementino Fraga Filho da UFRJ; Mestre e Doutor em Medicina na Área de Concentração em Cirurgia-geral pela UFRJ; Membro Titular do Colégio Brasileiro de Cirurgiões.

◊ Fascite Necrotizante, Gangrena de Fournier, Gangrena Gasosa

Gustavo Rodrigues

Médico Pediatra; Especialista em Imunologia e Alergia pela Santa Casa de Misericórdia do Rio de Janeiro; Coordenador de Internação do Hospital Estadual da Criança, Rio de Janeiro.

◊ Diarreias Infecciosas

Gutemberg Leão de Almeida Filho

Fellow *da International Society for the Study of Vulvovaginal Disease; Mestre e Doutor em Medicina pela Universidade Federal do Rio de Janeiro (UFRJ); Professor Adjunto do Instituto de Ginecologia da UFRJ; Coordenador Geral dos Cursos de Pós-graduação do Instituto de Ginecologia da UFRJ.*

◊ Aborto Séptico ◊ Infecção por Papilomavírus (HPV) ◊ Vulvovaginites

Gutemberg Melo Rocha

Professor Associado do Departamento de Biologia Celular, Molecular e Bioagentes Patogênicos da Faculdade de Medicina de Ribeirão Preto, Universidade de São Paulo (USP); Colaborador do Setor de Moléstias Infecciosas Infantis do Hospital das Clínicas da Faculdade de Medicina de Ribeirão Preto, São Paulo.

◊ Febre Purpúrica do Brasil

Habib Fraiha Neto

Médico Parasitologista; Professor Adjunto do Núcleo de Medicina Tropical da Universidade Federal do Pará (UFPA); Pesquisador Titular Aposentado do Instituto Evandro Chagas; Ex-Presidente da Sociedade Brasileira de Parasitologia; Membro da Academia de Medicina do Pará.

◊ Lagoquilascaríase

Hadmila Rodrigues Melo

Médica Infectologista; Professora Assistente do Departamento de Infectologia da Universidade Federal do Rio Grande do Norte (UFRN); Médica do Hospital Giselda Trigueiro, Natal, RN.

◊ Dermatozoonoses ◊ Larva *Migrans* Cutânea

Helce Ribeiro Julio Junior

Urologista e Cirurgião-geral; Membro Titular da Sociedade Brasileira de Urologia (TiSBU); Membro do Corpo Clínico do Serviço de Urologia da Santa Casa da Misericórdia do Rio de Janeiro; Membro do Corpo Clínico do Serviço de Urologia do Hospital Universitário Pedro Ernesto

◊ Orquiepididimites ◊ Prostatites ◊ Uretrites

Hélio Vasconcellos Lopes

Professor Titular da Disciplina de Infectologia da Faculdade de Medicina da Fundação do ABC; Professor-assistente do Curso de Medicina da Universidade Metropolitana de Santos; Chefe do Serviço de Infectologia do Hospital Mário Covas, Santo André, SP.

◊ Infecção Urinária

Hênio Godeiro Lacerda

Doutor em Ciências da Saúde pela Universidade Federal do Rio Grande do Norte (UFRN); Mestre em Medicina Interna pelo Curso de Pós-graduação em Medicina e Saúde da Universidade Federal da Bahia (UFBA); Especialista em Infectologia pela UFRN; Professor Adjunto do Departamento de Infectologia da UFRN; Coordenador do Internato em Infectologia da UFRN; Professor da Disciplina de Infectologia da Universidade Potiguar (UNP); Médico Infectologista do Hospital Giselda Trigueiro – SESAP/RN.

◊ Endocardite Infecciosa

Iara Marques de Medeiros

Professora Associada do Departamento de Infectologia da Universidade Federal do Rio Grande do Norte (UFRN); Doutora em Doenças Infecciosas pela Universidade Federal de São Paulo (UNIFESP); Chefe do Departamento de Infectologia da UFRN.

◊ Amebíase ◊ Giardíase ◊ Leismaniose Visceral

Igor Thiago Queiroz

Doutor em Ciências pela Faculdade de Medicina da Universidade de São Paulo (FMUSP); Especialista em Infectologia pela Sociedade Brasileira de Infectologia; Professor de Infectologia da Universidade Potiguar (UNP), Natal, RN; Infectologista do Hospital Giselda Trigueiro, Natal, RN; Preceptor do Internato em Medicina das Faculdades de Medicina das Universidade Federal do Rio Grande do Norte (UFRN), Universidade do Estado do Rio Grande do Norte (UERN) e UNP; Membro do Comitê Técnico Estadual de Acompanhamento e Assessoramento do Programa de Hepatites Virais/RN.

◊ Dermatozoonoses

Iran Mendonça da Silva

Professor de Doenças Infecciosas e Parasitárias da Faculdade de Medicina da Universidade Estadual da Amazônia (UEA); Médico Assistente Colaborador da Fundação de Medicina Tropical Heitor Vieira Dourado, Manaus, AM.

◊ Esquistossomíase Hematóbia e Outras Esquistossomíases Humanas Não-prevalentes no Brasil

Irineu Luiz Maia

Professor Adjunto do Departamento de Doenças Dermatológicas, Infecciosas e Parasitárias e Chefe da Disciplina de Doenças Infecciosas e Parasitárias da Faculdade de Medicina de São José do Rio Preto, São Paulo (FAMERP); Mestre em Ciências da Saúde pela FAMERP; Doutor em Cardiologia pelo Instituto do Coração de São Paulo; Especialista em Infectologia pela Sociedade Brasileira de Infectologia.

◊ Gravidez e Infecção

Isabel Cristina Chulvis do Val

Mestre e Doutora em Ginecologia pela Universidade Federal do Rio de Janeiro (UFRJ); Chefe; Fellow *da International Society for the Study of Vulvovaginal Disease; Professora Adjunta da Disciplina de Ginecologia da Faculdade de Medicina da Universidade Federal Fluminense (UFF); Professora do Programa de Pós-graduação em Ciências Médicas da UFF; Chefe do Ambulatório de Patologia do Trato Genital Inferior e Colposcopia do Hospital Universitário Antonio Pedro (HUAP) da UFF.*

◊ Aborto Séptico ◊ Infecção por Papilomavírus (HPV)
◊ Vulvovaginites

Ivone Quemba da Silva

Especialista em Infectologia pelo Curso de Especialização em Doenças Infecciosas e Parasitárias da Universidade Federal Fluminense (UFF); Médica Infectologista da Clínica Girassol, Luanda, Angola.

◊ Tripanossomíase Humana Africana

Izabela Voieta da Silva Teixeira

Médica Infectologista; Mestre e Doutora em Medicina Tropical pela Faculdade de Medicina da Universidade Federal de Minas Gerais (UFMG)

◊ Estrongiloidíase

Jacqueline Anita de Menezes

Médica Infectologista, Ex-chefe do Serviço de Doenças Infecciosas e Parasitárias do Hospital dos Servidores do Estado, RJ; Mestre em Doenças Infecciosas e Parasitárias pela Universidade Federal do Rio de Janeiro (UFRJ); Professora (Aposentada) de Doenças Infecciosas e Parasitárias da Faculdade de Medicina da Universidade Federal Fluminense (UFF).

◊ Herpes Simples

Jo Yoshikuni Osuge

Professor Assistente de Histologia e Anatomia Patológica do Curso de Medicina do Centro Universitário de Volta Redonda, RJ; Doutor em Anatomia Patológica pela Universidade Federal Fluminense (UFF).

◊ Hanseníase

Joana D'Arc Morais da Silveira Frade

Médica do Serviço de Doenças Infectocontagiosas do Hospital Universitário Lauro Wanderley, Universidade Federal da Paraíba (UFPB); Médica do Centro de Referência (SAE) para DST/AIDS, Hospital Clementino Fraga, João Pessoa, Pb.

◊ Diagnóstico Diferencial das Anginas Infecciosas ◊ Varicela

João Carlos Pinto Dias

Pesquisador Titular da Fundação Oswaldo Cruz (Fiocruz), Rio de Janeiro, RJ; Professor Titular da Faculdade de Medicina da Universidade Federal de Minas Gerais (UFMG); Membro do Comitê de Doenças Infecciosas e Parasitárias da OMS; Membro Titular da Academia Mineira de Medicina; Mestre e Doutor em Medicina Tropical pela UFMG.

◊ Doença de Chagas

João Luiz Schiavini

Médico Urologista; Membro Titular da Sociedade Brasileira de Urologia (SBU); Professor Adjunto de Urologia da Universidade do Estado do Rio de Janeiro (UERJ); Professor de Urologia da Universidade Gama Filho (UGF); Assistente Doutor de Urologia da Santa Casa de Misericórdia do Rio de Janeiro

◊ Orquiepididimite ◊ Prostatite ◊ Uretrites

João Silva de Mendonça

Médico Infectologista; Diretor do Serviço de Moléstias Infecciosas do Hospital do Servidor Público Estadual de São Paulo; Doutor em Ciências Médicas pela Universidade Estadual de Campinas (UNICAMP); Especialista em Infectologia pela Sociedade Brasileira de Infectologia.

◊ Infecção por Vírus do Oeste do Nilo ◊ Síndrome Respiratória Aguda Grave

Jorge Augusto de Oliveira Guerra

Doutor em Doenças Tropicais e Infecciosas pela Universidade do Estado do Amazonas (UEA); Infectologista/Pesquisador da Gerência de Leishmanioses da Fundação de Medicina Tropical Dr. Heitor Vieira Dourado, Manaus, Amazonas.

◊ Leishmaniose Tegumentar

Jorge de Rezende Filho

Professor Titular de Obstetrícia da Faculdade de Medicina da Universidade Federal do Rio de Janeiro (UFRJ); Chefe da 33ª e da 27ª Enfermarias da Santa Casa de Misericórdia do Rio de Janeiro; Livre-docente em Obstetrícia pela Universidade de São Paulo (USP); Professor de Obstetrícia da Fundação Técnico-Educacional Souza Marques.

◊ Infecção Puerperal

José Carlos Pessôa de Mello

Especialista em Infectologia pelo Instituto Estadual de Infectologia São Sebastião, Rio de Janeiro, RJ; Médico do Instituto Estadual de Infectologia São Sebastião, Rio de Janeiro, RJ.

◊ Riquetsioses

José Ivan Albuquerque Aguiar

Médico Infectologista; Professor Associado do Departamento de Clínica Médica da Faculdade de Medicina da Universidade Federal de Mato Grosso do Sul (UFMS); Mestre e Doutor em Medicina Tropical pelo Instituto de Patologia Tropical e Saúde Pública da Universidade Federal de Goiás (UFG); Especialista em Infectologia pela Sociedade Brasileira de Infectologia.

◊ Aids: Prevenção da Transmissão por Exposição Ocupacional ◊ Doença de Kikuchi/Fujimoto

José Luís da Silveira Baldy

Professor Titular (Aposentado) da Disciplina de Doenças Transmissíveis do Departamento de Clínica Médica do Centro de Ciências da Saúde da Universidade Estadual de Londrina, Pr; Doutor em Medicina Tropical pela Universidade Federal de Minas Gerais (UFMG); Especialista em Infectologia pela Sociedade Brasileira de Infectologia/ Associação Médica Brasileira; Especialista em Imunologia pela Organização Mundial da Saúde.

◊ Mordeduras Humanas e de Animais

José Luiz de Andrade Neto

Professor Adjunto do Departamento de Clínica Médica da Universidade Federal do Paraná (UFPR); Professor Adjunto da Disciplina de Infectologia da Pontifícia Universidade Católica do Paraná (PUCPR); Mestre e Doutor em Medicina pela UFPR.

◊ Angiomatose Bacilar ◊ Isosporíase ◊ Microsporidiose

José Roberto Lambertucci

Professor Titular do Serviço de Medicina Tropical do Departamento de Clínica Médica da Faculdade de Medicina da Universidade Federal de Minas Gerais (UFMG); Mestre e Doutor em Medicina Tropical pela UFMG.

◊ Estrongiloidíase

José Tavares-Neto

Professor Associado de Doenças Infecciosas e Parasitárias da Faculdade de Medicina da Bahia da Universidade Federal da Bahia (FAMEB-UFBA). Mestre em Medicina Tropical pela Universidade Federal de Brasília (UnB). Doutor em Clínica Médica pela Universidade de São Paulo (USP); Livre-docente pela FAMEB-UFBA.

◊ Tétano

Jurema Nunes Mello

Professora Assistente de Doenças Infecciosas e Parasitárias do Curso de Graduação em Medicina do Centro Universitário de Volta Redonda (UniFOA) da Fundação Oswaldo Aranha, RJ; Mestre em Doenças Infecciosas e Parasitárias pela Universidade Federal Fluminense (UFF).

◊ Infecção por Anaeróbios ◊ Estreptococcias

Karla Regina Oliveira de Moura Ronchini

Professora Adjunta da Disciplina de Doenças Infecciosas e Parasitárias da Faculdade de Medicina de Universidade Federal Fluminense (UFF); Médica Infectologista do Hospital Universitário Gaffrée e Guinle da Universidade Federal do Estado do Rio de Janeiro (UNIRIO); Farmacêutica-bioquímica pela UFF; Médica pela Fundação Tecnico-Educacional Souza Marques; Mestre em Medicina (Doenças Infecciosas e Parasitárias) pela Universidade Federal do Rio de Janeiro (UFRJ); Doutora em Ciências (Imunologia) pela Universidade de São Paulo (USP).

◊ Hepatites Virais

Katia Martins Lopes de Azevedo

Professora Associada da Disciplina de Doenças Infecciosas e Parasitárias da Faculdade de Medicina da Universidade Federal Fluminense (UFF); Mestre em Dermatologia pela UFF; Doutora em Patologia Investigativa pela UFF.

◊ Aids: Diagnóstico Laboratorial ◊ Aids: Transmissão Vertical

Kelsen Dantas Eulálio

Residência Médica em Doenças Infecciosas e Parasitárias pela Universidade Federal do Piauí (UFPI); Professor Adjunto de Doenças Infecciosas e Parasitárias da UFPI; Professor de Parasitologia e de Doenças Infecciosas e Parasitárias da Universidade Estadual do Piauí (UESP); Mestre em Medicina Tropical pela Fundação Oswaldo Cruz (Fiocruz), Rio de Janeiro, RJ.

◊ Coccidioidomicose

Kleber Giovanni Luz

Professor Adjunto I do Departamento de Infectologia da Universidade Federal do Rio Grande do Norte (UFRN); Mestre em Pediatria pela Universidade Federal de São Paulo (UNIFESP); Doutor em Doenças Infecciosas e Parasitárias pela Universidade de São Paulo.

◊ Diarreias Infecciosas ◊ Sepse

Lauro Ferreira da Silva Pinto Neto

Professor Adjunto de Clínica Médiica da Escola de Mediicina da Santa Casa de Vitória (EMESCAM), ES; Mestre em Doenças Infecciosas pelo Núcleo de Doenças Infecciosas da Universidade Federal do Espírito Santo (NDI/UFES); Doutor em Infectologia pelo NDI/UFES; Especialista em Infectologia pela Sociedade Brasileira de Infectologia.

◊ Infecção por Clamídia

Leonardo Rodrigues Pachêco

Médico Dermatologista; Pós-graduando em Dermatologia pela Universidade Federal de Minas Gerais (UFMG).

◊ Eritrasma ◊ Molusco Contagioso ◊ Verrugas

Líbia Cristina da Rocha Vilela Moura

Professora Adjunta da Disciplina de Doenças Infecciosas e Parasitárias do Centro de Ciências da Saúde da Universidade Federal de Pernambuco (UFPE); Pesquisadora Associada do Núcleo de Ensino, Pesquisa e Assistência em Infectologia (NEPAI) da UFPE; Mestre em Medicina Tropical pela UFPE; Especialista em Infectologia pela Sociedade Brasileira de Infectologia.

◊ Bouba ◊ Filaríases

Liline Maria Soares Martins

Professora Assistente de Microbiologia do Curso de Medicina da Faculdade de Ciências Médicas da Universidade Estadual do Piauí (FACIME/UESPI); Farmacêutica-Bioquímica do Hospital Universitário da Universidade Federal do Piauí (HU/UFPI). Mestre em Biologia Celular e Molecular pela Fundação Oswaldo Cruz (Fiocruz), Rio de Janeiro, RJ; Doutoranda em Biotecnologia pela Rede Nordeste em Biotecnologia (RENORBIO).

◊ Criptococose

Lúcia Helena Soares Ribeiro

Professora Associada (Aposentada) de Dermatologia da Faculdade de Medicina da Universidade Federal Fluminense (UFF); Mestre em Medicina, Área de Concentração em Dermatologia pela UFF; Doutora em Medicina, Área de Concentração em Dermatologia pela Universidade Federal do Rio de Janeiro (UFRJ).

◊ Onicomicoses ◊ Pitiríase Versicolor

Luciana Barros de Santana

Médica Infectologista do Hospital Universitário da Universidade Federal de Sergipe (UFS); Mestre em Imunologia Clínica pela Universidade Federal da Bahia (UFBA).

◊ Febres Tifoide e Paratifoide

Luciana Souza Jorge

Médica Infectologista do Hospital de Base da Faculdade de Medicina de São José do Rio Preto (FAMERP); Mestre em Ciências da Saúde pela FAMERP.

◊ Gravidez e Infecção

Luciane Alves Botelho

Professora Assistente da Disciplina de Doenças Infecciosas e Parasitárias da Pontifícia Universidade Católica do Paraná (PUCPR); Residência Médica pelo Instituto de Infectologia Emílio Ribas, São Paulo, SP.

◊ Angiomatose Bacilar ◊ Isosporíase

Lúcio Caparelli

Professor Titular da Disciplina de Doenças Infecciosas e Parasitárias e da Disciplina de Fundamentos do Diagnóstico Médico do Curso de Medicina da Universidade Severino Sombra, Vassouras, RJ; Mestre em Ciências Médicas pela Universidade Federal Fluminense (UFF); Médico do Instituto Nacional do Câncer, Rio de Janeiro.

◊ Doença de Whipple

Luiz Alberto Carneiro Marinho

Editor do Livro Rotinas de Diagnóstico e Tratamento das Doenças Infecciosas e Parasitárias.

◊ Cólera ◊ Dengue ◊ Febre Chicungunya ◊ Febre Zika ◊ Hepatites Virais ◊ Icterícias – Abordagem Sindrômica e Diagnóstico Diferencial ◊ Influenza (Gripe) ◊ Sepse ◊ Varicela

Luiz Antônio Lopes Pereira

Professor do Curso de Medicina da Fundação Educacional Serra dos Órgãos (FESO), Teresópolis, RJ; Médico do Hospital de Clínicas de Teresópolis da FESO, RJ.

◊ Listeriose

Luiz Carlos Severo

Pesquisador 1B do Conselho Nacional de Pesquisa (CNPq); Professor Associado III do Departamento de Medicina Interna da Faculdade de Medicina da Universidade Federal do Rio Grande do Sul (UFRS); Doutor em Clínica Médica; Livre-docente em Doenças Infecciosas.

◊ Hifomicoses ◊ Micetomas

Luiz César Ferreira Pinto

Professor Adjunto IV da Disciplina de Cirurgia Bucomaxilofacial do Departamento de Cirurgia Geral e Especializada da Faculdade de Medicina da Universidade Federal Fluminense (UFF); Coordenador do Setor Didático da Disciplina de Cirurgia e Prótese Bucomaxilofacial da Faculdade de Medicina da UFF; Mestre em Cirurgia e Traumatologia Bucomaxilofacial pela UFF.

◊ Infecção Bucomaxilofacial

Luiz Henrique Conde Sangenis

Médico Infectologista do Instituto de Pesquisa Clínica Evandro Chagas (Fiocruz), Rio de Janeiro, RJ; Professor Adjunto da Disciplina de Doenças Infecciosas e Parasitárias da Faculdade de Medicina de Valença, RJ, e do Curso de Graduação em Medicina do Centro Universitário de Volta Redonda (UniFOA), RJ; Doutor em Medicina Tropical do Instituto Oswaldo Cruz (IOC) – Fundação Oswaldo Cruz (Fiocruz), Rio de Janeiro, RJ; Mestre em Doenças Infecciosas e Parasitárias pela Universidade Federal Fluminense (UFF).

◊ Ascaridíase ◊ Enterobíase ◊ Tricuríase

Luiz Sérgio Keim

Professor Adjunto da Disciplina de Doenças Infecciosas e Parasitárias do Departamento de Medicina Clínica da Faculdade de Medicina da Universidade Federal Fluminense (UFF); Mestre e Doutor em Ciências Médicas pela UFF.

◊ Estafilococcias ◊ Piomiosite Tropical

Marcelo Eduardo Moreira Goulart

Médico Infectologista; Mestre em Doenças Infecciosas e Parasitárias pela Universidade Federal do Rio de Janeiro (UFRJ).

◊ Antraz ◊ Botulismo ◊ Doença de Kikuchi/Fujimoto

Marcelo José de Oliveira

Professor Adjunto do Departamento de Infectologia do Centro de Ciências da Saúde da Universidade Federal do Rio Grande do Norte (UFRN); Membro Titular da Academia Brasileira de Neurologia, da Sociedade Brasileira de Neurofisiologia Clínica e da Sociedade Brasileira de Cefaleia.

◊ Doenças Priônicas ◊ Encefalites Virais Agudas ◊ Meningoencefalites ◊ Tromboflebites Supurativas Intracranianas

Marcelo Luiz Carvalho Gonçalves

Doutor em Saúde Pública pela Fundação Oswaldo Cruz; Mestre em Doenças Infecciosas e Parasitárias pela Universidade Federal do Rio de Janeiro (UFRJ); Pós-doutorado em Parasitologia pela Université de Reims-Champagne-Ardenne, França; Médico Infectologista do Hospital Federal Cardoso Fontes, Rio de Janeiro.

◊ Pé Diabético

Marcelo Setton Sampaio de Carvalho

Professor Auxiliar da Disciplina de Doenças Infecciosas e Parasitárias da Faculdade de Medicina da Universidade Federal de Rondônia (UNIR); Especialista em Infectologia e Clínica Médica; Médico Infectologista do Centro de Medicina Tropical de Rondônia; Mestre em Biologia Experimental pela Fundação Universidade Federal de Rondônia.

◊ Infecção por Micoplasma

Marcelo Simão Ferreira

Professor Titular da Disciplina de Doenças Infecciosas e Parasitárias da Universidade Federal de Uberlândia (UFU), MG; Livre-docente em Doenças Infecciosas e Parasitárias pela Universidade do Estado do Rio de Janeiro (UERJ); Especialista em Infectologia pela Sociedade Brasileira de Infectologia.

◊ Hantaviroses

Marcia Cristina Rachid de Lacerda

Médica da Gerência de DST/Aids, Sangue e Hemoderivados da Secretaria Estadual de Saúde, Rio de Janeiro; Coordenadora da Câmara Técnica de Aids do CREMERJ; Membro do Grupo Assessor para Terapia Antirretroviral do Ministério da Saúde e da Rede Nacional de Genotipagem (RENAGENO); Pós-graduada em Imunologia Clínica (Instituto de Pós-graduação Médica Carlos Chagas); Mestre em Doenças Infecciosas e Parasitárias pela Universidade Federal do Rio de Janeiro (UFRJ).

◊ Aids: Profilaxia da Infecção pelo HIV na Comunidade e em Exposição Sexual

Márcia Silveira Graudenz

Professora Associada III do Departamento de Patologia, Universidade Federal de Ciências Médicas de Porto Alegre; PhD em Patologia pela Universidade de Cambridge, Inglaterra.

◊ Hifomicoses ◊ Micetomas

Márcio Luiz Moore Nucci

Professor Associado do Departamento de Clínica Médica da Faculdade de Medicina da Universidade Federal do Rio de Janeiro (UFRJ); Chefe do Laboratório de Micologia do Hospital Universitário Clementino Fraga Filho (UFRJ); Doutor em Doenças Infecciosas e Parasitárias pela UFRJ; Livre-docente pela Universidade Federal de São Paulo (UNIFESP).

◊ Aspergilose ◊ Candidíase

Marco Antonio Naslausky Mibielli

Professor Titular do Curso de Graduação em Medicina do Centro Universitário Serra dos Órgão (UNIFESO), Teresópolis, RJ; Membro Titular da Sociedade Brasileira de Ortopedia e Traumatologia; Membro Fundador da Sociedade Brasileira de Ortopedia Pediátrica; Mestre em Medicina A/C Ortopedia e Traumatologia pela UFRJ.

◊ Artrite Séptica ◊ Osteomielites

Marcos Olivier Dalston

Professor Adjunto da Disciplina de Doenças Infecciosas e Parasitárias da Faculdade de Medicina da Universidade Federal Fluminense (UFF); Especialista e Mestre em Doenças Infecciosas e Parasitárias pela UFF.

◊ Toxoplasmose

Marcus Vinitius de Farias Guerra

Professor Titular da Disciplina de Doenças Infecciosas e Parasitárias da Universidade Federal do Amazonas, Pesquisador Assistente da Fundação de Medicina Tropical do Amazonas; Especialista em Medicina Tropical pela Universidade de Brasília (UnB)..

◊ Leishmaniose Tegumentar

Marcus Tulius Teixeira da Silva

Pesquisador Adjunto da Fundação Oswaldo Cruz (Fiocruz), Laboratório de Pesquisa Clínica em Neuroinfecção do Instituto de Pesquisa Clínica Evandro Chagas – Fiocruz; Doutor em Neurologia pela Universidade Federal Fluminense (UFF); Mestre em Neurologia pela Universidade Federal do Rio de Janeiro (UFRJ); Membro Titular da Academia Brasileira de Neurologia.

◊ Infecção por Vírus HTLV-1 e HTLV-2

Marcus Vinícius Guimarães de Lacerda

Professor da Disciplina de Doenças Infecciosas e Parasitárias Curso de Medicina da Universidade do Estado do Amazonas e do Centro Universitário Nilton Lins, Manaus, Amazonas; Doutor em Medicina Tropical pela Universidade de Brasília (UnB); Pesquisador em Malária da Fundação de Medicina Tropical do Amazonas; Membro do Comitê de Assessoramento Técnico do Programa Nacional de Controle da Malária e do Subcomitê de Terapêutica em Malária do Ministério da Saúde do Brasil.

◊ Malária

Maria Célia Cervi

Professora Assistente Doutora do Departamento de Puericultura e Pediatria da Faculdade de Medicina de Ribeirão Preto, Universidade de São Paulo (USP); Chefe do Setor de Moléstias Infecciosas Infantis do Hospital das Clínicas da Faculdade de Medicina de Ribeirão Preto, USP, Ribeirão Preto, SP; Mestre e Doutora em Saúde da Criança e do Adolescente pela USP.

◊ Febre Purpúrica do Brasil

Maria Clara Gutierrez Galhardo

Médica do Instituto de Pesquisa Clínica Evandro Chagas, Fundação Oswaldo Cruz; Mestre em Doenças Infecciosas e Parasitárias e Doutora em Dermatologia pela Universidade Federal do Rio de Janeiro (UFRJ).

◊ Dermatofitoses ◊ Esporotricose

Maria Cristina Carvalho do Espírito Santo

Professora Assistente de Doenças Infecciosas e Parasitárias do Curso de Medicina do Centro Universitário Oswaldo Aranha (UniFOA), Volta Redonda, RJ; Mestre e Doutora em Doenças Infecciosas e Parasitárias pela Faculdade de Medicina da Universidade de São Paulo (FMUSP).

◊ Angiostrongilíases ◊ Coqueluche

Maria Cristina Vilatore Assef

Professora Assistente da Disciplina de Doenças Infecciosas e Parasitárias da Pontifícia Universidade Católica do Paraná (PUC-PR).

◊ Microsporidiose

Maria das Graças Costa Alecrim

Pesquisadora Titular da Fundação de Medicina Tropical do Amazonas Coordenadora do Curso de Medicina do Centro Universitário Nilton Lins, Manaus, AM; Professora Titular do Centro Universitário Nilton Lins e da Universidade Federal do Amazonas (UFAM); Mestre e Doutora em Medicina pela Universidade de Brasília.

◊ Malária

Maria do Amparo Salmito Cavalcanti

Professora Adjunta de Doenças Infecciosas e Parasitárias do Curso de Medicina da Faculdade de Ciências Médicas da Universidade Estadual do Piauí (FACIME/UESPI); Professora Adjunta de Epidemiologia do Curso de Medicina da Faculdade de Ciências, Saúde Humana e Tecnológica do Piauí (NOVAFAPI); Mestre em Doenças Infecciosas e Parasitárias pela Universidade Federal do Rio de Janeiro (UFRJ); Doutora em Medicina Tropical pela Fundação Oswaldo Cruz (Fiocruz), Rio de Janeiro, RJ.

◊ Coccidioidomicose ◊ Criptococose

Maria José Conceição

Professora Associada III do Departamento de Medicina Preventiva da Faculdade de Medicina da Faculdade de Medicina da Universidade Federal do Rio de Janeiro (UFRJ); Pesquisadora Visitante (Voluntária) do Laboratório de Doenças Parasitárias da Fundação Oswaldo Cruz (Fiocruz); Mestre e Doutora em Doenças Infecciosas e Parasitárias pela UFRJ.

◊ Esquistossomíase Hematóbia e Outras
   Esquistossomíases Humanas Não Prevalentes no Brasil

Maria Terezinha Carneiro Leão

Médica Infectologista; Especialista em Infectologia pela Sociedade Brasileira de Infectologia; Mestre em Medicina Interna pela Universidade Federal do Paraná (UFPR); Doutora em Microbiologia pela Universidade de Freiburg, Alemanha; Médica da CCIH do Instituto de Neurologia de Curitiba.

◊ Infecção Hospitalar

Marília de Abreu Silva

Professora Adjunta da Disciplina de Clínica Médica da Faculdade de Medicina da Universidade Federal do Estado do Rio de Janeiro (UNIRIO); Corregedora do Conselho Regional de Medicina do Estado do Rio de Janeiro (CREMERJ); Mestre em Medicina pela Universidade Federal do Rio de Janeiro; Membro da Câmara Técnica de Doenças Infecciosas e Parasitárias e Infecção Hospitalar do CREMERJ.

◊ Neoplasias na Aids

Marineide Gonçalves de Melo

Médica Infectologista, Serviço de Infectologia do Hospital Nossa Senhora da Conceição, Porto Alegre, RS; Especialista em Infectologia pela Sociedade Brasileira de Infectologia; Mestre em Medicina pela Universidade Federal do Rio Grande do Sul (UFRS).

◊ Hidatidose

Marta Liliane Ramalho Rocha

Médica Voluntária do Serviço de Oftalmologia do Hospital Universitário Onofre Lopes, da Universidade Federal do Rio Grande do Norte (UFRN); Pós-graduanda nível Doutorado pela UFRN.

◊ Endoftalmite

Mauro Romero Leal Passos

Professor Adjunto e Chefe do Setor de Doenças Sexualmente Transmissíveis da Universidade Federal Fluminense (UFF); Mestre em Medicina Ginecológica pela Universidade Federal do Rio de Janeiro (UFRJ); Doutor em Microbiologia pela UFRJ.

◊ Cancro Mole ◊ Sífilis

Melissa Maia Braz

Médica Infectologista do Hospital de Base da Faculdade de Medicina de São José do Rio Preto; Especialista em Doenças Infecciosas e Parasitárias pela FAMERP.

◊ Gravidez e Infecção

Miguel Abidon Aidê

Professor Adjunto de Pneumologia da Faculdade de Medicina da Universidade Federal Fluminense (UFF); Mestre em Pneumologia pela UFF; Doutor em Medicina pela Escola Paulista de Medicina da Universidade Federal de São Paulo (EPM/UNIFESP).

◊ Histoplasmose

Nadejda Maria Ávila Varginha de Moraes e Silva

Professora Responsável pela Disciplina de Otorrinolaringologia do Curso de Medicina-UNIFOA; Mestre em Otorrinolaringologia pela Faculdade de Ciências Médicas da Santa Casa de São Paulo; Doutora em Otorrinolaringologia da Faculdade de Ciências Médicas da Universidade de São Paulo; Especialista em Otorrinolaringologia pela Associaçao Brasileira de Otorrinolaringologia e Cirurgia Cervicofacial.

◊ Faringites e Laringites ◊ Otites ◊ Rinossinusites

Natalino Hajime Yoshinari

Professor Livre-docente pela Faculdade de Medicina da Universidade de São Paulo (USP);

◊ Doença de Lyme e Síndrome de Baggio-Yoshinari

Natasha Slhessarenko Fraije Barreto

Médica Pediatra e Patologista Clínica; Professora Adjunta do Departamento de Pediatria da Universidade Federal de Mato Grosso (UFMT); Mestre e Doutora em Medicina pela Universidade de São Paulo (USP_.

◊ Doença da Arranhadura do Gato

Nélio Artiles Freitas

Professor Titular da Disciplina de Doenças Infecciosas e Parasitárias da Faculdade de Medicina de Campos, RJ; Especialista em Infectologia pela Sociedade Brasileira de Infectologia; Médico Referência em Genotipagem em HIV (MRG) pelo Ministério da Saúde do Brasil; Chefe do Serviço de Doenças Infecciosas do Hospital Ferreira Machado; Diretor-geral da Faculdade de Medicina de Campos; Mestre em Doenças Infecciosas e Parasitárias pela UFRJ.

◊ Infecção no Hospedeiro Imunocomprometido

Nelson Gonçalves Pereira

Professor Associado (Aposentado) de Doenças Infecciosas e Parasitárias da Faculdade de Medicina da Universidade Federal do Rio de Janeiro (UFRJ); Mestre em Doenças Infecciosas e Parasitárias pela UFRJ; Doutor em Medicina Tropical pela Fundação Oswaldo Cruz.

◊ Febre de Origem Obscura ◊ Síndrome Febril

Osvaldo José Moreira do Nascimento

Professor Titular de Neurologia da Faculdade de Medicina da Universidade Federal Fluminense (UFF); Mestre e Doutor em Neurologia pela Universidade Federal de Rio de Janeiro; Pós-doutorado em Neuropatias Periféricas pela Mayo Medical School of Medicine, EUA; Coordenador do Curso de Pós-graduação em Neurologia e Neurociências da UFF.

◊ Abscessos e Empiemas Cerebrais

Osvaldo Massaiti Takayanagui

Professor Associado do Departamento de Neurologia, Faculdade de Medicina de Ribeirão Preto, Universidade de São Paulo (USP); Mestre e Doutor em Neurologia pela USP.

◊ Cisticercose

Patrícia Araújo Corrêa

Mestre em Ciências Médicas pela Faculdade de Ciências Médicas da Universidade do Estado do Rio de Janeiro (UERJ); Especialista em Dermatologia pela UERJ; Professora Assistente do Curso de Medicina do Centro Universitário Serra dos Órgãos; Ex-Coordenadora do Programa de Hanseníase do Município de Guapimirim, RJ; Oficial Médica do Corpo de Bombeiros Militar do RJ.

◊ Linfogranuloma Venéreo ◊ Donovanose

Paulo Francisco Almeida Lopes

Professor Titular (Aposentado) de Doenças Infecciosas e Parasitárias da Universidade Gama Filho (UGF); Professor Adjunto (Aposentado) de Doenças Infecciosas e Parasitárias da Faculdade de Medicina da Universidade Federal do Rio de Janeiro (UFRJ); Livre-docente em Doenças Infecciosas e Parasitárias pela UFRJ.

◊ Babesiose ◊ Peste ◊ Raiva

Paulo Vieira Damasco

Professor Adjunto das Disciplinas de Doenças Infecciosas e Parasitárias da Escola de Ciências Médicas da Universidade do Estado do Rio de Janeiro (UERJ) e da Escola de Medicina e Cirurgia da Universidade Federal de Estado do Rio de Janeiro (UNIRIO); Coordenador da Disciplina de Doenças Infecciosas e Parasitárias da Escola de Medicina Cirurgia da UNIRIO; Mestre em Doenças Infecciosas e Parasitárias pela Universidade Federal do Rio de Janeiro (UFRJ); Doutor em Ciências Médicas pela UERJ; Pós-doutorado em Microbiologia Médica e Controle de Infecção, University Medical Center Groningen, Groningen University, Holanda.

◊ Leptospirose

Pedro Fernando da Costa Vasconcelos

Médico Virologista; Doutor em Medicina pela Universidade Federal da Bahia; Pós-doutorado em Virologia Molecular pela Universidade do Texas; Visiting Scientist of University of Texas Medical Branch, Galveston, EUA, 1998, 2002-2003; Membro Titular do Comitê "Global Outbreak Alert Response Network" da Organização Mundial de Saúde, Genebra, Suíça, 2002-2004; Diretor, Instituto Evandro Chagas, Ministério da Saúde; Diretor, Centro Colaborador da OMS/OPAS para Pesquisa e Referência em Arbovírus; Coordenador, Laboratório de Referência Nacional de Arbovírus; Coordenador, Instituto Nacional para Ciência e Tecnologia para Febres Hemorrágicas Virais

◊ Febres Hemorrágicas Virais Agudas

Pedro Luíz Tauil

Professor Colaborador Voluntário e Ex-professor Adjunto da Área de Medicina Social, da Faculdade de Medicina, da Universidade de Brasília (UnB); Especialista em Saúde Pública pela Escola Nacional de Saúde Pública (ENSP) – Fundação Oswaldo Cruz (Fiocruz); Mestre em Medicina Preventiva pela Faculdade de Medicina da Universidade de São Paulo (FMUSP); Doutor em Medicina Tropical pela UnB.

◊ Vigilância Epidemiológica e Notificação de Doenças: Sua Importância para a Saúde da População

Raimundo Nonato Queiroz de Leão

Médico Infectologista; Professor Titular (Aposentado) de Doenças Tropicais e Infectuosas da Universidade do Estado do Pará (UFPA); Doutor Honoris Causa da Universidade do Estado do Pará.

◊ Lagoquilascaríase

Ralph Antônio Xavier Ferreira

Professor Adjunto de Disciplina de Doenças Infecciosas e Parasitárias da Faculdade de Medicina da Universidade Federal Fluminense (UFF); Professor de Doenças Infecciosas e Parasitárias da Faculdade de Medicina da Universidade Iguaçu (UNIG), Campus V, Itaperuna, RJ; Mestre em Doenças Infecciosas e Parasitárias pela Universidade Federal do Rio de Janeiro (UFRJ).

◊ Difteria ◊ Enteroviroses

Raquel Araújo Costa Uchôa

Especialista em Oftalmologia pela Universidade Federal do Rio Grande do Norte (UFRN); Médica Oftalmologista, com Ênfase em Oftalmopediatria do Instituto de Olhos de Natal, RN.

◊ Conjuntivites Infecciosas ◊ Ceratites Infecciosas

Renata Artimos de Oliveira Vianna

Médica Pediatra do Hospital das Forças Armadas, Rio de Janeiro; Residência em Pediatria no Hospital Universitário Getúlio Vargas, Universidade Federal do Amazonas (UFAM); Mestre em Ciências Médicas pela Universidade Federal Fluminense (UFF).

◊ Exantema Súbito e Outras Infecções por Herpesvírus Humano Tipo 6

Renata Braga da Graça Barhouche

Professora Adjunta da Disciplina de Otorrinolaringologia do Curso de Medicina do Centro Universitário de Volta Redonda (UNIFOA); Médica Especialista em Otorrinolaringologia pela Sociedade Brasileira de Otorrinolaringologia.

◊ Faringites e Laringites ◊ Otites ◊ Rinossinusites

Renato Satovschi Grinbaum

Médico Infectologista; Mestre e Doutor em Clínica Médica pela Universidade Federal de São Paulo (UNIFESP); Professor do Curso de Medicina da Universidade Cidade de São Paulo, SP.

◊ Infecção Hospitalar

Ricardo de Souza Cavalcante

Médico Infectologista; Doutor em Doenças Tropicais pela Faculdade de Medicina de Botucatu, Membro da Comissão de Controle de Infecções Associadas à Atenção à Saúde do Hospital de Clínicas de Botucatu.

◊ Paracoccidioidomicose

Rinaldo Poncio Mendes

Professor Titular da Disciplina de Moléstias Infecciosas e Parasitárias da Faculdade de Medicina de Botucatu da Universidade Estadual Paulista (UNESP); Doutor em Farmacologia pela UNESP; Livre-docente pela UNESP.

◊ Paracoccidioidomicose

Roberto Focaccia

Professor Livre-docente pela Faculdade de Medicina da Universidade de São Paulo (FMUSP); Professor Titular da Disciplina de Moléstias Infecciosas e Parasitárias da Faculdade de Medicina de Jundiaí, SP; Médico do Instituto de Infectologia Emílio Ribas, São Paulo, SP; Mestre e Doutor em Doenças Infecciosas e Parasitárias pela USP.

◊ Meningococcemia

Roberto Gonçalves Nunes da Silva

Professor Titular da Disciplina de Parasitologia da Faculdade de Medicina de Valença, da Fundação Educacional Dom André Arcoverde (FAA), RJ; Especialista em Metodologia do Ensino Superior pela Universidade Rural do Rio de Janeiro (UFRRJ).

◊ Fasciolíase ◊ Helmintíases de Importação e Raras no Brasil

Roberto Martinez

Professor Associado da Divisão de Moléstias Infecciosas e Parasitárias, do Departamento de Clínica Médica, da Faculdade de Medicina de Ribeirão Preto da Universidade de São Paulo (USP); Mestre e Doutor em Medicina pela Faculdade de Medicina de Ribeirão Preto da USP.

◊ Brucelose ◊ Cisticercose

Rodolfo dos Santos Teixeira

Professor Titular (Aposentado) da Disciplina de Doenças Infecciosas e Parasitárias da Faculdade de Medicina da Universidade Federal da Bahia (UFBA).

◊ Enterobacteriose Septicêmica Prolongada

Rodrigo Azevedo de Oliveira

Doutor em Nefrologia pela Faculdade de Medicina da Universidade de São Paulo (FMUSP); Professor Adjunto da Disciplina do Sistema Geniturinário, do Departamento de Medicina Integrada da Universidade Federal do Rio Grande do Norte (UFRN).

◊ Doenças Priônicas ◊ Tromboflebite Supurativa Intracraniana

Rodrigo Ribeiro-Rodrigues

PhD em Imunoparasitologia pela Vanderbilt University, EUA; Professor Adjunto de Imunologia, Centro Biomédico, Universidade Federal do Espírito Santo (UFES); Membro do Comitê Assessor Nacional de DST do Ministério da Saúde.

◊ Infecção por Clamídia

Rogério de Jesus Pedro

Professor Titular da Disciplina de Infectologia do Departamento de Clínica Médica da Faculdade de Ciências Médicas da Universidade Estadual de Campinas (UNICAMP); Coordenador da Unidade de Pesquisa Clínica em DST/AIDS da FCM/HC – UNICAMP; Especialista em Infectologia pela Sociedade Brasileira de Infectologia; Doutor em Ciências Médicas pela UNICAMP.

◊ Aids: Profilaxia de Infecções Oportunistas

Rosângela Maria de Castro Cunha

Chefe da Disciplina de Doenças Infecciosas e Parasitárias da Faculdade de Medicina da Universidade Federal de Juiz de Fora (UFJF); Chefe do Serviço de Doenças Infecciosas e Parasitárias do Hospital Universitário da UFJF; Mestre em Doenças Infecciosas e Parasitárias pela Universidade Federal do Rio de Janeiro (UFRJ); Doutora em Doenças Infecciosas e Parasitárias pela Universidade Federal de São Paulo (UNIFESP).

◊ Balantidiose ◊ Larva *Migrans* Visceral

Rubens Rodriguez

Professor Adjunto de Patologia - Universidade de Passo Fundo (UPF), RS; Patologista do Instituto de Patologia de Passo Fundo, RS; Mestre em Anatomia Patológica pela Universidade Federal Fluminense (UFF).

◊ Angiostrongiliases

Saeko Miyazato Osugue

Especialista em Dermatologia pela Universidade Federal do Rio de Janeiro (UFRJ); Especialista em Medicina do Trabalho pelo Universidade do Estado do Rio de Janeiro (UERJ); Médica Dermatologista da Secretaria de Saúde do Estado do Rio de Janeiro.

◊ Hanseníase

Selma Dantas Teixeira Sabrá

Professora Adjunta e Coordenadora da Clínica Médica da Criança e do Adolescente da Escola de Medicina da Universidade Grande Rio (UNIGRANRIO); Professora Assistente de Pediatria da Faculdade de Medicina da Universidade Federal Fluminense (UFF); Chefe do Serviço de Endoscopia Pediátrica do Hospital Universitário Antônio Pedro da UFF; Mestre em Pediatria pela UFF.

◊ Diarreias Infecciosas

Selma Maria de Azevedo Sias

Professora Associado da Disciplina de Pediatria da Faculdade de Medicina da Universidade Federal Fluminense (UFF); Mestre em Pediatria pela UFF; Doutora em Ciências Pneumológicas pela Universidade Federal do Rio Grande do Sul (UFRS); Especialista em Pneumologia Infantil pela Universidade Federal do Rio de Janeiro (UFRJ) e em Endoscopia Respiratória pelo Instituto Fernandes Figueira, RJ.

◊ Viroses Respiratórias

Sérgio Cinerman

Médico do Instituto de Infectologia Emílio Ribas, São Paulo, SP; Mestre e Doutor em Doenças Infecciosas e Parasitárias pela Escola Paulista de Medicina da Universidade Federal de São Paulo (UNIFESP); Especialista em Infectologia pela Sociedade Brasileira de Infectologia; Professor de Infectologia da Faculdade de Medicina de Mogi das Cruzes; Presidente da Associação Panamericana de Infectologia (2009-2011).

◊ Infecção Gonocócica

Sergio Ricardo Penteado Filho

Professor Adjunto de Infectologia e Farmacologia da Faculdade Evangélica do Paraná; Coordenador do Serviço de Infectologia e Controle de Infecção Hospitalar do Hospital Universitário Evangélico de Curitiba, PR; Coordenador do Serviço de Controle de Infecção Hospitalar do Hospital das Nações, PR; Especialista em Infectologia pelo Instituto de Infectologia Emílio Ribas, São Paulo, SP; Mestre em Medicina Interna pela Universidade Federal do Paraná (UFPR).

◊ Antimicrobianos: Critérios para o Uso Racional na Prática Clínica

Sérgio Setúbal

Professor Associado da Disciplina de Doenças Infecciosas e Parasitárias da Faculdade de Medicina da Universidade Federal Fluminense (UFF); Mestre em Doenças Infecciosas e Parasitárias pela UFF; Doutor em Anatomia Patológica pela UFF.

◊ Parvoviroses ◊ Rubéola ◊ Sarampo ◊ Síndrome Mononucleose

Sérvulo Azevedo Dias Júnior

Doutor em Pneumologia pela Universidade de São Paulo (USP); Especialista em Medicina Intensiva pela Associação de Medicina Intensiva Brasileira; Professor Adjunto II do Departamento de Medicina Clínica da Universidade Federal do Rio Grande do Norte (UFRN).

◊ Pneumocistose

Sílvia Regina Catharino Sartori Barraviera

Professora Assistente Doutora do Departamento de Dermatologia e Radioterapia da Faculdade de Medicina de Botucatu da Universidade Estadual Paulista (UNESP); Especialista em Dermatologia pela Sociedade Brasileira de Dermatologia; Diretora do Centro de Estudos de Venenos e Animais Peçonhentos da UNESP/CEVAP(2001-2005); Membro da Comissão de Ensino da Sociedade Brasileira de Deramatologia; Mestre e Doutora em Clínica Médica pela UNESP.

◊ Infecção Gonocócica

Simone Aranha Nouér

Professora Adjunta do Departamento de Medicina Preventiva da Faculdade de Medicina da Universidade Federal do Rio de Janeiro (UFRJ); Mestre em Clínica Médica pela Universidade de Campinas (UNICAMP); Doutora em Doenças Infecciosas e Parasitárias pela UFRJ.

◊ Aspergilose ◊ Candidíase

Sinésio Talhari

Professor Titular de Dermatologia da Universidade do Amazonas (aposentado); Professor de Dermatologia da Universidade Nilton Lins, Manaus; Mestre em Ciências Médicas pela Universidade Federal Fluminense (UFF); Doutor em Dermatologia pela Escola Paulista de Medicina da Universidade Federal de São Paulo (Unifesp); Gerente do Serviço de Dermatologia Tropical da Fundação de Medicina Tropical do Estado do Amazonas.

◊ Lobomicose ◊ Pinta

Sinval Pinto Brandão Filho

Pesquisador Titular da Fundação Oswaldo Cruz, Instituto Aggeu Magalhães, Recife, PE; Coordenador do Laboratório de Referência em Leishmanioses; Doutor em Ciências pela Universidade de São Paulo (USP)

◊ Filaríases

Solange Artimos de Oliveira

Professora Titular da Disciplina de Doenças Infecciosas e Parasitárias da Faculdade de Medicina da Universidade Federal Fluminense (UFF); Mestre e Doutora em Doenças Infecciosas e Parasitárias pela UFRJ.

◊ Exantema Súbito e Outras Infecções por Herpesvírus Humano Tipo 6, Parvoviroses, Rubéola, Sarampo, Síndrome Mononucleose

Sylvia Lemos Hinrichsen

Professora Associada da Disciplina de Doenças Infecciosas e Parasitárias do Centro de Ciências da Saúde da Universidade Federal de Pernambuco (UFPE); Professora-associada da Disciplina de Terapêutica da Faculdade de Ciências Médicas da Universidade de Pernambuco (UPE); Coordenadora da Disciplina Biossegurança e Controle de Infecções-Risco Sanitário Hospitalar e do Núcleo de Ensino, Pesquisa e Assistência em Infectologia (NEPAI), UFPE. Consultora em Processos de Qualidade e Segurança do Paciente/Gestão de Riscos.

◊ Filaríases ◊ Bouba

Sylvio Rodrigues Torres Filho

Professor Adjunto (Aposentado) de Doenças Infecciosas e Parasitárias da Faculdade de Medicina da Universidade Federal Fluminense (UFF); Coordenador do Observatório de Saúde da Fundação Municipal de Saúde de Niterói, RJ; Mestre em Doenças Infecciosas e Parasitárias pela Universidade Federal do Rio de Janeiro (UFRJ).

◊ Acidentes Humanos Relacionados com Venenos Animais ◊ Micobacterioses Atípicas ◊ Tuberculose

◊ Tânia Cristina de Mattos Barros Petraglia
Professora de Pediatria do Curso de Medicina da Universidade Estácio de Sá; Mestre em Medicina, Área de Doenças Infecciosas e Parasitárias pela Universidade Federal Fluminense (UFF); Médica da Prefeitura da Cidade do Rio de Janeiro; Médica do Governo do Estado do Rio de Janeiro.

◊ Imunização por Vacinas

Tarcisio José Cysneiros da Costa Reis

Doutor em Cirurgia pela Universidade Federal de Pernambuco; Titular do Colégio Brasileiro de Cirurgiões (TCBC); Especialista em Cirurgia Oncológica pela Sociedade Brasileira de Cardiologia (SBC); Especialista em Terapia Intensiva pela Associação de Medicina Intensiva Brasileira (Amib).

◊ Infecção Intra-abdominal

Thaís Guimarães

Médica Infectologista; Coordenadora da Comissão de Controle de Infecção Hospitalar (CCIH) do Hospital do Servidor Público Estadual de São Paulo; Presidente da SCCOH do Instituto Central do Hospital das Clínicas da Faculdade de Medicina da Universidade de São Paulo (HC-FMUSP); Mestre e Doutora em Infectologia pela Universidade Federal de São Paulo (UNIFESP); Especialista em Infectologia pela Sociedade Brasileira de Infectologia.

◊ Infecção por Vírus Ebola ◊ Síndrome Respiratória Aguda Grave

Uchoandro Bezerra Costa Uchôa

Especialista em Oftalmologia pela Universidade Federal do Rio Grande do Norte; Fellowship *em Córnea pelo Wills Eye Hospital, Filadélfia, EUA; Chefe do Serviço de Transplante de Córnea do Hospital Universitário Onofre Lopes, Universidade Federal do Rio Grande do Norte (UFRN)*

◊ Ceratites Infecciosas ◊ Conjuntivites Infecciosas

Vera Lúcia Lopes dos Reis

Professora Adjunto (Aposentada) das Disciplinas de Doenças Infecciosas e Parasitárias das Faculdades de Medicina da Universidade Federal do Rio de Janeiro (UFRJ) e Universidade Federal Fluminense (UFF); Mestre em Dermatologia pela UFRJ.

◊ Corticoterapia ◊ Doença de Kawasaki ◊ Estreptococcias ◊ Micobactárias Atípicas ◊ Paracoccidioidomicose

Vinícius Martins de Menezes

Mestre e Doutor em Medicina Tropical pelo Instituto Oswaldo Cruz (IOC) – Fundação Oswaldo Cruz (Fiocruz); Professor Auxiliar da Disciplina de Doenças Infectoparasitárias da Escola de Medicina e Cirurgia da Universidade Federal do Estado do Rio de Janeiro (UNIRIO); Médico Infectologista do Instituto Estadual de Infectologia São Sebastião, Rio de Janeiro.

◊ Leptospirose

Vitor Alexandre Pordeus da Silva

Facilitador do Núcleo de Cultura, Ciência e Saúde da Secretaria Municipal de Saúde e Defesa Civil do Município do Rio de Janeiro.

◊ Miocardites e Pericardites

Walter Tavares

Editor do Livro Rotinas de Diagnóstico e Tratamento das Doenças Infecciosas e Parasitárias.

◊ Actinomicose e Nocardiose ◊ Bartonelose ◊ Coriomeningite Linfocitária ◊ Critérios para o Uso de Antimicrobianos na Prática Clínica ◊ Doença de Chagas ◊ Febre Recorrente ◊ Helmintíases de Importação e Raras ◊ Herpesvírus: Classificação e Nomenclatura ◊ Infecção por Anaeróbios ◊ Infecção por *Blastocystis Hominis* ◊ Infecção Urinária ◊ Meningoencefalites ◊ Mucormicose e Entomoftoromicose ◊ Rinosporidiose ◊ Sarampo ◊ Sepse ◊ Tétano ◊ Toxoplasmose ◊ Tripanossomíase Africana ◊ Zoonoses Bacterianas

Wilson Duarte Alecrim

Pesquisador Titular da Fundação de Medicina Tropical do Amazonas; Diretor do Hospital Universitário Nilton Lins/ UNINILTON LINS; Ex-professor da Universidade Federal do Amazonas (UFAM).

◊ Malária

Dedicatória

Para os que estudam Medicina,
formados e formandos

Prefácio da Quarta Edição

A 4ª edição do livro *Rotinas de Diagnóstico e Tratamento das Doenças Infecciosas e Parasitárias*, atualizada e ampliada no seu conteúdo, com 177 capítulos, é um novo presente que os professores Walter Tavares e Luiz Alberto Carneiro Marinho e seus 199 colaboradores dão à juventude brasileira, estudantes e profissionais da medicina e da área da saúde como um todo. A qualidade, abrangência, profundidade e organização do livro são de uma perfeição que poderia ser chamado de um "Tratado", definido como uma "exposição integral, objetiva e ordenada do conhecimento" das doenças infecciosas e parasitárias, que ultrapassa o seu título *Rotinas de Diagnóstico e Tratamento*.

O livro abrange todas as doenças infecciosas e parasitárias, de modo objetivo e ordenado, com introdução, diagnóstico epidemiológico, clínico, laboratorial e diferencial, tratamento e profilaxia, com algumas variações de acordo com o tema. As referências são adequadas numérica e qualitativamente. O sucesso da 3ª edição do livro lançado em 12 de agosto de 2012 e esgotado em pouco mais de dois anos, deve-se principalmente à qualidade do livro e à experiência e ao conhecimento dos autores. O professor Walter Tavares tornou-se conhecido não apenas pelo seu excelente currículo como professor de várias faculdades de Medicina do Rio de Janeiro e pelos seus livros *Antibióticos e Quimioterápicos para o Clínico*, cuja 3ª edição foi lançada em 2014, e a 4ª edição de *Rotinas do Diagnóstico e Tratamento das Doenças Infecciosas e Parasitárias*, que ora está lançando. O professor Luiz Alberto Carneiro Marinho, coeditor desta obra, é professor adjunto IV da disciplina de Doenças Infecciosas e Tropicais do Centro de Ciências da Saúde da Universidade Federal do Rio Grande do Norte e da disciplina de Doenças Infecciosas da Universidade Potiguar. O professor Luiz Alberto Carneiro Marinho atuou com destaque na idealização e na elaboração deste livro e representa uma liderança entre os especialistas em doenças infecciosas da região nordeste.

Para conhecer melhor a capacidade de Walter Tavares não basta ler os seus títulos na folha de rosto da 4ª edição desse livro e conhecer o próprio livro, mas conhecer a sua dissertação de mestrado "Contribuição ao Estudo Clínico e Epidemiológico do Tétano não Umbilical no Estado do Rio de Janeiro", defendida em 1973 e a sua Tese de Doutorado "Contaminação do Solo do Estado do Rio de Janeiro pelo *Clostridium tetani*", defendida em 1974, ambas apresentadas ao curso de Pós-graduação em Doenças Infecciosas e Parasitárias da Faculdade de Medicina da Universidade Federal do Rio de Janeiro, sob a minha orientação. A dissertação consta do estudo epidemiológico clínico, laboratorial, terapêutico, tempo de internação e custo de tratamento de 366 pacientes de tétano não umbilical, estudado no Serviço de Doenças Infecciosas e Parasitárias do Hospital Universitário Antonio Pedro, de 1966 a 1972. Enquanto a Tese de Doutorado consta de 1.830 amostras de solo de 61 dos 63 municípios do Estado do Rio de Janeiro, das quais 1.362 foram cultivadas e 452 (33,2%) foram positivadas para o *C. tetani*. Esse foi o estudo mais completo sobre o assunto conhecido na literatura, mapeando o solo do Estado do Rio de Janeiro quanto a presença de C. tetani, com maior concentração nas áreas urbanas.

Luiz Alberto Carneiro Marinho teve sua formação na área das doenças infecciosas e parasitárias na Faculdade de Medicina da Universidade Federal de Pernambuco (UFPE), onde concluiu sua residência médica em infectologia no Hospital das Clínicas dessa Universidade. Em 1979, obteve o título de Mestre em Medicina Tropical pelo Curso de Pós-graduação em Medicina Tropical da UFPE, classificado com conceito 5 pela CAPES, defendendo a tese "Imunidade Naturalmente Adquirida no Tétano", tendo como orientador a Professora Giselda da Silva Trigueiro, de quem foi discípulo e seguidor.

Walter Tavares foi o mais brilhante aluno de Medicina que tive nos meus 55 anos de carreira acadêmica. Quando eu estava fazendo a minha Livre-Docência em dezembro de 1965, ele estava se graduando em Medicina pela Faculdade de Medicina da Universidade do Brasil (hoje Faculdade de Medicina da UFRJ). No ano seguinte, 1966, fiz concurso para Professor Titular Regente da Disciplina de Doenças Tropicais e Infectuosas da Faculdade de Medicina da Universidade Federal Fluminense, quando convidei os Drs. Walter Tavares e Nelson Gonçalves Pereira, recém-saídos do internato da Disciplina de Doenças Infecciosas e Parasitárias da Faculdade de Medicina da UFRJ, por terem sido os meus melhores internos, os quais foram o meu braço direito para o sucesso da experiência, quando transformamos um serviço limitado no Hospital Universitário Antônio Pedro, com alta mortalidade, em uma clínica moderna e eficiente, considerada a melhor daquele hospital. Quando deixei aquele hospital e a disciplina de Doenças Infecciosas e Parasitárias, o Walter Tavares assumiu o Serviço no Hospital Antônio Pedro e a Disciplina de DIP da Faculdade de Medicina da Universidade Federal Fluminense.

Ao terminar este breve prefácio, me sinto honrado em dizer do grande prazer de apresentar este livro, como já disse, um presente para a juventude brasileira e para os profissionais da medicina e da área da saúde como um todo, que nos dá mais uma vez o meu mais brilhante discípulo e amigo Walter Tavares, e seu coeditor Luiz Alberto Carneiro Marinho.

Rio de Janeiro, março de 2015.
José Rodrigues Coura
Pesquisador Emérito
Chefe do Laboratório de Doenças Parasitárias
Instituto Oswaldo Cruz (IOC)
Fundação Oswaldo Cruz (Fiocruz)

Prefácio da Terceira Edição

Walter Tavares, meu querido mestre, lançou a primeira edição do seu livro sobre antibióticos, *Manual de Antibióticos para o Estudante de Medicina*, em 1973, antes que eu completasse dois anos de formada e de prática da infectologia. Foi puro encantamento e admiração de minha parte, diante daquele tesouro escrito por uma só pessoa. Ali era encontrado tudo de atual, para a época, sobre essas drogas maravilhosas, que permitiram, em grande parte, o desenvolvimento da medicina nos últimos 70 anos. Certamente a obra encantou também ao autor porque, a partir daí, não parou mais de atualizar os ensinamentos ali contidos. Médico e professor que é, descobriu o seu lado escritor e o alcance da semeadura de conhecimentos que o livro oferece. Percebeu a necessidade de ampliar, incluindo os quimioterápicos anti-infecciosos. O tesouro só aumentou. Tenho consciência do desafio que foi atualizar as próximas edições! Mais e mais antibióticos foram sendo descobertos e, mais e mais clara, se mostrou a capacidade bacteriana para resistir aos ataques à sua sobrevivência. O Manual cresceu e deixou de ser um manual na concepção de ser portátil. Apenas mais um desafio para o semeador de conhecimentos sobre antibióticos, como ele mesmo se reconhece, e o é de fato, que fez "nascer", em 2006, os *Antibióticos e Quimioterápicos para o Clínico*, resgatando a portabilidade do conhecimento, agora mais objetivo e prático.

Paralelamente, um antigo desejo, de pelo menos 20 anos, foi tomando forma, o de fazer um livro contendo rotinas para o atendimento de pacientes com doenças infecciosas, e foi realizado, em 2005, em parceria com Luiz Alberto Carneiro Marinho. É com muita honra e alegria que prefacio a sua 3ª edição. O objetivo, agora, não é abordar apenas a antimicrobianoterapia das infecções, como se coubesse aqui a palavra apenas para um assunto tão amplo e tão importante, mas como reconhecê-las clinicamente, como confirmar o seu diagnóstico e tratá-las de maneira ecologicamente correta. Ensinar essas três abordagens no paciente é cada vez mais atual e necessário. O diagnóstico clínico (anamnese + exame físico) está sendo, cada vez mais, substituído pelo diagnóstico complementar. O próprio nome diz, complementar, mas agora é o principal. Não se ouve mais o paciente contar como seus sintomas surgiram e progrediram. Tempo é o problema do século!! Parte-se logo para os exames de imagem e sorológicos. Essa atitude leva à realização de um excesso de exames que, sem dúvida, facilita o diagnóstico correto da infecção, mas é insuficiente para o tratamento adequado – diagnostica bem e trata mal. Nos dias atuais, é grande a possibilidade de escolha de antibiótico ineficaz para o tratamento de uma infecção, tanto hospitalar quanto comunitária, se não se dispuser de informações sobre a evolução da doença, bem como de uso de antibiótico e de hospitalização recentes, por causa da magnitude da resistência microbiana. Resultados de um estudo em seis grandes sistemas integrados de saúde, nos EUA, revelaram que, entre 1996 e 2010, o uso de tomografia computadorizada (TC) aumentou três vezes (52 exames por 1.000 usuários em 1996 para 149 por 1.000 em 2010), o de ressonância magnética aumentou quatro vezes, o de ultrassonografia quase dobrou, e o de TC por emissão de pósitrons apresentou aumento anual de 57% entre 2004 e 2010. Tudo isso veio acompanhado de grande aumento de exposição à radiação e do custo da assistência. Quanto foi realmente necessário?

Por isso, querido mestre, não foi grande o tempo de espera para a realização desta obra; ela veio na hora certa, no tamanho certo, e no tempo de amadurecimento do seu poder de síntese. A terceira edição vem com 177 capítulos, dos quais cinco são novos, alguns foram totalmente reescritos e, nos demais, foram feitas atualizações e correções.

Parabéns aos editores e, como disse o professor Jayme Neves, no prefácio da segunda edição, novas edições certamente virão.

Agosto de 2012

Denise Vantil Marangoni

Professora Adjunta da Faculdade de Medicina da UFRJ

Mestre e Doutora em Doenças Infecciosas e Parasitárias pela UFRJ

Responsável Técnica pela Infecto-Infecções Hospitalares Assessoria Ltda.

Prefácio da Segunda Edição

Sinto-me lisonjeado com a lembrança de meu nome, para a honrosa incumbência de prefaciar o livro *Rotinas de Diagnóstico e Tratamento das Doenças Infecciosas e Parasitárias*, em sua 2ª edição, de autoria dos colegas e amigos professores Walter Tavares e Luiz Alberto Carneiro Marinho. Ouso até adiantar duas razões para esta honraria: a primeira, por ser Walter Tavares velho companheiro na luta sistemática contra as doenças infecciosas e tropicais, nos diversos campos em que elas se nos apresentam: a segunda, por motivos muito semelhantes, mas principalmente por pertencer Luiz Alberto à Escola da saudosa professora Giselda Trigueiro, verdadeira líder da tropicologia no Nordeste, então responsável pela Disciplina de Doenças Infecciosas e Parasitárias (DIP) da Faculdade de Medicina da Universidade Federal do Rio Grande do Norte (UFRN). Doença ingrata, arrebatou-a muito cedo de nosso convívio.

Acredito que tão somente a forma calorosa com que foi acolhida, pelos leitores da primeira edição, tenha estimulado os editores a ampliar o projeto original, sem perder seu norte: nos dizeres deles próprios, "o livro se destina aos que estudam e praticam a Medicina. A visão dos editores foi a de realizar uma obra que tivesse uma finalidade prática, de auxiliar o médico com vivência profissional de longa data, o residente, o interno, o estudante como se conduzir frente a uma situação envolvendo um paciente com doença infecciosa e parasitária. Uma obra na qual ele pudesse encontrar um embasamento teórico sobre o problema vivido naquele instante e que o orientasse sobre uma conduta a ser tomada". Sei, por experiência própria, quão difícil é alcançar este objetivo que requer, no mínimo, as seguintes exigências:

(a) O diagnóstico correto das doenças infecciosas e parasitárias requer que se estabeleça uma estreita e indissolúvel relação entre os conhecimentos coligidos pelo estudo epidemiológico da doença e os fornecidos pela clínica;

(b) O diagnóstico laboratorial das doenças infecciosas e parasitárias pode, muitas vezes, exigir uma tecnologia importada e/ou dificilmente aplicável aos países em desenvolvimento, em particular ao meio rural; a admissão dessa eventualidade acaba por reclamar do médico mais acurada experiência clínica e mais atilado tirocínio epidemiológico;

(c) A tecnologia terapêutica facilmente importada e adotada, mesmo quando bem aplicada nas instituições tradicionais da medicina curativa, não se aplica às necessidades da medicina coletiva ou comunitária;

(d) A terapêutica preventiva é sempre ressaltada em sua importância, a fim de que se conscientize de seus exatos propósitos, ou seja, a terapêutica preventiva requer uma tecnologia social para a sua aplicação e produz uma modificação considerável das formas de vida da população e das funções fundamentais do médico.

Somente através de instruções na fase de planejamento e de uma intensa atividade fiscalizadora, pode-se alcançar uma filosofia editorial, ou seja, um razoável e uniforme estilo de apresentação da obra e, obviamente, sem prejudicar a individualidade de expressão de cada colaborador. E nessa árdua tarefa se empenharam os editores do livro no trato e na disciplina de centenas de colaboradores dos 178 capítulos em que se divide a obra; uma tarefa de gigantes, de professores realmente devotados à transmissão de informações de qualidade ao seu público-alvo.

Por tratar-se de obra eminentemente didática, os editores inovaram em algumas particularidades, nem sempre presentes nas obras tradicionais: o ordenamento dos capítulos em ordem alfabética, sem que houvesse omissão de quaisquer doenças e síndromes infecciosas exóticas ou não, além das temíveis infecções emergentes de importância nacional ou importadas de além fronteiras – este, o propósito da *Seção 1 – Rotinas de Diagnóstico e Tratamento*; inovaram também, e com muita propriedade, na idealização de uma segunda seção – *Seção 2 – Capítulos Especiais*, cujo conteúdo dificilmente se enquadraria na Seção 1, facilitando, assim, a procura do leitor. Em ambas as Seções, mesmo diante de assuntos de importância marcada pela sua expressão no cenário da patologia nacional, foram de propósito evitadas as discussões teóricas e doutrinárias de interesse restrito e/ou especializado.

No intuito da transmissão da informação, os editores tiveram o cuidado de comportarem-se como verdadeiros escritores, cujo primeiro dever se estriba na fidelidade à linguagem. E o escritor é um homem que não tem outro instrumento senão as palavras. Usá-las quer dizer esclarecê-las, unificá-las, fazê-las realmente instrumentos do nosso pensar, em proveito do leitor ávido pela atualização de seus conhecimentos. Em minha quase obsessão pela clareza do texto, insisto na procura de um modelo que mais satisfaça ao leitor, em especial aos mais jovens. O escritor – refiro-me particularmente aos editores - armaram-se de um estímulo novo, quem sabe, de um modelo para a tarefa árdua e extrema da utilização de nosso idioma; assim se comportando, enfrentaram-no como problema artístico e ético. Quando falo em clareza do texto, confesso meu horror pela ambiguidade, infelizmente uma constante na maioria de nossos livros didáticos. Nos artigos que li, de maneira aleatória, nenhuma ambiguidade, nenhum solecismo encontrei que desabonassem a obra. É possível até que haja, mas não os vi. Por oportuno, fica aqui meus parabéns aos editores e colaboradores pelo zelo imposto à nossa língua pátria.

Este é o livro que eu gostaria de ter escrito. Por essa e outras razões acima apontadas, desejo um futuro promissor e êxito absoluto a esta 2ª edição de *Rotinas de Diagnóstico e Tratamento das Doenças Infecciosas e Parasitárias*, tal a qualidade das informações que contém, e o zelo com que se empenharam em sua elaboração dois eminentes infectologistas: Walter Tavares e Luiz Alberto Carneiro Marinho. Novas edições certamente virão.

Fevereiro de 2007

Jayme Neves
(in memoriam)

Professor do Curso de Pós-graduação em Medicina Tropical e
Professor Emérito da Faculdade de Medicina da UFMG.

Prefácio da Primeira Edição

O livro *Rotinas de Diagnóstico e Tratamento das Doenças Infecciosas e Parasitárias* vem preencher uma lacuna importante na literatura médica especializada. É dirigido ao estudante de medicina, ao residente e ao médico "da linha de frente", enfocando aspectos relevantes de moléstias que afetam a todos os brasileiros.

Trata-se de 160 capítulos e 11 artigos especiais redigidos de forma objetiva, enfatizando situações práticas vividas no dia a dia.

A decisão de discutir vários quadros nosológicos e sindrômicos, com enfoque predominante sobre os aspectos diagnóstico e terapêutico sem a pretensão de esgotar os assuntos, proporcionará ao leitor a necessidade e até a curiosidade de buscar leituras complementares em outros textos e periódicos, o que em nenhuma hipótese desmerece a qualidade deste livro.

Rotinas de Diagnóstico e Tratamento das Doenças Infecciosas e Parasitárias trata de assuntos correlatos, envolvendo outras especialidades de indiscutível relevância, demonstrando a abrangência de nossa área de atuação. Eis a forma que entendo como adequada de abordar, na prática, temas multidisciplinares.

A escolha corajosa de um temário amplo e a qualidade do texto atendem às solicitações dos profissionais de diversos segmentos das áreas clínica e cirúrgica e culminou com o envolvimento de colaboradores experientes oriundos de serviços, escolas e universidades com características distintas, espalhados por todo o país, representando várias tendências do conhecimento.

Uma palavra sobre os experientes editores do livro, os professores Walter Tavares e Luiz Alberto Carneiro Marinho, que, além da reconhecida competência, espírito empreendedor e tradição em formar e aglutinar pessoas, são dignos representantes de duas das mais belas cidades brasileiras, Rio de Janeiro e Natal.

São Paulo, julho de 2004

David Everson Uip

Apresentação da Quarta Edição

Rotinas de Diagnóstico e Tratamento das Doenças Infecciosas e Parasitárias - quatro edições em 10 anos de existência. Motivo de júbilo de seus idealizadores, êxito da editora, satisfação dos colaboradores, certamente. Mas, sobretudo, de agradecimento aos leitores, que aceitaram este livro e o tornaram uma das referências do ensino-aprendizado e consulta no campo das doenças infecciosas e parasitárias no Brasil.

Como disse o poeta, "o mundo não para". E a ciência não para também, trazendo novos conhecimentos e modificando o cabedal acumulado, ao mesmo tempo em que confirma e enriquece o saber sedimentado. É o que almejamos nesta nova edição das *Rotinas de Diagnóstico e Tratamento das Doenças Infecciosas e Parasitárias*, atualizando, sedimentando e trazendo novos conhecimentos no campo da infectologia.

Queremos enaltecer o esmero e a generosidade dos colaboradores desta e de anteriores edições. A eles, devemos o mérito deste livro. Só uma palavra exprime a valorização de seu trabalho e nossa dívida com eles - obrigado.

Em nossa dedicatória destinamos o livro para os que estudam medicina, formados e formandos. A esses leitores, agradecemos o acolhimento do Rotinas de DIP, codinome pelo qual, de maneira amistosa e concisa, tornou-se conhecido o livro. E esperamos ser útil em sua formação médica.

À equipe de produtores da Editora Atheneu e à sua diretoria apresentamos nossa gratidão pela publicação desta nova edição do *Rotinas de Diagnóstico e Tratamento das Doenças Infecciosas e Parasitárias*.

Com nossas famílias, sempre presentes no processo de desenvolvimento deste livro, dividimos a alegria desta nova publicação e redizemos nosso afeto.

Agosto de 2015
Walter Tavares
Luiz Alberto Carneiro Marinho

Apresentação da Terceira Edição

Apresentamo-nos, data vênia! Somos a 3ª edição. O caminho percorrido – três edições em oito anos - permite devanear: o ponto de equilíbrio faz-se sentir, a busca pela excelência continua, mas, principalmente, o peso da responsabilidade aumenta, em decorrência da maior aspersão atingida e da necessidade de responder com qualidade aos leitores já cativados. Na primeira edição, repercutimos que há o tempo certo para as coisas acontecerem: nascer, crescer, amar, criar e morrer. Complementamos, agora: há o tempo certo também para mudar, diversificar e otimizar, de acordo com as tendências e exigências surgidas ou sugeridas, ao longo da caminhada.

As opiniões e críticas à edição pretérita, elogiosas ou não, balizaram as modificações presentes, absorvidas e efetivadas com propriedade, pela inestimável ajuda dos insignes colaboradores tradicionais, acrescida pelos não menos ilustres autores agregados nesta edição. Inúmeras atualizações praticadas, novos temas implantados, uns poucos subtraídos, algumas anexações e, como resultado, ampliação do conteúdo e qualificação do livro. A preocupação de todos foi persistir com o objetivo original da obra, qual seja, servir de ferramenta prática, acessível a estudantes e profissionais da medicina, no que concerne ao diagnóstico e tratamento das principais doenças infecciosas e parasitárias em nosso meio. Se, nesta nova edição, conseguirmos atingir tal desiderato, é provável que mereçamos continuar aceitos por nossos pares, justificando o esforço e a devoção empregados por cada um.

Resta-nos ratificar a importância da visão crítica de alunos, colegas e professores, imprescindível na correção futura de eventuais equívocos que, esperamos, sejam reduzidos e para os quais pedimos sua leniência. Finalmente, renovamos os sinceros agradecimentos aos colaboradores responsáveis pelos capítulos, que nos honraram com sua confiança e seu apoio. Em particular, agradecemos à equipe de produção da Editora Atheneu, por realizar esta obra com desvelo e competência. À diretoria da Atheneu, nossa gratidão por, uma vez mais, assumir o "Rotinas". O desafio continua...

Agosto de 2012

Walter Tavares

Luiz Alberto Carneiro Marinho

Apresentação da Segunda Edição

Eis um exemplo de recorrência: segunda edição do livro *Rotinas de Diagnóstico e Tratamento das Doenças Infecciosas e Parasitárias*! Revisada, atualizada, ampliada, mas, acima de tudo, com maior responsabilidade diante dos leitores que conquistamos e dos que esperamos conquistar.

Agradecemos a todos os que acolheram a primeira publicação, a partir de seu lançamento em outubro de 2004. A aceitação e a aprovação do livro pelos que estudam Medicina, formados e formandos, são traduzidas pelas reimpressões realizadas. Nesse período – quase três anos – ouvimos elogios e críticas de alunos, colegas médicos, pós-graduandos e eméritos professores. De cada um procuramos absorver sugestões e, sem jactância, esperamos tê-las agregadas nesta nova edição. A ubíqua e excelente equipe de colaboradores, agora robustecida, torna mais factível a tarefa da amplificar o principal elogio recebido: "leitura fácil, capítulos objetivos e atualizados". Ao mesmo tempo, com o acréscimo de outros temas, certamente atenuar-se-á a crítica mais frequente: "faltam alguns assuntos".

O esmero dos colaboradores na confecção dos capítulos constitui a excelência para exacerbar o interesse pelo livro, mesmo com a concorrência crescente das informações via Internet. Sem menosprezar a inquestionável e irreversível importância da rede internacional de computadores, reafirmamos o lugar de destaque dos infólios tradicionais. Por isso, cronificamos o devaneio motivador do *Rotinas de Diagnóstico e Tratamento das Doenças Infecciosas e Parasitárias*, agora em nova edição. Qual seja, um livro que auxiliasse o profissional médico, o residente, o interno, o estudante de Medicina como se conduzir frente a um paciente com doença infecciosa ou parasitária.

Cumpre-nos aguardar maior contagiosidade da leitura entre os interessados e esperamos que o *Rotinas* continue a alcançar o seu objetivo. Aos nossos colaboradores, a renovada gratidão pelo trabalho realizado. À Editora Atheneu, o agradecimento por aceitar a tarefa desta nova edição.

Eis um exemplo de desafio: segunda edição.

Maio de 2007
Walter Tavares
Luiz Alberto Carneiro Marinho

Apresentação da Primeira Edição

Este não é um livro novo. Melhor dizendo, a concepção deste livro não é nova. Data de pelo menos 20 anos, quando o grupo de professores-médicos que atuavam no Serviço de Doenças Infecciosas e Parasitárias (DIP) do Hospital Universitário Antônio Pedro (HUAP), sede da Disciplina de Doenças Infecciosas e Parasitárias da Faculdade de Medicina da Universidade Federal Fluminense (UFF), iniciou a redação de rotinas de conduta para nortear o atendimento a pacientes internados com doenças infecciosas e parasitárias (DIP) naquele Serviço. Nosso "livro" de rotinas, em verdade páginas datilografadas conservadas em uma pasta com folhas plásticas, foi refeito várias vezes, motivado pela necessidade de aperfeiçoá-lo em razão de progressos propedêuticos e terapêuticos das DIP, pelo desgaste resultante do contínuo manuseio por médicos do quadro do DIP-HUAP, residentes, internos e alunos, e até pelo desaparecimento de alguns exemplares, conduzidos por algum estudante ou médico que se afeiçoara ao conteúdo do trabalho ali realizado.

Em razão da necessidade de termos um manual norteador da prestação do atendimento médico aos pacientes, surgiu a ideia de publicarmos nossas rotinas. Rotinas reveladoras de um modelo científico e técnico de orientação de procedimentos em pacientes com DIP, discutido e aceito pelo coletivo dos médicos e professores atuantes no DIP-HUAP, e que pudessem ser utilizadas por quantos frequentassem este Serviço ao longo de sua trajetória de local de atendimento médico, de ensino e de pesquisa. Reuniões foram feitas, escritos orientados para uma publicação foram redigidos, atualizações foram buscadas. Mas a exigência dos afazeres, a multiplicidade de atividades desempenhadas pelos docentes, a roda da vida, não ofereciam oportunidade para que o ideal fosse alcançado. Mas a ideia persistia.

Era também uma ideia originada no passado pela professora Giselda Trigueiro, então responsável pela Disciplina de Doenças Infecciosas e Parasitárias (DIP) da Faculdade de Medicina da Universidade Federal do Rio Grande do Norte (UFRN), que objetivava reunir experiências no atendimento de pacientes com moléstias infecciosas, respaldadas pela realidade local, e que servisse de ajuda efetiva aos jovens médicos, residentes e estudantes.

Há cerca de seis anos, ao haver a troca de informações e projetos entre docentes da Disciplina de DIP da UFF, atuantes no Hospital Universitário Antônio Pedro, em Niterói, RJ, e da Disciplina de DIP da UFRN, atuantes no Hospital Giselda Trigueiro, centro de excelência no atendimento a pacientes com doenças infecciosas e parasitárias na cidade de Natal, RN, revelou-se a ideia de ser publicado um livro que contivesse as rotinas da prática da atenção aos pacientes admitidos e atendidos nos dois Serviços. Animação houve por parte dos personagens docentes potiguares e fluminenses em publicar uma obra conjunta que pudesse orientar a atenção aos enfermos com DIP.

Contudo, o projeto foi sendo adiado. Mais uma vez, a roda da vida dificultava a consecução de um trabalho que pudesse ser útil à comunidade médica de nosso país.

No contexto da idealização de um livro que contivesse rotinas práticas da atenção a enfermos com doenças infecciosas e parasitárias, é necessário agregar um terceiro componente constituído pela Editora Atheneu, na pessoa de seu condutor, Paulo da Costa Rzezinski, que há longos anos vinha insistindo na ideia de publicarmos uma obra tendo por conteúdo o tema doenças infecciosas e parasitárias.

Mas a vida ensina que há o tempo certo para as coisas acontecerem. Já se disse, há tempo para nascer, tempo para crescer, tempo para amar, tempo para criar, tempo para morrer. Tempo para germinar a concepção de um livro de rotinas de diagnóstico e tratamento das doenças infecciosas e parasitárias, e tornar realidade esta aspiração.

Por fim, este tempo chegou. Com emoção, humildade e esperança, apresentamos aos leitores o fruto de nosso devaneio.

O amadurecimento dos editores, a concordância, o apoio e a estimulação dos docentes dos Serviços de DIP da UFF e da UFRN, a disposição da Atheneu em responsabilizar-se pela edição da obra conduziu a que tomássemos a decisão de realizar, agora, a ideia sonhada. E, com a concordância dos personagens que motivaram sua realização, não mais um livro somente com ideias e doutrinas dos Serviços de Doenças Infecciosas e Parasitárias das Faculdades de Medicina da Universidade Federal Fluminense e da Universidade Federal do Rio Grande do Norte, mas uma obra com a participação de especialistas brasileiros nas áreas da Infectologia e das demais áreas da atividade médica, que trouxeram a particularidade do conhecimento das doenças infecciosas e parasitárias em seus campos de atuação.

Quis o destino que a Professora Giselda Trigueiro não presenciasse a realização da obra; mas se aqui estivesse provavelmente reconheceria que o livro antes de ser apenas um manual com rotinas para o plantão espera contribuir na formação de novos profissionais — o que foi sempre seu objetivo nas trajetórias de médica e professora.

A concepção deste livro tem origem, enfim, em três casas de pensamento científico, médico e humano: o Serviço de DIP do Hospital Universitário Antônio Pedro, o Hospital Giselda Trigueiro e a Editora Atheneu. Atendendo ao nosso chamado, contamos com a presença de convidados que contribuíram com sua experiência e conhecimento para a formação e finalização da obra.

O livro *Rotinas de Diagnóstico e Tratamento das Doenças Infecciosas e Parasitárias* que aqui apresentamos integra uma linha editorial de obras brasileiras sobre este campo do conhecimento médico, que teve em seus primórdios a obra de Heitor Preguer Fróes, intitulada *Lições de Clínica Tropical*, publicada em 1933 em Salvador, pela Imprensa Oficial do Estado da Bahia; o *Tratado de Clínica das Doenças Infectuosas e Parasitárias*, de Eugênio Coutinho, publicado em 1934 pela Editora P. de Mello, no Rio de Janeiro, com várias edições posteriores; e o trabalho de Carlos Chagas e Evandro Chagas, que em 1935 editaram seu *Manual de Doenças Tropicais e Infectuosas*, publicado no Rio de Janeiro, pela Empreza Almanak Laemmmert. Seguiram-se o *Manual de Clínica de Doenças Tropicais e Infectuosas*, editado por Décio Parreiras em 1952, publicado pela Editora Capitólio, no Rio de Janeiro; o livro de Ricardo Veronesi *Doenças Infecciosas e Parasitárias*, publicado em 1ª edição em 1960 pelo Fundo Editoral Procienx, à qual se seguiram sucessivas edições publicadas pela Editora Guanabara Koogan; o livro de Vicente Amato Neto e José Luiz da Silveira Baldy, *Doenças Transmissíveis*, publicado em 1ª edição em 1972 pela Editora Atheneu, e com duas outras edições pelas Editoras Guanabara Koogan e Sarvier; o livro *Diagnóstico e Tratamento das Doenças Infectuosas e Parasitárias*, de Jayme Neves, publicado em duas edições pela Editora Guanabara Koogan, sendo a 1ª edição em 1978; *Doenças Infecciosas: Conduta Diagnóstica e Terapêutica*, de Mauro Schechter e Denise Vantil Marangoni, publicado em 1ª edição em 1994 pela Editora Guanabara Koogan e reeditado em 1998; e o livro *Doenças Infecciosas e Parasitárias – Enfoque Amazônico*, de Raimundo Nonato Queiroz de Leão, publicado em 1997 pela Editora Cejup, Universidade do Estado do Pará e Instituto Evandro Chagas.

Junte-se a essas obras os livros relacionados à infectologia pediátrica: o *Manual de Doenças Infecciosas em Pediatria*, de Sebastião Duarte de Barros Filho, publicado em 1978 por Âmbito Cultural Edições; a obra *Doenças Infecciosas na Infância e Adolescência*, editada por Edward Tonelli e publicada pela Editora MEDSI em 1987, com uma reedição; o livro *Infectologia Pediátrica*, de Calil Kairalla Farhat e colaboradores, publicado pela Editora Atheneu em 1ª edição em 1994, com uma reedição; e o trabalho de Edna M. A. Diniz e Flávio A. Costa Vaz, intitulado *Infecções Congênitas e Perinatais*, publicado em 1991 pela Editora Atheneu.

Recentemente, a bibliografia nacional sobre as doenças infecciosas foi enriquecida pela publicação de duas obras editadas por Rodrigo Siqueira-Batista e colaboradores, intituladas *Medicina Tropical – Abordagem Atual das Doenças Infecciosas e Parasitárias*, publicada pela Editora Cultura Médica em 2001, e *Manual de Infectologia*, publicada pela Editora Revinter em 2003; pela publicação, também em 2003, pela Editora Atheneu do trabalho de Sérgio Cimerman e Benjamim Cimerman intitulado *Medicina Tropical*; e pelo *Tratado de Infectologia*, livro editado por Ricardo Veronesi e Roberto Focaccia, publicado em 1996 pela Editora Atheneu, e com uma reedição em 2002.

Acrescente-se a esta bibliografia as várias publicações de obras correlatas à temática das doenças infecciosas e parasitárias ou obras específicas sobre particularidades desta especialidade médica.

A riqueza de obras livrescas dedicadas à divulgação de conhecimentos das doenças infecciosas e parasitárias e medicina tropical publicadas por autores nacionais é o resultado da capacidade e competência de docentes brasileiros responsabilizarem-se pela realização destas obras e da importância desta temática no aprendizado médico no Brasil.

Homenageando os autores brasileiros que editaram obras referentes ao estudo das doenças infecciosas e parasitárias, apresentamos este livro de rotinas de diagnóstico e tratamento destas enfermidades.

O livro destina-se aos que estudam e praticam a Medicina. A visão dos editores foi a de realizar uma obra que tivesse uma finalidade prática, de auxiliar o médico com vivência profissional de longa data, o residente, o interno, o estudante como se conduzir frente a uma situação envolvendo um paciente com doença infecciosa e parasitária. Uma obra na qual ele pudesse encontrar um embasamento teórico sobre o problema vivido naquele instante e que o orientasse sobre uma conduta a ser tomada. Pedimos aos nossos colaboradores que tivessem este enfoque ao redigir sua contribuição. Pensamos, sempre, no médico ou no estudante, que pudesse ter um livro no qual ele encontrasse respostas, com qualidade científica, a um problema vivido. Este é o livro que apresentamos.

A realização desta obra só foi possível porque contamos com o apoio irrestrito dos docentes e médicos dos Serviços de Doenças Infecciosas e Parasitárias do Hospital Universitário Antônio Pedro, da Universidade Federal Fluminense e do Hospital Giselda Trigueiro, da Universidade Federal do Rio Grande do Norte. Aos nossos colegas, nosso agradecimento. Foi também graças ao apoio, incentivo e trabalho dos nossos colaboradores que pudemos produzir o livro que idealizamos. A tarefa de apresentar e discutir as doenças infecciosas e parasitárias coube, na quase totalidade do livro, aos colaboradores, aos quais externamos nossa gratidão e reconhecimento.

Às pessoas queridas de nossas famílias, agradecemos a generosidade em compartilhar do processo de criação e desenvolvimento deste livro. Seu afeto e presença foram cruciais para que a tarefa pudesse ser realizada.

À Editora Atheneu, o nosso agradecimento pela confiança e apoio em responsabilizar-se pela publicação desta obra.

Aos que estudam Medicina, fica a esperança de poder ser útil neste mister.

Setembro de 2004
Walter Tavares
Luiz Alberto Carneiro Marinho

Sumário

SEÇÃO 2 – CAPÍTULOS ESPECIAIS

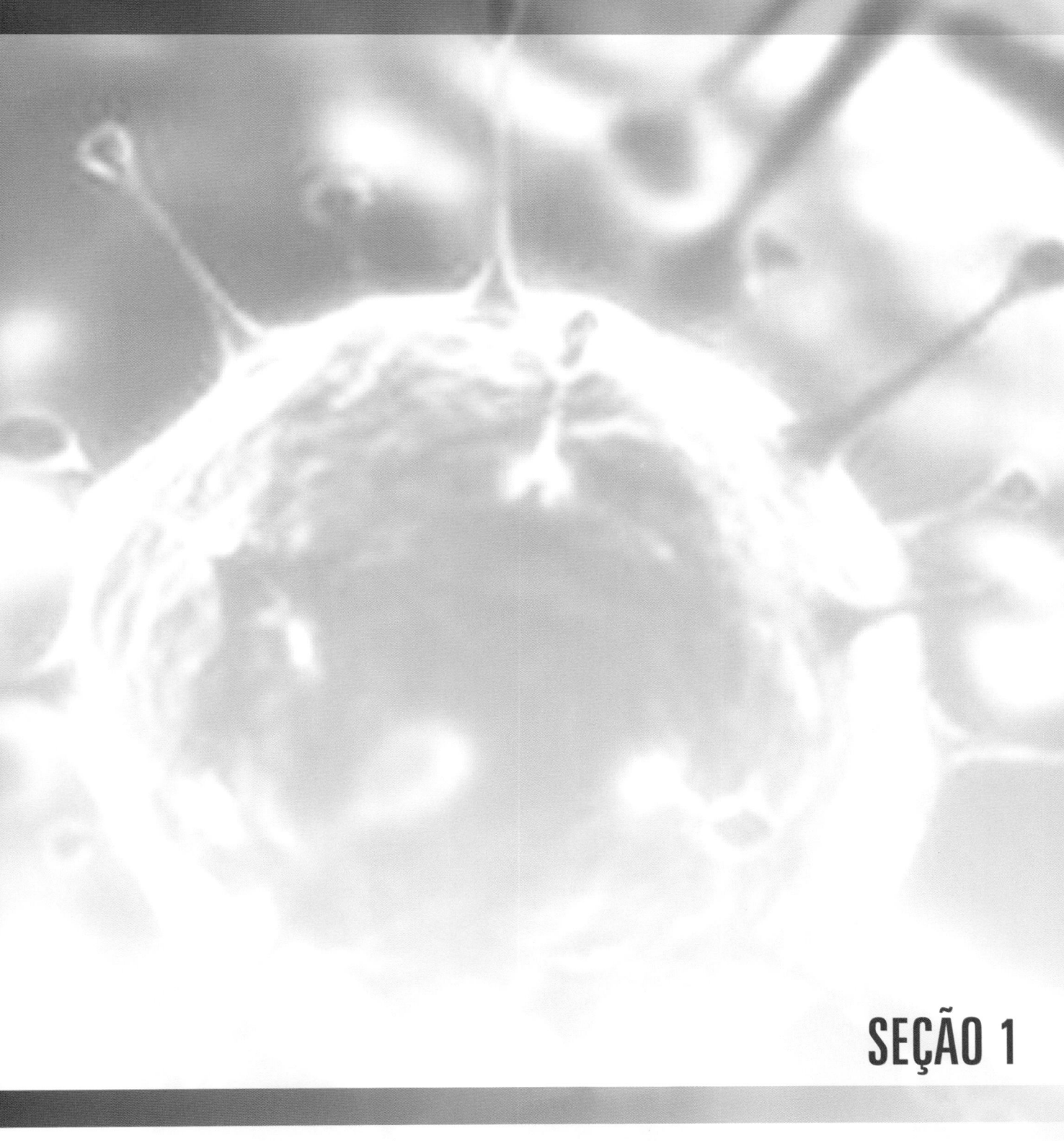

SEÇÃO 1

ROTINAS DE DIAGNÓSTICO E TRATAMENTO

1

Aborto Séptico

- Filomena Aste Silveira
- Gutemberg Leão de Almeida Filho
- Isabel Cristina Chulvis do Val

(CID 10 = O08 - Complicações consequentes a aborto e gravidez ectópica ou molar; O08.0 - Infecção do trato genital e dos órgãos pélvicos consequente a aborto e gravidez ectópica e molar [Choque séptico])

INTRODUÇÃO

Abortamento séptico ou infectado representa na atualidade a terceira causa de morte materna no Brasil. A cada ano, no Sistema Único de Saúde, são atendidas 250.000 mulheres com complicações decorrentes de abortamento. Apesar dos altos números, há, com frequência, subnotificação, sendo difícil conhecer aos dados exatos de sua ocorrência. Quem sofre o aborto esconde o fato, pois há medo das consequências e da discriminação que o ato acarreta. A incidência de abortamento provocado é alta, principalmente em mulheres jovens, solteiras, pouco instruídas e com início precoce de vida sexual[7,12,23] . Parente e cols., em 1998, efetuaram estudo sobre a etiologia do aborto criminoso em Teresina, Piauí e concluíram que 81% destas pacientes utilizaram Misoprostol (Cytotec®) como substância abortiva; 36% destas eram reincidentes. Na sua maioria eram solteiras, católicas, nulíparas e com idade até 29 anos. Ressaltaram a ineficácia da legislação vigente[14]. Fato semelhante foi observado e relatado por Osazuwa e Aiken, em estudo de revisão acerca das características demográficas e sociais. Referem que 2/3 da população envolvida são jovens entre 16 e 24 anos, e a maioria solteira e nulípara[13].

O grande determinismo do aborto é a gravidez indesejada e não programada[4,21]. A morbidade e a mortalidade por abortamento séptico são pouco observadas em países onde o abortamento induzido é legal. Tietze, em 1997, refere redução da taxa de fertilidade em 7,2% das pacientes[21]. A sepse é uma importante causa de morbidade materna e, talvez, a causa mais comum de mortalidade materna (considerando as causas diretas)[7a].

O aborto induzido é legalmente permitido no Brasil somente quando é necessário para salvar a vida da mulher ou quando a gravidez ocorreu após estupro. A penalidade para as mulheres que se submetem ao aborto ilegal é de 1 a 10 anos de prisão, com a pena duplicada para aqueles que o praticam ou o auxiliam (Código Penal, Artigos 126 — 129, Decreto-Lei nº 28.848, de 7 de dezembro de 1940 e emendas em 1941 e 1969). Apesar desta lei, a indução do aborto é amplamente praticada. Estimativas variadas indicam que entre 300.000 e 3,3 milhões de abortos ilegais são realizados a cada ano no Brasil[5,7]. Na atualidade, vários projetos de leis acerca da legalização do aborto estão tramitando na câmara dos deputados. Um dos mais eloquentes é aquele que trata da legalização do aborto diante de enfermidades congênitas incompatíveis com a vida, dentre as quais está a anencefalia[8]. Essa questão foi decidida pelo Supremo Tribunal Federal que, em sessão realizada em 12 de abril de 2012, considerou não ser crime no Brasil o aborto em casos de gravidez de fetos *anencéfalos*. Na África do Sul, o aborto é legal desde 1996. A legislação permite o aborto realizado até 13 semanas de gestação. No entanto, se houver razões médicas ou socioeconômicas, ele poderá ser realizado até 20 semanas. Desde 2002, observa-se estabilização da mortalidade materna, refletindo a prática do aborto seguro[13].

A Organização Mundial de Saúde estima que 25% a 50% dos 500.000 óbitos maternos que ocorrem todos os anos no mundo são consequência do abortamento ilegal. É a principal causa de morte materna em países do Terceiro Mundo[21]. Dados recentes (2006-2008) revelam que a mortalidade materna causada por sepse é 1,13 de um total de 11,39 mortes por 100.000 mulheres. Revisão sistemática envolvendo 40 trabalhos revela ser o quadro séptico responsável por 5% das admissões nos serviços de terapia intensiva, não havendo diferença entre os países desenvolvidos e os em desenvolvimento[9a].

Muitas pacientes, em razão da ilegalidade, principalmente as de baixo nível socioeconômico, procuram locais e profissionais inadequados para este atendimento; isto amplia o índice de complicações e infecções, aumentando o obituário materno. Outro fato notório é o pré-julgamento de profissionais de saúde, não oferecendo, para estas pacientes, tratamento mais humanizado, retardando o tratamento necessário e contribuindo também para o êxito letal[5,7,23].

Aborto séptico é um tipo de abortamento associado à infecção (Figura 1.1). A sepse consequente a aborto é usualmente causada por infecção ascendente atingindo o endométrio e/ou paramétrio, podendo ocorrer após aborto espontâneo, aborto cirúrgico ou aborto ilegal[7a]. A febre é uma constante e está relacionada a endometrite e/ou parametrite. Existem dois fatores que contribuem para o desenvolvimento de sepse: a presença de produtos retidos da concepção, decorrente de abortamento espontâneo incompleto ou infecção intrauterina resultante de procedimento séptico[13]. Com maior frequência, está associada ao aborto clandestino ou criminoso, com aumento da morbidade e mortalidade, e por esta razão é considerada um grave problema de saúde pública. Para fins clínicos, conceitua-se como séptico o abortamento associado à hipertermia de 38°C, comprovada pelo menos duas vezes em intervalo de mais de 1 hora[4,12,19,23]. A infecção é polimicrobiana, com possível participação de bactérias anaeróbias, incluindo o *Bacteroides fragilis*, bacilos gram-negativos entéricos, sobretudo *Escherichia coli*, *Streptococcus agalactiae*, estafilococos e enterococos. Entretanto, os microrganismos prevalentes são *E. coli* e *B. fragilis*. O *Clostridium perfringens* pode estar associado a quadros muito graves, com gangrena uterina, principalmente no abortamento ilegal com introdução de corpos estranhos na cavidade uterina[1,11,16,18]. A Tabela 1.1 relaciona os principais organismos envolvidos com a sepse obstétrica e sua origem[7a].

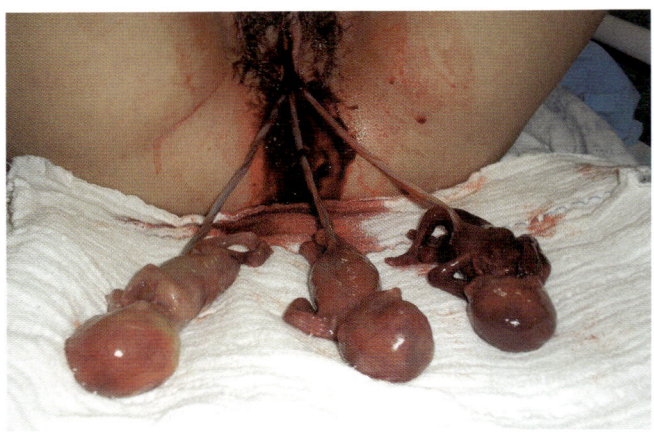

FIGURA. 1.1 – Abortamento séptico. Aborto espontâneo ocorrido em gestação trigemelar com 14 semanas (Foto de Filomena A Silveira).

TABELA 1.1

Principais Agentes Envolvidos com a Sepse Obstétrica e sua Origem		
	Origem	*Organismos*
Sepse obstétrica	Entéricos	*Escherichia coli*
		Enterobacter spp
		Enterococcus spp
		Clostridium spp
		Bacteroides fragilis
	Vaginal	*Mycoplasma hominis*
		Peptostreptococcus spp
		Streptococcus grupos A e B
		Staphylococos aureus
	Transmitidos via sexual	*Neisseria gonorrhoeae*
		Chlamydia trachomatis
	Hematogenica	*L. monocytogenes*

DIAGNÓSTICO

Diagnóstico Clínico[7a,9a,10,12,19,23]

O quadro clínico é bastante variável. Com frequência, as pacientes descrevem sintomas que indicam interrupção de uma gestação e afirmam de forma enganosa que é evento espontâneo e natural. O relato de atraso menstrual ou amenorreia, sangramento genital, dor abdominal e febre merece supraimportância.

Murta e cols.[10], em 2001, observaram 224 pacientes que apresentavam abortamento séptico. O sangramento vaginal, a febre e a dor hipogástrica foram as manifestações clínicas mais frequentes, respectivamente 83,9%, 61% e 43,3%. O sangramento vaginal relatado pelas pacientes pode ter intensidade variável e apresentar ou não odor fétido. A dor pode ser abdominal ou pélvica e, ainda, localizada ou difusa. A febre geralmente ocorre de forma gradativa, porém há casos em que se verifica hipotermia. Outros sintomas podem estar presentes, como cefaleia, vômitos, adinamia e dor lombar. Os casos mais graves são acompanhados de comprometimento do estado geral com oligúria, dor abdominal difusa, sudorese e taquicardia. Deve-se suspeitar sempre de abortamento séptico diante de mulher em idade reprodutiva que apresenta irregularidade menstrual, dor em baixo ventre e febre.

Ao exame físico geral, na maioria das vezes observamos paciente lúcida, porém com certo grau de comprometimento do estado geral. Quadro de agitação ou obnubilação só ocorre em situações mais graves. Observa-se ainda taquicardia, taquisfigmia, taquipneia, calafrios, sudorese, hipotensão arterial, hipertermia (geralmente acima de 38°C), com ou sem icterícia.

Ao exame abdominal, a paciente refere dor à palpação, porém somente nos casos mais graves se observa crepitação ou sinais de peritonite difusa. O toque retal é útil na avaliação dos paramétrios e, eventualmente, poderá surpreender lesões ocasionadas por instrumentos variados.

Ao exame ginecológico encontra-se com frequência o útero com consistência diminuída, algo amolecido, doloroso à palpação, assim como os paramétrios. Ao exame especular confirma-se a dilatação cervical e observa-se ainda a saída de restos ovulares, secreção purulenta e/ou sanguinolenta geralmente de odor fétido. A vagina e/ou cérvice podem estar traumatizadas por objetos ou instrumental cirúrgico utilizados na manobra abortiva.

O diagnóstico diferencial deve ser feito com corioamnionite com membranas íntegras, infecção urinária, apendicite e doença inflamatória pélvica.

Diagnóstico Laboratorial[11,16,23]

Alguns exames são mandatórios. A tipagem sanguínea e o fator Rh devem ser realizados imediatamente. O hemograma nos dá a avaliação da perda sanguínea. Exames mais específicos para avaliação hematológica devem ser solicitados no caso de maior comprometimento sistêmico. A seguir listamos os principais exames que devem ser solicitados:

- hemograma completo, contagem de plaquetas, VHS, tipagem sanguínea e fator Rh;
- dosagem de ureia e creatinina;
- urina tipo I (ou EAS), para avaliar bacteriúria e hemoglobinúria;

- hemocultura para bactérias aeróbias e anaeróbias;
- cultura de secreção endocervical e, principalmente, de material endometrial para microrganismos anaeróbios e aeróbios.

Outros exames podem ser solicitados, na dependência da gravidade do caso: bilirrubina total e frações, transaminases, eletrólitos (Na e K), proteinemia, gasometria arterial, provas de coagulação, dímero D de fibrina, produtos de degradação de fibrina, tempo e atividade de protrombina (TAP), tempo de trombina, tempo de tromboplastina parcial ativada (TTPA). A Tabela 1.1 relaciona os principais organismos envolvidos com a sepse obstétrica e sua origem[23a].

Diagnóstico por Imagem[13,16,23]

- Ultrassonografia endovaginal. É útil na avaliação de restos ovulares e comprometimento anexial pela formação de abscessos.
- Radiografia abdominal deve ser realizada na suspeita de perfuração uterina ou de alças intestinais. Radiografia de tórax é útil na suspeita de embolia pulmonar relacionada à tromboflebite pélvica.
- Tomografia computadorizada do abdome é recomendada na abordagem de massas abdominais.

COMPLICAÇÕES[4,9,20,23]

O abortamento séptico pode apresentar as seguintes complicações:

- *Endometrite/miometrite.* O comprometimento endometrial é suspeitado por útero aumentado de tamanho, doloroso e amolecido dando saída a secreção purulenta e fétida.
- *Perfuração uterina.* O uso de instrumentos rígidos utilizados na manobra abortiva propicia as perfurações uterinas, podendo haver perfuração vesical, de alças intestinais, do reto e até mesmo do ureter. Sempre que possível, efetuar o toque intrauterino.
- *Necrose miometrial.* A colocação intrauterina de substâncias cáusticas ocasiona necrose miometrial e insuficiência renal aguda (na ausência de choque séptico).
- *Abscessos tubo-ovarianos.* Pode ocorrer formação de abscesso pélvico, que pode estar oculto entre as alças intestinais; ocorre dor localizada e febre constante. A localização mais comum de abscesso pélvico é no fundo de saco posterior. A ultrassonografia abdominal e pélvica é útil no diagnóstico.
- *Tromboflebite pélvica.* É de difícil reconhecimento; deve ser pensada quando o toque vaginal profundo revela empastamento parauterino. As veias comprometidas são as ovarianas, as uterinas, a ilíaca comum e a cava inferior. Este quadro geralmente se relaciona com a presença de *Bacteroides fragilis*.
- *Infecção anaeróbia.* Os sinais clínicos mais evidentes são hiperbilirrubinúria, mucosas ictéricas, urina cor de chá, enfisema subcutâneo, corpo uterino amolecido e crepitante e coagulopatia. A infecção por *Clostridium perfringens* leva à anemia hemolítica e à insuficiência renal aguda. A tríade sintomática clássica é hemoglobinúria, anemia e cianose perioral.

- *Coagulopatia.* Está relacionada à coagulação intravascular disseminada; há hemorragia na forma de gengivorragia, epistaxe e equimose cutânea.
- *Choque séptico.* É a ocorrência mais importante na determinação da morte materna. Crises repetidas de calafrios, hipertermia, tremores, hipotensão e sudorese, com agravamento do estado geral, denunciam a sua existência.

CONSIDERAÇÕES SOBRE O ENVOLVIMENTO DO *CLOSTRIDIUM PERFRINGENS* NA ETIOLOGIA DO ABORTO SÉPTICO[1,18]

Trata-se de uma infecção rara, porém quase sempre fatal. A evolução é rápida, cursando com hemólise intravascular, necrose tecidual e morte. Hemólise, anúria e coagulopatia estão presentes na maioria dos casos. O quadro febril pode estar ausente.

As características ultrassonográficas são de alta suspeição e importantes no diagnóstico precoce: a cavidade endometrial demonstra múltiplos focos ecogênicos e heterogêneos, sugerindo a presença de ar.

O *Clostridium perfringens* foi isolado em 8% das culturas vaginais e em 0,8% das culturas de cérvices em mulheres sem evidência de infecção. Smith[18] encontrou 10% a 27% do microrganismo no trato genital de mulheres que praticaram aborto. No entanto, em menos de 1% desses casos o *C. perfringens* foi apontado como o agente responsável pelo quadro infeccioso.

O tratamento cirúrgico, com histerectomia total e anexectomia bilateral, precoce, é fator decisivo na sobrevivência destas pacientes.

CONDUTA[2,4,6,7a,9,9a,12,20,23]

A conduta frente à paciente com diagnóstico de abortamento séptico pode ser dividida em procedimentos gerais e procedimento cirúrgico.

Procedimentos Gerais

Devemos internar a paciente e solicitar os exames laboratoriais já mencionados anteriormente na dependência da gravidade do quadro clínico. A avaliação clínico-laboratorial da volemia deve ser realizada. Efetua-se punção venosa, preferencialmente em vaso de grosso calibre, pois este é útil para a coleta de amostra para exames e início da hidratação e antibioticoterapia. A monitoração da pressão venosa central (PVC) deve ser realizada em casos graves. Coloca-se um cateter vesical na paciente (cateterismo vesical permanente) para avaliação de diurese horária. O ideal é manter a diurese acima de 30 mL/hora.

Os seguintes procedimentos são fundamentais:

- estabilizar a volemia da paciente (monitorar a pressão venosa central – PVC e diurese);
- realizar os exames de sangue;
- coletar material da cérvice uterina e do endométrio para realização de cultura;
- administrar antibióticos;
- esvaziar o útero.

- *Hidratação:* inicia-se com soro fisiológico a 0,9%. Na dependência da avaliação laboratorial é efetuada reposição eletrolítica e transfusão sanguínea. Os sinais vitais devem ser aferidos de 2/2 horas. A pressão arterial deve ser mantida com a mínima (pressão arterial diastólica) de 60 mmHg.

- *Profilaxia antitetânica:* deve ser feita com antitoxina tetânica, 500 U de imunoglobulina antitetânica de origem humana por via intramuscular (IM) ou 10.000 UI de soro antitetânico (SAT) por via intravenosa (IV), se a paciente não for adequadamente vacinada. Se a paciente for imunizada, fazer dose de reforço se a última dose da vacina que ela recebeu tiver mais de 5 anos.

- *Ocitocina:* é importante saber que a dose fisiológica utilizada no trabalho de parto é 1 a 8 mU/minuto. Para esvaziamento uterino, a dose preconizada é 40 a 80 mU/minuto. Utilizar de 20 a 40 unidades em 500 mL de soro fisiológico (significam 40 a 80 mU/minuto) — 1 mL/minuto (20 gotas/minuto). Se forem colocadas 20 unidades em 500 mL de soro, as 20 gotas/minuto significam 40 mU/minuto.

- *Misoprostol (200 μg):* um comprimido intravaginal (no fundo de saco posterior) a cada 4 ou 6 horas é útil no esvaziamento uterino. Há vantagens bem estabelecidas no uso desta medicação, como baixa incidência de efeitos colaterais, rápida atuação e raridade de complicações[22].

- *Prevenção de aloimunização:* é indicada na paciente Rh negativo — imunoglobulina anti-Rh D.

- *Corticoterapia:* é indicada só em casos de choque endotóxico — metilprednisolona 30 mg/kg de 4/4horas (total de duas doses).

- *Antibioticoterapia:* deve ser instituída imediatamente enquanto se aguardam os exames complementares. A terapêutica antimicrobiana deve se mostrar ativa contra os principais microrganismos envolvidos na infecção: enterobactérias, anaeróbios, enterococos e, mesmo, estreptococos do grupo B. Os principais esquemas terapêuticos são:
  - *esquema 1 (esquema preferencial):* gentamicina, na dose única diária de 5 mg/kg, por via IV, associada com clindamicina, na dose de 900 mg/dose, a cada 8 horas, IV, e ampicilina na dose de 2 g, a cada 4 horas, IV;
  - *esquema 2:* gentamicina + ampicilina + metronidazol (na dose de 500 mg de 8/8 horas, IV);
  - *esquema 3:* metronidazol + levofloxacino (na dose única diária de 500 mg, IV);
  - *esquema 4:* gentamicina + metronidazol + cefalotina (2 g de 6/6 horas, IV);
  - *outros esquemas em monoterapia:* ticarcilina/clavulanato (3 g, de 4/4 horas, IV), ou piperacilina/tazobactam (4,5 g, de 6/6 horas, IV), ou imipeném (500 mg, de 6/6 horas, IV).

  O padrão-ouro em relação à antibioticoterapia ainda é a associação de clindamicina e gentamicina, podendo ou não ser acrescentada a ampicilina[23b].

  Nos esquemas 1 e 2, a gentamicina pode ser substituída por cefalosporina de terceira geração (ceftriaxona) ou quarta geração (cefepima). Os esquemas de tratamento devem ser mantidos por 7 a 10 dias.

  No caso de insuficiência renal, as doses dos antibióticos utilizados devem ser corrigidas, conforme a Tabela 1.2.

  Observação importante: Na fase aguda, não praticar o esvaziamento uterino antes de iniciar a antibioticoterapia. A substância uterotônica deverá ser mantida após o esvaziamento uterino. Hoje é discutida a necessidade de manter a antibioticoterapia oral após 48 horas de antibiótico intravenoso, observando-se a melhora do quadro clínico[17,21].

- *Heparinoterapia*[5,7,12,18,20,23]: seu uso é mandatório frente à possibilidade de tromboflebite pélvica como manifestação de tromboembolismo. A heparina inibe a formação de produtos de degradação de fibrina e preserva o fibrinogênio. Pode ser administrada por via intravenosa ou subcutânea (a alto peso molecular). Via intravenosa — 5.000 a 10.000 U IV a cada 6 horas (manter tempo de coagulação duas a três vezes maior que a normalidade) ou 5.000 U IV, seguida de 1.000 U/hora; neste caso, efetuar controle de TTPA de 4/4 horas. Quando este estiver duas vezes o valor médio da normalidade, a dose terapêutica está estabelecida e o controle então será diário. Via subcutânea — na heparinoterapia subcutânea utilizamos 5.000 U de 8/8 horas. No caso de profilaxia de embolia pulmonar, utilizar heparina de alto peso molecular em doses baixas, 5.000 U subcutânea a cada 8 ou 12 horas. Não requer controle laboratorial. Atualmente há disponível a heparina de baixo peso molecular (7.000 daltons); a vantagem é a meia-vida mais prolongada e não exige teste de coagulação. A dose diária é de 7.500 UI a cada 24 horas.

TABELA 1.2

Antibioticoterapia e Insuficiência Renal Aguda – Ajustes de Doses		
Drogas	*Creatinemia*	
	4 a 10 mg/100 mL	*> 10 mg/100 mL*
Ampicilina	1 a 2 g, a cada 6 horas	1 a 2 g, a cada 8 horas
Penicilina G	acima de 2 MU, a cada 5 ou 12 horas	acima de 2 MU, a cada 12 horas
Cefalotina	20 mg/kg, a cada 6 horas	20 mg/kg, a cada 8 ou 12 horas
Clindamicina	Sem redução	10 mg/kg, a cada 8 ou 12 horas
Cloranfenicol	Sem redução	Sem redução
Oxacilina	Sem redução	1 g, a cada 8 ou 12 horas

MU = milhões de unidades. Fonte: Mead e Gump[9].

- *Proteína C ativada recombinante:* foi retirada do comércio internacional em 2011 porque seu uso não mostrou vantagem na redução da atividade trombótica associada à sepse.

Procedimentos Cirúrgicos[4,13,23]

Neste particular, faz-se necessária a observação da idade gestacional da paciente. Se a idade gestacional for inferior a 12 semanas, proceder ao esvaziamento uterino utilizando a aspiração manual intrauterina (AMIU), a vácuo-aspiração ou curetagem na dependência da existência do método e da habilidade do profissional no seu manuseio.

O esvaziamento uterino é necessário para remover o tecido necrótico e os restos de placenta retidos.

Diante de idade gestacional superior a 12 semanas, administrar misoprostol ou ocitocina para a eliminação fetal e posterior curetagem uterina de revisão. A antibioticoterapia e a substância uterotônica deverão ser mantidas após o esvaziamento uterino.

A laparotomia deve ser indicada na presença de massas anexiais, suspeita de perfuração uterina, sinais de choque endotóxico, oligúria ou anúria, plaquetopenia, hiperbilirrubinemia, hipotermia ou na ausência de melhora diante das medidas anteriores. Poderá ser realizada a histerectomia total ou histerectomia total acrescida de anexectomia bilateral, na dependência dos achados clínico-cirúrgicos (aspecto e comprometimento anexial).

Deve-se atentar para a observação das alças intestinais durante a avaliação da cavidade abdominal.

Avaliar a necessidade de colocação de drenos tubulares no momento cirúrgico e a não síntese total da cavidade, efetuando pontos subtotais pensando em nova laparotomia.

REFERÊNCIAS BIBLIOGRÁFICAS

1. Barrett JP, Whiteside JL, Boardman LA. Fatal clostridial sepsis after spontaneous abortion. Obstet Gynecol. 2002;99:899-901.
2. Bernard GR et al. Efficacy and safety of recombinant human activated protein C for severe sepsis. N Engl J Med 2001;344:699-709.
3. Buchmann E, Kunene B, Pattinson R. Legalized pregnancy termination and septic abortion mortality in South Africa. Int J Gynaecol Obstet. 2008;101:191-92.
4. Chaves Netto H. Obstetrícia Básica. Rio de Janeiro: Atheneu; 2004. p. 280-93.
5. Costa CFF et al. Aspectos epidemiológicos comparativos entre abortamento provocado e espontâneo. RBGO. 1996;18:179-84.
6. Duarte G et al. Protocolos de conduta em gestação de alto-risco. 3ª ed., São Paulo:FUNPEC, 2003. p. 1-9.
7. Fonseca W et al. Determinantes do aborto provocado entre mulheres admitidas em hospitais em localidade da região Nordeste do Brasil. Rev Saúde Públ. 1996;30:2-10.
7a. Lapinski SE. Obstetric infection. Crit.Care Clin. 2013;29:509-20.
8. Machado GS. Projetos de lei sobre aborto em tramitação na câmara dos deputados. Biblioteca digital da Câmara dos Deputados. Disponível em: http://bd.camara.gov.br/bd/bitstream/handle/bdcamara/1437/projetos_aborto_Acessado em: 10 out. 2011.
9. Mead PB, Gump DW. Antibiotic therapy in obstetrics and gynecology. Clin Obstet Gynecol. 1976;19:109-29.
9a. Morgan J, Roberts S. Maternal sepsis. Obstet .Gynecol Clin North Am. 2013,40:69-87.
10. Murta EFC et al. Abortamento séptico. Identificação de fatores de risco para complicações. RBGO. 2001;23:153-57.
11. Neme B. Abortamento séptico. In: Monteleone PPR, Valente CA. Infectologia em Ginecologia e Obstetrícia. Rio de Janeiro: Atheneu; 1998. p. 90-94.
12. Neme B, Pinotti JA. Urgências em Tocoginecologia. São Paulo: Sarvier; 1992. p. 108-12.
13. Osazuwa H, Aziken M. Septic abortion: a review of social and demographic caracteristics. Arch Gynecol Obstet. 2007;275:117-19.
14. Parente AC et al. Etiologia do aborto criminoso em Teresina-Brasil. RASP Rev Assoc Saúde Pública do Piauí. 1998;20:137-45.
15. Reis AFF et al. Estudo epidemiológico do abortamento no Brasil. RBGO. 1995;17:453-61.
16. Santamarina BAG. Septic abortion and sepsis. In: Finland CD. Manual of Obstetrics and Perinatal Infection. Philadelphia: Lea & Febiger; 1973.
17. Savaris RF et al. Are antibiotics necessary after 48 hours of improvement in infected/septic abortions? A randomized controlled trial followed by a cohort study. Am J Obstet Gynecol. 2011;204:301 e 1-5.
18. Smith LP, McLean AP. Clostridium welchii septicemia. Am J Obstet.Gynecol. 1971;110:135-49.
19. Steven G, Jennifer RN, Simpson JL. Obstetrícia Gestações Normais & Patológicas. 3ª ed. Rio de Janeiro: Guanabara-Koogan; 1999. p. 868-72.
20. Tamussino K. Postoperative Infection. Clin Obstet Gynecol. 2002;45:562-73.
21. Tietze C. Induced abortion. Reports on Population Plan. 1977;14(Suppl)l.
21a. Centre for Maternal and Child Enquires (CMACE). Saving mothers' lives:reviewing maternal deaths to make motherhood safer: 2006-08.The Eighth Report on Confidential Enquiries into Maternal Deaths in the United Kingdom. BJOG. 2011;118(Suppl 1);1-203.
21b. Pollock W, Rose L, Dennis CL. Pregnant and postpartum admissions to the intensive care unit: a systematic review. Intensive Care Med. 2010;36:1.455-74.
22. Tulandi T, Al-Fozan HM. Spontaneous abortion: Management. Disponível em: http://www.uptodate.com/contents/spontaneous--abortion-management. Acessado em: 10 out. 2011.
23. Urgências e Emergências Maternas: Guia para diagnóstico e conduta em situações de risco de morte materna. Secretaria de Políticas de Saúde. Grupo da Área Técnica da Saúde da Mulher. Brasília: Ministério da Saúde; 2000. p. 13-17.

2 Abscessos e Empiemas Cerebrais

■ Osvaldo José Moreira do Nascimento
■ Bruno Pessôa

(CID 10 = G06.0 - Abscessos e granulomas intracranianos [Abscesso cerebelar, cerebral]; G06.2 - Abscessos extradural e subdural não especificados)

REDUÇÕES

BHE = barreira hematoencefálica

HIC = hipertensão intracraniana

VHS = velocidade de hemossedimentação

PCR = proteína C-reativa

TC = tomografia computadorizada

RNM = ressonância nuclear magnética

GBM = glioblastoma multiforme

NAA = N-acetil aspartato

Cho = colina

Cr = creatina

DWI = difusão

RN = recém-nascido

US = ultrassonografia

SNC = sistema nervoso central

HIC = hipertensão intracraniana

INTRODUÇÃO

De natureza mórbida e prognóstico reservado quando não tratados, os abscessos e empiemas cerebrais ainda se constituem em um desafio tanto para o clínico como para o cirurgião. O advento das modernas técnicas de neuroimagem, bem como a notável melhora na eficácia e penetração dos antibióticos na BHE, representam um significativo avanço na atenção a essas infecções. No entanto, alguns complicadores, como a presença de imunodeficiências, como, por exemplo, a infecção HIV/aids, trazem consigo um desafio crescente no tratamento dos abscessos e empiemas cerebrais e contribuem para uma discreta elevação na prevalência dessas doenças, a despeito das melhorias acima mencionadas.

Conceitualmente, os abscessos cerebrais caracterizam-se pela formação de coleção purulenta em cavidade não previamente existente no interior do parênquima cerebral. Localizados em diferentes compartimentos, os empiemas constituem coleções purulentas extra-axiais, seja no espaço extradural ou no espaço subdural.

ABSCESSO CEREBRAL

Abscessos cerebrais podem ser definidos como coleções focais de infecção cerebral, circunscritas por uma cápsula. Do ponto de vista etiológico, podem ser provocados por bactérias, micobactérias, fungos, protozoários ou helmintos[12,16].

Sabe-se que a mortalidade em casos não tratados é bastante alta. Na era pré-antibiótico, vários autores desenvolveram técnicas cirúrgicas objetivando a redução da mortalidade. No entanto, a taxa de mortalidade de 70% ainda era o desfecho encontrado nesse período[5,24]. Foi somente com o advento da II Guerra Mundial e a introdução dos antibióticos (mais especificamente, da penicilina G e do cloranfenicol) associada a novas técnicas cirúrgicas que se obteve êxito na redução da mortalidade, a um percentual de 10%[1].

A despeito da melhora do prognóstico desses pacientes nas últimas décadas, devido à descoberta de novas classes de antibióticos, o desenvolvimento de técnicas neurocirúrgicas menos invasivas, a melhora no manejo pós-operatório e das técnicas de imagem, os abscessos cerebrais continuam figurando como uma doença potencialmente fatal. Ainda, o aumento no número de pacientes imunocomprometidos torna-se um fator agravante, colocando essa população específica sob maior risco de um desfecho desfavorável, devido à natureza mais agressiva dos germes encontrados nesse particular grupo de pacientes[2,19,22].

A incidência dos abscessos cerebrais é estimada em 0,3 a 1,3 caso/100.000 habitantes por ano. Contudo, essa incidência pode estar subestimada, considerando a existência da população imunocomprometida e a subnotificação nos países de baixa renda, onde o fator social pode ter uma significativa influência na ocorrência da enfermidade[16].

Embora seja uma doença prevalente, à luz do conhecimento atual não há estudos randomizados que suportem a tomada de decisões baseadas em um nível significativo de evidência. Isso porque a maior parte dos estudos são relatos de casos ou estudos de coorte retrospectivos. Portanto, a maior parte das condutas baseia-se em experiências de alguns centros ou autores renomados[15]. A Tabela 2.1 relaciona os fatores de risco e mecanismos dos abscessos e empiemas.

TABELA 2.1

Abscesso Cerebral e Empiema – Fatores de Risco e Mecanismos[4]	
Fator de Risco	*Mecanismo*
Otite / Sinusite / Mastoidite	Contíguo
Telangiectasias hemorrágicas	Contíguo
Doenças cardíacas congênitas cianóticas	Disseminação hematogênica
Endocardite aguda	Disseminação hematogênica
Drogadição	Disseminação hematogênica
Abscesso pulmonar crônico	Disseminação hematogênica
Aids	Disseminação hematogênica
Traumas penetrantes	Lesão dural
Infecções dentárias	Contíguo
Neurocirurgias	Lesão dural
Forame oval patente	Disseminação hematogênica

Em uma metanálise realizada por Brouwer e cols.[4] envolvendo 123 estudos e 9.699 pacientes, os autores encontraram uma média de idade de 33,6 anos para os acometidos de abscessos e como fatores causais mais importantes otite/mastoidite (32%), pós-traumática (14%), presença de doenças cardíacas (13%) e sinusite (10%). Descreveram, ainda, como alterações nos exames laboratoriais mais comuns, elevação da VHS (72%), leucocitose (60%) e aumento da PCR (60%). As hemoculturas foram positivas em apenas 28% dos casos, retratando a dificuldade no diagnóstico etiológico do abscesso quando da ausência de cultura do material purulento retirado do abscesso *per se*.

Do ponto de vista fisiopatológico, o abscesso pode se orirginar por três mecanismos: 1) foco infeccioso contíguo; 2) disseminação hematogênica; 3) lesão da dura-máter de natureza traumática ou cirúrgica. Um quarto mecanismo seria por causas indeterminadas.

A localização do foco infeccioso pode ser determinante e explica porque os abscessos do lobo temporal e cerebelo, por exemplo, podem advir de uma otite ou mastoidite, respectivamente, e os abscessos frontais podem ser relacionados a sinusites. Nesse cenário, a infecção se propaga ao tecido cerebral por extensão direta, através de áreas de osteíte, ou por tromboflebite retrógrada, através das veias diploicas ou emissárias, desprovidas de válvulas[9].

Muitos dos abscessos têm a sua origem em foco infeccioso à distância e são consequentes da disseminação hematogênica resultante de infecções pulmonares, cutâneas e intra-abdominais, osteomielites e cardiopatias congênitas cianóticas. Ocorrem mais comumente no território da artéria cerebral média, por se tratar do maior território de vascularização cerebral em termos de fluxo, e por essa artéria não possuir a curvatura natural que é característica das artérias cerebrais anteriores, que funcionam como um fator dificultador à disseminação do patógeno[4].

De natureza cada vez mais comum com o incremento dos veículos motorizados, particularmente de motocicletas, o traumatismo craniano tem se tornado uma importante causa de abscesso cerebral, na medida em que os acidentes levam a traumas abertos com lesões durais, carreando consigo os materiais exógenos e debris contaminados para o compartimento intracraniano. A infecção intracraniana pode, também, ser causada acidentalmente pelo neurocirurgião em um ato cirúrgico, tendo por consequência a formação de abscessos cerebrais[9,10].

No que tange ao tipo de patógeno encontrado nas culturas dos abscessos, deve-se assinalar que em até 25% das culturas o resultado é negativo para qualquer microrganismo. Em proporção semelhante pode-se encontrar germes associados, caracterizando uma infecção polimicrobiana. Em infecções monomicrobianas, as bactérias mais comuns são as do grupo do *Streptococcus spp.* (34%), destacando-se os *S. viridans* como os mais comuns (13%). Em segundo lugar situam-se os *Staphylococcus spp.* (18% dos casos), grupo no qual se sobressai o *S. aureus* em 13% das vezes. Ainda como grupo frequente relacionado à etiologia dos abscessos encontram-se os bacilos gram-negativos entéricos (15% dos casos), onde se destacam os *Proteus spp.* como o germes mais comuns (7%)[4]. Necessário lembrar que, devido ao fato de os anticorpos IgM não cruzarem a placenta, os microrganismos mais frequentemente encontrados em abscessos na infância são os bacilos gram-negativos[4]. Na Tabela 2.2 são apontados os germes mais encontrados em relação à condição causal.

TABELA 2.2

Abscesso Cerebral: Tipo de Microrganismos mais Comumente Encontrados e Favorecimento Causal	
Causa	*Germe*
Sinusite frontoetmoidal	*Strep. milleri* e *Strep. anginosus*
Otite/mastoidite/abscesso pulmonar	Polimicrobiano (anaeróbios/gram-positivos/*Proteus*)
Pós-trauma	*S. aureus*
Fonte dentária	*Actinomyces*
Neurocirurgia	*S. epidermidis* e *S.aureus*
Imunocomprometidos	*Toxoplasma gondii/ Nocardia asteroides/Candida albicans/L. monocytogenes/ Mycobacterium/Aspergillus fumigatus*

Uma vez o germe instalado no parênquima cerebral, a formação do abscesso passa por quatro estágios histológicos bem descritos[10], a saber:

1) *Cerebrite precoce* (do 1º ao 3º dia) – caracterizada por infecção precoce, acompanha-se por inflamação, com alterações pouco distintas do parênquima cerebral normal adjacente. Descrevem-se alterações como toxicidade neuronal e infiltrado perivascular. Do ponto de vista de imagem pode-se observar desenvolvimento de edema cerebral. Caracteriza-se por resistência intermediária à aspiração por agulha do abscesso.

2) *Cerebrite tardia* (do 4º ao 9º dia) – nessa fase o edema atinge o seu pico, com o desenvolvimento

de área necrótica e formação de material purulento. Uma matriz de reticulina é formada na periferia da área de inflamação por fibroblastos, e atua como precursora da cápsula do abscesso. Não apresenta resistência à aspiração com agulha do abscesso.

3) *Cápsula precoce* (do 10º ao 13º dia) – observa-se tecido neovascularizado e centro necrótico, com a rede de colágeno se consolidando e o centro necrótico isolando-se do parênquima adjacente. Sua importância é de proteger o tecido circunjacente da infecção, isolando o abscesso *per se* do resto do parênquima cerebral. À aspiração com agulha, não apresenta resistência.

4) *Cápsula tardia* (após o 14º dia) – nesse estágio o abscesso caracteriza-se por cinco zonas distintas: um centro necrótico, uma área periférica de células inflamatórias e fibroblastos, uma cápsula de colágeno, uma área de neovascularização no tecido circunvizinho e uma área de gliose reacional ao redor do abscesso. À aspiração observa-se resistência firme à penetração da cápsula.

A despeito de todo o processo acima descrito durar 14 dias, vários fatores têm influência na velocidade e na extensão de sua cápsula: o organismo causal, a origem da infecção, a competência imunológica do paciente e o uso prévio de antibióticos e corticoides (este podendo prolongar a duração da formação do abscesso). A capacidade de reagir com uma resposta inflamatória adequada é imensamente comprometida em pacientes imunodeprimidos, o que explica a sua tendência a desenvolver abscessos causados por agentes oportunistas[3,10].

DIAGNÓSTICO CLÍNICO

Muitos dos sinais e sintomas dos abscessos decorrem da síndrome da HIC, sendo portanto a cefaleia o sintoma mais comum, seguido de náusea, vômito, febre e diminuição do nível de consciência. A tríade que consiste de febre, cefaleia e déficit neurológico focal ocorre em apenas 20% dos casos[4]. Portanto, muitos dos sinais e sintomas não são específicos de abscesso cerebral e devem-se ao edema circunjacente à lesão originada pelo abscesso. Em recém-nascidos, a ausência de fechamento das suturas e a pobreza de sintomas (em algumas situações, com ausência de febre), podem representar um desafio diagnóstico[10]. A Tabela 2.3 relaciona os sinais e sintomas e suas respectivas frequências no abscesso cerebral.

TABELA 2.3

Sinais, Sintomas e suas Frequências de Aparecimento nos Abscessos Cerebrais	
Sinais/Sintomas	*Frequência (%)*
Cefaleia	69
Febre	53
Náuseas/vômitos	47
Déficit neurológico	48
Alteração do nível de consciência	43
Papiledema	35
Rigidez de nuca	32
Crises convulsivas	25

EXAMES COMPLEMENTARES

Exames de Sangue

Na presença de abscessos cerebrais, todos os marcadores inflamatórios podem estar aumentados, bem como a resposta inflamatória/infecciosa celular pode advir. No entanto, quando se analisa o percentual dessas alterações, observa-se que não há respostas lineares. Assim, é possível que em alguns casos graves não se encontrem alterações significativas no leucograma ou na PCR, por exemplo.

Das possíveis alterações que se pode encontrar destaca-se a elevação da VHS, que pode estar presente em 72% dos casos. Em menores proporções, encontram-se leucocitose e elevação da PCR, ambas em 60% dos casos. Ressalte-se que as hemoculturas são frequentemente negativas[4]. Atenção especial deve-se ter em relação à glicemia, particularmente nos diabéticos, por estarem mais propensos a infecções, por vezes tornando dificultado o tratamento, quer clínico e/ou cirúrgico.

Punção Lombar

A realização de punção lombar tem sofrido declínio ao longo dos últimos anos. Isso porque, sabe-se hoje, que ela representa um risco potencial de herniação cerebral transtentorial, devido à presença de HIC. Sabe-se, ainda, que o liquor está alterado em 90% dos casos, mas essas alterações não acrescentam valor diagnóstico ou terapêutico ao procedimento. Na meta-análise realizada por Brouwer e cols.[4], os autores encontraram relato de realização da punção lombar em 35% dos artigos, com normalidade do liquor em 16% dos casos, pleocitose em 71%, elevação de proteínas em 58% e cultura positiva em 24%. No entanto, os mesmos autores encontraram a descrição de deterioração clínica pós-punção lombar em 7% dos casos, jusificando-se, portanto, o risco inerente ao procedimento[4,10].

TC de Crânio

Muitas das alterações encontradas na TC de crânio em pacientes com abscessos cerebrais denotam alterações já mais tardias, uma vez que a TC não é um método tão sensível quanto a RNM na detecção dos abscessos. No entanto, alguns padrões podem ser definidos[3], como segue:

- *cerebrite precoce:* lesões mal definidas e de limites imprecisos;
- *cerebrite tardia:* discreta captação em anel e difusão do contraste no interior da lesão;
- *cápsula precoce e tardia:* visualização da borda do abscesso na fase pré-contraste e captação de contraste em anel na fase tardia da aquisição da imagem (30-60 minutos).

RNM de Crânio

Assim como na TC de crânio, na cerebrite precoce podemos identificar uma lesão mal definida. Nas sequências padrão T1 e T2 pode-se definir um modelo de imagem de acordo com a fase de cerebrite e a fase de cápsula[10]. A Tabela 2.4 bem traduz as fases da formação de abscessos à luz da RNM do encéfalo.

TABELA 2.4

Fase	Local	T1	T2
RNM de Crânio e Fases da Formação do Abscesso Cerebral			
Cerebrite	Toda a lesão	Hipointenso	Hiperintenso
Cápsula	Centro da lesão	Hipointenso	Iso ou hiperintenso
	Edema perilesional	Hipointenso	Hiperintenso
	Cápsula	Levemente hiperintenso	Hipointenso

Da mesma forma que na TC, as características da captação de contraste do abscesso podem se repetir na RNM após a injeção de gadolínio, evidenciando lesão com captação anelar do contraste. Torna-se mister assinalar que, em ambos os métodos de imagem, a utilização de corticoides pode levar a uma diminuição da captação de contraste[410].

Recentemente, novas sequências de RNM têm permitido, com maior probabilidade de acerto, o diagnóstico diferencial dos abscessos cerebrais, glioblastoma multiforme (GBM) e metástases cerebrais[13]. Dentre essas sequências destaca-se a difusão (DWI), método pelo qual se estima o movimento de íons H$^+$, através da sua difusão, segundo os preceitos do movimento browniano. Assim sendo, lesões com conteúdo altamente proteico, como células inflamatórias, muco, proteínas de degradação necrótica e bacteriana representariam uma restrição à difusão desses íons H^{+18}. De modo inverso, necrose tumoral, metástases císticas e cistos em geral teriam conteúdo proteico menor, restringindo menos a difusão de íons H$^+$ do que o material purulento encontrado nos abscessos. Portanto, abscessos apresentam-se com hipersinal no DWI e baixos valores de ADC, ajudando no diagnóstico diferencial das lesões acima citadas. No entanto, recentemente, alguns autores têm questionado a especificidade do método[18].

Com o intuito de preencher essa lacuna, a espectroscopia por RNM tem-se destacado. Tal método permite, através de um *software* específico, fazer aferições indiretas dos átomos e moléculas, avaliando-se o ambiente bioquímico de acordo com a produção tecidual. Dessa maneira, define-se a natureza das lesões cerebrais de acordo com o perfil metabólico e dados como *turnover* celular, lesão neuronal, metabolismo energético e necrose tecidual e/ou tumoral podem ser demonstrados[17]. Do ponto de vista prático temos alguns metabólitos úteis[17], a saber:

N-acetil-aspartato (NAA): marcador neuronal e axonal de atividade celular normal;

colina (Cho): normalmente encontrada em membranas celulares e mielina;

creatina (Cr): denota o metabolismo energético;

lactato: como subproduto da glicólise anaeróbica, pode ser considerado como um sinal de hipóxia tecidual.

Como exemplo, podemos citar o pico na concentração de colina (Cho) e/ou inversão da relação colina/NAA, favorecendo o diagnóstico de tumores, principalmente os tumores de alto grau, em detrimento do diagnóstico de abscesso cerebral. Neste, frequentemente se encontra aumento na concentração de lactato e diminuição nos parâmetros restantes, como diminuição da Cho, creatina e NAA[17].

A diminuição da concentração de tais metabólitos no interior dos abscessos decorre do fato de que, devido à natureza necrótica da lesão, nenhum elemento de tecido cerebral normal está presente no interior da lesão. Embora não específico de abscessos cerebrais, o lactato está, em geral, aumentado nessas lesões, devido à sua relação com a hipóxia, que determina a glicólise anaeróbica com consequente formação de lactato[17]. A Figura 2.1 exemplifica achados à RNM em caso de abscesso cerebral.

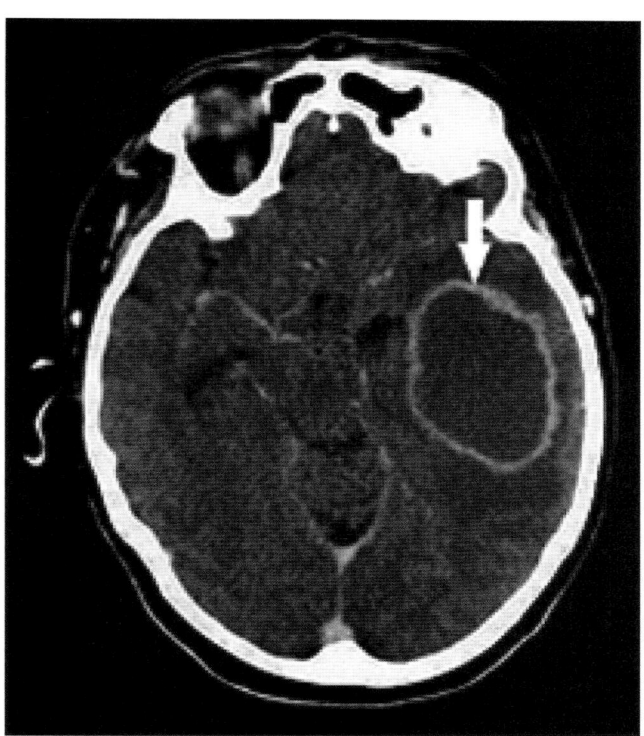

FIGURA 2.1 – RNM em T1 com contraste, evidenciando lesão temporal esquerda com captação anelar de contraste.

Outros Exames

Como exames adicionais, a investigação da etiologia do abscesso pode ser de grande valia através de Rx ou TC de tórax, buscando-se alguma fonte pulmonar como causadora do abscesso cerebral (empiema, pneumonia, abscesso). Ademais, o ecocardiograma pode ser útil na busca de vegetações valvares ou presença de forame oval patente. Não menos importante, a realização de Rx ou TC de seios da face pode auxiliar no diagnóstico de sinusite, otite ou mastoidite como fator causal do abscesso cerebral[10].

Por último, a US transfontanela é uma ferramenta útil quando se trata de RN ou lactentes. Nesses pacientes, o método já é consagrado para o diagnóstico das afecções do SNC e pode ser igualmente útil na detecção dos abscessos em geral[10].

TRATAMENTO

Devido à escassez de evidência na literatura que suporte um tipo de tratamento cirúrgico em detrimento do outro, ou de um tratamento clínico em detrimento do outro, o tratamento segue recomendações e *guidelines*. O(s) tratamento(s) deve(m) ser individualizados e discutidos caso a caso. Em geral, dependem de qualquer técnica cirúrgica que permita uma amostra para a análise bacteriológica do abscesso em questão, associado do antibiótico, com ou sem corticoides. Embora o tratamento cirúrgico seja a regra na grande maioria dos casos, em algumas situações particulares pode-se lançar mão do tratamento clínico isolado[10,20].

Tratamento Clínico

Dentre as medidas clínicas disponíveis para o tratamento dos abscessos cerebrais, destacam-se o uso de corticoides e antibióticos. Os corticoides agem na redução do edema e impedem a formação da cápsula do abscesso. No entanto, podem reduzir a concentração plasmática dos anticonvulsivantes (precipitando crises convulsivas) e a penetração dos antibióticos no SNC. A relação custo/benefício de seu uso deve ser pesada, mas são úteis nos casos em que há importante efeito de massa associado a edema cerebral. O corticoide geralmente utilizado é a dexametasona, na dose de 0,5 mg/kg/dia, administrada por via intravenosa, em intervalos de 6/6 horas, por menor tempo possível[20].

Como em qualquer abscesso fora do SNC, os antibióticos são o principal tratamento dos abscessos cerebrais. Portanto, o seu uso de forma racional é fundamental no sucesso terapêutico. Como regra, o primeiro passo para uma correta utilização dos antibióticos é a identificação do germe responsável pela afecção. No entanto, na maioria das vezes torna-se necessária a introdução do antibiótico antes mesmo da identificação do agente em questão. Com base nisso, é importante definir-se o foco primário do germe para que se possa introduzir a antibioticoterapia empírica direcionada enquanto se aguardam os resultados da cultura e do antibiograma. Como, por exemplo, se o foco primário advém de uma sinusite frontal, deve-se instituir o tratamento antimicrobiano empírico direcionado a *Strep. milleri* e *Strep. anginosus* até que o resultado das culturas esteja disponível, permitindo a realização de modificações do esquema antibiótico. A Figura 2.2 apresenta a conduta antimicrobiana empírica usualmente recomendada nos abscessos cerebrais.

Embora motivo de controvérsia, existem algumas situações nas quais se indica o tratamento clínico isolado, ou seja, sem a realização do tratamento cirúrgico concomitante. Dentre essas indicações, pode-se citar:

- lesões menores que 3 cm;
- duração dos sintomas menor que 2 semanas (idealmente ainda na fase de cerebrite);
- abscessos em locais de difícil acesso ou com grande potencial de morbidade como áreas eloquentes (área motora e da fala) ou tronco cerebral;
- presença de vários abscessos pequenos;
- paciente com meningite e/ou ventriculite.

Em relação à duração do tempo de administração do antibiótico, preconiza-se a sua utilização intravenosa por 6 semanas, independentemente do resultado da TC ou RNM de controle (utilizada durante o acompanhamento clínico).

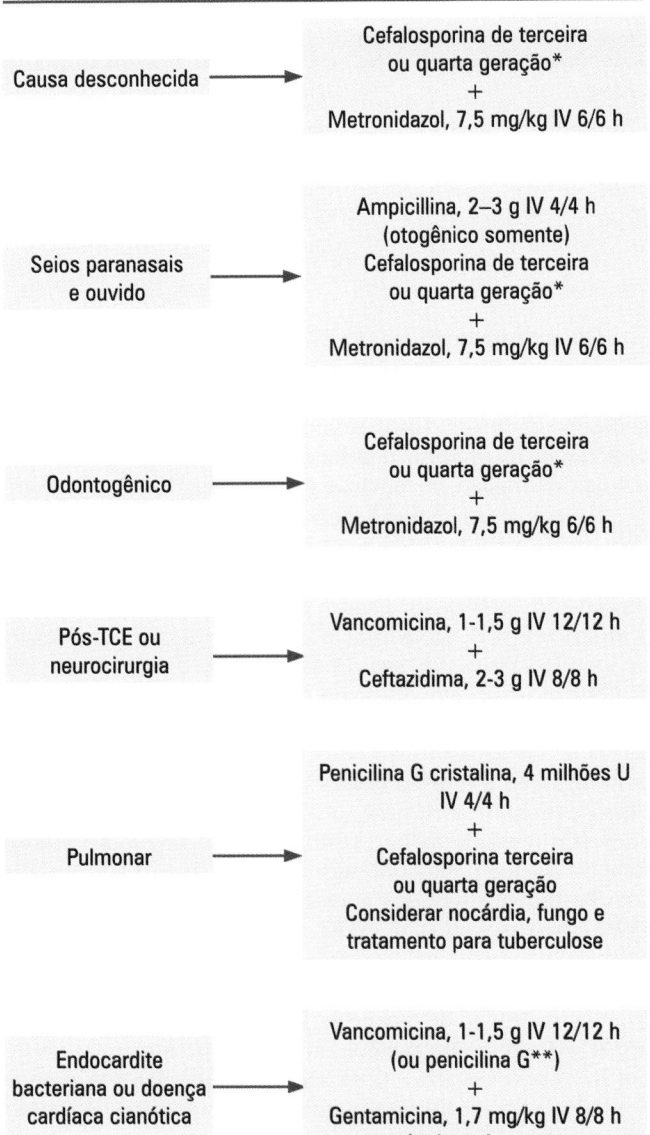

* Cefalosporina de terceira geração:
 – Ceftriaxona, 50 mg/kg/dia (4 g/dia, em adultos), IV, fracionada de 12/12 horas.
 – Cefotaxima, 100 a 200 mg/kg/dia (8-12 g/dia, em adultos), IV, fracionada de 4/4 horas.
* Cefalosporina de quarta geração:
 – Cefepima, 150 mg/kg/dia (6-8 g/dia, em adultos) IV, fracionada de 8/8 horas
** Penicilina G cristalina, 300.000 a 400.000 U/Kg/dia, fracionada de 4/4 horas, se endocardite estreptocócica ou enterocócica.

FIGURA 2.2 – Tratamento antimicrobiano empírico dos abscessos cerebrais baseado na fonte primária.

Isso se aplica uma vez que, não raro, temos uma dissociação clínico-radiológica, ou seja, os parâmetros clínicos melhoram mais rapidamente do que os parâmetros de imagem. Portanto, muitas das vezes realizamos uma TC ou RNM de crânio de controle e nos surpreendemos com a presença de alterações nos exames de imagem compatíveis com a presença ainda do abscesso, a despeito da melhora clínica[9].

Considerando a adequada penetração de alguns antimicrobianos no SNC, há relatos na literatura sobre o emprego desses fármacos por via oral no tratamento de abscessos cerebrais, após um curso inicial por via intravenosa[20a,20b,21]. Em que pese a passagem para o liquor de ciprofloxacino, metronidazol, amoxicilina, linezolida, são necessários mais estudos sobre a segurança e eficácia do tratamento antimicrobiano oral dos abscessos cerebrais.

Tratamento Cirúrgico

Embora se deva dar prioridade sempre à indicação de terapêuticas menos invasivas no tratamento dos abscessos, algumas situações clínicas demandam uma intervenção neurocirúrgica[10]. Essas condições baseiam-se em algumas características citadas a seguir:

a) demonstração de efeito de massa da lesão na TC ou RNM;
b) dúvida diagnóstica;
c) pacientes em condição neurológica grave;
d) abscesso de natureza traumática (traumatismo craniano aberto);
e) falha na melhora clínica/neurológica após 1 semana de tratamento clínico, ou deterioração neurológica durante o tratamento clínico isolado.

Dentre as opções cirúrgicas disponíveis e com bons resultados, a que se apresenta como o procedimento de escolha é a aspiração por agulha. Tal método permite, por meio de estereotaxia ou neuronavegação (portanto, menos invasivos), a aspiração de lesões profundas, e em áreas eloquentes, de forma segura e efetiva. A probabilidade do abscesso recidivar após uma primeira intervenção não exclui a possibilidade de repetir-se o procedimento, mantendo-se ainda os bons resultados. Ainda, a aspiração por agulha pode ser realizada através de anestesia local e sedação, reduzindo-se o risco cirúrgico. Através da aspiração, drenagem do abscesso e envio para cultura tornam-se viáveis, permitindo o início da antibioticoterapia de forma empírica, até o resultado das culturas estar disponível[9].·

Em abscessos maiores que 3 cm e com efeito de massa, naqueles abscessos que não reduzem seu tamanho, a despeito da correta utilização do antibiótico e nos casos onde duas ou mais aspirações por agulha foram necessárias e ineficazes, a ressecção cirúrgica, através de craniotomia, ainda é uma opção com bons resultados[9]. O advento da cirurgia endoscópica em neurocirurgia trouxe a oportunidade de aplicar tal técnica na aspiração dos abscessos cerebrais. De modo menos invasivo que a craniotomia, a endoscopia permite, através de um pequeno furo de trepanação, acessar o abscesso e sua cavidade, obtendo uma ótima visualização do mesmo, graças ao desenvolvimento de ópticas com capacidade de visualização do procedimento em alta definição. No entanto, tal técnica carece de estudos de seguimento em longo prazo e com evidência suficiente que suporte o seu uso em detrimento de outras técnicas[14].

Recentemente, a utilização da RNM peroperatória em neurocirurgia tem adicionado maior segurança ao procedimento, na medida em que permite, ao mesmo tempo, a visualização do montante do abscesso drenado e evidencia quaisquer complicações eventuais que possam decorrer do procedimento, possibilitando ao cirurgião corrigir essas com-plicações. Contudo, o seu alto custo tem tornado o método ainda pouco disponível na maioria dos centros[13]. A Tabela 2.5 aponta esses procedimentos cirúrgicos considerando o racional.

TABELA 2.5

Abscesso Cerebral – Opções Cirúrgicas e Racional[10,14]	
Método	*Racional*
Aspiração por agulha	Principal opção cirúrgica, principalmente em lesões profundas
Ressecção cirúrgica	Previne recidiva e diminui o tempo de utilização do antibiótico
Drenagem externa	Raramente utilizada
Instilação de antibiótico no abscesso	Pouco eficaz. Utilizada em abscesso por *Aspergillus*
Aspiração por endoscopia	Visualização direta da cavidade do abscesso. Faltam estudos que demonstrem benefício superior a outras técnicas
Aspiração com RNM intraoperatória	Avaliar a progressão da aspiração em tempo real. Alto custo faz com que o método seja disponível em apenas poucos centros

PROGNÓSTICO

Ao longo dos últimos anos, significativa melhora no prognóstico dos pacientes com abscesso cerebral foi alcançada. Isso se deveu a uma série de fatores, dentre os quais o desenvolvimento de novos métodos diagnósticos, como a RNM com sequências específicas (e a própria RNM "simples", em substituição à TC de crânio), à melhora das técnicas neurocirúrgicas e anestésicas e, não menos importante, a uma significativa melhora da eficácia dos novos antibióticos. Em relação a este último, sua melhor penetração no SNC foi fundamental para que melhores resultados no tratamento pudessem ser alcançados[12].

No entanto, embora a mortalidade tenha caído de 40%-60% na era pré-TC para 10% atualmente, a morbidade ainda é alta, com até 50% dos pacientes apresentando algum tipo de déficit neurológico e/ou crise convulsiva. Ainda, epilepsia secundária ao abscesso pode advir, mesmo nos casos já curados[4,10].

Alguns aspectos estão relacionados com um pior prognóstico, como, por exemplo, a ruptura do abscesso para o interior do ventrículo, condição neurológica grave na admissão hospitalar, imunodeficiência e infecção fúngica em imunotransplantados (100% de mortalidade nesse grupo de pacientes)[9,10].

EMPIEMA EXTRADURAL

INTRODUÇÃO

Empiemas extradurais são coleções purulentas localizadas no espaço epidural ou extradural, entre a dura-máter e a calota craniana. Procedimentos neurocirúrgicos, sinusites (principalmente as frontais), otites e mastoidites são as causas mais comuns que podem levar a empiemas extradurais. A RNM e a TC de crânio têm papel fundamental no diagnóstico e na condução desses casos. O tratamento consiste em drenagem cirúrgica, através de craniotomia, e antibioticoterapia intravenosa. Com o advento dos novos antibióticos, a incidência de abscesso epidural tem caído significativamente. No entanto, o risco de complicações secundárias como empiema subdural, abscesso cerebral, ou, até mesmo, tromboflebite intracraniana, ainda persiste[9].

A fisiopatologia do empiema extradural secundário a sinusite frontal consiste na passagem da infecção do seio para o compartimento intracraniano, com consequente tromboflebite através de veias diploicas, sem válvula. Além disso, há a possibilidade de osteomielite craniana secundária a sinusite, com posterior disseminação da infecção para o espaço extradural. Em geral, sinusite frontal ocorre mais frequentemente em adolescentes e adultos jovens, possivelmente devido ao nadir da vascularização do sistema diploico do seio frontal, que ocorre entre 7 e 20 anos de idade[9]. Tal sistema diploico possui comunicação da mucosa do seio frontal com os espaços medulares do osso do seio frontal, com veias durais, com o seio sagital superior e veias cerebrais distantes. Adicionalmente, a falta de válvulas nessas veias diploicas, permite um fluxo sanguíneo bidirecional e, portanto, propagação de um trombo séptico de um vaso da mucosa do seio para o osso frontal, dura-máter ou parênquima cerebral. Além desse mecanismo, é possível a disseminação da infecção iniciada como sinusite frontal, como osteomielite de crânio e posterior formação do empiema[9,10].

Nos casos de empiema pós-TCE ou craniotomias, o mecanismo de formação do empiema é a inoculação do próprio germe no espaço extradural após o traumatismo aberto ou a própria craniotomia (seja a craniotomia realizada para tratar esse TCE ou realizada como um procedimento neurocirúrgico qualquer)[10].

DIAGNÓSTICO CLÍNICO

Os sinais e sintomas mais comuns são cefaleia, vômito, diminuição do nível de consciência, febre, crise convulsiva, hemiparesia e déficit de nervo craniano. No entanto, esta sintomatologia descrita é mais comumente encontrada quando da disseminação para o espaço subdural ou para o parênquima cerebral. Embora comum em adultos com sinusite crônica, em crianças a ausência de rinorreia purulenta é a regra[9,10]

Em quase metade dos casos, os pacientes podem apresentar edema frontal e celulite periorbitária, denotando infecção primária nesses locais. Em proporção semelhante, muitos pacientes têm história de infecção de via aérea superior que precede o empiema extradural[9].

EXAMES COMPLEMENTARES

Como nos abscessos cerebrais, os marcadores inflamatórios podem estar aumentados, bem como a resposta inflamatória/infecciosa celular. Dessa forma, podem ocorrer alterações em leucograma, VHS ou PCR.

A RNM de crânio é o exame de escolha, por ser mais sensível e com melhor definição das possíveis complicações do empiema, principalmente as lesões do parênquima cerebral. No entanto, a TC de crânio e seios da face também tem a sua importância, uma vez que permite melhor avaliação da erosão óssea e, ao mesmo tempo, avaliação da presença de sinusite, otite ou mastoidite como causa primária do empiema[7].

TRATAMENTO

O tratamento é, na grande maioria dos casos, cirúrgico, com a utilização de antibióticos selecionados dependendo da causa primária. Craniotomia com drenagem do empiema é a regra, com envio do material drenado para culturas (Figuras 2.3 e 2.4). Adicionalmente, se há envolvimento ósseo (osteomielite), é mandatória a retirada do osso necrótico (a falha óssea adquirida pode ser corrigida através de cranioplastia após o término do tratamento do empiema)[7].

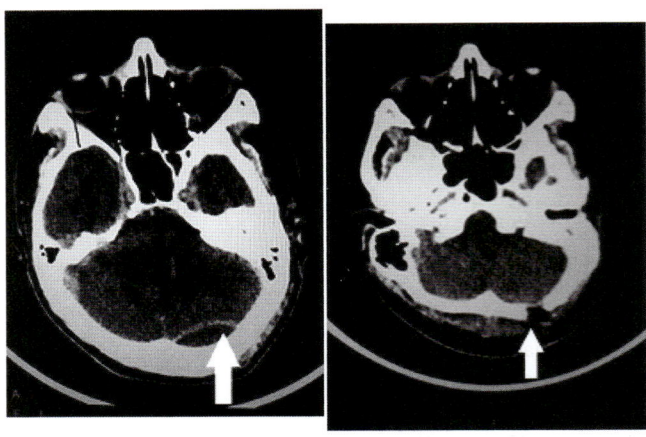

FIGURA 2.3 – TC de crânio evidenciando empiema extradural em fossa posterior, com imagem, à esquerda, do pré-operatório e, a da direita, mostrando resolução do empiema após trepanação única occipital (setas).

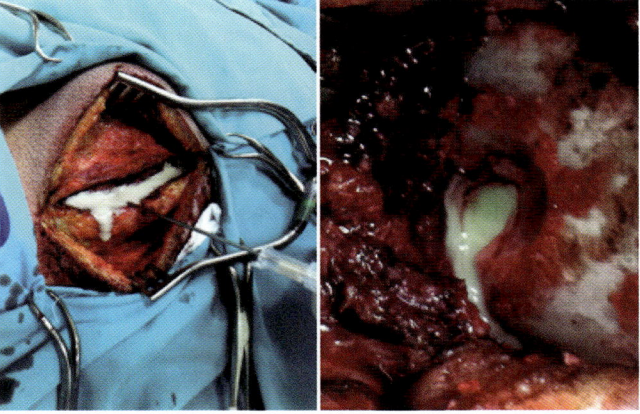

FIGURA 2.4 – Achados intraoperatórios do mesmo paciente da TC de crânio descrita Figura 2.3. À abertura da musculatura cervical já se visualizava a coleção purulenta.

Na presença de sinusite frontal, é importante a inspeção da parede posterior do seio frontal. Se a mesma se apresentar comprometida, torna-se necessária a sua retirada, em um procedimento chamado cranialização do seio frontal, no qual, através da retirada da parede posterior do seio frontal, comunica-se a cavidade do seio frontal com o compartimento intracraniano. Se, ao contrário, a parede posterior do seio está íntegra, uma drenagem simples é realizada[7].

Além do tratamento cirúrgico *per se*, de fundamental importância é o tratamento antibiótico, devendo o mesmo basear-se no antibiograma e com duração de 4 a 8 semanas, em esquema semelhante ao proposto no tratamento dos abscessos cerebrais[7,23].

PROGNÓSTICO

O prognóstico dos empiemas extradurais costuma ser bom, independentemente da origem da infecção, desde que descoberto no início. Isso porque eles evoluem mais lentamente quando comparados aos empiemas subdurais. Além disso, a presença frequente de complicações orbitárias e na região frontal, associadas aos empiemas epidurais, favorece a descoberta diagnóstica mais precoce no curso da doença. De forma similar a outras doenças, o prognóstico costuma ser melhor em crianças do que em adultos[8,11].

EMPIEMA SUBDURAL

INTRODUÇÃO

Previamente referidos como abscessos subdurais, os empiemas subdurais são coleções purulentas localizadas no espaço subdural que, anatomicamente, não oferece resistência à disseminação do empiema. Devido à pobreza de vascularização nesse espaço, a penetração dos antibióticos é escassa. Em geral, o curso clínico dos empiemas é mais rápido que o dos abscessos, devido aos fatores anteriormente citados. Como consequência de sua evolução, pode-se observar cerebrite, trombose de veias intracranianas e abscesso cerebral (em até 25% dos casos)[6,10].

Menos frequentes que os abscessos cerebrais (frequência de abscesso:empiema subdural é de 5:1), são encontrados três vezes mais em homens do que em mulheres. A grande maioria situa-se na convexidade, com 20% ocorrendo na região parassagital. A localização depende do sítio da infecção primária, com empiemas frontais sendo encontrados de forma secundária à sinusite frontal e os empiemas temporais e occipitais secundários a otites e mastoidites, respectivamente[10]. Como foco primário mais frequente, encontra-se a sinusite (67%-75%), principalmente a frontal. Ainda, as otites perfazem 14% dos casos, sendo a mais frequente a otite média crônica. Como causas menos frequentes temos os empiemas pós-neurocirurgia (4%), traumas (3%) e meningites (2%)[9].

Os organismos responsáveis pelos empiemas são consequência direta da fonte primária da infecção, o que significa dizer que encontraremos estreptococos aeróbios e anaeróbios, quando da presença de sinusite, e estafilococos e bacilos gram-negativos quando o empiema é secundário a trauma ou neurocirurgia. Não raro, nenhum germe específico é identificado, em proporção que pode chegar a até 40% dos casos[10,11].

Em relação aos empiemas subdurais secundários a sinusites, os estreptococos aeróbicos perfazem 30%-50% dos casos, com os estafilococos sendo responsáveis por 15%-20%, em uma proporção semelhante à encontrada para os estreptococos anaeróbicos microaerófilos. Por fim, bacilos gram-negativos aeróbicos também são comumente encontrados (5%-10%)[10].

DIAGNÓSTICO CLÍNICO

Na quase totalidade dos casos, os sinais e sintomas se devem a efeito de massa (HIC), processo inflamatório, tromboflebite das veias cerebrais e trombose de seio venoso. A presença de meningite associada a sinal focal deve levantar a suspeição de empiema subdural. A tríade febre, sinusite e déficit neurológico, embora característica, nem sempre está presente. Isso porque déficits neurológicos focais e crises convulsivas tendem a ocorrer tardiamente na evolução da doença. No entanto, se comparados aos empiemas epidurais, tendem a evoluir mais rapidamente, devido à menor resistência anatômica à disseminação no espaço subdural, podendo resultar em um curso mais fulminante e agudo que nos empiemas extradurais[6,8-10].

Na população pediátrica, mais especificamente nos lactentes e recém-nascidos, a presença de fontanela aberta e suturas cranianas ainda não fundidas pode levar a um quadro de aumento do tamanho do crânio (macrocrania), abaulamento da fontanela e turgência das veias do couro cabeludo[10]. A Tabela 2.6 resume a frequência de sinais e sintomas nos empiemas cerebrais.

TABELA 2.6

Sinais, Sintomas e suas Frequências nos Empiemas Cerebrais[10]	
Sinais/Sintomas	**Frequência (%)**
Febre	95
Cefaleia	86
Meningismo	83
Hemiparesia	80
Alteração do nível de consciência	76
Crise convulsiva	44
Edema ou dor em topografia dos seios da face	42
Náusea e/ou vômitos	27
Hemianopsia homônima	18
Disfasia	17
Papiledema	9

EXAMES COMPLEMENTARES

TC de Crânio

A TC de crânio é um bom exame inicial de imagem, devido à disponibilidade do método e à facilidade da sua execução. No entanto, é um método menos sensível do que a RNM. De forma característica, as lesões se apresentam com um formato lenticular extra-axial, com maior captação de contraste na porção medial da lesão. Não raro, há compressão do parênquima cerebral adjacente, bem como deslocamento do ventrículo lateral e até mesmo apagamento das cisternas de base[9,10].

RNM de Crânio

De forma mais sensível que TC de crânio, a RNM revela todos os sinais de efeito de massa e permite a visualização

15

de forma mais detalhada do acometimento secundário do parênquima cerebral. Nos empiemas subdurais a lesão é vista como uma imagem hipointensa em T1 e hiperintensa em T2 (Figura 2.5)[12].

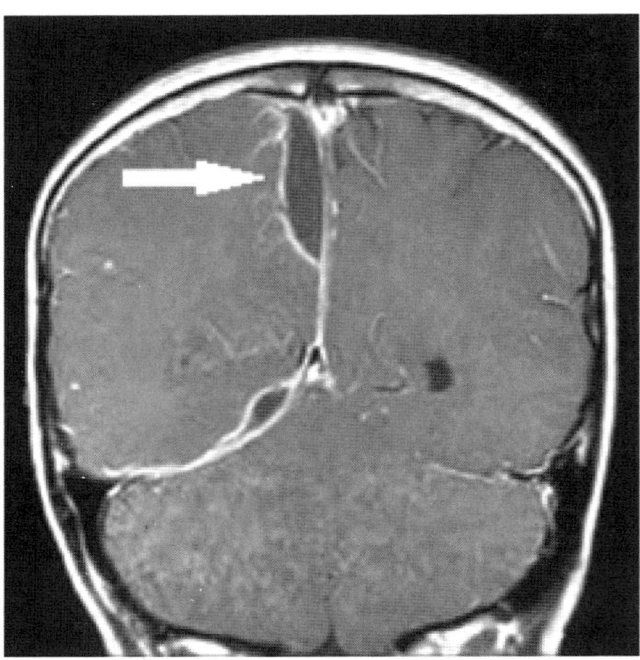

FIGURA 2.5 – RNM de crânio evidenciando empiema subdural parafalcino.

Punção Lombar

Uma vez que a presença de hipertensão intracraniana é significativa, a realização de punção lombar é proscrita, devido ao risco de herniação cerebral secundária ao procedimento. Além disso, a punção lombar acrescenta pouco em termos terapêuticos, já que somente irá identificar algum germe na presença concomitante de meningite[6,9,10].

TRATAMENTO

Tratamento Clínico

O tratamento clínico dos empiemas baseia-se no mesmo princípio do tratamento dos abscessos cerebrais, com a utilização dos antibióticos segundo o resultado das culturas da coleção drenada, em regime de 4 a 6 semanas de utilização. Como conduta inicial, pode-se introduzir uma penicilina (penicilina G ou ampicilina) e uma cefalosporina de terceira geração, sendo necessária a prescrição de metronidazol mediante a suspeita de anaeróbios. Ainda, em empiemas secundários a neurocirurgia, torna-se necessária a cobertura antibiótica para estafilococos (vancomicina ou oxacilina). Não menos importante, a utilização de anticonvulsivantes é necessária na profilaxia das crises convulsivas e seu uso é mandatório caso o paciente tenha apresentado crise convulsiva em algum momento da doença[9].

Tratamento Cirúrgico

O tratamento dos empiemas subdurais é, habitualmente, cirúrgico. Consiste na realização de trepanação (furo simples no crânio, em vez de retirada da calota craniana) ou craniotomia. Quanto mais precoce é o procedimento, menor é a necessidade da realização de craniotomia, uma vez que, nas fases iniciais, a consistência líquida da coleção purulenta favorece a remoção via trepanação. Com a evolução do processo infeccioso, o empiema tende a se tornar mais espesso e septado, criando cavidades isoladas entre si que, por sua vez, dificultam sua drenagem com uma simples trepanação, tornando-se necessária, portanto, a realização de craniotomia para a drenagem do mesmo[9].

À luz do conhecimento atual, não há estudo que suporte a indicação de um tipo de intervenção cirúrgica em detrimento do outro, embora haja recomendação de tratarmos inicialmente com trepanação e, na falha terapêutica deste, realizar-se craniotomia. Contudo, a avaliação deve ser individual, uma vez que nos empiemas já na sua fase tardia de evolução e, portanto, mais septados, a craniotomia parece ser superior à trepanação em termos de resultados. O mesmo raciocínio se aplica a pacientes muito graves, nos quais a realização de uma craniotomia muitas das vezes representa grande risco cirúrgico. Nesses casos, deve-se indicar inicialmente a trepanação (a mesma pode ser repetida outras vezes) e, na falha terapêutica desta, craniotomia[10].

Não menos importante, na presença de hidrocefalia (o que ocorre frequentemente quando há meningite associada), é necessária a realização de derivação ventricular externa (DVE) como o primeiro passo do tratamento cirúrgico, diante do risco de herniação craniana devida à hidrocefalia. Seguindo-se à DVE, procede-se a drenagem do empiema[9].

PROGNÓSTICO

A despeito da melhoria diagnóstica com a introdução da RNM, melhoria no espectro dos antibióticos e modalidades cirúrgicas menos invasivas, a mortalidade e morbidade continuam altas, embora as mais recentes séries descrevam mortalidade que varia entre 10%-20%. No entanto, déficits neurológicos ainda são comuns, como afasia, déficit visual, hemiparesia e crise convulsiva persistente, ocorrendo em até 35% dos casos. Ainda, o prognóstico dos empiemas subdurais está na dependência da precocidade do diagnóstico. Ou seja, quanto mais tardio o diagnóstico e a intervenção, pior o prognóstico[6-8]. Além disso, o tratamento cirúrgico é dependente da condição neurológica do paciente, com aqueles pacientes muito graves beneficiando-se pouco dos procedimentos neurocirúrgicos. Da mesma forma que nos empiemas extradurais, o prognóstico é melhor em crianças do que em adultos. Idade acima de 60 anos e coma na admissão hospitalar representam sinais de mau prognóstico[6-8].

REFERÊNCIAS BIBLIOGRÁFICAS

1. Ballantine Jr HT, White JC. Brain abscess: influence of the antibiotics on therapy and mortality. N Engl J Med. 1953;248:14-22.
2. Bidziński J, Koszewski W. The value of different methods of treatment of brain abscess in the CT era. Acta Neurochir. 1990;105:117-20.
3. Britt RH, Enzmann DR. Clinical stages of human brain abscesses on serial CT scans after contrast infusion: computerized tomographic, neuropathological, and clinical correlations. J Neurosurg. 1983;59:972-89.

4. Brouwer MC, Coutinho JM, van de Beek D. Clinical characteristics and outcome of brain abscess Systematic review and meta-analysis. Neurology. 2014;82:806-13.

5. Dandy WE. Treatment of chronic abscess of the brain by tapping: preliminary note. JAMA. 1926;87:1477-78.

6. Dill SR, Cobbs CG, McDonald CK. Subdural empyema: analysis of 32 cases and review. Clin Infect Dis. 1995;20:372-78.

7. Fountas KN et al. Epidural intracranial abscess as a complication of frontal sinusitis: case report and review of the literature. South Med J 2004;97:279-82.

8. Germiller JA et al. Intracranial complications of sinusitis in children and adolescents and their outcomes. Arch Otolaryngol Head Neck Surg 2006;132:969-76.

9. Gormley WB, del Busto R, Saravolatz LD, Rosemblum M, Youmans JR. Neurological Surgery. 4th ed. Philadelphia: W B Saunders; 1996.

10. Greenberg MS. Handbook of Neurosurgery. 6th ed. Stuttgart: Thieme; 2006.

11. Jones N et al. The intracranial complications of rhinosinusitis: can they be prevented? Laryngoscope. 2002;112:59-63.

12. Kastenbauer SPH, Wispelwey B, Scheld WM. Brain Abscess. 3rd.ed. Philadelphia: Lippincott Williams & Wilkins; 2004. p. 479-507.

13. Kollias SS, Bernays RL. Interactive magnetic resonance imaging--guided management of intracranial cystic lesions by using an open magnetic resonance imaging system. J Neurosurg. 2001;95:15-23.

14. Longatti P et al. Endoscopic treatment of brain abscesses. Childs Nerv Syst. 2006;22:1447-50.

15. Mampalam TJ, Rosenblum ML. Trends in the management of bacterial brain abscesses: a review of 102 cases over 17 years. Neurosurgery. 1988;23:451-58.

16. Mathisen GE, Johnson JP. Brain abscess. Clin Infect Dis. 1997,25:763-79.

17. Morais LT, Zanardi VA, Faria AV. Espectroscopia por ressonância magnética no diagnóstico e definição etiológica dos abscessos bacterianos cerebrais. Arquivos de Neuro-Psiquiatria. 2007;65:1144-48.

18. Noguchi K et al. Role of diffusion-weighted echo-planar MRI in distinguishing between brain abscess and tumour: a preliminary report. Neuroradiol. 1999;41:171-74.

19. Rosenblum ML et al. Decreased mortality from brain abscess since advent of computerized tomography. J Neurosurg. 1978;59:658-63.

20. Rosenblum Ml et al. Nonoperative treatment of brain abscesses in selected high-risk patients. J Neurosurg. 1980;52:217-25.

20a. Saito N et al. Linezolid treatment for intracranial abscesses caused by methicillin-resistant Staphylococcus aureus--two case reports. Neurol Med Chir (Tokyo). 2010;50:515-17.

20b. Salin F et al. Linezolid in the treatment of brain abscess due to Peptostreptococcus. Scand J Infect Dis. 2006;38:203-05.

21. Skoutelis A et al. Management of brain abscesses with sequential intravenous/oral antibiotic therapy. Eur J Clin Microbiol Infect Dis. 2000;19:332-35.

22. Stephanov S. Surgical treatment of brain abscess. Neurosurgery. 1988;22:724-30.

23. Tavares W. Antibióticos e Quimioterápicos para o Clínico. 3ª ed. São Paulo:Atheneu; 2014..

24. Vincent C, David M, Askenasy H. Sur une methode de traitement des abces subaigus et chroniques des hemispheres cerebraux. J Chirurgie (Paris). 1937;49:1-46.

3 Acidentes Humanos Relacionados com Venenos Animais*

■ **Sylvio Rodrigues Torres Filho**

INTRODUÇÃO

Acidentes envolvendo venenos de origem animal representam um problema de saúde pública particularmente importante em áreas tropicais e subtropicais. No Brasil, descontadas as omissões de preenchimento de notificações, o número de acidentes humanos chega a ultrapassar 30 mil casos anuais, considerados apenas os acidentes por serpentes, aranhas e escorpiões[14,22,44]. A Organização Mundial de Saúde estima que mais de 5 milhões de pessoas são picadas por serpentes a cada ano em todo o mundo, sendo metade das quais envenenada, resultando em cerca de 125 mil mortes[65]. Esses agravos afetam, sobretudo, populações carentes e, até por isto, não são economicamente atraentes para o desenvolvimento de fármacos. Por tal motivo, em 2010, a OMS os enquadrou na relação de doenças negligenciadas[62].

Há espécies venenosas em quase todos os ramos animais, embora poucas representem perigo real para o homem. Esses animais pertencem a dois grupos: os peçonhentos e os venenosos. Animais peçonhentos como serpentes, aranhas, escorpiões, abelhas, vespas, lacraias, carrapatos e arraias são capazes de inocular a peçonha mordendo, picando ou ferroando a vítima e provocando acidentes classificados como ativos. Animais venenosos são destituídos desta capacidade e podem provocar envenenamento passivo pelo contato (água-viva, lagarta), ingestão (mexilhão, peixe baiacu) ou compressão (sapo).

Os venenos são misturas complexas de toxinas, enzimas e peptídeos aprimoradas pela natureza e sintetizadas em glândulas especializadas, sendo meios muito úteis de ataque e defesa. Nos animais peçonhentos, as glândulas venenosas ligam-se a estruturas perfurantes especializadas como dentes de inoculação (glifas), ferrões (aguilhões) ou esporões. Nos animais venenosos, por outro lado, a mistura tóxica é retida no organismo ou brota para a superfície cutânea. A função primordial de uma peçonha é matar ou imobilizar suas presas. Algumas vezes, age também na digestão. Composições e propriedades toxicológicas variam segundo a espécie considerada e, em certos casos, de acordo com a ida-

de do animal, suas atividades diárias, localização e época do ano[12,45]. Uma vez introduzidos na vítima, os venenos podem provocar alterações em um ou mais sistemas fisiológicos. Reações inflamatórias locais e sistêmicas resultam, muitas vezes, da interação do veneno com mediadores da resposta inflamatória e componentes das cascatas do complemento e da coagulação[12,45].

ACIDENTES POR SERPENTES (OFIDISMO)

(CID 10 = T63.0 - Efeito tóxico do veneno de serpente)

Das 366 espécies de serpentes catalogadas no Brasil, 55 são peçonhentas[13] e podem ser encontradas em todas as macrorregiões. Elas são responsáveis por quatro grupos de acidentes[43]:

- *Grupo 1* (Família Viperidae, acidente botrópico) com cinco gêneros (e 26 espécies): *Bothriopsis* (duas), *Bothrocophias* (uma), *Bothropoides* (11), *Bothrops* (oito) e *Rhinocerophis* (quatro).
- *Grupo 2* (Família Viperidae, acidente crotálico) com uma única espécie: a *Caudisona durissa* (antes denominada *Crotalus durissus*), e seis subespécies: *C. d. terrificus, C. d. cascavella, C. d. collilineatus, C. d. ruruima, C. d. marajoensis* e *C. d. trigonicus*.
- *Grupo 3* (Família Viperidae, acidente laquético) também com uma única espécie: *Lachesis muta*, com duas subespécies: *L. m. muta* e *L. m. rhombeata*.
- Grupo 4 (Família Elapidae, acidente elapídico): com dois gêneros (e 27 espécies): *Leptomicrurus* (três) e *Micrurus* (24). São as popularmente conhecidas cobras corais.

Eventualmente têm ainda sido registrados acidentes de interesse médico envolvendo serpentes das famílias Colubridae e Dipsadidae, como os provocados por animais dos gêneros *Philodryas* (cobra-verde, cobra-cipó), *Clelia* (muçurana, cobra-preta) e *Erythrolamprus* (falsa-coral)[60].

Esses acidentes envolvem pessoas de qualquer idade, ambos os sexos e podem acontecer a qualquer hora ou época do ano. Porém, o perfil habitual da vítima, dado o seu comportamento e os hábitos da serpente, é: indivíduos do sexo masculino, entre 10 e 40 anos de idade, e com atividade em

---

* *Este capítulo baseou-se no texto do autor para a Rotina de Atendimento a Acidentes por Animais Peçonhentos do Manual de Rotinas do Serviço de Doenças Infecciosas e Parasitárias do Hospital Universitário Antônio Pedro, da Universidade Federal Fluminense. Aquele capítulo do Manual de Rotinas foi redigido, pela primeira vez, em 1978, e foi atualizado em diferentes ocasiões, sendo a última delas em 1993.*

área rural. Os acidentes são caracteristicamente sazonais, predominando (mais de 80% dos casos) nos meses quentes entre outubro e abril, metade das vezes entre 12 e 18 h e em 1/3 das ocasiões pela manhã. Os acidentes botrópicos são os mais assíduos (80%-90%), concorrendo com os crotálicos, com cerca de 10% da incidência, e os laquéticos (praticamente limitados à Amazônia), com 1,5% a 2%, completando residualmente com menos de 1% dos registros os causados por cobras corais. Como a maioria das serpentes envolvidas em acidentes humanos tem hábitos terrícolas, a maioria dos pacientes é picada em membros inferiores[10,19,45,54,55].

Fisiopatogenia (Ações dos Venenos)

As glândulas venenosas abrem-se em dentes modificados dotados de ductos ou de canais denominados presas ou glifas. As glifas das serpentes viperídeas são grandes, móveis e situadas na parte anterior da arcada dentária (solenóglifas). Nas dos outros grupos anteriormente citados, as presas são pequenas e fixas, com implantação anterior no caso das cobras corais (proteróglifas) e posterior nas dipsadídeas (opistóglifas). As ações do veneno dependem do gênero ou mesmo da espécie de serpente considerada e, em alguns casos, também da idade do réptil. Os efeitos dividem-se em locais e sistêmicos. Os locais compreendem inflamação, necrose e sangramento. Os sistêmicos incluem inflamação, alterações na coagulação, agressões renais, musculares e aos sistemas nervoso e cardiovascular.

Proteinases de alguns venenos causam alterações citotóxicas e, na dependência da quantidade de veneno inoculado, necroses teciduais[12]. A hialuronidase, presente na maioria dos venenos, altera o tecido conjuntivo, facilitando a absorção e difusão da peçonha. Peptídeos potencializam a bradicinina, promovendo a liberação de mediadores da resposta inflamatória. A dor de certos acidentes resulta da resposta inflamatória local e da ação de aminas biogênicas. O edema inflamatório é consequência tanto da ação vasculotóxica local, que lesa o endotélio de pequenos vasos e precipita a trombose capilar, quanto de infecção secundária[12,45,52]. A necrose tecidual pode envolver pele, subcutâneo, vasos sanguíneos, tendão e músculos[12,45]. Fatores hemorrágicos ("hemorraginas"), associados ao zinco, cálcio e magnésio, agem à distância, lesando a membrana basal e desagregando o endotélio de pequenos vasos, provocando extravasamento sanguíneo em mucosas, pele, pulmões, rins e sistema nervoso central[12,45]. A jararagina, uma metaloproteinase (SVMP) altamente hemorrágica, isolada do veneno da jararaca em 1992, parece induzir uma extensa degradação da proteína matriz extracelular, sobretudo no colágeno tipo IV da membrana basal vascular, com consequente hemorragia, além de edema, inflamação e dano celular[8].

Os venenos botrópico, crotálico e laquético convertem fibrinogênio em fibrina, à semelhança da trombina, mas não são neutralizados pela heparina[12,45]. Quase todos os venenos botrópicos ativam plaquetas, fator X e protrombina, com consumo de fibrinogênio e de fatores V e VIII, contribuindo para o aumento do tempo de coagulação ou mesmo para a incoagulabilidade sanguínea[12,45]. O veneno crotálico determina edema nas mitocôndrias de fibras musculares esqueléticas e rabdomiólise, com consequente elevação dos níveis séricos de certas enzimas (creatinoquinase, aldolase, lactodesidrogenase, aspartase-aminotransferase e aspartase-alaninotransferase) e liberação de mioglobina para o sangue[3,12,39,45,59]. A mioglobina, após filtração glomerular, pode se depositar e lesar túbulos renais. Nos acidentes botrópico, crotálico e laquético, a necrose tubular aguda, com ou sem nefrite intersticial aguda e fibrose intersticial, pode resultar da ação de nefrotoxinas[12,45]. No acidente botrópico, o rim pode ser agredido também em consequência de trombos (hemorraginas) e isquemia (ação coagulante)[45].

Alguns venenos contêm ofioneurotoxinas, que podem ser de dois tipos: pós-sinápticas (NTX-pós) e pré-sinápticas (NTX-pré). As NTX-pós (toxinas curarizantes), do veneno de cobras corais, bloqueiam receptores colinérgicos da membrana pós-sináptica da placa motora, impedindo a fixação da acetilcolina. NTX-pós são peptídeos de baixo peso molecular, rápida absorção e fácil acesso ao sítio de atuação. As NTX-pré, dos venenos de cascavéis (fração crotoxina) e de certas cobras corais, bloqueiam membranas, impedindo a liberação de acetilcolina. NTS-pré são peptídeos de alto peso molecular e têm absorção lenta[10,12,45,64]. O veneno laquético possivelmente exerce uma ação estimuladora do nervo vago[19,45].

As ações de venenos segundo o tipo de veneno de serpente peçonhenta de interesse médico no Brasil estão indicadas na Tabela 3.1.

TABELA 3.1

Tipo de Atividade Segundo a Característica do Veneno Ofídico				
Atividade	*Veneno*			
	Botrópico	*Laquético*	*Crotálico*	*Elapídico*
Inflamatória local	Sim	Sim	Mínima	Não
Inflamatória sistêmica	Sim	Sim	Sim	Não
Hemorrágica	Sim	Sim	Não	Não
Proteolítica*/necrose	Sim	Sim	Não	Não
Coagulante	Sim	Sim	Sim	Não
Miotóxica	?	Não	Sim	Não
Nefrotóxica**	Sim	Sim	Sim	Não
Neurotóxica	Não	Não	Sim	Sim
"Neurotóxica" vagal	Não	Não	Não	Sim

* Citotóxica; ** Direta ou indireta. Qualquer um dos venenos considerados pode provocar colapso vascular periférico e choque.

Diagnóstico do Acidente Ofídico

O diagnóstico completo por meio da identificação da serpente agressora não tem sido possível na maior parte das vezes. No entanto, o reconhecimento das manifestações clínicas é quase sempre suficiente para o diagnóstico do tipo de envenenamento. Em áreas onde coexistem serpentes do grupo botrópico e surucucu (*Lachesis muta*), o diagnóstico diferencial é quase impossível nos casos em que não há manifestações decorrentes de estimulação vagal[19,45]. Em cerca de metade dos acidentes envolvendo serpentes peçonhentas, não há inoculação de veneno. Dá-se o que em linguagem popular se denomina "picada seca"[19].

Aspectos Clínicos do Envenenamento Botrópico (Gêneros: *Bothriopsis, Bothrocophias, Bothropoides, Bothrops* e *Rhinocerophis*)

Serpentes como jararaca, jararacuçu, urutu, cruzeiro, caiçaca e cotiara possuem venenos que provocam efeitos inflamatórios, proteolíticos, coagulantes, hemorrágicos e nefrotóxicos[10,12,46,45,54]. O acidente costuma gerar dor imediata no local da picada, com intensidade que pode variar de discreta a insuportável e progressão centrípeta. As marcas da picada nem sempre são notadas, mas delas pode haver escoamento de sangue por vezes incoagulável. Nas primeiras horas pode ser notado edema firme, além de calor e eritema discretos com eventual extensão para todo o membro, associada ou não a linfadenite. O edema, quando muito intenso, comprime nervos e vasos, causando síndrome compartimental. Nas 12 horas seguintes pode surgir cianose, bem como equimoses, flictenas serosas e/ou hemorrágicas e necrose evidente. A necrose pode envolver pele, músculos e tendões, mutilando e fazendo crescer o risco de infecções secundárias. Trajetos de vasos sanguíneos e linfáticos por vezes são descortinados pela dor à palpação e pela concorrência de eritema e/ou equimoses, que costumam ser mais exuberantes em áreas correspondentes a linfonodos regionais e em áreas de atrito e compressão. Sangramento em ferimentos cutâneos, além de hematomas e petéquias, e em mucosas (epistaxe, gengivorragia) são relativamente comuns. Nos casos mais graves pode haver hematúria, hematêmese, hemoptise, enterorragia, hemorragia cerebral e por via genital[10,31,45,54]. Nos acidentes por filhotes dessas serpentes, cujo veneno é praticamente destituído de ação proteolítica e com maior atividade coagulante, as manifestações locais são discretas[55].

Na dependência da quantidade de veneno inoculada e do estresse agudo decorrente do pânico, pode ser desencadeada a síndrome da resposta inflamatória sistêmica (SIRS) semelhante à da fase aguda do trauma e da sepse[12,37,45]. Mediadores liberados por macrófagos, mastócitos, neutrófilos e endoteliócitos podem afetar o hipotálamo, provocando anorexia, febre e sonolência; a hipófise, aumentando os níveis séricos de ACTH e, por decorrência, os de glicocorticoides; os músculos esqueléticos, acelerando o catabolismo e elevando os níveis séricos de ureia e creatinina; o fígado, elevando proteínas positivas da fase aguda (proteína C-reativa e haptoglobina) e reduzindo proteínas negativas (albumina, transferrina); a medula óssea, provocando neutrofilia, e a parede vascular, aumentando a permeabilidade[10,31,45].

A gravidade desses acidentes pode ser inferida a partir de parâmetros clínicos:

- *Grau I (Leve)* – com manifestações locais discretas ou inexistentes, o tempo de coagulação do sangue pode ser normal ou alterado e hemorragias sistêmicas ausentes ou discretas.
- *Grau II (Moderado)* – com manifestações locais evidentes, podendo estar associadas a flictenas; alteração do tempo de coagulação do sangue e, por vezes, hemorragias discretas.
- *Grau III (Grave)* – com manifestações locais intensas, podendo haver síndrome compartimental entre 6 a 12 horas após o acidente, bolhas serosas ou sero-hemorrágicas, hemorragias graves à distância e, por vezes, hipotensão ou choque e insuficiência renal aguda[45,54].

A letalidade dos acidentes ofídicos, mesmo sem tratamento, é baixa, cerca de 0,5%[45,54], mas são comuns as complicações locais ou sistêmicas, imediatas ou tardias. As mais relevantes são:

- *síndrome compartimental:* rara, de mau prognóstico e precoce nos casos graves. O edema volumoso comprime o feixe vasculonervoso. A dor piora, surgem parestesias no membro afetado, que se torna cianótico, frio, sem pulso arterial e com restrição mais ou menos intensa da motricidade[10,33,38,45];
- *necrose:* resulta da ação local do veneno associada, por vezes, a lesões vasculares, trombose arterial, infecção, síndrome compartimental e ao uso inadequado e contraindicado de torniquetes. A perda tecidual pode ser superficial, limitando-se a uma úlcera pouco extensa. Necrose mais extensa e profunda pode acarretar déficit funcional do membro atingido ou perda espontânea ou por amputação do segmento atingido[12,45];
- *infecções:* os microrganismos envolvidos são os da microbiota da boca da serpente, da pele da vítima ou do meio ambiente, veiculados por material séptico inadequadamente usado como "curativo". Têm sido registrados desde processos supurativos superficiais e abscessos locais ou regionais, até sepse com focos secundários diversos, além de tétano e gangrena gasosa[45];
- *choque:* é raro e sua letalidade é alta. Resulta da conjugação de múltiplos determinantes, dentre os quais aminas vasoativas do próprio veneno, ativação de cininas hipotensoras liberadas pela vítima, hipovolemia decorrente da perda de líquido para o terceiro espaço ou eventualmente de grave hemorragia e hipersensibilidade ao próprio veneno em função de exposição ao soro antiofídico[7];
- *hemorragia sistêmica:* pulmonar, do sistema nervoso ou multivisceral, são raras e graves[45,54];
- *insuficiência renal aguda:* que pode ser causada pelo próprio veneno ou por necrose tubular ou cortical, secundária à isquemia renal por depósito de trombos decorrente de coagulação intravascular, ou ainda por desidratação e hipotensão arterial[42,45,54];
- insuficiência múltipla de órgãos[37].

Aspectos Clínicos do Envenenamento Crotálico (Espécie *Caudisona durissa*, antes denominada *Crotalus durissus*)

O veneno da cascavel tem ações miotóxica sistêmica, neurotóxica, coagulante e nefrotóxica. Manifestações objetivas locais limitam-se, quase sempre, à presença de um simples arranhão ou a uma marca puntiforme única ou dupla produzida pela presa da serpente. Dor efêmera e edema discreto, quando presentes, restringem-se ao entorno da picada. Quando é feito garroteamento, o edema se torna mais evidente. Mais frequente é a ocorrência de eritema. Passados alguns minutos, a sensibilidade local à dor pode estar diminuída e assim permanecer, com ou sem parestesia local ou regional concomitante, por semanas ou meses[11,19,38,45].

Manifestações precoces e não específicas como mal-estar, prostração, xerostomia, náusea, vômitos, sudorese, sonolência e inquietação, quando ocorrem, costumam regredir 1 a 2 horas após. São atribuídas à tensão e ao medo provocados pelo acidente[10,11 45].

Poucas horas após a inoculação do veneno, o paciente pode se queixar de dor cervical ao mesmo tempo em que um quadro neurotóxico evolui com progressão craniocaudal. A crotoxina se fixa na junção mioneural, bloqueando a liberação de acetilcolina no espaço sináptico[4]. O paciente pode se mostrar sonolento ou aparentar estado de obnubilação e queixar-se de visão turva e redução ou perda da visão, dado o envolvimento do II nervo craniano. Concomitantemente, desenvolve a fácies miastênica (neurotóxica de Rosenfeld) caracterizada por ptose palpebral uni ou bilateral pelo bloqueio do III nervo craniano, obrigando o paciente a franzir a testa para erguer as fendas palpebrais, oftalmoplegia extrínseca, pelo comprometimento do IV e do VI nervo, provocando estrabismo com ou sem diplopia. Pode haver midríase bilateral semiparalítica e redução dos reflexos fotomotores. O exame de fundo do olho pode detectar borramento da papila e ingurgitamento venoso bilateral. Outros distúrbios descritos são: nistagmo, paralisia do movimento conjugado do olhar, paralisia facial unilateral ou bilateral, diminuição do reflexo do vômito, disfagia, hiposmia ou anosmia, sialorreia e ptose mandibular[10,11,19,45]. O quadro costuma, com tratamento adequado, reverter em até 2 ou 3 dias, quando então pode ocorrer hiper-reflexia generalizada. Em raros casos ocorre insuficiência respiratória[4] com dispneia, taquipneia, uso da musculatura acessória da respiração e, eventualmente, apneia. A insuficiência respiratória pode persistir por até 2 meses, por força da destruição completa da junção neuromuscular respiratória, cuja regeneração começa a partir da terceira semana[5,11].

A reação da fase aguda (SIRS), descrita no acidente botrópico, pode ser ainda mais intensa no crotálico[12].

Rabdomiólise, por ação miotóxica do veneno, algumas vezes assintomática, é causa de mialgia generalizada e mais intensa na região cervical. As fibras musculares mais lesadas são as tipo I e IIa, que se assemelham, em termos histoquímicos, às do miocárdio, justificando, desse modo, as importantes alterações enzimáticas detectadas neste tipo de acidente[3,10,11,19,38,39,45,59]. Prolongamento do tempo de coagulação ou incoagulabilidade sanguínea é um evento precoce, embora só registrado em menos da metade dos casos. Hemorragias do tipo gengivorragia são raras[6,10,11,19,45]. Em 30% a 60% dos casos, no 2º ou no 3º dia após o acidente, a urina, até então clara e com volume normal ou mesmo aumentado, torna-se avermelhada ou escura associada à mioglobinúria, que pode causar necrose tubular. Com a concorrência de hipotensão arterial ou choque e acidose, a evolução pode ser a de um quadro clássico de insuficiência renal aguda (IRA) oligúrica ou anúrica[10,11,16,19,39,45]. A IRA é a mais comum

e a mais grave complicação do acidente crotálico. O prognóstico, sobretudo quando há necrose tubular hipercatabólica, depende de um procedimento dialítico artificial precoce[11,45].

No acidente crotálico, independentemente da gravidade, o tempo de coagulação pode ou não estar alterado. No acidente leve (grau I), a fácies miastênica pode não ocorrer ou surgir tardiamente; a mialgia quando ocorre é discreta e não há colúria. O acidente moderado (grau II) cursa com fácies miastênica mais ou menos evidente, mialgia e colúria discretas, sem alteração do fluxo urinário. No acidente mais grave (grau III), a fácies miastênica evidente surge nas primeiras horas, a mialgia é intensa e a colúria sempre ocorre com ou sem oligúria e anúria. Além disso, pode haver um quadro de choque associado[19,45].

Aspectos Clínicos do Envenenamento Elapídico (Espécies *Micrurus sp.* e *Leptomicrurus sp.*)

Sintomas locais como dor e parestesia centrípeta, quando ocorrem, são discretos e efêmeros, não havendo lesões evidentes além das perfurações produzidas pelas glifas da cobra coral[19,45,64]. As manifestações neurotóxicas podem surgir em poucos minutos ou só após 12 a 24 horas e, por vezes, são precedidas de vômitos. Ocorrem, sobretudo, paralisias de nervos cranianos[10,19,32,45,61,64].

O quadro neurológico costuma ser mais intenso que o descrito no acidente crotálico, sendo mais frequente a paralisia respiratória, que pode ser súbita e precoce. Todo acidente elapídico deve, portanto, ser considerado de gravidade máxima. Fácies miastênica com ptose palpebral, flacidez dos músculos da face e oftalmoplegia surgem precocemente. Outras manifestações relatadas são visão turva, miose ou midríase, paralisia do palato com disfonia e disfagia, andar atáxico e desequilíbrio ortostático. Broncorreia e sialorreia decorrem da intensa estimulação simpática. Insuficiência respiratória aguda, em geral precedida por fala alterada (arrastada), pode determinar a morte nas primeiras 5 horas após o envenenamento. Paralisias de músculos esqueléticos podem surgir tardiamente[10,32,15,61].

Pode haver pneumonia por aspiração. O acidente não provoca insuficiência cardíaca nem arritmias e também não deixa sequelas, embora a recuperação completa das paralisias possa durar até 2 meses[45].

Aspectos Clínicos do Envenenamento Laquético (Espécie *Lachesis muta*)

Os acidentes provocados pela surucucu, a maior de nossas serpentes peçonhentas, são pouco frequentes, restringidos à Amazônia. O quadro clínico assemelha-se ao botrópico acrescido de manifestações da "síndrome vagal": bradicardia, hipotensão arterial, tonteira, visão escura, cólica abdominal e diarreia. Na região amazônica, o acidente grave causado por *Bothrops atrox* pode ser confundido com o provocado pela surucucu[7,12,25].

Outros Acidentes por Serpentes

Incluem os causados por *Philodryas olfersii* (cobra-verde ou cobra-cipó) e por *Clelia clelia plumbea* (muçurana). Os venenos dessas serpentes são hemorrágicos, proteolíticos, fibrinogenlíticos e fibrinolíticos. Os raros casos humanos, sobretudo os por cobra-verde, envolvem, quase sempre, profissionais que lidam com esses animais. Podem ocorrer manifestações flogísticas de intensidade e extensão variáveis, com reação linfadenítica satélite e equimoses, simulando acidente botrópico, porém sem alterações na coagulação[7,19,45,47,60].

Existem relatos de acidentes com manifestações locais imputados à falsa coral (*Erythrolamprus aesculapii*)[45].

EXAMES LABORATORIAIS NOS ACIDENTES OFÍDICOS

Métodos Específicos para Diagnóstico

O ensaio imunoenzimático de fase sólida (ELISA) vem sendo usado na detecção de veneno em sangue, urina e outros fluidos e na avaliação de níveis de antiveneno (IgG de cavalo). Sua indicação maior pode ser a do diagnóstico diferencial entre acidentes por *Bothrops atrox* e *Lachesis muta* na Região Norte. Outra utilidade é a detecção do veneno de *Caudisona durissa* (*Crotalus durissus*)[41,50,51].

Métodos Inespecíficos Complementares[38,45]

Na fase inicial dos acidentes botrópico e crotálico há leucocitose com neutrofilia, desvio à esquerda e, por vezes, granulações tóxicas, além de linfopenia. Pode haver hemoconcentração e plaquetopenia no acidente botrópico. A eosinofilia, quando presente, pode ser atribuída à soroterapia. A VHS pode estar elevada no início, sobretudo quando há concorrência de infecção secundária.

Para a determinação do tempo de coagulação, o sangue deve ser colhido com seringa de plástico, sem fazer espuma, e colocado em tubos de vidro em banho-maria a 37ºC. Os níveis de fibrinogênio retomam valores normais 36 horas após soroterapia, ainda que, já na 6ª hora, sejam suficientes para uma coagulação normal. TAP e PTT, além de contagem de plaquetas, devem ser solicitados nos casos com sangramento, e ureia, creatinina e ácido úrico quando houver oligúria. Nessa eventualidade, pode haver hipocalcemia.

No envenenamento crotálico devem ser realizadas pelo menos quatro determinações das concentrações séricas de creatinoquinase (CK) e lactodesidrogenase (LDH), de preferência na 1ª, 3ª, 24ª e 36ª horas após o acidente. Os níveis de CK, já elevados entre a 4ª e a 6ª hora do acidente, alcançam valores máximos na 24ª hora. Níveis de CK iguais ou superiores a cinco vezes o normal são indicativos de miopatia aguda pelo veneno crotálico mesmo na ausência de sintomas. A fração MB da CPK corresponde, nesses casos, a mais de 5% do total. A elevação da LDH é mais lenta, com picos entre a 40ª e a 60ª hora e predomínio da fração DHL-1. Essas alterações enzimáticas assemelham-se às registradas em pacientes com infarto agudo do miocárdio.

Em função da evolução do quadro, deve-se solicitar perfil eletrolítico, gasometria arterial, glicemia, urina (EAS e pesquisa de mioglobina), *clearance* da creatinina, culturas (abscessos, sangue), eletrocardiograma, espirometria, gasometria e exame citológico e bioquímico do líquido cefalorraquiano.

TRATAMENTO DOS ACIDENTES POR SERPENTES

Tratamento Específico (Soroterapia)

A soroterapia é o único método terapêutico específico de eficácia inquestionável[19,45]. A dose total de antiveneno a ser administrada não depende da idade do paciente e sim da gravidade do acidente (Tabela 3.2). Não se faz teste de sensibilidade com soros antiofídicos em razão de seus baixos valores preditivos e porque sua realização retarda o início do tratamento específico[45]. Na prevenção de reações anafilactoides, administra-se, 10 a 15 minutos antes de iniciar a soroterapia, 10 mg/kg IV (máximo 1 g) de hidrocortisona, 0,5 mg/kg (máximo 25 mg) IV ou IM de prometazina (antagonista H_1) e 10 mg/kg (máximo 300 mg) de cimetidina ou 3 mg/kg (máximo 100 mg) de ranitidina (antagonistas H_2) IV, lentamente. A eficácia deste pré-tratamento, contudo, não está definitivamente confirmada.

O soro heterólogo específico deve ser administrado por via intravenosa, diluído em solução de glicose a 5% ou em soro fisiológico na proporção de 1:2 a 1:5, ou conectando em Y os frascos de diluente e do imunobiológico. O volume total deve ser infundido gota a gota em 20 a 60 minutos[44,56]. A Tabela 3.2 mostra as doses recomendadas.

Se o tempo de coagulação permanecer alterado 24 h após a administração do soro, recomendam-se duas ampolas adicionais[45].

TABELA 3.2

Soro Heterólogo Específico Número de Ampolas segundo a Gravidade do Acidente e de acordo com o Tipo de Acidente				
Tipo de Acidente	**Tipo de Soro Antiofídico***	**Gravidade (Número de Ampolas)**		
		Leve	*Moderada*	*Grave*
Botrópico	SAB ou SABL ou SABC	2 a 4	4 a 8	12
Crotálico	SAC ou SABC	**	10	20
Elapídico	SAE	***	***	10
Laquético	SAL ou SABL	5	10	20

* Soros antiofídicos: SAB – antibotrópico; SAC – anticrotálico; SAE – antielapídico; SAL – antilaquético.
Soros mistos: SABC – antibotrópico-crotálico; SABL – antibotrópico-laquético.
** Para fins terapêuticos, considerar todo acidente crotálico como de moderada a máxima gravidade.
*** Considerar todos os acidentes elapídicos potencialmente graves, dado o risco de paralisia respiratória.

Tratamento Geral Inespecífico

Medidas Gerais e Complementares

A vítima deve ser mantida em decúbito dorsal com o membro atingido em posição um pouco elevada e, deste modo, transferida para o local de atendimento médico. Deve-se lavar o local da picada com água e sabão e remover qualquer material eventualmente posto sobre ele. O uso de garrote ou torniquete é contraindicado e não devem ser feitos cortes ou perfurações. Além de analgésicos, por via oral ou intravenosa, pode ser necessária a infiltração anestésica local (xilocaína a 2% sem vasoconstritor), ou mesmo a anestesia troncular ou peridural.

Previne-se a insuficiência renal aguda no acidente crotálico com hidratação precoce e adequada para manter um fluxo urinário de 30 a 40 mL/hora (1 a 2 mL/kg/hora em crianças). Como o meio ácido da urina acelera a precipitação intratubular da mioglobina, deve-se alcalinizar a urina (pH acima de 6,5) com bicarbonato de sódio por via oral ou através de infusão venosa, fazendo-se, neste caso, os necessários controles eletrolítico e gasométrico[45]. A diurese osmótica pode ser induzida com 100 mL de manitol a 20% IV (5 mL/kg na criança), repetindo-se o procedimento a cada 6 a 8 horas[11,45]. Caso persista a oligúria após a primeira infusão de manitol, administra-se 40 mg de furosemida (1 mg/kg na criança)[11].

Tratamento das Complicações[10,19,45]

Antibióticos só são recomendados quando há evidência de infecção secundária. Sempre que possível, precedendo o início do esquema antibiótico, material adequado deverá ser coletado visando o isolamento do microrganismo e a determinação de sua sensibilidade a antimicrobianos. As bactérias mais comuns nessa eventualidade são anaeróbios, estreptococos, estafilococos, bacilos gram-negativos entéricos que, em geral, mantêm a sensibilidade aos antibióticos tradicionais. O tratamento inicial de infecção secundária nos casos de pequena gravidade pode ser feito com cefalosporinas orais da primeira (cefalexina, cefadroxil) ou segunda gerações (acetilcefuroxima, cefprozil) ou com clindamicina oral, em doses terapêuticas usuais. Casos mais graves devem ser tratados por via intravenosa com penicilina G cristalina associada a oxacilina e gentamicina ou amicacina, nas doses terapêuticas habituais. Outras opções são: cefalotina associada a aminoglicosídeo; ou com clindamicina isolada ou associada a aminoglicosídeo; ou com cloranfenicol isolado. Os abscessos devem ser drenados cirurgicamente.

Havendo insuficiência renal aguda, deve-se avaliar a necessidade de diálise peritoneal ou hemodiálise. A síndrome compartimental é uma complicação precoce e deve ser tratada cirurgicamente (fasciotomia).

Na fase inicial da insuficiência respiratória aguda do acidente elapídico deve-se administrar sulfato de atropina (0,02 mg/kg até um máximo de 0,5 mg) e, em seguida, por via intravenosa, 0,5 mg de neostigmina. Se necessário, repete-se o procedimento após 30 minutos e depois a intervalos progressivamente maiores até a 24ª hora. Impõe-se a respiração mecânica assistida com colocação prévia de tubo orotraqueal. Aos primeiros sinais de insuficiência respiratória aguda no acidente crotálico, deve-se iniciar respiração mecânica que, excepcionalmente, haverá de ser mantida por semanas ou meses[4].

Sobretudo nos acidentes botrópico e laquético, impõe-se a profilaxia do tétano (ver Capítulo 152, Tétano). O desbridamento de tecidos necrosados deve ser iniciado 96 horas após o acidente.

Choque deve ser tratado como vasoplégico. O tratamento da síndrome de coagulação intravascular disseminada é o mesmo indicado em outras etiologias. Havendo retrações musculotendinosas, deve-se iniciar fisioterapia tão logo regrida a resposta inflamatória. Se necessário, o paciente deverá ser encaminhado para correção ortopédica. Perdas teciduais por necrose sem infecção secundária devem ser corrigidas com enxertos. Havendo necrose extensa com mumificação, deve-se avaliar a necessidade de amputação (do mesmo modo que nos casos de gangrena gasosa que não respondam à terapia com antibióticos e oxigênio hiperbárico).

ACIDENTES POR ARACNÍDEOS (Escorpionismo e Araneísmo)

Aranhas (Ordem Araneida) e escorpiões (Ordem Scorpionida) são artrópodes da classe Arachnida. Toda aranha produz veneno, porém, das mais de 40 mil espécies existentes, poucas provocam acidentes humanos. O veneno é produzido por glândulas situadas nas quelíceras da boca do animal. As glândulas dos escorpiões situam-se no télson, último dos seis segmentos da cauda do animal. Aranhas e escorpiões são animais de hábitos noturnos, mas costumam provocar acidentes à luz do dia[2,15,19,45,58].

ACIDENTES POR ESCORPIÕES (ESCORPIONISMO)

(CID 10 = T63.2 – Efeito tóxico do veneno de escorpião)

Os escorpiões (ou lacraus, na linguagem popular) de interesse médico no Brasil são os do gênero *Tityus*. As espécies mais importantes são *T. serrulatus* (escorpião amarelo), *T. bahiensis* (escorpião marrom) e *T. stigmurus* (amarelo), além da *T. stigmurus*, *T. cambridgei* (escorpião preto) e da *T. metuendus* (vermelho), que são encontradas na Região Norte[45].

Ações do Veneno Escorpiônico (Tityustoxina)

O veneno escorpiônico (tityustoxina) é uma mistura complexa de sais, neuropeptídeos de baixo peso molecular e aminoácidos. Age nos canais de sódio, despolarizando terminações nervosas sensitivas, motoras e pós-ganglionares do sistema nervoso autônomo simpático e parassimpático. A liberação de acetilcolina aumenta o fluxo de secreção lacrimal, nasal, brônquica, sudorípara e gástrica, desencadeia espasmos musculares, provoca miose e reduz o ritmo cardíaco. A adrenalina e a noradrenalina causam elevação da pressão arterial, arritmias cardíacas, vasoconstrição periférica, insuficiência cardíaca, edema agudo de pulmão e choque[4,12,18,19,23,45].

Quadro Clínico

A dor local, quase sempre presente, é imediata e do tipo queimação, ferroada ou agulhada. Pode ser discreta e localizada ou intensa e insuportável, com irradiação para todo o membro atingido, sendo exacerbada pela palpação. Dura 24 horas, sendo mais intensa no início, com ou sem hiperestesia ou parestesia concomitante. O local da picada por vezes é de difícil identificação. Pode ocorrer edema discreto e hiperemia com ou sem sudorese e piloereção local. Paradoxalmente, manifestações locais, inclusive dor, podem faltar em casos muito graves[2,15,16,19,45].

Alguns pacientes apresentam manifestações gerais, como agitação e/ou sonolência, sudorese, náuseas, vômitos ocasionais, taquicardia, taquipneia e discreto aumento da pressão arterial. Crianças podem desenvolver intensa agitação psicomotora alternada com prostração, tremores generalizados, mioclonias ou espasmos musculares tetaniformes, sudorese profusa, piloereção generalizada, sensação de frio e, nos pacientes do sexo masculino, priapismo. Certos casos cursam com convulsões ou sono, torpor e coma. Podem ocorrer manifestações gastrintestinais, como sialorreia excessiva, náuseas, vômitos incoercíveis, diarreia e dor abdominal em cólica, com ou sem defesa e distensão da parede, simulando abdome agudo. Deve ser cogitada a possibilidade de pancreatite tóxica. Registram-se manifestações respiratórias, como rinorreia, tosse, espirro, sibilos e estertores pulmonares, além de taquipneia de instalação súbita com dispneia. Pode haver edema pulmonar por aumento da resistência vascular (ação cardiogênica)[3] e da permeabilidade vascular (resposta inflamatória local), associada a bradipneia ou a outras alterações do ritmo respiratório na fase final dos casos graves. Manifestações cardiovasculares são: taquicardia e/ou bradicardia, por vezes alternadas, hipertensão ou hipotensão arterial, bradicardia e outras arritmias, além de insuficiência cardíaca. Nas formas mais graves registram-se edema agudo de pulmão e choque[2,4,15,19,23,45].

Exames Laboratoriais

Exames Inespecíficos

São indicados em pacientes com manifestações sistêmicas. A glicemia e a amilasemia podem aumentar logo após o acidente. Nos envenenamentos graves registram-se, como no infarto agudo do miocárdio e no acidente crotálico, elevações da creatinoquinase, da desidrogenase lática e das isoenzimas CK-MB e LDH_1. Hipopotassemia e hiponatremia são comuns alterações eletrolíticas usuais. Em geral, há leucocitose com neutrofilia. Pode haver glicosúria, cetonúria, proteinúria e mioglobinúria[45].

O eletrocardiograma é fundamental no acompanhamento de pacientes graves. As alterações mais comuns são: taquicardia ou bradicardia sinusal, marca-passo mutável, extrassístoles ventriculares, bloqueio da condução atrioventricular ou intraventricular do estímulo, ondas T isquêmicas e aberrantes, bem como ondas U proeminentes e ondas Q, além de supra ou infradesnivelamento do segmento ST, simulando infarto agudo do miocárdio. Na maioria dos casos, as alterações se revertem completamente na primeira semana[19]. O ecocardiograma, nas formas graves, pode registrar hipocinesia difusa e transitória, principalmente da parede posterior do ventrículo esquerdo e do septo interventricular, redução da fração de ejeção e da percentagem de encurtamento das fibras e regurgitação mitral de grau leve a moderado[45].

A radiografia de tórax pode revelar aumento da área cardíaca e edema agudo de pulmão unilateral ou bilateral. Quando ocorre hemiplegia, as imagens da tomografia cerebral computadorizada são as de infarto cerebral[45].

Exames Específicos

Antígenos do veneno de *T. serrulatus* podem ser detectados no sangue de pacientes com formas moderadas e graves desse acidente através de técnicas de imunodiagnóstico[49].

Tratamento

Na forma leve, com manifestações locais isoladas, indica-se analgésico por via oral ou parenteral e/ou anestesia local (lidocaína 2% sem vasoconstritor) ou troncular. Eventualmente, o paciente pode vomitar ou ter agitação, o que impõe observação hospitalar por 6 a 12 horas, sobretudo em se tratando de crianças.

Nas formas moderadas, associadas a manifestações sistêmicas, tais como taquipneia, taquicardia, hipertensão arterial, sudorese, náuseas, agitação ou sonolência e vômitos, porém sem os graves transtornos detectáveis pelo eletrocardiograma e pela radiografia de tórax, além das medidas de combate à dor, devem-se, sobretudo em se tratando de menores de 7 anos, administrar, por via IV, duas a três ampolas de soro antiescorpiônico (SAEEs) ou, na falta deste, de soro antiaracnídico (SAAr). Deve-se manter o paciente sob observação clínica em ambiente hospitalar por 12 a 24 horas.

Os pacientes graves, que são os com manifestações neurológicas, cardiovasculares e respiratórias exuberantes, associadas às alterações radiológicas e eletrocardiográficas já referidas, devem ser internados em unidades de cuidados intensivos, com monitoração das funções vitais. A soroterapia (quatro a seis ampolas de SAEEs ou SAAr por via intravenosa) deve ser realizada o mais precocemente possível. A quantidade total de soro necessário deve ser diluída a 1:2 ou 1:5 em solução salina fisiológica ou em glicose a 5% e totalmente administrada de uma só vez, em um curso de 20 a 60 minutos.

Os cuidados de suporte necessários nos casos graves e, eventualmente, nos moderados são:

- hidratação adequada, sobretudo quando houver vômitos profusos, o que impõe também o uso intravenoso de metoclopramida na dose de 0,2 mg/kg de peso (máximo de 10 mg) e a correção dos distúrbios eletrolíticos e gasométricos detectados;
- a hipertensão arterial acentuada costuma ser transitória e de resolução espontânea. Quando mantida, associada ou não a edema pulmonar, deve ser tratada com inibidores de canais de sódio, como a nifedipina via sublingual na dose de 0,5 mg/kg de peso;
- o edema pulmonar agudo e a insuficiência cardíaca devem ser tratados com diuréticos, torniquetes e oxigênio nasal, além de ventilação artificial mecânica. Havendo dilatação cardíaca estará indicado o uso de digitálicos. Betabloqueadores são contraindicados nesses acidentes. O edema pulmonar e o choque cardiogênico são as principais causas de óbito no escorpionismo[21];
- na bradicardia sinusal grave (com débito cardíaco baixo e bloqueio AV) pode ser necessário o uso de bloqueador muscarínico (0,01 a 0,05 mg/kg de atropi-

na por via subcutânea ou intramuscular). A atropina, contudo, pode potencializar a ação da toxina escorpiônica, agravando a hipertensão e o edema pulmonar[18,45].

- o choque não associado à hipovolemia é de abordagem complexa, exigindo infusão venosa contínua de catecolaminas exógenas – 2,5 a 20 µg de dopamina ou de dobutamina por quilo de peso por minuto[19].

ACIDENTES POR ARANHAS (ARANEÍSMO)

(CID 10 = T63.3 – Efeito tóxico do veneno de aranha)

Das mais de 40 mil espécies já catalogadas, quase todas venenosas, poucas são responsáveis por acidentes humanos e de interesse médico no Brasil.

Acidentes por Aranhas do Gênero *Phoneutria* (Foneutrismo)

As fonêutrias, comuns em todo o território brasileiro, são conhecidas como aranhas armadeiras. As principais espécies envolvidas em acidentes humanos são: *P. fera*, *P. nigriventer*, *P. kerserlingi* e *P. reidyi*.

Fisiopatogenia

O veneno atua em terminações nervosas provocando ao mesmo tempo ativação e espaçamento da inativação de canais de sódio. Despolariza fibras musculares, terminações sensitivas e motoras e do sistema nervoso autônomo, com liberação de neurotransmissores colinérgicos e adrenérgicos. O veneno possui um componente peptídico que ativa o sistema calicreína-cininas e acelera a produção de óxido nítrico, desencadeando contração da musculatura lisa e aumento da permeabilidade de vasos sanguíneos[12].

Quadro Clínico

O acidente assemelha-se ao escorpiônico e, em geral, é mais benigno.

Na forma leve (90% a 95% dos casos registrados) as únicas manifestações são dor e edema locais. Alguns pacientes podem apresentar, em resposta à dor, taquicardia e agitação[45]. Na forma moderada (5% a 8% dos casos), além de manifestações locais, há sudorese discreta, agitação psicomotora, taquicardia, hipertensão arterial, visão turva e vômitos. A dor local costuma irradiar-se em seguida para todo o membro. Mais tarde pode haver tumefação dolorosa de cadeias ganglionares satélites[23,45]. Na forma grave (que envolve crianças e corresponde a menos de 1% dos casos), além das manifestações sistêmicas da forma moderada, registram-se sialorreia, diarreia, tremor ou hipertonia muscular, hipotensão, choque neurogênico e edema agudo de pulmão. Em meninos pode ocorrer priapismo[18,19,45]. Crianças vítimas desses acidentes devem ser mantidas em observação por, pelo menos, 6 horas, mesmo na ausência de manifestações sistêmicas que, uma vez presentes, impõem internação em unidade de cuidados intensivos e monitoração das condições circulatórias e respiratórias[23,45].

Nos casos graves há leucocitose e neutrofilia, hiperglicemia, acidose metabólica e taquicardia sinusal[45].

Tratamento[19,23,45]

Em geral, o paciente só necessita de analgésico sistêmico (dipirona). Alguns casos requerem infiltração de lidocaína a 2% sem vasoconstritor no local (3 a 4 mL em adultos e 1 a 2 mL em crianças) ou bloqueio troncular (5 a 10 mL). Após a anestesia, deve-se manter o paciente em observação. Havendo recidiva da dor, a conduta será repetida a cada 30 a 60 minutos até três vezes. Se a dor não ceder com anestesia ou se houver recidiva após a quarta infiltração anestésica, estará indicado o soro antiaracnídico (SAAr). Um procedimento muito útil e por vezes suficiente para controlar a dor é a aplicação intermitente de calor úmido local, na forma de compressas quentes ou imersão em água morna.

As indicações formais de SAAr são: casos graves, crianças com manifestações sistêmicas e quando a dor não cede com anestesia. Todos devem ser internados, e os casos graves demandam internação em unidade de tratamento intensivo. Recomendam-se duas a quatro ampolas de SAAr por via intravenosa, diluídas a 1:2 ou 1:5 em glicose a 5% ou salina fisiológica, num curso de 20 a 60 minutos para os casos moderados envolvendo crianças e para os sem resposta adequada à anestesia. Nos casos graves preconizam-se cinco a dez ampolas[45].

Acidentes por Aranhas do Gênero *Loxosceles* (loxoscelismo)

A *Loxosceles* ou aranha-marrom ocorre no Sul e no Sudeste do Brasil. As principais espécies envolvidas em acidentes humanos são *L. intermedia*, *L. laeta* e *L. gaucho*[45,58].

Fisiopatogenia

O veneno ativa mediadores da resposta inflamatória, do complemento e da coagulação provocando vasculite intensa com obstrução de pequenos vasos por trombos de plaquetas, além de hemorragia, infiltrado polimorfonuclear e necrose[12,23,45]. A esfingomielinase-D do veneno lesa membranas de endoteliócitos, hemácias e plaquetas[12,45]. A lesão dos eritrócitos é influenciada por fatores genéticos predisponentes, particularmente a deficiência de glicose-6-fosfato desidrogenase[44]. Há evidências de rabdomiólise causada pelo veneno[37].

Quadro Clínico

O acidente quase nunca é percebido de imediato. Alguns pacientes referem dor discreta, efêmera, semelhante à da picada de formiga[23,19,45]. Passadas 12 a 24 horas, o local começa a ser alterado lenta e progressivamente por lesão mais ou menos típica, com ou sem dor em queimação, e o quadro evolui para uma das duas formas básicas: cutânea e cutaneovisceral[45].

Forma cutânea (mais de 85% dos casos registrados) – muitas vezes restringe-se, ao cabo de alguns dias, a uma lesão atípica com bolha de conteúdo seroso, edema, calor e rubor. A lesão final, quando eritematosa, dura, dolorosa e com manchas equimóticas, é mais sugestiva desse acidente. Mas a alteração que melhor caracteriza o loxoscelismo cutâneo é a "placa marmórea". A placa marmórea é dolorosa (queimação) e constituída de petéquias ou equimoses focais escuras, cianóticas, mescladas com áreas pálidas, isquêmicas, e é circundada por edema duro. A placa demora 24 a 72 horas para alcançar esse estágio e, de fato, resulta da fusão de lesões vizinhas em estágios evolutivos diferentes. Em geral, é este o momento a partir do qual o doente procura atendimento médico. Nos 2 ou 3 dias subsequentes, a lesão começa a ulcerar. A necrose torna-se evidente 1 a 2 semanas depois, marcada por crosta negra, seca e com bordas de relevo evidente que se desprende, com o tempo, a partir de suas margens para a base central, deixando uma úlcera de difícil cicatrização. Em alguns casos, a lesão se propaga deformando o contorno ou gerando lesões independentes, orientadas tipicamente pela ação gravitacional. Isso decorre da presença de hialuronidase no veneno. Ulceração e necrose podem persistir por semanas, antes de cicatrizar. Em áreas ricas em tecido frouxo, como na face, a lesão pode ser ainda mais exuberante. Em alguns casos ocorre adenopatia regional discreta e pouco dolorosa e/ou manifestações gerais como astenia, mal-estar geral, febre, prurido e exantema morbiliforme ou escarlatiniforme, petéquias esparsas, náuseas, vômitos, diarreia, mialgia, visão turva, irritabilidade, sonolência, obnubilação e coma[12,23,45]. Pode ocorrer infecção secundária da lesão, além de sequelas, tais como perda tecidual e cicatrizes mórbidas[45].

Forma cutaneovisceral (ou hemolítica) (1% a 10% dos casos, sendo mais comum em crianças) – determinada pela hemólise intravascular. Além da sintomatologia local e geral da forma cutânea, surgem, desde o início, anemia, icterícia e hemoglobinúria. Colúria (urina cor de "água de carne" ou de "coca-cola") pode ser notada 12 horas após o acidente. As formas mais graves evoluem com insuficiência renal aguda causada por hemoglobinúria, baixa perfusão renal e coagulação intravascular. Há evidências da ocorrência de rabdomiólise com mioglobinúria[37]. Pode haver anúria com uremia grave e óbito, precedido de alucinações, delírios, torpor e coma[12,23,40,45]. Exames complementares só são indicados na forma cutaneovisceral. O hemograma revela leucocitose com neutrofilia, anemia, plaquetopenia e reticulocitose. Há hiperbilirrubinemia indireta e elevação dos níveis séricos de potássio, creatinina e ureia[19,45].

Tratamento

O tratamento da forma cutânea leve é sintomático (dipirona – 7 a 10 mg/kg). É útil também, e por vezes suficiente, a aplicação de compressas frias para o alívio da dor local[19,45].

Nos acidentes moderados, com lesões sugestivas ou características, manifestações sistêmicas e ausência de evidências clínicas e laboratoriais de hemólise, além do combate à dor, recomenda-se a aplicação IV de cinco ampolas de SAAr diluídas 1:2 a 1:5 em glicose a 5% gota a gota, em 20 a 60 minutos. O local da picada deve ser lavado, sobretudo se ulcerar, com água e sabão neutro pelo menos cinco vezes ao dia e tratado com água boricada a 10% por 10 minutos duas vezes ao dia. Recomenda-se um curso de 5 dias de corticoterapia – predinisona 1 mg/kg/dia (dose máxima diária de 40 mg)[23,45].

Nos casos graves, com lesão característica, alteração do estado geral, anemia aguda, icterícia e evidências laboratoriais de hemólise, aumenta-se para dez ampolas de SAAr, mantêm-se as condutas preconizadas para os acidentes de grau moderado e faz-se transfusão sanguínea e monitoração da função renal[45].

A escara, depois de delimitada e estabilizada, o que costuma demorar 1 semana ou mais, deve ser removida cirurgicamente para posterior implante de enxerto. Havendo infecção secundária, a antibioticoterapia deve visar patógenos de pele[45].

Acidentes por Aranhas do Gênero *lactrodectus* (lactrodectismo)

São aranhas conhecidas como viúvas-negras, aranhas-ampulheta ou flamenguinhas. A espécie responsável pela maioria dos acidentes descritos é a *L. curacaviensis*[45]. *L. geometricus* também é notada entre nós. A neurotoxina (alfa-latrotoxina) de ação central e periférica gera distúrbios sensitivos, motores e autônomos[44].

Quadro Clínico

Em mais da metade dos acidentes há dor imediata, com ou sem hiperestesia. A dor, em geral discreta, pode evoluir na 1ª hora para sensação de queimação por vezes intensa e irradiada para o tronco. Em menos de 1/3 dos casos, a região fica úmida e eritematosa. Destacam-se, por vezes, lesões puntiformes muito próximas, em meio a eritema. Placa urticariforme no local da picada com adenite satélite tem sido registrada.

Manifestações gerais podem surgir poucas horas após o acidente e incluem hipertermia, tremores, excitação, ansiedade, cefaleia, insônia e rubor na face e no pescoço. Pode haver mialgia intensa com ou sem manifestações que simulam tétano (contraturas musculares espasmódicas e intermitentes, hiper-reflexia tendinosa e flexão dos membros e tronco quando em decúbito no leito). Manifestações digestivas incluem sialorreia, náuseas, vômitos, anorexia, obstipação e dores abdominais exacerbadas pela palpação. Sudorese profusa e rigidez da musculatura abdominal ou desaparecimento do reflexo cutâneo-abdominal simulam quadro de abdome agudo. Tem-se descrito a "fácies latrodectísmica" caracterizada por trismo, blefaroconjuntivite, sudorese e expressão de sofrimento. Outras manifestações oculares incluem ptose palpebral, edema bipalpebral e midríase. Cefaleia mais ou menos intensa tem sido registrada. Taquicardia e hipertensão associadas a sensações de opressão precordial e de morte iminente podem ser seguidas de hipotensão e bradicardia. No sexo masculino, o acidente grave provoca priapismo. Não há registro entre nós de certas complicações citadas em outros países, tais como hipotensão arterial, choque, insuficiência renal e edema agudo de pulmão[14,36,44]. Alterações laboratoriais incluem leucocitose, linfopenia, eosinofilia, hiperglicemia, hiperfosfatemia, albuminúria, hematúria, leucocitúria e cilindrúria, além de alterações eletrocardiográficas tais como arritmias, bloqueios e distúrbios da repolarização[45].

Tratamento

Para o tratamento específico dispõe-se do soro antilatrodético (SALatr), que é importado. O tratamento sintomático inclui doses habituais de analgésicos; benzodiazepínico, se necessário (diazepam 1 a 2 mg/dose para crianças e 5 a 10 mg/dose para adultos), IV a cada 4 horas; gluconato de cálcio a 10%, quando houver espasmos musculares (1 mg/kg para crianças e 10 a 20 mL da solução para adultos) IV lentamente, repetindo-se a dose, se necessário, a cada 4 horas e clorpromazina (0,5 mg/kg/dose no caso de crianças e 25 a 50 mg/dose em adultos), IM a cada 8 horas, por via intramuscular[19,45].

Pacientes com manifestações sistêmicas devem permanecer, pelo menos 24 horas, em unidades com suporte cardiorrespiratório adequado. O caso leve, com sintomas locais isolados ou associados à dor em membros inferiores, parestesias e tremores ou contraturas, deve ser tratado com analgésicos e gluconato de cálcio e observado por 24 horas[45]. O caso moderado, no qual se constata a ocorrência de sudorese generalizada, ansiedade ou agitação, hipertermia e deambulação alterada em um paciente que se queixa de dor abdominal, mialgia, cefaleia e tontura, deve ser medicado com uma ampola de SALatr por via intramuscular, além de analgésicos e sedativos. No caso grave, com alterações hemodinâmicas, fácies latrodectísmica, manifestações digestivas e neurológicas e, por vezes, retenção urinária, a dose de SALatr deve ser duplicada[45].

Acidentes por Aranhas do Gênero *Lycosa* (licosidismo)

As espécies *L. erythrognta*, *L. nychternera* e *L. raptoria*, encontradas em todo o território nacional, são vulgarmente conhecidas como tarântulas ou aranhas de jardim. Acidentes por essas aranhas são benignos e de pouca importância médica[45]. O veneno, discretamente proteolítico, eventualmente provoca dor, com ou sem eritema e edema concomitante. A dor costuma ser efêmera e não há evolução para necrose. O acidente só tem interesse para o diagnóstico diferencial com o acidente por *Loxosceles*; portanto, é necessário reavaliar a vítima 12 a 24 horas após o acidente. O tratamento é sintomático.

Acidentes por Aranhas Caranguejeiras

São raros e sem importância. A peçonha desses animais não causa qualquer efeito expressivo em humanos. As caranguejeiras, quando instigadas, costumam soltar cerdas que em contato com a pele da vítima provocam reação pruriginosa e/ou do tipo queimação[45]. As cerdas, se inaladas, podem provocar edema de glote. O tratamento consiste no uso de anti-histamínicos e, eventualmente, de corticosteroides.

Acidentes por Mariposas, Lagartas, Abelhas, Formigas, Lacraias, Besouros, Moscas e Ácaros

(CID 10 = T63.4 - Efeito tóxico do veneno de outros artrópodes [Mordedura ou picada de inseto venenoso])

ACIDENTES POR MARIPOSAS E LAGARTAS (LEPIDOPTERA) (LEPIDOPTERISMO E ERUCISMO)

Lepidopterismo (*lepido* = escama e *ptero* = asa) é o acidente que envolve a forma adulta (alada) do inseto e erucismo (*erucae* = larva) relaciona-se às larvas (lagartas, taturanas). Erucismos constituem a quase totalidade dos acidentes por lepidópteros. As lagartas importantes são as que possuem pelos ou cerdas.

Dermatite Urticante por Larvas de Mariposas (Erucismo Urticante)

As lagartas dos gêneros *Lonomia* e *Automeris* (família Saturniidae) possuem "espinhos" ramificados, pontiagudos e com glândulas venenosas nos ápices; as da família Megalopygidae (gênero *Podalia*), mais conhecidas como lagartas-de-fogo ou taturanas, possuem entre as cerdas longas e inofensivas outras menores, não ramificadas, pontiagudas, na base das quais são encontradas as glândulas de veneno[12,45]. Os venenos, secretados pelas glândulas ou presentes na hemolinfa do animal, são misturas de toxinas com ações semelhantes às da histamina. As características do acidente dependem do inseto, da pessoa e das condições ambientais. Em geral, o contato com a lagarta induz sensação imediata de "agulhada", que evolui para ardor intenso, ficando o local marcado por eritema e edema, com ou sem adenomegalia regional dolorosa. Minutos depois, podem surgir pápulas isoladas ou agrupadas. Eventualmente, ao cabo de poucas horas, um prurido extremamente desagradável força o paciente a produzir escoriações, que propiciam infecções secundárias. Cerca de 24 horas após o acidente, podem surgir vesículas ou bolhas com necrose superficial e posterior hiperpigmentação. Alguns casos evoluem com mal-estar, cefaleia, sensação de febre, náuseas, vômitos, diarreia, mialgias, lipotimias e, mais raramente, dores abdominais, hipotermia e hipotensão arterial. Pacientes previamente sensibilizados podem desenvolver quadros alérgicos de gravidade variável[12,26,45].

O tratamento consiste na lavagem imediata do local com água fria e no emprego intermitente de compressas frias. Deve-se manter elevado o membro atingido. Recomendamse anti-histamínicos por via oral e corticosteroides tópicos. Deve-se avaliar a necessidade de infiltrar o entorno da lesão com lidocaína a 2%[45].

Acidente Urticante por Mariposas do Gênero *Hylesia* (Lepidopterismo Urticante)

Fêmeas de mariposas, atraídas pela luz artificial, podem, ao colidir contra paredes ou móveis, liberar espículas tóxicas causadoras de uma dermatite aguda pápulo-pruriginosa que pode persistir por até 2 semanas[32]. Banho com água fria misturada com amido; compressas frias e anti-histamínicos formam a base do tratamento. Eventualmente pode ser necessário aplicar cremes à base de corticosteroides[45].

Acidente por Lagartas de Gênero *Lonomia* (Síndrome Hemorrágica Causada por Lagartas *Lonomia spp.*)

Também chamado erucismo hemorrágico, esse tipo de acidente vem sendo diagnosticado de forma crescente em estados do sul do país desde 1989[57], e registrado mais recentemente na Região Sudeste[20]. O responsável por esse tipo de acidente no sul do país é a forma larvária da *Lonomia obliqua*, conhecida como oruga ou ruga. Na Amazônia, o acidente é provocado pela larva da *Lonomia achhelous*, conhecida popularmente como beiju de tapuru de seringueira. Essas lagartas vivem agrupadas no chão ou no tronco de árvores. Isso possibilita o contato simultâneo da vítima com vários espécimes, resultando em maior inoculação do veneno[45]. O veneno, além de urticante, provoca distúrbio da coagulação, exercendo, como ativador da protrombina e do fator X, uma atividade pró-coagulante inicial e, em seguida, uma ação fibrinolítica intensa associada à atuação de plasmina e fiblinolisina[12,19,45,57]. Instala-se de pronto um erucismo urticariforme (ver acima) com ou sem sintomas gerais. A discrasia sanguínea pode surgir 1 e 72 horas após o contato com as lagartas, seguida ou não de hemorragias de extensão variada, espontâneas ou provocadas por traumatismos ou em local de punção venosa[19,57]. Em muitos casos, destacam-se queixas inespecíficas, como cefaleia, mal-estar, náusea e vômito, ansiedade, artralgia, mialgia e dores abdominais, que antecedem ou estão associadas a sangramentos[19,20,45].

A síndrome hemorrágica pode não ocorrer (forma leve do acidente). Nos casos de moderada gravidade, limita-se à pele e mucosas (gengivorragia, epistaxe, equimose e hematomas espontâneos ou traumáticos). É indicativa de máxima gravidade a ocorrência de sangramento visceral (hematúria macroscópica, hematêmese, enterorragia, hipermenorreia, hemorragia pulmonar, intra-articular e cerebral). As formas graves cursam ainda com alterações hemodinâmicas (hipotensão, taquicardia ou choque) e falência múltipla de órgãos[19,20,45,57]. Em até 10% dos casos ocorre insuficiência renal decorrente de múltiplos fatores, como hipovolemia por sangramento, depósito de fibrina em capilares glomerulares, hemoglobinúria, e ação citotóxica do veneno no parênquima renal[57].

As alterações laboratoriais registradas são: aumento do tempo de coagulação ou mesmo incoagulabilidade sanguínea, elevação dos tempos de coagulação, de protrombina e de tromboplastina parcial ativado; redução da atividade protrombínica e consumo acentuado do fibrinogênio plasmático com elevação dos produtos de degradação do fibrinogênio e da fibrina. Eventualmente, ocorre plaquetopenia[19,45]. Na dependência da evolução do quadro, outros exames solicitados são: hemograma, glicose, ureia, creatinina, eletrólitos, CK, DLH, bilirrubinas e transaminases.

Todos os casos devem ser mantidos em observação por 72 horas, pois o quadro clínico pode evoluir nesse período. Nos casos em que o tempo de coagulação é normal no momento da admissão, o exame deve ser repetido 12, 24, 48 e 72 horas após. Não havendo alteração da coagulação é dada alta[57].

As manifestações locais em todos os casos devem ser tratadas com lavagem e compressas com água fria ou gelada no local, analgésicos (exceto salicilatos) e anti-histamínico. Eventualmente, pode ser necessário infiltrar o local com lidocaína a 2%[19,45]. O paciente com discrasia sanguínea deve ser mantido em repouso, evitando-se traumas mecânicos e reduzindo-se ao mínimo necessário injeções intramusculares ou intravenosas. Do mesmo modo, retarda-se qualquer ato cirúrgico para após a normalização dos exames. O uso de soro antilonômico (SALon) é indicado nas formas moderadas (cinco ampolas) e graves (dez ampolas), diluído a 1:2 ou 1:5 em solução salina ou glicosada a 5%, num gotejamento que deve durar entre 60 e 90 minutos[45,57]. Não havendo o SALon, recomenda-se a aplicação de ácido épsilon-aminocaproico (Ipsilon®) diluído em 70 a 100 mL de solução fisiológica,

por via intravenosa, numa dose inicial de 30 mg/kg e doses subsequentes de 15 mg/kg a cada 4 horas até a normalização da coagulação. São formalmente contraindicadas transfusões de sangue, de plasma e hemoderivados. A correção da anemia deve ser feita com concentrado de hemácias[57].

Pararamose ou Periartrite Falangeana por Pararama (Erucismo Articular)

A pararamose é causada por larvas da mariposa *Premolis semirufa* (família Arctiidae), conhecidas na Amazônia como pararama, e é considerada doença profissional (acidente de trabalho) entre seringueiros do Pará[17]. Na maioria dos casos, a região atingida é o dorso da mão direita. As cerdas da lagarta entram na pele, provocando um erucismo urticante agudo, que cura após 3 a 7 dias. Algumas vezes, fragmentos de cerdas penetram um pouco mais e migram até a membrana sinovial, cartilagens articulares e periósteo, provocando reação inflamatória intensa. A reincidência desses acidentes causa a progressão da tumefação das articulações interfalangeanas, sobretudo a terceira, limitando temporariamente os movimentos. O edema crônico pode evoluir com a formação de granulomas e fibrose periarticular, resultando em anquilose, que simula artrite reumatoide. O quadro pode ser produzido pelo contato com cerdas liberadas pela pararama (erucismo indireto), podendo, então, faltar o relato de contato direto com a larva, o que torna mais difícil o diagnóstico diferencial com outras afecções dermatológicas inflamatórias[12,17,45].

O tratamento do quadro agudo é o mesmo do erucismo urticante. As formas crônicas podem exigir a remoção cirúrgica dos granulomas articulares[45].

ACIDENTES POR ABELHAS, VESPAS E FORMIGAS (HIMENOPTERISMO)

Abelhas e mamangavas (família Apidae), marimbondos ou vespas (família Vespidae) e formigas (família Formicidae) são insetos da ordem Hymenoptera. Himenópteros são os únicos insetos com ferrões ligados a glândulas venenosas (ovopositores modificados)[12]. A reação urticante provocada pela ferroada decorre tanto da presença de substâncias com atividades análogas às de aminas vasoativas nos venenos quanto à liberação de histamina, bradicinina e serotonina por células da vítima[12,45]. O veneno da abelha e um pouco menos o da vespa são também hemolíticos, miotóxicos e bloqueiam a junção neuromuscular[12,45].

Acidentes por Abelhas e Vespas (Marimbondos)

Quadro Clínico e Tratamento

No acidente com abelha, ao contrário do causado por vespa, o ferrão fica preso na pele com restos da glândula venenosa[12,45]. A dor (queimação ou ferroada) costuma ser intensa e efêmera. Pápula, eritema, edema e prurido persistem por um tempo maior. Eventualmente surgem vesículas, bolhas e raias linfangíticas. A reação pode ampliar. Se houver inoculação maciça (múltiplas picadas) ou se a vítima for alérgica, poderão surgir edemas de lábio, face e glote, hipotensão e choque (anafilaxia). No acidente grave por abelhas, com hemólise intravascular e rabdomiólise, o paciente evolui com torpor ou agitação, icterícia, meta-hemoglobinúria e insuficiência renal aguda. Têm sido registradas neurites tardias após a picada desses insetos. De origem provavelmente alérgica, envolvem nervos raquianos e cranianos, inclusive o óptico (papiledema) e regridem espontaneamente. Nos casos fatais são relatadas alterações renais (necrose tubular aguda com cilindros de hemoglobina ou de mioglobina no interior dos túbulos renais) e do sistema nervoso central (SNC) (meninges com hiperemia, edema e petéquias cerebrais e hemorragia intraventricular)[12,34,45].

Na síndrome de envenenamento grave devem ser feitas dosagens de escórias nitrogenadas, de hemoglobina, da haptoglobina sérica, da bilirrubina total e frações e de enzimas (creatinoquinase e aldolase)[37].

Se o acidente foi provocado por poucas picadas em indivíduos não sensibilizados, administra-se analgésico e anti-histamínico (dextroclorfeniramina, 2 a 6 mg a cada 6 ou 8 horas) por via oral. Para remover o ferrão de abelha deve-se raspar o local com uma lâmina e nunca com auxílio de pinças, pois a compressão da glândula presa ao ferrão aumenta a inoculação de veneno. Corticosteroides tópicos associados ou não ao mentol a 5% são recomendados por 3 a 5 dias.

Pacientes não alérgicos picados por muitas abelhas e com manifestações sistêmicas devem ser medicados com analgésicos e anti-histamínicos por via intravenosa. A hidratação deve ser suficiente para manter um bom débito urinário; recomenda-se alcalinizar a urina (ver acidente crotálico). Para manifestações anafiláticas recomenda-se 0,01 mL/kg (máximo de 0,5 mL) de adrenalina 1:1.000 por via subcutânea, outra dose 10 minutos depois e outras três, sendo uma a cada 30 minutos. Estudos com modelo animal, no entanto, sugerem que este procedimento aumenta a letalidade do acidente[9]. Completa-se o tratamento com 4 mg/kg de peso/dose (máximo de 500 mg) de hidrocortisona a cada 12 horas, além de medidas de assistência respiratória e monitoramento da função renal.

Acidentes por Formigas

Formigas *Solenopsis*, chamadas de lava-pés, causam acidentes alérgicos e citotóxicos. Uma pápula urticante surge de imediato no local da ferroada, associada à dor intensa e efêmera. A pápula, depois de 1 dia, transforma-se em pústula estéril e desaparece em menos de 1 semana, desde que não ocorra contaminação secundária. Nesse caso, poderão surgir abscessos, celulites ou erisipela[12,45]. Além de analgésicos e anti-histamínicos por via oral, recomenda-se o uso tópico e imediato de compressas frias e, em seguida, de corticoides.

ACIDENTES POR LACRAIAS (MIRIÁPODES DA SUBCLASSE CHILOPODA) (QUILOPODISMO)

Os quilópodes envolvidos em acidentes humanos são os dos gêneros *Cryptoqs*, *Hostigmus* e *Scolopendra*, conhecidos como lacraias, centopeias, cem pés ou escolopendras. Podem variar de 3 a 30 cm de comprimento e têm o corpo dividido em 10 a 170 segmentos ou metâmeros, cada um com um par de patas. Na cabeça, além de quatro maxilares e duas possantes mandíbulas, com fortes dentes dilacerantes, possuem duas garras grandes, móveis, vigorosas e ocas, em cujos artículos basais estão alojadas glândulas venenosas envoltas por fibras musculares, que se contraem instantaneamente quando

as garras são cravadas na vítima. O mecanismo de ação do veneno, uma secreção ácido-urticante, é pouco conhecido. Os acidentes são benignos e, em geral, evoluem para cura espontânea. A dor local é imediata, em queimação e de intensidade variável, com ou sem prurido, hiperemia, edema e necrose superficial tardia. Alguns casos podem cursar com linfangite e linfadenite regional, além de manifestações gerais, como cefaleia, ansiedade, vômitos e pulso irregular. Em lactentes existe o risco potencial de paralisias[12a,45].

O tratamento consiste na lavagem da região com água e sabão ou solução de sulfato de magnésio ou, ainda, compressa com amônia diluída 1:1.000, além de analgésicos por via oral. Raramente se faz bloqueio anestésico local ou troncular, não sendo indicados anti-histamínicos nem corticoides.

ACIDENTES POR BESOUROS OU COLEÓPTEROS (COLEOPTERISMO)

Certos coleópteros possuem na hemolinfa e, às vezes, também em secreções glandulares, uma toxina cáustica e bloqueadora da mitose celular chamada pederina[12]. Os acidentes gerados pela pederina são: dermatite linear provocada por potós e cantaridismo.

Dermatite Linear por Potós (*Paederus brasiliensis*, *P. amazinensis*, *P. fuscipee*, *P. goelbi*)

O responsável, conhecido como potó, trepa-moleque, pela-égua ou fogo-selvagem, é um besouro pequeno e de corpo alongado, cuja toxina (pederina) é encontrada tanto na hemolinfa quanto em glândulas pigidiais que se abrem em poros próximos ao ânus. A toxina, presente em todas as fases evolutivas do inseto, é mais abundante em fêmeas adultas. Potós, atraídos pela luz artificial, podem provocar acidentes simultâneos em várias pessoas. Tocada pelo artrópodo, a vítima involuntariamente o esfrega na pele e espalha linearmente a pederina[12,45]. Horas depois do contato surge um ardor contínuo que pode persistir por mais de 48 horas. Nos acidentes leves, o local é marcado, 1 dia depois, por eritema que dura até 2 dias. Nos casos moderados há prurido, o ardor e o eritema são mais intensos e formam-se vesículas. As vesículas crescem lentamente durante 2 dias, tornando-se umbilicadas e escamosas e secam ao cabo de 6 a 8 dias, podendo deixar o local hiperpigmentado por 1 mês ou mais. Casos graves, por exposição simultânea a vários espécimes, cursam com febre, artralgia e vômitos e a lesão cutânea pode persistir por meses[45].

As vesículas, normalmente de conteúdo claro, enchem-se de pus quando ocorre infecção secundária. Por outro lado, o veneno pode ser transferido pelos dedos da própria vítima para outras áreas do corpo. Em contato com o olho, pode causar conjuntivite, blefarite, ceratite esfoliativa e irite. O tratamento consiste na lavagem imediata e abundante do local com água e sabão. A tintura de iodo, desde que usada imediatamente, é eficiente porque destrói a pederina. Para lesões já instaladas recomendam-se compressas com permanganato de potássio a 1:40.000. Se os olhos são atingidos, devem ser lavados abundantemente e tratados com colírios à base de corticoide e antibiótico. O uso tópico de atropina é recomendado nos casos com irite[45].

ACIDENTES POR ESCARAVELHOS E ALGUMAS MOSCAS (CANTARIDISMO)

A pederina (toxina) de certos escaravelhos que se alimentam de excrementos animais é muito potente e sua ação assemelha-se à da cantaridina, que é a essência da cantárida (pó resultante de moscas espanholas, *Cantharis vesicatoria*, maceradas). Essas toxinas inibem enzimas do metabolismo de glicídios. Atritadas contra a pele, provocam irritação dolorosa, eritema, prurido e bolhas (ação cáustica e urticante), que culmina com uma hiperpigmentação local. Na conjuntiva, podem provocar cegueira, e ingeridas desencadeiam dor abdominal, diarreia e vômitos. São bem absorvidas por via oral e moderadamente pela pele. Excretadas por via urinária, irritam as mucosas vesical e uretral, gerando urgência à micção e priapismo (daí o uso popular, desde a Grécia antiga, como afrodisíaco). A absorção de 60 mg causa necrose tubular aguda, choque e morte.

O tratamento tópico consiste na aplicação de sulfato de magnésio diluído em álcool metílico. Nas intoxicações por ingestão devem ser feitas lavagens gástricas. As manifestações gerais são tratadas com hidratação suficiente para forçar o aumento do débito urinário.

ACIDENTES POR CARRAPATOS (ACARIDISMO)

A agressão tóxica por carrapatos limita-se, em geral, a uma pápula pruriginosa. A permanência na pele de peças bucais do ácaro retirado intempestivamente pode induzir a formação de nódulo pruriginoso.

Acaridismo Neurotóxico

As fêmeas de certos carrapatos (gêneros *Dermacenter*, *Amblyoma* e *Ixodes*) inoculam em suas vítimas uma neurotoxina cuja produção tóxica aumenta 5 a 6 dias após a fixação do ectoparasito. A toxina interrompe a liberação de acetilcolina nas junções neuromusculares. Como a fixação da toxina no sítio de atuação é instável e sua excreção renal é rápida, o quadro tóxico desaparece logo depois de extraído o carrapato. A doença atinge animais (como o cão doméstico) e em seres humanos é mais frequente (70% a 80%) entre crianças do sexo feminino. Nelas, o ácaro costuma ficar preso no couro cabeludo ou na nuca, escondido pelos cabelos. Casos humanos têm sido notados na Austrália, África, Europa e América do Norte.

A doença começa 5 a 7 dias após o carrapato ter-se fixado. A vítima fica irritadiça, passa a se queixar de dores e parestesias, principalmente em membros inferiores, perde a coordenação motora e sofre quedas. Horas ou dias depois, instalam-se paralisias flácidas em membros inferiores, com acelerada progressão ascendente. Os nervos cranianos são atingidos, causando paralisia facial, estrabismo, disfagia, dislalia, nistagmo, respiração irregular e insuficiência respiratória grave cianótica. Pode ocorrer pneumonia por aspiração. Manifestações atípicas incluem paralisias isoladas, mioclonias, coreia, visão borrada e anestesias ou hiperestesias. Sempre faltam febre, espasmos musculares e alterações do líquido cefalorraquidiano[34]. O diagnóstico diferencial inclui poliomielite, síndrome de Guillain-Barré, mielite transversa, siringomielia, polineurite, tumor medular, porfiria, paralisia espinhal ascendente peridural por flebite e necrose de medula espinhal por uso de drogas[34]. O tratamento consiste na retirada correta do carrapato. Deve-se tocar o ácaro com gelo seco ou a ponta acesa de um cigarro, forçando sua saída espontânea. Pode ser necessária a assistência ventilatória[34].

ACIDENTES POR ANIMAIS AQUÁTICOS – PEIXES, MOLUSCOS, CELENTERADOS, OURIÇOS DO MAR, ESPONJAS E POLIQUETOS

ACIDENTES POR PEIXES MARINHOS E FLUVIAIS (ICTISMOS)

(CID 10 = T61.0 – Intoxicação pelo peixe ciguatera; T61.1 – Intoxicações por peixes escombrídeos; T61.2 – Outras intoxicações por peixes e mariscos)

Ictismo é todo acidente causado por peixes. Os acidentes podem ser ativos ou passivos e nos dois casos podem envolver a participação de substâncias tóxicas (peçonhentos e venenosos) ou não (não peçonhentos e não venenosos). Os acidentes que comprometem a vítima essencialmente pela ação de substâncias tóxicas são de três tipos:

- *acidentes acantotóxicos:* resultam da inoculação de peçonha como os provocados por arraias (marinhas ou fluviais), bagre, mandi, peixe-sapo (ou niquim) e peixe-escorpião. Nos peixes acantotóxicos existem ferrões ou espinhos muitas vezes serrilhados envoltos por bainha tegumentar que encobrem glândulas venenosas;
- *acidentes sarcotóxicos:* resultantes da ingestão de peixes (ou outros frutos do mar) venenosos. Há dois tipos: o *acidente tetrodontóxico* relacionado com peixe que produz ele mesmo a toxina, como o baiacu (família Tetraodontidae) e a ciguatera, ou *acidente ciguatóxico* causado pela ingestão de peixe como a garoupa, a barracuda, o robalo e a bicuda, em geral pescados no Oceano Pacífico e que foram intoxicados em vida pela ingestão direta ou indireta (via moluscos contaminados) de algas tóxicas;
- *acidentes escombróticos:* que resultam da ingestão de peixes (ou outros frutos do mar) deteriorados por bactérias devido à má conservação.

Existem também acidentes passivos químicos, como na doença de Minamata (peixe contaminado com metimercúrio).

Acidente por Inoculação de Peçonha de Peixe (Acidente Acantotóxico)[56-58]

Resulta de ferimentos provocados por esporões ou ferrões (acantos), geralmente serrilhados, localizados nas barbatanas peitorais e dorsais ou na cauda do animal e que são recobertos por tegumento sob o qual estão as glândulas venenosas. As lesões facilitam o acesso da ictiotoxina e de microrganismos aos tecidos da vítima. Entre nós, os peixes acantotóxicos mais importantes são os bagres, as arraias marinhas e fluviais, os peixes-escorpião ou mangangás ou beatriz, os peixes-sapo ou niquins ou miquins e os mandis. Os venenos desses peixes são termolábeis e de ação, sobretudo, necrosante. Os de arraias contêm serotonina, polipeptídios de baixo peso molecular, 5-nucleotidase e fosfodiesterase. Os acidentes por bagre são os mais frequentes e os por peixe-escorpião, os mais graves. Os causados por arraias são comuns na Região Amazônica. Evoluem com dor imediata no local da ferroada de intensidade variável, podendo ser lancinante e com irradiação centrípeta, podendo provocar desmaio. Com a dor, ou após a sua regressão, pode haver hiperestesia e/ou parestesia. Nos casos graves, eritema e edema podem envolver todo o membro, associados à linfangite e linfadenite, podendo surgir vesículas e bolhas. Manifestações gerais incluem adinamia, sudorese, náuseas e vômitos, sangramento e hipotensão arterial ou choque, sobrevindo o óbito. Complicações locais incluem a formação de abscesso e necrose mais ou menos extensa.

Para o tratamento, deve-se, de imediato, banhar o local com água fria por alguns minutos para, por vasoconstrição, limitar a absorção do veneno e, em seguida, mergulhá-lo em água morna (em torno de 50ºC), ou cobri-lo com compressas mornas por 30 a 90 minutos para decompor o veneno e aliviar a dor. A dor é tratada, a princípio, com analgésicos de rotina, e na persistência de dor pode-se usar Tramadol. Pode ser preciso o bloqueio anestésico local ou troncular. São imperiosos o desbridamento cirúrgico e a profilaxia do tétano.

Acidentes por Ingestão de Peixe Venenoso (Acidentes Sarcotóxicos)[1,27,28,30]

O veneno pode estar nos músculos, vísceras, pele ou gônadas de peixes venenosos. Alguns peixes são venenosos todo o tempo, outros somente em alguma época do ano e existem espécies cuja natureza toxífera depende da região oceânica que habitam.

Acidentes por Venenos dos Próprios Peixes (Acidentes Tetrodontóxicos)[1,28,30,48]

A tetrodotoxina (TXT) do baiacu ("*o bicho quente*" em tupi-guarani) é inodora, incolor, sem sabor e termorresistente. Bloqueia o transporte de íons sódio na junção neuromuscular. O *death fish* (*Tetrodon hispidus*) do Havaí acumula nos ovários uma toxina ainda mais potente. O quadro começa pouco depois da ingestão, com sintomas neurológicos logo seguidos por manifestações gastrintestinais. No início, há dormência ou parestesia na face ou em torno da boca, na língua e nos dedos das mãos e dos pés. Depois surgem náuseas, vômitos, dores abdominais e diarreia e, mais tarde, disartria, perda de potência muscular, ataxia, mialgias, paresias, paralisias, zumbidos, vertigens e estrabismo. A forma grave cursa também com convulsões, dispneia e depressão. A recuperação pode ser prolongada (semanas a meses). Metade dos pacientes sem o adequado tratamento morre por paralisia respiratória.

O tratamento consiste em lavagem gástrica, e administração de eméticos e purgativos salinos ou catárticos ainda mais potentes. Recomenda-se a administração de anti-histamínico. Casos graves devem receber hidratação, anticonvulsivantes, tratamento convencional do choque e suporte ventilatório.

Acidentes por Peixes Intoxicados por Dinoflagelados (Acidentes Ciguatóxicos ou Ciguatera)[48]

Alimentando-se direta (peixes herbívoros) ou indiretamente (carnívoros) do fitoplâncton, podem ingerir algas dinoflageladas que, nos meses quentes, produzem toxinas classicamente conhecidas como ciguatoxinas. As toxinas se acumulam nos tecidos dos peixes por serem de difícil excreção. A prevenção é difícil porque as toxinas são estáveis no calor e no frio, resistem à desidratação e não alteram o cheiro nem o sabor do peixe. Em geral, os sintomas começam algumas horas após a ingestão, mas podem surgir imediatamente. Náuseas e vômitos são seguidos por parestesias de face, boca e membros, vertigens, ataxia, mialgia e fraqueza muscular. Alguns pacientes podem apresentar prurido generalizado potencializado pela ingestão de álcool e/ou distorção na percepção de frio e calor. O paciente pode morrer por paralisia respiratória nas primeiras 24 horas e, entre os sobreviventes, as manifestações neurológicas podem persistir por semanas. O tratamento é o mesmo do envenenamento tetrodontóxico (ver também envenenamentos por ingestão de moluscos).

Acidentes por Peixes Escombrídeos Contaminados por Bactérias (Acidentes Escombróticos)[45]

Alguns peixes escombrídeos, como o bonito, o atum, a cavala, são ricos em histidina e suscetíveis de decomposição por bactérias se mal conservados. Nesse caso, a histidina do músculo animal é convertida em saurina, toxina que induz a liberação de histamina em humanos. O acidente assemelha-se à intoxicação aguda pela histamina. Minutos depois de ingerida, a toxina induz náuseas, vômitos, dor epigástrica, disfagia, cefaleia, desidratação da boca e urticária intensa, além de rubor facial e edema labial. A doença cura espontaneamente em 24 horas. O tratamento consiste na lavagem gástrica, além de hidratação adequada e administração de anti-histamínicos.

ACIDENTES POR MOLUSCOS (MOLUCISMO OU MALACOCISMO)

(CID 10 = T61.8 - Efeito tóxico de outros frutos do mar)

Acidentes Ativos por *Conus spp.*

Os moluscos do gênero *Conus* mantêm o corpo enrolado dentro de uma característica concha espiral, cônica e assimétrica. Centenas de espécies são encontradas nos oceanos, junto aos fundos rochosos e/ou coralinos. São muito comuns no litoral brasileiro, embora não haja relatos entre nós de acidentes por *Conus*. Algumas espécies extremamente venenosas são usadas como alimento, por exemplo, nas Filipinas. Os antigos romanos criavam esses animais para usá-los como alimento. A julgar pela quantidade de conchas encontradas em sambaquis, nossos índios, antes de Cabral, faziam o mesmo que os romanos[26].

Para a captura de peixes pequenos, o *Conus* contamina com neurotoxina dardos existentes no interior de uma pequena tromba ou probóscide e lança-os com grande velocidade na vítima. O homem pode ser atingido. Os sintomas decorrentes são variados. Na maioria dos casos, limita-se a um prurido discreto. Acidentes mais graves são causados por espécies que habitam os oceanos Índico e Pacífico, como a *Conus geographus*, a mais venenosa de todas. Tais acidentes causam dor, edema, parestesia em todo o membro, ataxia, tremores, paralisia ascendente, dispneia, coma e morte por apneia[28]. A vítima deve permanecer em repouso e a região atingida pressionada com um chumaço de gaze ou um pano, o suficiente para não interromper o pulso arterial distal. Tão logo possível, remove-se o chumaço e imerge-se o membro atingido em água em torno de 50ºC por cerca de 30 a 90 minutos. Medidas complementares incluem assistência respiratória e cardiovascular.

Acidentes por Moluscos Venenosos ou Contaminados por Toxinas de Algas

A ingestão do mexilhão *Neptunea antigua* (*red whelk*) pode causar um envenenamento semelhante ao efeito do curare. O quadro seria determinado pela tetramina (hidróxido de tetrametilamônio), uma toxina produzida nas glândulas salivares do molusco. Por outro lado, mexilhões do Pacífico, servidos como pratos exóticos em muitos países, tornam-se extremamente tóxicos no final da primavera e durante o verão, quando se alimentam, à semelhança dos peixes ciguatóxicos, de algas dinoflageladas. Nas últimas décadas têm sido constatados aumentos da incidência e da distribuição geográfica mundial deste tipo de acidente. Um surto de intoxicação por ingestão de mexilhões envolvendo 140 pessoas no Canadá, em 1987, que culminou com três mortes e amnésia entre 25% dos sobreviventes, fez aumentar o interesse científico pelo tema[63]. A expansão do problema pode estar relacionada às mudanças climáticas favorecedoras da floração de algas nocivas ("maré vermelha") e também às ações do homem alterando ecossistemas pela aquicultura e transferindo organismos para novos ambientes. No Brasil, onde tais acidentes não têm registro sistemático, a produção de moluscos cultivados está se desenvolvendo em muitas áreas litorâneas, sobretudo em Santa Catarina. Por outro lado, têm sido registradas florações de algas e detectadas algumas de suas toxinas em moluscos e na água[53], o que sinaliza para o risco potencial de outro grave problema de saúde pública em nosso País.

A toxina do *Gymnodrium brevis*, dinoflagelado responsável pelas "marés vermelhas" da costa da Flórida, nos EUA, tem sido responsabilizada por um quadro de irritação ocular e do trato respiratório superior entre pessoas que vivem próximo às praias atingidas. As microalgas mais frequentes, no entanto, são as do gênero *Gonyaulax* (*G. cetanella* no Oceano Pacífico e *G. tamarensis* no Atlântico).

Algas são a base da cadeia trófica marítima, e os moluscos que delas se alimentam são excelentes filtradores e acumuladores de suas toxinas. Esses moluscos podem ser, do mesmo modo que as próprias algas, alimentos de peixes que, deste modo, também se tornam fator de risco alimentar para o homem. A ação principal das dezenas de toxinas de microalgas conhecidas, todas hidrossolúveis, termoestáveis e rapidamente absorvíveis pela mucosa digestiva, é o bloqueio da despolarização por abolição dos potenciais de ação de fibras nervosas vertebrais e de fibras musculares esqueléticas. Essas toxinas são divididas em quatro grupos: ASP (*Amnesic Shellfish Poisoning*), DSP (*Diarrheic Shellfish Poisoning*), NSP (*Neurotoxic Shellfish Poisoning*) e PSP (*Paralytic Shellfish Poisoning*). O quadro clínico e a gravidade dependem do tipo de toxina:

o grupo ASP inclui, além de aminoácidos do grupo dos *kainoides*, o ácido domoico, um aminoácido raro análogo ao ácido glutâmico (neurotransmissor excitatório). O ácido domoico age, sobretudo, nos neurônios do hipocampo relacionados com a memória. Cerca de 24 horas após a ingestão, a ASP provoca gastrenterite aguda seguida de confusão mental e desordens neurológicas periféricas. Alguns pacientes desenvolvem amnésia para fatos recentes[29,63]. O grupo DSP inclui poliésteres de alto peso molecular como o ácido okadoico, a yessotoxina, a pectenotoxina e a toxina dinophysis. O ácido okadoico, 3 horas depois de ingerido, irrita a mucosa intestinal, provocando cólicas e diarreia[29]. O grupo NSP inclui brevetoxinas (poliésteres) que, poucos minutos depois de deglutidas, desencadeiam manifestações neurológicas e gastrintestinais, invertem a percepção de calor e frio e podem causar a morte[29]. O grupo PSP é responsável pelos quadros mais graves. São cerca de 20 toxinas derivadas da saxitoxina (STX), potente neurotoxina que, meia a 2 horas depois de ingerida, provoca formigamentos e/ou dormência nos lábios e na face que progridem para os membros, com sonolência, torpor, ataxia, fala incoerente, sensação de flutuação e paralisia respiratória com morte 2 a 25 horas após a refeição[29]. Essas toxinas são bem eliminadas pelo rim humano, devendo-se forçar a sua excreção com hidratação adequada. Além disso, recomendam-se lavagem gástrica e manutenção das funções vitais.

Acidentes por Polvos (*Octopus spp.*)

Polvos (cefalópodes) são moluscos encontrados em grande parte do litoral brasileiro, desde águas rasas até as mais profundas. Um dos acidentes provocados por esses animais, sobretudo por espécies de pequeno porte, é a mordedura. Muitos polvos encontrados nos oceanos Índico e Pacífico, como o *Blue Ringed Octopus* da Austrália, produzem secreções venenosas e ao morder impregnam a vítima com saliva rica em tetradotoxina, podendo provocar paralisia respiratória. O tratamento assemelha-se ao do envenenamento por *Conus*.

ACIDENTES PROVOCADOS POR ÁGUA-VIVA E OUTROS CELENTERADOS (CNIDARISMO)

(CID 10 = T63.6 – Efeito tóxico de contato com outros animais marinhos)

Os celenterados de interesse médico incluem águas-vivas (medusas), caravelas (fisálias) e anêmonas-do-mar (actinas)[28]. No epitélio externo (principalmente no de seus tentáculos) existem células especiais (cnidoblastos). Os cnidoblastos contraem-se quando há contato com uma vítima expulsando rapidamente de seu interior um filamento (cnidocílio). O cnidocílio penetra na derme e deixa escoar um líquido urticante. A dor é imediata, simulando alfinetada ou queimadura. Um prurido irresistível faz com que a vítima coce o suficiente para elevar a temperatura da área afetada. Podem ocorrer eritema, edema, vesículas e bolhas mais ou menos exuberantes em função do tempo de contato, da área da pele atingida e de hipersensibilidade por exposições prévias[28,34]. A espessura da epiderme protege as regiões palmares e plantares. Casos graves (como o acidente por fisália) cursam com sudorese, lacrimejamento, sialorreia, náusea, vômito, mialgia, artralgia, vertigem, contratura muscular, bradicardia e hipotensão arterial. Os casos fatais são precedidos de midríase, fibrilação, insuficiência respiratória e/ou choque anafilático[28,34]. Há relatos de acidentes fatais por *Chiropsalmus quadrumanus* e *Tamoya haplonema*, que são espécies de medusas comuns no Brasil[28].

O tratamento dos casos leves consiste em lavar o local com a água do mar; remover suavemente os tentáculos com as mãos enluvadas e usando uma pinça ou o bordo de uma faca; aplicar vinagre (ácido acético a 5%) por meia hora para neutralizar o veneno; sobrepor emulsão de água do mar, bicarbonato de sódio e talco, esperar secar e remover com o bordo da faca para retirar os nematocistos restantes. O uso intermitente de bolsa de gelo ou de compressas frias com água por 5 a 10 minutos e de geleia anestésica (xilocaína) ou corticoides tópicos duas vezes ao dia alivia os sintomas. O tratamento do caso grave é o das reações anafiláticas[34].

ACIDENTES POR OURIÇO-DO MAR E OUTROS EQUINODERMAS (EQUINODERMISMO)

(CID 10 = X26 – Contato com animais e plantas marinhos venenosos)

Acidentes Tóxicos por Ouriço-do-Mar

A maioria dos acidentes por ouriços-do-mar resulta em trauma sem envenenamento. A penetração de suas espículas na pele humana causa dor, eritema e ulceração, podendo evoluir com infecção secundária. Espécies comuns em praias brasileiras como as do gênero *Lythechinus* e outras de águas profundas (*Diadema sp.*) produzem neurotoxinas termorresistentes em glândulas ligadas a pedúnculos flexíveis (pedicelárias), que o animal crava na vítima para inocular a peçonha. O acidente, raro no Brasil, provoca dor irradiada e parestesias, que começam a regredir espontaneamente passados 15 minutos e desaparecem em menos de 1 hora. Nos acidentes mais graves (por *Diadema*), paresias e paralisias de lábio, língua e face podem se associar a distúrbios respiratórios que também regridem espontaneamente passadas algumas horas, mas que podem predispor mergulhadores acidentados à morte por afogamento[25,26].

O tratamento consiste na remoção dos espinhos com o auxílio de pinças. As feridas não devem ser suturadas. Como as espículas se quebram com facilidade, deve-se radiografar o local para visualizar fragmentos, que deverão ser removidos cirurgicamente. Removidos os espinhos, o local deve ser lavado com água e sabão. Para o alívio da dor deve-se imergir o local em solução aquosa de sulfato de magnésio a 50°C durante 20 minutos ou água a 50°C por 30 a 60 minutos. Eventuais reações alérgicas são tratadas com adrenalina, anti-histamínicos e corticosteroides. Deve ser feita obrigatoriamente a profilaxia do tétano (ver Capítulo 148, sobre tétano). Infecções secundárias são tratadas com penicilina ou seus substitutos[26].

Acidentes por Ingestão de Pepinos do Mar

Sua ocorrência é rara e o tratamento consiste na lavagem estomacal[28].

ACIDENTES POR ESPONJAS OU PORÍFEROS (PORIFERISMO)

(CID 10 = X26 – Contato com animais e plantas marinhos venenosos)

Esponjas são animais fixos e quase sempre marinhos. O esqueleto flexível do animal é formado por uma rede de espongina (escleroproteína rica em enxofre) e espículas calcárias ou silicosas. Algumas espécies dos gêneros *Tedania* e *Neofibularia* secretam substâncias irritantes. No contato direto com esponjas, espículas embebidas de peçonha podem penetrar na pele da vítima. O acidente é raro e suas vítimas são, quase sempre, colhedores de esponjas ou estudantes de ciências do mar. O quadro clínico é o de uma dermatite eczematosa dolorosa e irritante. Acidentes mais graves provocam dores fortes, edema importante e flictenas.

O tratamento consiste em irrigar a área afetada com ácido acético a 5% (vinagre) por 15 minutos, depois secar o local e depilá-lo com lâmina ou fita adesiva para remover as espículas, novamente irrigar com vinagre por 5 minutos e iniciar corticoide tópico duas vezes ao dia até interromper a irritação. Nos casos graves, deve-se administrar anti-histamínicos e corticosteroides por via sistêmica. Advindo infecção secundária, interrompe-se o tratamento com corticoides e inicia-se penicilina (gram-positivos e anaeróbios)[26].

ACIDENTES POR POLIQUETAS (ANELÍDEOS DA CLASSE *POLICHETA*)

(CID 10 = X27 – Contato com outros animais venenosos especificados)

Das três classes de anelídeos – hirudíneos ou sanguessugas (sem cerdas), oligoquetas ou minhocas (com poucas cerdas) e poliquetas (com muitas cerdas) – apenas a *Policheta* possui espécies venenosas, que são as dos gêneros *Hemodice*, *Eurythoe*, *Chloeia* e *Amphinome*, conhecidas em todo o mundo como *vermes-de-fogo*. Esses vermes pequenos e segmentados (anéis achatados) habitam ambientes costeiros do Atlântico e do Mediterrâneo, sob pedras ou enterrados na areia. São muito comuns no litoral brasileiro, embora não se encontre relato médico de acidentes por tais espécimes entre nós. Em cada segmento (metâmero) do verme-de-fogo há um par de estruturas laterais, as parápodes, das quais partem cerdas ou sedas. Na extremidade de cada seda existem minúsculos arpões em que o animal dispara por instinto de defesa ou de ataque. As sedas provocam irritação e ardor na pele da vítima. O acidente pode evoluir durante alguns dias com inflamação, prurido intenso e parestesia. Eventualmente, ocorre infecção secundária. O tratamento consiste na retirada das cerdas com pinça ou, melhor ainda, usando fita adesiva. Depois devem ser colocadas compressas embebidas em ácido acético a 5% (vinagre) ou solução diluída de amônia[28].

ACIDENTES POR ANFÍBIOS E POR LAGARTOS VENENOSOS

(CID 10 = T63.8 - Efeito tóxico de contato com outros animais venenosos [Veneno de anfíbio]; T63.1 - Efeito tóxico do veneno de outros répteis [Veneno de lagarto])

ACIDENTES POR SAPOS E OUTROS ANFÍBIOS (FRINOÍSMO)

Muitas das mais de 2.500 espécies acolhidas na classe *Anfibia* são venenosas. Destacam-se os sapos (família *Bufonidae*), algumas rãs (várias famílias, incluindo a *Dendrobatidae* e a *Ranidae*) e certas salamandras (gênero *Salamandra*). Das espécies venenosas, por outro lado, poucas têm sido arroladas como agentes de envenenamento humano. Secreções cutâneas tóxicas dos anfíbios são de amplo interesse biológico, mas pouco significado médico. A literatura comenta, sobretudo, acidentes envolvendo sapos.

As inúmeras verrugas da pele dura e ressecada dos sapos são pequenas glândulas de veneno. No gênero *Bufo*, existem quatro glândulas maiores, uma em torno de cada órbita e uma em cada pata traseira. Os sapos não possuem aparelho ejetor e tampouco esguicham veneno diretamente. Isto só ocorre quando sofrem forte compressão. Normalmente, a peçonha brota de modo contínuo e sob a forma de gotículas. Sua função principal é a de defesa passiva do animal contra seus predadores e, possivelmente, contra germes infectantes[8]. O veneno, um líquido cremoso, branco e muito viscoso, contém aminas biogênicas (adrenalina, noradrenalina, dopamina e epinina) e é rico em esteroides neurotóxicos e cardiotóxicos (bufadienólides) que possuem em suas estruturas moleculares o ciclopentanoper-hidrofenantreno, à semelhança dos digitálicos e outros venenos cardiotóxicos. Esteroides como a bufotenina, a bufotenidina e a bufoviridina são alucinógenos, vasoconstritores e hipotensores. A bufotalina age nas fibras musculares lisas e estriadas cardíacas. Algumas rãs produzem batracotoxina, que é extremamente tóxica, causando arritmias, parada cardíaca e despolarização da membrana no sistema nervoso periférico. A pele das rãs é rica em peptídeos biologicamente ativos, alguns com ação antibiótica contra bactérias, fungos e protozoários[12]. Os venenos dos anfíbios são termorresistentes e não antigênicos, não sofrem digestão e são bem absorvidos pelas mucosas.

Crianças são as principais vítimas. Envenenamento de adulto pode ocorrer, por exemplo, em certos rituais de curandeirismo. O quadro clínico resultante da ingestão ou do contato prolongado com a mucosa da boca inclui sialorreia, broncorreia, náuseas e vômitos. As intoxicações agudas intensas ou as intermitentes podem causar vertigens, hipertensão arterial, taquiarritmias, paralisias, convulsões e, raramente, o óbito. Em contato com os olhos, a ação cáustica do veneno pode causar congestão, conjuntivite, ceratite e cegueira[12]. O tratamento inclui lavagens gástricas, uso de purgativos salinos e hidratação adequada para forçar a diurese. Se os olhos são atingidos, faz-se lavagem abundante.

ACIDENTES POR LAGARTOS VENENOSOS (HERPTEÍSMO)

Os dois únicos lagartos venenosos conhecidos pertencem ao gênero *Heloderma*: o *H. suspectum* ("monstro de Gila") do sul dos Estados Unidos e o *H. horridum* do sul do México e norte da América Central. De porte avantajado, cor amarela ou rosada e escamas pretas, têm glândulas submandibulares nas quais é elaborada uma saliva peçonhenta que exsuda continuamente pela boca do animal e é ejetada em maior quantidade durante a mastigação. O veneno, que possui ações neurotóxica, proteolítica e hemolítica, penetra através dos ferimentos produzidos pelos dentes do réptil, provocando dor e edema no local e, algumas vezes, perspiração, adinamia, paralisia focal e hipotensão arterial. A morte é excepcional e pode resultar da ação do veneno em centros respiratórios ou de grave depressão miocárdica[1].

REFERÊNCIAS BIBLIOGRÁFICAS

1. Amaral A. Poisining by fish and other animals. In: Gradwohl RBH, Soto LB, Felsenfeld O (ed). Clinical Tropical Medicine. St. Louis: Mosby; 1951. p. 1265-72.
2. Amaral CF, Rezende NA. Acidentes por escorpiões. Arq Bras Med. 1991;64:212-216.
3. Amaral CFS et al. Detecção de cromatina circulante através de ELISA em pacientes picados por *Crotalus durissus* (C.D). Rev Soc Bras Med Trop. 1995;28 (supl. I):175.
4. Amaral CFS et al. Evidência de mecanismo não-cardiogênico na gênese do edema pulmonar agudo secundário a acidente escorpiônico (*Tytius serrulatus*). Rev Soc Bras Med Trop. 1992;25(supl.):108.
5. Amaral CFS, Magalhães RA, Rezende NA. Comprometimento respiratório secundário a acidente ofídico crotálico (*Crotalus durissus*). Rev Inst Med Tro S. Paulo. 1991;33:251-55.
6. Amaral CFS et al. Afibrinogenemia secundária a acidente ofídico crotálico (*Crotalus durissus terrifificus*). Rev Inst Med Trop S. Paulo. 1988;30:288-92.
7. Araújo ME, Santos ACMCA. Cases of human envenoming caused by *Philodryas olfersii* and *Philodryas patagoniensis* (serpentes: *Colubridae*). Rev Soc Bras Med Trop. 1997;30:517-19.
8. Baldo C et al. Mechanisms of vascular damage by hemorrhagic snake venom metalloproteinases:Tissue distribution and in situ hydrolysis. PLoS Medicine. 2010;4: e 727, 10 p. Disponível em: :http://www.plostds.org. Acessado em: dez. 2012.
9. Barraviera B et al. Acidente por múltiplas picadas de abelhas. Resultados anatomopatológicos. Rev Soc Bras Med Trop. 1992;25(Supl.):113.
10. Barraviera B, Ferreira Júnior RS. Acidentes ofídicos. In:Focaccia R (ed). Tratado de Infectologia. 4ª ed. São Paulo: Atheneu; 2009. p. 2095-112.
11. Barraviera B. Acidentes por serpentes do gênero Crotalus. Arq Bras Med. 1991;64:14-20.
12. Barraviera B. Venenos animais: uma visão integrada. Rio de Janeiro: Ed. Publicações Científicas (EPUC); 1994. 411 p.
12a. Barroso E et al. Estudo dos acidentes causados por centopeias. Rev Soc Brás Méd Trop. 2000;33 (Supl):157.
13. Bernardes PS. Mudanças na classificação de serpentes peçonhentas brasileiras e suas implicações na literatura. Gaz Med Bahia. 2011;81:55-63.
14. Bochner R, Struchiner CJ. Acidentes por animais peçonhentos e sistemas nacionais de informação. Cad. Saúde Pública, Rio de Janeiro. 2002;18:735-46.
15. Bücherl W. Escorpionismo no Brasil. Mem Inst Butantan. 1969;34:9-24.
16. Bukarertchi F et al. Snakebites by *Crotalus durissus ssp.* in children in Campinas, São Paulo, Brazil. Rev Inst Med Trop. S. Paulo. 2002;44:133-8.

17. Costa RM. Pararamose: uma reumatose ocupacional. Rev Bras Reumatol. 1981;21:132-36.

18. Cupo P et al. Acidentes por animais peçonhentos: Escorpiões e aranhas. Medicina (Ribeirão Preto). 2003;36:490-7.

19. Dantas APC et al. Acidentes por animais peçonhentos. In: Brasil, Ministério de Saúde, Secretaria de Vigilância em Saúde. Guia de Vigilância Epidemiológica. 7ª ed. 2009. Caderno 14.

20. Fan HW et al. Síndrome hemorrágica causada por Lonomia sp. na grande São Paulo. Rev Soc Bras Med Trop. 1996;29(Supl. I):243.

21. Figueiredo AB et al. Avaliação da perfusão e função miocárdicas utilizando Gated-SPECT. Arq Bras Cardiol. 2010;94:444-51.

22. Fiszon JT, Bochner R. Subnotificação de acidentes por animais peçonhentos registrados pelo SINAN no Estado do Rio de Janeiro no período de 2001 a 2005. Rev Bras Epidemiol. 2008;11:114-27.

23. França FOS et al. Acidentes por aracnídeos e insetos. In:R, Focaccia R (ed). Tratado de Infectologia. São Paulo: Atheneu; 2009. p. 2075-80.

24. Fróes HP. Studies on venemous fishes of tropical countries. J Trop Med Hyg. 1933;36:134-35.

25. Gusmão HH, Forattini OP, Rotberg A. Dermatite provocada por lepidópteros do gênero Hylesia. Rev Inst Med Trop São Paulo. 1961;3:1114-20.

26. Haddad Júnior V, Cardoso JLC. Dermatoses por Toxinas e Venenos Animais. In: Sampaio SAP, Rivitti EA (ed). Dermatologia. São Paulo: Artes Médicas; 2000. p. 593-601.

27. Haddad Júnior V, Pardal PPO, Cardoso JLC. O peixe-sapo venenoso Thalassophryne nattereri (niquim ou miquim): relato de 43 acidentes provocados em pescadores de Salinópolis (Pará) e Aracaju (Sergipe), Brasil. Rev Inst Med Trop São Paulo. 2003;45:221-23.

28. Haddad Júnior V. Animais aquáticos de importância médica no Brasil. Rev Soc Bras Med Trop. 2003;36:591-97.

29. Hallegraeff GM et al. Manual on harmful marine microalgae. Paris: UNESCO; 2003. 793 p.

30. Halstead BW. Venomous marine animals of Brazil. Mem Inst Butantan. 1966;33:1-26.

31. Jorge MT, Ribeiro LA. Acidentes por serpentes peçonhentas do Brasil. Rev Ass Med Brasil. 1990;36:66-77.

32. Kitchens CS, Van Mierop LHS. Envenomation by the eastern coral snake (Micrurus fulvius fulvius): A study of 39 victims. JAMA. 1987;258:1615-18.

33. Kouyoumdjian JA, Kouyoumdjian NCV. Acidentes ofídicos: Estudo de 46 casos na região de São José do Rio Preto. Ars Curandi. 1996; set.:55-92.

34. Krinsky WL. Artrópodes e sanguessugas. In: Wyngaarden JB, Smith Jr LH, Bennettt JC (ed). Cecil Tratado de Medicina Interna. 19ª ed. Rio de Janeiro: Guanabara Koogan; 1993. p. 2064-71.

35. Lima LA, Ferreira ML. Estudos clínicos e experimentais sobre envenenamento causado pelo peixe Thalassophryne nattereri (niquim). An Bras Dermatol. 2000;75:435-43.

36. Lima LAF, Ferreira ML. Estudo clínico e experimental sobre o envenenamento pelo peixe Thalassophryne nattereri (niquim). An Bras Dermatol. 2000;754:435-43.

37. Lima LCA et al. Insuficiência múltipla de órgãos relacionada a acidente ofídico: relato de caso. Rev Bras Ter Intensiva. 2010;22:399-402.

38. Lopes PFA, Argento CA. Acidentes por animais peçonhentos. Ars Curandi. 1984;17(1):101-07.

39. Magalhães RA et al. Rabdomiólise secundária a acidente ofídico crotálico (Crotalus durissus terrificus). Rev Inst Med Trop S. Paulo. 1986;28:228-33.

40. Magri MMC et al. Rabdomiólise associada a acidente por Loxoceles sp na forma cutâneo-visceral. Rev Soc Bras Med Trop. 2000;33(Supl.):163.

41. Maria WS et al. Desenvolvimento e padronização do método de ELISA para estimar in vitro a potência neutralizante de antivenenos equinos de uso terapêutico. Rev Soc Bras Med Trop. 1996;29(Supl. I):236.

42. Marotta AMM et al. Insuficiência renal aguda após acidente botrópico: um relato de caso. Rev Biociên Taubaté. 2006;12:88-93.

43. Melgarejo AR. Serpentes peçonhentas do Brasil. In:Cardoso et al. Animais Peçonhentos no Brasil: biologia, clínica e terapêutica dos acidentes. São Paulo: Sarvier; 2003. p. 33-61.

44. Ministério da Saúde. Estatística anual de casos de intoxicação e envenenamento. Brasil 1997. MS/FIOCRUZ/CICT/SINITOX; 1999. 38 p.

45. Ministério da Saúde. Manual de Diagnóstico e Tratamento de Acidentes por Animais Peçonhentos. 2ª ed. Brasília, 2001. 112 p.

46. Nicoleti AF et al. Comparison of Bothropoides jararaca bites with and without envenoming treated at the Vital Brazil Hospital of the Butantan Institute, State of São Paulo, Brazil. Rev Soc Bras Med Trop. 2010;43:657-61.

47. Nishioka AS, Silveira PVP. Philodryas patagoniensis bite and local envenoming. Rev Inst Med Trop São Paulo. 1994;36:279-81.

48. Nonato EF et al. Acidentes por animais aquáticos. In: Veronesi R, Focaccia R (ed). Tratado de Infectologia. São Paulo: Atheneu; 1996. p.1543-49.

49. Olórtegui CC et al. Desenvolvimento da reação imunoenzimática (ELISA) para identificar antígenos de veneno de Tityus serrulatus em indivíduos acidentados. Anais do XXVIII Congresso da Soc Bras Med Trop. 1992. p. 110.

50. Olórtegui CC et al. Enzyme-linked immunosorbant assay (ELISA) para a identificação e diferenciação dos venenos de Bothrops atrox e Lachesis muta muta. Anais do XXVIII Congresso da Soc Bras Med Trop. 1992. p.112.

51. Olórtegui CC et al. Desenvolvimento de tesses imunoenzimáticos para detecção de antígenos específicos dos venenos de serpentes dos gêneros Bothrops e Crotalus no Brasil. Rev Soc Bras Med Trop. 1996;29 (Supl. I):236.

52. Petricevich VL et al. Increments in serum cytokine and nitric oxide levels in mice injected with Bothrops asper and Bothrops jararaca snake venoms. Toxicon. 2000;38:1253-66.

53. Proença LAO et al. Ocurrence of paralytic shellfish poisoning – PSP in Southern Brazilian Waters. Ciência e Cultura. 1999;51:16-21.

54. Ribeiro LA, Jorge MT. Acidentes por serpentes do gênero Bothrops:série de 3.139 casos. Rev Soc Bras Med Trop. 1997;32:475-80.

55. Ribeiro LA, Jorge MT. Epidemiologia e quadro clínico dos acidentes por serpentes Bothrops jararaca adulta e filhotes. Rev Inst Med Trop S. Paulo. 1990;32:436-42.

56. Ribeiro LA, Jorge MT. Acidentes por serpentes do gênero Bothrops: série de 3.139 casos. Rev Soc Bras Med Trop. 1997;30:475-80.

57. RS, SS, Centro de Informações Toxicológicas. Manual de Diagnóstico e Tratamento de Acidentes por Lonomia. Porto Alegre; 1999. 20p.

58. Secretaria de Estado de Saúde de São Paulo/ Instituto Butantan. Manual de Diretrizes para Atividade de Controle de Escorpiões. São Paulo; 1994. 48 p.

59. Silva MD et al. Avaliação da miotoxicidade do veneno crotálico por técnicas de histoquímica muscular. Resultados preliminares. Rev Soc Bras Med Trop. 1996;28(Supl.I):173.

60. Silva MV, Buononato MA. Relato clínico de envenenamento humano por Philodryas olfensi. Mem Inst Butantan. 1983/1984;47/48:121-26.

61. Souza ARB et al. Doze acidentes elapídicos atendidos na FMT/IMT-AM, de 1987 a 1999. Rev Soc Bras Med Trop. 2000;33(Supl.):156.

62. Tambourgi DV. Envenenamento por serpentes: Doença negligenciada afetando países em desenvolvimento. 2010. Anais da 62ª Reunião Anual da SBPC. Natal-RN. Disponível em:In http://www.sbpcnet.org.br/livro/62ra/conferencias/CO%20Denise%20V%20Tambourgi.pdf. Acessado em: jul. 2011.

63. Todd ECD. Domoic acid and amnesia shellfish poisoning. J Food Protection. 1993;56:69-83.

64. Vital Brazil O. Venenos ofídicos neurotóxicos. Rev Ass Med Brasil. 1980;26:212-18.

65. WHO. Rabies and Envenoming: a neglected public health issue. Report of a consultative meeting. World Health Organization, Geneva. 2007. 38p.

4 Actinomicose e Nocardiose

■ **Walter Tavares**

ACTINOMICOSE[1,4,6,7,9,10,11,17,18,20]

(CID 10 = A42 – Actinomicose; A42.0 – Actinomicose pulmonar; A42.1 – Actinomicose abdominal; A42.2 – Actinomicose cervicofacial; A42.8 – Outras formas de actinomicose; A42.9 – Actinomicose não especificada)

Actinomicose é uma infecção granulomatosa crônica causada por bactérias do gênero *Actinomyces*, caracterizada por um processo supurativo localizado que pode fistulizar. Os *Actinomyces* são bactérias gram-positivas anaeróbias ou microaerófilas, formadoras de filamentos como um micélio, fazendo com que no passado fossem estudadas entre os fungos. Várias espécies podem infectar o homem, mas o *A. israelli* é o mais frequentemente associado à doença humana. Os actinomicetos são saprófitas da mucosa bucal do homem e de outros animais, tendo baixa virulência e raramente causando infecção no homem. Admite-se que para a ocorrência da actinomicose seja necessária a presença de outras bactérias para que ocorra a infecção pelo actinomiceto. A presença de vários microrganismos provoca a existência de um meio com baixo potencial de oxirredução que favorece o crescimento do *Actinomyces*.

A actinomicose é mais frequente no sexo masculino, com uma relação de 4:1. Em cerca de 50% dos casos, a lesão está situada no pescoço e na face, constituindo a actinomicose cervicofacial, cuja origem frequentemente é uma infecção dental ou traumas dental e bucal. Por aspiração ou propagação da lesão orofacial, ocorre a forma pulmonar e, eventualmente, a localização em órgãos abdominais (intestino, apêndice, gânglios abdominais). Mais raramente, por disseminação hematogênica ou por contiguidade, a actinomicose pode localizar-se em seios da face, ouvido, ossos, sistema nervoso (meningite), rins, aparelho genital feminino. O diagnóstico da actinomicose exige um alto grau de suspeição, sendo mais típica a forma cervicofacial da doença.

O quadro clínico da actinomicose cervicofacial inicia-se pela face e na região submandibular, com edema progressivo, febre moderada ou elevada, dor local, dificuldade em mobilizar o pescoço e em abrir a boca. Com frequência ocorre a formação de fístulas que dão saída a material purulento no qual se pode constatar a presença de grânulos que, observados ao microscópio, revelam o aglomerado do microrganismo sob a forma de filamentos dispostos radialmente. O diagnóstico diferencial é feito principalmente com adenite bacteriana causada por estreptococos, estafilococos e anaeróbios da orofaringe, com tuberculose ganglionar, paracoccidioidomicose e neoplasias de partes moles ou linfáticas.

Na localização pulmonar, o paciente apresenta quadro clínico crônico de tosse seca, emagrecimento, podendo referir dor tipo pleurítico. É possível a ocorrência de fístulas na face anterior do tórax ou na região dorsal, com eliminação de material purulento, com presença de grãos do microrganismo. A forma abdominal em geral é diagnosticada ao ser o paciente submetido à cirurgia devido à queixa de dor abdominal de causa ignorada, simulando, por vezes, quadro de apendicite.

O encontro de grãos e a cultura do material são os elementos para o diagnóstico, devendo-se lembrar que o cultivo do *Actinomyces* deve ser realizado em anaerobiose. Exames de imagem contribuem para o diagnóstico de localizações pulmonares e em órgãos abdominais. O tratamento é feito com penicilina G cristalina por via intravenosa (IV) em doses de 18 a 24 milhões de unidades/dia, fracionada de 4/4 h, em adultos, por 2 a 6 semanas, continuando-se a terapêutica com amoxicilina (500 mg, de 8/8 h, ou ampicilina, 500 mg, de 6/6 h) por via oral durante um prazo longo de 6 a 12 meses. Pacientes alérgicos a penicilinas devem ser tratados com doxiciclina ou clindamicina ou cotrimoxazol, em doses usuais.

NOCARDIOSE[2,3,5,8,12-16,19,21]

(CID 10 = A3 – Nocardiose; A43.0 – Nocardiose pulmonar; A43.1 – Nocardiose cutânea; A43.8 – Outras formas de nocardiose; A43.9 – Outras formas de nocardiose não especificadas)

Nocardia são bactérias gram-positivas que compõem, juntamente com os *Actinomyces, Mycobacterium, Actinobacillus* e outros, o grupo dos actinomicetos, bactérias gram-positivas com forma filamentosa. As nocárdias são bactérias aeróbias disseminadas no meio ambiente, onde vivem saprofiticamente em solo, água, vegetais, podendo infectar o homem e outros animais por traumatismo da pele ou por inalação. Existem mais de 50 espécies de *Nocardia* capazes de infectar o ser humano, sem distinção de raça ou idade; porém, a incidência da infecção é duas ou três vezes maior no homem. A nocardiose é pouco frequente, ocorrendo principalmente em indivíduos imunocomprometidos na imunidade celular, como os pacientes com aids e os com neoplasias e em transplantados de órgãos, nos quais a incidência é 140 a 340 vezes mais comum do que na população em geral.

A doença humana pode estar relacionada com inoculação de *Nocardia* na pele e subcutânea, o que provoca as forma cutâneas da enfermidade. A aspiração do microrganismo é responsável por 50% a 70% dos casos com envolvimento pulmonar, podendo, daí, disseminar-se para outros tecidos. Assim, a nocardiose pode manifestar-se clinicamente sob três formas: cutânea primária, pulmonar e disseminada.

A forma cutânea é causada principalmente por *N. brasiliensis* e manifesta-se por uma lesão superficial, ou como lesões linfocutâneas ou como micetoma actinomicótico (actinomicetoma). A lesão primária é inespecífica, podendo prolongar-se por meses como infiltrado ou úlcera; a forma linfocutânea é similar ao quadro clínico da esporotricose linfocutânea; o micetoma é descrito no capítulo sobre micetomas.

A forma pulmonar manifesta-se por um quadro pneumônico ou infiltrativo ou cavitário, de evolução mais frequentemente crônica. O quadro radiológico é variado, podendo confundir-se com tuberculose, abscesso piogênico e outras doenças pulmonares.

A forma disseminada a partir do pulmão é observada em pacientes imunocomprometidos, podendo acometer o tecido subcutâneo, o sistema nervoso e outras vísceras.

O diagnóstico do actinomicetoma é feito pela cultura do material obtido na lesão, devendo-se lembrar que na infecção por *Nocardia* não há formação de grãos, como ocorre na actinomicose. Ademais, o cultivo pode ser realizado em aerobiose, podendo ser difícil a identificação das nocárdias pelo crescimento mais rápido e abundante de outras bactérias presentes no material. Outras localizações da nocardiose são de diagnóstico difícil, devendo haver a suspeita do agente nos casos de processos pneumônicos nos quais não se atinge o diagnóstico pelos meios usuais. A radiografia e a tomografia computadorizada do tórax não mostram alterações que induzam ao diagnóstico de infecção por nocárdia.

O tratamento clássico da nocardiose é feito com derivados sulfamídicos, mostrando a sulfadiazina e a associação sulfametoxazol + trimetoprima (cotrimoxazol) igual eficácia. A sulfadiazina tem o inconveniente das múltiplas tomadas durante o dia e a necessidade de hidratar adequadamente o enfermo para evitar a sua cristalização nos túbulos renais. O cotrimoxazol tem a comodidade de menor número de comprimidos e tomadas do medicamento durante o dia. Outras opções terapêuticas por via oral são doxiciclina, minociclina, ciprofloxacino e amoxicilina com clavulanato. Por via parenteral, ceftriaxona, meropeném e linezolida são opções, sobretudo nos casos de comprometimento do sistema nervoso. O tratamento é prolongado, embora a melhora clínica das formas sistêmicas ocorra de maneira rápida. Nos casos com comprometimento meníngeo ou pulmonar, a terapia é mantida inicialmente por via parenteral e, em seguida, por via oral (com cotrimoxazol) por até 6 a 12 meses. Também nos micetomas, a terapia com cotrimoxazol é mantida durante meses ou anos, empregada na dose de 5 a 10 mg/kg/dia, calculada em trimetoprima.

REFERÊNCIAS BIBLIOGRÁFICAS

1. Aguirrebengoa K et al. Actinomicosis orocervicofacial. Presentacion de 5 casos. Enferm Infecc Microbiol Clin. 2002;20:53-56.
2. Ambrosioni J, Lew D, Garbino J. Nocardiosis: Updated clinical review and experience at a tertiary center. Infection. 2010;38: 89-97.
3. Bath PM, Pettingale KW, Wade J. Treatment of multiple subcutaneous Nocardia asteroides abscesses with ciprofloxacina and doxycycline. Postgrad Med J. 1989;65:190-91.
4. Bononi F, Iazzetti AV, Silva NS. Actinomicose cervicofacial na infância – apresentacão de um caso clínico e revisão da literatura. J Pediatr (Rio J). 2001;77:52-54.
5. Corti ME, Villafane-Fioti MF. Nocardiosis: a review. Int J Infect Dis. 2003;7:243-50.
6. Fatureto MC et al. Actinomicose pulmonary com envolvimento da parede torácica. Rev Inst Med Trop São Paulo. 2007;40:82-85.
7. Ferraz AC et al. Actinomicose do sistema nervoso central: uma rara complicação da actinomicose cervicofacial. Arq Neuropsiquiatr. 1993;51:358-62.
8. Fried J et al. Cure of brain abscess caused by Nocardia asteroides resistant to multiple antibiotics. South Med J. 1988;81:412-13.
9. Horino T et al. Renal actinomycosis mimicking renal tumor: case report. South Med J. 2004;97:316-18.
10. Intile JA Jr, Richert JH. Cervicofacial actinomycosis complicated by meningitis. JAMA. 1962;181:724-26.
11. Iwasaki M et al. A case of ovarian actinomycosis. Infect Dis Obstet Gynecol. 2003;11:171-73.
12. Kurahara Y et al. Pulmonary nocardiosis: a clinical analysis of 59 cases. Respir Investig. 2014;52:160-66.
13. Lebeaux D et al. Nocardiosis in transplant recipients. Eur J Clin Microbiol Infect Dis. 2014;33:689-702.
14. Mamelak AN et al. Nocardial brain abscess: treatment strategies and factors influencing outcome. Neurosurgery. 1994;35:622-31.
15. Minero MV et al. Nocardiosis at the turn of the century. Medicine (Baltimore). 2009;88:250-61.
16. Torres HA et al. Nocardiosis in cancer patients. Medicine (Baltimore). 2002;81:388-97.
17. Viegas Cl et al. Actinomicose – a propósito de um caso com acometimento ganglionar, pulmonar e vertebral. Arq Bras Med. 1989;63:361-64.
18. Vieira R LR et al. Actinomicose cutânea primária do pé simulando neoplasia de partes moles: relato de caso. Radiol Bras. 2003;36:251-53.
19. Wang HL et al. Nocardiosis in 132 patients with cancer: microbiological and clinical analyses. Am J Clin Patho. 2014;142:513-23.
20. Weese WC, Smith IM. A study of 57 cases of actinomycosis over a 36-year period. A diagnostic failure with good prognosis after treatment. Arch Intern Med. 1975;135:1562-68.
21. Yang M et al. Clinical findings of 40 patients with nocardiosis: A retrospective analysis in a tertiary hospital. Exp Ther Med. 2014;8:25-30.

5

Aids
(Síndrome de Imunodeficiência Adquirida)

- **André Villela Lomar**
- **Anna Ricordi Bazin**
- **Celso Ferreira Ramos Filho**
- **José Ivan Albuquerque Aguiar**
- **Kátia Martins Lopes de Azevedo**
- **Márcia Cristina Rachid de Lacerda**
- **Marília de Abreu Silva**
- **Rogério de Jesus Pedro**

(CID 10 = B20 - Doença pelo vírus da imunodeficiência humana [HIV] resultando em doenças infecciosas e parasitárias; B20.0 - Doença pelo HIV resultando em infecções micobacterianas [Doença pelo HIV resultando em tuberculose]; B20.1 - Doença pelo HIV resultando em outras infecções bacterianas; B20.2 - Doença pelo HIV resultando em doença citomegálica; B20.3 - Doença pelo HIV resultando em outras infecções virais; B20.4 - Doença pelo HIV resultando em candidíase; B20.5 - Doença pelo HIV resultando em outras micoses; B20.6 - Doença pelo HIV resultando em pneumonia por *Pneumocystis carinii*; B20.7 - Doença pelo HIV resultando em infecções múltiplas; B20.8 - Doença pelo HIV resultando em outras doenças infecciosas e parasitárias; B20.9 - Doença pelo HIV resultando em doença infecciosa ou parasitária não especificada; B21 - Doença pelo vírus da imunodeficiência humana [HIV] resultando em neoplasias malignas; B21.0 - Doença pelo HIV resultando em sarcoma de Kaposi; B21.1 - Doença pelo HIV resultando em linfoma de Burkitt; B21.2 - Doença pelo HIV resultando em outros tipos de linfoma não-Hodgkin; B21.3 - Doença pelo HIV resultando em outras neoplasias malignas dos tecidos linfáticos, hematopoético e correlatos; B21.7 - Doença pelo HIV resultando em múltiplas neoplasias malignas; B21.8 - Doença pelo HIV resultando em outras neoplasias malignas; B21.9 - Doença pelo HIV resultando em neoplasia maligna não especificada; B22 - Doença pelo vírus da imunodeficiência humana [HIV] resultando em outras doenças especificadas; B22.0 - Doença pelo HIV resultando em encefalopatia [Demência pelo HIV]; B22.1 - Doença pelo HIV resultando em pneumonite intersticial linfática; B22.2 - Doença pelo HIV resultando em síndrome de emaciação [Doença pelo HIV resultando em insuficiência de crescimento; Síndrome caquética por infecção pelo HIV - "slim disease"]; B22.7 - Doença pelo HIV resultando em doenças múltiplas classificadas em outra parte; B23 - Doença pelo vírus da imunodeficiência humana [HIV] resultando em outras doenças; B23.0 - Síndrome de infecção aguda pelo HIV; B23.1 - Doença pelo HIV resultando em linfadenopatias generalizadas (persistentes); B23.2 - Doença pelo HIV resultando em anomalias hematológicas e imunológicas não classificadas em outra parte; B23.8 - Doença pelo HIV resultando em outras afecções especificadas; B24 - Doença pelo vírus da imunodeficiência humana [HIV] não especificada [AIDS-related complex [ARC], Síndrome de imunodeficiência adquirida [SIDA] [AIDS])

---

*Será utilizado neste livro o vocábulo *aids*, do inglês *acquired immunodeficiency syndrome*, para designar a síndrome de imunodeficiência adquirida. Nos países de língua latina, esta síndrome é designada pela sigla *sida* e assim foi também em nosso país ao início da descrição desta doença. Contudo, a palavra aids tornou-se corrente na mídia escrita e falada e passou a ser utilizada também por médicos e cientistas no Brasil, sendo por fim incluída oficialmente no vocabulário brasileiro na medida em que o Ministério da Saúde do Brasil criou a Coordenação Nacional de DST e Aids. Trata-se de uma impropriedade linguística, à qual os editores se obrigam a aceitar por ter sido incorporada ao vernáculo, com a referenda do Ministério da Saúde do Brasil. O termo *aids* será utilizado como substantivo feminino, e como tal grafado nas frases com letra minúscula.

5.1 INTRODUÇÃO, ETIOPATOGENIA, EPIDEMIOLOGIA

■ **André Villela Lomar (*in memoriam*)**

INTRODUÇÃO

A pandemia da síndrome da imunodeficiência adquirida (aids) começou oficialmente em 1981, quando foi publicado no boletim dos *Centers for Diseases Control* (CDC), de 5 de junho, o relato de cinco casos de homens jovens homossexuais com pneumonia por *Pneumocystis carinii* diagnosticados em Los Angeles, USA. A pneumonia pelo *Pneumocystis carinii* (atualmente, *P. jirovecii*) era muito rara e nos meses e anos subsequentes centenas de casos foram diagnosticados. Logo se observou que esses casos ocorriam em pacientes com algum tipo de imunossupressão que levava à inversão na relação de linfócitos, hoje conhecida como CD4 e CD8. Embora a doença tenha sido encontrada primeiramente em homossexuais, outros grupos de risco foram rapidamente reconhecidos, tais como os haitianos, receptores de transfusão de sangue ou derivados, incluindo aqueles com hemofilia, crianças, mulheres que eram parceiras sexuais de indivíduos que apresentavam a doença, prisioneiros e africanos. Muitas infecções oportunistas foram rapidamente reconhecidas, incluindo as infecções por micobactérias atípicas, assim como a tuberculose, doença fúngica invasiva, sarcoma de Kaposi, toxoplasmose cerebral, linfomas não Hodgkin, etc.

A identificação do agente causal ocorreu em 1983, com a descoberta de um retrovírus citopático denominado vírus da imunodeficiência humana (*Human Immunodeficiency Virus* – HIV). Esse primeiro vírus passou a ser conhecido como HIV-1, com a descoberta posterior de um segundo tipo, HIV-2. O desenvolvimento e a comercialização do teste diagnóstico sorológico foram fundamentais para o conhecimento da epidemiologia da aids e para o avanço da compreensão dos mecanismos fisiopatogênicos que envolviam os HIV-1 e -2 e o ciclo de replicação viral.

Tais conhecimentos permitiram o desenvolvimento de drogas antirretrovirais que atuam nos mecanismos de replicação viral. Assim, em 1987 surgiu o primeiro medicamento que demonstrou eficácia no tratamento da doença. Agindo como inibidor da transcriptase reversa do HIV-1, o AZT ou azidotimidina, como era conhecida a zidovudina, foi capaz de demonstrar benefício aos pacientes, muito embora em pouco tempo se verificasse que esse benefício não ultrapassava 1 ano de terapia. Somente com o advento da terapia combinada de dois inibidores da transcriptase reversa com um inibidor de protease foi possível modificar a história natural da doença. Após 3 anos do surgimento dessa terapia, conhecida como "coquetel" ou HAART (do inglês: *Highly Active AntiRetroviral Treatment*) foi constatada dramática diminuição das infecções oportunistas da aids, das hospitalizações e da mortalidade da doença, de 60% a 80%. Mesmo não se obtendo a cura da doença, a terapia modificou radicalmente a sua história natural.

A infecção do HIV pode ser dividida nos seguintes estágios:

1. transmissão viral;
2. infecção primária, também denominada aids aguda ou síndrome aguda da soroconversão;
3. soroconversão;
4. período de latência clínica com ou sem linfadenopatia persistente generalizada;
5. infecção sintomática inicial pelo HIV, anteriormente conhecida como complexo relacionado à aids;
6. aids propriamente dita, definida pelos critérios dos CDC, que incluem contagem de linfócitos abaixo de 200 células/mm³. Atualmente no Brasil são considerados para efeito de notificação os pacientes sintomáticos ou os assintomáticos com menos de 350 células CD4. Os casos com menos de 50 células constituem a infecção avançada do HIV.

ETIOPATOGENIA

A aids é causada por um retrovírus (família Retroviridae) do gênero *Lentivirus*, com uma espécie, o *human immunodeficiency virus* (HIV), com dois tipos biológicos, HIV-1 e HIV-2. Os vírus dessa família se caracterizam por apresentarem curso crônico da doença, longo período de latência clínica, replicação viral persistente e envolvimento do sistema nervoso central. O HIV-1 e o HIV-2 diferem no peso molecular de suas proteínas, assim como apresentam diferenças nos seus respectivos genes acessórios. O quadro clínico da aids causada pelo HIV-2 tem curso mais benigno, causando menor imunodeficiência que o HIV-1. Ambos replicam nas células T CD4.

As partículas virais do HIV-1 possuem diâmetro de cerca de 100 nm e são envolvidas por uma membrana lipoproteica. Cada partícula viral contém 72 complexos de glicoproteínas que são integrados na membrana lipídica e cada um deles é composto de trímeros de uma glicoproteína externa, a gp120, e uma proteína transmembrana, a gp41. O vírus é composto de duas cópias de RNA que são parte do complexo proteico e ácido nucleico. As partículas virais possuem todos os equipamentos enzimáticos necessários para sua replicação intracelular: a transcriptase reversa, uma integrase e uma protease. Tais enzimas são alvos estratégicos para o desenvolvimento de terapia antirretroviral. A maioria dos retrovírus competentes depende de três genes: *gag* (significa grupo antígeno), *pol* (de polimerase) e *env* (de envelope). Muitos outros genes estão presentes no HIV-1 e suas funções foram determinadas. Por exemplo, os genes *tat* e *rev* são proteínas regulatórias essenciais à replicação. Outros genes que apresentam funções importantes para a replicação viral incluem os genes *vif, vpr, vpu, nef,* que irão expressar diversos constituintes da partícula viral. Por exemplo, o gene *pol* irá expressar a formação da transcriptase reversa, integrase e protease. O gene *vpu* é importante no processo de saída do vírus da célula do hospedeiro, enquanto o *vif* parece afetar a gênese morfológica do vírus.

O HIV penetra no organismo do hospedeiro através da mucosa genital. A glicoproteína (GP-120) liga-se às células dendríticas através dos receptores CD4 presentes no epitélio cervicovaginal, mas também encontradas nas amígdalas e adenoide, que podem servir como células-alvo na transmissão via sexo oral. A molécula CD4 é uma glicoproteína que pode ser detectada na superfície de cerca de 60% dos linfócitos T, dos precursores das células T dentro da medula óssea e do timo; nos monócitos, macrófagos, eosinófilos; nas células dendríticas e células da micróglia do sistema nervoso central. A ligação da GP-120 ao CD4 é crucial para a entrada do vírus na célula, mas também interfere com as vias dos sinais de transdução intracelular e promove apoptose nas células CD4. Desse modo, a molécula CD4 é um receptor primário e necessário para o HIV-1 e o HIV-2.

Todavia, diversos experimentos evidenciaram que linhagens de células não humanas transfectadas com CD4 humano mostraram que a expressão desse CD4 não foi suficiente para permitir a penetração viral intracelular. Desse modo, postulou-se a existência de correceptores necessários para a entrada do vírus. Ao mesmo tempo, uma observação científica em 1995 demonstrou que os linfócitos T CD8+ de pacientes infectados com HIV eram capazes de suprimir a replicação viral em cocultivos de células T CD4+ alogênicas ou autólogas, independentemente de sua atividade citotóxica. Foram, então, demonstradas as quimiocinas MIP-1α, MIP-1β e RANTES em sobrenadantes de células CD8+ derivadas de pacientes infectados com HIV e foi-se capaz de demonstrar que essas quimiocinas eram capazes de suprimir a replicação viral, dependente da dose, de alguns, mas não todos os isolados virais testados. Essas quimiocinas são ligadoras do receptor CCR5 e logo se mostrou que a CCR5 é um correceptor necessário para isolados de HIV trópicos para monócitos.

Pouco tempo depois, o receptor quimiocina CXCR4 (fusina) foi descrito como sendo um correceptor usado pelos isolados de HIV-1 com tropismo para linfócitos T. Isolados de HIV-1 monocitotrópicos são aqueles que se propagam mais facilmente em cultura de macrófagos e são incapazes de infectar a linhagem de células T imortalizadas, mas são capazes de infectar linfócitos T primários derivados do sangue periférico. Já os isolados de HIV-1 linfocitotrópicos são facilmente propagáveis em culturas em linhagem de células T e crescem pobremente em macrófagos, mas são também capazes de infectar as células T primárias obtidas de sangue periférico. Desse modo, devemos compreender que as variantes de HIV-1 M-trópicos se ligam unicamente aos receptores CCR5 que surgem nas fases iniciais da infecção (variantes não indutoras de sincício), enquanto as variantes do vírus HIV T-trópicos se ligam aos receptores CXCR4 que surgem nas fases mais avançadas da doença (células indutoras de sincício). Há vírus que podem se ligar a ambos correceptores e são chamados *duo-tropic virus* (vírus com tropismo duplo para os correceptores CCR5 e CXCR4).

A importância do CCR5 como correceptor predominante deriva de outra observação em que as pessoas (1%) de raça branca que possuem a variante genética Delta-32 (Δ32) homozigota (a raça negra não possui essa variante genética) não expressam o correceptor CCR5 na superfície e são resistentes à infecção pelo HIV. Pacientes heterozigotos para esse gene são pessoas que apresentam evolução muito lenta da infecção pelo HIV. A população normalmente sensível (99%) à infecção pelo HIV não apresenta essa variação genética Δ 32. Outro correceptor descrito é o CXCR4. O vírus HIV pode utilizar somente os correceptores CCR5 ou somente os CXCR4. Os indivíduos expressam somente o correceptor CCR5 durante as fases iniciais ou menos avançadas da infecção. Somente nas fases avançadas da doença as células CD4 poderão expressar os correceptores CXCR4. Há indivíduos que em uma determinada fase expressam ambos correceptores e os *duo-tropic virus* são capazes de se ligarem a um ou outro correceptor. Com base nesses conhecimentos, medicamentos capazes de inibir os receptores CCR5, denominados inibidores de entrada, já estão em uso clínico.

A importância do CCR5 como correceptor predominante deriva de outra observação, em que as pessoas que possuem um defeito genético homozigoto e não expressam o receptor CCR5 na superfície são resistentes à infecção com o HIV.

Uma vez que o HIV entra nas células T, irá ocorrer no citoplasma uma conversão do RNA viral em DNA viral, mediada pela enzima viral conhecida como transcriptase reversa (TR), o que é um passo essencial no ciclo de replicação viral. A entrada do HIV nas células T quiescentes pode resultar em acúmulo de DNA proviral no citoplasma. Para ser integrado ao genoma da célula do hospedeiro, é necessário ocorrer ativação celular para haver transporte para dentro do núcleo da célula. Uma vez dentro do núcleo, ocorre transcrição dos genes do HIV para o genoma do hospedeiro. Uma vez no genoma, pode ocorrer ativação da replicação viral e síntese de proteínas para geração de novas partículas virais. Um novo HIV-1 RNA é formado e diversas proteínas se movem através da superfície celular, resultando em partículas virais embaladas através da membrana lipídica da célula do hospedeiro. Nesse processo, as membranas lipídicas do vírus podem incorporar várias proteínas, além de fosfolipídios e colesterol da célula do hospedeiro. A estrutura dos componentes proteicos e lipídicos do vírus é organizada fora da célula pelas proteases virais e somente aí se tornam capazes de infectar outras células.

As células infectadas com o HIV se fundem com linfócitos CD4 e disseminam o vírus pelo organismo, que é detectado nos linfonodos regionais dentro de 2 dias da exposição e no plasma surgem em mais 3 dias, aproximadamente. Outros órgãos são também infectados pelo HIV, como cérebro, baço e demais linfonodos. Nessa fase, o organismo ainda não desenvolveu qualquer resposta imune, e a medida quantitativa do RNA viral circulante (carga viral) revela níveis significativamente elevados. É aqui que podem ocorrer manifestações clínicas de uma infecção aguda viral, muitas vezes semelhantes às da mononucleose infecciosa (síndrome da infecção aguda pelo HIV).

Em resposta a essa invasão, o organismo solicita imunidade específica contra o HIV mediada pela atividade citotóxica dos linfócitos CD8. Os níveis plasmáticos do RNA viral caem para níveis mais baixos. Dependendo do grau de eficácia dessa resposta imune, a carga viral se estabilizará em um determinado nível com queda de 2 a 3 logs dos valores máximos que ocorrem nessa fase da doença. Nesse momento, os sintomas da fase da síndrome retroviral aguda desaparecerão. Quanto menor for o nível estabilizado da carga viral após essa fase, mais tempo o indivíduo permanecerá com contagem de linfócitos CD4 elevada e mais tempo levará para desenvolver aids nas formas avançadas. O contrário irá ocorrer nos pacientes que estabilizam sua carga viral em níveis elevados.

Os anticorpos desenvolvidos contra o HIV não são neutralizantes e, portanto, sua apresentação revela infecção viral presente. O diagnóstico da fase aguda é feito exatamente pela soroconversão que ocorre entre dois exames colhidos no início dos sintomas da doença aguda e 30 a 60 dias após, respectivamente.

Após essa fase aguda, o indivíduo entra no estado de latência clínica e poderá permanecer assintomático por muitos anos. Nessa fase, o vírus se multiplica principalmente nos centros germinativos dos linfonodos e em materiais de biópsias ganglionares observa-se presença de grande número de células infectadas. Com o evoluir da replicação viral, o número de células presentes nos gânglios vai diminuindo por esgotamento dos centros germinativos e nas fases avançadas da doença a quantidade de vírus nos linfonodos é bem menor. O contrário ocorre com os níveis plasmáticos da carga viral, que são menores na fase de latência clínica e aumentam nas fases terminais da aids.

Desse modo, podemos afirmar que a velocidade de desenvolvimento depende do nível da carga viral e o estado imunitário pode ser mensurado pela contagem dos linfócitos CD4.

EPIDEMIOLOGIA

A Organização Mundial da Saúde (OMS) estima que, desde a descrição do primeiro caso em 1981 até o final de 2010, a infecção pelo HIV e aids tenha atingido aproximadamente 34 milhões de pessoas em todo o mundo, incluindo adultos e crianças. Estima-se que no mundo, em 2010, ocorreram 2,7 milhões de casos novos e 1,8 milhão de mortes por essa doença. No Brasil, de 1980 a junho de 2011, o Ministério da Saúde identificou 608.230 pessoas infectadas pelo vírus da aids. Somente em 2010 foram notificados 34.212 novos casos.

No Brasil, é notável a desaceleração nas taxas de incidência de aids no conjunto do país. Embora tenha iniciado no grupo de homossexuais masculinos, a doença vem apresentando tendências de heterossexualização, feminização, envelhecimento e pauperização do paciente. O programa de distribuição gratuita de medicamentos antirretrovirais pelo Ministério da Saúde é mundialmente reconhecido e considerado responsável, em boa parte, pela diminuição de casos novos observados no país.

A transmissão do HIV se faz através da relação sexual (heterossexual ou homossexual), pelo sangue, pelo aleitamento materno e vertical, da mãe infectada para o feto durante a gestação ou durante o trabalho de parto. Importante estudo realizado em Uganda avaliou risco de transmissão sexual em 415 casais discordantes e demonstrou correlação entre a transmissão sexual e a carga viral. Nenhum dos parceiros com carga viral menor que 1.500 cópias transmitiu o vírus. A eficiência da transmissão foi a mesma: homem-mulher ou mulher-homem.

Entre 50% e 90% dos pacientes com infecção primária pelo HIV apresentam sintomas inespecíficos 2 a 4 semanas após ocorrer a transmissão do vírus. Dificilmente esses casos de soroconversão são identificados, pois os sintomas são semelhantes aos de outras doenças virais frequentes, sendo mais facilmente reconhecida nos casos que apresentam forma clínica semelhante à mononucleose infecciosa.

A presença da infecção primária pelo HIV deve ser sempre considerada em qualquer paciente com história de potencial risco de exposição e que apresente sinais clínicos já mencionados. A soroconversão nessa fase aguda ocorre nos primeiros 6 meses em 95% dos casos. Após esse momento, o paciente entra em período de latência clínica e assim persiste, em média, de 5 a 10 anos, quando então começa a apresentar sinais clínicos da imunodeficiência causada pela ação do vírus, em especial nos linfócitos CD4. *Durante todo esse período, o paciente é passível de transmitir o vírus.*

As formas de prevenção são: uso de camisinha nas relações sexuais, prevenção da transmissão vertical com AZT e outros antirretrovirais durante a gestação e, no momento do trabalho de parto, evitar que mães HIV positivas amamentem seus filhos. Não se deve, ainda, usar sangue e hemoderivados testados e positivos para o HIV.

REFERÊNCIAS BIBLIOGRÁFICAS

1. AIDSInfo: A service of The US Department of Health and Human Services. Disponível em: http://aidsinfo.nih.gov/ Acessado em: nov. 2011
2. Bailey RC et al. N Engl J Med. 2000;343:364-65.
3. Bour S, Schubert U, Strebel K. The HIV type 1 vpu protein specifically binds to the cytoplasmic domain of CD4: implications for the mechanism of degradation. J Virol. 1995;69:1510-20.
4. Brasil. Ministério da Saúde. Departamento de Aids, DST e Hepatites. Aids no Brasil. Disponível em: http://www.aids.gov.br/sites/default/files/anexos/publicacao/2011/50652/resumo_anal_tico_dos_dados_do_boletim_epidemiol__92824.pdf. Acessado em: nov. 2011.
5. Centers for Diseases Control (CDC). Pneumocystis pneumonia – Los Angeles. MMWR Morb Mortal Wkly Rep. 1981;30:250-2.
6. Chun TW et al. Quantification of latent tissue reservoirs and total body viral load in HIV-1 infection. Nature. 1997;387:183-88.
7. Connor EM et al. Reduction of maternal infant transmission of human immunodeficiency virus infection. N Engl J Med. 1994;331:1173-80.
8. Deng H et al. Identification of a major correceptor for primary isolates of HIV-1. Nature. 1996;381:661-6.
9. Dragic T et al. HIV-1 entry into CD4+ cells is mediatedt by the chemokine receptor CC-CkR-5. Nature. 1996;381:667-73.
10. Gotlieb MS. Discovering AIDS. Epidemiology. 1998;9:365-67.
11. Gotlieb MS. AIDS – Past and future. N. Engl J Med. 2001;344:1788-90.
12. Khol NE al. Active HIV protease is required for viral infectivity. Proc Natl Acad Sci USA. 1988;85:4686-90.
13. Levy JA. HIV and the Pathogenesis of AIDS. 2nd ed. 1997. Stockolm: ASM Press; 1997.
14. Liu SL et al. Divergent patterns of progression to AIDS after infection from the same source: HIV type 1 evolution and antiviral responses. J Virol. 1997;71:4284-95.
15. Madhok R et al. HTLV III antibody in sequential plasma samples: from haemophiliacs 1974-84. Lancet. 1986;1:1279-80.
16. Masur H et al. An outbreak of community-acquired of Pneumocystis carinii pneumonia: initial manifessation of cellular immune dysfunction. N Engl J Med. 1981;305:1431-38.
17. Mellors JW et al. Plasma viral load and CD4+ lymphocytes as prognostic markers of HIV-1 infection. Ann Intern Med. 1997;126:946-54.
18. Miedema F et al. Changing virus-host interactions in the course of HIV-1 infection. Immunol Rev. 1994;140:35-72.
19. Miller RH, Sarver N. HIV accessory proteins as therapeutic targets. Nat Med. 1997;3:389-94.
20. Niu MT, Stein DS, Schnittman SM. Primary human immunodeficiency virus type 1 infection: Review of pathogenesis and early treatment intervention in humans and animal retrovirus infections. J Infect Dis. 1993;168:490-501.
21. Palella FJ Jr et al. Declining morbidity and mortality among patients with advanced human immunodeficiency virus infection. N Engl J Med. 1998;338:853-60.
22. Pantaleo G et al. HIV infection is active and progressive in lymphoid tissue during the clinically latent stage of disease. Nature. 1993;362:355-58.
23. Quinn TC et al. Viral load and heterosexual transmission of human immunodeficiency virus type 1. Rakai Project Study Group. N Engl J Med. 2000;342:921-29.
24. Stepkowitz DKA. AIDs – the first 20 years. N Engl J Med. 2001;344:1764-72.
25. UNAIDS. UNAIDS Report on the Global Aids Epidemic 2010. Disponível em: http://www.unaids.org/globalreport/documents/20101123_GlobalReport_full_en.pdf. Acessado em: nov. 2011.
26. Vergis EN, Mellors JW. Natural history of HIV-1 infection. Infect Dis Clin North Am. 2000;14:809-25.

5.2 LABORATÓRIO NA INFECÇÃO PELO HIV

■ **Kátia Martins Lopes de Azevedo**

EXAMES PARA O DIAGNÓSTICO

O diagnóstico da infecção pelo vírus da imunodeficiência humana (HIV) é baseado na detecção de anticorpos contra o HIV (sorologia) ou na detecção de antígenos do HIV.

Exames Sorológicos

Os testes sorológicos demonstram a presença de anticorpos contra o HIV em material (sangue, saliva, liquor) do paciente, e o teste padrão é um exame enzimático de imunoabsorbância (EIA), também conhecido como ELISA (*enzyme--linked immunosorbent assay*). Os ensaios imunoenzimáticos foram disponibilizados em 1985 para diagnóstico laboratorial da infecção pelo HIV e desde então uma grande variedade de testes foi desenvolvida, permitindo reduzir o período de janela imunológica. O Ministério da Saúde periodicamente atualiza o algoritmo de testagem para o diagnóstico da infecção pelo HIV. Antes da realização do teste, o paciente ou seu responsável legal deve ser informado sobre o exame e fornecer o consentimento para sua realização. O profissional deve guardar sigilo absoluto do resultado do exame e só pode revelar o diagnóstico para outras pessoas com o consentimento do paciente, com exceção dos parceiros sexuais que, se não forem informados pelo paciente, deverão ser pelo médico.

As amostras sanguíneas são submetidas inicialmente a um teste de triagem para a detecção de anticorpos e antígenos (etapa I). Os testes disponíveis para esta etapa são: ensaio imunoenzimático (ELISA), ensaio imunoenzimático de micropartículas (MEIA), ensaio imunológico com revelação quimioluminescente e suas derivações (EQL), ensaio imunológico fluorescente ligado à enzima (ELFA) e ensaio imunológico quimioluminescente magnético (CMIA). Os testes que detectam o antígeno p24 reduzem a janela imunológica, tornando-se positivo cerca de 5 a 10 dias antes do aparecimento dos anticorpos anti-HIV. Os testes imunoenzimáticos de quarta geração detectam antígeno e anticorpo simultaneamente, reduzindo o período de janela imunológica.

Etapa I do Diagnóstico – Testes Imunoenzimáticos

A sensibilidade e a especificidade desses testes são superiores a 98%. Exames positivos em pessoas com quadro clínico ou história epidemiológica compatíveis têm valor preditivo positivo próximo a 100%. De acordo com orientação do Ministério da Saúde, as amostras reagentes devem ser submetidas a um segundo imunoensaio, que deverá ter princípio metodológico diferente ou antígeno distinto do primeiro imunoensaio utilizado. O resultado do teste imunoenzimático vem expresso como reativo, não reativo ou indeterminado.

● *Resultado "não reativo":* significa que não há infecção pelo HIV. Todavia pode ocorrer resultado falso-negativo, que geralmente é devido à realização do exame durante a "janela imunológica", que é o intervalo de tempo entre o momento da infecção e a positivação da sorologia, com duração, em média, de 14 a 21 dias, podendo em poucos casos se estender por até 6 meses. A taxa de falso-negativo

é variável. Nos EUA, nos grupos de alta soroprevalência, como os usuários de drogas injetáveis, é de 0,3%, enquanto em grupos de baixa soroprevalência, como doadores de sangue, é de 0,001%. Em raríssimos casos na fase de imunodeficiência celular e humoral muito grave, os anticorpos podem não ser mais detectados ("sororreversão"). Nessa situação, o quadro clínico e a carga viral esclarecerão o caso.

● *Resultado "indeterminado":* ocorre quando há reatividade em apenas um dos métodos. As causas são: soroconversão, fase terminal da doença ou reação cruzada com anticorpos inespecíficos (gestação, doenças autoimunes, neoplasias). Nesse caso, o exame deverá ser repetido após 30 dias, quando deverá ser reativo no caso de soroconversão ou permanecerá indeterminado ou não reativo, nas outras situações citadas.

● *Resultado "reativo":* significa a presença de anticorpos anti-HIV, indicando a infecção. Eventualmente pode ocorrer exame falso-positivo. A frequência de exame falso-positivo em uma população de baixa prevalência é muito baixa: 1/135.000 (0,0007%) a 1/251.000 (0,0004%). A causa mais comum de exame falso-positivo é a vacinação contra o HIV (o que não há no Brasil). Eventualmente pode ser devido à presença de autoanticorpos (p. ex., lúpus eritematoso sistêmico) ou erro técnico ou administrativo. Amostras com resultado reagente na etapa I devem ser submetidas à etapa II.

Etapa II do Diagnóstico – Testes Confirmatórios (Western Blot)

São usados os testes de imunofluorescência indireta (IFI), *imunoblot* (IB), *imunoblot* rápido (IBR) ou *western blot* (WB). Muito utilizado, o WB detecta a presença de anticorpos contra diferentes proteínas (antígenos) do HIV. Essas proteínas podem ser do *core*, que é a porção central do vírus (p17, p24, p55), da polimerase (p31, p51, p66) ou do envelope (gp41, gp120, gp160). O resultado vem expresso em "bandas" e exige a presença de pelo menos duas das três principais proteínas virais (p24, gp41 e gp120/160) para ser considerado positivo e devem ser interpretados assim:

● *resultado "negativo":* ausência de bandas;
● *resultado "positivo":* presença de ao menos duas das três principais bandas;
● *resultado "indeterminado":* presença de qualquer padrão de bandas que não corresponda aos critérios para positividade.

No caso de resultados reagentes nas etapas I e II, o laboratório deverá liberar o laudo como "amostra reagente para HIV" e solicitar a coleta de uma segunda amostra para a comprovação do resultado da primeira. Se o teste da segunda amostra for reagente, o diagnóstico estará definido.

Testes de biologia molecular podem contribuir para o esclarecimento do diagnóstico, especialmente durante a gestação. O teste qualitativo para detecção do DNA pró-viral pode ser realizado nessa situação, junto com a quantificação de RNA viral plasmático (carga viral).

Indicações para a Realização da Sorologia para o HIV

- Avaliação de achados sugestivos de imunodeficiência.
- Presença de doença sexualmente transmissível (DST).
- Pessoas de alto risco: usuários de drogas injetáveis, relação sexual sem uso regular de preservativo, receptores de sangue ou derivados antes de 1985, parceiros sexuais de pessoas de risco ou com infecção pelo HIV.
- Pessoas que se consideram de risco ou que pedem para fazer o exame.
- Gestante, parturiente ou puérpera.
- Crianças expostas ao HIV (filhos de mães HIV positivas ou amamentados por mulheres infectadas pelo HIV).
- Tuberculose ativa.
- Acidente com material biológico – tanto o profissional quanto a fonte do acidente devem ser testados.
- Doadores de sangue, sêmen, órgãos: essa é a única categoria na qual a testagem é compulsória.
- Uma vez que a atual recomendação do Ministério da Saúde é que todas as pessoas infectadas pelo HIV recebam tratamento antirretroviral, a oferta da testagem deve abranger todos os adultos[6a].

Outros Testes

- *Teste rápido:* existem várias marcas e tipos de testes rápidos que podem ser realizados pelo profissional de saúde no local do atendimento ou por técnico de laboratório treinado com resultado disponível em 10 a 20 minutos. É uma técnica de ELISA simplificada, na qual o soro do paciente é adicionado a uma mistura de látex coberta com antígenos do HIV. A sensibilidade e a especificidade são acima de 99%. O resultado reagente deve ser confirmado pela sorologia padrão. Não há necessidade de realização de teste adicional nos casos de amostras com resultado não reagente. O teste deverá ser repetido após 30 dias, se houver suspeita de infecção pelo HIV. O teste rápido não deve ser utilizado como rotina de diagnóstico e está indicado nas seguintes situações: para determinar o estado sorológico da fonte de exposição nos casos de acidentes com material biológico, assim como das gestantes que não tenham sido testadas durante o pré-natal ou cuja idade gestacional não assegure o recebimento do resultado do teste antes do parto e nas parturientes e puérperas que não tenham sido testadas no pré-natal ou quando não se conhece o resultado do teste no momento do parto. Também podem ser empregados em regiões sem infraestrutura laboratorial ou de difícil acesso, nos centros de testagem e aconselhamento, em segmentos populacionais móveis, nos segmentos populacionais mais vulneráveis à infecção pelo HIV, nos parceiros de pessoas com HIV, em casos de abortamento espontâneo, pessoas com doenças sexualmente transmissíveis, tuberculose, hepatites virais, com manifestações clínicas relacionadas à infecção pelo HIV, especialmente nos casos clinicamente graves.
- *Teste da saliva:* consiste em coletar saliva e concentrar imunoglobulina IgG para a realização de teste EIA. A quantidade de IgG obtida da saliva é bem maior que a do plasma e está acima do nível necessário para a detecção dos anticorpos anti-HIV. Utiliza um dispositivo semelhante a um cotonete que é colocado entre a parte inferior da bochecha e a gengiva durante 2 minutos; esse dispositivo é colocado em um frasco e enviado ao laboratório. Os estudos mostram que os resultados são corretos quando comparados à sorologia convencional, tanto para os exames positivos quanto para os negativos. As vantagens desse teste são a facilidade da coleta da amostra, custos reduzidos e a melhor aceitação dos pacientes.
- Kits *domésticos:* são testes vendidos em farmácias nos EUA, com material para coleta de sangue que deve ser enviado pelo correio ao laboratório, usando um código anônimo e o resultado é obtido pelo telefone. A utilização desse tipo de testes tem sido muito discutida, devido às possíveis consequências do diagnóstico de infecção pelo HIV sem que o indivíduo esteja sendo atendido por um médico.

A detecção de anticorpos anti-HIV em crianças com menos de 18 meses de idade não caracteriza infecção, podendo ser atribuída à transferência de anticorpos maternos pela placenta. Nessas crianças é necessária a realização de outros testes para o diagnóstico da infecção pelo HIV.

Detecção de Antígenos do HIV

A infecção pelo HIV também pode ser diagnosticada por meio de técnicas que detectam o antígeno viral p24, o DNA viral por PCR (método NASBA®) ou o RNA do HIV (método Amplicor®), também por PCR. A PCR do DNA é mais sensível, capaz de detectar de uma a dez cópias de DNA do HIV. Esses exames não substituem a sorologia como método diagnóstico, mas são úteis em algumas situações específicas, tais como na avaliação de pacientes com resultados de sorologias contraditórios ou indeterminados, nos pacientes com agamaglobulinemia, na infecção retroviral aguda, na infecção neonatal e no período de janela imunológica após a exposição ao vírus. Todavia, nessas situações o diagnóstico pode ser esclarecido pela repetição da sorologia após um intervalo de tempo, dependendo da situação. A sensibilidade desses exames é superior a 95%, exceto para a detecção do antígeno p24, cuja sensibilidade varia de 32% a 89%.

EXAMES PARA A AVALIAÇÃO E O ACOMPANHAMENTO

Contagem de Linfócitos CD4+

Exame muito importante no acompanhamento do paciente portador do HIV, a determinação da contagem de linfócitos CD4+ usa a citometria de fluxo e requer sangue fresco, com menos de 18 horas após a coleta. Os valores normais são de 800 a 1.000 células/mm³ e esse resultado pode ser influenciado por vários fatores, como a variação do método, o horário em que o sangue para exame é coletado (há variações ao longo do dia), o uso recente de corticosteroides (diminui a contagem de CD4+). A coinfecção pelo HTLV-1, assim como a esplenectomia, aumentam a contagem de CD4+ de uma forma enganosa, uma vez que não corresponde à real imunodeficiência causada pelo HIV. Muito útil é a avaliação do percentual de células CD4+, pois há uma correspondência entre esse percentual e o valor absoluto de CD4+: percentual de CD4+ inferior a 14% correlaciona-se com CD4+ inferior a 200 células/mm³, enquanto percentuais acima de 29% estão relacionados à contagem de CD4+ superior a 500 células/mm³.

Contagem de linfócitos CD4+ inferior a 200 células/mm³ é diagnóstico da síndrome da imunodeficiência adquirida (aids), mesmo em pacientes assintomáticos, uma vez que esses pacientes têm grande risco de apresentar uma infecção ou neoplasia oportunista e evoluir para a morte em curto prazo.

Além da infecção pelo HIV, síndrome de DiGeorge (aplasia tímica), agamablobulinemia, síndrome de Sjogrens, sarcoidose, radiação, linfoma, uso de corticosteroide podem ser causas de contagem de linfócitos CD4+ baixa. Há também uma síndrome, chamada linfocitopenia de CD4+ idiopática, que cursa com contagem de CD4+ inferior a 300 células/mm³ e ausência de infecção pelo HIV ou de qualquer outra condição conhecida associada a níveis baixos de CD4+. Esses pacientes tendem a ter menos infecções oportunistas que pacientes infectados pelo HIV com o mesmo nível de CD4+, os valores de CD4+ tendem a permanecer estáveis ao longo do tempo e o prognóstico é relativamente bom.

Indicações para realização da contagem de linfócitos CD4+: estadiamento da doença, decisões quanto ao início do tratamento antirretroviral (TARV), monitoração do tratamento, definir instituição ou suspensão de profilaxias para infecções oportunistas. Junto com a carga viral é um bom indicador de prognóstico. A frequência com que esse exame deve ser realizado depende da condição do paciente. Aqueles que não estão em uso de TARV podem fazer o exame a cada 3 a 6 meses. Os que usam antirretrovirais geralmente realizam o exame a cada 4 meses.

Quantificação do RNA do HIV Plasmático (Carga Viral do HIV)

Esse exame avalia a concentração do HIV no plasma e o resultado é expresso em número de cópias/mL, assim como esse valor em log10, que está relacionado ao número de linfócitos infectados presentes na circulação sanguínea, nos gânglios e nos tecidos. Pode ser feito através de diferentes técnicas: reação em cadeia da polimerase (PCR) do RNA-HIV (Amplicor HVI-1), *branched chain* DNA (bDNA) ou amplificação baseada em sequência de ácidos nucleicos (*nucleic acid sequence bases amplification* ou NASBA), PCR em tempo real (RT-PCR Abbott). Variam entre si quanto aos limiares mínimos de detecção, sendo que os testes "ultrassensíveis" detectam a partir de 20 cópias/mL, o Amplicor detecta entre 50 e 75.000 cópias/mL, o NASBA detecta entre 80 e 500.00 cópias/mL, o bDNA detecta de 50 a 500.00 cópias/mL e o RT-PCR entre 40 e 10^7 cópias/mL. Recomenda-se que exames seriados sejam realizados pelo mesmo método e pelo mesmo laboratório, devido à variação que ocorre entre as três técnicas. O método atualmente utilizado na Rede Pública do Estado do Rio de Janeiro é a RT-PCR Abbott.

Indicações para Realização da Carga Viral

• *Avaliar o prognóstico da infecção:* durante a infecção aguda há uma intensa multiplicação viral, traduzida por valores muito elevados da carga viral, geralmente superiores a 500.000 cópias/mL. Após um período de cerca de 6 meses devido à resposta do organismo, há uma queda da carga viral, que se mantém relativamente estável ao longo do tempo. Esse ponto de estabilização da carga viral é conhecido como *set point* e está relacionado com a velocidade de progressão da doença. Um estudo mostrou que o paciente com carga viral de 500 cópias/mL e sem TARV tem uma sobrevida de mais de 10 anos, enquanto nas mesmas condições o paciente com carga viral acima de 30.000 cópias tem a sua sobrevida reduzida para cerca de 4 anos. Sendo assim, uma das utilidades da carga viral é avaliar o prognóstico a longo prazo.

• *Monitorar a resposta ao tratamento*: sabe-se que o uso de TARV cursa com queda significativa da carga viral. O efeito antiviral máximo é atingido após 4 a 6 meses de tratamento. O objetivo do tratamento é atingir carga viral indetectável, mas considera-se boa resposta ao tratamento uma queda de 1 log ou 90% da carga viral após 4 a 6 semanas de tratamento ou superior a 2 log ou 99% da carga viral após 12 a 16 semanas de tratamento, em relação aos níveis detectados antes do início da TARV. Esse exame deverá ser repetido posteriormente a cada 4 a 6 meses. Se a carga viral volta a ser detectável ou há aumento superior a 0,5 log, deve-se considerar a ocorrência de falha ao tratamento.

• *Avaliar o risco de transmissão vertical e definir o tipo de parto*: há uma forte correlação entre o nível de carga viral da gestante e o risco de transmissão do HIV para o bebê. Esse exame deve ser realizado na primeira avaliação da gestante, junto com a contagem de linfócitos CD4+ e a avaliação clínica, e deverá ser repetido, no mínimo, mais uma vez, na 34ª semana de gestação, estando indicada a cesariana eletiva se a carga viral estiver acima de 1.000 cópias/mL.

• *Diagnóstico de infecção aguda pelo HIV*: como nessa fase os níveis de carga viral são extremamente elevados, esse exame pode ser utilizado no período que antecede a soroconversão, ou seja, enquanto a sorologia ainda está negativa ou inconclusiva.

Convém ressaltar que a carga viral aumenta sob a influência de vários fatores, que devem ser levados em consideração antes da realização dos exames. Por exemplo, a tuberculose ativa aumenta a carga viral em cinco a 160 vezes, enquanto a pneumonia pneumocócica, em três a cinco vezes. Sendo assim, o exame deve ser realizado em período de estabilização clínica, no mínimo 4 semanas após vacinação ou infecção.

Testes de Resistência

Uma causa importante de falha terapêutica é o desenvolvimento de resistência aos antirretrovirais. Durante a replicação viral, é possível a ocorrência de mutações no genoma do vírus, que podem ser selecionadas pela pressão seletiva exercida pelas drogas em uso, passando a predominar as cepas resistentes. Mais de 50% dos pacientes em TARV apresentam pelo menos uma mutação de resistência principal. Sendo assim, os testes de resistência são úteis para ajudar o clínico a escolher o melhor esquema antirretroviral, sobretudo para pacientes que já fizeram uso de múltiplas drogas.

Há dois tipos de testes de resistência: a análise genotípica e a fenotípica. Na análise genotípica, o material viral isolado do plasma é amplificado por PCR e feito o sequenciamento à procura de mutações que são associadas com resistência a cada antirretroviral. Às vezes, a presença de apenas uma mutação confere resistência ao medicamento, enquanto em outras situações há a necessidade da ocorrência de várias mutações, ou pode ser que a presença de uma determinada mutação restabeleça a sensibilidade do vírus a uma droga que já tinha falhado. Esse exame só avalia os vírus presentes no plasma, não sendo capaz de fornecer informações sobre os vírus existentes em locais como os gânglios, sistema nervoso ou trato genital. Além disso, é necessário que o vírus mutante represente pelo menos 15% a 20% dos vírus presentes na circulação, uma vez que o exame não consegue avaliar subpopulações pouco numerosas. É necessário que a carga viral seja superior a 500 a 1.000 cópias/mL.

Esse teste identifica as drogas que devem ser evitadas, e deve ser realizado na presença dos antirretrovirais que estão sendo avaliados, ou seja, diante da ocorrência de falha terapêutica, o esquema deve ser mantido para a realização do exame, uma vez que com a interrupção do tratamento o vírus selvagem se reproduz mais que a cepa mutante, que pode tornar-se indetectável. Da mesma forma, os resultados são mais exatos nas falhas iniciais, uma vez que esse exame não fornece informações sobre as drogas utilizadas anteriormente, o que limita o seu uso em paciente com história de uso prévio de múltiplos esquemas antirretrovirais.

As mutações são identificadas por um "código" de letra-número-letra. O número representa o códon onde ocorreu a mutação; a primeira letra representa o aminoácido presente no vírus selvagem e a segunda letra o aminoácido substituto na mutação. Por exemplo, M184V indica que no códon 184 a metionina (M) foi substituída pela valina (V).

As letras utilizadas para designar os aminoácidos são: A (alanina), C (citosina), D (ácido aspártico), E (ácido glutâmico), F (fenilalanina), G (glicina), H (histidina), I (isoleucina), K (lisina), L (leucina), M (metionina), N (asparagina), P (prolina), Q (glutamina), R (arginina), S (serina), T (treonina), V (valina), W (triptofano), Y (tirosina).

No Brasil, o Ministério da Saúde implantou uma rede para executar e interpretar os testes de genotipagem, chamada Rede Nacional de Genotipagem (Renageno), e realiza esse exame para pacientes com evidências de falha terapêutica por critérios virológicos. Por questões técnicas, exige carga viral superior a 1.000 cópias/mL. A genotipagem está indicada quando há falha terapêutica (carga viral detectável após 6 meses do início ou troca da TARV) e também pré-tratamento no caso de gestantes e pessoas que tenham se infectado com parceiro em uso de TARV (atual ou pregresso)[6a].

Já a análise fenotípica avalia a capacidade do vírus se multiplicar na presença de concentrações estabelecidas de antirretrovirais (semelhante ao antibiograma para bactérias). Esse exame estabelece a concentração mínima da droga, que é capaz de inibir 50% da multiplicação viral, estimando a diminuição da sensibilidade do vírus em relação ao vírus selvagem. À semelhança da genotipagem, só avalia o vírus presente no plasma, não fornecendo informações sobre os vírus de gânglios ou outros compartimentos. Também exige carga viral superior a 1.000 cópias/mL e que a presença de variantes mutantes resistentes corresponda a mais de 15%-20% da população viral. Além disso, o teste avalia cada droga isoladamente, o que pode não corresponder à resposta do vírus frente a uma combinação de várias drogas.

As desvantagens da fenotipagem em relação à genotipagem são o custo mais elevado e o longo tempo necessário para obtenção dos resultados. Os testes de resistência devem ser utilizados como coadjuvantes na escolha de terapias de resgate, uma vez que a experiência do médico, com sua capacidade de julgar a partir da avaliação da história do paciente, continua sendo primordial para a decisão quanto à escolha desses esquemas terapêuticos.

Exames Inespecíficos Úteis para a Avaliação e o Acompanhamento

Hemograma

Deve ser realizado na primeira avaliação do paciente e depois a cada 3 a 6 meses ou mais frequentemente se houver intercorrências clínicas. Embora seja um exame inespecífico, é de grande utilidade no acompanhamento do paciente infectado pelo HIV. É muito comum a ocorrência de anemia, leucopenia e plaquetopenia, seja de forma isolada, seja em associação, mesmo em paciente assintomático. Pode ser a primeira alteração detectada, dando início a uma investigação que pode resultar no diagnóstico da infecção pelo HIV. Da mesma forma, pacientes infectados podem vir a apresentar uma ou mais dessas alterações no hemograma, indicando progressão da infecção.

Quando não se dispõe da contagem de linfócitos CD4+, o hemograma é muito útil, principalmente pela avaliação da linfometria total, uma vez que valores abaixo de 1.000 linfócitos/mm³ estão relacionados com contagem de CD4+ inferior a 200 células/mm³. Além disso, o hemograma é muito útil para monitorar a ocorrência de efeitos colaterais de várias medicações que o paciente infectado pelo HIV utiliza ao longo do tempo. Como exemplo, temos a anemia ou a macrocitose, comum nos pacientes que usam zidovudina (AZT), a leucopenia pelo uso de sulfa, pirimetamina ou ganciclovir.

Bioquímica do Sangue

Útil na avaliação inicial, para determinação de valores basais, uma vez que os pacientes podem apresentar doenças com envolvimento multissistêmico ou utilizar medicamentos potencialmente tóxicos. Os exames devem incluir TGO, fosfatase alcalina, gama-GT, bilirrubina, ureia, creatinina, glicemia, triglicerídeos, colesterol total e frações, desidrogenase lática.

Sorologias para Sífilis (VDRL), Toxoplasmose, Hepatites Virais

Esses exames devem ser realizados na avaliação inicial do paciente. O VDRL deve ser repetido anualmente e deve-se considerar a possibilidade da ocorrência de resultados falso-positivos, tanto pela infecção pelo HIV, quanto ao uso de drogas injetáveis e gestação. A sorologia para toxoplasmose identifica os pacientes que devem receber profilaxia primária, uma vez que a neurotoxoplasmose é uma reativação de infecção latente, ou seja, ocorre no paciente com sorologia positiva para toxoplasmose (IgG), geralmente com contagem de linfócitos CD4+ inferior a 100 células/mm³. Os pacientes com sorologia negativa para toxoplasmose (IgG e IgM) deverão receber orientação sobre medidas preventivas. A sorologia para hepatite A identifica os pacientes suscetíveis (IgM e IgG negativos), que deverão receber vacinação.

A sorologia para hepatite B identifica os suscetíveis (todos os marcadores negativos), que devem ser vacinados, e também identifica os portadores crônicos. O anti-HBs deve ser avaliado 1 a 2 meses após a terceira dose da vacina, para confirmar a resposta antigênica, definida por níveis de anti-HBs > 10 UI/mL. Caso essa resposta não tenha ocorrido, considerar a revacinação. A sorologia para hepatite C identifica os pacientes coinfectados. O resultado pode ser falso-negativo nos casos de imunodepressão grave, com contagem de CD4+ inferior a 100 células/mm³. Nessa situação, o teste RNA-HCV qualitativo é útil para esclarecimento da ocorrência da coinfecção. A coinfecção pelo vírus da hepatite C e HIV tem impacto negativo, uma vez que provoca uma progressão mais rápida das duas infecções.

Radiografia de Tórax

Deve ser realizada na avaliação inicial do paciente para determinar o padrão basal e para detecção de tuberculose assintomática.

PPD

Teste útil para avaliar a indicação de quimioprofilaxia para tuberculose, que está indicada nos pacientes com PPD reator, uma vez descartada tuberculose em atividade através de exames clínico e radiológico. A quimioprofilaxia tem grande impacto na redução da morbidade e da mortalidade pela tuberculose, uma vez que essa doença é uma das complicações mais comuns no curso da infecção pelo HIV, aumentando em mais de seis vezes o risco de óbito nos anos subsequentes.

Se o teste inicial for negativo, o exame deve ser repetido anualmente, assim como na reconstituição imune, situação que ocorre após o início da TARV, com o aumento da contagem de CD4+ acima de 200 células/mm³. Considera-se teste PPD positivo uma enduração igual superior a 5 mm, evidenciada 48 a 72 horas após a injeção subcutânea de 5 UT.

Exame Ginecológico com Colpocitologia pelo Papanicolaou

Deve ser realizado na avaliação inicial da paciente e repetido após 6 meses e, a seguir, anualmente. É muito frequente a ocorrência de lesão escamosa intraepitelial (SIL), assim como do câncer cervical, que tendem a ser mais graves e progredirem mais rápido nas infectadas pelo HIV, principalmente com a deterioração da função imune. Muitas vezes, essas alterações estão associadas à persistência da infecção pelo papilomavírus humano (HPV). De acordo com as alterações detectadas pelo exame de Papanicolaou pode estar indicada a realização de colposcopia e/ou biópsia de colo uterino.

Exame de Urina (EAS, Exame Tipo I, Sumário de Urina)

Realizado na avaliação inicial, é útil para detectar alterações renais, assim como para monitoração de efeitos colaterais de medicamentos utilizados ao longo do curso da infecção pelo HIV.

Exame Parasitológico de Fezes

Deve ser realizado na avaliação inicial do paciente, para identificação de parasitoses, que devem ser tratadas. Deverá ser repetido posteriormente, de acordo com as alterações clínicas (p. ex., a ocorrência de diarreia).

REFERÊNCIAS BIBLIOGRÁFICAS

1. Bartlett JG, Gallant JE. Tratamento Clínico da Infecção pelo HIV. Niterói: Viterbo's Computação Gráfica; 2003.
2. Brasil. Ministério da Saúde. Portaria nº 59, de 28 de janeiro de 2003. Disponível em: http://www.aids.gov.br/data/documents/storedDocuments/%7BB8EF5DAF-23AE-4891-AD36-1903553A3174%7D/%7B41015A25-0442-4811-9AD0-06735E0AC199%7D/Portaria_59_novo_algoritmo.pdf. Acessado em: mai. 2007.
3. Brasil, Ministério da Saúde, Secretaria de Políticas de Saúde, Coordenação Nacional de DST/AIDS: Infecção pelo HIV em Adultos e Adolescentes. Recomendações para Terapia Antirretroviral em adultos infectados pelo HIV, 2008.
4. Brasil. Ministério da Saúde. Portaria nº 151, de 14 de outubro de 2009.
5. Brasil, Ministério da Saúde, Secretaria de Políticas de Saúde, Coordenação Nacional de DST/AIDS: Infecção pelo HIV em Adultos e Adolescentes. Recomendações para Terapia Antirretroviral em adultos infectados pelo HIV, 2008. Suplemento II. Critérios para início do tratamento antirretroviral. 2010
6. Brasil, Ministério da Saúde, Secretaria de Políticas de Saúde, Coordenação Nacional de DST/AIDS: Infecção pelo HIV em Adultos e Adolescentes. Recomendações para Terapia Antirretroviral em adultos infectados pelo HIV, 2008. Suplemento III. Tratamento e prevenção. 2010
7. Brasil, Ministério da Saúde, Secretaria de Políticas de Saúde, Coordenação Nacional de DST/AIDS: Protocolo clínico e diretrizes terapêuticas para manejo da infeção pelo HIV em adultos, 2013.
8. Brasil, Ministério da Saúde, Secretaria de Políticas de Saúde, Coordenação Nacional de DST/AIDS: Recomendações para Profilaxia da Transmissão Vertical do HIV e Terapia Antirretroviral em Gestantes, 2010.
9. Demeter LM, Reichman RC. Detection of human immunodeficiency virus infection. In: Mandell GL, Bennett JE, Dolin R (ed). Mandell, Douglas, and Bennett's Principles of Infectious Diseases. 5th ed. Philadelphia: Churchill Livingstone; 2000. V.1. p. 1369-73.
10. Granato CFH. Diagnóstico laboratorial das infecções pelo HIV-1 e HIV-2. In: Veronesi R, Focaccia R, Lomar AV. Retroviroses humanas – HIV/AIDS. São Paulo: Atheneu; 1999. p. 297-303.
11. Rachid M, Schechter M. Manual de HIV/AIDS. Rio de Janeiro: Revinter; 2003.

5.3 MANIFESTAÇÕES CLÍNICAS DA INFECÇÃO PELO VÍRUS DA IMUNODEFICIÊNCIA HUMANA

■ **Anna Ricordi Bazin**

INTRODUÇÃO

A infecção causada pelo vírus da imunodeficiência humana (HIV) caracteriza-se por perda progressiva da imunidade celular e incapacidade do organismo de frear a multiplicação viral. É um problema de Saúde Pública com grave impacto social, psicológico e econômico. São conhecidos dois tipos: o HIV-1 e o HIV-2, o primeiro com os grupos M, N, O, e o segundo com oito grupos, de A a H. Os dois tipos têm vários subtipos e estudos mostram que a evolução da doença tem relação com o grupo e o subtipo ao qual o vírus pertence. No Brasil predomina o HIV-1, subtipo B do grupo M. Por ser um vírus politrópico, pode infectar quase todas as células do organismo. A estrutura da membrana é responsável por seu tropismo, mas todos são capazes de infectar os linfócitos T.

Os receptores celulares CD4 facilitam a entrada do vírus nas células, devido à afinidade da glicoproteína viral gp120 com a proteína do receptor, mas não são os únicos. A procura de proteínas de superfície que pudessem interagir levou à descoberta da participação dos receptores de quimiocinas, o CCR5, para os vírus macrofagotrópicos, e CXCR4, para os que têm tropismo para os linfócitos[7,13]. Outra forma de infecção pode ser de célula a célula por transferência dos pseudópodos das células infectadas para as células não infectadas.

A patogenia do HIV é o resultado das suas propriedades biológicas e da competência imunológica do hospedeiro. O alvo principal são os linfócitos T CD4[45,23], essenciais à manutenção dessa competência, e que representam no ser humano adulto 60% a 80% dos linfócitos circulantes, aproximadamente 1.000 células/mm³ de sangue, o dobro das células T CD8. A quase totalidade dos linfócitos T CD4 é encontrada nos tecidos e no sistema linfático. Quando se formam, as células T CD4 são virgens de estímulo antigênico, estão em repouso e podem diferenciar-se durante a infecção aguda como células efetoras ou de memória. Os tecidos linfáticos e as áreas linfoides do intestino são o maior reservatório das células T CD4 de memória em repouso e podem ser infectadas, assim como as células ativadas[38,44].

As alterações causadas pelo HIV nas células efetoras da imunidade são qualitativas e quantitativas e a sua destruição se dá por mecanismos diretos e indiretos. Promove modificações na membrana celular, há formação de sincícios e apoptose e necrose por ação direta das proteínas virais ou por efeito de citocinas[33]. Nos macrófagos, os vírus se multiplicam tão bem como nos linfócitos T CD4. Os macrófagos infectados perdem parte de suas funções fagocíticas e aumentam a produção de citocinas pró e anti-inflamatórias. Perdem também a quimiotaxia e os mecanismos de lise dos parasitos intracelulares. Servem de reservatório, com produção viral contínua; mas, nas fases tardias da doença, algumas cepas citopáticas do HIV podem destruí-los por necrose. Os monócitos infectados diminuem a capacidade de migração a determinados estímulos. As células NK perdem parte da sua citotoxicidade direta e dependente de anticorpos. Trabalhos recentes mostram que o HIV pode infectar as células dendríticas, mas que há baixa multiplicação viral em seu interior. Sua atuação principal seria a de transferir os vírus aderentes à sua membrana celular para os linfócitos T CD4[6,13,23,27,29].

A infecção pelo HIV estimula inicialmente a resposta inata. A maioria das citocinas e das proteínas com ação inflamatória encontradas nos fluidos corporais, como saliva, lágrimas, leite materno e placenta, faz parte desse sistema. As células do sistema inato reconhecem a conformação do patógeno e respondem de maneira imediata com a produção de citocinas. Estas atingem o agente infeccioso, ao mesmo tempo em que ativam a resposta imune adaptativa, principalmente células NK e linfócitos T. Os macrófagos e as células dendríticas fazem a ponte entre os dois sistemas[30].

Os anticorpos específicos contra o HIV são sintetizados 1 ou 2 semanas após a infecção e podem ser identificados no sangue e nos fluidos corporais. A subclasse IgG1 predomina em todas as fases da infecção. Apesar de presentes, os anticorpos neutralizantes são produzidos em níveis insuficientes. Uma variedade de fatores genéticos e outros não genéticos influenciam a produção desses anticorpos e as cepas que os induzem podem se tornar resistentes por mutação. A desregulação das células T leva à proliferação de células B com ativação policlonal e hipergamaglobulinemia induzida por proteínas virais e alimentada por citocinas. Entre as imunoglobulinas liberadas por células B estão os autoanticorpos. O HIV está associado a várias alterações autoimunes envolvendo vasos sanguíneos, articulações e músculos[11]. Já foram também identificados autoanticorpos contra plaquetas, nervos periféricos, células T, esperma, plasma seminal, assim como hidrocortisona, eritropoietina e tiroglobulina, entre outros[34,43].

FORMAS CLÍNICAS

A história natural da infecção pelo HIV, sem tratamento, tem duração média de 8 a 10 anos entre a infecção e a morte do paciente. Novas tecnologias de diagnóstico e tratamento modificaram essa evolução, permitindo o reconhecimento e a terapêutica precoce da infecção pelo HIV e das alterações clínicas e laboratoriais resultantes dessa infecção, possibilitando a sobrevida prolongada dos enfermos.

O diagnóstico clínico inclui sinais e sintomas causados pelo HIV, por infecções oportunistas e neoplasias[47]. A Tabela 5.1 apresenta a classificação das formas clínicas evolutivas da infecção pelo HIV, modificada de *U.S. Centers for Disease Control and Prevention (CDC) classification system* e *World Health Organization (WHO) clinical staging and disease classification system*[1].

TABELA 5.1

Formas Clínicas Evolutivas da Infecção pelo HIV segundo Critérios dos CDC e WHO
I – Infecção aguda (síndrome retroviral aguda)
II – Infecção crônica assintomática e linfadenopatia generalizada persistente
III – Síndrome pré-aids
IV – Aids

Infecção Aguda. Síndrome Retroviral Aguda

Após a infecção, em 2 dias os vírus migram para os linfonodos regionais, alterando sua arquitetura, destruindo os centros germinativos e diminuindo a sua função imunológica. A viremia acontece em 5 dias, com intensa migração para o sistema nervoso central (SNC). Dependendo do volume da infecção, do subtipo do vírus e da competência imunológica do hospedeiro, o paciente poderá ou não apresentar manifestações clínicas. Em cerca de 40% dos pacientes, a fase aguda é assintomática. Em outros, no período de 1 a 4 semanas, pode surgir uma síndrome febril inespecífica, com febre elevada ou moderada, acompanhada de cefaleia, dor retro-orbitária, sudorese noturna, mialgia, artralgia, odinofagia.

Em pacientes com resposta inflamatória em que há grande produção de citocinas, a sintomatologia pode ser mais intensa; vômitos, diarreia, hepatite subclínica, gengivites, candidíase oral, ulcerações de boca, esôfago, anus e vagina, adenomegalia nas cadeias cervicais e axilares. Nesses casos, é frequente um exantema macular não pruriginoso, de início em face e tronco e, depois, nos membros. A adenomegalia é simétrica, em duas ou mais cadeias ganglionares extraingui-nais, mais frequente nas cadeias cervicais anteriores e posteriores, região submandibular, occipital e axilar, com duração superior a 30 dias. Os gânglios, com 0,5 a 2 cm ou mais de diâmetro, são móveis, de consistência elástica, indolores. As adenomegalias hilares, mesentéricas e retroperitoneais são incomuns. Alguns pacientes podem apresentar manifestações clínicas ainda mais graves como pneumonite, meningoence-falite viral e, até, pneumocistose. Esses quadros duram, em média, de 1 a 3 semanas. A gravidade desses primeiros sintomas está associada a mau prognóstico de progressão para a aids, assim como as manifestações neurológicas e o baixo nível de T CD4. As adenomegalias, a adinamia e o mal-estar podem perdurar por vários meses[22]. A síndrome retroviral aguda precede a elevação dos anticorpos, sugerindo que os sinais e sintomas nessa fase são mediados por células e produção de citocinas pró-inflamatórias.

Os exames de laboratório mostram uma intensa replicação viral com mais de 1.000.000 de vírus por mL de sangue, uma intensa depleção de células T CD4 e um aumento de células T CD8. O ARN viral pode ser detectado no sangue em pequenas quantidades nos primeiros 2 a 4 dias da infecção e plenamente em 7 a 10 dias. Os anticorpos específicos se elevam algumas semanas após a infecção aguda[29], num período conhecido como janela imunológica, que varia de 2 semanas a vários meses.

O diagnóstico diferencial da síndrome retroviral aguda é feito com a síndrome da mononucleose causada por vírus Epstein-Barr, citomegalovírus e toxoplasma, sífilis secundária, dengue, infecção gonocócica disseminada, paracoc-cidioidomicose aguda, tuberculose ganglionar e leucemias e linfomas. A anamnese e os dados epidemiológicos desempenham um papel importante para estabelecer o diagnóstico.

Apesar de pouco diagnosticada, por ser frequentemente assintomática ou oligossintomática, a síndrome retroviral aguda sintomática requer atendimento médico na maioria das vezes e internação hospitalar em 10% dos casos. Deve ser pensada sempre que o paciente relatar uma provável exposição ao vírus e apresentar uma doença febril, de início agudo ou uma síndrome mononucleose-símile com monoteste negativo.

As vantagens de um diagnóstico precoce para o doente são a possibilidade de prolongar a fase assintomática, prevenir as doenças oportunistas, poder acompanhar os avanços terapêuticos, auferir direitos e benefícios sociais, evitar comportamentos de risco e interromper a cadeia epidemiológica. Para a vigilância epidemiológica, o conhecimento do número de pessoas infectadas permite direcionar a resposta à epidemia para a prevenção e o planejamento das necessidades da assistência.

A quase totalidade dos casos, mesmo as formas graves, tem evolução autolimitada, o paciente se recupera e permanece assintomático[6].

Infecção Crônica Assintomática e Linfadenopatia Generalizada Persistente

Após a fase aguda, sintomática ou assintomática, o paciente entra na fase crônica assintomática da infecção pelo HIV. É uma fase de latência clínica, mas não virológica. É um período biologicamente ativo, com replicação viral, no qual o paciente transmite o vírus por sangue, esperma e secreções genitais. Há uma replicação viral lenta e persistente, que vai eliminando as células T CD4+ por citotoxicidade direta ou apoptose por via indireta. Essa replicação ocorre nos tecidos linfáticos que passam a ser o maior reservatório do HIV. Estima-se uma produção diária de 10 bilhões de vírions. A função imunológica dos linfonodos é modificada pela destruição de sua arquitetura e dos centros germinativos. A infecção é 100 vezes mais intensa nos gânglios do que no sangue periférico[39], prevalecendo nos linfócitos T CD4. Por técnicas de hibridização *in situ* estima-se que a quantidade de RNA viral dos centros germinativos dos gânglios é de 100 a 10.000 vezes maior que a observada no sangue dos pacientes antes do tratamento. Quando a depleção das células T CD4+ começa a comprometer a resposta imunológica, a replicação viral aumenta.

O acompanhamento do paciente soropositivo deve ser clínico e laboratorial. Duas a três vezes por ano devem ser examinados e solicitados exames laboratoriais de acompanhamento, referidos no tópico sobre Laboratório na Infecção pelo HIV. À medida que a diminuição das células T CD4 se agrava, os exames clínicos e laboratoriais serão realizados com intervalos menores. O atendimento aos pacientes soropositivos deverá ser multidisciplinar, incluindo médicos, enfermagem, psicólogos, nutricionistas, fisioterapeutas e assistentes sociais[6,29].

Após a infecção retroviral aguda, o paciente pode permanecer com linfadenopatia generalizada, que poderá ser persistente em 50% a 70% dos pacientes infectados. Os gânglios têm características descritas na fase aguda e diminuem de tamanho com o uso dos antirretrovirais; mas uma discreta adenomegalia pode persistir durante anos. Alguns pacientes apresentam também longos períodos de febre, de 38ºC a 39ºC, intermitente ou contínua, emagrecimento, fadiga, sudorese noturna e diarreia. A evolução da síndrome depende da resposta imunológica do paciente.

Os exames laboratoriais podem estar inalterados e a biópsia dos gânglios mostrar linfadenopatia reacional inespecífica. O diagnóstico diferencial deve incluir sarcoidose, linfomas, tuberculose ganglionar, paracoccidioidomicose, sífilis secundária, toxoplasmose e as outras causas de adenomegalias crônicas[6,29].

Síndrome Pré-aids

Os primeiros sinais de baixa imunidade são de doenças menos graves, como candidíase oral de repetição, leucoplasia pilosa, herpes zoster em pacientes com menos de 60 anos, queilite angular, gengivite e úlceras recorrentes na boca e infecção respiratória alta (tonsilite, sinusite) de repetição, candidíase vulvovaginal persistente ou resistente, angiomatose bacilar. Também fazem parte dessa fase as alterações cutâneas: a pele apresenta turgor e elasticidade diminuídos em todas as idades, exacerbação de lesões prévias, como psoríase e dermatite seborreica, alterações da pigmentação causando hiper ou hipocromias, furunculoses de repetição e outras infecções por bactérias, fungos e ácaros. Na história patológica pregressa, são frequentes os relatos de doenças sexualmente transmissíveis e abscessos e fístulas perianais.

Sintomas mais graves se sucedem: febre intermitente com ou sem calafrios, de 38ºC a 39ºC por mais de 30 dias, acompanhada de emagrecimento progressivo de até 10% do peso corporal, ansiedade, depressão, astenia, anorexia e diarreias prolongadas, autolimitadas, sem pus ou sangue e geralmente sem tenesmo, que respondem mal às medicações usuais. Podem ainda ocorrer anemia, plaquetopenia e neutropenia inexplicáveis.

O diagnóstico diferencial é feito com outras síndromes consumptivas, anemias graves, diabetes descompensados, gastrenterites crônicas, tuberculose, colagenoses, neoplasias e outras causas de febres prolongadas.

Essas manifestações clínicas têm correspondência laboratorial e devem ser do conhecimento médico para iniciar ou modificar a terapêutica específica.

Aids

Define-se como portador de aids o paciente com dois testes de triagem para detecção de anticorpos anti-HIV e um teste confirmatório reagentes, que tenha uma contagem de T CD4 no sangue abaixo de 350/mm[3], independentemente de outras causas de imunodeficiência, ou que apresente uma doença definidora de aids com qualquer nível de T CD4[8].

A infecção latente pode ser ativada experimentalmente por irradiação de raios UV, pirimidinas halogenadas, choque térmico, citocinas pró-inflamatórias, reinfecções e coinfecções com outros vírus[12,44]. Na prática, os hábitos de vida (drogas lícitas e ilícitas)[2], antecedentes genéticos, estimulação antigênica endógena e exógena (vacinas), supressão da imunidade por drogas e outros fatores favorecem a ativação.

Existem três tipos de progressão nos pacientes infectados não tratados: os progressores rápidos, que perdem rapidamente a imunidade e evoluem para aids em menos de 3 a 5 anos, às vezes meses, e que correspondem a 4% a 10% dos pacientes; os progressores que evoluem para a aids no tempo médio de 8 a 11 anos, compreendendo a maioria dos infectados (55% a 80%); e os chamados não progressores lentos (*LTNP: long-term non progressors*), que permanecem na fase latente por mais de 10 anos, controlando a multiplicação viral, e que correspondem a 10% a 15% das pessoas infectadas. No grupo dos LTNP, uma parcela mínima, menos de 1% de todos os soropositivos, apresenta viremia persistentemente baixa, menos de 50 cópias/mL. Essas pessoas são chamadas controladores de elite[15b]. Algumas variáveis permitem identificar o risco da evolução da doença: os pacientes que tiveram uma síndrome retroviral aguda sintomática com mais de 2 semanas de duração têm uma progressão mais rápida; as infecções transfusionais têm o pior prognóstico; a idade parece ser determinante para a evolução das pessoas mais idosas; fatores genéticos e desnutrição também influenciam. A reinfecção por vírus HIV e recombinantes, as coinfecções com vírus das hepatites B e C e outras infecções virais sistêmicas, especialmente herpesvírus e citomegalovírus, que têm efeito supressor sobre a imunidade celular, encurtam o tempo de latência. A presença da mutação delta 32 heterozigótica sobre o gene receptor de quimiocina CCR5 está associada a uma progressão mais lenta e a mutação homozogótica desses alelos impede a entrada do vírus na célula.

A prevalência de infecções por mais de um subtipo de vírus tem sido descrita sem que se tenha ainda um domínio total das implicações clínicas desse fato[1a]. Num estudo de células do baço de pacientes infectados com HIV-1, foram encontrados de três a quatro pró-vírus por célula com um grande número de recombinantes e variações genéticas importantes[21]. Na maioria das vezes, um único tipo de HIV-1 predomina e define o curso da doença.

Os portadores de HIV-2 têm um período de latência maior que a dos infectados por HIV-1[2], assim como a infecção por HIV-1 do grupo A tem uma evolução mais lenta em relação às infecções do HIV-1 do grupo B[3]. A infecção por HIV-1 do grupo N causa uma forma aguda mais grave[42]. Os fatores prognósticos conhecidos se modificam a cada ano com os novos conhecimentos da biologia do vírus, exames laboratoriais mais específicos e sensíveis e terapêuticas que permitem uma reconstituição imunológica prolongada. No entanto, a intensidade da reprodução viral e seus efeitos sobre as células T CD4 são os parâmetros preditores definitivos.

No Brasil, o Ministério da Saúde adota dois critérios para a definição de caso de aids em indivíduos com 13 anos ou mais: o critério dos CDC modificado e o critério Rio de Janeiro/Caracas[8,8a]. Os dois critérios exigem positividade sorológica para o HIV e não são exclusivos. A Tabela 5.2 apresenta os parâmetros e doenças que caracterizam a aids em pacientes HIV-positivo segundo critérios dos CDC e da Organização Mundial da Saúde, modificados. Na Tabela 5.3 são expostos os parâmetros para definição de aids segundo o critério Rio de Janeiro/Caracas. A Tabela 5.4 apresenta o resumo dos referidos critérios de definição de aids. Alguns pacientes que desconhecem o diagnóstico podem apresentar como primeiras manifestações clínicas de aids as infecções graves definidoras da doença[6]. O *Department of Health and*

Human Services, a *European Aids Clinical Society*[apud,5] e o Ministério da Saúde do Brasil[8] consideram como parâmetro imunológico de aids a contagem de T CD4+ inferior a 350/mL de sangue.

A Tabela 5.5 mostra a relação dos níveis de células T CD4 com o risco de desenvolver infecções oportunistas e outras doenças[5,6,29]. Essa relação inicial sofre modificações ao longo dos anos com as mutações e a virulência do HIV.

TABELA 5.2

Parâmetros e Doenças que Caracterizam Aids em Paciente HIV-positivo (segundo Critérios dos CDC)
Parâmetro Imunológico
Imunossupressão: • Contagem de linfócitos T CD4+ menor de 350/mL
Doenças
Subgrupo A – Doença constitucional: • Síndrome consumptiva progressiva ou *Slim disease*
Subgrupo B – Doença neurológica: • Encefalopatia pelo HIV • Leucoencefalopatia multifocal progressiva • Acidente vascular isquêmico e hemorrágico • Mielopatias • Neuropatias periféricas
Subgrupo C – Doenças infecciosas secundárias: • Categoria C1 – Doenças infecciosas definidoras de aids: – Candidíase de esôfago, traqueia, brônquios e pulmão – Pneumocistose – Citomegalovirose retiniana ou disseminada – Toxoplasmose cerebral – Criptococose extrapulmonar ou disseminada – Tuberculose extrapulmonar ou disseminada – Micobacteriose atípica disseminada – Histoplasmose disseminada – Criptosporidíase com diarreia superior a 30 dias – Isosporíase com diarreia superior a 30 dias – Microsporidiose com diarreia superior a 30 dias – Herpes simples extracutâneo ou mucocutâneo por mais de 30 dias – Reativação de doença de Chagas (meningoencefalite ou miocardite) • Categoria C2 – outras doenças infecciosas – Coccidioidomicose extrapulmonar – Leishmaniose visceral aguda – Sepse recorrente por *Salmonella* não *typhi* – Pneumonia bacteriana recorrente com mais de dois episódios/ano
Subgrupo D – Neoplasias secundárias: • Sarcoma de Kaposi em pessoas com menos de 60 anos • Linfoma primário de SNC • Linfoma de Burkitt • Linfoma imunoblástico • Câncer cervical invasivo • Outros
Subgrupo E – Outras condições: • Distúrbios da conduta • Distúrbios da personalidade • Depressão, ansiedade, pânico • Distúrbios obsessivos e compulsivos

Fonte: AETC[1], Bartlett JG et al.[5].

TABELA 5.3

Doenças Definidoras de Aids Segundo o Critério Rio de Janeiro/Caracas	
Sinais/Sintomas/Doenças	*Pontos*
Sarcoma de Kaposi	10
Tuberculose disseminada/extrapulmonar/pulmonar não cavitária	10
Candidíase oral ou leucoplasia pilosa	5
Tuberculose pulmonar cavitária ou não especificada	5
Herpes-zóster em indivíduo de até 60 anos de idade	5
Disfunção do sistema nervoso central	5
Diarreia por um período igual ou superior a 1 mês	5
Febre igual ou superior a 38°C, por um período igual ou superior a 1 mês	2
Caquexia ou perda de peso corporal superior a 10%	2
Astenia por um período igual ou superior a 1 mês	2
Dermatite persistente	2
Anemia e/ou linfopenia e/ou trombocitopenia	2
Tosse persistente ou qualquer pneumonia (exceto tuberculose)	2
Linfadenopatia maior ou igual a 1 cm, maior ou igual a dois sítios extrainguinais, por um período igual ou superior a 1 mês	2

Fonte: Ministério da Saúde[8a].

TABELA 5.4

Resumo dos Critérios de Definição de Caso de Aids em Indivíduos com 13 Anos de Idade ou Mais, para Fins de Vigilância Epidemiológica
CDC Modificado
Evidência laboratorial da infecção pelo HIV + Diagnóstico de determinadas doenças indicativas de aids ou Evidência laboratorial de imunodeficiência
Rio de Janeiro/Caracas
Evidência laboratorial de infecção pelo HIV + Somatório de, pelo menos, 10 pontos, de acordo com uma escala de sinais, sintomas ou doenças

TABELA 5.5

Infecções Oportunistas e Outras Doenças Associadas aos Níveis de Linfócitos CD4/mm³	
CD4/mm³	*Doenças Associadas*
> 500	• Síndrome retroviral aguda • Meningoencefalite viral • Candidíase vaginal • Síndrome de Guillain-Barré • Linfadenopatia generalizada persistente

Continua >>

>>Continuação

Infecções Oportunistas e Outras Doenças Associadas aos Níveis de Linfócitos CD4/mm³	
CD4/mm³	**Doenças Associadas**
200-500	• Candidíase orafaríngea • Tuberculose pulmonar • Pneumonia bacteriana recorrente • Leucoplasia pilosa oral • Herpes-zóster • Criptosporidiose autolimitada • Pneumonite intersticial linfocítica • Sarcoma de Kaposi • Linfoma de células B • Câncer cervical e anal (infecção por HPV) • Linfoma de Hodgkin • Púrpura trombocitopênica idiopática • Anemia • Emagrecimento de até 10% do peso • Diarreia intermitente • Dermatite seborreica
< 200 ≥ 100	• Pneumonia por *P. jirovecii* • Histoplasmose disseminada • Coccidioidomicose disseminada • Tuberculose extrapulmonar e miliar • Leucoencefalopatia multifocal progressiva (Infecção por vírus JK) • Demência associada ao HIV • Síndrome consumptiva • Miocardiopatias • Linfomas não Hodgkin • Neuropatias periféricas • Polirradiculopatia progressiva • Mielopatia vacuolar
< 100 ≥ 50	• Candidíase esofagiana • Microsporidiose • Isosporíase • Herpes simples disseminado • Neurotoxoplasmose • Criptococose meníngea • Criptosporidiose crônica
< 50	• Infecção por citomegalovírus • Infecção disseminada por *M. avium-intracellulare* • Linfoma primário do SNC

Fonte: Bartlett JG et al.[5]

Síndrome Consumptiva

É definida pelos CDC como perda inexplicável de mais de 10% do peso corpóreo, acompanhada de febre e diarreia, não atribuíveis a outras condições associadas à aids, como, por exemplo, as infecções oportunistas. Trata-se de um estado complexo multifatorial, resultante da somação de anorexia, vômitos, aumento de metabolismo, interação de citocinas, má absorção dos nutrientes devido à inflamação do intestino e distúrbios psicológicos. O aparecimento da síndrome consumptiva é considerado um indicador de progressão para aids. A perda de mais de 30% do peso corporal ideal está associada com a maior gravidade e a maior taxa de mortalidade.

É considerado desnutrido o paciente que apresenta perda ponderal superior a 10% do próprio peso com elevada perda proteica. A deficiência da vitamina B_{12} foi associada à progressão dos sintomas e são descritas alterações metabólicas, dislipidemias, depleção de vitamina D^3, também causadas por produção de citocinas.

Alterações Dermatológicas na Infecção por HIV

As alterações na pele estão presentes em todas as fases da infecção por HIV desde a síndrome aguda até a aids. Podem ser as primeiras manifestações e ajudar no diagnóstico e no prognóstico. Há três tipos de alterações mais frequentes: as infecções causadas por bactérias, vírus, fungos e parasitas, as tumorais (sarcoma de Kaposi, condilomas, etc.) e as iatrogênicas (farmacodermias, SIRI, lipodistrofias, etc.). Outras lesões podem ser por recrudescimento de doenças prévias à medida que a imunidade baixa (psoríase, dermatite seborreica, escabiose, etc.).

Na fase aguda a gravidade do exantema depende da carga viral, da resposta do hospedeiro com o aumento dos linfócitos T CD8 e anticorpos citotóxicos e da infecção das células de Langerhans. A histologia mostra infiltrado linfoplasmocitário perivascular.

A maior parte das outras alterações cutâneas está ligada à perda da imunidade pelos efeitos citopático e à depleção das células de defesa por HIV. A frequência dessas manifestações mudou com o aparecimento das medicações antirretrovirais, algumas diminuíram, outras permanecem com a mesma frequência, outras aumentaram, como herpes-zóster, farmacodermias, sífilis e lipodistrofias[15a].

Alterações do Sistema Nervoso

As manifestações neurológicas causadas pelo HIV podem ser observadas na fase aguda, mas predominam nas fases tardias. O vírus tem tropismo para o SNC e nele se diferencia. Na maioria são vírus macrofagotrópicos que atingem o SNC livremente ou por células infectadas. Os macrófagos penetram nos espaços perivasculares das células do endotélio da barreira hematoencefálica, os T CD4 infectados passam por via sanguínea, outras células infectadas por diapedese. As próprias células endotelias podem servir como portal de entrada por transcitose[17,36].

As células multinucleadas que se formam e a mielopatia vacuolar representam as lesões quase patognomônicas da infecção por HIV no sistema nervoso.

No cérebro, as células mais atingidas são as gliais, microglia, astrócitos, oligodendrócitos e células endoteliais dos capilares[17]. As citocinas liberadas pelos macrófagos infectados alteram a permeabilidade vascular e são nocivas para os neurônios, assim como os fatores quimiotáticos que atraem seletivamente as células da reação inflamatória. As reações imunológicas e autoimunes facilitam as infecções por outros germes oportunistas[16,17,41]. A resposta autoimune se deve ao mimetismo molecular, por ter o HIV proteínas semelhantes às das células dos sistemas nervosos central e periférico. Foram encontrados autoanticorpos contra os nervos periféricos que parecem ser responsáveis pelas neurites[24]. Os altos níveis de anticorpos contra a proteína básica da mielina, encontrados no liquor, foram correlacionados com a gravidade da demência[31].

Estudos mostram que a entrada do vírus no SNC precisa ser pela barreira hematoencefálica. Alguns trabalhos mostram que também há uma correlação entre a maior carga viral encontrada no liquor e as lesões neurológicas, incluindo a demência[20], assim como entre essas lesões e o acúmulo de substâncias amiloides que o vírus promove no cérebro dos pacientes mais idosos[46]. À medida que a infecção progride, aumenta a desmielinização cortical com reação inflamatória e perda de função local. Mesmo com o uso dos antirretrovirais, 25% dos pacientes infectados têm manifestações neurológicas que vão desde discretas alterações de comportamento até graves plegias, incoordenações motoras e demência.

Meningoencefalites

Na forma grave da fase aguda, o HIV pode causar uma meningoencefalite com liquor claro, com discreta pleocitose mononuclear, glicose normal e moderado aumento das proteínas. Os sintomas são iguais aos de outras meningoencefalites virais: febre, cefaleia intensa, que responde mal aos antiálgicos, dor retro-orbitária, sem ou com alterações mínimas do sensório. O exame físico mostra rigidez de nuca, sinais de hipertensão intracraniana e irritação meníngea. Os sintomas podem durar até 14 dias e a evolução é benigna.

Menos frequentemente, outros microrganismos, como criptococos, herpes tipo 1, pneumococos e meningococos, podem causar meningoencefalites.

Encefalite

A encefalite causada pelo HIV pode ser diagnosticada em qualquer fase da imunodepressão e provoca atrofia cerebral. O paciente tem febre, cefaleia, perda de memória e uma progressiva síndrome demencial. Pode apresentar também crises convulsivas. A ressonância magnética pode detectar o contraste na substância branca e, em alguns casos, meningoencefalite. A presença de ARN viral no liquor confirma o diagnóstico. O prognóstico é grave e leva o paciente à morte em algumas semanas ou meses antes da terapia antirretroviral.

Mielites

No período de latência, as mielites transversas são sinais de mau prognóstico. Podem ter início insidioso, com graus variáveis de retenção urinária e fecal. Podem regredir, deixando o paciente assintomático por longos períodos de tempo, reaparecendo mais tarde com mais intensidade, acompanhadas ou não de manifestações sistêmicas como paresias de membros inferiores e incontinência de esfíncteres. As eletromiografias mostram uma diminuição da velocidade de condução e consequente redução dos reflexos miotáticos. O exame histológico da medula de alguns pacientes que apresentaram paraparesia simétrica progressiva, retenção ou incontinência urinária e fecal, ataxia, paraplegia, espasticidade e demência, mostrou mielopatia vacuolar dos tratos piramidais anterior e lateral e das colunas posteriores. Estas lesões foram mais evidentes na medula torácica.

Síndrome Demencial

A síndrome demencial é um sinal de infecção grave. Caracteriza-se por graus variáveis de disfunção motora, cognitiva e comportamental. Os sintomas precoces de disfunção motora são de desequilíbrio e incoordenação. As disfunções cognitivas mostram dificuldade de concentração e memorização e as comportamentais se manifestam por irritabilidade, isolamento, depressão e apatia. A síndrome demencial pode iniciar com uma discreta lentidão psíquica seguida de apatia para as tarefas habituais. O quadro pode ser confundido com depressão, mas não há disforia. Os sintomas motores apráxicos são mais tardios e incluem tremores, dificuldade de deambulação, lentidão dos movimentos oculares e reflexos anormais de liberação. A apatia aumenta e a fluência verbal diminui. Este padrão de demência subcortical é de fácil diagnóstico e estava presente em 25% dos pacientes infectados, na fase pré-aids, antes das medicações antirretrovirais combinadas.

Sistema Nervoso Autônomo

O HIV atinge também o sistema nervoso autônomo. Os principais sinais e sintomas são sudorese noturna intensa e prolongada, hipotensão postural grave, impotência sexual, bradicinesia, lipotimias e até paradas cardiorrespiratórias.

Distúrbios Psiquiátricos

A maioria dos indivíduos infectados pelo HIV apresenta distúrbios afetivos anteriores às manifestações clínicas da doença. Somam-se, com o decorrer do tempo, ansiedade, depressão, perda da autoestima, culpa irracional. O paciente mostra apatia progressiva, medo, retraimento social e recusa de efetuar tarefas complexas. Outra alteração comum é o *delirium*, comprometimento cortical que reduz a capacidade de manter a atenção a estímulos externos, desorganiza o pensamento, causa alucinações, distúrbios do sono e atinge a memória recente. Alguns pacientes apresentam depressão e euforia.

Outras Manifestações Neurológicas

O HIV pode causar neuropatias sensitivas, distais, múltiplas mononeurites ou polirradiculopatias progressivas devidas aos produtos tóxicos celulares e virais, a reações autoimunes e de resposta à infecção. Em qualquer forma clínica, podem ser encontradas paraparesias, paraparestesias, disestesias dolorosas e diminuição da sensibilidade. Os sintomas são quase sempre bilaterais. As polineurites periféricas podem simular formas progressivas similares à síndrome de Guillan-Barré, com diminuição da força nos segmentos proximais dos quatro membros.

As infecções oportunistas que causam dano neurológico, como toxoplasmose, criptococose e leucoencefalopatia multifocal progressiva são discutidas adiante.

Alterações do Sistema Digestório

A enteropatia causada pelo HIV atinge todas as pessoas infectadas. Caracteriza-se por alterações da permeabilidade das células intestinais, pela perda da resposta imunológica e o desmembramento da função dos microtúbulos epiteliais[25]. Os alvos principais são as células T CD4 e os macrófagos da lâmina própria. O HIV pode ser encontrado na mucosa intestinal dos pacientes em todas as fases, desde a infecção aguda até a aids. A depleção das células T CD4 da submucosa causa quebra da barreira imunológica, facilitando a disseminação de bactérias para a circulação sanguínea. Alguns trabalhos demonstraram que a infecção das células intestinais, por terem receptores de quimiocina, independe da presença dos receptores CD4[14]. A presença do vírus nas células enterocromafins, responsáveis pelas funções intestinais, parece ser a causa das alterações eletrolíticas e da má absorção que leva à desnutrição[28].

No sistema digestório, a infecção é maior no sistema linfático que acompanha o trato gastrintestinal. A perda de linfócitos T CD4+ é mais dramática no intestino, onde as células da lâmina própria são células de memória em repouso. Tanto as células infectadas como as que não estão infectadas são destruídas como nos gânglios linfáticos periféricos. Isso leva a uma diminuição da resposta imunológica do intestino a patógenos já conhecidos e facilita as infecções oportunistas nesses locais. Os HIV que infectam as células do intestino se diferenciam como os que infectam o sistema nervoso central. São vírus CCR5 macrofagotrópicos produtores das citocinas, que em quantidades moderadas alteram a permeabilidade intestinal e em grandes quantidades têm efeito tóxico provocando apoptose[26].

Alterações Pulmonares

O HIV atinge os pulmões e, como no sistema nervoso e no aparelho digestório, diferencia-se, podendo causar alterações imunológicas[45]. As manifestações pulmonares podem ser divididas em duas etapas: antes e após o acesso às drogas profiláticas e às combinações antirretrovirais. Nos últimos anos, as internações hospitalares, as infecções oportunistas e as mortes por patologias pulmonares caíram drasticamente, especialmente as causadas por *P. jirovecii*, ainda comuns nas crianças e nos pacientes sem tratamento adequado.

Atualmente, nos pacientes em uso de medicação específica, as doenças pulmonares mais frequentes são a tuberculose, a hipertensão pulmonar, os carcinomas broncogênicos, os linfomas e a síndrome de reconstituição imunológica[18].

Infecções Oportunistas

As infecções oportunistas são causadas, na maioria das vezes, por agentes etiológicos de baixa patogenicidade, que aproveitam a imunodeficiência para promover infecções disseminadas. Os órgãos mais atingidos são o sistema nervoso central, o trato gastrintestinal e os pulmões. São dificilmente erradicadas, precisam ser controladas na fase aguda e requerem o uso de medicações profiláticas até o restabelecimento da imunidade.

O uso dos antirretrovirais potentes combinados reduziu a sua incidência, diminuiu a necessidade e a complexidade das internações hospitalares e aumentou a qualidade e a quantidade de vida dos pacientes. Nesse item, serão apresentadas as mais importantes em termos de frequência e gravidade.

Leucoplasia Pilosa

A leucoplasia pilosa é uma lesão específica da mucosa oral dos pacientes imunossuprimidos. O agente etiológico é o vírus Epstein-Barr. O exame físico mostra uma superfície de contornos irregulares formada por vilosidades microscópicas semelhantes a pelos, que não se desprendem na tentativa de removê-las. São indolores e o sintoma mais frequente é uma sensação de hipertrofia das papilas. Localizam-se nas bordas da língua, bilateralmente e raramente na mucosa jugal. Nas formas mais graves se estendem para a superfície dorsal da língua.

A histopatologia mostra acantose, hiperparaqueratose, células balonizantes na camada espinhosa do epitélio com inclusões virais intranucleares e ausência de infiltrado inflamatório subepitelial. O diagnóstico diferencial é feito com a candidíase hiperplásica crônica, o líquen plano e a leucoplasia associada ao uso do tabaco.

Candidíase

As infecções por *Candida sp.* atingem 80% a 90% dos pacientes com aids. Podem ocorrer de forma transitória em 10% dos doentes com soroconversão recente e são comuns nas mucosas também na fase pré-aids. A apresentação mais frequente é a candidíase de orofaringe. Formam-se placas pseudomembranosas brancas de diferentes diâmetros na mucosa oral, nas gengivas, na região peridental, no palato, na mucosa geniana, de fácil remoção, indolores, rodeadas por um halo de hiperemia. Ao serem retiradas, deixam uma superfície avermelhada, às vezes hemorrágica. Causam uma sensação desagradável na boca, dificultando a degustação dos alimentos e contribuindo para a anorexia. Na língua, a glossite dá alterações gustativas, ardência e dor. Outras formas de candidíase oral são a queilite angular com eritema e fissura nos cantos da boca, as formas hiperplásicas e a forma atrófica eritematosa. A candidíase é também comum e recorrente nas mucosas genitais.

Nos estágios mais avançados da imunossupressão, pode invadir o esôfago e o trato digestório até o ânus. As candidíases esofagianas e traqueais são critérios de aids. O fungo pode causar sepse e, raramente, atingir o sistema nervoso central, formando abscessos. As atuais medicações antifúngicas podem controlar a infecção nos estágios iniciais (ver Capítulo 22, Candidíase).

Tuberculose

A tuberculose ocupa o sétimo lugar no mundo entre as doenças que levam à morte. Um terço da população mundial está infectado pelo *Mycobacterium tuberculosis*, a grande maioria latente, mantida pela imunidade celular eficaz.

A infecção pelo HIV tem sido responsável pelo aumento da tuberculose em decorrência do comprometimento da imunidade celular, que facilita a infecção primária e, com maior frequência, a reativação da infecção latente. Por sua vez, o *Mycobaterium tuberculosis,* pelas suas características patogênicas, aumenta a replicação viral, acelerando a evolução natural da infecção por HIV e elevando o índice de mortalidade da aids sendo a taxa de óbito da coinfecção no Brasil, de 20%[7a,17]. Nesses pacientes, a incidência da tuberculose é 170 vezes maior do que na população em geral e o risco de reativação da infecção latente é de 30%, muito superior aos 5% a 10% dos indivíduos sem HIV.

Nos países onde a incidência é elevada, é a doença oportunista mais frequente depois da candidíase oral, e em muitos doentes a primeira manifestação da aids. Pode incidir em qualquer nível de CD4/mm³ de sangue, sendo mais frequente abaixo de 350 células/mm³.

No Brasil, aproximadamente 15% dos pacientes com tuberculose são soropositivos, o que levou o Ministério da

Saúde a normatizar o pedido de sorologia para o HIV para todos os pacientes com tuberculose.

Nos doentes com a contagem de células CD4 acima de 350/mm³, a clínica é igual à dos pacientes imunocompetentes. Sintomas de infecção respiratória alta, com tosse inicialmente irritativa, depois produtiva por mais de 3 semanas. Febre de 37,5ºC ou mais, diária, vespertina, com sudorese noturna, astenia, anorexia, perda de peso. Podem aparecer hemoptoicos, que sugerem o diagnóstico, mas este é confirmado com a presença de BAAR no escarro ou nos tecidos atingidos. A imagem radiológica mostra opacidades heterogêneas apicais com cavitações e consolidação alveolar.

Nos pacientes com menos de 350 células CD4/mm³, as imagens radiológicas podem dificultar o diagnóstico, mostrando infiltrados intersticiais para-hilares ou nas bases e até, quando não há resposta inflamatória para o bacilo, uma radiografia normal.

As formas ganglionares são encontradas nos indivíduos com a imunidade preservada. A biópsia do gânglio confirma o diagnóstico. As formas extrapulmonares e disseminadas são ainda mais complexas para o diagnóstico. Qualquer órgão pode ser atingido, sendo os mais frequentes o fígado, o baço, o sistema nervoso central (meningoencefalites e/ou tuberculomas), a medula e o sistema geniturinário. A maioria dos doentes apresenta os sintomas prolongados de febre vespertina, sudorese noturna, astenia, anorexia e emagrecimento. O diagnóstico deve ser confirmado através de exames discutidos no Capítulo 157, Tuberculose, no qual são apresentados os esquemas de tratamento e profilaxia da doença.

Leucoencefalopatia Multifocal Progressiva (LMP)

A leucoencefalopatia multifocal progressiva é uma doença subaguda e desmielinizante causada pelo poliomavírus JC, que infecta os oligodendrócitos e atingia 4% dos pacientes com T CD4+ abaixo de 200 células/mm³ até o advento das combinações de antirretrovirais. É uma desmielinização limitada à substância branca do cérebro, de início insidioso, sem febre e sem alterações de consciência. Ocorrem sinais e sintomas de lesão límbica (alteração da saciedade alimentar, da sexualidade, distúrbios socioafetivos), ataxia, déficit motor localizado, alterações cognitivas e distúrbios visuais. Com o progredir da doença, surge deficiência intelectual, evoluindo para a demência, cegueira parcial e alterações na fala.

A tomografia computadorizada e a ressonância magnética do cérebro revelam o córtex preservado e áreas hipodensas na substância branca, sem efeito de massa e sem intensificação das imagens com a administração do contraste, mais numerosas nas regiões parieto-occipitais. O diagnóstico é feito com o exame físico, as imagens radiológicas, a presença de anticorpos anti-JC no liquor e a biópsia cerebral, que mostra a infecção dos oligodendrócitos e a desmielinização. A leucoencefalopatia multifocal progressiva leva o paciente à morte entre 6 e 9 meses.

Pneumocistose

O *Pneumocystis jirovecii* é um fungo unicelular, encontrado na forma de trofozoíto ou de pseudocisto extracelular nos pulmões dos pacientes imunodeprimidos. Sua multiplicação produz um exsudato alveolar espumoso, onde predominam células mononucleares. Há consolidação do parênquima, espessamento da membrana alveolar, edema e fibrose, sendo uma causa frequente de acometimento pulmonar e morte nos pacientes sem tratamento. É uma das infecções oportunistas dos pacientes com aids e T CD4+ inferior a 200/mm³.

Dependendo da competência imunológica do hospedeiro, o quadro clínico pode ter um início insidioso e prolongado com tosse irritativa, febre e dispneia inicialmente aos pequenos esforços e mais tarde em repouso. Pode também se apresentar com um quadro clínico agudo, com febre, tosse, dor torácica, dispneia e hipoxemia. O exame físico, especialmente a ausculta pulmonar, não revela a gravidade das lesões que aparecem nas radiografias ou na tomografia computadorizada do pulmão. Nos casos mais graves de imunodeficiência, a partir do pulmão pode haver disseminação hematogênica, com localização do agente no fígado, nos rins, baço e retina. A pneumocistose é doença definidora de aids, com perigo de contágio para outros pacientes imunodeprimidos a partir de secreções respiratórias e de fômites.

As imagens pulmonares na pneumocistose variam em função da imunidade, mas predomina o infiltrado intersticial difuso, reticular ou reticulonodular, bilateral, mais intenso na região hilar e nos lobos inferiores. São raras as adenomegalias hilares e os derrames pleurais. Podem ser vistas lesões císticas que, ao se romperem, causam pneumotórax espontâneo e também imagens de infiltrado alveolar da síndrome de angústia respiratória aguda. Se houver infecção bacteriana concomitante, a radiografia mostrará imagens de consolidação alveolar. Na tomografia computadorizada de tórax são vistas imagens de opacificação em "vidro fosco".

A gasometria arterial dos casos graves revela importante hipóxia, com PaO_2 abaixo de 60 mmHg, associada a uma grande elevação da desidrogenase lática no sangue. O diagnóstico de certeza pode ser obtido com um exame de escarro colhido em jejum, fixado com a coloração de May-Grunwald-Giemsa ou a de Gomori-Grocott para visualizar os trofozoítos e os pseudocistos[15a].

O diagnóstico, o tratamento e a profilaxia são discutidos em detalhes no Capítulo 138, Pneumocistose.

Toxoplasmose

Entre as infecções oportunistas que atingem o SNC, a toxoplasmose cerebral é a mais frequente. É causada por um protozoário intracelular obrigatório, o *Toxoplasma gondii*, de baixa patogenicidade. A maioria dos indivíduos imunocompetentes desenvolve anticorpos e não apresenta manifestações clínicas, podendo o toxoplasma permanecer em múltiplos tecidos corporais, na forma cística de resistência. Os pacientes com aids adoecem nas fases graves da imunodeficiência, quando o T CD4+ está abaixo de 100 células/mm³ de sangue, devido à reativação de infecção latente na maioria dos casos.

A forma mais frequente é a encefalite abscedada. Durante 2 semanas ou mais, o paciente apresenta febre, cefaleia intensa e constante, alterações de comportamento, fotofobia, sinais de intensidade variável e progressivos de localização, como monoplegia, hemiplegia espástica, síndromes cerebelares, crises convulsivas, confusão mental, obnubilação e coma. A coriorretinite pode ser diagnosticada no exame de fundo de olho em mais da metade dos pacientes.

O diagnóstico de neurotoxoplasmose se baseia na história e no exame físico do doente, na confirmação das sorologias para HIV e nas imagens das tomografias ou ressonâncias magnéticas cerebrais. Nelas podem ser observados abscessos múltiplos, raramente únicos, com halo periférico e sinais de efeito de massa e edema cerebral. A localização mais comum é nos gânglios da base e nas regiões corticais do cérebro. As sorologias para toxoplasma não são de ajuda para o diagnóstico, pois não há resposta específica humoral, devido à grave imunodeficiência. O diagnóstico diferencial dos abscessos únicos deve ser feito com os abscessos de outras etiologias e com os linfomas primários do SNC.

O toxoplasma pode ainda causar uma pneumonite intersticial e uma encefalite difusa de evolução aguda ou subaguda. Foram descritas também meningoencefalites com liquor claro com as mesmas características das meningoencefalites virais.

Os esquemas terapêuticos potentes contra o HIV e as profilaxias primária e secundária da infecção pelo *T. gondii* com derivados sulfamídicos e pirimidínicos diminuíram a frequência da neurotoxoplasmose, ainda presente nos pacientes sem acompanhamento ou que não aderem ao tratamento. A terapêutica e a profilaxia da toxoplasmose são discutidas no Capítulo 153.

Criptococose

O *Cryptococcus neoformans* é um fungo que invade o organismo pelas vias respiratórias, causando infecção inaparente na maioria dos indivíduos. É encontrado no interior dos macrófagos ou livre, em fluidos e tecidos. Eventualmente, em pessoas imunocompetentes causa infecção pulmonar que simula tumor de pulmão. Em pacientes com aids, pode atingir quase todos os órgãos e tecidos do organismo, nem sempre dando sinais e sintomas. A infecção mais grave e frequente é a meningoencefalite insidiosa. Os sintomas são cefaleia intensa, vômitos, febre baixa ou moderada, fotofobia, alterações sensoriais, alterações de consciência e de comportamento e, mais tarde, surgem paralisias de nervos cranianos e sinais de irritação meníngea. Esses sinais e sintomas somam-se ao longo de 2 ou 3 semanas. A infecção das meninges por esse agente ocorre quando o nível imunitário está abaixo de 100 células T CD4+/mm³ de sangue.

O diagnóstico de certeza é dado pela punção lombar que mostra um liquor claro com pleocitose discreta de mononucleares, glicorraquia pouco alterada e discreta elevação da proteinorraquia. Algumas gotas de tinta nanquim sobre gotas de liquor mostrarão ao microscópio os criptococos encapsulados. As culturas de sangue e liquor em meio de Sabouraud podem ser positivas entre 48 horas e 7 dias. O diagnóstico diferencial inclui meningoencefalite tuberculosa e por toxoplasma. O tratamento e a profilaxia da criptococose são discutidos no Capítulo 33.

Criptosporidíase

O *Cyiptosporidium sp.* é um protozoário unicelular e intracelular que infecta o epitélio digestório e respiratório dos vertebrados. A contaminação é por veiculação hídrica, pela ingestão dos oocistos. Por ação de diferentes proteases, os esporozoítas infectantes são liberados na luz intestinal e entram nas células formando um vacúolo parasitóforo, separado do citoplasma por uma membrana. A localização superficial desse vacúolo nas microvilosidades das células é característica. Os oocistos são eliminados com as fezes.

Nos pacientes imunocomprometidos, são encontrados da faringe até o reto, nas vias aéreas e até nas vias biliares, mas o local mais atingido é o intestino delgado. A infecção pode ser crônica e fatal. Os sintomas, assim como a sua duração, dependem da imunocompetência do indivíduo, com os quadros mais graves ocorrendo sobretudo quando o nível imunitário está abaixo de 100 células T CD4+/mm³ de sangue. São frequentes náuseas, vômitos e dor abdominal em cólica. A diarreia aquosa é persistente e parecida com a da cólera, às vezes com muco, muito fétida e de difícil controle. Esse tipo de diarreia sugere mecanismos mediados por hormônios e enterotoxinas. As evacuações em número de dez a 20 por dia levam à desidratação e caquexia pela perda diária de até 10 litros de água e eletrólitos.

Na histopatologia, notam-se os vilos encurtados, as criptas alongadas, infiltração da lâmina própria e o parasita no vacúolo. O diagnóstico e tratamento são discutidos em detalhes no Capítulo 34, Criptosporidiose.

Isosporíase

A isosporíase é causada nos seres humanos por um protozoário, a *Isospora belli,* que atinge principalmente o duodeno. A maior fonte de contaminação são as águas poluídas com fezes. Os sintomas aparecem 1 semana após a contaminação com os oocistos e incluem náuseas e vômitos, dor abdominal, febre e diarreia aguda de evacuações aquosas, que levam o paciente a desidratação, emagrecimento, síndrome de má absorção, esteatorreia e hipoalbuminemia. As infecções por esse agente ocorrem sobretudo quando o nível imunitário está abaixo de 100 células T CD4+/mm³ de sangue. Quanto mais baixa a imunidade, mais graves e duradouros serão os sintomas. Foi descrita a disseminação extraintestinal por *I. belli* relacionada com a infecção disseminada por citomegalovírus. A biópsia duodenal mostra atrofia parcial ou total das vilosidades tendo correlação com a carga parasitária. O diagnóstico e tratamento são discutidos em detalhes no Capítulo 105, Isosporíase.

Microsporidiose

Os microsporídios são protozoários primitivos intracelulares obrigatórios, encontrados na natureza na maior parte dos animais vertebrados e invertebrados. No homem, os primeiros casos foram descritos em 1982 após o aparecimento da aids. As espécies que predominam são o *Encephalitozoon cuniculi,* que tem tropismo para o sistema nervoso central, e o *Enterocitozoon bieneusi,* que causa infecção intestinal. É outra infecção oportunista que ocorre principalmente quando as células T CD4+ estão abaixo de 100/mm³ de sangue.

A infecção se dá por ingestão ocasional dos esporos. O paciente apresenta anorexia, diarreias crônicas, síndrome de má absorção, caquexia e colangite esclerosante. Foram descritos casos de hepatite fulminante, peritonite com ascite e queratite. O *E. bieneusi* acomete mais o jejuno, onde a histologia mostra uma reação inflamatória com infiltrados mononucleares. O diagnóstico e tratamento são discutidos em detalhes no Capítulo 121, Microsporidiose.

Micobacterioses Atípicas (Infecção pelo Complexo *Mycobacterium avium-intracellulare* – MAC)

Por haver dificuldade de caracterizar o *M. avium* e o *M. intracellulare*, foi dada a denominação de complexo *M.*

avium-intracellulare (MAC) a esses agentes encontrados difusamente no meio ambiente. A infecção por essa micobactéria atípica é adquirida por ingestão ou inalação e evolui com quadro disseminado e prognóstico reservado. Antes de serem instituídas as medidas profiláticas e o uso dos antirretrovirais associados, atingia cerca de 10% dos pacientes com aids com grave depressão imunitária, quando os níveis de T CD4+ no sangue estão abaixo de 50 células/mm³.

A colonização sintomática, comprovada em escarro e fezes, precede a disseminação. As pneumonias são raras. No trato digestório, o MAC chega à mucosa, à submucosa e aos linfonodos adjacentes aos intestinos delgado e grosso. O duodeno e os gânglios regionais são o local mais atingido, mas outros órgãos podem ser infectados, como fígado, baço, medula óssea, sistema nervoso, gânglios periféricos. Outras localizações menos frequentes são as infecções cutâneas e de mucosas, especialmente a retal, a endoftalmite, pericardite, meningoencefalite, artrite e osteomielite.

Os sintomas são febre elevada e prolongada com ou sem sudorese noturna, astenia, emagrecimento acentuado, dor abdominal e diarreia, levando à síndrome de má absorção. Pode haver ileíte terminal e obstrução extra-hepática e intestinal, causadas por adenomegalia adjacente.

A tomografia computadorizada do abdome sugere o diagnóstico com a presença de adenomegalias mesentéricas, mas o diagnóstico de certeza é dado por biópsia ou aspirado ganglionar (p. ex., gânglios axilares fistulizados) e pela hemocultura. O tratamento é realizado com a associação de claritromicina (500 mg, duas vezes/dia), etambutol (15 mg/kg/dia, dose única diária) e um terceiro fármaco, preferencialmente a rifabutina (300 mg/dia). Como esta última droga não é disponível no Brasil, emprega-se opcionalmente uma fluoroquinolona (levofloxacino, 500 mg/dia; ou moxifloxacino, 400 mg/dia; ou ciprofloxacino, 500 mg, duas vezes/dia). Há que tomar cuidado com interações relacionadas com a claritromicina e a rifabutina. O tratamento é mantido até haver a recuperação imune, com o emprego da terapia antirretroviral[5].

Citomegalovirose

O citomegalovírus (CMV) pertence à família dos Herpesviridae, vírus que são causadores de infecções oportunistas nos pacientes com aids. O CMV tem tropismo por células de revestimento endotelial e fibroblastos, induz o aumento de seu tamanho e forma inclusões citoplasmáticas. A infecção por esse agente é adquirida precocemente na vida dos humanos, permanecendo o vírus sob a forma de infecção latente. Nos pacientes infectados pelo HIV, com depressão imunitária grave, o vírus causa lesões retinianas, encefálicas, no trato digestório e em outros órgãos e sistemas. Ademais, tem ação imunossupressora e pode agravar a evolução natural de outras infecções.

No sistema nervoso central causa uma encefalite subaguda com alterações de consciência, incontinência de esfíncteres e até demência. Pode também ser a causa de neuropatias periféricas e polirradiculoneurites semelhantes à síndrome de Guillan-Barré, com dificuldade inicial da marcha e retenção urinária, sem perda da sensibilidade e sem distúrbios de consciência. A evolução pode levar a arreflexia profunda, paralisia de membros inferiores e ascender até causar insuficiência respiratória e morte.

As coriorretinites causadas por CMV representam 60% a 70% das infecções nos pacientes com níveis de T CD4 sanguíneo abaixo de 50/mm³. A lesão inicia unilateralmente e progride para o outro olho, devido à viremia associada. Os primeiros sintomas são de diminuição da acuidade ou perda parcial do campo visual. O diagnóstico é feito através da visualização do fundo de olho, que mostra lesões perivasculares esbranquiçadas e focos de hemorragias com necrose central. É uma emergência clínica que, se não for diagnosticada e rapidamente tratada, leva à cegueira.

No trato digestório, o CMV é encontrado nos ácinos das glândulas salivares, podendo causar adenites. Na orofaringe causa uma estomatite parecida com a do HIV com lesões um pouco menores. No esôfago, ulcerações muito dolorosas com destruição intensa da mucosa. O diagnóstico diferencial destas lesões deve ser feito além da esofagite por HIV, com a candidíase esofágica grave e as esofagites por herpes simples tipo 1. No intestino pode causar ulcerações e até perfurações; é causa de colite pseudomembranosa tendo tropismo pelo ceco podendo atingir até o reto.

O CMV pode ainda causar um quadro clínico semelhante ao da mononucleose com febre, exantema maculopapular, leucopenia, linfopenia e púrpura trombocitopênica. Nas suprarrenais, pode causar hemorragia necrosante da medula ou de toda a glândula. A uretra e o epidídimo também podem ser infectados. Menos frequentes são as pneumonias intersticiais focais ou difusas, cujo aspecto radiológico se confunde com a pneumocistose e a criptococose pulmonar. Os exames laboratoriais para o diagnóstico, o tratamento e a profilaxia da citomegalovirose são discutidos no Capítulo 26.

Outras Infecções

A Tabela 5.6 mostra as principais infecções virais e suas manifestações clínicas nos pacientes com HIV/aids.

TABELA 5.6

Infecções Virais e suas Manifestações Clínicas nos Pacientes com HIV/Aids	
Vírus	**Manifestações Clínicas**
Herpesvírus simples 1 e 2	• Encefalite • Lesões orais • Lesões genitais
Vírus varicela-zóster	• Varicela • Infecção disseminada • Pneumonite • Encefalite • Hepatite • Necrose tubular aguda
Citomegalovírus	• Coriorretinite • Esofagite • Enterocolite • Pneumonite • Encefalite • Polirradiculopatia • Infecção suprarrenal
Vírus Epstein-Barr	• Leucoplasia pilosa • Linfoma • Doença de Hodgkin • Linfoma não Hodgkin

Continua >>

>>*Continuação*

Infecções Virais e suas Manifestações Clínicas nos Pacientes com HIV/Aids	
Vírus	**Manifestações Clínicas**
Herpesvírus 8 humano	• Sarcoma de Kaposi • Derrames linfomatosos • Doença de Castleman
Papillomavirus	• Verrugas comuns e condilomas • Neoplasia intraepitelial cervical • Carcinoma cervical e anal
Vírus JC	• Leucoencefalopatia multifocal progressiva
VHB (vírus da hepatite B)	• Hepatite aguda e crônica • Cirrose • Câncer de fígado
Parvovírus B19	• Anemia aplástica
Vírus *Molluscum contagiosum*	• Molusco contagioso
Adenovírus	• Colite • Diarreia • Hepatite
VHC (vírus da hepatite C)	• Hepatite aguda e crônica • Cirrose • Câncer de fígado

Adaptado de Murphy ME[29].

Lesões Sistêmicas Causadas pelo HIV

A infecção por HIV atinge outros órgãos e tecidos do hospedeiro, além dos já descritos. Nos olhos pode causar coriorretinite; na mucosa oral, grandes aftas, extremamente dolorosas.

No sistema hematopoiético, a anemia se deve à interferência na produção de fatores de crescimento com diminuição da produção de hemácias e aumento da sua destruição. A leucopenia é devida à depleção celular; a plaquetopenia, à diminuição da vida média das plaquetas, à formação de anticorpos contra as mesmas e a uma maior retenção plaquetária no baço. Nos pacientes com aids são frequentes as tromboses venosas profundas[35].

Nos gânglios, causa, desde a fase aguda, hiperplasia reacional, com aumento dos centros germinativos secundários onde ocorrem células B ativadas, alterando a arquitetura folicular normal. Com a evolução para aids, ocorre diminuição das células linfoides e substituição por colágeno e fibrose.

A nefropatia associada ao HIV é mais comum nos pacientes afrodescendentes, talvez por fatores genéticos. É caracterizada por intensa proteinúria e rápida evolução para a insuficiência renal crônica. Os rins apresentam glomeruloesclerose e lesões tubulares intersticiais, com hiperplasia nas células epiteliais tubulares ou glomerulares e dilatação tubular microcística. Há relatos de glomerulonefrite por depósito de imunocomplexos. Os sintomas aparecem tardiamente, mas em alguns casos podem surgir após a infecção aguda. O HIV é encontrado também nas células epiteliais renais[10].

No coração, a lesão é causada por infecção direta dos miócitos cardíacos ou células infectadas que liberam citocinas; foram descritas pericardite, miocardite e calcificações da artéria coronariana e o espessamento das artérias carótidas foi diagnosticado com mais frequência do que na população em geral. Há uma disfunção endotelial, reações inflamatórias e anomalias metabólicas que levam a doenças cardiovasculares.[22a] Nas articulações, os vírus provocam artropatias generalizadas[29] e nas glândulas adrenais podem causar sua disfunção e consequentes distúrbios endócrinos[17a].

Vírus Varicela-zóster

A varicela é uma doença comum na infância causada pelo *Varicellovirus* que atinge 90% dos contatos suscetíveis. Nos pacientes imunodeprimidos, o quadro clínico mais frequente é de herpes-zóster, em um ou mais dermátomos por reativação de infecções latentes em gânglios sensoriais dorsais. As características clínicas, diagnósticas e terapêuticas da varicela e do herpes-zóster são discutidas nos Capítulos 159 e 82, respectivamente.

Embora não seja doença definidora de aids, a ocorrência de herpes-zóster em indivíduo jovem sem doenças imunossupressoras conhecidas, sobretudo quando afeta a face ou mais de um dermátomo, é indicador de baixa imunidade, a ser investigada[40].

Vírus Herpes Simples 1 e 2

As infecções por herpesvírus (HVH) 1 e 2 acometem pele, mucosas e o sistema nervoso central. O tipo 1 causa herpes labial, gengivoestomatites e faringotonsilites e se transmite pelo contato com as mucosas oral e conjuntival. O tipo 2 causa herpes genital e se transmite mais frequentemente por via sexual. Como na varicela, após a entrada os vírus permanecem latentes nos gânglios nervosos mais próximos à sua penetração, causando a recorrência das manifestações clínicas quando há doenças concomitantes, variações hormonais e causas de imunodepressão.

Nos pacientes com aids, essas infecções são muito frequentes e antes das medicações antirretrovirais causavam destruição tecidual extensa nas regiões perianais e genitais. Os sintomas são de ardência, dor moderada e prurido local. Horas depois aparece o eritema e uma pequena pápula que se transforma em bolha e rompe, deixando úlceras secas ou úmidas, dolorosas, de tamanhos variáveis, que coalescem.

Nos olhos, são causa de ceratoconjuntivites, uveítes e blefarites; a ceratite recorrente pode causar amaurose. As lesões cutâneas recorrentes dos herpesvírus são circunscritas ao dermátomo correspondente aos gânglios nervosos infectados, com mais frequência os cervicais e sacros. As complicações mais graves são as esofagites, as encefalites, as meningoencefalites, a necrose hepatoadrenal e as infecções bacterianas associadas[15]. No Capítulo 81 discutem-se o diagnóstico e tratamento das infecções por herpes simples.

Papilomavírus Humano (HPV)

As infecções causadas por papilomavírus humano estão entre as doenças sexualmente transmissíveis mais frequentes. A limitação da infecção depende da imunidade celular, principalmente os linfócitos T; por isso, nos pacientes com aids, o HPV pode disseminar-se com facilidade em pouco tempo. As células atingidas são as da camada basal. Após microtraumatismos, os vírus chegam à camada profunda, onde há replicação do DNA. Quando essas células migram para a superfície epitelial infectam as células vizinhas, formando as lesões verrucosas. Há mais de 100 tipos de vírus; a maioria causa proliferações epiteliais benignas, as verrugas. Alguns HPV estão associados à carcinogênese. Os que infectam as regiões genitais podem ser de alto risco, como os de número 16 e 18, ou de baixo risco, como os 6 e 11.

Infecções por papilomavírus causando displasia de colo uterino e condilomatoses são lesões pré-neoplásicas que necessitam de acompanhamento constante, com exames ginecológicos e proctológicos de rotina. Os sintomas nem sempre estão presentes. Ao exame clínico, predominam as lesões verrucosas do condiloma acuminado, mais frequentes em grandes e pequenos lábios, colo uterino, glande, corpo peniano e região perianal. As infecções por papilomavírus são discutidas em maior detalhe no Capítulo 97.

Vírus da Hepatite B (HBV)

O HBV e o HIV têm vias de transmissão comuns; por isso, as coinfecções são frequentes, observando-se que 70% a 90% dos pacientes infectados com HIV têm marcadores sorológicos reagentes para HBV. A Organização Mundial de Saúde calcula um índice de infecção crônica de HBV de 10% nos pacientes com HIV/aids, podendo esse percentual chegar a 25% nas áreas endêmicas e a 50% entre os usuários de drogas injetáveis. As coinfecções aumentam a morbidade e a mortalidade de cada vírus isolado. Quando a hepatite é adquirida após a soroconversão, o risco de cronificar também aumenta[9].

O HBV é identificado dentro dos linfócitos T periféricos, infectando a mesma célula que o HIV, exacerbando a replicação deste e estimulando a elevação da carga viral. Pacientes coinfectados apresentam maiores lesões hepáticas e maior tendência à cirrose e hepatocarcinoma induzidos pelo HBV. O diagnóstico é feito por marcadores sorológicos.

Nos pacientes com marcadores não reagentes é indicada a vacinação, conforme discutido no Capítulo 80, Hepatites Virais.

Vírus da Hepatite C (HCV)

Sabe-se que entre 10% e 40% dos pacientes com HIV são coinfectados pelo HCV. Entre os usuários de drogas injetáveis essa prevalência chega a 50%. Nas gestantes o risco da transmissão vertical situa-se entre 5% e 35%. O HCV induz a proliferação dos linfócitos T CD4 no tecido hepático, facilitando a multiplicação do HIV[9]. Há interação direta entre HIV e HCV por interferência de citocinas celulares, aumentando a multiplicação dos dois.

A coinfecção aumenta a morbidade e a mortalidade da hepatite, com maior risco de evolução para cirrose e insuficiência hepática. O diagnóstico é feito pelos marcadores sorológicos e/ou biologia molecular. A infecção aguda pelo HCV nos portadores de HIV coinfectados por HBV aumenta o risco de hepatite fulminante.

A maioria dos pacientes com HIV/aids em uso dos antirretrovirais não desenvolve hepatotoxicidade grave pelas coinfecções com HBV e HCV[9,44a].

No Capítulo 80, Hepatites Virais, discute-se o diagnóstico e tratamento das hepatites virais e a conduta na coinfecção com o HIV.

Infecções Bacterianas Recidivantes

As disfunções e a destruição das células efetoras da imunidade causadas pelo HIV modificam as funções primordiais da produção de citocinas, promovem a redução da fagocitose e da capacidade de apresentação de antígenos e inibem as respostas celular e humoral. Essas modificações são responsáveis pela frequência das infecções bacterianas observadas na aids. Outras causas são a desregulação e os baixos níveis de IgA na superfície das mucosas, facilitando a entrada das bactérias, a diminuição da acidez gástrica, que permite uma maior invasão bacteriana e, como já descrito, à quebra da barreira imune intestinal. Todos esses fatores contribuem para o aparecimento das infecções por microrganismos piogênicos. As mais frequentes são as causadas por estreptococos, hemófilos e estafilococos.

As pneumonias lobares de repetição incidem desde a pré-aids e respondem bem ao tratamento com beta-lactâmicos, como nos pacientes imunocompetentes. Contudo, ainda são uma das causas mais frequentes de morte. A vacinação antipneumocócica está, portanto, indicada nos pacientes com aids. Sinusites e prostatites são outras infecções comuns.

As salmoneloses, muito frequentes no início da pandemia, diminuíram com as profilaxias com cotrimoxazol e outros antibióticos de uso contínuo. Os pacientes imunossuprimidos fazem bacteriemias frequentes e podem apresentar sepse por pseudomonas e listérias. As infecções bacterianas usualmente respondem bem à terapia antimicrobiana, embora possam precisar de tratamentos mais prolongados.

Uma infecção menos comum é a angiomatose bacilar, causada por *Bartonella henselae* e *Bartonella quintana*, discutida no Capítulo 8.

Sífilis

A infecção pelo *Treponema pallidum* nos pacientes soropositivos causa aumento da carga viral do HIV e baixa de número de T CD4 transitórias. As formas clínicas da sífilis nos pacientes com aids são mais exuberantes, rapidamente progressivas e, às vezes, muito graves. São mais frequentes as lesões ulceradas da sífilis primária e as erupções cutâneas da sífilis secundária, que podem ser atípicas, semelhantes aos linfomas. Alguns pacientes evoluem em pouco tempo para a forma terciária com manifestações oftálmicas por neurite do nervo óptico e coriorretinites. Nem sempre há manifestações clínicas mesmo com a presença do *T. pallidum* no sistema nervoso central.

No Capítulo 148, discutem-se as manifestações clínicas, o diagnóstico e a terapêutica da sífilis e sua interação com o HIV.

Síndrome Inflamatória de Reconstituição Imune

Nas primeiras semanas após o início dos antirretrovirais, alguns pacientes apresentam uma piora clínica e radiológica, com febre elevada, emagrecimento e tosse contínua, irritativa. É a denominada síndrome inflamatória de reconstituição imune, SIRI, devida ao reconhecimento por parte do sistema imunológico dos antígenos associados à infecção. A incidência do fenômeno ocorre entre 8% e 40%, dependendo da doença subjacente.

Alguns fatores são considerados de risco, como o nível inicial de T CD4 abaixo de 100/mm³, a carga viral muito elevada com queda brusca de mais de dois log e o uso de inibidores de proteases no início do tratamento. A maioria dos pacientes apresenta essa síndrome nos primeiros 2 meses de tratamento, mas há casos relatados até 2 anos depois. Várias infecções oportunistas já foram identificadas nessa síndrome, e as mais frequentes são:

- *tuberculose pulmonar* – há uma piora dos sintomas respiratórios nos pacientes com tuberculose pulmonar, hepatomegalia com icterícia, poucas alterações das enzimas hepáticas e piora das imagens radiológicas, com aumento de infiltrado nodular, consolidações pulmonares e derrames pleurais;
- *micobacterioses atípicas* – formam-se linfadenites focais, abscessos cutâneos e musculares, osteomielites, nefrites e até meningoencefalite;
- *infecções por citomegalovírus* – com formação de uveítes graves;
- *criptococose* – com disseminação fúngica e piora das meningoencefalites;
- varicela com manifestações clínicas exacerbadas;
- *leucoencefalopatia multifocal progressiva* – com agravamento das lesões.

O diagnóstico é clínico, não há dados específicos de laboratório. Apesar de terem ocorrido alguns óbitos, o prognóstico é bom e as medicações antirretrovirais e das doenças associadas não devem ser interrompidas.

Tumores Associados à Aids

Com as alterações causadas por HIV no sistema imunológico, muitos fatores podem iniciar a proliferação celular dos tumores em órgãos e tecidos. A supressão imunológica impede a devida vigilância da replicação celular e do aumento das células transformadas. As grandes quantidades de citocinas produzidas por células hiper-responsivas ativaria a multiplicação celular. Também a associação de outras infecções virais, como o herpesvírus, papilomavírus, HBV e outros são fatores de desenvolvimento de malignidade. Algumas estatísticas mostram que aproximadamente 40% dos pacientes com aids terão algum tipo de neoplasia de apresentação mais agressiva[32,44a].

As neoplasias na aids são discutidas a seguir, neste capítulo.

CONCLUSÕES

Entre os principais avanços dos últimos anos, o conhecimento do controle intracelular da replicação viral permitiu o aprimoramento dos antirretrovirais. O saber dos mecanismos de fusão e entrada do HIV nas células permitiu desenvolver medicamentos bloqueadores. O uso da terapia combinada e a diminuição do número de comprimidos e cápsulas estão melhorando a adesão dos doentes. Na maioria dos casos, tornou-se uma doença crônica. No período latente, que parecia inerte, foi reconhecida a atividade viral quiescente nas células, levando à contínua destruição dos linfócitos T CD4+.

Com o reconhecimento dos vírus recombinantes foi possível verificar que pode haver infecção e superinfecção por mais de um tipo e subtipos de vírus. Foi reconhecida a imunidade inata como primeira resposta à infecção que, com a imunidade adaptativa, mantêm o controle da multiplicação viral nos pacientes progressores lentos. Foram identificados marcadores genéticos da predisposição à infecção do HIV e determinantes da evolução clínica. Estabeleceu-se o início precoce da terapia e a recuperação da imunidade alterada. Com isso, diminuíram as infecções oportunistas e melhorou a qualidade de vida dos pacientes infectados. O aumento da sobrevida propicia algumas complicações ainda mal resolvidas, como a intolerância às medicações, os efeitos colaterais das mesmas, alterações metabólicas, dislipidemias, diabetes, aumento e diferenciação das neoplasias e a resistência progressiva aos antirretrovirais. Estão sendo preparadas vacinas, cuja eficácia deverá ser comprovada. Em 2007, conheceu-se a primeira cura da doença por meio de um transplante de medula, cujo doador tinha a mutação delta 32 homozigótica sobre o gene receptor de quimiocina CCR5.

Conhecem-se detalhes da intimidade molecular do vírus, de seu mecanismo de aquisição e das alterações orgânicas que provoca. Melhoraram os métodos de diagnóstico e houve notáveis progressos no tratamento da infecção pelo HIV e das doenças associadas. No entanto, o mundo continua a ver novas infecções ocorrendo, especialmente entre jovens que não conheceram o início da pandemia e entre idosos que não têm conhecimento dos riscos, por falta de campanhas esclarecedoras. E, ainda, muitas pessoas não têm acesso aos antirretrovirais e estão morrendo de aids. A complexidade dessas questões mostra a importância da educação preventiva.

REFERÊNCIAS BIBLIOGRÁFICAS

1. Aids Education and Training Center (AETC). HIV Classification CDC and WHO staging systems. April 2014 Disponível em: http://aidsetc.org/printpdf/9246. Acessado em: dez. 2014.
1a. Artenstein AW et al. Dual infection with human immunodeficiency vírus type 1 of distinct envelope subtype in humans. J Infect Dis. 1995;171: 805-10.
2. Bagasra O et al. Increased human immunodeficiency vírus type1 replication in human peripheral blood mononuclear cells induced by ethanol: potential immunopathologenic mechanism.J Infect Dis. 1996;173: 550-58.
3. Ball SC et al. Comparing the ex vivo fitness of CCR5-tropic human immunodeficiency vírus type 1 isolates of subtype B and C. J Virol. 2003;77: 1021-38.
4. Barré-Sinoussi FJ et al. Isolation of a T-linphotropic retrovírus from a patient at risk for acquired immune deficiency syndrome (AIDS). Science. 1983;220: 868-71.
5. Bartlett JG, Gallant JE, Pham PA. Medical Management of HIV Infection. 2009-2010. Baltimore: John's Hopkins University; 2009; p. 3.
6. Bazin AR. Manifestações Clínicas da Infecção pelo Vírus da Imunodeficiência Humana. In: Tavares W, Marinho LAC. Rotinas de Diagnóstico e Tratamento das Doenças Infecciosas e Parasitárias. São Paulo: Atheneu; 2012: 44 -57.
7. Berger EA, Murphy PM, Farber JM. Chemochine receptor as HIV-1 correceptors: roles in viral entry, tropism, and desease. Annu Rev Immunol. 1999;17: 657-700.
7a. Brasil Ministério da Saúde Secretaria de Vigilância Epidemiológica. Manual de Recomendações para o Controle da Tuberculose no Brasil. Brasília: Ministério da Saúde; 2011. 284 p.
8. Brasil, Ministério da Saúde, Secretaria de Vigilância em Saúde. Critérios de Definição de Casos de Aids em Adultos e Crianças. Série Manuais 60. Brasília:Ministério da Saúde, 2004. 54 p. Disponível em: http://www.aids.gov.br/sites/default/files/criterios_aids_2004.pdf. Acessado em: jan. 2015.
8a. Brasil Ministério da Saúde, Secretaria de Vigilância em Saúde. Aids. In: Guia de Vigilância Epidemiológica. 7ª ed. 2009:

Brasília:Ministério da Saúde. 2009;(6):1-21. Disponível em: http://www.husm.ufsm.br/nveh/pdf/Guia_VigEpd_7ed.pdf. Acessado em: dez. 2015.

9. Brasil. Ministério da Saúde. Secretaria de Vigilância em Saúde. Protocolo Clínico e Diretrizes Terapêuticas para Hepatite Viral C e Coinfecções. Brasília: Ministério da Saúde, 2011. 146 p. Disponível em: http://bvsms.saude.gov.br/bvs/publicacoes/protocolos_diretrizes_hepatite_viral_c_coinfeccoes.pdf. Acessado em: jan. 2014.

10. Bruggeman J et al. Nephropathy in human immunodeficiency virus 1 transgenic mice is due to renal transgene expression. J Clin Invest. 1997;100: 84-92.

11. Calabrese LH et al. Reumatic symptoms and human immunodeficiency virus infection. Arthritis Rheum. 1991;34: 257-63.

12. Cavard C et al. In vivo activation by ultraviolet rays of the human immunodeficiency vírus type 1 long terminal repeat. J Clin Investig. 1990;86: 1369-74.

13. Cheng-Mayer C et al. Machrophage tropism of human immunodeficiency vírus type 1 and utilization of the CC-CCR5 coreceptor. J Virol. 1997;71: 1657-61.

14. Chenine AL et al. Adaptation of a CXCR4- using human immunodeficiency type 1 NDK virus in intestinal cells is associated with CD4- independent replication. Virology. 2002;304: 403-14.

15. Coura JR. Herpesviroses Humanas 1 e 2. In: Dinâmica das Doenças Infecciosas e Parasitárias. Rio de Janeiro:Guanabara Koogan; 2013. p. 1941-48.

15a. Damiani C et al. Infection à Pneumocystis jirovecii – Biologie et Clinique. EMC Maladie Infectieuses. 2013:10(3):1-8 (Article 8-590-A-10).

15b. Deeks SG , Walker BD . Human immunodeficiency virus controllers: mechanisms of durable virus control in the absence of antiretroviral therapy. Immunity. 2007;27:406-13.

16. Epstein LG, Sharer LR. Neurology of human immunodeficiency vírus infection in children. In: Rosenblum MI, Levy RM, Bredesen DE.(Ed). AIDS and the Nervous System. Ravem Press: New York; 1988; p. 70-101.

17. Gonzalez-Scarano F, Martin-Garcia J. The neuropathogenesis of AIDS. Nat Rev Immunol. 2005;5:69-81.

17a. Grinspoon SK, Bilezikian JP. HIV disease and endocrine system. N Engl J Med. 1992;327:1360-65.

18. Grubb JR et al. The changing spectrum of pulmonary disease in patients with HIV infection on anti-retroviral terapy. AIDS. 2006;20:1095-97.

19. Haase AT et al. Quantitative image analyses of HIV-I infection in lymphoid tissue. Science. 1996; 274:985-89.

20. Hengge UR et al.HIV-1 RNA levels in cerebrospinal fluid and plasma correlate with AIDS dementia. AIDS.1998;12:818-20.

21. Jung AR et al. V. Multiply infected spleen cells in HIV patiens. Nature. 2002;418:144.

22. Khan JO, Walker BD. Acute human immunodeficiency virus type 1 infection. N Engl J Med. 1998;339:33-39.

22a. Kamin DS, Grinspoon SK. Cardiovascular disease in HIV-positive patients. AIDS. 2005:19:641-652.

23. Kedzierska K, Crowe S. The role of monocytes and macrophages in the pathogenesis of HIV-1 infection. Curr Med Chem. 2002;9:1893-1903.

24. Kipro D et al Antibody mediated peripheral neuropathies associated with ARC and AIDS:successful treatment with Plasmapheresis. J Clin Apheresi.s 1998;4:3-7.

25. Kotler DP. HIV infection and the gastrointestinal tract. AIDS. 2005;19:107-17.

26. Kotler DP, Shimada T, Snow G. Effect of combination antriretroviral Therapy upon rectal mucosal HIV RNA burder and mononuclear cell apoptosis. AIDS. 1998;12:597-604.

27. Leport C et al. Manifestations cliniques de l'infection par le vírus de l'immunodeficience humaine. Encyclop Med Chir. Maladies Infectieuses. Paris: Edition Scientific et Médicales, Elsevier SAS ; 2002. 8.050.8.10.

28. Levy JA, Margaretten W, Nelson J. Detection of HIV in enterochromaffin cells in the rectal mucosa of an AIDS patient. Am J Gastroenterol. 1989;84:787-89.

29. Levy JA. El VIH y la patogénesis del SIDA. Mexico: FCE INER; 2008. 749 p.

30. Levy JA. The importance of the innate immune system in controlling HIV infection and disease. Trends Immunol. 2001;22:312-16.

31. Luizzi GM et al. Cerebrospinal fluid myelin basic protein as predictive marker of demyelination in AIDS dementia complex. J Neuroimmunol. 1992;36:251-54.

32. Lyter DW et al. Incidence of human immunodeficiency virus-related and nonrelated malignancies in a large cohort of homosexual men. J Clin Oncol. 1995;13:2540-46.

33. Micoli KI et al. Point mutations in the C-terminus of HIV-1 gp160 reduce apoptosis and calmodulin binding without affecting viral replication. Virology. 2006;344:468-79.

34. Morrow WIW et al. AIDS virus infection and autoimmunity:a perspective of the clinical immunological and molecular origin of the autoallergic pathologie associated with HIV disease. Clin Immunol Immunopathol. 1991;40:515-24.

35. Moses AV, Nelson J, Bagby GC. The influence of human immunodeficiency virus 1 on hematopoiesis. Blood. 1998;91:1479-95.

36. Moses AV et al Human immunodeficiency virus infection of human brain capillary endothelial cells occurs via a CD4/galactosyl ceramide-independent mechanism. Proc Natl Acad Sci USA. 1993;90:10474-78.

37. Murphy ME Polsky B. Viral Infection. In: Polsky BW, Clumek N. HIV and AIDS. London: Mosbly Wolfe; 1999.

38. Ostrowsky MA et al. Both memory and CD45RA+ CD62L+ naive CD4+ T cell are infected in human immunodeficiency virus type 1 infected individuals. J Virol. 1999;73:6430-35.

39. Pantaleão G et al. HIV infection is active and progressive in limphoyd tissue during the clinically latent stage of disease. Nature. 1993;362:355-58.

40. Pereira AC de M, Ferreira RAX. Herpes Zoster -Varicela. In: Coura JR. Dinâmica das Doenças Infecciosas e Parasitárias. Rio de Janeiro: Guanabara Koogan; 2013. p. 1951-61.

40a. Rabkin CS, Yellin F. Cancer incidence in e population with high prevalence of infection with human innunodeficiency virus 1. J Natl Cancer Inst 1994:86:1711-16.

41. Sharer LR. Pathology of the HIV-1 infection of the central nervous system. A review. J.Neuropathol Exp Neurol. 1992;51:3-11.

42. Simon F. HIV-1 group N: travelling beyond Cameroon. Lancet. 2011;378:1894.

43. Sipsas NV et al. Circulating autoantibodies to erythropoietin are associated with human immunodeficiency virus type 1 related anemia. J Infect Dis. 1999;180:2044-47.

44. Stein B et al. UV-induced transcription from de human immunodeficiency virus type 1 (HIV-1) long terminal repeat and UV-induced secretion of an extracellular factor that induces HIV-1 transcription in nonirradiate cell. J Virol. 1989;63:4540-44.

44a. Sulkowski MS. Viral Hepatites and HIV Coinfection. J Hepatology. 2008:48:353-67.

45. Tavares Marques MA et al. Pulmão profundo – reação celular ao VIH. Rev Port Pneumol. 2007;13:175-212 .

46. Valcour V et al. Age, apoliprotein E4, and the risk of HIV dementia: the Hawai Aging with HIV cohort. J Neuroimmunol. 2004:157:197-202.

47. Veras NMC. História Evolutiva do HIV-1 no Brasil. Tese de Doutorado em Biologia Molecular Brasília: UB-ICB; 2011. 228 p.

5.4 NEOPLASIAS NA AIDS

■ Marília de Abreu Silva

Há muitos anos tem-se o conceito de que o sistema imune tem papel vital na etiologia das neoplasias[11]. Imunodeficiência, quer congênita, quer iatrogênica, quer devida a infecções, aumenta o risco claramente, mas não de todos os tipos de neoplasias. A evidência do aumento do risco de sarcoma de Kaposi (SK) e linfoma não Hodgkin (LNH) em pacientes HIV-positivo é consistente e a ocorrência desses (principalmente imunoblástico, linfoma de Burkitt e linfoma primário cerebral) tem sido chamada de doença definidora de aids. Há forte evidência de associação de HIV com câncer cervical invasivo, doença de Hodgkin, neoplasia anogenital, seminoma testicular, leiomiossarcoma pediátrico e câncer conjuntival[8,13,22].

Com o início da terapia antirretroviral os benefícios foram imediatos e profundos, diminuindo em até 70% as mortes relacionadas com as neoplasias definidoras de HIV/aids. Consequentemente, o número de pessoas que vivem com HIV/aids aumentou por um fator de quatro, com uma expectativa de vida mais longa deixando-os mais vulneráveis à mesma gama de neoplasias associadas com o envelhecimento, que são vistas na população geral. Essas neoplasias não definidoras de HIV/aids incluem as relacionadas com infecções virais por HPV e hepatites B e C e as não relacionadas às infecções viras, como pulmões, melanomas, esôfago e estômago[17,21].

SARCOMA DE KAPOSI[8,9,12,13,16,20,22-24]

Conceituação. Epidemiologia

O sarcoma de Kaposi é uma neoplasia maligna multifocal resultante da proliferação anormal do endotélio vascular, tanto dos vasos sanguíneos como dos linfáticos. Os primeiros casos de sarcoma de Kaposi (SK) foram descritos por Moritz Kaposi, em 1872, e eram observados, sobretudo, em homens idosos do oeste da Europa, caracterizando-se por uma evolução indolente e por lesões situadas mais frequentemente na pele dos membros inferiores. Também era comum na África Equatorial, e no ano de 1971 o SK era encontrado em 3% a 9% dos pacientes com câncer, dos quais, a maioria do sexo masculino.

Recentemente, verificou-se que os pacientes com aids têm 100.000 vezes mais possibilidade de desenvolver o SK que a população em geral. Esse risco está mais relacionado com homens que adquiriram o vírus da imunodeficiência humana (HIV) em relações sexuais com pessoas do mesmo sexo. Na verdade, o SK é 20 vezes mais comum em homens homossexuais com aids, que em homens heterossexuais hemofílicos com aids. A relação entre o sexo masculino e feminino é de 20:1. Desde 1990, a incidência do SK vem caindo rapidamente, sobretudo depois da introdução das substâncias antirretrovirais (combinação de duas, três ou mais drogas). Em 1990, a incidência de SK em pacientes infectados pelo HIV era de 60/1.000, e em 1997 foi de 20/1.000. As análises preliminares dos anos de 1998 e 1999 mostram que essa taxa vem diminuindo. Antes da introdução dos antirretrovirais, o número de casos de SK pulmonar não era bem conhecido, porque as alterações radiográficas eram sempre atribuídas às infecções pulmonares. Biópsias feitas em pacientes com SK cutâneo que faleceram mostraram que a incidência de SK pulmonar era de 47% a 75%. Contudo, a incidência de SK pulmonar isolado não é comum e varia de 0 a 15,3% nos pacientes com aids.

Etiopatogenia

Os trabalhos mais recentes indicam que um vírus da família herpes – denominado *Herpesvirus hominis* 8 (HHV-8) ou herpesvírus associado ao sarcoma de Kaposi, está fortemente relacionado à etiopatogenia dessa doença, inclusive nos pacientes com as formas clássicas dessa neoplasia. A função do HHV-8 na patogênese dessa entidade ainda é desconhecida.

A demonstração do envolvimento do HHV-8 na patogênese do SK pode ser dividida em seis categorias: 1. soroprevalência alta de anticorpos anti-HHV-8 em pacientes com SK; 2. associação temporal da infecção HHV-8 e desenvolvimento do SK; 3. detecção de DNA do HHV-8 em células tumorais, especialmente no ciclo lítico dos genes; 4. transformação de proteínas, fatores apoptóticos e citocinas inflamatórias por genes do HHV-8, que têm certa homologia com genes humanos; 5. HHV-8 estimula a proliferação endotelial microvascular das células; 6. impacto de certas drogas antivirais na incidência do SK. Todavia, a relação entre o HHV-8 e a oncogênese do SK não é conhecida. As implicações clínicas da viremia do HHV-8 no SK ainda não foram estabelecidas; no entanto, tem sido sugerido por alguns autores que a viremia HHV-8 seja preditora da progressão do SK, enquanto, de acordo com outros autores, não serve como marcador usual de atividade tumoral ou resposta ao tratamento (Figura 5.1).

Manifestações Clínicas

Nos pacientes com aids, a pele e as mucosas são mais frequentemente acometidas, sendo representadas por lesões que podem variar desde pápulas e nódulos violáceos ou avermelhados até lesões vegetantes e eventualmente necróticas. As lesões podem ser localizadas ou acometer vários sítios de pele e mucosas (Figura 5.2). Associado às lesões cutâneas pode ainda ocorrer um prejuízo da drenagem linfática, resultando em grande edema, principalmente em membros inferiores e face.

O acometimento visceral do SK é mais frequentemente encontrado em trato gastrintestinal e nos pulmões. No tubo digestivo, as áreas mais acometidas são a boca, o estômago, o duodeno e o reto; é geralmente oligossintomático, podendo em alguns casos determinar obstruções e sangramentos. O SK pulmonar é bastante sintomático e com alta letalidade, observando-se vida média de 3 meses após o diagnóstico. Os sintomas incluem dispneia, tosse importante não produtiva, dor torácica e menos frequentemente febre; broncoespasmo e hemoptoicos eventualmente ocorrem. Outras vísceras, incluindo o fígado, linfonodos, pâncreas, baço, entre outros, podem ser acometidas (Tabela 5.7).

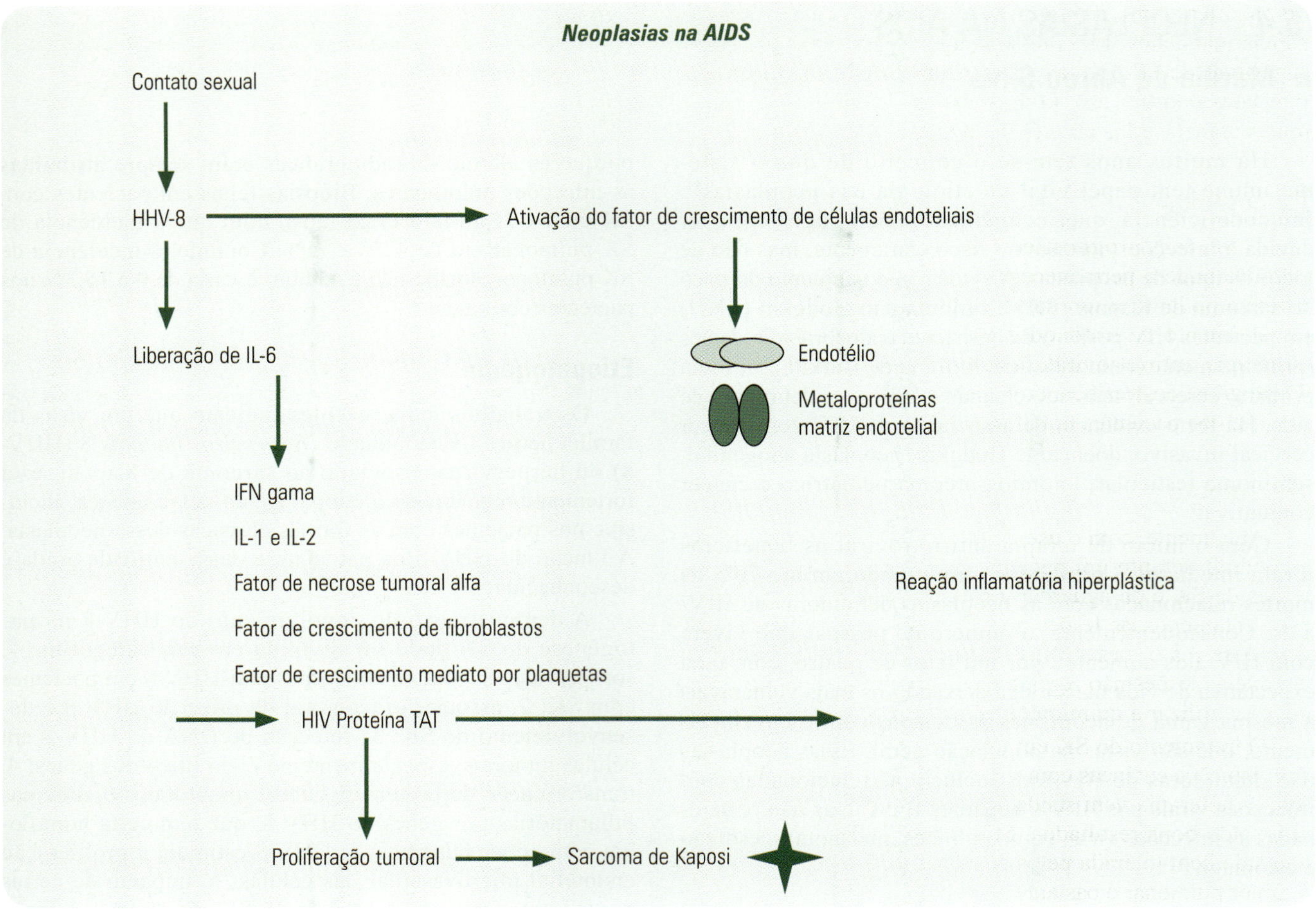

Neoplasias na AIDS

Contato sexual

↓

HHV-8 → Ativação do fator de crescimento de células endoteliais

↓

Liberação de IL-6

↓

IFN gama

IL-1 e IL-2

Fator de necrose tumoral alfa

Fator de crescimento de fibroblastos

Fator de crescimento mediato por plaquetas

HIV Proteína TAT

↓

Proliferação tumoral → Sarcoma de Kaposi

Endotélio

Metaloproteínas matriz endotelial

Reação inflamatória hiperplástica

FIGURA 5.1 – *Patogenia do sarcoma de Kaposi: interação HHV-8 x HIV.*

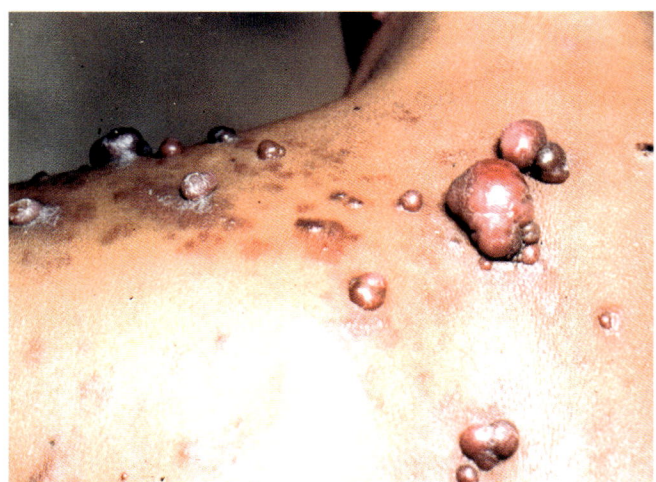

FIGURA 5.2 – Sarcoma de Kaposi: lesões na pele.

TABELA 5.7

Estadiamento do Sarcoma de Kaposi na Aids	
Estágio Precoce (se Todos os Critérios Forem Seguidos)	**Estágio Tardio (se um Deles For Aplicado)**
1. Tumor (T): 0 SK limitado à pele e/ou linfonodos; SK em palato duro	1. Tumor (T): 1 SK gastrintestinal ou pulmonar; SK oral extenso; tumor associado a edema e ulceração
2. Sistema imune (I): 0 CD4+ > 200 mm³	2. Sistema Imune (I): 1 CD4+ < 200/mm³
3. Doença sistêmica (S): 0 Não tem história de infecções oportunistas ou sintomas de doença	3. Doença sistêmica (S): 1 História de infecções oportunistas, linfoma, doenças neurológicas e sintomas de doença

Diagnóstico

O SK pode provocar algumas alterações à radiografia de tórax: infiltrado reticulonodular formando a imagem de tumor, infiltrado intersticial difuso, derrame pleural bilateral e acometimento dos linfonodos hilares. A broncoscopia revela mais frequentemente lesões pequenas de coloração avermelhada e aspecto vascularizado, sendo bem visualizadas na mucosa endobrônquica, embora o parênquima pulmonar seja o principal sítio de acometimento da doença. Nesses casos, a punção com biópsia do parênquima pode ser realizada, embora tenha baixa eficácia, em torno de 26% a 60%. Entretanto, por ser muito invasiva, podem ocorrer complicações, como infecções e hemorragias.

Na endoscopia digestiva, as lesões são nodulares e de aparência vascularizada, variando em tamanho e número. Outros exames radiológicos que têm papel importante no diagnóstico são a tomografia computadorizada e a ressonância magnética. Embora as imagens nesses exames sejam sugestivas de SK, muitas vezes podem ser confundidas com infecções oportunistas. O diagnóstico do comprometimento mucocutâneo se faz através da biópsia.

Prognóstico

O SK tem prognóstico variável. Máculas e nódulos isolados podem permanecer muitos anos inalterados, como também podem ter um curso rapidamente progressivo com envolvimento de linfonodos e vísceras. Com a introdução da terapia antirretroviral, houve uma melhora significativa do prognóstico, verificando-se remissão completa do SK na maioria dos pacientes tratados.

Tratamento

Atualmente, com o uso da terapia antirretroviral potente, a conduta perante um paciente que começa com aids com lesões de SK é de aguardar a evolução. Normalmente, com esse tratamento, as lesões podem regredir espontaneamente dentro de 3 a 6 meses. Nos casos mais graves, ou naqueles em que as lesões não regridem com a terapia antirretroviral, pode-se utilizar a quimioterapia sistêmica.

O tratamento do SK em uma única região pode ser feito com injeções cutâneas com vinblastina, bleomicina e interferon; radioterapia vem sendo aplicada há muito tempo e tem alcançado bons resultados. Mas a radioterapia torácica não tem sido bem tolerada pelos pacientes com aids. Felizmente, o tumor pulmonar é bastante responsivo à radiação, o que faz com que as doses de radiação possam ser modestas. Contudo, o tratamento dos tumores orotraqueais requer certo cuidado, visto que o risco de mucosite, candidose e reativação de focos de herpes oral é muito grande, podendo esses quadros assumir grandes proporções. Contudo, os pacientes podem receber terapia profilática para cândida e herpes antes de iniciar o tratamento. Crioterapia tem sido usada com sucesso.

Terapia sistêmica com interferon em altas doses tem apresentado resposta em torno de 50%, mas o seu uso é limitado pela toxicidade e requer uma contagem de CD4 igual ou superior a 200 mm^3. Muitas drogas quimioterápicas têm sido usadas isoladamente e em combinação com uma resposta em 20% a 80%. Tais drogas incluem os alcaloides, as antraciclinas, a bleomicina, o etoposide, doxorrubicina e paclitaxel. Recentemente, com dose modificada de doxorrubicina, bleomicina e vincristina a resposta tem sido boa, mas está associada com toxicidade significativa, como alopecia, náusea, vômito, mielossupressão, fibrose pulmonar e cardiotoxicidade.

Drogas experimentais incluem: interleucina 4, que regula a baixa de interleucina 6 e oncostatin M; ácido retinoico, que regula a citocina e induz a diferenciação celular; e inibidores da neoanginogênese.

LINFOMA NÃO HODGKIN[1,2,5-7,13,14,21,25]

Os linfomas não Hodgkin (LNH) são 60 vezes mais comuns em pacientes com aids que na população em geral. Estima-se que 3% a 10% dos pacientes com aids desenvolverão LNH em algum estágio da sua doença. Os LNH associados à aids diferem quanto ao envolvimento de sítios extranodais e o envolvimento primário de SNC ocorre em torno de 10% desses pacientes.

Etiopatogenia

Os fatores etiológicos relacionados ao surgimento de linfomas em pacientes com aids são muitos. Dentre eles, podemos citar: estímulo dos linfócitos B, desregulação das citocinas (IL-4, IL-6, IL-10, IL-12, fator de necrose tumoral e infecções por vírus oncogênicos, tais como o Epstein-Barr, HHV-8 e linfócitos B oncogênicos (C-MYC, BCL-6, BCL-2, TCL-1, P53). O vírus Epstein-Barr está sendo responsabilizado como um agente indutor da proliferação de células B, resultando inicialmente em expansão policlonal da população de células B. Essa população ampliada pode proporcionar alvos para as anormalidades genéticas que resultam em transformação maligna e no surgimento de vários clones dominantes. As populações oligoclonais de células B malignas observadas em alguns indivíduos infectados por HIV e com linfoma apóiam esse tipo de modelo. Finalmente, pode emergir um único clone maligno, dando origem a uma neoplasia monoclonal. As anormalidades cromossômicas observadas com frequência no linfoma de células B envolvem o cromossoma 8 e os cromossomas 14 e 22, com translocação dos *loci* que codificam imunoglobulinas. Observa-se com frequência uma expressão exagerada do oncogene C-myc. A evidência genômica do vírus Epstein-Barr é encontrada em cerca de 1/3 a metade dos linfomas de células B nos pacientes com aids.

Dos LNH associados ao HIV inclui-se linfoma imunoblástico e de Burkitt (Figura 5.3), linfoma cerebral primário, linfoma pleural primário ou linfoma plasmablástico de cavidade oral.

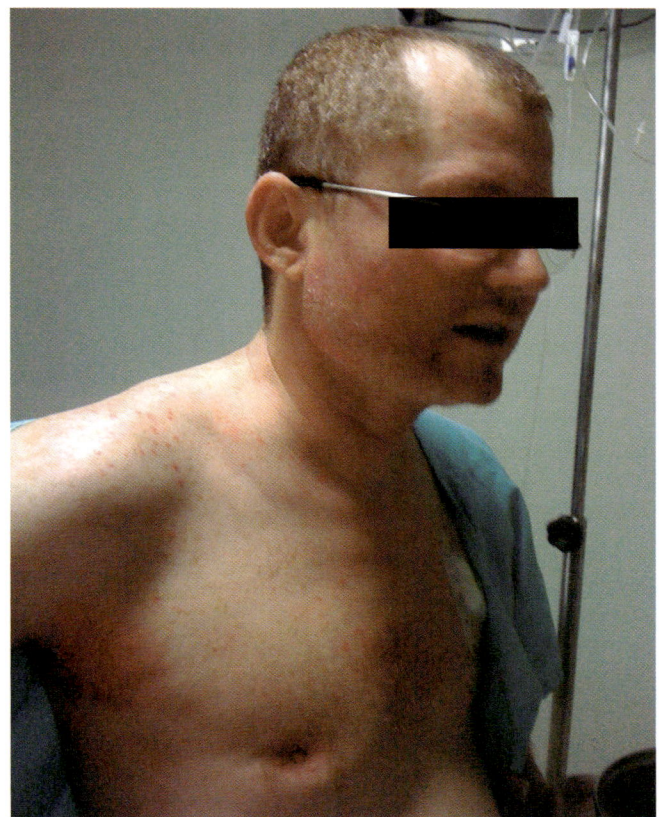

FIGURA 5.3 – Paciente com linfoma de Burkitt.

Manifestações Clínicas

O envolvimento extranodal está presente na maioria dos pacientes no momento do diagnóstico. Doença gastrintestinal ocorre frequentemente, e qualquer parte do trato gastrintestinal, sobretudo o estômago, pode ser envolvida. Linfomas de cavidade oral ou anorretais ocorrem com relativa frequência na população infectada pelo HIV. Doença hepática ou biliar é comum, muitas vezes sendo diagnosticada quando causa obstrução intra ou extra-hepática. O envolvimento de medula óssea, meninges e pulmões também é comum.

Um alto índice de suspeição está presente em grande número de situações clínicas, como, por exemplo, o surgimento de massas em qualquer área do corpo, linfadenopatias assimétricas, sintomas gastrintestinais inexplicáveis, evidência de doença hepática obstrutiva ou febre de origem obscura. O envolvimento do sistema nervoso central pode-se manifestar com crises convulsivas, alteração da personalidade e da vigília, cefaleia e déficit focal, como a paresia.

Diagnóstico

A dosagem da desidrogenase lática (LDH) pode ser útil se marcadamente elevada (> 1.000). Na ausência de doença hepática, pulmonar, infecção fúngica sistêmica ou micobacteriana, uma elevação ou aumento progressivo do nível de LDH sugere a presença de linfoma. Linfócitos anormais na circulação ou inexplicáveis citopenias podem sugerir envolvimento de medula óssea. Tomografia computadorizada ou cintigrafia com gálio são úteis no diagnóstico de pacientes com sintomas sistêmicos inexplicáveis ou linfadenopatias difusas, podendo direcionar a investigação clínica para um provável local de biópsia. A biópsia de lesões suspeitas é o método para confirmação diagnóstica.

Em pacientes com infecção pelo HIV, lesões primárias em SNC não são facilmente diferenciadas de toxoplasmose cerebral. A presença de lesão única pela ressonância magnética ocorre em apenas 21% dos pacientes com toxoplasmose, masem aproximadamente 50% dos pacientes com LNH no SNC. Ao exame do LCR, alterações no dual citoproteico, presença de células neoplásicas e aumento da concentração proteica, são elementos básicos para diagnóstico e acompanhamento evolutivo nos pacientes com LNH e manifestações neurológicas.

Estadiamento

O estadiamento dos linfomas associados à aids deve constar de biópsia de medula óssea, tomografia de tórax, abdome e pelve, e punção lombar com análise do liquor.

Tratamento

O tratamento de escolha para o LNH agressivo é a quimioterapia sistêmica com múltiplas drogas associada à terapia antirretroviral, antibióticos profiláticos e estimuladores de medula óssea. Radioterapia adjuvante pode ser efetiva no linfoma volumoso ou no controle dos sintomas, tais como a dor ou o sangramento do tumor.

Prognóstico

Fatores de agravo ao prognóstico incluem fator socioeconômico, envolvimento da medula óssea, história de infecções oportunistas, linfomas de alto grau e contagem de linfócitos CD4+ < 100/mm³.

LINFOMA DE HODGKIN[1,2,4,5,7,13,19,21]

A incidência de linfoma de Hodgkin (LH) é elevada em pacientes infectados pelo HIV, particularmente os de celularidade mista e depleção de linfócitos, com um risco relativo muito alto, sobretudo em usuários de drogas intravenosas. O LH com depleção de linfócitos pode acabar com o Ki-1, levando ao linfoma anaplásico. Infecção monoclonal pelo vírus Epstein-Barr tem sido importante como fator etiológico no desenvolvimento do LH.

Manifestações Clínicas

São iguais às do LNH e, ao exame físico, os linfomas são firmes, aderentes a planos profundos e dolorosos. Principais características: crescimento agressivo, diagnóstico em estágio avançado com manifestações extranodais, pouca resposta ao tratamento, alto grau de recaída e prognóstico ruim.

Diagnóstico

O estadiamento é necessário como no LNH. A biópsia do linfonodo é mais importante que a punção do gânglio, uma vez que raramente dá o diagnóstico de LH.

Tratamento

É feito com quimioterapia associada aos antirretrovirais.

CÂNCER CERVICAL INVASIVO[8,10,13,18]

O câncer de colo uterino é uma das patologias que podem ocorrer em mulheres com aids, apresentando nesse grupo características de maior agressividade. Entretanto, as evidências clínicas epidemiológicas a esse respeito são poucas. Estatisticamente, há um aumento de câncer cervical de quatro vezes em pacientes que desenvolvem aids, mas isso pode ser esperado, uma vez que muitas mulheres infectadas pelo HIV têm um estilo de vida que proporciona um aumento de exposição a outras doenças sexualmente transmissíveis. A mais importante é a exposição ao papilomavírus humano (HPV) de alto grau oncogênico (cepas 16 e 18). A evolução relaciona-se aos baixos níveis de CD4+. O desenvolvimento de neoplasia cervical ocorre muitos anos após a detecção de neoplasia intraepitelial cervical.

Diagnóstico

Os métodos cito e histopatológicos são rápidos, de fácil execução e de baixo custo para o diagnóstico. Cerca de 60% de pacientes infectadas pelo HIV e submetidas ao exame de Papanicolaou apresentam variados graus de displasia.

Outros métodos disponíveis, como a microscopia eletrônica, o processo de ampliação do DNA do HPV por reação em cadeia de polimerase e a imuno-histoquímica, com uso de antissoros para papilomavírus, são mais específicos, porém eles não identificam a presença de displasia. A hibridização do DNA é detectada e tipa os diversos sorotipos de HPV.

Pode ser usada tanto no material de biópsia, como em células colhidas por esfregaço, o que é mais simples, porém menos sensível e específico.

Tratamento

O tratamento a ser feito vai depender da extensão da lesão cervical, de conização a histerectomia.

CÂNCER ANAL[3,4,10-12,16,24]

A ocorrência de câncer anal tem sido fortemente associada à infecção pelo HPV, particularmente os tipos 16 e 18. Na população de homossexuais, cerca de 50% a 75% são portadores assintomáticos do HPV. O risco de desenvolver um tumor de canal anal aumenta em pacientes infectados à medida que o diagnóstico da doença é retardado. Assim, estudos epidemiológicos têm demonstrado que os fatores de risco para câncer anal incluem homossexualidade, prática de sexo anal, condilomatose anal e tabagismo. A displasia anal ocorre com frequência e os cânceres de célula escamosa podem ser muito agressivos.

Diagnóstico

A citologia anal anormal ocorre em 40% das neoplasias intraepiteliais anais. Em 15% desses pacientes, naqueles com contagem de CD4+ < 200/mm³. A presença e a magnitude dos vários achados relacionados ao HPV indutor de neoplasia anal estão relacionadas à gravidade da infecção pelo HPV.

Tratamento

Utilizam-se extirpação cirúrgica, radioterapia e quimioterapia com mitomicina ou cisplatina e 5-fluorouracil.

REFERÊNCIAS BIBLIOGRÁFICAS

1. Bewtra M, Lewis JD. Safety profile of IBD: lymphoma risks. Gastroenterol Clin North Am. 2009;38:669-89.
2. Colleoni GW et al. Linfomas: diagnóstico e tratamento. Infectologia Hoje. 2009, ano III, V. 1.
3. Cruz GMG, Rodrigues JVL, Oliveira AT. Manifestações coloproctológicas em 42 pacientes portadores de Síndrome de Imunodeficiência Adquirida (AIDS). Rev Bras Colo-Proct. 1997;17:105-16.
4. Hoffmann C. Hodgkin's disease. In: Albrecht H, Hoffmann C, Kamps BS (ed). HIV Medicine, 2003. Disponível em: http://www.hivmedicine.com/textbook/l_hodg.htm. Acessado em: jan. 2004.
5. Hoffmann C. Malignant lymphoma. In: Albrecht H, Hoffmann C, Kamps BS (Ed). HIV in Medicine, 2003. Disponível em: http://www.hivmedicine.com/textbook/lymphoma.htm. Acessado em: jan. 2004.
6. Hoffmann C. Primary CNS lymphoma. In: Albrecht H, Hoffmann C, Kamps BS (ed). HIV Medicine, 2003. Disponível em: http://hivmedicine.com/textbook/l_cns.htm. Acessado em: jan. 2004.
7. Hoffmann C. Systemic non Hodgkin lymphomas. In: Albrecht H, Hoffmann C, Kamps BS (ed). HIV Medicine, 2003. Disponível em: http://hivmedicine.com/textbook/l_nhl.htm. Acessado em: jan. 2004.
8. Kappes DS, Kirst D, Lago S. AIDS e cancer. Acta Med (Porto Alegre). 1998;(1):183-93.
9. Lasso M et al. Sarcoma de Kaposi y VIH: tratamiento antirretroviral y quimioterapia em 32 pacientes. Rev Med Chile. 2003;131:483-90.
10. Lee PK, Wilkins KB. Condyloma and other infections including human immunodeficiency virus. Surg Clin North Am. 2010;90:99-112.
11. Levinson B. AIDS-associated hematologic disorders and malignancies topics – Anal cancer. In: Beers MH, Beckow R (ed). The Merck Manual of Diagnosis and Therapy. 17th ed., 1999. Chapter 145. Disponível em: http://www.merck..com/mrkshared. Acessado em: jan. 2004.
12. Levinson B. AIDS-associated hematologic disorders and malignancies topics – Kaposi's sarcoma. In: Beers MH, Beckow R (ed). The Merck Manual of Diagnosis and Therapy. 17th ed., 1999. Disponível em: http://www.merck..com/mrkshared. Acessado em: jan. 2004.
13. Loler M et al. Epidemiology of AIDS – associated malignances. AIDS Rev. 2001;3:44-51.
14. Moses AV, Dallasta LM. The pathology of primary central nervous system lymphoma in AIDS. Neuro AIDS. 1999;2:1-5. Disponível em: http://aidscience.org/neuroaids/articles/Neuro2(2).asp. Acessado em: jan. 2004.
15. Noy A. Update in Kaposi sarcoma. Curr Opin Oncol. 2003;15:379-81.
16. Nunez M, Machura A, Soriano V. HHV-8, an always intriguing, sometimes relevant herpesvirus. AIDS Rev. 2000;2:23-30.
17. Persson CE et al. Incresed risk of stomach and esophageal malignancies in people with AIDS. Gastroenterology. 2012;143:943-50. Disponível em: www.medscape.com/viewarticle/772895. Acessado em: mar. 2014.
18. Risser JMH, Risser LR, Risser AL. Epidemiology of infections in women. Infect Dis Clin North Am. 2008;22:581-99. Disponível em: http://www.cdc.gov/vaccines/pubs/pinkbook. Acessado em: jun. 2011.
19. Romachandran TS, Berman SA. Primary CNS Lymphoma. Disponível em: http://emedicine.medscape.com/article/1157638--overview. Acessado em: jan. 2015.
20. Rose LF, Harris JE. Kaposi Sarcoma. Updated april 22/2014. Disponível em: http://medicine.medscape.com/viewarticle/279734--overview. Acessado em: jan. 2015.
21. Rubinstein PG, Aboulaffac DM, Zloza A. Malignancies. In HIV/aids. AIDS. 2014;28(4):453-465. Disponível em: www.medscape.com/viewarticle/820359. Acessado em: dez. 2013.
22. Schmid K et al. Kaposi"s sarcoma of the conjunctiva leads to a diagnosis of acquired immunodeficiency syndrome. Acta Ophthalmol Scand. 2003;4:411-12.
23. Schofer H. Kaposi's sarcoma. In: Albrecht H, Hoffmann C, Kamps BS (Ed). HIV Medicine. Flying Publ, 2003. Disponível em: http://hivmedicine.com/textbook/ks.htm). Acessado em: jan. 2004.
24. Scott SB. Emergency department management of hematologic complications in the patient infected with HIV. Emerg Med Clin North Am. 2010;28:325-33.
25. Vinjamaran S, Besa EC. Non Hodking Lymphoma. Updated jul 2014.Disponivel em: http://emedicine.medscape.com/articles/203399-overview. Acessado em: dez. 2015.

5.5 PROFILAXIA DA INFECÇÃO PELO HIV NA COMUNIDADE E POR EXPOSIÇÃO SEXUAL

■ **Márcia Cristina Rachid de Lacerda**

PROFILAXIA DA INFECÇÃO PELO HIV NA COMUNIDADE

Familiares e amigos devem ser informados que não há transmissão do vírus pela saliva, lágrima, suor, urina e fezes. Não há risco no convívio social, nem no contato casual (abraço, beijo, dar banho no paciente, brincar com crianças portadoras do vírus, compartilhar utensílios domésticos, compartilhar banheiro e outros ambientes, frequentar a mesma piscina). Mosquitos também não transmitem o HIV.

A prevenção da transmissão do vírus na comunidade depende não só de informação, mas sobretudo de conscientização sobre a necessidade de mudanças de atitudes, que não são esperadas em prazos curtos, especialmente entre jovens, que não acompanharam a epidemia de aids nos anos 1980/1990, antes do surgimento da terapia altamente ativa ou HAART (*Highly Active Antiretroviral Therapy*), conhecida pelos leigos como "coquetel". Estudos demonstram a importância de intervenções individuais ou em pequenos grupos ou em comunidades específicas[8].

São muitos os fatores que interferem e dificultam o controle da epidemia[8]. Toda e qualquer ação preventiva deve ter em conta as diferentes características da população-alvo, se há predomínio de homens ou de mulheres, a faixa etária, a situação sociocultural e econômica e se há acesso à informação, à educação e aos Serviços de Saúde. Em alguns locais, o ideal é identificar agentes comunitários que possam participar do trabalho de educação e prevenção, lembrando, evidentemente, da importância do sigilo.

Acolhimento, ética e sigilo são cruciais para que resultados sejam alcançados. Transmitir o conceito de vulnerabilidade[8] contribui para enfrentar culpa e medo diante do diagnóstico, pois justifica que uma pessoa pode ser atingida pelo HIV em situações em que se encontra mais suscetível, mais fragilizada ou em circunstâncias diversas mais favoráveis à contaminação. Cuidado maior e sensibilidade são prioritários em diversas condições, como nas situações de violência, uso abusivo de álcool e de outras drogas, submissão (ao parceiro, à sociedade, à própria comunidade, às condições impostas pela vida), dentre outras.

PROFILAXIA DA TRANSMISSÃO DO HIV POR EXPOSIÇÃO SEXUAL

O vírus da imunodeficiência humana (HIV) é transmitido quando há troca de sangue, de esperma e de secreção vaginal. Já foi estimado o risco de diferentes práticas sexuais[9]. Um estudo[17], conduzido nos EUA, avaliou 2.189 homens homo e bissexuais com alto risco de exposição, entre 1992 e 1994. Durante o acompanhamento de 2.633 pessoas-ano, houve 60 soroconversões. O risco estimado de contaminação na relação anal receptiva sem preservativo foi de 0,82% quando o parceiro era HIV+ (95% de intervalo de confiança [IC]: 0,24-2,76%) e 0,27% quando o estado sorológico do parceiro era desconhecido (95% IC: 0,06-0,49%). Esses va-

lores caem para 0,18 e 0,04, respectivamente, quando o preservativo é utilizado. O risco associado a sexo anal insertivo sem proteção com parceiros HIV+ ou de estado sorológico desconhecido foi de 0,06%. A prática de sexo anal receptivo nessa coorte foi de apenas 15% no total de soroconversões.

Entre heterossexuais, revisão sistemática e metanálise de estudos observacionais[6] do risco de transmissão do HIV, avaliando 43 publicações compreendendo 25 diferentes populações estudadas, revelaram 0,04% de risco da mulher para o homem por ato sexual (95% IC: 0,01-0,14%) e 0,08% do homem para a mulher (95% IC: 0,06-0,11%) em países com boas condições econômicas, mostrando, portanto, baixo risco de infecção mesmo na ausência de antirretrovirais. Em países menos favorecidos economicamente, o risco de transmissão da mulher para o homem por ato sexual muda para 0,38% (95% IC: 0,13-1,10%) e do homem para a mulher é estimado em 0,30% também por cada relação sexual (95% IC: 0,12-0,63%). O intercurso anal receptivo tem risco bem maior: 1,7% por ato sexual (95% IC: 0,3-8,9%). Estima-se que nas fases inicial e tardia da infecção pelo HIV o risco seja 9,2 e 7,3 vezes maior, respectivamente (95% IC: 4,5-18,8 e 95% IC: 4,5-11,9%). Após ajustes (incluindo afastar sexo praticado com fins comerciais), a presença de úlceras genitais (qualquer doença sexualmente transmissível) em um dos parceiros aumenta 5,3 vezes o risco de transmissão por ato sexual (95% IC: 1,4-19,5%). Para aqueles que não fizeram circuncisão, o risco é pelo menos o dobro.

São poucos e questionáveis os dados sobre a taxa de transmissão do HIV pelo sexo oral. É muito difícil avaliar o risco da transmissão pelo sexo oral isoladamente, uma vez que parceiros sexuais (homo e heterossexuais) costumam praticar sexo oral e genital na mesma relação. Outras doenças sexualmente transmissíveis (DST), como sífilis, gonorreia, herpes, podem ser adquiridas durante o sexo oral e, talvez, a contaminação pelo HIV possa ser facilitada, porém não há dados. Quando há solução de continuidade na mucosa oral, o risco de transmissão do vírus poderia ser maior; todavia, também não há publicações. Alguns sugerem o uso de preservativos (masculino ou feminino) e algumas alternativas ("filme de PVC") durante a prática de sexo oral e oroanal, porém nada se conhece sobre sua utilização e nem sobre a eficácia da prevenção do HIV com esses tipos de barreiras. Serviriam para proteger de outros agentes presentes na mucosa anal e adjacências (DST, herpes simples, parasitoses etc.). A recomendação mais comum é que, ao menos, seja evitado, principalmente, contato com esperma (ou sangue). Se o contato sexual é com mulheres, a orientação é para evitar sexo oral no período menstrual.

Objetos que possibilitam troca de secreção e/ou sangue, os chamados *sex toys* ou estimuladores e vibradores usados durante práticas sexuais, precisam ser limpos e protegidos com preservativos, que devem ser trocados cada vez que houver penetração em outra pessoa.

A transmissão sexual do HIV entre mulheres parece menos provável. Os dados não permitem conclusões, contudo a secreção vaginal e o sangue menstrual contêm vírus e, portanto, a exposição deve ser evitada e os cuidados tomados. Se há solução de continuidade de mucosas o risco poderia aumentar. Preservativos e "filme de PVC" funcionam como uma possível forma de prevenção, especialmente durante o sexo oral, porém parecem não ser valorizados. Como já explicado, se forem utilizados quaisquer tipos de objetos para penetração em pessoas diferentes, o preservativo deve ser trocado cada vez.

Considerando-se que as práticas sexuais seguras nem sempre são seguidas e valorizadas, as novas estratégias de prevenção vêm se tornando cada vez mais importantes na redução do risco de transmissão. Já foi demonstrado que a circuncisão masculina pode reduzir a aquisição do HIV entre heterossexuais, pela diminuição da concentração de células-alvo do HIV no prepúcio e pela queratinização da mucosa da glande. As taxas de úlceras genitais em homens que fizeram circuncisão são menores, o que também reduz o risco de transmissão. A Organização Mundial de Saúde (OMS) considera que a circuncisão masculina deve ser recomendada para todos os homens soronegativos como estratégia complementar de prevenção em países hiperendêmicos, com predomínio de transmissão heterossexual e baixa taxa de circuncisão[19]. Três ensaios clínicos randomizados[3,5,13], na África do Sul, no Quênia e em Uganda, foram iniciados e interrompidos precocemente por ter sido logo obtido efeito protetor de 58% atribuído à circuncisão.

Outras intervenções incluem o uso de medicamentos antirretrovirais como profilaxia. Um dos primeiros estudos com o objetivo de avaliar essa estratégia foi o CAPRISA[1], que demonstrou a eficácia de tenofovir gel 1% na redução da transmissão do HIV. Houve prevenção de mais da metade das infecções nas mulheres que usaram o gel durante mais de 80% do tempo (54% de eficácia). Mesmo naquelas que usaram o gel menos da metade do tempo houve menos 28% de infecções em relação ao grupo placebo. Ocorreram 38 novas infecções pelo HIV em mulheres jovens no grupo que usou tenofovir gel e 60 no grupo com placebo (taxa de incidência anual de 5,6% x 9,1%, respectivamente). Esse foi o primeiro estudo que atingiu sucesso dentre 13 ensaios randomizados controlados. Foi conduzido em dois centros na África do Sul. De 889 mulheres, 845 chegaram ao final do estudo (metade usando tenofovir gel 1% e metade usando placebo gel). Um benefício considerável do gel na prevenção seria, especialmente, nos casos em que não há como negociar com o parceiro o uso do preservativo.

A terapia antirretroviral (TARV) como estratégia de prevenção tem seu papel comprovado[10,14,17]. Há correlação entre a carga viral plasmática e a carga viral no sêmen. Em uma coorte de 145 pacientes em tratamento antirretroviral em que a carga viral plasmática estava indetectável (abaixo de 40 cópias/mL), apenas em 5% (sete casos) foi observada carga viral detectável no sêmen[9]. Uma revisão de 19 publicações (total de 1.226 amostras analisadas), mostrou que a carga viral no sêmen é menor que a carga viral sanguínea[15], exceto se há uretrite ou se a supressão da carga no sangue for parcial.

Uma metanálise avaliou transmissão sexual do HIV associada ao uso de terapia antirretroviral no período de 1996 a 2009. Foram analisados resultados de 11 coortes envolvendo mais de cinco mil casais heterossexuais e em apenas cinco dessas coortes o parceiro soropositivo estava em tratamento antirretroviral. Quando a carga viral estava abaixo de 400 cópias/mL, não ocorreu nenhum caso de transmissão sexual do HIV entre casais sorodiscordantes, significando que a terapia antirretroviral reduziu em 92% a transmissão, tendo havido queda de 5,64/100 pessoas/ano de seguimento (456 transmissões) para 0,46/100 pessoas/ano de seguimento (cinco transmissões)[2]. Um estudo multicêntrico acompanhou 3.381 casais sorodiscordantes, em países africanos, entre 2004 e 2007, nos quais o parceiro soropositivo era assintomático e com contagem de linfócitos acima de 250 células/mm³ e sem tratamento. Durante o seguimento, 349 iniciaram terapia antirretroviral e houve 103 transmissões, sendo que 102 pessoas tinham parceiros que não se tratavam. A redução da transmissão foi de 92%[11].

Numa província canadense, a British Columbia, foi demonstrada associação direta entre o aumento do número de pessoas em tratamento antirretroviral e a redução da carga viral na comunidade, com consequente diminuição de novos casos diagnosticados por ano[16]. A análise foi realizada entre 1996 e 2009 e o número de pessoas recebendo terapia antirretroviral aumentou de 837 para 5.413 (547% de aumento). O número de novos casos caiu de 702 para 338 por ano (52% de redução). Para 100 novos pacientes em tratamento antirretroviral, o número de casos novos caiu 3% em consequência da redução significante da carga viral. O maior decréscimo observado (cerca de 50%) foi entre usuários de drogas injetáveis. As taxas de DST e hepatite C aumentaram, o que sugere que a redução de novos casos de infecção pelo HIV não pode ser atribuída à redução de risco sexual por mudança de comportamento, e sim pela redução da carga viral decorrente diretamente do uso dos medicamentos. Esse fato suporta o benefício secundário da terapia na redução da transmissão do HIV, mostrando que essa estratégia tem grande importância na prevenção.

O estudo HPTN 052 (*HIV Prevention Trials Network*)[10,14], realizado em nove países da África, Ásia e Américas, demonstrou que a terapia antirretroviral precoce retardou o surgimento de qualquer evento relacionado à aids e reduziu a mortalidade, além de ter comprovado que houve 96% de redução da transmissão do HIV. O HPTN 052 foi o primeiro ensaio clínico randomizado que mostrou que a terapia antirretroviral poderia reduzir o risco de transmissão sexual do HIV para o parceiro não infectado. Foram acompanhados 1.763 pessoas infectadas pelo HIV e seus parceiros sorodiscordantes, sendo a grande maioria heterossexual (97%) e 50% dos infectados eram do sexo masculino. A randomização foi para tratar imediatamente (pacientes com CD4 entre 350 e 550) ou aguardar declínio de CD4 (contagem mediana de 230; entre 197 e 249) ou o surgimento de qualquer manifestação relacionada. Ocorreram 39 casos de transmissão (taxa de incidência de 1,2 por 100 pessoas-ano 95% IC, 0,9 a 1,7) e, destes, 28 foram comprovadamente infectados pelo parceiro pela avaliação virológica realizada (taxa de incidência de 0,9 por 100 pessoas-ano, 95% IC, 0,6 a 1,3). Destas 28 transmissões, apenas uma ocorreu no grupo que iniciou terapia precoce. Os resultados mostram benefícios pessoais e impacto para a Saúde Pública.

Outro estudo, conhecido como PARTNER[17], foi desenhado para verificar se era possível obter as mesmas conclusões do HPTN 052 entre casais de homens que fazem sexo com homens. Foram acompanhados 767 casais, em 75 diferentes locais de 14 países da Europa. Os casais apresentavam o "consentimento informado" declarando que as pessoas com sorologia negativa conheciam o estado sorológico do parceiro positivo, o real risco de transmissão do HIV e a necessidade do uso regular de preservativos. Foram eleitos casais que declararam que não usavam preservativos, não faziam PrEP (profilaxia pré-exposição) ou PEP (profilaxia pós-exposição) e a carga viral estava abaixo de 200 cópias/mL no último ano. Os dados eram obtidos a cada 6 meses utilizando-se um questionário confidencial sobre os riscos, avaliando a carga viral e fazendo o teste anti-HIV do parceiro negativo. Foram 894 casais-ano, com um número total estimado de 44.400 relações sexuais sem preservativo. Foram incluídos 445 casais heterossexuais e 282 casais de homens que faziam sexo com homens. Em pelo menos 85% dos casos, a carga viral estava indetectável. Os parceiros negativos relataram relações sexuais regulares sem preservativo durante a mediana de 2 anos e meio. Ocorreram DST e relatos de contatos sexuais sem preservativos com outros parceiros nos dois grupos, com maior percentual no grupo de casais de homens que faziam sexo com homens (16% de DST e 34% de contato com outros parceiros sem preservativo neste grupo *versus* 5% e 6% para DST nos homens e mulheres, respectivamente, nos casais heterossexuais e 3% e 4%, para homens e mulheres, em relação ao contato com outros parceiros). A grande surpresa foi não ter ocorrido nenhuma transmissão do HIV em ambos os grupos, independentemente da prática sexual.

Outra estratégia de prevenção cujos resultados receberam grande destaque foi a profilaxia da tranmissão do HIV antes da exposição sexual de risco (PrEP)[4]. O estudo avaliou 4.748 casais sorodiscordantes na África. Foram comparados dois grupos que usaram tenofovir (TDF) com ou sem emtricitabina (FTC) e um terceiro tomando placebo. Houve 73% de proteção com TDF/FTC e 62% com TDF. Os resultados obtidos foram tanto em homens como em mulheres. A incidência foi de 0,53% por pessoas-ano no grupo de TDF/FTC, 0,74/100 pessoas-ano com TDF e 1,92/100 pessoas-ano com placebo. Estudo, conhecido como "IPrex" (Iniciativa Profilaxia Pré-Exposição)[12], realizado em 11 Centros (Peru, Equador, Estados Unidos, África do Sul, Tailândia, Brasil e outros) randomizou 2.499 homens soronegativos para o HIV, que relatavam fazer sexo com homens, para receber uma combinação de tenofovir e emtricitabina (TDF/FTC) ou placebo, diariamente. Todos receberam preservativos, aconselhamento sobre redução de risco de adquirir HIV e outras doenças sexualmente transmissíveis e todos fizeram teste anti-HIV antes e durante o seguimento, com aconselhamento antes e após os exames. As DST, se presentes, foram tratadas, assim como de parceiros, quando identificados. Foram acompanhadas 3.324 pessoas-ano (mediana de 1,2 ano; máximo de 2,8 anos). Dos indivíduos recrutados, dez estavam infectados pelo HIV no momento inicial e foram excluídos da análise e 100 se infectaram ao longo do acompanhamento (36 no grupo de TDF/FTC e 64 no grupo-placebo), mostrando que houve 44% de redução da incidência de HIV no grupo que usou antirretroviral (95% IC: 15-63%). No grupo de TDF/FTC, o medicamento do estudo foi detectado em 22 de 43 indivíduos que se mantiveram soronegativos (51%) e em três de 34 (9%) dos indivíduos infectados pelo HIV $p < 0,0001$, sugerindo que a falha na prevenção foi resultado da má adesão ao esquema prescrito. Eventos adversos sérios foram similares nos dois grupos. Náusea foi mais frequente nas primeiras 4 semanas com TDF/FTC. Em nenhum dos 100 casos de infecção foram encontradas mutações de resistência à TDF ou ao FTC.

O atendimento nos casos de exposição sexual deve ser sempre considerado como situação de urgência, pela necessidade de início precoce da quimioprofilaxia (ideal seria o mais breve possível ou dentro 72 horas). O risco maior é, especialmente, quando houve sexo anal receptivo, porém a avaliação deve ser feita por profissional capacitado para decidir adequadamente, pois o procedimento não é indicado quando as relações desprotegidas são recorrentes. É fundamental que haja cautela durante a avaliação se houve risco prévio de contaminação, para evitar indicação inadequada de profilaxia para uma pessoa que pode já ser portadora do vírus sem conhecimento. O esquema profilático iniciado deverá ser mantido por 28 dias.

PROFILAXIA NOS CASOS DE VIOLÊNCIA SEXUAL

Nos casos de violência sexual, foi estimado que o risco de transmissão do HIV está entre 0,8 e 2,7%[7], comparável a outras situações de exposição sexual ou de acidentes com materiais perfurocortantes. É comum haver trauma genital com lacerações ou ulcerações em até 40% das mulheres que sofrem violência, diferente dos 5% calculados nos casos de sexo consentido. Pode estar indicado o uso de medicamentos antirretrovirais para prevenção do HIV, conforme avaliação específica da circunstância. O risco depende de diversos fatores (tipo de exposição, número de agressores, suscetibilidade da mulher, rotura himenal, exposição a secreções ou sangue, presença de DST ou úlceras, carga viral do agressor, momento de início da profilaxia).

Quando o agressor é sabidamente portador do HIV, tendo havido penetração vaginal e/ou anal desprotegida, a quimioprofilaxia está indicada. Se o estado sorológico do agressor for desconhecido e não for possível realizar o teste prontamente (teste rápido ou outro cujo resultado seja obtido com rapidez), a profilaxia também deve ser recomendada. O período de tempo mais adequado para início da profilaxia não é exato e deve ser, preferencialmente, dentro de 2 horas (especialmente se houve penetração anal) ou até 72 horas (manter durante 28 dias).

Não há evidências que permitam estabelecer uma recomendação ideal nos casos de exposição envolvendo exclusivamente sexo oral, mesmo com ejaculação. A decisão precisa ser individualizada. As evidências que suportam os benefícios da utilização de profilaxia pós-exposição (PEP)[9] não incluem situações de violência sexual. Portanto, não há garantia de sucesso e a vítima precisa ser bem informada sobre isso. A avaliação cuidadosa do risco x benefício é fundamental. Efeitos colaterais parecem ser mais comuns em pessoas imunocompetentes, especialmente se outros medicamentos concomitantes forem necessários. Mesmo após o início da profilaxia, seria importante buscar identificar o agressor para realizar o teste. Caso o resultado seja negativo, os medicamentos devem ser suspensos.

REFERÊNCIAS BIBLIOGRÁFICAS

1. Abdool Karim Q et al. Effectiveness and safety of tenofovir gel, an antiretroviral microbicide, for the prevention of HIV infection in women. CAPRISA 004 Trial Group. Science. 2010;329(5996):1168-74. Erratum in: Science. 2011;333(6042):524.
2. Attia S et al. Sexual transmission of HIV according to viral load and antiretroviral therapy: systematic review and meta-analysis. AIDS. 2009;23:1397-404.

3. Auvert B et al. Randomized, controlled intervention trial of male circumcision for reduction of HIV infection risk: the ANRS 1265 Trial. PLoS Med. 2005;2(11):e298. [Erratum, PLoS Med. 2006;3(5):e226.].

4. Baeten J, Celum C. Antiretroviral pre-exposure prophylaxis for HIV-1 prevention among heterosexual African men and women: the Partners PrEP Study. 6th International AIDS Society Conference on HIV Pathogenesis, Treatment and Prevention (IAS 2011). Rome, July 17-20, 2011. Abstract MOAX0106.

5. Bailey RC et al. Male circumcision for HIV prevention in young men in Kisumu, Kenya: a randomized controlled trial. Lancet. 2007;369:643-56.

6. Boily MC et al. Heterosexual risk of HIV-1 infection per sexual act: systematic review and meta-analysis of observational studies. Lancet Infect Dis. 2009;9:118-29.

7. Brasil, Ministério da Saúde, Secretaria de Vigilância em Saúde, Programa Nacional de DST e Aids. Norma Técnica. Prevenção e Tratamento dos Agravos Resultantes da Violência Sexual contra Mulheres e Adolescentes. Anexo I – Considerações Gerais para o Uso de Profilaxia de Hepatite B, HIV e Outras DST após Situações de Exposição Sexual. 2ª ed., 2002.

8. Brasil, Ministério da Saúde, Secretaria de Vigilância em Saúde, Programa Nacional de DST e Aids. Manual de Prevenção das DST/HIV/Aids em Comunidades Populares, Série Manuais, Número 83, 2008.

9. Brasil, Ministério da Saúde, Secretaria de Vigilância em Saúde, Departamento de DST, Aids e Hepatites Virais. Recomendações para Terapia Antirretroviral em Adultos Infectados pelo HIV – 2008. Suplemento III – Tratamento e Prevenção, 2010.

10. Cohen MS et al. Prevention of HIV-1 Infection with Early Antiretroviral Therapy. HPTN 052 Study Team. N Engl J Med. 2011;365:493-505.

11. Donnell D et al. Partners in Prevention HSV/HIV Transmission Study Team. Heterosexual HIV-1 transmission after initia-tion of antiretroviral therapy: a prospective cohort analysis. Lancet. 2010;375:2092-98.

12. Grant RM et al. Preexposure chemoprophylaxis for HIV prevention in men who have sex with men. iPrEx Study Team. N Engl J Med. 2010;363:2587-99.

13. Gray RH et al. Male circumcision for HIV prevention in men in Rakai, Uganda: a randomized trial. Lancet. 2007;369:657-66.

14. Grinsztejn B et al. Effects of early versus delayed initiation of antiretroviral treatment on clinical outcomes of HIV-1 infection: results from the phase 3 HPTN 052 randomised controlled trial. Lancet Infect Dis. 2014;14:281-90.

15. Kalichman SC, Di Berto G, Eaton L. Human immunodeficiency virus viral load In blood plasma and semen: review and implications of empirical findings. Sex Transm Dis. 2008;35:55-60.

16. Montaner JS et al. Association of highly active antiretroviral therapy coverage, population viral load, and yearly new HIV diagnoses in British Columbia, Canada: a population-based study. Lancet. 2010;376:532-39.

17. Rodger A et al. HIV transmission risk through condomless sex if HIV+ partner on suppressive ART: PARTNER study: 21st Conference on Retroviruses and Opportunistic Infections, Boston, abstract 153LB, 2014.

18. Vittinghoff E et al. Per-contact risk of human immunodeficiency virus transmission between male sexual partners. Am J Epidemiol. 1999;150:306-11.

19. World Health Organization (WHO). New data on male circumcision and HIV prevention: policy and programme implications. Geneva: World Health Organization and Joint United Nations Programme on HIV/AIDS; 2007. Disponível em: http://www.unaids.org/sites/default/files/media_asset/mc_recommendations_en_1.pdf . Acessado em: dez. 2007.

20. Young I, McDaid L. How acceptable are antiretrovirals for the prevention of sexually transmitted HIV?: A review of research on the acceptability of oral pre-exposure prophylaxis and treatment as prevention. AIDS Behav. 2014;18:195-216.

5.6 PREVENÇÃO DA TRANSMISSÃO POR EXPOSIÇÃO OCUPACIONAL

■ **José Ivan Albuquerque Aguiar**

INTRODUÇÃO

A observação de normas de biossegurança é o ponto-chave para reduzir a exposição dos profissionais de saúde ao vírus da imunodeficiência humana (HIV), considerando que os acidentes sofridos envolvendo materiais biológicos podem transmitir o vírus. É importante distinguir, entre esses materiais, aqueles que são potencialmente infectantes: sangue, líquido amniótico, liquor, leite materno, líquidos de serosas (peritoneal, pleural, pericárdico, articular), tecidos humanos não fixados, lesões de pele e queimaduras com exsudação, secreções vaginais, sêmen, saliva em procedimentos dentários com presença sangue, daqueles não infectantes ou de baixo risco: vômitos, suor, saliva, lágrima, fezes, urina[4-6,10].

Em laboratórios de pesquisa, qualquer contato sem barreira de proteção com material que tenha alta concentração de vírus deve ser considerado uma exposição ocupacional.

Os acidentes e ferimentos produzidos por agulhas e material perfurocortante são os mais comuns e considerados de risco pela possibilidade de transmitir diferentes tipos de patógenos, dos quais os mais envolvidos são os vírus da hepatite B (HBV), da hepatite C (HCV) e o HIV. Estima-se que nos acidentes percutâneos o risco de infecção pelo HIV, para um episódio, seja em média de 0,3%, enquanto na exposição de mucosas o risco estaria em torno de 0,09%. A contaminação através da pele íntegra não está precisamente definida, estimando-se que seja inferior à da exposição das mucosas[1,2,4,11].

A Organização Mundial da Saúde estima que, a cada ano, três milhões de profissionais da saúde têm exposição percutânea a patógenos sanguíneos, dos quais dois milhões ao HBV, 900.000 ao HCV e 170.000 ao HIV. Essas injúrias podem resultar em 15.000 casos de hepatite C, 70.000 casos de hepatite B e 500 casos de infecção pelo HIV a cada ano. Acima de 90% dessas infecções ocorrem em países em desenvolvimento[20]. No trabalho de Prüss-Ustün e cols., a infecção pelo HIV relacionada com acidentes ocupacionais ocorrida no mundo, no ano 2000, é estimada em 1.000 (200-5.000), a maioria na África Sub-saariana[16]. Nos EUA, os *Centers for Disease Control and Prevention* (CDC) estimam a ocorrência de 384.325 lesões percutâneas a cada ano nos hospitais americanos[18]. Nesse país, entre 1985 e 2010 foram confirmados 58 casos e relatados 143 casos suspeitos de transmissão ocupacional do HIV[8]. Dados mundiais computam, desde o início da epidemia de aids até 2002, 106 casos comprovados de transmissão ocupacional e outros 238 são considerados como casos prováveis de contaminação de profissionais de saúde pelo HIV[9,17]. Contudo, esses dados devem estar longe da real ocorrência dessa transmissão, visto que, em muitos países, a maioria dos acidentes ocupacionais é subnotificada ou raramente é relatada[3,7,10,14,22]. Em países do subcontinente indiano e do sudeste asiático, com elevada prevalência de infecção pelo HIV, a monitoração e a notificação de acidentes ocupacionais é precária ou simplesmente não existe[7].

Dado o número elevado de acidentes ocupacionais em profissionais da saúde e sua importância epidemiológica, foram estabelecidos procedimentos padronizados, consolidados em normas técnicas e recomendações, onde a prevenção primária é um componente essencial[1,2,5,8,9,12]. A análise do risco da exposição é, algumas vezes, uma situação desafiadora, comportando uma investigação mais detalhada do acidente, sobretudo nos aspectos ligados às fontes. Uma vez decidido indicar ou oferecer a quimioprofilaxia, a escolha das drogas que comporão o esquema obedece normas pautadas pelo Ministério da Saúde, com número de dias de tratamento e medicação padronizada[2]. A variação de esquemas deve ocorrer quando da suspeita de resistência viral ou quando da presença de intolerância a medicação, interação com medicamentos previamente utilizados, alteração prévia na condição de saúde do acidentado[2,5,6,12,13]. Nessas circunstâncias é aconselhável ter a opinião de um especialista.

A exposição ocupacional ao HIV deve ser tratada como uma emergência médica, uma vez que a transmissão do vírus pode ser reduzida por quimioprofilaxia. Quando indicada, o emprego de fármacos antirretrovirais deve ser iniciado o mais rapidamente possível e dificuldades adicionais não devem servir de obstáculo para que seu início seja postergado. A realização do teste anti-HIV no paciente-fonte deve ser feita sempre que possível e tem o objetivo de suspender a medicação antirretroviral caso a sorologia seja negativa. Nos casos em que a condição do paciente-fonte não pode ser determinada, a decisão de indicar a quimioprofilaxia deve se basear nos fatores de risco presentes.

PROCEDIMENTOS RECOMENDADOS NOS CASOS DE EXPOSIÇÃO A MATERIAIS BIOLÓGICOS[1,2,4,5,8,9-13,18-20]

Cuidados imediatos com a área exposta:
1. lavagem exaustiva do local com água e sabão quando da exposição cutânea;
2. nas exposições de mucosas, lavar exaustivamente com água ou solução salina 0,9%.

Quimioprofilaxia para o HIV

Justificativa

1. Evidências sugerem efetividade da medicação antirretroviral pós-exposição:
   - efeito protetor do AZT de 81% em estudo envolvendo profissionais com exposição percutânea com sangue infectado pelo HIV[3];
   - evidências com os protocolos de uso de antirretrovirais para prevenção da transmissão vertical do HIV;
   - dados de experimentos em animais.
2. A indicação da profilaxia pós-exposição requer uma avaliação do risco e inclui:
   - tipo de material biológico envolvido;
   - gravidade da exposição;
   - tipo da exposição;
   - a identificação ou não do paciente-fonte e do *status* sorológico (anti-HIV);
   - as condições clínicas e imunológicas do paciente-fonte.
3. O potencial de contaminação está ligado às seguintes características do acidente:
   - profundidade da lesão; maior volume de sangue;
   - presença de sangue do paciente-fonte no dispositivo envolvido;
   - inserção da agulha diretamente em veia ou artéria;
   - agulha calibrosa;
   - paciente-fonte com doença terminal;
   - paciente-fonte com elevada carga viral;
   - paciente-fonte com história de exposição a múltiplos esquemas (resistência viral).
4. Quando indicada, a profilaxia pós-exposição deverá ser iniciada o mais rápido possível, idealmente nas primeiras 2 horas após o acidente e, no máximo, até 72 horas. A presteza no início da medicação deve ser observada, visto que estudos em animais sugerem que a quimioprofilaxia é pouco eficaz quando iniciada 24 a 48 horas após o acidente. A duração do tratamento é de 28 dias.
5. A quimioprofilaxia não está indicada em profissionais sabidamente soropositivos; quando o contato com material contaminante se deu em pele íntegra; quando o contato ocorreu com material não infectante (urina, fezes, saliva, lágrima, suor); se a exposição com o material contaminante ocorreu há mais de 72 horas; pela exposição a fluidos infectantes em pessoas sabidamente soronegativas (exceto se houver alto risco de infecção recente – janela imunológica).

Esquemas Preferenciais Estabelecidos no Brasil[2]

Utilizam-se esquemas com dois fármacos (esquema básico) ou com três fármacos (esquema expandido) antirretrovirais, na dependência da gravidade da exposição. Na dúvida sobre a gravidade da exposição, é recomendado iniciar a profilaxia com o esquema expandido, fazendo-se posterior avaliação do melhor esquema (Figura 5.4).

Esquema Básico

O esquema básico utiliza duas drogas e é indicado na maioria das situações de risco, quando não existe contaminação grosseira com fluidos corpóreos, nem acidentes perfurocortantes profundos. É indicado na contaminação de mucosas e nos acidentes com fluidos de pacientes com baixa carga viral.

Esquema Preferencial

- Zidovudina (AZT): 300 mg + lamivudina (3TC): 150 mg (preferencialmente combinados em um comprimido), a cada 12 horas.

Esquema Alternativo

- Tenofovir (TDF): 300 mg, em dose única/dia + 3TC: 150 mg, de 12/12 h.

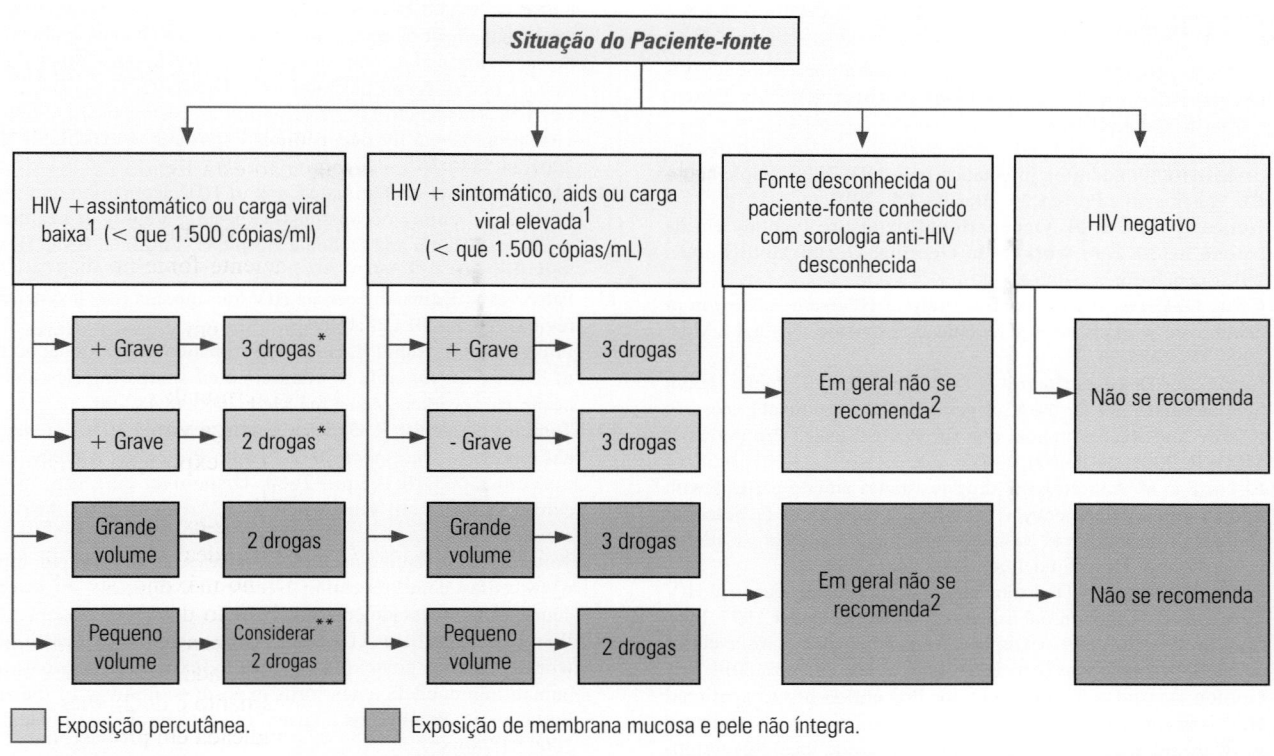

FIGURA 5.4 – Fluxograma da profilaxia antirretroviral após exposição ocupacional ao HIV.

Esquema Expandido

Os esquemas com três drogas devem ser cogitados em situações de alto risco de transmissão do HIV e na possibilidade de transmissão de vírus resistentes. Estudo realizado em nosso meio demonstrou que mais de 40% dos pacientes-fonte apresentavam mutações associadas com resistência à transcriptase reversa, a inibidores da protease ou a ambos[6]. Nos EUA, a resistência é estimada entre 12% e 27%, variando de acordo com a região geográfica. Esta condição de resistência é base para a indicação de esquema profilático sempre com três drogas. No Brasil, a profilaxia pós-exposição orientada pelo Ministério da Saúde (2010) recomenda três drogas somente como esquema alternativo. Revisão da Cochrane concluiu que não há uma evidência direta de apoio ao uso de múltiplos medicamentos no regime antirretroviral, após exposição ocupacional ao HIV. A indicação está baseada no sucesso obtido com os tratamentos feitos com pacientes infectados pelo HIV[21].

Esquema Preferencial

AZT + 3TC + Lopinavir/r (400 mg + 100 mg), de 12/12 h.

Esquemas Opcionais

TDF + 3TC + Lopinavir/r.
D4T + 3TC + Lopinavir/r.

Observa-se que os efeitos colaterais são mais relatados em pessoas usando agentes antirretrovirais com profilaxia pós-exposição[13,20], recomendando-se orientação ao acidentado sobre a importância da regular tomada dos medicamentos, inclusive estimulando a adesão ao tratamento.

REFERÊNCIAS BIBILIOGRÁFICAS

1. Bell DM. Occupational risk of human immunodeficiency virus infection in healthcare workers: an overview. Am J Med. 1997;102(suppl 5B):9-15.
2. Brasil, Ministério da Saúde. Recomendações para a terapia antirretroviral em adultos infectados pelo HIV-2008. Suplemento III- Tratamento e Prevenção. Brasília, DF. 2010.
3. Butsashvili M et al. Occupational exposure to body fluids among health care workers in Georgia. Occup Med (Lond). 2012;62:620-26.
4. Cardo DM et al. A case–control study of HIV seroconversion in health care workers after percutaneous exposure. N Engl J Med. 1997;337:1485-90.
5. Centers for Diseases Control (CDC). Updated U.S. Public Health Service Guidelines for the Management of Occupational Exposures to HIV and Recommendations for Postexposure Prophylaxis. MMWR. 2005; 54(RR09):1-17.
6. El-Far F et al. Antiretroviral drug resistance among patients with human immunodeficiency virus who act as sources or potential sources in occupational accidents involving healthcare workers. Infect Control Hosp Epidemiol. 2005;26:782-88.
7. Evans BG, Abiteboul D. A summary of occupationally acquired HIV infections described in published reports to December 1997. Euro Surveill. 1999;4(3):pii=76. Disponível em: http://www.eurosurveillance.org/ViewArticle.aspx?ArticleId=76. Acessado em: nov. 2014.
8. Gordon D. Updated Guidelines for Prevention of Occupational HIV Transmission. Aids Reader, sept. 2013, Disponível em: http://www.theaidsreader.com/articles/updated-guidelines-prevention--occupational-hiv-transmission. Acessado em: out. 2014.
9. Hamlyn E, Easterbrook P. Occupational exposure to HIV and the use of post-exposure prophylaxis. Occup Med (Lond). 2007;57:329-336.
10. Hossini CH et al. Connaissances et attitudes du personnel soignant face au sida et au risque de transmission professionnelle du VIH dans deux hopitaux marocains. Santé. 2000;10:315-21.
11. Ippolito G, Puro V, De Carli G, Italian Study Group on Occupational Risk of HIV Infection. The risk of occupational human immunodeficiency virus in health care workers. Arch Int Med. 1993;153:1451-58.
12. Kuhar DT et al. Updated US Public Health Service Guidelines for the management of occupational exposures to human immunodeficiency virus and recommendations for postexposure prophylaxis. Infect Control Hosp Epidemiol 2013;34:875-92.
13. Lee LM, Henderson DK. Tolerability of postexposure antiretroviral prophylaxis for occupational exposures to HIV. Drug Saf. 2001;24:587-97.
14. Mashoto KO et al. Estimated risk of HIV acquisition and practice for preventing occupational exposure: a study of healthcare workers at Tumbi and Dodoma Hospitals, Tanzania. BMC Health Serv Res. 2013;13:369.
15. Patel P et al. Estimating per-act HIV transmission risk: a systematic review. AIDS. 2014;28:1509-10.
16. Prüss-Ustün A, Rapiti E, Hutin Y. Estimation of the global burden of disease attributable to contaminated sharps injuries among health-care workers. Am J Ind Med. 2005;48:482-90.
17. Tomkins S, Ncube F. Occupationally acquired HIV: international reports to December 2002. Health Protection Agency. Euro Surveill. 2005;10(10):pii=2660. Disponível em: http://www.eurosurveillance.org/ViewArticle.aspx?ArticleId=2660. Acessado em: nov. 2014.
18. Tortorice J. Preventing needlestick injuries. Disponível em: http://www.ceufast.com/Preventing_Needlestick_Injuries__nurse_ceu_course.aspx. Acessado em: nov. 2014.
19. Wang SA, Panlilio AL, Doi PA. Experience of health-care workers taking postexposure prophylaxis after occupational human immunodeficiency virus exposures: findings of the HIV Postexposure Prophylaxis Registry. Infect Control Hosp Epidemiol. 2000;21:780-85.
20. World Health Organization (WHO). Selected occupational risks. The World Health Report 2002 - reducing risks, promoting healthy life. WHO, 2002. Chapter 4. Disponível em: http://www.who.int/whr/2002/chapter4/en/index8.html. Acessado em: out. 2014.
21. Young TN et al. Antiretroviral post-exposure prophylaxis (PEP) for occupational HIV exposure. Cochrane Database Syst Rev; 2007;(1):CD002835.
22. Zhang M et al. Occupational exposure to blood and body fluids among health care workers in a general hospital. China. Am J Ind Med; 2009;52:89-98.

5.7 PROFILAXIA DA TRANSMISSÃO VERTICAL DO HIV

■ Kátia Martins Lopes de Azevedo

INTRODUÇÃO

Durante as 3 décadas da epidemia da infecção pelo vírus da imunodeficiência humana (HIV) ocorreram mudanças importantes do ponto de vista epidemiológico. Os casos da síndrome de imunodeficiência adquirida (aids) entre menores de 13 anos de idade, adquiridos por via sanguínea, vêm diminuindo progressivamente. Em 2005 foram notificados ao Ministério da Saúde apenas dois casos e nenhum caso desta categoria de exposição foi notificado a partir de 2006[4].

O primeiro caso de transmissão vertical (TV) da infecção pelo HIV foi notificado no Brasil em 1985, mas a partir de 1987 essa categoria passa a responder por cada vez mais casos entre as crianças, representando 92,3% dos casos notificados em 2014. Do número total de casos notificados até 2014, a TV ocorreu em 92,8% dos casos entre menores de 13 anos. Até 2014 foram notificados 13.881 casos a partir dessa forma de transmissão[4].

Entre os adultos, a infecção, que afetava predominantemente homens, passa, atualmente, a comprometer de forma crescente as mulheres. Segundo dados do Ministério da Saúde, em 1983 para cada mulher infectada havia 40 homens infectados. Em 2013 essa relação é de 1,8:1, ou seja, a cada 18 homens infectados há 10 mulheres com a infecção, mostrando uma clara tendência de que a infecção comprometa homens e mulheres em proporções iguais em curto período de tempo[4].

No Brasil, até 2014, foram notificados 265.251 casos de aids em mulheres, dos quais cerca de 47% têm entre 15 e 34 anos, ou seja, são mulheres em idade fértil[4]. Esses números referem-se apenas aos casos de aids. Não se tem conhecimento do número total de mulheres infectadas pelo HIV, uma vez que os casos assintomáticos não são notificados e, portanto, não conhecidos, mas pode-se multiplicar esse número algumas vezes e se terá o número total de mulheres infectadas pelo HIV, em idade fértil e, portanto, potencialmente capazes de engravidarem. Com base em estudo-sentinela, estima-se que 0,4% das gestantes no Brasil estejam infectadas pelo HIV, o que corresponde a cerca de 12.900 casos/ano[5]. Entre

2000 e junho de 2014 foram notificados no Brasil 84.558 casos de infecção pelo HIV em gestantes. A maioria entre 20 e 29 anos de idade e com escolaridade entre a 5ª e a 8ª série.

A taxa de detecção de gestantes com HIV no Brasil aumentou nos últimos 10 anos. Em 2013 a taxa observada foi de 2,5 casos para cada mil nascidos vivos, o que representa um aumento de 25% em relação a 2004[4]. Em 1998, em estudo realizado no estado de São Paulo, a taxa de transmissão vertical do HIV foi estimada em 16%[3]. Em estudo multicêntrico do Ministério da Saúde, conduzido pela Sociedade Brasileira de Pediatria, a taxa estimada de transmissão vertical do HIV, no Brasil, em 2004, foi de 6,8%. Observou-se que, em locais onde as medidas profiláticas preconizadas pelo Ministério da Saúde foram implantadas na rotina do pré-natal, as taxas de transmissão vertical do HIV foram reduzidas a menos de 2%[3].

FATORES QUE INFLUENCIAM A TRANSMISSÃO VERTICAL[1,8,14,16]

Com base nos dados do Ministério da Saúde, é evidente que para evitar a ocorrência de casos de infecção pelo HIV em crianças, devem ser adotadas medidas que evitem a TV do vírus, ou seja, a transmissão do vírus da mãe infectada para o filho. Essa transmissão ocorre em 14% a 40% das gestações. Essa variação deve-se à influência de vários fatores, entre eles a melhor atenção à gestante e ao parto, a menor ocorrência de outras infecções e a proibição do aleitamento materno, que podem diminuir a taxa de transmissão do HIV. No geral, se nenhuma medida for adotada, cerca de 1/3 das crianças nascidas de mães HIV-positivo serão infectadas pelo vírus.

A transmissão do HIV ocorre em qualquer fase do ciclo gravídico-puerperal. No entanto, o momento mais crítico é o período periparto, quando ocorre a contaminação de cerca de 70% dos bebês. Quanto maior a exposição da criança ao sangue e às secreções maternas, maior é a chance de contaminação dessa criança. Assim, trabalho de parto prolongado, laborioso, com manobras invasivas, representam maior risco. Há claras evidências de que a transmissão do vírus é maior naqueles partos com ruptura de membranas amnióticas por mais de 4 horas antes do nascimento do bebê. Também no caso de gestação gemelar há diferenças quanto à possibilidade de infecção das crianças: um estudo mostrou que o primeiro bebê a nascer infectou-se em 35%, enquanto a contaminação ocorreu em 16% no caso do segundo bebê.

O vírus também pode ser transmitido durante a gestação, principalmente quando a mãe apresenta doença em fase avançada, elevada carga viral, baixo número de linfócitos CD4+, está na fase aguda da doença ou apresente infecções como corioamnionite ou outra doença sexualmente transmissível. Vinte a 30% das crianças se contaminam nesse período.

Cerca de 14% das crianças se infectam durante o puerpério, através do aleitamento materno. Essa possibilidade está relacionada à duração da amamentação e é devida à imaturidade do trato gastrintestinal do recém-nascido, com menor acidez gástrica e menor motilidade gástrica, o que favorece o contato do HIV com a mucosa do trato gastrintestinal do recém-nascido.

A carga viral materna elevada é o principal fator de risco associado à transmissão vertical do HIV.

O Protocolo ACTG 076[6]

Vários estudos foram conduzidos, com o objetivo diminuir a taxa de TV do HIV. O mais importante deles é o Protocolo ACTG (*Aids Clinical Trial Group*) 076, realizado entre abril de 1991 e fevereiro de 1994. Foi um estudo multicêntrico, conduzido em vários países, randomizado e duplo-cego, que comparou o uso da zidovudina (AZT) com o uso de placebo. Os critérios para inclusão no estudo foram: grávidas, virgens de tratamento, com linfócitos CD4+ > 200/mm[3]. O AZT era administrado a partir da 14ª semana de gestação, por via oral (componente pré-parto), por via venosa durante o trabalho de parto (componente periparto), e por via oral ao recém-nascido por 6 semanas (componente pós-parto). Além disso, essas mulheres foram orientadas a não amamentarem seus filhos.

Esse estudo mostrou uma redução de cerca de 70% na taxa de transmissão, com 8% de infecção entre as crianças do grupo que recebeu AZT, em comparação a 25% do grupo que recebeu placebo. Apesar de certas limitações desse estudo, como por exemplo, não ser possível identificar qual(is) componente(s) é(são) realmente essencial(is) para a redução da transmissão do vírus, os resultados são tão contundentes, que o coloca como base para outros estudos que avaliam medidas para a profilaxia da TV. Atualmente, não se permite, do ponto de vista ético, a condução de qualquer estudo que vise a avaliação de uma medicação anti-HIV em comparação a medicação-placebo.

As mulheres que participaram desse estudo continuaram em acompanhamento e, após um tempo médio de 4,2 anos, não houve diferenças significativas na contagem de linfócitos CD4+, no tempo de progressão para a aids ou morte daquelas que fizeram uso do AZT na gestação, em relação àquelas do grupo-placebo. Também não houve diferença no crescimento, no desenvolvimento neurológico ou no estado imunológico entre as crianças. Não foram observadas neoplasias nem efeitos teratogênicos entre os bebês que foram expostos ao AZT.

Outros Estudos

A administração de AZT para a prevenção da TV evita a ocorrência de vários novos casos de infecção, mas muitas gestantes não realizam o pré-natal ou não são submetidas a exames para detectar a infecção pelo HIV. Além disso, essa estratégia tem um custo econômico proibitivo para muitos países pobres, onde ocorre o maior número de casos da infecção pelo HIV. Assim, outros estudos foram conduzidos para avaliar a eficácia de cursos mais curtos de AZT. Um desses foi o Estudo de Nova York[20], realizado nos EUA, no período de agosto de 1995 a janeiro de 1997. Esse estudo avaliou o uso de AZT por curto prazo, em períodos diferentes do ciclo gravídico-puerperal: administrado à gestante no período pré-natal ou no período intraparto, ou ao recém-nascido com início em até 2 dias de vida ou de 3 a 42 dias de idade, ou não foi administrado em período algum. As taxas de transmissão do HIV variaram, dependendo do período em que o AZT foi administrado. Essa taxa foi de 6,1% quando o AZT foi iniciado no período pré-natal; 10%, quando iniciado no período intraparto; 9,3%, quando iniciado até 48 horas após o parto e em 26,6%, quando o AZT não foi administrado em momento algum. O grupo que recebeu AZT após 48 horas de vida não apresentou nenhum benefício. Esse estudo reforça a importância do uso do AZT, mesmo que tardiamente na gestação ou quando usado após o nascimento, desde que iniciado em até 48 horas após o parto.

O Estudo da Tailândia[11], cujos resultados foram divulgados em 1999, avaliou o uso de AZT, 300 mg por via oral duas vezes ao dia, a partir da 36ª semana de gestação e continuado durante o trabalho de parto (300 mg de 3/3 horas) também por via oral. Essas crianças não receberam aleitamento materno. Observou-se a redução da TV em 50% dos casos (19% no grupo sem AZT e 9% no grupo com AZT). Estudo semelhante[21] foi conduzido na África, porém foi permitido o aleitamento materno. A transmissão foi reduzida em 37%, o que demonstra que o AZT, mesmo em cursos curtos, é capaz de reduzir a transmissão do HIV, mas esse benefício é reduzido quando a criança é amamentada, mesmo que a mãe use AZT durante o aleitamento.

Estudo realizado na Costa do Marfim[7] avaliou a associação AZT e lamivudina (3TC), iniciado na 36ª semana, continuado durante o parto e por 1 semana após o parto nas mulheres em aleitamento. A transmissão foi reduzida em 38%. O estudo de Uganda[11] avaliou o impacto de uma única dose por via oral de nevirapina administrada às mães no início do trabalho de parto, associada a uma única dose fornecida ao bebê com 48 a 72 horas de vida, comparada ao uso do AZT administrado no início e durante o trabalho de parto e para o bebê durante 7 dias. Houve uma redução na transmissão em 50% no grupo que recebeu nevirapina, comparado com o grupo que recebeu AZT.

Na avaliação em conjunto desses trabalhos, fica evidente o benefício de intervenção com medicamentos, em especial o AZT, mesmo que iniciado tardiamente na gestação.

Importância do Exame Sorológico da Gestante[3,10]

No Brasil, o Ministério da Saúde recomenda a instituição de profilaxia com antirretrovirais. Todavia, para a adoção dessa estratégia é fundamental a identificação da gestante portadora do HIV. Grande parte dessas gestantes desconhece seu estado sorológico, são assintomáticas, não apresentam alterações ao exame físico e não têm "comportamento de risco". Essas mulheres só serão identificadas se submetidas ao teste sorológico, o qual deve ser oferecido a todas as gestantes, preferencialmente no início da gestação, junto com os outros exames da rotina do pré-natal. O teste é voluntário, tem caráter confidencial e deve ser oferecido junto com informações que esclareçam a mulher das implicações que um resultado positivo acarreta. Deve ser explicado o que significam o exame, ser portadora do vírus, as consequências para o bebê e as vantagens das intervenções que podem diminuir a transmissão do vírus para o bebê. A isso se chama *Aconselhamento Pré-Teste*.

Deve ser registrado no prontuário da paciente que o teste foi oferecido e qual a vontade da mulher (realizar ou não o teste). O resultado do exame deve, sempre que possível, ser comunicado à gestante pelo profissional que fez a solicitação e o aconselhamento pré-teste. Ao dar o resultado do exame deve ser feito o *Aconselhamento Pós-Teste*: no caso de resultado negativo, informar que o exame deve ser repetido nas futuras gestações, que esse resultado não significa imunidade e reforçar a importância das medidas preventivas. No caso de resultado positivo é necessário coletar uma segunda amostra de sangue para confirmar o exame, encaminhar a paciente para o acompanhamento com profissional que avalie a função imune e a necessidade de tratamento antirretroviral, informar sobre o dever de testar o parceiro e a importância de não amamentar.

CONDUTAS

Conduta diante da Gestante HIV-positivo[2,2b]

Sabendo-se que o maior risco de TV do HIV é durante o 3º trimestre e o momento do parto e que, quanto menor a carga viral materna, menor a possibilidade de transmissão, o objetivo da profilaxia antirretroviral é fazer com que a gestante chegue ao momento do parto com a menor carga viral possível, de preferência indetectável ou abaixo de 1.000 cópias/mL. Uma vez identificada a gestante portadora do HIV é necessária a avaliação clínica e laboratorial, com quantificação de linfócitos CD4+ e da carga viral que, preferencialmente, deve ser feita por profissional habituado a tratar pacientes infectados pelo HIV. O Ministério da Saúde[2b] recomenda a realização de testes de resistência (genotipagem) para todas as gestantes antes do início da terapêutica antirretroviral (TARV).

Está recomendado o início da TARV para todas as gestantes, independentemente da presença de sintomas ou da contagem de linfócitos CD4+. Recomenda-se também a manutenção da TARV após o parto, independentemente do nível de linfócitos CD4+ no momento do início[2].

O esquema antirretroviral deve ser composto por três medicamentos de duas classes diferentes: dois inibidores da transcriptase reversa análogos de nucleosídeos (ITRN) associados a um inibidor da protease (IP) ou a um inibidor da transcriptase reversa não nucleosídeo (ITRNN). Esquemas envolvendo IP devem ser sempre combinados com ritonavir como adjuvante farmacológico.

A associação zidovudina + lamivudina (AZT + 3TC) é a escolha preferencial entre os ITRN. Esses medicamentos são coformulados e a dose é um comprimido de 12/12 horas. Recomenda-se evitar o uso de AZT em casos de anemia (hemoglobina < 8 g/dL) e neutropenia (neutrófilos < 1.000 cél./mm³). O monitoramento com hemograma deve ser mais frequente, caso a hemoglobina seja inferior a 10 g/dL.

O IP de escolha é o lopinavir (LPVr) devido à sua alta potência de supressão viral, perfil de segurança na gestação e maior experiência de uso. A dose é de dois comprimidos de 12/12 horas. O saquinavir (SQVr) está associado a maior complexidade posológica (maior número de comprimidos) e risco de hepatotoxicidade. Existem poucos estudos avaliando o uso de atazanavir (ATVr) na gravidez e não existem dados que demonstrem a segurança do uso do fosamprenavir (FPVr) na gestação. As pacientes que estejam recebendo esquemas com IP devem ser avaliadas quanto à tolerância à glicose (glicemia de jejum e teste oral de tolerância à glicose) entre a 24ª e 28ª semanas de gestação[15a]. Quanto à escolha dos ITRNN, a nevirapina (NVP) é a opção dessa classe, devido ao potencial teratogênico do efavirenz (EFZ). Há relatos na literatura de toxicidade hepática e/ou cutânea durante o uso de nevirapina, que é cerca de 9,8 vezes maior em mulheres com contagem de linfócitos CD4+ > 250 cél./mm³ ou com doença hepática, incluindo a coinfecção com hepatites virais. A dose da nevirapina deve ser escalonada para diminuir os riscos de efeitos colaterais: um comprimido ao dia durante 14 dias e um comprimido de 12/12 horas a partir do 15º dia. Gestantes que estejam recebendo nevirapina devem ser orientadas para, caso apresentem sinais e/ou sintomas de hepatite ou de hipersensibilidade cutaneomucosa moderada ou grave, interromper imediatamente o uso dos antirretrovirais e procurar auxílio médico o mais rápido possível. As mulheres que engravidam em uso de esquema com NVP podem continuar com essa medicação, independentemente da contagem de linfócitos CD4+[15].

Durante a gestação, os possíveis efeitos colaterais devem ser monitorados pela realização periódica de hemograma e dosagem de transaminases e glicemia. No caso de uso da nevirapina é obrigatório o controle da função hepática.

Gestante em Trabalho de Parto

Independentemente do estágio clínico, da avaliação laboratorial e do esquema antirretroviral escolhido, toda grávida infectada pelo HIV deve receber AZT desde o início do trabalho de parto até o nascimento do bebê e o clampeamento do cordão umbilical, de preferência por via intravenosa, mesmo aquelas que não fizeram uso de antirretrovirais durante a gravidez[3,15]. A dose é de 2 mg/kg na 1ª hora, seguidos de 1 mg/kg/hora por infusão contínua. O AZT é disponibilizado em ampolas para uso venoso e cada ampola de 20 mL contém 200 mg (10 mg/mL), que devem ser diluídos em solução de glicose a 5%. Se não houver disponibilidade do AZT venoso, ou na impossibilidade de administração por essa via, o AZT deve ser administrado por via oral (300 mg a cada 3 horas). No caso de cesariana eletiva, a infusão de AZT venoso deve ser iniciada 4 horas antes do início da cirurgia e mantida até o clampeamento do cordão umbilical.

Conduta diante da Gestante que não Foi Testada durante a Gravidez ou que não Recebeu Antirretroviral Profilático[3,13]

A gestante que não foi testada durante a gravidez ou que não recebeu o resultado do exame antes de chegar à maternidade deve ser submetida ao teste rápido, cujo resultado é disponível em cerca de 15 minutos. Se o teste rápido for positivo, a paciente deverá ser considerada infectada pelo HIV e deverá receber AZT venoso, além das outras medidas já mencionadas. A infecção pelo HIV deverá ser posteriormente confirmada pelos métodos habituais.

Decisão quanto ao Tipo de Parto – Cuidados na Condução do Trabalho de Parto

Sabe-se que a cesariana eletiva, ou seja, aquela realizada antes de a paciente entrar em trabalho de parto e antes que ocorra ruptura da membrana amniótica, reduz em muito a transmissão do HIV[1,12,18,19]. Um estudo mostrou que nas mulheres que receberam profilaxia com AZT e foram submetidas à cesariana eletiva a taxa de transmissão foi de 2%[19]. Por outro lado, na cesariana eletiva há o risco de prematuridade com todas as suas consequências, assim como maior morbidade e mortalidade maternas[17].

A definição da via de parto deve ser baseada no resultado da carga viral materna realizada na 34ª semana de gestação. Pacientes com carga viral superior a 1.000 cópias/mL ou com carga viral desconhecida deverão ser submetidas a cesariana eletiva, agendada para a 38ª semana de gestação. Se a carga viral for igual ou inferior a 1.000 cópias/mL poderá ser permitido o parto normal, desde que se sigam as orientações quanto ao manejo do parto[3,18]. É importante evitar o trabalho de parto prolongado, assim como a amniotomia, os exames pélvicos repetidos e os procedimentos invasivos. Sempre que possível a episiotomia não deve ser realizada. O cordão umbilical deve ser clampeado imediatamente e o bebê deve ser lavado com água e sabão imediatamente para remoção das secreções maternas. A orofaringe do bebê deve ser aspirada para retirada das secreções maternas, porém de forma delicada para evitar traumatismos[10].

Durante o parto devem ser adotadas as medidas de precauções-padrão para prevenir a contaminação dos profissionais envolvidos na assistência ao parto[10].

Orientação para a Mãe e o Bebê após a Alta da Maternidade[3]

O recém-nascido deve receber AZT durante 6 semanas. O início deve ser preferencialmente ainda na sala de parto ou nas primeiras 2 horas após o nascimento e a medicação deve ser mantida por 42 dias, na dose de 2 mg/kg a cada 6 horas, por via oral. O xarope de AZT contém 10 mg/mL. Na impossibilidade de administração do AZT por via oral, deve ser administrado por via intravenosa na dose de 1,5 mg/kg de 6/6 horas. Bebês prematuros recebem dose reduzida da medicação. Se a gestante não recebeu TARV em nenhum momento (gravidez ou trabalho de parto), o bebê deverá receber AZT o mais rápido possível, de preferência nas primeiras 12 a 24 horas após o nascimento, associado à nevirapina, administrada em três doses com intervalo de 48 horas entre cada dose. Não existem evidências de benefício quando a profilaxia é iniciada após 48 horas de vida[3]. Em prematuros não é recomendado o uso de outras drogas além do AZT[2,22]. O recém-nascido deve ser encaminhado, após a alta, para o acompanhamento com pediatra especializado, para monitoração laboratorial do uso do AZT, orientação quanto ao início de medicação profilática para pneumocistose, assim como para a orientação quanto ao esquema vacinal e realização de exames periódicos para determinar se ocorreu ou não a transmissão do HIV. A amamentação está contraindicada. Mulheres que estejam amamentando na ocasião do diagnóstico da infecção pelo HIV devem interromper o aleitamento imediatamente[3,15].

A puérpera deverá retornar ao clínico, que fará o acompanhamento da infecção pelo HIV.

Vigilância Epidemiológica do HIV em Gestantes e Crianças Expostas

O Ministério da Saúde tornou obrigatória a notificação das gestantes infectadas pelo HIV e das crianças nascidas de mães infectadas ou que tenham sido amamentadas por mulheres infectadas pelo HIV (crianças expostas). Existe uma ficha padronizada de notificação e investigação específica.

REFERÊNCIAS BIBLIOGRÁFICAS

1. Bartlett JG. Opinião do Comitê do Colégio Americano de Obstetrícia e Ginecologia. The Hopkins HIV Report. 1999;11(6):7.

2. Brasil. Ministério da Saúde. Secretaria de Políticas de Saúde. Coordenação Nacional de DST e AIDS. Nota técnica 388/2012, de 28/09/2012, 2012.

2a. Brasil, Ministério da Saúde, Secretaria de Políticas de Saúde, Coordenação Nacional de DST/AIDS:Protocolo clínico e diretrizes terapêuticas para manejo da infecção pelo HIV em adultos, 2013.

3. Brasil, Ministério da Saúde, Secretaria de Políticas de Saúde, Coordenação Nacional de DST/AIDS: Recomendações para Profilaxia da Transmissão Vertical do HIV e Terapia Antirretroviral em Gestantes, 2010.

4. Brasil, Ministério da Saúde, Secretaria de Políticas de Saúde, Coordenação Nacional de DST/AIDS: Boletim Epidemiológico. Ano III, nº 01, julho/2013 a junho/2014.

5. Brasil, Ministério da Saúde, Secretaria de Políticas de Saúde, Coordenação Nacional de DST/AIDS: Boletim Epidemiológico. Ano XII, nº 2, março a maio/1999.

6. Connor EM et al. Reduction of maternal-infant transmission of human immunodeficiency virus type 1 with zidovudine treatment. N Engl J Med. 1994;331:1173-80.

7. Dabis F et al. 6-month efficacy, tolerance, and acceptability of a short regimen of oral zidovudine to reduce vertical transmission of HIV in breastfeed children in Côte d'Ivore and Burkina Faso: a double-blind placebo-controled multicenter trial. Lancet 1999;353:786-92.

8. Garcia PM et al. Maternal levels of plasma human immunodeficiency virus type 1 RNA and the risk of perinatal transmission. N Engl J Med. 1999;341:3394-02.

9. Guay LA et al. Intrapartum and neonatal single-dose nevirapine compared with zidovudine for prevention of mother-to-child transmission of HIV-1 in Kampala, Uganda: HIVNET 012 randomised trial. Lancet. 1999;354:795-02.

10. Lambert JS, Nogueira AS. Manual para o acompanhamento clínico da gestante infectada pelo HIV. 3ª ed. Rio de Janeiro: UFRJ; 1998.

11. Leroy V F et al. International multicentre pooled analysis of late postnatal mother-to-child transmission of HIV-1 infected. Lancet. 1998;352:597-600.

12. Mandelbrot L et al. Perinatal HIV-1 transmission. Interaction between zidovudine prophylaxis and mode of delivery in the French Perinatal Cohort. JAMA. 1998;280:55-60.

13. Minkoff H, O'Sullivan MJ. The case for rapid HIV testing during labor. JAMA. 1998;279:1743-44.

14. Mofenson LM et al. Risk factors for perinatal transmission of human immunodeficiency virus type 1 in women treated with zidovudine. N Engl J Med. 1999;341:385-93.

15. Panel on treatment of HIV-infected pregnant women and prevention of perinatal transmission. Recommendations for use of antiretroviral drugs in pregnant HIV-1-infected women for maternal health and interventons to reduce perinatal HIV transmission in the United States. Sep. 14, 2011. Disponível em: http://aidsinfo.nih.gov/contentfiles/PerinatalGL.pdf. Acessado em: out. 2011.

16. Peckham C, Gibb D. Mother-to-child transmission of the human immunodeficiency virus. N Engl J Med. 1995;333:298-302.

17. Stringer JSA, Rouse DJ, Goldenberg RL. Prophylatic cesarean delivery for the prevention of perinatal human immunodeficiency virus infection. N Engl J Med. 1998;338:853-60.

18. The European Mode of Delivery Collaboration. Elective caesarean-section versus vaginal delivery in prevention of vertical HIV-1 transmission: a randomised clinical trial. Lancet. 1999;353:1030-31.

19. The International Perinatal HIV Group. The mode of delivery and the risk of vertical transmission of human immunodeficiency virus type 1. N Engl J Med. 1999;340:977-87.

20. Wade N et al. Abbreviated regimens of zidovudine prophylaxis and perinatal transmission of the human immunodeficiency virus. N Engl J Med. 1998;339:1409-13.

21. Wiktor SZ et al. Short-course oral zidovudine for prevention of mother-to-child transmission of HIV-1 in Abidjan, Côte d'Ivore: a randomised trial. Lancet. 1999;353:781-85.

5.8 PROFILAXIA DAS INFECÇÕES OPORTUNISTAS EM PACIENTES ADOLESCENTES E ADULTOS INFECTADOS PELO HIV

■ Rogério de Jesus Pedro

INTRODUÇÃO

Mesmo antes da era da terapêutica combinada antirretroviral altamente ativa contra o HIV, muitos progressos já haviam sido obtidos com intervenções terapêuticas e profiláticas sobre as infecções oportunistas que acometem o paciente infectado, em especial nas fases avançadas da doença.

Muito se aprendeu sobre o manejo dessas infecções e a experiência acumulada resultou na redução, pelo menos em parte, da mortalidade relacionada à aids observada nas estatísticas oficiais em países desenvolvidos da América do Norte e da Europa. Essas informações estão documentadas na literatura médica, mostrando mudança no perfil ascensional da curva da mortalidade e das doenças relacionadas à aids para níveis de estabilidade e decréscimo desvinculados dos benefícios da terapia antirretroviral atual, já que a precederam. Portanto, durante algum tempo a profilaxia e o tratamento das infecções oportunistas constituíram as principais intervenções capazes de prolongar e melhorar a qualidade de vida do paciente infectado pelo HIV[1,9].

Os conhecimentos atuais nos permitem concluir que a melhor estratégia para prevenir as infecções oportunistas nos pacientes já infectados pelo HIV é a terapêutica antirretroviral específica – HAART, do inglês *Highly Active Antiretroviral Therapy,* nos moldes consensuados no mundo ocidental, a qual promove a inibição da replicação viral, interrompendo a progressiva deterioração do sistema imune. Resulta em expressiva recuperação da imunidade traduzida pelo aumento progressivo de linfócitos T CD4 com capacidade proliferativa, levando à restauração da resposta imune de forma geral.

O entendimento e a aplicação de medidas terapêuticas para prevenir as infecções oportunistas tiveram, e continuam a ter, um papel importante no tratamento dos pacientes com infecção pelo HIV. A profilaxia das infecções oportunistas continua sendo obrigatória, em pacientes com depressão avançada da resposta imune, em função de diagnósticos tardios, já na fase avançada da doença e, nos casos de falência da terapêutica antirretroviral ou ainda nos casos de incapacidade de recuperação imunológica com o tratamento, apesar da resposta virológica adequada, o que também se observa em muitos pacientes.

A indicação da profilaxia das infecções oportunistas está fortemente centrada na contagem dos linfócitos T CD4[13] que, na prática, é o melhor preditor de sua necessidade. Em pacientes que apresentam sintomas de forte depressão da resposta imune, traduzida por infecções ou doenças oportunistas definidoras de aids, a indicação também se consubstancia. Nesses casos, não é necessária a contagem de linfócitos CD4 para que as decisões da terapêutica antirretroviral e de profilaxia das infecções oportunistas sejam assumidas.

A contagem de linfócitos T CD4 constitui a maneira prática de avaliar a maior suscetibilidade às infecções oportunistas em pacientes assintomáticos, sendo que contagens iguais e abaixo de 200 células/mm[3] indicam risco aumentado para que elas ocorram. Deve ficar claro, porém, que este não é um preditor infalível, ocorrem casos de infecções por *P. (carinii) jirovecii,* por exemplo, em pacientes com mais de 200 células CD4/mm[3], mas isso não é regra. Nesses casos, é oportuno verificar se ocorreram erros operacionais ou se os pacientes vinham apresentando quadro de queda rápida de T CD4 e os níveis detectados não refletem o momento atual do diagnóstico da depressão da imunidade. Bases de dados amplas confirmam esses parâmetros como seguros para o início da profilaxia. Há evidências de que a capacidade funcional dos linfócitos em pacientes em tratamento com HAART e boa resposta não seja a mesma de pacientes que nunca tomaram HAART, mesmo assim as diferenças qualitativas detectadas parecem ter significado clínico pouco relevante quanto à indicação da profilaxia, mantendo-se o parâmetro adrede referido.

A contagem de linfócitos T CD4 não é o único preditor de infecções oportunistas[7,8]. A carga viral é um preditor independente, definindo aumento do risco de infecções oportunistas a cada logaritmo de aumento do título da carga viral. Testes específicos para patógenos oportunistas individuais podem também ser utilizados como preditores, como, por exemplo, a PCR ou antigenemia para o citomegalovírus, que podem, se positivos, detectar risco de recorrência da infecção e consequente necessidade de quimioprofilaxia.

O campo da profilaxia das infecções oportunistas, em pacientes com infecção pelo HIV, continua sendo alvo de intensas investigações quanto às características da infecção e parâmetros de indicação e suspensão. Os pacientes com infecção pelo HIV em fase avançada são alvos de um grande número de infecções oportunistas que variam em função do grau de depressão da imunidade e das características regionais de distribuição de patógenos. No Brasil temos particularidades relativas a tuberculose, doença de Chagas, leishmaniose, paracoccidioidomicose que são distintas e devem ser consideradas nos esquemas profiláticos recomendados pelo Ministério da Saúde.

O manejo da profilaxia das infecções oportunistas que ocorrem na infecção pelo HIV difere do de outras condições clínicas nas quais também ocorre imunodepressão; a interação entre as drogas utilizadas na profilaxia e no tratamento antirretroviral deve ser considerada, os parâmetros de controle são diferenciados, e na infecção pelo HIV a contagem de linfócitos CD4 e carga viral do HIV são fundamentais para a manutenção da profilaxia em longo prazo. Pacientes que responderam à HAART com elevação sustentada de CD4 manifestam infecções oportunistas raramente.

A partir de 1999, as informações disponíveis permitiram recomendar a suspensão da profilaxia primária ou secundária se a contagem de células T CD4 atingir níveis estáveis acima de 200 células para o *P. jirovecii.* Se o CD4 se mantiver acima de 200 células/mm[3] por 3 a 6 meses, a profilaxia para *P. jirovecii* pode ser seguramente suspensa e reiniciada, se ocorrer queda abaixo daqueles níveis[2,6]. Para pacientes em manutenção de tratamento por retinite causada pelo CMV, com lesões inativas, com resposta à HAART e recuperação imunológica, vários estudos realizados a partir de 1998 com casuísticas expressivas demonstram que o tratamento profilático de manutenção pode ser interrompido em segurança, quando a contagem de T CD4 estiver acima de 150 células/mm[3], mantendo-se controle oftalmológico regular[5]. Até então, as recomendações vigentes para pacientes com aids que apresentavam infecções oportunistas como pneumonia por *P. jirovecii* ou retinite por citomegalovírus eram indicação de profilaxia secundária vitalícia[18]. Parece, também, razoável que a profilaxia para MAC possa ser interrompida em pacientes em recuperação imunológica com T CD4 acima de 100 células/mm[3,16,17]. Os dados disponíveis na literatura ainda são insuficientes para fundamentar a interrupção da profilaxia secundária para outras doenças oportunistas como histoplasmose e pouco consistentes para toxoplasmose e criptococose[1a,3,4,10-15].

O Ministério de Saúde do Brasil, através da Secretaria de Vigilância em Saúde no Programa Nacional de DST e Aids, nas Recomendações para Terapia Antirretroviral em Adultos e Adolescentes Infectados pelo HIV, 2004, ratificadas em 2006 e 2008 (www.aids.gov.br – Recomendações para Terapia Antirretroviral em Adultos e Adolescentes Infectados pelo HIV-2008)[9], estabelece critérios para a interrupção e o reinício da profilaxia de infecções oportunistas após reconstituição imunológica que, aqui, estão sendo considerados[1].

Esquemas Profiláticos das Principais Infecções Oportunistas em Adolescentes e Adultos

Com finalidade didática, vamos abordar de maneira prática como é conveniente para um livro de rotinas a profilaxia das infecções oportunistas em pacientes adolescentes e adultos causadas por vírus, bactérias e micobactérias, fungos e parasitas. A profilaxia pode ser primária ou secundária. A primária visa prevenir o primeiro episódio de infecção oportunista e, entende-se por secundária, quando a profilaxia é instituída após o tratamento efetivo contra infecção ativa, em que se obteve controle clínico. Neste caso, o intuito é evitar recaída ou reativação da infecção.

Nas Tabelas 5.8 a 5.10 estão relacionados os esquemas profiláticos das principais infecções oportunistas que ocorrem em pacientes adolescentes ou adultos infectados pelo HIV, lastreados na experiência acumulada durante mais de 2 décadas de infecção pelo HIV e aids. Na Tabela 5.11 estão as recomendações para início, suspensão e reinício da profilaxia das principais infecções oportunistas que acometem pacientes HIV-positivo adultos e adolescentes.

TABELA 5.8

Profilaxia das Infecções Oportunistas Causadas por Vírus em Pacientes Adolescentes e Adultos com Infecções pelo HIV				
Patógeno/Doença	Indicação		Tratamento	
	Profilaxia Primária	Profilaxia Secundária	Primeira Escolha	Alternativas
Citomegalia (CMV)*	—	Retinite comprovada	• GanciclovirIV 5-6 mg/kg/dia	• Foscanert IV 90-120 mg/kg/dia
Herpes simples	—	Recidivas frequentes e graves	• Aciclovir VO 200 mg 3 x/dia ou 400 mg 2 x/dia	• Fanciclovir VO 250 mg 2 x/dia • Valaciclovir VO 500 mg
Varicela/Zóster(V/Z)	Não imunes contactantes de varicela ou zoster	—	• Imunoglobulina anti-VZ dentro de 96 horas após contato	• Aciclovir VO 800 mg 5 x/dia por 7 dias
Hepatite A	Não imunes com doença hepática crônica, em especial por hepatites B ou C	—	• Vacina para a hepatite A (duas doses)	—
Hepatite B	Não imunes com Anti-HBc negativo	—	• Vacina para Hepatite B (dose dupla e quatro tomadas)	—
Gripe	Todos os pacientes	—	• Vacina antigripal 1 x/ano	—

* Há evidência de eficácia da profilaxia primária quando CD4 é igual ou menor que 50 células e a sorologia anti-CMV é positiva. Recomenda-se ganciclovir oral 1,0 g 3 x/dia.
—: Não indicada.

TABELA 5.9

Profilaxia das Infecções Oportunistas Causadas por Bactérias e Micobactérias em Pacientes Adolescentes e Adultos com Infecções pelo HIV				
Patógeno/Doença	Indicação		Tratamento	
	Profilaxia Primária	Profilaxia Secundária	Primeira Escolha	Alternativas
Mycobacterium tuberculosis				
• Sensível a INH	PPD-2u positivo[3] 5 mm; contato com TBC ativa; anergia cutânea em situações especiais*	—	• Isoniazida VO 300 mg 1 x/dia + • Piridoxina VO 50 mg 1 x/dia por 9 meses**	• Rifampicina VO 600 mg/dia + pirazinamida VO 2 g/dia por 2 meses • INH VO 900 mg 2 x por semana + piridoxina VO 100 mg 2 x por semana por 9 meses
• Resistente a INH	PPD-2u positivo[3] 5 mm; contato com TBC ativa; anergia cutânea em situações especiais; exposição a bacilo resistente a INH	—	• Rifampicina VO 600 mg 1 x/dia + pirazinamida VO 2 g/1 x/dia por 2 meses	
• Multidroga-resistente	PPD-2u positivo[3] 5 mm; contato com TBC ativa; anergia cutânea em situações especiais; exposição a bacilo multidroga-resistente	—	• O esquema depende do perfil de resistência do bacilo do paciente-fonte	
Streptococcus pneumoniae****	Todos	—	• Vacina antipneumocócica 23 valente	
Haemophilus influenzae*****	—			
Salmonella (não *typhi*)		Bacteriemia	• Ciprofloxacino VO 500 mg 2 x/dia por 6 a 8 meses	

*Antecedente de PPD-2u positivo sem quimioprofilaxia, cicatriz radiológica da TBC sem tratamento prévio.
** O MS do Brasil, através do Programa de DST/Aids, recomenda por 6 meses.
*** Não indicada em gestantes.
**** Revacinar após 5 anos ou antes se o CD4 < 200 células/mm³.
***** Não indicada em adultos.
TBC: Tuberculose; INH: isoniazida; TARV: terapêutica antirretroviral.
—: Não indicada.

TABELA 5.10

Patógeno/Doença	Indicação		Tratamento	
	Profilaxia Primária	Profilaxia Secundária	Primeira Escolha	Alternativas
Candidíase	—	Recidivas frequentes ou graves de candidíase oral ou esofágica em pacientes em falência de TARV	• Fluconazol VO 100 a 200 mg 1 x/dia	• Itraconazol VO 200 mg 1 x/dia
Criptococose	—	Cripotococose documentada prévia	• Fluconazol VO 200 mg 1 x/dia	• Itraconazol VO 200 mg 1 x/dia • Anfotericina B IV 50 mg IV 1 a 3 x/semana
Histoplasmose	—	Histoplasmose comprovada prévia	• Itraconazol VO 200 mg 2 x/dia	• Anfotericina B IV 50 mg 1 x/ semana
*Pneumocystis jirovecii**	CD4 < 200. Candidíase orofaríngea. Doença definidora de aids	História prévia de pneumonia por *P. jirovecii*	• SMX-TMP 800 + 160 mg 1 x/dia	• SMX-TMP 800 + 160 mg 3 x/ semana ou • Dapsona VO 50 mg 2 x/dia ou 100 mg 1 x/dia ou • Dapsona VO 50 mg 1 x/dia + pirimetamina VO 50 mg 1 x/ semana + ácido folínico VO 25 mg 1 x/semana • Dapsona VO 200 mg 1 x/semana + pirimetamina VO 75 mg 1 x/ semana + ácido folínico VO 25 mg ou • Pentamidina aerosol 300 mg 1 x/mês com Respigard II
Toxoplasma gondii	IgG antitoxoplasmose + + CD4 < 200 células/mL*	Toxoplasmose do sistema nervoso central	• Sulfadiazina VO 500-1.000 mg 2 x/dia + pirimetamina VO 25 mg 1 x/dia + ácido folínico VO 15 mg 1 x/dia • Sulfadiazina VO 2 g 3 x/ semana, + pirimetamina VO 50 mg 3 x/semana + ácido folínico VO 15 mg 3 x/semana	• Pirimetamina VO 25 mg 1 x/dia + ácido folínico VO 15 mg 1 x/dia + clindamicina VO 300 mg 4 x/dia
Isospora belli	—	Diarreia crônica	• SMX-TMP VO 800 + 160 mg 1 x/dia • SMX-TMF VO 400 + 80 mg 1 x/dia	

*A profilaxia primária antitoxoplasmose acompanha o mesmo esquema para a profilaxia por P. jirovecii, *com exceção do uso da pentamidina em aerossol, já que as demais drogas utilizadas também agem contra o* T. gondii

—Não indicada.
TARV: Terapia antirretroviral; SMX-TMP = Sulfametaxazol-trimetoprim.

PRINCÍPIOS GERAIS DA PREVENÇÃO DE INFECÇÕES OPORTUNISTAS

A prevenção de infecções oportunistas é baseada em protocolos que ordenam a abordagem do paciente infectado pelo HIV.

No momento em que se faz o atendimento inicial, recomenda-se que seja feita avaliação sobre exposição prévia a certas infecções clinicamente relacionadas à aids, seja como infecções associadas ou definidoras de doença.

É importante detalhar os antecedentes epidemiológicos e ocupacionais dos pacientes. O contato ou a permanência em áreas geográficas de risco para certas doenças endêmicas, como histoplasmose, leishmaniose, doença de Chagas, entre outras, pode ser importante para orientação investigacional ou profilática. Desse modo, teste tuberculínico deve ser realizado em todos os pacientes e se for negativo poderá ser repetido anualmente em pessoas que vivem em zona de alto risco de transmissão[1,15]. Marcadores sorológicos das hepatites A, B e C e pesquisa para anticorpos específicos anti-*Toxoplasma gondii* e citomegalovírus devem também ser obtidos[11,12].

A história clínica e a avaliação do perfil imunológico e da carga viral, com destaque para a contagem de linfócitos T CD4, são fundamentais para o acompanhamento dos pacientes e para a tomada de decisão sobre a necessidade de quimioprofilaxia de infecções oportunistas. Recomendar medidas para minimizar a exposição a patógenos específicos, em especial a pacientes infectados pelo HIV ainda a eles não expostos. Estas medidas são particularmente importantes para evitar infecções pelos patógenos relacionados a seguir[4,9,16,17]:

- *Toxoplasma gondii*: evitar ingerir carne crua ou malcozida e o contato com gatos;
- Citomegalovírus: se o paciente for soronegativo para CMV, evitar transfusão de sangue ou produtos do sangue com sorologia positiva. Evitar a exposição sexual sem proteção;
- *Mycobacterium tuberculosis*: evitar os riscos ocupacionais e se possível os institucionais em abrigos, presídios e serviços de saúde;

- *Pneumocystis jirovecii*: evitar contato próximo com outros pacientes com pneumocistose ativa;
- *Histoplasma capsulatum*: evitar atividades de alto risco, como exploração de cavernas, sótãos e locais onde a doença é endêmica.
- Vírus da hepatite B, papilomavírus humanos e infecções pelos vírus do herpes simples: podem ter incidência diminuída, evitando a exposição sexual sem proteção;
- *Cryptosporidium sp.*: evitar beber água não tratada, se possível tomar água fervida, filtrada ou engarrafada. Pacientes de maior risco devem evitar contato com animais.

A redução da exposição é possível para alguns patógenos[13], porém muitas doenças relacionadas à aids são causadas

TABELA 5.11

Recomendações e Critérios para Início, Suspensão e Reinício de Profilaxias de Doenças Oportunistas em Adolescentes e Adultos Infectados pelo HIV						
Doença Oportunista	Início da Profilaxia Primária	Suspensão da Profilaxia Primária	Reinício da Profilaxia Primária	Início da Profilaxia Secundária	Suspensão da Profilaxia Secundária	Reinício da Profilaxia Secundária
Citomegalovirose, retinite	—	Sem indicação	Sem indicação	História prévia comprovada	Contagem de linfócitos T CD4+ > 100-150 céls./mm³ por > 6 meses e ausência de evidência de doença ativa (exame oftalmológico regular)	Contagem de linfócitos T CD4+ < 50 céls./mm³
Mycobacterium tuberculosis	PPD ³ 5 mm ou contato com tuberculose ativa, anergia cutânea em situações especiais	Não se aplica	Não se aplica	Não indicada	Não se aplica	Não se aplica
Mycobacterium avium disseminado	—	Não se aplica	Não se aplica	História comprovada de doença disseminada	CD4 > 100 durante pelo menos 6 meses após o final de tratamento de 1 ano, na ausência de sintomas*	CD4 < .100 céls/mm³*
Histoplasmose	—	Sem indicação	Sem indicação	História prévia comprovada	Não há dados suficientes para a interrupção	Não se aplica
Criptococose	—	Sem indicação	Sem indicação	História prévia comprovada	CD4 > 100-200 céls./mm³·por, pelo menos, 6 meses após final do tratamento, sem sintomas *	CD4 < 100-200 céls./mm³*
Pneumonia por *Pneumocystis jirovecii*	Contagem de linfócitos T CD4+ < 200 céls./mm³ ou candidíase orofaríngea	Contagem de linfócitos T CD4+ > 200 céls./mm³ por 3 a 6 meses	Contagem de linfócitos T CD4+ < 200 céls./mm³	História prévia de pneumonia por *P. jirovecii*	Contagem de linfócitos T CD4+ > 200 céls./mm³ por 3 a 6 meses	Contagem de linfócitos T CD4+ < 200 céls./mm³
Toxoplasmose	IgG anti-*Toxoplasma* positivo e contagem de linfócitos T CD4+ < 200 céls./mm³	Seguir os critérios para pneumonia por *P. jirovecii*, pois todos os agentes têm alguma ação, com exceção da pentamidina	Seguir os critérios da pneumonia por *P. jirovecii*	História prévia de neurotoxoplasmose	CD4 > 200 cels./mm³·por, pelo menos, 6 meses após final do tratamento, sem sintomas*	Contagem de linfócitos T CD4+ < 200 céls./mm³*

*Programa Nacional de DST/Aids.

por patógenos ubiquitários no ambiente e as infecções podem ocorrer por causa da exposição contínua; para estes casos é impraticável a aplicação desta orientação. Outras medidas profiláticas são mais importantes e necessárias.

Nenhuma medida profilática é totalmente efetiva e cada intervenção envolvendo modificações ou mudanças de comportamento, imunizações ou profilaxias medicamentosas tem inconveniências, toxicidade e custos e, portanto, precisam ser bem avaliadas e individualizadas.

No estágio atual dos conhecimentos, a disponibilidade da HAART, o controle das infecções oportunistas e as facilidades de acesso aos serviços de saúde reduziram substancialmente a mortalidade e a morbidade dos pacientes com infecção pelo HIV, sendo que a profilaxia das infecções oportunistas constitui um dos pilares de sustentação do tratamento dos pacientes com a infecção na fase avançada.

REFERÊNCIAS BIBLIOGRÁFICAS

1. Brasil, Ministério da Saúde. Programa Nacional de DST e Aids. Recomendações para Terapia Anti-Retroviral em Adultos e Adolescentes Infectados pelo HIV. Brasília: Ministério da Saúde, 2008.
1a. Centers for Disease Control and Prevention. Targeted tuberculin testing and treatment of latent tuberculosis infection. MMWR. 2000;49(RR-6):1-51.
2. Furrer H et al. Discontinuation of primary prophylaxis against Pneumocysts carinii Pneumonia in HIV-1 infected adults treated with combination antiretroviral therapy. N Engl J Med. 1999;340:1301-06.
3. GESIDA/Plan Nacional Sobre El Sida. Prevención de las infecciones oportunistas en pacientes adultos y adolescentes infectados por el virus de la inmunodeficiencia humana en la era del tratamiento antiretrovirico de gran actividad. Enferm Infecc Microbiol Clin. 2000;18:457-68.
4. Kovacs JA, Masur H. Prophylaxis against opportunistic infections in patients with human immunodeficiency virus Infections. N Engl J Med. 2000;342:1416-29.
5. Macdonald JC et al. Lack of reactivation of cytomegalovirus (CMV) retinitis after stopping CMV maintenance therapy in aids patients with sustained elevations in CD4 Cells in response to highly active antiretroviral therapy. J Infect Dis. 1998;177:1182-87.
6. Masur H, Kaplan I. Does Pneumocysts carini prophylaxis still need to be life long? N Engl J Med 1999;340:1356-57.
7. Mellors JW et al. Plasma viral load and CD4 lymphocytes as prognostic markers of HIV-1 infections. Ann Intern Med. 1997;126:946-54.
8. Miller V et al. Relations among CD4 lymphocytes count nadir, antiretroviral therapy, and HIV disease progression: Results from the Eurosida Study.Ann Intern Med. 1999;130:570-577.
9. Nelson M et al. British HIV Association and British Infection Association guidelines for the treatment of opportunistic infection in HIV-seropositive individuals 2011. HIV Med. 2011;12(Suppl 2):1-140.
10. Podzamczer D et al. Thrice-weekly sulfadiazine-pyrimethamine for maintenance therapy of Toxoplasmic encephalitis in HIV- infected patients. Spanish Toxoplasmosis Study Group. Eur J Clin Microbiol Infected Dis. 2000;19:89-95.
11. Richards FO Jr, Kovacs JA, Luft BJ. Preventing toxoplasmic encephalitis in persons infected with human immunodeficiency virus. Clin Infect Dis. 1995;21(Suppl 1):S49-S56.
12. Stewart JA, Reef SE, Pellett PE et al. Herpesvirus infection in persons infected with human Immunodeficiency Virus. Clin Infect Dis. 1995;21(Supl 1):S114-S120.
13. USPHS/IDSA. Prevention of opportunistic Infections Working Group. USPHS/IDSA Guidelines for the prevention of opportunistic infections in persons infected with human immunodeficiency virus. Disease specific recommendations. Clin Infect Dis. 1995;21(Suppl 1):S32-S43.
14. USPHS/IDSA. Prevention of opportunistic Infections Working Group. USPHS/IDSA Guidelines for the prevention of opportunistic infections in Persons infected with human immunodeficiency virus. MMWR Morb Mortal Wkly Rep. 1997;46(RR-12):1-48.
15. USPHS/IDSA. Prevention and treatment of tuberculosis among patients infected with human immunodeficiency virus: principles of therapy and revised recommendations. Morb Mortal Wkly Rep. 1998;47(RR20):1-58.
16. USPHS/IDSA. 2001 USPHS/IDSA guidelines for prevention of opportunistic infections in persons infected with human immunodeficiency virus. HIV Clin Trials. 2001;2:493-554.
17. USPHS/IDSA. Guidelines for preventing opportunistic infections among HIV-infected persons 2002. Morb Mortal Wkly Rep. 2002;51(RR-8):1-51.
18. Waib LF, Costa SC, Pedro RJ. Citomegalovirus e a infecção pelo HIV. Revisão da profilaxia secundária na era HAART. J B Aids. 2000;1:25-32.

5.9 TRATAMENTO DA INFECÇÃO PELO HIV*

■ **Celso Ferreira Ramos Filho**

QUANDO INICIAR A TERAPIA ANTIRRETROVIRAL

Condicionantes da Decisão

Na ausência de uma perspectiva próxima de cura com os presentes meios de tratamento, o início da terapia antirretroviral (TARV) é condicionado por considerações relativas ao estado clínico do paciente, à progressão do dano imunológico e à prevenção de comorbidades não infecciosas.

Sabe-se hoje que a multiplicação viral descontrolada e a ativação imunológica daí decorrente levam a um estado inflamatório crônico que, por sua vez, provoca distúrbios metabólicos e risco acrescido de lesões degenerativas em múltiplos órgãos (Hammer et al., 2008), além de aumentar o risco de desenvolvimento de neoplasias, inclusive não definidoras de aids (Bedimo et al., 2009). Isto faz com que as mortes por estes agravos suplantem hoje em número aquelas devidas diretamente à imunodeficiência – nos países desenvolvidos, ao menos (*Antiretroviral Therapy Cohort Collaboration,* 2010; Kitahata et al., 2009).

Sabe-se, por outro lado, que a probabilidade de transmissão do HIV está diretamente correlacionada à carga viral presente no indivíduo infectado (entre outros fatores). Ou seja, quanto maior for esta carga, maior será o inóculo transferido ao parceiro não infectado e, em decorrência, maior o risco de

---

Em face das grandes diferenças existentes entre a clínica e o tratamento das infecções no adulto e na criança, essa seção versará apenas sobre o tratamento da infecção em adultos, sendo o leitor referido a outras fontes de informação (Recomendações para Terapia Antirretroviral em Crianças e Adolescentes Infectados pelo HIV –2014. Disponível em: http://www.aids.gov.br/publicacao/consenso-recomendacoes-para-terapia-antirretroviral-em-criancas-e-adolescentes-infectados).

transmissão (Quinn et al., 2000). É intuitivo – e comprovado em estudo metodologicamente apropriado - que a redução da carga viral obtida com o tratamento é muito eficaz na redução da transmissão sexual do HIV, ao menos entre heterossexuais (Cohen et al., 2011).

Todo esse conhecimento vem levando a propostas de início mais precoce da TARV (When to Start Consortium, 2009; Neuhaus et al., 2010). A supressão da atividade viral preserva e restaura (parcialmente ao menos) a função imunológica, reduzindo a ocorrência de doenças oportunistas e a mortalidade daí decorrente. Em contrapartida, o paciente deve estar preparado para um tratamento ininterrupto e com duração para o resto de sua vida. As preocupações referentes aos efeitos colaterais em longo prazo dos medicamentos ora disponíveis tornam pouco precisa a definição da precocidade desse momento.

Desde logo, é claro que a presença de sinais, sintomas ou condições reveladoras de imunodeficiência se sobrepõe a quaisquer parâmetros laboratoriais. Sabe-se que a progressão da infecção pelo HIV é determinada pela atividade viral, medida pela carga viral plasmática, e o grau de dano imunológico, avaliado pelo número (ou percentual) de linfócitos CD4+ no sangue periférico. Assim, no indivíduo assintomático, o início da terapia dar-se-á em algum momento determinado por um, ao menos, desses dois parâmetros. Além disso, outros fatores como a existência de comorbidades (infecciosas ou não), o maior risco individual de desenvolvimento de doenças degenerativas e cardiovasculares, a velocidade de decréscimo observada da contagem de linfócitos CD4+, a idade do paciente e a existência de estado gestacional também podem vir a influir na decisão.

Aspecto cada vez mais valorizado é a redução da transmissibilidade do HIV, obtida com o tratamento. A adoção de métodos biológicos de prevenção, e não apenas o recurso a métodos de barreira ou comportamentais, implica em uma mudança de paradigma na prevenção da infecção pelo HIV (Ramos Filho, 2012).

Adesão ao Tratamento

Sendo a duração prevista da TARV equivalente à vida do indivíduo infectado, e sendo em tese o primeiro esquema terapêutico escolhido o melhor dentre todos, deve-se tomar medidas e precauções para que sua durabilidade seja a maior possível. Ora, existem basicamente três razões válidas para a substituição de uma droga ou regime: a constatação de efeitos colaterais, o desenvolvimento de outro medicamento ou esquema que se demonstre melhor do que o atual, e o surgimento de uma falha virológica, que em geral significa resistência viral a uma ou mais drogas constituidoras do plano de tratamento.

Preliminarmente à instituição da TARV, deve-se então avaliar não apenas o desejo (ou não) do paciente em iniciar a medicação, mas também determinar a presença de possíveis barreiras ou impedimentos a uma completa adesão ao tratamento, já que esta é fundamental para a prevenção do aparecimento de mutações virais condicionantes de resistência aos medicamentos. Isto deve ser feito da forma mais objetiva possível, evitando julgamentos de valor que podem decorrer de noções e preconceitos inconscientemente tidos pelo médico.

Assim, fatores associados ao paciente e que podem indicar propensão a uma má aderência à TARV são a presença de depressão, o uso abusivo de álcool e drogas ditas "recreativas", uma história atual (não uma história pregressa) de uso de drogas ilícitas, a existência de distúrbios cognitivos e um analfabetismo funcional associado a uma má percepção ou conceituação de seu próprio estado de saúde. Nenhum desses fatores pode ou deve impedir o acesso do paciente ao tratamento indicado, mas eles podem exigir esforços e medidas adicionais para sua correção ou controle.

Fatores sistêmicos ou sociais compreendem o acesso a recursos laboratoriais e de outra natureza. Isto inclui a experiência do médico, o tipo e a complexidade do serviço de saúde envolvido, e o uso ou não do sistema de saúde suplementar. O apoio social de que o paciente dispõe é extremamente importante: sua estabilidade no emprego, o conhecimento ou não que sua família e o círculo mais chegado de relações tenham de sua condição, os riscos de revelação indesejada de sua infecção para círculos mais amplos, um suprimento regular de medicamentos e a facilidade física de acesso a eles e aos demais recursos de saúde de que necessite (EACS, 2012).

Em termos de preparação para o início do tratamento, o indivíduo passa por três estágios sucessivos: de predisposição, de disposição e de preparação para tal. Uma vez decidido o início, passa por mais dois estágios, de ação e de manutenção, sendo frequente a oscilação e regressão entre estes patamares (Prochaska et al., 1992).

O início do tratamento deve ser condicionado por essas questões, exceto quando o risco de doença ou morte for maior que o de um eventual abandono de tratamento: pacientes sintomáticos, com manifestações clínicas de doenças oportunistas, ou contagens de linfócitos CD4+ extremamente baixas (p. ex., abaixo de 200 células/mm^3). Já o momento de começar a discutir a necessidade e as indicações de tratamento é o da primeira consulta, e reforços devem ser mantidos nos encontros terapêuticos subsequentes.

Em todos os estágios de decisão e momentos do tratamento o médico deve manter uma atitude de respeito ao comportamento e às convicções do paciente, procurando entender a sua concepção de saúde. Estabelecido um clima de confiança e respeito, deve procurar modificar a decisão e a concepção no que seja oportuno, tornando disponível a informação e os esclarecimentos necessários, inclusive quanto a potenciais efeitos adversos, os benefícios a serem esperados, a necessidade de adesão ao tratamento e as consequências da irregularidade no uso dos medicamentos.

Uma vez tomada a decisão do início, e começado o tratamento, a adesão deve ser pesquisada e a sua necessidade reforçada em todas as oportunidades. Questões postas em termos de cobrança ("*você está tomando os remédios direitinho, não está?*") induzem o paciente a dar a resposta que ele julga que o médico espera. Um estudo suíço mostrou que duas questões específicas são capazes de detectar a não adesão com sensibilidade de 88% e especificidade de 79% (Glass et al., 2008).

As perguntas são "Com que frequência você deixou de tomar uma dose de seus remédios nas últimas 4 semanas?" (respostas admitidas: todos os dias; uma vez por semana; uma vez a cada 2 semanas; uma vez no mês; nem uma vez) e "Alguma vez você deixou de tomar seus remédios mais de uma vez seguida?" (respostas admitidas: sim ou não).

A falta de adesão é em geral muito acima do que se imagina: um documento da Organização Mundial da Saúde estima que a aderência ao tratamento com antirretrovirais seja de 2/3, apenas (Chesney et al., 2003). Um estudo feito no âmbito do SUS e no estado de São Paulo encontrou uma não adesão de 31%, considerando como aderentes os que houvessem tomado 80% ou mais do total de comprimidos nos 3 dias anteriores à entrevista (Brasil, 2000). Um trabalho de mesma origem avaliou pacientes atendidos pelo SUS em sete estados brasileiros, relatando uma prevalência de não adesão de 25% (Nemes, Carvalho e Souza, 2004).

Detectada uma adesão incompleta ou insuficiente, é necessário verificar os fatores causais da mesma. São preferíveis perguntas que demonstrem simpatia e interesse, e que indiquem compreensão das dificuldades enfrentadas pelo paciente. Deve-se inquirir sobre paraefeitos, sobre dificuldades em seguir os horários de administração da droga dentro da rotina diária, sempre de forma a fazer com que o indivíduo se sinta não um *paciente* seguidor de ordens, mas um *coparticipante* em um projeto comum e de longo prazo. Eventuais efeitos adversos nunca devem ser minimizados, mas sim discutidos, e opções para seu controle apresentadas, inclusive a possibilidade ou indicação da troca de determinado tratamento.

Os fatores relacionados à não adesão são em geral distribuídos em quatro categorias (Panel on Antiretroviral Guidelines, 2012; WHO, 2010):

- *referentes ao paciente:* conceitos sobre sua saúde, sobre a doença e sobre o tratamento; baixo nível educacional e socioeconômico; deficiências orgânicas, como deficiência visual e distúrbios cognitivos; características psicossociais, tais como depressão, demência, psicose e uso recente de drogas psicoativas; apoio social inadequado, situações de estresse, de carência habitacional, instabilidade ou ausência de emprego, baixa renda; uso presente de drogas psicoativas, estigma;
- *referentes ao tratamento:* composição do esquema (classes de antirretrovirais prescritos); número de medicamentos e comprimidos; múltiplos horários de medicação; interferência com refeições; efeitos colaterais; dificuldade em deglutir cápsulas e comprimidos, e fadiga de tratamento;
- *referentes à relação médico-paciente:* percepções do paciente quanto à competência do médico; qualidade e clareza de comunicação; sentimento de solidariedade; envolvimento do paciente em decisões sobre o tratamento; ausência de desentendimentos e culpabilização do paciente por desfechos adversos; pouca importância dada a relatos de efeitos adversos e complexidade de esquemas;
- *referentes ao ambiente de atenção à saúde:* suprimento adequado de medicamentos; facilidade de marcação de consultas e visitas extemporâneas; disponibilidade de exames complementares; facilidade de acesso físico à unidade de saúde; experiência do médico e número de pacientes sob seguimento na unidade; disponibilidade de equipe multiprofissional; estigma.

No Brasil, um menor número de anos de escolaridade está relacionado à má adesão, e o grupo etário acima de 50 anos parece ter desempenho melhor do que estratos etários mais baixos; como esperado, o uso recente de drogas injetáveis também piora o prognóstico. A história pregressa de não adesão e o não comparecimento a consultas também demonstram a mesma associação. Dado importante (mas não inesperado) é a relação encontrada entre não adesão e a complexidade de tratamento: quanto maior o número de cápsulas e comprimidos, maior o risco de inadimplência. Por último, algo de grande significado: a composição do tratamento interfere na adesão: em comparação com esquemas compostos por dois inibidores nucleosídicos da transcriptase reversa (INTR) associados a um inibidor não nucleosídico da transcriptase reversa (INNTR), tratamentos compostos de dois INTR mais um inibidor de protease (IP) apresentaram uma razão de chance (*odds ratio*) de 1,4 para não adesão (Nemes et al., 2004).

Também de forma não surpreendente, o estudo realizado em São Paulo mostrou uma associação positiva da condição social das pessoas com a adesão ao tratamento. Entre os que não tinham salário ou renda pessoal a prevalência de não adesão foi de 43,6%, enquanto entre os que ganhavam entre um e três salários mínimos a mesma prevalência foi de 34,2%, entre os que ganhavam de três a seis foi de 26,9%, e entre os que ganhavam mais de seis foi de 16,1%, resultados com significância estatística. Do mesmo modo, a prevalência da não adesão entre aqueles que não estavam trabalhando no momento da entrevista (36,3%) foi significativamente maior do que entre os que trabalhavam. Refletindo ainda a importância das condições sociais do paciente, observou-se também uma associação significativa entre a prevalência da não adesão e o número de pessoas dormindo no mesmo quarto: prevalência de não adesão de 43,1% entre os que referiram dormir com três ou mais pessoas no mesmo quarto, de 35,5% entre os que dormiam com duas pessoas, de 28,3% entre os que dormiam com uma pessoa apenas, e de 28,9% entre os que dormem sozinhos. Dado interessante para o momento atual, entre os usuários de *crack*, a frequência de não adesão foi de 57,5% contra 28,8% entre os não usuários. Entre os que aspiravam cocaína, a não adesão foi de 47,3% contra 29,3% entre os não usuários. Outros fatores relacionados foram a qualidade do estabelecimento de saúde (inversamente) e o não comparecimento do paciente às consultas agendadas (Brasil, 2000).

O Momento do Início da Terapia Antirretroviral (TARV)

Diversos estudos relativamente recentes têm demonstrado que o começo da terapia apenas depois da queda da contagem de linfócitos CD4+ abaixo de 350 células/mm^3 está associado a taxas mais elevadas de progressão para aids ou para morte do que quando o mesmo tratamento se inicia abaixo de 500 ou 450 e até 351 células/mm^3, o que leva à conclusão de que o limiar mínimo para a introdução da TARV deve ser de 350 células/mm^3 (Kitahata et al., 2009; When to Start Consortium, 2009). Ambos são estudos de tipo coorte e, portanto, sujeitos a uma série de vieses. Uma resposta mais precisa quanto ao momento de início da TARV aguarda a conclusão de ensaios randomizados, como o START (*Strategic Timing of Antiretroviral Treatment*), que incluirá 4 mil pacientes, a serem observados em mais de 20 países.

Assim, todas as recomendações internacionais indicam o início da TARV nesse último nível, com variações em relação a níveis mais elevados. A *International Antiviral Society-USA* (IAS-USA) passou a recomendar o início de tratamento em todos os pacientes infectados pelo HIV, independentemente da contagem de linfócitos CD4+ (Thompson et al., 2012).

O *Department of Health and Human Services* (DHHS), vinculado aos *National Institutes of Health* (NIH) dos Estados Unidos da América (EUA) também passou a recomendar o tratamento para todos os infectados (*Panel on Antiretroviral Guidelines* 2012), mesma conduta recentemente adotada pelo Ministério de Assuntos Sociais e Saúde da França (Morlat et al., 2013)

Por sua vez, a *European AIDS Clinical Society* (*EACS*) *recomenda* o tratamento de sintomáticos, e indica que se deve *considerar* seu início para indivíduos com CD4+ > 500 células/mm³, *recomendando* que o tratamento seja iniciado nesses níveis na presença de gravidez, tuberculose, nefropatia associada ao HIV, deficit cognitivo, linfoma de Hodgkin e neoplasias associadas ao HPV, além de indivíduos coinfectados pelo HBV, e com indicação de tratamento para este agente.

Possíveis indicações de tratamento com níveis acima de 500 linfócitos CD4+/mm³ seriam doença autoimune, tumores malignos necessitando químio ou radioterapia, coinfecção pelo HIV quando o tratamento deste vírus não seja factível, e risco de desenvolvimento de doença cardiovascular acima de 20% em 10 anos – ou doença cardiovascular já estabelecida. (EACS, 2012).

A *British HIV Association* (BHIVA) mantém-se mais cautelosa, recomendando o início de tratamento para todos os indivíduos sintomáticos ou com linfócitos CD4+ abaixo de 350/mm³. Pessoas com contagens abaixo de 500 células/mm³ devem receber tratamento se estiverem coinfectadas pelo HBV ou pelo HCV. Segundo as diretrizes da BHIVA, a recomendações de tratamento para pessoas com CD4+ > 500 células/mm³ se restringem àquelas com comorbidades, inclusive nefropatia associada ao HIV, doenças neurocognitivas, púrpura trombocitopênica e hepatite B com indicação de tratamento, além de tumores malignos não associados ao HIV, e com indicação de rádio ou quimioterapia (Williams et al., 2012).

A Organização Mundial da Saúde também atualizou recentemente as suas recomendações (WHO, 2013). Seguindo a tendência já demonstrada, de início mais precoce de tratamento, aquela organização internacional insta as autoridades de seus países-membros a que o patamar de começo de tratamento seja estabelecido em < 500 células/mm³, priorizando-se os indivíduos sintomáticos, ou com contagens de linfócitos CD4+ ≤ 350 células/mm³. O tratamento deve ser instituído sem considerações de estágio clínico ou de nível de linfócitos CD4+ em presença de tuberculose ativa [*sic*], de coinfecção pelo HBV e acometimento hepático, em gestantes e lactantes infectadas pelo HIV .

Recomendações do Ministério da Saúde do Brasil para o Início da TARV

Oficialmente publicado* em 2 de dezembro de 2013, o Protocolo Clínico e Diretrizes Terapêuticas para Manejo da Infecção pelo HIV em Adultos (PCDT) introduziu marcantes alterações na forma pela qual os pacientes portadores do HIV serão tratados, no âmbito do SUS. Entre estas, a

Portaria SVS no. 27/2013 (D.O.U. no. 233, Seção 1, p 45, de 2 de dezembro de 2013.

definição do momento de início de tratamento, e a razão pragmática que a fundamenta.

Como visto no tópico Prevenção da Transmissão do HIV por Exposição Sexual, a redução da carga viral plasmática até níveis indetectáveis é a mais importante ferramenta na prevenção do HIV, desde que associada aos métodos já tradicionalmente empregados para tal. Esse conhecimento fundamenta todas as diretrizes previamente analisadas, inclusive as da OMS e da *British HIV Association* (BHIVA, 2012; EACS, 2012; Panel on Antiretroviral Treatment, 2012; Thompson et al., 2012; WHO, 2013).

Assim, as diretrizes oficiais brasileiras recomendam *estimular* o início imediato da terapia antirretroviral, sob a perpectiva de redução da transmissibilidade da infecção, sem que isto implique qualquer coerção sobre a pessoa vivendo com HIV, e desde que esta se sinta suficientemente motivada para iniciar o tratamento (Brasil, 2013).

Diversas morbidades e circunstâncias condicionam o momento de início da TARV, sendo intuitivo que pessoas já com manifestações clínicas ou laboratoriais de imunodeficiência moderada (p. ex., candidose oral, dermatite seborreica, perda inexplicada de peso, etc.) ou grave – representada esta por infecções oportunistas, como pneumocistose, neurotoxoplasmose e meningite criptocócica, entre muitas outras – necessitam iniciar logo seu tratamento. A presença de doenças sistêmicas diretamente ligadas ao HIV também implica em estabelecimento imediato de terapêutica antirretroviral. Entre estas, merece menção a nefropatia associada ao HIV, geralmente desacompanhada de hipertensão, e manifestada por albuminúria e hipoproteinemia, em geral sem a presença de síndrome edematosa. Além desta, deve-se atentar para a miocardiopatia associada ao HIV, e as alterações neurológicas e neurocognitivas associadas ao vírus.

Algumas condições nem sempre são reconhecidas como indicativas da presença do HIV, mas, não obstante, devem obrigar à pesquisa de sua presença, e também ao início imediato da terapia antirretroviral: herpes zoster, trombocitopenia "idiopática", neuropatias periféricas inexplicadas, episódios frequentes de diarreia, entre outros.

Nos dias atuais, a principal infecção oportunista é a tuberculose, a principal causa de morte em pacientes infectados pelo HIV no Brasil (Saraceni et al., 2008), e a infecção oportunista mais frequente no mundo. Enquanto indivíduos portadores de infecção latente pelo *Mycobacterium tuberculosis* e não infectados pelo HIV têm um risco de cerca de 10% a 20% de reativarem a tuberculose durante a vida, pessoas coinfectadas por ambos os agentes podem ter este risco aumentado para até 10% ao ano (Selwyn et al., 1989). Além disso, a progressão da tuberculose é acelerada, e formas clínicas muito agressivas são observadas, resultando na mortalidade acima referida. Em contrapartida, o tratamento da infecção pelo HIV reduz a probabilidade de reativação de uma tuberculose latente (Santoro-Lopes et al., 2002).

É consensual que a ocorrência de tuberculose clinicamente ativa indica o início da TARV, independentemente do nível de linfócitos CD4+. O uso da rifampicina no tratamento da tuberculose implica em algumas cautelas na composição medicamentosa da TARV, devido a interações farmacológicas possíveis, sendo preferível o emprego da rifabutina, caso o esquema empregado não seja composto de EFV ou de LPV/r (Brasil, 2013). O momento exato da introdução da TARV no contexto do tratamento da tuberculose ativa vem sendo gradativamente aclarado, em favor do tratamento simultâneo de ambas as infecções.

O estudo sul-africano *Starting Antiretroviral Therapy at Three Points in Tuberculosis* (SAPiT) comparou três estratégias distintas: a terapia integrada precoce, quando a TARV era iniciada dentro de 4 semanas do começo do tratamento da tuberculose, a terapia integrada tardia, quando a TARV era empreendida até 4 semanas após o fim da fase inicial do tratamento antituberculoso (ou seja, após 2 meses), e a terapia sequencial, quando a TARV só era instituída após o término do tratamento da tuberculose. Uma análise preliminar mostrou que as taxas de mortalidade nos dois grupos de terapia integrada combinados eram 56% menores do que no grupo de tratamento sequencial, efeito este observado em todos os níveis de linfócitos CD4+, resultado que levou ao término do estudo antes do momento previsto, por razões éticas (Abdool Karim et al., 2010).

Um ponto importante foi a incidência de síndrome inflamatória de reconstituição imune (*Immune Reconstitution Inflamatory Syndrome*, IRIS), ou doença de restauração imune. Ela consiste na exacerbação clínica de uma doença ou infecção, em decorrência da recuperação súbita da capacidade de resposta imunológica e inflamatória subsequente ao controle da replicação viral pela instituição de TARV (French, 2009), sendo bastante comum em pacientes em tratamento para tuberculose e em uso de antirretrovirais. Como esperado, essa foi maior nos grupos de terapia integrada do que no de tratamento sequencial (12,4% contra 3,8%) Nenhum óbito foi associado a IRIS, e nenhum tratamento teve que ser suspenso ou modificado por sua ocorrência (Abdool Karim et al., 2010). Dois estudos mais recentes corroboram a decisão de tratamento concomitante das duas infecções (Blanc et al., 2011, Havlir et al., 2011).

É interessante notar, porém, que o tratamento do HIV deve ser postergado por 2 meses, nos casos de neurotuberculose. Do mesmo modo, um estudo no Zimbábue mostrou que, nas condições locais, o tratamento concomitante (dentro de 72 horas) da meningite criptocócica e do HIV implicou em um risco de morte 2,9 vezes maior do que o grupo-controle, que iniciou antirretrovirais após 10 semanas de terapia antifúngica com fluconazol. Embora os autores apontem uma série de possíveis razões para o desfecho, a IRIS parece ter sido a sua principal causa (Makadzange et al., 2010).

As coinfecções pelos vírus B e C de hepatite têm especial importância no contexto. O *Data Collection on Adverse Events of Anti-HIV Drugs* (D:A:D) é um estudo observacional que inclui dados de 11 coortes na Austrália, Europa e nos EUA (locais em que, em geral, a infecção pelo *M. tuberculosis* é menos prevalente do que no Brasil). Uma análise dos dados obtidos mostrou que a mortalidade associada a hepatopatias é inferior apenas àquela devida diretamente à aids. Dentre as doenças hepáticas, o vírus C responde por 66% e o HBV por 17%. Outros fatores importantes são o uso de álcool, hepatotoxicidade devida a drogas (inclusive antirretrovirais) e a esteatose hepática (Weber et al., 2006).

Em pacientes HIV-positivo coinfectados por HCV ou HBV, a progressão da fibrose hepática é mais rápida do que naqueles portadores apenas de hepatite crônica por qualquer dos dois vírus, ocorrendo a progressão para cirrose cerca de 12 a 16 anos mais cedo do que nos indivíduos monoinfectados pelo HCV, estando também aumentada a mortalidade decorrente de doença hepática (Thio et al., 2002; Joshi et

al., 2011). Nos pacientes coinfectados pelo HCV, não apenas a progressão da imunodeficiência está acelerada, como a recuperação imunológica posterior ao início da TARV é prejudicada (Miller et al., 2005), efeitos que não parecem se dar em relação ao HBV (Hoffmann et al., 2009).

O tratamento da coinfecção pelo HBV é complexo, pelo fato de que algumas drogas empregadas para o tratamento do HIV são ativas contra o HBV (tenofovir, lamivudina e emtricitabina), e drogas ativas contra o HBV também o podem ser contra o HIV (entecavir, adefovir). É necessário evitar que o tratamento de um dos vírus possa vir a facilitar o desenvolvimento de resistência pelo outro agente. Assim, uma terapia tripla para o HIV contendo apenas lamivudina como única droga ativa contra o HBV levará ao desenvolvimento de resistência deste à lamivudina em cerca de 90% dos casos, após 4 anos de uso (Benhamou et al., 1999). Em consequência, o tratamento do HIV na coinfecção deverá sempre conter lamivudina (ou emtricitabina) e tenofovir (Matthews et al., 2009).

Do mesmo modo, se o uso de tenofovir não for possível, deve-se associar o entecavir ao esquema antirretroviral, ponderando que este agente tem fraca ação contra o HIV, e não deve ser considerado como parte do esquema antirretroviral, evitando-se assim a monoterapia do HBV apenas com lamivudina. Pela mesma razão, mas em sentido inverso, um esquema de tratamento para o HBV composto de entecavir mais tenofovir implicará em subtratamento do HIV (Pessoa et al., 2008).

Em resumo, ambas as infecções devem sempre ser tratadas em conjunto, e de modo simultâneo. Assim, quando houver coinfecção HIV/HBV, e se decidir pelo início da terapia antirretroviral, o esquema deve ser supressivo para o HBV, mesmo que se considere não haver indicação de tratamento para este último. Pelas mesmas razões, se há necessidade de iniciar-se o tratamento da hepatite B, um esquema supressivo para o HIV deve ser iniciado, independentemente da contagem de linfócitos CD4+ (EACS, 2012; Panel on Antiretroviral Guidelines, 2012; Brasil, 2013). Como a melhora imunológica acarreta menor progressão da hepatite B, o tratamento antirretroviral deve sempre ser iniciado, independentemente da contagem de linfócitos CD4+. A discussão do tratamento da hepatite B está fora de nossos objetivos.

Quanto à coinfecção HIV-HCV, as considerações são um pouco diferentes: como as drogas geralmente usadas contra qualquer deles não têm ação sobre o outro, o problema da resistência cruzada não assoma. Surgem outros, porém. O resultado do tratamento do HCV é inferior em pacientes com imunodeficiência avançada e, assim, naqueles com contagem de linfócitos CD4+ abaixo de 500 células/mm³, o tratamento do HIV deve ser iniciado, aguardando-se a elevação daquele parâmetro para começar o tratamento da hepatite. Caso a contagem de linfócitos CD4+ esteja acima de 500 células/mm³, o tratamento do HIV deverá ser postergado até o fim do tratamento da hepatite, com o objetivo de se evitar interações medicamentosas e sobreposição de toxicidades (Ministério da Saúde, 2013).

Drogas inibidoras da protease do HCV (boceprevir, telaprevir) tornaram-se recentemente disponíveis, mas não existem, no presente, recomendações para o seu uso na coinfecção HIV-HCV, no âmbito do SUS; além disso, existem importantes interações medicamentosas de ambas estas drogas com os INNTR. Assim, as drogas a serem utilizadas na coinfecção HIV/HCV, e objetivando o segundo agente, limitam-se à ribavirina e ao peguinterferon-α. A ribavirina causa habitualmente uma anemia hemolítica, e o seu uso concomitante ao da zidovudina pode apresentar particularidades (et al., 2006). A ribavirina pode também potencializar o risco de acidose lática associada à didanosina, e esta última não deve ser empregada concomitantemente, em pacientes com cirrose ou com doença hepática grave. Droga já obsoleta (ver adiante), a estavudina deve ser também evitada, e o abacavir exige uma correção na dose de ribavirina (Fleischer et al., 2004; EACS, 2012). A discussão do tratamento da hepatite C está fora de nossos objetivos.

Ainda que a recomendação não conste das diretrizes do Departamento Nacional de DST, Aids e Hepatites Virais, uma aceleração na queda do número de linfócitos CD4+ é considerada como indicativa de início de tratamento quando a queda é superior a 100 células/mm³ em 1 ano (Hammer et al., 2008).

Uma carga viral acima de 100.000 cópias/mL é também considerada como favorecendo o início de tratamento (Brasil, 2013; Panel on Antiretroviral Guidelines, 2012, Thompson et al., 2012). Devido a flutuações nesta medida, é recomendável que tais níveis elevados sejam confirmados em nova amostra, colhida em torno de 4 semanas após a primeira. Outro cuidado é verificar se esse nível não se encontra elevado devido a estar o paciente em um momento de infecção inicial pelo HIV, entre o final da 2ª semana e um tempo variável que pode alcançar a 10ª semana, quando a carga viral se situa em níveis de centenas de milhares a dezenas de milhões de cópias (Cohen et al., 2011).

Na ausência de TARV, a evolução da infecção pelo HIV para aids ou óbito é mais rápida na faixa etária acima de 60 anos (Todd et al., 2007; Glynn et al., 2007). Em uma coorte sul-africana sem uso de TARV, enquanto a mediana de sobrevida geral era de 10,5 anos e de 11,5 anos para indivíduos infectados entre 15 e 24 anos de idade, a mediana para o grupo etário acima de 45 anos foi de apenas 6,3 anos (Glynn et al., 2007). Um estudo multicêntrico em países desenvolvidos, e feito antes do uso disseminado da terapia combinada mostrou resultados semelhantes: a sobrevida mediana para pessoas que foram infectadas quando na faixa etária de 15 a 24 anos foi de 12,5 anos, enquanto para os infectados entre 45 e 54 anos de idade a mediana foi de 7,9 anos. A evolução para aids seguiu o mesmo padrão: a mediana para desenvolvimento de aids foi de 11 e 7,7 anos para os mesmos dois grupos etários (Collaborative Group on AIDS Incubation and HIV Survival 2000). O estudo de coorte NA ACCORD mostrou que a idade é um fator independente de morte, em indivíduos sob tratamento (Kitahata et al., 2009) Além disso, os estratos etários mais altos apresentam respostas de elevação de linfócitos CD4+ menos robustas, uma vez iniciada a TARV, o que pode estar associado a uma resposta clínica também inferior (Collaboration of Observational HIV Epidemiological Research 2008; Tuboi et al., 2010). Assim, um início mais precoce de tratamento deve ser considerado em pessoas acima de 60 anos (Brasil 2008; Panel on Antiretroviral Guidelines, 2012; Thompson et al., 2012), ainda que esta indicação não conste das atuais recomendações oficiais brasileiras.

A gestação implica no início da terapia antirretroviral sem que o nível de linfócitos CD4+ seja levado em consideração, até porque um dos objetivos desta terapia é o de prevenir a transmissão vertical do HIV ao concepto. Assim, mulheres que engravidem já em uso de antirretrovirais devem ter continuidade em seu tratamento, mesmo durante o 1º trimestre gestacional, e ainda que efavirenz ou tenofovir façam parte do esquema de drogas. Para aquelas mulheres que, embora com prévio reconhecimento de uma infecção pelo HIV não tiveram ainda um tratamento iniciado, este deve sê-lo assim que possível; esta mesma recomendação de início de tratamento deve ser aplicada para aquelas cuja infecção é descoberta durante a gravidez, independentemente dos níveis de linfócitos CD4+ – que, no entanto, devem ser solicitados inicialmente, sempre que possível. Neste caso, recomenda-se a realização de uma genotipagem do HIV, com o intuito de detectar possíveis resistências aos antirretrovirais (ver adiante), além da determinação da carga viral, importante para avaliar a resposta ao tratamento.

A antiga controvérsia sobre interrupção ou manutenção do tratamento antirretroviral no período pós-parto foi em grande parte resolvida pela tendência de início mais precoce da terapia antirretroviral. Assim, a decisão de continuar ou não o tratamento após o parto deverá levar em consideração exatamente os mesmos pontos a que se deve atentar, no caso de pessoas não grávidas (Panel on Treament of HIV-Infected Women, 2012; Thompson et al., 2012; WHO, 2013). As recomendações brasileiras sobre a interação entre HIV e gestação estão desatualizadas.

À medida que o tratamento eficaz da infecção pelo HIV prolonga a vida dos pacientes, a importância das doenças degenerativas e neoplásicas como causa de morbimortalidade entre eles vem se tornando significativamente maior, igualando e ultrapassando as mortes causadas diretamente por aids (Mocroft et al., 2010; Neuhaus et al., 2010).

As doenças cardiovasculares isoladamente têm sido apontadas como responsáveis por cerca de 12% do total de mortes neste grupo (Smith et al., 2010), ainda que outros fatores como diabetes, tabagismo e a própria idade estejam também envolvidos em sua patogenia. Não obstante, marcadores de inflamação e disfunção epitelial (D-dímero, interleucina-6 e proteína C-reativa) parecem estar mais elevados em pacientes HIV-positivo do que em indivíduos de um grupo-controle. O estudo SMART comparou pacientes em que a terapia antirretroviral era permanentemente mantida com outro grupo no qual ela era feita de modo intermitente, sendo suspensa quando o nível de linfócitos CD4+ subia acima de 350 células/mm³, e retomada quando este caía abaixo de 250 linfócitos/mm³. Esse estudo mostrou não apenas que os níveis de D-dímero e interleucina-6 se encontravam mais elevados nos pacientes não tratados, mas que estes apresentavam intercorrências e óbitos com maior frequência (Kuller et al., 2008). Assim, recomenda-se o início de tratamento em indivíduos com história pregressa de doença cardiovascular, ou com fatores de risco para o seu desenvolvimento; tipicamente, nos pacientes com probabilidade de desenvolvimento de doença coronariana maior que 20% em 10 anos, segundo o escore de risco de Framingham (Brasil, 2008). Ao mesmo tempo, recomendam-se intervenções farmacológicas e de mudanças comportamentais para reduzir aquele risco (Brasil, 2013; EACS, 2012; Thompson et al., 2012).

Praticamente tudo o que se disse sobre o coração pode ser repetido sobre os rins. Entretanto, se o dano cardiovascular se associa à replicação do HIV, a lesão renal se associa à imunodeficiência: no estudo intitulado *The Antiretroviral*

Therapy Cohort Collaboration, a nefropatia associada ao HIV foi mais frequente quanto mais baixo o nadir de linfócitos CD4+. A verificação de que a morte causada por insuficiência renal se torna menos provável na medida em que aumenta o tempo sob terapia antirretroviral eficaz sugere que o tratamento possa estacionar, se não reverter o dano causado ao rim (Antiretroviral Therapy Cohort Collaboration, 2010).

Embora existam outras causas de nefropatia no paciente infectado pelo HIV, a mais comum é uma entidade clinico-patológica que inclui proteinúria, glomeruloesclerose focal e segmentar e doença tubulointersticial microcística. Ela é causada pela replicação ativa do HIV no epitélio renal (Marras et al., 2002), é mais comum em indivíduos de ascendência negra, e está associada à replicação viral ativa, sendo rara em pacientes com níveis indetectáveis de carga viral (Estrella et al., 2006). Como não apenas a progressão do dano nefrológico é impedida, mas a própria função renal melhora nos pacientes submetidos a tratamento antirretroviral, a presença de doença renal implica no início daquele tratamento (Kalayjian et al., 2008), ainda que esse efeito benéfico não se observe em outras formas de doença renal (Szczech et al., 2004).

Tratamento da Fase Aguda

O momento inicial da infecção pelo HIV é acompanhado por uma constelação de sinais e sintomas que configuram uma síndrome mononucleose-símile de febre, astenia, exantema, artromialgias, faringite, diarreia, linfadenomegalias e leuco e trombocitopenia, entre outras manifestações. Embora esta síndrome seja reconhecível clinicamente, e ainda que ocorra em 40% a 80% dos pacientes, o seu caráter inespecífico e dificuldades em sua caracterização laboratorial fazem com que ela passe sem diagnóstico em cerca de 75% das vezes (Cooper et al., 1985; Schacker et al., 1996; Kahn e Walker, 1998; Cohen et al., 2011).

Esta fase aguda é acompanhada de níveis extremamente elevados de carga viral, entre centenas de milhares e milhões de cópias de RNA viral por mL, fazendo com que um indivíduo nesta fase clínica seja extremamente infeccioso. Em um estudo na África, cerca de 90% dos casos de transmissão (heterossexual) foram associados a uma infecção aguda (Pinkerton, 2008). Ademais, fenômenos patológicos ocorridos nessa fase determinam o curso e o prognóstico posteriores da infecção (Hogan et al., 2012; Cohen et al., 2011). Assim, ao menos três razões teóricas existem para que se postule o início do tratamento durante a fase primária da infecção pelo HIV.

As duas primeiras seriam a redução do dano imunológico e a diminuição dos reservatórios virais estabelecidos durante a fase de grande replicação viral (Moir et al., 2010; Strain et al., 2005; Guadalupe et al., 2006), com possibilidades teóricas de cura virológica da infecção. A última implica na redução da infectividade do indivíduo infectado pela diminuição da carga viral (Granich et al., 2010).

Embora o tratamento da infecção aguda pelo HIV não seja uma recomendação consensual, ele é admitido por diversos guias terapêuticos.

O *Department of Health and Human Services* atualmente indica o tratamento de qualquer infecção recente pelo HIV, incluindo aí desde a fase em que anticorpos não podem ainda ser detectados, e até 6 meses depois desta detecção começar a ocorrer (Panel on Antiretroviral Guidelines, 2012).

A *European AIDS Clinical Society* recomenda o tratamento sempre que durante a fase aguda ocorra um evento definidor de aids, ou quando a contagem de linfócitos CD4+ se mantiver abaixo de 350 células por mm^3 após 3 meses do evento inicial. O tratamento deve ser considerado quando os sintomas da síndrome de infecção aguda forem particularmente intensos, for longa a sua duração, especialmente quando houver envolvimento do sistema nervoso central. A oferta de uma terapia opcional se justifica em bases teóricas para a profilaxia da transmissão sexual. De todo modo, o tratamento deve ser feito preferencialmente dentro de um ensaio clínico, e deve ser mantido para toda a vida (EACS, 2012).

De modo semelhante, a BHIVA recomenda o tratamento na infecção aguda quando houver comprometimento neurológico, ou um diagnóstico de qualquer doença definidora de aids, ou ainda quando a contagem de linfócitos CD4+ se localizar abaixo de 350 células/mm^3 (Williams et al., 2012).

A *International Antiviral Society*-EUA recomenda o tratamento de todo paciente com uma infecção aguda, independentemente da existência ou não de sintomas (Thompson et al., 2012).

As recomendações da Organização Mundial da Saúde (WHO, 2013) e do Departamento de Hepatites DST e Aids do Ministério da Saúde (Brasil, 2013) não examinam a possibilidade de tratamento no contexto da infecção aguda.

A Tabela 5.12 resume os dados constantes da discussão até o momento.

TABELA 5.12

Início de Terapia: Resumo Comparativo de Recomendações Selecionadas							
CD4+ /mm^3 [#]	*Origem das Recomendações*						
	Brasil	*França*	*OMS*	*BHIVA*	*EACS*	*DHHS*	*IAS-EUA*
Sintomáticos[a]	Tratar	Tratar	Tratar	Tratar	Tratar	Tratar	Tratar
< 350	Tratar	Tratar	Tratar	Tratar	Tratar	Tratar	Tratar
351 a 500	Tratar	Tratar	Tratar	Não tratar[b]	Considerar[b]	Tratar	Tratar
> 500	Estimular tratamento	Tratar	Não tratar	Considerar[b]	Considerar[b]	Tratar	Considerar[c]
Infecção aguda	—	Tratar	—	Considerar[c]	Considerar[c]	Considerar[c]	Tratar

[#] *Todas as recomendações indicam o tratamento da gestante, qualquer que seja o nível de linfócitos CD4+*
[a] *O tratamento deve ser iniciado em todos os indivíduos sintomáticos, sem consideração quanto ao nível de linfócitos CD4+.*
[b] *Ver o texto, ou consultar a fonte para detalhes..*

COM O QUÊ INICIAR A TERAPIA

A escolha de um esquema de terapia antirretroviral deve ser individualizada, levando em conta aspectos particulares do indivíduo, como a existência de coinfecções (hepatites B e C, tuberculose), estado imunológico (nível de linfócitos CD4+), nível de replicação viral, doença cardiovascular estabelecida, ou com alta probabilidade de ocorrência, dislipidemias ou distúrbios do metabolismo de glicídios, uso concomitante de diversas medicações (a rifampicina como exemplo máximo), comorbidades (hepatopatias, nefropatias, osteopatias, endocrinopatias, doenças neuropsiquiátricas), gestação ou risco gestacional e outras. Além disso, o número de comprimidos ou cápsulas, a frequência de tomadas, a necessidade de jejum, ou de alimentação concomitante, enfim, a conveniência do paciente deve ser mandatoriamente valorizada. Por último, mas não de menor importância: o início da terapia antirretroviral nunca é uma emergência; assim, não há por que iniciá-lo antes que se complete a avaliação clínica e laboratorial do paciente, nem que se obtenha a completa compreensão do mesmo sobre os objetivos do tratamento, a necessidade da medicação e do rigoroso cumprimento de doses e horários, como já dito. Uma exceção relativa a estas considerações é a gravidez.

Drogas Antirretrovirais

As drogas com atividade terapêutica antirretroviral atualmente disponíveis para uso clínico distribuem-se por cinco grupos (Tabela 5.13).

A evolução da tecnologia farmacêutica vem fazendo com que algumas das drogas mais antigas e menos potentes ou mais tóxicas caiam em desuso, como ocorre com a zalcitabina, a estavudina, o nelfinavir, a delavirdina, o amprenavir, o indinavir e, em menor grau, com a didanosina (principalmente em sua formulação original), o saquinavir, e mesmo com a zidovudina. O ritonavir tem uma situação especial, pois, não sendo mais usado com finalidade antirretroviral, tem a propriedade de inibir o citocromo P450 3A4 (CYP3A4).

Este sistema enzimático é responsável pela metabolização hepática de inibidores da protease do HIV. Assim, o uso do ritonavir é praticamente mandatório, quando se pretende utilizar os inibidores da protease no tratamento do HIV, de forma a conseguir um desempenho farmacológico adequado dos IP. As baixas doses empregadas (100 a 200 mg ao dia) não provocam as graves manifestações de intolerância associadas à antiga dose plena (1.200 mg ao dia), mas são ainda assim responsáveis por muito da intolerância e toxicidade apresentadas pelos esquemas com inibidores de protease potencializados por doses baixas de ritonavir (abreviados como IP/r).

Recentemente, diversas associações de dois ou mais ARV em um medicamento têm sido tornadas disponíveis, com o objetivo de reduzir o número de tomadas diárias, ou a quantidade de cápsulas ou comprimidos a serem ingeridos. Simplifica-se com isso o tratamento, facilita-se a adesão, e contribui-se para uma melhor qualidade de vida dos pacientes. Essas coformulações em dose fixa (FDC, de *fixed dose co-formulation*) reduzem o risco de erros de tomada (mais frequentes do que se imagina), diminuem o risco de necessidade de hospitalização, e tornam menor a possibilidade de ocorrência de mono ou duoterapia, em situações de não adesão seletiva a um medicamento droga (Llibre et al., 2011).

Entre essas associações estão as de zidovudina e lamivudina (ZDV/3TC), abacavir e lamivudina (ABC/3TC), abacavir, lamivudina e zidovudina (ABC/3TC/ZDV), tenofovir e emtricitabina (TDF/FTC), efavirenz, tenofovir e emtricitabina (EFV/TDF/FTC), emtricitabina, rilpivirina e tenofovir (FTC/RPV/TDF), lopinavir/ritonavir (LPV/r) e a mais recente, elvitegravir/cobicistat/emtricitabina/tenofovir.

Em países da África e da Ásia, outras formulações em dose fixa são disponíveis, como ZDV/3TC/NVP, d4T/3TC/NVP, TDF/3TC/NVP, TDF/3TC/ATV/r, EFV/d4T/3TC, 3TC/TDF e ATV/r, em apresentações aprovadas pela OMS (cf. http://apps.who.int/prequal/query/ProductRegistry.aspx).

Até recentemente, apenas duas combinações em dose fixa estavam disponíveis no Brasil, ZDV/3TC e LPV/r. A

TABELA 5.13

Drogas Antirretrovirais (e Siglas)				
Inibidores Nucleosídicos da Transcriptase Reversa (INTR)	**Inibidores Não Nucleosídicos da Transcriptase Reversa (INNTR)**	**Inibidores da Protease (IP)[1]**	**Inibidores da Fusão (IF)**	**Inibidores da Transferência de Cadeia pela Integrase (ITCIn)**
• Abacavir (ABC) • Didanosina (ddI)[4] • Didanosina de liberação entérica (ddI-EC) • Emtricitabina (FTC)[2] • Estavudina (d4T)[4] • Lamivudina (3TC) • Tenofovir (TDF)[3] • Zalcitabina (ddC)[4] • Zidovudina (AZT, ZDV)	• Delavirdina (DLV)[4] • Efavirenz (EFV) • Etravirina (ETV) • Nevirapina (NVP) • Rilpivirina (RPV)[2]	• Amprenavir (APV)[4] • Atazanavir (ATV) • Darunavir (DRV) • Fosamprenavir (FPV) • Indinavir (IDV)[4] • Lopinavir/ritonavir (LPV/r) • Nelfinavir (NFV)[4] • Ritonavir (RTV)[5] • Saquinavir (SQV) • Tipranavir (TPV)	• Enfuvirtida (ENF) • Maraviroque (MVC)[6]	• Dolutegravir (DTG)[2] • Elvitegravir (EVG)[2, 7] • Raltegravir (RAL)

[1] Inibidores de protease só devem ser empregados com reforço farmacológico de baixas doses de ritonavir.
[2] Não disponível no Brasil.
[3] Estritamente falando, o tenofovir (fumarato de tenofovir disoproxila) é um inibidor nucleotídico da transcriptase reversa.
[4] Droga fora do mercado, ou em desuso.
[5] Em desuso se empregado em dose plena, como único IP do esquema.
[6] O maraviroque é um antagonista do receptor CCR5.
[7] O elvitegravir só é comercializado em coformulação com colbicistat, emtricitabina e tenofovir.

partir de 2014, o SUS passará a fornecer uma coformulação tripla de substâncias, EFV/3TC/TDF.

Apesar da obsolescência já referida de algumas drogas citadas, o desenvolvimento de fármacos mais modernos e o surgimento de novas classes têm multiplicado a diversidade de propostas terapêuticas cabíveis para início de tratamento ainda que, paradoxalmente, a experiência clínica venha depurando estas indicações. Como apontado, as coformulações em dose fixa vêm recebendo preferência na maioria das recomendações internacionais; por exemplo, as das combinações de efavirenz/tenofovir/emtricitabina (Atripla®), de elvitegravir/colbicistat/emtricitabina/tenofovir (Stribild®) e de rilpivirina/emtricitabina/tenofovir (Complera®). A primeira é opção preferencial nas recomendações da IAS-USA, enquanto as outras duas são listadas como regimes alternativos (Thompson et al., 2012), o mesmo ocorrendo quanto à DHHS (Panel on Antiretroviral Guidelines, 2012).

Como o tratamento da infecção pelo HIV no Brasil se faz mais comumente com recurso a medicamentos fornecidos pelo SUS, com necessidade de conformação às orientações advindas do Departamento de DST, Aids e Hepatites Virais do MInistério da Saúde, estas serão enfatizadas, embora menção vá também ser feita às de outras origens, como as da Organização Mundial da Saúde, da *European AIDS Clinical Society*, da *International Antiviral Society-USA*, do *Department of Human Health and Services* dos EUA, do Ministério de Assuntos Sociais e Saúde da França, e da *British HIV Association*.

A terapia inicial da infecção se faz com o uso de combinações de três drogas (como não tem ação antirretroviral nas doses empregadas, o ritonavir associado a outro IP não é considerado). No presente, os esquemas para tratamento inicial são compostos pela associação de dois INTR e um INNTR ou um IP; Em países i economicamente mais desenvolvidos emprega-se também a associação de dois INTR e um inibidor da integrase (EACS 2012, Morlat et al., 2013, Panel on Antiretroviral Guidelines 2012, Thompson et al., 2013, Williams et al., 2012).

Uma questão que surge é a da necessidade de avaliação da resistência viral às drogas disponíveis. Como a transmissão de um vírus resistente a uma ou mais drogas é possível, e como a utilização de drogas às quais uma cepa viral seja resistente é geralmente fadada ao insucesso (Little et al., 2002; Fox et al., 2006), os protocolos internacionais de tratamento recomendam que esta possível resistência seja determinada, antes da escolha definitiva das drogas para uso (Panel on Antiretroviral Guidelines, 2012; Thompson et al., 2012; EACS, 2012; Asboe et al., 2012). Enquanto as normas brasileiras não o fazem, pela ausência de evidências concretas que subsidiem seu emprego entre nós, excetuam-se os casos de pessoas potencialmente infectadas a partir de casos-fonte com evidências ou suspeitas de resistência estabelecida, e gestantes, quando a espera inevitável para comprovação de resistência poderia comprometer a profilaxia da transmissão vertical (Brasil, 2013). No entanto, um trabalho que avaliou homens que fazem sexo com outros homens, de nove cidades das cinco regiões geográficas em que o Brasil é convencionalmente dividido, encontrou uma prevalência global de resistência de 21%; para os INTR, o índice foi de 15%, para os INNTR de 5,5%, e para os IP de 3,9% (Bermúdez-Aza et al., 2011), taxas inegavelmente elevadas. A cidade de Santos (SP) foi aquela onde por primeiro se iniciou o uso de terapia combinada contra o HIV, e reconhecidamente apresenta altas taxas de resistência primária, elevada prevalência de formas recombinantes, e significativos índices de falha terapêutica virológica (Sucupira et al., 2007). Estudo recente feito naquela cidade encontrou níveis superiores a 30%, mostrando ainda que a existência de mutações anteriores ao início do tratamento está associada à falha deste, e que provavelmente a realização de testes laboratoriais de busca destas mutações seja custo-efetiva (Gagliani et al., 2011).

Acrescente-se ainda que há uma diversidade de subtipos do HIV-1 circulando no País, com o subtipo C ocorrendo em mais de 50% das infecções na Região Sul, além do subtipo F e formas recombinantes BC e BCF1 (Gräf et al., 2011). Diferentes subtipos podem apresentar respostas distintas a uma terapia entabulada, sendo isto um fator a mais no sentido de tornar desejável a realização de testes de genotipagem viral antes da escolha da terapêutica (Wainberg et al., 2011). Em gestantes isto é mandatório, uma vez que o intervalo entre início de terapêutica e a verificação de sua falha pode levar a que a gestante entre em trabalho de parto com carga viral detectável, quiçá elevada, implicando em risco aumentado de transmissão ao concepto.

A escolha dos INTR é relativamente simples. Como já dito, a estavudina, e a zalcitabina encontram-se em franco desuso, e não mais serão mencionadas.

O uso da didanosina (ddI) está associado ao desenvolvimento de neuropatia periférica, pancreatite, intolerância à glicose, esteatose hepática e acidose lática; raramente, o uso prolongado pode ser associado a uma hipertensão porta não cirrótica, por vezes com o aparecimento de varizes esofagianas. Além disso, a apresentação farmacêutica clássica é de muito difícil aceitação. A formulação em cápsulas entéricas é muito mais bem tolerada, mas ainda exige que a droga seja tomada com o estômago vazio, o que dificulta o seu emprego. Sobre ser uma droga relativamente pouco estudada, seu emprego associado a outros INTR apresenta peculiaridades. O seu uso associado ao tenofovir é particularmente danoso, ocorrendo alta frequência de falha virológica precoce com rápido desenvolvimento de mutações, possibilidade de má resposta imunológica (determinada por um reduzida elevação de linfócitos CD4+) e um risco maior de toxicidade associada à ddI (Panel on Antiretroviral Guidelines, 2012). A experiência acumulada em seu uso associado ao abacavir é pequena, o que também ocorre quanto à associação com 3TC, que parece estar ligada a um risco aumentado de falha virológica. Quanto ao seu uso conjunto com a zidovudina, há certamente uma grande experiência clínica, tendo esta sido por muito tempo a associação de dois INTR habitualmente recomendada. Exatamente por esta experiência e pela dificuldade de tolerância (ainda que, na época, fosse usada a apresentação clássica, de mais difícil aceitação), o seu emprego não é recomendado. Ademais, a ddI não deve ser usada em conjunto com a ribavirina, e a sua biodisponibilidade é desfavoravelmente influenciada pelo atazanavir. Em resumo, embora podendo ser usada em dose única diária, addI só deve ser empregada quando outras opções não forem disponíveis.

A **zidovudina** (ZDV ou AZT) é a droga utilizada há mais tempo. Embora menor que a da estavudina, a sua toxicidade é apreciável, e por esta razão sua antiga proeminência na terapia antirretroviral vem diminuindo. A droga induz náuseas e vômitos, cefaleia, insônia e astenia em um número apreciável de pacientes, embora estas manifestações de intolerância tendam a melhorar após algumas semanas. Espera-se certo grau de anemia macrocítica em quase todos os pacientes em uso dessa substância. Essa anemia não é carencial, e não se beneficia da suplementação de cianocobalamina, ácido fólico, folatos ou, logicamente, de ferro. Em pacientes com doença avançada e já com anemia presente ao início do tratamento, uma anemia precoce, aguda e acentuada pode ocorrer, obrigando à suspensão da droga e, eventualmente, à reposição de hemácias, ou ao uso de eritropoietina recombinante. Pacientes em uso de ZDV têm níveis de neutrófilos mais baixos que aqueles nos quais outros INTR são usados, e os níveis de linfócitos CD4+ também estão comparativamente diminuídos. Esses achados têm pouca significação clínica, em geral. Os efeitos mielotóxicos da droga são acentuados por outras de mesmo potencial, como ganciclovir. A ação lesiva da ZDV sobre o DNA mitocondrial vem sendo progressivamente reconhecida, ainda que menos intensa que a da estavudina.

Os efeitos metabólicos do AZT são bem conhecidos: a droga produz elevações de colesterol e triglicerídios, está associada ao desenvolvimento de resistência a insulina, *diabetes mellitus* e esteatose hepática, em alguns casos acompanhada de acidose lática. A zidovudina pode também ser responsável por miopatia. Uma manifestação curiosa é o aparecimento de hiperpigmentação estriada nas unhas, mais comum em indivíduos de ascendência negra, sem significado clínico, mas muitas vezes originando preocupações estéticas. A zidovudina é comprovadamente associada ao desenvolvimento de lipodistrofia (Fisher et al., 2009), ainda que com menor frequência e intensidade do que a estavudina. Sendo administrada obrigatoriamente em duas doses diárias, e apresentando menor atividade clínica (Gallant et al., 2006) e pior perfil de toxicidade do que o abacavir ou o tenofovir, a zidovudina não figura mais como primeira opção terapêutica. Além do mais, caso usada sem associação com a 3TC, a dose de 300 mg a cada 12 horas implica no uso de seis cápsulas por dia. Por último, ela não deve ser usada com a ribavirina (por potenciação do desenvolvimento de anemia) e com o ganciclovir (por potenciação da mielotoxicidade).

O principal obstáculo ao uso do *abacavir* é a sua propensão a causar uma séria reação de hipersensibilidade em algumas pessoas, Isto ocorre em 5% a 8% dos pacientes, e se caracteriza por um quadro progressivo de febre e exantema, sinais gerais como astenia, anorexia e mialgia, uma síndrome digestiva de náuseas, vômitos e diarreia, e um quadro respiratório de faringite, tosse e dispneia progressiva. Laboratorialmente, podem surgir alterações de enzimas hepáticas e elevação da eritrossedimentação Os sintomas regridem rapidamente após a cessação do uso da droga, mas podem evoluir para o óbito, caso o tratamento se mantenha. Uma tentativa de reintrodução da droga pode se acompanhar de manifestações mais graves, nesta segunda vez. A reação de hipersensibilidade ao abacavir surge em geral durante a 2ª semana de tratamento, sendo incomum após 2 meses de uso. A suscetibilidade a esta reação está associada à presença do gene HLA-B*5701, o que explica por que indivíduos de raça branca têm um risco maior (5% a 8%) de desenvolvimento da reação do que aqueles de raça negra (2% a 3%). A determinação farmacogenética da presença do alelo B*5701 tem uma sensibilidade de 100% e uma especificidade de 99% (Saag et al., 2008). O cálculo de valores preditivos fica logicamente

prejudicado, já que a prevalência do alelo depende da composição racial de uma dada população.

Excetuando-se essa reação previsível, o abacavir é bem tolerado, e pode ser administrado em dose única diária, uma consideração significativa. Até muito recentemente pesavam sobre a droga suspeitas de que seu uso predispusesse a acidentes coronarianos. Entretanto, uma recente metanálise dos estudos publicados a respeito isentou a droga de culpa (Cruciani et al., 2011). Seu efeito sobre lipídios séricos e sobre o metabolismo lipídico é favorável.

Assim, o abacavir associado à lamivudina vem sendo preferido à associação ZDV/3TC, por ser inegavelmente menos tóxico, promover uma maior elevação da contagem de linfócitos CD4+, além de sua maior facilidade de uso, em dose única diária – reduzida em nosso País pela ausência de coformulação em dose fixa da associação ABC/3TC no SUS. O abacavir não deve ser usado em pacientes coinfectados pelo HBV, uma vez que não tem ação sobre este vírus; como visto, a escolha de INTR nesses pacientes recai sobre a associação TDF/3TC, salvo razões imperativas. Do mesmo modo, existem dificuldades para o uso simultâneo de ribavirina e ABC, e este não deve ser usado em portadores do HCV. O tipranavir influi negativamente na farmacologia do ABC, e o uso conjunto de ambos deve ser evitado. A interação com a didanosina é particularmente desfavorável, com aumento tanto da concentração máxima quanto da área abaixo da curva de distribuição da ddI. Este aumento de exposição à droga eleva os riscos de neuropatia periférica, pancreatite e acidose lática. Quantidades relativamente moderadas de álcool (p. ex., 500 mL de vinho) aumentam significativamente a meia-vida do ABC. Em indivíduos com insuficiência hepática grave (escore de Child-Pugh > 5), a droga deve ser evitada, ou ter a sua dose reduzida. Em compensação, é o único INTR que não necessita de alteração de dose na presença de insuficiência renal (Gazzard, 2008; Panel on Antiretroviral Guidelines, 2012).

O *tenofovir* é apresentado sob a forma de uma pró-droga, o fumarato de tenofovir disoproxila, e é administrado em dose única diária. É uma droga em geral muito bem tolerada, o que não significa que efeitos adversos graves não ocorram. Alguns estudos têm mostrado uma superioridade na eficácia virológica do tenofovir (em geral associado à emtricitabina) sobre o abacavir (em geral associado à lamivudina), sem que isto seja devido à terceira droga escolhida para compor o esquema. Em alguns estudos, esse efeito foi notado no grupo de indivíduos com carga viral acima de 100 mil cópias/mL (Sax et al., 2009; Post et al., 2010). Por essa razão, o tenofovir tem sido preferido ao abacavir nos protocolos internacionais. A principal toxicidade do tenofovir é para o rim, por onde a droga é eliminada tanto por filtração glomerular quanto por excreção tubular. O uso crônico de TDF está associado a alterações da função renal, representadas por redução da depuração de creatinina, proteinúria, e diabetes insípido nefrogênico (Gallant et al., 2005). A lesão tubular proximal pode caracterizar uma síndrome de Fanconi com hipofosfatemia. Os fatores de risco para o desenvolvimento de lesão renal são o início tardio do tratamento (isto é, baixas contagens de linfócitos CD4+), lesão renal preexistente, diabetes e uso concomitante de outras drogas nefrotóxicas, inclusive anti-inflamatórios não hormonais em doses elevadas ou repetidas. Há alguma evidência de que o uso de inibidores de protease potencializados por ritonavir poderia vir a acentuar esse efeito tóxico, por uma elevação dos níveis de tenofovir.

O uso de tenofovir deve ser antecedido por uma avaliação da atividade renal, e sua dose reduzida, caso a filtração glomerular esteja abaixo do normal. Para alguns autores, seria mais adequado, nestes casos, a substituição do tenofovir pelo abacavir.

Outro efeito colateral do tenofovir se demonstra sobre o metabolismo ósseo. A droga está associada a uma redução da densidade mineral óssea (avaliada por densitometria), como demonstrado no estudo ACGT A5224s, que comparou a associação TDF/FTC com ABC/3TC, com EFV ou ATV/r (McComsey et al., 2011). Pacientes HIV-positivo têm uma frequência aumentada de fraturas e desmineralização óssea (Triant et al., 2008), Recentemente, verificou-se que esses pacientes apresentam significativos níveis de hipovitaminose D (Rodríguez et al., 2009), e que tais níveis estão associados ao uso de tenofovir, e a elevações das taxas de paratormônio (Childs et al., 2010). Esse efeito se inicia já nas primeiras semanas de uso de tenofovir, e não é observado com o uso de abacavir (Masiá et al., 2011). O mecanismo é desconhecido, mas pacientes em uso de TDF devem ser periodicamente avaliados quanto a evidências de hipofosfatemia, hipercalcemia, hipovitaminose D, hiperparatireoidismo e desmineralização óssea, sobretudo caso tenham fatores de risco para doença óssea.

Não sofrendo metabolização pelo sistema CYP, o tenofovir tem poucas interações com medicamentos. Cabe mencionar a redução que provoca nos níveis séricos de atazanavir, que só deve ser usado em concomitância com reforço por ritonavir, caso se pretenda empregá-lo junto com o TDF. Como visto, a sua interação com a didanosina é particularmente desfavorável. Drogas que passem por excreção tubular renal podem competir com o TDF, e são possíveis elevações das duas substâncias, com risco de aumento de efeitos colaterais.

Indivíduos coinfectados pelo HIV e pelo HBV, em uso de TDF com lamivudina (ou emtricitabina) e com supressão viral do HBV podem apresentar uma reativação aguda da hepatite, caso as duas drogas sejam suspensas (Panel on Antiretroviral Guidelines, 2011; Gazzard, 2008; Thompson et al., 2012; EACS, 2012).

Em pacientes com lipodistrofia e dislipidemia, a substituição da estavudina e da zidovudina) pelo abacavir ou pelo tenofovir leva a uma involução lenta, gradual e progressiva e, muitas vezes, imperceptível clinicamente pelo médico, ou pelo paciente, além de uma rápida melhora do perfil metabólico de lipídios e glicícios.

Já a *lamivudina* é uma droga extraordinariamente bem tolerada. Seu efeito colateral mais comum talvez seja o desenvolvimento de uma macrocitose sem consequências clínicas. Em vista disso, seu uso é praticamente obrigatório no tratamento inicial, a não ser que seja substituída pela emtricitabina. Mesmo em pacientes cujo vírus tenha desenvolvido a mais comum das mutações relacionadas à 3TC (quando uma molécula de valina substitui uma de metionina na posição 184 da transcriptase reversa viral), a droga continua a ter valor. Primeiro, porque essa mutação aumenta a sensibilidade ao TDF e à ZDV; segundo, porque os vírus com a mutação M184V apresentam uma diminuição de sua *fitness*, ou capacidade replicativa (Panel on Antiretroviral Guidelines, 2012; Gazzard, 2008) e, consequentemente, uma diminuição em sua virulência.

A *emtricitabina* compartilha com a 3TC dos atributos de grande tolerabilidade, baixa toxicidade, ausência de interações medicamentosas de monta e possibilidade de administração uma vez ao dia. Por questões de políticas comerciais, a FTC é apresentada em maior número de coformulações do que a 3TC, com a vantagem adicional de ser combinada ao tenofovir, droga de primeira escolha na maioria dos protocolos internacionais. Como já dito, a emtricitabina não é disponível (em 2014) no Brasil.

Como visto, então, existem basicamente três opções para escolha dos dois INTR que participam de um esquema inicial de tratamento do HIV: tenofovir com emtricitabina, abacavir com lamivudina, e zidovudina com lamivudina. Dados de eficácia e segurança indicam que a sua escolha se dê na ordem indicada, e, exceto em algumas situações, a zidovudina não é mais recomendada (Panel on Antiretroviral Guidelines, 2012, Williams et al., 2012; Thompson et al., 2012; EACS, 2012).

É sabido que o tratamento inicial deve ser sempre feito com três drogas, e deve-se dizer que existem propostas de tratamento apenas com inibidores nucleosídicos da transcriptase reversa. Especificamente, com a associação de ZDV/3TC/ABC (coformulada em um único comprimido), mas também ZDV/3TC mais TDF, e mesmo uma combinação quádrupla de ZDV/3TC mais ABC mais TDF. Nenhuma delas é recomendada de rotina.

Isto posto, resta escolher a droga que terminará de compor o esquema triplo inicial. Até relativamente pouco tempo persistia a indecisão sobre usar-se um inibidor da protease viral ou um inibidor não nucleosídico da transcriptase. A escolha recai atualmente sobre um inibidor não nucleosídico da transcriptase reversa. O estudo ACTG A5142 comparou três possibilidades: as associações de dois INTR com lopinavir/ritonavir ou com efavirenz, ou a combinação do INNTR com o IP reforçado. A falha virológica foi significativamente menos comum no grupo de 2 INTR mais EFV do que no grupo semelhante, mas com LPV/r. O grupo sem emprego de INTR mostrou a mesma eficácia virológica do que aquele do EFV, mas o desenvolvimento de resistência viral foi mais comum (Riddler et al., 2008). Mais ainda, os efeitos metabólicos dos IP/r são em geral considerados mais acentuados do que aqueles provocados pelos INNTR, e a sua tolerabilidade é inferior. A maioria dos protocolos internacionais recomenda preferencialmente uma associação de INNTR com dois INTR.

A escolha do inibidor não nucleosídico é relativamente fácil. Obsoleta, a *delavirdina* necessita ser dosada três vezes ao dia e tem baixa potência, não entrando mais em nossas presentes considerações. A etravirina foi desenvolvida como um INNTR para ser usado em caso de falha terapêutica com EFV e NVP, e podemos então excluí-la de avaliação no contexto do tratamento inicial.

A *nevirapina* é uma droga de manejo delicado. É capaz de induzir uma importante reação sistêmica de hipersensibilidade, manifestada por febre, erupção cutânea, edemas periorbitário e perioral, alterações de enzimas hepáticas e mesmo insuficiência hepática grave, que pode evoluir para a necessidade de um transplante de fígado – como o exantema pode caminhar para um eritema polimorfo e síndrome de Stevens-Johnson. É verdade que, na maioria das vezes, o quadro é bem mais discreto, e manifesta-se apenas por queixas sistêmicas de astenia e cansaço, sintomas gastrintestinais inespecíficos (como anorexia e náuseas) e alterações enzimáticas relativamente modestas. Como mulheres têm maior propensão a desenvolver o quadro do que homens, e como essa ocorrência se relaciona mais a níveis comparativamente elevados de linfócitos CD4+ (van Leth et al., 2005), é possível selecionar indivíduos em que a probabilidade de ocorrência de hipersensibilidade seja menor. Além disso, há relação entre o nível sérico da droga e a hipersensibilidade referida, e como a NVP induz a sua própria metabolização hepática, a sua instituição em um regime progressivo, fazendo-se uso de metade da dose durante 2 semanas, reduz os riscos inerentes à droga.

Mas a nevirapina é uma droga eficaz e bem tolerada, se passado o período crítico de 6 semanas iniciais de tratamento. O estudo ARTEN comparou NVP com atazanavir reforçado por ritonavir, e não houve diferença em eficácia virológica, embora tenha havido uma incidência maior de efeitos colaterais no grupo com nevirapina, e um maior desenvolvimento de resistência viral. O fato de que a nevirapina foi usada por vezes em dose única diária pode explicar a maior incidência de paraefeitos, embora aqueles classificados como graves tenham ocorrido com a mesma frequência nos dois grupos (Soriano et al., 2011). Dado importante é o excelente desempenho da droga quanto a alterações metabólicas. A nevirapina é melhor que o efavirenz e o atazanavir/ritonavir nesse aspecto. A nevirapina não produz alterações significativas em níveis de triglicerídios ou de glicose, e induz aumento das frações de alta densidade do colesterol (Soriano et al., 2011). Há boa experiência em seu uso na gravidez, mas ela só deve ser usada em mulheres com contagem de linfócitos CD4+ abaixo de 250 células/mm³. Em homens, o limite é de 400 linfócitos/mm³. Em pacientes que venham a ultrapassar esses limites devido a um tratamento antirretroviral previamente estabelecido, a droga pode ser introduzida sem maiores problemas.

Assim, a nevirapina é preterida pelo efavirenz principalmente por razões de segurança. Entretanto, naqueles pacientes em que o efavirenz necessite ser substituído por paraefeitos metabólicos ou relativos ao sistema nervoso central, a nevirapina é uma boa opção, desde que o nível de linfócitos CD4+ ao início do tratamento antirretroviral estivesse abaixo dos limites já referidos (Gazzard, 2008).

Até recentemente, o *efavirenz* jamais se havia situado em posição de inferioridade a qualquer outra droga – fosse ela outro INNTR, um IP, o raltegravir ou o maraviroque (Riddler et al., 2008; Squires et al., 2004; Lennox et al., 2009; Cooper et al., 2010). Entretanto, o ensaio SINGLE comparou um esquema de dolutegravir mais a combinação em doses fixas de abacavir e lamivudina com a associação em doses fixas de efavirenz/tenofovir/emtricitabina, com vantagem para o primeiro esquema (Walmsley et al., 2013). Ainda assim o EFV permanece como o padrão com o qual as novas drogas são comparadas, sendo ainda mantido como droga de escolha em todos os protocolos e guias terapêuticos disponíveis (WHO, 2013; EACS, 2012; Thompson et al., 2012; Panel on Antiretroviral Guidelines, 2012; Williams et al., 2012; Morlat et al., 2013), devido a sua eficácia, baixo custo, razoável tolerabilidade e larga experiência clínica.

Seus principais efeitos colaterais não são desprezíveis, mas raramente são graves. Ocorrem principalmente para o lado do sistema nervoso central: tonteiras, síncopes, alterações do sono e do humor, pesadelos, redução da capacidade de concentração, entre outros, inclusive síndromes depressivas, ideações suicidas e outras manifestações. Pacientes com história passada de epilepsia, episódios comiciais, transtornos do humor, doença bipolar e psicoses não devem ser tratados com efavirenz, ou devem ter o seu tratamento cuidadosamente observado. Os sintomas mais leves com frequência diminuem de intensidade, após algumas semanas de tratamento, mas podem persistir indefinidamente, e mesmo se agravar. Um exantema pode surgir com o início do tratamento, mas não costuma alcançar a gravidade por vezes observada com a NVP. Alterações de enzimas hepáticas são observadas, e o EFV tem sido frequentemente inculpado como causador de elevações de triglicerídios, colesterol total e frações de baixa densidade, sendo inferior à nevirapina, nesse aspecto.

Embora haja evidências de efeito teratogênico do efavirenz, e seu uso durante a gravidez seja desaconselhado por algumas fontes (Panel on Antiretroviral Guidelines, 2012; Brasil, 2013), muitos autores desaconselham uma interrupção de seu uso, ao ser descoberta uma gravidez ocasional (Thompson et al., 2012; WHO, 2013). As recomendações oficiais brasileiras não sutentam seu uso nessa situação (Brasil, 2013). São múltiplas as interações medicamentosas de que faz parte, inclusive com anticoncepcionais hormonais. O EFV é hoje considerado o único ARV dentre os INNTR e IP que pode ser usado com segurança em concomitância com a rifampicina. De todo modo, seu uso é quase obrigatório durante o tratamento da tuberculose com esquema de primeira linha de quatro drogas (RHZE), excetuando-se as raras condições em que por alguma razão se opte pelo emprego de três INTR (Williams et al., 2012; Panel on Antiretroviral Guidelines, 2012; EACS, 2012; Thompson et al., 2012).

A frequência com que incidem os paraefeitos do efavirenz, principalmente os que afetam o sistema nervoso central, leva a que se procurem alternativas. Uma destas é a *rilpivirina*, um inibidor não nucleosídico da transcriptase reversa que apresenta efeitos adversos metabólicos e neuropsiquiátricos em menor frequência. Entretanto, a sua eficácia virológica é inferior à do EFV, principalmente em indivíduos cuja carga viral esteja acima de 100 mil cópias/mL (Molina et al., 2011).

Todos os INNTR têm uma baixa barreira genética, com exceção da etravirina. Isto significa que apenas uma mutação costuma causar resistência em alto nível, com frequência atingindo todos os componentes do grupo. Assim, a falha terapêutica com um INNTR não deve ser nunca tratada com outro INNTR, sempre com a exceção da etravirina e, neste caso, sempre depois de uma genotipagem viral.

O fastígio do efavirenz se dá à custa dos *inibidores de protease*. Como mencionado, o ritonavir não é mais utilizado em dose plena, como droga propriamente antirretroviral. O nelfinavir apresenta baixa potência e intolerância em alto grau, e não é mais disponível no Brasil, o que também acontece com o amprenavir e com o indinavir.

O *tipranavir* encontra-se registrado no Brasil para uso em pacientes infectados por HIV-1 que tenham sido previamente submetidos a tratamento extensivo e portadores de infecção por cepas de HIV-1 resistentes a mais de um inibidor da protease. Está, portanto, excluído de considerações sobre tratamento inicial. Esse medicamento deve sempre ser empregado em associação com ritonavir; enquanto para os demais IP usa-se 100 mg de RTV em cada tomada, para o TPV esta dose é dobrada. Não deve ser utilizado com etravirina. É fármaco com potencial hepatotoxicidade, e não deve ser usado em pacientes com doença hepática avançada (classes B ou C pelo escore de Child-Pugh). Igualmente, deve ser empregado com cautela em portadores de infecções crônicas por HBV ou HCV. Além de alterações em metabolismo de lipídios e açúcares, o uso de TPV está associado a riscos de sangramento, inclusive intracraniano; devido a esse risco, e ao fato de que a sua apresentação inclui uma quantidade de vitamina E maior do que a ingestão diária de referência, indivíduos em uso de tipranavir não devem receber suplementação de vitamina E; outras drogas com ação anticoagulante ou antiplaquetária devem ser usadas com cuidado. Como há um resíduo sulfonamida em sua molécula, um efeito colateral comum do TPV é a ocorrência de exantemas e reações de hipersensibilidade durante o seu uso (Boehringer-Ingelheim s.d).

O *saquinavir* é um IP bem tolerado, e que não costuma produzir grandes alterações metabólicas. Um estudo recente comparou o saquinavir com o atazanavir, ambos potenciados por ritonavir, e em acompanhamento de FTC/TDF. Não houve diferenças quanto à eficácia virológica, nem de ação adversa sobre parâmetros metabólicos (Vrouenraets et al., 2011), e o SQV costuma ser bem tolerado pelo aparelho digestório. O grande problema de seu uso é a quantidade de cápsulas a serem ingeridas: formulado em cápsulas de 200 mg, o emprego de 1.000 mg a cada 12 horas (e mais 100 mg de RTV) faz com que seu uso deva ser considerado como uma alternativa a outros IP (Panel on Antiretroviral Guidelines, 2012; Thompson et al., 2012).

Do mesmo modo, o **F**osamprenavir é tido como uma alternativa (mas não uma primeira opção) para uso em terapia inicial (Panel on Antiretroviral Guidelines, 2012; Thompson et al., 2012; Williams et al., 2012). O fosamprenavir é uma pró-droga do amprenavir. Seu uso é feito nas doses de 700 mg (um comprimido) de 12 em 12 horas, ou de 1.400 mg uma vez ao dia (apenas em pacientes sem experiência de uso de IP), sempre acompanhados de 100 mg de ritonavir em cada tomada (FPV/r). O estudo denominado KLEAN comparou FPV/r e LPV/r em combinação com ABC/3TC, não encontrando diferenças entre os grupos (Pulido et al., 2009). Os principais efeitos colaterais da associação FPV/r são metabólicos e sobre o aparelho digestório. Como há um resíduo sulfonamida em sua molécula, ocorrem exantemas e reações de hipersensibilidade entre 10% e 20% dos pacientes que fazem uso da droga (Panel on Antiretoviral Guidelines, 2012). Em resumo, não há maiores vantagens ou desvantagens do FPV/r em comparação com o LPV/r, exceto pela maior ocorrência de erupções dérmicas com o primeiro.

Pela experiência acumulada com o seu uso, sua potência e durabilidade de seu efeito clínico, o *lopinavir* (coformulado com ritonavir) é largamente utilizado, na dose de 400 mg de lopinavir e 100 mg de ritonavir a cada 12 horas. A administração a cada 24 é possível, dobrando-se a dose, mas deve ser restrita a pacientes virgens de tratamento. Em comparação com os inibidores de protease mais antigos, o LPV/r é bem tolerado, o que não significa que o seu uso seja isento de manifestações como náuseas, flatulência e, principalmente, diarreia. O maior problema enfrentado com o seu uso é, porém, o das alterações metabólicas que induz, como redução nos níveis da fração de alta densidade do colesterol, elevação das frações de baixa densidade, e resistência periférica à insulina, mas, principalmente grandes elevações dos níveis de triglicerídios, alcançando níveis correlacionados com a possibilidade de desenvolvimento de pancreatite (Gazzard, 2008). Alterações do eletrocardiograma (prolongamento do intervalo

PR, bloqueios AV) também são observadas com essa droga, embora menos intensas ou frequentes do que quanto ao SQV.

O *atazanavir* tem a vantagem de ser empregado em uma administração diária, e de causar menores alterações no metabolismo lipídico do que o LPV/r. É apresentado em duas formas: cápsulas com 200 mg, a serem tomadas duas a cada 24 horas, e cápsulas com 300 mg; nesta apresentação, o seu uso deve ser obrigatoriamente sempre feito junto com 100 mg de ritonavir. O uso de atazanavir sem reforço de ritonavir deve ser considerado excepcional, pois está associado a uma maior probabilidade de falha virológica, e jamais empregado em pacientes que tenham apresentado falha terapêutica a qualquer IP, nem quando a droga for usada em associação com o tenofovir. O ATV inibe a conjugação da bilirrubina em alguns indivíduos, causando hiperbilirrubinemia na maioria desses casos e, mesmo, franca icterícia, em uma proporção menor de pacientes. Essa elevação da bilirrubina indireta não tem qualquer significado patológico, mas, do ponto de vista clínico, pode ocasionar rejeição do paciente ao tratamento. O atazanavir também pode causar formação e eliminação de cálculos urinários, certamente em menor frequência do que o IDV. Alterações do eletrocardiograma (prolongamento do intervalo PR, bloqueios AV) também são observadas com essa droga, embora menos intensas ou frequentes do que quanto ao SQV. Como todo IP, o ATV provoca manifestações digestivas, como náuseas e vômitos. Seus paraefeitos metabólicos são menos acentuados, mas se agravam, caso haja reforço de ritonavir.

O atazanavir exige um meio ácido para a sua completa absorção, devendo a sua administração ser feita junto com alimentos, e havendo restrições ao seu uso concomitante a medicamentos antiácidos. Quando se pretende o seu emprego com substâncias neutralizadoras da acidez (hidróxido de alumínio, carbonato de cálcio e similares), o ATV deve ser administrado 1 hora antes, ou 2 depois do antiácido. No caso dos bloqueadores dos receptores H2, a dose destes não deve exceder o equivalente a 40 mg de famotidina duas vezes ao dia, em pacientes virgens de tratamento com IP, ou 20 mg duas vezes ao dia naqueles com história de falha terapêutica com IP. Neste último caso, é prudente aumentar a dose de ATV para 400 mg/dia, sempre em associação com 100 mg de ritonavir. Caso o ATV seja usado sem reforço de ritonavir, ele deve ser tomado 2 horas antes do inibidor de H2, ou mais de 10 horas depois. A dose deste último não deve ultrapassar o equivalente a 20 mg de famotidina duas vezes ao dia e, nesse caso, o ATV não deve ser utilizado em indivíduos com histórico de falha terapêutica. Quanto aos inibidores da bomba de prótons, não devem ser empregados em pacientes com história prévia de falha com IP, e a sua dose não deve ultrapassar o equivalente a 20 mg ao dia de omeprazol, administrados pelo menos 12 horas antes do ATV, sendo proscrito o seu uso caso não haja coadministração de ritonavir (Panel on Antiretroviral Guidelines, 2012).

O estudo CASTLE não mostrou diferenças de eficácia significativas entre o ATV/r e o LPV/r, mas a ocorrência de intolerância gastrintestinal e de distúrbios metabólicos foi significativamente menor no grupo tratado com ATV/r (Molina et al., 2007). Por essa razão, nos protocolos internacionais de tratamento esse esquema é um daqueles preferidos para primeira escolha, junto com o darunavir/r (EACS 2012, Panel on Antiretroviral Guidelines 2012, Thompson et al., 2012).

O *darunavir* foi inicialmente desenvolvido como opção para o tratamento de pacientes com falha terapêutica em esquemas anteriores com IP/r (Clotet et al., 2007), e consta das opções estabelecidas nas recomendações oficiais brasileiras exclusivamente como tal (Brasil, 2013). Entretanto, o estudo ARTEMIS comparou a sua eficácia com a da associação LPV/r em pacientes virgens de tratamento: o DRV/r foi superior sob o ponto de vista virológico, com melhor tolerância gastrintestinal e menos efeitos metabólicos (Mills et al., 2009), passando assim a ocupar uma posição de primazia nas indicações para início de tratamento (Panel on Antiretroviral Guidelines, 2012; Thompson et al., 2012; EACS, 2012; Williams et al., 2012).

Os efeitos colaterais do DRV/r são os mesmos gerais da classe dos IP, porém, como já acentuado, eles ocorrem em menor frequência do que durante a administração de FPV/r ou LPV/r, principalmente a diarreeia. Alterações de parâmetros metabólicos são também menos intensas. Como o TPV e o FPV, o DRV também possui um resíduo de sulfonamida em sua molécula. Assim, cerca de 10% dos pacientes em uso da droga desenvolvem reações cutâneas (Panel on Antiretroviral Guidelines, 2012).

Primeiro inibidor da transferência de cadeia pela integrase (ITCIn) a ser desenvolvido, o *raltegravir (RAL)* bloqueia a replicação viral por inibir atividades essenciais relacionadas à transferência de cadeias de ácido nucleico pela integrase. Sua absorção é rápida e não é influenciada pela ingestão de alimentos. Metabolizada pela uridina difosfato-glicuronosil transferase 1A1 (UGT1A1), a droga é excretada pelos rins, tanto sob forma livre quanto glicuronizada. Nas fezes ela aparece sob a forma livre, provavelmente por hidrólise do glicuronato no intestino. Não há necessidade de modificação de dose em pacientes com insuficiência renal, mas não está estabelecida a segurança de administração em indivíduos com insuficiência hepática grave.

A droga é usada na dose de 400 mg duas vezes ao dia. Como o RAL não é metabolizado em grau significativo pelo sistema CYP 450, existem poucos riscos de interação medicamentosa, mas seu uso com rifampicina implica em redução dos parâmetros farmacológicos do RAL, pois aquela droga é uma potente indutora da UGT 1A1: nesse caso, a dose de RAL deve ser dobrada. Os parefeitos mais comuns são diarreia (~15%), náuseas (10%) e cefaleia (10%). Pode ocorrer fraqueza muscular, elevações de creatinoquinase e mesmo rabdomiólise, mas o fármaco é bem tolerado, no geral (Panel on Antiretroviral Guidelines, 2012; Cocohaba e Dong, 2008). É baixa a sua barreira genética, e uma única mutação é capaz de reduzir sensivelmente a sua atividade; as principais mutações na integrase associadas ao RAL são Q148H/K/R, N155H, Y143R/H/C e E92Q (Johnson et al., 2011). O raltegravir foi inicialmente desenvolvido para uso em pacientes com múltiplas falhas virológicas e resistência a diversas classes de antirretrovirais, situação em que se desempenha com muito sucesso (Steigbigel et al., 2008), tornando muito menos necessária a utilização da enfuvirtida. Avaliações recentes têm mostrado sua eficácia e segurança no uso inicial.

O STARTMRK é um estudo que compara o raltegravir com o EFV, ambos em combinação com TDF/FTC. Em suas várias análises, e culminando com uma avaliação após 3 anos de acompanhamento, o raltegravir tem se mostrado comparável ao EFV em termos de supressão viral, restauração imune e durabilidade do efeito. A tolerância é similar para ambos, mas o RAL apresenta menos efeitos para o lado do SNC, e melhor perfil metabólico de lipídios. Nenhum antirretroviral produz uma baixa tão rápida dos níveis de carga viral quanto o RA (e demais ITCIn). Embora isso possa ser de interesse no tratamento da infecção aguda e seus altos níveis de replicação viral, o seu significado clínico é desconhecido (Rockstroh et al., 2011).

Em consequência ao exposto, o raltegravir é indicado para o tratamento inaugural da infecção pelo HIV em diversos protocolos internacionais (Panel on Antiretroviral Guidelines 2012; Thompson et al., 2012; EACS, 2012; Williams et al., 2012), em conjunto com dois INTR, geralmente TDF/FTC, combinação com a qual há maior experiência. No SUS, o fármaco tem indicação apenas para o tratamento de indivíduos com falhas envolvendo múltiplas classes de antirretrovirais (Brasil, 2013).

O *elvitegravir* (EVG) é um inibidor da transferência da cadeia da integrase. É metabolizado pelo sistema CYP3A, e necessita de reforço farmacológico para ser clinicamente empregado. É comercializado em uma coformulação de quatro drogas: TDF (300 mg), FTC (200 mg), o próprio EVG (150 mg) e 150 mg de cobicistat (cobi), inibidor potente e específico do CYP3A (mas sem ação sobre o HIV), sendo o medicamento usado na dose de um comprimido a cada 24 horas. Seu registro para uso comercial se deu a partir de dois estudos. O GS-236-0103 é um estudo duplo-cego em pacientes virgens de tratamento, comparando EVG/cobi/FTC/TDF com ATV/r mais FTC/TDF. Após 48 semanas, 89,5% dos pacientes no primeiro grupo conseguiram a indetecção viral (< 50 cópias/mL), contra 86,8% do grupo de comparação, demonstrando a não inferioridade do regime de prova. Ambos os tratamentos foram bem tolerados, mas o grupo com ATV/r apresentou mais alterações de função hepática e maiores elevações médias dos níveis séricos de triglicerídios do que o grupo com EVG (DeJesus et al., 2012). Com 96 semanas de acompanhamento, as proporções de indetecção viral eram de 83% e 82%, respectivamente, sem diferenças significativas em termos de toxicidade, durabilidade ou potência entre os dois braços do ensaio (Rockstroh et al., 2013).

Outro estudo (GS-US-236-0102) vem comparando a combinação EVG/cobi/FTC/TDF com a formulação em dose fixa de EFV/FTC/TDF. Após 48 semanas, os níveis de indetecção viral foram de 87,6% e de 84,1%, respectivamente. Não houve diferenças no número de ocasiões em que a administração dos medicamentos teve que ser interrompida por intolerância ou toxicidade, mas a concentração sérica média de creatinina elevou-se mais no grupo de prova do que no de comparação (Sax et al., 2012). Após 96 semanas, as proporções de indetecção viral eram respectivamente de 84% e 82%. Como no estudo comparativo com IP, não houve diferenças significativas de toxicidade, tolerância, durabilidade ou potência entre os dois braços, com exceção de disfunção renal, mais comum com o uso de EVG/cobi/FTC/TDF (Zolopa et al., 2013).

A combinação EVG/cobi/FTC/TDF é empregada na dose de um comprimido a cada 24 horas, ingerido junto com alimento. O medicamento não deve ser iniciado em indivíduos com depuração de creatinina estimada abaixo de 70 mL/minuto, e deve ser suspenso caso este parâmetro caia abaixo de 50 mL/minuto, já que não é possível o ajuste necessário de intervalo entre as doses, devido à presença de TDF e FTC na composição. Não há contraindicação de uso em pacientes com insuficiência hepática leve ou moderada (classes A ou B de Child-Pugh). Este medicamento não pode ser usado em conjunto com drogas que sejam metabolizadas pela via CYP3A. Isto inclui os alcaloides do ergot e seus derivados, lovastatina, simvastatina, cisaprida, pimozida e midazolam, entre muitas outras drogas. Seus efeitos colaterais mais comuns ocorrem para o lado do aparelho digestório, com náuseas (16%), diarreia (12%) e flatulência (2%). Além desses, cefaleia, insônia e anomalias em sonhos são também manifestações frequentes (AIDSinfo Drug Database, 2014).

O *dolutegravir* (DTG) é a mais recente adição à farmacopeia antirretroviral. Como as duas drogas anteriores, é um inibidor da transferência de cadeia pela integrase (ITCIn), com a vantagem de não necessitar de uso em duas tomadas diárias (ao menos na maioria das indicações), como o RAL, e de não exigir reforço farmacológico, como o EVG. Suas características clínicas permitem vaticinar que, em breve, o dolutegravir será a droga preferencial para o tratamento de pacientes infectados pelo HIV – exceto por seu custo atual.

Tais características se tornaram evidentes em uma série de cinco ensaios clínicos. O SPRING-2 foi um estudo duplo-cego, comparando DTG em uma dose diária de 50 mg com RAL em duas doses de 400 mg a cada 12 horas, em associação com ABC/3TC ou TDF/FTC em pacientes virgens de tratamento antirretroviral. Ao final de 96 semanas, o percentual de indetecção viral (< 50 cópias de ARN/mL) no grupo em uso de DTG foi de 81%, ao passo que o grupo em comparação alcançou 76%, diferença sem significado estatístico, mas alcançando o objetivo de demonstração de não inferioridade do DTG. Não houve diferenças de tolerância, nem ocorrência de efeitos colaterais graves em ambos os grupos (Raffi et al., 2013).

Já o SINGLE comparou DTG mais ABC/3TC em dose única diária com a formulação de dose fixa EFV/TDF/FTC, também um ensaio duplo-cego em pacientes em tratamento inicial. Após 48 semanas, houve diferença significativa entre o percentual de indetecção (< 50 cópias/mL) no grupo com DTG (88%), em comparação com o grupo com EFV (81%). Além disso, o grupo com DTG obteve indetecção viral mais rapidamente, o aumento médio nas contagens de linfócitos CD4+ foi maior, e a ocorrência de efeitos colaterais foi por sua vez menor (Walsley et al., 2013). Como já mencionado, esta foi a primeira vez que um esquema contendo EFV mostrou-se inferior a outro, em um estudo comparativo.

A eficácia do DTG foi também comprovada em pacientes em falha terapêutica, sendo demonstrada a sua superioridade ao RAL, nesta situação. O SAILING comparou DTG com RAL em pacientes em falha terapêutica, com amostras virais apresentando resistência a duas ou mais classes de antirretrovirais, e com terapia de fundo (*background*) compreendendo mais outras duas drogas, das quais ao menos uma com atividade completa contra a amostra viral do paciente. Nenhum paciente tinha história de uso prévio de qualquer ITCIn. Na 48ª semana, 71% dos pacientes em uso de DTG haviam obtido indetecção viral, contra 64% no grupo em uso de RAL, uma diferença com significado estatístico. Dos pacientes que vieram a desenvolver falha terapêutica em qualquer dos dois esquemas, o aparecimento de mutações de resistência para os ITCIn foi significativamente menor no grupo com DTG (Cahn et al., 2013).

Além disso, o DTG mostrou-se também mais eficaz em situações de falha das duas outras drogas de sua classe. O VIKING-3 não foi um estudo duplo-cego: pacientes com amostras virais multirresistentes – obrigatoriamente aos ITCIn – foram divididos em duas coortes; a primeira recebeu 50 mg ao dia de DTG, e à segunda eram administrados 50 mg a cada 12 horas, enquanto o esquema em falha era mantido, com exceção do ITCIn. Após 10 dias, a terapia de fundo era ajustada, de acordo com testes de geno e fenotipagem viral. A resposta foi rápida, e 96% dos pacientes na coorte II obtiveram uma redução ≥ 0,7 log cópias/mL no 11º. dia de tratamento, em comparação a 78% na coorte I. Na 24ª. semana, as proporções de indivíduos com carga viral indetectável foram de 75% na coorte II, contra 41% na coorte I, demonstrando que o DTG é ativo em situações nas quais as outras duas drogas da classe não se mostram eficazes. Notou-se ainda que o incremento na dose diária não se refletiu em aumento significativo da proporção ou intensidade de efeitos colaterais (Eron et al., 2013).

Por último, outro estudo aberto (FLAMINGO) demonstrou a superioridade do DTG sobre o DRV/r, em associação com FTC/TDF ou ABC/3TC. Após 48 semanas, o grupo de indivíduos em uso de DTG obteve 90% de indetecção, contra 83% do grupo de comparação, diferença considerada significativa, estatisticamente; efeitos adversos foram menos comuns no grupo com DTG (Feinberg et al., 2013).

A metabolização do DTG se dá pelo sistema UGT1A1, e parcialmente pelo sistema CYP3A. Sua eliminação se dá em forma inalterada pelas fezes, ou em metabólitos, pela urina. Não há necessidade de ajuste de doses em pacientes com insuficiência hepática leve ou moderada (classes A ou B de Child-Pugh), não havendo dados sobre a segurança de seu uso em graus mais avançados de disfunção hepática. Na presença de insuficiência renal, os níveis séricos de DTG acham-se <u>reduzidos</u>; entretanto, na ausência de resistência suspeita ou comprovada aos ITCIn, não há necessidade de ajuste de dose da droga, mesmo em alterações maiores da função renal. Em pacientes com grave insuficiência, e cujas amostras virais possam ter suscetibilidade reduzida à droga, recomenda-se o uso de duas doses diárias de 50 mg.

O dolutegrevir inibe o mecanismo de transporte de cátions orgânicos do rim, resultando em redução da eliminação da creatinina, e ocasionando discretos aumentos de seu nível sérico. Pelo mesmo mecanismo, aumenta os níveis de metformina e do antiarrítmico cardíaco dofeltilida, em conjunto com o qual não deve ser utilizado.

Seu uso em associação com os INNTR requer cuidados. A etravirina reduz os níveis séricos do DTG, a menos que haja coadministração de ATV/r, LPV/r ou DRV/r. O uso em combinação com o EFV indica o aumento da dose de DTG para 50 mg duas vezes ao dia, não havendo recomendações de uso concomitantes de DTG e NVP. Quanto aos IP, tanto FPV/r quanto TPV/r obrigam ao uso de administração duas vezes ao dia da droga, o que também deve ser feito para pacientes em uso do tuberculostático rifampicina. A droga deve ser evitada em indivíduos que fazem uso dos antiarrítmicos cerebrais oxcarbazepina, carbamazepina, fenobarbital e fenitoína, além de preparações contendo extratos de *Hypericum perforatum*. Por último, antiácidos e outros medicamentos contendo ânions de Ca, Mg, Fe e Al devem ser empregados 6 horas antes ou 2 horas depois do DTG.

Como já mencionado, a dose recomendada de DTG é de 50 mg a cada 24 horas, exceto nas coadministrações acima mencionadas, e em pacientes com suspeita ou confirmação de resistência viral aos ITCIn, quando o intervalo entre doses deve ser reduzido para 12 horas.

À semelhança dos demais membros da classe, o DTG é muito bem tolerado. Os efeitos colaterais mais comumente observados são insônia e cefaleia. Ocasionalmente foram descritas reações de hipersensibilidade e alterações de função hepática, particularmente em indivíduos coinfectados por HBV ou HCV (AIDSinfo Drug Database, 2014).

O *maraviroque* é um antagonista de receptor de quimiocina que atua como inibidor de entrada do HIV, por bloquear o acesso do vírus ao receptor CCR5, necessário para a fusão do envelope do vírus com a membrana celular. É o único representante atual de uma classe de antimicrobianos extremamente singular, por sua atuação se dar não sobre o vírus, mas exclusivamente sobre a célula do hospedeiro. Assim, o MVC atua exclusivamente sobre o vírus CCR5-trópicos, não tendo ação sobre vírus com tropismo pelo receptor CXCR4. Como é sabido, estes últimos tendem a ser mais frequentes nas infecções mais avançadas no tempo e, em consequência, seria possível imaginar que o MVC fosse mais útil no tratamento inicial do que no da falha. As suas propriedades imunomodulatórias fizeram com que a droga fosse inicialmente considerada para uso em artrite reumatoide.

O maraviroque (MVC) é metabolizado pelo citocromo P450, principalmente pelo CYP3A, e os seus metabólitos são inativos frente ao HIV-1. Cerca de 25% da dose são excretados por via renal sob forma não metabolizada. A sua dose é fortemente influenciada por medicações concomitantes, inclusive outros antirretrovirais. Quando empregado com inibidores potentes do CYP3A (todos os IP, com exceção do TPV) e substâncias como cetoconazol, itraconazol e claritromicina, a dose é de 150 mg duas vezes ao dia. Caso seja administrado junto com drogas com pouca ou nenhuma ação no CYP3A (todos os INTR, TPV/r, NVP, RAL e outras), a dose é de 300 mg duas vezes ao dia. Já caso se trate de indutores potentes do CYP3A – EFV, ETV, rifampicina, carbamazepina, fenobarbital e fenitoína, a dose passa a ser de 600 mg duas vezes ao dia.

Os efeitos adversos do MVC são em geral poucos e pouco importantes: tosse, episódios febris, exantema, mialgias, dor abdominal e tonteiras. Entretanto, casos de hepatotoxicidade importante foram já relatados, e a droga deve ser usada com cautela na presença de hepatopatias, inclusive hepatites B e C. Indivíduos homozigóticos para a mutação Δ22 não expressam o receptor CCR5 na superfície de suas células, e são naturalmente imunes ao HIV. No entanto, apresentam maior suscetibilidade a formas graves de duas doenças virais: a encefalite transmitida por carrapatos, e a febre do oeste do Nilo. Assim, indivíduos em uso de maraviroque podem estar submetidos a maior risco em relação a essas infecções (Pett et al., 2010). Problema de considerável importância é a necessidade de determinar qual o fenótipo viral presente em um determinado momento da infecção de um dado indivíduo: CCR5 – quando o medicamento atuaria a contento, ou CXR4. Mesmo nas situações em que este fenótipo estivesse presente em baixa proporção, ele logo passaria a predominar. As controvérsias a respeito da realização de testes de feno ou de genotipagem neste ponto específico ultrapassam os nossos objetivos. Diga-se apenas que o seu custo elevado, a sua pouca disponibilidade e uma sensibilidade algo abaixo do ideal são um fator a mais de complicação para o emprego da droga.

O ensaio clínico denominado MERIT comparou maraviroque com EFV, ambos acompanhados de ZDV/3TC. Os primeiros resultados sugeriam uma menor eficácia do MVC, em termos de supressão viral. Utilizando um método mais sensível de determinação do fenótipo viral que o anteriormente empregado, uma reanálise posterior classificou e excluiu do estudo indivíduos que eram na realidade portadores de CXR4, e não de CCR5. Já agora, o MVC foi considerado não inferior ao EFV, e o seu registro para uso em início de terapia foi autorizado (Cooper et al., 2010). Aspecto sumamente interessante do maraviroque é a sua inegável superioridade na elevação dos níveis de linfócitos CD4+, em comparação com outros antirretrovirais.

O MVC é admitido para composição de esquemas iniciais de tratamento por alguns protocolos internacionais (especificamente, norte-americanos), mas apenas como droga alternativa, em face de questões como interações, dose duas vezes ao dia, dificuldades de obtenção da determinação do fenótipo viral e, por fim, pelo fato de que o seu uso em tese deve ser feito com ZDV/3TC, pois não foram ainda dados à luz ensaios com TDF ou ABV.

Em conclusão e resumo: diversas novas drogas e duas novas classes foram recentemente introduzidas no tratamento inaugural da infecção pelo HIV. Além de uma clara tendência para um início mais precoce, há também uma ênfase cada vez maior na simplificação de determinações oficiais de tratamento, com o uso de formulações combinadas de doses fixas e emprego de medicamentos administrados uma vez ao dia, sem necessidade de alimentação ou obrigatoriedade de jejum. A inegável toxicidade das drogas mais antigas tem feito com que elas cada vez mais sejam relegadas a um segundo plano. As atuais recomendações oficiais brasileiras refletem estas conclusões, inclusive no esforço de iniciar mais precocemente o tratamento dos infectados, com isso aumentando significativamente a sus cobertura.

Em função principalmente deste aumento de cobertura, que só se conseguirá fazer através da rede de atenção básica, e não de especialistas, e que implicará não apenas em aumento de custos de aquisição de fármacos, mas em redimensionamento da logística de medicamentos e insumos laboratoriais, o esquema de primeira linha de tratamento tornou-se obrigatório no SUS, a exemplo do que ocorre no tratamento da tuberculose e de outras infecções, como a malária.

Assim, o tratamento inicial deverá ser feito com a combinação de dose fixa de EFV (600 mg)/TDF (300 mg)/3TC (300 mg), em um comprimido ao dia. Caso haja contraindicação ao TDF, este deverá ser substituído pela ZDV, esta pelo ABC, e esta ainda pela ddI, sempre em caso de intolerância ou contraindicação justificada. Em casos de intolerância ou contraindicação ao EFV, a nevirapina deve ser prescrita em preferência aos IP/r, exceto quando tiver havido reação exantemática ao EFV, e respeitando-se o que foi dito em relação a seu uso em pessoas com níveis mais elevados de linfócitos CD4+.

A segunda linha de tratamento se fará com IP/r, apenas quando houver impossibilidade documentada de uso de INNTR. Neste caso, o IP selecionado é o lopinavir (coformulado com ritonavir). Como visto, o LPV/r é inferior aos ATV/r e, principalmente, ao DRV/r. Esta escolha se deu certamente por razões financeiras e de logística, já que todos os outros esquemas implicam em uso de ritonavir separadamente, com exigências de refrigeração do medicamento em farmácias e almoxarifados. Em caso de intolerância (por manifestações digestivas, principalmente) ou contraindicação (por alterações metabólicas), o IP a ser empregado é o atazanavir e, quando este não puder ser tolerado (quase certamente por icterícia, ou pela ocorrência de nefrolitíase), dá-se lugar ao fosamprenavir. O saquinavir não tem nenhuma indicação terapêutica listada nas atuais recomendações oficiais brasileiras para início de tratamento (Brasil, 2013).

COMO AVALIAR A TERAPIA

Iniciado o tratamento, espera-se a melhora da condição clínica do paciente (caso sintomático), a recuperação na contagem de linfócitos CD4+, a correção de parâmetros hematológicos porventura alterados e a indetecção da carga viral plasmática. Entretanto, como o tratamento do HIV não conduz à erradicação do vírus e, em estudos de coortes os níveis de sucesso representados pela indetecção da carga viral tendem a se reduzir com o tempo, é necessário determinar periodicamente se o efeito da TARV se faz a contento, ou se são necessárias trocas ou ajustes no esquema.

Uma vez iniciado, então, o tratamento, a carga viral deve ser medida entre 6 e 8 semanas daquele início, e mensalmente até a indetecção. A partir deste momento, pode-se realizar o teste a cada 3 ou 4 meses durante os 12 primeiros meses da indetecção. Daí em diante, com o tratamento estabilizado, a carga viral deve ser medida duas a três vezes por ano (EACS, 2012; Panel on Antiretroviral Guidelines, 2012; Thompson et al., 2012).

Critérios de Falha

Considera-se haver falha terapêutica quando não ocorre a queda da carga viral abaixo do limite de detecção após 6 meses de tratamento. Este limite de detecção varia de acordo com o método empregado; em geral, 40 ou 20 cópias/mL. Uma detecção confirmada da carga viral é indicativa de falha virológica. Elevações transitórias e discretas (abaixo de 1.000 cópias/mL) da carga viral (os chamados *blips*) podem ocorrer, sem que se caracterize a falha mencionada. Recomenda-se a confirmação de qualquer resultado inesperado, em nova coleta de sangue, feita em período nunca inferior a 4 semanas da primeira (EACS, 2012; Panel on Antiretroviral Guidelines, 2012; Thompson et al., 2012).

O número de linfócitos CD4+ na periferia costuma subir rapidamente, devido a uma redistribuição da população total de linfócitos no organismo e à migração de linfócitos tímicos. Daí por diante, há uma subida lenta e variável do parâmetro: entre 50 e 100 células por ano. Respostas mais modestas são em geral obtidas em pacientes mais idosos, com nadir de contagem anterior muito baixo, ou em uso de zidovudina. Em contrapartida, e como já mencionado, o uso de maraviroc se associa a maiores elevações da contagem de linfócitos. Variações relativamente amplas dos níveis de linfócitos CD4+ podem acontecer: alterações de 25% a 30% a mais ou a menos entre um exame e o próximo não têm significado clínico, embora os pacientes e alguns profissionais

desavisados se preocupem e alarmem-se desnecessariamente com o teste e seus resultados. Os linfócitos CD4+ devem ser avaliados a cada 3 ou 4 meses, para que se proceda à suspensão da profilaxia de pneumocistose. Em pacientes estáveis, com indetecção viral e níveis de CD4+ acima de 500/mm^3, a avaliação pode ser feita a cada 6 ou mesmo 12 meses (Panel on Antiretroviral Guidelines, 2012).

O surgimento de uma infecção oportunista nem sempre caracteriza falha, caso se dê em um paciente com alto grau de imunodeficiência (nadir de 100 ou menos linfócitos CD4+/mm^3), principalmente se ocorre dentro de 3 a 4 meses do início da terapia, mas episódios podem se suceder até depois de mais de 12 meses de tratamento eficaz. Infecções dentro de 3 meses do início são em geral o resultado da restauração de uma resposta protetora a um agente responsável por uma infecção quiescente. Manifestações tardias parecem corresponder a respostas a antígenos de agentes patogênicos não viáveis (French, Price e Stone, 2004). A frequência dessas manifestações varia evidentemente com a população estudada, já que depende do momento de início do tratamento, sendo bastante comum na África e em outros locais onde o tratamento se inicia a partir de critérios clínicos, ou de níveis baixos de CD4+: um estudo sérvio encontrou uma frequência de 17% (Jevtović et al., 2005).

Os mecanismos não são inteiramente conhecidos, e parecem mesmo variar de um patógeno a outro: nas doenças causadas por micobactérias, há uma recuperação da resposta retardada a antígenos, enquanto na citomegalovirose há elevação de marcadores sugestivos de ativação de células CD8+ (Stone, Price e French, 2004).

As infecções mais comumente associadas a essas síndromes são causadas por micobactérias (*M. tuberculosis* e *M. avium-intracellulare*), criptococo, vírus do grupo herpes (principalmente o vírus varicela-zoster e o citomegalovírus), o HBV, o HCV e o vírus JC (French, Price e Stone, 2004; Ratnam et al., 2006; Jevtović et al., 2005).

Doenças autoimunes (como a de Graves) têm também sido relacionadas, bem como a sarcoidose, porém ocorrendo por um mecanismo patogênico distinto daquele das doenças infecciosas (French, 2009).

Conduta na Falha Terapêutica

A ocorrência de falha virológica não deve obrigar necessariamente a uma mudança na TARV. As razões de uma eventual resposta incompleta (isto é, não obtenção da indetectabilidade) ou mesmo da falha podem estar associadas a aspectos da baixa potência de determinados esquemas (como aqueles compostos de três INTR, por isto mesmo em desuso), ou a introdução inadvertida de uma medicação que interfira negativamente naqueles parâmetros: isso ocorre, por exemplo, com a rifampicina e o cetoconazol, que reduzem os níveis séricos da maioria dos INNTRs e IPs, ou com inibidores da bomba de prótons e o atazanavir, impedindo a sua absorção. O medicamento inculpado pode ter sido prescrito por outro profissional, sem o conhecimento do clínico, e o paciente deve ser advertido para comunicar a seu médico o uso de qualquer medicação (ver o item Efeitos Colaterais e Interações, adiante): a hipericina (erva-de-São-João) é um produto fitoterápico que influi negativamente no metabolismo de IPs e INNTR e que, por ser considerado um produto "natural", muitas vezes é tido como inócuo. Dificuldades em cumprir as recomendações de jejum, ou de alimentação concomitante às tomadas, devem também ser investigadas.

Como já acentuado, existe a possibilidade de resistência primária da cepa viral aos medicamentos empregados, com prevalência aparentemente em avanço entre nós (Sucupira et al., 2007; Gagliani et al., 2011; Gräf et al., 2011).

Alterações inesperadas e súbitas da carga viral necessitam de uma cuidadosa avaliação quanto à adesão do paciente ao tratamento. Infelizmente, isso é mais bem dito do que feito: em geral, as respostas a indagações diretas a esse respeito são afirmativas e de pouco valor. As considerações feitas anteriormente sobre a adesão ao tratamento não necessitam ser repetidas aqui.

A suspeita de uma falha virológica implica em uma criteriosa confirmação laboratorial da mesma. O paciente deve ser cuidadosamente examinado no sentido de se detectarem sinais de progressão clínica da doença, embora esta ocorra tardiamente. O paciente deve ser particularmente questionado sobre eventuais dificuldades quanto à tomada de cada um dos medicamentos, de forma isolada, perguntando-se sobre a ocorrência dos seus efeitos colaterais mais comuns. Dificuldades referentes à frequência de tomadas, exigências de jejum ou de alimentação concomitantes, incompatibilidades de horários e dificuldades sociais referentes à eventual revelação a outras pessoas do uso de medicamento (e, portanto, da doença) devem ser procuradas. Causa comum de não adesão é uma síndrome depressiva, muitas vezes não adequadamente detectada pelo clínico – e quiçá causada ou agravada pelo efavirenz.

Por último, deve ser acentuado que uma boa interpretação quanto à associação entre a má qualidade da unidade de saúde, e a não adesão, encontrada em trabalho nacional (Brasil, 2000) pode ser a da má qualidade da relação paciente-instituição. Portanto, a boa relação do profissional médico (e dos demais) com o seu paciente favorece e facilita a adesão deste ao tratamento, e contribui positivamente para o seu resultado.

Terapia de Resgate

Uma vez caracterizada a falha terapêutica, e esgotadas as possibilidades de que essa seja devida a causas outras que não à resistência viral, impõe-se a troca da medicação. Esse é um aspecto complexo da terapia antirretroviral, e seu tratamento à exaustão está fora do escopo desse capítulo. Entretanto, em linhas gerais, pode-se dizer que, sempre que possível, deve-se recorrer a um teste de verificação laboratorial da presença de mutações na amostra viral circulante. Desses, existem dois tipos principais. A fenotipagem é um método caro, demorado e pouco disponível, que implica no cultivo do vírus em sistemas celulares, em presença de concentrações crescentes do antirretroviral que se deseja testar. É mais empregada a genotipagem, que consiste na amplificação do genoma viral e em seu posterior sequenciamento, determinando-se através de análise computadorizada a ocorrência de variações nos tríduos de bases, posteriormente traduzidos para as substituições dos aminoácidos naturais nas moléculas das enzimas (transcriptase e protease), que carreiam consigo a resistência aos diversos ARV. Esse método é disponibilizado no Sistema Único de Saúde, seguindo critérios e parâmetros específicos e mandatórios para a sua solicitação. Ultimamente foram incluídos novos métodos, específicos para detecção de resistência à enfuvirtida e aos ITCNi, além de avaliação do tropismo viral, necessário para a correta indicação do maraviroque.

Na ausência desses métodos, e de modo geral, a substituição de drogas deve ser feita utilizando-se sempre que possível uma substância pertencente a um grupo do qual o paciente não tenha ainda feito uso, e substituindo-se integralmente o esquema por drogas nunca antes utilizadas. A estratégia terapêutica de resgate deve sempre buscar a indetecção viral, independentemente do número de falhas terapêuticas ocorridas. Procura-se evitar mudanças intempestivas que possam implicar na substituição real de um esquema falhado por outro com apenas uma droga eficaz, prejudicando esquemas futuros. Diversos avanços têm tornado mais fácil (ou mais eficaz) o tratamento da falha virológica: a introdução do tenofovir, ativo muitas vezes quando nenhum outro INTR o é, do darunavir, um IP desenhado para agir em casos de grande resistência intraclasse, do raltegravir e de outros inibidores da integrase (em particular o dolutegravir), drogas para as quais não se espera resistência, por pertencerem a uma nova classe, e drogas de papel mais incerto e menor, a etravirina (ativa às vezes quando outros INNTR já não agem) e a enfuvirtida – potente mas de uso complexo (Lalezari et al., 2003) – são alguns desses.

EFEITOS COLATERAIS E INTERAÇÕES

Nenhum dos antirretrovirais (ARV) é isento de efeitos colaterais, e alguns deles estão relacionados a toda uma classe, enquanto outros são mais relacionados com determinadas drogas, individualmente, como visto. O leitor é referido a trabalhos e publicações específicos, quanto a isso (Panel on Antiretroviral Guidelines, 2011).

Como acentuado, as drogas antirretrovirais interferem entre elas e sobre outras drogas, e são também objeto de interações prejudiciais frequentes. Uma análise aprofundada do problema está além do alcance deste texto, e não é viável fiar-se alguém apenas na memória para enfrentar esta questão, tantas e tão variadas são as interações possíveis, com enorme frequência envolvendo drogas de uso extremamente comum entre os pacientes HIV-positivo – como as estatinas e diversos psicotrópicos, por exemplo. Sugere-se ao leitor consultar o portal mantido na internet pelo *Liverpool HIV Farmacology Group*, da Universidade de Liverpool (http://www.hiv-druginteractions.org/).

REFERÊNCIAS BIBLIOGRÁFICAS

1. Abdool Karim SS et al Timing of initiation of antiretroviral drugs during tuberculosis therapy. N Engl J Med. 2010;362:697-706.
2. Alvarez D et al. Zidovudine use but not weight-based ribavirin dosing impacts anaemia during HCV treatment in HIV-infected persons. J Viral Hepat. 2006;13:683-89.
3. Antiretroviral Therapy Cohort Collaboration. Causes of death in HIV-1-infected patients treated with antiretroviral therapy, 1996-2006: collaborative analysis of 13 HIV cohort studies. Clin Infect Dis. 2010;50:1387-96.
4. Asboe D et al. On behalf of the BHIVA Guidelines Subcommittee. British HIV Association guidelines for the routineinvestigation and monitoring of adult HIV-1-infected individuals 2011. HIV Medicine. 2012;3:1–44.
5. Bedimo RJ et al. Incidence of non-AIDS-defining malignancies in HIV-infected versus noninfected patients in the HAART era:

impact of immunosuppression. J Acquir Immune Defic Syndr. 2009;52:203-08.

6. Benhamou Y et al. Long-term incidence of hepatitis B virus resistance to lamivudine in human immunodeficiency virus-infected patients. Hepatology. 1999;30:1302-06.

7. Bermúdez-Aza EH et al. Antiretroviral drug resistance in a respondent-driven sample of HIV-infected men who have sex with men in Brazil. J Acquir Immune Defic Syndr. 2011;57 (Suppl 3):S186-92.

8. Blanc FX et al. CAMELIA (ANRS 1295–CIPRA KH001) Study Team. Earlier versus later start of antiretroviral therapy in HIV-infected adults with tuberculosis. N Engl J Med. 2011;365:1471-81.

9. Boehringer Ingelheim. Bula do medicamento Elodius®. Disponível em: http://www.boehringer-ingelheim.com.br/arquivos/Elodius270411.pdf Acessado em: dez. 2011.

10. Brasil. Ministério da Saúde. Coordenação Nacional de DST e Aids. Aderência ao Tratamento por Antirretrovirais em Serviços Públicos no Estado de São Paulo. Série Avaliação. Número 1. Brasília, 2000. 172 p.

11. Brasil. Ministério da Saúde. Secretaria de Vigilância em Saúde. Programa Nacional de DST e Aids. Recomendações para Terapia Anti-retroviral em Adultos Infectados pelo HIV: 2008. 7ª. ed. Brasília:Ministério da Saúde, 2008.

12. Brasil. Ministério da Saúde. Secretaria de Vigilância em Saúde. Programa Nacional de DST e Aids. Recomendações para Profilaxia da Transmisão Vertical do HIV e Terapia Antirretroviral em Gestantes: manual de bolso/ Ministério da Saúde, Secretaria de Vigilância em Saúde, Programa Nacional de DST e Aids. – Brasília: Ministério da Saúde, 2010a.

13. Brasil. Ministério da Saúde. Secretaria de Vigilância em Saúde. Departamento de DST, Aids e Hepatites Virais. Protocolo Clinico e Diretrizes Terapêuticas para Manejo da Infecção pelo HIV em Adultos. Brasília:Ministério da Saúde2013. 220. pp. Disponível em: http://www.aids.gov.br/sites/default/files/anexos/publicacao/2013/55308/protocolo_13_3_2014_pdf_28003.pdf. Acessado em: nov. 2014.

14. British HIV Association 2009. Addendum to BHIVA Treatment Guidelines (2009). Disponível em: http://www.bhiva.org/PublishedandApproved.aspx Acessado em: nov. 2011.

15. Chesney MA et al. Chapter XII. Human immunodeficiency virus and acquired immunodeficiency syndrome. Em Sabaté, E. Adherence to Long-Term Therapies – Evidence for Action. World Health Organization, Genebra. 2003. Documento WHO/MNC/03. Pp. 95-106. Disponível em: http://www.who.int/chp/knowledge/publications/adherence_full_report.pdf Acessado em: nov. 2011.

16. Childs KE et al. Short communication: Inadequate vitamin D exacerbates parathyroid hormone elevations in tenofovir users. AIDS Res Hum Retroviruses. 2010;26:855-59.

17. Clotet B et al. POWER 1 and 2 study groups. Efficacy and safety of darunavir-ritonavir at week 48 in treatment-experienced patients with HIV-1 infection in POWER 1 and 2: a pooled subgroup analysis of data from two randomised trials. Lancet. 2007;369:1169-78.

18. Cocohoba J, Dong BJ. Raltegravir: the first HIV integrase inhibitor. Clin Ther. 2008;30:1747-65.

19. Cohen MS, Shaw GM, McMichael AJ, Haynes BF. Acute HIV-1 Infection. N Engl J Med. 2011;364:1943-54.

20. Cohen MS et al., for the HPTN 052 Study Team. Prevention of HIV-1 Infection with Early Antiretroviral Therapy. N Engl J Med. 2011;365:493-505.

21. Collaboration of Observational HIV Epidemiological Research Europe (COHERE) Study Group. Response to combination antiretroviral therapy: variation by age. AIDS. 2008;22:1463-73.

22. Collaborative Group on AIDS Incubation and HIV Survival, including the CASCADE EU Concerted Action. Time from HIV-1 seroconversion to AIDS and death before widespread use of highly-active antiretroviral therapy: a collaborative re-analysis. Lancet. 2000;355:1131-37.

23. Cooper DA et al. Acute AIDS retrovirus infection. Definition of a clinical illness associated with seroconversion. Lancet. 1985;1:537-40.

24. Cooper DA et al. Maraviroc versus efavirenz, both in combination with zidovudine-lamivudine, for the treatment of antiretroviral-naive subjects with CCR5-tropic HIV-1 infection. J Infect Dis. 2010;201:803-13.

25. Cruciani M et al. Abacavir use and cardiovascular disease events: a meta-analysis of published and unpublished data. AIDS. 2011;25:1993-2004.

26. DeJesus E et al., GS-236-0103 Study Team. Co-formulated elvitegravir, cobicistat, emtricitabine, and tenofovir disoproxil fumarate versus ritonavir-boosted atazanavir plus co-formulated emtricitabine and tenofovir disoproxil fumarate for initial treatment of HIV-1 infection: a randomised, double-blind, phase 3, non-inferiority trial. Lancet. 2012;379(9835):2429-2438.

27. Rockstroh JK et al., GS-236-0103 Study Team. A randomized, double-blind comparison of coformulated elvitegravir/cobicistat/emtricitabine/tenofovir DF vs ritonavir-boosted atazanavir plus coformulated emtricitabine and tenofovir DF for initial treatment of HIV-1 infection: analysis of week 96 results. J Acquir Immune Defic Syndr. 2013; 62(5):483-486.

28. Sax PE et al., GS-US-236-0102 study team. Co-formulated elvitegravir, cobicistat, emtricitabine, and tenofovir versus co-formulated efavirenz, emtricitabine, and tenofovir for initial treatment of HIV-1 infection: a randomised, double-blind, phase 3 trial, analysis of results after 48 weeks. Lancet. 2012;379(9835):2439-2448.

29. Zolopa A et al., GS-US-236-0102 Study Team. A randomized double-blind comparison of coformulated elvitegravir/cobicistat/emtricitabine/tenofovir disoproxil fumarate versus efavirenz/emtricitabine/tenofovir disoproxil fumarate for initial treatment of HIV-1 infection: analysis of week 96 results. J Acquir Immune Defic Syndr. 2013;63(1):96-100.

30. AIDSinfo Drug Database: elvitegravir/cobicistat/emtricitabine/tenofovir disoproxil fumarate (Stribild®). Disponível em: http://aidsinfo.nih.gov/drugs/507/stribild/0/professional#S8.7. Acessado em: 09 jan. 2014.

31. EACS 2013. European AIDS Clinical Society Guidelines. Version 7.0 – October 2013. Disponível em: http://www.eacsociety.org/Portals/0/Guidelines_Online_131014.pdf. Acessado em: nov. 2013 .

32. Estrella M et al. HIV type 1 RNA level as a clinical indicator of renal pathology in HIV-infected patients. Clin Infect Dis. 2006;43:377-380.

33. Fisher M et al. SWEET (Simplification With Easier Emtricitabine Tenofovir) group UK. A randomized comparative trial of continued zidovudine/lamivudine or replacement with tenofovir disoproxil fumarate/emtricitabine in efavirenz-treated HIV-1-infected individuals. J Acquir Immune Defic Syndr. 2009;51:562-68.

34. Fleischer R, Boxwell D, Sherman KE. Nucleoside analogues and mitochondrial toxicity. Clin Infect Dis. 2004;38:e79-e80.

35. Fox J et al. Transmitted drug-resistant HIV-1 in primary HIV-1 infection; incidence, evolution and impact on response to antiretroviral therapy. HIV Medicine. 2006;7:477-83.

36. French MA. 2009. Immune Reconstitution Inflammatory Syndrome: A Reappraisal. Clinical Infectious Diseases. 2009;48:101-107.

37. French MA, Price P, Stone SF. Immune restoration disease after antiretroviral therapy. AIDS. 2004;18:1615-27.

38. Gagliani LH et al. The association between primary antiretroviral resistance and HAART virologic failure in a developing set. AIDS Res Hum Retroviruses. 2011;27:251-56.

39. Gallant JE et al., for the Study 934 Group. Tenofovir DF, Emtricitabine, and Efavirenz vs. Zidovudine, Lamivudine, and Efavirenz for HIV. N Engl J Med. 2006;354:251-60.

40. Gallant JE et al. Changes in renal function associated with tenofovir disoproxil fumarate treatment, compared with nucleoside reverse-transcriptase inhibitor treatment. Clin Infect Dis. 2005;40:1194-98.

41. Williams I et al. British HIV Association guidelines for the treatment of HIV-1-positive adults with antiretroviral therapy 2012. HIV Medicine. 2012 Sep;13(Suppl 2):1-85.

42. Glass TR et al. Swiss HIV Cohort Study. Self-reported non-adherence to antiretroviral therapy repeatedly assessed by two questions predicts treatment failure in virologically suppressed patients. Antivir Ther. 2008;13:77-85.

43. Glynn JR et al. Survival from HIV-1 seroconversion in Southern Africa: a retrospective cohort study in nearly 2000 gold-miners over 10 years of follow-up. AIDS. 2007;21:625-32.

44. Gräf T et al. HIV-1 genetic diversity and drug resistance among treatment naïve patients from Southern Brazil: an association of HIV-1 subtypes with exposure categories. J Clin Virol. 2011;51:186-91.

45. Granich R et al. Highly active antiretroviral treatment for the prevention of HIV transmission. J Int AIDS Soc. 2010;13:1-8.

46. Guadalupe M et al. Viral suppression and immune restoration in the gastrointestinal mucosa of human immunodeficiency virus Type 1-infected patients initiating therapy during primary or chronic infection. J Virol. 2006;80:8236-47.

47. Hammer SM et al. International AIDS Society-USA. Antiretroviral treatment of adult HIV infection: 2008 recommendations of the International AIDS Society-USA panel. JAMA. 2008;300:555-70.

48. Havlir DV et al. AIDS Clinical Trials Group Study A5221. Timing of antiretroviral therapy for HIV-1 infection and tuberculosis. N Engl J Med. 2011;365:1482-91.

49. Hoffmann CJ et al. Hepatitis B and long-term HIV outcomes in coinfected HAART recipients. AIDS. 2009;23:1881-89.

50. Hogan CM et al., The A5217 Study Team. The Setpoint Study (ACTG A5217): Effect of Immediate Versus Deferred Antiretroviral Therapy on Virologic Set Point in Recently HIV-1-Infected Individuals. J Infect Dis. 2012;205:87-96.

51. Jevtović DJ et al. The prevalence and risk of immune restoration disease in HIV-infected patients treated with highly active antiretroviral therapy. HIV Med. 2005;6:140-43.

52. Johnson VA et al. 2011 Update of the Drug Resistance Mutations in HIV-1. Top Antivir Med. 2011;19:156-64.

53. Joshi D et al. ncreasing burden of liver disease in patients with HIV infection. Lancet. 2011;377:1198-1209.

54. Kahn JO, Walker BD. Acute human immunodeficiency virus type 1 infection. N Engl J Med. 1998;339:33-39.

55. Kalayjian RC et al. Suppression of HIV-1 replication by antiretroviral therapy improves renal function in persons with low CD4 cell counts and chronic kidney disease. AIDS. 2008;22:481-87.

56. Kitahata MM et al. NA-ACCORD Investigators. Effect of early versus deferred antiretroviral therapy for HIV on survival. N Engl J Med. 2009;360:1815-26.

57. Kuller LH et al., INSIGHT SMART Study Group. Inflammatory and coagulation biomarkers and mortality in patients with HIV infection. PLoS Med. 2008;5:e203.

58. Lalezari JP et al. TORO 1 Study Group.. Enfuvirtide, an HIV-1 fusion inhibitor, for drug-resistant HIV infection in North and South America. New Engl J Med. 2003;348:2175-85.

59. Lennox JL et al. STARTMRK investigators. Safety and efficacy of raltegravir-based versus efavirenz-based combination therapy in treatment-naive patients with HIV-1 infection: a multicentre, double-blind randomised controlled trial. Lancet. 2009;374:796-806.

60. Llibre JM et al. Spanish Group for FDAC Evaluation. Clinical implications of fixed-dose coformulations of antiretrovirals on the outcome of HIV-1 therapy. AIDS. 2011;25:1683-90.

61. Little SJ et al. Antiretroviral-drug resistance among patients recently infected with HIV. N Engl J Med. 2002;347:385-94.

62. McComsey GA et al. Bone mineral density and fractures in antiretroviral-naive persons randomized to receive abacavir-lamivudine or tenofovir disoproxil fumarate-emtricitabine along with efavirenz or atazanavir-ritonavir: Aids Clinical Trials Group A5224s, a substudy of ACTG A5202. J Infect Dis. 2011;203:1791-1801.

63. Makadzange AT et al. Early versus delayed initiation of antiretroviral therapy for concurrent HIV infection and cryptococcal meningitis in sub-saharan Africa. Clin Infect Dis. 2010, 50(11):1532-8.

64. Marras D et al. Replication and compartmentalization of HIV-1 in kidney epithelium of patients with HIV-associated nephropathy. Nat Med. 2002;8:522-26.

65. Masiá M et al. Early changes in parathyroid hormone concentrations in HIV-infected patients initiating antiretroviral therapy with tenofovir. AIDS Res Hum Retroviruses. 2011 july 19. ahead of print. doi:10.1089/aid.2011.0052.

66. Matthews GV et al. Combination HBV therapy is linked to greater HBV DNA suppression in a cohort of lamivudine-experienced HIV/HBV coinfected individuals. AIDS 2009;23: 1707-15.

67. Miller MF et al. Impact of hepatitis C virus on immune restoration in HIV-infected patients who start highly active antiretroviral therapy: a meta-analysis. Clin Infect Dis. 2005;41:713-20.

68. Mills AM et al. Once-daily darunavir/ritonavir vs. lopinavir/ritonavir in treatment-naive, HIV-1-infected patients: 96-week analysis. AIDS.. 2009;23:1679-88.

69. Mocroft A et al. EuroSIDA Study Group. Serious fatal and nonfatal non-AIDS-defining illnesses in Europe. J Acquir Immune Defic Syndr. 2010;55:262-70.

70. Moir S et al. B cells in early and chronic HIV infection: evidence for preservation of immune function associated with early initiation of antiretroviral therapy. Blood. 2010;116:5571-79.

71. Molina JM et al., CASTLE Study Team. Once-daily atazanavir/ritonavir compared with twice-daily lopinavir/ritonavir, each in combination with tenofovir and emtricitabine, for management of antiretroviral-naive HIV-1-infected patients: 96-week efficacy and safety results of the CASTLE study. J Acquir Immune Defic Syndr. 2007;53:323-32.

72. Molina JM et al. ECHO study group. Rilpivirine versus efavirenz with tenofovir and emtricitabine in treatment-naive adultsinfected with HIV-1 (ECHO): a phase 3 randomised double-blind active--controlled trial. Lancet. 2011;378:238-46.

73. Morlat P et al. Prise en charge médicale des personnes vivant avec le VIH. Recommandations du groupe d'experts.RAPPORT 2 0 1 3. Ministère des Affaires Sociales et de la Santé. Conseil national du Sida. Agence nationale de recherches sur le sida et les hépatites virales. La Documentation Française. 478 pp. Paris 2013. Disponível em: http://www.sante.gouv.fr/IMG/pdf/Rapport_Morlat_2013_Mise_en_ligne.pdf [Acessado em:out. 2014..]

74. Nemes MIB, Carvalho HB, Souza MFM. Antiretroviral therapy adherence in Brazil. AIDS. 2004;18 (Suppl 3):S15-S20.

75. Neuhaus J et al. INSIGHT SMART and ESPRIT study groups. Risk of all-cause mortality associated with nonfatal AIDS and serious non-AIDS events among adults infected with HIV. AIDS. 2010;24:697-706.

76. Panel on Antiretroviral Guidelines for Adults and Adolescents. Guidelines for the use of antiretroviral agents in HIV-1-infected adults and adolescents. Department of Health and Human Services. 27th March 2012. Disponível em: http://www.aidsinfo.nih.gov/contentfiles/lvguidelines/adultandadolescentgl.pdf. Acessado em: out. 2013

77. Panel on Treatment of HIV-Infected Pregnant Women and Prevention of Perinatal Transmission. Recommendations for Use of Antiretroviral Drugs in Pregnant HIV-1-Infected Women for Maternal Health and Interventions to Reduce Perinatal HIV Transmission in the United States. Disponível em: http://aidsinfo.nih.gov/contentfiles/lvguidelines/PerinatalGL.pdf. Acessado em: out. 2014.

78. Pessoa MG et al. Efficacy and safety of entecavir for chronic HBV in HIV/HBV coinfected patients receiving lamivudine as part of antiretroviral therapy. AIDS. 2008;22:1779-87.

79. Pett SL et al. Antiretroviral agents: Focus on Maraviroc for the Treatment of HIV-1-Infected Adults. Clinical Medicine Insights: Therapeutics, 2010. 2:697–713. Disponível em: http://www.la-press.com/antiretroviral-agents-focus-on-maraviroc-for-the--treatment-of-hiv-1-in-article-a2201. Acessado em: dez. 2011.

80. Pinkerton SD. Probability of HIV transmission during acute infection in Rakai, Uganda. AIDS Behav. 2008;12:677-84.

81. Post FA et al. Randomized comparison of renal effects, efficacy, and safety with once-daily abacavir/lamivudine versus tenofovir/emtricitabine, administered with efavirenz, in antiretroviral-naive, HIV-1-infected adults: 48-week results from the ASSERT study. J Acquir Immune Defic Syndr. 2010;55:49-57.

82. Prochaska JO, DiClemente CC, Norcross JC. In search of how people change. Applications to addictive behaviors. Am Psychol. 1992;47:1102-14.

83. Pulido F et al. Long-term efficacy and safety of fosamprenavir plus ritonavir versus lopinavir/ritonavir in combination with abacavir / lamivudine over 144 weeks. HIV Clin Trials. 2009;10:76-87.

84. Quinn TCet al. Viral load and heterosexual transmission of human immunodeficiency virus type 1. N Engl J Med. 2000;342:921–29.

85. Raffi F et al., on behalf of the extended SPRING-2 Study Group. Once-daily dolutegravir versus twice-daily raltegravir in antiretroviral-naive adults with HIV-1 infection (SPRING-2 study): 96 week results from a randomised, double-blind, non-inferiority trial. Lancet. Infect Dis. 2014;13(11):927-935.

86. Walmsley SL et al., for the SINGLE Investigators. Dolutegravir plus Abacavir–Lamivudine for the Treatment of HIV-1 Infection. N Engl J Med. 2013;369(19):1807-1818.

87. Cahn P et al., extended SAILING Study Team. Dolutegravir versus raltegravir in antiretroviral-experienced, integrase--inhibitor-naive adults with HIV: week 48 results from the randomised, double-blind, non-inferiority SAILING study. Lancet. 2013;382(9893):700-708.

88. Eron JJ et al., VIKING Study Group. Safety and efficacy of dolutegrevir in treatment-experienced subjects with raltegravir-resistant HIV tyoe 1 infection: 24 week results of the VIKING Study. J Infect Dis. 2013;207(5):740-748.

89. Feinberg J et al. Once-daily dolutegravir is superior to darunavir/ritonavir in antiretroviral-naive adults: 48 week results from FLAMINGO (ING114915). Program and abstracts of the 53rd Interscience Conference on Antimicrobial Agents and Chemotherapy; September 10-13, 2013; San Francisco, California. Abstract H-1464a.

90. AIDSinfo Drug Database: Dolutegravir. Disponível em: http://aidsinfo.nih.gov/drugs/509/dolutegravir/0/professional. Acessado em: 08 jan. 2014.

91. Ramos Filho CF. Prevenir a Infecção pelo HIV por Métodos Biológicos. O Papel dos Medicamentos Antirretrovirais. Uma Proposta de Mudança de Paradigma. Memória apresentada à Academia Nacional de Medicina. 78 pp. Rio de Janeiro, 2012.

92. Ratnam I et al. Incidence and risk factors for immune reconstitution inflamatory syndrome in an ethnically diverse HIV Type 1-infected cohort. Clin Infect Dis. 2006;42:418-27.

93. Riddler SA et al. AIDS Clinical Trials Group Study A5142 Team. Class-sparing regimens for initial treatment of HIV-1 infection. N Engl J Med. 2008;358:2095-06.

94. Rockstroh JK et al. STARTMRK Investigators. Long-term Treatment With Raltegravir or Efavirenz Combined With Tenofovir/Emtricitabine for Treatment-Naive Human Immunodeficiency Virus-1-Infected Patients: 156-Week Results From STARTMRK. Clin Infect Dis. 2011;53:807-16.

95. Rodríguez M et al. High frequency of vitamin D deficiency in ambulatory HIV-Positive patients. AIDS Res Hum Retroviruses. 2009;25:9-14.

96. Santoro-Lopes G et al. Reduced risk of tuberculosis among Brazilian patients with advanced human immunodeficiency virus infection treated with highly active antiretroviral therapy. Clin Infect Dis. 2002;34:543–46.

97. Saraceni V et al.Tuberculosis as primary cause of death among AIDS cases in Rio de Janeiro, Brazil. Int J Tuberc Lung Dis. 2008;12:769-72.

98. Saag M et al. Study of hypersensitivity to abacavir and pharmacogenetic evaluation study team. High sensitivity of human leukocyte antigen-B*5701 as a marker for immunologically confirmed abacavir hypersensitivity in white and black patients. Clin Infect Dis. 2008;46:1111-18.

99. Sax PE et al. AIDS Clinical Trials Group Study A5202 Team. Abacavir-lamivudine versus tenofovir-emtricitabine for initial HIV-1 therapy. N Engl J Med. 2009;361:2230-40.

100. Schacker T et al. Clinical and epidemiologic features of primary HIV infection. Ann Intern Med. 1996;125:257-64.

101. Selwyn PA et al. A prospective study of the risk of tuberculosis among intravenous drug users with human immunodeficiency virus infection. N Engl J Med. 1989;320:545-50.

102. Smith CJ et al. Factors associated with specific causes of death amongst HIV-positive individuals in the D:A:D Study. AIDS. 2010;24:1537-48.

103. Soliman EZ et al. INSIGHT SMART Study Group. Boosted protease inhibitors and the electrocardiographic measures of QT and PR durations. AIDS. 2011;25:367-77.

104. Soriano V et al. ARTEN investigators. Nevirapine versus atazana-vir/ritonavir, each combined with tenofovir disoproxil fumarate/emtricitabine, in antiretroviral-naive HIV-1 patients: the ARTEN Trial. Antivir Ther. 2011;16:339-48.

105. Squires K et al. Comparison of once-daily atazanavir with efavirenz, each in combination with fixed dose zidovudine and lamivudine, as initial therapy for patients infected with HIV. J Acquir Immune Defic Syndr. 2004;36:1011-19.

106. Steigbigel RT et al. BENCHMRK Study Teams. Raltegravir with optimized background therapy for resistant HIV-1 infection. N Engl J Med. 2008;359:339-54.

107. Stone SF, Price P, French MA. Immune restoration disease: a consequence of dysregulated immune responses after HAART. Curr HIV Res. 2004;2:235-42.

108. Strain MC et al. Effect of Treatment, during Primary Infection, on Establishment and Clearance of Cellular Reservoirs of HIV-1. J Infect Dis. 2005;191:1410-18.

109. Sucupira MCA et al. High levels of primary antiretroviral genotypic resistance and B/F recombinants in Santos, Brazil. AIDS Patient Care and STDs. 2007;21:116-28.

110. Szczech LA et al. The clinical epidemiology and course of the spectrum of renal diseases associated with HIV infection. Kidney Int. 2004;66:1145-52.

111. Taiwo B et al., ACTG A5262 Team. Results from a Single Arm Study of DRV/r + RAL in Treatment-naïve HIV-1-infected Patients (ACTG A5262). Abstract 551. 18th Conference on Retroviruses and Opportunistic Infections. Boston, fevereiro de 2011.

112. Thio CL et al., Multicenter AIDS Cohort Study. HIV-1, hepatitis B virus, and risk of liver-related mortality in the Multicenter Cohort Study (MACS). Lancet. 2002;360:1921-26.

113. Thompson MA eEt al. Antiretroviral Treatment of Adult HIV Infection: 2012 Recommendations of the International Antiviral Society–USA Panel. JAMA. 2012;308(4):387-402. PMID: 22820792.

114. Todd J et al. Time from HIV seroconversion to death: a collaborative analysis of eight studies in six low and middle-income countries before highly active antiretroviral therapy. AIDS. 2007;21 (Suppl 6):S55-S63.

115. Triant VA et al. Fracture prevalence among human immunodeficiency virus (HIV)-infected versus non-HIV-infected patients in a large U.S. healthcare system. J Clin Endocrinol Metab. 2008;93:3499-3504.

116. Tuboi SH et al. Mortality associated with discordant responses to antiretroviral therapy in resource-constrained settings. J Acquir Immune Defic Syndr. . 2010;53:70-77.

117. van Leth F et al. 2NN study group. The effect of baseline CD4 cell count and HIV-1 viral load on the efficacy and safety of nevirapine or efavirenz-based first-line HAART. AIDS. 2005;19:463-71.

118. Vrouenraets SM et al. BASIC Study Group. Randomized comparison of metabolic and renal effects of saquinavir/r or atazanavir/r plus tenofovir/emtricitabine in treatment-naïve HIV-1-infected patients. HIV Med. 2011;12:620-31.

119. Wainberg MA, Zaharatos GJ, Brenner BG. Development of Antiretroviral Drug Resistance. N Engl J Med. 2011;365:637-46.

120. Weber R et al. Liver-related deaths in persons infected with the human immunodeficiency virus: the D:A:D study. Arch Intern Med. 2006;166:1632-41.

121. Sterne JA et al., When To Start Consortium, Timing of initiation of antiretroviral therapy in AIDS-free HIV-1-infected patients: a collaborative analysis of 18 HIV cohort studies. Lancet. 2009';373:1352-63.

122. WHO. Antiretroviral Therapy for HIV-Infection in Adults and. Recommendations for a Public Health Approach. 2010 Revision. Geneva 2010.

123. WHO (World Health Organizatioon).Consolidated guidelines on general HIV care and the use of antiretroviral drugs for treating and preventing HIV infection: recommendations for a public health approach. Geneva 2013.

6 Amebíase

■ Iara Marques de Medeiros

(CID 10 = A06.0 - Disenteria amebiana aguda; A06.1 - Amebíase intestinal crônica; A06.2 - Colite amebiana não disentérica; A06.3 - Ameboma intestinal; A06.4 - Abscesso amebiano do fígado; A06.5 - Abscesso amebiano do pulmão; A06.6 - Abscesso amebiano do cérebro; A06.7 - Amebíase cutânea; A06.8 - Infecção amebiana de outras localizações; A06.9 - Amebíase não especificada)

INTRODUÇÃO[1,2a,3,7-9,12]

Amebíase é uma doença infecciosa de amplo espectro clínico, causada por protozoários do gênero *Entamoeba*. A espécie *histolytica* pode provocar doença aguda (disenteria amebiana) ou crônica, além de doença invasiva, caracterizada como abscesso hepático, ameboma, amebíase pleuropulmonar, pericardite, envolvimento de cérebro, pele ou genitais, que podem ocorrer em pacientes com infecção intestinal sintomática ou não. As espécies *moshkovskii* (associada a doença diarreica não invasiva) e a *dispar* (não patogênica) são morfologicamente idênticas e não podem ser diferenciadas pelo exame parasitológico de fezes.

A *Entamoeba histolytica* é um protozoário da classe Lobosea, família Entamoebidae, gênero *Entamoeba*, que engloba outras espécies como: *dispar, moshkovskii, hartmanni, polecki, coli, chattoni, Dientamoeba fragilis, Iodamoeba bütschlii* e *Endolimax nana*. Em países em desenvolvimento, a *E. dispar* e a *E. moshkovskii* são tão prevalentes quanto a *E. histolytica*, e é importante diferenciá-las através de testes diagnósticos específicos, que incluem pesquisa de antígenos e/ou PCR para *E. histolytica* nas fezes.

A *E. histolytica* é a mais importante ameba presente no intestino humano e assume três formas de vida: trofozoítas, pré-cistos e cistos. Os trofozoítas são móveis, extremamente lábeis e podem conter eritrócitos em seu interior. Os cistos são as formas infectantes e podem ser veiculados por água, alimentos ou mãos contaminadas por fezes. Após a ingestão, os cistos ultrapassam a barreira gástrica e transformam-se em trofozoítas na luz intestinal, os quais passam a multiplicar-se ao longo de todo o intestino grosso, mas, principalmente, no ceco. Dependendo de sua patogenicidade e das condições locais, os trofozoítas aderem à mucosa colônica, provocam citólise e formação de úlceras, podendo haver disseminação para o fígado e outros sítios extraintestinais. Caso o paciente apresente diarreia ou disenteria, os trofozoítas são eliminados nas fezes e podem ser visualizados em material fresco. Se o trânsito intestinal estiver normal, os trofozoítas transformam-se em pré-cistos e cistos, os quais são eliminados nas fezes e podem infectar outro hospedeiro.

A amebíase é doença de distribuição mundial, porém mais prevalente e mais grave nas áreas tropicais. A doença invasiva é mais comum no México, partes da América do Sul, oeste e sul da África, subcontinente Indiano, meio-oeste e sudeste da Ásia. Está nitidamente relacionada com as más condições sanitárias e de higiene. O homem é o principal reservatório da infecção. A transmissão se dá diretamente de pessoa a pessoa ou através da ingestão de água e/ou alimentos contaminados com cistos. Estes são resistentes à cloração e podem sobreviver por semanas em reservatórios de água e, por até 48 h, em alimentos, tais como queijos, pães, saladas e frutas. Insetos, como moscas e baratas, podem veicular os cistos, inclusive eliminando-os através de suas excretas. Pessoas de todas as idades são suscetíveis à infecção, porém a ocorrência de colonização e de colite é maior em crianças, enquanto o abscesso hepático é mais comum em homens jovens. Estudo realizado em Fortaleza (CE) revelou a presença de anticorpos antiameba em 25% da população testada e em 40% das crianças entre 6 e 14 anos de idade[2a]. Entre HSH (homens que fazem sexo com homens), a prevalência da infecção é maior que na população geral e a transmissão ocorre pela prática de sexo oroanal. Amebíase é uma das causas tratáveis de diarreia em portadores de aids. Maior prevalência também é relatada entre pessoas institucionalizadas, principalmente aquelas com distúrbios mentais, nas quais pode atingir 70% dos internos, com maior frequência de doença invasiva e maior mortalidade. A doença pode ser mais grave quando acomete crianças (especialmente neonatos), desnutridos, grávidas, puérperas, pacientes com malignidades ou usuários de corticoides e imunossupressores. Deve ser considerada no diagnóstico diferencial da diarreia do viajante.

DIAGNÓSTICO CLÍNICO[4,5,8,8a-9,12]

As manifestações clínicas da amebíase dependem da patogenicidade da cepa envolvida, da intensidade da infecção, da microbiota bacteriana local, da extensão dos órgãos envolvidos e de fatores relacionados com o hospedeiro. A maioria dos pacientes tem doença intestinal não disentérica ou é portador assintomático e resolve espontaneamente a infecção ao final de 1 ano. Um número menor de indivíduos evolui para doença invasiva, caracterizada por colite, abscesso hepático, envolvimento pleuropulmonar e, mais raramente, envolvimento cerebral ou cutâneo.

Amebíase Intestinal

Assintomática

Constitui a maioria das infecções causadas pela *E. histolytica* (80%), por *E. dispar* e a *E. moshkovskii*, e é diagnosticada pelo encontro ocasional de cistos no exame parasitológico de fezes. Esses indivíduos podem tornar-se sintomáticos (inclusive com doença invasiva – somente por *E. histolytica*) e são importante fonte de transmissão das formas císticas.

Sintomática

Amebíase Intestinal não Disentérica

É a forma sintomática mais comum de amebíase e manifesta-se por alternância diarreia/constipação, flatulência, dores no baixo ventre tipo cólica, perda de peso e anorexia. Essa forma de amebíase pode ser confundida com doença inflamatória intestinal e o uso de corticoide ou outros imunossupressores pode levar a sérias complicações. Portanto, em tais casos, a investigação de amebíase através de sorologia e exame de fezes é mandatória.

Colite Amebiana Aguda

Forma de início súbito, com período de incubação que varia de 7 a 21 dias. É definida pela presença de diarreia com muco ou sangue visível ou microscópico. Habitualmente, ocorrem tenesmo e dor abdominal, tipo cólica, de forte intensidade, que pode simular abdome agudo. Mais raramente, há febre, calafrios, prostração, distensão abdominal e desidratação de graus variados. A diarreia amebiana é duradoura, o que a diferencia das enterocolites bacterianas, que, em geral, duram 1 a 2 dias. O hemograma revela leucocitose com neutrofilia. A pesquisa de sangue nas fezes é invariavelmente positiva, porém os leucócitos estão ausentes ou em número reduzido, quando comparados com a disenteria bacilar. Colite fulminante é infrequente, mas pode ocorrer em desnutridos, gestantes, usuários de corticoide e crianças (menores de 2 anos). Tais pacientes apresentam-se gravemente enfermos, com febre, diarreia mucossanguinolenta profusa, dor abdominal, hipotensão e sinais de irritação peritoneal. Associa-se, não raramente, a abscesso hepático, à perfuração intestinal e à necrose parcial ou total de intestino grosso. Deve ser diferenciada da shigelose, campilobacteriose, enterocolite causada por *Salmonella* ou *E. coli* invasiva e de outras doenças não infecciosas, tais como colite isquêmica, doença inflamatória intestinal e diverticulite. O diagnóstico dessa forma pode ser estabelecido pela pesquisa de trofozoítas ou, preferencialmente, pela pesquisa de antígenos amebianos em amostra de fezes.

Megacólon Tóxico

Ocorre em menos de 0,5% dos casos, geralmente associado ao uso de corticoide. Na maioria das vezes, o tratamento consiste em colectomia.

Ameboma

Pode apresentar-se como lesão anelar, simulando carcinoma de cólon ou como massa dolorosa palpável no nível do ceco ou do cólon ascendente. Deve ser distinguido de carcinoma e linfoma intestinal, tuberculose e infecções causadas por *Yersinia*.

Amebíase Extraintestinal

Abscesso Hepático

Forma mais comum de amebíase extraintestinal, decorrente da invasão do fígado por trofozoítas através do sistema porta. É mais frequente em homens (10:1) e raro em crianças. Acomete principalmente o lobo direito do fígado, sendo único na maioria das vezes (80%). O início dos sintomas pode ser agudo ou insidioso, com febre e dor abdominal constante (principalmente em hipocôndrio direito e epigástrio). Caso o abscesso localize-se na superfície diafragmática, a dor pode ser tipo pleurítica e irradiar-se para o ombro. A tríade clássica de febre, dor em hipocôndrio direito e leucocitose deve suscitar sempre a possibilidade de abscesso hepático. Sintomas gastrintestinais como náuseas, vômitos, cólicas, distensão abdominal, diarreia e constipação faltam na maioria dos casos, e são observados apenas em 10% a 35% dos pacientes. Entretanto, é comum o relato de manifestações relativas à colite nos meses anteriores.

A doença pode durar semanas a meses, e o paciente apresenta-se pálido, toxemiado e emagrecido. Os abscessos hepáticos devem ser incluídos no diagnóstico diferencial das causas de febre de origem indeterminada. O fígado está aumentado de volume, e é doloroso à palpação e à percussão em área específica (sinal de Torres-Homem). A icterícia é rara e pode traduzir mau prognóstico. O hemograma revela anemia normocrômica e normocítica, leucocitose neutrofílica (20.000 a 30.000) com desvio à esquerda e elevação da velocidade de hemossedimentação. Há aumento da fosfatase alcalina (75%) e da gama-GT, porém raramente há elevação das transaminases (menor que 50%) ou das bilirrubinas. O exame parasitológico fecal revela a presença do parasita em apenas 10% a 20% dos casos; a coprocultura e a pesquisa de antígenos específicos nas fezes são mais sensíveis. A radiografia de tórax pode mostrar a típica elevação da hemicúpula diafragmática direita, infiltrados, atelectasias ou derrames pleurais à direita. Caso não seja tratado, o abscesso pode romper para as cavidades pleural, pericárdica ou peritoneal ou, ainda, para as vísceras abdominais ocas ou maciças ou para as paredes torácica ou abdominal.

O diagnóstico do abscesso hepático pode ser estabelecido através da ultrassonografia abdominal em mais de 90% dos casos, sendo esse o método de escolha por ser rápido, de baixo custo e não invasivo. Cintilografia com gálio ou tecnécio, tomografia computadorizada e ressonância magnética podem ser úteis, porém são mais dispendiosos. A tomografia computadorizada (TC) de abdome poderá demonstrar lesões iniciais ou em localizações de mais difícil acesso ao ultrassom. Os métodos de imagem não conseguem *per se* distinguir o abscesso amebiano do piogênico ou dos tumores hepáticos. A detecção de antígenos ou de anticorpos específicos no sangue é útil na diferenciação entre abscesso amebiano e piogênico (sensibilidade maior que 95%). Entretanto, em áreas endêmicas, os exames sorológicos são de menor valor diagnóstico, pois a prevalência de anticorpos antiameba é elevada na população geral, podendo chegar a 25%. Não obstante, diante de paciente com quadro clínico e laboratorial suspeito, a ausência de anticorpos específicos torna a etiologia amebiana improvável.

O abscesso amebiano deve ser diferenciado do piogênico, dos tumores hepáticos necróticos e da hidatidose (cisto hepático por *Echinococcus)*. A aspiração transcutânea do abscesso guiada por ultrassonografia é mais um recurso terapêutico do que diagnóstico. O material aspirado, habitualmente, é achocolatado ou acinzentado, mas pode ser de coloração amarelada ou esbranquiçada. É inodoro (ao contrário do piogênico) e estéril; é rara a presença de trofozoítas nesse material. O material aspirado deve ser encaminhado para exame direto a fresco, coloração pelo método de Gram e cultura para aeróbios e anaeróbios. O tratamento deve incluir, a princípio, um amebicida de ação tissular, como o metronidazol por via oral ou intravenosa, e, a seguir, outro de ação luminal (etofamida ou teclosan). Há controvérsia se a aspiração terapêutica do abscesso é sempre requerida, pois caso ocorra, inadvertidamente, contaminação da cavidade peritoneal com o material aspirado, as consequências serão nefastas. Pode ser indicada quando o abscesso é de grande volume (maior que 5 cm), se há risco de ruptura, se as lesões se localizam no lobo esquerdo e se não há melhora clínica após 72 h de quimioterapia adequada. Coinfecção com bactérias tem sido observada em alguns casos, sendo razoável adicionar antibióticos e drenagem cirúrgica, se não houver melhora pronta com os nitroimidazólicos.

Amebíase Pleuropulmonar

É a complicação mais comum do abscesso hepático. Caracteriza-se por dor torácica, tosse não produtiva ou com esputo achocolatado, dispneia, febre com calafrios e leucocitose. Pode haver atelectasia e efusão pleural serosa, sem que haja extensão direta da lesão para o tórax. Entretanto, rotura do abscesso pode ocorrer, formando empiema pleural (mortalidade varia de 15% a 35%). É possível haver a formação de fístula hepatobrônquica com eliminação de esputo necrótico, rico em parasitas.

Outras Formas Clínicas

Perfuração intestinal e peritonite, apendicite, amebíase cutânea, pericardite com tamponamento cardíaco (rotura de abscessos do lobo esquerdo) e abscesso cerebral. Em geral, secundárias ao abscesso hepático.

DIAGNÓSTICO LABORATORIAL[2,4,6,8a,9,12]

Em países em desenvolvimento, o diagnóstico definitivo de amebíase intestinal é feito pela demonstração do parasita (cistos ou trofozoítas) nas fezes. Esse método é de baixa sensibilidade e especificidade (a *E. histolytica* pode ser confundida com outras amebas não invasivas e os trofozoítas, com leucócitos fecais).

- *Exame parasitológico de fezes (EPF)* – a detecção do parasita nas fezes depende de adequada coleta e processamento do material e da experiência do pessoal do laboratório. Há muito se sabe que o EPF é de baixa sensibilidade para o diagnóstico de amebíase e, mais recentemente, que ele não permite a diferenciação das três espécies de amebas mais prevalentes. Recomenda-se a coleta de, pelo menos, três amostras de fezes em dias alternados para melhorar a sensibilidade do método. Os trofozoítas permanecem viáveis em fezes frescas por apenas 15 a 30 minutos, enquanto os cistos são mais duráveis. As fezes líquidas ou formadas devem ser coletadas em meios próprios e não devem ser refrigeradas ou congeladas. Caso não seja possível entregar a amostra em tempo hábil, o material deve ser preservado em fixadores como o MIF. A utilização de antibióticos, contrastes (bário e bismuto), óleo mineral e antidiarreicos pode falsear os resultados do EPF. Vários métodos podem ser utilizados, a saber:
  - pesquisa de cistos pelo método de Faust (corado pelo lugol);
  - método direto a fresco usando salina a 37° C – técnica simples, visa a pesquisa de trofozoítas;
  - coloração de amostra fecal pelo tricrômio, azul de metileno, tionina, ou hematoxilina férrica.
- *Detecção de antígenos de ameba nas fezes* – há testes imunoenzimáticos (ELISA) e com anticorpos monoclonais bastante sensíveis e específicos para *E. histolytica*, permitindo a demonstração de coproantígenos do parasito. É mais sensível e específico que o exame parasitológico de fezes e mais prático que o PCR. Entretanto, seu uso entre nós não é rotineiro. A pesquisa de antígenos pode ainda ser realizada no sangue e no material aspirado dos abscessos amebianos.
- *Detecção de DNA dos parasitas nas fezes por PCR* – método sensível e específico, porém tecnicamente complexo para o uso clínico.
- *Cultura de fezes* – pouco usada, diferencia *E. histolytica* de outras não patogênicas:
  - estudos têm demonstrado que a detecção de antígenos, a detecção de DNA e a cultura de fezes são semelhantes em termos de sensibilidade e especificidade.
- *Retossigmoidoscopia/colonoscopia* – biópsia da borda da úlcera demonstra as lesões típicas da colite amebiana em 90% dos casos. Material líquido pode ser obtido para exame direto.
- *Testes sorológicos (teste de hemaglutinação indireta (IHA), imunofluorescência (IF) e ELISA)* – são úteis para o diagnóstico etiológico da amebíase invasiva. O IHA é positivo em aproximadamente 80% a 90% dos pacientes com abscesso hepático e 70% a 90% daqueles com colite amebiana. No entanto, como os títulos de anticorpos podem persistir elevados durante anos após o tratamento, pode ser difícil distinguir doença aguda de infecção remota em áreas endêmicas. O encontro de cistos nas fezes não diferencia as espécies de ameba, mas como a produção de anticorpos só ocorre nas infecções por *E. histolytica* e não por *E. dispar/moshkovski,* a sorologia (anticorpos específicos) e a pesquisa de antígenos séricos podem nortear a decisão de tratar indivíduos assintomáticos ou definir a ocorrência de doença invasiva.

TABELA 6.1

Sensibilidade dos Testes Empregados no Diagnóstico da Amebíase		
Teste	*Colite*	*Abscesso Hepático*
Exame parasitológico das fezes	25-60%	10-40%
Pesquisa de antígenos nas fezes	80%	40%
Pesquisa de antígenos séricos	65%	> 95%
Exame microscópico fluido abscesso	N/A	< 20%
PCR tempo real	> 95%	> 95%
Sorologia (hemaglutinação indireta)		
• Aguda	70%	70-80%
• Convalescença	> 90%	> 90%

Fonte: Petri e Hague[8a].

TRATAMENTO[4,8,8a,8b9-12]

Alguns estudos publicados avaliaram a terapêutica da amebíase; no entanto, a maioria das informações acerca deste assunto ainda advém de estudos observacionais sujeitos a vieses metodológicos.

O tratamento da amebíase depende da forma clínica que se apresenta: aguda ou crônica, sintomática ou não. Todas as infecções por *E. histolytica* devem ser tratadas (inclusive as assintomáticas) pelo risco potencial da ocorrência de doença invasiva. Entretanto, infecções por amebas não patogênicas (*E. dispar, E. coli, E. nana* e *I. butschilli,* entre outras), a princípio, não requerem tratamento. Os amebicidas de ação intraluminal (derivados da dicloroacetamida, paromomicina e diloxanida) são indicados isoladamente para o tratamento das formas intestinais não invasivas (eliminadores crônicos de cistos). Já aqueles com ação tissular (derivados nitroimidazólicos, derivados da emetina e a cloroquina) devem ser indicados, seguidos pela prescrição de outra droga de ação intraluminal, para as formas invasivas da doença (colite e formas extraintestinais).

Drogas Indicadas para o Tratamento das Formas Intestinais de Amebíase – Ação Intraluminal

- *Derivados da dicloroacetamida* – são pouco absorvidos quando usados por via oral, e têm ação contra as formas de trofozoítas e cistos de ameba localizados na luz intestinal, com poucos efeitos adversos. São indicados para o tratamento das formas intestinais da amebíase e após o uso dos nitroimidazólicos nas formas invasivas, com o intuito de erradicar os cistos.
- *Teclozan (Falmonox®)* – tem absorção apenas parcial (20%), agindo principalmente na luz do intestino grosso (cistos e trofozoítas de *E. histolytica*). Em adultos, recomenda-se dose de 1,5 g em dose única ou fracionada em três tomadas ao longo das 24 h por via oral, com índices de cura de 75% a 100%. Em crianças menores de 7 anos, 50 mg três vezes ao dia, durante 5 dias ou cinco vezes ao dia, durante 3 dias. É bem tolerado, com poucos paraefeitos gastrintestinais e de excelente comodidade posológica. Apresentado em comprimidos de 100 e 500 mg e suspensão com 50 mg/5 mL.

- *Etofamida (Kitnos®)* – Não sofre absorção após ingestão oral, sendo completamente eliminada pelas fezes. Também indicada nas formas intestinais de amebíase, com índices de cura de 100%, quando usada nas doses de 100 a 200 mg cinco vezes ao dia, por 3 dias, ou 500 mg duas vezes ao dia, por 3 dias. Para crianças, recomenda-se metade da dose. Apresentada sob a forma de comprimidos de 500 mg e suspensão 100 mg/5 mL. Tem excelente tolerabilidade e poderá ser usada em gestantes após o 1º trimestre.
- *Diloxanida* e *paromomicina* – não comercializadas no Brasil.

Drogas Indicadas para o Tratamento das Formas Invasivas (Colite e Extraintestinais) de Amebíase – Ação Tissular

- *Nitroimidazólicos: metronidazol (Flagyl®), tinidazol (Fasigyn®) e secnidazol (Secnidal®).* Essas drogas são rápida e quase completamente absorvidas no nível de intestino delgado, quando administradas por via oral, diferenciando-se o tinidazol e o secnidazol por sua meia-vida mais prolongada. Agem sobre trofozoítas e cistos; entretanto, sua eficácia nas formas não invasivas é limitada por sua baixa concentração no intestino grosso (relata-se falha – persistência da eliminação de cistos – em até 40% a 60% dos casos). Nas formas invasivas são bastante eficazes (> 90%); entretanto, recomenda-se o uso sequencial de uma droga de ação luminal, com o intuito de erradicação dos cistos. O metronidazol é usado na amebíase intestinal e extraintestinal na dose de 500 a 750 mg (50 mg/kg/dia), por via oral, de 8/8 h, durante 5 a 10 dias. Nas formas extraintestinais mais graves, o tratamento pode ser iniciado com metronidazol IV, até que haja melhora clínica e o tratamento possa ser concluído por via oral. Raramente, ocorre infecção mista por ameba e bactérias gram-negativas, mas em situações de maior gravidade (abscesso hepático não responsivo aos nitroimidazólicos ou em pacientes com instabilidade clínica, com colite fulminante ou megacólon tóxico), pode ser prudente a associação com antibióticos de mais largo espectro. Usualmente, o tratamento do abscesso amebiano é clínico e os pacientes tornam-se afebris após 72 h do início do nitroimidazólico. Abscessos maiores que 5 cm ou localizados no lobo esquerdo do fígado podem requerer aspiração percutânea guiada por ultrassonografia ou TC. No megacólon tóxico ou na suspeita de perfuração intestinal, a abordagem cirúrgica pode ser necessária. O tinidazol é usado na colite amebiana aguda na dose de 2 g/dia em tomada única ou fracionada a cada 12 h, durante 2 a 3 dias (eventualmente, por até 5 dias). O secnidazol é indicado em dose única de 2 g em adultos ou 30 mg/kg/dia em crianças. Os nitroimidazólicos podem provocar efeito "antabuse" se associados à ingestão de bebidas alcoólicas durante e até 4 dias após o uso e devem ser evitados no 1º trimestre da gravidez e na nutriz.
- *Derivados da emetina e cloroquina* – raramente usados nos dias atuais.

PREVENÇÃO[5,12]

As medidas de prevenção da amebíase incluem acesso universal à educação e à água e alimentos seguros, destino adequado dos dejetos, lavagem adequada das mãos, lavagem de frutas e hortaliças, fervura e filtragem da água de beber e tratamento dos casos diagnosticados. Orientação de práticas sexuais seguras para os HSH. Não há vacinas disponíveis.

REFERÊNCIAS BIBLIOGRÁFICAS

1. Andrade DR, Andrade DR Jr. Amebíase. In: Veronesi R, Focaccia R (ed). Tratado de Infectologia. São Paulo: Atheneu; 1996. p. 1149-59.

2. Aquino JL. Amebiase. In: Ferreira AW, Ávila SLM (ed). Diagnóstico Laboratorial das Principais Doenças Infecciosas e Autoimunes. 2ª ed. Rio de Janeiro: Guanabara Koogan; 2001. p. 232-40.

2a. Braga LL et al. Seropositivity for and intestinal colonization with *Entamoeba histolytica* and *Entamoeba dispar* in individuals in northeastern Brazil. J Clin Microbiol. 1998;36:3044-45.

3. Diamond LS, Clark CG. A redescription of *Entamoeba histolytica* separating it from *Entamoeba dispar*. J Eukaryot Microbiol. 1993;40:340-44.

4. Haque R et al. Amebiasis. Current concepts. N Engl J Med. 2003;348:1565-73.

5. Huggins DN, Medeiros LB. Amebíase. In: Batista RS et al. (Ed). Medicina Tropical: abordagem atual das doenças infecciosas e parasitárias. Rio de Janeiro: Cultura Médica; 2001. p. 99-105.

6. Jackson TFHG, Gathiram V, Simjee AE. Seroepidemiological study of antibody responses to the zymodemes of Entamoeba histolytica. Lancet. 1985;1:716-19.

7. Petri WA Jr et al. Estimating the impact of amebiasis on health. Parasitol Today. 2000;16:320-21.

8. Petri WA Jr, Singh V. Diagnosis and managment of amebiasis. Clin Infect Dis. 1999;29:1117-25.

8a. Petri WA Jr, Haque RA. *Entamoeba* species, including ameba colitis and liver abscess. In: Bennett JE, Dolin R, Blaser MJ. Mandell, Douglas and Bennett's Principles and Practice of Infectious Diseases. 8th ed. Philadelphia: Saunders; 2015 p. 3047-58.

8b. Pritt BS, Clark G. Amebiasis. Mayo Clin Proc. 2008;83:1154-60. .

9. Ravdin JI, Petri WA Jr. *Entamoeba histolytica* (Amebiasis). In: Mandell GL et al (ed). Principles and Practice of Infectious Diseases. 4th ed. Philadelphia: Churchill Livingstone; 1995. p. 2395-2408.

10. Tavares W. Derivados do Imidazol. In: Manual de Antibióticos e Quimioterápicos Anti-infecciosos. 3ª ed. São Paulo: Atheneu; 2001. p. 849-55.

11. Tavares W. Quimioterápicos Antiprotozoários. In: Manual de Antibióticos e Quimioterápicos Anti-infecciosos. 3ª ed. São Paulo: Atheneu; 2001. p. 1119-21.

12. Wolfe MS. Amebiasis. In: Strickland GT (Ed). Hunter's Tropical Medicine. 7th ed. Philadelphia: Saunders; 1991. p. 550-65.

7 Ancilostomíase

■ **Adelina de Souza Velho Soli**

(CID 10 = B76 - Ancilostomíase; B76.0 - Ancilostomose; B76.1 - Necatorose)

INTRODUÇÃO

Ancilostomíase é a denominação do parasitismo humano causado por dois vermes nematoides da família *Ancylostomidae*: *Ancylostoma duodenale* e *Necator americanus*. Ambos são parasitos do intestino delgado (duodeno e porções iniciais do jejuno), onde se fixam pelas potentes cápsulas bucais, sugam sangue e causam perda sanguínea crônica. Estima-se que 1 bilhão de pessoas estão infectadas no mundo[11]. No Brasil, a doença é conhecida sob várias expressões populares, como amarelão e opilação, e a espécie prevalente é o *Necator americanus*[4,5,9]. A infecção causada especificamente por este helminto é denominada necatoríase. Os ancilostomídeos são geo-helmintos e fazem ciclo pulmonar. São mais prevalentes em solos arenosos, já que os solos argilosos tendem a reter água, tornando-os menos arejados em ocasião de chuvas excessivas, dificultando a migração larvária. Os vermes medem cerca de 1 cm e podem viver até 5 anos[7]. Eventualmente, o homem pode-se infectar com ancilostomídeos parasitas de outros animais, causando a larva *migrans* cutânea.

A ancilostomíase é uma verminose importante no Brasil, apor causa de sua alta prevalência e pela anemia e distúrbios circulatórios e digestivos que pode ocasionar. A helmintíase é predominante na área rural, em resultado da falta de instalações sanitárias, possibilitando a existência de locais intensamente contaminados com fezes nas proximidades das casas. Os moradores da região rural estão expostos a constantes reinfecções por terem o hábito de andar descalços. Nas áreas endêmicas, a infecção é adquirida muito cedo, às vezes antes de a criança completar 1 ano, pois na zona rural as crianças ficam sentadas nuas na área em volta da casa. Entretanto, as manifestações de gravidade da doença relacionadas com a anemia ocorrem em todas as faixas etárias, causando distúrbios nos comportamentos social, intelectual e também no trabalho, quando jovens já laboram para ajudar a família. A doença pode, ainda, complicar a gestação. Essa helmintíase tem mau prognóstico na criança pequena e desnutrida, pela frequência com que ocorre grave enterorragia, não raro de curso fatal[4,11,12].

Os ciclos biológicos do *A. duodenale* e do *N. americanus* são muito semelhantes. Os ovos eliminados junto com as fezes, em condições adequadas de umidade, temperatura, luminosidade e aeração do solo, eclodem, liberando larvas rabditoides. Estas se desenvolvem no solo formando larvas filarioides infectantes, que podem permanecer viáveis no solo por várias semanas até 6 meses[7]. O homem se infecta pela penetração das larvas filarioides através da pele, principalmente dos pés. Ganhando a corrente circulatória, as larvas perfazem o ciclo pulmonar (ciclo de Looss), atravessam os alvéolos, atingem a traqueia, a laringe e são deglutidas ou expelidas pela tosse. As larvas que são deglutidas alcançam o intestino delgado, seu *habitat* natural, e atingem a maturidade em 2 meses, ocorrendo o acasalamento[4,5,7,10]. Os vermes adultos vivem permanentemente presos à mucosa do intestino por meio de suas cápsulas bucais, sugando sangue necessário à sua oxigenação. Estima-se que cada *A. duodenale* cause a perda de 0,15 mL (0,15 cm³) de sangue por dia, enquanto o *N. americanus* 0,03 mL (0,03 cm³)[4,7,10]. A perda sanguínea causada pelos vermes, associada à desnutrição proteica, leva à anemia, que exige tratamento ferruginoso e suplementação dietética.

DIAGNÓSTICO

Diagnóstico Clínico

A ancilostomíase ou a necatoríase cursa em duas fases evolutivas: aguda e crônica. Ambas são habitualmente assintomáticas, surgindo as manifestações clínicas na dependência da espécie do ancilostomídeo infectante, da carga parasitária, das reinfecções sucessivas, da idade do enfermo e de seu estado nutricional[1,10].

A **fase aguda** corresponde à penetração das larvas pela pele, sua migração pulmonar até sua instalação no intestino delgado, passando geralmente despercebida. A síndrome pulmonar é menos intensa do que a verificada em outras helmintoses. Nas infecções maciças ocorre prurido intenso no local de penetração das larvas, e pode haver sensação de queimação, eritema e edema e, às vezes, uma erupção vesicular no local. Pode ocorrer um exantema maculopapular ou urticariforme durante a migração das larvas e um leve quadro de pneumonite também pode ser observado ao ocorrer a sua passagem pelos pulmões. Nos casos de maior gravidade, relacionados com a grande carga parasitária infectante, o paciente pode apresentar febre baixa ou moderada, queda do estado geral, certo grau de prostração e sinais da síndrome de Löffler. Esta se traduz por tosse não produtiva, broncoespasmo, eosinofilia sanguínea e infiltração intersticial na radiografia do tórax. Nas formas sintomáticas, outras queixas digestivas podem ocorrer, tais como náuseas, vômitos, diarreia e dor abdominal, simulando apendicite. O baço pode estar aumentado ligeiramente.

A **fase crônica** se desenvolve lentamente e é composta de quatro formas clínicas: assintomática, digestiva, anêmica e circulatória. A forma digestiva caracteriza-se por dores abdominais, náuseas, vômitos, anorexia ou apetite exagerado. É por vezes comum a referência à geofagia, mas a maioria dos pacientes nega tal fato. Com alguma frequência ocorrem alterações do ritmo intestinal, com presença de diarreia ou constipação. A síndrome anêmica é do tipo ferropriva, microcítica e hipocrômica, por vezes de grau extremo, e é explicada por duas teorias: a expoliativa e a carencial. Pela primeira, a causa da anemia seria a perda sanguínea provocada pelo verme; pela segunda, a anemia seria resultado da carência de ferro na insuficiente alimentação do indivíduo. De fato, a anemia ancilostomótica é o resultado da soma de fatores e será tanto mais grave quanto menor a idade do paciente, mais pobre for sua dieta em constituintes proteicos e do elemento ferro e maior for o parasitismo[2,4,7,8,10-12]. As manifestações clínicas da síndrome anêmica são representadas por palidez relativamente acentuada da pele e mucosas, tonturas, cansaço fácil, sonolência, taquicardia, lipotimias e sopros cardíacos funcionais (Figura 7.1). Em casos de maior gravidade pode haver edema de membros inferiores, anasarca, deficiência de desenvolvimento estatural e comprometimento psíquico e intelectual. A forma circulatória resulta da anemia crônica e está presente em pacientes com grave deficiência em seu aporte proteico e ferroso. Há cardiomegalia, podendo evoluir para insuficiência cardíaca congestiva, edemas e mesmo anasarca, dor no hipocôndrio direito em razão de hepatomegalia e mau estado geral. A palidez se intensifica, adquirindo o doente a fácies de opilação ou amarelão.

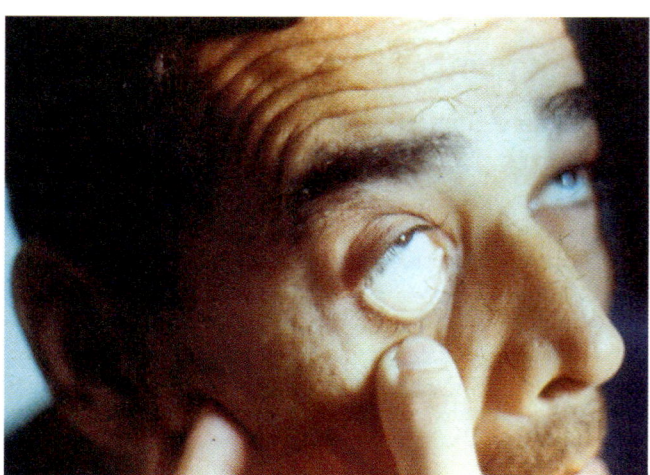

FIGURA 7.1 – Anemia ancilostomótica. (Gentileza do Serviço de Doenças Infecciosas e Parasitárias do Hospital Universitário Antônio Pedro – UFF.)

Diagnóstico Epidemiológico

A ancilostomíase constitui no Brasil e em países subdesenvolvidos grave problema de saúde pública, principalmente nas áreas rurais, constituindo tema de expressiva relevância médico-social, pois existem ainda milhões de brasileiros infectados, vivendo em condições higiênicas as mais precárias, sem que sejam amparados por programas assistenciais e de educação sanitária bem conduzidos e permanentes. Souza e cols. afirmam que é nas regiões de maior miséria humana que a ancilostomíase tem decisiva importância como fator sinérgico de grandes perdas sociais e econômicas, pois é aí que deixa de ser vista simplesmente como doença do tubo digestivo, somando-se a outros problemas sociais, como o da fome, do desemprego, da insuficiência de renda familiar, enfim, aos da baixa qualidade de vida de grandes setores da população do Terceiro Mundo[10].

Diagnóstico Laboratorial

O diagnóstico de certeza é feito pelo exame de fezes, usando-se as técnicas de flutuação, como os métodos de Willis ou de Faust, uma vez que os ovos dos ancilostomídeos possuem baixo peso específico (ovos leves). A visualização dos ovos não permite a distinção da espécie infectante. O exame deve ser realizado com fezes recém-eliminadas; em fezes envelhecidas (de um dia para o outro – 24 h) pode haver a saída das larvas de ovos, podendo ser confundido com larvas de estrongiloides. Avalia-se a intensidade da infecção pela quantidade de ovos eliminados por grama de fezes pelos métodos de Stoll ou Kato-Katz. Considera-se a infecção ancilostomótica leve ou moderada quando o paciente elimina até 12.600 ovos/g de fezes; e intensa quando o número de ovos eliminados ultrapassa esse número[1,7].

A realização do hemograma é importante para avaliar a anemia hipocrômica e microcítica, revelando também eosinofilia. Nos quadros agudos, o hemograma apresenta hipereosinofilia e a radiografia de tórax pode mostrar infiltrados localizados ou difusos, indicativos de pneumonite instersticial[4].

TRATAMENTO[1,3,4A,9,10]

São usados três anti-helmínticos na terapêutica específica da ancilostomose: o albendazol, o mebendazol e a nitazoxanida. O índice de cura nos dois primeiros fica em torno de 70% a 90%; com a nitazoxanida são referidos índices de cura de 96%. Esses três fármacos têm a vantagem de serem ativos em outras helmintíases, frequentes em indivíduos de zona rural, poliparasitados. Os esquemas de tratamento com essas drogas e seus efeitos adversos são similares aos descritos no Capítulo 12, sobre ascaridíase. Deve ser realizado exame de fezes de controle no 7º, 14º e 21º dias após o tratamento. Estudos recentes admitem o emprego do mebendazol em gestantes com ancilostomíase, mas a administração desse fármaco no primeiro trimestre da gestação deve ser evitada[3]. Os pacientes com anemia devem ser tratados com sais ferrosos (sulfato ferroso), porque esses sais são bem absorvidos por via oral. As doses são calculadas em ferro elementar, empregando-se 50 a 100 mg de ferro elementar por dose. A terapêutica será mantida por cerca de três 3 meses, para reconstituição das reservas.

PROFILAXIA[1,4,7,9,10]

Deve-se dar tratamento adequado ao doente e ao portador, como educação sanitária, medidas de saneamento básico, investimentos na educação e na saúde. Deve-se começar pela escola primária, ressaltando mudanças de hábitos: higiene pessoal, uso de calçado, preparo e consumo adequado de alimentos. Deve-se salientar que, em condições de aglomeração e pobreza, as infecções podem ser prevalentes mesmo em áreas aparentemente bem saneadas. No momento (século XXI – 2011), ainda se encontram muitas dificuldades no controle das parasitoses de um modo geral, pois esse está intimamente ligado com o desenvolvimento do país.

REFERÊNCIAS BIBLIOGRÁFICAS

1. Baranski MC. Helmintíases intestinais. In: Neves J (ed). Diagnóstico e Tratamento das Doenças Infectuosas e Parasitárias. 2 ed. Rio de Janeiro: Guanabara-Koogan; 1983. p. 864-86.
2. Crompton DW, Nesheim MC. Nutritional impact of intestinal helminthiasis during the human life cycle. Ann Rev Nutr. 2002;22:35-59.
3. De Silva NR et al. Effect of mebendazole therapy during pregnancy on birth outcome. Lancet. 1999;353:1145-49.
4. Fernandes FO. Ancilostomíase. In: Veronesi R, Focaccia R (ed). Tratado das Doenças Infecciosas e Parasitárias. 2 ed. São Paulo: Atheneu, 2002. V. 2. p. 1339-44.
4a. Fox LM, Saravolatz LD. Nitazoxanide: a new thiazolide antiparasitic agent. Clin Infect Dis. 2005;40:1173-80.
5. Lima DB. Ancilostomíase e outras geo-helmintíases. Ars Curandi Gastro. 1987;6(3):14-20.
6. Meira JA, Galvão ALA. Considerações sobre a fase larvária da infecção ancilostomótica. Sobre dois casos clínicos de ancilostomíase aguda. Arq Fac Hig S Pub Univ São Paulo. 1949;8:2-52.
7. Pessoa SB. Parasitologia Médica. 8ª ed. Rio de Janeiro: Guanabara; Koogan; 1972. p. 639-81.
8. Roche M. Anquilostomiasis y anemia. Bol Oficina Sanit Panam. 1970;69:221-28.
9. Soli ASV. Parasitoses intestinais. In: Schechter M, Marangoni DV (ed). Conduta Diagnóstica e Terapêutica das Doenças Infecciosas e Parasitárias. 2 ed. Rio de Janeiro: Guanabara-Koogan; 1998. p. 414-24.
10. Souza MLS, Souza DWC, Neves J. Ancilostomíase. In: Veronesi R (ed). Doenças Infecciosas e Parasitárias. 8 ed. Rio de Janeiro: Guanabara-Koogan; 1991. p. 802-12.
11. Stoltzfus RJ et al. Hookworm control as a strategy to prevent iron deficiency. Nutr Rev. 1997;55:223-32.
12. Variyam EP, Banwell JG. Hookworm disease: nutritional implications. Rev Infect Dis. 1982;4:830-5.

8 Angiomatose Bacilar

■ **José Luiz de Andrade Neto**
■ **Luciane Alves Botelho**

(CID 10 = Bartonelose sistêmica A44 0; Bartonelose cutâ-nea - mucosa A44 1; outras formas de bartonelose A 44 8; Bartonelose NE A 44 9)

INTRODUÇÃO

A angiomatose bacilar (AB) é uma doença de caráter angioproliferativo, grave, progressiva, com ampla variedade de manifestação clínica, podendo apresentar-se desde lesões isoladas de pele a formas disseminadas. Ocorre predomi-nantemente entre imunodeprimidos. É causada por duas espécies de bactérias gram-negativas: *Bartonella henselae* e *Bartonella quintana*[5,7,13].

O primeiro caso descrito de AB foi em 1983, por Stoler e cols. Somente no final dos anos 1980 é que os agentes etiológicos foram isolados[7,14]. O gênero *Bartonella* (antiga *Rochalimae)* tem uma característica marcante, que é a capa-cidade de uma espécie isolada causar tanto infecção aguda quanto crônica e também causar uma manifestação de proli-feração vascular ou linfoproliferativa. A resposta patológica à infecção varia de forma substancial ao estado imune do hospedeiro. Atualmente, o gênero é composto por 19 espécies oficialmente reconhecidas, sendo nove delas relacionadas a doenças no homem[4b]:

- *Bartonella henselae*: responsável pela angiomatose bacilar e pela doença da arranhadura do gato, sendo esta última encontrada entre crianças e adultos jovens, imunocompetentes, com curso autolimitado. Em geral, indivíduos imunocompetentes tendem a desenvolver a doença da arranhadura do gato, e imunodeprimidos tendem a evoluir para angiomatose bacilar.
- *Bartonella quintana*: inicialmente descrita como agen-te somente da febre das trincheiras (doença febril de caráter epidêmico transmitido pela picada de piolho); sabe-se hoje que também é um dos agentes etiológicos da angiomatose bacilar.
- *Bartonella bacilliformis*: agente de patologia endêmica na região dos Andes, chamada de "doença de Carrion" (doença hemolítica que em fase secundária se manifes-ta com lesões tegumentares conhecidas como "verruga peruana").
- *Bartonella elizabethae, B. grahamii, B. vinsonii subsp. berkhoffii, B. alsatica, B. vinsonii subsp. arupensis e B. washoensis*: agentes descritos em casos isolados de bacteriemia, endocardite, retinite e miocardite[11,13].

A *Bartonella henselae* tem como reservatório gatos que são contaminados pela bartonela por pulgas de gatos. É transmitida pela mordedura ou arranhadura de gatos jovens contaminados (menores de 1 ano). A *Bartonela quintana* é transmitida pela picada do piolho humano, sendo o próprio homem o único reservatório conhecido[13].

A angiomatose bacilar é uma doença de distribuição global. A incidência entre pacientes com síndrome da imu-nodeficiência adquirida (aids) varia nos diversos estudos entre 0,12% e 18%[1,5]. Costuma ocorrer entre indivíduos com imunossupressão grave, com baixos níveis de contagem de linfócitos T CD4 (habitualmente menor que 100 cél./mm³). Também é descrita em pessoas portadoras de outras causas de imunossupressão, como transplantados, usuários de corticoi-de, pacientes com leucemia linfocítica crônica e alcoolistas. Já foi também identificada entre imunocompetentes. Estudo no Rio de Janeiro detectou uma frequência de 1,42 caso de angiomatose bacilar para cada 1.000 pacientes com aids[5].

DIAGNÓSTICO

Diagnóstico Clínico

A apresentação mais comum da angiomatose bacilar são lesões cutâneas, porém todo o organismo pode ser compro-metido. As principais formas de apresentação clínica são:

- *Cutânea:* esta é a manifestação mais comum. São lesões variadas. Apresentam-se como pápulas erite-matosas ou violáceas, circunscritas e rodeadas por discreta descamação, não são dolorosas. Podem evoluir gradualmente para nódulos e até massas pedunculadas. Variam em tamanho, forma e número, podendo ser solitárias ou múltiplas. Há casos descritos de envolvi-mento de mucosas, como nódulos em laringe, faringe, cordas vocais e também em vulva e cérvix uterina[1,3,10].
- *Sistêmica:* apesar de a incidência de formas disse-minadas não estar definida, quando ocorre, costuma apresentar-se com lesões cutâneas associadas a febre, mal-estar, sudorese noturna, perda de peso, dores ab-

dominais e hepatoesplenomegalia. Pode comprometer vários órgãos e sistemas, os mais comuns são: *medula óssea*, levando à pancitopenia; *parênquima pulmonar*, apresentando-se com lesões infiltrativas em radiologia de tórax; *endocardite*; *mucosa gastrointestinal; pancreatite*[1,3,12,13].

- *Peliose bacilar hepática e peliose bacilar esplênica*: são formas particulares de apresentação, tanto em imunodeprimidos quanto em imunocompetetes, caracterizadas histologicamente pela presença de dilatações capilares formando espaços císticos repletos de células sanguíneas nos respectivos órgãos[1,10,12,13].
- *Musculoesquelética*: geralmente se apresenta com lesões de pele associadas à dor em região óssea. Radiografias apresentam lesões circunscritas, osteolíticas, localizadas em região cortical com reação periosteal e massa em partes moles adjacentes à lesão. O diagnóstico é por biópsia óssea. Costuma ter boa resposta ao tratamento específico, porém o tempo de tratamento deve ser mais prolongado. Há descrição de casos em que a manifestação foi piomiosite em perna isoladamente[1,4,6].
- *Febre de origem indeterminada*: diagnóstico mais difícil, pois requer cultura positiva para confirmação[1,8,10,12,16].

Diagnósticos Diferenciais

Variam com a forma de apresentação da doença, em geral são sarcoma de Kaposi, hemangioma, granuloma piogênico e dermatofibroma.

Diagnóstico Laboratorial

Potencialmente fatal em sua evolução, o diagnóstico deve der estabelecido clinicamente, e confirmado por técnicas laboratoriais complementares. Contudo, o diagnóstico de certeza continua sendo um desafio, mesmo para laboratórios especializados[2].

- *Histopatologia*: independentemente do local de envolvimento, a estrutura histológica básica consiste de proliferação lobular de vasos sanguíneos, produzindo neovascularização. As lesões superficiais costumam ser mais frouxas e edematosas do que as lesões profundas, que são mais compactas e densas. No fígado e baço apresentam-se como discretos nódulos de proliferação vascular ou como peliose (termo que descreve cistos preenchidos por sangue dentro do parênquima hepático ou esplênico), rodeado por tecido fibromixoide contendo células inflamatórias, capilares dilatados e aglomerados de bacilos. Estas aglomerações de bacilos na coloração por hematoxilina + eosina mostram-se como se fossem fibrina. Deve-se associar avaliação com coloração à base de prata (Warthin-Starry), que demonstra o aglomerado de bacilos em cor negra. Pode-se utilizar microscopia eletrônica para individualização do agente e imuno-histoquímica para diferenciação entre *B. henshealea* e *B. quintana*[2,10,14].
- *Sorologia*: técnicas de imunofluorescência indireta (IFI) e enzima imunoensaio têm sido usadas na investigação de bartoneloses humanas. Na IFI, títulos de IgG > 1:256, ou aumento da titulação em sorologias pareadas maior que quatro vezes geralmente indicam infecção em atividade. Estudos entre imunocompetentes mostram sensibilidade que varia de 87% a 90% e especificidade de 94% a 97%, porém não há dados suficientes de sua utilidade em pacientes com aids. São técnicas disponíveis somente em laboratórios de referência[1-3,9,14].

- *Cultura*: pode ser obtida a partir de amostras de sangue e tecidos. Trata-se de bactérias de crescimento lento, que exigem meios enriquecidos por sangue (ágar sangue ou ágar chocolate) para o crescimento. O material deve ser cultivado a 35ºC, em atmosfera umedecida contendo 5% de CO_2, e cultivado por, pelo menos, 14 dias. Por este motivo, deve-se sempre informar o laboratório de qual é a suspeita clínica para que o material seja processado adequadamente[2,8,9].
- *Técnicas de detecção genética por biologia molecular*: são métodos auxiliares de diagnóstico visando caracterização genética das espécies. Não disponível para prática clínica[2,4b,9].

TRATAMENTO[1,7,10,12-14]

Todos os casos de angiomatose bacilar devem ser tratados, tendo em vista a tendência a evoluir para quadros disseminados e potencialmente fatais. Existem casos descritos de resolução espontânea, mas não é o habitual.

O mecanismo preciso de ação dos antibióticos não está bem determinado, mas tem-se obtido sucesso com eritromicina e doxiciclina. Deve-se atentar para o fato de que muitas vezes algumas drogas têm sensibilidade *in vitro* e falham *in vivo*, como penicilinas e cefalosporinas, que não devem ser usadas[1,7,10,13-15].

Como escolha, temos:
- *1ª escolha*: eritromicina – 500 mg, por via oral (VO), a cada 6 horas (adulto) por, no mínimo, 3 meses. Se houver peliose hepática associada, estender o tratamento para 4 meses.
- Tratamentos opcionais (adultos):
  - Doxiciclina: 100 mg, VO, de 12/12 h, por 3 meses[4a]. Não há evidência de diferença na resposta quando se compara o tratamento feito com a eritromicina e com a doxiciclina.
  - Azitromicina: 500 mg, VO, uma vez ao dia, por 3 meses.
  - Claritromicina: 500 mg, VO, de 12/12 h, por 3 meses[4b].

A resposta ao tratamento costuma ocorrer em torno de 7 dias, com resolução completa das lesões tegumentares em 30 dias. Contudo, se houver lesões hepáticas, estas demoram vários meses para a resolução completa.

As recaídas são comuns principalmente em ossos e pele, particularmente em pacientes que fizeram tratamento por menos de 3 meses. Recomenda-se nesses casos refazer o tratamento em dose plena e manter profilaxia secundária com eritromicina 500 mg, de 6/6 h, ou doxiciclina 100 mg, de 12/12 h, pelo tempo que durar a imunossupressão[4a,13].

REFERÊNCIAS BIBLIOGRÁFICAS

1. Adal KA, Cockerell CJ, Petri WA. Cat Scratch Disease, Bacillary Angiomatosis, and other Infections due to *Rochalimaea*. N Engl J Med. 1994;330:1509-15.

2. Agan BK, Dolan MJ. Laboratory diagnosis of Bartonella infections. Clin Lab Med. 2002;22:937-62.

3. Anderson BE, Neuman MA. *Bartonella spp*. As emerging pathogens. Clin Microbiol Rev. 1997;10:203-219.

4. Biviji AA, Paiement GD, Steinbach LS. Musculoskeletal manifestations of human immunodeficiency virus infection. J Am Acad Orthop Surg. 2002;10:312 -20.

4a. Centers for Diseases Control and Prevention, Atlanta. Guidelines for Prevention in HIV- Infected Adults and Adolescents, 2009. Disponível em: http://aidsinfo.nih.gov/contentfiles/Adult_OI_041009.pdf. Acessado em: set. 2011.

4b. Eremeeva ME et al. Bacteremia, fever and splenomegaly caused by a newly recognized bartonella species. N Engl J Med. 2007;356:2381-87.

5. Gazineo JLD et al. Bacillary angiomatosis: description of 13 cases reported in five reference centers for AIDS treatment in Rio de Janeiro, Brasil. Rev Inst Med Trop S Paulo. 2001;43:1-6.

6. Husain S, Singh N. Pyomiositis associated with bacillary angiomatosis in a patient with HIV infection. Infection. 2002;30:50-3.

7. Koehler JE et al. Molecular epidemiology of Bartonella infections in patients with Bacillary angiomatosis-peliosis. N Engl J Med. 1997;337:1876-83.

8. Koehler JE et al. Prevalence of bartonella infection among human immunodeficiency vírus- infected patients with fever. Clin Infect Dis. 2003;37:559-66.

9. La Scola B, Raoult D. Culture of *Bartonella quintana* and *Bartonella henselae* from human samples: a 5-year experience (1993 to 1998). J Clin Microbiol. 1999;37:1899-905.

10. Loutit JS. Bacillary Angiomatosis. In: Merigan TC, Bartlett JG, Bolognesi D (Ed). Textbook of AIDS Medicine. 2 ed. Baltimore: Williams & Wilkins; 1999. p. 303.

11. Raoult D e al. First isolation of *Bartonella alsatica* from a valve of a patient with endocarditis. J Clin Microbiol. 2006;44:278-79.

12. Resto-Ruiz S, Burgess A, Anderson BE. The role of host immune response in pathogenesis of *Bartonella henselae*. DNA Cell Biol. 2003;22:431-40.

13. Rolain JM et al. Recommendations for treatment of infections caused by *Bartonella* species. Antimicrob Agents Chemother. 2004;48:1921-33.

14. Slater LN, Welch DF. Rochalimae species (recently renamed Bartonella). In: Mandell GL, Bennett JE, Dolin R (Ed). Mandell, Douglas and Bennett's Principles and Practice of Infectious Diseases. 4th ed. Philadelphia: Churchill Livingstone; 1996. V2. p. 1741.

15 Tsukahara M et al. *Bartonella henselae* infection as a cause of fever of unknow origin. J Clin Microbiol. 2000;38:1990-91.

16. Velho PENF et al. A. What do we (not) know about the human Bartonelloses? Braz J Infect Dis. 2003;7:1-6.

9

Angiostrongilíases

- **Carlos Graeff-Teixeira**
- **Aventino Alfredo Agostini**
- **Rubens Rodriguez**
- **Maria Cristina Carvalho do Espírito Santo**

(CID 10 = B81.3 - Angiostrongiloidose intestinal [Angiostrongiloidose devida a *Parastrongylus costaricensis*]); B83.2 – Angiostrongilíase devida a *Parastrongylus cantonensis*; G05.2 – Meningoencefalite eosinofílica)

As angiostrongilíases são infecções causadas por nematódeos que se localizam no interior de artérias, pertencentes à superfamília Metastrongyloidea. Uma das espécies que causa doença humana é o *Angiostrongylus cantonensis*, que ocorre principalmente na Ásia e nas Ilhas do Pacífico, cujas larvas migram pelo sistema nervoso central e podem determinar meningite eosinofílica[22]. Este parasita apresenta o risco de ser introduzido em qualquer área portuária, através de ratazanas infectadas que viajam nos navios. A outra espécie, *A. costaricensis*, ocorre nas Américas e causa a angiostrongilíase abdominal, pela localização dos vermes adultos no sistema arterial mesentérico e pelo potencial desenvolvimento de doença abdominal aguda, com lesões comprometendo especialmente a transição ileocólica[4,8,13]. Com várias outras espécies da família *Angiostrongylidae*, como o *A. vasorum* em canídeos e o *A. siamensis* em primatas, não há evidências de acometimento do homem.

ANGIOSTRONGILÍASE ABDOMINAL

INTRODUÇÃO

O *A. costaricensis* é um parasita próprio de roedores silvestres, e o homem é um hospedeiro acidental. No hospedeiro natural, as larvas de primeiro estágio (L1) são eliminadas nas fezes e precisam desenvolver-se em hospedeiro intermediário, que são moluscos terrestres, especialmente lesmas da família Veronicellidae. As larvas L3, infectantes para vertebrados, estão presentes no corpo dos moluscos e no muco eliminado por esses animais. Ao serem ingeridas, penetram na parede dos intestinos e desenvolvem-se a vermes adultos após uma migração intravascular que inclui passagem pelo pulmão, retornando por via arterial para se localizar preferencialmente no interior de ramos da artéria mesentérica[15] (Figura 9.1). A migração inicial das larvas pelo sistema venoso pode levar ao desenvolvimento de vermes no sistema venoso porta-mesentérico, causando patologia hepática[11,14]. Em infecção experimental de roedores, podem ser vistas lesões em vias biliares extra-hepáticas, pancreatite e esplenite. Localizações não habituais, a partir da disseminação das larvas pelo sistema arterial, determinando a doença no homem, já foram descritas nos testículos e causaram obstrução arterial em extremidades; teoricamente podem ocorrer em qualquer órgão[14,18].

A ingestão das larvas infectantes L3 é possivelmente o modo usual de estabelecimento da infecção. O muco de moluscos contaminados pode estar presente em verduras, frutas ou outros alimentos consumidos com pouco cozimento. Especialmente com crianças pequenas, pode haver a ingestão acidental do próprio molusco. Embora as lesmas veronicelídeas não sejam adequadas para uso em culinária, elas costumam ser usadas como isca em pescarias, o que pode propiciar a contaminação das mãos e, posteriormente, de alimentos com muco contendo larvas. A transmissão pela

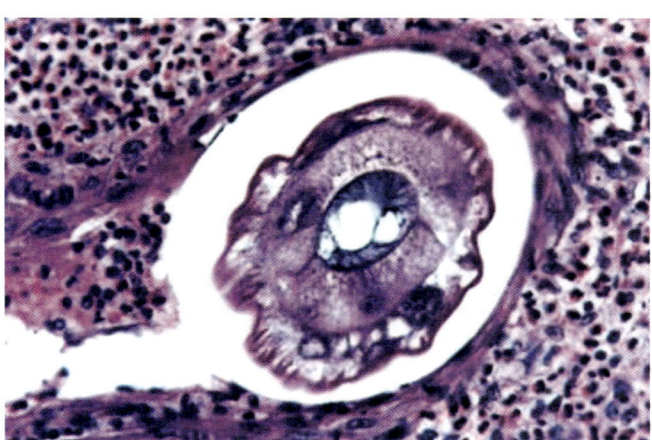

FIGURA 9.1 – Verme adulto do *A. costaricensis* na luz arterial da submucosa intestinal.

água ou pela ingestão de espécies silvestres de caracóis, tais como *Megalobulimus sp.*, é uma possibilidade não confirmada em estudos epidemiológicos.

A angiostrongilíase abdominal no Brasil, tanto em séries de casos, quanto em estudos populacionais, acomete adultos e crianças, sem preferência nítida quanto ao sexo. Alguns autores erroneamente consideram esta parasitose um problema pediátrico, com base em estudo de casos de um hospital pediátrico[10]. O período de incubação é desconhecido, mas, com base na experiência com infecções experimentais em roedores, ele deve ser, no mínimo, entre 2 e 3 semanas. A letalidade é baixa, relatada na literatura entre 1,3% e 7,4%[7,10].

DIAGNÓSTICO CLÍNICO[7,10,19]

A maioria dos casos de infecção pelo *A. costaricensis* é assintomática e cura espontaneamente, segundo dados recentes de estudos longitudinais de base populacional. Quando se manifesta, usualmente o faz por quadros agudos de dor abdominal, caracteristicamente localizada no quadrante inferior direito, porém são capazes de apresentar-se de forma muito variada. Esses episódios agudos podem regredir de forma espontânea e recidivar muitas vezes ao longo de várias semanas. A febre pode estar presente; porém, nem sempre chama a atenção, exceto quando se complica o quadro clínico. Eventualmente pode ser palpada uma massa, correspondendo a comprometimento inflamatório tumoral na transição ileocecal (Figura 9.2). Estas lesões tumorais, que também são capazes de regredir espontaneamente em algumas horas, por vezes causam uma das complicações da angiostrongilíase: a oclusão intestinal. A outra complicação grave é a perfuração intestinal, com peritonite e sepse. Além da dor abdominal e da febre, podem ocorrer várias outras manifestações abdominais inespecíficas, tais como inapetência, náuseas, vômitos, diarreia. Pacientes com dor abdominal acompanhada de eosinofilia intensa devem sempre ser investigados com sorologia para angiostrongilíase. Por outro lado, a ausência de eosinofilia não deve afastar a suspeita da parasitose, como será discutido a seguir.

O desenvolvimento de vermes adultos no sistema venoso porta-mesentérico ou a partir da disseminação arterial sistêmica das larvas pode resultar em comprometimento hepático, com hepatomegalia dolorosa, febre e eosinofilia no leucograma. Dessa forma, a síndrome de larva *migrans* visceral, cujo principal agente etiológico é o *Toxocara canis*, pode também

ser causada por *A. costaricensis*[14]. A concomitância de lesões intestinais parece ser comum na angiostrongilíase.

Dor aguda no testículo pode ser manifestação da trombose arterial por *A. costaricensis* localizado na artéria espermática. Embolia parasitária, com desenvolvimento de gangrena, já foi registrada no membro inferior de um paciente na Costa Rica[18].

DIAGNÓSTICO DIFERENCIAL[2,8,10,11,16]

O principal diagnóstico diferencial, pela preferência da localização de lesões na transição ileocecal, é com apendicite aguda bacteriana, com sinais de irritação peritoneal, febre alta e leucocitose com neutrofilia e desvio à esquerda. A infecção bacteriana pode resultar da evolução complicada da angiostrongilíase, especialmente com perfuração da parede intestinal. A presença de tumoração intestinal ou de gânglios mesentéricos leva a considerar a possibilidade de linfoma, sobretudo em crianças, e carcinoma, em adultos, lesões que não regridem após vários dias de acompanhamento, como ocorre também com a angiostrongilíase. Os sintomas nas doenças inflamatórias intestinais, tais como Crohn, ileíte regional, tuberculose, costumam cursar mais cronicamente do que é descrito para a angiostrongilíase abdominal; porém, muitas vezes, apenas o exame anatomopatológico pode definir o diagnóstico. O comprometimento hepático agudo necessita ser diferenciado das hepatites virais e da toxocaríase, por intermédio dos seus marcadores específicos. Na angiostrongilíase não há necessariamente alterações importantes nos indicadores de necrose parenquimatosa.

DIAGNÓSTICO EPIDEMIOLÓGICO[6,7,9,17]

A angiostrongilíase tem distribuição geográfica peculiar, geralmente em regiões continentais de relevo acidentado, coberto de matas, em ambientes de transição urbano-rural (pequenas cidades ou periferia de grandes centros) ou em áreas rurais. No Sul do Brasil, são conhecidos como áreas endêmicas: norte do Rio Grande do Sul, oeste de Santa Catarina e Paraná. Aparentemente, a transmissão não é importante em áreas litorâneas. O aumento da população e da atividade de moluscos transmissores favorece a transmissão, por exemplo, a partir da primavera e especialmente no verão, ou ainda em situações de desequilíbrio, quando os moluscos constituem praga agrícola. A introdução na natureza de um caracol importado da África para criações de escargot, a *Achatina sp.*, aparentemente representa um risco maior para o desequilíbrio da fauna do que como potencial transmissor do *A. costaricensis*[3,16]. A doença não é transmissível de homem para homem. Não é doença profissional.

DIAGNÓSTICO LABORATORIAL[1,2,4,5,8,11,14,16,18,20,21]

Específico

Histopatologia: os aspectos macroscópicos de maior relevância são: 1) necrose isquêmica focal ou extensa, com ou sem perfuração intestinal semelhante aos infartos enteromesentéricos; 2) espessamento segmentar da parede intestinal, mimetizando doença de Crohn; 3) nódulos de aspecto neoplásico, no cólon de adultos; 4) apendicite aguda. Raramente há lesões no fígado, em testículos, vulva, omento, estômago, vesícula biliar e pele. Destacam-se como características mi-

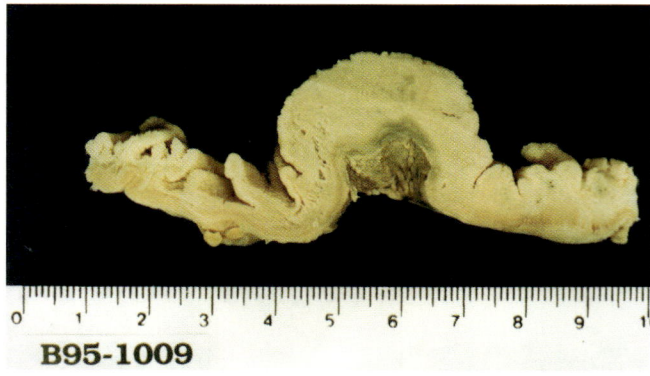

B95-1009

FIGURA 9.2 – Lesão intestinal com área de espessamento nodular da parede, causada pelos granulomas perioviculares, mimetizando carcinoma de cólon.

croscópicas a arterite eosinofílica, o infiltrado eosinofílico acentuado e os granulomas perivasculares (possíveis locais de retenção de ovos). Entretanto, o diagnóstico da doença é definitivo quando o verme adulto, os ovos ou mais raramente as larvas são identificados no lúmen de artérias, arteríolas ou capilares. Em muitos casos é necessária a inclusão de toda a lesão e cortes seriados, para o achado das estruturas parasitárias.

Métodos imunológicos: pode ser feita a detecção de anticorpos através de ELISA, em teste padronizado com sensibilidade de 88% e especificidade de 78%, preferentemente com pareamento seriado de amostras de soro, para demonstrar a usual redução e negativação da reatividade ao longo do tempo, geralmente inferior a 12 meses. Esse teste está disponível no Laboratório de Parasitologia Molecular, Instituto de Pesquisas Biomédicas da PUCRS (Av. Ipiranga, 6.690, CEP: 90.690-900, Porto Alegre, (51) 3320-3000, ramal 2170, email: graeteix@pucrs.br). As falhas de sensibilidade do método devem-se em grande parte à diversidade de resposta humoral, demonstrada por estudo de seguimento sorológico, em que muitos pacientes com diagnóstico confirmado pela histopatologia apresentam reatividade muito baixa. Na prática, isto significa que um resultado negativo no ELISA não exclui a angiostrongilíase abdominal em casos suspeitos.

Exame de fezes: não é considerado de utilidade para o diagnóstico, já que o homem como hospedeiro acidental não elimina larvas nas fezes, ou pelo menos não o faz em grande quantidade, pois grande parte fica retida nos tecidos inflamados.

Inespecíficos

- *Leucograma:* a eosinofilia no sangue periférico pode chegar a valores altíssimos, o que é altamente sugestivo. Porém, a ausência de eosinofilia não deve servir para afastar a angiostrongilíase abdominal, já que o eosinófilo é uma célula que transita pelo sangue, destinada ao tecido e poderá estar com seu número dentro dos valores considerados normais, mesmo em pacientes em plena fase aguda da infecção e com intensa infiltração de eosinófilos nos tecidos afetados.
- *Exames de imagem*: podem demonstrar a presença de espessamento da parede intestinal, as tumorações de gânglios linfáticos e intestinais. Tumorações acompanhadas de eosinofilia sanguínea e sem evolução para oclusão ou peritonite deveriam ser seguidas, clinicamente, pela possibilidade de remissão espontânea.

TRATAMENTO

Não há demonstração de eficácia de drogas anti--helmínticas na angiostrongilíase abdominal. Existe o risco teórico de agravamento das lesões com a indução da morte do parasita intra-arterial[12]. Em modelo experimental, o uso de anticoagulante não mostrou nenhum efeito protetor contra a formação de trombos e infartos intestinais. Tratamento cirúrgico pode ser necessário na evolução complicada por oclusão ou perfuração intestinal. A conduta expectante, além dos cuidados gerais com hidratação e analgesia, deve incluir o monitoramento cuidadoso para a detecção precoce destas complicações e a indicação correta do procedimento cirúrgico. Para o controle do tratamento, a melhora clínica é o principal indicador de cura. O seguimento sorológico permite acompanhar a redução gradativa da reatividade, diferenciando a recidiva da angiostrongilíase da ocorrência de outras patologias abdominais.

PROFILAXIA[23]

Os alimentos consumidos crus, como verduras e frutas, devem ser selecionados e bem lavados em água corrente. Em áreas endêmicas, recomenda-se deixar estes alimentos de molho em solução 1,5% de água sanitária comercial (uma colher de sopa em 1 L de água fervida ou filtrada) por meia hora, seguido de enxaguamento. Esse procedimento é o de melhor ação larvicida, quando comparado com uso de vinagre ou salmoura. O hábito de mascar folhas ou talos de gramíneas pode representar risco de infecção e deve ser evitado. Embora sem comprovação, há a possibilidade de contaminação das caixas d'água; por isso, recomenda-se que a água para beber seja filtrada. Moluscos para consumo humano (*escargot*) devem vir de criações fechadas, sem possibilidade de contato com roedores silvestres e, de preferência, com cozimento adequado. O uso de moluscos em brincadeiras infantis e na pescaria dos adultos deve ser evitado, tema importante da educação sanitária nas escolas e comunidades rurais. Pode ser necessário o controle da população de moluscos, especialmente junto a hortas e jardins, que pode ser feito de diversas maneiras: iscas envenenadas comerciais, armadilhas de abrigo (pequenos montes de palha ou estopa úmida, onde as lesmas se abrigam e podem ser mortas). Lagartos e aves aparentemente são predadores e podem ter importância no equilíbrio das populações de moluscos.

REFERÊNCIAS BIBLIOGRÁFICAS

1. Agostini AA et al. Angiostrongilíase abdominal, estudo anatomopatológico de quatro casos observados no Rio Grande do Sul, Brasil. Mem Inst Oswaldo Cruz. 1984;79:443-45.
2. Agostini AA et al. Angiostrongilose abdominal. Patologia cirúrgica de importância regional. J Bras Med. 2001;80:40-42.
3. Carvalho OS et al. *Achatina fulica* Bowdich, 1822 (Mollusca: Gastropoda) como hospedeiros intermediário potencial do *Angiostrongylus costaricensis* Morera & Céspedes 1971. Rev Soc Bras Med Trop. 2003;36:743-45.
4. Cespedes R et al. Granulomas entericos y linfaticos con intensa eosinofilia tisular producidos por un estrongilideo. I. Patologia. Acta Med Costarric. 1967;10:235-55.
5. Geiger SM et al. Detection of the acute phase of abdominal angiostrongyliasis with a parasite-specific IgG enzyme linked immunosorbent assay. Mem Inst Oswaldo Cruz. 2001;96:515-18.
6. Graeff-Teixeira C et al. Identificação de roedores silvestres como hospedeiros do *Angiostrongylus costaricensis* no sul do Brasil. Rev Inst Med Trop São Paulo. 1990;32:147-50.
7. Graeff-Teixeira C, Camillo-Coura L, Lenzi HL. Clinical and epidemiological studies on abdominal angiostrongyliasis in southern Brazil. Rev Inst Med Trop São Paulo. 1991;33:373-78.
8. Graeff-Teixeira C, Camillo-Coura L, Lenzi HL. Histopathological criteria for diagnosis of abdominal angiostrongyliasis. Parasitol Res. 1991;77:606-11.
9. Kramer MH et al. First reported outbreak of abdominal angiostrongyliasis. Clin Infect Dis. 1998; 26:365-72.
10. Loria-Cortes R, Lobo-Sanahuja, JF. Clinical abdominal angiostrongylosis. A study of 116 children with intestinal eosinophilic granuloma caused by *Angiostrongylus costaricensis*. Am J Trop Med Hyg. 1980;29:538-44.

11. Mentz JP et al. Manifestações de comprometimento hepático na angiostrongilíse abdominal e diagnóstico pelo encontro dos ovos do parasita. Rev AMRIGS. 1993;37:289-90.

12. Mentz MB, Graeff-Teixeira C. Drug trials for treatment of human angiostrongyliasis. Rev Inst Med Trop São Paulo. 2003;45:179-84.

13. Morera P. Life History and Redescription of *Angiostrongylus costaricensis* Morera and Céspedes, 1971. Am J Trop Med Hyg. 1973;22:613-21.

14. Morera P et al. Visceral larva migrans-like syndrome caused by *Angiostrongylus costaricensis.* Amer J Trop Med Hyg. 1982;31:67-70.

15. Mota EM, Lenzi HL. *Angiostrongylus costaricensis* life cycle: a new proposal. Mem Inst Oswaldo Cruz. 1995;90:707-09.

16. Neuhauss E et al. Low susceptibility of *Achatina fulica* from Brazil to infection with *Angiostrongylus costaricensis* and *A.cantonensis.* Mem Inst Oswaldo Cruz. 2007;102:49-52.

17. Pena GPM, Andrade-Filho JS, Assis SC. *Angiostrongylus costaricensis:* first record of its occurrence in the state of Espírito Santo, Brazil, and a review of its geographic distribution. Rev Inst Med Trop S Paulo. 1995;37:369-74.

18. Rodriguez R. Anatomia Patológica da Angiostrongilose Abdominal. Tese de Mestrado. Universidade Federal Fluminense: Rio de Janeiro; 1997. 117 p.

19. Rodriguez R et al. Abdominal angiostrongyliasis: report of two cases with different clinical presentations. Rev Inst Med Trop S Paulo. 2008;50:339-41 .

20. Rodriguez R et al. Outcomes in mice with abdominal angiostrongyliasis treated with enoxaparin. Parasitol Res. 2011;109:787-92 .

21. Ruiz PJ, Morera P. Spermatic artery obstruction caused by *Angiostrongylus costaricensis* Morera and Cespedes, 1971. Am J Trop Med Hyg. 1983;32:1458-59.

22. Wang QP et al. Human angiostrongyliasis, Lancet Infect Dis. 2008;10:621-30.

23. Zanini GM, Graeff-Teixeira C. Inactivation of infective larvae of *Angiostrongylus costaricensis* with short time incubations in 1.5% bleach solution, vinegar or saturated cooking salt solution. Acta Tropica. 2001;78:17-21.

ANGIOSTRONGILÍASE MENINGOENCEFÁLICA

MENINGOENCEFALITES EOSINOFÍLICAS

Introdução[2,3-5,11,12,14]

Não é usual a presença de eosinófilos no liquor. Predomina na literatura o critério de considerar como "eosinofilia liquórica" quando a contagem diferencial indicar mais de 10%. A maioria absoluta dos casos tem infecções do sistema nervoso central (SNC) por helmintos como etiologia dessa afecção, sobretudo a angiostrongilíase, a toxocaríase, a cisticercose, a neuroesquistossomose e a gnatostomíase. Dentre os helmintos, a infecção zoonótica por *Angiostrongylus cantonensis* situa-se entre as principais causas. Trata-se de parasito habitual de ratazanas, nas quais os vermes adultos se localizam nas artérias pulmonares e cavidades direitas do coração, eliminando ovos na luz da árvore brônquica que saem pelas fezes. As principais áreas de ocorrência da angiostrongilíase cerebral estão no Sudeste Asiático e em Ilhas do Pacífico; porém, com enorme expansão para todo o mundo, possivelmente pela introdução nos portos de ratazanas infectadas que vêm nos navios. O primeiro caso de infecção humana nas Américas ocorreu em 1995, nos EUA[4].

Assim como o angiostrongilídeo que causa gastrenterite eosinofílica, o *A. cantonensis* tem moluscos (caracóis, lesmas) e outros invertebrados (lagostins, camarões, caranguejos) como hospedeiros intermediários e vetores das larvas infectantes, e a ingestão semicrua desses animais propicia a infecção. Eventualmente, a infecção pode ocorrer pela ingestão de vegetais e frutas contaminados com fezes de moluscos contendo larvas do helminto. No homem, as larvas de terceiro estágio penetram nos vasos do trato gastrintestinal e eventualmente migram para o sistema nervoso central, por via hematogênica, no qual se desenvolvem nas formas jovens do parasito, que em geral se degeneram rapidamente. Uma eosinofilia reacional se desenvolve em resposta à degeneração das larvas e manifesta-se então a meningite eosinofílica. Embora muitos casos sejam autolimitados, podem desenvolver-se sequelas neurológicas e têm sido descritos relatos de morte[11].

A introdução e disseminação no Brasil do caracol *Achatina fulica*, importante hospedeiro intermediário na Ásia, representa um risco a mais para o estabelecimento de focos de transmissão nas Américas[8]. Casos humanos foram detectados nos estados do Espírito Santo, Pernambuco e São Paulo e o parasito ou seu DNA já foram encontrados em seus hospedeiros, no Rio Grande do Sul, Santa Catarina, Paraná, Rio de Janeiro, Bahia e Pará[1,2,6,7]. Embora não haja o costume do consumo de moluscos e pescados crus no Brasil, ao contrário do que ocorre no continente asiático, onde os hábitos alimentares propiciam grande número de infecções, a tendência da angiostrongilíase meningoencefálica é aumentar no país. A grande disseminação do molusco *Achatina fulica*, contaminando, com suas fezes, vegetais ingeridos sem cozimento e frutas ingeridas com casca, e, mesmo, o consumo de moluscos e crustáceos crus ou pouco cozidos vão tornar mais frequente a infecção, que precisa ser considerada nas meningoencefalites com a presença de eosinófilos no liquor. Ademais, crianças podem infectar-se ao brincar com moluscos infectados ou no terreno onde transitam esses animais, ocorrendo a infecção pelas mãos sujas contaminadas pela larva do helminto. Nos laboratórios, é necessário enfatizar a importância de cuidadosa contagem diferencial de células sempre que detectado seu aumento em número nas preparações coradas para permitir a identificação dos eosinófilos. O encontro dessas células é elemento inicial e principal critério de definição de meningoencefalite eosinofílica.

Diagnóstico Clínico e Laboratorial[2-5,8,11,13-16]

Em países asiáticos, a angiostrongilíase meningoencefálica é mais frequente em adultos do sexo masculino. O período de incubação é de 2 a 80 dias após a ingestão da larva no alimento, com a média de 10 dias. Grande parte dos pacientes apresenta sintomas pouco expressivos, com cefaleia discreta. A doença típica manifesta-se como meningite aguda, com intensa cefaleia (29% a 100%), dor na nuca (17% a 47%), febre (25% a 70%), fraqueza muscular (15% a 47%). Outros sintomas e sinais são rigidez de nuca, mialgias, alterações visuais, hiperestesias, parestesias, vômitos, dor retro-orbitária, dor abdominal, tonteira, prurido, exantema maculopapular e sinal de Brudzinski. Sinais de comprometimento de pares cranianos podem estar presentes. Raramente ocorre encefalite, e distúrbio de consciência é pouco frequente.

A doença pode manifestar-se sob a forma de surto, como ocorrido em um grupo de 23 pessoas que viajou para a Jamaica, das quais 12 (52%) adoeceram[11]. O dado epidemiológico comum entre os doentes foi a ingestão de salada César (preparada com alfaces frescas), consumida por 13 dos participantes do grupo. Somente um não teve sintomatologia. Nesse grupo, as manifestações clínicas estão referidas na Tabela 9.1. Embora todos referissem febre, a temperatura acima de 37,8ºC só foi documentada em dois pacientes.

TABELA 9.1

Manifestações Clínicas em 12* Pacientes com Angiostrongilíase Meníngea em um Grupo de 23 Pessoas que Viajou para a Jamaica		
	Nº de vezes	%
Cefaleia	12	100
Alterações visuais	11	92
Dor e rigidez de nuca	10	83
Fadiga	10	83
Hiperestesias	9	75
Vômito	8	67
Mialgias	6	50
Febre	5	42
Fraqueza muscular	4	33
Diarreia	2	17

*Dos pacientes, nove eram homens, com idade variável entre 21 e 28 anos (média de 22 anos). Fonte: Slom TJ e cols.11.

A doença geralmente regride sem sequelas, mesmo sem tratamento específico. A existência de sequelas e lesões graves deve sugerir outras etiologias, tais como a gnatostomíase e a neuroesquistossomose.

É muito raro (somente em cerca de 2% dos casos) encontrar as larvas do *A. cantonensis* no exame do sedimento do liquor[4]. Assim sendo, habitualmente o diagnóstico dessa parasitose é estabelecido pela utilização de métodos imunológicos realizados em amostras de liquor e soro. A detecção de anticorpos é realizada pelos métodos de IFA (*immunofluorescent antibody test*), IEST (*immunoenzyme staining test*) e ELISA (*enzyme linked immunosorbent assay*)[2,3,8,16]. Nesses métodos, o antígeno é preparado a partir de larvas ou vermes adultos e a detecção de anticorpos no soro é mais sensível do que a detecção de anticorpos no liquor. No Brasil, as amostras de soro e liquor coletadas por meio da rede pública de laboratórios (LACEN) são processadas pelo teste de ELISA associado a *Western-blot*, no Laboratório de Parasitologia Molecular do Instituto de Pesquisas Biomédicas da Pontifícia Universidade Católica do Rio Grande do Sul, que é o centro de referência nacional para o diagnóstico desse parasita. É também realizada uma PCR em tempo real, para a demonstração do DNA do verme, desenvolvida em cooperação com os CDC/EUA.

A tomografia cerebral pode ser inconclusiva e as imagens podem não distinguir a meningite eosinofílica por *A. cantonensis* da causada por outros parasitos, como gnatostomíase

ou neurocisticercose. A ressonância magnética costuma revelar espessamento meníngeo generalizado e alterações de sinal em *globulus pallidus* e pedúnculo cerebral. É provável que o aumento da intensidade do sinal hiperintenso na substância branca subcortical seja causado pela presença de granuloma em resposta aos antígenos liberados com a morte do parasito[13].

Diagnóstico Diferencial[2a,3,9,11a]

Embora não existam números precisos, no Brasil, a cisticercose situa-se como principal causa de meningite eosinofílica. A toxocaríase, a neuroesquistossomose e a angiostrongilíase ocupam o segundo lugar em importância como causa de meningoencefalites eosinofílicas, já que outras etiologias importantes não têm ocorrência comprovada aqui: gnatostomíase, paragonimíase e bailisascaríase. Outras causas de eosinofilia liquórica são citadas como importantes, porém raramente se acompanham desta alteração; aí se incluem infecções bacterianas (sífilis, tuberculose), virais (Coxsackie), fúngicas, por outros helmintos (hidatidose, estrongiloidíase, filaríases, triquinelose), inflamações (artrite reumatoide), neoplasias (Hodgkin), uso de medicamentos (ciprofloxacino), contrastes ou próteses. Dentre as infecções fúngicas, maior destaque para a coccidioidomicose, em que 70% dos pacientes podem ter eosinofilia liquórica.

Tratamento[2,3,5,9,11,13-15]

Existem diferentes opiniões a respeito dos benefícios do tratamento das infecções por *A. cantonensis* e, em um primeiro momento, o tratamento consiste em medidas de suporte para aliviar a cefaleia e prevenir a depleção de volume. No que diz respeito ao uso de anti-helmínticos existem controvérsias e nenhuma terapia foi formalmente avaliada quanto à eficácia no tratamento da angiostrongilíase. Tiabendazol, albendazol, mebendazol e ivermectina não mostraram benefícios clínicos e muitos pacientes pioraram após o início do tratamento com essas terapias, devido à reação inflamatória dos antígenos liberados pela morte dos parasitas. Pien e Pien[9] recomendam o uso de 40-60 mg de prednisona por dia, por semanas ou meses, para aliviar os sintomas de hipertensão intracraniana e reduzir a reação alérgica desencadeada pela presença da larva de *A. cantonenses* no sistema nervoso central. Muitas vezes, punções de alívio são necessárias para reduzir a cefaleia.

REFERÊNCIAS BIBLIOGRÁFICAS

1. Caldeira RL, Mendonça CL, Goveia CO. First record of mollusks naturally infected with *Angiostrongylus cantonensis* (Chen, 1935) (Nematoda: Metastrongylidae) in Brazil. Mem Inst Oswaldo Cruz. 2007;102:887-89.
2. Espírito Santo MCC, Pinto PLS, Gryschek RSB. Meningite eosinofílica por *Angiostrongylus cantonensis:* relato do primeiro caso diagnosticado na cidade de São Paulo, SP. Brasil. Braz J Infect Dis. 2011;(Suppl 1):146-47.
2a. Gavin PJ et al. Bayllisascariasis. Clin Microb Rev. 2005;18:703-18.
3. Graeff-Teixeira C, Silva ACA, Yoshimura K. Update on eosinophilic meningoencephalitis and its clinical relevance. Clin Microb Rev. 2009;22:322-348.

4. Kliks MM, Palumbo NE. Eosinophilic meningitis beyond the Pacific Basin: the global dispersal of a peridomestic zoonosis caused by *Angiostrongylus cantonensis*, the nematode lungworm of rats. Soc Sci Med. 1992;34:199-212.

5. Kuberski T. Eosinophils in the cerebrospinal fluid. Ann Intern Med. 1979;91:70-75.

6. Lima ARMC et al. Alicata Disease. Neuroinfestation by *Angiostrongylus cantonensis* in Recife, Pernambuco, Brazil. Arq Neuropsiquiatr. 2009;67:1093-96.

7. Maldonado A et al. First report of *Angiostrongylus cantonensis* (Nematoda: Metastrongylidae) in Achatina fulica (Mollusca: Gastropoda) from Southeast and South Brazil. Mem Inst Oswaldo Cruz. 2010;105:938-41.

8. Nuamtanong S. The evaluation of the 29 and 31 kDa antigens in female *Angiostrongylus cantonensis* for serodiagnosis of human angiostrongyliasis. Southeast Asian J Trop Med Public Health. 1996;27:291-96.

9. Pien FD, Pien BC. *Angiostrongylus cantonensis* eosinophilic meningitis. Int J Infect Dis. 1999;3:161-63.

10. Ragland AS et al. Eosinophilic pleocytosis in coccidioidal meningitis: frequency and significance. Am J Med. 1993;95:254-57.

11. Slom TJ et al. 2002. An outbreak of eosinophilic meningitis caused by *Angiostrongylus cantonensis* in travelers returning from the Caribbean. N. Engl. J. Med. 2001;346:668-75.

11a. Tesser E et al. Liquido cefalorraquidiano no diagnóstico da esquistossomose raquimedular. Arq Neuropsiquiatr. 2005;63:661-65.

12. Thiengo SC et al. Rapid spread of an invasive snail in South America: the giant African snail, *Achatina fulica*, in Brazil. Biol Invasions. 2007;9:693-702.

13. Tsai HC et al. Eosinophilic meningitis caused by *Angiostrongylus cantonensis*: report of 17 cases. Am J Med. 2001;111:109-14.

14. Tseng YT et al. 2011. Clinical manifestations of eosinophilic meningitis caused by *Angiostrongylus cantonensis*: 18 years' experience in a medical center in southern Taiwan. J Microbiol Immunol Infect. 2011;44:392-89.

15. Wang QP et al. Human angiostrongyliasis. Lancet Infect Dis. 2008;8:621-30.

16. Wang XT et al. Clinical significance of the measurement of serum antibody against Angiostrongylus cantonensis by ELISA. Chin J Neuroimmunol Neurol. 1999;6:128-30.

10

Antraz (Carbúnculo)

■ **Marcelo Eduardo Moreira Goulart**

(CID 10 = A22. - Carbúnculo [Infecção pelo *Bacillus anthracis*]; A22.0 - Carbúnculo cutâneo [Carbúnculo maligno, Pústula maligna]; A22.1 - Carbúnculo pulmonar; A22.2 - Carbúnculo gastrintestinal; A22.7 - Septicemia carbunculosa; A22.8 - Outras formas de carbúnculo [Meningite carbunculosa - G01]; A22.9 - Carbúnculo, forma não especificada)

INTRODUÇÃO[2,4-6,9,11]

No Brasil, a infecção causada pelo *Bacillus anthracis* denomina-se antraz (do grego *anthrax*) ou carbúnculo (do latim *carbunculus*) e, na língua inglesa, *anthrax*. Entretanto, o termo antraz pode gerar alguma confusão, pois também é empregado para designar infecção estafilocócica caracterizada pela ocorrência de furúnculos confluentes na nuca, região posterior do pescoço e do dorso. *Bacillus anthracis* (do grego *anthrakis* = carvão) é um bacilo gram-positivo, aeróbio, encapsulado, imóvel e não hemolítico. Pertence ao grupo do *Bacillus cereus,* que inclui, além desses, o *B. thuringinensis* e o *B. mycoides.* Cresce com facilidade a 37°C nos meios habituais, dando origem a colônias esbranquiçadas, pegajosas e com aparência de "olho de abelha" (oval ou alongada e levemente granular). Esse bacilo forma esporos que medem cerca de 1 μm e são muito resistentes, podendo permanecer viáveis no solo por décadas. A esporulação ocorre na ausência de nutrientes, como, por exemplo, quando sangue e/ou secreções infectados entram em contato com o ar.

Antraz é zoonose de distribuição mundial, acometendo muitos animais, especialmente herbívoros selvagens e domésticos. Em condições naturais, a doença, no homem, ocorre através da pele (na sua grande maioria), ingestão e inalação a partir do contato com animais infectados ou produtos contaminados (couro, lã, osso e outros), daí porque é conhecida como doença dos cardadores de lã e doença dos trapeiros. Portanto, pode ser considerada doença relacionada com determinadas atividades, como criadores e tratadores de vários tipos de rebanhos, além de profissionais de matadouros e curtumes. A transmissão inter-humana não ocorre, admitindo-se a possibilidade de infecção através de insetos hematófagos. No nosso país, não existe registro de casos da doença em humanos.

Após a infecção, os esporos são fagocitados pelos macrófagos e levados aos linfonodos regionais. Ainda no interior dos macrófagos, inicia-se o processo de germinação, transformando-se na forma vegetativa da bactéria, que expressa os fatores de virulência. Após sua liberação, multiplicam-se de forma intensa nos linfonodos regionais, ganham a corrente sanguínea, desencadeando quadro de sepse grave. Sua forma vegetativa não flagelada, presente nos tecidos, secreções e líquidos orgânicos, mede 1 a 1,5 μm por 3 a 10 μm, sendo pouco resistente fora do hospedeiro animal ou humano.

Os principais fatores de virulência do *B. anthracis* são codificados em dois plasmídios: pXO1 e pXO2. O primeiro determina a síntese de duas exotoxinas e, o segundo, a síntese da cápsula responsável pela inibição da fagocitose das formas vegetativas. As exotoxinas são formadas por duas unidades. A primeira, comum a ambas, é denominada antígeno protetor, responsável pela entrada das exotoxinas no interior das células do hospedeiro. A segunda pode ser formada tanto pelo fator edema quanto pelo fator letal. Assim, temos a toxina edema formada pelo antígeno protetor/fator edema e a toxina letal formada pelo antígeno protetor/fator letal. A toxina edema, como o próprio nome já indica, provoca edema importante no sítio de infecção, devido ao aumento intracelular do AMP cíclico com consequente desequilíbrio da homeostase celular, além de inibir a função dos neutrófilos. A toxina letal, por sua vez, estimula os macrófagos a liberarem TNF-α e IL-1β, mecanismos que parecem contribuir para o desenvolvimento de choque refratário e morte nos indivíduos com bacteriemia intensa.

A infecção pelo *B. anthracis*, embora de ocorrência rara entre nós, entrou em evidência a partir de outubro de 2001, nos EUA. Até novembro daquele ano, a disseminação intencional da bactéria através do envio de envelopes e pacotes contaminados com esporos do agente, pelo correio, provocou a ocorrência de 22 casos: 11 inalatórios com cinco óbitos e 11 cutâneos. Esse fato mostrou ao mundo que a utilização de agentes biológicos como forma de provocar o terror é real, existindo a necessidade, por parte dos profissionais de saúde, de se familiarizarem com o tema.

DIAGNÓSTICO CLÍNICO[2,5,9,10,13,14]

A doença pode apresentar-se nas formas clínicas descritas a seguir.

Cutânea

É, sem dúvida, a forma mais frequente, responsável por mais de 95% do total de casos. Os pacientes, geralmente, possuem história de atividade ocupacional que envolve contato com animais e/ou seus produtos. Os esporos são introduzidos através de pequenos cortes ou abrasões na pele. Muito embora qualquer local possa ser infectado, braços, cabeça e pescoço são os locais mais comumente afetados. Após um período de incubação de 2 a 3 dias, mas que pode variar de 1 a 19 dias, aparece lesão caracterizada por pápula pruriginosa e indolor. A seguir, nas 24 horas posteriores, a lesão inicial dá origem a uma vesícula de 1 a 2 cm de diâmetro, de conteúdo seroso ou serossanguinolento, com raros leucócitos e numerosos bacilos gram-positivos ou, então, surgem pequenas vesículas ao seu redor. Observa-se edema regional, normalmente mais exuberante na cabeça e no pescoço, podendo levar a quadro de insuficiência respiratória e choque, quando, então, são necessárias a intubação e a utilização de corticoterapia. Aumento dos linfonodos-satélites, febre baixa e astenia também podem ocorrer. Com o rompimento da vesícula segue-se o surgimento de necrose central e a formação de cicatriz negra característica, que encobre toda a lesão. Após 1 a 2 semanas, a cicatriz desprende-se sem deixar marcas. A abordagem cirúrgica (incisão/drenagem) das lesões deve ser evitada, uma vez que aumenta o risco de evolução para sepse. A presença de ferida dolorosa com secreção purulenta e linfangite sugere infecção secundária estafilocócica ou estreptocócica. Na ausência de tratamento específico, cerca de 20% dos pacientes evoluem com quadro de sepse e morte. Com tratamento adequado, essa taxa é menor que 1%.

- *Diagnóstico diferencial:* picada por *Loxosceles*; ectima gangrenoso em pacientes neutropênicos com bacteriemia por *Pseudomonas aeruginosa*; tularemia ulceroglandular e peste.

Gastrintestinal

Essa forma rara de apresentação, de ocorrência praticamente restrita a África e Ásia, resulta da ingestão de carne malcozida proveniente de animais infectados com posterior germinação dos esporos. Muito embora a lesão inicial possa ocorrer em qualquer local do trato gastrintestinal, o íleo terminal e o ceco são os mais acometidos. Após período de incubação de 2 a 5 dias, inicia-se quadro de náusea, vômitos, febre e dor abdominal de caráter progressivo que simula abdome agudo. Pode surgir ascite, de aspecto seroso ou francamente purulento, cerca de 2 a 4 dias após o início dos sintomas, coincidindo com melhora da dor abdominal. Com o agravamento do quadro, sobrevêm vômitos em "borra de café" ou hematêmese franca, além de diarreia com sangue e choque. Os sinais e sintomas apresentados são o resultado da presença de extensas lesões ulceradas e necrosadas, juntamente com edema importante dos intestinos e da linfadenite hemorrágica mesentérica. Em última análise, a morte é decorrente da perfuração intestinal e/ou da sepse desencadeada pela exotoxina do *B. anthracis*. A taxa de mortalidade é maior que 50%.

- *Diagnóstico diferencial:* peritonite, úlcera péptica, obstrução mecânica, gastrenterite aguda, febre tifoide e tularemia intestinal. Outro tipo de apresentação, ainda classificada nessa forma e chamada de orofaringeana, resulta de deposição e germinação dos esporos na orofaringe. Os sintomas iniciais incluem dor de garganta e febre, evoluindo com aumento dos linfonodos cervicais, edema do pescoço, disfagia e até dificuldade respiratória. Ao exame, podem ser observadas úlceras orofaringeanas recobertas por pseudomembrana. Essa apresentação é menos grave que a apresentação abdominal, tendo melhor prognóstico.

Inalatória

O termo antraz inalatório é mais adequado do que pneumonia por antraz, uma vez que, na grande maioria das vezes, não se observa quadro de pneumonia verdadeira. No antraz inalatório, o comprometimento pulmonar está na dependência do grau de envolvimento dos linfáticos regionais (mediastinais e peribrônquicos). A linfadenite hemorrágica representa a lesão primária, e é responsável pela gravidade do quadro. Alguns indivíduos podem apresentar lesão pneumônica necrosante, hemorrágica e focal, descrita como semelhante ao complexo de Ghon da tuberculose.

Caracteristicamente, a apresentação clínica da forma inalatória possui duas fases: na primeira, inicia-se quadro clínico indistinguível de uma infecção viral inespecífica após período de incubação médio de 2 a 5 dias, mas que pode variar de 1 até 60 dias, refletindo a capacidade de os esporos permanecerem viáveis nos pulmões. Febre, cefaleia, mialgia, tosse não produtiva, dor torácica e abdominal, além de náusea e astenia, são observadas. Essa fase pode durar de poucas horas até 3 dias. Em alguns indivíduos, segue-se um pequeno período de aparente melhora; em outros, a doença progride diretamente para a fase seguinte, mais grave. A segunda fase desenvolve-se de forma fulminante com taquicardia, dispneia, taquipneia e cianose. A presença de respiração estridulosa decorre da compressão extrínseca da traqueia pela volumosa linfonodomegalia mediastinal, associada ao edema da parede torácica e do pescoço. O quadro clínico agrava-se rapidamente, com piora da cianose e choque refratário. Nos casos fatais, a média de sobrevida, entre o início dos sintomas e o óbito, é de 3 dias. Embora não seja exclusiva dessa forma de apresentação, cerca de 50% dos pacientes evoluem com quadro de meningite. Os sinais clássicos de irritação meníngea, juntamente com a presença de sangue no liquor, são seguidos pela instalação de coma e óbito.

Mesmo com tratamento adequado, a taxa de mortalidade esperada para os casos de antraz inalatório é de 45%, sendo quase sempre letal quando associado a meningite.

- *Diagnóstico diferencial:* pneumonia viral, pneumonia atípica, histoplasmose, tularemia, febre Q, ruptura ou dessecação de aneurisma da aorta e síndrome da veia cava superior.

Injetável

Forma recentemente descrita entre usuários de heroína na Europa. Apresenta-se de forma similar à cutânea, com a possibilidade de atingir as camadas mais profundas, incluindo a muscular. Pode ocorrer disseminação hematogênica e desenvolvimento de formas graves.

DIAGNÓSTICO LABORATORIAL[9,10,13,14]
Específico

a. *Pesquisa direta* – as bactérias pertencentes ao grupo do *B. cereus*, quando identificadas em líquidos e secreções biológicas, normalmente são consideradas como contaminantes, sendo, a seguir, desprezadas. Portanto, diante da possibilidade de infecção pelo *B. anthracis*, tal suspeita deverá constar na solicitação do exame. Sangue (principalmente na segunda fase da doença), líquidos ascítico e pleural, liquor (nos casos de meningite) e secreção proveniente de vesículas ou cicatrizes (evitar manipulação) devem ser examinados utilizando o método de Gram para a coloração. A pesquisa no escarro é desnecessária, devido à ausência de processo pneumônico com consequente baixo rendimento.

b. *Cultura* – os mesmos materiais biológicos descritos anteriormente deverão ser semeados em meio de cultura-padrão, que poderá evidenciar crescimento de colônias entre 6 e 24 horas. Mais uma vez, o laboratório deverá ser informado, a fim de que testes bioquímicos e revisão da morfologia da colônia, os quais podem levar de 12 a 24 horas, possam ser realizados. A confirmação da espécie só é realizada em laboratórios de referência. Nos casos de infecção sistêmica, as hemoculturas são quase sempre positivas, devido à intensa bacteriemia. Por motivos já anteriormente citados, cultura de escarro e, também, de lavado broncoalveolar possuem baixa sensibilidade. Testes de sensibilidade aos antibióticos deverão ser sempre realizados, pela possibilidade da existência de cepas naturalmente resistentes ou, até mesmo, geneticamente modificadas.

c. *Histopatologia* – na forma cutânea, o estudo histopatológico do material biopsiado da lesão revela necrose, edema importante com infiltrado linfocítico e hemorragia focal. Por não ser lesão supurativa, não há formação de abscessos. No subcutâneo, observa-se a presença de bacilos gram-positivos. O diagnóstico poderá ser realizado apenas após o óbito naquele paciente que apresentou doença grave de etiologia desconhecida e de curso fulminante. O achado de mediastinite e linfadenite necrosante e hemorrágica num adulto previamente saudável é patognomônico de antraz inalatório.

d. *Sorologia* – os testes sorológicos atualmente disponíveis, além de encontrados apenas em laboratórios de referência, possuem valor apenas epidemiológico, pois durante o quadro infeccioso, anticorpos contra exotoxinas e antígenos capsulares são produzidos mais tardiamente. Portanto, há necessidade de pareamento das amostras com intervalo de 6 semanas para observar a elevação de pelo menos quatro vezes em relação ao valor do título inicial.

e. *Biologia molecular* – amostras biológicas (sangue, liquor, líquido pleural, *swab* de lesão cutânea e outros) de um paciente com suspeição da doença podem ser submetidos ao teste *polymerase chain reaction* (PCR) em tempo real em laboratórios de referência.

Inespecífico

a. *Exames por imagem* – Radiografia e tomografia computadorizada do tórax evidenciam o alargamento do mediastino característico, decorrente da linfadenite hemorrágica e necrosante, além de derrame pleural. Quando identificados precocemente auxiliam no diagnóstico, com consequente implicação no prognóstico.

b. *Outros* – Exames laboratoriais como hemograma completo, bioquímica, entre outros, serão de ajuda ao longo do curso da infecção.

TRATAMENTO[1-3,9,10,13,14]

O ponto mais importante no tratamento da infecção causada pelo *B. anthracis* é diagnosticar e instituir tratamento adequado o mais precocemente possível, sobretudo nas formas graves, ou seja, inalatória, injetável, gastrintestinal, meníngea e cutânea com repercussão sistêmica, edema extenso ou com lesões na cabeça ou na região cervical. Penicilinas, fluoroquinolonas, tetraciclinas, cloranfenicol, macrolídeos, aminoglicosídeos, rifampicina, vancomicina e carbapenêmicos mostram atividade *in vitro* contra *B. anthracis*. A bactéria é resistente à ação de cefalosporinas, sulfamídicos e trimetoprima. No tratamento da forma cutânea adquirida naturalmente e sem sinais de gravidade, doxiciclina ou amoxicilina por via oral podem ser utilizadas nas doses habituais por 7 a 10 dias, conforme a evolução. Nesse mesmo contexto, a penicilina G cristalina ainda é o antibiótico de eleição para os casos graves, incluindo aqueles que evoluem com meningite. Deve ser utilizada na dose de 24 milhões de U/dia para o adulto e de 300.000 a 500.000 U/kg/dia para a criança, por via intravenosa, fracionada de 4/4 h, até 14 dias após a melhora do quadro. Medidas de suporte clínico devem ser iniciadas para prevenir o desequilíbrio hidroeletrolítico, o choque séptico e manter as vias aéreas livres.

Durante a ação bioterrorista ocorrida nos EUA, em 2001, foi identificado que a cepa Ames do *B. anthracis* possuía sequência genômica que codificava duas beta-lactamases (penicilinase e cefalosporinase). A partir dessa experiência e com base nos conhecimentos já adquiridos, os *Centers for Disease Control* (CDC) atualizam periodicamente as recomendações para o tratamento dos casos da doença neste contexto. A última, realizada em fevereiro de 2014, orienta o seguinte:

• a forma cutânea não complicada é tratada por via oral por 7 a 10 dias com um único antibiótico, sendo a doxiciclina e as fluoroquinolonas (ciprofloxacino, levofloxacino, moxifloxacino), equivalentes. Clindamicina pode ser uma opção, quando as anteriores não podem ser utilizadas;

• nas formas graves sem meningite, está indicada a associação de pelo menos dois antibióticos, um com ação bactericida e o outro, inibidor da síntese de proteínas. A escolha para o primeiro grupo é o ciprofloxacino (levofloxacino e moxifloxacino são equivalentes), tendo como opções meropeném, imipeném e vancomicina. No segundo grupo, clindamicina e linezolida são considerados os agentes de primeira opção. A administração deve ser realizada por via intravenosa e mantida por, pelo menos, 2 semanas, podendo ser estendida até a melhora completa do quadro clínico;

• na escolha dos antimicrobianos para os quadros graves com comprometimento meníngeo ou quando este não pode ser descartado, é preconizado o uso de pelo menos três antimicrobianos ativos contra *B. anthracis*, dos quais pelo menos um com ação bactericida e outro que iniba a síntese de proteínas; todos devem ter boa concentração no liquor e administrados por via intravenosa. Ciprofloxacino é um dos componentes do esquema combinado de primeira escolha (levofloxacino ou moxifloxacino são opções equivalentes). Meropeném é o segundo componente de escolha da combinação para o tratamento nesses casos. Na impossibilidade deste, imipeném/cilastina é opção equivalente. Com o objetivo de reduzir a produção da exotoxina, o antibiótico inibidor da síntese proteica de escolha é a linezolida. Como alternativa, clindamicina está indicada. Por possuir efeito sinérgico *in vitro*, rifampicina (inibidor da síntese de ARN) pode ser associada ao esquema combinado ou quando linezolida e clindamicina não podem ser utilizadas. O cloranfenicol, antibiótico que possui boa penetração no sistema nervoso central, é a opção quando nenhuma das três últimas opções pode ser utilizada.

Tais condutas iniciais são válidas no caso de disseminação intencional de esporos de *B. anthracis*, suspeita ou confirmada. No caso de a cepa se mostrar sensível às penicilinas, a antibioticoterapia poderá ser modificada. O tratamento é o mesmo para as gestantes e crianças, com preferência do ciprofloxacino sobre a doxiciclina. Apesar de não existirem ensaios randomizados sobre o uso de corticosteroides, parece existir benefício na utilização de dexametasona nos quadros graves com edema de cabeça e pescoço, meningite e choque refratário. Medidas de suporte clínico devem ser iniciadas para prevenir o desequilíbrio hidroeletrolítico, choque séptico e manter as vias aéreas livres.

Antitoxinas

- *Anticorpos monoclonais* – Raxibacumab é constituída por anticorpos monoclonais dirigidos para as toxinas produzidas pelo *B. anthracis*. Aprovada pela *Food and Drug Administration* (FDA), em dezembro de 2012, para a utilização nos casos de infecção por via inalatória e na profilaxia pós-exposição, em combinação com antibioticoterapia, em adultos e crianças. Ao ligarem-se ao antígeno protetor livre, os anticorpos monoclonais impedem sua ligação aos receptores celulares e, em consequência, a entrada do fator edema e do fator letal.
- *Imunoglobulina humana* – anticorpos policlonais obtidos a partir do plasma de indivíduos imunizados com a vacina específica (ver a seguir). Ainda não licenciada nos EUA.

PROFILAXIA[4,7,8,12,14]

Realizada por meio da administração de vacina específica ou sua combinação com antimicrobianos. A única vacina atualmente liberada para a administração nos EUA, denominada *anthrax vacine adsorbed* (AVA), foi licenciada em 1970. Trata-se de uma suspensão estéril, branco-leitosa, preparada a partir de filtrados livres de células e provenientes de culturas de uma cepa toxigênica e não encapsulada de *B. anthracis* (V770-NP1-R), que cresce em condições de microaerofilia. O principal antígeno responsável pela indução de imunidade é o antígeno protetor. Sua eficácia foi comprovada em estudo utilizando macacos, ao conferir proteção de 100% contra antraz inalatório em 8 semanas e próxima de 90%, após 100 semanas. Administrada a mais de 600.000 militares americanos, não apresentou efeitos adversos de importância. Entretanto, está contraindicada no caso de reação anafilática prévia à vacina ou a um dos seus componentes. Em 2009, novas recomendações para a administração da vacina foram feitas pelo *Advisory Committee on Immunization Practices* (ACIP) e publicadas no *Morbidity and Mortality Weekly Report* (MMWR), em 2010. Para profilaxia primária, são aplicadas cinco doses por via intramuscular (zero, 4 semanas e 6, 12 e 18 meses) seguidas por reforço anual (anteriormente, eram indicadas seis doses por via subcutânea).

Segundo os *Centers for Disease Control and Prevention* (CDC), a indicação da vacina deve ser avaliada, com base em dados epidemiológicos, para aqueles casos com possível risco ocupacional, como profissionais que manipulam animais ou seus produtos, militares e pessoal da área de laboratório. Nesse último caso, a utilização das práticas de biossegurança de nível dois (BSL-2) na manipulação de espécimes clínicos os retira do grupo sob risco aumentado. Está contraindicada no caso de reação anafilática prévia à vacina ou a um dos seus componentes. Gestantes deverão ser vacinadas apenas se o benefício potencial da vacinação ultrapassar os potenciais riscos para o feto. Não é necessário interromper a amamentação. Na profilaxia pós-exposição aos esporos do agente infeccioso, por via inalatória, são aplicadas três doses da vacina por via subcutânea (zero, 2 e 4 semanas) em associação com antimicrobianos. Ciprofloxacino e doxiciclina são os fármacos de escolha, administrados por via oral e nas doses habituais por 60 dias (inclusive para os doentes, após o tratamento inicial), pela possibilidade da presença de esporos viáveis do *B. anthracis* nos pulmões. Gestantes e crianças também devem receber a profilaxia. Clindamicina é uma alternativa e, no caso de comprovada sensibilidade às penicilinas, a amoxicilina poderá ser utilizada.

CONTROLE NOSOCOMIAL

Como não existe transmissão inter-humana da doença em qualquer forma de apresentação, não há necessidade de medidas de isolamento especial. O isolamento de contato está indicado no caso de o paciente apresentar drenagem de secreções ou líquidos orgânicos. Nesse caso, a roupa de cama e as vestimentas deverão ser autoclavadas. É dispensável vacinar os contatos do paciente, desde que não tenha havido exposição por inalação. As soluções desinfetantes normalmente utilizadas no ambiente hospitalar, como, por exemplo, o hipoclorito, são suficientes para limpar as superfícies contaminadas com fluidos corporais.

REFERÊNCIAS BIBLIOGRÁFICAS

1. Bradley JS et al. Pediatric anthrax clinical management. Pediatrics. 2014;133:e-1411-35.
2. Brasil. Ministério da Saúde. Fundação Nacional da Saúde. Guia de Vigilância Epidemiológica. Antraz ou Carbúnculo. Brasília: Ministério da Saúde. p.121-128.
3. Bryskier A. Bacillus anthracis and antibacterial agents. Clin Microbiol Infect 2002;8:467-78.
4. Centers for Disease Control and Prevention (CDC). Investigation of anthrax associated with intentional exposure and interim public health guidelines. MMWR 2001;50:889-97.
5. CDC. Investigation of bioterrorism-related anthrax and interim guidelines for exposure management and antimicrobial therapy. MMWR. 2001;50:909-19.
6. CDC. Investigation of bioterrorism-related inhalation anthrax. MMWR 2001;50:1049-51.
7. CDC. Use of anthrax vaccine in the United States. MMWR 2000;49(RR-15):1-20.
8. CDC. Use of anthrax vaccine in the United States. MMWR 2010;59(RR-6):1-23.
9. Dixon TC et al. Anthrax. N Engl J Med. 1999;341:815-26.
10. Inglesby TV et al. Anthrax as a biological weapon. JAMA 1999;281:1735-45.
11. Miller JM. Agents of bioterrorism. Infect Dis Clin North Am 2001;15:1127-56.
12. Pile JC et al. Anthrax as potential biological warfare agent. Arch Intern Med 1998;158:429-34.
13. Spencer RC. Bacillus anthracis. J Clin Pathol 2003;56:182-87.
14. Swartz MN. Recognition and management of anthrax – An update. N Engl J Med 2001;345:1621-25.

11 Artrite Séptica

■ **Marco Antônio Naslausky Mibielli**

(CID 10 = M00 - Artrite piogênica; M00.0 - Artrite e poliartrite estafilocócicas; M00.1 - Artrite e poliartrite pneumocócicas; M00.2 - Outras artrites e poliartrites estreptocócicas; M00.8 - Artrite e poliartrite devidas a outro agente bacteriano especificado; M00.9 - Artrite piogênica, não especificada; M01.0 - Artrite meningocócica; M03.0 - Artrite pós-meningocócica; M01.1 - Artrite tuberculosa; M01.3 - Artrite em outras doenças bacterianas classificadas em outra parte [Artrite (na): - febre tifoide ou paratifoide (A01.-†), - gonocócica (A54.4†), - hanseníase (A30.-†) - infecção localizada por salmonela (A02.2); M01.4 - Artrite na rubéola (B06.8); M01.5 - Artrite em outras doenças virais classificadas em outra parte; M01.6 - Artrite em micoses (B35-B49); M01.8 - Artrite em outras doenças infecciosas e parasitárias classificadas em outra parte)

INTRODUÇÃO

A artrite séptica é a infecção da articulação causada por bactérias piogênicas, na forma aguda ou crônica, que pode evoluir para a destruição da cartilagem articular, epífise e placa epifisária. Os efeitos tardios dessa destruição levarão a uma perda da função articular, indo desde uma degeneração precoce até uma anquilose articular.

A artrite é decorrente de uma infecção por via hematogênica, de um foco à distância, inoculação direta intra-articular (punção, luxação exposta ou artrotomia) ou secundária à drenagem de uma osteomielite aguda cujo foco metafisário é intra-articular. A bactéria se instala na membrana sinovial provocando uma reação inflamatória, permitindo a passagem de produtos hemáticos e bactérias para o líquido sinovial, incluindo um grande número de leucócitos e enzimas bacterianas. O mecanismo inicial da destruição cartilaginosa inclui a digestão enzimática da matriz por enzimas lisossomais provenientes dos leucócitos polimorfonucleares e das bactérias. Como resultado, as fibras colágenas perdem o seu suporte, levando a uma desintegração da cartilagem hialina. Ocorre a formação de um tecido de granulação que cobre a cartilagem como um *pannus*, bloqueando sua nutrição proveniente do líquido sinovial e conduzindo, assim, a mais destruição[10]. A membrana sinovial inflamada se intumesce e, à medida que a articulação se enche de pus, a cápsula fibrosa amolece e se alonga, evoluindo para uma luxação patológica, principalmente na articulação dos quadris em crianças. O aumento da pressão intra-articular com frequência leva à obstrução do precário suprimento sanguíneo da cabeça femoral, acarretando uma nova complicação da artrite do quadril em criança, que é a necrose da epífise.

Quanto à etiologia, o organismo mais comum é o *Staphylococcus aureus*. Entretanto, as bactérias, particularmente *Streptococcus*, pneumococo, *Haemophilus* e *Pseudomonas* podem alcançar a articulação pela corrente sanguínea e causar a artrite hematogênica em crianças e adolescentes. Nos adultos, *Staphylococcus,* pneumococos e gonococo podem invadir a articulação por via hematogênica. Existe uma prevalência de infecção articular de acordo com a faixa etária, facilitando o início do tratamento empírico, uma vez realizado o diagnóstico (Tabela 11.1).

TABELA 11.1

Análise Bacteriana em Artrite Séptica de acordo com a Faixa Etária[4,8,11]	
Faixa Etária	**Tipo de Bactéria**
Neonatos	• *Streptococcus* do grupo B • *Staphylococcus aureus* • Coliformes gram-negativos
Lactentes e crianças até 4 anos de idade	• *Staphylococcus aureus* • Pneumococo • *Streptococcus* do grupo A • *Haemophilus influenzae* (não vacinados)
Crianças dos 4 aos 15 anos de idade	• *Staphylococcus aureus* • *Streptococcus* hemolíticos
Adolescentes e adultos sexualmente ativos	• *Neisseria gonorrhoeae* • *Staphylococcus aureus*
Adultos acima dos 40 anos de idade	• *Staphylococcus aureus*

O vírus da imunodeficiência humana (HIV) e a síndrome da imunodeficiência adquirida (aids), bem como o uso de drogas intravenosas e a terapia com corticosteroides prolongado, são considerados fatores de risco para o desenvolvimento de artrite séptica.

DIAGNÓSTICO CLÍNICO

Os pacientes com artrite séptica iniciam seus sintomas com dor e edema na fase aguda, acompanhados de incapacidade completa de sustentação do peso no lado afetado e, quando conseguem deambular, apresentam claudicação. Os sintomas como febre elevada, mal-estar e tremores são de pouca sensitividade para o diagnóstico de artrite séptica. A articulação se apresenta com derrame e dor à palpação e ao movimento, havendo espasmo muscular adjacente. O membro permanece em posição antálgica, a fim de reduzir a pressão intra-articular dolorosa causada pelo derrame. O quadril é mantido em flexão, abdução e rotação lateral; o joelho e o cotovelo, em flexão; o tornozelo mantém-se em posição neutra e o ombro, em leve abdução. Nos recém-nascidos, os achados clínicos usuais são irritabilidade intensa, recusa alimentar, aumento de volume articular e febre ou febrícula[8a].

DIAGNÓSTICO DIFERENCIAL[1,8-10]

Os seguintes quadros patológicos fazem parte do diagnóstico diferencial com a artrite séptica:

1. sinovite transitória do quadril;
2. sinovite traumática (hemartrose);
3. febre reumática;
4. artrite reumatoide monoarticular;
5. celulite;
6. artropatia hemofílica;
7. osteomielite hematogênica aguda;
8. condrólise;
9. púrpura de Henoch-Schönlein;
10. doença de Lyme;
11. anemia falciforme (crise aguda);
12. doença de Legg-Perthes-Calvé (quadril).

DIAGNÓSTICO POR EXAMES COMPLEMENTARES

Diagnóstico Laboratorial

A contagem de leucócitos no hemograma encontra-se elevada, com mais de 90% de polimorfonucleares, mas não é um bom parâmetro como indicador do processo infeccioso, nem um bom fator preditor. Os exames laboratoriais de escolha são a dosagem da proteína C-reativa (PCR) e a velocidade de hemossedimentação (VHS). A PCR apresenta maior sensibilidade e especificidade com elevação precoce, em comparação à VHS. Na suspeita da artrite séptica e confirmada através dos exames complementares, deve ser realizada a punção diagnóstica articular com bacterioscopia pelo método de Gram, cultura, celularidade e bioquímica do aspirado. Os parâmetros para a análise do líquido sinovial são apresentados na Tabela 11.2[5,6,8,11].

Diagnóstico por Imagem[2,3,5,6,11,12]

Radiografias simples: nas artrites sépticas encontraremos abaulamento da cápsula articular, subluxação ou luxação da epífise femoral proximal, pelo acúmulo intra-articular de fluidos. Outras alterações que podem ser encontradas no envolvimento séptico, especialmente do quadril, são quebra da linha de Shenton, perda concêntrica do espaço articular, defeitos ósseos subcondrais e lesão lítica focal na metáfise femoral.

Cintilografia óssea: a cintilografia pelo tecnécio 99m apresenta alta acurácia, acusando área de hipercaptação precocemente, mesmo com pouca quantidade de líquido. Nem sempre é necessária para selar o diagnóstico de artrite; porém, na suspeita de envolvimento multifocal, deve ser realizada.

Ressonância magnética: é considerado o exame de maior sensibilidade e é de grande ajuda, particularmente nas infecções da pelve e da coluna. A sensibilidade da ressonância magnética é de 97% a 100% e a especificidade é de 73% a 92%. O alto custo da ressonância magnética é significante e dificulta a utilização dessa técnica diagnóstica de forma rotineira, mas deve ser indicada quando da suspeita de lesões ósseas e para a avaliação do volume intra-articular.

Ultrassonografia: o uso do ultrassom no diagnóstico precoce das artrites sépticas tem maior aplicabilidade, pois é útil para a detecção de coleção intra-articular, subluxação ou luxação da epífise proximal femoral quando do envolvimento do quadril com mais de 95% de sensitividade e que, com o aumento do espaço articular acima de 3 mm quando comparado ao lado normal, pode ser considerado patológico. O diagnóstico por ultrassonografia é pouco sensível quando da diferenciação entre hemorragia, simples efusão ou pus e também se deve levar em conta ser examinador dependente, o que por vezes interfere no diagnóstico[12a].

TRATAMENTO

O diagnóstico precoce com base nos sinais e sintomas, exames laboratoriais, punção diagnóstica e/ou artrocentese,

TABELA 11.2

Análise do Líquido Sinovial Normal Comparativo com Artrite[11]			
Característica	**Normal**	**Inflamatório**	**Séptico**
Opacidade	Transparente	Translúcido	Opaco
Cor	Claro	Amarelo	Branco
Leucócitos	< 200 (mm^3)	200 a 50.000 (mm^3)*	> 50.000 (mm^3)*
Polimorfonucleares	< 25%	25% a 50% ou mais	> 75% ou mais
Gram	Negativo	Negativo	30% a 40% positivo
Cultura	Negativa	Negativa	54% a 68% positiva

* Os valores podem ser menores sob o uso de antibióticos ou por microrganismos de baixa virulência.

assim como a pronta intervenção cirúrgica através de artrotomia com limpeza e lavagem da articulação, pode mudar o prognóstico das complicações tardias da artrite séptica.

Tratamento Clínico

A artrite séptica deve ser tratada com antibioticoterapia intravenosa, usualmente por 2 a 3 semanas após aspiração, artroscopia ou drenagem aberta, mesmo antes que a cultura e o antibiograma revelem a bactéria e o antibiótico mais adequado. As substâncias antimicrobianas devem ter ação bactericida, ser ativas contra microrganismos que vêm mostrando resistência a antimicrobianos tradicionais, administradas inicialmente por via intravenosa e utilizadas em doses plenas. No recém-nascido, o antibiótico de escolha é uma penicilina semissintética com boa cobertura para estafilococo e estreptococo associada a um aminoglicosídeo ou uma cefalosporina da terceira geração (para bactérias gram-negativas). Entre a idade de 1 mês até aproximadamente 4 ou 5 anos, além do estafilococo e do estreptococo devemos pensar na possibilidade de infecção pelo *Haemophilus influenzae*, sendo indicada uma cefalosporina de segunda geração (cefuroxima) ou a associação amoxicilina/clavulanato. Após os 5 anos de idade podem ser utilizadas as cefalosporinas de primeira geração ou as penicilinas semissintéticas antiestafilocócicas. O tempo de antibioticoterapia é muito variável e oscila entre 2 a 3 semanas de antibioticoterapia intravenosa. Contudo, depende das condições gerais do paciente, da idade, do agente patogênico e da resposta clínica ao tratamento cirúrgico, ou com o acompanhamento do decréscimo da proteína C-reativa.

De acordo com a Tabela 11.3, pode-se escolher o antibiótico empiricamente, de acordo com a faixa etária em que a doença incida[2,3,5,7,12,13].

Nas localidades onde o estafilococo resistente à meticilina e à oxacilina já representa risco de infecção na comunidade (Ca-MRSA), o tratamento empírico da artrite séptica deve incluir um antimicrobiano ativo contra esse agente: vancomicina, teicoplanina, linezolida, daptomicina (ver Capítulo 60 – Estafilococcias, para saber as doses). A mesma conduta será tomada se o resultado da cultura revelar a presença do Ca-MRSA[6a]. Se o isolamento em meio de cultura revelar estafilococo sensível à oxacilina, este antibiótico (ou uma cefalosporina da primeira geração) será sempre preferencial para o tratamento.

Tratamento Cirúrgico

O passo fundamental do tratamento é a drenagem cirúrgica com lavagem abundante da articulação envolvida, remoção dos grumos e descompressão articular. Alguns autores optam pela aspiração articular ou pela lavagem articular via artroscópica, mas são indicações muito discutidas, por não propiciarem a saída do material grumoso ou necrótico. Após a lavagem abundante com solução salina e limpeza articular, instala-se um sistema de irrigação contínua com solução salina por 48 a 72 horas, não se utilizando antibióticos ou soluções detergentes. Os critérios para a retirada do sistema de irrigação são o entupimento dos cateteres, as características do líquido de saída e a possibilidade de contaminação do sistema por pseudomonas e outras bactérias hospitalares[1,2,6,10,11].

TABELA 11.3

Patógenos mais Comuns e Início de Terapia Antimicrobiana Parenteral de acordo com a Faixa Etária[8,12]		
Idade	*Patógeno*	*Antibiótico*
Neonato	• *Streptococcus* grupo B • *Staphylococcus aureus* • Bacilos gram-negativos	Oxacilina + gentamicina (ou cefotaxima)
1 mês a 5 anos	• *S. aureus* • *Streptococcus pneumoniae* • *Streptococcus pyogenes* • *Haemophilus influenzae*	Cefuroxima ou amoxicilina/clavulanato ou oxacilina + cefotaxima (ou ceftriaxona)
5 anos a 15 anos	• Staphylococcus aureus • Streptococcus sp.	Oxacilina ou cefazolina
Adolescentes e adultos sexualmente ativos (16 a 40 anos)	• *Staphylococcus aureus* • *Neisseria gonorrhoeae*	Oxacilina ou cefuroxima ou cefazolina
Adultos > 40 anos	• *Staphylococcus aureus*	Oxacilina ou cefazolina

REFERÊNCIAS BIBLIOGRÁFICAS

1. Campbell Jr. RM. Artrite séptica. In: Heckman JD (Ed). Ortopedia - Diagnóstico e Tratamento. Rio de Janeiro: Guanabara Koogan; 2000. p. 2-3.
2. Dan M. Septic arthritis in young infants: clinical and microbiologic correlations and therapeutic implications. Rev Infect Dis. 1984;6:147-55.
3. Del Beccaro MA et al. Septic arthritis versus transient synovitis of the hip: the value of screening laboratory tests. Ann Emerg Med. 1992;21:1418-22.
4. Howard AW, Viskontes D, Sabbagh C. Reduction in osteomyelitis and septic arthritis related to *Haemophilus influenza* type B vaccination. J Pediatr Orthop. 1999;19:705-09.
5. Klein DM et al. Sensitivity of objective parameters in the diagnosis of pediatric septic hips. Clin Orthop. 1997;(338):153-59.
6. Kocher MS et al. A clinical practice guideline for treatment of septic arthritis in children. J Bone Joint Surg (am). 2003;85:994-99.
6a. Liu C et al. Clinical practice guidelines by the Infectious Diseases Society of America for the treatment of methicillin-resistant *Staphylococcus aureus* infections in adults and children: executive summary. Clin Infect Dis. 2011;52:285-92.

7. Lundy DW, Kehl DK. Increasing prevalence of *Kingella kingae* in osteoarticular infections in young children. J Pediatr Orthop. 1998;18:262-67.

8. Mibielli MAN et al. Infecções osteoarticulares. In: Siqueira-Batista R et al (ed). Manual de Infectologia. Rio de Janeiro: Revinter; 2003. p. 110-28.

8a. Horowitz DL et al. Approach to septic arthritis. Am Fam Physician. 2011 Sep 15;84(6):653-60.

9. Rossi WR. Infecção Osteoarticular. In: Ortopedia Pediátrica. Rio de Janeiro: Revinter; 2003. p. 33-46.

10. Salter RB. Distúrbios inflamatórios de ossos e articulações. In: Salter RB (ed). Distúrbios e Lesões do Sistema Músculo Esquelético, 3ª ed. Rio de Janeiro: Medsi; 2001. p. 210-28.

11. Shaughnessy WJ. Pediatric osteomyelitis and septic arthritis. Ped Orthop Soc North Am. 1966;p. 63-68.

12. Sucato DJ, Schwend RM, Gillespie R. Septic arthritis of the hip in children. J Am Acad Orthop Surg. 1997;5:249-60.

12a. Rutz E, Brunner R. Septic arthritis of the hip – current concepts. Hip Int. 2009 Jan-Mar;19(Suppl 6):S9-12.

13. Wang CL et al. Septic arthritis in children: relationships of causative pathogens complications and outcome. J Microbiol Immunol Infect. 2003;36:41-46.

12 Ascaridíase

■ **Luiz Henrique Conde Sangenis**

(CID 10 = B77 – Ascaridíase; B77.0 – Ascaridíase com complicações intestinais; B77.8 – Ascaridíase com outras complicações; B77.9 – Ascaridíase não especificada)

INTRODUÇÃO

A ascaridíase é apontada como uma das mais importantes parasitoses intestinais, não só pela sua frequência, como também pelas complicações que pode acarretar. Apresenta distribuição mundial, mas é mais prevalente nos países pobres e em desenvolvimento das regiões tropicais do planeta, determinada, principalmente, pelos baixos índices de tratamento da água e dos dejetos humanos nestas regiões. Estima-se que cerca de 25% da população do planeta estejam infectados[13,14]. As crianças em idade escolar e pré-escolar são as mais acometidas pela doença, pois estão mais frequentemente em contato com o solo e apresentam hábitos de higiene mais precários[1a,5,7,8,10,11]. No Brasil, a incidência da ascaridíase é bastante irregular, variando de uma área para outra em uma mesma região, na dependência do acesso ao saneamento básico. É considerada a helmintíase mais prevalente no País[1a,4,7,12]. O *Ascaris lumbricoides,* agente etiológico da doença, é um verme cilíndrico (Nemathelminthe) e chega a atingir 40 cm de comprimento. Todavia, apresentam em média 10 a 12 cm em indivíduos infectados[2,10]. Seus ovos são extremamente resistentes, suportam temperaturas baixas e elevadas, em solo de preferência úmido e permanecem viáveis por 6 meses ou mais. Entretanto, não resistem muito tempo a temperaturas acima de 40°C e aos raios ultravioleta. Em alguns locais onde existe o hábito de defecar no chão, como em áreas rurais pobres e em alguns bairros miseráveis das periferias das grandes cidades, o solo pode estar extremamente contaminado, podendo ser encontradas dezenas de ovos por grama de terra[9]. Mãos e unhas sujas de terra, alimentos contaminados pelas mãos, por insetos e até mesmo a poeira levantada pelo vento que pode ser inalada ou vir a contaminar a água e os alimentos, são as principais formas de contágio[1a,2,9,10].

Os ovos são deglutidos e chegam até o intestino, onde se dá a eclosão e a liberação das larvas. Estas, então, atravessam ativamente a parede intestinal, caem na corrente sanguínea, ganham o sistema porta intra-hepático, veia cava inferior e atingem o coração direito. Os vasos linfáticos abdominais também podem servir de acesso às larvas, que através do ducto torácico alcançam a veia cava superior e o coração, de onde são levadas aos pulmões. Nos pulmões, as larvas rompem a parede alveolar e juntamente com as secreções brônquicas são expectoradas e deglutidas para novamente atingirem a luz intestinal, onde se transformarão em vermes adultos[2,10].

A maior parte das infecções é assintomática; entretanto, em crianças pequenas, com carga parasitária elevada, pode desencadear processos obstrutivos intestinais, com sofrimento da alça e ruptura, acarretando peritonite e até mesmo o óbito[2,9,10,12].

Atualmente, a erradicação da ascaridíase em curto prazo é uma meta praticamente inatingível, sobretudo em países muito pobres da África e da Ásia, pois depende diretamente da melhoria das condições socioeconômicas com investimentos pesados em saneamento básico, educação em saúde e serviços médicos. A Organização Mundial de Saúde recomenda, como medida de controle imediato, o emprego de anti-helmínticos em massa para as populações com alto índice de prevalência, principalmente crianças em idade pré-escolar e escolar. Repetições periódicas de anti-helmínticos em certas regiões do Japão e em crianças escolares do Equador apresentaram resultados extremamente favoráveis na redução do número de casos[2,9a,11,14].

DIAGNÓSTICO CLÍNICO[2,9,10,12]

O diagnóstico poderá ser difícil, principalmente, em indivíduos adultos e com pouco número de parasitos. Na maior parte das vezes, a infecção é assintomática. Em crianças com parasitismo intenso, a anemia, a desnutrição, o retardo do crescimento e a distensão abdominal são achados comuns. Outras queixas também associadas à ascaridíase em crianças são o sono intranquilo e o hábito de ranger os dentes à noite.

Manifestações Pulmonares

A passagem das larvas pelos pulmões pode desencadear um quadro de pneumonite, conhecido como síndrome de Löffler. As crianças são as mais afetadas. Tosse, febre baixa e dispneia são sintomas comuns, assemelhando-se a uma crise de asma. Estertores, roncos e sibilos poderão ser ouvidos à ausculta pulmonar. A radiografia do tórax pode revelar infiltrados intersticiais difusos ou mistos, uni ou bilaterais. No hemograma, a eosinofilia é um achado frequente, podendo atingir até 50%.

Manifestações Gastrintestinais

Dor abdominal, náuseas, borborigmo, diarreia e alterações do apetite podem estar presentes. Tais sintomas são comuns a outras parasitoses intestinais e a muitas doenças do aparelho digestivo, como as doenças dispépticas, a síndrome do cólon irritável e as diarreias funcionais, sendo necessário estabelecer o diagnóstico diferencial.

Manifestações Ectópicas

Não raramente, vermes adultos são eliminados pela boca e pelo ânus. Em alguns casos, podem obstruir o colédoco e levar a colecistite e icterícia, assim como obstruir o canal pancreático e desencadear pancreatite aguda. Podem também ascender até o fígado e formar abscesso hepático. Este comportamento migratório do *A. lumbricoides* ainda não é bem elucidado, mas provavelmente o uso de determinados medicamentos, até mesmo anti-helmínticos, e alguns alimentos parecem irritar o verme. Outras localizações ectópicas mais raras são a trompa de Eustáquio e o ouvido médio, o canal lacrimal, as vias aéreas pulmonares, as vias urinárias e o cérebro.

Oclusão Intestinal

Os quadros suboclusivos e oclusivos são mais frequentes em crianças abaixo dos 5 anos de idade (Figura 12.1). Quase metade das ocorrências é registrada em crianças com até 2 anos. Os vermes adultos enovelam-se dentro da luz do intestino delgado, e provocam parada de eliminação de gases e fezes, vômitos fecaloides, dor intensa, distensão abdominal e íleo paralítico. O bolo de áscaris forma uma massa, que em muitos casos pode ser palpada e até mesmo visualizada, principalmente na região periumbilical e no hipocôndrio direito. A intensidade dos vômitos, associada à dificuldade de ingestão de alimentos, provoca desidratação. Necrose de alça, ruptura intestinal e peritonite podem ocorrer, apresentando prognóstico reservado. A demora em procurar o serviço médico, bem como o atraso na instituição do tratamento cirúrgico, são fatores que influenciam para uma evolução desfavorável. A radiografia simples do abdome normalmente revela níveis líquidos e distensão de alças intestinais. Muitas vezes, a imagem do novelo de áscaris é identificada, lembrando o aspecto de "miolo de pão". Hemograma completo, perfil de eletrólitos, gasometria arterial e glicemia podem ser úteis para orientar as medidas de suporte ao paciente.

DIAGNÓSTICO LABORATORIAL[2,9,10,12]

Hemograma Completo

A eosinofilia é a alteração mais frequente. Anemia hipocrômica e microcítica pode estar presente em pacientes com carga parasitária elevada, principalmente em crianças.

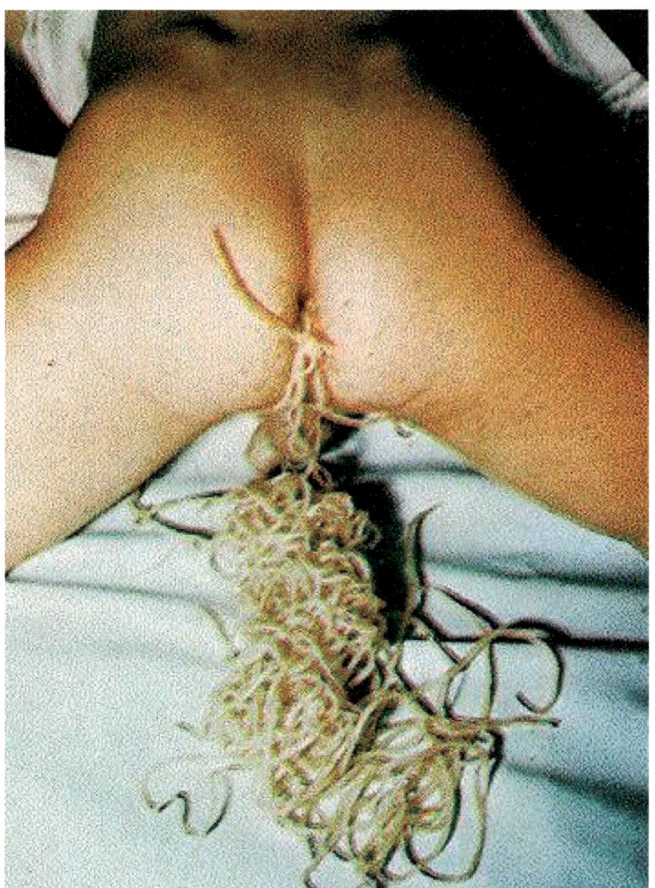

FIGURA 12.1 – Infecção maciça por áscaris em uma criança. Bolo de A. lumbricoides sendo expelido após tratamento com anti-helmíntico. (Fonte: Figura de *Cure Zone Image Galleries*, capturada na Internet em: http://www.curezone.com/image_gallery/parasites/ascaris/default.asp?i=3&n=24. Acessado em janeiro de 2006).

Exame Parasitológico de Fezes

Os ovos dos áscaris são pesados; desta maneira, os métodos de sedimentação são os mais indicados no diagnóstico da ascaridíase, como o de Hoffman (Lutz) e o de Kato. A identificação é feita facilmente quando se observa o sedimento ao microscópio. Os ovos também podem ser identificados pelo método a fresco com lugol.

Exames Radiológicos

A radiografia do tórax pode demonstrar infiltrados intersticiais e mistos em pacientes com manifestações pulmonares, embora não exista um padrão radiológico característico. Nos quadros oclusivos intestinais, a radiografia simples do abdome, com o paciente em pé, evidencia distensão de alças intestinais e níveis hidroaéreos. O uso de contraste de bário facilita a identificação do bolo de áscaris.

TRATAMENTO[1-3,5a,6,9,12,13]

Habitual

Levamisol

É a droga de escolha para o tratamento da ascaridíase.

- *Apresentação:* comprimidos com 150 e 80 mg. Índice de cura: 95%.
- *Efeitos adversos:* pouco expressivos – náuseas, mal-estar e cefaleia. Não existe uma contraindicação formal, podendo ser utilizado na gravidez.
- *Posologia:* adultos – 150 mg em dose única; crianças até 1 ano – 40 mg em dose única; crianças de 1 a 7 anos – 80 mg em dose única.

Mebendazol

Segunda opção no tratamento da ascaridíase. Apresenta atividade também em outras helmintíases como na tricuríase, na enterobíase e na ancilostomíase, sendo útil em pacientes poliparasitados.
- *Apresentação:* comprimidos de 100 mg e suspensão com 100 mg/5 mL.
- *Índice de cura:* 70% a 90%.
- *Efeitos adversos:* pouco expressivos – náusea.
- *Posologia:* um comprimido ou 5 mL de suspensão a cada 12 horas, durante 3 dias (adultos e crianças).

Albendazol

Terceira opção no tratamento da ascaridíase, tendo como vantagem poder ser usada em dose única.
- *Apresentação:* comprimido de 400 mg e suspensão de 400 mg/10 mL.
- *Índice de cura:* 70% a 80%.
- *Efeitos adversos:* tonteira, náusea e diarreia.
- *Posologia:* um comprimido de 400 mg ou 10 mL de suspensão em dose única (adultos e crianças acima de 2 anos de idade).

Nitazoxanida

Em um estudo multicêntrico realizado no Egito, a nitazoxanida mostrou eficácia de 95% em erradicar o *Ascaris lumbricoides* das fezes de 155 crianças[1]. Outros estudos mostram eficácia de 70% a 100%, dependendo da quantidade de helmintos infectantes[5a]. É utilizada em crianças de 1 a 3 anos na dose de 100 mg, de 12/12 horas, e em crianças de 4 a 12 anos na dose de 200 mg, de 12/12 horas, sendo o tratamento mantido por 3 dias. Em crianças maiores e adultos, a dose é de 500 mg, duas vezes ao dia, por 3 dias.
- *Observações:*
  1. O mebendazol e o albendazol não devem ser usados em gestantes, pois são embriotóxicos e teratogênicos; não se conhece a segurança da nitazoxanida em gestantes.
  2. As doses recomendadas dos anti-helmínticos poderão ser repetidas 10 a 15 dias depois, pois os medicamentos só agem na luz intestinal. Não têm atividade sobre as formas larvárias que por ventura estejam fazendo o ciclo hepático e pulmonar.
  3. O controle de cura poderá ser feito através do exame de Hoffman no 7°, 14° e 21° dia após o tratamento.

Suboclusão e Oclusão Intestinal

Trata-se de uma emergência infecciosa, que necessita de todos os cuidados dispensados a qualquer outra causa de abdome agudo. A conduta a seguir é:

a. puncionar veia e iniciar hidratação intravenosa plena e reposição volêmica;
b. manter o paciente em dieta zero;
c. passar sonda nasogástrica e mantê-la aberta em sifonagem;
d. após cessar a eliminação do líquido de estase gástrica, administrar óleo mineral pela sonda, 5 a 10 mL a cada 30 minutos;
e. quando o óleo começar a ser eliminado pelo ânus, administrar uma dose de piperazina de 100 mg/kg pela sonda (a piperazina paralisa a musculatura do verme através de bloqueio neuromuscular, facilitando o desmanche do novelo de áscaris conjuntamente com o óleo mineral);
f. caso não ocorra a eliminação do óleo em um período de 12 a 24 horas ou haja piora dos parâmetros clínicos do paciente, recomendar tratamento cirúrgico.

- *Observações:*
  1. evitar o uso de antiespasmódicos, pois podem reduzir os movimentos peristálticos, dificultando o desmanche do novelo de áscaris. Em caso de dor, fazer uso apenas de analgésicos, como a dipirona;
  2. crianças que chegam em estado toxêmico e com abdome rígido deverão receber medidas de suporte, antibióticos contra bacilos gram-negativos e anaeróbios intestinais (provável peritonite) e encaminhadas para cirurgia;
  3. piperazina poderá ser mantida após a dose inicial por mais 5 dias na dose de 50 mg/kg/dia;
  4. a cirurgia deverá ser realizada, preferencialmente, pela técnica da ordenha, evitando assim que algum verme caia na cavidade peritoneal.

PROFILAXIA[2,9-12]

Apesar de o controle eficaz das parasitoses intestinais depender diretamente da melhoria das condições de saneamento, como a oferta de água potável e o tratamento dos dejetos humanos, medidas que dependem de recursos financeiros e da ação de outras esferas de governo, o profissional de saúde tem um papel importante, orientando e promovendo hábitos de higiene na população por ele assistida.

1. Estimular o uso de sanitários.
2. Manter as crianças com as unhas aparadas e limpas, evitando que brinquem na terra.
3. Estimular o uso de calçados.
4. Lavar as mãos antes de manipular alimentos, após ir ao banheiro e antes das refeições.
5. Manter a casa e o peridomicílio sempre limpos, dando destino adequado ao lixo.
6. Evitar deixar alimentos expostos.
7. Verduras e frutas devem ser lavadas antes de consumidas.
8. Fazer uso apenas de água tratada ou previamente clorada.
9. Controlar o número de insetos, como baratas e moscas.
10. Tratar adequadamente os casos suspeitos, utilizando, sempre que possível, o exame parasitológico de fezes na investigação.

REFERÊNCIAS BIBLIOGRÁFICAS

1. Abaza H et al. Nitazoxanide in the treatment of patients with intestinal protozoa and helmintic infections: a report of 546 patients in Egypt. Curr Ther Res. 1998;59:116-21.

1a. Abrahim Filho ES et al. Incidência de parasitas intestinais em amostras de fezes de crianças da faixa etária de 0 a 13 anos de idade no município de Forquilha-CE. Rev Soc Bras Med Trop. 1996; 29(supl.1):220.

2. Andrade Neto JL, Ramos Filho N, Carneiro Filho M. Ascaridíase. In: Veronesi R, Focaccia R. Tratado de Infectologia. 2ª ed. São Paulo: Atheneu; 2002. V. 2, p. 1348-51.

3. Bichara C et al. Avaliação da eficácia do mebendazol no tratamento das helmintíases em crianças, por controle de cura laboratorial. Rev Soc Med Trop. 1996;29(supl.1):222.

4. Campos R, Briques W. Levantamento multicêntrico de parasitoses intestinais no Brasil. Os resultados finais. São Paulo: Rhodia; 1988.

5. Carvalho OS et al. Prevalência de helmintíases intestinais em três mesorregiões do Estado de Minas Gerais. Rev Soc Bras Med Trop. 2002;35(6):597-600.

5a. Fox LM, Saravolatz LD. Nitazoxanide: a new thiazolide antiparasitic agent. Clin Infect Dis. 2005;40:1173-80.

6. Gryschek RCB, Campos R, Amato-Neto V. Orientação para o tratamento das principais parasitoses intestinais. (Atualização-1991). J Bras Med. 1991;60(5):94-101.

7. Huggins D. Incidência de parasitoses intestinais em crianças de 0 a 5 anos. Pediatria Moderna. 1986;21(1):19-24.

8. Morales GA et al. Intestinal nematode prevalences in 100 municipalities from Venezuela. Rev Soc Med Trop. 1999;32(3):263-70.

9. Moura H, Fernandes O. Helmintíases intestinais. J Bras Med. 1992;62(1/2):27-36.

9a. OMS. Serie de informes Técnicos. Preventión y Control de la Esquistosomiasis y las Geohelmintiasis. Informe de un Comité de Expertos de la OMS, Ginebra, 2005.

10. Rey L. Parasitologia. 2ª ed. Rio de Janeiro: Guanabara-Koogan; 1991.

11. San Sebastian M, Santiago S. Control of Intestinal helminthes in schoolchildren in Low-Napo, Ecuador: impact of two year chemotherapy program. Rev Soc Bras Med Trop. 2000;33(1):69-73.

12. Silva EMK, Puccini RF, Wechsler R. Parasitoses intestinais na infância. J Bras Med. 1990;58(6):30-47.

13. Tavares W. Antibióticos e Quimioterápicos para o Clínico. 3ª ed. São Paulo: Atheneu; 2014.

14. WHO. Prevention and control of intestinal parasitic infections. WHO Technical Report. Series 749, Geneva, 1987.

13 Aspergilose

■ Simone Aranha Nouér
■ Fabio Moore Nucci
■ Márcio Luiz Moore Nucci

(CID 10 = B44 - Aspergilose; B44.0 - Aspergilose pulmonar invasiva; B44.1 - Outras aspergiloses pulmonares; B44.2 - Aspergilose amigdaliana; B44.7 - Aspergilose disseminada; B44.8 - Outras formas de aspergilose; B44.9 - Aspergilose não especificada)

INTRODUÇÃO

Aspergilose é o termo empregado para designar um grupo de doenças causadas por espécies de *Aspergillus*, fungo filamentoso ubíquo na natureza, encontrado no ar, no solo, em plantas, superfícies inanimadas e alimentos. Mas de 200 espécies de *Aspergillus* são conhecidas, mas apenas poucas têm sido identificadas como causadoras de infecção no homem. Técnicas moleculares reclassificaram os fungos do gênero *Aspergillus*, e a espécie *A. fumigatus*, por exemplo, é hoje considerada um complexo que engloba várias espécies. Mais de 95% das infecções são causadas por *A. fumigatus*, *A. flavus* e *A. niger*. Outras espécies (ou membros de complexos) clinicamente relevantes incluem *A. nidulans*, *A. terreus*, *A. glaucus*, *A. restrictus*, *A. sydowii*, *A. oryzae*, *A. ustus* e *A. candidus*. O *A. fumigatus* causa a maioria das infecções invasivas e não invasivas, embora estudos recentes mostrem um aumento na frequência de infecções por espécies não *fumigatus* em pacientes imunodeprimidos[3]. O *Aspergillus* é considerado um fungo oportunista.

Tais fungos causam infecções superficiais ou localizadas em indivíduos imunocompetentes; mas, quando as defesas do organismo ficam deprimidas, podem causar uma ampla variedade de infecções, frequentemente fatais. O espectro clínico das infecções por *Aspergillus* é amplo, variando de quadros alérgicos, onde há uma reação do organismo à presença do fungo, geralmente nas vias aéreas (sinusite alérgica ou quadros broncopulmonares alérgicos), colonização de cavidades sem a invasão tissular (nos seios da face ou em cavidades pulmonares preexistentes), aspergilose crônica cavitária, aspergilose brônquica (frequente em receptores de transplante de pulmão) e aspergilose aguda invasiva. Estas formas clínicas envolvendo o trato respiratório têm como provável porta de entrada as vias aéreas. Além dessas formas clínicas, há formas cutâneas e subcutâneas, por inoculação do fungo, e mais raramente formas mucosas.

O espectro clínico dessas doenças depende, além da porta de entrada, do estado imune do hospedeiro. Assim, pacientes profundamente imunodeprimidos apresentam formas invasivas e disseminadas da infecção. Os indivíduos acometidos com mais frequência pelas formas invasivas de aspergilose são aqueles com neutropenia prolongada (pacientes com leucemia mieloide aguda, receptores de transplante alogênico de medula óssea) e os que recebem cursos prolongados de corticosteroides[4]. Representam grupos emergentes para aspergilose invasiva indivíduos com doenças linfoproliferativas que recebem tratamento intenso (corticosteroides, análogos das purinas, como fludarabina, e anticorpos monoclonais, como alentuzumabe), enfermos com mieloma múltiplo intensamente tratados (quimioterapia, transplante autólogo) e doentes graves em unidades de terapia intensiva. Estes são representados principalmente por pacientes com doença pulmonar obstrutiva crônica ou hepatopatias graves[2].

FORMAS CLÍNICAS E DIAGNÓSTICO

As principais formas de aspergilose são: alérgica (broncopulmonar ou sinusal), colonização de cavidade preexistente (bola fúngica pulmonar ou sinusal) e aspergilose invasiva (aguda ou crônica)[3,6].

Aspergilose Alérgica

Ocorre em duas formas, nos pulmões ou nos seios da face. Trata-se de uma manifestação alérgica à inalação de conídeos de *Aspergillus*, ocorrendo em indivíduos atópicos. Nos pulmões se apresenta geralmente por manifestações de broncoespasmo em pacientes com asma brônquica. Há formação de rolhas mucosas nos brônquios, levando a obstrução e atelectasia. Embora de caráter brando, quando ocorrem vários episódios de broncoespasmo, o paciente pode desenvolver bronquiectasia e fibrose pulmonar. A sinusite alérgica se manifesta por obstrução nasal uni ou bilateral intermitente, com cefaleia e dor facial. São frequentes as formações de pólipos nos seios paranasais. Os critérios diagnósticos da aspergilose broncopulmonar alérgica são: asma, eosinofilia no escarro e no sangue, infiltrados pulmonares recorrentes e alergia a antígenos de *Aspergillus spp.* (evidenciada por testes cutâneos). Outros critérios são a presença de *Aspergillus spp.* no escarro e aumento de IgE no soro.

Aspergiloma

Ocorre nos pulmões ou nos seios da face. Nos pulmões, o aspergiloma se desenvolve em pacientes com cavidades pulmonares preexistentes, de qualquer etiologia (p. ex., tuberculose, paracoccidioidomicose, sarcoidose, bronquiectasias e pneumoconioses). Tais lesões ocorrem mais frequentemente nos lobos superiores, e têm como manifestação clínica o aparecimento de tosse crônica, perda de peso e hemoptise. A radiografia de tórax mostra uma massa arredondada com halo em torno ou imagem de crescente de ar. O aspergiloma dos seios da face manifesta-se por obstrução nasal e cefaleia, geralmente unilaterais.

Sinusite em Pacientes Imunocompetentes

O *Aspergillus* pode causar sinusite tanto em indivíduos imunocompetentes quanto em imunodeprimidos. Nos pacientes imunocompetentes, a sinusite ocorre principalmente em climas quentes e secos. A aspergilose é a forma mais frequente de sinusite fúngica, e o *A. flavus* é o agente mais frequente. Fatores locais, tais como pólipos nasais e infecções bacterianas recorrentes, predispõem às formas crônicas, que se podem manifestar com a formação de "bola fúngica" nos seios da face, ou se desenvolver como uma pansinusite. Os pacientes apresentam sintomas crônicos de obstrução nasal e cefaleia.

Formas Invasivas

Por fim, uma série de síndromes clínicas ocorre em indivíduos profundamente imunodeprimidos. São elas a aspergilose cutânea primária (que ocorre sobretudo em crianças com leucemia), a aspergilose pulmonar aguda invasiva, a aspergilose pulmonar crônica necrosante, a aspergilose brônquica obstrutiva, três formas de traqueobronquite (invasiva, ulcerativa e pseudomembranosa), rinossinusite, aspergilose cerebral e aspergilose disseminada. A aspergilose invasiva é a infecção fúngica mais comum em pacientes transplantados de medula óssea e naqueles com leucemia mieloide aguda, e a principal causa de óbito por infecção nesses pacientes.

A manifestação mais precoce é febre não responsiva a antibióticos. Em pacientes neutropênicos, manifestações clínicas de tosse, escarro e infiltrados pulmonares costumam não estar presentes no início da doença. Nessa população de pacientes, os sinais mais precoces (dor torácica tipo pleurítica e tosse seca) ocorrem quando o paciente ainda está neutropênico. Há três padrões de lesões pulmonares, com momentos diversos: precocemente aparece o sinal do halo, que é uma imagem nodular com um halo de baixa atenuação (cinza); outra manifestação frequente e precoce é o aparecimento de imagens triangulares subpleurais, de base voltada para a pleura e vértice voltado para o hilo, correspondendo à imagem de infarto pulmonar. Alguns dias depois, o quadro radiológico é dominado por lesões mais inespecíficas, com pouco poder diagnóstico. Mais tardiamente, aparece outra lesão característica, que é a imagem de crescente de ar, uma cavitação do nódulo. Entretanto, a dosagem da galactomanana (um antígeno da parede do *Aspergillus* que é liberado quando as hifas crescem) no sangue de pacientes em risco (três vezes por semana) permite que se faça o diagnóstico mais precocemente, antes do aparecimento das imagens de nódulos com ou sem o sinal do halo[5]. A galactomanana é também uma importante ferramenta para avaliar a resposta ao tratamento[4].

A aspergilose pulmonar crônica necrotizante acomete geralmente homens de meia-idade ou idosos, que têm doenças pulmonares crônicas ou tratadas, como a tuberculose. O quadro clínico é insidioso, com febre baixa, mal-estar, emagrecimento e tosse produtiva. Há o aparecimento progressivo de infiltrados parenquimatosos nos lobos superiores, que frequentemente evoluem para cavitação e, em 50% dos casos, com bolas fúngicas.

Uma das principais ferramentas diagnósticas de aspergilose invasiva é a tomografia computadorizada de alta resolução. Recomenda-se que este exame seja feito rotineiramente em todos os pacientes com neutropenia prolongada, que apresentem febre demorada (ou um novo episódio de febre) a despeito do uso de antibióticos de amplo espectro. A tomografia é útil também no diagnóstico de outras formas de aspergilose, como a sinusite e a aspergilose cerebral. A antigenemia para *Aspergillus* usando uma técnica de ELISA *sandwich* é de extrema utilidade no diagnóstico, com valores preditivos positivos e negativos altos (> 85%). A dosagem da galactomanana no lavado broncoalveolar também é importante ferramenta diagnóstica. O ponto de corte do teste no soro é 0,5 ng/mL, mas ainda não está estabelecido para o lavado broncoalveolar.

Entretanto, em pacientes de risco, um valor < 0,5 ng/mL é praticamente excludente do diagnóstico, enquanto um valor > 3,0 ng/mL é muito sugestivo. O diagnóstico definitivo de uma infecção fúngica invasiva é a demonstração da invasão fúngica no tecido e o crescimento do fungo no mesmo material. Assim, quando se planeja fazer uma biópsia para o diagnóstico de uma infecção fúngica invasiva, deve-se dividir o material e enviar parte para cultura e parte para histopatologia. Esse planejamento é de extrema importância, pois a forma de conservar e enviar cada material difere (formol para o exame histopatológico e, em geral, salina para o material de cultura). Deve-se considerar também o congelamento de parte do tecido para técnicas moleculares. Na aspergilose invasiva, o quadro histopatológico típico é de invasão vascular por hifas hialinas septadas, com ângulo agudo. As hifas se espalham pelo tecido necrótico, e se o paciente estava neutropênico, existe pouca reação inflamatória.

TRATAMENTO

As formas leves de aspergilose broncopulmonar alérgica não requerem tratamento. A prednisona é a droga de escolha para o alívio sintomático. O uso de drogas antifúngicas tem sido questionado. Entretanto, um estudo randomizado recentemente publicado mostrou que pacientes que receberam itraconazol usaram menos corticosteroides que o grupo-placebo[7]. A sinusite crônica que ocorre em pacientes imunocompetentes, embora não tenha o prognóstico sombrio da forma aguda do imunodeprimido, é de difícil tratamento. Muitas vezes, a remoção cirúrgica do material infectado é necessária. Entretanto, com frequência ocorre recidiva da infecção. O itraconazol (200 mg/dia por, pelo menos, 6 semanas) é geralmente usado no pós-operatório, mas seu papel, bem como o de outras drogas antifúngicas, é secundário. No tratamento do aspergiloma, a ressecção cirúrgica de bola fúngica está indicada em casos de hemoptise recorrente. Algumas vezes, a ressecção de um segmento é suficiente, mas, em geral, a lobectomia é a cirurgia de escolha. Se a cirurgia está contraindicada, instilação endobrônquica ou injeção percutânea de anfotericina pode ser útil. Embora a dose não seja padronizada, a maioria usa doses de 10 a 20 mg de anfotericina B em 10 a 20 mL de água destilada, três vezes por semana, por 6 semanas. O uso de itraconazol tem sido relatado em vários trabalhos e, embora a dose e a duração do tratamento não estejam padronizadas, os resultados sugerem que o itraconazol seja eficaz. O tratamento da aspergilose pulmonar crônica necrotizante deve ser iniciado com uma droga antifúngica (anfotericina B, itraconazol ou voriconazol), mas o tratamento cirúrgico de tecido necrótico pode ser necessário. O prognóstico não é bom.

A droga de escolha para o tratamento da aspergilose invasiva é o voriconazol, e a anfotericina B em lipossoma pode ser considerada uma boa alternativa. As outras drogas com atividade contra *Aspergillus*, como as equinocandinas, outras preparações de anfotericina B, itraconazol e posaconazol, devem ser consideradas adjuvantes. A anfotericina B em desoxicolato deve ser evitada por causa dos seus inúmeros efeitos colaterais. O itraconazol em cápsula (única preparação disponível no Brasil) não serve para o tratamento da forma aguda invasiva. As equinocandinas são fungistáticas para *Aspergillus*. Um estudo randomizado (voriconazol contra voriconazol mais anidulafungina) avaliou o papel da terapia combinada na aspergilose invasiva. A sobrevida em 6 semanas foi maior nos pacientes que receberam terapia combinada, mas a diferença não foi estatisticamente significante. Entretanto, num subgrupo de pacientes com carga fúngica mais baixa (diagnóstico com base no teste da galactomanana), a terapia combinada foi superior à monoterapia[3a].

PROFILAXIA

A profilaxia da aspergilose depende da forma clínica, bem como da população de pacientes. Em geral, o uso prolongado de agentes antifúngicos resulta em escapes da profilaxia, e no desenvolvimento de resistência. Em pacientes com leucemia mieloide aguda, posaconazol, comparado com itraconazol ou fluconazol, esteve associado a significativa redução na frequência de aspergilose invasiva[1]. Posaconazol também reduziu a frequência de aspergilose invasiva em receptores de transplante alogênico com doença do enxerto contra o hospedeiro[8]. Uma alternativa ao uso de um azólico com ação contra fungos filamentosos na profilaxia é a monitoração ativa com galactomanana sérica seriada. A aplicação das duas estratégias não é adequada porque o uso desses agentes reduz a sensibilidade do teste.

REFERÊNCIAS BIBLIOGRÁFICAS

1. Cornely OA et al. Posaconazole vs. fluconazole or itraconazole prophylaxis in patients with neutropenia. N Engl J Med. 2007;356:348-59.
2. Lortholary O et al. Epidemiological trends in invasive aspergillosis in France: the SAIF network (2005-2007). Clin Microbiol Infect. 2011;17:1882-89.
3. Marr KA, Patterson T, Denning D. Aspergillosis. Pathogenesis, clinical manifestations, and therapy. Infect Dis Clin North Am. 2002;16:875-94, vi.
3a. Marr KA et al. Combination antifungal therapy for invasive aspergillosis: a randomized trial. Ann Intern Med. 2015;162:81-89.
4. Nouer SA et al. Earlier response assessment in invasive aspergillosis based on the kinetics of serum Aspergillus galactomannan: proposal for a new definition. Clin Infect Dis. 2011;53:671-76.
5. Nucci M et al. Probable Invasive Aspergillosis without Prespecified Radiologic Findings: Proposal for Inclusion of a New Category of Aspergillosis and Implications for Studying Novel Therapies. Clin Infect Dis. 2010; 51:1273-80.
6. Sobel JD et al. Candiduria: a randomized, double-blind study of treatment with fluconazole and placebo. The National Institute of Allergy and Infectious Diseases (NIAID) Mycoses Study Group. Clin Infect Dis. 2000;30:19-24.
7. Stevens DA et al. A randomized trial of itraconazole in allergic bronchopulmonary aspergillosis. N Engl J Med. 2000;342:756-62.
8. Ullmann AJ et al. Posaconazole or fluconazole for prophylaxis in severe graft-versus-host disease. N Engl J Med. 2007;356:335-47.

14 Babesiose

■ **Paulo Francisco Almeida Lopes**

(CID 10 = B60.0 - Babesiose [Piroplasmose])

INTRODUÇÃO

Babesiose, piroplasmose ou nutaliose é uma zoonose causada por um protozoário, não produtor de pigmento, infectante direto de hemácias. Tem inclusão sistemática ainda incerta no filo Apicomplexa, ordem Piroplasmorida, família Babesiidae, que contém três gêneros: *Babesia*, de maior interesse em medicina humana, e os gêneros *Theileria* e *Cytauxzoon,* importantes em medicina veterinária. Morfologicamente, a *Babesia* é muito semelhante ao *P. falciparum*, mas, apesar da ampla distribuição geográfica, atingindo mamíferos silvestres e domésticos, além de aves, pouco se sabe do seu significado em áreas endêmicas. A babesiose recebe o nome em homenagem a Victor Babes, quem primeiro descreveu o protozoário em hemácias de bovinos, em 1888. Em 1893, Smith e Kilbourne demonstraram que a *Babesia* é transmitida por carrapatos, e em 1957 foi descrito o primeiro caso humano, em um criador de gado na Iugoslávia[12].

Os principais transmissores, que também apresentam caráter de reservatórios, são carrapatos que pertencem ao gênero *Ixodes*, os quais também transmitem, em certas áreas, a *Borrelia burgdorferi* (doença de Lyme) e *Anaplasma phagocytophilum* (erlichiose granulocítica), o que justificaria as coinfecções[2]. Sabe-se que, em vários países, desde do século XIX, a babesiose tem grande interesse veterinário por causar importantes prejuízos econômicos nos mercados de bovinos, equinos, ovinos e caprinos. É bem provável que ela tenha sido a causa da praga que atingiu o gado *vacum* do faraó Ramsés II (Êxodo 9:3)[2,4,11]. Nos últimos 40 anos vêm, ocasionalmente, sendo descritos casos humanos principalmente nos EUA e uns poucos casos na Europa, na China, no Egito, no México, na África do Sul, em Taiwan e na América do Sul[5]. O primeiro caso descrito foi um fazendeiro asplênico na Iugoslávia (1957); o primeiro com baço normal em Massachusetts, em 1969. No Brasil, o primeiro caso ocorreu em 1983, em Pernambuco[1]; em 1995, no Rio de Janeiro; e em 2003, em São Paulo[3,13]. Na Colômbia foi descrita em 2003[10]. Das 100 espécies conhecidas, até o momento, as que mais têm infectado o homem são: *B. microti*, *B*. WA1, CA1, nos EUA; a *B. divergens* e a *B. bovis,* na Europa. As duas primeiras citações no Brasil foram *Babesia spp.* e a de São Paulo, *B. bovis*; as da Colômbia foram *B. bovis* e *B. bigemina.*

Há 100 espécies de babésias descritas em animais, entre elas: *Babesia bovis, B. bigemina, B. divergens* e *B. major* infectam de preferência o gado *vacum*; *B. equi*, equinos; *B. canis*, cães; *B. felis*, gatos; *B. microti*, roedores; e as mais recentes WA1, CA1, CA2 descritas nos Estados Unidos da América do Norte (EUA)[2,4,6]. Esta especificidade para hospedeiros não é tão absoluta quanto se admitia anteriormente. Todavia, há maior correlação entre o transmissor natural e a espécie transmitida: *Ixodes* (*B. microti, B. divergens*); *Boophilus* (*B. bovis*); *Dermacentor* (*B. equi*); *Rhipicephalus* (*B. equi* e *B. canis*)[2,12].

A infecção humana ocorre por picada acidental de carrapato (no Brasil, *B. microplus, R. sanguineus, Dermacentor sp.*), por transfusão de sangue, transplante de órgão e congênita, talvez, por contaminação no trajeto do parto[8,9]. Na transmissão natural, o carrapato inocula, durante o repasto, os esporozoítas que, ao encontrarem receptores na membrana das hemácias, penetram-na, e se desenvolvem, tornando-se trofozoítas, que se dividem, dando um merozoíta com um número de quatro elementos piriformes que ao romperem a hemácia infectam outras, crescendo a parasitemia de forma exponencial. Alguns se diferenciam em gametócitos, que, ao serem ingeridos por larvas, ninfas ou o carrapato adulto, conjugam-se no intestino e formam oocineto, que, por esporogonia, liberam trofozoítas infectantes para os hospedeiros.

A fisiopatogenia e a gravidade da babesiose dependem da espécie infectante e de fatores do hospedeiro. Idosos, imunocomprometidos, asplênicos ou esplenectomizados são de maior risco para desenvolver afecções graves. O parasita atinge significativamente o sistema hematológico, causando anemia hemolítica, trombocitopenia, atipias linfocitárias, hemofagocitose. As hemácias parasitadas perdem a capacidade de deformabilidade, aumentam a aderência entre si e com paredes dos vasos, o que poderia justificar a síndrome de desconforto respiratório agudo (SARA), insuficiência renal e choque, que podem complicar casos graves. Na primoinfecção de um hospedeiro normal, os esporozoítas que circulam livremente, por um curto tempo, podem ser eliminados pelos mecanismos da imunidade inata, através anticorpos da classe IgG. Após a penetração na hemácia, o controle da parasitemia parece estar na dependência da produção de INF-γ pelos linfócitos NK e de TNF-α , NO e O_2 reativo pelos macrófagos. É também importante a imunidade celular. Experiências em animais (camundongos) demonstram que eritrócitos infectados e merozoítas livres são capazes de ativar linfócitos T, CD4 + Th1 e a depleção destas células aumenta a gravidade da infecção; a produção de INF-γ pelos CD4 seria, pelo menos em parte, responsável pela queda da parasitemia após a primoinfecção[2]. Como na malária, a integridade esplênica é decisiva na evolução da doença. Demonstrou-se que hemácias parasitadas perdem a capacidade de deformabilidade, são mais rígidas, sendo facilmente fagocitadas pelo baço. É bem possível que na fisiopatogenia da anemia e das alterações vasculares haja, também, formação de complexo AgAc dependentes de IgM, que se depositem no endotélio ou se liguem à membrana de hemácias[2,4,11].

MANIFESTAÇÕES CLÍNICAS[2,4,6,11,12]

O quadro clínico varia desde simples conversões sorológicas até formas de extrema gravidade, semelhantes àquelas da malária. Essa variação está na dependência da idade do paciente, da sua integridade esplênica, da parasitemia e da babésia infectante. O período de incubação é de 1 a 6 semanas, e pode chegar até 3 meses. Atinge ambos os sexos, em todas as faixas etárias, sendo que os maiores de 50 anos e os esplenectomizados ou asplênicos estão em risco de desenvolver formas graves.

Nas infecções do tipo *B. microti,* o início dos sintomas pode ser gradual. A febre é irregular acompanhada de calafrios, tremor, cefaleia, mialgias, artralgias, náuseas, vômitos, dor abdominal, labilidade emocional, mal-estar geral, fadiga e urina escura. Em poucos dias, a temperatura atinge 39º-40ºC, torna-se constante ou intermitente e aparecem fotofobia, congestão de conjuntivas, odinofagia e tosse improdutiva. Ao exame clínico, muitos pacientes apresentam mucosas hipocoradas (anemia discreta), hepatoesplenomegalia moderada; petéquias. Equimoses e discretas hemorragias lineares são ocasionais. A presença de exantemas maculares migratórios quase sempre corresponde a associações com *Borrelia burgdorferi.* Ainda que raros, podem ocorrer SARA ou choque. Nos pacientes esplenectomizados, não é incomum altas parasitemias, que se acompanham de importante anemia hemolítica. A doença pode ter uma evolução benigna e a parasitemia permanecer sem sintomas por vários meses.

Nas infecções por *B. bovis* e, principalmente, a *B. divergens,* que, embora pouco frequente, ocorre mais na Europa, o quadro clínico é muito mais grave. O início é súbito, caracterizado pelas manifestações gerais, acompanhadas de febre elevada, calafrio, tremor, sudorese profusa, anemia hemolítica, que se associa de icterícia, hemoglobinemia, hemoglobinúria e insuficiência renal. A anemia é com frequência grave, e há presença de intensa reticulocitose e hemácias nucleadas no sangue periférico, retenção de escórias nitrogenadas. A evolução dessa forma pode chegar a 50% de letalidade.

O diagnóstico clínico de babesiose deve sempre ser considerado quando há quadro de febre e anemia hemolítica, principalmente se houver história de visitas a áreas rurais ou transfusão de sangue. Nem sempre os pacientes relatam ou se lembram de terem sido picados por carrapatos; as ninfas podem passar despercebidas.

DIAGNÓSTICO LABORATORIAL[2,4,6,11]

Exame Específico

a. Pesquisa direta do parasita em esfregaço ou gota espessa de sangue periférico, corado pelo Giemsa, Wright ou Leishman. A *B. microti* aparece como pequenos anéis, com abundante citoplasma e área central clara sem pigmento, intra e extra-hemáticos, além da característica tétrade piriforme em cruz de Malta.

b. Inoculação de sangue ou material de medula óssea em animal de laboratório, principalmente *hamster*. A parasitemia ocorre, no animal, em cerca de 2 a 4 semanas.

c. Exame sorológico: imunofluorescência indireta: título maior que 1:256 é considerado diagnóstico de infecção aguda para *B. microti*; porém, pode haver reação cruzada com malária e borreliose. A PCR é o mais indicado e definitivo.

Exames Inespecíficos

O hemograma mostra anemia, leucopenia discreta ou leucócitos normais, com ou sem linfocitose ou desvio para esquerda. Trombocitopenia; hemossedimentação elevada; reticulocitose. Teste de Coombs positivo. Bilirrubinas elevadas, principalmente a indireta; transaminases discretamente elevadas, bem como fosfatase alcalina e a desidrogenase lática. A medula óssea pode apresentar hematofagocitose. O exame de urina pode apresentar proteinúria e/ou hemoglobinúria.

TRATAMENTO[2,7,9,11]

O esquema clássico é a associação de clindamicina, na dose de 300-600 mg intravenosa (IV), com a quinina, 600 mg via oral (VO), três vezes ao dia, por 5 a 10 dias. As opções são: a azitromicina 500 mg no 1º dia e 250 a 500 mg nos dias subsequentes. A pentamidina e, mais recentemente, a atovaquona (não disponível no Brasil) 750 mg, de 12/12 horas, durante 7 a 10 dias, são outras opções secundárias. Transfusão de concentrados de hemácias é indicada em pacientes graves.

REFERÊNCIAS BIBLIOGRÁFICAS

1. Alecrim I et al. Registro do primeiro caso de infecção humana por Babesia spp. no Brasil. Rev Patol Trop. 1983;12:11-29.
2. Boustani MR, Gelfand JA. Babesiosis. Clin Infect Dis. 1996;22:611-15.
3. Franco SAL. Comunicação Pessoal, 2004.
4. Gelfand JA, Poutsiaka D. Babesia. In: Mandell GL, Bennett JE, Dolin R (ed). Mandell, Douglas and Bennett's. Principles and Practice of Infectious Diseases. 5th ed. Philadelphia: Churchill Livingstone; 2000. p. 2899-902.
5. Homer MJ et al. Babesiosis. Clin Microbiol Rev. 2000;13:451-69.
6. Kjemtrup AM, Conrad PA. Human babesioses: an emerging tick--borne disease. Int J Parasitol. 2000;30:1323-37.
7. Krause PJ. Babesiosis diagnosis and treatment. Vector Borne Zoonotic Dis. 2003;3:45-51.
8. Lux JZ et al. Transfusion associated babesiosis after heart transplant. Emerg Infect Dis. 2003;9:116-19.
9. Pantonowitz L, Telford SR 3rd, Cannon ME. The impact of babesiosis on transfusion medicine. Transfus Med Rev. 2002;16:131-43.
10. Rios L, Alvarez G, Blair S. Sorological and parasitological study and report of the first case of human babesiosis in Colombia. Rev Soc Bras Med Trop. 2003;36:493-98.
11. Ruebush TK. Babesia. In: Weatherall DJ, Ledingham JG, Warrell GDA 3rd (ed). Oxford Textbook of Medicine. Oxford Medical Publications; 1996.
12. Setty S et al. Babesiosis. Two atypical cases from Minnesota and a review. Am J Clin Pathol. 2003;120:554-59.
13. Yoshinari NH et al. Coexistence of antibodies to tick-borne agents of babesiosis and Lyme borreliosis in patients from Cotia County, State of São Paulo, Brazil. Mem Inst Oswaldo Cruz. 2003;98:311-18.

15 Balantidíase

■ **Rosângela Maria de Castro Cunha**

(CID 10 = A07.0 – Balantidíase)

INTRODUÇÃO[5,8,9,11,16]

O *Balantidium coli* é um protozoário usualmente não patogênico para o homem, embora já tenham sido descritos surtos epidêmicos em regiões tropicais e subtropicais, bem como em regiões com precárias condições de higiene e saneamento básico. A transmissão, quando ocorre, é orofecal, e se dá através da ingestão de cistos presentes em água ou alimentos contaminados com fezes. Sob vários aspectos, este parasita lembra a *Entamoeba histolytica,* porém com uma importante diferença, que pode ter impacto na sua epidemiologia: os trofozoítos do *Balantidium coli* podem sofrer encistamento logo após serem eliminados nas fezes, o que não ocorre com a *Entamoeba histolytica.* Estudo realizado na Nigéria alerta sobre a possibilidade da disseminação do parasita mecanicamente por baratas, o que é facilitado por este processo de encistamento.

Em humanos, o *Balantidium coli* está presente principalmente no intestino grosso e pode invadir a mucosa diretamente, uma vez que elabora substâncias proteolíticas e citotóxicas que medeiam a invasão tecidual e a ulceração intestinal, ou através de lesões provocadas por outros agentes. As formas ectópicas (extraintestinais) são raras. Do ponto de vista clínico, a infecção pode ser completamente assintomática ou evoluir sob a forma de grave síndrome disentérica.

O *Balantidium coli* é um protozoário ciliado de muitas espécies animais (incluindo primatas, ratos, cobaias, porcos) que tem distribuição mundial. Os suínos e, menos comumente, os macacos, são os reservatórios mais importantes. A maior prevalência da infecção humana ocorre, portanto, em fazendas e outros locais onde as pessoas tenham contato direto com suínos, podendo ter conotação de doença profissional. A América Latina (na Bolívia principalmente), Filipinas, Papua, em Nova Guiné, são consideradas regiões de endemicidade. É o único parasita da família *Balantidiidae* patogênico para o homem, e um dos maiores protozoários conhecidos. O trofozoíto em estágio vegetativo tem forma oval, medindo 50 a 200 μm de comprimento por 40 a 70 μm de largura e está coberto por uma grande quantidade de cílios

dispostos em fileira. Em sua parte anterior se encontram o perístoma e o citostoma, que continuam com a citofaringe; o extremo posterior termina no poro anal, o citopígio. O protoplasma contém o micro e o macronúcleo, vacúolos contráteis e digestivos. Os trofozoítos se transformam em cistos no momento em que as fezes onde se encontram sofrem desidratação. Os cistos são ovais ou esféricos e medem 45 a 65 μm, possuem um micronúcleo, vacúolos contráteis e cílios, e são circundados por uma parede clara e birrefringente.

No homem, a infecção ocorre pela ingestão dos cistos contaminando água ou alimentos. A transmissão inter-humana também já foi descrita, embora seja um fenômeno insólito. Têm sido descritos surtos esporádicos de balantidíase em regiões tropicais e subtropicais e hospitais psiquiátricos. A transmissão interpessoal envolvendo pessoas que manuseiam alimentos também já foi implicada em surtos. Após a ingestão dos cistos em estágio infectante, em nível do intestino grosso, estes se transformam em trofozoítos que invadem a parede do cólon e se multiplicam, podendo ou não causar sintomas ao hospedeiro. Ao serem eliminados nas fezes, os trofozoítos se encistam e podem contaminar mananciais de água ou alimentos.

Apesar das infecções humanas não serem frequentes, alguns indícios apontam para o fato de ser necessária a presença de outros fatores para que a doença se manifeste. Entre esses podemos citar a hipocloridria ou acloridria e qualquer fator que gere imunossupressão (alcoolismo, desnutrição). Também parecem interferir no aparecimento de infecção sintomática o grau de parasitismo, as características da microbiota intestinal do hospedeiro e a dieta rica em hidratos de carbono. Na literatura têm sido relatados casos de balantidíase em pacientes portadores de doenças neoplásicas e infecção pelo vírus da imunodeficiência humana (HIV)[1,6].

A balantidíase geralmente afeta os cólons, embora já se tenha descrito o acometimento do íleo terminal. As lesões aparecem em todo o intestino grosso desde o ceco até o reto, mas as regiões mais afetadas são exatamente o reto e o sigmoide. Inicialmente, as lesões são ulcerações arredondadas, pequenas e planas, que posteriormente tendem a se expandir, formando úlceras que lembram as da colite amebiana. O fundo das lesões está recoberto com fibrina e ao redor observam-se halo de edema e eritema. O aspecto da mucosa entre as lesões é normal. Apesar de as lesões serem geralmente superficiais, em algumas ocasiões podem afetar toda espessura da parede intestinal e ocasionar perfuração. Na literatura também existem registros de disseminação do *Balantidium* para os pulmões, causando um quadro semelhante à pneumonia. Em um dos casos, o parasita foi encontrado em secreções brônquicas de paciente com 71 anos e várias comorbidades (câncer de reto, diabetes e síndrome febril).

DIAGNÓSTICO CLÍNICO[2,3,5,7,9,11,14-16,18]

Formas Assintomáticas

Como ocorre com outros parasitos protozoários, pode existir o estado de portador assintomático de *Balantidium coli*. Essa apresentação tem importância epidemiológica e geralmente está relacionada com a ocorrência de surtos em instituições (por exemplo, hospitais psiquiátricos).

Forma Disentérica ou Aguda

A forma disentérica ou aguda caracteriza-se por fezes aquosas com a presença de sangue e pus, podendo chegar a dez ou mais evacuações nas 24 horas. A diarreia geralmente é acompanhada por náuseas, dor abdominal difusa, tenesmo e perda de peso. Na forma fulminante ocorre desidratação, instabilidade hemodinâmica e óbito. Em algumas ocasiões, podem surgir manifestações do tipo abdome agudo cirúrgico por apendicite aguda perfurada, que geralmente ocasiona a morte do paciente.

Forma Intestinal Crônica

A forma crônica sintomática caracteriza-se por dor abdominal atípica, alternância de constipação intestinal com fezes diarreicas associadas a muco e raramente a sangue ou pus. Nesses casos, a eliminação do parasita ocorre de forma intermitente e o diagnóstico requer exames parasitológicos de fezes seriados.

Formas Extraintestinais

As formas extraintestinais não são frequentes; contudo, já foi relatado o envolvimento dos pulmões, do fígado, de gânglios linfáticos mesentéricos[3], apêndice e vagina. Recentemente foi registrado um caso de balantidíase urinária em um paciente idoso com insuficiência renal.

DIAGNÓSTICO DIFERENCIAL[4,5,8,9,12]

O diagnóstico diferencial inclui as doenças crônicas inflamatórias intestinais (principalmente a doença de Crohn) e doenças infecciosas, como salmonelose, shigelose e amebíase.

DIAGNÓSTICO LABORATORIAL[4,5,8,9,12]

O diagnóstico da balantidíase baseia-se no exame microscópico das fezes para a pesquisa de trofozoítos e cistos. O *Balantidium coli* é um organismo grande, quando comparado com outros protozoários intestinais, facilmente detectado em preparações microscópicas úmidas recentes. Também podem ser utilizadas provas sorológicas como imunofluorescência ou hemaglutinação indireta para a detecção de anticorpos cujo aparecimento indica a invasão tecidual.

TRATAMENTO[1,4,5,9,10,12]

O tratamento deve ser realizado tanto nas formas clínicas sintomáticas, quanto nos portadores assintomáticos. A droga de escolha é uma tetraciclina por via oral. Em adultos, utilizam-se 500 mg de tetraciclina a cada 6 horas ou 100 mg de doxiciclina a cada 12 horas, por 10 a 14 dias. O metronidazol é uma alternativa, que pode ser utilizada também em crianças. Em adultos, esse fármaco é recomendado na dose de 750 mg, três vezes ao dia, por 5 a 10 dias; em crianças, a dose é de 35 a 50 mg/kg/dia, fracionada de 8/8 horas, também por 5 a 10 dias. A nitazoxanida mostrou eficácia de 77% em um pequeno número de pacientes com balantidíase. É utilizada em crianças de 1 a 12 anos na dose de 15 mg/kg/dia, fracionada de 12/12 horas, durante 3 dias, e em crianças maiores e adultos na dose de 500 mg, duas vezes ao dia, por 3 dias[1], mas são necessários estudos com maior casuística para a avaliação de sua real eficácia nessa parasitose.

As recidivas parecem não ocorrer após o tratamento. Na literatura, há relato de um caso de balantidíase que se manifestou 1 ano após a primeira infecção; foi tratado novamente com doxiciclina, com sucesso.

PROFILAXIA

As principais medidas são a higiene pessoal adequada, a manutenção das condições sanitárias e a cuidadosa monitoração das fezes de porco.

REFERÊNCIAS BIBLIOGRÁFICAS

1. Abaza H et al. Nitazoxanide in the treatment of patients with intestinal protozoa and helmintic infections: a report of 546 patients in Egypt. Curr Ther Res. 1998;59:116-21.
2. Akbulut S et al. Atypic histopaholgic findings in appendix. World J Gastroenterol. 2011;17:1961-70.
3. Anargyrou K et al. Pulmonary Balantidium coli infection in a leukemic patient. Am J Hematol. 2003;73:180-83.
4. Aucott JN, Ravdin JL. Amebiasis and "nonpathogenic" intestinal protozoa. Infect Dis Clin North Am. 1993;7:467-85.
5. Canales Simón PG et al. Balantidiasis colica. Gastroenterol Hepatol. 2000;23:129-31.
6. Cermeno JR et al. Balantidium coli in an HIV-infected patient with chroni diarrhoea. AIDS. 2003;17:941-42.
7. Dodd LG. Balantidium coli infestation as a cause of acute appendicitis. J Infect Dis. 1991;163:1392.
8. Esteban JG et al. Balantidiasis in Aymara children from the Northern Bolivian Altiplano. Am J Trop Med Hyg. 1998;59:922-27.
9. Garcia LS. Flagellates and ciliates. Clin Lab Med. 1999;19:621-38.
10. Garcia-Laverde A, de Bonilla L. Clinical trials with metronidazole in human balantidiasis. Am J Trop Med Hyg. 1975;24:781-83.
11. Giacometti A et al. Epidemiologic features of intestinal parasitic infections in italian mental institutions. Eur J Epidemiol. 1997;13:825-30.
12. Hernandez F et al. Balantidium coli (Vestibuliferida: Balantidiidae): the persistence of an old problem. Rev Biol Trop. 1993;41:149-51.
13. Fox LM, Saravolatz LD. Nitazoxanide: A new thiazolide antiparasitic agent. Clin Infect Dis. 2005;40:1173-80.
14. Karuna T, Khadanga S. A rare case of urinary balantidiasis in an elderly renal failure patient. Trop Parasitol. 2014;4:47-49.
15. Rivasi F, Giannotti T. Balantidium coli in a cervico-vaginal cytology. A case report. Pathologica. 1983;75:439-42.
16. Schuster FL, Ramirez-Avila L. Current world status of Balantidium coli. Clin Microbiol Rev. 2008;21:626-638.
17. Tafteng YM et al. Mechanical transmission of pathogenic organisms: the role of cockroaches. J Vect Borne Dis. 2005;42:129-34.
18. Vasilakopoulou A et al. Balantidium coli pneumonia in an immunocompromised patient. Scand J Infect Dis. 2003;35:144-46.

16 Bartoneloses

■ **Cristiane da Cruz Lamas**
■ **Walter Tavares**

(CID 10 = A44 - Bartonelose; A44.0- Bartonelose sistêmica [Febre de Oroya]; A44.1 - Bartonelose cutânea e cutaneomucosa [Verruga peruana]; A44.8 - Outras formas de bartonelose; A44.9 - Bartonelose não especificada).

INTRODUÇÃO[3,4,7,15,18,22]

Em agosto de 1885, Daniel Carrión, estudante de medicina peruano, inoculou-se com o material retirado da verruga de um paciente com a doença chamada verruga peruana, cuja causa era desconhecida. Seu objetivo era demonstrar que a febre de Oroya e a verruga peruana, endêmicas no país, eram estágios da mesma doença. Em 3 semanas desenvolveu o quadro clínico da febre de Oroya, vindo a falecer 18 dias após em decorrência da doença. O agente etiológico foi identificado em 1909 por Alberto Barton e recebeu o nome de *Bartonella bacilliformis*, em homenagem ao seu descobridor, e o tratamento específico surgiu em 1947, com a descoberta da cloromicetina. A bartonelose causada por *B. baciliformis*, com suas duas características clínicas, passou a ser denominada doença de Carrión, como um tributo ao cientista peruano.

Bactérias do gênero *Bartonella* são responsáveis por doenças em seres humanos descritas há centenas de anos, desde a era pré-colombiana nas Américas, época em que estatuetas já mostravam lesões papulares e nodulares na face. Até 1993 a única espécie considerada era a *Bartonella bacilliformis*. A partir dessa data, a análise com biologia molecular do gene rRNA 16S demonstrou a semelhança genética entre as espécies de *Rochalimaea* e *Bartonella*, e as primeiras tiveram a nomenclatura do gênero alterada. Com a integração das *Rochalimaea spp.* no gênero *Bartonella* e com a identificação de novas espécies, as bartoneloses passaram a constituir um terreno privilegiado da investigação de quadros clínicos diferentes da doença de Carrión, inclusive de endocardites com "cultura negativa" e de febres de origem obscura. Até o momento existem mais de 30 espécies reconhecidas e várias têm sido recuperadas a partir de uma ampla variedade de mamíferos silvestres e domésticos do mundo, com uma grande diversidade de distribuição geográfica, e artrópodes vetores, tais como flebotomíneos, piolho humano, pulga de gato e carrapato

(Tabela 16.1). As reconhecidas como agentes de doenças humanas são: *Bartonella bacilliformis, B. quintana, B. vinsonii subsp. berkhoffii, B. henselae, B. elizabethae, B. grahamii, B. washoensis, B. koehlerae* e, mais recentemente, *Bartonella rochalimae, B. alsatica* e *B. tamiae*[8]. São causa de bacteriemia assintomática persistente em cão e gato, sendo este o principal reservatório para a doença humana.

Bartonella spp. são bacilos gram-negativos, intracelulares obrigatórios, nutricionalmente exigentes, com fina parede celular, com dupla membrana que contém lipopolissacarídeo. Sob o aspecto patogênico, *Bartonellae* tem como característica a capacidade de invadir e lisar as hemácias, induzir a proliferação de células endoteliais de pequenos vasos, além de determinar bacteriemia persistente e assintomática. A resposta patogênica varia com o estado imunológico do hospedeiro humano: em indivíduos imunocompetentes, a resposta é granulomatosa e supurativa; naqueles imunodeficientes, é predominantemente vasculoproliferativa.

EPIDEMIOLOGIA[2,4,7,11,12,14-16,22]

Estudos de soroprevalência de anticorpos antibartonela vêm sendo realizados em todo o mundo, mostrando ampla dispersão desses agentes. No Brasil, em dois estudos recentes, realizados por Costa e cols.[4] e Lamas e cols.[11,12], em Minas Gerais e no Rio de Janeiro, respectivamente, foram demonstradas elevadas percentagens de positividade sorológica para bartonela nos grupos estudados. No primeiro estudo, realizado com 457 indivíduos adultos, foi observada uma prevalência de 12,7% e 13,8% para *B. henselae* e *B. quintana*, respectivamente. No segundo estudo, foram avaliados 125 pacientes com sorologia positiva para a infecção pelo vírus da imunodeficiência humana (HIV-positivos) assintomáticos, da região de Jacarepaguá, no Rio de Janeiro, nos quais foi observada uma prevalência de 38,4% para *Bartonella spp.* Nesse mesmo estudo, foram selecionados 125 doadores de sangue da mesma localidade para o grupo-controle, nos quais foi observada uma prevalência de 34,4%. A positividade sorológica para *B. henselae* teve correlação estatisticamente significativa com criadores de gato nos HIV-positivos.

Nos estudos de soroprevalência em diferentes populações, são identificados como grupos de maior exposição e sororreatividade a *B. henselae* os que têm contato com gatos

TABELA 16.1

Bartonellae Associadas a Doenças Humanas, sua Distribuição e Valores (Adaptado de Lamas e cols., Memórias do Instituto Oswaldo Cruz, 2008)			
Espécies	**Condições Clínicas Associadas**	**Distribuição Geográfica**	**Vetores**
Bartonella bacilliformis	Doença de Carrión	América do Sul	Flebotomíneos (*Lutzomyia verrucarum*)
Bartonella rochalimaea	Bacteriemia, febre, lesões cutâneas, esplenomegalia	Peru	Desconhecido
B. quintana	Endocardite, febre das trincheiras, doença da arranhadura do gato (DAG), angiomatose bacilar (AB), peliose hepática (PH)	América do Sul, Europa, EUA, África	Piolho do corpo (*Pediculus humanus corporis*), pulgas de gato (*Ctenocephalides felis*), carrapatos (*Ixodes pacificus*)
B. henselae	DAG, manifestações oculares e neurológicas, demência, alterações psiquiátricas, febre de origem obscura, abscesso hepatoesplênico, bacteriemia assintomática, AB, PH, eritema nodoso	América do Sul, Europa, EUA, África, Ásia	Pulga do gato, carrapatos do cão (*Ixodes ricinus, Riphicephalus sanguineus*)
B. elizabethae	Endocardite	Europa, EUA, Ásia	Pulgas de ratos (*Rattus spp.* e *Mus spp.*) e de roedores silvestres
B. clarridgeiae	DAG, sepse, endocardite	Europa, EUA, Ásia, Brasil	Pulga do gato (*C. felis*), pulga de roedores, ectoparasitas de canídeos
B. koehlerae	Endocardite, DAG	EUA	Pulgas de gatos e roedores
B. vinsonii subsp. berkhoffii	Endocardite, artralgia/mialgia/cefaleia/fadiga	Europa, EUA, Brasil	Carrapatos de canídeos

(criadores, veterinários e outras categorias profissionais); e maior prevalência de sororreatividade para *B. quintana* em alcoólatras, sem-teto e, possivelmente, aqueles com exposição a vetores em áreas rurais. O contato com animais reservatórios e vetores parece ser o modo mais importante de transmissão, embora estudos recentes tenham demonstrado a capacidade de bartonelas em sobreviver em sangue estocado por mais de 35 dias, com potencial de infecção associada à transfusão sanguínea[15].

MANIFESTAÇÕES CLÍNICAS[1,6a,5,7-10,13,14,16,19,21,23,24]

As manifestações clínicas das bartoneloses são variáveis e uma mesma espécie pode causar mais de uma doença. Desse modo, o espectro clínico das infecções por bartonela tem sido ampliado continuamente desde a descrição das primeiras síndromes causadas por esses agentes, a doença de Carrión e a doença da arranhadura do gato, até, mais recentemente, as descrições de angiomatose bacilar, peliose hepática e doença sistêmica em imunodeprimidos[16]. A doença de Carrión foi a primeira a ser descrita, seguida da doença da arranhadura do gato (DAG); a angiomatose bacilar (AB) foi descrita em maior número de casos com a epidemia instalada de infecção pelo HIV, na década de 1980; e a endocardite infecciosa, na década de 1990. Outras manifestações clínicas são descritas a seguir.

O período de incubação das bartoneloses geralmente é de 1 a 2 semanas, podendo variar de 1 a 4 semanas e, dependendo da síndrome apresentada, a sintomatologia pode durar meses. As manifestações clínicas serão descritas em ordem alfabética para melhor entendimento didático.

Angiomatose Bacilar (AB)

Ver capítulo específico (Capítulo 8).

Doença da Arranhadura do Gato

Ver capítulo específico (Capítulo 41).

Doença de Carrión (Febre de Oroya)

Essa enfermidade causada por *Bartonella bacilliformis* é endêmica em algumas regiões do Peru, do Equador e da Colômbia, e descrita classicamente nos vales interandinos, entre 500 e 3.200 metros acima do nível do mar. Isso ocorre pelo fato de, nessa altura, os vetores encontrarem um ambiente favorável para a sua reprodução. Contudo, em 2003 e 2004 foi descrita em cidades situadas em baixa altitude do Peru e da Bolívia, próximo à fronteira com o Brasil, o que levanta o risco de sua introdução em nosso país[3]. A fonte de infecção da doença de Carrión é o próprio homem, ocorrendo sua transmissão por flebotomíneos do gênero *Lutzomya* que habitam a região andina, principalmente *Lutzomyia verrucarum*, que através de sua picada inoculam a bartonela em humanos. Em áreas endêmicas, podem ser encontrados até 50% de indivíduos com infecção assintomática e 10% a 15% são portadores da bactéria, funcionando como reservatórios[16]. A doença tem elevada letalidade durante a fase aguda, falecendo cerca de 40% dos casos não tratados, podendo atingir 90% quando ocorre infecção secundária por salmonelas[16].

Após sua inoculação, *B. bacilliformis* penetra nas hemácias, onde prolifera, distribuindo-se por todo o organismo humano. Simultaneamente, ocorre a infecção das células endoteliais. As hemácias com os microrganismos são fagocitadas, ocorrendo intensa eritrofagia pelos histiócitos, que ficam abarrotados com o complexo hemácia-bartonela. Em decorrência surge grave anemia hemolítica pela destruição das hemácias pelos fagócitos parasitados, que se dá sobretudo em gânglios. Nessa fase inicial, há manifestações de um quadro febril agudo. A multiplicação do agente no endotélio vascular e linfático conduz à angioproliferação, resultante de dois mecanismos: diretamente pela ação de uma substância mitogênica para as células endoteliais produzida pela bactéria; e por estímulo de substâncias angiogênicas (fator de crescimento de endotélio vascular) produzidas por macrófagos infectados. Em resultado, formam-se verrugas angiomatosas, próprias da fase crônica da enfermidade[2,6,16-18,21,23].

A doença de Carrión apresenta-se em duas fases clínicas distintas: a primeira, aguda, bacteriêmica, hemática, conhecida como febre de Oroya; a segunda, crônica, com formação de erupções nodulares dérmicas, angiomatosas, conhecida como verruga peruana[2,6,6a,16-18,21,23].

Febre de Oroya

A doença pode evoluir de forma insidiosa, com febre baixa ou moderada, ou ter início agudo, com febre que, em geral, não ultrapassa 39°C, acompanhada de calafrios. O paciente queixa-se de cefaleia, mialgias e artralgias intensas, alterações do sensório e sudorese. Hepatomegalia e adenomegalias são frequentes (cerca de 80% dos casos), mas não esplenomegalia (30%). Quando de evolução súbita, geralmente está associada à hemólise, pela própria virulência das bartonelas, que se dá por adesão e invasão dos eritrócitos, ocasionando anemia hemolítica aguda. Como resultado da anemia, a prostração é crescente, ocorrem náuseas, icterícia, hipotensão arterial, dispneia e sopros cardíacos. Exantemas maculopapular e petequial são raros. Contudo, a principal gravidade da doença se dá pela imunodepressão que causa, tornando o paciente suscetível a infecções bacterianas secundárias (particularmente febre tifoide e outras salmoneloses), malária, reativação de toxoplasmose, dentre outras.

Sem tratamento, o óbito ocorre entre a terceira e a sexta semana de doença, em razão de infecções secundárias ou anemia grave, com insuficiência cardíaca e choque. Com o tratamento antimicrobiano, habitualmente há recuperação do enfermo.

Verruga Peruana

Semanas ou meses após o episódio agudo, os pacientes podem apresentar uma manifestação cutânea tardia, caracterizada por lesões nodulares de morfologia diversa que podem acometer também áreas de mucosas. São habitualmente verrucosas, sangrantes e podem ulcerar, com infecção secundária. Essas lesões são denominadas verruga peruana, que podem permanecer por meses a anos, evoluindo com fibrose e atrofia, simulando fibrossarcoma. A bartonela está presente nas lesões. Ocasionalmente, a verruga peruana aparece em pacientes sem história prévia da febre de Oroya. Os doentes que se recuperam adquirem imunidade duradoura.

Cerca de 1/6 dos sobreviventes permanecerão como portadores assintomáticos de *B. bacilliformis*, devido a uma bacteriemia crônica, e se tornarão reservatórios para os flebotomíneos, fechando o ciclo de transmissão dessa enfermidade.

Endocardite com Hemocultura Negativa (EHCN)[1,8,11,13,14,16,20,21,23]

Devido ao fato de terem íntima relação com o leito vascular e pela capacidade de causar bacteriemia persistente, as bartonelas têm sido causa frequente de EHCN, segundo estudos recentes. O primeiro caso de EHCN descrito foi há cerca de 20 anos, e a *B. quintana* é a espécie mais frequentemente identificada, seguida por *B. henselae*, *B. vinsonii subsp. berkhoffi* e *B. elizabethae*. No Brasil, casos de endocardite infecciosa (EI) por bartonela foram descritos por Lamas e cols.[13,14]. Os fatores de risco relacionados com o desenvolvimento de endocardite por bartonela consistem em acometimento cardíaco prévio, alcoolismo, ser morador de rua e possuir gatos de estimação. A endocardite causada por esse microrganismo tende a evoluir de modo subagudo, com prostração, febre moderada e perda ponderal, que persistem usualmente por várias semanas a meses. Na maioria dos casos (90%), vegetações valvares podem ser demonstradas ao exame ecocardiográfico, em especial nas valvas esquerdas, sendo a aórtica a mais acometida (66%), seguida pela mitral (18%). Fenômenos embólicos são comuns e frequentemente podem cursar com petéquias e púrpuras. Assim, baqueteamento digital, esplenomegalia e glomerulonefrite juntamente com hematúria podem ser observadas em alguns pacientes. Endocardite por bartonela apresenta-se caracteristicamente com hemoculturas negativas, tornando-se um grande desafio para o diagnóstico e o tratamento. A maior série sobre EHCN, publicada por Fournier e cols.[8], com 549 pacientes, tinha por característica serem pacientes franceses, com idade de 58 ± 16 anos, terem EI esquerda em 92% da série, sinais ecocardiográficos em 85% e antibióticos terem sido usados antes da coleta de hemoculturas em 44%. Dentre esses casos, 12,4% das EIHN foram causadas por *Bartonella spp.*, inferior apenas à etiologia por *Coxiella burnetii*, outro agente zoonótico.

Febre das Trincheiras[7,11,16,20,23,24]

Doença típica de condições precárias de moradia e nível socioeconômico, é causada pela *B. quintana*, através da picada do piolho corporal humano (*Pediculus humanus*). Seu período de incubação é de dias a semanas, sendo a febre o sintoma inicial que pode ter remissão rápida (4 a 5 dias) ou se prolongar por mais de 2 a 6 semanas sem interrupção. Geralmente, a febre é do tipo paroxística, ocorrendo três a cinco episódios de 5 dias cada. Sinais e sintomas inespecíficos podem ocorrer como em qualquer bartonelose, incluindo cefaleia, vertigem, dor retro-orbitária, hiperemia conjuntival, nistagmo, mialgias, artralgias, hepatoesplenomegalia e *rash* cutâneo. Ao exame laboratorial podem-se observar leucocitose e albuminúria. A febre das trincheiras é, em sua maioria, autolimitada. Na atualidade, acomete grupos em situações extremas, como os sem-teto em grandes centros urbanos de países industrializados e frios, e em campos de refugiados, por exemplo, na África. A bacteriemia persistente pode evoluir com casos de endocardite infecciosa (ver EIHN).

Febre de Origem Obscura[9,11,16,20,21,23]

Febre de origem obscura é caracterizada por febre > 37,8°C com duração de mais de 3 semanas, sem diagnóstico definido após três visitas ao médico, ou 3 dias internado ou, ainda, após 1 semana de investigação exaustiva no ambulatório. No estudo feito por Jacobs e Schutze[16], em 1998, em 146 crianças com febre de origem obscura, a positividade para bartonela foi encontrada em sete pacientes (4,8%). A febre foi associada com mal-estar, astenia, cefaleia e anorexia em algumas das crianças estudadas.

Manifestações Oculares[5,11,16,19,20,21,23]

As manifestações oculares são mais associadas à doença da arranhadura do gato, seguindo a linfonodomegalia apenas. As alterações intraoculares secundárias à infecção por *B. henselae* incluem neurorretinite, lesão sub-retiniana, retinite, uveíte intermediária, focos inflamatórios e lesões angiomatosas. Outros achados incluem descolamento seroso da retina e neurite óptica. A conjuntivite permanece sendo a manifestação mais comum da doença da arranhadura do gato, com ou sem associação à linfadenopatia. Caracteriza-se por conjuntivite crônica erosiva e, quando associada à linfadenopatia, é caracterizada como síndrome oculoglandular de Parinaud.

A neurorretinite é a segunda manifestação ocular mais comum (Figuras 16.1 a 16.3). Pode ser de acometimento uni-lateral ou bilateral. Se for secundária à DAG, caracteriza-se por turvação visual de 20/25 à percepção luminosa, edema de disco óptico, descolamento seroso da retina e estrela macular. Pode haver, ainda, escotoma central e defeitos papilares. Nos últimos anos, a recomendação de antibioticoterapia vem sendo reforçada, uma vez que a evolução pode ser de perda visual irreversível[5].

Manifestações Neurológicas[11,16,19,20]

As complicações neurológicas podem ser crises com encefalopatia, coma e estado do mal epiléptico, neurorretinite, meningite asséptica, mielite transversa, radiculite, arterite cerebral, hemiplegia aguda e demência. Convulsões estão comumente associadas às infecções por bartonela e

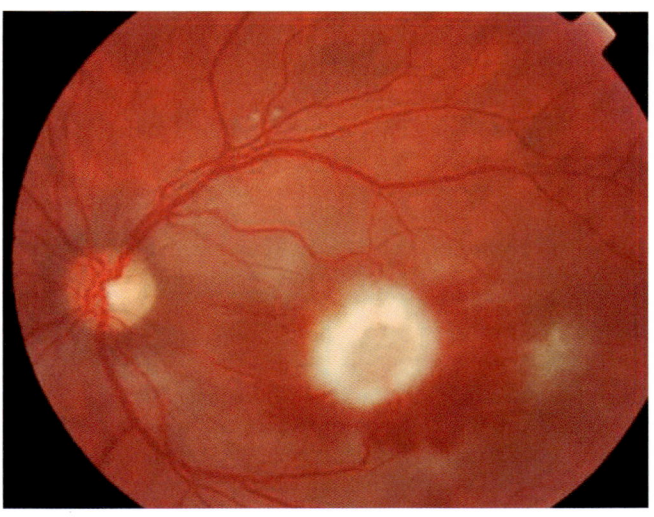

FIGURA 16.1 – Retinite por *Bartonella henselae* em indivíduo imunocomprometido (HIV-positivo, CD4 < 50, em uso de antirretrovirais). Notar o aspecto angioproliferativo da lesão, que é confirmado pelo exame com angiofluoresceína (ver Figura 16.2). (Foto gentilmente cedida pelo Dr. Andre Curi, IPEC, Fiocruz, arquivo pessoal.)

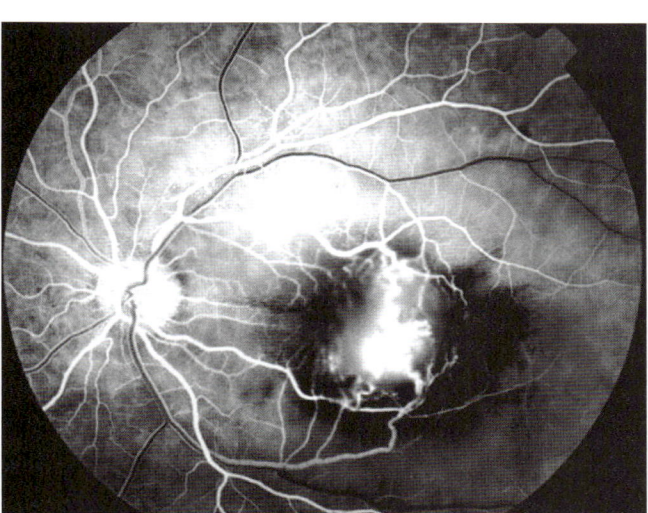

FIGURA 16.2 - Exame de fundo de olho com angiofluoresceína em retinite por *Bartonella* em indivíduo imunocomprometido. (Foto gentilmente cedida pelo Dr. Andre Curi, IPEC, Fiocruz, arquivo pessoal.)

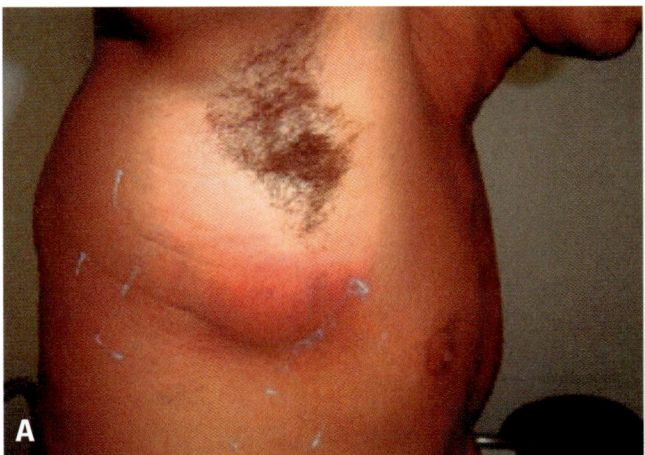

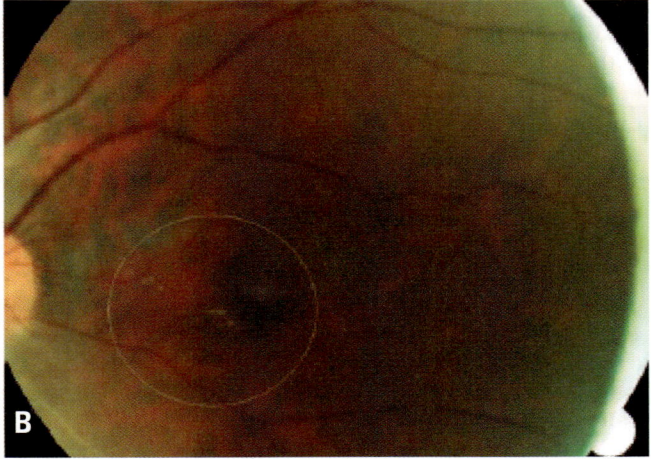

FIGURA 16.3 A e B – A) Paciente de 40 anos, imunocompetente, com linfonodomegalia exuberante em axila direita com drenagem espontânea, relacionada com local de arranhadura de gato de rua em membro superior direito. B) Exame de fundo de olho mostrando exsudatos duros (área em círculo) e discreto papiledema, caracterizando retinite por *Bartonella*. Clinicamente apresentava turvação visual, diminuição da acuidade, além de cefaleia (por meningite asséptica). (Fotos gentilmente cedidas por Dr. Vitor Laerte Pinto Jr. e cols., publicadas no *Brazilian Journal of Infectious Diseases.* 2008;12(2):158).

alguns pacientes desenvolvem estado de mal epiléptico que duram várias horas ou até mesmo dias. Comportamento agressivo pode ocorrer após convulsões e estado de mal epiléptico, mas geralmente ocorre recuperação plena. A encefalopatia ocorre mais frequentemente em crianças mais velhas e adultos e, geralmente, segue linfadenopatia por 2 a 6 semanas. Meningite asséptica, retinite e DAG podem ser concomitantes, como descrito em caso brasileiro recente.

Peliose Hepática (PH)[7,16,20,21]

Ocorre devida à infecção por *B. quintana* e *B. henselae*, assim como na angiomatose bacilar. Porém, a doença recebe esse nome quando os bacilos acometem o fígado e o baço, principalmente em pacientes soropositivos para o HIV (ver Capítulo 8, Angiomatose bacilar).

DIAGNÓSTICO[1,4, 6A, 8,10,14,16,19]

O diagnóstico baseia-se essencialmente na sorologia, com detecção de anticorpos séricos (IgM e/ou IgG) pelo teste de imunofluorescência indireta (IFI). Esse teste encontra-se disponível em laboratórios de referência no Brasil (Fiocruz, Rio de Janeiro; Instituto Adolpho Lutz, São Paulo; Fundação Ezequiel Dias, Belo Horizonte). A utilização de um valor mínimo de titulação de 1:64 aumenta o valor preditivo, com sensibilidades em cerca de 84% e 95%. As maiores limitações dessa forma diagnóstica são as reações cruzadas com outros gêneros de bactérias, como *Chlamydia* e *Coxiella*.

O diagnóstico molecular pode ainda ser feito pela detecção do DNA de bartonela através de PCR em fragmentos de tecidos e sangue, principalmente linfonodos, valvas cardíacas, pele, fígado ou baço, ou ainda outros órgãos afetados. No exame microscópico, o bacilo é observado através da técnica de coloração com prata de Warthin-Starry. Amostras de lesões cutâneas, ou mesmo de tecido linfático, podem mostrar a presença de grumos de bacilos, que são vistos apenas por essa técnica. A microscopia eletrônica também é capaz de revelar a presença dessas bactérias, mas seu uso ainda é restrito à pesquisa. O diagnóstico por isolamento e cultura também pode ser feito, usualmente em laboratórios de referência. Por serem microrganismos exigentes nutricionalmente, a cultura das bartonelas é bastante laboriosa. Materiais adequados para o estudo incluem amostras de sangue, tecido ou aspirado de linfonodos, biópsias de pele e/ou outros órgãos acometidos. Em paciente com endocardite, peliose hepática, angiomatose bacilar e febre de origem obscura, as hemoculturas são o material utilizado, embora no caso de EI, o melhor material seja a valva excisada, e o melhor método seja a PCR.

No caso de DAG, as amostras de linfonodos acometidos são preferíveis às amostras sanguíneas, porém se os linfonodos já estiverem avançados na supuração, podem já não conter mais os agentes viáveis para o isolamento; nesse caso técnicas de biologia molecular também são superiores. Os meios de cultura para *Bartonella* devem ser especiais, pela dificuldade de isolamento, por exemplo, o ágar-chocolate ou o ágar de tecido cardíaco, complementados com sangue de coelho. Para obter êxito no cultivo, devem ser mantidas úmidas, e requerem um controle rigoroso dos níveis de dióxido de carbono no ambiente e da temperatura. Se positiva, a cultura pode revelar crescimento bacteriano em até 3 semanas de incubação. Por ser método laborioso e pelo tempo despendido, a cultura tem sido pouco utilizada.

TRATAMENTO[1,5,6a,7,13,16,20,22,23]

Dependendo da apresentação clínica, que inclui síndromes autolimitadas, em algumas situações, o uso de antibióticos é controverso. Contudo, em apresentações como retinite, febre de origem obscura com hepatoesplenomegalia, meningite asséptica e endocardite, o tratamento está recomendado. Macrolídeos, especialmente a azitromicina (500 mg/dia) e a claritromicina (1 g/dia), administrados por via oral (VO), são hoje de escolha para a maior parte das apresentações clínicas. O tempo de tratamento é de 5 dias para a azitromicina e 10 dias para a claritromicina. Em pacientes imunocomprometidos, o tratamento com claritromicina é estendido para 4 semanas. Doxiciclina oral (100 mg, duas vezes/dia) é excelente alternativa. Para as bacteriemias, pelo menos 4 semanas de tratamento são indicadas. Um prolongamento na terapia para 8 a 12 semanas é apropriado para pacientes infectados pelo HIV, nos pacientes que apresentem febre persistente ou recorrente e no caso de endocardite.

Estudos comprovaram que os pacientes apresentam melhor evolução da endocardite se um aminoglicosídeo for adicionado ao tratamento com doxiciclina, pelo menos nas 2 semanas iniciais. De acordo com o consenso para o tratamento de endocardite da *American Heart Association* (AHA), em caso de endocardite com hemocultura negativa com suspeita de *Bartonella* deve-se iniciar o tratamento com ceftriaxona (2 g dose única/dia, IV), associado à gentamicina (3 mg/kg/dia, fracionada de 8/8 horas, IV ou IM) e doxiciclina (100 mg de 12/12 horas, VO). Caso confirmada a bactéria como agente causal, usar doxiciclina, durante 6 semanas, associada à gentamicina, durante 2 semanas[1]. Se a gentamicina não puder ser usada, substituir por rifampicina, 300 mg, de 12/12 horas. As doses referidas são para adultos; em crianças, devem-se ajustar as doses ao peso, não excedendo a dose de adultos.

Pacientes com retinite devem ser tratados com doxiciclina associada com rifampicina, ambos antimicrobianos mantidos por 4 a 6 semanas[7].

O uso de cloranfenicol (2 g/dia, VO, em adultos, fracionada de 6/6 horas, por 10 a 14 dias) tem sido a escolha desde os anos 1950 para a fase aguda da doença de Carrión; porém, estudos com ciprofloxacino (500 mg, VO, duas vezes/dia) têm mostrado ótimos resultados. Por tal motivo, este último vem sendo usado com maior frequência. Nos casos de maior gravidade, é recomendada a administração de ceftriaxona (1 g, de 12/12 horas, IV) associada com ciprofloxacino (400 mg de 12/12 h, IV, por 3 dias, seguido de 200 mg, IV, de 12/12 horas), durante 10 a 14 dias. Em gestantes, o ciprofloxacino é substituído pelo cloranfenicol. O atual tratamento para a fase eruptiva dessa doença é a azitromicina em dose única diária (500 mg/dia, VO, adultos; 10 mg/kg/dia, crianças) durante 7 dias. A rifampicina (10 mg/kg/dia) e o ciprofloxacino (500 mg, de 12/12 horas, VO) também têm sido empregados com certo sucesso. O primeiro é o de escolha para infecção em gestantes.

REFERÊNCIAS BIBLIOGRÁFICAS

1. Baddour LM et al. 2005. Infective Endocarditis Diagnosis, Antimicrobial Therapy, and Management of Complications: A Statement for Healthcare Professionals From the Committee on Rheumatic Fever, Endocarditis, and Kawasaki Disease, Council on Cardiovascular Disease in the Young, and the Councils on Clinical Cardiology, Stroke, and Cardiovascular Surgery and Anesthesia, American Heart Association. Circulation. 2005;111:394-434.

2. Cerimele F et al. Infectious angiogenesis: Bartonella bacilliformis infection results in endothelial production of angiopoetin-2 and epidermal production of vascular endothelial growth factor. Am J Pathol. 2003;163:1321-27.

3. Cesário M, Cesário RR. Infecção bacteriana rumo ao Brasil. endêmica nos Andes, bartonelose se alastra com abertura de estradas e degradação ambiental. Scientific American Brasil. 2005;(34):10-11. Disponível em: http://www.crmariocovas.sp.gov.br/noticia.php?it=6311 Acessado em: dez 2006.

4. Costa PS, Brigatte ME, Greco DB. Antibodies to Rickettsia rickettsii, Rickettsia typhi, Coxiella burnetii, Bartonella henselae, Bartonella quintana and Ehrlichia chaffeensis among healthy population in Minas Gerais, Brazil. Mem Inst Oswaldo Cruz. 2005;100:853-59.

5. Curi ALL et al. Cat-scratch diseas: ocular manifestations and visual outcome. Int Ophthalmol. 2010;30:553-58.

6. Dehio C. Recent progress in understanding Bartonella-induced vascular proliferation. Curr Opin Microbiol. 2003;6:61-65.

6a. Ellis BA et al. An outbreak of acute bartonellosis (Oroya fever) in the Urubamba region of Peru, 1998. Am J Trop Med Hyg. 1999;61:344-49.

7. Florim TA, Zaoutis TE, Zaoutis LB. Beyond cat scratch disease: widening spectrum of Bartonella henselae infection. Pediatrics. 2008;121:e1413-25. Disponível em: http://pediatrics.aappublications.org/content/121/5/e1413.full.html. Acessado em: 17 nov. 2011.

8. Fournier PE et al. Comprehensive diagnostic strategy for blood culture-negative endocarditis: a prospective study of 819 new cases. Clin Infect Dis. 2010;51:131-40.

9. Jacobs RF, Schutze GE. Bartonella henselae as a cause of prolonged fever and fever of unknown origin in children. Clin Infect Dis. 1998;26:80-84.

10. Lamas C. Diagnostic strategy for blood culture-negative endocarditis (editorial) Clin Infect Dis. 2010;51:141-42.

11. Lamas C, Curi A, Bóia M, Lemos ERS. Human bartonellosis: seroepidemiological and clinical features with an emphasis on data from Brazil - A Review. Mem Inst Oswaldo Cruz. 2008;103:221-35.

12. Lamas CC et al. Bartonella spp. infection in HIV positive individuals, their pets and ectoparasites in Rio de Janeiro, Brazil: Serological and molecular study. Acta Trop. 2010.115:137-41.

13. Lamas C et al. Bartonella native valve endocarditis: the first Brazilian case alive and well. Braz J Infect Dis. 2007;11:591-94.

14. Lamas C, Eykyn J. Blood culture negative endocarditis: analysis of 63 cases presenting over 25 years. Heart. 2003; 89:258-62.

15. Magalhães RF et al. Bartonella henselae survives after the storage period of red blood cell units: is it transmissible by transfusion? Transfus Med. 2008:18:287-91.

16. Maguina C et al. Bartonellosis (Carrión's disease) in the modern era. Clin Infect Dis. 2001:33:772-79.

17. Minnick MF, Smitherman LS, Samuels DS. Mitogenic effect of Bartonella bacilliformis on human vascular endothelial cells and involvement of GroEL. Infect Immun. 2003;71(12):6933-42.

18. Paredes-Sanchez M. Alberto Barton, peruanidad y sus cuerpos endoglobulares. Rev Soc Peru Med Interna. 2007;20:157-63.

19. Pinto Jr VL et al. Cat scratch disease complicated with aseptic meningitis and neuroretinitis. Braz J Infect Dis. 2008;12:158-60.

20. Rolain JM et al. Recommendations for the treatment of human infections caused by Bartonella species. Antimicrob Agents Chemother. 2004;48:1921-33.

21. Schwartzman W. Bartonella (Rochalimaea) infections: beyond cat scratch. Annu Rev Med. 1996;47:355-64.

22. Tarazona AF et al. Terapia antibiótica para el manejo de la bartonelosis o enfermedad de Carrión en el Peru. Rev Peru Med Exp Salud Publica. 2006;23:188-200.

23. Velho PENF et al. What do we (not) know about the human bartonellosis. Braz J Infect Dis. 2003;7:1-6.

24. Wilson DR. Trench fever: a relapsing fever occurring among the British troops in France and Salonica. J R Army Med Corps. 2014;160(Suppl 1):i4-6.

17 Botulismo

■ **Marcelo Eduardo Moreira Goulart**

(CID 10 = A05.1 - Botulismo [Intoxicação alimentar clássica devida a *Clostridium botulinum*])

INTRODUÇÃO[1-4,10]

Botulismo é uma doença neuroparalítica grave, de caráter agudo, afebril e causada pela ação de uma potente toxina produzida pelo *Clostridium botulinum*. São descritos três modos de transmissão do botulismo: alimentar, causado pela ingestão de alimentos contendo a toxina botulínica; intestinal (anteriormente denominado "infantil" por acometer, mais frequentemente, este grupo), resultado da ingestão de esporos do *C. botulinum* com posterior produção e absorção da toxina botulínica na luz intestinal; contaminação de ferimentos pelos esporos do agente com posterior transformação na sua forma vegetativa, produtora de toxina. Outras formas mais raras de apresentação estão associadas ao uso terapêutico ou estético da toxina botulínica e à inalação ou contato com a conjuntiva durante a manipulação de material contaminado em laboratório. A contaminação por via inalatória também pode ocorrer de forma intencional pela dispersão da toxina em forma de aerossol em possível ação bioterrorista. A suscetibilidade é universal e não há transmissão inter-humana.

O *C. botulinum* é um bacilo gram-positivo, anaeróbio e esporulado, amplamente distribuído na natureza. Seus esporos podem ser encontrados no solo, sedimentos de lagos e mares, também estando presentes nos legumes, nos vegetais, no mel e nos intestinos de mamíferos, peixes e vísceras de crustáceos.

A toxina botulínica, uma proteína com peso molecular de aproximadamente 150.000 daltons, compreende oito diferentes tipos antigênicos: A, B, C1, C2, D, E, F e G. As toxinas patogênicas para o homem são as do tipo A, B, E e F, mas a A e a B são as mais frequentes. São diferenciadas antigenicamente pela ausência de neutralização cruzada (por exemplo, a antitoxina anti-A não neutraliza as toxinas tipos B a G). Além do *C. botulinum*, também são produzidas pelas espécies *C. baratti* e *C. butyricum*. A toxina botulínica é o composto mais tóxico conhecido pelo homem, necessitando somente de 0,001 µg/kg para matar 50% dos animais estudados. Extrapolando para um indivíduo de 70 kg, a dose letal seria de aproximadamente 0,09 a 0,15 µg por via intravenosa ou intramuscular e de 70 g, por

via oral. É facilmente desnaturada pelas condições ambientes, sendo inativada em 12 horas quando em suspensão no ar; em 1 a 3 horas pela luz solar; em 30 minutos pelo aquecimento a 80°C e, em poucos minutos, a 100°C. Na água, 100% são praticamente inativadas, em 20 minutos, quando exposta à concentração de 3 mg/L de cloro.

A toxina é formada por duas subunidades de polipeptídios (cadeias A e B). A cadeia B ou pesada, liga-se aos receptores da membrana do axônio dos neurônios motores, penetrando por endocitose. A cadeia A ou leve, por sua vez, exerce seu efeito citotóxico, clivando as proteínas que formam o complexo de fusão sináptica, também chamadas de proteínas SNARE (sinaptobrevina, SNAP-25 e sintaxina) as quais são as mediadoras da fusão da vesícula sináptica com a membrana terminal. Assim, como as vesículas sinápticas, carregadas de acetilcolina, encontram-se impedidas de realizar a fusão, não há a liberação de acetilcolina na junção neuromuscular com a consequente paralisia da fibra muscular. A inibição pré-sináptica afeta tanto os receptores colinérgicos autonômicos (muscarínicos) quanto os motores (nicotínicos). Esse mecanismo de interrupção da neurotransmissão, de caráter irreversível e compartilhado por todos os tipos antigênicos da toxina, causa paralisia flácida dos nervos cranianos e da musculatura esquelética.

O botulismo encontra-se na lista dos *Centers for Disease Control and Prevention* (CDC) dos Estados Unidos da América (EUA) como uma das mais importantes doenças possíveis de serem provocadas em ação terrorista. Além de possuir potência e letalidade elevadas, a toxina botulínica possui outras características que a tornam uma arma biológica ideal: pode ser produzida em escala industrial; é de fácil transporte; sua disseminação pode ser feita em forma de aerossol ou, de modo muito menos eficaz, contaminando suprimentos de água. Independentemente da forma de apresentação, deve ser considerado como uma emergência médica e de saúde pública, pois requer o municiamento de quantidades suficientes de antitoxina e imediata intervenção, a fim de prevenir casos novos. É doença de notificação compulsória.

DIAGNÓSTICO EPIDEMIOLÓGICO[1,6,7,9]

Indivíduos de ambos os sexos e de todas as idades são suscetíveis à ação da toxina botulínica. O período de incubação pode variar na dependência da forma de transmissão e, também, da quantidade de toxina absorvida. Assim, a ingestão de toxina presente nos alimentos pode demandar de 12 a 36 horas, em média, até o início dos sintomas, podendo variar de 6 horas a 10 dias. O período de incubação é mais longo na contaminação de ferimentos; em média, é de 7 dias, variando de 4 a 21 dias. Desconhece-se o período de incubação no botulismo intestinal, pois o momento da ingestão dos esporos não pode ser determinado. De modo geral, gravidade e letalidade elevadas relacionam-se com períodos de incubação mais curtos.

O botulismo alimentar está relacionado com a preparação e a conservação inadequadas dos alimentos, principalmente quando realizadas de forma artesanal. O *Clostridium botulinum* é encontrado no solo e, portanto, pode estar presente nos vegetais. Também é encontrado nos peixes de algumas regiões do mundo, notavelmente no litoral do Japão. Qualquer tipo de alimento pode ser responsável por casos de botulismo, variando de acordo com as peculiaridades geográficas e culturais: conserva de feijão fermentado e de forte odor (China); conserva de vegetais, principalmente os de pH alcalino como feijão, cenoura, milho e pimenta (EUA); frutos do mar e ovas de peixe fermentados (Canadá). Alguns alimentos oferecidos em estabelecimentos comerciais também podem ser fontes de botulismo, como batatas assadas em folhas de alumínio e mantidas em temperatura ambiente e, a seguir, servidas fatiadas nas saladas; cebolas *sautéed;* temperos como azeite com alho e molho de queijo; iogurte e *cream cheese.*

No botulismo intestinal ocorre a colonização intestinal após a ingestão de esporos de *C. botulinum.* Nas crianças menores de 1 ano (principalmente até os 6 meses), esse fato deve-se pela microbiota ainda incipiente e pela ausência de ácidos biliares presentes nos adultos e responsáveis por inibirem o crescimento da bactéria. Mel contaminado (até 25% das amostras podem conter a presença dos esporos) foi identificado como a origem da doença em 15% dos casos.

Os casos de botulismo por ferimentos ocorreram através de feridas puntiformes, fraturas abertas, lacerações, esmagamentos, ferimentos por arma de fogo, abscessos causados pelo uso de drogas ilícitas e incisões cirúrgicas. É mais raro na atualidade; segundo Mechem e Walter[7], revendo a literatura em língua inglesa, no período 1966 a 1992 foram relatados 40 casos de botulismo causados por ferimentos em todo o mundo.

DIAGNÓSTICO CLÍNICO[1-3,9,7,11]

No botulismo, o bloqueio neuromuscular se instala de modo independente da forma de exposição e do tipo da toxina, resultando em manifestações neurológicas idênticas. A paralisia flácida tem sempre início na musculatura inervada pelo bulbo, tornando impossível, na doença, a ausência de comprometimento dos pares cranianos. Caracteristicamente, os pacientes apresentam-se com dificuldade visual (diplopia, visão turva e ptose palpebral), da fala (disartria, disfonia) e da deglutição (disfagia). Devido a essa apresentação neurológica similar, também é conhecida como "doença dos quatro D" (diplopia, disartria, disfonia e disfagia). Midríase, diminuição do reflexo pupilar à luz, boca seca e constipação caracterizam a disfunção autonômica. Não há depressão do nível de consciência, pois a toxina não penetra no parênqui-

ma cerebral. Entretanto, certo grau de letargia pode ser observado devido ao acometimento do bulbo. Por se tratar de um quadro de intoxicação, os pacientes permanecem sem febre, a não ser que ocorra a aquisição de infecção secundária.

Com a progressão da paralisia, de forma descendente e simétrica, ocorre comprometimento dos movimentos da língua, do palato, da musculatura cervical, com dificuldade em sustentar a cabeça e da musculatura torácica. Sobrevém dificuldade respiratória, sendo necessária a intubação e, frequentemente, ventilação mecânica. Há fraqueza dos membros superiores e inferiores e os reflexos tendinosos profundos encontram-se diminuídos ou abolidos. Para os que sobrevivem, a recuperação só ocorrerá quando novos ramos motores se desenvolverem, processo esse que pode levar de semanas a meses. Resumidamente, um quadro de botulismo pode ser reconhecido pela seguinte tríade: (a) paralisia flácida, simétrica e descendente com importante comprometimento bulbar; (b) em um paciente afebril; (c) com nível de consciência preservado.

Outras manifestações, relacionadas com o mecanismo de transmissão, devem ser consideradas. No botulismo alimentar, manifestações gastrintestinais também podem estar presentes, como, por exemplo, náuseas, vômitos, diarreia e dor abdominal, além de constipação intestinal, já referida. O botulismo intestinal varia desde quadros assintomáticos, passando por aqueles com manifestações leves (fraqueza muscular discreta e dificuldade na deglutição), até a síndrome de morte súbita. Apresenta-se por constipação e irritabilidade, seguidos por choro e sucção fracos, hipoatividade e dificuldade em deglutir e em controlar os movimentos da cabeça. É doença autolimitada e de prognóstico favorável desde que as medidas de suporte adequadas sejam empregadas.

Algumas entidades patológicas, que também provocam paralisia flácida, são incluídas no diagnóstico diferencial do botulismo: síndrome de Guilain-Barré; síndrome de Miller-Fisher, síndrome de Lambert-Eaton; miastenia *gravis*; acidente vascular cerebral; intoxicação por álcool, organofosforados e monóxido de carbono. Entretanto, o botulismo caracteriza-se pela grave paralisia dos pares cranianos, de modo desproporcional à hipotonia e fraqueza observadas abaixo do pescoço; por sua simetria e evolução descendente e pela ausência de comprometimento do sensório.

DIAGNÓSTICO LABORATORIAL[1-4,9,10]

Embora o diagnóstico de botulismo seja realizado, primordialmente, com base na história epidemiológica e na apresentação clínica, é possível lançar mão de testes laboratoriais para a confirmação do diagnóstico. Amostras de sangue (soro), fezes, vômito, conteúdo gástrico e material de lesão, juntamente com o alimento suspeito, se possível, deverão ser coletadas para a identificação da bactéria e sua toxina. O teste laboratorial ainda mais utilizado no diagnóstico de botulismo consiste na identificação da toxina presente no soro e/ou nas fezes do paciente por meio da inoculação desses espécimes em camundongos. Nesse bioensaio, após o aparecimento dos sinais da doença, segue-se a administração de antitoxinas específicas, a fim de identificar o tipo de toxina responsável através da sua inativação. O resultado é obtido entre 6 e 96 horas, com média de 24 a 48 horas. Deve-se ter o cuidado de coletar as amostras clínicas do paciente antes da administração da antitoxina, a fim de evitar resultado falso-

-negativo. Testes sorológicos utilizando os métodos Elisa e radioimunoensaio carecem de sensibilidade e especificidade.

No caso de ferimentos contaminados, enviar ao laboratório secreção/*swab* da ferida e/ou a amostra do tecido para cultura em meio para anaeróbios. Separar soro do paciente para bioensaio e fezes, a fim de afastar botulismo alimentar. No botulismo intestinal, amostras de fezes serão utilizadas para cultura e bioensaio. Nos pacientes constipados, utilizar enema contendo água estéril, pois soluções salinas interferem no resultado do exame. Com exceção dos espécimes provenientes de ferimentos, os demais deverão ser mantidos sob refrigeração, sem congelar, devendo ser examinados o mais rapidamente possível.

Na eletroneuromiografia, um dado que ajuda em distinguir o botulismo de outras causas de paralisia flácida é o incremento da resposta muscular à estimulação repetitiva com frequência de 50 Hz. Outra alteração encontrada, porém inespecífica, é a diminuição da amplitude dos potenciais de ação nas áreas afetadas.

Outros procedimentos diagnósticos auxiliam na exclusão do botulismo como causa da paralisia. Na doença, a análise do liquor mostra-se normal, mas alterada em outras doenças neurológicas. Exames de imagem do cérebro, da coluna vertebral e do tórax podem evidenciar hemorragia, processo inflamatório e neoplasia, respectivamente, denunciando outras possíveis causas. Utilizado como teste diagnóstico, a administração de cloreto de edrofônio pode reverter, de forma fugaz, a paralisia em pacientes com miastenia *gravis*.

TRATAMENTO[1-4,8,10]

O tratamento consiste na administração de antitoxinas (imunização passiva) e nas medidas intensivas de suporte clínico como monitoramento da função cardiorrespiratória (ventilação mecânica pode tornar-se necessária por algumas semanas até vários meses), nutrição adequada (enteral e parenteral), prevenção de úlceras de decúbito e tratamento das complicações. Clindamicina e aminoglicosídeos não devem ser administrados devido ao seu potencial em exacerbar o bloqueio neuromuscular. Antes da metade do século passado, a taxa de mortalidade no botulismo alimentar chegava a 60%. Com a utilização sistemática da soroterapia, a partir dos anos 1960, juntamente com os avanços em terapia intensiva, esse índice diminuiu para 6%.

A antitoxina deverá ser administrada tão logo o diagnóstico clínico seja firmado, a fim de neutralizar a toxina circulante que ainda não se fixou, e sempre após a coleta das amostras clínicas. A antitoxina não possui qualquer efeito terapêutico sobre a paralisia já estabelecida. Da mesma forma, não oferece benefício algum para o paciente que apresenta quadro já totalmente instalado, sem sinais de progressão. Portanto, quanto mais precocemente for indicada, melhor o prognóstico. Consiste de anticorpos heterólogos, derivados de equinos, contra as toxinas A e B (bivalente) ou A, B e E (trivalente). Duas outras antitoxinas foram desenvolvidas pelo exército americano, apresentando eficácia em modelo animal: a primeira apresenta ação contra os tipos A, B, C, D e E (pentavalente) e, a segunda, contra os sete tipos de toxina (heptavalente). Em 2013, a *Food and Drug Administration* (FDA) aprovou, para uso em seres humanos, a toxina heptavalente BAT™ [*Botulism Antitoxin Heptavalent* (A, B, C, D, E, F, G)-(Equine)], derivada de plasma de cavalos assim como as anteriores. É a única antitoxina heptavalente disponível nos EUA para o tratamento do botulismo em indivíduos maiores de 1 ano de idade e nas crianças menores, se as toxinas A ou B não estiverem implicadas na doença. Existe o risco de desenvolvimento de manifestações de hipersensibilidade (9% a 20%), inclusive choque anafilático. Portanto, sua administração deve ser sempre realizada em ambiente hospitalar com material de ressuscitação cardiopulmonar.

O Programa Nacional de Imunização, da Secretaria de Vigilância em Saúde, do Ministério da Saúde (PNI/SVS/MS) não indica a realização de teste cutâneo de sensibilidade antes do uso de soros heterólogos. Como as toxinas A e B são as mais prevalentes nos menores de 1 ano, está indicada neste grupo a administração da antitoxina BabyBIG® *botulism immune globulin* derivada do plasma de adultos imunizados com o toxoide tipos A e B, que contêm anticorpos neutralizadores de toxinas circulantes.

No botulismo por ferimento está recomendado o uso de penicilina G cristalina na dose de 10 a 20 milhões de UI/dia para adultos e 300.000 UI/kg/dia para crianças, em doses fracionadas de 4/4 horas, IV, por 7 a 10 dias. Alternativamente, o metronidazol na dose de 2 g/dia para adultos e 15 mg/kg/dia para crianças, IV, de 6/6 horas, pode ser utilizado. Desbridamento cirúrgico também está indicado, independentemente do aspecto da ferida, após a administração da antitoxina.

PROFILAXIA[1,5,10,11]

Como muitos casos de botulismo estão associados à ingestão de alimentos preparados em casa e mantidos em conserva, os órgãos de saúde pública devem esclarecer a população sobre a importância do aquecimento e da conservação dos alimentos de forma correta. A prevenção do botulismo alimentar está relacionada com a adequada manipulação do alimento, a fim de eliminar os esporos e/ou inibir o crescimento bacteriano e/ou inativar a toxina presente. Algumas cepas de *C. botulinum* são tão resistentes à ação do calor que seus esporos só são destruídos em temperaturas acima do ponto de ebulição. Além disso, os alimentos não devem ser conservados em temperaturas acima de 15°C, em pH acima de 4,5 e em anaerobiose. Uma vez que o mel é identificado como fonte do botulismo infantil, não deve ser oferecido para crianças abaixo de 1 ano de idade.

A imunização ativa realizada por meio da administração do toxoide pentavalente (A, B, C, D e E) em trabalhadores sob risco ocupacional e em voluntários, foi descontinuada pelos CDC em 2011. A queda progressiva de anticorpos protetores, necessitando sua titulação periódica e os efeitos colaterais apresentados foram os responsáveis por sua interrupção.

REFERÊNCIAS BIBLIOGRÁFICAS

1. Arnon SS et al. Botulinum toxin as a biological weapon. JAMA. 2001;285:1059-70.
2. Brasil. Ministério da Saúde. Fundação Nacional da Saúde. Guia de Vigilância Epidemiológica 2003. Botulismo. p. 141-52.
3. Brasil. Ministério da Saúde. Secretaria de Vigilância em Saúde. Departamento de Vigilância em Saúde. Manual integrado de vigilância epidemiológica do botulismo, 2006.

4. Centers for Disease Control and Prevention. Division of Bacterial and Mycotic Diseases. Botulism. Disponível em: www.cdc.gov/ncidod/dbmd/diseaseinto/botulism_t.htm. Acessado em: jan. 2004 .

5. Centers for Disease Control and Prevention. Morbidity and Mortality Weekly Report (MMWR). Notice of CDC's Discontinuation of Investigational Pentavalent (ABCDE) Botulinum Toxoid Vaccine for Workers at Risk for Occupational Exposure to Botulinum Toxins. October 28, 2011 / 60(42):1454-1455. Disponível em: http://www.cdc.gov/mmwr/preview/mmwrhtml/mm6042a3.htm. Acessado em: nov. 2014.

6. Cherington M. Clinical spectrum of botulism. Muscle Nerve. 1998;21:701-10.

7. Mechem CC, Walter FG. Wound botulism. Vet Hum Toxicol. 1994;36:233-37.

8. Robinson RF, Nahata MC. Management of botulism. Ann Pharmacother. 2003;37:127-31.

9. Shapiro RL, Hatheway C, Swerdlow DL. Botulism in the United States: a clinical and epidemiological review. Ann Intern Med. 1998;129:221-28.

10. Virtual Naval Hospital. Multiservice Tactics, Techniques, and Procedures for Treatment of Biological Warfare Agent Casualties. Disponível em: http://armypubs.army.mil/doctrine/DR_pubs/dr_a/pdf/atp4_02x84.pdf. Acessado em: nov. 2014.

11. World Health Organization. International Programme on Chemical Safety Poisons Information – Monograph 858 – Clostridium Botulinum. Disponível em: www.who.int/csr/delibepidemics/botulism/en. Acessado em: jan. 2004.

18 Bouba

- Sylvia Lemos Hinrichsen
- Líbia Cristina da Rocha Vilela Moura

(CID 10 = A 66 - Bouba; A66.0 - Lesões iniciais da bouba [Bouba-mãe]; A66.1 - Papilomas múltiplos e bouba plantar úmida [Cravo de bouba]; A66.2 - Outras lesões cutâneas precoces da bouba [Bouba cutânea de menos de 5 anos após a infecção, recente: cutânea, macular, maculopapular, papular]; A66.3 - Hiperceratose devida a bouba [Hiperceratose palmar ou plantar precoce e tardia, mãos de vampiro]; A66.4 - Gomas e úlceras devidas à bouba [Bouba tardia nodular, ulcerada]; A66.5 - Gangosa [Rinofaringite mutilante]; A66.6 - Lesões osteoarticulares devidas à bouba; A66.7 - Outras manifestações da bouba; A66.8 - Bouba latente [Bouba sem manifestações clínicas, com sorologia positiva]; A66.9 - Bouba não especificada)

INTRODUÇÃO

A bouba, também conhecida como *pian* (*yaws*) ou *framboesia*, mofina, catita e aduladeira é uma treponematose endêmica, causada pelo *Treponema pallidum* subespécie *pertenue*[1,2,5,6,9,18,20,21]. Treponematoses endêmicas compreendem a bouba, a sífilis endêmica (bejel) e a pinta, que constituem um grupo de infecções incapacitantes e desfigurantes que acometem, principalmente, crianças em áreas tropicais e subtropicais, com focos de distribuição irregular, normalmente confinados a comunidades que vivem em áreas rurais, sem acesso a serviços de saúde. O *Treponema pallidum* subespécie *pertenue* pertence à família Spirochaetaceae, a qual também engloba a sífilis (*Treponema pallidum* subespécie *pallidum*) e as outras treponematoses endêmicas (pinta – *Treponema carateum* – e sífilis endêmica – *Treponema pallidum* subespécie *endemicum*)[1,17,18].

As treponematoses são distinguidas com base nas suas características clínicas e epidemiológicas. O *T. pallidum* subespécie *pertenue*, assim como os agentes etiológicos das outras treponematoses endêmicas, são morfologicamente idênticos ao *T. pallidum* subespécie *pallidum*[1,2,5,9,12,20]. Apresentam-se como uma célula espiralar com extremidades finas e dotadas de filamentos que facilitam a invasão celular[5]. Das quatro treponematoses existentes, três foram colocadas na mesma espécie (*T. pallidum*) devido à sua semelhança genética e uma (*T. carateum*) foi enquadrada em uma espécie isolada, simplesmente porque nenhum microrganismo foi disponível para estudo genético[12]. Até o presente momento, não há nenhum método sorológico ou imunológico capaz de diferenciar as diversas subespécies de *T. pallidum*[1,2,4,12]. No entanto, algumas diferenças genéticas entre as subespécies de *T. pallidum* têm sido identificadas. Modificações nas sequências de genes codificadores de lipoproteínas já foram relatadas entre as diferentes subespécies[4].

A bouba é uma doença infecciosa crônica e contagiosa geralmente adquirida na infância e que ocorre primariamente em regiões tropicais quentes e úmidas da África, Ásia, América do Sul e Oceania[16]. Afeta principalmente a população rural dessas áreas que vivem sob condições precárias de higiene. Caracteriza-se clinicamente por lesões cutâneas, a princípio vegetantes e, mais tarde, ceratósicas e gomosas. Manifestações tardias podem envolver os ossos e as articulações[1,2,17,18]. A doença acomete pessoas de todas as faixas etárias mas, de um modo geral, são as crianças as mais afetadas (que usam pouco vestuário, que sofrem lesões cutâneas frequentes e que vivem em áreas com precárias condições sanitárias). Cerca de 75% dos novos casos de bouba ocorrem em menores de 15 anos, com pico de incidência entre os 6 e 10 anos de idade[1,20].

A doença afeta ambos os sexos indistintamente, sobretudo na população pediátrica. Nos adultos, as mulheres são um pouco mais suscetíveis, provavelmente pelo maior contato que estabelecem com as crianças. Além disso, qualquer raça pode ser acometida, mas como se trata de doença endêmica, certas etnias prevalentes nessas regiões são as mais afetadas[11,17,18]. O *Treponema pallidum* subespécie *pertenue* é transmitido por contato direto com lesões infecciosas, mas não atravessa a pele intacta. O doente com lesões contagiantes transmite a doença às pessoas que apresentam solução de continuidade na pele. As crianças com lesões abertas e sem proteção das roupas têm maior probabilidade de transmiti-la e adquiri-la. Admite-se, também, a transmissão por objetos contaminados e por certos insetos (moscas e mosquitos) que se nutrem em lesões da bouba. O treponema persiste por algumas horas no estômago do inseto, que o regurgita em área de traumatismo. Entretanto, a transmissão é meramente mecânica; não se descobriu um vetor em que o treponema de fato se multiplique. Calor e umidade favorecem a sua transmissão e, igualmente às outras treponematoses endêmicas, a bouba não é uma doença de transmissão sexual[1,2,9,17,20].

Na década de 1960, a bouba era um importante problema de saúde pública no Brasil e em muitos países do mundo. Mas, graças às campanhas patrocinadas tecnicamente pela Organização Mundial de Saúde (OMS), houve uma interrupção da transmissão da doença, o que causou a diminuição de casos em todo o mundo, embora ainda existam focos endêmicos na África Central e na Ocidental, como também em algumas ilhas do Pacífico[1,12]. Há ainda relatos de bouba em países como Gana, Costa do Marfim, Mali, assim como no Chade, no Sudão, na Etiópia, na África do Sul (situação epidemiológica não bem definida), na Indonésia, em Papua-Nova Guiné e nas Ilhas Salomão[2,10,17,18,20]. Focos endêmicos têm sido observados na área do Caribe e em partes da América do Sul, incluindo o Equador, a Colômbia, o Peru, a Guiana e o Brasil (Regiões Norte e Nordeste)[2,9,18,21].

DIAGNÓSTICO CLÍNICO

A bouba é uma doença crônica que, a exemplo da sífilis, pode causar manifestações tardias graves, anos após o início da doença. Deve ser suspeitada com base na história de viagens, nos sintomas e nos resultados do exame físico. Para confirmar o diagnóstico, devem-se pedir análises de sangue para procurar evidência de uma infecção pela bactéria que causa a bouba. Também se pode obter uma amostra de tecido de uma das úlceras (feridas) cutâneas, para a identificação da presença de bactérias *Treponema pallidum* (Quadro 18.1).

QUADRO 18.1 – Principais Manifestações Clínicas da Bouba

Aspecto da lesão
- Massa única, pruriginosa (tipo comichão) com aspecto semelhante a uma framboesa (bouba-mãe) na pele

Localização da lesão
- Pernas ou nádegas, com desenvolvimento de uma crosta fina amarela

Outros sinais e sintomas
- Adenomegalias (gânglios linfáticos aumentados de volume)
- Erupção cutânea (lesão cutânea) que forma uma crosta castanha
- Dores ósseas e articulares
- Massas ou feridas dolorosas na pele e nas plantas dos pés
- Edema (inchaço) facial e desfiguração (na bouba tardia)

A não transmissão congênita e a ausência de manifestações envolvendo o sistema nervoso central (SNC) são as principais características que diferenciam as treponematoses não venéreas da sífilis venérea. Na verdade, há poucas razões para se pensar que o *T. pallidum* subespécie *pertenue*, o *T. carateum* e o *T. pallidum* subespécie *endemicum* fossem incapazes de atravessar a barreira hematoencefálica e a placenta, já que a semelhança com o *T. pallidum* subespécie *pallidum* é grande e este é capaz de causar manifestações neurológicas e infecção congênita. Algumas evidências apoiam a transmissão congênita da bouba, bem como o envolvimento cardiovascular, oftalmológico e do SNC. No entanto, a maioria desses estudos não realizou testes específicos para o treponema ou não acompanhou os pacientes após o tratamento antitreponêmico[1,12,20]. Reconhecem-se três períodos evolutivos da bouba: *primário* (pianoma), *secundário* e *terciário* ou *tardio*. No entanto, prefere-se dividir o curso clínico da doença em *bouba recente e tardia*[1,9,12,17,21].

Bouba Recente[1,7,9,12,13,17,18,20,21]

Após um período de incubação de 3 a 4 semanas, aparece a lesão primária (pioma ou framboesoma) em região extragenital e comumente descoberta, localizado mais frequentemente nos membros inferiores e nádegas. A lesão apresenta-se como pápula inicial que aumenta de volume em poucos dias ou pode já se apresentar como pápulas coalescentes, resultando em uma lesão numular que se ulcera e se recobre em seguida de uma crosta fina amarelo-acastanhada com um fundo saliente e vegetante com aspecto de framboesa (daí o nome framboesoma). A área pode apresentar-se pruriginosa (com comichão) e podem existir adenomegalias (gânglios linfáticos aumentados de volume) nas proximidades. Em geral, a massa desaparece de forma espontânea ao fim de 6 meses e deixa frequentemente uma cicatriz.

Após a lesão primária (bouba-mãe) ou concomitantemente a ela, lesões secundárias generalizadas acompanhadas de linfadenopatia generalizada aparecem, num período de várias semanas ou meses depois. Essas lesões podem adquirir várias formas (macular, papulosa ou papilomatosa). O clima influencia a morfologia e o número de lesões; nas estações secas, as lesões são menores em número e têm aparência macular. Comumente, o que se observa é o surgimento de um exantema maculoso e descamante. Lesões deste tipo se espalham com certa uniformidade pelo tegumento ou guardam predileção por determinadas áreas, como face e nádegas. Suas dimensões e quantidades variam. A maioria delas regride em poucas semanas. No entanto, algumas se infiltram, originando elevações papulosas que sofrem erosão e se recobrem de crosta, tornando-se vegetantes. Essas lesões medem cerca de 1 a 2 cm de diâmetro e podem ser acompanhadas de sintomas gerais, como febre, cefaleia e dores ósseas. Infecções secundárias por outras bactérias podem ocorrer. Lesões papilomatosas dolorosas nas plantas resultam em uma marcha do tipo caranguejo ("bouba caranguejo"). Nessa fase, dores ósseas noturnas e podactilite podem surgir decorrentes de uma periostite. Apesar do envolvimento comum de ossos e articulações, a destruição dessas áreas nessa fase usualmente não ocorre. O acometimento das mucosas também é raro, ao contrário do que se observa na sífilis endêmica.

Bouba Tardia[1,7,9,12,14,15,17,18,20,21]

A bouba tardia desenvolve-se em apenas 10% dos doentes que se encontram infectados por esta doença. Este estádio começa pelo menos 5 anos após o início da bouba precoce e pode causar uma lesão grave da pele, dos ossos e das articulações, sobretudo nas pernas.

As lesões gomosas são caracteristicamente extensas e destrutivas. Em geral são ulceradas e podem adquirir uma disposição arciforme semelhante à sífilis. No entanto, as gomas da bouba tardia, diferentemente do que ocorre na sífilis, só acometem a pele, o tecido subcutâneo e os ossos. As ulcerações comumente persistem por muitos meses e quando involuem podem deixar ou não deformações conforme a localização. A destruição do nariz, do maxilar, do palato e da faringe resulta em uma forma desfigurante de bouba tardia semelhante às lesões destrutivas da hanseníase e leishmaniose cutaneomucosa, denominada de *gangosa*. Com a ocorrência de edema uni ou bilateral de consistência firme ao redor do nariz e do maxilar, o doente adquire uma aparência facial distinta chamada de *gondou*. As hiperceratoses palmoplantares, já existentes em períodos recentes da doença, acentuam-se nessa fase. Podem assumir diversas formas: tilósica, pontuada, difusa, cretácea e de "cravo". Na forma difusa, toda a região palmar e plantar é acometida, podendo resultar em certa atrofia e retrações dos dedos. Nos pés, as lesões comumente aparecem nas áreas de maior pressão. Nodosidades justa-articulares são raras, mas podem surgir no tecido subcutâneo próximo das articulações, sobretudo do cotovelo e do joelho, onde fazem saliência. Inicialmente são móveis, mas depois se mostram aderidas aos planos profundos. Essas nodosidades persistem por vários anos.

As lesões ósseas da bouba surgem mais precocemente e são mais acentuadas do que na sífilis. Surgem já com as lesões secundárias da bouba. No entanto, nesse período, essas lesões tendem a regredir completamente, deixando, algumas vezes, espessamentos corticais e expansões ósseas. Na bouba tardia, as lesões habitualmente são em pequenos números. Rarefações corticais contendo gomas são características. A involução é mais lenta e as alterações residuais são mais graves. Fraturas espontâneas podem ocorrer. O acometimento dos ossos das mãos e dos pés pode resultar em absorção de segmentos da falange ou a sua eliminação através da pele, sobrevindo frequentes deformidades como amputação parcial ou total dos artelhos. Praticamente todos os ossos do corpo podem ser acometidos. Osteíte crônica acometendo a tíbia pode resultar em sua curvatura, dando origem a uma lesão frequentemente encontrada na bouba tardia, a "tíbia em sabre". Ancilose, osteoporose e condensação da substância esponjosa ou espongiosclerose constituem outras alterações do aparelho locomotor observadas nesses pacientes.

O envolvimento cardíaco, oftalmológico, do SNC e de outras vísceras já foi reportado na literatura, mas é de pequena significância clínica ou sem evidências de relação causal[1,2].

DIAGNÓSTICO DIFERENCIAL[1,8,9,12,20]

O diagnóstico diferencial da bouba deve ser feito principalmente com a sífilis. Na bouba, as lesões vegetantes são comuns, em contraposição à sífilis. O envolvimento do SNC é indicativo de sífilis e, além disso, esta incide mais na zona urbana, ao contrário da bouba, que é uma doença caracteristicamente rural. Outros importantes diagnósticos diferenciais são descritos, sendo distinguidos pela história clínica do paciente, pelo exame físico, pelos testes sorológicos e/ou por outros exames complementares (Quadro 18.2).

QUADRO 18.2 – Diagnóstico Diferencial da Bouba[20]

Fases Clínicas	Diagnóstico Diferencial
Bouba recente	Sífilis recente, ectima, escabiose, tungíase, sarcoidose, verruga vulgar, úlcera fagedêmica, carcinoma vegetante, micobacteriose, tuberculose, esporotricose, leishmaniose, ptiríase rósea, ptiríase versicolor, psoríase
Bouba tardia	Sífilis tardia, hanseníase, leishmaniose sul-americana, osteomielite, anemia falciforme

DIAGNÓSTICO EPIDEMIOLÓGICO[1,2,12,17-21]

Investigar a procedência do paciente para identificar se o mesmo reside ou já morou em áreas endêmicas. Viagens recentes para essas regiões devem ser indagadas, assim como a presença de familiares com lesões cutâneas sugestivas de bouba. Embora a bouba seja rara em países desenvolvidos, como as viagens internacionais têm se tornado comuns, é essencial reconhecer essa entidade clínica ao se avaliar pacientes que viajaram de regiões endêmicas.

Áreas de condições socioeconômicas e higiênicas precárias facilitam a transmissão da doença.

DIAGNÓSTICO LABORATORIAL[1,11,12,17,20]

Os mesmos exames laboratoriais para diagnóstico da sífilis venérea podem ser utilizados na bouba. A demonstração do microrganismo através do exame microscópico em campo escuro do exsudato da lesão é útil na avaliação das lesões cutâneas. O diagnóstico também pode ser feito pelo teste de imunofluorescência direta contra *T. pallidum*. No entanto, o agente é incapaz de ser cultivado em meios artificiais. Os testes sorológicos para sífilis incluem os não treponêmicos e os treponêmicos. Ambos são reatores em pessoas com qualquer infecção treponêmica, incluindo bouba, pinta e sífilis endêmica. Os testes não treponêmicos medem IgG e IgM diretamente contra um complexo antigênico cardiolipina-lecitina-colesterol. Os mais amplamente utilizados são: teste de reagina plasmática rápida (RPR), que pode ser automatizado (TRA), e o teste em lâmina *veneral disease research laboratory* (VDRL). São positivos em todas as fases da bouba, exceto nas mais recentes.

Testes treponêmicos incluem: teste de absorção de anticorpos treponêmicos fluorescentes (FTA-ABS), teste de hemaglutinação do *T. pallidum* (TPHA) e teste de microaglutinação do *T. pallidum* (MHA-TP), atualmente substituído pelo teste Serodia TP-PA. Até mesmo os testes sorológicos mais novos, como o Captia-G para sífilis, são positivos na bouba. Mesmo depois de involuída, os testes sorológicos persistem positivos. Quando tratada, tende a se negativar, porém muito lentamente. Contudo,, há de se observar que muitos desses testes não estão disponíveis nas áreas de ocorrência da doença e são incapazes de distinguir as diferentes subespécies de *T. pallidum*.

Pesquisas básicas têm proporcionado evidências objetivas e definitivas de diferenças estruturais e funcionais entre as distintas cepas de treponemas. Isso torna a diferenciação molecular entre as duas principais treponematoses (sífilis e bouba) uma realidade.

TRATAMENTO[1,3,6,9,11,12,18,20-22]

O antimicrobiano de escolha para o tratamento das treponematoses endêmicas é a penicilina G benzatina. A dose recomendada é de 1.200.000 a 2.400.000 UI, via intramuscular (IM). Para crianças menores de 10 anos, administram-se 600.000 UI. Apenas uma única dose é geralmente necessária para curar o paciente em qualquer estágio da doença. Esse tratamento deve ser feito também nos contactantes. Penicilina V oral também parece ser eficaz no tratamento de crianças. Como opção terapêutica para pacientes alérgicos à penicilina, têm-se a tetraciclina (2 g/dia, por 10 a 14 dias) e a eritromicina (8 a 10 mg/kg, quatro vezes ao dia, por 15 dias). Em geral, o que é usado no tratamento da sífilis também pode ser empregado nas treponematoses endêmicas. Isto é confirmado pelo fato de que na era pré-antibiótica sais de bismuto e arsenicais eram empregados para o tratamento da bouba.

A reação de Jarisch-Herxheimer, caracterizada por febre, mialgia, cefaleia, taquicardia, taquipneia, neutrofilia, vasodilatação e hipotensão arterial, pode ocorrer após o tratamento das treponematoses endêmicas.

PROGNÓSTICO[1,2,11,12,17,18,20,21]

Como a bouba não apresenta manifestações neurológicas ou cardiovasculares clinicamente significativas, a doença é de bom prognóstico e de baixa letalidade. Os casos de morte associam-se a inoculações exageradas ou reações imunes graves. No entanto, é reconhecida como doença capaz de causar deformidades e incapacidades físicas se não for adequadamente tratada.

PROFILAXIA E CONTROLE[1,2,9,11,12,16,18,20,21]

Educação sanitária, diagnóstico e tratamento precoce dos doentes, bem como dos que com ele convivem e dos casos suspeitos são medidas fundamentais para o controle da bouba. No entanto, a frequente localização distante das áreas acometidas limita a disponibilidade médica.

Recomenda-se para áreas hiperendêmicas (prevalência da doença igual ou superior a 10%) o tratamento em massa de todos os membros da comunidade. Nas áreas mesoendêmicas (prevalência de 5% a 10%), todas as crianças e os que com elas convivem devem ser tratados. Para áreas hipoendêmicas (prevalência inferior a 5%), o tratamento só é indicado para os doentes e comunicantes.

Apesar do sucesso extraordinário de várias campanhas de tratamento em massa, a falta de centralização na vigilância epidemiológica e o desvio de recursos para outras necessidades médicas mais urgentes possibilitaram o reaparecimento dessas doenças em algumas regiões. A erradicação só será possível com a manutenção da vigilância e a investigação de surtos.

REFERÊNCIAS BIBLIOGRÁFICAS

1. Antal GM, Lukehart AS, Meheus AZ. The endemic treponematoses: Review Article. Microbes Infect. 2002;4:83-94.
2. Asiedu K. The return of yaws. Bull World Health Organ. 2008;56:508-09.
3. Brown ST. Therapy for non venereal treponematoses: review of the efficacy of penicillin and consideration of alternatives. Rev Infect Dis. 1985;7(Suppl. 2):318.
4. Centurion-Lara A et al. The flanking region sequences of the 15-kDa lipoprotein gene differentiate pathogenic treponemes. J Infect Dis. 1998;177:1036-40.
5. Engelkens HJ et al. Ultrastructural aspects of infection with Treponema pallidum subspecies pertenue (Pariaman strain). Genitourin Med. 1991;67:403-07.
6. Farnsworth N, Rosen T. Endemic treponematosis: review and update. Clin Dermatol. 2006;24:181-90.
7. Guthe T. Clinical, serological and epidemiological features of framboesia tropical (Yaws) and its control in rural communities. Acta Derm Venereol. 1969;49:343-68.
8. Hackett CJ, Loewenthal LJA. Differential diagnosis of yaws eradication. WHO. Genebra; 1960.
9. Hinrichsen SL et al. Treponematoses endêmicas. In: Hinrichsen SL. DIP - Doenças infecciosas e parasitárias. Rio de Janeiro: Guanabara Koogan; 2005. p. 973-78.
10. Idsoe O, Kirali K, Causse G. Enfermedades venéreas y treponematoses: situación epidemiológica y actividades de la OMS. Crónica de la OMS. 1973;27:443-50.
11. Koff AB, Rosen T. Nonvenereal treponematoses: yaws, endemic syphilis and pinta. J Am Acad Dermatol 1993;29:519-35.
12. Lukehart SA. Treponematoses endêmicas. In: Braunwald E et al. (ed.) Harrison - Medicina Interna. 15ª ed. Rio de Janeiro: Mc Graw-Hill Interamericana do Brasil; V. I, 2002. p. 1116-19.
13. Lupi O, Madkan V, Tyring SK. Tropical dermatology: bacterial tropical diseases. J Am Acad Dermatol. 2006;54:559-78.
14. Mitjà O et al. Challenges in recognition and diagnosis of yaws in children in Papua New Guinea. Am J Trop Med Hyg. 2011;85:113-16.
15. Mitjà O et al. Osteoperiostitis in early yaws: case series and literature review. Clin Infect Dis. 2011;52:771-74.
16. Narain JP et al. Elimination of neglected tropical diseases in the South-East Asia region of the World Health Organization. Bull World Health Organ. 2010;88:206-10.
17. Perine PL, Hopkins DR, Niemel PA. Yaws, endemic syphilis and pinta. In: Handbook of Endemic Treponematoses. World Health Organization; 1984.
18. Rinaldi A Yaws: a second (and maybe last?) chance for eradication. PLoS Negl Trop Dis. 2008;2:e275 (1-6). Disponível em: http://www.ncbi.nlm.nih.gov/pmc/articles/PMC2565700/pdf/pntd.0000275.pdf. Acessado em: out. 2011.
19. Satter EK, Tokarz VA. Secondary yaws: an endemic treponemal infection. Pediatr Dermatol. 2010;27:364-67.
20. Talhari S, Talhari C. Bouba. In: Veronesi. Tratatado de Infectologia. Editor Roberto Focaccia. 3ª Edição. São Paulo: Atheneu; 2005. p. 1218-19.
21. Scolnik D et al. Efficacy of a targeted, oral penicillin-based yaws control program among children living in rural south america. Clin Infect Dis. 2003;36:1232-38.
22. Wicher K et al. Treponema pallidum subsp. pertenue displays pathogenic properties different from those of T. pallidum subsp. pallidum. Infect Immun. 2000;68:3219-25.

19 Bronquiolite e Bronquiolite Obliterante

■ **Albino Moreira Torres**

(CID 10 = J21. - Bronquiolite aguda; J21.0 - Bronquiolite aguda devida a vírus sincicial respiratório; J21.8 - Bronquiolite aguda devida a outros microrganismos especificados)

INTRODUÇÃO[4,7,10,11]

A bronquiolite aguda é uma infecção respiratória que compromete as vias aéreas de pequenos calibres, ocasionando um quadro respiratório do tipo obstrutivo, com variáveis graus de intensidade. É causa comum de hospitalização de crianças abaixo de 2 anos e é mais incidente nos meses de inverno. A apresentação típica é seu começo agudo, com taquipneia, tosse, rinorreia e sibilos expiratórios. O vírus sincicial respiratório (VSR) é o patógeno mais comum; os vírus da influenza, parainfluenza e adenovírus, o micoplasma e a clamídia são causas menos comuns de sibilos associados à doença respiratória, durante a infância precoce. A maior preocupação não inclui somente os efeitos agudos da bronquiolite, mas o possível desenvolvimento de hiper-reatividade crônica das vias aéreas (asma). A bronquiolite provocada pelo VSR contribui para a morbidade e a mortalidade nas crianças com doenças subjacentes. Podem-se citar a displasia broncopulmonar, a fibrose cística e a cardiopatia congênita (com hipertensão pulmonar) como exemplos de prognósticos sombrios.

A bronquiolite obliterante é caracterizada por parcial ou completa oclusão do lúmen dos bronquíolos terminais por processo inflamatório de tecido fibroso. É provocada por lesões do trato respiratório, por vários insultos, tais como inalação de gases tóxicos, infecções (adenovírus, vírus da influenza, rubéola, bordetela ou micoplasma), doenças do tecido conjuntivo, transplantes e broncoaspiração. Pode estar presente em crianças com síndrome de Stevens-Johnson com envolvimento pulmonar. Muitos casos são idiopáticos.

DIAGNÓSTICO CLÍNICO[4,10,11]

Na prática pediátrica, o diagnóstico da bronquiolite é basicamente clínico. O curso usual da bronquiolite pelo VSR é de 1 a 2 dias de febre, com rinorreia e tosse seguidas de sibilos e taquipneia. O sinal que mais bem se correlaciona com a hipóxia (portanto, com a gravidade) é a taquipneia. Contudo, é difícil avaliá-la pela febre e pelo choro da criança. A saída é a utilização da medida de saturação arterial do oxigênio. Tipicamente o padrão respiratório é superficial, com respiração rápida. Batimento das asas do nariz, cianose, retrações e estertores podem estar presentes. Há prolongamento da fase expiratória e sibilância e, dependendo da gravidade, também cianose. Nos lactentes pequenos, a gravidade pode-se expressar como apneia. Os pacientes que apresentam maior risco de sofrê-lo são: menores que 6 meses; prematuros; pacientes com SatO$_2$ baixa à admissão.

Fatores indicativos de gravidade: aspecto "toxêmico"; saturação de O$_2$ menor que 92%; idade gestacional menor que 34 semanas; frequência respiratória maior ou igual a 70 ipm; atelectasia em radiografia do tórax. A evolução clínica do quadro de bronquiolite grave pode ser arrastada, eventualmente causando o quadro de pneumopatia crônica.

O diagnóstico de bronquiolite obliterante deve ser considerado em crianças com tosse persistente, sibilos, estertores, inspiração/expiração prolongadas ou hipoxemia, seguindo um episódio de pneumonia aguda ou bronquiolite.

Complicações

As sequelas de bronquiolite obliterante incluem persistente obstrução aérea, sibilos recorrentes, bronquiectasia, atelectasia crônica, pneumonias recorrente e unilateral hiperlucente e síndrome pulmonar.

DIAGNÓSTICO LABORATORIAL E POR IMAGEM[4,7,10,11]

O hemograma geralmente é normal. A contagem de células brancas periféricas pode não estar alterada ou mostrar leve linfocitose. A gasometria arterial na fase inicial pode apresentar PaO$_2$ diminuída e PaCO$_2$ normal ou diminuída. Com o agravamento do quadro poderá haver retenção de CO$_2$ e associar-se à acidose metabólica.

O exame radiológico de tórax mostra aspectos bastante variáveis na bronquiolite e não há um padrão fixo. Podem ocorrer hiperinsuflação difusa dos pulmões, abaixamento do diafragma, leves infiltrados intersticiais e alveolares e atelectasias segmentares. Além disso, redução da área cardíaca e retificação com horizontalização dos arcos costais.

Na bronquiolite obliterante, a radiografia de tórax revela aumento da trama pulmonar, localizada ou generalizada, densidade nodular e alveolar, opacificação e bronquiectasias de tração. Áreas de cicatrização e leve decréscimo da ventilação/perfusão. Angiograma pulmonar revela decréscimo da vascularização e broncograma mostra pronunciada alteração da árvore brônquica. Acesso à função pulmonar pode estar combinado com evidência de restrições da função ventilatória. O uso de broncodilatadores e corticosteroides leva à discreta melhora da função pulmonar. A tomografia de alta resolução, mostrando mosaicos de perfusão, atenuação vascular e bronquietasia central, associada a testes da função pulmonar, mostrando obstrução aérea, pode ser diagnóstica em pacientes com história clínica sugestiva. Casos com achados clínicos pouco clássicos podem requerer biópsia pulmonar para estabelecer o diagnóstico.

O estudo virológico compreende:

a) A detecção rápida do antígeno. As secreções respiratórias são testadas diretamente para os antígenos do VSR por ELISA ou imunofluorescência indireta para anticorpos e PCR. Os resultados são dados em horas e são específicos em 90% a 100% dos casos.

b) A identificação por cultura dos vírus em tecidos continua a ser o padrão-ouro para o diagnóstico. Como leva de 3 a 7 dias para obter os resultados, a técnica perde a praticidade.

c) Os estudos sorológicos estão disponíveis para o diagnóstico retrospectivo. São indicados em pacientes com bronquiolite aguda.

DIAGNÓSTICO DIFERENCIAL[4,7,10]

A bronquiolite deve ser diferenciada de cardiopatias congênitas com grande *shunt* direita-esquerda; crise de asma; fibrose cística; enfisema lobar; cistos pulmonares; refluxo gastresofágico; obstrução por corpo estranho; distúrbios metabólicos (intoxicação por salicilatos e acidose metabólica).

Na bronquiolite obliterante, os principais diagnósticos diferenciais são com a asma com resposta discreta ao tratamento e broncodisplasia pulmonar com persistente obstrução aérea. Ensaios de medicações (incluindo broncodilatadores e corticosteroides) podem ajudar na reversibilidade do processo quando a diferenciação primária é entre asma e bronquiolite obliterante.

INDICAÇÕES DE HOSPITALIZAÇÃO[7,11]

1. Toxemia, recusa alimentar, letargia e desidratação.
2. Distúrbios respiratórios de moderados a graves, indicados por um ou mais dos sinais (batimento das asas de nariz, retração intercostal, taquidispneia e cianose).
3. Hipoxemia (saturação em ar ambiente menor que 95%) com ou sem hipercapnia (tensão de dióxido de carbono > 45 mmHg).
4. Atelectasia ou consolidação à radiografia de tórax.
5. Inabilidade da família para cuidar do paciente no domicílio.

TRATAMENTO[1-3,5 5a-7a-9,11]

O tratamento da bronquiolite tem por base, sobretudo, medidas gerais de suporte e oxigenoterapia. Apesar de apresentar pontos controversos, a conduta para os casos leves pode ser realizada em nível ambulatorial.

Cuidados Gerais

A hospitalização é recomendada para lactentes abaixo de 2 meses, hipoxêmicos no ar ambiente, história de apneia, na dificuldade de se alimentarem e nos distúrbios respiratórios agudos e cardiopulmonares crônicos. A conduta inicial consiste em tranquilizar o paciente, colocá-lo em posição confortável, com manipulação mínima e contar com a colaboração da mãe. A sedação muitas vezes não é possível e quando não judiciosa poderá deteriorar o quadro clínico. A exceção são os ventilados mecanicamente. Deve-se controlar a temperatura, pois a febre, além de aumentar o consumo de oxigênio, causa irritabilidade. A oxigenação e a ventilação devem ser adequadas e, se a hipoxemia estiver presente, administrar, de pronto, oxigênio. A resposta terapêutica deve ser avaliada por oximetria, que ajudará a alertar para cuidados precoces a serem instalados para impedir a insuficiência respiratória acentuada.

A infusão venosa de líquidos, nos casos graves, deve ser judiciosa, a fim de evitar hiper-hidratação e edema pulmonar. O balanço hídrico deve ser levado em conta, devido às perdas insensíveis causadas por taquipneia e febre elevada. Em geral, é necessário aumentar a oferta de manutenção. Cuidados especiais devem também ser tomados em razão do aumento da pressão negativa intratorácica durante a inspiração. Pode ocorrer necrose da parede do bronquíolo, levando a transudação de líquidos e edema intersticial.

Mais uma vez, deve-se acentuar a necessidade do balanço hídrico e do controle do peso considerando a instalação da secreção inadequada do hormônio antidiurético (SIHAD). Uma vez ocorrendo, pode levar à hiponatremia com convulsões e apneia. Faz-se necessária também a determinação da osmolaridade sérica e urinária.

Na bronquiolite aguda grave é consenso da maioria dos autores que os broncodilatadores podem ser utilizados precocemente no curso da doença, com atuação benéfica. Devem ser administrados à admissão e se houver resposta satisfatória serão continuados; caso contrário, suspendê-los imediatamente. Os corticosteroides não são indicados. A maioria das pesquisas realizadas não demonstra benefícios imediatos ou melhora na recuperação. No entanto, o uso desses fármacos pode ser considerado naqueles lactentes portadores de doenças pulmonares crônicas ou que eram portadores de sibilância anteriormente.

Oxigenoterapia

O quadro obstrutivo leva a má distribuição dos gases, alteração da relação ventilação/perfusão e hipoxemia. O oxigênio corrige a hipoxemia e diminui o esforço respiratório. Deve-se administrá-lo umidificado e aquecido em concentração para manter a saturação do O_2 entre 90% e 92%. Usar oxímetro de pulso e fornecê-lo por cateter nasal, oxitenda, campânula ou máscara. Trabalhos recentes mostraram que é pouco relevante a diferença da sua administração por campânula (OXY-HOOD) ou por máscara, desde que a máscara seja adequada para a idade (que cubra a boca e o nariz). Tem sido mostrado que apenas 1 cm de espaço entre a máscara e a face reduz a oferta na dose em 50% do oxigênio.

Concluindo, a administração de aerossóis por OXY-HOOD é tão efetiva quanto por máscara e de tolerabilidade bem melhor que por máscara.

Quimioterapia Antiviral

Na infecção pelo VSR, a terapia com o antiviral ribavirina, administrada sob a forma de aerossol microparticulado, foi aprovada pela *Food and Drug Administration* – EUA (FDA) em 1985. O ideal antes de o prescrever é que contemos com um teste diagnóstico rápido para estabelecer o diagnóstico do vírus sincicial respiratório. Embora a eficácia da ribavirina permaneça duvidosa, várias são suas indicações, descritas no capítulo de infecção pelo vírus sincicial respiratório (Capítulo 101). Entretanto, é enfatizado o uso nas crianças abaixo de 56 semanas, naquelas com anormalidades metabólicas, neurológicas, cardiopatias congênitas, displasia broncopulmonar, fibrose cística, receptores de transplantes recentes e pacientes recebendo quimioterapia em doenças subjacentes, como aids e outras síndromes de imunodeficiência.

A dose de ribavirina é de 6 g do aerossol durante 12 a 18 horas. Diluindo os 6 g em 300 mL de água destilada, obtém-se uma concentração final de 20 mg/mL. Pode ser também administrada com 2 g de aerossol por 2 horas, três vezes ao dia, por 3 a 7 dias. Nesses casos, a concentração final é de 60 mg/mL. Não é recomendada em paciente intubado, devido ao maior risco de cristalização no circuito do aparelho de ventilação pulmonar mecânica. O grande óbice é seu preço elevado nas populações de baixa renda.

Outras Medidas

A indicação de ventilação pulmonar mecânica (VPM) varia em torno de 5% a 20% na bronquiolite. As principais indicações são: displasia broncopulmonar, desnutridos, síndrome de Down, cardiopatas e pacientes que adquiriram bronquiolite intra-hospitalar. O período médio de permanência na VPM é de 5 a 15 dias. A fisioterapia é importante na retenção das secreções e na atelectasia. A mistura oxigênio-hélio necessita de estudos comprovados sobre os seus benefícios nos portadores de doença obstrutiva das vias aéreas inferiores.

Em pacientes com bronquiolite obliterante, a suplementação de oxigênio deve ser administrada em pacientes com mostras de insaturação de oxigênio durante as atividades normais ou durante o sono. Tratamento precoce deve ser direcionado à prevenção de futuras lesões das vias aéreas, em vista de problemas como aspiração, que podem ser insulto primário ou problema adquirido secundário à hiperinsuflação. Há evidências científicas de que a micronebulização com solução salina hipertônica (NaCl 3%) é o único tratamento que melhora o escore de gravidade clínica nos dias 1, 2 e 3 de tratamento e é capaz de reduzir o tempo de hospitalização. A preparação da solução é feita com 0,5 mL de NaCl 20% + 2,8 mL de água bidestilada. Nebulizar em fluxo 6 L/min), três vezes ao dia.

A efetividade de outras formas de tratamento pode ser mais difícil de avaliar. Broncodilatadores orais ou inalados podem reverter a obstrução se a doença tem componente reativo. Várias crianças podem também receber pelo menos um curso de tratamento de corticosteroides na tentativa de reverter a obstrução ou prevenir futuras lesões. Antibióticos podem ser aplicados para pneumonia. A azitromicina tem mostrado possuir propriedades terapêuticas para injúrias aéreas na panbronquiolite difusa e na síndrome de bronquiolite obliterante após transplante pulmonar.

PROFILAXIA[2,8]

A suscetibilidade para o VSR nas crianças de alto risco é reduzida pela imunoglobulina intravenosa (RSV-IVIG) ou pelo palivizumab, um anticorpo monoclonal para a proteína F do VSR. Estudos randomizados mostram redução em 55% das hospitalizações pelo seu emprego.

É a droga preferida graças a sua fácil administração e por não interferir na imunização com vacina de sarampo-caxumba-rubéola e varicela. A dose é de 15 mg/kg, IM, mensal. É mais barata que RSV-IVIG. A vantagem da RSV-IVIG sobre o palivizumab é de promover proteção contra outras viroses respiratórias. As duas drogas são contraindicadas nas cardiopatias congênitas cianóticas. Outras drogas estão sob investigação, como medimume-524 (*NUMAX*), anticorpo monoclonal que pode ser 20 vezes mais ativo que o palivizumab, e está em estudo na fase III desde novembro de 2004, em dose única de 30 mg/kg.

Outras medidas profiláticas são: adotar condutas de precauções respiratórias; higiene rigorosa das mãos antes e após contato com paciente ou friccionar as mãos com álcool a 70º glicerinado; dar atenção especial à deposição de secreção e material contaminado; caso não haja disponibilidade de quarto privativo ou de isolamento comum, manter distância mínima de 2 m entre os leitos da unidade.

PROGNÓSTICO

Embora o resultado do tratamento na bronquiolite seja bom para crianças saudáveis, a mortalidade nos pacientes com doença cardiopulmonar é alta. Episódios recorrentes de sibilância podem ser consequentes à infecção aguda em quase metade dos lactentes hospitalizados.

Nas crianças com bronquiolite obliterante, o prognóstico depende da causa subjacente, bem como da idade em que o insulto ocorreu. A evolução varia de sintomas como asma leve até deterioração sintomática, a despeito da terapia estabelecida.

REFERÊNCIAS BIBLIOGRÁFICAS

1. American Academy of Pediatrics. Committee on Infectious Diseases. Reassessment of the indications for ribavirin therapy in respiratory syncytial virus infections. Pediatrics. 1956;97:137.
2. American Academy of Pediatric. Committee on Infectious Diseases and Committee on Fetus and Newborn. Prevention of respiratory syncytial virus infections: Indications for the use of palivizumab and up date on the of RSV-IVIG. Pediatrics. 1958;102:1211.
3. Amirav I et al. Aerosol Delivery in RSV Bronchiolitis: Hood or face mask? J Pediat. 2005;147:627-31.
4. Colom AJ et al. Risk factors for development of bronchiolitis obliterans in children with bronchiolitis. Torax. 2006;61:503-06.
5. Derish M et al. Aerosolized albuterol improves airway reactivity in infants with acute respiratory failure from respiratory syncytial virus. Pediatr Pulmonol. 1998;26:12-20.
5a. Gadomski AM, Scribani MB. Bronchodilators for bronchiolitis. Cochrane Database Syst Rev. 2014 Jun 17;6:CD001266.
6. Lima EL, Carvalho WB. Bronquiolite aguda grave. In: Carvalho ESC, Carvalho WB (ed.). Terapêutica e Prática Pediátrica. 2a ed. São Paulo: Atheneu; 2001. p. 292-97.
7. Maggon K, Barik S. New drugs and treatment for respiratory syncytial virus. Rev Med Virol. 2004;14:149-168.
7a. Mandelberg A, Amirav I. Hypertonic saline or high volume normal saline for viral bronchiolitis: mechanisms and rationale. Pediatr Pulmonol. 2010;45: 36-40.
8. Moonnumakal SP, Fann LL. Bronchiolitis obliterans in children. Curr Opin Pediatr. 2008;20:272-7.
9. Swingler GH, Hussey GD, Zwarenstein M. Duration of illness in ambulatory children diagnose with bronchiolitis. Arch Pediatr Adolesc Med. 2000;154:997-1000.
10. The Impact – RSV Study Group. Palivizumab, a humanized respiratory syncytial virus monoclonal antibody, reduces hospitalization from respiratory syncytial virus infections in high-risk infants. Pediatrics. 1998:102:531-37.
11. Zhang L et al. Nebulized hypertonic saline solution for acute bronchiolitis in infants. Cochrane Database Syst Rev. 2008 Oct 8;(4):CD006458.

20 Brucelose

■ **Roberto Martinez**

(CID 10 = A23 - Brucelose [Febre {de} - Malta, - Mediterrâneo, - ondulante]; A23.0 - Brucelose por *Brucella melitensis*; A23.1 - Brucelose por *Brucella abortus*; A23.2 - Brucelose por *Brucella suis*; A23.3 - Brucelose por *Brucella canis*; A23.8 - Outras bruceloses; A23.9 - Brucelose não especificada)

INTRODUÇÃO

Brucelose é uma zoonose bacteriana endêmica na região mediterrânea da Europa e da África, na Ásia Central, na Índia, no Oriente Médio e nas Américas Central e do Sul, tendo sido encontrados indícios de sua ocorrência desde os primórdios da civilização humana. Em animais, a infecção é um problema mundial, causando principalmente aborto e esterilidade. No homem, produz doença febril aguda, subaguda ou crônica, com quadro clínico polimórfico, sendo conhecida também como febre ondulante e febre de Malta. A brucelose tem como agentes etiológicos pequenos cocobacilos gram-negativos aeróbicos classificados no gênero *Brucella*, que inclui espécies que infectam mamíferos terrestres e marinhos. As quatro espécies mais associadas com infecção humana e os animais domésticos considerados como respectivos reservatórios são: *B. abortus* – bovinos, *B. suis* – suínos, *B. melitensis* – caprinos e ovinos e *B. canis* – cães. *B. melitensis* é mais virulenta e tem maior prevalência na Europa, Ásia e no Oriente Médio. Não foi isolada no Brasil, onde as infecções humanas e de animais são relacionadas com *B. abortus* e *B. suis*. Inquérito feito em diversos Estados brasileiros mostrou prevalência da brucelose no gado bovino de 0,06% a 10,2%, sendo os índices mais elevados encontrados na região Centro-Oeste do País. Em menor proporção, suínos também são infectados e já se relatou surto epidêmico em criação de porcos no Brasil. *Brucella spp.* causa infecção crônica em animais e, entre outros tecidos, localiza-se nos órgãos reprodutores, contaminando leite e secreções. Esses fatos guardam relação com a brucelose humana, que praticamente só ocorre onde existem focos de brucelose animal[1,2,10,14,15,19,20].

A transmissão natural de *Brucella spp.* ocorre por ingestão de alimentos contaminados ou contato com secreções, fluidos e tecidos de animais infectados. Leite de diversos mamíferos e queijo fresco, não pasteurizados, são as principais fontes de infecção por via digestiva, que também pode acontecer após ingestão de comida preparada com esses alimentos ou com sangue e medula óssea dos animais e, eventualmente, por carne suína malcozida. Uma única fonte alimentar contaminada pode causar microssurtos de brucelose, envolvendo adultos e crianças. A aquisição da doença por contato direto é facilitada por pequenas soluções de continuidade da pele, aumentando o risco na resolução da prenhez de animais, após exposição cutânea a materiais como sangue, placenta e produto de aborto, ou por respingos na conjuntiva. O manuseio desprotegido de carnes, sangue e carcaças de animais doentes, ou do próprio local onde foram depositados, é uma atividade de risco para a infecção. Justamente por esse modo de transmissão, a brucelose é considerada doença ocupacional de veterinários, trabalhadores da indústria de carnes, açougueiros e ordenhadores, atingindo neste caso, mais frequentemente, homens adultos. A brucelose adquirida de animais selvagens tem pequena importância epidemiológica. A aquisição da infecção por via inalatória ou por inoculação acidental tem sido observada em abatedouros de animais e em laboratórios de microbiologia, recomendando-se instalações e cuidado especial na manipulação de amostras de *Brucella spp.* Inoculação acidental de cepas atenuadas, durante vacinação do gado, também tem sido relatada como causa de doença humana. A transmissão inter-humana, por via sexual, a partir de homens com orquiepididimite, é rara[10,14,18,20,22].

Após ultrapassar as barreiras cutânea e mucosa, *Brucella spp.* atinge os linfonodos regionais e, dependendo do número de microrganismos e de sua virulência, produz bacteriemia e, a seguir, aloja-se principalmente no baço, fígado, linfonodos, medula óssea e rins, vísceras mais ricas em células do sistema fagocítico-mononuclear. O principal fator de virulência bacteriana é o lipopolissacarídeo de sua superfície, ao menos parcialmente responsável pela resistência à lise no interior de neutrófilos. *Brucella spp.* sobrevive e multiplica-se no interior de macrófagos do hospedeiro não imune. Anticorpos anti-*Brucella* são produzidos, mas a imunidade celular tipo Th1, com ativação de linfócitos CD4+, produção de citocinas IL-2, IFN-γ e TNF-α e formação de granulomas, é o principal mecanismo de defesa contra a bactéria[6,17,21].

DIAGNÓSTICO CLÍNICO

Brucelose Aguda

Brucelose Clássica

A brucelose manifesta-se 2 a 3 semanas após a exposição, instalando-se como doença sistêmica aguda ou insidiosa. Os sintomas são inespecíficos, predominando febre, sudorese abundante e, por vezes, malcheirosa, cefaleia, hiporexia, astenia, perda de peso e mialgia difusa ou localizada no dorso. Artralgia, irritabilidade, nervosismo e depressão constituem outras possíveis queixas. Quando a doença tem evolução mais prolongada, por semanas ou meses, os pacientes eventualmente apresentam a febre ondulante, caracterizada por períodos de 1 ou 2 semanas com febre, separados por alguns dias com temperatura normal. O exame físico revela hepatomegalia, esplenomegalia e discreta linfadenomegalia, porém esses sinais estão ausentes em significativa parcela de doentes. Simultaneamente ao comprometimento sistêmico, alguns doentes apresentam manifestações de lesões focais. Por outro lado, a pobreza de sinais ao exame de certos doentes leva a considerá-los como tendo febre de origem indeterminada. A brucelose tem sido classificada como aguda nos 2 meses iniciais de evolução, como subaguda quando se prolonga nos meses seguintes, até 12 meses, e crônica, quando evolui por período superior a 1 ano. Contudo, não há uma separação precisa, clínica e cronológica, entre as formas[4,8,12,13,17,20,21].

Brucelose Osteoarticular

Em 10% a 85% dos doentes ocorre envolvimento de ossos e articulações, constituindo a lesão focal mais frequente da brucelose. A lesão da coluna torácica e lombar, tanto dos corpos vertebrais como dos discos intervertebrais, é a principal forma de acometimento de adultos e crianças. Pode ser restrita, como lesão da articulação sacroilíaca, ou difusa, representada pela espondilite, esta mais comum em homens adultos. Osteomielite vertebral e abscesso ou processo inflamatório paravertebral fazem parte do complexo de lesões que atingem a coluna. Perifericamente, são mais lesadas as grandes articulações, manifestando-se como mono ou oligoartrite coxofemoral, dos joelhos ou cotovelos. As queixas relativas ao comprometimento osteoarticular na brucelose incluem artralgia, dor nas colunas torácica e lombar e dificuldade de movimentação das juntas. No exame do paciente, podem ser detectados pontos ósseos dolorosos, mobilidade articular restrita e dolorida e artrite franca[5,7,9,21].

Outras Manifestações Focais

a. *Tubo digestório e abdome* – além de hepato e esplenomegalia, são comuns dolorimento abdominal, náuseas, vômitos, diarreia ou constipação intestinal, especialmente na aquisição da doença por via digestiva, e atribuíveis à enterite causada por *Brucella*[4,13,17].

b. *Órgãos reprodutivos* – estima-se que 20% dos homens apresentam orquite ou orquiepididimite, expressa como dor e aumento do testículo e espessamento do epidídimo. Cervicite, salpingite e infecção pélvica são raramente diagnosticadas em mulheres. Presume-se, sem comprovação definitiva, que a brucelose possa ser causa de aborto e esterilidade[6,16].

c. *Sistema nervoso central (SNC) – Brucella spp.* é agente infrequente de meningite linfocitária, complicação tanto da fase aguda, como da doença crônica. Outras formas de lesão do sistema nervoso são mais raras, incluindo radiculites, mielite, encefalite, abscesso e granuloma cerebral[4,11,13,17].

d. *Outras complicações* – endocardite e pericardite são raramente causadas por *Brucella*, a primeira sendo grave e potencialmente letal. Foram relatados casos, igualmente incomuns, de pielonefrite, nefropatia glomerular, broncopneumonia, infiltrado nodular dos pulmões, pleurite e uveíte. Púrpura, vasculite, eritema nodoso e outras lesões cutâneas têm sido observados. Citopenia no sangue periférico decorre da invasão medular e do hiperesplenismo[8,12,13].

Brucelose Crônica

Esta denominação, proposta para a doença que se prolonga por mais de 12 meses, abrange diferentes condições clínicas. Uma parcela de pacientes tem osteomielite ou focos infecciosos de *Brucella spp.* no fígado e em outras vísceras. Outros apresentam recidiva de brucelose, que acontece geralmente depois de 3 a 6 meses do tratamento. Nas duas condições existem sinais de infecção ativa por *Brucella*, inclusive títulos elevados de anticorpos específicos, porém a febre e outros sinais de inflamação tendem a ser menos intensos do que na doença aguda. Um terceiro contingente de pacientes tem sintomas persistentes, principalmente fadiga crônica, a despeito de tratamento anterior correto. Nesses casos, inexistem evidências laboratoriais de doença em atividade, e cursos terapêuticos suplementares não são eficazes em abolir os sintomas. Alguns especialistas presumem que tais queixas têm origem psicológica[5,6,17].

DIAGNÓSTICO DIFERENCIAL[12,13,22]

A brucelose aguda ou de curso subagudo que se apresenta com os diagnósticos sindrômicos de hepatoesplenomegalia ou febre a esclarecer deve ser diferenciada de mononucleose infecciosa, citomegalovirose, infecção aguda pelo HIV-1, febre tifoide, leptospirose, tuberculose, malária, leishmaniose visceral, infecções fúngicas, doenças autoimunes, leucemia e linfoma. Os quadros osteoarticulares da brucelose devem ser distinguidos das moléstias reumatológicas. A orquiepididimite pode ser confundida com infecções piogênicas, viróticas e granulomatosas, facilitando o diagnóstico o fato de, em geral, associar-se a outras manifestações da brucelose. Meningite linfocitária é uma possível complicação desta doença; contudo, devem ser afastadas outras causas mais frequentes de infecção do SNC. Cultura e testes sorológicos do líquido cefalorraquiano (LCR) auxiliam na busca do diagnóstico correto. Uma abordagem laboratorial inicial com hemograma, hemocultura e uma bateria de testes sorológicos, incluindo a soroaglutinação para brucelose, possibilitará, juntamente com dados epidemiológicos, diferenciar outras enfermidades citadas da brucelose.

A brucelose crônica requer diferenciação de outros processos inflamatórios e infecciosos de curso longo, além de neoplasias, síndrome da fadiga crônica e problemas neuropsíquicos. Os títulos de anticorpos antibrucela tendem a ser menores do que na doença aguda; porém, muitos pacientes já têm o diagnóstico de brucelose feito anteriormente.

DIAGNÓSTICO EPIDEMIOLÓGICO[12,15,18,19,22]

Interrogar o paciente sobre hábitos alimentares, especialmente de leite e derivados, consumidos sem pasteurização, ainda que ocasionalmente, como em viagens. O consumo rotineiro ou de grandes quantidades desses alimentos e o uso de antiácidos facilitam a aquisição da doença. Verificar se a atividade profissional, atual ou passada, expôs o paciente ao contato habitual com animais e seus produtos, a exemplo de ordenhadores, veterinários e trabalhadores de frigoríficos e de açougues. Investigar o contato com outras fontes de *Brucella* – vacinas, amostras e culturas de laboratório.

DIAGNÓSTICO LABORATORIAL[3,4,13,17,21]

Testes Específicos

a. *Cultura microbiológica* – *Brucella spp.* pode ser isolada do sangue, da medula óssea e de outros fluidos, particularmente de casos agudos da enfermidade. O isolamento requer condições especiais de cultivo, em atmosfera enriquecida com 5% a 10% de CO_2 e durante período mínimo de 30 dias. Frascos de hemocultura automatizada, tipo BACTEC®, podem ser utilizados para a detecção mais rápida de *Brucella*, mas é conveniente informar ao laboratório sobre a possibilidade dessa infecção. Há evidência de que o método de lise-centrifugação, como Isolator®, tem maior sensibilidade no isolamento dessa bactéria.

b. *Exames sorológicos* – a soroaglutinação em tubo (SAT) é o principal teste diagnóstico de brucelose, evidenciando anticorpos aglutinantes de *Brucella*, os quais são titulados por diluição do soro. Títulos iguais ou superiores a 1/160 indicam doença em atividade e são aceitos para o diagnóstico de brucelose se os dados clínicos e epidemiológicos forem compatíveis. Os títulos SAT são mais elevados na doença aguda do que na crônica e declinam com o tratamento. Resultados falso-negativos são observados, infrequentemente, em geral, pela atuação de anticorpos não aglutinantes presentes no soro. Neste caso, o teste torna-se positivo ao acrescentar anti-imunoglobulina humana às bactérias previamente incubadas com o soro do doente (teste indireto de Coombs). Infecção por *B. canis* não é diagnosticada pelo SAT convencional; para detecção dos anticorpos séricos é necessário usar antígeno específico dessa espécie. Resultados falso-positivos, geralmente em títulos não elevados, podem ocorrer em pacientes infectados por outros bacilos gram-negativos. Um teste SAT suplementar, com o soro tratado com 2-mercaptoetanol (ou ditiotreitol), que destroem IgM, permite deduzir, por comparação de títulos, a presença de anticorpo IgM e se a doença está em fase aguda. Alguns laboratórios fazem uma triagem dos soros com testes de aglutinação mais rápidos, em lâmina, como o teste de Rosa de Bengala, porém os resultados necessitam de confirmação pelo SAT. Quanto a outros métodos sorológicos para diagnóstico de brucelose, o teste imunoenzimático – ELISA é considerado o mais sensível, tendo maior utilidade quando há baixo nível de anticorpos, a exemplo da brucelose crônica e do líquido cefalorraquiano (LCR) nos casos com meningite. Contudo, não elimina o problema dos falso-positivos e é pouco disponível em laboratórios comerciais. O teste de aglutinação por imunocaptura detecta anticorpos IgG ou IgA e, como o ELISA, é mais indicado para sorodiagnóstico de casos crônicos e complicados. Também são obtidos resultados rápidos e com boa sensibilidade na detecção de IgM ou IgG anti-*Brucella* por imunocromatografia, na qual o soro reage com antígenos da bactéria pré-fixados em fitas de nitrocelulose.

c. *Reação de polimerase em cadeia (PCR)* – o diagnóstico de brucelose por amplificação do DNA de *Brucella* vem sendo obtido, nos últimos anos, em amostras de sangue de pacientes com brucelose aguda ou crônica. PCR tem sido bem avaliada em trabalhos científicos, mas não é usualmente disponível em laboratórios de análises clínicas.

Exames Inespecíficos

a. *Exame hematológico* – na brucelose aguda são frequentes anemia discreta, leucopenia e plaquetopenia. A leucopenia decorre de neutropenia, havendo linfocitose relativa ou absoluta. A velocidade de hemossedimentação aumenta. Essas alterações são menos intensas ou ausentes na brucelose crônica.

b. *Exames de imagem* – ultrassonografia tem indicação na avaliação da hepatoesplenomegalia e de lesões granulomatosas ou abscedidas em vísceras abdominais. O Radiografia de tórax geralmente é normal, mas pode revelar infiltrado pulmonar intersticial, nódulos e derrame pleural. Radiografia de coluna, em casos de espondilite, mostra lesões cuja principal localização é na coluna lombar, somente após várias semanas do início dos sintomas. São observadas erosões e áreas de lise óssea, inicialmente na parte superior e anterior das vértebras, estendendo-se depois para todo o corpo vertebral, que pode estar colabado, além da formação de osteófitos e estreitamento do espaço dos discos intervertebrais. Essas lesões são detectadas mais precoce e extensamente pela tomografia computadorizada e por ressonância magnética, esta última também com maior sensibilidade na detecção de lesões do tecido mole paravertebral e das articulações intervertebrais. Em ossos longos ou do crânio, a osteomielite por *Brucella* é detectada pela presença de áreas de lise óssea na radiografia simples. Alterações das articulações periféricas são reveladas por exames radiográficos ou cintilografia.

c. *Líquido cefalorraquiano* – o LCR da meningite por *Brucella* apresenta discreta e moderada pleocitose linfocitária, elevação da concentração de proteínas e redução da glicose. A confirmação do diagnóstico depende do isolamento da bactéria ou da detecção de anticorpos específicos no LCR.

d. *Exames bioquímicos* – as provas de atividade inflamatória mostram valores elevados na brucelose aguda. As enzimas hepáticas, em geral, encontram-se dentro ou próximo dos níveis normais, exceto em raros casos de hepatite manifesta, quando há elevação acentuada dos níveis séricos de TGO, TGP e de bilirrubinas.

TRATAMENTO

Brucelose não Complicada[17,23,24]

No tratamento da brucelose são empregados antimicrobianos que, além de terem atuação bactericida *in vitro* contra *Brucella*, também alcançam concentrações efetivas no interior das células humanas onde se aloja a bactéria. O esquema terapêutico atualmente recomendado para adultos e crianças com idade superior a 8 anos é a associação de doxiciclina com rifampicina, ambas por via oral, durante 6 semanas. A doxiciclina, 200 mg/dia, é fracionada em 100 mg a cada 12 horas. Rifampicina, 600 a 900 mg/dia, é ingerida em tomada única diária em jejum. Um esquema alternativo é representado pela associação de doxiciclina, na mesma dose, por 6 semanas, com estreptomicina, 1 g/dia, uma aplicação via intramuscular (IM) por dia, durante 3 semanas. A estreptomicina pode ser substituída por gentamicina, 1,7 mg/kg/dose, de 8/8 h, via intravenosa (IV) ou IM, durante 14 dias. A doxiciclina pode ser substituída por tetraciclina, 500 mg de 6/6 horas, via oral, durante 6 semanas. Mais de 80% dos pacientes são curados quando tratados com os esquemas mencionados; porém, falha terapêutica e recidiva são observadas em, respectivamente, 1% a 5% e 5% a 10% dos casos. A frequência de recidiva é pouco menor quando o esquema inclui aminoglicosídeo.

Crianças com idade inferior a 8 anos são tratadas com sulfametoxazol-trimetoprima, 5 mg/kg de peso (de trimetoprima) a cada 12 h, por via oral, durante 6 semanas. Nos 5 dias iniciais, associa-se gentamicina, na dose de 3 a 5 mg/kg de peso/dia, dividida em aplicações cada 8 horas por via IM ou IV, medicação que reduz a possibilidade de recidiva. A combinação sulfametoxazol-trimetoprima pode ser substituída por rifampicina, 15 mg/kg de peso/dia, VO, por 6 semanas.

Brucelose Focal ou Complicada[5,7-9,11,16,23,24]

a. *Osteoarticular* – na espondilite e para casos com lesão crônica de ossos e articulações, tem maior eficácia terapêutica a associação de doxiciclina com estreptomicina, durante 6 semanas, ou cursos mais longos com doxiciclina associada à rifampicina, acrescentando-se a estreptomicina nas 2 semanas iniciais. Nesse esquema com três drogas, o ciprofloxacino, 750 mg de 12/12 h, VO, pode substituir doxiciclina ou rifampicina. Tratamento cirúrgico complementar é requerido por alguns doentes.

b. *Meningoencefalite* – são utilizadas duas ou três drogas combinadas, selecionadas dentre as que alcançam níveis terapêuticos no SNC. Um dos esquemas, prescrito para 90 dias, consiste na associação de rifampicina, 900 mg/dia, por via oral, dose diária em única tomada em jejum, mais sulfametoxazol-trimetoprima, 10 mg/kg de peso (de trimetoprima), fracionado em quatro tomadas por via oral ou duas aplicações IV, mais doxiciclina 100 mg, por via oral, de 12/12 horas. Também é utilizada a combinação de rifampicina com doxiciclina, na dose citada, durante 6 a 12 meses, associando gentamicina, 3 a 5 mg/kg/dia, IM ou IV, nas 3 semanas iniciais. Alguns casos necessitam de corticoterapia no início do tratamento, visando reduzir complicações do processo inflamatório meníngeo.

c. *Endocardite* – utiliza-se associação de três medicamentos, na dose citada anteriormente, por tempo prolongado: doxiciclina mais rifampicina, durante pelo menos 90 dias, mais estreptomicina, via IM, nos 30 dias iniciais. Indicação cirúrgica precoce, com troca da válvula infectada, pode melhorar o prognóstico.

d. *Orquiepididimite* – o esquema terapêutico proposto para a brucelose não complicada é adequado para pacientes com essa lesão focal. Porém, a orquiectomia é necessária em raros casos com orquite necrosante.

CONTROLE DO TRATAMENTO[4,13,23]

Doxiciclina e rifampicina são fármacos hepatotóxicos; recomenda-se avaliar o nível de enzimas hepatocitárias e canaliculares, antes e durante o tratamento. Estreptomicina e gentamicina podem causar lesão do rim e do ouvido interno, especialmente em tratamentos prolongados. É necessário controle prévio e monitoração periódica das funções renal e auditiva. Os medicamentos devem ter a administração interrompida se surgirem alterações clínicas ou laboratoriais sugestivas de efeito adverso.

O controle de cura é realizado com determinação periódica do SAT. Os títulos de anticorpos séricos diminuem quando o tratamento é bem-sucedido, em muitos casos alcançando a negativação sorológica. Radiografia e outros métodos de imagem são empregados para constatar a involução e regressão das lesões focais. A letalidade da brucelose é inferior a 1% dos casos.

PROFILAXIA[6,15,21,22]

A população em geral deve evitar leite e derivados *in natura*, assim como o consumo de carne suína malcozida. Veterinários, açougueiros e outros profissionais da indústria da carne devem usar equipamentos de proteção quando em contato com animais e seus produtos. Não existe vacina licenciada para uso humano, mas tem sido investigada a ação protetora de diversos antígenos naturais ou recombinantes.

O controle da transmissão para humanos é obtido pela eliminação da infecção nos animais domésticos, com vacinação dos sadios e sacrifício dos doentes e infectados; completa-se com desinfecção do ambiente, da carcaça e dos produtos de aborto. É necessária uma eficiente vigilância sanitária sobre a comercialização de produtos de origem animal.

REFERÊNCIAS BIBLIOGRÁFICAS

1. Aguiar DM et al. Antileptospira spp and anti-Brucella *spp.* antibodies in humans from rural area of Monte Negro municipality, state of Rondônia, Brazilian Western Amazon. Braz J Microbiol. 2007;38:93-96.
2. Angel MO et al. Serological trial of Brucella infection in a urban slum population in Brazil. J Infect Dev Ctries. 2012;6:954-59.
3. Araj JF. Update on laboratory diagnosis of human brucellosis. Int J Antimicrob Ag. 2010;36 (Suppl):S12-S17.
4. Buzqan T et al. Clinical manifestations and complications in 1208 cases of brucellosis: a retrospective evaluation and review of the literature. Int J Infect Dis. 2010;14: e 469-78.
5. Chelli Bouaziz M et al. Spinal brucellosis: a review. Skeletal Radiol. 2008;37:785-90.
6. Corbel MJ, MacMillan AP. Brucellosis. In: Collier L, Balows A, Sussman M, Hausler Jr WJ (ed) Topley & Wilson's Microbiology and Microbial Infections. 9th ed. Oxford University Press, 1998. V. 3, p. 819.
7. De Mello CCF et al. Espondilodiscite por brucelose: relato de caso. Rev Soc Bras Med Trop. 2007;10:469-72.
8. Dragosavac D et al. Endocardite por brucelose. Relato de caso. Rev Bras Ter Intensiva. 2007;19:345-46.

9. Ferreira CR, Tatagiba TA, Souto Filho JTD. Espondilodiscite brucelósica: relato de caso. Rev Soc Bras Med Trop. 2002;35:225-58.

10. Gonçalves DD et al. Zoonoses in humans from small rural propeties in Jataizinho, Paraná. Brazil. Braz J Microbiol. 2013;44:125-31.

11. Gul HC, Erdem H, Be KS. Overview of neurobrucellosis : a pooled analysis of 187 cases. Int J Infect Dis. 2009;13:e339-43.

12. Hinrichsen SL et al. Brucelose: relato de caso. An Fac Med Univ Fed Pernamb. 2002;47:148-52.

13. Mantur BG, Amarnath SK, Shinde RS. Review of clinical and laboratory features of human brucellosis. Indian J Med Microbiol. 2007;25:188-202.

14. Meirelles-Bartoli RB, Mathias LA, Samartino LE. Brucellosis due to *Brucella suis* in a swine herd associated with a human clinical case in the State of São Paulo, Brazil Trop Anim Health Prod. 2012;44:1575-79.

15. Moreno E. Retrospective and prospective perspectives on zoonotic brucellosis. Front Microbiol. 2014;5:213.

16. Navarro-Martinez A et al. Epididymoorchitis due to *Brucella mellitensis* : a retrospective study of 59 patients. Clin Infect Dis. 2001;33:2017-22.

17. Pappas G et al. Brucellosis. N Engl J Med. 2005;352:2325-36.

18. Pappas G. The changing Brucella ecology: novel reservoirs, new threats. Int J Antimicrob Ag. 2010;36(Suppl):S8-S11.

19. Poester F et al. Estudos de prevalência da brucelose bovina no âmbito do Programa Nacional de Controle e Erradicação de brucelose e tuberculose: introdução. Arq Bras Med Vet Zootec. 2009;61(Supl1):1-5.

20. Rodrigues AL et al. Outbreak of laboratory-acquired Brucella abortus in Brazil: a case report. Rev Soc Bras Med Trop. 2013;46:791-94.

21. Rubach MP et al. Brucellosis in low-income and middle-income countries. Curr Opin Infect Dis. 2013;26:404-12.

22. Seleen MN, Boyle SM, Sriranganathan N. Brucellosis: a re-emerging zoonosis. Vet Microbiol. 2010;140:392-98.

23. Solera J. Update on brucellosis: therapeutic challenges. Int J Antimicrob Ag. 2010;36(Suppl):S18-S20.

24. Solis Garcia del Pozo J, Solera J. Sistematic review and meta-analysis of randomized clinical trials in the treatment of human brucellosis. PLoS One. 2012;7:e32090.

21 Cancro Mole

- ■ **Mauro Romero Leal Passos**
- ■ **Edilbert Pellegrini Nahn Junior**

(CID 10 = A57 - Cancro mole [Cancroide])

INTRODUÇÃO

Conhecida como a mais venérea das doenças sexualmente transmissíveis (DST), pela sua característica de autoinoculação, o cancro mole é também denominado de cancroide, cancrela, cancro venéreo simples, úlcera mole, úlcus mole, cancro ou úlcera de Ducrey e popularmente como cavalo. Consiste em uma infecção de transmissão exclusiva pelo contato sexual, aguda, localizada, fagedênica e autoinoculável.

Seu agente etiológico é o *Haemophilus ducreyi,* cocobacilo, gram-negativo, aeróbio, agrupado aos pares ou em cadeias, com maior coloração nos polos. É cultivado com grande dificuldade em meios enriquecidos e muito suscetível aos antissépticos e temperaturas maiores que 42°C. Esse microrganismo pode receber ou transferir plasmídeos do *H. influenzae*, ocorrendo, desse modo, a resistência aos antibióticos[18].

O *H. ducreyi* necessita de uma solução de continuidade da pele ou da semimucosa para a sua penetração e um tempo de incubação de normalmente de 2 a 5 dias; porém, períodos mais longos não são raros.

EPIDEMIOLOGIA

O cancro mole mantém-se de grande importância epidemiológica nos países com baixos índices de desenvolvimento socioeconômico da Ásia, África e Caribe, especialmente naqueles com grande prevalência de infecção pelo vírus da imunodeficiência humana (HIV)[9]. A Organização Mundial da Saúde (OMS) estima em 7 milhões a incidência anual global Assinale-se, entretanto, que não é doença comum em nosso meio.

Há um intenso predomínio de acometimento do sexo masculino, numa proporção histórica de 20 a 30 casos para cada caso feminino, sendo as mulheres muitas vezes portadoras assintomáticas. Como na maioria das DST, ocorre com maior frequência dos 20 aos 30 anos. Não há diferenças raciais, porém atinge mais frequentemente a população de menor poder aquisitivo, e particularmente os profissionais do sexo e pessoas com hábitos higiênicos precários e homens não circuncidados[17,21,22,27].

Embora observe-se um declínio geral nos casos notificados de cancroide, evidente nos países desenvolvidos, esses dados devem ser interpretados com cautela, pois o *Haemophilus ducreyi* é difícil de ser cultivado *in vitro* e, como resultado, essa condição pode ser substancialmente subdiagnosticada.

DIAGNÓSTICO CLÍNICO[19-21,23,24,26]

Após curto período de incubação (5 a 7 dias) surge discreta mácula ou pápula circundada por halo eritematoso ou uma vesicopústula que evolui rapidamente para úlcera com bordas irregulares talhadas a pique, fundo purulento, base mole à compressão, fagedênica e muito dolorosa. Devido ao mecanismo de autoinoculação, outras lesões ulceradas, em número variável, podem ocorrer; porém, ressalta-se que em 40% dos casos a lesão é única.

Cerca de 1 semana após o aparecimento do cancro, 30% a 50% dos pacientes, principalmente do sexo masculino, desenvolvem uma adenite inguinal-satélite, denominada de bubão, unilateral em 75% dos casos, e extremamente dolorosa, que, nos pacientes sem tratamento, pode evoluir rapidamente com supuração por orifício único.

As áreas mais frequentes de acometimento das lesões ulceradas são aquelas de maior atrito durante o ato sexual. No homem ocorrendo no freio do pênis e no sulco balanoprepucial (Figura 21.1); e, na mulher, na fúrcula e na face interna dos pequenos e grandes lábios vulvares. É referido que em cerca de 5% dos casos se observa o cancro misto de Rollet, pela associação patogênica com o *Treponema pallidum*, agente da sífilis. Menos comuns, são as lesões de localização anal, oral e labial. Podem ocorrer sequelas locais causadas por cicatrizações, como o estreitamento prepucial. Lesões extragenitais são raras, já tendo sido relatados em dedos, seios e coxas. É doença que não atinge os órgãos internos, nem apresenta sintomatologia sistêmica.

O acometimento do cancro mole em gestantes não representa ameaça para mãe, feto ou neonato. Estudos mostram que a acurácia no diagnóstico clínico do cancro mole varia de 33% a 80%[26].

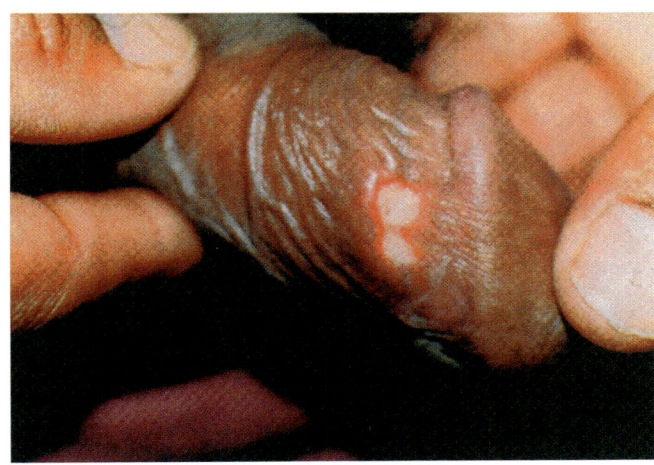

FIGURA 21.1 – Cancro mole: lesões ulceradas de base amolecida e evolução rápida. (Fonte: Mauro Romero Leal Passos e Gutemberg Leão de Almeida Filho. Atlas de DST e Diagnóstico Diferencial. Rio de Janeiro: Revinter, 2002. p. 99[19a].)

CANCRO MOLE E INFECÇÃO PELO VÍRUS DA IMUNODEFICIÊNCIA HUMANA (HIV)[17]

A concomitância de doenças sexualmente transmissíveis é de conhecimento geral, além da facilitação de contágio entre elas. O cancro mole é frequente onde a prevalência do HIV na população adulta é maior que 8%; dessa maneira, o cancro mole é importante fator para a aquisição e a transmissão do HIV. Em mulheres e homens portadores dessa infecção o risco de se infectarem com o HIV é maior. Uma das razões para esse fato é a presença de um grande número de linfócitos CD4+ e macrófagos nas úlceras causadas pelo *H. ducreyi*. Estudo realizado em Bahamas por Gomez e cols. correlacionou uma epidemia de úlcera genital em heterossexuais infectados pelo HIV e uso de *crack*/cocaína[10].

Nos pacientes HIV+ ou com aids as manifestações clínicas do cancro mole, assim como da maioria das doenças infecciosas, podem apresentar-se exacerbadas, modificadas, de involução mais lenta ou resistente às terapias empregadas.

DIAGNÓSTICO DIFERENCIAL[7,9,19,21,23,24,26]

O diagnóstico diferencial deve ser feito com todas as doenças que possam provocar ulcerações genitais e/ou adenopatia inguinal, especialmente as outras DST (sífilis, herpes simples, linfogranuloma venéreo e donovanose); as diferenças clínicas e evolutivas destas estão relacionadas na Tabela 21.1. O principal diagnóstico diferencial é com o cancro duro, lesão inicial da sífilis; as principais características clínicas entre essas duas entidades são descritas na Tabela 21.2. Na coinfecção do cancro mole com o *Treponema pallidum*, agente etiológico da sífilis, referido em cerca de 5% dos casos, observa-se o cancro misto de Roullet, no qual as características iniciais são do cancro mole e, em seguida, do cancro duro (Figura 21.2). As lesões de herpes simples são confundidas principalmente quando esse quadro acomete pacientes imunodeprimidos. Com relação à adenite regional, ainda se deve diferenciá-la das causadas por infecções bacterianas locais ou nos membros inferiores, além da tuberculose e dos linfomas. No linfogranuloma venéreo a fistulização ocorre por múltiplos orifícios.

Ressalta-se que no protocolo em vigor do Ministério da Saúde toda úlcera genital com mais de 4 semanas deve ser biopsiada[7]. Assim como pode ser necessária a biópsia de linfonodos para descartar neoplasia, se não houver regressão da linfadenopatia após o tratamento.

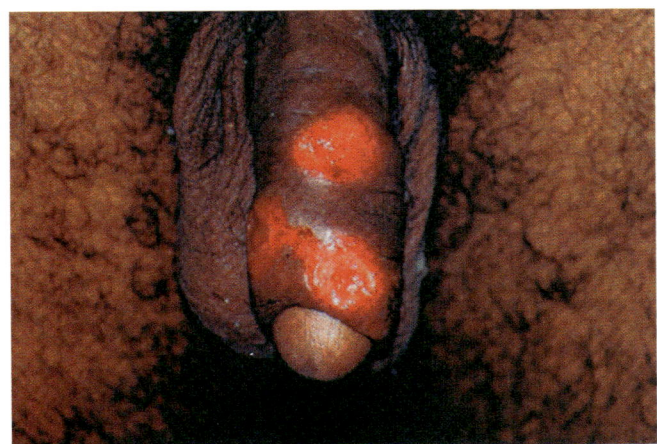

FIGURA 21.2 – Cancro misto de Roullet: cancro mole associado a cancro duro. Lesões ulceradas clinicamente confusas que lembram tanto sífilis como cancro mole. (Fonte: Mauro Romero Leal Passos e Gutemberg Leão de Almeida Filho. Atlas de DST e Diagnóstico Diferencial. Rio de Janeiro: Revinter, 2002. p. 103[19a].)

TABELA 21.1

Principais Diferenças entre as Úlceras Genitais						
Doença	*Nº de Lesões*	*Induração*	*Hiperestesia*	*Bordas*	*Base/Fundo*	*Adenopatia*
Cancro mole	Múltiplas	Rara	Dolorosa	Irregular	Mole; profunda, exsudação purulenta	Unilateral, supurativa por orifício único
Cancro duro	Única	Comum	Indolor	Lisa	Dura; profundidade variável e limpo	Bilateral, não supurativa
Linfogranuloma venéreo	Única, geralmente não percebida	Rara	Indolor	Regular	Fundo superficial e limpo	Unilateral, supurativa por múltiplos orifícios
Herpes simples	Múltiplas vesículas agrupadas e/ou erosões	Rara	Dolorosa	Regular	Exulcerações	Bilateral, pouco acentuada
Donovanose	Única	Comum	Indolor	Irregular	Fundo limpo friável	Ausente

TABELA 21.2

Principais Diferenças entre Cancro Duro e Cancro Mole	
Cancro Duro	**Cancro Mole**
• Período de incubação – 21 a 30 dias	• Período de incubação – 2 a 5 dias
• Lesão única	• Lesões múltiplas
• Erosão ou ulceração	• Ulceração
• Base dura	• Base mole
• Fundo limpo, eritematoso, seroso	• Fundo sujo, purulento, anfractuoso
• Bordas planas	• Bordas escavadas
• Adenopatia bilateral, não inflamatória, indolor, múltipla, não fistulizante, ocorrendo em quase 100% do casos	• Adenopatia unilateral, inflamatória, dolorosa, única, fistulizante por um orifício, em 30% a 60% dos casos

DIAGNÓSTICO LABORATORIAL[1,2,4,6,7,13,15,18,19,20,22,24,26]

O diagnóstico do cancro mole é eminentemente clínico, uma vez que os exames normalmente disponíveis nos laboratórios e serviços especializados são de baixa sensibilidade.

- *-Bacterioscopia* – colhe-se a secreção do fundo da úlcera com uma alça de platina, *swab* ou espátula, ou por punção do bubão, distende-se o material em um único sentido na lâmina de vidro visando não alterar o arranjo das bactérias, em seguida cora-se pelo método de Gram com a safranina no lugar da fucsina para uma maior visibilidade. Observam-se os estreptobacilos gram-negativos aglomerados em forma de "cardume de peixe" ou "paliçada" intracelular, mas sobretudo extracelularmente. Segundo alguns estudiosos, por ser um germe piogênico, a colheita deve ser realizada no pus, não se aconselhando limpar a lesão. Todavia, outros profissionais orientam que limpando suavemente a área pode-se recuperar melhor o agente etiológico do cancro mole, pois se retira o excesso de contaminantes. Consiste em exame de baixa sensibilidade.

- *Cultura* – o material das úlceras é colhido como descrito anteriormente, entretanto maior positividade é obtida da secreção do bubão. Bactéria de difícil isolamento devendo ser utilizados os meios de Nairobi, Johannesburg ou ágar-chocolate enriquecido. As colônias apresentam-se arredondadas e acinzentadas. Não é usado como rotina, mas apenas em trabalhos de pesquisas. Alguns autores sugerem o cultivo em mais de um meio de cultura para aumentar a sensibilidade, que é baixa (< 80%).

- *Intradermorreação de Ito-Reenstierna* – reação do tipo tuberculínico apresenta nos dias de hoje um valor apenas histórico; realizada com o pus retirado do bubão positivando-se após 48 ou 72 horas com a formação de uma pápula maior de 8 mm. A resposta imunológica permanece positiva mesmo após a cura.

- *Exame histopatológico* – na prática não é recomendado, por não serem as alterações celulares encontradas específicas. Serve, entretanto, para auxílio em alguns diagnósticos diferenciais. Ressalta-se, ainda, que no atual protocolo do Ministério da Saúde toda úlcera genital com mais de 4 semanas deve ser biopsiada.

- *Reação de fixação do complemento* – os anticorpos antibacilares são encontrados após a terceira semana do apa-recimento da úlcera. Não é usada na prática médica por ter resultados de baixa sensibilidade e especificidade.

- *Técnica de amplificação do DNA* – PCR *multiplex* (M-PCR). Considerado atualmente como o método diagnóstico com maior sensibilidade. Essa técnica apresenta a vantagem de permitir a detecção simultânea do *Treponema pallidum* e HSV tipos 1 e 2. Esse exame mostrou-se ainda como importante ferramenta epidemiológica na tipagem de cepas do *Haemophilus ducreyi* em áreas endêmicas[16].

- Outros exames com alta especificidade e sensibilidade ainda não se encontram disponíveis nos ambulatórios e laboratórios das redes públicas, como por exemplo: imunofluorescência (IF), sonda de ácido nucleico, testes sorológicos e método de espectrometria.

Os diferentes métodos apresentam sensibilidades e especificidades distintas (Tabela 21.3). Em razão das dificuldades de confirmação laboratorial da infecção pelo *H. ducreyi*, o diagnóstico muitas vezes se dá por exclusão de outras lesões ulceradas genitais, como sífilis e herpes simples.

TABELA 21.3

Avaliação dos Métodos Laboratoriais para Diagnóstico do Cancro Mole[13,14]		
Exame	**Sensibilidade %**	**Especificidade %**
Gram	5-63	51-99
Cultura	35-91	> 94
pCR	56-100	52-100
if	89-100	63-81
Imunoensaio enzimático (sorologia – vários métodos)	48-100	23-90

Adaptado de Lewis Da[14].
PCR = reação em cadeia da polimerase; IF = imunofluorescência.

TRATAMENTO[3,4,7,8,9,11,18]

O tratamento tópico das lesões ulceradas acelera a sua cicatrização e reduz o risco de infecções secundárias. Deve ser realizada a limpeza e compressas com soro fisiológico a 0,9% ou com água boricada a 2%, três vezes ao dia. Alguns preconizam o uso tópico de creme ou pomadas de antibióticos.

O bubão, se presente, requer repouso por parte do paciente e naqueles que se apresentem muito dolorosos ou volumosos, a aspiração por agulha grossa através de uma área de pele normal, evitando a formação de uma fístula posteriormente. Enfatiza-se que a incisão e a drenagem são contraindicadas, pois retardam a cicatrização e possibilitam a difusão da infecção.

A terapêutica específica é realizada com vários antimicrobianos. Os esquemas recomendados pelo Ministério da Saúde (MS), *Centers for Disease Control* (CDC), *European Guideline for the Management of Chancroid (EG)* e *UK National Guideline for the Management of Chancroid (UK)* estão na Tabela 21.4

Em pacientes coinfectados pelo HIV e homens não circuncidados ocorre maior resistência medicamentosa e, consequentemente, falha terapêutica. Esquemas terapêuticos mais longos são recomendados e orienta-se o acompanhamento rigoroso. Não há dados na literatura sobre o melhor esquema terapêutico para os pacientes HIV+, porém Belda

TABELA 21.4

Cancro Mole – Esquema Terapêutico[7-11]					
Antibiótico	*Dose*	*Frequência*	*Duração*	*Via*	*Referência*
Azitromicina	1 g	Dose única	—	Oral	MS; CDC; EG; UK
Ceftriaxona	250 mg	Dose única	—	Intramuscular	MS; CDC; EG; UK
Eritromicina	500 mg	6/6 h	7 dias	Oral	MS; UK
Eritromicina	500 mg	8/8 h	7 dias	Oral	CDC
Ciprofloxacino	500 mg	Dose única	—	Oral	UK
Ciprofloxacino	500 mg	12/12 h	3 dias	Oral	CDC; UK

e cols. demonstraram falha com a azitromicina em todos os pacientes tratados e boa resposta com o tiafenicol[5]. Alguns *experts* recomendam a eritromicina, 2 g/dia, por 7 dias, para esses pacientes[7].

Nas gestantes está contraindicado o uso de ciprofloxacino. A eritromicina ou a ceftriaxona são as opções; entretanto, devido aos efeitos colaterais gástricos da eritromicina, a segunda opção é a mais indicada.

O desenvolvimento de vacinas para algumas DST (HPV e hepatite B) já é uma realidade. Recente modelo de vacina em suínos mostrou-se eficaz na prevenção da infecção pelo *H. ducreyi*[1,12].

Controle do Tratamento[3,7,18]

O controle de cura é iminentemente clínico, com regressão da(s) lesão(ões) em 7 a 10 dias. Não se deve deixar de considerar o diagnóstico de cancro mole, mesmo quando houver uma única lesão. Orienta-se solicitar como rotina sorologia para sífilis, HIV e hepatites virais, obedecendo-se a máxima de que a presença de uma DST favorece a infecção por outras. E, mais, mesmo que a primeira sorologia seja negativa, uma conduta de excelência diz que uma segunda sorologia deve ser sugerida em 30 a 40 dias.

O(s) parceiro(s) sexual(is) de paciente com cancro mole não deve(m) ser esquecido(s). Solicitar sua(s) presença(s) ou orientar para consulta em outro serviço deve ser prioridade frente um paciente com DST. Não se considera ético prescrever qualquer tratamento sem antes proceder anamnese e exame clínico. Alguns protocolos recomendam o tratamento para todos os parceiros dos últimos 10 dias. Por isso, não concordamos com receita ou envio de antibióticos para parceiros que não cumpram os requisitos de uma consulta médica. Ressalta-se que tão importante quanto diagnosticar e tratar é efetuar uma excelente atuação em educação em saúde (aconselhamento), como forma de diagnosticar outros casos inter-relacionados e, principalmente, prevenir outras doenças.

Profilaxia

O diagnóstico e tratamento de todo paciente portador de cancro mole, particularmente por apresentar lesões ulceradas infectantes e dolorosas, consiste na primeira e mais importante ação profilática.

Para a prevenção desta e outras DST entre a população geral enfatiza-se:

- o uso regular do preservativo masculino ou feminino;
- a solicitação de testes sorológicos para sífilis, HIV e hepatites virais rotineiramente em todas as pessoas sexualmente ativas, em especial aquelas que desejam engravidar;
- proceder ao diagnóstico precoce e o tratamento adequado;
- ações em educação em saúde sexual e reprodutiva de forma constante e rotineira desde família, escola, serviços médicos e mídias em geral.

Ainda como método profilático, especialmente em áreas endêmicas, pode-se sugerir a circuncisão. Weiss e cols. demonstraram em recente trabalho de revisão e metanálise em homens circuncidados menor risco de contaminação por sífilis e cancro mole[27].

Notificar todas as DST diagnosticadas é de fundamental importância, pois o real conhecimento da magnitude destas doenças possibilita uma melhor programação das atividades educacionais, profiláticas e terapêuticas.

REFERÊNCIAS BIBLIOGRÁFICAS

1. Afomina G et al. Immunization with the Haemophilus ducreyi hemoglobin receptor HgbA protects against infection in the swine model of chancroid. Infect Immun. 2006;74:2224-32.
2. Alfa M. The laboratory diagnosis of Haemophilus ducreyi. Can J Infect Dis Med Microbiol. 2005;16:31-34.
3. Annan NT, Lewis DA. Treatment of chancroid in resource-poor countries. Expert Rev Anti Infect Ther. 2005;3:295-306.
4. Belda Jr W. Cancro Mole. In. Belda Jr W, Chiacchio ND, Criado PR. Tratado de Dermatologia. São Paulo: Atheneu; 2010. p. 1278-84.
5. Belda Jr W et al. A Comparative study of single-dose treatment of chancroid using thiamphenicol versus azithromycin. Braz J Infect Dis. 2009;13:218-20.
6. Belda Jr W, Shiratsu R, Pinto V. Abordagem nas doenças sexualmente transmissíveis. An Bras Dermatol. 2009;84:151-59.
7. Brasil. Ministério da Saúde. Secretaria de Vigilância em Saúde. Programa Nacional de DST e Aids. Manual de Controle das Doenças Sexualmente Transmissíveis. 4ª ed. Brasília: Ministério da Saúde; 2005. p. 38-50.
8. British Association for Sexual Health and HIV (BASHH). Clinical Effectiveness Group. UK National Guideline for the Management of Chancroid 2014. 22 p. Disponível em: http://www.bashh.org/documents/Chancroid%202014%20.pdf. Acessado em: dez. 2014.
9. Centers for Disease Control and Prevention (CDC). Sexually Transmitted Diseases Treatment Guidelines, 2010. MMWR – Morb Mortal Wkly Rep 2010;59 (RR-12): 1-110. Disponível em: http://www.cdc.gov/MMWR/preview/mmwrhtml/rr5912a1.htm. Acessado em: nov. 2014.
10. Gomez MP et al. Epidemic crack cocaine use linked with epidemics of genital ulcer disease and heterosexual HIV infection in the Bahamas. Sex Transm Dis. 2002;29:259-64.
11. Kemp M et al. 2010 European guideline for the management of chancroid. Disponível em: http://www.iusti.org/regions/Europe/

pdf/2010/Euro_Guideline_Chancroidrev_2010.pdf. Acessado em: nov. 2014.

12. Leduc I et al. Passive immunization with a polyclonal antiserum to the hemoglobin receptor of *Haemophilus ducreyi* confers protection against a homologous challenge in the experimental swine model of chancroid. Infect Immu. 2011;79:3168-77.

13. Lewis DA. Diagnostic tests for chancroid. Sex Transm Inf. 2000;76:137-41.

14. Lewis DA. Chancroid: clinical manifestations, diagnosis and management. Sex Transm Inf. 2003;79:68-71.

15. Lewis JS. Seleção e avaliação de testes e controle de qualidade In: Morse SA, Moreland AA, Holmes KK (ed). Atlas de Doenças Sexualmente Transmissíveis e AIDS. 2ª ed. São Paulo: Artes Médicas; 1997. p. 317-24.

16. Mbwana J et al. Molecular characterization of Haemophilus ducreyi isolates from different geographical locations. J Clin Microbiol. 2006;44:132-37.

17. Mohammed TT, Olumide YM. Chancroid and human immunodeficiency virus infection – a review. Int J Dermatol. 2008;47:1-8.

18. Morse AS. Chancroid and Haemophilus ducreyi. Clin Microb Rev. 1989;2:137-57.

19. Nahn Jr EP, Manela-Azulay M, Azulay DR. Doenças Sexualmente Transmissíveis. In: Azulay RD, Azulay DR, Azulay-Abulafia L (Ed.). Azulay – Dermatologia. 6ª ed. Rio de Janeiro: Guanabara Koogan; 2013. p. 468-491.

19a. Passos MRL, Almeida Filho GL. Cancro Mole. In: Atlas de DST & Diagnóstico DIferencial. Rio de Janeiro: Revinter; 2002. p. 91-144.20.

20. Passos MRL, Nahn Jr EP, Almeida Filho GL. Cancro Mole. In: Passos MRL. DST 5. Doenças Sexualmente Transmissíveis. 5ª ed. Rio de Janeiro: Cultura Médica; 2005. p. 245-56.

21. Passos MRL, Nahn Jr EP, Bravo RS. Cancro Mole. In. Focaccia R (Ed.). Tratado de Infectologia. 4ª ed. São Paulo: Atheneu; 2009. V 2, p. 2007-12.

22. Patterson K et al. Development of a rapid immunodiagnostic test for Haemophilus ducreyi. J Clin Microbiol. 2002;40:3694-702.

23. Roy-Leon JE et al. In vitro and in vivo activity of combination antimicrobial agents on Haemophilus ducreyi. J Antimicrob Chemother. 2005;56:552-58.

24. Spindola SM. Chancroid and Haemophilus ducreyi. In: Holmes KK et al. (Ed). Sexually Transmitted Diseases. 4th ed. New York: McGraw-Hill; 2008. p. 689-700.

25. Stary A, Stary G. Sexually Transmitted Diseases. In: Bolognia JL, Jorizzo JL, Schaffer JV. Dermatology. 3 ed. Elsevier; 2012. V.2, p. 1367-89.

26. Steen R. Eradicating chancroid. Bull WHO. 2001;79:818-26. Disponível em: http://www.bashh.org/documents/Chancroid%20 2014%20.pdf. Acessado em: 15 dez. 2014.

27. Weiss HA et al. Male circumcision and risk of syphillis, chancroid and genital herpes: a systematic review and meta-analysis. Sex Transm Infect. 2006;82:101-10.

22 Candidíase

- Simone Aranha Nouér
- Fábio Moore Nucci
- Márcio Luís Moore Nucci

(CID 10 = B37 - Candidíase; B37.0 - Estomatite por *Candida*; B37.1 - Candidíase pulmonar; B37.2 - Candidíase da pele e das unhas [Oníquia, paroníquia, dermatite das fraldas]; B37.3 - Candidíase da vulva e da vagina; B37.4 - Candidíase de outras localizações urogenitais [Balanite, uretrite]; B37.5 - Meningite por *Candida*; B37.6 - Endocardite por *Candida*; B37.7 - Septicemia por *Candida*; B37.8 - Candidíase de outras localizações [Enterite, queilite]; B37.9 - Candidíase não especificada; P 37.5 - Candidíase neonatal)

INTRODUÇÃO

O gênero *Candida* compreende cerca de 200 diferentes espécies, das quais menos de 20 têm importância clínica. Dentre as espécies de maior relevância clínica destacam-se *C. albicans, C. parapsilosis, C. tropicalis, C. glabrata, C. guilliermondii, C. lusitaniae* e *C. krusei*. Avanços nas técnicas de biologia molecular têm mudado a taxonomia dos fungos. Assim, algumas espécies são hoje chamadas "complexos", por abrigarem diferentes espécies. O mais relevante dentro do gênero *Candida* é o complexo *parapsilosis*, que engloba três espécies: *C. metapsilosis, C. ortopsilosis* e *C. parapsilosis*. A importância clínica dessa distinção, entretanto, ainda é objeto de estudos. Várias espécies de *Candida* são ubíquas no homem, e fazem parte da microbiota comensal do trato digestivo, da vagina e da pele, tornando-se patogênicas em condições especiais, quando a resistência do hospedeiro à infecção fica diminuída. Quando isso ocorre, podem causar infecção superficial ou sistêmica, em qualquer localização. As formas clínicas mais frequentes de candidíase localizada ou superficial são: cutânea e ungueal, orofaríngea, esofágica, gastrintestinal, vulvovaginal e urinária. As formas sistêmicas incluem fungemia, endocardite, pericardite, meningite, infecção ocular, óssea, abdominal, hepatoesplênica e pulmonar. Algumas síndromes são bem conhecidas, como a candidíase mucocutânea crônica, candidíase disseminada aguda e candidíase disseminada crônica[3,7,9].

O organismo se defende contra infecção por *Candida* por diferentes mecanismos, incluindo fatores locais, tais como o pH e a umidade, a imunidade mediada por linfócitos T e os fagócitos. Com exceção da vulvovaginite e de algumas formas de candidíase cutânea, a candidíase ocorre em indivíduos com algum grau de imunodepressão. As formas cutaneomucosas acometem fundamentalmente pacientes com defeito na imunidade mediada por linfócitos T, enquanto a candidíase disseminada (incluindo as fungemias) acomete pacientes neutropênicos e indivíduos hospitalizados com diversos fatores de risco. A candidíase sistêmica tem como principal mecanismo de aquisição a translocação de *Candida* do tubo digestório para a circulação[9]. Situações que promovem aumento na quantidade de *Candida* ou lesão no tubo digestivo resultam em elevado risco de candidemia. Exemplos dessas situações são: câncer, prematuros, pós-operatório de cirurgias gastrintestinais e cardíacas, trauma, grande queimado, diabetes e cirrose. Embora a maioria destas infecções seja adquirida por via endógena, sendo seu maior reservatório o trato gastrintestinal, no ambiente hospitalar, a infecção por *Candida* pode ser adquirida a partir das mãos de profissionais de saúde.

FORMAS CLÍNICAS E DIAGNÓSTICO

As formas clínicas de candidíase mais frequentes no indivíduo imunocompetente são a vulvovaginite e as infecções na pele e nas unhas. A infecção cutânea ocorre frequentemente em pregas, sob a forma de intertrigo, sobretudo em obesos e diabéticos. A onicomicose, embora seja mais frequentemente causada por dermatófitos, pode por vezes ser causada por *Candida*. Aproximadamente 75% das mulheres têm pelo menos um episódio de vulvovaginite por *Candida* em sua vida, e perto de 50% apresentam um segundo episódio. A condição é mais comum na gestação e em mulheres diabéticas. Os sintomas e sinais são comuns a qualquer vulvovaginite (corrimento, prurido) e o diagnóstico de certeza é feito através de exame direto e cultura.

A candidíase oral é comum em indivíduos com defeito na imunidade mediada por linfócitos T, particularmente indivíduos com aids, pacientes em uso de corticosteroides, pacientes com câncer e nos extremos de idade. Pode ocorrer em indivíduos com higiene oral precária e após uso de antimicrobianos. Várias formas clínicas podem ocorrer: pseudomembranosa aguda, atróficas aguda e crônica, hipertrófica crônica, e candidíase mucocutânea crônica. A forma mais facilmente identificada é a pseudomembranosa aguda, apresentando-se com lesões esbranquiçadas elevadas na mucosa oral, gengivas e/ou língua, que tipicamente se desprendem com o trauma, deixando uma base eritematosa. Na forma atrófica aguda, a língua pode-se apresentar lisa, brilhante e dolorosa. A forma atrófica crônica é a mais frequente, e ocorre em indivíduos que usam próteses dentárias (até 60%). Em geral é assintomática, e se acompanha frequentemente de queilite angular. Na forma crônica hipertrófica, a lesão clássica é de leucoplasia, que ocorre geralmente na mucosa jugal e é assintomática.

A candidíase mucocutânea crônica é um termo que designa um grupo de condições pouco comuns, nas quais indivíduos com imunodeficiências congênitas ou endocrinopatias desenvolvem infecção recorrente por *Candida albicans* envolvendo pele, unhas e mucosas. O elemento comum a todos os indivíduos é uma intensa depressão da imunidade mediada por linfócitos T. A doença aparece em geral nos primeiros 3 anos de vida. A candidíase esofágica costuma acompanhar a candidíase oral pseudomembranosa aguda, e ocorre particularmente em pacientes com aids e câncer. O sinal clínico predominante é odinofagia e o diagnóstico de certeza é feito com endoscopia e biópsia.

Em contraste com as formas superficiais, a candidíase sistêmica é doença grave, com mortalidade alta, e sua prevalência tem aumentado significativamente nos últimos anos. *Candida* é o quarto patógeno mais frequente na corrente sanguínea em hospitais públicos terciários brasileiros, com uma incidência alta (2,49 candidemias por 1.000 admissões)[3]. Pacientes com câncer, prematuros, em pós-operatório de cirurgias gastrintestinais e cardíacas, trauma, grande queimado, diabetes e cirrose têm alto risco de desenvolver candidíase sistêmica. A candidíase invasiva pode ou não ser acompanhada de hemocultura positiva para *Candida* (candidemia). A infecção pode manifestar-se apenas por febre, ou ainda apresentar calafrios, mialgias e eventualmente *rash* cutâneo e endoftalmite.

A ocorrência de quadros septicêmicos com choque não é exclusiva de infecções bacterianas, podendo acometer alguns pacientes com candidemia[2]. As lesões cutâneas, decorrentes da embolização séptica, ocorrem em até 10% dos casos, mais frequentemente nas infecções por *C. tropicalis*[10]. Têm distribuição difusa, apresentando-se como micronódulos avermelhados ou como pequenas pápulas violáceas de base hiperemiada. Ocasionalmente, pode haver lesões maiores. A endoftalmite ocorre em 5% a 50% dos pacientes. Na maioria dos casos, as lesões retinianas por *Candida* são identificadas no exame oftalmológico de rotina, não havendo sintomas relacionados. Estudo recente mostrou que em pacientes graves admitidos em unidades de terapia intensiva, a ocorrência de lesões no fundo de olho é frequente, mas as mesmas são inespecíficas[12]. Na ausência de tratamento, pode haver envolvimento renal, osteoarticular, endocardite, meningite, pneumonia e, finalmente, evolução para hipotensão, perda da função renal e insuficiência de múltiplos órgãos.

O isolamento de *Candida* em hemoculturas deve ser sempre interpretado como infecção na corrente sanguínea e tratado de forma adequada, uma vez que a mortalidade desta condição é alta. Não há recomendações especiais de coleta de hemoculturas para *Candida*. Devem-se usar preferencialmente frascos específicos para fungos, pois o crescimento de *Candida* nos meios aeróbios pode ser mais lento. A candidíase disseminada crônica (hepatoesplênica) caracteriza-se pelo aparecimento ou persistência de febre em um paciente em recuperação da neutropenia. Frequentemente há dor nos quadrantes superiores do abdome, náuseas e aumento progressivo na fosfatase alcalina. A síndrome envolve não só o baço e o fígado, mas também outros órgãos, como os rins. A ultrassonografia, a tomografia computadorizada e a ressonância magnética revelam imagens de múltiplos abscessos. O uso profilático de fluconazol nesta população de pacientes reduziu muito a frequência dessa forma de candidíase invasiva.

A candidúria é frequente, sobretudo em pacientes com sonda vesical. Em estudo prospectivo de 861 casos de candidúria, 83% tinham história de sondagem vesical nos 30 dias precedentes[6]. Por outro lado, em outro estudo, 6% de voluntários sãos tinham candidúria[4]. Assim, a interpretação de candidúria é complicada, podendo representar colonização, cistite ou infecção sistêmica[7], e não há nenhum método simples e confiável para distinguir entre essas três possibilidades. Em relação ao manejo da candidúria, os resultados de um estudo recente questionam seriamente a necessidade de se tratar um paciente com candidúria. Nesse estudo, fluconazol (200 mg/dia por 14 dias) foi comparado com placebo no tratamento de 316 pacientes com candidúria[13]. Ao final do tratamento, 50% dos pacientes que receberam fluconazol e 29% dos que receberam placebo tinham culturas negativas (p < 0,001). Entretanto, 2 semanas depois, a proporção de pacientes com culturas positivas era semelhante.

TRATAMENTO

As recomendações para o tratamento de candidíase foram recentemente revistas[11]. As formas localizadas de candidíase podem ser tratadas com medicamentos tópicos, como nos casos de vulvovaginite, candidíase cutânea e até candidíase oral. A vulvovaginite não complicada (90% dos casos) responde rapidamente à dose única de agentes tópicos (clotrimazol, miconazol e tioconazol) ou a azólicos por via oral (fluconazol 150 mg). Em contraste, a forma complicada requer 7 dias de tratamento tópico ou duas doses de um agente por via oral (segunda dose 3 dias depois da primeira). Para a onicomicose, o tratamento de escolha é itraconazol (200 mg duas vezes ao dia por 7 dias, repetido mensalmente por 3 a 4 meses). A candidíase cutânea responde bem a agentes tópicos, como clotrimazol, miconazol e nistatina. O tratamento da candidíase oral pode ser feito por agentes tópicos como a nistatina, a anfotericina B ou o clotrimazol (7 a 14 dias). Entretanto, particularmente nos indivíduos que persistem imunodeprimidos, a recorrência é muito comum. Outra opção (em geral preferida em pacientes profundamente imunodeprimidos) é o uso de um azólico por via oral (fluconazol – 100 a 200 mg/dia, itraconazol – 200 mg/dia). A candidíase esofágica requer tratamento sistêmico com um dos azólicos citados, ou anfotericina B (> 0,3 mg/kg/dia), caspofungina (50 mg/dia, intravenosa [IV]) ou voriconazol (4 mg/kg duas vezes ao dia) por 2 a 3 semanas. Com relação à candidúria, como foi comentado anteriormente, na maioria das vezes não há indicação de tratamento. Um estudo randomizado comparando fluconazol com placebo não mostrou diferenças na proporção de pacientes com culturas de urina positivas 2 semanas após a suspensão da medicação[13].

Para o tratamento da candidemia e da candidíase invasiva, as drogas (ou esquemas) avaliadas em estudos randomizados são: anfotericina B, fluconazol, voriconazol, caspofungina, anidulafungina, micafungina, anfotericina B em complexo lipídico, anfotericina B em lipossoma, e a combinação de fluconazol e anfotericina B. As equinocandinas são consideradas as drogas de escolha para terapia primária de candidemia/candidíase invasiva[14]. As drogas e respectivas doses são: caspofungina (dose de 70 mg IV no 1º dia, e 50 mg/dia nos dias subsequentes), micafungina (dose de 100 mg/dia – dose pediátrica) e anidulafungina (200 mg IV no 1º dia e 100 mg/dia nos dias subsequentes). Após 5 a 7 dias de tratamento com uma equinocandina pode-se considerar a troca para fluconazol oral (400 mg/dia), desde que o paciente esteja melhorando e que a candidemia não seja causada por *C. glabrata* ou *C. krusei*, que são menos suscetíveis ao fluconazol. O tratamento deve ser mantido por, pelo menos, 2 semanas após a negativação de hemoculturas e o desaparecimento de sinais e sintomas. O manejo de cateteres vasculares deve ser individualizado[8]. Para algumas formas invasivas de candidíase, como osteomielite e endocardite, o tratamento deve-se prolongar por mais de 4 semanas.

PROFILAXIA

A profilaxia de candidíase depende da forma clínica, bem como da população de pacientes. Em geral, o uso prolongado de agentes antifúngicos resulta em escapes da profilaxia, e no desenvolvimento de resistência. As indicações de profilaxia de candidíase invasiva, baseadas em estudos clínicos randomizados, são: transplante alogênico de medula óssea, alguns subgrupos de transplantados de fígado, e alguns pacientes não neutropênicos (perfuração de víscera oca e deiscência de anastomose de cirurgias gastrintestinais e pancreatite aguda). Metanálises sobre o tema foram recentemente publicadas[1,5,14].

REFERÊNCIAS BIBLIOGRÁFICAS

1. Bow EJ et al. Antifungal prophylaxis for severely neutropenic chemotherapy recipients: a meta analysis of randomized-controlled clinical trials. Cancer. 2002;94:3230-46.
2. Colombo AL. Epidemiology and treatment of hematogenous candidiasis: a Brazilian perspective. Braz J Infect Dis. 2000;4:113-8.
3. Colombo AL et al. Epidemiology of candidemia in Brazil: a nationwide sentinel surveillance of candidemia in eleven medical centers. J Clin Microbiol. 2006;44:2816-23.
4. Goldberg PK et al. Incidence and significance of candiduria. JAMA. 1979;241:582-84.
5. Kanda Y et al. Prophylactic action of oral fluconazole against fungal infection in neutropenic patients. A meta-analysis of 16 randomized, controlled trials. Cancer. 2000;89:1611-25.
6. Kauffman CA et al. Prospective multicenter surveillance study of funguria in hospitalized patients. The National Institute for Allergy and Infectious Diseases (NIAID) Mycoses Study Group. Clin Infect Dis. 2000;30:14-18.
7. Nucci M. Candiduria in hospitalized patients: a review. Braz J Infect Dis. 2000;4:168-72.
8. Nucci M, Anaissie E. Should vascular catheters be removed from all patients with candidemia? An evidence-based review. Clin Infect Dis. 2002;34:591-9.
9. Nucci M, Anaissie E. Revisiting the source of candidemia: skin or gut? Clin Infect Dis. 2001;33: 1959-67.
10. Nucci M et al. Cutaneous involvement of systemic fungal infections in neutropenic patients. Haematologica. 1992;77:522-23.
11. Pappas PG et al. Guidelines for treatment of candidiasis. Clin Infect Dis. 2004;38:161-89.
12. Rodriguez-Adrian LJ et al. Retinal lesions as clues to disseminated bacterial and candidal infections: frequency, natural history, and etiology. Medicine (Baltimore). 2003;82:187-202.
13. Sobel JD et al. Candiduria: a randomized, double-blind study of treatment with fluconazole and placebo. The National Institute of Allergy and Infectious Diseases (NIAID) Mycoses Study Group. Clin Infect Dis. 2000;30:19-24.
14. Spanakis EK et al. New agents for the treatment of fungal infections: clinical efficacy and gaps in coverage. Clin Infect Dis. 2006;43:1060-68.

23 Caxumba

■ **Albino Moreira Torres**

(CID 10 = B26 - Caxumba [Parotidite epidêmica]; B26.0 - Orquite por caxumba; B26.1 - Meningite por caxumba; B26.2 - Encefalite por caxumba; B26.3 - Pancreatite por caxumba; B26.8 - Caxumba com outras complicações [Artrite, Miocardite, Nefrite, Polineuropatia]; B26.9 - Caxumba sem complicações)

INTRODUÇÃO[1,2,7,9,11,12]

A caxumba (sinonímia: trasorelho, parotidite epidêmica, papeira [Região Nordeste do País]) é uma infecção viral aguda, sistêmica e transmissível, muito incidente em sua era pré-vacinal, de predomínio na infância e cuja manifestação clínica mais típica é o aumento doloroso de uma ou de ambas glândulas parótidas. No entanto, aproximadamente 1/3 das infecções não produz aumento das glândulas parótidas e em cerca de 50% dos casos há aumento de pleocitose no liquor (LCR), mas o comprometimento do sistema nervoso central é menor que 10%. A orquite é uma complicação comum após a puberdade, mas raramente produz esterilidade. Outras complicações mais raras podem ocorrer: artrite, tireoidite, mastite, glomerulonefrite, miocardite, trombocitopenia, ataxia cerebelar, mielite transversa, pancreatite e prejuízo da audição.

É causada pelo vírus da caxumba, da família Paramyoviridae, do gênero *Rubulavirus*, pleomorfo, diâmetro variável de 100 a 600 nm. O vírion é composto de RNA e cinco proteínas. Contém duas proteínas no invólucro – uma hemaglutinina-neuramidase (HN) e um antígeno de fusão de hemólise celular (F) – assim como o invólucro de proteína da matriz (M). Há dois componentes internos: uma proteína de nucleocapsídeo (NP) e uma proteína RNA-polimerase. Existe somente um tipo antigênico do vírus da caxumba. O vírus pode ser isolado e cultivado em cultura de tecidos humanos e de macacos, bem como em ovos embrionados de pinto de 8 dias. Tem sido isolado da saliva, líquido cefalorraquidiano (LCR), urina, sangue, leite e de tecidos de pacientes infectados. Pode ser inativado pelo calor, formalina, éter, clorofórmio e luz ultravioleta.

Outras causas de parotidite bilateral são os citomegalovírus e enterovírus e, da unilateral, tumor, obstrução dos ductos parotídeos e infecção bacteriana.

O principal mecanismo de aquisição da infecção é a transmissão respiratória através de gotículas de saliva contendo o vírus. Ele se replica na nasofaringe e nos linfonodos regionais. Após 12 a 25 dias ocorre uma viremia, que dura 3 a 5 dias. Durante a viremia, o vírus se dissemina pelos múltiplos tecidos, incluindo meninges, glândulas salivares, pâncreas, testículos e ovários. A inflamação nos tecidos infectados provoca os sintomas característicos da parótida e meningite asséptica.

Os achados histopatológicos são discretos e inespecíficos. Na parótida há edema intersticial e infiltrado linfocitário. Na orquite, edema e infiltrado linfocitário perivascular.

DIAGNÓSTICO CLÍNICO[2,7-9,11,12,16]

Parotidite

Definição de caso para *follow-up* de Saúde Pública (definição de caso clínico): doença com início agudo suave, com edema autolimitado da parótida ou de outra glândula salivar, durante mais de 2 dias, sem outra causa aparente. O período de incubação é de 14 a 25 dias.

Os sintomas prodrômicos são inespecíficos e nas crianças são raros. Podem ocorrer mialgias, inapetência, mal-estar, cefaleia e febre baixa. A parotidite é a manifestação mais comum. Em condições normais, a glândula parótida não é palpável. Tem forma de ferradura, ficando a porção côncava voltada para o lobo da orelha. Uma linha imaginária passando pelo maior eixo da orelha divide a glândula em duas porções relativamente iguais.

À medida que a tumefação aumenta, o lobo da orelha se desloca para cima e para fora. A parótida aumenta preenchendo, primeiro, o espaço entre a borda posterior da mandíbula (colocada adiante e abaixo da orelha) e o processo mastóideo. Depois, estende-se em uma série de crescentes para baixo e para a frente, limitado por cima pelo osso zigomático. O edema da pele e das partes moles costuma estender-se mais e obscurecem-se os limites da tumefação glandular, que é mais avaliada pela visão do que pela palpação. A tumefação pode prosseguir com extrema rapidez, atingindo grande expansão dentro de horas, embora atinja o seu tamanho máximo em 3 dias. Os tecidos empurram o lobo da orelha para cima e para fora e o ângulo da mandíbula deixa de ser visível. A tumefação pode ceder lentamente, dentro de 4 a 7 dias, ou levar mais tempo. Uma das glândulas, geralmente, em 1 ou 2 dias, aumenta antes da outra, mas, em ¼ dos casos, permanece unilateral e em 70% dos casos é bilateral. A área de tumefação é dolorosa e a dor aumenta pela ingestão de líquidos, principalmente ácidos. Há eritema e edema em torno do óstio do conduto de Steno, situado na cavidade oral ao nível do segundo molar superior.

O edema da faringe e do palato mole homolaterais acompanha a tumefação da parótida e desloca as amígdalas medialmente. Também tem sido descrita a tumefação da laringe. Pode ocorrer edema sobre o manúbrio e a parede torácica superior, por provável obstrução linfática. A tumefação da parótida costuma apresentar-se com febre baixa ou ausente. A tumefação das glândulas submandibulares ocorre, frequentemente, logo após o aumento das parótidas, com edema e eritema do ducto de Wharton. Quando há caxumba submandibular, sem parotidite, o quadro clínico é indistinguível do da adenite cervical. Até 20% das infecções por caxumba são assintomáticas, é a "caxumba sem caxumba". Ademais, 40% a 50% dos sintomas podem não ser específicos e ser primariamente respiratórios. Os sintomas tendem a decrescer após 1 semana e, usualmente, resolve após 10 dias.

Outras Formas Clínicas (Complicações)

Outras formas clínicas da infecção pelo vírus da caxumba têm sido chamadas complicações, embora sejam manifestações resultantes da própria infecção viral e, algumas, estão frequentemente presentes junto com o quadro da parotidite. Dessa maneira, o vírus da caxumba pode causar meningite, encefalite, orquite e ooforite, pancreatite e surdez, além de outras complicações.

Meningite e Encefalite

Em 15% dos casos clínicos há envolvimento do sistema nervoso central (SNC) sob forma de meningite asséptica, a qual em 50% a 60% dos pacientes é assintomática (sem cefaleia e rigidez de nuca), sendo diagnosticada pela presença de células inflamatórias no líquido cefalorraquidiano (LCR). A forma sintomática ocorre em 15% dos pacientes e resolve-se sem sequelas em 3 a 10 dias. Os adultos estão em maior risco para esta complicação do que as crianças, e os meninos são mais comumente afetados que as meninas, em uma proporção de 3:1. Na era pré-vacinal, o vírus da caxumba era a principal causa de meningite asséptica. A parotidite pode estar ausente nestes pacientes em até 50% dos casos. A encefalite é rara (menos de 2/100.000 habitantes). Outras alterações do SNC relacionadas à caxumba incluem: ataxia cerebelar, paralisia facial, mielite transversa, síndrome de Guillain-Barré e estenose do aqueduto, levando a hidrocefalia.

Orquite e Ooforite

A orquite é a complicação mais comum na fase pré-puberal dos adolescentes. Ocorre em até 50% dos casos, usualmente após a parotidite, mas pode precedê-la, começar simultaneamente ou ocorrer isolada. É bilateral em 3% do sexo masculino afetado. O começo é abrupto com tumefação, endurecimento, náuseas, vômitos e febre. A dor e o edema podem durar 1 semana, mas o endurecimento pode permane-

cer por semanas. Aproximadamente 50% dos pacientes com orquite sofrem algum grau de atrofia testicular, mas a esterilidade é rara devido à incidência unilateral ser mais comum. A ooforite ocorre em 5% da pós-puberdade feminina. Não guarda relação com a diminuição da fertilidade.

Pancreatite

Pancreatite é infrequente (2% a 5% dos casos), ocasionalmente ocorre sem parotidite. A pancreatite por caxumba, que se apresenta como dor abdominal, é de difícil diagnóstico porque um nível sérico de amilase alta pode estar associado tanto à parotidite como à pancreatite; a hiperglicemia é transitória e reversível. Enquanto algum simples caso de diabetes *mellitus* tem sido relacionado à infecção pelo vírus da caxumba, a relação causal ainda não foi conclusivamente demonstrada. Contudo, muitos casos de associação temporal têm sido descritos e surtos de diabetes têm sido reportados há poucos meses ou anos depois de surtos de caxumba.

Surdez e Outras Complicações

Surdez causada por caxumba liderou a causa de alteração auditiva neurossensorial na infância na era pré-vacinal. A incidência é estimada em aproximadamente 1:20.000 dos casos de caxumba. A perda da audição é unilateral em 80% dos casos e pode estar associada a reações vestibulares. O início é usualmente abrupto e resulta em diminuição permanente da audição.

Outras complicações incomuns da caxumba incluem alterações eletrocardiográficas compatíveis com miocardite. São vistas em 3% a 15% dos pacientes com caxumba, mas o envolvimento sintomático é raro. A recuperação completa é a regra, mas mortes têm sido relatadas. Além disso, podemos citar mastite, tireoidite, artrite, nefrite e púrpura trombocitopênica. Um número excessivo de abortos espontâneos está associado à caxumba gestacional quando a doença ocorre no primeiro trimestre e morte fetal. A caxumba na gestação não acarreta prematuridade ou malformações fetais.

DIAGNÓSTICO LABORATORIAL[2,7-9,11,12,16]

O diagnóstico da parotidite epidêmica costuma ser evidente a partir dos sinais e sintomas clínicos e pelo exame físico. Entretanto, se as manifestações clínicas são limitadas e as lesões menos comuns, o diagnóstico não é tão óbvio, mas pode ser suspeitado durante um surto. A criança com parotidite com duração de 2 ou mais dias sem outras causas aparentes deve ser submetida a provas diagnósticas para confirmar se a causa é o vírus da caxumba. Isso porque, atualmente, devido à cobertura vacinal, a caxumba é uma infecção rara e a parotidite pode ser causada por outros agentes. Os dados laboratoriais, através do hemograma, são inespecíficos. Pode ocorrer leucopenia com linfocitose relativa. Além disso, podemos contar com elevação dos níveis séricos de amilase, que acompanha a tumefação da parótida e normaliza-se dentro de 2 semanas.

O diagnóstico microbiológico se faz pela sorologia ou cultura viral. Pode ser confirmado pelo isolamento do vírus na saliva, urina, LCR etc. Caso a cultura do vírus seja tentada, o espécime deve ser coletado dentro dos primeiros 5 dias. O vírus cresce em ovos embrionados, no saco amniótico e na membrana corioalantoide. Sucessivas passagens por esse embrião modificam de tal forma o vírus que sua patogenia diminui para o homem e os macacos; e é essa atenuação que serviu para preparar a vacina.

A sorologia é o meio mais comum utilizado para confirmar o diagnóstico da caxumba, pela elevação significativa dos títulos de imunoglobulinas específicas contra a caxumba nas amostras pareadas do soro colhidas na fase aguda e convalescença, e determinadas por qualquer método sorológico de confiança. A fixação de complemento (Fc) e a inibição da hemaglutinação (IH) são pouco seguras e sensíveis. Os testes que têm demonstrado ser mais eficazes para esse mister são os seguintes: neutralização, imunoenzimático (ELISA) e hemólise radial. O imunoenzimático é largamente disponível comercialmente e é mais sensível que Fc, IH e hemólise radial. É viável para anticorpos IgG e IgM. O anticorpo IgM usualmente se torna detectável durante os primeiros dias de doença e atinge o pico máximo após 1 semana do início da doença. Os testes para IgG requerem duas amostras em separado por várias semanas. A segunda amostra, na convalescença, deve mostrar aumento significativo em comparação com a amostra da fase aguda. A soroconversão ou quadriplicação dos títulos de IgG é diagnóstica. Esses anticorpos IgG estão presentes em 80% dos adultos, traduzindo presença de imunidade contra a infecção (sintomática ou assintomática), que também pode ser produzida pela vacinação. Assim se explica a rara ocorrência da caxumba antes dos 6 meses de vida, pela passagem de anticorpos IgG maternos para o feto.

DIAGNÓSTICO EPIDEMIOLÓGICO

A caxumba tem sido relatada no mundo inteiro. Ainda é endêmica na maioria das populações não vacinadas. Os picos de incidência predominam no inverno e na primavera, mas a doença tem sido relatada durante todo o ano. É mais rara na zona rural. Era doença comum à infância, mas hoje atinge mais adultos jovens. Antes da puberdade, afeta os sexos por igual; após, é maior no sexo masculino. Tem como reservatório o homem doente. As pessoas assintomáticas ou com a forma não clássica da infecção podem transmitir o vírus. Não se conhece o estado de portador e vetores animais infectados pelo vírus da caxumba. A transmissão se realiza através do ar ou diretamente por gotículas contendo o vírus, ou pela saliva e urina. O vírus penetra pela boca e rinofaringe. É menos contagiosa que o sarampo e a varicela, ocorrendo maior contágio a 48 horas da abertura do quadro clínico (ou por vários dias). O vírus pode ser encontrado na urina por até 14 dias do início da doença. A contagiosidade é similar à da influenza e da rubéola. O período de maior infectividade corresponde a 3 dias antes até o quarto dia de doença ativa. O vírus tem sido isolado da saliva 7 dias antes até 9 dias depois do início da parotidite.

A doença pode ocorrer em surtos epidêmicos, como registrado nos EUA, em três estados vizinhos, Illinois, Indiana e Kansas, conforme relato em teleconferência em 5 de maio de 2006, realizada por Dra. Jane Seward, da *Division of Viral Diseases*, CDC. Houve predomínio entre pessoas da faixa etária de 18 e 25 anos.

DIAGNÓSTICO DIFERENCIAL[2,7-9,11,12]

- *Parotidite:* a parotidite pelo vírus da caxumba é a causa mais comum de sialoadenite aguda não supurativa na infância. Outras causas virais podem ser citadas: a infecção pelo vírus da imunodeficiência humana (HIV), pelo da influenza e parainfluenza 1 e 3, por citomegalovírus, echovírus e coxsakievírus, vírus da coriomeningite linfocitária e vírus de Epstein-Barr. Além dos vírus, pode ter como causa agentes bacterianos: *S. aureus*, *S. viridans*, *S. pyogenes*, *S. alfa-hemolíticos*, pneumococos, *Haemophilus influenzae*, *S. typhi*, *M. tuberculosis*, *Actinomyces* e anaeróbios.

A parotidite supurativa recorrente da infância, produzida pelo *Streptococcus* viridans, geralmente encontrado no exsudato ductal de Steno, requer muitas vezes antibioticoterapia e intervenção cirúrgica. Além dessa entidade, podemos ter infecção bacteriana pelo *S. aureus*, com saída de pus pela expressão do óstio ductal da glândula. No hemograma, observa-se leucocitose com neutrofilia. A síndrome da imunodeficiência adquirida (aids) associada com aumento de volume linfoproliferativo e cístico das glândulas salivares maiores, caracteriza-se por ser menos dolorosa que a tumefação da caxumba e tende a ser bilateral e crônica. Entretanto, a parotidite bacteriana pode ocorrer em crianças com aids. A linfadenite pré-auricular ou cervical anterior pode ser diferenciada pelas bordas bem definidas do linfonodo e também por uma localização que é posterior ao ângulo da mandíbula. Além disso, o orifício do ducto de Steno é normal.

— *Outras entidades devem ser diferenciadas:* a parotidite recorrente (idiopática ou associada a cálculo), tumores (hemangiomas, linfoangiomas, tumor misto), leucemia ou infecções dentárias. A sialoadenite crônica ou recorrente por reações alérgicas com tampões eosinofílicos no ducto parotídeo ou a sensibilidade a drogas, como o iodo contido nos medicamentos e alimentos, também devem entrar no diagnóstico diferencial. Assim como a síndrome de Mikulicz, caracterizada pelo aumento crônico e bilateral das glândulas parótidas e lacrimais associado a secura da boca e ausência de lágrima, e a parotidite por insuflação, que pode ocorrer em crianças ao encherem balões ou aprenderem a tocar instrumento de sopro[2].

— *Podem ser apontadas ainda:* parotidite relacionada a doenças metabólicas como diabetes, cirrose, deficiência vitamínica, doenças endócrinas como a síndrome de Cushing e o hipotireoidismo, parotidite por aumento obstrutivo (estenose do ducto, erros congênitos e deficiência de higiene oral), parotidite por causas diversas (fibrose cística, doenças autoimunes, lesões de mandíbula (osteomielite), anemia falciforme, sarcoidose, febre da arranhadura do gato e tularemia).

- *Orquite:* diferenciar a orquite clássica da caxumba da pela produzida por torção do testículo, por infecção bacteriana, epididimite por clamídia ou micoplasma, outras infecções virais, hematomas, hérnias e tumores.
- *Meningite asséptica:* a menos que a parotidite esteja presente, pode ser confundida com a meningite causada por enterovírus ou a infecção bacteriana na fase inicial. Uma amilase elevada é sempre encontrada nessa situação.
- *Pancreatite:* a pancreatite isolada não é distinguível de outras causas de dor epigástrica e vômitos.

TRATAMENTO[9-12,14,16]

Não existe terapêutica específica para o vírus da caxumba. O tratamento consiste em medidas gerais de suporte e uso de medicamentos sintomáticos.

Medidas Gerais

O paciente deve ser colocado em isolamento respiratório até 9 dias após o início do edema das parótidas e permanecer no leito durante o período febril. O tratamento é de suporte e inclui administração de líquidos, analgésicos e suporte escrotal para orquite. É baseado na sintomatologia clínica. Utilizar analgésicos e antitérmicos como o acetaminofeno e compressas frias na região da parótida. É questionável o uso de gamaglobulina e globulina específica e suas complicações.

Conduta nas Complicações

- *Meningite asséptica:* é conduta puramente sintomática; entretanto, a conduta na encefalite requer atenção para o edema cerebral, vias aéreas e funções vitais.
- *Orquite:* repouso no leito, suspensório no escroto, bolsa de gelo para o alívio da dor. Nos casos graves, pode ser necessário bloqueio anestésico por injeção no cordão espermático externo com 10-20 mL de lidocaína a 1% ou uso de codeína ou meperidina[9]. Corticosteroides sistêmicos têm sido usados – solução de succinato de hidrocortisona 100 mg intravenosa (IV) seguida de 20 mg oral a cada 6 horas por 2 a 3 dias – para reduzir a reação inflamatória. Entretanto, essa terapêutica não tem valor comprovado. O interferon-alfa foi administrado em pequeno número de pacientes com orquite e parece ter ajudado, apressando a recuperação[14].
- *Pancreatite:* sintomáticos e hidratação parenteral, se necessário.

PROFILAXIA

A profilaxia da caxumba na população é realizada, na atualidade, pela vacinação.

Vacina da Caxumba[1,3-6,13,15,16]

- *Características:* o vírus da caxumba foi isolado em 1945 e uma vacina inativada contendo vírus mortos foi logo desenvolvida, mas abandonada em 1970 por produzir curta imunidade. A vacina atual, feita com a cepa Jeryl Lynn, contém vírus vivos e atenuados em sua virulência pela passagem em ovos embrionados e em cultura de tecidos de embriões de pintos, tendo sido licenciada em 1967. É viável como uma preparação antigênica única ou em combinação com a vacina contra o sarampo e a rubéola (chamada MMR)[1]. Há recomendações oficiais para usar esta combinação quando qualquer componente individual é indicado. É fornecida em forma liofilizada, em frasco-ampola com uma ou múltiplas doses. Deve ser conservada entre 2-8°C e ao abrigo da luz. Contém pequenas somas de albumina humana, neomicina, sorbitol e gelatina. Existe outra vacina de vírus atenuado da caxumba preparada com a cepa Urabe AM9, cultivada em ovos embrionados de galinha[3].
- *Imunogenicidade e eficácia vacinal:* a vacina da caxumba produz uma inaparente ou leve infecção, não transmissível. Mais de 95% dos receptores de dose única desenvolvem anticorpos mensuráveis. A eficácia clínica é estimada em 95% - variando de 90% a 97%. A duração da imunidade é maior de 25 anos e, provavelmente, por toda a vida na maioria dos receptores.

- *Esquema de aplicação[6]:* os esquemas divergem. No Plano Nacional de Imunização do Ministério da Saúde, a recomendação é a dose única aos 12 meses. A Sociedade Brasileira de Pediatria, no Calendário de 2003, sugere duas doses: uma aos 12 meses e outra entre 4 e 6 anos, coincidente com a Academia Americana de Pediatria. Com esta conduta espera-se prevenir os surtos nas escolas. A via de aplicação é a subcutânea, na dose de 0,5 mL. A reimunização contra a caxumba é importante, porque a doença pode ocorrer em populações altamente imunizadas, incluindo aqueles com história de imunização contra a caxumba. A administração da MMR não provoca danos quando aplicada a um indivíduo previamente imune por infecção ou imunização prévia. As crianças vacinadas antes dos 12 meses devem ser revacinadas com duas doses de tríplice viral. A primeira quando estiver com, pelo menos, 12 meses. A segunda dose é recomendada para produzir imunidade naquelas com falha de resposta à primeira dose, não sendo considerada como reforço, pois a resposta à primeira proporciona longa proteção e a segunda pode aumentar os títulos de anticorpos. É importante imunizar crianças chegando à puberdade, adolescentes e adultos que não tiveram caxumba e nem foram vacinados. A vacina contra a caxumba pode ser aplicada simultaneamente com outras vacinas.
- *Imunidade da vacina da caxumba:* a pessoa pode ser considerada imune contra caxumba se nasceu antes de 1957 e tem evidências sorológicas com documentação de vacinação com vacina de vírus vivo no, ou após o seu primeiro aniversário, ou ter demonstração da presença de anticorpos IgG para caxumba por meios sorológicos aceitáveis que evidenciem esta imunidade. Crianças suscetíveis, adolescentes e adultos nascidos após 1956 devem receber imunização contra a caxumba na forma de MMR antes de viajarem, uma vez que ainda é endêmica em muitas partes do mundo. Devido à soroconversão inadequada relacionada à persistência de anticorpos maternos e o baixo risco de doença grave, os indivíduos com menos de 12 meses não precisam ser vacinados antes de viajar. Os testes laboratoriais, para verificar a suscetibilidade à caxumba, são desnecessários.
- *Reações adversas:* a vacina contra a caxumba é muito segura. A maioria dos eventos adversos, seguindo a vacinação com MMR (tais como febre, *rash* e sintomas articulares) é atribuída aos componentes sarampo e rubéola; mas são transitórios e leves. Nenhuma reação adversa foi responsável, em larga escala, no campo da vacinação. Parotidite e febre, que ocorrem entre 7 e 14 dias após a aplicação da tríplice viral, não vão além de 2% dos vacinados e o quadro clínico é benigno e de curta duração. Poucos casos de orquite (todos suspeitos) têm sido relatados. Raros casos de disfunção do SNC, incluindo casos de surdez, têm sido descritos. Quando se usava a vacina Urabe, a ocorrência de meningite era estimada em 1:11.000 a 1:15.000 doses aplicadas. Essa vacina foi retirada dos programas de imunização e substituída pela vacina com a cepa Jeryl Lynn, que muito raramente causa complicações neurológicas[16].
- *Contraindicações e precauções com a vacinação:* as pessoas que apresentarem reações alérgicas graves (edema na boca, garganta, dificuldade respiratória, hipotensão e choque) após a aplicação da primeira dose ou ao componente da vacina (gelatina, neomicina) não devem ser vacinadas

com MMR. No passado, pessoas com história de reação anafilática pela ingestão de ovos eram consideradas de alto risco após receber vacinas de sarampo ou caxumba, as quais são produzidas em fibroblastos de embrião de pinto. Entretanto, dados recentes sugerem que a maioria das reações anafiláticas para vacinas do sarampo ou caxumba não esteja associada aos antígenos dos ovos, e sim a outros componentes da vacina (tais como gelatina). Em conclusão, a MMR pode ser aplicada em crianças alérgicas ao ovo sem testes cutâneos prévios ou sem serem submetidas a protocolos especiais. A vacina MMR também não contém penicilina. O seu uso nesses pacientes não é contraindicação para vacinar. Embora não haja evidência de que a vacinação cause dano ao feto, as grávidas não devem receber vacina da caxumba por razões teóricas e a gravidez deve ser evitada por 4 semanas após a vacinação por MMR. Os imunodeficientes ou imunossuprimidos, os portadores de leucemia, linfomas, malignidades generalizadas ou os usuários de terapia imunossupressiva não devem ser vacinados. No entanto, aquelese em tratamento com baixas dosagens de corticosteroides, tópicos ou aerolizados, não sofrem contraindicações. Aqueles que tenham interrompido 1 mês antes essa terapia podem ser vacinados. Doenças menores (otite média aguda, infecções leves das vias aéreas superiores), uso de antibioticoterapia, expostos ou recuperados de outras doenças não apresentam contraindicações. Os receptores de produtos de sangue contendo anticorpos (imunoglobulina, sangue total ou papa de hemácias) podem sofrer interferência na soroconversão seguida à vacinação da caxumba. Nesses casos, a vacina deve ser aplicada 2 semanas antes ou pelo menos 3 meses após a administração do produto derivado de sangue contendo anticorpos. A história familiar de diabetes não é uma contraindicação para vacinar.

- *Estocagem da vacina e manipulação:* a vacina MMR (ou a caxumba isolada) deve ser transportada sob refrigeração a 10°C ou menos e estocada no refrigerador à temperatura de 2°-8°C, o tempo todo. Deve ser colocada no refrigerador imediatamente ao chegar e ser protegida da luz. O diluente deve ser estocado à temperatura do refrigerador ou na ambiental. A vacina diluída deve ser usada imediatamente ou ser mantida no refrigerador e ao abrigo da luz. Se for diluída e não usada dentro de 8 horas, deve ser descartada.

- *Outras opções vacinais:* recentemente estão sendo aplicadas vacinas quadrivalentes: sarampo, caxumba, rubéola e varicela em crianças saudáveis, seguras e imunogênicas. Além disso, essas quadrivalentes estão também sendo associadas a *Haemophilus influenzae* tipo B/hepatite B e combinadas à difteria-tétano e pertussis acelular[10a,15a].

Isolamento e Profilaxia Pós-exposição

O paciente com caxumba deve ser mantido em isolamento respiratório desde o início do quadro clínico até 9 dias. Nem imunoglobulina específica para caxumba, nem imunoglobulina (IgG) são eficazes para profilaxia pós-exposição. A vacinação pós-exposição não é danosa, mas não provoca proteção clínica e nem altera a gravidade da doença. Entretanto, evidências sugerem que a vacinação em massa durante o surto de caxumba pode ajudar a terminar o surto.

REFERÊNCIAS BIBLIOGRÁFICAS

1. Abraão M, Nascimento LA. Afecções das glândulas salivares. In: Prado FC, Ramos J (ed). Atualização Terapêutica. 21ª ed. São Paulo: Artes Médicas; 2003. p. 1270-71.
2. American Academy of Pediatrics. Mumps. In: Pickering LK (ed). 2000 Red Book: Report of the Committee on Infectious Diseases. 25th ed. Elk Grove Village, Il. American Academy of Pediatrics; 2000. p. 405-408.
3. Amorelli M, Aloé M. Caxumba. In: Tonelli E, Freire LMS (ed). Doenças Infecciosas na Infância e Adolescência. 2ª ed. São Paulo: Medsi; 2000. p. 844-45.
4. Brown E, Dimock K, Wright KE. The Urabe 9 Mumps vaccine is a mixture of viruses differing at amino acid 335 of the hemaglutinina-neuraminidase gene with one form associated with disease. J Infect Dis. 1996;174:619-22.
5. Buynat EB et al. Combined live measles, mumps ande rubella virus vaccines. JAMA. 1969;207:2259-62.
6. CDC. Measles, Mumps and Rubella vaccine use and strategies for elimination of measles, rubella and congenital rubella syndrome and control of mumps. Recommendations of the Advisory Committee on Immunization Practice (ACIP). MMWR Morb Mortal Wkly Rep. 1998;47(RR-8):1-57.
7. CDC Recommended childhood and adolescent immunization schedule. MMWR. 2003;52(4):1-5
8. Evans AS, Kaslow R. Viral Infections of Humans. Epidemiology and Control. 4th ed. New York: Plenum Medical Book Company; 1997.
9. Krugman S, Katz SL. Caxumba. In: Doenças Infecciosas em Pediatria. 8ª ed. Rio de Janeiro: Atheneu; 1991. p. 228-29.
10. Levin MJ, Weinberg A. Infections: Viral & Richettsiae. In: Hay W, Hayward A, Myron L, Sondheimer J (ed). Current Pediatric Diagnosis & Treatment. 16th ed. Boston, New York, London, Toronto: McGraw Hill; 2003. p. 1134-1135.
10a. Lieberman JM et al. The safety and immunogenicity of a quadrivalent measles, mumps, rubella and varicella vaccine in healthy children: a study of manufacturing consistency and persistence of antibody. Pediatr Infect Dis J. 2006;25:615-22.
11. Lyon RP et al. Mumps epididymo-orchitis treatment by anestesic block of spermatic cord. JAMA. 1996;196:736.
12. Maldonado Y. Caxumba. In: Behrman RE, Kliegman RM, Jenson HB (ed). Nelson – Tratado de Pediatria. 16ª ed. Rio de Janeiro: Guanabara Koogan; 2002. p. 942-43.
13. Plotkin SA, Orenstein WA. Vaccines 3rd ed. Philadelphia: WB Saunders Company; 1999.
14. Ruther U et al. Successful interferon alpha 2 therapy for a patient with acute mumps orchitis. Eur Urol. 1995;27:174-76.
15. Sato HK. Vacina contra sarampo, caxumba e rubéola (tríplice viral) In: Fundação Nacional de Saúde. Programa Nacional de Imunização. Brasília: Ministério da Saúde; 2001. p. 20-21.
15a. Shinefild H et al. Safety and immunogenicity of a measles, mumps, rubella and varicella vaccine given with combined *Haemophilus influenzae* type b conjugate/hepatitis B vaccines and combined diphtheria-tetanus-acellular pertussis vaccines. Pediatric Infect Dis J. 2006;25:287-92.
16. Souza Lima MPJ. Caxumba. In: Veronesi R, Focaccia R (ed). Tratado de Infectologia. 2ª ed. São Paulo: Atheneu; 2002. V. 2. p. 184-89.

Ceratites e Conjuntivites Infecciosas

■ **Uchoandro Bezerra Costa Uchôa**
■ **Raquel Araújo Costa Uchôa**

A conjuntiva ocular é uma membrana que reveste o globo ocular até a córnea e a parte posterior das pálpebras, exercendo importante papel na proteção do olho contra agentes físicos e microrganismos, além de contribuir na lubrificação do olho. A córnea é a estrutura transparente situada no pólo anterior do olho, com forma convexa, avascular e que tem por função refratar e transmitir a luz, além da proteção do olho. Essa duas estruturas da parte externa do olho podem sofrer agressões por agentes infecciosos, motivo desse capítulo,

CERATITES INFECCIOSAS

(CID 10 = H16 - Ceratite; H16.0 - Úlcera de córnea; H16.1 - Outras ceratites superficiais sem conjuntivite; H16.2 Ceratoconjuntivite; H16.8 - Outras ceratites; H16.9 - Ceratite não especificada; H19.0 - Esclerite e episclerite em doenças classificadas em outra parte [Episclerite: - sifilítica - A52.7, - tuberculosa - A18.5, Esclerite por zóste - B02.3]; H19.1 - Ceratite e ceratoconjuntivite pelo vírus do herpes simples; H19.2 - Ceratite e ceratoconjuntivite em outras doenças infecciosas e parasitárias classificadas em outra parte [Ceratite e ceratoconjuntivite em - acantamebíase--B60.1, - sarampo-B05.8, - sífilis - A50.3, - tuberculose--A18.5, - zóster-B02.3]; B30.0 - Ceratoconjuntivite devida a adenovírus [Ceratoconjuntivite epidêmica])

INTRODUÇÃO

As ceratites infecciosas são processos inflamatórios da córnea que têm como agente etiológico um microrganismo. É sinônimo dessa condição a expressão "úlcera infecciosa de córnea", termo este que iremos adotar algumas vezes no decorrer desse capítulo. Embora numerosos microrganismos possam causar ceratites, ateremo-nos apenas àqueles mais importantes e mais frequentes.

CERATITES VIRAIS

Herpes Simples

É uma causa frequente de úlcera de córnea[1,4,7]. O vírus herpes simples tipo 1 é o sorotipo mais comumente envolvido e pode causar inflamação em qualquer camada da córnea. A ceratite é unilateral na quase totalidade dos casos. A infecção do epitélio corneano pelo vírus do herpes causa uma lesão característica chamada de dendrito. Trata-se de uma lesão arboriforme que é mais facilmente vista após a instilação de um corante vital chamado de fluoresceína sódica. Esse agente diagnóstico cora as áreas desepitelizadas da córnea e melhor evidencia o formato característico das lesões dendríticas. Quando a infecção é mais extensa, a lesão assume uma forma de mapa, sendo, então, chamada de úlcera geográfica. O paciente apresenta hiperemia ocular, dor de intensidade variável, sensação de corpo estranho, lacrimejamento e fotofobia (Figura 24.1). Algumas vezes, a história de herpes labial no passado ajuda no diagnóstico, que é essencialmente clínico. Existe uma forma de ceratite herpética que não é uma infecção ativa pelo vírus, mas uma resposta imunológica a partículas virais localizadas no estroma ou no endotélio corneano.

O tratamento é feito com pomada oftálmica de aciclovir, cinco vezes ao dia, durante 14 dias. Para pacientes que

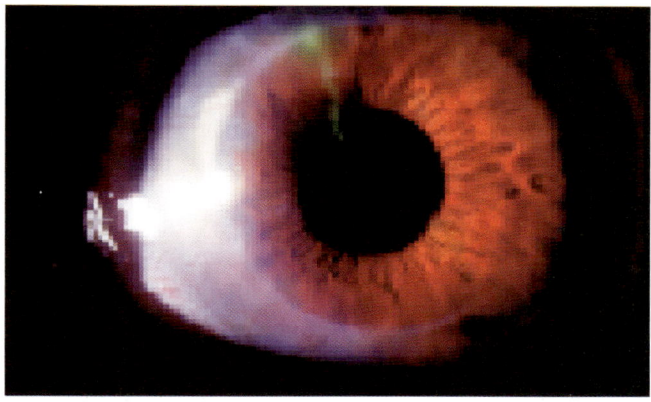

FIGURA 24.1 – Ceratite herpética: lesão dendrítica epitelial corada com fluoresceína. (Foto original de Uchoandro BC Uchôa e Raquel AC Uchôa.)

tenham doença herpética ocular recorrente, o uso profilático em longo prazo de aciclovir 400 mg, de 12/12 horas, tem se mostrado eficaz na prevenção da recidiva da ceratite herpética[8,10]. O uso de corticosteroide tópico está contraindicado na infecção epitelial pelo herpesvírus, mas deve ser usado nos casos da ceratite imunológica, requerendo um acompanhamento cuidadoso com um oftalmologista. Estudos recentes mostram que o uso do gel oftálmico de ganciclovir a 0,15% tem bom efeito nas formas epiteliais da doença[3].

Vírus Varicela-Zóster

O vírus do varicela-zóster pode causar ceratite na vigência ou seguindo-se a um episódio de zóster oftálmico (território da primeira divisão do nervo trigêmeo). Na vigência de um quadro infeccioso pelo vírus, o acometimento da asa do nariz (sinal de Hutchinson) denota uma maior probabilidade de acometimento corneano[7]. A ceratite pode ser causada por infecção ativa do vírus (imediata) ou imunológica (tardia).

O tratamento do zóster é feito com aciclovir oral, na dose de 800 mg de 4/4 horas, durante 7 a 10 dias[1,4,6]. De preferência, o tratamento deve ser instituído nas primeiras 72 horas após o início da doença, pois uma recuperação mais rápida é conseguida. Valaciclovir e fanciclovir são outras opções terapêuticas. Em pacientes imunocomprometidos, o tratamento inicial deve ser feito por via intravenosa. O uso do aciclovir tópico é desnecessário. Corticosteroides tópicos são usados no tratamento da ceratite imunológica tardia e exigem um acompanhamento com um oftalmologista.

CERATITES BACTERIANAS

Ceratite bacteriana é uma inflamação grave e potencialmente devastadora. Felizmente, ela não ocorre de modo espontâneo e exige alguns fatores de risco para que se desenvolva. O uso de lentes de contato é um fator de risco importante para o aparecimento de uma úlcera de córnea[12] (Figura 24.2). São de especial risco as pessoas que fazem uma higienização inadequada das lentes, as que usam lentes de contato gelatinosas e as que têm o mau hábito de dormir com as lentes. Esse último fato aumenta em até 15 vezes o risco de se ter uma úlcera de córnea[8]. Outros fatores de risco são: trauma corneano, ceratopatias crônicas, mau posicionamento dos cílios (triquíase), erosões corneanas recorrentes, conjuntivites bacterianas e procedimentos cirúrgicos na córnea.

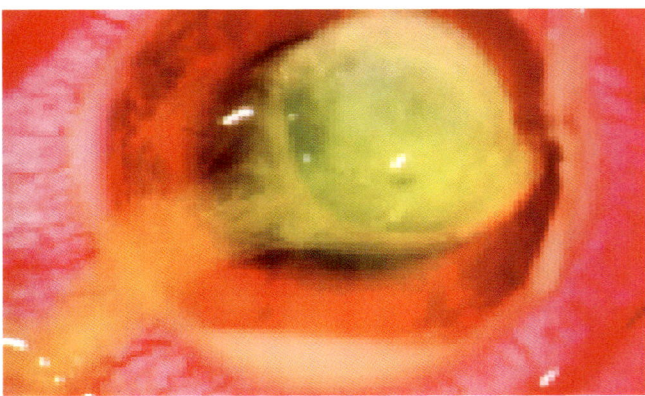

FIGURA 24.2 – Úlcera de córnea bacteriana: úlcera de córnea com exsudato na câmara anterior do olho (hipópio). (Foto original de Uchoandro BC Uchôa e Raquel AC Uchôa.)

A bactéria que mais causa úlcera de córnea é *Staphylococcus aureus*[1,7]. *Pseudomonas aeruginosa* é o germe que mais acomete os usuários de lente de contato. Outras bactérias mais comumente relacionadas com ceratites são: *Streptococcus spp.*, *Moraxella spp.* e *Staphylococcus epidermidis*. *Neisseria gonorrhoeae* é uma das poucas bactérias que pode invadir o epitélio corneano íntegro e causar úlcera de córnea como complicação de uma conjuntivite.

No quadro clínico dessas ceratites, o paciente normalmente se queixa de dor ocular moderada a intensa, fotofobia, lacrimejamento e diminuição da acuidade visual. Ao exame observam-se edema palpebral, hiperemia ocular difusa, uma mancha branco-amarelada na córnea (correspondendo ao local da infecção) e secreção mucopurulenta. Pode haver a presença de hipópio (pus na câmara anterior do olho).

O primeiro passo no manejo de uma ceratite bacteriana é a coleta de material para exame pelo método de Gram e cultura[1,6,7]. Isso porque é impossível clinicamente diferenciar o agente etiológico. O raspado corneano deve ser semeado em meios de cultura para bactérias aeróbias, anaeróbias e para fungos. A investigação microbiológica só não é estritamente necessária para as úlceras pequenas, menores que 2 mm e de localização periférica, ou quando não se dispõe de um laboratório de microbiologia.

Após a coleta do material inicia-se a antibioticoterapia, feita inicialmente com a associação de colírios fortificados de uma cefalosporina (cefazolina ou cefalotina) na concentração de 50 mg/mL com um aminoglicosídeo (gentamicina ou tobramicina) na concentração de 15 mg/mL. A posologia é a seguinte: uma gota a cada 5 minutos durante 30 minutos, seguindo-se uma gota a cada 30 minutos por 6 horas, seguindo-se uma gota de hora em hora por 48 horas. Após o resultado da cultura com antibiograma e dependendo da resposta clínica, a posologia pode ser ajustada e lentamente diminuída. Para os casos resistentes, podemos lançar mão dos colírios fortificados de vancomicina e ceftazidima. Nos casos de úlceras pequenas ou onde não se dispõe de manipulação de medicamentos, os colírios de quinolonas de segunda geração (ciprofloxacino e ofloxacino) podem ser utilizados. As quinolonas de quarta geração, gatifloxacino, moxifloxacino e besifloxacino, já existem na forma de colírios, têm um amplo espectro, têm uma ação contra gram-positivos melhor que outras quinolonas e são mais uma arma terapêutica contra as ceratites bacterianas[9].

É importante ainda a utilização de analgésicos orais ou intravenosos para um maior conforto do paciente. O uso de colírios de ação midriática e cicloplégica (atropina 0,5%, por exemplo) está indicado com o intuito de evitar a formação de sinéquias intraoculares, bem como para alívio da dor. O uso de corticosteroides tópicos no início da doença piora o prognóstico e pode levar a perfuração ocular. Nos casos que evoluem para perfuração corneana, esta deve ser tratada com cola de cianoacrilato ou transplante de córnea.

CERATITES FÚNGICAS

Também conhecida como ceratomicose, a úlcera de córnea fúngica pode ser clinicamente indistinguível da bacteriana. Os dados epidemiológicos e a história clínica fazem suspeitar da etiologia micótica. Normalmente essa ceratite é mais comum em agricultores que sofrem algum trauma ocular com material vegetal[14].

Os fungos filamentosos *Fusarium spp.* e *Aspergillus spp.* são os gêneros que mais causam úlcera de córnea, especialmente naqueles casos secundários ao trauma vegetal. A levedura *Candida spp.* também é uma causa de ceratomicose, sobretudo em olhos cronicamente doentes ou imunocomprometidos. Outros agentes implicados, com menos frequência, são os dos gêneros *Acremonium, Penicillium, Curvularia* e *Mucor.*

A úlcera fúngica tem um curso mais arrastado que a bacteriana. Todavia, o manejo inicial de uma ceratomicose é exatamente igual ao da bacteriana: coleta de material para análise microbiológica.

O tratamento é guiado pelo resultado laboratorial. Para fungos filamentosos, o medicamento de escolha é o colírio de pimaricina (natamicina) a 5%. Para as úlceras por leveduras, a anfotericina B a 0,15% é o medicamento de escolha. A posologia inicial é a mesma já descrita para úlceras bacterianas, e normalmente tem-se que usar os colírios por um tempo mais prolongado, devido ao caráter mais indolente da infecção. No caso de micoses mais profundas, deve-se usar cetoconazol ou itraconazol oral, com cuidado quanto à hepatotoxicidade desses medicamentos. Uma nova droga antifúngica, o voriconazol, atinge bons níveis no humor aquoso, e pode ser, no futuro, uma boa arma terapêutica contra as ceratomicoses[11]. Analgésicos sistêmicos e colírios midriáticos também devem ser utilizados.

CERATITES PARASITÁRIAS

Não são frequentes em nosso meio. As mais importantes estão dispostas a seguir.

Ceratite por *Acanthamoeba*

São protozoários de vida livre e as espécies mais envolvidas com ceratites são *Acanthamoeba castellani* e *Acanthamoeba polyphaga*[2]. Caracteristicamente causam ceratites em pessoas usuárias de lente de contato, que não usam as soluções de limpeza das lentes e que têm o hábito de nadar com as lentes. É uma inflamação bastante dolorosa e de difícil tratamento (ver Capítulo 86, sobre amebas de vida livre).

Oncocercose e Outros

A *Onchocerca volvulus* é uma microfilária que pode invadir a córnea e causar uma doença ocular conhecida como "cegueira dos rios". É endêmica em alguns países da África e encontrada no Brasil na região amazônica, sendo uma importante causa de cegueira nesses locais[5] (ver capítulo de filarioses). Outras causas de ceratites parasitárias são leishmaniose e microsporidiose[5].

REFERÊNCIAS BIBLIOGRÁFICAS

1. Barbosa L et al. Doenças infecciosas da pálpebra, conjuntiva, córnea, esclera e vias lacrimais. In: Lima ALH, Dantas MCN, Alves MR (ed). Doenças Externas Oculares e Córnea. Rio de Janeiro: Cultura Médica; 1999. V.1. p. 111-97.
2. Brady SE, Cohen EJ. Acanthamoeba keratitis.Ophthalmol Clin North Am. 1990;3:537-44.
3 Colin J. Ganciclovir ophthalmic gel, 0.15%: a valuable tool for treating ocular herpes.Clin Ophthalmol 2007;1: 441-53
4. Freitas D, Belfort Jr R. Ceratites virais e provavelmente virais. In: Belfort Jr R, Kara-José N (ed).. Córnea Clínica-Cirúrgica. São Paulo: Roca; 1996. p. 205-27.
5. Freitas D, Belfort Jr R. Ceratites parasitárias. In: Belfort Jr R, Kara-José N (ed). Córnea Clínica-Cirúrgica. São Paulo: Roca; 1996. p. 229-40.
6. Lima ALH, Belfort Jr R. Ceratites bacterianas. In: Belfort Jr R, Kara-José N (ed). Córnea Clínica-Cirúrgica. São Paulo: Roca; 1996. p.181-8.
7. Rapuano CJ, Luchs JI, Kim T. Corneal infections, inflammations and surface disorders. In: Rapuano CJ, Luchs JI, Kim T (ed). The Requisites: Anterior Segment. New York: Mosby; 2000. p. 103-61.
8. Schein OD et al. The relative risk of ulcerative keratitis among users of daily-wear and extended wear soft contact lenses. N Eng J Med.1989;321:773-78.
9. Schlech BA, Alfonso E. Overview of the potency of moxifloxacin ophthalmic solution 0.5% (VIGAMOX). Surv Ophthalmol. 2005;50(Suppl 1):S7-15.
10. The Herpetic Eye Disease Study Group. Acyclovir for the prevention of recurrent Herpes Simplex Virus. N Eng J Med. 1998;339:300-06.
11. Thiel MA et al. Voriconazole concentration in human aqueous humor and plasma during topical or combined topical and systemic administration for fungal keratitis. Antimicrob Agents Chemother. 2007;51:239-44.
12. Uchoa UBC, Najjar DM, Cohen EJ. Contactlens complications. Contemp Ophthalmol. 2003;2:1-8.
13. Uchoa UBC et al. Long-term acyclovir use to prevent recurrent ocular Herpes Simplex Virus infection. Arch Ophthalmol. 2003;121:1702-4.
14. Vieira LA, Belfort Jr R. Ceratite micótica. In: Belfort Jr R, Kara-José N (ed). Córnea Clínica-Cirúrgica. São Paulo: Roca; 1996. p. 189-203.

CONJUNTIVITES INFECCIOSAS

(CID 10 = H10 - Conjuntivite; H10.0 - Conjuntivite mucopurulenta; H10.3 - Conjuntivite aguda não especificada; H10.4 - Conjuntivite crônica; H10.5 - Blefaroconjuntivite; H16.2 - Ceratoconjuntivite; H13.1 - Conjuntivite em doenças infecciosas e parasitárias classificadas em outra parte [Conjuntivite devida a: - *Acanthamoeba* - B60.1, - clamídia - A74.0, - diftérica -A36.8, - folicular adenoviral aguda- B30.1, - gonocócica - A54.3, - hemorrágica aguda epidêmica - B30.3, - herpética herpes simples - B00.5, - meningocócica - A39.8, - Newcastle - B30.8, - zoster - B02.3]; B30.0 - Ceratoconjuntivite devida a adenovírus [Ceratoconjuntivite epidêmica]; B30.1 - Conjuntivite devida a adenovírus; B30.2 - Faringoconjuntivite viral; B30.3 - Conjuntivite hemorrágica aguda endêmica por enterovírus [Conjuntivite devida a: - enterovírus 70, - vírus Coxsackie 24]; B30.8 - Outras conjuntivites virais [Conjuntivite de Newcastle]; B30.9 - Conjuntivite viral não especificada; Oftalmia neonatal - P39.1; A71 - Tracoma; A71.0 - Fase inicial do tracoma [*Trachomadubium*]; A71.1 - Fase ativa do tracoma [Conjuntivite: - folicular tracomatosa, - granulosa ou tracomatosa, Pano tracomatoso]; A71.9 - Tracoma não especificado; B94.0 - Sequelas de tracoma; P39.1 - Conjuntivite neonatal por clamídias; A74.0 - Conjuntivite causada por clamídias [Paratracoma])

INTRODUÇÃO

A conjuntiva é a membrana mucosa que reveste a superfície anterior do bulbo ocular e a porção posterior das pálpebras[1]. Dentre outras funções, a conjuntiva serve como proteção para o olho contra agentes físicos, químicos e infecciosos. Por isso mesmo, a conjuntiva pode ser alvo da ação danosa de microrganismos e a reação inflamatória consequente a esse processo é denominada de conjuntivite infecciosa. A conjuntivite é dita aguda quando dura menos que 4 semanas. Denomina-se conjuntivite crônica quando os sintomas estão presentes por 4 ou mais semanas[11]. As conjuntivites infecciosas podem ser classificadas de acordo com a etiologia em: virais, bacterianas, causadas por clamídias e granulomatosas.

CONJUNTIVITES VIRAIS[1,3,6,11]

São o tipo mais comum e frequentemente ocorrem em surtos epidêmicos, devido à facilidade de propagação pessoa a pessoa. As mãos são a principal fonte de transmissão dessa doença, seja através do contato direto ou por meio de objetos (toalhas, lençóis, etc.). Os dados epidemiológicos ajudam no diagnóstico das conjuntivites virais, pois a maioria dos doentes relata algum contato prévio com outra pessoa com sintomas semelhantes. O quadro clínico é caracterizado por hiperemia ocular, que é mais intensa nos fórnices conjuntivais e menos evidente na região pericorneana; secreção aquosa ou mucoide; quemose (edema) conjuntival; presença de folículos conjuntivais, que são áreas de hiperplasia do tecido linfoide; e linfadenopatia pré-auricular ipsolateral ao olho acometido. É mais frequente o início unilateral, sendo o olho contralateral geralmente afetado em 1 ou 2 dias. Caracteristicamente, o olho primeiramente afetado apresenta sintomas mais intensos. Os pacientes geralmente se queixam

de desconforto ocular de intensidade variável, ardor, prurido e lacrimejamento. A dor provocada pela linfadenopatia pré-auricular pode ser referida por alguns doentes como otalgia, devido à proximidade anatômica. Os principais vírus causadores de conjuntivites estão descritos a seguir.

Adenovírus[6-8,11,13]

É o agente etiológico mais frequente. Duas síndromes estão relacionadas com a conjuntivite adenoviral. A primeira é a febre faringoconjuntival onde, além dos sintomas oculares, ocorre infecção de vias aéreas superiores. É causada pelos sorotipos 3, 4 e 7 e o acometimento corneano é raro[11]. A outra síndrome é a ceratoconjuntivite epidêmica, causada pelos sorotipos 8, 11, 19 e 37; nesta, o acometimento corneano é mais comum. O período de incubação do adenovírus é de 5 a 12 dias e os pacientes são infectantes por 1 a 2 semanas (enquanto o olho estiver vermelho)[6]. Os sintomas geralmente pioram nos 2 primeiros dias, começam a melhorar a partir do terceiro ou quarto dias e podem durar até 3 semanas. Já existe nos Estados Unidos da América um *kit* para o diagnóstico rápido da conjuntivite por adenovírus, para ser realizado no próprio consultório[7].

É de suma importância a realização de medidas para minimizar a propagação da doença. Os pacientes devem ser orientados a não levar as mãos aos olhos, usar lenços descartáveis, lavar frequentemente as mãos e evitar aperto de mãos com outras pessoas. Lençóis e toalhas devem ser individualizados. Objetos de uso comunitário, tipo maçanetas de portas e controles remotos de televisão são fontes potenciais de disseminação do vírus e devem ser higienizados regularmente.

O tratamento da conjuntivite é de suporte; visa a melhorar o conforto do paciente e deve ser feito com compressas geladas aplicadas quatro vezes ao dia e lágrimas artificiais (Lacrima plus®, FreshTears®, por exemplo). Os anti-inflamatórios orais não hormonais estão indicados nos casos mais intensos. Não há necessidade do uso de antibióticos tópicos. O uso de corticoides tópicos está indicado somente nos casos *mais graves* de infiltrados corneanos e quando há formação de pseudomembranas conjuntivais[11] e deve ser feito sob a supervisão de um oftalmologista. Tentou-se o desenvolvimento de um antiadenoviral tópico, o cidofovir. Todavia, os resultados iniciais foram desencorajadores devido à alta toxicidade local desse medicamento[5] e ele não foi lançado no mercado. Ultimamente, está se testando o uso do ganciclovir 0,15% tópico, com resultados iniciais animadores[13].

Picornavírus[1,3,6,11]

Estão aqui incluídos o enterovírus 70 e o coxsackievírus A 24. Eles causam uma conjuntivite conhecida como conjuntivite hemorrágica, devido ao aparecimento de diversas hemorragias subconjuntivais que podem se estender para as pálpebras[2]. São extremamente contagiosos e podem levar a verdadeiras epidemias. No Brasil houve uma epidemia de conjuntivite hemorrágica no ano de 2003, que afetou praticamente todos os estados brasileiros.

O período de incubação é de 1 a 4 dias e os pacientes são infectantes por aproximadamente 7 dias do início dos sintomas. O curso é autolimitado e pode durar de 7 a 12 dias. O tratamento e as medidas profiláticas são semelhantes aos já citados para o adenovírus.

Herpes Simples[3,6,11]

Mais comumente causada pelo *Herpes simplex* tipo 1 e normalmente causa doença unilateral. A manifestação ocular mais frequente é uma ceratite, mas também pode acometer a conjuntiva. Fatores que levantam suspeita para a etiologia herpética são a história de vesículas nas pálpebras ou na pele periocular concomitante ao quadro conjuntival. O tratamento é feito com aciclovir tópico (pomada oftálmica), cinco vezes ao dia, durante 7 a 15 dias.

Molusco Contagioso[3,11]

Doença causada por um poxvírus que pode causar comprometimento ocular. Mais frequentemente há a formação de um nódulo com umbilicação central na margem palpebral. Desse nódulo são liberadas partículas virais que causam uma conjuntivite folicular. Opções terapêuticas incluem exérese completa do nódulo ou crioterapia da lesão.

Viroses Sistêmicas

A conjuntiva pode ainda ser envolvida durante o ciclo de vida de alguns vírus causadores de doenças sistêmicas. Citam-se: sarampo, mononucleose infecciosa e vírus causadores de infecção de vias aéreas superiores.

Conjuntivites Bacterianas[1,2, 4,6,11]

Muitos microrganismos podem causar conjuntivites bacterianas, embora as bactérias sejam responsáveis por apenas 5% de todos os casos de conjuntivites infecciosas[11]. Os principais agentes etiológicos são: *Staphylococcus aureus, Streptococcus pneumoniae, Moraxella lacunata, Neisseria gonorrhoeae, Neisseria meningitidis* e *Haemophilus influenzae*[1,2,8,11].

O quadro clínico caracteriza-se por hiperemia conjuntival uni ou bilateral, que geralmente é menos evidente na região pericorneana, secreção mucopurulenta, presença de papilas conjuntivais (hipertrofia do tecido conjuntivo subepitelial), edema palpebral e conjuntival. Geralmente não há a presença de linfadenopatia pré-auricular, exceção feita à conjuntivite por gonococo. Essa bactéria causa um tipo especial de conjuntivite classificada como hiperaguda, devido à rapidez de instalação e ao curso dramático da doença, com produção de uma excessiva quantidade de material mucopurulento e intenso edema da conjuntiva e das pálpebras[1 6]. Cuidado se deve ter com esse tipo de conjuntivite, uma vez que o gonococo pode invadir a córnea e causar perfuração[2]. *Neisseria gonorrhoeae* é também uma causa de *ophthalmia neonatorum* (conjuntivite ou oftalmia neonatal), adquirida através do canal de parto[4]. Estafilococos, estreptococos e hemófilos são causas de conjuntivites agudas, ao passo que as conjuntivites por *Moraxella lacunata* tendem a ter um curso mais crônico. O diagnóstico definitivo se dá através da realização de análise microbiológica do material colhido da conjuntiva, mas não é realizado rotineiramente devido à boa resposta ao tratamento empírico[1].

A base do tratamento das conjuntivites bacterianas é a utilização de antibióticos tópicos de amplo espectro, nas formas de colírio ou pomada oftálmica, tais como ofloxacino, moxifloxacino, besifloxacino, gatifloxacino ou tobramicina. A posologia é de uma gota, quatro a seis vezes ao dia, durante 1 semana. A limpeza periódica da secreção ocular com lenços descartáveis umedecidos deve ser orientada. Nos casos de conjuntivite gonocócica, o tratamento sistêmico é imperativo, uma vez que somente o uso local de antibióticos não é suficiente. Ceftriaxona é a opção terapêutica para uso sistêmico[3,4]. A conjuntivite gonocócica neonatal pode ser evitada com o tratamento pré-natal da gestante e com a instilação de nitrato de prata a 1% nos olhos do recém-nato. Uma vez a infecção instalada, o tratamento do neonato deve ser realizado em ambiente hospitalar. A conjuntivite por *Haemophilus spp.* em crianças também deve ser tratada com antibióticos orais pelo risco de disseminação sistêmica da doença[1,11].

Conjuntivites por Clamídia

A *Chlamydia trachomatis* pode causar três tipos diferentes de conjuntivites: o tracoma, a conjuntivite de inclusão do adulto e a conjuntivite neonatal[12].

Tracoma[1,3,9-12]

Causado pelos sorotipos de A a C da *C. trachomatis*. É uma doença crônica, bilateral, de transmissão óculo-ocular, mais prevalente em regiões pobres e em locais onde os hábitos higiênicos e o saneamento básico são precários. A mosca é um importante vetor dessa doença. Apesar de o número de casos ter sido reduzido, a doença continua endêmica no Brasil, ocorrendo mesmo em grandes metrópole[10,11]. O tracoma leva a uma inflamação crônica da conjuntiva, especialmente a conjuntiva tarsal (palpebral) superior, formando os característicos folículos linfáticos e cicatrizes subconjuntivais. No limbo corneano superior são encontradas pequenas depressões chamadas de "fossetas de Herbert". Também pode ser observada uma neoformação vascular corneana, com formação de uma membrana fibrovascular que oclui a margem da pupila, o que é denominado pano tracomatoso. Se não tratado adequadamente ou se o paciente tem vários episódios durante a vida, o tracoma causa um processo cicatricial extenso, alterações de posicionamento dos cílios e das pálpebras (entrópio). A inversão dos cílios, chamada triquíase, provoca traumatismo da córnea, que pode evoluir com ulceração, cicatrização e levar à opacidade da córnea e cegueira. É uma doença de notificação compulsória[3,10,12].

De acordo com a evolução, o tracoma é classificado como[10]:

a. *Tracoma folicular (TF):* cinco ou mais folículos distribuídos na região central da conjuntiva tarsal superior, estando a pálpebra superior evertida.

b. *Tracoma intenso (TI):* se a inflamação folicular conjuntival estiver associada a hiperplasia papilar do tarso superior que provoque o obscurecimento de mais de metade dos vasos tarsais profundos.

c. *Tracoma cicatricial (TS):* se houver cicatriz na conjuntiva do tarso superior.

d. *Tracoma triquíase (TT)*: se pelo menos um cílio roçar o globo ocular, ou existir evidência de epilação.

e. *Opacidade corneana (CO):* cicatriz corneana que atinja até a altura da borda superior da pupila.

O diagnóstico em áreas endêmicas é clínico, mas pode ser confirmado laboratorialmente por imunofluorescência direta do raspado conjuntival ou técnicas de PCR.

O tratamento tópico deve ser feito com pomada de tetraciclina a 1% ou eritromicina 1%, duas a quatro vezes ao dia, durante 3 semanas. Há uma tendência atual de se realizar o tratamento sistêmico com azitromicina em dose única, com excelentes resultados. Inclusive, em áreas endêmicas, há recomendação do tratamento em massa de toda a comunidade atingida[9].

Conjuntivite de Inclusão do Adulto[1,3,10-12]

Causada pelos sorotipos de D a K da *C. trachomatis*. É uma doença sexualmente transmissível, mais comum em adultos jovens e pode ser uni ou bilateral. Tem um curso subagudo ou crônico e, não raramente, os pacientes já foram tratados empiricamente para conjuntivite bacteriana, sem melhora do quadro. A conjuntiva mais acometida é a inferior, com folículos e secreção mucopurulenta em pequena quantidade. Pode haver linfadenopatia pré-auricular. O diagnóstico laboratorial é feito preferencialmente por imunofluorescência direta do raspado conjuntival[12].

O tratamento é oral, deve durar 3 semanas e os medicamentos utilizados são os mesmos já citados para o tracoma. Outra opção é a azitromicina g em dose única. O paciente deve ser encaminhado para avaliação urológica ou ginecológica e outras doenças sexualmente transmissíveis devem ser investigadas.

Conjuntivite Neonatal por Clamídia[1,4,11]

Os sorotipos envolvidos são os mesmos que causam a conjuntivite de inclusão do adulto. O neonato contamina-se durante a passagem pelo canal de parto. Tipicamente a conjuntivite neonatal por clamídia inicia-se na segunda semana de vida, diferente da gonocócica, que tem início nos primeiros dias de vida. O recém-nascido apresenta edema palpebral e conjuntival de leve a moderado, acompanhado de quantidade variável de secreção mucopurulenta. Deve-se colher material para avaliação microbiológica, para se confirmar o diagnóstico e afastar a coinfecção com o gonococo. O tratamento deve ser feito com eritromicina tópica e oral, de 6/6 horas, durante 2 a 3 semanas.

Conjuntivites Granulomatosas[1,3,11]

São muito raras e se caracterizam pela presença de granulomas conjuntivais. Quando os granulomas estão associados à linfadenopatia sistêmica, tem-se a síndrome oculoglandular de Parinaud. As principais doenças associadas com essa síndrome são: doença da arranhadura do gato, tuberculose, tularemia, esporotricose e sífilis. O tratamento deve ser dirigido de acordo com a etiologia.

REFERÊNCIAS BIBLIOGRÁFICAS

1. Barbosa L et al. Doenças infecciosas da pálpebra, conjuntiva, córnea, esclera e vias lacrimais. In: Lima ALH, Dantas MCN, Alves MR (ed). Doenças externas oculares e da córnea. Rio de Janeiro: Cultura Médica; 1999. V.1. p. 111-97.
2. Bastion ML et al. Bilateral corneal perforation in a sexually active adult male with gonococcal conjunctivitis. Med J Malaysia. 2006;61:366-68.
3. Freitas D, Sato EH, Gomes JAP. Doenças externas oculares. In: Scarpi MJ, Campos MSQ, Lima ALH (ed). Condutas terapêuticas em oftalmologia. São Paulo: Roca; 1999. p. 5-31.
4. Grosskreutz C, Smith LBH. Neonatal conjunctivitis.Int Ophthalmol Clin.1992;32:71-79.
5. Hillenkamp J et al. The effects of cidofovir 1% with and without cyclosporin A 1% as a topical treatment of acute adenoviral keratoconjunctivitis. Ophthalmology. 2002;109:845-50.
6. Jackson WB. Differentiating conjunctivitis of diverse origins. Surv Ophthalmol. 1993;38(Suppl):91-104.
7. Kaufman HE. Adenovirus advances: new diagnostic and therapeutic options. Curr Opin Ophthalmol. 2011;22:290-93.
8. Laibson PR. Ocular adenoviralinfections. Int Ophthalmol Clin.1984;24:49-64.
9. Mariotti SP. New steps toward eliminating blindingtrachoma. N Engl J Med. 2004;351:2004-07.
10. Monteiro de Barros O, Luna EA, Medina NH, Gentil RM. Manual de Controle do Tracoma. Brasília: Ministério da Saúde, Funasa; 2001.
11. Rapuano CJ, Luchs JI, Kim T (ed). Conjunctiva and external Disease. In: The Ophtalmology Requisites: Anterior segment. New York: Mosby; 2000. p. 1-45.
12. Scarpi MJ. Infecções por Chlamydia trachomatis. In: Belfort Jr R, Kara-José N (ed). Córnea Clínica-Cirúrgica. São Paulo: Roca; 1996. p. 241-50.
13. Yabiku ST et al. Ganciclovir 0,15% ophthalmic gel in the treatment of adenovirus keratoconjunctivitis. Arq Bras Oftalmol. 2011;74:417-22.

25 Cisticercose

■ Osvaldo Massaiti Takayanagui
■ Roberto Martinez

(CID 10 = B.69 - Cisticercose; B69.0 - Cisticercose do sistema nervoso central; B69.1 - Cisticercose do olho; B69.8 - Cisticercose de outras localizações; B69.9 - Cisticercose não especificada)

INTRODUÇÃO

A cisticercose, infecção pela forma larvária da *Taenia solium*, é grave problema de saúde pública em várias regiões da Ásia, África e América Latina, particularmente nos países em desenvolvimento, onde a precariedade das condições sanitárias e o baixo nível socioeconômico e cultural aliam-se na persistência de sua disseminação[21,60].

O homem é habitualmente o hospedeiro definitivo da *T. solium*, albergando o parasita adulto no intestino; as proglótides repletas de ovos são eliminadas nas fezes. No interior do ovo ou embrióforo encontra-se o embrião hexacanto que, quando ingerido pelo hospedeiro intermediário (porco), é liberado sob a ação do suco gástrico. Aquele, por meio de acúleos, penetra através da mucosa intestinal e, caindo na corrente sanguínea, é levado a diferentes partes do organismo, transformando-se na forma larvária, denominada cisticerco. Quando o homem ingere carne de porco parasitada com cisticercos, crua ou malcozida, adquire teníase, completando, assim, o ciclo evolutivo natural. A contaminação humana com os ovos da *T. solium* processa-se pela autoinfecção em indivíduos portadores de teníase, por intermédio de mãos contaminadas (autoinfecção externa) ou pela heteroinfecção através de alimentos, particularmente verduras cruas, água e mãos contaminadas. Além da questionada autoinfecção interna, há relatos de meios alternativos de transmissão dos ovos da *T. solium* como a coprofagia nos psicopatas, pelo ar, e pela mosca. Enquanto a cisticercose suína acomete principalmente a musculatura estriada, no homem o sistema nervoso revela-se a localização mais importante, por sua frequência e gravidade. Vários estudos evidenciaram que em mais de 90% dos casos a cisticercose é exclusivamente cerebral, situação denominada neurocisticercose (NCC).

Morfologicamente, o cisticerco pode apresentar-se sob duas formas: a) cística simples, vesícula contendo escólex em seu interior; b) forma racemosa, conjunto de vesículas, sem escólex, assumindo conformação semelhante a cachos de uva.

O complexo teníase/cisticercose acomete 50 milhões de indivíduos no mundo e 50 mil deles falecem a cada ano[10]. Estima-se, ainda, que aproximadamente 400 mil tenham a doença sintomática[3]. A maioria dos indivíduos infectados pertence à faixa etária entre 20 e 50 anos de idade e o impacto social e econômico da NCC é multifacetado, com intenso sofrimento individual e da sociedade como um todo. Em termos numéricos, a cisticercose acarreta perdas anuais superiores a US$ 3-4 bilhões, em atendimentos médicos e intervenções cirúrgicas, medidas de controle e prejuízos na produção animal[25].

Há 1 década, *The International Task-Force for Disease Eradication*[10] considerou que a cisticercose seria uma das poucas doenças infecciosas potencialmente erradicáveis com os recursos disponíveis. Infelizmente, verificamos, nos dias atuais, a manutenção da doença como problema de saúde pública nos países em desenvolvimento, inclusive no Brasil, fundamentalmente pela persistência da iniquidade social e da tibieza dos programas de prevenção. A afirmação de Canelas[5], em 1962, de ser a cisticercose "tributo pago ao subdesenvolvimento" reveste-se de pungente atualidade, em perfeita consonância com o retrocesso sem precedentes no desenvolvimento humano mensurado na última década, segundo recente relatório do Programa das Nações Unidas para o Desenvolvimento. Nesta avaliação, o Brasil ocupa a 69ª colocação, entre os 177 países avaliados no Índice de Desenvolvimento Humano (IDH) das Nações Unidas[36].

A afirmação de Canelas[5] é plenamente aplicável até mesmo aos países industrializados, onde populações carentes, constituídas principalmente por imigrantes, formam verdadeiros bolsões de pobreza, corroborando o vínculo entre o baixo nível socioeconômico-cultural com a doença.

A perspectiva futura da NCC não se apresenta tampouco alvissareira, levando em consideração a projeção do incremento da população mundial concentrada nos países em desenvolvimento, onde estarão residindo 84% dos 7,8 bilhões de habitantes estimados para o ano 2020[24].

Em franca contraposição ao que ocorre com a distribuição mundial, a NCC predomina nas regiões Sudeste e Sul do Brasil[1], envolvendo, paradoxalmente, os estados mais ricos do país. Entretanto, trabalhos mais recentes têm revelado que esta situação reflete tão somente a maior disponibilidade de recursos tecnológicos para a definição diagnóstica nessas localidades, posto que, com a introdução de exames de neuroimagem, a NCC tem sido detectada, com frequência cada vez maior, na região Nordeste do país. Apesar disso, a verdadeira prevalência populacional da doença no Brasil permanece desconhecida pela ausência de notificação[19].

DIAGNÓSTICO CLÍNICO

As manifestações clínicas da NCC estão na dependência de vários fatores: tipo morfológico (formas císticas simples e racemosa), número, localização e fase de desenvolvimento do parasita, além das reações imunológicas locais e à distância do hospedeiro. Da conjunção destes vários fatores resulta um quadro pleomórfico, com uma multiplicidade de sinais e sintomas neurológicos[5,9,14,21,46,50,57,61], inexistindo um quadro patognomônico[61].

A NCC de localização intraparenquimatosa é habitualmente associada a bom prognóstico. Pacientes com pequeno número de cistos intraparenquimatosos frequentemente são assintomáticos, embora alguns apresentem crises epilépticas. Em contraposição, pacientes com infestação maciça podem apresentar síndrome de hipertensão intracraniana (HIC), crises de difícil controle medicamentoso e déficit cognitivo.

As crises epilépticas são unanimemente descritas como sendo a manifestação mais frequente, ocorrendo em 70% a 90% dos pacientes. A NCC é tida como a principal causa de epilepsia de início tardio nos países endêmicos[8,13,64].

No sistema ventricular, os cisticercos podem acarretar HIC secundária à hidrocefalia. Cistos no espaço subaracnóideo podem invadir a fissura de Sylvius e aumentar de volume (cistos gigantes) causando HIC com hemiparesia, crises parciais ou outros sinais neurológicos localizatórios. A cisticercose racemosa nas cisternas basais pode causar intensa reação inflamatória e fibrose, espessamento progressivo das leptomeninges na base do crânio. Em aproximadamente 60% destes casos há obstrução do trânsito do líquido cefalorraquiano (LCR) resultando em hidrocefalia e HIC. Podem surgir sinais de meningite, paralisia de nervos cranianos, síndrome quiasmática, síndrome do ângulo pontocerebelar e infartos cerebrais secundários à vasculite. A hidrocefalia secundária à meningite cisticercótica apresenta coeficiente de mortalidade elevada (50%), ocorrendo o óbito, na maioria das vezes, nos primeiros 2 anos após a interposição de derivação do LCR[49]. Por esse motivo, as localizações extraparenquimatosas (intraventricular e cisternal) são consideradas formas malignas da NCC[15].

A HIC pode também ser consequente à encefalite cisticercótica, uma infecção maciça de cisticercos no parênquima, levando a intensa resposta inflamatória e a um grave edema cerebral difuso[46]. Alguns pacientes desenvolvem distúrbios psiquiátricos e comprometimento intelectual[18].

A gravidade da neurocisticercose pode ser ilustrada pelo elevado coeficiente de letalidade constatado em diferentes serviços, que varia de 16,4% a 25,9%[5,14,50,57].

Outra forma não rara de cisticercose é a localização ocular, na retina ou nas câmaras anterior e posterior do olho. Manifesta-se com dificuldade visual, focal ou generalizada, por vezes relacionada com complicações, como processo inflamatório, hemorragia ou deslocamento de retina.

A localização de cisticercos em músculo estriado geralmente é assintomática, mas pode resultar em miosite, com febre, edema muscular e eosinofilia. A presença do parasita no tecido subcutâneo passa despercebida, exceto pela palpação de pequenas formações ovoides e de consistência dura. Menos comumente, cisticercos podem se alojar em outros tecidos e causar complicações[32].

DIAGNÓSTICO LABORATORIAL

O diagnóstico de NCC é fundamentado nos exames de LCR, de neuroimagem e na detecção de anticorpos no sangue periférico.

O conceito de síndrome do LCR na NCC, introduzido em 1940 por Lange[28], compreendendo pleocitose, eosinofilorraquia e positividade da reação de fixação do complemento, persiste até o presente momento. O desenvolvimento, nas últimas décadas, de técnicas imunológicas alternativas como as reações de imunofluorescência, hemaglutinação, imunoenzimáticas (ELISA – *enzyme-linked immunosorbent assay*) e *blotting* com glicoproteínas purificadas (EITB – *enzyme linked immunotransfer blot*) propiciou maior precisão do LCR no estabelecimento do diagnóstico[30]. Embora os testes de ELISA e EITB no LCR apresentem altos níveis de sensibilidade e de especificidade[43], a dificuldade da adoção do EITB na rotina diagnóstica está na sua complexidade, demora na execução e custo.

O surgimento de pleocitose e de anticorpos específicos no LCR[30] coincide, habitualmente, com o processo de degeneração de cisticercos e a consequente exacerbação da resposta imunoinflamatória do hospedeiro[40].

Atualmente, a tomografia computadorizada e o LCR são considerados os melhores exames para a determinação diagnóstica da NCC[14,37]. As alterações tomográficas sugestivas de neurocisticercose estão na dependência da fase de desenvolvimento do parasita. A lesão cística, hipodensa, de contornos bem delimitados e com escólex no seu interior corresponde ao cisticerco vivo ou forma ativa[45]. Acredita-se que o cisticerco intraparenquimatoso sobreviva por um período de 3 a 6 anos, após o qual passa a se degenerar. A presença de lesão hipodensa com reforço em anel ou de lesão isodensa com reforço homogêneo na fase contrastada é indicativa desta fase de degeneração do cisticerco. Na sequência, após um período de aparente normalidade, inicia-se no local o processo de deposição progressiva de sais de cálcio. O intervalo médio entre a morte do cisticerco e a calcificação radiologicamente perceptível é de 25 meses[31]. Os cisticercos em topografia intraventricular ou cisternal nem sempre são detectados pela tomografia computadorizada, pois a densidade dos cisticercos é similar à do LCR.

Na encefalite cisticercótica, a tomografia computadorizada revela múltiplas lesões com reforço anelar ou homogêneo circundadas por intenso edema cerebral difuso. Os diferentes estádios evolutivos da NCC, isto é, cisticercos íntegros, em degeneração e mortos, acima descritos, podem ser observados simultaneamente em um mesmo indivíduo, indicando múltiplos episódios de infecção ou uma progressão diferenciada das lesões após uma única contaminação.

A ressonância magnética apresenta maior sensibilidade que a tomografia computadorizada na detecção de cisticercos cisternais e intraventriculares, assim como melhor visualização do escólex e de pequenas vesículas cisticercóticas localizadas no interior do parênquima encefálico. Seu elevado custo, contudo, representa importante desvantagem com relação à tomografia computadorizada, particularmente nos países em desenvolvimento, onde a NCC é mais frequente.

Os testes imunológicos no sangue periférico têm sido amplamente utilizados no diagnóstico de casos isolados e em estudos soroepidemiológicos de NCC. A sensibilidade do EITB é próxima de 100% nos pacientes com múltiplos cisticercos ativos, tanto parenquimatosos quanto extraparenquimatosos. Contudo, a sensibilidade é baixa nos pacientes com lesão única e naqueles com calcificações.

Em recente reunião de pesquisadores sobre cisticercose, realizada em Lima, Peru, debatemos o papel dos diferentes critérios clínicos e laboratoriais procurando um consenso para a definição diagnóstica da NCC[13]. O aprimoramento dos métodos imunológicos no LCR, o advento da tomografia computadorizada e da ressonância magnética, a introdução de novas técnicas neurocirúrgicas e o desenvolvimento de medicamentos parasiticidas representaram importante avanço nas pesquisas sobre a NCC, permitindo o diagnóstico em vida e um melhor planejamento terapêutico.

Os cisticercos alojados no interior do olho comumente são detectados pelo exame com oftalmoscópio. O diagnóstico da cisticercose muscular do subcutâneo pode ser confirmado pela radiografia simples que evidencia uma ou mais estruturas elípticas calcificadas, com aproximadamente 1 cm de comprimento, ou por meio de biópsia e exame histológico. O exame sorológico (ELISA, EITB, etc.) para cisticercose pode revelar anticorpos no sangue periférico.

TRATAMENTO

Até há 2 décadas, a terapêutica medicamentosa da NCC era restrita ao tratamento sintomático, com adoção de medidas apenas de cunho paliativo. Atualmente, praziquantel (PZQ) e albendazol (ALB) têm sido considerados eficazes na terapêutica etiológica da NCC; entre ambos, ALB é o medicamento de escolha. Deve-se, contudo, evitar a ideia simplista de que este medicamento possa ser benéfico a todos os pacientes com NCC[14,20,22,44,58,64]. A terapêutica com ALB, na dose de 15 mg/kg de peso/dia, via oral, por 8 dias, está indicada nos indivíduos sintomáticos, apresentando cistos viáveis, múltiplos, em topografia encefálica intraparenquimatosa e com positividade das provas imunológicas para cisticercose no LCR[53,57].

O principal objetivo do tratamento farmacológico é a destruição simultânea de múltiplos cisticercos, controlando um eventual surgimento de reação inflamatória com corticosteroides. Esta estratégia evitaria o prolongamento do processo inflamatório decorrente da degeneração dos múltiplos cistos em diferentes momentos e proporcionaria melhor evolução clínica que a história natural da NCC.

ALB tem sido também indicado na cisticercose extraparenquimatosa, especialmente na forma racemosa localizada no espaço subaracnóideo, situação em que a extirpação cirúrgica de todos os cistos é, geralmente, inviável. Entretanto, os resultados não são tão favoráveis quanto na localização intraparenquimatosa das lesões[21].

A maioria dos estudos comparativos tem mostrado que o ALB é mais eficaz que PZQ na redução do número de cisticercos, com menor frequência de reações adversas, e propicia melhor evolução clínica. Uma vantagem adicional do ALB é seu menor custo. Desta forma, o ALB é considerado, atualmente, medicação de escolha no tratamento da NCC[14,20,22,44,53,57,64].

Tratamento Sintomático

A maioria dos pacientes com NCC apresenta crises epilépticas e a administração de medicamentos antiepilépticos de primeira linha, como fenitoína e carbamazepina, resulta, habitualmente, em controle adequado das crises. A duração total deste tratamento, contudo, não está estabelecida, devendo ser analisada individualmente[8,46], mas tem sido sugerido que deva ser prolongada até o desaparecimento das lesões ativas nos exames de neuroimagem[9]. Após a resolução dos cistos, os pacientes livres de crises por, pelo menos, 2 anos, podem ter o tratamento descontinuado.

Pelo fato de a inflamação ser uma manifestação conspícua nas várias formas clínicas da NCC, os corticosteroides desempenham papel fundamental no tratamento sintomático na meningite, na encefalite cisticercótica e na angiíte[46].

Tratamento Cirúrgico

Antes do advento dos medicamentos antiparasitários, a cirurgia era o principal recurso terapêutico na NCC, principalmente a excisão de cisticercos gigantes ou de cistos intraventriculares. O papel do tratamento cirúrgico tem declinado de forma consistente com o passar do tempo. Atualmente, está restrito à interposição de derivação do LCR na hidrocefalia secundária à NCC e aos casos isolados de remoção de cistos em topografia intraventricular ou no espaço subaracnóideo, quando exequível[12,20,46]. Cistos gigantes que causam significativo efeito de massa e a cisticercose no canal medular devem ser também tratados preferencialmente pela remoção cirúrgica.

Em áreas endêmicas, muitos pacientes com epilepsia do lobo temporal apresentam lesões cisticercóticas calcificadas, suscitando dúvidas quanto à conveniência de eventual tratamento cirúrgico da epilepsia. Em nosso trabalho, demonstramos que, nos pacientes com crises parciais complexas intratáveis cuja origem presumível é a esclerose hipocampal, a presença de calcificações não deve interferir na indicação de lobectomia temporal[4,29,63,65].

Controvérsias do Tratamento Antiparasitário

O tratamento antiparasitário permanece ainda envolto em inúmeros aspectos controversos[16]. O relato de desaparecimento espontâneo de cisticercos intraparenquimatosos com evolução benigna[17], o risco de complicações e questionamentos do benefício a longo prazo[7,9] têm reforçado o intenso debate sobre a validade e a segurança dos medicamentos antiparasitários.

A maioria dos estudos sobre a eficácia do tratamento antiparasitário é composta de ensaios retrospectivos cujos resultados envolvem grave viés de seleção. Uma revisão sistemática da Cochrane Collaboration concluiu que não há evidências suficientes para considerar o tratamento antiparasitário benéfico para os pacientes com NCC[45]. Recentemente, num estudo randomizado, duplo-cego e controlado com placebo, Garcia e cols.[23] constataram que os pacientes que receberam albendazol apresentaram, na evolução, menor frequência de crises generalizadas.

Consenso no Tratamento da NCC

Vários especialistas em NCC estiveram reunidos em Lima, Peru, debatendo os diferentes recursos terapêuticos buscando alcançar um consenso sobre a melhor conduta nas várias formas clínicas da NCC[20]. Houve consenso quanto à indicação de ALB e PZQ no tratamento de cistos viáveis intraparenquimatosos, embora com pequena discordância sobre a melhor conduta nos pacientes com poucos cistos e naqueles com infecção maciça. A maioria concluiu que não há contraindicação do uso simultâneo de corticosteroides.

A cisticercose extraparenquimatosa (formas cisternal, intraventricular e racemosa), geralmente associada a um prognóstico mais reservado, deve ser conduzida de forma mais agressiva. Pacientes com cistos localizados no sistema ventricular devem ser tratados cirurgicamente, sobretudo se a técnica de ressecção neuroendoscópica for disponível.

Houve consenso de que a cisticercose nas cisternas basais deva ser tratada com drogas antiparasitárias. Esta conclusão foi baseada na limitação da ressecção cirúrgica e do prognóstico reservado da interposição apenas de derivação do LCR[41]. A duração ideal do tratamento farmacológico é desconhecida, mas houve concordância quanto à manutenção por um período mais prolongado do que aquele adotado para a forma intraparenquimatosa.

Possíveis Explicações para o Insucesso do Tratamento Antiparasitário

A maioria dos pacientes submetidos ao tratamento antiparasitário mostra completo desaparecimento das lesões nos exames de neuroimagem com significante melhora clínica. Entretanto, em uma parcela pequena de pacientes há persistência dos cistos e, naturalmente, nenhum benefício clínico, mesmo após esquemas repetidos de ALB ou PZQ e até mesmo após o uso sequencial de ambos[41,42,47].

Vários estudos têm revelado que o controle de crises com drogas antiepilépticas é facilitado após o tratamento parasiticida com relação à evolução natural da doença[14,23,46]. Em contrapartida, outros autores[9] concluíram não haver diferença significativa na recidiva de crises por NCC entre pacientes tratados ou não com ALB.

Estes dados discrepantes e contraditórios sobre a eficácia do tratamento antiparasitário podem ser explicados por vários fatores.

Primeiro, há uma considerável variação interindividual da concentração plasmática de PZQ e de albendazol sulfóxido (ASOX), metabólito ativo do ALB[33]. O mecanismo dessa variação na concentração das drogas não está elucidado, mas pode incluir o sexo – maior concentração de ASOX nas mulheres que nos homens e uma expressão dominante de isoformas do citocromo P450[34].

Segundo, pode ocorrer importante interação entre alimentos e medicamentos. A dexametasona diminui a concentração plasmática de PZQ, mas eleva a de ASOX[59]. Alimentos ricos em carboidratos e cimetidina elevam a concentração plasmática de PZQ[46]. Alimentos gordurosos e cimetidina podem também facilitar a absorção de ALB. Por outro lado, drogas antiepilépticas reduzem de forma significativa a concentração plasmática de PZQ e de ASOX[26]. Essas interações podem prejudicar a eficácia dos medicamentos antiparasitários e também explicar o insucesso terapêutico do ALB observado por Carpio e Hauser[9], pois todos os pacientes de sua série receberam carbamazepina ou fenitoína. Sugerimos em nosso trabalho[26] a administração em doses maiores de ALB quando o paciente estiver recebendo drogas antiepilépticas.

Terceiro, ASOX é um metabólito quiral. Após a absorção intestinal, ALB é rapidamente convertido no metabólito ativo ASOX, uma mistura enantimérica de (+)-ASOX e (−)-ASOX[27,38,39]. A concentração plasmática do enantiômero (+)-ASOX é cerca de nove vezes maior que a de (−)-ASOX[33]. ASOX é também encontrado no LCR em uma proporção relativamente elevada (taxa de 2:1 soro e LCR)[46]. Recentemente, demonstramos um acúmulo do metabólito (+)-ASOX no LCR[39], numa concentração três vezes superior à de (−)-ASOX[54]. A relevância clínica destes achados ainda não está muito clara. Embora ALB seja útil no tratamento da NCC subaracnóidea[20,41], em que as concentrações liquóricas de (+)-ASOX e (−)-ASOX seriam de suma importância, o ALB é mais eficaz no tratamento da NCC intraparenquimatosa[20]. Entretanto, por causa da impossibilidade da quantificação dos enantiômeros do ASOX no parênquima cerebral, os dados obtidos no LCR servem como indicadores da penetração da droga no interior do SNC. Adicionalmente, inexistem dados a respeito de qual metabólito (+)-ASOX, (−)-ASOX, ou ambos, é na verdade a substância com propriedade parasiticida, assim como quanto à concentração necessária para o sucesso terapêutico do ALB. Em uma avaliação preliminar, o enantiômero (+)-ASOX pareceu ser o principal metabólito contra a cisticercose intraparenquimatosa[35]. Novos estudos relacionando concentrações dos enantiômeros de ASOX no LCR e a evolução clínica da NCC irão esclarecer o papel de cada um dos metabólitos do ALB no tratamento da NCC.

De forma similar, PZQ é também uma mistura racêmica de dois estereoisômeros, dos quais apenas o enantiômero (−) possui atividade contra o esquistossoma[11]. Inexiste, contudo, qualquer estudo avaliando a concentração plasmática dos enantiômeros do PZQ na NCC.

Considerando que pacientes com NCC são frequentemente submetidos ao tratamento com múltiplos medicamentos, o conhecimento das interações medicamentosas é de fundamental importância no planejamento terapêutico e na avaliação da resposta às drogas parasiticidas.

Tendo em mente a grande variação interindividual da concentração plasmática e as complexas interações farmacológicas das drogas parasiticidas, seria altamente recomendável o monitoramento da dose de PZQ e de ASOX durante o tratamento etiológico da NCC[53].

Levando em consideração as incertezas quanto ao benefício, à falibilidade e aos riscos da terapêutica farmacológica, a verdadeira solução da NCC está colocada primordialmente nas medidas de prevenção da infecção[37].

PROFILAXIA DO COMPLEXO TENÍASE/CISTICERCOSE

A Organização Pan-Americana da Saúde e a Organização Mundial da Saúde propuseram duas estratégias para o controle do complexo teníase/cisticercose[2,37]:

- *Programas de intervenção a longo prazo:* esta estratégia engloba um conjunto de medidas consideradas ideais na prevenção da teníase/cisticercose, incluindo adequada legislação, aprimoramento das condições de saneamento ambiental, educação sanitária da população, modernização da suinocultura e eficácia na inspeção da carne.

- *Intervenção a curto prazo:* tratamento de teníase em massa da população. A intervenção a curto prazo, com administração de praziquantel em massa à população, é um programa considerado alternativo para pequenas comunidades altamente endêmicas em teníase/cisticercose.

Programa de Prevenção de Ribeirão Preto-SP[51,52]

O programa de prevenção adotado em Ribeirão Preto corresponde ao de intervenção a longo prazo, contemplando as seguintes medidas: implantação da notificação compulsória da cisticercose[52,55], busca ativa de teníase[51], fiscalização de verduras nas hortas[56] e no comércio varejista[62], fiscalização de produtos de origem animal e obrigatoriedade do parasitológico de fezes na emissão e renovação da carteira de saúde dos manipuladores de alimentos[6].

Embora a cisticercose seja uma das poucas doenças consideradas potencialmente erradicáveis[10], os programas de prevenção são ainda incipientes na América Latina e a proposição de medidas, quando existente, tem sido pautada pela pusilanimidade. É tarefa da comunidade científica a participação ativa junto às autoridades governamentais, aos órgãos públicos e comunitários na implantação de medidas preventivas mais corajosas e resolutas.

REFERÊNCIAS BIBLIOGRÁFICAS

1. Agapejev S. Aspectos clínico-epidemiológicos da neurocisticercose no Brasil: análise crítica. Arq Neuropsiquiatr. 2003;6:822-28.
2. Almeida CR. Taeniasis/cysticercosis: determinants and methods of control. In: PAHO/WHO (ed). Taeniasis/cysticercosis complex: future trends toward its control; 1995.
3. Bern C et al. Magnitude of the disease burden from neurocysticercosis in a developing country. Clin Infect Dis. 1999;29:1203-09.
4. Bianchin MM et al. Neurocysticercosis, mesial temporal epilepsy, and hippocampal sclerosis: an association largely ignored. Lancet Neurol. 2006;5:20-21.
5. Canelas HM. Neurocisticercose: incidência, diagnóstico e formas clínicas. Arq Neuropsiquiatr. 1962;20:1-15.
6. Capuano DM et al. Busca ativa de teníase e de outras enteroparasitoses em manipuladores de alimentos no município de Ribeirão Preto, SP, Brasil. Rev Inst Adolfo Lutz. 2002;61:33-38.
7. Carpio A. Neurocysticercosis: an update. Lancet Infect Dis. 2002;2:751-62.
8. Carpio A, Escobar A, Hauser WA. Cysticercosis and epilepsy: a critical review. Epilepsia. 1998;39:1025-40.
9. Carpio A, Hauser WA. Prognosis of seizure recurrence in patients with newly diagnosed neurocysticercosis. Neurology. 2002;59:1730-34.
10. Centers for Disease Control and Prevention. Recommendations of the International Task Force for Disease Eradication (ITFDE). MMWR Recomm Rep. 1993;42 (RR 16):1-25.
11. Cioli D. Chemotherapy of schistosomiasis: an update. Parasitol Today. 1998;14:418-22.
12. Colli BO et al. Surgical treatment of cerebral cysticercosis: longterm results and prognostic factors. Neurosurg Focus. 2002;12 (6, article 3):1-13.
13. Del Brutto OH et al. Proposed diagnostic criteria for neurocysticercosis. Neurology. 2001;57:177-83.
14. Del Brutto OH Sotelo J, Román GC. Neurocysticercosis. A Clinical Handbook. Swets & Zeitlinger Publishers: Lisse; 1998.
15. Estañol B, Corona T, Abad P. A prognostic classification of cerebral cysticercosis: therapeutic implications. J Neurol Neurosurg Psychiatry. 1986;49:1131-34.
16. Evans C et al. Controversies in the management of cysticercosis. Emerg Infect Dis. 1997;3:403-05.
17. Fleury A et al. High prevalence of calcified silent neurocysticercosis in a rural village of Mexico. Neuroepidemiology. 2003;22:139-45.
18. Forlenza OV et al. Psychiatric manifestations of neurocysticercosis: a study of 38 patients from a neurology clinic in Brazil. J Neurol Neurosurg Psychiatry. 1997;62:612-16.
19. Fundação Nacional de Saúde. Projeto para o controle do complexo teníase/cisticercose no Brasil. Ministério da Saúde: Brasília; 1996.
20. García HH et al. Current consensus guidelines for treatment of neurocysticercosis. Clin Microbiol Rev. 2002;15:747-56.
21. Garcia HH et al. *Taenia solium* cysticercosis. Lancet. 2003;362:547-56.
22. Garcia HH, Gonzalez AE, Gilman RH. Cysticercosis Working Group in Peru. Diagnosis, treatment and control of *Taenia solium* cysticercosis. Curr Opin Infect Dis. 2003;16:411-19.
23. Garcia HH et al. Cysticercosis Working Goup in Peru. A trial of antiparasitic treatment to reduce the rate of seizures due to cerebral cysticercosis. N Engl J Med. 2004;350:249-58.
24. Guerrant RL, Blackwood BL. Threats to global health and survival: the growing crises of tropical infectious diseases – our "unfinished agenda". Clin Infect Dis. 1999;28:966-86.
25. Hoberg EP. *Taenia* tapeworms: their biology, evolution and socioeconomic significance. Microbes Infect. 2002;4:859-66.
26. Lanchote VL et al. Pharmacokinetic interaction between albendazole sulfoxide enantiomers and antiepileptic drugs in patients with neurocysticercosis. Ther Drug Monit. 2002;24:338-45.
27. Lanchote VL et al. Simultaneous determination of albendazole sulfoxide enantiomers and albendazole sulfone in plasma. J Chromatogr B. 1998;709:273-79.
28. Lange O. Síndromo liquórico da cisticercose encefalomeningeia. Rev Neurol Psiquiatr São Paulo. 1940;4(2):35-48.
29. Leite JP et al. Calcified neurocysticercotic lesions and post-surgery seizure control in temporal lobe epilepsy. Neurology. 2000;55:1485-91.
30. Machado LR et al. IgG intrathecal synthesis and specific antibody index in patients with neurocysticercosis. Arq Neuropsiquiatr. 2002;60:395-99.
31. Machado LR al. A. Computed tomography in neurocysticercosis: a 10-year long evolution analysis of 100 patients with an appraisal of a new classification. Arq Neuropsiquiatr. 1990;48:414-18.
32. Mamere AE et al. Disseminated cysticercosis with pulmonary involvement. J Thorac Imaging. 2004;19:109-11.
33. Marques MPC al. Enantioselective kinetic disposition of albendazole sulfoxide in patients with neurocysticercosis. Chirality. 1999;11:218-23.
34. Marques MP, Takayanagui OM, Lanchote VL. Albendazole metabolism in patients with neurocysticercosis: antipyrine as a multifunctional marker drug of cytochrome P450. Braz J Med Biol Res. 2002;35:261-69.
35. Odashima NS. Avaliação dos níveis de enantiômeros de sulfóxido de albendazol no LCR e no plasma na eficácia terapêutica da neurocisticercose. Tese de doutorado – Faculdade de Medicina de Ribeirão Preto, Universidade de São Paulo: Ribeirão Preto; 2003. 64 p.
36. Organização das Nações Unidas. Programa das Nações Unidas para o Desenvolvimento. Relatório de Desenvolvimento Humano, 2006. Disponível em: <http://www.pnud.org.br.. Acessado em: dez. 2003.
37. Organización Panamericana de la Salud. Epidemiologia y control de la teniasis/cisticercosis en America Latina. Version 3.0; 1994.
38. Paias FO et al. Enantioselective analysis of albendazole sulfoxide in plasma using the chiral stationary phase. Chirality. 1997;9:722-26.
39. Paias FO et al. Enantioselective analysis of albendazole sulfoxide in cerebrospinal fluid by capillary electrophoresis. Electrophoresis. 2001;22:3263-69.
40. Pittella JE. Neurocysticercosis. Brain Pathol. 1997;7:681-693.
41. Proaño JV et al. Medical treatment for neurocysticercosis characterized by giant subarachnoid cysts. N Engl J Med. 2001;345:879-85.
42. Proaño JV et al. Albendazole and praziquantel treatment in neurocysticercosis of the fourth ventricle. J Neurosurg. 1997;87:29-33.

43. Proaño-Narvaez JV et al. Laboratory diagnosis of human neurocysticercosis: double-blind comparison of enzyme-linked immunosorbent assay and electroimmunotransfer blot assay. J Clin Microbiol. 2002;40:2115-18.

44. Riley T, White Jr AC. Management of neurocysticercosis. CNS Drugs. 2003;17:577-91.

45. Salinas R, Prasad K. Drugs for treating neurocysticercosis (tapeworm infection of the brain). Cochrane Database Syst Rev, issue 2, CD000215, 2000.

46. Sotelo J, Del Brutto OH. Review of neurocysticercosis. Neurosurg Focus. 2002;12 (6, article 1):1-7.

47. Sotelo J, Flisser A. Neurocysticercosis: practical treatment guidelines. CNS Drugs. 1997;7:17-25.

48. Sotelo J, Guerrero V, Rubio F. Neurocysticercosis: a new classification based on active and inactive forms. Arch Intern Med. 1985;145:442-45.

49. Sotelo J, Marin C. Hydrocephalus secondary to cysticercotic arachnoiditis. A long-term follow-up review of 92 cases. J Neurosurg. 1987;66:686-89.

50. Takayanagui OM. Neurocisticercose. I- Evolução clínico-laboratorial de 151 casos. Arq Neuropsiquiatr. 1990;48:1-10.

51. Takayanagui OM. Programa de controle da cisticercose em Ribeirão Preto, SP. In: Reimão R, Gagliardi RJ, Spina-França A (eds). Temas de Neurologia. São Paulo: Associação Paulista de Medicina; 1999. p. 225-232.

52. Takayanagui OM. Prevenção da neurocisticercose. CD-ROM do XX Congresso Brasileiro de Neurologia. Florianópolis-SC, 28 de Setembro-03 de Outubro de 2002. Curso 14-B, p. 1-8, 2002.

53. Takayanagui OM. Therapy for neurocysticercosis. Expert Rev Neurotherapeutics. 2004;4:129-39.

54. Takayanagui OM et al. Enantioselective distribution of albendazole metabolites in cerebrospinal fluid of patients with neurocysticercosis. Brit J Clin Pharmacol. 2002;54:125-30.

55. Takayanagui OM et al. Notificação compulsória da cisticercose em Ribeirão Preto, SP. Arq Neuropsiquiatr. 1996;54:557-64.

56. Takayanagui OM et al. Fiscalização de hortas produtoras de verduras no município de Ribeirão Preto, SP. Rev Soc Bras Med Trop. 2000;33:169-74.

57. Takayanagui OM, Jardim E. Aspectos clínicos da neurocisticercose. Análise de 500 casos. Arq Neuropsiquiatr. 1983;41:50-63.

58. Takayanagui OM, Jardim E. Therapy for neurocysticercosis. Comparison between albendazole and praziquantel. Arch Neurol. 1992;49:290-94.

59. Takayanagui OM et al. Therapy for neurocysticercosis: pharmacokinetic interaction of albendazole sulfoxide with dexamethasone. Ther Drug Monit. 1997;19:51-55.

60. Takayanagui OM, Leite JP. Neurocisticercose. Rev Soc Bras Med Trop. 2001;34:283-90.

61. Takayanagui OM, Odashima NS. Clinical aspects of neurocysticercosis. Parasit Int. 2006;55 (suppl):S111-S115.

62. Takayanagui OM et al. Fiscalização de verduras comercializadas no município de Ribeirão Preto, SP. Rev Soc Bras Med Trop. 2001;34:37-41.

63. Velasco TR et al. Calcified cysticercotic lesions and intractable epilepsy: a cross sectional study of 512 patients. J Neurol Neurosurg Psychiatry. 2006;77:485-88.

64. White Jr AC. Neurocysticercosis: a major cause of neurological disease worldwide. Clin Infect Dis. 1997;24:101-15.

65. Wichert-Ana L et al. Surgical treatment for mesial temporal lobe epilepsy in the presence of massive calcified neurocysticercosis. Arch Neurol. 2004;61:1117-19.

26 Citomegalovirose

■ **Dirce Bonfim de Lima**

(CID 10 = B25 - Doença por citomegalovírus; B25.0 - Pneumonite por citomegalovírus; B25.1 - Hepatite por citomegalovírus; B25.2 - Pancreatite por citomegalovírus; B25.8 - Outras doenças por citomegalovírus; B27.1 - Mononucleose por citomegalovírus; P35.1 - Infecção congênita por citomegalovírus)

INTRODUÇÃO

A citomegalovirose, ou citomegalia, ou doença de inclusão citomegálica, é causada pelo citomegalovírus (CVM), um vírus do grupo *Herpes*, vírus responsáveis por grande variedade de doenças no homem. Desde que a infecção tenha ocorrido, os vírus ou seus genomas persistem por toda a vida no hospedeiro, usualmente silenciosos. Entretanto, essas infecções latentes estão sujeitas à reativação, podendo levar a quadros clínicos muito graves, especialmente em pacientes imunodeprimidos pela infecção pelo vírus da imunodeficiência humana (HIV) e os submetidos à quimioterapia do câncer ou transplante de órgão. A latência requer a manutenção do genoma viral em estado de quiescência reversível no hospedeiro imunocompetente [6b,7b,21,28].

Embora cerca de 100 vírus do grupo *Herpes* sejam conhecidos por infectarem diferentes espécies animais, somente oito herpesvírus são causadores de infecção humana: herpes simples (HSV) tipos 1 e 2, varicela-zoster (VZV), citomegalovírus (CMV), Epstein-Barr-vírus (EBV), herpesvírus tipo 6B (HHV-6B), tipo 7 (HHV-7) e o herpesvírus tipo 8 (HHV-8). Raramente, o herpesvírus tipo B, que infecta macacos, pode causar doença em humanos [7,25]. Todos são estruturalmente semelhantes e têm propriedades biológicas comuns, em especial as características de latência e reativação [4a]. Entretanto, do ponto de vista patológico e clínico, exibem uma multiplicidade de apresentações. Todos esses vírus podem ser reativados em qualquer época da vida, seja em consequência de problemas de ordem natural, seja de ordem iatrogênica. As manifestações clínicas da reativação da infecção podem ser completamente diferentes da doença causada pela infecção primária [21]. Todos os herpesvírus contêm uma molécula de ADN linear de dupla fita e medem de 150 a 200 nm. A partícula completa mostra um invólucro constituído por uma ou duas membranas derivadas das membranas das células parasitárias.

Em relação à patogenia, o CMV se replica nas células epiteliais da árvore respiratória, glândulas salivares e rim; no rim, as células tubulares eliminam o vírus por um período prolongado, encontrando-se o vírus na urina por longo tempo [14]. Alem disto, está frequentemente presente nas secreções cervicais, sobretudo na fase final da gestação. Na mononucleose por CMV, o vírus pode ser encontrado no sêmen, mesmo após o seu desaparecimento de outros locais; o exato local de replicação no trato genital masculino é incerto. Como acontece com outros herpesvírus, ocorre a disseminação hematogênica, e na viremia o vírus está associado a linfócitos ou polimorfonucleares. A suscetibilidade celular ao CMV é afetada pela idade.

A infecção pelo CMV pode ser adquirida intraútero; durante o nascimento, ao passar o recém-nascido pelo canal do parto; pelo aleitamento; e no período pós-natal pelo contágio inter-humano por secreções de vias respiratórias, saliva ou urina. A aquisição do vírus por crianças e adultos pode ainda ocorrer por transfusão de sangue, transplantes e acidentes laboratoriais [14,28]. As infecções intrauterinas ao início da gestação resultam em destruição devastadora do sistema nervoso central, enquanto a encefalite da infecção pós-natal por CMV é rara.

A infecção por CMV é habitualmente adquirida na infância e, na maioria das vezes, é assintomática. Quando adquirida de forma tardia no decurso da vida, também é usualmente assintomática; porém, resulta ocasionalmente em uma síndrome mononucleose-símile, com envolvimento hepático. Quando ocorre a reativação, as manifestações clínicas são diferentes. Em pacientes com transplante de medula óssea, o CMV pode causar uma pneumonia intersticial; no entanto, o envolvimento pneumônico na infecção primária por CMV é desconhecido. Contudo, em receptores de transplante renal, febre, leucopenia e hepatite discreta podem ocorrer tanto na infecção primária quanto na reativação [22]. Casos de citomegalovirose em adultos que cursavam com doença subjacente, tais como doença de Hodgkin, leucemia granulocítica subaguda e linfossarcoma linfoblástico foram descritos por diferentes autores [5,13,15,23,26,28].

Simmons e cols. [20] descreveram dois padrões de infecção por CMV em receptores de transplante renal, ambos cursando com febre e leucopenia 6 meses após o transplante. A forma benigna, caracterizada pela evidência de rejeição em biópsia renal e resposta muito rápida e elevada produção de anticorpos para CMV; e a síndrome letal, durando 4 semanas, tendo início com prostração, hipotensão ortostática, ligeira hipoxemia, progressiva disfunção pulmonar e hepática, fraqueza muscular, depressão do sistema nervoso central e morte. Na síndrome letal, a produção de anticorpos é mínima e a biópsia renal não mostra rejeição, a despeito da elevação de creatinina sérica. Na autópsia, o CVM é encontrado no pulmão, fígado, rim, tubo digestivo e cérebro. O sucesso terapêutico, segundo os autores, requer rápido diagnóstico clínico e imediata redução da terapêutica imunossupressora.

Em recente revisão sobre infecção por CMV em receptores de órgãos sólidos (fígado e rim), Hryniewiecka, Soldacki e Paczek[8a] informam que, a despeito dos avanços em terapêutica imunossupressora e cuidados pós-transplante, prevenção e terapêutica antiviral, a infecção por CMV permanece a infecção viral mais comum após o transplante de órgãos sólidos.

A presença de doença de inclusão citomegálica em pacientes com câncer foi abordada em 1971 por Rosen e Hadju[16]. Em autópsias consecutivas de pacientes com câncer, os autores encontraram inclusões intranucleares de CMV, sobretudo nos pulmões e suprarrenais. Em 1973, Rosen, Armstrong e Rice[17] descreveram três casos de pacientes com citomegalovirose disseminada e respectivamente carcinoma hepatocelular, tumor desmoide de mesentério e sarcoma de células reticulares. Em todos os casos havia sido feita hemotransfusão, especulando-se esta conduta como possível causa da infecção por CMV.

Ramos-Casals e cols., estudando infecções virais agudas em pacientes com lúpus eritematoso sistêmico (LES), encontraram entre as mais comuns a parvovirose (parvovírus B19) e a citomegalovirose. Esta última se apresentando em pacientes com imunossupressão avançada, tanto mimetizando uma reativação do lúpus ou com envolvimento específico como sangramento gastrintestinal ou infiltrado pulmonar[16].

Sem dúvida alguma, foi a partir de 1980 que passaram a surgir inúmeros casos de citomegalovirose associados à síndrome de imunodeficiência adquirida (aids). Tapper e cols.[24] encontraram em dez autópsias de pacientes com aids, oito casos de adrenalite por CMV. Klatt e Shibata[10] realizaram 164 autópsias de pacientes com aids, encontrando evidência de infecção citomegálica em 81 casos. Os locais de envolvimento mais comuns foram: suprarrenal 75%, pulmão 58%, tubo gastrintestinal 30%, sistema nervoso central 20%, ocular 10%, múltiplos locais de envolvimento 62%.

Segundo Schooley[19], o CMV tem vários possíveis papéis na patogênese da aids, e pode causar síndromes clínicas, incluindo retinite, pneumonite e gastrenterite. Ao mesmo tempo, pode potencializar a imunodeficiência celular observada em pacientes infectados com HIV, diretamente ou através da estimulação da replicação retroviral. Finalmente, o CMV pode predispor o hospedeiro a infecções bacterianas ou fúngicas por comprometer a integridade da barreira mucosa à infecção. Estudos sorológicos e de isolamento viral têm mostrado uma prevalência extremamente alta de infecção por CMV em muitos pacientes infectados por HIV. Taxas de soropositividade para CMV em homossexuais americanos saudáveis são usualmente maiores do que 90%. Em pacientes homossexuais com aids, as taxas de positividade para CMV chegam a 100%[8,14,28].

MANIFESTAÇÕES CLÍNICAS

Infecção Congênita[1,7,14,21,28]

É o agente viral mais comum em neonatos (incidência de 0,5-3% entre os nascidos vivos em todo o mundo) e pode ser adquirido por via transplacentária, no periparto ou no período pós-natal[7]. Os filhos de mães com infecção primária por CMV que não possuem anticorpo passivo parecem ter mais infecção sintomática e sequelas. As crianças que adquirem CMV intraútero são assintomáticas em sua maioria (95%). A doença disseminada intraútero é caracterizada por retardo no crescimento intrauterino, hepatoesplenomegalia, icterícia, petéquias e envolvimento pulmonar.

O diagnóstico desta forma de apresentação da citomegalovirose pode ser feito por cultura viral de urina ou orofaringe nas primeiras 2 semanas de vida, com títulos de fixação de complemento persistentemente elevados (IgG) e anticorpos fluorescentes IgM também persistentemente elevados.

A terapêutica é sintomática. Quanto ao prognóstico, a mortalidade é estimada em 12% nos casos de doença disseminada. Os sobreviventes podem desenvolver coriorretinite, calcificações cerebrais periventriculares e surdez.

Infecção Primária[4,7b,14,21,28]

Usualmente assintomática, em adultos jovens pode ser responsável por síndrome tipo mononucleose (MN) infecciosa com febre, linfadenopatia e linfocitose. As formas de contágio podem ser sexual, parenteral (transfusão de leucócitos ou sangue total) e, em muitos casos, ignorada. Algumas complicações podem surgir, como:

- *Pneumonia intersticial:* raramente ocorre no paciente imunocompetente e costuma ser fugaz. É grave no transplantado de medula óssea.
- *Hepatite:* habitualmente assintomática e sem gravidade no imunocompetente, com resolução total. Pode ocorrer hepatite granulomatosa.
- *Doença neurológica:* como síndrome de Guillain-Barré e meningoencefalite, descrita como rara em imunocompetentes.
- *Miocardite:* também tem sido descrita como pouco frequente.
- *Trombocitopenia e anemia hemolítica:* pode ocorrer ocasionalmente.
- *Exantemas maculopapular e rubeoliforme:* descritos como fugazes, mas que ocasionalmente podem-se tornar graves.

Transplante[7b,8,21,28]

É a causa mais importante de infecção associada a transplante. Três síndromes clínicas ocorrem entre 1 e 6 meses após o transplante. A infecção primária, a mais grave, que surge em receptor soronegativo que recebe transplante ou derivados de sangue de um doador soropositivo para CMV; a reativação de vírus latente, que é mais comumente assintomática; a reinfecção, que ocorre quando o receptor imune recebe o transplante ou derivados de sangue de um doador que possui o vírus. Em todos os grupos, a doença febril ocorre acompanhada de mal-estar. Em algumas situações, como na doença primária, progride para pneumonite, encefalite, hepatite e outros envolvimentos orgânicos. Pode haver disfunção do órgão transplantado. A pneumonite intersticial é a mais temida manifestação da citomegalovirose em pacientes transplantados.

O hemograma mostra leucopenia e ligeiro aumento de enzimas hepáticas. A positividade da antigenemia ou da PCR (*polymerase chain reaction*) é indicador precoce de infecção ativa por CMV e que pode pressupor a doença.

O CMV aumenta a imunossupressão causando leucopenia, depressão da imunidade celular e da função do macrófago alveolar, facilitando a ocorrência de outras infecções oportunistas como *P. carinii*, *Nocardia* e *Listeria sp.*; medeia a injúria do alógrafo (e possivelmente a rejeição); acelera a aterosclerose cardíaca; e aumenta a incidência de bronquiolite obliterante em pulmão transplantado. Pode induzir a formação de neoplasia maligna.

A prevenção da doença por CMV, em caso de transplante de órgão sólido ou de medula óssea, pode ser feita com o uso de ganciclovir oral ou valaciclovir durante 90 dias após o transplante renal. O receptor de transplante CMV negativo deve receber produtos derivados de sangue CMV negativo ou, se impossível, derivados de sangue pobres em leucócitos. A imunoglobulina (Ig CMV) tem altos títulos de anticorpos contra CMV e previne a doença por CMV em transplante de rim, fígado e pulmão. O risco de doença por CMV é maior em receptor de transplante cardíaco do que no receptor de transplante renal.

Aids[7b,10-12,14,21,28]

Pacientes com infecção pelo HIV e manifestação de aids podem apresentar diferentes formas clínicas de citomegalia, em geral resultantes de reagudização de infecção crônica pelo vírus, descritas a seguir

Retinite

É a infecção ocular mais frequente em pacientes com aids. Ocorre quando a contagem de células CD4 está abaixo de 50 células/mm³. Os sintomas incluem redução da acuidade visual, presença de "moscas volantes", alterações de campo visual e pode haver evolução para a cegueira. O diagnóstico é feito pelo exame oftalmológico, que mostra na retina áreas branco-amareladas com exsudato perivascular e hemorragia, inicialmente na periferia, podendo evoluir envolvendo a mácula e o disco óptico.

O tratamento é feito preferencialmente com o ganciclovir IV. Existe um dispositivo intraocular com ganciclovir de liberação lenta que pode ser utilizado em associação com ganciclovir via oral, mas não é a forma de tratamento usual no Brasil. O recente lançamento do valganciclovir possibilita o tratamento por via oral da retinite citomegálica. Pacientes com e sem retinite por CMV podem evoluir com vitreíte após o início do esquema antirretroviral (reação paradoxal).

Manifestações Digestivas

As lesões do tubo digestivo associadas ao CMV envolvem a cavidade oral, o esôfago, estômago, intestino delgado e grosso, assim como a árvore biliar. O envolvimento da mucosa oral e esofagiana é doloroso e progressivo, levando a desnutrição e emagrecimento pela dificuldade na deglutição. O comprometimento da barreira mucosa pode favorecer a infecção por outros patógenos. O envolvimento gástrico e intestinal pode estar associado com sangramento, perfuração, diarreia e má absorção.

O primeiro caso de paciente com aids e extensa infecção gastrintestinal pelo CMV foi descrito em 1983, por Knapp e cols.[11]. Tratava-se de paciente com diarreia crônica cuja sigmoidoscopia evidenciou úlcera retal e a colonoscopia mostrou trechos de mucosa difusamente eritematosa e ulcerada, compatível com doença de Crohn. A biópsia mostrou processo inflamatório crônico inespecífico e a cultura de fezes foi positiva para *Shigella sp.* Os sintomas regrediram rapidamente com uso de antibióticos e corticoide. Logo a seguir, surgiu infiltrado intersticial e novamente diarreia e febre. A biópsia pulmonar foi compatível com pneumonia por *P. carinii* e CMV. A gastroduodenoscopia evidenciou múltiplas erosões e úlceras serpiginosas no corpo gástrico, antro e duodeno, cujo exame histopatológico mostrou múltiplas grandes células com inclusão ovoide intracelular característica de infecção por CMV. Foi feita revisão de biópsia colônica e foram encontradas grandes células com inclusão viral sugestiva de CMV.

Em 1984 foram descritos dois casos de pacientes com aids cujos sintomas gastrintestinais culminaram com perfuração intestinal. Inclusões virais sugestivas de CMV foram encontradas nas áreas de perfuração[6]. A seguir, outras publicações mostraram relatos de casos de pacientes com aids e doença do tubo digestivo associada ao CMV, complicadas com hematoquezia e/ou perfuração (esofagite difusa, úlceras esofagianas, gastrite, enterocolite). Em 1988, casos de estenose papilar e colangite esclerosante por CMV foram diagnosticados em pacientes com aids[9].

Em pacientes com aids e diarreia de longa duração (acima de 30 dias de evolução), após rotina laboratorial negativa (pesquisa de coccídeos, trofozoítas, larvas, coprocultura), é necessário que seja feita a colonoscopia para possível diagnóstico endoscópico/histopatológico de CMV, sobretudo se o número de células CD4 for inferior a 100 células/mm³. Do mesmo modo, pacientes que apresentam odinofagia/disfagia devem ser submetidos a endoscopia digestiva alta com biópsia, pela mesma possibilidade de diagnóstico[12].

Doença Neurológica e Outras

A polirradiculopatia é a manifestação mais comum. Há referência de resposta terapêutica com o uso da associação de ganciclovir e foscarnet, quando utilizados na fase inicial da doença. Outras manifestações neurológicas podem ser a mononeurite e a neuropatia periférica dolorosa. Há dúvidas quanto ao sucesso terapêutico. Pneumonite, adrenalite e hepatite raramente provocam manifestações clínicas em pacientes com aids (Figura. 26.1).

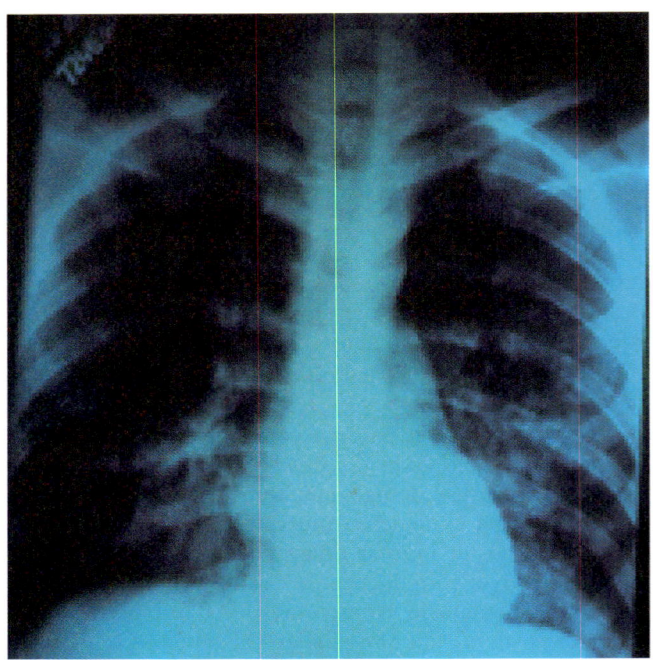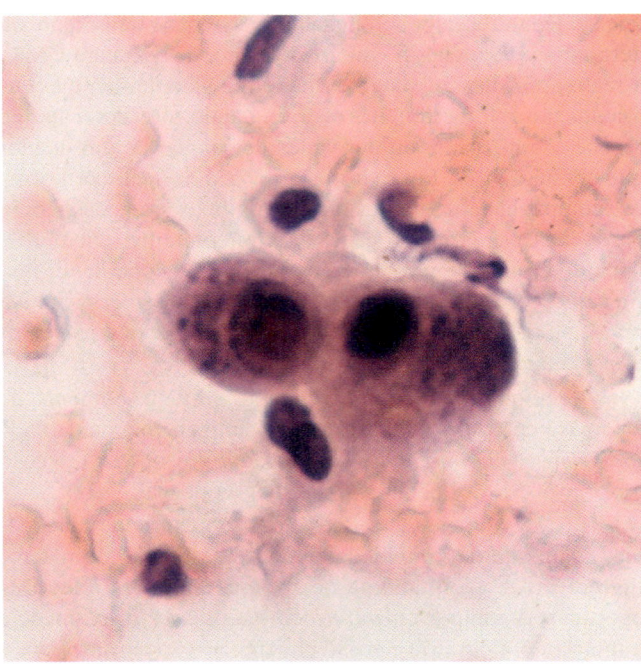

FIGURA 26.1 – Citomegalovirose pulmonar em paciente com aids. Paciente com febre prolongada e infiltrado pulmonar intersticial (A). Lavado brônquico inconclusivo. Biópsia de pulmão percutânea mostrando inclusões citomegálicas (setas) (B). (Gentileza do Serviço de Doenças Infecciosas e Parasitárias do Hospital Universitário Pedro Ernesto – UERJ.)

DIAGNÓSTICO LABORATORIAL[1,14,18,21,28]

O diagnóstico da infecção por CMV não pode ser feito apenas com base nas manifestações clínicas. O isolamento viral em amostras apropriadas junto com a elevação de quatro vezes ou mais dos títulos de anticorpos ou a persistência dos títulos elevados constitui a principal abordagem.

Na mulher grávida, o teste de avidez de IgG é um método específico e sensível para identificar a infecção primária por CMV. Sendo assim, avidez de IgG baixa é indicativo de infecção primária nos 3-4 meses precedentes, enquanto alto índice de avidez exclui a infecção primária dentro dos 3 meses precedentes[16].

A excreção do vírus ou viremia é detectada pela cultura de amostras apropriadas em monocamadas de fibroblastos humanos. Em caso de encefalite podemos utilizar sangue, biópsia cerebral ou liquor. Na doença febril inespecífica, sangue e fezes. O isolamento do vírus da saliva ou urina não significa infecção aguda, pois a excreção a partir destes locais pode continuar por meses ou anos após a doença. A detecção de viremia é o melhor diagnóstico de infecção aguda.

A pesquisa de antígeno (pp65) ou DNA em leucócitos de sangue periférico pode selar o diagnóstico de doença por CMV em certas populações, incluindo receptores de transplante de órgão e pessoas com aids. É mais sensível que a cultura e ligeiramente menos sensível que a PCR. Avalia o número de leucócitos infectados por CMV no sangue.

A detecção de CMV-DNA por PCR no liquor é usada para diagnóstico de encefalite ou polirradiculopatia. A PCR pode ser testada, além do liquor, em sangue, humor vítreo e líquido amniótico para diagnóstico de infecção sistêmica, retinite, infecção congênita. Na infecção sistêmica é uma técnica duas vezes mais sensível que a cultura. O método quantitativo faz a diferença entre infecção e doença. Segundo

Santos e cols.[18], parece ser um bom marcador para início de tratamento precoce.

O teste de captura híbrida de DNA-CMV, bem como a PCR, parecem tornar o diagnóstico mais precoce e facilitam a terapêutica[2].

Uma variedade de testes sorológicos é usada para a detecção de aumento de título de anticorpos para CMV (fixação de complemento, imunofluorescência, hemaglutinação indireta, ELISA). Os títulos, além de serem detectados após 4 semanas de infecção, podem permanecer elevados por muitos anos. Há a necessidade do acompanhamento sorológico e do conhecimento de que algumas situações podem falsear o resultado da sorologia.

TRATAMENTO[3,7b,14,21,25,27,28]

O tratamento das formas graves e da infecção sintomática no imunocomprometido é feito com drogas que inibem a DNA-polimerase viral, como ganciclovir (distribuído pelo Ministério da Saúde), foscarnet e cidofovir. As drogas são utilizadas por via intravenosa, sendo a primeira mielotóxica e as outras nefrotóxicas. A opção inicial é pelo ganciclovir. Após a recuperação do quadro clínico, o paciente deve permanecer em tratamento supressivo, para evitar a recaída, com as mesmas drogas utilizadas na terapêutica, porém em esquema de doses modificado.

Ganciclovir

A principal droga para o tratamento da citomegalovirose é o ganciclovir (DHPG), um nucleosídeo análogo da guanosina inibidor da DNA-polimerase do CMV. Entre os pacientes com aids e colite ou retinite sua eficácia situa-se entre 70% e 90%. Nos casos de receptores de transplante de medula óssea com pneumonia, em associação com imunoglobulina específica, sua resposta clínica chega a 50%-70%. Esse fármaco é pouco absorvido por via oral e, por isso, empregado no tratamento por via intravenosa (IV), na dose de 5 mg/kg/dose de 12/12 horas, diluída em solução glicosada ou salina, em gotejamento lento por 1 hora, durante 14 a 21 dias. A droga é mielotóxica e pode causar depressão medular, com anemia, neutropenia e trombocitopenia. Sendo assim, é importante o acompanhamento com hemogramas seriados. Em caso de neutropenia podemos associar uma citocina estimulante de granulócitos ou granulócitos/macrófagos.

O ganciclovir pode ser usado em regime de profilaxia primária ou secundária nos receptores de transplante de alto risco (pacientes soropositivos para CMV antes do transplante ou que tenham cultura positiva posteriormente). Nos pacientes com aids, a quimioprofilaxia secundária torna-se necessária até a manutenção de níveis de células CD4 acima de 300/mm^3, na dependência da experiência de cada grupo e da forma de apresentação clínica da doença. Para a profilaxia, o ganciclovir é utilizado na dose de 5 mg/kg, diariamente, durante 5 dias da semana, administrado em local apropriado, por via IV. A preparação da solução deve ser realizada sob cuidado para evitar a intoxicação do profissional que manuseia o produto.

Existe uma apresentação oral do ganciclovir utilizada na profilaxia secundária em pacientes com aids na dose de 4,5 a 6 g/dia (18 a 24 comprimidos de 250 mg/dia), mas difícil de ser tolerada pelo enfermo. Recentemente, foi licenciada uma pró-droga do ganciclovir denominada valganciclovir, que apresenta biodisponibilidade por via oral de 60%, tornando mais cômoda a terapia e a manutenção da profilaxia da citomegalovirose. Na retinite citomegálica é recomendada na dose de 900 mg a cada 12 horas, administrada por via oral junto com alimentos, durante 21 dias. Na prevenção, em pacientes com aids, a dose é de 900 mg/dia, sempre junto com alimento, mantida até a sua recuperação imunológica[25]. Esse novo medicamento apresenta custo elevado, o que dificulta seu uso por pessoas de baixa renda.

Foscarnet

O foscarnet é também um inibidor da DNA-polimerase do CMV, mais utilizado quando ocorre resistência do CMV ao ganciclovir. Sua eficácia é menor na pneumonite e na gastrenterite causadas pelo CMV. Pode causar insuficiência renal, hipomagnesemia, hipocalemia, hipofosfatemia, hipocalcemia e parestesias. Nos pacientes com retinite causada pelo CMV é usada a dose terapêutica de 60 mg/kg a cada 8 horas, durante 14 dias. No tratamento de manutenção é administrado na dose única diária de 60 a 90 mg/kg, IV, durante os 7 dias da semana. A administração do foscarnet deve ser realizada em veia central ou periférica, em gotejamento lento por 1 hora, devendo a droga ser diluída em solução glicosada ou salina. Recomenda-se a perfusão concomitante de soro glicosado a 5% ou soro fisiológico, a fim de evitar a irritação do endotélio venoso e diminuir a nefrotoxicidade. Deve haver o acompanhamento da função renal do enfermo, dosagem de cálcio e magnésio e hemograma semanalmente. É recomendável a administração de cálcio e magnésio por via oral durante o uso do foscarnet; pode ser necessário o emprego de gluconato de cálcio por via IV se ocorrer tetania. Se surgirem alterações da função renal, a droga deve ser

suspensa. A administração diária de 2 a 3 litros de solução de cloreto de sódio a 9% (soro fisiológico) reduz a ocorrência e a gravidade da lesão renal.

Cidofovir

O cidofovir é um nucleosídeo análogo da citidina com atividade sobre o vírus do grupo herpes, que apresenta potente ação contra o CMV. A droga é também utilizada por via intravenosa, apresentando meia-vida prolongada, o que permite seu uso em doses espaçadas por vários dias. É muito nefrotóxica e por isso de uso terapêutico restrito a pacientes em que há contraindicação ou resistência do vírus ao ganciclovir. Neutropenia, exantema e neuropatia periférica são outros efeitos adversos do cidofovir. O cidofovir é, porém, um medicamento adequado para o tratamento supressivo da infecção pelo CMV em pacientes com aids, devido à maior facilidade de sua administração. A droga é utilizada na dose de 5 mg/kg, diluída em 100 mL de solução salina, por via IV em gotejamento lento por 1 hora, administrada uma vez por semana durante 2 semanas. Em seguida, emprega-se a mesma dose a cada 15 dias para o tratamento de manutenção. É recomendável a hidratação forçada do paciente com a administração de 1 L de soro fisiológico 1 ou 2 horas antes do paciente receber o cidofovir, para reduzir a nefrotoxicidade.

Novas drogas são necessárias, de preferência com apresentação por via oral, sobretudo para tratamento de neonatos com doença congênita. Uma das mais promissoras e que completou o estudo fase 5, o maribavir, é potente e tem um bom aproveitamento por via oral, com mecanismo de ação contra dois herpesvírus humanos, CMV e EBV. Outra esperança é a utilização de ésteres do cidofovir que podem ser utilizados por via oral e apresentam redução da nefrotoxicidade[27].

PROFILAXIA[7b,14,21,28]

A prevenção da infecção pelo CMV é importante em pacientes transplantados e nos infectados como HIV que apresentam baixo nível de células CD4. Nos pacientes com transplante de medula, em particular, a ocorrência de pneumonia intersticial até 120 dias após o transplante em geral é causada pelo CMV e tem alta letalidade. A prevenção foi discutida no item sobre transplante. Também em pacientes HIV positivos com aids que desenvolvem citomegalia está indicada a profilaxia secundária, discutida no item sobre tratamento.

As crianças com infecção congênita podem ser uma fonte de infecção para outras crianças e para seus cuidadores através da saliva depositada sobre os brinquedos e através dos beijos. Os cuidadores podem ser infectados enquanto trocam fraldas. Uma cuidadora grávida pode transmitir o CMV para o seu bebê, com consequências desastrosas. Não há vacina e nem triagem para CMV em gestantes. A boa prática de higiene é que reduz o risco de contaminação, como, por exemplo, lavar as mãos após a troca das fraldas e evitar contato com a saliva das crianças[2,11a]. Há uma grande necessidade de dados mais conclusivos em relação ao efeito favorável do uso de globulina hiperimune, bem como sobre o emprego de antivirais na gravidez e sobre o desenvolvimento de agentes antivirais novos e menos tóxicos[7a].

A vacina preventiva permanece em estudo, tanto o modelo com vírus atenuado como com vírus recombinante. Embora ambas sejam moderadamente eficazes, nenhuma induziu imunidade duradoura humoral e celular. Ambas falharam na indução de anticorpos neutralizantes contra a infecção viral de células endoteliais e leucócitos[6a].

REFERÊNCIAS BIBLIOGRÁFICAS

1. Adler SP. Screening for cytomegalovirus during pregnancy. Infect Dis Obstet Gynecol. 2011;2011:1-9.

2. Barrett-Muir WY et al. Evaluation of the murex hybrid capture cytomegalovirus DNA assay versus plasma PCR and shell vial assay for diagnosis of human cytomegalovirus viremia in immunocompromised patients. J Clin Microbiol. 1998;36:2554-56.

3. Biron KK. Antiviral drugs for cytomegalovirus diseases. Antiviral Res. 2006;71:154-163.

4. Capers T, Lee D. Pulmonary cytomegalic inclusion disease in an adult. Am J Clin Pathol. 1960;33:238-42.

5. Fisher ER, Davis E. Cytomegalic-inclusion disease in the adult. N Engl J Med. 1958;258:1036-40.

6. Frank D, Raicht RF. Intestinal perforation associated with cytomegalovirus infection in patients with acquired immune deficiency syndrome. Amer J Gastroenterol. 1984;79:201-05.

6a. Fu TM, An Z, Wang D. Progress on pursuit of human cytomegalovirus vaccines for prevention of congenital infection and disease. Vaccine. 2014;32:2525-33.

6b. Goodrum F, Caviness K, Zagallo P. Human cytomegalovirus persistence. Cell Microbiol. 2012;14:644-55.

7. Hamilton ST et al. Prevention of congenital cytomegalovirus complications by maternal and neonatal treatments: a systematic review. Rev Med Virol. 2014;24:420-55.

7a. Hassan J, Connell J. Translational mini-review series on infectious disease: congenital cytomegalovirus infection: 50 years on. Clin Exp Immunol. 2007;149:205-10.

7b. Hirsch MS. Cytomegalovirus and human herpesvirus types 6, 7 e 8. In: Kasper DL et al. (ed). Harrison's Principles of Internal Medicine.16th ed. New York: McGraw-Hill; 2005. p. 1049-53.

8. Houston SH, Sinnott JT. Infections in transplantation. In: Betts RF, Chapman SW, Penn RL (ed). Reese and Betts' A Practical Approach to Infectious Diseases. 5th ed. Philadelphia: Lippincott Williams & Wilkins; 2003. p. 782.

8a. Hryniewiecka E, Soldacki D, Paczek L. Cytomegaloviral infection in solid organ transplant recipients: preliminary report of one transplant center experience. Transplant Proc. 2014;46:2572-75.

9. Jacobson M, Cello JP, Sande MA. Cholestasis and disseminated cytomegalovirus disease in patients with acquired immunodeficiency syndrome. Am J Med. 1988;84:218-24.

10. Klatt EC, Shibata D. Cytomegalovirus infection in the acquired immunodeficiency syndrome. Clinical and autopsy findings. Arch Pathol Lab Med. 1988;112:540-44.

11. Knapp AB et al. Widespread cytomegalovirus gastroenterocolitis in a patient with acquired immunodeficiency syndrome. Gastroenterology. 1983;85:1399-402.

11a. Korver AMH, de Vries JJC, Oudesluys-Murphy AM. Congenital cytomegalovirus infection: Prevention is better than treatment. J Pediatr. 2011;159:877.

12. Lima DB et al. Perfil clínico da enterocolite por citomegalovírus (CMV) na síndrome da imunodeficiência adquirida (SIDA). Rev Ass Med Brasil. 2000;46:1-6.

13. Nezelof C, Gaquiére A, Brousse A. Les inclusions cytomégaliques chez l'adulte. Presse Med. 1961;69:1845-848.

14. Pannuti CS. Citomegalia. In: Veronesi R, Focaccia, R (ed). Tratado de Infectologia. 3ª ed. São Paulo: Atheneu; 2005. V 1. p. 311-19.

15. Peace RJ. Cytomegalic inclusion disease in adults. Amer J Med. 1958;24:48-56.

16. Prince HE, Lapé-Nixon M. Role of cytomegalovirus (CMV) IgG avidity testing in diagnosing primary CMV infection during pregnancy. Clin Vaccine Immunol. 2014;21:1377-84.

16. Ramon-Casals M et al. Acute viral infections in patients with systemic lupus erythematosus: description of 23 cases and review of the literature. Medicine (Baltimore) 2008;87:311-8.

16a. Rosen P, Hajdu S. Cytomegalovirus inclusion disease at autopsy of patients with cancer. Amer J Clin Path. 1971;55:749-56.

17. Rosen P, Armstrong D, Rice N. Gastrointestinal cytomegalovirus infection. Arch Intern Med. 1973;132:274-76.

18. Santos N et al. Diagnosis of cytomegalovirus infection by qualitative polymerase chain reaction assay in HIV-infected patients. BJID. 1999;3:226-30.

19. Schooley RT. Cytomegalovirus in the setting of infection with human immunodeficiency virus. Rev Infect Dis. 1990;106:546-49.

20. Simmons RL et al. Clinical characteristics of the lethal cytomegalovirus infection following renal transplantation. Surgery. 1977;82:537-46.

21. Straus SE. Herpesviridae. In: Mandell GL, Bennett JE, Dolin R (ed). Mandell, Douglas and Bennett's Principles and Practice of Infectious Diseases. 5th ed. Philadelphia: Churchill Livingstone; 2000. V2. p. 1557-564.

22. Suassuna JHR. Infecções por citomegalovírus associadas ao transplante renal. Tese de Mestrado. Centro Biomédico da UERJ. Rio de Janeiro, 1986.

23. Symmers WSTC. Generalized cytomegalic inclusion-body disease associated with Pneumocystis pneumonia in adults. J Clin Path. 1960;13:1-12.

24. Tapper ML et al. Adrenal necrosis in the acquired immunodeficiency syndrome. Ann Intern Med. 1984;100:239-41.

25. Tavares W. Quimioterápicos antivirais. In: Manual de Antibióticos e Quimioterápicos antiinfecciosos. 3ª ed. Rio de Janeiro: Atheneu; 2001. p. 1025-066.

26. Verma SC, Robertson ES. Molecular biology and pathogenesis of Kaposi sarcoma-associated herpesvirus. FEMS Microbiol Lett. 2003;222:155-63.

27. Villarreal EC. Current and potential therapies for the treatment of herpes-virus infections. Prog Drug Res. 2003;60:263-307.

28. Zhang JL, Crumpacker CS. Cytomegalovirus. In: Mandell GL, Bennett JE, Dolin R (ed). Mandell, Douglas and Bennett's Principles and Practice of Infectious Diseases. 7th ed. Philadelphia: Churchill Livingstone Elsevier; 2010. V2. p. 1971-87.

27 Coccidioidomicose

■ **Bodo Wanke**
■ **Kelsen Dantas Eulálio**
■ **Maria do Amparo Salmito Cavalcanti**

(CID 10 = B 38 - Coccidioidomicose; B38.0 - Coccidioi-domicose pulmonar aguda; B38.1 - Coccidioidomicose pulmonar crônica; B38.2 - Coccidioidomicose pulmonar não especificada; B38.3 - Coccidioidomicose cutânea; B38.4 - Meningite por coccidioidomicose; B38.7 - Cocci-dioidomicose disseminada. B38.8 - Outras formas de cocci-dioidomicose; B38.9 - Coccidioidomicose não especificada)

INTRODUÇÃO

A coccidioidomicose, também conhecida por granuloma coccidióidico, doença de Posadas-Wernicke, reumatismo do deserto e febre do Vale de São Joaquim é micose sistêmica causada por duas espécies de *Coccidioides*: *C. immitis* e *C. posadasii*, fungos prevalentes em regiões áridas e semiáridas do continente americano, onde ocorre entre os paralelos 40° N e 40° S[2,8,20]. *C. immitis* ocorre na Califórnia (EUA) e *C. posadasii* é o agente prevalente nas demais áreas endêmi-cas, inclusive no Brasil[6]. A micose é adquirida através da inalação de artroconídios infectantes presentes no solo, onde o fungo cresce saprofiticamente sob a forma filamentosa. Apresenta-se geralmente como infecção respiratória benigna e de resolução espontânea; porém, uma pequena proporção dos indivíduos infectados desenvolve quadros progressivos, potencialmente letais. A infecção pode evoluir de forma agu-da, subaguda ou crônica, podendo atingir, além dos pulmões, outros órgãos por disseminação hematogênica. É a segunda micose mais frequente do sistema nervoso central, depois da criptococose, cursando geralmente com quadro de meningo-encefalite crônica[2,8,14,16,20].

C. immitis e *C. posadasii* são fungos dimórficos. Em saprofitismo e em meios de cultivo à temperatura ambiente, crescem como micélio vegetativo hialino, formando colônias esbranquiçadas de aspecto algodonoso. Ao final do terceiro ou quarto dia de incubação observa-se abundante crescimento, formando hifas hialinas, septadas e ramificadas, de 2 a 4 μm de diâmetro. A partir do 5° dia de cultivo formam-se artroco-nídios em grande quantidade, alternando espaços interseptais degenerados e vazios de citoplasma. Quando se destacam das hifas, os artroconídios apresentam paredes espessadas e ten-dem a abaular-se, assumindo forma em barril, medindo de 2 a 4 μm e, geralmente, são multinucleados. Em parasitismo e em meios e condições especiais de crescimento *in vitro* apresen-tam-se sob forma esferular endosporulante. A forma parasitária característica é a esférula, elemento esférico ou redondo, não brotante, de parede espessa, medindo de 5 a 60 μm e quando maduro, contendo numerosos pequenos endósporos globosos e uninucleados, de 2 a 5 μm de diâmetro[2,8,14,16,20].

A coccidioidomicose só ocorre no continente americano, desde o norte da Califórnia até o sul da Argentina[14]. Casos humanos e animais têm sido encontrados nos Estados Unidos e México, na América do Norte; Honduras, Guatemala e Nicarágua, na América Central; e Venezuela, Colômbia, Argentina, Paraguai, Bolívia e Brasil na América do Sul[20]. A mais extensa área endêmica contígua compreende todo o sudoeste dos Estados Unidos e todo o norte do México, onde é uma importante infecção oportunista em pacientes imuno-deprimidos, especialmente com aids. A coccidioidomicose não é doença de notificação compulsória e, por isso, sua incidência e prevalência não podem ser estabelecidas com precisão. Inquéritos com testes cutâneos com coccidioidina e/ ou esferulina determinaram prevalência de infecção até cerca de 50% em determinados grupos populacionais em áreas en-dêmicas. Estima-se que só nos Estados Unidos ocorram mais de 100.000 casos novos de infecção anualmente, sendo que 35.000 somente no estado da Califórnia[2,8,14,16,20].

Nas regiões endêmicas, o fungo tem distribuição focal no solo. Tocas de pequenos animais, sobretudo roedores e mar-supiais, e sítios arqueológicos, têm sido identificados como locais de maior probabilidade para isolamento do fungo. Solos arenosos, alcalinos e de elevada salinidade favorecem a presença de *C. immitis* ou *C. posadasii*. O enterro de carcaças de animais infectados em solos previamente negativos pode contaminar esses locais. A maioria das regiões endêmicas ca-racteriza-se pela baixa pluviosidade, com precipitação anual de 125 a 500 mm, onde as chuvas, de distribuição irregular, são seguidas de longos períodos de estiagem. Nos períodos mais secos, os artroconídios do fungo são aerossolizados pelo vento ou por atividade antrópica, causando o surgimento de novos casos da infecção. O grande poder de dispersão dos conídios permite-lhes alcançar centenas de quilômetros de distância. Grandes irrupções do solo por tempestades de areia e terremotos também têm sido associadas a surtos epidêmicos da micose, inclusive com aparecimento de casos a grande distância, em áreas não endêmicas[8,13,14,16,20].

C. immitis e *C. posadasii* infectam naturalmente ampla variedade de hospedeiros. Além do homem, atinge praticamente todos os animais domésticos e grande diversidade de animais silvestres, tanto na natureza quanto em cativeiro. Os cães são excelentes marcadores epidemiológicos para se estudar a importância da coccidioidomicose. Humanos e animais adquirem a micose através da inalação de artroconídios presentes no solo. Exposição ocupacional ao fungo está definida para indivíduos que trabalham em íntimo contato com o solo. Lavradores, trabalhadores em construção de ferrovias e estradas de rodagem, arqueólogos, antropólogos, paleontólogos, zoologistas e militares são considerados profissionais com maior risco de exposição. Há raros registros de infecção acidental por inoculação traumática cutânea ou subcutânea e transmissão transplacentária. Não há transmissão inter-humana e nem de animais para o homem[2,8,14,16,20].

Não há diferença de sexo, idade ou raça na suscetibilidade à infecção primária, mas para a ocorrência das formas disseminadas estão definidos fatores de risco como raça negra e filipina, sexo masculino, extremos de idade, gravidez (especialmente no segundo e terceiro trimestres da gestação) e pós-parto imediato, e condições associadas à imunodepressão celular (aids, quimioterapia, corticosteroides, neoplasias, transplante de órgãos)[2,8,14,16].

Os dados sobre incidência e prevalência da coccidioidomicose na América Latina são menos completos que os dos EUA. Os primeiros casos brasileiros foram relatados em 1978 e 1979, mas somente em 1998 o Brasil foi incluído no mapa da distribuição geográfica da coccidioidomicose[14], após o relato dos primeiros surtos da forma pulmonar aguda que ocorreram no Piauí e no Ceará[13,16,20]. Desde então, o número de casos tem crescido constantemente. Os dados atualizados até agosto de 2014 são: Piauí, 139 casos em 52 municípios; Ceará, 20 casos em nove municípios; Maranhão, sete casos em seis municípios e Bahia, dois casos em dois municípios[4]. Além disso, a micose também já foi diagnosticada em cães e tatus (*Dasypus novemcinctus*)[5] e *C. posadasii* foi isolado de amostras de solo coletadas de buracos de tatus no estado do Piauí[12,19,20]. Inquérito com teste cutâneo com coccidioidina no estado do Ceará revelou positividade de 26,4% dos indivíduos testados[20]. Chama a atenção para a coccidioidomicose no Brasil o risco que representa a atividade de caçar e desentocar tatus de seu *habitat*. O grande número de casos diagnosticados no Piauí provavelmente se deve ao trabalho de cooperação entre a UFPI, IDTNP e Fiocruz, envolvendo várias especialidades médicas e contando com apoio diagnóstico laboratorial qualificado. Acreditamos que a micose seja subdiagnosticada, devendo ocorrer também em outros estados nordestinos[3-5,15,18-20].

DIAGNÓSTICO CLÍNICO

Cerca de 60% dos indivíduos infectados por *C. immitis* ou *C. posadasii* não apresentam manifestações clínicas ou têm manifestações compatíveis com uma infecção das vias aéreas superiores. Nesses casos, a coccidioidomicose só é revelada pelo teste cutâneo com coccidioidina positivo ou pelo achado casual de lesão residual com identificação do agente. Nos demais, os sintomas aparecem cerca de 1 a 3 semanas após a exposição ao fungo, manifestando-se como infecção das vias aéreas inferiores, acompanhada de manifestações sistêmicas como febre, astenia, anorexia, sudorese, dor torácica, tosse inicialmente seca e posteriormente produtiva e manifestações de hipersensibilidade como artralgia, exantema maculopapular, eritema multiforme e eritema nodoso. Cerca de um em cada 200 indivíduos infectados evolui com disseminação extrapulmonar, e as meninges, os ossos, as articulações e a pele são os sítios mais frequentemente acometidos[11,14,16,20].

Coccidioidomicose Pulmonar

A forma aguda constitui o quadro clínico mais frequente e surge entre 1 a 3 semanas após a exposição ao fungo. Além das manifestações gerais, apresenta alterações radiológicas como infiltrados alveolares, derrame pleural e linfonodonomegalias hilares. Embora a infecção possa persistir por várias semanas, a regressão espontânea para a cura, mesmo sem terapia antifúngica, pode ocorrer. Cerca de 5% destes pacientes evoluem para lesões pulmonares residuais, geralmente sob a forma de nódulos, usualmente solitários, que, na maioria dos pacientes, apresentam-se assintomáticos e, nas áreas endêmicas, muitas vezes são diagnosticados após ressecção cirúrgica por suspeita de carcinoma pulmonar. Outros 5% desses pacientes evoluem com lesões residuais formando cavidades de paredes finas, tipicamente solitárias e justapleurais, podendo regredir espontaneamente em cerca de 2 anos. Cerca de metade dessas cavidades são assintomáticas, mas podem produzir tosse com expectoração, dor torácica e hemoptise. Ocasionalmente, essas cavidades podem ser colonizadas por outros fungos, mais comumente espécies de *Aspergillus*, com formação de bola fúngica. Raramente, essas cavitações periféricas rompem para o espaço pleural. Nessas ocasiões, é comum visualizar nível líquido no espaço pleural, importante diagnóstico diferencial do pneumotórax espontâneo. Em alguns casos, a forma pulmonar aguda não regride e evolui para uma pneumonia progressiva e crônica, especialmente em pacientes diabéticos ou imunocomprometidos, caracterizando-se pela formação de cavidades em seus pulmões. Empiema e fístulas broncopleurais são de difícil tratamento[2,8,14,16].

A coccidioidomicose também pode acometer os pulmões difusamente como manifestação aguda primária resultante da inalação de uma grande quantidade de artroconídios ou como apresentação tardia e secundária resultante de disseminação hematogênica. Essas formas apresentam-se com múltiplos infiltrados ou nódulos difusos, os maiores podendo apresentar cavidade, cursam com manifestações respiratórias graves que levam à insuficiência respiratória e são mais comumente observados em pacientes imunocomprometidos. A evolução pode ser fulminante, mimetizando choque séptico, com elevada letalidade. A radiografia de tórax revela um padrão reticulonodular bilateral difuso. Raramente, o quadro pode evoluir de forma crônica, em um processo fibrocavitário progressivo, apresentando durante anos manifestações pulmonares com tosse produtiva, febre e perda de peso. A radiografia evidencia lesões fibronodulares com retração e cavidade em ambos os ápices[2,3,8,14,16,18].

Formas Extrapulmonares

Sistema Nervoso Central (Forma Neurológica, Meningite)

É a forma clínica mais letal da coccidioidomicose, geralmente de evolução subaguda, registrando cerca de 200 casos/

ano nos Estados Unidos. A forma mais comum de apresentação é a meningite granulomatosa crônica, geralmente envolvendo as estruturas da base do crânio. Abscessos cerebrais e cerebelares também podem estar presentes. As manifestações mais comuns são sintomas de irritação meníngea, hipertensão intracraniana, acometimento de pares cranianos e confusão mental. O liquor, geralmente claro, apresenta aumento de neutrófilos mononucleares com baixa de glicose e aumento de proteínas. Hidrocefalia é complicação comum. Tomografia computadorizada de crânio com aparelhos de alta resolução é indicação obrigatória para diagnosticar e acompanhar os danos teciduais e de hidrocefalia[2,8,14,16].

Pele (Forma Cutânea, Tegumentar)

A pele é a localização de disseminação mais frequente, com predileção para a face, sendo as lesões em pápula e verrucosas as mais comuns. Também podem aparecer formas em placa, abscessos superficiais, pústulas e lesões granulomatosas. Um mesmo paciente pode apresentar lesão única ou lesões múltiplas, de aspecto muito variado, com ou sem acometimento de outros órgãos[2,8,14,16].

Ossos e Articulações (Forma Osteoarticular)

Ossos e articulações são sítios frequentes de disseminação. Osteomielite é mais comum em vértebras, tíbia, crânio, metacarpos e metatarsos, fêmur e costelas. Característica marcante é o aspecto pouco inflamatório, abscesso frio com tendência a drenar pus através de trajeto fistuloso. Radiologicamente, aparecem lesões líticas nos ossos grandes e, nos pequenos, as lesões têm aspecto irregular. Cerca de 20% das formas disseminadas da coccidioidomicose têm acometimento articular, sendo monoarticular em cerca de 90% dos casos; embora todas as articulações possam ser comprometidas, o joelho é o local mais atingido, muitas vezes sem envolvimento ósseo. A micose atinge a sinóvia, com formação de exsudato cujo exame micológico pode fornecer o diagnóstico correto[2,8,14,16].

Outras Localizações

A coccidioidomicose pode atingir qualquer órgão ou sistema como linfonodos (principalmente cervicais e supraclaviculares), laringe, olhos, tireoide, peritônio e trato genitourinário com envolvimento de rins, próstata e útero[2,8,14,16].

DIAGNÓSTICO DIFERENCIAL[2,8,14,16]

As lesões pulmonares devem ser diferenciadas principalmente da tuberculose, de outras micoses pulmonares (paracoccidicidioidomicose, histoplasmose, criptococose, aspergilose, etc.), actinomicose e carcinomatose. O exame do escarro ou lavado brônquico, com pesquisa de fungos, BAAR e células neoplásicas, é fundamental no diagnóstico diferencial. A diferenciação com neoplasia pulmonar impõe-se, especialmente nas formas nodulares isoladas.

A meningoencefalite deve ser diferenciada sobretudo com a tuberculose e a criptococose, valorizando-se dados epidemiológicos (residência ou passagem por área endêmica). Outros diagnósticos diferenciais são: sífilis meníngea, brucelose, cisticercose e outras micoses profundas. As formas tumorais devem ser diferenciadas de tumores e abscessos cerebrais e, no Brasil, de outras micoses sistêmicas, sobretudo a criptococose e a paracoccidioidomicose.

As formas cutâneas podem ser confundidas com acne, sífilis, tuberculose, lipoma, carcinoma epidermoide, úlceras crônicas e de outra natureza. Nas formas disseminadas, os diagnósticos mais importantes são a tuberculose, as outras micoses profundas, os linfomas e outras neoplasias malignas.

DIAGNÓSTICO EPIDEMIOLÓGICO[1,2,7-10,14,16]

A ocorrência da coccidioidomicose está fortemente relacionada a certas atividades, como as descritas anteriormente. Investigar a procedência do paciente. Simples passagem por área endêmica já representa risco, principalmente em indivíduos não residentes em áreas endêmicas, muito suscetíveis à infecção. Considerando que o período de incubação vai de 1 a 3 semanas, a história de viagem para área suspeita deve ser investigada, principalmente se nessa permanência houve marcantes distúrbios do solo, escavação de tocas de animais ou de sítios arqueológicos. No Brasil, valorizar como atividade de risco caçar e desentocar tatus de seu *habitat* natural. No entanto, a ausência desses dados não descarta o diagnóstico. Explorar causas predisponentes como infecção pelo vírus da imunodeficiência humana, uso de corticosteroides, diabetes, neoplasias, linfomas, sarcoidose, uso de citostáticos, transplantes e gestação. A doença não é transmissível de homem para homem, nem de animal para homem. *C. immitis* e *C. posadasii* são considerados os mais virulentos de todos os fungos conhecidos e não são poucos os casos de infecção acidental ocorrida por manipulação inadequada em laboratório. O correto manejo de cultivos suspeitos requer ambiente NB-3 para microrganismos pertencentes à classe de risco biológico 3.

DIAGNÓSTICO LABORATORIAL[2,8,14,16]

Específico

a. *Pesquisa direta do fungo:* exame rotineiro e deve ser feito em qualquer material suspeito: escarro, lavado broncoalveolar, liquor, raspado de lesões tegumentares, pus de abscessos, aspirado de lesões ósseas e de articulações, urina, aspirado de medula óssea e linfonodos, etc. A pesquisa é feita em preparados com solução de KOH a 10% para demonstrar os elementos parasitários característicos de *Coccidioides spp.* nos diversos materiais clínicos. Visualização de esférulas imaturas permite um diagnóstico presuntivo, mas estes elementos podem ser confundidos com outros agentes fúngicos; já o achado de esférulas maduras, repletas de endósporos, é patognomônico e definitivo para o diagnóstico. Esse exame é realizado preferencialmente no sedimento de material centrifugado, até 3 horas após sua colheita. Além disso, o material pode ser distendido em lâminas, sendo posteriormente corado pelo PAS e/ou impregnação argêntea de Grocott.

b. *Cultura:* devido à grande virulência do seu agente e ao elevado risco de contaminação em laboratório, sabendo-se da possibilidade diagnóstica de coccidioidomicose, os cultivos devem ser evitados; porém, uma vez realizados, sua manipulação deve ser feita em cabine de segurança biológica da classe II B2. *Coccidioides spp.* crescem bem em praticamente todos os meios usualmente empregados em micologia. Os materiais clínicos suspeitos são cultivados em meio de ágar Sabouraud com cloranfenicol, com ou sem Actidione® e incubado à temperatura ambiente (25º a 30ºC). O crescimento da cultura ocorre em 1 a 2 semanas, mas já é possível a evidenciação do fungo a partir do 5º dia. O aspecto micromorfológico, com hifas hialinas septadas e ramificadas produzindo artroconídios de parede celular espessa, intercalados por células vazias, disjuntoras, é incaracterístico e comum a muitos outros fungos saprófitas pertencentes a *Malbranchea sp.* e a conversão à fase leveduriforme é muito difícil de ser obtida, só possível em meios e condições muito especiais. Assim, para a sua confirmação utiliza-se a inoculação da fase filamentosa em camundongos, por via intraperitoneal; 4 semanas depois, os animais são sacrificados e examinados micológica e histologicamente quanto à presença das esférulas características em seus tecidos, principalmente em baço, fígado e pulmões. Atualmente, prefere-se identificação através de técnica molecular de PCR aplicada ao DNA dos fungos suspeitos.

c. *Histopatologia:* realizada com material obtido por biópsia de lesão tegumentar, pulmonar, osteoarticular, cerebral ou de outros materiais suspeitos e em necropsia. *C. immitis* e *C. pasadasii* coram bem pelas técnicas clássicas de hematoxilina-eosina, impregnação argêntea de Grocott (prata metenamina) e PAS.

d. *Inoculação em animal:* método pouco utilizado na prática clínica, somente em situações especiais, desde que haja facilidades para sua execução. O animal de escolha é o camundongo, inoculando-se uma suspensão do material suspeito por via intraperitoneal. Caso não morra antes, o animal será sacrificado após 4 semanas e examinado o seu baço, fígado e pulmões.

e. *Métodos imunológicos:* são realizadas três reações para detecção de anticorpos: precipitação em tubo, fixação do complemento e imunodifusão dupla em gel de ágar. A primeira evidencia anticorpos precipitantes do tipo IgM que surgem precocemente nas formas agudas primárias, onde cerca de 75% têm reação positiva. A reação de fixação do complemento detecta anticorpos mais tardios, do tipo IgG, quando os anticorpos precipitantes tendem a desaparecer, nas formas progressivas e disseminadas, cujos títulos geralmente se correlacionam com a gravidade do caso. A imunodifusão dupla em gel de ágar tem a mesma finalidade da fixação do complemento. Nas formas meníngeas, recomenda-se também realizar essas reações com o liquor, tanto para diagnóstico quanto para seguimento do tratamento. Sorologias pareadas com títulos crescentes são indicativas do diagnóstico. Na rotina laboratorial, geralmente é utilizado um *kit* comercial disponível para reação de imunodifusão dupla para *C. immitis*, cuja sensibilidade varia de 70% a 90% de acordo com o perfil dos pacientes e a especificidade é praticamente absoluta. Teste cutâneo para detectar hipersensibilidade retardada é altamente específico e bastante sensível. Um teste positivo indica infecção recente ou passada, mas não garante a etiologia de uma manifestação em investigação, razão pela qual seu uso está restrito à determinação de prevalência da micose em áreas endêmicas. Já foram desenvolvidas várias técnicas para a detecção de antígenos e sequências específicas de DNA, mas ainda não estão disponíveis na prática.

Inespecífico

a. *Exames radiológicos e tomográficos:* a radiografia de tórax está sempre indicada nos casos suspeitos. Nos casos de microepidemias, com inalação de grandes inóculos, as lesões pulmonares agudas caracterizam-se por lesões nodulares difusas, frequentemente cavitadas e infiltrados alveolares, em geral múltiplos e bilaterais; também podem se apresentar em forma de infiltrados reticulonodulares ou miliares; ocasionalmente surgem formas pneumônicas ou tumorais. Raramente ocorrem derrame pleural ou empiema. Lesões residuais podem calcificar. Radiografias e tomografias computadorizadas de ossos e articulações atingidos revelam a localização e a extensão destas lesões, e a tomografia computadorizada de crânio é útil nas formas tumorais cerebrais.

b. *Liquor:* nas formas neurológicas, o liquor geralmente tem aspecto claro e nas formas mais avançadas pode apresentar-se ligeiramente turvo. Há pleocitose mononuclear, moderada (200 a 500 células/mL), podendo ser maior, com aumento de proteínas e glicose baixa. Em alguns casos chama a atenção a eosinofilia.

c. *Outros exames:* não são de utilidade para o diagnóstico, mas devem-se realizar exames seriados de urina, hemograma completo, plaquetometria, transaminases, ureia e creatinina, para o controle dos efeitos colaterais dos medicamentos empregados na terapêutica. O eletrocardiograma deve ser realizado semanalmente na vigência do uso da anfotericina B.

TRATAMENTO

Tratamento Específico[1,2,7-9,11,14,16,17]

As recomendações baseadas em evidências para o tratamento da coccidioidomicose são muito mais limitadas que para qualquer outra micose sistêmica e têm se baseado mais na experiência de especialistas que em resultados de ensaios clínicos controlados. Três são as drogas mais utilizadas: i) fluconazol, na dose de 400 mg/dia, podendo chegar a 1.200 mg/dia, é largamente empregada com resultados satisfatórios, mas tem apresentado grande incidência de recidiva; ii) itraconazol, na dose de 400 a 600 mg/dia, tem apresentado resultados um pouco superiores que o fluconazol nas formas disseminadas sem envolvimento do sistema nervoso central e com menor taxa de recidiva; iii) anfotericina B, reservada para as formas mais graves da micose, quando importa uma ação antifúngica mais rápida. A dose total de anfotericina B varia para cada caso, sendo em geral seguida de terapia de manutenção com um triazólico até a consolidação da cura avaliada através de parâmetros, sobretudo clínicos, radiológicos e sorológicos.

Os fármacos atualmente preferidos para o tratamento são o itraconazol e o fluconazol. Nos casos muito graves pode-se utilizar ou mesmo associar anfotericina B convencional ou em apresentações lipídicas. Mais recentemente, o uso de voriconazol e de posaconazol tem sido relatado como eficaz em séries de casos de coccidioidomicose refratária às drogas anteriormente citadas. Para todas estas drogas, as doses utilizadas, os cuidados na administração e os efeitos adversos estão relatados nos Capítulos 34, Criptococose e 130, Paracoccidioidomicose.

Tratamento Inespecífico

Tratamento cirúrgico com ressecção da lesão está indicado para nódulos pulmonares ou de outras localizações, quando os pacientes não respondem à terapia antifúngica. O mesmo vale para lesões pulmonares fibrocavitárias ou cavitárias, mormente quando cursam com hemoptise. A detecção de massa ou abscesso cerebral requer drenagem ou ressecção cirúrgica. O desbridamento de lesões, com remoção do material necrótico, é medida auxiliar importante[2,6,14].

Para a correção da hipopotassemia provocada pela anfotericina B utiliza-se cloreto de potássio ou aspartato de potássio em doses de 2 a 10 g/dia por via oral.

Indicações do Tratamento[1,2,7-9,11,14,16,17]

Infecção Respiratória Primária (Forma Aguda)

Embora não haja consenso e nem ensaios clínicos randomizados prospectivos, as formas respiratórias primárias de menor gravidade, que habitualmente evoluem para cura espontânea após poucos dias, em geral não requerem tratamento antifúngico. Porém, recomenda-se o acompanhamento de longo prazo de todos os casos diagnosticados, até a completa remissão das manifestações clínicas e radiológicas e, se possível e disponível, sorológicas.

O tratamento específico se torna obrigatório nos pacientes com manifestações pulmonares iniciais graves, sintomatologia persistente além de 6 semanas, extenso comprometimento pulmonar evidenciado pelos exames de imagem, presença de comorbidades (doença cardiopulmonar preexistente e diabetes *mellitus*) ou condições associadas a deficiência da imunidade celular (infecção pelo HIV, transplante de órgãos, receptores de altas doses de corticosteroides ou inibidores de TNF). Também têm indicação de tratamento, pelo maior risco de disseminação, os pacientes negros, indígenas e orientais, pessoas com mais de 55 anos, indivíduos expostos a grandes inóculos após acidentes de laboratório, aquelas com títulos de anticorpos anticomplementares elevados (> 1:16) ou crescentes, além de gestantes (principalmente no segundo e no terceiro trimestres) e puérperas.

Os casos menos graves podem ser tratados com fluconazol ou itraconazol por período mínimo de 3 a 6 meses, podendo ser prolongado de acordo com resposta clínica, radiológica e sorológica. Nos casos com pneumonia difusa e prejuízo das trocas gasosas, o tratamento inicial indicado é a anfotericina B durante várias semanas até obtenção de melhora clínica e radiológica, passando-se então a um dos triazólicos, mantido por períodos que variam de 6 a 18 meses. Durante a gravidez está indicada a anfotericina B convencional ou, preferencialmente, em apresentações lipídicas; os derivados azólicos são contraindicados pelo seu potencial teratogênico, mas podem ser utilizados na complementação da terapia, após o parto.

Outras Manifestações Respiratórias (Formas Crônicas)

Em paciente assintomático, o achado casual de um nódulo pulmonar solitário causado por *Coccidioides spp.*, comprovado através de punção aspirativa ou por métodos sorológicos, não requer tratamento antifúngico ou ressecção cirúrgica. O achado de lesão ou lesões cavitárias pulmonares em paciente sintomático ou, quando assintomático, com as cavidades aumentando de tamanho, recomenda tratamento antifúngico específico e, em casos que não resolvem com essa terapia, indica-se a ressecção cirúrgica. Uma complicação rara, mas grave, é a ruptura de cavidade coccidióidica para dentro do espaço pleural; nesses casos, em paciente imunologicamente competente a maioria dos autores recomenda ressecção cirúrgica da área afetada, geralmente lobectomia com decorticação. Coccidioidomicose pulmonar fibrocavitária crônica é tratada com os antifúgicos acima, e para os casos refratários é considerada válida uma opção cirúrgica.

Infecção do Sistema Nervoso Central (Forma Neurológica)

Nos pacientes com comprometimento neurológico (meningoencefalite, forma tumoral), a droga atualmente preferida é o fluconazol, iniciando com dose mínima de 400 mg/dia, podendo alcançar 800 a 1.200 mg/dia em casos mais graves. No entanto, com o emprego de itraconazol na dose de 400 a 600 mg/dia têm sido obtidos resultados comparáveis aos do fluconazol. Anfotericina B intravenosa (IV) não é eficaz. Porém, para casos resistentes aos derivados azólicos ou quando estes estão contraindicados, recomenda-se tratamento com anfotericina B intratecal em esquema cuja dose e duração não estão definidas. Por causa da grande tendência à recidiva, a maioria dos autores recomenda esquemas supressivos por toda a vida. A ocorrência de hidrocefalia sempre requer derivação ventriculoperitoneal.

Infecção Disseminada sem Acometimento do Sistema Nervoso Central

A terapia antifúngica geralmente se inicia com um derivado azólico oral, na dose de 400 mg/dia. Para o fluconazol, a maioria dos autores recomenda iniciar com doses maiores. A anfotericina B é uma alternativa, principalmente quando o estado do paciente está se agravando rapidamente ou quando há lesão de localização crítica, como em vértebras.

Tratamento Supressivo[1,8,9]

Em pacientes infectados pelo vírus da imunodeficiência humana que desenvolveram quadro clínico da coccidioidomicose, está indicado um esquema de tratamento profilático de recaídas da infecção (tratamento supressivo). Utiliza-se principalmente o fluconazol na dose de 200 a 400 mg/dia, mantidos até a recuperação do estado imunitário do enfermo, obtida com o emprego de drogas antirretrovirais. A anfotericina B convencional, na dose de 1 mg/kg, por via IV, duas vezes por semana, é uma alternativa terapêutica. Em geral, nos pacientes cuja contagem de células CD4 atingiu o limiar de 200 células/mm^3 no sangue, a medicação supressiva pode ser suspensa, mantendo-se o paciente em observação clínica.

Controle do Tratamento

Os doentes com lesão disseminada, neurológica e pulmonar devem ser hospitalizados. O critério para interromper o tratamento antifúngico está baseado em: 1) remissão clínica e radiológica, com cicatrização das lesões; 2) negativação dos exames micológicos no esputo ou lavado broncoalveolar; 3) negativação ou manutenção em títulos baixos das provas sorológicas.

A anfotericina B será suspensa sempre que houver lesões renais graves, demonstradas pela elevação crescente da ureia e creatinina sanguíneas e alterações do exame de urina. Da mesma forma, essa droga deve ser suspensa se houver alterações clínicas e eletrocardiográficas de dano miocárdico grave. Os derivados azólicos podem causar alopecia e dano hepático, recomendando-se sua retirada se houver elevação progressiva de transaminases séricas.

Após a alta, os pacientes devem ser mantidos em controle ambulatorial, com revisões após 3, 6 e 12 meses e, em seguida, anualmente. Nos pacientes com HIV/aids, o acompanhamento deve ser mais frequente. A coccidioidomicose não é doença de notificação compulsória.

PROFILAXIA[2,8,14,16]

Embora em estudos há vários anos, ainda não há vacina eficaz. Vacinas baseadas em extratos totais de esférulas não mostraram eficácia, mas estudos mais recentes com antígenos recombinantes apresentaram resultados experimentais promissores. A coccidioidomicose não é contagiosa, não havendo necessidade de isolar os pacientes nem controlar os contactantes. Não está indicada a quimioprofilaxia primária, mesmo em pacientes imunocomprometidos. No entanto, estes devem ser acompanhados com atenção, pela possibilidade do desenvolvimento oportunista do fungo. Nos pacientes com aids que tiveram formas disseminadas ou meningoencefalite está indicada a profilaxia secundária com o fluconazol, que mostrou melhor tolerância.

REFERÊNCIAS BIBLIOGRÁFICAS

1. Ampel NM, Dols CL, Galgiani JN. Coccidioidomycosis during human immunodeficiency virus infection: results of a prospective study in a coccidioidal endemic area. Am J Med. 1993;94:235-40.
2. Chiller TM, Galgiani JN, Stevens DA. Coccidioidomycosis. Infect Dis Clin N Am. 2003;17:41-57.
3. Costa FAM et al. Coccidioidomicose pulmonar em caçador de tatus. J Pneumol. 2001;27:275-78.
4. Eulálio KD et al. Coccidioidomicose: uma doença emergente no Brasil. Rev Soc Bras Med Trop. 2006;39(Supl.I):97.
5. Eulálio KD et al. *Coccidioides immitis* isolated from armadillos (*Dasypus novemcinctus*) in the state of Piauí, northeast Brazil. Mycopathologia. 2000;149: 57-61.
6. Fisher MC et al. Molecular and phenotypic description of *Coccidioides posadasii sp.* Nov., previously recognized as the non-California population of *Coccidioides immitis*. Mycologia. 2002;94:73-84.
7. Galgiani JN, Ampel NM. Coccidioidomycosis in human immunodeficiency virus-infected patients. J Infect Dis. 1990;162:1165-1169.
8. Galgiani J. *Coccidioides immitis*. In: Mandell GL, Bennett JE, Dolin R (ed). Mandell, Douglas and Bennett's Principles and Practice of Infectious Diseases. 5th ed. Philadelphia: Churchill Livingstone; 2000. V.2. p. 2747-2757.
9. Galgiani JN et al. Practice guidelines for the treatment of coccidioidomycosis. Clin Infect Dis 2000;30:658-61.
10. Kauffman CA. Endemic mycoses in patients with hematologic malignancies. Semin Respir Infect . 2002;17:106-12.
11. Laniado-Laborin R, Alcantar-Schramm JM, Cazares-Adame R. Coccidioidomycosis: an update. Curr Fungal Infect Rep. 2012;6:113-120.
12. Macedo RCL et al. Molecular identification of *Coccidioides spp.* in soil samples from Brazil. BMC Microbiology. 2011;11:108.
13. Panackal AA et al. Fungal infections among returning travelers. Clin Infect Dis. 2002;35:1088-95.
14. Pappagianis D. *Coccidioides immitis*. In: Ajello L, Hay R (ed). Topley & Wilson's Microbiology and Microbial Infections. 9th ed. London: Arnold; 1998. V.4 Medical Mycology. p. 357-371.
15. Sidrim JJC et al. Le Nord-Est Brésilien, région d'endémie de coccidioïdomycose? A propos d'une micro-épidémie. J Mycol Med. 1997;7:37-39.
16. Stevens DA. Coccidioidomycosis. N Engl J Med. 1995;332:1077-82.
17. Thompson III GR, Sharma S. How I treat coccidioidomycosis. Curr Fungal Infect Rep. 2013;7:29-35.
18. Veras KN et al. Coccidioidomicose: causa rara de síndrome do desconforto respiratório agudo. J Pneumol. 2003;29:45-48.
19. Wanke B. Coccidioidomicose. Rev Soc Bras Med Trop. 1994;27(Supl. IV):375-78.
20. Wanke B, Lazera MS, Monteiro PCF. Investigation of an outbreak of endemic coccidioidomycosis in Brazil's Northeastern State of Piauí with a review of the occurrence and distribution of *Coccidioides immitis* in three other Brazilian states. Mycopathologia. 1999;148:57-67.

28 Colecistite e Colangite

■ **André Filipe Marcondes Vieira**

(CID 10 = K81 – Colecistite; K81.0 – Colecistite aguda; K81.1 – Colecistite crônica; K81.9 – Colecistite sem especificação; K80.0 – Calculose de vesícula biliar com colecistite aguda; K80.3 – Calculose de vesícula biliar com colangite; K83.0 – Colangite)

INTRODUÇÃO

A infecção das vias biliares representa uma condição muito frequente na prática médica, principalmente nos serviços de cirurgia geral e nas emergências. Na maioria das vezes está relacionada a algum processo que retarde o fluxo de bile nas vias biliares extra-hepáticas ou na vesícula biliar. No que se refere à vesícula biliar, especificamente a sua inflamação, caracterizada como colecistite, na maioria das vezes, está relacionada ao retardo mecânico do seu esvaziamento, causado por cálculos ou por lama biliar. A litíase bilar, sobretudo a representada pelos cálculos de menor diâmetro, é, dessa forma, a causa mais frequentemente associada à obstrução biliar causadora das colecistites. Embora o fator mecânico seja a característica principal da fisiopatologia das colecistites, na quase totalidade dos casos ela está associada à coexistência de infecção das vias biliares, que pode ser a causa de complicação e de óbito. Portanto, é de grande importância o conhecimento das características microbiológicas e da fisiopatologia da infecção para se estabelecer o manuseio adequado da evolução clínica e o sucesso terapêutico[8-11].

O termo colangite designa a inflamação das vias biliares, desde os canalículos intra-hepáticos até o colédoco. Sua patogenia é a mesma da colecistite e a causa principal é a obstrução por cálculos biliares. Eventualmente, a migração de *Ascaris lumbricoides* é a causa da colangite aguda, devida à obstrução provocada pelo verme e à infecção causada pelos germes entéricos trazidos pelo helminto[4,5,10].

MICROBIOLOGIA[3,4,7,8,10,11]

Em condições normais, a bile constitui-se em um meio estéril. A presença de bactérias e outros patógenos está relacionada particularmente à obstrução biliar parcial e à presença de corpos estranhos, como cálculos. Nesse caso, as rotas de infecção são as vias ascendente (mais frequente), hematogênica ou linfática. Como consequência, a maioria das infecções é causada por microrganismos pertencentes à microbiota intestinal.

Em pacientes com infecção comunitária, estudos mostram a predominância de bacilos gram-negativos como causadores das infecções das vias biliares (cerca de 70%), seguidos de bactérias gram-positivas (cerca de 25%), além de anaeróbios e *Candida* em menores proporções. Destacam-se entre os principais patógenos causadores *E. coli*, *Enterococcus spp.*, *Klebsiella spp.*, *Clostridium spp.* e *Bacteroides fragilis* (em idosos).

Caso as infecções ocorram em pacientes hospitalizados, que estejam em uso de *stents* de vias biliares ou em pós-operatório, outros microrganismos devem ser considerados como possíveis agentes de colangite e colecistite, incluindo bactérias com selecionada resistência aos antimicrobianos. Entre elas, destacam-se *Staphylococcus aureus* com resistência à oxacilina (MRSA), *Enterococcus* resistentes à vancomicina (VRE) e *Pseudomonas aeruginosa*.

DIAGNÓSTICO

O diagnóstico das infecções das vias biliares é relativamente simples e baseia-se, a princípio, no quadro clínico descrito, em seguida, pela confirmação por métodos de imagem, nos quais se destaca a ultrassonografia.

Quadro Clínico[1,4-6,8-11,13]

Dada a grande associação de litíase com as infecções das vias biliares é muito importante a observação dos fatores de risco para o desenvolvimento dos cálculos. São eles: sexo feminino, obesidade, uso de anticoncepcionais, história familiar e idade superior a 40 anos. Deve-se salientar que, embora seja importante a pesquisa de sinais relacionados à litíase biliar para o estabelecimento do diagnóstico, a sua ausência de forma alguma o exclui, pois cerca de 70% dos pacientes portadores de litíase biliar mantêm-se assintomáticos por longos períodos (Quadro 28.1).

QUADRO 28.1 – Agentes Causadores mais Frequentes das Colangites não Hospitalares

• *E. coli*
• *Enterococcus sp.*
• *Klebsiella sp.*
• *Bacteroides fragilis*
• *Clostridium spp.*

Em 60% a 70% dos pacientes com colecistite pode ser verificada história pregressa de dor abdominal típica com resolução espontânea, a qual pode não estar presente no momento do exame do enfermo.

Tipicamente, o quadro clínico inicial da colecistite é caracterizado por dor no hipocôndrio direito, com eventual irradiação para o dorso, que aumenta de intensidade ao longo de poucas horas e associa-se a febre baixa. O exame físico mostra ponto cístico doloroso. O sinal de Murphy (suspensão abrupta da inspiração motivada por dor à compressão do ponto cístico) reforça a suspeita clínica dessa condição. A avaliação laboratorial mostra leucocitose com desvio à esquerda e elevação da proteína C-reativa.

Caso não seja realizada a abordagem médica adequada, poderá ocorrer perfuração de vesícula biliar, com consequente derramamento de seu conteúdo na cavidade peritoneal e posterior desenvolvimento de peritonite aguda difusa.

Os casos de colangite desenvolvem-se de forma distinta. Também se caracterizam por apresentarem dor no hipocôndrio direito, porém acompanhada de icterícia obstrutiva e febre moderada ou alta com calafrios (tríade de Charcot). Esse quadro pode agravar-se com o desenvolvimento de hipotensão arterial e confusão mental, caracterizando a pêntade de Reynolds, uma emergência cirúrgica, que indica a necessidade urgente de descompressão do colédoco.

Exames Complementares Confirmatórios[4-6,8-11,13]

Vários métodos de imagem podem ser usados para a confirmação do diagnóstico. Ao longo dos últimos anos têm sido propostos novos métodos como parte da investigação não apenas das infecções, mas das doenças das vias biliares como um todo. Os exames radiológicos convencionais, como as colecistografias orais e percutâneas, progressivamente foram abandonados em razão dos seus riscos e do grande desenvolvimento de outros métodos. Dessa maneira, hoje, dentre os exames convencionais, apenas a rotina radiológica para abdome agudo pode desempenhar algum papel no diagnóstico, não especificamente das infecções das vias biliares, mas para o abdome agudo, que pode ser causado por colangites e colecistites.

Para o diagnóstico das colangites, o exame de escolha é a ultrassonografia abdominal, que apresenta alta acurácia, baixo custo e realização simples. A tomografia computadorizada e a imagem por ressonância nuclear magnética também podem ser usadas. Embora produzam uma maior resolução de imagens e possam fornecer outras informações acerca da região estudada, além de ter maior custo e complexidade de realização, não apresentam sensibilidade superior à da ultrassonografia, não devendo portanto ser usadas como *screening*.

Nos casos de provável colangite, a abordagem inicial também deve ser feita através da ultrassonografia abdominal, mas podem ser necessários outros exames para se visualizar com maior detalhamento a região em torno da ampola hepatoduodenal, como a tomografia computadorizada, a colangiorressonância e a colangiopancreatografia retrógrada. Esta última também pode assumir importante papel terapêutico, pela possibilidade da resolução da obstrução biliar via papilotomia endoscópica. Essa conduta pode ser de grande importância, visto poder evitar a realização de um procedimento cirúrgico para o tratamento da doença, sobretudo nos pacientes com comorbidades ou já com complicações, como a sepse.

O hemograma pode ter importância para a confirmação da existência da condição infecciosa e, principalmente, na diferenciação de uma cólica biliar da colecistite aguda. Nesta, será percebida leucocitose com desvio à esquerda e possíveis neutrófilos com granulações grosseiras. Os marcadores de atividade inflamatória como a proteína C-reativa também desempenham um papel importante não apenas no diagnóstico, mas, no acompanhamento médico durante o tratamento. Nos casos do diagnóstico diferencial de icterícias, com a possibilidade de colangite ainda não bem estabelecida, também é importante a mensuração das bilirrubinas e transaminases. Será verificada além de discreta elevação das transaminases, hiperbilirrubinemia, com predomínio de sua fração direta, como forma de caracterizar a colestase extra-hepática.

As hemoculturas também podem ser realizadas, porém a sua positividade nas colangites varia bastante, de 20% a 70%, de acordo com a série avaliada.

TRATAMENTO[4,5,10-12,14]

Tanto nas colangites quanto nas colecistites, o tratamento de escolha é o cirúrgico, sendo o prognóstico tanto melhor quanto mais precocemente for realizada a cirurgia. Dado o papel preponderante das infecções nessas situações, de forma semelhante, o prognóstico também é melhor quando a terapia antimicrobiana é iniciada de maneira precoce.

Embora sempre tenha sido consensual que a medida mais importante para o tratamento seja a cirurgia, durante muito tempo houve dúvidas acerca do melhor momento para realizá-la: de forma precoce ou posteriormente, após "esfriar-se o processo" com antimicrobianos. Este tema foi amplamente avaliado em estudos randomizados concluindo-se que, como citado acima, a cirurgia deve ser realizada de forma precoce.

Outra forte indicação de que a obstrução ao fluxo biliar tem papel importante no desenvolvimento da infecção e, consequentemente da colecistite, é a observação de que a antibioticoterapia profilática para as colecistectomias eletivas não previne o desenvolvimento de complicações em pacientes de baixo risco[2].

De forma ideal, todos os tratamentos com antibióticos devem ser precedidos da coleta de material para estudo microbiológico (pesquisa direta e culturas com testes de sensibilidade a antibióticos). Nas infecções das vias biliares, essa regra deve ser aplicada se a cirurgia puder ser realizada pouco tempo após firmado o diagnóstico, usando-se material diretamente colhido das vias biliares[8]. Dessa forma, a conduta mais adequada é iniciar a antibioticoterapia empírica, baseada nos agentes causadores mais frequentes e nos seus perfis teóricos de sensibilidade, devendo esta ser substituída caso os resultados das culturas indiquem um regime antimicrobiano diferente do inicialmente escolhido.

Caso não seja possível realizar a coleta ou o procedimento cirúrgico em curto espaço de tempo, apenas a antibioticoterapia empírica deve ser usada.

Antibioticoterapia Empírica

A antibioticoterapia empírica a ser usada deve levar em consideração não apenas os germes mais frequentes, mas também a penetração dos fármacos selecionados nas vias biliares, condições mórbidas prévias e uso recente de antimicrobianos. Além disso, a gravidade do quadro clínico da colangite deve ser considerada na escolha dos esquemas.

Dessa forma, para o tratamento das colangites agudas leves, empregam-se cefalosporinas de primeira geração ou derivados da penicilina G combinados com inibidores da beta-lactamase. Nos casos de colangite moderada ou grave podem ser usadas cefalosporinas de terceira ou quarta geração ou fluoroquinolonas associadas a metronidazol ou piperacilina combinada com tazobactam. Também é possível o uso de carbapenemas como terapia alternativa em casos graves. Os esquemas de tratamento são resumidos nos Quadros 28.2 e 28.3.

QUADRO 28.2 – Antibioticoterapia Empírica nas Colangites Leves*. Doses em Adultos, por Via Intravenosa

• Cefazolina – 2 g de 8/8 h
• Ampicilina/sulbactam – 2 g de 6/6 h
• Amoxicilina/subactam – 1,5 g de 8/8 h

* Fonte: Modificado de Tanaka e cols.[12]

QUADRO 28.3 – Antibioticoterapia Empírica nas Colangites Moderadas e Graves*. Doses em Adultos, por Via Intravenosa

• Ceftriaxona + metronidazol – 2 a 3 g/dia + 500 mg de 6/6 h
• Cefepima + metronidazol – 2 de 8/8 h + 500 mg de 6/6 h
• Ciprofloxacino + metronidazol – 300 mg de 12/12 h + 500 mg de 6/6 h
• Levofloxacino + metronidazol – 500 mg/dia + 500 mg de 6/6 h
• Piperacilina/tazobactam – 3,375 mg de 6/6 h ou 4,5 g de 8/8 h
• Meropeném – 1 g de 8/8 h
• Imipeném/cilastatina – 500 mg de 6/6 h

* Fonte: Modificado de Tanaka e cols.[12]

SITUAÇÕES ESPECIAIS

Pacientes Soropositivos para o HIV[15]

Nos pacientes com sorologia positiva para o vírus da imunodeficiência humana (HIV) é bastante importante se considerar as condições prévias da infecção pelo vírus. Caso o enfermo apresente contagem de linfócitos CD4+ elevada e carga viral indetectável ou muito baixa, deve ser seguido o mesmo raciocínio empregado para os soronegativos. No caso de apresentar níveis de CD4+ baixos e carga viral elevada, ou ainda não conhecidos, mas com quadro clínico sugestivo de imunodepressão, deve-se considerar a possibilidade de a colangite ser causada por citomegalovírus ou por criptosporídio, além dos patógenos habituais. Dessa forma, a terapia antimicrobiana recomendada costuma ser ineficaz, e o tratamento desses pacientes deve considerar inicialmente a terapia contra esses patógenos específicos, em vez de se focar na desobstrução das vias biliares[15].

Colecistite Alitiásica[6]

Embora a maioria dos pacientes apresente cálculos biliares como o principal fator causador de colecistite, há formas nas quais os cálculos não são verificados e, assim, denominadas alitiásicas. Essa condição aparece tipicamente em pacientes imunodeprimidos e com comorbidades, sobretudo nos com internação prolongada, em longos períodos sem dieta oral e/ou dieta parenteral, com sepse, grandes queimados ou, ainda, nos que usam drogas ilícitas. Como os achados clínicos não mostram a mesma especificidade das colecistites causadas por cálculos, o diagnóstico é baseado nos achados radiológicos.

Os pacientes com colecistite alitiásica, embora tenham quadro clínico mais arrastado em relação aos que têm cálculos como causa, devem receber a antibioticoterapia empírica para pacientes com infecção moderada ou grave, citada previamente. Desse modo, é aceito que a forma definitiva de tratamento é a colecistectomia.

REFERÊNCIAS BIBLIOGRÁFICAS

1. Barbara L et al. A populacional study on the prevalence of gallstone disease: The Serminone Study. Hepatology. 1987;7:913.
2. Choudhary A et al. Role of prophylactic antibiotics in laparoscopic cholecystectomy: a meta-analysis. J Gastrointest Surg. 2009;12:1847-53.
3. Côrrea JC. Patógenos mais frequentes, conforme a localização da infecção. In: Antibióticos no Dia-a-dia. 3ª ed., Rio de Janeiro: Rúbio; 2005. p. 229
4. Hanau L, Steigbigel N. Cholangitis: Pathogenesis, diagnosis and treatment. Curr Clin Top Infect Dis. 1995;15:153-78.
5. Hanau L, Steibigel N. Acute (ascending) cholangitis. Infect Dis Clin North Am. 2000;14:521-46.
6. Huffman JL, Schenker S. Acute acalculous cholecystitis: a review. Clin Gastroenterol Hepatol. 2010;8:15-22.
7. Karpel E et al. Bile bacterial flora and its in vitro resistance pattern in patients with acute cholangitis resulting from choledocholithiasis. Scand J Gastroenterol. 2011;46:925-30.
8. Navaneethan U, Jayanthi V, Mohan P. Pathogenesis of cholangitis in obstructive jaundice-revisited. Minerva Gastroenterol Dietol. 2011;57:97-104.
9. Payen JL et al. Biliary lithiasis. Presse Med. 2011;40:567-80.
10. Schirmer BD, Winters KL, Edlich RF. Cholelithiasis and cholecystitis. J Long Term Eff Med Implants. 2005;15:329-38.
11. Sinanan M. Acute cholangitis. Infect Dis Clin North Am. 1992;6:571-99.
12. Tanaka A et al. Antimicrobial therapy for acute cholangitis: Tokyo Guidelines. J Hepatobiliary Pancreat Surg. 2007;14:59-67.
13. Torres OJM et al. Prevalência ultra-sonográfica de litíase biliar em pacientes ambulatoriais. Rev Col Bras Cir. 2005;32:47-49.
14. Westphal JF, Brogard JM. Biliary tract infections: a guide to drug treatment. Drugs. 1999;57:81-91.
15. Yusuf TE, Baron TH. AIDS cholangiopathy. Curr Treat Options Gastroenterol. 2004;7:111-17.

29 Cólera

■ Antônio Francisco de Araújo
■ Luiz Alberto Carneiro Marinho

(CID10 = A00 - Cólera; A00.0 - Cólera devida a *Vibrio cholerae* O1, biótipo *cholerae* [Cólera clássica]; A00.1 - Cólera devida a *Vibrio cholerae* O1, biótipo El Tor [Cólera El Tor]; A00.9 - Cólera não especificada)

INTRODUÇÃO[1-7]

A cólera é uma gastrenterite aguda caracterizada, em sua forma mais diagnosticada, por diarreia aquosa súbita, vômitos, sinais de desidratação e câimbras musculares. Existe sob a forma endêmica desde épocas remotas, originando-se na Índia e em Bangladesh, com propagação posterior a outros continentes e responsável por graves epidemias e pandemias em várias regiões do globo. Historicamente ocorreram seis pandemias de cólera no mundo, entre 1817 e 1923, e é provável que tenham sido causadas pelo biótipo clássico do *Vibrio cholerae* O1. Em 1885 chegou ao Brasil, tendo iniciado nos estados do Amazonas, da Bahia, do Pará e Rio de Janeiro; porém, nesse mesmo século foi controlada. Em 1991, retorna ao país sob a forma epidêmica, como parte da sétima pandemia, iniciada em 1961, nas ilhas Sulawesi, Indonésia. Os primeiros casos identificados de cólera no Brasil datam de abril de 1991, em municípios do Amazonas, junto à fronteira com o Peru; daí e seguindo os cursos dos rios Solimões e Amazonas, alastrou-se até o Pará e o Amapá. A doença atingiu o Nordeste brasileiro a partir de fevereiro de 1992 e até o fim desse ano toda a região foi comprometida. A partir de 1994 há uma nítida tendência para a diminuição de amplitude da epidemia, mas com provável endemização nas regiões Norte e Nordeste e constante risco de períodos epidêmicos. Recentemente, no ano de 2013, 47 países dos cinco continentes relataram 129.064 casos de cólera, com 1,63% de mortalidade média[7].

O agente causal do cólera é o *Vibrio cholerae*, da família Vibrionaceae, composto por bacilos gram-negativos e dotados de flagelo polar. São bactérias aeróbias ou anaeróbias facultativas, consideradas germes frágeis, pois não suportam condições ambientais desfavoráveis, como o dessecamento, a exposição à luz solar e a competição com outros microrganismos; pode, no entanto, conservar sua viabilidade durante vários dias, em alimentos alcalinos e úmidos. Conseguem sobreviver por 2 a 5 dias à temperatura de 30° a 32°C em peixes e mariscos; 1 a 7 dias em vegetais; 7 a 14 dias, no leite e derivados e na água limpa de reservatórios e poços; 10 a 13 dias, na água do mar.

Existem dois biótipos de *V. cholerae*: o *clássico* e o *El Tor*; a diferença entre ambos é feita através de provas de laboratório, já que clinicamente o quadro pode ser semelhante. O biótipo El Tor é o responsável pela sétima pandemia da doença, agente igualmente causador do novo surto no Brasil. Embora sejam descritos mais de 60 sorogrupos, apenas o O1 e o O139 são capazes de causar grandes epidemias. Cada biótipo possui três sorotipos: Ogawa, Inaba e Hikojima.

O homem é o principal reservatório da bactéria, mas estudos conduzidos desde 1970 destacam a importância de plantas aquáticas e frutos do mar, representando risco ao homem quando consumidos crus ou malcozidos.

Após a ingestão de água e/ou alimentos contaminados, o vibrião colérico enfrenta a acidez gástrica, que é a primeira barreira de defesa do hospedeiro; dose infectante superior a 1 bilhão de bacilos pode ser decisiva para a passagem do *V. cholerae* pela acidez estomacal. Vencida essa barreira, irá colonizar o intestino delgado, cujo meio alcalino favorece sua proliferação e consequente liberação de uma exotoxina, denominada colerágeno, que atua sobre as células da mucosa intestinal e é responsável pela ruptura do equilíbrio fisiológico do epitélio, promovendo secreção de grande quantidade de líquido isotônico. Algumas condições que elevem o pH gástrico, como gastrectomizados, tratamento antiulceroso e gastrites, aumentam a suscetibilidade do hospedeiro.

A capacidade do vibrião em produzir infecção está determinada por vários fatores de virulência: a mucinase, elaborada pelo vibrião colérico, favorece a ultrapassagem da barreira representada pela camada de muco intestinal; ao alcançar a mucosa do intestino delgado (duodeno e jejuno principalmente), o vibrião adere-se à borda ciliada das células epiteliais, graças ao fator de aderência; em seguida, produz uma enterotoxina constituída de duas subunidades. A subunidade B liga-se ao gangliosídio GM1, substância receptora presente nas células do epitélio intestinal; a seguir, as ligações sulfidrila (que mantêm unidas as subunidades A e B) rompem-se e a subunidade A penetra na parede celular, atingindo o interior do enterócito, ativando a adenilciclase. Disso resulta um acúmulo de AMP cíclico, que determina o aumento das secreções intestinais, causando diarreia e desidratação. Essa secreção intestinal é pobre em proteínas e rica em eletrólitos (Na$^+$, K$^+$, Cl$^-$) e HCO$_3$, cuja perda excessiva leva imediatamente ao quadro de desidratação. A bomba de Na$^+$ é preservada, permitindo a reabsorção de sódio, em presença de glicose, explicando a notável eficiência da reidratação oral no seu tratamento. Se não houver uma correção rápida e adequada no desequilíbrio hidroeletrolítico (circulação e espaços intercelulares), o quadro pode ser fatal.

Com o tratamento rápido e eficiente, à base de líquidos e eletrólitos, todas alterações físicas e bioquímicas desaparecem em poucas horas; do contrário, o paciente evolui para quadros graves de insuficiência renal aguda e hipocalemia, levando a atonia intestinal, arritmias cardíacas, hipotensão arterial e colapso cardíaco.

DIAGNÓSTICO EPIDEMIOLÓGICO[1-3,5]

O homem doente ou os portadores eliminam os vibriões pelas fezes ou por vômitos durante um período variável de alguns dias até vários meses. A transmissão ocorre, em geral, através da ingestão de água contaminada; mas também por alimentos e utensílios contaminados por água, pelo manuseio ou por insetos, em especial as moscas. A propagação de pessoa a pessoa por intermédio do contato direto é incomum, mas descrita em alguns trabalhos na África.

As condições deficientes de saneamento básico e, em particular, a falta de água potável para atender às necessidades do ser humano, são decisivas para a disseminação da doença em determinada região. Não parece haver suscetibilidade variável em relação ao sexo; em áreas endêmicas, a taxa de ataque é maior nas crianças, pois a população adulta já tem algum grau de resistência por infecções pregressas. Dentre situações que predispõem ao risco aumentado da infecção citam-se acloridria gástrica, gastrectomia e uso de alcalinizantes, ou seja, fatores que diminuem a acidez gástrica. A infecção produz aumento de anticorpos aglutinantes, vibrocidas (contra antígenos somáticos) e neutralizantes (antitoxina) por tempo limitado, ao redor de 6 meses, contra o sorotipo homólogo.

Nas regiões endêmicas, as infecções repetidas podem levar a constantes estímulos à memória imunológica, favorecendo, assim, o aparecimento de imunidade duradoura.

As chamadas "áreas de risco" para a cólera podem não obedecer a limites impostos por fronteiras político-administrativas. São, ao contrário, dependentes de fatores como: deficiência no abastecimento de água para o uso humano; destino inadequado dos dejetos; tratamento incorreto do lixo; clima tropical; e condições sub-humanas de habitação, higiene e alimentação.

DIAGNÓSTICO CLÍNICO[4-6]

Quando da ingestão de água ou alimentos contaminados com o vibrião colérico, o indivíduo poderá ter infecção inaparente ou iniciar o quadro clínico da doença após um período de incubação que vai de poucas horas (3 a 5) até alguns dias (2 a 5). Aqueles que desenvolvem a doença são catalogados em casos leves, moderados ou graves, dependendo principalmente da intensidade da diarreia. Costumam-se classificar as formas clínicas da cólera em: a) sem sinais de

desidratação; b) com sinais de desidratação leves ou moderados; c) com desidratação grave.

Os pacientes da forma clínica (a) começam com discreta diarreia, leve dor abdominal e mal-estar, assemelhando-se a outras gastrenterites. É o quadro mais frequente, de fácil recuperação, porém de importância epidemiológica, pois são eles que mantêm a infecção.

Os pacientes catalogados como (b) têm diarreia de maior intensidade, acompanhada por náuseas e vômitos aquosos, que se instalam mais rapidamente. Sede, pele fria e sinais evidentes de desidratação estão presentes; pode haver evolução para situações mais graves.

Os poucos que evoluem com desidratação grave (c), apresentam diarreia aquosa e profusa, com numerosas dejeções diárias, tendo as fezes aspecto de água amarela-esverdeada e odor característico de "peixe", sem muco e sangue, e em alguns casos as fezes podem ter características de "água de arroz" (fezes riziformes). Vômitos consequentes à acidose metabólica, vinculados à grande perda hidroeletrolítica, são semelhantes às fezes e com frequência variável. A febre habitualmente está ausente. A desidratação resultante da perda hidroeletrolítica através da diarreia e dos vômitos é acompanhada por sede intensa, astenia, rápida perda de peso, diminuição da turgência cutânea, dando às mãos o aspecto de "mãos de lavadeira". Olhar parado e vago, prostração, voz sumida e câimbras musculares também fazem parte da sintomatologia. O paciente deverá receber atendimento rápido e adequado, caso contrário choque hipovolêmico grave e óbito são esperados.

Durante o tratamento dos pacientes que apresentam o quadro grave de desidratação (c), observamos algumas intercorrências clínicas como: elevação da pressão diastólica, provavelmente devida à maior oferta de líquidos e eletrólitos em curto tempo; "reações pirogênicas" causadas pelo grande volume de líquido infundido nas primeiras horas em temperatura ambiente. Alguns pacientes que permanecem com hipertensão arterial por mais de 96 h e idade superior a 40 anos tendem a evoluir para insuficiência renal aguda. Pacientes idosos pós-hidratação rápida apresentam ingurgitamento cervical venoso e presença de estertores bolhosos: sinal de hidratação com risco de edema agudo de pulmão. Em crianças, principalmente desnutridas, pode haver convulsões decorrentes da hipernatremia e hipoglicemia. Os pacientes convenientemente hidratados que persistem com oligúria são capazes de desenvolver insuficiência renal aguda, com indicação de diálise peritoneal ou até homodiálise. Há risco de gestantes abortarem espontaneamente por provável anóxia uterina. A trombose cerebral isquêmica foi verificada em pacientes idosos que apresentavam desidratação grave, prolongada, decorrente da diminuição do fluxo sanguíneo cerebral.

DIAGNÓSTICO LABORATORIAL[3-6]

Alguns exames complementares inespecíficos podem contribuir para a suspeita de cólera, a saber: no eritrograma, o encontro de poliglobulia (6 a 8 milhões/mm^3) e o aumento do hematócrito (55% a 65%) são achados frequentes nos casos moderados e graves. Leucocitose com neutrofilia, quando presentes, apontam para bacteriose aguda.

As técnicas microbiológicas começam pela bacterioscopia através da coloração pelo método de Gram. Com 3 a 5 g de fezes ou de material obtido dos vômitos, faz-se o esfregaço e identifica-se o bacilo gram-negativo em forma de vírgula. A microscopia em campo escuro pode permitir a visualização de sua morfologia e o flagelo polar. A positividade da cultura realizada a partir de material fecal ou dos vômitos depende de coleta adequada e obtida antes da administração de antimicrobianos; a obtenção das fezes é melhor quando a amostra é coletada com *swab* retal e transportada ao laboratório no meio *Cary-Blair*. A cultura permite a identificação dos sorotipos e a realização do antibiograma.

Determinadas técnicas imunológicas também são utilizadas e incluem a aglutinação em látex, método rápido com sensibilidade e especificidade próximas de 100%; técnica imunoenzimática (ELISA); reação em cadeia da polimerase (PCR), mais sensível que ELISA, mas com a desvantagem de ser dispendiosa.

TRATAMENTO[3-6]

O tratamento da cólera consiste em repor rapidamente, por via oral ou intravenosa, os líquidos e eletrólitos perdidos através das evacuações e dos vômitos, corrigindo a desidratação, a acidose e a depleção de potássio. A maioria dos pacientes com perda hidroeletrolítica discreta ou moderada pode ser tratada por reposição oral; os casos mais graves necessitam de reposição intravenosa. As perdas contínuas repõem-se mediante a administração, a cada 4 h, de um volume de líquido e sais que correspondam a uma vez e meia o volume de fezes perdido nas 4 h prévias. A reposição oral é feita de modo simples e eficaz com a solução proposta pela Organização Mundial da Saúde (OMS), que se baseia no efeito da glicose sobre a absorção de sal e água pelo intestino delgado normal e durante diarreia aquosa aguda[4]. A solução de reidratação oral (SRO) da OMS é fornecida em pacotes contendo 20 g de glicose, 3,5 g de cloreto de sódio, 2,5 g de bicarbonato de sódio, 1,5 g de cloreto de potássio, para ser diluída em 1 L de água potável. Na ausência da SRO da OMS, pode-se utilizar uma solução de reidratação caseira preparada com 5 g de cloreto de sódio e 20 g de glicose, para 1 L de água potável. O fundamental é hidratar rapidamente o paciente. Popularmente, nos pacientes com diarreia utiliza-se, para o preparo da solução caseira uma colher de chá de sal, duas colheres de sopa de açúcar dissolvidos em 1 litro de água potávell. Para compensar a falta de potássio devem-se oferecer água de coco, suco de limão ou tomate ou outros líquidos ricos em potássio.

Para o tratamento dos pacientes consideram-se três determinantes: 1) sem sinais de desidratação; 2) com sinais de desidratação leves ou moderados; e 3) desidratação grave com choque.

Sem Desidratação

• *Solução de reidratação oral (SRO)* – deve ser estimulada a ingestão, até o desaparecimento dos leves sinais e sintomas. Em crianças, se for o caso, deve ser mantido o leite materno, mesmo na fase de reposição.

Às vezes a reposição (soro de reidratação oral) pode ser feita através da sonda nasogástrica e a alimentação deve ser mantida. Líquidos caseiros – disponíveis no domicílio, como chás, água de coco, cozimento de farinha de arroz – devem ser estimulados, permitindo o tratamento no próprio ambiente

domiciliar. Contraindica-se líquido com grande teor de açúcar pela possibilidade de aumentar a diarreia.

Com Sinais de Desidratação Leves ou Moderados

SRO já com paciente internado em observação, pois o mesmo poderá ter agravada a desidratação, caso os vômitos persistam, impedindo o uso de SRO.

Desidratação Grave com Choque

Puncionar simultaneamente duas veias para acesso rápido de líquido e eletrólitos (solução fisiológica 9% e Ringer lactato) deixando gotejar rápido, até o paciente sair do quadro de choque, chegando até 3 L das soluções em um período de 30 minutos. Após a recuperação do choque, preconiza-se infusão com 70 mL/kg de peso corporal.

A administração simultânea de SRO, em doses pequenas e frequentes, deve ser estimulada tão logo o paciente possa aceitar. Retoma-se a alimentação após a cessação dos vômitos e/ou a recuperação do choque.

O uso de antimicrobianos é indicado com o objetivo de reduzir o volume e a duração do choque; a *tetraciclina* é considerada a droga de eleição, usada por via oral na dose de 2 g diários (500 mg de 6/6 h), em crianças acima de 8 anos com mais de 40 kg, e adultos, por 3 dias. Nas crianças menores de 8 anos, sulfametoxazol com trimetoprima na posologia de 25 mg/5 mg/kg, em duas tomadas igualmente por 3 dias. Em grávidas e nutrizes, a ampicilina via oral, 500 mg de 6/6 h é uma opção. Outras alternativas são: doxiciclina, eritromicina, cloranfenicol e fluoroquinolonas.

Medicações sintomáticas como antieméticos, antiespasmódicos, antidiarreicos, cardiotônicos, diuréticos e corticoides devem ser evitadas, principalmente na fase inicial.

PROFILAXIA[2-5,7]

As principais medidas de controle da cólera compreendem: oferta de água com qualidade e quantidade suficientes para uso humano, destino e tratamento adequados dos dejetos, destinação correta do lixo residencial e das cidades, vigilância sanitária nos portos, aeroportos, etc., rigorosa higiene na manipulação dos alimentos e educação para a saúde.

A quimioprofilaxia justifica-se em algumas ocasiões de risco elevado, como são os contatos intradomiciliares. Recomenda-se tetraciclina – dose única/diária de 1 g, por 5 dias – ou cotrimoxazol, 40 mg/kg/dia em sulfa, fracionada em duas tomadas/dia, por 5 dias.

A OMS recomenda o tratamento em massa para surtos de cólera em comunidades fechadas, quando houver possibilidade de tratar todos os indivíduos simultaneamente e mantê-los isolados das fontes de contaminação. Nesse caso, a indicação da quimioprofilaxia deverá ser criteriosamente avaliada pela vigilância epidemiológica.

Não se dispõe de vacinas de elevada eficácia. No entanto, duas vacinas orais pré-qualificadas pela OMS são disponíveis e licenciadas em alguns países: Dukoral e Shanchol. Ambas provaram ser imunogênicas e efetivas e foram usadas em campanhas de vacinação em massa com suporte da OMS. A Dukoral é composta pelo *V. cholerae* O1 inativado, associado à subunidade B recombinante e purificada da toxina colérica; administrada em adultos e crianças com mais de 6 anos em duas doses; para crianças entre 2 e 6 anos, em três doses. Em ambas as situações, o intervalo entre as doses é de 7 dias e, no máximo, de 6 semanas. A proteção inicia-se após o 7º dia da primeira dose, com duração da imunidade entre 6 meses e 2 anos. A vacina Shanchol é bivalente, contendo os sorotipos O1 e O139 do *V. cholerae*, inativados. O esquema é de duas doses administradas com intevalo de 2 semanas, indicadas em indivíduos acima de 1 ano de idade. A imunidade pode ultrapassar 4 anos. A vacina para uso intramuscular existente é feita com células bacterianas. Ela causa efeitos adversos e provoca nível imunitário baixo (50% dos vacinados) e de curta duração (3 a 6 meses). Novas vacinas encontram-se em desenvolvimento. Para aqueles que se dirigem a áreas endêmicas de cólera, recomenda-se só ingerir alimentos cozidos e beber água engarrafada ou fervida.

A cólera é uma doença de notificação obrigatória internacional. A autoridade sanitária local deve ser imediatamente notificada de qualquer caso suspeito.

REFERÊNCIAS BIBLIOGRÁFICAS

1. Cabezas CA et al. El Colera: Aspectos clínicos, epidemiológicos y de control. Lima: Edit. Universitaria; 1991.
2. Brasil. Ministério da Saúde. Fundação Nacional de Saúde. Manual de Cólera: subsídios para a vigilância epidemiológica. Brasília: Fundação Nacional de Saúde; 1991.
3. Brasil. Ministério da Saúde. Secretaria Nacional de Vigilância Sanitária, Cólera. Brasília: Secretaria Nacional de Vigilância Sanitária; 1991. 50 p.
4. Nitrini DR et al. Cólera. In: Veronesi R, Focacia R (Ed.). Tratado de Infectologia. 2a ed. São Paulo: Atheneu; 1997. V.1. p. 607-24.
5. Neves J et al. Cólera: risco e desafio. Rio de Janeiro: Merck do Brasil; 1991. 92 p.
6. Seas C, Gotuzzo E. Vibrio cholera. In: Mandell GL, Bennett JE, Dolin R (Ed.). Mandell, Douglas, and Bennett's Principles and Practice of Infectious Diseases. 5th ed. Philadelphia: Churchill Livingstone; 2000. V. 2. p. 2266-72.
7. World Health Organization. Cholera 2013. Weekly epidemiological record. 2014;89(31):345-356. Disponível em: http://www.who.int/wer/2014/wer8931.pdf?ua=1. Acessado em: jan. 2015.

30 Coqueluche

■ Antônio Carlos de Medeiros Pereira
■ Maria Cristina Carvalho do Espírito Santo

(CID 10 = A37 – Coqueluche; A37.0 – Coqueluche por *Bordetella pertussis*; A37.1 – Coqueluche por *Bordetella parapertussis*; A37.8 – Coqueluche por outras espécies da *Bordetella*; A37.9 – Coqueluche não especificada)

INTRODUÇÃO

A coqueluche é uma doença infecciosa aguda do trato respiratório, altamente contagiosa, causada por *Bordetella pertussis* e *B. parapertussis*. A doença caracteriza-se por tosse paroxística de longa duração, podendo determinar uma série de complicações com risco de óbito, principalmente em lactentes[1,3-9,13]. Essas bactérias apresentam especial tropismo para as células do epitélio respiratório, através de seus chamados fatores de virulência, que causam sua adesão e produzem inflamação da mucosa respiratória. Em consequência ocorre congestão, edema, muco espesso, infiltração de neutrófilos e linfócitos, necrose do epitélio, agravando-se o quadro com áreas de atelectasia e enfisema. Geralmente, as bordetelas não invadem a corrente sanguínea e não atingem a submucosa ou outros sítios orgânicos, exceto em imunodeprimidos, nos quais já se isolou a *B. pertussis* no sangue. Algumas toxinas segregadas pela bactéria podem alcançar a corrente sanguínea e produzir efeitos sistêmicos[3,12]. *B. pertussis* e *B. parapertussis* são cocobacilos gram-negativos não esporulados, pequenos, imóveis e aeróbios, providos de cápsula (formas patogênicas) e de fímbrias. Crescem bem a 36°C em meio de ágar, extrato de batata e sangue desfibrinado fresco (meio de Bordet e Gengou)[1,6-11,12].

O gênero *Bordetella* consiste atualmente de dez espécies: *pertussis, parapertussis, parapertussis (ovine-adapted), bronchiseptica, avium, hinzii, holmesii, trematum, petrii, ansorpii*[13]. A *B. pertussis* e *B. parapertussis* são patógenos exclusivos do homem (e alguns primatas). A *B. bronchiseptica* é um patógeno comum em cães e gatos, porém pode ocorrer em humanos imunocomprometidos ou crianças pequenas com contato muito estreito com esses animais. As demais espécies raramente causam doenças em humanos, exemplo: *B. holmessi* associada a pacientes com sepse, *B. hinzii* em pacientes com fibrose cística e *B. petrii* isolado de pacientes com mastoidite crônica supurativa[5,7-9,13].

FISIOPATOGENIA

Bordetella pertussis tem grande afinidade pelas células do epitélio respiratório. Apresenta uma série de moléculas biologicamente ativas envolvidas no processo de patogenicidade, promovendo adesão, lesão tecidual e escape do sistema imunológico, pela sua capacidade de entrar e sobreviver no interior de macrófagos. Os principais fatores de virulência da *B. pertussis* envolvidos na patogênese e na imunidade são (Tabela 30.1): TP – toxina *pertussis*; FHA – hemaglutinina filamentosa; PRN – pertactina; fímbrias (FIM); ACT – toxina adenilatociclase; TCT – citotoxina traqueal[2,7,8,12]. A *B. parapertussis* não produz TP e causa doença geralmente com menor gravidade que a *B. pertussis*; mas, na prática clínica, as manifestações causadas pelas duas bactérias são indistinguíveis[3,4,8,7,8].

DIAGNÓSTICO CLÍNICO[1,3-10,12,13]

A coqueluche deve ser suspeitada em todo paciente que apresente:

- tosse por mais de 21 dias, sob a forma de acessos;
- tosse por mais de 7 dias (principalmente se ultrapassar 14 dias) e história de contato com caso conhecido de coqueluche;
- lactentes menores de 3 meses, apresentando crises de apneia e/ou cianose;
- adultos (sem asma ou outra causa evidente) com tosse persistente, do tipo "bronquite", que dura semanas com tendência a ser emetizante;
- quadro clínico respiratório sugestivo e ausência de febre (exceto em complicações);
- a compressão da fúrcula esternal, levando à compressão da traqueia subjacente, desencadeia os acessos de tosse[3,6,8,13].

Em casos frustros ou atípicos, valorizar:

- a tosse tende a ter predominância noturna;
- o paciente com coqueluche não tosse entre as crises e tem pouca repercussão sobre o estado geral (salvo nas formas graves ou muito emetizantes);
- a tosse evolui com piora desde o período catarral;
- a coqueluche é pouco sensível a mudanças de temperatura e à terapêutica com "calmantes" da tosse;

- a coqueluche geralmente evolui sem febre, salvo em complicações;
- o exame físico do aparelho respiratório é pobre em sinais, apesar do caráter imperioso e renitente da tosse;
- a coqueluche é emetizante por natureza, com eliminação da secreção mucocatarral[3,6,10].

Definição de Casos Suspeitos (CDC/OMS)[1,2,7,8,10,13]

Tosse por mais de 14 dias associada a paroxismos, guincho e vômitos após tosse.

Em casos de suspeita clínica forte, lembrar que esta doença é didaticamente descrita por vários autores, em fases ou estágios, como a seguir:

- período de incubação;
- período catarral;
- período paroxístico;
- período de convalescença.

Período de Incubação

O período de incubação varia de 3 a 12 dias, com relato de casos de mais de 4 semanas[1,7,13].

A doença sintomática dura de 6 a 8 semanas em média, podendo às vezes se prolongar por mais tempo[1,2,7-9,13].

Lembrar que se uma criança continuar assintomática depois de 2 semanas após o possível contato com o doente, possivelmente não desenvolverá coqueluche[9].

Período Catarral[1,3-5,7-9,13]

Período de maior transmissibilidade da doença.

Evolução de 1 a 2 semanas com surgimento de sintomas inespecíficos, tais como: anorexia, lacrimejamento, espirros, coriza, mal-estar, irritabilidade, febre baixa. Quando esses sintomas decrescem, surge a tosse. Primeiro tosse seca e discreta, que tende a evoluir com piora em frequência e intensidade, principalmente à noite. O diagnóstico neste período é importante para a instituição do tratamento precoce, que reduz a gravidade da doença. Caso outros dados não surjam nesta fase, o diagnóstico geralmente não é considerado (o quadro é semelhante ao da maioria das infecções virais inespecíficas do trato respiratório superior) e o diagnóstico acaba sendo suspeitado em estágios mais avançados da doença, quando o tratamento, principalmente com o uso de antimicrobiano, pode ser útil, porém não influi tão favoravelmente na evolução e no prognóstico da coqueluche[1,4,7-9,13].

Período Paroxístico[1,3-10,12,13]

Período que dura de 4 a 6 semanas, com limites de 1 a 10 semanas[9]. Os episódios de tosse ou "quintas" com "guinchos" característicos, seguindo-se de expectoração de muco claro e espesso começam a surgir várias vezes ao dia e, quando intensos e repetidos, resultam em sudorese abundante, exaustão, congestão das conjuntivas, turgescência dos vasos do pescoço, incontinência dos esfíncteres, convulsões, perda da consciência, asfixia (no lactente) e sufocação (crianças maiores). O "guincho" típico (incomum em menores de 6 meses e adultos) surge após inspiração profunda que se sucede a numerosos golpes de tosse, determinados por movimentos expiratórios sucessivos, sem inspiração intermediária. A criança entra em apneia de duração variável, com o tórax fixo em expiração para subitamente sobrevir uma inspiração forçada, ruidosa e estridente, resultante da inspiração com glote semicerrada (principalmente os menores de 3 meses não têm "guincho" porque carecem de força muscular para criar pressão intratorácica negativa súbita). O episódio pode terminar com a expulsão de um tampão espesso de secreções traqueais[7]. Adultos descrevem uma sensação súbita de estrangulamento seguido por tosse ininterrupta, sufocação, cefaleia explosiva, certo embotamento mental, e então uma inspiração intensa, em geral sem guincho. Vômitos após as crises de tosse são comuns na coqueluche em qualquer idade e é um indício importante da doença em adolescentes e

TABELA 30.1

Principais Fatores de Virulência da *B. pertussis* e sua Importância Clínica e Imunológica[2,6,8-11]			
Componente	**Local de Ação Celular**	**Ação Imunológica**	**Atividade Biológica**
Toxina *pertussis* (TP)	Extracelular	Importante	• Promove aderência ao epitélio respiratório • Sensibiliza para a histamina • Promove linfocitose • Promove secreção de insulina • Provoca a metagênese do linfócito T • Estimula a produção da interleucina-4 e da imunoglobulina e inibe a função fagocítica dos leucócitos
Hemaglutinina filamentosa (FHA)	Superfície celular	Possivelmente importante	• Promove aderência e agressão ao epitélio respiratório
Pertactina (PRN)	Membrana celular externa	Importante	• Aglutina eritrócitos in vivo • Promove aderência ao epitélio respiratório
Fímbrias (FIM)	Superfície celular Fímbria-associada		• Promove aderência ao epitélio respiratório
Toxina adenilatociclase (ACT)	Extracitoplasmático	Não importante	• Inibe a função fagocítica dos leucócitos • Produz AMP cíclico que paralisa a função dos fagócitos e aumenta a secreção brônquica
Citotoxina traqueal (TCT)	Extracelular Peptidoglicano-símile	Não importante	• Causa paralisia e destruição das células respiratórias ciliadas

adultos[3]. Neste período não costuma haver febre, como já foi referido e, caso ocorra, pensar em complicações bacterianas secundárias.

Período de Convalescença[1,3,5,7-10,12,13]

De duração em torno de 3 semanas, variando de 1 a 6 semanas, podendo prolongar-se por até vários meses, caso surjam infecções respiratórias de outra natureza nesta fase, levando ao reaparecimento transitório dos paroxismos, sem, entretanto, representar verdadeira recidiva da coqueluche.

COQUELUCHE: UMA DOENÇA REEMERGENTE

Adolescentes/Adultos[1,1a,12,13]

Nesses indivíduos, a doença se apresenta de maneira atípica, como já referido, sem "guincho" típico, cianose ou apneias e com convalescença mais curta.

Como é frequente não se fazer o diagnóstico e tomar as atitudes pertinentes, a situação pode tornar-se perigosa para os contatos de risco, especialmente crianças menores de 1 ano de idade não vacinadas ou com vacinação incompleta.

A preocupação quanto a esse problema é crescente, pois o que se observou, a partir das últimas décadas do século XX, foi o aumento de casos em adolescentes e adultos.

Como as vacinas disponíveis não mantêm níveis protetores por longo prazo (vacinas de células inteiras em média de 4 a 14 anos e vacinas acelulares de 5 a 6 anos) e as doses de reforço (*booster*) não eram recomendadas acima dos 7 anos de idade, criou-se uma grande população de adolescentes e adultos suscetíveis, com risco de adoecimento e transmissão involuntária do agente (*B. pertussis*) para a referida população de risco.

Esse problema resultou no aprimoramento da vacina administrada para essas faixas etárias, a chamada vacina tríplice acelular do adulto. Ver adiante e no capítulo de Imunizações.

Neonatos[1,1a,3,5,6,8,13]

A coqueluche neonatal é especialmente grave com risco de óbito maior que em qualquer outra faixa etária.

Em estudos de investigação diagnóstica de doença respiratória em neonatos por PCR, a *B. pertussis* foi identificada como a segunda causa mais importante, só ficando atrás do vírus sincicial respiratório (VSR)[5].

A estratégia de prevenção é, como já citada, a vacinação de reforço para os adolescentes/adultos e também da gestante, pois hoje é postulado por autores que a vacinação da gestante produziria passagem de anticorpos específicos via placentária, com efetiva proteção passiva nos primeiros meses de vida[5]. Outros autores põem dúvidas quanto à efetividade desta ação[13].

COMPLICAÇÕES[1,3,4,6-10,13]

As complicações da coqueluche geralmente aparecem no período paroxístico da doença, sendo as de origem respiratória e do sistema nervoso central as mais comuns. Pneumonia, a mais frequente complicação, ocorre em até 10% dos lactentes e é a responsável por mais de 90% das mortes em crianças menores de 3 anos de idade. É causada pela própria *B. pertussis* ou por invasão bacteriana secundária (*H. influenzae*, *S. pneumoniae*, *S. aureus*, *S. pyogenes*). Podem ocorrer também atelectasias secundárias, além de otite média aguda e sinusite, geralmente produzidas pelo *Streptococcus pneumoniae*. Tuberculose latente também pode ser reativada por ser a coqueluche uma doença anergizante. Durante as crises de tosse pode haver aspiração de muco ou vômitos e produzir pneumonia química, que pode ser secundariamente infectada.

O esforço provocado pelos paroxismos da tosse pode levar à ruptura alveolar, produzindo enfisema intersticial ou subcutâneo e até pneumotórax[6-8,10,13].

Complicações neurológicas, menos comuns que as respiratórias, porém sérias e às vezes fatais, principalmente em crianças menores, também podem ocorrer. Geralmente surgem no período paroxístico da doença, sob a forma de encefalopatia ou convulsões, que podem ser febris em conjunção possível com infecção secundária ou afebris. O risco depende diretamente da idade e parece ser desprezível em crianças maiores e mais marcante em lactentes pequenos[4,7,8]. Sua patogenia se relaciona provavelmente como reflexo da hipoxia cerebral relacionada à asfixia durante as crises de tosse[6-8], pode ocorrer também hipoglicemia por efeito direto da toxina *pertussis* e hiponatremia secundária à secreção excessiva de hormônio antidiurético durante a pneumonia. Alguns autores levantam a hipótese de presença, como oportunista, de algum vírus neurotrópico agindo como causador de sintomas neurológicos, hipótese até hoje não confirmada[6,13].

"Espasmos tetânicos" podem estar associados ao quadro como resultado de alcalose grave secundária aos vômitos frequentes que podem suceder as crises de tosse[6,7,10]. Alterações mecânicas produzidas por aumento das pressões intratorácica e abdominal durante os acessos de tosse podem também levar a hemorragias conjuntivais e escleróticas, petéquias em face e pescoço, epistaxes, melena, hérnias umbilicais e inguinais, prolapso retal, ruptura ou laceração do freio da língua e até hemorragias subaracnoideas, hematoma subdural e intraventriculares[6,7,10].

DIAGNÓSTICO DIFERENCIAL

A tosse é um sintoma presente em grande número de doenças respiratórias agudas e crônicas e, muitas vezes, não respiratórias. É um mecanismo de defesa essencial para proteger as vias aéreas superiores de agentes e substâncias nocivas inaladas e também promover a expulsão de secreções e partículas retidas, através do movimento expiratório brusco, que normalmente ocorre de maneira reflexa. Quando a tosse assume características de tosse dita "coqueluchoide", com intensidade e frequência em séries sucessivas forçadas, em uma expiração seguida de inspiração súbita e vigorosa, podendo produzir o chamado "guincho", temos que pensar em alguns agentes infecciosos possíveis causadores desse quadro, além claro da própria *B. pertussis*. A síndrome coqueluchoide, assim chamada, pode ser produzida também por *B. parapertussis* (quadro geralmente mais brando e de curso menos prolongado); *B. bronchiseptica* e *B. avium*, patógenos de animais que raramente acometem o homem (exceto em imunodeprimidos); *Mycoplasma pneumoniae*; *Chlamydia trachomatis*; *Chlamydia pneumoniae*; adenovírus; vírus sincicial respiratório; vírus parainfluenza; e também o citomegalovírus[1-4,6-10,12,13].

Doenças outras do aparelho respiratório como bronquiolites, bronquites, traqueobronquites, mucoviscidose e tuberculose podem provocar tosse intensa, às vezes com paroxismos. No entanto, sem o hemograma da coqueluche por *B. pertussis* (leucocitose com linfocitose) e sem a imagem radiológica de tórax típica de pertussis (imagem de "coração borrado" ou "coração felpudo"), em que as bordas da imagem cardíaca não são nítidas, por causa dos infiltrados pulmonares. A presença de imagem ao RX de tórax típica pode não ocorrer, pois ela surge somente em determinados momentos do período paroxístico e em formas mais graves[3].

A aspiração de corpo estranho pode levar a acessos de tosse, porém o quadro é habitualmente agudo e sem as outras características da referida síndrome. Apresenta, no caso de aspiração, história de sufocação, podendo ser mais bem avaliado por radiografia e/ou endoscopia respiratória.

O uso de inibidores de enzima conversora da angiotensina (ECA), doença respiratória reativa e doença de refluxo gastresofágico são causas não infecciosas bem descritas de tosse prolongada em adultos[1,3-9,13].

DIAGNÓSTICO LABORATORIAL

Métodos Específicos

Cultura

Em situações de surto, é recomendável, sempre que possível, a identificação do agente infeccioso, por meio de cultura, pelo menos em uma amostra dos casos, para que se possa conhecer a incidência da *Bordetella pertussis*[1,3]. A técnica da cultura, para o isolamento da *Bordetella pertussis*, da secreção nasofaríngea é considerada, junto com PCR, como os exames mais importantes para o diagnóstico laboratorial da coqueluche. Como a *Bordetella pertussis* apresenta um tropismo pelo epitélio respiratório ciliado, a cultura deve ser feita a partir da secreção nasofaríngea. A coleta do espécime clínico deve ser realizada antes do início da antibioticoterapia ou, no máximo, até 3 dias após seu início, embora outros refiram até o 5º dia do início do antibiótico. Em condições ideais, a probabilidade de crescimento da bactéria é em torno de 60% a 76%. Interferem no crescimento bacteriano nas culturas[1]:

- uso de antimicrobianos; imunidade parcial pela vacina;
- coleta realizada após a fase aguda, pois é raro o crescimento após a 4ª semana da doença;
- uso de *swab* com algodão, pois este material interfere no crescimento da *Bordetella pertussis*;
- coleta e transporte inadequados. Inabilidade do laboratório.

Como Realizar a Coleta de Secreção de Nasofaringe[1]

- Realizar preferencialmente na fase aguda da doença.
- Realizar antes do início do tratamento com antimicrobiano ou, no máximo, até 3 dias após a sua instituição (ideal).
- Utilizar *swabs* finos com haste flexível, estéreis e alginatados.
- Coletar o material das duas narinas utilizando dois *swabs* distintos.

- Utilizar dois tubos de ensaio com meio de transporte específico (Regan-Lowe), um com antibiótico e outro sem antibiótico ou meio de Bordet-Gengou[1,7-10,13].
- Identificar os dois tubos com o nome, indicando se é caso suspeito ou comunicante, e data da coleta.
- Introduzir o *swab* na narina até encontrar resistência na parede posterior da nasofaringe. Deve-se manter o *swab* em contato com a nasofaringe por cerca de 10 segundos, em seguida, retirar o *swab*.
- Após a coleta, estriar um *swab* na superfície levemente inclinada do tubo (± 2 cm) e, a seguir, introduzir na base do meio de transporte para coqueluche com antibiótico. Repetir o procedimento com o outro *swab* no meio de transporte sem antibiótico.
- Na impossibilidade de coletar material das duas narinas, coletar apenas de uma narina e dar preferência ao meio de transporte com antibiótico.

  Atenção: os *swabs* devem permanecer dentro dos respectivos tubos.

Transporte em Meio Semissólido RL (*Regan-Lowe*)[1]

- Material deverá ser encaminhado ao laboratório, imediatamente após a coleta, em temperatura ambiente. Cada espécime clínico deverá ser acompanhado da ficha de encaminhamento de amostra.
- Na impossibilidade do envio imediato após a coleta, incubar à temperatura de 35ºC a 37ºC por um período máximo de 48 horas. Encaminhar em seguida à temperatura ambiente.
- Se o período de transporte do material pré-incubado exceder 4 horas, ou se a temperatura ambiente local for elevada (maior que 35ºC), recomenda-se o transporte sob refrigeração, à temperatura de 4ºC.
- *Atenção:* os tubos com meio de transporte que não forem utilizados no mesmo dia devem ser mantidos na geladeira até o momento da coleta[1].
- Verificar sempre o prazo de validade do meio de transporte antes de utilizá-lo.
- Estabelecer com o laboratório a rotina referente ao envio de amostra (horário e local de entrega de material), fluxo de resultados, avaliação periódica da qualidade das amostras enviadas, bem como outras questões pertinentes.

Outros Métodos Diagnósticos[3,10,13]

- PCR de secreção de orofaringe – especial importância em casos frustros ou em pacientes em uso de antibióticos ou tentativa diagnóstica em curso avançado da doença. Vários autores, após estudos prospectivos comparando métodos diagnósticos, concluíram ser mais sensível e específico que a cultura para *B. pertussis*. O ideal seria a associação de PCR mais cultura para aumentar a possibilidade de diagnóstico laboratorial.

  Sorologia (coletada na fase aguda e pareada na convalescença) – o mais utilizado é o ELISA (*Enzyme Linked Immunosorbent Assay*), identificando níveis de IgG e IgA antitoxina *pertussis*.
- Anticorpos fluorescentes (*Direct fluorescent antibody* – DFA) – especificidade variável, pode positivar em in-

fecções por *B. bronchiseptica*, *H. influenzae* e difteroides. Sensibilidade comparada com a cultura.

Métodos Inespecíficos[1,3,5-10,13]

Para auxiliar na confirmação e/ou descarte dos casos, podem-se realizar exames complementares:

- *hemograma*: no período catarral, pode existir uma leucocitose relativa (de 10.000 leucócitos) que, no final dessa fase, já atinge um número, em geral, superior a 20.000 leucócitos/mm³. No período paroxístico, o número de leucócitos pode elevar-se para 30.000 ou 40.000, associado a uma linfocitose de 60% a 90%. Lactentes jovens podem ter hemograma não característico. Em lactentes e em pacientes com quadro clínico atípico e/ou vacinados, a contagem de linfócitos nos valores citados pode apresentar-se diminuída ou ausente. Crianças parcialmente imunes e adultas possuem linfocitose menos marcante;
- *velocidade de hemossedimentação (VHS)*: a coqueluche oferece uma condição singular, pois apresenta VHS normal ou diminuída (geralmente inferior a 3), embora seja de origem infecciosa. Isto permite distingui-la dos demais processos catarrais das vias respiratórias, nos quais a VHS se encontra, em geral, acelerada;
- *imagem*: a radiografia do tórax pode mostrar sinais de consolidação pulmonar, pneumonia intersticial e atelectasia. A radiografia do tórax pode evidenciar espessamento e infiltração peribrônquicos que se estendem do hilo até o diafragma, configurando a referida imagem de coração felpudo[3];

Os laboratórios credenciados para o envio de amostras para o diagnóstico de coqueluche são apresentados no Guia de Vigilância Epidemiológica, publicado pela Secretaria de Vigilância em Saúde do Ministério da Saúde e disponível na Internet[1].

DIAGNÓSTICO EPIDEMIOLÓGICO[1-4,6-13]

A coqueluche, doença de distribuição universal, de notificação compulsória, apresenta morbiletalidade ainda elevada em algumas regiões, apesar da existência de vacinação eficaz.

Bordetella pertussis é a que se associa às coqueluches endêmicas e epidêmicas com o cortejo de complicações e risco de vida[1,10]. É doença endêmica com surtos epidêmicos referidos, a cada 3 a 5 anos, pelo acúmulo de indivíduos suscetíveis em populações com baixa cobertura vacinal específica[6,8]. É muito contagiosa, produzindo coeficientes de ataque de mais de 95% (na 1ª semana de doença do caso-índice) em populações não protegidas[3,10]. O homem é o único hospedeiro conhecido da *B. pertussis*[10,13]. A transmissão se dá por gotículas lançadas durante os acessos de tosse, espirros ou fala.

Contato indireto é incomum, pois o agente sobrevive pouco tempo fora do hospedeiro, mas pode ocorrer transmissão por objetos recentemente contaminados com secreções do doente em meio seco; contudo sob luz ultravioleta e a 50º-55ºC é destruído[1,3].

O maior risco de doença grave é relatado por autores como sendo os casos em lactentes jovens (principalmente em meninas)[1a,4,8,10]. Muitos adolescentes e adultos, a despeito de vacinação ou doença prévia, são suscetíveis à infecção e constituem o principal reservatório da infecção de lactentes. Naqueles pacientes, a síndrome geralmente é atípica, manifestando-se como tosse intensa e prolongada, sem "guinchos"[4,8].

A propagação no ambiente familiar é comum e tem relação direta com o baixo nível socioeconômico e a maior densidade demográfica[1,3,4]. Entre estas populações que vivem aglomeradas, a incidência pode ser maior no fim do inverno e início da primavera[1,6]. Em populações mais dispersas, a incidência sazonal é pouco nítida.

No mundo, como um todo, ocorrem cerca de 50 milhões de casos anuais, com mais de 300.000 óbitos relacionados com a doença, geralmente no grupo de menores de 6 meses de idade, incluindo recém-natos (mais de 50% dos óbitos)[1b,13]. O período de transmissibilidade é o que se estende de 7 dias após a exposição, final do período de incubação, até 3 semanas após o início dos acessos de tosse típicos (fase paroxística)[4]. A contagiosidade cai de 95% na 1ª semana (período catarral) para 50% na 3ª semana, e o risco de transmissão quase nulo na 5ª semana; mas, há casos com isolamento de *B. pertussis* em pacientes até na 10ª semana[4].

Por não haver transferência passiva de imunidade materna transplacentária suficiente, os lactentes, se não vacinados, correm risco de ter doença grave precocemente, determinada não só pela falta de imunidade como pelas características anatômicas das vias aéreas inferiores dos lactentes, tornando-se particularmente vulneráveis[4,6,10].

A morbidade da coqueluche no Brasil já foi elevada. No início da década de 1980 eram notificados mais de 40.000 casos anuais, e o coeficiente de incidência era superior a 30/100.000 habitantes. A partir da década de 1990, observou-se importante redução na incidência dos casos, pela ampliação das coberturas vacinais de tetravalente e DPT. Nessa década, a cobertura vacinal alcançada era de cerca de 70% e a incidência, de 10,6/100.000 habitantes. No período de 1998 a 2000, essas coberturas elevaram-se para valores próximos de 95% a 100%, quando a incidência reduziu para 0,9/100.000 habitantes. Devido à manutenção das altas coberturas vacinais, na última década, ocorreu uma variação da incidência de 0,72/100.000 em 2004, para 0,32/100.000 habitantes, em 2010[1,1b].

Entretanto, a partir dos anos de 2011 e 2012 observou-se um aumento súbito do número de casos por semana epidemiológica. Em 2013, foram notificados 21.260 casos suspeitos e, destes, 30% (6.368/21.260) confirmados. Dos confirmados, 57% (3.666/6.368) eram menores de 1 ano de idade, seguidos dos de 1 a 4 anos (19,3%) e, por último, de 5 a 9 anos (9,2%). A incidência de coqueluche foi de 3,3/100.000 habitantes, ultrapassando a do ano de 2012. Nesse ano, ocorreram 109 óbitos, todos menores de 1 ano de idade, com taxa de letalidade de 1,7%[1]. No período de 2007 a 2013 faleceram 301 pessoas com coqueluche; destas, 295 (98%) eram crianças com menos de 1 ano de idade e 270 estavam na faixa etária de menos de 3 meses[1b].

Esse fenômeno foi observado em outros países, porém guarda diferenças importantes com relação ao observado nos Estados Unidos, Inglaterra, Austrália, que têm registrado recentemente epidemias de coqueluche. O crescimento do número de casos, até o momento, no Brasil, apresenta a distribuição etária clássica, ou seja, cerca de 70% ocorrem em menores de 1 ano de idade, com a grande maioria dos casos entre crianças menores de 6 meses. Na Argentina, 13% dos pacientes estão na faixa etária de 1 a 4 anos. Ressalte-se que o aumento no número de casos não é observado em indivíduos escolares, adolescentes e adultos, embora haja casos em quase todas as faixas etárias, que podem estar subestimados pelo fato de o diagnóstico ser bem mais difícil nos referidos grupos[1].

Há relatos em publicações internacionais sobre a existência de ciclicidade da coqueluche, além da existência de hipóteses sobre uma possível mudança de característica antigênica das cepas de *B. pertussis* circulantes[1b]. No entanto, até o momento, as mudanças observadas no comportamento da doença, tanto no Brasil quanto em outros países, ainda não estão elucidadas. Deve-se ressaltar que, nos últimos anos, houve melhora do diagnóstico clínico e laboratorial, pela maior capacitação dos profissionais de saúde e pela introdução de técnicas biomoleculares[1].

Assim sendo, novas estratégias de controle do tratamento e da profilaxia foram desenvolvidas e implantadas, a fim de promover a redução de incidência, da morbidade e da mortalidade da coqueluche.

Essas estratégias foram voltadas para promover melhor diagnóstico, tratamento e profilaxia de infecção pela *Bordetella pertussis*[1].

TRATAMENTO[1,3,6-10,11,13]

O tratamento da coqueluche visa basicamente tentar limitar o número de acessos de paroxismos, monitorar e acompanhar a intensidade da tosse e, com isso, fornecer assistência, se necessário. Também é importante controlar o estado de nutrição e manter o repouso até a recuperação total.

Observações Importantes para o Acompanhamento e Tratamento (Especialmente em Lactentes)

- A criança se apresentar aparentemente bem, entre as crises, pode ser enganador.
- Antes de tomar a decisão entre o tratamento domiciliar ou a internação, deve-se assistir pessoalmente uma crise paroxística para permitir uma avaliação da intensidade do quadro.
- Uma crise típica sem risco imediato, geralmente dura menos de 45 segundos; a criança muda de cor para vermelho, mas não chega à cianose; pode ter taquicardia de início chegando até a bradicardia (casos mais intensos) sem chegar abaixo de 60 bpm (em lactentes); apresentar guincho, que denota força muscular para se recuperar ao fim do paroxismo (incomum em lactentes pequenos); expectoração espontânea de tampão mucoso ("gosma"); pode haver sinais de exaustão após a crise, porém nunca ficar irresponsiva (inconsciente).

Objetivos da Internação

- Determinação da gravidade real do caso pela observação contínua (geralmente 48-72 horas é o suficiente).
- Atendimento adequado e imediato das crises no auge da enfermidade.
- Tentar prevenir e tratar complicações.

- Educação dos pais acompanhantes do paciente, no sentido de conhecer melhor a evolução natural da doença e os cuidados a serem mantidos em casa após a alta.
- Monitorar frequência cardíaca, frequência respiratória; oximetria de pulso (quando possível) por profissional de saúde experiente no caso.

Uso de Medicamentos

- *Antimicrobianos:* muitas crianças (geralmente lactentes) denotam melhora nítida após internação e antibioticoterapia, sobretudo quando estavam ainda no início do curso da doença e foram removidos outros fatores externos, potencialmente agravantes, como: ambiente com fumaça, estimulação excessiva ou temperatura ambiente elevada com baixa umidade ou poluição (outras fontes).

  Utilizam-se como primeira opção os antibióticos macrolídeos, o mais breve possível, no período catarral da doença quando são mais eficazes. Mesmo no período de tosse paroxística ainda podem ser benéficos.

  – *Azitromicina:* considerada de primeira linha pela melhor tolerabilidade, facilidade de administração e uso seguro em recém-natos. Embora não haja confirmação da associação entre o uso de azitromicina e o risco de desenvolver a síndrome de hipertrofia pilórica, a criança deve ser acompanhada pelos profissionais de saúde[1].

    Dose: 10 a 12 mg/kg/dia, dose única diária por 5 dias.

  – *Claritromicina:* pelos mesmos motivos e a possibilidade de uso parenteral.

    Dose: 15 a 20 mg/kg/dia, em duas doses diárias por 7 dias.

  – *Estolato de eritromicina:* considerado tradicionalmente como o antibiótico para coqueluche, ainda utilizado.

    Dose: 40 a 50 mg/kg/dia, em quatro doses diárias, via oral por 14 dias.

  – *Eritromicina básica:* contraindicada em recém-natos, pois seu uso é relacionado com a estenose hipertrófica do piloro e apresenta menor tolerância digestiva.

    Esses antibióticos (macrolídeos) também são eficazes contra patógenos implicados em doenças que ocasionam tosse, como o micoplasma e a clamídia.

    Em crianças acima de 2 meses com história de alergia a macrolídeos, a alternativa é sulfametoxazol/trimetoprima por 7 dias, com eficácia discutível.

  – *Fluoroquinolonas:* possuem atividades *in vitro* contra *B. pertussis*, mas com efetividade clínica sem dados convincentes.

Tratamento de Suporte

Outros Medicamentos

- *Salbutamol:* alguns autores sugerem que esse estimulante beta$_2$-adrenérgico melhora as crises e paroxismos desde que usado por mais de 24 horas, na dose de 0,3-0,5 mg/kg/dia, em três tomadas diárias.
- *Corticosteroides:* estudos controlados com betametasona na dose de 0,075 mg/kg/dia, via oral, ou com hidrocortisona na dose de 30 mg/kg/dia, via IM, por 2 dias com redução gradual da dose até o 6º/8º dia, mostram redução do número, severidade e duração dos paroxismos[2].

- *Anticonvulsivantes:* o uso de diazepínicos IV lentamente durante a crise é preconizado. No caso de recorrência das crises, fazer fenobarbital nas doses habituais. Este medicamento também pode ser utilizado com o objetivo de sedar o paciente e amenizar os acessos de tosse[3].

Outros autores questionam o uso destas terapias adjuvantes (corticoides, salbutamol e também imunoglobulina específica antipertussis e anti-histamínicos), pois consideram que os resultados não trazem benefícios consistentes[13].

- *Intubação e ventilação mecânica:* podem ser necessárias em lactentes pequenos ou prematuros com apneia e cianose importante. Risco potencial de coinfecções respiratórias por outros agentes, levando à necessidade do uso de outros antimicrobianos associados.

Outras Medidas

- Registros sobre a intensidade da tosse, aceitação alimentar, vômitos e oscilação do peso ao longo do tempo fornecem mais dados para se caracterizar o grau de intensidade.
- Avaliar a necessidade e o momento oportuno para fornecer hidratação venosa. Oxigênio, estimulação e drenagem de secreções, etc.
- Oferecer ambiente tranquilo, pouco iluminado, silencioso, com o objetivo de diminuir estímulos externos; porém, estar atento para intervir quando necessário.
- Alerta redobrado nos menores de 3 meses, cuja idade já é um indicativo de internação[3,9,13].

Como Proceder nos Acessos de Tosse[3,9,13]
Passar para este item, se o anterior não trouxe alívio do quadro

1º. Drenagem postural (paciente de "bruços" 45 a 60 graus, com a cabeça mais baixa que o corpo (durante os acessos), melhorando, com isso, a saída do muco pela ação da gravidade e diminuindo o risco de aspiração (principalmente em lactentes pequenos).

2º. Aspiração de vias aéreas a mais delicada e breve possível.

3º. Oferecer oxigênio por máscara em casos de cianose e/ou bradicardia significativa com avaliação por profissional experiente, pois pode haver indicação de intubação e ventilação mecânica.

Nos Intervalos dos Acessos de Tosse

- Nos casos mais brandos, não há necessidade de uso contínuo do oxigênio.
- Não fazer aspirações ditas "profiláticas".
- Em alguns casos, a manutenção em "tenda úmida" pode ser útil em lactentes com secreção viscosa e espessa em vias aéreas, excessivamente irritáveis para manter aspirações mais frequentes[8].

PROFILAXIA

Controle da Fonte de Infecção

Pacientes Internados

- Isolamento do tipo respiratório, durante o período de transmissibilidade (5 dias após o contato com um doente – final

do período de incubação, até 3 semanas após o início dos acessos típicos da tosse (fase paroxística)[1,4].

- *Objetivo:* reduzir risco de transmissão para outros pacientes expostos (geralmente crianças).
- Quarto privativo: durante o referido período de risco de transmissão. Caso haja outro caso com o mesmo diagnóstico, pode haver compartilhamento. Manter este ambiente com porta fechada.
- Lavagem das mãos: antes e após o contato com o paciente, após a retirada das luvas e máscara e quando houver contato com materiais utilizados no trato do paciente.
- Uso de máscara: pode ser do tipo comum, para todos os que entrarem no quarto. Após o uso, desprezar em recipiente adequado e o indivíduo deve lavar suas mãos.
- Limpeza e desinfecção: desinfecção concorrente e terminal dos objetos contaminados com as secreções nasofaríngeas. A solução a ser utilizada é o hipoclorito de sódio a 1%. Após a desinfecção, os objetos devem ser enxaguados em água corrente[1].

Pacientes não Internados

Devem ser orientados para serem mantidos afastados de suas atividades habituais (creche, escola, trabalho) por, pelo menos, 5 dias contados a partir do início do uso dos antimicrobianos. Caso não sejam usados antimicrobianos, geralmente em casos avançados, fora do período ideal para uso, manter afastado por, pelo menos, 3 semanas após o início dos episódios de tosse paroxística[1].

Quimioprofilaxia

Indicações

- Contatos íntimos menores de 1 ano de idade, independentemente da situação vacinal e de apresentar quadro de tosse (pelo maior risco de doença grave nesta idade).
- Menores de 7 anos não vacinados, com vacinação desconhecida ou menos de quatro doses de DTP de células inteiras ou acelular.
- Adultos que têm contato com crianças menores de 5 anos ou imunodeprimidos. Todos devem iniciar a quimioprofilaxia e manter-se afastados de suas atividades por 5 dias, contados a partir do início do uso do antimicrobiano.
- Pacientes imunodeprimidos.

  Obs.: em caso de intolerância pode-se usar sulfametoxazol/trimetoprima, mas com eficácia duvidosa[3].

Antimicrobianos Utilizados

Assim como no tratamento do caso-índice, os melhores antimicrobianos para quimioprofilaxia são os macrolídeos (vide tratamento).

Medidas de Controle

Isolamento

Como já referido, pacientes com diagnóstico de coqueluche devem manter isolamento respiratório por, no mínimo, 5 dias após o início do uso dos antibióticos macrolídeos (azitromicina, claritromicina ou eritromicina). Nos casos não tratados com antibióticos, manter isolamento respiratório até 3 semanas após o início da tosse paroxística[3,7].

Imunização[1,1a,2,11,13]

Novas estratégias de vacinação contra coqueluche foram desenvolvidas.

Vacinas

- *Vacinas pentavalente (DTP+Hib+Hepatite B) e tríplice bacteriana (DTP)* – devem ser aplicadas em crianças, mesmo quando os responsáveis refiram história da doença. A vacina pentavalente é indicada em três doses, para crianças com menos de 1 ano de idade (com 2, 4 e 6 meses) e dois reforços com vacina DTP aos 15 meses e 4 anos de idade. Em crianças com menos de 7 anos não vacinadas ou com esquema de vacinação incompleto ou desconhecido deve-se administrar uma dose da vacina DTP e seguir o procedimento para completar o esquema vacinal. Se a criança tem menos de 1 ano, seguir o protocolo citado ao início.
- *Vacina DTPa (acelular)* – recomendada para crianças com risco aumentado de desenvolver ou que tenham desenvolvido eventos graves adversos à vacina com células inteiras. É disponibilizada nos Centros de Referências para Imunobiológicos Especiais (CRIE). O protocolo vacinal é o mesmo da vacina DTP.
- *Vacina tipo adulto dTPa* – vacinação de gestantes e dos profissionais de saúde que atuam em maternidades e em unidades de internação neonatal (UTI/UCI convencional e UCI Canguru), atendendo recém-nascidos e crianças menores de 1 ano.

Vacinação de Gestantes[1a]

A finalidade é proporcionar ao recém-nascido imunidade passiva dada pelos anticorpos maternos, protegendo-o antes de ser iniciado o seu esquema vacinal. Todas as gestantes devem ser vacinadas a cada gestação, pois os anticorpos têm curta duração. Portanto, a vacinação na gravidez não levará a alto nível de anticorpos protetores em gestações subsequentes.

Nas gestantes não vacinadas, devem ser administradas três doses da vacina dTPa, iniciada no 4º mês de gestação e com intervalo de 2 meses entre cada dose.

Nas gestantes vacinadas anteriormente, administra-se uma dose de reforço a partir da 27ª até a 36ª semana de gestação. Preferencialmente, a vacina deve ser administrada até 20 dias antes da data provável do parto.

Vacinação dos Profissionais de Saúde que Atuam em Maternidades e em Unidades de Internação Neonatal (UTI/UCI Convencional e UCI Canguru), Atendendo Recém-nascidos e Crianças Menores de 1 Ano[1a]

A finalidade é evitar que o profissional de saúde que lida com essas crianças seja um portador são do bacilo, evitando-se, assim, o contágio.

Com esquema de vacinação básico completo dT (dupla adulto) – administrar uma dose de dTPa e um reforço a cada 10 anos com dTPa.

Com esquema de vacinação básico para tétano incompleto (menos de três doses) – administrar uma dose de dTPa e completar o esquema com uma ou duas doses de dT (dupla adulto), de forma a totalizar três doses da vacina contendo o componente tetânico[1,11,12]. Em seguida, manter a imunidade com doses de reforço de dTPa a cada 10 anos.

Efeitos Adversos das Vacinas[1,1a]

O tipo e a frequência de eventos adversos da vacina pentavalente (DTP/HB/Hib) não diferem, significativamente, dos eventos adversos das vacinas DTP, Hep B e Hib, descritas separadamente.

- *Vacina DTP (células inteiras):* leves eventos locais ou sistêmicos são comuns: edema temporário, aumento da sensibilidade e eritema (vermelhidão) no local da injeção, em conjunto com febre ocorrem em uma grande proporção de casos. Ocasionalmente, os eventos mais graves de febre alta, irritabilidade e choro constante podem aparecer dentro de 24 horas de administração. Têm sido relatados episódio hipotônico hiporresponsivo (EHH) e convulsões febris a uma taxa de 1 por 12.500 doses administradas.

Um estudo realizado no Reino Unido mostrou um pequeno aumento de convulsões após a imunização com a vacina DTP. Entretanto, revisões posteriores detalhadas de todos os estudos disponíveis por grupos de especialistas do Instituto de Medicina e do Comitê Consultivo em Práticas de Imunização (ACIP) dos Estados Unidos e de associações pediátricas da Austrália, do Canadá e do Reino Unido concluíram que os resultados não demonstraram uma relação causal entre a vacina DTP e a disfunção crônica do sistema nervoso. Assim, não há evidência científica de que esses eventos observados com a vacina DTP levem a danos permanentes à saúde.

Contraindicações das Vacinas[1,1a]

A vacina DTP e a pentavalente são contraindicadas para pessoas com 7 anos de idade ou mais, por conta dos componentes *pertussis* (P).

Existem poucas contraindicações para a administração da primeira dose da vacina pentavalente, exceto se há relato de convulsões ou anormalidades neurológicas graves no período neonatal, que são contraindicações para o componente *pertussis*. A vacina não prejudica indivíduos previamente infectados com o vírus da hepatite B.

Não administrar a vacina DTP e a pentavalente em crianças com hipersensibilidade conhecida a qualquer componente da vacina ou que tenham manifestado sinais de hipersensibilidade após uso prévio das vacinas para difteria, tétano, coqueluche, hepatite B ou Hib. Também não administrar em crianças com quadro neurológico em atividade e naquelas que tenham apresentado, após aplicação de dose anterior, qualquer das seguintes manifestações:

- convulsão (febril ou afebril) até 72 horas após a administração da vacina;
- episódio hipotônico hiporresponsivo (EHH), até 48 h após a administração de vacina prévia;
- encefalopatia nos primeiros 7 dias após a administração da vacina prévia;
- púrpura trombocitopênica pós-vacinal (possível associação com o componente da hepatite B).

REFERÊNCIAS BIBLIOGRÁFICAS

1. Brasil. Ministério da Saúde. Secretaria de Vigilância em Saúde. Guia de Vigilância em Saúde. Coqueluche. In: Guia de Vigilância em Saúde. 1ª ed. Eletrônica. Ministério da Saúde: Brasília 2014. Capítulo 2. p. 87-104. Disponível em: http://portalsaude.saude. gov.br/images/pdf/2014/novembro/27/guia-vigilancia-saude--linkado-27-11-14.pdf. Acessado em: jan. 2015.

1a. Brasil. Ministério da Saúde. Secretaria de Vigilância Epidemiológica. Informe Técnico para Implantação da Vacina Adsorvida Difteria, Tétano e Coqueluche (Pertussis Acelular) Tipo adulto - dTpa. Brasília: Ministério da Saúde; 2014. 22 p.

1b. Burns DL et al. Pertussis resurgence: perspectives from the working group meeting on pertussis on the causes, possible paths forward, and gaps in our knowledge. J Infect Dis. 2014;209(Suppl 1):S32-35.

2. Centers for Diseases Control and Prevention (CDC). Vaccines and Immunizations: Pertussis (Whooping Cough) Vaccination, 2014. Disponível em: http://www.cdc.gov/vaccines/vpd-vac/pertussis/default.htm. Acessado em: jan. 2015.

3. Carvalho LHF, Berezin EN. Coqueluche. In: Veronesi R, Focaccia R (Ed). Tratado de Infectologia. 4ª ed. São Paulo: Atheneu; 2010. V. 1, p. 895-909.

4. Carvalho LH. Presa JV. Coqueluche. In: Farhat KC et al. Imunizações (Fundamentos e Prática). 5ª ed. São Paulo: Atheneu; 2008. p. 263-286.

5. Castagnini LA, Munoz FM. Clinical characteristic and outcomes of neonatal pertussis: A comparative study. J Pediatric. 2010;156:498-500.

6. Feigin RD, Cherry JD. Pertussis. In: Feigin RD, Cherry JD (Ed). Textbook of Pediatric Infectious Diseases. Philadelphia: W B Saunders; 1993. p. 1211-17.

7. Long SS. Coqueluche ou Pertussis. In: Nelson – Tratado de Pediatria. 17ª ed. Rio de Janeiro: Guanabara Koogan; 2005. p. 962-66.

8. Mortiner EA. Coqueluche In: Katz SL, Gershon AA, Hotez PJ (Ed). Krugman's Infectious Diseases of Children. 10th ed. St Louis: Mosby; 1998.

9. Murahovschi, J. Tosse espasmódica – Coqueluche (Pertussis). In: Pediatria: Diagnóstico + tratamento. 6ª ed. São Paulo: Sarvier; 2003. p. 331-33.

10. Nogueira SA, Filho LFB. Coqueluche. In: Coura JR. Dinâmica das Doenças Infecciosas e Parasitárias. Rio de Janeiro: Guanabara Koogan; 2005. p. 1477-81.

11. Public Health England. Pertussis; guidance, data, and analysis. 2014. Disponível em: http://www.hpa.org.uk/Topics/InfectiousDiseases/InfectionsAZ/WhoopingCough/ Acessado em: jan. 2015.

12. Robbins JB. Pertussis in adults. Clin Infect Dis. 1999;28(Suppl 2):96-105.

13. Waters V, Halperin SA. *Bordetella pertussis.* In: Bennett JE, Dolin R, Blaser MJ (Ed.). Mandell, Bennett and Dolin. Principles and Practice of Infectious Diseases. 8th ed. Philadelphia: Saunders; 2015. p. 2619-29.

31 Coriomeningite Linfocitária

■ **Walter Tavares**

(CID 10 = A87.2 - Coriomeningite linfocitária)

ETIOLOGIA E EPIDEMIOLOGIA[1-3,6,8-12]

O vírus da coriomeningite linfocitária (VCL) é um vírus ARN pertencente ao gênero *Arenavirus*, que infecta naturalmente roedores e outros animais. O *hamster* e camundongos são seus reservatórios naturais. A infecção humana resulta habitualmente do contato com os animais ou seus excrementos, ocorrendo a penetração do vírus por inalação e pela mucosa digestiva, especialmente a mucosa gástrica e, talvez, pela pele. A infecção humana com frequência está relacionada ao contato com *hamsters* e camundongos como animais de estimação, ou no ambiente de trabalho, em pessoal de centros médicos e de pesquisa. Não raro, a infecção ocorre em pessoas que trabalham em lojas que comercializam roedores. Relaciona-se, também, a condições de habitação que favorecem a infestação por camundongos, tais como habitações sem higiene, casas de madeira, locais de pobreza e miséria.

A infecção pelo VCL ocorre em diferentes países, sendo mais frequente em mulheres adultas. É uma doença subdiagnosticada, pois, quando sintomática, pode manifestar-se por um quadro febril indiferenciado ou meningite viral benigna.

QUADRO CLÍNICO, DIAGNÓSTICO E TRATAMENTO[4,5,7-8A,13-15]

O período de incubação é de 5 a 10 dias. A infecção pode ser assintomática, manifestar-se por um quadro gripal ou por meningite aguda com liquor claro. Habitualmente é uma doença benigna, bifásica, iniciando com um quadro febril que dura 3 a 5 dias, com cefaleia e adinamia, podendo haver linfoadenomegalia e exantema maculopapular. Após haver a melhora, o paciente pode voltar a ter febre e cefaleia intensa. É nesta segunda fase que em geral ocorre o quadro clínico da meningoencefalite. A recuperação dos enfermos se dá em poucos dias ou semanas. A doença pode complicar com orquite, miocardite, artrite e alopecia, comumente sem maior gravidade.

Contudo, a infecção da gestante pode causar lesões fetais, resultando no nascimento de crianças com hidrocefalia, macrocefalia, microcefalia, paralisia cerebral, convulsões, deficiência mental e degeneração da retina. O quadro de lesões congênitas provocadas pelo VCL é semelhante ao observado na toxoplasmose. Recentes publicações indicam que a infecção pelo vírus da coriomeningite linfocitária é subdiagnosticada, e que o vírus pode infectar gestantes de modo assintomático ou com sintomas inespecíficos, mas ser causa de graves lesões neurológicas no concepto, se adquirida próximo ao parto. Retinite é a manifestação congênita mais frequente, causando cicatriz no campo visual periférico. Por vezes, a lesão pode atingir a mácula, de modo indistinguível da toxoplasmose. Gestantes que apresentam quadro gripal, febre indefinida ou meningite benigna devem ser submetidas a exames sorológicos para toxoplasmose, citomegalia e infecção por VCL.

O diagnóstico é confirmado pela dosagem de anticorpos pela técnica de imunofluorescência, que é bastante sensível na demonstração de IgG e IgM contra o vírus. Um teste ELISA é também disponível e, mais recentemente, a reação de PCR para a demonstração de antígenos do vírus. Não existe tratamento. Gestantes são aconselhadas a não entrar em contato com roedores que sejam animais de estimação (*hamster* principalmente) e não frequentar ambientes que utilizem *hamsters*, ratos ou camundongos para trabalhos científicos.

REFERÊNCIAS BIBLIOGRÁFICAS

1. Barton LL, Hyndman NJ. Lymphocytic choriomeningitis virus: reemerging central nervous system pathogen. Pediatrics. 2000;105:E35.
2. Barton LL, Mets MB, Beauchamp CL. Lymphocytic choriomeningitis virus: emerging fetal teratogen. Am J Obstet Gynecol. 2002;187:1715-16.
3. Bonthius DJ. Lymphocytic choriomeningitis virus: a prenatal and postnatal threat. Adv Pediat. 2009;56:75-86.
4. Bowen GS et al. Laboratory studies of a lymphocytic choriomeningitis virus outbreak in man and laboratory animals. Am J Epidemiol. 1975;102:233-40.
5. Brezin AP et al. Lymphocytic choriomeningitis virus chorioretinitis mimicking ocular toxoplasmosis in two otherwise normal children. Am J Ophthalmol. 2000;130:245-47.
6. Centers for Diseases Control (CDC). Notes from the field: Lymphocytic choriomeningitis virus infections in employees of

a rodent breeding facility — Indiana, May–June 2012. MMWR. 2012;61(32):622-23.

7. Jamieson DJ et al. Lymphocytic choriomeningitis virus: an emerging obstetric pathogen? Am J Obstet Gynecol. 2006;194:1532-36.

8a. Lapošová K, Pastoreková S, Tomášková J. Lymphocytic choriomeningitis virus: invisible but not innocent. Acta Virol. 2013;57:160-70.

8. Mets MB et al. Lymphocytic choriomeningitis virus: an underdiagnosed cause of congenital chorioretinitis. Am J Ophthalmol. 2000;130:209-15.

9. Oldstone MB. Biology and pathogenesis of lymphocytic choriomeningitis virus infection. Curr Top Microbiol Immunol. 2002;263:83-117.

10. Park JY, Peters CJ, Rollin PE. Age distribution of lymphocytic choriomeningitis virus serum antibody in Birmingham, Alabama: evidence of a decreased risk of infection. Am J Trop Med Hyg. 1997;57:37-41.

11. Rousseau MC et al. Lymphocytic choriomeningitis virus in southern France: four case reports and a review of the literature. Eur J Epidemiol. 1997;13:817-23

12. Saavedra MC et al. Aislamiento del virus de la coriomeningitis linfocitaria de seres humanos. Medicina (B Aires). 2001;61:837-42.

13. Sheinbergas MM. Hydrocephalus due to prenatal infection with the lymphocytic choriomeningitis virus. Infection. 1976;4:185-91.

14. Vanzee BE, Douglas RG, Betts RF. Lymphocytic choriomeningitis in university hospital personnel. Clinical features. Am J Med. 1975;58:803-09.

15. Wright R et al. Congenital lymphocytic choriomeningitis virus syndrome: a disease that mimics congenital toxoplasmosis or cytomegalovirus infection. Pediatrics. 1997;100(1):E9.

32 Coriorretinites (Retinocoroidities)

■ André Luiz Land Curi

CID 10 = H30 - Inflamação coriorretiniana; H30.0 - Inflamação coriorretiniana focal; H30.1 - Inflamação coriorretiniana disseminada; H30.2 - Ciclite posterior; H30.8 - Outras inflamações coriorretinianas; H30.9 - Inflamações não especificadas da coroide e da retina; H32.8 - Outros transtornos coriorretinianos classificados em outra parte

A inflamação da retina habitualmente é acompanhada de reação inflamatória da coróide, constituindo o quadro de retinocoroidite ou coriorretinite. Muitas vezes, é uma urgência médica, necessitando pronto atendimento para ser evitado o dano no sentido da visão. Neste capítulo, discutiremos as retinocoroidites de natureza infecciosa.à

RETINITES VIRAIS[2,8-10,14]

As retinites virais compreendem um grupo de infecções retinianas causadas pelo vírus herpes (HSV-1/HSV-2/HZV) e citomegalovírus. São doenças extremamente graves que necessitam de pronto diagnóstico e tratamento. Podem acometer imunocompetentes e principalmente imunossuprimidos (retinite por citomegalovírus).

Apesar da possibilidade de diagnóstico molecular através de punção do corpo vítreo e reação de cadeia de polimerase (PCR), na prática o diagnóstico baseia-se no quadro clínico.

A retinite por citomegalovírus (CMV) afeta caracteristicamente pacientes imunossuprimidos, sobretudo aqueles com a síndrome da imunodeficiência adquirida (aids); porém, tem sido cada vez mais frequente observarmos em pacientes transplantados, com linfomas e leucemias. Nos pacientes com aids afeta aqueles com imunossupressão grave, caracterizada por contagem de CD4+ abaixo de 50 céls/mm³. A retinite caracteriza-se por áreas de retinite periférica associadas ou não a hemorragias. Apresenta um padrão granular com evolução progressiva para a região central da retina. O processo inflamatório é mínimo, não ocorrendo turvação do corpo vítreo. Muitos pacientes têm o diagnóstico de retinite por CMV em exames de rotina, pois podem apresentar-se inicialmente sem nenhum sintoma oftalmológico. A retinite por CMV foi classicamente classificada em três formas: granular, edematosa e ramos congelados (*froasted branchangitis*).

Uma vez diagnosticada a retinite por CMV, a terapia deve ser iniciada imediatamente. Existem várias modalidades terapêuticas locais (intravítrea) ou sistêmicas (intravenosa ou oral). Atualmente a melhor opção terapêutica é o valganciclovir oral (Valcyte®) na dose de 900 mg 12/12 h na fase de ataque. Contudo, por ser este um medicamento dispendioso, o ganciclovir intravenoso ainda é o mais utilizado no nosso meio, para a terapêutica e a profilaxia secundária (manutenção).

Com o início da terapia antirretroviral altamente ativa (HAART), observou-se um aumento significativo da contagem de CD4+ e queda da carga viral, o que possibilitou a suspensão da terapia de manutenção anti-CMV. Critérios preestabelecidos foram utilizados para suspensão da terapia de manutenção, porém, não existe um consenso absoluto sobre o tema. Grande parte dos especialistas sugere a suspensão da medicação em pacientes com CD4+ > 100-150 céls/mm³ e carga viral indetectável.

Com o aumento significativo da contagem de CD4+, pacientes que apresentavam retinite por CMV cicatrizada começaram a apresentar reação inflamatória intraocular, caracterizada por uveíte anterior, vitreíte, edema cistoide de mácula. A esse quadro deu-se o nome de síndrome de recuperação imune ou uveíte de recuperação imune. Pacientes apresentam significativa perda da acuidade visual devida a essas complicações tardias da retinite por CMV. O tratamento baseia-se no uso de corticoterapia oral ou local, porém, com resultados pobres. O tratamento com drogas antivirais foi tentado, porém, nenhum benefício foi observado.

Necrose Retiniana Aguda[8,12-14]

A síndrome da necrose retiniana aguda foi descrita em 1971 como retinite de Kirisuawa em indivíduos imunocompetentes. Caracteriza-se pela tríade retinite, vasculite e vitreíte. Pode ser causada pelos vírus herpes simples e herpes-zóster e, mais raramente, pelo citomegalovírus. Clinicamente, observam-se lesões brancacentas periféricas (retinite) que tendem a coalescer e avançar de forma centrípeta para a região central da retina. Cursa com vitreíte intensa e vasculopatia oclusiva. Na apresentação, os quadros podem ser uni ou bilaterais. São alterações extremamente graves que podem evoluir para cegueira. Afetam primariamente o nervo óptico e cursam com uma proporção elevada de descolamento de retina.

O tratamento baseia-se no uso de antivirais sistêmicos (oral ou intravenoso) e antiviral intravítreo (foscarnet). O aciclovir intravenoso é a droga de escolha para tratamento injetável, na dose de 10 mg/kg 8/8 h, e o valaciclovir, na dose de 2 g 8/8 h, por via oral. Em alguns centros especializados, o foscarnet intravítreo é utilizado na ocasião do diagnóstico.

Drogas adjuvantes como corticoides orais, aspirina e procedimentos com *laser* são questionáveis. O diagnóstico precoce e o início rápido do tratamento estão diretamente relacionados a prognóstico visual e acometimento do olho contralateral.

Necrose Retiniana Externa Progressiva (PORN)[6]

A necrose retiniana externa progressiva é uma variante causada pelo vírus herpes-zóster. Classicamente, acomete pacientes com aids; porém, alguns poucos casos foram descritos em indivíduos com outros tipos de imunossupressão. Em indivíduos com aids ocorre naqueles com contagem de CD4+ < 50 céls/mm³. Caracteriza-se por lesões brancas granulares na periferia e na região central, que avançam de forma circunferencial e coalescem afetando toda a retina em poucos dias. Inicialmente, afeta as camadas mais externas da retina, por esse motivo o seu nome. Apresenta-se com pouca ou nenhuma reação na cavidade vítrea. Os quadros são bilaterais e o prognóstico visual, apesar do tratamento antiviral, é muito ruim. O tratamento é semelhante ao utilizado na necrose retiniana aguda.

RETINITES FÚNGICAS[3]

As uveítes fúngicas ocorrem de forma exógena (trauma/pós-cirúrgica) ou de forma endógena, através da disseminação hematogênica. Os fatores de risco para doença fúngica intraocular são: imunossupressão, diabetes, uso prolongado de cateteres, transplantes de órgãos sólidos, uso de drogas injetáveis.

Os fungos que mais comumente acometem os olhos são: *Candida, Aspergillus, Criptococcus, Esporotrix.*

Candida

A uveíte por *Candida* ocorre classicamente em usuários de drogas intravenosas, diabéticos descompensados e usuários de cateteres de longa duração. O olho é afetado através da disseminação hematogênica do fungo, que atinge a coroide.

Clinicamente apresenta-se como coriorretinite multifocal que acomete preferencialmente a região central. O paciente pode apresentar graus variáveis de embaçamento visual, dependendo da localização das lesões e do processo inflamatório do corpo vítreo. As lesões tendem a evoluir da coroide, invadindo a retina e o corpo vítreo, evoluindo para endoftalmite.

O tratamento, quando da doença restrita a coroide e retina, deve ser realizado com uso de fluconazol oral ou intravenoso. Mais recentemente, têm-se observado bons resultados com antifúngicos mais modernos como o voriconazol. Nos casos em que o quadro evoluiu para envolvimento do corpo vítreo, há indicação de utilização de injeções intraoculares de antifúngicos, associados ou não a procedimentos cirúrgicos (vitrectomia).

Aspergillus

A uveíte por *Aspergillus* ocorre em pacientes submetidos a transplante de órgãos e neoplasias linfoproliferativas. Usualmente, apresenta-se como lesão única, associada ou não a hemorragias retinianas adjacentes. O tratamento é semelhante àquele utilizado na uveíte por *Candida*.

Cryptococcus

A criptococose ocular ocorre classicamente em pacientes imunossuprimidos, secundária a infecção pelo vírus da imunodeficiência humana (HIV). Indivíduos com quadro de aids avançada que apresentem infecção pelo *Cryptococcus* podem exibir alterações oculares que incluem: papiledema, atrofia óptica, paralisias oculomotoras e coroidite multifocal.

A coroidite multifocal ocorre na doença disseminada e cursa com lesões multifocais branco-amareladas bilaterais sem comprometimento do corpo vítreo. Normalmente, não apresentam baixa de acuidade visual, podendo ser um achado de exame.

O tratamento é realizado usualmente com anfotericina B intravenosa, com ótima resposta terapêutica.

Sporotrix

A coroidite por *Sporotrix* é uma alteração ocular rara da doença disseminada. Atualmente, observamos a ocorrência desses casos devido à associação da esporotricose com a aids, especialmente no estado do Rio de Janeiro. A alteração ocular caracteriza-se por uma ou múltiplas lesões coroidianas, usualmente bilaterais, sem comprometimento do corpo vítreo. Assim como na coroidite por *Cryptococcus,* o quadro ocular é normalmente assintomático.

O tratamento da doença ocular é aquele utilizado na doença disseminada.

RETINITES PARASITÁRIAS[5]
Toxoplasmose

A retinocoroidite por *Toxoplasma* é a principal causa de uveíte posterior em todo o mundo, o mesmo ocorrendo no Brasil. Representa aproximadamente 60% de todas as uveítes em nosso meio.

A toxoplasmose ocular afeta indivíduos de qualquer idade, podendo ser adquirida ou de origem congênita. É uma doença recidivante que apresenta tratamento apenas na fase em que a doença ocular está em atividade.

Toxoplasmose Congênita

A toxoplasmose congênita ocular caracteriza-se pelo aparecimento de lesões de retinocoroidite já ao nascimento, ou pode ser observada em crianças com toxoplasmose congênita que apresentem lesão ocular mais tardiamente (toxoplasmose ocular de aparecimento tardio).

Classicamente, apresenta-se como cicatriz macular bilateral de retinocoroidite tipicamente em "roda de carroça"; porém, estudos mais recentes têm demonstrado um alto índice de lesões oftalmológicas em crianças com toxoplasmose congênita, distintas da lesão clássica macular.

A toxoplasmose ocular congênita deve ser tratada em todos os casos durante 1 ano, independentemente de estar em atividade ou não (ver capítulo Toxoplasmose).

Toxoplasmose Adquirida

A toxoplasmose ocular adquirida pode ocorrer durante a fase aguda da toxoplasmose (toxoplasmose sistêmica) ou como reativação ocular tardia. A observação de lesões de retinocoroidite durante a doença aguda é rara, ocorrendo em aproximadamente 10%. O quadro ocular caracteriza-se por lesão focal branca de retinite, com graus variáveis de vitreíte. Nesses casos, observamos a presença de títulos de IgM positivos para toxoplasmose.

O quadro clássico de retinocoroidite por toxoplasmose ou padrão-ouro é o aparecimento de retinocoroidite focal em atividade, satélite à lesão hiperpigmentada cicatrizada, associada com vitreíte. A lesão pode vir acompanhada de vasculite retiniana, oclusões vasculares e comprometimento do segmento anterior. Classicamente, é um quadro unilateral, ficando os quadros bilaterais restritos aos imunocomprometidos.

Os pacientes com a síndrome da imunodeficiência adquirida podem apresentar lesões em atividade bilaterais e multifocais. Nos casos em que observamos lesões compatíveis com o diagnóstico de retinocoroidite por toxoplasmose bilateral, devemos sempre pensar em imunossupressão. Pacientes idosos podem apresentar lesão retiniana diferente da clássica, associada a grandes áreas de retinite periférica, fazendo diagnóstico diferencial com a necrose retiniana aguda.

O tratamento da retinocoroidite por toxoplasmose é bastante controverso, tanto no que diz respeito às drogas utilizadas, como quando o tratamento deve ser instituído. Até o momento não existem estudos que provem que algum tratamento medicamentoso seja superior a outro; dessa forma, existem vários esquemas terapêuticos amplamente utilizados. Atualmente, o tratamento com sulfadiazina, pirimetamina e ácido folínico ainda é o mais utilizado, e é considerado o tratamento clássico. Outros tratamentos com sulfametoxazol + trimetoprima, clindamicina, azitromicina também têm sido largamente utilizados e são chamados tratamentos opcionais. A utilização da corticoterapia oral também é questionável, mas existe consenso de que esse fármaco deva ser usado em casos de significativo comprometimento do corpo vítreo. Com relação aos casos que devam ser tratados também não existe consenso. A Sociedade Brasileira de Uveítes (SBU) preconiza o tratamento em casos que haja perda de mais de duas linhas de acuidade visual na tabela de Snellen, acometimento do disco óptico e da região macular e intensa vitreíte. Dessa forma, as lesões periféricas com pouca vitreíte e pouca baixa visual poderiam apenas ser observadas.

RETINITES BACTERIANAS[1,4]
Sífilis

A sífilis ocular tem uma grande variedade de apresentações clínicas, como: uveíte anterior, retinite, neurorretinite, papilite, neuropatia óptica, neurite óptica, pseudorretinose pigmentar, pupila de Argyll-Robertson. Ela ocorre na sífilis secundária ou terciária, podendo ou não estar associada a infecção pelo HIV (Figura 32.1).

O diagnóstico baseia-se na sorologia positiva para sífilis, através de teste treponêmicos (FTA-ABS) e não treponêmicos (VDRL). Diante de um caso de sífilis ocular, a punção lombar está sempre indicada, devido à grande associação com neurossífilis.

O tratamento baseia-se no uso de penicilina cristalina intravenosa durante 10 a 14 dias. Contudo, alguns autores têm preconizado o tratamento com penicilina procaína intramuscular ou ceftriaxona IV em casos de sífilis ocular sem comprometimento do sistema nervoso central (punção lombar normal).

O prognóstico visual em geral é bom, dependendo principalmente do tempo entre o aparecimento dos sintomas e o início da terapia específica.

Bartonelose

A bartonelose ocular é uma causa incomum de uveíte; porém, com a evolução dos testes sorológicos e um maior conhecimento por parte dos oftalmologistas, tal diagnóstico tem sido cada vez mais frequente. Classicamente, a bartonelose causa neurorretinite, porém, uma variedade de apresentações já foi descrita. Alterações oculares incluem: conjuntivite granulomatosa (síndrome oculoglandular de Parinaud), neurorretinite, retinite focal, uveíte intermediária, massa inflamatória, lesões vasoproliferativas, coroidite. A acuidade visual pode variar desde discreta turvação visual à visão de vultos. O paciente apresenta história de contato com gato, porém, a história de arranhadura ocorre em aproximadamente 65%. As manifestações sistêmicas, incluindo febre, linfadenopatia e *rash* são comuns, ocorrendo em aproximadamente 70% dos indivíduos.

O diagnóstico baseia-se na história epidemiológica, quadro oftalmológico e sorologia positiva para bartonela (IgG > 1/256). O tratamento mais utilizado é a doxiciclina oral 100 mg de 12/12 horas durante 30 dias. O prognóstico visual em geral é bom; porém, o paciente apresenta sintomas por várias semanas após o término do tratamento específico.

REFERÊNCIAS BIBLIOGRÁFICAS

1. Biancardi AL, Curi AL. Cat-scratch disease. Ocul Immunol Inflamm. 2014;22:148-54.
2. Curi AL et al. Suspension of anticytomegalovirus maintenance therapy following immune recovery due to highly active antiretroviral therapy. Br J Ophthalmol. 2001;85:471-73.
3. Curi AL et al. Retinites fúngicas In: Oréfice O. Uveíte Clínica e Cirurgica & Texto e Atlas. 2ª ed. Rio de Janeiro: Cultura Médica; 2005. p. 650-75.
4. Davis JL. Ocular syphilis. Curr Opin Ophthalmol. 2014;25:513-18.
5. de-la-Torre A et al. Therapy for ocular toxoplasmosis. Ocul Immunol Inflamm 2011;19:314-20.

6. Engstrom RE Jr et al. The progressive outer retinal necrosis syndrome. A variant of necrotizing herpetic retinopathy in patients with AIDS. Ophthalmology. 1994;101:1488-502.

7. Holland GN and The Executive Committee of the American Society of Uveitis. Standard diagnostic criteria for the acute retinal necrosis syndrome. Am J Ophthalmol. 1994;117:663-67.

8. Karavellas MP et al. Immune recovery vitritis and uveitis in AIDS: clinical predictors, sequelae, and treatment outcomes. Retina. 2001;21:1-9.

9. Kuppermann BD et al. Correlation between CD4+ counts and prevalence of cytomegalovirus retinitis and human immunodeficiency virus-related noninfectious retinal vasculopathy in patients with acquired immunodeficiency syndrome. Am J Ophthalmol. 1993;115:575-82.

10. Martin DF et al. Valganciclovir Study Group. A controlled trial of valganciclovir as induction therapy for cytomegalovirus retinitis. N Engl J Med. 2002;346:1119-26.

11. Park JJ, Pavesio C. Prophylactic laser photocoagulation for acute retinal necrosis. Does it raise more questions than answers? Br J Ophthalmol. 2008;92:1161-62.

12. Tibbetts MD et al. Treatment of acute retinal necrosis. Ophthalmology. 2010;117:818-24.

13. Urayama A, Yamada N, Sasaki T. Unilateral acute uveitis with periarteritis and detachment. Jpn J Clin Ophthalmol. 1971;25:607-19.

14. Whitcup SM et al. Therapeutic effect of combination antiretroviral therapy on cytomegalovirus retinitis. JAMA. 1997;277:1519-20.

33 Criptococose

- Maria do Amparo Salmito Cavalcanti
- Vera Lúcia Lopes dos Reis
- Liline Maria Soares Martins

(CID 10 = B45 - Criptococose; B45.0 - Criptococose pulmonar; B45.1 - Criptococose cerebral [Meningite criptocócica]; B45.2 - Criptococose cutânea; B45.3 - Criptococose óssea; B45.7 - Criptococose disseminada; B45.8 - Outras formas de criptococose; B45.9 - Criptococose não especificada)

INTRODUÇÃO

A criptococose, também conhecida por torulose e blastomicose europeia, é uma micose sistêmica cosmopolita, que afeta o homem e outros animais, de evolução subaguda ou crônica, que pode acometer qualquer órgão ou sistema, principalmente o trato respiratório e as meninges. Constitui a mais frequente micose do sistema nervoso central, colocando-se entre as infecções fúngicas emergentes de significativa letalidade e morbidade. A doença é causada por duas espécies do gênero *Cryptococcus*: *Cryptococcus neoformans* (genótipos VNI-VNI, VNB) e *Cryptococcus gattii* (genótipos VGI-VGIV). Estima-se que, no mundo, a cada ano, ocorram aproximadamente 1 milhão de casos de meningite criptocócica em pacientes infetados pelo vírus da imunodeficiência humana (HIV), causando cerca de 600.000 mortes[3a,8,21,23,26,27,30].

O *Cryptococcus neoformans* tem distribuição mundial e é uma importante causa de morbidade e mortalidade em indivíduos imunocomprometidos, como pacientes com aids, em terapia com corticoide, com desordens linfoproliferativas, em transplante de órgãos e outros. Os fungos dessa espécie têm neurotropismo e podem permanecer longo tempo situados na próstata humana. Em contraste, infecções por *C. gattii* prevalecem em regiões de clima tropical e subtropical e afetam predominantemente hospedeiros imunocompetentes. Entretanto, *C. gattii* tem emergido em países de clima temperado, como na costa oeste do Canadá e dos Estados Unidos, o que demonstra que o fungo pode adaptar-se a novos ambientes, causando surtos tanto em humanos quanto em animais. Essa espécie causa lesões pulmonar e cerebral, simulando processo tumoral e é identificada e isolada com facilidade do escarro dos enfermos. Ambas as espécies estão presentes em microfocos urbanos e rurais, associadas a ocos de árvores, excretas de aves e seus habitats. No Brasil, têm por reservatório natural árvores tropicais de diferentes gêneros, como oiti, cássia e fícus. A ocorrência de *C. gattii* no ambiente merece mais atenção, já que esta informação será útil na elaboração de estratégias que gerenciem potenciais surtos de criptococose[13,16,18,21,25,28].

Não existem estimativas populacionais amplas de prevalência da infecção por *Cryptococcus spp.* em razão da ausência de testes que sejam capazes de mensurar a resposta imune celular tardia, como, por exemplo, testes intradérmicos. Entretanto, mediante estudos sorológicos, há evidências de que a infecção possa ocorrer desde a infância em grande proporção da população urbana, como ocorre em Papua-Nova Guiné, área endêmica para a infecção por *C. gattii*. No Brasil, a criptococose não é de notificação compulsória, o que tem limitado a estimativa real sobre sua incidência e prevalência. Sabe-se que *C. neoformans* ocorre em todas as regiões do país; no entanto, *C. gattii* comporta-se como patógeno primário, infectando hospedeiros sem evidência de imunodepressão, tanto no gênero masculino quanto no feminino e HIV-negativos. Estudos clínico-epidemiológicos mostram a importância da criptococose por *C. gattii* em crianças e adultos jovens no Norte e no Nordeste do Brasil, representando 1/3 dos casos internados, com letalidade que varia entre 35% e 50%. A infecção é considerada endêmica para os estados do Amazonas, de Roraima, Pernambuco, Pará, Maranhão, Piauí e Bahia[3,7,10,21,25,28, 36]. Os achados de criptococose em crianças e adultos jovens sugerem que essa micose seja subdiagnosticada em indivíduos desde a 1ª década de vida, configurando a criptococose primária endêmica, cuja magnitude é pouco conhecida em casuísticas estrangeiras e nacionais.

A infecção causada por *C. neoformans* ou *C. gattii* é adquirida por inalação de propágulos (basidiósporos da fase sexual do fungo) ou de leveduras dessecadas, dispersos no ambiente. Esses propágulos e leveduras chegam aos pulmões e produzem ou não doença, dependendo do estado imunológico do hospedeiro e da espécie infectante. A partir do pulmão, *Cryptococcus spp.* podem disseminar-se por via hematogênica e acometer outros tecidos, como a pele, o sistema osteoarticular, a próstata e os olhos. Contudo, devido ao tropismo que o fungo tem por esses sítios, as principais manifestações clínicas da criptococose são relacionadas com o trato respiratório e o sistema nervoso central (SNC), onde ocasionam meningoencefalites e criptococomas, consideradas as formas mais graves da doença. Acredita-se que *C. gattii* seja clinicamente mais virulento do que *C. neoformans*, podendo causar múltiplas lesões nos pulmões por um longo período antes da localização no sistema nervoso central. Assim, a rápida identificação laboratorial da espécie é muito importante para favorecer o tratamento e o entendimento da epidemiologia da criptococose.

DIAGNÓSTICO CLÍNICO[2,3,3a,5-7,9,15,21,22,31,32,37,38a,39]

A criptococose ocorre sob a forma de infecção sistêmica latente, inaparente na maioria dos indivíduos. As formas clínicas dependem do estado imunológico do paciente, variando desde manifestações localizadas autolimitadas, até formas neurológicas e pulmonares graves ou doença disseminada. As lesões neurológicas constituem a principal causa de morte, em decorrência de hipertensão intracraniana (HIC), edema cerebral, hidrocefalia e das lesões destrutivas encefálicas e no tronco cerebral.

Criptococose Pulmonar

Constitui a forma clínica mais frequente da doença. Geralmente, apresenta-se como uma forma frustra, assintomática, em que há lesões focais isoladas ou miliares, de regressão espontânea; uma forma pneumônica ou broncopneumônica de evolução arrastada e acompanhada de emagrecimento, febre baixa, tosse, astenia e dor torácica atípica; uma forma miliar assintomática ou com manifestações semelhantes à anterior; e uma forma pseudotumoral (criptococoma), com queixas de perda de peso, dor torácica mais localizada no pulmão direito, tosse, esputos hemoptoicos e febre baixa intermitente. Os achados físicos pulmonares não mostram alterações, podendo ocorrer raros estertores e sinais de atrito pleural. As lesões pulmonares, às vezes, constituem achados radiológicos e, nos indivíduos imunocompetentes, apresentam-se como imagens radiológicas localizadas (massas e nódulos), enquanto nos imunossuprimidos há predominância de infiltrado intersticial e opacidade intersticial difusa. Raramente, pode haver empiema com pus achocolatado, hemoptise e cavitação das lesões. Algumas vezes, a criptococose pode mimetizar a tuberculose, com lesões nodulares sem calcificação e eventual cavitação. Outras apresentações incluem massa localizada semelhante à neoplasia e, às vezes, manifesta-se como pneumonia que pode evoluir para insuficiência respiratória aguda.

Manifestações de criptococose extrapulmonar podem estar presentes, mas não são comuns. É imperativa a investigação de doença disseminada e envolvimento do SNC pela infecção fúngica em todos os pacientes com envolvimento pulmonar por *C. gattii* ou *C. neoformans*. Essa investigação deve ser realizada através do exame do liquor, incluindo a pesquisa e a cultura do fungo e a demonstração do antígeno criptocócico, além da cultura do agente no sangue e da dosagem do antígeno criptocócico sérico.

Forma Neurológica

Meningoencefalite

É a forma clínica mais diagnosticada, mas não a mais comum, podendo vir associada à forma pulmonar. Manifesta-se como meningoencefalite insidiosa, com liquor claro, ou por sinais de tumor cerebral. As lesões se localizam principalmente na base do encéfalo, com comprometimento do tronco cerebral, cerebelo e pares cranianos. As queixas desenvolvem-se por semanas e as mais comuns são cefaleia de grande intensidade, fotofobia, tonteiras, irritabilidade, ataxia, zumbidos, vômitos, diplopia, distúrbios da memória, do comportamento e convulsões. Nos pacientes sem evidência de imunossupressão, as manifestações geralmente são exuberantes, cefaleia intensa, rigidez de nuca e acometimento de pares cranianos, com estrabismo, diplopia, paralisia facial (III, IV, VI, e VII), déficit visual ou amaurose (Ipar). Ao exame físico, sinais de Kernig, Brudzinsky, Lasègue, sinais de hipertensão intracraniana (HIC), complicações como ventriculite e hidrocefalia são frequentes e os pacientes podem evoluir para o óbito.

Em pacientes infectados pelo HIV, a evolução pode ser mais aguda, cerca de 1 semana, instalando-se o quadro clínico com febre baixa ou ausente, cefaleia, rigidez de nuca e outros sinais meníngeos, bem como paralisias e, paresias de pares cranianos e evolução para o coma. Sem tratamento, o paciente falece em 5 a 6 semanas após a instalação do quadro clínico.

Hipertensão Intracraniana (HIC)

Em mais de 50% dos casos de neurocriptococose manifestada por criptococomas, a HIC encontra-se maior que 200 mmH$_2$O e contribui para o aumento da letalidade na fase inicial da doença, que se manifesta clinicamente por cefaleia intensa, vômitos e papiledema. Quando a pressão de abertura for superior a 250 mmH$_2$O torna-se obrigatória a realização de tomografia computadorizada (TC) de crânio para detectar hidrocefalia ou criptococoma.

A pressão liquórica deve ser medida sempre por ocasião da primeira punção e no acompanhamento dos níveis pressóricos quando da punção de alívio, cuja finalidade é normalizar a pressão intracraniana. A recomendação para reduzir a HIC é a punção lombar para a retirada de liquor (LCR) por 10 dias seguidos. A derivação liquórica externa deve ser indicada quando o paciente não suporta a punção lombar diária e persistem os sinais e sintomas de HIC ou déficits neurológicos. Em pacientes com HIC e hidrocefalia é recomendada a derivação ventrículo peritoneal. Porém, nos que não apresentam condições clínicas para a derivação permanente, a utilização da derivação ventricular externa pode ser realizada até que seja possível o procedimento definitivo. Não se recomenda o uso rotineiro de manitol e a acetazolamida deve ser evitada, podendo levar à acidose metabólica. Pode-se utilizar corticoide na presença de criptococomas com extenso edema perilesional e no contexto da síndrome de reconstituição imune.

Forma Disseminada

Forma Tegumentar

As lesões de pele, mucosas e tecido subcutâneo podem ocorrer em consequência da disseminação ou, mais raramente, como forma inicial da doença. As lesões cutâneas localizam-se principalmente na face e no couro cabeludo e têm o aspecto de pápulas, pústulas acneiformes, nódulos de tamanho variado, de cor avermelhada e indolores. Podem evoluir para úlceras granulomatosas e abscessos. A mucosa oral pode ser invadida, com formações fungosas ou ulceradas, especialmente no palato mole, na língua e na orofaringe.

Forma Ocular

Complicações oculares são comuns na meningite criptocócica pela atrofia do nervo óptico, levando à perda da visão. Um estudo em Papua-Nova Guiné mostrou que 52,6% dos pacientes imunocompetentes com meningite por *C. gattii* apresentaram redução significativa da visão levando à amaurose, mediada por compressão da aracnoide ou reação inflamatória. Percentuais similares foram encontrados em pacientes (50%) com meningite criptocócica da região Meio-Norte do Brasil, sendo o mais frequente edema de papila com déficit visual, significando o comprometimento do II par craniano.

Forma Disseminada Franca

Acompanhada ou não de manifestações pulmonares e neurológicas, pode haver invasão dos gânglios linfáticos, simulando doença de Hodgkin; lesões osteolíticas crônicas de ossos chatos e epífise de ossos longos, mas sem comprometimento do periósteo e de articulações; lesões da tireoide, suprarrenais e hipófise; endocardite; orquite e prostatite; hepatite; abscesso renal, entre outras.

Síndrome de Reconstituição Imune (SRI)[38b]

Como previamente descrito para outras infecções oportunistas, o início da terapêutica antirretroviral altamente ativa (*HAART*) pode levar ao aparecimento de uma resposta imune a microrganismos vivos ou mortos que se encontram no organismo e assim ocorrer uma piora clínica. Dessa forma, a criptococose, até então subclínica, manifesta-se, ou pode ocorrer recaída de uma infecção previamente tratada. Em torno de 6% a 10% dos pacientes com criptococose meníngea podem manifestar a SRI após a introdução do esquema HAART. Esse percentual pode ser maior, sendo erroneamente interpretado como falha terapêutica e novos regimes de antifúngicos são iniciados quando seriam desnecessários.

DIAGNÓSTICO DIFERENCIAL

As lesões pulmonares devem ser diferenciadas de outras micoses pulmonares (paracoccidioidomicose, histoplasmose, coccidioidomicose, candidose, aspergilose), actinomicose, tuberculose e carcinomatose. O exame de escarro ou o lavado brônquico, com pesquisa de fungos, BAAR e células neoplásicas é fundamental no diagnóstico diferencial. Em especial, a diferenciação com neoplasia do pulmão impõe-se nas formas nodulares isoladas.

A meningoencefalite criptocócica deve ser diferenciada principalmente com a tuberculosa, valorizando-se dados epidemiológicos, RX de tórax, TC/ressonância magnética (RMN) e pesquisa do fungo no liquor. Outros diagnósticos diferenciais são a meningite sifilítica, a brucelose, a cisticercose e outras micoses profundas. As formas tumorais serão diferenciadas de diversos tipos de tumor cerebral, dos abscessos cerebrais e da paracoccidioidomicose.

As formas cutâneas podem ser confundidas com acne, sífilis, tuberculose, lipoma, carcinoma epidermoide, úlceras crônicas e de outra natureza. Nas formas disseminadas, os diagnósticos mais importantes são tuberculose, outras micoses profundas, linfomas e outras neoplasias malignas.

DIAGNÓSTICO LABORATORIAL[3a,6,9,14,17,21,24,31,32,27,37]

O diagnóstico laboratorial da criptococose baseia-se em três fundamentos: a demonstração da levedura capsulada no material clínico; o isolamento em cultura seguido de provas bioquímicas para a identificação final da espécie; e a pesquisa de antígeno criptocócico circulante (Crag).

Específicos

- *Pesquisa direta do fungo* – exame mais rotineiro e fundamentado na presença da levedura capsulada a ser vista em espécime oriundo do trato respiratório, do liquor, do raspado de lesões tegumentares, do pus de abscessos, do aspirado de lesões ósseas, da biópsia de pele, da urina, do aspirado de medula óssea e dos gânglios. A amostra clínica mesclada em tinta nanquim (tinta da China) demonstra as leveduras capsuladas. A centrifugação do liquor por 10 minutos aumenta a sensibilidade.
- *Cultura* – *Cryptococcus gattii* e *Cryptococcus neoformans* crescem bem em vários meios de cultivos, que não contenham ciclo-heximida (ágar-sangue, ágar-Sabouraud e ágar infusão de cérebro-coração). Colônias mucoides de tonalidade creme podem ser observadas em 48 horas de incubação. A cultura de LCR é positiva em 89% dos pacientes sem infecção por HIV e em 95% a 100% dos pacientes com aids. Nos casos de meningoencefalite, a cultura do liquor deve ser repetida 7 dias após o início do tratamento e, em seguida, quinzenalmente. As culturas podem permanecer positivas por muito tempo, mesmo na vigência do tratamento. Após a obtenção do isolado, faz-se necessária a diferenciação das espécies, com fins clínicos e epidemiológicos.
- *Histopatologia* – realizada especialmente com material obtido por biópsia de lesão tegumentar, pulmonar e cerebral, ou de outros materiais suspeitos e em necrópsia. Deve-se solicitar coloração específica para *C. neoformans* ou *C. gattii* (metenamina, PAS, mucicarmim e outros), pois o parasita não é bem visualizado pela coloração com hematoxilina-eosina.
- *Métodos imunológicos* – a detecção de antígeno capsular criptocócico (Crag) pela aglutinação do látex (LA) tem sido bastante utilizada na prática clínica e pode ser realizada no sangue, na urina e no liquor. A reação sorológica de aglutinação do látex (LA) é bastante sensível e específica, valorizando-se títulos iguais ou superiores a 1/8, podendo ter reação cruzada com o soro de pacientes com artrite reumatoide. O ensaio imunoenzimático (ELISA) detecta antígenos em títulos mais baixos e mais precocemente na infecção criptocócica; no entanto, este teste é mais demorado, de alto custo e laborioso. Recentemente, um novo ensaio imunocromatográfico conhecido como *lateral-flow-imunoassay* (LFA), altamente sensível, de baixo custo, rápido e não laborioso, está disponível no comércio para o uso em soro, liquor, urina, plasma e sangue.

Inespecíficos

- *Exames radiológicos e tomográficos* – a radiografia de tórax está sempre indicada nos casos suspeitos. As lesões pulmonares seguem-se em importância e frequência às manifestações neurológicas e são responsáveis por achados radiológicos variados. Assumem características de condensações pneumônicas (em geral nas bases pulmonares), focos pulmonares isolados, nodulações miliares e formas tumorais. Não é comum a infiltração intersticial ou peribrônquica. Eventualmente, pode ocorrer derrame pleural (empiema) e cavitação, mas é comum a presença de calcificação. A radiografia óssea revela as lesões osteolíticas, e a de crânio é útil nas formas tumorais cerebrais. A tomografia computadorizada do cérebro e a ressonância magnética mostram-se normais em metade dos casos, podem mostrar também hidrocefalia, reforço em torno dos giros, nódulos únicos ou múltiplos (criptococoma) em encéfalo e leptomeninge e, às vezes, nódulos miliares disseminados.

- *Liquor (LCR)* – nas formas neurológicas, o LCR tem aspecto claro ou xantocrômico, por vezes gelatinoso nas formas mais avançadas. Há pleocitose mononuclear moderada (200 a 500 células/mm³) com aumento de proteína e glicose baixa. Em pacientes com aids, frequentemente a celularidade pode estar baixa e a carga parasitária elevada.

TRATAMENTO[1,1a,3a,6,9,11,14,17,29,31-35,40]

Específico

Até 1950 a criptococose disseminada era uma doença fatal. Com a introdução da anfotericina B e, posteriormente, da 5-fluorcitosina (1970) os resultados terapêuticos apareceram e a mortalidade foi reduzida. Na década de 1980 surgiram os derivados azoicos, e tanto o fluconazol quanto o itraconazol mostraram atividade contra *C. neoformans* e *C. gattii*. Os esquemas de tratamento da criptococose vão depender do estado imunológico do hospedeiro e da forma clínica.

Nos pacientes com comprometimento neurológico (meningoencefalite, forma tumoral) e nos com a forma disseminada, o esquema terapêutico de escolha é a associação da anfotericina B com a 5-fluorcitosina (flucitosina). Se houver impossibilidade de usar a flucitosina (ausência da droga, contraindicações), administra-se a anfotericina B isoladamente. Os azóis antifúngicos podem ser usados nas formas pulmonares e dermatológicas da criptococose. O fluconazol é opção para o tratamento que só deve ser usado na meningite criptocócica na impossibilidade do emprego da anfotericina B. É, porém, o fármaco preferencial para o tratamento supressivo (profilaxia secundária) em pacientes com aids que apresentaram quadros clínicos graves.

Anfotericina B

A anfotericina é um antibiótico com ação fungicida e protozoaricida potente, exercendo sua ação ao ligar-se à membrana citoplasmática dos fungos provocando a alteração da permeabilidade seletiva desta membrana. O fármaco tem ação tóxica seletiva contra os fungos, porque nas células animais o principal componente da membrana celular é o colesterol, ao passo que na dos fungos é o ergosterol. Não obstante, pode causar lesão das células humanas, provocando efeitos adversos tóxicos. Somente é administrada por via intravenosa (IV). Em sua apresentação convencional, a anfotericina B é complexada com desoxicolato, um sal biliar que aumenta sua solubilidade, necessitando-se cuidados na sua administração para diminuir os efeitos adversos. Algumas apresentações lipídicas da anfotericina B, formuladas em lipossomas ou em soluções com lipídios, têm a vantagem de diminuir os efeitos adversos da droga; contudo, têm custo muito elevado.

A anfotericina B é organodepositária, penetra nas células e concentra-se bem nos líquidos pleural, peritoneal, articular e pericárdico. Atinge concentração liquórica habitualmente terapêutica nos processos meningoencefálicos. Atravessa a barreira placentária e atinge o feto com a metade da concentração sanguínea materna. Estimula a imunidade celular e a humoral. Não é teratogênica e pode ser utilizada na gestante. Esse antibiótico antifúngico tem as seguintes formulações:

- *Anfotericina B convencional:* apresentada em frascos com 50 mg, para uso IV. A dose inicial é de 0,25 mg/kg/dia, e em seguida elevada para 0,5 mg/kg/dia e 1 mg/kg/dia. A dose máxima diária é de 50 mg. É administrada diariamente ou em dias alternados, de acordo com a gravidade. A droga deve ser dissolvida em soro glicosado 5% (10 mg por 100 mL), e infundida gota a gota em, no mínimo, 3 horas. Não deve ser diluída em soro fisiológico (cloreto de sódio a 0,9%), pois sofre precipitação. Apresenta efeitos adversos irritativos que dificultam sua administração, manifestados por flebite, febre, calafrios, mialgias. Causa hipopotassemia, nefrotoxicidade, mielotoxicidade, miocardiotoxicidade e, raramente, hepatotoxicidade. Por isso, é importante o acompanhamento clínico e laboratorial desses pacientes com exames seriados (hemograma, eletrólitos, ureia, creatinina, eletrocardiograma (ECG) e exame do sedimento urinário (EAS), além das transaminases. É especialmente recomendada a dosagem regular de potássio e a realização de eletrocardiograma e hemograma a cada 7 a 10 dias. Para se evitar os efeitos irritativos e tóxicos, recomenda-se o emprego de ácido acetilsalicílico ou dipirona ou anti-inflamatório não hormonal e um anti-histamínico meia hora antes da infusão. Evita-se a flebite usando hidrocortisona (50 a 100 mg) e heparina (1.000 U) diluídos em um outro frasco contendo soro glicosado a 5% e administrando intercaladamente os dois frascos de soro por meio de um tubo em Y.

- *Anfotericina B lipossomal:* tem o objetivo de diminuir os efeitos colaterais e possibilitar o emprego de doses maiores. É apresentada em frascos com 50 mg, administrada por via IV diluída em soro glicosado, em gotejamento durante 1 hora. A dose é de 3 a 5 mg/kg/dia, e a dose máxima é de 250 mg/dia dispensando o uso prévio de anti-inflamatórios e anti-histamínicos.

- *Anfotericina B complexo lipídico (ABLC):* preparada em partículas de fosfolipídios, tem o mesmo objetivo de reduzir efeitos adversos. A dose é de 5 mg/kg/dia. Apresentada em frascos com 100 mg para uso IV em gotejamento lento por 1 hora, diluída em soro glicosado a 5%.

- *Anfotericina B em dispersão coloidal (ABDC):* também tem o objetivo de diminuir os efeitos colaterais e possibilitar o emprego de doses maiores. É apresentada em frascos com 50 mg e 100 mg, e administrada também por via IV diluída em soro glicosado a 5%, em gotejamento de pelo menos 1 hora. Não são necessários antitérmicos e anti-histamínicos. A dose é de 3 a 4 mg/kg/dia.

Flucitosina

A flucitosina ou 5-fluorcitosina é uma pirimidina fluorada ativa contra fungos leveduriformes. É absorvida por via oral, não se acumulando no organismo humano. É eliminada por via renal sob forma ativa. Atravessa facilmente a barreira hematoliquórica, atingindo elevada concentração no liquor. Em criptococose é recomendada a associação com a anfotericina B, administrada por via oral, na dose de 150 mg/kg/dia, fracionada de 6/6 horas. A dose deve ser ajustada em pacientes com insuficiência renal.

A flucitosina pode causar náuseas, vômitos, diarreia, erupção cutânea, leucopenia, anemia, plaquetopenia e toxicidade hepática com elevação de transaminases, em geral sem maior gravidade. Esta droga é teratogênica para animais, e não deve ser usada em gestantes. Lamentavelmente, esse fármaco não é comercializado no Brasil, nem é disponibilizado pelo Ministério da Saúde.

Azóis Antifúngicos

Geralmente são bem tolerados, mas podem apresentar náuseas, vômitos, desconforto abdominal, tontura e cefaleia. Por apresentarem potencial teratogênico são contraindicados nas gestantes. O fluconazol é administrado por via oral (VO) e intravenosa (IV); difunde-se pelo organismo humano e atinge concentração liquórica ativa contra fungos sensíveis. É pouco metabolizado e elimina-se por via renal, o que exige o ajuste da dose em pacientes com insuficiência renal. O fluconazol tem atividade fungicida inferior à da anfotericina B e só deve ser administrado no tratamento dos pacientes com as formas neurológicas da criptococose se aquele antibiótico não puder ser empregado ou não for disponível. A dose do fluconazol recomendada pelos *Centers for Diseases Control*, *National Institute of Health* e *Infectious Diseases Society of America*[3a], quando utilizado isoladamente em adultos, é de 1.200 mg/dia, por via oral ou IV. Essa dose é mantida pelo menos por 2 semanas, passando a 400 mg/dia até a negativação das culturas. Alguns serviços médicos utilizam associação da anfotericina B ao fluconazol nas formas disseminadas e meníngeas, apresentando bons resultados.

O itraconazol não atinge concentração regular no liquor; portanto, não é recomendado nas formas neurológicas da criptococose. No entanto, é indicado nas formas pulmonares, ósseas, cutâneas localizadas, prostáticas, empregado na dose de 300 a 400 mg/dia, administrado por VO. Os novos antifúngicos, voriconazol e posaconazol podem ser novas opções de tratamento da criptococose; contudo são necessários novos estudos sobre a eficácia dessas duas drogas. As equinocandinas (caspofungina) não agem contra *Cryptococcus spp*.

Inespecífico

Para a correção da hipopotassemia provocada pela anfotericina B, utiliza-se cloreto de potássio ou aspartato de potássio em doses de 2 g a 10 g/dia, por via oral. O tratamento cirúrgico dos criptococomas cerebrais e pulmonares, com ressecção da lesão, é mandatório para a cura do paciente, especialmente na localização cerebral.

Duração do Tratamento

O tratamento da meningite criptocócica é realizado em três fases[1a]:

1. indução (pelo menos 2 semanas): anfotericina B desoxicolato 0,7 a 1 mg/kg/dia com ou sem flucitosina 100 mg/kg/dia dividida em quatro tomadas diárias. Considerar o prolongamento do tempo de indução em pacientes comatosos ou com deterioração clínica, HIC persistentemente elevada, cultura liquórica positiva após as 2 semanas de terapia;
2. consolidação (8 semanas): fluconazol 400 mg/dia;
3. manutenção – corresponde ao tratamento supressivo, referido a seguir.

A duração do tratamento é longa, no mínimo por 3 meses. Recomenda-se manter a medicação por mais 1 mês após a negativação do cultivo em espécimes clínicos, em três culturas sucessivas. A normalização do liquor é demorada, e pode haver pleocitose e elevação da proteinorraquia meses após a cura do paciente.

Tratamento Supressivo

Em pacientes infectados pelo HIV que desenvolveram quadro clínico de criptococose, usualmente na forma meningoencefálica, está indicada a manutenção de um esquema de tratamento profilático de recaídas da infecção (tratamento supressivo). Utiliza-se o fluconazol na dose de 200 mg/dia, mantido até a recuperação do estado imunológico do enfermo (linfócitos CD4 > 200 células/mm^3), por, pelo menos, 6 meses, obtido com o emprego de drogas antirretrovirais. A anfotericina B convencional, na dose de 1 mg/kg, por via IV, uma vez por semana é uma opção terapêutica, mantida pelo mesmo período, mas está associada a maior recidiva e toxicidade quando comparada com o fluconazol.

Controle do Tratamento

Os doentes com lesão disseminada, neurológica e pulmonar devem ser hospitalizados e o tratamento será mantido até que ocorra melhora clínica, radiológica e negativação de cultura. A persistência de leveduras capsuladas no exame do liquor não significa que estas células estejam viáveis. Portanto, o exame direto do LCR não serve como controle de cura; deve-se realizar a cultura.

A anfotericina B será suspensa sempre que houver lesões renais graves, demonstradas pela elevação crescente de ureia e creatinina sanguíneas, alterações do exame de urina, alterações clínicas e eletrocardiográficas de dano miocárdico grave. A flucitosina será suspensa se ocorrer leucopenia, anemia e plaquetopenia progressiva. O fluconazol pode causar dano hepático, recomendando-se sua retirada se houver elevação progressiva de transaminases séricas.

Após a alta, os pacientes devem ser mantidos em controle ambulatorial, com revisões após 3, 6 e 12 meses e, em seguida, anualmente. Nos enfermos com aids, o acompanhamento deve ser mais frequente.

PROFILAXIA

Não existem recursos profiláticos; portanto, a melhor ferramenta para controlar a criptococose é através do diagnóstico precoce e do tratamento. A doença não é contagiosa, nem ocupacional, não sendo necessário o isolamento dos pacientes, nem o controle dos contactantes. Não está indicada a quimioprofilaxia primária, mesmo em pacientes imunocomprometidos. Estes devem ser acompanhados com atenção, pela possibilidade do desenvolvimento oportunista do fungo. Nos pacientes com aids que tiveram meningoencefalite criptocócica está indicada a profilaxia secundária, com o tratamento supressivo referido. Não existe vacina para a prevenção da doença.

REFERÊNCIAS BIBLIOGRÁFICAS

1. Bes DB, Sberna N, Rosanova MT. Vantajas y desventajas de los distintos tipos de anfotericina em Pediatria: revision de la bibliografia. Arch Argent Pediatr. 2012;119:46-51.

1a. Brasil, Ministério da Saúde, Secretaria de Vigilância em Saúde, Departamento DST, Aids, Hepatites Virais. Protocolo Clínico e Diretrizes Terapêuticas para Manejo da Infecção pelo HIV em Adultos. Brasília: Ministério da Saúde, 2013. 216 p.Disponível em: http://www.aids.gov.br/sites/default/files/anexos/publicacao/2013/55308/protocolo_13_3_2014_pdf_28003.pdf. Acessado em: jan. 2015.

2. Capone D, Mogami R, Miyagui T (Ed.). Tomografia computadorizada de alta resolução nas doenças difusas pulmonares. Correlação anatomopatológica. São Paulo: Atheneu; 2003. V.1, p. 39-94.

3. Cavalcanti MAS. Criptococose e seu agente no Meio-Norte, estados do Piauí e Maranhão, Brasil. Tese de Doutorado, Fundação Oswaldo Cruz (Rio de Janeiro) e Universidade Federal do Piauí (Teresina). 1995. 54 p.

3a. Centers for Disease Control and Prevention (CDC). The National Institutes of Health, Infectious Diseases Society of America. Guidelines for the prevention and treatment of opportunistic infections in HIV-infected adults and adolescents. 2013. p. M1-M10. Disponível em: http://aidsinfo.nih.gov/contentfiles/lvguidelines/adult_oi.pdf. Acessado em: jan. 2015.

4. Chaturvedi V, Chaturvedi S. Cryptococcus gattii: a resurgent fungal pathogen. Trends Microbiol. 2011;19:564-71.

5. Chayakulkeeree M, Perfect JR. Cryptococcosis. Infect Dis Clin North Am. 2006;20:507-44.

6. Consenso em Criptococose – 2008. Guideline in Cryptococcosis. Rev Soc Bras Med Trop. 2008;41:524-44. Disponível em: http://base.repositorio.unesp.br/bitstream/handle/11449/70546/2--s2.0-56549102444.pdf?sequence=1. Acessado em: dez. 2014.

7. Correa M et al. The spectrum of computerized tomography (CT) findings in central nervous system (CNS) infection due to Cryptococcus neoformans var. gattii in immunocompetent children. Rev Inst Med Trop São Paulo. 2002;44:283-87.

8. Del Poeta M, Casadevall A. The challenges on Cryptococcus and cryptococcosis. Mycopathologia. 2012;173:303-10.

9. Diamond RD. Cryptococcus neoformans. In: Mandell GL, Bennett JE, Dolin R (Ed). Mandell, Douglas and Bennett's Principles and Practice of Infectious Diseases. 5th. Philadelphia: Churchill Livingstone; 2000. V. 2. p. 2707.

10. Dixit A, Carroll SF, Qureshi ST. Cryptococcus gattii: an emerging cause of fungal disease in North America. Interdiscip Perspect Infect Dis. 2009;2009:840452 (1-13).

11. Fica AC. Tratamiento de infecciones fúngicas sistêmicas primeira parte: fluconazol, itraconazol y voriconazol. Rev Chil Infectol. 2004;21:26-38.

12. Goldman DL et al. Serologic evidence for Cryptococcus neoformans infection in early child hood. Pediatrics. 2001;107:1-66.

13. Harris J, Lockhart S, Chiller T. Cryptococcus gattii: where do we GO from here? Med Mycol. 2012;50:113-29.

14. Jarvis JN et al. Cost effectiveness of cryptococcal antigen screening as a strategy to prevent HIV-associated cryptococcal meningitis in South Africa. PLoSOne. 2013;8:1-10.

15. Jean SS et al. Crytococcemia: clinical features and prognostic factors. QJM. 2002;95:511-18.

16. Jobbins SE et al. Immunoproteomic approach to elucidating the pathogenesis of cryptococcosis caused by Cryptococcus gattii. J Proteome Res. 2010;9:3832-41.

17. John RP, Tihana B. Cryptococcosis diagnosis and treatment: What do we know now. Fungal Genet Biol. 2014;pii:S1087-1845(14)00186-8.

18. Kidd SE et al. A rare genotype PF Cryptococcus gattii caused the cryptococcosis outbreak on Vancouver Island (British Columbia, Canada). Proc Natl Acad Sci. 2004;101:17258–263.

19. Kwon-Chung KJ et al. Cryptococcus neoformans and Cryptococcus gattii, the etiologic agents of cryptococcosis. Cold Spring Harb Perspect Med. 2014;4:a019760.

20. Lacaz CS et al. Primary cutaneos crytococcosis due to Cryptococcus neoformans var. gatti serotype B in an immunocompetent patient. Rev Inst Med Trop S. Paulo. 2002;44: 225-28.

21. Lazera M et al. Criptococose. In: JR Coura (Ed.). Dinâmica das Doenças Infecciosas e Parasitárias. 2005. Vol. II, Guanabara Koogan: Rio de Janeiro; p. 1223-36.

22. Leão CA et al. Primary cutaneous cryptococcosis caused by Cryptococcus gattii in an immunocompetent host. Med Mycol. 2011:49:352-55.

23. Lin X, Heitman J. The biology of the Cryptococcus neoformans species complex. Annu Ver Microbiol. 2006;60:69-105.

24. Lindsley MD et al. Evaluation of a newly developed lateral flow immunoassay for the diagnosis of cryptococcosis. Clin Infect Dis. 2011;53:321-25.

25. Martins LMS et al. Genotypes of Cryptococcus neoformans and Cryptococcus gattii as agents of endemic cryptococcosis in Teresina, Piauí (northeastern Brazil). Mem Inst Oswaldo Cruz. 2011;106:725-30.

26. Meyer W et al. Molecular typing of Ibero AmericanCryptococcus neoformans isolates. Emerg Infect Dis. 2003;9:189-95.

27. Meyer W et al. Molecular typing of the Cryptococcus neoformans/Cryptococcus gattii species complex. In: Heitman J et al. (Ed) Cryptococcus: from human pathogen to model yeast. Washington, DC.: ASM Press; 2011,. p 327-357.

28. Mora DJ et al. Genotype and mating type distribution within clinical Cryptococcus neoformans and Cryptococcus gattii isolates from patients with cryptococcal meningitis in Uberaba, Minas Gerais, Brazil. Med Mycol. 2010;48:561-69.

29. Newton PN et al. A randomized, double blind placebo controlled trial of acetazolamide for the treatment of elevated intracranial pressure in cryptococcal meningitis. Clin Infect Dis. 2002;35:769-72.

30. Ngamskulrungroj P et al. Global VGIIa isolates are of comparable virulence to the major fatal Cryptococcus gattii Vancouver Island outbreak genotype. Clin Microbiol Infect. 2011;17:251–58.

31. Perfect JR, Casadevall A. Cryptococcosis. Infect Dis Clin North Am. 2002;16:837-74.

32. Perfect JR et al. Clinical practice guidelines for the management of cryptococcal disease: 2010 update by the infectious diseases society of America. Clin Infect Dis. 2010;50:291-322.

33. Pitisuttithurm P et al. Activity of posaconazole in the treatment of central nervous system fungal infectious. J Antimicr Chemother. 2005;56:745-55.

34. Saag MS et al. Practice guidelines for the management of cryptococcal disease. Clin Infect Dis. 2000;30:710-18.

35. Santos JR et al. Características gerais da ação, do tratamento e da resistência fúngica ao fluconazol. Scientia Medica, Porto Alegre: PUCRS. 2005;15(3):189-97.

36. Santos WRA et al. Primary endemic cryptococcosis gattii by molecular type VGII in the state of Para, Brazil. Mem Inst Oswaldo Cruz. 2008;103:813-18.

37. Satishchandra P et al. Cryptococcal meningitis: clinical, diagnostic and therapeutic overviews. Neurol India. 2007;55:226-32.

38. Seaton RA et al. Exposure to Cryptococcus neoformans var. gattii - a sero epidemiological study. Trans R SocTrop Med Hyg. 1996;90:508-12.

38a. Seaton RA et al. Visual loss in immunocompetent patients with Cryptococcus neoformans var. gattii meningitis.Trans R Soc Trop Med Hyg.1997;91:44-49.

38b. Shelburne SA III et al. The role of immune reconstitution inflammatory syndrome in AIDS-related Cryptococcus neoformans disease in the era of highly active antiretroviral therapy. Clin Infect Dis. 2005;40:1049-52.

39. Seo IY et al. Granulomatous cryptococcal prostatitis diagnosed by transrectal biopsy. Int J Urol. 2006;13:638-39.

40. Tavares W. Antibióticos e Quimioterápicos para o Clínico. 3ª ed. São Paulo: Atheneu; 2014.

34 Criptosporidiose

■ **Dirce Bonfim de Lima**

(CID 10 = A07.2 - Criptosporidiose)

INTRODUÇÃO

O protozoário *Cryptosporidium* foi descrito pela primeira vez por Tyzzer, em 1907, que observou a presença dele na mucosa gástrica do camundongo assintomático[25]. Sua associação com a doença foi feita pela primeira vez em 1955, quando Slavin relatou a ocorrência de grave diarreia entre perus infectados. Desde então, seguiram-se vários relatos em gado bovino, ovino, porcino e em outros animais[19]. O *Cryptosporidium* pertence ao filo Apicomplexa, ordem Eucoccidiida, subordem Eimeriina, família Cryptosporidiidae e apresenta um diminuto oocisto (3 a 6 μm) resistente a ácido e às concentrações de cloro encontradas em água de beber e de piscina. A resistência ao cloro e a baixa dose infectante o tornam o patógeno entérico de maior potencial de contagiosidade atualmente conhecido. Exemplos para isto são o fato de ocorrerem casos dentro da mesma família, surtos em instituições que prestam atendimento tipo "hospital-dia", surtos em piscinas com água plenamente clorada e com ondas, surtos nosocomiais e institucionais e, mesmo não havendo multiplicação fora do hospedeiro, na natureza, tem causado surtos em plantações de cidras ácidas[9].

Há diferentes opiniões em relação ao número de espécies do gênero *Cryptosporidium*. Até o final da década de 1990, pelo menos 23 espécies foram citadas e muitas não têm sido aceitas pela maioria dos pesquisadores. Mas os estudos de bioquímica e genética confirmaram a multiplicidade de espécies do *Cryptosporidium*. Sendo assim, encontramos dois grupos: parasitos gástricos (*C. muris* e *C. serpentis*) e parasitos intestinais (*C. parvum*, *C. wrairi*, *C. felis*, *C. meleagridis*, *C. saurophilum* e *C. baileyi*), tendo os parasitos gástricos oocistos maiores[14,20,28].

De maneira geral, considera-se o *Cryptosporidium parvum* como o único capaz de infectar o homem. Entretanto, surgiram controvérsias baseadas em taxonomia e aceita-se hoje que todas as espécies de *Cryptosporidium* possam ser potencialmente nocivas para o homem. Acredita-se que o indivíduo com imunodeficiência possa ser suscetível a espécies ou genótipos não infectantes para o imunocompetente.

Aparentemente, em imunocompetentes só é encontrado o *Cryptosporidium parvum* e seus genótipos[27].

O primeiro caso de criptosporidiose humana foi relatado em 1976, e até 1982 somente sete casos haviam sido publicados[16]. Durante o ano de 1982 e a primeira metade de 1983, entretanto, o número de casos notificados aumentou drasticamente, com 20 novos casos da doença humana publicados e 31 outros comunicados aos *Centers for Disease Control* (CDC) em Atlanta, EUA. Vários pacientes tinham função imune normal e diarreia autolimitada; porém, a maioria apresentava alterações imunológicas, sendo a mais comum a síndrome de imunodeficiência adquirida (aids). Os pacientes com alterações imunológicas desenvolveram diarreia importante, irreversível, contribuindo para morte em consequência das graves alterações metabólicas ocorridas.

Entre abril de 1982 e junho de 1983, Soave e cols.[21] acompanharam seis homossexuais masculinos com diagnóstico de criptosporidiose. Quatro deles tinham aids e tiveram linfopenia, anergia cutânea e importante imunodeficiência celular. O quadro clínico desses pacientes foi grave, não remitente e refratário a qualquer terapêutica. Os outros dois pacientes não apresentavam infecções oportunistas ou sarcoma de Kaposi e tinham a imunidade celular moderadamente comprometida, sem anergia cutânea ou linfopenia. Sua doença entérica foi autolimitada. As conclusões desse trabalho foram de que a criptosporidiose devia ser incluída entre as doenças entéricas sexualmente transmissíveis (*gay bowel syndrome*); que o acompanhamento de qualquer paciente com gastrenterite sem causa evidente deveria incluir um exame de fezes com pesquisa de *Cryptosporidium*; que a infecção por este coccídeo, com mais de 1 mês de duração, devia levar à suspeita diagnóstica de aids.

Laughon e cols.[12], estudando a prevalência de patógenos entéricos em homossexuais masculinos com e sem aids, encontraram agentes de infecção entérica em 68% de homossexuais com diarreia ou proctite. Os agentes mais frequentes foram: *Campylobacter spp.*, *Herpes simplex*, *Neisseria gonorrhoeae*, *C. trachomatis*, *G. lamblia*, *Shigella spp.* O patógeno mais comum associado com diarreia na aids foi o *Cryptosporidium spp.* Moura e cols.[15] estudaram a ocorrência de parasitos intestinais, sua relação com o mecanismo de transmissão do vírus da imunodeficiência humana (HIV) e a apresentação clínica da aids em 99 pacientes atendidos no

Hospital Universitário Pedro Ernesto (UERJ), entre 1986 e 1988. O grupo era constituído de 79 (79%) pacientes cujo mecanismo de transmissão do HIV se deu por via sexual, e de 16 (20,2%) que se infectaram por via sanguínea. As amostras fecais de cada paciente foram examinadas por quatro métodos distintos (Faust *et al.*, Kato-Katz, Baermann-Moraes e coloração de esfregaço de fezes pela safranina – azul de metileno). Os parasitos mais encontrados foram: *Cryptosporidium spp.*, *Entamoeba coli*, *Endolimax nana* (18,2%), seguidos de *Strongyloides stercoralis* e *Giardia lamblia* (15,2%), *E. histolyca* e/ou *E. hartmanni* (13,1%), *Ascaris lumbricoides* (11,1%) e *Isospora belli* (10,1%), e 74,4% dos pacientes com aids albergavam pelo menos uma espécie. Dos pacientes que adquiriram o HIV por via sexual, 78,5% apresentavam parasitos intestinais e 56,3% dos que foram infectados por via sanguínea também. A diferença entre os dois grupos não teve significado estatístico.

A criptosporidiose, como dito anteriormente, foi conhecida como entidade clínica ligada ao homem só recentemente. O protozoário é transmitido por via fecal-oral. A gravidade do quadro clínico é determinada primariamente pelo grau de imunocompetência do indivíduo.

MANIFESTAÇÕES CLÍNICAS

Intestinal

A queixa habitualmente associada à criptosporidiose é a diarreia (fezes aquosas, grande número de evacuações por dia), associada à perda de peso. A criptosporidiose leva a retardo ponderal e de crescimento, sendo uma causa de desnutrição nos países em desenvolvimento. Nos imunocompetentes a duração da diarreia é curta (3 a 14 dias)[4]. Nos pacientes imunocomprometidos, sobretudo aqueles que têm a contagem de células CD4 baixa e persistente e infecção por HIV, a diarreia poderá ser protraída e extremamente grave. O impacto da infecção por *Cryptosporidium* vai além da diarreia inicial, pois a ruptura da função de barreira intestinal deixa um distúrbio funcional residual e suscetibilidade a doenças diarreicas adicionais. Por esta razão, crianças que tiveram criptosporidiose há muitos meses podem apresentar quadros diarreicos esporádicos provocados por outros agentes[7-9,13,16,24].

Soave e Johnson[22] caracterizaram a forma intestinal da criptosporidiose pela presença de diarreia aquosa, dor abdominal epigástrica em cólica, perda de peso, anorexia, flatulência e indisposição geral, podendo estar presentes náuseas, vômitos e mialgia. A diarreia e a dor abdominal são exacerbadas pela alimentação. O exame de fezes mostra muco e muito raramente sangue e leucócitos. As alterações radiológicas são inespecíficas e incluem proeminência das pregas de mucosa, espessamento da parede intestinal e distúrbio de motilidade.

Colebunders e cols.[7] determinaram a etiologia da diarreia persistente em pacientes africanos com aids, fazendo estudo microbiológico, endoscópico e histológico em 42 portadores da síndrome e com diarreia persistente. Em relação aos parasitos intestinais, *Cryptosporidium sp.* foi o mais frequentemente identificado (30%); *Isospora belli* foi encontrado em 12% dos pacientes.

Kotler e cols.[11] examinaram biópsias jejunais de pacientes com aids, diarreia crônica e perda de peso e correlaciona-ram a presença de lesão em intestino delgado com patógenos, sem alterações histopatológicas e absorção. O estudo foi feito com 43 pacientes com aids, dez com sinais e sintomas relacionados a aids e seis heterossexuais controles voluntários. Nas biópsias jejunais de pacientes com aids, 62% mostravam atrofia parcial de vilosidades com ou sem hiperplasia das criptas, diferente do grupo-controle. A lesão intestinal foi associada a infiltração linfoplasmocitária e alterações citopáticas no epitélio viloso. Tanto a microscopia óptica como a eletrônica detectaram *Cryptosporidium* e *Microsporidia* em 19 de 27 pacientes com lesão do intestino delgado. A presença desses parasitos foi associada com diminuição significante da absorção de D-xilose, quando comparada com a absorção em controles ou em pacientes com aids, diarreia, perda de peso e sem parasitos. Os autores definiram a lesão intestinal como medidas anormais de vilosidades ou criptas. Nessa pesquisa uma significante proporção de pacientes com aids e grave lesão de intestino delgado teve infecção dos enterócitos. Como a criptosporidiose, a microsporidiose intestinal é uma importante causa de enteropatia em pacientes com aids.

Em trabalho recente, Bai e cols.[3] estudaram experimentalmente os efeitos do octreotídeo, um análogo da somatostatina, sobre a hipersensibilidade jejunal desencadeada pelo *Cryptosporidium parvum* em ratos imunocompetentes. Idêntico ao que ocorre com outras infecções causadas por bactérias e protozoários, a criptosporidiose humana pode levar a sintomas semelhantes à síndrome do cólon irritável pós-infecciosa. Na verdade, o objetivo do trabalho foi observar se o uso deste análogo poderia prevenir o desenvolvimento da hipersensibilidade jejunal responsável pela síndrome.

Extraintestinal

Doença de Árvore Biliar[8,9,13,16,19,24]

A disseminação para as vias biliares deve ocorrer por via luminal e não sistêmica. Pacientes com aids e criptosporidiose podem ter envolvimento de árvore biliar junto com a enterite. O protozoário tem sido encontrado ligado ao epitélio da vesícula biliar em pacientes sintomáticos que foram colecistectomizados e na bile dos que foram submetidos à colangiografia retrógrada. O mecanismo patogênico pelo qual o *Cryptosporidium* parasita a árvore biliar é desconhecido. O reservatório biliar da criptosporidiose pode contribuir para a cronicidade da infecção e a incapacidade de erradicação do protozoário. Schneiderman e cols.[19] acompanharam oito pacientes homossexuais masculinos com aids, estenose de papila e colangite esclerosante que se submeteram a esfincterotomia endoscópica para alívio dos sintomas, com resolução do quadro bioquímico da colestase. O diagnóstico final foi de infecção do trato biliar por citomegalovírus ou *Cryptosporidium spp.* e resultante colangite.

Criptosporidiose Pulmonar[1,10,13,15,16,24]

Ao contrário das manifestações digestivas, a doença respiratória ligada ao *Cryptosporidium* não tem sido muito bem documentada. Mesmo com o isolamento do patógeno na árvore brônquica, alguns pesquisadores duvidam da sua relação direta com a doença[10,24]. Outros, não tendo dúvida da sua existência, descrevem a sua sintomatologia mais frequente como tosse crônica, febre e dispneia, sem alterações radiológicas específicas, algumas vezes com infiltrado intersticial pulmonar[23]. Como a doença biliar, a disseminação para a árvore brônquica deve ocorrer por via luminal. A causa mais frequente de morte é a insuficiência respiratória. Vários outros agentes infecciosos respiratórios podem coexistir, como *P. carinii* (*P. jiroveci*) e *Cytomegalovirus*[1,8,13]. O parasito pode ser detectado em exame de escarro com as técnicas utilizadas para diagnóstico de micobacteriose.

DIAGNÓSTICO[9,13,17,22]

- *Exame de fezes* – de preferência com coleta de múltiplas amostras é o ideal. No pedido do exame deve ser especificada a pesquisa de *Cryptosporidium*. Na realização do exame, pode ser utilizada a fucsina carbólica que, misturada às fezes, não cora o parasito, mas o deixa como um cisto claro no fundo vermelho. As técnicas de coloração dos cistos são diversas; por exemplo, solução de Ziehl-Neelsen e azul de metileno[13].
- *Sorologia* – observa-se aumento de anticorpos específicos pela técnica de imunofluorescência indireta. Ainda se encontram em estudo as técnicas ELISA e de biologia molecular (PCR). Os trabalhos que testam imunofluorescência e PCR mostram maior sensibilidade da PCR na pesquisa de oocistos, assim como na detecção de espécies em amostras fecais humanas[26].
- *Endoscopia digestiva com biópsia* – feita no íleo terminal, tem grande positividade, mas é reservada para situações em que não se consegue um resultado esclarecedor com o exame de fezes.

TRATAMENTO[1,6,9,18,22]

Vários medicamentos foram utilizados na terapia da criptosporidiose, nenhum com eficácia comprovada. O cotrimoxazol e a espiramicina são ineficazes e a paromomicina e a azitromicina mostram resultados inconstantes. A roxitromicina é uma alternativa melhor. Habitualmente, no paciente com aids, havendo melhora do estado imunitário com a terapêutica antirretroviral, há regressão do quadro diarreico. O paciente deve ajustar sua dieta, evitando fibras. Não há indicação para tratamento supressivo. As drogas são utilizadas nos seguintes esquemas terapêuticos:

- *Paromomicina* – 500 mg, via oral, três vezes/dia por 14 a 28 dias;
- *Paromomicina* – 1 g, via oral, duas vezes/dia, associada a azitromicina 500 mg, via oral/dia, por 4 semanas e, a seguir, apenas paromomicina, por 8 semanas;
- *Azitromicina* – 1.000 mg/dia, inicialmente, seguida de 500 mg/dia, por tempo variável;
- *Roxitromicina* – 300 mg/dia, por tempo variável.

A nitazoxanida, uma droga antiparasitária com ação anticriptosporídea, foi utilizada por Rossignol[18] no tratamento de 365 pacientes com aids e criptosporidiose, ressaltando o autor a eficácia do medicamento. A nitazoxanida é disponível no Brasil e recomendada na terapia da criptosporidiose na dose de 500 mg, duas vezes/dia, por 3 dias, para imunocompetentes e 1 g, via oral, duas vezes/dia, para imunossuprimidos, por 14 dias a 8 semanas, dependendo do número de células CD4. Este nitotiazólico tem ação contra outros parasitos intestinais como *Giardia lamblia*, complexo *Entamoeba his-tolytica/dispar*, *Blastocystis hominis*, *Isospora belli* e contra a maioria dos helmintos.

Em trabalho mais recente, apresentado por Abubakar e cols.[2], foi feita uma revisão sistemática do tratamento de criptosporidiose em pacientes imunossuprimidos e um estudo de metanálise, concluindo-se que as medidas de prevenção devam ser incrementadas, sobretudo nessa clientela, já que a terapêutica não parece ser tão eficaz.

A imunidade parcial que existe após a exposição sugere que haja um potencial para o sucesso de vacinas, e várias se encontram em desenvolvimento; entretanto, o grau de proteção não está bem definido[5].

REFERÊNCIAS BIBLIOGRÁFICAS

1. Brea Hernando AJ et al. Criptosporidiasis pulmonar y AIDS. Presentación de un caso y revisión de la literatura. An Med Interna. 1993;10:232-36.
2. Abubakar I et al. Treatment of cryptosporidiosis in immunocompromised individuals: systematic review and meta-analysis. Br J Clin Pharmacol. 2007;63:387-93.
3. Bai J et al. Effects of octreotide on jejunal hypersensitivity triggered by *Cryptosporidium parvum* intestinal infection in an immunocompetent suckling rat model. Neurogastroenterol Motil. 2011;23:1043-e 499.
4. Ali S et al. Prevalence, clinical presentation and treatment outcome of cryptosporidiosis in immunocompetent adult patients presenting with acute diarrhoea. J Pak Med Assoc. 2014;64:613-18.
5. Checkley W et al. A review of global burden, novel diagnostics, therapeutics, and vaccine targets for cryptosporidium. Lancet Infect Dis. 2014;pii:S1473-3099(14)70772-8.
6. Cimerman S. Avanços em criptosporidiose. Rev Panam Infectol. 2006;8(3):9.
7. Colebunders R et al. Persistent diarrhoea in Zairian AIDS patients: An endoscopic and histological study. Gut. 1988;29:1687-91.
8. Fripp PJ, Bothma MT, Crewe-Brown HH. Four years of cryptosporidiosis at GaRankuwa Hospital. J Infect 1991;23:93-100.
9. Guerrant RL, Thielman NM. Emerging enteric protozoa: *Cryptosporidium, Cyclospora,* and *Microsporidia*. In: Scheld WM, Armstrong D, Hughes JM (ed). Emerging Infections. Washington: ASM Press; 1998. V.1, p. 233.
10. Kemper CA. Pulmonary disease in selected protozoal infections. Semin Respir Infect. 1997;12:113-21.
11. Kotler DP et al. Small intestinal injury and parasitic diseases in AIDS. Ann Intern Med. 1990;113:444-49.
12. Laughon BE et al. Prevalence of enteric pathogens in homosexual men with and without acquired immunodeficiency syndrome. Gastroenterology. 1988;94:984-92.
13. López-Vélez R et al. Intestinal and extraintestinal cryptosporidiosis in AIDS patients. Eur J Clin Microbiol Infect Dis. 1995;14:677-81.
14. Morgan UM et al. Phylogenetic relationships among isolates of *Cryptosporidium:* evidence for several new species. J Parasitol. 1999;85:1126-33.
15. Moura H et al. Enteric parasites and HIV infection: Occurrence in AIDS patients in Rio de Janeiro, Brazil. Mem Inst Oswaldo Cruz. 1989;84:527-33.
16. Navin TR, Juranek DD. Cryptosporidiosis: Clinical, epidemiologic and parasitologic review. Rev Infect Dis. 1984;6:313-27.
17. Rey L. Os esporozoários e as coccidioses. In: Rey L. (ed). Parasitologia. 3ª ed. Rio de Janeiro: Guanabara-Koogan; 2001. V. 1. p. 311.
18. Rossignol JF. Nitazoxanide in the treatment of acquired immune deficiency syndrome-related cryptosporidiosis: results of the United States compassionate use program in 365 patients. Aliment Pharmacol Ther. 2006;24:887-94.
19. Schneiderman DJ, Cello JP, Laing FC. Papillary stenosis and sclerosing cholangitis in the acquired immunodeficiency syndrome. Ann Intern Med. 1987;106:546-49.

20. Slavin D. *Cryptosporidium meleagridis* (*sp. nov.*). J Comp Pathol. 1955;65:262.

21. Soave R et al. Cryptosporidiosis in homosexual men. Ann Intern Med. 1984;100:504-511.

22. Soave R, Johnson WD Jr. Cryptosporidium and Isospora belli infections. J Infect Dis. 1988;157:225-29.

23. Sponseller JK, Griffiths JK, Tzipori S. The evolution of respiratory Cryptosporidiosis: evidence for transmission by inhalation. Clin Microbiol Rev. 2014;27:575-86.

24. Stern JB P et al. Cryptosporidose pulmonaire au cours du AIDS. Rev Mal Respir. 1998;15:549-53.

25. Tyzzer EE. A sporozoan found in the peptic glands of the common mouse. Proc Soc Exp Biol Med. 1907;5:12-13.

26. Vejdani M et al. Immunofluorescence assay and PCR analysis of cryptosporidium oocysts and species from human feacal specimens. Jundishapur J Microbiol. 2014;7(6):e10284.

27. Xiao Lr R et al. *Cryptosporidium* systematics and implications for public health. Parasitology Today. 2000;16:287-92.

28. Xiao L et al. Phylogenetic analysis of Cryptosporidium parasites based on the small – subunit rRNA gene locus. Appl Environ Microbiol. 1999;65:1578-83.

35 Cromoblastomicose

■ Flavio de Queiroz Telles Filho

(CID = 10 - B43 - Cromomicose)

INTRODUÇÃO, ETIOLOGIA E EPIDEMIOLOGIA

A cromoblastomicose (CBM) ou cromomicose é uma infecção crônica da pele e do tecido subcutâneo, resultante da implantação transcutânea de propágulos de diversas espécies de fungos demácios ou melanizados, caracterizados por possuírem melanina como componente da parede celular. Classificada entre as micoses de implantação (subcutâneas), a doença apresenta distribuição mundial, com maior incidência entre a população rural de zonas tropicais e subtropicais do planeta. É prevalente em indivíduos masculinos acima dos 30 anos de idade. As principais áreas endêmicas da enfermidade localizam-se tanto em regiões úmidas e tropicais (Madagascar, Amazônia brasileira e Norte da Venezuela), como em zonas temperadas (regiões Centro-Oeste, Sul e Sudeste do Brasil, Norte da Argentina, Uruguai México e China)[8,12,13,17,18]. Essa doença foi descrita em 1914 por Max Rudolplh, clínico alemão radicado em Estrela do Sul, MG[14,15]. As lesões de CBM são clinicamente polimórficas e se não tratadas em estádios iniciais, podem tornar-se recalcitrantes ao tratamento e extremamente difíceis de erradicar.

A CBM é causada por uma ampla variedade de agentes, atualmente denominados fungos melanizados, também conhecidos como demácios ou simplesmente "fungos negros". A lista de infecções humanas relacionadas com fungos melanizados inclui a feo-hifomicose, sinusites alérgicas e angioinvasivas, fungemias, eumicetoma, além da CBM. Ressalta-se que os fungos melanizados também podem causar um amplo espectro de infecções em humanos, incluindo feo-hifomicoses, eumicetomas, sinusites e fungemias[8,14,15]. Observa-se que um mesmo agente pode causar diferentes tipos de doença, dependendo da via de penetração no organismo e principalmente do estado imune do hospedeiro[4,8,14] (Figura 35.1).

O número exato de espécies fúngicas causadoras de CBM é incerto, especialmente após a utilização de métodos taxonomia molecular na identificação de seus agentes etiológicos. Todos pertencem à família Herpotrichechiellaceae, a maioria agrupados em cinco gêneros: *Fonsecaea, Cladophialophora, Phialophora, Rhinocladiella* e *Exophiala*. A maioria das infecções é causada por *Fonsecaea pedrosoi* e *Cladophialophora* (*Cladosporium*) *carrionii*. A primeira prevalece em regiões geográficas de maior umidade; já a segunda é observada em pacientes vivendo em regiões mais secas[6,13,18,20]. Menos frequentemente, casos esporádicos de

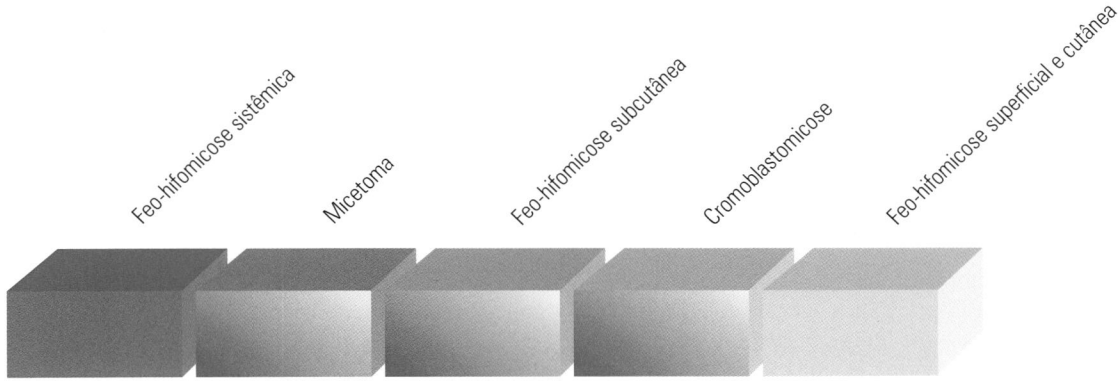

P. verrucosa, E. spinifera, E. jeanselmei, F. pedrosoi, E. werneckii etc.

FIGURA 35.1 – Espectro de infecções causadas por fungos demácios (fungos negros). O mesmo agente pode causar diferentes tipos de doença, dependendo da porta de entrada e do estado imunitário do hospedeiro. (Figura cedida por Flávio de Queiroz Telles Filho.)

cromoblastomicose causados por *Phialophora verrucosa*, *Rhinocladiella aquaspersa*, *Exophiala jeanselmei*, *Exophiala spinifera*, *Exophiala dermatitidis* e *Fonsecaea monophora* são reportados na literatura[8,13,18.] A taxonomia desses agentes encontra-se em constante revolução. Recentemente, o gênero *Fonsecaea* sofreu importantes modificações taxonômicas, sendo admitidas duas espécies: *F. pedrosoi*, relacionada com CBM e *F. monophora*, agente de feo-hifomicose em imunocomprometidos ou de CBM na China. Os agentes de cromoblastomicose mesclam-se principalmente com os agentes etiológicos de feo-hifomicoses. Entretanto, quando agentes de cromoblastomicose, os fungos apresentam-se caracteristicamente como elementos ou *células muriformes* (ver adiante) nas lesões, enquanto na feo-hifomicose a morfologia pode ser ampla, incluindo hifas, elementos catenulares, leveduras, etc.[12,13].

Os fungos melanizados são amplamente disseminados na natureza, podendo ser isolados de uma grande variedade de substratos orgânicos, como vegetais, solo, água, etc.[9,15,21,23]. Em cultivo, apresentam coloração variável, desde a marrom-clara até a negra, passando por vários matizes que incluem as cores cinza, verde-oliva e tantas outras[12]. É relevante observar que o pigmento responsável pela cor, na maioria das vezes é a melanina (di-hidroxinafatleno-melanina), conferindo maior resistência ao fungo frente à lise fagocitária; portanto, um fator de virulência nessa micose. O fator desencadeante da infecção cromoblastomicótica é o transporte do agente etiológico de sua vida saprobiótica no meio ambiente para a pele do hospedeiro. Essa ação é favorecida pelas atividades agrícolas que, por ocasião de macro ou microtrauma tegumentar, são capazes de veicular o agente através da solução da continuidade epidérmica[13,18,23].

Os conídios devem ser os principais elementos infectantes, pois são produzidos em abundância e, assim como os de outros fungos, são extremamente resistentes às modificações físicas do ambiente, como alterações de temperatura e umidade e disponibilidade de nutrientes. Após sua implantação no hospedeiro, o fungo adapta-se ao ambiente tissular através da transformação (dimorfismo) da fase filamentosa em estruturas globosas ou poliédricas de paredes espessas e acastanhadas, medindo de 4 a 12 µm de diâmetro, que se multiplicam por septação em dois planos distintos em meio à reação inflamatória purulenta e granulomatosa. Esses elementos, denominados células muriformes, têm por sinonímia os termos: células escleróticas, fumagoides, *cooperpennies*, corpos de Medlar, etc. Existem evidências de que os neutrófilos polimorfonucleares exercem papel principal no controle da infecção.

A capacidade de atração e mobilização leucocitária ao local da infecção parece ser um dos mecanismos primários de defesa do hospedeiro. O mecanismo bioquímico responsável pela indução de granulomas na CBM não foi ainda elucidado, embora se tenha demonstrado que baixas concentrações de lipídios extraídos de *Fonsecaea pedrosoi* e *Phialophora verrucosa* possam induzir a formação de granulomas em modelos animais. Admite-se que a interação dos agentes de CBM e humanos seja intensa, uma vez que fungos negros são ubíquos na natureza e traumas cutâneos entre a população rural são muito frequentes. Apesar disso, suspeita-se que os indivíduos doentes podem apresentar alguma predisposição genética à infecção. Como em outras enfermidades infecciosas, sugere-se que exista certa suscetibilidade genética para o surgimento de formas clínicas nos indivíduos infectados[12,13,18]. Essa conclusão baseia-se na maior frequência do antígeno de histocompatibilidade HLA-A29 em pacientes com CBM, frequência essa dez vezes superior à apresentada por indivíduos sadios pareados por raça, idade, sexo, profissão e procedência[21]. Esse fato explica, em parte, por que a incidência estimada é de um caso por 100.000 habitantes, em áreas endêmicas.

DIAGNÓSTICO CLÍNICO

Embora a doença seja causada por várias espécies de fungos negros, as manifestações clínicas são semelhantes. Os indivíduos acometidos aparentemente são hígidos e usualmente não apresentam outras doenças ou condições predisponentes. A infecção limita-se à pele e ao tecido celular subcutâneo, poupando outras estruturas esqueléticas como o tecido muscular, os ossos e as articulações. O principal meio de disseminação dos agentes de CBM no organismo é o acometimento de áreas cutâneas adjacentes, por contiguidade. Também pode ocorrer a autoinoculação durante o ato de coçar, pois as lesões usualmente são muito pruriginosas. Em menor frequência, ocorre disseminação por via linfática e, raramente, por via hematogênica, dando origem a novas lesões em áreas cutâneas distantes do foco inicial. Os relatos mais antigos descrevendo envolvimentos de órgãos internos, como pulmões ou sistema nervoso central, são hoje considerados como sendo feo-hifomicose, pois não se observam células tipicamente muriformes nas descrições micológicas ou histopatológicas. O local mais frequentemente acometido é a extremidade de membros inferiores, seguido de membros superiores, região glútea, tronco e face. Também são descritas lesões de localizações incomuns como em nuca, pirâmide nasal e pavilhão auricular. As lesões são geralmente unilaterais e de evolução crônica[17,18].

Inicialmente, observa-se no local de implantação a presença de lesão papular de superfície lisa e eritematosa que gradualmente aumenta em tamanho, tornando-se descamativa. A lesão inicial pode ser única ou múltipla e, evolutivamente, assume variado polimorfismo. Muitas vezes, tende a transformar-se em nódulos superficiais que, por sua vez, podem expandir-se lateralmente, formando placas. Nódulos e placas podem coalescer, originando lesões tumorais papilomatosas de aspecto semelhante ao da couve-flor. Frequentemente, os pacientes apresentam lesões em diferentes estádios de evolução, às vezes entremeadas por áreas cicatriciais. Além de variar em forma, a lesão pode apresentar modificações da superfície, onde a epiderme pode ser: lisa, descamativa, quebradiça, verruciforme ou ulcerada[17,18].

O polimorfismo das lesões de CBM atraiu a atenção de vários autores que, em épocas distintas, propuseram diferentes classificações clínicas, todas baseadas no aspecto dermatológico das lesões. Segundo Carrión[2], as lesões iniciais de CBM podem evoluir para cinco tipos distintos: nodular, tumoral, verruciforme, em placa e cicatricial, sendo os três primeiros tipos os mais comuns. É importante salientar que, frequentemente, mais de um tipo de lesão pode coexistir em um mesmo hospedeiro e que a presença de outros fatores complicadores, como o edema e a infecção secundária, podem trazer atributos morfológicos adicionais. Outra característica marcante é a presença de pequenos pontos negros em todos os tipos de lesão, local em que ocorre a eliminação transepitelial do agente etiológico, cujo aspecto é semelhante ao da "pimenta do reino ou da Caiena" quando aspergida (Figura 35.2).

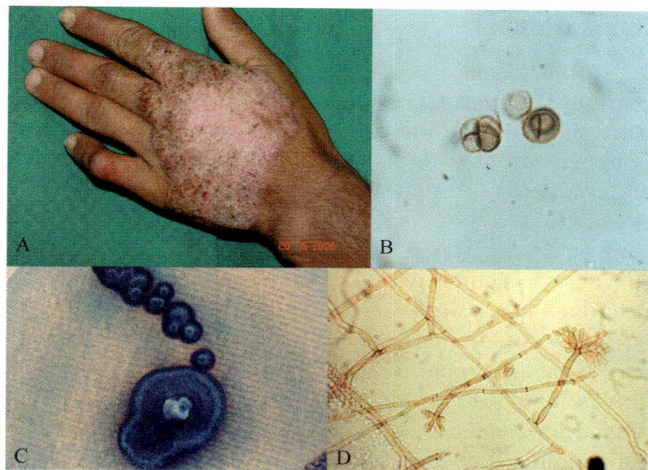

FIGURA 35.2 – Aspectos clínicos e diagnósticos da CBM. A. Lesão em placa de aspecto verruciforme recoberta de pontos negros, localizada em mão, 5 anos após trauma com fragmento; B. células muriformes observadas ao exame microscópico direto do material coletado junto aos pontos negros da lesão; C. colônias de fungo demácio do mesmo material clínico; D. cultura em lâmina onde se vê o agente mais frequente no Brasil, Fonsecaea pedrosoi. (Fotos originais de Flávio de Queiroz Telles Filho.)

Em sua fase inicial, a lesão cromoblastomicótica é oligossintomática, não interferindo com o estado geral do paciente e, habitualmente, não exige a procura da assistência médica. A cronicidade e as complicações decorrentes de alguns anos de evolução é que conduzem o paciente ao médico. Nessa fase, o sintoma predominante é o prurido localizado, que pode ser discreto ou intenso, sendo comparado, pelos pacientes, com agulhadas, formigamento e queimação. Dor local pode ser a queixa de alguns, principalmente quando se associa infecção bacteriana secundária, complicação responsável pelo odor forte, perceptível à distância, exalado pelas lesões, comparado com o odor de "ninho de ratos". Os tecidos infectados, quando pressionados, eliminam, por vários pontos, uma secreção purulenta pouco viscosa. Em lesões extensas e de longa duração, há fibrose do tecido celular subcutâneo, determinando um bloqueio dos linfáticos regionais e linfedema crônico, com aspecto elefantiásico do membro acometido, fator de incapacitação permanente ao trabalho físico. Não raramente, observa-se em lesões de longa evolução, o fenômeno da transformação neoplásica, com o surgimento de carcinoma epidermoide sobre a lesão de CBM[4,5,8,12,13,19,20].

DIAGNÓSTICO DIFERENCIAL

Devido ao notável polimorfismo clínico, as lesões de CBM devem ser diferenciadas de uma série de processos cutâneos de natureza infecciosa e não infecciosa. Entre as doenças infecciosas, destacam-se as infecções virais como verrugas e papilomas; as de etiologia bacteriana como a tuberculose cutânea, hanseníase e outras micobacterioses atípicas; lues e outras treponematoses cutâneas; formas verruciformes de leishmaniose cutânea e infecções da pele por algas, principalmente do gênero *Prototheca* (prototecoses). Entretanto, são as lesões de etiologia fúngica que

mais podem mimetizar as de CBM. Assim sendo, entre outras micoses subcutâneas, a esporotricose, micetomas, feo-hifomicoses, lacaziose (lobomicose) e outras micoses de implantação devem ser lembradas. Já entre as micoses sistêmicas, as manifestações cutâneas da paracoccidioidomicose, histoplasmose, coccidioidomicose e blastomicose (blastomicose norte-americana) são as mais importantes. Das causas não infecciosas, destacam-se as neoplasias (ceratoacantoma, carcinoma epidermoide) como os principais diagnósticos diferenciais de CBM, além da psoríase e da sarcoidose. O amplo diagnóstico diferencial com outras enfermidades justifica afirmar-se que é fundamental a demonstração do agente etiológico no tecido ou em cultivo[19].

DIAGNÓSTICO EPIDEMIOLÓGICO

O diagnóstico presuntivo é feito com base nas características clínicas e epidemiológicas do paciente. Deve ser considerado o contato do indivíduo com o habitat dos agentes no meio ambiente. A CBM pode ser compreendida como doença ocupacional; assim sendo, profissões como as de agricultores, lenhadores, marceneiros, jardineiros, floricultores devem ser considerados de risco. Não se sabe por que a distribuição é dez a 15 vezes superior no sexo masculino que no feminino. Não há comprovação de que a mulher seja protegida por fatores hormonais, como na paracoccidioidomicose[9,12,13,18,19].

DIAGNÓSTICO LABORATORIAL

Diagnóstico Micológico

Como já mencionado, a grande variedade de enfermidades infecciosas e não infecciosas que mimetizam as lesões de CBM exige sempre a documentação microbiológica da infecção. O principal objetivo a ser buscado é a demonstração dos elementos muriformes através do exame micológico direto a fresco (com clarificação pela potassa – KOH, a 10%) e/ou histopatológico. Essas estruturas são mais facilmente observadas quando a coleta de material é realizada junto à área lesional rica em pontos negros. Além dos elementos muriformes, outras estruturas pigmentadas, elementos globosos unisseptados ou não, são observadas, frequentemente aglomeradas. Na epiderme, ocasionalmente, observam-se hifas demácias septadas. O diagnóstico micológico se completa pelo isolamento do fungo em cultivo, pois a identificação da espécie só é possível pela observação de suas características micromorfológicas.

A identificação de agentes de CBM deve ser feita por laboratórios de micologia e a confirmação é hoje realizada por métodos moleculares. O principal agente da doença no Brasil, *Fonsecaea pedrosoi* (Brumpt) Negroni, 1936, apresenta as seguintes características macroscópicas: em Sabouraud dextrose ágar, à temperatura ambiente, as colônias apresentam crescimento lento e grande polimorfismo. A textura pode ser lanosa ou velutina com micélio aéreo compacto de colorações variadas: verde-oliváceo, verde-escuro, diversos matizes de cinza e negro e reverso negro. Algumas colônias são sulcadas com ou sem umbilicação central. As características microscópicas são: geralmente predominam a conidiogênese tipo *cladophialophora*, com conídios primários formando-se no ápex da célula conidiogênica e os subsequentes secundários e terciários desenvolvendo-se simpodialmente. Os conídios primários geralmente são alongados, alguns de formato cilíndrico e maiores que os secundários. Dentículos podem ser observados em células conidiogênicas. Menos frequentemente, em algumas amostras observam-se coexistência de conidióforos tipo *rhinocladiella* ou *cladophialophora*[12].

Diagnóstico Histopatológico

A biópsia deve ser realizada em áreas ricas em pontos negros, onde há eliminação transepitelial e preferencialmente na margem das lesões ativas. Nos tecidos parasitados, os agentes de CBM provocam uma resposta inflamatória de padrão misto, de natureza supurativa e granulomatosa. A reação tissular é inespecífica, pois pode ser observada em outras micoses sistêmicas ou subcutâneas, como: paracoccidioidomicose, blastomicose, coccidioidomicose e esporotricose. Na epiderme, as principais características histológicas observadas são as hiperplasias pseudoepiteliomatosas ou a acantose, podendo, às vezes, ocorrer hiperceratose e abscessos queratinolíticos. Na derme, o infiltrado inflamatório contém nódulos granulomatosos confluentes, compostos por células epitelioides e células gigantes de Langhans e de corpo estranho. Os granulomas, por vezes, podem conter microabscessos com neutrófilos e restos celulares. Os elementos muriformes e outras formas parasitárias podem ser encontrados no interior das células gigantes ou extracelularmente[8,13].

Métodos Imunológicos

As provas imunológicas não são empregadas rotineiramente como método diagnóstico ou como acompanhamento terapêutico de pacientes com CBM, uma vez que a detecção do fungo por exames micológico direto, histopatológico e isolamento em cultivo são notavelmente mais vantajosas. Outro problema é a complexidade antigênica dos fungos demácios, muitos deles compartilhando antígenos comuns e consequentemente influenciando na especificidade das provas imunológicas. Entretanto, experimentalmente, diversos autores verificaram a presença de anticorpos em portadores dessa doença, através de técnicas sorológicas como fixação do complemento, contraimunoeletroforese e imunodifusão dupla. Embora a detecção de anticorpos e antígenos circulantes, assim como a intradermorreação com cromomicina, tenham sido realizados experimentalmente, esses métodos não são padronizados e não estão disponíveis comercialmente[8,12].

TRATAMENTO

Exceto lesões iniciais que podem ser removidas cirurgicamente, a CBM sempre se constituiu em desafio terapêutico a ser enfrentado por médicos e pacientes. Ao longo da história dessa micose, diversos foram os métodos e substâncias empregados e muitos os fracassos. As modalidades terapêuticas conhecidas podem ser divididas em dois grupos principais: a quimioterapia com drogas antimicóticas e os métodos físicos. As modalidades integrantes de ambos os grupos foram ou podem ainda ser utilizadas isoladamente ou combinadas de modo alternado ou simultâneo. O sucesso terapêutico depende da gravidade da doença. As formas graves geralmente se acompanham de edema, fibrose e infecção secundária. Essas condições reduzem os níveis tissulares das drogas antifúngicas, impossibilitando a completa resolução da infecção. A duração do tratamento deve ser embasada em critérios clínicos, micológicos e histológicos[1,8,17,19,19a].

Quimioterapia

Como na maioria das micoses endêmicas, os ensaios clínicos comparativos em CBM são necessários para determinar-se qual o tratamento ideal para esta doença. As principais drogas antifúngicas empregadas na terapêutica da lesão, até o presente, com dados de eficácia clínica e tolerabilidade, são embasadas em estudos abertos e não comparativos. Estes estudos sugerem que os melhores resultados são obtidos com o itraconazol, derivado triazólico de primeira geração. Pacientes portadores de lesões de leve ou moderada gravidade devem receber 200 mg diários de itraconazol, em uma tomada após o almoço, e as formas graves, com 400 mg diários, em duas tomadas, após as refeições principais. Nas formas leves, a resposta clínica e microbiológica pode ser obtida em até 90% dos casos após uma média de 12 meses de tratamento contínuo. Já nas formas graves, com extensas lesões e complicações adicionais, como linfedema, fibrose e infecção secundária, a resposta completa pode ser obtida em apenas 40% dos pacientes, em média após 30 meses de tratamento contínuo[8,17,18,19a].

O itraconazol é mais bem absorvido no trato gastrintestinal sob ação de pH ácido. Sua ingestão deve ocorrer ao final da refeição, com água ou suco de frutas cítricas. Alimentos alcalinos e medicamentos antiácidos ou inibidores da secreção ácida do estômago são proibidos, mas, se necessários, devem ser tomados pelo menos 3 horas antes ou após o itraconazol. As infecções por *Cladophialophora carrionii* respondem melhor que as por *Fonsecaea pedrosoi*. A combinação do itraconazol com a 5-flucitosina, embora avaliada em um pequeno número de pacientes, mostrou-se muito eficaz, mesmo em formas graves de CBM; entretanto, a 5-flucitosina não se encontra atualmente disponível no Brasil[16].

A segunda droga mais utilizada é a terbinafina, um composto antifúngico do grupo das alilaminas. Esta é administrada na dose de 500 mg diários por tempo prolongado até a obtenção dos critérios de cura[16]. Segundo alguns autores, a terbinafina possui ação fungicida em agentes de CBM, ao contrário de itraconazol[8]. Em adição, existem evidências experimentais de que essa alilamina diminui a incidência de fibrose dérmica em animais, o que contribuiria para sua melhor penetração tissular[7]. Em pacientes não responsivos à monoterapia com itraconazol ou com terbinafina, a combinação das duas drogas pode ser empregada[10]. Finalmente, em pacientes não responsivos a itraconazol e/ou terbinafina, pode ser experimentada a anfotericina B, 1 mg/kg/dia, até uma dose acumulativa de 2 a 2,5 g, levando-se em consideração sua toxicidade e que a resposta observada geralmente consiste na melhora das lesões, sem completa resolução (cura clínica e microbiológica). Entre os novos triazólicos, o posaconazol é uma excelente opção para formas refratárias da doença. Também, há perspectivas de que outros derivados triazólicos, como voriconazol e isavuconazol, que têm ação em agentes de CBM, possam também ser utilizados. Entretanto, a experiência clínica com essas drogas é limitada[19b].

Métodos Físicos

Lesões isoladas, de menos de 5 cm de diâmetro, resolvem de forma completa quando ressecadas cirurgicamente. A tentativa de remoção de lesões maiores e múltiplas deve ser evitada pelo risco de disseminação. Outros métodos físicos, como a termoterapia controlada, crioterapia com nitrogênio líquido, fotocoagulação com *laser* e terapêutica fotodinâmica, podem ser empregados, desde que associados ao tratamento antifúngico sistêmico. Em geral, a associação de métodos físicos e quimioterapia reduz a duração do tratamento.[3,8,11]

CRITÉRIOS DE CURA

Em geral, após a cura clínica, a medicação deve ser mantida até o desaparecimento do fungo e da reação granulomatosa através do estudo de biópsias seriadas tomadas após a cicatrização das lesões. Durante o tratamento, deve-se observar se há desaparecimento da dor e do prurido e cicatrização completa de todas as lesões. Quando essa meta é atingida, a área cicatricial deve ser biopsiada para verificação dos demais critérios. Os fragmentos de tecidos devem ser examinados a fresco, após digestão em potassa e cultivados para verificação do critério micológico. Finalmente, para obtenção do critério histológico, deve haver ausência de formas parasitárias no tecido, atrofia da epiderme, desaparecimento de microabscessos e granulomas com substituição do infiltrado granulomatoso por inflamação crônica e fibrose. Os critérios micológicos e histológicos devem ser avaliados em fragmentos de tecido tomados em, pelo menos, dois meses consecutivos[1,8,17,18,19,19a,19c].

REFERÊNCIAS BIBLIOGRÁFICAS

1. Bonifaz A, Paredes-Solis V, Saul A. Treating chromoblastomycosis with systemic antifungals. Expert Opin Pharmacother. 2004;5:247-54.
2. Carrion AL. Chromoblastomycosis. Ann N Y Acad Sci. 1950;50:1255-82.
3. Castro LG, Pimentel ERA, Lacaz CS. Treatment of chromomycosis by cryosurgery with liquid nitrogen: 15 years' experience. Int J Dermatol. 2003;42:408-12.
4. De Hoog GS, Queiroz-Tellez F, Haase G. Black fungi: clinical and pathogenic approaches. Med Mycol. 2000;38(supl. 1):243-50.
5. De Hoog GS et al. Molecular ecology and pathogenic potential of Fonseaea species. Med Mycol. 2004;42:405-16.
6. Esterre P et al. Treatment of chromomycosis with terbinafine: preliminary results of na open pilot study. Br J Dermatol. 1996;134(Supl. 46):s33-36.
7. Esterre P, Risteli L, Ricard-Blum S. Immunohistochemical study of typeI collagen turn-over and of matrix metalloproteinases in chromoblastomycosis before and after treatment with terbinafine. Pathol Res Pract. 1998;194:847-53.
8. Esterre P, Queiroz-Telles F. Management of chromoblastomycosis: novel perspectives. Curr Opin Infec Dis. 2006;19:148-52.
9. Gezuele E, Mackinnon JE, Conti-Diaz IA. The frequent isolation of Phialophora verrucosa and Phialophora pedrosoi from natural sources. Sabouraudia. 1972;10:266-73.
10. Gupta AK, Taborda PR, Danzovo AD. Alternate week and combination itraconazole and terbinafine therapy for chromoblastomycosis caused by Fonsecaea pedrosoi in Brazil. Med Mycol. 2002;40:529–34.
11. Kullavanijaya P, Rojanavanich V. Successful treatment of chromoblastomycosis due to Fonsecaea pedrosoi by combination of itraconazole and cryotherapy. Int J Dermatol. 1995;34:804-07.
12. Lacaz CS et al. Cromoblastomicose. In Lacaz CS et al. (Ed.) Tratado de Micologia Médica 9ª ed. São Paulo: Sarvier; 2002. p. 441-78.
13. Londero AT, Ramos CD. Cromoblastomicose no interior do Estado do Rio Grande do Sul. An Bras Dermatol. 1989;64:155-58.
14. McGinnis MR. Chromoblastomycosis and phaeohyphomycosis: New concepts, diagnosis and mycology. J Am Acad Dermatol. 1983;8:1-16.
15. Nucci M et al. Nosocomial fungemia due to Exophiala jeanselmei var. jeanselmei and a Rhinocladiella species: newly described causes of bloodstream infection. J Clin Microbiol. 2001;39:514-18.
16. Pradinaud R, Bolzinger T. Treatment of chromoblastomycosis. J Am Acad Dermatol. 1991;25:869-870.
17. Queiroz-Telles F et al. Chromoblastomycosis: an overview of clinical manifestations, diagnosis and treatment. Med Mycol. 2009;47:3-15.
18. Queiroz-Telles F et al. Mycoses of implantation in Latin America: an overview of epidemiology, clinical manifestations, diagnosis and treatment. Med Mycol. 2011;49:225-36.
19. Queiroz-Telles FF et al. Itraconazole in the treatment of chromoblastomycosis due to Fonsecaea pedrosoi. Int J Dermatol. 1992;31:805-12.
19a. Queiroz-Telles F et al. Subcutaneous mycoses. Infect Dis Clin North Am. 2003;17:59-85.
19b. Queiroz-Telles F, Santos D W. Challenges in the therapy of chromoblastomycosis. Mycopathologia 2013;175:477-88.
20. Silva JP, Souza W, Rozental S. Chromoblastomycosis: a retrospective study of 325 cases on Amazonic Region (Brazil). Mycopathologia. 1999;143:171-15.
21. Tsuneto LT et al. HLA-A29 and genetic susceptibility to chromoblastomycosis. J Med Vet Mycol. 1989;27:181-85.
22. Vicente AV et al. Isolation of Herpotrichiellacious fungi from the environment. Braz J Microbiol. 2001;32:47-51.
23. Yegres F. Cromomicosis por Cladosporiumcarrionii en criadores de caprinos del Estado de Falcón. Invest Clin. 1985;26:235-46.

233

36 Dengue, Febre Chikungunya e Febre Zika

■ **Luiz Alberto Carneiro Marinho**

DENGUE

CID10 = A90 - dengue (dengue clássico); A91 - Febre hemorrágica devida ao vírus dengue

INTRODUÇÃO

Dengue é uma virose sistêmica aguda, causada pelo vírus *dengue*, da família Flaviviridae e gênero *Flavivirus*, com quatro sorotipos distintos: Den 1, Den 2, Den 3 e Den 4. Cada sorotipo, por sua vez, possui genótipos (linhagens) que denotam sua grande variabilidade genética e, consequentemente, diferentes potenciais de induzir lesão nos indivíduos infectados. Sabe-se, por exemplo, que os genótipos "asiáticos" dos sorotipos Den 2 e Den 3 estão associados com doença grave, em particular quando ocorrem como infecção secundária. Some-se a isto, a existência de diversidade viral intra-hospedeiro (quasispécies), contribuindo também para variados padrões patogênicos. O vírus dengue é pequeno, medindo aproximadamente 50 nm, esférico e representado por RNA de fita simples com três proteínas estruturais, "C", do nucleocapsídeo, "M",associado à membrana e "E", do envelope viral; além de sete proteínas não estruturais, NS1, NS2a, NS2b, NS3, NS4a, NS4b e NS5.

Inserido no grande grupo dos arbovírus (vírus transmitidos por artrópodes), induz imunidade sorotipo-específica duradoura nos acometidos, enquanto a imunidade simultânea (para os quatro sorotipos) é efêmera, em torno de 3 a 5 meses. O gênero *Flavivirus* compreende, além do dengue, os vírus da febre amarela, o da encefalite japonesa, o da encefalite de St. Louis e o da encefalite do carrapato. Todos têm epítopos comuns no envelope proteico, resultando na possibilidade de reações sorológicas cruzadas[3,7,13].

Infecção transmitida ao homem por insetos hematófagos (a fêmea) do gênero *Aedes*, caracteriza-se, na forma clássica, denominada febre dengue ou dengue clássico, por quadro febril abrupto, algias variadas, exantema pruriginoso ou não e manifestação hemorrágica. Na maioria das vezes, o período sintomático não ultrapassa 10 dias, embora a convalescença possa estender-se por semanas, principalmente em adultos que permanecem apáticos ou depressivos após a síndrome infecciosa. Quase 100% dos casos evoluem para a cura. Uma apresentação grave, pouco frequente, é a temida febre hemorrágica do dengue (FHD), cuja importância se deve ao aparecimento em razoável número durante epidemias e ao potencial risco de óbito[5,7].

Nos últimos 50 anos sua incidência mundial aumentou 30 vezes, expondo 2,5 bilhões de pessoas à infecção, em especial da Ásia, América Latina, Caribe e África. Estima-se 50 milhões de novos casos a cada ano. Na América Latina há epidemias cíclicas a cada 2-5 anos, tendo ocorrido mais de 1.000.000 de casos na de 2002. Entre 2001 a 2007, os países do cone sul notificaram 2.798.601 infecções que corresponderam a 64% de toda a América, com 6.733 da FHD e mais de 500 mortes[19]. O Brasil vive, em 2015, nova epidemia atingindo sobretudo a região Sudeste, sendo registrado pelo Ministério da Saúde mais de 1 milhão de casos até o mês de junho, dos quais 54% no estado de São Paulo.

A doença é passível de comprometer todos os níveis socioeconômicos da sociedade. No entanto, as camadas menos favorecidas pagam maior tributo pelo inadequado suprimento de água potável, que obriga as famílias a acumular o precioso líquido em recipientes, associado à deficiente coleta de resíduos sólidos (lixo), fatores condicionantes da proliferação do inseto transmissor no ambiente doméstico e na área peridomiciliar. Mister acrescentar a deficitária educação para a saúde da população.

A gravidade é determinada também por fatores de risco individuais, como infecção secundária, idade e algumas doenças crônicas, a saber: asma brônquica, anemia falciforme e diabetes *mellitus*. Crianças parecem ter mais dificuldade de compensar o extravasamento capilar e, por isso, maior tendência a desenvolver o choque hipovolêmico[16,18,19].

Do ponto de vista fisiopatogênico, após a introdução do inóculo viral durante o repasto da fêmea do inseto vetor, os vírus multiplicam-se nos linfonodos regionais para, em seguida, cair na circulação sistêmica – período de viremia – com um cortejo sintomático variável e duração média de 3 a 8 dias. Em geral, o *clearance* viral ocorre após este intervalo de tempo, seguindo-se a convalescença por alguns dias ou até semanas.

Sem maiores consequências e sem risco de morte, a maioria dos enfermos exibe quadro clínico de dengue clássico (febre dengue), enquanto apenas 0,3 a 4% evoluem para a FHD, com gravidade maior e, na dependência do manejo terapêutico, podem atingir êxito letal. A FHD é resultado de complexos mecanismos entre o vírus, a resposta imune do hospedeiro, aspectos epidemiológicos e comorbidades. Dentre os fatores próprios do vírus, o sorotipo, a variação genotípica e o inóculo viral parecem influir no seu determinismo.

No tocante à resposta imune do hospedeiro, a teoria proposta por Halstead é a mais aceita e baseia-se na amplificação imune dependente de anticorpo que pode ocorrer na infecção sequencial: indivíduos, por ocasião de reinfecção por outro sorotipo diferente do responsável pela primoinfecção e que nela tenham produzido anticorpos não neutralizantes, têm facilitado o ingresso de maiores quantidades de vírus nas células parasitadas, pois esses anticorpos heterotípicos, além de não inativarem os vírus, permitem de modo mais eficiente o parasitismo celular (fagócitos mononucleares), através de receptores para a porção FC da imunoglobulina heterotípica, levando a uma infecção maciça. Com um número maior e mais intenso de fagócitos parasitados, haverá exagerada produção de citocinas pró-inflamatórias que representam o substrato fisiopatológico de disfunção endotelial, acarretando extravasamento de líquido intravascular para o interstício, fenômeno obrigatório para a forma hemorrágica do dengue.

Na dependência da magnitude dessa saída de líquido para o terceiro espaço, pode-se chegar ao extremo de gravidade, a síndrome do choque do dengue (SCD), muitas vezes fatal pelas repercussões da falência cardiorrespiratória hipovolêmica. Citocinas envolvidas nesse processo, como o fator de necrose tumoral (FNT), a interleucina 2 (IL-2), o interferon gama, IL-6, IL-8 e IL-10, estão aumentadas na FHD. As células endoteliais, assim estimuladas, passam a apresentar incremento da expressão das moléculas de adesão, VCAM 1 e ICAM 1. Ainda mais, a ativação do complemento como resultado dos complexos imunes e a consequente produção de substâncias pró-inflamatórias, também causadoras da elevação da permeabilidade vascular, somam-se para o resultado final do extravasamento plasmático.

Os fenômenos hemorrágicos – comuns, mas não obrigatórios na FHD – são devidos a vasculopatia, trombocitopenia, disfunção plaquetária, dentre outros. A plaquetopenia pode associar-se a alterações na megacariocitopoiese, decorrente da infecção de células hematopoiéticas e insuficiente crescimento da célula progenitora, resultando em disfunção plaquetária, sequestração periférica ou consumo aumentado. A hemorragia, portanto, pode ser consequência de trombopenia, disfunção plaquetária ou coagulação intravascular disseminada (CID). Finalmente, caráter epidemiológico como hiperendemicidade (mais de um sorotipo simultaneamente circulante em um dado local) e comorbidades, compõem o conjunto de fatores que levam à FHD[1,7-16,20].

Em percentual reduzido, ainda não bem estabelecido, pode haver gravidade por envolvimento de órgãos como uma hepatite em graus variados de insuficiência hepática, geralmente com elevações consideráveis das aminotransferases, afinal trata-se de um *Flavivirus*, cujo protótipo é o da febre amarela; igualmente, há possibilidade de miocardite e encefalopatia importantes, mesmo na ausência de extravasamento plasmático ou choque.

DIAGNÓSTICO EPIDEMIOLÓGICO[1-5,18,19]

O comportamento epidemiológico do dengue situa-se entre períodos endêmicos, alternados por epidemias de magnitude variada, na dependência da presença e quantidade do inseto vetor, suscetibilidade da população ao(s) sorotipo(s) do(s) vírus circulante(s), a quantidade/qualidade de criadouros peri e intradomiciliares do mosquito, clima favorável à proliferação do artrópode, capacidade de ação efetiva das autoridades sanitárias do local e grau de conhecimento da população na destruição de possíveis focos/criadouros do inseto. Como há enormes carências nos países onde o dengue se encontra endêmico, é fácil compreendê-la como endemia alternada com surtos de ocorrência quase matematicamente cíclica.

Em nosso meio, as espécies do inseto vetor são o *Aedes aegypti* e o *Aedes albopictus*, sendo o primeiro muito mais importante e presente em praticamente todas as cidades brasileiras com casos autóctones da infecção. A fêmea do *Aedes aegypti* é considerada o mais eficiente transmissor do vírus, por ser altamente antropofílica, astuta na hora do repasto – pica sem se fazer notar –, alimenta-se de sangue humano várias vezes antes de completar a oogênese e coabita com o homem sua residência. A transmissão do vírus dengue ao homem é efetivada por ocasião de seu repasto sanguíneo, caso esteja infectada com o vírus, pois a fêmea regurgita logo após ingerir alguma quantidade de sangue. Os mosquitos que não estão portando o vírus poderão adquiri-lo picando indivíduos em período de viremia. Assim, o processo perpetua-se. Os insetos que adquirem o agente infeccioso de indivíduos virêmicos necessitam entre 8 a 12 dias (período de incubação extrínseco) para estar aptos a transmitir, daí permanecendo por toda sua vida (em torno de 45-60 dias). Sabe-se que a fêmea prenha e infectada pode passar verticalmente o vírus à prole (transmissão transovariana), embora se desconheça o significado epidemiológico desse fato.

O *Aedes* é artrópode que se reproduz em recipientes artificiais construídos pelo homem no interior das residências e/ou peridomicílio: objetos sólidos de plástico (copos, garrafas), vidro, borracha (pneus ao relento), alvenaria (cisternas, caixas de água), potes, tonéis, vasos de planta, etc. são os principais reservatórios para a proliferação dos mosquitos. Apenas 10% são criadouros naturais, como troncos de árvores e determinadas folhas (bromélias). As fêmeas depositam seus ovos nestes recipientes, contendo água, de preferência pouco poluída e à sombra. Quando maduros e umedecidos, os ovos rompem-se liberando as larvas que nadam ativamente, passam por quatro estágios larvários em 5 a 7 dias, até a transformação em ninfas, que precisam de mais 2 a 3 dias para atingir a fase adulta, alada. Por ocasião da oviposição, se o recipiente estiver vazio, os ovos podem resistir por mais de 350 dias até que a água venha a se fazer presente. O repasto sanguícola da fêmea adulta é preferencialmente realizado no início da manhã (das 5 às 7 horas) e no final da tarde/princípio da noite (das 17 às 19 horas).

Aspectos epidemiológicos relevantes na formulação do diagnóstico de dengue, entre nós, podem ser assim mencionados: doença endêmica no Brasil, em especial nas regiões Norte, Nordeste, Centro-Sul e Sudeste, tem picos epidêmicos a cada 1 a 3 anos, intimamente relacionados com o período de chuvas. Outro fator associado a surtos é o índice de infestação predial acima de 1%, ou seja, quando num determinado local mais de uma residência, entre 100, apresentar criadouro do mosquito. Para o raciocínio epidemiológico, deve-se também levar em consideração o período de incubação da doença (entre 3 a 12 dias) e o fato pouco provável de se poder adoecer por dengue mais de uma vez, em espaço de tempo inferior a 3 meses, por causa da efêmera imunidade simultânea. Por último, lembrar que a FHD se torna mais frequente nos lugares com a presença de mais de um sorotipo do vírus, ao mesmo tempo ou de maneira sequencial.

DIAGNÓSTICO CLÍNICO

A infecção pelo vírus dengue abrange um espectro que vai de casos assintomáticos ou subclínicos, situação observada em mais de 40% dos infectados, até formas aparentes, oligossintomáticas ou plenamente sintomáticas, a maioria sem gravidade. Um percentual reduzido dos doentes evolui para formas graves, como resultado de extravasamento plasmático, hemorragia importante e/ou comprometimento funcional de órgão. Na segunda metade do ano de 2009, a Organização Mundial da Saúde (OMS), através do Programa Especial para Pesquisa e Treinamento em Doenças Tropicais (TDR), publicou uma atualização do seu *guideline* de 1977, firmando compromisso de nova revisão em 2015, se necessário.

Grupos de peritos na América Latina, no sudeste asiático e da própria OMS concordaram que dengue é doença com apresentação clínica variável e geralmente com desfecho evolutivo imprevisível. Tal fato motivou a mudança no gerenciamento dos doentes, diferente da classificação clínica anterior, que preconizava: dengue oligossintomático ou virose inespecífica, febre dengue ou dengue clássico, febre hemorrágica do dengue (FHD), síndrome do choque do dengue (SCD) e formas atípicas ou viscerais, quando detectada disfunção orgânica, em especial no fígado, coração ou sistema nervoso central. Desde então, o dengue sintomático deve ser classificado nos seguintes níveis de gravidade: a) dengue sem sinal de alarme; b) com sinal(is) de alarme; e c) dengue grave, caracterizado por extravasamento plasmático, hemorragia volumosa e/ou disfunção de órgão. Embora a evolução para as formas graves pressuponha a passagem pelos sinais de alarme, isto não é obrigatório. A Figura 36.1 ilustra a atual classificação[19].

Dengue sem Sinais de Alarme[3,4,13,19]

A apresentação da forma *dengue sem sinais de alarme* geralmente está relacionada com o início da doença, cuja sintomatologia preenche os requisitos da síndrome febril de curta duração, sendo a febre, as algias e o exantema, as manifestações mais frequentes. A elevação da temperatura, de início súbito, alcança altos níveis, principalmente nas primeiras 48 horas, e dura entre 3 a 7 dias; desaparece em crise ou lise. Não raro, pode ser bifásica, reaparecendo após 1 a 2 dias afebris. A defervescência rápida da temperatura com valores hipotérmicos ou normais, quando acontece no período crítico – entre o 3º e 7º dia – pode traduzir instabilidade hemodinâmica, com iminente choque hipovolêmico. É salutar, portanto, aguardar pelo menos 48 horas de normalização da temperatura para assegurar o fim do período febril e a chegada da convalescência/cura.

No tocante às queixas de dor, salienta-se a intensidade da cefaleia, por vezes, a queixa principal. Mialgias, comprometendo grandes e pequenos grupos musculares, são mais incômodas do que as artralgias. Nesse mister, costuma-se valorizar a dor referida à simples movimentação dos globos oculares, mais conhecida por dor retro-orbitária, mialgia muito comum nos pacientes com dengue. Exantema, presente em mais da metade dos acometidos e causado pelo vírus dengue, assume o aspecto maculopapular, por vezes urticariforme, pruriginoso ou não; nunca esquecer que tais manifestações cutâneas também podem representar processo alérgico aos medicamentos analgésicos/antitérmicos, bastante prescritos na 1ª semana de doença. Outros comemorativos clínicos relatados por muitos pacientes são astenia, anorexia, disgeusia, náusea, odinofagia, artralgias, dentre outros. Na Tabela 36.1 evidencia-se o percentual de ocorrência das principais queixas em 800 pacientes acompanhados e diagnosticados por nós, na cidade do Natal/RN (Brasil), no período compreendido entre 1997 a 2010.

TABELA 36.1

Manifestações Clínicas de Dengue sem Sinal de Alarme	
Sintomatologia	%
Prostração/astenia	97
Febre	96
Cefaleia	96
Mialgias	93
Dor retro-orbitária ao movimento do globo ocular (mialgia)	85
Disgeusia	85
Náusea	84
Anorexia	75
Artralgia	65
Exantema variado, pruriginoso ou não	60
Odinofagia	35
Diarreia	12
Ostealgia	10

Período: 1997/2010 (Total de 800 pacientes)

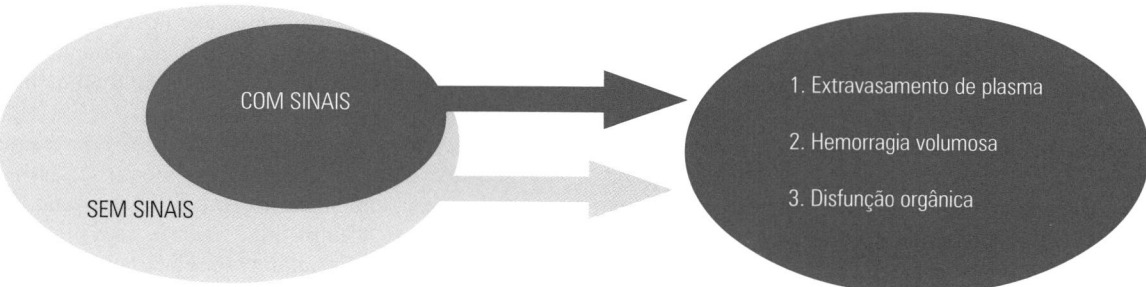

FIGURA 36.1 – Formas clínicas de dengue e níveis de gravidade. Fonte: adaptado de WHO[19].

Dengue com Sinais de Alarme[1,7,9,13,14,19,20]

A forma clínica *dengue com sinal(is) de alarme,* uma possibilidade evolutiva registrada no chamado período crítico da infecção pelo vírus dengue, entre o 3º e 7º dia, revela-se quando da identificação de um ou mais comemorativos, entendidos como antevisão para a forma grave. São sinais, sintomas e achados laboratoriais simples que devem ser exaustivamente pesquisados pelos profissionais de saúde, mas também identificados pelos pacientes e/ou seus familiares, em todos os suspeitos de dengue. Tais manifestações são balizadoras de decisões que vão de alterações no manejo terapêutico à escolha do nível de complexidade da unidade de saúde, ambulatório, enfermaria ou unidade de terapia intensiva (Quadro 36.1).

QUADRO 36.1 – Dengue – Sinais de Alarme

- Evolução para extravasamento plasmático
- Dor abdominal, localizada no andar superior
- Vômitos persistentes
- Sangramento espontâneo ou provocado pela prova do laço
- Hepatomegalia dolorosa
- Desconforto respiratório (possibilidade de derrame pleural)
- Plaquetopenia associada com hemoconcentração (hematócrito acima de 10% do basal)

Forma Grave de Dengue[6-8,12,15,16,18-20]

Finalmente, a *forma grave de dengue,* situação em que há necessidade de acompanhamento preferencial em unidade de terapia intensiva (UTI). Embora as consequências decorrentes do grande extravasamento plasmático, choque hipovolêmico e/ou acúmulo de líquido pleural, levando à angústia respiratória, deixem o prognóstico reservado, a gravidade pode associar-se a sangramento volumoso e disfunção de órgão, como o fígado (hepatite), coração (miocardite) ou sistema nervoso central (encefalite, encefalopatia, síndrome de Guillain-Barré), condições que podem acontecer isoladas ou concomitantes. A instabilidade hemodinâmica geralmente é precedida por pressão arterial convergente (Pa sistólica igual ou menor de 20 cm da Pa diastólica) e hipotensão postural. Uma vez o choque instalado, taquicardia, pulso fino, cianose, lipotimia, sudorese profusa, agitação ou letargia e diminuição da diurese, são achados comuns.

DIAGNÓSTICO LABORATORIAL[1-4,9,14,19]

Exames Complementares Inespecíficos

1) Hemograma
   - Eritrograma – estudo da série vermelha, tem na determinação do hematócrito (Ht) fundamental ferramenta para demonstrar extravasamento plasmático, com a comprovação de seu aumento durante a evolução da doença:
     - *crianças até 15 anos de idade:* Ht igual ou superior a 45% (este resultado corresponde a 20% acima do limite superior normal de 38%);
     - *adulto sexo feminino:* Ht igual ou superior a 48% (este resultado corresponde a 20% acima do limite superior normal de 40%);
     - *adulto sexo masculino:* Ht igual ou superior a 54% (este resultado corresponde a 20% acima do limite superior normal de 45%).
   - Leucograma – estudo da série branca, variável de acordo com a gravidade do quadro, costuma estar normal ou leucopênico nos casos de febre dengue; o diferencial tende a revelar linfocitose relativa, muito embora, nas primeiras 24-48 horas de doença, possa mostrar pequena neutrofilia. Embora seja uma virose, a ocorrência de atipia linfocitária é discreta. Casos graves de comprometimento visceral extenso podem simular bacteriemia aguda, surgindo leucocitose com neutrofilia.
   - Plaquetograma – a contagem plaquetária no dengue é normal ou diminuída.
2) Enzimas hepáticas: aminotransferases (transaminases) encontram-se normais, levemente aumentadas ou até bastante elevadas, dependendo do grau de acometimento do parênquima hepático.
3) Proteínas plasmáticas: a hipoalbuminemia é reflexo do extravasamento de plasma para o terceiro espaço.
4) Imagens: a radiografia simples é passível de revelar derrames cavitários, assim como a ultrassonografia abdominal, identificando espessamento das paredes da vesícula biliar, constitui indício precoce de derrame cavitário[2,3,7,19].

Exames Complementares Específicos

O isolamento viral, realizado por amostragem em qualquer local com transmissão da doença, identifica o sorotipo circulante, devendo ser colhido no período de viremia (4 primeiros dias da doença). A imuno-histoquímica para demonstrar antígenos virais nos tecidos é opção diagnóstica, principalmente nos casos de morte com suspeita de dengue. As reações sorológicas que detectam anticorpos específicos contra o vírus dengue são disponíveis na rotina clínica diária em nosso meio; testes de neutralização, inibição da hemaglutinação e, em especial, imunoenzimáticos (nossa rotina maior) ou como são chamados ELISA, identificam anticorpos específicos, tanto da classe IgM – de detecção a partir do 6º dia de doença e que desaparecem após alguns meses – como da classe IgG, de aparecimento mais tardio (após 1 semana), mas que persistem por muitos anos.

Ultimamente foi introduzida uma nova ferramenta, a pesquisa de antigenemia NS1, pela técnica ELISA de captura no diagnóstico rotineiro do dengue. Deve ser solicitado preferencialmente nos 3 primeiros dias de doença, melhor ainda se colhida no 1º dia, pois pode permitir a liberação do resultado antes de iniciar o período crítico, algo impossível de ser conseguido pela sorologia através do ELISA, na detecção de anticorpos das classes IgM e IgG. Embora possua alta especificidade (82 a 100%), o uso da proteína NS1 tem moderada sensibilidade (entre 34 a 72%), portanto, o teste negativo não exclui a possibilidade de dengue.

TRATAMENTO[1-4,7,13,14,16,18,19]

Considerada uma entidade com ampla possibilidade de apresentação clínica, desde casos oligossintomáticos, passando pela forma clássica, até a febre hemorrágica do dengue (FHD) com ou sem choque, sua evolução não é necessariamente estática, ao contrário, tende a mudar de gravidade em curto intervalo de tempo, num percentual razoável de acometidos. Por isso, sua evolução deve ser acompanhada enquanto houver sinais e/ou sintomas que em média duram 1 semana. É salutar observar o doente pelo menos 48 horas após o período febril, principalmente quando a febre desaparece de modo brusco entre o 3º e o 6º dia. Nunca esquecer que a gravidade pode não estar relacionada com o advento da FHD – que é o mais frequente – mas sim com o comprometimento de determinado setor da economia, como fígado, coração, pulmão e sistema nervoso central ou periférico.

As dificuldades encontradas para classificar as formas clínicas ou gravidade dos casos, durante o acompanhamento da doença, impossível de se fazer na FHD pelos tradicionais estágios em graus I, II, III e IV, motivaram um estudo clínico prospectivo e multicêntrico, patrocinado pela OMS, cujo objetivo foi coletar evidências sobre critérios classificatórios de dengue em níveis de gravidade. O resultado compreende parâmetros clínicos e laboratoriais usados em conjunto na diferenciação entre dengue com melhor e pior prognóstico, possível de manuseio em tempo real e readaptação, na dependência de variações evolutivas, além de contribuir para triagens e direcionamentos a respeito do local nos setores da saúde, onde cada um pode e deve ser atendido. Verdadeiro manejo clínico-evolutivo e terapêutico, dispõe detalhadamente critérios que, usados no tempo certo, contribuirão para minimizar a ainda alta letalidade brasileira do dengue. São catalogados grupos A, B, C e D de pacientes com características evolutivas e gerenciamento de tratamento que seguem.

Grupo A

Enquadram-se pacientes com suspeita clínico-epidemiológica de dengue, na ausência de qualquer "sinal de alarme", em especial após a defervescência da febre por mais de 48 horas; associam-se também, concomitantes inexistência de manifestação hemorrágica espontânea, prova do laço negativa e sem comorbidade de risco ou condição clínica especial.

Devem ser tratados ambulatoriamente com adequados volumes de líquidos *per os* e orientados (o paciente e/ou familiares) a reconhecer prontamente o advento de um sinal de alarme que, no grupo A, continuará ausente. Se aparecer, o paciente será classificado em outro grupo e obrigará o mesmo a nova e rápida consulta médica.

- A hidratação dos adultos obedecerá à quantidade de líquido em torno de 80 mL/kg/dia, sendo 1/3 com solução salina e o restante sob a forma de água potável, soro de hidratação caseiro, suco de frutas, chás etc.

- As crianças recebem líquidos, também por via oral, na base de 60 a 80 mL/kg/dia, sendo oferecidos 50-100 mL (1/4 a 1/2 copo) de cada vez, durante todo o dia, para menores de 2 anos e 100-200 mL (1/2 a um copo) de cada vez, em maiores de 2 anos.

Medicação Sintomática mais Usada

Analgésicos/Antitérmicos

1) Dipirona
   - Em adultos = 20 gotas ou um comprimido (500 mg) até quatro vezes ao dia.
   - Em crianças = 10 mg/kg/dia, até quatro vezes ao dia.
   - Apresentações habituais:
     — um comprimido = 500 mg = 20 gotas (1 mL);1 mL da solução oral = 50 mg;
     — injetável = 500 mg/mL.

2) Paracetamol (acetaminofen)
   - Em adultos = um comprimido ou 40 gotas = 500 mg, até quatro vezes ao dia.
   - Em crianças = 10 mg/kg/dia, até quatro vezes ao dia.
   - Apresentações habituais:
     — um comprimido = 500 mg (750 mg);20 gotas = 1 mL = 200 mg.

Antieméticos

1) Metoclopramida
   - Em adultos = um comprimido (10 mg), até três vezes ao dia.
   - Em crianças = 0,1 mg/kg/dose, até três doses/dia, para menores de 6 anos;
     = 0,5 mg/kg/dose, até três doses/dia para maiores de 6 anos.
   - Apresentações habituais:
     — um comprimido = 10 mg;
     — 20 gotas= 1 mL = 4 mg;
     — injetável = 10 mg = 2 mL.

2) Bromoprida
   - Em adultos = um comprimido (10 mg), até três vezes ao dia.
   - Em crianças = 0,5 a 1 mg/kg/dia, em até três vezes ao dia.
   - Apresentações habituais:
     — um comprimido = 10 mg;
     — seis gotas = 1 mg;
     — injetável = 10 mg = 2 mL.

Alguns pacientes se queixam de incômodo prurido cutâneo, geralmente fugaz, não ultrapassando 48 a 72 horas. Como é de difícil resposta aos anti-histamínicos, recomendam-se banhos frios, pasta d'água, talco mentolado, dentre outras medidas paliativas. Para pacientes com risco de convulsão ou insuficientes cardíacos congestivos, sem resposta satisfatória aos antitérmicos, recomenda-se alternar paracetamol e dipirona, além de medidas físicas na dissipação do calor (envoltórios e/ou banhos). Devem-se evitar salicilatos e demais anti-inflamatórios, hormonais ou não.

Grupo B

Mesmas características do grupo A (inclusive ausência de sinal de alarme), apenas com *o acréscimo de sangramento cutâneo espontâneo (petéquias) ou provocado pela prova do laço (prova do laço positiva).*

Na primeira consulta – momento da classificação em grupo B – solicita-se hemograma para análise do hematócrito (basal) e contagem das plaquetas periféricas. Avaliar a presença de condições clínicas especiais e/ou comorbidades, tais como lactentes, idosos acima de 65 anos, doenças cardiovasculares graves, diabetes *mellitus*, DPOC, doenças hematológicas crônicas (principalmente anemia falciforme e púrpuras), hepatopatias e rinopatias crônicas, doenças ácido-péptica e autoimunes. Solicitar exames complementares de acordo com a condição clínica associada ou comorbidades.

- Hidratação conforme recomendado para os pacientes do grupo A.
- Sintomáticos prescritos, se necessários, tal qual no grupo A.
- Hematócrito normal: tratamento ambulatorial com hidratação oral (semelhante ao grupo A).
- Hematócrito aumentado em 10% do valor basal ou dos parâmetros da OMS, como sejam: crianças até 15 anos, acima de 42% (10% do Ht de 38%):
  — mulheres com mais de 15 anos, acima de 44% (10% do Ht de 40%);
  — homens com mais de 15 anos, acima de 50% (10% do Ht de 45%).

Nestas eventualidades, preconiza-se hidratação oral (quando possível) supervisionada com volumes de 80 mL/kg/dia, sendo 1/3 nas primeiras 4 a 6 horas, de solução salina isotônica, para adultos; crianças, 50 a 100 mL/kg em 4 horas. Na impossibilidade da via oral, opta-se pela via venosa com soro fisiológico ou Ringer-lactato na dose de 40 mL/kg em 4 horas. Reavaliação clínica e nova determinação do Ht: com a normalização do Ht (imediatamente após as 4-6 horas de hidratação), regime ambulatorial com acompanhamento diário até fim do período crítico (em torno do 7º dia de doença). Se observado aumento do Ht ou surgimento de sinal de alarme, paciente passa a enfermaria (apartamento).

Alguns indivíduos pertencentes aos grupos A e B poderão desenvolver intensa plaquetopenia (inferior a 30.000/mm³) em algum momento de sua evolução e, mesmo sem repercussão clínica importante, devem ser internados e ter as plaquetas recontadas a cada 12 horas. Na ocorrência de sangramentos importantes, é oportuno o parecer do colega hematologista para a possibilidade de reposição e/ou uso de corticoides.

Grupo C

Mantidos os caracteres do grupo A, aqui o diferencial é a existência de algum "sinal de alarme", enfatizando que as manifestações hemorrágicas estão presentes ou ausentes.

Em qualquer nível de complexidade, é obrigatória a imediata hidratação venosa rápida e transferência para uma unidade de referência. Necessários exames complementares como hemograma, albumina sérica, aminotransferases, radiografia de tórax (PA, perfil e incidência de Laurell), ultrassonografia de abdome, glicemia, creatinina e ureia, gasometria, ecocardiograma e eletrocardiograma, solicitados com o objetivo de comprovar plaquetopenia, extravasamento plasmático, derrame cavitário, comprometimentos hepático e/ou renal, cardíaco, etc. Geralmente se mantém o paciente internado por um período mínimo de 2 dias. A reposição volêmica acompanha os seguintes volumes, tempo de administração e repetições.

Adultos e Crianças

- *Fase de expansão* = hidratação IV imediata com 20 mL/kg/h em 2 horas, com soro fisiológico ou Ringer-lactato. Logo a seguir, nova solicitação do Ht. Esta fase de expansão pode ser repetida três vezes, se não houver melhora (queda) do Ht ou dos sinais hemodinâmicos. Se resposta inadequada após as três fases de expansão, conduzir como grupo D.

Com melhora clínica e do Ht durante uma das três fases, iniciar etapa de manutenção, como segue.

- *Fase de manutenção (adulto):*
  1) primeira etapa: 25 mL/kg em 6 horas;
  2) segunda etapa: 25 mL/kg em 8 horas.
- *Fase de manutenção (criança)* – necessidade hídrica basal, segundo a regra de Holliday-Segar:
  — até 10 kg: 100 mL/kg/dia;
  — entre 10 e 20 kg: 1.000 mL + 50 mL/kg/dia para cada kg acima de 10 kg;
  — acima de 20 kg: 1.500 mL + 20 mL/kg/dia para cada kg acima de 20 kg;
  — sódio: 3 mEq em 100 mL de solução ou 2 a 3 mEq/kg/dia;
  — potássio: 2 mEq em 100 mL de solução ou 2 a 5 mEq/kg/dia.

Grupo D

Pacientes com suspeita clínico-epidemiológica de dengue (grupo A) *mais a presença de sinal(is) de instabilidade hemodinâmica* (pressão arterial convergente, cianose, extremidades frias, pulso rápido e fino, enchimento capilar lento, hipotensão arterial e choque) *desconforto respiratório ou disfunção grave de órgão. As manifestações hemorrágicas podem ou não estar presentes.* Atendidos em qualquer nível dos serviços de saúde, inicia-se imediatamente hidratação venosa e pronta transferência para unidade de referência, em unidade de terapia intensiva. Os exames solicitados para pacientes do grupo C são igualmente imprescindíveis. A reposição volêmica obedece a hidratação IV, de expansão rápida, em 2 horas, com solução salina isotônica, sendo:

- adultos e crianças: 20 mL/kg em até 20 minutos. Reavaliação clínica a cada 20 minutos e repetição do Ht a cada hora. Esta fase pode ser repetida por três vezes com resposta insuficiente. Depois das tentativas, se houver indício de recuperação clínica com diminuição do Ht, retornar para a fase de expansão do grupo C. Lembrar que o choque hipovolêmico do dengue pelo extravasamento de plasma raramente tem duração superior a 48 horas. Na maioria dos casos e antes de 24 horas, com hidratação correta no tempo e no volume, começa a reverter com nítida melhora clínica e diminuição do hematócrito. Isto é fundamental para evitar a hiper-hidratação e suas repercussões cardiocirculatórias.

*Se, ao contrário, depois das três fases de expansão rápida, a resposta for inadequada, o Ht permanecer em ascen*são e o choque persistir, utilizar expansores plasmáticos: albumina 0,5 a 1 g/kg; solução de albumina a 5% = para cada 100 mL, usar 25 mL de albumina e 75 mL de soro fisiológico a 0,9%. Coloides sintéticos também são usados a 10 mL/kg/hora.

Caso o choque persista mas com Ht em queda, investigar hemorragias e/ou coagulopatia de consumo. Comprovada hemorragia, administrar concentrado de hemácias (10 a 15 mL/kg/dia); quando identificada coagulopatia, discutir com hematologista o uso de plasma, vitamina K e crioprecipitado. Sempre permanecer preocupado com a chance de hipervolume e insuficiência cardíaca congestiva, neste momento, diminuir líquidos, prescrever diuréticos e inotrópicos.

Outros procedimentos importantes aplicados para os pacientes dos grupos C e D:

— oferta de oxigênio por cateter, máscara ou ventilação mecânica, de acordo com a tolerância e gravidade;

— avaliação hemodinâmica com oximetria de pulso. Nas situações mais graves, monitoração invasiva pode ser mandatória (PVC, $SvCO_2$);

— a disfunção miocárdica às vezes exige inotrópicos, na fase de extravasamento ou na de reabsorção plasmática.

PROFILAXIA[2,13,19]

- Educação permanente das populações onde o dengue é endêmico, evitando a construção de criadouros do mosquito transmissor; por outro lado, eliminação de focos previamente existentes.

- Vigilância permanente das autoridades sanitárias para casos de dengue na comunidade.

- Trabalho incessante dos agentes de saúde na eliminação de criadouros domiciliares e peridomiciliares do mosquito.

- Oferta diária e ininterrupta de água potável às populações, evitando assim o acúmulo do líquido em recipientes artificiais que possam servir de criadouros.

- Coleta exemplar de resíduos sólidos (lixo) produzidos pela população, diminuindo possíveis locais de reprodução do inseto.

- Uso de larvicidas de ação residual aplicados em depósitos d'água.

- Quando indicado e como última tentativa de minimizar surtos da doença, utilização dos carros fumacês, borrifando inseticidas contra os artrópodes adultos.

- Vacina antidengue tetravalente; algumas candidatas se encontram em estudo em várias regiões do mundo. Em fase adiantada (fase III), encontra-se a provisória CYD da Sanofi-Pasteur, em estudo de campo na Ásia e América Latina – incluindo Brasil – em aproximadamente 20.000 voluntários. Com previsão para utilização em massa nos próximos 4 a 5 anos.

REFERÊNCIAS BIBLIOGRÁFICAS

1. Brasil. Ministério da Saúde. FUNASA. Dengue – Diagnóstico e Manejo Clínico. Brasília: Fundação Nacional de Saúde; 2002. 28 p.
2. Brasil. Ministério da Saúde. Secretaria de Vigilância em Saúde. Diretoria Técnica de Gestão. Dengue: diagnóstico e manejo clínico – adulto e criança. 4ª ed. Brasília: Ministério da Saúde; 2011. 81 p.
3. Castelo Branco I. Dengue. In: Cimerman S, Cimerman B (Ed). São Paulo: Atheneu; 2003. p. 435-43.
4. Dias M et al. Manual de Dengue. Rio de Janeiro: Secretaria Estadual de Saúde do Rio de Janeiro; 1988. 40 p.
5. Diaz A et al. Cuadro clinico de la fiebre hemorrágica de dengue. Síndrome de Choque del dengue en el adulto. Bol Of Sanit Panam. 1988;104:560-71.
6. Ferreira MLB et al. Manifestações neurológicas de dengue: estudo de 41 casos. Arq Neuro-Psiquiatr. 2005;63:144-53.
7. Gubler DJ. Dengue and dengue haemorrhagic fever. Clin Microbiol Rev. 1998;11:480-96.
8. Guimarães RR. Princípios da imunopatogenia do dengue hemorrágico. J Bras Med. 1999;77(1):62-70.
9. Guzman MG, Kouri G. Dengue: an update. Lancet Infect Dis 2002;2:33-42.
10. Halsted SB. Pathogenesis of dengue: challenges to molecular biology. Science. 1988;239:476-81.
11. Juffrie M et al. Inflammatory mediators in dengue virus infection in children: Interleukin-8 and its relatioship to neutrophil digranulation. Infect Immun. 2000;68:702-07.
12. King CA et al. Dengue virus selectively induces human mast cell chemokine production. J Virol. 2002;76:8408-19.
13. Martinez-Torres E. Dengue y dengue hemorrágico. Universidad Nacional de Quilmes: Buenos Aires;1998. 269 p.
14. Freire PSM et al. dengue hemorrágico. Rev Bras Med 2000;57:16-31.
15. Pinto LMO et al. Increased pro-inflammatory cytokines (TNF-alfa and IL-6) and anti-inflammatory compounds (STNF Rp 55 and STN Rp 75) in Brazilian patients during exanthematic dengue fever. Mem Inst Oswaldo Cruz 1999;94:387-94.
16. Rigan-Pérez JG et al. Dengue and dengue haemorrhagic fever. Lancet. 1998;352:971-77.
17. Seneviratne SL et al. Pathogenesis of liver involvement during dengue viral infection. Trans R Soc Trop Med Hyg. 2006;100:608-14.
18. WHO. Dengue haemorrhagic fever:diagnosis, treatment and control. 2nd ed.Geneva:WHO, 1997. 84 p. Disponível em: http://www.who.int/csr/resources/publications/dengue/Denguepublication/en/. Acessado em: jan. 2011.
19. WHO. Dengue. Guideline for diagnosis, treatment, prevention and control. Geneva: WHO, 2009. 160 p. Disponível em: http://www.who.int/tdr/publications/documents/dengue-diagnosis.pdf Acessado em: jan. 2011.
20. Zagne SMO et al. Dengue haemorrhagic fever in the state of Rio de Janeiro, Brazil: a study of 56 confirmed cases. Trans R Soc Trop Med Hyg. 1994;88:677-79.

CHIKUNGUNYA/FEBRE CHIKUNGUNYA

CID 10 = A 92.0 - Febre de Chikungunya

INTRODUÇÃO

Febre Chikungunya (fchik) ou doença pelo vírus *Chikungunya* (vchik) é uma virose aguda sistêmica, descrita pela primeira vez em 1953, no sul da Tanzânia, fronteira com Moçambique, África. O termo *chikungunya* origina-se do dialeto Kimakonde, falado na tribo Makonde – Tanzânia – e significa "algo que se curva", "que se dobra", em razão da postura encurvada assumida por pacientes com importante comprometimento articular (poliartralgia/poliartrite), durante a evolução da doença. No Congo é conhecida pela expressão *buka-buka*, traduzida para o português como "quebrado--quebrado"[5 7].

Durante mais de 50 anos, o vírus permaneceu confinado à África subsaariana e ao sudeste asiático. Abruptamente, a situação mudou a partir dos anos 2004-2006, expandindo--se para diversas ilhas do oceano Índico, países asiáticos banhados pelo Índico, sudeste asiático e ilhas do pacífico. Em 2007, houve pequeno surto na Itália e em setembro de 2010, no sudeste da França. Sua introdução nas Américas deu-se em outubro de 2013, confirmando-se casos autóctones na ilha caribenha de Saint Martin, daí, para várias ilhas do Caribe e países da América Central. A doença foi identificada na América do Sul entre 2013-2014 em territórios da Guiana Francesa, Colômbia, Venezuela, Suriname e Guiana. Oficialmente, no Brasil, na segunda metade do mês de agosto de 2014, dois pacientes tiveram a doença autóctone confirmada em Oiapoque, Amapá, iniciando-se, assim, a casuística brasileira. Até novembro de 2014, registraram-se mais de 800 novos casos, a maioria no interior da Bahia (Feira de Santana e Riachão do Jacuípe), alguns em Mato Grosso do Sul e Minas Gerais.

A expectativa doravante é de franca disseminação pelos municípios brasileiros, em especial das regiões Norte, Nordeste, Sudeste e Centro-Oeste, quase todos com presença importante dos insetos transmissores, os mesmos que mantêm o ciclo endemoepidêmico do dengue entre nós, há quase 30 anos. Some-se a isso o fato de a quase totalidade da população brasileira ser suscetível a esse novo agente viral. Dessa maneira, a tendência a curto ou médio prazos é a de comportamento epidemiológico semelhante ao observado com o vírus dengue[6 8].

O vchik é RNA arbovírus da família Togaviridae e gênero *Alphavirus*, com três genótipos (linhagens) distintos: oeste africano, leste, central e sul africano e asiático, todos dotados de envelope fosfolipídico. O principal mecanismo de transmissão é através do circuito homem-inseto-homem, à semelhança do vírus dengue. A dinâmica da infecção segue as mesmas etapas descritas para o dengue: as fêmeas do *Aedes aegypti* e *Aedes albopictus* infectam-se durante repasto sanguícola em doentes virêmicos nos primeiros dias (1 a 5) de doença e entre 7 a 11 dias – período de incubação extrínseco – estarão aptas a infectar indivíduos por toda sua existência[6-8]. Há relatos de contaminação acidental em laboratórios, durante manuseio de sangue proveniente de pacientes virêmicos. Em gestantes, raramente há a transmissão do vchik para o feto, exceto se a grávida estiver virêmica no período pré-parto (7 dias antes do parto) ou intraparto. Nessa circunstância, há a possibilidade da infecção fetal ou do recém-nascido no canal do parto e o risco da forma grave da febre *chikungunya* neonatal[3a].

Nas regiões com a presença simultânea dos vírus dengue e chikungunya, como o Brasil, um mesmo indivíduo pode ser coinfectado por ambos, situação epidemiológica a ser levada em consideração por clínicos brasileiros. Outra novidade será a possibilidade de alternância de surtos das duas viroses, inclusive com a esperada dificuldade de diagnóstico clínico diferencial, pelo compartilhamento dos sintomas e sinais entre elas[1,2].

Modelos murinos demonstraram a produção precoce de anticorpos antivírus *Chikungunya*, dirigidos contra a glicoproteína E2 viral. Wauquier e cols.[12] concluíram que a infecção estimula grande resposta da imunidade inata, com produção abundante de marcadores pró-inflamatórios e citocinas, incluindo níveis elevados de interferon-alfa, interleucinas 4 e 10 e interferon-gama. No início, há resposta do tipo linfócitos CD8, mudando para linfócitos CD4 nos estágios tardios. Igualmente observada apoptose linfocítica, o que pode explicar a linfopenia frequente nos doentes.

Acredita-se que os infectados/doentes desenvolvam imunidade duradoura aos genótipos existentes[6-8].

DIAGNÓSTICO EPIDEMIOLÓGICO

Dentre os aspectos epidemiológicos de importância na formulação diagnóstica da febre Chikungunya, destacam-se o conhecimento sobre a existência dos transmissores do vírus, insetos *Aedes aegypti* e *Aedes albopictus*, e a comprovação da presença do agente na localidade em questão. A despeito da sua recente introdução nas regiões Norte, Nordeste, Centro-Oeste e Sudeste do território brasileiro, espera-se sua disseminação rápida e precoce na maioria dos municípios dessas regiões, quase todos com presença maciça dos insetos.

Com problemática diferenciação clínica entre as febres dengue e chikungunya e, agora, ambas com semelhantes aspectos epidemiológicos em nosso País, torna-se imprescindível enfatizar as discretas diferenças ou características dessas viroses, a saber: praticamente toda a população se encontra suscetível ao vchik, o mesmo não acontece com o vírus dengue, presente no país há 30 anos, inclusive com os quatro sorotipos; os insetos transmissores são competentes para ambas; a maioria dos infectados (70% a 95%) pelo vchik desenvolve a doença, no dengue apenas 50%; a imunidade após a infecção pelo vchik é duradoura e engloba os diferentes genótipos; no dengue, a possibilidade de novos adoecimentos (em tese, até quatro) é comprovada; dengue tem maior mortalidade, com casos graves ocorrendo em qualquer faixa etária, com certa predominância em crianças; na infecção pelo vchik os casos fatais são raros e quase sempre nos extremos de idade e/ou com comorbidades. Não há disponibilidade atual de vacina eficaz para as duas viroses, embora um produto vacinal tetravalente contra os sorotipos do dengue esteja pronto para produção industrial e lançamento em breve. Como complicador clínico-epidemiológico, tem-se a possibilidade de infecção simultânea com os dois vírus em um mesmo indivíduo[3-6].

DIAGNÓSTICO CLÍNICO

Considerando a maioria dos casos descritos da febre chikungunya desde sua identificação, pode-se catalogá-la como pertencente à síndrome febril de curta duração, associada a comprometimento articular e *rash* cutâneo. Outra característica marcante é a elevada taxa de adoecimento dos infectados, onde apenas 3% a 28% terão infecção assintomática[8,10,13].

Após um período de incubação intrínseco (entre a picada do inseto vetor até o início da sintomatologia) compreendido entre 3 e 7 dias e extremos de 1 a 12 dias, a doença começa com febre elevada, acima de 38,8°C e poliartralgia, que constituem as mais frequentes queixas. Febre abrupta, contínua ou intermitente, permanece por 2 a 6 dias, desaparecendo em lise. Por vezes, a elevação da temperatura reaparece após 1 a 2 dias afebris; neste caso, assume a forma bifásica, descrita em alguns pacientes.

O comprometimento articular comum é poliarticular, bilateral ou assimétrico. Em geral, as pequenas articulações das mãos e dos pés são as mais envolvidas, seguidas pelos tornozelos e pulsos. Não raro, grandes articulações são igualmente atingidas, como joelho, ombro, quadris e coluna vertebral. Em percentual importante de casos, as artralgias/artrites determinam razoável incapacidade funcional, além de constituir grande incômodo álgico. O exantema, presente em mais de 50% dos pacientes, é pruriginoso ou não, tem aspecto maculopapular e pode ser precedido por eritema (*flush*) na face e no tronco. Seu aparecimento se dá nos primeiros dias de doença e é possível evoluir para petéquias ou desaparecer com áreas de descamação. Outras manifestações observadas pelos doentes incluem mialgias, astenia, conjuntivite, pequenos sangramentos (petéquias, epistaxe e gengivorragia), cefaleia e odinofagia. Na Tabela 36.2 apresenta-se a frequência de manifestações clínicas da fase aguda, compilada de diferentes estudos e segundo diretrizes dos CDC e da OPAS[2,3,7,8,10,13].

TABELA 36.2

Manifestações Clínicas em Pacientes com Febre Chikungunya	
Manifestação Clínica	*% de Pacientes Sintomáticos*
Febre	76-100
- Poliartralgias	71-100
- Cefaleia	17-74
- Mialgias	46-72
- Dor lombar	34-50
- Naúsea	50-69
-Vômitos	4-59
-Exantema	28-77
-Poliartrite	12-32
-Conjuntivite	3-56

Em 2006, na Índia, numa série de 876 pacientes atendidos em hospital, febre alta, abrupta e de curta duração (2 a 6 dias) esteve presente em 100% dos casos, seguida por artralgias/artrites incapacitantes nos joelhos, tornozelos, pulsos, mãos e pés, em 98%[13].

Os recém-nascidos infectados por transmissão materna durante ou pouco antes do parto podem apresentar a febre chikungunya neonatal, manifestada por recusa alimentar, exantemas, petéquias, sinais de artrite. Nos casos com maior gravidade, relata-se encefalopatia, miocardiopatia hipertrófica, disfunção ventricular, pericardite, enterocolite necrotizante e manifestações hemorrágicas, inclusive encefálicas. Esses casos habitualmente têm plaquetopenia e linfopenia[2,3a].

A fase aguda habitualmente dura entre 6 e 12 dias, quando a maioria dos doentes se recupera, quase sempre, sem sequelas. Outro percentual de doentes persiste queixando-se de dores articulares e/ou artrites nas articulações previamente acometidas, com exantema ou prurido generalizado, lesões purpúricas, vesiculares ou bolhosas por semanas. Na medida em que as queixas, principalmente articulares, ultrapassam 3 meses, configura-se a forma crônica da febre chikungunya, cuja evolução pode estender-se por vários meses ou anos. São considerados fatores de risco para a cronificação, idade acima de 45 anos, afetamento articular prévio à infecção pelo vchik e a maior intensidade do comprometimento articular na fase aguda. Fenômenos álgicos com ou sem edema podem estar presentes nas regiões sacroilíaca, lombossacra e cervical. Artropatia destrutiva semelhante à artrite psoriática ou reumatoide também é descrita na fase crônica, juntamente com fadiga, alopecia, bursite, tenossinovite, parestesias, fenômeno de Raynaud, alterações cerebelares e distúrbios do sono[1,2,7-10].

Apesar de a quase totalidade dos pacientes acometidos em vários surtos da doença na África e no sudeste asiático ter tido evolução aguda autolimitada, sem gravidade, pelo menos um relato de epidemia na ilha Reunion, em 2005, mostrou letalidade superior a 10%, decorrente de complicações como hepatite grave, meningoencefalite e pneumonia[7].

Um fator complicador na identificação clínica da febre chikungunya é, indubitavelmente, diferenciá-la da febre dengue (FD), virose presente em quase todos municípios brasileiros. Ainda mais, deve-se considerar a possibilidade dos dois vírus coinfectarem um mesmo indivíduo. Na perspectiva de ajudar na diferenciação entre as duas viroses, a Tabela 36.3 compara a frequência de manifestações clínicas e alguns achados laboratoriais[10].

Outra forma de exteriorização clínica da fchik, conhecida como atípica (Tabela 36.4), está associada a variável nível de gravidade e relatada em grupos de indivíduos com comorbidades, como história prévia de convulsão febril, diabetes, asma brônquica, alcoolismo, insuficiência cardíaca, doenças reumáticas, anemia falciforme, talassemia, hipertensão arterial, obesidade, dentre outros[8,9,13].

TABELA 36.3

Comparação Clínica e Laboratorial entre Dengue e Febre Chicungunya		
Manifestações Clínicas/ Achados Laboratoriais	**Chikungunya**	**Dengue**
Febre igual ou superior a 39º C	+++	++
Mialgias	+	++
Artralgias	+++	+/-
Discrasias sanguíneas	+/-	++
Cefaleia	++	++
Erupção cutânea	++	+
Choque	0	+
Leucopenia	++	+++
Neutropenia	+	+++
Linfopenia	+++	++
Hematócrito elevado	0	++
Trombocitopenia	+	+++
Evolução após fase aguda	Artralgia crônica	Fadiga/depressão

Fonte: Adaptado de Staples et al.[10].
Interpretação – frequência de aparecimento:
+++ = em 70 a 100% dos pacientes.
++ = em 40 a 69% dos pacientes.
+ = em 10 a 39% dos pacientes.
+/- = em menos de 10% dos pacientes.
0 = não observado.

TABELA 36.4

Manifestações Atípicas da Febre Chikungunya	
Sistema/Órgão	**Manifestações**
Nervoso	• Convulsão, meningoencefalite, encefalopatia, Guillain-Barré, síndrome cerebelar, paresias, paralisias
Olho	• Neurite óptica, iridociclite, episclerite, retinite e uveíte
Cardiovascular	• Miocardite, pericardite, insuficiência cardíaca, arritmia e instabilidade hemodinâmica
Pele	• Hiperpigmentação por fotossensibilidade, dermatoses vesicobolhosas, úlceras aftosa-símiles
Rim	• Nefrite, insuficiência renal
Outros	• Discrasia sanguínea, pneumonia, insuficiência respiratória, hepatite, pancreatite, síndrome de secreção inapropriada do hormônio antidiurético, insuficiência adrenal

Fonte: Adaptado de Rajapakse et al.[9]
Idosos podem descompensar doenças preexistentes e vários estudos mostram taxa de letalidade 50 vezes maior do que em pessoas com menos de 45 anos[8,13].

DIAGNÓSTICO LABORATORIAL

• **Inespecífico**: no hemograma, os achados mais comuns são leucopenia, linfopenia/linfocitose, plaquetas habitualmente normais. A eritrossedimentação (VHS) e a proteína C-reativa (PCR) tendem a permanecer elevadas enquanto houver artralgias/artrites. Não é frequente alteração no eritrograma (hemoglobina e hematócrito normais). Atividade aumentada das aminotransferases é relatada em quase 50% dos acometidos[1,2].

• **Específico** (Tabela 36.5): isolamento viral, solicitado durante viremia, em especial nos 3 primeiros dias da fase aguda; após ser coletado, o soro obtido do sangue total é inoculado em cultura especial de células suscetíveis e produzirá efeito citopático característico. A reação em cadeia da polimerase via transcriptase reversa (RT-PCR), utilizada desde o 1º até o 8º dia de doença, é dotada de grande sensibilidade e especificidade. A partir do 4º dia, estendendo-se por poucos meses, a sorologia através da técnica ELISA, pode identificar anticorpos da classe IgM e, do 8º dia em diante, da classe IgG que permanecem por anos, exame sorológico disponível rotineiramente em nosso meio[1,2,8].

TABELA 36.5

Exames Laboratoriais Específicos para o Diagnóstico da Febre Chikungunya		
Dias de Doença	**Prova que Identifica o Vírus**	**Prova para Identificação de Anticorpos**
1-3	Isolamento viral positivo	IgM negativa RT-PCR positiva
4-8	Isolamento viral negativo	IgM positiva RT-PCR positiva
Mais de 8	Isolamento viral negativo	IgM e IgG positivas RT-PCR negativa

Fonte: PAHO/CDC[8].

TRATAMENTO

Como até o momento não há droga antiviral específica contra o vchik, a conduta frente a um caso suspeito ou confirmado é basicamente sintomática e de suporte. Recomenda-se estimular hidratação oral e o emprego de analgésicos, em especial paracetamol e/ou dipirona. As algias rebeldes aos analgésicos comuns podem ser combatidas pelo uso de codeína. Anti-inflamatórios, hormonais ou não, devem ser evitados enquanto houver possibilidade do diagnóstico de dengue, ou prescritos após o 8º dia de manifestações clínicas, posterior ao período crítico de dengue ou da coinfecção dengue + vchik.

O Ministério da Saúde brasileiro tem defendido que, durante a 1ª semana de doença – fase aguda –, os pacientes sejam acompanhados como portadores de dengue e, como tal, orientados a identificar algum sinal de alarme, entre o 3º e 7º dias, premonitório de forma grave de dengue. Gestantes, portadores de comorbidades, idosos e lactentes merecem atenção especial, pelo risco de desenvolverem formas graves/atípicas; os que exibirem sinais de gravidade necessitam de acompanhamento em unidades com leitos de internação. As artralgias/artrites persistentes após a fase aguda (superior a 1 semana), serão manejadas com anti-inflamatórios não hormonais ou corticosteroides, assim como indicação para fisioterapia especializada e/ou exercícios de leve ou moderada intensidade[1,2,8,13].

PROFILAXIA

A infecção pelo vchik possui semelhantes técnicas preventivas da febre dengue, decorrentes de epidemiologia compartilhada. Pela inexistência de vacina específica, o combate aos insetos transmissores, em todos os níveis, constitui a medida profilática mais eficaz, no controle de novos casos e, principalmente, de epidemias. Pelo fato de não representar dificuldade na obtenção de uma vacina eficaz, algumas estão em desenvolvimento, em especial a trabalhada pela Takeda Pharma, com bons resultados preliminares; trata-se de uma vacina viva atenuada com eficácia comprovada em primatas não humanos[8-13].

REFERÊNCIAS BIBLIOGRÁFICAS

1. Brasil, Ministério da Saúde. Preparação e Resposta à Introdução do Vírus Chikungunya no Brasil. Brasília/DF- 2014.
2. Brasil, Ministério da Saúde. Febre de Chikungunya: manejo clínico. Brasília: Ministério da Saúde, 2014. 22 p. Disponível em: http://www.cievs.saude.salvador.ba.gov.br/Documentos/Noticias/Guia-de-Manejo-Clinico-da-Febre-de-Chikungunya.pdf. Acessado em: jan. 2015.
3. Fischer M, Staples JE. Notes from the field: chikungunya virus spreads in the Americas - Caribbean and South America, 2013-2014. MMWR. 2014;63(22):500-501.
3a. Gérardin P et al. Multidisciplinary prospective study of mother-to-child Chikungunya Virus infections on the Island of La Réunion. PLoS Med Mar. 2008;5(3):e60.

4. Hackethal V. Chikungunya Virus concern growing. Medscape Medical New, 2014. Disponível em: www.medscape.com/viewarticle/832145_print. Acessado em: set. 2014.
5. Hamer DH, Chen LH. Chikungunya. Establishing a new home in the Western Hemisphere. Ann Intern Med. 2014;161:827-78.
6. Morrison TE. Reemergence of Chikungunya Virus. J Virol. 2014;88:11644-47.
7. Natesan SK et al. Chikungunya Virus. In: Medscape, 2014. Disponível em: http://emedicine.medscape.com/article/2225687-overview#showall. Acessado em: dez. 2014.
8. PAHO/CDC. Preparedness and Respond for Chikungunya: Introduction in the Americas. Washington, DC. PAHO, 2011. 161 p.
9. Rajapakse S, Rodrigo C, Rajapakse A. Atypical manifestations of chikungunya infection. Trans R Soc Trop Med Hyg. 2010;104:89-96.
10. Staples JE, Breiman RF, Powers AM. Chikungunya fever: an epidemiological review of a re-emerging infectious disease. Clin Infect Dis. 2009;49:942-48.
11. Staples JE, Fischer M. Chikungunya Virus in the Americas-What a vetorborne can do. N Eng J Med. 2014;371:887-89.
12. Wauquier N et al. The acute phase of Chikungunya Virus infection in humans is associated with strong innate immunity and T CD8 cell activation. J Infect Dis. 2011;204:115-23.
13. WHO/Regional office for South-East Asia Region. Guidelines for Prevention and Control of Chikungunya Fever, 2009. 52 p. Disponível em: http://www.wpro.who.int/mvp/topics/ntd/Chikungunya_WHO_SEARO.pdf. Acessado em: jan. 2015.

ZIKA VÍRUS[1-6]

> CID 10 – B33 – Outras doenças por vírus não classificadas em outra parte

Zika vírus é um flavivírus identificado em 1947 na floresta Zika, em Uganda, infectando um macaco *Rhesus* sentinela. A infecção humana por esse vírus, chamada febre zika, é endêmica na Nigéria, Chade, Senegal, Uganda e outros países africanos e, também, em países da Ásia, como Indonésia, Malaia, Índia, Filipinas, Camboja e Tailandia. Nas regiões endêmicas do continente africano, o vírus circula de modo silencioso em primatas não humanos, roedores e vários mamíferos. Cerca de 40% de residentes na Nigéria apresentam anticorpos contra o vírus Zika. Esse agente é transmitido por várias espécies do mosquito *Aedes* e, possivelmente, por relação sexual e transfusão de sangue. Causa doença aguda com manifestações clínicas similares às de dengue e de febre chikungunya, porém com menor intensidade. Ocorre febre moderada, mialgias, cefaleia, conjuntivite, artralgias e, caracteristicamente, exantema maculopapular pruriginoso que afeta todo o corpo, inclusive mãos e pés. A doença tem curso rápido, com recuperação dos sintomas em 3 a 7 dias, mas pode recair em curto prazo. Não provoca hemorragias. Não é causa de morte, mas, raramente, descrevem-se complicações, como síndrome de Guillan-Barré e redução da acuidade auditiva, que são reversíveis. O hemograma em geral não mostra alterações. A doença é diagnosticada por sorologia ou reação em cadeia de polimerase (PCR) no sangue ou urina dos enfermos. Em 2007 ocorreu epidemia da doença na ilha de Yap, na Micronésia e, em 2013, na Polinésia Francesa, atingindo cerca de 28.000 pessoas. Atualmente, junho de 2015, o vírus foi detectado causando doença no Brasil em 34 pacientes, em particular nos estados da Bahia e Rio Grande do Norte, com centenas de pessoas apresentando quadro clínico sugestivo da virose que, até então não tinha sido diagnosticada na América Latina. Suspeita-se que a infecção tenha sido importada por meio de turistas (como ocorreu em países da Europa), talvez, durante a Copa do Mundo de 2014.

Bibliografia consultada

1. European Centre for Disease Prevention and Control (ECDC). Rapid risk assessment: Zika virus infection outbreak, French Polynesia. Stockholm: ECDC, 2014. 12 p. Disponível em: http://ecdc.europa.eu/en/publications/Publications/Zika-virus-French-Polynesia-rapid-risk-assessment.pdf. Acessado em: abr. 2015.
2. Folha de São Paulo. (Natália Cancian). Vírus ´primo` da dengue, zika já tem casos confirmados em oito Estados Publicado em 11/06/2015. Disponível em: http://www1.folha.uol.com.br/cotidiano/2015/06/1640752-virus-primo-da-dengue-zika-ja-tem-casos-confirmados-em-oito-estados-shtml. Acessado em: junho 2015.
3. Haves EB. Zika viurs outside África. Emerg Infect Dis 2009;15:1347-50.
4. Ioos S et al. Current Zika virus epidemiology and recent epidemics. Med Mal Infect. 2014l;44:302-07.
5. Musso D et al. Potential sexual transmission of Zika virus. Emerg Infect Dis. 2015;21:359-61.
6. Zammarchi L et al. . Zika virus infections imported to Italy: clinical, immunological and virological findings, and public health implications. J Clin Virol. 2015;63:32-35.
7. Zanluca C et al. First report of autochthonous transmission of Zika virus in Brazil. Mem Inst O Cruz 2015;110:569-72.

37 Dermatofitoses

■ Antônio Carlos Francesconi do Valle
■ Maria Clara Gutierrez Galhardo

(CID 10 = B35 - Dermatofitose [Infecções causadas por espécies dos gêneros *Epidermophyton*, *Microsporum* e *Trichophyton*]; B35.0 - Tinha da barba e do couro cabeludo [Kérion, Sicose micótica, *Tinea capitis*, Tinha tonsurante]; B35.1 - Tinha das unhas [Dermatofitose da unha, Onicomicose]; B35.2 - Tinha da mão; B35.3 - Tinha dos pés [Pé de atleta]; B35.4 - Tinha do corpo [Tinha da pele glabra]; B35.5 - Tinha imbricada [Tokelau]; B35.6 - *Tinea cruris*; B35.8 - Outras dermatofitoses; B35.9 - Dermatofitose não especificada)

INTRODUÇÃO

As dermatofitoses são infecções da pele, do pelo e das unhas causadas por fungos capazes de invadir o estrato córneo da pele e outros tecidos ceratinizados. As dermatofitoses, também denominadas de tinhas e dermatofíceas, representam a infecção fúngica mais comum do homem, constituindo um problema bastante frequente de consultas ao dermatologista.

Os dermatófitos pertencem aos gêneros *Epidermophyton*, *Microsporum* e *Trichophyton* e são classificados em três grupos, de acordo com seu *habitat* natural e a preferência pelo hospedeiro: geofílicos (saprófitas do solo), antropofílicos (homem) e zoofílicos (animal). Os fungos antropofílicos são a causa mais comum de dermatofitose, e o *T. rubrum* a espécie predominante, ocorrendo de forma endêmica. Os zoofílicos mais frequentemente isolados são *T. mentagrophytes var. mentagrophytes* e *M. canis*, cujos cães e gatos são os principais animais domésticos envolvidos. Os fungos geofílicos são causa infrequente de dermatofitose e geralmente uma única espécie está envolvida, o *M. gypseum*. Existe um tropismo do fungo para as diferentes classes de ceratina, como, por exemplo, o *Microsporum*, que tem predileção por pele e pelo; o *Epidermophyton*, por pelo e unha; e o *Trichophyton*, para pele, pelo e unha.

A transmissão da dermatofitose é feita principalmente por intermédio da via indireta com fômites contendo pelos e escamas de epitélio parasitados e/ou do contato direto do homem com a fonte infectante (animal, solo e homem). Condições locais, tais como trauma, umidade excessiva ou roupas oclusivas constituem fatores de risco para o desenvolvimento da micose. Nas infecções por fungos antropofílicos existe transmissão inter-humana, sendo raro este evento nas infecções zoofílicas, pois o agente perde a virulência nesta passagem. A prevalência das dermatofitoses é maior nas zonas tropicais e subtropicais, em regiões de clima quente e úmido. Muitos dermatófitos são cosmopolitas e outros têm distribuição limitada. De acordo com a faixa etária, o mesmo agente pode produzir quadros clínicos distintos. A *tinea capitis* é rara no adolescente e no adulto devido em razão da ação fungistática dos ácidos graxos produzidos localmente na puberdade. Por outro lado, a *tinea pedis* afeta principalmente adolescentes e adultos, sendo rara na infância. A imunidade celular é importante para a cura da dermatofitose, e pacientes com infecção crônica pelo *T. rubrum* e *T. concentricum* parecem ter um defeito específico de imunidade de células T [5,6,8,9,11,12,14].

DIAGNÓSTICO CLÍNICO

As dermatofitoses ou tinhas apresentam variantes clínicas que são denominadas conforme a topografia de acometimento e geralmente estão associadas ao prurido. A dermatofitose das unhas, a onicomicose, será discutida no Capítulo 126.

Tinha do Pé

É causada por fungos antropofílicos, destacando-se como os principais *T. rubrum* e *T. mentagrophytes* e, mais raramente, *E. floccosum*. Esta forma de apresentação é bastante contagiosa, usualmente transmitida através de toalhas, pisos de banheiro de hotéis, clubes etc. Os locais mais frequentes da *tinea pedis* são nos espaços interdigitais e nas solas dos pés. Na forma interpododáctila, descamação, eritema e maceração (pé de atleta) ocorrem de forma crônica e é a infecção fúngica mais comum. A infecção plantar pode ocorrer isolada ou associada à lesão interpododáctila ou à de unha, com lesões descamativas, ceratósicas, com fissura. Quando as lesões estendem-se lateralmente no pé, é denominada de tinha do mocassim. Outra variante da *tinea pedis* pode se manifestar de forma mais inflamatória, com vesículas e pústulas em regiões interpododáctila e plantar relacionada à infecção por *T. mentagrophytes var. interdigitale*[8,12,14]. A síndrome dos dois pés e uma mão envolve a infecção dermatofítica em ambos os pés com tinha da mão direita ou esquerda. A infecção das unhas dos pés ou das mãos pode ser também observada. O principal agente é o *T. rubrum*.

Tinha da Região Inguinocrural (*Tinea cruris*)

Ocorre mais em homens, adultos e geralmente é causada pelos mesmos agentes da tinha do pé, assim como a sua forma de transmissão é semelhante, inclusive podendo estar clinicamente associadas. As lesões são eritematosas com bordas elevadas, papulosas ou pustulosas, com tendência à cura central. As lesões além da região inguinocrural e pubiana podem progredir para nádegas e abdome[6,8,12,14].

Tinha da Pele Glabra (*Tinea corporis*)

Incluem lesões em tronco e membros excluindo as outras aqui mencionadas Ocorrem tanto em crianças como adultos. Os agentes mais isolados são fungos antropofílicos (*T. rubrum, T. mentagrophytes, E. flocossum*), zoofíilicos (*M. canis*) e geofílicos (*M. gypseum*). As lesões são anulares, de crescimento centrífugo, com tendência à cura central e limitadas por bordos ertitematovesicocrostosos. Por vezes, a tinha se manifesta como placa extensa, escamocrostosas acinzentadas ou eritematosas e infiltradas, sempre com bordos infiltrados eritematocrostosos. As lesões podem ser únicas ou múltiplas. A tinha da mão – *tinea manus* – poderá exibir apresentações morfológicas distintas de acordo com a sua localização. Enquanto a localizada na face dorsal da mão tem as mesmas características da *tinea corporis,* a da face palmar poderá ser de aspecto seco, difuso e queratósico, semelhante à infecção plantar. A tinha palmar frequentemente vem associada à infecção plantar. O padrão usual é acometimento de um pé e ambas as mãos ou de ambos os pés e uma mão. A tinha da orelha – *tinea auris* – ocorre mais em crianças, rara em adultos, atinge a orelha externa e, eventualmente, o conduto auditivo. São placas ligeiramente eritematodescamativas. O agente mais implicado é o *T. canis*.

A *tinea corporis gladiatorum* é descrita entre lutadores, sendo o *T. tonsurans* o principal agente. O *T. tonsurans* já foi isolado do tapume do local de lutas, mas essa não é a principal forma de transmissão. O contato estreito, o trauma e as condições de umidade parecem ser os responsáveis[6,8,11,12,14].

Tinha da Barba e da Face

Os agentes mais comuns são *T. rubrum* e *T. mentagrophytes*. As lesões são adquiridas através de uma fonte exógena ou por autoinoculação de uma tinha preexistente em outro local do corpo. Na área coberta da barba e do bigode, muitas vezes são lesões de foliculite ou placa de quérion, com perda do pelo. Lesões menos inflamatórias podem ocorrer. As tinhas da face são às vezes de difícil diagnóstico pela ausência de descamação e de bordos nessas lesões[8,12,14].

Tinha do Couro Cabeludo (*Tinea capitis*)

Afeta principalmente crianças, de ambos os sexos, sendo rara no adulto. A classificação das tinhas de couro cabeludo é baseada no local em que há invasão do pelo em endotrix (dentro) e ectotrix (fora). Os agentes mais envolvidos são *M. canis* e *T. tonsurans*. A apresentação clínica típica é a placa de tonsura que corresponde a áreas descamativas com perda de cabelo e a sua fratura; pode manifestar-se por lesão única (por *M. canis*) ou múltiplas lesões (*T. tonsurans*) (Figura 37.1). Pode ocorrer descamação difusa ou focal. Em algumas infecções ectotrix predominam lesões inflamatórias caracterizadas por placas vermelhas elevadas e pustulosas, que drenam pus, denominada de quérion. Outra variante inflamatória desencadeada pelo *T. schoenleinii*, e rara hoje, é caracterizada pela formação de crostas ou *escutulum*, é chamada de tinha favosa. Ambas as formas inflamatórias podem resultar em placas de alopecia cicatricial[4,6,8,12,14].

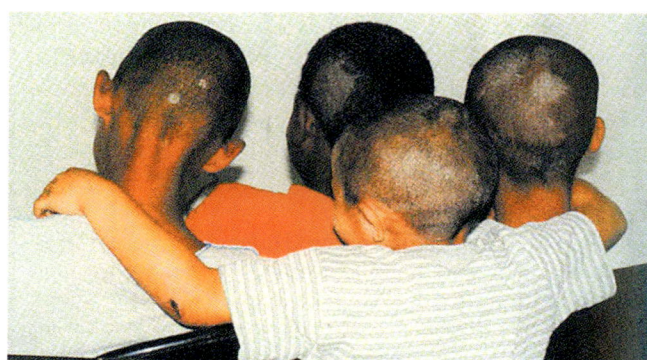

FIGURA 37.1 – Dermatofitose. Tinha tricofítica do couro cabeludo em crianças. (Foto cedida por Antônio Carlos Francesconi do Valle e Maria Clara Gutierrez Galhardo.)

SITUAÇÕES ESPECIAIS NAS TINHAS

Tinha *imbricata* (Chimberê)

Assim denominada pelo aspecto característico das lesões, incide em determinados grupos indígenas da América Central, do Pacífico e do Norte do Brasil. Está relacionadacom uma alteração de imunidade de caráter autossômico recessivo ao *T. concentricum*. Manifesta-se por lesões crônicas, escamosas e imbricadas, atingindo grandes áreas corpóreas e formando desenhos bizarros que servem de adornos aos aborígenes[12,14].

Tinha Granulomatosa

A invasão folicular pelo dermatófito pode levar ao desenvolvimento de lesões com formação de granuloma em derme. Os locais preferenciais são no couro cabeludo com formações de nódulos e tendência a fístulas; e em membros inferiores de mulheres com o hábito de raspar os pelos, com formação de nódulos e ulcerações[12].

Tinha Incógnito (Tinha Modificada por Corticoides)

O uso de corticoide tópico ou sistêmico podem modificar a lesão da dermatofitose com atenuação das bordas, descamação praticamente ausente e o eritema reduzido a poucos nódulos[12].

Dermatofitose Invasiva (Dermatofitose Profunda)

Ocorre disseminação da infecção em indivíduos imunocomprometidos. Na pele pode manifestar-se ou não com a lesão inicial de dermatofitose, associada a pústulas, nódulos com envolvimento de múltiplos órgãos[11].

Dermatofítides e Outras Reações de Hipersensibilidade

Também denominadas de "reação de ide" ou mícide são lesões cutâneas não infecciosas desencadeadas por um foco à distância de infecção por dermatófito. Esses pacientes apresentam uma forte resposta de hipersensibilidade do tipo retardada à injeção intradérmica de tricofitina e o mecanismo imunológico é aventado na patogênese dessas lesões. Os quadros são agudos ou subagudos, com tendência à simetria. Na *tinea pedis*, as lesões mais comuns de "ide" são de eczema vesiculoso ou tipo pomfolix em região lateral de dedos das mãos. Na *tinea capitis*, lesões de ide podem ocorrer em dorso. Erupções liquenoides, psoriasiformes, eritema nodoso, eritema anular e eritema multiforme foram associadas à dermatofitose[6,8,12,14].

DIAGNÓSTICO DIFERENCIAL[6,8,11,12,14]

De uma forma geral, as tinhas, independente da sua localização, por serem lesões eritematosas papulosas e escamosas, fazem diagnóstico diferencial principalmente com o eczema seborreico e a psoríase.

Na *tinea pedis* intertriginosa por dermatófito o diagnóstico diferencial deve se fazer com infecções bacterianas e por outros fungos não dermatófitos que muitas vezes podem estar associadas. Na tinha do pé, a queratólise plantar sulcada pode assemelhar-se muito e surgir nas mesmas condições de hiper-hidrose e umidade. Diversas bactérias podem provocá-la como *Dermatophilus congolensis Streptomyces sp.* e *Coryneobacterium sp.*

Na tinha inguinocrural, a candidíase é o principal diagnóstico diferencial. As lesões de candidíase são muito semelhantes morfologicamente; entretanto, são unilaterais, e apresentam em seu bordo externo lesões satélites. O eritrasma apresenta-se como uma placa de coloração amarronzada descamativa e sem bordo sendo o agente isolado o *Corynebacterium minutissimo.*

Na variante inflamatória de quérion celso, o diagnóstico diferencial se fará com condições bacterianas.

Na tinha da pele glabra, os eczemas de uma forma geral.

Na tinha da face, as lesões periorificiais lembram o lúpus eritematoso.

O diagnóstico diferencial da tinha das unhas será abordado no Capítulo 122.

DIAGNÓSTICO EPIDEMIOLÓGICO[6,8]

De acordo com a origem da infecção, humana, animal ou proveniente do solo, poderá buscar a sua fonte. Nas infecções antropofílicas, em particular no caso da *tinea capitis*, como ocorre infecção inter-humana, investigar além da fonte de infecção, possíveis contatos, pois pode ocorrer disseminação da micose e surtos em locais fechados como no intradomicílio, escolas e em creches. Nas infecções zoofílicas, investigar animais domésticos, principalmente cães e gatos. Embora pouco frequente, portadores subclínicos e assintomáticos (ausência de lesão associada a cultivo positivo) podem existir como fonte de infecção das dermatofitoses.

DIAGNÓSTICO LABORATORIAL[6,8,9,14]

A identificação do dermatófito a partir de espécimes da pele é um procedimento simples que deve ser realizado.

Específico

a. *Exame micológico direto* – o exame direto pode ser realizado a partir de pelos de tinha do couro cabeludo, ou escamas das outras variantes de tinha. O material é clarificado com KOH e hifas hialinas septadas e ramificadas serão demonstradas. No cabelo pode-se evidenciar a relação de parasitismo em ectotrix e endotrix.

b. *Cultura* – o crescimento em cultivo se faz em 2 semanas, utilizando o meio de Sabouraud acrescido de ciclo-hexemida e antibiótico. Os dermatófitos serão identificados a partir dos aspectos macro e microscópicos das colônias obtidas em cultivo.

c. *Histopatologia* – geralmente as lesões de dermatofitose são bastante típicas e o diagnóstico se faz através do exame das escamas de pele ou do exame do cabelo. Entretanto, lesões atípicas, *tinea ignotico* e, algumas vezes, tinha em pacientes imunossuprimidos podem resultar em biópsia cutânea. É importante nessas situações solicitar coloração especial para fungo (prata ou Grocott), que permite a visualização do fungo em tecido, assim como o cultivo do fragmento em Sabouraud.

Inespecífico

a. *Lâmpada de Wood* – o pelo infectado por determinados dermatófitos produzem uma fluorescência característica ao ser submetido à lâmpada de Wood, sendo útil no diagnóstico e no acompanhamento de tratamento da *tinea capitis* e na avaliação de contatos. Nas infecções por *M. canis* o exame revela fluorescência esverdeada e, por *T. schoenleinii*, amarelada. Outras espécies de *Trichophyton* não apresentam fluorescência à luz de Wood.

TRATAMENTO[2,4,6,10,13,14]

Nas dermatofitoses, sempre que possível, deve-se empregar a terapia tópica. Entretanto, nas tinhas localizadas em couro cabeludo, com lesões disseminadas, nas infecções crônicas e recorrentes e na ausência de resposta aos tratamentos tópicos deve ser instituída a terapia sistêmica. Pacientes imunossuprimidos também podem necessitar de uma terapia sistêmica.

Tratamento Tópico

Os antifúngicos tópicos disponíveis no mercado estão sob a forma de cremes, soluções, loções, pomadas, pós e esmaltes que serão escolhidos de acordo com o tipo de lesão e local. A medicação, conforme a substância, deve ser aplicada de uma a até três vezes ao dia e por um mínimo de 3 semanas. O principal efeito adverso relatado nos antifúngicos tópicos é dermatite de contato por irritante primária.

Derivados azólicos, derivado alilamina (terbinafina), ciclopiroxolamina e amorolfina estão disponíveis sob forma tópica. Os derivados azólicos tópicos mais empregados são: clotrimazol, econazol, cetoconazol, miconazol, tioconazol, oxiconazol, isoconazol, bifonazol, cetoconazol e fenticonazol.

Tratamento Sistêmico

Os antifúngicos sistêmicos disponíveis para uso oral são a griseofulvina, o cetoconazol, o itraconazol, o fluconazol e a terbinafina. O derivado imidazólico (cetoconazol) vem sendo substituído pelos derivados triazólicos (itraconazol e fluconazol) por serem mais efetivos contra dermatófitos, exigirem menor tempo de tratamento e apresentarem menos efeitos colaterais. Atualmente, o cetoconazol oral não é mais utilizado na Europa e nos EUA. Somente o fluconazol está disponível sob forma de xarope no Brasil.

No caso de se optar pela medicação sistêmica, deve-se sempre avaliar antes da prescrição efeitos colaterais e interações medicamentosas, pois os derivados azólicos interferem com o citocromo P450. A griseofulvina, o cetoconazol e o itraconazol necessitam de alimentos para a sua absorção. De uma forma geral, os antifúngicos são bem tolerados e os distúrbios gastrintestinais são os efeitos colaterais mais associados a essas substâncias no tratamento das dermatofitoses.

Itraconazol 100 mg/dia e terbinafina 250 mg/dia, por 2 semanas, poderão ser utilizados com sucesso no tratamento de *tinea corporis, tinea cruris* e *tinea pedis interdigitale; tinea pedis* plantar poderá necessitar de, no mínimo, 4 semanas de terapia com essas drogas. Esquemas com fluconazol 150 mg/semana por 4 semanas poderão também ser utilizados.

Na *tinea capitis*, a griseofulvina continua sendo ainda a droga de escolha, utilizada na dose de 10 a 25 mg/kg de peso em dose única/dia, por um período de 6 a 8 semanas. Entretanto, o aparecimento de resistência motivou a busca de novos esquemas terapêuticos. O itraconazol (5 mg/kg/dia ou até 100 mg/dia), o fluconazol (6 mg/kg/dia) e a terbinafina (menos de 20 kg, 62,5 mg; 20 a 40 kg, 125 mg; acima de 40 kg, 250 mg/dia) têm sido testados com bons resultados em crianças a partir de 6 meses de vida e por 2 semanas. Pode-se repetir o esquema por mais 1 semana na 4ª semana após o início do tratamento, caso persistam sinais clínicos. Infecções por *M. canis*, por seu parasitismo ectotrix, às vezes são mais difíceis de erradicar, sendo necessárias 4 semanas no total de tratamento.

Tratamento Adjuvante

Agentes ceratolíticos podem constituir tratamento adjuvante, principalmente nas áreas hiperceratósicas como palmas e plantas. Compostos à base de ácido salicílico a 5% a 10% em vaselina sólida ou associado à ureia a 10% a 20% em creme podem ser empregados.

Na *Tinea capitis*, o uso de xampu à base de cetoconazol a 2%, sulfeto de selênio e ácido salicílico podem diminuir o número de esporos infectantes, ajudando o clareamento da infecção e, consequentemente, a sua transmissão.

Controle de Tratamento

O controle de tratamento se verificará através da regressão da lesão e o desaparecimento dos sintomas. Ao término do tratamento, se ainda existirem lesões, solicitar exame micológico de controle. Se persistir o agente, avaliar possíveis fatores que possam estar relacionados com a ausência de resposta. Avaliar adesão ao tratamento e possível interação medicamentosa que possa estar interferindo nos níveis plasmáticos terapêuticos (no caso do cetoconazol, itraconazol e griseofulvina). Um fator a ser questionado é a resistência fúngica à droga utilizada. Entretanto, tanto a dosagem plasmática como os testes de sensibilidade aos antifúngicos não estão acessíveis na prática laboratorial no nosso meio.

PROFILAXIA[1,3,6,8,12]

No caso das tinhas zoofílicas, examinar e tratar os animais domésticos doentes. Nas infecções antropofílicas, em que ocorre a disseminação inter-humana, a identificação e o tratamento da fonte e dos contatos é importante, pois poderá evitar, no caso da *tinea capitis*, surtos nas escolas e no intradomicílio. Antigamente, recomendava-se que a criança em tratamento de *tinea capitis* não frequentasse a escola até a repilação das áreas tonsurantes. Entretanto, essa medida não é mais recomendada pela Academia Americana de Pediatria uma vez que se tenha iniciado o tratamento. Deve-se fazer a lavagem adequada dos possíveis objetos que possam constituir reservatórios do fungo como chapéus, bonés, escovas, travesseiros, brinquedos, toalhas, pois o fungo pode sobreviver no meio ambiente por um longo período. Deve-se orientar de uma forma geral ao paciente para evitar condições de umidade como roupas molhadas e secar bem os pés. A troca de meias diariamente e o uso de sandálias ao tomar banho em banheiro de locais públicos podem ser medidas úteis. Utensílios como pentes, escovas, além de bonés, chapéus e toalhas, devem ser individuais.

Na *tinea corporis gladiatorum*, deve-se evitar compartilhar capacetes, promover lavagem e desinfecção dos tapumes e exame dermatológico de rotina naqueles que praticam luta.

REFERÊNCIAS BIBLIOGRÁFICAS

1. Adams BB. *Tinea corporis gladiatorum*. J Am Acad Dermatol. 2002;47:286-90.
2. Bennett ML et al. Oral griseofulvin remains the treatment of choice for *tinea capitis* in children. Pediatr Dermatol 2000;17:304-09
3. Bergson CL, Fernandes NC. *Tinea capitis*: study of asymptomatic carriers and sick adolescents, adults and elderly who live with children with the disease. Rev Inst Med Trop Sao Paulo. 2001;43:87-91.
4. Elewski BE. *Tinea capitis*: a current perspective. J Am Acad Dermatol. 2000;42:1-20;quiz 21-24.
5. Fernandes NC, Akiti T, Barreiros MG. Dermatophytoses in children: study of 137 cases. Rev Inst Med Trop São Paulo. 2001;43:83-85.
6. Fernandes NC. Micoses superficiais. In: Schechter M, Marangoni DV (ed). Doenças infecciosas: Conduta diagnóstica e terapêutica. 2ª ed. Rio de Janeiro: Guanabara-Koogan; 1998. p. 238.
7. Filho ST et al. Efficacy, safety and tolerability of terbinafine for tinea *capitis* in children: Brazilian multicentric study with daily oral tablets for 1,2 and 4 weeks. J Eur Acad Dermatol Venereol. 1998;11:141-46.
8. Kwon-Chung K, Bennet J. Piedra branca. In: Kwon-Chung K., Bennet J. (ed). Medical Mycology. Philadelphia: Lea & Febiger; 1992. p. 105.
9. Lacaz CS, Porto E, Martins JEC. Micoses superficiais. In: Lacaz CS, Porto E, Martins JEC (ed). Micologia Médica. 8ª ed. São Paulo: Sarvier; 1991. p. 109.
10. Rand S. Overview: The treatment of dermatophytosis. J Am Acad Dermatol. 2000;43(5 Suppl):S104-12.
11. Rinaldi MG. Dermatophytosis: epidemiological and microbiological update. J Am Acad Dermatol. 2000;43(5 Suppl):S120-124.
12. Smith EB. The treatment of dermatophytosis: safety considerations. J Am Acad Dermatol. 2000; 43(5 Suppl):S113-119.
13. Schechtman RC, Azulay DR, Azulay RD. Micoses superficiais. In: Azulay RB, Azulay (Ed). Dermatologia. 3ª ed. Rio de Janeiro: Guanabara-Koogan; 2006. p. 362.
14. Zaitz C. Micoses superficiais. In: Talhari S, Neves RG (Ed). Dermatologia Tropical. São Paulo: MEDSI; 1995. p. 117.

38 Dermatozoonoses (Ectoparasitoses)

- Hadmila Rodrigues Melo
- Igor Thiago Queiroz

INTRODUÇÃO

Denomina-se infestação o parasitismo externo ao corpo de um hospedeiro, isto é, o ectoparasitismo. Por extensão, o termo infestação também significa a presença de um animal daninho à saúde no meio ambiente. Por exemplo, uma casa está infestada de baratas ou um local está infestado de ratos. Conquanto o ectoparasitismo possa ser exercido por inúmeros seres vivos causando algum tipo de malefício direto (erupção e prurido por picada de mosquitos, pulgas, triatomíneos, moscas e outros insetos; hematofagismo por sanguessugas; micoses de pelos; erupção e prurido por carrapatos), ou transmitindo algum agente infeccioso, o termo infestação habitualmente é empregado para significar as alterações da pele causadas por parasitas próprios do homem, constituindo as dermatozoonoses, estudadas neste capítulo.

Os ectoparasitas são animais – na maioria artrópodes – capazes de parasitar a pele humana e seus apêndices (como couro cabeludo, glândulas sebáceas, nariz, orelhas e órbitas), podendo infestar o homem acidentalmente (quando se alimentam preferencialmente de hospedeiros não humanos) ou obrigatoriamente para completar seu ciclo de vida. Atingem ao homem diretamente ao escavar, habitar, alimentar-se ou reproduzir-se na pele humana. São doenças comuns em áreas indígenas de climas tropicais, mas também ocorrem em viajantes que se hospedam em hotéis com limpeza precária, ou em surtos em crianças em escolas e creches, ou em habitantes de locais sem higiene. Fator importante é a crescente resistência dos ectoparasitas aos tratamentos propostos classicamente e aos inseticidas mais seguros usados na humanidade. Nesse capítulo, abriremos espaço para discussão dos ectoparasitas mais comuns, entre eles: *Sarcoptes scabiei*, *Dermatobia hominis* ou *Chrysomyia bezziana*, *Pediculus humanus*, *Phtirus pubis* e *Tunga penetrans*.

TUNGÍASE

(CID 10 = B 88.1 – Tungíase)

INTRODUÇÃO[14,21,28]

Tungíase é a denominação dada à infestação da pele por pulgas, mais precisamente pela fêmea fecundada da *Tunga penetrans*, também conhecida popularmente como "bicho-de-pé", "bicho-de-porco", "pulga de areia", "íngua". São encontradas em solos arenosos, secos, próximos a chiqueiros, montes de esterco e no peridomicílio. Foi inicialmente descrita na América Tropical em 1626 e, posteriormente, na África, permanecendo nas regiões subtropicais e tropicais da América, da Índia e da África.

Recorde-se que diferentes gêneros de pulgas, em sua fase adulta, são ectoparasitos hematófagos de aves e mamíferos e, embora cada espécie tenha um hospedeiro próprio, pode ocorrer o parasitismo de outro animal, na ausência do preferido. Esse parasitismo externo por pulgas pode causar dermatites de natureza alérgica ou irritativa ou transmitir agentes infecciosos causadores de doença no homem. Assim, a infestação por *Pulex irritans*, a pulga do homem, causa prurido e dermatite; *Ctenocephalides felis* e *C. canis*, pulgas de gatos e cães, eventualmente picam o homem, causando prurido e irritação da pele; *Xenopsylla cheopis*, a pulga do rato doméstico, é o principal transmissor da peste entre roedores, podendo transmitir essa infecção ao homem.

A espécie *Tunga penetrans* pertence à ordem Siphonaptera que compreende insetos de ambos os sexos, onde a fêmea é hematófaga. É a menor das pulgas, atingindo em média 1 mm; apresenta fronte em ponta aguda, que favorece a penetração na pele dos hospedeiros. Parasita vários animais, entre eles, homem, cães, gatos, mas preferencialmente os suínos. A nutrição é exclusivamente feita com sangue e/ou matéria orgânica, sem os quais morre em 1 a 2 semanas.

A fêmea, após a cópula, penetra nos tecidos para nutrir-se de líquido tissular e sangue. Na infestação humana, penetra em geral nas extremidades: planta dos pés, calcanhares e regiões interdigitais, onde permanece com a cabeça e o corpo mergulhados no tecido, apenas com a extremidade posterior externa para manter a respiração. Denomina-se "favo de mel" o acúmulo de vários parasitas num mesmo local, como no calcanhar. As fêmeas grávidas podem aumentar em até 2.000 vezes o seu tamanho, quando estão repletas de ovos no interior das lesões, o que é denominada neossoma. Em torno de 15 dias os ovos são expelidos, depositando-se no solo, onde se desenvolvem. Após a postura, a fêmea morre, perde a adesão ao tecido e é expulsa do hospedeiro, deixando uma abertura que pode ser a porta de entrada para infecções secundárias.

DIAGNÓSTICO CLÍNICO E LABORATORIAL[3,21,24,28,31]

A tungíase é encontrada nas pessoas com hábito de andar sem calçados, principalmente oriundos da zona rural. Não há relação com idade, sexo ou raça. Clinicamente, a infestação provoca intenso prurido na planta dos pés, calcanhares, espaços interdigitais e ao redor das unhas, decorrente da penetração do inseto. Com a produção dos ovos, a distensão do abdome e a reação inflamatória, o paciente passa a referir dor, que, em alguns casos, dificulta a deambulação. Esses sintomas variam de intensidade conforme a quantidade de parasitas que levará ou não a uma resposta inflamatória exacerbada.

Infecções cutâneas secundárias, tétano, micoses e gangrena gasosa podem ser complicações das infestações. Em certos casos, é observada a autoamputação dos dedos aparentemente causada pela reação inflamatória aumentada.

A confirmação do diagnóstico é obtida através da abertura da lesão e da visualização do parasita.

TRATAMENTO E PROFILAXIA[14,21,24,28,36]

O tratamento é feito pela retirada da *Tunga penetrans* com material estéril, além de uso de antissépticos e antibióticos se houver infecção secundária. A remoção manual do parasito deve ser realizada da seguinte forma: desinfecção com álcool, PVPI ou clorexidine; dilaceração da pele com agulha previamente esterilizada ao redor da tumoração; retirada da *Tunga* com o polegar e indicador em pinça, nunca usando esta para não dilacerar o parasito e liberar ovos. Colocar pulgas retiradas em álcool ou fogo para matar os ovos. Em seguida, limpeza local com solução antisséptica.

As infestações maciças são tratadas de forma sistêmica, com o uso de tiabendazol 25 mg/kg/dia dividido ou não em duas tomadas, durante 3 a 5 dias. A ivermectina (comp. 6 mg) na dose única de 300 µg/kg também oferece bons resultados nas hiperinfestações. Pode ser necessária a repetição 10 dias após. Deverá ser pesquisado o estado vacinal do paciente.

A profilaxia está relacionada com a melhora das condições sanitárias, o uso de calçados e trabalhar com luvas ao lidar com esterco animal. Tratar os animais domésticos com inseticidas próprios para uso veterinário, como piretrina a 10% ou malation 1%-4%. Cimentação do solo das habitações.

ESCABIOSE

(CID 10 = B 86 - Escabiose [sarna])

INTRODUÇÃO[1,2,11,16,18,29,33]

A escabiose humana, mais comumente conhecida como sarna, é uma dermatose de característica pruriginosa cujo agente etiológico é o ácaro *Sarcoptes scabiei,* variedade *hominis*. Esta ectoparasitose é amplamente distribuída por todo o mundo, sem relação com raça, idade e sexo e caracteriza-se pela sua alta contagiosidade.

O *Sarcoptes scabiei*, um ácaro da família Sarcoptidae, pequeno e de coloração esbranquiçada. O corpo é mole, ovoide e estriado, as fêmeas são maiores que os machos, atingindo até 0,5 mm. Os parasitas após a cópula, mais precisamente a fêmea fecundada, escava galerias nas camadas profundas da epiderme, principalmente à noite, para a oviposição, que dura de 4 a 7 semanas. Os machos depois da cópula morrem. Dessa maneira, a fêmea, através de sua escavação e seus produtos (ovos e excretas), produz diretamente as lesões. O ciclo completo de ovo ao parasita adulto dura de 11 a 17 dias. Estudos mostram que as fases larvária e de ninfa acontecem fora das galerias, sob as escamas.

Além da ação mecânica da fêmea, os sintomas dependem da imunidade individual, que é predominantemente celular. No entanto, no início da infestação, o aumento sérico de IgE prolonga-se nos casos de imunodepressão e nas formas graves, como a sarna norueguesa.

O contágio é feito por contato direto e prolongado com indivíduos infestados, o que torna a infestação facilmente detectada em pessoas de uma mesma família. As relações sexuais e contato com fômites contaminados favorecem o contágio. Os animais podem contaminar pessoas, mas essa infestação será autolimitada pela especificidade das subespécies.

A doença tem relação com grandes conglomerados humanos comuns nas comunidades mais pobres das cidades, principalmente dos países em desenvolvimento, onde a falta ou escassez de condições higiênico-sanitárias predispõe sua disseminação.

A história de casos intradomiciliares é característica e comum em razão de sua alta contagiosidade.

Atualmente, a escabiose tem ganhado uma maior relevância apor causa de sua presença em indivíduos imunocomprometidos, moradores de abrigos e/ou asilos, moradores de rua, entre outros.

DIAGNÓSTICO CLÍNICO E LABORATORIAL[1,2,5,11,16-18,29,31-33,39]

O período de incubação varia entre 5 e 15 dias, e o prurido é o principal sintoma, iniciando 2 a 6 semanas após a exposição ao ácaro. É mais intenso à noite, decorrente do hábito noturno do parasita e do aumento da temperatura corpórea. Mesmo depois do tratamento, o indivíduo pode queixar-se de prurido, devido à resposta imune celular de hipersensibilidade tardia. Nos casos de reinfestação, reaparece de forma súbita e intensa.

Quanto à lesão cutânea, o túnel escabiótico aparece como pequena mancha irregular ou em forma de S, medindo de 3 a 8 mm. As lesões são encontradas principalmente nas pregas interdigitais das mãos e dos pés, na face anterior do punho, na prega cubital, nas pregas axilares anteriores, na cintura, nas áreas perianais e periumbilicais e nádegas. É muito típica a lesão na região ao redor dos mamilos nas mulheres e nos genitais externos nos homens. Em lactentes, idosos e imunocomprometidos, as lesões podem ser encontradas no couro cabeludo, no pescoço, nas orelhas e na região palmoplantar. Micropápulas são frequentemente encontradas, encimadas por crostículas, com diâmetro de 3 a 4 mm, causando escoriação provocada pelo prurido, ou seja, pelo ato de coçar os locais dos túneis.

A sarna norueguesa ou crostosa é produzida pelo mesmo ácaro da escabiose. Apresenta-se mais grave e agressiva em pacientes imunocomprometidos, debilitados ou desnutridos. Sem a resposta imune desejada, o ácaro multiplica-se rapidamente e por todo o corpo, levando a pele a ter uma aparência seca e crostosa. As crostas são extremamente contaminadas, contendo milhares de ácaros, sendo ainda mais contagiosas que a escabiose comum. O prurido pode estar ausente pela deficiente resposta imune. Pacientes em uso de corticoterapia prolongada ou em altas doses, transplantados, infectados por HTLV I-II ou com aids ou com neoplasias hematológicas, bem como os com desnutrição grave e síndrome de Down são mais suscetíveis. Na sarna norueguesa, as lesões situam-se geralmente em eminências ósseas, face, unha, cabeça, orelha, pescoço, regiões palmoplantar, podendo mimetizar eczema ou psoríase.

As principais complicações são as infecções bacterianas secundárias, tendo grande importância o estreptococo beta-hemolítico, que pode causar glomerulonefrite aguda.

O diagnóstico baseia-se na sintomatologia, na epidemiologia e no encontro das lesões cutâneas na topografia dos locais vistos. Na escabiose clássica, o sinal patognomônico é a presença de escavações tunelizadas de 5 a 10 mm (lineares ou serpiginosas), com bolinhos fecais no seu interior e que terminam em pápulas, nas quais se encontram escondidas as fêmeas ovopositoras. A raspagem das lesões em lâmina montada ao microscópio pode demonstrar o ácaro e seus produtos. A biópsia superficial da lesão ou a curetagem dérmica também podem ser utilizadas para a visualização do parasita.

Cerca de 60% dos casos diagnosticados clinicamente são confirmados laboratorialmente.

TRATAMENTO E PROFILAXIA[5,6,11,16-18,29,32,33,36-38]

O tratamento consiste na erradicação do ácaro no homem e do ambiente. As vestimentas e as roupas de banho e cama devem ser trocadas diariamente e lavadas normalmente, secando ao sol e passadas com temperatura elevada. As roupas que não podem ser lavadas devem ser guardadas em sacos plásticos, em média, por 7 dias, tempo suficiente para a morte do ácaro.

Outro fator de extrema importância é o tratamento de todos no domicílio, até os indivíduos assintomáticos.

A droga de eleição é a permetrina, piretroide sintético, que provoca a paralisia e a morte do parasita. Apresenta alta eficácia e bom perfil de segurança. A absorção sistêmica é lenta e inferior a 2% da dose aplicada na pele. É excretada em forma quase completa por urina, suor e sebo em poucas horas. Tem boa tolerância local, com apenas 3% dos pacientes referindo prurido ou "queimação" minutos após a aplicação. Uma única aplicação de permetrina a 5% durante 8 a 12 h apresenta uma eficácia entre 90% e 98%. Devem-se dar preferência às formulações não alcoólicas (loção ou creme a 5%). A aplicação deve ser feita em todo o corpo, exceto mucosas, antes de dormir, retirando-se o medicamento na manhã seguinte através do banho; recomenda-se nova aplicação 1 semana após a primeira aplicação, para a eliminação definitiva de possíveis ácaros restantes. Essa droga é classificada pela *Food and Drug Administration* (FDA) na categoria B, em gestantes; devendo ser feita uma avaliação do risco/benefício para seu uso, pois não se dispõe de dados em seres humanos sobre efeitos teratogênicos e também na excreção do mesmo no leite materno. Em crianças na faixa etária de 2 a 5 anos, o uso é seguro e de escolha.

O monossulfiram a 25% está em desuso, especialmente em crianças pelo potencial irritativo; da mesma forma, o benzoato de benzila, que pode produzir ardência intensa e é menos efetivo que a permetrina.

O enxofre em pasta d'água a 5%-10% aplicado durante 3 noites consecutivas, reaplicando após 1 semana, é o tratamento de escolha em lactentes, gestantes e nutrizes.

A ivermectina, usada comumente na oncocercose, tem sido utilizada como antiparasitário de amplo espectro. A dose oral de 200 µg/kg, dose única, cura a maioria dos casos de escabiose comum. É contraindicada em crianças menores de 5 anos. Os pacientes tratados relatam diminuição do prurido em menos de 48 horas após o tratamento e seus efeitos adversos foram transitórios, entre eles: cefaleia, hipotensão, taquicardia, náuseas, vômitos, dores abdominais, prurido, mialgia e erupção da pele. Sua melhor indicação está em pacientes com sarna norueguesa ou crostosa, nos quais a ivermectina é usada na dose usual, repetida após 7 dias e em associação com tratamento tópico com a permetrina, incluindo pacientes com infecção pelo HIV, com ou sem aids.

O prurido residual pode ser controlado com o uso de corticoides tópicos ou mesmo a administração oral de anti-histamínicos.

A profilaxia está baseada no tratamento de todos no domicílio, medidas de higiene pessoal e coletiva e o cuidado com as vestimentas, com lavagem e secagem de vestuário e roupas de cama a temperatura maior que 60º C. Quando não for possível a lavagem a alta temperatura, o acondicionamento e o isolamento em sacola plástica fechada por 72 h podem ser suficientes, pois o parasita não sobrevive mais do que esse período fora da pele humana. Uso de pesticidas como medida ambiental não é recomendado.

PEDICULOSE

(CID 10 = B85.0 - Pediculose devida a *Pediculus humanus capitis* [Infestação da cabeça por piolhos]; B85.1 - Pediculose devida a *Pediculus humanus corporis* [Infestação do corpo por piolhos]; B85.2 - Pediculose não especificada; B85.3 - Ftiríase [Infestação por *Phtirus pubis*; B85.4 - Pediculose e ftiríase mista)

INTRODUÇÃO[4,7-9,13,18,22,26,27]

Ectoparasitose causada pela infestação de insetos vulgarmente conhecidos como piolhos. Da ordem Anoplura, são todos hematófagos e parasitos de mamíferos. Dentre as 532 espécies distribuídas em 15 famílias, apenas duas apresentam espécies que parasitam o homem:

a. Pediculidae, com as espécies *Pediculus capitis* (= *Pediculus humanus humanus)*, que é o piolho da cabeça, e *Pediculus humanus* (= *Pediculus humanus corporis*), que é o piolho do corpo ou "muquirana";

b. Phthiridae, com a espécie *Phthirus pubis*, vulgarmente conhecido como "chato".

De acordo com a espécie, existem a pediculose do couro cabeludo, a pediculose do corpo e a pitiríase ou ftiríase (chato). São caracterizadas por prurido, irritação da pele ou do couro cabeludo e infecções secundárias, podendo, também, determinar enfartamento ganglionar e alopecia. A picada do inseto ocasiona, ainda, uma dermatite determinada pela reação do hospedeiro à saliva injetada ao início da hematofagia. Os piolhos podem ainda veicular o tifo exantemático (*Rickettsia prowazeki*), a febre das trincheiras (*Rickettsia quintana*) e a febre recorrente (*Borrelia recurrentis*). A transmissão dessas doenças é realizada através das fezes do piolho ou do seu conteúdo intestinal, após o esmagamento do inseto.

Os piolhos são insetos pequenos atingindo até 3-4 mm de comprimento, sendo as fêmeas maiores que os machos. Possuem aparelho bucal picador-sugador, pernas fortes e processo tibial que juntos formam uma pinça, com a qual o inseto agarra-se ao pelo. O piolho do corpo tem pernas traseiras que ficam aderidas às roupas, mesmo quando se alimentam. Os ovos são depositados aderidos aos pelos ou às fibras das roupas e são conhecidos como lêndeas, operculadas, branco-amareladas, medindo entre 0,3 e 0,8 mm.

A pediculose é observada em toda área habitada, e pode atingir quaisquer camadas socioeconômicas. O *P. humanus* é mais comum em adultos e geralmente em áreas de conglomerados humanos, favorecido pela falta de higiene pessoal. Já o *P. capitis* é comumente encontrado em jovens e escolares, principalmente em creches e outras instituições fechadas.

Também relacionado a hábitos higiênicos precários. A ftiríase que acomete os pelos pubianos está relacionada geralmente à promiscuidade sexual. O contágio se dá pelo contato direto, mormente quando íntimo.

DIAGNÓSTICO CLÍNICO E LABORATORIAL[7-9,13,18,26,27,31]

a. Pediculose do couro cabeludo:
   - Localiza-se comumente na região occipital e retroauricular, podendo atingir universalmente o couro cabeludo. O prurido é a característica principal das pediculoses, havendo consequentemente escoriações, crostas e até infecções bacterianas secundárias. As infestações graves associadas a más condições sociais e dietas inadequadas; as crianças podem apresentar-se anêmicas pela deficiência de ferro subtraído pela hematofagia. As lêndeas ficam aderidas ao pelo e acompanha o crescimento do mesmo. Em adultos a barba pode ser acometida.

b. Pediculose do corpo:
   - Compromete principalmente áreas peludas, ombros, axilas, glúteos, virilha e coxas. O piolho se adere ao pelo, como também às roupas. O prurido é característico com lesões urticariformes que tendem à hiperpigmentação, de base endurecida e coberta por crostas e áreas de eczematização. Pode complicar com infecção bacteriana secundária.

c. Pediculose pubiana ou ftiríase:
   - Localização preferencial nos pelos pubianos e região perianal, e pode, em alguns casos, atingir axilas, sobrancelhas, cílios e barba. O prurido leva a lesões eritematosas, escoriações e infecções secundárias. No acometimento dos cílios, as lêndeas são facilmente visualizadas.

Além dos dados clínico-epidemiológicos, a identificação dos parasitos adultos e lêndeas definem o diagnóstico da pediculose. A forma pubiana diferencia-se da pediculose do couro cabeludo pela presença de escamas pequenas, planas e irregulares e que não se aderem ao pelo. As máculas azuladas são diferenciadas das roséolas sifilíticas por seu prurido e por não desaparecer sem o tratamento específico. Na pediculose do corpo, o principal diagnóstico diferencial é a escabiose, que é caracterizada pela presença dos túneis escabióticos e pela localização das lesões, preferencialmente nos espaços interdigitais, nas nádegas e na região inguinal.

TRATAMENTO E PROFILAXIA[7,13,27,29,36]

A droga de eleição para o tratamento é a permetrina a 1% ou 2,5%, seja em xampu, seja em creme ou loção, por 10 minutos, tendo um efeito ovicida de 70% e parasiticida de 97% em única aplicação. A retirada manual dos parasitas pode ser feita, juntamente com o corte dos pelos, mas como medidas coadjuvantes. As lêndeas podem ser removidas por meio de aplicação nos pelos de uma solução de vinagre diluído a 50% em água morna e utilização de um pente fino.

O cotrimoxazol (400 + 80 mg) duas vezes ao dia, por 3 dias, tem ação sobre os piolhos e, em casos particulares, emprega-se a ivermectina 200 µg/kg, dose única, via oral.

O benzoato de benzila e o monossulfiram estão em desuso apor causa da irritação que podem provocar. As soluções com lindano também estão em desuso, pois devem ser utilizadas com cuidado, principalmente em lactentes, crianças e gestantes, pela absorção e pelo acometimento do sistema nervoso. A deltametrina é útil, mas necessita ser aplicada repetidamente por 3 ou 4 dias consecutivos.

Chama-se atenção que a maioria dos pediculocidas são tóxicos para o hospedeiro em caso de ingestão acidental ou absorção pela pele se usado por um período maior do que o indicado, podendo provocar convulsões, paralisias musculares e até mesmo o óbito!

Por ser causada por um ectoparasito, a pediculose requer medidas locais, além de tratamento medicamentoso. Para a pediculose do corpo, recomenda-se a troca da roupa, mergulhando-a em água fria contendo formol ou Lysoform. Nas lesões cutâneas, pomadas à base de corticoides ou antibióticos podem ser usadas, estas em caso de infecção bacteriana secundária. O aquecimento das roupas a 70º C por 1 hora mata todos os piolhos presentes.

Na pediculose do couro cabeludo, o tratamento baseia-se no uso de piolhicidas e na remoção manual dos insetos por catação manual e imersão em álcool ou fogo, uso de pente-fino (com ou sem uso prévio de óleos, cremes ou vaselina), uso de ar quente de secadores de cabelo e aplicação de solução salina nos cabelos. Não se recomenda matar os piolhos entre os dedos, pois há o risco de transmissão de outras doenças que esses insetos podem ser vetores.

A prevenção fundamenta-se na educação sanitária e na eliminação dos parasitas no reservatório humano. Deve-se evitar contato com itens potencialmente contaminados (pentes, escovas, bonés, gorros etc.); higiene dos utensílios de uso pessoal; limpeza ambiental das roupas de cama, vestimentas e acessórios da cabeça com água quente; inspeção de crianças em idade escolar de alto risco.

MIÍASE

(CID 10 = B87 - Miíase; B87.0 - Miíase cutânea; B87.1 - Miíase das feridas; B87.2 - Miíase ocular; B87.3 - Miíases nasofaríngea e laríngea; B87.4 - Miíase auricular; B87.8 - Miíase de outras localizações [Miíase: geniturinária, intestinal]; B87.9 - Miíase não especificada)

INTRODUÇÃO[1,12,23,30,34,35]

Termo derivado do grego, *Myia* = mosca, *asis* = doença. É uma dermatozoonose causada por larvas de moscas que invadem órgãos e tecidos do homem ou de outros animais vertebrados, onde se nutrem e evoluem como parasitos. Ocorre em pessoas de baixo nível socioeconômico e principalmente de áreas rurais. Pode acometer indivíduos em qualquer idade, sendo mais comum em adultos e idosos, não tendo relação com idade, sexo ou raça.

Os principais gêneros de moscas de ocorrência na América do Sul são: *Dermatobia, Cochliomyia, Lucilia, Chrysomya*. Essas moscas sofrem metamorfose, e o seu ciclo inicial é de ovo e larvas no tecido vivo ou necrosado de humanos e de outros animais e nas fases de pupa e adulto no solo. As larvas biontófagas causam dano em tecidos normais (*Dermatobia* e *Cochliomyia*); enquanto as necrobiontófagas produzem miíase apenas onde existem lesões prévias.

Em outra classificação, as larvas biontófagas produzem miíases primárias, infestando o tecido não necrosado. A penetração pode ser facilitada por lesão prévia, caracterizando as miíases furunculoides. Nas miíases secundárias, as larvas que se nutrem de matéria orgânica em decomposição (necrobiontófagas) acidentalmente infestam tecidos humanos necrosados, provocando as miíases cutânea e cavitária. E, ainda, a ingestão dessas larvas pode levar às pseudomiíases, nas formas intestinal e urinária.

As larvas são vermes cilíndricos, segmentados, de cor branca ou cinza claro, sem cabeça, medindo entre 2 e 30 mm. Podem ocorrer variações de acordo com a espécie e com o estágio evolutivo.

A miíase geralmente está associada à má higiene individual e ambiental em qualquer faixa etária. As formas clínicas mais encontradas em nosso meio são a furunculoide e a cutânea ("bicheira"). Em pacientes com diagnóstico de hanseníase, leishmaniose visceral e otite média crônica, a forma cavitária é usualmente vista.

DIAGNÓSTICO CLÍNICO E LABORATORIAL[1,10,12,15,19,20,23,31,34]

As manifestações clínicas abrangem desde uma forma assintomática ou oligossintomática até os casos graves, que podem evoluir para morte.

A miíase furunculoide (ou berne) é caracterizada inicialmente por prurido intenso e, posteriormente, dor local, pela movimentação larvária. A lesão apresenta-se como uma área endurada, 1 a 3 cm, com orifício central que drena secreção seropurulenta. Desde a infestação larvária até a formação do nódulo decorrem 30 a 70 dias, quando a larva cai no solo para continuar seu desenvolvimento. A evolução da lesão pode ser a cicatrização ou ocorrer infecção bacteriana secundária. O diagnóstico diferencial principal é com furunculose, mas esta apresenta uma maior reação inflamatória. A miíase migratória não existe no nosso meio.

Na miíase secundária existem as formas cutânea e cavitária. Na cutânea ("bicheira"), geralmente causada pelos gêneros *Lucilia, Cochliomyia* e *Sarcophaga*, há proliferação larvária nas ulcerações cutâneas, ocorrendo facilmente a identificação da larva pelo seu movimento em meio à secreção seropurulenta, enquanto digere o tecido necrótico. A forma cavitária atinge principalmente os condutos nasais, auditivo e órbita. A gravidade da lesão dependerá da localização e do grau de destruição.

Na oftalmomiíase, a larva pode estar localizada na parte externa do globo ocular, na câmara anterior ou ainda posterior do globo. Clinicamente observam-se hiperemia conjuntival, lacrimejamento e secreção mucopurulenta. Na infestação da cavidade nasal e dos seios da face, facilmente encontrada em pacientes acometidos por leishmaniose cutânea e hanseníase, ocorre destruição da cartilagem e do arcabouço nasofacial, levando a dor local, cefaleia e epistaxe. Há o risco de invasão do espaço intracraniano, que é sua pior complicação.

Na miíase acidental ou pseudomiíase pode haver a forma intestinal (causada por *Eristalis tenax*) com quadro clínico semelhante a enterocolite aguda, com dor abdominal difusa, em cólica, náuseas, vômitos e diarreia com sangue. Esse caso é raro, em razão da destruição de ovos e larvas na passagem gastrintestinal. Um quadro de disúria e hematúria observado na forma urinária é expresso no EAS por hemácias, proteínas e piócitos.

O diagnóstico é confirmado pela visualização da larva e da história epidemiológica. Nas formas acidentais, a suspeita se dá pelos dados epidemiológicos, e pela ausência de resposta ao tratamento antibiótico. O diagnóstico diferencial se faz com furúnculos, abscessos de glândulas sudoríparas, sinusopatias, otites, impetigo, presença de corpos estranhos localizados nos orifícios naturais levando à reação inflamatória.

TRATAMENTO E PROFILAXIA[12,19,23,30,31,34-36,39]

O tratamento é realizado com a retirada manual da larva e, se necessário, o desbridamento da lesão e o uso de antissépticos e antibióticos, se houver infecção bacteriana secundária. As larvas podem ser imobilizadas com o uso de clorofórmio ou solução salina para facilitar sua retirada, devendo-se ter cuidado nas lesões cavitárias, principalmente do conduto auditivo, se ocorreu perfuração timpânica. A retirada também pode ser feita com a oclusão do orifício, provocando asfixia da larva. Na miíase furunculoide, a compressão suave da lesão expõe a larva, facilitando a retirada.

Alguns estudos mostram a utilização de ivermectina na dose 200 µg/kg, dose única, que levaria à morte da larva, necessitando da sua retirada mecânica. Os efeitos adversos mais comuns são cefaleia, *rash*, mialgia, artralgia e não deve ser usado em gestantes e crianças abaixo de 5 anos.

A profilaxia se faz pelo tratamento adequado das feridas e o controle higiênico-sanitário para evitar o aparecimento de moscas.

REFERÊNCIAS BIBLIOGRÁFICAS

1. Azulay RB, Azulay DR. Dermatologia. 2ª ed. Rio de Janeiro: Guanabara Koogan; 1997.
2. Botelho JR. Subordem Sarcoptiformes. In: Neves DP. Parasitologia Humana. 10ª ed. São Paulo: Atheneu; 2000. p. 382-86.
3. Carvalho RW et al. The patterns of tungiasis in Araruama township, state of Rio de Janeiro, Brazil. Mem Inst Oswaldo Cruz. 2003;98:31-36.
4. Castex M, Suárez S, Cruz AM. Presencia de pediculosis em conviventes com niños positivos a *Pediculus capitis* (Anoplura: Pediculidae). Rev Cubana Med Trop. 2000;52:225-27.
5. Chouela E et al. Diagnosis and treatment of scabies: a practical guide. Am J Clin Dermatol. 2002;3:9-18.
6. Conti Díaz IA, Amaro J. Treatment of human scabies with oral ivermectin. Rev Inst Med Trop São Paulo. 1999;4:259-61.
7. Contreras NH et al. Efectos colaterales del lindano en niños con pediculosis. Rev Cubana Med Trop. 2000:52:228-29.
8. Contreras NH, Garcia MI, Correa EV. Infestación del cabello por *Phthirus pubis* (Anoplura: Pediculidae). Rev Cubana Med Trop. 2001;53:63-65.
9. Cruz AM, Rojas V. Conocimientos y prácticas la pediculosis en un área de salud. Rev Cubana Med Trop. 2000;52:44-47.
10. Duque C, Marrugo G, Valderrama R. Otolaryngology manifestations of myiasis. Ear Nose Throat J. 1990;69:619-22.
11. Farinazzo RJM, Huggins DW. Escabiose. In: Batista RS, Gomes AP, Igreja RP, Huggins DW (Ed). Medicina Tropical: abordagem atual das doenças infecciosas e parasitárias. Rio de Janeiro: Cultura Médica; 2001. p. 999-1002.
12. Farinazzo RJM, Igreja RP, Huggins DW. Miíases. In: Batista RS et al. *Op. cit.* (11). p. 1003-06.
13. Farinazzo RJM, Huggins DW. Pediculose. In: Batista RS et al. *Op. cit.* (11). p. 1007-11.
14. Farinazzo RJM, Huggins DW. Tungíase. In: Batista RS et al. *Op. cit.* (11). p. 1013-15.
15. Ferreira MF et al. Intestinal myiasis in Macao. Chin J Parasitol Parasit Dis. 1990;8:214-17.
16. Flinders DC, De Schweinitz P. Pediculosis and scabies. Am Fam Physician. 2004;69:341-48.
17. Garcia-Patos V. Escabiose. In: Asociación Española de Pediatria. Protocolos diagnósticos y terapéuticos en dermatologia pediátrica. 2002. Disponível em: http://www.aeped.es/protocolos/dermatologia/dos/escabiosis.pdf. Acessado em: dez. 2003.
18. Giardelli M et al. Pediculosis y escabiosis. Arch Argent Pediatr. 2001;99:72-74.
19. Greco JB, Sacramento E, Tavares-Neto J. Chronic ulcers and myiasis as port of entry for *Clostridium tetani*. Braz J Infect Dis. 2001;5:319-23.
20. Kun M, Kreiter A, Semenas L. Myiasis gastrointestinal humana por *Eristalis tenax*. Rev Saúde Pública. 1998;32:367-69.
21. Linardi PM. *Siphonaptera*. In: Neves DP. *Op.cit.* (2). p. 359-67.
22. Linardi PM. *Anoplura*. In: Neves DP. *Op. cit.* (2). p. 368-72.
23. Linhares AX. Miíases. In: Neves DP. *Op. cit.* (2). p. 350-58.
24. Luz KG, Marinho LAC. Tungíases. In: Veronesi R, Foccacia R (ed). Tratado de Infectologia. 2ª ed. São Paulo: Atheneu; 2002. p.1494-95.
25. Marinho LAC. Escabiose. In: Veronesi R, Focaccia R. *Op. cit. (*24). p. 1496-97.
26. Marinho LAC. Pediculose. In: Veronesi R, Focaccia R. *Op. cit.* (24). p. 1491-92.
27. Martinez AGD. Actualidades de la pediculosis. Rev Cubana Med Gen Integr. 1997;13(6).
28. Moraes RG, Costa Leite J, Goulart EG. Parasitologia & Micologia Humana. 4ª ed. Rio de Janeiro: Cultura Médica; 2000.
29. Nora AB, Lindner FD, Stefani M. Tratamento da escabiose humana com ivermectina por via oral. Rev Cient AMECS. 2001;10:64-66.
30. Rey L. Parasitologia. 2ª ed. Rio de Janeiro: Guanabara Koogan; 1992.
31. Sampaio AP, Rivitti EA. Dermatologia. São Paulo: Artes Médicas; 1998.
32. Santos-Juanes C et al. Sarna: revisión de la clínica y nuevos tratamientos. Rev Esp Sanid Penit. 2001;3:49-54. Disponível em: http://www.sesp.es/sesp/descarga/pdfsesp/rev8/sp006.pdf. Acessado em: jan. 2006.
33. São Paulo. Secretaria Municipal de Saúde. Centro de Informações sobre Medicamentos. Escabiose: atualização farmacoterapêutica. Clin-Alert Ano 1, nº 2. Disponível em: http://www.prefeitura.sp.gov.br/arquivos/secretarias/saude/ass_farmaceutica/0004/clin-alert0201.PDF. Acessado em: jan. 2006.
34. Schreiber M, Schucknem N. Human myasis. JAMA. 1994;188:828-29.
35. Souza JJ, Marinho LAC. Miíase. In: Veronesi R, Focaccia R. Op. cit. p. 1492-94.
36. Tavares W. Manual de Antibióticos e Quimioterápicos Anti-infecciosos. 3ª ed. São Paulo: Atheneu; 2001.
37. Walker GJA, Johnstone PW. Interventions for treating scabies (Cochrane Review). In: The Cochrane Library, 1, 2002. (Disponível em: http://www.espacorealmedico.com.br/index_internas_pop.htm?sUrl=http://www.espacorealmedico.com.br//cochrane/artigos/ct_cochrane_29_pop.htm). Acessado em: dez. 2003.
38. Wendel K, Rompalo A. Scabies and pediculosis pubis: an update of treatment regimens and general review. Clin Infect Dis. 2002;35(Suppl. 2):S146-51.
39. Youssef MY, Sadaka H. Topical applications of invermectin for human ecoparasites. Am J Trop Med Hig. 1995;53:652-53.

39 Diarreias Infecciosas

- Aderbal Magno Caminada Sabrá
- Kleber Giovanni Luz
- Selma Dantas Teixeira Sabrá
- Gustavo Rodrigues

(CID 10 = A02.0 - Enterite por *Salmonella*; A03.0 - Shiguelose devida a *Shigella dysenteriae*; A03.1 - Shiguelose devida a *Shigella flexneri*; A03.2 - Shiguelose devida a *Shigella boydii*; A03.3 Shiguelose devida a *Shigella sonnei*; A03.8 - Outras shigueloses; A03.9 - Shiguelose não especificada; A04.0 - Infecção por *Escherichia coli* enteropatogênica; A04.1 - Infecção por *Escherichia coli* enterotoxigênica; A04.2 - Infecção por *Escherichia coli* enteroinvasiva; A04.3 - Infecção por *Escherichia coli* êntero-hemorrágica; A04.4 - Outras infecções intestinais por *Escherichia coli*; A04.5 - Enterite por *Campylobacter*; A04.6 - Enterite devida a *Yersinia enterocolitica*; A04.7 - Enterocolite devida a *Clostridium difficile*; A04.8 - Outras infecções bacterianas intestinais especificadas; A04.9 - Infecção intestinal bacteriana não especificada; A05.0 - Intoxicação alimentar estafilocócica; A05.2 - Intoxicação alimentar devida a *Clostridium perfringens* [*Clostridium welchii*]; A05.3 - Intoxicação alimentar devida a *Vibrio parahemolyticus*; A05.4 - Intoxicação alimentar devida a *Bacillus cereus*; A05.8 - Outras intoxicações alimentares bacterianas especificadas; A05.9 - Intoxicação alimentar bacteriana não especificada; A08.0 - Enterite por rotavírus; A08.1 - Gastrenteropatia aguda pelo agente de Norwalk; A08.2 - Enterite por adenovírus; A08.3 - Outras enterites virais; A08.4 - Infecção intestinal devida a vírus não especificado; A08.5 Outras infecções intestinais especificadas; A09 - Diarreia e gastrenterite de origem infecciosa presumível)

INTRODUÇÃO

As diarreias agudas são um problema clínico frequente e às vezes representam um problema de saúde pública. A palavra diarreia deriva das palavras gregas: *dia*, que significa contínuo, e da palavra *rhein*, que significa fluir. Diarreia pode ser conceituada como o aumento do conteúdo líquido das fezes; outro conceito seria o aumento do número das evacuações, acima de três ao dia, e da redução da consistência das fezes. Alguns autores acrescentam a presença de restos alimentares ao conteúdo fecal, pelo menos no início do quadro clínico. Essa alteração da frequência das dejeções e da consistência fecal habitualmente vem acompanhada de outros sinais e sintomas, como mal-estar, urgência e incontinência fecal, tenesmo, flatulência e, dependendo da causa, febre e vômitos[3,4a].

O termo gastrenterite (ou gastroenterite) se aplica à inflamação do estômago e do intestino delgado e se caracteriza por dor abdominal, náuseas, vômitos e diarreia ou apenas por vômitos e náuseas. Nesse tipo de inflamação digestiva, a diarreia, se presente, acompanha-se de fezes pastosas ou líquido-pastosas, sendo também chamada de diarreia alta. A diarreia baixa é própria de distúrbios inflamatórios ou não ao nível do colo e caracteriza-se por eliminação de fezes líquidas, não raro acompanhadas de muco, em repetidas dejeções, e com cólicas abdominais. Denomina-se disenteria quando a diarreia é acompanhada da presença de pus e sangue nas fezes. A diarreia aguda se refere àquela que tem duração de até 14 dias; diarreia persistente ou protraída é a que dura entre 15 e 30 dias; a que tem duração acima de 30 dias é denominada crônica. Há ainda que diferenciar as diarreias de origem comunitária e as de origem hospitalar[3,4a,8,11].

As gastrenterites agudas representam um problema médico comum, frequentemente alvo de atenção por equipes de saúde da família. A maioria dos casos poderá ser manejada de forma simples, necessitando apenas do cuidado da reidratação por via oral, sem a necessidade do uso de medicamentos específicos, por serem doenças autolimitadas. Embora seja problema médico importante em países de baixa renda, mesmo nos Estados Unidos da América do Norte e outros países de renda elevada, as diarreias são importantes causas de atendimento médico e, em sua maioria, são causadas por agentes virais, como o norovírus[3,4a,8,10,11].

Existem vários motivos para ocorrer um aumento no número de evacuações e redução da consistência das fezes. Entre eles, pode-se citar: presença de substâncias que aumentam o poder osmótico do conteúdo intestinal, aumento da secreção iônica pelo intestino, redução ou ausência de absorção de íons por esse órgão, presença de muco, proteínas ou sangue na luz intestinal e alteração da motilidade intestinal[4]. Os agentes infecciosos situam-se entre frequentes responsáveis pelos quadros diarreicos e serão motivo de discussão neste capítulo.

A diarreia é uma das causas mais importantes de morbimortalidade na infância. Em continentes como a América Latina, Ásia (excluindo a China) e África, cerca de 1 bilhão de crianças apresentam pelo menos um episódio de diarreia aguda

255

por ano e, dentre estas, 4,6 a 6 milhões morrem. Na população adulta, os números também são alarmantes. Nos EUA, que têm uma população que atingiu a marca de 320 milhões de pessoas em 2014, estima-se que 99 milhões de adultos têm de um a dois episódios de diarreia aguda por ano[4a,8,11,12].

Existem fatores que podem contribuir para infecção intestinal e, principalmente, para a etiologia bacteriana. São eles: a idade reduzida; as deficiências nutricionais; as práticas inadequadas de higiene física e alimentar; aglomeração domiciliar e institucional; ausência de saneamento básico; acesso à água contaminada; e períodos quentes do ano[8,9,13,16].

A incidência desse agravo vem diminuindo substancialmente nos últimos anos e isso se deve à difusão da terapia de reidratação oral (TRO). Ainda assim, faz-se necessário o conhecimento da etiologia da diarreia, principalmente nos casos mais graves, para o controle e a prevenção da doença[3,9].

No Brasil, os agentes que mais comumente causam diarreia são: *Rotavirus*, *E. coli* enterotoxigênica e *E. coli* enteropatogênica. Porém, existem outros agentes que também estão envolvidos no processo (Tabela 39.1)[1,7,12,13-15].

ASPECTOS DO HOSPEDEIRO[3,6,11,13,15,16]

Alguns aspectos do hospedeiro podem facilitar o surgimento dos quadros diarreicos. As pessoas com idade abaixo de 5 anos e aquelas com idade superior a 65 anos são mais propensas a desenvolver quadros diarreicos e, nelas, esses quadros poderão ser mais graves. Igualmente, os imunocomprometidos pelas mais variadas causas e os desnutridos são mais facilmente afetados por agentes causadores de gastrenterites. Os indivíduos que moram em instituições também representam um grupo de risco maior. Sabe-se que os vírus são os principais agentes envolvidos como agentes causais nos casos de diarreia dos adultos.

O baixo pH do estômago é um fator de proteção contra os agentes causadores de diarreia, assim como a motilidade intestinal. Dessa forma, medicamentos que aumentam o pH do estômago ou venham a reduzir a motilidade intestinal poderão funcionar como facilitadores da infecção ou responsáveis pelo prolongamento ou complicação dos quadros diarreicos. Por exemplo, a administração de inibidores de bomba de prótons, utilizados às vezes de forma abusiva, pode predispor a casos de diarreia. Alterações na microbiota intestinal em geral ocorrem pelo uso adequado ou inadequado de antimicrobianos e isso pode levar ao surgimento de quadros diarreicos pelo *Clostridium difficile*.

ASPECTOS DOS AGENTES INFECCIOSOS[1,2,4,6,7-15]

Vários agentes infecciosos podem ser causa de quadros diarreicos, incluindo bactérias, vírus, protozoários e helmintos e as manifestações clínicas por eles produzidas podem se sobrepor. Em áreas com condições sanitárias deficientes, é possível que em um mesmo paciente se encontre mais de um agente causal. Os sinais e sintomas podem ocorrer em decorrência da ação de toxinas, ação direta sobre a mucosa intestinal, ou ainda ação sobre o sistema nervoso central ou sistema nervoso intestinal. Algumas vezes poderão ocorrer sinais e sintomas sistêmicos; tais manifestações soem ser secundárias à ação das toxinas ou, ainda, à invasão da corrente sanguínea.

Os agentes das gastrenterites agudas podem ser disseminados pela água ou pelos alimentos e ser responsáveis por casos isolados ou verdadeiros surtos infecciosos. Tais surtos poderão apresentar elevada morbidade e, mesmo, alta mortalidade, em especial no grupo pediátrico. As regiões pobres pagam um grande tributo a esses agentes; mas, na atualidade, a globalização pode ser responsável pela disseminação mais rápida de tais agentes. Outro aspecto de relevância nos dias

TABELA 39.1

	Autor	Sabra e cols.	Muños e cols.	Stall e cols.	Mata e cols.	Trabulsi e cols.	Kitagawa e cols.	Gerrant e cols.
País		Brasil	México	Bangladesh	Costa Rica	Brasil	Brasil	Brasil
Cidade		Rio de Janeiro	México	Dacca	San José	São Paulo	São Paulo	Ceará
Ano		1977-1978	1971-1979	1979-1980	1976-1981	1979-1982	1982	1983
Rotavírus		30	17,1	19,4	45,3	N	9,6	19,4
ECET		22	7,1	20,0	14,3	13	7,1	20,8
ECEP		15	n	n	n	25,8	21,1	4,6
ECEI		1	0,6	n	n	1,2	1,3	2,0
Salmonella		19	12,1	0,6	7,3	7,2	6,0	n
Shiguella		5	13,6	11,6	8,1	5,9	6,6	8,0
Campylobacter		5	10,0	11,6	8,1	6,0	5,4	n
Yersinia		2,5	4,0	n	n	0,6	n	n
Vibrio cholerae		N	n	5,5	n	N	n	n
Entamoeba histolytica		N	2,1	6,1	n	N	n	2,0
Giardia		N	1,8	5,6	4,5	N	n	6,7
Não identificados		0,5	31,6	19,6	12,4	40,3	42,9	36,5

Table title (spanning): Causas de Diarreia Aguda e Infecciosa nos Países em Desenvolvimento (em %)[12]

ECET: E. coli *enterotoxigênica*; *ECET*: E. coli *enteropatogênica*; *ECEI*: E. coli *enteroinvasora*; *n*: *não investigado*; *N*: *negativo*.

atuais é a possibilidade de resistência bacteriana, que cada vez está mais presente em todo o mundo, o que torna o problema mais grave.

Um aspecto importante da atualidade é que bastam pequenos inóculos de norovírus, giardia, rotavírus ou *Criptosporidium* para que ocorra um caso de gastrenterite aguda. Contudo, esses pequenos inóculos poderão ser responsáveis por um grande surto na comunidade, pela facilidade da disseminação do patógeno pessoa a pessoa. Já as salmonelas necessitarão de um inóculo maior para produzir doença clinicamente manifesta.

Os agentes infecciosos necessitam, para produzir uma gastrenterite aguda, ter um inóculo mínimo, aderir à mucosa intestinal e, em algumas situações, invadir a mucosa. Essas características variam de agente para agente infeccioso. As diarreias bacterianas podem ser toxinogênicas ou invasivas. As toxinas produzidas pelas primeiras poderão somente agir sobre a fisiologia normal celular ou causar efeito citotóxico, com destruição das células intestinais. Os vírus normalmente exercem seu efeito patogênico alterando a atividade secretora dos enterócitos[10].

DIAGNÓSTICO

Diagnóstico Clínico[3,6,7,10-13]

O primeiro passo para o diagnóstico, e talvez um dos mais importantes, é a realização de uma boa anamnese. Para isso, algumas informações são fundamentais para traçarmos a nossa hipótese e devem ser colhidas (Tabela 39.2). É essencial saber a idade do paciente, a duração deste episódio de diarreia, as características das fezes (aquosas ou sanguinolentas), a frequência e o volume das fezes, se a diarreia está associada a náuseas, vômitos, dor abdominal, febre (se houver febre temos que investigar sua duração), tenesmo, câimbras etc. É importante também excluirmos as causas não infecciosas de diarreia aguda. Por isso, não podemos esquecer de perguntar sobre o uso recente de medicações como laxativos, antiácidos contendo magnésio ou cálcio, antibióticos, colchicinas, ingestão de bebidas alcoólicas ou, mesmo, o excesso de consumo de bebidas lácteas.

A história epidemiológica e social nesses casos também nos ajuda na condução do diagnóstico. O conhecimento do lugar onde o paciente vive, se é uma casa ou uma instituição; as condições sanitárias do local, se existe aglomeração e se existem outras pessoas apresentando os mesmos sintomas. História de viagem recente a lugares endêmicos ou não endêmicos é um dado que também deve ser colhido.

Além disso, devemos saber se o paciente é portador de outras condições nosológicas que podem estar relacionadas com o quadro ou podem interferir no manejo da doença como hipertensão arterial sistêmica, diabetes, doenças cardíacas, doenças pulmonares crônicas, doenças hepáticas, insuficiência renal, alergia alimentar e condições que levem à imunossupressão (infecção pelo HIV, uso de corticosteroides, quimioterapia, etc.).

O próximo passo é a realização de um cuidadoso exame físico, onde temos que avaliar se existem sinais e sintomas de desidratação, especialmente o pulso, a pressão arterial (em pé e sentado), o turgor da pele, a formação de prega cutânea, observar se existe ressecamento de mucosas etc. O exame do abdome deve ser cuidadoso, para que possamos descartar

TABELA 39.2

Importantes Pontos da Anamnese	
Idade	• Pacientes maiores que 60 anos e lactentes jovens devem ser considerados de alto risco
Início e duração	• O tempo de instalação é fundamental para determinar se a diarreia é aguda
Características das fezes	• A diarreia é sanguinolenta ou não sanguinolenta
Manifestação predominante	• Diarreia ou vômito
Sintomas associados	• Febre, dor abdominal, vômitos, náuseas, câimbras, tenesmo
Gravidade da doença	• Distúrbios da vida diária e atividades • Estado de desidratação: tonteiras e síncope, boca e lábios secos, última vez que urinou
Área geográfica	• Área em que haja um patógeno particular identificado
História de medicação recente	• Uso de antibióticos, abuso de laxativos ou outras drogas que possam causar diarreia
História de viagem	• Diarreia do viajante
História dietética	• Considerar a possibilidade de surto quando a diarreia ocorrer em duas ou mais pessoas no mesmo momento e local • Alergia alimentar • Intolerância à lactose
Doenças subjacentes	• Doenças que podem complicar o manejo da diarreia: doenças cardíacas, insuficiência renal, diabetes, cirrose, doença pulmonar crônica, etc.

as condições inflamatórias que são causa de abdome agudo, como apendicite, diverticulite, pancreatites, entre outras. Não podemos esquecer que essas doenças cursam também com diarreia, porém a sua abordagem é totalmente diferente.

O toque retal é recomendado principalmente nos casos em que o paciente não está em condições de fornecer informações sobre o quadro. Desta forma, o examinador pode avaliar as características das fezes.

Feito isso, devemos dividir os episódios de diarreia aguda infecciosa em dois grandes grupos: o grupo em que a diarreia é aquosa e aquele em que a diarreia é sanguinolenta.

Do ponto de vista prático poderemos adotar as seguintes instruções quando se julgar necessário o diagnóstico laboratorial dos quadros de diarreias agudas. É sempre bom lembrar que a confirmação laboratorial não se faz necessária em todos os casos e que o tratamento pode ser iniciado antes de uma confirmação laboratorial (disponível no portal do Ministério da Saúde do Brasil).

Diarreias Aquosas

Durante a evacuação há perda de grande quantidade de água, promovendo uma alteração na consistência das fezes. Esta perda de água pode ser em volumes pequenos ou em volumes vultuosos que podem estabelecer rapidamente um quadro de desidratação.

Os pacientes que apresentam esse agravo geralmente têm como causa da diarreia patógenos que são autolimitados e normalmente não precisam de antibióticos no tratamento. Dentre eles, podemos destacar a fase secretora das shigeloses e as formas leves e não complicadas da *Shigella boydii*, *Shigella sonnii*, *Campylobacter*, *Yersinia*, de todos os grupos de *E. coli* e *Salmonella*, *Aeromonas* e *Pleisiomonas* (mais comuns nos países do Hemisfério Norte), *Edwardseilla*, *Clostridium difficile* e *Bacteroides fragilis*[1-4,6-15]. Ainda assim, os principais agentes etiológicos deste quadro são os vírus, a ECEP (*Escherichia coli* enteropatogênica); e a ECET (*Escherichia coli* enterotoxigênica).

Seis categorias de vírus estão hoje associadas à diarreia líquida: o *Rotavirus* (responsável por 30% dos casos), o *Adenovirus* entérico, o *Astrovirus*, o *Coronavirus* e os calicivírus (*Sapovirus* e *Norovirus* – e sua espécie típica, o *Norwalk*). Na Tabela 39.3, vemos as características e os métodos para se estabelecer o diagnóstico de cada um desses vírus[4,10,11].

O quadro clínico da diarreia aguda viral caracteriza-se por fezes aquosa (quatro a oito episódios por dia, com resíduos alimentares, sem sangue ou muco), febre (quando presente é baixa e não passa de 2 dias), dor abdominal e vômitos (que podem ser graves nos primeiros dias, porém vão gradualmente diminuindo de intensidade). Normalmente, os episódios diarreicos se encerram após 7 a 10 dias do início dos sintomas.

A ECEP, que possui vários sorogrupos O, tem sido identificada como causadora de diarreia. Raramente surtos de diarreia por ECEP são identificados em adultos, o que sugere que crianças infectadas precocemente criam algum grau de imunidade. O paciente cursa com uma diarreia aquosa (pode chegar a 20 episódios/dia) que pode durar até 14 dias. Raramente há sangue nas fezes e os leucócitos estão ausentes. O diagnóstico é estabelecido pela identificação do sorogrupo O de cepas de *E. coli* presentes na cultura das fezes. Laboratorialmente, devemos identificar o antígeno H no sangue, que fala a favor de cepas patogênicas de *E. coli* do sorogrupo O.

A ECET é uma importante causadora de diarreia em todo o mundo. Ela se adere ao epitélio gastrintestinal e produz uma ou mais toxinas que promovem uma diarreia do tipo secretória com fezes aquosas, sem sangue e sem leucócitos. As principais toxinas são a LT e a ST. O diagnóstico é feito através de cultura das fezes, onde haverá crescimento das colônias bacterianas, ou através da realização de uma PCR na coprocultura para identificar as toxinas LT-1 e ST-1[5].

Presente na América Latina, a cólera (agente etiológico: *Vibrio cholerae* sorogrupo O1) é outra causa de diarreia aquosa, porém esta apresenta uma sintomatologia mais florida. O paciente evolui, além da diarreia (tipo "água de arroz"), com vômitos, que inicialmente são biliosos e, posteriormente, vão ficando mais claros e com uma rápida progressão para desidratação. As perdas hídricas, nos casos mais graves, podem chegar a 11 mL/kg/hora e a possibilidade de choque hipovolêmico, nestes casos, é real. O paciente não tratado apresenta também oligúria, rápida perda de peso pela desidratação, voz débil, câimbras musculares, colapso circulatório, delírio e estado comatoso. Complicações como convulsões, hipoglicemia, edema cerebral, íleo paralítico, podem acontecer. Nas mulheres grávidas, o aborto ocorre em 50% dos casos. Estabelecemos o diagnóstico através da análise laboratorial de uma amostra fecal, onde não devemos encontrar sangue ou leucócitos e o sódio fecal estará elevado (acima de 100 mEq/L), através da coprocultura ou pela visualização direta do vibrião na microscopia de fundo escuro[1].

Diarreias Sanguinolentas

Esse tipo de diarreia é caracterizado pela presença de sangue nas fezes ao olho nu, ou pela presença de hemácias na microscopia. Os eventos mais graves de diarreia sanguinolenta normalmente são causados pela *Shigella*, especialmente a *Shigella dysenteriae* e a *Shigella flexnerii*. Os episódios mais brandos estão relacionados a *Shigella boydii* e a *Shigella sonnei*. Outros patógenos também podem ser causadores de diarreia sanguinolenta, como: *E. coli* êntero-hemorrágica (ECEH), *E. coli* enteroinvasora (ECEI), *Campylobacter enteritis*, *Salmonella enteritidis*, *Yersinia enterocolitica* e *Clostridium difficile*.

As shigeloses classicamente cursam com um quadro de disenteria bacilar reproduzido através da tríade: fezes mucopiossanguinolentas, dor abdominal, que costuma ser intensa, e tenesmo (tentativas dolorosas de evacuar), que

TABELA 39.3

Características e Métodos Diagnósticos das Diarreias por Vírus		
	Características Epidemiológicas; Idade Preferencial; Região	**Métodos Diagnósticos**
Rotavírus	Principal causa de diarreia; qualquer idade (prevalece no lactente); todo o mundo	• Método ELISA; visualização do vírus por microscopia eletrônica
Adenovírus entérico	Diarreia endêmica; qualquer idade (prevalece no lactente jovem); todo o mundo	• Visualização do vírus por microscopia eletrônica
Norovírus (*Norwalk*)	Escolares e adolescentes; surtos epidêmicos, todas as idades; todo o mundo.	• Método ELISA específico para o vírus
Sapovírus (*Calicivírus* típico)	Casos esporádicos; qualquer idade; todo o mundo	• Visualização do vírus por microscopia eletrônica
Astrovírus	Surtos comunitários; qualquer idade; todo o mundo	• Visualização do vírus por microscopia eletrônica; método ELISA
Coronavírus	Associado a enterite necrosante do RN?	• Visualização do vírus por microscopia eletrônica

RN: recém-nascido.

de tão intenso, pode levar ao prolapso retal. Cerca de 30% dos pacientes apresentam inicialmente uma diarreia aquosa que pode ou não evoluir para o quadro disenteriforme. Os pacientes podem apresentar algumas complicações decorrentes dessa infecção, como: hiponatremia grave (causada pela secreção inapropriada do hormônio antidiurético) que pode gerar edema cerebral; síndrome hemolítico-urêmica (causada pela anemia hemolítica devida à toxina shiga, com consequente insuficiência renal aguda); megacólon tóxico com perfuração de alças intestinais; síndrome perdedora de proteínas que, associada à anorexia, pode levar a desnutrição grave; coagulação intravascular disseminada (CIVD); sepse; obstrução intestinal; dentre outras.

No diagnóstico desses casos, a cultura das fezes faz-se necessária. Para isto, é ideal que seja colhida mais de uma amostra de fezes, para aumentar a positividade do exame. Amostras de fezes frescas obtidas através de *swabs* retais são mais efetivas para a cultura. Durante a análise das fezes, encontramos, normalmente, hemácias e leucócitos polimorfonucleares (*Shigella* é uma das principais causas de exudato leucocitário nas fezes). O hemograma é inespecífico e pode revelar leucopenia ou leucocitose com desvio para a esquerda; naqueles pacientes com CIVD, podemos encontrar uma reação leucemoide[10].

Sorotipos de ECEH têm sido associados a surtos diarreicos relacionados ao consumo de carne em creches, escolas, instituições e comunidades por todo o mundo. O quadro clínico da doença inicia-se com diarreia aquosa que pode evoluir para diarreia sanguinolenta, sem muco ou leucócitos (evolução bifásica). As infecções pelas cepas ECEH O 157 podem evoluir de forma grave, podendo causar síndrome hemolítico-urêmica nas crianças e púrpura trombocitopênica trombótica em adultos. O diagnóstico é dado pela coprocultura[11,12].

Os quadros de diarreia causados pela ECEI são clinicamente indistinguíveis da shigelose. As fezes são disenteriformes e o paciente cursa frequentemente com febre. O diagnóstico deve ser estabelecido pela cultura das fezes. Hoje, métodos como o ELISA nos ajudam a diferenciar a ECEI da *Shigella*[11,12].

A infecção por *Campylobacter* (o *C. jejuni* e o *C. coli* são as espécies mais frequentemente isoladas) apresenta um espectro clínico que varia desde uma diarreia aquosa, não sanguinolenta e não inflamatória até uma diarreia gravemente inflamatória, acompanhada de dor abdominal e febre. Em 50% dos casos os pacientes apresentam um período prodrômico febril que antecede a diarreia. Durante esse período os pacientes desenvolvem cefaleia, mal-estar, tonteiras, dores nas costas, calafrios e dor abdominal central. A febre pode chegar a 40°C. Algumas horas ou dias após o início dos sintomas, a dor abdominal assume a forma de cólicas, momento este que coincide com o início da diarreia. As fezes abruptamente se tornam líquidas, com odor fétido e tingidas por bile, e após alguns episódios, tornam-se aquosas. O sangue vivo, por vezes está presente. A diarreia dura cerca de 2 a 3 dias, quando as evacuações se tornam menos frequentes e as fezes, semiformadas. Por fim, a dor abdominal permanece por mais alguns dias até que cede. Raramente complicações, como artrites (em joelhos), síndrome de Reiter, síndrome de Guillain-Barré, abortos e sepse perinatal (envolvendo a transmissão *in utero*), podem acontecer[4,11].

Estudos têm mostrado que a imunidade adquirida após uma infecção primária por *Campylobacter* pode evitar o desenvolvimento de outros episódios de diarreia sanguinolenta, consequentemente, prevenindo qualquer doença que tenha esta manifestação[4].

Para o diagnóstico, a microscopia óptica pode ser de grande serventia, pois podemos visualizar hemácias e piócitos, presentes nas fezes de pacientes com esta infecção, e na microscopia de fundo escuro, podemos visualizar o patógeno. Outro importante método para o diagnóstico é a cultura das fezes em meios especiais, como o de Skirrow.

Cerca de 30% das epidemias de salmoneloses ocorrem em lares adotivos, hospitais e instituições de saúde mental. A *Salmonella enteritidis* é a principal espécie responsável pela diarreia em humanos, sendo que o sorotipo *thyphimurium* é o mais frequentemente relacionado. A manifestação clínica da salmonelose caracteriza-se por uma enterocolite, isto porque o processo patológico envolve os intestinos delgado e grosso. A sintomatologia surge após um período de incubação de 6 a 48 horas. O paciente apresenta, de forma súbita, náuseas, vômitos, anorexia, mal-estar e diarreia de intensidade variável, que se caracteriza por fezes aquosas de coloração esverdeada com muco e, por vezes, com sangue. Alguns pacientes podem apresentar, também, febre com ou sem calafrios, dor abdominal, cefaleia e desidratação. O diagnóstico deve ser feito por intermédio da cultura de fezes ou de material expelido pelos vômitos. Após a detecção da *Salmonella* é importante realizar a sorotipagem empregando soros aglutinantes monoespecíficos[7-9].

As infecções por *Yersinia enterocolitica* têm sua incidência diminuída nos meses de verão. Estas apresentam dois padrões de evolução clínica que se diferenciam na criança e nos adultos. As crianças geralmente evoluem com uma diarreia aguda acompanhada de febre, vômitos e dor abdominal; já os adultos desenvolvem um quadro de ileíte terminal aguda ou adenite mesentérica, cursando também com diarreia e vômitos, mas com uma dor abdominal intensa localizada na fossa ilíaca direita, acompanhada por febre alta. A evolução clínica é sugestiva de apendicite, o que leva, por muitas vezes, o paciente com esse tipo de apresentação para a mesa de cirurgia. A lesão do íleo pode favorecer o aparecimento de invaginação intestinal. Outras manifestações, embora infrequentes, como o eritema nodoso, o *rash* eritematoso maculopapular e a erupção eritematosa em membros, podem estar presentes. Complicações raras incluem poliartrite não supurativa, abscesso hepático, abscesso esplênico, osteomielite, meningite, tireoidite, cardite, trombocitopenia e sepse[15].

O método fidedigno para o estabelecimento do diagnóstico é a cultura, quer seja das fezes, quer seja de ulcerações da pele, líquido sinovial, sangue, linfonodos ileocecais ou do apêndice ressecado. Dentre os métodos sorológicos, o ELISA é o mais importante. Há leucocitose com desvio para esquerda e podemos encontrar leucócitos nas fezes. O anticorpo IgM pode ser encontrado, porém este pode ficar positivo por vários meses após a infecção. Exames como clister opaco e trânsito de delgado podem mostrar alterações no íleo terminal (alterações no padrão mucoso desta região)[10].

A colite pseudomembranosa está associada ao uso de antibióticos e é causada pelo *Clostridium difficile*. A sua prevalência tem aumentado pelo uso indiscriminado de antimicrobianos (principalmente a clindamicina, as cefalosporinas e as ampicilinas). A diarreia tem curso bifásico, iniciando diarreia aquosa e se tornando mucopiossanguinolenta. Apresenta-se associada a dor abdominal (cólicas), desconforto em baixo ventre, febre e, quando prolongada, pode ser responsável por desidratação, megacólon tóxico, perfuração intestinal ou raramente artrite. O diagnóstico depende de cultura em meio anaeróbio, identificação da toxina e endoscopia baixa para visualização da pseudomembrana[5,11].

DIAGNÓSTICO DIFERENCIAL

Diante de um quadro de diarreia aguda, é necessário definir a causa da diarreia. Para isso, temos que ter em mente todas as possíveis causas de diarreia. Além dos quadros infecciosos (diarreia causada por infecção viral ou bacteriana), os indivíduos podem desenvolver diarreia aguda osmótica, diarreia aguda por parasitas, diarreia aguda por intoxicação alimentar, diarreia do viajante, ou ainda agudização de um processo diarreico crônico.

A diarreia osmótica geralmente se associa à ingesta quantitativamente inadequada do agente osmótico causador da diarreia e a supressão do mesmo da dieta tem como resposta imediata a cura do processo diarreico.

As parasitoses são muito comuns em nosso meio; por isso o exame das fezes em busca de parasitas deve ser realizado de maneira sistemática, principalmente para a procura de giárdia e ameba.

A diarreia por intoxicação alimentar deve ser suspeitada quando o início dos sintomas (vômitos e diarreia explosiva) for abrupto, horas após a ingestão de alimentos suspeitos de contaminação.

O diagnóstico de diarreia do viajante deve ser pensado em todo paciente que faz um quadro diarreico agudo durante uma viagem ou logo após retornar para sua casa.

Os casos de agudização de um quadro diarreico crônico têm uma história típica e o processo diarreico crônico fica logo evidenciado. Este se caracteriza por um agravamento da enteropatia crônica, que pode ter causa osmótica ou por contaminação ambiental[10].

DIAGNÓSTICO LABORATORIAL[1,3-5,7,11,12]

Pesquisa de Bactérias

O exame a ser realizado é a cultura de fezes (coprocultura). Para isso utiliza-se, principalmente, a técnica de swab retal ou fecal em meio de transporte Cary-Blair. Na coleta de amostras de fezes por swab retal, seguir o roteiro:

- umedecer o swab em solução fisiológica ou água destilada esterilizada;
- introduzir a extremidade umedecida do swab (2 cm) na ampola retal do paciente, comprimindo-o, em movimentos rotatórios suaves, por toda a extensão da ampola;
- colocar em meio Cary-Blair ou em água peptonada alcalina. Quando colocada em meio de transporte Cary-Blair, encaminhá-la, se possível, em até 48 horas. Acima desse tempo, sob refrigeração, em até 7 dias. No caso de amostras refrigeradas, respeitar as especificidades de cada agente (p. ex., Shigella *spp.*, Vibrio parahaemolyticus e alguns sorotipos de Salmonella). O swab com Cary-Blair é disponibilizado pelo Laboratório Central de Saúde Pública (Lacen) para o município.

Na coleta de amostras de fezes por swab fecal, seguir o roteiro:

- o swab fecal se diferencia do swab retal porque é introduzida a ponta do swab diretamente no frasco coletor sem formol com fezes do paciente;
- esse procedimento deve ser feito até 2 horas após a coleta no frasco, pois, passado esse período, as bactérias da flora intestinal podem destruir as bactérias patogênicas causadoras da síndrome gastrintestinal;
- esse swab deve ser acondicionado em meio Cary-Blair ou em água peptonada alcalina. Quando colocado em meio de transporte Cary-Blair, encaminhá-lo, se possível, em até 48 horas. Acima deste tempo, sob refrigeração, em até 7 dias. No caso de amostras refrigeradas, respeitar as especificidades de cada agente.

Recomenda-se a coleta de duas a três amostras por paciente, desde que haja disponibilidade suficiente de material para coleta e capacidade de processamento laboratorial de todas as amostras encaminhadas.

Importante

- As fezes devem ser coletadas antes da administração de antibióticos ao paciente. Evitar coletar amostras fecais contidas nas roupas dos pacientes, na superfície de camas ou no chão.

Pesquisa de Vírus

- Indicar que o paciente colete em torno de 5 g de fezes in natura e coloque a amostra em um frasco coletor de fezes sem formol, com tampa rosqueada. É importante que o frasco seja identificado com nome completo do paciente e seja acondicionado em saco plástico.
- Conservar em geladeira por até 5 dias; após esse tempo conservar em *freezer*.
- Quando o paciente é criança, coleta-se material da fralda:
  - material sólido, coletar com espátula e colocar no frasco coletor;
  - material líquido, acondicionar a fralda em saco plástico e encaminhar ao laboratório.
- O swab retal só é indicado em caso de óbitos.

Pesquisa de Parasitos

- Deve ser coletada uma quantidade mínima de 20 a 30 g de fezes (aproximadamente a metade de um coletor de 50 mL) em frasco coletor de fezes, com tampa rosqueada.
- Em neonatos, colher na própria fralda, evitando o contato das fezes com a urina.
- De preferência, colher as fezes antes da administração de qualquer medicamento, uma vez que alguns prejudicam a pesquisa dos parasitos em geral. Esses medicamentos são: antidiarreicos, antibióticos, antiácidos, derivados de bismuto e de bário, vaselina e óleos minerais.
- Antibióticos, como a tetraciclina, afetam a flora intestinal normal, causando diminuição ou ausência temporária dos organismos nas fezes, pois esses parasitos se alimentam de bactérias intestinais. Portanto, o diagnóstico só será seguro de 2 a 3 semanas após a suspensão do antibiótico.
- Recomenda-se a coleta em conservante de, no mínimo, três amostras em dias alternados ou cinco amostras em dias consecutivos. Para pesquisa de larvas de Strongyloides

stercoralis, trofozoítos de protozoários e Blastocystis hominis, há necessidade de obtenção de uma ou mais amostras frescas que devem ser encaminhadas imediatamente ao laboratório clínico.

- Para verificar a eficácia da terapêutica, um novo exame deverá ser realizado 3 a 5 semanas após o tratamento.

O uso de laxantes só é indicado quando há necessidade de confirmar o diagnóstico de amebíase, giardíase e estrongiloidíase, por meio de fezes liquefeitas. Nesse caso, o médico deve prescrever o uso de laxantes e os mais recomendados são os salinos, tais como o fosfato de sódio e o sulfato de sódio tamponado, pois causam menos danos na morfologia dos parasitos. Essa prática é indicada para clínicas e hospitais, onde os espécimes fecais são enviados ao laboratório imediatamente após a coleta. Caso a coleta seja feita em casa, enviar imediatamente todo o conteúdo de uma evacuação induzida ao laboratório, ou preservar uma fração do material com o conservante. Nesse material são pesquisados ovos, larvas, cistos e trofozoítos.

CORRELAÇÃO CLÍNICO-LABORATORIAL[3,11,12]

É importante que na diarreia por vírus haja concordância nos achados fecais de elementos anormais levemente tocados, com leucócitos e sangue negativos, um sódio fecal baixo e o vírus positivo na pesquisa laboratorial. As alterações dos elementos anormais estão justificadas pela fisiopatologia da agressão viral, onde sabidamente resultam fenômenos pela grave lesão epitelial, com o sódio fecal diminuído de seus valores normais.

Nas diarreias infecciosas toxigênicas o que prevalece, sobretudo, é o sódio fecal muito elevado em um paciente que tem diarreia aquosa de grande volume. Os elementos anormais estão ausentes. O que ocorreu foi a secreção ativa de cloro, e a não reabsorção do sódio, que se perde nas fezes.

Nas diarreias infecciosas bacterianas invasoras aparece o sangue nas fezes, onde os elementos anormais ficam positivos para leucócitos e hemácias, com o sódio fecal em torno de 40 a 70 mEq/L. Leucócitos negativos falam a favor de ECEH, e quando faltam ambos, deve-se pensar em ECEP.

TRATAMENTO[3A,4A,10-12,16]

O tratamento da diarreia aguda infecciosa consiste em quatro medidas indispensáveis: correção da desidratação; combate à desnutrição, uso adequado dos antibióticos e prevenção das complicações (Figura 39.1).

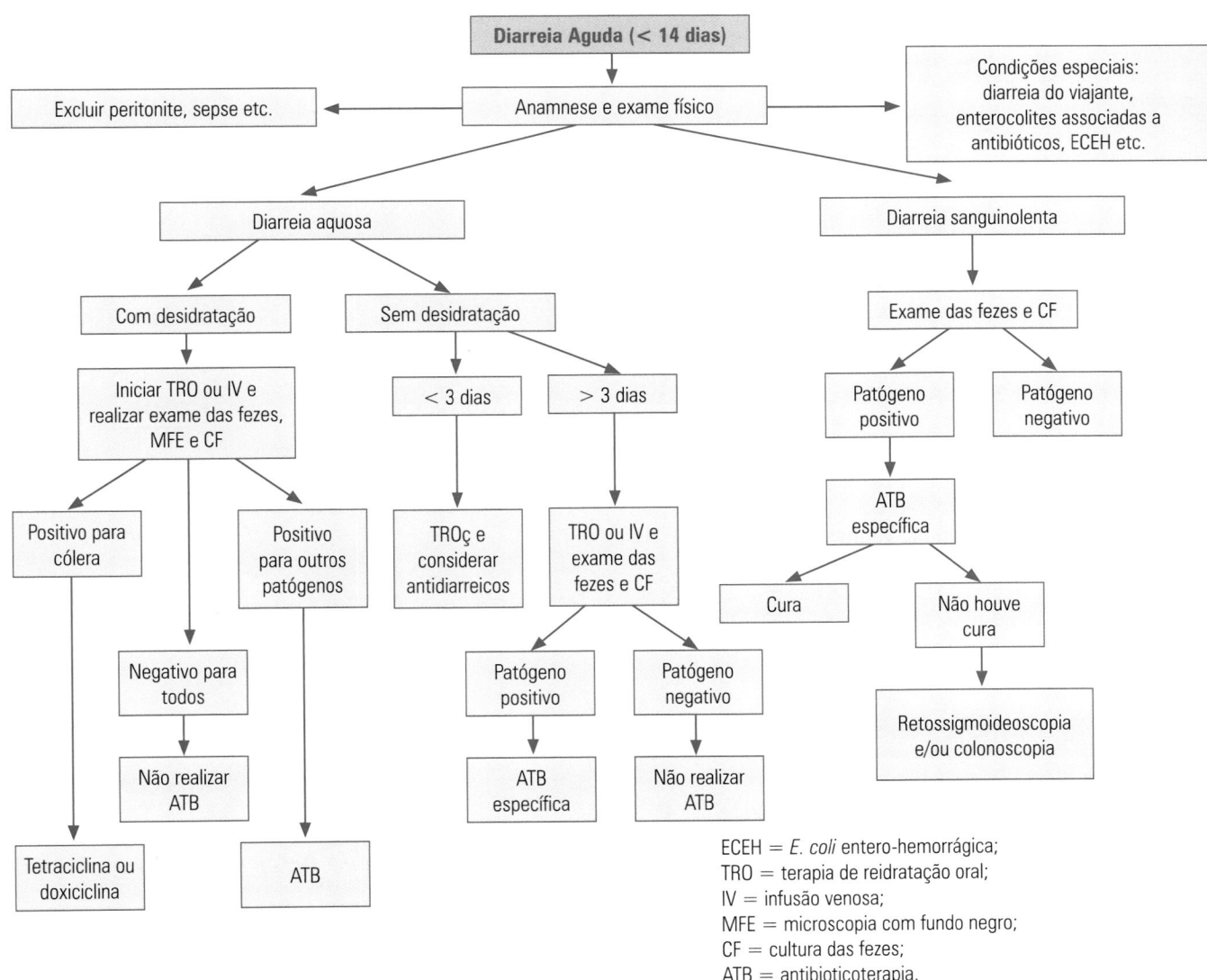

FIGURA 39.1 – Organograma com os passos do diagnóstico e do tratamento das diarreias agudas.

Correção da Desidratação

Qualquer indivíduo com diarreia aguda deve fazer uso da terapia de reidratação oral (TRO) com a solução da OMS (Organização Mundial de Saúde) que contém 90 mEq/L de sódio, 20 mEq/L de potássio, 80 mEq/L de cloreto, 30 mEq/L de citrato ou bicarbonato e 20 mEq/L de glicose em 1 L de solução. O estabelecimento da TRO deve ser feito o mais precocemente possível, a fim de evitar quadros de desidratação graves.

A quantidade de solução a ser administrada pode ser calculada de duas formas, como vemos na Tabela 39.4. O resultado do cálculo corresponde à quantidade de solução que deve ser administrada às colheradas, com intervalos regulares nas próximas 4 horas. Caso não haja reidratação ao final destas, o processo deve ser repetido por mais 4 horas, até que se restabeleça a reidratação (paciente apresentando diurese de cor clara).

TABELA 39.4

Fórmulas para o Estabelecimento da Quantidade de Solução a Ser Administrada	
Maneira empírica	TRO (mL) = 50 a 100 mL de solução x peso em kg do paciente
Maneira de maior acurácia	TRO (mL) = peso em gramas x perdas pela desidratação[a] x 2

[a]: Quantidade de peso perdida devido à desidratação em porcentagem; TRO: terapia de reidratação oral.

De modo prático, a TRO tem seu volume calculado multiplicando-se por dois o peso em kg do paciente. Este número é dado em mL, a cada 5 minutos, a colheradas, de solução da OMS (vide exemplo na Tabela 39.5).

Algumas situações levam ao insucesso da TRO, como é o caso da desidratação grave, dos vômitos persistentes, da intolerância à glicose e os casos de cólera em que o paciente perde mais do que 11 mL/kg/hora. Nesses casos, faz-se necessária a fluidoterapia venosa.

Após o restabelecimento da reidratação, o paciente necessitará de manutenção, isto porque a diarreia pode persistir ainda por alguns dias. O volume de manutenção deve ser de 150 mL/kg/dia da solução de escolha.

Os países de Terceiro Mundo, onde não existe a cólera, deverão em breve usar uma solução de TRO da OMS com 60 mEq/L de sódio.

TABELA 39.5

Exemplo do Cálculo da TRO*	
Paciente pesa 10 kg	Receberá 10 x 2 = 20 mL
Prescrição	Administrar 20 mL de 5 em 5 minutos, em 4 horas, a colheradas, da solução da OMS

*TRO = Terapia de reidratação oral

Combate à Desnutrição

Toda diarreia aguda infecciosa causa desnutrição, principalmente aquela cujo agente é a *Shigella*, em que os pa-cientes apresentam caracteristicamente anorexia e síndrome perdedora de proteínas. As infecções maciças por *Rotavirus* também podem gerar desnutrição, assim como a ECEP em lactentes.

Nos casos em que há enteropatia aguda decorrente das infecções por *Shigella*, *Salmonella* e ECEI, devemos estabelecer uma dieta isenta de lactose. Quando a enteropatia é grave, como ocorre nos casos de *Rotavirus* e ECEP, devemos proceder com a introdução de uma dieta semielementar. Nos outros casos, deve-se restabelecer a dieta habitual após a reidratação, o mais precocemente possível[1].

Uso Adequado dos Antimicrobianos

A indicação formal dos antimicrobianos ocorre quando o benefício é inquestionável. Falamos isso porque a diarreia aguda infecciosa, em grande parte das vezes, tem curso autolimitado.

Podemos, então, agrupar os nossos pacientes, quanto ao uso dos antimicrobianos, de acordo com sua indicação relativa (Tabela 39.6):

- situações em que os antimicrobianos estão indicados: cólera, diarreia aguda infecciosa bacteriana em imunocomprometidos;
- situações de indicação relativa: ECEP em berçários, shigeloses, colite por *C. difficile*, diarreia do viajante;
- situações de indicação duvidosa: ECEI, ECEH, *Campylobacter*, *Yersinia*, ECET;

TABELA 39.6

Drogas de Escolha para o Tratamento da Diarreia Infecciosa		
	Droga de Escolha	**Droga Alternativa**
Cólera	• Tetraciclinas	• Cloranfenicol • Furazolidona • SMZ-TMP
ECEP	• Polimixina B	• Gentamicina • SMZ-TMP
Shigella	• Fluoroquinolonas	• SMZ-TMP
C. difficile	• Metronidazol	• Vancomicina • Teicoplanina[a]
ECEH e ECEI	• Semelhante a *Shigella*	• Semelhante à *Shigella*
Campylobacter	• Azitromicina	—
Yersinia	• Aminoglicosídeos • Tetraciclinas • Cloranfenicol • SMZ-TMP	—
ECET	• SMZ-TMP	• Tetraciclina
Salmonella[b]	• Ampicilina ou • Amoxicilina	• Norfloxacino

SMZ-TMP: sulfametoxazol-trimetoprima;
[a]: prefere-se não usar glicopeptídeos devido ao risco de selecionar enterococos resistentes a estes antimicrobianos;
[b]: antimicrobianos são contraindicados na terapia de diarreia por salmonelas em indivíduos imunocompetentes, pelo risco de torná-los portadores sãos comunitários, eliminando salmonelas nas fezes por tempo indeterminado; já nos pacientes com incompetência imunológica (recém-nascidos, usuários de drogas, idosos, portadores de leucoses e outras situações de imunodepressão), incapazes de autolimitar o processo infeccioso, está indicado o antimicrobiano.

- situações em que existe contraindicação formal ao uso de antibióticos: criptosporidiose, infecção viral, salmonelose.

Aspectos práticos do manejo dos pacientes das diarreias aguda também podem ser observados no quadro recomendado pelo Ministério da Saúde do Brasil, disponível na internet em: http://bvsms.saude.gov.br/bvs/cartazes/manejo_paciente_diarreia_cartaz.pdf

PREVENÇÃO DAS COMPLICAÇÕES

Prevenir as complicações significa tratar convenientemente a desidratação (com o uso da terapia de reidratação oral ou venosa), usar a dieta adequada e os antimicrobianos, quando indicados. Ainda assim, algumas complicações já mencionadas (relacionadas a um patógeno exclusivo) podem acontecer[10].

Prevenção da Diarreia

Basicamente, a prevenção das doenças diarreicas agudas é baseada em cinco aspectos: o hábito da lavagem das mãos, o fornecimento de água de boa qualidade para as populações, o destino adequado aos dejetos humanos, a preparação de alimentos de forma segura e o uso de vacinas específicas. Essas medidas têm como objetivo reduzir a transmissão do agente infeccioso de um indivíduo para outro dentro da comunidade.

Entre as medidas de prevenção, a lavagem das mãos representa um ato de fundamental importância. Em estudos de metanálise, somente a lavagem das mãos pode reduzir o risco de uma doença diarreica em cerca de 47%. Lamentavelmente, é sabido que, dentro de uma visão geral do mundo, mais de um bilhão de pessoas não têm acesso a lavagem das mãos e, dessa forma, inúmeros casos de diarreia aguda não são prevenidos.

Uma medida de saúde pública que interfere positivamente na prevenção das diarreias é a qualidade da água de beber. Água de boa qualidade é sinônimo de prevenção de casos de diarreia, assim como é o adequado destino e tratamento dos dejetos humanos. O controle da qualidade dos alimentos é fundamental para o controle das diarreias. A manutenção de alimentos sob refrigeração, assim como o cozimento adequado dos mesmos, são fundamentais como medida preventiva das diarreias infecciosas.

Finalmente, as vacinas podem representar aspecto fundamental no controle das doenças diarreicas. A grande redução da doença produzida pelo rotavírus com a vacinação é um notável exemplo de como essa medida pode conduzir à redução do número de casos de uma doença. Da mesma forma, vacinas contra cólera e infecções por salmonela, já produzidas, representam ferramentas importantes na prevenção e, certamente, em um futuro próximo, vacinas contra o norovírus controlarão essa importante causa de diarreia.

Notificação dos Casos

A doença diarreica aguda não é de notificação compulsória, somente as unidades sentinelas deverão notificá-la de forma sistemática. Os surtos deverão ser sempre notificados às autoridades de saúde.

BIBLIOGRAFIA CONSULTADA

1. Almeida IAZC et al. Frequência de isolamento de enterobactérias patogênicas na região de São José do Rio Preto-SP. Rev Anual Instit Adolfo Lutz. 1997;2:175.
2. Antunes ENF et al. Pattern III Non-toxigenic Bacteroides fragilis (NTBF) strains in Brazil. Anaerobe. 2002;8:17-22.
3. Brasil. Ministério da Saúde. Portal da Saúde. Informações Técnicas. Disponível em: http://portalsaude.saude.gov.br/index.php/o-ministerio/principal/leia-mais-o-ministerio/652-secretaria-svs/vigilancia-de-a-a-z/doenca-diarreica-aguda-dda/l2-doenca-diarreica-aguda-dda/11139-informacoes-tecnicas-dda. Acessado em: jan. 2015.
3a. Brasil. Ministério da Saúde. Manejo do paciente com diarreia. Disponível em: http://bvsms.saude.gov.br/bvs/cartazes/manejo_paciente_diarreia_cartaz.pdf. Acessado em: jan. 2015.
4. Coker AO et al. Human campylobacteriosis in developing countries. Emerg Infect Dis. 2002;8:237-44.
4a. Deshpande A, Lever DS, Soffer E. Acute diarrhoea. In: Cleveland Clinic. Center for Continuing Education. Disponível em: http://www.clevelandclinicmeded.com/medicalpubs/diseasemanagement/gastroenterology/acute-diarrhea/Default.htm. Acessado em: mar. 2015.
5. Duque SS et al. Primary fecal culture used as template for PCR detection of diarrheagenic E. coli virulence factors. J Microbiol Methods. 2002;51:241-46.
6. Ferreira MCS et al. Incidence and importance of Clostridium difficile in paediatric diarrhoea in Brazil. J Med Microbiol. 2003;52:1095-99.
7. Gomes TAT, Rassi V, MacDonald KL. Enteropathogens associated with acute diarrheal disease in urban infants in São Paulo. Brazil J Infect Dis. 1991;164:331-37.
8. Guerrant RL et al. Diarrhea in developed and developing countries: magnitude, special setting and etiologies. Rev Infect Dis. 1990;12(S):41S-50S.
9. Medeiros MIC et al. Etiology of acute diarrhea among children in RibeirãoPreto-SP, Brazil. Rev Inst Med Trop Sao Paulo. 2001;43:21-24.
10. Sabra A. Viral acute diarrhea. J Pediatr (Rio J). 1994;70:195-96.
11. Sabra A. Diarreia Aguda e Crônica em Pediatria. 4ª ed. Rio de Janeiro: Ed. Cultura Médica; 1994. p. 104
12. Sabra A. ECEP, ECET, ECEA, ECEH, ECEI, ECAD: a E.coli revisitada no contexto da diarreia aguda. J Pediatr. 2002;78(1):5-7.
13. Souza EC et al. Perfil etiológico das diarreias agudas de crianças atendidas em São Paulo. J Pediatr. 2002;78(1):31-38.
14. Sousa MA et al. Shigella in Brazilian children with acute diarrhoea: prevalence, antimicrobial resistance and virulence genes. Mem Inst Oswaldo Cruz. 2013;108:30-35
15. Stumph M A et al. Yersinia enterocolitica as a cause of infantile diarrhoea in Rio de Janeiro. Rev Bras Pesqui Med Biol. 1978;11:383-84.
16. Victora CG, Fuchs SC. Breast-feeding, nutritional status, and other prognostic factors for dehydration among young children with diarrhoea in Brazil. Bull Wld Hlth Organ. 1992;70:705-14.

40 Difteria

■ **Ralph Antônio Xavier Ferreira**

(CID 10 = A36 - Difteria; A36.0 - Difteria faríngea; A36.1 - Difteria nasofaríngea; A36.2 - Difteria laríngea [Laringotraqueíte diftérica]; A36.3 - Difteria cutânea; A36.8 - Outras formas de difteria [Miocardite - I41.0; Polineurite - G63.0]; A36.9 - Difteria não especificada)

INTRODUÇÃO[4,5a,6-10,14-16]

Das doenças infecciosas que acometem o ser humano, a difteria é uma das mais antigas de que se têm notícias. Descrições de sua ocorrência datam do fim do século primeiro da era Cristã e, apesar dos grandes conhecimentos que se adquiriu dela, sobretudo os referentes aos mecanismos de prevenção, não se justifica a situação encontrada em alguns países. A difteria permanece um problema de saúde pública em algumas regiões ao redor do mundo. A doença continua endêmica em países da África, Américas do Sul e Central, Ásia, Oriente Médio, Europa e todos que compunham a União Soviética. No Brasil, ao contrário, o número de casos vem diminuindo progressivamente. De 640 casos notificados em 1990, apenas 56 o foram em 1999. Nos anos de 2004 e 2005 ocorreram, respectivamente, 17 e 18 notificações. Em 2006 observou-se uma diminuição ainda mais significativa, com apenas nove casos de difteria no País. Porém, em 2010, contrariando esse declínio, foram registrados 32 novos casos da doença, dos quais 28 na Região Nordeste do país, mais precisamente no Maranhão. Ao contrário da queda da incidência da difteria em todas as faixas etárias, a letalidade apresentou um aumento nos últimos anos. De 2000 a 2004 apresentou-se em torno de 11%, com pequenas variações e em 2006 chegou a 22%, o que pode estar relacionado à diminuição do número de casos, suspeição diagnóstica tardia, qualidade deficiente da assistência, dificuldade de acesso aos serviços de saúde e consequente piora no prognóstico.

A baixa incidência da difteria no Brasil, como vem acontecendo, tem como consequência uma pouca intimidade por parte de médicos mais jovens em reconhecer seu quadro clínico, contribuindo, assim, para a sua morbidade. Desse modo, é preciso ter em mente que a doença ainda está presente em nosso meio e considerar como suspeitas todas as pessoas que, independentemente da idade e do estado vacinal, apresentem quadro agudo de infecção em orofaringe com presença de pseudomembrana aderente ocupando as amígdalas, com ou sem invasão de outras áreas da orofaringe (palato e úvula) ou outra localização (olho, mucosas nasal ou vaginal e pele) acompanhada de comprometimento do estado geral e febre baixa ou moderada.

A difteria é uma doença causada pelo *Corynebacterium diphtheriae*. Raramente, uma doença similar pode ser causada por outras espécies de *Corynebacterium* como *C. ulcerans*, *C. hemolyticum* e *C. pseudotuberculosis*. O *C. diphtheriae* é encontrado sob a forma de bastonetes gram-positivos, aeróbios, imóveis, aflagelados e desprovidos de cápsulas. Não é formador de esporo e não produz gás durante seu crescimento. O pleomorfismo é a regra nas preparações coradas do bacilo diftérico. A visualização dessa forma alongada com uma das extremidades dilatadas vista ao exame no microscópio de luz, configura um aspecto em clava ou bastão. Outras vezes estas dilatações são bipolares, o que lhes dá um aspecto de halteres. Quando distendidos em lâmina e corados de forma adequada, apresentam-se agrupados paralelamente entre si ou formando ângulos. Visto no conjunto, o aspecto é comparado ao de letras chinesas ou caracteres cuneiformes. O *C. diphtheriae* é um potencial produtor da toxina diftérica e, conforme características fenotípicas, é classificado em *gravis, intermedius, mitis e belfanti*. O patógeno pode se alojar nas amígdalas, faringe, laringe, fossas nasais e, ocasionalmente, em outras superfícies mucosas e na pele.

A doença ocorre em todos os meses do ano, com uma maior incidência no outono e no inverno. Sem diferenças quanto à distribuição por sexo, a difteria atinge precocemente a criança, e a faixa etária de 1 a 4 anos é muito comprometida. Contudo, nos países com elevado índice de cobertura vacinal, a difteria vem se deslocando para faixas etárias mais elevadas. O diferente comportamento da difteria, quando estudada a sua incidência em diferentes raças, é creditado mais ao tamanho da população, à condição socioeconômica e à higiene pessoal, à facilidade de acesso a cuidados médicos e ao grau de imunização, do que propriamente a fatores genéticos e raciais.

Não há, na natureza, reservatório para o *C. diphtheriae* que não o próprio ser humano, embora já tenha sido observada a transmissão do *C. ulcerans* via leite da vaca. O homem, na condição de portador assintomático ou de doente, comporta-se como fonte de infecção para outros próximos.

A imunidade adquirida via infecção natural ou por vacinação não previne o estado de portador. A via respiratória, durante os surtos epidêmicos, constitui uma importante rota de disseminação do microrganismo, e a cutânea parece ser constante entre familiares durante epidemias ou fora delas[5,10]. Em áreas endêmicas, cerca de 3% a 5% de pessoas saudáveis podem apresentar cultura de orofaringe positiva. Em menor frequência, pessoas imunizadas podem desenvolver difteria clínica, embora menos grave e raramente acompanhada de complicações.

Deve-se sua patogenia à produção de uma potente exotoxina, formada por células jovens e em rápido crescimento e liberada no meio extracelular, de onde é absorvida pelo sangue. A produção de toxina pelo *C. diphtheriae* está relacionada com a infecção por bacteriófago temperado, o prófago beta. Este alberga em seu genoma um gene estrutural para a produção da toxina diftérica e pode transferi-lo para bactérias atoxinogênicas ou não lisogênicas, que se convertem em produtoras de toxinas.

A incapacidade de produzir toxina pelo bacilo diftérico não é sinônimo de ausência de patogenicidade. Amostras não toxinogênicas não só têm sido isoladas do trato respiratório de alguns pacientes, como também produzem infecções sistêmicas de intensidades variadas. Apenas a toxemia, encontrada nas formas mais graves, produzidas pelas cepas toxinogênicas, está ausente, ainda que a pseudomembrana possa estar presente. Portanto, a invasividade do *C. diphtheriae* e a capacidade de produzir toxina têm origens diferentes. Desse modo, quadros atípicos de infecções causadas pelo bacilo diftérico, relacionados inclusive com cepas não produtoras de toxina, têm sido cada vez mais frequentes, incluindo endocardites, bacteriemias, pneumonias e osteomielites, responsáveis por elevados índices de mortalidade.

A toxina diftérica é uma cadeia simples de proteína em forma de alça, composta por dois fragmentos que diferem acentuadamente entre si quanto à estrutura e ação. Um, o fragmento A, é responsável pela atividade enzimática intracitoplasmática e outro, o fragmento B, enzimaticamente inativo, porém, com função de reconhecer receptores específicos sobre a superfície celular, facilitando a penetração do primeiro no citoplasma da célula. Uma vez no interior do citoplasma, a toxina diftérica, mais precisamente o fragmento A, interrompe a síntese de proteínas.

MANIFESTAÇÕES CLÍNICAS[1,2,5a,11,16]

As manifestações clínicas da difteria resultam da inflamação local produzida pela presença da pseudomembrana e dos efeitos sistêmicos de uma potente exotoxina elaborada pelo *Corynebacterium diphtheriae*. Desse modo, ao lado de manifestações tóxicas, a presença da pseudomembrana em vias respiratórias se constitui em importante indício da presença de difteria. O aparecimento da pseudomembrana é precedido por tumefação e hiperemia das amígdalas e da orofaringe. Em seguida, surgem pontos branco-amarelados que coalescem em um exsudato que, como um véu, envolve uma ou ambas as amígdalas. Esse exsudato torna-se mais espesso e assume um aspecto pseudomembranoso de cor branco-amarelada ou branco-acinzentada. Adere-se à submucosa e pode atingir o córion e produzir sangramento à tentativa de seu descolamento. A produção local de toxina induz a formação desta falsa membrana que é composta de fibrina, leucócitos,

eritrócitos, células epiteliais e microrganismos. Na maioria das vezes, não se limita às amígdalas; pode invadir estruturas adjacentes como palato, úvula, pilares e retrofaringe.

A exotoxina produzida pelo bacilo diftérico age na síntese proteica e na respiração celular, causando lesões mais comumente no miocárdio, sistema nervoso, rins, fígado e no local de sua produção. A gravidade da doença está na dependência da quantidade de toxina produzida pelo germe, que varia com a cepa do bacilo diftérico. Do mesmo modo, a gravidade depende também do estado imune do hospedeiro, principalmente de seu estado vacinal. Um fator que influencia na letalidade é a precocidade do diagnóstico e o consequente uso do soro antidiftérico.

O período de incubação situa-se entre 1 e 6 dias, com média de 2 a 4. A primeira característica da doença é a queda do estado geral do enfermo, que guarda proporção com a gravidade do caso, podendo chegar até a prostração intensa e ao torpor na difteria hipertóxica. A febre habitualmente tem início insidioso e intensidade variando de baixa a moderada e, em raras ocasiões, pode estar ausente. A febre alta não é frequente. Pode ser encontrada taquicardia desproporcional à febre; também a queda do estado geral costuma ser bem mais acentuada do que se esperaria em um paciente com febre moderada. As localizações mais frequentes da pseudomembrana são as amígdalas, orofaringe, nariz e laringe. Em menor proporção se localiza em traqueia, brônquios, conjuntivas, ouvidos, mucosa vaginal e outras mais raras. Pode ser encontrada na pele, porém com comprometimento sistêmico raro.

FORMAS CLÍNICAS[1-3,5a,11-13,16]

As formas clínicas da difteria decorrem da presença da pseudomembrana em vias respiratórias ou pele e da absorção e disseminação da toxina diftérica produzida localmente. Ocasionalmente, o *Corinebacterium diphtheriae* pode invadir a corrente sanguínea a partir do foco infeccioso original e causar infecção sistêmica incluindo bacteriemia, endocardite e artrite.

Angina Diftérica

Na *angina diftérica,* as placas pseudomembranosas são de coloração variável, do branco ao cinza-escuro. São aderentes, sangram à tentativa de descolamento e, peculiarmente, tendem a não se limitarem às amígdalas, estendendo-se também à faringe, úvula e aos pilares. Encontram-se pontos de necrose de permeio. A disfagia costuma apresentar intensidade variável e a halitose é comum. No pescoço, satélites às lesões faríngeas, encontram-se adenomegalias dolorosas (Figura 40.1). Caracteristicamente, pode haver dissociação entre a intensidade da temperatura e o comprometimento do estado geral, isto é, uma intensa toxemia com temperatura axilar moderada.

Difteria Maligna

A *difteria maligna,* também conhecida como hipertóxica, caracteriza-se por intensa toxemia. As placas ocupam as amígdalas uni ou bilateralmente e invadem os pilares, palato mole, úvula e retrofaringe. Pode haver comprometimento concomitante da laringe e traqueia. A adenomegalia é proeminente e há edema periganglionar que impede a

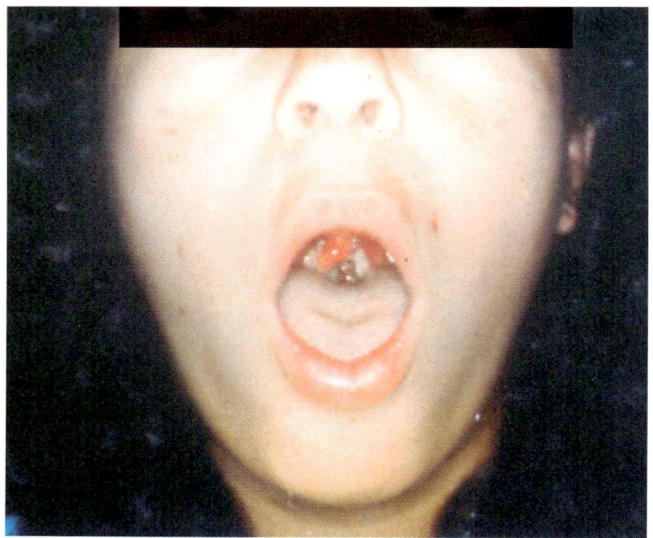

FIGURA 40.1 – Angina diftérica: pseudomembranas acinzentadas aderidas a ambas as amígdalas. (Foto cedida por Ralph Antônio Xavier Ferreira.)

individualização dos gânglios. O edema do pescoço tem um tom róseo-avermelhado, consistência amolecida, é brilhante e quente, configurando o pescoço taurino ou pró-consular. Pode-se observar sangramento em mucosas e hemorragias na pele sob a forma de petéquias e equimoses, resultantes de capilarite determinada pela toxina diftérica (Figura 40.2).

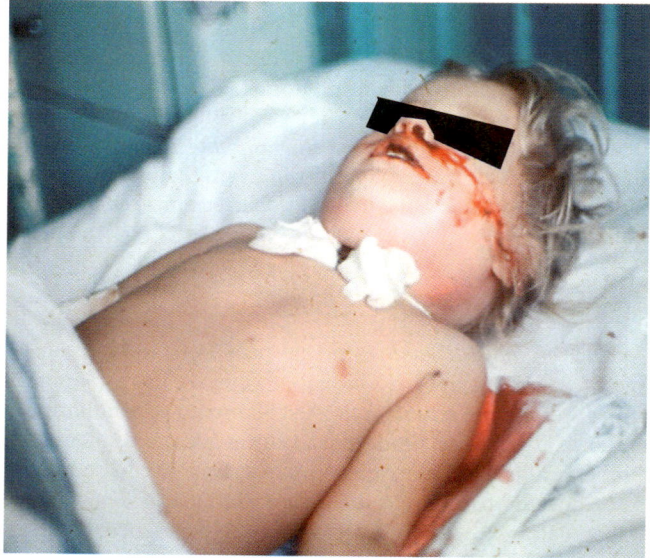

FIGURA 40.2 – Difteria maligna: criança grave, toxêmica, com pescoço pró-consular, hemorragia nasal e petéquias. (Foto gentilmente cedida pelo Serviço de Doenças Infecciosas e Parasitárias do Hospital Universitário Antônio Pedro, UFF.)

Difteria Nasal

Na *difteria nasal*, a pseudomembrana se restringe à mucosa do nariz, particularmente, sobre o septo. À formação da pseudomembrana neste local, segue-se respiração dificultosa e coriza serossanguinolenta, com erosão dos bordos do nariz e lábio superior. As manifestações tóxicas, em geral, são leves.

Difteria Laríngea e Traqueobrônquica

As formas *laríngeas* e *traqueobronquiais* da difteria resultam da extensão da pseudomembrana da faringe para a laringe e sua progressão para a árvore traqueal. Eventualmente, podem resultar de localização primária do microrganismo. Constituem quadros temidos pela possível e repentina precipitação do paciente para franca insuficiência respiratória, causada pela obstrução respiratória pelas pseudomembranas. A difteria laríngea é conhecida popularmente como crupe. Além das manifestações toxêmicas, os sinais de obstrução respiratória são evidentes nesses pacientes. A criança apresenta tosse seca e rouca e velamento da voz. Com a progressão da obstrução, a musculatura acessória da respiração é acionada. Surge, então, dispneia inspiratória com batimento de asas de nariz, tiragem intercostal, subcostal e na fúrcula. O paciente torna-se angustiado, cianótico e a morte sobrevém se a obstrução não for prontamente aliviada. A obstrução da traqueia e dos brônquios provoca a morte por insuficiência respiratória, irredutível mesmo com a traqueostomia (Figura 40.3).

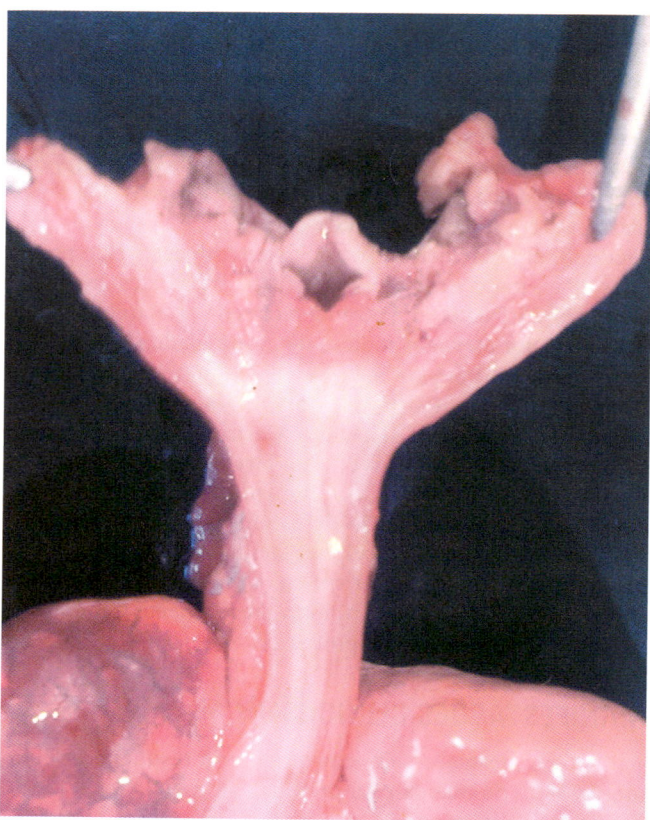

FIGURA 40.3 – Difteria maligna: Peça anatômica de paciente falecido por difteria maligna, com pseudomembranas ocupando a faringe, a laringe, a traqueia e o início da árvore brônquica. (Foto cedida por Ralph Antônio Xavier Ferreira.)

Difteria Cutânea e Outras Localizações

A *difteria cutânea* pode ser causada por cepas toxinogênicas e não toxinogênicas do *C. diphtheriae*, embora a toxicidade sistêmica seja rara. São encontradas lesões ulceradas pouco específicas, de evolução crônica, com exsudação serossanguinolenta ou cobertas por crosta fina e seca. Pode, também, colonizar ou infectar dermatoses preexistentes.

Ocorre, não raro, junto à mucosa labial e nasal, mas pode acomete os membros inferiores e superiores, tronco e face, secundariamente a ferimentos. Tipicamente, a forma cutânea resulta em rápida resposta imune, ao contrário da forma respiratória da doença. Portanto, indivíduos com difteria cutânea têm pouca probabilidade de desenvolver a difteria faríngea. Contudo, as lesões de pele servem como reservatório para infecção de indivíduos suscetíveis, particularmente em regiões com baixa cobertura vacinal.

Outras localizações (otite, vulvovaginite, conjuntivite) são raras e caracterizam-se pelo exsudato pseudomembranoso e efeito sistêmico raro.

Complicações

As complicações decorrentes da difteria são, em última análise, dependentes da localização da pseudomembrana, da quantidade de toxina absorvida e do grau de imunidade do paciente à doença. Coração, pulmões, rins e nervos periféricos são os órgãos mais comprometidos.

Complicações Cardíacas[1,5,5a,11,12,16]

A miocardite diftérica é o resultado da impregnação do tecido cardíaco pela toxina produzida pelo *Corynebacterium diphtheriae* presente em pseudomembranas localizadas nas vias respiratórias. Na maioria das vezes é de apresentação aguda e, em geral, ocorre na 2ª ou na 3ª semana de doença. Em alguns casos, porém, pode se apresentar já na 1ª semana, junto às manifestações agudas da difteria, o que é incomum. O risco de desenvolvimento de miocardite em pacientes com difteria é proporcional à gravidade da doença primária e à extensão da pseudomembrana. Assim, os pacientes com a forma hipertóxica da doença apresentam os maiores índices desse evento. O diagnóstico de miocardite diftérica se estabelece em bases clínicas, radiológicas, eletrocardiográficas e determinação de enzimas séricas. Inicialmente, o paciente apresenta alterações da frequência e do ritmo cardíacos. A bradicardia tem significado de gravidade. De pior prognóstico e que pode apresentar evolução desfavorável, são os pacientes que cursam com arritmias, bloqueio atrioventricular, insuficiência cardíaca e colapso circulatório.

O eletrocardiograma deve ser realizado rotineiramente no momento da internação ou o mais próximo possível dela permitido e repetido na alta ou sempre que surgirem alterações cardiológicas que o indiquem. A alta hospitalar só deve ser concedida mediante constatação da normalidade deste exame. Anomalias no registro da onda T ou no segmento ST e baixa voltagem no complexo QRS são sinais eletrocardiográficos frequentes de miocardite. As alterações de enzimas séricas, principalmente a elevação de AST, CPK e CPK-MB, têm relação com a agressão miocárdica e a sua verificação seriada tem se mostrado útil no diagnóstico e acompanhamento da miocardite diftérica.

Complicações Respiratórias[1,3,5,11,12,16]

As complicações envolvendo o aparelho respiratório em pacientes com difteria se restringem, na maioria das vezes, às crianças que apresentam envolvimento laringotraqueal. O comprometimento da traqueia e dos brônquios se manifesta agudamente durante os primeiros dias e tem origem na obstrução causada pela pseudomembrana. Nesses casos, o paciente que já apresentava tosse seca e rouca e voz velada, rapidamente evolui com dispneia inspiratória acompanhada de batimentos de asas de nariz e tiragem intercostal, subcostal e das fossas supraclaviculares e supraesternal. Essas manifestações são tanto mais intensas quanto maior o grau de obstrução e mais tenra a idade da criança, e sua progressão é imprevisível. Nas formas leves, esta sintomatologia é discreta e passageira. Porém, a obstrução pode evoluir tornando-se mais intensa, com acentuação das manifestações de dificuldade inspiratória acrescida de prejuízo da hematose. O paciente torna-se mais ansioso, agitado, com dificuldade de conciliar o sono, sudoreico, pálido, com cianose de extremidade e lábios. Posteriormente, a palidez se acentua, a cianose torna-se intensa e há perda da consciência, o que prenuncia morte iminente por asfixia. A broncopneumonia e a aspiração de pseudomembranas são complicações a serem consideradas nesses pacientes.

Complicações Neurológicas[1,5a,11,12,16]

As complicações neurológicas são tardias e, frequentemente, ocorrem após a alta hospitalar, o que requer reinternação. As manifestações mais comuns são paralisia dos músculos da acomodação dos olhos e dos músculos da deglutição, que surgem aproximadamente na 3ª semana de doença ou um pouco mais cedo. Naqueles a queixa é de diplopia e dificuldade em acomodar a visão, enquanto nesses, a paralisia dos músculos da faringe manifesta-se com regurgitação de alimentos líquidos, inicialmente e, posteriormente, sólidos. A voz torna-se anasalada e o choro e a tosse, fracos.

Mais tardia ainda, em geral, após a 6ª semana de doença, a polineuropatia pode atingir a musculatura esquelética. A doença cursa com diminuição da força e tônus musculares, os reflexos superficiais e profundos estão diminuídos ou ausentes, com prejuízo da marcha. Algumas vezes pode haver comprometimento da musculatura intercostal e do diafragma, com consequente insuficiência respiratória. As complicações neurológicas incidem principalmente sobre pacientes com a forma hipertóxica da difteria.

Complicações Renais[1,3,5a,11,12,16]

As complicações renais ocorrem por ação da toxina sobre os túbulos renais. Variam de intensidade e apresentam-se desde formas assintomáticas, apenas com alterações no exame clínico de urina, compreendidas por proteinúria, hematúria e piúria, até formas mais graves com interrupção do funcionamento do órgão. Nessas formas, há redução do volume urinário e retenção de escórias nitrogenadas.

Complicações Hemorrágicas[11,12,16]

Podem surgir entre os pacientes que apresentam a forma grave da difteria. As manifestações hemorrágicas podem evidenciar-se por petéquias, equimoses e sangramento de mucosa oral e nasal e em vísceras. Nesses pacientes, encontramos plaquetopenia, e, às vezes, baixa atividade de protrombina e tempo parcial de tromboplastina.

Reação à Administração do Soro Antidiftérico[1,4,6,10]

A administração do soro antidiftérico deve ser precedida da realização de testes de sensibilidade cutânea. Não é recomendada a realização deste teste em conjuntiva ocular ou que seja precedido pela administração de anti-histamínicos ou de corticosteroides. As reações se constituem em elevação da temperatura corporal, tremores e calafrios. O edema de glote e a anafilaxia, ainda que raros, são reações imediatas, temidas e devem ser combatidas imediatamente. Mais tardiamente, em cerca de uma semana, o paciente pode apresentar a doença do soro, queixando-se de febre e artralgia seguida de edema e impotência funcional.

Diagnóstico

O diagnóstico de difteria deve sempre ser considerado em presença de manifestações clínicas relevantes associadas a fatores de risco apropriados. Para tanto, o médico assistente precisa ter em mente a possibilidade da presença dessa doença, o que atualmente nem sempre ocorre, haja vista sua raridade. A comprovação do diagnóstico de difteria requer o isolamento do bacilo em cultura e material oriundo do trato respiratório ou de secreções de lesões suspeitas.
.

Diagnóstico Epidemiológico[5a, 7,11,16]

Em termos práticos, a difteria ocorre em pessoas não vacinadas ou com vacinação incompleta. Os enfermos, em geral, são crianças de baixo nível socioeconômico e cultural, na faixa etária entre 1 e 4 anos de idade. Embora a história de contato com casos conhecidos da doença deva ser sempre investigada, a maioria dos enfermos contamina-se frequentemente com portadores intradomiciliares do bacilo. Em países com elevada cobertura vacinal, a doença se manifesta mais tardiamente.

Diagnóstico Laboratorial[1,5a,7,8,11,16]

O diagnóstico específico da difteria se faz através da bacterioscopia e da cultura do bacilo diftérico em exsudato colhido da lesão. O material deve ser recolhido com o auxílio de *swabs* estéreis, que devem ser introduzidos sob a pseudomembrana presente em orofaringe, nariz, laringe e outras, e encaminhado ao laboratório com solicitação de exame direto e cultura para bacilo diftérico. Dispensa-se o antibiograma, uma vez que o bacilo diftérico tem mantido uma sensibilidade constante aos antibióticos. Recomenda-se a colheita simultânea de dois *swabs* nasais e dois de orofaringe, pois aumenta a sensibilidade do isolamento do germe.

A coloração do bacilo diftérico é feita pelos métodos de Gram e, principalmente, de Albert-Laybourn. Não é possível a diferenciação entre difteroides, que são habitantes normais da orofaringe e o bacilo diftérico, pela morfologia da bactéria. Dessa forma, a bacterioscopia não decide o diagnóstico; ela é mais útil na exclusão de outras formas de anginas, principalmente a de Plaut-Vincent. Entretanto, em um paciente com clínica sugestiva de difteria e bacterioscopia positiva, o tratamento deve ser instituído como sendo difteria.

A cultura do bacilo é feita preferencialmente nos meios de Loeffler ou de Pai ou ACT (ágar chocolate telurito). Apesar de os bacilos crescerem entre 10 e 24 horas, esse tempo é demasiadamente longo para se decidir sobre o início da terapêutica; daí se indicar o tratamento quando houver suspeita clínica da doença. A caracterização final é feita com provas bioquímicas e, principalmente, com a prova de virulência *in vivo* (inoculação sob a pele de cobaias) ou *in vitro* (método de Elek). Os laboratórios de rotina raramente estão aptos para realizar a

prova de virulência. Portanto, o isolamento do bacilo diftérico em cultura correlacionado ao quadro clínico apresentado pelo paciente é considerado satisfatório para a confirmação do diagnóstico de difteria. Atualmente, uma maneira prática de caracterizar os bacilos virulentos consiste em semear as colônias que cresceram em meio de Loeffler ou ACT em um meio especial, o meio de King, no qual se verifica que os bacilos diftéricos produtores de toxinas são habitualmente capazes de produzir fluorescência.

Mais recentemente, a reação em cadeia da polimerase (PCR) tem sido utilizada na codificação da subunidade A da toxina diftérica. Este procedimento tem-se mostrado sensível e específico na identificação rápida de cepas de *C. diphtheriae* produtoras de toxina.

O hemograma na difteria não apresenta alterações de monta. Contudo, nos pacientes com formas graves da doença, pode-se encontrar leucocitose com desvio para a esquerda, muitas vezes acentuado. Ele contribui, ainda, para a exclusão de algumas formas de anginas que participam do diagnóstico diferencial, como a mononucleose infecciosa, a agranulocitose e as leucoses agudas.

Para um melhor acompanhamento dos pacientes, outros exames podem ser solicitados, dependendo da apresentação clínica de cada um deles. Desse modo, a dosagem dos eletrólitos sanguíneos, gasometria arterial, ureia e creatinina sanguíneas e a radiografia de tórax, todos, têm sua indicação. O eletrocardiograma é fundamental na caracterização e no acompanhamento da miocardite diftérica. Igualmente, indicam-se as dosagens de enzimas séricas, principalmente da CPK e da CPK-MB.

Diagnóstico Diferencial[1,11,16]

No diagnóstico diferencial da difteria devemos considerar as diferentes formas clínicas da doença. A forma de angina deve ser diferenciada da angina estreptocócica, angina de Plaut-Vincent e angina monocítica. A rinite diftérica deve ser diferenciada, principalmente, com a estreptocócica, a sifilítica e com a presença de corpo estranho no nariz. A difteria laríngea diferencia-se, habitualmente, com a laringotraqueobronquite viral, sobretudo em lactentes, com inalação de corpo estranho, laringite estridulosa, edema angioneurótico e epiglotite aguda.

TRATAMENTO

O tratamento da difteria fundamenta-se na administração de medidas específicas de combate ao seu agente causador e neutralização da toxina por ele elaborada, além da adoção de medidas de suporte e atenção às complicações. Frente a um paciente com sintomas clínicos fortemente sugestivos de difteria, é recomendado ao médico que inicie o tratamento específico, antes mesmo de sua comprovação laboratorial. Essa conduta se justifica pelo fato de a antitoxina só neutralizar a toxina circulante ou em elaboração no foco infeccioso, não tendo ação sobre aquela já fixada aos receptores celulares do coração, sistema nervoso, fígado, rins e outros órgãos[5a,15,16].

Terapêutica Específica[1,4,5a,11,12,15,16]

Antitoxina Diftérica

Muito embora a administração da antitoxina não modifique o curso das lesões diftéricas resultantes da ação da toxina já fixada aos tecidos, o seu emprego encontra justificativa na neutralização da toxina ainda não fixada aos receptores. Dessa maneira, a administração precoce do soro antidiftérico poderá impedir o agravamento do quadro clínico. Em sua quase totalidade, os esquemas de dosagens de soro antidiftérico recomendados são arbitrados de modo empírico. Assim, deve-se considerar a forma clínica da doença, o intervalo de tempo entre o início dos sintomas e o momento da aplicação do soro, a dose a ser empregada e a via de administração. O soro antidiftérico deve ser aplicado em ambiente hospitalar e sua dose independe da idade e do peso do paciente.

Devido a sua origem equina, a administração do soro deve sempre ser precedida da realização de testes de hipersensibilidade cutânea. Verifica-se melhor eficácia do soro antidiftérico quando a sua administração se faz nos 3 primeiros dias que se seguem ao início da doença. A dose é calculada em função da gravidade da doença, usando-se, empiricamente, entre 40 mil e 80 mil unidades. Nos casos benignos, em geral difteria nasal ou amigdaliana pura e com tratamento precoce, usam-se 40 mil UI por via intravenosa (IV) ou intramuscular (IM). Nos casos moderados, em geral difteria laringoamigdaliana, utilizam-se 60 mil a 80 mil UI, IV. Nas formas graves (difteria hipertóxica) ou em qualquer caso em que o tratamento não foi feito nos 3 primeiros dias de doença, deverão ser prescritos entre 80 mil e 100 mil UI, IV. Essas doses de soro vêm sofrendo tentativas de revisão, pois talvez as doses menores sejam tão eficazes quanto as mais elevadas. A administração do soro antidiftérico por via intravenosa deve ser feita diluída em soro glicosado na proporção de 1 mL do soro para 1 mL de soro glicosado, em gotejamento lento por meia hora. Em caso de reação pirogênica à aplicação do soro antidiftérico, administrar anti-histamínicos e antitérmicos em doses habituais.

Antibioticoterapia

A antibioticoterapia tem papel coadjuvante e não substitui a administração do soro antidiftérico. O *C. diphtheriae* apresenta sensibilidade a vários antimicrobianos, tais como penicilinas, cefalosporinas, eritromicina e outros macrolídeos, tetraciclinas, rifocinas, gentamicina, lincomicina e quinolonas de terceira geração. As principais opções são a eritromicina e a penicilina G, com resultados algo superiores quando se usa a primeira com o objetivo de erradicar o estado de portador. A eritromicina é usada na dose de 30 mg a 50 mg/kg/dia, fracionada de 6/6 horas, por via oral e é preferida quando o paciente puder deglutir. A penicilina G procainada pode ser usada por via intramuscular, de 12/12 horas, na dose de 50 mil UI/kg/dia. Nos casos mais graves, em que seja necessária a instalação da via venosa, utiliza-se a penicilina G cristalina na dose de 200 mil UI/kg/dia, IV, fracionada de 4/4 horas. O antibiótico é administrado por 14 dias.

O controle de cura é realizado com a suspensão do antibiótico e colheita de dois *swabs* nasais e de orofaringe com intervalo de 24 horas e enviados ao laboratório para cultura. Com o resultado negativo desses exames, o isolamento respiratório deve ser suspenso.

Tratamento de Suporte[1,4,10,16]

Analgésicos e antitérmicos ocasionalmente podem ser necessários. A dieta é livre, conforme a aceitação pelo paciente, e deve ser suspensa quando há dificuldade respiratória. Nos casos mais graves ou quando a disfagia é intensa, faz-se hidratação parenteral. O repouso no leito é recomendável, embora haja dificuldade em mantê-lo em paciente pediátrico quando a melhora se anuncia. Da maior importância no combate às formas graves de miocardite é o uso de carnitina por via oral, na dose de 100 mg/kg/dia, divididos em duas tomadas diárias, durante 4 dias, a partir da data da admissão.

Tratamento das Complicações[1,5a,11,16]

Tratamento da Insuficiência Respiratória

A insuficiência respiratória é precoce e ocorre por obstrução mecânica exercida pela presença da pseudomembrana diftérica. As laringites diftéricas geralmente são responsáveis pelos óbitos na 1ª semana de doença, mais frequentemente entre os lactentes e pré-escolares.

Os casos iniciais, leves e moderados, podem ser tratados com vaporização com água destilada, hidratação adequada e corticosteroides, na tentativa de aliviar a obstrução. A droga de escolha é a dexametasona, na dose de 0,2 a 0,5 mg/kg/dia, por via IV, em dose única diária, preferencialmente pela manhã. Em geral, 2 ou 3 dias são suficientes e deve-se interrompê-la sem a necessidade de doses decrescentes. Resultados semelhantes são obtidos com a hidrocortisona na dose de 40 mg/kg/dia via IV, fracionada a cada 12 horas pelo mesmo período.

Nos casos graves e naqueles que não respondem a essas medidas, classicamente têm se indicado a traqueostomia. A intubação traqueal só deve ser realizada por profissional experiente, levando-se em conta o risco de descolamento da pseudomembrana, sempre um evento grave que deve ser considerado. Muito importantes para a recuperação desses pacientes são a vigilância e os cuidados de enfermagem. Os casos de insuficiência respiratória progressiva que não respondem às medidas terapêuticas iniciais devem ser tratados antes que a cianose, ou outros sinais tardios de falência respiratória, instalem-se[1,2,11].

Quando da realização da traqueostomia, cuidados adicionais serão necessários, como a manutenção da permeabilidade da cânula traqueal, visando evitar a sua obstrução, o acúmulo de secreções respiratórias e o aparecimento de pneumonias hospitalares. Após a fase aguda, a retirada da cânula deve ser progressiva, substituindo-a por outra de calibre progressivamente menor até que se possa retirá-la completamente. Sob cuidados especiais, a traqueostomia pode ser substituída pela intubação oro ou nasotraqueal com material adequado. Essa medida é vantajosa porque os tubos podem ser retirados mais precocemente e evita as complicações que acompanham a traqueostomia como a estenose traqueal. Contudo, a intubação tem o risco de deslocar placas existentes na laringe e traqueia, causando obstrução respiratória aguda. Em mãos hábeis, como é o caso dos anestesistas, este risco pode ser evitado com a aspiração concomitante das pseudomembranas.

Tratamento da Miocardite[11,16]

A miocardite provocada pelo *C. diphtheriae* é de natureza tóxica e tem instalação súbita, com manifestações de insuficiência cardíaca congestiva ou de arritmias. Em uma criança com difteria e na presença simultânea de taquipneia, taquicardia, hepatomegalia dolorosa e cardiomegalia, a insuficiência cardíaca congestiva é muito provável. Nos lactentes esses sinais se traduzem por interrupção das mamadas, irritabilidade, palidez e sudorese fria. No exame clínico estão presentes taquicardia com ritmo de galope, hepatomegalia, turgência jugular e, mais tardiamente, edema ortostático.

O diagnóstico da insuficiência cardíaca congestiva é basicamente clínico. Contudo, colaboram o estudo radiológico do tórax e ecocardiograma. O objetivo do tratamento é uma melhora do desempenho da função cardíaca, aumento da perfusão periférica e redução da congestão venosa pulmonar e sistêmica. Inicialmente, o repouso no leito mantendo-se o paciente com a cabeceira elevada e a oferta de oxigênio proporcionam maior conforto. Levar em consideração a restrição sódica em casos moderados e graves e deixar a restrição hídrica para os casos de maior gravidade. Associado a essas medidas, o uso de diuréticos e de drogas que aumentem a contratilidade miocárdica é preconizado nas situações de maior gravidade.

Das drogas de efeito inotrópico, os digitálicos têm a preferência e a digoxina é a de escolha em pacientes pediátricos. Têm boa absorção oral, pico sérico em até 3 horas, meia-vida de cerca de 30 horas e eliminação predominantemente renal. A digitalização é completada ao fim de 24 horas de tratamento, com administração de metade da dose total calculada inicialmente e ¼ a cada 8 horas. É prudente examinar o paciente antes da administração de cada dose subsequente à procura de evidências da ação digitálica eficiente, como diminuição da frequência cardíaca e respiratória, redução da hepatomegalia e melhora da amplitude dos pulsos periféricos, ou de sinais de intoxicação digitálica como náuseas, vômitos, diarreia e cefaleia. Com a superação da crise aguda inicial ao fim de 24 horas de tratamento, inicia-se a dose de manutenção que corresponde a 1/10 da dose total por via oral. Pela proximidade da dose ótima de ação da digoxina da dose tóxica, são frequentes os casos de intoxicação digitálica. Em casos agudos e graves de insuficiência cardíaca congestiva os digitálicos devem ser iniciados por via venosa. A dose total de digitalização é de 0,02 mg a 0,04 mg/kg/dia. Para maior segurança na administração da digoxina é recomendável a diluição da ampola em 10 mL de soro fisiológico.

Os diuréticos são recomendados como coadjuvantes, reduzindo a congestão pulmonar pela diminuição do volume sanguíneo circulante. A furosemida é a droga recomendada na dose de 1 a 2 mg/kg, podendo ser repetida a cada 6 horas.

Nos casos de insuficiência cardíaca congestiva muito grave ou de falência cardíaca aguda, seguida da diminuição crítica do débito cardíaco, com ou sem sinais de choque cardiogênico, o tratamento em unidade de terapia intensiva é recomendado. Drogas inotrópicas mais potentes seguramente serão necessárias, bem como a participação de um intensivista.

As arritmias são de instalação súbita e evolução imprevisível, às vezes, surpreendentemente rápidas e fatais. Muitas vezes se resumem apenas em um bloqueio de ramo que evolui satisfatoriamente. Os casos de bloqueios atrioventriculares são mais graves e exigem a instalação de marca-passos cardíacos. É recomendável que estes pacientes sejam monitorados e atendidos em unidades especializadas.

Tratamento das Neurites[11,16]

O tratamento das neurites provocadas pela toxina do *C. diphtheriae* é inespecífico. Alguns doentes podem apresentar insuficiência respiratória por paralisia da musculatura acessória da respiração ou mesmo do diafragma. Nesses casos, é necessária a instalação de próteses respiratórias. Quando ocorre paralisia do véu do paladar, se o paciente consegue deglutir líquidos, mantém-se a alimentação por via oral com cuidado. Caso a deglutição esteja prejudicada, toda a alimentação deve ser introduzida por meio de sonda nasogástrica até haver retorno desse reflexo. Habitualmente, as neurites regridem sem deixar sequelas.

Cuidados com o Paciente Internado[1,11,16]

A difteria é doença de notificação compulsória qualquer que seja a forma clínica apresentada. O paciente deve ser internado em quarto individual e com isolamento respiratório, sendo obrigatório o uso de máscaras cirúrgicas pelo pessoal assistente até que a cura bacteriológica ocorra. A desinfecção dos objetos que estiverem em contato com o doente, bem como com suas secreções respiratórias, deve ser rotineira. Os contactantes devem ser encaminhados para a unidade sanitária mais próxima para que medidas profiláticas sejam tomadas.

Em casos de difteria confirmados por infecção pela espécie *C. ulcerans,* devem ser adotadas as mesmas medidas de controle preconizadas para a espécie *C. diphtheriae.*

PROFILAXIA[1,5A,8,11,15]

Segundo o Calendário Nacional de Vacinação, administrar três doses da vacina pentavalente (contra difteria, tétano, coqueluche, hepatite B e *H. influenzae*), aos 2, 4 e 6 meses de idade, com intervalo de 60 dias entre as doses. Respeitar o intervalo mínimo recomendado de 30 dias entre elas. Deverão ser administradas duas doses de reforço com DTP: a primeira aos 15 meses de idade e a segunda aos 4 anos de idade. Contraindicadas (penta e DTP) para crianças a partir de 7 anos de idade. A profilaxia deve ser mantida com doses decenais da vacina dupla contra a difteria e o tétano (DT). Crianças não vacinadas ou com vacinação incompleta, que sejam contactantes íntimos de um caso de difteria devem receber antibioticoprofilaxia com eritromicina ou penicilina G procaína em doses habituais por 7 dias. Os portadores do bacilo diftérico, independentemente de seu estado vacinal, devem ser medicados com uma ampola de penicilina G benzatina (600.000 U para pacientes com menos de 30 kg e 1.200.000 U para aqueles com mais de 30 kg), a fim de erradicar o bacilo da orofaringe. A eritromicina pode ser usada preferencialmente. A difteria nem sempre confere imunidade pós-convalescença. Portanto, os doentes serão considerados suscetíveis e devem ser vacinados logo após a alta.

REFERÊNCIAS BIBLIOGRÁFICAS

1. Ayrosa Galvão LA, Guimarães JX. Difteria. In: Veronesi R (ed). Doenças Infecciosas e Parasitárias. 6ª ed. Rio de Janeiro: Guanabara-Koogan; 1976. p. 362.
2. Benoist AC et al. Imported cutaneous diphtheria, United Kingdom. Emerg Infect Dis. 2004;10:511.

3. Betts RF. Upper respiratory tract infection. In: A Practical Approach to Infection Diseases. 5th ed. Philadelphia: Lippincott Williams & Wilkins; 2003. p. 251.

4. Bostock AD et al. Corynebacterium ulcerans infection associated with untreated milk. J Infect. 1984;9:286.

5. Boyer NH, Weinstein L. Diphtheritic myocarditis. N Engl J Med. 1948;239:913-16.

5a. Brasil. Secretaria de Vigilância Epidemiológica. Portal da Saúde. Ministério da Saúde. Calendário Nacional de Vacinação. Difteria. Disponível em: htpp:// WWW saúde.gov.br/svs. Acessado em: 5 jan. 2015.

6. Centers for Disease Control and Prevention (CDC). Fatal respiratory diphtheria in a U.S. traveler to Haiti--Pennsylvania, 2003. MMWR Morb Mortal Wkly Rep. 2004;52:1285.

7. Damasco PV et al. Prevalence of IgG diphtheria antitox blood donors in Rio de Janeiro. Epidemiol Infect. 2005;133:911-14 .

8. Efstratiou A et al. Current approaches to the laboratory diagnosis of diphtheria. J Infect Dis. 2000;181(Suppl 1):S138-45.

9. Hirato R et al. Potential pathogenic role of aggregative adhering Corynebacterium diphtheriae of different clonal groups in endocarditis. Braz J Med Biol Res. 2008;41:986-91.

10. Kalapothaki V et al. Prevalence of diphtheria carriers in a population with disappearing clinical diphtheria. Infection. 1984;12:387.

11. MacGregor RR. Corynebacterium diphteriae In: Mandell GL, Bennett JR, Dolin R (ed). Mandell, Doulgas, and Bennett's Principles and Practice of Infectious Diseases. 7th ed, New York: John Wiley; 2010. V. 2, p. 2687-93.

12. Murahovschi J. Pediatria - Diagnóstico e Tratamento. 6ª ed. São Paulo: Sarvier; 2003. p. 311.

13. Nogueira SA. Estudo dos portadores cutâneos do Corynebacterium diphtheriae em escolas do município do. Rio de Janeiro. Tese. Rio de Janeiro: UFRJ, 1987. 115 p.

14. Pappenheimer AM. The diphtheria bacillus and its toxin: A model system. J Hyg (Lond). 1984;93:397-404.

15. Tasman A, Lansberg HP. Problems concerning to the prophylaxis, pathogenesis and therapy of diphtheriae. Bull WHO. 1957;16:939-73.

16. Xavier Ferreira RA. Contribuição ao estudo clínico, epidemiológico e anátomo-patológico da difteria no Estado do Rio de Janeiro. Tese de Mestrado. Rio de Janeiro: UFRJ, 1990. 268 p.

41 Doença da Arranhadura do Gato

- **Natasha Slhessarenko Fraije Barreto**
- **Dirce Bonfim de Lima**

(CID 10 = A28.1 Doença da arranhadura do gato [Febre por arranhadura do gato])

INTRODUÇÃO

A doença da arranhadura do gato (DAG) é uma doença usualmente benigna, autolimitada, caracterizada por linfadenite regional subaguda, que ocorre após a inoculação cutânea da *Bartonella henselae*, por arranhadura, mordedura ou lambedura do gato, ou mesmo o contato com esse animal[28,29]. O gato doméstico é o reservatório animal primário dessa bactéria, embora cachorros e outros animais estejam sendo implicados como prováveis fontes de infecção humana[19a]. A presença de *Bartonella* em cães já foi constatada, entretanto seu significado clínico necessita de mais estudos[5a,22b]. A DAG é a causa mais comum de linfadenopatia crônica entre crianças e adolescentes[16]. Tem distribuição universal e a maior parte dos casos ocorre em menores de 20 anos[7].

Embora seja autolimitada, nos indivíduos imunodeficientes pode progredir para uma forma grave, sistêmica, ou infecção recorrente, podendo ser fatal. É também conhecida como febre por arranhadura do gato, *cat-scratch disease* e linforreticulose benigna de inoculação[2,12,25].

Seu agente etiológico, a *Bartonella henselae*, foi inicialmente denominado *Rochalimaea henselae*, até que em 1993 houve a incorporação do gênero *Rochalimaea* ao gênero *Bartonella* (ver Capítulo 16, Barteloneses)[12,25]. A angiomatose bacilar é também causada pela *B. henselae*, e é tipicamente vista em pacientes imunodeprimidos, como na aids (ver Capítulos 5 e 8).

A doença da arranhadura do gato foi sugerida inicialmente em 1931 por Robert Debré, em Paris, que ficou intrigado com o caso de um menino de 10 anos que apresentava adenite supurativa epitroclear e múltiplas arranhaduras de gato na mão homolateral[6,9]. Nos anos subsequentes acompanhou diversos casos semelhantes e em quase todos havia evidências da arranhadura por gatos. Referia-se a estes casos como *la maladie des griffes de chat*. Em 1946, o médico Franklin Hanger (Columbia, EUA) apresentou adenite epitroclear e infraclavicular após ter sido arranhado na mão por seu gato. Seu colega, Harry Rose, realizou punção aspirativa destes linfonodos, com obtenção de material purulento que foi utilizado como antígeno para a realização de teste intradérmico em Hanger e em pacientes suspeitos de DAG. A partir de então, passou a ser disponível um teste cutâneo para o diagnóstico dos casos de adenite seguida por arranhadura de gato. Esse teste foi chamado de teste de Hanger e Rose[6,16]. Em 1950, Robert Debré publicou pela primeira vez sobre essa enfermidade e a doença da arranhadura do gato passou a ser reconhecida como uma nova entidade clínica[9].

ETIOLOGIA

Desde a sua primeira descrição, diversos agentes etiológicos foram aventados como responsáveis pelos casos, incluindo vírus e clamídia; entretanto, a demonstração de um agente etiológico deu-se apenas em 1983, quando foram observados bacilos gram-negativos pleomórficos, em cadeias ou agrupados, em linfonodos de pacientes com a doença. Inicialmente a referida bactéria foi chamada de *Afipia felis*, em homenagem ao *Armed Forces Institute of Pathology*. Estudos posteriores, envolvendo técnicas sorológicas, testes cutâneos, ensaios microbiológicos e pesquisas moleculares, demonstraram o papel da *Bartonella henselae* como o principal agente etiológico da DAG[5,12,14,16,25]. Esse microrganismo é um bacilo pequeno, encurvado, móvel, fastidioso, que cresce relativamente bem em meio sólido com sangue de coelho, 35°C e atmosfera de CO_2 (5%). Seu crescimento leva cerca de 5 a 6 semanas para a formação de colônias. Em isolamento primário as colônias se mostram esbranquiçadas, invaginadas e embebidas no ágar[12,25]. É uma bactéria difícil de ser isolada de espécimes clínicos. É capaz de invadir e crescer no fagossomo de monócitos humanos e células HeLa, bem como em células endoteliais, estimulando sua proliferação. Induz fraca resposta humoral, e o soro de convalescente reage fracamente com as bactérias intra ou extracelulares[12,22,25,29].

O gênero *Bartonella* foi descrito em 1913, referindo-se aos microrganismos aderentes aos eritrócitos, originalmente descritos por AL Barton em 1909 como causa da bartonelose, doença limitada a regiões das montanhas dos Andes, na América do Sul. A bartonelose, em suas duas formas clínicas, a febre de Oroya e a verruga peruana, é causada pela *B. bacilliformis*, e recebeu pouca atenção fora da área endêmica. Por outro lado, a bactéria originalmente descrita como

Rochalimaea mereceu vários estudos, por causar diferentes quadros clínicos, em especial nos pacientes com aids. A partir de 1993, com a incorporação do gênero *Rochalimaea*, estão incluídas no gênero *Bartonella* 21 espécies e, destas, pelo menos seis são responsáveis por doenças em humanos, a citar: *B. bacilliformis*, *B. quintana*, *B. henselae*, *B. elizabethae*, *B. vinsonii* e *B. koehlerae*[6,10,11,14-17 22a] (ver Capítulo 16, Bartoneloses). Em 1995, Clarridge e cols. isolaram uma nova espécie de *Bartonella* de um gato que pertencia a um paciente soropositivo para HIV, do qual havia sido isolado *B. henselae*. Essa nova espécie foi denominada *B. clarridgeiae*[10a,8a]. Alguns estudos mais tarde mostraram que essa espécie de *Bartonella* causa linfadenopatia febril acompanhada por pápula de inoculação em humanos.

Atualmente, o papel da *Afipia felis* na DAG permanece obscuro. Por outro lado, há relato de um caso de DAG por *B. quintana*, identificada em aspirado de secreção ganglionar pelo método de PCR, em um paciente lactente sem história epidemiológica[3].

EPIDEMIOLOGIA

Os gatos domésticos são os reservatórios naturais e os vetores de *B. henselae*[9b,19]. A transmissão, na maioria dos casos, ocorre devido à exposição a gatos, através de arranhadura, lambedura ou simples contato pela presença da bactéria nas garras ou na cavidade oral do felino[14,21,27,29]. Alguns ectoparasitas, como as pulgas, podem ser consideradas vetores da *B. henselae* por transmitirem esta bactéria entre os gatos[8]. A importância desse vetor na transmissão do gato para o homem é fruto de especulação, não havendo dados epidemiológicos suficientes para sustentar esta hipótese[27]. A transmissão da *B. henselae* entre gatos ocorre primariamente através de pulgas. A pulga do gato, *Ctenocephalides felis*, tem um importante papel na transmissão entre os felinos[9b] e, mais raramente, dos felinos para os humanos. A contaminação de feridas ou mucosas com fezes de pulgas contendo *Bartonella henselae* representa outra possibilidade de transmissão[13a]. Um crescente número de vetores artrópodes, incluindo moscas, piolhos, carrapatos, mosquitos e pulgas está envolvido na transmissão de diversas espécies de *Bartonella* entre os animais e para o homem[10a].

O risco de adquirir a infecção é 15 vezes maior para as pessoas que possuem gatos jovens de até 12 meses de idade, 28 vezes maior para aqueles que são arranhados por gatos jovens e 29 vezes maior para aqueles que convivem com gatinhos com pulgas, quando comparados àqueles que não convivem com gatos. A principal fonte primária de infecção é o gato jovem. Os veterinários e os tratadores de animais fazem parte do grupo de maior risco para adquirir a infecção. Realizando testes intradérmicos nesses profissionais, encontram-se cerca de 25% a 30% com o resultado positivo, indicando infecção prévia[14,24,25].

A faixa etária mais acometida ocorre nas pessoas com menos de 21 anos de idade, de todas as raças, havendo ligeira predominância entre os membros do sexo masculino. A doença prevalece no outono e no inverno, correspondendo a cerca de 60% dos casos. Acredita-se que nos países de clima temperado, as fêmeas dos gatos se tornem prenhes na primavera, aumentando a população de gatinhos no outono e no início do inverno. Ocorre também, durante o verão, o aumento da população de pulgas. Em muitos casos relatados, a exposição ocorre com gatos sadios e aparentemente refratários à infecção[13,17].

Encontra-se bacteriemia por *B. henselae* na população felina, demonstrando infecção disseminada nesses animais, principalmente entre os filhotes e os gatos jovens de menos de 12 meses de idade. O bacilo é facilmente isolado através da hemocultura. A bacteriemia pela *Bartonella henselae* foi documentada em 25% a 41% dos gatos saudáveis em diferentes regiões ao redor do mundo[10a]. Uma doença febril, autolimitada, com duração de 48 a 72 horas e acompanhada por leve a moderada anemia transitória e disfunção neurológica, pode ser verificada em gatos infectados experimentalmente com *Bartonella henselae*. Essas mesmas manifestações podem ser vistas em gatos submetidos a estresse cirúrgico ou trauma, e em gatos imunodeprimidos parece haver um aumento da patogenicidade a *Bartonella henselae*. Cerca de 10% dos gatos americanos estão infectados com *Bartonella clarridgeiae* e, aproximadamente, 30% dos gatos na França e nas Filipinas estão infectados pela mesma bactéria[10a]. Altos títulos de anticorpos sem bacteriemia podem ser observados nos gatos adultos e a soropositividade aumenta com a idade; é também maior entre os animais não domiciliados do que entre os domiciliados[2,25]. O potencial dessa bactéria em causar doença nos gatos não é reconhecido e os animais são sempre assintomáticos[21].

A *Bartonella henselae* é globalmente endêmica. Os estudos sorológicos indicam que a infecção nos gatos domésticos é mundial, com a prevalência mais elevada e títulos de anticorpos mais altos em climas quentes e úmidos. As taxas de bacteriemia nos gatos variam, mesmo entre locais geograficamente próximos[14,23,24].

PATOGENIA

Observando as alterações histopatológicas do linfonodo afetado, encontra-se um tecido reticular hiperplasiado, sem alterar a estrutura do órgão. São formadas pequenas zonas necróticas nas células reticulares. Pela resposta inflamatória, ocorre a constituição de uma estrutura em forma de coroa ou paliçada, pela união de células que circundam a zona. O restante da polpa torna-se granulomatosa e polimórfica. Em um estágio final, aparecem abscessos e necrose, formados por material celular amorfo acidofílico, circundado por células reticulares epitelioides, organizadas em paliçadas de contorno encurvado. Dependendo do estágio evolutivo do processo, várias diferentes reações podem ser observadas. Os bacilos também podem ser vistos através do método de coloração de Warthin-Starry. São encontrados com maior abundância nas fases precoces e menos frequentemente nos granulomas com centro caseoso ou supurado e onde, se presentes, estão degenerados. Células gigantes do tipo Langhans são vistas ocasionalmente entre os histiócitos e indicam a natureza reativa do processo[12,25].

O crescimento intracelular da *Bartonella* nos eritrócitos resulta em lise celular por uma deformação nas membranas dos eritrócitos. A presença das estruturas *pili* nas espécies *B. henselae* e *B. quintana* tem sido demonstrada por microscopia eletrônica. Além da presença do *pili*, que permite a adesão na superfície celular, estas bactérias possuem também lipopolissacárides e produzem endotoxinas. Todos esses são fatores que determinam a virulência desses organismos. Muitos estudos têm descrito aspectos de resposta imune para as bartoneloses no homem, como o fenômeno da fagocitose e da produção de radicais de oxigênio por leucócitos polimorfonucleares na presença da bactéria. E uma proliferação de células endoteliais vasculares também pode ocorrer[20,24,25].

QUADRO CLÍNICO

Das infecções causadas por bactérias do gênero *Bartonella spp*, a DAG é a apresentação clínica mais comum. Os quadros de DAG com apresentação típica são chamados DAG clássica. Os outros quadros caracterizados por manifestações clínicas que não a adenopatia regional, são chamados DAG atípicas[5].

A infecção por *Bartonella* resulta em quadros clínicos variando em sua gravidade.

Na DAG clássica, que ocorre em 89% dos casos, 3 a 12 dias após a arranhadura do gato surgem uma ou mais pápulas eritematosas, não pruriginosas, cujo tamanho varia de 1 mm a vários milímetros de diâmetro, que indicam o local da inoculação cutânea. Em poucos dias (1 a 3) essas lesões podem evoluir para vesículas e lesões crostosas, desaparecendo em alguns dias ou semanas, sem deixar cicatriz. Essas lesões primárias fornecem importante pista diagnóstica e estão presentes em 25% a 94% dos pacientes[6,7,18,19,19a,26,28]. Tais lesões devem ser exaustivamente procuradas, principalmente nos dedos, nas pálpebras e no couro cabeludo. Cerca de 7 a 50 dias após a inoculação da bactéria, os linfonodos regionais tornam-se aumentados. Em geral, um único linfonodo é acometido[6], porém há casos em que ocorre acometimento de toda uma cadeia ganglionar ou até de mais de uma cadeia. Com relação ao tamanho, os linfonodos podem apresentar-se até com 12 cm. São móveis, fibroelásticos e não aderidos aos planos profundos. Na evolução podem apresentar-se dolorosos e a pele que os recobre pode estar tensa, quente e eritematosa. Em geral, o quadro se resolve espontaneamente em 2 a 6 meses, mas em 1% a 2% dos casos a regressão total ocorre em 1 ou 2 anos[18].

Quanto à localização, os linfonodos acometidos estão relacionados ao local de inoculação. Como a maior parte dos ferimentos por gatos ocorre nos braços, antebraços e nas mãos, os linfonodos de drenagem dos membros superiores são os mais envolvidos, especialmente os axilares. Mas outras cadeias, como cervicais, submandibulares, inguinais, pré-auriculares, femorais, claviculares e epitrocleares, podem ser acometidas, nessa ordem decrescente de frequência[7]. Em 10% a 20% dos casos, mais de uma região é acometida. A supuração ocorre em 11% a 48% dos casos, com drenagem espontânea (ver Figura 16.3-A, do Capítulo 16 – Bartoneloses). Na metade dos casos clássicos, a adenopatia regional é a única manifestação da doença. Em muitos casos, pode haver febre. Alguns pacientes podem apresentar sintomas como hiporexia, mialgia, mal-estar, adinamia, perda de peso e diarreia[2,7,15,17,19,25,26].

Das manifestações de DAG atípica, a síndrome oculoglandular de Parinaud (SOGP) é a mais comum e caracteriza-se clinicamente por conjuntivite unilateral, com mínima hiperemia, sem secreção purulenta, não pruriginosa e indolor, acompanhada por enfartamento ganglionar pré-auricular homolateral[30]. A lesão de inoculação deve ser procurada, especialmente na conjuntiva palpebral ou bulbar ou na pálpebra e caracteriza-se por ser um nódulo eritematoso,

de bordas irregulares e mede de 1 a 3 mm. Embora a SOGP possa ser causada por outras infecções como a tularemia, sífilis, tuberculose e linfogranuloma venéreo, a *Bartonella henselae* é o agente etiológico mais comum. Muitas vezes não se consegue verificar a lesão de inoculação, nesses casos, a contaminação direta de fezes de pulga parece ser a via de infecção[19]. O envolvimento ocular ocorre em cerca de 5% a 10% dos pacientes com DAG[22b]. Além SOGP, outras manifestações oculares incluem neurorretinite; retinite focal; coroidite focal; retinite multifocal; coroidite; uveíte intermediária e oclusão vascular.

Outras manifestações atípicas incluem neurites, encefalites, mielite transversa, radiculite, polineurite, ataxia cerebelar, meningoencefalites, hepatite granulomatosa anictérica, abscesso hepático, pleuris e pneumonia, nódulos pulmonares, hepatoesplenomegalia, endocardite, eritema nodoso, lesões osteolíticas, infecção sistêmica disseminada[2,5,12,13,18,20b,22a,26]. Outra forma de apresentação é com febre prolongada, definida como pelo menos 2 semanas de febre sem outros sinais e sintomas associados. Um estudo mostrou que as infecções pela *Bartonella henselae* são a terceira causa mais frequente de febre prolongada, perdendo apenas para as infecções pelo vírus de Epstein-Barr (15%) e osteomielite de esqueleto axial (9,6%)[13a]. Essas manifestações ocorrem tanto nos pacientes imunocompetentes quanto nos imunocomprometidos[9a,15a,20b].

Recentemente na literatura têm sido descritas as apresentações que simulam tumores, em especial linfomas, sobretudo quando há linfadenomegalia em pescoço e abdome. Além disso, descrevem-se quadros que simulam câncer de mama, apresentando-se como massa em mama acompanhada de adenomegalia axilar, e quadros simulando malignidade pancreática ou biliar, especialmente em adultos[9b,19].

Os quadros mais graves da doença estão relacionados com casos de imunodeficiência, porém podem ocorrer em 1% a 2% dos pacientes sem alterações imunitárias. Os enfermos podem apresentar também febre prolongada, perda de peso, sudorese noturna, tremores, esplenomegalia, mialgia, artralgia e, em alguns casos, púrpura trombocitopênica, eritema nodoso e anemia hemolítica autoimune[7,12,19,25,26,28].

As complicações são raras nos imunocompetentes, mas pode ocorrer persistência de fístulas por 7 a 8 meses. Geralmente, as encefalites e as polineurites se resolvem espontaneamente em 1 a 6 meses[2,12,14,25].

DIAGNÓSTICO

Não há um exame considerado padrão-ouro para o diagnóstico de DAG, que se fundamenta em dados clínicos e epidemiológicos. O diagnóstico da DAG clássica era feito com o preenchimento de três dos quatro seguintes critérios[5,6,14]:

1. história epidemiológica compatível, com a presença de mordida, arranhadura ou simples contato com gatos, principalmente os gatos jovens. As picadas de insetos também podem ser consideradas. Pode ter ou não lesão cutânea ou ocular;

2. teste intradérmico positivo;

3. biópsia do linfonodo (histopatologia) compatível com a doença;

4. exclusão clínica, etiológica de outras causas de adenopatia regional.

Com a descoberta do agente infeccioso, novas metodologias diagnósticas tornaram-se disponíveis, entre as quais se destacam a sorologia e as técnicas de imuno-histoquímica. Dos testes sorológicos, os mais utilizados são a imunofluorescência indireta, que tem alta sensibilidade (88%) e especificidade (97%)[19], com valor preditivo de 91%, ou de ensaio imunoenzimático (ELISA), podendo-se fazer a pesquisa de anticorpos IgG e IgM[6,12,13,17,25,26]. Ainda pode ser feita a técnica da imuno-histoquímica em fragmentos dos linfonodos [2,26]. O estudo histológico do gânglio mostra alterações inflamatórias e degenerativas descritas no item patogenia, e a cultura do material pode revelar o crescimento da bartonela. A cultura é também útil para a identificação de eventual infecção concorrente por outro patógeno (p. ex., micobactéria) ou neoplasia[22c]. Atualmente técnicas moleculares para detecção do DNA da *Bartonella henselae* têm sido usadas, tanto para a pesquisa em aspirados ganglionares quanto em material de biópsia[9a,9b,19].

Apesar de a *B. henselae* ser fastidiosa, pode-se realizar a cultura em ágar-sangue ou chocolate em estufa contendo 5% de CO_2, tanto de fragmentos teciduais como do sangue[2,26]. O isolamento da bactéria é difícil e necessita de 2 a 6 semanas de incubação e raramente é possível o cultivo[9a,9b,19].

A detecção do bacilo ou de fragmentos de DNA por técnicas de imuno-histoquímica e as alterações histológicas observadas na biópsia de linfonodo são consideradas diagnóstico definitivo. Exames de imagem, como ressonância magnética, ultrassonografia e a tomografia computadorizada, bem como exames cintilográficos podem auxiliar na evidenciação de acometimento ósseo, hepático ou esplênico[15a,27a].

TRATAMENTO

Habitualmente, não há necessidade de nenhuma terapia específica ou sintomática, pois a grande maioria dos pacientes apresenta recuperação espontânea em 2 a 4 meses. Pode ser realizado tratamento sintomático com analgésicos para o alívio da dor e compressas aquecidas para serem colocadas sobre o linfonodo acometido[20a]. Em alguns casos nos quais ocorre a supuração do linfonodo afetado, recomenda-se aspiração do material purulento. Havendo necessidade, deve ser repetido este procedimento[2,4,12,14,25,29].

Nos casos com formas graves e complicadas está indicado o tratamento antimicrobiano, tendo como opções a associação de sulfametoxazol com trimetoprima (cotrimoxazol) e o ciprofloxacino, utilizados em doses usuais por 10 a 14 dias. Contudo, a azitromicina (500 mg/dia, em adultos) é a droga de escolha quando houver indicação para os casos mais graves. A terapia é mantida por 5 dias[4,25,29]. O corticosteroide tem sido usado nos casos de neurorretinite, doença sistêmica grave e nos pacientes com encefalite por *Bartonella henselae*[9b,19].

PROFILAXIA

Higiene das mãos, evitar o contato com os gatos. Se houver o contato com os gatos, não tocar ou esfregar os olhos. Evitar realizar brincadeiras agressivas com o animal, para que não o estimule de reagir mordendo ou arranhando. A melhor prevenção é evitar a exposição a animais infectados, pulgas e outros artrópodes[10a]. Ainda não está disponível vacina para *Bartonella* para ser administrada em gatos.

REFERÊNCIAS BIBLIOGRÁFICAS

1. Anderson B et al. Detection of *Rochalimaea henselae* DNA in specimens from cat scratch disease patients by PCR. J Clin Microb. 1994;32:942-48.
2. Anderson BE, Neuman MA. *Bartonella spp.* as emerging human pathogens. Clin Microbiol Rev. 1997;10:203-19.
3. Azevedo ZMA et al. Doença da arranhadura do gato por *Bartonella quintana* em lactente: uma apresentação incomum. Rev Soc Bras Med Trop. 2000;33:313-17.
4. Bass JW et al. Prospective randomized double-blind placebo–controlled evaluation of azithromycin for treatment of cat scratch disease. Pediatr Infect Dis J. 1998;17:447-52.
5. Bass JW, Vincent JM, Person DA. The expanding spectrum of *Bartonella* infections: II Cat scratch Disease. Pediatr Infect Dis J. 1997;16:163-79.
5a. Breitschwerdt EB. Feline bartonellosis and cat scratch disease. Vet Immunol Immunopathol. 2008;123:167-71 .
6. Cathers HA. Cat scratch disease: notes on its history. Am J Dis Child. 1970;119:200-03.
7. Carithers HA. Cat scratch disease – an overview based on study of 1.200 patients. Am J Dis Child. 1985;139:1124-33.
8. Chomel BB et al. Experimental transmission of *Bartonella henselae* by the cat flea. J Clin Microbiol. 1996;34:1952-56.
8a. Clarridge 3rd JE et al. Strategy to detect and identify *Bartonella* species in routine clinical laboratory yields *Bartonella henselae* from human immunodeficiency virus-positive patient and unique *Bartonella* strain from his cat. J Clin Microbiol. 1995;33:2107-13.
9. Debré R et al. La maladie des griffes du chat. Bull Mem Med Hop Paris. 1950;66:76-79.
9a. English R. Cat scratch disease. Pediatr Rev. 2006;27:123-28.
9b. Florin TA, Zaoutis LB, Zaoutis L. Beyond cat scratch disease: widening spectrum of *Bartonella henselae* infection. Pediatrics. 2008;121:e1413-26.
10. Garcia-Caceres U, Garcia FU. A immunosupresive disease and the life of Daniel Alcides Carrion. Am J Clin Pathol. 1991;95(Suppl 1):S56-S66.
10a. Guptil L. Feline bartonellosis. Vet Clin Small Anim. 2010;40:1073-90 .
11. Heller R et al. Prevalence of *Bartonella henselae* and *Bartonella clarridgeiae* in stray cats. J Clin Microbiol. 1997;35:1327-31.
12. Hagiwara MK. Linforreticulose de inoculação. In: Veronesi R, Focaccia R (Ed). Tratado de Infectologia. 2ª. ed. São Paulo: Atheneu; 2001. V 1 p. 818-22.
13. Huarcaya E et al. A prospective study of cat scratch disease in Lima-Peru. Rev Inst Med Trop Sao Paulo. 2002;44:325-30.
13a. Jacobs RF, Schutze GE. *Bartonella henselae* as a cause of prolonged fever and fever of unknown origin in children. Clin Infect Dis. 199;26:80-84.
14. Koehler JE, Glaser CA, Tappero JW. *Rochalimaea henselae* infection: A new zoonosis with the domestic cat as reservoir. JAMA. 1994;271:531-35.
15. Kordick DL et al. *Bartonella clarridgeiae* a newly recognized zoonotic pathogen causing inoculation papules, fever and lymphadenopathy (cat scratch disease). J Clin Microbiol. 1997;35:1813-18.
15a. Kort JGJL et al. Multifocal osteomyelitis in a child: a rare manifestation of cat scratch disease A case report and systematic review of the literature. J Pediatr Orthopaedics. 2006;15:285- 88.
16. Lamps LW, Scott MA. Cat scratch disease – historic, clinical and pathologic perspectives. Am J Clin Pathol. 2004;121(Suppl 1):S71- S80.
17. Maguina C, Gotuzzo E. Bartonellosis. New and old. Infect Dis Clin North Am. 2000;14:1-22.
18. Margileth AM. Cat scratch disease. Adv Pediatr Infect Dis. 1993;8:1-21.
19. Massei F et al. The expand spectrum of bartonellosis in children. Infect Dis Clin N Am. 2005;19:691-711.
19a. McElroy KM et al. Flea-associated zoonotic diseases of cat in the USA: bartonellosis, flea-borne rickttsioses, and plague. Trends Parasitol. 2010;26:197-204.

20. Minnick MF, Smitherman LS, Samuels DS. Mitogenic effect of *Bartonella bacilliformis* on human vascular endothelial cells and involvement of GroEL. Infect Immun. 2003;71:6933-42.

20a. Pasapera EM et al. *Bartonella*: Emerging pathogen or emerging awareness? Internat J Infect Dis. 2009;13:3-8.

20b. Pignataro L et al. Unusual otolaryngological manifestation of certain systemic bacterial and fungal infections in children. Internat J Pediatr Otorhinolar. 2009;73S:S33-S37.

21. Regnery R, Martin M, Olson JG. Naturally occuring *Rochalimaea henselae* infection in domestic cat [Letter] Lancet. 1992;340:557-58.

22. Regnery R et al. Serological response to *Rochalimaea henselae* antigen in suspecetd cat scratch disease. Lancet. 1992;339;1443-45.

22a. Rocha JL et al. Acute hemiplegia associated with cat scratch disease. Braz J Infect Dis. 2004;8:263-66.

22b. Roe RH et al. Ocular bartonellosis infections. Internat Ophthalmol Clin. 2008;48:93-105.

22c. Rolain JM et al. Lymph node biopsy specimens and diagnosis of cat scratch disease. Emerg Infect Dis. 2006;12:1338-44.

23. Sander A et al. Detection and identification of two *Bartonella henselae* variants in domestic cats in Germany. J Clin Microbiol. 1997;35:584-87.

24. Skerget M et al. Cat or dog ownership and seroprevalence of Ehrlichiosis, Q Fever and Cat scratch disease. Emerg Infect Dis. 2003;9:1337-40.

25. Slater LN, Welch DF. *Bartonella* species, including cat scratch disease. In: Mandell GL, Bennett JE, Dolin R (Ed). Mandell, Douglas and Bennett's Principles and Practice of Infectious Diseases. 5th ed. Philadelphia: Churchill Livingstone; 2000. V.2. p. 2444-56.

26. Slhessarenko N. Doença da arranhadura do gato: aspectos clínico-epidemiológico e laboratoriais em 38 pacientes. Dissertação apresentada à Faculdade de Medicina da Universidade de São Paulo para obtenção do título de Mestre em Medicina, 1998.

27. Smith TW. Cat Scratch Disease from feline to human infection. N Engl J Med. 1993;329:53-4.

27a. Wang CW et al. Computade tomography and magnetic resonance imaging of cat scratch disease: a report of two cases. Clin Imaging. 2009;33:318-21.

28. Warwick WJ. Tehe Cat Scratch Syndrome, many diseases or one disease? Progr Med Virol. 1967;9:256-301.

29. Windsor JJ. Cat scratch disease: epidemiology, aetiology and treatment. Br J Biomed Sci. 2001;58:101-10.

30. Yamashita CA et al. Parinaud syndrome caused by *Bartonella henselae*:. case report. Rev Inst Med Trop São Paulo. 1996;6:437-40.

31. Zangwill KM et al. Cat scratch disease in Connecticut -epidemiology, risk factors, and evaluation of a new diagnostic test. N Engl J Med. 1993;329:8-13.

42 Doença de Chagas

- João Carlos Pinto Dias
- Walter Tavares
- Eliana Lúcia Tomás do Nascimento

(CID 10 = B 57 - Doença de Chagas; B57.0 - Forma aguda da doença de Chagas, com comprometimento cardíaco; B57.1 - Forma aguda da doença de Chagas, sem comprometimento cardíaco; B57.2 - Doença de Chagas (crônica) com comprometimento cardíaco; B57.3 - Doença de Chagas (crônica) com comprometimento do aparelho digestivo; B57.4 - Doença de Chagas (crônica) com comprometimento do sistema nervoso; B57.5 - Doença de Chagas (crônica) com comprometimento de outros órgãos.

INTRODUÇÃO

A doença de Chagas (tripanossomíase americana) é uma antropozoonose originalmente circunscrita à América Latina, ainda se constituindo importante doença endêmica no Brasil. Estima-se, atualmente, em cerca de dois milhões o número de pessoas acometidas no país, e em oito a dez milhões na América Latina, além de um contingente de mais de 500.000 infectados que migraram para países não endêmicos[9]. É causada pelo *Trypanosoma* (*Schizotrypanum*) *cruzi,* protozoário parasita do homem e de outros mamíferos, que apresenta uma forma flagelada (tripomastigota), circulante e infectante, e uma forma aflagelada (amastigota), intracelular e reprodutiva. A enfermidade tem o nome de seu descobridor, Carlos Chagas, cientista brasileiro que descreveu o agente etiológico, os vetores e reservatórios, as alterações patológicas, as formas clínicas e o quadro clínico no hospedeiro humano. O *Trypanosoma cruzi* (*T. cruzi*) determina uma infecção tecidual, que se desenvolve em uma fase aguda, assintomática na maioria dos indivíduos, de curta duração e parasitemia elevada, e uma fase crônica, com baixa parasitemia e duração permanente, que pode ser assintomática ou ter manifestações clínicas relacionadas, sobretudo, com a cardiopatia ou ao megacolo ou ao megaesôfago[18,12,18,26,29,35].

A doença é transmitida em condições naturais por insetos triatomíneos hematófagos, conhecidos popularmente por "barbeiros" ou "chupões", dos quais existem cerca de uma centena de espécies. Os mais importantes no Brasil são o *Triatoma infestans*, o *Triatoma brasiliensis*, o *Triatoma pseudomaculata* e o *Panstrongylus megistus*, espécies adaptadas ao domicílio e peridomicílio do homem. Eventualmente, a transmissão vetorial ocorre por espécies silváticas, como o *Triatoma vitticeps* e o *Rhodnius neglectus*. A transmissão ocorre habitualmente no interior da residência, à noite, quando os insetos exercem seu hematofagismo. A infecção se dá pela penetração ativa do *T. cruzi*, presente nas fezes do triatomíneo, através de mucosas (ocular, bucolabial) ou soluções de continuidade da pele, muitas vezes no próprio local da picada do inseto. Outra forma de transmissão, importante nas grandes cidades, consiste na transfusão de sangue ou de hemoderivados de um indivíduo infectado para um sadio, estimando-se haver, hoje, uma ocorrência de menos de 0,5% de doadores infectados em bancos de sangue do Brasil. Excepcionalmente, a transmissão pode se dar de modo congênito (1% ou menos no Brasil), por acidentes de laboratório, transplantes de órgãos, por via digestiva e outras de menor importância prática[1,12,18,29,34,35]. A transmissão pelo aleitamento é um evento muito raro na fase aguda e não comprovado na fase crônica[1]. Ultimamente, têm sido descritos casos de transmissão oral, via ingestão de alimentos contaminados com o parasito (carne crua ou malcozida de animais de caça infectados, triatomíneos triturados ou suas fezes em açaí, caldo de cana e outros líquidos, etc.), detectando-se surtos ou microepidemias como no Rio Grande do Sul, na Paraíba, na Amazônia e em Santa Catarina[33]. Não há transmissão transovariana do *T. cruzi* nas fêmeas dos triatomíneos[13,33].

A doença de Chagas é uma entidade clínica ligada à miséria e ao subdesenvolvimento. Origina-se de uma enzootia primitiva de diversos mamíferos selvagens, como o gambá e o tatu, transmitida pelos triatomíneos que convivem no mesmo *habitat*. A infecção humana decorre das modificações ecológicas resultantes da invasão do ambiente natural pelo homem e a construção de habitações de má qualidade (casas de pau a pique, cobertas com palha), que permitem a adaptação dos insetos infectados a esses domicílios. Igualmente, construções no peridomicílio, como celeiros, galinheiros e chiqueiros, são locais de adaptação dos insetos. As condições de higiene precárias nos domicílios em áreas endêmicas contribuem para albergar os triatomíneos sob colchões, atrás de móveis e objetos de adorno e outros locais, de onde saem à noite para se alimentarem. Por outro lado, a fome e o subemprego conduzem a que o indivíduo infectado residente nas cidades venda o seu próprio sangue, o que no passado propiciou a transmissão por transfusão de sangue e derivados sanguíneos, atualmente pouco frequente devido à seleção de doadores por meio de testes sorológicos[1,7,11,35].

No Brasil, a infecção pelo *T. cruzi* é encontrada sobretudo nos estados do Rio Grande do Sul, de Minas Gerais, da Bahia, de Goiás, Pernambuco e da Paraíba, havendo variações na gravidade do quadro clínico (menor no Rio Grande do Sul), provavelmente devido a diferenças na virulência do parasita. Ultimamente, a incidência da doença vem sendo reduzida em todo o país, como resultado do combate aos triatomíneos nos domicílios por meio de inseticidas de ação residual. Também concorrem outros fatores, como a diminuição da população rural, diminuição de reservatórios infectados em proximidade com o homem, alguma melhoria na construção de residências e o controle dos doadores de sangue. Contudo, a ocorrência da transmissão por meio de vetores ainda é problema em algumas áreas do Brasil; por outro lado, a demonstração de que infecção pelo *T. cruzi* é enzoótica na região amazônica e o registro do aumento de casos humanos na região mostram a necessidade da manutenção de permanente vigilância epidemiológica sobre a doença e sua transmissão[3,14,16,18].

O período de incubação é curto, situando-se em geral entre 6 a 10 dias. A doença acomete igualmente ambos os sexos. As manifestações da fase aguda são mais evidentes nas crianças, por razões de imaturidade imunológica. Em áreas de maior pressão de transmissão, a incidência da doença aguda também predomina em crianças, pois a exposição aos triatomíneos ocorre desde as faixas etárias mais precoces. Nos casos em que a transmissão se dá por transfusão de sangue, qualquer grupo etário pode ser acometido. As manifestações clínicas da fase crônica surgem no indivíduo adulto, após 10, 20 ou mais anos da infecção inicial[12,18,21].

DIAGNÓSTICO CLÍNICO

Fase Aguda[1,3,12,13,18,25,26,28,33,35]

A fase aguda da doença segue-se à penetração do agente etiológico e seu desenvolvimento em vários tecidos e órgãos. Nessa fase, as formas amastigotas do *T. cruzi* são encontradas inicialmente em macrófagos do local de penetração do parasita. Em seguida, dependendo do tropismo tecidual da cepa infectante, haverá aumento de tecidos linfoides devido ao parasitismo predominante de células macrofágicas; ou predomínio de lesões no miocárdio causadas por cepas de maior miotropismo. Podem, ainda, ocorrer lesões de gânglios autônomos, predominantemente do parassimpático, e meningoencefalite difusa. Nessa fase, a forma flagelada do *T. cruzi* pode ser encontrada com facilidade no sangue circulante.

Estima-se que, em 90% dos casos, a fase aguda apresenta-se sob a forma assintomática ou oligossintomática (febre ligeira, mialgias vagas, mal-estar). Em cerca de 10% dos enfermos existem manifestações clínicas de uma síndrome similar à mononucleose infecciosa, em que predominam a febre, astenia, prostração, cefaleia, adenomegalia generalizada, hepatoesplenomegalia aguda não muito pronunciada. A febre costuma ser baixa ou moderada, é prolongada e contínua e regride em lise habitualmente em 15 a 30 dias. Nos casos em que a infecção ocorreu pela contaminação da pele ou mucosas com fezes de triatomíneos, no local de penetração do tripanossoma podem surgir sinais inflamatórios, os sinais de porta de entrada, que estão presentes entre 50% e 75%

dos pacientes com sintomatologia clínica. Nesses casos, o sinal de Romaña é o mais frequentemente detectado e resulta da penetração do *T. cruzi* pela mucosa ocular ou pela pele da face. Caracteriza-se por edema bipalpebral e unilateral, edema da hemiface correspondente, calor e dolorimento no local, dacriadenite e enfartamento ganglionar pré-auricular doloroso.

Em outros casos, o sinal da porta de entrada situa-se nos membros superiores e inferiores e na face, consistindo em uma lesão inflamatória indurada de aspecto furunculoide, que constitui o denominado chagoma de inoculação. Lembrar que nos casos transmitidos por transfusão sanguínea, via congênita e ingestão, o sinal de porta de entrada não está presente. O paciente pode apresentar, ainda, edema facial e de membros inferiores ou generalizado, cuja patogenia é pouco conhecida; talvez o edema seja relacionado com hipersensibilidade a produtos do protozoário. Podem ocorrer exantemas maculopapulares e eritema polimorfo e, eventualmente, "chagomas metastáticos". Nos casos de transmissão oral, ultimamente estudados, ocorrem dores abdominais, edema de face, icterícia e sangramentos digestivos altos ou baixos, conforme a localização de úlceras de penetração do parasito na mucosa do trato digestório.

A fase aguda dura de 30 a 60 dias, havendo diminuição progressiva da sintomatologia. Em 3% a 9% dos casos ocorre o óbito, especialmente em crianças, devido à miocardite aguda ou meningoencefalite determinadas pelo *T. cruzi*. A miocardite é observada em 60% dos casos agudos sintomáticos. Em geral é benigna e manifesta-se por sinais de aumento da área cardíaca, taquicardia e ocasionalmente por abafamento de bulhas. Pode surgir ritmo de galope, cardiomegalia e insuficiência cardíaca congestiva, o que piora o prognóstico. Arritmias devidas a bloqueio atrioventricular, bloqueio de ramo direito e extrassístoles podem estar presentes. Às vezes, há pericardite e derrame pericárdico. A meningoencefalite é muito rara e tem prognóstico grave. Acompanha-se dos clássicos sinais de irritação meníngea e hipertensão intracraniana, evoluindo o enfermo com crises convulsivas e coma. O liquor é claro, com características normais ou há pleocitose mononuclear discreta, glicose normal e ligeiro aumento de proteínas. Nos casos de transmissão oral soem ocorrer mesenterite e uma hepatite difusa intersticial. Nos casos congênitos, a maioria é inaparente e assintomática, mas um pequeno percentual cursa com prematuridade, hepatoesplenomegalia, icterícia, cardiopatia e meningoencefalite.

Fase Crônica[12,13,18,20,21,26,29,33,35]

A fase crônica segue-se ao surgimento da imunidade e regressão dos sinais do quadro agudo, quando presentes. Nessa fase, o parasito continua lentamente a causar lesões celulares, principalmente no miocárdio e no sistema nervoso autônomo, refreado pela ação do sistema imune. O processo inflamatório crônico resultará progressivamente em destruição tissular, seguindo-se o desenvolvimento de fibrose no órgão acometido. Caracteristicamente, na fase crônica há baixa parasitemia e na maioria dos pacientes é assintomática, constituindo a chamada forma indeterminada ou latente. Em cerca de 50% dos casos, após 10, 20 ou mais anos de permanência na forma indeterminada, os doentes passam a apresentar manifestações clínicas da inflamação crônica, surgindo as formas cardíacas e digestivas da doença e, mais raramente, outras localizações. Muito raros casos passarão da forma aguda à crônica determinada ou sintomática, geralmente através de uma cardiopatia aguda que passa à cronicidade através da permanência de distúrbios da condução do estímulo ou da repolarização ventricular.

Forma Indeterminada[12,18,26]

Constitui a forma clínica mais frequente da infecção, e o paciente pode permanecer o resto de sua vida sem apresentar qualquer tipo de queixa própria da doença. Seu diagnóstico é feito pela detecção de anticorpos específicos ou por exames parasitológicos indiretos (xenodiagnóstico, hemocultura, PCR). O paciente não refere sintomas e são normais o ECG convencional e a radiografia de tórax (PA e perfil), de esôfago (tempo de esvaziamento contrastado) e cólon (enema opaco). Em alguns casos, métodos mais sofisticados de propedêutica armada (cineangiocardiografia, eletrocardiografia dinâmica e outros) podem revelar alterações não detectadas pelos métodos convencionais. Isso não invalida o diagnóstico tradicional de forma indeterminada; tampouco significa limitação ao trabalho e vida ativa. No entanto, tais achados podem indicar uma perspectiva de evolução para uma cardiopatia crônica, estabelecida em médio e longo prazos.

Forma Cardíaca Crônica
(Cardiopatia Chagásica Crônica)[1,12,14,18,20,21,26,29]

A cardiopatia chagásica crônica é a manifestação clínica mais importante da doença, pela frequência e gravidade. Acomete entre 20% e 40% dos chagásicos crônicos do Brasil, e predomina no sexo masculino, em pessoas entre 30 e 60 anos de idade. A doença pode apresentar-se com evolução rápida, fatal em poucos meses ou, mais frequentemente, por um curso lento e progressivo que permite a sobrevida por muitos anos. Manifesta-se por arritmias e insuficiência cardíaca congestiva (ICC), podendo ocorrer, ainda, fenômenos tromboembólicos e aneurismas localizados especialmente na ponta do ventrículo esquerdo. Essas síndromes podem surgir isoladas ou associadas no mesmo paciente e são a causa da morte da maioria dos enfermos. Nos pacientes mais idosos, a cardiopatia chagásica "pura" tende a associar-se com outras entidades crônico-degenerativas, como a hipertensão arterial e a cardioangioesclerose.

As arritmias aparecem sob diferentes padrões, especialmente extrassístoles ventriculares e supraventriculares, monomórficas ou polimórficas, isoladas ou em salvas. São particularmente graves as taquiarritmias, geradoras de taquicardia ventricular paroxística e fibrilação ventricular, esta geralmente redundando em morte. Ocorrem também bloqueios (AV ou intraventriculares), fibrilação atrial e distúrbios difusos da condução do estímulo cardíaco. Os pacientes queixam-se de palpitações, desconforto ou dor precordial, tonteiras, fadiga fácil e desmaios. Ao exame físico observam-se extrassístoles isoladas ou múltiplas que se acentuam aos esforços; desdobramento de bulhas, principalmente da segunda bulha pulmonar em decorrência do bloqueio completo do ramo direito. Há bradicardia acentuada nos casos de bloqueio auriculoventricular completo. São frequentes a taquicardia, a disritmia cardíaca e o pulso irregular, quando presentes a fibrilação, o *flutter* atrial e a taquicardia ventricular.

A insuficiência cardíaca congestiva se instala progressivamente nos casos de cardiopatia, indicando mau prognóstico nos estádios avançados, em que a expectativa de vida habitualmente é menor que 5 anos. O coração é aumentado globalmente de volume, mas predominam os sinais clínicos da descompensação do lado direito, com hepatomegalia dolorosa, ingurgitamento das jugulares e edema dos membros inferiores. Em outros casos, surgem sinais de insuficiência cardíaca global com dispneia, cansaço fácil, hipofonese de bulhas (principalmente da primeira bulha) e sopros sistólicos nos focos mitral e tricúspide, decorrentes da cardiomegalia. O paciente pode evoluir para insuficiência cardíaca refratária à terapêutica, com cianose e edema agudo do pulmão. O ritmo de galope não é comum, mas pode haver hipotensão arterial. Ao exame radiológico de tórax, a cardiomegalia retrata razoavelmente função miocárdica em deterioração, sugerindo um prognóstico mais reservado para o caso. Geralmente, estão claros os campos pleuropulmonares, surgindo sinais de congestão nos casos mais graves, ou sinais de infarto pulmonar em situações de tromboembolismo. Eletrocardiografia dinâmica (Holter) é muito útil no esclarecimento de arritmias ventriculares e de episódios lipotimossincopais. Testes ergométricos também ajudam na avaliação de arritmias e insuficiência cardíaca incipiente. O ecocardiograma é extremamente útil na detecção de ICC inicial e disfunção ventricular, na avaliação de distúrbios segmentares de contração, na detecção de trombos e aneurismas, etc.

Os fenômenos tromboembólicos são resultantes da trombose mural cardíaca e ocasionam infartos pulmonares, cerebrais, renais, esplênicos e outros. As manifestações clínicas resultantes variam com a localização do quadro isquêmico e podem ocorrer coma, dor abdominal, dispneia, hemoptoicos, dor torácica, insuficiência renal, choque, infarto agudo do miocárdio e morte. O quadro clínico pode apresentar-se de maneira isolada ou estar associado a outras manifestações da cardiopatia chagásica.

A morte do enfermo com a doença de Chagas pode ocorrer de modo súbito, em decorrência das arritmias e dos fenômenos embólicos; menos frequentemente, é resultante do rompimento de um aneurisma do ventrículo, com consequente hemopericárdio. No mais das vezes, a morte súbita se prende à fibrilação ventricular, desencadeada por arritmias extrassistólicas complexas, especialmente taquicardia paroxística ventricular. Muitos desses casos já apresentavam alterações miocárdicas com pouca repercussão clínica ou não valorizada pelo paciente[20]. Nos pacientes em que há insuficiência cardíaca progressiva, a morte ocorre por edema agudo do pulmão, choque cardiogênico e distúrbios metabólicos e anóxicos.

Formas Digestivas[1,6,7,10,11,15,18,20,35]

As formas digestivas da doença de Chagas correspondem comumente ao megaesôfago e ao megacolo. Ocorrem em 15% a 35% dos pacientes chagásicos crônicos em nosso País e podem coexistir em um mesmo enfermo, bem como estar associadas à cardiopatia. A disperistalse esofágica é mais frequente no sexo masculino e sói aparecer mais precocemente que a cardiopatia. O megacolo é a forma mais tardia dentre as alterações, na história natural da parasitose. As alterações digestivas são resultantes da desnervação parassimpática intramural, consequente à destruição celular, à ganglionite e ao processo inflamatório crônico no segmento digestivo lesado, mais frequente na região do cárdia e na porção terminal do colo.

O megaesôfago ocorre em pacientes abaixo de 40 anos e manifesta-se por queixas progressivas de disfagia ("mal do engasgo"), inicialmente para alimentos sólidos. Com o progredir da lesão, surge sensação de plenitude e queimação retroesternal, halitose, regurgitação de alimentos não digeridos, odinofagia, dor epigástrica, soluços, sialorreia, hipertrofia das glândulas salivares e emagrecimento. É típico o relato de que o paciente necessita tomar bastante água às refeições, para facilitar a deglutição. O quadro pode complicar-se com esofagite, ruptura do esôfago, crises de asfixia noturna e infecção pulmonar devidas à aspiração de alimentos regurgitados e neoplasia.

O megacolo tem evolução mais lenta e é constatado com mais frequência em indivíduos com idade acima de 40 anos. Sua sintomatologia caracteriza-se essencialmente por constipação intestinal de progressiva instalação. Inicialmente, a constipação responde ao uso de laxantes e, por fim, torna-se refratária a estes, permanecendo o paciente vários dias sem evacuar, só o fazendo sob o uso de lavagens intestinais. Há meteorismo, distensão abdominal, formação de fecalomas, podendo ocorrer complicações como o volvo, ruptura do colo e sinais de megacolo tóxico.

Outras Formas Crônicas[1,12,18,26,35]

A ocorrência de outros megas – estômago, duodeno, ureter, trompas, etc. – é rara. Estão associados em geral ao megaesôfago e ao megacolo e sua sintomatologia está relacionada a alterações dinâmicas e funcionais do órgão lesado.

Descreve-se também, raramente, uma pneumopatia chagásica, em que ocorre hemossiderose pulmonar manifestada por surtos periódicos de hemorragia pulmonar, especialmente em casos com ICC.

Por fim, admite-se também uma encefalopatia crônica chagásica, representada por sintomatologia de demência, oligofrenias, crises convulsivas, distúrbios da linguagem, alterações do equilíbrio e sinais de lesão extrapiramidal. Alguns pacientes, mesmo os na forma indeterminada, apresentam um quadro de neurite periférica, com hiperestesia, parestesia e diminuição de reflexos tendinosos. Tais quadros neurológicos na fase crônica são raros. Todavia, e de forma quase subliminar, é frequente a ocorrência de disautonomia vagossimpática em pacientes chagásicos de nosso meio, dependente de desnervação, especialmente vagal. Assim, nesses pacientes predomina um componente simpático-tônico, com algumas reações comportamentais exacerbadas, dificuldades adaptativas, personalidade estressada, etc.

DOENÇA DE CHAGAS TRANSFUSIONAL[12,13,16,34,35]

Os primeiros casos de doença de Chagas transfusional (DCT) foram descritos no Brasil em 1952. Cerca de 20 anos depois, na década de 1970, a tradicional reação de Guerreiro e Machado (fixação de complemento) passou a ser realizada na triagem de doadores de sangue. Entretanto, somente a partir dos anos de 1980, com a emergência da pandemia de aids, foi instituído o melhor controle de transmissão de doenças por transfusão de sangue e hemoderivados. Com isso, nos países endêmicos para doença de Chagas passaram a ser

utilizadas técnicas de maior sensibilidade e especificidade (reação de hemaglutinação indireta, reação de imunofluorescência indireta e ELISA) para o diagnóstico da infecção chagásica no sangue de doadores. A criação de legislação específica e de laboratórios de referência assistidos pela Organização Pan-Americana de Saúde (OPAS), em 1991, resultou em notável diminuição da prevalência da infecção transmitida por doadores. Contudo, a DCT constitui-se um problema mundial, visto que a migração de portadores da infecção chagásica para diferentes países onde não é feito o controle desses doadores é um importante fator de risco para a ocorrência da doença fora da América Latina, com casos já tendo sido descritos nos EUA, no Canadá e na Espanha.

A transmissão do *T. cruzi* pode se dar por qualquer dos componentes do sangue, exceto plasma liofilizado, albumina, globulina e fatores industrializados de coagulação. O parasito permanece viável por 18 dias a 4°C, e por 250 dias à temperatura ambiente. Volume do hemoterápico transfundido, a parasitemia no momento da doação, a realização ou não de triagem com pelo menos dois testes sorológicos diferentes e imunidade do receptor são fatores de risco para a aquisição de DCT.

Clinicamente, apenas 20% dos casos de DCT são assintomáticos. A forma aguda é idêntica à forma vetorial, exceto pelo período de incubação mais longo (20 a 40 dias) e pela ausência do sinal de Romaña e/ou chagoma de inoculação. Os sinais e sintomas mais comuns são febre, linfadenopatia e esplenomegalia. Hepatomegalia e alterações cardíacas podem ocorrer. Alterações digestivas e neurológicas são raras. Remissão espontânea também ocorre em 6 a 8 semanas, com evolução para as formas crônicas. Ressalta-se que a infecção por *T. cruzi* é importante causa de febre de origem indeterminada e de síndrome mononucleose-símile, em hemotransfundidos. O diagnóstico da DCT aguda pode ser feito por métodos parasitológicos e/ou sorológicos (conversão de sorologia negativa para positiva, num tempo de 1 a 3 meses). Para um paciente crônico, a suspeição levará em conta uma sorologia positiva em pessoa transfundida, excluídas outras possibilidades de transmissão. O tratamento específico, quando indicado, será feito com as drogas disponíveis.

DOENÇA DE CHAGAS CONGÊNITA[2,7,10,13,20]

A incidência de infecção chagásica congênita depende da prevalência da infecção em gestantes, a qual varia em diferentes regiões. No Brasil, a maioria das gestantes infectadas encontra-se na forma crônica indeterminada e é cada vez menor o número delas em todo o país. Observações em humanos demonstram que a taxa de transmissão transplacentária do *T. cruzi* é relativamente baixa (0,5% a 1,5%, no Brasil). O parasito pode infectar o feto com ou sem comprometimento placentário, sendo encontrado também no líquido amniótico. A infecção congênita pode causar abortamento, prematuridade, retardo de crescimento intrauterino e natimortalidade. No entanto, vários estudos prospectivos mostram que a imensa maioria dos fetos nasce a termo, eutrófica e totalmente assintomática.

Quando sintomático, o recém-nascido infectado pode desenvolver quadro agudo semelhante ao da transmissão vetorial. Hepatomegalia persistente por 6 a 12 meses, taquicardia (pode traduzir miocardite aguda) e meningoencefalite de evolução fatal são manifestações características nesse caso, assim como esplenomegalia, edema generalizado, micro-poliadenopatia, icterícia e chagomas metastáticos cutâneos. Manifestações digestivas (megaesôfago e megacolo) podem ocorrer de forma precoce (logo ao nascer) ou tardia (meses ou anos depois).

Laboratorialmente, observa-se anemia, leucocitose, hiperbilirrubinemia e, mais raramente, elevação de transaminases e alterações no tempo de protrombina. O diagnóstico específico nos primeiros 6 meses deve ser realizado, preferencialmente, através dos métodos de detecção do parasita, pois a parasitemia é, em geral, constante e elevada, e a quase totalidade dos recém-nascidos (infectados ou não) apresenta anticorpos do tipo IgG de origem materna. Após os 6 meses de vida os métodos sorológicos convencionais podem ser realizados, pois a IgG materna já foi eliminada. Assim, a positividade sorológica da criança, nesta idade, indica infecção ativa e sugere tratamento específico. Este é realizado com nifurtimox ou benzonidazol, conforme citado a seguir.

DOENÇA DE CHAGAS E IMUNODEPRESSÃO[1,9,12,19]

A ocorrência de doença de Chagas aguda em pacientes com imunodepressão vem sendo relatada, em áreas endêmicas, desde a década de 1960. As principais causas de imunodepressão descritas são neoplasias hematológicas (leucemia linfocítica aguda e linfoma de Hodgkin), transplantes de órgãos (coração, rim e medula óssea) e, mais recentemente, aids (síndrome da imunodeficiência adquirida). Nessa população, a doença resulta, em geral, de reativação de infecção crônica assintomática ou oligossintomática, mas pode, ainda, ser adquirida através de órgãos de doadores infectados ou, esporadicamente, após transfusões de sangue. As manifestações clínicas mais frequentes são a meningoencefalite e a miocardite, ambas de curso agudo e grave e, com frequência, fatal. Outras alterações incluem paniculite e parasitismo de diferentes órgãos. O *T. cruzi* é facilmente demonstrável no líquido cefalorraquiano (LCR), líquido pericárdico, sangue, bem como em tecido cerebral, cardíaco e esofagiano, entre outros.

A mortalidade da doença de Chagas em imunodeprimidos é alta, podendo alcançar 53%, mas o tratamento convencional com benzonidazol (ou nifurtimox) é efetivo, desde que instituído precocemente. Dois terços dos indivíduos chagásicos submetidos a transplante cardíaco apresentam reativação; entretanto, não há recomendação para quimioprofilaxia pré e pós-transplante, bem como em transplantes de outros órgãos, uma vez que a droga não elimina o parasita do organismo. Em pacientes com aids, a reativação ocorre com contagem de células CD4 abaixo de 200/mm³ e a sobrevida é baixa, mesmo com terapia específica. Entretanto, o uso prolongado do benzonidazol associado aos antirretrovirais resulta em remissão clínica. Nessa situação, profilaxia secundária com benzonidazol, 5 mg/kg/dia, três vezes por semana é recomendada para prevenir outros episódios de reativação. Por outro lado, não há consenso na literatura quanto à indicação de quimioprofilaxia primária em coinfectados HIV-*T. cruzi*, visto que a reativação da doença de Chagas pode ou não ocorrer.

DIAGNÓSTICO DIFERENCIAL[1,10,18]

Na *fase aguda*, o diagnóstico diferencial é feito com mononucleose infecciosa, toxoplasmose, citomegalia, sífilis, infecção respiratória por vírus e micoplasma, tuberculose, calazar, esquistossomose aguda, febre tifoide, brucelose, leucemia aguda, conjuntivites, processos inflamatórios localizados na face, reação a picadas de insetos, edema angioneurótico, glomerulonefrite, miocardite por vírus (Coxsackie) e meningoencefalites por outras etiologias. Nos casos de transfusão sanguínea, diferenciar especialmente de malária.

Na *fase crônica*, deve-se diferenciar de outras causas de cardiopatia: aterosclerose, alcoolismo, beribéri, valvulopatias, endomiocardiofibrose, etc. O megaesôfago deve ser diferenciado de neoplasia do esôfago, estenose cáustica, presbiesôfago, esclerodermia e megaesôfago congênito. O megacolo diferencia-se do megacolo congênito, das colites crônicas e da constipação habitual. Nas regiões andinas descreve-se um "megacolo das alturas", com sorologia negativa e frequentes episódios de volvo, em que predomina o componente de alongamento da alça sigmoide. Sua etiologia ainda não está esclarecida.

DIAGNÓSTICO EPIDEMIOLÓGICO[1,3,8,9,12,18,23,26,30,35,36]

Em geral, trata-se de paciente de região endêmica da doença, residente ou que residiu em área rural, em casa de pau a pique e que refere conhecer o inseto transmissor ("barbeiro, chupão, bicudo"). Nas cidades, valorizar a história de transfusão de sangue e cirurgias, assim como mãe infectada. Considerar o diagnóstico de doença de Chagas aguda em pacientes que apresentem febre de origem obscura, especialmente em doentes transfundidos. Da mesma forma, pensar na possibilidade da doença em recém-nascidos com quadros febris, considerando a transmissão congênita.

A doença de Chagas vem se transformando em um desafio global, com sua descrição cada vez mais frequente em países não endêmicos (principalmente na Europa e nos EUA), relacionada com a migração latino-americana e a eventual infecção de viajantes para as regiões endêmicas. Estima-se que há mais de 300.000 pessoas com infecção chagásica nos EUA, 5.500 no Canadá, 80.000 em países da Europa (Espanha, Reino Unido, Itália, França e outros), 3.000 no Japão e 1.500 na Austrália (Figura 42.1)[9,35,36]. Nas regiões não endêmicas, há crescente preocupação com migrantes de origem íbero-americana, tanto pelo seu próprio quadro clínico, como pela questão de seu potencial para transmissão do *T. cruzi* em forma congênita, em transplantes e em transfusões de sangue. Recorde-se que, na maioria dos países não endêmicos, a doença de Chagas não é notificável, não há vigilância epidemiológica sobre a doença e não se realizam testes para selecionar possíveis doadores infectados pelo *Trypanosoma cruzi*[36]. Mesmo em alguns países onde a enfermidade é endêmica, não é mandatória a seleção de doadores infectados pelo parasito (México, Guatemala, Panamá, Peru)[35].

DIAGNÓSTICO LABORATORIAL

Exames Específicos[1,3,12,18,20,29,35]

Na *fase aguda*, o diagnóstico é facilmente estabelecido pela visualização do parasita ao exame microscópico de esfregaço e gota espessa do sangue, a fresco e corado pelo método de Giemsa. Se negativo, deve-se repetir o exame nos dias seguintes. A pesquisa do *T. cruzi* pode ser feita também no creme leucocitário (técnica de micro-hematócrito) e no sedimento resultante da centrifugação do soro sanguíneo (método de Strout). Nos casos de meningoencefalite deve-se realizar a pesquisa do parasita no liquor. Pode-se ainda realizar a biópsia de gânglio e do chagoma de inoculação, observando formas amastigotas. O teste de imunofluorescência indireta com pesquisa de anticorpos do tipo IgM anti-*T. cruzi*, embora pouco disponibilizado, pode ajudar na suspeita de caso agudo. A sorologia pode ser positiva em pacientes com artrite reumatoide e calazar, mas os títulos elevados, acima de 1/40, devem ser valorizados, se acompanhados de quadro clínico sugestivo. Outros métodos diagnósticos menos utilizados na prática incluem as hemoculturas e a cultura de liquor em meios próprios (LIT, NNN e Bonacci), inoculação em camundongos e o xenodiagnóstico, bem como as reações de precipitação e técnica de ELISA (esta para a pesquisa de IgM anti-*T. cruzi*).

O xenodiagnóstico consiste em alimentar formas jovens do triatomíneo, criadas em laboratório e virgens da infecção, com o sangue do paciente (diretamente aplicadas à pele do indivíduo ou alimentadas com o sangue colhido e tornado incoagulável). Após 30 a 40 dias, examinam-se as fezes do inseto para observar a presença do parasita que, se presente no paciente, multiplica-se no tubo digestório do triatomíneo. O xenodiagnóstico apresenta positividade de 100% na fase aguda, mas não é uma técnica aplicável à rotina de laboratórios de análises; é reservada para trabalhos sobre eficácia de drogas, estudos epidemiológicos e pesquisas de outra natureza.

Na *fase crônica*, devido à baixa parasitemia, a pesquisa direta do *T. cruzi* em sangue periférico é sempre negativa, salvo em caso de imunossupressão. A positividade da hemocultura é baixa, encontrando-se resultados de 20% a 60%. A positividade do xenodiagnóstico nessa fase é de 30% a 50%, empregando-se quatro caixas com dez ninfas de triatomíneos em cada uma.

Os exames sorológicos constituem os métodos de eleição para o diagnóstico laboratorial da doença de Chagas na fase crônica. O diagnóstico é realizado na prática por métodos imunológicos que demonstram a presença de anticorpos anti-*T. cruzi* da classe IgG; são mais utilizados a imunofluorescência indireta, a reação de hemaglutinação indireta e o teste de ELISA. Na rotina de diagnóstico e na seleção de doadores, recomenda-se a realização de, pelo menos, duas das reações convencionais supracitadas. As três técnicas são bastante específicas, indicativas da infecção chagásica a partir de diluições mínimas, raramente dando resultados cruzados com a hanseníase, o calazar e a artrite reumatoide. De modo geral, na rotina diagnóstica, os resultados dessas reações sorológicas vêm expressos somente em termos de positividade, já que a titulação acima dos valores mínimos considerados não tem correlação com a gravidade da doença. O teste do látex, em que se observa a aglutinação de partículas sensibilizadas por antígenos do *T. cruzi*, utilizado em alguns locais devido à sua simplicidade, não oferece resultados confiáveis por acusar reações falso-negativas. A reação de Guerreiro e Machado, utilizando a técnica de fixação do complemento, está hoje abandonada por dificuldades técnicas.

Outras técnicas não são utilizadas por falta de padronização, resultados inconsistentes, dificuldades técnicas ou custo elevado. Não obstante, novas técnicas, inclusive rápidas, encontram-se em estudo e poderão ter utilidade na medida em que sejam muito sensíveis e específicas. No banco de sangue, por exemplo, o que mais se requer é uma prova altamente sensível, capaz de detectar todos os indivíduos infectados. Já no estudo de pacientes, a especificidade é fundamental, para evitar-se e manejar adequadamente eventuais casos falso-positivos. Na prática geral, entre 1% e 2% dos casos se mostram duvidosos à sorologia convencional com duas técnicas. Sugere-se, nessas situações, repetir o exame e incluir uma terceira técnica. Permanecendo a dúvida, enviar para um laboratório de referência e utilizar técnicas de exame parasitológico indireto (xenodiagnóstico e hemoculturas) em forma repetida. Atualmente, tem-se empregado bastante a PCR para detecção do DNA do parasito, que tem grande especificidade, embora sua sensibilidade deixe a desejar.

Exames Inespecíficos[1,3,12,18,29,35]

Na *fase aguda*, o hemograma habitualmente apresenta leucocitose moderada, com linfocitose intensa e presença significativa de linfócitos atípicos. Pode haver eosinofilia. Anemia hipocrômica é comum. A velocidade de hemossedimentação está geralmente aumentada; a proteína C-reativa é positiva; a dosagem de proteínas frequentemente mostra hipoproteinemia e a eletroforese revela hipoalbuminemia e elevação das globulinas, principalmente das frações alfa-2 e gama. Há discreto aumento de mucoproteínas e da transaminase glutâmico-oxalacética séricas. A reação de Paul-Bunnel é positiva pela presença de anticorpos heterófilos. Há albuminúria discreta. Nos casos com meningoencefalite, o liquor pode apresentar pleocitose moderada com predomínio de mononucleares, discreto aumento de proteínas e glicose normal. Em casos agudos de transmissão oral, as transaminases e bilirrubina séricas podem estar aumentadas. A radiografia de tórax pode evidenciar aumento em grau variável da área cardíaca, muitas vezes decorrente de derrame pericárdico. O eletrocardiograma pode ser normal ou apresentar diversas alterações. São mais frequentes taquicardia sinusal, alterações primárias de repolarização ventricular, diminuição de voltagem do QRS e bloqueio A-V de primeiro grau. Todas essas alterações regridem em algumas semanas, à medida que desaparece a sintomatologia aguda da doença.

Na *fase crônica*, os exames principais são os radiológicos, o eletrocardiograma e o ecodopplercardiograma colorido. Na cardiopatia crônica, a radiografia de tórax em posição anteroposterior e perfil pode ser normal ou revelar cardiomegalia de grau variado. O eletrocardiograma é alterado, principalmente com achados de extrassístoles ventriculares, bloqueio de ramo direito, hemibloqueio anterior esquerdo, taquicardia sinusal, alterações isoladas de ondas T, P e QRS, bloqueios A-V completo e incompleto, fibrilação atrial e outros. Essas alterações não são fixas, e há variações nos achados eletrocardiográficos quando o exame é repetido. A realização de outros exames cardiológicos mais sofisticados deve depender da possibilidade de sua realização e de parecer cardiológico. Neles incluem-se o teste ergométrico convencional, a eletrocardiografia de esforço, a eletrocardiografia dinâmica (Holter), o eletrocardiograma de alta resolução, a cintilografia com marcadores de perfusão miocárdica, a cinecoronariografia e outros.

Nas formas digestivas, o exame radiológico contrastado permite o diagnóstico do mega e avalia sua gravidade. A radiografia contrastada de esôfago deve ser realizada com a medida do tempo de esvaziamento esofágico, para a determinação das alterações iniciais (em indivíduos normais não há retenção do contraste na radiografia repetida 1 minuto após a sua ingestão). No megacolo, o clister opaco ou o trânsito intestinal revelam a alteração do órgão (dilatação, alongamento, volvo, etc.). Exames endoscópicos também podem ser realizados, visualizando-se detalhes da mucosa, ulcerações, varizes, etc.

TRATAMENTO

O tratamento da doença de Chagas em nosso meio permanece problemático, principalmente por dificuldades de acesso, continuidade, *expertise* e falta de melhores produtos. As drogas de ação específica são mais úteis na fase aguda, mas há crescente tendência em usá-las na etapa crônica, especialmente em pacientes mais jovens, na forma indeterminada e na cardiopatia menos grave, objetivando-se eliminar ou reduzir o parasitismo e, assim, frear a evolução da doença.

Tratamento Específico[1,5-7,13,18,20,24,30]

Usa-se o nifurtimox ou o benzonidazol, de igual ação tripanossomicida, durante 60 dias. O nifurtimox (Lampit® – Bayer) é apresentado em comprimidos com 120 mg da substância base. A dose é de 8 a 10 mg/kg/dia, fracionada em três tomadas diárias. Essa droga não é mais disponível no Brasil, devendo ser importada da América Central (através da OPAS). O benzonidazol (antigo Rochagan® – Roche) é produzido no Brasil pelo Laboratório LAFEPE e disponibilizado pelo Ministério e por Secretarias Estaduais de Saúde. É apresentado em comprimidos de 100 mg e 12,5 mg. Há, também, uma produção argentina (Abarax®, Laboratório ELEA), com diferentes apresentações para uso por via oral. A dose é de 5 a 10 mg/kg/dia, fracionada de 12/12 horas. As drogas podem causar náuseas, vômitos, perda de peso, exantema e polineurites, e são contraindicadas na gravidez e em pacientes com insuficiência hepática e insuficiência renal.

Tratamento Sintomático e de Suporte[1,11,13,18,19,24,28,30]

Na *fase aguda*, institui-se o repouso e, se indicados, antitérmicos, diuréticos, sedativos e anticonvulsivantes. Para a cardiopatia aguda, havendo insuficiência, entrar com cardiotônico (digoxina) e hospitalizar.

Na *fase crônica*, quando há insuficiência cardíaca, o repouso, a restrição salina e os diuréticos são as medidas mais benéficas. Inibidores da enzima conversora da angiotensina (IECA) e beta-bloqueadores seletivos (Carvedilol®) são indicados em ICC. A digitalização oferece resultado pouco satisfatório e a intoxicação digitálica ocorre facilmente; seu uso, em geral, é contraindicado e deve ser realizado com cuidado em casos escolhidos. Nas arritmias, a resposta aos antiarrítmicos é pobre; é melhor com a amiodarona, utilizada inicialmente em doses de 400 a 800 mg/dia, por via oral, em duas ou três tomadas diárias após as refeições. Pode ser mantida em séries de 3 semanas, com 1 semana de descanso ou tomada durante 5 dias da semana, com 2 de descanso. Nas urgências, pode ser aplicada por via intravenosa na dose de 5 mg/kg, em injeção direta lentamente (3 minutos) ou diluída em 250 mL de soro glicosado e perfundida em 30 minutos

a 2 horas. A dose pode ser repetida, mas não se deve ultrapassar a dose total diária de 800 mg. A dose de manutenção da amiodarona será estabelecida individualmente, de acordo com a frequência e o ritmo cardíaco e os achados eletrocardiográficos. A instalação do marca-passo cardíaco é indicada nos casos de bloqueio A–V completo e outras condições, após parecer cardiológico.

Os fenômenos tromboembólicos serão tratados com anticoagulantes. Indica-se a heparina nas manifestações agudas, em doses de 7.500 a 10.000 U (75 a 100 mg) por via intravenosa direta a cada 6 horas, ou em infusão venosa contínua de uma solução de 1.000 mL de soro glicosado ou fisiológico contendo 35.000 U (350 mg) de heparina, gota a gota, nas 24 horas, durante 6 a 10 dias. Deve-se considerar o uso profilático de anticoagulantes cumarínicos por via oral e medicamentos antiagregadores plaquetários, como a aspirina. No episódio embólico agudo pode-se tentar o emprego de substâncias trombolíticas, como a estreptoquinase por via intravenosa em dose de 250.000 U dissolvida em 100 mL de soro glicosado, gota a gota, em 30 minutos e repetida a cada 4 horas, ou em dose inicial de 500.000 U seguida de 100.000 U de 1/1 hora. O uso da estreptoquinase é mantido durante 5 dias e é recomendável associar corticosteroides (metilprednisolona intravenosa em dose de 20 a 25 mg ou hidrocortisona em dose de 100 mg, uma ou duas vezes ao dia).

Se for diagnosticado o aneurisma de ponta, está indicada a cirurgia cardíaca para sua ressecção. O transplante cardíaco deve ser considerado nas cardiopatias graves, refratárias a outras medidas terapêuticas.

O megaesôfago é tratado pela dilatação forçada da cárdia com sondas esofágicas e pela cirurgia. A dilatação forçada tem o inconveniente das recaídas e acompanha-se do risco de perfuração do esôfago. A cirurgia é o método mais radical, utilizando-se diferentes técnicas que vão da cardiotomia à esofagectomia com interposição de alça jejunal (megaesôfago avançado).

O megacolo é tratado inicialmente com dieta anticonstipante, uso de laxantes e supositórios. É importante prevenir-se ou reduzir o fecaloma. Na ocorrência de vólvulo, atuar rapidamente para evitar a gangrena, através de tratamento endoscópico ou cirurgia aberta. Nos casos mais avançados está indicada a cirurgia, com ressecção do segmento lesado e da alça dilatada.

Controle do Tratamento[1,3,7,12,13,24]

O tratamento específico deve ser acompanhado pelo médico, devido à toxicidade das drogas. Serão realizadas reações sorológicas antes do tratamento e anualmente, a seguir. A cura será atestada pela negativação total e permanente da sorologia convencional, o que ocorre entre 1 e 5 anos nos casos agudos, entre 5 e 10 anos em crônicos recentes e de baixa idade, e em até 25 anos em crônicos adultos. A hospitalização está indicada no agravamento das arritmias e da insuficiência cardíaca e nas manifestações tromboembólicas. O controle ambulatorial será feito por toda a vida do enfermo, mesmo na forma indeterminada, indicando-se nesta uma revisão médica e eletrocardiográfica anual.

Os infectados devem ser avaliados em relação à sua atividade profissional. Não há empecilho à sua admissão e ao exercício de empregos, desde que tal atividade não se acompanhe de riscos para o indivíduo e para comunidade caso ocorra o mal súbito. Nesse sentido, devem ser recusados e reorientados profissionalmente os trabalhadores em condução de veículos, operadores de guindastes, sinaleiros, trabalhadores em locais altos sem proteção, que têm sorologia positiva. Nos pacientes com manifestações cardíacas, deve-se orientá-los para não exercerem esforço físico. A doença de Chagas é notificável apenas na fase aguda.

PROFILAXIA[1,12,14,15,18,29]

A doença de Chagas é problema médico-social. Dessa forma, sua prevenção está ligada à solução das dificuldades socioeconômicas do País. De maneira resumida, as medidas profiláticas prioritárias são a educação sanitária no sentido de preservar a higiene do lar, o combate ao agente transmissor intradomiciliar pela aplicação de inseticidas à base de piretroides e a melhoria da habitação do homem rural. O combate químico aos triatomíneos vetores é altamente eficiente ao nível domiciliar, hoje estando sob responsabilidade dos municípios. Assim, qualquer inseto suspeito na casa ou anexo peridomiciliar deve ser encaminhado a uma unidade de saúde do município, para seu exame. Caso confirmado o vetor, será feita a inspeção do foco e eventual borrifação. No caso da transmissão oral, por ser totalmente imprevisível, indica-se basicamente o diagnóstico do caso e seu imediato tratamento específico, procedendo-se na oportunidade a ampla investigação epidemiológica de contatos e outros circunstantes. Para a transmissão congênita o ideal é o diagnóstico sorológico das gestantes, com estudo parasitológico imediato ao parto nos recém-nascidos daquelas soropositivas, objetivando-se tratamento específico. Na prática, a não ser em casos clínicos manifestos, o mais simples é fazer-se a sorologia convencional na criança aos 6 meses, tratando-se aquelas que resultarem positivas.

A prevenção da transmissão por transfusão de sangue é feita pela seleção de doadores, recusando-se aqueles com sorologia ⊕ positiva. Se impossível essa seleção, ou por necessidade do uso daquele sangue, a alternativa é adicionar violeta de genciana na concentração de 1/4.000 no sangue proveniente de doadores suspeitos e aguardar 24 horas para transfundi-lo (prática cada vez mais em desuso). Mulheres infectadas em fase crônica que estão amamentando devem continuar a amamentação, exceto se houver sangramento mamilar. Ainda não existem vacinas efetivas para uso prático.

Um conceito bastante atual em doença de Chagas refere-se ao manejo clínico e médico-previdenciário adequado do paciente crônico, objetivando prevenção secundária de lesões tardias da doença. Em tal contexto, admite-se que pelo menos 80% dos chagásicos crônicos podem ser manejados na rede básica de saúde, com real proveito à sua quantidade e qualidade de vida, desde que garantidas as condições mínimas de acesso, referência, diagnóstico e preparo dos profissionais de saúde envolvidos.

REFERÊNCIAS BIBLIOGRÁFICAS

1. Brener Z, Andrade ZA, Barral-Neto M. *Trypanosoma cruzi* e Doença de Chagas (ed). 2ª ed. Rio de Janeiro: Guanabara-Koogan; 2000.
2. Bittencourt AL. Congenital Chagas' disease, a review. Am J Dis Child. 1976;130:97-110.
3. Brasil. Ministério da Saúde. Secretaria de Vigilância em Saúde. Consenso Brasileiro em doença de Chagas. Rev Soc Bras Med Trop. 2005:38(Supl. III), 29 p.
4. Camargo EP. Perspectives of vaccination in Chagas disease revisited. Mem Inst Oswaldo Cruz. 2009;104 (Suppl. 1):275-280.
5. Cançado JR et al. Ensaio terapêutico clínico na doença de Chagas crônica com o nifurtimox em três esquemas de duração prolongada. Rev Inst Med Trop São Paulo. 1975;17:111-25.
6. Coura JR. Perspectivas actuales del tratamiento especifico de la enfermedad de Chagas. Bol Chil Parasitol. 1996;51:69-75.
7. Coura JR. Tratamento etiológico da doença de Chagas. In: Coura JR (Ed). Dinâmica das Doenças Infecciosas e Parasitárias. 2ª. ed. Rio de Janeiro: Guanabara-Koogan; 2013. p. 710-723.
8. Coura JR, Dias JCP. Epidemiology, control and surveillance of Chagas disease – 100 years after its discovery. Mem Inst Oswaldo Cruz 2009;104 (Suppl. 1):31-40.
9. Coura JR, Viñas PA. Chagas disease: a new worldwide challenge. Nature. 2010;465:S6-S7.
10. Coura JR et al. Emerging Chagas disease in Amazonian Brazil. Trends Parasitol. 2002;18:171-76.
11. Cruz GMG. Megacolon chagásico. Rev Bras Colo-Proct. 1984;4:87-92.
12. Dias JCP, Macedo VO. Doença de Chagas. In: Coura JR (ed). Dinâmica das Doenças Infecciosas e Parasitárias. Rio de Janeiro: Guanabara- Koogan, 2005. p. 557-93.
13. Dias JCP, Borges Pereira J, Macedo VO. Doença de Chagas. In: Coura JR (Ed). Dinâmica das Doenças Infecciosas e Parasitárias. 2ª. ed. Rio de Janeiro: Guanabara-Koogan; 2013. p. 606-641.
14. Dias JCP, Schofield CJ. Transfusional transmission control of Chagas' disease in the Southern Cone Iniciative. Rev Soc Bras Med Trop. 1998;31:373-83.
15. Dias JCP, Prata AR, Correa D. Problems and perspectives for Chagas Disease control: in search of a realistic analysis. Rev Soc Bras Med Trop. 2008;41:193-96.
16. Dias JCP, Silveira AC, Schofield CJ. The impact of Chagas disease control in Latin America – a review. Mem Inst Oswaldo Cruz. 2002;97:603-12.
17. Ferreira MS, Borges AS. Some aspects of protozoan infections in immunocompromised patients – A review. Mem Inst Oswaldo Cruz. 2002;97:443-57.
18. Ferreira MS, Rocha A, Luquetti AO. Doença de Chagas. In: Cimerman S, Cimerman B. Medicina Tropical. São Paulo: Atheneu; 2003. p. 145-66.
19. Gama-Rodrigues JJ, Habr-Gama A, Raia A. Megaesôfago. Ars Curandi. 1981;14(6):12-27.
20. Kirchoff LV. American Trypanosomiasis (Chagas' Disease). In: Gillespie SH, Pearson RD (ed). Principles and Practice of Clinical Parasitology. London: Wiley; 2001. p. 335-53.
21. Marin Neto JA et al. Pathogenesis of chronic Chagas heart disease. Circulation. 2007;115:1109-23.
22. Moraes-Sousa H, Ferreira-Silva MM. Control of transfusion transmission of Chagas disease in different Brazilian regions. Rev Soc Brasil Med Trop. 2009;42(Suppl. II):103-105.
23. Moya PR, Moretti ERA. Doença de Chagas congênita. In: Dias JCP, Coura, JR. Clínica e Terapêutica da Doença de Chagas – uma abordagem prática para o clínico geral. Rio de Janeiro: Editora FIOCRUZ; 1997. p. 383-409.
24. Organización Panamericana de la Salud. Tratamiento etiológico de la enfermedad de Chagas: conclusiones de reunión de especialistas. Rev Patol Trop. 1999;28:247-79.
25. Pinto AYN et al. Fase aguda da doença de Chagas na Amazônia Brasileira. Estudo de 233 casos do Pará, Amapá e Maranhão, observados entre 1988 e 2005. Rev Soc Bras Med Trop. 2008;41:602-14.
26. Prata A. Clinical and epidemiological aspects of Chagas disease. Lancet Infect Dis. 2001;1:92-100.
27. Prata A, Lopes ER, Chapadeiro E. Características da morte súbita tida como não esperada na doença de Chagas. Rev Soc Bras Med Trop. 1986;19:9-12.
28. Prata SP, Batista EP, Penhalver JR. Uso de amiodarona em arritmias cardíacas de chagásicos crônicos. Folha Med (Br). 1982;85:713-17.
29. Rassi A, Tranchesi J, Tranchesi B. Doença de Chagas. In: Veronesi R, Foccacia R, Dietze R (ed). Doenças Infecciosas e Parasitárias. 8ª ed. Rio de Janeiro: Guanabara-Koogan; 1991. p. 674-705.

30. Rassi Jr A et al. Challenges and opportunities for primary, secondary and tertiary prevention of Chagas' disease. Heart. 2009;95:524-34.

31. Rezende Filho JM,Moreira Jr. H, Rezende JM. Métodos radiológico e manométrico para o diagnóstico de esofagopatia e colopatia chagásicas. In: Coura JR (Ed). Dinâmica das Doenças Infecciosas e Parasitárias. 2ª. ed. Rio de Janeiro: Guanabara-Koogan; 2013. p. 710-723.

32. Sartori AM et al. Reativation of Chagas' disease in human immunodeficiency virus–infected patient leading to severe heart disease with a late positive direct microscopic examination of the blood. Am J Trop Med Hyg. 1998;59:784-86.

33. Steindel M, Dias, JCP, Romanha AJ. Doença de Chagas. Um mal que ainda preocupa. Ciência Hoje. 2005;37(217):34-40.

34. Wendel S. Doença de Chagas Transfusional. In: Dias JCP, Coura, JR. Clínica e Terapêutica da Doença de Chagas – uma abordagem prática para o clínico geral. Rio de Janeiro: Fiocruz; 1997. p. 411-27.

35. WHO. Second Reporto of the WHO Expert Committee. Control of Chagas Disease. WHO Technical Report 905. Geneva, 2002. 109 p. Disponível em: http://whqlibdoc.who.int/trs/WHO_TRS_905.pdf. Acessado em: dez. 2014.

36. WHO. WHO Informal Consultation. Control and Prevention of Chagas Disease in Europe. Geneva, 2009. 74 p. Disponível em: http://www.fac.org.ar/1/comites/chagas/Chagas_WHO_Technical%20Report_16_06_10.pdf. Acessado em: dez. 2014.

43 Doença de Kawasaki

■ **Vera Lúcia Lopes dos Reis**

(CID 10 = M30.3 - Síndrome de linfonodos mucocutâneos [Kawasaki])

INTRODUÇÃO E EPIDEMIOLOGIA

A doença de Kawasaki (DK)[5,10,12], também conhecida como síndrome mucocutânea ganglionar e síndrome de linfonodos mucocutâneos, é uma doença aguda, febril, autolimitada e, na maioria das vezes, benigna. Compromete principalmente lactentes e pré-escolares; em 20% dos casos, ocorre uma arterite coronariana com potencial para a formação de aneurismas (causa mais frequente de cardiopatia adquirida nessa faixa etária). A característica histopatológica da doença é uma vasculite que afeta predominantemente vasos sanguíneos de calibre médio. A doença é reconhecida mundialmente e foi descrita pela primeira vez no Japão em 1967, por Tomisaku Kawasaki[5]. Oitenta por cento dos pacientes são crianças com idade inferior a 4 anos, mas já foi identificada em pacientes com 10 anos de idade. Alguns casos relatados em adultos são contestados por autores que acreditam em erro diagnóstico, já que a síndrome do choque tóxico e a mononucleose infecciosa têm manifestações clínicas comuns à DK. O sexo mais acometido é o masculino, em uma proporção 5:1. Desde as descrições iniciais, milhares de casos foram notificados no Japão. Atualmente a maior incidência está entre os japoneses, asiáticos e seus descendentes, embora a DK ocorra em todos os grupos raciais e, em várias partes do mundo, inclusive no Brasil (Tabela 43.1). Esse aumento da incidência nos asiáticos sugere um fator ambiental e/ou genético. No Japão, a DK ocorre em irmãos em 1,4% e pode recorrer em 3,9 %[3,10,11,14].

Pesquisas epidemiológicas realizadas em diferentes locais conseguiram detectar surtos epidêmicos desta enfermidade[1,3]. Esses surtos ocorreram principalmente no inverno e na primavera. No Japão, de 1979 a 1982, o número de casos foi duas vezes maior e, em 1985, foi quatro vezes e meio mais elevado que nos anos anteriores. Nos Estados Unidos da América (EUA), em diversos locais também foram observadas pequenas epidemias. No Brasil foram publicados casos isolados, como os de Oliveira[11] em 1991, no Rio de Janeiro.

TABELA 43.1

Doença de Kawasaki – Incidência Anual[10,12]	
Países	**Nº de Casos por 100.000 Habitantes**
Japão	150
Eua	6-15
Reino Unido	3,9
Alemanha	2,9
Brasil	?

ETIOPATOGENIA

O início agudo, a febre, o exantema e a presença de surtos epidérmicos levam à suposição de que a DK seja causada por um agente infeccioso. Em alguns casos foi demonstrada a presença de alguns agentes (ou seus antígenos), entre eles: os rotavírus, o vírus parainfluenza, o vírus Epstein-Barr, o parvovírus B19, os retrovírus, a *Coxiella burnetti*, a *Rickettsia*, a *Chlamydia*, a *Yersinia*, o *Staphylococcus aureus*, o *Streptococcus* beta-hemolítico, a *Candida* e a presença de ácaros. Tais agentes poderiam estar associados ao início das alterações inflamatórias que ocorrem na DK. Não há evidências da disseminação direta do germe de pessoa para pessoa[1,10,12].

A frequência de casos familiares e o estudo da doença em gêmeos univitelinos denunciam uma predisposição genética. Estudos imunogenéticos recentes sugerem uma associação da DK com genes localizados próximos à classe de antígenos HLA-B[1,4,10,12,14].

A base anatomopatológica da DK é uma perivasculite e uma vasculite aguda com predomínio de macrófagos e linfócitos T-auxiliares, comprometendo principalmente a íntima das arteríolas, dos capilares e das vênulas. Os macrófagos, através das citocinas fator de necrose tumoral alfa e interleucina 1, lesam os tecidos vascular e perivascular. Há também necrose fibrinoide. No comprometimento cardiovascular ocorre uma endarterite das principais artérias coronarianas, além de pericardite, miocardite, inflamação do sistema de condução atrioventricular e endocardite com valvulite[1,10,12,14].

As principais alterações imunológicas encontradas são[1,4,6,7,10-16]:

- os linfócitos T-auxiliares e os macrófagos predominam como células inflamatórias nas lesões vasculares. As células T supressoras estão diminuídas nas 4 primeiras semanas e normalizam no final da convalescença; portanto, há um aumento da relação T4/T8 nas fases aguda e subaguda;
- a presença de citocinas pró-inflamatórias, o fator de necrose tumoral alfa e a interleucina 1, nos tecidos perivasculares e no exantema cutâneo[1,4,16];
- as células endoteliais[4] e epiteliais expressam os receptores para antígenos HLA-DR;
- o aumento de todas as classes de imunoglobulinas séricas nas fases aguda e subaguda e a sua queda durante a convalescença;
- a presença de imunocomplexos circulantes que cursa com níveis normais ou aumentados do complemento sanguíneo afasta a possibilidade de uma doença por imunocomplexos circulantes (doença do soro). É possível que os imunocomplexos participem da doença, mas eles não foram identificados nos tecidos envolvidos. E, recentemente, verificou-se que não há correlação entre a duração da febre, a presença de miocardite ou a formação de aneurisma e a presença de imunocomplexos no soro de pacientes com DK.

O sistema da coagulação sanguínea também se encontra bastante alterado na DK, onde há:

- a trombocitose característica do período subagudo originando um estado de hipercoagulação e plaquetas hiperagrupadas;
- há elevação de atividade do fator VIII, do nível de fibrinogênio e diminuição da antitrombina 3 e, em alguns casos, há diminuição da atividade fibrinolítica.

A correlação da evolução clínico-epidemiológica com o quadro histopatológico e o perfil imuno-hematológico sugere que a DK (uma doença inflamatória aguda e sistêmica) seja desencadeada por um antígeno ou superantígeno, possivelmente um agente infeccioso de alta transmissibilidade, porém de baixa virulência, que produz em alguns pacientes predispostos alterações na imunorregulação, gerando uma vasculite sistêmica por monócitos (fator de necrose alfa e interleucina 1) e linfócitos T-auxiliares[7,16]. Se for comprovado que esta vasculite sistêmica seja causada por diferentes antígenos ou superantígenos, a DK será caracterizada como uma síndrome. A vasculite coronariana é a responsável pelo prognóstico da doença. A imaturidade temporária do sistema imune do lactente e do pré-escolar talvez tenha participação nesta resposta inflamatória exagerada[6]. Mas, apesar de todo esforço da pesquisa científica, a etiopatogenia da DK ainda permanece desconhecida.

DIAGNÓSTICO CLÍNICO

Como não existem sinais clínicos e laboratoriais específicos, Kawasaki[5], há mais de 20 anos, em sua descrição inicial, propôs a necessidade da identificação clínica de, no mínimo, cinco dos seis critérios seguintes:

- febre elevada durante pelo menos 5 dias;
- hiperemia conjuntival bilateral;
- exantema eritematopapular polimorfo principalmente no tronco;
- adenopatia cervical aguda não purulenta, com gânglios acima de 1,5 cm;
- alterações nos lábios e na cavidade oral: eritema, fissura e lábios secos, eritema difuso da orofaringe, língua cor de framboesa;
- alterações nas extremidades periféricas: hiperemia de palmas e plantas, edema duro em mãos e pés, descamação membranosa nas extremidades dos dedos e estrias ungueais.

O quadro clínico da DK compreende uma fase febril de 7 a 14 dias; depois uma fase subaguda que persiste até aproximadamente o 25º dia; enfim, uma fase de convalescença, marcada por uma hemossedimentação elevada, terminando 6 a 8 semanas após o início da doença.

Fase Aguda ou Febril – do 1º ao 7º ou 14º Dia de Doença[10-12]

- *Febre:* ocorre em 100% dos casos e marca o 1º dia de doença. Costuma ser elevada, com caráter remitente ou com dois picos diários. Se não for introduzido o tratamento com ácido acetilsalicílico em doses anti-inflamatórias, essa febre poderá persistir por 25 dias.
- *Conjuntiva:* a hiperemia conjuntival ocorre 1 a 2 dias após o início da febre e é causada pela dilatação inflamatória dos vasos da conjuntiva. Não se observa secreção e pode persistir até o 28º dia.
- *Mucosa:* mucosa oral com eritema difuso na orofaringe e nos lábios, que se apresentam secos, fissurados e sangram com facilidade. Língua "em morango" semelhante à escarlatina, com hipertrofia das papilas linguais.
- *Gânglios:* em 50% dos casos observam-se gânglios cervicais volumosos com mais de 1,5 cm de diâmetro, uni ou bilaterais, em cadeias cervicais anteriores. Raramente há comprometimento de outras cadeias. Esses gânglios jamais supuram.
- *Pele:* o exantema cutâneo é polimorfo e surge nos primeiros dias com duração média de 7 dias. Pode ser macular, papular, escarlatiniforme, multiforme, purpúrico e até urticariforme, mas nunca bolhoso. Frequentemente acomete o tronco e as superfícies extensoras dos membros.
- *Artrite:* um terço dos casos na fase aguda tem envolvimento poliarticular de pequenas e grandes articulações que, não raramente, está associado ao aparecimento de aneurismas. O exame do líquido sinovial é purulento com intensa reação inflamatória e predomínio de polimorfonucleares. Tais sinais e sintomas contribuem para o mal-estar do paciente, com prejuízo na deambulação e aumento da irritabilidade.
- *Alterações cardíacas:* nesta fase pode ocorrer pancardite, e são encontradas pericardite, anormalidades de condução AV, infarto, insuficiência valvular e insuficiência cardíaca. A miocardite, clinicamente presente em 10% dos pacientes, é identificada pela histopatologia em 100%. A taquicardia nem sempre representa miocardite, já que pode ser provocada pela febre ou pelo choro, decorrente da grande irritabilidade que acompanha a doença.
- *Outras alterações:* edema doloroso em mãos e pés que impossibilita a deambulação e o uso das mãos. Esse edema é de curta duração e deve ser diferenciado da verdadeira

artrite, que é menos frequente. Em alguns casos, observa-se hiperemia nas palmas e plantas. Em alguns pacientes observam-se otite média, pneumonite, pleurite, uveíte anterior (1ª semana de doença), meningite asséptica, encefalopatia, hemorragia subdural, diarreia, icterícia, vesícula hidrópica, pancreatite, dor abdominal, pseudo-obstrução do intestino delgado, uretrite, síndrome hemolítico-urêmica, úlcera de meato uretral e, raramente, isquemia digital com gangrena e autoamputação.

Fase Subaguda – do 14º ao 25º Dia de Doença[10-12]

Localiza-se no final da 2ª semana ou no início da 3ª semana de doença. A febre, se não tratada, persiste, mas o paciente está mais calmo, com menos dor e já com apetite; aí surge a descamação da ponta dos dedos que se inicia pelo bordo ungueal. A partir do 9º dia e durante toda a fase subaguda surgem, em 15% a 20% das crianças, aneurismas múltiplos em coronárias, responsáveis pelo mau prognóstico desses casos. Várias pesquisas têm tentado estabelecer quais condições estariam mais relacionadas com o aparecimento de tal complicação[9]. Assim, considera-se que são mais predispostos os meninos (com uma incidência de 2,75:1), pacientes de cor branca e com menos de 1 ano de idade. Outros fatores de risco são a febre com duração igual superior a 2 semanas, a menor concentração de hemoglobina, a leucocitose acentuada (mais de 30.000 células/mm³), a velocidade de hemossedimentação muito elevada, a persistência das proteínas da fase aguda da inflamação por mais de 5 semanas.

Embora o percentual de óbitos da doença seja baixo (menor que 1%), nesta fase a letalidade é de 50%, em decorrência principalmente do infarto do miocárdio ou da ruptura de aneurismas. Outras artérias, como as inguinais, subclávias e axilares, podem exibir aneurismas que, por serem clinicamente silenciosos, muitas vezes somente um exame cuidadoso é capaz de identificá-los. A artrite de início tardio surge em 20% dos pacientes, com padrão oligoarticular comprometendo as grandes articulações dos membros inferiores. Nestes, o derrame articular é muito mais volumoso e o líquido sinovial, menos inflamatório. A artrite não se cronifica, mas em alguns casos pode durar até 120 dias.

Fase de Convalescença – A Partir do 25º Dia até a 7ª ou 8ª Semana de Doença[10-12]

Durante a fase de convalescença, os sintomas gerais regridem e a criança volta a brincar. Pode ocorrer alopecia difusa e transitória, sulcos transversais em unhas (linhas de Beau). A maioria dos aneurismas tem resolução espontânea em 6 meses a 2 anos, principalmente os de morfologia fusiforme. Entretanto, em alguns casos, o aneurisma se mantém e pode ainda ser causa de morte súbita por trombose, ou mais tarde o paciente poderá falecer subitamente em razão de ruptura de aneurisma, infarto ou desenvolver progressiva disfunção miocárdica. E, em uma minoria de casos, ocorre a calcificação da artéria com estenose ou com a recanalização.

Quadros Atípicos[10-12]

Durante a fase aguda, algumas crianças com anormalidades coronarianas características não preencherão os critérios necessários para o diagnóstico da DK, mas poderão evoluir com infarto do miocárdio e morte súbita. Embora esses casos atípicos e incompletos possam existir em qualquer idade, são mais frequentes em lactentes com menos de 6 meses de idade, ocorrendo em cerca de 2-10% destes pacientes. Considerando que nessa faixa etária os graus de morbidade e mortalidade são maiores e há também mais de 50% de possibilidade no desenvolvimento de aneurismas, é importante ecocardiograma seriado em lactentes com febre prolongada de origem desconhecida, principalmente se houver descamação nos dedos, hiperplaquetose ou velocidade de hemossedimentação elevada.

DIAGNÓSTICO DIFERENCIAL[10-12]

O diagnóstico diferencial clínico é feito basicamente com algumas doenças infecciosas (escarlatina, estreptococcias por *Streptococcus* beta-hemolítico, síndrome do choque tóxico, sarampo atípico pós-vacinação, mononucleose infecciosa e adenovirose), com doenças reumatológicas (artrite reumatoide juvenil – doença de Still) e com síndrome de Stevens-Johnson (hipersensibilidade a drogas).

- *Escarlatina* – doença tóxica produzida pelo *Streptococcus pyogenes,* cujo quadro clínico se superpõe ao da DK. Na escarlatina há uma fase descamativa mais exuberante, com grandes lâminas epidérmicas soltas nas extremidades. O hemograma com média leucocitose, desvio para a esquerda, plaquetas normais e identificação do estreptococo na porta de entrada, além da presença da antiestreptolisina O no sangue periférico; a velocidade de hemossedimentação é normal ou pouco elevada.

- *Estreptococcias* – aqui o quadro clínico, cutâneo e mucoso é menos dramático. O laboratório é semelhante ao da escarlatina.

- *Sarampo atípico (pós-vacinação)* – o quadro clínico cutâneo e mucoso é menos sintomático. Hemograma com leucopenia + linfocitose + plaquetas normais ou diminuídas. Estudo sorológico com presença de IgM específica. A velocidade de hemossedimentação é normal ou pouco elevada.

- *Mononucleose infecciosa* – o quadro clínico pode ser grave pelo comprometimento da orofaringe, inclusive com obstrução. A adenomegalia é generalizada, há hepatoesplenomegalia e exantema maculopapular. O hemograma revela linfocitose periférica, com mais de 10% de linfócitos atípicos, e as plaquetas são normais ou diminuídas. A velocidade de hemossedimentação é normal ou pouco elevada e pode ser demonstrada a presença de anticorpos heterófilos ou IgM contra o capsídeo viral do vírus Epstein-Barr.

- *Adenovirose* – quadro clínico predominantemente catarral, com menos sintomas clínicos e evolução mais rápida para a cura espontânea. Hemograma com leucopenia + linfocitose + plaquetas normais. A velocidade de hemossedimentação é normal ou pouco elevada.

- *Síndrome do choque tóxico* – pode ser desencadeada por *Streptococcus pyogenes* ou *Staphylococcus aureus.* As lesões na pele e nas mucosas são semelhantes, mas é uma síndrome rara nas crianças e tem particularidades clínicas, tais como hipotensão arterial, azotemia elevada e trombocitopenia.

- *Artrite reumatoide juvenil (doença de Still)* – o quadro clínico é bem semelhante à DK, porém com exantema e enantema em menor intensidade, hepatoesplenomegalia, artrite migratória e assimétrica. Laboratorialmente há intensa anemia, com leucocitose escalonada (isto é, sem desvio para a esquerda), hiperplaquetose, ferritina muito elevada, fator reumatoide na maioria das vezes presente. A velocidade de hemossedimentação é muito elevada.

• *Síndrome de Stevens-Johnson* – a história da utilização prévia de medicamentos, correlacionada com lesões cutâneas e mucosas que são predominantemente vesicobolhosas e prurido cutâneo aponta para a hipersensibilidade a drogas. Não há síndrome adenomegálica e o hemograma mostra uma leucocitose com desvio para a esquerda com plaquetas normais ou diminuídas. Os estudos sorológicos específicos são negativos. A velocidade de hemossedimentação é normal ou pouco elevada.

DIAGNÓSTICO LABORATORIAL

Como não foi identificada a etiologia da DK, ainda não há um exame complementar específico[10-12]. Entendendo as três fases dessa doença: a fase aguda ou febril, em que há uma hiperinflamação sistêmica vascular e perivascular com inúmeros sinais e sintomas deixando a criança gravemente doente; seguida pela fase subaguda, na qual há a localização da vasculite nos vasos coronarianos com potencial para a formação aneurismática e a evolução para o óbito; e, finalizando, a fase de convalescença, onde os sintomas gerais regridem e a criança volta a brincar, aparentemente saudável – é claro que os exames laboratoriais vão ser correlaciona-dos ora com a inflamação sistêmica, ora com a inflamação localizada e ora com a involução clínica da enfermidade (Tabela 43.2).

Exames da Fase Aguda

Hemograma com anemia normocítica, normocrômica, grande leucocitose atingindo mais de 20.000 leucócitos/mm³ com desvio para a esquerda, plaquetas normais, hemossedimentação elevada, hipoalbuminemia, aumento das proteínas da fase aguda da inflamação (proteína C-reativa, alfa$_1$-antitripsina) e proteinúria com leucocitúria estéril na maioria dos casos. Também podem ser encontrados: hiperbilirrubinemia, aumento das transaminases, da creatinofosfoquinase; liquor (pleocitose discreta, glicose e proteínas normais), e o fundo de olho com uveíte anterior.

Exames da Fase Subaguda

O grande marcador desta fase é a hiperplaquetose, havendo relatos de até 2 milhões de plaquetas/mm³, e velocidade de hemossedimentação muito elevada. Há um aumento policlonal das imunoglobulinas, presença de imunocomplexos circulantes com frações das proteínas do complemento normais ou aumentadas. Não há presença de anticorpos antinucleares, nem do fator reumatoide, mas está sendo descrito em alguns casos anticorpo anticitoplasma de neutrófilos (anti-ANCA) e anticorpos anticélulas endoteliais

TABELA 43.2

Correlação dos Exames Complementares com a Doença de Kawasaki		
Exames Complementares	*Fase Aguda – Febril*	*Fase Subaguda*
Hemácias	• Anemia normocítica e normocrômica	• Anemia normocítica e normocrômica
Leucograma	• Leucocitose 20.000/mm³ + desvio para esquerda	• Leucocitose menor
Plaquetas	• Normais	• Hiperplaquetose até 2.000.000/mm³
VHS	• Elevada	• Elevada
Proteína C-reativa	• Elevada	• Elevada
Proteínas da fase aguda	• Elevadas	• Elevadas
Imunocomplexos circulantes	• Pouco elevados	• Elevados
Complemento sanguíneo	• Normal ou pouco elevado	• Normal ou pouco elevado
Imunoglobulinas	• Pouco elevadas	• Elevadas
Creatinofosfoquinase T e MB	• Normal ou elevada	• Normal ou elevada
Bilirrubinas	• Normal ou elevada	• Normal ou elevada
EAS	• Proteinúria e piúria estéril	• Proteinúria e piúria estéril
Liquor	• Variável com a clínica	• Variável com a clínica
Rx de tórax	• Variável com a clínica	• Variável com a clínica
Eletrocardiograma	• Variável com a clínica	• Aumento do espaço PR • Alterações inespecíficas das ondas ST e T
Ecocardiograma bidirecional	• Variável com a clínica	• Identificação dos aneurismas
Angiografia	—	• Identificar lesões estenóticas e obliterativas
Ultrassonografia abdominal	—	• Hidropsia da vesícula
Fundo de Olho	• Alguns casos de uveíte anterior	• Alguns casos de uveíte anterior
Anti-ANCA	• Pode ser positivo	• Pode ser positivo
Anti-AECA	• Pode ser positivo	• Pode ser positivo

(anti-AECA)[13-15]. Nessa fase da vasculite coronariana é importante o eletrocardiograma e os exames de imagem: radiografia de tórax, ecocardiograma e, se necessária, angiografia para a identificação das lesões estenóticas e obliterativas. O ultrassom abdominal é prioridade na suspeita de hidropisia da vesícula biliar (dor abdominal, vômitos).

Exames da Fase de Convalescença

Os exames laboratoriais tendem a se normalizar.

TRATAMENTO

Não se dispõe de nenhum tratamento específico. Como existe uma vasculite inflamatória histopatológica, utilizam-se anti-inflamatórios, essencialmente a aspirina na dose de 80-100 mg/kg/dia dividida de 4/4 horas até 3 ou 4 dias após a normalização da febre (abrevia a fase febril). Uma vez normalizada a temperatura, uma dose mais baixa de aspirina 5 a 10 mg/kg/dia (dose que inibe a síntese do tromboxane, um potente agregador plaquetário) em dose única diária por 2 a 3 meses no mínimo ou até a normalização da hemossedimentação, caso não haja cardiopatia, para a prevenção do alto risco de trombose coronariana[10]. Se houver coronarite, essa dose é mantida até a regressão da coronariopatia. Nos pacientes com aneurismas, além da aspirina em doses baixas emprega-se o dipiridamol na dose de 3 a 5 mg/kg/dia em três tomadas diárias, para potencializar a inibição da agregação plaquetária[10]. Nesses casos, a aspirina é feita indefinidamente, devido às alterações microscópicas nas paredes vasculares que têm alto risco na formação de trombos.

Em 1984, Furusho[2] publicou a utilização da gamaglobulina IV em altas doses na DK e essa conduta modificou o prognóstico da doença, pois o risco de aneurismas em carótidas que era de 20% passou para 4%. Além da proteção das coronárias, a gamaglobulina encurta significativamente o período febril. A ação benéfica da gamaglobulina no prognóstico da DK ainda é desconhecia, mas há algumas hipóteses, entre elas: inativação de algum agente infeccioso? Diminuição da produção das citocinas inflamatórias? Efeito imunomodulador? Efeito antitóxico? A gamaglobulina IV é feita na dose de 400 mg/kg/dia durante 4 dias consecutivos, utilizada preferencialmente na 1ª semana de doença e associada à aspirina em dose alta. Newburger e cols.[8], em 1991 utilizaram a gamaglobulina na dose de 2 g/kg em uma única aplicação intravenosa. A utilização da gamaglobulina em dose única e alta pode desencadear o choque anafilático; por isso, sua infusão deve ser feita com monitoração cardiovascular. A gamaglobulina é um recurso terapêutico de alto custo, mas está indicada em todos os casos típicos e atípicos da DK pelo risco da cardiopatia. A intervenção cirúrgica é rara e, quando indicada, é feita através de uma ponte utilizando-se a artéria mamária interna[10,12,14].

CURSO E PROGNÓSTICO[10-12]

A DK geralmente é uma doença autolimitada, com remissão espontânea em 2 a 3 semanas, apesar da dramaticidade da fase aguda. As manifestações clínicas da doença, como uveíte anterior, icterícia, artrite e vesícula hidrópica, entre outras, são benignas e regridem sem sequelas. As coronarites da fase subaguda também têm uma curiosa tendência para a regressão espontânea em torno de 8 a 24 meses. Cerca de 15% a 20% das crianças desenvolvem aneurismas múltiplos nas coronárias e o índice de mortalidade nessa complicação varia entre 1% e 2%, sendo que 50% evoluem para o óbito no 1º mês. A recidiva ocorre entre 1% e 3% dos casos. A medicação racionalmente utilizada correlaciona-se de forma direta com o prognóstico da DK:

a. *gamaglobulina IV* em altas doses durante a fase aguda encurta o período sintomático e reduz a formação de aneurismas coronarianos de 20% para 4%;

b. *aspirina* em dose anti-inflamatória durante a fase aguda faz com que a febre ceda no 3º dia e reduz a formação de aneurisma para menos de 15%;

c. *glicocorticoide sistêmico* predispõe a formação de aneurisma em 65%, piorando o prognóstico da doença.

As crianças com lesão coronariana deverão ser acompanhadas pela cardiologia com eletrocardiograma de esforço, ecocardiograma e cintilografia do miocárdio. Deve haver, ainda, um programa de exercícios controlados e uma orientação dietética com o objetivo de reduzir a coronariopatia.

REFERÊNCIAS BIBLIOGRÁFICAS

1. Dillon MJ, Ansell BM. Vasculitis in children and adolescents. Rheum Dis Clin Am. 2001;27:729-49.
2. Furusho KKT. High dose intravenous gammaglobulin in Kawasaki disease. Lancet. 1984;21:1055-058.
3. González-Gay M, Garcia-Porrúa C. Epidemiology of the vasculitides. Rheum Dis Clin Am. 1995;21:1115-36.
4. Kaneko K, Savage COS, Pottinger BE. Antiendothelial cell antibodies can be cytotoxic to endothelial cells without cytokine pre-stimulation and correlate with ELISA antibody measurement in Kawasaki disease. Clin Exp Immunol. 1994;98:264-69.
5. Kawasai T, Kosaki FO, Okawa S. A new infantile mucocutaneous lymph node syndrome (MLNS) prevaling in Japan. Pediatrics. 1974;54:271-76.
6. Kujers T, Wiegman A, Van Lier AW. Kawasaki disease: a maturational defect in immune responsiveness. J Infect Dis. 1999;180:1869-77.
7. Meissner H, Leung D. Superantigens, conventional antigens and the etiology of Kawasaki syndrome. Pediatr Infect Dis J. 2000;19:91-94.
8. Newburger JW, Takahashi M, Beiser AS. A single intravenous infusion of gammaglobulin as compared with four infusions in the treatment of acute Kawasaki syndrome. N Engl J Med. 1991;324:1633.
9. Newburger J. Kawasaki disease: who is at risk? J Pediatr. 2000;137:149-52.
10. Oliveira SKF. Vasculites. In: Oliveira SKF, Azevedo ECL. Reumatologia Pediátrica. Rio de Janeiro: Medsi; 1991. p. 263-288.
11. Oliveira SKF. Doença de Kawasaki: revisão de literatura e experiência pessoal com 16 casos. Rev Bras Reumatol. 1988;28:9-14.
12. Sakane PT, Souza Marques HH. Doença de Kawasaki. In: Farhat CK, Carvalho ES, Carvalho LHFR, Succi RCM. Infectologia Pediátrica. São Paulo: Atheneu; 1994. p. 586-590.
13. Savage COS, Tizard J, Jayne D. Antineutrophil cytoplasm antibodies in Kawasaki disease. Arch Dis Child. 1989;64:360-63.
14. Sundel R, Ilona S. Vasculitis in chidhood. Rheumatol Dis Clin Am. 2002;28:625-54.
15. Tizard EJ, Baguely E, Hughes GRV. Antiendothelial cell antibodies detected by a cellular based ELISA in Kawasaki disease. Arch Dis Child. 1991;66:189-92.
16. Toussant S, Kamino H. Noninfectous erythematous, papular and squamous disease – Mucocutaneous lymph node syndrome (Kawasaki disease). In: Elder D, Elenits R, Jaworsky C, Johnson BJ. Lever´s Histopathology of Skin. 8th ed. Philadelphia: Lippincott-Raven; 1997. p. 166.

44 Doença de Kikuchi-Fujimoto

■ José Ivan Albuquerque Aguiar
■ Marcelo Eduardo Moreira Goulart

CID 10 = 188.9 (Linfadenite não especificada)

INTRODUÇÃO[1,2,5a,8,9,13,17]

A doença de Kikuchi-Fujimoto (DKF) é uma síndrome de etiologia desconhecida, evolução benigna, autolimitada e caracterizada pela presença de linfadenomegalias cervicais, geralmente dolorosas, acompanhadas por febre e sudorese noturna. Também conhecida como linfadenite histiocítica necrosante, foi descrita pela primeira vez em 1972 quase de forma simultânea por Kikuchi e Fujimoto, como uma linfadenite com proliferação focal de células reticulares, principalmente na região paracortical, acompanhada por numerosos histiócitos, fragmentação nuclear e ausência de granulócitos. Apresenta distribuição mundial, com maior prevalência entre a população de países asiáticos. Historicamente, o paciente típico apresenta idade média de 21 anos e é do sexo feminino, apesar de alguns estudos indicarem proporção de 1:1 entre os sexos. Parece existir uma predisposição genética à doença, uma vez que genes HLA de classe II são mais frequentes em indivíduos com DKF. A incidência dos alelos DPA*01 e DPB1*0202 é significativamente maior em pacientes com DKF que em controles sadios. De fato, esses genes são mais raros nos ocidentais, porém mais frequentes nos asiáticos. As descrições da doença no Brasil são escassas[1,5,8,20].

Muito embora as origens infecciosa ou autoimune tenham sido aventadas, ainda hoje persiste a discussão sobre a verdadeira etiopatogenia da DKF. Inicialmente, alguns autores apontaram o *Toxoplasma gondii* e a *Yersinia enterocolitica* como possíveis agentes etiológicos com base em resultados de testes sorológicos. Entretanto, estudos posteriores não sustentaram essa hipótese. Soma-se a isso o fato de os achados histopatológicos produzidos por esses agentes diferirem daqueles encontrados na DKF. O vírus Epstein-Barr (EBV) e os herpesvírus 6 (HHV-6, vírus do exantema súbito) e 8 (HHV-8, vírus do sarcoma de Kaposi), dentre outros, também já foram implicados. Em relação ao primeiro, além da semelhança do quadro clínico, laboratorial e dos achados histopatológicos (proliferação imunoblástica, presença de áreas de necrose paracortical e predominância de células CD4+), alguns estudos detectaram a presença do EBV utilizando técnicas de hibridização *in situ* e reação em cadeia de polimerase (PCR). Ocorre que a tentativa de reproduzir esses resultados, utilizando os mesmos testes moleculares e outros, falhou em comprovar a participação do EBV e, também, do HHV-6 e do HHV-8 na etiologia da DKF. Nesses estudos, além do maior número de resultados negativos, foi detectada maior positividade entre os controles sadios em comparação com os indivíduos doentes[1b,2,9,13].

Estudos de microscopia eletrônica identificaram a presença de estruturas reticulares tubulares no citoplasma de linfócitos e histiócitos estimulados em pacientes com DKF. Pelo fato de essas estruturas também serem encontradas em pacientes com lúpus eritematoso sistêmico (LES) e outras desordens autoimunes, foi aventada a hipótese de que a DKF representaria uma apresentação autolimitada de uma condição autoimune semelhante ao LES e induzida por infecção viral. Entretanto, testes sorológicos, como a pesquisa de anticorpos antinucleares e fator reumatoide, dentre outros parâmetros imunológicos, têm-se mostrado constantemente negativos, não fornecendo suporte para uma possível natureza autoimune da DKF. Para lançar ainda mais dúvidas na etiopatogenia da DKF, relatos mostrando a associação LES/DKF têm sido publicados com uma frequência maior que aquela atribuída simplesmente ao acaso[1-2,6,10,17].

Uma lista cada vez mais numerosa de situações clínicas e agentes capazes de desencadear a DKF está disponível, reforçando a concepção de que ela representa, em indivíduos geneticamente suscetíveis, uma exuberante resposta imune mediada por células T em consequência a estímulos não identificados, onde fenômenos de apoptose assumem importante papel[5a].

DIAGNÓSTICO CLÍNICO

A DKF é reconhecida como uma entidade distinta que afeta preferencialmente mulheres jovens, com manifestação de febre, linfadenopatia dolorosa, geralmente cervical, e às vezes generalizada, associada, em 30% dos casos, a lesões de pele do tipo papulosas e papuloverrucosas, acompanhadas ou não de *rash* eritematoso, macular, maculopapular, morbiliforme, urticariforme. A febre não tem um padrão típico; em geral é baixa, podendo elevar-se no curso da doença[2,7,8,19].

Numa série de 58 pacientes com DKF acompanhados por Yu e cols.[21], as queixas apresentadas foram: aumento de linfonodos (50%), febre (43%), dor de garganta (21%), tosse (12%), cefaleia (10%), calafrios (9%) e rinorreia (9%). No exame dos pacientes, em 79% havia crescimento unilateral dos linfonodos cervicais e sua localização no triângulo cervical posterior foi de 90%. Em 93% dos casos não havia comorbidades. A análise com maior número de pacientes, realizada em 2007 por Kucukardali e cols.[13], revisando 244 casos publicados revelou, como sintomas mais frequentes, febre (35%), fadiga (7%) e dores articulares (7%). Ao exame foram observados linfadenomegalia (100%), anemia (23%), *rash* eritematoso (10%), artrite (5%) e hepatoesplenomegalia (3%). Em 43% havia leucopenia e em 40%, elevação da VHS. Houve associação com LES (13%), doenças inflamatórias (9,8%) e infecções virais (7%). A maioria dos pacientes era mulheres (77%) e 70% tinham menos de 30 anos de idade. Um estudo por tomografia computadorizada revelou um número médio de 12 nódulos linfáticos aumentados, com tamanho variando de 0,5 a 3 cm, que podem permanecer por longo tempo após a remissão da sintomatologia.

Embora seja primariamente uma enfermidade de adultos jovens, é reconhecido um aumento progressivo do número de casos relatados entre crianças. Em 140 pacientes pediátricos diagnosticados entre 2001 e 2012 na Coreia, comparados com os dados publicados referentes a 733 casos, pertencentes a todas as faixas etárias, houve nos adultos uma predominância entre as mulheres (2:1), enquanto, entre menores de 18 anos, os meninos foram os mais afetados na razão de (1,4:1). Linfadenopatia cervical foi o achado mais frequente e não apresentou diferenças entre adultos e crianças, sendo significativamente mais dolorosa entre as crianças, porém, menos generalizada. Febre, *rash* cutâneo e leucopenia foram achados mais presentes nas crianças do que entre adultos[12a].

Manifestações clínicas pouco frequentes na DKF incluem o acometimento das glândulas parótidas, linfangite mediastinal, meningite linfocítica, síndrome antifosfolípide e uveíte anterior bilateral[2,4,7,12,13,15,18]. Mais recentemente, foram relatados vários casos da DKF envolvendo o sistema nervoso central, fato até então de pouca relevância, com quadro de perda da visão por neurite óptica e hematoma subdural subagudo. Em crianças, surgiram relatos de casos de neuropatia periférica e aumento da pressão intracraniana por hematoma subdural[1a,16,16a].

DIAGNÓSTICO LABORATORIAL

O diagnóstico da doença de Kikuchi-Fujimoto é feito com base nos achados de biópsia de linfonodos, visto que não existem testes laboratoriais específicos. Não obstante, o exame hematológico pode mostrar discreta anemia, leucopenia (29% a 40%), com linfócitos atípicos em 30% dos casos. A velocidade de hemossedimentação e a proteína C-reativa podem ser normais ou elevadas e pode ocorrer alteração de provas de função hepática[2,7,13,15,21].

Os achados histopatológicos da DKF se caracterizam por uma linfadenite histiocítica necrosante, com áreas de necrose paracortical, sem infiltração granulocítica. O infiltrado é predominantemente constituído por histiócitos, com presença de monócitos, plasmócitos e imunoblastos, cujo achado pode levar à confusão com linfoma. Da mesma forma, a existência de deformações em células basais pode sugerir o diagnóstico de LES. Três subtipos histológicos são relatados na DKF: proliferativo, necrótico e xantomatoso, ocorrendo uma redução da atividade apoptótica na evolução entre os subtipos[2,6,10,13,14,17].

DIAGNÓSTICO DIFERENCIAL[1-2,7,10,17,20,21]

Devido à sua apresentação clínica e aos achados histopatológicos, a DKF deve ser incluída no diagnóstico diferencial das condições que causam linfonodomegalias de origem infecciosa ou não, como tuberculose, infecção pelo vírus herpes simples, doença da arranhadura do gato, doença de Kawasaki, LES, linfomas, leucemia de células T plasmocitoides e adenocarcinoma metastático. O linfoma não Hodgkin é considerado o principal diagnóstico diferencial.

- *Linfoma não Hodgkin:* a presença de imunoblastos atípicos e sua ocasional disposição em aglomerados podem induzir ao diagnóstico errôneo de linfoma. Essa impressão é reforçada pela identificação de histiócitos com o núcleo deformado, já que poderiam ser confundidos com células linfoides atípicas. Entretanto, os histiócitos diferenciam-se das células linfoides pela sua membrana nuclear delicada. Na imunofenotipagem, observa-se a predominância de células CD4+ sobre as células CD8+, diferentemente da DKF. Outra diferença é que, no linfoma, a imuno-histoquímica revela histiócitos que não expressam a mieloperoxidase.

- *Lúpus eritematoso sistêmico:* pode estar associado a uma linfadenite caracterizada por focos de necrose indistinguíveis da DKF. Entretanto, no LES, são observados os corpúsculos hematoxilínicos e a deposição de material nuclear na parede dos vasos sanguíneos (fenômeno de Azzopardi), o que não ocorre na DKF.

- *Linfadenite infecciosa:* apesar do achado de infiltrado de histiócitos e de material necrótico, os primeiros não se agrupam de forma tão intensa quanto na DKF. A observação de neutrófilos e, dependendo da etiologia, o achado de granulomas ou a presença de corpúsculos de inclusão viral, auxiliam no diagnóstico.

- *Doença da arranhadura do gato:* caracterizada pela presença de microabscessos contendo numerosos leucócitos polimorfonucleares, achado não encontrado na DKF.

- *Leucemia de células T plasmocitoides:* doença rara que ocorre mais frequentemente em homens idosos, caracterizando-se por linfadenomegalia, hepatoesplenomegalia e perda de peso. Na imuno-histoquímica, de forma diferente na DKF, as células plasmocitoides não expressam a mieloperoxidase (MPO-).

- *Doença de Kawasaki:* as áreas de necrose contam com a presença de leucócitos polimorfonucleares e trombose de pequenos vasos sanguíneos.

- *Adenocarcinoma metastático:* apresenta células com núcleo atípico contendo mucina, sem a presença de fragmentos celulares.

TRATAMENTO E EVOLUÇÃO

Não existe tratamento específico para a doença de Kikuchi-Fujimoto. Analgésicos, antipiréticos, anti-inflamatórios não hormonais e hidroxicloroquina são usados visando aliviar a dor nos linfonodos e a febre. O uso de corticosteroides é aconselhado em algumas situações, especialmente quando há associação com LES ou quando não há remissão da febre com medicação não hormonal, e o principal parâmetro é o desaparecimento da febre[1,2,5a,7,11,13].

A doença tem curso limitado e a recuperação ocorre num período entre 4 e 6 meses; porém, os pacientes requerem um seguimento regular por vários anos, especialmente na evolução para LES. Três a 4% dos pacientes com DKF experimentam um ou mais episódios de recorrência[1,2,7,13]. A evolução para o óbito é rara[3].

REFERÊNCIAS BIBLIOGRÁFICAS

1. Aguiar JI et al. Kikuchi's disease: report of 2 cases and a brief review ot the literature. Braz J Infect Dis. 2000;4:208-11.
1a. Allmendinger AM et al. Kikuchi-Fujimoto disease with spontaneous subdural hematoma in a middle-aged Hispanic male. Clin Imaging. 2010;34:388-92.
1b. Angel-Moreno A, Hernández-Cabrera K, Arellano JLP. Kikuchi's Disease or Kikuchi's Syndrome? Clin Infect Dis. 2006;42:578-79.
2. Bosch X, Guilabert A, Miquel R. Enigmatic Kikuchi-Fujimoto disease – a compreensive review. Am J Clin Pathol. 2004;122:141-52.
3. Chan JK, Wong KC. A fatal case of mulicentric Kikuchi's histiocytic necrotizing lymphadenitis. Cancer. 1989;63:1856-62.
4. Chiang YC et al. Intraparotid Kikuchi-Fujimoto disease masquerading as a parotid gland tumor. Am J Otolaryngol. 2005;26:408-10.
5. Cunha MC et al. Linfadenite necrosante (Doença de Kikuchi). Apresentação de um caso em território brasileiro. Folha Méd. 1986;93:177-79.
5a. Deaver D et al. Pathogenesis, diagnosis, and management of kikuchi-fujimoto disease. Cancer Control. 2014;21:313-21.
6. Dorfman RF. Histiocytic necrotizing lymphadenitis of Kikuchi and Fujimoto. Arch Pathol Lab Med. 1987;111:1026-29.
7. Dorfman RF, Berry GJ. Kikuchi's histiocytic necrotizing lymphadenitis: An analysis of 108 cases with emphasis on differencial diagnosis. Semin Diagn Pathol. 1988;5:329-45.
8. Friedman IVC et al. Linfadenite necrosante sem infiltração granulocítica (doença de Kikuchi). Apresentação de um caso. Folha Méd. 1987;95:11-12.
9. Huh J, Chi HS, Kim SS. A study of the viral etiology of histiocytic necrotizing lymphadenitis (Kikuchi-Fujimoto disease). J Korean Med Sci. 1998;13:27-30.
10. Imamura M et al. An ultraestructural study of subacute necrotizing lymphadenitis. Am J Pathol. 1982;107:292-99.
11. Katayoun RK et al. Kikuchi-Fujimoto disease: hydroxychoroquine as a treatment. Clin Infect Dis. 2004;39:e124-26.
12. Kim SH et al. Bilateral anterior uveitis as an unusual manifestation of Kikuchi-Fujimoto disease. Rheumatology (Oxford). 2004;43:1056-57.
12a. Kim TY et al. Characteristics of Kikuchi-Fujimoto disease in children compared with adults. Eur J Pediatr. 2014;173:111-16.
13. Kucukardali Y, Solmazgul E, Kunter E. Kikuchi-Fujimoto disease: analysis of 244 cases. Clin Rheumatol. 2007;26:50-54.
14. Kuo TT, Lo SK. Significance of histological subtypes of Kikuchi's disease: comparative immunohistochemical and apoptotic studies. Pathol Int. 2004;54:237-40.
15. Kwon SY et al. CT findings in Kikuchi disease: analysis of 96 cases. Am J Neuroradiol. 2004;25:1099-102.
16. Lim Gy, Cho B, Chung NG. Hemophagocytic lymphohistiocitosis preceded by Kikuchi disease in children. Pediatr Radiol. 2008;38:756-61.
16a. Longaretti P et al. Kikuchi-fujimoto disease complicated by peripheral neuropathy. Pediatr Neurol. 2012;46:319-21.
17. Menasce LP, Banerjee SS, Edmondson D. Histiocytic necrotizing lymphadenitis (Kikuchi-Fujimoto disease): continuing diagnostic difficulties. Histophatology. 1998;339:248-54.
18. Noursadeghi M, Aqel N, Pasvol G. Kikuchi's disease: a rare cause of meningitis? Clin Infect Dis. 2005;41:80-82.
19. Seno A, Torigoe R, Shimoe K. Kikuchi's disease (histiocytic necrotizing lymphadenitis) with cutaneous involvement. J Am Acad Derm. 1994;30:504-06.
20. Tupinambas U, Lanna A, Valadares R. Doença de Kikuchi-Fujimoto e HIV: relato de dois casos. Braz J Infect Dis. 2011;15(Suppl):24.
21. Yu HL et al. Clinical manifestations of Kikuchi's disease in Southern Taiwan. J Microbiol Immunol Infect. 2005;38:35-40.

45

Doença de Lyme e Síndrome de Baggio-Yoshinari

■ Natalino HajimeYoshinari
■ Emy Akiyama Gouveia

(CID 10 = A69.2 - Doença de Lyme [Eritema crônico migratório por *Borrelia burgdorferi*]; M01.2 - Artrite na doença de Lyme)

INTRODUÇÃO

As espécies bacterianas patogênicas do gênero *Borrelia* infectam mamíferos silvestres e domésticos, seres humanos e aves[31]. Como membros da ordem Spirochaetae, distinguem-se morfologicamente de *Lepstospira* e de *Treponema* por serem maiores, com maior número de flagelos periplasmáticos e menor quantidade de espiras. Atualmente são reconhecidas cinco enfermidades causadas por microrganismos do gênero *Borrelia*: a febre recorrente humana; a borreliose aviária; a borreliose bovina; o aborto enzoótico bovino e, por fim, a doença de Lyme.

A enfermidade de maior importância para os humanos é a doença de Lyme (DL), zoonose transmitida por carrapatos do complexo *Ixodes ricinus*, infectados com microrganismos do grupo *Borrelia burgdorferi sensu lato,* constituída por três espécies principais de espiroquetas: *Borrelia burgdorferi sensu stricto* (EUA e Eurásia), *Borrelia afzelii e Borrelia garinii,* encontradas somente na Europa[23,32,33]. É doença descrita nos países do hemisfério Norte (América do Norte, Europa e Ásia), mas a bactéria ainda não foi isolada no Brasil, na África e Austrália. Essa diversidade etiológica da DL explica a presença de variações clínicas regionalizadas, como predomínio de queixas cutâneas e articulares nos EUA, enquanto as neurológicas prevalecem na Europa e na Ásia[1].

A doença de Lyme-símile americana ou doença de Masters, ou ainda STARI (*Southern Tick Associated Rash Illness*[21]), encontrada no sul dos EUA, é uma doença infecciosa causada por *B. lonestari*, geneticamente semelhante ao espiroqueta bovino *B. theileri*, incultivável em meio Barbour-Stoenener-Kelly (BSK), identificado apenas por procedimentos de biologia molecular e transmitidos por carrapatos do gênero *Amblyomma*. Essa enfermidade é considerada distinta da DL, pois causa lesão de pele semelhante ao eritema migratório (EM), aspecto típico da borreliose de Lyme, mas não provoca manifestações clínicas sistêmicas e a sorologia é negativa para *B. burgdorferi*.

A doença de Lyme-símile brasileira (DLSB) ou síndrome de Baggio-Yoshinari (SBY) é uma zoonose emergente em nosso País, causada pela *B. burgdorferi sensu lato,* cujos espiroquetas apresentam morfologia atípica e transmitida por carrapatos não pertencentes ao complexo *Ixodes ricinus*. As manifestações clínicas são semelhantes às da doença de Lyme, exceto pela grande frequência de sintomas recorrentes.

Os primeiros relatos da suspeita da doença de Lyme no Brasil ocorreram em 1988, durante o Congresso Brasileiro de Dermatologia, quando da apresentação de pacientes com lesões de pele sugestivas de borreliose de Lyme, porém sem confirmação sorológica[10,35]. A proposta de verificar a ocorrência dessa zoonose no País começou em 1989, com a criação de uma equipe multidisciplinar na Universidade de São Paulo (USP), formada pelos professores Natalino H. Yoshinari (Reumatologista da FMUSP), Domingos Baggio (Entomologista do ICB-USP) e Paulo Yasuda (Microbiologista do ICB-USP). Com o auxílio da Fundação de Amparo à Pesquisa do Estado de São Paulo (FAPESP), foram criados Ambulatório e Laboratório visando o atendimento de pacientes suspeitos e a realização de exames microbiológicos e sorológicos.

Em 1992, Yoshinari e cols.[40] descreveram os primeiros casos da doença com clínica e sorologia positiva, utilizando antígenos *B. burgdorferi sensu stricto* cepa 39/40 de origem americana. No entanto, o agente etiológico não pôde ser isolado.

Após a descoberta dos primeiros casos, foram notadas diferenças quanto aos aspectos microbiológicos e sorológicos, em relação aos casos descritos no hemisfério Norte, e a enfermidade no Brasil recebeu inicialmente a denominação de doença de Lyme-símile brasileira[39]. Recentemente, optou-se pela designação síndrome infectorreacional Lyme-símile (SIRLS)[45], para distingui-la da DL-símile norte-americana (doença de Masters). Esta última nomenclatura levava em conta a existência de entidade clínica multiforme muito semelhante à doença de Lyme, com desenvolvimento de manifestações autoimunes ao longo da evolução e ausência do reconhecimento do agente etiológico, pesquisadas através das técnicas de cultivo em meio BSK e reação em cadeia da polimerase (PCR)[5,19].

Diante das similaridades e diferenças com a doença de Lyme, foi proposta em 2005 a denominação síndrome

Baggio-Yoshinari[12] e em 2010 foi possível identificar o agente etiológico[18]. Recentemente, em 2013, Gonçalves e cols.[13], através de estudos moleculares, descreveram a ocorrência de *B. burgdorferi sensu stricto* em carrapatos da espécie *Dermacentor nitens* capturados em cavalos no Estado do Paraná. Este dado reforça a hipótese de que a SBY é transmitida no Brasil por carrapatos diferentes do gênero *Ixodes*, encontrados no hemisfério Norte.

Importante aspecto referente ao estudo das zoonoses transmitidas por carrapatos é a existência de coinfecções entre os agentes etiológicos da DL e da SBY com outros microrganismos, como os causadores da babesiose, erliquiose, tularemia, febre Q e riquetsioses, que costumam modificar a evolução clínica dessas enfermidades[37].

Os quadros clínicos da DL e da SBY são semelhantes e, em ambas as entidades, a evolução clínica cursa por estágios. Na fase aguda pode haver a presença do eritema migratório (EM), acompanhado de sintomas gerais pouco específicos, como febre, mialgia, cefaleia, artralgia, conjuntivite, odinofagia, cansaço, diarreia, conjuntivite, adenopatia, etc. Na fase secundária, que se inicia em semanas ou meses após a fase primária, podem ocorrer complicações articulares, neurológicas, cardíacas ou o surgimento de novas lesões de pele, geralmente múltiplas e menos expansivas, conhecidas como eritema anular secundário. A fase terciária caracteriza-se por complicações crônicas, geralmente sequelares, como artrite erosiva, encefalomielite e acrodermatite crônica atrófica[32,33,41].

Yoshinari e cols.[46] sugerem que a borreliose brasileira seja distinta da encontrada nos EUA, na Europa e Ásia, devido à biodiversidade em relação aos carrapatos e animais reservatórios, além do clima próprio do território brasileiro. Nesse sentido, o fato mais relevante relacionado ao surgimento de uma nova borreliose seria a inexistência de carrapatos do complexo *Ixodes ricinus* nas áreas de risco no País. Ao contrário dos carrapatos encontrados no hemisfério Norte, os vetores transmissores da SBY pertencem aos gêneros *Amblyomma* e *Rhipicephalus*, vetores biologicamente distintos do gênero *Ixodes*. Igualmente, animais reservatórios são diferentes no Brasil, onde animais domésticos participam do ciclo de transmissão da zoonose. Borrélias e treponemas apresentam grande capacidade de adaptação para sobreviverem em ambientes diversos. Assim, podem desenvolver mudanças morfológicas e genéticas para se adaptarem aos hospedeiros, justificando assim a emergência de novas enfermidades que apresentam manifestações clínicas e laboratoriais próprias. Essas borrélias modificadas podem determinar manifestações clínico-laboratoriais e necessidades terapêuticas próprias, caracterizando a borreliose brasileira Lyme-símile ou síndrome de Baggio-Yoshinari[20,46].

Estudos brasileiros referentes a doenças transmitidas por carrapatos são incipientes. Uma vez que estas zoonoses apresentam comportamento regionalizado, com agentes etiológicos e manifestações clínicas distintos dos exibidos no hemisfério Norte, existe a necessidade urgente da conscientização deste grave problema de saúde pública, pois essas enfermidades interessam aos profissionais de diferentes especialidades médicas. Nesse contexto, a SBY é uma síndrome nova e pouco conhecida, frequentemente não diagnosticada, mas que merece ser lembrada, pois entra no diagnóstico diferencial de distintas síndromes clínicas, além de ser tratável na sua fase inicial; porém recorrente se identificada em fases mais tardias.

Com finalidade didática, serão descritos os aspectos mais significativos da DL e SBY.

DOENÇA DE LYME

HISTÓRICO

A doença de Lyme foi descoberta nos EUA por Allen C. Steere[34], pesquisador da Universidade de Yale, em 1975, na cidade de Old Lyme (Connecticut – EUA), durante um surto semelhante à artrite reumatoide juvenil em crianças. Dr. Steere notou a ocorrência de uma lesão de pele, descrita previamente como eritema migratório (EM), antes da instalação da artrite, tendo havido associação do EM com história de picada por carrapato.

Muitos aspectos clínicos e laboratoriais da DL já eram do conhecimento dos europeus desde o início do século XX. O primeiro caso de EM atribuído à picada do carrapato *Ixodes ricinus* foi relatado na Suécia no ano de 1909.

O estudo de espécimes de carrapatos e ratos provenientes do final do século XIX e início do século XX, que estavam conservados em museus, mostraram a presença de *B. burgdorferi* à PCR, indicando que a infecção já estava presente na América do Norte há muito tempo.

O agente etiológico da DL foi isolado casualmente em 1982 pelo pesquisador W. Bugdorfer[3], em carrapatos da espécie *Ixodes dammini*, atualmente conhecido como *I. scapularis*, e o novo agente recebeu a denominação de *B. burgdorferi*. Através da imunofluorescência indireta, os soros de pacientes descritos anteriormente por Steere reconheceram imunologicamente o recém-descoberto espiroqueta.

É atualmente a doença transmitida por artrópodes de diagnóstico mais frequente nos EUA e na Europa, e também encontrada na Ásia.

EPIDEMIOLOGIA[1,10,11,22,23,31,32,39,41,47]

A doença de Lyme é uma zoonose transmitida por carrapatos infectados por microrganismos do complexo *B. burgdorferi*. Borrélias são bactérias gram-negativas, microaerófilas, espiraladas, apresentando 11 a 39 μm de comprimento e cerca de 0,2 μm de largura. Possuem um número variável de sete a 11 endoflagelos e são extremamente móveis. A transmissão ocorre através da inoculação do microrganismo pela picada do carrapato ou através da regurgitação de seu conteúdo intestinal. Também apresentam capacidade de sobreviver por longo período no interior de células do hospedeiro, como as endoteliais, monócitos e fibroblastos. Em condições adversas, como em meio de cultura inadequado, tendem a formar cistos. Após a inoculação, o microrganismo migra na pele, originando a lesão de aspecto expansivo característica (EM). A disseminação para diferentes tecidos ocorre por via linfática ou hematogênica.

Os principais reservatórios na natureza são os roedores, marsupiais, canídeos, cervídeos e aves. Animais domésticos como cachorros, cavalos e gatos, além de desenvolverem a infecção, podem atuar como agentes transportadores de ectoparasitos ao ambiente peridomiciliar.

Os carrapatos transmissores são da espécie *Ixodes scapularis* e *Ixodes pacificus* nos EUA, *Ixodes ricinus* na Europa e *Ixodes persulcatus* na Ásia. Os carrapatos passam por três fases de desenvolvimento, a forma larval, a forma de ninfa e o carrapato adulto. Na forma imatura de larvas, os carrapatos se contaminam quando picam animais infectados. Os carrapatos na forma de ninfas são os principais responsáveis pela infecção dos seres humanos, pois são vorazes, minúsculos e não são percebidos à inspeção corporal. O carrapato na fase adulta também pode transmitir a doença, mas não representa um perigo tão grande quanto a forma de ninfa. Ocorre também o risco da transmissão transovariana da borrélia. Para que ocorra a transmissão da bactéria, o carrapato precisa estar preso à pele por, no mínimo, 24 horas. O risco de transmissão da doença mesmo quando o homem é picado pelo carrapato contaminado é inferior a 5%.

A vigilância epidemiológica para a doença de Lyme nos EUA pelos Centros de Controle de Doenças (CDC) iniciou-se em 1982 e a enfermidade tornou-se de notificação compulsória no ano de 1991. O último levantamento realizado nos EUA[4] foi publicado em 2010 com 22.500 casos confirmados e 7.500 casos prováveis, sendo os estados de New Jersey, Pennsylvania, Wisconsin, New York, Massachusetts, Connecticut, Minnesota, Maryland, Virginia, New Hampshire, Delaware e Maine responsáveis por 94% dos casos. O risco maior em contrair a doença estava relacionado à ocupação, em geral trabalhadores em atividades ao ar livre (Figura 45.1).

Na Europa, o maior número de casos fica na região central abrangendo a Alemanha, a Áustria, a Eslovênia e a Suécia.

QUADRO CLÍNICO[1,10,11,22,23,32,37,41,47]

A doença de Lyme geralmente ocorre em estágios, com remissões e exacerbações, e cursa com diferentes manifestações clínicas, especialmente cutâneas, articulares, neurológicas e cardíacas. Pelo seu aspecto multiforme, a DL é conhecida como doença camaleão.

A infecção precoce no estágio primário corresponde à penetração do espiroqueta na pele e sua disseminação sistêmica, com surgimento de sintomas gerais. Dias ou semanas depois, pode haver instalação das bactérias em tecidos, iniciando o estágio secundário. Meses ou anos depois, especialmente nos não tratados, aparece o estágio terciário, com desenvolvimento de sequelas em pele, articulação ou sistema nervoso, pouco responsivas ao tratamento com antibióticos. Convém salientar que a infecção não propicia imunidade adquirida, e podem ocorrer recidivas em contatos subsequentes com carrapatos infectados. A expressão clínica da DL é, portanto, variável, pois alguns pacientes apresentam infecção assintomática; outros, comprometimento localizado em pele;

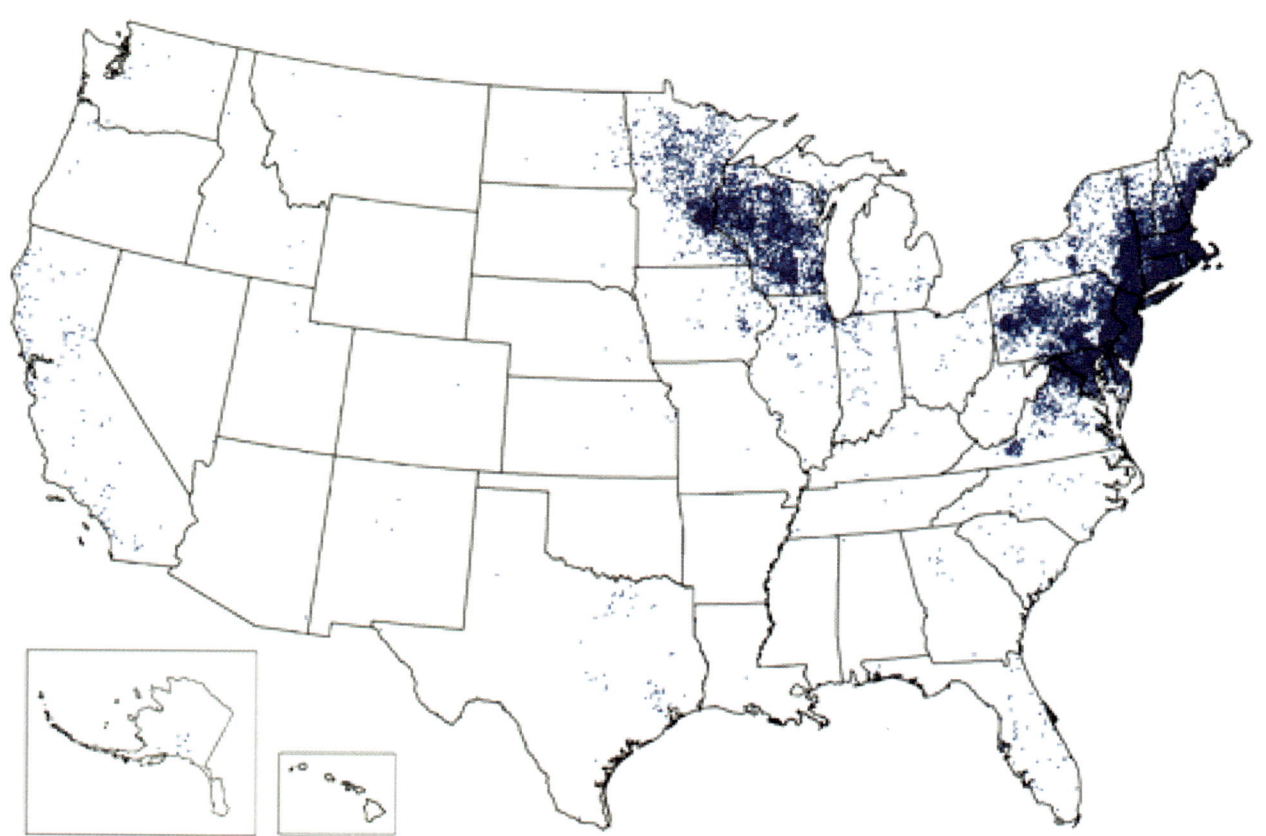

FIGURA 45.1 – Casos de Doença de Lyme nos EUA, 2010. Fonte: CDC.

e os demais desenvolvem manifestações sistêmicas, às vezes com complicações irreversíveis.

Após um período de incubação de 3 a 30 dias (média de 7 dias), inicia-se o primeiro estágio da doença, denominado de infecção localizada, quando do surgimento do eritema migratório (EM), e de forma disseminada, quando acompanhado por sintomas gripais (*flu-like*). A coinfecção com a *Babesia microti* e com o *Anaplasma phagocytophilum* pode levar a uma maior gravidade dos sintomas, apesar de essas duas infecções em si serem pouco sintomáticas. O EM é lesão patognomônica da DL e pode persistir por meses, chegando a atingir quase 30 cm de diâmetro. É expansivo, classicamente tem o centro da lesão clara e halo eritematoso, podendo se apresentar como mácula ou pápula. Pode exibir outros aspectos, como ser inteiramente eritematoso (padrão homogêneo). Raramente, é dolorido ou vesiculado. Embora seja a principal manifestação clínica, não está presente em todos os pacientes, ocorrendo em percentual que varia de 60% a 80% dos doentes infectados pela *B. burgdorferi sensu stricto* nos EUA. É menos frequentemente associado com *B. garinii* ou *B. afzelii*, espécies encontradas na Europa[1,18]. Na fase de disseminação hematogênica ou linfática, podem surgir novas lesões semelhantes à inicial, porém menores, menos expansivas e disseminadas, chamadas de eritemas anulares secundários.

O segundo estágio da doença é caracterizado pela invasão dos espiroquetas em diferentes tecidos, quando podem ser isoladas de sangue, liquor, sinóvia e, em menor número, de miocárdio, retina, músculos, ossos, baço, fígado, meninge e cérebro. Contudo, esse procedimento microbiológico é pouco produtivo, demorado e não está incluído como método diagnóstico habitual.

Nos EUA, as complicações articulares são as mais frequentes, atingindo 60% dos indivíduos não tratados. A manifestação típica é a monoartrite de grandes articulações, principalmente do joelho, com grande derrame articular, com o surto inflamatório agudo durante dias a semanas. A punção sinovial mostra líquido sinovial de característica inflamatória, com predomínio de neutrófilos e a análise histológica da membrana sinovial revela sinovite inespecífica. Raramente isolam-se borrélias do líquido ou membrana sinovial. Quando os surtos de artrite não são tratados, ocorre tendência à cronificação e acometimento de outras articulações, chegando a imitar a artrite reumatoide. Existe propensão genética ao desenvolvimento de artrite recorrente, com tendência à cronificação. Outras manifestações osteoarticulares incluem a presença de miosite, fadiga crônica, síndrome do túnel do carpo, fibromialgia etc. Pacientes com evolução crônica e não responsivos aos antibióticos desenvolvem artrite de cunho autoimune e a biopsia sinovial nessa fase exibe intensa sinovite, indistinguível da observada na artrite reumatoide.

Sinais e sintomas de neuroborreliose ocorrem em 15% dos pacientes não tratados nos EUA. As principais queixas neurológicas incluem meningite linfocitária acompanhada de discreta cefaleia e rigidez de nuca, encefalite, neuropatia craniana (particularmente paralisia facial uni ou bilateral), radiculoneurite motora ou sensorial, mononeurite múltipla, ataxia cerebelar ou mielite transversa. Acometimento ocular como neurite do nervo óptico e coriorretinite são também descritos, além de encontro frequente de parestesia em extremidades secundária à polineuropatia sensitiva.

Dos pacientes não tratados, 5% desenvolvem complicações cardíacas, como bloqueio atrioventricular de graus variáveis, miopericardite aguda ou disfunção ventricular esquerda leve, até cardiomegalia e pancardite fatal. Casos graves de miocardite mostraram infecção do tecido muscular por borrélias. Marca-passo temporário pode ser necessário para aqueles com bloqueio cardíaco avançado[4].

Nessa fase secundária, pode surgir também o linfocitoma benigno, acometimento cutâneo da doença de Lyme, que é uma lesão de aspecto papulonodular, de coloração violácea, presente no lóbulo de orelhas ou nos mamilos, constituída histologicamente por linfócitos B.

Meses ou anos após a disseminação bacteriana inicial, ocorre a fase de latência, com a demonstração do espiroqueta em nichos localizados do organismo; nesse momento, os sintomas sistêmicos são mínimos ou ausentes, e pode ter início a fase terciária com desenvolvimento de complicações como a artrite crônica, acrodermatite crônica atrófica ou encefalomielite. Nos EUA, este terceiro estágio é mais caracterizado pela artrite crônica, muitas vezes indistinguível da doença reumatoide do ponto de vista imunogenético e de histologia sinovial. A acrodermatite atrófica predomina na Europa, mais associada à infecção por *B. afzelii*, e é acometimento cutâneo tardio, onde a pele está atrofiada e com depósito aumentado de colágeno, sugerindo esclerodermia em placa.

Um estudo prospectivo realizado nos EUA mostrou que 4% dos pacientes com EM tinham coinfecção com outros agentes transmitidos por carrapatos, como a *Babesia microti* ou o *Anaplasma phagocytophilum* (agente causador da erliquiose granulocítica humana). A coinfecção deve ser considerada em pacientes que apresentam sintomas mais graves que os usuais, especialmente naqueles que cursam com febre alta por mais de 48 horas, apesar de terapêutica adequada para a doença de Lyme, ou quando ocorre leucopenia, trombocitopenia ou anemia inexplicada. A coinfecção também deve ser suspeitada quando ocorre resolução do eritema migratório com piora dos sintomas *flu-like*.

A síndrome pós-doença de Lyme ou PTLDS[11c] (*post-treatment Lyme disease syndrome*) ocorre em 10% a 20% dos pacientes que apresentam dores musculares e articulares, distúrbios cognitivos, do sono ou fadiga, meses até anos após o tratamento antibiótico. Há evidências de que é causada por uma resposta imune contínua do indivíduo, levando a lesões mesmo quando a infecção foi tratada. Não há consenso sobre sua incidência e prevalência. Nova antibioticoterapia não se mostrou útil e não é recomendada a pacientes com mais de 6 meses de sintomatologia.

DIAGNÓSTICO

Atualmente, tanto nos EUA quanto na Europa, o diagnóstico da DL é realizado por meios sorológicos (ELISA, *Western blotting* ou imunofluorescência indireta)[8]. O ELISA ou IFI são exames rotineiros recomendados e o WB realizado apenas como teste confirmatório. Procedimento microbiológico como o isolamento da borrélia em meio BSK não é exame de rotina e a PCR é reservada para casos clínicos especiais ou de pesquisa. Havendo interesse, o melhor material para se cultivar a borrélia é o obtido por biópsia da borda externa eritematosa do EM, mas é necessário aguardar semanas para definição do resultado.

Anticorpos da classe IgM surgem ao redor da 2ª semana, atinge o pico no 2º mês e tendem a desaparecer com a melhora clínica. Persistência de IgM pode ser indicativa de mau prognóstico ou possibilidade de disseminação sistêmica da enfermidade. Anticorpos IgG aparecem no 2º mês de evolução da doença e podem persistir indefinidamente.

O diagnóstico sorológico apresenta baixa sensibilidade nas fases iniciais e de convalescença, e o teste deve ser repetido se houver forte suspeita clínica. O uso precoce de antibióticos pode abortar o aparecimento de anticorpos. Resultados falso-positivos ocorrem em algumas doenças infecciosas e autoimunes como infecções virais agudas, sífilis, leishmaniose visceral, doença reumatoide, lúpus eritematoso sistêmico, esclerodermia, etc.[41].

Análise do liquor está indicada nos pacientes com manifestações neurológicas, e mostra aumento discreto da celularidade às custas de linfomononucleares e proteinorraquia elevada. O exame do líquido sinovial é de padrão inflamatório, com predomínio de neutrófilos. Indica-se a pesquisa de anticorpos contra *B. burgdorferi* no liquor[36] ou fluido sinovial quando a sorologia é negativa, pois existe produção de anticorpos nesses sítios.

Pacientes com DL exibem também manifestações de autoimunidade como o surgimento de anticorpos antinucleares (FAN) e constituintes nervosos como a mielina. Existe também desencadeamento de reatividade cruzada entre componentes da borrélia e constituintes *self,* como demonstrado nos casos de artrite recorrente que não respondem aos antibióticos[33].

Os CDC de Atlanta[3] estabeleceram os seguintes critérios laboratoriais para a doença de Lyme[2a]:

1. cultura positiva para *B. burgdorferi*; ou
2. exame sorológico em duas etapas [1], onde:
   a. IgM positivo somente é suficiente apenas quando o início dos sintomas é < 30 dias;
   b. IgG positivo em qualquer fase da doença;
3. sorologia com IgG imunoblot positivo;
4. anticorpos positivos para *B. burgdorferi* por imunofluorescência indireta quando os títulos são maiores que os séricos.

Também definiram que a exposição ocorre quando o indivíduo esteve (num período menor ou igual até 30 dias do início do EM) em áreas com madeira, arbustos ou gramados (isto é, *habitats* potenciais do carrapato) em uma região onde a doença de Lyme seja endêmica. Histórico de picada de carrapato não é obrigatório.

Para fins epidemiológicos também definiram os seguintes critérios de classificação de caso:

- *confirmado:* a) EM com exposição conhecida; ou b) caso de EM com evidência laboratorial de infecção sem histórico de exposição; ou c) caso com ao menos uma manifestação sistêmica com evidência laboratorial de infecção;
- *provável:* qualquer caso em que o médico realiza diagnóstico de doença de Lyme com evidência laboratorial de infecção;
- *suspeito:* a) caso de EM com ou sem exposição conhecida e sem evidência laboratorial de infecção; ou b) caso com evidência laboratorial de infecção mas sem informação clínica disponível.

PREVENÇÃO E TRATAMENTO[10,11,22,23,32,37,42]

Atualmente, o melhor método para prevenir a infecção por *B. burgdorferi* e outras infecções transmitidas por carrapatos é evitar visitas às áreas infestadas por carrapatos, ou frequentar essas localidades usando botas e vestimentas de cores claras.

Medidas contínuas de orientações preventivas, como o manejo de pesticidas, das práticas de paisagismo direcionadas, do uso de repelentes à base de DEET (N,N-dietilmeta-toluamida e N,N-dietil-3-metilbenzamida) e da retirada imediata de carrapatos aderidos à pele também são procedimentos auxiliares.

Uma vacina aprovada pela *Food and Drug Administration* (FDA) contra a doença de Lyme foi desenvolvida na década de 1990 e conferia uma proteção de 75% após três doses. Porém, em fevereiro de 2002, foi retirada do mercado americano pelas baixas vendas e por não dar proteção contínua.

De acordo com a Sociedade Americana de Doenças Infecciosas (IDSA)[37], após a picada por carrapato não se recomenda profilaxia antibiótica ou teste sorológico. Dose única de 200 mg de doxiciclina (ou 4 mg/kg numa dose máxima de 200 mg para crianças acima de 8 anos) é recomendada somente em determinadas situações: a) o carrapato é realmente uma ninfa ou adulto de *Ixodes scapularis* que está aderido à pele por mais de 36 horas, com base no grau de ingurgitamento com sangue ou na certeza de tempo de exposição ao carrapato; b) a profilaxia pode ser iniciada dentro de 72 horas após a remoção do carrapato; c) informações ecológicas indicam que a taxa de infecção local dos carrapatos com *B. burgdorferi* seja maior que 20%; d) o indivíduo não tem hipersensibilidade à doxiciclina.

No estágio primário com o eritema migratório recomenda-se o uso de doxiciclina na dose de 100 mg duas vezes ao dia pelo período mínimo de 15 dias. Indivíduos com hipersensibilidade a essa droga podem receber amoxicilina na dose de 500 mg, três vezes ao dia ou cefuroxima, 500 mg duas vezes ao dia, pelo mesmo período. Não é recomendada a utilização de doxiciclina em gestantes e crianças menores de 8 anos e macrolídeos são reservados apenas em casos especiais de hipersensibilidade a todas as drogas citadas. Para as crianças, é recomendado o uso de amoxicilina na dose de 50 mg/kg/dia, divididos em três vezes ao dia (máximo 500 mg por dose) ou cefuroxima, 30 mg/kg/dia, divididos duas vezes ao dia (máximo 500 mg por dose). Em maiores de 8 anos a dose da doxiciclina é de 4 mg/kg/dia divididos em duas doses (máximo 100 mg por dose)[37]. Manifestações secundárias articulares podem ser tratadas da mesma forma.

Em casos de acometimento neurológico[37], recomenda-se a utilização de ceftriaxona 2 g/dia por 14 dias nos casos agudos e por 2 a 4 semanas nos casos tardios. Cefotaxima 2 g a cada 8 horas ou penicilina G cristalina na dose de 18 a 24 milhões de U/dia, divididas em 4/4 h, são tratamentos alternativos.

O tratamento para casos em que há acometimento cardíaco[37] dura por volta de 14 dias com os mesmos antibióticos utilizados no estágio primário. Pacientes sintomáticos deverão ser hospitalizados e como terapia inicial deve ser utilizada ceftriaxona. Marca-passo temporário pode ser necessário para aqueles com bloqueio cardíaco avançado, descontinuando seu uso assim que houver a resolução do quadro.

Nos casos de artrite de Lyme são utilizadas as mesmas doses e antibióticos dos casos primários, porém por um curso maior de tempo: 28 dias. É importante uma avaliação neurológica cuidadosa em todos os pacientes, devido à possibilidade de haver exame liquórico anormal ou alterações periféricas, indicativos da necessidade de terapia endovenosa.

Os antibióticos utilizados no estágio primário também são tratamento de escolha para o linfocitoma benigno e a acrodermatite crônica atrófica[37], nesses casos por 21 dias.

Quando o paciente desenvolver sintomas neurológicos no curso de uma terapia com medicações via oral, um novo tratamento, desta vez com as drogas intravenosas, como a ceftriaxona, está indicado.

SÍNDROME DE BAGGIO-YOSHINARI

HISTÓRICO E EPIDEMIOLOGIA

Os primeiros relatos do envolvimento cutâneo com presença do eritema migratório no Brasil foram publicados por Talhari e cols.[35], em Manaus, em 1987, e posteriormente por Filgueira e cols.[47], no Rio de Janeiro, em 1989.

Yoshinari e cols.[32], em 1989, publicaram artigo sobre a possibilidade da ocorrência da doença de Lyme no Brasil. Em 1992[40], descreveram os primeiros casos da doença de Lyme no Brasil, em dois irmãos provenientes do município de Cotia, SP, que ficaram internados no Instituto de Infectologia Emílio Ribas com história clínica de febre, eritema migratório e artrite. A sorologia foi confirmada pelo Laboratório de Investigação Médica em Reumatologia do Hospital das Clínicas da Faculdade de Medicina da Universidade de São Paulo (LIM-17 do HCFMUSP), onde foram identificados anticorpos da classe IgM contra B. burgdorferi cepa 39/40 de origem americana. Esses pacientes tiveram boa evolução clínica após uso de doxiciclina, e na fase de convalescença houve o aparecimento de anticorpos da classe IgG.

A descoberta de novos casos mostrou que a enfermidade presente no Brasil era diferente da DL[19,41]. O agente etiológico nunca pôde ser isolado em meio BSK; a sorologia com emprego de antígenos de B. burgdorferi sensu stricto cepa G39/40 de origem americana apresentava fraca positividade com rápida negativação; a realização da reação em cadeia da polimerase (PCR) com uso de primers utilizados nos EUA e na Europa mostrava-se negativa no sangue e nos tecidos para a identificação das espécies de B. burgdorferi sensu lato; ausência de carrapatos do complexo Ixodes ricinus nas áreas de risco; alta frequência de autoanticorpos como FAN, anticardiolipina, anti-Ro/La e componentes neuronais e, finalmente, a existência de diferenças clínicas, como a maior frequência de recorrências, mesmo nos doentes previamente tratados com antibióticos, sobretudo nos doentes com diagnóstico mais tardio.

Até o momento (dezembro 2014) foi impossível o isolamento e cultivo da borrélia brasileira. Sangue periférico de pacientes, quando examinado à microscopia de campo escuro exibiu estruturas pouco móveis, incultiváveis em meios aeróbicos, anaeróbicos e BSK. Essas estruturas, quando examinadas à microscopia eletrônica, revelavam presença de microrganismos semelhantes a micoplasma, clamídia e espiroquetídeos[9,15,24]. Na literatura médica, descreve-se o surgimento dessas estruturas, quando borrélias e treponemas são expostas às condições adversas de sobrevivência, como variações de pH ou presença de inibidores como antibióticos. Assim, sugeriu-se que a zoonose encontrada no País seria decorrente de infecção por borrélias na sua morfologia atípica, proposição ainda não reportada na literatura médica.

Recentemente, identificaram-se microrganismos do gênero Borrelia em pacientes com borreliose brasileira em estágio agudo, carrapatos do gênero Rhipicephalus e no sangue de equinos e bubalíneos[20,46]. Outra descoberta interessante foi a detecção de Borrelia burgdorferi sensu stricto, através de procedimentos moleculares, em carrapatos da espécie Dermacentor nitens, coletados em cavalos no estado do Paraná[13], indicando que o mesmo agente etiológico causador da DL estaria circulando no nosso meio. Esses dados em conjunto indicariam que vetores e animais reservatórios seriam diferentes no Brasil, e que borrélias, possivelmente a própria B. burgdorferi na apresentação morfológica de cistos, tenham originado uma enfermidade emergente e exótica no País. Admitimos, ainda, que passagens sucessivas da B. burgdorferi em hospedeiros vertebrados e invertebrados, diferentes dos encontrados no hemisfério Norte, tenham possibilitado também modificações no genoma bacteriano. Dessa forma, originaram-se borrélias com proteoma bacteriano possivelmente mais restrito, especialmente a menor expressão de proteínas da membrana externa (Osps) e, possivelmente, do componente flagelar conhecido como flagelina, responsável pela motilidade bacteriana.

Explica-se, portanto, porque houve a necessidade do desenvolvimento de metodologias moleculares adaptadas à identificação da borrélia brasileira[20,25,46]. Adicionalmente, borrélias na apresentação cística têm sobrevida intracelular e, portanto, são difíceis de serem eliminadas por anticorpos e uso de antibióticos. Borrélias na apresentação atípica são igualmente difíceis de serem cultivadas em meio BSK. No Brasil, consegue-se o cultivo dos espiroquetídeos observados no sangue periférico dos pacientes com borreliose brasileira, por período curto, em meio de cultivo conhecido como SP4, próprio para crescimento de espiroplasmas, que constituem um grupo de micoplasmas[18].

O proteoma expresso pela borrélia brasileira, sendo diferente do proteoma expresso pela B. burgdorferi sensu lato presente nos EUA, na Europa e Eurásia, suscitaria igualmente resposta imunológica humoral e celular distinta. No Brasil, a sorologia para detectar infecção por borrélia é realizada empregando-se como antígeno o extrato dessas bactérias de origem americana ou europeia. Resultados sorológicos obtidos com tais procedimentos em pacientes brasileiros mostram baixa reatividade humoral e celular. Ensaios sorológicos como ELISA e Western blotting revelam baixa sensibilidade e especificidade, indicando a necessidade de cuidadosa interpretação dos resultados no auxílio diagnóstico da zoonose brasileira[14]. Essas várias divergências da borreliose brasileira com a DL foram descobertas ao longo das diferentes pesquisas no LIM-17 da FMUSP. E, para distinguir por completo a enfermidade presente no País de DL de ocorrência no hemisfério Norte, a zoonose brasileira recebeu diferentes denominações como doença de Lyme-símile, síndrome infecto-reacional Lyme-símile e, em 2005, foi proposta a denominação síndrome Baggio-Yoshinari[12], caracterizada como enfermidade brasileira exótica e emergente.

Mantovani e cols.[18,20] reconheceram, pela primeira vez, através do desenvolvimento de *primers* específicos para amplificação do gene do gancho flagelar da *B. burgdorferi* (*flgE*), que a SBY é de fato uma borreliose, pois produto de amplificação do *primer* quando sequenciada, revelou haver homologia de 99% com a exibida pela *Borrelia burgdorferi sensu srticto*, diferindo apenas em dois pares de bases. Vale lembrar que o flagelo das borrélias é composto de três partes: corpo, gancho e flagelina. Admite-se que a borrélia brasileira preserve a estrutura conhecida como gancho e tenha perdido genes que sintetizam a flagelina, responsável pela motilidade bacteriana. Essa descoberta não permitiu concluir se haveria uma nova *Borrelia* a ser identificada no Brasil ou se existiria a própria *B. burgdorferi*, possivelmente na apresentação cística. Recentemente, estudos de Gonçalves e cols.[13], relatando encontro de *B. burgdorferi sensu stricto* em carrapatos coletados no Estado do Paraná, reforçam a ideia de que a SBY seria uma enfermidade de apresentação fenotípica diferente, causada pela *B. burdorferi*, possivelmente na apresentação morfológica atípica. Muito importante salientar que, com a descoberta do *primer flgE,* foi possível identificar a borrélia brasileira em amostras de carrapatos *Rhipicephalus sanguineus* e *Rhipicephalus microplus* e de animais domésticos[18,46]. Do mesmo modo, detectou-se *B. burgdorferi* em carrapatos da espécie *Dermacentor nitens*[13]. Essas descobertas brasileiras são notáveis, pois, até o momento não se admitia a ocorrência de doença de Lyme transmitida por carrapatos que não fossem do complexo *Ixodes ricinus*.

A SBY pode ser definida como zoonose nova e típica de ocorrência no território brasileiro, causada por espiroquetas do gênero *Borrelia*, possivelmente *B. burgdorferi* na apresentação morfológica atípica, transmitida por carrapatos não pertencentes ao complexo *Ixodes ricinus,* e que se manifesta por enfermidade sistêmica e grave que imita a DL em vários aspectos. Portanto, abre-se uma perspectiva inédita de acreditar que um mesmo agente etiológico, que no seu ciclo de transmissão envolva passagens por diversos hospedeiros vertebrados e invertebrados, incluindo o homem, possa causar enfermidades com fenótipos bastante distintos. Como exemplo, a *Borrelia burgdorferi sensu stricto* pode causar a DL no hemisfério Norte e a SBY no Brasil. Essa diversidade na expressão clínico-laboratorial das enfermidades decorreria da influência de fatores ambientais como a biodiversidade de vetores transmissores e animais reservatórios e possivelmente também climáticos, na modificação do código genético da *B. burgdorferi*.

A SBY também pode se contraída através da picada pelo carrapato-estrela *Amblyomma cajennense*. Esse fato foi demonstrado quando pesquisadores brasileiros, ao serem picados acidentalmente no laboratório por essa espécie de carrapato, contraíram a enfermidade. Assim, os potenciais vetores transmissores da SBY no Brasil seriam o *R. sanguineus, R. microplus, D. nitens* e *A. cajennense*. Ademais, diferentemente da DL, a zoonose brasileira pode ser adquirida em contato com animais domésticos e silvestres. Acredita-se que cachorros, bovinos, equinos, capivaras, marsupiais e pequenos roedores silvestres sejam os principais animais reservatórios no País[6]. O LIM-17 do HC-FMUSP é o Centro de Referência para Pesquisa da borreliose brasileira, e nos seus registros foi reconhecida a existência da zoonose em praticamente todos os estados do Brasil. Inquéritos epidemiológicos revelam que 50% dos doentes relatam episódios de picadas por carrapatos ou tiveram contato próximo com animais infestados pelos parasitas, como sua visualização nas vestes, sobre animais ou no solo[16,30]. Sorologias realizadas em cachorros, bovinos e equinos não só auxiliam na identificação de borreliose em animais, como mostram as áreas de risco para os humanos. Veterinários, geólogos, botânicos, pescadores e frequentadores de trilhas têm maior predisposição para adquirir a infecção, pois adentram com maior frequência no ecossistema onde existem carrapatos e animais contaminados com essas bactérias.

Assim como nos países do hemisfério Norte, Yoshinari e cols.[38], em estudo soroepidemiológico, encontraram coinfecção entre agente etiológico da SBY e da babesiose, com a demonstração de que doentes com SBY apresentavam alta frequência de soropositividade para *Babesia bovis*, quando comparados com soros de normais[24]. Esse estudo confirma que carrapatos podem transmitir simultaneamente vários microrganismos no Brasil. Bonoldi e cols[2]. igualmente demonstraram a existência de coinfecção entre o agentes etiológicos da SBY e outros agentes infecciosos transmitidos por carrapatos, como *Rickettsia parkeri*, *Rickettsia amblyommi*, *Rickettsia bellii* e *Erlichia canis*. Deve-se suspeitar de coinfecções na presença de febre alta, lesões de pele atípicas, anemia, leucopenia, plaquetopenia e elevação de transaminases.

QUADRO CLÍNICO

A SBY, a exemplo da DL, evolui por estágios, e na fase primária pode haver surgimento do EM (Figura 45.2) e, em cerca de 50% dos casos, acompanhado de manifestações gripais. Na fase aguda de disseminação bacteriana podem surgir múltiplas lesões de pele, semelhantes ao EM, menos expansivas, chamadas de lesões anulares secundárias. No estágio secundário pode aparecer envolvimento osteoarticular, neurológico, cardíaco e ocular. A identificação de pacientes no estágio terciário é difícil, pois se refere a doentes que foram diagnosticados com a borreliose anos ou décadas do contágio inicial e que nunca foram tratados com antibióticos. Nesses casos, os doentes apresentam em geral complicações crônicas como artrite erosiva, neuropatias crônicas que sugerem esclerose múltipla ou síndrome de Parkinson ou ataxias. Aspecto clínico distintivo da SBY é a alta frequência de recorrências clínicas, especialmente quando enfermos não foram diagnosticados nos 3 primeiros meses após contágio. Os sintomas podem ser objetivos, como persistência de lesões de pele ou recidiva de complicações articulares, neurológicas, oculares ou cardíacas. Existe também um quadro muito semelhante à síndrome pós-doença de Lyme, o qual chamamos de manifestações reacionais da SBY. Essa complexa manifestação reacional, altamente mórbida e de complicada caracterização do ponto de vista médico, é de difícil tratamento e tem apresentação sintomatológica multifacetária. A patogênese dos sintomas reacionais é desconhecida, mas a enfermidade costuma evoluir com alterações de autoimunidade, disfunções do cognitivo, alterações vasomotoras, distúrbios hormonais, desenvolvimento de alergias, lesões atípicas de pele, modificações psíquicas e sociais, etc.

O enfermo com SBY deve ser acompanhado por anos ou décadas, devido à ocorrência de recidivas e complicações reacionais. O diagnóstico da SBY, quando não estabelecido na fase aguda, especialmente na presença do EM, lesão característica da borreliose, é muito difícil, pois pacientes costumam não recordar de picadas por carrapatos ou sintomas associados ao estágio primário da zoonose. Essa complexidade diagnóstica decorre do fato de a borrélia poder permanecer viva e oculta no hospedeiro por longos períodos e apenas se manifestar quando houver queda da imunidade.

O diagnóstico da SBY é difícil na ausência da lesão de pele, especialmente se forem pacientes em estágios tardios. Esse aspecto, somado às características da enfermidade em estágio tardio, de ser multiforme e de perder características de doença infecciosa como febre e outros sintomas gerais, praticamente inviabiliza o diagnóstico dessa zoonose, exceto se o médico realizar profunda anamnese focando o passado epidemiológico e clínico. Saliente-se que os exames sorológicos visando pesquisa de anticorpos contra a *B. burgdorferi* são pouco produtivos nesse estágio da doença, pois, como comentado anteriormente, os títulos dos anticorpos são baixos e tendem a desaparecer ao longo da prolongada evolução clínica. Com certeza, inúmeros casos de borreliose humana crônica no Brasil estão sendo seguidos como se fossem enfermidades reumatológicas e neurológicas de cunho idiopático.

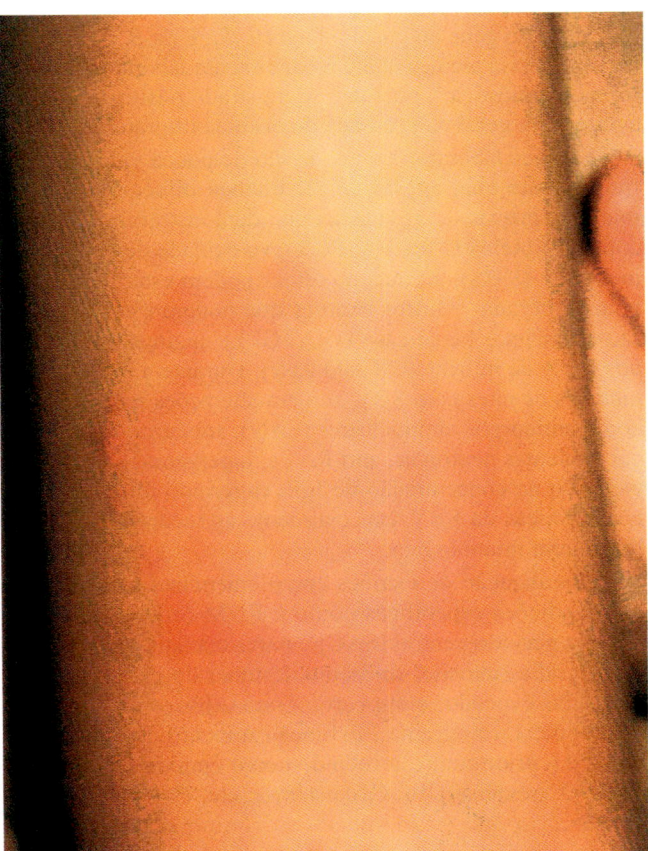

FIGURA 45.2 – Eritema migratório com 15 dias de duração na síndrome infectorreacional Lyme-símile (SIRLS). (Foto cedida por Natalino H. Yashimori.)

Yoshinari e cols.[42-44], ao analisarem casuística de 57 casos da borreliose, conseguiram traçar o perfil clínico e laboratorial dessa enfermidade no País. Entre os sinais e sintomas clínicos da doença aguda destacam-se a presença de febre, mialgia, fadiga, cansaço, tosse seca ou produtiva, odinofagia, calafrios, dor abdominal, vômitos e desconforto respiratório. Numa outra pesquisa, em casos diagnosticados como de fase aguda, as lesões de pele de caráter expansivo estavam presentes em 75% dos casos. Nos pacientes diagnosticados como de apresentação secundária, arbitrariamente definida como enfermidade com mais de 3 meses do contágio inicial, nove (31,3%) não se recordavam de lesão cutânea prévia, cinco (17,2%) haviam apresentado EM anteriormente e 15 (51,7%) evoluíram com múltiplas lesões cutâneas recorrentes, acompanhados ou não de sintomas clínicos gerais ou manifestações sistêmicas. Complicações articulares ocorreram em 55%, com destaque para artrite franca em 27% e artralgia em 38%. A neuropatia, incluindo meningite linfomonocitária, neurite craniana e periférica, ocorreu em aproximadamente 1/3 dos pacientes e cardiopatia, em 5%.

O eritema migratório na fase aguda surge em média 10,8 dias após a picada pelo carrapato e tem duração entre 3 a 90 dias (Figura 45.2). Além do EM, outras formas de acometimento de pele já foram descritas no Brasil[11], como o linfocitoma borreliano, paniculite e lesão sugestiva de esclerodermia.

A artrite no estágio secundário acomete grandes articulações, especialmente joelhos. Quando da recorrência, existe a tendência ao envolvimento poliarticular e simétrico de grandes e pequenas articulações, chegando a simular artrite reumatoide, incluindo presença de rigidez matinal. É também descrita a ocorrência de miosite, que pode cursar com discreta elevação enzimática e alteração eletromiográfica, que habitualmente melhora sem necessidade de corticoides. À semelhança da doença de Lyme, significativa parcela de pacientes desenvolve sintomas como cansaço, intensa fadiga, mialgia difusa e distúrbios do cognitivo, sugerindo diagnósticos de fibromialgia ou fadiga crônica. São sintomas subjetivos, de difícil tratamento, que trazem grandes transtornos aos pacientes com SBY.

O envolvimento cardiológico é raro na SBY, e é observado em 5% dos casos estudados, tendo sido diagnosticados pacientes com cardiomegalias e arritmias. Recentemente, houve a descrição de paciente com borreliose, sem envolvimento de pele, mas com epidemiologia e sorologia positivas para a zoonose, que iniciou o quadro clínico com arritmia e neurite óptica. De forma surpreendente, a paciente teve recorrência da arritmia, associada a importante quadro de fadiga crônica, mesmo tendo sido tratada com antibióticos no episódio inicial da enfermidade. Esse caso ilustra a importância de pensar no diagnóstico de SBY e mostra novamente o caráter recorrente da enfermidade.

A primeira publicação brasileira de comprometimento neurológico na SBY foi em 1996, em pacientes com meningite linfomonocitária que apresentavam anticorpos anti-*B. burgdorferi* e que melhoraram após tratamento antimicrobiano[7]. Pirana e cols.[26], em 1996, relataram a associação de paralisia facial e surdez súbita como parte do quadro neurológico da SBY. Outros estudos mostraram que 20% dos pacientes com paralisia facial idiopática, disacusia ou meningites linfocitárias apresentam anticorpos no soro ou no liquor para *B. burgdorferi*[19,27].

Estudos no País revelam que aproximadamente 35% dos pacientes com SBY desenvolvem complicações neurológicas, semelhantes aos descritos no hemisfério Norte. Em recente trabalho com casuística de 30 casos[29] de envolvimento neurológico, a pele esteve comprometida em 13 (43,3%) e houve concomitância de queixa articular em 17 pacientes (56,7%), mostrando a importância de pesquisar a presença de outras manifestações da borreliose em enfermos com neuropatia. Do ponto de vista sindrômico, observaram-se as seguintes frequências: meningite em 15 (50%), radiculite periférica sensitiva e/ou motora em 16 (53,3%), neurite craniana em 13 (43,3%), encefalomielite em dez (33,3%), alteração psiquiátrica em seis (20%), ataxia cerebelar em três (10%), miopatia em dois (6,7%), mielite transversa em dois (6,7%) e convulsão em um paciente (3,3%). Estes enfermos foram acompanhados por longo período e a frequência de recorrência foi de 73,6% e os novos surtos, em geral, não apresentavam lesão de pele, dificultando o diagnóstico da SBY. A frequência de sintomas psiquiátricos graves foi alta, com descrições de quadros de depressão, síndrome do pânico e esquizofrenia. Outras manifestações da encefalopatia incluem desinteresse no aprendizado escolar, inadequação social e queixas cognitivas, como perda de memória e atenção, mudanças na afetividade e no padrão do sono.

A paralisia facial foi a neurite craniana mais observada, encontrada em sete casos (23,3%); mas outros nervos cranianos também estiveram lesados, como os nervos óptico em três (10%), oculomotor em seis (20%), troclear em dois (6,7%), trigêmeo em quatro (13,3%), abducente em quatro (13,3%), vestibulococlear em três (10%) e o vago em dois pacientes (6,7%). Algumas particularidades clínicas sugerem a hipótese de neuropatia da SBY, como a presença da febre, lesão de pele, comprometimento articular ou cardíaco e ocorrência simultânea de diferentes complicações neurológicas, como acometimento de diversos pares de nervos cranianos, meningite e radiculite periférica.

Embora raras, alguns pacientes no Brasil desenvolvem manifestações de hipersensibilidade tipo alérgica, que se seguem ao processo infeccioso, destacando-se a ocorrência de edema angioneurótico adquirido pós-infeccioso[41], lesões de pele sugestivas de urticária e distúrbios do trato digestório, como epigastralgia, distensão abdominal e dor abdominal. Os quadros alérgicos, que se desenvolvem em pessoas previamente hígidas, são de difícil tratamento e são desencadeados por traumas físicos (pele), alimentos, drogas e distúrbios emocionais. Esse quadro clínico não deve ser confundido com a hipersensibilidade cutânea, desencadeada por toxinas salivares do carrapato, que são extremamente pruriginosas e podem persistir por meses após a picada.

DIAGNÓSTICO

O LIM-17 do HC-FMUSP utiliza os seguintes critérios diagnósticos para a SBY:

- **Parâmetros maiores:**
  - epidemiologia compatível quando do início da infecção: picada, visita às áreas de risco, visualização de carrapatos no ambiente ou animais, animais doentes no local;
  - clínica pertinente: EM ou complicação sistêmica articular, neurológica, cardíaca ou ocular;
  - sorologia positiva para *B. burgdorferi* (ELISA ou WB) nos padrões adotados no LIM-17 do HC-FMUSP.

- **Parâmetros menores:**
  - recorrência;
  - síndrome da fadiga crônica.

É definido como caso positivo a presença de três critérios maiores ou de dois parâmetros maiores e dois menores. A ausência de história epidemiológica compatível nos casos de longa evolução não é critério de exclusão da SBY.

O teste sorológico deve ser interpretado com cuidado, pois são utilizados antígenos de borrélias de origem americana, havendo riscos de falso-positivos e falso-negativos. Porém, esses ensaios ainda são úteis, pois indicam presença de infecção por espiroquetas, que apresentam reatividade imunológica cruzada entre diferentes gêneros. Explica-se, assim, a obtenção de baixos títulos e a rápida negativação dos ensaios sorológicos. Adotamos também uma interpretação diferente do WB, pois valorizamos o número de bandas presentes e não a presença de bandas específicas, como adotado no hemisfério Norte. Essa interpretação e a baixa sensibilidade dos testes sorológicos justificam porque os soros enviados para fora do País, retornam com resultados às vezes negativos, dificultando a condução clínica dos casos. Exames sorológicos seriados em suspeitos de SBY são úteis na prática clínica.

Resultados de sorologias falso-positivos podem ocorrer em doenças autoimunes, reumatológicas ou infecciosas, como lúpus eritematoso sistêmico, esclerodermia, artrite reumatoide, leptospirose, sífilis, leishmaniose visceral, rickettsioses agudas, entre outras[9b].

Apesar da identificação do agente etiológico da SBY através do desenvolvimento de *primers* específicos para amplificação do gene do gancho flagelar *flagE* da *B. burgdorferi* no Brasil, essa técnica não é procedimento laboratorial útil na rotina diagnóstica[18], pois tem se mostrado positiva em casos agudos, em geral na presença do eritema migratório.

Exames laboratoriais gerais são de pouca valia na SBY. Interessante que, apesar de ser doença infecciosa, no seu início as provas de atividades que demonstram inflamação, como a proteína C-reativa (PCR), velocidade de hemossedimentação (VHS) ou mucoproteínas podem estar normais ou pouco alteradas. Outros exames que podem estar alterados são as enzimas hepáticas (TGO/TGP) e enzimas musculares nos casos de miosite (CK, aldolase). Durante a evolução clínica dos doentes com SBY, surgem alterações imunológicas, como anticorpos antinucleares (FAN), anticardiolipina, anticomponentes neuronais, anti-Ro/La, hipergamaglobulinemia, elevação na concentração de IgE, sugerindo que manifestações clínicas da SBY, especialmente as recorrentes, podem ter origem imunológica.

A realização de exames complementares está indicada em condições específicas como a RNM (envolvimento do sistema nervoso central [SNC] e pares cranianos), eletroneuromiografia (miosite, síndrome do túnel do carpo, neurite), potencial evocado, eletrocardiograma (bloqueio cardíaco), ecodopplercardiograma (disfunção miocárdica), exame oftálmico (coriorretinite, atrofia do nervo óptico), liquor, fluido sinovial, pesquisa C1q, C1q esterase, etc.

Estágio Reacional da SBY

Pesquisadores do LIM-17 do HC-FMUSP denominam de manifestações clínicas reacionais, alterações clínico-

-laboratoriais secundárias à infecção por borrélias. Embora de etiopatogenia desconhecida, tais sintomas causam sérios problemas aos enfermos e podem aparecer precocemente no curso evolutivo da SBY. A SBY foi inicialmente denominada de síndrome infectorreacional Lyme-símile, em decorrência da relevância e frequência destes sintomas. Revendo a literatura médica, muitos dos sintomas exibidos pelos pacientes confundem-se com os critérios adotados para diagnóstico da encefalomielite miálgica ou síndrome da fadiga crônica.

Os seguintes grupos de complicações reacionais são encontrados na SBY:

- cansaço e fadiga intensos e prolongados, que pioram com atividades físicas e mentais e não melhoram com repouso.
- cefaleia ou dor de irradiação metamérica cutânea intensa.
- manifestações clínicas ou laboratoriais de autoimunidade. Dentre as manifestações clínicas encontramos a síndrome seca, fenômeno de Raynaud, fotossensibilidade, vasculite, trombose, paniculites, lesões de pele semelhantes à esclerodermia, miosite. Alterações laboratoriais observadas de autoimunidade incluem presença de FAN, anti-Ro, anti-La, anticitoplasma de neutrófilos (ANCA), anticardiolipina IgG e IgM, anti-componentes neuronais, hipergamaglobulinemia, etc.;
- alterações psicossociais: depressão, esquizofrenia, síndrome do pânico, alucinações, perda de interesse na escola e trabalho, etc.;
- alterações no padrão do sono;
- disfunções do cognitivo: mudanças na atenção, pensamento, raciocínio, memória, etc.;
- sensibilidade aumentada ao som, à luminosidade;
- desordens autonômicas: mudanças bruscas na PA, FC, sudorese excessiva, palidez cutânea, sudorese;
- incoordenação motora (ataxia): dificuldade e perda de equilíbrio para andar, falar;
- desordens endocrinológicas: engordar, emagrecer, excesso de calor ou frio;
- queixas diversas: trocar palavras, frases, números, visualizar animais ou objetos inexistentes;
- desenvolver alergia aos alimentos, drogas, incluindo casos graves de edema angioneurótico e urticárias de difícil tratamento;
- exantemas diversos de duração variável, isolados ou múltiplos, que podem fazer confusão com EM ou lesões anulares secundárias. Na maioria das vezes as lesões são recorrentes e relacionadas com alterações ambientais ou emocionais.

TRATAMENTO

O tratamento da SBY é semelhante ao recomendado para a DL nos EUA e na Europa, porém os antibióticos são prescritos por um tempo mais prolongado, no intuito de prevenir recorrências, principalmente quando houve demora do diagnóstico inicial. Estudos desenvolvidos no LIM-17 do HC-FMUSP, evidenciaram que tratamento antibiótico na fase aguda por 30 dias promovia cura em cerca de 75% dos casos. O mesmo esquema de tratamento dos pacientes com mais de 3 meses de evolução causava recorrência futura em 75% dos casos. Devido a esses dados, preconiza-se doxici-clina (adultos ou crianças maiores de 12 anos) ou cefuroxima ou amoxicilina (crianças menores) pelo período de 30 dias quando a doença for diagnostica na fase aguda localizada (EM). Se houver evidência de disseminação sanguínea, como presença de sintomas gripais, é recomendável tratamento por 3 meses. A dose preconizada da doxiciclina é de 100 mg duas vezes ao dia. Em crianças emprega-se amoxicilina 250 a 500 mg em três tomadas diárias. Azitromicina na dose de 500 mg/dia pode ser usada como substituto, como nos casos de intolerância às drogas citadas.

Pacientes diagnosticados com mais de 3 meses de evolução, geralmente na fase secundária, devem ser tratados com antibióticos por no mínimo 3 meses. Havendo manifestações neurológicas ou recorrências, pode-se empregar penicilina cristalina, 15 a 20 milhões de U/dia ou ceftriaxona 2 g/dia por 21 a 30 dias, seguida de antibioticoterapia por via oral por mais 2 a 3 meses.

Habitualmente, empregam-se antimaláricos como a hidroxicloroquina, na dose de 400 mg/dia por tempo prolongado, como adjuvante no tratamento da SBY. Corticosteroides são indicados, com reserva, em casos com comprometimento grave do sistema nervoso central que não melhoram após 24 horas de antibioticoterapia ou em casos de bloqueio cardíaco completo ou insuficiência cardíaca congestiva.

Deve-se ressaltar que alguns pacientes podem desenvolver a síndrome de Jarish-Herxheimer nas primeiras 24 horas de tratamento. No entanto, isso não justifica a interrupção medicamentosa.

Atualmente, além do uso dos antibióticos, têm sido prescritos medicamentos potencialmente modificadores da evolução da doença como anti-inflamatórios e drogas modificadoras da evolução da artrite reumatoide (DMARDs), que têm permitido diminuir a intensidade e a frequência de recorrências, sobretudo nos doentes com manifestações articulares.

O tratamento da SBY envolve questões básicas, como saber o momento oportuno para prescrição de antibióticos, duração do tratamento e como lidar com as recidivas clínicas. Demonstramos, através da PCR, que determinados pacientes podem persistir com infecção borreliana, meses ou anos após tratamento inicial com antibióticos. Por outro lado, sintomas reacionais respondem mal ao uso de antibióticos, por vezes, beneficiando-se com drogas sintomáticas e apoio psicológico e fisioterápico.

REFERÊNCIAS BIBLIOGRÁFICAS

1. Balmelli T, Piffaretti JC. Association between different clinical manifestations of Lyme disease and different species of *Borrelia burgdorferi sensu lato*. Rev Microbiol. 1995;146:329-40.
2. Bonoldi VLN. Estudo laboratorial de agentes infecciosos transmitidos por carrapatos em pacientes com a Doença de Lyme-símile brasileira (Síndrome de Baggio-Yoshinari) [tese]. São Paulo: Faculdade de Medicina, Universidade de São Paulo, 2009.114p.
3. Burgdorfer W, Barbour AG, Hayes SF. Lyme Disease: a tick borne spirochetosis? Science. 1982;216:1317-19.
4. CDC. Surveillance for Lyme Disease - United States 1992-2006. MMWR 2008;57(SS10): 1-10. Disponível em: http://www.cdc.gov/mmwr/preview/mmwrhtml/ss5710a1.htm. Acessado em: 10 ago. 2011.
5. Costa IP, Bonoldi VLN, Yoshinari NH. Perfil clínico e laboratorial da doença de Lyme-símile no Estadodo Mato Grosso do Sul: análise de 16 pacientes. Rev Bras Reumatol. 2001;41:142-50.

6. Costa IP, Bonoldi VLN, Yoshinari NH. Search for Borrelia sp. In ticks collected from potential reservoirs in an urban forest reserve in the state of Mato Grosso do Sul, Brazil: a short report. Mem Inst Oswaldo Cruz. 2002;97:631-35.

7. Costa IP, Yoshinari NH, Barros PJL. Doença de Lyme em Mato Grosso do Sul: relato de três casos, incluindo o primeiro relato de meningite de Lyme no Brasil. Rev Hosp Clin Fac Med São Paulo. 1996;51:253-57.

8. Craft JE, Grodzicki RL, Steere AC. The antibody responses in Lyme disease. Evaluation of diagnostic tests. J Infect Dis. 1984;149:789-95.

9. Eskow E et al. Evidence of disseminated *Mycoplasma fermentans* in New Jersey residents with antecedent tick attachment and subsequent musculoeskeletal symptoms. J Clin Rheumatol. 2003;9:77-87.

10. Filgueira AL, Troppe BM, Gontijo Filho PP. Doença de Lyme. Rio Dermato. 1989;2:4-5.

11. Fonseca AH, Salles RS. Borreliose de Lyme-símile: uma doença emergente e relevante para a dermatologia no Brasil. An Bras Dermatol. 2005;80:171-78.

12. Gauditano G et al. Síndrome de Lyme-símile ou complexo infectorreacional do carrapato – Síndrome de Baggio-Yoshinari. Rev Paulista Reumatol. 2005;4:16-17.

13. Gonçalves DD et al. First record of *Borrelia burgdorferi* B31 strain in *Dermacentor nitens* ticks in northern region of Paraná (Brazil). Braz J Microb. 2013;44:883-87.

14. Gouveia EA et al. Profile of patients with Baggio-Yoshinari Sindrome admitted at "Instituto de Infectologia Emilio Ribas". Rev Inst Med Trop São Paulo. 2010;52:297-303.

15. Haier J et al. Detection of mycoplasmal infections in blood of patients with rheumatoid arthritis. Rheumatology 1999;38:504-09.

16. Jopert AM, Hagiwara MK, Yoshinari NH. Borrelia burgdorferi antibodies in dogs from Cotiacounty, São Paulo state, Brazil. Rev Inst Med Trop São Paulo. 2001;43:251-55.

17. Kowacs PA et al. Chronic unremitting headache associated with Lyme disease-like illness. Arq Neuropsiquiatr. 2013;71:470-473.

18. Mantovani E. Identificação do agente etiológico da Doença de Lyme-símile brasileira (Síndrome Baggio-Yoshinari) [tese]. São Paulo: Faculdade de Medicina, Universidade de São Paulo; 2010.117p.

19. Mantovani E et al. Description of Lyme disease-like syndrome in Brazil. Is it a new tick-borne disease or Lyme disease variation? Braz J Med Biol Res. 2007;40:443-56.

20. Mantovani E et al. Amplification of the flgE gene provides evidence for the existence of a Brazilian borreliosis. Rev Inst Med Trop São Paulo. 2012;54:153-57.

21. Masters E et al. Physician-diagnosed erythema migrans and erythema migrans-lyke rashes following Lone Star tick bites. Arch Dermatol. 1998;134:955-60.

22. Marques A. Chronic Lyme disease: a review. Infect Dis North Am. 2008;22:341-60.

23. Nadelman RB, Wormser GP. Lyme borreliosis. Lancet. 1998;352:557-65.

24. Nicolson GL et al. Mycoplasmal infections in chronic illnesses: fibromialgia and chronic fatigue syndromes, Gulf war syndromes, HIV-AIDS and rheumatoid arthiritis. Medical Sentinel. 1999;4:172-75.

25. Oliveira A et al. Growth, cysts and kinetics of *Borrelia garinii* (Spirochaetales: Spirochaetacea) in diferente culture media. Mem Inst Oswaldo Cruz. 2010;105:717-19.

26. Pirana S et al. Paralisia facial e surdez súbita bilateral na doença de Lyme. Rev Bras Otorrinol. 1996;62:500-02.

27. Pirana S et al. Reatividade sorológica para antígenos da *Borrelia burgdorferi*, *Borrelia afzelli* e *Borrelia garinii* em portadores de paralisia facial periférica no Brasil. Rev Bras Reumatol. 2000;40:55-56.

28. Rosa Neto NS, Gauditano G, Yoshinari NH. Chonic lymphocytic meningoencephalitis, oligoarthritis and erythema nodosum: report of Baggio-Yoshinari syndrome of long and relapsing evolution. Rev Bras Reumatol. 2014;54:148-51.

29. Shinjo SK et al. Manifestação neurológica na Síndrome Baggio-Yoshinari (Síndorme Brasileira semelhante à doença de Lyme). Rev Bras Reumatol. 2009;49:492-505.

30. Spolidorio MG et al. Survey for tick-borne zoonoses in the State of Espirito Santo, Southeastern Brazil. Am J Trop Med Hyg. 2010;83:201-06.

31. Soares CO et al. Borrelioses, agentes e vetores. Pesq Vet Bras. 2000;20:1-19.

32. Steere AC. Lyme disease. N Engl J Med. 2001;345:115-25.

33. Steere AC, Coburn J, Glickstein L. The emergence of Lyme disease. J Clin Invest. 2004;113:1093-01.

34. Steere AC et al. Lyme arthritis an epidemic of oligoarticular arthritis in children and adults in three Connecticut communities. Arthritis Rheum. 1977;20:7-17.

35. Talhari S, Schettini APM, Parreira VJ. Eritema crônico migrans/ Doença de Lyme. Estudo de três casos. In: XLII Congresso Brasileiro de Dermatologia. Goiânia, Anais. 1987.

36. Wilske B, Schierz G, Preac-Mursic V. Intrathecal production of specific antibodies against *Borrelia burgdorferi* in patients with lymphocytic meningoradiculitis (Bannwarth's syndrome). J Infect Dis. 1986;157:790-97.

37. Wormser GP et al. The clinical assessment, treatment, and prevention of Lyme disease, human granulocytic anaplasmosis, and babesiosis: clinical practice guidelines by the Infectious Diseases Society of America. Clin Infect Dis. 2006;43:1089-34.

38. Yoshinari NH et al. Coexistence of antibodies to tick-borne agents of babesiosis and Lyme borreliosis in patients from Cotia county, state of São Paulo, Brazil. Mem Inst Oswaldo Cruz. 2003;98:311-18.

39. Yoshinari NH, Barros PJ, Bonoldi VLN. Perfil da borreliose de Lyme no Brasil. Rev Hosp Clin Fac Med São Paulo. 1997;52:111-17.

40. Yoshinari NH et al. Clínica e sorologia da doença de Lyme no Brasil. Rev Bras Reumatol (Supl) 1992;32: 57.

41. Yoshinari NH et al. Borreliose de Lyme. Zoonose emergente de interesse multidisciplinar. Newslab. 1995;12:1-16.

42. Yoshinari NH et al. Report of 57 cases of Lyme-like disease (LLD) in Brazil. Arthritis Rheum. 2000;43(Suppl):S188.

43. Yoshinari NH et al. Doença de Lyme-símile. Rev Bras Reumatol. 1999;39:57-58.

44. Yoshinari NH, Gonçalves RG. Doença de Lyme-símile no Brasil. Diag Tratamento 2003;8(2):61-70.

45. Yoshinari NH, Mantovani E. Síndrome Infecto-Reacional Lyme-Símile. Atualidades Sociedade Brasileira de Parasitologia. 2006;1-17.

46. Yoshinari NH et al. Brazilian Lyme-like disease or Baggio-Yoshinari syndrome: exotic and emerging brazilian tick-borne zoonosis. Rev Assoc Med Bras. 2010;56:363-69.

47. Yoshinari NH, Steere AC, Cossermelli W. Revisão da borreliose de Lyme. Rev Ass Med Brasil. 1989;35:34-38.

46

Doença de Whipple

■ **Lucio Caparelli**

CID 10 = M14.8 – Artropatias em outras doenças (Doença de Whipple) ; K90.8 – Outras formas de má absorção intestinal (Doença de Whipple)

INTRODUÇÃO[4,5,11,12,14,15]

A enfermidade foi descrita em 1907, por George Hoyt Whipple, em um médico missionário de 36 anos que apresentava perda de peso gradual, tosse, febre, diarreia, anemia grave, pigmentação cutânea e artrite. Foi denominada inicialmente lipodistrofia intestinal, em razão do acúmulo de grande quantidade de gorduras neutras e ácidos graxos no tecido linfático. A denominação doença de Whipple foi adotada a partir de 1949, após a descrição por Black-Schaffer dos achados histopatológicos de acúmulo de macrófagos na lâmina própria com material intracelular intensamente positivo para o PAS. É uma doença rara e de caráter multissistêmico e com diversas manifestações clínicas, nas quais se destacam diarreia com má absorção e artrite. Por serem observadas recidivas frequentes no seu quadro clínico, inclusive vários anos após o diagnóstico, é necessário tratamento em longo prazo.

Até 1952, a doença era invariavelmente fatal, mas há um bom tempo supunha-se uma causa infecciosa, o que já nessa época levou à introdução de antibióticos para seu tratamento. Diversos estudos de microscopia óptica e eletrônica identificaram bacilos gram-positivos com membrana plasmática trilamelar circundada por uma parede celular em vacúolos de macrófagos e positivos para o PAS. O agente etiológico, *Tropheryma whipplei*, só foi identificado em 1991, a partir de lesões duodenais de portadores da doença, por meio da ampliação do RNA ribossomal 16S através de técnicas de biologia molecular, e está relacionado com outros actinomicetos fartamente encontrados no solo. O bem-sucedido isolamento em 1997 e a posterior cultura seriada foram seguidos pelo sequenciamento do genoma, tornando possível definir a suscetibilidade do microrganismo aos antibióticos e o desenvolvimento de técnicas diagnósticas sorológicas e imuno-histoquímicas.

O *Tropheryma whipplei* tem sido identificado na saliva, em placas subgengivais, amostras de biópsia intestinal e fezes de indivíduos saudáveis. Isso indica que nem todos aqueles expostos a esse microrganismo desenvolvem a doença de Whipple, levando à suposição de que fatores predisponentes genéticos ou adquiridos podem estar associados ao desenvolvimento das manifestações clínicas. Fatores imunogenéticos do hospedeiro que parecem predispor à infecção incluem a associação com os alelos HLA DRB1*13 e DQB1*06; uma associação com o HLB-B27 foi postulada, mas não confirmada. Também podem estar prejudicadas as reações inespecífica e específica das células Th1 ao *Tropheryma whipplei*.

EPIDEMIOLOGIA[4,11,12,14,15]

A doença de Whipple é rara, e sua incidência anual nos Estados Unidos é inferior a 50 novos casos por ano. Oitenta e seis por cento dos pacientes são do sexo masculino, a grande maioria (98%) de etnia branca. A infecção parece ser mais frequente em agricultores ou profissionais que tenham maior exposição ao solo ou animais. Pode ocorrer dos 15 aos 75 anos de idade, sendo a idade média do diagnóstico em torno dos 49 anos. Mais recentemente, tem sido observado um aumento do número de casos em mulheres e na faixa etária de acometimento. Embora haja especulação sobre uma predisposição genética, nenhuma associação familiar foi ainda confirmada.

Já a infecção pelo *Tropheryma whipplei* apresenta um espectro mais amplo de relações. A bactéria tem sido identificada em crianças com gastrenterite, às vezes coinfectada com outros patógenos causadores de diarreia; também tem sido associada como causa de febre na população rural da África Ocidental. A prevalência do microrganismo em amostras fecais de europeus adultos saudáveis está estimada entre 1% e 11%. A bactéria tem sido encontrada em material de esgoto sanitário e há uma maior prevalência em amostras de fezes de trabalhadores nesse tipo de atividade.

PATOGENIA[1,5,9,11,14-16]

Ainda é obscura, mas o conhecimento do genoma do *Tropheryma whipplei* permitiu algum esclarecimento acerca de sua patogenia. Não se sabe como ele penetra no organismo, porém distribui-se de forma generalizada, incluindo epitélio intestinal, macrófagos, endotélio vascular e linfático, cólon, fígado, cérebro, coração, pulmões, rins, articulações, medula óssea e pele. É relevante que, em todos esses sítios, há uma ausência significativa de resposta inflamatória ao microrganismo. Também o bacilo parece não exercer um efeito citotóxico importante sobre as células do hospedeiro. Esses fatos levam muitos pesquisadores a responsabilizar um estado de imunodeficiência como fator predisponente para a enfermidade.

Dentre os achados que suportam esta hipótese, há que os macrófagos na doença de Whipple mostram reduzida expressão de CD11b, incapacidade de degradar organismos intracelulares e baixa produção de interleucina 12, um importante estimulador das células Th1. Verificou-se que as populações de células T periféricas e intestinais nas formas agudas da doença de Whipple apresentam-se com uma relação CD4/CD8 baixa; em contraste, a resposta funcional Th2, caracterizada por um aumento da expressão de interleucina 4, está aumentada. Os macrófagos intestinais nesses pacientes apresentam uma expressão fenotípica ativada da interleucina 10, que parece induzir a apoptose destas células. Anticorpos que neutralizam essa citocina inibem o crescimento do *Tropheryma whipplei* nos macrófagos.

Essas observações sugerem que a doença decorra de um estado de imunodeficiência do hospedeiro associada a uma desregulação imune, possivelmente secundária, induzida pelo microrganismo. Não obstante, não foi observada predisposição dos pacientes a neoplasias ou infecções oportunistas.

DIAGNÓSTICO CLÍNICO[1-6,8-15]

A doença apresenta dor abdominal, diarreia, artrite e emagrecimento como manifestações maiores. As manifestações prodrômicas, tais como dor articular e diarreia esporádica, muitas vezes se iniciam 4 a 6 anos antes dos achados característicos. Esse período pode ser encurtado caso o paciente faça uso de esteroides ou antagonistas do fator de necrose tumoral. Com o início do período de estado, diarreia crônica líquida, com aspecto de esteatorreia, e dor abdominal são os sintomas mais proeminentes. A dor tem características vagas, mas pode ser suficientemente aguda para que possa ser o motivo da investigação clínica. Emagrecimento e sinais de má absorção intestinal se seguem, e a pele pode apresentar pigmentação semelhante ao bronzeamento solar. Essa observação está associada à deficiência na absorção da vitamina D e consequente aumento na produção do PTH (hormônio da paratireoide) , levando à maior produção de MSH (hormônio estimulante de melanócitos) e ACTH (hormônio adenocorticotrófico). Febre, púrpura, ascite, aumento do fígado, baço e linfonodos podem ser encontrados no exame físico. O aumento dos linfonodos mesentéricos pode ser sentido como uma massa abdominal mal definida. Na ausência de tratamento, o paciente evolui para evidente caquexia.

A artrite pode preceder o quadro abdominal, envolver qualquer articulação, inclusive da coluna vertebral, raramente é deformante, mas pode se apresentar com espessamento dos tecidos periarticulares. Habitualmente, trata-se de uma oligoartrite ou poliartrite migratória, sobretudo das grandes articulações, de caráter intermitente e que perdura por alguns dias. Mais raramente, a enfermidade pode cursar como poliartrite destrutiva crônica que pode ser confundida com artrite reumatoide soronegativa. Mialgias e câimbras na musculatura esquelética podem estar presentes.

Dez por cento dos pacientes apresentam comprometimento neurológico em algum estágio da doença, sobretudo nas recidivas, e esta é a complicação mais grave. As alterações são diversas e frequentemente associadas entre si. A mais observada é a disfunção cognitiva, porém mioclônus facial e oftalmoplegia são achados comuns e, quando juntos, são altamente sugestivos da enfermidade. As miorritmias oculomastigatória (MOM) e oculofacial-esquelética (MOE) são particularmente características do envolvimento encefálico, geralmente acompanhadas de paralisia supranuclear progressiva. São descritas, também, alterações psiquiátricas como depressão, euforia, ansiedade, psicose ou distúrbios de comportamento. Outros achados incluem cefaleia, ataxia cerebelar, demência, clônus muscular, hemiparesias, anormalidades de nervos cranianos, neuropatias periféricas, convulsões e desordens do primeiro neurônio motor. Hiperfagia, polidipsia e alteração do padrão do sono, inclusive com hipersônia, são as alterações hipotalâmicas descritas com maior frequência. O prognóstico dos pacientes com envolvimento neurológico é sombrio e a mortalidade em 4 anos é superior a 25%.

As manifestações oculares são evidenciadas entre 4% e 27% dos casos, mesmo naqueles sem queixas oftálmicas e com sintomas digestivos e articulares. Uveíte e retinite são as principais alterações verificadas, mas hemorragia retiniana, coroidite, papiledema, ceratite e neurite óptica podem ser encontrados. As uveítes são crônicas, bilaterais, anteriores ou posteriores.

A endocardite causada pelo *Tropheryma whipplei* pode não estar associada à apresentação clássica da doença e sua ocorrência pode estar sendo subestimada. Na maioria dos casos o diagnóstico tem sido realizado pelo exame do tecido valvar ressecado. Nesses materiais, a fibrose proeminente associada à discreta inflamação sugere uma infecção de progressão lenta como aquelas vistas em outras endocardites de hemocultura negativa, a exemplo da febre Q e da bartonelose. O envolvimento pulmonar está estimado entre 30% e 40% e são relatados derrame pleural, infiltração pulmonar ou adenopatia granulomatosa mediastinal. Doenças renais associadas incluem nefrite intersticial crônica, glomerulonefrite e nefropatia por IgA. Outros achados clínicos mais raros incluem hipotireoidismo, espondilite, paniculite, epididimite e orquite.

DIAGNÓSTICO DIFERENCIAL[2,5,8,9,14]

A doença de Whipple, apesar de sua raridade, deve ser considerada nos pacientes com diarreia crônica, dor abdominal ou poliartrite, sobretudo aquelas migratórias em indivíduos adultos. Febre de origem indeterminada, linfonodomegalias generalizadas, síndromes neurológicas progressivas, sobretudo com oftalmoplegia e clônus muscular, são outras situações possíveis de serem causadas pela enfermidade. Doenças autoimunes como o lúpus eritematoso sistêmico e artrite reumatoide, doença inflamatória intestinal com poliartrite, espru tropical, doença celíaca, pancreatite crônica, linfoma, hipertireoidismo, hepatites virais e aids devem ser incluídas no diagnóstico diferencial.

DIAGNÓSTICO LABORATORIAL[2-5,12,14,15]

Exames de imagem como tomografia computadorizada de abdome ou trânsito contrastado do intestino delgado podem mostrar espessamento da mucosa, aumento de linfonodos, ascite, hepatoesplenomegalia ou envolvimento de algum outro órgão. Testes como a dosagem da vitamina B_{12}, carotenemia, d-xilose e albuminemia são compatíveis com síndrome de má absorção. Outras alterações laboratoriais inespecíficas incluem aumento da velocidade de eritrossedimentação, elevação da concentração de marcadores de fase aguda como a proteína C-reativa, anemia hipocrômica, trombocitose, eosinofilia e linfocitopenia.

Em presença de comprometimento do sistema nervoso, as alterações liquóricas são consideradas inespecíficas. O estudo pode ser normal ou apresentar aumento de células e proteínas. Em alguns pacientes, o produto da centrifugação pode ser positivo para o PAS. O eletroencefalograma pode apresentar atividade inespecífica de ondas lentas e os exames de imagem (TC e RNM) podem ser normais ou mostrar atrofia cerebral, lesões ocupando espaço com captação do contraste, lesões da substância branca, lesões anelares que captam o contraste e hidrocefalia. Nenhum desses achados é específico da doença de Whipple.

O método diagnóstico mais utilizado é a endoscopia digestiva alta com biópsia duodenal. A infiltração da parede intestinal está associada a alargamento e achatamento das vilosidades e presença de vasos quilíferos dilatados contendo depósitos lipídicos amarelados resultantes do bloqueio linfático, daí a denominação inicial de lipodistrofia intestinal. O encontro de macrófagos PAS-positivos, sobretudo na lâmina própria, é característico, porém não completamente específico, já que podem ser vistos em pacientes infectados por *Mycobacterium avium intracellulare*, *Bacillus cereus*, *Corynebacterium sp.*, fungos, entre outros. Amostras de material colhido em pacientes com doença de Crohn e sarcoidose também podem ser difíceis de serem distinguidas da doença de Whipple. Quando há dúvida, deve-se examinar o material sob microscopia eletrônica, que detecta a parede celular trilaminar do *Tropheryma whipplei*. Dependendo das manifestações clínicas, outros tecidos podem ser biopsiados e corados com PAS.

Testes sorológicos apresentam alta sensibilidade e baixa especificidade, sendo reagentes em 70% da população sadia. A imuno-histoquímica é útil ao diagnóstico, e pode detectar o *Tropheryma whipplei* nos monócitos dos líquidos corpóreos, como no sangue ou humor aquoso de pacientes com doença de Whipple ativa. Essa técnica não está ainda largamente empregada, mas provê maior sensibilidade e especificidade do que a coloração pelo PAS. Técnicas moleculares, como a PCR, podem ser utilizadas em diferentes amostras de tecidos e líquidos, mas ainda não apresentam uso geral, estando restritas a centros especializados. A cultura do *Tropheryma whipplei* foi obtida usando linhagens de fibroblastos humanos, mas esta não é uma técnica facilmente disponível e está restrita a laboratórios de pesquisa. Além do mais, o *Tropheryma whipplei* está entre aqueles microrganismos que apresentam crescimento *in vitro* mais lento.

TRATAMENTO[5,7,9,14-16]

A doença de Whipple tinha uma evolução invariavelmente fatal antes do advento da antibioticoterapia. Desde 1952, esses fármacos são utilizados no seu tratamento, tendo modificado seu curso. Tetraciclina foi usada durante muito tempo, porém com elevados índices de recidiva, sobretudo no sistema nervoso central. Os estudos mais atuais mostram que o cotrimoxazol (SMX-TMP) apresenta melhores resultados na indução clínica, e é também mais eficiente quanto ao envolvimento do sistema nervoso central, apesar de não ser curativo em todos os casos. A duração prevista para o tratamento é de 1 a 2 anos. Em pacientes mais graves pode ser administrada ceftriaxona, que tem boa penetração no líquido cerebroespinhal, na dose de 2 g IV ao dia por 2 a 4 semanas, antes de ser iniciado o cotrimoxazol. Interferon (IFN-γ) tem sido utilizado experimentalmente na doença refratária à antibioticoterapia convencional. Doxiciclina é a medicação alternativa para pacientes com hipersensibilidade às sulfas. A decisão de encerrar o tratamento estará na dependência da resposta clínica e no desaparecimento de bacilos livres nas biópsias de controle endoscópico, que devem ser realizadas a cada 6 meses após o diagnóstico.

Mesmo com o tratamento adequado, recidivas ocorrem nos primeiros 5 anos em 2% a 33% dos casos, habitualmente situadas no sistema nervoso central. Esses casos provavelmente representam que a infecção primária não foi erradicada durante o tratamento inicial. As recidivas devem ser tratadas com ceftriaxona por 4 semanas, seguida de doxiciclina (100 mg duas vezes ao dia) associada à hidroxicloroquina (200 mg três vezes ao dia) ou cotrimoxazol (800 + 160 mg duas vezes ao dia). A ocorrência de síndrome inflamatória de reconstituição imune (IRIS) tem sido verificada nas primeiras semanas que se seguem ao início do tratamento com antibióticos. Os sintomas incluem febre, artrite, pleuris, eritema nodoso, orbitopatia inflamatória, perfuração do intestino delgado e síndrome hipotalâmica. Há uma relação positiva entre a ocorrência dessa síndrome com tratamento imunossupressor prévio. Nesses casos, a administração precoce de esteroides pode ser benéfica.

REFERÊNCIAS BIBLIOGRÁFICAS

1. Abreu P et al. Doença de Whipple e sistema nervoso central. Acta Med Port. 2005;18:199-207.
2. Carneiro AC et al. Doença de Whipple: um desafio diagnóstico. Acta Med Port. 2004;17:481-86.
3. Durand DV et al. Whipple disease: clinical review of 52 cases. Medicine. 1997;76:170-84.
4. Dutly F, Altwegg M. Whipple's disease and "Tropheryma whippelii". Clin Microbiol Rev 2001;14:561-83.
5. Fenollar F, Puéchal X, Raoult D. Whipple's disease. N Engl J Med. 2007;356:55-66.
6. Ferrari MLA et al. Whipple's disease. Report of five cases with different clinical features. Rev Inst Med Trop S Paulo. 2001;43:45-50.
7. Feurle GE et al. The immune reconstitution inflammatory syndrome in Whipple disease. Ann Int Med. 2010;153:710-17.
8. Lagier JC et al. Systemic Tropheryma whippelii: clinical presentation of 142 patients with infections diagnosed or confirmed in a Reference Center. Medicine. 2010;89:337-45.
9. Mahnel R, Marth T. Progress, problems, and perspectives in diagnosis and treatment of Whipple's disease. Clin Exp Med. 2004;3:39-43.
10. Maia LF. Hipersônia na doença de Whipple: relato de caso. Arq Neuro-Psiquiatr. 2006;64:865-8.
11. Maiwald M, Relman DA. Whipple's disease and Tropheryma whippelii: secrets slowly revealed. Clin Infect Dis. 2001;32:457-63.
12. Marth T, Raoult D. Whipple's disease. Lancet. 2003;361:239-46.
13. Marumganti AR, Murphy TF. Whipple's disease: neurological relapse presenting as headache for two years. J Gen Intern Med. 2008;23:2131-3.
14. Misbah SA, Mapstone NP. Whipple's disease revisited. J Clin Pathol. 2000;53:750-55.
15. Puéchal X. Maladie de Whipple. La Rev Med Int. 2009;30:233-41.
16. Schneider T et al. Whipple's disease: new aspects of pathogenesis and treatment. Lancet Infect Dis. 2008;8:179-90.

47 Doença Inflamatória Pélvica

- Eduardo Bruno
- Carlos Romualdo Barbosa Gama

(CID 10 = N70 - Salpingite e ooforite [Abscesso de: - ovário, - trompa de Falópio, - tubo-ovariano, Doença inflamatória tubo-ovariana, Piossalpinge, Salpingo-ooforite]; N70.0 - Salpingite e ooforite agudas; N70.1 - Salpingite e ooforite crônicas; N70.9 - Salpingite e ooforite não especificadas; N71 - Doença inflamatória do útero, exceto o colo [Abscesso uterino, Endo(mio)metrite, Metrite, Miometrite, Piometrite]; N71.0 - Doença inflamatória aguda do útero; N71.1 - Doença inflamatória crônica do útero; N71.9 - Doença inflamatória não especificada do útero; N72 - Doença inflamatória do colo do útero [Cervicite]; N73 - Outras doenças inflamatórias pélvicas femininas; N73.0 - Parametrite e celulite pélvicas agudas; N73.1 - Parametrite e celulite pélvicas crônicas; N73.2 - Parametrite e celulite pélvicas não especificadas; N73.3 - Pelviperitonite aguda feminina; N73.4 - Pelviperitonite crônica feminina; N73.5 - Pelviperitonite não especificada feminina; N73.6 - Aderências pelviperitoneais femininas; N73.8 - Outras doenças inflamatórias especificadas da pelve feminina; N73.9 - Doença inflamatória não especificada da pelve feminina; N74.0 - Tuberculose do colo do útero; N74.1 - Tuberculose da pelve feminina [Endometrite tuberculosa]; N74.2 - Sífilis pélvica feminina; N74.3 - Infecção gonocócica pélvica feminina; N74.4 - Infecção pélvica feminina por clamídia; N74.8 - Inflamação pélvica feminina em outras doenças classificadas em outra parte; O08.0 - Infecção do trato genital e dos órgãos pélvicos (consequente a aborto e gravidez ectópica e molar)

DOENÇA INFLAMATÓRIA PÉLVICA AGUDA

INTRODUÇÃO

A doença inflamatória pélvica aguda (DIPA), também denominada por alguns de salpingite aguda, por acometer mais frequentemente as tubas, é o resultado de uma infecção ascendente provocada por microrganismos procedentes do trato urogenital baixo. O quadro clínico pode ser gritante, pouco expressivo e até mesmo dissimulado, dificultando por vezes o diagnóstico. Assim, a intensidade e a magnitude das lesões pélvicas nem sempre têm correspondência com a sintomatologia apresentada, não sendo incomum o achado laparoscópico de sequelas características do processo agudo (aderências, hidrossalpinge, etc.) em mulheres assintomáticas. É particularmente importante quando acomete pacientes jovens em idade reprodutiva, em decorrência das complicações tubárias frequentes que deixa, como a infertilidade e maior incidência de prenhez ectópica. Não obstante, a dor pélvica crônica tem sido considerada a manifestação tardia mais encontradiça da doença. Seu impacto do ponto de vista econômico é igualmente relevante na medida em que os custos diretos e indiretos da moléstia são estimados nos EUA em cerca de 4 bilhões de dólares/ano[4,9,20].

EPIDEMIOLOGIA

A maioria dos agentes microbianos presentes na DIPA está envolvida nas doenças sexualmente transmissíveis (DST), a exemplo da gonocócica e principalmente da infecção por *Chlamydia trachomatis*. Com o surgimento dos antibióticos, a DIPA pareceu estar controlada; entretanto, depois dos anos 1970, estudos de vários países mostraram seu ressurgimento[15]. Na última década, devido às mudanças de comportamento geradas pelo temor de contrair o vírus da imunodeficiência humana (HIV), houve uma diminuição de novos casos de DST em praticamente todo o mundo, mormente nos países escandinavos e anglo-saxões[9]. Entretanto, em virtude do grande número de casos pauci e assintomáticos, sua frequência parece estar subestimada, sobretudo porque não tem havido uma redução concomitante da incidência de prenhezes ectópicas ou esterilidades de origem tubária[9].

É consensual que a faixa etária em que mais incide se situe entre 15 e 25 anos; sendo mais comum na raça negra, em nulíparas, solteiras e de baixo nível socioeconômico[4,9,14,15,,0]. A adolescência seria o período de maior contaminação, face à maior imaturidade imunológica, maior permeabilidade do muco cervical, menor proteção sexual e maior exposição do epitélio cervical colunar (ectopia fisiológica), favorecendo o tropismo de gonococos e clamídias[4,15]. Todos concordam que a multiplicidade de parceiros e a promiscuidade sexual, associados à idade jovem, representam condições de elevado risco para DIPA. Sabe-se também que pacientes com história pregressa de DIPA possuem risco progressivo a cada episódio. Assim, o risco de reinfecção é duas a três vezes maior após o primeiro episódio, em virtude, entre outras causas, das sequelas morfofuncionais do endossalpinge, criando território propício a novo foco infeccioso. Em contrapartida, há unanimidade em se acreditar que a moléstia é extremamente rara em mulheres virgens. Como curiosidade, cite-se o caso de Murta e cols.[12], que relatou um caso de doença inflamatória pélvica aguda unilateral em paciente virgem portadora de útero didelfo. Igualmente incomum é a presença de salpingite aguda após laqueadura tubária, havendo estudos que relatam a incidência de um caso para cada 6.000 ligaduras[11]. Em pesquisa retrospectiva, os mesmos autores encontraram em outro trabalho quatro pacientes que foram acometidas de DIPA, inclusive com pelviperitonite, após laqueadura tubária[13]. Os mecanismos que poderiam explicar a ascensão de germes seriam a manipulação uterina e cervical ou mesmo a introdução de microrganismos da epiderme durante o procedimento, ou ainda, a falha na ligadura de trompas com uma oclusão tubária incompleta, recanalização ou formação de fístula.

Com respeito à contracepção, os métodos de barreira (condom, diafragma, capuzes) conferem proteção indiscutível, por dificultarem a ascensão de microrganismos. Da mesma forma, os anticoncepcionais hormonais orais ou injetáveis, sejam os combinados (estrogênios e progesterona), sejam as minipílulas ou injetáveis trimestrais (só progesterona) diminuem o risco de DIPA por tornarem o muco cervical espesso e hostil à penetração das bactérias. Com relação ao dispositivo intrauterino (DIU), é pensamento clássico que é fator predisponente, não só por alterar o muco cervical, propiciando o crescimento de organismos anaeróbios, como também diminuir as defesas locais através de mecanismo do tipo "corpo estranho" ou, mesmo, possibilitar a ascensão de patógenos ao endométrio via cauda, notadamente as multifilamentosas[4]. Estudos existem tentando provar o contrário, e que os modelos atuais, especialmente os de cobre, seriam fator de proteção[4,15]. Os mesmos trabalhos referem que nas primeiras 2 a 3 semanas após a colocação do DIU haveria maior predisposição da mulher em adquirir salpingite, não pelo dispositivo em si, mas dependendo da técnica e dos cuidados utilizados durante a inserção. Excetuando a DIPA provocada pelos agentes das DST, há que se considerar ainda nas portadoras de DIU a infecção pélvica produzida pelo *Actinomyces israelli*, responsável pela principal causa de doença inflamatória pélvica aguda nas usuárias[4,7]. Giraldo e cols.[7] recomendam que o encontro de pelve congelada com grandes massas tumorais em pacientes jovens e usuárias de DIU deverá orientar o ginecologista a pensar na possibilidade de infecção pelo *A. israelli*.

No que concerne à associação entre a infecção pelo HIV e DIPA, é insofismável que os comportamentos sexuais de risco que facilitam as DST são os mesmos que favorecem a penetração do HIV. Por outro lado, a fragilidade eventual do colo uterino, sede de uma cervicite, representa porta de entrada para o vírus que, por sua vez, gerando um estado de imunodepressão, favorece o desenvolvimento da DIPA[9].

Sweet e Landers[19] constataram que o comprometimento imunológico de mulheres HIV-positivas portadoras de DIPA não determinou alterações apreciáveis na evolução do quadro clínico, observando-se apenas persistência de temperatura elevada por um maior número de dias e baixa contagem de leucócitos. Observaram também que a resposta terapêutica aos antimicrobianos usuais foi a mesma de mulheres HIV-negativas.

Como cofatores ou fatores secundários de risco para DIPA são citados o tabagismo, álcool e drogas ilícitas, uso frequente de duchas vaginais, coito durante a menstruação ou na primeira fase do ciclo e manipulação do colo uterino e endométrio[4,14,15].

ETIOPATOGENIA

Embora de origem polimicrobiana, a maioria dos microrganismos responsáveis pela DIPA faz parte das doenças sexualmente transmissíveis. *Neisseria gonorrhoeae*, *Chlamydia trachomatis*, *Ureaplasma urealyticum* e *Micoplasma hominis* seriam considerados os patógenos primários, pois representariam a primeira onda de invasão microbiológica das tubas uterinas[3]. As lesões provocadas por eles diminuiriam o potencial de defesa tubário, permitindo a invasão de outros patógenos secundários (aeróbios e anaeróbios, gram-positivos ou negativos), que provocariam o quadro clínico agudo com eventual formação de abscessos[3,15]. Entre os aeróbios são encontrados mais frequentemente o *Streptococcus agalactiae* (grupo B), *Escherichia coli*, *Proteus* e *Klebsiella* e entre os anaeróbios *Peptococcus*, *Peptostreptococcus* e *Bacteroides fragillis*. Devido ao grande componente anaeróbico na DIPA, sugere-se que a vaginose bacteriana possua papel desencadeante da infecção ascendente[4,18]. Alguns acreditam que as infecções por clamídia, gonococo e a vaginose bacteriana sejam os fatores de risco mais importantes para DIPA[14].

A *Chlamydia trachomatis*, parasita intracelular obrigatório, representa a primeira causa mundial de DST bacteriana e é sem dúvida o patógeno com maior potencial nocivo para as trompas de Falópio[9,20]. Admite-se que 20% das mulheres que apresentam clamidiose genital desenvolvem salpingite aguda, 3% sofrem esterilidade como sequela e 2%, infertlidade em decorrência de gestações ectópicas[9]. Da mesma forma que a infecção genital baixa, a DIPA por clamídia é assintomática em grande número de casos. Entre as mulheres com obstrução tubária, 30% a 90% não apresentam história anterior de salpingite aguda, uma vez que a infecção por clamídia pode cursar sem evidências clínicas; mas provoca a destruição da mucosa tubária, o que só será descoberto quando a paciente fizer um exame de rotina que evidencie comprometimento anexial ou quando fizer uma investigação de fatores de esterilidade[15]. As lesões escleroatróficas induzidas na trompa não se deveriam à virulência direta do patógeno, mas sim a fenômenos imunoalérgicos locais, que desencadeiam sua presença através de um sistema efetor multifatorial complexo (linfócitos B e T, citocinas, fator de necrose tumoral (TNF), proteínas de choque térmico, etc.), a partir do sistema imunitário local específico da trompa[9].

Concernente à gonococcia, trata-se de um diplococo gram-negativo intracelular facultativo que, a exemplo da clamídia, produz pouca ou nenhuma sintomatologia específica no trato genital baixo das mulheres. No Brasil, como nos demais países em desenvolvimento, é um grande fator complicador do ponto de vista epidemiológico, na medida que seu diagnóstico passa despercebido não raramente.

Vários estudos utilizando laparoscopia e culdocentese para a obtenção de culturas de líquido peritoneal concluíram que embora a prevalência do gonococo na endocérvice fosse alta, apenas 25% das pacientes tinham a *N. gonorrhoeae* como agente etiológico único no líquido peritoneal e 50% não tinham gonococo nesse líquido, e sim uma mistura de germes aeróbios e anaeróbios[14]. Com relação ao verdadeiro papel do gonococo na patogênese da DIPA, alguns acreditam que o germe inicia o processo interferindo no microambiente cervicovaginal e permitindo o acesso de microrganismos aeróbios e anaeróbios da microbiota vaginal para o trato genital alto; outros creem que a DIPA é primariamente uma infecção essencialmente polimicrobiana[14].

Além dos patógenos já referidos, existe menção a respeito da participação do *Trichomonas vaginalis* nas salpingites agudas, pela possível ascensão canalicular ativa do protozoário, carreando bactérias do trato genital inferior para o trato genital superior[15]. Merece citação, pela raridade, o caso relatado por Borgia e cols.[2] de DIPA complicada de peritonite e sepse provocada pelo estreptococo do grupo A, haja vista ser ocorrência única na literatura em paciente não usuária de DIU e não portadora de infecção da orofaringe.

QUADRO CLÍNICO

O quadro clínico da doença inflamatória pélvica é cercado de uma série de dificuldades, em virtude não só da grande variedade de sinais e sintomas com roupagens e intensidades diversas, como, também, pela falta de especificidade dos dados clínicos. Para complicar, existem ainda os casos inteiramente assintomáticos, que segundo alguns autores podem variar de 15% a 60%[3,14]. A dor abdominal aguda é o principal sintoma das pacientes com DIP e pode localizar-se prioritariamente nas fossas ilíacas (salpingite) e/ou na região hipogástrica. Aparece em cerca de 90% dos casos sintomáticos da moléstia, de início súbito, em geral na primeira fase do ciclo menstrual, com duração menor que 15 dias, podendo agravar-se pela descompressão brusca do abdome, denotando irritação peritoneal (sinal de Blumberg). A irradiação eventual da dor para a face interna das coxas traduz irritação dos nervos obturadores pelo processo. O corrimento vaginal turvo, amarelado ou esverdeado, presente em aproximadamente 60% das pacientes, reflete a proliferação bacteriana local, da mesma forma que a saída de secreção mucopurulenta através da cérvice congesta, edematosa, friável e sangrante, o que indica provável cervicite gonocócica e principalmente por clamídia. Sintomas de síndrome uretral aguda podem acompanhar a infecção genital com a mesma correlação etiológica[4]. A febre, em geral acima de 38°C, não é um achado frequente e pode surgir em 20% a 30% dos casos[15]. A dispareunia (coito doloroso) é comum e a sinusorragia pode ser referida dependendo da friabilidade cervical. Sangramento uterino anormal, do tipo intermenstrual ou menorrágico é um sinal, não tão frequente, mas que deve ser valorizado, notadamente na clamidiose, como marcador de endometrite aguda, subaguda ou mesmo crônica. Náuseas, vômitos, anorexia e mal-estar geral, embora pouco específicos, podem significar comprometimento peritoneal.

Importante ressaltar que na doença inflamatória pélvica aguda causada pela *N. gonorhoeae,* o quadro clínico tende a ser mais abrupto e dramático que nas demais etiologias[4,14], inclusive no que diz respeito à febre e à irritação peritoneal; na *C. trachomatis*, ao contrário, o cortejo sintomático geralmente é menos intenso e pode cursar com temperaturas menos elevadas (menores que 38°C)[4]. Na DIPA assintomática, a maioria das ocorrências seria por conta das enterobactérias e sobretudo da clamídia, podendo atingir cifras de até 70%, no tocante à última[9].

DIAGNÓSTICO CLÍNICO

O diagnóstico clínico da DIPA, em geral difícil, pode ser suspeitado pela magnitude do quadro clínico, que como vimos, nem sempre é muito característico, podendo ser comum a outras entidades, como veremos no diagnóstico diferencial. A sensibilidade e especificidade do exame clínico situam-se em torno de 50%[3]. Não obstante, mister se faz seu diagnóstico e tratamento sem tardança, objetivando a preservação do futuro reprodutivo das pacientes, sobretudo naquelas que ainda não têm prole constituída. Em estudo laparoscópico Eschenbach e cols.[6] concluíram que aderências pélvicas moderadas ou graves foram associadas positivamente com o aumento da duração da dor abdominal de 3 para 5 dias, comparativamente às pacientes que não possuíam aderências ou as tinham de forma limitada.

A anamnese auxilia à medida que exploramos alguns dados, a saber: a DIPA é comum na jovem, sendo rara em mulher submetida à ligadura tubária; aumenta em condições de vida desfavoráveis, atividade sexual promíscua ou com múltiplos parceiros sexuais; chamam a atenção os antecedentes genitais, em particular história de DST, infecção genital baixa ou alta; quanto ao método anticoncepcional utilizado, destaque para antecedentes de inserção recente de DIU; o uso frequente de duchas vaginais é tido como predisponente para DIPA, bem como procedimentos propedêuticos ou terapêuticos intrauterinos, a exemplo da biópsia endometrial, histerografia, histeroscopia, inseminação, etc.[9]. Sobre a dor pélvica, deve-se investigar algumas particularidades, como surgimento logo após o término da menstruação, exacerbação ao final do dia, após esforços físicos ou durante as relações sexuais, etc.

No exame físico, dependendo do estádio da doença, a palpação abdominal superficial e principalmente profunda pode ser insuportável em caso de irritação peritoneal ou, ao contrário, bem tolerada quando o processo está restrito ao endométrio e às tubas. Na primeira hipótese a descompressão abrupta mais dolorosa indicará a positividade do sinal de Blumberg; pode demonstrar também ao exame especular, além de uma leucorreia amarelada incaracterística, um colo com ectopia edematosa e friável drenando secreção mucopurulenta. Da mesma forma, a expressão retrógrada da uretra e glândulas suburetrais pode exteriorizar material purulento. O toque combinado, sempre difícil por falta de relaxamento, mostrará, não raramente, sensibilidade anexial importante uni ou bilateral, que eventualmente pode provocar reação súbita de defesa por parte da paciente, na tentativa de retirar a mão abdominal do examinador, em decorrência da dor intensa. A sensação de empastamento das regiões anexiais, paramétrios ou fundos de sacos vaginais também pode ser percebida. Na presença de abscesso tubo-ovariano o toque expressa algo mais grave, não só pelo volume tumoral anexial ou pélvico, como também pela sensibilidade muito aumentada uteroanexial ou em toda a pelve, cuja temperatura encontra-se usualmente também aumentada. Um dos sinais mais constantes e sugestivos de DIPA é a dor à mobilização do colo uterino; pode ser discreta a intensa e até difícil de interpretar, a exemplo da retroversão uterina[14].

EXAMES COMPLEMENTARES
Exame Laboratorial

O hemograma, embora inespecífico e inconstante, sempre traz algum auxílio no diagnóstico da DIPA. A série vermelha geralmente não mostra alterações, exceto na DIP crônica, quando distúrbios hemorrágicos (endometrite) podem levar à anemia. A leucocitose acima de 10.500 deve ser considerada; porém, um número de leucócitos normal não exclui a hipótese da patologia pélvica. Por outro lado, uma leucocitose importante deve sugerir outros tipos de infecções (pielite, etc.) e até mesmo uma salpingite complicada de abscesso pélvico[9]. No levantamento de González e cols.[8], em pacientes internadas de urgência com diagnóstico de DIPA, a leucocitose foi o dado laboratorial mais constante, juntamente com a dor abdominal e a leucorreia. A velocidade de hemossedimentação (VHS) é também um exame pouco específico, podendo estar elevada nos casos agudos. Mais sensíveis que a VHS são as mucoproteínas e a proteína C-reativa que, com frequência, estão aumentadas[4].

O estudo bacteriológico é baseado no achado dos agentes patogênicos no canal endocervical, na amostra de endométrio ou proveniente da laparoscopia com material obtido do fundo-de-saco e tubas uterinas. O gonococo é visualizado diretamente em coloração de Gram e Giemsa ou através de cultura em meio de Thayer-Martin ou *New York City*. A clamídia é pesquisada de forma mais fácil e menos dispendiosa pela imunofluorescência ou pela fixação do complemento[4]. Mais modernamente, as técnicas de amplificação gênica como a reação em cadeia da polimerase (PCR) e outras (LCR, TMA, etc.) representam um grande progresso, pela sensibilidade e especificidade elevadas[9].

Exame Iconográfico

O uso do ultrassom transvaginal é útil na detecção de coleções líquidas na pelve, como os abscessos tubo-ovarianos ou piossalpinge, porém é incapaz de visualizar alterações menores na parede tubária que permitam a identificação de uma doença menos grave[3]. Nesses casos, o uso do *power*-Doppler torna a técnica sensível o suficiente para que se permita detectar a hiperemia associada a um processo inflamatório tubário[3]. A detecção de espessamento endometrial e fluido intracavitário é sugestiva de endometrite. Sivyer[17] é de parecer que o abscesso tubo-ovariano ao ultrassom aparece como uma massa complexa multiloculada com septações e margens irregulares, efetivamente indistinguível de outras massas complexas anexiais benignas ou malignas. O autor entende que nesses casos a correlação clínica é essencial para limitar as possibilidades diagnósticas. O ultrassom estaria indicado, ainda, na monitoração do tratamento e dos procedimentos de drenagem.

A videolaparoscopia é largamente aceita como "padrão-ouro" no diagnóstico da doença inflamatória pélvica aguda[3,4,14,20,21]. Além da visualização direta da cavidade pélvica, útero e anexos, confirmando ou não a hipótese diagnóstica, constitui-se no melhor método para a obtenção de amostras dos locais envolvidos para exame histopatológico e de coleta direta de secreções para cultura bacteriana. Os achados laparoscópicos de DIPA incluem obrigatoriamente a observação de tubas hiperemiadas e edemaciadas, associadas a pelo menos uma das seguintes evidências: pus ao nível das fímbrias ou no interior das tubas (piossalpinge), aderências frouxas a nível perianexial e exsudato denso sobre a superfície tubária[20]. O encontro de aderências velamentosas ou do tipo "cordas de violino" entre a cápsula de Glisson e o peritônio parietal caracteriza a peri-hepatite de origem gonocócica ou principalmente por clamídia, onde apenas o revestimento hepático está comprometido. É também conhecida por síndrome de Fitz-Hugh-Curtis (Figura 47.1), que é complicação extrapélvica da DIPA, responsável por dor na região do hipocôndrio direito, de não rara ocorrência.

Ainda como complicações menos frequentes, podemos citar periapendicite, periesplenite, perinefrite e pericolite. Nas formas avançadas da moléstia, o inventário da cavidade pélvica pode demonstrar a presença de volumosa massa irregular uni ou bilateral englobando trompa e ovário, parcialmente aderido a vísceras vizinhas, caracterizando o tão temido abscesso tubo-ovariano (Figura 47.2). O quadro pode se complicar ainda mais pela rotura espontânea do abscesso, com peritonite, abdome agudo e sepse. Outras vezes, pode haver bloqueio do fundo-de-saco de Douglas, ocupado por um abscesso com inúmeras aderências dos órgãos pélvicos.

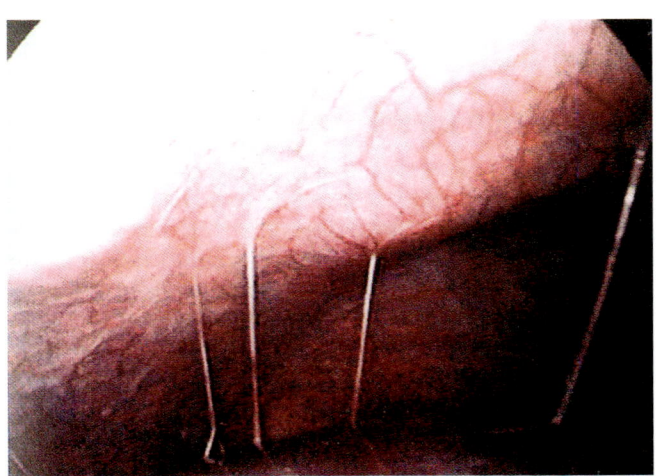

FIGURA 47.1 – Videolaparoscopia. Síndrome de Fitz-Hugh-Curtis. Aderências em cordas de violino. (Foto cedida por Eduardo Bruno e Carlos Romualdo Barbosa Gama.)

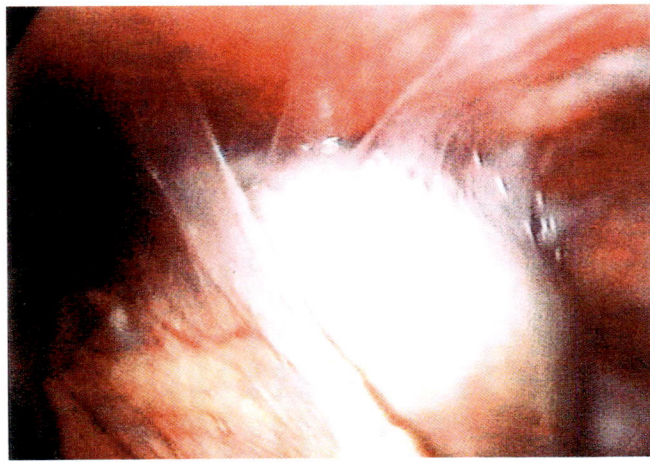

FIGURA. 47.2 – Videolaparoscopia. Abscesso tubo-ovariano. (Foto cedida por Eduardo Bruno e Carlos Romualdo Barbosa Gama.)

Dada a dificuldade no estabelecimento do diagnóstico, face à variedade de sinais e sintomas, e que muitas mulheres com DIPA apresentam sintomatologia de intensidade leve a moderada, e ainda sabendo-se que o retardo no diagnóstico e na instalação da terapia adequada contribuem para sequelas no trato genital superior, os *Centers for Disease Control* (CDC) dos EUA recomendam a adoção do tratamento empírico em mulheres sexualmente ativas e naquelas com risco de uma DST, quando houver os seguintes critérios mínimos presentes ou quando nenhuma outra causa de dor pélvica tenha sido identificada[3]: sensibilidade no baixo ventre; sensibilidade dolorosa uterina/anexial; dor à mobilização da cérvice uterina. Já os critérios específicos para o diagnóstico da doença inflamatória pélvica aguda incluiriam: biópsia endometrial com evidência histopatológica de endometrite; ultrassom transvaginal ou ressonância magnética mostrando líquido nas tubas com ou sem líquido livre na pelve ou complicação tubo-ovariana; alterações laparoscópicas compatíveis com DIPA.

Além dos critérios elaborados supracitados, os CDC admitem, ainda, critérios diagnósticos adicionais para a DIPA[4]: temperatura oral igual ou superior a 38.3°C; velocidade de hemossedimentação elevada; proteína C-reativa elevada; corrimento vaginal ou cervical anormal; documentação laboratorial de infecção cervical por *N. gonorhoeae* ou *C. trachomatis*

DIAGNÓSTICO DIFERENCIAL

A dor pélvica como sintoma principal de DIPA pode, não raramente, simular outras entidades álgicas, criando dificuldades diagnósticas para o socorrista ou o ginecologista. Entre as doenças que se prestam ao diagnóstico diferencial, são dignas de nota a apendicite aguda, gestação ectópica, rotura ou torção de cisto ovariano, aderências pélvicas, endometriose pélvica, colite, cólica nefrética e infecção do trato urinário, entre outras menos comuns. Em se tratando de dor aguda predominante em fossa ilíaca direita, na ausência de atraso menstrual e descompensação hemodinâmica, há que se afastar a possibilidade de apendicite aguda, face à grande similitude do quadro clínico e laboratorial das duas morbidades. A presença de anorexia e início da dor após o 14° dia do ciclo menstrual são indicadores de apendicite aguda[4].

Molander e cols.[10], utilizando a ecografia transvaginal no diagnóstico da apendicite aguda, concluíram que a presença de anel submucoso, gás intraluminal e gordura ecogênica eram sinais sugestivos de apendicite, enquanto o sinal da roda dentada e a presença de septos incompletos eram próprios da DIPA complicada de piossalpinge e/ou abscesso tubo-ovariano. A solicitação do beta-hCG sérico não é demais e pode denunciar uma prenhez tubária organizada. Na infecção urinária, o exame de urina de rotina, o teste do nitrito, o exame pelo Gram de gota e, eventualmente, uma urocultura serão necessários para o diagnóstico diferencial[15]. De qualquer forma, na maioria das vezes o diagnóstico definitivo só é possível com a laparoscopia, notadamente se a dúvida envolve a hipótese de DIPA, apendicite aguda, rotura ou torção de cistos ovarianos, prenhez ectópica, endometriose pélvica e fator aderencial.

ESTADIAMENTO

Para melhor orientação prognóstica e terapêutica com base na evolução da DIPA sintomática, Monif, citado por Carvalho e cols.[4], classificou em quatro os estágios de acometimento segundo a gravidade do quadro: Estádio I - endometrite e salpingite agudas sem irritação peritoneal; Estádio II - salpingite aguda com irritação peritoneal; Estádio III - salpingite aguda com evidências de oclusão tubária ou abscesso tubo-ovariano íntegro; Estádio IV - abscesso tubo-ovariano roto.

As usuárias de DIU que forem estadiadas em I devem, para todos os efeitos, ser consideradas como estádio II.

DOENÇA INFLAMATÓRIA PÉLVICA CRÔNICA

INTRODUÇÃO

A evolução para a doença crônica ocorre especialmente no caso de tratamento inadequado ou insuficiente. Não se sabe exatamente a frequência das salpingites crônicas. Nesta fase, como já foi dito, em geral não há sintomatologia e o diagnóstico se estabelece durante uma laparoscopia realizada por ocasião de uma investigação de esterilidade. A distinção precisa entre lesões de salpingite crônica e sequelas pélvicas e tubárias só é possível com o exame histológico das biópsias tubárias. As reações de inflamação crônica observadas nas paredes das trompas são consequências de fenômenos imunoalérgicos que foram desencadeados durante a infecção tubária por um ou vários microrganismos[9]. Esses fenômenos imunoalérgicos constituem o ponto de partida para uma reação imunitária local que provoca a destruição celular e a formação da fibrose definitiva[9]. Tais reações podem continuar evoluindo após a erradicação bacteriana ou reativar-se mais tardiamente no curso de uma nova salpingite infecciosa por um patógeno do mesmo tipo ou diferente[9].

Eckert e cols.[5] puderam comprovar que havia correlação significativa entre os níveis de anticorpos para clamídia HSP60 (proteínas de choque térmico) com fatores de risco para DIP, doença inflamatória pélvica confirmada e oclusão tubária, porém não com infecção aguda por *C. trachomatis* sem DIP. Consequentemente, puderam concluir também que a presença desses anticorpos representa fatores de risco para infertilidade tubária e gestação ectópica.

A DIP crônica frequentemente se manifesta sob a forma de endometrite e parametrite, que são formas clínicas pouco pensadas pelo ginecologista, porém muito frequentes na sua prevalência no dia a dia da especialidade.

- *Endometrite:* manifesta-se principalmente pela associação de sangramento uterino anormal (SUA) com dor pélvica. Muitas vezes a dispareunia de cúpula ou profunda e a mobilização dolorosa do colo completam o quadro clínico. Muitas hemorragias ou sangramentos vaginais na mulher, rotulados de hemorragia disfuncional, na realidade são consequentes a uma endometrite. O eco endometrial espessado ao ultrassom TV e a imagem típica à histeroscopia são as únicas formas de a confirmarmos, já que, infelizmente, a histopatologia do endométrio muito raramente confirma o diagnóstico. Ou porque a biópsia endometrial não é dirigida para a lesão, ou porque o anatomopatologista não está afeto a esta pouco conhecida patologia endometrial.

• *Parametrite:* semelhante à endometrite, a parametrite representa o envolvimento parametrial, de forma crônica, na DIP. Caracteriza-se igualmente por dor pélvica crônica associada à dispareunia de cúpula e à dismenorreia. A parametrite é a mais frequente causa de dor à mobilização do colo, tanto ao exame físico quanto durante o coito, quando o colo uterino e a cúpula vaginal deixam de ser sítios de prazer e passam a ser fontes de dor que, muitas vezes, geram anorgasmia e desencontros entre os casais. As endocervicites e as lesões inflamatórias benignas do colo são as mais comuns causas do processo inflamatório crônico nos paramétrios. Como portas de entrada abertas na ecto ou na endocérvice, o organismo é obrigado a manter um processo inflamatório protegendo essa região. A reação inflamatória se instala no sítio mais próximo do colo, que são os paramétrios, para onde drena a maioria dos linfáticos da cérvice uterina. Haja vista a invasão parametrial no câncer do colo uterino, evidenciando a prioridade de drenagem das lesões do colo para os paramétrios.

TRATAMENTO

Como recomendam os CDC, uma vez feito o diagnóstico de presunção da DIPA, o tratamento deve ser prontamente iniciado. A terapia tem por objetivo não só o alívio da sintomatologia como também a cura da infecção, prevenindo ao mesmo tempo a doença crônica e suas sequelas[14]. A possibilidade de comprometimento das tubas e do futuro reprodutivo da paciente impõe essa conduta, mesmo que o diagnóstico definitivo ainda não tenha sido firmado[15]. Muitos regimes terapêuticos têm sido eficazes na cura clínica e microbiológica, no entanto poucas investigações têm comparado esses regimes quanto à eliminação completa da infecção no endométrio e nas tubas ou, mesmo, determinando a incidência de complicações em longo prazo, como a infertilidade de causa tubária e a prenhez ectópica[3]. A prevenção da obstrução tubária parece estar mais relacionada à instituição precoce da antibioticoterapia do que à sua escolha[4]. A eficácia para a prevenção da infertilidade depende do intervalo de tempo entre o início dos sintomas e o início do tratamento, parecendo ser melhor o prognóstico quando se institui o tratamento até 2 dias após o início dos sintomas[15]. O tratamento será feito de acordo com o estadiamento, pensando-se sempre na possibilidade de a infecção ser polimicrobiana[15]. Nenhum antimicrobiano isoladamente parece fornecer cobertura suficiente a todos os patógenos envolvidos, sendo em geral necessária a prescrição de vários esquemas combinados, mesmo na vigência de abscesso tubo-ovariano, com resposta adequada na ausência de intervenção cirúrgica[4]. Calcula-se que nas cervicites e no estádio I a infecção é possivelmente monomicrobiana, e polimicrobiana nos demais estádios[15]. Na maioria dos casos, entretanto, justifica-se uma antibioticoterapia de amplo espectro, ativa contra germes aeróbios (gram-positivos e gram-negativos) e anaeróbios e com boa difusão nos tecidos pélvicos[9].

O tratamento ambulatorial estaria restrito às salpingites agudas não complicadas, ou seja, estadiamento I. Nos demais estadiamentos (II, III e IV), o internamento é obrigatório. A internação é, ainda, especialmente recomendada às pacientes candidatas ao tratamento antimicrobiano parenteral, consoante os critérios estabelecidos na Tabela 47.1[4].

TABELA 47.1

Critérios de Internação para DIPA (Adaptados dos CDC4)
• O diagnóstico é incerto e emergências cirúrgicas como apendicite e gestação ectópica não podem ser excluídas
• Há suspeita de abscesso pélvico
• A paciente é gestante
• A paciente é adolescente
• A paciente é HIV+
• Doença grave ou náuseas e vômitos impedem o tratamento ambulatorial
• Existe falha na resposta clínica ao tratamento ambulatorial em 48 h
• Impossível seguimento clínico 72 h após o início do tratamento antibiótico

As Tabelas 47.2 a 47.4 mostram alguns protocolos de antibioticoterapia segundo o estadiamento e aprovados por sua eficácia clínica, modificados dos CDC e do Ministério da Saúde[15].

TABELA 47.2

Protocolo para Cervicite Mucopurulenta
• Azitromicina: 1 g, VO, em dose única ou 500 mg, 2 vezes ao dia, ou 250 mg, 4 vezes ao dia, por 1 dia
ou
• Doxiciclina: 100 mg, 2 vezes ao dia, por 7 dias ou
• Tetraciclina: 500 mg, 4 vezes ao dia por 7 dias

TABELA 47.3

Protocolo para DIPA, Estadiamento I
Esquema I
• Tianfenicol: 2,5 g, VO, em dose única + Doxiciclina: 100 mg, VO, 2 vezes ao dia, por 7 a 10 dias
Esquema II
• Ofloxacino: 400 mg, VO, 2 vezes ao dia + Clindamicina: 450 mg, VO, 4 vezes ao dia
ou
• Metronidazol: 500 mg, VO, 2 vezes ao dia, por 7 a 10 dias

TABELA 47.4

Protocolo para DIPA, Estadiamento II, III e IV
Esquema I
• Clindamicina: 600 mg, IV, 3 vezes ao dia + Gentamicina: 3 mg/kg, dose única, IV, ou, 1,5 mg/kg, IV, 2 vezes ao dia, por 7 a 10 dias
Esquema II
• Penicilina G cristalina: 4 milhões U IV, 6 vezes ao dia, durante 4 dias + Gentamicina: 3 mg/kg, dose única, IV, ou, 1,5 mg/kg, IV, 2 vezes dia, IV + Metronidazol: 500 mg, IV, 3 vezes ao dia ou Clindamicina: 600 mg, IV, 3 vezes ao dia, por 7 a 10 dias
IV = intravenoso; VO = via oral

Na administração parenteral os protocolos deverão ser continuados até 48 h após melhora clínica substancial e desaparecimento da febre, seguidos do uso de doxiciclina, 100 mg via oral (VO), duas vezes ao dia, ou tetraciclina, 500 mg VO, quatro vezes ao dia até completar, no mínimo, 14 dias. Para o parceiro sexual, administramos azitromicina 1 g, VO em dose única[15]. Bevan e cols.[1], em estudo comparativo recente com azitromicina em dose única ou fracionada *versus* esquema multidrogas, encontraram resultados satisfatórios e similares. Nesse trabalho, os autores demonstram inequívoca preferência pela monoterapia com azitromicina, não só pela comodidade posológica e menor custo, mas principalmente pela maior aderência das pacientes ao tratamento. Para Judlin e cols.[9], a duração do tratamento é da maior importância, já que na salpingite aguda a inflamação pélvica frequentemente é acompanhada de modificações da vascularização local, com microtromboses que podem criar obstáculos à difusão dos fármacos, especialmente nos tecidos cervicais e parametrais; ademais, certos microrganismos, como a *C. trachomatis*, são difíceis de erradicar.

No Serviço de Ginecologia do Hospital das Clínicas de Teresópolis Costantino Ottaviano, há cerca de 3 décadas utilizamos para os casos mais graves a penicilina cristalina, a gentamicina e o metronidazol, conforme demonstra o esquema II da Tabela 47.4, com resultados considerados bons. Tal associação, além de ter custo acessível, permite boa cobertura contra microrganismos aeróbios gram-positivos e negativos e contra anaeróbios; a doxiciclina, iniciada ainda no hospital, e prescrita por no mínimo mais 7 a 10 dias após a alta, complementa o tratamento contra clamídia e eventuais micoplasmas. Para o tratamento ambulatorial (estadiamento I), empregamos o tianfenicol, 2,5 g VO, em dose única, associado à doxiciclina, 100 mg duas vezes ao dia por 14 dias. Alternativa interessante é o uso da azitromicina, em substituição à doxiciclina, no 1º e 8º dias, para possibilitar uma cobertura de aproximadamente 14 dias[14].

O tempo cirúrgico do tratamento, laparotomia ou preferencialmente laparoscopia, não deve ser suprimido, apesar de alguns grupos, em particular os norte-americanos, alegarem que a terapia antibiótica é suficiente[9]. No estádio II o tratamento precoce por laparoscopia das lesões salpingopélvicas está bem definido na atualidade e conjuntamente com a antibioticoterapia seria o ideal para a preservação da morfologia e função das tubas e, dessa forma, garantir o futuro reprodutivo das pacientes desejosas de terem filhos. Tal abordagem consiste essencialmente na delicada adesiólise, a menos traumática possível, evitando-se, inclusive, o uso de tesouras, associada ao lavado abundante e exaustivo da cavidade pélvica com solução salina morna. Se as trompas são ainda pérvias, será suficiente a drenagem acurada da coleção purulenta e a lise completa das aderências tubo-ovarianas.

Relativamente à síndrome de Fitz-Hugh-Curtis, embora o tratamento clínico resolva a sintomatologia dolorosa no hipocôndrio direito, em alguns casos somente a lise total das aderências por laparoscopia garante a erradicação da dor[16,22]. No estádio III, na presença de oclusão tubária (piossalpinge) é necessário drenar a trompa, eventualmente praticando uma abertura ao longo de sua margem medial (no caso onde a completa mobilização é impossível) ou através de uma fimbrioplastia[20]. Nas mulheres com prole constituída, a exérese das tubas afetadas é uma boa conduta; nas mulheres desejosas de filhos, uma segunda laparoscopia de controle após

1 a 3 meses pode ser importante, objetivando tratar o fator peritoneal, liberando eventuais aderências residuais. Em se tratando de abscesso tubo-ovariano (ATO), a laparoscopia pode representar uma excelente opção, possibilitando a aspiração do conteúdo do abscesso (Figura 47.2), a irrigação de sua cavidade e a lavagem da cavidade peritoneal. Estudos de procedência germânica permitiram concluir que, face às complicações per e pós-operatórias de condutas cirúrgicas mais radicais no ATO, a cirurgia laparoscópica deve ser conservadora, independentemente dos planos reprodutivos da paciente. O grupo de Clermont-Frerrand propõe que a cirurgia laparoscópica seja a técnica de escolha no manejo inicial dos ATO[14].

Entretanto, o desenvolvimento de modernos agentes antimicrobianos de largo espectro trouxe alternativas viáveis ao tratamento cirúrgico em muitos casos, evitando-se a morbidade operatória com a preservação da fertilidade e da função ovariana[4]. Na visão dos autores, de acordo com a gravidade dos abscessos a resposta aos antibióticos pode ser lenta; por isso, a terapia intravenosa deve ser instituída por, no mínimo, 7 dias. Não havendo melhora clínica ou laboratorial após 72 h, deve-se proceder à exploração cirúrgica ou laparoscópica. Sabe-se, por outro lado, que a falha de antimicrobianos ocorre mais frequentemente quando o diâmetro da massa tumoral é maior que 8 a 10 cm ou em abscessos bilaterais; em contrapartida, há unanimidade em se afirmar que ATO menores que 5 cm apresentam bom resultado ao tratamento clínico isoladamente. Outros procedimentos como a colpotomia e a drenagem percutânea ou transvaginal guiada pelo ultrassom, pela efetividade, simplicidade e segurança, podem representar opções interessantes em casos selecionados[4,15].

Dependendo dos achados operatórios, procedimentos mais abrangentes podem-se fazer necessários, a exemplo da anexectomia e histerectomia. No estádio IV, a mortalidade e a morbidade são altas e a intervenção cirúrgica associada à antibioticoterapia deve ser imediata[15]. Carvalho e cols.[4] orientam que os achados clínicos decorrentes da rotura do ATO compreendem: demonstração de massa pélvica pelo toque vaginal bimanual ou pela ultrassonografia, VHS elevada, taquicardia desproporcional para a febre, sinais clínicos de peritonite e presença de pus à culdocentese, com progressão da doença apesar da antibioticoterapia de largo espectro. Quanto ao tipo de intervenção cirúrgica, ainda é possível a laparoscopia nos casos menos graves; havendo diagnóstico de choque séptico, a laparotomia se impõe, tão logo haja condições clínicas.

MEDIDAS PREVENTIVAS

A prevenção e detecção precoce da doença inflamatória pélvica aguda, especialmente a subclínica, são hoje metas prioritárias. Algumas medidas são mais relevantes e devem ser implementadas[4]:

- diagnóstico precoce e tratamento das cervicites;
- uso de métodos contraceptivos hormonais e de barreira;
- respeito aos critérios para uso do DIU;
- exame e tratamento do parceiro sexual;
- orientação e campanhas de esclarecimento sobre DST.

No Brasil, infelizmente, a oportunidade do diagnóstico etiológico nas classes socioeconômicas desfavorecidas é praticamente nula, o que implica necessariamente no tratamento empírico das cervicites, vaginites e uretrites, sobretudo tendo como meta os patógenos primários (clamídia, gonococo e micoplasmas) e a não rara presença da vaginose bacteriana. Para tal, mister se faz o exame clínico minucioso do trato urogenital inferior, além da avaliação do risco da paciente. A prescrição oportuna de doxiciclina (200 mg/dia), ou azitromicina (1 g/dose única) e metronidazol (2 g/dose única), associados ou não, contribuirá de forma efetiva para a prevenção da DIPA. A conduta é igualmente válida sempre que métodos propedêuticos e terapêuticos invasivos cervicoendometriais (biópsia endometrial, histerografia, histeroscopia, curetagem uterina, etc.) são indicados em situações de risco.

Com relação ao DIU, apesar de tema mais controverso hoje que no passado, é absolutamente importante a assepsia rigorosa durante a inserção, tendo-se o cuidado de tratar previamente as eventuais cervicovaginites, orientando-se às pacientes com múltiplos parceiros sexuais a escolherem outro método anticoncepcional.

O rastreamento e o tratamento do parceiro sexual são relevantes, já que, neste grupo de risco, grande parte dos homens é portador assintomático de DST. Nesse particular, o uso de azitromicina, 1 g, em dose única, é recomendação consensual.

REFERÊNCIAS BIBLIOGRÁFICAS

1. Bevan CD, Ridgway GL, Rothermel CD. Efficacy and safety of azitromycin as monotherapy or combined with metronidazole compared with two standard multidrug regimens for the treatment of acute pelvic inflamatory disease. J Int Med Res. 2003;10:45-54.
2. Borgia SM et al. Group A streptococcal sepsis secondary to peritonitis and acute pelvic inflamatory disease. Eur J Clin Microbiol Infect Dis. 2001;3:437-39.
3. Bravo RS, Passos MRL. Doença inflamatória pélvica - Infecção do trato genital superior feminino. DST-J Bras Doenças Sex Transm. 2003;15:59-63.
4. Carvalho NS, Kürten Ihlenfeld MF, Chuery ACS. Doença inflamatória pélvica In: Belda Júnior W (ed). Doenças Sexualmente Transmissíveis. São Paulo: Atheneu; 1999. p. 157-71.
5. Eckert LO et al. Prevalence and correlates of antibody to clamydial heal shock protein in women attendy sexualy transmitted disease clinics and women with confirmed pelvic inflamatory disease. J Infect Dis. 1997;175:1453-58.
6. Eschenbach DA et al. Acute pelvic inflamatory disease: associations of clinical and laboratory findings with laparoscopy findings. Obstet Gynecol. 1997;89:184-92.
7. Giraldo PC et al. Actnomyces israelli: um agente infeccioso a ser considerado pelo ginecologista. J Bras Ginecol. 1997;107:41-44.
8. González RR et al. Tratamiento médico-quirúrgico en la enfermedad inflamatória pélvica aguda. Rev Cuba Cir. 2000;39:139-42.
9. Judlin P et al. Salpingitis agudas inespecíficas. Encyclopédie Medico-Chiturgicale-E-470-A-10-2001.
10. Molander P et al. Transvaginal sonography in the diagnosis of acute appendicitis. Ultrasound Obstet Gynecol. 2002;20:496-501.
11. Murta EFC, Pelá GA, Pagnano FO. Doença inflamatória pélvica aguda após laqueadura tubária bilateral para esterilização. Reprodução & Climatério. 1996;11(4):198-99.
12. Murta EFC et al. Doença inflamatória pélvica aguda unilateral em uma paciente virgem com útero didelfo: relato de caso. J Bras Ginecol. 1997;107:381-83.
13. Murta EFC, Pelá GA, Pagnano FO. Estudo retrospectivo de 200 casos de doença inflamatória pélvica. J Bras Ginecol. 1997;107:35-38.
14. Nervo CC. Doença Inflamatória Pélvica. In: Silveira GPG. Ginecologia Baseada em Evidências. São Paulo: Atheneu; 2004. Cap. 20.
15. Santos JC. Doença Inflamatória Pélvica. In: Viana LC, Geber S (ed). Ginecologia. 2ª ed. Rio de Janeiro: MEDSI; 2001. Cap. 25.
16. Sarli L, Villa F, Lusco DR. The value of laparoscopy in the diagnosis and therapy of violin-string like perihepatic nonpostoperative adhesions. Surg Endosc. 2001;15:323.
17. Sivyer P. Pelvic ultrasound in women. World J Surg. 2000;24:188-97.
18. Soper DE. Infecções Genito-urinárias e Doenças Sexualmente Transmissíveis. In: Berek JS, Adashi EY, Hillard PA (ed). Novak Tratado de Ginecología. 12ª ed. Rio de Janeiro: Guanabara Koogan; 1998. cap 15.
19. Sweet RL, Landers DV. Pelvic inflamatory disease in HIV-positive women. Lancet. 1997;349:1265-66.
20. Vignali M. Tratamento laparoscópico da doença inflamatória pélvica. Rev SOPEGI. 2003;3(1):5-7.
21. Wagaarachchi PT, Fernando L, Fernando DJS. Acute pelvic inflamatory disease in a gynecological casualt setting. Int J Gynecol & Obst. 2000;68:155-56.
22. Wu HM, Lee CL, Yen CF. Laparoscopy diagnosis and management of Fitz-Hugh-Curtis syndrome: report of three cases. Chang Gung Med J. 2001;24:388-92.

48

Doenças Priônicas
(Prionoses, Prionopatias, Encefalopatias Espongiformes Transmissíveis)

■ Marcelo José de Oliveira
■ Rodrigo Azevedo de Oliveira

(CID 10 = A81 – Doença do sistema nervoso central causada por príon; A 81.0 – Doença de Creutzfeldt-Jakob [Encefalopatia espongiforme subaguda]; A 81.8 – Kuru; F02.1 – Demência na doença de Creutzfeldt-Jakob)

REDUÇÕES

DCJ = doença de Creutzfeldt-Jakob

DNA = ADN = ácido desoxirribonucleico

DP = doença priônica

EEB = encefalopatia espongiforme bovina ("doença da vaca louca")

EEG = eletroencefalograma

EET = encefalopatia espongiforme transmissível

IFE = insônia fatal esporádica

IFF = insônia fatal familiar

LCR = líquido cefalorraquiano; liquor

LCE = líquido cerebroespinhal

NVDCJ = nova variante da doença de Creutzfeldt-Jakob

PrP = proteína príon = PrPc = proteína priônica celular

PrPsc = proteína priônica do scrapie = príon = PrPres = proteína priônica resistente

RM = ressonância magnética

RNA = ARN = ácido ribonucleico

SGSS = síndrome de Gerstman-Sträussler-Scheinker

SNC = sistema nervoso central

TC = tomografia computadorizada

INTRODUÇÃO[1,3,3b,4,5,6,9a-16,19]

As doenças priônicas (DPs) (ou prionoses) podem acometer não só o homem, mas também os animais irracionais (Tabela 48.1). As enfermidades priônicas humanas são o kuru, a doença de Creutzfeldt-Jakob (DCJ), a síndrome de Gerstmann-Sträussler-Scheinker (SGSS), a insônia fatal familiar (IFF) e a insônia fatal esporádica (IFE). Das DPs animais

merecem menção o *scrapie* e a encefalopatia espongiforme bovina (EEB – "doença da vaca louca"). Apesar de raras, as prionoses vêm adquirindo crescente importância desde quando, em 1957, Gajdusek e Zigas descreveram os quadros clínico-evolutivo e anatomopatológico do kuru. Em 1959, Bill Hadlow, um médico veterinário, notou a semelhança histopatológica do *scrapie* (das ovelhas) com o kuru (humano). Em 1966, Gajdusek, Gibbs e Alpers conseguiram transmitir o kuru para primatas subumanos. Em 1968, Gibbs conseguiu transmitir a DCJ (do homem) para macacos. Em 1986, na Grã-Bretanha, começaram a surgir casos de EEB e, 2 anos após, já havia franca epizootia. De especial interesse foi o surgimento, em seres humanos, concomitantemente e logo após essa epizootia, de um novo tipo de encefalopatia espongiforme subaguda, a nova variante da doença de Creutzfeldt-Jakob (NVDCJ), da qual já há mais de 200 casos descritos[2a].

Pensava-se, a princípio, que as encefalopatias espongiformes transmissíveis (EETs) fossem de etiologia virótica ("vírus de ação lenta", "vírus não convencionais"). No entanto, atualmente há crescente evidência da participação dos príons na sua gênese.

Os príons não são bactérias; não são fungos; não são vírus, nem viroides. Os príons são proteínas infecciosas. O termo vem do inglês ***proteinaceous infectious particles*** (partículas proteínicas infecciosas) e foi um anagrama criado, em 1982, por Stanley B. Prusiner, que ganhou o prêmio Nobel de Medicina de 1997 por seus estudos sobre esse novo tipo de agente infeccioso. Os príons são desprovidos de ácido nucleico, resistentes a enzimas destruidoras de RNA e DNA, não acarretam resposta imune e, à microscopia eletrônica, não têm estrutura de vírus.

A *patogênese* das EETs é complexa e ainda não totalmente esclarecida. Para as finalidades do presente trabalho basta que se diga que os estudos apontam para a transformação de uma proteína normal (PrPc, proteína priônica celular ou proteína príon [PrP]), codificada no braço curto do cromossomo 20, de função pouco conhecida, em uma variante (isoforma) anômala, a PrPsc (proteína priônica do *scrapie* ou, simplesmente, príon). A PrPsc também é conhecida atualmente como PrP[res] em virtude de sua resistência aos agentes que costumam destruir vírus e bactérias. Essa proteína anômala deposita-se no sistema nervoso central (SNC), fazendo parte de placas amiloides. É interessante salientar que a

PrP e a PrPsc embora tenham, fundamentalmente, a mesma sequência de aminoácidos, diferem na sua conformação. As EETs seriam, pois, doenças "conformacionais", categorização relativamente recente em medicina.

Apesar das crescentes evidências da veracidade da teoria priônica, ainda há autores que procuram, renitentemente, um agente etiológico convencional para as EETs; todavia, até o momento, não apareceu nenhuma evidência que refute categoricamente o conceito dos príons. De grande interesse para a comunidade científica é a possibilidade de que enfermidades neurodegenerativas como, por exemplo, as doenças de Parkinson, de Alzheimer e a esclerose lateral amiotrófica (enfermidade de Charcot) sejam prionoses que não têm infectuosidade ou, se a têm, é em muito baixo grau. Alguns investigadores [Brundin, 2010; Frostand Diamond, 2010; Prusiner, 2012 (*apud* Rooset Johnson[12])] vêm considerando essas neurodegenerações como *simili* prionopatias).

As prionoses **podem-se transmitir por:** a) canibalismo (kuru); b) iatropatogenia (DCJ iatrogênica); c) ingestão de material contaminado (EEB, NVDCJ); d) mutações no gene da PrP (DCJ familiar, SGSS, IFF). Assim, pois, as DPs, por meio de um mecanismo único (pregueamento proteico aberrante [distúrbio de conformação proteica]) podem ser ao mesmo tempo infecciosas e hereditárias, fato inusitado na história do mecanismo das doenças.

A *anatomia patológica* das DPs pode revelar, ou não, à *macroscopia*, dependendo da fase evolutiva, atrofia encefálica. À *histopatologia* verificam-se: a) perda neuronal; b) astrocitose reacional; c) vacúolos intracitoplasmáticos neuronais que, no conjunto, dão o aspecto esponjoso (Figura 48.1) característico (mas não patognomônico) de tais enfermidades; d) placas amiloides que contêm a proteína priônica anômala (que pode ser demonstrada por imuno-histoquímica ou *western blot* e permite o diagnóstico definitivo). É notável, nas prionoses, a falta da reação inflamatória observável nas doenças infecciosas usuais. Dependendo da localização predominante das anormalidades supramencionadas, os sintomas/sinais serão mais cerebrais, mais de tronco encefálico ou mais cerebelares; podem ser também, mais raramente, medulares (corno anterior). Também merece menção o fato de que as quatro modificações histopatológicas supracitadas podem variar de mínimas a intensas, a depender da fase evolutiva e do tipo da DP.

TABELA 48.1

Doenças Priônicas	
Humanas	*Animais*
1. Doença de Creutzfeldt-Jakob esporádica	1. *Scrapie* (ovelha, cabra, carneiro selvagem)
2. Doença de Creutzfeldt-Jakob hereditária	2. Encefalopatia transmissível do *vison*
3. Síndrome de Gerstman-Sträussler-Scheinker	3. Doença atrofiante crônica (cervo, alce)
4. Insônia fatal familiar	4. Encefalopatia espongiforme bovina (gado *vacum*)
5. Insônia fatal esporádica	5. Encefalopatia espongiforme felina (gato, chitá, puma, jaguatirica)
6. Doença de Creutzfeldt-Jakob iatrogênica	6. E. espongiforme de ungulados exóticos cativos (kudu, órix, cefo)
7. Kuru	
8. Nova variante da doença de Creutzfeldt-Jakob	

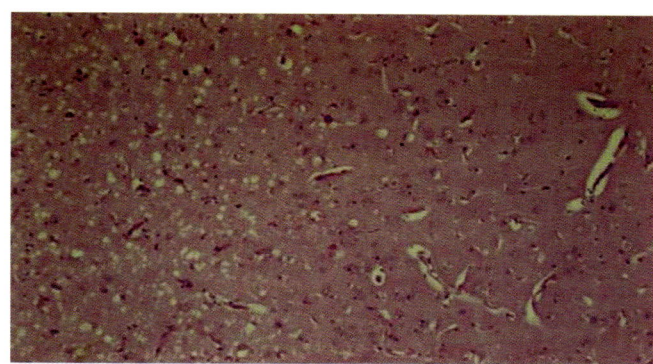

FIGURA 48.1 – Doença de Creutzfeldt-Jakob. Histopatologia: degeneração neuronal, gliose e espongiose. (Fonte: Chimelli L. I Seminário Nacional em Doenças Priônicas. Diagnóstico Laboratorial: Anatomia Patológica. [Brasília-DF, 08 de junho de 2005].)

DIAGNÓSTICO CLÍNICO[1,2a,3,4,6,6a,9a,11-14,19]

Seguem neste item alguns comentários sobre a DCJ, indubitavelmente a de maior interesse clínico e, de passagem, sobre as demais prionoses humanas, bem como sobre o *scrapie* e a EEB. Estas duas últimas, embora enfermidades de animais, podem ter alguma relação com as EETs do homem (ver a seguir).

Kuru

O kuru é doença restrita ao grupo linguístico-cultural Fore, das regiões montanhosas do norte da Papua-Nova Guiné. Gajdusek e Zigas descreveram seu quadro clínico-evolutivo bem como seus aspectos anatomopatológicos em 1957. Sua **transmissão** ocorre por meio de rituais de pesar nos quais, principalmente, crianças de ambos os sexos e mulheres esfregam pelo corpo (a face inclusive) – e comem – as vísceras (muito particularmente o cérebro) de parentes mortos. Há, pois, penetração de material infectado por príons pela via oral, pelas mucosas conjuntival e nasal e, se as houver, por lesões cutâneas.

A enfermidade é de **início** insidioso. O doente apresenta uma ataxia cerebelar progressiva, com tremores e disartria. A moléstia avança inexoravelmente. O paciente fica impossibilitado de deambular e articular as palavras; os tremores tornam-se grosseiros (o termo kuru significa tremor, abalo). Ao quadro inicial juntam-se disfagia e sintomas/sinais de acometimento das vias corticoespinhais, além de movimentos coreoatetósicos. Na **fase final** o enfermo encontra-se caquético e falece, vítima de misericordiosa infecção secundária, cerca de 8 meses após o início dos sintomas.

O kuru, epidêmico nos anos 1950, encontra-se em extinção, pois os nativos das terras altas da Nova Guiné, tendo tido contato com indivíduos do mundo dito civilizado, aboliram os rituais fúnebres canibalísticos. Atualmente, essa moléstia é mais de interesse histórico. Foi a primeira DP que se transmitiu, experimentalmente, de *anima nobile* para animais irracionais. Dr. Carleton Gajdusek, médico, virologista norte-americano, recebeu o prêmio Nobel de Fisiologia e Medicina em 1976, por suas pesquisas sobre essa prionose.

Scrapie

O *scrapie* é doença de ovinos (e caprinos) conhecida na Escócia desde priscas eras. Sua primeira descrição data do século XVIII (1755). Não há referência a casos "naturalmente adquiridos" dessa enfermidade em seres humanos; nem há maior incidência de EET humana (DCJ, p. ex.) entre os indivíduos que lidam com ovelhas. Os raríssimos exemplos desse mal que acometeu o homem ocorreram através de contaminação em laboratórios de pesquisa. Os animais com *scrapie* tornam-se inquietos, irritadiços, atáxicos e ficam se esfregando onde podem (daí o nome da doença: do inglês *to scrape* = esfregar, raspar, arranhar). Morrem em poucos meses.

Encefalopatia Espongiforme Bovina

A EEB ("doença da vaca louca") passou a atacar o rebanho do Reino Unido em 1986. Em 1988 já havia franca epizootia que só começou a retroceder em 1994. A doença ocorreu também no continente europeu (França, Alemanha, Dinamarca, Suíça, Países Baixos, Espanha, Portugal), Canadá, Ilhas Malvinas (Falklands) e Omã. Sacrificaram-se milhões de animais. Os bovinos acometidos pela moléstia apresentam um quadro clínico que lembra o do *scrapie*. Tornam-se inquietos, irritadiços, atáxicos, mastigando e lambendo os dentes todo o tempo. Morrem em algumas semanas, ou em poucos meses. Há fortes evidências de que a epizootia de EEB ocorreu em razão de ingestão de ração (para o gado *vacum*) preparada com vísceras de carneiros infectados pelo *scrapie*. Coincidentemente, no Reino Unido, a partir de meados da década de 1990, começaram a surgir (em seres humanos) casos de DCJ com aspectos clínico-eletroencefalográficos e neuropatológicos diferentes dos que se observam na forma esporádica clássica (da DCJ) (Vide infra).

Doença de Creutzfeldt-Jakob

O nome dessa entidade mórbida, uma denominação imprópria, foi uma homenagem aos psiquiatras alemães Hans-Gerhard Creutzfeldt e Alfons Maria Jakob. O primeiro relatou um caso em 1920 e, o segundo, no ano seguinte, descreveu cinco outros. Em verdade, o mal que Creutzfeldt relatou, com certeza, não era o que hoje se conhece por DCJ. Dos casos de Jakob, apenas dois preenchem os critérios atuais para o diagnóstico da doença em tela.

A DCJ é a mais comum das enfermidades priônicas mas, mesmo assim, é rara, com uma incidência de cerca de um caso por um milhão de habitantes/ano. O *período de incubação*, exceto nas formas atropatogênicas (cerca de 2 anos), é desconhecido; muito provavelmente é de 12 ou mais meses. Tem *quatro formas clínicas*: esporádica, familiar, iatrogênica e nova variante.

A forma esporádica é a mais frequente (85% dos casos). Acomete ambos os sexos, particularmente após os 60 anos de idade, em qualquer estação do ano. É de distribuição geográfica universal. Não respeita raça. Trata-se de uma doença multissistêmica do neuroeixo, com variáveis graus de demência e alterações cerebelares, piramidais e extrapiramidais. O *início* é subagudo, com sintomas inespecíficos e variáveis como os que se encontram nas primeiras fases dos outros tipos de demenciação: mal-estar geral, fadiga, modificações comportamentais, distúrbios da cognição – inclusive da memória –, do humor e do sono. O doente piora a olhos vistos e vão surgindo indícios de acometimentos cerebelar (ataxia), piramidal (déficits motores, espasticidade, hiper-reflexia miotática, sinal de Babinski) e visual (cegueira cortical).

Podem surgir manifestações extrapiramidais (rigidez, bradicinesia, movimentos anormais) e disartria. Sinais de ataque ao corno anterior da medula espinhal também podem ocorrer. Classicamente, no *período de estado,* há uma tríade constituída por demência, mioclonias e anormalidades eletroencefalográficas características (atividade periódica ou pseudoperiódica). Essa tríade, embora não patognomônica, é de grande importância diagnóstica; pode não se apresentar completa, mas a ausência dos seus três constituintes é, certamente, muito rara e encaminha o diagnóstico para outra direção. As mioclonias são muito importantes para a diagnose; podem surgir em qualquer fase da enfermidade, mas não são frequentes no seu início. O processo progride inexoravelmente e vão surgindo outras provas de disfunção multifocal do neuraxe. O paciente torna-se mudo e acinético, apresenta reflexos primitivos e evidencia alterações do sistema nervoso autônomo, inclusive com padrões respiratórios anômalos. Entra em estado vegetativo, estupor, coma e morre, usualmente, em 4 a 6 meses do início do padecimento.

A forma esporádica da DCJ pode ter *apresentações atípicas* (10% dos casos). Duas delas merecem menção. Na primeira, *a variante de Heidenhain,* as anormalidades iniciais traduzem um maior acometimento das regiões parietoccipitais, com dispraxia, agnosia e, principalmente, alterações visuais (hemianopsia homônima, cegueira cortical). Na *variante cerebelar de Brownell/Oppenheimer* há, a princípio, uma ataxia progressiva, muito mais nítida que a demenciação, que só surge mais tardiamente. Tanto em uma forma quanto em outra, com o evoluir do processo, surgem evidências de dano multifocal ao SNC que vão assemelhá-las à forma clássica. Desconhece-se a exata *patogenia* da forma esporádica da DCJ. Supõe-se que haja uma mutação espontânea no gene codificador da PrP, com consequente transformação da PrPc em PrPsc.

A forma familiar da DCJ representa 5% a 15% dos casos (da DCJ). Há uma mutação (de transmissão autossômica dominante) no gene da PrP que transforma a proteína priônica normal em sua isoforma anômala, patogênica. O *quadro clínico* é, grosso modo, similar ao do tipo esporádico, mas costuma iniciar-se mais precocemente (por volta dos 55 anos de idade) e durar um pouco mais (em torno de 8 meses).

A forma iatrogênica da DCJ ocorre cerca de 24 meses após procedimentos médicos que acarretam a chegada de material contaminado por príons ao SNC. Os casos que se descreveram=na literatura advieram principalmente da implantação de eletrodos de profundidade no cérebro, transplantes de córnea, aloenxertos de dura-máter e administração de hormônio do crescimento proveniente de *pool* de hipófises retiradas de cadáveres humanos. O *quadro clínico* é, em linhas gerais, similar ao da forma esporádica mas, em alguns casos (aqueles em que a via de penetração dos príons é periférica e não por inoculação direta de príons no cérebro, por exemplo, por administração parenteral de hormônio do crescimento [produzido por método antigo, não mais utilizado]) os doentes apresentam, por razões ainda não bem esclarecidas, muito mais sintomas/sinais cerebelares que demenciação e mioclonias. No nosso país, Caboclo e cols. descreveram em 2002 – *apud* Nitrini[6a] – dois casos dessa forma clínica.

Em meados da década de 1990 surgiu, no Reino Unido, uma forma de DCJ diferente das até então conhecidas. Deu-se-lhe o nome de *nova variante da DCJ* (NVDCJ). Desde então, descreveram-se cerca de 200 casos desse novo tipo de prionoses. A *idade de início* da enfermidade é mais precoce (16 a 48 anos; em média 29 anos). As *manifestações clínicas iniciais* são ansiedade e depressão, ataxia e disestesias faciais e apendiculares; a *duração* da moléstia é de 9 a 35 meses (em média 14 meses), mais longa, portanto, que a da forma esporádica clássica. Demenciação, mioclonias e distúrbios do movimento extrapiramidal são *manifestações tardias*. À *histopatologia* há uma enorme quantidade de depósitos proteicos imunorreativos à PrP (placas amiloides muito semelhantes às do kuru; foram denominadas placas floridas) disseminados pelo cérebro e pelo cerebelo. O *EEG* não mostra a atividade periódica ou pseudoperiódica frequentemente observável na forma clássica. Os casos da NVDCJ coincidiram com – e vieram logo após – a epizootia de EEB. Há, nos dias atuais, crescente evidência de que os enfermos da NVDCJ teriam sido contaminados pela ingestão de carne e seus derivados oriundos de gado *vacum* portador de EEB. *Mutatis mutandi*, o mecanismo de transmissão lembra o do kuru (ingestão de cérebro humano).

Síndrome de Gerstman-Sträussler-Scheinker

A SGSS é muito rara, familiar, com *transmissão* autossômica dominante. Costuma *iniciar-se* por volta dos 42 anos de idade (entre 20 e 50), de modo insidioso, com uma ataxia cerebelar progressiva, à qual se vêm juntar sinais de acometimento das vias corticoespinhais. Demenciação pode surgir na fase tardia, mas geralmente é discreta. É a mais lenta das prionoses, levando o enfermo ao óbito por volta do 5º ano de evolução. As alterações espongiformes são discretas; as placas amiloides são conspícuas no cerebelo. Classicamente, descreve-se uma mutação pontual no códon 102 do gene codificador da proteína priônica. (Em verdade, a genética molecular revelou mutações em vários outros códons).

Material oriundo de cérebro de pacientes portadores dessa enfermidade, quando inoculado em animais de experimentação, acarretou encefalopatia espongiforme. A SGSS tem vários pontos em comum com a forma familiar da DCJ, tornando a diferenciação clínica e, às vezes, até a histopatológica, impossível. Na verdade, há uma tendência atual a considerar a SGSS e a IFF (veja a seguir) como subtipos da forma familiar da DCJ.

Insônia Fatal Familiar

A *IFF* é doença de descrição recente (Lugaresi e cols., 1986, *apud* Roos[12]), de *transmissão* autossômica dominante. Costuma *iniciar-se* após os 40 anos de idade com alterações do ciclo sono-vigília às quais se associam distúrbios neurovegetativos, endócrinos e neurológicos outros. As anormalidades morféticas consistem em uma insônia grave, intratável, e uma incapacidade de gerar padrões eletroencefalográficos de sono profundo. Hipertermia, hiperidrose, lacrimação e salivação excessivas, hipertensão arterial, taquicardia, dificuldade miccional e constipação constituem a disautonomia. Podem associar-se, em graus variáveis, outras anormalidades neurológicas, como alterações comportamentais, distúrbios de atenção e de memória, sinais piramidais, mioclonias, tremores, ataxia e disartria. Os enfermos podem apresentar também aumento do cortisol e alterações do ritmo circadiano

da prolactina e dos hormônios do crescimento e folículo-estimulantes. A moléstia progride inexoravelmente e leva o paciente à defunção em torno de 1 ano (7 a 36 meses).

O *EEG* não costuma mostrar as anormalidades encontradas na DCJ. Há uma importante perda neuronal, com astrocitose, principalmente nos tálamos (núcleos ventral anterior e dorsomedial) e nas olivas inferiores; a anormalidade espongiforme é discreta ou não se faz presente. A *genética molecular* revela uma mutação no códon 178 do gene da PrP (idêntica à encontrada em algumas formas familiares de DCJ). É interessante citar que se descreveu recentemente (Mastrianni e cols., 1999, *apud* Roos[12]) uma doença não hereditária com características clínicas e histopatológicas similares às da IFF; deu-se-lhe a denominação de *insônia fatal esporádica*.

DIAGNÓSTICO DIFERENCIAL[1,3,6-9a,10a,11,13]

Como se pode observar na Tabela 48.2, o diagnóstico diferencial das DPs é muito amplo. Um sem-número de enfermidades progressivas do SNC, de etiologias várias, pode confundir-se com essas encefalopatias. Os comentários que se seguem darão ênfase à DCJ.

TABELA 48.2

Diagnóstico Diferencial da Doença de Creutzfeltd-Jakob	
Doenças Infecciosas	**Doenças não Infecciosas**
1. Pan-encefalite esclerosante subaguda	1. Intoxicações exógenas: lítio, mercúrio inorgânico
2. Demência (complexo cognitivo-motor) da aids	2. Metabólicas: lipidoses cerebrais, uremia, hipercalcemia
3. Encefalites virais	3. Degenerativas: doença de Alzheimer, demência com corpos de Lewy, degeneração lobar frontotemporal, ELA com demência, degenerações cerebelares progressivas
4. Sífilis do sistema nervoso	4. Tumorais: linfoma angiocêntrico, meningite carcinomatosa
5. Micoses do sistema nervoso	5. Paraneoplásicas: encefalite límbica, encefalite de tronco, degeneração cerebelar
6. Doença de Lyme	6. Vasculares: demência de múltiplos infartos, vasculites do SNC
7. Doença de Whipple	7. Psiquiátricas: reação emocional atípica, psicoses "maiores"
	8. Miscelânea: encefalopatia de Hashimoto, sarcoidose

Obs: ELA = esclerose lateral amiotrófica.

Em geral, o diagnóstico da DCJ típica, com a tríade clássica (demência, mioclonias, atividade periódica), desde que lembrado, habitualmente não é muito difícil; entretanto, algumas vezes, casos que a princípio pareciam típicos, com a evolução, demonstram ser outra enfermidade. (Um dos autores [MJO] teve oportunidade de acompanhar um sexagenário com modificações comportamentais e mioclonias; a primeira possibilidade diagnóstica foi EET; tratava-se, em verdade, de uma uremia.) É interessante lembrar que algumas moléstias, por exemplo, neurossífilis, hipercalcemia, intoxicação pelo lítio, também podem acarretar encefalopatia de evolução rápida e atividade periódica ao EEG.

Em qualquer caso de demenciação atípica ou degeneração cerebelar progressiva não esclarecida não se pode deixar de pensar em DCJ (levando em consideração, evidentemente, a faixa etária do doente). Nas fases iniciais, a sintomatologia da DCJ é similar à de qualquer outra das formas de demência progressiva (Gp. ex., doença de Alzheimer, aterosclerose) e somente com o surgimento de mioclonias e sintomais/sinais cerebelares, extrapiramidais, parietais ou de corno anterior da medula, a possibilidade de DP vem à tona.

As lipidoses do SNC cursam com demenciação e mioclonias, mas geralmente não são grande problema diagnóstico, pois são doenças de crianças e jovens, de evolução muito lenta e com alterações retinianas. A pan-encefalite esclerosante subaguda também é enfermidade progressiva que evolui com demenciação e mioclonias, mas é moléstia principalmente de pré-adolescentes e o LCR desses pacientes apresenta uma elevada quantidade de anticorpos antissarampo. Se um(a) jovem apresenta sintomas atípicos de doença psiquiátrica ou encefalítica, mormente se é oriundo(a) do Reino Unido, convém colocar a NVCJ no rol dos diagnósticos possíveis. Por fim, importa dizer do valor do tempo de evolução para a diagnose do padecimento; se já vem há mais de 16 meses, a possibilidade de DCJ torna-se menos provável.

DIAGNÓSTICO LABORATORIAL[1,2b,3b,4a-6,9a,10a-14,16,18,19]

Exames Específicos

Nos últimos anos surgiram várias técnicas imunológicas e de genética molecular para detectar marcadores das DPs. Mostraram-se, a princípio, promissoras; estudos ulteriores, no entanto, não revelaram a especificidade esperada.

Para o diagnóstico da *insônia fatal familiar* (IFF) pode-se, hodiernamente, em busca de mutações, realizar o *sequenciamento do gene codificador da proteína priônica*. Para a *DCJ*, tem valimento a *biópsia de tonsila palatina*, na qual se pode encontrar, através de imuno-histoquímica ou *western blot*, a PrP anômala. Tal procedimento parece ser o método atual mais acurado para a elucidação da NVDCJ; não tem valia, no entanto, para o esclarecimento das demais formas da moléstia. Assim, pois, para a diagnose da *DCJ esporádica* tem que se lançar mão da *histopatologia cerebral*. Não basta, no entanto, encontrar a alteração espongiforme; para a diacrítica definitiva, faz-se mister a presença da PrPsc. Mas há alguns percalços. A biópsia cerebral traz risco potencial de transmissão de príons para o pessoal nela envolvido e, caso se confirme o diagnóstico de EET, há a necessidade de destruição do material utilizado na mesma. Por tais motivos, há uma tendência atual de realizar tal proceder apenas quando há suspeita clínica de enfermidade potencialmente tratável, como, por exemplo, uma vasculite cerebral ou a doença de Whipple.

Como se pode depreender do exposto, urge o desenvolvimento de um método simples, rápido e fidedigno para o diagnóstico específico das DPs. Já estão surgindo, em laboratórios especializados, técnicas de detecção, no LCR, da isoforma anômala da PrP; é provável que em futuro não muito distante cheguem em auxílio da prática clínica diária.

Exames Inespecíficos

Os *exames ancilares rotineiros* geralmente não trazem grandes informações para a elucidação das DPs; devem, no entanto, ser solicitados, pois podem afastar outras possibilidades diagnósticas, muitas delas potencialmente tratáveis. É de boa norma pedir também as *análises hematológicas habitualmente utilizadas na semiótica paraclínica das demências* (VDRL, dosagens de cobalamina e cálcio, funções tireoidiana, pancreática e hepática). Poderão também entrar no rol, sempre em consonância com os dados clínicos, a *sorologia para HIV, anticorpos antitireoide e provas de triagem para tóxicos e doença vascular do colágeno*. A solicitação de *radiografias simples de tórax* é importante. (Um dos autores [MJO] teve oportunidade de acompanhar um senhor de 65 anos de idade com distúrbios da coordenação de início recente e modificações comportamentais. Tratava-se de um tumor pulmonar maligno, sem metástases, naquela ocasião, para o SNC. O diagnóstico da doença primária foi possível através de radiografias singelas dos campos pleuropulmonares.) *Biópsia jejunal* é uma opção quando há suspeita clínica da doença de Whipple.

O *exame rotineiro do LCR* costuma ser normal na DCJ ou pode revelar uma leve e completamente inespecífica elevação da taxa proteica, sem resposta celular (esta, se existir, será mínima). Nos últimos anos houve um grande entusiasmo pela pesquisa da enolase neurônio-específica, da neopterina, das proteínas 100,tau e, principalmente, da 14-3-3. É bem verdade que essas substâncias podem estar em quantidades elevadas no líquido cerebroespinhal na moléstia em tela, mas, sabe-se hoje, são inespecíficas e apenas traduzem destruição de neurônios, podendo estar aumentadas também em outros padecimentos do encéfalo. Apesar dos percalços, tem havido uma tendência atual de solicitar, em casos suspeitos de DCJ, a pesquisa associada, no LCE, das proteínas 14-3-3 (técnica: *imunoblotting*) e tau (técnica: ELISA). Com esse tipo de conduta tem-se obtido sensibilidade/especificidade de 85% e 95%, respectivamente. Em virtude da possibilidade de falsos-positivos e falsos-negativos, é imperiosa a correlação dos resultados desses exames com os dados da clínica (anamnese e exame físico/neurológico).

Dos exames inespecíficos, sem sombra de dúvida, o EEG (Figura 48.2) é dos mais importantes para a diacrítica da DCJ. Nas fases iniciais da enfermidade pode estar normal ou mostrar-se difusamente lento. Se a suspeita de DCJ for realmente consistente, deve-se repetir esse exame a intervalos semanais, em busca das anormalidades características. Estas consistem em surtos frequentes, periódicos ou pseudoperiódicos, de onda aguda-onda lenta, de elevada amplitude, em meio a uma atividade de fundo alentecida; costumam ser sincrônicos com as mioclonias, embora possam existir sem elas. Se ocorrerem em todas as derivações e durante todo o decurso do registro, é elevadíssima a possibilidade diagnóstica de DCJ, mormente se vierem acompanhando demenciação e mioclonias. Essa atividade periódica ou pseudoperiódica não é patognomônica de DP e alguns indivíduos comprovadamente com a DCJ, nunca a apresentam. Esse EEG "característico" não costuma ocorrer no kuru, na IFF, nem na NVDCJ.

A *polissonografia*, embora inespecífica, tem valor para o diagnóstico da IFF ao revelar uma acentuada redução, ou mesmo ausência, das fases de ondas lentas e de movimentos oculares rápidos (sono REM [*rapid eye movements*]).

A *TC craniana* pode ser normal nas fases iniciais da DCJ, mas, com o evoluir do processo, costuma revelar uma progressiva, porém inespecífica, atrofia cerebral. Estudos mais recentes mostram que a *RM,* mais sensível que a TC, embora normal nas fases primeiras da DCJ, pode demonstrar, quando a moléstia já está plenamente estabelecida, uma sutil hiperintensidade de sinal, nas imagens ponderadas em T2, em estruturas cerebrais profundas, mormente nos núcleos lenticulares e, na NVDCJ, uma característica anormalidade de sinal, também no T2, emanando do pulvinar ("sinal do pulvinar").

Um significativo avanço no diagnóstico da DCJ surgiu com o advento da RM ecoplanar ponderada em difusão (Figura 48.3); com essa sequência observam-se anormalidades características, confundíveis apenas com aquelas observáveis em casos de hipóxia cerebral difusa (cujo quadro clínico é bem diverso daquele da DCJ). Tais anormalidades consistem em uma hiperintensidade de sinal em várias partes dos núcleos basais do telencéfalo e em extensas áreas do manto cortical cerebral. Naqueles casos em que o diagnóstico não se confirma e o quadro clínico é muito sugestivo de doença por príon, é de boa norma a realização seriada de RMs. Com o contínuo refinamento da tecnologia é mui provável que essa modalidade de exame de imagem (RM) se torne, em futuro próximo, o procedimento mais sensível para o diagnóstico provável da DCJ (pois o esclarecimento definitivo só é possível, no momento, através da neuropatologia).

Deve-se reservar a *angiografia cerebral* para os casos de fundamentada suspeita de vasculite.

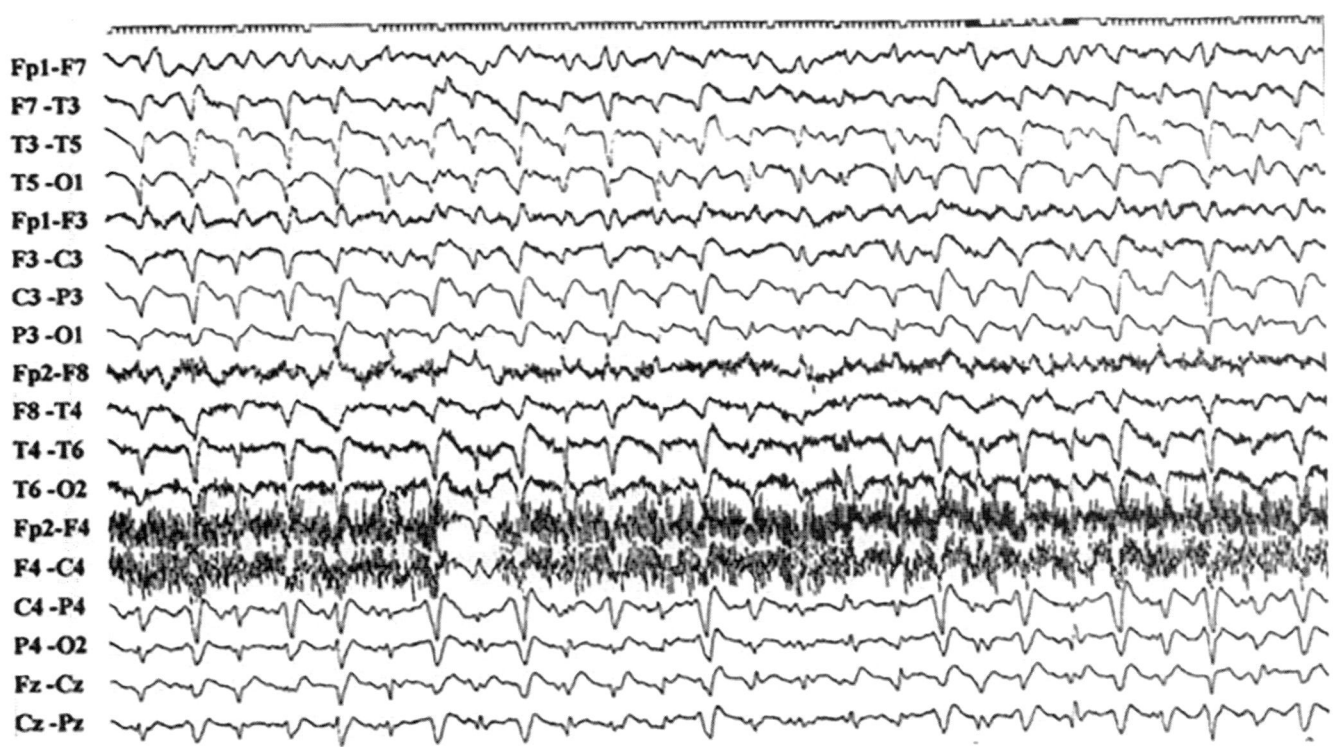

FIGURA 48.2 – Doença de Creutzfeldt-Jakob, forma esporádica, fase de mioclonias. EEG: atividade periódica. (Fonte: Gomes HR: Diagnóstico – LCR e EEG. I Seminário Nacional em Doenças Priônicas. Brasília, DF, 08 de junho de 2005.)

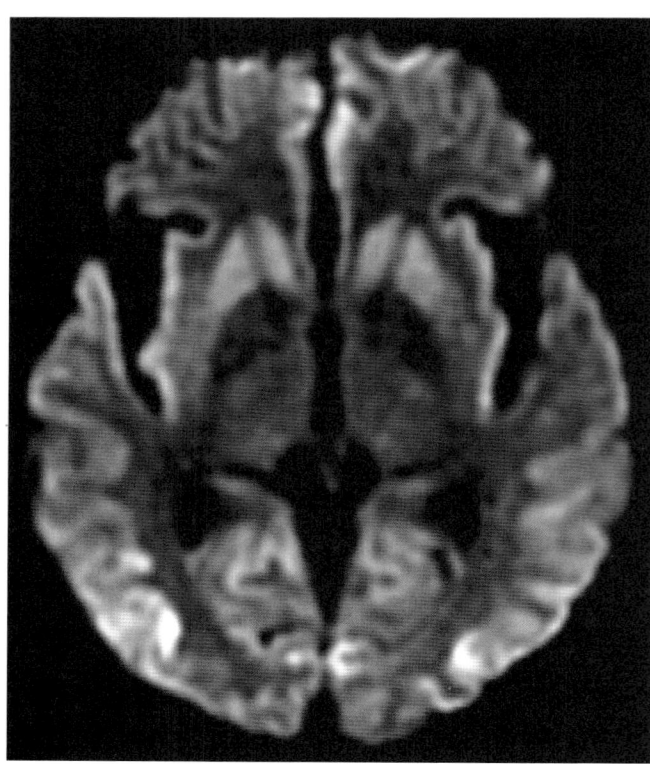 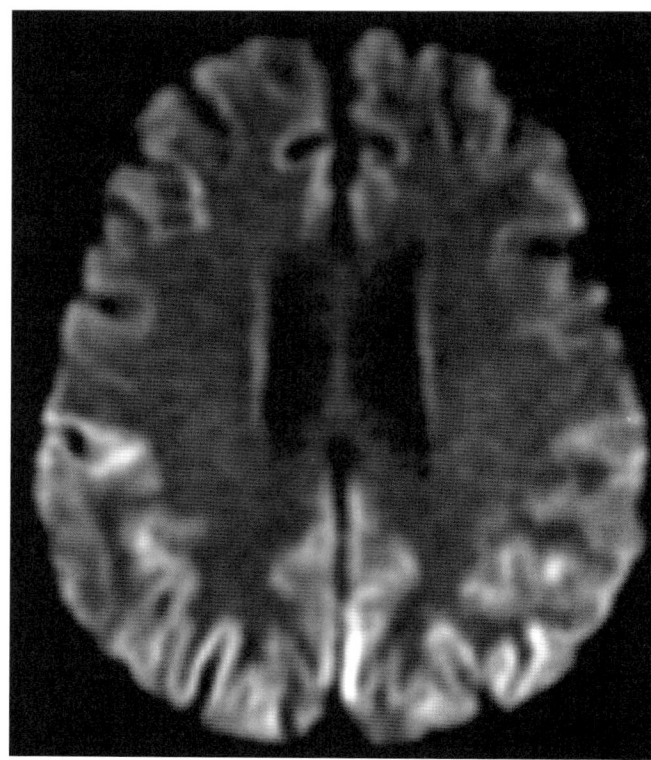

FIGURA 48.3 – RM ecoplanar ponderada em difusão. Acentuada atrofia cortical; hiperintensidade de sinal na cabeça do núcleo caudado e no putâmen, bem como no córtex cerebral, particularmente em áreas parietoccipitais. (Imagens gentilmente cedidas pelo Dr. Hélio Rodrigues Gomes, do Departamento de Neurologia da FMUSP.)

Critérios Diagnósticos[17]

A Organização Mundial de Saúde estabeleceu critérios para a diagnose da DCJ, a saber:

- Diagnóstico *definitivo*: histopatologia cerebral.
- Diagnóstico *provável*:
  – demência progressiva (sem diagnóstico alternativo);
  Mais, pelo menos, dois dos itens abaixo:
  – mioclonias;
  – distúrbios visuais ou cerebelares;
  – disfunção piramidal ou extrapiramidal;
  – mutismo acinético.
  Mais:
  – EEG "típico" ou LCR positivo para proteína 14-3-3 [em pacientes com duração da doença (até a morte) de menos de 2 anos].

TRATAMENTO[1,3,6,9a,12-14]

Antivirais, (p. ex., amantadina), antifúngicos (p. ex., anfotericina B), analgésicos não opioides (maleato de flupirtine), antimaláricos (quinacrina), nada, até o momento, mostrou-se eficaz na terapêutica específica das DPs. Mas a ciência não para. As pesquisas continuam. Tenta-se o desenvolvimento de medicamentos que impeçam o processamento de proteínas anômalas ou, se já estão formadas e acumuladas, a sua remoção.

O *tratamento inespecífico de suporte* das DPs é semelhante àquele utilizado para toda enfermidade grave do SNC. Deve-se ter especial cuidado com a nutrição e a hidratação do paciente. (Para maiores detalhes, ver o Capítulo 50 – Encefalites Virais Agudas.)

No que se refere à *terapia inespecífica sintomática* das DPs, para a espasticidade pode usar-se o baclofeno; para as mioclonias, tenta-se o clonazepam ou o valproato de sódio (ou o ácido valproico ou o divalproato). Nem sempre os resultados são satisfatórios.

"Curar quando possível, aliviar quase sempre, consolar sempre" já ensinava Hipócrates (Ilha de Cós, c. 460 – Tessália, c. 377 a.C.).=Como se pode depreender do que se expôs anteriormente, nas DPs, pelo menos por enquanto, nada se pode fazer pela cura. Pode-se aliviar um pouco o sofrimento do enfermo e consolar a sua família. Nunca é demais insistir no profundo pesar que acomete os mais achegados de um portador de DCJ ao acompanharem um seu ente querido com uma moléstia rapidamente progressiva, demenciado, grabatário, em gatismo, com mioclonias praticamente contínuas, por vezes incontroláveis.

EVOLUÇÃO E PROGNÓSTICO[3,6,13]

As doenças priônicas são implacáveis e levam o doente à morte em meses ou, no máximo, poucos anos. (Um dos autores [MJO] teve oportunidade de acompanhar uma senhora de 65 anos de idade, com diagnóstico de DCJ, que começou a sua moléstia com alterações de comportamento, vindo a falecer, em "mutismo acinético", cerca de 1 ano após o início dos sintomas).

PROFILAXIA[1,3,3b,6,9a,12-14,16]

Pode-se fazer a prevenção das prionoses hereditárias através de aconselhamento genético. Atualmente já é possível a detecção de mutações *in utero*; mas isso pode ser problemático, pois o chamado abortamento terapêutico traz inúmeras questões ético-religiosas e, além do mais, as leis nacionais não o permitem nesses casos. Lamentavelmente, no momento, não se pode prevenir o surgimento de DP em indivíduos sabidamente portadores de mutação no gene codificador da PrP e que ainda não desenvolveram a enfermidade.

A PrPsc é altamente resistente à degradação (fervura, formalina, álcool, radiação ultravioleta). Assim sendo, deve-se realizar a esterilização de material que se utilizou em paciente com DP suspeita ou comprovada por imersão em hipoclorito de sódio a 5%, durante 1 hora, ou por autoclavagem a 132°C e 15 libras/polegada quadrada por 60 minutos.

Como já se transmitiu a DCJ do homem para chimpanzés e como já houve contaminação iatrogênica de paciente para paciente, há a necessidade de precauções do pessoal médico-paramédico na lida com esses doentes, seus materiais biológicos e com o instrumental cirúrgico que tenha contato com eles. Mas o risco de contágio profissional parece baixo, pois, até há alguns anos, só havia registro na literatura de cinco casos de aquisição da doença por esse meio (dois técnicos em histopatologia, um patologista, um neurocirurgião e um ortopedista que havia manuseado dura-máter. Devem-se considerar as secreções desses enfermos como potencialmente infectantes. Os recipientes com as amostras de seus fluidos corporais e congêneres devem trazer escrita, de modo bem claro, a suspeita (ou confirmação) diagnóstica de doença por príon. Isolamento desses indivíduos não é necessário; o contato casual com eles não acarreta riscos maiores; é importante que se transmita essa informação aos seus familiares e ao pessoal de enfermagem.

É preciso cuidado no manuseio de agulhas, artigos de vidro, eletrodos de agulha e congêneres que tiverem contato com pessoas com DCJ; devem ser imersos em desinfetantes apropriados e autoclavados ou incinerados. Instrumentos cirúrgicos que se utilizarem nesses doentes devem ficar em quarentena; caso se confirme o diagnóstico, devem ser destruídos. Deve-se descontaminar todo material que se use nesses enfermos, antes de sua eliminação, com hipoclorito de sódio, hidróxido de sódio ou em autoclave. Convém salientar que só se pode determinar a infectividade residual por inoculação em animais de laboratório; como há dificuldades na realização desse procedimento, é preferível utilizar apetrechos descartáveis.

Se necessários, devem-se realizar procedimentos invasivos com material descartável e seguindo os mesmos cuidados que se utilizam nos indivíduos que têm a síndrome da imunodeficiência adquirida. (Para maiores detalhes, ver o Capítulo 5 – Aids). Intervenções cirúrgicas nos portadores de DCJ só devem ser realizadas quando absolutamente necessárias. Há normas para a realização de biópsias e necrópsias; seus detalhes fogem ao escopo deste trabalho. (O leitor que quiser maiores informações poderá buscá-las em Brown P: Guidelines for high riskautopsy cases: Special precautions for Creutzfeldt-Jakob disease, in Autopsy Performance and Reporting. Northfield, IL, College of American Pathologists, 1990, chap 12, pp. 67-74 [apud Ropper and Brown][13].)

Os tecidos de maior infectividade são aqueles que constituem o SNC e os órgãos linfopoiéticos. Trabalhadores de profissões de risco (p. ex., magarefes, médicos) que tenham contato com utensílios contaminados devem lavar-se cuidadosamente com sabão comum. Em casos de acidentes em procedimentos cirúrgicos ou de laboratório (corte ou per-furação com objeto infectado) deve-se espremer a área afetada, lavá-la bem em água corrente e imergi-la em hipoclorito de sódio a 2%. Se houver projeção de material contaminado nos olhos, bastará lavá-los bem com água ou soro fisiológico.

Nos últimos anos vem se tentando reduzir a incidência de casos iatrogênicos da DCJ. Não mais se esterilizam os eletrodos para uso intracerebral com vapor de formaldeído. As normas de conduta em transplantes de tecidos e administração de sangue e derivados estão em contínuo estudo e realiza-se o tratamento com hormônio do crescimento com material preparado por engenharia genética (e não mais com extratos purificados de hipófises de cadáveres).

Portadores de DP não devem doar órgãos para transplantes. Aliás, essa recomendação é extensiva a todo paciente que tenha demência. Finalmente, convém lembrar que as prionoses são doenças de notificação compulsória. Formulários para tal podem ser obtidos em www.abneuro.org/departamentos/departamentodeneurologiacognitivaedoenvelhecimento.

- *Websites* de Interesse:
  — www.anvisa.gov.br
  — www.cjdsurveillance.com
  — www.cjd.ed.ac.uk

REFERÊNCIAS BIBLIOGRÁFICAS

1. Anderson M. Prion Diseases. In: Donaghy M (Ed). Brain's Diseases of the Nervous System. 11thed .Oxford: Oxford University Press; 2001. p. 1140-43.
2. Brown F. Príon: um Mistério Transpõe a Barreira das Espécies. In: Garschagen DM (Ed). Livro do Ano Ciência e Futuro 1998. São Paulo: Encyclopaedia Britannica do Brasil Publicações; 1998. p. 54-65.
2a. Centers for Diseases Control and Prevention (CDC). vCJD (variant Creutzfeldt-Jakob disease). June 2014. Disponível em: http://www.cdc.gov/ncidod/dvrd/vcjd/factsheet_nvcjd.htm. Acessado em: jan. 2015.
2b. Cruz Jr LCH, Gasparetto EL, Domingues RC. Doença de Creutzfeldt-Jakob. In: Puccioni-Sohler M (Org.). Diagnóstico de Neuroinfecção. Rio de Janeiro: Editora Rubio; 2008. p. 150-51.
3. Silva R, Will RG. Human Prion Diseases. In: Davis LE, Kennedy PGE (Ed). Infectious Diseases of the Nervous System. Oxford: Butterworth-Heinemann; 2000. p. 215-30.
3a. Delamonica EA. Enfermedad de Jakob-Creutzfeldt. In_Electroencefalografía. Buenos Aires: Librería "El Ateneo"; 1977. p. 197, 262, 284, 317-22.
3b. Dimas LF, Faria LC, Puccioni-Sohler M. Doença de Creutzfeldt-Jakob. In: Puccioni-Sohler M (Org.). Diagnóstico de Neuroinfecção. Rio de Janeiro: Editora Rubio; 2008. p. 117-25.
4. Gajdusek DC. Kuru in the New Guinea Highlands. In: Spillane JD (Ed). Tropical Neurology. London: Oxford University Press; 1973. p. 376-83.
4a. Livramento JA. O Exame do LCR no Diagnóstico das Demências. In: Brasil Neto JP, Takayanagui OM. Tratado de Neurologia da Academia Brasileira de Neurologia. Rio de Janeiro: Elsevier; 2013. p. 78-9.
5. Nitrini R. Doenças Priônicas. In: Machado LR et al. (Ed). Neuroinfecção 96. São Paulo: Clínica Neurológica HC/FMUSP; 1996. p. 280-82.
6. Nitrini R. Príons e Sistema Nervoso. In: Machado LR et al. (Ed). Neuroinfecção 98. São Paulo: Clínica Neurológica HC/FMUSP; 1998. p. 144-51.
6a. Nitrini R. Príons como Fatores Etiológicos das Doenças Infecciosas. In: Abraham R, Christo PP, Cabeça H. Encontro Neuroinfecção 2009. DC de Moléstias Infecciosas da Academia Brasileira de Neurologia. São Paulo – SP; p. 217-27.

7. Oliveira MJ et al. Subacute panencephalitis: clinical evolution of a case. J Neurol Sci. 1997;150 (Suppl):S 210.

8. Oliveira MJ et al. Panencefalite esclerosante subaguda: aspectos clínicos de um caso em menino de seis anos de idade. Arq Neuropsiquiatr. 1998;56(Supl):153.

9. Oliveira MJ et al. Degeneração esponjosa da substância branca encefálica: a propósito de um caso. Arq Neuropsiquiatr. 1998;56(Supl):157.

9a. Oliveira MJ. Prionoses. Prática Hospitalar. Ano XII. 2010; 67:14-17.

10. Prusiner SB. Shattuck Lecture – Neurodegenerative diseases and prions. N Engl J Med. 2001;344:1516-26.

10a. Prusiner SB, Miller BL. Prion Diseases. In: Hauser SL and Josephson SA (Ed.). Harrison's Neurology in Clinical Medicine. 2nd ed. New York: McGraw-Hill; 2010. p. 507-15.

11. Roos RP. Creutzfeldt-Jakob Disease. In: Gilman S (Ed). MedLink Neurology. San Diego: MedLink Corporation; 2007. 12 p.

12. Roos RP, Johnson RT. Prion Diseases. In: Neurology Medlink, 2013. Disponível em: http://www.medlink.com/medlinkcontent. asp. Acessado em: jan. 2015.

13. Ropper AH, Samuels MA, Klein JP. Creutzfeldt-Jakob Disease (Subacute Spongiform Encephalopathy). In: Adams and Victor's Principles of Neurology.10th ed. New York: McGraw-Hill; 2014. p. 769-73.

14. Rossor M. Prion Diseases. In: Donaghy M (Ed). Brain's Diseases of the Nervous System. 11th ed. Oxford: Oxford University Press; 2001. p. 757-58.

15. Skacel M. Doenças por Príon – Aspectos Genéticos e Moleculares. In: Machado LRet al. (Ed). Neuroinfecção 94. São Paulo: Clínica Neurológica HC/FMUSP; 1994. p. 199-204.

16. Simon RP, Greenberg DA, Aminoff M. Creutzfeldt-Jakob Disease. In: Clinical Neurology. 7thed. New York: McGraw-Hill/Lange; 2009. p. 50-3.

17. Solomon T. Prion Diseases. In: Donaghy M (Ed). Brain's Diseases of the Nervous System. 12th ed. Oxford: Oxford University Press; 2009. p. 1413-18.

18. Soares CN, Puccioni-Sohler M. LCR nas Doenças Priônicas. In: Brasil Neto JP, Takayanagui OM. Tratado de Neurologia da Academia Brasileira de Neurologia. 1ª ed. Rio de Janeiro: Elsevier; 2013. p. 74.

19. Yasuda N, Scaff M. Doença de Creutzfeldt-Jakob e Encefalopatia Espongiforme Bovina. In: Encefalopatia Espongiforme Transmissível – caderno técnico. Brasília: Agência Nacional de Vigilância Sanitária; 2004. p. 17-56.

49 Donovanose

■ Patrícia de Araújo Corrêa

(CID 10 = A58 - Granuloma inguinal [Donovanose])

INTRODUÇÃO[2,3,14]

A donovanose é uma doença de evolução progressiva e crônica que afeta, preferencialmente, a pele e as mucosas das regiões genital, perianal e inguinal, onde pode causar lesões ulcerovegetantes indolores e autoinoculáveis. O agente etiológico é a *Klebsiella granulomatis* previamente denominada *Calymmatobacterium granulomatis*, uma bactéria gram-negativa intracitoplasmática. Acredita-se que o seu habitat natural seja o intestino, sendo a pele afetada por contato direto, durante o coito anal, ou indireto, pela contaminação da região genital por microrganismos presentes nas fezes. Nas lesões, a *K. granulomatis* pode ser encontrada dentro de macrófagos, sob a forma de pequenos corpos ovais denominados corpúsculos de Donovan, identificados com relativa facilidade pelos métodos de Giemsa, Leishman e Wright.

Sinonímia: granuloma inguinal, doença fagedênica dos genitais, fagedenismo das pregas, granuloma contagioso, granuloma esclerosante, granuloma genitoinguinal, granuloma infeccioso, granuloma ulceroso da pudenda, granuloma perigenital tropical, granuloma venéreo, quinta doença venérea, úlcera vegetante dos órgãos genitais, ulceração venérea crônica.

HISTÓRICO E EPIDEMIOLOGIA

Esta doença foi descrita em 1882 por McLeod, na Índia, e o seu agente etiológico foi descrito por Donovan em 1905. Em 1912, Aragão e Viana realizaram um estudo pormenorizado sobre os aspectos clínicos, bacteriológicos e terapêuticos desta condição e classificaram o microrganismo como *Calymmatobacterium granulomatis*. Entretanto, desde então, passaram a ser descritas similaridades histopatológicas entre a donovanose e o rinoescleroma, doença causada pela *K. pneumoniae rhinoescleromatis,* bem como reações sorológicas cruzadas entre *C. granulomatis* e *Klebsiella spp.* Assim, Carter e cols. Apresentaram, em 1999, uma proposta de reclassificação do agente etiológico da donovanose como *Klebsiella granulomatis* baseada em seus aspectos moleculares, e amplamente utilizada nos dias de hoje[1,14].

A donovanose é endêmica nas regiões tropicais e subtropicais, como a Papua-Nova Guiné, algumas províncias da África do Sul, da Índia e da Indonésia, além de ser encontrada entre os aborígenes da Austrália. Casos foram relatados na América Latina e no Caribe. No Peru, é a principal causa de úlcera genital crônica nos pacientes imunodeprimidos. O Brasil não foi incluído como área endêmica no Guia de Tratamento das Doenças Sexualmente Transmissíveis (DST) dos CDC (*Centers for Disease Control and Prevention*) dos EUA. Porém, cabe ressaltar que a verdadeira prevalência da donovanose no País é incerta, em decorrência da abordagem sindrômica aos pacientes com DST, adotada em vários países, inclusive o Brasil, com o objetivo de aumentar a sensibilidade no diagnóstico e tratamento dessas doenças[2,3,5,13,14].

A incidência da donovanose é maior em indivíduos com nível socioeconômico menos favorecido e entre aqueles com hábitos de higiene precários. Quanto ao grupo etário, a incidência é maior entre a 2ª e a 4ª década da vida, faixa de maior atividade sexual. Quanto ao gênero, a donovanose não apresenta predileção por homens ou mulheres. São também descritos casos em crianças, quase sempre relacionados a contato com adultos infectados, embora não necessariamente por abuso sexual. Não há transmissão congênita descrita na literatura.

Em relação à possibilidade de transmissão sexual da donovanose, os principais argumentos a favor desse tipo de transmissão são os seguintes[8,14]:

- história de exposição sexual antes do aparecimento da lesão;
- aumento da incidência da doença em grupos etários de maior atividade sexual;
- lesões encontradas na genitália interna, como na cérvix, sem outras manifestações;
- lesões encontradas somente em torno do orifício anal, em pacientes homossexuais;
- lesões de localização preferencial nos genitais externos ou proximidades;
- lesões genitais em 80% a 100% dos casos;
- presença de outras DST nas lesões de donovanose;
- alta prevalência da doença em parceiros sexuais de pacientes com lesões.

Por outro lado, a ocorrência em crianças, a raridade da doença em prostitutas e pessoas sexualmente inativas e a ocorrência de lesões não genitais em homossexuais e heterossexuais apoiam a transmissão não sexual da enfermidade.

Assim, prevalece um consenso atual que considera a *K. granulomatis* uma bactéria saprófita do intestino e que, provavelmente, as lesões na pele ou mucosas genitais ou extragenitais poderiam ocorrer de duas formas: por contato direto, como ocorre durante o coito retal, ou de maneira indireta, através da contaminação por microrganismos presentes nas fezes[7,14].

QUADRO CLÍNICO[2-4,12,14]

O período de incubação pode variar de 1 a 360 dias. Entretanto, a inoculação experimental, em voluntários humanos, demonstrou um período de latência variável média de 40 a 50 dias.

A doença inicia-se por lesão nodular ou papulosa, única ou múltipla, que erode, produzindo ulceração bem definida, que cresce lentamente, sangra com facilidade e é indolor. A evolução clínica dependerá da resposta tissular do hospedeiro, originando formas localizadas ou externas e, até mesmo, lesões viscerais, por disseminação hematogênica. As lesões nodulares podem simular uma linfadenopatia, sendo esta forma reconhecida como pseudobubão, porém tipicamente o comprometimento de linfonodos não é observado em nenhuma das variantes clínicas.

A observação dessas apresentações clínicas, tão polimorfas, levou Jardim a propor a seguinte classificação clínica:

1. Genitais e perigenitais:
    1.1 – ulcerosas:
        1.1.1 – com bordas hipertróficas;
        1.1.2 – com bordas planas;
    1.2 - ulcerovegetantes;
    1.3 – vegetantes;
    1.4 – elefantiásicas.
2. Extragenitais.
3. Sistêmicas.

Geralmente, as formas ulcerosas são as de maior dimensão; apresentam abundante secreção e crescem por expansão, através de autoinoculação, sobretudo quando localizadas em dobras cutâneas. O aspecto da borda é variável, podendo apresentar-se plana, no mesmo nível dos tecidos circunvizinhos, ou hipertrófica, definindo nitidamente a lesão e assumindo, algumas vezes, um aspecto carcinomatoide.

Nas formas ulcerovegetantes existe um abundante tecido de granulação no fundo da lesão, que ultrapassa o contorno lesional e sangra com facilidade. Esta parece ser a forma clínica encontrada com mais frequência.

As lesões vegetantes são, habitualmente, de pequenas dimensões, bem limitadas, desprovidas de secreção e pouco comuns.

As manifestações elefantiásicas ocorrem, quase sempre, após formas ulcerativas que promovem alterações linfáticas e, desta maneira, determinam o fenômeno de estase e o consequente aparecimento destas modificações. São encontradas, principalmente, na genitália feminina, e são excepcionais em pacientes masculinos. Esta é a mais importante complicação da donovanose.

As localizações extragenitais podem ser consequentes às práticas sexuais anormais ou através da extensão do foco inicial, por autoinoculação; essa é a eventualidade mais frequente. Existem relatos de localizações em lábios, gengivas, mucosa jugal, mandíbula, palato, faringe, laringe, pescoço, nariz, couro cabeludo, axilas, dobra inframamária, parede abdominal, braço, perna e ossos (particularmente, a tíbia).

As formas sistêmicas da doença são encontradas, em geral, em áreas endêmicas, e têm sido descritas lesões ósseas, articulares, na cavidade abdominal, intestinais, hepáticas, esplênicas, pulmonares, no útero e nos ovários. Nestes casos, podem ser encontradas alterações do estado geral, como elevação da temperatura, anemia, perda de peso e manifestações toxêmicas graves. No entanto, raramente estes sintomas são associados à donovanose e, por esta razão, a forma sistêmica pode ser fatal.

Em pacientes portadores do HIV, as lesões são, usualmente, ulceradas e persistentes, e exigem um tratamento intensivo e prolongado, quando comparados com pacientes HIV-negativo. A transformação maligna pode ocorrer neste tipo de lesão.

Durante a gestação, a donovanose pode assumir um curso mais grave. No caso da presença de lesões atípicas na área genital de mulheres grávidas, deve ser afastada a possibilidade desta doença.

DIAGNÓSTICO LABORATORIAL[5,11,14]

O diagnóstico definitivo da donovanose é estabelecido através da demonstração dos corpúsculos de Donovan no exame direto realizado em esfregaço de material proveniente de lesões suspeitas ou cortes tissulares. O material para a realização dos esfregaços deve ser colhido, preferencialmente, de parte do fragmento destinado ao exame anatomopatológico ou de amostra retirada de locais livres de infecção secundária, se possível em áreas de granulação ativa. Esse material, uma vez comprimido entre duas lâminas de vidro, e fixado pelo álcool metílico, poderá ser corado por Giemsa, Leishman ou Wright.

Nas lesões suspeitas, com mais de 4 semanas de evolução, o exame histopatológico deve ser realizado. Submetido à coloração pelo Giemsa ou pela prata, este exame permite a detecção dos corpúsculos de Donovan presentes em um infiltrado inflamatório crônico, rico em plasmócitos e leucócitos polimorfonucleares.

A cultura do agente etiológico em saco vitelino de embrião de galinha não é utilizada na prática pelo alto custo, pela dificuldade de execução e pelo grande índice de insucesso.

A técnica de detecção genética pela reação em cadeia da polimerase (PCR) tem sua aplicação restrita a programas de erradicação da doença, não sendo disponível comercialmente.

Por outro lado, a imunofluorescência indireta pode ser utilizada em estudos de populações em áreas endêmicas, embora não haja evidências suficientes para confirmar qualquer diagnóstico, isoladamente.

TRATAMENTO[5,10,11,13,14]

O tratamento com antimicrobianos tem sido utilizado para interromper a progressão da doença, levando à cura a partir das margens da lesão para o centro. Em geral, um tratamento prolongado é necessário para a reepitelização completa das lesões ulceradas. Ainda assim, um relapso pode ocorrer 6 a 18 meses após o término do tratamento.

Segundo as recomendações dos CDC e do Guia Europeu para a Donovanose, a azitromicina é a droga de escolha, apesar do seu alto custo. Por outro lado, o Ministério da Saúde recomenda como droga de primeira escolha a doxiciclina, e também sugere como tratamento alternativo, além da azitromicina, o sulfametoxazol/trimetoprima e as tetraciclinas. A eritromicina continua sendo a opção de tratamento para as gestantes.

Esses antibióticos podem ser utilizados conforme abaixo listado:

- azitromicina 1 g, VO, uma vez por semana ou 500 mg, diariamente, durante 3 semanas ou até a cura clínica;
- doxiciclina 100 mg, VO, 12/12 h, durante 21 dias ou até a cura clínica;
- eritromicina 500 mg, VO, 6/6 h, durante 21 dias ou até a cura clínica;
- sulfametoxazol 800 mg + trimetoprima 160 mg duas vezes ao dia, VO, durante 21 dias ou até a cura clínica;
- tetraciclina 500 mg, VO, 6/6 h, durante 21 dias ou até a cura clínica.

Outra opção foi proposta por Jardim[10], que utilizou o tiafenicol em 34 pacientes portadores de donovanose, na dose inicial de 2,5 g sob a forma de grânulos, seguida de 500 mg de 12/12 h. Obteve a cura em 100% dos casos, no prazo médio de 2 semanas, sem que fossem observados efeitos colaterais, e concluiu ser essa uma opção eficiente de tratamento.

Atualmente, há a recomendação do uso concomitante de gentamicina 1 mg/kg 8/8 h, IV, para o tratamento de pacientes coinfectados pelo HIV, gestantes ou nos casos que não respondem ao tratamento após o início do tratamento.

As crianças devem receber azitromicina 20 mg/kg/dia por curto prazo, de acordo com a evolução clínica e aquelas nascidas de mães portadoras de donovanose devem receber profilaxia com azitromicina 20 mg/kg uma vez por dia, durante 3 dias.

Cabe ressaltar, que os parceiros sexuais que tiveram contato desprotegido nos últimos 6 meses anteriores do início dos sintomas também devem ser rastreados para possíveis lesões.

REFERÊNCIAS BIBLIOGRÁFICAS

1. Aragão HD, Vianna G. Pesquisa sobre o granuloma venéreo. Mem Inst Oswaldo Cruz. 1912;45:13.
2. Azulay RD, Azulay DR, Azulay-Abulafia L. Dermatologia 6ª ed. Rio de Janeiro: Editora Guanabara Koogan; 2013.
3. Belda WJ, Di Chiacchio N, Criado PR (Ed.). Tratado de Dermatologia 2ª ed. São Paulo: Editora Atheneu; 2014.
4. Bezerra SM et al. Granuloma inguinale (Donovanosis). An Bras Dermatol. 2011 May-Jun;86(3):585-6.
5. Brasil. Ministério da Saúde. Secretaria de Vigilância em Saúde. Departamento de Vigilância Epidemiológica. Donovanose. In: Doenças infecciosas e parasitárias: guia de bolso/Ministério da Saúde, Secretaria de Vigilância em Saúde, Departamento de Vigilância Epidemiológica 8ª ed. rev. – Brasília: Ministério da Saúde; 2010. p. 160-63.
6. Conne MM et al. Sexually transmitted and anorectal infectious diseases. Gastroenterol Clin North Am. 2013. Dec;42(40:877-92.
7. Golberg J. Studies on granuloma inguinale. Isolation of bacterium from faeces of a patient with granuloma inguinale. Br J Vener Dis. 1962;38:99-102.
8. Golberg J. Studies on granuloma inguinale. VII. Some epidemiological considerations of the disease. Br J Vener Dis. 1964;40:140-45.
9. Jardim ML. Donovanose: proposta de classificação clínica. An Bras Dermatol. 1987; 62:169-72.
10. Jardim ML. Tratamento da donovanose com o tianfenicol. An Bras Dermatol. 1990;65:93-94.
11. O´Farrel N, Moi H. European guideline for the management of donovanosis, 2010. Int J STD AIDS 2010:21:609-10. Disponível em: http://std.sagepub.com/content/21/9/609.long. Acessado em: jan. 2015.
12. Sardana K et al. Malignant transformation of donovanosis (granuloma inguinale) in a HIV-positive patient. Dermatol Online 8. 2008 Sep 15;14(9):8.
13. U.S. Department of Health and Human Services. Centers for Disease Control and Prevention. Granuloma Inguinale (Donovanosis). In: Sexually Transmitted Diseases Treatment Guidelines. MMWR 2014. Disponível em: http://www.cdc.gov/std/treatment/2014/2014-std-guidelines-peer-reviewers-08-20-2014.pdf. Acessado em: jan. 2015.
14. Velho PE et al. Donovanosis. Braz J Infect Dis. 2008;12:521-5.

50 Rotina de Encefalites Virais Agudas

■ Marcelo José de Oliveira

(CID 10 = A83 - Encefalite por vírus transmitida por mosquitos; A83.0 - Encefalite japonesa; A83.1 - Encefalite equina ocidental; A83.2 - Encefalite equina oriental; A83.3 - Encefalite de St. Louis; A83.4 - Encefalite australiana [Doença viral de Kunjin]; A83.5 - Encefalite da Califórnia [Encefalite de La Crosse]; A83.6 - Doença pelo vírus de Rocio; A83.8 - Outras encefalites por vírus transmitidas por mosquitos; A83.9 - Encefalite não especificada por vírus transmitida por mosquitos; A84 - Encefalite por vírus transmitida por carrapatos; A84.0 - Encefalite da taiga [encefalite vernoestival russa]; A84.1 - Encefalite da Europa Central transmitida por carrapatos; A84.8 - Outras encefalites por vírus transmitidas por carrapatos [Doença viral de Powassan; Encefalomielite ovina - *louping ill*]; A84.9 - Encefalite não especificada por vírus transmitida por carrapatos; A85 - Outras encefalites virais, não classificadas em outra parte; A87.2 - Coriomeningite linfocitária; Encefalomielite miálgica benigna (G93.3); A85.0 - Encefalite por enterovírus (G05.1); A85.1 - Encefalite por adenovírus (G05.1); A85.2 - Encefalite por vírus transmitida por artrópodes, não especificada; A85.8 - Outras encefalites virais especificadas [Doença de von Economo-Cruchet; Encefalite letárgica]; A86 - Encefalite viral, não especificada; A92.2 - Encefalite equina venezuelana; A82 - Raiva; A85.0 - Encefalite por enterovírus [Encefalomielite por enterovírus]; A80 - Encefalite por vírus poliomielite; A85.1 - Encefalite por adenovírus; B01.1 - Encefalite por varicela [Encefalite pós-varicela]; B02.0 - Encefalite por vírus zoster; B004 - Encefalite por herpes simples; B05.0 - Encefalite por vírus do sarampo; B26.2 - Encefalite por vírus da caxumba; G04.8 - Outras encefalites, mielites e encefalomielites [Encefalite e encefalomielite pós-infecciosa]; G04.9 - Encefalite, mielite e encefalomielite não especificadas).

REDUÇÕES

aids = síndrome de imunodeficiência adquirida

BCG = bacilo de Calmette e Guérin (vacina para a prevenção de tuberculose)

CBZ = carbamazepina

DFH = difenil-hidantoína = fenitoína

EEE = encefalite equina do este

EEG = eletroencefalograma

EEO = encefalite equina do oeste

EEV = encefalite equina venezuelana

EVA = encefalite viral aguda

EVHS = encefalite pelo vírus do herpes simples

FB = fenobarbital

HIC = hipertensão intracraniana

LCM = lacosamida

LCR = líquido cefalorraquidiano

LTG = lamotrigina

PCR = *protein chain reaction* (reação em cadeia da polimerase)

RM = ressonância magnética

RN = recém-nascido

SIMR = sinais de irritação meningorradicular

SNC = sistema nervoso central

TC = tomografia computadorizada

VEB = vírus de Epstein-Barr

VHS = vírus do herpes simples

VN = valor(es) normal(is).

VPA = valproato

VVZ = vírus varicela-zóster

INTRODUÇÃO[2,4,8,11,17,18,19,19a,20]

O termo encefalite significa inflamação do encéfalo (cérebro, tronco encefálico e cerebelo). A encefalite tem várias causas (virais, bacterianas, fúngicas, por protozoários, entre outras), mas, quando a palavra vem sem qualificativo, subentende-se que a etiologia seja virótica. Os comentários que se seguem limitar-se-ão às EVAs.

As EVAs costumam se acompanhar de SIMR discretos; se tais sinais se apresentam de modo mais intenso, pode-se usar o termo meningoencefalite. Por vezes, as EVAs se acompanham de sinais medulares (encefalomielite) e, em outras ocasiões, de SIMR e acometimento medular (meningoencefalomielite).

Qualquer vírus que consiga atingir o SNC) poderá produzir encefalite, mas, na prática clínica diária, os agentes virais que mais frequentemente originam infecção do encéfalo são os causadores da caxumba, do herpes simples, da raiva, bem como os enterovírus e, geralmente em epidemias, os arbovírus (Tabela 50.1).

TABELA 50.1

Alguns Vírus Causadores de Encefalites
1. Paramixovírus da caxumba
2. Arbovírus
3. Herpesvírus (herpes simples 1 e 2, varicela-zoster, vírus de Epstein-Barr, citomegalovírus
4. Vírus da coriomeningite linfocitária
5. Enterovírus (pólio, coxsackie, ECHO)
6. Lissavírus

Os agentes virais podem penetrar no organismo humano por inoculação (v.g. arboviroses, raiva) ou pelas vias 1- respiratória (v.g., sarampo, caxumba, gripe); 2- orointestinal (v.g., poliomielite, coxsackioses, echoviroses); 3- oral ou pela mucosa genital (v.g., herpes simples); 4- transplacentária (v.g., rubéola, doença de inclusão citomegálica). Tendo penetrado no organismo, os vírus podem atingir o SNC através: a) dos nervos periféricos (lissavírus); b) possivelmente mucosa olfativa (vírus do herpes simples) e c) mais frequentemente, via sanguínea. Quando os agentes causais utilizam essa última rota costumam replicar-se inicialmente no local por onde adentraram o organismo (aparelho digestivo, respiratório, genital), ganham a circulação sanguínea (primeira viremia) e atingem vários órgãos extraneurais. Nestes se replicam novamente, caem na corrente sanguínea (segunda viremia) e chegam ao SNC.

Em algumas encefalites (pós-infecciosas e pós-vacinais) os sintomas/sinais costumam surgir após doenças infecciosas (habitualmente sarampo e varicela, mais raramente caxumba) ou vacinações (geralmente antirrábica). Nesses casos, os vírus, acredita-se, não chegam a invadir o SNC e a sintomatologia decorre de uma resposta imune focalizada em antígenos virais na superfície de oligodendrócitos, o que acarreta uma destruição mielínica no encéfalo e, muitas vezes, também na medula espinhal.

As EVAs costumam se acompanhar de edema encefálico difuso, com alargamento dos giros e superficialização dos sulcos cerebrais. Pode-se visualizar facilmente tal edema por exames de neuroimagem TC e RM. Ele costuma acarretar hipertensão intracraniana que, por vezes, como na EVHS, é de tal monta que chega a produzir herniações encefálicas e êxito letal. Nesse tipo de encefalite, as anormalidades são, caracteristicamente, mais acentuadas nas porções basais dos lobos frontais, e mediais e basais dos lobos temporais. Outra característica macroscópica da EVHS são pontilhados hemorrágicos e, muitas vezes, assimetrias das lesões. Tais achados (predominância das anormalidades em áreas frontais e temporais, pontilhados hemorrágicos e assimetrias lesionais) permitem, com frequência, diferentemente do que ocorre com as outras EVAs, um diagnóstico anatomopatológico muito provável já à macroscopia.

Microscopicamente, costuma-se encontrar nas EVAs destruição neuronal, com reação inflamatória e glial. Em alguns casos pode haver áreas extensas de necrose (EVHS, algumas encefalomielites equinas), fato que torna o prognóstico sobremaneira sombrio. Em algumas EVAs, mormente aquela causada pelo VHS, pode haver presença de hemácias nas áreas lesionais; tais células podem atingir o espaço subaracnóideo adjacente e ser encontradas no LCR, fato que pode ter importância diagnóstica.

DIAGNÓSTICO CLÍNICO [1,2,4-6,8,11,13-16a,17,18,19,19a]

As EVAs costumam ter início agudo embora, em alguns casos, possam começar de modo insidioso (10-15 dias), fato que pode dificultar o diagnóstico. Os doentes apresentam febre, que pode ser muito elevada; cefalalgia, geralmente intensa e, muitas vezes, vômitos. Tornam-se sonolentos, desorientados, confusos e, com o passar do tempo, estuporosos, podendo chegar ao estado comatoso. Podem apresentar convulsões, focais ou generalizadas, por vezes de difícil controle. Costumam apresentar rigidez nucal e outros SIMR, mas geralmente sem a intensidade que se observa nas meningites. Alguns enfermos, particularmente aqueles com EVHS, desenvolvem sinais neurológicos focais (afasias, déficits motores faciais e/ou apendiculares). Outros, com pressão intracraniana muito elevada, podem desenvolver posturas inadequadas (decorticação, descerebração), fato que ensombrece o prognóstico. Os reflexos miotáticos apendiculares costumam estar hiperativos; geralmente há sinal de Babinski. Os nervos cranianos podem ser atingidos, particularmente aqueles relacionados com a motricidade ocular (oculomotor, troclear, abducente).

O quadro clínico fundamental das EVAs, qualquer que seja o agente etiológico, é muito parecido, mas alguns detalhes da anamnese, do exame físico e dos exames complementares podem orientar o diagnóstico. As *arboviroses* são uma verdadeira legião (há mais de 450 variedades de arbovírus, das quais 60 causam doença humana, sendo que mais de 20 podem produzir encefalite); dá-se o nome de algumas delas, geralmente, de acordo com o local em que se descreveu a encefalite pela primeira vez (p. ex., encefalite de Saint Louis, encefalite equina venezuelana, encefalite japonesa); ocorrem mais no verão (período em que os artrópodes vetores, geralmente mosquitos, estão mais ativos), em surtos e, muitas vezes, em localizações geográficas características (v.g.., encefalite equina do leste [dos EUA], encefalite russa estivo-primaveril, encefalite do Vale de Murray). No nosso país documentou-se bem a EVA pelo vírus Rocio.

Na *encefalite rábica* há, usualmente, história de ataque por um animal de sangue quente (em geral cachorro); o período de incubação costuma ser, em média, de 20 a 60 dias e está relacionado com o local da mordedura (quanto mais próximo do encéfalo, menor o período [de incubação]). O quadro clínico inicia-se, em geral, com parestesias no segmento corporal que sofreu a lesão; surgem modificações comportamentais, com nervosismo, insônia e excitação psicomotora; aparece então a característica hidrofobia, acompanhada, por vezes, de aerofobia; o enfermo costuma apresentar midríase bilateral e disfagia; alguns casos cursam também com sintomas/sinais de acometimento de medula espinhal (encefalomielite) principalmente se o animal agressor for um morcego. O *vírus da caxumba* é uma causa importante de meningite, mas em alguns casos a sintomatologia traduz um acometimento mais intenso do encéfalo; o enfermo, em geral jovem e não vacinado (contra a parotidite epidêmica), costuma referir contato com portador de caxumba e apresentar tumefação das glândulas parótidas.

Se o quadro clínico da EVA ocorre em um doente imunossupresso, há forte possibilidade de que o agente etiológico seja o *vírus varicela-zoster* ou o da *doença de inclusão citomegálica.*

A *encefalite pelo vírus do herpes simples (EVHS)* é a mais frequente e grave das EVAs não epidêmicas; acomete qualquer faixa etária, em qualquer mês do ano. *Outros vírus do grupo herpes*, inclusive o da varicela-zoster, também podem acarretar EVA, mas quando não se qualifica a encefalite herpética, subentende-se que o agente etiológico seja o VHS. No período neonatal o agente causal costuma ser o VHS2, que invade o organismo fetal *in utero* (*forma congênita*) ou, muito mais frequentemente, durante a passagem do feto pelo canal do parto. O recém-nascido (RN) infectado pelo VHS pode apresentar a) apenas acometimento extraneurológico, com lesões cutâneas, oculares ou bucais; b) somente doença encefálica, ou c) sintomas e sinais de enfermidade generalizada, atingindo vários órgãos, principalmente pele, encéfalo, fígado e glândulas adrenais. De um ponto de vista didático pode-se classificar a infecção herpética do RN em congênita e adquirida (Tabela 50.2). Na forma congênita a transmissão do vírus ocorre por via transplacentária, no 3º trimestre. Há uma viremia com disseminação do agente para por vários órgãos. Em virtude da afinidade do VHS pelo tecido nervoso, ocorrem, no encéfalo, extensas áreas de necrose cística, cavitação e calcificações. A criança costuma nascer com microssomia, microcefalia, cataratas, cicatrizes retinianas, cegueira e hepatoesplenomegalia; se a infecção ainda estiver em atividade, a sintomatologia tende a progredir e disseminar-se. Mas a transmissão do VHS2 para o feto ainda *in utero* pode ocorrer apenas horas ou uns poucos dias antes do nascimento, mui provavelmente através de fissuras nas membranas amnióticas. Nesse caso, os sintomas e sinais da doença – disseminada ou encefálica – costumam surgir 1 ou 2 dias após o nascer e, se não tratados, tendem a progredir.

TABELA 50.2

Infecção pelo Vírus do Herpes Simples no Período Neonatal		
1.0.0 Congênita		
2.0.0 Adquirida	2.1.0 Localizada	2.1.1. Extraneurológica
		2.1.2. Neurológica
	2.2.0 Disseminada	

Nas *formas adquiridas* da infecção neonatal pelo VHS, a contaminação ocorre no canal do parto e os sintomas e sinais da enfermidade surgem em 1 a 3 semanas da vida extrauterina. Cerca de 30% das crianças infectadas desenvolvem a *forma localizada extraneurológica*, com lesões vesiculares cutâneas, oculares ou bucais. Essas lesões, se não tratadas, evoluem e, em aproximadamente 70% dos casos, disseminam-se. A *forma localizada neurológica* é responsável por 30% das infecções neonatais pelo VHS2. A sintomatologia inicia-se tipicamente entre 11 e 17 dias de vida, com febre, instabilidade térmica e fontanela tensa, logo seguidas por convulsões, coma e posturas anômalas (decorticação, descerebração). Se não houver vesículas herpéticas, o diagnóstico torna-se muito difícil, pois o quadro clínico nada tem de específico. A *forma disseminada* representa 30% a 50% dos casos. Inicia-se entre o 9º e o 11º dia de vida com sintomas e sinais de uma doença generalizada – febre, instabilidade térmica, letargia, dificuldades alimenta-

res, vômitos, distúrbios respiratórios e icterícia. Podem ocorrer coagulopatia disseminada e choque. O acometimento do SNC ocorre em cerca de 50% dos casos e se expressa clinicamente por fontanela tensa, convulsões, progressivo rebaixamento do nível de consciência e posturas de decorticação e/ou descerebração. Lesões cutâneas, oculares ou orais ocorrem em 90% dos casos. Convém lembrar que as pistas mais importantes para o esclarecimento etiológico de doença neonatal pelo VHS são a história de herpes genital materno e a presença de vesículas herpéticas no neonato.

O agente causal da encefalite herpética *fora do período neonatal* costuma ser, na grande maioria das vezes, o VHS1. O quadro clínico fundamental é similar ao das outras EVAs, mas alguns detalhes podem servir de pista para o diagnóstico. O início pode ser agudo – horas ou poucos dias – ou um pouco mais arrastado, com febre, cefaleia e modificações comportamentais. Alguns doentes – cerca de 30% – referem história de uma infecção do trato respiratório superior alguns dias antes do surgimento do quadro encefalítico. Outros podem apresentar alucinações olfativas e gustativas, anosmia, crises parciais complexas, alterações de personalidade, com comportamento bizarro ou psicótico, ou *delirium*, afasia e hemiparesia. Essa gama de sintomas e sinais é a tradução clínica da predileção do VHS pelos lobos frontotemporais. O enfermo tende a piorar. Alguns desses sintomas e sinais tornam-se, com o evoluir da moléstia, de difícil avaliação em virtude da acentuação da hipertensão intracraniana (HIC), com rebaixamento progressivo do nível de consciência – que costuma chegar ao coma.

Quando o processo patológico avança e atinge o tronco encefálico podem surgir também anormalidades de nervos cranianos, particularmente daqueles relacionados com a motricidade ocular. O paciente piora ainda mais e desenvolve sinais de herniação transtentorial – uni ou bilateral – com dilatação pupilar e paralisia dos músculos extrínsecos do bulbo ocular que recebem inervação do terceiro par craniano. Episódios de descerebração podem resultar da herniação ou de anormalidades inflamatórias e necrotizantes do tronco do encéfalo. Parada cardiorrespiratória costuma ser o resultado final. O que se acaba de descrever é a evolução natural da EVHS que, felizmente, pode-se modificar com o início precoce da terapêutica específica (ver a seguir).

Ainda com relação à EVHS convém lembrar alguns aspectos: 1) os tão decantados sintomas e sinais de focalização neurológica, se bem que muito sugestivos da encefalite em tela, também podem se encontrar em outras EVAs; por outro lado, a EVHS pode cursar sem esse tipo de sintomatologia; 2) nos últimos anos, descreveram-se formas mais brandas ou de evolução mais lenta – particularmente em imunocomprometidos –, ou quando o lobo temporal não dominante é o mais atingido – indício de que o espectro clínico da EVHS pode ser mais amplo do que se supõe atualmente. Por fim, convém não esquecer que alguns enfermos com EVHS podem apresentar lesões vesiculares herpéticas labiais; tal achado, entretanto, ao contrário do que ocorre no período neonatal, não tem importância diagnóstica, pois esse tipo de vesícula pode ser encontrado também, com a mesma frequência, em encefalites virais outras que não a herpética.

Vinheta Clínica

Silva, 52 anos de idade, agricultor, procedente do interior do estado do Rio Grande do Norte-BR, adentrou o Hospital

Giselda Trigueiro (HGT) com história de febre, calafrios e parestesias no membro superior direito havia 3 dias. Quarenta e oito horas antes da internação ficou incapacitado para o trabalho, com insônia, hiporexia e dificuldade em deglutir sólidos e líquidos. Um dia antes do internamento ficou "nervoso" e com aerofobia.

No dia da admissão hospitalar procurou um hospital de urgências, onde recebeu 10 mg de diazepam por via parenteral e foi encaminhado para um hospital psiquiátrico. Neste, apresentou "mal-estar precordial intenso e referiu engasgo. Estava com dispneia, pressão arterial = 180 × 60 mm/Hg, temperatura axilar = 39,8°C, midríase bilateral, hidrofobia e intensa excitação psicomotora". Recebeu furosemida + dipirona + diazepam e foi encaminhado para o HGT.

Exame físico – temperatura axilar = 37,6°C; pulso radial = 80 batimentos por minuto; pressão arterial = 100 × 60 mm/Hg. Ansiedade intensa, taquipneia e sudorese. Fácies de pavor, midríase bilateral e reflexos miotáticos hiperativos, além de aerofobia intensa e hidrofobia (inclusive à visão de líquidos).

O paciente recebeu clorpromazina + prometazina + diazepam. Acalmou-se, rebaixou seu nível de consciência. Veio a falecer 3 dias após. A histopatologia do encéfalo revelou corpúsculos de Negri (encefalite rábica).

DIAGNÓSTICO LABORATORIAL[2-4,10-12,16a,16b,17a,18,18c,19a]

Exames Específicos

Virologia

A cultura (sangue, LCR) só revela o agente etiológico em pequena proporção de casos.

A sorologia pareada (primeira amostra colhida na fase aguda; segunda, obtida 2 a 6 semanas após) é um método útil, mas a confirmação diagnóstica chega tarde para um tratamento etiológico efetivo. Além do mais, o diagnóstico sorológico da EVHS, é problemático porque boa parte da população já tem anticorpos contra o vírus do herpes simples; não se pode, pois, contar com única titulagem para o diagnóstico desse tipo de encefalite. E, mesmo que a segunda amostra de soro revele um aumento de quatro vezes ou mais de anticorpos, não se pode afirmar que o VHS seja o causador da infecção do SNC. Isso ocorre porque durante alguns processos infecciosos, p. ex., pneumonia pneumocócica, pode haver ativação de herpes simples mucocutâneo, fato que acarreta um aumento de anticorpos anti-VHS.

C) A PCR no LCR, altamente sensível e específica, é o método mais rápido e acurado para o diagnóstico de EVHS e de outras EVAs. Pode haver, no entanto, falso-negativos (nos primeiros 2 dias ou após 10-14 dias de doença; presença de sangue no LCR) e falso-positivos (contaminação).

Exames Auxiliares

1) *Leucograma* – embora se trate de doença viral, costuma revelar um aumento do número total de células, com predomínio de neutrófilos.

2) *Exame do líquido cefalorraquidiano* – apesar de inespecífico, é de grande importância diagnóstica. A pressão geralmente está elevada (valores normais [VN]: 5-18 cm de água). (Se houver indícios clínicos de pressão intracraniana muito elevada é preciso muito cuidado; nesses casos é preferível realizar antes do estudo liquórico, se possível, exames de neuroimagem.) O aspecto geralmente é límpido e o líquido usualmente é incolor, mas esses dois parâmetros podem se tornar anormais de acordo com a intensidade das alterações citoquímicas subjacentes. O número de células (VN: 0 a 5 linfomonócitos/mm^3) está elevado, usualmente na faixa de 20 a 200/mm^3; há predomínio de linfócitos, mas, em fases muito iniciais, a prevalência pode ser de polimorfonucleares; em algumas EVAs, particularmente na herpética, hemácias podem se fazer presentes. As proteínas (VN: 20-40 mg% no liquor lombar) costumam estar elevadas; a glicose habitualmente está normal, embora em raros casos de meningoencefalite pelo vírus da caxumba possa estar um pouco reduzida. Bacterioscopia, pesquisa direta do bacilo de Köch, fungoscopia e culturas bacteriológicas e micológicas são negativas.

3) *Eletroencefalograma* – embora inespecífico, pode ter valia para o diagnóstico. Geralmente mostra um alentecimento difuso da atividade bioelétrica cerebral, tanto mais intenso quanto mais graves forem as alterações anatomopatológicas. A presença de atividade periódica lateralizada em uma região temporal, a intervalos de 2-3 s, constituída por ondas agudas e ondas lentas de elevada amplitude, é altamente sugestiva de EVHS (diante de um quadro clínico compatível).

4) *Neuroimagem* – o advento da TC na década de 1970 trouxe um considerável avanço para o diagnóstico das infecções do sistema nervoso. O surgimento da RM, método mais sensível que aquela e procedimento de imagem de escolha no estudo das neuroinfecções, tornou o diagnóstico ainda mais preciso. Nas encefalites benignas (v.g., pelos vírus da coriomeningite linfocitária ou da caxumba) esses exames costumam ser normais. Nas encefalites pelos arbovírus, os achados neuroiconográficos podem variar desde a completa normalidade até a evidência de lesões cerebrais difusas, com hemorragias e efeito de massa.

Na EVHS os exames de neuroimagem são de particular valia, mormente a RM (Figura 50.1). Há um dano seletivo das porções inferomediais dos lobos frontais e temporais. As lesões mostram-se à TC como áreas hipodensas e, à RM, como alterações de sinal (diminuído nas imagens ponderadas em T1 e aumentado nas imagens ponderadas em T2), com edema circunjacente e, às vezes, áreas esparsas de hemorragias (que tendem a surgir mais tarde com a evolução do processo). As lesões costumam apresentar realce após a administração de contraste iodado (TC) ou gadolínio (RM), traduzindo anormalidades da barreira hematoencefálica. Ainda com relação à EVHS, alguns fatos merecem menção: a) além das regiões citadas, a ínsula de Reil costuma ser acometida e, ocasionalmente, também o giro do cíngulo; b) se os lobos parietais e occipitais e o cerebelo forem afetados, muito provavelmente não se trata dessa encefalite; c) os danos supracitados (frontotemporais inferomediais) são bilaterais, porém costumam ser assimétricos; d) à TC as anormalidades podem não aparecer antes do 5º dia de doença; assim, pois, uma TC de crânio normal, realizada aos primeiros sintomas/sinais da moléstia, não invalida o diagnóstico de EVHS; e) a RM, mais sensível que a TC, pode mostrar anormalidades já nos primeiros dias da enfermidade; f) na fase crônica (Figura 50.2), a RM costuma mostrar imagens de necrose tecidual, perda de substância cerebral, alargamento de sulcos corticais e dilatação ventricular nas áreas mais atingidas na fase aguda.

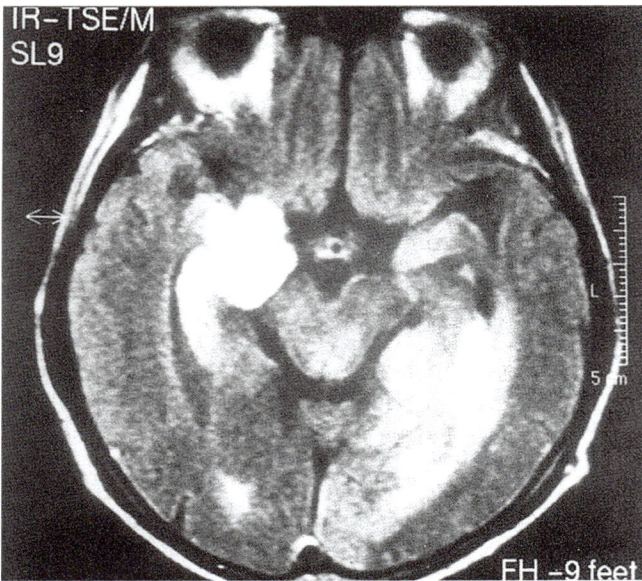

FIGURA 50.1 – Encefalite herpética, fase aguda. RM — plano axial, sequência FLAIR: áreas de hipersinal nas porções mesiais dos lobos temporais com extensão, à esquerda, para regiões posteriores. (Imagem gentilmente cedida pela equipe do Instituto de Radiologia de Natal.)

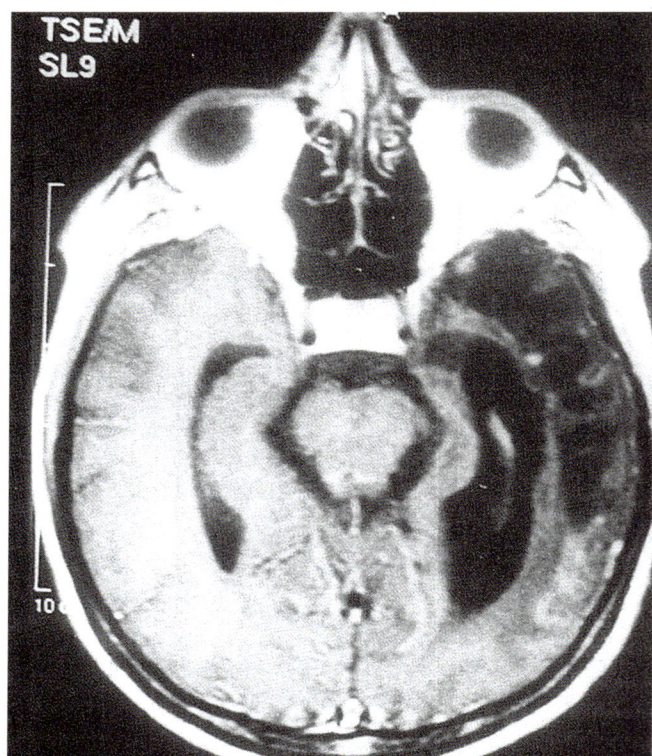

FIGURA 50.2 – Encefalite herpética, fase de sequelas (hemiparesia direita frustra; grave afasia mista, de predomínio expressivo). RM — plano axial, imagem ponderada em T1 após administração de contraste paramagnético (gadolíneo): extensa área de hipossinal no lobo temporal esquerdo, traduzindo perda de substância cerebral; dilatação compensatória do corno inferior do ventrículo lateral ipsilateral (Arquivo particular do autor)

5) *Biópsia cerebral* – permite a obtenção de material para cultura viral, pesquisa de anticorpos fluorescentes, estudo de antígenos virais (imunofluorescência, imuno-peroxidase), PCR e exame histopatológico; entretanto é um exame invasivo, nem sempre inócuo (possibilidade de contaminação bacteriana e/ou hemorragia) e não é indene a resultados falso-negativos. Discutiu-se muito a sua realização em casos suspeitos de EVHS; mas, atualmente, com o advento da RM, da PCR e da terapêutica empírica pelo aciclovir, a sua execução deve se restringir a uma minoria de casos de encefalite aguda de etiologia não esclarecida que não responda à terapêutica inicial.

DIAGNÓSTICO DIFERENCIAL[2,4,10,16a,17,19,19a]

Como se pode observar na Tabela 50.3, um grande número de doenças pode cursar com sinais e sintomas que simulam EVA. Uma cuidadosa anamnese, um exame físico detalhado e uma solicitação judiciosa de exames complementares geralmente permitirão um diagnóstico correto. Eis, a seguir, algumas das enfermidades que mais frequentemente podem se confundir com as infecções virais do encéfalo.

TABELA 50.3

Diagnóstico Diferencial das Encefalites Virais Agudas
1.0 Infecções Viróticas
1.1. Meningite
2.0. Infecções não Viróticas
2.1. Meningite bacteriana
2.2. Meningite tuberculosa
2.3. Meningite fúngica
2.4. Supurações intracranianas
2.4.1. Abscesso cerebral
2.4.2. Empiema epidural
2.4.3. Empiema subdural
2.5. Tromboflebite cerebral
2.6. Leptospirose
2.7. Encefalopatia séptica
2.8. Embolismo séptico
2.9. Toxoplasmose cerebral
2.10. Malária
2.11. Micoplasmose
2.12. Listeriose
2.13. Doença da arranhadura do gato
2.14. Cisticercose cerebral
3.0 Doenças não Infecciosas
3.1. Leucoencefalite hemorrágica aguda
3.2. Tumor cerebral
3.3. Hemorragia intracraniana
3.4. Vasculites cerebrais
3.5. Encefalopatias metabólicas e tóxicas
3.5.1. Uremia
3.5.2. Insuficiência hepática
3.5.3. Síndrome de Reye-Johnson
3.5.4. Intoxicação por drogas
4.0. Miscelânea
4.1. Encefalomielite pós-infecciosa/pós-vacinal
4.2. HIC de qualquer etiologia

1) A *meningite bacteriana* tem um curso agudo, a febre geralmente é elevada, a cefalalgia é intensa; os SIMR são nítidos; o doente pode apresentar lesões petequiais (geralmente quando a etiologia é meningocócica); o LCR (hipertenso, com alterações de aspecto e cor, hipercitose polimorfonuclear, excesso de proteínas e redução da taxa glicídica) costuma esclarecer o diagnóstico. Um problema por vezes difícil é a *meningite bacteriana parcialmente tratada*; nesse caso o enfermo, tendo recebido medicamentos anti-infecciosos de modo inadequado, apresenta um curso clínico protraído e o LCR, como nas EVAs, é do tipo linfomonocitário, com bacterioscopia negativa; a cultura pode ser positiva; a contraimunoeletroforese ou o teste do látex geralmente fornecem a etiologia.

2) A *meningoencefalite tuberculosa* sói ter evolução subaguda; geralmente o paciente não recebeu BCG, costuma referir contato com portadores de tuberculose e está emagrecido; a febre habitualmente não é elevada. Os SIMR podem não ser muito intensos e, principalmente em crianças, mesmo sem rebaixamento muito acentuado do nível de consciência, pode-se encontrar atitude decorticada. Os pares cranianos, mormente aqueles relacionados com a movimentação ocular, em geral são acometidos. A radiografia singela de tórax, particularmente em infantes, pode dar a pista diagnóstica. O LCR é hipertenso, linfomonocitário, com glicose diminuída, proteínas elevadas, exame direto e cultura para bactérias comuns negativos. A TC (ou RM) costuma mostrar anormalidades muito sugestivas de processo granulomatoso na base do encéfalo, principalmente após a administração do meio de contraste.

3) A *meningite fúngica*, mais frequentemente causada pelo *C. neoformans*, tem evolução subaguda e geralmente acomete indivíduos imunossupressos (particularmente pacientes com aids). A febre inexiste ou é de pequena monta. Os SIMR são discretos. Alterações de papilas ópticas e paralisia unilateral ou bilateral de nervo abducente traduzem a importante HIC que costuma acometer esses doentes. O LCR, sob o aspecto citoquímico é similar ao da meningoencefalite tuberculosa, mas, habitualmente, identifica-se o agente etiológico com facilidade pelo exame da tinta da China e pela cultura pelo método de Sabouraud ou, hodiernamente, por PCR.

4) O *abscesso cerebral* tem curso clínico subagudo. Em geral o enfermo tem fatores de risco para infecção intracraniana (otites de repetição, mastoidites, sinusites, celulite orbitária, bronquiectasia, endocardite infecciosa), costuma apresentar alterações fundoscópicas e sinais neurológicos de localização. Os exames de neuroimagem facilmente confirmam a hipótese diagnóstica.

5) *Outras supurações intracranianas* (empiema epidural ou subdural) geralmente têm evolução aguda e, com frequência, são complicações de processos bacterianos dos seios paranasais. O doente, muitas vezes um jovem, costuma estar toxêmico, com nítido rebaixamento do nível de consciência, hemiplégico e com convulsões, em geral dimidiadas e de difícil controle. A TC (ou RM) revela facilmente a lesão causal.

6) O *embolismo séptico* usualmente acarreta sinais neurológicos de localização de início abrupto e o exame clínico do precórdio e o ecocardiograma mostram a fonte emboligênica. Os exames de neuroimagem revelam lesões múltiplas, habitualmente em território de artéria cerebral média e as hemoculturas costumam demonstrar o agente etiológico.

7) A *toxoplasmose cerebral*, em geral, tem evolução subaguda; acomete – fora do período neonatal – indivíduos imunossupressos (particularmente os pacientes com aids); cursa frequentemente com sinais neurológicos de localização. O LCR é do tipo linfomonocitário. Os exames de neuroimagem, particularmente a RM, mostram lesões bastante características, mormente na transição substância cinzenta/substância branca do cérebro e/ou na topografia dos núcleos basais do telencéfalo, ou nas estruturas da fossa craniana posterior, principalmente no cerebelo.

8) Na *malária cerebral* há história de viagem a (ou moradia em) áreas endêmicas para *Plasmodium falciparum* (no Brasil, regiões Norte e Centro-Oeste). O enfermo encontra-se em estado geral grave, febril, ictérico, anêmico, com hepatoesplenomegalia. Encontra-se facilmente o protozoário palúdico no sangue periférico (exame da gota espessa).

9) A *listeriose* pode acarretar meningite em indivíduos imunocomprometidos, em anosos e em alcoólatras mas, às vezes é causa de encefalite. Nesses casos, há uma preponderância de sintomas/sinais que apontam para um comprometimento do rombencéfalo (ponte de Varólio e medula oblonga).

10) *Tumor cerebral* (primário ou secundário) costuma ter evolução mais arrastada, sem febre. Frequentemente cursa com a tríade maldita da HIC (cefalalgia, vômitos, edema de papilas ópticas) e sinais neurológicos de localização. A neuroiconografia mostra facilmente o processo neoplásico. Se for metastático, a anamnese, o exame físico e os exames paraclínicos pertinentes revelarão o local da neoplasia primária. (Às vezes, na prática, a teoria é outra. O autor teve, em meados de 2010, a oportunidade de sugerir terapêutica para encefalite herpética para uma senhora de meia-idade que apresentara, de modo agudo, confusão mental e convulsões focais com generalização secundária. Os exames de imagem sugeriam a possibilidade de EVHS. A evolução clínico-paraclínica mostrou que se tratava, em verdade, de uma neoplasia cerebral primária. A enferma submeteu-se a radioterapia; faleceu no 2º semestre de 2012.)

11) A *hemorragia cerebral* acomete, de preferência, indivíduos adultos com história de hipertensão arterial sistêmica. O início é abrupto, com intensa cefalalgia seguida de coma. Frequentemente há hemiplegia. Observa-se com facilidade o extravasamento hemático no parênquima encefálico à TC (na ausência desta, uma punção lombar, com os cuidados pertinentes, costuma revelar LCR hemorrágico).

12) A *hemorragia subaracnóidea espontânea* geralmente é secundária à ruptura de malformação aneurismática ou arteriovenosa. Tem início súbito, com intensa cefaleia e alterações do nível de consciência. Os SIMR são

nítidos. Pode, ou não, acompanhar-se de hemiplegia. A princípio não há febre que, no entanto, sói aparecer após 48-72 h da instalação do processo e costuma acompanhar-se de leucocitose, neutrofilia e desvio à esquerda, confundindo sobremaneira o diagnóstico com doenças infecciosas, mormente a meningite bacteriana. Os exames de neuroimagem revelam, geralmente, a invasão do espaço subaracnoide por material hemático. Não se dispondo de tais exames, pode-se lançar mão, com muito cuidado, do estudo do LCR, que se mostra francamente hemorrágico. A angiografia cerebral costuma revelar a origem do sangramento.

13) *Vasculite cerebral*, como ocorre, por exemplo, no lúpus eritematoso sistêmico, pode se confundir com EVA, tendo início agudo e cursando com rebaixamento do nível de consciência, convulsões e sinais neurológicos focais. Esses casos ocorrem mais frequentemente em mulheres jovens que apresentam os sintomas/sinais característicos das colagenoses. Não se deve esquecer, no entanto, que também existem vasculites cerebrais primárias.

14) A *encefalopatia urêmica* habitualmente tem evolução subaguda. O paciente apresenta evidência clínica de doença renal (palidez, hálito urêmico, derrame pericárdico, alterações do volume urinário, dentre outros), com alterações da consciência, sem SIMR ou de localização neurológica. A ureia e a creatinina sanguíneas estão elevadas, traduzindo a insuficiência renal.

15) A *encefalopatia hepática* geralmente tem início insidioso, muitas vezes com distúrbios comportamentais. O doente apresenta estigmas de hepatopatia (icterícia, *foetor hepaticus*, aranhas vasculares, ginecomastia, hepatomegalia, ascite, circulação colateral, atrofia testicular). Alterações de consciência vão se tornando progressivamente mais intensas. Não há SIMR. Na imensa maioria dos casos não há sinais neurológicos de localização. O proteinograma e o tempo e a atividade da protrombina nitidamente anormais atestam a falência da função do fígado. O EEG poderá mostrar as clássicas ondas trifásicas em meio a uma atividade de fundo alentecida.

16) A *síndrome de Reye-Johnson* acomete, na maioria das vezes, crianças. Habitualmente há história de uma virose precedente, (geralmente varicela), durante a qual o pequeno enfermo fez uso de aspirina. Cursa, em poucos dias, com vômitos frequentes, seguidos de rebaixamento do nível de consciência, que costuma chegar ao coma. Há evidência de HIC secundária a um intenso edema cerebral do tipo citotóxico. Em geral não há SIMR, nem de localização neurológica. As aminotransferases estão elevadas, o LCR não mostra resposta inflamatória e uma hiperamoniemia confirma o diagnóstico.

17) Nas *intoxicações exógenas* há história de ingestão (acidental ou com intentos suicidas) de medicamentos em doses excessivas. O início é agudo. O enfermo costuma estar estuporoso ou comatoso, sem SIMR, nem de localização neurológica. Em geral há miose e depressão

respiratória. Outros sinais dependem do medicamento em causa.

18) A *meningite a vírus* é uma síndrome benigna, de início agudo, que cursa com febre, cefalalgia e SIMR. Habitualmente acomete crianças e adultos jovens. O estado geral é bom. A consciência, em geral, não se altera. Não há sinais neurológicos de localização. Por vezes há dados da anamnese (surtos em comunidades) e do exame físico (v.g., tumefação das parótidas). que dão a pista da etiologia. O LCR costuma ser normotenso, límpido, incolor, com discreta hipercitose linfomonocitária e glicose e proteínas em quantidades normais.

19) A *encefalomielite pós-infecciosa ou pós-vacinal* segue-se, em dias ou semanas, a uma infecção (em geral viral, habitualmente sarampo ou varicela, mais raramente caxumba) ou a uma vacinação (na imensa maioria das vezes, antirrábica). O início é agudo, com febre, distúrbios de consciência, convulsões, em geral sem SIMR, com ou sem sinais neurológicos de lateralização. Por vezes os sintomas/sinais encefalíticos acompanham-se de evidência clínica de acometimento medular (paraplegia ou tetraplegia, nível sensitivo, anormalidades de reflexos, distúrbios esfincterianos). A encefalite pós-infecciosa da varicela classicamente cursa com ataxia cerebelar. O LCR revela, comumente, hipercitose linfomonocitária discreta e leve aumento da taxa proteica; mas tais achados são variáveis. Nos últimos tempos, com os avanços tecnológicos na fabricação das vacinas, diminuiu muito a ocorrência da temível encefalomielite pós-profilaxia antirrábica.

20) O quadro clínico da *EVHS no período neonatal* é inespecífico e muito parecido com o de inúmeras doenças graves, infecciosas e não infecciosas, por vezes catastróficas, que acometem as crianças nessa fase da vida. (Tabela 50.4).

TABELA 50.4

Diagnóstico Diferencial da Encefalite pelo VHS no Recém-Nascido
1.0 Doenças Infecciosas
1.1 Bacterianas
1.1.1 Sepse
1.1.2 Meningite
1.2 Virais
1.2.1 Enteroviroses
1.2.2 Citomegalia
1.2.3 Rubéola
1.3 Protozoárias
1.3.1 Toxoplasmose
2.0 Doenças não Infecciosas
– Doença da membrana hialina
– Hemorragia intraventricular
– Encefalopatia hipóxico-isquêmica

21) Por fim, não se deve esquecer que *hipertensão intracraniana*, qualquer que seja a sua etiologia, deverá entrar na relação das entidades mórbidas que simulam EVA.

TRATAMENTO[2,4,8a,16b,17a-18b,19,21]

Deve-se realizar o *tratamento* das EVAs, sempre que possível, principalmente nos doentes comatosos, em unidade de terapia intensiva e por equipe multidisciplinar. A Tabela 50.5 resume as diferentes abordagens da conduta terapêutica.

TABELA 50.5

Tratamento das Encefalites Virais Agudas
Inespecífico de Suporte
1. Nutrição
2. Hidratação
3. Ventilação
4. Funções renal e cardiorrespiratória
5. Pele
6. Prevenção de trombose venosa profunda
Específico
1. Aciclovir
2. Valaciclovir
3. Fanciclovir
4. Ganciclovir
5. Valganciclovir
6. Foscarnet
7. Cidofovir
8. Ribavirina
Inespecífico Sintomático
1. Convulsões
a. Fenitoína
b. Diazepam
c. Fenobarbital (VPA, CBZ, LTC, LCM)
2.0 Hipertensão intracraniana
2.1.0 Cabeceira do leito elevada/Posição cefálica
2.2.0 Monitoração da PIC
2.3.0 Agentes hiperosmóticos
2.4.0 Diuréticos não osmóticos
2.5.0 Controle da natremia e da osmolaridade
2.6.0 Corticosteroides
2.7.0 Terapia de segunda linha (HIC refratária)
2.7.1 Hiperventilação controlada
2.7.2 Coma barbitúrico
2.7.3 Hipotermia
2.7.4 Craniectomia descompressiva
2.8.0 Evitação de fatores agravantes

OBS: PIC = pressão intracraniana
HIC = hipertensão intracraniana

3. Infecções secundárias

Tratamento Inespecífico

Medidas Gerais

O enfermo deve receber uma *nutrição* adequada. A *hidratação* deve ser cuidadosa, preferencialmente com controle de ingestas e perdas. Em decorrência da possibilidade de secreção inadequada de hormônio antidiurético, com consequente hiponatremia, particularmente nas fases iniciais do processo mórbido, é preciso um ajuste cuidadoso na administração de fluidos e sódio. Esses pacientes costumam apresentar HIC; é de boa norma, pois, evitar administração de fluidos hiposmóticos, p. ex., soro glicosado a 5% (ver a seguir). As *funções cardíaca e respiratória* devem ser vigiadas atentamente a fim de evitar danos à perfusão cerebral e, *ipso facto*, piora do edema encefálico. Deve-se ter atenção também com a *função renal*, principalmente quando do uso de manitol e aciclovir. Devem-se tomar *cuidados com a pele*, a fim de evitar o surgimento de úlceras de decúbito. Para *prevenir trombose venosa profunda*, principalmente em enfermos maiores de 40 anos, pode-se utilizar a heparina. De modo geral não há necessidade de isolamento, mas há autores que advogam tal procedimento em casos de EVHS do neonato, encefalite equina venezuelana ou transmitida por carrapato. Devem-se tratar as *infecções secundárias* que por acaso compliquem a doença de base de modo enérgico, com os anti-infecciosos pertinentes. (Capítulo 118 – Meningoencefalites, para informações sobre antibioticoterapia.)

Sintomático

Durante as *crises convulsivas* deve-se usar *diazepam* (DZP) ou DFH. Ao se puncionar a veia do doente aspira-se um pouco de sangue que, misturado ao DZP, deve ser administrado muito lentamente até parar a convulsão; um inconveniente desse medicamento é a sua capacidade de acarretar parada respiratória quando administrado de modo rápido; outro é a sua meia-vida curta, o que torna o seu efeito anticonvulsivante efêmero. Uma ótima opção é a dose-carga de *fenitoína* (15-20 mg/kg) administrada por via intravenosa, muito lentamente (em vista da possibilidade de disritmia cardíaca); como a sua meia-vida é longa, além de combater a crise convulsiva, a DFH tende a evitar novos ataques por várias horas; se eles voltam a ocorrer, pode-se utilizar DZP. Cessadas as crises convulsivas, faz-se a manutenção da terapêutica com DFH na dose de 3-8 mg/kg/dia, de 12 em 12 h. Outra possibilidade de tratamento anticonvulsivante, dentre as várias existentes, é a utilização do *fenobarbital* (FB) em dose-carga (15-20 mg/kg), por via intravenosa, durante as convulsões e 3-8 mg/kg/dia como manutenção. Um inconveniente do FB é o seu efeito sedativo, fato que pode dificultar a monitoração do nível de consciência do enfermo; outro é o aumento do risco de parada respiratória se houver necessidade de uso de DZP. Outra boa opção anticonvulsivante para a fase aguda é o valproato, já disponível em nosso meio para uso parenteral (além das apresentações há muito existentes para utilização oral).

A *hipertensão intracraniana* é um fator de suma gravidade e responsável, em grande medida, pela morbidade e pela mortalidade das EVAs; deve-se, pois, combatê-la rigorosamente. Um procedimento simples (e barato) é manter a *cabeceira do leito elevada* a cerca de 45° e o *segmento cefálico do paciente na linha média*, evitando rotações cervicais. Se disponível, poder-se-á realizar a monitorização da pressão intracraniana, principalmente naqueles casos de HIC refratária; é método invasivo e sua utilização rotineira ainda não se tornou consenso. Dos agentes hiperosmolares, merece especial menção o manitol a 20% (frasco de 250 mL; 5 mL = 1 g). Deve-se aplicá-lo por via intravenosa, rapidamente (em 2 a 10 minutos), 250 a 1.500 mg/kg/dose, a cada 6 ou 4 horas. São preferíveis as doses e os intervalos menores; em casos muito graves pode-se utilizá-lo a cada 3, ou mesmo, 2 horas. Como esse medicamento pode acarretar distúrbios hidroeletrolíticos e lesões renais, é aconselhável administrá-lo por período curto (não mais que 4 dias). Outra opção de agente hiperosmolar é a solução hipertônica de cloreto de sódio (SH) a 3, 7 ou 23%. Seu efeito terapêutico é semelhante ao do manitol e reflete-se, grosso modo, na hiperosmolaridade e na hipernatremia. A SH aumenta diretamente o sódio sérico, expande o volume intravascular e evita desidratação intensa (aumenta a osmolaridade diretamente, não por diurese). Em grandes volumes, em pacientes com baixa fração de ejeção ventricular, pode acarretar insuficiência cardíaca congestiva. Assim como o manitol, pode produzir um estado hiperglicê-mico/hiperosmolar em diabéticos, particularmente em idosos, e em uso de corticosteroides.

Para evitar esclerose de veias, deve-se administrar a SH, exceto a menos concentrada, através de cateter venoso central, em *bolus* de 150 mL (SH a 3%), 75 mL (SH de 7,5%) ou 30 mL (SH a 23%). É de boa norma associar ao manitol ou à SH a *dexametasona* por via venosa, em dose inicial de 10 mg e, a seguir, 4 mg de 6/6 h. Faz-se o "desmame" desse corticosteroide de modo mais ou menos rápido, a depender da evolução clínica. (A metilprednisolona pode ser um substituto para a dexametasona). *Diuréticos*, v.g., a furosemida (0,75-1 mg/kg de peso), podem ser substitutos do manitol, mas seu efeito geralmente é discreto e transitório. Quando do uso de soluções hipertônicas ou diuréticos, é preciso cuidado com o controle da natremia (mantendo-a entre 142 e 156 mEq/L) e da osmolaridade (que deverá ficar entre 290 e 315 mOsm/L). *Hiperventilação controlada*, mantendo a PCO_2 em torno de 28 a 33 mm/Hg, é outro modo de tratamento da HIC, mas o seu efeito é efêmero. Nos últimos tempos, têm-se empregado barbituratos em doses elevadas (*coma barbitúrico*) e *hipotermia* no tratamento da HIC refratária. Os efeitos colaterais são significativos e ainda não se comprovaram em definitivo seus efeitos benéficos. Em última instância, em casos desesperadores de EVHS, tem-se utilizado *craniectomia descompressiva* (frontotemporal alargada, unilateral ou bilateral). Por fim, é preciso *evitar fatores secundários que possam agravar a HIC*, como hipoxia, hipercarbia, hipertermia, posições cefálicas inadequadas e pressões médias elevadas nas vias respiratórias.

Tratamento Específico

O tratamento específico das EVAs reserva-se, no estágio atual do conhecimento, para aqueles casos em que a doença tem como causa o VHS. Para os vírus de Epstein-Barr (VEB), da varicela-zoster e da doença de inclusão citomegálica há tentativas terapêuticas. Para os dois primeiros com aciclovir; para o último, com vários antivirais (ganciclovir, isolado ou em associação com o foscarnet; valganciclovir [pró-droga do ganciclovir]; cidofovir). De um modo geral, os estudos ainda são inconclusivos. Tem-se utilizado a ribavirina para o tratamento de encefalites pelos vírus La Crosse, da meningite coriolinfocitária e de outros arenavírus, e para casos graves, geralmente em crianças pequenas, de infecção encefálica produzida por adenovírus e rotavírus; mas os resultados ainda são muito limitados.

O *aciclovir* (acicloguanosina) foi um grande avanço na terapêutica da EVHS. Age por competição com o trifosfato de desoxiguanosina (substrato da DNA-polimerase) inibindo a síntese do DNA viral. Deve-se usá-lo precocemente – enquanto se aguarda o diagnóstico definitivo – por via intravenosa, 10 mg/kg/dose (20 mg/kg/dose para recém-nascidos) de

8/8 h, de preferência durante 14 a 21 dias (pois tratamentos com duração inferior a 2 semanas podem acompanhar-se de recorrências). A velocidade de administração deve ser lenta (em torno de 1 h), a fim de evitar a precipitação da substância em túbulos renais. A acicloguanosina pode acarretar irritação local das veias utilizadas para a sua infusão, discreta elevação das enzimas hepáticas e disfunção renal transitória; raramente produz náuseas e vômitos, tremores e uma encefalopatia, geralmente em doentes renais, de difícil diferenciação com a encefalite. Têm-se relatado, raras vezes, casos de cepas de VHS resistentes ao aciclovir, mas somente em pacientes imunossupressos tratados repetidamente com esse medicamento. Indica-se também esse antiviral para o tratamento das encefalites pelo vírus varicela-zoster, de maior frequência e gravidade em imunossuprimidos, e pelo VEB.

O *fanciclovir* e o *valaciclovir* estão em investigação, mas, no momento, nada há de definitivo para a sua indicação no tratamento das encefalites virais. Há em andamento, em fase III, um estudo do último (2 g por via oral, de 8/8 h, durante 3 meses) como possível terapêutica suplementar da EVHS (www.clinicaltrials.gov, identifier NCT 00031486).

PROGNÓSTICO[4,13,18,18a]

Sabe-se, desde há muito, que o prognóstico das EVAs é mais sério que o das meningites virais, embora os agentes etiológicos sejam praticamente os mesmos. Isso porque nas encefalites o acometimento ocorre, por definição, no próprio parênquima encefálico, havendo, muitas vezes, destruição neuronal. Grosso modo, pode-se dizer que a *mortalidade* das EVAs gira em torno de 5% a 20%, mas pode variar, para mais ou para menos, de acordo com o agente etiológico. Na encefalite da caxumba, por exemplo, praticamente não há obituário; já na EVHS varia de 30% a 70%. Nas EVAs por arbovírus varia de 2% a 12%, embora na EEE, a mais grave das arboviroses que acometem o SNC, fique em torno de 30%.

O prognóstico da EVHS varia de acordo com a faixa etária do doente e com o nível de consciência do mesmo quando do início da terapêutica com o aciclovir, sendo pior nos enfermos maiores de 40 anos, mormente se estiverem comatosos por ocasião da instituição do tratamento antiviral específico. Na raiva, com as modernas técnicas de tratamento intensivo, a literatura médica tem registrado um ou outro caso de sobrevivência, mas, na prática, essa encefalite tem se mostrado uniformemente fatal (Capítulo 141 – Raiva).

As EVAs podem, no cômputo geral, acarretar *sequelas* em cerca de 20% dos pacientes. Aqui também os números variam, para mais ou para menos, de acordo com o agente causal. A encefalite pelo vírus da caxumba não costuma deixar *reliquats*; já as EVAs por arbovírus podem fazê-lo em 2% a 12% dos casos, chegando a 30% na EEE. Retardo mental, distúrbios emocionais, afasias, epilepsia, hemiplegia, movimentos involuntários anormais, cegueira, surdez são as consequências que podem advir das EVAs. Além disso, na temível EVHS, o enfermo pode ficar com a incapacitante amnésia de Korsakoff.

PROFILAXIA[7,9-11,18a,19]

As *EVAs por arbovírus* costumam ocorrer em surtos. Para que se tenha uma predição dos mesmos é importante a vigilância epidemiológica: diagnóstico dos doentes; identificação de infecção em animais silvestres; estudo de amostras de mosquitos para estimar o nível populacional dos mesmos e sua taxa de infecção; exames sorológico e virológico de hospedeiros-sentinela (cavalos, galinhas, pombos, *hamsters*, camundongos) a fim de identificar infecção e doença. Outras medidas de saúde pública também são importantes: modificação de práticas de irrigação, com a finalidade de evitar a formação de habitats aquáticos; drenagem de águas estagnadas; eliminação de recipientes que possam acumular material hídrico; controle dos vetores com aplicação de larvicidas nos locais de criadouros e, para as formas aladas, inseticidas no interior e em torno das moradias onde ocorreram casos de encefalite. Têm importância também as precauções pessoais: uso de telas em portas e janelas; mosquiteiros em derredor dos locais de dormida; roupas protetoras; repelentes. Também tem valor a evitação, em áreas de endemicidade, de atividades extradomiciliares ao anoitecer, principalmente em terrenos alagadiços, durante meses quentes e úmidos. A remoção imediata de carrapatos da pele também merece citação. Por fim, não se deve esquecer que existem, para cavalos, vacinas contra as encefalites (equinas) do este, do oeste (EEO) e venezuelana (EEV). Para seres humanos há também a prevenção vacinal, para laboratoristas e trabalhadores de campo, contra essas mesmas infecções virais encefálicas.

Nos países onde ocorre com frequência a encefalite japonesa, principalmente nos asiáticos, pode-se vacinar a população. No Brasil, testou-se uma imunoprofilaxia ativa, com vírus inativados, contra a encefalite do Rocio, que não se mostrou eficaz. Vacinas para a prevenção da encefalite pelo vírus do oeste do Nilo, quiméricas ou com vírus inativados, têm se mostrado seguras e efetivas em equinos; espera-se que, em futuro próximo, também o sejam em seres humanos.

Não há medidas profiláticas eficazes contra a *encefalite pelo vírus do herpes simples-1*, pois as infecções pelo mesmo são muito comuns e boa parte da população o alberga, em latência, em gânglios sensitivos. O que se pode tentar é fazer o diagnóstico precoce da encefalite e iniciar, de imediato, o aciclovir, a fim de evitar ou, pelo menos minorar, as incapacitantes sequelas.

A *encefalite pelo vírus do herpes simples-2* ocorre em recém-nascidos que são infectados pela mãe durante a gravidez ou o parto. Diferentemente do que acontece com a EVHS-1, há, sim, medidas profiláticas adequadas contra a EVHS-2 que consistem, grosso modo, na identificação de mulheres com lesões ativas de herpes genital e na limitação da exposição do feto a secreções infectadas durante o parto; cesariana, nesses casos, reduz a frequência de encefalite no neonato. Crianças infectadas devem ser isoladas das demais no berçário; o pessoal médico-paramédico deve ter rígidos cuidados no lavado de mãos a fim de impedir a disseminação do VHS para os petizes suscetíveis. (Para maiores detalhes, queira ver o capítulo sobre infecções pelos vírus do herpes simples.)

Não há vacina contra o vírus da *coriomeningite linfocitária*, cujo reservatório principal são os roedores, principalmente os ratos domésticos. Processo infeccioso congênito por esse vírus só ocorrerá se houver infecção primária durante a gravidez. A prevenção da encefalite por esse agente infeccioso passa, pois, pela redução da exposição, principalmente

de mulheres grávidas, às secreções e excreções de ratos. Para isso é preciso eliminar a coabitação com esses animais, suprimir contato com roedores de estimação, p. ex., *hamsters* e, para aquelas que trabalham em laboratórios de pesquisas com animais, usar máscaras, gorros e luvas.

Para a prevenção das *encefalites da caxumba, rábica e pelos enterovírus, citomegalovírus e vírus varicela-zoster e de Epstein-Barr,* queira ver os respectivos capítulos.

REFERÊNCIAS BIBLIOGRÁFICAS

1. Alpers BJ, Mancall EL. Herpes Simplex Encephalitis. In: Clinical Neurology. 6th ed. Philadelphia: F. A. Davis Company; 1971. p. 450.
2. Anderson M. Encephalitis and Other Brain Infections. In Donaghy M (ed). Brain's Diseases of the Nervous System. 11th ed. New York: Oxford University Press; 2001. p. 1118-33.
3. Bacheschi LA, Matias S. Ressonância Magnética em Infecções Virais do Sistema Nervoso. In Machado LR et al. (ed). Neuroinfecção 94. São Paulo: Clínica Neurológica HC/FMUSP; 1994. p. 98-101.
4. Baringer JR. Herpes Simplex Virus Encephalitis. In Davis LA, Kennedy GE (ed). Infectious Diseases of the Nervous System. Oxford: Butterworth-Heinemman; 2000. p. 139-64.
5. Bell WE, McCormick WF. Herpes Hominis (Simplex) Encephalitis. In : Neurologic Infections in Children. 2nd ed. Philadelphia: Saunders; 1981. p. 362-72.
6. Bell WE, McCormick WF. Neonatal Disseminated Herpes Hominis Infection. In : Neurologic Infections in Children. 2nd ed. Philadelphia: Saunders; 1981. p. 373-86.
7. Bonthius NE, Karacay B, Bonthius D. Congenital Lymphocytic Choriomeningitis Virus Infection. In Gilman S (ed). MedLink Neurology. San Diego: MedLink Corporation; 2003. 13 p.
8. Chun RWM. Herpes Simplex Encephalitis. In Swaiman KF, Wright FS. The Practice of Pediatric Neurology. Sain Louis: The C. V. Mosby Company; 1975. p. 591-93.
8a. Hemphill III JC, Smith WS, Gress DR. Treatment of Elevated Intracranial Pressure. In Hauser SL, Josephson SA (editors). Harrison's Neurology in Clinical Medicine. 3rd ed. New York: McGraw-Hill; 2013. p. 297-98.
9. Iversson LB, Tiriba AC. Encefalite por Arbovírus Rocio. In Veronesi R, Focaccia R (ed). Tratado de Infectologia. São Paulo: Atheneu; 1996. p. 233-39.
10. Jackson AC. Arboviral Encephalitis. In Gilman S (ed). MedLink Neurology. San Diego: MedLink Corporation; 2003. 15 p.
11. Jackson AC. Herpes Simplex Encephalitis. In Gilman S (ed). MedLink Neurology. San Diego: MedLink Corporation; 2007. 12 p.
12. Magalhães ACA, Bacheschi LA. Viral Infections of the Nervous System. In Greenberg JO (ed). Neuroimaging – A Companion to Adams and Victor's Principles of Neurology. New York: McGraw-Hill; 1995. p. 385-88
13. Nóbrega JPS. Algoritmo Diagnóstico e Terapêutico nas Encefalites Virais. In Machado LR et al. (ed). Neuroinfecção 94. São Paulo: Clínica Neurológica HC/FMUSP; 1994. p. 185-91.
14. Oliveira MJ. Manifestações convulsivas em algumas doenças extraneurológicas. Ars Curandi. 1973;6(9):99-109.
15. Oliveira MJ. Raiva simulando síndrome de Guillain-Barré. Arq Neuropsiquiatr. 1996;54(supl):230.
16. Oliveira MJ. Metaencephalitis. J Neurol Sci. 1997;150(Suppl):S 141.
16a. Pendlebury ST, Anslow P, Rothwell PM. Case 1 (Herpex simplex encephalitis). In: Neurological Case Histories. Oxford: Oxford University Press; 2007. p. 1-7.
16b. Puccioni-Sohler M. Encefalite Viral. In Brasil Neto SP, Takayanagui OM. Tratado de Neurologia da ABN. 1ª ed. Rio de Janeiro: Elsevier; 2013. p. 742-47.

17. Ramond L. Encefalite Letárgica. In_Lições de Clínica Médica Prática. 7a série. Rio de Janeiro: Editora Guanabara; 1947. p. 378-411.

17a. Roos KL, Tyler KL. Viral Encephalitis. In Hauser SH, Josephson SA (editors). Harrison's Neurology in Clinical Medicine. 3rd ed. New York: McGraw-Hill; 2013. p. 508-14.

18. Ropper AH, Brown RH. The Syndrome of Acute Encephalitis. In: Adams and Victor's Principles of Neurology. 8th ed. New York: McGraw-Hill; 2005. p. 636-41.

18a. Ropper AH, Samuels MA, Klein JP. Increased Intracranial Pressure. In: Adams and Victor's Principles of Neurology. 10th ed. New York: McGraw-Hill; 2014. p. 620-21.

18b. Ropper AH, Samuels MA, Klein JP. Treatment of Brain Edema and Raised Intracranial Pressure. In: Adams and Victor's Principles of Neurology. 10th ed. New York: McGraw-Hill; 2014. p. 647-48.

18c. Ropper AH, Samuels MA, Klein JP. Herpes Simplex Encephalitis : diagnosis. In: Adams and Victor's Principles of Neurology. 10th ed. New York: McGraw-Hill; 2014. p. 751-52.

19. Seay AR, Amlie-Lefond C. Neonatal Herpes Encephalitis. In Gilman S (ed). MedLink Neurology. San Diego: MedLink Corporation; 2007. 9 p.

19a Simon RP, Greenberg DA, Aminoff MJ. Viral meningitis and encephalitis. In: Clinical Neurology. 7th ed. New York: Lange Medical Books/McGraw-Hill; 2009. p. 26-30.

20. Whitley RJ, Schlitt M. Herpes Simplex Encephalitis. In: Scheld WM, Whitley RJ and Durack DT (ed). Infections of the Central Nervous System. 1st ed. New York: Raven Press; 1991. p. 50-6.

21. Zamproni LN et al. Síndrome de Hipertensão Intracraniana. In: Teive HAG, Nóvak EM, Lange MC (editores). Condutas em Emergências Neurológicas. 2ª ed. São Paulo: Segmento Farma; 2011. p. 80-9.

51 Endocardite Infecciosa

■ Hênio Godeiro Lacerda

(CID 10 = I33.0 - Endocardite infecciosa aguda e subaguda; I33.9 - Endocardite aguda não especificada; I38 - Endocardite de valva não especificada; I39 - Endocardite e transtornos valvulares cardíacos em doenças classificadas em outra parte; I39.0 - Transtornos da valva mitral em doenças classificadas em outra parte; I39.1 - Transtornos da valva aórtica em doenças classificadas em outra parte; I39.2 - Transtornos da valva tricúspide em doenças classificadas em outra parte; I39.3 - Transtornos da valva pulmonar em doenças classificadas em outra parte; I39.4 - Transtornos de múltiplas valvas em doenças classificadas em outra parte; I39.8 - Endocardite, de valva não especificada, em doenças classificadas em outra parte)

INTRODUÇÃO

Endocardite infecciosa (EI) caracteriza-se por um processo infeccioso que acomete o endocárdio. Geralmente envolve a superfície valvular, mas também pode ocorrer no endocárdio que reveste uma comunicação interatrial (CIA) ou interventricular (CIV), em uma anormalidade cardíaca, corda tendínea ou ainda no endocárdio mural.

A lesão característica, a vegetação, é composta por deposição de plaquetas, fibrina, microrganismos e células inflamatórias. Nessa composição as bactérias fazem parte do núcleo da vegetação e são recobertas por várias camadas de fibrina, dificultando, assim, a fagocitose dos neutrófilos. O quadro clínico reflete o processo infeccioso existente, as alterações mecânicas decorrentes do crescimento local da vegetação, a embolização originada das vegetações e da circulação de complexos imunes.

As endocardites podem ser classificadas de acordo com a etiologia (bacterianas, fúngicas, virais), evolução clínica (aguda ou subaguda), origem do paciente (EI comunitária ou hospitalar), doença valvular (EI de válvulas naturais, EI em próteses valvulares), condição predisponente (EI em usuários de drogas, EI pós-inserção de dispositivo intrauterino [DIU], pós-cateter urinário, outros) e de acordo com o resultado das hemoculturas (EI com culturas positivas, EI com culturas negativas por uso prévio de antibióticos, EI com culturas frequentemente negativas, EI com culturas sempre negativas). A EI aguda é em geral causada por estafilococos ou outros agentes virulentos, evoluindo de forma rápida com lesão valvular importante. Pode também evoluir para sepse e insuficiência valvular. Já a subaguda possui evolução mais insidiosa, habitualmente causada por agentes menos virulentos, como estreptococos do grupo viridans ou por enterococos.

EPIDEMIOLOGIA E FATORES DE RISCO

A epidemiologia da EI, no tocante à microbiologia e aos fatores de risco, mudou em todo o mundo ao longo do último meio século. Por outro lado, a incidência global da EI na população em geral tem-se mantido entre 3 e 9 por 100.000 indivíduos por ano nas últimas décadas, com a mortalidade mantendo-se entre 10% e 30%, a depender do tipo de patógeno, da condição subjacente e se a infecção ocorre em uma válvula cardíaca natural ou prótese[14a,14c,21b] As populações urbanas são mais acometidas que as rurais, o que pode refletir possíveis fatores socioeconômicos, a exemplo do uso de drogas intravenosas, como determinantes na suscetibilidade destes indivíduos[3,4,6]. Nos Estados Unidos, nas ultimas décadas, as internações por EI têm aumentado, enquanto na França, a doença vem se mantendo estável nesse mesmo período. No Brasil, os dados sobre a incidência são imprecisos, mas a mortalidade intra-hospitalar pode chegar até quase 50%[5a,9, 20a].

Nas EI de válvulas naturais, os homens mostram-se mais acometidos que as mulheres em uma relação de 1,7:1. Com relação à média de idade dos pacientes, houve mudanças nas últimas décadas e os idosos têm sido mais acometidos. No início dos anos 1940, a média era de 35 anos e apenas 10% dos casos tinham mais de 60 anos. Levantamentos recentes mostram um desvio dessa média para 55 anos, com cerca de 50% dos casos acometendo maiores de 60 anos. Esse fato tem sido atribuído a vários fatores:

1. queda de casos de doença cardíaca reumática infantil, relacionada com o emprego de antimicrobianos antiestreptocócicos;
2. longevidade dos pacientes com doenças cardíacas ou reumáticas, devida aos avanços da cirurgia cardiotorácica;
3. aumento dos casos de doenças degenerativas cardíacas (visto principalmente em pacientes idosos);
4. uso de intervenções terapêuticas invasivas (cateteres, marca-passos cardíacos, hemodiálises) que acome-

tem pacientes mais idosos, aumentando os riscos de bacteriemia;

5. trocas valvulares por próteses, o que ocorre mais frequentemente em idosos[3,7,12,19].

Condições cardíacas preexistentes têm sido encontradas como importantes fatores de risco para EI. A *American Heart Association* (AHA) classifica como alto risco para EI a presença de prótese cardíaca valvular, endocardite prévia, doenças cardíacas congênitas cianóticas e *shunts* pulmonares sistêmicos realizados cirurgicamente. São considerados como risco moderado outras malformações cardíacas congênitas, disfunção valvular adquirida, cardiomiopatia hipertrófica e prolapso de válvula mitral com valvular regurgitação ou espessamento de folheto[5].

A endocardite de prótese valvular (EPV) é a forma mais grave de EI, ocorre em 1% a 6% dos pacientes com próteses valvulares e afeta igualmente as válvulas mecânicas e bíopróteses. Ainda está associada a dificuldades na determinação do diagnóstico, na melhor estratégia terapêutica e no prognóstico reservado. É dividida em precoce, quando ocorre dentro de 1 ano após a cirurgia, e tardia, quando surge após esse período, por causa de diferenças significativas entre os perfis microbiológicos observados antes e depois desse ponto do tempo. No entanto, essa é uma distinção artificial, pois o importante não é o tempo entre o procedimento cirúrgico e o início da EI, mas se a EI é adquirida no perioperatório ou não e qual microrganismo está envolvido. Infecções nosocomiais ou infecções associadas a cuidados de saúde não nosocomiais são responsáveis por cerca de 37% das EPV[13a].

Fatores de risco ligados a procedimentos odontológicos, de acordo com recentes publicações e revisões sistemáticas, concluem não haver evidência para o uso profilático de penicilinas em procedimentos dentários[1b,20b]. Contudo, o *American College of Cardiology* (ACC), a AHA e a *European Society of Cardiology* (ESC) recomendaram, em recentes revisões, que a profilaxia antibiótica deve ser utilizada em pacientes com condições cardíacas de alto risco para EI, antes de procedimentos odontológicos que envolvam a manipulação de qualquer tecido gengival ou região periapical dos dentes ou perfuração da mucosa oral[1a,13a].

Recentes estudos têm mostrado o relacionamento entre procedimentos invasivos, decorrentes dos avanços médicos nas últimas décadas e os patógenos associados com EI. Hemodiálises, *bypass* cardiopulmonar, cirurgia cardíaca aberta, cateteres intravasculares de uso prolongado são importantes fontes de invasão microbiana. Outras condições, anteriormente associadas a risco de bacteriemia, como procedimentos respiratórios, gastrintestinais e geniturinários, não são mais consideradas como importantes fontes microbianas, exceto nos pacientes com condições cardíacas preexistentes de alto risco, onde é recomendada a profilaxia e serão vistos em detalhes no tópico de profilaxia da endocardite[1a,4,5,13a].

CARACTERÍSTICAS MICROBIOLÓGICAS

A endocardite infecciosa era, até o final dos anos 1970, relatada como uma doença de pacientes com lesões valvulares preexistentes (valvulopatias reumáticas e cardiopatias congênitas) e ocasionada por germes comunitários. Espécies de *Streptococcus* eram causadoras de EI em cerca de 80% dos casos. Com o efetivo tratamento da doença reumá-

tica, as valvulopatias pós-reumáticas vêm gradualmente diminuindo. Entretanto, o *Staphylococcus aureus* teve sua prevalência aumentada nas últimas décadas em comparação com *Streptococcus* do grupo viridans e algumas revisões já o mostram como o principal causador de EI[10a,18]. Da mesma forma, os *Staphylococcus* coagulase-negativos, geralmente causadores de EI precoces em próteses valvulares, têm sido isolados em EI de válvulas naturais.

Uma ampla revisão sistemática em estudos observacionais de base hospitalar, avaliando a epidemiologia da endocardite infecciosa ao longo dos últimos 50 anos (desde o início até dezembro de 2011), confirma essa mudança do perfil microbiológico, demonstrando o aumento da frequência de *Staphylococcus aureus*, estafilococos coagulase-negativos e enterococos e a diminuição dos *Streptococcus* viridans e da EI com cultura negativa[27a]. Essas mudanças têm sido atribuídas a várias razões, como variações regionais, alteração na prevalência de condições cardíacas prévias, idade da população, usuários de drogas intravenosas, maior exposição a procedimentos invasivos e cuidados intensivos. A Tabela 51.1 mostra a incidência estimada dos microrganismos e respectivos fatores predisponentes[1,19].

Os estreptococos estão ligados à EI em pacientes não usuários de drogas que possuam válvulas naturais previamente lesadas. A maioria pertence ao grupo viridans (*S. sanguis, S. mutans, S. salivarius, S. mitis* e outros), que em geral são alfa-hemolíticos, possuem baixa virulência e causam síndromes subagudas. Diferentemente dos anteriores, os estreptococos do subgrupo *S. milleri* tendem a formar abscessos e causar disseminação hematogênica, determinando maior tempo de tratamento. Outrossim, variantes nutricionais estreptocócicas foram recentemente reclassificadas em outras espécies (*Abiotrophia* e *Granulicatella*), que podem ser distinguidas por sempre se mostrarem tolerantes às penicilinas. O *S. gallolyticus,* anteriormente conhecido como *S. bovis* (estreptococos do grupo D de Lancefield), presente no trato gastrintestinal, tende a acometer pacientes acima dos 60 anos e/ou com lesões colônicas predisponentes como carcinomas, pólipos e adenomas intestinais. Os *Enterococcus*, habitantes da uretra anterior, do trato digestório e da orofaringe, tendem a ocasionar EI em homens acima dos 60 anos e em mulheres acima dos 40 relacionada com a manipulação do trato geniturinário[14b,19].

O *S. aureus* está ligado à EI aguda, em usuários de drogas intravenosas (UDIV), diabéticos ou acessos venosos prolongados, como alimentação parenteral, renais crônicos e quimioterapia antineoplásica. Geralmente determinam lesões mais destrutivas e podem acometer válvulas normais. Já o *S. epidermidis* é menos virulento, acometendo pacientes UDIV ou submetidos a procedimentos invasivos, como hemodiálise e, em geral, causam síndrome subaguda[10a,21].

O grupo HACEK (*Haemophilus, Actinobacillus, Cardiobacterium, Eikenella* e *Kingella*) é composto de bacilos gram-negativos que habitam a cavidade oral, possuem baixa virulência e são de difícil cultivo, por isso implicados como causa de EI com culturas negativas[19]. Várias outras bactérias podem causar EI. Os principais são *S. pneumoniae, N. gonorrhoeae, Salmonella* e outros bacilos entéricos gram-negativos, *Pseudomonas, Brucella, Mycobacterium, N. meningitidis, Listeria, Legionella, Bartonella*, clamídias, riquétsias e, recentemente, a *Tropheryma whipplei*[8c,18,19,23a,27]. O *T. whipplei* tem sido relatado como causador de EI em

TABELA 51.1

Incidência Estimada dos Microrganismos e Respectivos Fatores Predisponentes nas EI		
Organismo	**Incidência Estimada**	**História Clínica Relevante**
Staphylococcus aureus	30% adquiridos na comunidade, 46% adquiridos em hospitais	• Usuários de drogas IV (UDIV) • Cateteres intravenosos
Staphylococcus coagulase-negativo	5% das EI de válvulas nativas	• Vasectomia • Angiografia • Hemodiálise • UDIV
Streptococcus viridans	Até 58%	• Tratamento dental • Pobre higiene oral
Streptococcus gallotycus (S. bovis)	Até 12%	• Neoplasias gastrintestinais • Válvulas normais • Pacientes idosos
HACEK*	3%	• Tratamento dental • Infecção do trato respiratório • UDIV
Fungos	Até 10%	• Próteses valvulares • UDIV • Imunossuprimidos • Cateteres IV de longa permanência
Enterococcus spp.	Até 10%	• Inserção de cateteres urinários • Neoplasias gastrintestinais • Inserção ou retirada de dispositivo intrauterino
Brucella spp.	4%	• Áreas endêmicas • Consumo de leite contaminado • Contato com animais infectados
Coxiella burnetii (febre Q)	3% a 5%	• Trabalhadores de fazendas • Exposição a roedores domésticos • Consumo de leite cru • Valvulopatia prévia • Área endêmica
Bartonella spp.	Até 3%	• Desabrigados • Alcoolismo • Exposição a gatos
Legionella spp.	< 1%	• Usualmente em surtos/Instituições • Válvulas protéticas • Pneumonia
Chlamydia spp.	Não conhecida devido à reação cruzada com bartonela	• Pneumonia
Tropheryma whippelii	?	• Doença de Whipple

Adaptado de Watkin e cols.[29]
*Haemophilus, Actinobacillus, Cardiobacterium, Eikenella, Kingella.

pequenas séries de casos, alguns deles sem sinais de doença de Whipplei. Contudo, análises por PCR, em válvulas cardíacas cirúrgicas, encontraram o *T. whipplei* como o mais frequente patógeno associado a EI de cultura negativa[11a,11b] (ver Capítulo 45 – Doença de Whipple).

Os fungos são causadores de EI graves com processo inflamatório extenso, vegetações grandes e fáceis de embolizar. Nos UDIV a *Candida* é o principal agente. As condições predisponentes são os procedimentos invasivos prolongados, como alimentação parenteral e pacientes imunodeprimidos. O *Histoplasma capsulatum* e o *Paracoccidioides brasiliensis* também têm sido implicados como causa de EI além da *Candida*[9].

FISIOPATOGENIA[2a,18,27,29a]

No processo de formação da vegetação, a primeira alteração é a lesão endotelial. Isso ocorre geralmente em decorrência de um fluxo turbulento, ocasionado por um aumento do gradiente de pressão entre dois compartimentos previamente existentes. Como exemplo, temos a comunicação interventricular (CIV), insuficiência mitral e aórtica, estenoses valvulares e coartação da aorta, próteses valvares, eletrodos ou cateteres instalados. De outra forma, a lesão endotelial decorre de repetidas lesões, decorrentes de injeções intravenosas com partículas, em UDIV. Devido à lesão inicial, ocorre deposição de fibrina no local, seguida da ativação da cascata da coagulação com aumento progressivo do trombo. As vegetações ocorrem geralmente à jusante da lesão na face valvar da câmara de menor pressão. Isto significa que elas se localizam na face atrial das válvulas mitral e tricúspide, face ventricular da válvula aórtica e no ventrículo direito na CIV.

Ocorrida a formação do trombo, o passo seguinte é a aderência dos microrganismos, ocasionada por bacteriemias decorrentes de processos traumáticos como simples escovação dentária até cateterismos ou partos vaginais. As bactérias, por sua vez, possuem fatores de adesão que contribuem na gênese da EI e causam maior lesão endotelial, com a criação de um ciclo de inflamação mediado por monócitos aderentes e células endoteliais ativadas, que liberam uma variedade de citocinas e fator tecidual, promovendo maior deposição local de fibronectina. Esta facilita mais a ligação com os fatores de adesão bacterianos, como os dos *Staphylococcus aureus*. Adicionalmente, as bactérias infectam as células endoteliais, lisando-as ou persistindo no seu interior, mantendo o estado inflamatório. Esse ciclo inflamatório persistente favorece a coagulação local do sangue, atraindo e ativando mais plaquetas, o que provoca o crescimento da vegetação. Como complicação, as vegetações podem ocasionar destruição valvular, cordoalhas e músculos papilares, como também, formação de abscessos miocárdicos com posterior ruptura e pericardite. Fenômenos embólicos, decorrentes da fragmentação da vegetação, acometem principalmente rins, baço, pulmões, cérebro e vasos sanguíneos.

DIAGNÓSTICO CLÍNICO E COMPLICAÇÕES

Os sintomas da EI incluem manifestações extracardíacas associadas a manifestações intracardíacas. Atualmente, devido à mudança no padrão epidemiológico já mencionado, predominam as formas agudas da doença. Além das repercussões iniciais, ocasionadas pela EI, ela pode evoluir com complicações que aumentam sua gravidade e o risco de morte para o paciente. As mais prevalentes complicações são insuficiência cardíaca congestiva, abscessos perivalvulares e lesões embólicas. Outras complicações, menos prevalentes, incluem artrite séptica, osteomielite vertebral, pericardite, abscessos metastáticos e lesões renais por complexos imunes ou abscessos renais.

A febre é o sintoma mais comum, mas pode haver sua ausência em pacientes idosos ou se existirem comorbidades como debilidade severa, pacientes renais ou hepatopatas crônicos, uso prévio de antibióticos e EI causada por microrganismos de baixa virulência. Sintomas gerais incluem anorexia, perda de peso, astenia, sudorese noturna e mialgias generalizadas[19].

A maioria dos pacientes apresenta sopros cardíacos ou mudança em um novo sopro existente. Podem ser de difícil detecção quando ocorre em válvula tricúspide, devido a baixa pressão ou vegetações localizadas no endocárdio mural (endocardite em velhos). Nas vegetações tricúspides, também há dificuldade de positividade de hemoculturas, devido à fagocitose por macrófagos alveolares. Alterações eletrocardiográficas podem ocorrer nos casos de invasão perivalvular, ocasionando bloqueio atrioventricular ou bloqueio de ramo, principalmente nas EI de válvula aórtica. Outras manifestações decorrentes de embolização incluem: bloqueios atrioventriculares e dor torácica secundária a infarto, pericardite e embolia pulmonar. Com a progressão da doença, sinais de insuficiência cardíaca (ICC) podem ocorrer decorrentes de disfunções valvulares[7,19].

A ICC é a principal causa de morte em pacientes com EI. O mais importante fator de risco de evolução para essa condição é a destruição valvular causada pela infecção, em especial na válvula aórtica. Mais raramente, êmbolos ou fragmentos de vegetações podem causar infarto miocárdico, com insuficiência cardíaca secundária. Pacientes com EI localizadas em câmaras esquerdas necessitam de avaliação cuidadosa regular, em especial no surgimento de dispneia e ortopneia. Devido à alta mortalidade, é importante a avaliação individual da necessidade cirúrgica dos pacientes com lesões predisponentes para ICC[19,26].

Além da ICC, outra complicação importante é o abscesso parivalvular, que está associado a altas taxas de mortalidade (maiores que 75%), a menos que a cirurgia seja realizada. As principais lesões, decorrentes de invasões teciduais adjacentes, são os bloqueios de condução, que são traduzidos por alterações ao eletrocardiograma (ECG). Portanto, é justificável a realização do ECG de base, nos pacientes com suspeita de EI. Pacientes com próteses valvulares, principalmente as mecânicas, são os mais propensos a desenvolver essa condição. Nesses casos, a ecocardiografia transesofágica (ETE) tem maior sensibilidade de diagnóstico, embora possam ser confundidos com artefatos pós-operatórios por este recurso de imagem[26].

Manifestações pulmonares são mais vistas em EI de válvulas tricúspides, ocasionadas por embolia pulmonar, pneumonia metastática e abscessos. Os sintomas geralmente incluem tosse produtiva purulenta, dor torácica e hemoptise. Infartos, também decorrentes de embolismos, podem acometer outros órgãos como o cérebro, o baço ou os rins na endocardite do lado esquerdo. Abscessos, infartos sépticos e aneurismas micóticos infectados são complicações supurativas da disseminação de êmbolos infectados. Esplenomegalia ocorre em cerca de 30% dos casos e infartos esplênicos podem ocasionar dor súbita em hipocôndrio esquerdo[19,27].

Lesões cutâneas surgem decorrentes de fenômenos de embolização ou a vasculite por imunocomplexos. São compostas por hemorragias pequenas e lineares (em tiras) nos leitos subungueais, manchas hemorrágicas palmoplantares de 1 a 4 mm de diâmetro (manchas de Janeway) e lesões petequiais (conjuntivais, palatinas e bucais). Os nódulos de Osler são depósitos de complexos imunes, pequenos e dolorosos, localizados nos dedos das mãos e dos pés, vistos em 10% a 25% dos casos. Manchas de Roth são ovais, de centro pálido, e possuem localização retiniana por vasculite dos vasos locais. Glomerulonefrite, meningite asséptica e poliartrite são outras complicações decorrentes de reação imune à infecção valvular[26].

Quadro neurológico pode surgir devido a infarto cerebral, que constitui a complicação neurológica mais comum da EI, colaborando principalmente com alta letalidade ou sequelas neurológicas nos casos de lesões hemorrágicas. As principais causas são êmbolos decorrentes de fragmento das vegetações, obstruindo diretamente os vasos cerebrais ou formando aneurismas micóticos que podem romper. O infarto cerebral pode ser a primeira manifestação clínica a surgir ou já estar presente no momento do diagnóstico de EI, manifestado por quadros neurológicos de localização, convulsão ou alteração de consciência. Por vezes, a manifestação clínica é similar ao quadro de meningite. É necessário lembrar-se disto: endocardite (principalmente estafilocócica) pode iniciar com manifestação clínica de meningite, em resultado de embolização. A intervenção cirúrgica estaria indicada como medida de evitar novos processos embólicos, mas trabalhos mostram alto risco de mortalidade para o paciente, principalmente se os infartos são hemorrágicos. Entretanto, nos casos de infartos cerebrais e falência cardíaca, uma avaliação multidisciplinar de risco benefício deve ser feita para optar pela cirurgia precoce[26].

Nas EI nosocomiais, o início das manifestações é quase sempre agudo, com manifestações frequentemente não encontradas. A bacteriemia persistente dias antes do tratamento ou após 72 horas da retirada de cateteres infectados sugere EI nosocomial, em especial nos pacientes portadores de próteses ou anormalidades valvulares[19].

DIAGNÓSTICO LABORATORIAL E POR IMAGEM

Exames Laboratoriais

Para o diagnóstico da endocardite infecciosa é necessária uma avaliação integrada de dados clínicos, laboratoriais e ecocardiográficos. Exames inespecíficos incluem os achados de anemia normocrômica e normocítica, encontrada com frequência nas formas crônicas. No leucograma, são vistos leucocitose com neutrofilia, principalmente na forma aguda por *S. aureus*, onde também pode ser encontrado desvio à esquerda. A velocidade de hemossedimentação está em geral elevada na EI, com exceção para os casos CID ou ICC que cursam com baixos valores de fibrinogênio[28].

O sumário de urina (elementos anormais e sedimento da urina ou urina tipo I) mostra habitual hematúria microscópica, proteinúria e, menos comumente, leucocitúria. Casos de insuficiência renal podem ocorrer por deposição de imunocomplexos com consequente glomerulonefrite difusa[28].

Hemoculturas

As hemoculturas deverão ser colhidas nas primeiras 12 a 24 horas antes de iniciada a antibioticoterapia. A positividade das hemoculturas ocorre em cerca de 85% dos casos. É recomendada a colheita de três amostras, em locais diferentes, com intervalo de no mínimo 1 hora. Além disso, as culturas poderão ser obtidas após a introdução do tratamento, caso o paciente se torne febril ou ocorra piora. Nos casos de EI aguda, as três amostras devem ser obtidas dentro de 2 horas antes do início do antibiótico. Se o tempo de doença é subagudo e o paciente não está em estado crítico, é razoável para atrasar o início da terapia antimicrobiana, enquanto se aguardam os resultados das culturas de sangue e outros testes de diagnóstico. As AHA e ACC recomendam, em 2014, que pelo menos duas séries de culturas de sangue devem ser obtidas em pacientes com risco de EI e que têm febre inexplicável por mais de 48 horas ou em pacientes com insuficiência valvar do lado esquerdo recém-diagnosticados. Não há melhora da sensibilidade se amostras são colhidas durante episódios febris[2b,20a,26].

Nos pacientes que fizeram uso prévio de antibiótico é recomendado, se possível, esperar 3 dias para serem colhidas novas amostras. Entretanto, nesses pacientes, as culturas podem demorar cerca de 6 a 7 dias para positivar[15,16a].

A proporção sangue/meio deve ser de 10% respeitando um mínimo de 20 mL por frasco. Cinco dias de incubação em culturas automatizadas são suficientes para isolar a maioria dos microrganismos; entretanto, caso não haja crescimento, deve-se estender a incubação por, no mínimo, 10 dias, devido à possibilidade de microrganismos fastidiosos (p. ex., HACEK). Outros agentes, como *Cardiobacterium hominis* e *Bartonela spp.* requerem períodos longos como 40 dias[28,31]. A endocardite por *Tropheryma whippelii* cursa com hemocultura negativa, estabelecendo-se o diagnóstico por técnica de reação em cadeia da polimerase (PCR)[8c,23a].

Sorologia

Testes sorológicos são de grande valor na identificação de organismos de difícil isolamento em cultivo: *Bartonella spp.*, *Coxiella spp.* (febre Q), *Chlamydia spp.*, *Mycoplasma spp.*, *Legionella spp.*, *Brucella spp.* e fungos. Os resultados geralmente são expressos em títulos de acordo com a concentração de anticorpos. A positividade é demonstrada com o aumento de quatro vezes nos títulos de IgG entre fase aguda e convalescente, onde esta última ocorre 2 semanas depois de colhido o soro agudo. Títulos de IgM elevados, nas primeiras 2 ou 3 semanas, podem indicar infecção recente primária[28].

Como a EI em geral possui evolução crônica, os anticorpos específicos provavelmente estarão presentes quando surgirem os sinais clínicos. Nos casos de *Legionella*, em pacientes com pneumonia associada, demoram cerca de 5 a 6 semanas para ser tornarem detectáveis. Reações cruzadas estão presentes em número variado de microrganismos. Exemplos são vistos em infecções por *Bartonella*, *Coxiella* e *Chlamydia*. Imunossupressão pode acarretar resultados negativos, como também outras condições autoimunes determinarem resultados falso-positivos. Nas infecções fúngicas, apesar dos avanços realizados em detectar fungemias, os testes sorológicos não têm sido validados para EI[28].

Exame Patológico Valvular

O tecido valvular pode ser analisado, nos casos de troca valvular por próteses, através de estudo histológico e cultura. Entretanto, em pacientes sem suspeita clínica de EI poderão ser encontradas culturas positivas decorrentes de contaminação cirúrgica; nesses casos não é recomendado o procedimento. Pesquisas recentes mostram que as análises histológicas são mais confiáveis como indicadores da presença de microrganismos que a cultura. Essas técnicas são bem empregadas em casos de EI por microrganismos fastidiosos, onde as hemoculturas geralmente são negativas. A demonstração histológica de microrganismos, vegetações ou endocardite ativa no tecido da válvula cardíaca, obtida no momento da cirurgia, está incluída entre os critérios de Duke (Tabela 51.2) e pode ser utilizada para confirmar o diagnóstico de EI[28].

Reação em Cadeia da Polimerase (PCR)

A PCR parece ter futuro promissor, mas ainda necessita de mais estudos para sua utilização na identificação de microrganismos. Estudos realizados até o momento mostram sua utilidade na análise das vegetações, local onde tem maior número de bactérias, como também espécimes de tecidos embólicos. Nesses casos, essa técnica permite a identificação de microrganismos quando as hemoculturas são negativas, houve uso anterior de antibióticos ou a causa foi devida a organismos fastidiosos ou não cultiváveis. Todavia, até o momento ainda não há padronização da metodologia, além de demonstrada a possibilidade de contaminação bacteriana, quando se utilizam *primers* universais e persistência de DNA bacteriano após o tratamento, apesar de não haver sinais de infecção clínica[19a,29].

Exames de Imagens

Ecocardiografia

A efetividade dos critérios diagnósticos para EI foi enriquecida após a utilização do ecocardiograma, que aumentou a sensibilidade diagnóstica e também possui importante papel no manejo do tratamento. No manejo, exames sequenciais são úteis nos casos que necessitam de intervenções cirúrgicas (p. ex., abscessos), regurgitações causadoras de edema pulmonar, lesões destrutivas ocasionando BAV, avaliação pós-operatória, evolução para insuficiência cardíaca e avaliação da resposta ao tratamento. Resultados falso-positivos desse método podem ocorrer em lesões que lembram EI, mas não possuem correlação com o quadro clínico do paciente[24].

Em condições ideais, o ecocardiograma transtorácico (ETT) pode identificar pequenas vegetações de 5 mm de diâmetro, enquanto o transesofágico (ETE) identifica estruturas de 1 mm. Nas EI com pequenas vegetações, perfuração de folhetos, abscessos menores que 5 mm, EI de próteses o ETE é método de imagem superior, com sensibilidade variando de 48% a 100%. Ademais, o ETE tem sido superior no manejo das complicações de EI de válvulas naturais e nos casos de EI em próteses valvulares (EPV), onde detecta com clareza trombos valvulares ou atrial esquerdo, vegetações valvares, regurgitações e abscessos anulares[14,15,19]. Mais recentemente, em 2014, a AHA e a ACC recomendaram o ETE como primeira escolha nos casos de pacientes com suspeitas clínicas de EI, possuindo condutores de dispositivos intracardíacos implantados, bem como a realização de ETE intraoperatória naqueles submetidos à cirurgia de troca valvular, para a avaliação de possíveis complicações operatórias, como embolias[20a].

O ETT está estabelecido como primeira escolha, nos pacientes com válvulas naturais, alta suspeição de EI e sem evidência de complicações. Todavia, torna-se inadequado naqueles que possuem obesidade, doença pulmonar obstrutiva crônica ou deformidades de parede torácica, apesar de possuir alta sensibilidade em pacientes com grande probabilidade de EI[14,15,19,24].

As AHA/ACC 2014 recomendam seguimento de ETE ou ETT nos casos de alterações clínicas nos pacientes com EI que apresentam um novo sopro, embolias, febre persistente, sinais de insuficiência cardíaca, abscessos e bloqueio cardíaco atrioventricular. Da mesma forma, esse seguimento deve ser realizado naqueles com alto risco de complicações como: infecção extensa dos tecidos, grande vegetação em imagem inicial ou EI causada por estafilococos, enterococos ou fungos[20a].

As imagens específicas de lesões infectadas que podem ser encontradas no ecocardiograma são: vegetações, abscessos, aneurismas, fístulas, perfuração de folheto e deiscência de próteses. Como recurso auxiliar, imagens realizadas no pré e no pós-operatório podem ser úteis no planejamento do procedimento, bem como, ao término, avaliar o sucesso das reparações previamente existentes[1a]. Outros exames de imagem como radiografias, tomografia computadorizada, ressonância nuclear magnética e exames de medicina nuclear ainda necessitam ser estabelecidos por completo no auxílio diagnóstico da EI[24].

Critérios Diagnósticos

Por possuir um amplo espectro de achados, o diagnóstico de endocardite infecciosa necessita da integração de achados clínicos, laboratoriais e ecocardiográficos. Inicialmente, estes critérios foram propostos em 1981 por Reyn e cols. e posteriormente refinados por Durack e cols. em 1994[8b], conforme recomendação da *American Heart Association* (AHA). Nos critérios de Duke, há a introdução dos achados ecocardiográficos como critérios diagnósticos somando-se aos propostos anteriormente e validados por outros estudos. Modificações recentes nesses critérios foram propostas, onde foram incluídos casos de hemoculturas negativas e bacteriemia associada a *S. aureus*, o que aumentou a acurácia para detectar a EI (Tabelas 51.2 e 51.3)[2,4,8,10,11,13,16,17,20].

TABELA 51.2

Critérios Clínicos de Duke Modificados para Diagnóstico de EI	
Critérios patológicos	
EI Definitiva	• Microrganismos demonstrados por cultura ou histologia em vegetação ou em tecido de embolização, ou abscessos cardíacos • Lesões patológicas: vegetação ou abscessos intracardíacos presentes confirmados por histologia que mostra endocardite ativa
Critérios clínicos usando definições listadas na Tabela 51.3	
	• Dois critérios maiores • Um critério maior e três critérios menores • Cinco critérios menores
Provável EI	• Um critério maior e um menor • Três critérios menores
Afastado	• Outro diagnóstico consistente para as manifestações de endocardite ou resolução das manifestações de endocardite dentro de 4 dias de antibioticoterapia ou ausência de evidência de achados patológicos em cirurgia ou autópsia após 4 dias de antibioticoterapia

Fonte: Adaptado de Li e cols. Clin Infect Dis. 2000;30:633.

TRATAMENTO[1a,2-2b,8a,10a,12b,13a,14b,15,18,19,21b-23,26,27,30]

O tratamento da endocardite requer combinação de agentes bactericidas com prolongada terapia parenteral. Tratamento (4 a 6 semanas) prolongado é necessário para eliminar as bactérias dormentes agrupadas em focos infectados. Seu manejo em geral requer uma abordagem multidisciplinar de infectologistas, cardiologistas, cirurgiões cardíacos e, em casos de cirurgia, um anestesiologista cardíaco. Para a antibioticoterapia, a conduta requer cuidado na escolha dos agentes, suscetibilidade dos microrganismos, dose e duração da terapia. Altas concentrações de antibióticos no sangue são desejáveis para garantir sua penetração nas vegetações. Antibióticos bactericidas são fundamentais para a terapia da

TABELA 51.3

Definições dos Termos Usados no Critério de Duke para Diagnóstico de EI

Critérios Maiores

1. Hemocultura positiva para EI
    A. Típico microrganismo consistente com EI oriundo de duas amostras separadas e listadas abaixo:
        (i) *Streptococcus* viridans, *Streptococcus bovis*, ou grupo HACEK
        (ii) *Staphylococcus aureus*, *Enterococcus* adquirido na comunidade sem foco primário
    B. Hemoculturas persistentemente positivas definidas como:
        (i) mais de duas hemoculturas positivas coletadas > 12 h de intervalo
        (ii) todas as três hemoculturas positivas ou a maioria das quatro hemoculturas separadas (com primeira e última coletada com mais de 1 hora de intervalo)
        (iii) única hemocultura positiva para *Coxiella burnetii* ou sorologia IgG positiva com títulos > 1:800
2. Evidência de envolvimento de endocárdio
    A. Ecocardiograma positivo (ETE recomendado para pacientes com próteses, possível EI por critérios clínicos, ou EI complicada – abscesso paravalvar, o ETT é recomendado para os outros pacientes) para EI definido como:
        (i) massa intracardíaca oscilante em válvula, estruturas de suporte, próteses, fluxo regurgitante na ausência de explicação anatômica alternativa
        (ii) abscesso
        (iii) nova deiscência parcial de prótese valvular
    B. Nova regurgitação valvular

Critérios Menores

1. Lesão predisponente cardíaca ou usuário de droga intravenosa
2. Febre ≥ 38°C
3. Fenômenos vasculares: embolia arterial, infartos pulmonares sépticos, aneurisma micótico, hemorragia intracraniana, hemorragia conjuntival e lesões de Janeway
4. Fenômenos imunes: glomerulonefrite, nódulos de Osler, manchas de Roth e fator reumatoide
5. Evidência microbiológica: hemoculturas positivas, mas não preenchem os critérios maiores[†] ou evidência sorológica de infecção ativa com microrganismos consistentes com EI

† Exclui hemoculturas positivas para Staphylococcus *coagulase-negativo e organismos que não causam endocardite.*

EI. A escolha de um ótimo esquema é baseada na suscetibilidade medida através da concentração inibitória mínima (MIC). Entretanto, a EI é, frequentemente, uma urgência infecciosa, necessitando o início da terapêutica antes de serem identificados o microrganismo e sua sensibilidade. Em termos práticos, considerando os prováveis agentes infectantes, utilizamos a terapia empírica da EI referida na Tabela 51.4.

A escolha inicial do tratamento empírico depende de várias considerações: se o paciente recebeu tratamento com antibióticos antes ou não; se a infecção afeta uma valva natural ou protética e, em caso afirmativo, quando a cirurgia foi realizada (precoce ou tardia) e conhecimento da epidemiologia local, especialmente para resistência aos antibióticos específicos e de organismos de difícil isolamento em cultivo. Esquemas para endocardite de válvula natural (EVN) e endocardite de prótese valvular (EPV) tardia devem cobrir estafilococos, estreptococos, espécies HACEK e *Bartonella spp*. Os esquemas para EPV precoce devem cobrir estafilococos resistentes à meticilina e, idealmente, patógenos gram-negativos não HACEK. O tratamento deve ser ajustado logo após o diagnóstico do patógeno.

Com a identificação do agente microbiano, utilizam-se os esquemas terapêuticos discutidos nas Tabelas 51.5 a 51.7.

Pacientes com EI por *Streptococcus* do grupo viridans e do grupo D, com alta sensibilidade à penicilina devem ser tratados em regime hospitalar por 2 semanas com terapia combinada (penicilina G ou ampicilina + gentamicina), observando-se o preenchimento das condições para curto tempo de tratamento, isto é: estreptococos de alta sensibilidade à penicilina; EI de válvula nativa; ausência de falência cardíaca, insuficiência aórtica ou alterações de condução; ausência de complicações sépticas extracardíacas; vegetação de diâmetro menor ou igual a 10 mm; boa resposta clínica com 7 dias de tratamento; e não necessidade de cirurgia cardíaca. Nos casos de pacientes que possuem contraindicação de aminoglicosídeos, a penicilina pode ser administrada sozinha, mantida, então, por 4 semanas. Ceftriaxona pode ser outra opção em vez da penicilina, em doses de 50 mg/kg/dia (dose máxima de 2 g/dia) uma vez ao dia, principalmente nos renais crônicos. Quando existem complicações (embolização e/ou alterações acima referidas) e em válvula protética, o tratamento combinado será mantido por 2 semanas e, em seguida, mantém-se somente a penicilina por mais 2 a 4 semanas (Tabela 51.5).

Por outro lado, os *Streptococcus* do grupo viridans e do grupo D vêm se tornando resistentes às penicilinas e outros beta-lactâmicos, o que se ocasionou por perda da afinidade aos receptores (proteínas ligadoras de penicilinas – PBP). São consideradas cepas de resistência intermediária as que possuem concentração inibitória mínima (MIC) de penicilina entre 0,1 e 0,5 mg/L e de alta resistência aquelas com MIC maior que 0,5 mg/L. Os estreptococos resistentes, bem como as variantes nutricionais de estreptococos *Abiotrophia* e *Granulicatella* (antes situadas no grupo dos estreptococos viridans), devem ser tratados da mesma forma que os enterococos.

A infecção por enterococos pode ser causada pelo *E. faecalis* ou o *E. faecium*, o primeiro muito mais frequente que o segundo que, entretanto, apresenta maior resistência a drogas antimicrobianas. Atividade bactericida sinérgica entre os ini-

TABELA 51.4

Esquemas de Terapêutica Empírica da EI	
Característica da Endocardite	*Terapêutica Empírica/Dia*
A. Válvula natural	
A1. Endocardite aguda comunitária – Suspeita de *Staphylococcus aureus* ou *S. epidermidis*	• Oxacilina 200 mg/kg/d IV (máximo 12 g/d), fracionada a cada 4 horas, durante 4 a 6 semanas + gentamicina 3 mg/kg/d (dose máxima 240 mg/d) IV, fracionada a cada 12 h, nos primeiros 3 a 5 dias de tratamento
– Suspeita de *Enterococcus* ou *Staphylococcus aureus* ou *S. epidermidis*	• Igual acima + penicilina G cristalina 300.000 a 500.000 U/kg/d (18-30 milhões U/d) IV, fracionada a cada 4 horas, durante 4 a 6 semanas
– Estafilococo resistente à oxacilina causando infecção comunitária (CA-MRSA) vem sendo descrito em algumas cidades brasileiras	• Se houver risco de CA-MRSA, o tratamento empírico inicial deve ser com vancomicina 30 mg/kg/dia, fracionada a cada 12 horas, durante 4 a 6 semanas + gentamicina 3 mg/kg/dia, fracionada de 12/12 horas, durante 3 a 5 dias
A2. Endocardite subaguda comunitária – Suspeita de *Streptococcus* do grupo viridans	• Penicilina G cristalina + gentamicina (doses acima). Ver Tabela 51.5 para a continuidade da terapêutica
– Suspeita de *Enterococcus sp.*	• Ampicilina 200 mg/kg/d (máximo 12 g/d) IV, fracionada a cada 4 a 6 horas + gentamicina (dose acima). Ver Tabela 51.6 para a continuidade terapêutica
B. Válvula protética	
– Suspeita de *S. aureus* ou *S. epidermidis* MR	• Vancomicina 30 mg/kg/d (dose máxima 2 g/d) IV, fracionada a cada 12 h + gentamicina (dose acima), ambos durante 4 a 6 semanas. Ver Tabela 51.7 para a continuidade terapêutica

Obs.:
1) d: dia; MR: resistente à meticilina (= resistente à oxacilina).
2) Em pacientes alérgicos às penicilinas utilizar o esquema com vancomicina.
3) Penicilina G cristalina pode ser substituída por ampicilina.
4) Penicilina G cristalina e ampicilina podem ser administradas em infusão contínua.
5) Vancomicina pode ser substituída por teicoplanina: dose inicial 18 mg/kg/d IV, fracionada a cada 12 h, durante 2 a 4 dias; em seguida 12 mg.kg/d, dose única diária ou fracionada de 12/12 h.

bidores da parede celular e os aminoglicosídeos é obrigatória para o sucesso terapêutico no caso de EI por enterococos. Espécies de *E. faecium* são quase sempre tolerantes a penicilinas e há espécies de *E. faecalis* descritas como produtores de β-lactamases. *E. faecalis* e *E. faecium* são frequentemente resistentes à gentamicina e MIC > 500 mg/L para aminoglicosídeos é sinônimo de perda da atividade bactericida sinérgica, o que determina a necessidade de isolamento por culturas. Todavia, a estreptomicina pode permanecer ativa e, nesses casos, ser usada em vez de gentamicina. Da mesma forma, enterococos resistentes aos glicopeptídeos vêm sendo descritos desde os anos 1980 e o perfil dessa resistência é mediado por plasmídios, sendo, portanto, transferidos entre espécies e ocasionando resistência a β-lactâmicos e aminoglicosídeos. Poucas opções terapêuticas são disponíveis para os casos de enterococos multirresistentes. Recomendações terapêuticas são vistas na Tabela 51.6.

No Brasil, as estirpes de *E. faecalis* e *E. faecium* resistentes à ampicilina são pouco frequentes. Verificada a resistência, a droga a ser utilizada é a vancomicina ou a teicoplanina. Estirpes resistentes à vancomicina podem ou não ser sensíveis à teicoplanina, na dependência de características genéticas. Se houver resistência aos glicopeptídeos a alternativa terapêutica é a linezolida, uma oxazolidinona; contudo, há relatos de falha também com esse antimicrobiano[22,23,30].

Outra possibilidade é a utilização da quinupristina/dalfopristina, que se mostra ativa contra *E. faecium*, mas não age contra o *E. faecalis*; todavia, a dispensação deste antibiótico foi suspensa no Brasil pelo laboratório produtor. Relatos de sucesso de tratamento para EI por *E. faecium* multirresistente com daptomicina em altas doses, reforçada pela adição de tigeciclina, vêm sendo publicados e podem ser uma opção quando outras não são viáveis[21a,24b]. Associações sinérgicas de antibióticos, baseadas em estudo *in vitro* e *in vivo*, podem ser realizadas nos casos de alta resistência aos aminoglicosídeos, com combinação de dois β-lactâmicos como teicoplanina-imipeném, ampicilina-ceftriaxona e ampicilina-imipeném. O tratamento de EI por enterococos requer, portanto, a internação do paciente em hospital de padrão diferenciado, determinação de MIC para penicilina, ampicilina, aminoglicosídeos e glicopeptídeos e, nos casos de multirresistência, deve haver multidisciplinaridade de infectologistas, microbiologistas, cardiologistas e cirurgiões cardíacos na atenção ao enfermo.

Endocardite infecciosa causada por *S. aureus* oxacilina-resistentes (ORSA = MRSA) possuem manejo dificultado e muitas cepas também são resistentes aos aminoglicosídeos (Tabela 51.7). Quando EI causadas por ORSA evoluem com complicações, o tratamento pode ser considerado o mesmo que as EI de próteses valvulares. Por outro lado, nos pacientes usuários de drogas intravenosas, cuja EI é causada por

TABELA 51.5

Antibioticoterapia para EI de Válvulas Naturais (EVN) e Válvulas Protéticas (EVP) Causada por *Streptococcus* do Grupo viridans e do Grupo D					

Tratamento antibiótico para endocardite infecciosa causada por estreptococo sensível (MIC < 0,1 mg/L) ou relativamente resistente (0,1 < MIC ≤ 0,5 mg/L)

	Não Alérgico a Penicilina		Alérgico a Penicilinas		Duração
	Antibióticos	*Doses*	*Antibióticos*	*Doses*	
Estreptococos Penicilina G sensível (MIC < 0,125 mg/L)					
EI válvula nativa não complicada	Penicilina G ou ampicilina ou ceftriaxona ± gentamicina	200.000-300 000 U/kg/d 100-200 mg/kg/d 100/mg/kg/d 3 mg/kg/d	Vancomicina ou teicoplanina	30 mg/kg/d 12 mg/kg/d (dose incial 18 mg/kg/d)	2 semanas combinadas ou 4 semanas do β-lactâmico isolado. Glicopeptídeo – 4 semanas
EI complicada ou válvula protética	Penicilina G ou ampicilina + gentamicina	Referidas acima	Vancomicina ou teicoplanina ± gentamicina	Referidas acima	2 semanas combinadas + 4 semanas do β-lactâmico somente. O mesmo se aplica ao glicopeptídeo.
Estreptococos Penicilina G relativamente resistente † (0,125 < MIC ≤ 0,5 mg/L)					
EI válvula nativa não complicada	Penicilina G ou ampicilina ou ceftriaxona + gentamicina	Referidas acima	Vancomicina ou teicoplanina ± gentamicina	Referidas acima	2 semanas combinadas + 2 a 4 semanas do β-lactâmico. O mesmo se aplica ao glicopeptídeo.
EI complicada ou válvula protética	Penicilina G ou ampicilina + gentamicina	Referidas acima	Vancomicina ou teicoplanina ± gentamicina	Referidas acima	2 semanas combinadas + 4 semanas do β-lactâmico somente. O mesmo se aplica ao glicopeptídeo.
Estreptococos Penicilina G elevada resistente (MIC > 0,5 mg/L) – seguir esquema de enterococos (Tabela 51.6)					

Fonte: adaptado de Hoen B. Heart. 2006;92:1694-1700.
† Incluindo estreptococo tolerante (MBC/MIC > 32) para o qual a ampicilina é mais preferida que a penicilina.
EI: Endocardite infecciosa; MBC: concentração bactericida mínima; MIC: concentração inibitória mínima.

S. aureus oxacilina-sensível (OSSA) em válvulas nativas e não possui complicações, 2 semanas de tratamento podem ser suficientes.

Os ORSA possuem PBP de baixa afinidade, as quais conferem resistência cruzada com a maioria dos beta-lactâmicos, devendo ser tratados com glicopeptídeos. A vancomicina é o tratamento de escolha, utilizada na dose de 30 mg/kg/dia (1 g/dia, em adultos), intravenosa (IV), fracionada de 12/12 h; mas a teicoplanina pode ser usada com dose diária de 12 mg/k/dia, após indução de 9 mg/kg/dia 12/12 h por 4 dias. Todavia, cepas com resistência intermediária, elevada e heterorresistentes (MIC ≤ 2 mg/L, mas com subpopulações não suscetíveis de MIC ≥ 4 mg/L) aos glicopeptídeos, ocasionadas por mutações cromossomiais, têm se tornado frequentes e associadas com o fracasso da terapia para EI. Além disso, alguns *S. aureus* (MIC ≥ 32 mg/L) altamente resistentes à vancomicina, com resistência à vancomicina adquirida de enterococos, foram isolados de pacientes infectados nos últimos 10 anos. Outra droga, avaliada como eficaz e bem tolerada para bacteriemias e EI de válvulas direitas causadas por ORSA ou OSSA, é a daptomicina, recomendada na dose de 6 mg/kg/dia, IV, dose única diária[10a]. Outras opções incluem novos β-lactâmicos com relativa boa afinidade a PBP2A como a quinupristina-dalfopristina, com ou sem β-lactâmicos,

β-lactâmicos mais oxazolidinonas, e β-lactâmicos mais vancomicina. Em tais casos é mandatório o manejo colaborativo com um infectologista.

Com frequência pacientes portadores de prótese valvular possuem EI ocasionada por *Staphylococcus* coagulase-negativo (CONS), os quais são comumente resistentes à oxacilina. Nesses casos, a combinação de vancomicina com rifampicina e aminoglicosídeo é a mais eficaz, sendo demonstrado que as duas últimas são ativas *in vitro*. Caso contrário, a tripla combinação ainda parece ser permitida. Entretanto, nas estirpes sensíveis à oxacilina a sua combinação com rifampicina e aminoglicosídeo é recomendada. A duração do tratamento é de 6 semanas.

O uso prévio de antibiótico é a principal causa de ausência de crescimento bacteriano nas culturas. Contudo, devemos lembrar-nos dos organismos fastidiosos, que requerem maior tempo de incubação. Nos casos de suspeita de EI causada por *Bartonella*, *Legionella*, *Chlamydia* e *Coxiella burnetii* podemos também lançar mão das sorologias. Para *Bartonella,* vários esquemas terapêuticos realizados, incluindo aminopenicilinas e cafalosporinas combinadas com aminoglicosídeos, doxiciclina, vancomicina e quinolonas, são propostos. Devido à inexistência de ensaios clínicos para EI

TABELA 51.6

Antibioticoterapia para EI de Válvulas Naturais (EVN) e Válvulas Protéticas (EVP) Causada por *Enterococcus* (A Conduta é Similar para *S. viridans* e *S. gallolyticus* com Elevada Resistência à Penicilina G)

Tratamento antibiótico para Enterococcus, variantes nutricionais e estreptococos resistentes a penicilinas (MIC > 0,5 mg/L)

| Condição | Não Alérgico à Penicilina | | Alérgico à Penicilina | | Duração |
	Antibióticos	Doses	Antibióticos	Doses	
Enterococcus suscetível à penicilina, aminoglicosídeos e vancomicina	Penicilina G ou ampicilina + gentamicina*	300-400.000 U/kg/d 200 mg/kg/d 3 mg/kg/d	Vancomicina ou teicoplanina ± gentamicina*	30 mg/kg/d 12 mg/kg/d (dose inicial 18 mg/kg/d) 3 mg/kg/d	4 a 6 semanas†
Enterococcus suscetível à penicilina, estreptomicina, vancomicina e resistente à gentamicina	Penicilina G ou ampicilina + estreptomicina*	Doses acima 15 mg/kg/d	Vancomicina ou teicoplanina + estreptomicina*	Referidas acima 15 mg/kg/d	4 a 6 semanas†
Enterococcus resistente (intrínseco) à penicilina, sensível à vancomicina e à gentamicina	Vancomicina ou teicoplanina ± gentamicina*	30 mg/kg/d 12 mg/kg/d (dose inicial 18 mg/kg/d) 3 mg/kg/d	Vancomicina ou teicoplanina ± gentamicina*	Referidas acima	6 semanas
Enterococcus resistente (β-lactamase) à penicilina, sensível à vancomicina e à gentamicina	Ampicilina/ sulbactam + gentamicina*	12 g/24 h ÷ 4 x ao dia 3 mg/kg/d	Vancomicina ou teicoplanina ± gentamicina*	Referidas acima	6 semanas
Estreptococos e *Enterococcus* altamente resistentes a todos os aminoglicosídeos	Ampicilina	200 a 400 mg/k/d	Vancomicina	30 mg/kg/d	≥ 8 semanas
E. faecalis resistente a penicilina, aminoglicosídeos e vancomicina	Ampicilina + ceftriaxona ou imipeném	200 mg/kg/d 50 mg/kg/d (2 g/d) 50 mg/kg/d (2 g/d)	—	—	≥ 8 semanas
E. faecium resistente a penicilina, aminoglicosídeos e vancomicina	Linezolida ou quinupristina-dalfopristina	1.200 mg/d 22,5 mg/kg/d	Linezolida, ou quinupristina-dalfopristina	20 mg/kg/d (1.200 mg/d) 22,5 mg/kg/d	≥ 8 semanas

Fonte: adaptado de Hoen B. Heart. 2006;92:1694-1700.
* Duas doses diárias.
† A duração da administração dos aminoglicosídeos deve ser de 2 a 3 semanas; a total duração do tratamento deve ser de 6 semanas quando usar vancomicina ou teicoplanina.

causadas por esses patógenos, o tempo de tratamento não é conhecido. A Tabela 51.8 mostra uma proposta de tratamento baseada em relatos de casos. *Brucella spp.* responde à combinação de doxiciclina mais cotrimoxazol ou rifampicina combinada ou não com estreptomicina. Já *Coxiella* é tratada com doxiciclina combinada com fluoroquinolona por mais de 18 meses. Igualmente, o tratamento para *Chlamydia* requer mais estudos. Combinação de troca valvular com tetraciclina ou novas fluoroquinolonas por mais de 3 meses pode ser justificada. Não se dispõe de tratamento para EI causada por *Legionella* e *Mycoplasma*; entretanto, uma vez que são muito suscetíveis *in vitro*, as novas fluoroquinolonas podem ser usadas no tratamento. Para o *Tropheryma whipplei*, causador da doença de Whipple, o tratamento é altamente empírico e sucessos são relatados com longo tempo (mais de 1 ano) de terapia com cotrimoxazol, podendo ser associado ao interferon-γ, por possuir efeito protetor em infecções intracelulares.

Para bactérias do grupo HACEK, o tratamento pode ser realizado com ceftriaxona (2 g/dia) IV ou intramuscular (IM) por 4 semanas ou ampicilina IV (12 g divididos em seis vezes ao dia) mais gentamicina IV ou IM (1,5 mg/kg/dose de 12/12 h ou regime de dose única diária) por 4 semanas. Se o paciente é portador de prótese valvular, o tratamento requer 6 semanas. Na EI causada por enterobactérias e por *Pseudomonas aeruginosa*, torna-se indispensável a análise de testes de sensibilidade aos antimicrobianos para a terapêutica mais bem orientada. Cefalosporinas da quarta geração, piperacilina com tazobactam, ciprofloxacino, carbapenemas isoladamente ou associados a aminoglicosídeos serão as drogas mais indicadas nas EI causadas por bacilos gram-negativos. Na suspeita ou na confirmação de endocardite por fungos,

TABELA 51.7

Antibioticoterapia para EI por Estafilococos					
	Não Alérgico a Penicilina		Alérgico a Penicilinas		Duração
	Antibióticos	Doses	Antibióticos	Doses	
Válvula Nativa					
S. aureus oxacilina-sensível	Oxacilina ± gentamicina	150-200 mg/kg/d 3 mg/kg/d	Vancomicina + gentamicina*	30 mg/kg/d	4 a 6 semanas (5 dias de combinação)
S. aureus oxacilina-resistente	Vancomicina ± gentamicina	30 mg/kg/d Referida acima	Vancomicina ± gentamicina	Referidas acima	4 a 6 semanas (5 dias de combinação)
Válvula Protética					
S. aureus oxacilina-sensível	Oxacilina + gentamicina + rifampicina	Referidas acima 20 a 30 mg/kg/d	Vancomicina + gentamicina + rifampicina	Referidas acima 20 a 30 mg/kg/d	≥ 6 semanas combinadas (gentamicina 2 semanas/máximo)
S. aureus oxacilina-resistente e gentamicina-sensível	Vancomicina + gentamicina + rifampicina	Referidas acima	Vancomicina ou teicoplanina ± gentamicina	Referidas acima	≥ 6 semanas combinadas (gentamicina 2 semanas/máximo)
S.aureus oxacilina-resistente e gentamicina-resistente	Vancomicina + rifampicina† + outra droga antiestafilocócica, se disponível	Referidas acima	Vancomicina + rifampicina† + outra droga antiestafilocócica, se disponível	Referidas acima	≥ 6 semanas combinadas

Fonte: adaptado de Hoen B. Heart. 2006;92:1694-1700.
* Duas doses diárias
† Se o espécime é resistente à rifampicina, combine vancomicina com um ou dois outros antimicrobianos antiestafilocócicos, de acordo com a sensibilidade encontrada.

TABELA 51.8

Terapêutica Empírica de EI nos Casos com Hemoculturas Negativas (EI de Válvulas Naturais ou EPV Tardia – ≥ 12 Meses após a Cirurgia)			
Antibiótico Utilizado	Dose Diária de Adultos	Duração do Tratamento (Semanas)	Comentários
Ampicilina-sulbactam (ou amoxicilina-clavulanato) + gentamicina§	3-4 g IV (para ambos) 4 ×/dia + 3 mg/kg/dia IV ou IM dividida em 2-3 ×/dia, respectivamente	4 a 8	Pacientes com hemoculturas negativas devem ser tratados em consulta com um especialista em doenças infecciosas
EI em Válvulas naturais ou EPV tardia em alérgicos a β-lactâmicos			
Vancomicina‖ + gentamicina§ + ciprofloxacino	15 mg /kg IV 2×/dia + 3 mg/kg/dia IV ou IM divididos em 2-3×/dia, + 500 mg 2×/dia por via oral ou 400 mg IV 2×/dia, respectivamente	4 a 8	Ciprofloxacino não é uniformemente ativa contra Bartonella spp. Doxiciclina 200 mg/24 h é uma opção se Bartonella spp. é altamente provável
EPV precoce (< 12 meses após a cirurgia)			
Vancomicina ‖ + gentamicina§ + rifampicina	15 mg /kg IV 2 ×/dia + 3 mg/kg/dia IV ou IM divididos em 2-3 ×/dia + 300 mg 3 ×/dia por via oral, respectivamente	8, 2 e 6, respectivamente, para cada droga	Se não houver resposta clínica, cirurgia e, possivelmente, a ampliação do espectro dos antibióticos para gram-negativos devem ser consideradas

Fonte: adaptado de Habib G et al. Eur Heart J. 2009;30:2369-2413.
Obs.: § A função renal e as concentrações séricas de gentamicina devem ser monitoradas uma vez por semana (duas vezes em caso de insuficiência renal). Quando administrada em três doses divididas, a concentração sérica de gentamicina pré-dose deve ser < 1 mg/L e após a dose (pico,1 h após a injeção) deve ser de 3-4 mg/L.
‖ As concentrações séricas de vancomicina devem ser de 10-15 mg/L antes da infusão (nível mínimo) e 30-45 mg/L, 1 h após concluída a infusão (nível máximo).

a anfotericina B é a droga de escolha, administrada com os cuidados referidos no Capítulo 33 (Criptococose), associada ou não a azóis antifúngicos. Recentes estudos mostram sucesso terapêutico com caspofungina, uma nova equinocandina, intravenosa. Posterior terapia supressiva, com azóis orais, pode ser necessária por longo tempo e até por toda a vida. O tratamento das endocardites fúngicas com antimicrobianos habitualmente é associado ao tratamento cirúrgico.

Nos casos de EI de válvulas naturais com culturas negativas, segundo recomendações da AHA e da ESC, utiliza-se o esquema de ampicilina/sulbactam 12 g/dia, fracionado em quatro doses por via IV, mais gentamicina, ou vancomicina mais gentamicina e ciprofloxacino na dose de 400 mg IV em 12/12 h por 4 a 6 semanas (Tabela 51.8).

Nos casos de endocardites com hemoculturas negativas causadas por microrganismos pouco frequentes, nas quais se consegue determinar o agente por algum procedimento diagnóstico, utiliza-se a terapia antimicrobiana recomendada para o agente em causa (Tabela 51.9).

Se o paciente for portador de prótese, utilizar o esquema baseado no tempo de cirurgia e na suspeita de infecção por *Bartonella*. Em próteses com implantação a menos de 1 ano, podem-se associar vancomicina, gentamicina e rifampicina. Nas próteses com mais de 1 ano, com suspeita de infecção por *Bartonella*, recomenda-se *c*eftriaxona (2 g/dia, IV/IM) mais gentamicina 3 mg/kg/d em três doses e uso opcional de doxiciclina 200 mg/24 h via oral (VO) em duas doses. Tratamento deve ser realizado por 6 semanas, com exceção da gentamicina somente por 2 semanas. Nas EI de próteses com cultura positiva para *Bartonella*, recomenda-se doxiciclina 100 mg 12/12 h VO 6 semanas mais gentamicina 3 mg/kg/dia, 8/8 h IV ou rifampicina 300 mg 12/12 h VO por 2 semanas. Os esquemas utilizados para EI com culturas negativas também se aplicam para terapêutica inicial empírica, em que não há suspeita inicial de patógeno específico, enquanto se aguardam os exames microbiológicos.

TERAPIA ANTITROMBÓTICA[20a]

Não se encontra nenhuma indicação precisa para o início de drogas antitrombóticas, durante a fase ativa da EI, como forma de prevenir fenômenos embólicos. Em pacientes com EI, que desenvolvem sintomas do sistema nervoso central, compatíveis com embolia ou acidente vascular cerebral, as AHA/ACC recomendaram, em recente diretriz (2014), ser razoável interromper temporariamente a anticoagulação, de forma independente das outras indicações para a anticoagulação. Nesses casos, a terapia anticoagulante pode aumentar o risco de um infarto embólico se converter para um infarto hemorrágico. Entretanto, lembra que em pacientes com EPV, quanto mais tempo sem uso de anticoagulação há maior risco de embolização ou disfunção valvular. Quanto aos antagonistas da vitamina K, essa mesma diretriz sugere a sua suspensão temporária, pelo risco combinado de hemorragia relacionada a procedimentos invasivos necessários e potencialmente urgentes, além do risco de desenvolvimento de AVC hemorrágico. Assim, nos casos de diagnóstico de EI em pacientes recebendo terapia antitrombótica, é de boa norma uma avaliação interdisciplinar individual de cada caso envolvendo cardiologista, cirurgião cardiotorácico e neurologista.

TABELA 51.9

Causas de EI Associadas a Hemoculturas Negativas		
Patógenos	**Procedimentos de Diagnóstico**	**Terapia Proposta**
Brucella spp.	Hemoculturas, sorologia e cultura, imuno-histologia e PCR de material cirúrgico	Doxiciclina (100 mg 12/12 h) + rifampicina (300 mg 6/6 ou 8/8 h) + cotrimoxazol oral (800 + 160 mg 12/12 h). Duração do tratamento > 3 meses (cura é considerada quando os títulos de anticorpos são < 1:160). A adição de estreptomicina 15 mg/kg/24 h em duas doses para a 1ª semana é opcional
Coxiella burneti (agente da febre Q)	Sorologia (IgG de fase I > 1:800) e cultura de tecidos, imuno-histologia e PCR de material cirúrgico	Doxiciclina 100 mg (12/12 h) + hidroxicloroquina (200 mg 8/8 h) por via oral ou doxiciclina (100 mg 12/12 h) + quinolonas (p. ex., ofloxacina 400 mg/24 h) por via oral, duração do tratamento > 18 meses (cura é considerada quando títulos de IgG fase I são < 1:200, e títulos de IgA e IgM são < 1:50)
Bartonella spp.	Hemoculturas, sorologia e cultura, imuno-histologia e PCR de material cirúrgico	Ceftriaxona (2 g/24 h/dose única) IV, ampicilina (3 g 6/6 h) IV, ou doxiciclina (100 mg/12/12 h) por via oral por 6 semanas + gentamicina (3 mg/k/d) por 3 semanas. Cirurgia é necessária em até 90% dos casos
Chlamydia spp.	Sorologia e cultura, imuno-histologia e PCR de material cirúrgico	Doxiciclina (100 mg/12/12 h) ou uma fluoroquinolona mais recente (moxifloxacina 400 mg/24 h) por longo prazo (desconhecida a duração ideal)
Mycoplasma spp.	Sorologia e cultura, imuno-histologia e PCR de material cirúrgico	Doxiciclina (100 mg/12/12 h) ou uma fluoroquinolona mais recente (moxifloxacina 400 mg/24 h). A duração do tratamento é de > 6 meses
Legionella spp.	Hemoculturas, sorologia e cultura, imuno-histologia e PCR de material cirúrgico	Macrolídeos (p. ex., eritromicina 3 g/24 h IV por 2 semanas e depois por via oral) + rifampicina (300 mg 6/6 ou 8/8 h) ou ciprofloxacina 500 m g/8/8 h oralmente. A duração do tratamento é de 6 meses
Tropheryma whipplei (agente da doença de Whipple)	Histologia e PCR de material cirúrgico	Cotrimoxazol (800 + 160 mg 12/12 h) sozinho, ou penicilina G (2 MU/4/4 h) + estreptomicina (1 g/24 h) IV por 2 semanas e depois cotrimoxazole (800 + 160 mg 12/12 h) por via oral durante 1 ano, ou doxiciclina (100 mg/12/12 h) h + hidroxicloroquina (200 mg 8/8 h) oralmente por > 18 meses. Por longo prazo (desconhecida a duração ideal)

Fonte: adaptado de Que YA, Moreillon P. Nat Rev Cardiol. 2011 Jun;8(6):322-36.

CIRURGIA[1b,12b,21b]

As indicações para a realização de cirurgias urgentes em válvulas naturais são descritas a seguir.

Cirurgia de Emergência (dentro de 24 h)

- EVN (aórtica ou mitral) ou EPV associado com insuficiência cardíaca congestiva (ICC) grave ou refratária ou choque cardiogênico causado pela regurgitação valvular aguda ou grave disfunção protética (deiscência ou obstrução).
- Fístula em uma câmara cardíaca ou do espaço pericárdico.

Cirurgia de Urgência (dentro de Dias)

- EVN ou EPV com ICC persistente, sinais de instabilidade hemodinâmica ou abscesso.
- EPV causadas por estafilococos ou bactérias gram-negativas.
- Vegetação de grande porte (> 10 mm) com um evento embólico, apesar do tratamento antimicrobiano ou outros preditores de evolução complicada (insuficiência cardíaca, infecção persistente, abscesso).
- Vegetação muito grande (> 15 mm).
- Grande abscesso e/ou envolvimento perianular com infecção descontrolada.

Cirurgia Eletiva Precoce (durante a Estadia no Hospital)

- Regurgitação aórtica ou mitral grave com ICC e boa resposta à terapia médica.
- PVE com deiscência valvular ou ICC e boa resposta à terapia médica.
- Presença de abscesso ou extensão perianular.
- Infecção persistente quando o foco extracardíaco foi excluído.
- Infecções fúngicas ou outras causas resistentes ao tratamento.

PROFILAXIA[1b,5,12a,13a,15,18,21b,26a]

Nos últimos anos, o ACC, a AHA e a ESC têm sucessivamente revisto as suas diretrizes para a profilaxia da EI, simplificando a escolha de medicamentos e, portanto, melhorando a adesão. Os recentes estudos realizados demonstram que a EI resulta mais provavelmente de bacteriemias, associadas com atividades diárias, do que causadas por procedimentos odontológicos, do trato gastrintestinal ou geniturinário. Desta forma, a profilaxia parece impedir um número extremamente pequeno de casos de EI causada por esses procedimentos; no entanto, o risco de efeitos adversos relacionados à antibioticoprofilaxia excede aos prováveis benefícios. Como exemplo, a manutenção da saúde e da higiene bucal mostra-se como a forma ideal para reduzir a incidência de bacteriemia diária, tornando-se mais importante do que os antibióticos profiláticos como forma de reduzir o risco de EI.

Atualmente, as recomendações para antibioticoprofilaxia estabelecem que apenas os procedimentos odontológicos, em pacientes com condições cardíacas subjacentes, associados com alto risco de evolução para EI, vão beneficiar-se dessa conduta. Os pacientes com maior risco de EI incluem principalmente três grupos de pacientes, a saber: 1) portadores de prótese valvar ou material protético utilizado para o reparo da válvula cardíaca. Estes pacientes têm maior risco para mortalidade de EI, e com frequência desenvolvem mais complicações do que aqueles com válvulas naturais; 2) histórico de EI anterior, pois possuem maior risco de um novo episódio de EI com maior mortalidade e incidência de complicações do que pacientes com um primeiro episódio; 3) antecedentes de doença cardíaca congênita (DCC), em particular aqueles com doença cardíaca cianótica complexa e aqueles que têm *shunts* paliativos cirurgicamente construídos ou outras próteses. Nesses grupos, a profilaxia é apropriada para todos os procedimentos odontológicos que envolvam manipulação de tecido gengival ou região periapical dos dentes ou perfuração da mucosa oral.

A profilaxia não é mais recomendada para pacientes que se submetem a um procedimento no trato geniturinário (GU), respiratório ou gastrintestinal (GI). Todavia, em pacientes de alto risco, quando essa abordagem manipula tecidos infectados no trato respiratório, como os com finalidade de tratamento (p. ex., drenagem de abscesso), ou nos casos em que envolve incisão, como amigdalectomia e adenoidectomia, a profilaxia é recomendada. Da mesma forma, nos pacientes de alto risco com infecções do trato GI ou GU, é razoável administrar terapia antibiótica para evitar infecção da ferida cirúrgica ou sepse. Para pacientes de alto risco submetidos à cistoscopia eletiva ou manipulação do trato urinário que têm a infecção do trato urinário ou a colonização por enterococos, a antibioticoterapia para erradicá-los antes do procedimento é razoável. O mesmo se aplica para procedimentos dermatológicos ou musculoesqueléticos que envolvam infecção por *S. aureus*. O Quadro 51.1 e a Tabela 51.10 mostram as condições cardíacas predisponentes e os regimes antibioticoprofiláticos recomendados.

QUADRO 51.1 – Condições Cardíacas Subjacentes em que a Profilaxia Antibiótica é Recomendada

• Prótese de válvula cardíaca
• EI anteriores
• Doença cardíaca congênita cianótica não reparada, incluindo *shunts* paliativos cirurgicamente construídos
• Cardiopatias congênitas reparadas com material protético ou dispositivos, seja por intervenção cirúrgica ou por cateter, durante os primeiros 6 meses após o procedimento (quando ocorre a endotelização)
• Doença cardíaca congênita reparada, com defeitos residuais ao lado ou adjacente ao local do reparo da prótese ou dispositivo (uma situação que inibe a endotelização)
• Receptores de transplante cardíaco que desenvolvem valvulopatia cardíaca
Adaptado de Que YA, Moreillon P. Nat Rev Cardiol. 2011 Jun;8(6):322-36.

TABELA 51.10

Regimes Profiláticos para Procedimentos Odontológicos			
Situação	**Agente**	**Regime: Dose Única 30-60 Minutos antes do Procedimento**	
		Adultos	**Crianças**
Via oral (VO)	Amoxicilina	2 g	50 mg/kg
Incapazes de tomar medicação VO	Ampicilina ou cefazolina ou ceftriaxona	2 g IM ou IV 1 g IM ou IV	50 mg/kg IM ou IV 50 mg/kg IM ou IV
Alérgicos à penicilina ou ampicilina oral	Cefalexina † ‡ ou clindamicina ou azitromicina ou claritromicina	2 g 600 mg 500 mg	50 mg/kg 20 mg/kg 15 mg/kg
Alérgicos à penicilina ou ampicilina e incapazes de tomar medicação por via oral	Cefazolina ou ceftriaxona ‡ ou clindamicina	1 g IM ou IV 600 mg IM ou IV	50 mg/kg IM ou IV 20 mg/kg IM ou IV

Fonte: adaptado de ACC/AHA 2008. Circulation. 2008;118(8):887-96.
† Ou usar outros de primeira ou de segunda geração, cefalosporina oral no adulto equivalente ou dose pediátrica.
‡ Cefalosporinas não devem ser usadas em um indivíduo com histórico de anafilaxia, angioedema ou urticária com penicilina ou ampicilina.

REFERÊNCIAS BIBILIOGRÁFICAS

1. Ako J et al. Changing spectrum of infective endocarditis – Review of 194 episodes over 20 Years. Circ J. 2003;67:3-7.

1a. American College of Cardiology/American Heart Association et al. ACC/AHA 2006 Guidelines for the management of patients with valvular heart disease. Circulation. 2006;114:e84-231.

1b. American College of Cardiology/American Heart Association et al. ACC/AHA 2008. guideline update on valvular heart disease: focused update on infective endocarditis: a report of the American College of Cardiology/American Heart Association Task Force on Practice Guidelines: endorsed by the Society of Cardiovascular Anesthesiologists, Society for Cardiovascular Angiography and Interventions, and Society of Thoracic Surgeons. Circulation. 2008;118:887-96.

1c. Ashrafian H, Bogle RG. Antimicrobial prophylaxis for endocarditis: emotion or science? Heart. 2007;93:5-6.

2. Baddour LM et al. Infective endocarditis: diagnosis, antimicrobial therapy, and management of complications. Circulation. 2005;111:e394-e434.

2a. Bashore TM, Cabell C, Fowler V Jr. Update on infective endocarditis. Curr Probl Cardiol. 2006;31:274-352.

2b. Bayer AS et al. Diagnosis and management of infective endocarditis and its complications. Circulation. 1998;98:2936-48.

3. Berlin JA et al. Incidence of infective endocarditis in the Delaware Valley, 1988–1990. Am J Card. 1995;76:933-36.

4. Cabell C H, Abrutyn E. Progress toward a global understanding of infective endocarditis. Early lessons from the International Collaboration on Endocarditis Investigation. Infect Dis Clin N Am. 2002;16:255-72.

5. Dajani AS et al. Prevention of bacterial endocarditis. Recommendations by the American Heart Association. JAMA. 1997;277:1794-801.

5a. Damasco PV et al. Infective endocarditis in Rio de Janeiro, Brazil: a 5-year experience at two teaching hospital. Infection. 2014 Oct;42(5):835-42.

6. Delahaye F et al. Characteristics of infective endocarditis in France 1991: a one year survey. Eur Heart J. 1995;16:394-401.

7. Dhawan VK. Infective endocarditis in elderly patients. Clin Infect Dis. 2002;34:806-12.

8. Dodds GA et al. Negative predictive value of the Duke criteria for infective endocarditis. Am J Cardiol. 1996;77:403-07.

8a. Drees M, Boucher H. New agents for Staphylococcus aureus endocarditis. Curr Opin Infect Dis. 2006;19:544-50.

8b. Durack DT, Lukes AS, Bright DK. New criteria for diagnosis of infective endocarditis: utilization of specific echocardiographic findings. Duke Endocarditis Service. Am J Med. 1994;96:200-09.

8c. Dutly F, Altwegg M. Whipple's disease and Tropheryma whippelii. Clin Microbiol Rev. 2001;14:561-83.
9. Ellis ME et al. Fungal endocarditis: evidence in the world literature, 1965-1995. Clin Infect Dis. 2001;32:50-62.

9. Federspiel JJ et al. Increasing US rates of endocarditis with Staphylococcus aureus: 1999-2008. Arch Intern Med. 2012 Feb 27;172(4):363-5.

10. Fournier PE et al. Modification of the diagnostic criteria proposed by the Duke endocarditis service to permit improved diagnosis of Q fever endocarditis. Am J Med. 1996;100:629-33.

10a. Fowler VG Jr et al. Daptomycin versus standard therapy for bacteremia and endocarditis caused by Staphylococcus aureus. N Engl J Med. 2006;355:653-65.

10b. Fowler VG Jr al. Staphylococcus aureus endocarditis: a consequence of medical progress. JAMA. 2005;293:3012-21.

11. Gagliardi JP et al. Native valve infective endocarditis in elderly and younger adult patients: comparison of clinical features and outcomes with useof the Duke criteria and the Duke Endocarditis Database. Clin Infect Dis. 1998;26:1165-68.

11a. Gabus V et al Tropheryma whipplei tricuspid endocarditis: a case report and review of the literature. J Med Case Reports. 2010;4:245.

11b. Geißdörfer W et al. High frequency of Tropheryma whipplei in culture-negative endocarditis. J Clin Microbiol. 2012;50:216-22.

12. Gouello JP et al. Nosocomial endocarditis in the intensive care unit: an analysis of 22 cases. Crit Care Med. 2000;28:377-82.

12a. Gould FK et al. Guidelines for the prevention of endocarditis: report of the Working Party ofthe British Society for Antimicrobial Chemotherapy. J Antimicrob Chemother. 2006;57:1035-42.

12b. Gould FK et al. Guidelines for the diagnosis and antibiotic treatment of endocarditis in adults: a report of the Working Party of the British Society for Antimicrobial Chemotherapy. J Antimicrob Chemother. 2012;67:269-89.

13. Habib G et al.Value and limitations the Duke criteria for the diagnosis of infective endocarditis. Am Coll Cardiol. 1999;33:2023-29.

13a. Habib G et al. ESC Committee for Practice Guidelines. Guidelines on the prevention, diagnosis, and treatment of infective endocarditis (new version 2009): the Task Force on the Prevention, Diagnosis, and Treatment of Infective Endocarditis of the European Society of Cardiology (ESC). Eur Heart J. 2009;30:2369-413.

14. Higgins CB et al. Suspected bacterial endocarditis. American College of Radiology. ACR Appropriateness Criteria. Radiology. 2000;215(Suppl):73-77.

14a. Hill EE et al. Evolving trends in infective endocarditis. Clin Microbiol Infect. 2006;12:5-12.

14b. Hoen B. Epidemiology and antibiotic treatment of infective endocarditis: an update. Heart. 2006;92:1694-700.

14c Hoen B, Duval X. Infective endocarditis. N Engl J Med. 2013;369:785.

15. Horstkotte D et al. Guidelines on prevention, diagnosis and treatment of infective endocarditis executive summary; the task force on infective endocarditis of the European society of cardiology. Eur Heart J. 2004;25:267-76.

16. Lamas CC, Eykyn SJ. Suggested modifications to the Duke criteria for the clinical diagnosis of native valve and prosthetic valve endocarditis. Clin Infect Dis. 1997;25:713-19.

16a. Lee A et al. Detection of bloodstream infections in adults: how many blood cultures are needed? J Clin Microbiol. 2007;45:3546-48.

17. Li JS et al. Proposed modifications to the Duke criteria for the diagnosis of infective endocarditis. Clin Infect Dis. 2000;30:633-38.

18. Moreillon P, Que YA. Infective endocarditis. Lancet. 2004;363:139-49.

19. Mylonakis E, Calderwood SB. Infective endocarditis in adults. N Engl J Med. 2001;345:1318-30.

19a. Naber CK, Erbel R. Infective endocarditis with negative blood cultures. Int J Antimicrob Agents. 2007;30(Suppl 1):S32-36

20. Nettles RE et al. An evaluationof the Duke criteria in 25 pathologically confirmed cases of prosthetic valve endocarditis. Clin Infect Dis. 1997;25:1401-03.

20a. Nishimura RA et al. 2014 AHA/ACC guideline for the management of patients with valvular heart disease: executive summary: a report of the American College of Cardiology/American Heart Association Task Force on Practice Guidelines. J Am Coll Cardiol. 2014;63:2438-88.

21. Petti CA, Fowler Jr VG. Staphylococcus aureus bacteremia and endocarditis. Infect Dis Clin N Am. 2002;16:413-35.

21a. Polidori M et al. Vancomycin-resistant Enterococcus faecium (VRE) bacteremia in infective endocarditis successfully treated with combination daptomycin and tigecycline. J Chemother 2011;23:240-41.

21b. Que YA , Moreillon P. Infective endocarditis. Nat Rev Cardiol. 2011;8:322-36.

22. Ravindran V et al. Successful use of oral linezolid as a single active agent in endocarditis unresponsive to conventional antibiotic therapy. J Infect. 2003;47:164-66.

23. Rao N, White GJ. Successful treatment of Enterococcus faecalis prosthetic valve endocarditis with linezolid. Clin Infect Dis. 2002;35:902-04.

23a. Richardson DC et al. Tropheryma whippelii as a cause of afebrile culture-negative endocarditis: the evolving spectrum of Whipple's disease. J Infect. 2003;47:170-73.

24. Sachdev M, Peterson GE, Jollis JG. Imaging techniques for diagnosis of infective endocarditis. Infect Dis Clin N Am. 2002;16:319-37.

24a. Schlegel L et al. Reappraisal of the taxonomy of the Streptococcus bovis/Streptococcus equinus complex and related species: description of Streptococcus gallolyticus subsp. gallolyticus subsp. nov., S. gallolyticus subsp. macedonicus subsp. nov. and S. gallolyticus subsp. pasteurianus subsp. Int J Syst Evol Microbiol. 2003;53:631-645.

24b. Schutt AC, Bohm NM. Multidrug-resistant Enterococcus faecium endocarditis treated with combination tigecycline and high-dose daptomycin. Ann Pharmacother. 2009;43:2108-12.

25. Sekeres MA et al. An assessment of the usefulness of the Duke criteria for diagnosing active infective endocarditis. Clin Infect Dis. 1997;24:1185-90.

26. Sexton DJ, Spelman D. Current best practices and guidelines Assessment and management of complications in infective endocarditis Infect Dis Clin N Am. 2002;16:507-21.

26a. Shanson D. Comment on: guidelines for the prevention of endocarditis: report of the Working Party of the British Society for Antimicrobial Chemotherapy. J Antimicrob Chemother. 2006;58:895.

27. Singer R. Diagnosis and treatment of Whiple's disease. Drugs. 1998;55:699-704.

27a. Slipczuk L et al. Infective endocarditis epidemiology over five decades: a systematic review. PLoS One. 2013;8(12):e82665.

28. Sohsten R, Kaye D. Endocardite Infecciosa. In: Veronesi R, Focaccia R (Ed.).Tratado de Infectologia. São Paulo: Atheneu; 2005. p. 839-51.

29. Watkin RW, Langb S, Lambertc PA et al. The microbial diagnosis of infective endocarditis J Infect. 2003;47:1-11.

29a. Werdan K et al. Mechanisms of infective endocarditis: pathogen–host interaction and risk states. Nat Rev Cardiol. 2014;11:35.

30. Zimmer SM et al. Failure of linezolid treatment for enterococcal endocarditis. Clin Infect Dis. 2003;37:e29-30.

31. Zoccoli CM et al. Manual de Coleta Microbiológica In: Tadeu Fernandes A e cols. (Ed.). Infecção Hospitalar e Suas Interfaces na Área da Saúde. São Paulo: Atheneu; 2000. p. 1575-85.

52 Endoftalmites

- Carlos Alexandre de Amorim Garcia
- Alexandre Henrique Bezerra Gomes
- Marta Liliane Ramalho Rocha

(CID 10 = H44.0 - Endoftalmite purulenta [Abscesso vítreo, Pan-oftalmite]; H44.1 - Outras endoftalmites [Endoftalmite parasitária]; H45.1 - Endoftalmite em doenças classificadas em outra parte [Endoftalmite na: cisticercose (B69.1), on-cocercose (B73), toxocaríase (B83.0)

INTRODUÇÃO

Endoftalmite infecciosa é uma condição na qual as estruturas internas do olho são invadidas por microrganismos resultando em uma resposta inflamatória envolvendo todos os tecidos e os fluidos intraoculares. Endoftalmite exógena acontece quando ocorre quebra das camadas mais externas do olho devido a uma intervenção cirúrgica ou trauma; apenas raramente os microrganismos invadem a córnea ou esclera sem um rompimento desses tecidos. Endoftalmite endógena é menos comum e ocorre quando os microrganismos alcançam o olho a partir de um foco infeccioso em outro lugar no corpo, usualmente através da corrente sanguínea. Os agentes causadores mais comuns são as bactérias; mas fungos, parasitas e vírus podem também causar endoftalmite[1,3,18,22,48,54,57].

A maioria das endoftalmites ocorre após cirurgias intraoculares e mais de 90% de todos os casos são causados por bactérias. Cada infecção tem suas próprias características e sabe-se que uma grande variedade de achados clínicos pode ocorrer. De acordo com os achados clínicos existe uma maior probabilidade de infecção por certos grupos de bactérias. A condição clínica que está presente no início da infecção e a patogenicidade da bactéria envolvida são os determinantes primários da evolução. Por exemplo, endoftalmite após cirurgia de catarata é mais frequentemente causada por *Staphylococcus epidermidis*, e esses olhos têm um prognóstico razoavelmente bom. Olhos traumatizados, por outro lado, têm um aumento de probabilidade de infecção com gram-positivos *Bacillus spp.* que tem um prognóstico marcadamente pior[57].

A endoftalmite é uma complicação rara, porém devastadora. Apesar dos grandes avanços em assepsia, técnica cirúrgica e antibioticoterapia, permanece como uma grande preocupação para o oftalmologista. Nas últimas duas décadas, o diagnóstico e o manejo da endoftalmite têm sofrido mudanças revolucionárias. Destacam-se o reconhecimento de que a aspiração do corpo vítreo é o método mais eficaz para se atingir um diagnóstico etiológico; o uso de injeção intravítrea é a via de escolha para a liberação do antibiótico; e a vitrectomia terapêutica é um componente importante da abordagem de muitos casos. Entretanto, há controvérsias no tratamento das endoftalmites, especialmente com relação à toxicidade retiniana dos antibióticos injetados no corpo vítreo, e do verdadeiro papel da vitrectomia[57].

CLASSIFICAÇÃO

A endoftalmite pode ser classificada em endoftalmite exógena e endoftalmite endógena[57].

Endoftalmite Exógena

- *Pós-operatória precoce:* os microrganismos penetram no olho durante o momento cirúrgico, e os sinais de infecção manifestam-se durante o 1º mês de pós-operatório.
- *Pós-operatória crônica:* os organismos pouco virulentos penetram no olho durante a cirurgia, causando uma infecção local, indolente, que leva meses até se tornar clinicamente aparente.
- *Pós-operatória tardia:* os organismos penetram no olho bem depois do ato cirúrgico, através de uma fístula crônica, como bolha filtrante, trajeto da sutura, vítreo na ferida cirúrgica.
- *Pós-trauma:* os organismos penetram no olho no momento do trauma perfurante não cirúrgico.

Endoftalmite Endógena

- Os microrganismos penetram no olho através da corrente sanguínea.
- Esta subdivisão é importante, pois o espectro de organismos causais varia dentro de cada grupo e, portanto, a antibioticoterapia pode ser modificada de acordo com os patógenos mais frequentes.

ETIOLOGIA

Bactérias, fungos, protozoários, parasitas e vírus são todos capazes de produzir endoftalmite (Tabela 52.1).

TABELA 52.1

Agentes Infecciosos Causadores de Endoftalmite

Bactérias

A. Cocos gram-positivos
   1. *Staphylococcus*
      a. *S. aureus*
      b. *S. epidermidis* e espécies correlacionadas
   2. *Streptococcus* e *Enterococcus*
      a. *S. pneumoniae*
      b. Grupo *viridans*
      c. *E. faecalis*
B. Bacilos gram-positivos
   1. *Bacillus*
      a. *B. cereus*
      b. *B. subtilis*
   2. *Corynebacterium*
   3. *Listeria monocytogenes*
   4. *Clostridium spp.*
   5. *Propionibacterium acnes*
C. Cocos gram-negativos
   1. *Neisseria*
   2. *Moraxella*
D. Bacilos gram-negativos
   1. *Acinetobacter spp.*
   2. *Haemophilus influenzae*
   3. *Pseudomonas*
      a. *P. aeruginosa*
      b. *Pseudomonas spp.*
   4. Enterobacteriaceae
      a. *Escherichia coli*
      b. *Klebsiella*
      c. *Proteus*
      d. *Enterobacter*
      e. *Serratia*
E. Outras bactérias
   1. *Nocardia spp.*
   2. *Actinomyces israelii*
   3. *Mycobacterium*

Fungos

A. *Candida*
B. *Aspergillus*
C. *Histoplasma capsulatum*
D. *Blastomyces drematitidis*

Helmintos

A. *Onchocerca volvulus*
B. *Taenia solium (Cysticercus cellulosae)*
C. *Toxocara canis* e *Toxocara cati*

Protozoários

A. *Toxoplasma gondii*

Ectoparasitas

A. Larva (miíase)

As bactérias compõem o grupo mais comum de organismos causadores de endoftalmite. Bactérias gram-positivas são responsáveis por 60% a 80% das infecções agudas, principalmente o *S. aureus*. Estes microrganismos variam amplamente na virulência e no efeito que causam no olho infectado. O *Staphylococcus aureus* é com frequência cultivado da conjuntiva em pessoas assintomáticas e é o segundo mais comum organismo isolado nos casos de endoftalmite bacteriana pós-operatória. Usualmente produz uma infecção intraocular virulenta e rapidamente progressiva[57]. *S. epidermidis* se tornou a causa mais comum de endoftalmite pós-operatória[8,19,36,42,45,47,58,64]. Estafilococos hospitalares são frequentemente resistentes à meticilina (e, portanto, à oxacilina); mas podem ser sensíveis à vancomicina, à rifampicina e ao ciprofloxacino[46].

No gênero *Bacillus*, o patógeno intraocular mais comum é o *B. cereus*, mas o *B. subtilis* também foi identificado como causador de endoftalmite. Os *Bacillus* são encontrados em matéria orgânica em decomposição, solo, vegetais, água e microbiota humana. Atualmente *Bacillus* é o microrganismo mais comumente identificado na endoftalmite pós-trauma[11,29,57,59]. A infecção é particularmente virulenta e pode destruir o olho em 12 a 24 horas. É o único a induzir febre e leucocitose em endoftalmite. Os *Bacillus spp.*, exceto *B. cereus*, são suscetíveis a penicilinas, cefalosporinas, ciprofloxacino e gentamicina[57]. A vancomicina é a droga de escolha para *Bacillus spp.*, pois os antibióticos betalactâmicos são raramente efetivos *in vitro* contra *B. cereus*.

Propionibacterium são bastonetes gram-positivos encontrados na pele e na mucosa da boca, do intestino, da uretra e da vagina. Recentemente têm sido identificados como uma causa de endoftalmite pós-operatória de natureza granulomatosa e crônica, quase exclusivamente encontrado em pacientes com lente intraocular[5,49,57]. *P. acnes* é o mais frequentemente isolado. *Moraxella* são cocos gram-positivos habitantes normais principalmente do trato respiratório superior. A infecção clássica causada por *M. lacunata* é a blefaroconjuntivite angular crônica que ocorre em raras epidemias. São microrganismos quase universalmente sensíveis à penicilina[57].

Neisseria, tanto *N. meningitidis* como *N. gonorrhoeae*, foi identificado como causadores de endoftalmite em ocasiões raras. A doença é quase sempre de origem endógena[57].

O *Haemophilus influenzae* é encontrado principalmente no trato respiratório superior, mas também pode ser encontrado na conjuntiva e no trato genital. Pode ocasionar conjuntivite; nesses casos, os organismos não capsulados são os mais comuns[57]. *Pseudomonas aeruginosa* e enterobactérias são causa pouco frequente de endoftalmites pós-operatórias[1,2,14,32,57].

Candida albicans e outras espécies de *Candida* causam endoftalmite como uma complicação da candidemia ou como um resultado da contaminação das soluções de irrigação usadas nas cirurgias intraoculares[18,42,49,62]. *Cryptococcus neoformans*, *Pseudallescheria boydii*[30] e, sobretudo, *Aspergillus* são também identificados como causa de endoftalmite. No olho, *Aspergillus* produzem úlcera de córnea após trauma, e endoftalmite é vista após disseminação hematológica, especialmente em pacientes imunossuprimidos ou usuários de droga[18,50,57]. *Histoplasma capsulatum* é um fungo causador de duas síndromes oculares: a síndrome da histoplasmose presumida, uma infecção da coroide, ocasionada após uma disseminação hematogênica, na qual há lesões e cicatrizes maculares, peripapilares e na retina periférica, e a endoftalmite, associada à disseminação da histoplasmose em imunossuprimidos[35,57].

Dentre os helmintos, a oncocercose, produzida por uma filária, a *Onchocerca volvulus*, é uma importante causa de cegueira no mundo, com mais de 30 milhões de humanos afetados (ver capítulo de filarioses). A microfilária pode ser identificada, pelo exame com lâmpada de fenda, nadando na câmara anterior. Uma simples dose de ivermectina é capaz de matar a microfilária, mas não as larvas adultas. A larva da *Taenia solitum,* o cisticerco, pode invadir qualquer área do corpo, incluindo a cavidade vítrea causando endoftalmite. Outros helmintos de importância ocular são *Toxocara canis* e *Toxocara catis* que em crianças podem produzir uma infecção granulomatosa crônica envolvendo o vítreo e a retina[28,57].

Dentre os protozoários, o *Toxoplasma gondii* é o agente mais importante de infecção intraocular, que se manifesta em geral por retinocoroidite.

ACHADOS CLÍNICOS

Infecção Pós-operatória

Infecção pós-operatória é a causa de aproximadamente 2/3 de todas as causas de endoftalmite na maioria dos estudos clínicos. A maior parte dos casos é causada pela cirurgia de extração da catarata e a maioria de origem bacteriana[4,22,23,40]. Estudos recentes indicaram que o organismo causador é geralmente da própria microbiota do paciente[60,61]. De 75% a 95% dos casos reportados, os organismos causadores são gram-positivos.

Allen[2] revisou 30.000 cirurgias de catarata no *Massachusetts Eye* de 1964 a 1977 e encontrou uma incidência de endoftalmite de 0,057%. Um estudo de 23.625 casos de cirurgia de catarata extracapsular no *Balcom Palmer Eye Institute* revelou uma incidência de 0,072%[35]. Tipicamente, os pacientes notam um aumento súbito na dor 1 a 3 dias após a cirurgia. O exame demonstra quemose e um aumento de injeção ciliar, frequentemente associado a um aumento significativo de exsudação amarelada no saco conjuntival. A pálpebra superior torna-se edematosa e pode ser difícil para abrir completamente para o exame. A córnea mostra graus variados de edema e células pigmentadas podem acumular-se na superfície posterior. Na câmara anterior encontramos células e *flare;* hipópio é frequentemente encontrado no ângulo inferior. Em casos extremos, a câmara anterior está preenchida por exsudação e a córnea é branca. Quando uma lente intraocular estiver no local, uma membrana de fibrina estará presente sobre ambas as superfícies. Debris celulares espessos estão presentes no interior do vítreo e pode haver acúmulo focal de material esbranquiçado ou lâmina de opacificação dentro do vítreo. A pressão intraocular pode estar baixa, normal ou alta. A pupila geralmente se dilata pouco, tornando difícil o exame com o oftalmoscópio indireto. Periflebite retiniana tem sido reportada como um sinal precoce, mas na maioria dos casos os vasos retinianos não são observados pela opacidade de meios[33].

Infecções causadas pelo *S. epidermidis* e outras espécies de *Staphylococcus* coagulase-negativo podem ter início clínico retardado para 5 ou mais dias após a cirurgia. Os sinais clínicos e sintomas podem ser leves e de difícil distinção de um processo inflamatório não infeccioso[8,20]. Doença de início tardio pode ocorrer com problemas de predisposição anatômica, tais quais uma persistência conjuntival de bolha filtrante ou a presença de vítreo na incisão[39]. Baixo grau de inflamação crônica, que demonstra ser de uma origem infecciosa, tem sido denominada endoftalmite pós-operatória crônica[21,23].

Na revisão de casos com endoftalmite após cirurgia de extração da catarata, uma incidência significante de complicações intraoperatórias tem sido encontrada. Infecção pode também ocorrer após a retirada de pontos no pós-operatório ou no procedimento invasivo de incisão da cápsula posterior. Organismos gram-positivos são encontrados em 75% a 90% dos casos de cultura positiva[1,8,11,13,15,19,22]. O mais comum é *S. epidermidis,* seguido por *S. aureus* e *Streptococcus spp.* Organismos gram-negativos estimam-se em aproximadamente 20% dos casos[13], enquanto fungos são raros, com exceção da *Candida parapsilosis*[18,52,62] e *Paecilomyces lilacinus*[50], encontrados em soluções contaminadas de irrigação. Cultura negativa é estimada em 20% dos casos em um estudo de endoftalmites do pseudofácico[20,56]. Acuidade visual de 20/400 ou melhor tem sido descrita em 45% a 63% dos casos pós-catarata[46].

Transplante de Córnea

Endoftalmite após transplante de córnea é um achado relativamente raro e os achados são menos bem definidos. Em duas grandes séries de transplante de córnea, uma incidência de 0,11% e 0,2% de endoftalmite pós-operatória foi reportada[35]. Guss e cols.[27], estudando 445 casos de transplante de córnea, demonstrou que além de três casos agudos, havia outros oito casos, seis deles ocorrendo após um processo ulcerativo no enxerto. Endoftalmite de início tardio pode resultar também de uma formação de abscesso na sutura de córnea ou do acesso bacteriano na câmara anterior associado a perda da sutura[13]. Endoftalmite seguida por transplante de córnea também tem sido associada a vítreo na incisão. Diferente da endoftalmite pós-catarata, o início da doença pode ser relativamente livre de dor e estar representado pelo aumento da reação de câmara anterior, hipópio e diminuição do reflexo vermelho. Geralmente o envolvimento bacteriano nesses casos é de gram-positivos, como o *Staphylococcus spp.* e *Streptococcus spp.*; fungos e gram-negativos são menos comuns. O prognóstico em casos pós-transplante é pobre, nove de 11 casos reportados por Guss e cols.[27] tinham visão de percepção luminosa ou de não percepção luminosa.

Cirurgia Filtrante

O risco de desenvolver endoftalmite após cirurgia filtrante é similar ao risco da cirurgia de catarata[35,36,39]. Muitos casos de endoftalmite ocorrem meses ou anos após o procedimento original. Deve haver um antecedente de conjuntivite, mas frequentemente um início abrupto de dor e vermelhidão constitui os sinais e sintomas presentes. As bolhas geralmente parecem intactas nesses casos, entretanto muitas podem ser *Seidel* positivas[39,66] (vazamento de humor aquoso). O material no interior de bolha é branco ou amarelado. O espectro de bactérias isoladas de cultura positiva é absolutamente diferente da endoftalmite pós-catarata, com 57% em uma larga série demonstrando *Streptococus*[39]. *Haemophilus influenzae* foi cultivado de 23% dos olhos e apenas dois de 36 olhos foram infectados pelo *Staphylococcus.* O prognóstico nesses casos é pobre, aparentemente pelo grande número de olhos infectados com *Streptococcus* e outros organismos virulentos; apenas três dos 16 olhos infectados com *Streptococcus* retornaram à visão de 20/400 ou melhor[39].

Vitrectomia Pars Plana

A incidência de endoftalmite após vitrectomia via *pars plana* parece ser aproximadamente a mesma que aquelas após procedimento intraocular[31,32,35]. O diagnóstico é mais difícil de ser feito, principalmente apor causa da dor pós-operatória e pela presença normal de inflamação intraocular encontradas após cirurgia de vitrectomia, podendo assim mascarar os sintomas.

O diagnóstico repousa nos achados: vítreo turvo e hipópio. O aparecimento de hipópio é frequentemente rápido e deve causar preocupação ao cirurgião[7,31]. Nos casos com presença de silicone intraocular, os achados são limitados a um material esbranquiçado coletado entre o silicone e a retina[12]. O espectro de bactérias nesse caso é similar a outros casos de infecção aguda pós-operatória. O prognóstico é pobre, todos os pacientes reportados na literatura têm visão baixa[53].

Cirurgia de Descolamento de Retina

A maioria das infecções após cirurgia de descolamento de retina é confinada ao implante escleral. No passar dos anos, este tem resultado em endoftalmites, mas isto é agora uma ocorrência muito rara, devido à delaminação escleral, à diatermia e aos implantes de polietileno serem menos comumente usados. Organismos podem ser introduzidos no interior dos olhos durante uma perfuração inadvertida da esclera por uma sutura ou durante o procedimento de drenagem. Introdução de microrganismos no interior dos olhos também é possível durante a injeção intraocular, via *pars plana*, de gás na retinopexia pneumática[17]. Desde então, esse manejo introduz microrganismos presentes nas lágrimas e na pele adjacente, espécies de *Staphylococcus* são mais comumente reportadas. Tem sido sugerido que o diagnóstico após vitrectomia *pars plana* repousa nos achados de dor e inflamação no curso do pós-operatório precoce, sendo mais graves que o esperado.

Cirurgia de Estrabismo

Endoftalmite é uma rara, mas devastadora, complicação da cirurgia de estrabismo. Endoftalmite provavelmente sempre ocorre após uma inadvertida sutura perfurante; entretanto, um abscesso escleral no local da sutura possivelmente conduz para uma infecção intraocular. Dor e baixa da visão são os mais importantes sinais, mas o diagnóstico pode ser demorado. O prognóstico é pobre nesses olhos, possivelmente pelo atraso no diagnóstico ser comum[58,61,62].

Endoftalmite Pós-traumática

Após os casos de endoftalmite no pós-operatório, endoftalmite pós-traumática é a segunda maior categoria e acomete cerca de 20% a 30% dos casos[9,20,21,56]. A incidência de endoftalmite após trauma penetrante é de 2%[24] a 7,4%[10]. Olhos com corpo estranho intraocular têm o risco de infecção aproximadamente duas vezes tão altos quanto aqueles sem um corpo estranho[11,65].

O começo da infecção após a lesão varia com a virulência do organismo e é geralmente acompanhado pelo aumento de dor, inflamação intraocular, hipópio e opacidades vítreas. Como nas endoftalmites pós-operatórias, aproximadamente 2/3 dos casos são por organismos gram-positivos, com aproximadamente 10% a 15% sendo causados por organismos gram-negativos. Um diferencial importante, entretanto, é que em uma recente série, aproximadamente 1/4 das infecções foi causado pelo *Bacillus cereus*, fazendo disso o segundo mais comum patógeno na maioria das séries de endoftalmite pós-traumáutica. A maioria dos *Bacillus* é associada a corpo estranho intraocular[10,11,20,44,57,58]. Infelizmente, a infecção pelo *Bacillus* tem um prognóstico particularmente pobre, e apenas dois dos 25 olhos reportados na literatura têm uma visão final melhor que contar dedos. Infecções fúngicas também são importantes na série de endoftalmite pós-traumática, contabilizando de 10% a 15% dos casos; elas devem ser suspeitadas nas lesões com solo contaminado. O resultado informado da terapia para a endoftalmite pós-traumática não é tão satisfatório quanto para a endoftalmite pós-operatória. Uma recente série reportou visão de 20/400 ou melhor, de 42% a 73% dos casos de endoftalmite pós-operatória, visão comparada seguindo a endoftalmite traumática é concluída em apenas 9% a 50% dos casos[11,20,21,47].

Endoftalmite Endógena

A menos comum dos três maiores tipos de endoftalmites é a forma metastática, por esses casos implicarem uma origem sistêmica[26]. Ela ocorre geralmente em imunossuprimidos ou usuários de drogas injetáveis. Em uma revisão de 72 casos recentes, 18 dos quais foram bilaterais, meningite esteve presente em 19, endocardite e infecção do trato urinário em dez casos cada, e uma bacteriemia de origem indeterminada era presente em 19 pacientes[25]. Uma variedade de organismos causa endoftalmite metastática. *Bacillus spp.*, previamente raro, era o mais comum organismo reportado de 1976 a 1985, seguido de perto pelo *Streptococcus*. *Neisseria meningitidis*, uma das causas líderes, é a terceira em frequência em informações recentes, com *S. aureus* e *H. influenzae*, ambos produzindo números similares de infecção. Em muitas experiências, endoftalmites metastáticas ocasionadas por infecção fúngica ocorrem por complicações da terapia de imunossupressão sistêmica para a leucemia. Uma agressiva pesquisa das causas sistêmicas é indicada, e um longo tempo de antibioticoterapia é frequentemente necessário. A informação das taxas de mortalidades destes pacientes é de aproximadamente 15%[57].

DIAGNÓSTICO DIFERENCIAL

Quando surge uma inflamação intraocular mais grave que o esperado, após cirurgia ou trauma, ou em pacientes com bolha filtrante, deve-se suspeitar de endoftalmite. Qualquer causa de inflamação intraocular deve ser considerada no diagnóstico diferencial de endoftalmite infecciosa, ou seja, inflamação estéril (relacionada com retenção de restos do cristalino ou hemorragia), trauma cirúrgico, com uma maior manipulação do corpo vítreo, trauma da íris, uveíte preexistente, e material químico estranho introduzido durante a cirurgia.

Restos de vítreo, íris ou de cristalino encarcerados na ferida cirúrgica podem levar a uma infecção ou reação inflamatória exagerada, quando não estão protegidos pela conjuntiva. Sangue no corpo vítreo também pode simular inflamação.

Restos de massas do cristalino e endoftalmite podem ser concomitantes; entretanto, é crucial que se suspeite de uma infecção em qualquer inflamação ocular, após cirurgia de catarata com restos cristalinianos. Alguns autores têm sugerido que a infecção bacteriana possa contribuir para a patogênese da uveíte induzida pelo cristalino. É um processo inflamatório granulomatoso, denso, provavelmente devido a uma resposta autoimune às proteínas do cristalino, liberadas na câmara anterior. Esta forma de *uveíte induzida pelo cristalino* é diferenciada de uma uveíte facogênica (facotóxica) não granulomatosa, embora não haja evidência para suportar a teoria de que os produtos de degradação do cristalino são diretamente tóxicos ao olho. Parece que todas essas entidades podem representar produtos variantes do mesmo processo imunológico, que é mais bem conhecido por *uveíte induzida pelo cristalino*.

Com relação ao tratamento, devem-se usar altas doses de corticosteroides (tópico, periocular e sistêmico), associados a hipotensores oculares, para manter a pressão intraocular em uma faixa aceitável; é imprescindível a pronta remoção do cristalino ou de restos do mesmo. O diagnóstico pode ser confirmado pela análise de células obtidas através de paracentese da câmara anterior. Uma falha no reconhecimento desta entidade clínica pode resultar em desenvolvimento de *phthisis bulbi*. Altas doses de corticosteroide sistêmico são eficazes na modificação do curso da doença.

É difícil diferenciar esta síndrome de uma endoftalmite tardia ou crônica causada por *Staphylococcus* coagulase-negativo e *P. acnes* ou fungos. O edema cistoide de mácula, associado à redução da acuidade visual e reação inflamatória aumentada com borramento do disco óptico pode, em casos graves, simular endoftalmite infecciosa. Caso haja suspeita de infecção, o ideal é fazer culturas do conteúdo ocular e iniciar a antibioticoterapia; não se deve esperar pelos sinais clássicos de processo infeccioso, pois os dois maiores determinantes clínicos de uma abordagem eficaz da endoftalmite são a virulência do microrganismo e o início precoce da terapêutica.

TRATAMENTO[3,14,16,20,37,56,57,63]

O principal objetivo no tratamento da endoftalmite é a manutenção de uma visão útil, e consiste na administração intensiva de antibióticos, para esterilizar o olho, e o uso de anti-inflamatórios, para limitar os danos causados pela inflamação, estimulada pelo processo infeccioso. Em determinados casos, a vitrectomia terapêutica é combinada a antibióticos e anti-inflamatórios, para eliminar mais rapidamente os organismos infecciosos, ajudar na liberação das drogas no local de infecção, eliminar áreas de corpo vítreo sequestrado e, se possível, reduzir as membranas vítreas que possam levar ao subsequente descolamento de retina[19].

Os antibióticos podem atingir o olho por várias vias, incluindo a injeção intraocular, a administração sistêmica, a injeção periocular e a aplicação tópica. Há algumas discordâncias com relação à melhor via de liberação dos antibióticos; a maioria dos estudos experimentais e clínicos concorda que as vias tópica, subconjuntival e sistêmica podem prover níveis suficientes de antibióticos no aquoso, suficientes para inibir o crescimento bacteriano, mas não dão níveis terapêuticos no corpo vítreo avascular para tratar com sucesso a maioria das infecções intraoculares.

Uma vez que os antibióticos administrados apropriada e diretamente dentro da cavidade vítrea atingem altas concentrações, e, tanto clínica quanto experimentalmente, parecem eficazes, a injeção intraocular é o tratamento de escolha das endoftalmites[51]. A abordagem da endoftalmite, assim como a das infecções, de um modo geral, requer uma seleção de antimicrobianos segura e eficaz (ver Esquemas Terapêuticos).

Os corticosteroides sistêmicos também são usados nas endoftalmites infecciosas. Mostrou-se que a associação de corticosteroides sistêmicos e tópicos apresentou melhores resultados, comparados com o não uso deles, ou apenas ao uso tópico.

Esquemas Terapêuticos

I. Endoftalmite Pós-operatória Precoce (Aguda) Bacteriana

A. *Intraocular*
Vancomicina: 1 mg/0,1 mL
Ceftazidima: 2,25 mg/0,1 mL ou gentamicina: 0,1 mg/0,1 mL ou amicacina: 0,4 mg/0,1 mL
Dexametasona: 0,4 mg/0,1 mL

B. *Periocular (subconjuntival)*
Vancomicina: 25 mg
Ceftazidima: 100 mg ou gentamicina: 20 mg
Dexametasona: 12 a 24 mg

C. *Tópico (colírios fortificados)*
Vancomicina: 50 mg/mL 1/1 h
Ceftazidima: 50 mg/mL 1/1 h ou gentamicina: 14 mg/mL ou amicacina: 14 mg/mL
Corticosteroides tópicos e/ou cicloplégicos

D. *Sistêmico*
Vancomicina: 1 g IV 12/12 h
Ceftazidima: 1 g IV 12/12 h ou somente ciprofloxacino: 750 mg VO 12/12 h (para organismos sensíveis)

II. Endoftalmite Pós-operatória Tardia (Bacteriana x Fúngica)

A. *Intraocular*
Vancomicina: 1 mg/0,1 mL (bacteriana) ou
Anfotericina B: 0,005 mg/0,1 mL (fúngica)
Dexametasona: 0,4 mg/0,1 mL

B. *Periocular (subconjuntival):* idêntico a I.B

C. *Tópico (colírios)*
Vancomicina: 50 mg/mL 1/1 h
Corticosteroides tópicos e/ou cicloplégicos

D. *Sistêmico* (opcional, dependendo do curso clínico e do microrganismo)

III. Endoftalmite Associada à Bolha Filtrante

A. *Intraocular:* idêntico a I.A

B. *Periocular (subconjuntival):* idêntico a I.B

C. *Tópico:* idêntico a I.C

D. *Sistêmico:* reservado geralmente para os casos mais graves – idêntico a I.D

IV. Endoftalmite Pós-trauma – Idêntico ao I

Observação: no tratamento sistêmico, ciprofloxacino via oral penetra bem no corpo vítreo e é eficaz contra *Bacillus cereus.*

V. Endoftalmite Endógena Fúngica

A. *Intraocular*
Anfotericina B: 0,005 mg/0,1 mL ou
Miconazol: 0,025 mg/0,1 mL
Dexametasona: 0,4 mg/0,1 mL

B. *Periocular (subconjuntival)*
Vancomicina: 25 mg
Dexametasona: 12 a 24 mg

C. *Tópico (colírios)*
Corticosteroides e cicloplégicos
Anfotericina B (pobre penetração intraocular)

D. *Sistêmico (interconsulta com internista)*
Fluconazol: 100 mg, VO, 12/12 h, por 2 a 4 semanas ou
Itraconazol: 200 mg VO 12/12 h por 2 a 4 semanas ou
Anfotericina B: 0,25 a 1 mg/kg IV durante 6 h (se houver doença disseminada)

VI. Endoftalmite Endógena Bacteriana

A. *Intraocular*
Vancomicina: 1 mg/0,1 mL
Ceftazidima: 2,25 mg/0,1 mL ou
Gentamicina: 0,1 mg/0,1 mL
Amicacina: 0,4 mg/0,1 mL
Dexametasona: 0,4 mg/0,1 mL

B. *Periocular (subconjuntival)*
Vancomicina: 25 mg
Ceftazidima: 100 mg ou gentamicina: 20 mg
Dexametasona: 12 a 24 mg

C. *Tópico (colírios)*
Vancomicina: 50 mg/mL 1/1 h
Ceftazidima: 50 mg/mL 1/1 h ou gentamicina: 14 mg/mL ou amicacina: 14 mg/mL 1/1 h
Corticosteroides tópicos e/ou cicloplégicos

D. *Sistêmico* (seleção dos antibióticos – interconsulta com internista).

REFERÊNCIAS BIBLIOGRÁFICAS

1. Affeldt JC et al. Microbial endophthalmitis resulting from ocular trauma. Ophthalmology. 1987;94:407-13.
2. Allen HF. Symposium: postoperative endophthalmitis. Introduction: incidence and etiology. Ophthalmology. 1978;85:317-19.
3. Apt L. Purulent anterior segment endophthalmitis following paracentesis. Ophthalmic Surg. 1986;17:526.
4. Aquavella JV et al. Keratoprosthesis: results, complications, and management. Ophthalmology. 1982;89:655-60.
5. Beatty RF et al. Anaerobic endophthalmitis caused by Propionibacterium acnes. Ophthalmology. 1986;101:114-16.
6. Beyer TL et al. Protective barrier effect of the posterior lens capsule in exogenous bacterial endophthalmitis - an experimental primate study. Invest Ophthalmol Vis Sci. 1984;25:108-12.
7. Blankenship GW. Endophthalmitis after pars plana vitrectomy. Am J Ophthalmol. 1977;84:815-17.
8. Bode DD Jr, Gelender H, Forster RK. A retrospective review of endophthalmitis due to coagulase-negative staphylococci. Br J Ophthalmol. 1985;69:915-19.
9. Bohigian GM, Olk RJ. Factors associated with a poor visual result in endophthalmitis. Am J Ophthalmol. 1986;101:332-41.
10. Boldt HC et al. Rural endophatlmitis. Ophthalmology. 1989;96:1722-26.
11. Brinton GS et al. Posttraumatic endophthalmitis. Arch Ophthalmol. 1984;102:547-50.
12. Chong LP et al. Endophthalmitis in a silicone oil-filled eye. Am J Ophthalmol. 1986;102:660-61.
13. Confino J, Brown SI. Bacterial endophthalmitis associated with exposed monofilament sutures following corneal transplantation. Am J Ophthalmol. 1985;99:111-13.
14. Davey PG, Barza M, Stuart M. Dose response of experimental Pseudomonas endophthalmitis to ciprofloxacin, gentamicin, and imipenern: evidence for resistance to "late" treatment of infections. J Infect Dis. 1987;155:518-23.
15. Davis JS et al. Coagulase-negative staphylococcal endophthalmitis. Ophthalmology. 1988;95:1404-10.
16. Diamond JG. Intraocular management of endophthalmitis: a systemic approach. Arch Ophthalmol. 1981;99:96-99.
17. Eckardt C. Staphylococcus epidermidis endophthalmitis after pneumatic retinopexy, Am J Ophthalmol. 1987;103:720-721.
18. Elliot JH, O'Day DM, Gutow GS. Mycotic endophthalmitis in drug abusers. Am J Ophthalmol. 1979;88:66-72.
19. Ficker LA et al. The role of vitrectomy in Staphylococcus epidermidis endophthalmitis. Br J Ophthalmol. 1987;72:386.
20. Forster RK, Abbott RL, Gelender H. Management of infectious endophthalmitis. Ophthalmology. 1980;87:313-18.
21. Forster RK et al. Further observations on the diagnosis, cause, and treatment of endophthalmitis. Am J Ophthalmol. 1976;81:52-56.
22. Gelender H. Bacterial endophthalmitis following cutting of sutures after cataract surgery. Am J Ophthalmol. 1982;94:528-33.
23. Gelender H, Flynn HWJ, Mandelbaurn SH. Bacterial endophthalmitis resulting from radial keratotomv. Am J Ophthalmol. 1982;94:528-33.
24. Gilbert CM, Soong HK, Hirst LW. A two-year prospective study of penetrating ocular trauma at the Wilmer Ophthalmological Institute. Ann Ophthalmol. 1987;19:104-06.
25. Goldstein BG, Buettner H. Histoplasmic endophthalmitis. Arch Ophthalmol. 1982;101:774-778.
26. Greenwald MJ, Wohl LG, Sell CH. Metastatic bacterial endophthalmitis: a contemporary reappraisal. Surv Ophthalmol. 1986;31:81-101.
27. Guss RB et al. Endophthalmitis after penetrating keratoplasty. Am J Ophthalmol. 1983;95:651-58.
28. Hagler WS et al. Results of surgery for ocular Toxocara canis. Ophthalmology. 1981;88:1081-86.
29. Hemady R, Zaltas M, Paton B. Bacillus-induced endophthalmitis: new series of 10 cases and review of the literature. Br J Ophthalmol. 1990;74:26-29.

30. Henderly DE, Liggett PE, Rao NA. Cryptococcal chorioretinitis endophthalmitis. Retina. 1987;7:75-79.

31. Ho PC, Tolentino FI. Bacterial endophthalmitis after closed vitrectomy. Arch Ophthalmol. 1984;102:207-10.

32. Irvine AR. The role of vitrectomy in endophthalmitis. Trans Pac Coast Oto-Ophthalmol Soc. 1977;58:185-88.

33. Irvine WD et al. Endophthalmitis caused by gram-negative organisms. Arch Ophthalmol. 1992;110:1450-54.

34. Joondeph BC, Joondeph HC. Purulent anterior segment endophthalmitis following paracentesis. Ophthalmic Surg. 1986;17:91-93.

35. Kattan HM et al. Noscomial endophthalmitis survey: current incidence of infection following intraocular surgery. Ophthalmology. 1991;98:227-38.

36. Katz LJ, Cantor LB, Spaeth GL. Complications of surgery in glaucoma. Ophthalmology. 1985;92:1266-70.

37. Laatikainen L, Tarkkanen A. Management of purulent postoperative endophthalmitis. Ophthalmologica. 1986;193:34-38.

38. Leveille AS, McMullan FD, Cavanagh HD. Endophthalmitis following penetrating keratoplasty. Ophthalmology. 1983;90:38-39.

39. Mandelbaum S et al. Late onset endophthalmitis associated with filtering blebs Ophthalmology. 1985;92:964-72.

40. Mandelbaum S, Forster RK. Postoperative endophthalmitis. Int Ophthalmol Clin. 1987;27:95-106.

41. Mao LK et al. Endophthalmitis caused by streptococcal species. Arch Ophthalmot. 1992;119:798-801.

42. Meredith TA et al. Staphylococcus epidermidis endophthalmitis. Invest Ophthalmol Vis Sci. 1990;31:181-86.

43. Nelsen PT et al. Retinal detachment following endophthalmitis. Ophthalmology. 1985;92:1112-17.

44. Nobe JR, Gomez DR, Liggett P. Post-traumatic and postoperative endophthalmitis: a comparison of visual outcomes. Br J Ophthalmol. 1987;71:614-617.

45. O'Day DM et al. Staphylococcus epidermidis endophthalmitis: visual outcome following noninvasive therapy. Ophthalmology. 1982;89:354-60.

46. Olson JC et al. Results in the treatment of postoperative endophthalmitis, Ophthalmology. 1983;90:692-99.

47. Ormerod LD et al. Endophthalmitis caused by the coagulase-negative staphylococci. 2. Factors influencing presentation after cataract surgery. Ophthalmology. 1993;100:724-29.

48. Ormerod LD et al. Anaerobic bacterial endophthalmitis. Ophthalmology. 1987;94:799-808.

49. Parke DWI, Jones DB, Gentry LO: Endogenous endophthalmitis among patients with candidemia. Ophthalmology. 1982;89:789-95.

50. Pettit TH et al. Fungal endophthalmitis following intraocular lens implantation: a surgical epidemic. Arch Opthalmol. 1980;98: 1025-39.

51. Peyman GA. Antibiotic administration in the treatment of bacterial endophthalmitis. II. Intravitreal injections. Surv Ophthalmol 1977;21:332-346.

52. Peyman GA, Carroll CP, Raichand M. Prevention and management of traumatic endophthalmitis. Ophthalmology. 1980;87:320-24.

53. Peyman GA, Raichand M, Bennett TO. Management of endophthalmitis with pars plana vitrectomy. Br J Ophthalmol. 1980;64:472-75.

54. Puliafito CA et al. Infectious endophthalmitis: a review of 36 cases. Ophthalmology. 1982;89:921-29.

55. Rodriguez A. Early pars plana vitrectomy in chronic endophthalmitis of toxocariasis. Graefes Arch Clin Exp Ophthalmol. 1986;224:218-220.

56. Rowsey JJ et al. Endophthalmitis: current approaches. Ophthalmology. 1982;89:1055-66..

57. Ryan SR. Retina 2nd ed. St. Louis: Mosby; 1994.. V. 1.

58. Salamon SM, Friberg TR, Luxenberg MN. Endophthalmitis after strabismus surgery, Am J Ophthalmol. 1982;93:39-41.

59. Schemmer GB, Driebe WT. Post-traumatic Bacillus cereus endophthalmitis. Arch Ophthalmol. 1987;105:342-44.

60. Speaker MG, Milch FA, Shah MK. Role of external bacterial flora in the pathogenesis of acute postoperative endophthalmitis. Ophthalmology. 1991;98:639.

61. Stern GA, Engel HM, Driebe WT Jr. The treatment of postoperative endophthalmitis: results of differing approaches to treatment. Ophthalmology. 1988;96:62-67.

62. Stern WH et al. Epidemic postsurgical Candida parapsilosis endophthalmitis: clinical findings and management of 15 consecutive cases. Ophthalmology. 1985;92:1701-09.

63. Verbraeken H, Van Laethem J. Treatment of endophthalmitis with and without pars plana vitrectomy. Ophthalmologica. 1985;191:1-3.

64. Weber DJ et al. Endophthalmitis following intraocular lens implantation: report of 30 cases and review of the literature. Rev Infect Dis. 1986;8:12-20.

65. WIlliams DF et al. Results and prognostic factors in penetrating ocular injuries with retained intraocular foreign bodies. Ophthalmology. 1988;95:911-16.

66. Wolner B, Liebmann JM, Sassani JW. Late bleb-related endophthalmitis after trabeculectomy with adjunctive 5-fluorouracil. Ophthalmology. 1991;98:1053.

67. Zambrano W, Flynn HW, Pflugfelder SC. Management options for Proprionibacterium acnes endophthalmitis. Ophthalmology. 1989;96:1100-05.

53 Enterobacteriose Septicêmica Prolongada

■ **Rodolfo dos Santos Teixeira**

(CID 10 = A02.1 - Septicemia por salmonela; A41.5 - Septicemia por outros microrganismos gram-negativos + B65.1 - Esquistossomose devida ao *Schistosoma mansoni*)

INTRODUÇÃO[4,5,7,13,15,20,21]

Os homens vivem em permanente confronto com todos os seres vivos, seja com aqueles que fazem parte do ecossistema que o rodeia, seja com outros que albergam desde o nascimento, no interior do seu organismo. Na primeira eventualidade, os microrganismos, componentes da microbiota exógena, além de produzirem os quadros clínicos habituais e conhecidos, podem modificar-se em decorrência de certas circunstâncias, dando margem a que surjam formas clínicas diversas. No segundo caso, a convivência é quase sempre pacífica; porém, quando surgem oportunidades, resultam conflitos, decorrentes da ação direta dos agentes microbianos, que se deslocam para outras regiões próximas, e, a partir delas, disseminam-se; ou, então, associam-se a outros patógenos, que com eles convivem nos locais onde habitualmente seguem os respectivos ciclos vitais.

Quando essas reflexões são projetadas na patologia humana, particularmente no caso específico das associações entre bactérias e helmintos, as seguintes alternativas aparecem como resultantes:

- O helminto adulto ou a sua forma larvária conduz bactérias a regiões distantes do seu habitat no organismo. Servem de exemplos infecções hepáticas ou das vias biliares, abscesso ou colecistite, resultantes da migração do *Ascaris lumbricoides* para essas estruturas, conduzindo microrganismos infectantes.
- Modificações no sistema imunológico do hospedeiro, facilitando a disseminação de agentes microbianos, tal como acontece com as formas graves de infecções generalizadas, que aparecem, com frequência, em portadores de estrongiloidose em uso de corticoide.
- As bactérias se multiplicam nos próprios helmintos, que se transformam, assim, em verdadeiros hospedeiros.

Nessas eventualidades, sobretudo a terceira, enquadram-se as enterobacterioses septicêmicas prolongadas (ESP).

Essa entidade foi descrita inicialmente no Brasil por Teixeira[15] e por Ferreira[5] e na China por Tai Tze Ying e cols.[13] em indivíduos parasitados pelo *Schistosoma mansoni* ou *Schistosoma japonicum*, respectivamente, portadores de enterobactérias, particularmente a *S. typhi*.

Em muitos pacientes observa-se, apenas, o quadro clínico da febre tifoide clássica. Em outros, porém, consequência dessa conjunção, registram-se manifestações clínicas, que, até então, não tinham sido descritas na literatura médica.

Inicialmente, a *S. typhi* foi o agente isolado e por esse motivo a nova entidade denominou-se de *febre tifoide de curso prolongado*. Posteriormente, em idênticas condições clínicas e patogênicas, além da *S. typhi*, outras bactérias do gênero *Salmonella* foram identificadas, razão pela qual a doença passou a ser denominada de *salmonelose septicêmica prolongada*. Quando outras enterobactérias, a exemplo da *E. coli*, foram isoladas nesses pacientes, ampliou-se a denominação para *enterobacteriose septicêmica prolongada* (ESP).

É necessário registrar que, nos últimos anos, houve uma progressiva e acentuada queda no registro de novos casos de ESP, mercê do uso de esquistossomicidas reconhecidamente eficazes (oxamniquina e prazinquantel). Em consequência disso, houve declínio significativo do número de pacientes com a forma hepatoesplênica da parasitose.

ETIOPATOGENIA

É do registro na literatura médica que os quadros clínicos decorrentes das infecções por *Salmonella* modificam-se em determinados pacientes, quando, em um mesmo doente, verifica-se a existência de outras condições mórbidas. Tais são os exemplos dos indivíduos com hemoglobinopatias (falcemia e talassemia), dos portadores de colite ulcerativa, neoplasia do estômago, diverticulose, aneurisma da aorta, cisto de ovário, etc.

A diversidade de quadros clínicos oriundos de associações mórbidas assume particular interesse, quando as bactérias, que têm o seu habitat no intestino, infectam pessoas portadoras de esquistossomose mansônica. Assim posto, fundamentalmente, na gênese das enterobacterioses septicêmicas prolongadas, definem-se dois elementos básicos.

O *Schistosoma*[1,2,4,5a,8,10-12,15, 16,18,19-21]

O *S. mansoni*, ultrapassada a fase larvária do seu ciclo no organismo humano, já verme adulto, assume o seu habitat definitivo no sistema porta, a meio caminho entre o intestino e o fígado, vivendo no sangue, onde está mergulhado e dele se alimenta, proveniente do tubo digestivo e que se destina ao fígado. Dessa maneira, o *S. mansoni*, assim localizado, ao tempo em que é alvo dos elementos provenientes do intestino, sobretudo de bactérias, exerce sobre o fígado contínuas e profundas modificações, em que se destacam as alterações vasculares, a fibrose, o bloqueio das células de Kupffer.

O verme adulto, o ovo, o embrião nele contido, o verme morto são fontes importantes na produção de antígenos, de onde se insere a resposta natural, isto é, a produção de anticorpos e, mais ainda, a formação de complexos antígeno-anticorpo. Por outro lado, no verme, na cutícula e no seu trato intestinal, as bactérias provenientes do intestino se colonizam, multiplicam-se, sem comprometer definitivamente a vida do parasito. O fato é constatado, não só no laboratório, como também em observações clínicas. O tratamento do parasito por meio de drogas que não têm ação sobre as bactérias, cura os doentes portadores de enterobacteriose septicêmica prolongada (ESP).

O *S. mansoni*, através de substâncias do poder antigênico que segrega, associadas às condições de subnutrição que inferiorizam as comunidades das áreas endêmicas, atua sobre o sistema imunitário, produzindo distúrbios na imunidade humoral e celular. No que diz respeito à imunidade humoral, é fato corriqueiro a elevação das globulinas plasmáticas, mormente as gamaglobulinas, e a queda das albuminas em pacientes com esquistossomose hepatoesplênica. Esse fato se acentua na ESP[19].

Quando os pacientes hepatoesplênicos são tratados com medicação específica, esta situação se modifica, tendendo as proteínas a alcançar cifras próximas das normais. Contudo, a simples esplenectomia não as modifica. Quando, porém, analisa-se a imunidade celular, constata-se que ela se deprime, o que é demonstrado através do teste da transformação linfoblástica e ainda da diminuição da resposta à sensibilidade ao DNCB. A baixa da imunidade celular poderá induzir a alterações das cifras dos linfócitos T totais, dos linfócitos T ativos e dos linfócitos no baço. Contudo, a queda de tais elementos celulares não justifica, por si só, as alterações da imunidade celular em tais pacientes. É certo, porém, que esse desequilíbrio imunológico é sugerido, por exemplo, pela incapacidade dos portadores de esquistossomose hepatoesplênica de se livrarem, quando infectados, do vírus da hepatite B; assim como de algumas bactérias e protozoários.

As Enterobactérias[4,5a,5b,7,8,10-12,15,16-21]

Ultrapassada que seja a fase aguda das infecções por enterobactérias, esses microrganismos encontram guarida no *S. mansoni*. Multiplicam-se nele e, a partir desse singular hospedeiro, ultrapassam o fígado inferiorizado imunologicamente e ganham a corrente circulatória, alcançando os mais variados órgãos e sistemas. Contudo, as ações da toxina bacteriana, apanágio das infecções por bacilos gram-negativos, não se fazem presentes nas ESPs. Como se verá, quando forem discutidas as manifestações clínicas dessa doença, não se registram alterações hemodinâmicas, tóxicas, etc.,

tão significativas nas sepses oriundas dos gram-negativos. É que, embora lançadas na corrente circulatória de maneira intermitente, as toxinas alcançam no sangue um teor menor. Isso induz, possivelmente, a um fenômeno de tolerância, o que explica a ausência das graves manifestações registradas nas formas agudas das infecções por gram-negativos.

Na Figura 53.1 encontra-se esquematizada a patogênese da ESP. As bactérias são isoladas com relativa facilidade no sangue, nas fezes, na urina, na bile e no suco medular.

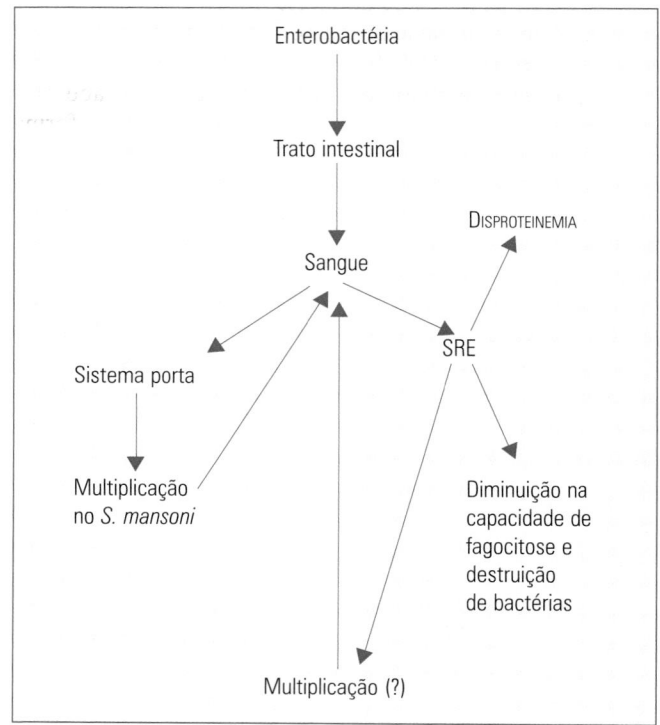

FIGURA 53.1 – Patogênese da ESP.

Na Tabela 53.1 estão relacionadas as bactérias mais frequentemente isoladas[7,8,15-17]. É de notar a presença de *Shigella*, fato este que necessita ainda ser confirmado.

TABELA 53.1

Relação das Bactérias mais Frequentes Isoladas em Hemoculturas de Pacientes com Enterobacteriose Septicêmica Prolongada[7,8,15-17]		

a) Salmonelas
De origem humana:
S. typhi
S. paratyphi A
S. paratyphi B
S. paratyphi C
Adaptada a outras espécies animais:

S. anatum	*S. kentucky*	*S. enteritidis*
S. asteca	*S. london*	*S. reading*
S. berta	*S. montevideo*	*S. dublin*
S. bonn	*S. newport*	*S. pensacola*
S. cholaraesuis	*S. praniemburg*	*S. derby*
S. concordia	*S. panamá*	*S. typhimurium*

b) *Escherichia coli*
c) *Shigella* (?)

EPIDEMIOLOGIA

A ESP é uma das características das áreas endêmicas em esquistossomose. Na África, além do *S. mansoni*, a interação bactéria-parasita tem sido observada também com o *S. hematobium* e o *S. intercalatum*[5a]. Quando diagnosticada fora dessas áreas, trata-se, sempre, de indivíduos que emigraram delas para outras zonas.

Inicialmente descrita na Bahia e em São Paulo, atingiu também outros estados, sobretudo Minas Gerais, Pernambuco, Rio Grande do Norte, Paraíba e Paraná. Fora do Brasil tem sido mencionada no Egito, na África do Sul e na África Central[5-5b,7,10,12,16,17].

O número de casos de ESP vem decaindo aceleradamente, tal como acontece com os portadores da forma hepatoesplênica da esquistossomose. A explicação desse registro reside no tratamento em massa das populações das áreas endêmicas de esquistossomose, assim como ao amplo uso empírico de antibióticos, que podem atuar sobre as enterobactérias.

QUADRO CLÍNICO[4-5b,7,8,14,17,20]

As manifestações clínicas se enquadram em um dos seguintes perfis:

- *Forma habitual*: é a mais conhecida; assemelha-se às síndromes febris de evolução prolongada em pacientes com aumento acentuado do fígado e do baço. Os doentes apresentam-se em precário estado geral, com hepatoesplenomegalia de grande porte, dor abdominal, diarreia, fenômenos hemorrágicos, tais como petéquias, na maioria das vezes localizadas abaixo dos joelhos.

  Na Tabela 53.2 estão relacionadas as principais manifestações clínicas observadas em 100 pacientes. A febre é uma constante, ora contínua, ora intermitente, alcançando cifras, às vezes, além de 39°C. A doença evolui durante meses, ultrapassando, mesmo, 1 ano.

- *Forma leve*: mais observada nas áreas endêmicas, caracterizada por febre, do tipo irregular, hepatoesplenomegalia pouco expressiva, estado geral relativamente bom. Frequentemente os pacientes seguem as suas atividades habituais. As alterações laboratoriais são bem menos significativas do que as observadas na forma habitual. A forma leve é pouco diagnosticada, embora a sua frequência deva ser mais expressiva nas áreas endêmicas.

- *Formas especiais*: destaca-se, entre elas, o envolvimento renal, cuja gênese está na dependência não só da infecção do aparelho urinário pela *Salmonella*, como também pela deposição de imunocomplexos nos glomérulos e pelo agravamento das lesões glomerulares decorrentes da própria esquistossomose. Nessas circunstâncias, o paciente apresenta edema pronunciado e generalizado, ascite, proteinúria maciça e hipoalbuminemia à semelhança da síndrome nefrótica.

Devem ser mencionadas, também, as manifestações hemorrágicas. Petéquias que habitualmente se restringem à região perimaleolar, mas que se espalham, em alguns exemplos, por todo o corpo. Ao lado dessas alterações cutâneas, podem surgir hemorragias secundárias ao comprometimento de mucosas (enterorragias, epistaxes, escarros hemoptoicos, etc.).

Bem mais raros são os registros de aumento da área cardíaca e de manifestações de falência miocárdica. Todo esse quadro regride com o tratamento adequado.

TABELA 53.2

Principais Manifestações Clínicas em 100 Pacientes com Enterobacteriose Septicêmica Prolongada	
Queixas	*Porcentagem*
Febre	100
Esplenomegalia	100
Hepatomegalia	100
Emagrecimento	100
Diarreia	100
Dor abdominal	100
Mucosas descoradas	100
Adenomegalia	78
Calafrio	68
Epistaxe	63
Edema de membros inferiores	60
Petéquia	58
Sudorese	56
Sangue nas fezes	51
Dispneia	51
Estado geral precário	39
Cefaleia	39
Inapetência	36
Tosse	36
Muco nas fezes	34
Obstipação intestinal	26
Ascite	24
Palpitações	24
Artralgias	17
Icterícia	17
Vertigens	12
Náuseas e vômitos	12
Prurido	9
Enterorragia	7
Escarros hemoptoicos	7
Melena	4
Dor precordial	4
Gengivorragia	2

DIAGNÓSTICO LABORATORIAL[3,5a,7,14-19]

O diagnóstico laboratorial específico se baseia no isolamento da bactéria no sangue, o que acontece habitualmente. Além do sangue, as salmonelas são isoladas na urina, nas fezes, na medula óssea.

Alterações nas proteínas plasmáticas, caracterizadas pelo acentuado aumento da gamaglobulina, são de valor inconteste. Em pacientes hepatoesplênicos febris, com evolução prolongada, a simples positividade da reação de Ray é uma informação valiosa, pois apenas na leishmaniose visceral e na ESP ela é positiva. Isso representa um marco no diagnóstico diferencial com outras síndromes assemelhadas, isto é, a febre associada à hepatoesplenomegalia, tais como linfomas, hemopatias, histoplasmose, malária, etc.

O leucograma é um indicador de importância no diagnóstico diferencial da ESP. Normalmente, revela um aumento moderado do número de leucócitos com eosinófilos, o que, nitidamente, contrasta com o registrado na leishmaniose visceral. Anemia hipocrômica normocítica. Não foram encontradas alterações laboratoriais que comprovem distúrbios na coagulação.

A reação de Widal é positiva somente quando a infecção bacteriana se faz à custa da *S. typhi* e da *S. paratyphi*.

TERAPÊUTICA[6,9,16,17,20]

A pronta resposta ao tratamento antibacteriano é uma das características da doença. Utilizam-se o cloranfenicol, o cotrimoxazol, a ampicilina e a amoxicilina em doses habituais durante 15 dias. O declínio da temperatura ocorre nas primeiras 48 horas e os demais componentes do quadro clínico também regridem em curto espaço de tempo. De outro lado, a terapêutica específica da esquistossomose (ver capítulo de esquistossomose) faz regredir, também, as manifestações clínicas e laboratoriais. No entanto, isso acontece mais lentamente, em período que ultrapassa duas semanas[16]. A ceftriaxona e as fluoroquinolonas provavelmente serão também eficazes, mas não há estudos com seu emprego na ESP.

EVOLUÇÃO

O prognóstico é bom, sobretudo quando o tratamento é estabelecido. Na ausência de tratamento, a doença evolui durante meses e raramente se observam complicações graves, sobretudo as registradas nas infecções por gram-negativos em pacientes não portadores da forma hepatoesplênica da esquistossomose.

REFERÊNCIAS BIBLIOGRÁFICAS

1. Barral-Netto M et al. Schistosoma mekongi infection in man; cellular immune responses and modulating mechanisms. Clin Exp Immunol. 1982;47:65-73.
2. Biozzi G et al. Phagocytic activity of the reticuloendothelial system in experimental infections. A symposium organized council for international organization of medical sciences. Paris:= Masson; 1957. p. 316.
3. Carvalho J, Teixeira R. Mielograma da febre tifoide prolongada. Hospital. 1963;63:321.
4. Eyckmans L. Salmonelloses a evolution modifiée et schistosomiase. Bull Soc Pathol Exotique. 1965;58:746-53.
5. Ferreira JM. Febre tifoide. Rev Med São Paulo. 1954;38:181-98.
5a. Gendrel D. Interactions des salmonelles et des bilharzies. Rev Prat. 1993;43:450-52.
5b. Gendrel D et al. Nontyphoidal salmonellal septicemia in Gabonese children infected with Schistosoma intercalatum. Clin Infect Dis. 1994;18:103-05.
6. Macedo V, Bina JC, Prata A. Tratamento da salmonelose prolongada com hycantone. Gaz Med Bahia. 1970;70:194-99.
7. Neves J, Martins NRL. Febre tifoide prolongada em Minas Gerais. Hospital. 1965;67:497-506.
8. Neves J, Martins NRL. Salmonelose septicêmica prolongada. Subsídio à sua patogenia. Rev Inst Med Trop S. Paulo. 1965;7:233-40.
9. Neves J et al. Prolonged septicemic salmonellosis: treatment of intercurent schistosomiasis with niridazol. Trans R Soc Trop Med Hyg. 1969;63:79-84.
10. Ottens H, Dickerson G. Bacterial invasion of schistosomes. Nature. 1969;223:506-07.
11. Prata A. Patogenia da febre tifoide prolongada. Gaz Med Bahia. 1969;69:111-15.
12. Reid JVO, Wright R. Chronic salmonellosis. S Afr Med J. 1963;37:1183-87.
13. Tai T-Y et al. Typhoid and paratyphoid fevers occurring in cases of schistosomiasis. Chin Med J. 1958;76:426-35.
14. Teixeira R. Estudo clínico de casos de febre tifoide prolongada. Bol Dep Saúde Est Bahia. 1959;3:5-145.
15. Teixeira R. Estudo clínico da febre tifoide prolongada. Tese de Doutorado. Faculdade de Medicina, Universidade da Bahia, Salvador, Bahia, 1959.
16. Teixeira R. Typhoid fever of protracted course. Rev Inst Med Trop S. Paulo. 1959;2:65-70.
17. Teixeira R. Febre tifoide prolongada. Rev Med Bahia. 1962;18:7-10.
18. Teixeira R. A febre tifoide de curso prolongado e o calazar (estudo comparativo). Hospital. 1963;63:1106-24.
19. Teixeira R. Estudo das proteínas séricas na febre tifoide prolongada. Hospital. 1963;63:551-65.
20. Teixeira R. Enterobacteriose septicêmica prolongada. In: Veronesi R, Focaccia R (ed). Tratado de Infectologia 2a ed. São Paulo: Atheneu; 2002. p. 669-75.
21. Woodruff AW. Helminths as vehicles and synergists of microbial infection. Trans R Soc Trop Med Hyg. 1968;62:446-52.

54 Enterobíase

■ Luiz Henrique Conde Sangenis

(CID 10 = B8 - Oxiuríase [Enterobíase])

INTRODUÇÃO

A enterobíase disputa o primeiro lugar em frequência de helmintíases com a ascaridíase[7]. Normalmente, em trabalhos de investigação de prevalência de parasitoses intestinais na população, o exame da fita gomada não é incluído nos métodos de investigação, levando a índices muito baixos de frequência. Entretanto, há relatos de elevada prevalência em países com clima temperado como os da Europa e da América do Norte[2,7]. O *Enterobius vermiculares*, também conhecido como *Oxyurus vermiculares*, é um helminto pequeno, de coloração branca, lembrando o aspecto de uma linha. Na fase adulta, a fêmea mede cerca de 10 mm e tem a parte posterior do corpo bastante afilada. O macho é bem menor e apresenta a parte posterior de seu corpo enrolado ventralmente. O ciclo evolutivo dessa helmintíase é do tipo direto, ou seja, não há passagem de formas larvárias pelo fígado e pelo pulmão. Após a ingestão dos ovos, estes vão eclodir na luz do intestino delgado. As larvas, então liberadas, migram lentamente até a região do ceco, no intestino grosso, transformando-se em vermes adultos. No ceco, os vermes copulam e cada fêmea produz cerca de 11.000 ovos[2,7].

Durante a noite, quando a temperatura do corpo baixa, as fêmeas grávidas iniciam sua migração até o orifício anal, ocorrendo a postura na região perianal e perineal. Os ovos em contato com o meio externo, a uma temperatura média de 30°C, levam cerca de 6 horas para tornarem-se infectantes[2,7]. A presença do verme na região perianal irrita a pele e provoca prurido anal, sintoma característico desta parasitose. Após coçar a região anal, as mãos tornam-se o principal veículo de novas infecções e reinfecções. Os ovos ficam aderidos, principalmente, ao leito ungueal. Os ovos poderão cair nas roupas íntimas, roupas de cama e no chão, misturando-se à poeira do ambiente e, quando inalados, podem produzir novas infecções. O contato com instalações sanitárias e até mesmo com objetos como chupetas contaminadas levadas à boca também podem acarretar infecções[2,6,7].

As crianças em idade pré-escolar e escolar são as mais afetadas pela doença, principalmente aquelas que vivem em regime de confinamento, como em creches, orfanatos e internatos. Entretanto, não raramente, observam-se infecções de todos os membros da família que coabitam no mesmo domicílio. Em infecções leves, a maior parte dos indivíduos é assintomática, mas em infecções mais intensas podem ocorrer processos inflamatórios intestinais do tipo catarral, irritação anal que leva à proctite, com pequenas áreas de hemorragia e presença de muco. Nas meninas pode haver ascensão do verme até a vagina provocando prurido vaginal e vulvovaginites[2,4,5,7,9]. Mais raramente, podem atingir o útero, as trompas e a cavidade peritoneal[2,7]. Localizações ectópicas, como nariz, seios da face, ouvido externo, próstata, epidídimo e tecido subcutâneo, já foram descritas[2].

O controle desta parasitose não se limita apenas ao uso de drogas anti-helmínticas, devendo ser acompanhado de medidas de higiene pessoal e geral[7].

DIAGNÓSTICO CLÍNICO[2,4,5,7-9]

Os sintomas são determinados principalmente pela presença do verme na região perianal e perineal, desencadeando prurido anal e vulvar. O prurido costuma ser mais intenso durante a noite, após se deitar, provocando sono intranquilo e até insônia. Queixas digestivas vagas como dor abdominal, náuseas, vômitos e diarreia podem estar presentes. Em meninas, a presença do verme no aparelho genital feminino pode provocar excitação sexual, onanismo e corrimento vaginal. Em adultos, os sintomas podem ser confundidos com outras causas, como alergias, hemorroidas, candidíase vaginal e tricomoníase. O diagnóstico definitivo pode ser estabelecido facilmente ao se encontrar o verme nas roupas íntimas ou na região perianal durante as crises de prurido.

DIAGNÓSTICO LABORATORIAL[2,4,7-9]

A eosinofilia é pouco comum, visto que o parasito não faz ciclo tissular. Como a fêmea não deposita seus ovos na luz intestinal, os exames parasitológicos de fezes habituais não são indicados para a detecção dos ovos. O método da fita gomada (método de Graham) e o *swab* anal são os mais indicados para o diagnóstico da enterobíase. A positividade do método aumenta se a coleta for feita logo cedo pela manhã, antes da higiene pessoal. O diagnóstico é feito facilmente ao se observar os ovos presentes na fita sobre a lâmina ao microscópio.

TRATAMENTO[1-4,7-10]

Pamoato de Pirvínio

- É a droga de primeira opção no tratamento da enterobíase.
- *Apresentação:* drágeas com 100 mg e suspensão com 50 mg/5 mL.
- Posologia:
  - *adultos:* seis comprimidos em dose única;
  - *crianças:* 10 mg/kg em dose única.
- *Índice de cura:* 90% a 95%.
- *Efeitos adversos:* fezes coradas em vermelho. Não é absorvido e pode ser usado em mulheres grávidas.

Mebendazol

- Esquema de tratamento igual ao utilizado na ascaridíase.
- *Índice de cura:* 90%.

Albendazol

- Esquema de tratamento igual ao utilizado na ascaridíase.
- *Índice de cura:* semelhante ao mebendazol.

Nitazoxanida

Em um estudo multicêntrico realizado no Egito, a nitazoxanida mostrou eficácia de 95% no tratamento da enterobíase em 112 crianças[1]. Novos estudos são necessários para confirmar a eficácia do fármaco. As doses são as apresentadas no Capítulo 12 – Ascaridíase.

Observações

1. Recomenda-se a repetição mensal das dosagens durante um período de 6 meses.
2. Todos os comunicantes do paciente devem ser submetidos ao tratamento, inclusive os assintomáticos. O mebendazol em dose única de 100 mg (um comprimido ou 5 mL de suspensão) poderá ser utilizado nos comunicantes, com eficácia de 90%.
3. O controle de cura deverá ser feito pelo método de Grahamou pelo *swab anal* após o 8º dia do tratamento, por 7 dias consecutivos ou cinco exames em dias alternados.

PROFILAXIA[7]

1. Banhos matinais diários de chuveiro.
2. Trocar roupas íntimas, de cama e de banho frequentemente. Fervê-las ou lavá-las em máquinas que aqueçam a mais de 55ºC, para destruir os ovos.
3. Evitar a superlotação de dormitórios e alojamentos que devem ser bem arejados.
4. Manter a limpeza adequada do ambiente, dormitórios, salas de aula e sanitários, dando preferência aos aspiradores de pó e desinfetantes à base de cloro.
5. Manter as mãos sempre limpas e as unhas aparadas usando escova para a limpeza, devendo-se evitar a onicofagia.
6. Evitar que as crianças se cocem utilizando macacões para dormir e pomadas antialérgicas.
7. Promover educação sanitária nas escolas, creches e instituições que abrigam crianças e nos domicílios.

REFERÊNCIAS BIBLIOGRÁFICAS

1. Abaza H et al. Nitazoxanide in the treatment of patients with intestinal protozoa and helmintic infections: a report of 546 patients in Egypt. Curr Ther Res. 1998;59:116-21.
1a. Bichara C et al. Avaliação da eficácia do mebendazol no tratamento das helmintíases em crianças, por controle de cura laboratorial. Rev Soc Bras Med Trop. 1996;29(supl.:1):222.
2. Bina JC. Enterobíase. Veronesi R, Focaccia R (ed). Tratado de Infectologia. 2ª ed. São Paulo: Atheneu; 2002. p. 1371-73.
3. Gryschek RCB, Campos R, Amato-Neto V. Orientação para o tratamento das principais parasitoses intestinais (atualização 1991). J Bras Med. 1991;60(5):94-102.
4. Huggins D et al. Parasitoses intestinais no período infantil. Pediatr Moderna. 2000;36(10):31 p. (on line).
5. Moura H, Fernandes O. Helmintíases intestinais J Bras Med. 1992;62:27-36.
6. Pedroso RS, Siqueira RV. Pesquisa de cistos de protozoários, larvas e ovos de helmintos em chupetas. J Pediatr (Rio de J.). 1997;73(1):21-25.
7. Rey L. Parasitologia. 2a ed. Rio de Janeiro: Guanabara Koogan; 1991. p. 497-501.
8. Silva EMK, Puccini RF, Wechsler R. Parasitoses intestinais na infância. J Bras Med. 1990;58(6):30-47.
9. Soli ASV. Parasitoses intestinais (Enterobíase). In: Schechter M, Marangoni DV. Doenças Infecciosas e Parasitárias: conduta diagnóstica e terapêutica. 2a ed. Rio de Janeiro: Guanabara Koogan; 1998. p. 416.
10. Tavares W. Antibióticos e Quimioterápicos para o Clínico. 3a ed. São Paulo: Atheneu; 2014. p. 455-470.

55 Enteroviroses

■ **Ralph Antônio Xavier Ferreira**

INTRODUÇÃO[6,17,18]

A família Picornaviridae é constituída por pequenos vírus (*Pico*) compostos de ácidos ribonucleicos (RNA) e dela fazem parte importantes agentes causadores de doença no homem e em outros animais. Os picornavírus são distribuídos em vários gêneros, entre os quais se destacam como envolvidos na patologia humana os *Rhinovirus*, causadores do resfriado comum e com mais de 100 tipos sorológicos, os *Hepatovirus* (ou *Heparnavirus*), representados pelo vírus da hepatite A, os *Cardiovirus* e *Parechovirus*, causadores de encefalomielites em animais e, eventualmente, no homem, e os *Enterovirus*.

O gênero *Enterovirus* é causador de doença em seres humanos, destacando-se pelo comprometimento do sistema nervoso central, trato gastrintestinal, pele e vias respiratórias. De importância em patologia humana é o comprometimento do sistema nervoso central, com o surgimento de doença paralítica aguda. Apenas os poliovírus podem determinar a forma epidêmica da doença paralítica, por causarem lesão em neurônios motores periféricos. Contudo, quadros paralíticos indistinguíveis daqueles causados pelos poliovírus podem ser determinados de forma não epidêmica por enterovírus não pólio e por outros vírus. O período de incubação é de 1 a 2 semanas e pode variar de 2 a 35 dias, dependendo da virulência do agente, do tamanho do inóculo e dos fatores específicos de defesa do hospedeiro. Indivíduos com doenças causadas por enterovírus eliminam para o ambiente partículas virais em meio a secreções da orofaringe e fezes por vários dias antes do início de manifestações clínicas da doença, e mantêm a eliminação fecal desses vírus por várias semanas após a convalescença. Os enterovírus são estáveis em uma larga faixa de pH, permitindo que conservem a sua infectividade durante o seu percurso ao longo do trato gastrintestinal.

Os *Enterovirus* têm distribuição mundial e as infecções ocorrem em todos os meses do ano. Em países de clima frio, a incidência é maior no verão e no início do outono e nas regiões de clima tropical, sendo que esta variação sazonal não é bem definida. As crianças são particularmente vulneráveis aos enterovírus e as infecções são facilitadas pela falta de saneamento básico e pelas más condições de habitação e higiene pessoal. A forma de transmissão é predominantemente direta, sobretudo em grupos familiares, e se dá por via oral-fecal, podendo ocorrer, também, por via respiratória. Admite-se que o vírus se transmita por via placentária e através do canal do parto, quando a infecção é detectada nos primeiros dias de vida.

Embora bem estudadas em infecções causadas pelos poliovírus, a sequência de eventos responsáveis pelas diferentes apresentações clínicas causadas pelos enterovírus se superpõe. Após a contaminação, esses vírus se implantam e se replicam no tecido da orofaringe e do intestino. A replicação viral é mais eficiente no intestino, especialmente na porção distal ao intestino delgado. Em seguida à multiplicação na submucosa, os vírus invadem os gânglios linfáticos regionais, causando a viremia menor que é transitória e, habitualmente, não detectável. Nesse momento, o vírus se dissemina para o fígado, baço, a medula óssea e os linfonodos profundos. Na grande maioria das vezes, cessa aqui a replicação viral, sem evidência de sintomas, caracterizando a infecção subclínica. Cerca de 95% das infecções provocadas pelos poliovírus selvagens e entre 50% e 80% daquelas causadas pelos echovírus e coxsackievírus se apresentam dessa forma, porém, todas levando à imunidade tipo específica e duradoura. Formam-se, então, anticorpos das classes IgA em secreções da orofaringe e intestinais, IgM e IgG circulantes. Em uma minoria de indivíduos infectados, contudo, a replicação viral se mantém no sistema reticuloendotelial, produzindo a viremia maior, com disseminação para órgãos-alvos, como sistema nervoso central, pele, trato gastrintestinal, coração e vias respiratórias. O retorno da febre, habitualmente, acompanha essa fase.

Os enterovírus foram agrupados em cinco subgêneros, levando-se em consideração a semelhança entre suas propriedades físicas e bioquímicas, bem como a sobreposição de muitas de suas características epidemiológicas, patogênicas e formas clínicas que causam. Um total de 72 sorotipos foi identificado originalmente por métodos convencionais, dos quais 64 permanecem após reconhecimento de sorotipos redundantes e reclassificação de outros. O gênero enterovírus compreende os *Poliovirus*, sorotipos 1, 2 e 3; *Echovirus*, sorotipos 1-9, 11-21, 24-27, 29-33; *Coxsackievirus* A, sorotipos 1-22, 24; *Coxsackie* B sorotipos 1-6 e *Enterovirus* 68-71.

Mais recentemente, os enterovírus não pólio são classificados em quatro grupos designados de A a D, com base na homologia contida na região de codificação do RNA para a proteína do capsídeo VP1.

ECHOVIROSES E COXSACKIEVIROSES

(CID 10 = A87.0 - Meningite por enterovírus [Meningite por vírus: Coxsackie, ECHO]; A85.0 - Encefalite por enterovírus [Encefalomielite por enterovírus]; A88.0 - Febre exantemática por enterovírus [Exantema de Boston]; B08.4 - Estomatite vesicular devida a enterovírus com exantema [Síndrome pé-mão-boca]; B30.3 - Conjuntivite hemorrágica aguda endêmica por enterovírus; B34.1 - Infecção por enterovírus, não especificada [Infecção por vírus: Coxsackie, ECHO]).

Em meados do século passado, e ainda sem esta denominação, enterovírus foram isolados em fezes de crianças com doença paralítica flácida. Esses vírus produziam efeito citopático em culturas de células de primatas, porém eram antigenicamente independentes dos poliovírus e não produziam doença em camundongo. Ao mesmo tempo, vírus com essas mesmas características foram isolados em crianças hígidas, sendo denominados, então, de *Echovirus*, da sigla em inglês de *Enteric Cytopathogenic Human Orphan Vírus* (ECHO). Mais precisamente, em 1948, vírus semelhantes já tinham sido isolados a partir dessa mesma fonte, em pacientes com quadros infecciosos agudos diversos. Tais pacientes eram procedentes de um bairro da cidade de Nova York, chamado de Coxsackie, o que originou o nome da nova espécie. Os vírus echo e coxsackie têm distribuição mundial e estão associados a um sem-número de síndromes clínicas. Mais de 90% das infecções causadas por esses enterovírus são assintomáticas ou resultam somente em quadros febris indiferenciados.

MANIFESTAÇÕES CLÍNICAS[18,19]

O quadro clínico provocado pelos enterovírus é bastante diverso, variando em forma, intensidade e localização. Quando a doença aparece, a gravidade das manifestações varia com a idade, o sexo, estado imune e nutricional do hospedeiro e sorotipo do vírus. As infecções conferem imunidade específica e duradoura.

Doença Febril Indiferenciada[18,19]

É a forma clínica sintomática mais comum dentre todas as demais determinadas pelo gênero enterovírus. Com duração de cerca de 3 a 5 dias e de instalação súbita, a febre é o sintoma mais marcante. Varia entre 38°C e 40°C e acompanha-se de cefaleia e manifestações gerais de intensidade variável. A evolução é benigna[4].

Meningoencefalites e Encefalites[2,5,6,12,18,27]

Os vírus se constituem nos principais agentes causadores de meningoencefalite com liquor claro, cujos autores de língua inglesa denominam meningoencefalite asséptica. Acometem pessoas de todas as idades, mas em sua maioria ocorrem entre os lactentes, nos quais os característicos sinais e sintomas de meningite dificilmente são detectados na anamnese e no exame físico. Os sinais mais comuns são a febre e a irritabilidade. Na prática, a meningoencefalite com liquor claro é encontrada durante a avaliação de um lactente com história de doença febril aguda e sem uma fonte aparente. Os enterovírus respondem por mais de 90% dos quadros de meningoencefalites agudas, na infância. Os pertencentes à classe B, compostos principalmente pelo coxsackie B e alguns sorotipos do echovírus predominam. Às vezes, têm apresentação epidêmica e o coxsackie A responde por poucos casos. Quando as crianças mais velhas e os adultos são incluídos, essa percentagem cai para 50%.

A gravidade dos casos varia muito e, habitualmente, a doença cursa com bom prognóstico, independentemente da intensidade dos casos. O início pode ser insidioso ou abrupto, com o paciente apresentando febre, calafrio, indisposição, mal-estar e cefaleia, que pode ser um sintoma proeminente. Os sinais de irritação meníngea, quando presentes, têm intensidade variável. Algumas vezes, tem apresentação bifásica, como na poliomielite, com manifestações respiratórias altas com poucos dias de duração. Em seguida, há um abrupto recrudescimento da febre, que se acompanha de dor de cabeça, vômitos e sinais de irritação meníngea. A instalação de estado de coma e crises convulsivas é rara. A punção lombar revela um líquido cefalorraquidiano claro com pleocitose à custa de mononucleares, raramente superior a 500 células/mm^3. A dosagem da glicose é normal e a de proteínas é normal ou pouco aumentada.

Os enterovírus respondem por cerca de 22% das encefalites de causa viral, e os mais comuns são os coxsackie A9, B2, e B5, echovírus 6 e 9 e enterovírus 71. Nas infecções adquiridas no período neonatal, a encefalite faz parte de uma doença viral generalizada, enquanto naquelas adquiridas fora desse período os sinais e sintomas geralmente são limitados ao sistema nervoso central (SNC). Ao contrário das meningoencefalites a liquor claro, nas quais os sintomas encefalíticos são leves, nas encefalites por enterovírus o quadro é grave e acompanhado de convulsão, paresia e coma. Crianças com um quadro de encefalite focal se apresentam com convulsão, hemicoreia e ataxia cerebelar aguda, por vezes sugerindo etiologia herpética. Outras manifestações neurológicas, ainda que raras, são quadros paralíticos inespecíficos, na realidade, paralisias menos graves, somadas a sintomas de fraqueza muscular.

Vários sorotipos de echovírus e coxsackievírus têm sido associados a casos esporádicos de paralisia flácida e o enterovírus 71 tem sido responsabilizado por surtos de quadros paralíticos semelhantes àqueles provocados pelos poliovírus. Os quadros paralíticos causados pelos enterovírus não pólio são mais brandos, causando mais fraqueza muscular do que paralisia permanente. Síndrome de Guillain-Barré e envolvimento de pares cranianos têm sido relatados.

Exantemas[18]

Coxsackie e echo produzem uma variedade de modalidades de exantemas, muitas vezes associados a enantemas e de difícil diferenciação clínica entre si. Têm um padrão variado e são do tipo morbiliforme, rubeoliforme, roseoliforme, vesicular e petequial, sempre acompanhados de febre. O echovírus 16 pode causar um exantema que surge após a defervescência, como ocorre com o exantema súbito, com localização de máculas dispersas, sobretudo no abdome e no tórax, denominado exantema de Boston.

Doença Mão-Pé-Boca[18]

Característica é a apresentação conhecida como síndrome ou doença mão-pé-boca, causada principalmente pelo coxsackie A 16. Essa enfermidade não deve ser confundida com a doença pé e boca, causada por *Alphavirus* e que acomete mamíferos não humanos. Ocorre mais comumente em crianças com até 10 anos de idade e tem transmissão fácil entre familiares através da saliva, de secreções respiratórias e fezes. Depois de um período de incubação variando entre 3 e 5 dias, o quadro tem início com febre de intensidade variada, frequentemente elevada, seguida de disfagia, odinofagia e perda do apetite. A orofaringe, estendendo-se para o palato e a língua, é acometida por lesões vesiculosas que evoluem rapidamente para úlceras. Ao mesmo tempo surgem outras vesículas nas mãos e nos pés, sobretudo em face de extensão e, menos frequentemente, em nádegas e genitália. A doença se resolve em até 3 dias, sem complicações. Ao contrário de outras formas de exantemas, o vírus pode ser isolado a partir do conteúdo líquido das vesículas de crianças com a síndrome mão-pé-boca. O vírus pode permanecer no intestino e ser eliminado nas fezes por semanas, mesmo após o desaparecimento dos sintomas, permitindo a contaminação de outros indivíduos.

Doença Respiratória Aguda[19]

Muitos enterovírus estão associados à infecção do trato respiratório superior e respondem pela maioria dos vírus isolados de crianças com infecções nessa região, lembrando o resfriado comum. O echovírus 11 produz febre, dor de garganta, coriza, além de quadros de laringites semelhantes ao crupe. Os coxsackies do grupo B causam laringotraqueobronquite, bronquiolite e pneumonia leve.

Herpangina[7,18]

É um quadro agudo que acomete crianças entre 3 e 10 anos de idade e, às vezes, ocorre em adolescentes e adultos jovens. Os coxsackie A e B, echovírus e os enterovírus 71 têm sido responsabilizados pelo quadro. A doença se inicia com febre elevada com duração de até 5 dias, seguida de cefaleia, dores musculares e vômitos. As amígdalas podem estar cobertas com um leve exsudato esbranquiçado e a região palatal, úvula, língua e mucosa jugal são cobertas por lesões vesiculosas de 1 a 2 mm de diâmetro que evoluem para úlcera. Essas lesões se apresentam edemaciadas, com halo hiperêmico, e são intensamente dolorosas. Apesar de ser um quadro que apresente bom prognóstico, a criança, durante a fase aguda, mantém uma fácies de dor. A boca se mostra entreaberta e há sialorreia esbranquiçada e fluida em quantidade variável, o que causa grande apreensão entre os familiares. A odinofagia e a disfagia são intensas e a ingestão de água e alimentos é prejudicada, o que pode causar desidratação e perda de peso. Apesar da intensidade do quadro, a recuperação é franca ao final de um período de 5 a 8 dias. A febre persiste por 2 a 4 dias, mas as úlceras podem persistir por mais de 1 semana. O diagnóstico laboratorial etiológico é trabalhoso e habitualmente dispensado. Pode apresentar complicações bacterianas ao longo da evolução.

Pleurodinia[17,18]

É um quadro agudo, às vezes de início abrupto, que atinge a musculatura esquelética do tórax e parte superior do abdome. Ao contrário de outras infecções provocadas pelos enterovírus, a maioria dos casos de pleurodinia ocorre entre adolescentes e adultos. Surtos da doença têm sido descritos durante os meses de verão. O paciente queixa-se de febre, adinamia e dor torácica, que é de intensidade variável, podendo ser tão intensa a ponto de dificultar a respiração. O quadro simula o de uma pneumonia, mas o exame do aparelho respiratório não apresenta alterações, porque a dor é motivada por miosite causada, em geral, por vírus coxsackie. Em crianças pequenas, a dor pode atingir a musculatura abdominal, exigindo o diagnóstico diferencial com abdome agudo, que é fácil, pois não há qualquer distúrbio digestivo na criança. A evolução é benigna, recuperando-se o paciente em poucos dias.

Miocardite[18,24]

O termo miopericardite é mais apropriado, uma vez que os enterovírus não atingem o pericárdio sem comprometer o miocárdio subjacente. Contudo, predominam os sinais clínicos de comprometimento de um ou outro folheto do órgão. O quadro varia de uma forma assintomática a miocardiopatias graves e fatais. Os coxsackies do grupo B são os maiores causadores de miocardite.

Infecção em Pacientes Imunossuprimidos[15,18,25]

Os enterovírus causam infecções persistentes e, às vezes, fatais em pacientes com deficiência adquirida ou hereditária dos linfócitos B. A maioria dos pacientes é constituída por crianças com agamaglobulinemia ligada ao cromossoma X e adultos com imunodeficiência comum. Além disso, apresentam marcado risco de evoluir com doença paralítica associada ao poliovírus vacinal, tanto quando recebem vacina com vírus vivo ou em contato com pessoas vacinadas. Por sua vez, os enterovírus não pólio também causam infecções persistentes localizadas no sistema nervoso central nesses pacientes, além de doença semelhante à dermatomiosite e à hepatite crônica. Os enterovírus podem ser recuperados do liquor e outros órgãos e tecidos por meses ou, até mesmo, anos.

Outras Apresentações[18]

Vários outros órgãos são acometidos pelos enterovírus, podendo ocorrer hepatite, conjuntivite hemorrágica aguda e pancreatite. É discutido se quadros tardios de miocardiopatia dilatada e diabetes juvenil seriam decorrentes de infecções adquiridas na infância, sobretudo por vírus coxsackie.

Quando os enterovírus causam infecções em gestantes, nem sempre atravessam placenta, levando à doença fetal. A transmissão é muito mais fácil de ocorrer no período perinatal, não havendo evidências suficientemente fortes que atribuam ao enterovírus o aparecimento de malformação congênita. A transmissão nosocomial é evidente e pode ocorrer em surtos. Raramente, os vírus coxsackie grupo B, sorotipos 1, 2, 3, 4 e 5 e echo sorotipo 11 podem causar doenças graves e frequentemente fatais em recém-natos. Quadros de hipertermia, gastrenterite, meningoencefalite, encefalite, hepatite, pneumonia e miocardite podem ocorrer por transmissão do vírus de mães sintomáticas aos seus filhos no período perinatal.

DIAGNÓSTICO[18,21,26]

O diagnóstico das infecções causadas pelos vírus echo e coxsackie, quando fundamentado em dados clínicos, não é fácil, uma vez que quadros diversos podem ser causados por um mesmo vírus e, por outro lado, vários vírus podem ser responsáveis por uma mesma síndrome clínica. Muitas vezes, dependendo da síndrome clínica, o diagnóstico clínico pode chegar até ao gênero dos enterovírus, considerando a frequência com que alguns destes vírus causam determinados quadros infecciosos.

A cultura de células constitui o método mais usual, porém de difícil interpretação, já que a presença de enterovírus causando doença ou mesmo infecção assintomática é muito grande. Os enterovírus são detectados pela produção de um característico efeito citopático em cultura de células. Em alguns laboratórios, o efeito citopático dos enterovírus é confirmado pela imunofluorescência indireta usando anticorpos monoclonais específicos. Fezes e *swab* retal são as fontes principais para isolamento viral. Contudo, liquor, secreções de orofaringe, urina e soro constituem fontes alternativas. Vírus pólio vacinal em isolados de orofaringe e fezes pode produzir resultado falso-positivo.

A reação em cadeia da polimerase é um método rápido, sensível e específico, realizado em diferentes materiais. A desvantagem é que se trata de um método caro e não disponível na rotina médica diária. Entre os testes sorológicos, a microneutralização é o método mais largamente empregado; contudo, é caro, de técnica apurada e nem sempre disponível.

Considerando a prevalência de infecções por enterovírus, sua interpretação guarda as mesmas dificuldades dos métodos de cultivo celular. A determinação de anticorpos da classe IgM apresenta baixa especificidade.

Na prática clínica, o diagnóstico laboratorial das enteroviroses por coxsackie e echo não é realizado, considerando a necessidade de laboratórios altamente especializados para a efetivação dos exames.

TRATAMENTO E PROFILAXIA[14,17 18]

Não há vacina específica contra os enterovírus, excetuando-se os poliovírus. A maioria das infecções por enterovírus é autolimitada e não requer terapêutica específica. O tratamento resume-se na administração de antitérmico, analgésico e manutenção do estado de hidratação e nutrição. A terapêutica antiviral para as infecções mais graves é limitada e nenhuma tem sido objeto de avaliação clínica adequada. Contudo, a administração de imunoglobulina intravenosa tem sido usada em pacientes com deficiência de células B e meningoencefalite persistente com resultados duvidosos.

Idealmente, pessoas vivendo em condições adequadas de saneamento básico e com boas condições de habitação e higiene pessoal teriam retardado o contato com o vírus. Em situações epidêmicas ou em caso de hospitalização de pacientes com doenças causadas por enterovírus, cuidados de higiene como a lavagem das mãos e a adoção de medidas de isolamento, dando um destino adequado às fezes e secreções, deveriam ser tomados. Uso de capotes, máscaras e isolamento do paciente em quarto individual é desnecessário, exceto para enfermarias de recém-nascidos.

POLIOVÍRUS – POLIOMIELITE

(CID 10 = A80 - Poliomielite aguda; A80.0 - Poliomielite paralítica aguda, associada ao vírus vacinal; A80.1 - Poliomielite paralítica aguda, vírus selvagem importado; A80.2 - Poliomielite paralítica aguda, vírus selvagem indígena; A80.3 - Poliomielites paralíticas agudas, outras e não especificadas; A80.4 - Poliomielite aguda não paralítica; A80.9 - Poliomielite aguda não especificada; B91- Sequelas de poliomielite)

INTRODUÇÃO[17]

A poliomielite anterior aguda, paralisia infantil ou doença de Heine-Medin, é uma doença infecciosa de instalação aguda causada por qualquer um dos três sorotipos do poliovírus. Ao que parece, a doença tem acompanhado a humanidade desde civilizações remotas. Corroborando essa ideia, inscrições produzidas durante a 18ª Dinastia do Egito Antigo (1580 a 1350 a. C.) representam um indivíduo exibindo lesões musculares atróficas compatíveis com as sequelas produzidas pela doença e denunciam a perenidade da relação do poliovírus selvagem com hospedeiros humanos.

Os primeiros relatos sobre epidemias de poliomielite datam da metade do século XIX na Europa e nos Estados Unidos. No Brasil, relatos esporádicos da presença da poliomielite datam das últimas décadas do século XIX. A presença da doença passou a ser observada com mais frequência no início do século passado, mais precisamente no Rio de Janeiro entre 1909 e 1911, e em São Paulo, em 1918.

EPIDEMIOLOGIA[6,18,19]

A poliomielite ou simplesmente pólio é causada pelos poliovírus selvagens que pertencem ao gênero dos enterovírus e que têm entre os humanos seus únicos hospedeiros naturais, embora infecções experimentais possam ser reproduzidas em outros primatas. São conhecidos três sorotipos de poliovírus, antigenicamente independentes. As infecções por poliovírus ocorrem principalmente durante o verão e têm sua transmissão diminuída em temperaturas e regiões temperadas, ao redor de áreas tropicais. O calor e as condições sanitárias e de higiene desfavoráveis intensificam a disseminação dos poliovírus, que têm a água como principal veículo de transmissão. São transmitidos primariamente pela via oral-fecal e replicam-se na orofaringe e no trato intestinal. Pequenas quantidades de partículas virais infectantes são suficientes para iniciar uma infecção. O período de incubação, frequentemente de difícil determinação, é de 9 a 12 dias quando medido do dia do contato presumido ao início dos pródromos, e de 11 a 17 dias até o início da paralisia flácida. Todavia, o período de incubação pode variar entre 5 e 35 dias.

FISIOPATOGENIA[6,13,19]

Após uma infecção primária, os poliovírus são recuperados da orofaringe durante um período variável de 1 a 3 semanas e do intestino de 4 a 8 semanas. Em seguida à multiplicação dos vírus nos linfáticos da submucosa desses sítios, esses vírus atingem os linfonodos regionais produzindo uma viremia menor, que é transitória. Essa replicação viral chega ao sistema reticuloendotelial incluindo fígado, baço e medula óssea. Na grande maioria das vezes, os mecanismos de defesa individual interrompem aqui essa replicação viral, o que resulta em infecção subclínica, além da produção de anticorpos específicos e duradouros. Em algumas poucas pessoas infectadas, contudo, a multiplicação continuada dos poliovírus no sistema reticuloendotelial leva a uma viremia maior e mantida, que coincide com a doença menor e causa sintomas associados com a forma abortiva.

Ao contrário dos demais membros do gênero dos enterovírus, os poliovírus se diferenciam pela capacidade de causar necrose acentuada e extensa na substância cinzenta do cérebro e medula espinhal. O exato caminho que o vírus percorre até esse sítio é controverso e duvidoso. Parece que a viremia é necessária para a disseminação do vírus ao sistema nervoso central, que se faria através da barreira hematoencefálica. Contudo, há uma tendência em aceitar que o poliovírus atinja o sistema nervoso central via fibra do nervo periférico. O vírus atinge o neurônio motor situado na ponta anterior da medula espinhal, principalmente nas intumescências cervical e lombar. São ainda atingidos neurônios motores do tronco cerebral, núcleos cerebelares e córtex cerebral. Nesses locais, há inflamação de intensidade variável. Quando, por ação do vírus, ocorre intenso infiltrado inflamatório, edema, hemorragia e destruição tecidual, surgem as formas clínicas paralíticas, que correspondem a 0,1% de todas as infecções pelos poliovírus.

O quadro clínico está relacionado mais à intensidade das lesões do que propriamente à sua distribuição. Os sintomas aparecem quando cerca de 60% dos neurônios de um mesmo grupamento muscular estão comprometidos. A gravidade da infecção em animais de experimentação pode estar aumentada por exercício induzido, exposição ao frio, desnutrição, gravidez e imunossupressão.

MANIFESTAÇÕES CLÍNICAS[6,11,19]

A grande maioria das infecções causadas pelos poliovírus é inaparente. Em 90% a 95% delas nenhum sintoma é produzido ou são relatadas febre, indisposição, coriza e dor de garganta pouco definidas. A forma abortiva ou doença menor ocorre em 4% a 8% das crianças que se apresentam com febre com duração de 2 a 3 dias, náuseas, vômitos, dor abdominal ou sinais de infecção respiratória semelhantes aos de um resfriado comum. Ainda nesta forma, quando o poliovírus atinge as meninges, o paciente desenvolve um quadro de meningite com liquor claro. Contudo, o exame neurológico é normal, a não ser pela presença de sinais de irritação meníngea de intensidade variável, e o exame do líquido cefalorraquidiano mostra pleocitose à custa de mo-

nonucleares, estando a glicorraquia normal e a dosagem de proteínas normal ou pouco elevada. A forma abortiva provocada pelos poliovírus é indistinguível das provocadas por outros vírus e somente pode ser suspeitada clinicamente em situações de epidemias. A forma paralítica varia em função da região comprometida no sistema nervoso, sendo que a medula espinhal é o local mais comprometido.

Forma Espinhal[6,11,19]

A forma espinhal franca é rara, ocorrendo em 0,1% de todas as infecções causadas pelos poliovírus. Os sintomas são predominantemente motores, sem perda da sensibilidade térmica, tátil ou dolorosa. O padrão de fraqueza muscular é variável, podendo ir de uma paresia a uma paralisia franca. Com frequência, dores musculares e parestesias antecedem o quadro paralítico. A doença pode ter início progressivo, desde o aparecimento do quadro febril até a instalação da paralisia. De outro lado, em igual proporção, pode haver um curso bifásico. Inicialmente há febre, cefaleia, odinofagia, indisposição, anorexia, vômitos e dor abdominal com duração de 2 a 3 dias, indistinguíveis de outras infecções virais. Corresponde à forma abortiva ou doença menor. Em alguns pacientes, contudo, a proliferação viral tem continuidade e, após um período de 3 a 5 dias em que o paciente está livre dos sintomas e parece curado, a febre reaparece. A temperatura pode chegar a 39,0°C e é acompanhada de sinais de irritação meníngea francos e, finalmente, de paralisia motora. É a doença maior. Em ambas as formas de apresentação a paralisia é flácida e de instalação súbita. Na maioria das vezes é assimétrica, comprometendo alguns grupos musculares e deixando outros livres. Os seguimentos proximais dos membros são mais frequentemente atingidos e os inferiores, mais que os superiores. Pode haver para ou tetraplegia, mais frequente em adultos. Os reflexos tendinosos, que inicialmente são exacerbados, tornam-se, em seguida, diminuídos ou ausentes. Nas formas paralíticas espinhais isoladas não há comprometimento do nível de consciência. A doença progride enquanto há febre, que raramente tem duração superior a 3 dias. Na convalescença surge atrofia muscular, que se estabelece plenamente em 60 dias. Há que se considerar a possibilidade do aparecimento de insuficiência respiratória quando do comprometimento dos músculos respiratórios ou por lesão do centro respiratório.

Paralisia Bulbar[1,6,11,19]

A frequência da forma bulbar da doença tem variado em diferentes epidemias entre 5% e 35% dos casos paralíticos, sendo mais comum entre a população adulta. Os nervos mais comprometidos são o glossofaríngeo e o vago, levando à paralisia dos músculos da laringe e da faringe. O paciente apresenta dificuldade em deglutir e surge acúmulo de secreções. O prognóstico torna-se mais reservado quando há comprometimento dos centros respiratório e da circulação.

Encefalite[1,6,11,19]

Embora raros, quadros de encefalite podem surgir em infecções causadas pelos poliovírus. Habitualmente, são quadros graves seguidos de alta letalidade. Manifestam-se por confusão mental e distúrbios da consciência e são mais comuns em crianças. Muito semelhantes às encefalites causadas por outros vírus e, ao contrário da mielite, causam paralisia espástica por comprometimento de primeiro neurônio.

DIAGNÓSTICO DIFERENCIAL[19]

Diversas situações podem causar uma síndrome poliomielítica e dentre elas destacam-se as infecções por enterovírus não pólio e, mais recentemente, pelos enterovírus 70 e 71. Pela frequência com que aparecem e dificuldade do diagnóstico, a síndrome de Guillain-Barré deve sempre ser lembrada. Devem ser consideradas ainda a neuropatia pós-diftérica, a mielite transversa e neuropatias periféricas, frequentemente de origem traumática.

DIAGNÓSTICO LABORATORIAL[6,17,19]

Inicialmente o diagnóstico da poliomielite é clínico, mas é indispensável o isolamento viral para sua confirmação. Na fase aguda, a punção lombar revela pleocitose discreta à custa de mononucleares, podendo haver leve aumento de proteínas. O vírus é isolado a partir de secreções da orofaringe na 1ª semana e, das fezes, principalmente, por 2 e, eventualmente, por mais semanas. O liquor e o sangue não são boas fontes para isolamento viral. O diagnóstico viral pode ainda ser realizado pela reação em cadeia da polimerase. A soroneutralização pareada é útil no diagnóstico da infecção viral e tem sua sensibilidade aumentada quando combinada ao isolamento do vírus nas fezes, mais frequentemente que na orofaringe. A eletroneuromiografia colabora no afastamento da hipótese diagnóstica de pólio, já que esse exame não exibe um padrão de normalidade específico para a poliomielite.

TRATAMENTO[6,19]

Não há tratamento específico para a poliomielite e todos os pacientes devem ser hospitalizados pela possibilidade de complicações que possam pôr em risco a vida do paciente. A alimentação e hidratação adequadas são da maior importância. O doente deverá ser mantido em repouso no leito e o membro afetado, em posição anatômica para que não surjam posições viciosas seguidas de deformidades. Agressões ao tecido muscular, a exemplo da administração de injeções por via intramuscular, devem ser evitadas durante a fase aguda, pelo risco de progressão da doença. Considera-se por fase aguda o período febril iniciado com a instalação da paralisia, na maioria das vezes com duração de 3 dias. Tão logo passe essa fase, a fisioterapia deverá ter início. É preciso atenção com o risco de retenção urinária e constipação intestinal. A paralisia dos músculos da respiração exige instalação de respiração mecânica. Mais tardiamente, cirurgias ortopédicas poderão ser indicadas, com vistas à correção de possíveis deformidades em membros e instalação de próteses. Apoio emocional para os pacientes e familiares deve ser considerado.

PROFILAXIA[2b-4,8,10,19,23,28]

A partir da metade da década de 1950, pôde-se contar com uma eficiente vacina contra a poliomielite. Primeiro, a vacina com vírus inativado em formalina, a vacina Salk ou VPI, que provocou acentuada queda na incidência da poliomielite a partir de sua utilização. Logo em seguida, no início do ano de 1960, foi introduzida uma vacina com vírus vivo e atenuado, conhecida como vacina Sabin ou VPO.

A vacina Sabin trouxe vantagens sobre a vacina inativada. Devido à sua administração oral, imita a infecção natural, conferindo imunidade humoral e intestinal pela produção de IgM e IgA, respectivamente. É muito vantajosa a imunidade intestinal, uma vez que impede o vírus de se implantar no intestino de pessoas imunes, retirando-as do ciclo de transmissão da poliomielite quando em situações epidêmicas. Contudo, uma desvantagem que deve ser considerada é a ocorrência de mutações víricas, o que levou ao surgimento de um tipo de vírus conhecido atualmente como VDPV, ou seja, vírus da poliomielite derivado da vacina, e que pode causar quadros paralíticos, em tudo semelhantes ao quadro da poliomielite provocada pelo vírus selvagem. No Brasil, nos últimos 21 anos ocorreram 48 casos de poliomielite paralítica associada ao vírus vacinal, entre 1,38 bilhão de doses administradas entre 1989 e 2011. O risco estimado da pólio paralítica associada ao vírus vacinal nos Estados Unidos da América é de 1:750.000 doses aplicadas. No Brasil, esse risco é estimado em 1:1,20 a 1:2,4 milhão de primeiras doses aplicadas e de 1:1,36 a 1:13,0 milhão de doses aplicadas quando se consideram as doses subsequentes.

A vacina Sabin é contraindicada em pessoas com imunodeficiência primária ou adquirida. É uma vacina trivalente que deve ser administrada aos 2, 4, 6 e 15 meses de idade, levando a uma proteção duradoura. A vacina Salk necessita ser administrada por via intramuscular (IM) e pode ser empregada em pessoas com imunodeficiências, visto ser constituída por vírus mortos. Além disso, não tem o risco de provocar mutações ou quadros neurológicos por agressão viral.

Devido à possibilidade da ocorrência de poliomielite causada por vírus derivado da vacina oral, desde o ano 2000 a vacina Sabin foi descontinuada nos EUA. Ainda assim, em 2005 foram notificados neste país quatro casos de infecção por vírus pólio em crianças de uma comunidade Amish, no Estado de Minnesota, não vacinadas contra pólio, provavelmente decorrentes de um vírus vacinal introduzido na comunidade. Atualmente, na maioria dos países da Europa, dos EUA e do Canadá, somente é utilizada a vacina VPI (Salk), que oferece proteção adequada, sem o risco de causar poliomielite vacinal ou mutação vírica, dessa maneira não predispondo ao aparecimento do cVDPV (poliovírus derivados de vacinas circulantes).

Atualmente, o Ministério da Saúde do Brasil preconizou a profilaxia da poliomielite com uma combinação das formas inativada (IPV) e oral (OPV) da vacina contra o poliovírus, oferecidas sequencialmente, e nessa ordem. Essa preocupação se fundamenta no risco de aparecimento de formas paralíticas com a utilização da vacina produzida com vírus vivo. Desse modo, recomenda a aplicação da vacina inativada (IPV) nos 2º (primeira dose) e 4º (segunda dose) meses de vida. A vacina com vírus vivo (OPV) é aplicada no 6º mês de vida (terceira dose), no primeiro reforço (15º mês de vida) e no segundo reforço (4º ano de vida). É recomendado o intervalo de 60 dias entre as doses.

Em situações epidemiológicas de risco, o intervalo mínimo pode ser de 30 dias. Esse esquema sequencial está indicado para as crianças até 4 anos, 11 meses e 29 dias de vida. Para indivíduos com 5 anos ou mais, a recomendação é a seguinte: a) sem comprovação vacinal, administram-se três doses da OPV, com intervalo de 60 dias; b) com esquema incompleto, completar doses faltantes com OPV; c) nessa faixa etária não há necessidade de reforço. Repetir a dose se a criança regurgitar, cuspir ou vomitar. A vacina com vírus vivo (OPV) não é indicada para crianças imunodeficientes ou quando há presença de imunodeficiência no convívio domiciliar.

SITUAÇÃO ATUAL DA POLIOMIELITE[2a,8,10,20,28]

Atualmente, no mundo, apesar da disponibilidade de vacinas eficazes contra a infecção por poliovírus selvagem desde a metade do século passado, algumas regiões ainda não conseguiram manter a poliomielite sob controle e comportam-se como reservatórios de vírus para os demais países onde a doença foi erradicada. Além do caráter endêmico mostrado nessas regiões, o poliovírus tem a capacidade de causar doença em pequenas comunidades sempre que a cobertura vacinal local for insuficiente, mesmo que seja adequada na região. Exemplo marcante desse comportamento do vírus aconteceu na Holanda, nos anos de 1992 e 1993, quando o país sofreu um surto de pólio, mesmo apresentando uma cobertura vacinal específica superior a 95%. Os casos da doença ocorreram entre os membros de uma comunidade religiosa que não admitiam a vacinação[20].

Na América do Norte, há décadas, e na do Sul, desde o ano de 1991, a poliomielite foi erradicada, não se isolando mais o poliovírus selvagem em seu território. O Brasil e demais países da América do Sul vivem, atualmente, o período de erradicação da poliomielite, isto é, nesta região não mais se isolou o poliovírus selvagem. No Brasil, o último isolamento do poliovírus selvagem ocorreu em março de 1989 e no Peru, em 1991, sendo esta a última vez em que se isolou esse vírus na América do Sul. Tal fato se deu pela manutenção da cobertura vacinal contra a paralisia infantil em crianças até 5 anos de idade em, no mínimo, 95%, e a um programa de vigilância epidemiológica das paralisias flácidas em menores de 15 anos de idade, bastante atuante e eficiente.

As previsões da OMS que admitiam a erradicação da poliomielite para o ano de 2005 não se confirmaram, e a doença é ainda (dezembro de 2014) endêmica em três países: Afeganistão, Nigéria e Paquistão[28]. Recorde-se, porém, que em alguns países (Angola, Iêmen, Somália, República Popular do Congo), a poliomielite foi reintroduzida, após ser considerada erradicada. No ano de 2013 foram confirmados em todo o mundo 416 casos de poliomielite causada pelo poliovírus selvagem. Isso representa um aumento de aproximadamente 87% em número de casos confirmados, comparados aos 223 notificados em 2012. Esses casos ocorreram em oito países, dentre os quais o Paquistão, o Afeganistão e a Nigéria, onde a doença é endêmica. O aumento do número de casos de pólio em 2013 resultou, principalmente, da propagação do poliovírus da Nigéria em direção a outros países africanos (Somália, Etiópia e Kênia) e desde o Paquistão à Síria. O país com o maior número de notificações foi a Somália, com 194 casos, seguida do Paquistão, com 93 e Nigéria, com 53. É importante ressaltar que a Somália estava livre da pólio desde 2007 e que o conjunto desses três países foi responsável por 82% dos casos confirmados de pólio em todo o mundo, nesse ano. Israel, país que utilizava, desde 2005, somente a vacina inativada contra a pólio (IPV) em seu programa de imunização, detectou, a partir de fevereiro de 2013, o poliovírus selvagem tipo 1 em amostras colhidas rotineiramente em vigilância ambiental.

Portanto, o Brasil e os demais países das Américas correm sério risco de importar o vírus selvagem a partir de viajantes procedentes de regiões endêmicas, já que cerca de 95% das infecções causadas pelo poliovírus são assintomáticas. Permanece, assim, a vigilância epidemiológica de casos de paralisia flácida em menores de 15 anos, que precisa ser exercida por todo profissional da área de saúde, como a medida mais eficaz na detecção do poliovírus selvagem.

No momento, no Brasil, os indicadores de qualidade da vigilância epidemiológica das paralisias flácidas agudas são os seguintes:

- no mínimo 80% das Unidades de Notificação Negativa implantadas devem notificar semanalmente;
- a taxa de notificação de casos de paralisia flácida aguda deve ser de, no mínimo, um caso por 100.000 habitantes menores de 15 anos de idade;
- pelo menos 80% dos casos de paralisias flácidas agudas notificadas devem ser investigados dentro das 48 horas posteriores à notificação; e
- pelo menos 80% dos casos de paralisias flácidas notificadas devem ter duas amostras de fezes para cultivo de vírus coletadas nas 2 semanas seguintes ao início da deficiência motora.

Até o ano de 1979, no Brasil, ocorriam anualmente cerca de 2.500 casos de poliomielite. A partir de 1989, não mais se registraram casos da doença causada por vírus selvagem, graças à cobertura vacinal. Em 1994, a OPAS entregou ao Brasil, em cerimônia formal e festiva, o Certificado de Erradicação da Poliomielite. Contudo, a doença persiste em vários países e seria trágico se depois dos esforços extraordinários realizados nas ações de combate e vigilância epidemiológica para erradicação da poliomielite nas Américas, fosse permitido que o poliovírus se estabelecesse outra vez na América do Sul. Ressalta-se que, a despeito da certificação da erradicação, prosseguem em nosso país os esforços para manter a vigilância das paralisias flácidas agudas em níveis elevados, até que ocorra a interrupção da transmissão do poliovírus selvagem no restante do mundo.

DOENÇA PARALÍTICA CAUSADA POR NOVOS ENTEROVÍRUS[5,23]

Quadros paralíticos semelhantes aos causados pelos poliovírus têm sido relatados nos últimos anos. Na realidade são novos enterovírus, até então, envolvidos na determinação de conjuntivite hemorrágica aguda e classificados como enterovírus 70 (EV 70). Da mesma forma, foram classificados como enterovírus 71 (EV 71), vírus que causavam quadros de meningoencefalites com liquor claro, síndrome mão-pé-boca e encefalites. De maior importância é o EV 71, já que é o único enterovírus não pólio capaz de produzir epidemias de paralisia flácida aguda semelhantes àquelas causadas pelos poliovírus.

SÍNDROME PÓS-POLIOMIELITE[6,9,19,21]

A síndrome pós-poliomielite é um termo comumente aceito para descrever sintomas neuromusculares que podem surgir 10 a 40 anos após um quadro de poliomielite aguda. Trata-se de uma nova entidade clínica estabelecida em 1986, embora a ressurgência de fraqueza e atrofia musculares em pessoas que tiveram poliomielite vários anos antes seja conhecida desde 1875. É provável que os sintomas presentes em pacientes com essa síndrome resultem do estresse depositado sobre os neurônios motores não danificados ou parcialmente danificados pelo vírus. Estima-se que cerca de 40% a 80% dos pacientes que se recuperam da poliomielite mais tarde possam apresentar essa síndrome. Ao contrário da doença primária que tem início agudo, a síndrome pós-pólio se apresenta insidiosamente e o paciente queixa-se de fadiga, fraqueza muscular, mialgias e artralgias que pioram após o exercício físico. Em alguns, pode haver dificuldade para respirar ou deglutir. É um fenômeno não infeccioso, de natureza incerta, que tipicamente envolve os músculos acometidos durante a doença original. Às vezes, afeta músculos que estão completamente recuperados ou que nunca foram envolvidos durante o quadro paralítico agudo primário.

Embora a síndrome pós-poliomielite não implique em risco de vida para o paciente, ela pode limitá-lo em suas atividades diárias, inclusive laborativas. Não há um tratamento curativo disponível para essa síndrome. Recomendam-se cuidados exercidos por equipe multidisciplinar experiente. Analgésicos são indicados e fisioterapia é recomendada. Muitas vezes, uma mudança no estilo de vida pode ser requerida.

REFERÊNCIAS BIBLIOGRÁFICAS

1. Baker AB. Bulbar poliomyelitis: its mechanism and treatment. Am J Med. 1949;6:614.
2. Berlin LE et al. Asseptic meningitis in infants less than two years of age: diagnosis and etiology. J Infect Dis. 1993;168:888-82.
2a. Boletín de inmunización. OPAS. Volume XXXVI, número 1. Febrero Del 2014.
2b. Brasil. Secretaria de Vigilância Epidemiológica. Portal da Saúde. Ministério da Saúde. Calendário Nacional de Vacinação. Difteria. Disponível em: htpp:// www.saúde.gov.br/svs. Acessado em: 05 jan 2015.
3. Carvalho LHF, Weckx LY. Uso universal da vacina inativada contra poliomielite. J Pediatr (Rio de J). 2006;82(3 Suppl):S75-82.
4. CDC. Poliovirus infections in four unvaccinate children. Minnesota, august-october 2005. MMWR. Morbidity and mortality weekly report. 2005;54:1053-55.
5. Chang LY et al. Neurodevelopment and cognition in children after enterovirus 71 infection. N Engl J Med. 2007;356:1226.
6. Cherry JD. Enteroviruses. In: Remington JS & Klein J (ed). Infectious Diseases of the Fetus and Newborn Infants. 6ª ed. Philadephia: Saunders; 2006. p. 783-822.
7. Cherry JD, Jhan CL. Herpangina. The etiologic espectum. Pediatrics. 1965;36:632.
8. Comissão Internacional Pólio Plus. Dados sobre a erradicação da poliomielite e o papel do Rotary Internacional nos esforços globais. Disponível em: http://www.rotary.org/languages/portuguese/newsroom/downloadcenter/prk_polio_statement_po.pdf. Acessado em: mar. 2007.
9. Farbu E, Rekand T, Gilhus E. Post-polio syndrome and total health status in a prospective hospital study. Eur J Neurol. 2003;10:407-13.
10. Foege WL. Global polio eradication. Public Health Rev. 1993.1994;21:3-10.
11. Hiotsmann DM. Clinical aspects of acute poliomyelitis. Am J Med. 1949;6:592.
12. Huang C et al. Multiple-year experience in the diagnosis of viral central nervous system infections with a panel of polymerase chain reaction assays for detection of 11 viruses. Clin Infect Dis. 2004;39:630.
13. Jubelt B et al. Pathogenesis of human poliovirus unfection in mice.II. Age dependency of paralysis. J Neuropathol Exp Neurol. 1980:39:138-48.
14. Mease PJ, Ochs HD, Wedgwood RJ. Successful treatment of echovirus meningoencephalitis and myositis-fasciitis with intravenous immune globulin therapy in a patient with X-linked agammaglobulinemia. N Engl J Med. 1981;304:1278.
15. McKinney RE Jr, Katz SL, Wilfert CM. Chronic enteroviral meningoencephalitis in agammaglobulinemic patients. Rev Infect Dis. 1987;9:334.
16. Melnik JL. The discovery of enterovirus and the classification of poliovirus among them. Biological. 1993;21:305-09.
17. Modlin JF. Introduction to the Enteroviruses and Paraechoviruses. In: Mandell GL, Bennett JR, Dolin R, ed). Mandell, Douglas, and Bennett's Principles and Practice of Infectious Diseases. 7th ed. New York: John Wiley; 2010. V. 2, p. 2337-42.
18. Modlin JF. Coxsackieviruses, Echoviruses and Newer Enteroviruses and Paraechoviruses. In: Mandell GL, Bennett JR, Dolin R. Mandell, Doulgas, and Bennett's Principles and Practice of Infectious Diseases. 7th ed. New York: John Wiley; 2010. V. 2, p. 2353-65.
19. Modlin JF. Poliovirus. In: Mandell GL, Bennett JR, Dolin R. Mandell, Doulgas, and Bennett's Principles and Practice of Infectious Diseases. 7th ed. New York: John Wiley; 2010. V. 2, p. 2345-2351.
20. Oostvogel PM et al. Poliomyelitis outbreak in an unvaccinated community in the Netherlands. Lancet. 194;344:665-70.
21. Ramos-Alvarez M, Sabin AB. Caracteristics of poliomyelitis and other enteric viruses recovered form tissues culture form health American children. Proc Soc Exp Biol Med. 1954;87:655-61.
22. Ramlow J et al. Epidemiology of the post-polio syndrome. Am J Epidemiol. 1992;136:769-86.
23. Schmidt NJ, Lennette EH. An apparently new enterovirus isolated from patients with disease of the central nervous system. J Infect Dis. 1974;129:304.
24. Smith WG. Adult heart disease due to the coxsackie virus group B. Rr Heart J. 1966;28:204.
25. Sutter RW, Prevots DR. Vaccine-associated paralytic poliomyelitis among immunodeficient persons. Infect Med. 1994;11:426.
26. Yerly S et al. Rapid and sensitive detection of enteroviruses in specimens from patients with asseptic meningitis. J Clinical Microbiol. 1996;34:199-201.
27. Wilfert CM et al. An epidemic of echovirus 18 meningitis. J Infect Dis. 1975;131:75.
28. World Health Organization. Poliomyelitis. Fact Sheet nº 114, oct 2014. Disponível em: http://www.who.int/mediacentre/factsheets/fs114/en/. Acessado em: dez. 2014.

56 Eritrasma

- Arnóbio da Penha Pacheco
- Adriana Soares de Freitas
- Carlos Bruno Fernandes Lima
- Leonardo Rodrigues Pachêco

(CID 10 = L08.1 - Eritrasma)

INTRODUÇÃO[1-4]

O eritrasma (do grego: "mancha vermelha") é uma infecção bacteriana crônica, de incidência universal, causada pelo *Corynebacterium minutissimum*, um bastonete gram-positivo (difteroide), que faz parte da flora cutânea normal e provoca infecção superficial em determinadas condições. Acomete principalmente as axilas e regiões inguinais, assemelhando-se a infecções epidérmicas por dermatófitos. Em geral, é assintomático. Em algumas ocasiões há sensação de ardência e prurido podendo durar semanas, meses ou anos. A doença ocorre mais em adultos, sendo excepcional na infância. Entre os fatores predisponentes encontram-se o clima ou estação do ano quente e/ou úmido, obesidade, uso de roupas e calçados oclusivos, maceração e diabetes.

DIAGNÓSTICO CLÍNICO[1,3,4]

Lesões cutâneas: mácula, com limites bem demarcados, podendo apresentar descamação, coloração vermelha ou vermelho-acastanhada e hiperpigmentação pós-inflamatória em indivíduos com melanização intensa. Nos espaços interdigitais a lesão pode ser macerada, erosiva ou fissurada. Há tendência à simetria ou acometimento de múltiplos espaços interdigitais. Quando pruriginosa, apresenta alterações secundárias de escoriação e liquenificação.

Locais de predileção: espaços interdigitais dos pés, axilas, região inguinal, interglútea e inframamária. Em alguns casos, as lesões não se limitam às áreas intertriginosas, apresentando-se também nas paredes torácica e abdominal. Nesses casos, devem ser diferenciados da dermatite seborreica e tinha crural. Ocorrem recidivas se as causas predisponentes não forem corrigidas, sendo indicada a profilaxia secundária.

O diagnóstico diferencial é feito com dermatofitose, candidíase intertriginosa, pitiríase versicolor, psoríase invertida, parapsoríase, dermatite seborreica, acantose *nigricans* e ceratólise sulcada.

DIAGNÓSTICO LABORATORIAL[2,3]

Manifestações clínicas, ausência de fungos à microscopia direta, exame positivo com a lâmpada de Wood.

- *Lâmpada de Wood:* o diagnóstico é estabelecido pela demonstração de fluorescência vermelho-coral característica (atribuída à coproporfirina III). Pode estar ausente se o paciente tiver tomado banho recentemente.
- *Microscopia direta:* negativa para fungos na preparação de escamas com KOH. Nos espaços interdigitais dos pés, pode-se verificar também tinha do pé interdigital concomitante. As colorações pelo método de Gram ou de Giemsa podem revelar filamentos bacterianos finos.
- *Cultura para bactérias:* crescimento denso de *Corynebacterium*. Excluir a infecção por *Staphylococcus aureus*, estreptococos do grupo A e cândida. Em alguns casos, infecção concomitante do espaço interdigital (pés) por *Pseudomonas aeruginosa*.

TRATAMENTO[2-4]

Tratamento Tópico

Lavar ou aplicar duas vezes ao dia até a cura total, que pode levar 2 meses, com os seguintes medicamentos:

- Triclorocarbanilida a 1,5% + Triclosan a 0,5% (Stiefderm® – sabonete).
- Triclosan nas concentrações de 1% e 1,34% (Fisohex® – sabonete líquido; Soapex® – sabonete líquido e cremoso; e outros). Risco fetal: categoria C. Aleitamento: não há contraindicação, mas as mamas e os utensílios desinfetados com substâncias podem contaminar o leite. Os sabões antissépticos contêm substâncias com potencial fotossensibilizante.
- Eritromicina a 2% e a 4% (Eryacnen®; Pantomicina®; Stiemycin®). Risco fetal: categoria B. Aleitamento: compatível.
- Clindamicina a 1% (Clinagel®; Clindacne®; Dalacin T®). Risco fetal: Categoria B. Aleitamento: compatível.
- Ácido fusídico 2% (Verutex®).
- Antifúngicos azólicos (miconazol, oxiconazol, tioconazol, econazol).

Tratamento Sistêmico

- Eritromicina 1 g/dia por 5 a 10 dias, via oral (VO). A eritromicina, na forma estearato, é preferível para crianças. Risco fetal: categoria B; categoria D, na forma de estearato. Aleitamento: compatível. Apresentação – comprimidos 250 e 500 mg. Estearato: pantomicina. Estolato: Eritrex®, Eritromicina®; Ilosone®.

- Tetraciclinas: 1 g por dia. Risco fetal: categoria D. Aleitamento: compatível. Apresentação – cápsulas 500 mg e suspensão oral de 250 mg/5 mL e 500 mg/5 mL. Terramicina®; Tetraciclina®; Tetrex®.

PROFILAXIA

Lavar com sabonetes antissépticos. Usar roupas menos oclusivas. Usar pó antisséptico.

REFERÊNCIAS BIBLIOGRÁFICAS

1. Azulay RD, Azulay DR, Azulay-Abulafia L. Dermatologia. 5ª ed. Rio de Janeiro: Guanabara-Koogan; 2008.
2. Martins JEC. Paschoal LHC. Dermatologia Terapêutica: Manual. 5ª ed. Rio de Janeiro: DiLivros; 2011.
3. Sampaio SAP, Rivitti EA. Dermatologia. 3ª ed. São Paulo: Artes Médicas; 2007.
4. Wolff K, Katz SI, Goldsmith LA. Fitzpatrick's Dermatology. In: General Medicine. 7th ed. New York: McGraw-Hll Professional Publishing; 2008.

57 Esporotricose

- Antônio Carlos Francesconi do Valle
- Maria Clara Gutierrez Galhardo

(CID 10 = B42 – Esporotricose; B42.0 – Esporotricose pulmonar; B42.1 – Esporotricose linfocutânea; B42.7 – Esporotricose disseminada; B42.8 – Outras formas de esporotricose; B42.9 – Esporotricose não especificada)

INTRODUÇÃO

A esporotricose é doença subaguda ou crônica que acomete animais e humanos, causada pelo fungo dimórfico *Sporothrix schenckii*, que nos tecidos se apresenta como elementos leveduriformes, pequenos, com brotamento único de forma peculiar. Foi descrita inicialmente por Schenck, em 1898, nos EUA, e posteriormente pesquisada e identificada no Brasil, por Lutz e Splendore, em 1907. Na maioria das vezes é uma infecção benigna restrita à pele, ao tecido celular subcutâneo e aos vasos linfáticos adjacentes. A disseminação para ossos e órgãos internos pode ocorrer em raras ocasiões. Mais raramente ainda, pode ser primariamente sistêmica, iniciando pelos pulmões, resultante da inalação de conídios[3,9,10,12].

O *S. schenckii* vive de modo saprofítico na natureza, geralmente associado a vegetais, e pode ser isolado do solo e de plantas, palha, folhas, grãos, frutas, cascas de árvores, espinhos de arbustos, roseiras, terra arada, insetos mortos e larvas, entre outros, apresentando-se nessa forma como hifas e conídios. Alguns animais têm sido relacionados com a transmissão zoonótica do *S. schenckii*. Os animais mais comumente descritos são os tatus, que não apresentam a infecção, mas podem inocular o fungo através de arranhadura, e os gatos, que desenvolvem a forma clínica de esporotricose, muitas vezes, com quadros graves e evolução para o óbito. Esses felinos podem veicular o parasita através de arranhadura, mordedura e exsudatos cutâneos e respiratórios. Outros casos têm sido desencadeados por picadas ou mordidas de mosquitos, abelhas, ratos, cobras, papagaios, cavalos, cachorros e peixes. Os indivíduos que por profissão ou hábitos de vida lidam com essas situações são os mais predispostos à infecção, como florista, jardineiro, fazendeiro, horticultor, mineiro, feirante, veterinário, tratador de animais[3,4,9,10,12,13].

A esporotricose tem distribuição universal, porém é mais frequente em regiões de clima tropical e subtropical nos períodos em que a umidade atmosférica é maior, e é rara nos países de clima frio. No início do século XX a doença tinha maior prevalência na França e nos EUA, com alguns casos na América do Sul, restante da Europa, da Rússia e do Extremo Oriente. Atualmente, a doença tem-se tornado mais frequente nas Américas Central e do Sul e praticamente desapareceu na Europa. No Brasil, é a micose subcutânea mais frequente. Diversos surtos foram documentados em vários países, mas a maior epidemia ocorreu na África do Sul onde, entre 1941 e 1944, cerca de 3.300 mineradores foram infectados por farpas das vigas de madeira das escoras de minas contaminadas pelo fungo. Nos EUA, especialmente no vale do Mississipi, foram descritos surtos relacionados com o trabalho em florestas, com mudas de pinheiro e manipulação de musgo. Desde 1998 até os dias atuais (2011), ocorre um incremento crescente de números de casos, que pelas proporções e a duração, assumiu um caráter hiperendêmico, localizado na zona oeste do Rio de Janeiro e municípios arredores, sob a forma de zoonose, sendo o gato o principal elo na cadeia[2,3,13].

A esporotricose afeta ambos os sexos e pode ocorrer em qualquer idade. No homem, as lesões surgem 3 a 12 semanas após a inoculação do fungo no organismo. A doença pode evoluir para diferentes formas clínicas ou ter evolução para a cura espontânea. As respostas imunológicas celular e humoral, o modo de inoculação e a virulência do fungo parecem interferir na forma clínica da doença. Quando os microrganismos não formam colônias a 37°C, a infecção é mais branda em animais de experimentação. A capacidade de o *S. schenkii* sintetizar melanina confere virulência, como observada em diversos fungos[9,12]. Em 2007, Marimon e cols. sugeriram que o *S. schenckii* não deveria ser considerado a única espécie causadora da esporotricose, uma vez que através da combinação de características fenéticas e genéticas do fungo, houve a criação de novas espécies pertencentes todas ao Complexo *Sporothrix*[11]. Atualmente, as espécies de interesse clínico são, além do *S. schenckii, S. brasiliensis* e *S. globosa*[3,11]. Estudos vêm apontando que as espécies têm diferença no que tange a sua virulência, epidemiologia e apresentações clínicas. O *S. brasiliensis* parece ser o mais virulento e está relacionado aos casos de transmissão zoonótica felina no Rio de Janeiro, com formas atípicas e graves da micose[1,3].

DIAGNÓSTICO CLÍNICO

A esporotricose pode ser dividida nas seguintes formas clínicas: formas cutâneas (cutaneolinfática, cutânea localizada, cutânea disseminada) e formas extracutâneas.

Formas Cutâneas

Forma Cutaneolinfática

A forma cutaneolinfática é a mais comum, ocorrendo em até 70% dos casos, típica e de mais fácil diagnóstico, localizada geralmente nas extremidades superiores e caracterizada por uma lesão primária que surge dias ou semanas no local da inoculação. Esse cancro de inoculação poder ser uma pápula, nódulo, lesão ulcerogomosa, placa vegetante ou lesão ulcerada de base infiltrada. A partir dessa lesão inicial, em trajeto dos vasos linfáticos, forma-se uma cadeia de nódulos indolores, que podem amolecer e se ulcerar, fazendo o "aspecto esporotricoide". Os nódulos mais desenvolvidos localizam-se mais perto da lesão inicial, e, à medida que dela se afastam, tornam-se menores (Figura 57.1). Em geral, não há acometimento dos gânglios linfáticos regionais, nem alterações cutâneas entre os nódulos. A dor é discreta e, quando presente, geralmente está associada a eritema e supuração, e revela a infecção secundária adjacente[4,9,10,12].

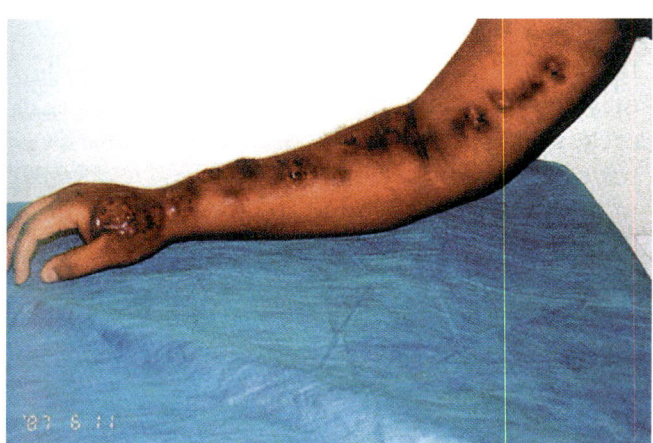

FIGURA 57.1 – Esporotricose. Forma cutaneolinfática.

Forma Cutânea Localizada

Às vezes, a lesão cutânea permanece restrita ao sítio de inoculação, sem acometimento dos vasos linfáticos. É a segunda forma mais comum, ocorrendo em 25% dos casos, e pode-se apresentar como uma placa verrucosa, placa com pápulas que pustulizam e ulceram, e placa com lesões eritematoescamosas. É mais frequente em crianças e indivíduos em bom estado geral, com boa resposta imunológica e infectados por cepas de *S. schenckii* que crescem melhor à temperatura abaixo de 35°C e não são, portanto, bem adaptadas ao organismo humano[4,9,10,12].

Forma Cutânea Disseminada

Esta forma acomete especialmente pacientes com comprometimento do sistema imunológico. Após inoculação através da pele, ocorre disseminação por via hematogênica, com lesões inicialmente subcutâneas, amolecidas, que se ulceram após semanas ou meses. É bastante rara, mas tem sido descrita em pacientes com imunossupressão[4,9,10,12].

Formas Extracutâneas

Formas extracutâneas são muito raras, correspondem a menos de 5% dos casos e são de difícil diagnóstico. Qualquer órgão ou tecido pode ser acometido pela esporotricose e os sintomas são relacionados com o órgão comprometido. Pode ser unifocal ou multifocal. Têm sido descritas localizações ósseas, pulmonares, articulares, nervosas, testiculares e nas mucosas ocular, oral, nasal, faríngea, laríngea e outras. Podem ser por contiguidade das lesões, à inalação do parasito, ou consequente à disseminação hematogênica e com imunodepressão. Condições como diabetes, alcoolismo e leucemia, e pacientes transplantados de órgãos (principalmente de rins) e submetidos à medicação imunossupressora, portadores de doença pulmonar obstrutiva crônica e aids podem apresentar essa forma de esporotricose[8-10,12].

Acometimento de Mucosa

A forma mucosa sem o acometimento da pele é rara; é mais frequente o acometimento simultâneo. As lesões mucosas caracterizam-se por eritema, ulceração e supuração e localizam-se geralmente na boca, na faringe e no nariz. Há presença de linfadenomegalia[10,12].

Acometimento Ósseo

Depois da pele, o tecido ósseo é o mais frequentemente acometido. Os ossos mais afetados são tíbia, ossos pequenos das mãos, rádio, ulna e ossos do crânio e da face. As lesões podem-se apresentar como granulomas solitários ou grandes lesões com intensa destruição óssea, resultando em fratura espontânea e lesões semelhantes à osteomielite e à periostite[9,10,12]. Considerando o acometimento ósseo o sítio extracutâneo principal da esporotricose, recomendamos a cintilografia óssea nas formas cutânea disseminada ou disseminada, com o intuito de diagnosticar lesões ósseas subclínicas.

Acometimento Articular

O acometimento das articulações pode variar desde simples derrame, sinovite crônica, até osteoartrite intensa com destruição total da articulação[9,10,12].

Acometimento Ocular

O acometimento do olho resulta tanto da infecção exógena, como de disseminação hematogênica. Pode manifestar-se como conjuntivite, episclerite, dacriocaniculite, dacriocistite, ulceração corneal, uveíte, irite nodular, lesão retrobulbar, pan-oftalmite, ulceração e ectropia, levando à cegueira total[9,10,12].

Acometimento do Sistema Nervoso Central

O envolvimento do sistema nervoso central ocorre principalmente em indivíduos com imunossupressão, com quadros de meningoencefalite subaguda[6,8-10,12]. Pode estar associada a abscessos cerebrais e hidrocefalia, complicação séria da neuroesporotricose e frequente causa de óbito. As manifestações clínicas são de febre, cefaleia, vômitos, letargia e convulsões. As alterações no líquido cefalorraquiano (LCR) são de meningite asséptica com hipoglicorraquia, hiperprotreinorraquia e contagem baixa de monócitos. A tomografia de crânio e ressonância magnética são importantes no diagnóstico e acompanhamento destas manifestações.

Acometimento Pulmonar

O acometimento pulmonar é raro e, quando ocorre, manifesta-se como doença primária e não consequente à disseminação do fungo. É geralmente adquirida com a inalação de conídios. Esta infecção pode ser também assintomática, ou seja, o fungo também atuar como saprófita. Clinicamente, a esporotricose pulmonar manifesta-se como doença cavitária crônica pulmonar ou linfadenomegalia hilar maciça. As manifestações clínicas são muito semelhantes às de outras micoses pulmonares, tuberculose e sarcoidose[10,12].

Situações Especiais

Esporotricose por Transmissão pelo Gato

As formas cutaneolinfática e cutânea localizada são as mais comuns. Entretanto, observamos neste tipo de transmissão mais frequentemente as formas cutânea disseminada, sem imunossupressão e a forma ocular. Provavelmente os múltiplos inóculos na forma cutânea disseminada, e os espirros frequentes do animal doente, na forma ocular, podem contribuir para o aparecimento destas formas. A dacriocistite crônica e a fístula são complicações da esporotricose ocular vistas principalmente em crianças. Manifestações de hipersensibilidade associadas às formas cutâneas foram também vistas pela primeira vez. Surgem entre 2 e 4 semanas da lesão inicial de esporotricose e com curso benigno, são elas: artralgia, artrite inflamatória, eritema nodoso, eritema multiforme e síndrome de Sweet[1-3,5].

Esporotricose Associada à Infecção pelo HIV

Pacientes com aids apresentam formas clínicas mais graves, necessitando de um maior número de hospitalizações, e têm maior risco de óbito, quando comparados aos pacientes com esporotricose sem infecção pelo HIV. A esporotricose pode se apresentar de forma oportunística, inclusive como primeira manifestação dessa síndrome, com formas cutâneo-linfáticas e disseminadas. Pode ocorrer acometimento de mucosa do nariz, inclusive com perfuração de septo nasal, e de outras mucosas (oral, ocular, laríngea e faríngea). Descreve-se, também, meningoencefalite subaguda e hidrocefalia, assim como acometimento osteoarticular. Por isso, a pesquisa da disseminação do fungo deve ser realizada em pacientes com esporotricose cutânea com linfócitos CD4 < 350/µL nos seguintes espécimes: escarro (três amostras), sangue (três amostras), urina e liquor. A avaliação do fundo de olho, a endoscopia das vias aéreas digestivas superiores, radiografia de seios da face e tórax devem ser solicitadas de rotina, além de outros exames, de acordo com a sintomatologia clínica[6-8].

DIAGNÓSTICO DIFERENCIAL[8,9,12]

As lesões cutaneolinfáticas, apesar do aspecto bastante característico, devem ser diferenciadas da leishmaniose tegumentar americana (LTA), piodermite e micobacteriose atípica. As da forma cutânea fixa, com tuberculose, cromomicose, LTA, paracoccidioidomicose (PCM) e carcinoma epidermoide. As cutâneas disseminadas, com tuberculose, ectima e lues terciária. As manifestações sistêmicas, como pneumonia, meningite, artrite, osteomielite, entre outras, entram no diagnóstico diferencial com micoses sistêmicas, tuberculose, sarcoidose e neoplasias. O diagnóstico de esporotricose extracutânea deve ser pensado nos casos com história epidemiológica compatível ou que tenham lesões cutâneas confirmadas de esporotricose.

DIAGNÓSTICO EPIDEMIOLÓGICO[3,9,10,12]

A esporotricose deve ser suspeitada em pacientes com história de contato com terra e plantas, perfurações com gravetos, espinhos, picada de insetos, mordedura e/ou arranhadura de animais, principalmente gatos, manipulação de feridas de animais, incursões em florestas, fazendas, sítios, matas.

DIAGNÓSTICO LABORATORIAL[9,10,12]

- *Exame direto*: os elementos de S. schenckii no exame direto são raramente visualizados. Ocasionalmente, podem-se ver formas leveduriformes em navetas ou "charutos" cercadas por um halo claro em esfregaços corados ao Giemsa. O esfregaço deve ser incubado a 37°C por 12 horas para melhores resultados. O fungo é caracterizado sob a forma de charuto ou corpúsculos ovais.

- *Isolamento em cultura*: o isolamento do S. schenckii a partir do pus ou do raspado da lesão é feito para que o fungo possa desenvolver-se em meio de cultura. A semeadura do fungo em ágar Sabouraud com antibióticos resulta no aparecimento de colônias em 3 a 5 dias, porém esse período pode-se estender a 4 semanas. O exame microscópico da cultura em temperatura ambiente revela a forma miceliana com hifas finas, hialinas, septadas e ramificadas com conídios unicelulares ovais ou piriformes, dispostos ao longo da hifa com aparência de cachos ou *bouquet*. Como o S. schenckii apresenta dimorfismo térmico reversível, torna-se leveduriforme quando cultivado em meio de BHI (*brain heart infusion*) a 37°C. Nesta forma, o fungo se reproduz por brotamento e caracteriza-se como um microrganismo unicelular em forma de charuto. A forma leveduriforme é característica do fungo também em parasitismo. A conversão do fungo na forma filamentosa para a forma leveduriforme confirma definitivamente o diagnóstico.

- *Exame histopatológico*: presença eventual de poucos microrganismos, o que dificulta o diagnóstico e o torna apenas sugestivo, em muitos casos. Caracteriza-se por presença de blastoconídeos em forma de charuto ou naveta. Observa-se reação granulomatosa que tende a formar áreas concêntricas com histiócitos, células epitelioides e plasmócitos ao redor. Podem ser vistas áreas de material necrótico com infiltrado neutrofílico. Uma reação tipo corpo estranho pode ocorrer, consequente à ruptura dos microabscessos para a derme. A presença desses dois infiltrados, granulomatoso e piogênico, torna o diagnóstico sugestivo. Rotineiramente as técnicas de coloração histológica utilizadas são a hematoxilina-eosina (HE), *Periodic Acid Schiff* (PAS) e a impregnação pela prata (Gomori-Grocott).

- *Sorologia*: as provas sorológicas também são úteis no diagnóstico da esporotricose, embora não sejam utilizadas de rotina. A mais utilizada é pela técnica por ELISA, utilizando ou antígenos de fase miceliana ou leveduriforme, com alta sensibilidade e especificidade para esporotricose. O resultado positivo dessas provas é sugestivo, porém não confirma o diagnóstico de esporotricose. Esses exames são úteis em lesões com pouco material ou sem possibilidade de coleta e nas formas extracutâneas e podem sugerir o diagnóstico.

- *Identificação de espécies do complexo* Sporothrix*:* inclui a análise morfológica de conídios, auxonograma, genotipagem através de amplificação por PCR, e sequenciamento parcial do gene da camoldulina. Esta metodologia ainda está restrita à pesquisa.

TRATAMENTO

Específico em Adultos e Crianças [2-4,8,14]

Formas Cutâneas e Cutaneolinfáticas

- *Itraconazol*: 100 a 200 mg via oral (VO) diários após refeição. Este derivado triazólico, descrito em detalhes nos Capítulos 33 (Criptococose) e 130 (Paracoccidioidomicose), é muito bem tolerado. Mas são necessários cuidados especiais com interação medicamentosa e eventual dano hepático. Nas crianças, itraconazol: 5 mg/kg/dia até 100 mg diários.
- *Terbinafina*: é um agente fungicida eficaz contra esporotricose nas formas fixa e cutaneolinfática, administrado na dose de 250 mg, duas vezes ao dia. O tempo médio de tratamento é de 18 semanas. Geralmente é muito bem tolerado e apresenta menos interação medicamentosa que com os triazólicos. Cuidados especiais com hepatotoxicidade e/ou farmacodermias.
- *Iodeto de potássio*: a solução saturada de iodeto de potássio (KI), embora tenha o mecanismo de atuação desconhecido, é classicamente utilizada no tratamento da esporotricose nessas formas clínicas, por sua eficácia e baixo custo.

Um exemplo de fórmula da solução saturada de iodeto de potássio:
- *Iodeto de potássio*: 20 g.
- *Água destilada q.s.p.*: 20 mL.

Vinte gotas (igual a 1 mL) desta solução contêm 1 g de iodeto de potássio.

Iniciar com cinco gotas, três vezes ao dia após as refeições e aumentar gradualmente, conforme tolerância, até 30 a 40 gotas, três vezes ao dia. Os principais efeitos colaterais do KI são: gosto metálico na boca, edema das glândulas salivares, problemas tireoidianos, coriza e expectoração. Na pele, pode causar iododerma, erupção acneiforme, pústulas, eritemas, urticária e petéquias. Nas crianças, iniciar com uma gota três vezes ao dia e aumentar gradualmente, conforme tolerância, até dez gotas, três vezes ao dia.

O tempo médio de tratamento é de 90 dias, quando normalmente ocorre a cura clínica. O critério de cura é clínico, correspondendo a cicatrização(ões) da(s) lesão(ões), desaparecimento do eritema e das crostas.

Tratamento Adjuvante

Deverá ser empregada em pacientes que não podem utilizar o tratamento sistêmico ou como tratamento de determinadas lesões residuais que persistem, a despeito da cicatrização das demais.
- Calor local – a aplicação diária de calor local (42° C a 43°C) através de bolsa de água quente, fonte de infravermelho ou método similar, por cerca de 15 minutos, três vezes ao dia, durante várias semanas.
- Soluções contendo iodo – curativos nas lesões abertas.
- Crioterapia com tempo de congelamento 15-20 segundos em dois ciclos.
- Curetagem e/ou eletrocoagulação de lesões.

Situações Especiais

Gestantes

- Se possível, não deverão receber tratamento até o término da gestação.
- Nas formas cutâneas e cutaneolinfáticas, pode ser tentada a aplicação diária de calor local durante várias semanas.
- Aguardar o final da amamentação para tratamento, caso persistam as lesões.
- A anfotericina B poderá ser utilizada com segurança, mas seu uso deverá ser reservado para formas pulmonares e disseminadas, cujo tratamento não possa ser adiado.

Formas Pulmonares, Osteoarticulares, Meníngeas, Disseminadas ou Associadas ao HIV[6,8]

- Pacientes com forma cutânea disseminada com comprometimento do estado geral, formas extracutâneas graves, disseminadas, deverão a princípio utilizar anfotericina B. Esse antibiótico é efetivo, mas apresenta inúmeros efeitos colaterais, além de toxicidade renal e cardíaca, usada em infusão intravenosa na dose de 0,25 a 1 mg/kg/dia, com dose total de 2 a 4 g, conforme a resposta clínica. As apresentações desse medicamento em dispersão coloidal ou lipossomal exibem reações adversas semelhantes às da apresentação convencional, mas menos frequentes e de menor intensidade, o que permite a utilização de doses maiores, encurtando o tempo de tratamento. As formulações, as doses utilizadas, os cuidados na administração e os efeitos adversos no uso desse antibiótico estão referidos com mais detalhes nos Capítulos 33 e 130.
- No caso de meningite, devido à dificuldade em esterilizar o LCR pela anfotericina B, ou em casos disseminados, graves, recomendamos a associação com o posaconazol. Embora não existam ensaios clínicos comprovando o benefício da associação da anfotericina B com esse novo triazólico, este exibe uma boa sensibilidade *in vitro* ao *S. schenckii* e boa penetração em osso e SNC. Tivemos a oportunidade de empregá-lo em pacientes com esse perfil de gravidade, com bons resultados. O posaconazol está disponibilizado por via oral em suspensão e a dose é de 400 mg de 12-12 horas.
- O itraconazol poderá ser utilizado em casos extracutâneos menos graves na dose de 200 mg, duas vezes ao dia.
- Pacientes com aids, caso se introduza a terapia antirretroviral associada ao tratamento antifúngico, devem ser monitorados, principalmente nas formas meníngeas, devido

à possibilidade do surgimento da síndrome inflamatória de recuperação imune.

Tratamento Supressivo

Pacientes com aids, após a cura clínica, deverão continuar o tratamento supressivo com itraconazol 200 mg/dia por um mínimo de 1 ano e até a contagem de linfócitos T CD4 situar-se acima de 200 céls./µL em duas coletas distintas. A anfotericina B convencional, na dose de 0,7-1 mg/kg, por via intravenosa (IV), duas vezes por semana, pode ser uma alternativa terapêutica. Caso possível, a apresentação lipossomal desse antifúngico é a melhor opção.

Tratamento Inespecífico

Poderão ser usados antibióticos para os casos que apresentarem infecção secundária. Drenagem cirúrgica de nódulos ou abscessos poderá ser necessária. Nos pacientes que apresentarem manifestações inflamatórias da esporotricose (eritema nodoso, eritema multiforme, síndrome de Sweet, artralgias), anti-inflamatórios não hormonais ou corticoterapia em doses baixas por curto tempo poderá ser empregada para alívio dos sintomas.

Tratamento das Sequelas

As lesões da esporotricose cutânea poderão evoluir com cicatrizes funcionais e anquiloses, que deverão ser tratadas. Dacrocistites crônicas e fístulas oculares deverão ser corrigidas.

Controle de Tratamento

O tempo de tratamento poderá variar para mais ou para menos conforme a resposta. Pacientes com diagnóstico micológico e que evoluam com cicatrização espontânea poderão dispensar tratamento. O critério de cura é clínico e, após a retirada do medicamento, os pacientes deverão ser avaliados com 1, 3 e 6 meses antes da alta definitiva.

Os pacientes que tiverem que receber a anfotericina B deverão ser internados em enfermaria, ou em hospital-dia para melhor controle clínico e laboratorial; os que estiverem fazendo uso de itraconazolfluconazol, terbinafina e iodeto de potássio poderão ser acompanhados em ambulatório, mensalmente, com avaliação clínica e, eventualmente, laboratorial. Toda a medicação será suspensa sempre que surgir efeito colateral e/ou alteração laboratorial que contraindique sua continuação. Nas formas extracutâneas, se possível, colher espécime para evidenciar a cura micológica. No caso de acometimento do SNC o controle de cura micológica no LCR é mandatório.

PROFILAXIA [3,4,8,12,13]

Uso de luvas no manuseio de plantas e animais com lesões ulceradas; uso de calçados em trabalhos rurais; indivíduos com lesões suspeitas de esporotricose devem ser encaminhados para um serviço de referência em dermatologia; tratamento dos animais doentes e, se possível, isolamento até o fechamento das lesões; castração dos gatos, para diminuir as visitas à rua; cremação dos animais mortos com esporotricose, para evitar que o fungo se perpetue na natureza; desinfecção das instalações com hipoclorito de sódio; os proprietários de animais com o diagnóstico de esporotricose devem ser esclarecidos sobre a doença, os modos de transmissão e a profilaxia.

REFERÊNCIAS BIBLIOGRÁFICAS

1. Almeida-Paes R et al. Sporotrichosis in Rio de Janeiro, Brazil: Sporothrix brasiliensis is associated with atypical clinical presentations. PLOS Negl Tropic Dis. 2014;8:e3094.
2. Barros MB et al. Cat-transmitted sporotrichosis epidemic in Rio de Janeiro, Brazil: description of a series of cases. Clin Infect Dis. 2004;38:529-35.
3. Barros MBL, Almeida-Paes R, Schubach AO. *Sporothrix schenckii* and sporotrichosis. Clin Microbiol Rev. 2011;24:633-54.
4. da Rosa AC et al. Epidemiology of sporotrichosis: a study of 304 cases in Brazil. J Am Acad Dermatol. 2005;52:451-59.
5. Freitas DFS et al. Sweet's Syndrome associated with sporotrichosis. Br J Dermatol. 2012;166:212-13.
6. Freitas DFS et al. Sporotrichosis in HIV-infected patients: report of 21 cases of endemic. Med Mycol. 2012;50:170-78.
7. Freitas DF et al. Sporotrichosis: an emerging neglected opportunistic infection in HIV-infected patients in Rio de Janeiro, Brazil. PLOS Negl Trop Dis. 2014;8:e3110.
8. Kauffman CA et al. Clinical practice guidelines for the management of sporotrichosis: 2007 update by the Infectious Diseases Society of America (IDSA). Clin Infect Dis. 2007;45:1255-65.
9. Kwon-Chung K, Bennet J. Sporotrichosis. In: Kwon-Chung Bennet J (ed). Medical Mycology. Philadelphia: Lea & Febiger; 1992. p. 707.
10. Lacaz CS. Esporotricose e outras micoses gomosas. In: Lacaz CS, Porto C, Martins JEC (ed). Micologia Médica. 8 ed. São Paulo: Sarvier; 1991. p .233.
11. Marimon R et al. *Sporothrix brasiliensis, S. globosa* and *S. mexicana*, three new *Sporothrix* species of clinical interest. J Clin Microbiol. 2007;45:3198-06.
12. Rippon J. Sporotrichosis. In: Rippon J (ed). Medical Mycology – The pathogenic fungi and pathogenic actinomycetes, Philadelphia: WB Saunders Company; 1988. p. 325-52.
13. Schubach TMT et al. Evaluation of an epidemic of sporotrichosis in cats: 347 cases (1998-2001). Am Vet Med Assoc. 2004;224:1623-29.
14. Valle GF et al. Comparative study of 250 mg/day terbinafine and 100 mg/day Itraconazole for the treatment of cutaneous sporotrichosis. Mycopathologia. 2011;171:349-54.

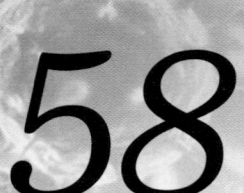

58 Esquistossomíase Hematóbica e Outras Esquistossomíases Humanas Não Prevalentes no Brasil

■ Maria José Conceição
■ Iran Mendonça da Silva

(CID10 = B65 - Esquistossomoses [bilharziose, *Schistosomose*]; B65.0 - Esquistossomose devida ao *Schistosoma haematobium*; B65.2 - Esquistossomose devida ao *Schistosoma japonicum*; B65.3 - Dermatite por cercárias; B65.8 - Outras Esquistossomoses)

INTRODUÇÃO

A infecção por espécies do gênero *Schistosoma* está disseminada em vários países, sobretudo nos que têm condições socioeconômicas e sanitárias precárias, e representa uma das prioridades em Saúde Pública[6-8]. Neste capítulo, serão abordadas as infecções por espécies de *Schistosoma* não prevalentes no Brasil[7-13,24-31,39]:

- *Schistosoma haematobium*: espécie mais antiga de *Schistosoma*, descrita em 1851, por Bilharz. Agente causal da esquistossomíase vesical, endêmica em 54 países na África e na região oriental do Mediterrâneo.
- *Schistosoma japonicum*: a descrição coube a Katsurada, em 1904. Causa a esquistossomíase japônica ou doença de Katayama, que ocorre no extremo Oriente, principalmente, na China, país com a maior prevalência. A infecção está erradicada do Japão desde 1993.
- *Schistosoma intercalatum*: descrito por Fisher, em 1934. Responsável pela esquistossomíase *intercalata*, descrita em dez países nas regiões central e oeste da África e, em todos, com exceção da Guiné Equatorial, também, foram encontrados *S. mansoni* e/ou *S. haematobium*.
- *Schistosoma mekongi*: descrito em 1978 por Voge e cols., causa a esquistossomíase *mekongi*. Ocorre no sudeste asiático, confinado no Laos e Camboja. É relacionado com o *S. japonicum*, mas difere no tamanho dos ovos e no hospedeiro intermediário.
- *Schistosoma malayensis*: foi descrito por Greer e cols. em 1988, na Malásia. Responsável pela esquistossomíase *malayensis*. Apresenta semelhança com o *S. mekongi* e o *S. japonicum*, mas tem hospedeiro inter-

mediário distinto. Não se conhece o verdadeiro significado da infecção por *S. malayensis* em Saúde Pública.

As infecções humanas por espécies de *Schistosoma* não prevalentes no Brasil e suas principais características encontram-se na Tabela 58.1.

Deve-se ressaltar que há outras espécies de *Schistosoma* de animais que, de modo eventual, podem infectar o homem, e tornaram-se alvos de revisão bibliográfica[5]. São elas:

- *Schistosoma bovis*: parasito dos sistemas porta e mesentérico de bois, cabras e gado equino na África e sul da Europa. A infecção humana pelo S. *bovis* é considerada excepcional[31]. Existem dois hospedeiros intermediários, *Bulinus africanus* e *B. truncatus*. O parasito causa infecção transitória no homem, mas pode haver queixas clínicas, sobretudo de dermatite cercariana em pacientes procedentes da África do Sul, Nigéria, Quênia, Uganda e Zimbabwe, nos quais foram diagnosticados ovos de S. *bovis* nas fezes[39]. Em áreas da Itália - Sardenha e Sicília, onde ocorre S. *bovis* no gado, não há infecção por S. *haematobium*, apesar da presença de *Bulinus sp*. A passagem de S. *bovis* no homem, sem atingir a forma sexual adulta, pode determinar elevado grau de imunidade aos demais esquistossomas humanos.
- *Schistosoma matheei*: parasito de vários animais domésticos e silvestres na África do Sul[9]. Pode causar infecção humana localizando-se nos plexos pélvico e vesical, com detecção de ovos nas fezes e urina. Relatou-se caso de lesão medular em paciente de origem africana[27]. Seus hospedeiros intermediários são moluscos do gênero *Bulinus*.
- *Schistosoma rodhaini*: encontrado em roedores silvestres, na África, descrevendo-se casos humanos na República do Congo e no Zimbabwe[27].
- *Schistosoma curassoni*: infecta o gado bovino, ovino e caprino e já houve relato de casos humanos na região oeste da África. Localiza-se em vasos mesentéricos. O hospedeiro intermediário é representado por moluscos do gênero *Bulinus*[9].
- *Schistosoma spindale*: na Índia, infecta o boi, carneiro e búfalo. Pode causar dermatite cercariana[9].

TABELA 58.1

Infecções Humanas por Espécies de Schistosoma não Prevalentes no Brasil e suas Características						
Schistosoma Doença	**Reservatório**	**Hospedeiro Intemediário**	**Distribuição Geográfica**	**Localização no Organismo**	**Queixa**	**Tratamento/Praziquantel Dose Única**
S. hematobium Esquistossomíase hematóbica	Homem	*Bulinus sp.*	África e Oriente Médio	Plexo urinário	Hematúria	40 mg/kg(dose repetida de 15 em 15 dias ou 30 em 30 dias, se necessário, por 3 vezes)
S. japonicum Esquistossomíase japônica	Rato, cão, vaca, búfalo e outros animais	*Oncomelania sp.*	China, Indonésia, Filipinas	Veias porta e mesentéricas	Diarreia	60 mg/kg
S. intercalatum Esquistossomíase intercalata	Roedores	*Bulinus sp.*	África	Veias mesentéricas / plexo urinário	Retite Hematúria	60 mg/kg
S mekongi Esquistossomíase mekongi	Cão, porco	*Neotricula aperta*	Laos e Camboja	Veias porta e mesentéricas	Diarreia	60 mg/kg
S. malayensis Esquistossomíase malayense	Roedores	*Robertsiella kaporensis*	Malásia	Veias porta e mesentéricas	Diarreia	40 mg/kg

- *Schistosoma mansoni rodentorum:* é uma variedade do *S. mansoni* que parasita roedores africanos[27].
- *Schistosoma margrebowie*: descrito com frequência em antílopes na África do Sul[9].
- *Schistosoma douthitti*: apresenta-se em roedores e, à semelhança do *S. spindale*, está relacionado à dermatite cercariana[9].

INFECÇÃO POR *SCHISTOSOMA HAEMATOBIUM*

O *S. haematobium* é o agente etiológico da esquistossomíase hematóbica, esquistossomíase de vias urinárias, esquistossomíase vesical, bilharziose ou esquistossomíase geniturinária. Tem por hospedeiro intermediário os moluscos do gênero *Bulinus*, não existentes no Brasil, e as espécies mais frequentes são: *Bulinus africanus, B. globosus, B. truncatus* e *B. forskalii*. Não há, até o momento, conhecimento de reservatório animal, somente o homem[5,9,24,30,33,39].

A infecção ocorre em 54 países do Continente africano e Oriente Médio. É endêmica em quase toda a África e países asiáticos: Iraque, Irã, Índia, Líbano, Síria, Iêmen e Arábia Saudita. Cerca de 70 milhões de indivíduos apresentam hematúria associada à infecção pelo *S. hematobium* na África Sub-saariana e 32 milhões queixam-se de disúria[46]. Nessas regiões é possível a concomitância de infecção pelo *S. mansoni*.

Não há relato de caso autóctone no Brasil. Contudo, são conhecidos casos de esquistossomíase vesical no Brasil, em pessoas que viajaram para regiões endêmicas da África a trabalho ou lazer. Os pacientes infectaram-se por esse helminto ao entrar em contato com coleções ou correntes de água abrigando o hospedeiro intermediário infectado[34-38].

PATOGENIA

O *habitat* do parasito adulto é o sistema venoso do plexo vesical, onde ocorre a desova e a eliminação dos ovos pela urina. Apesar de pouco comum, é possível o parasitismo da mucosa intestinal e a eliminação de ovos nas fezes. A espícula do ovo é terminal. Os miracídios eclodem do ovo e infectam moluscos do gênero *Bulinus*. Dentro de 35 a 42 dias, as cercárias passam a ser eliminadas, e infectam o homem. Após 5 a 8 dias, os parasitos atingem o pulmão e, a partir do 8º dia, o tecido vesical. Como na esquistossomíase mansônica, na esquistossomíase hematóbica existe uma fase aguda, na qual há a migração da larva até sua localização no plexo vesical, e uma fase crônica, na qual os vermes adultos acasalados nos vasos vesicais depositam ovos, que ocasionam reação inflamatória na bexiga e nos ureteres, e que são eliminados pela urina.

Os ovos depositados pela fêmea provocam reação inflamatória granulomatosa crônica na parede da bexiga, que se correlaciona com infecção urinária, formação de cálculos, obstrução do fluxo urinário, hematúria e anemia crônica. Existem trabalhos na literatura médica que correlacionam a infecção pelo *S. haematobium* e o câncer de bexiga[25,47], o que não foi observado no grupo de pacientes procedentes de Moçambique, sob evolução clínica, durante 12 anos, e sem relato de reinfecção[34-38]. Há referências também sobre a infecção pelo *S. haematobium* como facilitadora da infecção pelo HIV[20].

Os ovos podem passar do plexo vesical para o sistema da veia cava inferior e atingir o pulmão provocando uma reação granulomatosa que pode evoluir para hipertensão pulmonar[24].

Com a evolução do conhecimento sobre as citocinas, verificou-se que a intensidade da infecção tem uma forte correlação positiva com o aumento da IL-6 e correlação negativa com a diminuição da IL-10[28]. Estudos de genotipagem não demonstraram, até o momento, associação entre diferentes genótipos e gravidade da doença[12].

QUADRO CLÍNICO[9,24,30,31,34]

O período de incubação varia de 1 a 4 meses. Com frequência, o início da infecção é assintomático. Quando presente, o sintoma inicial é o prurido cutâneo, relacionado à dermatite cercariana.

Na fase aguda da doença (febre de Katayama ou forma toxêmica), o paciente refere principalmente hematúria e, por vezes, dor à micção, além de febre, cefaleia, anorexia, diarreia e vômitos. A eosinofilia é frequente.

Na fase crônica, ao decorrerem 90 dias da infecção, com o acometimento da bexiga, surgem os sintomas de hematúria, disúria e dor lombar. É comum o relato de cálculos urinários, que podem ser causados por um processo inflamatório ou por estase renal. A pielonefrite é uma das complicações relatadas nos enfermos, que podem também apresentar a forma cardiopulmonar, devida à localização de ovos no pulmão. As manifestações são de hipertensão pulmonar, com dispneia, palpitações, dor precordial e tosse, que pode ser acompanhada de hemoptoicos.

Em mulheres, citam-se alterações em vulva e vagina e, no homem, em vesículas seminais, canais deferentes e próstata, como no caso relatado por Alonso D e cols.[2], em que foram encontrados ovos de *S. haematobium* em urina e líquido seminal. Também há referência de acometimento placentário e vesical, em gestante de 21 semanas, cuja gestação evoluiu favoravelmente, com o uso do praziquantel 40 mg/kg/dia por 3 dias[33].

Há relatos de casos com manifestações atípicas, com comprometimento cerebral[11,15], e confirmação por PCR da existência de ovos do *S. haematobium* no cérebro. Esse órgão e a medula podem ser acometidos pelo *S. mansoni* e *S. haematobium*, causando mielopatia, enquanto o *S. japonicum*, em geral, causa doença encefálica[11].

DIAGNÓSTICO[30,31,34,36-38]

Baseia-se na história de viagens à África e ao Oriente Médio e contato com os focos da infecção, e nas queixas de hematúria, disúria, dor à micção e dor lombar. Para a confirmação da presença do ovo do *S. haematobium*, sobretudo 75 a 90 dias depois do contato com o parasito, solicitam-se três ou mais amostras de urina. A técnica mais empregada é a de filtração da urina, através de filtros de náilon, com telas que são examinadas ao microscópio óptico para a detecção dos ovos, o que é facilitado ao adicionar-se uma gota de lugol. O mesmo método é empregado no controle de cura, depois do tratamento específico. Outro método utilizado é o da sedimentação espontânea por 24 horas, seguida de centrifugação e exame microscópico do sedimento centrifugado. Este método foi utilizado por Silva[34,38] em militares que participaram de missão de paz da ONU em Moçambique, apresentando positividade até 6 anos após a infecção, sem reexposição. Nesse material, pode-se, ainda, proceder ao exame de eclosão de miracídio.

Na fase crônica, solicita-se cistoscopia, biópsia vesical e exame histopatológico, para evidenciar granulomas. Estes foram documentados por Silva e cols.[36,37] em cistoscopias realizadas durante 2 anos pós-tratamento.

Empregam-se exames indiretos: hemograma, com destaque para eosinofilia e anemia, se a hematúria for prolongada. Outro exame é o de tiras de reagentes químicos (*chemical reagent strips* – CRS), indicado em casos de hematúria e proteinúria.

Das técnicas de imunodiagnóstico, o EITB (*enzyme-linked immunoelectrotransfer blot techniques*) revelou elevada especificidade (100%) e sensibilidade (99%), decorridas 3 semanas de infecção[29]. Esse método também foi utilizado por Silva e cols.[23], demonstrando um número maior de indivíduos infectados que não haviam sido identificados pelo exame parasitológico direto da urina.

Solicitar, também, exame radiológico de abdome, urografia excretora, cintilografia renal ou ultrassonografia (USG), se houver suspeita de calcificações em bexiga e ureteres, uropatia obstrutiva ou lesão renal. O exame ultrassonográfico mostra as consequências mais graves da infecção pelo *S. haematobium*, as alterações da parede da bexiga e hidronefrose[46]. A USG demonstrou dilatação pielocalicial em 80% de 29 soldados brasileiros que se infectaram em Moçambique[34]. A cintilografia renal apresentou tempo de trânsito parenquimatoso prolongado e excreção prejudicada em um ou ambos os rins em 51,85% (14/27). Estas alterações foram regredindo com a melhora do processo inflamatório crônico, após o tratamento específico. Foi observado, ainda, um caso de estenose de dilatação ureteral unilateral na urografia excretora em um destes indivíduos[19].

TRATAMENTO E PREVENÇÃO[5,31,38,49]

O tratamento visa evitar a deposição de ovos, reduzindo a gravidade das lesões, e interromper a transmissão da infecção. A principal droga utilizada é o praziquantel, empregado por via oral desde a década de 1970, em dose única, de 40 mg/kg. Seu mecanismo de ação consiste em aumentar a permeabilidade da membrana celular do verme aos íons de cálcio, resultando em contração maciça e paralisia da musculatura, o que provoca sua desintegração. Os efeitos colaterais são pouco intensos: dor epigástrica, vômitos, cefaleia, sonolência e vertigem. O controle de cura é baseado na ausência de ovos do parasito ao exame microscópico da urina, a partir de 60 dias do tratamento.

Tem se observado, na literatura, falha terapêutica com dose única de 40 mg/kg do praziquantel, como o caso de Alonso e cols.[2], que relatam a necessidade de doses repetidas com intervalos de 3 ou mais semanas para a cura terapêutica, situação que tem levado a diversos esquemas de tratamento[29]. Em casos de não resposta terapêutica com a dose única, recomendamos a repetição com intervalos de 15 a 30 dias até a evidência de cura. No entanto, Silva e cols.[34-38] destacaram casos de pacientes que não responderam ao tratamento repetido com praziquantel.

Há estudos que sugerem o uso de dose repetida de praziquantel após 2 a 8 semanas da primeira dose, por melhorar os índices de cura e reduzir a intensidade de infecções na África[21] e no Brasil[35], em militares brasileiros infectados após missão de paz da ONU, em Moçambique.

Outros fármacos têm sido citados: metrifonato e niridazol, mas não são comercializados no Brasil, pois são muito tóxicos e tiveram o uso suspenso em outros países. A oxamniquina não possui ação sobre o *S. haematobium* e o *S matheei*. Algumas substâncias comercializadas no Brasil e usadas para o tratamento da malária, como é o caso da associação artesunato-mefloquina, têm eficácia na esquistossomíase hematóbica semelhante à do praziquantel[20], apresentando redução maior que 95% na contagem de ovos do parasito. Esse fato permite o tratamento simultâneo da malária e esquistossomíase, mas não há essa liberação para o tratamento da esquistossomíase hematóbica dentro dos programas governamentais. Recentemente, novas drogas têm sido estudadas e são promissoras, como é o caso da milte-fosina[10], com primeiro relato de atividade esquistossomicida para o *S. haematobium*.

A prevenção tem por base a história natural da doença, ou seja, o agente, o hospedeiro intermediário, o ambiente e o homem. Utilizam-se na esquistossomíase hematóbica os mesmos princípios referidos para a profilaxia da esquistossomíase mansônica. Não há vacina específica. O tratamento em massa com o praziquantel, utilizado em regiões endêmicas, não tem demonstrado, em pesquisas, o efeito imune protetor desejado[26].

INFECÇÃO POR *SCHISTOSOMA JAPONICUM*

O Schistosoma japonicum é o agente causal da esquistossomíase japônica, esquistossomíase oriental ou doença de Katayama. A transmissão processa-se através de moluscos do gênero *Oncomelania,* especialmente o *O. hupensis*, distribuído na China, Japão, Filipinas, Tailândia e Indonésia. Na Tailândia, esta esquistossomíase está confinada em animais, não ocorrendo no homem, e no Japão foi erradicada desde 1993. Ocorre na Indonésia e nas Filipinas, mas na China a prevalência é mais elevada, atingindo cerca de um milhão de pessoas[9,27,31].

Na esquistossomíase japônica existem reservatórios animais, e demonstrou-se na China que 31 animais silvestres e 13 animais domésticos, entre eles cão, vaca, porco, rato e búfalo aquático, encontravam-se infectados com *S. japonicum*[4]. Contudo, não se obtêm na literatura estudos esclarecedores sobre o significado que os animais têm na transmissão da infecção. A doença tende a apresentar maior gravidade de formas clínicas do que o *S. mansoni*, pela quantidade de massas de ovos e granulomas que se formam no intestino, fígado, pulmão, baço, cérebro, entre outros órgãos. Em consequência, é frequente o quadro de cirrose hepática, sendo o índice de letalidade mais elevado que o verificado na infecção por *S. mansoni* e *S. haematobium*[30,31].

Cada fêmea deposita, por dia, em torno de 1.000 a 3.500 ovos, sendo estes responsáveis pela maior gravidade das formas clínicas na esquistossomíase japônica. O ovo eliminado nas fezes eclode e libera miracídios, que nadam e penetram no hospedeiro intermediário do gênero *Oncomelania*. No molusco, os miracídios transformam-se em esporocistos (duas gerações) e, dentro de 4 a 6 semanas, esses passam à fase de cercária, que emergem a centenas. A exposição prolongada à luz é um fator essencial para infecção por *S. japonicum* em áreas de campo. De modo similar à esquistossomíase mansônica, as cercárias penetram na pele humana, perdem a cauda, são denominadas de esquistossômulos, e migram para os pulmões e sistema porta. Depois de 6 semanas, passam à fase de verme adulto nos vasos intra-hepáticos. As fêmeas depositam os ovos nas veias mesentéricas superior e inferior. Os ovos movem-se para a luz do intestino, de onde são excretados nas fezes. A sobrevida média do verme adulto é de 5 a 10 anos, sendo controverso o relato de sobrevida de 30 anos[4,5,30,31,39].

PATOGENIA E QUADRO CLÍNICO

É comum a infecção iniciar-se na infância. Deve-se indagar sobre a história de viagens a áreas endêmicas na China, o que permitirá a hipótese diagnóstica. A dermatite cercariana pode ser referida. Elevado percentual de indivíduos é assintomático. A forma aguda ou febre de Katayama é pouco diagnosticada entre os infectados, porém foi de elevada incidência na década de 1950, inclusive com alta letalidade[23]. Febre pode ser relatada 4 a 8 semanas depois da infecção, por vezes associada a sudorese, calafrio, cefaleia, tosse, dor abdominal e diarreia. Descreve-se aumento de fígado, baço e nódulos linfáticos. Em poucas semanas, o quadro clínico regride, mas é acentuada a letalidade na forma aguda, de 2,2% a 20,7%, superior às infecções pelas demais espécies de *Schistosoma*[4]. Verifica-se na necrópsia grande número de ovos em intestino e fígado. Na fase aguda, o diagnóstico diferencial deve ser feito com febre tifoide, leptospirose, brucelose, salmoneloses, infecção pelo vírus influenza, mononucleose infecciosa, malária e outras doenças que determinam quadro febril agudo.

É frequente, na fase crônica, a evolução com aumento de fígado e baço, hipertensão portal, episódios de hematêmese, cirrose hepática e ascite. Há relatos de hipertensão pulmonar[30,31]. As lesões em sistema nervoso central não são comuns, mas compreendem 3% das complicações entre os infectados, por migração ectópica de massas de ovos de *S. japonicum* para o cérebro, por via vascular. Há manifestações de uma encefalopatia generalizada, devido ao edema cerebral e lesões em espaços cerebrais. É considerada uma das principais causas de epilepsia focal na população do Extremo Oriente[24]. A letalidade nesta fase também é superior, quando comparada à infecção pelas outras espécies de *Schistosoma*. Destacam-se no diagnóstico diferencial das formas hepatoesplênicas, a leishmaniose visceral, as esquistossomíases por outras espécies de *Schistosoma* e doenças mieloproliferativas.

DIAGNÓSTICO LABORATORIAL

O hemograma na fase aguda revela eosinofilia. O método de Kato, modificado por Katz e cols.[19], em pelo menos três amostras de fezes, é o indicado para diagnóstico de ovos de *S. japonicum*. É preciso verificar a característica do ovo e posição da espícula. Reações sorológicas (ELISA, *Fast*-ELISA, *Imunoblot*)[43] podem ser utilizadas no diagnóstico, mas a presença de anticorpos é indicativa, apenas, da infecção pelo parasito, e não está relacionada a atividade da infecção, carga parasitária, produção de ovos ou ao prognóstico. O método de ELISA é utilizado quando não há positividade de ovos do parasito nas fezes, e poderá distinguir entre a resposta do anticorpo nas fases aguda e crônica. Os exames de imagem, como tomografia computadorizada do crânio e ressonância magnética, são prioritários diante da suspeita clínica de encefalopatia ou mielopatia aguda; são igualmente importantes no período pós-tratamento, para avaliar a regressão das lesões cerebrais.

TRATAMENTO, PREVENÇÃO E CONTROLE[5,9,27,31,49]

A droga de escolha é o praziquantel. É administrado na dose única de 60 mg/kg, por via oral, podendo a dose ser dividida em três vezes. O índice de cura situa-se em torno de 80%. O mecanismo de ação e os efeitos colaterais do praziquantel foram descritos anteriormente. Citam-se casos de perda de sangue nas fezes, após o tratamento com praziquantel, em pacientes com elevada carga parasitária. É um efeito transitório e não se conhecem as causas[9]. Para confirmação da hipótese de resistência de cepas de *S. japonicum* ao praziquantel, impõe-se estudo experimental.

O metrifonato apresenta alguma atividade sobre o *S. japonicum*, mas é um composto organofosforado de elevada toxicidade. É muito controverso o uso de corticosteroides em pacientes com a forma aguda da doença, bem como diante de mielopatia. O uso de praziquantel nesses casos tem sido eficaz. O diagnóstico da forma cerebral (encefalopatia) ou da mielopatia deve ser precoce, o que influenciará no prognóstico. A laminectomia é intervenção importante na paraplegia aguda com compressão medular ou bloqueio.

As medidas preventivas da esquistossomíase japônica são as mesmas descritas para a esquistossomíase mansônica, enfatizando-se a educação para a saúde e a aderência da maior parte da população às ações contra a verminose. Não foi desenvolvida vacina específica.

INFECÇÃO POR *SCHISTOSOMA INTERCALATUM*

O *Schistosoma intercalatum* determina a esquistossomíase retal humana, na África[17]. É menos patogênico que os agentes de outras esquistossomíases. A denominação *intercalatum* deveu-se à sua semelhança ao *S. haematobium* e *S. bovis*. Os estudos de Wright e cols.[50] revelaram ser uma espécie distinta das demais. Há um processo de hibridização entre o *S. intercalatum* e o *S. haematobium*. Parasito do sistema porta, determina a formação de granuloma, acometendo reto e sigmoide, propiciando dores no reto, disenteria, diarreia, presença de sangue nas fezes, dor e desconforto abdominais. É uma espécie menos conhecida que as demais. Relatam-se duas cepas distintas deste esquistossoma: Camarão e Zaire. Alguns pacientes podem referir hematúria e apresentar ovos do parasito na urina, e não nas fezes[18,31].

A esquistossomíase *intercalata* ocorre na África Central e Ocidental, com tendência a disseminar-se[18]. Foi descrita em dez países e, em todos, com exceção da Guiné Equatorial, também foram encontrados *S. mansoni* e/ou *S. haematobium*. Os inquéritos sobre prevalência revelaram maior concentração no grupo etário de 5 a 14 anos, com redução acentuada acima de 45 anos[50]. Existem dois hospedeiros intermediários: *Bulinus africanus,* que se restringe ao noroeste do Zaire, e o *Bulinus forskalii,* que incide no Camarão e Gabão. Uma cepa do parasito não se desenvolve no molusco de outra região; as cepas têm diferentes períodos pré-patentes[48]. Roedores africanos podem funcionar como reservatórios do parasito na natureza[16].

PATOGENIA E QUADRO CLÍNICO

A forma adulta do *S. intercalatum* localiza-se, em geral, nas veias mesentéricas, mas pode parasitar o plexo urinário. Os ovos depositados pela fêmea têm forma ovoide ou alongada, na dependência da cepa. São providos de espícula terminal proeminente e excretados nas fezes e urina. O ciclo biológico é semelhante ao das outras espécies de *Schistosoma*, com a diferença de poder completar o seu ciclo no território das mesentéricas e no plexo urinário e na bexiga, em certo percentual da população.

Estudo de interação entre o *S. intercalatum* e o *S. mansoni* tem revelado que o *S. mansoni* (do mesmo modo, o *S. haematobium*) é dominante em relação ao *S. intercalatum*, ou seja, nas áreas em que existem os hospedeiros intermediários das duas espécies, somente o *S. mansoni* sobrevive, o que restringe a distribuição do *S. intercalatum* na África[42].

São citadas formas assintomáticas e sintomáticas. Se presentes, as queixas são de colite, com dor abdominal ou desconforto em quadrante inferior do abdome, além de diarreia com sangue nas fezes e/ou disenteria. As lesões intestinais limitam-se ao reto e ao sigmoide. Observam-se, por vezes, granulomas periovulares na região portal do fígado. O aumento do lobo esquerdo do fígado acompanha as infecções maciças. A fibrose hepática e a hipertensão portal não são frequentes[18,28,49]. Há relatos de hematúria, com detecção de ovos de *S. intercalatum* na urina, em 6% de infectados na Nigéria e que apresentaram os exames de fezes negativos[5]. Em geral, os sintomas são leves, comparados à infecção por *S. mansoni, S. haematobium* e *S. japonicum*. O acometimento do reto é frequente, com tenesmo, sangramento, destacando-se ao exame endoscópico granulomas, pólipos e, até, ulcerações. As complicações incluem retite grave ou envolvimento genital com salpingite, seguido de esterilidade secundária. Relatou-se aborto espontâneo[18]. Confirmou-se a associação da infecção com *Salmonella* e *Klebsiella*, assim como ocorre na esquistossomíase mansônica e nos quadros de enterobacteriose septicêmica prolongada.

DIAGNÓSTICO LABORATORIAL

É, em geral, efetuado através de exames parasitológicos de fezes, pelo método de Kato modificado por Katz e cols.[12], além de exame de urina. Observou-se na África, através destes exames, prevalência de 81,7% e 56,3%, respectivamente[18]. Os testes sorológicos variam com a técnica de referência empregada, e a especificidade pode ser afetada pelas reações cruzadas com outras espécies de *Schistosoma,* ou trematódeos, e, mesmo, com nematódeos e hematozoários[31,43].

TRATAMENTO E PROFILAXIA[9,18,27,31,49]

O praziquantel é a droga de escolha, administrado por via oral, na dose única de 60 mg/kg. É bastante eficaz, embora a reinfecção possa ocorrer de modo rápido.

Nos programas de controle emprega-se a quimioterapia em massa com praziquantel, via oral, na dose de 40 mg/kg, abrangendo crianças e adultos. Além do tratamento, alguns autores preconizam o uso de moluscicidas. A estratégia de controle envolve registro dos diagnósticos, tratamento específico, medidas de saneamento básico e educação para a saúde.

INFECÇÃO POR *SCHISTOSOMA MEKONGI*

Agente causador da esquistossomíase *mekongi*, descrita em 1978, e predominante no Laos e Camboja. A patogenicidade do agente pode determinar quadro clínico com hipertensão portal, evolução para forma descompensada e óbito. Há relatos de formas cerebrais[14,31].

O *S. mekongi* é um trematódeo digenético, com características morfológicas e biológicas bem diferenciadas do *S. japonicum*, inclusive os ovos do *S. mekongi* são menores. Não se conhece a fecundidade da fêmea. O ciclo biológico é similar ao das demais espécies de *Schistosoma*. A transmissão da infecção processa-se em ciclos sazonais. O hospedeiro intermediário é o *Neotricula aperta*, gastrópode encontrado no rio Mekong e, recentemente, no rio Kong, no Camboja[1,40]. Apesar da indefinição sobre o papel de reservatórios na transmissão do *Schistosoma mekongi*[45], o cão é citado como reservatório da infecção. Inquérito realizado em porcos, no Laos, evidenciou *S. mekongi* nos tecidos destes animais, indicando que podem ser hospedeiros definitivos do parasito[41]. As pessoas que têm contatos diários com as águas dos rios têm maior risco de contrair a infecção.

QUADRO CLÍNICO E PATOGENIA[27,31,40]

Na esquistossomíase *mekongi*, as queixas clínicas são semelhantes às apresentadas na infecção por *S. japonicum*. Nas formas graves, os sintomas estão relacionados à hipertensão portal e o óbito pode resultar de ruptura de varizes esofageanas. Em inquérito em 20 escolas públicas no Camboja, com exame parasitológico de fezes em 1.396 estudantes, destacou-se hepatomegalia do lobo esquerdo em 48,7% da população, e esplenomegalia em 28,7%. A hepatomegalia e a esplenomegalia foram correlacionadas à intensidade de infecção, principalmente no grupo etário entre 10 a 14 anos. Destacou-se, ainda, circulação colateral (4,1%), ascite (0,5%), presença de sangue e muco nas fezes.

DIAGNÓSTICO LABORATORIAL[19,31]

Para o diagnóstico de rotina, no exame parasitológico de fezes, emprega-se o método de Kato modificado por Katz e cols., inclusive para detecção da intensidade de infecção. Se os exames de fezes forem negativos, realiza-se a biópsia retal. A ultrassonografia é necessária para esclarecer as formas com hepatomegalia e/ou esplenomegalia, e hipertensão portal. Quando os demais exames forem negativos, os exames sorológicos podem ser indicados para esclarecer a infecção.

TRATAMENTO[5,31]

A droga de escolha é o praziquantel, via oral, na dose única de 60 mg/kg, que pode ser fracionada em três vezes, no mesmo dia. Este fármaco também é empregado nos tratamentos em massa, mas deve ser repetido. Os eventuais efeitos colaterais e as contraindicações assemelham-se ao que foi apresentado em relação às demais espécies de *Schistosoma*. A eficácia do praziquantel é considerada elevada. No caso de envolvimento cerebral, a prescrição de corticoides pode causar a involução dos sintomas neurológicos[8]. Foram detectados casos humanos de infecção pelo *S. mekongi*, que não responderam ao tratamento com praziquantel, sendo identificados ovos viáveis de *S. mekongi* na biópsia retal de controle.

PREVENÇÃO E CONTROLE[27,31,45,49]

Embora conhecida desde 1957, somente em 1978 foi bem definida a infecção pelo *S. mekongi*, e implementaram-se medidas de controle no Laos e no Camboja. Cerca de 60.000 pessoas estão sob risco de infecção no Laos, e 80.000 no Camboja. A prevalência atinge 15% em áreas limitadas. O controle da infecção nesses países baseia-se em aperfeiçoar o sistema de vigilância epidemiológica, reduzir os comportamentos de risco da população e realizar campanhas de tratamento universal, o que vem provocando acentuada queda na prevalência. O combate ao *N. aperta* tem-se revelado difícil.

INFECÇÃO POR *SCHISTOSOMA MALAYENSIS*

O *Schistosoma malayensis,* agente etiológico da esquistossomíase malayense, tem por hospedeiros intermediários moluscos do gênero *Robertsiella kaporensis*. É um parasito atualmente diferenciado do *S. japonicum* e do *S. mekongi,* distinção bem ressaltada em estudos de sequenciamento de DNA[2,7,31]. O agente etiológico é dotado de baixa patogenicidade. O real significado da infecção em Saúde Pública permanece indeterminado[18].

O *S. malayensis* ocorre no Sudeste Asiático, sobretudo na Península da Malásia*,* e infecta o *Rattus muelleri*. Inquérito em população na Malásia[7] concluiu que 25% utilizavam a água dos rios para beber, na higiene corporal e nas necessidades domésticas, além de apresentarem o hábito de pescar, o que propiciou a transmissão da infecção. Para o diagnóstico, empregou-se ELISA e o teste de precipitação em torno do ovo – COP. A prevalência da infecção por estes testes foi de 9% e 4%, respectivamente. O exame parasitológico de fezes foi negativo. A prevalência tem-se revelado baixa. É pouco provável que a esquistossomíase malayense se torne uma infecção relevante em Saúde Pública. Em outro inquérito em tribos indígenas na Malásia, foi verificado um total de 6,8% de infectados, com positividade pelo método de ELISA. A prevalência foi superior no sexo masculino (9,5%), enquanto no sexo feminino alcançou 4,5%. A sorologia positiva aumentou com a idade, sobretudo, acima de 60 anos, seguindo-se o grupo entre 31 e 40 anos.

O ciclo biológico do parasito é similar ao do *S. japonicum* e *S. mekongi*, mas o *S. malayensis* tem tamanho menor e o ovo é mais longo que o do *S. japonicum*, e mais curto que o do *S. mekongi*. A localização principal do verme adulto é nas veias mesentéricas[4,7].

QUADRO CLÍNICO E DIAGNÓSTICO LABORATORIAL[7,18]

Pela baixa patogenicidade do agente etiológico, os sintomas decorrentes da infecção são leves, relacionados a acometimento intestinal, principalmente quadros diarreicos. Nos inquéritos publicados não são referidas complicações decorrentes somente da infecção pelo *S. malayense*.

O diagnóstico pode ser confirmado pelo exame parasitológico de fezes, com base no método de Kato-Katz que, em geral, apresenta baixa positividade nos inquéritos epidemiológicos. No diagnóstico sorológico emprega-se o método de ELISA, além do teste de precipitação em torno do ovo (COP – *circumoval precipitin*), com emprego de antígeno solúvel de ovo de *S. malayensis*.

TRATAMENTO, PREVENÇÃO E CONTROLE[7,18,31]

A droga de escolha é o praziquantel, empregado na dose de 40 mg/kg, via oral, dose única. A droga é também usada nos tratamentos em massa.

A rede regional, visando a vigilância e o controle das esquistossomíases na Ásia (RNAS – *Regional Network on Asian Schistosomiasis*), foi organizada pela WHO/TDR, objetivando o controle de transmissão dos parasitos *S. malayensis, S. japonicum* e *S. mekongi*. Os especialistas que compõem a rede regional concentram as ações de vigilância em áreas endêmicas, e buscam a padronização de técnicas de imunossorologia e exames de ultrassonografia, para avaliar a prevalência e gravidade da infecção, definir as ocupações dos habitantes com maior risco de contato com os hospedeiros intermediários, sobretudo na agricultura, além da implementação do tratamento específico[34].

REFERÊNCIAS BIBLIOGRÁFICAS

1. Attwood SW et al. Schistosomes in the Xe Kong river of Cambodia: The detection of *Schistosoma mekongi* in a natural population of snails and observations on the intermediate host's distribution. Ann Trop Med Parasitol. 2004;98:221-230.

2. Alonso D et al. Short report failure of standart treatment with praziquantel in two returned travelers with *Schistosoma haematobium* infection. Am J Trop Med Hyg. 2006;74(2):342-344.

3. Blair D et al. 1997. Relationships between *Schistosoma malayensis* and other Asian schistosomes deduced from DNA sequences. Mol Biochem Parasitol. 1997;85:259-63.

4. Chen MG, Mott KE. Progress in assessment of morbidity to *Schistosoma japonicum* infection. Trop Dis Bull. 1988;85:R1-R45.

5. Conceição MJ, Silva IM. Esquistossomíases Humanas Não-Incidentes no Brasil. In: Coura JR (ed). Dinâmica das Doenças Infecciosas e Parasitárias. Rio de Janeiro: Guanabara-Koogan; 2012. In Press.

6. Conceição MJ, Coura JR. Epidemiology of *Schistosomiasis mansoni* in Brazil. In: Rokni MB. Epidemiology of Schistosomiasis. Department of Medical Parasitology & Mycology, School of Public Health & Institute of Public Health Research, Tehran, University of Medical Sciences, Tehran, Iran. 2011 In Press.

7. Coura JR, Amaral R. Epidemiological and control aspects of schistosomiasis in Brazilian endemic areas. Mem Inst Oswaldo Cruz. 2004;99(Suppl 1):13-19.

8. Coura JR, Conceição MJ. Specific schistosomiasis treatment as a strategy for disease Control. Mem Inst Oswaldo Cruz. 2010;105:598-603.

9. Davis A. Schistosomiasis. In: Cook GC. Manson's Tropical Diseases. 20th ed. Philadelphia: Saunders; 1996. p. 1427-36.

10. Eissa ME, Bardicy SE, Tadaus M. Bioactivity of Miltefosine against aquatic stages of *Schistosoma mansoni, Schistosoma haematobium* and their snail hosts, supported by scanning electron microscopy. Parasit Vectors. 2011;4:73.

11. Ferrari TC, Moreira PR. Neuroschistosomiasis: clinical symptoms and pathogenesis. Lancet Neurol. 2011;10:853-64.

12. Gasmelseed N et al. Genetic diversity of *Schistosoma haematobium* parasite IS NOT associated with severity of disease in na endemic área in Sudan. BMC Infect Dis. 2014;27(4):469.

13. Greer GJ, Ow-Yang CK, Yong HS. *Schistosoma malayensis sp.: a Schistosoma japonicum*-complex schistosome from Peninsular Malaysia. J Parasitol. 1988;74:471-80.

14. Houston S et al. First report of *Schistosoma mekongi* infection with brain involvement. Clin Infect Dis. 2004;38:1-6.

15. Imai K et al. Cerebral schistosomiasis due to *Schistosoma haematobium* confirmed by PCR analysis of the brain speciemen. J Clin Microbiol. 2011;49:3703-06.

16. Imbert-Establet D et al. Permissiveness of two African wild rodents, *Mastomys huberti* and *Arvicanthis niloticus*, to *Schistosoma intercalatum:* epidemiological consequences. Parasitol Res. 1997;83:569-73.

17. Jourdane J et al. Recent studies on *Schistosoma intercalatum*: taxonomic status, puzzling distribution and transmission foci revisited. Mem Inst Oswaldo Cruz. 2001;96(Suppl):45-48.

18. Jusot JF, Simarro PP, De Muynck A. *Schistosoma intercalatum* bilharziasis: clinical and epidemiological considerations. Med Trop. 1997;57:280-88.

19. Katz N, Chaves A, Pellegrino J. A simple device for quantitative stool thick-smear technique in *Schistosomiasis mansoni*. Rev Inst Med Trop S Paulo. 1972;14:397-400.

20. Keiser J et al. Efficacy and safety of mefloquine, artesunate, mefloquine-artesunate and praziquantel against schistosoma haematobium: randomized, exploratory open-label trial. Clin infect Dis. 2010;50:1205-13.

21. King CH et al. Utility of repeated praziquantel dosing in the treatment of schistosomiasis in high-risk communities in Africa: a systematic review. PLoS Negl Trop Dis. 2011;5:1321.

22. Kjetland EF et al. Association between genital schistosomiasis and HIV in rural Zimbabwen women. AIDS. 2006;20:593-600.

23. Li-Peng C. A Short review of the previous and current epidemiological situation of schistosomiasis in China. Rev Soc Bras Med Trop. 1997;30:57-60.

24. Mahmoud AAF. Trematodes (Schistosomiasis) and other Flukes. In: Mandell GL, Douglas Jr RG, Benett JE (ed). Principles and Practice of Infectious Diseases. 3rd ed. Philadelphia: Churchill Livingstone; 1994. p. 2145-51.

25. Mostafa MH, Sheweita SA, O'Connor PJ. Relationship between schistosomiasis and bladder câncer. Clin Microbiol Rev. 1999;12:97-11.

26. Mitchell KM et al. Predicted impact of mass drug administration on the development of protective immunity against *Schistosoma haematobium*. PLoS Negl Trop Dis. 2014;8(7):3059.

27. Organização Mundial da Saúde. O Controle da Esquistossomose: segundo relatório do comitê de especialistas da OMS. 1994. Traduzido por Azevedo MF. Rio de Janeiro: Fiocruz; 110 p.

28. Njaanake KH et al. Urinary Cytokines in *Schistosoma haematobium*-infected schoolchildren from Tana Delta District of Kenya. BMC Infect Dis. 2014;15(14):501.

29. Ojurongbe O et al. Efficacy of praziquantel in the treatment of *Schistosoma haematobium* infection among school-age children in rural communities of Abeokuta, Nigeria. Infect Dis Poverty. 2014; 1(3):30.

30. Pessoa SB, Martins AV. *Schistosoma haematobium, Schistosoma japonicum, Schistosoma intercalatum*. In: Parasitologia Médica. 3ª ed. Rio de Janeiro: Guanabara Koogan; 1972. p. 468-71.

31. Rey L. *Schistosoma haematobium* e Esquistossomíases. In Parasitologia. Rio de Janeiro: Guanabara-Koogan; 2009. p 444-54.

32. Sagin DD et al. *Schistosomiasis malayensis*-like infection among the Penan and other interior tribes (Orang Ulu) in upper Rejang River Basin, Sarawak, Malaysia. Southern Asian J Trop Med Public Health. 2001;32:27-37.

33. Schleenvoigt BT et al. Placental *Schistosoma haematobium* in a German returnee from Malawi. Infection. 2014;42(6):1061-4.

34. Silva IM. Esquistossomíase hematóbica: Avaliação Clínica em Militares Brasileiros Procedentes de Moçambique - África. Tese de Mestrado, Medicina Tropical, Instituto Oswaldo Cruz - Fiocruz, Rio de Janeiro, 2003, 82p.

35. Silva IM et al. Case report: persistence of *Schistosoma haematobium* infection after repeated treatment with praziquantel. Abstract X International Symposium on Schistosomiasis. Belo Horizonte, Minas Gerais, 2005, p. 126.

36. Silva IM et al. Therapeutic failure in the treatment of *Schistosoma haematobium* infection in Brazilians returning from Africa. Mem Inst Oswaldo Cruz. 2005;100:445-49.

37. Silva IM et al. Cystoscopy in Brazilian men returning from Africa and infected with *Schistosoma haematobium*. Rev Inst Med Trop São Paulo. 2005;48:39-42.

38. Silva IM et al. Clinical and laboratorial evaluation of urinary schistomiasis in Brazilian after staying in Mozambique. Rev Soc Bras Med Trop. 2006;39:272-74.

39. Siqueira-Batista R et al. Esquistossomíases humanas. In: Siqueira-Batista R et al. (ed). Manual de Infectologia. Rio de Janeiro: Revinter; 2003. p. 422-30.

40. Stich AH et al. Foci of *Schistosomiasis mekongi*, northern Cambodia: ii. distribution of infection and morbidity. Trop Med Int Health. 1999;4:674-85.

41. Strandgaard H et al. The pig as a host for *Schistosoma mekongi* in Laos. J Parasitol. 2001;87:708-09.

42. Tchuem-Tchuente LA et al. Competitive exclusion in human schistosomes: the restricted distribution of *Schistosoma intercalatum*. Parasitol. 1996;113(Pt 2):129-36.

43. Tsang VCW. Immunodiagnosis of schistosomiasis screen with Fast-ELISA and confirm with Immunoblot. Clin Lab Med. 1991;11:1029-39.

44. Tsang VCW, Peralta JM, Simons R. Enzyme-linked Immunoelectrotransfer Blot Tecniques (EITB) for studying the specificities of antigens antibodies separated by gel electrophoresis. Methods in Enzymology. 1983;93:377-91.

45. Urbani C et al. Epidemiology and control of mekongi schistosomiasis. Acta Trop. 2002;82:157-68.

46. van der Werf MJ et al. Quantification of clinical morbidity associated with schistosome infection in sub-Saharan Africa. Acta Trop. 2003;86:125-39.

47. Vennervald BJ, Polman K. Helminths and malignancy. Parasite Immunol. 2009;31:686-96.

48. WHO/OMS. The Control of Schistosomiasis. Who Tech Rep Ser. 1985;728:1-49.

49. WHO/OMS. Impact de la schistosomiase sur la santé publique: morbidité et mortalité. Bull World Health Organ. 1994;72(1):5-11.

50. Wright CA, Southgate VR, Knowles RJ. What is *Schistosoma intercalatum* Fisher 1934? Trans R Soc Trop Med Hyg. 1972;66:28-64.

51. Zhou X et al. Regional network for research surveillance and cControl of Asian schistosomiasis (RNAS). Acta Tropica. 2002;82:305-11.

59 Esquistossomíase Mansônica

■ **Eveline Pipolo Milan**
■ **Fernando Antonio Brandão Suassuna**

(CID 10 = B65 – Esquistossomose (bilharziose) (Schistosomíase); B65.1 - Esquistossomose devida ao *Schistosoma mansoni* (esquistossomose intestinal); B65.3 - Dermatite por cercárias; B65.9 - Esquistossomose não especificada)

INTRODUÇÃO[2,4,5,17,25]

A esquistossomíase* ou esquistossomose mansônica é doença sistêmica, causada pelo *Schistosoma mansoni* (Sanbom, 1907), helminto pertencente ao filo Platyhelminthes, classe Digenea e família Schistosomatidae, que se caracteriza pelo acentuado dimorfismo sexual, por habitar o interior dos vasos sanguíneos de mamíferos e apresentar como hospedeiro intermediário, moluscos do gênero *Biomphalaria*. É uma das doenças negligenciadas mais prevalentes no mundo, ocorrendo principalmente na África, Ásia e América do Sul. O aquecimento da terra e a globalização têm levado a doença a emergir em outros continentes, inclusive na Europa.

Calcula-se que 300 milhões de pessoas estejam infectadas, 600 milhões estejam em áreas de risco e 20 milhões tenham doença crônica debilitante, com mortalidade de 280.000 casos por ano por um dos cinco tipos de esquistossomíase. A mais prevalente é a infecção pelo *S. mansoni*, a única que ocorre no Continente Americano, inclusive no Brasil. Em nosso País, dos sete milhões de casos notificados, 72% ocorrem na Região Nordeste, principalmente nos estados da Bahia, de Alagoas, Pernambuco, Sergipe e Minas Gerais. A doença é conhecida popularmente no Brasil pelos termos "xistossomose", "xistosa" ou "barriga d'água", em função da ascite que acompanha as formas graves.

Schistosoma mansoni foi introduzido no Brasil pelo tráfico de escravos africanos e aqui encontrou seus hospedeiros

---

* *O termo esquistossomíase indica com mais propriedade que esquistossomose a infecção e a doença causada por Schistosoma. O sufixo grego -íase tem significado de doença causada por parasita ou bactéria; o sufixo ose é mais indicativo de doença não inflamatória ou degenerativa. Vide: Joffre M Rezende. Linguagem Médica. 3ª ed., Goiânia: AB Editora e Distribuidora de Livros. Disponível na Internet em: http://usuarios.cultura.com.br/jmrezende/terminologia.htm*

vertebrado e invertebrado e o ambiente propício para o seu desenvolvimento. O helminto parasita vênulas da parede do intestino grosso, produzindo sintomas predominantemente intestinais, acompanhados por envolvimento hepatoesplênico e hipertensão do sistema porta, nas formas mais graves. O diagnóstico etiológico tem baixa sensibilidade e o tratamento em massa tem sido o modo mais viável de diminuir a prevalência e morbidade da doença.

CICLO EVOLUTIVO[2,4,4a,17]

O cenário em que ocorre o ciclo de vida do *S. mansoni* é dividido entre o meio biótico (homem e caramujo) e abiótico (riachos, lagoas, córregos e esgotos), sendo a água o veículo obrigatório de transmissão e sobrevivência do parasito. Embora outros mamíferos possam ser parasitados, o homem é o único hospedeiro de importância no ciclo. Tudo começa quando algum indivíduo infectado deposita suas fezes contendo ovos de *S. mansoni* em coleções de água que apresentem condições favoráveis para o seu desenvolvimento. Os ovos eclodem, liberando os miracídios, que nadam até encontrar seus hospedeiros invertebrados, os moluscos do gênero *Biomphalaria*. Após penetrar nos tecidos do caramujo, os miracídios transformam-se em esporocistos que, por sua vez, produzem várias gerações de esporocistos-filhos e, posteriormente, as cercárias. Essas larvas abandonam o molusco, preferencialmente no período entre 11 e 17 horas, e nadam ativamente, em direção à superfície. Ao encontrarem um hospedeiro suscetível (homem ou outro mamífero), as cercárias penetram ativamente através da pele ou de mucosas. Nesse local podem surgir edema, eritema, pápulas e prurido. Logo após a penetração, as cercárias perdem a cauda e se transformam em esquistossômulos, que atingem a circulação sistêmica, chegam ao coração direito, realizam ciclo pulmonar e, finalmente, chegam ao fígado.

No sistema porta intra-hepático, os esquistossômulos desenvolvem-se até a fase de vermes adultos, que acasalam e migram contra a corrente sanguínea da veia porta e das veias mesentéricas para as vênulas da parede intestinal. Estima-se entre quatro e 2.000 o número de helmintos por indivíduo parasitado. A hepatite esquistossomótica desenvolve-se na fase aguda da doença, desencadeada pela presença dos vermes vivos, que liberam produtos metabólicos, com poder antigênico. Os vermes adultos têm seu habitat nas vênulas do plexo hemorroidário superior e nas ramificações mais finas das veias mesentéricas, particularmente da mesentérica inferior, do homem e de outros mamíferos.

Após a postura dos ovos, estes seguem três caminhos: 1) atravessam a mucosa intestinal, e são eliminados com as fezes; 2) podem ficar aprisionados na mucosa intestinal e degeneram; 3) podem ainda ser transportados, por via venosa do sistema porta, até o fígado, onde vão impactar nos sinusoides. O ovo parece desempenhar o principal papel patogênico na esquistossomíase. O miracídio no interior do ovo secreta substâncias tóxicas, com poder antigênico, que desencadeiam uma reação tecidual periovular, constituindo o granuloma esquistossomótico, que posteriormente se transforma em zonas de fibrose, localizadas nos pequenos espaços porta. Já a fibrose de Symmers, localizada nos espaços médios e grandes, tem patogênese indefinida. Quando mortos, os vermes produzem obstrução vascular, com necrose e inflamação, seguidas por cicatrização.

Na fase aguda da doença, que corresponde ao período desde a entrada das larvas cercárias até a postura dos ovos com formação de lesões nos órgãos do sistema porta, ocorre uma intensa reação inflamatória com ativação de macrófagos, formação de imunocomplexos e resposta linfocitária Th2, com elevação de IL-4, IL-5 e IL-13. Em indivíduos que não vivem em região endêmica e entram em contato ocasional com água infectada, essa é uma forma habitual. Nos indivíduos residentes em zona endêmica e que se reinfectam continuamente, desde que não haja comorbidades, verifica-se um estado de imunomodulação ou tolerância que evita novas lesões. Entretanto, a intensidade e frequência da infecção, fatores genéticos e a presença de comorbidades que provocam imunossupressão favorecem a ocorrência de formas mais exuberantes. As lesões crônicas progridem com respostas simultâneas Th1 e Th2, levando à formação de granulomas e fibrose.

DIAGNÓSTICO EPIDEMIOLÓGICO[4,12,18,25]

A esquistossomíase mansônica é um dos maiores problemas de importância médica, social e econômica da atualidade. A sua distribuição geográfica no mundo é influenciada pelas mudanças climáticas provocadas pelo aquecimento global bem como pelas correntes migratórias, notadamente das áreas rurais para as regiões urbanas, como ocorreram em Recife e Belo Horizonte. O homem é considerado o único reservatório com importância epidemiológica; no entanto, outras espécies animais podem ser parasitadas por esse trematoda. No Brasil, encontram-se na natureza três espécies de hospedeiros intermediários: *Biomphalaria glabrata, B. tenagophila* e *B. straminea. Biomphalaria glabrata* é o principal hospedeiro intermediário nas regiões hiperendêmicas. Esses moluscos encontram-se preferencialmente em valas e remansos de rios e riachos, onde as coleções d'água são paradas e pouco volumosas, com riqueza de matéria orgânica e boas condições de luminosidade. A transmissão é propiciada pelo contato do homem com águas contaminadas pela cercária, que é a forma infectante do *S. mansoni*. Esse contato, com frequência ocorre em coleções de água localizadas no peridomicílio, em áreas onde imperam as condições de pobreza e ignorância; água essa que é utilizada na higiene, na alimentação, na hidratação, na recreação ou no trabalho da população.

A esquistossomíase mansônica é usualmente adquirida na infância pela população que reside em regiões endêmi-cas. Nessas áreas, a reinfecção múltipla e repetida em curto espaço de tempo pode ser responsável pelas formas graves. É possível também a ocorrência de casos graves agudos pela infecção maciça de grande quantidade de cercárias. A esquistossomíase aguda é mais comum em adultos provenientes de áreas não endêmicas no contato recreativo com rios e lagoas. As formas crônicas são mais prevalentes em crianças e adultos jovens residentes em áreas endêmicas.

DIAGNÓSTICO CLÍNICO[6,8,16,17,23]

A esquistossomíase mansônica apresenta amplo leque de formas clínicas, desde a ocorrência de quadros benignos, na maioria dos pacientes, até o desenvolvimento de manifestações graves, com hipertensão porta. A sintomatologia aguda é mais frequente em indivíduos não imunes e doença crônica está associada a uma maior carga parasitária, ocorrendo mais frequentemente em áreas endêmicas.

Podemos classificar a doença em uma fase aguda e outra crônica e, nesta, descrever diversas formas clínicas, em ordem crescente de gravidade.

Dermatite Cercariana (Prurido do Nadador)

Algumas horas após a penetração das cercárias pode ocorrer prurido seguido por erupção macular (dermatite cercariana). Em indivíduos expostos à primoinfecção, essa erupção desaparece rapidamente, mas em pessoas anteriormente sensibilizadas, ele pode progredir para uma erupção maculopapular que persiste por alguns dias.

Esquistossomíase Aguda (Síndrome de Katayama)

A infecção, nos indivíduos que habitam áreas endêmicas, ocorre na infância e em geral é inaparente ou manifesta-se de forma oligossintomática (discreta diarreia, tosse seca, dor abdominal, emagrecimento). Já nos indivíduos jovens ou adultos provenientes de áreas não endêmicas, a primoinfecção pode ser assintomática ou pode-se observar a apresentação típica da esquistossomíase aguda sintomática ou forma toxêmica.

Cerca de 2 a 12 semanas após a infecção, os sintomas se iniciam subitamente, caracterizando-se por febre elevada, chegando a 39ºC, acompanhada por calafrios, cefaleia, prostração, mialgias, anorexia, mal-estar, dor abdominal, diarreia e sintomas respiratórios (tosse seca, dor torácica e dispneia). O período febril dura de 2 a 10 semanas e os outros comemorativos clínicos podem persistir durante 1 ou 2 meses. O abdome é distendido e doloroso à palpação, com discreto aumento do fígado e do baço, que em geral têm consistência amolecida e são dolorosos à manipulação. Frequentemente, observa-se micropoliadenopatia. Na forma toxêmica clássica, o diagnóstico diferencial deve ser estabelecido com febre tifoide, forma aguda de calazar e geo-helmintíases agudas. O hemograma exibe leucocitose com intensa eosinofilia e a radiografia de tórax pode revelar infiltrado nodular difuso.

Esquistossomíase Crônica

Os sintomas podem estar ausentes ou leves em pacientes que têm número pequeno ou moderado de helmintos na luz intestinal. No entanto, é fundamental que todos os portadores de esquistossomíase sejam submetidos a criteriosa avaliação clínica.

Acredita-se que a inflamação granulomatosa crônica e níveis elevados de citocinas pró-inflamatórias contribuem para a desnutrição, a anemia, o nanismo, a redução da capacidade de trabalho e o baixo desenvolvimento cognitivo. Os mesmos fatores, juntamente com a infecção e inflamação placentária são responsáveis pelo baixo peso ao nascimento, em crianças filhas de mães com esquistossomíase crônica.

Pacientes com infecções leves podem queixar-se de fadiga, dor abdominal intermitente e diarreia.

Um dos sinais precoces da esquistossomíase crônica é a hepatomegalia devido à presença de granulomas ao redor dos ovos, que se encontram impactados em vênulas da circulação portal. Essa hepatomegalia é comum durante a infância e deve ser distinguida da hepatomegalia resultante da fibrose hepática de Symmers, a qual ocorre após anos de infecção em até 5% a 10% dos adultos infectados.

Os granulomas e a fibrose formam um bloco pré-sinusoidal que dificulta o fluxo sanguíneo portal e causa hipertensão portal, esplenomegalia, hiperesplenismo e desenvolvimento de circulação colateral portossistêmica. Na maioria dos casos de esquisossomíase hepatoesplênica, a perfusão celular hepática não está comprometida, de modo que a função hepática é preservada e os níveis séricos das transaminases mantêm-se normais.

Salientamos que a divisão aqui apresentada é artificial e que, na história natural da esquistossomíase mansônica ocorre, usualmente, sobreposição de duas ou mais variedades clínicas.

Forma Intestinal

Pode se instalar logo após a fase aguda, como uma continuação desta. As manifestações clínicas são inespecíficas: anorexia, sensação de plenitude gástrica, pirose, flatulência, dor abdominal, astenia e irritabilidade. Períodos diarreicos são intercalados por fases com evacuações normais ou constipação intestinal. Alguns pacientes apresentam diarreia mais intensa, podendo eliminar sangue nas fezes, além de cólicas intestinais e tenesmo, que indicam o grau de comprometimento do reto e sigmoide. O exame físico, na forma intestinal, revela apenas dor à palpação do abdome, sem outros sinais clínicos.

Forma Hepatointestinal

Difere da forma intestinal apenas pela ocorrência adicional de lesões hepáticas discretas. A sintomatologia é mais acentuada que aquela descrita para a forma exclusivamente intestinal. Ao exame físico, observa-se discreta hepatomegalia, indolor à palpação, com borda hepática fina ou romba e consistência variável.

Forma Hepatoesplênica

Caracteriza-se pelo envolvimento do fígado e do baço e pelos sinais de hipertensão porta. Os pacientes queixam-se de sensação de plenitude gástrica pós-prandial, flatulência, dor abdominal difusa, pirose, eructações, anorexia, emagrecimento, lassidão e irritabilidade, além do aumento do volume abdominal.

A palpação do fígado revela aumento do volume do órgão, com tamanho variável, principalmente à custa do lobo esquerdo, com borda de consistência aumentada, superfície lisa ou bocelada, e por vezes doloroso. O tamanho do órgão encontra-se diminuído na fase mais avançada da doença, em função da fibrose. A esplenomegalia é mais pronunciada que a hepatomegalia, sua extremidade pode ultrapassar a cicatriz umbilical e sua consistência encontra-se endurecida, com superfície lisa ou ligeiramente irregular, geralmente indolor à palpação.

A hipertensão porta se desenvolve na fase mais tardia, traduzindo-se pela presença de varizes esofagogástricas que, quando se rompem, causam hematêmese de gravidade variável, e acompanham-se pela ocorrência de febre e melena. A hemorragia pode ser volumosa e fulminante, mas na maioria dos casos recrudesce ao longo de anos, resultando em anemia, edema de membros e ascite.

Nos quadros avançados com descompensação clínica, acrescenta-se o surgimento de circulação colateral superficial na parede abdominal e manifestações de insuficiência hepática grave, tais como eritema palmar, angiomas estelares, icterícia e ginecomastia. Tais manifestações de insuficiência hepática surgem quando há sangramento, diminuindo o fluxo sanguíneo para o fígado. Nos pacientes com hipertensão porta compensada não há sinais de insuficiência hepática, a não ser que haja concomitância de outros fatores causais (hepatites B ou C, cirrose).

Forma Pulmonar

Decorre dos transtornos hemodinâmicos observados na forma hepatoesplênica. Resulta da passagem dos ovos da circulação porta para a circulação cava pelas colaterais formadas em decorrência da hipertensão porta. Alcançando o pulmão após passagem pelo coração direito, os ovos impactam nos capilares da artéria pulmonar, resultando na formação de granulomas e fibrose (de modo similar ao que ocorreu no fígado), trazendo como consequência hipertensão pulmonar. Quanto mais grave a hipertensão porta, maior será a frequência e intensidade da hipertensão na artéria pulmonar, que acaba provocando o aumento da pressão intracardíaca sistólica e diastólica, caracterizando o quadro de *cor pulmonale*.

Observam-se sinais e sintomas de insuficiência cardíaca direita, manifestados principalmente por dispneia, acompanhada por palpitações, dor torácica, precordialgia, tonturas e tosse com ou sem hemoptoicos e, em casos mais graves, cianose. A forma pulmonar pode ser decorrente, também, da obstrução capilar pulmonar por vermes mortos ou de vasculite pulmonar por imunocomplexos.

Nefropatia

Glomerulonefrite subclínica pode ocorrer em pacientes com esquistossomíase crônica; biópsia renal demonstra o depósito de imunocomplexos contendo antígenos esquistossomóticos na membrana basal glomerular.

Formas Ectópicas. Neuroesquistossomose

A deposição de ovos ectópicos decorre da migração aberrante dos vermes adultos com embolização dos ovos para qualquer órgão. Em muitos casos, as lesões não produzem sintomas; no entanto, o envolvimento do sistema nervoso central pode causar grave doença encefálica ou da medula espinhal. Tais pacientes podem apresentar crises convulsivas generalizadas, déficit neurológico focal, sinais de hipertensão intracraniana devida ao efeito de massa, encefalite difusa, mielite transversa com dor lombar e paraplegia ou mielorradiculopatia devida às lesões granulomatosas no cone medular e nas raízes da cauda equina.

Outras Infecções Associadas

Outros processos infecciosos associam-se à esquistossomíase com certa frequência. A enterobacteriose septicêmica prolongada resulta da associação da infecção pelo *S. mansoni* com espécies de *Salmonella* ou outras enterobactérias, resultando em doença indolente, com febre persistente, perda de peso e bacteremia contínua durante meses. O tratamento da infecção bacteriana sem o tratamento concomitante da esquisossomíase resulta na recaída da bacteremia. *Salmonella* liga-se ao tegumento e ao tubo digestivo do helminto e ambos compartilham antígenos que induzem tolerância imunológica à infecção pela *Salmonella*.

Coinfecção crônica pelo vírus da hepatite B ou C piora o prognóstico de pessoas com esquistossomíase hepatoesplênica, as quais desenvolvem quadros mais graves, acompanhados por icterícia e ascite.

Malária e esquistossomíase são geralmente coendêmicas na África sub-saariana, de modo que coinfecções por esses parasitos são comuns em crianças na idade escolar, resultando em exacerbada doença hepatoesplênica.

A coinfecção com o vírus da imunodeficiência humana (HIV) pode resultar em agravamento da infecção esquistossomótica. Estudos comprovam que o HIV causa redução da excreção de ovos e aumento da sua retenção nos tecidos. Além disso, a imunodepressão do paciente que convive com o HIV pode contribuir para uma maior susceptibilidade à infecção e reinfecção por *S. mansoni*. Vários estudos sugerem que a esquistossomíase aumenta a suscetibilidade à infecção pelo HIV e que esta coinfecção favorece o aumento da carga viral, acelera a progressão da doença pelo HIV e aumenta a chance de transmissão do HIV pelas rotas vertical e horizontal.

DIAGNÓSTICO LABORATORIAL[9-11,16,17,20,24]

Detecção de Ovos

A detecção de ovos pelo exame de fezes continua sendo o padrão-ouro para o diagnóstico de esquistossomíase. Os ovos de *S. mansoni* são fáceis dedetectar e identificar na microscopia devido à sua morfologia característica. Deve-se aguardar pelo menos 2 meses após a última exposição suspeita, para realizar o exame microscópico, pois antes deste prazo os ovos não aparecem nas fezes.

O exame deve ser realizado preferencialmente segundo a técnica de Kato-Katz, que é um método rápido, simples, barato e tem boa sensibilidade em áreas de elevada endemicidade. Recomenda-se o exame de seis amostras de fezes para aumentar a sensibilidade da técnica, sobretudo em áreas de baixa endemicidade. A técnica tem especificidade de 100%, mas sua sensibilidade varia de acordo coma prevalência, a intensidade da infecção, e com o número de espécimes de fezes recolhidos e preparados para lâminas. A simplicidade e a independência de infraestrutura de laboratório que esta técnica requer continuam a ser uma vantagem, dado que as maiores taxas de infecção e morbidade ocorrem nas regiões mais pobres e menos desenvolvidas.

Outras técnicas coproscópicas, baseadas em sedimentação, centrifugação, flutuação e eclosão do miracídio, constituem alternativas ao método de Kato-Katz. Em geral, essas técnicas têm melhor sensibilidade, embora sejam mais laboriosas, sendo mais úteis para a investigação da esquistossomíase em viajantes, em pacientes com infecção leve e como ferramenta adicional de diagnóstico para a análise das taxas de infecção antes e após o tratamento.

Quando o exame de fezes é persistentemente negativo, pode-se realizar biópsia ou raspado da mucosa retal através de proctoscopia, objetivando a procura de ovos.

Detecção de Anticorpos

A detecção de anticorpos é útil em algumas circunstâncias específicas, tais como o diagnóstico em viajantes, em estudos de campo para a definição de regiões de baixa endemicidade, onde os pacientes eliminam pequena quantidade de ovos, ou para determinar se a infecção ressurgiu em uma região após um programa de controle aparentemente bem-sucedido.

As técnicas mais utilizadas incluem os ensaios de imunoabsorção enzimática (ELISA), teste de precipitação circum-oval (COPT), teste de hemaglutinação indireta (IHA) e o teste de imunofluorescência indireta (RIFI).

Os testes de detecção de anticorpos têm menor sensibilidade do que vários exames de fezes e também são menos específicos, devido à reatividade cruzada com outros helmintos.

ELISA é o teste mais utilizado para o diagnóstico sorológico da esquistossomíase, oferecendo a possibilidade de detectar diferentes classes de anticorpos.

Detecção de Antígenos

A detecção de antígenos catódicos ou anódicos circulantes no soro e na urina, utilizando o método de ELISA, tem alta especificidade e a possibilidade de estimar a intensidade da infecção. Além disso, os antígenos circulantes de *Schistosoma* desaparecem rapidamente depois do tratamento e, por conseguinte, essas técnicas podem ser utilizadas para a avaliação da cura.

Detecção de DNA

Os ensaios baseados em PCR têm sido desenvolvidos para a detecção de DNA de *S. mansoni* em fezes, soro ou plasma. Essa abordagem tem o potencial de diagnosticar esquistossomíase em todas as fases da doença, incluindo a síndrome de Katayama e para a avaliação do tratamento.

Avaliação da Doença

Pacientes com esquistossomíase confirmada devem ser avaliados quanto à evidência de doença por meio da realização de exames laboratoriais e de imagem.

O hemograma exibe leucocitose moderada com eosinofilia pronunciada na esquistossomíase aguda. Nas formas crônicas podem ser observadas anemia, leucopenia, eosinofilia variável e plaquetopenia. As provas de função hepática, de coagulação sanguínea, ureia, creatinina e eletrólitos podem encontrar-se alteradas. As gamaglobulinas séricas usualmente já se elevam na forma aguda e na crônica observa-se inversão albumina/globulina.

Exames de imagem devem ser realizados para investigar fibrose periportal e sinais de hipertensão portal. Tomografia computadorizada, ressonância magnética nuclear e ultrassonografia são exames adequados para o estudo das alterações hepáticas e esplênicas, embora a ultrassonografia tenha se tornado o método preferido em países endêmicos.

A biópsia do fígado pode ser necessária para o estudo histológico hepático. As varizes esofágicas são visualizadas por meio de radiografia contrastada ou endoscopia digestiva alta.

TRATAMENTO[1,3,7,13-15,19,26,27]

Tratamento Específico

O tratamento é indicado para todos os pacientes com esquistossomíase, com o objetivo de curar a infecção. Em áreas endêmicas, onde ocorrem frequentes reinfecções, o objetivo é reduzir a carga parasitária para baixos níveis. O tratamento adequado, quando administrado precocemente, causa regressão das lesões intestinais e evita o desenvolvimento das complicações.

Praziquantel

O fármaco de escolha para o tratamento de infecção por todas as espécies de *Schistosoma* é o praziquantel, que é utilizado tanto na fase aguda quanto na crônica. Esse anti-helmíntico tem como vantagens a administração oral, a segurança e a elevada efetividade. O praziquantel altera a permeabilidade da membrana celular do parasita aos íons de cálcio. A paralisia e vacuolização do tegumento imobilizam o helminto e o expõem ao ataque do sistema imune do hospedeiro. Após um único tratamento, as taxas de cura de infecções crônicas variam de 65% a 95%; em pessoas não curadas, a excreção de ovos é reduzida em mais de 90%. Uma segunda dose aumenta a taxa de cura em pessoas não expostas a reinfecção. Praziquantel não afeta o desenvolvimento do esquistossômulo nem dos ovos e pode não abortar uma infecção precoce.

A resistência do *Schistosoma* ao praziquantel tem sido documentada em laboratório e há relatos de diminuição da capacidade de resposta no campo.

Os efeitos adversos geralmente são leves, duram menos de 24 horas e decorrem mais da morte dos vermes do que da própria toxicidade da droga. Os pacientes relatam cefaleia, tonturas ou desconforto abdominal e, menos comumente, náuseas, vômitos, diarreia, sangue nas fezes, febre e urticária.

As gestantes foram anteriormente impedidas de receber praziquantel; contudo, a Organizaçao Mundial da Saúde (OMS) recomenda agora que esse fármaco deve ser administrado a mulheres grávidas e lactantes com esquistossomíase, pois não há evidência de efeitos adversos graves nessas pacientes.

Pessoas com doença esquistossomótica do SNC também devem receber corticosteroides para reduzir o processo inflamatório em torno dos ovos.

Praziquantel é administrado apenas por via oral, utilizando-se dose de 50 a 60 mg/kg, em uma só tomada ou fracionada em duas tomadas com intervalo de 4 a 12 horas para adultos. Em crianças, a dose utilizada é de 70 mg/kg, dividida em duas tomadas, com o mesmo intervalo de tempo.

Devido à sua ineficiência contra as formas jovens e aos relatos de resistência, existe grande motivação para a busca de medicações alternativas.

Oxaminiquina

Oxamniquina é uma alternativa para o tratamento de infecções por *S. mansoni* nas Américas do Sul e Central, não sendo eficaz contra outras espécies do gênero *Schistosoma*. Na África, *S. mansoni* é menos sensível que o encontrado no Brasil. Esse medicamento foi muito utilizado para o tratamento da esquistossomíase mansônica no Brasil, em razão de sua eficácia e poucos efeitos adversos; mas foi substituído pelo praziquantel pelo Ministério da Saúde.

Atua sobre vermes adultos e imaturos, sendo os machos mais vulneráveis que as fêmeas. Apesar das suas propriedades anticolinérgicas, o seu principal mecanismo de ação está relacionado com a capacidade de inibir a síntese de ácidos nucleicos do helminto.

Pode ser administrada por via intramuscular em dose única de 7,5 mg/kg, mas é empregada, preferencialmente, por via oral. É disponível nas apresentações de cápsulas ou xarope, e utilizada em dose única de 15 mg/kg para adultos (quatro comprimidos em adultos de 60 a 70 kg), após a última refeição do dia. Em crianças, a dose é de 20 mg/kg, fracionada em duas tomadas de 12/12 horas após as principais refeições.

A sua ação sobre formas imaturas (esquistossômulos) permite que seja utilizada no tratamento de pacientes imediatamente após uma possível infecção pelo contato com águas que contenham cercárias. Nessa situação, preconiza-se o emprego da dose de 12,5 mg/kg/dia durante 2 dias.

Apresenta eficácia clínica de 80% a 95% quando administrado em dose única por via oral e atinge índices de 90% a 100% quando aplicado por via intramuscular (IM).

A tolerância da oxaminiquina adminstrada por via oral é boa, mas podem ocorrer paraefeitos leves, como náuseas, vômitos, tonteiras, lassidão, sonolência, febre, dor abdominal e cefaleia. Em crianças pode causar excitabilidade, agressividade e obnubilação, que surgem poucas horas após a administração e desaparecem em até 2 dias. Eventualmente, pode causar convulsões, razão pela qual se deve evitar dirigir veículos após a sua administração. Raramente causa arritmia cardíaca por bloqueio atrioventricular. A administração por via IM causa dor local intensa e sustentada.

Outras Drogas Antiparasitárias

Os derivados da artemisinina são mais conhecidos pela sua ação antimalárica, mas propriedades anti-*Schistosoma* desses fármacos foram descobertas na década de 1980. Estudos *in vitro* demonstram que o *artesunato* e o *artemeter* são altamente efetivos contra formas jovens e moderadamente efetivos contra as formas adultas. Esses achados sugerem que o uso dessas drogas é particularmente vantajoso, se forem usadas em tratamento profilático.

Artemeter atua no metabolismo do glicogênio e induz importante dano ao tegumento do helminto, mas o início da ação é mais lento que o do praziquantel. Achados contraditórios foram observados quando essas drogas foram utilizadas no tratamento de infecção crônica. Alguns estudos observaram elevada eficácia, enquanto outros encontraram taxas de cura baixas ou moderadas. Administrado por via oral, artemeter apresenta paraefeitos leves e transitórios, na dose de 6 mg/kg, uma vez a cada 2 a 4 semanas, por períodos de 6 meses.

Terapia combinada utilizando-se praziquantel + oxaminiquina ou praziquantel + artemeter tem sido avaliada em alguns estudos realizados no continente africano. Os resultados da segunda associação são promissores, mas deve-se ter cautela com o seu uso em áreas onde esquistossomíase e malária coexistem, em função do risco de desenvolvimento de resistência por *Plasmodium spp*. É necessária a realização de ensaios clínicos randomizados em regiões com situações epidemiológicas distintas.

O desenvolvimento de novos agentes quimioterapêuticos contra *Schistosoma* está em andamento. Ensaios pré-clínicos com K11777, um inibidor da cisteína protease, vêm demonstrando bons resultados em animais.

Tratamento Cirúrgico

Medidas terapêuticas invasivas são indicadas nas formas graves e avançadas, quando o paciente já desenvolveu hipertensão porta. Esplenectomia, anastomose portocava, anastomose esplenorrenal, ressecção esofagogástrica ou esclerose das varizes são exemplos de abordagens cirúrgicas indicadas nos pacientes com esquistossomíase crônica.

PROFILAXIA[21,22]

Teoricamente, a transmissão da esquistossomose em áreas endêmicas poderia ser interrompida pelo fornecimento de saneamento, abastecimento de água potável e eliminação de caramujos hospedeiros intermediários ou dos seus habitats. Na prática, a escala e os custos dessas intervenções estão fora do alcance da maioria dos países.

Atualmente, programas de controle da esquistossomíase no Brasil seguem a recomendação da OMS de tratar coletivamente populações em risco, que residem em áreas de elevada prevalência, na tentativa de manter a carga parasitária individual em níveis inferiores aos que causam morbidade e mortalidade e, secundariamente, para diminuir a transmissão e a prevalência da infecção. No entanto, devido às dificuldades de sustentar os programas de administração de drogas e da ameaça de seleção de helmintos resistentes, essa estratégia é uma solução temporária. Ademais, apesar dos esforços globais para reduzir a doença através da quimioterapia com o praziquantel, as taxas de infecção continuam elevadas em regiões endêmicas e a prevalência global permanece inalterada.

A descoberta de vacinas continua a ser o meio potencialmente mais eficaz para o controle das doenças infecciosas, sobretudo se a vacina fornece imunidade a longo prazo contra a infecção. Algumas candidatas a vacinas contra *S. mansoni* têm sido desenvolvidas, incluindo a Sm-p80 e a TSP-1/2, as quais já foram estudadas em modelos animais.

Indubitavelmente, o desenvolvimento de uma vacina eficaz contra esquistossomíase seria de grande importância para a saúde pública. Essa vacina poderia ser administrada a crianças dos 3 aos 12 anos de idade, pois tal faixa etária corresponde ao período em que ocorre maior contato com a água infectada. Estima-se que nos próximos 10 anos já teremos uma vacina contra *S. mansoni* disponível para a população.

REFERÊNCIAS BIBLIOGRÁFICAS

1. Ben-Chetrit E et al. Schistosomiasis in pregnant travelers: a case series. J Travel Med. 2014. doi: 10.1111/jtm.12165. [Epub ahead of print]

2. Carvalho EM, Lima AAM. Schistosomiasis (Bilharziasis). In: Goldman L, Schafer AL. Goldman's Cecil Medicine. 24th ed. Philadelphia: Elsevier Saunders; 2012. p. 2058-60.

3. Chai JY. Praziquantel treatment in Trematode and Cestode Infections: An update. Infect Chemother. 2013;45:32-43.

4. Colley DG, Bustinduy AL, King CH. Human schistosomiasis. Lancet. 2014;383:2253-64.

4a. Colley DG, Secor WE. Immunology of human schistosomiasis. Parasite Immunol. 2014;36:347-357.

5. Coltart C, Whitty CJM. Schistosomiasis in non-endemic countries. Clin Med. 2015;15:67-69.

6. Da Silva LC, Chieffi PP, Carrilho FJ. Schistosomiasis mansoni - clinical features. Gastroenterol Hepatol. 2005;28:30-39.

7. del Villar LP et al. Systematic review and meta-analysis of artemisinin based therapies for the treatment and prevention of schistosomiasis. PLoS One. 2012;7(9): e45867.

8. dos-Santos WL et al. Schistosomal glomerulopathy and changes in the distribution of histological patterns of glomerular diseases in Bahia, Brazil. Mem Inst Oswaldo Cruz. 2011;106:901-04.

9. Gomes LI, Enk MJ, Rabello A. Diagnosing schistosomiasis: where are we? Rev Soc Med Trop. 2014;47:3-11.

10. Gray DJ et al. Diagnosis and management of schistosomiasis. BMJ 2011;342:d2651.

11. Grenfell RFQ et al. Immunodiagnostic methods: what is their role in areas of low endemicity? Scientific World Journal. 2012; 593947.

12. Grimes JET et al. The relation between water, sanitation and schistosomiasis: a systematic review and meta-analysis. PLoS Negl Trop Dis. 2014;8(12):e3296.

13. Inobaya MT et al. Prevention and control of schistosomiasis: a current perspective. Res Rep Trop Med. 2014;2014(5):65-75.

14. King CH et al. Utility of repeated praziquantel dosing in the treatment of schistosomiasis in high-risk communities in Africa: a systematic review. PLoS Negl Trop Dis. 2011;5(9):e1321.

15. Liu R et al. Efficacy of praziquantel and artemisinin derivatives for the treatment and prevention of human schistosomiasis: a systematic review and meta-analysis. Parasit Vectors. 2011;4:201.

16. Maguire JH. Trematodes (Schistosomes and Liver, Intestinal and Lung Flukes). In: Bennett JE, Dolin R, Blaser MJ (Ed). Mandell, Douglas, and Bennett's Principles and Practice of Infectious Diseases. 8th.ed. Philadelphia: Elsevier Saunders; 2014. V. 2, p. 3216-26.

17. Mahmoud AAF. Schistosomiasis and other trematode infections. In: Longo DL et al. Harrison's Principles of Internal Medicine. 18th ed. New York: McGrawHill; 2012. p. 1752-57.

18. McCresh N, Nikulin G, Booth M. Predicting the effects of climate change on Schistosoma mansoni transmission in eastern Africa. Parasit Vectors. 2015;8:4.

19. Panic G et al. Repurposing drugs for the treatment and control of helminth infections. Int J Parasitol Drugs Drug Resist. 2014;4:185-200.

20. Pinto-Silva RA et al. Ultrasound in schistosomiasis mansoni. Mem Inst Oswaldo Cruz. 2010;105:479-84.

21. Salam RA et al. Community-based interventions for the prevention and control of helmintic neglected tropical diseases. Infect Dis Poverty. 2014;3:23 (17 p.).

22. Siddiqui AA, Siddiqui BA, Ganley-Leal L. Schistosomiasis vacines. Hum Vaccin. 2011;7:1192-97.

23. Silva LCS et al. Mielorradiculopatia esquistossomótica. Rev Soc Bras Med Trop. 2004;37:261-72.

24. Skelly P. The use of imaging to detect schistosomes and diagnose schistosomiasis. Parasite Immunol. 2013;35:295-301.

25. Vidal LM et al. Considerações sobre esquistosomose mansônica no município de Jequié. Bahia. Rev Patol Trop. 2011;40:367-82.

26. Wikman-Jorgensen PE et al. The role of artesunate for the treatment of urinary schistosomiasis in schoolchildren: a systematic review and meta-analysis. Pathog Glob Health. 2012;106:397-404.

27. World Health Organization (WHO). Schistosomiasis. Strategy. Disponível em: http://www.who.int/schistosomiasis/strategy/en/. Acessado em: jan. 2015.

60 Estafilococcias

■ Ana Beatriz Lima Marins
■ Luiz Sérgio Keim

(CID 10 = ver a classificação das doenças estafilocócicas ao final do capítulo – Tabela 60.4)

INTRODUÇÃO[2,5-7,16,18,24,26]

O gênero *Staphylococcus* pertence à família Staphylococaceae. São cocos gram-positivos que à microscopia se apresentam como células esféricas, com 0,5 a 1,5 μm de diâmetro, encontrando-se isoladas, aos pares ou agrupadas, formando cachos de uva. O gênero contém várias espécies bacterianas, muitas delas classificadas em subespécies ou subtipos. Classicamente, pode ser dividido em dois grupos, de acordo com a presença, na parede celular, de um "fator de agregação" que reage diretamente com o fibrinogênio presente no plasma, produzindo uma rápida aglutinação das células bacterianas. Destaca-se como coagulase-positivo o *Staphylococcus aureus* e como coagulase-negativo um grupo de 48 microrganismos, sendo que cerca de 1/3 pode ser encontrado em espécimes de origem humana como contaminantes de culturas, fazendo parte da microbiota normal ou produzindo infecções.

Ao longo da história, o *Staphylococcus aureus* tem sido considerado como um dos mais importantes patógenos, tanto nas infecções humanas ocorridas em ambiente comunitário, quanto naquelas que ocorrem em ambiente hospitalar. Constitui-se em grande ameaça por sua capacidade invasora, por sua facilidade em produzir abscessos metastáticos, com destruição, por vezes, de estruturas vitais, e pela sua progressiva resistência antimicrobiana, tornando sua terapêutica um desafio constante.

Os estafilococos coagulase-negativos (ECN) diferem do *Staphylococcus aureus* pela sua incapacidade em produzir coagulase plasmática livre. Durante muitos anos, essas bactérias foram desconsideradas dos resultados de exames microbiológicos e consideradas como comensais da pele e contaminantes das culturas. No entanto, nas últimas décadas, estão sendo reconhecidas como agentes etiológicos de inúmeras infecções humanas, especialmente em pacientes hospitalizados que apresentem fatores predisponentes, tais como dispositivos ou corpos estranhos (polímeros) implantados.

A Tabela 60.1 apresenta a distribuição das espécies do gênero *Staphylococcus* isoladas em 2013 no Hospital Universitário Antonio Pedro (HUAP) da UFF. A Tabela 60.2 mostra a resistência à oxacilina das cepas de estafilococos isolados no HUAP em 2013.

EPIDEMIOLOGIA[1,2,2b,8,9-12,16-20,22,26]

O *Staphylococcus aureus* foi, em 1880, pela primeira vez, correlacionado a abscessos purulentos por Alexander Ogston e, à mesma época, também por Louis Pasteur. Desde então, vários quadros clínicos têm sido a ele associados, tais como impetigo, celulite, furunculose, piomiosite, trombose séptica, sinusite, pneumonia, endocardite, meningoencefalite, osteomielite e sepse, entre outros. Acredita-se que essa diversidade de apresentações clínicas ocorra, predominantemente, em função de seu alto poder invasor e de sua grande capacidade de adaptação ao hospedeiro.

O *Staphylococcus aureus* é um microrganismo sabidamente colonizador do corpo humano hígido, apresentando localizações variadas ao longo das diversas fases de desenvolvimento. No recém-nascido pode colonizar o cordão umbilical, a região perineal, a pele e, às vezes, o trato gastrintestinal. Na criança é encontrado normalmente na orofaringe, na pele e no trato gastrintestinal. No adolescente e no adulto, o principal local de colonização é a nasofaringe, especialmente as narinas, podendo aí ser encontrado em 30% a 50% da população, na dependência de fatores epidemiológicos. Os portadores nasais transferem os estafilococos para a pele. Cerca de 10% das mulheres em idade fértil são portadoras vaginais dessa bactéria, ocorrendo aumento desse percentual durante o período menstrual. Alguns indivíduos podem apresentar importante colonização nas regiões axilares, inguinais e perirretais.

Nos dias atuais, torna-se importante identificar se a infecção estafilocócica foi adquirida em meio comunitário ou hospitalar. Tal importância deve-se à crescente resistência que o *Staphylococcus aureus* vem adquirindo aos antimicrobianos utilizados para o seu tratamento ao longo dos anos. A incidência de *Staphylococcus aureus* resistente a meticilina (oxacilina) (MRSA) está aumentando progressivamente nas infecções hospitalares e comunitárias. Desde 1996 há casos publicados de *Staphylococcus aureus* resistentes também

TABELA 60.1

Staphylococcus Isolados no HUAP em 2013		
Espécie	Total	%
Staphylococcus aureus	134	38,8
Staphylococcus epidermidis	99	28,7
Staphylococcus haemolyticus	43	12,5
Staphylocuccus hominis	21	6,1
Staphylococcus capitis	18	5,2
Staphylococcus warneri	8	2,3
Staphylococcus saprophyticus	7	2,0
Staphylococcus lugdunensis	5	1,4
Staphylococcus cohnii	3	0,9
Staphylococcus auricularis	2	0,6
Staphylococcus arletae	2	0,6
Staphylococcus xylosus	1	0,3
Staphylococcus sciuri	1	0,3
Staphylococcus intermedius	1	0,3
TOTAL	345	100,0

Fonte: Laboratório de Microbiologia/Serviço de Patologia Clínica do HUAP.

TABELA 60.2

Resistência à Oxacilina em Staphylococcus Isolados no HUAP em 2013			
Espécie	Total	Cepas Resistentes à Oxacilina	
		Nº	%
Staphylococcus aureus	96	35	36,5
Staphylococcus epidermidis	99	80	80,8
Staphylococcus haemolyticus	43	42	97,7
Staphylocuccus hominis	21	16	76,2
Staphylococcus capitis	18	16	88,9
Staphylococcus warneri	8	3	37,5
Staphylococcus saprophyticus	7	3	42,9
Staphylococcus lugdunensis	5	2	40,0
Staphylococcus cohnii	3	3	100,0
Staphylococcus auricularis	2	0	0,0
Staphylococcus arletae	2	(*)	(*)
Staphylococcus xylosus	1	1	100,0
Staphylococcus sciuri	1	1	100,0
Staphylococcus intermedius	1	1	100,0

(*) Sem padronização de antibiograma.
Fonte: Laboratório de Microbiologia/Serviço de Patologia Clínica do HUAP.

à vancomicina (VRSA), inicialmente no Japão e posteriormente nos Estados Unidos da América (EUA), na França e também detectados no Brasil, em Porto Alegre, em São Paulo e no Rio de Janeiro. No Brasil, atualmente, mais de 80% das cepas de Staphylococcus aureus isoladas na comunidade e em ambiente hospitalar são resistentes à penicilina G. Em relação à resistência à meticilina (e, consequentemente, a todos os antibióticos beta-lactâmicos), o microrganismo apresenta elevado índice de resistência no ambiente hospitalar de quase todas as regiões do Brasil, em concordância com as estatísticas mundiais. Entretanto, no meio extra-hospitalar, a grande maioria das cepas de Staphylococcus aureus ainda mantém sensibilidade à oxacilina.

Infecções por MRSA são observadas em pacientes com alguns fatores de risco, como hospitalização recente, especialmente em unidades de terapia intensiva, permanência em clínicas de repouso, pacientes sob assistência de enfermagem domiciliar, tratamentos médicos com necessidade de retorno frequente ao hospital (hemodiálise, diálise peritoneal, quimioterapia), profissionais da área de saúde que mantêm contato com pacientes colonizados e/ou infectados. Essas cepas possuem um elemento genético móvel denominado "cassete cromossômico estafilocócico mec (SCCmec)", que possui o gene mecA que codifica uma nova PBP (PBP2a), que não tem afinidade pelos antibióticos beta-lactâmicos.

Nos últimos anos, têm sido descritas, em várias partes do mundo, infecções comunitárias pelo MRSA, em pessoas previamente saudáveis que não apresentam fatores de risco para infecção por essa cepa. São cepas denominadas de CA-MRSA (community-acquired-MRSA, da sigla em inglês), tendo sido isoladas em pacientes com infecções de pele e tecidos moles e osteoarticulares que ocasionalmente podem evoluir para pneumonia necrotizante . As cepas CA-MRSA são distintas daquelas que ocorrem associadas à assistência à saúde, denominadas de HA-MRSA (healthcare-associated MRSA, da sigla em inglês), no que se refere a aspectos genéticos e clínicos, à epidemiologia e à resistência antimicrobiana. As cepas HA-MRSA carregam o SCCmec tipos I, II e III, enquanto o CA-MRSA possui principalmente o tipo IV e eventualmente o tipo V. Além disso, algumas cepas de CA-MRSA, apresentam os genes lukF e lukS que codificam a LPV (leucocidina de Panton-Valentine ou PVL, Panton-Valentine leucocidin, da sigla em inglês). Esta citotoxina é composta de duas proteínas independentes (S e F), que agem sobre receptores de neutrófilos polimorfonucleares, macrófagos e monócitos, com a formação de poros nas membranas dessas células, que irão provocar a sua destruição. Além disso, a LPV permite o avanço da infecção ao inibir a fagocitose e destruir os granulócitos, o que pode explicar a leucopenia constatada com frequência. A LPV também tem sido encontrada em Staphylococcus aureus sensíveis à meticilina (MSSA).

A cepa CA-MRSA emergiu no sudoeste do Pacífico, em 1993, em população indígena australiana. Em 2001 propagou-se na América do Sul (Uruguai). No Brasil foi descrita em 2002, em Porto Alegre, RS, e desde 2005 é registrada no Rio de Janeiro[2a,10,17].

As infecções relacionadas às cepas CA-MRSA são frequentemente associadas a crianças e jovens saudáveis. São infecções também observadas em atletas de modalidades esportivas coletivas, recrutas de serviço militar, população carcerária, usuários de drogas ilícitas intravenosas e crianças que frequentam creches. Os Centros de Prevenção e Controle de Doenças dos EUA (CDC) estabeleceram um critério de definição de casos para infecção por CA-MRSA, a saber: (1) diagnóstico de infecção por MRSA em paciente da comunidade ou aquele com cultura positiva nas primeiras 48 horas de hospitalização; (2) paciente sem infecção ou colonização prévia por MRSA e (3) pacientes que no último ano: (i) não foram hospitalizados, (ii) não foram admitidos em clínicas de repouso ou asilos, (iii) não se submeteram à diálise, (iv) não se submeteram à cirurgia e (v) não foram submetidos a procedimentos invasivos.

Os ECN fazem parte da microbiota humana normal, podendo estar presentes como microrganismos transitórios (contaminantes que não se reproduzem), residentes temporários (contaminantes que se multiplicam e persistem por curtos períodos) ou residentes (habitantes naturais que se multiplicam e persistem por longos períodos). São encontrados na microbiota normal de ser humano: *Staphylococcus auricularis, S. capitis, S. caprae, S. cohnii, S. epidermidis, S. haemolyticus, S. hominis, S. lugdunensis, S. pasteuri, S. saccharolyticus, S. saprophyticus, S. simulans, S. warneri, S. xylosus*; outros pertencem à microbiota de animais, nos quais podem ocasionar algumas infecções. Eventualmente, estafilococos de animais podem, também, colonizar e infectar o ser humano em decorrência do contato frequente do homem com esses animais, principalmente em veterinários, fazendeiros, trabalhadores de zoológicos, etc.

O *Staphylococcus epidermidis* é a espécie mais prevalente e persistente da pele e da membrana mucosa humana, constituindo entre 65% a 90% de todos os ECN, seguido do *Staphylococcus hominis*. Algumas espécies têm uma localização específica (*Staphylococcus capitis* encontrado na cabeça, o *Staphylococcus auricularis* no canal auditivo e o *Staphylococcus saprophyticus* na pele da região geniturinária). O tipo e a localização das espécies de ECN podem ser alterados pelo uso de drogas antimicrobianas.

O *Staphylococcus epidermidis* é considerado a espécie que apresenta a melhor adaptação para produzir infecções sobre polímeros (corpos estranhos). Essa bactéria é responsável por 50% a 70% das infecções relacionadas a cateteres. Outras espécies, como o *Staphylococcus haemolyticus, Staphylococcus warneri* e o *Staphylococcus lugdunensis,* têm sido associadas menos frequentemente às infecções relacionadas a corpos estranhos.

PATOGENIA DAS INFECÇÕES POR ESTAFILOCOCOS[1-7,23,26]

Os estafilococos geralmente apresentam uma interação simbiótica com os seus hospedeiros. No entanto, quando o sistema orgânico cutâneo (pele ou mucosa) for lesado por trauma, inoculação por meio de agulha ou pela colocação de um dispositivo médico (corpos estranhos), esses microrganismos podem invadir os tecidos do hospedeiro, tornando-se um verdadeiro patógeno. Essa nova situação dependerá da capacidade do microrganismo em aderir às superfícies do hospedeiro ou de corpos estranhos, de ultrapassar ou mesmo evitar o sistema imune do hospedeiro e de segregar exoprodutos lesivos ao organismo humano.

Os pacientes que apresentam lesão crônica de pele, os diabéticos dependentes de insulina, os hemodialisados crônicos, os usuários de drogas intravenosas, os pacientes cirúrgicos, os portadores da síndrome de imunodeficiência adquirida e os indivíduos com defeitos quantitativos ou qualitativos na função leucocitária têm maior índice de colonização que a população normal.

Indivíduos maciçamente colonizados, quando submetidos a situações capazes de alterar a barreira cutaneomucosa como, por exemplo, traumatismos, cirurgias, cateterismo intravascular e próteses valvulares, podem apresentar infecção. Também em consequência desses fatos, focos infecciosos periféricos podem originar infecções sistêmicas.

Staphylococcus aureus

O *Staphylococcus aureus* é o microrganismo mais comumente observado nas infecções piogênicas agudas do homem, descritas adiante. Ademais, é capaz de sintetizar várias toxinas responsáveis por quadros clínicos diversos, como a toxi-infecção alimentar estafilocócica, a síndrome do choque tóxico e a síndrome da pele escaldada.

- *Toxi-infecção alimentar estafilocócica:* é causada pela ingestão de uma das 12 toxinas pré-formadas – enterotoxina estafilocócica (SEA, SEB, SEC, SED, SEE, SEG, SEH, SEI, SEJ, SEM, SEM e SEO), encontradas em alimentos contaminados (tais como leite e derivados, em especial queijo Minas frescal, ovos e carnes) pelo *Staphylococcus aureus*, levando ao desenvolvimento de quadro diarreico acompanhado de dor abdominal e vômitos. Comumente se apresenta de forma epidêmica, com período de incubação de 2 a 6 horas.

- *Síndrome do choque tóxico:* foi inicialmente descrita em mulheres jovens, hígidas, durante o ciclo menstrual e associada ao uso de tampão vaginal. Posteriormente, essa afecção foi também relatada em outros pacientes, que apresentavam infecções estafilocócicas diversas, não relacionadas ao ciclo menstrual e ao uso do tampão. A síndrome caracteriza-se, clinicamente, por início abrupto, febre elevada, cefaleia, artralgia, mialgia, náuseas, vômitos, diarreia, eritema cutâneo, inflamação das mucosas, confusão mental e hipotensão arterial. A toxina produzida pelo *Staphylococcus aureus* (toxina do choque tóxica – SSTT) atua nas estruturas vasculares, produzindo extravasamento capilar, com perda de substâncias como albumina, eletrólitos e líquidos.

- *Síndrome da pele escaldada:* é descrita com maior frequência em neonatos e em crianças abaixo dos 5 anos de idade. Causada pela toxina esfoliativa (A e B) do *Staphylococcus aureus*, essa afecção caracteriza-se pelo início súbito de eritema generalizado e febre, evoluindo rapidamente para a formação de bolhas subcórneas que, ao se romperem, originam extensas áreas de exulceração.

Staphylococcus Coagulase-Negativo (ECN)

Os ECN geralmente apresentam um potencial patogênico baixo, uma vez que, em sua grande maioria, não produzem toxinas e exoenzimas. O principal mecanismo de ação patogênica dos ECN está ligado à habilidade dessas bactérias em colonizar a superfície de corpos estranhos implantados no ser humano, com a formação de múltiplas camadas de agregados celulares embebidos em material extracelular, conjunto este denominado de biofilme. O biofilme protege as bactérias das células fagocitárias do hospedeiro, como também impede a ação de drogas antimicrobianas, mesmo com o emprego de drogas com eficácia comprovada *in vitro*. No entanto, o biofilme formado pelo *Staphylococcus epidermidis* permite a difusão de alguns antibióticos tais como rifampicina e vancomicina, através dessa membrana.

O biofilme já foi descrito em lentes de contato, cateteres venosos centrais, tubos endotraqueais, dispositivos intrauterinos, valvas cardíacas mecânicas, marca-passos, cateteres de diálise peritoneal, próteses articulares, tubos de timpanostomia, cateteres urinários e de derivação ventriculoperitoneal.

A contaminação do biomaterial pode ocorrer durante a sua implantação cirúrgica, a partir de microrganismos presentes na pele ou de membranas mucosas do paciente. Pode ocorrer ainda a partir das mãos dos profissionais de saúde durante os procedimentos de manutenção destes dispositivos.

Além da formação do biofilme, alguns ECN são capazes de produzir várias proteínas e enzimas. O *Staphylococcus epidermidis* é capaz de produzir uma metaloprotease com atividade de elastase, que degrada IgA, IgM, albumina, fibrinogênio e fibronectina. Esta bactéria produz ainda uma δ-toxina, uma enterotoxina C ou TSST-1 (toxina do choque tóxico). Outro fator de virulência relacionado ao *Staphylococcus epidermidis* é a produção de um antibiótico (bacteriocina), ativo contra bactérias gram-positivas. A produção desse antibiótico explica a eficácia de colonização da pele, por mecanismo competitivo, do *Staphylococcus epidermidis*.

O *Staphylococcus saprophyticus* produz vários fatores de virulência que explicam o potencial patogênico dessa bactéria. Essa espécie parece ter uma grande capacidade em aderir especificamente às células uroepiteliais, por produzir uma proteína – proteína fibrilar superficial (Ssp) – que apresenta propriedades de hemaglutinina/adesina, desempenhando importante papel na interação do microrganismo com as células do hospedeiro. Outro exoproduto, o ácido lipoteicoico (LTA), pode agir como uma adesina, facilitando também a ligação do *Staphylococcus saprophyticus* às células do hospedeiro. A urease produzida pela bactéria parece ter um papel na capacidade de essa bactéria invadir o trato urinário.

O *Staphylococcus lugdunensis* e o *Staphylococcus schleiferi* estão relacionados a inúmeras infecções, incluindo endocardites, infecções relacionadas a cateteres, osteomielites, artrite séptica, infecção do trato urinário e infecção de sítio cirúrgico. Estas espécies, semelhantemente ao *Staphylococcus aureus*, podem formar biofilmes e produzir uma DNAse termoestável. O *Staphylococcus lugdunensis* é considerado a espécie de maior patogenicidade dentro do gênero *Staphylococcus*.

Vários ECN, entre eles o *Staphylococcus capitis*, *Staphylococcus hominis* e *Staphylococcus caprae*, são também capazes de produzir exotoxinas com propriedades de superantígenos. Algumas espécies, tais como *Staphylococcus epidermidis*, *Staphylococcus lugdunensis*, *Staphylococcus warneri*, *Staphylococcus auricularis*, *Staphylococcus saprophyticus* e *Staphylococcus hyicus*, são capazes de produzir exotoxinas em níveis não detectáveis.

Quadro Clínico das Infecções por *Staphylococcus aureus*[2,3,9,12,14,16,18-20,21,26]

A infecção causada pelo *Staphylococcus aureus* inicia quando ocorre a quebra da barreira cutaneomucosa, permitindo seu acesso aos tecidos e à corrente sanguínea. É dependente da virulência do *Staphylococcus aureus* e do estado imunitário do hospedeiro. Os focos de infecção cutânea são frequentemente autolimitados, e pode ocorrer algumas vezes invasão da corrente linfática e/ou sanguínea, que pode levar a complicações decorrentes da bacteriemia, responsável pelo aparecimento de lesões metastáticas. O *Staphylococcus aureus* causa uma variedade de doenças, desde formas benignas (infecções cutâneas) até formas malignas (sepse, tromboflebite do seio cavernoso, endocardite, piomiosite e outras). É necessário, atualmente, valorizar e investigar as bacteriemias estafilocócicas que podem evoluir para endocardite, infecção metastática ou sepse.

Recentemente, com o surgimento de cepas produtoras da leucocidina de Panton-Valentine, (cepas MRSA-LPV) tem sido sugerida a designação da "síndrome de LPV" que apresenta as seguintes características e associações: a) acometer crianças e adultos jovens imunocompetentes; b) história pessoal ou familiar de furunculose; c) infecção severa de pele, tecidos moles e ósseas; d) pneumonia necrosante; e e) trombose venosa profunda.

Infecções Cutâneas

As infecções cutâneas causadas pelo estafilococo ocorrem, muitas vezes, devido à higiene pessoal precária. Mas são devidas também a pequenos traumas cutâneos, como arranhões, picadas de insetos e retirada de pelos. Entretanto, devem ser valorizadas, pois infecções cutâneas benignas, algumas vezes, evoluem para quadros sistêmicos graves e fatais. Destacam-se as seguintes infecções cutâneas:

- *foliculite*: infecção benigna do folículo piloso e da glândula sebácea, como na sicose simples (barba), hordéolo ou terçol (cílios), queloidianas (nuca), acne, abscedante e ainda do couro cabeludo;
- *impetigo*: infecção de localização superficial na pele, com formação vesicopustulosa logo abaixo da camada córnea;
- *ectima*: infecção mais profunda da pele, atingindo a derme, que se inicia por uma pústula e evolui para úlcera com crosta espessa, deixando cicatriz com a regressão;
- *hidrossadenite*: infecção de glândulas sudoríparas apócrinas com localização nas regiões axilares, paragenitais e mama;
- *furúnculo*: infecção estafilocócica necrosante que destrói o folículo piloso e a glândula sebácea anexa. Inicia-se como infecção superficial, evoluindo para um nódulo inflamatório, eritematoso, quente e doloroso que, em poucos dias, evolui para necrose do aparelho pilossebáceo com flutuações, fistulização e drenagem;
- *furunculose*: infecção estafilocócica envolvendo vários folículos pilosos em locais distintos, ao mesmo tempo ou em tempos diferentes;
- *antraz*: comprometimento de vários folículos pilossebáceos ao mesmo tempo e no mesmo local. Ocorre mais frequentemente no idoso e no diabético, com localização na nuca e no dorso;
- *paroníquia*: infecção que ocorre ao redor da unha, iniciando-se a partir de uma pequena laceração tecidual;
- *celulite*: processo inflamatório agudo da pele, particularmente dos tecidos subcutâneos mais profundos.

Infecções Sistêmicas

Sepse

A sepse é definida como uma síndrome de resposta inflamatória sistêmica (SRIS) resultante de infecção pelo *Staphylococcus aureus*, sendo caracterizada por:

- taquidispneia com frequência respiratória acima de 20 incursões por minuto ou pressão de CO_2 menor que 32 mmHg;
- febre acima de 38ºC ou hipotermia;
- taquicardia com frequência maior que 90 batimentos por minuto;
- leucocitose acima de 12.000 leucócitos/mm³ ou leucopenia com menos de 4.000 leucócitos/mm³ e aumento do número de granulócitos imaturos acima de 10%.

A sepse pelo *Staphylococcus aureus* de origem comunitária ocorre com maior frequência em crianças e adolescentes sem problemas anteriores e que apresentam infecção cutânea como foco inicial. A via intravenosa é importante na infecção hospitalar (cateteres intravenosos) e nos usuários de drogas.

Na sepse, a bacteriemia é importante para o seu quadro clínico e é dependente de fatores imunitários dos pacientes, da virulência da bactéria e de fatores de risco, como local e forma de aquisição da infecção, presença ou ausência de corpo estranho (cateteres, próteses) e formação de focos metastáticos que levam a complicações pleuropulmonares, osteoarticulares, cardiovasculares, do sistema nervoso central e a abscessos. Ocorrem também lesões causadas pela ação de toxinas bacterianas e sua agressão tecidual, levando ao choque, à coagulação intravascular disseminada (CIV), à síndrome de angústia respiratória do adulto (SARA) e à insuficiência renal aguda.

Complicações Pleuropulmonares

Nas complicações pleuropulmonares destacam-se:

- *pneumonia hematogênica:* tem como quadro clínico febre, calafrios, dor torácica e, às vezes, hemoptoicos. No exame radiológico podem ser observadas imagens de condensações isoladas ou múltiplas ou formação de lesão com nível hidroaéreo designada como pneumatocele (Figura 60.1). O comprometimento pulmonar ocorre na sepse, na endocardite de válvula tricúspide, nos infartos sépticos, no uso prolongado de terapia intravenosa e nos usuários de drogas injetáveis. O comprometimento pode ser uni ou bilateral;
- *empiema pleural:* tem como quadro clínico febre, dor torácica, dispneia e tosse. À punção, o líquido é purulento com presença de neutrófilos e bactérias.

Complicações Osteoarticulares

A osteomielite pode ser hematogênica, por contiguidade (abscessos ou processo infeccioso tecidual), por trauma e/ou procedimentos cirúrgicos (próteses).

- *Osteomielite hematogênica:* manifesta-se por febre alta, dor intensa em região metafisária de osso longo, evoluindo com calor, eritema e edema da área subjacente.
- *Osteomielite por trauma e/ou procedimento cirúrgico:* as manifestações clínicas evoluem mais lentamente. De início ocorre dor local e posteriormente reação inflamatória com fistulização.
- *Artrite séptica:* tem como quadro clínico dor articular intensa, dificuldade de mobilização do local afetado e febre alta. À punção, o líquido articular é purulento. A artrite séptica ocorre nas articulações do quadril (mais frequente), nos joelhos, cotovelos e ombros.

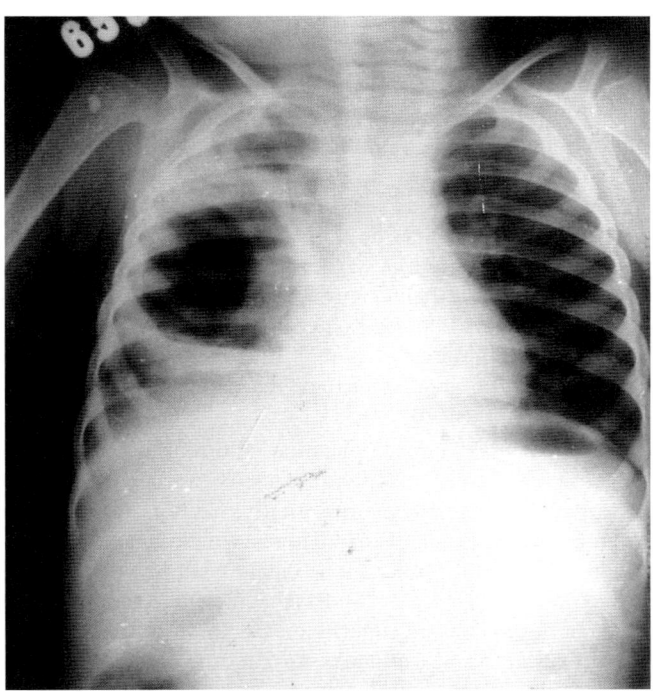
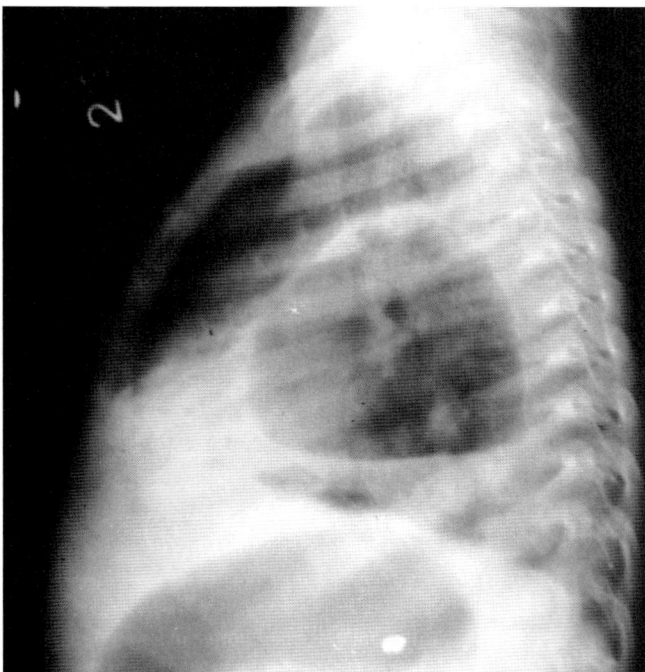

FIGURA 60.1 – Pneumonia estafilocócica: pneumatoceles. (Gentileza do Serviço de Doenças Infecciosas e Parasitárias do Hospital Universitário Antônio Pedro – UFF.)

Complicações Cardiovasculares

- *Endocardite infecciosa:* o *Staphylococcus aureus* é o agente mais comum nas endocardites agudas. Pode acometer válvulas normais e/ou com lesões prévias. Sepse e embolia pulmonar em paciente usuário de drogas são sugestivas de endocardite de válvula tricúspide. Clinicamente, a endocardite se inicia com febre, calafrios, dores articulares, podendo evoluir com lesões valvulares, rompimento de cordoalha, taquicardia com ou sem sopros, podendo apresentar também petéquias de extremidade, hemorragia subconjuntival, manchas de Janeway (petéquias e equimoses nas regiões plantar e palmar) e manchas de Roth em fundo de olho (hemorragias puntiformes). Alguns pacientes apresentam fenômenos embólicos, principalmente cerebrais.

- *Pericardite:* pode ser um achado de métodos de imagens (ecocardigrama) ou o paciente apresenta dor torácica, atrito pericárdico que pode ou não evoluir para abafamento de bulhas, insuficiência cardíaca e choque cardiogênico.

Complicações no Sistema Nervoso Central

- *Tromboflebite do seio cavernoso:* caracterizada clinicamente por cefaleia intensa em região frontal e retro-orbitária, que precede o início do quadro e presença, no exame físico, de edema periorbitário, uni ou bilateral, acompanhado de calor, rubor, ptose, proptose, quemose e comprometimento do nervo oculomotor.

- *Meningoencefalite:* o quadro clínico é caracterizado pela presença de febre, cefaleia intensa, vômito e, ao exame físico, observa-se a presença dos sinais de irritação meníngea. O diagnóstico é confirmado pelo exame do líquido cefalorraquidiano (LCR) obtido por punção lombar, quando possível.

Quadro Clínico das Infecções por *Staphylococcus* Coagulase-Negativo (ECN)[1,5,5a,13,15,25]

As manifestações clínicas das infecções ocasionadas por ECN diferem daquelas causadas por *Staphylococcus aureus*. Em relação aos ECN, as manifestações são sutis e inespecíficas, sendo a evolução clínica mais subaguda ou mesmo crônica, sem a ocorrência de sinais fulminantes de infecção e, muitas vezes, necessitando da remoção do dispositivo implantado.

Diferentes síndromes infecciosas podem ocorrer, dependendo do tipo de dispositivo implantado e do sítio dessa inserção (Tabela 60.3).

As principais infecções causadas por estes microrganismos são descritas a seguir.

Infecção da Corrente Circulatória Relacionada a Dispositivos Intravasculares

Os cateteres vasculares são fundamentais para a medicina moderna. No entanto, são responsáveis por inúmeras infecções locais (celulite no local de inserção, infecção do túnel, infecção intravascular local, tromboflebite séptica), infecções sistêmicas (sepse) e infecções metastáticas como, por

TABELA 60.3

Infecções por ECN Associadas a Dispositivos Implantados	
Tipo de Dispositivo	*Tipo de Infecção*
Cateteres e acessos intravasculares Próteses vasculares Fios de marca-passo e desfibriladores Válvulas cardíacas prostéticas Derivações ventriculoatriais de LCR	Sepse Endocardite
Derivações ventriculoperitoneais de LCR CAPD	Peritonite
Derivações ventriculoatriais de LCR Derivações externas de LCR	Ventriculite

LCR = líquido cefalorraquidiano; CAPD = diálise peritoneal ambulatorial contínua.

exemplo, abscesso pulmonar, abscesso cerebral, endocardite, osteomielite e endoftalmite. As bactérias gram-positivas são os principais agentes isolados em culturas de cateter, sendo os ECN as bactérias mais frequentemente encontradas. A infecção relacionada a cateteres ocorre em cerca de 12% a 37% de todos os cateteres inseridos, sendo o *Staphylococcus epidermidis* responsável por 50% a 75% dessas infecções.

Em muitas ocasiões, o diagnóstico da infecção relacionada ao cateter (IRC) é bastante difícil. A flebite, que na sua fase inicial pode ser representada por uma alteração físico-química, ocorre em cerca de 27% a 70% dos pacientes submetidos à canalização venosa periférica. Pode ser dependente da duração da cateterização, do sexo do paciente, do tipo de líquido infundido e do material de fabricação do cateter.

Os critérios diagnósticos para a IRC de curta permanência (menor que 30 dias) são baseados em sinais flogísticos locais (dor, calor, eritema, edema) com saída de secreção purulenta pelo orifício de implantação, acompanhada ou não de febre. A febre é o sinal clínico mais frequente, podendo ser a única evidência da infecção. Outros sintomas sistêmicos, tais como calafrios, taquipneia, estado mental alterado ou outras manifestações podem ser observados, mas são inespecíficos para o local de infecção ou etiologia microbiana.

Alguns fatos clínicos aumentam a probabilidade do diagnóstico de IRC em um paciente com bacteriemia estafilocócica: (a) sinais locais de inflamação no local de inserção do cateter, (b) ausência de outra fonte imediatamente identificável de bacteriemia, (c) sepse que ocorra em paciente com alto risco de bacteriemia, (d) fenômenos embólicos localizados abaixo de um cateter arterial, (e) sepse refratária à terapia antimicrobiana, na qual foi isolado um estafilococo sensível, e (f) pronta resolução da febre que segue à remoção do cateter intravenoso.

A confirmação do diagnóstico laboratorial de infecção relacionada a cateter depende basicamente da realização de culturas. A técnica semiquantitativa de Maki é o método microbiológico mais adequado, apresentando uma alta sensibilidade (76% a 90%), tendo, no entanto, um baixo valor preditivo positivo (16% a 31%). Essa técnica detecta a presença de bactérias apenas na superfície externa do cateter. Valores superiores a 15 ufc (unidades formadoras de colônias) são indicativos de infecção e abaixo sugerem colonização do cateter. Alguns autores estabelecem como valor limite a ocorrência de 5 ufc. Quando não for possível a retirada do cateter, deve-se realizar a hemocultura pareada do sangue refluído do cateter e de outro local, além da cultura da secreção do sítio de inserção do cateter, quando presente.

Infecção do Trato Urinário (ITU)

As ITU podem ser comunitárias ou hospitalares. Os estafilococos não são frequentemente encontrados como agentes etiológicos de ITU. No entanto, o grupo do *Staphylococcus saprophyticus* (*Staphylococcus saprophyticus*, *Staphylococcus xylosus*e, *Staphylococcus cohnii*) é capaz de provocar infecções do trato urinário em pacientes imunocompetentes, mesmo na ausência de corpos estranhos, em especial mulheres jovens. Nessas pacientes a ITU tem uma distribuição sazonal, ocorrendo no final do verão e início do outono, com um padrão semelhante ao das doenças sexualmente transmissíveis. Podem ser observadas infecções de gravidade moderada, como a síndrome de disúria, podendo ocorrer cistite, pielonefrite e até mesmo sepse de origem urinária. Diferentemente da ITU que ocorre em mulheres jovens, a ITU em homens ocorre principalmente na presença de fatores predisponentes, tais como cateteres urinários ou obstruções. O *Staphylococcus saprophyticus* pode ainda ser a causa de uretrites em homens, estando em discussão a participação dessa bactéria como causa de prostatite.

Menos frequentemente, outros ECN, tais como *Staphylococcus epidermidis*, *Staphylococcus haemolyticus* e *Staphylococcus warneri*, podem estar associados à ITU. As infecções por essas bactérias ocorrem especialmente em pacientes mais velhos, hospitalizados, de ambos os sexos, que receberam cateter vesical, apresentando uma sintomatologia mais discreta do que a causada pelo *Staphylococcus saprophyticus* e, geralmente, possuindo maior resistência às drogas antimicrobianas.

Bacteriemias

Os ECN são considerados os microrganismos mais frequentemente isolados em bacteriemias hospitalares, sobretudo nos setores do hospital onde a utilização de cateteres vasculares é mais usual. Entretanto, essas bactérias são também os maiores contaminantes de hemoculturas, tornando a avaliação destas bacteriemias bastante problemática.

O grupo mais importante de ECN associado à bacteriemia inclui as seguintes espécies: *Staphylococcus epidermidis*, *Staphylococcus haemolyticus*, *Staphylococcus hominis*, *Staphylococcus capitis* e *Staphylococcus warneri*, sendo o *Staphylococcus epidermidis* o mais frequentemente isolado em bacteriemias hospitalares.

Os fatores de risco do hospedeiro relacionados à bacteriemia associada a cateteres incluem: os extremos da vida (menores de 1 ano, especialmente os recém-natos prematuros e de baixo peso, e os maiores de 60 anos), mecanismos de defesa alterados (lesões de pele e mucosas, função dos granulócitos diminuída, imunossupressão ou imunodeficiência) e presença de comorbidades significantes.

A frequência de bacteriemias hospitalares por ECN está também relacionada a fatores de risco não associados ao hospedeiro propriamente dito, tais como: tipo de cateter intravascular (plástico > aço), função do cateter (triplo lume > lume simples), localização do cateter (extremidade inferior > jugular > subclávia), tipo de colocação (inserção > percutâneo, em urgência).

Endocardite de Válvula Nativa

A infecção em válvulas cardíacas nativas produzidas por ECN é relativamente rara, ocorrendo em apenas 5% de todos os casos de endocardite infecciosa. O *Staphylococcus epidermidis* é a espécie mais frequentemente isolada, seguido do *Staphylococcus lugdunensis*.

Pacientes portadores de prolapso de válvula mitral são mais vulneráveis a esse tipo de infecção.

As manifestações clínicas apresentadas por pacientes com endocardite devida ao *Staphylococcus epidermidis* são mais silenciosas que aquelas produzidas pelo *Staphylococcus lugdunensis*, geralmente associadas a uma maior letalidade. Complicações sérias, tais como embolização sistêmica, insuficiência cardíaca congestiva, abscessos anulares e ruptura de folhetos valvulares podem ocorrer em decorrência da endocardite por ECN; é muitas vezes necessária a substituição cirúrgica da válvula.

Endocardite de Válvula Protética

Os ECN são os mais frequentes agentes etiológicos que acometem as válvulas cardíacas protéticas, representando de 25% a 50% dos casos. A endocardite infecciosa da prótese pode se manifestar de forma aguda ou crônica, sendo a maioria dos casos diagnosticada em até 12 meses após a cirurgia.

O diagnóstico da endocardite infecciosa da válvula protética depende do quadro clínico, sendo bastante sugestiva a presença de um quadro febril após aproximadamente 2 meses da realização da cirurgia de implante da válvula, sendo decorrente da inoculação dos ECN no momento da cirurgia. Nesses pacientes são comuns as complicações tais como deiscência da prótese, obstrução da válvula associada à insuficiência cardíaca congestiva e à falência miocárdica.

Infecção em Derivações Liquóricas

Os ECN, em especial o *Staphylococcus epidermidis*, são os microrganismos mais frequentemente associados a infecções de derivação liquórica, a infecções relacionadas a tubos de ventriculostomia utilizados em pacientes com traumatismos cranianos e nas infecções relacionadas a implantes de cateteres usados em pacientes que recebem quimioterapia para o tratamento de neoplasias malignas que envolvem o sistema nervoso central (SNC).

O risco de infecção na inserção de uma derivação é de aproximadamente 13%, ocorrendo o aporte das bactérias no sítio de infecção durante o ato cirúrgico. A maior parte das infecções ocorre nos primeiros 2 meses após o implante. As manifestações clínicas são pouco expressivas, ocorrendo apenas a presença de febre moderada e ausência dos sinais de irritação meníngea; é frequente a disfunção da derivação.

Peritonite

Pacientes submetidos à diálise peritoneal ambulatorial contínua (DPAC) estão expostos a inúmeras complicações infecciosas, incluindo a celulite e a peritonite que, eventualmente, podem evoluir para quadros mais graves tais como abscessos abdominais e sepse. As bactérias que mais frequentemente são encontradas nessas infecções são as habitantes normais da pele, como os ECN. Essas bactérias atingem a cavidade peritoneal por via transluminal (contaminação do líquido de diálise) e por via periluminal. Cerca de 40% a 60% dos pacientes submetidos a esse procedimento podem desenvolver peritonite durante o 1º ano de terapia renal.

O diagnóstico é sugerido pelo encontro de dor abdominal acompanhada do mau funcionamento da diálise e de um líquido peritoneal turvo com mais de 100 leucócitos/mm³, com predomínio de polimorfonucleares e cultura positiva.

Osteomielite

A osteomielite por ECN, especialmente por *Staphylococcus epidermidis*, é observada após o implante de próteses ortopédicas, a esternotomia em cirurgias cardiotorácicas e, por contiguidade, em usuários de drogas injetáveis e pacientes hemodialisados. Os ECN são observados em 20% a 40% das infecções que ocorrem em próteses ortopédicas. A incidência da infecção varia com o local do implante da prótese, sendo a de cotovelo a de maior incidência de infecção (2%-9%), seguida do joelho (2,9%), ombro (< 2%) e quadril (0,9%).

As manifestações clínicas incluem febre, dor e edema no local do implante, deslocamento da prótese e drenagem de material purulento pela incisão cirúrgica. Em mais da metade dos casos, o aparecimento das manifestações clínicas ocorre após 1 ano da cirurgia de implante.

A osteomielite do esterno ocorre em 1% a 4,5% das cirurgias cardiotorácicas. As manifestações clínicas são pouco evidentes e se traduzem pelo aparecimento de febre e dor costocondral, depois de decorridos 30 dias do ato cirúrgico.

Diagnóstico Laboratorial

O diagnóstico laboratorial da doença estafilocócica é feito com cultura de líquidos corporais, métodos de imagem (telerradiografia, ultrassonografia, ecocardiografia, tomografia computadorizada, ressonância magnética), eletrocardiograma, exames de sangue hematológicos e bioquímicos e exames de urina e fezes para esclarecimento e acompanhamento clínico.

Tratamento[2,4,8a,9,11,12,16,18-20,20b,22,26]

O tratamento das estafilococcias deverá abranger basicamente:

a. o uso de drogas antimicrobianas;
b. drenagem de coleções purulentas;
c. medidas gerais e de higiene para os casos com infecções cutâneas.

As infecções estafilocócicas hospitalares, na maioria das vezes, são causadas por estafilococos resistentes à oxacilina e à meticilina (HA-MRSA). Contudo, não estão ainda estabelecidas a importância e a extensão do Ca-MRSA no Brasil. Não obstante, a decisão sobre o esquema terapêutico para infecções estafilocócicas comunitárias deve considerar padrões de sensibilidade locais e a gravidade da infecção. Recentemente (2011), a Sociedade Americana de Doenças Infecciosas publicou diretrizes para o tratamento de infec-

ções por estafilococos resistentes à meticilina e à oxacilina (MRSA)[8a]. Os esquemas terapêuticos apresentados a seguir fundamentam-se, em grande parte, nessas diretrizes. Em pacientes com infecções graves causadas por MRSA tratados com vancomicina deve-se, se possível, realizar a dosagem do antibiótico no sangue. Nos casos de sepse, meningite, osteomielite e pneumonia por MRSA, o nível sérico da vancomicina deve ser de 15 a 20 mg/L; para infecções com menor gravidade, é adequado o nível de 10 mg/L[20a].

Infecções Cutâneas

Abscessos cutâneos, tais como furúnculos, podem ser tratados com compressas quentes e úmidas, incisão cirúrgica e drenagem. O uso de antimicrobianos é, porém, recomendado para abscessos (furúnculos) associados às seguintes condições: doença envolvendo múltiplos locais de infecção ou rápida progressão para celulite; furúnculo de face; se houver sinais e sintomas de comprometimento sistêmico; pacientes com comorbidades associadas ou imunossupressão; extremos etários; abscessos em área de difícil drenagem; associado à falta de resposta terapêutica à incisão e drenagem. O tratamento em geral é realizado ambulatorialmente.

- Para a terapia de infecção pela cepa MSSA (*Staphylococcus aureus* sensível à meticilina ou à oxacilina), os seguintes antimicrobianos podem ser utilizados:
  — cefalexina – 30 a 50 mg/kg/dia, de 6/6 h, via oral (VO). Adultos: 2 a 3 g/dia; ou
  — cefadroxil – 30 mg/kg/dia, de 8/8 h ou 12/12 h, VO. Adultos 1,5 a 2 g/dia; ou
  — cefaclor – 20 a 40 mg/kg/dia, de 8/8 h, VO; ou
  — amoxicilina/ácido clavulânico – adultos: 500 mg, 8/8 h, VO. Crianças: 30 a 50 mg/kg/dia, de 8/8 h, VO;
  — clindamicina – 15 a 40 mg/kg/dia, de 8/8 h, VO.

  Em infecções localizadas, pouco extensas, o tempo de tratamento habitualmente é de 7 a 10 dias.

- Para a terapia de infecção pela cepa CA-MRSA (*Staphylococcus aureus* resistente à meticilina ou oxacilina adquirido na comunidade) são utilizados:
  — sulfametoxazol + trimetoprima (cotrimoxazol) – em crianças 20 a 30 mg/kg/dia (em relação à sulfa), VO, e para adultos 800 mg (em relação à sulfa), VO, 12/12 h; ou
  — clindamicina – 40 mg/kg/dia, fracionada de 8/8 h, VO; ou
  — doxiciclina – em crianças acima de 8 anos, 4 mg/kg inicialmente seguido de 2 mg/kg em dose única diária, VO. Para adultos, 200 mg na primeira tomada, seguido de 100 mg duas vezes ao dia.

O tempo recomendado para o tratamento é de 5 a 10 dias, baseado na resposta clínica do paciente.

Infecções Cutâneas Complicadas

Definidas como infecções de tecidos moles, infecções profundas da pele, infecções profundas da pele, celulites extensas, celulite da face, antraz, infecção do sítio cirúrgico e grandes abscessos da pele e subcutâneo. O tratamento deverá ser realizado com o paciente internado.

- Para a terapia de infecção pela cepa MSSA (*Staphylococcus aureus* sensível à oxacilina), os seguintes antimicrobianos podem ser utilizados:
  - oxacilina – 50 a 100 mg/kg/dia, de 4/4 h ou de 6/6 h, intravenosa (IV). Em caso de maior gravidade: 200 mg/kg/dia IV; ou
  - cefalotina – 50 a 100 mg/kg/dia, de 4/4 h ou de 6/6 h, IV. Em casos graves: 150 a 200 mg/kg/dia;
  - clindamicina – 15 a 40 mg/kg/dia, de 8/8 h, IV.
- Para a terapia de infecção pelas cepas HA-MRSA e CA-MRSA (*Staphylococcus aureus* resistente à oxacilina adquirido na comunidade), são utilizados:
  - vancomicina – 30 a 40 mg/kg/dia, IV, dose máxima de 2 g/dia fracionada de 12/12 h; ou
  - teicoplanina – crianças menores de 12 anos: 10 mg/kg a cada 12 horas durante 2 a 4 dias, IV. Após, dose de manutenção de 6 a 10 mg/kg uma vez ao dia, IV ou intramuscular (IM). Em crianças maiores a dose é de 6 mg/kg a cada 12 horas durante 2 a 4 dias e, em seguida 6 mg/kg em dose única diária. Adultos recebem a dose inicial de 400 mg, de 12/12 h por 2 a 4 dias e, em seguida, 400 mg/dose única diária;
  - linezolida – adultos 600 mg, de 12/12 h, IV ou VO; crianças: 10 mg/kg/dose de 12/12 h, IV ou VO, até regressão clínica;
  - daptomicina –dose única diária de 4 mg/kg/dia, IV;
  - tigeciclina – dose inicial de 100 mg, IV, em infusão por 30 a 60 minutos, seguidos de 50 mg a cada 12 horas. Uso a partir de 18 anos de idade;
  - ceftarolina fosamila (cefalosporina de 5ª geração) – 600 mg IV, em infusão durante 60 minutos a cada 12 horas, em pacientes com idade igual ou superior a 18 anos.

O tempo recomendado para o tratamento é de 7 a 14 dias, baseado na resposta clínica do paciente.

Abscessos Viscerais

Seguir os esquemas de tratamento referidos para infecções cutâneas complicadas, tanto para cepas MSSA, como para HA-MRSA e para CA-MRSA. É necessária a drenagem cirúrgica. O tempo de tratamento é de 15 dias e o paciente deve ser internado.

Pneumonia

Avaliar a necessidade de drenagem de empiema pleural se este estiver presente. O tratamento deverá ser realizado com o paciente internado. Para pacientes ambulatoriais, avaliar a possibilidade de infecção pelo Ca-MRSA na região de atendimento ao enfermo.

- Para pneumonia originada na comunidade causada por estafilococo sensível à oxacilina, recomenda-se:
  - *oxacilina:* 100 mg/kg/dia, dose fracionada de 4/4 h ou de 6/6 h, intravenosa (IV). Em caso de maior gravidade: 200 mg/kg/dia IV;
  - opcionalmente, pode-se empregar a cefalotina, 100 mg/kg/dia, dose fracionada de 4/4 h ou de 6/6 h, IV. Em casos graves: 150 a 200 mg/kg/dia;

- em pacientes com hipersensibilidade a beta-lactâmicos emprega-se clindamicina, 15 a 40 mg/kg/dia, dose fracionada de 8/8 h, IV ou oral.

O tratamento é recomendado por 7 a 21 dias, na dependência da resposta clínica.

- Para pneumonia hospitalar causada por Ha-MRSA e a comunitária causada por Ca-MRSA recomenda-se iniciar o tratamento empírico com uma das seguintes opções:
  - *vancomicina:* dose inicial de 25 a 30 mg/kg, IV, seguida da dose de 15 a 20 mg/kg a cada 8 ou 12 horas, não se devendo ultrapassar a dose de 2 g por vez. Com esse esquema de dose se pretende manter a concentração sanguínea da vancomicina acima de 10 mg/L. A dose é calculada pelo peso real do paciente;
  - *linezolida:* adultos: 600 mg, de 12/12 h, IV ou VO; Crianças com menos de 12 anos: 10 mg/kg/dose de 12/12 h, IV ou VO;
  - *ceftarolina fosamila–* 600 mg IV, em infusão durante 60 minutos a cada 12 horas, em pacientes com idade igual ou superior a 18 anos.

A clindamicina (600 mg VO ou IV, de 8/8 horas) é outra opção, dependendo da sensibilidade da estirpe envolvida.

O tempo recomendado para o tratamento é de 7 a 21 dias, baseado na resposta clínica do paciente.

OBS: A daptomicina não deve ser utilizada por não apresentar concentração eficaz no tecido pulmonar.

Meningites

Considerando a gravidade dessa infecção, com rápida evolução que pode causar a morte ou sequelas se não for utilizada a terapia antimicrobiana adequada, recomenda-se iniciar o tratamento empírico com:

- *vancomicina:* dose inicial de 25 a 30 mg/kg, IV, seguida da dose de 15 a 20 mg/kg a cada 8 ou 12 horas, não se devendo ultrapassar a dose de 2 g por vez. Com esse esquema de dose se pretende manter a concentração sanguínea da vancomicina acima de 10 mg/L. A dose é calculada pelo peso real do paciente e o tratamento é mantido por 14 dias. Alguns autores recomendam a associação de rifampicina em dose única de 600 mg/dia ou 450 mg duas vezes por dia;
- *linezolida:* utilizada como opção na dose em adultos de 600 mg, de 12/12 h, IV; em crianças a dose é de 10 mg/kg a cada 12/12 h, IV;
- *cotrimoxazol (sulfametoxazol + trimetoprima):* constitui outra opção, utilizada na dose de 5 mg/kg/dose a cada 8 horas, IV. A dose é calculada em trimetoprima.

Se for recebido o resultado da cultura do liquor mostrando estafilococo sensível à oxacilina, suspende-se a vancomicina ou a linezolida ou o cotrimoxazol e se mantém a oxacilina (dose de 200 mg/kg/dia, fracionada de 4/4 horas) até completar 14 dias.

Abscesso Cerebral e Empiema Subdural

Avaliação neurocirúrgica para drenagem. O esquema de tratamento antimicrobiano é semelhante ao recomendado para a meningite.

Osteomielite e Artrite Séptica

Desbridamento cirúrgico e drenagem de abscessos associados de partes moles, seguido de terapia antimicrobiana com:

- *vancomicina:* esquema de tratamento igual ao referido para meningites, inclusive com adição de rifampicina, segundo alguns autores;
- *teicoplanina*: crianças menores de 12 anos: 10 mg/kg a cada 12 horas durante 2 a 4 dias, IV. Após, dose de manutenção de 6 a 10 mg/kg uma vez ao dia, IV ou intramuscular (IM). Crianças maiores de 12 anos: a dose é de 6 mg/kg a cada 12 horas durante 2 a 4 dias e, em seguida 6 mg/kg em dose única diária. Adultos recebem a dose inicial de 400 mg, de 12/12 h por 2 a 4 dias e, em seguida, 400 mg/dose única diária;
- *daptomicina:* 6 mg/kg/dose única diária, via IV;
- *sulfametoxazol + trimetoprima (cotrimoxazol):* crianças: 20 a 30 mg/kg/dia (em relação à sulfa); adultos: 800 mg (em relação à sulfa), de 12/12 h, IV ou VO. Deve-se associar a rifampicina: 600 mg/dose única diária (adultos);
- *clindamicina:* crianças: 40 mg/kg/dia, fracionada de 6/6 ou 8/8 h; adultos: 600 mg IV ou VO de 8/8 h, via IV ou oral;
- *linezolida:* crianças menores de 12 anos: 10 mg/kg/dose de 12/12 h; crianças maiores de 12 anos e adultos: 600 mg, de 12/12 h, IV ou VO.

Alguns autores recomendam a associação com rifampicina 600 mg em dose única diária ou 450 mg de 12/12 h, VO aos esquemas terapêuticos citados.

A duração da terapêutica para a osteomielite é controversa. No entanto, é recomendado um curso de tratamento por, no mínimo, 8 semanas. Para a artrite séptica, a duração deverá ser de 3 a 4 semanas.

TABELA 60.4

Código Internacional de Doenças para Estafilococcias (CID-10)			
Doença	**Cid**	**Doença**	**Cid**
Intoxicação alimentar estafilocócica	A05.0	Abscesso cutâneo, furúnculo e antraz dos membros	L02.4
Sepse por *Staphylococcus aureus*	A41.0	Abscesso cutâneo, furúnculo e antraz de outras localizações	L02.8
Sepse por *Staphylococcus* coagulase-negativo	A41.1	Abscesso cutâneo, furúnculo e antraz de localização não especificada	L02.9
Sepse por estafilococo não especificado	A41.2	Celulite do tronco	L03.3
Meningite estafilocócica	G00.3	Celulite de outros locais	L03.8
Hordéolo (abscesso, furúnculo, terçol)	H00.0+	Celulite não especificada	L03.9
Conjuntivite	H13.2+	Celulite dos dedos da mão e do pé	L03.0
Pericardite	I30.1	Celulite de outras partes dos membros	L03.1
Endocardite infecciosa	I33.0+	Celulite da face	L03.2
Sinusite aguda	J01+	Artrite e pioartrite estafilocócica	M00.0
Faringite aguda	J03.8+	Miosite infecciosa	M60.0
Laringite obstrutiva aguda e epiglotite	J05+	Piomiosite tropical	M60.0
Pneumonia estafilocócica	J15.2	Osteomielite aguda hematogênica	M96.0+
Abscesso do pulmão c/ pneumonia	J85.1+	Outras osteomielites agudas	M86.1+
Abscesso do pulmão s/ pneumonia	J85.2+	Prostatite aguda	N41.0+
Empiema pleural	J96+	Pielonefrite, ITU, nefrite túbulo-intersticial aguda	N10+
Síndrome da pele escaldada do RN	L00	Cistite aguda	N30.0+
Abscesso cutâneo, furúnculo e antraz da face	L02.0	Peritonite	K65.0+
Abscesso cutâneo, furúnculo e antraz do pescoço	L02.1	*Staphylococcus aureus*, como causa de doença classificada em outros locais	B95.6
Abscesso cutâneo, furúnculo e antraz do tronco	L02.2	Outros estafilococos (coagulase-negativo), como causa de doença classificada em outros locais	B95.7
Abscesso cutâneo, furúnculo e antraz da nádega	L02.3	Estafilococos não especificados, como causa de doença classificada em outros locais	B95.8
Sepse do recém-nascido devida a *Staphylococcus aureus*	P36.2	Sepse do recém-nascido devida a outros estafilococos	P36.3

(+) Usar código adicional, se necessário, para identificar o agente etiológico.

Sepse e Endocardite Infecciosa de Valva Nativa

• Para a terapia de infecção pela cepa MSSA (*Staphylococcus aureus* sensíveis à meticilina ou à oxacilina), os seguintes antimicrobianos podem ser utilizados:

— *oxacilina*: 200 mg/kg/dia, de 4/4 h ou de 6/6 h, IV, associada a aminoglicosídeo por 5 dias; depois, oxacilina isolada até regressão clínica (pelo menos, 4 a 6 semanas); ou

— *cefalotina*: 150 a 200 mg/kg/dia de 4/4 h ou 6/6 h, IV, associada a aminoglicosídeo por 5 dias; depois, cefalotina isolada até a regressão clínica (pelo menos, 4 a 6 semanas).

Obs.:

A cefalotina só pode ser usada quando o quadro clínico não mostra comprometimento do sistema nervoso central, pois não ultrapassa a barreira hematoencefálica.

Se alérgico à penicilina nas condições clínicas acima:

— vancomicina ou teicoplanina, como descrito a seguir.

• Para a terapia de infecção pelas cepas HA-MRSA ou CA-MRSA (*Staphylococcus aureus* resistente à meticilina ou à oxacilina adquiridos na comunidade) são utilizados:

— *vancomicina*: 30 a 40 mg/kg/dia, IV, dose máxima de 2 g/dia fracionada de 12/12 h, ou

— *teicoplanina*: crianças menores de 12 anos: 10 mg/kg a cada 12 horas durante 2 a 4 dias, IV. Após, dose de manutenção de 6 a 10 mg/kg uma vez ao dia, IV ou intramuscular (IM). Crianças maiores de 12 anos: a dose é de 6 mg/kg a cada 12 horas durante 2 a 4 dias e, em seguida, 6 mg/kg em dose única diária. Adultos: dose inicial de 400 mg, de 12/12 h por 2 a 4 dias e, em seguida, 400 mg, dose única diária. Na endocardite é recomendável a dose inicial de 18 mg/kg/dia, fracionada de 12/12 h durante 2 a 4 dias e, em seguida, a manutenção com a dose de 12 mg/kg/dia, em dose única ou fracionada a cada 12 horas;

— *daptomicina*: 6 mg/kg, dose única diária, IV.

Obs.:

1. se usar teicoplanina, a associação da rifampicina (900 a 1.200 mg/dia, VO) é benéfica, melhorando o prognóstico;

2. o tempo de tratamento será de quatro a seis semanas ou mais;

3. nas infecções por ECN que se seguem ao implante de cateteres ou próteses, a retirada do dispositivo deve ser cogitada, uma vez que a antibioticoterapia frequentemente não é capaz de curar essas infecções, mesmo com o emprego de antibióticos de eficácia comprovada *in vitro*.

Endocardite de Valva Protética

• Recomendada a avaliação cirúrgica para substituição da valva:

— *vancomicina*: 30 a 40 mg/kg/dia, IV, dose máxima de 2 g/dia fracionada de 12/12 h, associada à rifampicina 300 mg VO de 8/8 h e a gentamicina 1 mg/kg/dose IV. O tempo de tratamento é de 2 semanas.

Observação final: é previsível que dentro em breve novos antimicrobianos antiestafilocócicos estejam disponíveis no Brasil. Tratam-se dos glicopeptídeos de segunda geração – telavancina, oritavancina e dalbavancina, e de outra cefalosporina de quinta geração chamada ceftobiprole.

REFERÊNCIAS BIBLIOGRÁFICAS

1. Archer GL. *Staphylococcus epidermidis* and other Coagulase-Negative Staphylococci. In: Mandell GL, Douglas RG, Bennett JE (ed). Principles and Pactice of Infectious Diseases. 5th ed. New York: Churchill Livingstone; 2000 p.

2. Barraviera B. Estudo Clínico das Estafilococcias. Revisão 1993. J Bras Med. 1994;67:160-92.

2b. Cobos-Trigueros N et al. Epidemiologia y formas de presentación clinica de las infecciones originadas por *Staphylococcus aureus* resistentes a meticilina produtor de leucocidina de Panton-Valentine. Rev Esp Quimioter. 2010;23:93-99.

3. Fowler VG Jr, Sexton DJ. Complications of *Staphylococcus aureus* bacteriemia. In: Rose DB. UpToDate. (Database online and on CD-ROM). Wellesley, Mass.: Uptodate, 2001. Disponível em: <http.www.uptodate.com>. Acessado em: 18 mar. 2001.

4. Fowler VG Jr, Sexton DJ. Treatment of *Staphylococcus aureus* bacteriemia. In: Rose DB. UpToDate. (Database online and on CD-ROM). Wellesley, Mass.: Uptodate, 2001. Disponível em: http.www.uptodate.com>. Acessado em: 18 mar. 2001.

5. Keim LS. Mapeamento dos estafilococos coagulase negativo no Hospital Universitário Antônio Pedro da Universidade Federal Fluminense, no período de 1998 a 2002. Dissertação (Mestrado em Ciências Médicas). Faculdade de Medicina, Universidade Federal Fluminense, RJ, 2005. 133 p.

5a. Keim LS et al. Prevalence, aetiology and antibiotic resistence profiles of coagulase negative Staphylococci isolated in a teaching hospital. Braz J Microbiol. 2011;42:248-55.

6. Kloos W. Taxonomy and Systematics of Staphylococci Indigenous to Humans. In: Crossley KB, Archer GL. (ed). The Staphylococci in Human Disease. New York: Churchill Livingstone; 1997. p. 113-37.

7. Koneman EW et al. Estafilococos e Microrganismos relacionados. In: Diagnóstico Microbiológico. Rio de Janeiro: Medsi; 2001. p. 551-88.

8. Laporte-Turpin E et al. Pneumonie nécrosante et ostéoarthrite multifocale à *Staphylococcus aureus* producteur de laleucocidine de Panton et Valentine chez un garçon de 10 ans. Arch Pediatr. 2006;13:449-52.

8a. Liu C et al. Clinical Practice Guidelines by Infectious Diseases Society of América for the Treatment of Methicillin-Resistant *Staphylococcus aureus* Infections in Adult and Children: Executiva Sumary. Clin Infect Dis. 2011;52:285-92.

9. Lowy FD. *Staphylococcus aureus* infections. N Engl J Med. 1998;339:520-32.

10. Ma XX et al. Community-acquired Methicilin-resistant *Staphylococcus aureus*, Uruguay. Emerg Infect Dis. 2005;11:973-78.

11. Maltezou HC, Giammarelou H. Community-acquired methicilin-resistant *Staphylococcus aureus* infections. Int J Antimicrob Agents. 2006;27:87-96.

12. Marins ABL. Estudo de 100 casos de doença estafilocócica comunitária. Dissertação (Mestrado em Doenças Infecciosas e Parasitárias). Faculdade de Medicina, Universidade Federal Fluminense. RJ, 1998. 93 p.

13. Martinho GH, Rezende EM, Lima EM. Prevenção e Controle de Infecção Hospitalar em Unidade de Diálise. In: Martins MA (ed). Manual de Infecção Hospitalar – Epidemiologia, Prevenção e Controle. 2ª ed. Rio de Janeiro: Medsi; 2001. p. 419-31.

14. Moumile K et al. Severe osteoarticular infection associated with Panton-Valentine leukocidin-producing *Staphylococcus aureus*. Diagn Microbiol Infect Dis. 2006;56:95-97.

15. Oliveira AC, Lemos W. Infecções associadas a próteses ortopédicas. In: Martins MA (ed). Manual de Infecção Hospitalar -

Epidemiologia, Prevenção e Controle. 2ª ed. Rio de Janeiro: Medsi; 2001. p. 312-15.

16. Pedro RJ, Branchine MLM. Estafilococcias In: Veronesi R, Focaccia R (ed). Tratado de Infectologia. São Paulo: Atheneu; 1997. p. 654-68.

17. Ribeiro A et al. First Report of Infections with Community-Acquired Methicilin-Resistant *Staphylococcus aureus* in South America. J Clin Microbiol. 2005;43:1985-88.

18. Rios-Gonçalves AJ, Pinto AMM. Septicemias estafilocócicas: análise de 113 casos. Arq Bras Med. 1982;56:99-110.

19. Rios-Gonçalves AJ et al. Infecções estafilocócicas sistêmicas. Arq Bras Med. 1985;59:217-26.

20. Rios-Gonçalves AJ, Rosembaum R, Cardoso LL. Estafilococcias. J Bras Med. 1988;54:72-78;90-116.

20a. Ryback MJ et al. Vancomicin therapeutic guidelines: a summary of consensus recommendations from the Infectious Diseases Society of America, the American Society of Health-System Pharmacists, and the Society of infectious Diseases Pharmacists. Clin Infect Dis. 2009;49:325-27.

20b. Stevens DL et al. Practice Guidelines for the Diagnosis and Management of Skin and Soft Tissue Infections: 2014 Update by the Infectious Diseases Society of America. Clin Infec Dis. 2014;59(2):e10-52.

21. Tavares W. Bactérias gram-positivas problemas: resistência do estafilococo, enterococo e pneumococo aos antimicrobianos. Rev Soc Bras Med Trop. 2000;33:281-301.

22. Tavares W. Manual de Antibióticos e Quimioterápicos Antiinfecciosos. 3ª ed. Rio de Janeiro: Atheneu; 2002. 1216 p.

23. von Eiff C, Peters G, Heilmann C. Pathogenesis of infections due to coagulase-negative staphylococci. Lancet Infect Dis. 2000;2:677-85.

24. von Eiff C, Proctor RA, Peters GP. Coagulase-negative staphylococci. In: Baddour LM. Staphylococcal infections. A four-article symposium. Disponível em: <http//www.posgradmed.com/issues/2001/10_01/baddour_intro.htm> Acessado em: 17 nov. 2002.

25. Vuong C, Otto M. *Staphylococcus epidermidis* infections. Microbes Infect. 2002;4:491-89.

26. Waldvogel FA. *Staphylococcus aureus* (Including staphylococcai toxic shock). In: Mandell GL, Bennett JE, Dolin R (ed). Mandell, Douglas and Bennett's Principles and Practice of Infectious Diseases. 5th ed. New York: Churchill Livingstone; 2000. V. 2. p. 2069-92.

61 Estreptococcias

■ **Vera Lúcia Lopes dos Reis**
■ **Jurema Nunes Mello**

(CID 10 = A38 - Escarlatina; A40 - Septicemia estreptocócica; A46 - Erisipela; A49.1 - Infecção estreptocócica não especificada; B95 - Estreptococos e estafilococos como causa de doenças classificadas em outros capítulos; B95.0 - Estreptococo do grupo A, como causa de doenças classificadas em outros capítulos; B95.1 - Estreptococo do grupo B, como causa de doenças classificadas em outros capítulos; B95.2 - Estreptococo do grupo D, como causa de doenças classificadas em outros capítulos; B95.3 - *Streptococcus pneumoniae*, como causa de doenças classificadas em outros capítulos; B95.4 - Outros estreptococos, como causa de doenças classificadas em outros capítulos; B95.5 - Estreptococo não especificado, como causa de doenças classificadas em outros capítulos; I00 - Febre reumática sem menção de comprometimento do coração [Artrite reumática, aguda ou subaguda]; I01- Febre reumática com comprometimento do coração; I02 - Coreia reumática; J02.0 - Faringite estreptocócica; J03.0 - Amigdalite estreptocócica; J13 - Pneumonia devida a *Streptococcus pneumoniae*; J15.4 - Pneumonia devida a outros estreptococos; L01 - Impetigo; N00 - nefrite difusa aguda)

CONCEITUAÇÃO

Estreptococcias são doenças provocadas pelos estreptococos, bactérias gram-positivas esféricas ou ovoides, catalase-negativas e que se multiplicam permanecendo ligadas em forma de cadeias ou aos pares. São bactérias aeróbias ou anaeróbias facultativas. Algumas produzem exotoxinas potentes; enquanto outras se aderem firmemente às células epiteliais (*S. pneumoniae, S. agalactiae, S. viridans*). Necessitam de meio enriquecido com sangue para serem cultivadas, onde se apresentam como colônias pequenas e cinzentas. Pertencem à família Streptococaceae e ao gênero *Streptococcus*[3,15,22].

ESTRUTURAS ANTIGÊNICAS DOS ESTREPTOCOCOS (Figura 61.1)[3,14,15,22]

CLASSIFICAÇÃO DOS ESTREPTOCOCOS[3,15,22]

A classificação pela hemólise em cultura e pela variação do carboidrato C na parede celular da bactéria é utilizada para a identificação do estreptococo.

Classificação pela Hemólise em Meio de Cultura

- Hemólise total das hemácias no meio de cultura = *beta-hemolítico*.
- Hemólise parcial das hemácias no meio de cultura = *alfa-hemolítico*.
- Área de hemácias em volta da cultura + larga zona de hemólise = *alfa-1-hemolítico*
- Sem hemólise no meio de cultura = *gama-hemolítico*.

Classificação pelo Carboidrato C (Parede Celular do Estreptococo)[3]

Em 1930, Rebecca Lancefield, usando técnicas sorológicas, identificou os carboidratos da parede celular dos estreptococos e os diferenciou em *sorogrupos*: A, B, C, D, E, F, G, H, K, M, N e U (Tabela 61.1).

Existem estreptococos que *não possuem o carboidrato C* na sua parede celular; portanto, eles não são classificados em sorogrupos e são representados pelas seguintes bactérias[3]:

- *Streptococcus pneumoniae*: pneumococo[13].
- *Grupo viridans*[11]*:* esses estreptococos receberam este nome porque produzem uma colônia esverdeada no meio de cultura e possuem características comuns: são cocos gram-positivos, anaeróbios facultativos, não produzem catalase ou coagulase e raramente são beta-hemolíticos. Citamos alguns representantes desse grupo: *S. anginosus, S. crista, S. gordoni, S. intermedius, S. milleri, S. mitis, S. mutans, S. oralis, S. parasanguis, S. salivarius, S. sanguis, S. vestibularis*, entre outros.

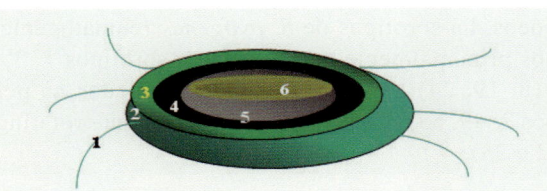

1. Fímbrias
2. Cápsula - Ácido hialurônico
3. Antígenos proteicos M,T,R - SOROTIPOS (>84 sorotipos no grupo A)
4. Carboidrato C - SOROGRUPOS Ramnose N-acetilglucosamina no grupo A
5. Ácido teicoico e mucopeptídeo
6. Membrana citoplasmática e citoplasma do estreptococo

FIGURA 61.1 – Representação dos componentes dos estreptococos.

TABELA 61.1

Classificação pelo Carboidrato C		
Sorogrupo	**Carboidrato C**	**Espécies**
Grupo A	Ramnose-N-acetilglucosamina	S. pyogenes (> 84 sorotipos)
Grupo B	Ramnose-glucosamina	S. agalactiae (3 sorotipos)
Grupo C	Ramnose-N-actilgalactosamina	S. equisimilis, S. dysgalactiae, S. equi
Grupo D	Ácido glicerol-teicoico	S. bovis, S. equinis
Grupo G	Ramnose-galactosamina	S. canis, S. milleri*

O S. milleri pode pertencer aos seguintes grupos A, C, F e G[3]. Os grupos de estreptococos E, F, H, K, M, N e U provocam doenças primariamente em animais; só excepcionalmente no ser humano[3].

- *Peptostreptococus* e estreptococos do grupo intermediário[17]: são estreptococos que necessitam de CO_2 para seu crescimento, portanto são microaerófilos ou anaeróbios, com colônias pequenas (menores que 0,5 mm) e são classificados pelo tipo de hemólise na cultura e pelos antígenos de Lancefield. Alguns estão localizados nos sorogrupos A, C, F ou G. Os principais representantes dos estreptococos do grupo intermediário são: *S. intermedius*, *S. constellatus* e *S. anginosus*. Esses estreptococos estavam agrupados anteriormente no grupo *Streptococcus anginosus-milleri*.

Os sorotipos dos estreptococos se originam das variações das proteínas M, T e R. São identificados por números em ordem crescente, de acordo com a sua identificação cronológica.

ESTREPTOCOCOS E PRINCIPAIS DOENÇAS

ESTREPTOCOCOS GRUPÁVEIS PELO CARBOIDRATO C DE LANCEFIELD

Streptococcus pyogenes (Estreptococo Beta-Hemolítico do Grupo A)[4,14,15]

Fisiopatogenia

A fisiopatogenia no grupo A dos estreptococos está correlacionada com a inibição da fagocitose e com a ação das exotoxinas produzidas pela bactéria. A proteína M da parede celular (ácido hialurônico) dificulta a fagocitose bacteriana pelas células fagocíticas e inibe a ativação do sistema complemento sanguíneo pela via alternativa. Esses dois fenômenos facilitam a multiplicação bacteriana. Essas bactérias também liberam exotoxinas que provocam as seguintes alterações no hospedeiro:

- *toxina pirogênica A, B, C (eritrotoxina):* superantígeno → febre, miocardiotóxica, hepatotóxica, miosite, fascite necrotizante , choque séptico;

- estreptolisina O, estreptolisina S (hemolisinas) → lesam hemácias, neutrófilos, plaquetas e organelas intracelulares;
- hialuronidase → hidrolisa o ácido hialurônico dos tecidos profundos e dissemina os estreptococos para planos mais profundos, ou seja, a fáscia muscular e o músculo;
- estreptoquinase → transforma o plasminogênio em plasmina, liquefazendo a fibrina e gerando uma secreção serossanguinolenta;
- desoxirribonuclease B (estreptodornase) → degrada o ADN das secreções por despolimerização;
- desoxirribonuclease A, C, D → despolimeriza o ADN;
- adenina-nicotinamida-dinucleotidase → cliva a coenzima a;
- proteinase → degrada algumas proteínas.

Características Importantes da Infecção pelo S. pyogenes (Tabela 61.2)

Na Tabela 61.2 são destacadas as principais características da infecção pelo S. pyogenes.

Manifestações Clínicas e Terapêuticas das Infecções Causadas por S. pyogenes

Na Tabela 61.3 são descritas as doenças mais frequentes causadas pelo S. pyogenes e a conduta terapêutica.

Complicações não Supurativas: Inflamação não Infecciosa[1,5,8-10,14,16,22]

As complicações tardias não supurativas mais frequentes da infecção pelo S. pyogenes são a doença reumática (habitualmente relacionada com infecção estreptocócica na orofaringe) e a glomerulonefrite (infecção na pele e até na orofaringe). O eritema nodoso, a púrpura de Henoch-Schönlein, o eritema *marginato,* a coreia e a artrite reacional também podem ocorrer devido a uma infecção estreptocócica anterior.

Essas manifestações clínicas ocorrem na dependência do sorotipo do S. pyogenes e do terreno genético do paciente (antígeno de histocompatilbilidade HLA)[8]. O terreno imunogenético individual B-5, B-17, B-27, B-35, BW-22, DR-4 e o HLA-27 gera indivíduos hiper-reatores aos componentes antigênicos dos estreptococos. Nesses indivíduos geneticamente marcados ocorrem lesões teciduais específicas pela produção de anticorpos e de células contra os antígenos do estreptococo. Com relação aos estreptococos, há sorotipos de S. pyogenes reumatogênicos (situados principalmente na orofaringe: sorotipos 1, 3, 5, 6, 14, 18, 19, 24) e os nefritogênicos (situados na pele: sorotipos 2, 49, 55, 57, 59, 60, 61 e também na orofaringe: 1, 4, 12 e 25).

TABELA 61.2

	Características Importantes da Infecção pelo *S. pyogenes*
Características	Cocos gram-positivos em cadeias, células com menos de 1 μm de diâmetro, imóveis e não esporulados
Espécie	*S. pyogenes* – com mais de 84 sorotipos identificados
Hemólise	Beta-hemolítico
Identificação laboratorial	Crescem em ágar-sangue. Atividade hemolítica acentuada (favorecida por anaerobiose). Catalase-negativos. Todas as cepas são suscetíveis à bacitracina 0,04 unidade
Tipagem de Lancefield	Extração ácida do antígeno de parede celular em reação com antissoro específico (coelho) em reação de precipitina ou aglutinação em látex. Além deste polissacarídeo grupo-específico, antígenos M e T, tipo-específicos, podem ser detectados e utilizados como esquema de tipagem para estudos epidemiológicos
Habitat no homem e transmissão	*Habitat* normal é a pele e o trato respiratório superior em humanos. A propagação se dá por gotículas aéreas e por contato. A sobrevivência na poeira doméstica pode ser importante. A tipagem epidemiológica das cepas (baseada nas proteínas M e T) é útil na identificação dos surtos epidêmicos

Doenças	• Manifestações clínicas por inflamação infecciosa (supurativa)[4,6,15,22]:
	  - Faringite aguda; otite média
	  - Sinusite; pneumonia
	  - Piodermite; celulite
	  - Erisipela; adenite
	  - Fascite; miosite
	  - Endometrite; sepse
	• Manifestações clínicas por toxemia[4,6,15,22]:
	  - Escarlatina (eosinofilia)
	  - Sepse com choque tóxico
	• Manifestações clínicas por inflamação não infecciosa (não supurativa)[1,5,8-10,16]:
	  - Febre reumática; cardite
	  - Glomerulonefrite difusa aguda; coreia
	  - Púrpura Henoch-Schönlein; eritema nodoso
	  - Eritema marginato; artrite reacional

Tratamento e prevenção	• O *S. pyogenes* permanece sensível à *penicilina*; portanto, é a droga de escolha[19,20] • Os macrolídeos e as cefalosporinas são alternativas para os pacientes alérgicos à penicilina • Não existe vacina específica, ainda
Resistência bacteriana	• *Beta-lactâmicos:* não há resistência ligada ao *S. pyogenes*[19,20] • *Macrolídeos e lincosamidas:* raros sorotipos resistentes (alteração ribossomal)[21] • *Cotrimoxazol:* resistência ocasional e rara (alteração do metabolismo dos folatos) • *Tetraciclicna:* resistência ocasional e rara (efluxo da droga) • *Cloranfenicol:* resistência ocasional e rara (inativação enzimática, impermeabilidade da membrana)

A fisioimunopatogenia[1,5,8-10,14,16,22] entre o padrão genético do hospedeiro e o sorotipo de estreptococo ainda está em construção científica, mas já conhecemos algumas etapas (Figura 61.2).

- *Doença ou febre reumática:* anticorpo antiácido hialurônico que tem afinidade pelas células sinoviais e provoca uma inflamação articular
- *Cardite:* anticorpo antiproteína M → lesa o sarcolema da fibra cardíaca (citólise por anticorpo); linfócito T-citotóxico → lesa o sarcolema da fibra cardíaca (citólise por T-C específico)
- *Lesão orovalvar:* anticorpo anticarboidrato C → lesa o tecido orovalvar (citólise por anticorpo); linfócitos T-citotóxicos → lesam o tecido orovalvar (citólise por T-C específico)
- *Glomerulonefrite:* anticorpo antiproteína M que, em contato com a proteína M do estreptococo → origina imunocomplexos nos glomérulos renais (vasculite)
- *Eritema nodoso:* imunocomplexos nos vasos do tecido celular subcutâneo → vasculite (antígeno?)
- *Púrpura de Henoch-Schönlein:* imunocomplexos circulantes → vasculite sistêmica (antígeno?)
- *Eritema marginato:* linfócitos T-citotóxicos contra o epitélio cutâneo → citólise por linfócitos T-citotóxicos (antígeno?)
- *Coreia:* anticorpo antinúcleo caudado e subtalâmico → citólise por anticorpo (antígeno?)
- *Artrite reacional:* esse quadro clínico depende do sistema imunogenético do paciente; normalmente são pessoas com genotipagem de HLA-B-27

Antibioticoprofilaxia nos Pacientes Infectados pelo S. pyogenes

Ver Tabela 61.4[18].

Streptococcus agalactiae (Estreptococos do Grupo B)[7,15]

Fisiopatogenia

A alta colonização pelo *Streptococcus agalactiae* no trato genital feminino durante o pré-natal (varia de 20%-94%)

TABELA 61.3

Manifestações Clínicas e Terapêuticas das Infecções por *S. pyogenes*		
Doenças	**Quadro Clínico[2,6,15,22]**	**Terapêutica[15,19-22]**
Faringite, amigdalite	• Incubação de 2-4 dias com início agudo com dor à deglutição, astenia, febre alta + • Hiperemia, edema da região posterior da faringe • Amígdalas vermelhas e com exsudato branco-acinzentado de fácil descolamento + • Adenite submandibular dolorosa • Complicações purulentas: abscesso periamigdaliano, abscesso retrofaríngeo, celulite • Complicações não purulentas: febre reumática (mais comum), coreia, eritema nodoso, púrpura de Henoch-Schönlein	Objetivo: erradicar o estreptococo e prevenir a febre reumática • Penicilina G benzatina IM – 1.200.000 U, dose única em adultos e crianças acima de 27 kg. Crianças menores, 600.000 U • Penicilina procainada 400.000 U IM 12/12 h, 8-10 dias • Amoxicilina oral – 500 mg, 8/8 h (criança, 30 mg/kg/dia), 8-10 dias • *Hipersensibilidade à penicilina:* macrolídeos, cefalosporinas
Impetigo, ectima	São lesões purulentas da pele • Impetigo: a infecção e inflamação só comprometem até a epiderme, mantendo a membrana basal normal • Ectima: há lesão da membrana basal, o que pode gerar cicatriz atrófica ou hipertrófica pós-tratamento • Complicações purulentas: celulite, abscesso, fascite, miosite • Complicações não purulentas: glomerulonefrite (mais comum), febre reumática, coreia, eritema nodoso, púrpura de Henoch-Schönlein, eritema *marginato*, artrite reacional	• Na dependência do caso, antissépticos ou antibioticoterapia tópica Objetivo: erradicar o estreptococo e prevenir a glomerulonefrite • Penicilina procainada IM (ver faringite) • Amoxicilina oral (ver faringite) • *Hipersensibilidade à penicilina:* macrolídeos, cefalosporinas
Erisipela	• Inflamação aguda da pele e do sistema linfático, correlacionada com diabetes, estase venosa, ulceração na pele, síndrome nefrótica, infecção fúngica na pele • Febre alta, astenia • A dor, o calor, o eritema e o edema são importantes • Não há áreas de pele normal dentro desta inflamação e os limites da lesão são bem precisos (eritrotoxina) • Localização frequente: membros inferiores e face • Complicação purulenta: celulite, fascite, miosite • Complicação por tratamento inadequado: elefantíase *nostra*	Objetivo: erradicar o estreptococo e prevenir a elefantíase *nostra* • Penicilina procainada IM (ver faringite) • Amoxicilina oral (ver faringite) • Penicilina G cristalina IV 4/4 h - casos graves, idosos. Dose adulto, 15-18 milhões U/dia. Crianças, 300.000 U/kg/dia • Tempo de tratamento – 10 dias • *Hipersensibilidade à penicilina:* macrolídeos, cefalosporinas • *Contraindicada a penicilina benzatina:* não há concentração do antimicrobiano no tecido linfático e na derme profunda
Escarlatina	• A escarlatina é provocada pela exotoxina pirogênica produzida pelo estreptococo situado na orofaringe, em ferida cirúrgica ou em sepse puerperal • Síndrome febril • Síndrome infecciosa • Exantema cutâneo escarlatiniforme (2º dia de doença): micropápulas eritematosas que desaparecem à vitropressão • Inicia no tórax e generaliza, sem o comprometimento das regiões palmoplantares • Palidez perioral (sinal de Filatov) • Linhas vermelho-escuras (hematomas) nas dobras cutâneas: axilas, virilhas, joelhos e cotovelos (sinal de Pastia) • Enantema com petéquias no palato e língua vermelha com papilas hipertrofiadas (língua em framboesa) • O exantema é seguido por descamação da pele, principalmente das regiões palmoplantares • A escarlatina varia em grau de gravidade, desde formas clínicas leves até formas graves hipertóxicas com artrite, icterícia, insuficiências renal, cardíaca e respiratória (eritrotoxina)	• Penicilina procainada IM (ver faringite) • Amoxicilina oral (ver faringite) • Penicilina cristalina IV (ver erisipela) • Tempo de tratamento – 10 dias • *Hipersensibilidade à penicilina:* macrolídeos, cefalosporinas • *Contraindicada a penicilina benzatina:* não há concentração sanguínea suficiente para controle desta infecção, que pode ser grave
Sepse com choque tóxico	• A síndrome do choque tóxico estreptocócico é caracterizada pelo início precoce do choque numa infecção pelo estreptococo do grupo A em paciente previamente saudável e com o sistema imune aparentemente normorreator • Tem correlação positiva com cortes, contusões, queimaduras, infecção secundária nas lesões de varicela, uso de anti-inflamatório não hormonal • Inicialmente, febre, calafrios, mialgia, vômitos e diarreia. Após 24-72 h aparece a dor localizada, na maioria dos casos precedendo os sinais de inflamação. Junto com a dor, ou logo após, surgem a hipotensão arterial e os sinais e sintomas da falência multiorgânica, além de um exantema eritematomacular difuso que evolui posteriormente para descamação • Letalidade 30-70%	• Penicilina G cristalina IV (ver erisipela) • Cuidados intensivos das alterações hemodinâmicas e manutenção das funções vitais • Imunoterapia (?) – gama-globulina IV com anticorpos neutralizantes da exotoxina pirogênica do *S. pyogenes*

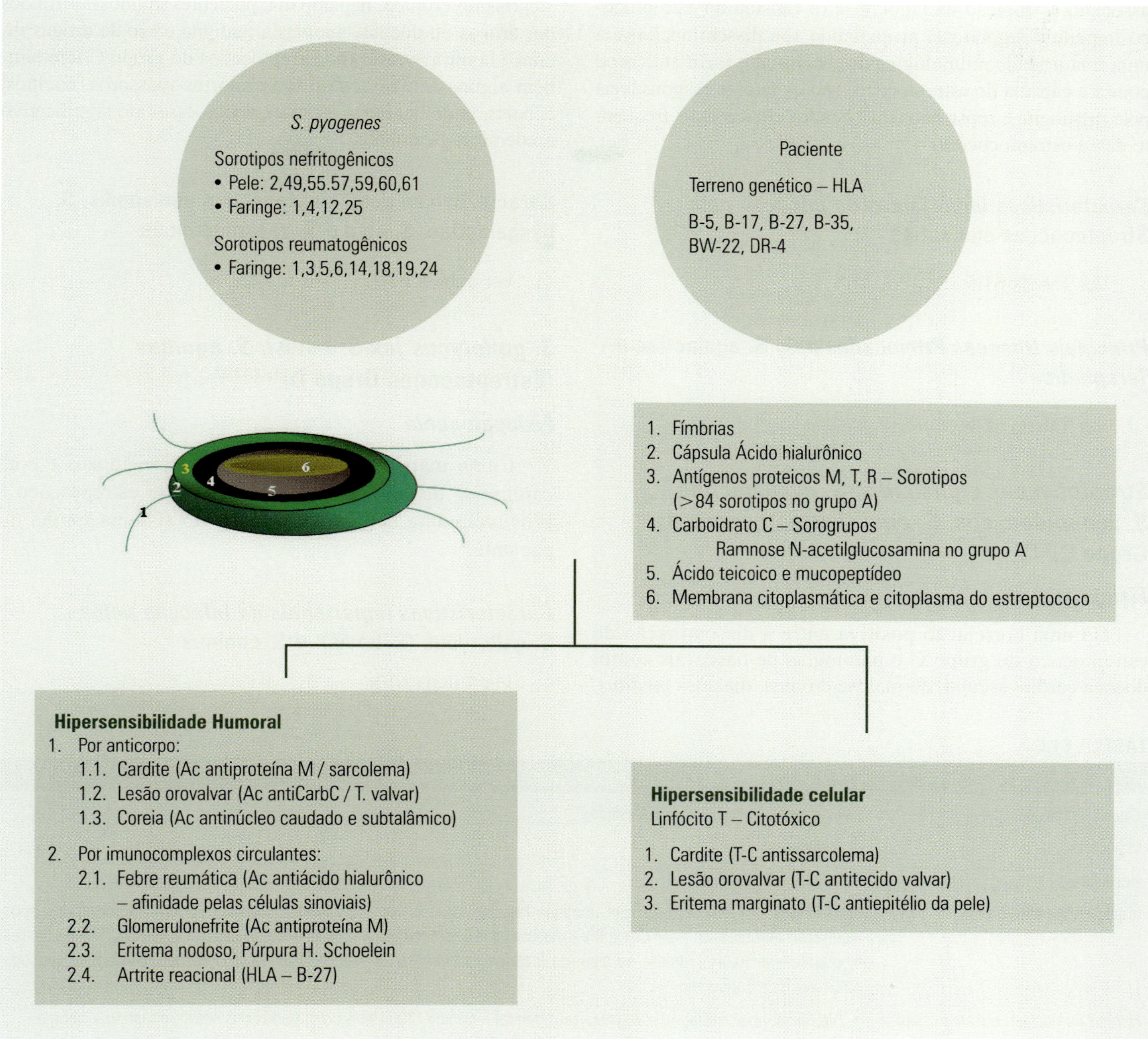

S. pyogenes

Sorotipos nefritogênicos
• Pele: 2,49,55.57,59,60,61
• Faringe: 1,4,12,25

Sorotipos reumatogênicos
• Faringe: 1,3,5,6,14,18,19,24

Paciente

Terreno genético – HLA

B-5, B-17, B-27, B-35, BW-22, DR-4

1. Fímbrias
2. Cápsula Ácido hialurônico
3. Antígenos proteicos M, T, R – Sorotipos
   (>84 sorotipos no grupo A)
4. Carboidrato C – Sorogrupos
        Ramnose N-acetilglucosamina no grupo A
5. Ácido teicoico e mucopeptídeo
6. Membrana citoplasmática e citoplasma do estreptococo

Hipersensibilidade Humoral
1. Por anticorpo:
   1.1. Cardite (Ac antiproteína M / sarcolema)
   1.2. Lesão orovalvar (Ac antiCarbC / T. valvar)
   1.3. Coreia (Ac antinúcleo caudado e subtalâmico)

2. Por imunocomplexos circulantes:
   2.1. Febre reumática (Ac antiácido hialurônico
        – afinidade pelas células sinoviais)
   2.2. Glomerulonefrite (Ac antiproteína M)
   2.3. Eritema nodoso, Púrpura H. Schoelein
   2.4. Artrite reacional (HLA – B-27)

Hipersensibilidade celular
Linfócito T – Citotóxico

1. Cardite (T-C antissarcolema)
2. Lesão orovalvar (T-C antitecido valvar)
3. Eritema marginato (T-C antiepitélio da pele)

FIGURA 61.2 – Patogenia das Complicações não Supurativas

TABELA 61.4

Antibioticoprofilaxia na Infecção Estreptocócica	
Doença / Objetivo / Indicação	**Esquemas de Antibioticoprofilaxia**
Febre reumática • Objetivo: evitar recaídas de febre reumática e consequentemente lesão valvar • Indicação: após um surto agudo	• Penicilina G benzatina 1.200.000 U IM a cada 28 dias (600.000 U crianças abaixo de 27 kg) • Penicilina V oral 400.000 U adultos (200.000 U para crianças) 12/12 h • Sulfadiazina oral 500 mg adultos (250 mg para crianças) de 12/12 h • Eritromicina oral 500 mg adultos (250 mg para crianças) de 12/12 h Tempo não inferior a 5 anos e podendo se estender por toda a vida
Erisipela de repetição • Objetivo: evitar elefantíase *nostra* • Indicação: após o segundo surto A utilização da antibioticoprofilaxia na erisipela é uma medida controversa	• Penicilina G benzatina • Penicilina V • Sulfadiazina • Eritromicina Esquemas de doses referidos para a febre reumática, acima. Tempo mínimo de 5 anos

associada à inibição da fagocitose (a cápsula do estreptococo impede a fagocitose, propiciando sua disseminação) e a uma imaturidade imunológica do recém-nato (sem anticorpo contra a cápsula do estreptococo) são os fatores responsáveis pela meningite e sepse neonatal (quadro clínico mais frequente dessa estreptococcia).

Características Importantes da Infecção pelo Streptococcus agalactiae

Ver Tabela 61.5.

Principais Doenças Provocadas pelo S. agalactiae e Terapêutica

Ver Tabela 61.6.

Streptococcus equisimilis, S. dysgalactiae, S. zooepidemicus, S. equi (Estreptococos do Grupo C)[2,11,15,22]

Fisiopatogenia

Há uma correlação positiva entre a disseminação do estreptococo do grupo C e patologias de base, tais como: doença cardiovascular, dermatose crônica, diabetes *mellitus*, alcoolismo crônico, hepatopatia, pacientes imunossuprimidos por drogas ou doença, neoplasia maligna e uso de drogas ilícitas via intravenosa. Os estreptococos do grupo C têm também alguns animais como reservatórios (pássaros, coelhos, cobaias, gado bovino – mastite), sendo esse fato significativo epidemiologicamente.

Características dos Streptococcus equisimilis, S. dysgalactiae, S. equi e S. zooepidemicus

Ver Tabela 61.7.

S. gallotycus (ex-S. bovis), S. equinus (Estreptococos Grupo D)[1a,2,12,22]

Fisiopatogenia

Como mais de 50% dos pacientes são idosos e com carcinoma de colo, a disseminação desse estreptococo é provavelmente devida à alteração no sistema imune do paciente.

Características Importantes da Infecção pelos S. gallotycus (S. bovis) e S. equinus

Ver Tabela 61.8.

TABELA 61.5

Streptococcus agalactiae – Características	
Características	**Cocos Gram-positivos em Cadeias**
Espécie	*S. agalactiae*
Hemólise	Beta (alfa ou gama)
Identificação laboratorial	Beta-hemolíticos em ágar-sangue, cadeias maiores que as de *S. pyogenes*, frequentemente pigmentadas após incubação aeróbica em ágar-Columbia (meio de Islam). Crescimento na presença de bile em ágar-MacConkey. Testes bioquímicos incluem: hidrólise de hipurato (positiva) e hidrólise de esculina (negativa). Possuem o antígeno capsular de Grupo B de Lancefield
Habitat no homem e transmissão	• *Habitat* normal: intestino e vagina. Trato genital feminino (20%-94% colonizadas pré-natal), intestino e faringe • Os bebês adquirem o organismo da mãe contaminada, ao nascimento ou por contato entre bebês em berçários, após o nascimento
Doenças[7,15]	• Meningite e sepse neonatal[15] • Primeiros 6 dias de vida: 10-15% de letalidade • Após 7 a 3 meses de vida: 2-6% de letalidade • Infecção puerperal • Corioamnionite • Infecção do trato urinário • Endocardite • Meningite • Mastite em bovinos
Tratamento e prevenção	• O *S. agalactiae* permanece sensível à penicilina, porém em menor grau que o *S. pyogenes*[19,20] • Nas infecções graves é necessária a combinação de penicilina com um aminoglicosídeo (sinergismo) • O rastreamento de mulheres grávidas não é confiável, mas antibióticos podem ser ministrados profilaticamente a bebês (especialmente prematuros), de mães portadoras[7]
Resistência bacteriana	• *Beta-lactâmicos*: raras cepas resistentes (alteração na PBPs) – mutação[19,20] • *Macrolídeos e lincosamidas*: raros sorotipos resistentes (alteração ribossomal)[21] • *Cotrimoxazol*: resistência ocasional e rara (alteração do metabolismo dos folatos) • *Tetraciclina*: resistência ocasional e rara (efluxo da droga) • *Cloranfenicol*: resistência ocasional e rara (inativação enzimática, impermeabilidade da membrana)

TABELA 61.6

Parâmetros	Meningite e Sepse Neonatal Causadas por *S. agalactiae*[7,15]	
	Início Precoce	**Início Tardio**
Início da clínica	Nas 72 h pós-nascimento	5 dias pós-nascimento
Prematuridade	Comum	Incomum
Complicações obstétricas	Comum	Incomum
Quadro clínico comum	Sepse + pneumonia + insuficiência respiratória Meningite 30% dos casos	Meningite mais de 75% dos casos
Frequência	1-3 de 1.000 nascidos vivos	0,6-1 de 100 nascidos vivos
Terapêutica	Penicilina ou ampicilina (2 a 3 semanas) + aminoglicosídeo (cefotaxima ou ceftriaxona na meningite)	Penicilina ou ampicilina (2 a 3 semanas) + aminoglicosídeo (cefotaxima ou ceftriaxona na meningite)
Letalidade	Mais de 50%	25%

TABELA 61.7

Características	Características dos *Streptococcus equisimilis, S. dysgalactiae, S. equi, S. zooepidemicus*
	Cocos Gram-positivos em Cadeias
Espécies	• Quatro sorotipos principais: *S. equisimilis, S. dysgalactiae, S. zooepidemicus* e *S. equi* • Reservatórios em animais domésticos: pássaros, coelhos, cobaias e gado bovino
Hemólise	Beta e raramente não hemolíticos
Habitat no homem e transmissão	• Nasofaringe, pele • Trato genital • Trato gastrintestinal • Pode ser transmitido por produtos animais contaminados (leite não pasteurizado, ovos)
Doenças[2,11]	• Pericardite • Endocardite • Faringite • Infecção puerperal • Pneumonia • Meningite • Glomerulonefrite difusa aguda
Tratamento e prevenção	• Penicilina G procainada, amoxicilina, penicilina G cristalina isolada ou associada a um aminoglicosídeo (efeito sinérgico) na dependência do quadro clínico[19,20] • O tempo de tratamento vai depender da gravidade do quadro clínico • Prevenção: pasteurização ou cocção dos alimentos derivados de animais reservatórios
Resistência bacteriana	• *Beta-lactâmicos*: não há resistência por produção de beta-lactamases [19,20] • *Macrolídeos e lincosamidas*: raros sorotipos resistentes (alteração ribossomal)[21] • *Cotrimoxazol*: resistência ocasional e rara (alteração do metabolismo dos folatos) • *Tetraciclina*: resistência ocasional e rara (efluxo da droga) • *Cloranfenicol*: resistência ocasional e rara (inativação enzimática, impermeabilidade da membrana)

S. canis e *S. milleri* (Estreptococos Grupo G)[2,11,15,22]

Fisiopatogenia

O quadro clínico está diretamente relacionado com doenças de base, como alcoolismo crônico, neoplasia maligna e diabetes *mellitus* descompensado. Essas condições provocam alterações no sistema inato e adquirido de defesa do paciente, facilitando a disseminação desta bactéria.

Características Importantes da Infecção pelos S. canis *e* S. milleri

Ver Tabela 61.9.

A condução terapêutica na infecção pelos estreptococos do grupo G é baseada no uso de antimicrobianos em pacientes imunocomprometidos; ou seja: drogas bactericidas, se necessário associações sinérgicas de antibióticos,

TABELA 61.8

Características da Infecção pelos *S. gallotycus, S. equinus*	
Características	*Cocos Gram-positivos em Cadeias*
Espécies	*S. gallotycus* (*S. bovis*), *S. equinus*
Hemólise	Gama
Habitat no homem e transmissão	Trato gastrintestinal
Patologias associadas	• Neoplasia maligna de colo em mais de 50% (carcinoma de cólon) • Neoplasia maligna gastrintestinal
Doenças[2,12]	• Bacteriemia em pessoas idosas • Endocardite em pessoas idosas
Tratamento e prevenção	• Penicilina G cristalina • Penicilina G cristalina + aminoglicosídeo (sinergismo) + controle da neoplasia maligna associada • Cefalosporinas • Clindamicina • Teicoplanina e vancomicina
Resistência bacteriana	• *Beta-lactâmicos*: não há resistência pela produção de beta-lactamases • *Macrolídeos e lincosamidas*: raros sorotipos resistentes (alteração ribossomal) • *Cotrimoxazol*: resistência ocasional e rara (alteração do metabolismo dos folatos) • *Tetraciclicna*: resistência ocasional e rara (efluxo da droga) • *Cloranfenicol*: resistência ocasional e rara (inativação enzimática, impermeabilidade da membrana)

TABELA 61.9

Características da Infecção pelos *S. canis, S. milleri*					
Grupo	*Espécies*	*Hemólise*	*Habitat Normal no Homem*	*Doenças Associadas*	*Doenças*
G	*S. canis* *S. milleri* microaerófilo	Beta	• Trato gastrintestinal • Vagina	Alcoolismo crônico Neoplasia maligna Diabetes *mellitus*	• Infecção puerperal • Erisipela, celulite, artrite • Faringite • Osteomielite • Meningite • Sepse • Abscesso (fígado e cérebro)

uso intravenoso, a dose mais alta possível e o tempo de uso vão depender da evolução clínica do paciente. Além de todos esses cuidados, é necessário o controle das doenças de base para uma boa evolução do paciente.

ESTREPTOCOCOS NÃO GRUPÁVEIS PELO CARBOIDRATO C DE LANCEFIELD

Streptococcus pneumoniae[13]

Fisiopatogenia

A cápsula protege o *S. pneumoniae* da fagocitose. A pneumolisina pode ter um papel como fator de virulência, mas não são conhecidas exotoxinas. A esplenectomia predispõe à doença sistêmica; a infecção viral também pode preceder a pneumonia pneumocócica (Figura 61.3).

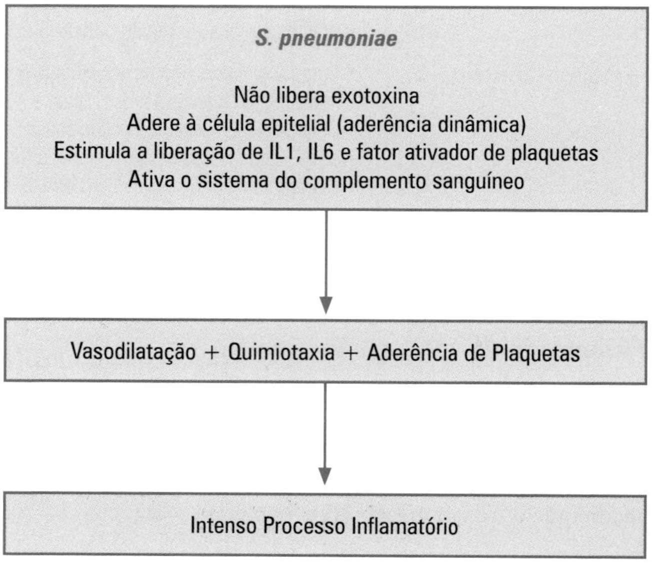

Características Importantes da Infecção pelo S. pneumoniae

Ver Tabela 61.10.

FIGURA 61.3 – Ação patogênica do *Streptococcus pneumoniae*.

TABELA 61.10

Características da Infecção pelo *S. pneumoniae*	
Características	• Cocos gram-positivos em cadeias, caracteristicamente em pares (diplococos) • As células medem aproximadamente 1 μm, frequentemente encapsuladas. Requerem sangue ou soro para crescimento • Capazes de respiração aeróbia e anaeróbia; o crescimento pode ser favorecido na presença de CO_2[13]
Espécie	• *Streptococcus pneumoniae,* com mais de 80 sorotipos[13]
Hemólise	• Alfa
Identificação laboratorial	• Em ágar-sangue forma colônias "desenhadas" que podem sofrer autólise em 48 h a 35°C. Catalase negativos • Suscetíveis à bile (teste de solubilidade na bile) e optoquina (hidrocloreto de etildrocupreína; disponível em discos de papel) • Cápsulas polissacarídicas podem ser demonstradas por técnicas apropriadas de coloração. São antigênicas e na presença de antissoro específico parecem aumentar em tamanho (reação de Quellung)

Habitat no homem e transmissão	• *Habitat* normal no trato respiratório humano
	• Até 4% da população podem abrigar o organismo em pequeno número
	• Transmissão via propagação de gotículas
	   – Crianças colonizadas: 20% a 40%
	   – Adultos colonizados: 5% a 10%

Doenças[13]	• Pneumonia (o tipo III capsular está frequentemente associado com pneumonia) • Otite • Meningite • Sinusite • Sepse • Endocardite • Pericardite
Tratamento e prevenção[1,3,15,22]	• Devido à resistência crescente dos estreptococos aos beta-lactâmicos em todos os países, nos pacientes graves, a utilização inicial com penicilina tem que ser muito criteriosa • Existe uma vacina ("Pneumovax") composta de 23 antígenos dos sorotipos mais comuns (não confere proteção contra outros sorotipos). Esses 23 antígenos vacinais protegem contra 90% das pneumonias pneumocócicas
Resistência bacteriana[1,9,20,21]	• *Beta-lactâmicos*: resistência crescente em todos os países (alteração nas PBPs), mutação. Resistência intermediária à penicilina (RI) = MIC 0,1-1 μg/mL; Resistência elevada = MIC > 2 μg/mL • *Macrolídeos e lincosamidas*: resistência crescente em todos os países (alteração ribossomal) • *Tetraciclinas*: resistência crescente em todos os países (retirada ativa da droga – efluxo) • *Cotrimoxazol*: resistência crescente em todos os países (alteração no metabolismo dos folatos) • *Cloranfenicol*: resistência pouco frequente (inativação enzimática e impermeabilidade) • *Fluoroquinolonas*: resistência rara (efluxo)

Descrição das Principais Doenças pelo S. pneumoniae e Terapêutica

Na Tabela 61.11 são descritas as doenças mais frequentes causadas pelo *S. pneumoniae* e a conduta terapêutica.

ESTREPTOCOCOS DO GRUPO *VIRIDANS*

A terminologia estreptococos *viridans* não se refere a uma espécie de estreptococo, mas a um grupo de estreptococos que têm características biológicas comuns, especificados a seguir.

S. anginosus, S. crista, S. gordoni, S. intermedius, S. milleri, S. mitis, S. mutans, S. oralis, S. parasanguis, S. salivarius, S. sanguis, S. vestibularis[11]

Fisiopatogenia

São bactérias com baixa virulência e baixa patogenicidade. A fisiopatogenia da doença provocada pelos estreptococos *viridans* está diretamente relacionada à aderência destas bactérias à célula endotelial cardíaca. A fibronectina é uma proteína secretada por células endoteliais, plaquetas e fibroblastos em resposta a um dano vascular; e é, possivelmente, um fator de aderência do estreptococo às válvulas cardíacas. Esta aderência é reforçada pelo ácido lipoteicoico da parede celular do estreptococo. Não foram identificadas exotoxinas nos estreptococos *viridans*[11].

Características Importantes da Infecção pelos Estreptococos *viridans*

Ver Tabela 61.12.

PEPTOSTREPTOCOCCUS E ESTREPTOCOCOS DO GRUPO INTERMEDIÁRIO (ANAERÓBIOS)[17]

Fisiopatogenia

É bem conhecida a tendência de os peptoestreptococos formarem abscessos. Há inúmeras possibilidades para justificar

TABELA 61.11

Manifestações Clínicas e Terapêuticas das Infecções por *S. pneumoniae*		
	Quadro Clínico	*Terapêutica*
Pneumonia (ver Capítulo 139 – Pneumonias)	• A doença viral pode preceder a pneumonia pneumocócica • Início súbito com febre alta, calafrios, dor pleurítica, dispneia e tosse produtiva com escarro ferruginoso. Herpes simples labial, icterícia, hemólise e dor abdominal podem ser encontrados • Formas graves com choque e insuficiência respiratória • Idoso: evolução arrastada, hipotermia, desidratação e hipotensão arterial • Rx de tórax (condensação lobar) – broncograma aéreo – resultante do intenso processo inflamatório • Derrame pleural em 30% dos casos	Sensíveis à penicilina • Amoxicilina oral • Penicilina G procaína IM • Penicilina G cristalina IV • Ceftriaxona IV Alergia à penicilina • Ceftriaxona IV • Macrolídeos oral • Fluoroquinolonas respiratórias (oral) • Doxiciclina (oral) • Vancomicina IV • Teicoplanina IV/IM Resistência à penicilina RI - igual ao sensível RR - vancomicina ou teicoplanina • Fluoroquinolonas respiratórias
Otite média aguda (ver Capítulo 129 – Otite)	• Dor no ouvido, irritabilidade • Febre pode estar presente ou não • Secreção purulenta no ouvido	• Igual à da pneumonia
Sinusite (ver Capítulo 143 – Rinossinusites)	• Febre • Secreção nasal purulenta • Cefaleia frontal ou dor facial	• Igual à da pneumonia
Meningite (ver Capítulo 118 – Meningoencefalites)	• Síndrome febril. Pode ocorrer hipotermia • Síndrome infecciosa. Febre, mal-estar geral, mialgia • Síndrome de hipertensão intracraniana. Cefaleia, fotofobia, vômitos sem náusea, abaulamento de fontanela • Síndrome de irritação meníngea. Rigidez de nuca, sinal de Kernig, sinal de Brudzinski, sinal de Lasègue • Vasculite cerebral (resultante do intenso processo inflamatório). Oftalmoplegia, paralisia facial	Sensíveis à penicilina • Penicilina G cristalina IV • Ampicilina IV • Ceftriaxona IV Alergia à penicilina • Ceftriaxona ou cefotaxima • Cloranfenicol • Vancomicina + rifampicina Resistência à penicilina e à ceftriaxona • Vancomicina • Cloranfenicol

tal achado, mas nenhuma cientificamente comprovada. Do lado bacteriano há os seguintes fatores: a) a presença de um polissacarídeo na cápsula da bactéria que impede a fagocitose; b) a presença de uma proteína chamada de 90-KD, que suprime os linfócitos e a proliferação dos fibroblastos; c) a produção de exotoxinas, como hialuronidase, desoxirribonuclease e sulfato de condroitina, que facilitam a liquefação da secreção e a disseminação do germe. Já para o lado do paciente a ausência do fragmento Fc nas imunoglobulinas, principalmente na IgG define um comprometimento do sistema humoral de defesa orgânico. A quimiotaxia leucocitária está normal.

Características Importantes da Infecção pelos Estreptococos Anaeróbios[2,17,22]

Ver Tabela 61.13.

DIAGNÓSTICO LABORATORIAL DAS ESTREPTOCOCCIAS

Exames Específicos

Exame Microbiológico

• Exame direto de diferentes materiais (coloração pela técnica de Gram).
• Pesquisa de antígeno bacteriano – reação do látex e reação de coaglutinação.
• Cultura em meio enriquecido com sangue.
• Antibiograma (principalmente na suspeita de estreptococos resistentes à penicilina).
• Hemólise em cultura para a classificação dos estreptococos em sorogrupos:
  – *beta-hemolítico:* estreptococos dos grupos A e B, alguns do grupo C e alguns anaeróbios;
  – *alfa e gama-hemolíticos:* grupo D, *S. pneumoniae* e estreptococos do grupo *viridans*.

TABELA 61.12

Características das Infecções Causadas pelos Estreptococos *viridans*	
Características	• Cocos gram-positivos anaeróbios facultativos. Não produzem catalase ou coagulase no ágar-sangue • Causam destruição parcial das hemácias, produzindo uma coloração esverdeada na cultura • Raramente produzem β-hemólise
Espécies	*S. anginosus, S. crista, S. gordoni, S. intermedius, S. milleri, S. mitis, S. mutans, S. oralis, S. parasanguis, S. salivaris, S. sanguis, S. vestibularis*
Hemólise	Alfa ou gama – raramente são beta-hemolíticos
Identificação laboratorial	Colônia esverdeada no meio de cultura; cocos gram-positivos; anaeróbios facultativos; não produzem catalase ou coagulase (exotoxinas)
Habitat no homem e transmissão	• Orofaringe • Trato gastrintestinal
Doenças[2,11,22]	• Cárie dentária • Periodontite • Endocardite • Sinusite • Abscesso cerebral • Meningite
Tratamento	• Penicilina G cristalina + aminoglicosídeo ou ampicilina + aminoglicosídeo A dose da penicilina aumenta com a resistência da bactéria. Endocardite MIC até $0,1\mu g/mL$ 10 milhões de UI de penicilina G cristalina + gentamicina MIC $0,1$-$0,5$ $\mu g/mL$ 20 milhões de UI de penicilina G cristalina + gentamicina MIC acima de $0,5$ $\mu g/mL$ 30 milhões de UI de penicilina G cristalina + gentamicina • Ceftriaxona • Teicoplanina • Vancomicina • Cloranfenicol • Imipeném
Resistência bacteriana	• *Beta-lactâmicos*: resistência crescente (alteração nas PBPs); mutação • *Macrolídeos e lincosamidas*: raros sorotipos resistentes (alteração ribossomal) • *Cotrimoxazol*: resistência ocasional e rara (alteração do metabolismo dos folatos) • *Tetraciclina*: resistência ocasional e rara (efluxo da droga) • *Cloranfenicol*: resistência ocasional e rara (inativação enzimática, impermeabilidade da membrana

TABELA 61.13

Estreptococos Anaeróbios – Características	
Características	Estreptococos anaeróbios, nas culturas em ágar, têm um cheiro característico de caramelo (formação de um metabólito diacetil)
Espécie	*Peptostreptococcus anaerobius, P. asaccharolyticus* e outros Grupo intermediário: *S. intermedius*, *S. constellatus* e *S. anginosus*
Hemólise	Gama, alfa e beta
Identificação laboratorial	Estreptococos que necessitam de CO_2 para seu crescimento; portanto, são microaerofílicos ou anaeróbios, com colônias pequenas (menores que 0,5 mm) e são classificadas pelo tipo de hemólise na cultura e pelos antígenos de Lancefield, onde estão localizados nos sorogrupos A, C, F ou G
Habitat no homem e transmissão	• Orofaringe • Trato gastrintestinal • Trato urinário
Doenças	• Infecção oral, periodontopatia • Infecção torácica, infecção abdominal • Abscesso cerebral, empiema, endocardite
Tratamento	• Penicilina G cristalina + aminoglicosídeo ou cefalosporina injetável ou cloranfenicol • Alergia a beta-lactâmico: vancomicina ou teicoplanina ou clindamicina
Resistência Bacteriana	• *Beta-lactâmicos*: não há resistência pela produção de beta-lactamases • *Macrolídeos e lincosamidas*: raros sorotipos resistentes (alteração ribossomal) • *Cotrimoxazol*: resistência ocasional e rara (alteração do metabolismo dos folatos) • *Tetraciclina*: resistência ocasional e rara (efluxo da droga) • *Cloranfenicol*: resistência ocasional e rara (inativação enzimática, impermeabilidade da membrana

Exame Sorológico

- Dosagem de antiestreptolisina O (ASO ou ASLO) – presente quando a infecção é pelo estreptococo beta--hemolítico, mas não é exclusiva do grupo A. Quando há comprometimento cutâneo isolado, esta reação é negativa.
- Dosagem de anti-hialuronidase – idem.
- Dosagem de antidesoxirribonuclease B (antiestreptoquinase) – idem.
- Dosagem de antiadenina-nicotinamida-dinucleotidase – idem.
- Teste CAMP – identifica a presença do *Streptococcus agalactiae*.

Exames Inespecíficos

Outros exames que auxiliam no acompanhamento da evolução do paciente são: hemograma completo + VHS + plaquetas; proteína C-reativa; alfa-1-glicoproteína ácida; mucoproteínas; gama-globulina; exame de imagens; exame do liquor; outros, na dependência do quadro clínico do paciente.

PROFILAXIA

Para qualquer sorogrupo ou sorotipo de estreptococo, a transmissão mais importante é a direta e através do contato íntimo. A transmissão indireta, via utensílios ou roupas, é rara. Pode ocorrer, porém, via água, leite não pasteurizado e ovos. Alguns animais domesticados, como pássaros, coelhos e cobaias, podem ser os reservatórios do *S. equisimilis*.

As principais medidas profiláticas mais utilizadas são:

- *lavar as mãos:* principalmente o pessoal da área de saúde;
- *contatos íntimos:* observação clínica para identificação precoce da doença;
- *berçário:* crianças colonizadas: tratamento adequado;
- imunoterapia específica através de vacinação;
- vacina antipneumocócica com antígenos para 23 sorotipos (atingindo 90% das pneumonias);
- vacina antiestreptocócica ainda em desenvolvimento.

REFERÊNCIAS BIBLIOGRÁFICAS

1. Azevedo ECL. Febre reumática. In: Oliveira SKF, Azevedo ECL. Reumatologia Pediátrica. Rio de Janeiro: Medsi; 1991. p. 139-59.
2. Baldy JSS. Estreptococias. In: Veronesi R, Focaccia R. Tratado de Infectologia. São Paulo: Atheneu; 1997. p. 669-87.
3. Bisno AL, van de Rijn I. Classification of Streptococci. In: Mandell, Douglas and Bennett´s Principles and Practice of Infectious Diseases. 4th ed. New York: Churchill Livingstone; 1995. p. 1784-85.
4. Bisno AL, van de Rijn V. *Streptococcus pyogenes* In: Mandell, Douglas and Bennett´s Principles and Practice of Infectious Diseases. 4th ed. New York: Churchill Livingstone; 1995. p. 1786-99.
5. Bisno AL, van de Rijn V. Nonsuppurative poststreptococcal sequelae: rheumatic fever and glomerulonephritis. In: Mandell, Douglas and Bennett´s Principles and Practice of Infectious Diseases. 4th ed. New York: Churchill Livingstone; 1995. p. 1799-810.
6. Déry P et al. Dor de garganta e febre. In: Pechère JC. Como reconhecer, entender e tratar as infecções. São Paulo: Andrei; 1986. p. 57-82.
7. Edwards MS, Baker CJ. *Streptococcus agalactiae* (grupo B streptococcus) In: Mandell, Douglas and Bennett´s Principles and Practice of Infectious Diseases. 4th ed. New York: Churchill Livingstone; 1995. p. 1835-45.
8. Golberg AC, Kalil J. Suscetibilidade genética à doença reumática do coração: papel do complexo principal de histocompatibilidade. Rev Soc Cardiol São Paulo. 1995;5:184-89.
9. Guilherme L, Kalil J. Imunologia da febre reumática. Rev Soc Cardiol São Paulo. 1993;3:1-6.
10. Guilherme L et al. Human-infiltrating T cell clones from rheumatic heart disease patients recognize both streptococcal and cardiac proteins. Circulation. 1995;92:415-20.
11. Johnson CC, Turkel DL. Viridans *Streptococcus* and groups C and G *Streptococcus*. In: Mandell, Douglas and Bennett´s Principles and Practice of Infectious Diseases. 4th ed. New York: Churchill Livingstone; 1995. p. 1845-61.
12. Moellering Jr RC. Enterococcus species, streptococcus bovis and leuconostoc species. In: Mandell, Douglas and Bennett´s Principles and Practice of Infectious Diseases. 4th ed. New York: Churchill Livingstone; 1995. p. 1826-35.
13. Musher DM. *Streptococcus pneumoniae*. In: Mandell, Douglas and Bennett´s Principles and Practice of Infectious Diseases. 5th ed. Philadelphia: Churchill Livingstone; 2000. V. 2. p. 2128-46.
14. Robinson JH, Kehoe MA. Group A streptococcal M proteins: virulence factors and protective antigens. Immunol Today. 1992;3:362-67.
15. Santos VP. Estreptococcias. In: Farhat CK, Carvalho ES, Carvalho LHFR. Infectologia Pediátrica. São Paulo: Atheneu; 1994. p. 231-44.
16. Stollerman GH. Rheumatogenic streptococci and autoimmunity. Clin Immunol Immunopathol. 1991;61:113-42.
17. Stratton CW. *Streptococcus intermedius* group. In: Mandell GL et al. Mandell, Douglas and Bennett´s Principles and Practice of Infectious Diseases. 4th ed. New York: Churchill Livingstone; 1995. p. 1861-64.
18. Tavares W. Uso profilático dos antibióticos. In: Tavares W (ed). Manual de Antibióticos e Quimioterápicos Anti-infecciosos. 3ª ed. São Paulo: Atheneu; 2001. p. 351-99.
19. Tavares W. Penicilinas e análogos – amidinopenicilinas, metoxipenicilinas e formamidopenicilinas. In: Tavares W (ed). Manual de Antibióticos e Quimioterápicos Anti-infecciosos. 3ª ed. São Paulo: Atheneu; 2001. p. 403-60.
20. Tavares W. Cefalosporinas e Análogos - cefamicinas e oxacefemas. In: Tavares W (ed). Manual de Antibióticos e Quimioterápicos Antiinfecciosos. 3ª ed. São Paulo: Atheneu; 2001. p. 461-527.
21. Tavares W. Macrolídeos, Azalídeos, Cetolídeos e Estreptograminas. In: Tavares W (ed). Manual de Antibióticos e Quimioterápicos Antiinfecciosos. 3ª ed. São Paulo: Atheneu; 2001. p. 665-705.
22. Whitnack E. Estreptococos. In: Schaechter M, Medoff G, Eisenstein I, Guerra H. Microbiologia. Enfoque mediante resolução de problemas. 2ª ed. Baltimore: Editora Medica Panamericana; 1994. p. 218-43.

STREPTOCOCCUS PYOGENES E PANDAS

Recentemente, foi descrita uma possível nova doença de caráter neuropsiquiátrico, relacionada a uma grave desordem inflamatória pós-infecção estreptocócica (faringoamigdalite ou escarlatina), associada também a uma predisposição genética ainda não definida. Esse novo quadro clínico recebeu o nome de PANDAS, que nada mais é que o acrônimo do termo inglês *Pediatric Autoimmune Neuropsychiatric Disorder Associated with Streptococcus,* e o mecanismo exato para seu surgimento ainda não foi esclarecido. Acredita-se que ocorra algo muito semelhante à coreia de Sydenham, já que uma das áreas do cérebro afetadas pela PANDAS também são os gânglios da base do sistema nervoso. Exames de ressonância magnética realizados em pacientes revelam que o núcleo caudado, o globo pálido e o putâmen apresentam aumento de volume. A doença ocorre em crianças de ambos os sexos, predominando no masculino (2,6:1), com idade desde 3 anos até a puberdade.

Essas crianças caracteristicamente apresentam transtornos obsessivo-compulsivos e/ou tiques que surgem ou pioram de forma repentina, durante ou após a infecção estreptocócica, podendo o período de incubação ser tão curto como 1 semana. Outros sintomas também podem estar associados: dificuldade no aprendizado, *deficit* de atenção e hiperatividade, depressão, ansiedade, alteração do humor (irritabilidade, tristeza, labilidade emocional), distúrbio do sono, alterações motoras finas ou grosseiras (escrita). O início dos sintomas é dramático e com frequência o paciente se recorda de como e quando começou precisamente. A resolução é lenta e gradual em semanas, meses ou mais tempo. Quando se recupera, a criança passa semanas ou meses sem problemas, até que uma nova infecção estreptocócica desencadeia novamente os sintomas, caracterizando um curso clínico de remissões e recidivas. Nas crianças com suspeita de PANDAS, recomenda-se verificar se o estreptococo ainda está colonizando a orofaringe ou se ocorreu elevação dos níveis de anticorpos antiestreptocócicos (ASO, que alcança o máximo depois de 3 a 6 semanas, e o anti-DNAse, após 6 a 8 semanas). Deve-se realizar a dosagem inicial e repetir o exame para verificar se os títulos estão subindo, o que significará infecção recente. O nível absoluto da elevação não é relevante, porque não se correlaciona com a gravidade.

Deve-se ter em mente que um alto nível de anticorpos antiestreptocócicos sozinho não confirma o diagnóstico de PANDAS, assim como um nível baixo sozinho também não descarta a doença. Existem cinco critérios (estabelecidos em 1998 por Swedo e cols.) para o diagnóstico de PANDAS: 1- presença de transtorno obsessivo-compulsivo e/ou tiques; 2- idade de início (3 anos até puberdade); 3- curso clínico de remissões e recidivas; 4- associação com infecção com *Streptococcus pyogenes* (faringoamigdalite ou escarlatina); 5- associação com anormalidades neuropsiquiátricas. Ainda não existem estudos que mostrem como deve ser o tratamento de PANDAS. De modo geral, se houver a infecção estreptocócica, esta deve ser tratada, como já mencionado, já que os sintomas de PANDAS só cessarão se a infecção for erradicada. Os demais sintomas relacionados ao transtorno obsessivo-compulsivo e tiques poderão ser manejados com a terapêutica convencional: inibidores de recaptação da serotonina (resposta 50% a 75%) e terapia cognitiva comportamental (67% a 100%). A profilaxia com antibióticos ainda é questionável. A amidalectomia não é recomendável.

Referências Bibliográficas

1. Giovanonni G. PANDAS: visão geral da hipótese. Rev Bras Psiquiatr. 2004;26: 222-23.
2. Miller DL, Laxer RM. Review article: Pediatric autoimmune neuropsychiatric disorders associated with streptococcal infection (PANDAS). Disponível em: http://www.pedrheumonline-journal.org/Apr/reviewarti.htm. Acessado em: set. 2011.
3. National Institute of Mental Health. PANDAS study is currently recruiting patients. Disponível em: http://intramural.nimh.nih.gov/pdn/web.htm. Acessado em: set. 2011.
4. Oliveira SKF. PANDAS: a new disease? J Pediatr (Rio J). 2007;83:201-08.
5. Singer HS. PANDAS-Pediatric autoimmune neuropsychiatric disorders associated with streptococcal infection: constitui-se num transtorno clínico especifico? Rev Bras Psiquiatr. 2004;26:220-21.
6. Stewart E, Murphy T. PANDAS fact sheet. Disponível em: http://www.ocfoundation.org/uploadedFiles/MainContent/Find_Help/PANDAS%20Fact%20Sheet.pdf?n=4866. Acessado em: set. 2011.

STREPTOCOCCUS PNEUMONIAE E SÍNDROME HEMOLÍTICO-URÊMICA

A síndrome hemolítico-urêmica (SHU) é caracterizada por uma tríade clínica: anemia hemolítica, trombocitopenia e insuficiência renal aguda. É uma das principais causas de insuficiência renal aguda na infância. Cerca de 90% dos casos de SHU são precedidos de gastrenterite aguda (D+SHU), sendo a maioria (> 80%) causada por *Escherichia coli* 0157:H7, produtora de toxina do tipo Shiga. Um grupo menor, chamado de SHU atípica (D-SHU), por não estar associado com quadros diarreicos, tem como causa, entre outras, uso de fármacos, herança genética, gravidez, transplante de órgãos e infecções.

Em 1971, a associação da D-SHU com infecções invasivas pelo *Streptococcus pneumoniae* foi descrita pela primeira vez. É conhecida como SHU-SP. É uma complicação rara da doença pneumocócica invasiva, e sua incidência é desconhecida, mas tem causado interesse pelos relatos crescentes e por ser uma complicação com alta morbidade e mortalidade. Habitualmente, aparece associada a pneumonias ou meningites pneumocócicas. Acredita-se que a síntese de neuraminidase pelo pneumococo teria papel fundamental na fisiopatogenia da SHU-SP, já que esta enzima levaria à quebra do ácido n-acetil-neuramínico (também conhecido como ácido siálico), constituinte das glicoproteínas das membranas celulares das células endoteliais, plaquetas, hemácias e células glomerulares. Assim, ocorreria exposição do antígeno Huebner-Thomsen-Friedenreich (ou antígeno T). Como a maioria dos indivíduos possui anticorpos naturais IgM anti-T circulantes, a ligação desses anticorpos ao antígeno T promoveria lesão endotelial, hemólise e plaquetopenia.

Esta patogênese foi primeiramente descrita por Klein e cols., em 1977, e tem sofrido críticas, pois se observa que o antígeno T pode ser detectado em aproximadamente 50% das crianças com doença pneumocócica invasiva sem SHU e não é encontrado em todas as crianças com SHU-SP. É necessário esclarecer também o papel da neuraminidase pneumocócica, pois se sabe que ela tem a capacidade de bloquear o efeito inibitório do complemento pelo fator H em glóbulos vermelhos humanos, tornando-os vulneráveis à lise induzida pelo complemento. Especula-se, ainda, que talvez haja uma variação individual na quantidade de anticorpos anti-T circulantes ou na quantidade de neuraminidase produzida pelas cepas e sorotipos de *S. pneumoniae*. Os sorotipos mais identificados na SHU-SP são o 14, seguido do 6B e 23F. Nos EUA e Reino Unido, os sorotipos 19A e 3 têm surgido com maior frequência após a instituição da imunização antipneumocócica com a vacina conjugada heptavalente. O intervalo entre o início dos sintomas da doença pneumocócica e o desenvolvimento da SHU varia de 1 dia a 2 semanas (7 dias, em média). A maioria dos casos é referida em crianças menores de 2 anos. O tratamento baseia-se no manuseio da insuficiência renal aguda e dos distúrbios hematológicos. O tempo de anúria é o melhor preditor da doença e a presença de hipertensão arterial e proteinúria é fator prognóstico de evolução para insuficiência renal crônica.

Em 75% a 100% dos casos de SHU, há indicação de diálise e o tratamento dialítico pode se estender por 10 a 32 dias, sendo o método escolhido em cada caso pelo nefrologista. A mortalidade na SHU-SP gira em torno de 29% a 50%. Há casos relatados de evolução para insuficiência renal crônica e transplante renal em percentuais variados. Recomenda-se atenção redobrada para o diagnóstico de SHU em crianças com doença pneumocócica invasiva e acometimento hematológico ou renal grave. Seu reconhecimento e a instituição precoce de diálise podem aumentar a sobrevida dos pacientes.

Referências Bibliográficas

1. Bender JM et al. Epidemiology of *Streptococcus pneumoniae*-induced hemolytic uremic syndrome in Utah children. Pediatr Infect Dis J. 2010;29:712-16.
2. Geary DF. Hemolytic uremic syndrome and *Streptococcus pneumoniae*: improving our understanding. J Pediatr. 2007;151:113-14.
3. Cestari ALO et al. Síndrome hemolítico-urêmica relacionada à infecção invasiva pelo *Streptococcus pneumoniae*. Rev Paul Pediatr. 2008;26:88-92.
4. Urdaneta-Carruyo E et al. Síndrome hemolítico urémico asociado a neumonia neumocócica. Rev Mex Pediatr. 2010:77:10-13.
5. Martori AF et al. Enfermedad neumocócica invasiva y síndrome hemolítico urémico. An Pediatr (Barc). 2008;68:269-72.
6. Waters AM et al. Hemolytic uremic syndrome associated with invasive pneumococcal disease: the United Kingdom experience. J Pediat. 2007;151:140-44.

STREPTOCOCCUS PNEUMONIAE E RESISTÊNCIA

Nos últimos anos, relata-se na literatura médica a crescente resistência antimicrobiana do pneumococo na doença invasiva e não invasiva.

A doença pneumocócica invasiva é definida como infecção associada ao isolamento do *S. pneumoniae* de um sítio normalmente estéril (sangue, liquor, líquido sinovial ou pleural). Causa maior morbidade e mortalidade em crianças menores de 2 anos. A infecção pelo *S. pneumoniae* sempre é precedida por colonização nasofaríngea assintomática, especialmente alta em crianças saudáveis. Nesse processo de colonização, ocorre um balanço competitivo entre as bactérias colonizadoras da região (estreptococos α-hemolíticos, *S. pneumoniae*, *H. influenzae*, *S. aureus* e *M. catarrhalis*), que pode ser alterado pelo uso de antimicrobianos (nos últimos anos, tem-se observado um aumento da colonização com pneumococos resistentes). O portador nasofaríngeo do pneumococo seria uma importante fonte de disseminação horizontal desse patógeno dentro da comunidade, incluindo clones multidrogas-resistentes. Aglomerações, como ocorrem em hospitais, creches e prisões, aumentam a disseminação horizontal das cepas pneumocócicas. As crianças, por terem o mais alto nível de colonização e por terem índices mais altos de aglomeração, são consideradas o mais importante vetor de disseminação de cepas pneumocócicas dentro da comunidade. Parte da estratégia de profilaxia da doença causada pelo *S. pneumoniae* foca na prevenção da colonização nasofaríngea, especialmente de crianças, pois o pré-requisito para a infecção pneumocócica é a colonização nasofaríngea com a cepa homóloga.

A mortalidade por infecções pneumocócicas diminuiu consideravelmente nas primeiras décadas do século passado com o uso das sulfonamidas e da penicilina G, o que fez com que as primeiras pesquisas sobre o uso de vacinas fossem abandonadas. Com o surgimento de cepas de pneumococos com resistência aos ß-lactâmicos nos idos de 1960-1970 e sua disseminação pelo mundo, principalmente clones multidrogas-resistentes (sorotipos 6B, 9V, 14, 19A, 19F e 23F), retornou o interesse na fabricação de vacinas. Em 1983, foi produzida uma vacina com antígenos capsulares de 23 sorotipos (1, 2, 3, 4, 5, 6B, 7F, 8, 9N, 9V, 10A, 11A, 12F, 14, 15B, 17F, 18C, 19A, 19F, 20, 22F, 23F e 33F), teoricamente capaz de proteger contra 80% a 90% das doenças pneumocócicas. Contudo, por ser menos imunogênica em crianças de 2 anos e em pacientes imunocomprometidos, não foi eficaz na prevenção da doença invasiva na população de maior risco.

Criou-se, então, a vacina heptavalente conjugada, que utiliza antígenos capsulares dos sorotipos mais envolvidos na infecção invasiva em crianças menores de 4 anos de idade e mais associados à resistência antimicrobiana (4, 6B, 9V, 14, 18C, 19F e 23F), capaz de prevenir até 85% dos casos de doença pneumocócica invasiva nos EUA (efeito menos visível nas otites médias e pneumonia). A cobertura vacinal da heptavalente no Brasil é estimada em 59% a 63%. Desde o ano 2000, o Comitê Assessor em Práticas de Imunização dos EUA, ACIP (*US Advisory*

Comitee for Immunization Practices), recomenda a vacinação antipneumocócica com a vacina heptavalente conjugada em todas as crianças com menos de 2 anos de idade e nas crianças de 2 a 5 anos com risco aumentado de doença pneumocócica.

Após a introdução da vacinação regular, ocorreu uma redução drástica da incidência de infecções pneumocócicas invasivas com os sorotipos vacinais e, ainda, uma redução em grupos não vacinados (adultos maiores de 65 anos). No entanto, começou a ser descrita a "substituição" da colonização da nasofaringe por sorotipos não vacinais, particularmente os sorotipos 19A, 6A e 1. Os sorotipos 19A e 6A foram os primeiros associados com múltipla resistência antimicrobiana em crianças, e o sorotipo 19A tem sido o mais implicado nas doenças invasivas na atualidade. O sorotipo 1 tem sido associado com empiemas. De modo geral, outros sorotipos também têm sido descritos: 3, 7F, 15C, 22 e 33F. Acredita-se que um fator contribuinte para o aumento da resistência pneumocócica aos antimicrobianos entre os sorotipos não vacinais seja o aumento na prevalência dos isolados *erm(B)* + *mef(A)*, pois a maioria dessas cepas é resistente a grande número de antimicrobianos.

O gene *erm(B)* estaria envolvido com um elevado nível de resistência aos macrolídeos. Alta proporção de isolados *erm(B)* + *mef(A)* são cepas de clones internacionais do sorogrupo 19 (19A ou 19F) e aproximadamente 25% dos pneumococos isolados nos EUA e na Europa Ocidental são resistentes a macrolídeos, enquanto em algumas regiões da Ásia excede 90%. Demonstra-se uma associação entre o uso generalizado de macrolídeos, em especial da azitromicina, e a resistência do *S. pneumoniae*, e não apenas à classe de macrolídeos, mas a outras, como as penicilinas. A longa meia-vida da azitromicina torna o seu uso muito frequente, mas por ser eliminada lentamente e permanecer em concentrações subinibitórias nos tecidos por semanas, serviria como um eficiente selecionador de resistência dos pneumococos aos macrolídeos. Crianças tratadas com azitromicina albergam, de modo significativo, mais cepas resistentes na sua microbiota oral do que crianças que receberam outros macrolídeos. Pneumococos isolados de doenças invasivas, resistentes a β-lactâmicos, sulfametoxazol-trimetoprim e eritromicina tiveram incidência muito mais alta em pacientes tratados previamente com azitromicina (nos 3 meses anteriores à infecção pneumocócica invasiva) do que os que usaram outros macrolídeos ou antimicrobianos de outras classes.

A resistência aos macrolídeos tem complicado a terapêutica empírica inicial das pneumonias comunitárias, pois esses antimicrobianos são comumente recomendados por sua atividade contra *S. pneumoniae* e patógenos atípicos. Discute-se se a resistência *in vitro* tem correspondência na falha na resposta clínica, e ainda não há uma definição. Alguns autores sugerem, nas casos mais graves, o uso de telitromicina, que tem se mantido ativa contra a maioria dos pneumococos resistentes aos macrolídeos, ou as fluoroquinolonas, que também podem ser uma opção nos casos sem contraindicação para seu uso. A resistência às fluoroquinolonas tem sido pouco relatada e, em geral, está associada a alguns fatores de risco: pacientes residentes em asilos, atendidos em *home-care*, hospitalizados e com história de uso prévio de fluoroquinolonas, especialmente nos 3 meses que antecederam a doença atual. Quando se trata de meningite pneumocócica, há um risco substancial de que haja falha terapêutica se o *S. pneumoniae* apresentar resistência às penicilinas e se um desses antibióticos for usado na terapêutica.

No Brasil, dados recentes (2010) do Projeto SIREVA[10], promovido pela Organização Pan-americana de Saúde, mostram resistência às penicilinas em 32% de pneumococos isolados de pacientes com meningite (com variações entre as faixas etárias de 23% a 68%); em pacientes com infecção não meningite a resistência elevada é desprezível e a resistência intermediária é de 7,2% (com variações entre as faixas etárias de 1,5% a 21%). A resistência aos macrolídeos é de 11,3% (variação de 8% a 22%, conforme a faixa etária). Verifica-se, nesse estudo, que a resistência do pneumococo isolado de infecção que não seja meningite é maior para os macrolídeos que para as penicilinas. Em função da grande resistência pneumocócica às penicilinas na atualidade, a recomendação das autoridades médicas para o tratamento inicial de meningite bacteriana por germe não identificado é o emprego de uma cefalosporina da terceira geração (ceftriaxona ou cefotaxima). Contudo, dados mundiais vêm mostrando lenta elevação de resistência também às cefalosporinas. Os dados do Projeto SIREVA para o Brasil revelam, em pacientes com meningite, resistência elevada do pneumococo à ceftriaxona de 1,9% (variação de 0 a 5%) e resistência intermediária de 7,5% (variação de 0 a 22,6%). No Brasil, não foi demonstrada resistência do pneumococo à vancomicina.

Considerando esses fatos, e devido à gravidade da doença, a associação de vancomicina com ceftriaxona ou cefotaxima vem sendo recomendada no tratamento empírico de meningite pneumocócica (ou meningite bacteriana por germe desconhecido), até que se obtenha o resultado do cultivo do liquor e da sensibilidade da cepa do microrganismo isolado. Se o estudo microbiológico permitir, apontando suscetibilidade pneumocócica à cefalosporina, a vancomicina pode ser retirada. Alternativamente, o paciente poderá ser tratado com meropeném.

A resistência do *S. pneumoniae* aos antimicrobianos tem gerado pesquisas buscando novas composições de vacina, quer acrescentando outros sorotipos à heptavalente (vacina 9-valente e 11-valente), quer criando vacinas baseadas em proteínas constituintes do *S. pneumoniae* (PspA, PsaA e pneumolisina) que poderiam ser associadas às vacinas já existentes, aumentando sua eficácia e promovendo cobertura contra os sorotipos não selecionados. Os estudos do Projeto SIREVA e outros, visando ao conhecimento das cepas dos pneumococos prevalentes no Brasil e sua sensibilidade aos fármacos antimicrobianos, são determinantes de condutas terapêuticas contra esse microrganismo e de produção de vacinas que protejam contra sua infecção.

Referências Bibliográficas

1. Bogaert D, Groot R, Hermans PWM. *Streptococcus pneumonia* colonization: the key to pneumococcal disease. Lancet Infect Dis. 2004;4:144-53.

1a. Boleij A et al. Clinical Importance of *Streptococcus gallolyticus* infection among colorectal cancer patients: systematic review and meta-analysis. Clin Infect Dis. 2011;53:870-78.

2. Brouwer MC, Tunkel AR, van de Beek D. Epidemiology, diagnosis and antimicrobial treatment of acute bacterial meningitidis. Clin Microbiol Rev. 2010;23:467-92.

3. Farrell DJ, Klugman KP, Pichichero M. Increased antimicrobial resistance among nonvaccine serotypes of *Streptococcus pneumoniae* in the pediatric population after the introduction of 7-valent pneumococcal vaccine in the United States Pediat Infect Dis J. 2007;26:123-28.

4. Greenberg D et al. The association between antibiotic use in the community and nasofaringeal carriage of antibiotic-resistant *Streptococcus pneumoniae* in Bedouin children. Pediatr Infect Dis J. 2008;27:776-82.

5. Hsu HE et al. Effect of pneumococcal conjugate vaccine on pneumococcal meningitis. N Engl J Med. 2009;360:244-56.

6. Jenkins SG, Farrell DJ. Increase in pneumococcus macrolide resistance, United States. Emerg Infect Dis. 2009;15:1260-64.

7. Kaplan SLL et al. Serotype 19A is the most common serotype causing invasive pneumococcal infections in children. Pediatrics. 2010;125(3):429-36.

8. Messina AF et al. Impact of the pneumococcal conjugate vaccine on serotype distribution and antimicrobial resistance of invasive *Streptococcus pneumoniae* isolates in Dallas, TX, children from 1999 through 2005. Pediatr Infect Dis J. 2007;26:461-67.

9. Nigrovic LE et al. Children with bacterial meningitis presenting to the emergency department during the pneumococcal conjugate vaccine era. Acad Emerg Med. 2008;15:522-28.

10. Organización Panamericana de la Salud. Informe Regional de SIREVA II, 2010. OPS: Washinton, DC, 2011. p. 54-75. Disponível em: http://www.sbpt.org.br/downloads/arquivos/COM_INFEC/COM_INFEC_SIREVA%202010_I.pdf Acessado em : jan. 2012.

11. Velasquez PAG et al. High prevalence of children colonized with penicillin-resistant *Streptococcus pneumoniae* in public day-care centers. J Pediatr (Rio J). 2009;85:516-22.

12. Vieira AC et al. *Streptococcus pneumoniae*: estudo das cepas isoladas de liquor. J Pediatr (Rio J). 2007;83:71-78.

13. Yanagihara K et al. Efficacy of azithromycin in the treatment of community-acquired pneumonia, including patients with macrolide-resistant *Streptococcus pneumoniae* infection. Inter Med. 2009;48:527-35.

62 Estrongiloidíase

- ■ José Roberto Lambertucci
- ■ Izabela Voieta da Silva Teixeira

(CID 10 = B78 - Estrongiloidíase; B78.0 - Estrongiloidíase intestinal; B78.1 - Estrongiloidíase cutânea; B78.7 - Estrongiloidíase disseminada; B78.9 - Estrongiloidíase não especificada)

INTRODUÇÃO

A estrongiloidíase representa doença endêmica em regiões tropicais e subtropicais, ocorrendo como casos isolados em países de clima temperado. Ao contrário de outros helmintos, o *Strongyloides stercoralis*, agente causador da doença, pode completar seu ciclo de vida inteiramente no organismo do homem[7]. Como consequência, a agressão dos vermes adultos ao indivíduo infectado pode aumentar substancialmente através do ciclo de autoinfecção. Deficiências na imunidade celular também favorecem a hiperinfecção, doença grave e potencialmente fatal[14].

A infecção humana se inicia com a penetração da larva filariforme através da pele íntegra. Ela migra por via hematogênica aos pulmões, atinge a árvore traqueobrônquica e é deglutida. A larva então amadurece, transformando-se em verme adulto, que se estabelece na mucosa do duodeno e do jejuno. Vermes adultos podem viver por até 5 anos nesse ambiente, causando, juntamente com os ovos e as larvas, um processo inflamatório crônico com edema e fibrose que pode diminuir a superfície de absorção da mucosa intestinal. Os ovos produzidos pela fêmea adulta liberam a larva rabditoide, não infectante. Esta é eliminada nas fezes e, no solo, transforma-se em larva filarioide, infectante, reiniciando o ciclo. Passam-se em média 3 a 4 semanas entre a penetração dérmica e a eliminação da larva nas fezes. Entretanto, a larva rabditoide pode permanecer no trato gastrintestinal e amadurecer em larva filarioide no interior do tubo digestivo. A larva filarioide penetra pela pele perianal ou mucosa intestinal, completando um ciclo de autoinfecção, favorecendo a hiperinfecção e a doença disseminada[10,13]. Esses mecanismos explicam a manutenção da infecção por longos períodos, de até 40 anos, em um único indivíduo.

As manifestações clínicas variam de casos assintomáticos, os mais frequentes, a formas graves e até mesmo fatais. O longo período entre a infecção e o surgimento das manifestações clínicas, assim como a grande variedade destas, contribuem para o subdiagnóstico dessa enfermidade.

O tratamento se faz necessário até mesmo para os casos assintomáticos, que têm relevância epidemiológica e contribuem para a intensificação de focos endêmicos.

DIAGNÓSTICO CLÍNICO

A maioria das pessoas não apresenta sintomas associados à infecção pelo *S. stercoralis*. Quando presentes, as manifestações se relacionam aos diferentes estágios do ciclo evolutivo do parasita. Frequentemente, observam-se sinais e sintomas gastrintestinais, cutâneos e pulmonares intermitentes, que persistem por anos. Entre eles prevalecem as manifestações digestivas, com desconforto epigástrico, diarreia ou disenteria crônicas (Tabela 62.1).

Entretanto, formas graves da doença ocorrem na hiperinfecção e na doença disseminada, podendo ser fatais. Mesmo nos casos de afecção localizada foram descritos quadros graves de suboclusão intestinal por enterite necrosante, assim como estrongiloidíase gástrica grave associada à desnutrição e à anemia em paciente portador de infecção pelo vírus linfotrópico de células T humanas do tipo 1 (HTLV-1)[11].

Reações Cutâneas

A penetração da larva na pele pode produzir reações cutâneas inflamatórias urticariformes ou exantema maculopapular, com edema, petéquias e prurido associados[15], raramente intensos o suficiente para levar o paciente a procurar atenção médica. Os pés representam a porta de penetração mais frequente. A migração dérmica das larvas nos estágios crônicos da infecção produz lesões elevadas, serpiginosas, lineares e eritematosas, predominantemente nas nádegas (*larva currens*), que ocorrem em até 7% dos casos.

Manifestações Gastrintestinais

Os vermes adultos e as larvas podem induzir duodenite, manifesta por dor epigástrica, e, em casos de acometimento extenso do intestino delgado, enterocolite crônica e síndrome de má absorção. Diarreia, anorexia, náuseas e vômitos também representam queixas relativas à infecção, podendo

TABELA 62.1

Manifestações Clínicas mais Frequentes da Estrongiloidíase

Cutâneas
- Eritema cutâneo pruriginoso
- Eritema serpiginoso

Gastrintestinais
- Dor epigástrica
- Diarreia
- Náuseas e vômitos

Pulmonares
- Hemoptise
- Tosse seca
- Dor de garganta
- Dispneia
- "Chieira"

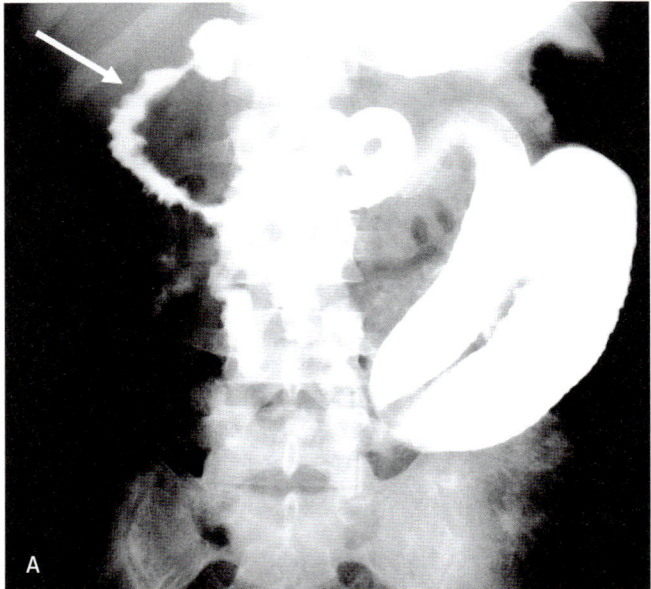

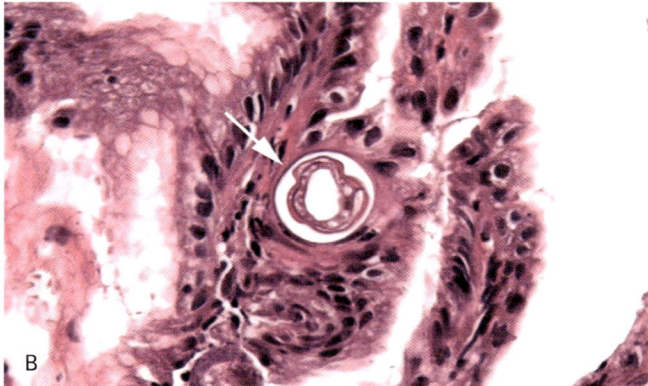

FIGURA 62.1 – A. Trânsito intestinal evidencia dilatação do estômago e estenose das luzes do duodeno e jejuno (seta). B. Exame histológico de fragmentos de esôfago, estômago e duodeno revela larva de *Strongyloides* (seta), envolvida em processo inflamatório contendo eosinófilos. (Fotos originais de José Roberto Lambertucci.)

estar presentes também no acometimento da mucosa gástrica pelas larvas do verme[13,17]. A dor epigástrica pode simular a úlcera péptica e é a manifestação clínica mais frequente na estrongiloidíase crônica.

Manifestações Pulmonares

A migração transpulmonar da larva, etapa indispensável de seu ciclo evolutivo, pode cursar com tosse seca, dor de garganta, dispneia, broncoespasmo e hemoptise. Durante a infecção crônica alguns pacientes desenvolvem episódios recorrentes de pneumonite febril, semelhante à pneumonia bacteriana. Entretanto, o tratamento específico da verminose interrompe as manifestações pulmonares. A estrongiloidíase pode se associar ao desenvolvimento de asma brônquica, que piora com o uso de corticosteroides[1,24].

Síndrome de Hiperinfecção

O ciclo de autoinfecção contribui para aumentar a carga parasitária do indivíduo, favorecendo o desenvolvimento de formas graves e disseminadas da doença. A transformação da larva rabditoide em filarioide e a penetração dessa pela pele perianal ou pela mucosa intestinal garantem a manutenção da autoinfecção.

A disseminação das larvas filariformes através de pulmões, fígado, coração, rins, sistema nervoso central e glândulas endócrinas produz processo inflamatório que pode culminar com o mau funcionamento desses órgãos[14]. Náuseas e vômitos, anorexia, diarreia, dor abdominal, dispneia, "chieira", hemoptise, tosse e febre representam as manifestações clínicas mais frequentes da síndrome de hiperinfecção. Raramente, vermes adultos se alojam na árvore traqueobrônquica, onde depositam os ovos que se desenvolvem em larvas nas vias aéreas (Figura 62.2).

As manifestações clínicas associadas à síndrome de hiperinfecção são atribuídas principalmente à invasão direta dos órgãos pela larva filariforme, mas também à bacteriemia por germes gram-negativos, carreados à corrente sanguínea pela larva. Podem ocorrer meningite, endocardite, sepse e peritonite, mais frequentemente por enterobactérias e fungos. Se não tratados de forma adequada, esses quadros podem atingir letalidade de 85%.

Síndrome de Hiperinfecção e Imunossupressão

A síndrome de hiperinfecção em geral ocorre em indivíduos com comprometimento da imunidade celular. A observação de estrongiloidíase grave ou de repetição requer sempre avaliação de imunodeficiência associada.

Apesar de se recomendar investigação de estrongiloidíase em pacientes portadores do vírus da imunodeficiência humana (HIV) com queixas pulmonares ou gastrintestinais, a hiperinfecção não é comum nesse grupo. A infecção pelo HTLV-I representa fator de maior risco para a hiperinfecção do que a infecção pelo HIV. O HTLV-1 infecta predominantemente os linfócitos T, induzindo sua proliferação e a produção de citocinas tipo 1. Observa-se uma modificação na resposta imunológica aos antígenos do parasita em pacientes coinfectados pelo HTLV-1 e pelo *S. stercoralis*. A produção elevada de Interferon-γ nos coinfectados associa-se à redução na produção de IL-4, IL-5, IL-13 e IgE, moléculas que participam dos mecanismos de defesa do hospedeiro contra

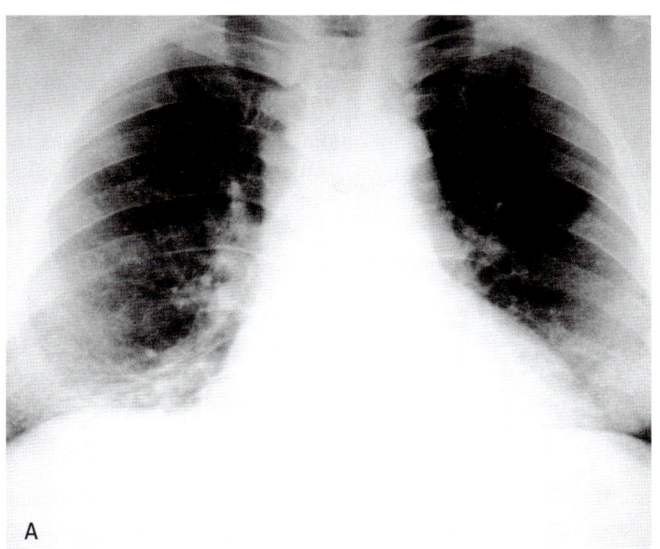
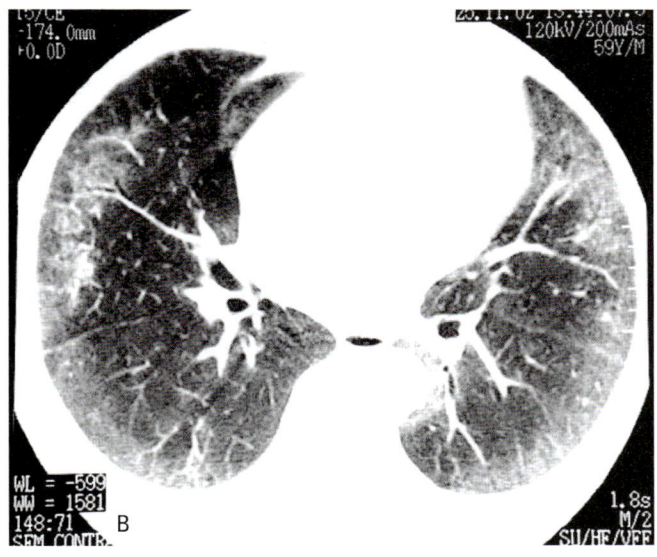

FIGURA 62.2 – Estrongiloidíase pulmonar. A. Radiografia de tórax mostra infiltrado intersticial reticulonodular bilateral e opacificação com broncograma aéreo na base do pulmão direito. B. Tomografia computadorizada de tórax confirma o padrão reticulonodular e revela áreas periféricas com o padrão de vidro fosco. (Fotos cedidas por José Roberto Lambertucci.)

os helmintos. Este mecanismo parece estar implicado na associação do HTLV-1 a formas graves da estrongiloidíase, assim como a redução da resposta terapêutica à helmintíase neste grupo de pacientes[2,18]. Há evidências de que o título de anticorpos e, em especial, a carga viral representem fatores preditivos de desenvolvimento de estrongiloidíase grave em pacientes infectados simultaneamente pelo *S. stercoralis* e pelo HTLV-1[20].

O comprometimento da imunidade celular por neoplasias malignas, desnutrição, alcoolismo e administração de corticosteroides e drogas citotóxicas também representa risco para a síndrome de hiperinfecção[5]. Por isso, é fundamental diagnosticar e tratar a infecção pelo *S. stercoralis* antes de se iniciar terapia imunossupressora. Curiosamente, comparada com os outros imunossupressores, a ciclosporina tem atividade contra o verme[21].

DIAGNÓSTICO POR EXAMES COMPLEMENTARES

Exames Específicos

O diagnóstico da estrongiloidíase é geralmente feito por exame parasitológico de fezes (EPF), que detecta a larva após a 3ª ou 4ª semana de infecção. Entretanto, cerca de 25% dos pacientes infectados apresentam repetidos EPF negativos. A técnica de Baerman-Morais, método de concentração adequado para pesquisa de larvas, pode aumentar a sensibilidade deste exame, mas mesmo a análise de três amostras de fezes pode não encontrar as larvas. Aspiração do fluido duodenojejunal ou teste de fita (Enteroteste®) podem ser necessários nos casos com suspeita clínica e análise de fezes persistentemente negativa[13,17].

Na estrongiloidíase disseminada, a larva filariforme pode ser encontrada em fezes, escarro, fluido de lavado broncoalveolar, líquido pleural e peritoneal, e em material de biópsia encaminhado para estudo histológico. O exame do escarro para pesquisa de larvas, utilizando-se o método de Baerman-

Morais, é recomendado em todo caso de suspeita de estrongiloidíase disseminada[1] (Figura 62.3).

Testes sorológicos não são usados rotineiramente para o diagnóstico, sendo indicados quando se suspeita de infecção e o verme não pode ser detectado pelo aspirado duodenal, pelo teste de fita, ou por repetidos exames de fezes. Empregam-se mais frequentemente em casos graves de estrongiloidíase disseminada, sobretudo em imunossuprimidos. Testes para a detecção de anticorpos utilizam antígenos derivados da larva filariforme do *S. stercoralis* para se obter maior sensibilidade e especificidade. Apesar de os testes de imunofluorescência indireta (IFA) e de hemaglutinação indireta (IHA) serem utilizados, o teste imunoenzimático

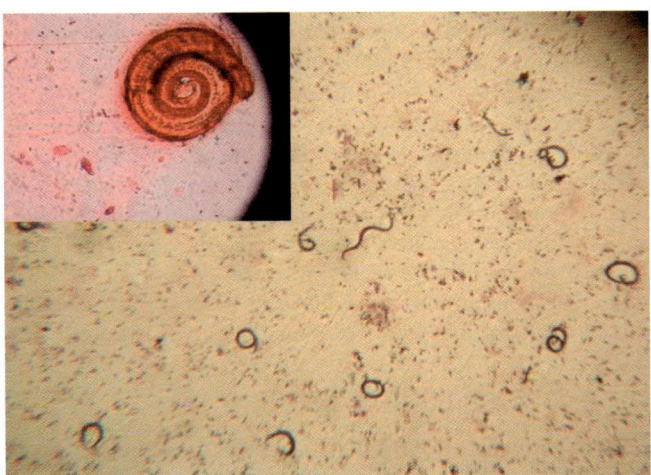

FIGURA 62.3 – Grande número de larvas de *Strongyloides stercoralis* identificado à microscopia de material das vias aéreas inferiores obtido por minilavado broncoalveolar (na foto encartada vê-se a larva corada pelo método de Gram). (Fotos cedidas por José Roberto Lambertucci).

(EIA, ELISA) é o mais recomendado devido à sua maior sensibilidade (90%)[3]. Estudo recente com *Western-blot* utilizando extratos larvais de *S. ratti* mostrou alta sensibilidade e especificidade, revelando-se como arma poderosa para o diagnóstico da estrongiloidíase humana em casos com sorologia por imunofluorescência indireta e ELISA duvidosos[22].

Em imunocompetentes, o teste de ELISA para a detecção de anticorpos IgG séricos contra o *S. stercoralis* apresenta sensibilidade, especificidade, valor preditivo positivo e valor preditivo negativo de 88% a 95%, 29% a 99%, 30% a 97% e maior que 90%, respectivamente[8,9]. A detecção de anticorpos do tipo IgG mostra-se geralmente positiva nos imunossuprimidos com estrongiloidíase disseminada, a despeito da intensidade da imunossupressão. Reação cruzada em pacientes com filariose ou outras helmintoses pode ocorrer. É importante salientar que a detecção de anticorpos não diferencia infecção prévia de atual. Um teste sorológico positivo reafirma a necessidade de esforços para que se estabeleça o diagnóstico parasitológico em casos suspeitos. A monitoração sorológica pode ser valiosa no acompanhamento do tratamento de pacientes imunossuprimidos: os títulos de anticorpos caem acentuadamente dentro de 6 meses após terapia eficaz.

Métodos de cultura em ágar apresentam alta sensibilidade (98%), mas são utilizados somente em casos selecionados.

Exames Inespecíficos

Graus variados de eosinofilia podem estar presentes na infecção pelo *S. stercoralis*, assim como em outras helmintoses intestinais. Nas formas graves da doença localizada, a eosinofilia encontra-se presente em até 60% dos casos. Entretanto, a elevação da contagem de eosinófilos pode ser discreta ou mesmo ausente nos casos de doença disseminada por infecção bacteriana concomitante ou uso de corticosteroides.

A concentração sérica de IgE encontra-se frequentemente elevada na estrongiloidíase, exceto nos indivíduos portadores do HTLV-1[18].

Métodos de imagem têm sido cada vez mais utilizados nessa doença, acrescentando valiosa arma no auxílio diagnóstico[1]. A radiografia de tórax pode revelar infiltrados pulmonares consistentes com focos de hemorragia, pneumonite e edema na síndrome de hiperinfecção (Figura 62.2A e B).

O estudo radiológico do intestino delgado auxilia na caracterização da extensão e da gravidade da lesão, embora não defina a etiologia da enterite (Figura 62.1A). Esta só será esclarecida através do EPF e, principalmente, da biópsia de mucosa intestinal[12]. No acometimento gástrico pela verminose, a endoscopia digestiva mostra alterações compatíveis com gastrite, porém inespecíficas. Entretanto, a biópsia do órgão pode revelar infiltrado inflamatório da mucosa gástrica e distorção das criptas devido à presença de larvas filariformes[11].

DIAGNÓSTICO EPIDEMIOLÓGICO

No período de 1990 a 2009 a ocorrência de infecção pelo *S. stercoralis* no Brasil utilizando métodos de diagnóstico parasitológico foi de 5,5%, o que caracteriza o Brasil como uma zona hiperendêmica para a estrongiloidíase. Observa-se uma variação de 3,9% a 7,9% entre as cinco regiões do Brasil, entretanto não houve variação entre a zona rural (4,8%) e a urbana (5%)[16].

Sabe-se que no Brasil existe uma marcante desigualdade socioeconômica associada à ocupação urbana desorganizada, levando parte da população a viver em condições precárias. A ocupação das periferias das grandes cidades, onde as condições sanitárias tornam a qualidade e o estilo de vida semelhantes aos das zonas rurais, e frequentemente em condições piores, favorece a transmissão de parasitas intestinais[16].

TRATAMENTO

O tratamento dos portadores de estrongiloidíase encontra-se sempre indicado, mesmo para pessoas assintomáticas. Elas apresentam importância epidemiológica, uma vez que, ao contaminarem constantemente o solo com larvas, intensificam os focos endêmicos.

As opções terapêuticas para a estrongiloidíase se constituem em cambendazol, tiabendazol, ivermectina e albendazol[6]. Os três primeiros têm mostrado maior eficácia, girando em torno de 90% a 96%. O albendazol apresenta eficácia de apenas 60%. Um estudo aleatorizado com pacientes infectados pelo *S. stercoralis* tratados com ivermectina e tiabendazol encontrou eficácia de 97% e 89%, respectivamente[7]. Dezoito por cento dos pacientes que receberam ivermectina relataram efeitos colaterais à droga, comparados com 95% daqueles que receberam tiabendazol[4]. Nos pacientes imunossuprimidos ou com doença disseminada, o tratamento deve ser prolongado ou repetido[6,17]. O uso da ivermectina parenteral em pacientes com estrongiloidíase disseminada grave tem se revelado eficaz[4,19]. Nesse grupo de pacientes, a administração enteral desse fármaco pode implicar níveis séricos abaixo dos desejados. Observou-se sucesso terapêutico com a administração de ivermectina nas doses de 6,mg subcutâneas, duas vezes ao dia, duas vezes por semana (total de 36 mg), associadas a 12 mg/dia do fármaco por via enteral, por 16 dias[19]. Obteve-se boa resposta também com doses de 200 µg/kg/dia subcutâneas por 14 dias associadas ao fármaco oral[23].

Os esquemas terapêuticos encontram-se descritos na Tabela 62.2.

A eficácia terapêutica deve ser documentada através do exame de fezes ou análise do líquido duodenojejunal, colhidos no 7º, 14º e 28º dias após o término do tratamento. É recomendável que se repita o EPF 3 a 6 meses após o término do tratamento. Além disso, a queda do título de anticorpos se relaciona à cura da doença.

Na maioria dos casos o prognóstico é bom, exceto para as formas disseminadas da doença.

PROFILAXIA

Não existe vacina capaz de evitar a infecção. Redução da fonte de infecção com tratamento sanitário adequado das fezes e uso de calçados compreendem as principais medidas de controle da doença. Animais domésticos infectados devem ser tratados. Tratamento em massa em comunidades de alta endemicidade, apesar de preconizado por alguns autores, ainda não o é pela maioria e tampouco é adotado pelo Ministério da Saúde.

Pessoas que necessitem de tratamento imunossupressor devem ser avaliadas criteriosamente e, se necessário, tratadas "profilaticamente" para estrongiloidíase antes de ser instituída a terapia imunossupressora. O objetivo é se evitar doença disseminada ou localmente grave.

TABELA 62.2

Tratamento da Estrongiloidíase

Infecção não Complicada

- Ivermectina 200 μg/kg/dia, via oral (VO), em dose única, máximo de 15 mg, por 1 a 2 dias
- Tiabendazol 50 mg/kg/dia, VO, em duas doses, máximo de 3 g/dia, por 2 dias
- Cambendazol 5 mg/kg, VO, dose única (adulto 360 mg). Repetir 10 dias após
- Tiabendazol 25 mg/kg/dia, VO, em dose única, máximo de 3 g/dia, por 5 a 7 dias
- Albendazol 800 mg, VO, em duas doses, por 3 dias
- Albendazol 400 mg, VO, em dose única, por 3 dias

Infecção Disseminada

- Ivermectina 200 μg/kg/dia, VO, em dose única, máximo de 15 mg, por 1 a 2 dias
- Tiabendazol 50 mg/kg/dia, VO, em duas doses, máximo de 3 g/dia, por 5 a 7 dias
- Albendazol 800 mg, VO, em duas doses, por 3 dias

Esquema Terapêutico Alternativo – em caso de autoinfecção e deficiência na imunidade celular

- Tiabendazol 10 mg/kg/dia, VO, em dose única diária, por 30 dias

REFERÊNCIAS BIBLIOGRÁFICAS

1. Benhur Jr A, Serufo JC, Lambertucci JR. Pulmonary strongyloidiasis. Rev Soc Bras Med Trop. 2004;37:359-60.
2. Carvalho EM, Porto AF. Epidemiological and clinical interaction between HTLV-1 and *Strongyloides stercoralis*. Parasite Immunol. 2004;26:487-97.
3. Carroll Sm, Karthiagasu KT, Grove DI. Serodiagnosis of human strongyloidiasis by an enzyme-linked immunosorbent assay. Trans R Soc Trop Med Hyg. 1981;75:706-09.
4. Chiodini PL et al. Parenteral ivermectin in Strongyloides hyperinfection. Lancet. 2000;355:43–44.
5. Cruz T, Rebouças G, Rocha H. Fatal strongyloidiasis in patients receiving corticosteroids. N Engl J Med. 1966;275:1093-96.
6. Drugs for Parasitc Infections. Medical Letter, 2002. Disponível em: http://www.medletter.com/html/prm.htm. Acessado em: mar. 2004.
7. Gann PH, Neva FA, Gam AA. A randomized trial of single-and two-dose ivermectin versus thiabendazole for treatment of strongyloidiasis. J Infect Dis. 1994;169: 1076-79.
8. Genta RM. Predictive value of an enzyme-linked immunosorbent assay (ELISA) for the serodiagnosis of strongyloidiasis. Am J Clin Pathol 1988;89:391-94.
9. Gyorkos TW et al. Seroepidemiology of *Strongyloides* infection in the Southeast Asian refugee population in Canada. Am J Epidemiol. 1990;132:257-64.
10. Haque Ak et al. Pathogenesis of human strongyloidiasis: autopsy and quantitative parasitological analysis. Mod Pathol. 1994;7:276-88.
11. Lambertucci JR, Leão FCC, Barbosa AJA. Gastric strongyloidiasis and infection by the human T cell lymphotropic vírus type 1 (HTLV-1). Rev Soc Bras Med Trop. 2003;36:541-42.
12. Lambertucci JR, Westin MR, Barbosa JA. Severe gastrointestinal strongyloidiasis. Rev Soc Bras Med Trop. 2005;38:365-66.
13. Liu LX, Weller PF. Strongyloidiasis and other intestinal nematode infections. Infect Dis Clin North Am. 1993;7:655-82.
14. Longworth DL, Weller PF. Hyperinfection syndrome with strongyloidiasis. In: Remington JS, Swartz MN (ed). Current Clinical Topics in Infectious Diseases. New York: McGraw-Hill; 1986. p. 1.
15. Mackey SL, Wagner KF. Dermatologic manifestations of parasitic diseases. Infect Dis Clin North Am. 1994;8:713-43.
16. Paula FM, Costa-Cruz JM. Epidemiological aspects of strongyloidiasis in Brazil. Parasitology. 2011;138:1331-40.
17. Pena GO, Teixeira MG, Pereira SM. Estrongiloidíase. In: Pena e cols. Doenças Infecciosas e Parasitárias. Guia de Bolso – aspectos clínicos, vigilância epidemiológica e medidas de controle. 2ª ed. Brasília: Ministério da Saúde – Fundação Nacional de Saúde; 2000. p. 75-76.
18. Robinson RD et al. Immunoepidemiologic studies of *Strongyloides stercoralis* and human T lymphotropic virus type I infections in Jamaica. J Infect Dis. 1994;169:692-96.
19. Salluh GAF et al. Successful use of parenteral ivermectin in an immunosuppressed patient with disseminated strongyloidiasis and septic shock. Intensive Care Med. 2005;31:1292.
20. Satoh M et al. Predictive markers for development of strongyloidiasis in patients infected with both *Strongyloides stercoralis* and HTLV-1. Clin Exp Immunol. 2003;133:391-96.
21. Schad GA. Cyclosporine may eliminate the threat of overwhelming strongyloidiasis in immunosupressed patients (letter). J Infect Dis. 1986;153:178.
22. Silva LP et al. Western Blotting using *Strongyloides ratti* antigen for the detection of IgG antibodies as confirmatory test in human strongyloidiasis. Mem Inst Oswaldo Cruz. 2003;98-91:687.
23. Turner SA et al. Parenteral administration of ivermectin in a patient with disseminated strongyloidiasis. Am J Trop Med Hyg. 2005;73:911-14.
24. Wehner JH et al. The prevalence and response to therapy of *Strongyloides stercoralis* in patients with asthma from endemic areas. Chest. 1994;106:762-66.

63

Exantema Súbito e Outras Infecções Causadas pelo Herpesvírus Humano Tipo 6

■ Renata Artimos de Oliveira Vianna
■ Solange Artimos de Oliveira

(CID 10 = B08.2 - Exantema súbito; B34.9 - Infecção viral não especificada)

INTRODUÇÃO[1,16]

O herpesvírus humano tipo 6 (HHV-6) foi isolado em seres humanos em 1986 nos Estados Unidos da América. Estudos posteriores demonstraram que o HHV-6 é frequentemente encontrado em seres humanos, com taxas de até 95% dos indivíduos acima de 2 anos de idade. Geralmente, a infecção primária ocorre nos primeiros anos de vida, algumas vezes causando exantema súbito, doença muito comum na infância, quase sempre benigna, sendo caracterizada por febre alta por 3 a 4 dias e aparecimento de *rash* maculopapular com o declínio da febre. Apesar das manifestações clínicas clássicas, tal doença é frequentemente confundida com outras viroses exantemáticas, levando ao diagnóstico incorreto.

As complicações resultantes da infecção pelo HHV-6 são incomuns e raramente fatais, mas em indivíduos imunocomprometidos podem levar à potencialização de algumas manifestações clínicas. Alguns estudos associam o HHV-6 a determinadas doenças, como a esclerose múltipla, doenças linfoproliferativas, síndrome da fadiga crônica, entre outras.

HISTÓRICO/ETIOLOGIA[1,2a,3,6a,12,16,19]

O exantema súbito foi inicialmente descrito por Meigs e Pepper, em 1870, com as denominações *roseola aestiva, roseola autummalis* ou *roseola infantum*. Posteriormente, em 1910, Zahorsky descreveu os primeiros casos típicos de exantema súbito, também denominado como "sexta doença". Em 1986, Salahuddin e cols.[12] isolaram o HHV-6 em células mononucleares do sangue periférico de adultos com doenças linfoproliferativas e a síndrome da imunodeficiência adquirida (aids), sendo inicialmente denominado vírus linfotrópico B humano (HBLV). Posteriormente, foi descrito como HHV-6, por descobrirem seu tropismo por linfócitos T. Em 1988, Yamanishi e cols.[19] descreveram o HHV-6 como sendo o agente etiológico do exantema súbito, após isolarem esse vírus no sangue de quatro lactentes com a doença.

O HHV-6 é um membro da subfamília Betaherpesvirinae e do gênero *Roseolovirus*. A exemplo dos outros herpesvírus,

o HHV-6 possui características morfológicas típicas, como: um *core* central contendo DNA viral, um capsídeo de diâmetro entre 90 a 110 nm e uma camada tegumentar envolvida pela estrutura membranosa característica. Até recentemente, o HHV-6 era composto de duas variantes: HHV-6A e HHV-6B, as quais são intimamente relacionadas, mas distintas em termos de tropismo celular, características biológicas, moleculares, epidemiológicas e clínicas. Geralmente, apresentam identidade genômica alta, chegando até a 90%, mas com divergências em sequências específicas, e são estreitamente relacionadas com o herpesvírus humano tipo 7 (HHV-7), podendo apresentar alguma reatividade sorológica cruzada. O HHV-6 também compartilha semelhança de certos aminoácidos com o citomegalovírus humano (CMVH). Em 2011, devido a diferentes propriedades biológicas, o *International Committee on Taxonomy of Viruses* decidiu classificar o HHV-6A e o HHV-6B como espécies distintas[6a].

O HHV-6B está relacionado com o exantema súbito e outras doenças febris benignas da infância; entretanto, pode apresentar formas graves como hepatite, síndrome hematofagocítica, infecção disseminada e quadros neurológicos graves. O HHV-6A é mais frequentemente encontrado na África Central e, até o momento, nenhuma doença foi efetivamente associada a esse vírus. Considerando a recente classificação das duas espécies e a ausência na literatura de uma clara distinção entre o HHV-6A e o HHV-6B, fica difícil determinar as diferenças epidemiológicas e associações etiológicas desses vírus. Além disso, até o momento, os testes sorológicos utilizados ainda não diferenciam as infecções causadas por eles[18a]. Portanto, neste Capítulo, o termo HHV-6 será empregado quando não houver necessidade de distinguir as duas espécies ou quando a distinção ainda não tenha sido feita.

EPIDEMIOLOGIA[1,5,6,14,15a,16,18a]

O HHV-6 normalmente é adquirido até os 2 anos de vida, com soroprevalência acima de 90% em muitas populações. A infecção é normalmente adquirida precocemente, com a maior parte dos indivíduos infectados em torno de 2 a 3 anos de vida. Nos lactentes, os níveis dos anticorpos maternos declinam rapidamente após o nascimento, atingindo um nadir aos 4 meses de idade. Nos meses seguintes, ocorre um aumento rápido e subsequente na proporção de lactentes soropositivos.

A infecção pelo HHV-6A ainda é pouco conhecida, embora seja relatado que a infecção primária pode ocorrer mais tardiamente, se comparada ao HHV-6B e, geralmente, não apresenta sintomatologia clínica. Os dois vírus são neurotrópicos, e existem evidências sugerindo maior gravidade da infecção pelo HHV-6A em relação ao HHV-6B em casos de doença clínica neurológica[18a]. Hall e cols.[5] descreveram o neurotropismo do HHV-6-A, que foi significativamente mais encontrado no líquido cefalorraquidiano (LCR) do que no sangue ou na saliva em seus estudos.

Ainda não foi totalmente elucidado o modo de transmissão do HHV-6, mas parece que o principal modo de contaminação é a transferência via secreções salivares/respiratórias no contato íntimo mãe-filho e/ou irmãos. As glândulas salivares funcionam como um reservatório de infecção latente ou persistente do vírus. A via de transmissão criança-criança (interpessoal) é valorizada em estudos com swabs de orofaringe, que apresentaram picos de positividade para o HHV-6 de até 87% em crianças de 12 a 23 meses, decaindo para 32% nos adultos. Outras vias de transmissão são descritas, mas são consideradas raras: intrauterina e perinatal. Apesar de ter sido identificado nas secreções cervicais, o HHV-6 não foi detectado no leite materno, não sendo, portanto, contraindicado o aleitamento materno como prevenção da infecção.

A infecção congênita pode ser por via placentária ou hereditária; neste caso, se o vírus está integrado no cromossomo humano. O HHV-6 é o único herpesvírus humano conhecido que possui essa característica, podendo ser transmitido nos cromossomas de um ou ambos os pais[16,18a]. Embora esse fenômeno ocorra em uma minoria de pessoas (cerca de 1%), é importante excluir a integração cromossomal do HHV-6 quando a reação em cadeia da polimerase for utilizada no diagnóstico da infecção.

IMUNOPATOGENIA[1,6,6b,7,9,13,16]

A infecção primária caracteriza-se por viremia e consequente produção de anticorpos neutralizantes. Os anticorpos IgM específicos são os primeiros a aparecerem, surgindo 1 semana após o início dos sintomas e decaindo nos 2 meses seguintes. Os anticorpos IgG surgem na 2ª semana, com um aumento subsequente de sua atividade, persistindo pelo resto da vida. Os níveis de anticorpos específicos podem flutuar após a infecção primária, possivelmente em decorrência da reativação de um foco latente, tendo sido ainda observados aumentos significativos dos níveis na citomegalovirose, em outras doenças mononucleose-like e na hepatite. Anticorpos IgM específicos também podem estar presentes na doença reativada e são encontrados em pequena proporção em indivíduos normais. A reinfecção pelo HHV-6 através de variante ou cepas diferentes também é descrita. Embora algumas elevações significativas dos anticorpos específicos para o HHV-6 ocorram como consequência de uma infecção aguda por outro agente (CMV, HHV-7, vírus da imunodeficiência humana, neoplasias etc.), muitas delas permanecem inexplicadas, necessitando-se de maiores pesquisas que justifiquem essas alterações imunológicas.

Sabe-se pouco sobre o papel da imunidade celular na infecção pelo HHV-6. Contudo, sua importância é evidente nos casos de reativação da infecção com achados clínicos significativos, às vezes de infecção sistêmica, em pacientes imunossuprimidos. O HHV-6 é um "herpesvírus imunotrópico" que pode interferir direta ou indiretamente na função de muitos elementos do sistema imune, incluindo células T CD4+ e CD8+, células NK (natural killer), algumas células B e fagócitos mononucleares. No entanto, são necessários mais estudos sobre o mecanismo de ação desse vírus para que se possa justificar seus efeitos imunológicos.

Embora a grande maioria de relatos de reativação pós-transplante esteja relacionada ao HHV-6B, o DNA do HHV-6A é encontrado mais frequentemente que o do HHV-6B em pacientes com doenças neuroinflamatórias, como a esclerose múltipla e rombencefalites.

A história natural da infecção pelo HHV-6 pode ser classificada em três aspectos: a) infecção primária aguda em crianças, classicamente caracterizada pelo exantema súbito; b) replicação viral nas glândulas salivares, sem apresentar sintomatologia, ocorrendo tanto em crianças como em adultos. O vírus é secretado na saliva e o indivíduo permanece como portador assintomático; ou o vírus se mantém latente nos linfócitos e monócitos, persistindo em vários tecidos, possivelmente, com baixo nível de replicação viral; c) reativação viral de um foco latente ou reinfecção de outra variante viral, aspecto raro que ocorre tipicamente em indivíduos imunocomprometidos.

MANIFESTAÇÕES CLÍNICAS[1,2,4,8,9,10a,15a]

Infecção Primária pelo HHV-6

Embora o exantema súbito seja a principal manifestação clínica da infecção primária pelo HHV-6, as manifestações clínicas clássicas dessa doença estão presentes em apenas 15% a 20% dos casos avaliados em ambulatórios e pronto-socorros. A fonte da infecção quase sempre é ignorada, mas estima-se que o período de incubação seja, aproximadamente, de 10 dias.

As manifestações clínicas podem variar, sendo mais marcante e típico o início abrupto de febre alta, que persiste por 3 a 6 dias, correlacionando-se com períodos de viremia. Os picos febris variam de 39ºC a 40ºC e metade dos pacientes tem temperatura acima de 40ºC. A febre pode acompanhar-se apenas de sinais e sintomas inespecíficos como letargia, anorexia, irritabilidade e estados toxêmicos, porém muitas crianças exibem uma aparência relativamente boa, considerando a intensidade da febre.

Os achados ao exame físico que acompanham a infecção primária também podem variar. Pode haver linfadenopatia cervical e occipital posterior, mais proeminente no 3º ou 4º dia de doença. A orofaringe pode apresentar hiperemia leve e, às vezes, há um enantema de pequenas maculopápulas eritematosas no palato mole (máculas de Nagayama). As conjuntivas palpebrais encontram-se inflamadas e edematosas. Na maioria dos casos, as membranas timpânicas adquirem um aspecto eritematoso, em parte devido à febre e à otite catarral leve, fazendo o diagnóstico diferencial com o quadro de otite média bacteriana aguda (Tabela 63.1).

A evolução clássica do exantema súbito caracteriza-se por início abrupto de febre alta e sinais e sintomas inespecíficos, seguidos do aparecimento de erupção cutânea com a defervescência. Às vezes, o exantema aparece antes que a febre tenha cedido por completo ou após 1 dia sem febre, po-

TABELA 63.1

Manifestações Clínicas da Infecção Primária pelo HHV-6, Identificada por Isolamento do HHV-6 no Sangue e por Soroconversão, em 335 Crianças com Idade ≤ 25 Meses Atendidas na Universidade de Rochester, Nova York	
Sinal ou Sintoma	*Proporção dos Pacientes com HHV-6 com o Sinal ou Sintoma*
Febre	100%
Febre > 39°C	88%
Irritabilidade	76%
Letargia	77%
Linfoadenopatia (cervical, suboccipital)	74%
Aspecto tóxico	68%
Eritema palpebral	62%
Membranas timpânicas inflamadas	55%
Sinais do trato respiratório superior	41%
Sinais gastrintestinais (vômitos, diarreia)	38%
Exantema	
Durante a febre	11%
• Na defervescência	21%
• Convulsões	13%

Fonte: Hall CB[4].

dendo ser evanescente – durante apenas algumas horas – ou persistindo por 1 a 3 dias. Tipicamente, as lesões são cor de rosa, maculosas ou maculopapulosas e medem 2 a 3 mm de diâmetro. Empalidecem à compressão e raramente coalescem, podendo ser rubeoliformes ou morbiliformes. Geralmente, o exantema é notado primeiro no tronco, estendendo-se para face, pescoço e membros; contudo, pode ter uma distribuição mais limitada, poupando os membros. O exantema desaparece totalmente, não deixando pigmentação ou descamação.

HHV-6 em Indivíduos Saudáveis

A infecção pelo HHV-6 ocorre em crianças e adultos saudáveis, nos quais há replicação viral em glândulas salivares e secreção do vírus pela saliva, principal via de transmissão da doença. O indivíduo permanece como portador assintomático e o vírus se mantém latente em monócitos, linfócitos e em vários tecidos. A via de disseminação viral para órgãos e tecidos ainda não foi totalmente elucidada, mas acredita-se que os monócitos infectados pelo HHV-6 secretado na saliva funcionem como veículos de disseminação viral.

HHV-6 em Imunocomprometidos

A infecção pelo HHV-6 em imunocomprometidos é responsável pelas manifestações clínicas mais graves do HHV-6, seja por infecção primária ou por reativação de um foco latente. O grupo de risco é representado, principalmente, pelos pacientes transplantados, nos quais a imunossupressão é feita por razões terapêuticas. Há relatos na literatura de infecção ou reativação do HHV-6 em indivíduos que sofreram transplantes de rim, fígado e medula óssea. Esses indivíduos podem apresentar supressão de medula óssea, pneumonite intersticial, encefalite, encefalopatia, hepatite, febre, *rash* cutâneo ou até podem sofrer rejeição do órgão transplantado, levando ao óbito. Outro fator importante relaciona-se ao sinergismo que ocorre entre HHV-6 e o CMV em pacientes transplantados, principalmente naqueles que fizeram transplantes renais. Há reativação simultânea desses vírus, que podem ser detectados por PCR no sangue ou na urina, levando a um prognóstico sombrio.

Também se descreve em pacientes com aids, infecção ou reativação de um foco latente do HHV-6. Há um aumento na carga viral do HHV-6, levando à viremia e disseminação da infecção para vários órgãos. Com isso, há infecção ativa no SNC, pneumonite, retinite, hepatite fulminante, entre outros, podendo até contribuir para o óbito.

Outras Doenças Associadas ao HHV-6

O HHV-6 é, provavelmente, o vírus mais neurotrópico conhecido. Casos de neuroinvasão pelo HHV-6 já foram documentados em crianças com infecção primária, em indivíduos com encefalites focais, em pacientes com aids, em transplantados e até em adultos e crianças imunocompetentes.

A esclerose múltipla é uma doença grave do SNC que acomete adultos jovens e é caracterizada por desmielinização progressiva dos nervos, principalmente do nervo óptico, áreas periventriculares, cerebelo, tronco cerebral e medula. A correlação com o HHV-6 está relacionada com o aumento dos títulos de IgG para o vírus no soro e no LCR de pacientes com a doença, apesar de outros estudos apresentarem resultados controversos.

Com relação às desordens linfoproliferativas e neoplásicas, pode-se dizer que o HHV-6 possivelmente tem um papel significativo nas desordens de origem linfoide, justificado pela sua ação linfotrópica. No entanto, seu potencial oncogênico ainda permanece inconclusivo.

A síndrome da fadiga crônica (SFC) é caracterizada por fadiga por mais de 6 meses, que não melhora ao repouso, levando à limitação das atividades diárias em mais de 50% dos pacientes. Há, também, sinais e sintomas inespecíficos como: mialgias, artralgias, distúrbios do sono, sintomas neuropsicológicos, etc. Para o seu diagnóstico, devem ser descartadas causas orgânicas ou psiquiátricas de fadiga crônica. Sua etiologia é desconhecida e muitas viroses, incluindo a infecção pelo HHV-6, vêm sendo investigadas como possíveis agentes causadores da síndrome.

COMPLICAÇÕES[1,4,9]

As principais complicações da infecção primária pelo HHV-6 envolvem o sistema nervoso central, como convulsões, abaulamento da fontanela anterior, meningoencefalite ou encefalite e hemiplegia. Na maioria dos casos, essas complicações remitem ao final da doença, mas há relatos de eventuais sequelas em longo prazo. Outras complicações não neurológicas incluem púrpura trombocitopênica idiopática, granulocitopenia, hepatite e miocardite. Contudo, a complicação mais frequente da infecção aguda são as convulsões febris, as quais, geralmente, são benignas e autolimitadas, ocorrendo após os 6 meses de idade.

O DNA do HHV-6 é detectado no LCR de crianças com infecção primária aguda com ou sem complicações neurológicas, bem como em crianças normais com infecção pregressa pelo HHV-6, justificando o neurotropismo deste vírus. Alguns estudos sugerem que a presença do DNA viral no LCR está associada a sequelas do SNC agudas e em longo prazo, mas a importância desse achado ainda é incerta. A persistência do HHV-6 em múltiplos locais – incluindo leucócitos periféricos, cérebro, linfonodos, secreções e pele – prenuncia a possibilidade de reativação viral e, consequentemente, complicações em indivíduos imunodeprimidos.

DIAGNÓSTICO DIFERENCIAL[1,10a,11,15a]

A investigação da infecção primária pelo HHV-6 tem importância no diagnóstico diferencial dos exantemas em pediatria, devido à sua alta frequência em crianças menores de 5 anos de idade. O melhor controle do sarampo e da rubéola através das elevadas coberturas vacinais alcançadas pelo Programa Nacional de Imunizações torna a infecção primária pelo HHV-6 mais evidente na prática médica diária, sendo necessário, portanto, o seu melhor conhecimento.

Outro cenário envolve a criança febril, que esteja sendo medicada com antibióticos e que desenvolve um *rash* cutâneo durante a evolução da doença. Esse fato pode ser interpretado como uma reação adversa ao medicamento e, como tal, pode acarretar na exclusão do uso deste medicamento por toda a vida do paciente. A reação adversa pode ser, na realidade, uma apresentação da infecção primária pelo HHV-6, principalmente em crianças menores de 2 anos de idade. Portanto, apesar do pequeno número de sequelas relacionadas a esta infecção, o diagnóstico definitivo é também de interesse para o próprio paciente.

Deve ser ressaltada, ainda, a importância do diagnóstico em pacientes com quadros neurológicos agudos, no sentido de se diferenciar uma infecção viral relativamente benigna pelo HHV-6 de uma encefalite viral de outra etiologia (p. ex., pelo vírus herpes simples), com pior prognóstico e que necessita de tratamento antiviral o mais rápido possível.

DIAGNÓSTICO LABORATORIAL[1,4,7,10-11,15-18]

O achado laboratorial inespecífico mais significativo da infecção primária pelo HHV-6 é a evolução da contagem de leucócitos periféricos. No início da doença, a contagem total dos leucócitos está diminuída para idade, em geral cerca de 8.000 células/mm^3. Depois, a contagem total cai, atingindo seu nadir entre o 3º e 4º dia e, então, eleva-se em direção ao normal, correlacionando-se com a evolução da febre. A maioria dos outros achados laboratoriais permanece dentro dos limites da normalidade.

O diagnóstico laboratorial específico da infecção primária pelo HHV-6 é problemático, exigindo técnicas apuradas, além da difícil interpretação dos resultados, devido à natureza persistente ou latente do vírus. A investigação diagnóstica pode ser feita a partir dos métodos de detecção viral ou das pesquisas sorológicas.

Detecção Viral

A infecção primária pelo HHV-6 pode ser pesquisada através da cultura de células mononucleares do sangue periférico; entretanto, esse método apresenta melhores resultados durante a fase febril do exantema súbito e durante períodos de imunodeficiência (p. ex.: aids e períodos de imunossupressão em pacientes transplantados). A infecção pelo HHV-6, com identificação das espécies A e B, pode ser confirmada através da imunofluorescência com anticorpos monoclonais ou por PCR. O exantema súbito é a única doença relacionada ao HHV-6 em que o diagnóstico definitivo pode ser feito a partir da cultura, juntamente com o quadro clínico. É difícil interpretar culturas positivas durante períodos de imunodeficiência, porque a atividade viral pode não estar relacionada aos eventos clínicos observados.

Métodos de detecção de antígenos virais são úteis na confirmação de culturas positivas. O ensaio imunoenzimático baseado na captura do antígeno viral tem sensibilidade semelhante à encontrada na cultura e, como vantagem, fornece uma informação rápida no diagnóstico diferencial das doenças febris na infância e na pesquisa de atividade viral do HHV-6 em pacientes que necessitam de transplante de órgãos.

A detecção do DNA viral por PCR é um método diagnóstico rápido, porém um resultado positivo não indica necessariamente infecção primária pelo HHV-6; com maior frequência, significa a persistência viral de uma infecção prévia. A detecção do DNA viral por PCR quantitativa é mais útil, não somente para determinação da carga viral em vários espécimes clínicos, mas também na detecção da replicação ativa do HHV-6 no sangue total ou nos mononucleares do sangue periférico. No entanto, este procedimento ainda depende de padronização para ampla utilização.

Certamente, os exames citados só poderão ser realizados em grandes centros onde existam laboratórios de pesquisa virológica.

Diagnóstico Sorológico

O diagnóstico sorológico pode ser feito por vários métodos, tais como: imunofluorescência indireta, reação de neutralização, ensaios radioimunes competitivos e imunoensaios enzimáticos. Contudo, todos os testes sorológicos atualmente disponíveis apresentam diversos obstáculos. Primeiro, o HHV-6 e o HHV-7 são tão parecidos genotipicamente que anticorpos de reação cruzada podem estar presentes em alguns indivíduos. Segundo, o teste sorológico não diferencia entre as infecções pelo HHV-6A e o HHV-6B. Terceiro, a onipresença da infecção pelo HHV-6 resulta em soropositividade de quase todos os indivíduos. Os lactentes possuem anticorpos maternos passivos durante os primeiros meses de vida e a aquisição subsequente de anticorpos com a infecção é tão rápida e completa que, praticamente, todos são soropositivos aos 2 anos de idade.

A detecção de anticorpos IgM contra o vírus também não é um sinal fidedigno de infecção primária pelo HHV-6, pois nem todos os lactentes com infecção primária e cultura positiva desenvolvem respostas de IgM detectáveis e os indivíduos previamente infectados podem ter anticorpos IgM em qualquer época ou durante uma reativação da doença.

A avidez de ligação dos anticorpos aumenta com o tempo após a exposição ao antígeno, devido à seleção de linfócitos B que produzem anticorpos de alta avidez. Portanto, a resposta primária de anticorpos ao HHV-6 apresenta menor avidez do que aquela medida mais tardiamente ou durante períodos de reativação viral. A imunofluorescência indireta baseada no teste de avidez de anticorpos tem sido utilizada para diferenciar infecções recentes daquelas ocorridas no passado, como também infecções primárias causadas pelo HHV-6 e pelo HHV-7.

De acordo com os fatos anteriormente citados, conclui-se que a interpretação dos resultados dos exames diagnósticos para infecção primária pelo HHV-6 ainda é bastante complicada, devido à alta soroprevalência da doença e ao achado de formas latentes e persistentes do vírus. O desenvolvimento de exames capazes de diferenciar a doença ativa da sua forma latente ainda é necessário para o seu melhor conhecimento.

TRATAMENTO[1]

Diversos agentes antivirais, como aciclovir, ganciclovir, foscarnet e cidofovir foram testados *in vitro* e mostraram alguma atividade contra o HHV-6. No entanto, a eficácia desses antivirais ainda não foi devidamente elucidada através de estudos controlados, os quais apresentam algumas dificuldades em sua realização.

Primeiro: as drogas anti-herpéticas, como o aciclovir, apresentam pouco efeito *in vitro* para o HHV-6 nas doses aceitáveis. Segundo: crianças com infecção primária pelo HHV-6 não são consideradas boas candidatas aos estudos com ganciclovir ou foscarnet, devido à natureza geralmente benigna e autolimitada de sua doença em relação aos efeitos tóxicos que essas drogas poderiam causar. Terceiro: pacientes imunocomprometidos, como os transplantados e pacientes com aids, frequentemente apresentam infecções de múltiplas etiologias e, com isso, torna-se mais difícil observar a resposta terapêutica de um agente etiológico em particular.

Apesar dessas dificuldades em potencial, Braun e cols.[1] identificaram três situações em que a terapêutica antiviral na infecção pelo HHV-6 deve ser considerada: 1. pacientes transplantados com pneumonite idiopática; 2. pacientes com esclerose múltipla, doença de alta morbidade e mortalidade e 3. pacientes com infecção pelo HHV-6 associada à encefalite.

Devido às dificuldades em se realizar estudos comparativos significativos, ainda não foi postulado um esquema terapêutico específico para a infecção pelo HHV-6. No entanto, deve ser ressaltada a importância de medidas de suporte, através de sintomáticos, no sentido de se prevenir complicações.

REFERÊNCIAS BIBLIOGRÁFICAS

1. Braun DK, Dominguez G, Pellett PE. Human herpesvirus 6. Clin Microbiol Rev. 1997;10:522-56.
2. Campadelli-Fiume G, Mirandola P, Menotti L. Human herpesvirus 6: an emerging pathogen. Emerg Infect Dis. 1999;5:353-66.
2a. Clark DA, Ward KN. Importance of chromosomally integrated HHV-6A and -6B in the diagnosis of active HHV-6 infection. Herpes. 2008;15:28-32.
3. Dewhurst S et al. Human herpesvirus 6 variant B accounts for the majority of symptomatic primary HHV-6 infections in a population of U.S. infants. J Clin Microbiol. 1993;31:416-18.
4. Hall CB. Herpesvírus humano 6, 7, 8. In: Katz SL, Gershon AA, Hotez PJ (ed). Doenças Infecciosas na Infância. 10ª ed. Rio de Janeiro: McGraw Hill Interamericana do Brasil; 1998. p. 160-66.
5. Hall CB et al. Persistence of human herpesvirus 6 according to the site and variant: possible greater neurotropism of variant A. Clin Infect Dis. 1998;26:132-37.
6. Hall CB et al. Human herpesvirus 6 infection in children. A prospective study of complications and reactivation. N Engl J Med. 1994;331:432-38.
6a. International Committee on Taxonomy of Viruses - Disponível em: http://www.ictvonline.org/virusTaxonomy.asp?taxnode_id=20115682. Acessado em: dez. 2014.
7. Irving WL, Cunninghan AL. Serological diagnosis of infection with human herpesvirus 6. Br Med J. 1990;300:156-59.
8. Knox KK, Carrigan DR. Disseminated active HHV-6 infections in patients with AIDS. Lancet. 1994;343:577-78.
9. Levine PH. A review of human herpesvirus 6 infections. Highlights from: Infections in Medicine 1997;12:3-8.
10. Marsh S et al. Development and application of HHV-6 antigen capture assay for the detection of HHV-6 infections. J Virol Methods. 1996;61:103-12.
10a. Moraes JC et al. Etiologies of rash and fever illnesses in Campinas, Brazil J Infect Dis. 2011;204(Suppl 2):S627-36.
11. Oliveira SA et al. Primary human herpesvirus-6 and -7 infections, often coinciding, misdiagnosed as measles in children from a tropical region of Brazil. Epidemiol Infect. 2003;131:873-79.
12. Salahuddin SZ et al. Isolation of a new virus, HBLV, in patients with lynfophoproliferative disorders. Science. 1986;234:596-601.
13. Suga S et al. IgM neutralizing antibody responses to human herpesvirus 6 in patients with exanthem subitum on organ transplantation. Microbiol Immunol. 1992;36:495-506.
14. Tanaka-Taya K et al. Seroepidemiological study of human herpesvirus 6 and 7 in children of different ages and detection of these two viruses in a throat swabs by polymerase chain reaction. J Med Virol. 1996;48:88-94.
15. Tipples G. Laboratory Methods. In: Expert Working Group on HHV-6 and 7 Laboratory Diagnosis and Testing. Canada Communicable Disease Report, v. 26S4 (Supplement), Septembre 2000, Health Canada. p. 7-9.
15a. Vianna RAO et al. Role of human herpesvirus 6 infection in young Brazilian children with rash diseases. Pediatr Infect Dis J. 2008;27:533-37.
15b. Vianna RAO et al. The accuracy of anti-human herpesvirus 6 IgM detection in children with recent primary infection. J Virol Methods. 2008;153:273-75.
16. Ward KN. The natural history and laboratory diagnosis of human herpesviruses-6 and -7 infections in the immunocompetent. J Clin Virol. 2005;32:183-93.
17. Ward KN et al. Evaluation of specifity and sensitivity of indirect immunofluorescence tests for IgG to human herpesvirus-6 and -7. J Virol Methods. 2002;106:107-13.
18. Ward KN et al. Use of IgG antibody avidity for differentiation of primary human herpesvirus-6 and -7 infections. J Clin Microbiol. 2001;39:959-63.
18a. Ward KN. Child and adult forms of human herpesvirus 6 encephalitis: looking back, looking forward. Curr Opin Neurol. 2014; 27:349-55.
19. Yamanishi K et al. Identification of human herpesvirus 6 as a causal agent for exanthem subitum. Lancet. 1988;1:1065-67.

64

Faringotonsilites e Laringites

- **Nadejda Maria Ávila de Moraes e Silva**
- **Renata Braga da Graça Barhouche**

CID 10 = J02 – Faringite aguda [Angina (dor de garganta): aguda]; J02.0 – Faringite estreptocócica; J02.8 – Faringite aguda devida a outros microrganismos especificados [Faringite aguda devida a: – mononucleose infecciosa – B27, – vírus da influenza – identificado J10.1, – não identificado J11.1, – herpes simplex B00.2, Faringite ve- sicular devida a enterovírus – B08.5]; J02.9 – Faringite aguda não especificada [gangrenosa, supurativa, ulcera- da]; J36 – Abscesso periamigdaliano; J03.0 – Amigdalite estreptocócica; J03.8 – Amigdalite aguda devida a outros microrganismos especificados; J03.9 – Amigdalite aguda não especificada)

FARINGOTONSILITES

INTRODUÇÃO[3,5,6]

A faringe é um tubo fibromuscular que no adulto mede entre 12 e 13 cm de comprimento, comum ao trato aéreo e digestório, e divide-se em três porções:

1. *Nasofaringe ou rinofaringe ou* cavum: porção superior, que se comunica anteriormente com a cavidade nasal. É na nasofaringe que se encontram as vegetações adenoi- deanas, também chamadas de amígdalas faríngeas ou amígdala de Luschka.

2. *Orofaringe:* porção mediana, que se abre na cavidade oral. Superiormente é limitada pelo plano que passa pelo palato mole e, inferiormente, pela borda superior da epiglote.

3. *Hipofaringe ou laringofaringe:* porção inferior, limitada pela borda superior da epiglote superiormente, comu- nica-se com a laringe pelo adito da laringe e estreita-se inferiormente para tornar-se contínua com o esôfago.

É na faringe que se encontra o anel linfático de Waldeyer, estrutura integrante do sistema linfático que se diferencia dos outros tecidos linfáticos por não possuir vias aferentes. A função do anel linfático de Waldeyer é captar e processar antígenos que estão presentes na orofaringe e na nasofaringe. Por essa razão, seus componentes são conside- rados os "guardiões" imunológicos dos sistemas digestório e respiratório. Compõe-se o anel linfático de Waldeyer por:

- *tonsila ou amígdala palatina:* localizada na parede lateral da orofaringe, entre os músculos palatoglosso e palatofaríngeo;
- *tonsila ou amígdala lingual:* localizada na superfície superior da base da língua;
- *tonsila ou amígdala faríngea (adenoide):* localizada no teto e na parede posterior da nasofaringe;
- *tonsila ou amígdala peritubária:* localizada em torno do óstio da tuba auditiva;
- pequenos aglomerados de tecido linfoide espalhados por toda oro e nasofaringe.

O anel linfático de Waldeyer pode ser acometido por processos obstrutivos (hipertrofia de adenoide e amígdala), tumorais e infecciosos, dando origem às tonsilites, amigdali- tes ou anginas, que serão o foco do nosso estudo.

MÉTODOS DIAGNÓSTICOS[1,3,5a,10]
Exame da Cavidade Oral e Orofaringe

O examinador deve ficar em frente ao paciente e solicitar que ele abra a boca e mantenha a língua dentro da boca, pois a colocação da língua para fora prejudica a visão e modifica a posição das tonsilas.

O examinador coloca o abaixador de língua no terço anterior e médio da língua, evitando o terço posterior para não estimular o reflexo nauseoso.

Pressiona-se a língua levemente e solicita-se que o paciente fale "a", assim temos uma boa visualização das tonsilas palatinas e da parede posterior da faringe. As tonsilas são avaliadas quanto ao tamanho; à simetria; à presença de exsudatos, ulcerações ou tumores; e à presença de abscesso periamigdaliano.

Exame por Imagem

A radiografia de *cavum* propicia a visão do tamanho das adenoides e da permeabilidade aérea da nasofaringe. Devido à sua objetividade e não invasividade, é considerada um bom exame. Não deve ser realizado em crianças abaixo de 1 ano de idade, pois nessa época as adenoides, em sua grande maioria, ainda não são visíveis radiologicamente.

Não deve ser realizada na presença de infecções (rinossinusite ou adenoidites), pois podem estar hipertrofiadas momentaneamente.

Endoscopia da Nasofaringe

É o melhor método de avaliação da nasofaringe. Realizada pelo otorrinolaringologista com endoscópio rígido de 30 graus ou flexível, é bem tolerada e pode, inclusive, ser realizada em crianças.

Método Diagnóstico de Tonsilites por Estreptococo Beta-hemolítico do Grupo A (EBHGA)

Para confirmação de angina causada por EBHGA é necessário exame bacteriológico (exame de cultura), ou realização de teste rápido (TDRA) para o estreptococo.

No nosso meio, o exame de cultura não é habitual e o teste rápido é extremamente restrito a poucos consultórios de especialistas.

Faringotonsilites (FT) Agudas

Faringotonsilites representam todo processo inflamatório e infeccioso de origem local ou geral da mucosa faríngea.

Podem ser divididas em inespecíficas e específicas.

Faringotonsilites Inespecíficas[1,3,5,6,8,11]

Tem como microrganismos mais frequentes os vírus e as bactérias: *Streptococcus pneumoniae, Haemophilus influenzae, Moraxella catarrhalis, Streptococcus pyogenes* (*Streptococcus* β-hemolítico do grupo A) e *Staphylococcus.*

Faringotonsilites Eritematosas

É o tipo mais comum. A etiologia viral é mais frequente, observando-se hiperemia da mucosa faríngea e edema (Figura 64.1A). Esse quadro pode caracterizar uma faringotonsilite de etiologia viral ou início de uma infecção bacteriana.

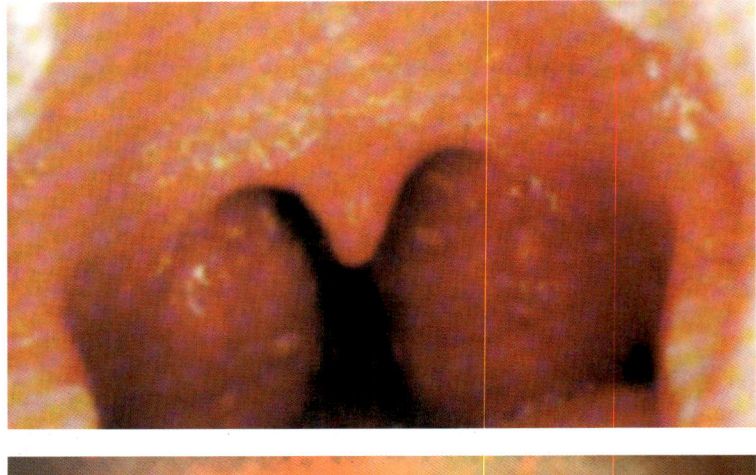

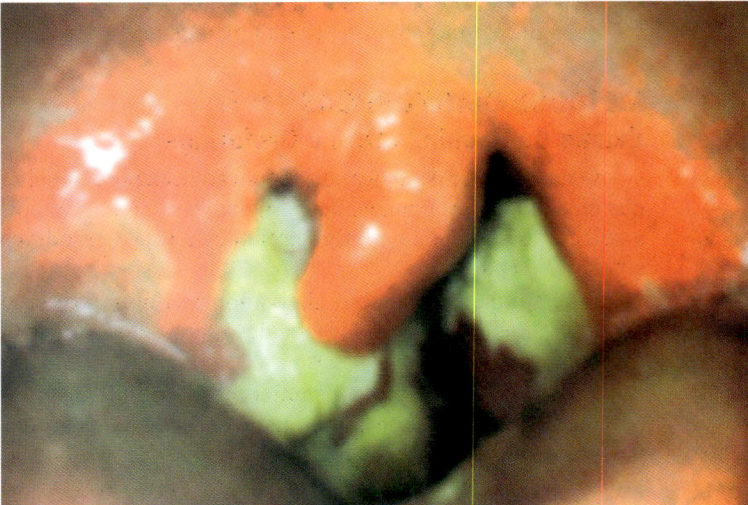

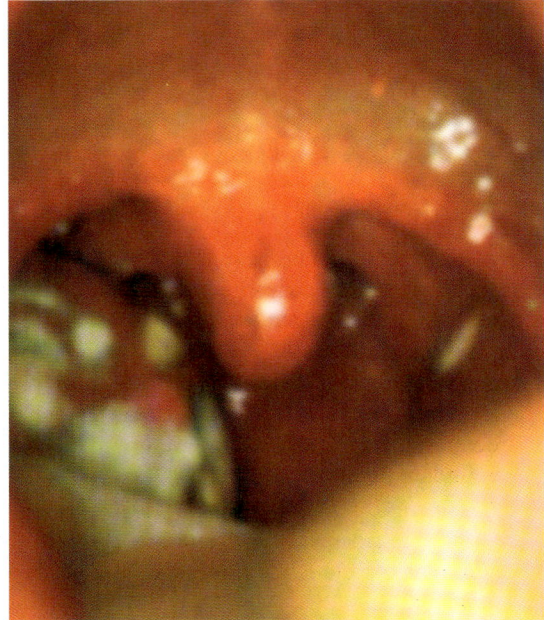

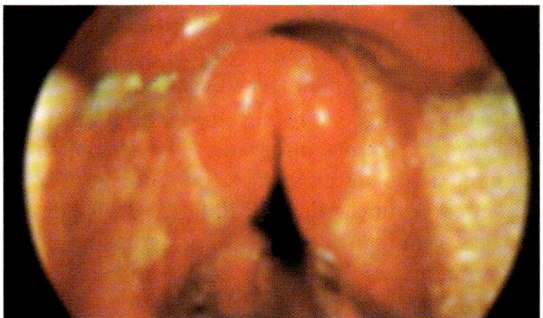

FIGURA 64.1 – A. Angina eritematosa: hiperemia da orofaringe e hipertrofia amigdaliana. (Fonte: Hawke M et al.[5a].) B. Angina eritematopultácea: hiperemia da orofaringe, hipertrofia amigdaliana e secreção purulenta sobre as amígdalas. (Foto original de Nadejda Maria AV de Morais e Silva.) C. Angina monocítica: orofaringe hiperemiada e edemaciada, hipertrofia amigdaliana, exsudato pseudomembranoso recobrindo as amígdalas. (Foto original de Nadejda Maria AV de Morais e Silva.) D. Epiglotite aguda: intenso edema e hiperemia da epiglote, observados por fibrolaringoscopia. (Foto original de Nadejda Maria AV de Morais e Silva.)

É mais provável ser de etiologia bacteriana a faringotonsilite que cursa com hiperemia acentuada, placas e exsudatos purulentos, febre até 40ºC e adenopatia cervical (Figura 64.1B). Porém, é difícil distinguir a FT viral da bacteriana, pois a FT viral pode apresentar febre e exsudato.

As FT eritematosas ou eritematopultáceas têm período de incubação de 1 a 3 dias e duração de 3 a 10 dias. Não teriam relevância se não fossem as complicações que podem advir quando a FT tem como agente etiológico o *Streptococcus pyogenes* do grupo A. Essa bactéria pode causar febre reumática, glomerulonefrite, escarlatina e síndrome do choque tóxico. A incidência de febre reumática por FT não tratada é de 1% na população e surge de 1 a 4 semanas após a instalação da FT. É por esse motivo que, frente a um quadro clínico suspeito de FT de etiologia bacteriana, devemos tratar com antibioticoterapia, que será discutida adiante.

Faringotonsilites Difteroides

São anginas que formam pseudomembranas que podem invadir os pilares anteriores, imitando a difteria.

A etiologia das anginas difteroides é constituída por estreptococos ou pneumococos. Apresentam febre alta diferente da difteria, na qual a febre é baixa e as pseudomembranas se destacam com facilidade. O diagnóstico de certeza é feito com bacterioscopia e cultura.

Faringotonsilites Gangrenosas

Raras, sendo encontradas em indivíduos debilitados, imunodeprimidos e em diabéticos. Apresentam hálito fétido, gânglios cervicais grandes e dolorosos, toxemia e área de necrose ao exame da faringe. Prognóstico ruim.

Adenoidite Aguda

É o processo inflamatório agudo das vegetações adenoideanas. Acomete crianças pequenas e normalmente está associado a infecções de outras partes da faringe. Podem ter etiologia viral ou bacteriana. Os vírus mais comuns são o adenovírus, o respiratório sincicial, o influenza e o parainfluenza. As bactérias são: *S. pneumoniae, S. pyogenes, H. influenzae, S. aureus* e *Moraxella catarrhalis.*

Caracteriza-se por obstrução nasal e secreção catarral pelas fossas nasais e nasofaringe. Diagnóstico é feito pelo quadro clínico e, quando possível, pela nasofibroscopia.

Tonsilite ou Amigdalite Lingual

Mais frequente em adultos, caracteriza-se pela dor profunda na altura do osso hioide. O diagnóstico é feito pela laringoscopia indireta ou pela fibrolaringoscopia.

Uvulite

Processo inflamatório da úvula, com provável etiologia alérgica ou viral. O tratamento é sintomático e a regressão é espontânea.

Tratamento

O tratamento para as faringotonsilites de origem bacteriana, principalmente causadas por estreptococos beta-hemolítico, continua tendo a penicilina como droga de eleição. A Tabela 64.1 mostra as alternativas de tratamento.

Além de antibioticoterapia, os anti-inflamatórios não hormonais são usados para alívio da dor e da inflamação. Os antitérmicos e analgésicos são usados de forma sintomática.

TABELA 64.1

Faringotonsilites: Tratamento Antimicrobiano						
Antimicrobiano	**Via**	**Dose**	**Tomadas por Dia**	**Nº Dias**	**Atuação**	**Falha Clínica**
Penicilina G benzatina	IM	< 20 kg 600.000 > 20 kg 900.000 a 1.200.000	1	1	*Streptococcus pyogenes*	3%
Penicilina V	Oral	25 mg a 40 mg/kg/dia	2	10	*Streptococcus pyogenes*	3% a 5 %
Amoxicilina	Oral	40 mg a 50 mg/kg/dia	3	10	*Streptococcus pyogenes*	3% a 5%
Amoxicilina/Clavulanato	Oral	30 mg a 40 mg/kg/dia	3	10	*Streptococcus pyogenes* Presença de copatógenos produtores de betalactamases Anaeróbios orais	—
Cefalosporinas - primeira geração Cefadroxil Cefalexina	Oral	30 mg/kg/dia	2 4	10	*Streptococcus pyogenes Staphylococcus Moraxella* Anaeróbios orais Têm reduzida ação contra *H. Influenzae*	± 5%
Cefalosporina - segunda geração Cefuroxima-axetil Cefaclor Cefprozil	Oral	30 mg/kg/dia	2 3 2	10	*Staphylococcus H. influenzae*	± 5%
Eritromicina	Oral	40 mg/kg/dia	4	10	3% a 20% resistência *Streptococcus pyogenes*	3% a 20%
Azitromicina	Oral	10 mg/kg/dia	1	5	*Streptococcus pyogenes* Anaeróbios Bactérias produtoras de betalactamase	5% a 10%
Claritromicina	Oral	15 mg/kg/dia	2	10	*Streptococcus* Reduzida ação contra *H. influenzae*	—

Complicações das Faringotonsilites Agudas

As complicações de vizinhança têm como agente o estreptococo α-hemolítico. São elas: os fleimões profundos do pescoço, nas variedades laterofaríngeo e retrofaríngeo, e o abscesso periamigdaliano, mais comum na nossa clínica que os fleimões do pescoço.

Abscesso Peritonsilar ou Periamigdaliano[2,3]

É uma complicação supurativa de tonsilites que atinge o espaço entre a cápsula tonsilar e o músculo constritor superior da faringe.

O abscesso peritonsilar apresenta-se com forte dor unilateral, sialorreia, dificuldade para deglutir, voz anasalada, queda do estado geral e pode causar trismo. Ao exame, vemos abaulamento do pilar anterior e a amígdala palatina deslocada medial e/ou anteriormente. O tratamento inicial do abscesso peritonsilar deve ser realizado ambulatorialmente. Na presença de obstrução respiratória aguda ou quadro tóxico, a internação se impõe.

A aspiração do abscesso com agulha consiste em método diagnóstico e terapêutico. Quando associada a antibioticoterapia que tenha cobertura para aeróbios gram-positivos e gram-negativos e para anaeróbios, tem taxas de grande sucesso. Sugerimos penicilina cristalina 24.000.000 de unidades/dia em associação com metronidazol, na dose de 500 mg de 6/6 h via intravenosa; amoxicilina/clavulanato em doses habituais; ceftriaxona 1 a 2 g/dia intramuscular (IM) em gestantes, pela ausência de toxicidade para o feto. A incisão e a drenagem se fazem necessárias quando a aspiração inicial não for suficiente.

Faringotonsilites ou Anginas Específicas[3,6,10]

São aquelas que possuem um agente microbiano específico ou que surgem em determinadas infecções. Pela raridade atualmente, dessas anginas, vamos apenas citá-las e deter-nos na mononucleose, que é relativamente frequente e por isso ganha destaque na nossa clínica.

Angina Diftérica

Agente: bacilo de Klebs-Loeffer (*Corynebacterium diphteriae*). O exame mostra pseudomembranas que invadem os pilares anteriores e a úvula e são resistentes ao destacamento. A febre é baixa e ocorrem sinais de toxemia. O tratamento consiste na sorologia específica e nos antibióticos (ver Capítulo 40 – Difteria).

Angina Fusoespirilar ou Plaut-Vincent

- Agente: o bacilo fusiforme e o espirilo.
- Caracteriza-se por disfagia unilateral, ulceração da amígdala com exsudato fétido, sem febre. O tratamento é realizado com antibioticoterapia, penicilina ou cefalosporina, associada a metronidazol e higiene bucal rigorosa com solução antisséptica.

Anginas das Doenças Infecciosas

São as anginas que acompanham o sarampo (paramixovírus); a escarlatina (estreptococos beta-hemolítico); a febre tifoide, chamada de angina de Duguet (*S. typhi*); a herpangina (vírus Coxsackie A); a febre faringoconjuntival (adenovírus tipo 3) e a sífilis (*Treponema pallidum*).

Angina na Leucemia Aguda

Acompanha-se de estomatite com tendência ao sangramento e necrose da mucosa bucofaríngea, hipertrofia linfonodal e esplenomegalia. Apresenta leucocitose exagerada (acima de 100.000), anemia e plaquetopenia.

Agranulocitose ou Angina de Schultz

Angina acompanhada de leucocitopenia (leucócitos abaixo de 2.000) e neutropenia. Hemácias e plaquetas normais.

Mononucleose Infecciosa

Agente principal: vírus Epstein-Barr (EBV). A transmissão ocorre por meio de troca de saliva durante o beijo ou contato próximo. Ocorre principalmente em adolescentes e adultos jovens. Deve ser suspeitada quando encontramos angina eritematopultácea com febre moderada e linfoadenopatias cervicais em paciente usando antibioticoterapia há ± 5 dias sem melhora. Edema de úvula e palato, hepatomegalia e esplenomegalia podem ocorrer na mononucleose (Figura 64.1C).

O hemograma apresenta na 1ª semana leucopenia, neutropenia e desvio para esquerda. Na 2ª e na 3ª semanas surge leucocitose com linfocitose. Os linfócitos atípicos são característicos da mononucleose. O diagnóstico é feito pelo monoteste na 2ª ou na 3ª semanas ou pela sorologia específica, utilizando-se a pesquisa de anticorpos contra o capsídeo viral (IgM e IgG anti-VCA), que é fidedigno já a partir da 1ª semana. A cura ocorre em torno de 3 ou 4 semanas (ver Capítulo 149 – Síndrome Mononucleose e Capítulo 165 – Anginas Infecciosas).

LARINGITES

(CID 10 = J04 – Laringite e traqueíte agudas; J04.0 – Laringite aguda [edematosa, subglótica, supurativa, ulcerada; J05 – Laringite obstrutiva aguda [crupe]; J05.1 – Epiglotite aguda; J37.0 – Laringite crônica)

INTRODUÇÃO[3,4,6]

Laringite é todo processo inflamatório da mucosa laríngea. Tem como sintomas mais frequentes disfonia, dispneia, estridor, tosse e pigarro.

A laringe é um órgão respiratório e fonatório constituído por quatro cartilagens principais, duas cartilagens acessórias e por músculos ligando essas cartilagens. As cartilagens laríngeas são: tireoide, cricoide, aritenoides, epiglote e as cartilagens acessórias corniculada e cuneiforme. Os músculos laríngeos são: tireoaritenóideo (a própria corda vocal), ariaritenóideo, cricoaritenóideo posterior, cricoaritenóideo lateral e cricotireóideo. Toda a inervação motora desses músculos é feita pelo nervo laríngeo inferior ou nervo recorrente, com exceção do cricotireóideo, cuja motricidade é feita pelo nervo laríngeo superior, nervo misto que é responsável pela sensibilidade da mucosa laríngea.

MÉTODOS DIAGNÓSTICOS
Exame da Laringe

O exame da laringe inicia-se pela observação da voz, inspeção e palpação do pescoço, que pode mostrar a presença de abscessos, adenomegalias e tiragem supraclavicular.

A laringoscopia pode ser feita através de espelho laríngeo (laringoscopia indireta), por microscopia utilizando laringoscópio de suspensão e microscópio cirúrgico com o paciente sob anestesia geral, ou por fibroendoscopia da laringe que é feita em consultórios de otorrinolaringologistas, com fibroscópio rígido ou flexível. Aos fibroscópios podem ser adaptadas câmeras de televisão, vídeos com ou sem fotografias e aparelhagem para estudo estroboscópico. A videofibrolaringoscopia ou apenas videolaringoscopia é hoje o principal exame complementar da laringe. Pela laringoscopia vamos observar a mucosa laríngea, as estruturas laríngeas, a presença de tumoração, a coloração, a coaptação e a mobilidade das pregas vocais.

Diagnóstico por Imagem

A radiografia simples de perfil do pescoço permite um panorama da hipofaringe, da laringe, do esôfago cervical e das partes moles do pescoço. A tomografia computadorizada é o exame radiológico mais utilizado, possibilitando a avaliação de edemas e tumores laríngeos. A ressonância magnética fornece dados precisos sobre as partes moles do pescoço.

O diagnóstico definitivo de lesões laríngeas é realizado por biópsia e estudo anatomopatológico.

CLASSIFICAÇÃO

Clinicamente, as laringites podem ser classificadas em agudas e crônicas; específicas e inespecíficas ou por critérios anatômicos (supraglótica, glótica, subglótica).

Laringites Agudas Inespecíficas[3,4,6,7,9]

As laringites agudas duram em média 8 a 10 dias e, na maioria das vezes, são autolimitadas. Manifestam-se com maior gravidade nas crianças, em decorrência de peculiaridades anatômicas e histológicas que facilitam a dispneia.

A mais temida por sua gravidade é a epiglotite, porém sua incidência vem caindo, principalmente nas crianças, por causa do uso da vacina conjugada contra *Haemophilus influenzae* tipo B.

Laringite Catarral Aguda

Seu aparecimento geralmente é súbito, após quadro de resfriado comum ou nasofaringite viral ou bacteriana. A etiologia mais frequente é bacteriana e os germes mais comuns são *Moraxella catarrhalis* e *Haemophilus influenzae*. A etiologia viral é menos comum e os vírus são rinovírus, coronavírus ou reovírus. Certos fatores, como o uso abusivo da voz, refluxo gastresofágico, ingestão de bebida alcoólica, tabagismo e variações bruscas de temperatura, favorecem o aparecimento da laringite catarral aguda. Traduz-se por sensação de constrição dolorosa no nível da laringe, rouquidão de leve a afonia, tosse e expectoração mucocatarral. Febre, na maioria é ausente ou quando presente é baixa, o estado geral é bom. A laringoscopia revela congestão da mucosa laríngea, principalmente nas regiões glótica e supraglótica e presença de secreção mucosa ou mucocatarral.

O tratamento da laringite catarral aguda baseia-se na eliminação dos fatores predisponentes, fazendo repouso vocal, evitando uso de bebida alcoólica e fumo, melhorando o refluxo gastresofágico. O tratamento medicamentoso inclui antibióticos por cerca de 10 dias (amoxicilina, amoxicilina com clavulanato de potássio, cefalosporinas de terceira geração e macrolídeos) e nebulização feita com soro fisiológico puro ou associado a corticosteroide e agentes mucolíticos. Em casos mais graves, a corticoterapia deve ser usada na forma intramuscular (IM) ou oral, sendo a droga de escolha a dexametasona em dose variável de 0,15 mg/kg a 0,6 mg/kg, dependendo da gravidade.

Laringotraqueíte ou Laringotraqueobronquite ou Crupe Viral ou Laringite Subglótica

O crupe viral é a forma mais comum de obstrução de vias aéreas em crianças com idade entre 6 meses e 6 anos. Caracteriza-se por uma obstrução subglótica, manifestada por tosse rouca (tosse de cachorro), estridor inspiratório e angústia respiratória. Os vírus mais comuns são os parainfluenza tipo 1 (cerca de 50% dos casos isolados em cultura), tipo 2, influenza tipo A, vírus sincicial respiratório e rinovírus.

O tratamento consiste em umidificação do ar através de nebulização ou vaporização; uso de corticoide e adrenalina, sendo a escolha dependente da gravidade. Vários corticoides podem ser usados, como a dexametasona 0,15 mg/kg até 0,6 mg/kg por via oral ou parenteral ou budesonida 2 mg para crianças de qualquer peso, sempre por meio de nebulização. A adrenalina deve ser usada nos casos mais graves e a criança deve ser mantida em observação por pelo menos 4 horas.

Epiglotite (Supraglotite)

É a infecção aguda que acomete a epiglote e outras estruturas da supraglote. A etiologia é bacteriana e o agente mais encontrado é o *Haemophilus influenzae* tipo B. Acomete crianças, jovens e adultos. Entre as crianças, a idade mais acometida é entre 2 e 7 anos. A vacinação contra *H. influenzae* é responsável pela redução significativa dos casos de epiglotite nas crianças. O quadro clínico consiste em instalação rápida e aguda de angústia respiratória, disfagia e febre. A dor provoca aumento de salivação e acúmulo de secreção. O pequeno paciente fica sentado com o pescoço estendido e a boca aberta, posição que facilita a respiração. No adulto a rápida instalação da dor intensa é o maior indicador da epiglotite, pois os sintomas respiratórios são manifestações de estágios mais avançados.

O diagnóstico é clínico e pela laringoscopia ou fibrolaringoscopia (Figura 64.1D). A radiografia de perfil das partes moles do pescoço pode mostrar o edema epiglótico, porém tem alto índice de falso-negativo; hoje, é pouco usada. O tratamento consiste em antibiótico de amplo espectro endovenoso. Atualmente a ceftriaxona é a droga de escolha, associada a corticoide e à intubação traqueal para dispneia que provoque risco de morte. Alguns autores preferem a intubação em todos os casos como medida profilática para manter as vias aéreas pérvias, a extubação se faz em 24 a 48 horas. Todos os pacientes devem ser internados e mantidos sob vigilância.

Laringite Estridulosa ou Crupe Espasmódico ou Falso Crupe

Forma de laringite de evolução benigna, na qual a criança que estava bem acorda com quadro de dispneia de instalação súbita, com tiragem supraesternal, respiração ruidosa com estridores, tosse rouca, agitação e ausência de febre. A sintomatologia tem duração de minutos ou poucas horas e pode recidivar no mesmo dia ou em dias subsequentes.

O tratamento é a umidificação do ar e o uso de corticoide IM ou via oral na dose 0,6 mg/kg de dexametasona, para reduzir o edema subglótico e impedir recidiva.

Laringites Crônicas Inespecíficas[4,7,9]

Em geral multifatoriais, apresentam como fatores predisponentes mais importantes a doença do refluxo gastresofágico, o uso crônico do tabaco e derivados, o mau uso e uso abusivo da voz, alergia e abuso de esteroides inalatórios. A característica clínica é a alteração da voz sem dispneia e que dura por mais de 10 dias. A eliminação dos fatores causais e fonoterapia são o tratamento para a maioria dos casos. Nos casos de lesões epiteliais hiperplásicas, os pacientes devem ser submetidos à biópsia e mantidos sob constante vigilância por causa do risco de malignização. Toda disfonia com duração igual ou superior a 10 dias necessita de avaliação especializada.

LARINGITES ESPECÍFICAS[4,7,9]

As laringites específicas podem ter etiologia:

- *bacteriana:* tuberculose, hanseníase, lues, rinoscleroma e actinomicose;
- *fúngica:* candidíase, histoplasmose, paracoccidioidomicose, aspergilose e rinosporidiose;
- *parasitárias:* leishmaniose, esquistossomose.

Falaremos brevemente sobre as mais relevantes.

Tuberculose

Agente etiológico, *Mycobacterium tuberculosis.* É a doença granulomatosa mais comum da laringe. Manifesta-se, preferencialmente, na comissura posterior causando disfonia, odinofonia, odinofagia e eventual dispneia. Após período de manifestação nodular da doença, inicia-se ulceração da mucosa. O exame de escarro e a biópsia firmam o diagnóstico. O tratamento é feito com esquema de associação rifampicina + isoniazida + pirazinamida.

Hanseníase

O sítio preferencial de entrada da doença é a mucosa nasal, sendo a laringe contaminada em estágio posterior. Inicia por edema nodular, hiperemia e ulcerações indolores da região supraglótica. O diagnóstico é realizado por exame bacterioscópico do muco nasal, biópsia das lesões nasais e laríngeas e punção dos nódulos cutâneos perineurais[5].

Lues

Na fase primária, geralmente, não ocorre manifestação laríngea. Na fase secundária atinge a laringe provocando eritema e edema. É na fase terciária que ocorre a manifestação mais intensa, com formação de goma sifilítica, granuloma e ulceração. O diagnóstico é feito por sorologia e biópsia. O tratamento é realizado com altas doses de penicilina intramuscular.

Candidíase

Infecção por *Candida albicans*, que ocorre após uso prolongado de antibióticos ou radioterapia na região de cabeça e pescoço. Sua forma mais agressiva é encontrada em pacientes imunodeprimidos, principalmente nos casos de aids. O diagnóstico de suspeição é realizado pela inspeção, em que se observam colônias da *Candida sp.*, que apresentam lesões com múltiplos pequenos pontos esbranquiçados e coalescentes associados à hiperemia da mucosa ao redor da lesão. A confirmação diagnóstica é realizada por biópsia e estudo anatomopatológico. As formas mais brandas são tratadas com nistatina ou cetoconazol. Nas formas mais graves é usada anfotericina B.

REFERÊNCIAS BIBLIOGRÁFICAS

1. Almeida ER et al. Faringotonsilites – Aspectos Clínicos e Cirúrgicos. Arquivos de Otorrinolaringologia. 2003;7:1-82.
2. Atherino CCT, Meirelles RC, Perez LD. Abscessos periamigdalianos. In Sociedade Brasileira de Otorrinolaringologia. Tratado de Otorrinolaringologia: Doenças. São Paulo: Roca; 2003. V. 3. p. 244-47.
3. Becker W, Naumann HH, Pfaltz CR. Otorrinolaringologia Prática: Diagnóstico e Tratamento. 2ª ed. Rio de Janeiro: Revinter; 2001. p. 1-46.
4. Costa SS, Cruz OLM, Oliveira JAA. Otorrinolaringologia: Princípios e Prática. Porto Alegre: Artes Médicas; 1994. p. 1-558.

5. Endo LH, Carvalho DS. Microbiologia do anel linfático de Waldeyer. In Sociedade Brasileira de Otorrinolaringologia. Tratado de Otorrinolaringologia: Fundamentos. São Paulo: Roca; 2003. V.1. p. 714-20.

5a. Hawke M et al. Manual de Diagnóstico de Otorrinoloaringologia. Buenos Aires, Argentina: Editora Martin Dunitz; 1997.

6. Hungria H. Otorringolaringologia, 8ª ed. Rio de Janeiro: Guanabara Koogan; 2000. p. 1-593.

7. Marques Filho MF, Ganança FF. Laringites. Dor em Otorrinolaringologia, São Paulo: Aventis Farma; 2001. p. 4-16.

8. Mendes C et al. Infecções do Trato Respiratório: Principais Agentes Bacterianos e Padrões de Resistência. Dados Brasileiros do Estudo Internacional Protekt. Arquivos de Otorrinolaringologia. 2003;7:87-166.

9. Monteiro ELC et al. Laringites Agudas e Crônicas Inespecíficas. In ABORLCCF. Tratado de Otorrinolaringologia, 2ª.ed, Roca: São Paulo; 2011. Vol. 4. p. 272-285 .

10. Pereira MBR, Ramos BD. Métodos diagnósticos de patologias do anel linfático de Waldeyer. In: Sociedade Brasileira de Otorrinolaringologia. Tratado de Otorrinolaringologia: Fundamentos. São Paulo: Roca; 2003. V.1. p. 721-726.

11. Sanches D. Laringites na infância. In Otorrinolaringologia Pediátrica. Rio de Janeiro: Revinter; 1998. p. 357-358.

65 Fasciolíase

■ **Roberto Gonçalves Nunes da Silva**

(CID 10 = B66.3 - Fasciolíase)

INTRODUÇÃO

A fasciolíase é uma doença produzida por dois trematódeos parasitos comuns de diversos mamíferos (ovinos, caprinos, bovinos, etc.), a *Fasciola hepatica* (Lineu, 1758) e a *Fasciola gigantica* (Cobbold, 1855). São parasitos antigos, tendo sido seus ovos encontrados em coprólitos de cerca de 4.500 anos achados na Alemanha. O número de casos humanos vem aumentando nos últimos 25 anos e foram relatados na Europa, Ásia, África, Oceania e Américas. No Brasil, existem vários relatos de casos e surtos dessa helmintíase[11a,13a,15,18,21]. As áreas mais afetadas são os países andinos (Peru e Bolívia), o Irã e os países da Europa Ocidental; entretanto, em todo o mundo os helmintos são encontrados em animais. Estima-se que 17 milhões de pessoas podem estar infectadas em cerca de 50 países. A maioria das áreas de elevada endemicidade de casos humanos refere-se à *F. hepatica*; entretanto, há áreas em que a distribuição de ambas as espécies se superpõe, como ocorre em países do Sudeste Asiático e do Oriente Médio. Acrescente-se a isso o fato de que muitas vezes as áreas de elevada prevalência em humanos não se correlaciona com áreas em que a fasciolíase é um grande problema veterinário, mostrando que o homem pode ser um hospedeiro definitivo, capaz de manter o ciclo do parasito[3,4,7,8,11,15,18].

Os helmintos pertencem ao filo Platyhelminthes, classe Trematoda, família Fasciolidae. A *F. hepatica* adulta mede entre 20 e 30 mm de comprimento, 15 mm de largura e 1,5 mm de espessura. O corpo, revestido por um tegumento escamoso, é largo na parte anterior estreitando-se posteriormente. A ventosa oral localiza-se anteriormente em um prolongamento cônico. Como a maioria dos trematódeos, é hermafrodita possuindo testículos ramificados e ovários (Figura 65.1). O aparelho digestivo é incompleto. Os ovos são operculados, têm cor castanha, medem de 130 a 150 μm de comprimento e 60 a 90 μm de largura. *F. gigantica* mede 75 mm por 12 mm, não havendo nenhum aspecto morfológico que separe claramente as duas espécies; mas diferenças genéticas foram descritas[3,7,11,14,15].

Os adultos vivem nos canais biliares onde são postos os ovos que, carreados pela bile, são levados nas fezes para o meio externo, onde, se alcançando água, darão origem aos miracídios. Uma vez livre do ovo, o miracídio nada em busca do hospedeiro intermediário, caramujo do gênero *Lymnaea*, ou de gêneros próximos, como *Stagnicola*, *Galba*, *Succinea* etc., no qual penetra chegando às glândulas digestivas. Transforma-se, então, em esporocisto medindo cerca de 150 μm. Neste, à custa da multiplicação de suas células germinativas, formam-se as rédias, que medem de 1 a 2 μm, e estas originam as cercárias. A evolução no caramujo até a formação das cercárias demora entre 5 e 7 semanas. Uma vez formadas, as cercárias escapam do caramujo e fixam-se em folhas de plantas aquáticas e, por perderem a cauda, são chamadas metacercárias. Em torno da metacercária forma-se um cisto e após 12 horas ela se torna infectante. O homem infecta-se ao ingerir folhas de agrião cultivadas em locais onde existe o hospedeiro intermediário. No duodeno, as metacercárias excistam, penetram a parede intestinal, chegam à cavidade peritoneal e através da cápsula de Glisson penetram no fígado, atravessam o parênquima hepático e chegam aos ductos biliares, ali se fixando. Durante o trajeto algumas larvas se desviam, localizando-se em sítios anômalos, como cavidade peritoneal, tecido celular subcutâneo, pulmão, testículos ou cérebro[2,11,14,17].

DIAGNÓSTICO CLÍNICO[2,11A,13A,14,15,17,19]

As lesões anatomopatológicas decorrentes da parasitose incluem uma inflamação granulomatosa cercando ovos e a formação de abscessos em volta de adultos, com aspecto de múltiplos nódulos amarelados. Lesões semelhantes podem surgir ao longo do trajeto de migração dos helmintos. Inicialmente as células predominantes são polimorfonucleares, histiócitos e linfócitos. Em lesões mais antigas observam-se linfócitos e plasmócitos acompanhados por fibrose e calcificação. Nos sítios ectópicos, as lesões são semelhantes. Tais alterações são produzidas em resposta à presença dos parasitos em sua migração e crescimento, sua alimentação e produtos excretados, bem como à produção de prolina pelos vermes, a qual pode ser isoladamente responsável pela deposição de colágeno, hiperplasia e dilatação dos ductos biliares.

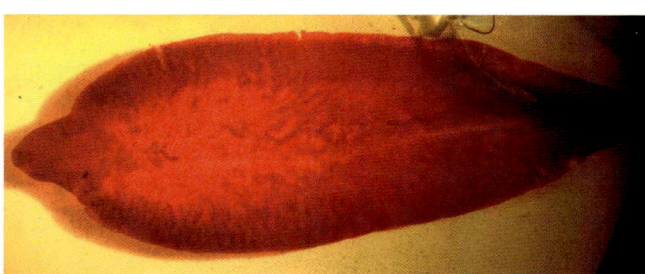

FIGURA 65.1 – *Fasciola hepatica*. (Foto original de Roberto Gonçalves Nunes da Silva.)

Tem sido pouco estudada a resposta imune à presença do parasito em humanos. Pelo fato da fasciolíase ser sobretudo um problema econômico para a pecuária, principalmente bovinos e ovinos, os estudos nos animais têm demonstrado resposta imune protetora após inoculação de larvas irradiadas.

As manifestações clínicas agudas da infecção correspondem à fase de migração larvar e duram cerca de 12 semanas. Incluem febre elevada, dor em hipocôndrio direito, hepatomegalia e sintomas digestivos como vômitos e diarreia. Com a chegada dos helmintos aos ductos biliares e o desaparecimento dos sintomas da fase aguda, inicia-se a fase crônica. Nesta, o paciente pode permanecer assintomático por vários anos e, mesmo, por toda a vida ou apresentar sintomas biliares e dispépticos, acompanhados por crises recorrentes de cólica biliar com ou sem febre e calafrios. Menos frequentemente, o paciente pode apresentar anemia e icterícia. Denomina-se síndrome Halzoun o quadro respiratório com disfagia, dispneia e morte por asfixia decorrente do parasitismo da faringe. Foi descrito no Líbano, onde é hábito a ingestão de fígado cru de ovinos[2,7a,14].

DIAGNÓSTICO LABORATORIAL[2,3,6,11,17-19]

Exames Específicos

- *Pesquisa de ovos nas fezes:* é inútil na fase aguda, quando ainda não há produção de ovos. Na fase crônica devem-se usar os métodos habituais de concentração, com a recomendação de que o paciente não ingira fígado de animais desde alguns dias antes do exame, pois ovos do parasito podem atravessar incólumes o tubo digestivo, resultando em diagnóstico falso-positivo.

- *Imunoenzimático (ELISA):* é teste sorológico de escolha. A presença de anticorpos IgM demonstra a infecção aguda. O encontro de anticorpos do tipo IgG pode dever-se à infecção atual ou passada. Recentemente, pesquisas vêm sendo realizadas com teste imunoenzimático (ELISA) para identificação de antígenos de *F. hepatica* nas fezes, utilizando anticorpo monoclonal, apresentando elevada sensibilidade e especificidade, podendo vir a ser de utilidade tanto na fase aguda como na crônica da doença.

Exames Inespecíficos

Leucocitose e elevada eosinofilia são observadas na fase aguda, podendo ser ou não acompanhadas por alterações das enzimas hepáticas. Na fase crônica o hemograma tende a normalizar-se ou restando discreta eosinofilia.

- *Ultrassonografia:* pode revelar litíase biliar, dilatação dos ductos biliares e microabscessos.
- *Tomografia computadorizada:* mostra áreas de densidade reduzida ou calcificações.
- *Laparoscopia:* fragmentos do parasito ou seus ovos podem ser encontrados em peças cirúrgicas ou material de biópsia, resultando em um diagnóstico antes insuspeitado.

TRATAMENTO E PROFILAXIA[1,2,5,8,10,13,16,19,20,22]

A nitazoxanida, um novo antiparasitário já disponível no Brasil, mostra boa atividade. Em crianças recomenda-se a dose de 7,5 mg/kg a cada 12 horas por 7 dias e, em adultos, 500 mg de 12/12 horas por 7 dias[9].

O triclabendazol, tradicionalmente usado em medicina veterinária, é a droga de melhor atividade contra formas imaturas e maduras do parasito, tendo sido liberado para uso humano desde 1997 no Egito, país onde a doença é endêmica. Desde então, pesquisas vêm demonstrando sua eficácia e segurança para uso humano. A dose recomendada é de 10 mg/kg em 2 dias consecutivos, por via oral, podendo repetir-se após 6 meses. O bitionol é uma opção para o tratamento da fasciolíase, apresentando, entretanto, frequentes efeitos colaterais gastrintestinais. A dose é de 30 a 50 mg/kg/dia por via oral, em duas tomadas após o desjejum e o jantar, em dias alternados em dez a 15 doses. Tanto o triclabendazol como o bitionol, não são disponíveis no Brasil.

O praziquantel, considerado de escolha até há alguns anos, apresenta frequente falha terapêutica. Por essa razão seu uso é questionado no tratamento da parasitose.

O cloridrato de emetina e seu derivado deidroemetina são bastante eficazes, mas não são mais usados, devido aos efeitos colaterais, algumas vezes graves, necessitando de hospitalização do paciente para seu uso. A dose de ambas as substâncias é de 1 mg/kg/dia, por via subcutânea ou intramuscular, durante 10 dias.

Os meios profiláticos aplicáveis são: tratamento em massa dos reservatórios animais, diagnóstico e tratamento de pacientes, controle de caramujos, plantação de plantas comestíveis em áreas livres do parasito, educação para a saúde e orientação para lavar os vegetais com vinagre ou permanganato de potássio por 5 a 10 minutos antes de consumi-los.

REFERÊNCIAS BIBLIOGRÁFICAS

1. Apt W et al. Treatment of human chronic fascioliasis with triclabendazole: drug efficacy and serologic response. Am J Trop Med Hyg. 1995;52:532-35.

2. Andrade Neto JL et al. Fasciolíase. In: Foccacia R (Ed). Tratado de Infectologia. 4ª ed. V. 2. São Paulo: Atheneu; 2009. p. 1891-97.

3. Blair D, McManus DP. Restriction enzyme mapping of ribosomal DNA can distinguish between fasciolid (liver fluke) species. Mol Biochem Parasitol. 1989;36:201-08.

4. Dittmar K, Teegen WR. The presence of *Fasciola hepatica* (Liverfluke) in humans and cattle from a 4,500 Year old archaeological site in the Saale-Unstrut Valley, germany. Mem Inst Oswaldo Cruz. 2003;98(Suppl 1):141-43.

5. El-Karaksy H et al. Human fascioliasis in Egyptian children: successful treatment with triclabendazole. J Trop Pediat. 1999;45:1353-58.

6. Espino AM, Borges A, Dumenigo BE. Identification and isolation of coproantigens of *Fasciola hepatica* that are potentially useful in the diagnosis of fascioliasis. Rev Panam Salud Publica. 2000;7:225-31.

7. Esteban JG, Bargues MD, Mas-Coma S. Geographical distribution, diagnosis and treatment of human fascioliasis: a review. Res Rev Parasitol. 1998; 58:14-48.

8. Farag HF. Human fascioliasis in some countries of the Eastern Mediterranean Region. East Mediterr Health J. 1998;4:156-60. Disponível em: http://applications.emro.who.int/emhj/0401/emhj_1998_4_1_156_160.pdf?ua=1. Acessado em: jan. 2015.

9. Fox LM Saravolatz LD. Nitazoxanide: a new thazolide antiparasitic agent. Clin Infect Dis. 2005;40:1173-80.

10. Grados G, Luis A, Berrocal S. Tratamiento de la distomatosis hepática com bithionol. Rev Inst Med Trop São Paulo. 1997;19:425-27.

11. Haswell-Elkins MR, Elkins DB. Lung and Liver Flukes. In: Topley & Wilson's Microbiology and Microbial Infections. 9th ed. London: Arnold; 1998.

11a. Igreja RP, Barreto KGM, Soares MS. Fasciolíase: relato de dois casos em area rural do Rio de Janeiro. Rev Soc Bras Med Trop. 2004;37:416-17.

12. Kabil SM, Ashry EE, Ashraf NK. An open-label clinical study of nitazoxanide in the treatment of human fascioliasis. Curr Ther Res. 2000;61:339-45.

13. Lecaillon JB et al. Effect of food on the bioavailability of triclabendazole in patients with fascioliasis. Br J Clin Pharmacol. 1998;45:601-04.

13a. Luz JE et al. Human fascioliasis in the metropolitan area of Curitiba, Brazil – Evaluation of the foci of infection and report of nine cases treated with triclabendazole. Braz J Infect Dis. 1999;3:220-25.

14. Maurice J. Is something lurking in your liver? New Scientist 1994;19 march:26-31.

15. Oliveira AA, Nascimento AS, Santos TAM. Estudo da prevalência e fatores associados à fasciolose no Município de Canutama, Estado do Amazonas, Brasil. Epidemiol Serv Saúde. 2007;16:251-59.

16. Patrick KM, Isaa-Renton J. Praziquantel failure in treatment of *Fasciola hepatica*. Can J Infect Dis. 1992;3:33-36.

17. Pessôa SB, Martins AV. *Fasciola hepatica* In: Pessôa SB (Ed). Parasitologia Médica. 11ª ed. Rio de Janeiro: Guanabara-Koogan; 1982. p. 425-29.

18. Pile E et al. Ocorrência de fasciolíase humana no município de Volta Redonda, RJ, Brasil. Rev Saúde Publ. 2000;34:413-14.

19. Saba R et al. Human fascioliasis. Clin Microbiol Infect. 2001;10:385-87.

20. Savioli L, Chitsulo L, Montresor A. New opportunities for the control of fascioliasis. Bull World Health Organ. 1999;77:300.

21. Souza CP et al. Aspects of the maintenance of the life cycle of *Fasciola hepatica* in *Lymnaea columella* in Minas Gerais, Brazil. Mem Int Oswaldo Cruz. 2002;97:407-10.

22. Tavares W. Nitazoxanida, Bitionol. Triclabendazol. Cloridrato de emetina. In: Manual de Antibióticos e Quimioterápicos Antiinfecciosos. 3ª ed. Rio de Janeiro: Atheneu; 2002. p. 821; 861; 1005; 1150.

66 Fascite Necrotizante

■ Guilherme Pinto Bravo Neto

(CID 10 = M72.6 - Fasciíte necrosante)

INTRODUÇÃO

Fascite necrotizante é uma infecção grave de partes moles caracterizada por necrose rapidamente progressiva, difusa, da fáscia e dos tecidos adjacentes. Também conhecida como gangrena estreptocócica, gangrena sinergística progressiva bacteriana (gangrena de Meleney), celulite necrotizante sinergística, entre outros, foi descrita pela primeira vez em 1871, pelo cirurgião militar Dr. Joseph Jones. O termo "fascite necrotizante", entretanto, só foi usado em 1952, por Wilson[1,6,19,20].

ETIOLOGIA E FATORES DE RISCO

A fascite necrotizante pode ocorrer em qualquer localização anatômica, incluindo a região perineal, a partir de lesões cutâneas de bolsa escrotal ou abscessos perianais, quando é conhecida como gangrena de Fournier (ver Capítulo 74). Sua incidência é baixa, com menos de três casos por 10.000 internações, mas vem aumentando progressivamente devido ao envelhecimento da população, ao aumento do número de pacientes críticos e imunodeprimidos por aids, neoplasias e transplantes de órgãos, assim como à emergência de inúmeros patógenos multirresistentes[9,28,34]. Cerca de 80% representam infecções comunitárias, mas isolamento de estafilococos resistentes (MRSA) tem sido descrito em adultos e crianças, inclusive neonatos[12]. Nas crianças a incidência de fascite necrotizante é baixa, e representou apenas 1,6% das infecções de partes moles nesta faixa etária em um estudo japonês[41].

Apesar da presença frequente de estreptococos e estafilococos, outras bactérias aeróbias e anaeróbias têm sido associadas a estas infecções, que devem ser, em geral, consideradas como polimicrobianas. Infecções por fungos também têm sido descritas, não só em pacientes imunodeprimidos, mas também em imunocompetentes e após lesões traumáticas[10,23]. Quando monomicrobiana, o agente etiológico mais frequente é *Streptococcus* beta-hemolítico (SBH) do grupo A e geralmente incide em extremidades, particularmente em membros inferiores. Casos menos graves, de infecção subaguda, podem ocorrer quando causados por SBH dos grupos C e G, em pacientes idosos. No entanto, recentes publicações revelam incidência crescente de infecções monobicrobianas causadas por *Staphylococcus aureus*, particularmente MRSA[5,30]. Outros agentes infecciosos menos comuns vêm sendo isolados em infecções de partes moles após traumatismos aquáticos, já que a microbiota marinha é composta por microrganismos raramente encontrados em outros ambientes. Entre eles destacam-se *Vibrio spp., Aeromonas spp., Shewanella spp., Erysipelothrix rhusiopathiae, Mycobacterium marinum, Streptococcus iniae* e outros[18]. A falha ou retardo na identificação destes agentes pode aumentar a morbidade e a mortalidade destas infecções. Atenção especial deve ser dada ao *Vibrio vulnificus*, capaz de causar infecções graves em pacientes portadores de comorbidades ou mesmo hígidos, inclusive fascite necrotizante, com letalidade maior do que aquela causada por *S. aureus*[21,42,47]. Mais comum, porém, ainda é a forma polimicrobiana, de localização variada e frequentemente associada a procedimentos cirúrgicos (Figura 66.1), traumas penetrantes ou pequenas lacerações.

A maioria dos pacientes apresenta doenças de base, principalmente diabetes, doença vascular arteriosclerótica ou insuficiência venosa com edema, que pioram também o prognóstico da fascite necrotizante. O diabetes, em particular, aumenta o índice de amputações, quando há acometimento de extremidades[15]. Câncer, úlceras de pressão, insuficiências orgânicas, hepatopatias crônicas, abscessos perianais e vulvovaginais e uso venoso de drogas ilícitas são outros fatores de risco. Nesses casos, além de estreptococos, outros microrganismos envolvidos são *S. aureus, E. coli, Pseudomonas, Enterobacter, Klebsiella, Proteus, Bacteroides, Clostridium* e *Peptostreptococcus*, que apresentam efeito patogênico sinérgico com SBH, este último, isolado em mais de 60% das culturas[1,6,17,19].

Indivíduos usuários de drogas ilícitas compreendem, atualmente, grande proporção dos pacientes com fascite necrotizante de extremidades, pela inoculação de microrganismos através de agulhas não esterilizadas ou reutilizadas.

Apesar de, na maioria dos pacientes, existir lesão cutânea subjacente, muitas vezes de pequena gravidade, como escoriações, picadas de inseto ou injeções intravenosas, em aproximadamente 20% não se identificam quaisquer lesões[19]. Fatores de risco, entretanto, podem ser observados na maioria

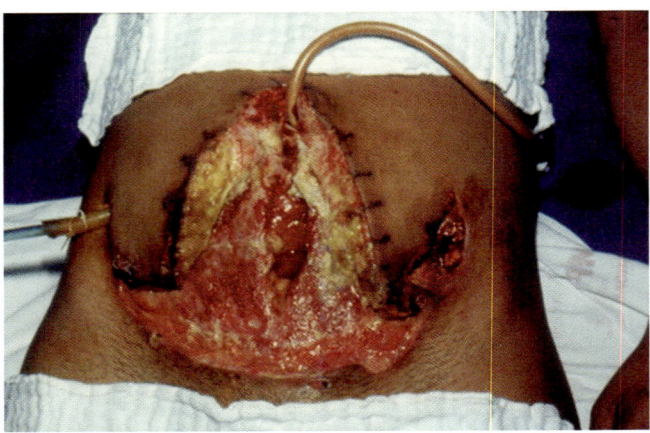

FIGURA 66.1 – Fascite necrotizante de parede abdominal em pós-operatório. (Foto original de Guilherme Pinto Bravo Neto).

destes pacientes, como em relato de caso de fascite necrotizante em extremidades superior e inferior, simultaneamente, em paciente portador de carcinoma de reto não complicado[26].

O índice de mortalidade da fascite necrotizante vem diminuindo em decorrência das melhores condições de tratamento intensivo destes pacientes, mas ainda é alto, podendo chegar a 75% quando há acometimento do tórax ou abdome. Localização central da infecção, presença de comorbidades e retardo do diagnóstico são os principais fatores associados às maiores taxas de mortalidade[28,36,43].

FISIOPATOLOGIA

A liberação de toxinas bacterianas capazes de causar trombose vascular e vasoconstrição intensa ao nível da fáscia profunda, com isquemia e necrose da gordura subcutânea e da própria fáscia parece ser o fator desencadeante. Sabe-se que SBH e germes anaeróbios produzem enzimas que causam necrose de liquefação da fáscia, que permite suas disseminações ao longo dos tecidos moles necrosados suprajacentes. Dentre essas enzimas sobressaem-se as hialuronidases, colagenases e heparinases, capazes de destruir os tecidos pela quebra de suas proteínas estruturais. Experimentalmente, também já foi demonstrado que o *Staphylococcus aureus* potencializa a disseminação de SBH, o que enfatiza o caráter sinergístico destas infecções. Da mesma forma, bactérias aeróbias produzem um ambiente com baixos níveis de O_2, propício à proliferação de bactérias anaeróbias[1,6].

As alterações histológicas são progressivas. No início do quadro pode-se observar vasculite obliterativa em vasos subcutâneos e inflamação aguda com infiltrado polimorfonuclear, necrose e hemorragia que se estende até a derme. Trombose dos vasos nutridores da derme e do epitélio também pode ser vista. Nesta fase inicial, a pele parece normal, mas a necrose é inevitável. Estas alterações histopatológicas iniciais podem ser observadas em biópsias de pele por congelação e permitem o diagnóstico em casos clinicamente inconclusivos. Em fases mais avançadas observa-se necrose de toda a espessura da pele. A fáscia necrosada evolui com aspecto amarelado ou acastanhado, até uma fase de gelificação. Essa necrose permite a proliferação bacteriana e impede a penetração de

antibióticos, levando à progressão da infecção e da lesão, em um ciclo vicioso e rápido que pode atingir uma velocidade de necrose da ordem de 3 cm/hora, passível de controle somente através do desbridamento cirúrgico dos tecidos envolvidos. Em raros casos, particularmente quando o diagnóstico e o tratamento são retardados, pode haver comprometimento da musculatura subjacente com mionecrose infecciosa[1,6,19].

DIAGNÓSTICO CLÍNICO

O diagnóstico precoce e o início rápido do tratamento são fundamentais para reduzir a morbidez e a mortalidade da fascite necrotizante. O diagnóstico presuntivo inicial deve ser feito em bases clínicas e confirmado durante a cirurgia. Uma boa história e um exame físico minucioso são essenciais, e importantes para a determinação de fatores predisponentes como os descritos anteriormente, mas convém lembrar que, muitos pacientes são previamente hígidos.

Particularmente importante no exame físico é a presença de dor intensa, desproporcional aos achados cutâneos, que podem ser mínimos na fase inicial da doença. Fascite necrotizante deve ser lembrada em qualquer paciente com dor inexplicada em extremidades, especialmente se houver doenças associadas como diabetes ou hepatopatias crônicas[32]. Febre alta, taquicardia e hipotensão são outros achados frequentes[1,6,17,19,38,40].

Entre os sinais locais observa-se, geralmente, um pequeno abscesso circundado por uma extensa área de eritema, e edema sem cacifo que se estende além da região de eritema. Vesículas ou bolhas, crepitação e ausência de linfangite são outros achados frequentes. A ausência de linfangite e linfadenite satélite se deve à obstrução e à destruição linfática precoces, ocasionadas pela extensão do processo necrótico. A palpação da área comprometida frequentemente revela tela subcutânea endurecida, o que ajuda a distinguir a fascite necrotizante de uma celulite. Nas celulites simples o plano aponeurótico e os grupos musculares subjacentes podem ser individualizados à palpação, o que não ocorre na fascite necrotizante. Além disso, nas celulites simples, como as erisipelas, o edema forma cacifo à compressão, ao contrário do edema da fascite necrotizante[1,6,7,19].

Na realidade, as manifestações clínicas podem ser variadas, na dependência do estágio da doença, e isto é um aspecto muito importante, já que os pacientes podem procurar auxílio médico desde poucas horas a vários dias do início dos sintomas. Em uma fase inicial de apresentação verifica-se febre alta, taquicardia, pressão arterial estável e sensório normal. Alguns pacientes podem-se manter afebris e o hemograma pode ou não revelar leucocitose. As áreas cutâneas envolvidas podem-se apresentar com regiões de descoloração e revelam eritema, lesões vesicobolhosas e dor intensa à palpação. Em uma fase intermediária o quadro clínico se deteriora, com áreas mais extensas de comprometimento cutâneo e bolhas maiores e mais numerosas. Pequenas alterações do sensório podem ser observadas.

Em fases mais avançadas os pacientes costumam apresentar-se com febre alta, leucocitose acima de 25.000 e os achados cutâneos clássicos da fascite necrotizante como edema, áreas de descoloração cutânea entremeadas com áreas azuladas ou enegrecidas, bolhas rotas e regiões periféricas de celulite ou gangrena franca. A dor intensa inicial pode dar lugar à anestesia, devido à lesão isquêmica e à destruição de terminações nervosas periféricas. Nessa fase estão presentes a sepse, insuficiência multiorgânica, choque e coma. É importante lembrar que o paciente pode evoluir extremamente rápido por estas fases ao longo de poucas horas do início da lesão[6].

As formas graves de fascite necrotizante podem desencadear coagulação intravascular disseminada e choque séptico rapidamente progressivos, mais comuns nos casos de retardo do diagnóstico e do tratamento cirúrgico. Abscessos secundários, à distância, no fígado, baço, pulmões, pericárdio e cérebro, já foram descritos em pacientes com fascite necrotizante de extremidades. Quando nas mãos, a trombose secundária de vasos digitais pode levar à gangrena dos dedos[2,19].

Exames Complementares

Exames laboratoriais incluem hemograma, bioquímica, gasometria, cultura de secreções ou tecidos e hemoculturas, como realizados em todo e qualquer quadro de sepse grave. Exames na admissão, como a dosagem da proteína C-reativa, foram identificados por alguns autores como importantes no diagnóstico diferencial com outros tipos de infecções de partes moles, como celulites. A proteína C-reativa encontra-se mais elevada nos pacientes portadores de fascite necrotizante, assim como a enzima creatinoquinase[39].

Estudo radiológico pode ser realizado para a identificação de ar nas partes moles envolvidas, mas a tomografia computadorizada (TC) e a ressonância magnética (RM) têm sido utilizadas com melhores resultados, não só para diagnóstico, mas, também, para a avaliação da extensão da lesão. A TC é capaz de mostrar espessamento assimétrico da fáscia e alterações da gordura subcutânea, assim como a presença de gás ao longo dos planos aponeuróticos e abscessos. É particularmente útil também na avaliação de áreas difíceis à radiografia simples, como parede abdominal, períneo e região cervical[1].

A RM tem sido usada para definir a extensão da fascite, podendo mostrar a presença de edema de tecidos moles infiltrando o plano fascial antes do surgimento de gangrena cutânea. Pode haver confusão, entretanto, no diagnóstico diferencial com celulite, dermatomiosite e trauma muscular. Além disto, a RM pode também superestimar a extensão do envolvimento fascial, mas é método bastante fidedigno para avaliação da presença ou não de necrose tecidual[24]. Um resultado negativo, por outro lado, que não demonstra envolvimento da fáscia profunda, é útil para excluir o diagnóstico de fascite necrotizante ou para determinar a profundidade do envolvimento de partes moles[2,38].

Mais simples e prática que TC e RM, a ultrassonografia também pode ser utilizada como recurso para o diagnóstico diferencial da fascite necrotizante com outras infecções de partes moles. Este exame, que pode ser realizado à beira do leito, pode dar informações como a presença de enfisema subcutâneo ao longo da fáscia profunda, edema, coleções líquidas e aumento da ecogenicidade da tela subcutânea suprajacente[22,46]. Permite também a realização de punções guiadas para coleta de material para cultura[31].

Nas lesões em fase inicial ou intermediária, em que o diagnóstico clínico ainda não pode ser estabelecido, duas modalidades diagnósticas devem ser consideradas: o "teste do dedo" e a biópsia de congelação. O teste do dedo é realizado através de incisão de cerca de 2 cm, sob anestesia local, na área suspeita, com profundidade até a fáscia. A ausência de sangramento já é um sinal evidente de processo necrosante. Com frequência verifica-se a saída de secreção escura, de odor fétido e gordurosa. Com o dedo introduzido na incisão tenta-se, gentilmente, dissecar a tela subcutânea da fáscia subjacente. O teste é positivo para fascite necrotizante quando se consegue esta dissecção com mínima resistência. Esse teste é uma variação mais sensível que a clássica dissecção fascial com pinças[1,6].

Com a incisão cutânea pode-se também retirar fragmento de pele para realização de exame histopatológico por congelação. No caso de positividade de um desses exames, ou se o paciente apresenta sinais clínicos progressivos de fascite necrotizante, deve-se proceder imediatamente ao desbridamento cirúrgico, caso o estado geral do paciente assim o permita.

O diagnóstico microbiológico pode ser feito através do exame pelo método de Gram do fluido das bolhas, da secreção de feridas abertas ou de pus, com coleta dessas secreções para realização de cultura para SBH e outras bactérias aeróbias e anaeróbias. Espécimes melhores para cultura, entretanto, são os fragmentos de tecido provenientes do desbridamento.

TRATAMENTO

A fascite necrotizante é uma urgência cirúrgica. A grande quantidade de tecido necrótico gera síndrome da resposta inflamatória sistêmica (SIRS) persistente, sepse e instabilidade hemodinâmica. Medidas de ressuscitação devem ser adotadas imediatamente, lembrando, entretanto, que nem sempre se deve almejar uma estabilidade completa, já que a demora na instituição do desbridamento amplo pode ser fatal nessas infecções rapidamente progressivas. O anestesista, nessas situações, tem papel fundamental na manutenção das medidas ressuscitativas, que se estendem durante o período intraoperatório.

O desbridamento deve ser amplo, com ressecção de todo tecido necrótico ou mal vascularizado, mesmo que isso implique ressecções extensas, com problemas em potencial para futuro fechamento das feridas (Figura 66.2). O retardo na instituição do tratamento cirúrgico e a realização inicial de procedimentos inadequados ou desbridamentos insuficientes tem grande possibilidade de gerar feridas maiores e mais desfigurantes. As múltiplas incisões, sobre áreas com evidência de gangrena e infecção, preconizadas no passado, não devem ser realizadas, pois mantêm tecido necrótico e infecção. Áreas de pele aparentemente normais, porém com tecido subcutâneo necrosado subjacente, demonstram, precocemente, ao exame histológico, a presença de trombose vascular e isquemia iminente. Dessa forma, recomenda-se o desbridamento de todos os tecidos que possam ser facilmente dissecados da fáscia profunda. A maioria das grandes séries sobre o assunto demonstra que o desbridamento extenso na primeira abordagem cirúrgica, particularmente quando realizado dentro das primeiras 24 horas do atendimento inicial, diminui a morbidez e a mortalidade da doença. A musculatura subfascial deve ser examinada para afastar a presença de mionecrose[1,6,7,17,19,38].

As feridas cirúrgicas devem ser acompanhadas de perto, pois novos desbridamentos frequentemente são necessários, devido à progressão da infecção ou hipoperfusão tecidual.

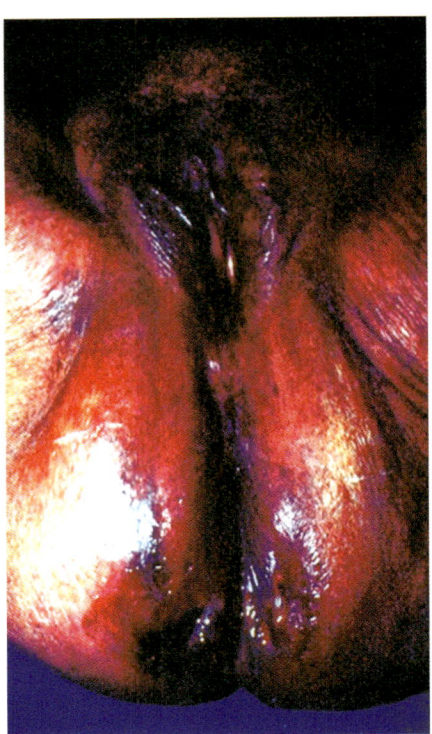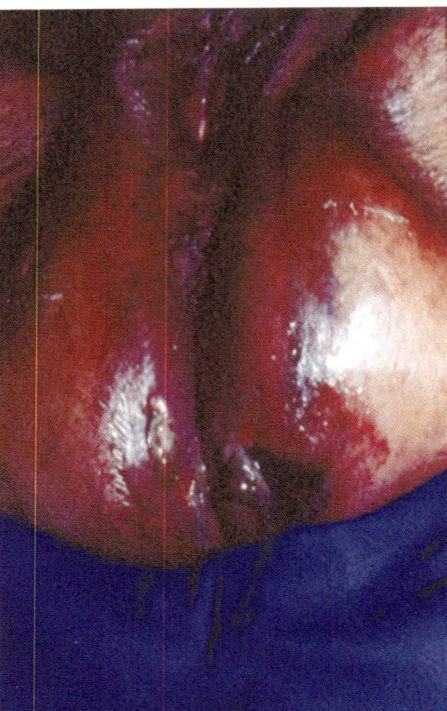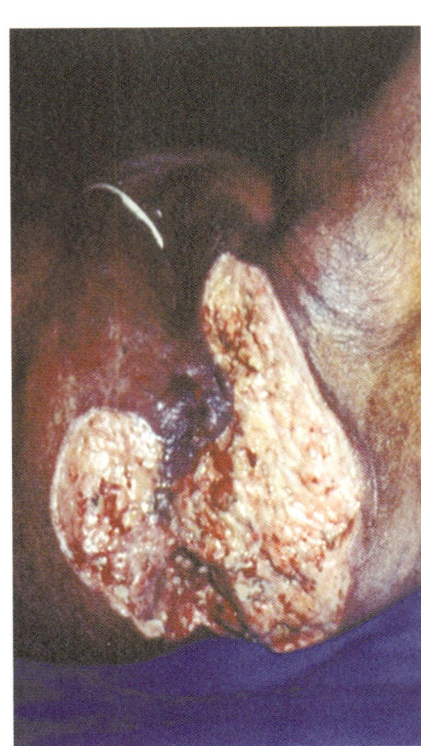

FIGURA 66.2 – A e B. Gangrena de Fournier em mulher diabética. C. Aspecto após o primeiro desbridamento. (Fotos originais de Guilherme Pinto Bravo Neto.)

É aconselhável a realização de avaliações e desbridamentos a cada 24 ou 48 horas. Em alguns trabalhos, a média de desbridamentos foi de quatro, com variação de um a 15. Os curativos cirúrgicos devem ser realizados com frequência decrescente à medida que ocorra melhora clínica, podendo ser necessárias várias trocas diárias na fase inicial. Os cuidados com as feridas são aqueles de qualquer ferida aberta. A utilização de diversos cremes e pomadas existentes hoje no mercado pode ser feita, desde que permita a visualização segura de áreas desvitalizadas que necessitem de novos desbridamentos. Haloenxertos e xenoenxertos de pele podem ser utilizados para cobertura das lesões até que o paciente se encontre em condições de se submeter à reconstrução definitiva. O fechamento temporário diminui a perda de líquidos e proteínas, e reduz o catabolismo e a infecção associados às grandes feridas abertas[7]. A utilização de curativos com pressão negativa (terapia VAC, curativo a vácuo)[11,36] apresenta bons resultados, mas deve ser iniciada após estabilização clínica do paciente e controle da necrose tecidual, já que frequentemente múltiplos desbridamentos são necessários para controle da necrose e da infecção.

Amputações podem ser necessárias em alguns casos mais graves ou quando o desbridamento radical de tecidos infectados leva a disfunção importante do membro. Desarticulações ao nível do ombro estão indicadas quando a infecção não controlada está na iminência de comprometer a parede torácica[19]. As indicações de amputação, entretanto, devem ser criteriosas, já que a infecção não costuma comprometer músculos e ossos, e não há diferença nos índices de mortalidade entre pacientes amputados e não amputados[32].

A antibioticoterapia inicial é empírica e de largo espectro, devido à elevada frequência de infecções polimicrobia-

nas[3]. O exame pelo Gram do exsudato purulento pode ajudar na escolha das drogas. O esquema recomendado é a associação de penicilina G (SBH permanecem altamente sensíveis às penicilinas) + aminoglicosídeos (para germes gram-negativos em pacientes com boa função renal) + clindamicina, que fornece boa cobertura para SBH, estafilococos, e anaeróbios. A clindamicina deve ter preferência sobre o metronidazol, não só por sua ação sobre *S. aureus*, mas também devido à sua característica de reduzir a produção de lipopolissacarídeos e a liberação de peptideoglicanos por parte de cepas de germes gram-positivos e gram-negativos produtores de toxinas. Ademais, a clindamicina tem a capacidade de diminuir a produção de citocinas. Em pacientes com função renal alterada ou limítrofe, o aminoglicosídeo (gentamicina ou amicacina) pode ser substituído por uma fluoroquinolona, como ciprofloxacino, ou por cefalosporinas de terceira geração como cefotaxima e ceftriaxona. Outras quinolonas, como o levofloxacino e o moxifloxacino, com ação sobre estreptococos, permite a associação de apenas duas drogas.

A cefepima, uma cefalosporina de quarta geração, tem potente ação contra gram-negativos e gram-positivos, mas é pouco ativa contra gram-negativos anaeróbios. Deve ser utilizada em infecções graves, principalmente quando se suspeita da presença de bactérias resistentes, e associada à droga antianaeróbica. Ainda no grupo das cefalosporinas destacam-se a ceftobiprole e a ceftarolina, de quarta e quinta gerações, respectivamente (ainda não comercializadas no Brasil), e com atuação sobre as cada vez mais prevalentes cepas resistentes de estafilococos[4,13].

Opção recente para tratamento de fascite necrotizante é a daptomicina, um lipopeptídeo cíclico com atuação sobre cocos gram-positivos, inclusive MRSA e enterococos resistentes. Pode ser utilizado isoladamente em infecções monomicrobianas por MRSA ou associada a outras drogas em infecções polimicrobianas[33,35,44,45]. Com espectros de ação e indicações semelhantes, pode-se contar ainda com a tigeciclina e a linezolida.

Aminopenicilinas, como ampicilina e seu análogo, amoxicilina, e também ureidopenicilinas, como piperacilina, associadas a inibidores de beta-lactamases, como sulbactam, ácido clavulânico e tazobactam, respectivamente, podem ser utilizadas em monoterapia nos casos selecionados, particularmente nos quais se suspeita de germes resistentes e em pacientes menos graves. Essas drogas têm ação contra estreptococos, estafilococos, germes gram-negativos e anaeróbios. Outros antibióticos que podem ser utilizados isoladamente são o imipeném, o meropeném e o ertapeném, que devem, entretanto, ser reservados para pacientes graves e com evidências de infecção por germes resistentes.

Nas fascites necrotizantes que se seguem a lesões cutâneas, considerando a possibilidade da etiologia polimicrobiana, que inclui bactérias anaeróbias, bacilos gram-negativos entéricos, germes gram-positivos, inclusive os estafilococos resistentes à oxacilina adquiridos na comunidade (Ca-MRSA), o esquema terapêutico empírico inicial pode ser uma das seguintes opções:

a) associação de vancomicina ou linezolida ou daptomicina com piperacilina-tazobactam;

b) associação de vancomicina ou linezolida ou daptomicina com um carbapenêmico (imipeném, meropeném ou ertapeném);

c) associação de vancomicina ou linezolida ou daptomicina com ceftriaxona e metronidazol;

d) associação de vancomicina ou linezolida ou daptomicina com uma fluoroquinolona de ação sistêmica e metronidazol[11,20,24,28].

A vancomicina pode ser substituída pela teicoplanina; as fluoroquinolonas sistêmicas disponíveis no Brasil são ciprofloxacino, levofloxacino, moxifloxacino, gemifloxacino.

No caso de infecções causadas por *Vibrio vulnificus,* o esquema terapêutico de escolha é a associação de doxiciclina com ceftazidima[21].

Mudanças nos esquemas terapêuticos empíricos podem ser necessárias, tendo como base os resultados de cultura e antibiograma. No entanto, é importante ressaltar que a escolha empírica inicial adequada é fundamental para uma boa evolução do paciente.

O tempo de tratamento é variável e dependente da evolução do processo infeccioso, mas, mesmo em casos favoráveis, não deve ser inferior a 14 dias, principalmente se houver predomínio de *S. aureus* nos exames bacteriológicos[8].

Uma terapêutica adjuvante, particularmente útil em pacientes com fascite necrotizante monomicrobiana por SBH do grupo A, é a imunoglobulina antiestreptocócica intravenosa, capaz de neutralizar a proliferação e a atividade indutora de citocinas de antígenos produzidos por aquelas bactérias[38].

A oxigenoterapia hiperbárica é outra importante forma de terapia adjuvante para a fascite necrotizante[11,16]. Apesar de algumas controvérsias, diversos estudos recentes têm demonstrado sua eficácia na redução da mortalidade. A hiperoxemia melhora a função leucocitária através do fornecimento de maior quantidade de substrato para formação de radicais livres, estimula os fibroblastos, inibe a formação de toxinas bacterianas e reduz o edema tissular. O oxigênio hiperbárico também aumenta a neovascularização, que pode melhorar a distribuição de antibióticos nos tecidos infectados. A oxigenoterapia hiperbárica não substitui, entretanto, os desbridamentos minuciosos, e não deve, jamais, postergá-los, com o intuito de transferir o paciente para centros equipados com estas câmaras[6,19].

Medida terapêutica complementar fundamental, que deve ser iniciada já no 1º dia, é o suporte nutricional. A perda proteica desses pacientes é enorme, com efeitos metabólicos semelhantes aos observados em casos de trauma grave ou grande queimado. Sonda nasoenteral deve ser introduzida no centro cirúrgico durante o primeiro desbridamento. Caso a nutrição enteral não seja possível, acesso venoso profundo deve ser estabelecido para início de nutrição parenteral total. A maioria desses pacientes requer duas vezes suas necessidades calóricas básicas.

Pode-se verificar, com o exposto até aqui, que pacientes portadores de fascite necrotizante necessitam de cuidados intensivos e, particularmente, multidisciplinares[29]. É interessante relatar que, nos EUA, com a redução da incidência de grandes queimados que se vem observando nos últimos anos, muitos centros de queimados vêm trabalhando com leitos ociosos, e alguns têm estendido suas atividades para pacientes com outras feridas e problemas relacionados à pele, como os portadores de fascite necrotizante. Esse fato, que parece representar uma tendência generalizada em centros com estas características, tem permitido o acúmulo de experiência com esta doença grave e potencialmente letal e, em consequência, redução da sua mortalidade, sem aumento de índices de infecções cruzadas com outros pacientes queimados, ou alterações de microbiota e resistência bacteriana[4,17].

Finalmente, vale ainda ressaltar os resultados de uma grande série de 163 pacientes estudados, em que se pôde determinar, através de análise multivariada, os principais fatores relacionados ao mau prognóstico da fascite necrotizante[6]. Foram eles: idade menor que 1 ano ou maior que 60; o uso de drogas intravenosas; a presença de doenças associadas, como câncer, insuficiência renal e cardíaca congestiva, doença vascular periférica; envolvimento perineal e toracoabdominal; hemoculturas positivas e isolamento de SBH ou anaeróbios na cultura das feridas. Em série menor, em que a taxa de mortalidade foi de 36%, os principais fatores preditivos de mau prognóstico foram leucograma normal, comum em diabéticos e provavelmente relacionado com o retardo no diagnóstico de infecção, elevação de escórias nitrogenadas e queda da hemoglobina[25]. Esses dados, entretanto, não foram observados por outros autores, que não identificaram fatores prognósticos confiáveis em seus pacientes.

Dessa forma, é prudente considerar todo paciente com fascite necrotizante como portador de doença rapidamente progressiva e potencialmente fatal e instituir, rapidamente, tratamento intensivo multimodal. Deve-se lembrar também que os fatores mais importantes capazes de levar à redução da mortalidade são o diagnóstico precoce e o início rápido do desbridamento cirúrgico[27,29,34,36,37].

REFERÊNCIAS BIBLIOGRÁFICAS

1. Andreasen TJ, Green SD, Childers BJ. Massive infectious soft-tissue injury: diagnosis and management of necrotizing fasciitis and purpura fulminans. Plast Reconstr Surg. 2001;107:1025-34.

2. Arslan A, Pierre-Jerome C, Borthne A. Necrotizing fasciitis: unreliable MRI findings in the preoperative diagnosis. Eur J Radiol. 2000;36:139.

3. Bedos JP. Necrotizing cutaneous infections and necrotizing fasciitis: what antibiotic agents to use and how? Ann Fr Anesth Reanim. 2006;25:982-85.

4. Cereda RF et al. Antimicrobial activity of ceftobiprole against gram-negative and gram-positive pathogens: results from INVITA-A-CEFTO Brazilian study. Braz J Infect Dis. 2011;15:339-48.

5. Cheng NC et al. Necrotizing fasciitis caused by *Staphylococcus aureus*: The emergence of methicillin-resistant strains. Ann Plast Surg. 2011;67:632-36.

6. Childers BJ et al. Necrotizing fasciitis: a fourteen-year retrospective study of 163 consecutive patients. Am Surg 2002;68:109-16.

7. Cláudio-da-Silva CS et al. Processos Infecciosos. In: Franco T (ed). Princípios de Cirurgia Plástica. São Paulo: Atheneu; 2002. P. 373-88.

8. Daneman N et al. Antibiotic treatment duration for bloodstream infections in critically ill patients: a national survey of Canadian infectious diseases and critical care specialists. Int J Antimicrob Agents. 2011;36:480-85.

9. Das DK, Baker MG, Venugopal K. Increasing incidence of necrotizing fasciitis in New Zealand: A nationwide study over the period 1990 to 2006. J Infect. 2011;63:429-33.

10. De Decker K et al. Successful use of posaconazole in a pediatric case of fungal necrotizing fasciitis. Pediatr Crit Care Med. 2006;7:482-85.

11. de Tullio D et al. Necrotizing fasciitis: a surgical emergency. Updates Surg. 2010;62:83-87.

12. Dehotity W et al. Community-associated methicillin-resistant *Staphylococcus aureus* necrotizing fasciitis in a neonate. Pediatr Infect Dis J. 2006;25:1080-81.

13. Duplessis C, Crum-Cianflone NF. Ceftaroline: A New Cephalosporin with Activity against Methicillin-Resistant *Staphylococcus aureus* (MRSA). Clin Med Rev Ther. 2011;3. pii:a2466.

14. Endorf FW, Supple KG, Gamelli RL. The evolving characteristics and care of necrotizing soft tissue infections. Burns. 2005;31:269-73.

15. Espandar R et al. Necrotizing fasciitis of the extremities: a prospective study. Strategies Trauma Limb Reconstr. 2011;6:121-25.

16. Escobar SJ et al. Adjuvant hyperbaric oxygen therapy (HBO2) for treatment of necrotizing fasciitis reduces mortality and amputation rate. Undersea Hyperb Med. 2005;32:437-43.

17. Faucher LD et al. Burn center management of necrotizing soft-tissue surgical infections in unburned patients. Am J Surg. 2001;182:563-69.

18. Finkelstein R, Oren I. Soft tissue infections caused by marine bacterial pathogens: epidemiology, diagnosis, and management. Curr Infect Dis Rep. 2011;13:470-77.

19. Gonzalez MH. Necrotizing fasciitis and gangrene of upper extremity. Hand Clin. 1998;14:635-45.

20. Hashan S et al. Necrotizing fasciitis. BMJ. 2005;330:830-33.

21. Horseman MA, Surani S. A comprehensive review of *Vibrio vulnificus*: an important cause of severe sepsis and skin and soft-tissue infection. Int J Infect Dis. 2011;15:157-66.

22. Hosek WT, Laeger TC. Early diagnosis of necrotizing fasciitis with soft tissue ultrasound. Acad Emerg Med. 2009;16:1033.

23. Jain D et al. Zygomycotic necrotizing fasciitis in immunocompetent patients: a series of 18 cases. Mod Pathol. 2006;19:1221-26.

24. Kim KT et al. Can necrotizing infectious fasciitis be differentiated from nonnecrotizing infectious fasciitis with MR imaging? Radiology. 2011;259:816-24.

25. Kwan MK et al. Necrotizing fasciitis of the lower limb: an outcome study of surgical treatment. Med J Malaysia. 2006;61(Suppl A):17-20.

26. Liu SY, Ng SS, Lee JF. Multi limb necrotizing fasciitis in a patient with rectal cancer. Word J Gastroenterol. 2006;12:5256-58.

27. Low DE, McGeer A. Skin and oft tissue infection: necrotizing fasciitis. Curr Opin Infect Dis. 1998;11:119-23.

28. Mills MK et al. Outcomes from treatment of necrotizing soft-tissue infections: results from the National Surgical Quality Improvement Program database. Am J Surg. 2010;200:790-96;discussion 796-97.

29. Morgan MS. Diagnosis and management of necrotising fasciitis: a multiparametric approach. J Hosp Infect. 2010;75:249-57.

30. NeVille-Swensen M, Clayton M. Outpatient management of community-associated methicillin-resistant *Staphylococcus aureus* skin and soft tissue infection. J Pediat Health Care. 2011;25:308-15.

31. Noh JY et al. Skin and soft tissue infections: Experience over a five-year period and clinical usefulness of ultrasonography-guided gun biopsy-based culture. Scand J Infect Dis. 2011;43:870-76.

32. Ozalay M et al. Necrotizing soft tissue infection of a limb: clinical presentation and factors related to mortality. Foot Ankle Int. 2006;27:598-605.

33. Quist SR et al. Comparative randomised clinical trial against glycopeptides supports the use of daptomycin as first-line treatment of complicated skin and soft-tissue infections. Int J Antimicrob Agents. 2012;39:90-91.

34. Ryssel H et al. Necrotizing fasciitis of the extremities: 34 cases at a single centre over the past 5 years. Arch Orthop Trauma Surg. 2010;130:1515-22.

35. Sader HS, Farrell DJ, Jones RN. Antimicrobial activity of daptomycin tested against gram-positive strains collected in European hospitals: results from 7 years of resistance surveillance (2003-2009). J Chemother. 2011;23:200-06.

36. Sarkar B, Napolitano LM. Necrotizing soft tissue infections. Minerva Chir. 2010;65:347-62.

37. Schroeder JL, Steinke EE. Necrotizing fasciitis: the importance of early diagnosis and debridement. AORN J. 2005;82:1031-40.

38. Seal DV. Necrotizing fasciitis. Curr Opin Infect Dis. 2001;14:127-32.

39. Simonart T et al. Value of standard laboratory tests for the early recognition of group A beta-hemolitic streptococcal necrotizing fasciitis. Clin Infect Dis. 2001;32:E9-12.

40. Smeets L et al. Necrotizing fasciitis: diagnosis and treatments. Rev Med Liege. 2006;61:240-44.

41. Tanir G et al. Soft tissue infection in children: a retrospective analysis of 242 hospitalized patients. Jpn J Infect Dis. 2006;59:258-60.

42. Tsai YH et al. Comparison of necrotizing fasciitis and sepsis caused by *Vibrio vulnificus* and *Staphylococcus aureus*. J Bone Joint Surg Am. 2011;93:274-84.

43. Ustin JS, Malangoni MA. Necrotizing soft-tissue infections. Crit Care Med. 2011;39:2156-62.

44. van Hal SJ, Paterson DL. New Gram-positive antibiotics: better than vancomycin? Curr Opin Infect Dis. 2011;34:515-20.

45. White B, Seaton RA. Complicated skin and soft tissue infections: literature review of evidence for and experience with daptomycin. Infect Drug Resist. 2011;4:115-27.

46. Wronski M et al. Necrotizing fasciitis: early sonographic diagnosis. J Clin Ultrasound. 2011;39:236-39.

47. Yeung YK et al. Factors affecting mortality in Hong Kong patients with upper limb necrotising fasciitis. Hong Kong Med J. 2011;17:96-104.

67 Febre Amarela

■ **Bernardino Cláudio de Albuquerque**

(CID 10 = A95 - Febre amarela; A95.0 - Febre amarela silvestre; A95.1 - Febre amarela urbana; A95.9 - Febre amarela não especificada)

INTRODUÇÃO[1,6,9,10,13,16,18]

A febre amarela é uma doença infecciosa aguda, não contagiosa, com alta letalidade, determinada por um vírus do gênero *Flavivirus* da família Flaviviridae, o vírus da febre amarela, com reconhecimento de apenas um sorotipo. O achado de variações genéticas tem definido alguns genótipos na América e na África, sem definição de correlação com a gravidade da doença. Possui o genoma constituído de RNA de fita simples, não segmentado. O RNA viral expressa proteínas estruturais que codificam a formação da estrutura básica viral e proteínas não estruturais que são responsáveis pela regulação da replicação, virulência e patogenicidade.

A manutenção do vírus na natureza é privilegiada, na medida em que são reconhecidos dois ciclos distintos de transmissão e manutenção da circulação viral. Esses diferem enquanto espaço geográfico de ocorrência, reservatórios e vetores, conhecidos como ciclo urbano e ciclo silvestre da doença. O primeiro foi erradicado das Américas, com o último caso de febre amarela urbana registrado no Brasil em 1942, no município de Sena Madureira, no estado do Acre. A ocorrência da doença em espaço urbano tem como principal vetor o *Aedes aegypti,* e como reservatório e fonte de infecção o homem doente; completa-se o ciclo de transmissão quando existe uma população suscetível.

No ciclo silvestre, a infecção humana é acidental. Ocupa um espaço constituído por florestas, principalmente primárias, vetores também silvestres, e reservatórios representados por primatas não humanos. A suscetibilidade desses reservatórios é variável. Dentre os mais suscetíveis destacam-se o gênero *Allouatta*, conhecido como macaco guariba; *Ateles*, o macaco-aranha e o *Callithrix*, o sagui. Todos desenvolvem infecções fulminantes, ao contrário do gênero *Cebus*, o macaco-prego, que apresenta baixa suscetibilidade, geralmente desenvolvendo infecções subclínicas. Pela detecção de anticorpos circulantes antiamarílicos, há evidências de que outros animais possam servir de reservatórios silvestres, como marsupiais arbóreos e preguiças. Com relação aos vetores silvestres da doença, no Brasil, os mais importantes são os do gênero *Haemagogus* (*Haemagogos janthinomys*, com ampla distribuição; *Haemagogos albomaculatus*, na região do baixo Amazonas e Pará; *Haemagogos leucocelaenus*, na Região Sul); *Sabethes chloropterus*, principalmente no Mato Grosso do Sul e Maranhão, e *Sabethes glaucodaemon* e *Sabethes soperi* que têm sido ocasionalmente encontrados infectados no estado de Minas Gerais. Dentre esses, o principal transmissor é o *Haemagogos janthinomys*, pela sua ampla distribuição geográfica e alta capacidade de manutenção do ciclo silvestre. É altamente sensível à infecção, com hábitos estritamente silvestres, alimentando-se preferencialmente em macacos e secundariamente no homem.

A doença ocorre principalmente no continente africano, onde se concentram mais de 90% dos casos anualmente notificados, registrando-se, em alguns países desse continente, a transmissão urbana. No continente americano, a sua nosoárea de ocorrência localiza-se na América do Sul, com notificações no Peru, na Bolívia, na Colômbia, no Brasil, no Equador e na Venezuela. No período de 1990 a 2010 foram notificados no País 587 casos de febre amarela com 259 óbitos, perfazendo uma letalidade de 44,1%. A partir do ano 2000 observa-se uma mudança importante na distribuição espacial desses casos, deixando de ocorrer em maior magnitude nas áreas tradicionalmente consideradas endêmicas (região amazônica), para predominar em outras regiões geográficas do país, há décadas consideradas silenciosas. Deste ano até 2010, de 315 casos notificados, a maior ocorrência foi na Região Sudeste, com notificação de 133 casos (42,2%) predominando os estados de Minas Gerais e São Paulo; seguem-se as Regiões Centro-Oeste e Norte, com 106 e 43 casos, respectivamente. Esse fato vem preocupando, sobremaneira, as autoridades de saúde pública, em razão da possibilidade concreta de reinstalação do ciclo urbano da doença, já que o vetor urbano, o *Aedes aegypti*, reintroduzido no território brasileiro em 1976, hoje tem ampla dispersão em todo o território nacional e a cobertura vacinal em áreas urbanas é baixa, principalmente em regiões extra-amazônica, consequentemente com um grande contingente de população suscetível.

O espaço de ocorrência da doença no País encontra-se tradicionalmente delimitado, com uma área endêmica ou enzoótica para a febre amarela, incluindo-se todos os estados das Regiões Norte e Centro-Oeste, mais o estado do Maranhão, perfazendo um total de 12 estados, com uma população sob risco de aproximadamente 30 milhões de pessoas. A outra área de transmissão, denominada área de transição ou epizoótica, antes compreendida de um espaço composto por faixas territoriais de cinco estados (Minas Gerais, São Paulo, Paraná, Santa Catarina e Rio Grande do Sul), foi ampliada, incorporando áreas do Piauí e Bahia, abrangendo 816 municípios e uma população de cerca de 22 milhões de habitantes (Figura 67.1).

A expansão desses espaços tem sido motivo de constante preocupação para a área da saúde pública, pelo risco potencial de reinstalação do ciclo urbano, à medida que se amplia à área de transição, cada vez mais adentrando nas áreas anteriormente indenes, com grande contingente de população suscetível, associado à presença do *Aedes aegypti*, vetor urbano da doença.

Na caracterização da população acometida, evidencia-se na história epidemiológica desses casos, uma maior ocorrência entre os indivíduos adultos e do sexo masculino como garimpeiros, agricultores, caçadores, indígenas e ribeirinhos, em razão de maior exposição em ambientes de florestas e, consequentemente, em ocupações relacionadas a esse risco. Ultimamente cresce o número de casos relacionados às atividades de lazer, principalmente à prática do ecoturismo em áreas reconhecidas como focos enzoóticos. O denominador comum desses casos são indivíduos não vacinados ou vacinados em tempo inoportuno, razão pela qual não foi possível o desenvolvimento de anticorpos protetores.

DIAGNÓSTICO CLÍNICO[3,4,8,9,11,17]

Após a inoculação do vírus amarílico na corrente circulatória, estes atingem os linfonodos regionais onde se replicam, preferencialmente, em células linfoides e macrófagos, liberando partículas virais que são lançadas na circulação sanguínea, atingindo órgãos-alvo. No fígado são verificadas as maiores repercussões. Nesse órgão, determina lesões no hepatócito, com esteatose, apoptose e necrose, permeadas por escasso processo inflamatório, principalmente mediozonal, poupando a extremidade do lóbulo. A desproporção entre a intensidade inflamatória e o grau de injúria hepática deve-se, provavelmente, ao intenso componente da apoptose, a qual classicamente não induz à resposta inflamatória. Outros órgãos são também atingidos, como os rins, baço, medula, linfonodos e coração. O período de viremia é variável e está relacionado com a gravidade da doença; quanto mais grave, maior o período de circulação viral, podendo variar de horas até 7 dias.

O espectro clínico da febre amarela é amplo, variando desde infecções subclínicas, formas leves oligossintomáticas, até formas graves com alta letalidade. Infelizmente, a literatura médica das últimas décadas tem o seu enfoque centrado nos casos graves da doença, passando despercebidos os casos leves e moderados, que correspondem a cerca de 90% da sua ocorrência. Portanto, deve-se pensar na hipótese de febre amarela quando o caso tem uma história epidemiológica compatível, associado a uma síndrome febril indiferenciada, síndrome febril ictérica ou síndrome febril íctero-hemorrágica aguda.

À medida que se dá a infecção no organismo humano, a replicação viral é silenciosa, correspondente ao período de incubação da doença, em média de 3 a 6 dias, podendo

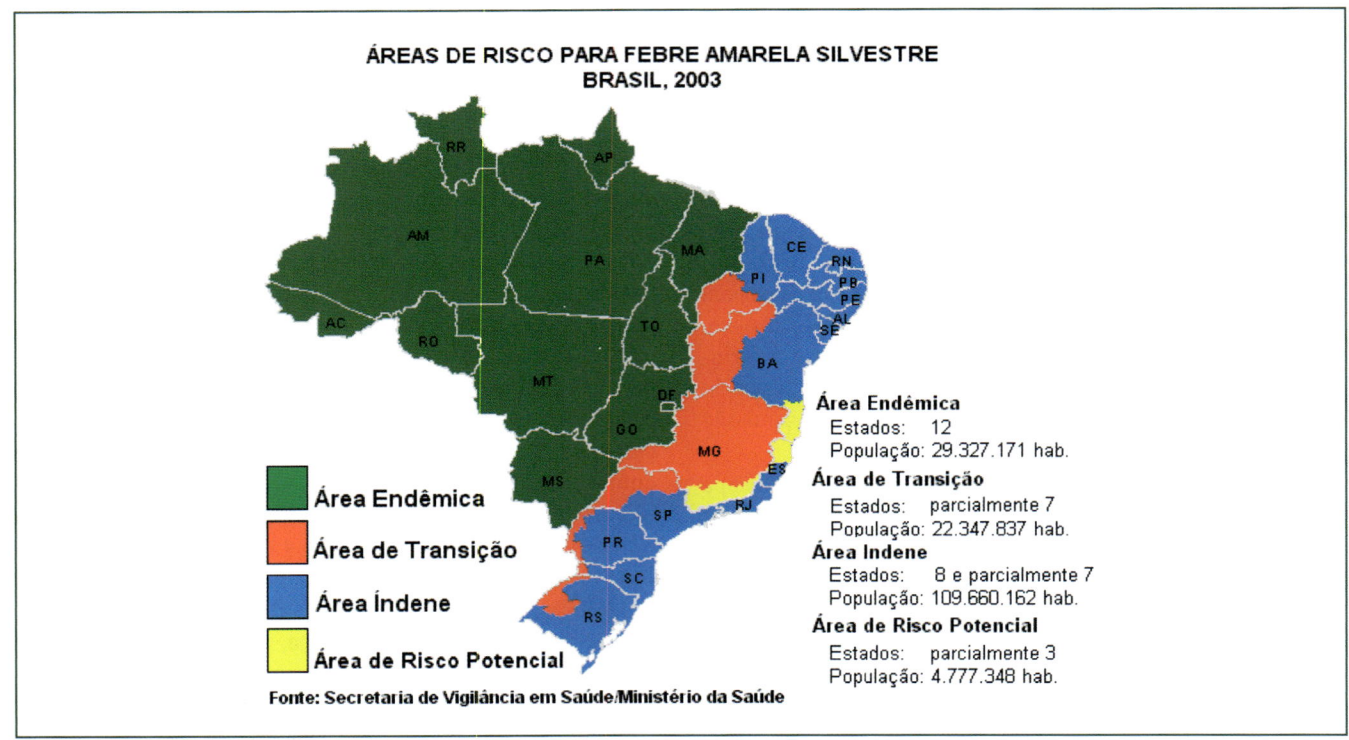

FIGURA 67.1 – Áreas de risco de febre amarela silvestre no Brasil[13]. (Fonte: Secretaria de Vigilância em Saúde, Ministério da Saúde).

chegar até aos 10 dias. A partir daí a exteriorização clínica se manifesta em diferentes formas e amplitudes, a saber:

- *formas leves ou oligossintomáticas:* ocorrem mais frequentemente em crianças e adultos, com presença de anticorpos específicos adquiridos, de forma passiva ou ativa, caracterizada pela presença de uma síndrome febril indiferenciada de curta duração, em torno de 2 dias, onde o quadro se restringe a presença de febre, cefaleia e astenia;
- *formas moderadas:* relacionadas com a presença de imunidade a outros flavivírus, que se supõe propiciar uma proteção relativa. Manifesta-se com uma síndrome febril ictérica, de início súbito com febre, cefaleia, astenia, mialgias generalizadas, artralgias, sintomatologia gastrintestinal, com náuseas e vômitos, presença de icterícia geralmente pouco intensa. Dissociação pulso--temperatura (sinal de Faget), epistaxe, assim como a presença de albuminúria são ocasionalmente descritas. O quadro é autolimitado, também de curta duração;
- *formas graves:* correspondendo a cerca de 10% dos casos de letalidade elevada, variando entre 30% e 70%. Tem início abrupto com a presença de febre alta, astenia, intensa cefaleia, mialgias, artralgias, dor abdominal, náuseas, vômitos, dissociação pulso-temperatura e hepatomegalia. É considerada uma doença de comportamento bifásico, pelo fato de ser frequente a observação de uma melhora clínica dessa sintomatologia após as primeiras 48 a 72 horas de evolução. A duração dessa remissão pode ser efêmera ou mesmo durar 1 ou, raramente, 2 dias, seguindo-se o chamado período texêmico da doença. Esse período corresponde à fase de localização, na qual o vírus deixa de circular, sendo encontrado somente em órgãos internos, sobretudo no fígado e baço. Ressurgem ou intensificam-se os sinais e sintomas, com intensa prostração, hiperemia conjuntival, exteriorizando-se ou intensificando-se a icterícia de pele e mucosas, com o correspondente aumento da bilirrubina total, predominantemente à custa da bilirrubina direta.

As manifestações hemorrágicas são frequentes, exteriorizando-se inicialmente através da presença de petéquias, equimoses ou episódios de epistaxe, gengivorragia e hematúria, podendo evoluir para quadros hemorrágicos graves, principalmente digestivos, com hematêmese e melena de difícil controle. Concomitantemente ao quadro de hemorragias, verifica-se plaquetopenia, diminuição dos fatores de coagulação, dentre estes os fatores II, V, VII, VIII, IX e X, diminuição do tempo de atividade da protrombina e do fibrinogênio, denotando múltiplas causas no desencadeamento da coagulopatia de consumo e coagulação intravascular disseminada.

A insuficiência renal aguda deve ser considerada pela presença de oligúria ou anúria e diferenciada de uma diminuição do débito ou da lesão renal propriamente dita, determinada por necrose tubular aguda. O comprometimento cerebral é o de uma encefalite viral com hemorragia perivascular e edema. A encefalopatia hepática, geralmente presente em fase mais avançada da doença, é traduzida por estado de desorientação, agitação psicomotora, torpor e coma. Atentar para a ocorrência de hipoglicemia, hiperpotassemia e acidose metabólica. As causas imediatas de morte são decorrentes principalmente de sobrecarga hídrica, levando aos quadros de edema agudo de pulmão, hemorragias maciças e incontroláveis, ou falência cardiorrespiratória.

A literatura vem demonstrando, dentre as manifestações clínicas e alterações laboratoriais, alguns indicadores preditores de gravidade ou mesmo de evolução fatal da doença, tais como faixa etária maior que 30 anos, presença e intensidade da icterícia, oligúria, níveis de AST > 1.200 UI/L, ALT > 1.500 UI/L, bilirrubina direta > 5 mg/dL e ureia > 100 mg/dL.

DIAGNÓSTICO DIFERENCIAL[3,4,8,9,11,12,17,19]

A apresentação clínica da doença é polimorfa, configurando na sua forma grave uma síndrome febril íctero-hemorrágica aguda, sendo esse quadro o de maior importância para o estabelecimento do diagnóstico diferencial na prática clínica. Dentre as doenças mais frequentes, temos a malária, determinada pelo *Plasmodium falciparum* e, mais raramente, pelo *P. vivax,* também na sua apresentação grave, na qual é relevante o comportamento da febre, a história epidemiológica e a confirmação diagnóstica pela pesquisa de *Plasmodium*, através do método da gota espessa.

Dentre as riquetsioses, a febre maculosa brasileira pode determinar quadros clínicos semelhantes. As hepatites virais, em suas formas fulminantes, têm difícil diagnóstico diferencial nos seus aspectos clínicos e laboratoriais, assumindo particular relevância a história epidemiológica e a de vacinação prévia contra febre amarela. A leptospirose na síndrome de Weil, de evolução clínica muito próxima, tem como parâmetros diferenciais a baixa elevação das aminotransferases e história epidemiológica diferenciada. As sepses graves, para as quais se deve atentar ao achado de um foco primário da infecção, sempre evidente numa história clínica bem conduzida.

Para as duas síndromes menos complexas de apresentação da doença (febril indiferenciada e febril-ictérica aguda), o elenco é bem mais amplo e com certeza a febre amarela não faz parte das hipóteses diagnósticas. Nesse caso, deve-se valorizar a história epidemiológica e vacinal do paciente.

DIAGNÓSTICO EPIDEMIOLÓGICO[2,7,13,17,18]

A investigação e valorização da história epidemiológica deve ser condição importante para maior sensibilidade no diagnóstico da febre amarela. Consequentemente, melhora a oportunidade do sistema de vigilância epidemiológica, permitindo uma intervenção precoce na detecção de novos casos, executando vacinação focal e dificultando, sobremaneira, sua expansão ou a reinstalação do ciclo urbano. A história recente de deslocamento para áreas enzoótica e epizoóticas, nos últimos 10 dias, associada à prática de atividades em áreas de florestas primárias ou secundárias, quer seja a trabalho ou lazer, ou ainda de indivíduos residentes nessas áreas, é indicador importante para o diagnóstico epidemiológico frente a um quadro clínico compatível.

Soma-se ao diagnóstico epidemiológico a investigação da história vacinal do paciente, quando a mesma é desconhecida ou caso se tratar de pessoas não vacinadas. Na investigação de surtos, a vigilância epidemiológica utiliza como indicador de epizootias a informação e/ou busca da existência de mortandade de macacos na área sob investigação.

DIAGNÓSTICO LABORATORIAL[3,4,8,11,12,14,15,17]

Exames Específicos

- *Isolamento viral:* a confirmação etiológica de um caso suspeito pode ser feita por meio do isolamento viral, que é o método de eleição, quando a evolução da doença é menor que 5 dias. A conservação do soro deve ser feita de imediato, em *freezer* a −70°C, até a inoculação em camundongos recém-nascidos ou cultivo celular, cuja replicação viral já pode ser evidenciada a partir do 5º e do 7º dia.
- *Detecção de antígenos virais e/ou ácido nucleico viral:* não faz parte da rotina, sendo executada principalmente nos laboratórios de referência nacional.
  - Imuno-histoquímica: utilizando-se amostras de tecido (fígado) fixado em formalina é possível fazer detecção de antígenos com anticorpos marcados.
  - Reação em cadeia da polimerase (PCR): permite a detecção de partículas de ácido nucleico viral, presentes em material biológico (sangue e fígado), conservado a −70°C, pela amplificação do c-DNA, obtido a partir do RNA viral.
- *Sorologia:* a amostra de soro deve ser obtida a partir do 5º dia e, se necessário, conservada em *freezer* a −20°C. No caso de sobrevivência do paciente, deverá ser coletada uma segunda amostra no período de convalescença. A detecção da viragem sorológica ou títulos aumentados em quatro vezes ou mais, dos detectados na fase aguda, é prova conclusiva da doença.
  - *MAC-ELISA:* identifica IgM específica, fazendo o diagnóstico presuntivo rápido em uma amostra sorológica. A história clínica e vacinal deve ser considerada à medida que a presença de IgM possa ser decorrente da infecção atual ou de uma infecção em um passado recente (2-3 meses), ou mesmo de vacinação antiamarílica que pode induzir a produção de IgM.
  - *Inibição da hemaglutinação:* pela sua boa sensibilidade e menor especificidade, recomenda-se para a realização de inquéritos sorológicos, uma vez que os anticorpos persistem por um longo período de tempo.
  - *Teste de neutralização:* além de sensível, bastante específico. Os anticorpos neutralizantes são protetores e se caracterizam pela capacidade de reduzir ou eliminar a infectividade do vírus.

Exames Inespecíficos

Os exames laboratoriais inespecíficos contribuem para o bom monitoramento do paciente, assim como servem também, muitas vezes, como indicadores para o diagnóstico presuntivo e prognóstico da doença. O hemograma tem como padrão uma leucopenia relativa e linfocitose; a reversão do quadro para leucocitose evidencia uma possível infecção bacteriana associada. A série vermelha é alterada na presença de hemorragia, principalmente com a queda do hematócrito. A plaquetopenia é a regra, mantendo-se abaixo de 100.000, com lenta recuperação.

- *Aminotransferases:* podem ser usadas como indicador da suspeita clínica, especificamente nas formas graves, à medida que sua elevação é precoce, atingindo no 3º dia níveis sanguíneos acima de 3.000 U de ALT, com elevação equivalente e até frequentemente maior da AST, denotando o comprometimento de outros órgãos como o coração e a musculatura esquelética.
- *Bilirrubinas:* têm aumento progressivo à medida que se agrava o comprometimento hepático, principalmente à custa da fração direta.
- *Ureia e creatinina:* importante o seu monitoramento, com elevação precoce traduzindo lesão renal.
- Monitoramento da glicemia e eletrólitos pela tendência à hipoglicemia e hiperpotassemia.
- *Fatores da coagulação sanguínea:* aumento dos tempos de protrombina, de tromboplastina parcial e de coagulação. Diminuição dos fatores II, IV, VII, VIII, IX e X e fibrinogênio.
- Sumário de urina com presença de proteinúria, hematúria e cilindrúria.

Exame Histopatológico

Em geral, é um exame pós-morte. Recomenda-se frente a um caso suspeito, com a evolução para o óbito, e na impossibilidade de se fazer uma necrópsia, a realização de uma biópsia hepática, com a finalidade de efetuar-se o exame histopatológico que, juntamente com a história clínica e epidemiológica, pode definir a etiologia do caso para efeito da vigilância epidemiológica. As alterações hepáticas compreendem a necrose mediozonal dos lóbulos hepáticos, esteatose e degeneração eosinofílica dos hepatócitos, permeados de escassa reação inflamatória.

TRATAMENTO[3,4,8,17,19]

A doença é autolimitada e até o momento sem tratamento específico. Os quadros clínicos leves e moderados, na sua maioria, cursam sem o diagnóstico etiológico, compreendendo síndromes febris indiferenciadas ou mesmo febris ictéricas que evoluem para a cura, excetuando-se situações epidêmicas em que a busca ativa de casos passa a incorporar a rotina.

Os quadros graves, no entanto, ainda constituem um desafio, pelo comprometimento de múltiplos órgãos e sistemas, fazendo-se necessário um monitoramento sistêmico desses pacientes, em particular do fígado, dos rins, coração, hemodinâmica e coagulação. O acompanhamento, sempre que possível, deve ser feito em ambiente hospitalar de maior complexidade e resolubilidade, em Unidades de Tratamento Intensivo, principalmente àqueles pacientes que apresentarem evidências de injúria renal com azotemia progressiva, manifestações hemorrágicas, alterações de comportamento como agitação psicomotora, convulsões ou coma e/ou manifestações de comprometimento cardiorrespiratório.

A manutenção volêmica desses pacientes é fundamental para a boa perfusão tecidual, devendo ser feita com soluções cristaloides, sempre que possível orientada por parâmetros de PVC, atentando sempre para o risco de sobrecarga hídrica, sobretudo se já existe comprometimento renal evidente. Os bloqueadores de H2, como a ranitidina ou o omeprazol, devem ser administrados precocemente, no sentido de prevenir ou atenuar as manifestações hemorrágicas digestivas. No monitoramento da função renal, frente a evidências de insuficiência renal aguda, está indicada a diálise precoce, possibilitando uma recuperação mais rápida. Nas evidências de manifestações hemorrágicas, mesmo de pequena intensidade, a reposição de fatores da coagulação deve ser instituída por meio da infusão de plasma fresco congelado e, dependendo da intensidade da hemorragia, deverá ser indicado o sangue total ou concentrado de hemácias. Vale ressaltar o monitoramento hemodinâmico e eletrolítico contínuo desses pacientes, detectando-se precocemente déficits e sobrecargas, assim como distúrbios hidroeletrolíticos para a sua imediata correção.

VIGILÂNCIA EPIDEMIOLÓGICA[2,7,17,18]

A vigilância da febre amarela encontra-se normatizada pela Portaria nº 104/GM/MS, caracterizada como doença de notificação compulsória imediata, cuja notificação deve ser feita em, no máximo 24 horas a partir da suspeita inicial, às Secretarias de Saúde no âmbito do município e estado, e estes imediatamente para o nível federal. Considerando que a ocorrência de casos humanos geralmente é precedida da transmissão entre macacos, a informação de morte entre esses animais ou epizootias definidas constitui-se um evento-sentinela importante, que deve também ser de notificação imediata.

PROFILAXIA[3,5,7,10,17,19]

A prevenção da doença tem como alvos a proteção individual e, principalmente, a coletiva. Diante da situação de risco de reurbanização da doença, a notificação compulsória de todo e qualquer caso suspeito deve ser feita de forma imediata à autoridade sanitária local, estadual ou nacional, a fim de providenciar medidas oportunas, evitando-se desta maneira a reprodução do parasita no espaço urbano.

A única medida comprovadamente eficaz e factível é a imunização através da vacina produzida por meio da cepa 17D, com as variantes 17DD na produção da vacina no Brasil, e 17D-204 no resto do mundo. A vacina antiamarílica é administrada em dose única de 0,5 mL, por via subcutânea. O desenvolvimento de anticorpos neutralizantes, com nível de proteção em 90% dos vacinados, está presente após 10 dias e, em 99%, 30 dias após a inoculação. A vacina é bem tolerada, mas uma pequena proporção de casos desenvolve reações como dor local, edema, mialgia, febre ou cefaleia. Reações adversas graves são raras e situam-se em três categorias: 1) reações de hipersensibilidade; 2) encefalite pós-vacinal; 3) febre, icterícia, com falência de múltiplos órgãos:

- *reações de hipersensibilidade* – desencadeadas pela alergia à proteína do ovo, às vezes grave como o choque anafilático, estimando-se a ocorrência de um caso para 130.000 vacinados;
- *encefalite pós-vacinal* – evento raro, ocorrendo na faixa de menos de um caso para um milhão de vacinados, com uma frequência destacada para as crianças que foram vacinadas com idade igual ou menor que 6 meses;
- a reprodução dos casos graves de febre amarela vem sendo reportada, eventualmente, na literatura.

As contraindicações da vacina visam evitar as reações adversas, portanto recomenda-se não vacinar pessoas com reconhecida hipersensibilidade às proteínas do ovo; indivíduos reconhecidamente imunodeprimidos (uso de medicação imunossupressora, paciente com HIV/aids, câncer, etc.), pela possibilidade de reversão da virulência. Crianças com idade igual ou menor que 6 meses e gestantes.

No Brasil, a vacinação contra a febre amarela é recomendada na rotina a partir dos 9 meses de idade, com revacinação a cada 10 anos. Em 2013, a Organização Mundial da Saúde recomendou que uma dose da vacina antiamarílica seja considerada suficiente para a proteção por toda a vida. Como consequência, em maio de 2014 foi alterado o Regulamento Sanitário Internacional, estendendo a validade do Certificado Internacional de vacinação contra a febre amarela dos atuais 10 anos para toda a vida do vacinado, o que foi acatado pelo estado brasileiro. Porém, o esquema vacinal no País permanece inalterado. O Ministério da Saúde está realizando estudos para avaliar a persistência da imunidade da vacina antiamarílica, visando dispor de evidências científicas mais consistentes para a tomada de decisão sobre a necessidade de manter a aplicação de uma única dose de reforço após 10 anos da aplicação da primeira dose.

Outra ação de controle importante, esta factível na interceptação da potencialidade da reinstalação do ciclo urbano da doença, é o combate ao vetor *Aedes aegypti,* na sua fase alada ou aquática, cuja participação da comunidade é condição primordial para o sucesso desta ação.

REFERÊNCIAS BIBLIOGRÁFICAS

1. Barros MLB, Boecken G. Jungle yellow fever in the central Amazon. Lancet 1996;348: 969-70.
2. Brasil, Ministério da Saúde. Portaria nº 104, de 25 de janeiro de 2001. Notificação de Doenças. Disponível em: http://portal.saude.gov.br/portal/arquivos/pdf/portaria_104_26_2011_dnc.pdf. Acessado em: nov. 2011.
3. Brasil, Ministério da Saúde. Guia de Vigilância Epidemiológica. 7ª. ed. Brasília: Ministério da Saúde; 2009. Caderno 9.
4. Brasil, Ministério da Saúde, Secretaria de Vigilância em Saúde. Febre Amarela. In: Doenças Infecciosas e Parasitárias, Guia de Bolso. 8ª ed. Brasília: Ministério da Saúde; 2010.
5. Brasil, Ministério da Saúde. Nota Informativa nº 102/2014/CGPNI-DEVIT/SVS/MS.
6. Costa ZGA et al. Redefinição das áreas de risco para febre amarela silvestre no Brasil. Rev Soc Bras Med Trop. 2002;35(Supl):84.
7. Costa ZGA et al. Evolução histórica da vigilância epidemiológica e do controle da febre amarela no Brasil. Rev Pan-Amaz Saúde. 2011;2:11-26.
8. Moraes TC et al. Aspectos clínicos e laboratoriais de pacientes portadores de Febre Amarela internados no Hospital da Fundação de Medicina Tropical do Amazonas. XIII Cong. Bras. Infectologia. Goiânia, 2003.
9. Monath PT. Yellow fever: an update. Lancet Infect Dis. 2001;1:11-20.
10. Monath PT, Cetron MS. Prevention of yellow fever in persons traveling to the tropics. Vaccines. 2002;34:1369-78.
11. Monath TP et al. Pathophysiologic correlations in a Rhesus monkey model of Yellow fever. Am J Trop Med Hyg. 1981;30:431-43.
12. Mourão MPG, Lacerda MVG. Febre Amarela. In: Rotinas da Fundação de Medicina Tropical do Amazonas, Manaus. 2003. p. 109-113.
13. Nobre A, Antezana D, Tauil PL. Febre amarela e dengue no Brasil: epidemiologia e controle Rev Soc Bras Med Trop. 1994;27(Supl III):59-66.
14. Quaresma JAS, Duarte MIS, Vasconcelos PFC. Midzonal lesions in yellow fever: a specific pattern of liver injury caused by direct vírus action and in situ inflamatory response. Med Hypotheses. 2006:67:618-21.

15. Quaresma JAS et al. Hepatocyte lesions and cellular immune response in yellow fever infection. Trans R Soc Trop Med Hyg. 2007;101:161-68.

16. Tuboi SH et al. Clinical and epidemiological characteristics of yellow fever in Brazil: analysis of reported cases 1998-2002. Trans R Soc Trop Med Hyg. 2007;101:169-75.

17. Vasconcelos PFC. Febre Amarela. Rev Soc Bras Med Trop. 2003;36:275-93.

18. Vasconcelos PFC. Febre Amarela: reflexões sobre a doença, as perspectivas para o século XXI e o risco da reurbanização. Rev Bras Epidemiol. 2002;5:244-57.

19. World Health Organization. Yellow Fever. Technical Consensus Meeting. Geneva, 1998, 31 p.

68 Febre Purpúrica do Brasil

■ Maria Célia Cervi
■ Gutemberg Melo Rocha

(CID 10 = A48.4 - Febre purpúrica do Brasil [Infecção sistêmica por *Haemophilus aegyptius*])

INTRODUÇÃO

A febre purpúrica do Brasil (FPB) é uma doença infecciosa aguda de caráter epidêmico, com alta letalidade, cujo agente patogênico é o *Haemophilus influenzae* biogrupo *aegyptius*. A febre purpúrica tem amplo espectro clínico, desde infecção conjuntival, que pode evoluir, em 1 a 2 semanas, para quadro febril com sepse acompanhada de petéquias e púrpuras, e que pode desenvolver as manifestações da síndrome séptica[8,9].

A FPB, como síndrome infecciosa, tem uma ocorrência determinada pela interação agente patogênico-hospedeiro-meio ambiente, em surtos epidêmicos ou como casos esporádicos. Em 1984 foram feitas as primeiras descrições da FPB com surto de casos em Londrina (Paraná), seguido do surto de Promissão (São Paulo), nesse mesmo ano. Em 1986, com o aparecimento de surtos em São José do Rio Preto e Serrana (São Paulo), confirmou-se a associação com conjuntivite e isolou-se, em conjuntiva, faringe e sangue, o agente – *Haemophilus aegyptius*. A distribuição dos casos, desde o surgimento em Londrina, até casos recentes (1991) e em Dourados (Mato Grosso do Sul)[3-7] mostra o potencial de espalhamento na região subtropical. Em 1987/89, conforme foi publicado, ocorreram dois casos na Austrália[23,36].

A sazonalidade tem importância, coincidindo com períodos chuvosos e quentes no final da primavera, verão e no início do outono. Em períodos quentes e úmidos há condições propícias para o desenvolvimento da mosca do gênero *Hippelates* (vulgarmente conhecida como "lambe-olhos")[28] que prolifera no cultivo de gramíneas e é sabidamente conhecida como vetor de agentes etiológicos de conjuntivites[11] e, provavelmente, está envolvida como vetor para o agente da FPB.

Os surtos de conjuntivites que ocorrem em áreas urbanas de cidades, em acampamentos e creches[21], devem ser observados como potencial para a ocorrência da FPB. O efeito da aglomeração tem correlação comprovada com o risco, assim como precárias condições de higiene que facilitam a transmissão pessoa-pessoa do agente da conjuntivite, porta de entrada do agente da FPB. A conjuntivite precede a doença invasiva em 1 semana a 15 dias, podendo estar curada por ocasião da FPB, e o uso de colírios de antimicrobianos não impede a fase bacteriêmica. O fato da ocorrência de casos esporádicos de FPB confirma a hipótese da existência de portadores assintomáticos da cepa patogênica: adultos e crianças que albergam o patógeno na conjuntiva e/ou orofaringe. Esses portadores são um elo importante na cadeia epidemiológica da FPB. Com base no conhecimento da transmissão interpessoal, tem sido feita quimioprofilaxia, que foi comprovadamente efetiva no estudo de Mato Grosso[25]. A faixa de idade mais atingida foi de 1 a 7 anos, com limite de 3 meses a 10 anos. No surto de Serrana (Ribeirão Preto), 65% dos casos foram do sexo masculino, e a taxa de ataque, nessa população infantil, foi de 3,6%[6].

A letalidade de 70%[13] enfatiza a importância do diagnóstico precoce e de métodos preventivos (identificação de cepas invasoras, quimioprofilaxia e, no futuro, vacinação). As crianças acometidas eram hígidas, bem nutridas e sem anormalidades.

Estudos sobre os possíveis fatores de virulência dessa cepa de *H. aegyptius* associados à resposta imunológica da criança são necessários para o entendimento dos casos de FPB.

Não tivemos casos de FPB, e também não são relatados na literatura médica consultada, nesses últimos 8 anos. Importante ressaltar que os casos ocorreram em áreas de monocultura, onde na ocasião se empregava inseticida biológico – baculovírus, fato que pode ter contribuído como promotor da alteração genética da bactéria, com a incorporação de plamídios, que foram empregados na década de 1980 para matar lagartas da praga da cana-de-açúcar, e hoje em desuso. Outra consideração é a entrada no calendário vacinal de rotina da vacina contra *Haemophilos influenzae* tipo B (HiB), que por ter componentes antigênicos comuns, pode ter conferido proteção à população infantil mais suscetível.

ETIOLOGIA

A etiologia da FPB foi definitivamente estabelecida com o isolamento de *Haemophilus aegyptius* em hemoculturas e *swab* de conjuntiva e orofaringe de casos da forma invasiva[9,14].

O *Haemophilus aegyptius* ou bacilo de Kock-Weeks é conhecido há 100 anos como agente etiológico de conjuntivite purulenta. No Brasil, Monteiro Salles[28], em 1941, descreveu o bacilo de Kock-Weeks como o agente causal mais frequente em conjuntivites. Esse agente sempre esteve associado a epidemias de conjuntivite purulenta, ocorrendo em regiões de clima quente e úmido, em associação com mosquitos[11]. Estudos de biologia molecular colocam *H. aegyptius* e o *H. influenzae* como da mesma espécie filogeneticamente, sendo atualmente proposta a nomenclatura de *H. Influenzae* biogrupo *aegyptius* (Hae)[11].

Estudos epidemiológicos de Hae de cepas-caso, de cepas-caso-suspeito e de cepas-controle, utilizando diferentes métodos de tipagem e marcação bacteriana, classificam os Hae e definem características genético-moleculares do clone invasor: a) presença de plasmídio de 24 megadáltons com perfil de restrição a endonuclease AccI; b) tipo enzimático Et-2, tipagem por multilocus enzimático; c) perfil de restrição do gene DNA do tipo 3 ou 4; d) perfil de proteínas totais pelo método de eletroforese em gel de poliacrilamida denominado 3031, com oito bandas e uma de 25 kDa; e) anticorpos monoclonais produzidos por cepa-caso caracterizaram a banda proteica de 25 kDa, como antígeno presente na fímbria ou *pili*, por imunomicroscopia eletrônica[10]. Na FPB esses marcadores epidemiológicos são fundamentais na vigilância epidemiológica e na identificação de cepas invasoras, em surtos de conjuntivite.

Para o isolamento de Hae da secreção conjuntival, usa-se o ágar-chocolate (10% sangue) e, das culturas de orofaringe, o ágar-chocolate acrescido de bacitracina (300 µg); para hemoculturas, usa-se caldo BHI. (*Brain-Heart-Infusion-Difco*) com subculturas após 2 a 7 dias de incubação, já que a turbidez do caldo é geralmente ausente. Esses meios contêm fator X e V presentes no sangue, pois a bactéria exige esses fatores para seu crescimento. Um passo essencial para o isolamento é a semeadura imediata dos espécimes.

Do ponto de vista morfológico, por coloração gram-negativa, esse cocobacilo Hae, é indistinguível de outros do gênero *Haemophilus*. Para fazer o diagnóstico presuntivo do clone invasor foi desenvolvida uma técnica rápida, de baixo custo, com boa sensibilidade (97%) e especificidade (89%): é o teste de soroaglutinação em lâmina com antissoro policlonal[7]. O fato de esse antissoro policlonal não apresentar reações cruzadas com outras espécies do gênero *Haemophilus* presentes na conjuntiva e na orofaringe, coloca a soroaglutinação em lâmina como o método de eleição para o diagnóstico presuntivo do clone invasor (Soro – Adolfo Lutz e Depto. Microbiologia da Faculdade de Medicina de Ribeirão Preto – USP). Os testes bioquímicos realizados após o isolamento, como fermentação de açúcares, utilização de polialcoóis, descarboxilação de aminoácidos e hemaglutinação requerem de 2 a 15 dias[22]. Os marcadores bacterianos, comuns da cepa invasora, estão sendo estudados e ainda não foi definido se estão relacionados com fatores de virulência[12].

O polissacáride capsular é o principal fator de virulência no gênero *Haemophilus*, pela sua propriedade antifagocitária. Observações de Barbieri Neto[2] relatam a presença de bactérias capsuladas em medula óssea de casos da FPB. Estudos com vermelho de rutênio não demonstram carboidrato reativo nas cepas Hae, como para *H. influenzae*. Com técnicas de biologia molecular com sonda de DNA contendo a sequência gênica necessária para a expressão da cápsula em Hib (*H.*

Influenzae tipo B), as cepas invasoras mostram um fragmento homólogo, enquanto as não invasoras não o apresentam[12]. O lipopolissacarídeo (LPS) das bactérias gram-negativas com conhecidas propriedades patogênicas tem, nas bactérias gram-negativas que colonizam as mucosas, o análogo lipo-oligossarídeo (LOS). Análise dos LOS tratados com proteína K pelo método de SDS-PAGE demonstrou que as cepas invasoras Hae têm três diferentes perfis de migração de bandas, semelhantes em tamanho, composição de ácidos graxos e atividade biológica ao LOS de Hib[12]. As cepas invasoras de Hae tiveram uma tendência a liberar mais endotoxina durante o crescimento em cultura. Os estudos sobre toxicidade em tecidos, *in vitro*, não demonstram maior atividade do LOS da cepa invasora, mas é possível que *in vivo* possa ocorrer[18,19].

O plasmídio de 24 MDa a que foi identificado no clone invasor, não tem sido detectado em todas as cepas-caso; portanto deve haver variações na expressividade que identifiquem fatores de virulência[33]. Outro possível fator de virulência é a protease de imunoglobulina (IgA1) tipo 2 nas cepas invasoras e tipo 1 nas cepas não invasoras de Hae[13]. Também uma proteína extracelular de 38 kDa detectada em sobrenadante de culturas da cepa invasora pode ter papel na virulência[12].

As fímbrias ou *pili* têm como subunidade proteínas de 25 kDa (plasmídio mediada), que são o principal aglutinógeno reconhecido pelo antissoro policlonal. As características hemaglutinantes, imunológicas e estruturais das fímbrias são semelhantes às do Hib. Conferem a muitas bactérias a propriedade de adesão a células epiteliais da mucosa humana e discute-se sobre sua atividade antifagocitária[20].

Para estudos da patogenicidade foi usado o modelo de bacteriemia em ratos com 5 dias de vida, que mostraram maior frequência de bacteriemia com o clone invasor que com as cepas-controle[31]. Também nesse modelo, proteção passiva da bacteriemia foi obtida com antissoro contra cepa-invasora (bactéria inteira)[30]. Antissoro monoclonal anti-LOS não protegeu ratos recém-nascidos da bacteriemia[26]. Recentemente, demonstrou-se que cepas após a passagem animal são mais virulentas, são *pili*-negativas e têm fenótipo diferente de LOS[32]. Como toda doença bacteriana invasiva, a atividade antibacteriana do soro tem correlação com a proteção humoral contra a doença. Nesse sentido tem-se reconhecido que o soro humano de adultos bloqueia a atividade bactericida *in vitro*. Esse bloqueio é complemento-dependente (há consumo de complemento sem bacteriólise)[27]. Esse bloqueio foi observado para outras bactérias gram-negativas, onde diferentes fenótipos de LOS ligavam o complemento em posição inadequada para a lise. Para outras bactérias foram observadas ligações anômalas de IgG com o fragmento Fc bloqueando a bacteriólise. Foi estudada a atividade bactericida no soro de crianças brasileiras contra a cepa-padrão de Hae 3031 e demonstrou-se a presença de anticorpos idade-dependente, como a distribuição de casos de FPB[17].

FISIOPATOLOGIA

Na evolução dos casos, foram evidentes as manifestações clínicas da síndrome séptica, com sintomatologia sugestiva da ação de uma endotoxina, presentes em bactérias gram-negativas, na membrana externa da parede celular, que quimicamente é um lipo-oligossacarídeo (LOS). Os antimicrobianos bactericidas podem colaborar com a indução do choque endotóxico, através de lise celular e liberação do

LPS, acentuando a endotoxemia, como demonstram trabalhos experimentais em animais[32].

A ação do LPS estimula muito precocemente a liberação de mediadores da inflamação (catecolaminas, outros peptídeos vasoativos como interleucina-1 – IL-1, a caquexina ou fator de necrose tumoral – TNF), os quais induzem o aparecimento de febre e lesam o endotélio dos vasos[15], achado constante nos casos necropsiados[34]. As alterações metabólicas: hipoglicemia e hiperlipidemia podem ser imputadas ao TNF[15], bem como outros achados de lesões histológicas do choque séptico[2]. O nível elevado de TNF no soro tem valor prognóstico, como já foi constatado na doença meningocócica[35] e em modelo experimental FPB em coelhos[16]. As lesões vasculares acarretam má perfusão tecidual, com consequente isquemia difusa e hipóxia[1]. Estas podem contribuir com a hipocontratilidade do miocárdio, alterações da bioquímica sérica e hipotensão sistólica precemente constatadas. Essas condições indutoras do colapso cardiovascular facilitam a absorção de endotoxinas do *pool* de bactérias gram-negativas intestinais, agravando ainda mais o estado da criança. A endotoxina pode ser detectada na circulação sanguínea ou no líquido cefalorraquidiano pelo teste do Limulus.

Entre as alterações induzidas pelo LPS/LOS e que podem ser detectadas no hemograma, está a leucopenia, devida à marginação dos leucócitos polimorfonucleares (PMN) nos endotélios vasculares, principalmente nos pulmões, simulando quadro respiratório infeccioso agudo, por edema intersticial. Como tal, foram rotulados vários casos de FPB, em sua fase inicial, por não ter sido feita uma avaliação correta dos sinais e sintomas. Outras alterações encontradas nos casos graves são a linfopenia e a diminuição das plaquetas (maiores que 50.000/mm^3), mesmo antes do quadro de púrpura com coagulação intravascular disseminada CIVD[28].

Os achados de necrópsia[2] mostram a afetação sistêmica do organismo, que pode ser assim sumarizada:

- cérebro – edema cerebral acentuado em todos os casos com leptomeninges hiperemiadas e congestão vascular com CIVD;
- pulmão – edema intra-alveolar, espessamento septal à custa de congestão vascular acentuada. Células alveolares descamadas na luz do alvéolo;
- fígado – hepatomegalia, hiperplasia e hipertrofia das células de Kupffer, com frequentes sinais de esgotamento; presença significativa de neutrófilos nos sinusoides hepáticos;
- suprarrenais – hemorragia parenquimatosa bilateral, envolvendo tanto a cortical como a região medular. Presença de CIVD e necrose;
- rins – edema e tumefação turva do epitélio de revestimento tubular;
- coração – aumento de câmaras direitas. Histologia com edema intersticial moderado;
- órgãos linfoides – aumentados de volume e histologicamente caracterizados por alterações tóxicas nos centros germinativos e por variável *linfocitoptisis*. Frequentes focos hemorrágicos;
- deposição de fibrina nos pequenos vasos sanguíneos;
- alterações sugestivas de choque séptico na maioria dos órgãos, em tudo semelhantes às presentes na reação de Sanarelli-Schwartzmann[2].

QUADRO CLÍNICO

As manifestações clínicas são sistêmicas, com rápida progressão para a instalação de colapso cardiovascular, podendo aparecer lesões cutâneas, caracterizadas por petéquias e púrpura, aliadas à constatação clínica e laboratorial e achado histopatológico, nos casos autopsiados, de CIVD (Figuras 68.1 a 68.3). Esse comprometimento de todos os órgãos e sistemas do organismo deve-se à ação biológica da endotoxina (LPS/LOS), presente na parede celular do *Haemophilus*. A atuação sistêmica da endotoxina explica a fisiopatologia dessa infecção, cuja manifestação clínica primeiro afeta o sistema cardiovascular.

A suspeita clínica deve ser sempre aventada quando a criança apresentar, pelo menos, dois dos sinais e sintomas arrolados na Tabela 68.1, aliados ao item 4 da mesma tabela, e associados sempre a pelo menos mais de três sinais ou sintomas arrolados na Tabela 68.2, que evidenciam acometimento multissistêmico e podem ser do mesmo aparelho ou sistema[29].

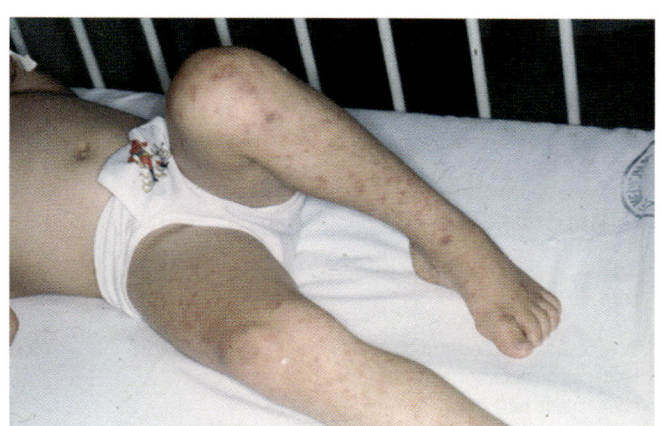

FIGURA 68.1 – Febre purpúrica do Brasil. Criança, masculino, 3 anos e 5 meses. Membros inferiores com petéquias e sufusões hemorrágicas (púrpura). (Foto cedida por Maria Célia Cerve e Gutemberg Melo Rocha.)

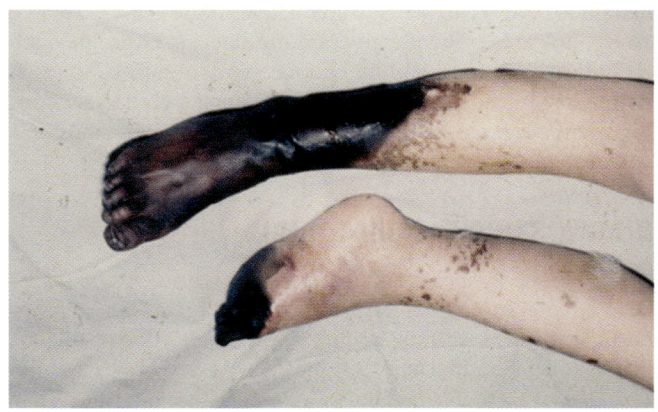

FIGURA 68.2 – Febre purpúrica do Brasil. Criança, feminino, 4 anos e 2 meses. Forma grave, choque séptico, CIVD, com lesão vascular, gangrena dos pés, levando à mutilação. (Foto cedida por Maria Célia Cerve e Gutemberg Melo Rocha.)

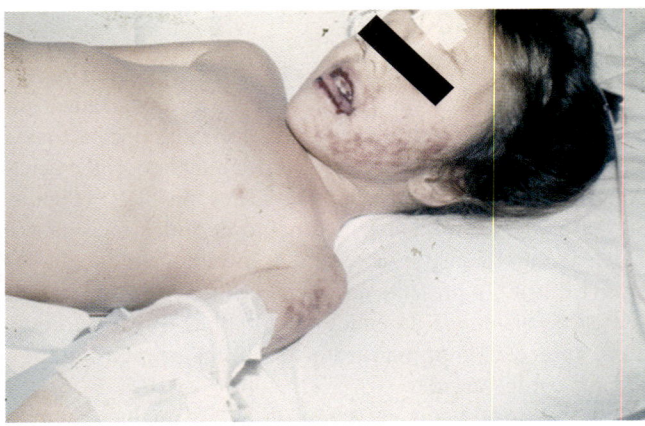

FIGURA 68.3 – Febre purpúrica do Brasil. Mesma criança da Figura 68.2, com lesões purpúricas na face. (Foto cedida por Maria Célia Cerve e Gutemberg Melo Rocha.)

TABELA 68.1

Sinais e Sintomas Presentes em Casos Clínicos Confirmados de FPB e a Porcentagem de Encontro dos Mesmos (n = 12)	
Sinais ou Sintomas ou Antecedentes	**Porcentagem de Encontro**
1. Febre – Temperatura acima de 38,5°C	100,0
2. Hipotensão sistólica – PA < 80 mmHg e/ou taquicardia – FC > 100 bpm	58,3 91,6
3. Erupção cutânea macular difusa, petéquias, púrpura	58,3
4. Antecedentes de surto de conjuntivite há 3 semanas ou ocorrência de caso clínico na mesma comunidade há 1 mês	66,6

TABELA 68.2

Sinais ou Sintomas de Acometimento Multissistêmico, com Manifestações Clínicas nos Seguintes Aparelhos ou Sistemas, bem como a Porcentagem de Encontro nos Casos Confirmados (n = 12)	
Sinais ou Sintomas	**Porcentagem de Encontro**
1. Digestivo	
• Naúseas/ vômitos	75,0
• Dor abdominal	33,3
• Enterorragia	25,0
• Diarreia	16,6
2. Locomotor	
• Mialgias	25,0
3. Renal	
• Oligúria ou anúria há mais de 6 horas	58,3
4. Hematológicos	
• Leucopenia (< 2.500/mm³) com linfocitopenia (graves)	58,3
• Leucocitose com linfocitopenia	41,6
• Plaquetopenia (< 50.000/mm³)	75,0
5. Sistema Nervoso Central	
• Cefaleia	58,3
• Sonolência	75,0
• Agitação	91,6
• Convulsões	33,3
6. Aparelho Respiratório	
• Tosse	41,6
• Taquidispneia (sinais clínicos de acidose)	58,3
• Cianose	58,3

COMPLICAÇÕES E PROGNÓSTICO

Alta letalidade, chegando a 70% dos afetados, e até maior quando o quadro de choque séptico com CIVD já está instalado. No surto de Serrana a letalidade foi de 35%, e 16,6% dos sobreviventes tiveram mutilações. O prognóstico é favorável, quando não há choque séptico com CIVD[29]. A pronta instituição da terapia antimicrobiana e cuidados gerais impedem a cascata de eventos fisiopatológicos induzidos pela endotoxina do *Haemophilus*.

DIAGNÓSTICO LABORATORIAL

Deve ser sempre feito, com o objetivo primeiro de resgatar o agente etiológico, para controlar a homeostase e prognosticar. Institui-se o tratamento mesmo antes dos resultados dos exames laboratoriais.

1. *Hemocultura:* semeadura imediata à colheita em meio apropriado. Obtiveram-se 65% de resultados positivos em casos virgens de uso de antimicrobianos.
2. *Swabs:* ocular e orofaringeano.
3. Hemograma completo com VHS (velocidade de hemossedimentação das hemácias) e contagem de plaquetas.

4. *Outros exames:* gasometria, ionograma sérico, provas de função renal, teste de *limulus* para avaliar o teor de endotoxinemia.

DIAGNÓSTICO DIFERENCIAL

Como diagnóstico diferencial devemos considerar as infecções que no quadro clínico evolutivo podem evoluir com choque séptico, petéquias e púrpura.

1. Infecções bacterianas:
   • meningococcemia com ou sem meningite;
   • meningite por HIB.
2. Infecções virais:
   • dengue hemorrágico;
   • febre amarela.
3. Infecções por riquétsias:
   • febre maculosa;
   • tifo exantemático.

TRATAMENTO

Seguem as alternativas:

1. *Casos clínicos supeitos:* seriam aquelas crianças com pelo menos dois sinais ou sintomas da Tabela 68.1, pro-

cedentes de região onde já ocorreram casos; portanto, também pelo menos três sinais ou sintomas da Tabela 68.2, mesmo que sejam de um mesmo aparelho ou sistema.

- *Conduta*:
  - internar;
  - colher exames solicitados;
  - Controlar sinais vitais de 30/30 min nas primeiras 12 horas de hospitalização;
  - medir diurese;
  - instituir terapêutica antimicrobiana:
    - ampicilina 200 mg/kg/dia – 6/6 horas intravenosa (IV);
    - amoxicilina 50 mg/kg/dia – 8/8 horas via oral (VO) por 7 dias.

2. *Casos clínicos com sinais de choque séptico, mas ainda compensado*: ausência de sinais e sintomas de CIVD, apresentando pelo menos três sinais ou sintomas arrolados na Tabela 68.1, e mais três dos enumerados na Tabela 68.2.
  - Conduta:
    - internar;
    - colher exames citados;
    - cuidados gerais semelhantes no item 1:
      - aplicar hidrocortisona – 50 mg/kg/dia, metade da dose total na primeira aplicação, o restante dividido a cada 4 ou 6 horas, sempre IV, não ultrapassando 24 horas de uso;
      - cloranfenicol – aplicar 100 mg/kg/dia IV, 6/6 horas por 7 dias.

3. *Casos clínicos em choque descompensado*: com sinais de CIVD, além de outros sinais e sintomas das Tabelas 68.1 e 68.2.
  - Conduta:
    - internar em CTI (centro de terapia intensiva);
    - colher exames referidos;
    - monitoração dos sinais vitais;
    - oxigenar;
    - hidratação e correção dos distúrbios hidroeletrolíticos;
    - terapia antimicrobiana com cloranfenicol na mesma dose;
    - não usar hidrocortisona;
    - tratamento de choque séptico;
    - caso grave.

PROFILAXIA

Foi proposto para criança menor de 7 anos, comunicante do caso-índice, domiciliares ou de creches e parques infantis, o uso de rifampicina na dose de 20 mg/kg/dia em duas tomadas de 12/12 horas, por 4 dias. Consideramos desnecessária a antibioticoprofilaxia para comunicantes adultos e maiores de 7 anos, inclusive pessoal do *staff* hospitalar.

Em surtos de conjuntivite em creches, parques infantis e escolas deve-se colher o material, semeando-se em meio apropriado e encaminhar para laboratórios que disponham de recursos para a identificação da cepa. Se a soroaglutinação em lâmina com anticorpo específico for positiva, esse achado serve de alerta epidemiológico, pois poderão surgir casos de FPB. Embora sejam usados com frequência no tratamento das conjuntivites, colírios de cloranfenicol não têm comprovado seu efeito profilático[25].

REFERÊNCIAS BIBLIOGRÁFICAS

1. Asher EF et al. Endotoxin, cellular function, and nutrient blood flow. Arch Surg. 1983;118:441-47.
2. Barbieri Neto J. Aspectos anatomopatológicos encontrados nos casos. Relatório do Seminário sobre Febre Purpúrica do Brasil. Secretaria de Estado da Saúde. Centro de Vigilância Epidemiológica, São Paulo. Junho 1986. p. 49-54.
3. Boletim Epidemiológico. Ministério da Saúde. Doença ou Febre Purpúrica Brasileira (FPB). Volume (Ano) XVII, nº 1 e 2. Semanas nº 1 a 4, 1985.
4. Boletim Informativo – Curitiba. Divisão de Vigilância Epidemiológica /DECD/FSCMR/SESB. Febre Purpúrica Brasileira. Aparecimento de uma nova doença. 1986;6(2):2.
5. Boletim Epidemiológico do Paraná – Secretaria da Saúde e do Bem-Estar Social. Febre Purpúrica Brasileira em Londrina – Paraná, Ano V, nº 51 - Janeiro/Fevereiro, 1986.
6. Boletim Epidemiológico – Ministério da Saúde – "Febre Purpúrica do Brasil (FPB)", em Serrana, São Paulo. Volume (Ano) XVIII nº 17/20, Semanas nº 33 a 40, 1986.
7. Brandileone MCC et al. Grupo de Estudos da Febre Purpúrica Brasileira. Caracterização antigênica de Haemophilus aegyptius associados à Febre Purpúrica Brasileira e a utilização da aglutinação em lâmina para triagem das cepas invasivas. Rev Inst Med Trop São Paulo. 1989;31:221-27.
8. Brazilian Purpuric Fever Study Group. Brazilian Purpuric Fever: Epidemic purpura fulminans associated with antecedent purulent conjunctivitis. Lancet. 1987;2:757-61.
9. Brazilian Purpuric Fever Study Group. Haemophilus aegyptius bacteremia in Brazilian Purpuric Fever. Lancet. 1987;2:761-63.
10. Brenner DJ et al. Biochemichal, genetic and epidemiology characterization of Haemophilus influenzae biogroup aegyptius (Haemophilus aegyptius) strains associated with Brazilian Purpuric Fever. J Clin Microbiol. 1988;26:1524-34.
11. Buehler JW et al. Gnat sore eyes. Seasonal, acute conjunctivitidis in a Southern State. Southern Med J. 1983;76:587-89.
12. Carlone GM et al. The Brazilian Purpuric Fever Study Group. Potential virulence associated factors in Brazilian Purpuric Fever. J Clin Microbiol. 1989;27:609-14.
13. Centers for Disease Control. Preliminary report: epidemic fatal purpuric fever among children – Brazil. Morbid Mortal Weekly Rep. 1985;34:217-19.
14. Centers for Disease Control. Brazilian purpuric fever: Haemophilus aegyptius bacteremia complicating purulent conjuctivitis. Morbid Mortal Weekly Rep. 1986;35:553-54.
15. Cerami A, Beutler B. Cachetin: than a tumour necrosis factor. N Engl J Med. 1987;316:379-83.
16. Cervi MC. Febre Purpúrica Brasileira: Modelo experimental de bacteremia em coelhos jovens. Tese Doutoramento. Faculdade de Medicina de Ribeirão Preto, Universidade de São Paulo, 1992. p. 134.
17. Cervi MC, Rubin LG, Peters VB. Bactericidal activity of human sera against a Brazilian Purpuric Fever (BPF) strain of Haemophilus influenzae Biogroup aegyptius correlates with age-related occurrence of BPF. J Infect Dis. 1993;16:1262-64.
18. Erwin AL, Munford RS e The Brazilian Purpuric Fever Study Group. Comparison of lipopolysaccharides from Brazilian Purpuric Fever isolates and conjunctivitis isolates of Haemophilus influenzae Biogroup aegyptius. J Clin Microbiol. 1989;27:726-67.
19. Fumarola D, Miragliotta G. Brazilian Purpuric Fever, Haemophilus aegyptius, and endotoxin. Lancet. 1987;2:1157.
20. Guerina NG, Langermann S, Schoolnik GK. Purification and characterization of Haemophilus influenzae pili, and their structural and serological relatedness to Escherichia coli P and mannose sensitive pili. J Exp Med. 1985;161:145-59.

21. Kerr Pontes LRS et al. Febre Purpúrica Brasileira: associação com conjuntivite e efeito "cluster" da aglomeração. Rev Soc Bras Med Trop. 1987;20(Supl.):127.

22. Kilian M et al. In: Krieg NR, Holt JG, ed. Bergey's Manual of Systematic Bacteriology. Baltimore: The Wilkins Co; 1984. Vol. 1. p. 558-69.

23. McIntyre PG et al. Brazilian Purpuric Fever in Central Australia. Lancet. 1987;2:122.

24. Mouon D, Sant'Anna OA, Biozzi G. Multigenic control of specific and non-specific immunity in mice. A review. Livest Prod Sci. 1988;20:277-86.

25. Perkins BA et al., BPF Study Group. Confirmation of BPF in a new region of Brazil and evaluation of oral rifampin to eradicate conjuntival carriage of Hae. 30[th]Conference on Antimicrobial Agents and Chemotherapy (ICAAC), Atlanta, Georgia, EUA. 1990.

26. Peters VB, Rubin LG, BPF Study Group. Antilipoligosaccharide antibody does not protect against experimental bacteremia with a Brazilian Purpuric Fever isolate of Hae. Ped Res. 1989;25:187A (1104).

27. Peters VB, Rubin LG , BPF Study Group: Normal human serum has both bactericidal and blocking activity against a BPF isolate of Hae. ICAAC, Atlanta, Georgia, EUA. 1990.

28. Rocha GM et al. Febre Purpúrica do Brasil. J Pediat. 1988;19:473-78.

29. Rocha GM et al. Febre Purpúrica Brasileira: casuística do Hospital das Clínicas de Ribeirão Preto. VI Congresso Brasileiro de Infectologia Pediátrica, 1988.

30. Rubin LG , BPF Task Force: Passive protection from experimental bacteremia with a Brazilian Purpuric Fever H. influenzae biogroup aegyptius strain. Ped Res. 1988;23:380A.

31. Rubin LG, Gloster ES, Carlone GM , The Brazilian Purpuric Fever Study Group. An infant rat model of bacteremia with Brazilian Purpuric Fever isolates of Haemophilus influenzae biogroup aegyptius J Infect Dis. 1989;160:476-82.

32. Shenep SL, Morgan KA. Kinetics of endotoxin release during antibiotic for experimental gram-negative bacterial sepsis. J Infect Dis. 1984;150:380-86.

33. Todella MLC, Quinn FD, Perkins BA. Brazilian Purpuric Fever caused by Haemophilus influenzae Biogroup aegyptius Strains Lacking the 3031 Plamid. J Infect Dis. 1995;171:209-12.

34. Tracey K, Lowry SF, Cerami A. Cachetin: a hormone that triggers acute shock and chronic cachexia. J Infect Dis. 1988;157:413-19.

35. Waage A, Holstensen A, Espevik T. Association between tumour necrosis factor in serum and fatal outcome in patients with meningococcal disease. Lancet. 1987;1:355-57.

36. Wild BE et al. Brazilian Purpuric Fever in Westen Australia. Lancet. 1987;2:112.

69 Febre Recorrente

■ **Walter Tavares**

(CID 10 = A68 - Febres recorrentes; A68.0 - Febre recorrente transmitida por piolhos; A68.1 - Febre recorrente transmitida por carrapatos; A68.9 - Febre recorrente não especificada)

INTRODUÇÃO

Febre recorrente é uma doença infecciosa de início agudo, não contagiosa, caracterizada por uma evolução crônica, em que os períodos febris se alternam com apirexia. É provocada por diversas espécies de espiroquetas do gênero *Borrelia*, transmitidas pelo piolho humano (*Pediculus humanus*) e por carrapatos do gênero *Ornithodorus*. Apresenta diferentes caracteres epidemiológicos e clínicos, de acordo com o mecanismo de transmissão[11,12,16]. A doença é pouco frequente na atualidade na Europa e nas Américas, mas se observa m relatos de casos na literatura médica, relacionados especialmente ao turismo ou com excursões em áreas de transmissão[4-7,10,14,15,18,19].

A febre recorrente transmitida pelo piolho é causada pela *B. recurrentis*, o reservatório é o homem e manifesta-se em surtos epidêmicos, com recorrência da febre por uma ou duas vezes. Foi causa de epidemias na Europa, Ásia, África e Estados Unidos da América do Norte (EUA), mas atualmente está praticamente restrita a Etiópia, Somália e Sudão. Está associada às baixas condições higiênicas da população, sendo própria de regiões com deficiente nível socioeconômico e principalmente em épocas de catástrofes naturais e guerras. Daí seu caráter epidêmico, atingindo indistintamente as diversas faixas etárias, e elevada letalidade (5% a 10%). A transmissão se dá pela contaminação da conjuntiva ocular ou de feridas e escoriações da pele com o líquido hemático do piolho esmagado pelo indivíduo. O piolho torna-se contaminante ao ingerir o sangue de uma pessoa infectada, indo as borrélias situar-se em sua hemocele. Não há transmissão pela picada do inseto ou por suas fezes[7,10-12,14,16,18].

A doença transmitida pelo carrapato é causada pela *B. duttoni* e por outras espécies relacionadas biologicamente (*B. hispanica, B. persica, B. crocidurae,* etc.), apresenta diversos reservatórios animais (sobretudo roedores silvestres) e se manifesta por várias recaídas febris. Ocorre de modo endêmico em certas regiões da Ásia (subcontinente Indiano, Ásia Central, Oriente Médio), Europa (Espanha) e Américas (Canadá, EUA, México e outros países da América Central, Venezuela, Colômbia, Peru, Bolívia), e é prevalente em quase toda a África. É mantida nesses países pela infecção natural dos roedores silvestres, atingindo o homem que ocasionalmente entra em contato com o *Ornithodorus*. A infecção humana é mais frequente em soldados, turistas e excursionistas. É adquirida pela contaminação de mucosas ou feridas, escoriações ou o próprio local da picada, com as secreções eliminadas pelas glândulas salivares e glândulas da coxa do carrapato, bem como por suas fezes. O acarino torna-se infectante ao sugar o sangue de um animal ou homem infectado, ocorrendo, também, a transmissão da borrélia às novas gerações de carrapatos por via transovariana. Esse fator permite a manutenção da endemia em uma região. Além disto, algumas espécies de *Ornithodorus* vivem longo tempo e podem permanecer com espiroquetas infectantes por mais de 5 anos. A picada do carrapato pode passar despercebida, pois é indolor e, com frequência ocorre à noite[1,2,5-7,10-12,14,16,19,20].

As borrélias são bactérias espiraladas medindo 8 a 16 μm, com quatro a dez espirais irregulares, móveis por contração e rotação de seu corpo. Estão presentes no sangue do hospedeiro infectado durante a fase febril, e são encontradas, ainda, no liquor e em diversos tecidos. Após sua penetração pela pele ou mucosas (especialmente conjuntiva ocular), os microrganismos distribuem-se pelos órgãos do sistema linforreticular. Localizam-se no interior das células endoteliais e nos espaços intercelulares, principalmente baço, medula óssea, gânglios linfáticos e células de Kupffer, onde permanecem nos períodos apiréticos, reaparecendo no sangue modificadas antigenicamente e causando novo episódio febril[11,12,18-20].

DIAGNÓSTICO CLÍNICO

Transcorrido um período de incubação variável de 3 a 15 dias, com média de 7 dias, surgem as manifestações clínicas decorrentes da multiplicação tecidual do espiroqueta e da parasitemia. O início é súbito, com calafrios, mialgias, artralgias, cefaleia, náuseas, vômitos e febre elevada (39°C--40°C). O paciente torna-se prostrado, com congestão da face e olhos, e é comum o aparecimento de icterícia, exantema maculopapular ou maculopetequial e epistaxe no 2º ou 3º dia de doença. Há hepatoesplenomegalia discreta, dolorosa, consistência diminuída e o exame do aparelho respiratório revela roncos, sibilos e estertores crepitantes esparsos, indicativos de acometimento brônquico e congestão pulmonar. Diarreia e sinais de irritação meníngea ocorrem com alguma frequência. Outros sinais neurológicos podem estar presentes, tais como paralisia de par craniano, convulsão, hemiplegia. Essas manifestações clínicas sofrem variações individuais e tendem a ser mais intensas na febre recorrente transmitida por carrapatos, principalmente o quadro hemorrágico[2,3,5-7, 10,12,15,16,18-20].

Na doença causada pela *B. recurrentis* (transmitida por piolho), o quadro clínico permanece por 4 a 10 dias, mantendo-se a febre de modo contínuo ou remitente. Dá-se, então, a queda da temperatura em crise, acompanhada de sudorese e, por vezes, choque. O estado geral melhora, a hepatoesplenomegalia regride, mas, ao final de 1 ou 2 semanas de apirexia, retorna toda a sintomatologia, amiúde mais benigna. A primeira recaída tem duração semelhante à do quadro inicial e é sucedida por novo período de apirexia e uma segunda recaída. Esta é geralmente curta (2 ou 3 dias), com estado geral pouco comprometido. Na maioria dos casos, ocorre recuperação definitiva após a segunda recaída, sendo rara uma nova etapa febril. Durante o período de estado, o paciente pode falecer por causa de distúrbios hidroeletrolíticos e metabólicos, hemorragia, meningoencefalite, pneumonia e infecção secundária[3,5,7,12,14- 16]. Nas gestantes o aborto e a natimortalidade são complicações frequentes, e se a criança apresenta o quadro clínico no período neonatal a letalidade é elevada[13,17].

Na febre recorrente transmitida por carrapatos, a sintomatologia inicial dura de 3 a 5 dias, seguindo-se uma fase de apirexia por 8 a 10 dias com aparecimento de recaídas. Estas são mais numerosas que na infecção anterior, podem ser de maior gravidade e variam em sua duração. Com frequência, ocorrem quatro ou mais recaídas até que o enfermo entre em convalescença definitiva. A evolução acima descrita sucede nos casos não submetidos à terapêutica; a atual eficácia do tratamento faz com que a doença tenha diferente evolução, com bom prognóstico e cura rápida[3,7,12].

DIAGNÓSTICO DIFERENCIAL E EPIDEMIOLÓGICO

A febre recorrente deve ser diferenciada de outras doenças febris, em particular de malária, tifo epidêmico e endêmico, febre maculosa, leptospirose, febre amarela, dengue, brucelose, febre tifoide, doença de Lyme, sepse[11,12].

No Brasil, deve ser pensada em paciente que apresente quadro febril intermitente e provenha de áreas em que ocorre a transmissão. Em nosso hemisfério, lembrar que a febre recorrente transmitida por carrapatos é endêmica nos EUA, Canadá, México, Bolívia, Peru, podendo ocorrer em pessoas (viajantes, trabalhadores, excursionistas) que pernoitaram em área rural desses países (Grand Canyon, nos USA, por exemplo)[7,8,10].

DIAGNÓSTICO LABORATORIAL

O diagnóstico laboratorial geralmente é fácil durante os acessos febris pela visualização das borrélias em gota espessa ou esfregaço de sangue. Os microrganismos são observados ao microscópio de campo escuro ou pela coloração de Giemsa ou Wright. Portanto, podem ser vistos ao se realizar o hemograma. Fora do período febril, as bactérias não são encontradas na circulação. A cultura do sangue em ovo embrionado ou a inoculação em peritônio de camundongo são meios mais sofisticados de diagnóstico. A borrélia pode ser identificada também no liquor e em fragmentos de tecidos. As reações de VDRL, de Weil-Felix e para a doença de Lyme podem ser positivas. O hemograma revela leucocitose no período febril ou leucometria normal, na apirexia. Trombocitopenia é comum. Albuminúria é um achado frequente. O exame do liquor pode mostrar pleocitose com predomínio de polimorfonucleares, aumento de proteína e glicose normal[5,7,10,12,14,16,17,19,20].

TRATAMENTO E PREVENÇÃO

O tratamento da febre recorrente é feito com a penicilina G, tetraciclinas, eritromicina, ceftriaxona, podendo haver quadros reacionais pela destruição dos espiroquetas. Nos casos sem envolvimento neurológico, as tetraciclinas são as drogas de escolha, havendo vários esquemas terapêuticos. Na febre recorrente causada por carrapatos, um esquema que oferece bom resultado com pouca reação ao tratamento consiste na dose de 250 mg de tetraciclina no 1º dia seguido da dose de 500 mg a cada 6 horas mantida por 5 dias ou até que a febre desapareça. Na febre recorrente causada por piolhos, em geral o tratamento com uma ou duas doses de tetraciclina é suficiente. Em crianças recomenda-se o emprego da eritromicina. Se houver comprometimento meníngeo utiliza-se a penicilina G cristalina ou ceftriaxona por 14 dias[3,6,8,11,13]. O ciprofloxacino pode ser alternativa terapêutica[18-20].

Reações relacionadas com o tratamento (reação de Jarisch-Herxheimer) são comuns e aparecem cerca de 1 hora após a tomada da medicação. Há súbita elevação da temperatura, congestão, hipotensão arterial, taquicardia, taquipneia. Resultam da elevação transitória de fator de necrose tumoral e interleucinas 6 e 8 no plasma, provocada pela liberação de endotoxinas das borrélias. O emprego de corticosteroides é ineficaz na prevenção dessa reação. Por tal motivo, recomenda-se que o tratamento da febre recorrente seja realizado com o paciente hospitalizado, pois podem ser necessários hidratação e uso de drogas vasopressoras[9,12,16,18,29].

A prevenção da febre recorrente transmitida por piolhos consiste na adequada higiene corporal. Na causada por carrapatos, recomenda-se o uso de repelentes e o emprego de inseticidas na habitação em áreas endêmicas.

REFERÊNCIAS BIBLIOGRÁFICAS

1. Banerjee SN et al. Tick-borne relapsing fever in British Columbia, Canada: first isolation of Borrelia hermsii. J Clin Microbiol. 1998;36:3505-08.
2. Barclay AJ, Coulter JB. Tick-borne relapsing fever in central Tanzania. Trans R Soc Trop Med Hyg. 1990;84:852-56.
3. Borgnolo G et al. Louse-borne relapsing fever. A clinical and epidemiological study of 389 patients in Asella Hospital, Ethiopia. Trop Geogr Med. 1993;45:66-69.
4. Colebunders R et al. Imported relapsing fever in European tourists. Scand J Infect Dis. 1993;25:533-36.
5. Cutler SJ. Relapsing fever – a forgotten disease revealed. J Appl Microbiol. 2010;108:1115-22.
6. Dupont HT et al. A focus of tick-borne relapsing fever in Souther Zaire. Clin Infect Dis. 1997;25:130-44.

7. Dworkin MS et al. Tick-borne relapsing fever in the Northwestern United States and Southwestern Canada. Clin infect Dis. 1998;26:122-31.

8. Dworkin MS, Schwan TG, Anderson Jr DE. Tick-borne relapsing fever in North America. Med Clin North Am. 2002;86:417-33.

9. Gebrehiwot T, Fiseha A. Tetracycline versus penicillin in the treatment of louse-borne relapsing fever. Ethiop Med J. 1992;30:175-81.

10. Goubau P. Fievres recurrentes vues en Europe: epidemiologie, diagnostic, evolution et traitment. Rev Prat. 1989;39:1304-07.

11. Hunter GW, Frye, W, Swartzwelder JC. Las fiebre recurrentes. In: — Manual de Medicina Tropical. 3ª ed. México: Prensa Medica Mexicana; 1973. p. 139-42.

12. Johnson Jr WD, Golightly LM. Borrelia species (Relapsing fever). In: Mandell GL, Bennett JE, Dolin R (Ed). Mandell, Douglas and Bennett's Principles and Practice of Infectious Diseases. 5th Ed. Philadelphia: Churchill Livingstone; 2000. V2. p. 2502-04.

13. Jongen VH, van Roosmalen J. Tick-borne relapsing fever and pregnancy outcome in rural Tanzania. Acta Obstet Gynecol Scand. 1997;76:834-38.

14. Larsson C, Andersson M, Bergström S. Current issues in relapsing fever. Curr Opin Infect Dis. 2009;22:443-49.

15. Linnemann CC Jr et al. Tick-borne relapsing fever in the Eastern United States. Am J Dis Child. 1978;132:40-42.

16. Maegraith BG. The relapsing fevers. In: Adams & Maegraith's Clinical Tropical Diseases. 5th ed. Oxford: Blackwell; 1971. p. 347-54.

17. Melkert PW, Stel HV. Neonatal borrelia infections (relapsing fever): report of 5 cases and review of the literature. East Afr Med J. 1991;68:999-1005.

18. Rawlings JA. An overview of tick-borne relapsing fever with emphasis on outbreaks in Texas. Tex Med. 1995;91:56-59.

19. Roscoe C, Epperly T. Tick-borne relapsing fever. Am Fam Physician. 2005;72:2039-44.

20. Webster G et al. Jarisch-Herxheimer reaction associated with ciprofloxacin administration for tick-borne relapsing fever. Pediatr Infect Dis. J 2002;21:571-73.

70 Febres Hemorrágicas Virais Agudas

■ **Pedro Fernando da Costa Vasconcelos**

(CID 10 = A91 - Febre hemorrágica devida ao vírus do dengue; A92.0 - Febre de Chikungunya [Febre hemorrágica de Chikungunya]; A92.1 - Febre de O'nyong-nyong; A92.4 - Febre do vale do Rift; A92.8 - Outras febres virais especificadas transmitidas por mosquitos; A95 - Febre amarela; A96 - Febre hemorrágica por arenavírus; A96.0 - Febre hemorrágica de Junin [Febre hemorrágica Argentina]; A96.1 - Febre hemorrágica de Machupo [Febre hemorrágica boliviana]; A96.2 - Febre de Lassa; A96.8 - Outras febres hemorrágicas por arenavírus; A98 - Outras febres hemorrágicas por vírus, não classificadas em outra parte; A98.0 - Febre hemorrágica da Crimeia [do Congo]; A98.1 - Febre hemorrágica de Omsk; A98.2 - Doença da floresta de Kyasanur; A98.3 - Doença de Marburg; A98.4 - Doença pelo vírus Ebola; A98.5 - Febre hemorrágica com síndrome renal [Doença pelo vírus Hantaan]; A98.8 - Outras febres hemorrágicas especificadas por vírus; A99 - Febres hemorrágicas virais não especificadas)

INTRODUÇÃO[10,12,16,22,23,25,27,29,32,35]

O termo febre hemorrágica indica ou significa a ocorrência de doença febril aguda com forte componente hemorrágico. A febre hemorrágica tem várias causas (virais, bacterianas, por protozoários, espiroquetas, etc.), mas, quando o termo se apresenta sem uma definição clara, é subentendido tratar-se de febre hemorrágica de etiologia viral. No presente capítulo vamos abordar tão somente as principais febres hemorrágicas virais (FHV).

As FHV costumam evoluir com quadros febris agudos acompanhados de manifestações hemorrágicas de maior ou menor intensidade. A febre amarela, por exemplo, que foi a primeira FHV descrita, é considerada uma das mais graves FHV conhecidas, e em sua forma mais severa apresenta letalidade que pode ultrapassar 50%. Outras FHV costumam ser menos letais na fase aguda, como é o caso das hepatites virais, outras têm letalidade similar à da febre amarela, como é o caso das FHV por filovírus Ebola e Marburg. Muitas FHV se acompanham de púrpura trombocitopênica ou desenvolvem-na durante sua evolução clínica.

Qualquer vírus que consiga alterar as dosagens dos fatores sanguíneos de coagulação e reduzir as plaquetas para valores menores que 100.000 por mm³ de sangue pode determinar um quadro de febre hemorrágica. No entanto, na prática clínica diária no Brasil, os agentes que mais frequentemente causam infecção sistêmica com componente hemorrágico são os vírus da febre amarela, do dengue e das hepatites virais. Fora do Brasil, outros vírus, incluindo diversos arbovírus, arenavírus, hantavírus e filovírus são responsáveis por quadros de febre hemorrágica. Na Tabela 70.1, encontram-se listadas as principais características dos vírus mais comumente associados com quadros de FHV e os mecanismos de transmissão.

Os agentes virais causadores de febres hemorrágicas podem penetrar no organismo humano por diversas vias. Os arbovírus, por exemplo, são transmitidos pela picada de mosquitos infectados com o vírus, como é o caso dos vírus dengue e febre amarela, dentre outros (Tabela 70.1). Por outro lado, os arenavírus e hantavírus são transmitidos por excretas de roedores infectadas com esses agentes; alguns arenavírus podem ser também transmitidos pela via sexual, como já foi observado para o vírus da febre de Lassa. Transmissão inter-humanos, provavelmente pelo contato direto com excretas dos doentes ou por via respiratória, tem sido particularmente sugerida para os arenavírus, e já foi documentada durante surtos familiares com os vírus Machupo e Junin, na Bolívia e Argentina, respectivamente, e para o Lassa na África. Já entre os hantavírus, há casos documentados de transmissão inter-humana com o vírus Andes, na Argentina. Para nenhum outro hantavírus do Novo Mundo nem do Velho Mundo, este tipo de transmissão tem sido observado. É importante salientar que, principalmente para os arenavírus, afora o sangue, secreções da orofaringe e a urina têm se mostrado infecciosas.

No caso dos filovírus Ebola Zaire e Marburg, a transmissão inter-humana tem sido comumente o principal mecanismo responsável pela manutenção da transmissão nos surtos e epidemias dessas viroses. Na atual epidemia de Ebola Zaire, a maior da história, a manutenção da cadeia de transmissão tem sido alimentada pela transmissão inter-humana, seja por sangue e derivados, seja por secreções e excreções como fezes, urina e suor. Por outro lado, a transmissão viral para animais de experimentação usando essas mesmas secreções e excreções é relativamente comum, o que confirma a transmissão inter-humana para esses vírus. No caso dos filovírus,

TABELA 70.1

Características dos Principais Vírus Causadores de Febres Hemorrágicas*				
Vírus	**Família**	**Gênero**	**Transmissão**	**Distribuição**
Arbovírus (transmitidos por picada de insetos hematófagos)				
Febre hemorrágica do Congo-Crimeia	Bunyaviridae	*Nairovirus*	Carrapatos	África, Ásia, Europa e Oriente Médio
Chikungunya	Togaviridae	*Alphavirus*	Moquitos	África e Ásia
Dengue	Flaviviridae	*Flavivirus*	Mosquitos	Todos os continentes
Febre amarela	Flaviviridae	*Flavivirus*	Mosquitos	África e América do Sul
Doença da Floresta de Kyasanur	Flaviviridae	*Flavivirus*	Carrapatos	Ásia (Índia)
FH de Omsk	Flaviviridae	*Flavivirus*	Carrapatos	Rússia (Sibéria)
Febre do Vale do Rift	Bunyaviridae	*Phlebovirus*	Mosquitos	África e Oriente Médio
Vírus transmitidos por vertebrados				
Guanarito	Arenaviridae	*Arenavirus*	Roedores	Venezuela
Junin	Arenaviridae	*Arenavirus*	Roedores	Argentina
Machupo	Arenaviridae	*Arenavirus*	Roedores	Bolívia
Sabiá	Arenaviridae	*Arenavirus*	Roedores ?	Brasil
Flexal	Arenaviridae	*Arenavirus*	Roedores	Brasil
Febre de Lassa	Arenaviridae	*Arenavirus*	Roedores	África
Hantaan	Bunyaviridae	*Hantavirus*	Roedores	Ásia
Seoul	Bunyaviridae	*Hantavirus*	Roedores	Ásia e Europa
Dobrava	Bunyaviridae	*Hantavirus*	Roedores	Europa (Escandinávia)
Belgrado	Bunyaviridae	*Hantavirus*	Roedores	Europa (Escandinávia)
Puumala	Bunyaviridae	*Hantavirus*	Roedores	Europa (Escandinávia)
Sin Nombre	Bunyaviridae	*Hantavirus*	Roedores	América do Norte
Choclo	Bunyaviridae	*Hantavirus*	Roedores	América Central
Andes	Bunyaviridae	*Hantavirus*	Roedores	América do Sul
Laguna Negra	Bunyaviridae	*Hantavirus*	Roedores	América do Sul
Castelo dos Sonhos	Bunyaviridae	*Hantavirus*	Roedores	América do Sul
Araraquara	Bunyaviridae	*Hantavirus*	Roedores	América do Sul
AnaJatuba	Bunyaviridae	*Hantavirus*	Roedores	América do Sul
Juquitiba	Bunyaviridae	*Hantavirus*	Roedores	América do Sul
Ebola	Filoviridae	*Filovirus*	Morcegos	África
Marburg	Filoviridae	*Filovirus*	Morcegos	África

todos os fluidos orgânicos e as fezes são infecciosos e podem transmitir a virose para aqueles que entram em contato com pacientes e mesmo cadáveres, o que representa um risco adicional aos trabalhadores da saúde, familiares e demais profissionais. No caso dos arenavírus, células do sistema fagocítico-monocitário localizadas na garganta (principalmente nas tonsilas amigdalianas) e nos rins apresentam elevadas concentrações virais. O descarte, portanto, de secreções da garganta e a urina de pacientes com suspeita ou de caso confirmado de arenavirose deve ser feito com toda a precaução. É possível que a transmissão inter-humana observada para alguns arenavírus ocorra dessa maneira.

As FHVs costumam evoluir como doença sistêmica acometendo virtualmente todos os tecidos do organismo com células fagocíticas. Há edema de diversos órgãos, inclusive do sistema nervoso central, que se apresenta difuso. Esse edema pode facilmente ser visualizado pelos exames de neuroimagem [tomografia computadorizada (TC), ressonância magnética (RM)]. Entretanto, o órgão mais acometido é o fígado. De fato, o dano causado por esses vírus no tecido hepático torna, por vezes, dramática a sobrevivência dos pacientes. Com efeito, lesões hepáticas focais, difusas ou acinares podem ser encontradas com frequência nas vítimas que evoluem para a morte e cujos tecidos foram obtidos para exames laboratoriais pós-morte. A consistência do órgão é perdida, o fígado deixa de ser tenro para tornar-se amolecido e francamente hemorrágico. Microscopicamente, costuma-se encontrar alterações de diversas áreas acinares ou lesões difusas acometendo virtualmente todas as células. Algumas FHVs apresentam lesões mais ou menos características, como é o caso da febre amarela, onde a necrose mediozonal (zona 2 do ácino hepático) é comum e considerada por muitos como patognomônica de febre amarela, especialmente quando acompanhada de corpúsculos de Councilman-Rocha Lima. Outras causam lesões difusas no ácino hepático que resultam em perda total da característica típica tecidual, o que costuma ocorrer com os filovírus (Ebola e Marburg) e arenavírus, principalmente com o vírus Lassa.

No sangue, as lesões hepáticas se traduzem pela alteração dos níveis plasmáticos de bilirrubina e aminotransferases, bem como de fosfatase alcalina e gama-GT, cujos valores ultrapassam diversas vezes os limites considerados normais. Ademais, as lesões hepáticas resultam em consumo de diversos fatores de coagulação e diminuição das plaquetas. Essas alterações determinam um quadro de coagulação intravascular disseminada com uma dramaticidade impressionante, e tornam o prognóstico reservado. Também bastante comuns são as lesões renais. Tanto na febre amarela quanto em outras viroses com quadros hemorrágicos, as alterações renais são secundárias aos danos hepáticos, mas culminam com lesão tecidual que resulta em aumento do nível das excretas nitrogenadas, ureia e creatinina, que se apresentam com valores elevados na circulação plasmática. Estas alterações resultam em diminuição da capacidade de filtração glomerular culminando em oligúria ou anúria, o que piora a retenção de escórias, podendo ainda resultar em lesão aguda dos túbulos renais, o que causa retenção ainda maior de escórias e o quadro de oligoanúria se estabelece, caracterizando a insuficiência renal aguda.

DIAGNÓSTICO CLÍNICO[2,6-9,12,18,19,24,28,30,33]

As FHVs quase invariavelmente costumam ter início agudo embora, em alguns casos, possam começar de modo insidioso, fato que pode retardar o diagnóstico clínico. O período de incubação (PI) é variável, dependendo do vírus. Por exemplo, para a febre amarela e o dengue, o PI é em média de 3 a 6 dias, enquanto as hepatites virais podem chegar até 3 a 6 meses de incubação. Já nas arenaviroses, o PI médio é de aproximadamente 3 a 5 semanas, enquanto nas hantaviroses costuma ser de 5 a 12 dias, e nas filoviroses (Ebola e Marburg) o PI médio é de 7 dias, mas pode ser tão curto quanto 3 dias ou mais longo, podendo atingir até 21 dias. Invariavelmente, os pacientes costumam se queixar, de início, de mal-estar geral e dores musculares. Poucas horas depois os doentes apresentam febre, que pode ser muito elevada; cefalalgia, geralmente intensa, e muitas vezes calafrios, náuseas, vômitos e anorexia costumam estar presentes nesta fase prodrômica inicial.

Alguns pacientes, mesmo durante o período inicial de doença se tornam sonolentos, desorientados, confusos. Outros ficam agitados. Cerca de 2 a 3 dias do início do quadro, surge icterícia que progride rapidamente sendo em geral bastante intensa. É nessa ocasião que o acometimento renal se instala, manifestado por oligúria ou mesmo anúria e acúmulo de ureia e creatinina, piorando o quadro geral do paciente. Nas arenaviroses é comum lesão da orofaringe com tosse e dor. Ao exame, as tonsilas apresentam-se hiperemiadas e com lesão tipo foco ou placa, o que dificulta a deglutição. Nas hantaviroses, costuma haver duas síndromes clínicas bem estabelecidas, a febre hemorrágica com síndrome renal (FHSR) causada pelos hantavírus do Velho Mundo, e a síndrome pulmonar por hantavírus (SPH) causada pelos vírus do Novo Mundo. Vale ressaltar, entretanto, que sintomas renais

são descritos no caso de SPH e sintomas/sinais respiratórios são também descritos na FHSR.

Quando os pacientes apresentam alterações da crase sanguínea, podem ser observadas hemorragias pontuais ou generalizadas, por vezes de difícil controle. Uma das hemorragias mais comuns é a hematêmese, que virtualmente ocorre em quase todas FHVs graves. Outros quadros de hemorragias que costumam ocorrer incluem gengivorragia, otorragia, epistaxe, derrame pleural hemorrágico, hemorragia genital e hemorragia cutânea. Nesta forma, os pacientes sangram pelos poros. Também é comum ocorrer hemorragias nos locais de aplicações de medicações parenterais, musculares ou endovenosas.

Alguns enfermos desenvolvem sinais neurológicos focais (afasias, déficits motores faciais e apendiculares) geralmente causados por hemorragias ou hipertensão intracraniana devida ao edema cerebral. O quadro clínico das FHVs, qualquer que seja a etiologia, é geralmente muito parecido, porém a anamnese, o exame físico e, principalmente, os resultados dos exames específicos e complementares podem orientar o diagnóstico.

O quadro clínico de FHV pode ser mais dramático se ocorre em paciente imunossuprimido, gestante ou em uso de medicamentos que deprimem a imunidade. Nas gestantes o acometimento dos fetos não é a regra. De fato, diversos estudos têm mostrado que hepatites virais, dengue e febre amarela não costumam ser transmitidos aos conceptos. Porém, recentemente, foi descrito um caso de febre amarela durante o parto em que a infecção perinatal se deu provavelmente durante a passagem da criança pelo canal do parto e demonstrou-se também a presença do vírus no leite materno. Entre as arenaviroses, há relatos de transmissão vertical na febre de Lassa, geralmente ocorrendo durante a passagem do feto no canal do parto. Para outros vírus não existem estudos que descrevam tal ocorrência, salvo para o vírus da febre do Vale do Rift, em que tem sido comum a descrição de aborto. Ressalte-se que tal ocorrência é vista principalmente nos rebanhos bovino e ovino, não se relatando com frequência a ocorrência no ser humano.

DIAGNÓSTICO LABORATORIAL[3,8,9,12,16,18,21,22,25,26,30,31,33,35,36]

Exames Específicos

Virologia

• *Isolamento viral (sangue, tecidos hepático ou de outros órgãos, secreções e excreções)*: as tentativas de isolamento viral podem ser feitas mediante culturas de linhagens celulares ou em camundongos recém-nascidos. Estes procedimentos podem permitir o isolamento do vírus responsável pelo quadro de FHV. No entanto, a percentagem de isolamento viral é baixa, pois geralmente, quando os pacientes morrem ou se pensa em FHV, a fase virêmica já passou, o que diminui a frequência de positividade desse exame. As mais diversas linhagens celulares podem ser usadas para culturas em busca de isolamento de vírus causadores de FHV. As mais comumente usadas em nosso laboratório são as células VERO, VERO-E6 e clone C6/36, para as quais a maioria dos vírus listados na Tabela 70.1 se mostram sensíveis a uma ou outra. Além dessas linhagens, outras podem ser usadas de acordo com o vírus que se suspeite. Também se pode isolar um agente causal de FHV mediante a inoculação do espécime suspeito em animais. Costuma-se usar em rotina os camundongos e *hamsters* recém-nascidos que mostram excelente suscetibilidade para a maioria dos vírus listados na Tabela 70.1. É importante assinalar que vários desses agentes causadores de FHVs são considerados agentes de biossegurança nível 3 ou 4 (NB3 ou NB4), e portanto, as tentativas de isolamento viral para esses vírus devem ser realizadas em laboratórios dotados de áreas NB3 e/ou NB4.

- *Exames sorológicos*: a sorologia pode ajudar na elucidação dos casos de FHVs. Colhem-se amostras pareadas (a primeira na fase aguda; a segunda, 2 semanas após). O método é útil, pois em muitos casos elucida o diagnóstico, mas a confirmação costuma ocorrer quando o caso já está concluído com a recuperação ou morte do paciente. Mais recentemente, métodos sorológicos de detecção de anticorpos da classe IgM permitem o diagnóstico mais precoce e com o uso de apenas uma amostra sanguínea colhida a partir do 5º dia de doença. A presença de IgM específica dá um diagnóstico presuntivo de infecção recente ou atual, já que esses anticorpos somente aparecem durante infecções recentes (mas permanecem no soro por até 3 meses). É claro que a presença de IgM mais um quadro compatível é bastante indicativa de infecção recente e atual de FHV. Portanto, é imprescindível que se obtenha uma história clínica bem fundamentada, que deve estar registrada em uma ficha e enviada junto com a(s) amostra(s) a ser(em) testada(s), o que orienta quem vai emitir o diagnóstico laboratorial.
- *Métodos de biologia molecular:* a reação em cadeia da polimerase (PCR) usando sangue, soro ou tecidos, secreções ou excreções é altamente sensível e específica, e é o método mais rápido e seguro para o diagnóstico de FHV. Como a maioria dos vírus associados com FHV é possuidora de RNA, a PCR é realizada em duas etapas, a primeira para transcrição do RNA em DNA complementar (cDNA) usando a enzima transcriptase reversa, sendo a segunda etapa a amplificação do cDNA comandada pela enzima taq--DNA polimerase. Portanto, para diagnóstico se usa a RT-PCR. Este método, no entanto, pode induzir a erros de dois tipos: falso-negativos (nos casos quando se obtém a amostra mui tardiamente) e falso-positivos (devidos à contaminação da amostra). Os produtos da PCR podem ser visualizados em eletroforese de gel de agarose e purificados antes de serem submetidos ao sequenciamento nucleotídico e alinhamento para confirmação do vírus causador do quadro de FHV. Recentemente, foram descritos protocolos para a detecção desses agentes virais por RT-PCR em tempo real (RT-qPCR), que apresenta maior sensibilidade e especificidade que os protocolos de RT-PCR clássicos, além de ser procedimento mais seguro, pois é bastante automatizado. De fato, o diagnóstico de filovírus (vírus NB4) tem sido realizado em laboratórios NB3 usando a RT-qPCR, por ser procedimento automatizado, o que protege bastante o operador do risco de contaminar-se, e tem sido adotado em muitos países, inclusive o Brasil para o diagnóstico de Ebola e Marburg.
- *Imuno-histoquímica*: a detecção de antígenos virais em tecidos obtidos de pacientes que evoluíram para a morte pode em muitos casos elucidar o diagnóstico. Essa técnica, que usa um ensaio enzimático em tecido,' permite a detecção de antígenos virais em células infectadas. É método indicado em todo caso que se dispuser de fragmentos de vísceras conservados em formalina tamponada. A imuno-histoquímica permite o diagnóstico, em algumas situações, em que os outros métodos específicos como isolamento, sorologia e biologia molecular, foram negativos. Este método tem ajudado bastante no esclarecimento de casos de FHV. Ressalte-se que as amostras para imuno-histoquímica devem ser preservadas em solução de formalina tamponada a 10% e encaminhada com a ficha ao laboratório responsável pelo diagnóstico.

Exames Complementares

- *Leucograma*: na fase aguda das FHVs costuma ocorrer leucopenia com linfocitose. À medida que o quadro evolui, é comum encontrar no hemograma leucocitose com neutrofilia. Isto se deve em parte pela contaminação secundária por bactérias ou por liberação de substâncias tóxicas ao organismo pelos tecidos lesados.
- *Função hepática*: apesar de inespecíficas, as provas de função hepática são de grande importância para o diagnóstico. As aminotransferases estão sempre muitas vezes acima dos valores normais. É comum observar ALT e AST acima de 1.000 UI ou mesmo acima de 5.000 UI/cm^3 de sangue. Com frequência os valores da AST superam aqueles da ALT, pois a AST também é produzida no coração e nos músculos esqueléticos. Como os músculos costumam estar lesionados, os valores de AST frequentemente estão mais elevados que os da ALT. As bilirrubinas se encontram bastante alteradas, principalmente à custa da fração direta. Valores acima de 10 mg/dL ou mesmo maiores são frequentes. Também se encontram alteradas a fosfatase alcalina e a gama-GT com valores até cinco a dez vezes acima da normalidade.
- *Função renal*: embora sejam inespecíficas, as alterações renais podem ser demonstradas pelo aumento sérico de ureia e creatinina, escórias nitrogenadas normalmente eliminadas pela urina. Aumento de até cinco vezes nas dosagens sanguíneas em relação aos valores basais são comuns em pacientes com FHV. Um bom indicador do acometimento renal é a dosagem da creatinina. Valores acima de 3,0 mg/dL são considerados de risco para a vida do paciente e indicam, na ausência de doença renal prévia, insuficiência renal aguda. Outro exame que pode indicar alteração da função renal é o sedimento urinário, pois em casos de FHV grave observam-se hemácias (devido à hemorragia), albuminúria e cilindros renais. Também é importante medir o volume urinário, pois é comum nas FHVs ocorrer oligúria e anúria, e a medição do volume total da urina permite classificar o grau de acometimento renal.
- Crase sanguínea: é frequente ocorrerem alterações na crase sanguínea. Diversos fatores da coagulação se encontram alterados. Também ocorre trombocitopenia. De fato, a dosagem das plaquetas mostra valores bem abaixo do limite normal, sendo comum a detecção de valores abaixo de 100.000 plaquetas por cm^3 de sangue. O consumo de plaquetas e fatores de coagulação resulta também em alteração dos tempos de sangria e coagulação, o que ajuda a explicar a ocorrência das hemorragias.

DIAGNÓSTICO DIFERENCIAL[6,7,20,24,27,30,33-35]

A ocorrência de um quadro agudo suspeito de FHV, ou seja, quadro de febre, cefalalgia, fenômenos hemorrágicos e sinais de comprometimento hepatorrenal pode resultar de diversas causas. Primeiramente, se o quadro é realmente uma FHV; na Tabela 70.1 encontramos elencadas as principais FHVs segundo a origem viral que ocorrem no mundo. Então devemos responder à questão: qual a etiologia da FHV? Uma cuidadosa anamnese em que se explore a exposição a áreas endêmicas de vírus causador de febre hemorrágica, acompanhada de exame físico detalhado e solicitação criteriosa de exames complementares, ajuda sobremodo em um diagnóstico correto. No entanto, diversos quadros não infecciosos também podem cursar com apresentações similares às determinadas pelos vírus listados na Tabela 70.1. Portanto, como síntese, devem ser consideradas as entidades clínicas listadas a seguir no diagnóstico diferencial das FHV.

- *Púrpura trombocitopênica idiopática*: certamente é a condição clínica que geralmente impõe um diagnóstico rápido e relativamente fácil. O paciente costuma apresentar história de episódios anteriores de quadro hemorrágico, por vezes cursando com febre e outros sintomas inespecíficos. Também a púrpura trombocitopênica acompanha quadros de diversas infecções como hepatite, dengue, etc.
- *Farmacodermias hemorrágicas*: acontecem quando pessoas com sensibilidade a certas drogas desenvolvem quadro hemorrágico agudo. Há relatos na literatura de diversas drogas responsáveis por quadros de hemorragias, sendo a mais conhecida o ácido acetilsalicílico e seus derivados, que podem provocar hemorragias gastrintestinais altas, especialmente hemorragia gástrica. Antecedentes de sensibilidade aos salicilatos e história de gastrite e/ou úlcera podem ser indicativos de farmacodermia hemorrágica.
- *Acidente hemorrágico por contato com larvas de mariposas*: ocorre quando paciente com hipersensibilidade a certas larvas de mariposas apresentam contato com lagartas, o que desencadeia reações que culminam em fenômeno hemorrágico grave. O relato de contato com larvas de mariposa ou atividade rural que facilite o contato com essas larvas de mariposas pode ajudar na formulação da hipótese de diagnóstico.
- *Acidentes por animais peçonhentos*: diversos ofídios podem causar hemorragia aguda. A história clínica de ataque por animal peçonhento, especialmente ofídios, é fundamental para a conclusão do diagnóstico e formulação do tratamento do paciente.
- *Febre purpúrica brasileira*: esta entidade, associada a grave quadro de febre hemorrágica, é causada pela bactéria *Hemophilus aegypti*. Casos desta doença têm sido diagnosticados quase exclusivamente no estado de São Paulo, onde foi primeiramente descrita, e inicialmente conhecida como Mal de Promissão.
- *Hepatites virais*: as hepatites causadas por vírus, especialmente as formas fulminantes, representam importantes quadros nosológicos para o diagnóstico diferencial das FHVs. O quadro se inicia abruptamente e além de cursarem com febre e outros sintomas inespecíficos, os pacientes apresentam icterícia, hemorragias e alterações laboratoriais semelhantes às observadas nas FHVs. A anamnese e o exame físico criterioso podem ajudar bastante. Porém somente exames laboratoriais específicos, em muitos casos, podem diferenciar as hepatites das FHVs.

- *Malária por Plasmodium falciparum*: a malária grave com hemorragia é outra doença que confunde bastante com FHV. Geralmente há história de viagem a (ou moradia em) áreas endêmicas para *Plasmodium falciparum*, que no Brasil correspondem às regiões Norte e Centro-Oeste, sendo que Pará, Mato Grosso e Rondônia são os Estados que apresentam a maioria absoluta dos casos da doença. O enfermo encontra-se em estado geral comprometido, grave, febril, ictérico, anêmico, com hepatoesplenomegalia e hemorragia.
- *Leptospirose*: a leptospirose ocorre em áreas rurais e representa uma doença que simula muito bem o quadro de FHV. O início de doença é agudo com febre, sintomas gripais e sintomas inespecíficos. Subitamente surgem icterícia e dores nas panturrilhas que dificultam a locomoção. Laboratorialmente, a bilirrubina na leptospirose encontra-se extremamente elevada, mas as aminotransferases (ALT e AST) não mostram valores muito alterados, raramente superam dez vezes os valores basais. Frequentemente, porém, aumentam quatro a seis vezes os limites normais. A história de exposição aos roedores ou a alagamentos ou áreas úmidas em quintais, etc., facilita o diagnóstico.
- *Intoxicações exógenas*: geralmente há história de ingestão acidental ou durante tentativas suicidas de medicamentos ou venenos em doses excessivas. O início é agudo. O enfermo costuma estar estuporoso ou comatoso, sem febre nem sintomas/sinais de localização neurológica. Em geral há depressão respiratória. Outros sinais dependem do medicamento em questão. Uma boa história clínica e um exame físico bem feito podem ajudar na suspeita clínica de intoxicações exógenas.

TRATAMENTO[4,7,9,11-13,19,21,25,26,30,33,35-37]

Existem classicamente quatro famílias virais associadas com FHVs que causam danos devastadores em suas vítimas em termos de morbidade e letalidade. São a Bunyaviridae, incluindo os gêneros *Orthobunyavirus*, *Hantavirus*, *Nairovirus* e *Phlebovirus*; Flaviviridae (gênero *Flavivirus*) que inclui os flavivírus dengue, febre amarela e outros arbovírus; Arenaviridae, com representantes como Lassa, Junin, Machupo e outros arenavírus; Filoviridae, com os vírus Ebola e Marburg. Infelizmente, há poucas drogas sendo experimentadas para tratar especificamente essas viroses. A terapêutica clássica das FHVs é basicamente o tratamento de suporte para combater os sintomas dos pacientes, já que não se dispõe de drogas específicas. O tratamento, portanto, deve ser entendido como sendo inespecífico, consistindo inicialmente de manutenção da homeostase mediante balanço de fluidos e eletrólitos para conter o extravasamento plasmático que comumente acompanha o aumento da permeabilidade capilar, tão comum nas FHVs. Para as arenaviroses, tem sido aplicado com sucesso o tratamento passivo com anticorpos de pacientes convalescentes.

Tratamento Inespecífico

Medidas Gerais

O enfermo deve-se encontrar internado, pois as FHVs se acompanham de elevada morbimortalidade. A hidratação deve ser cuidadosa, preferencialmente com controle da ingestão e eliminação de líquidos durante todo o período de estado da doença. Cuidados devem ser tomados com as dosagens de eletrólitos, que costumam estar alterados. Portanto, a administração de fluidos e eletrólitos deve ser criteriosa e estritamente acompanhada, para evitar super-hidratação. Devem-se também acompanhar criteriosamente as funções hepática e renal. A primeira em face das lesões celulares induzidas pelos vírus, que resultam em elevação das aminotransferases e da bilirrubina, principalmente da fração direta. A segunda, pelo comum incremento da creatinina e ureia, que tende a piorar o quadro geral do paciente. Quando o sangramento é intenso alguns autores sugerem o uso de heparina.

Sintomático

As drogas usadas devem inicialmente ser administradas via intravenosa, pois em geral os pacientes apresentam vômitos frequentes. Se a agitação for intensa é indicado o uso de diazepam (DZP) ou fenitoína (DPH). Tais fármacos devem ser administrados lentamente e têm a capacidade de acalmar o paciente, evitando a ocorrência de crises convulsivas desnecessárias e que agravam o seu estado.

Deve ser entendido que uma das mais importantes medidas é proteger a mucosa gástrica. Isso pode ser feito por duas maneiras. Primeiro combatendo os vômitos, o que deve ser feito com drogas antieméticas, que ajudam também na prevenção de hemorragias. O uso de bloqueadores H2 como omeprazol, ranitidina e cimetidina, especialmente a primeira, deve ser prioritário e pode salvar a vida do paciente com FHV.

O combate à insuficiência renal é outro ponto crucial para melhorar as condições gerais do paciente e aumentar as suas chances de sobrevida. O uso de diuréticos está indicado desde as fases iniciais da doença e deve ser realizado simultaneamente com a hidratação do paciente. Furosemida ou mesmo manitol podem ser usados em doses convencionais. Se não resolverem a oligúria ou caso se instale anúria, ou ainda quando a creatinina sérica atingir valores acima de 3,5 mg/dL, está indicada a hemodiálise ou diálise peritoneal. O balanço hídrico é crucial durante todo o tratamento do paciente, mas torna-se fundamental para se monitorar a diurese no paciente com insuficiência renal aguda.

O uso de heparina tem sido sugerido por alguns autores e contraindicado por outros. Fica a critério do médico, avaliar os riscos e benefícios da heparina e a gravidade da hemorragia como parâmetro para indicar ou não esse fármaco. O mesmo serve para os corticosteroides. O bom senso e a experiência profissional devem nortear a decisão do emprego desses medicamentos durante os momentos críticos do paciente.

Tratamento Específico

Não há tratamento específico para as FHVs. Nenhuma substância se mostrou absolutamente específica e eficaz para tratar as FHVs. A ribavirina foi testada em poucos pacientes com febre amarela e apresentou resultado pouco estimulante. Seu emprego para arenaviroses como Lassa, e para as hantaviroses, no entanto, foi relativamente eficaz, o que pode significar que no futuro se possa contar com esse fármaco ou algum derivado dele para tratar FHVs. Deve-se referir, no entanto, que a ribavirina tem uma ação antiviral indireta.

A imunização passiva para Junin, empregada com sucesso na Argentina, é, portanto, o que melhor hoje se dispõe em termos de tratamento específico para FHV. Inicialmente usada para a febre do Lassa, foi posteriormente aplicada no tratamento da FH causada pelo vírus Junin. Acredita-se que seja também eficaz para as outras arenaviroses causadoras de FHV, como Machupo, Guanarito e Sabiá. Para os filovírus Ebola e Marburg não existem drogas efetivas disponíveis, mas recentemente o desenvolvimento e uso experimental em pacientes de anticorpos monoclonais específicos (Zmapp) foram relatados com relativo sucesso, mas o número de casos tratados ainda é pequeno, e há necessidade de estudos controlados para aferir a real eficácia desses anticorpos. Caso se mostrem eficientes, os anticorpos monoclonais podem se constituir em alternativas terapêuticas promissoras para as filoviroses, e abrem perspectivas para o desenvolvimento de anticorpos monoclonais específicos a outros agentes causais de FHVs.

PROGNÓSTICO[4-7,13,18,24-27,29,30,35]

As FHVs são doenças graves com elevada taxa de letalidade. Portanto, o prognóstico deve ser reservado. Sabe-se que na febre amarela a letalidade no Brasil e em outros países da América do Sul gira em torno de 50% dos casos hospitalizados. Taxas parecidas são observadas para as arenaviroses e maiores para os filovírus. Já com o dengue se observam taxas sempre menores que 5% dos casos graves. Com exceção do dengue, que ocorre nas áreas urbanas, as outras FHVs costumam ser procedentes de áreas remotas com acesso quase inexistente aos hospitais de referência. Como são doenças agudas, a demora no atendimento costuma influenciar bastante na sobrevida e no prognóstico dos enfermos com essas viroses, resultando em elevada letalidade.

De modo geral, observou-se na febre amarela que valores de aminotransferases acima de 1.000 UI/dL costumam ser de mau prognóstico. Pacientes que sangram muito ou que apresentam níveis elevados de creatinina (maiores que 4,0 mg/dLl) também apresentam prognóstico sombrio. No dengue grave, também a demora no atendimento clínico tem sido responsabilizada pelas discrepâncias nas taxas de letalidade. Mas, como o acesso hospitalar é mais fácil e, à medida que os anos passam, há pronunciadas melhoras nos cuidados de suporte do tratamento e observância dos sinais de alerta, tem havido um prognóstico menos sombrio para os pacientes com dengue grave que os portadores de quadros de outras FHVs. Sequelas geralmente não são observadas, pois os pacientes sobreviventes recuperam em plenitude as funções hepáticas e renais.

PROFILAXIA[4,6,8,10,12,15,23,24,26-28,30,35-37]

As FHVs por arbovírus costumam ocorrer de forma epidêmica ou em surtos mais localizados. A explosão de casos de febre de dengue, em locais com múltipla circulação de sorotipos virais, tem sido frequentemente associada com a emergência de casos graves da doença (dengue grave). Para que se tenha uma predição das infecções por arbovírus é importante a vigilância epidemiológica: diagnóstico dos doentes; identificação de infecção em animais silvestres; estudo de amostras de mosquitos para estimar o nível populacional dos mesmos e sua taxa de infecção; exames sorológicos e virológico de hospedeiros-sentinela (cavalos, galinhas, pombos, *hamsters*, camundongos) a fim de identificar infecção e doença.

Outras medidas de saúde pública também são importantes: modificação de práticas de irrigação com a finalidade de evitar a formação de *habitats* aquáticos; drenagem de águas estagnadas; eliminação de recipientes que possam acumular material hídrico; controle dos vetores com aplicação de larvicidas nos locais de criadouros e, para as formas aladas, inseticidas no interior e em torno das moradias onde ocorreram casos de FHV. Têm importância também as precauções pessoais: uso de telas em portas e janelas; mosquiteiros ao derredor dos locais de dormida; roupas protetoras; repelentes.

Somente existe vacina disponível em grande escala para a febre amarela. Não há vacina licenciada contra o vírus da dengue, mas diversas vacinas tetravalentes candidatas estão sendo avaliadas em ensaios clínicos em diferentes fases em vários países, e acredita-se que dentro de poucos anos uma delas estará disponível para uso em saúde pública. Para as demais FHV não se dispõe de vacinas, exceto para a febre hemorrágica causada pelo vírus Junin que, na Argentina, é licenciada uma vacina inativada para combater a febre hemorrágica. Para as demais arenaviroses não existem vacinas, também não se dispõe de vacinas para os hantavírus nem para filovírus. Para esses o uso de anticorpos monoclonais específicos parece ser promissor.

REFERÊNCIAS BIBLIOGRÁFICAS

1. Allan R. Harsh realities of hemorrhagic fever control in West Africa. In: Proceedings of the Meeting Research Network for control of Viral Hemorrhagic Fevers, organized by Deubel V & Dodet B. Lyon, France: Merieux Foundation; 1999. p. 73-80.
2. Bentlin MR et al. Perinatal transmission of yellow fever, Brazil, 2009. Emerg Infect Dis. 2011;17:1779-80.
3. Bryant JE et al. ADT. Size heterogeneity in the 3' non-coding region of South American isolates of yellow fever virus. J Virol. 2005;79:3807-21.
4. Enria D, Feuillade MR. Impact of vaccination of a high-risk population for Argentine Hemorrhagic fever with a live-attenuated Junin virus vaccine. In: Emergence and Control of Rodent-borne Viral Diseases (Hantaviral and Arenal Diseases) organized by Saluzzo J-F. & Dodet B. Annecy, France: Merieux Foundation, 1999. p. 273-80.
5. Francis TI et al. A clinicopathological study of human yellow fever. Bull WHO. 1972;46:659.
6. Gubler DJ. Dengue and dengue hemorrhagic fever. Clin Microbiol Rev. 1998:11:480-96.
7. Jones EM, Wilson DC. Clinical features of yellow fever cases at Vom Christian Hospital during the 1969 epidemic on the Jos Plateau, Nigeria. Bull WHO. 1972;46:653-57.
8. Johnson KM. Important factors in the emergence of arenaviruses and hantaviruses. In: Emergence and Control of Rodent-borne Viral Diseases. Hantaviral and Arenal Diseases. Saluzzo J-F & Dodet B, orgs. Annecy, France: Merieux Foundation; 1999, p. 15-22.
9. Kouri G et al. Reemergence of dengue in Cuba: 1997 epidemic in Santiago de Cuba. Emerg Infect Dis. 1998;4:89-92.
10. Lam SK et al. Preparing for introduction of a dengue vaccine: recommendations from the 1st Dengue v 2V Asia-Pacific Meeting. Vaccine. 2011;29:9417-22.
11. Laughlin C. New approaches in anti-viral therapy. In: Allan R et al. *op cit.* p. 45-51.
12. McCormick JB. Lassa Fever. In: *ibid* Johnson KM (7), p.177-195.
13. Monath TP. Yellow fever: a medically neglected disease. Report on a seminar. Rev Infect Dis. 1987;8:165-75.
14. Monath TP. Yellow fever. In: Plotkin S, Orenstein WA Ed. Vaccines. 3ª ed. Philadelphia: WB Saunders; 1999. p.815-80.
15. Monath TP. Yellow fever: an update. Lancet Infect Dis. 2001;1:11-20.
16. Nunes MRT et al. Evaluation of an Immunoglobulin M-specific capture enzyme-linked immunosorbent assay for rapid diagnosis of dengue infection. J Virol Meth. 2011;171:13-20.
17. Nunes MRT et al. Evaluation of two molecular methods for the detection of Yellow fever virus genome. J Virol Meth. 2011;174:29-34.
18. Oudart JL, Rey M. Protéinurie, protéinémie et transaminasémies dans 23 cas de fiévre jaune confirmée. Bull WHO. 1970;42:95-101.
19. Pinheiro FP et al. An epidemic of yellow fever in central Brazil, 1972-73. Epidemiological studies. Am J Trop Med Hyg. 1978;27:125-32.
20. Plyusnin A et al. Hantaviruses in Europe: an overview. In: Johnson KM *op cit.*, p. 85-91.
21. Quaresma JAS et al. Reconsideration of histopathology and ultrastructural aspects of the human liver in yellow fever. Acta Tropica. 2005;94:116-27.
22. Quaresma JAS et al. Revisiting the liver in human yellow fever: virus-induced apoptosis in hepatocytes associated with TGF□, TNFα. and NK cells activity. Virology. 2006;345:22-30.
23. Rico-Hesse R. Vaccines for Emergent American Arenaviruses. In: In: Johnson KM *op cit.*, p. 267-272.
24. Rollin P, Peters CJ. Arenavirus and Hantavirus infections: disease, host response, and vaccination. In: In: *ibid* Johnson KM (7), p.43-51.
25. Solomon T, Mallewa M. Dengue and other emerging flaviviruses. J Infection. 2001;42:104-15.
26. Tesh RB. Viral hemorrhagic fevers of South America. Biomédica. 2002;22:287-95.
27. Tesh RB et al. Epidemiology of arenaviruses in the Americas. In: In: Johnson KM *op cit*, p. 213-221.
28. Travassos da Rosa APA et al. Dengue epidemic in Belém, Pará, Brazil, 1996-97. Emerg Infect Dis. 2000;6:298-301.
29. Tuboi SH et al. Clinical and epidemiologic characteristics of Yellow Fever in Brazil: analysis of reported cases, 1998-2002. Trans R Soc Trop Med Hyg. 2007;101:169-75.
30. Vasconcelos PFC. Febre Amarela. Rev Soc Bras Med Trop. 2003;36:275-93.
31. Vasconcelos PFC et al. Genetic divergence and dispersal of yellow fever virus, Brazil. Emerg Infect Dis. 2004,10:1578-84.
32. Vasconcelos PFC et al. Epidemic of jungle yellow fever in Brazil, 2000: implications of climatic alterations in disease spread. J Med Virol. 2001;65:598-604.
33. Vasconcelos PFC et al. Febre Amarela. In: Doenças Infecciosas e Parasitárias – enfoque amazônico. Leão RNQ (coord.) – Belém: Ed. Cejup; 1997. p. 265-284.
34. Walker DH, Murphy FA. Pathology and pathogenesis of arenavirus infections. Curr Top Microbiol Immunol. 1987;133:89-113.
35. World Health Organization (WHO). Viral Hemorrhagic Fevers. Geneva: WHO; 1985.
36. Monath TP, Vasconcelos PFC. Yellow fever. J Clin Virol. 2014;pii :S1386-6532(14)00369-2.
37. Brady O. Scale up the supply of experimental Ebola drugs. Nature. 2014;512:233.

71 Febres por Mordedura de Rato: Sodoku e Febre de Haverhill

■ Elizabeth de Andrade
■ Walter Tavares

(CID 10 = A25 - Febres transmitidas por mordedura de rato; A25.0 - Espirilose; *Sodoku*; A25.1 – Estreptobacilose [Eritema artrítico epidêmico, Febre (de): - estreptobacilar por mordedura de rato, - Haverhill]; A25.9 - Febre transmitida por mordedura de rato, tipo não especificado)

INTRODUÇÃO

A mordedura de rato é, com frequência, um acidente relacionado com as baixas condições socioeconômicas e sanitárias da população, que permitem a domiciliação dos roedores e seu contato mais íntimo com o ser humano. Tais condições fazem com que os animais sejam hostilizados inadvertidamente (ao serem pisados ou provocados pela limpeza de encanamentos e ambientes sujos) ou combatidos diretamente pelo homem, o qual, muitas vezes, vê-se surpreendido pela sua agressividade manifestada pela mordedura. Esta pode resultar, ainda, do ataque frontal por roedores famintos a indivíduos incapacitados de defesa, tais como lactentes, anciãos e adultos imobilizados, ou de acidente em laboratórios de pesquisa que utilizam tais animais[2,5,6a,7,9,12]. Em consequência da mordedura, diversos quadros mórbidos podem surgir, destacando-se o tétano, a celulite e a sepse por estreptococos, estafilococos e *P. multocida*, leptospirose, coriomeningite linfocitária, pasteurelose e, particularmente, o *sodoku* e a febre Haverhill[9]. Essas duas doenças são estudadas por autores de língua inglesa sob a denominação de febre por mordedura de rato, muito embora sejam distintas etiológica e clinicamente, além de não serem as únicas febres determinadas pelo acidente[2,3,12].

A espirilose, denominada *sodoku* na versão brasileira da Classificação Internacional de Doenças, é uma doença infecciosa aguda, recorrente, causada pelo *Spirillum minus*, uma bactéria geralmente transmitida ao homem pela mordedura de ratos. Caracteriza-se por inflamação e ulceração no local da mordedura, linfangite regional e adenomegalia satélite; podem ocorrer exantema maculopapular e poliadenopatia. A doença tem distribuição mundial, porém é mais frequente no Japão, de onde é originado seu nome (*so* – rato; *doku* – veneno)[4,7,9,11,12]. No Brasil, a moléstia foi registrada em vários estados[3,6,10]. O *Spirillum minus* é uma bactéria espiralada, móvel por meio de flagelos polares, de difícil cultivo em meios artificiais. Infecta naturalmente o rato e o camundongo e, também, o esquilo, o furão, o gato, o porco e o cão. Nos roedores em geral a infecção é inaparente e os animais podem tornar-se portadores sãos, albergando o microrganismo em sua nasofaringe[7,12].

A febre de Haverhill é uma doença infecciosa aguda causada pelo *Streptobacillus moniliformis*, caracterizada por febre elevada, calafrios, cefaleia, mialgias, artralgias e exantema maculopurpúrico. A doença é resultante da mordedura de ratos infectados ou da ingestão de leite contaminado com secreções e excrementos dos roedores. Ocorre em todo o mundo, sob a forma de casos isolados. Pode surgir em epidemias originadas na ingestão de leite, como a da cidade de Haverhill, nos Estados Unidos da América, que motivou sua denominação[2,7,10-12]. O *S. moniliformis* é um cocobacilo gram-negativo imóvel, cultivável em meios contendo líquido ascítico, soro ou sangue, podendo originar formas L. Infecta naturalmente os ratos, nos quais pode causar sepse, pneumonia e otite e infecção inaparente. O animal pode ficar portador são, com o germe na orofaringe[7,11,12].

DIAGNÓSTICO CLÍNICO, EPIDEMIOLÓGICO E LABORATORIAL

Sodoku[5,6,6a,8,10,11,13]

O *sodoku* é com frequência doença benigna e autolimitada, assumindo, ocasionalmente, caráter de maior gravidade. A sintomatologia tem início 12 a 16 dias após a inoculação, muitas vezes quando a lesão traumática devida à mordedura já está cicatrizada. O espirilo provoca um processo inflamatório no local, que se torna edemaciado, eritematoso e doloroso, surgindo sinais de linfangite 24 a 48 horas após e a seguir adenomegalia dolorosa regional. O paciente apresenta febre elevada, calafrios, cefaleia e astenia. Essas manifestações permanecem por 2 a 5 dias, quando regridem ficando o enfermo apirético. A lesão de inoculação ulcera e os gânglios permanecem aumentados, retornando os sintomas algumas horas ou dias após a remissão inicial. Sem tratamento, o quadro febril adquire o caráter recorrente, podendo durar meses ou anos. Com a recorrência, as queixas clínicas e a adenopatia tornam-se aparentes, surgindo um exantema maculopapular discreto. Raramente ocorre artrite, manifestação frequente na febre de Haverhill e que auxilia no diagnóstico diferencial entre as duas doenças. Em casos mais graves podem ocorrer icterícia, polineurites, anemia e elevação da ureia sanguínea, encontrando-se espirilos nos túbulos renais. Com a terapêutica antibiótica, a sintomatologia regride em 24 a 48 horas. O diagnóstico do *sodoku* deve ser suspeitado em todo paciente que 10 a 14 dias após a mordedura de um roedor apresenta febre, sinais de linfangite e adenomegalia.

Deve-se diferenciar o *sodoku* de erisipela, sepse por outros agentes, febre de Haverhill e, nas recorrências febris, de malária e febre recorrente. O diagnóstico é firmado pelo encontro do germe no sangue, no material aspirado de gânglios e em tecidos, corados pelo Giemsa ou por microscopia de campo escuro ou, de modo mais preciso, pela inoculação do material no peritônio de cobaias, camundongos e ratos e visualização do agente etiológico no sangue dos animais 1 a 3 semanas após. O hemograma revela contagem leucocitária normal ou pouco aumentada à custa de polimorfonucleares e eosinófilos. A reação de VDRL para a sífilis é positiva em 50% dos casos.

Febre de Haverhill[1,2,5,7-13]

A doença humana surge 2 a 3 dias após a inoculação do microrganismo, de maneira súbita, com febre elevada, cefaleia, calafrios, vômitos, mialgias e artralgias migratórias. Essas manifestações exacerbam-se nos dias seguintes, e são acompanhadas por coriza, dor de garganta e exantema macular e petequial que atinge a palma das mãos e a sola dos pés, não ocorrendo linfadenopatia nem sinais inflamatórios no local da mordedura, exceto se houver infecção secundária. Podem surgir sinais de meningite, miocardite, pericardite ou de endocardite, causa de óbito em cerca de 10% dos casos não tratados.

A febre de Haverhill assemelha-se a infecções pelos vírus *Coxsackie* B e pelas riquétsias, devendo ser diferenciada, ainda, das sepses por outros germes, da leptospirose, do *sodoku* e da febre reumática. O diagnóstico etiológico é estabelecido por hemocultura e cultura de líquido sinovial empregando-se meios enriquecidos com soro ou sangue sob aerobiose e em anaerobiose.

TRATAMENTO E PROFILAXIA[5-8,10-12]

O tratamento de eleição do *sodoku* e da febre de Haverhill é realizado com a penicilina G, empregando-se a penicilina G procaína, intramuscular (IM), na dose de 300.000 U a cada 12 horas durante 10 dias, em crianças e adultos. Nos casos de menor gravidade, podem ser utilizadas as penicilinas orais (ampicilina, amoxicilina). Em adultos, as tetraciclinas por via oral, em doses usuais, são também eficazes e devem ser indicadas se houver recorrência nos casos de febre de Haverhill (explicadas pela possibilidade de a bactéria permanecer sob forma L). Em , usar claritromicina ou eritromicina. Nos pacientes com quadros mais graves e nos com infecção endocárdica ou meníngea por *S. moniliformis* é indicada a penicilina G cristalina (300.000 a 400.000 U/kg/dia), intravenosa (IV), ou a ceftriaxona (50 mg/kg/dia), IV.

A profilaxia consiste no combate aos ratos, por medidas de desratização e antirratização, assim como no uso de luvas no manuseio de animais de laboratório e de luvas e botas no trabalho em esgotos. Nos indivíduos que sofrem mordeduras por ratos está justificado o uso profilático de penicilinas, ou cefalosporinas ou tetraciclinas, por 5 dias, além da profilaxia contra o tétano.

REFERÊNCIAS BIBLIOGRÁFICAS

1. Atala A et al. Meningite causada por *Streptobacillus monifilformis*. Rev Paul Med. 1973; 82:175-78.
2. Blattner RJ. Rat-bite fever. J. Pediat. 1965;67:884-86.
3. Chagas C. Verificação no Rio de Janeiro da moléstia sodoku (Ratenbisskankheit) devida a mordedura de rato. Brazil Médico. 1915;29:217-20.
4. Cole JS et al. Rat-bite fever. Report of three cases. Ann Intern Med. 1969;71:979-81.
5. Elliott SP. Rat-bite fever and Streptobacillus moniliformis. Clin Microbiol Rev. 2007;20:13-22.
6. Hinrichsen SL et al. Sodoku – relato de um caso. Rev Soc Bras Med Trop. 1992;25:135-38.
6a. Macieira M et al. Febre por mordedura de rato: sodoku. Relato de caso. Ceará Med. 1981;3(2):51-53.
7. Matias Filho AP, Holmann EE, Houli, J. Febre de Haverhill ou eritema articular epidêmico. A propósito de um caso. Rev Bras Med. 1966;23:722-24.
8. Parker RH. Rat-bite fever. In: Hoeprich PD. Infectious Diseases. 3th ed. Philadelphia: Harper & Row Publ; 1983. p. 1241-43.
9. Rodorf T et al. *Streptobacillus monifiliformis* endocarditis in an HIV-positive patient. Infection. 2000;28:393-94.
10. Tiriba AC et al. Mordedura de rato. Considerações clínicas e epidemiológicas sobre infecções decorrentes. Rev Assoc Med Bras. 1971;17:127-32.
11. Veronesi R. Febre por mordida de rato. In: Veronesi R, Focaccia R. Tratado de Infectologia. 2 ed. São Paulo: Atheneu; 2002. p. 1005-06.
12. Washburn RG. *Streptobacillus moniliformis*. In: Mandell GL et al. Principles and Practice of Infectious Diseases. 5th ed. Philadelphia: Churchill Livingstone; 2000. V. 2. p. 2422-24.
13. Yager RH et al. Fiebre por mordedura de rata. In: Hunter GW, Frye WW, Swartzwelder JC. Manual de Medicina Tropical. México: Prensa Medica Mexicana, 1973. p. 257-60.

72 Febres Tifoide e Paratifoide

■ Angela Maria da Silva
■ Luciana Barros de Santana

(CID = 10 - A01- Febres tifoide e paratifoide; A01.0 - Febre tifoide; A01.1 Febre paratifoide A; A01.2 - Febre paratifoide B; A01.3 - Febre paratifoide C; A01.4 Febre paratifoide não especificada; Z22.0 - Portador de febre tifoide)

INTRODUÇÃO[3,5-9,13,19,22,24,25,27]

A febre tifoide, também conhecida como febre entérica, doença de Eberth e, na língua inglesa, de "doença dos 4 F" (F de *fever* – febre, F de *food* – alimentos, F de *faeces* – fezes, F de *finger* – dedos), é uma doença bacteriana aguda, contagiosa e sistêmica, causada pela *Salmonella enterica* do grupo D e sorotipo *typhi*, um bacilo gram-negativo da família das enterobactérias. As *S. paratyphi* dos grupos A, B e C podem ser confundidas clinicamente; contudo, manifestam sintomas bem mais amenos que as *S. typhi*. Os bacilos são de fácil cultivo, aeróbios, caracterizando-se como os demais membros do gênero *Salmonella*: fermentam o manitol, não fermentam a lactose, produzem H_2S, não produzem indol, não possuem ureia e tampouco triptofano-desaminase[16]. Podem sobreviver por várias semanas em água, gelo ou leite, onde se multiplicam sem modificar o seu aspecto exterior, e também em roupas e na poeira. Portanto, a *S. typhi* e as *S. paratyphi* apresentam veiculação hídrica, transmitindo-se através da ingestão de água e moluscos, assim como de leite e seus derivados, principais alimentos responsáveis pela sua transmissão. Outros alimentos quando manipulados por portadores podem veicular essas salmonelas, inclusive sucos e frutas. A contaminação de alimentos geralmente é feita por portadores ou pacientes oligossintomáticos. Raramente as moscas participam da transmissão.

As *S. typhi* e *S. paratyphi* possuem três tipos de antígenos:

1. o antígeno somático O, presente em todas as espécies de *Salmonella* na fase S, de natureza glicoproteica e identificado com a endotoxina bacteriana;

2. o antígeno flagelar H, existente nas formas flageladas de *Salmonella*; sendo de natureza proteica, termolábil, sua aglutinação é rápida, de grumos grossos, facilmente dissociável e pode ser destruído pelo álcool a 50%;

3. o antígeno Vi, um antígeno de superfície que parece recobrir o "O", não permitindo sua aglutinação.

Por sua maior frequência e importância médica no Brasil, discutiremos neste capítulo a infecção pela *S. typhi*, aplicando-se às febres paratifoides as mesmas características.

A febre tifoide, nas últimas 2 décadas, teve importante redução nos países industrializados, porém permanece um sério problema de saúde pública nas regiões com precárias condições sanitárias da Ásia, Europa Ocidental, África e América do Sul. De acordo com a Organização Mundial de Saúde (OMS), estima-se cerca de 22,5 milhões de novos casos anuais no mundo, dos quais 216,5 mil evoluem para o óbito[9].

No Brasil, são registrados casos em todas as regiões do país, principalmente no Norte e no Nordeste. Segundo o Ministério da Saúde[5], no período de 2000 a 2014, foram confirmados 5.450 casos de febre tifoide no País. No período avaliado, ocorreram 2.606 casos (47,8%) da doença na região Norte; 2.442 (44,8%) na região Nordeste; 267 (4,9%) na região Sudeste; 101 (1,9%) na região Sul, e 34 (0,6%) na região Centro-Oeste. Na região Norte, 38% pertencem ao estado do Pará e 32% ao Acre. Na região Nordeste, 40% foram notificados no estado do Maranhão. A ocorrência da doença vem progressivamente diminuindo no território nacional, o mesmo ocorrendo com a letalidade (Figuras 72.1 e 72.2 e Tabela 72.1). No período avaliado, ocorreram 117 óbitos causados pela doença, o que dá uma taxa de letalidade de 2,15%. Embora pouco frequente na região Sudeste, nesta ocorreu o maior número de óbitos, talvez pelo retardo no diagnóstico.

Nas áreas endêmicas, é mais frequente nas crianças em idade escolar e nos adultos jovens. Nas áreas não endêmicas acomete todas as faixas etárias, principalmente turistas de áreas indenes e em situações de calamidade pública, como enchentes e inundações.

O principal mecanismo de infecção é a via digestória, através da ingestão de bacilos presentes nos alimentos. A dose infectante para humanos varia de 1.000 a 1 milhão de organismos. O inóculo bacteriano para tornar-se patogênico necessita sobreviver à barreira do ácido gástrico e também das células epiteliais do intestino delgado, além de alcançar as células M para penetração nas placas de Peyer. Essas células M são especializadas em proteger a superfície mucosa. Após o contato com as células M, o agente infeccioso é internalizado, alcançando o grupo das células apresentadoras de antígenos (APCs), dando início à fagocitose e à neutralização. Quando as bactérias vencem

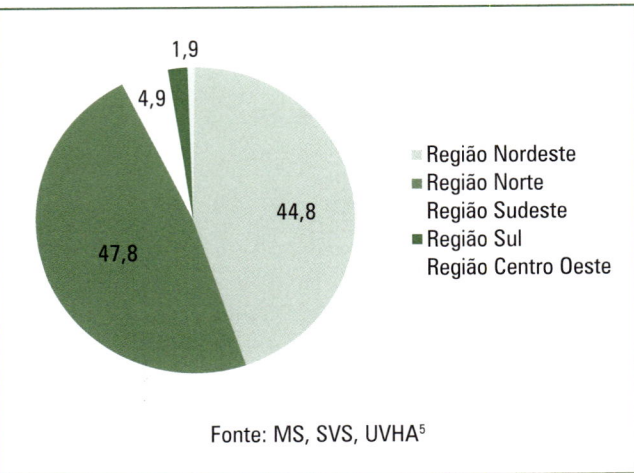

Fonte: MS, SVS, UVHA[5]

FIGURA 72.1 – Casos confirmados de Febre Tifoide por regiões, Brasil. 2000 a 2014*.

TABELA 72.1

Brasil – Febre Tifoide Casos e Óbitos no Período 2003 a 2013		
Anos	*Casos*	*Óbitos*
2003	869	27
2004	570	15
2005	494	18
2006	601	12
2007	399	2
2008	363	6
2009	303	5
2010	155	2
2011	158	2
2012	88	1
2013	96	0

Fonte: MS, SVS, SINAN [5]

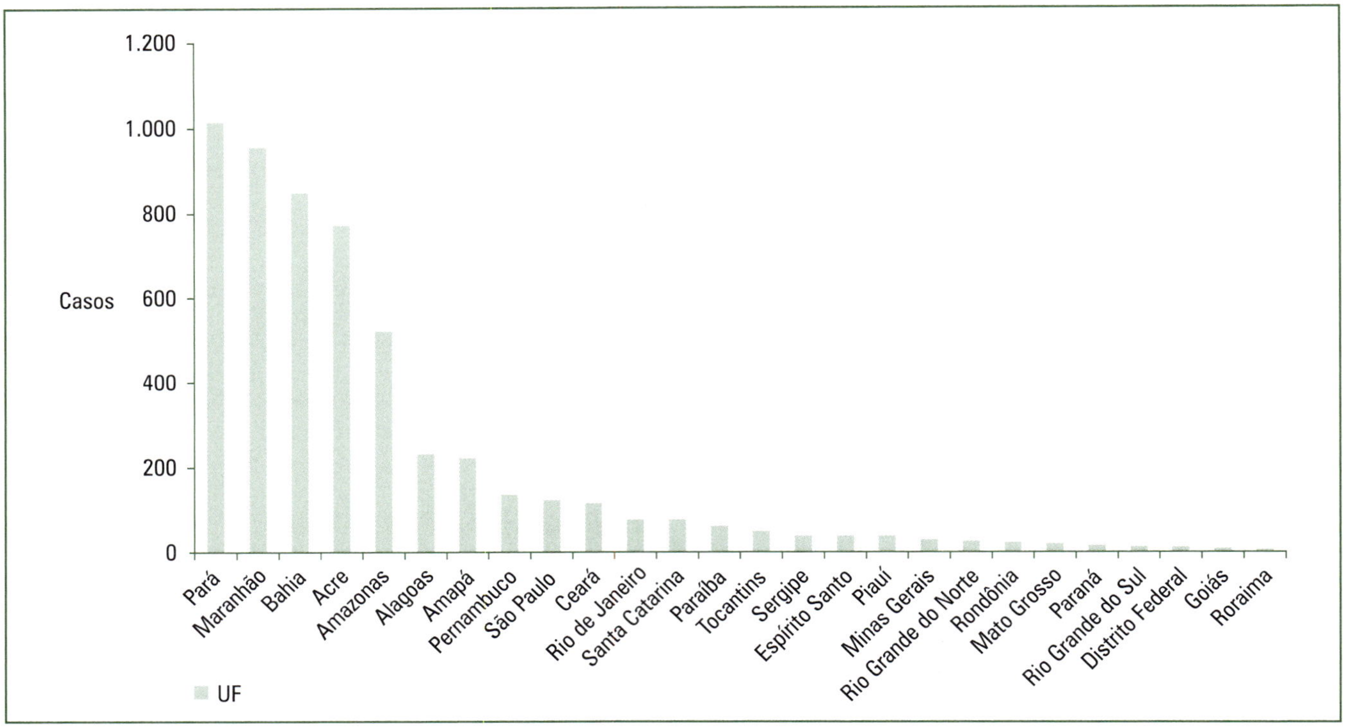

FIGURA 72.2 – Casos confirmados de Febre Tifoide, por UF, Brasil. 2000 a 2014*

essa barreira, disseminam-se através da lâmina própria da mucosa intestinal, ativando linfócitos B e T, proliferando-se pelo sistema linfático. Em seguida, alcançam a lâmina própria das veias mesentéricas, chegando até o fígado e baço e outros órgãos por disseminação hematogênica. A ação patogênica da *S. typhi* decorre da multiplicação bacteriana nos tecidos e da ação da endotoxina liberada pela lise bacteriana nos macrófagos[3,7,12,13,19,24,25,27].

DIAGNÓSTICO CLÍNICO[1,7,12,13,19,24,25,27,29]

A febre tifoide, na sua apresentação sintomática, ocorre de forma sistêmica, com comprometimento de vários sistemas, a depender do seu estágio clínico.

Quadro Clínico Habitual

Os estágios clínicos estão descritos a seguir.

Período de Incubação

Em média, 2 semanas, compreendendo o momento do contato inicial com o agente infectante até o aparecimento das primeiras manifestações clínicas.

Período Inicial

Constitui-se pelo aparecimento de febre de caráter contínuo, dor abdominal, vômitos, anorexia, astenia e cefaleia. Esta tem paralelismo com a febre.

Período de Estado

É caracterizado na 2ª e 3ª semanas da doença. Os sintomas do período inicial se exacerbam, podendo haver diarreia com evacuação de fezes líquidas várias vezes ao dia, mialgia e ocorre um nítido estado de prostração, evoluindo gradativamente até instalar-se torpor e delírio *(tiphus)*. O abdome é doloroso à palpação, há gargarejo ao longo dos colos e o fígado e o baço aumentam de volume em 40% a 70% dos casos, tendo características agudas (mole, doloroso, liso). Nesse período podem ser encontradas as denominadas roséolas tíficas, pequenas manchas pouco numerosas e de curta duração, indolores e mais visíveis no tórax e no abdome, porém difíceis de serem identificadas no paciente de pele negra. Também podem ser encontradas úlceras na mucosa bucal (úlceras de Duguet), dissociação pulso-temperatura (sinal de Faget) e icterícia (hepatite tifoídica).

Período de Declínio

Do ponto de vista didático-teórico, acontece na 4ª semana, habitualmente com queda da temperatura. Melhora do estado de consciência e da cefaleia.

Convalescença

O paciente não mais apresenta os sintomas e sinais clínicos dos estágios anteriores, iniciando a fase de recuperação da doença. Permanece, porém, com astenia e certo grau de desnutrição, decorrente do estado consuntivo produzido pela doença.

Complicações[11,13,24,25,27]

As duas maiores complicações intestinais que podem causar a morte do paciente são a perfuração intestinal e a hemorragia resultante da ulceração intestinal. A perfuração intestinal não é a complicação mais frequente, mas é a mais temida pela gravidade (peritonite). Acontece na 2ª e/ou 3ª semana da doença, surgindo em 2% a 3% dos casos. Há relato de dor súbita na fossa ilíaca direita (já que a perfuração é mais frequente no íleo terminal), hipotensão arterial, sinais de inflamação peritoneal, taquicardia e ausência da macicez hepática. Para a correção do evento, indica-se a intervenção cirúrgica imediata. A hemorragia pode acontecer na 3ª semana da doença em 8% a 10% dos casos. O paciente encontra-se ansioso, com eliminação de sangue vivo em maior ou menor intensidade, na dependência do sangramento intestinal. Há taquicardia, palidez cutânea, queda do hematócrito e leucocitose. Habitualmente o tratamento é conservador com reposição de soluções hidroeletrolíticas e sangue, mantendo o paciente estável hemodinamicamente. Outras complicações podem surgir, sendo relativamente frequente a ocorrência de manifestações psicóticas (quadros alucinatórios, delírios, agitação) e de miocardite (abafamento de bulhas cardíacas, arritmias). Ademais, é possível nefrite, colecistite, hepatite, angina de Louis, abscesso retrofaringeano e meningoencefalite.

Febre Tifoide e HIV[19,20,24]

Em regiões onde a *Salmonella typhi* é endêmica, a incidência de febre tifoide pode ser de 25 a 60 vezes maior entre os indivíduos HIV-positivos. Doentes com aids podem apresentar febre tifoide grave e com tendência a recaídas. Os portadores do vírus assintomáticos podem apresentar febre tifoide de forma semelhante aos indivíduos imunocompetentes.

Febre Tifoide Prolongada[22 26]

Pacientes com esquistossomose mansônica que se infectam pela *S. typhi* ou outras enterobactérias apresentam um quadro atípico de sepse crônica, similar ao quadro clínico do calazar. Há febre moderada ou alta, prolongada por semanas ou meses, adinamia e emagrecimento progressivo, anorexia, aumento progressivo do abdome, frequentes e repetidos surtos de diarreia. O paciente encontra-se emagrecido, anêmico e, habitualmente, com hepatoesplenomegalia de características de cronicidade (consistência endurecida, indolor, borda romba). Pode haver epistaxe e exantema purpúrico. Esse quadro clínico resulta da infecção do *Schistosoma mansoni* pela bactéria, presente no tubo digestivo do helminto ou em sua superfície. O diagnóstico diferencial com o calazar é realizado por exames laboratoriais, observando-se na febre tifoide prolongada o isolamento da salmonela na hemocultura e no exame de fezes a presença de ovos do *S. mansoni*, enquanto no calazar o diagnóstico é estabelecido pela presença das leishmânias em material de punção medular.

DIAGNÓSTICO DIFERENCIAL[7,13,19,25-27]

Como a febre tifoide é uma doença bacteriana aguda e sistêmica, pode ser confundida com várias doenças, tais como enterites por outras salmonelas, tuberculose miliar, meningoencefalites, sepse por outros agentes piogênicos, mononucleose infecciosa, toxoplasmose e endocardites. Um importante e difícil diagnóstico diferencial é a forma aguda da esquistossomose; o mesmo ocorre com o calazar manifestado sob a forma aguda. Nestas circunstâncias, é necessário muitas vezes o auxílio do laboratório para estabelecer o diagnóstico correto.

DIAGNÓSTICO EPIDEMIOLÓGICO[7,13,19,24,25]

A febre tifoide é de notificação compulsória. Deve-se buscar o caso-índice, averiguar as medidas de higiene e saneamento básico que cercam o caso, ingesta de alimentos crus e contaminação hídrica. Averiguar atividades profissional ou de lazer que podem contribuir na história.

DIAGNÓSTICO LABORATORIAL[3,7,12,13,17,19,21,24,25,27]

Específico

O método diagnóstico preferido é o isolamento do organismo infeccioso. Para tanto, temos à disposição culturas e exame histopatológico, além da possibilidade de identificação de antígenos e anticorpos da *Salmonella* através de métodos imunodiagnósticos, descritos a seguir.

- *Hemocultura:* é o principal exame para o diagnóstico da febre tifoide. Em geral, é positiva já nos primeiros dias da doença, com positividade de 90% na 1ª semana, 75% na 2ª e 35% no final da 3ª. Recomenda-se a coleta de duas amostras, quando em método automatizado.
- *Mielocultura:* é o teste mais sensível, sendo usualmente positiva em 90% dos pacientes. Não é exame de ro-

tina devido à sua agressividade, mas pode ser utilizado quando o diagnóstico bacteriológico é crucial ou em pacientes já tratados com antimicrobianos.

- *Coprocultura:* deve ser coletada em mais de uma amostra. Sua positividade é maior entre a 2ª e a 4ª semanas da doença. Pelo menos 7 dias após ter cessado o uso de antimicrobianos, o convalescente que não manipula alimentos deve colher, no mínimo, três amostras em dias sequenciais. Já os manipuladores de alimentos devem coletar, no mínimo, sete amostras em dias sequenciais.
- *Urocultura:* assim como a coprocultura, é menos frequentemente positiva, mas deve ser obtida para aumentar o rendimento diagnóstico. Torna-se positiva nas 3ª e 4ª semanas em 25% dos casos.
- *Outros materiais biológicos:* podem ser cultivados quando disponíveis: linfonodos, líquidos pleural, pericárdico, peritoneal e biliar, liquor, material de biópsia da roséola tífica e secreção de abscesso, quando houver.
- *Exame histopatológico:* é realizado excepcionalmente, sobretudo em placas de Peyer e nas roséolas tíficas.
- *Exames imunológicos:* a reação de Widal é a mais utilizada rotineiramente, para o diagnóstico da febre tifoide. No Brasil é considerada positiva quando os títulos forem superiores a 1:80 ou 1:100 na ausência de história anterior de vacinação específica. Nessa reação, são quantificados dois tipos de aglutininas, anti-O (antígeno somático) e anti-H (antígeno flagelar). Nas áreas endêmicas, as pessoas podem apresentar sorologia acima de 1:100 e não serem diagnosticadas como doentes. Os vacinados também apresentam elevação do anticorpo H. A valorização da reação de Widal é maior quando se demonstra a elevação dos títulos de anticorpos entre duas amostras colhidas com intervalo de 10 a 15 dias. A sorologia pelo método de ELISA é pouco utilizada para a febre tifoide, apesar de atualmente haver no mercado o teste rápido chamado de Typhidot®, uma variedade do ELISA destinada para instituições com escassez de recursos em equipamentos e material técnico humano treinado. Outros métodos imunodiagnósticos que podem ser empregados são a PCR (reação em cadeia da polimerase), a ribotipagem e PFGE (*Pulsed-Field Gel Electrophoresis*), os quais são ainda poucos acessíveis por terem custos elevados para aplicação rotineira. Têm como vantagem maior especificidade e rapidez no diagnóstico.

Inespecífico

- O hemograma apresenta habitualmente leucopenia às custas de neutropenia, linfocitose relativa e ausência de eosinófilos. A presença de anemia e plaquetopenia moderadas é frequente. O exame deve ser realizado semanalmente durante o acompanhamento do paciente, com objetivo de detecção precoce de complicações.
- Pode haver distúrbio hidroeletrolítico importante, necessitando da reposição dos eletrólitos K^+, Na^+, Ca^{++} e Cl^-.
- A velocidade de hemossedimentação (VHS) pode ser um marcador útil, visto que se encontra normal ou reduzida, diferentemente da maioria dos processos infecciosos.

- Bioquímica sanguínea será realizada para observar alterações das funções renal (ureia, creatinina) e hepática (transaminases, atividade de protrombina).

TRATAMENTO[1,2,4,7,10-16,18,22-25,27]

Específico

O crescente relato de multirresistência aos antimicrobianos utilizados no tratamento da febre tifoide, notadamente na Ásia, África e Europa, vem modificando a abordagem terapêutica dessa doença. Até pouco tempo, a droga de primeira escolha recaía sobre o cloranfenicol e o cotrimoxazol; a ampicilina e a amoxicilina eram drogas de segunda escolha. Entretanto, a terapêutica com essas drogas é prejudicada pelo aumento da resistência da *S. typhi*, o prolongamento do tratamento por 14 a 21 dias com sua administração, a ocorrência de recaídas em 10% a 25% e a possibilidade do enfermo permanecer portador da salmonela. Ademais, existe o risco de mielotoxicidade (agranulocitose) e aplasia medular com o emprego do cloranfenicol.

Atualmente, as drogas tidas como de primeira escolha são as fluoroquinolonas (ciprofloxacino, levofloxacino e ofloxacino), já bem estabelecidas, e as cefalosporinas de terceira geração (ceftriaxona) e quarta geração (cefepima). O tempo de tratamento com as fluoroquinolonas é mais curto, de 7 a 10 dias, com índice de cura em torno de 90%, porém são crescentes os relatos de resistência[3b,5a]. Nos casos de multirresistência alguns autores sugerem a associação de ciprofloxacino ou ofloxacino com uma cefalosporina de terceira geração.

A dose preconizada do ofloxacino para adultos é de 200 mg, por via oral, a cada 12 horas, e a do ciprofloxacino é de 500 mg, via oral, ou 200 mg, via intravenosa (IV), a cada 12 horas. Existem estudos pouco controlados com o uso de novas quinolonas, mas o levofloxacino, empregado na dose única diária de 750 mg por via oral ou 500 mg por via IV durante 7 dias, apresenta resultados similares aos do ciprofloxacino[1a]. Habitualmente, não se recomenda o emprego de quinolonas em crianças e gestantes, muito embora na literatura médica existam inúmeros trabalhos em que tais drogas foram utilizadas em crianças, sem efeitos adversos.

Em crianças e gestantes recomenda-se o uso das cefalosporinas da terceira geração, especialmente da ceftriaxona. A dose da ceftriaxona é de 50 a 100 mg/kg/dia (dose em adultos de 2 a 4 g/dia), IV, fracionada com intervalo de 12 h, durante 7 a 10 dias. A ceftriaxona é eficaz mesmo contra as cepas resistentes a quinolonas[6].

Mais recentemente, a azitromicina vem-se revelando uma nova alternativa terapêutica para os casos de febre tifoide não complicada, mostrando-se eficaz mesmo em infecções por estirpes da *S. typhi* resistentes ao cloranfenicol e à ampicilina, com relatos na literatura de que a recidiva da doença é menor até do que com o tratamento com ceftriaxona[9a]. Em adultos, recomenda-se a azitromicina na dose de 1 g por via oral no 1º dia, seguida de 500 mg em dose única diária durante mais 6 dias[4,8].

Inespecífico

O tratamento inespecífico consiste em hidratar o paciente, na reposição hidroeletrolítica, na prescrição de analgésicos quando necessário e na orientação dietética. A dieta deve ser branda, sem fibras. Nos casos de complicações indica-se a utilização de corticosteroides na dose de 1 mg/kg/dia, durante três dias; quando fizer uso da dexametasona, prescrever em um intervalo de seis horas. Deve-se indicar transfusão sanguínea nos casos de hemorragia ou quando houver anemia importante provocada por perdas sanguíneas não visualizadas macroscopicamente. Nos pacientes com febre tifoide prolongada deve ser realizado o tratamento da esquistossomose.

PROFILAXIA[6,7,9,13,16,17,19,27]

A vacinação de populações de alto risco é considerada uma estratégia promissora no controle da febre tifoide. As vacinas mais antigas (cepas inativadas) em estudo controle mostraram uma eficácia protetora entre 51% e 67%, mas estão associadas frequentemente a efeitos adversos. Por essa razão, novas vacinas têm sido desenvolvidas, existindo na atualidade dois produtos licenciados que apresentam efeitos colaterais insignificantes. Uma é parenteral, baseada no antígeno polissacarídico purificado Vi (VIPs) da *S. typhi*, para pessoas com idade maior que 2 anos. A outra é uma vacina atenuada (Ty21a), administrada por via oral, disponível na formulação de cápsula para pessoas com idade ≥ 5 anos. As duas foram pré-qualificadas pela OMS em 2011 para distribuição por esta organização, para controle em áreas endêmicas e epidêmicas, durante um período de 5 anos, com reavaliação posterior das áreas. Parece que sua proteção é promissora durante vários anos, porém ainda são necessários alguns anos para comprovação dessa afirmativa.

Novas gerações de vacinas conjugadas para febre tifoide (TSVC) estão em desenvolvimento. Essas vacinas devem ter várias vantagens sobre os VIPs e Ty21a, em particular o potencial para serem imunogênicas em crianças com idade inferior a 2 anos, facilitando a incorporação na vacinação de rotina dos programas vacinais da infância, para proporcionar um efeito *booster* (atualmente não existe para a vacina VIPs), com uma maior duração da proteção.

Recomenda-se que idosos, crianças em idade escolar e adultos jovens nas áreas endêmicas devam ser vacinados. Além deles, também se recomenda a vacinação nos turistas de áreas indenes quando no deslocamento para as áreas endêmicas. A vacina atualmente utilizada dá proteção por um período de 3 anos; após esse período, recomenda-se a revacinação.

A melhor estratégia para controle real desta doença continua sendo a aplicação de medidas higiênico-sanitárias básicas, incluindo o destino e tratamento adequado das fezes, água tratada e encanada, combate a moscas e baratas e educação sanitária.

REFERÊNCIAS BIBLIOGRÁFICAS

1. Alecrim WD et al. Febre tifoide: recaída por resistência antimicrobiana. Relato de caso. Rev Soc Bras Med Trop. 2002;35:661-63.
2. Ali MH et al. Effectiveness of levofloxacin in enteric fever. Mymensingh Med J. 2011;20:441-45.
3. Andrade DR, Andrade Júnior DR. Typhoid fever as cellular microbiological model. Rev Inst Med Trop São Paulo. 2003;45:185-91.
4. Balasubramanian S et al. Single vs. multidrug therapy in enteric fever. Indian J Pediat. 2006;73:103-106.
5. Brasil. Ministério da Saúde. Secretaria de Vigilância em Saúde, Unidade de Vigilância das Doenças de Transmissão Hídrica e Alimentar. Febre tifoide - Situação Epidemiológica: Dados. Portal Saúde. Ministério da Saúde, 2014. Disponível em: http://portalsaude.saude.gov.br/index.php/o-ministerio/principal/leia-mais-o-ministerio/690-secretaria-svs/vigilancia-de-a-a-z/febre-tifoide/11263-situacao-epidemiologica-dados. Acessado em: jan. 2015.
6. Clark TW et al. Enteric fever in a UK regional infectious diseases unit: a 10 year retrospective review. J Infect. 2010;60:91-98 .
7. Crum NF. Current trends in typhoid fever. Curr Gastroenterol Rep. 2003;5:279-86.
8. Crump JA et al. Estimating the incidence of typhoid fever and other febrile illnesses in developing countries. Emerg Infect Dis. 2003;9:539-44.
9. Date KA et al. Typhoid Fever surveillance and vaccine use - South-East Asia and Western Pacific regions, 2009-2013. MMWR Morb Mortal Wkly Rep. 2014;63(39):855-60.
10. Dimitrov T et al. Ciprofloxacin-resistant Salmonella enterica serovar typhi from Kuwait with novel mutations in gyrA and parC genes J Clin Microbiol. 2009;47:208-11 .
11. Dutta P et al. Ceftriaxone therapy in ciprofloxacin treatment failure typhoid fever in children. India J Med Res. 2001;113:210-13.
12. Edelman R, Levine MM. Summary of an International Workshop on Typhoid Fever. Rev Infect Dis. 1986;8:329-49.
13. Focaccia R et al. Febres Tifoide e Paratifoide. In: Veronesi R, Focaccia R (ed). Tratado de Infectologia. 4ª ed. São Paulo: Atheneu; 2009. p. 1029-41.
14. Girgis NI et al. Azithromycin versus ciprofloxacin for treatment of uncomplicated typhoid fever in a randomized trial in Egypt that included patients with multidrug resistance. Antimicrob Agents Chemother. 1999;43:1441-444.
15. Hien TT et al. Short course of ofloxacin for treatment of multidrug-resistant typhoid. Clin Infect Dis. 1995;20:917-23.
16. Humphries RM et al. Enteric fever in a 6-year-old traveler caused by Salmonella enterica serotypes Typhi and Paratyphi A: laboratory detection strategies and treatment options. J Clin Microbiol. 2011;49:452-54.
17. Jesudason, MV, Sivakumar S. Prospective evaluation of a rapid diagnostic test Typhidot® for typhoid fever. Indian J Med Res. 2006;123:513-516.
18. Kadam GS et al. Levofloxacin in enteric fever--a study. J Indian Med Assoc. 2005;103: 441-42.
19. Mandal BK. Salmonella Infections. In: Cook GC. Manson's Tropical Diseases. London: WB Saunders; 1996. p. 847-863.
20. Manfredi R et al. Typhoid fever and HIV infection: a rare disease association in industrialized coutries. Int J Infect Dis. 1998-99 Winter;3:105-08.
21. Massi MN et al. Rapid diagnosis of typhoid fever by PCR assay using one pair of primers flagellin gene of Salmonella typhi. J Infect Chemother. 2003;9:233-37.
22. Neves J. Salmonelose septicêmica prolongada. J Bras Med. 1968;15:247-59.
23. Parry CM. Antimicrobial drug resistance in Salmonella enterica. Curr Opin Infect Dis. 2003;16:467-72.
24. Parry CM et al. Typhoid fever. N Engl J Med. 2002;347:1770-782.
25. Pereira NG et al. Febre tifoide. J Bras Med. 1986;51:103-28.
26. Teixeira R. A febre tifoide de curso prolongado e o calazar. Hospital. 1963:63:1105-125.
27. Teixeira R. Febre Tifoide e Paratifoides. In: Neves J, ed. Diagnóstico e Tratamento das Doenças Infectuosas e Parasitárias. 2ª ed. Rio de Janeiro: Guanabara Koogan; 1983. p. 592-600.
28. WHO. Typhoid fever. Vaccines, Immunization and Biologicals, 1998. Disponível em: http://wwwstage.who.int/vaccines-diseases/_dislist.shtml. Acessado em: mar. 2004.

73 Filaríases

■ Líbia Cristina da Rocha Vilela Moura
■ Sylvia Lemos Hinrichsen
■ Sinval Pinto Brandão Filho

As filaríases ou filarioses são doenças parasitárias causadas por vermes nematoides da superfamília Filarioidea, também conhecida como Filariae, com oito espécies: *Wuchereria bancrofti*, *Brugia malayi*, *Brugia timori*, *Loa loa*, *Oncocerca volvulus*, *Mansonella ozzardi*, *Mansonella perstans* e *Mansonella streptocerca*. A superfamília Filarioidea compreende helmintos com boca desprovida de lábios, nua, ou com lábios pequenos, atrofiados. O macho é menor que a fêmea e vivem nos sistemas sanguíneo e linfático, nos tecidos conjuntivo e muscular e nas cavidades serosas dos vertebrados[4,5,11].

A forma sintomática mais peculiar da doença é a filaríase linfática, denominada elefantíase — caracterizada por um engrossamento da pele e dos tecidos subjacentes —, que foi a primeira, entre as enfermidades infecciosas transmitidas por insetos, a ser descrita.

FILARÍASE BANCROFTIANA

(CID = B74.0 - Filaríase por *Wuchereria bancrofti* [Elefantíase bancroftiana, Filaríase bancroftiana])

INTRODUÇÃO[1,4,5,7,8,13,23]

A filaríase linfática é causada por *Wuchereria bancrofti* (*W. bancrofti*), *Brugia malayi* e *Brugia timori*; a primeira é a de importância no Brasil. A filaríase linfática causada pelo *Wuchereria bancrofti* (filaríase bancroftiana ou bancroftose), doença exclusiva do homem, determina uma doença endêmica principalmente em países tropicais e subtropicais, ocorrendo em indivíduos de todas as idades, sem predileção por sexo, e carentes de uma estrutura de saneamento básico adequada (Figura 73.1)[5,7,18]. Apesar dos novos conhecimentos e avanços importantes ao longo dos tempos, a estimativa é de que cerca de 1.334 milhões de pessoas vivam em 81 países onde a doença é tida como endêmica. O Programa Global de Eliminação da Filariose Linfática, lançado pela OMS (Organização Mundial da Saúde) em 2000, permitiu aproximadamente o tratamento de 2,45 milhões de pessoas, porém a filariose linfática continua como importante problema de saúde pública em muitos lugares[23]. É uma doença que, na forma crônica, pode deixar sequelas estigmatizantes, e o exemplo mais marcante é a denominação popular da doença: elefantíase. Atualmente já se fala no adiamento e até mesmo na prevenção das formas crônicas desfigurantes, pelo reconhecimento da origem multifatorial da filaríase e de que o seu substrato anatomopatológico é a linfangiectasia não obstrutiva[5,7,11,18].

DIAGNÓSTICO CLÍNICO

As manifestações clínicas da filaríase bacroftiana podem ser causadas tanto pelos vermes adultos quanto pelas microfilárias. Enquanto os vermes adultos causam lesão primariamente no vaso linfático, as microfilárias são responsabilizadas pelas manifestações extralinfáticas (Figura 73.2).

Manifestações Linfáticas[7,9,11]

- *Linfangiectasia subclínica:* geralmente é o início da doença, estando presente em todos os casos, agravando-se quanto mais tempo o parasito estiver vivo. Vários trabalhos indicam que o nematoide causa a dilatação linfática pela produção de toxinas sem a necessidade de obstrução do vaso ou um processo inflamatório local. Na maioria das vezes, a dilatação não é percebida ao exame físico.

- *Linfangite filarial aguda (LFA):* como o próprio nome já diz, ocorre um processo inflamatório no vaso linfático, secundário à morte do parasito (seja espontânea, seja por ação de drogas), o que pode não determinar sintomas ou apenas causar dor local de pequena intensidade. O diagnóstico é fácil quando ocorre em linfáticos periféricos dos membros superiores e inferiores. Acompanhando a linfangite pode ocorrer adenite satélite, determinando o aparecimento de edema ipsolateral, quando o volume do granuloma for suficiente para ocluir a luz de um importante vaso linfático de drenagem. Quando o granuloma filarial ocorre em vasos linfáticos de origem intraescrotal, o nódulo pode ser detectado pela palpação cuidadosa do conteúdo escrotal.

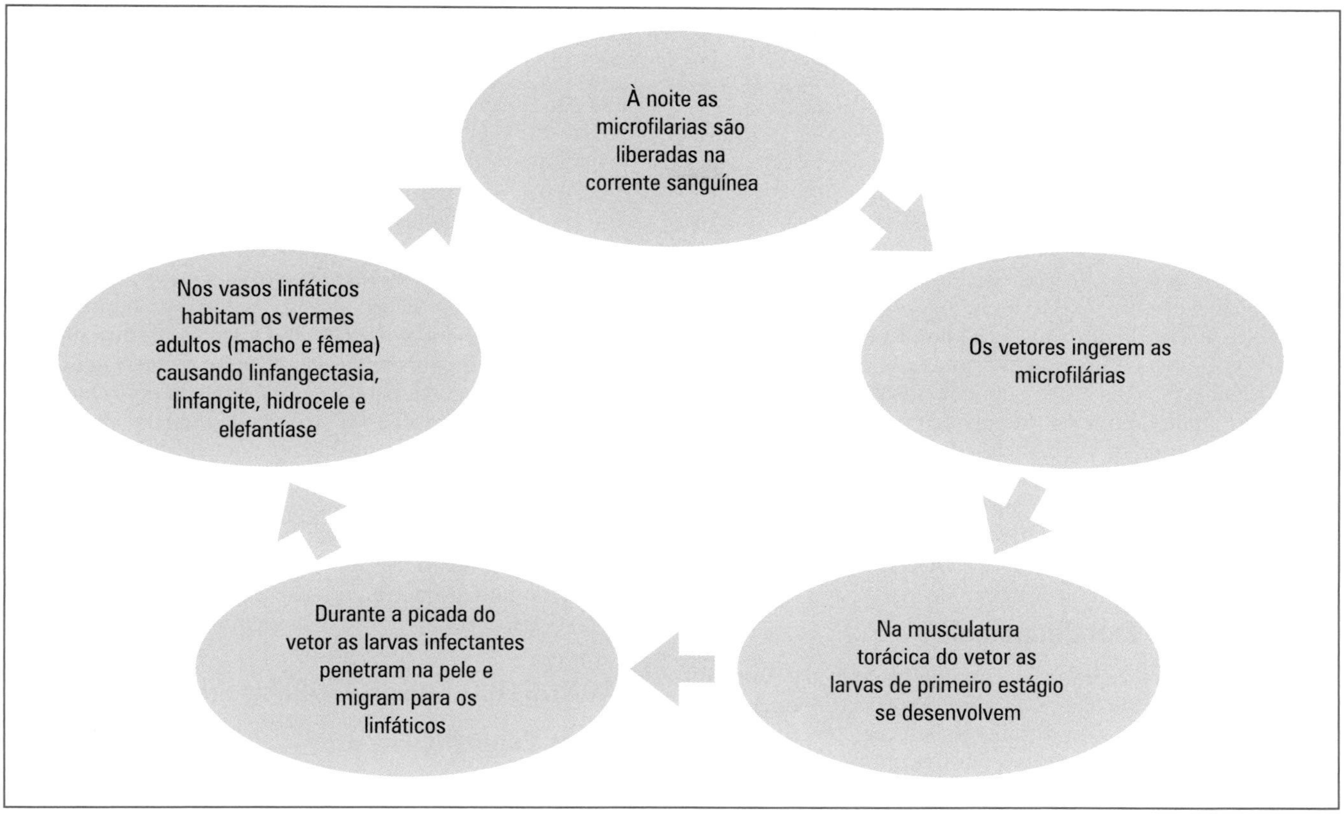

À noite as microfilarias são liberadas na corrente sanguínea

Nos vasos linfáticos habitam os vermes adultos (macho e fêmea) causando linfangectasia, linfangite, hidrocele e elefantíase

Os vetores ingerem as microfilárias

Durante a picada do vetor as larvas infectantes penetram na pele e migram para os linfáticos

Na musculatura torácica do vetor as larvas de primeiro estágio se desenvolvem

FIGURA 73.1 – Ciclo vital da *W. bancrofti.*

- *Hidrocele/linfedema:* a hidrocele aguda se origina de uma obstrução aguda e temporária dos vasos linfáticos pela formação do granuloma filarial decorrente da morte dos vermes adultos. A hidrocele crônica está na dependência do número de linfáticos obstruídos pelos granulomas, pela quantidade de linfangiectasias já existentes e pelos vários quadros de

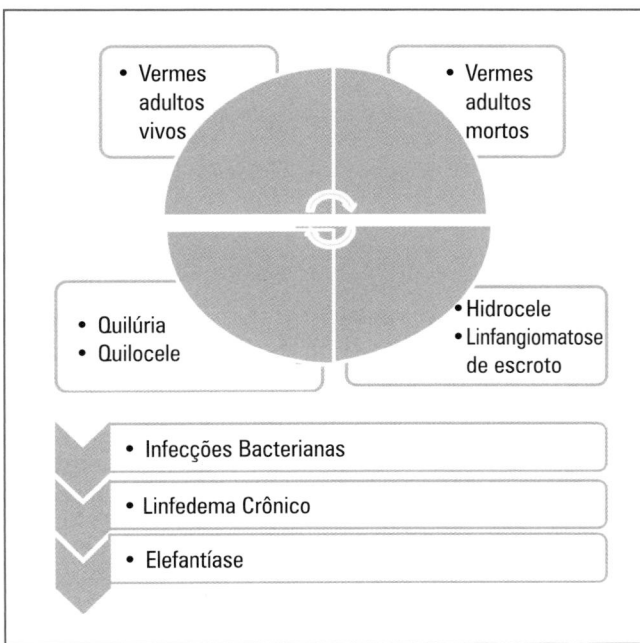

FIGURA 73.2 – Fisiopatologia da filariose bancroftiana. Adaptado de Dreyer G et al.[9]

linfangite que acometem os vasos que drenam o envoltório do testículo. Apenas 30% dos casos de hidroceles agudas se cronificam. Tem-se cogitado que certas situações possam estar intimamente ligadas à formação das hidroceles, como a hiperfilariação, e a fatores que causem a morte do parasita. O segundo por originar uma resposta inflamatória local e o primeiro por aumentar a predisposição à morte do verme. A linfangiectasia e a linfangite filarial aguda isoladas não são capazes de formar o linfedema crônico. Sua origem, principalmente em zonas endêmicas, é decorrente de infecções bacterianas locais de repetição, secundárias ao comprometimento linfático causado pelo verme. A presença de lesões interdigitais que agem como porta de entrada parece determinar uma maior predisposição a episódios bacterianos agidos, denominados dermatolinfangioadenite aguda ou DLAA. A persistência dessas infecções bacterianas e do linfedema crônico podem levar ao quadro de elefantíase.

- *Quilúria, quilocele e linfoescroto:* a quilúria trata-se da ruptura de vasos linfáticos para as vias urinárias; a quilocele seria a ruptura desses vasos para o espaço existente entre as túnicas vaginais do testículo; o linfoescroto é uma linfangiomatose na genitália externa masculina. Quando o paciente apresenta um quadro de quilúria, geralmente há associação com astenia, perda de peso e anorexia, já que há uma perda proteica pela urina. O predomínio é a excreção de fibrinogênio e imunoglobulinas, por isso não há edema (pois não há perda de albumina). A micro-hematúria observada nesses pacientes com quilúria é devida à ruptura dos vasos sanguíneos que nutrem os linfáticos rotos. A quilocele é muito confundida com a hidrocele. Uma característica de qualquer quilocele é a reação inflamatória consequente à irritação causada pela linfa, que pode atingir desde a parede do saco vaginal até o testículo e o epidídimo. O linfoescroto, considerado uma variante urológica do linfedema, ainda não tem sua patogenia totalmente elucidada, mas é provável que o depósito de proteínas na derme cause uma esclerose do plexo linfático profundo, dilatando o plexo linfático superficial. Este se mostra mais evidente na epiderme e frequentemente se rompe, ocasionando linforreia, que pode servir como excelente meio de cultura, propiciando os episódios de DLAA. Devido à lesão ocorre predisposição a infecções agravando, então, o quadro clínico.

- *Adenopatia/adenite filarial:* acomete mais as crianças e tem localizações mais frequentes na região inguinal, epitroclear e axilar; geralmente é indolor. Enquanto o parasito está vivo, existe a adenopatia, quase sempre isolada, de consistência elástica e não aderente aos planos profundos. A adenite filarial pode ocorrer após o tratamento com DEC ou decorrente da morte espontânea do parasito no interior do linfonodo, e em geral é autolimitada. Quando sintomáticos, os pacientes referem leve dor local. O edema agudo ipsolateral é raríssimo, ao contrário da adenite satélite que acompanha a linfangite.

Manifestações Extralinfáticas[7,9]

As síndromes extralinfáticas decorrentes da filaríase bancroftiana assemelham-se a outras doenças de origem não filarial. Dessa forma fica difícil estabelecer com segurança a etiologia filarial do processo em determinado indivíduo, mesmo que ele exiba esta infecção.

- *Artrite:* há duas formas: a oligoarticular e a poliarticular. A primeira produz acometimento de grandes articulações como o joelho, e no líquido da articulação comprometida não são observadas microfilárias, vermes adultos ou bactérias. Na segunda encontram-se microfilárias no líquido articular e os danos na articulação são maiores.
- *Doença renal:* hematúria e proteinúria são observadas em 1/3 dos pacientes microfilarêmicos homens adultos e guardam relação com depósitos de imunocomplexos na membrana basal do glomérulo, provavelmente.
- *Eosinofilia pulmonar tropical:* caracterizada clinicamente por quadros asmáticos agudos com tosse paroxística noturna, anorexia e perda ponderal. Ocorre mais no sexo masculino acima dos 15 anos e parece ser ocasionada por uma hiper-reatividade às microfilárias no nível do pulmão. Geralmente regride após o início do tratamento com a dietilcarbamazina.
- *Outras manifestações que não têm relação totalmente estabelecida são:* endocardiomiofibrose tropical; granuloma microfilarial (não é frequente e aparece mais no baço); esplenomegalia filarial (rara) e *rash* cutâneo (urticariforme, associado a edemas não supurativos, sem sinais flogísticos, comum nas áreas endêmicas).

DIAGNÓSTICO LABORATORIAL[2,4,5,8,10,17,21]

Exames Específicos

Os exames específicos são apresentados na Tabela 73.1.

TABELA 73.1

Exames Específicos do Diagnóstico da Filaríase Bancroftiana	
Exames	**Comentários**
Pesquisa de microfilárias no sangue periférico (exame parasitológico direto)	• A forma mais difundida é a gota espessa corada com Giemsa, que é a preferida para inquéritos hemoscópicos e triagem individual • Nesse método a coleta do sangue deve ser feita entre 23:00 e 1:00 hora, período em que a microfilaremia periférica é mais intensa. Esse tipo de pesquisa também pode ser realizado em outros líquidos corporais como urina e líquido da hidrocele • A sensibilidade é alta quando a microfilaremia é elevada, mas cai quando o nível se encontra abaixo de 30 microfilárias/mL de sangue. Técnicas de concentração podem ser utilizadas para aumentar a sensibilidade em indivíduos com baixa parasitemia. A primeira técnica utilizada foi a de Knott, mas atualmente a filtração em membrana de policarbonato é considerada o *gold test*, usado na rotina pelos centros de pesquisa
Pesquisa de vermes adultos	• A presença de vermes adultos degenerados, calcificados ou aparentemente intactos pode ser detectada através de biópsia. A persistência de suspeita de filaríase, sem confirmação clínica ou laboratorial, dá suporte a que se solicite uma biópsia de nódulos presentes em vasos linfáticos, principalmente no saco escrotal. Esse exame também tem importância no diagnóstico diferencial com outras adenopatias • A ultrassonografia de alta frequência com Doppler mostrou-se eficaz na identificação de formas adultas móveis nos vasos linfáticos (sinal da dança das filárias). Essa técnica é utilizada principalmente no conteúdo escrotral, mas também se mostrou útil em linfáticos superficiais da mama feminina, dos membros superiores e inferiores e em linfonodos
Pesquisa de anticorpos circulantes	• A imunofluorescência indireta, que utiliza como antígeno as microfilárias de *W. bancrofti*, tem alta sensibilidade e baixa especificidade, determinadas por reações cruzadas, principalmente com outros helmintos. Isso a torna inadequada tanto na rotina clínica quanto na epidemiológica
Pesquisa de antígenos circulantes	• Dispõe-se de ensaios como ELISA, que utiliza um anticorpo monoclonal da classe IgM conhecido como Og4C3, e imunocromatografia (ICT), que utiliza o anticorpo monoclonal AD12. Estudos recentes comprovam que ambos mostram alta sensibilidade para a detecção de indivíduos infectados. Porém ainda não existe uma técnica padrão-ouro que por si só ofereça total segurança para definir uma área livre de infecção por filária linfática[21] • A ICT é disponibilizada comercialmente na forma de teste rápido em cartões, nos quais se utilizam soro, plasma ou sangue total. Pela rapidez na leitura, esse teste parece bastante promissor para ser utilizado em larga escala em áreas endêmicas. • A grande vantagem dessa metodologia diagnóstica é que as amostras sanguíneas podem ser coletadas em qualquer horário, uma vez que a concentração do antígeno filarial no sangue periférico não apresenta variação significante
Técnica de PCR (reação em cadeia da Polimerase)	• É utilizada para detectar DNA de *W. bancrofti* nos diversos líquidos. Apresenta alta sensibilidade, porém elevado custo; não é utilizada no momento na rotina diagnóstica

Exames Inespecíficos (Complementares)

No hemograma, a contagem absoluta de eosinófilos é utilizada para quantificar o número de eosinófilos circulantes, pré e pós-tratamento, nos casos de eosinofilia pulmonar tropical. O exame coproparasitológico sempre deve ser feito nos casos de suspeita de eosinofilia pulmonar tropical para diagnóstico diferencial com as parasitoses intestinais, que, em nosso meio, são importantes causas de eosinofilia periférica. O sumário de urina (elementos anormais e sedimento ou urina tipoI) é utilizado para triagem laboratorial das expressões clínicas filariais do trato urinário.

A pesquisa de linfócitos na urina e no líquido hidrocélico deve ser realizada para se identificar a presença de quilúria e quilocele, respectivamente, embora não seja suficiente para caracterizar a etiologia filarial. Outro exame utilizado para diagnóstico e posterior monitoração da resposta ao tratamento dos pacientes com quilúria é a proteinúria de 24 horas. Já a identificação da hematúria pode ser realizada pela contagem de Addis. A linfocintigrafia é um método de diagnóstico que pode ser utilizado para auxiliar a avaliação funcional e morfológica do sistema linfático superficial e profundo, mesmo não evidenciando anormalidades patognomônicas da filaríase.

Diagnóstico Epidemiológico[1,4,5,7,8,12]

A infecção pela *W. bancrofti* ocorre especialmente em indivíduos de baixo nível socioeconômico, sendo bastante conhecido o fato de ter distribuições focais, predominando em áreas de maior pobreza e urbanização inadequada. O número de pessoas infectadas pode variar bastante dentro de um mesmo município e até de um mesmo bairro. Afeta, pelo menos, cerca de 100 milhões de pessoas, distribuídas em cerca de 83 países dos diferentes continentes, com maior número de casos na África, Ásia, Ilhas do Pacífico e América do Sul. As Américas representam 0,3% da prevalência global e o país de maior número de casos é o Haiti, seguido pela República Dominicana, pelas Guianas e pelo Brasil. Nas áreas endêmicas a prevalência da infecção é maior durante a infância e na vida adulta o maior número de casos encontra-se entre 20 e 40 anos de idade, no sexo masculino. Crianças nascidas de mães microfilarêmicas estão mais predispostas à infecção.

No Brasil, a doença é transmitida pelo *Culex quinquefasciatus*, também conhecido como muriçoca ou pernilongo comum, inseto de hábitos noturnos que se reproduz em águas sujas. Em algumas regiões, pode haver transmissão por *Aedes* ou até mesmo pelo *Anopheles*. O homem é o único hospedeiro definitivo da *W. bancrofti*, o que possibilita a extinção da doença quando são adotadas medidas que interrompam a cadeia de transmissão com o controle dos mosquitos e o tratamento dos microfilarêmicos. Os insetos vetores agem à noite, quando as microfilárias migram para o sangue periférico. O mosquito ingere as larvas, as quais dentro do seu organismo não se multiplicam, apenas se tornam infectantes com transformações morfológicas em cerca de 14 a 21 dias de evolução. Uma vez adquirindo a capacidade de infectar novos indivíduos, larvas infectantes ou L3 podem ser liberadas na pele do hospedeiro, pois possuem movimentos que a permitem penetrar no organismo pelo orifício da picada. Avançam dessa forma ao sistema linfático, migrando para linfonodos e vasos linfáticos, fecham o ciclo ao transformarem-se no verme adulto.

Por não se multiplicarem no mosquito, o número de larvas infectantes depende exclusivamente da quantidade ingerida a cada picada. Sabendo-se que o vetor geralmente ingere pouca quantidade de larvas, a carga parasitária dependerá da frequência com a qual se é picado. Daí a relação com o fator social.

TRATAMENTO[8,10,17]

Tratamento Antifilarial Específico

O quimioterápico antifilarial deve ser administrado aos indivíduos com evidências de infecção ativa (vermes adultos e/ou microfilárias) com ou sem manifestação clínica relacionada, direta ou indiretamente, com a bancroftose. Duas drogas estão registradas para o uso em filaríase linfática: a dietilcarbamazina (DEC), com efeito micro e macrofilaricida, e a ivermectina, com um efeito apenas microfilaricida (Tabela 73.2). Deve ser feito, então, o tratamento com dietilcarbamazina (DEC), droga amplamente utilizada para o tratamento da filaríase bancroftiana há várias décadas. A dose clássica preconizada é de 6 mg/kg/dia, fracionada em três tomadas ao dia, por 12 dias. O principal inconveniente da DEC é que a droga possui poder macrofilaricida restrito, com cerca de 50% dos vermes adultos refratários; esse efeito dose-independente é continuado após os tratamentos repetidos. Caso a resistência ao medicamento inicial propicie o aumento de microfilárias e o surgimento de hematúria, pode ser necessário associar ivermectina como droga auxiliar, na dose única de 400 mg/kg, por via oral.

A DEC pode acarretar efeitos colaterais que não se relacionam com a morte do parasito e são dose-dependentes. Eles não são observados com a ivermectina. Esses efeitos são leves e transitórios e se caracterizam por sonolência, náusea e mal-estar gástrico, ocorrendo geralmente até o 3º dia da administração da droga. Por outro lado, reações adversas sistêmicas como hematúria transitória e febre são notadas com ambas as drogas, uma vez que esse efeito é microfilária-dependente, possivelmente por uma reação de hipersensibilidade aguda aos Ag liberados pelos parasitos mortos. As reações locais ocorrem apenas com o uso de DEC e se relacionam com a morte do verme adulto, simulam, portanto, a morte natural do verme com reação de linfangite filarial aguda e adenite.

A DEC está contraindicada em grávidas, apesar de não existirem relatos de teratogenicidade em humanos, e durante o 1º mês de amamentação. Não há limitação da idade para seu uso após o 2º ano de vida; atentar apenas para reações adversas em idosos com comorbidades em que o uso deve ser mais cuidadosamente monitorado.

Tratamento Local da Disfunção Linfática

A conduta terapêutica mais importante durante episódio agudo bacteriano é o conjunto formado de antibioticoterapia sistêmica, repouso e compressas frias no membro afetado[11]. Para tratamento local da disfunção linfática, faz-se necessária a orientação do paciente para a higiene da região afetada simplesmente com água e sabão, o que, *per se*, pode eliminar as portas de entrada (principalmente na região interdigital) e a perpetuação de um processo infeccioso provocador do linfedema. Nas áreas endêmicas de filaríase, nas quais as

TABELA 73.2

Tratamento Antifilárial/Outras Medidas da Infecção/Doença Bancroftiana*		
Manifestações Clínicas	**Tratamento**	**Comentários**
Assintomáticos ou não (microfilarêmicos)	DEC**: 6 mg/kg dose única ou por 12 dias Ultrassonografia de bolsa escrotal para determinar a eficácia do tratamento contra os vermes adultos Educação/ aconselhamento	100% de probabilidade de infecção ativa
Assintomáticos ou não (amicrofilarêmicos portadores de vermes adultos)	DEC: 6 mg/kg dose única Ultrassonografia de bolsa escrotal para determinar a eficácia do tratamento contra os vermes adultos Educação/ aconselhamento	100% de probabilidade de infecção ativa
Microfilarêmicos com hematúria	DEC: 6 mg/kg/dia por 12 dias, repetindo o tratamento tantas vezes forem necessárias para o desaparecimento das larvas embrionárias circulantes. Se houver recrudescimento da parasitemia/hematúria associar: Ivermectina: 400 μg/kg a cada 6-12 meses Educação/ aconselhamento	100% de probabilidade de infecção ativa Realizar pesquisa regular de microfilárias circulantes (3/3 ou 6/6 meses)
Episódios agudos de linfangite filarial (LFA) causada pela morte do verme adulto	DEC: após episódio agudo Compressas frias e repouso Educação/aconselhamento	100% de probabilidade de infecção ativa
DLAA (dermatolinfoangioadenite aguda) – infecção cutânea bacteriana com adenopatia-satélite	DEC: se infectado Compressas frias, analgésicos, antipiréticos, antibióticos, drenagem postural, repouso e higiene Educação/ aconselhamento	Baixa probabilidade de infecção ativa
Linfedema	DEC: se infectado Higiene diária, eliminação de portas de entrada, drenagem postural, exercícios, antibióticos profiláticos Educação/ aconselhamento	Baixa probabilidade de infecção ativa
Linfoescroto	DEC: se infectado Higiene, antibióticos (curativo/profilático), cirurgia reconstrutora Educação/aconselhamento	Variável probabilidade de infecção ativa
Hidrocele Quilocele	DEC: se infectado Cirurgia Educação/aconselhamento	Variável probabilidade de infecção ativa
Quilúria	DEC: se infectada Dieta hipolipídica/hiperproteica, hidratação, repouso relativo, cateterização vesical Educação/ aconselhamento	Variável probabilidade de infecção ativa
Adenopatia	DEC: se infectado Higiene do membro ipsolateral Educação/aconselhamento	Baixa probabilidade de infecção ativa
EPT**	DEC: por 12 a 30 dias Broncodilatadores, repouso Educação/ aconselhamento	100% de probabilidade de infecção ativa

*Adaptado de Dreyer G[8]; **DEC: dietilcarbamazina; *** EPT: eosinofilia pulmonar tropical.

condições de higiene pessoal estão muito aquém das ideais, o mais importante para a prevenção dos episódios agudos bacterianos de repetição é um programa de educação visando a higiene corporal, com ênfase em particular ao membro afetado. Vale ressaltar a importância dos cuidados de higiene no membro contralateral, mesmo que este não esteja afetado, a fim de evitar as portas de entrada e consequentemente o primeiro episódio agudo bacteriano. Além disso, em pacientes com lesões mais avançadas podem ser necessárias medidas como antibioticoterapia local e fisioterapia ativa. Episódios agudos de infecção requerem antibioticoterapia oral ou parenteral com penicilinas ou cefalosporinas de primeira geração, juntamente com o uso de compressas frias no local afetado.

Quanto à linfangiomatose escrotal, a resposta ao tratamento local das portas de entrada é menor e frequentemente é indicada a cirurgia reconstrutora para estes pacientes. A quilocele e a hidrocele são tratadas cirurgicamente, enquanto na quilúria se promove uma dieta hipolipídica e hiperproteica, juntamente com hiperidratação oral, a fim de evitar a formação de trombos de proteína e diminuir a irritação da linfa na urina.

PROFILAXIA[6,7,9,11,18]

A filaríase bancroftiana figura na lista da Organização Mundial de Saúde entre as parasitoses passíveis de serem erradicadas em todo o mundo. O controle seria feito baseado em dois grandes pilares: a interrupção da transmissão e o controle da morbidade.

O tratamento em massa seria o principal mecanismo da interrupção da transmissão. Com a administração de DEC ou ivermectina em programas de tratamento em massa, há uma redução da prevalência de microfilaremia na população humana, assim como do índice de infectividade dos mosquitos vetores.

O controle do vetor, quando possível, pode ajudar a interrupção da transmissão, além de proporcionar uma melhor adesão das comunidades aos programas de controle. Redução da densidade populacional do vetor pode ser efetuada através do uso de biocidas, mosquiteiros e borrifação intradomiciliar com inseticidas de efeito residual (dirigidos contra a forma adulta do *Culex*).

A população deve ser conscientizada acerca da doença, de sua forma de transmissão, e das medidas de prevenção. A educação do paciente, por exemplo, é uma etapa fundamental no tratamento do linfedema. Deve ser usada tanto para mudar os conceitos errôneos e fatalistas preexistentes de que a progressão da doença é inevitável, quanto para ensinar os procedimentos corretos para os cuidados diários, encorajando e motivando o paciente a participar do programa de tratamento. O controle da morbidade baseia-se na implementação de programas de prevenção dos episódios agudos bacterianos (por meio dos cuidados com a pele) nos portadores de linfedema e da hidrocelectomia nos portadores de fluido em cavidade vaginal testicular. Através de medidas básicas de higiene, agora já se dispõe de uma forma de tratamento e prevenção em programas de saúde pública para quase 15 milhões de pessoas que padecem de linfedema das extremidades, vivendo em áreas endêmicas de filaríase. Por outro lado, há um grande contingente de indivíduos também vivendo nessas áreas endêmicas, que, apesar de já possuírem dano linfático subclínico e estarem ainda assintomáticos, podem beneficiar-se tremendamente do programa de prevenção do linfedema como parte de um programa de saúde pública.

Todos os avanços no conhecimento da filaríase bancroftiana permitem a formulação de um prognóstico menos grave, mudando, inclusive, o seu curso natural, detendo em parte o medo do estigma tão próprio dessa doença.

ONCOCERCOSE

(CID = B73 - Oncocercose [Cegueira dos rios, Infestação por *Onchocerca volvulus*, Oncocerquíase])

INTRODUÇÃO[3,15,19,22,23]

A oncocercose, também conhecida como oncocercíase, oncocerquíase e cegueira dos rios, é uma doença parasitária crônica que afeta múltiplos órgãos, sendo a segunda maior causa de cegueira infecciosa no mundo. É causada por um nematoide filariano chamado *Onchocerca volvulus*. Os casais de vermes adultos vivem em nódulos fibrosos ou cistos subcutâneos encontrados em várias partes do corpo (tronco, braços, cabeça, pernas). As microfilárias não possuem cápsula, ou bainha, e não invadem a corrente sanguínea, mas se localizam no tecido subcutâneo próximo aos helmintos paternos ou nos tecidos do globo ocular. Ao contrário da filaríase linfática, na oncocercose as lesões são provocadas pelas microfilárias e não pelos vermes adultos. Os sintomas são causados pela resposta inflamatória do hospedeiro contra microfilárias vivas ou mortas.

DIAGNÓSTICO EPIDEMIOLÓGICO[3,15,19,22]

Mais de 120 milhões de pessoas vivem em áreas de risco para a oncocercose, 96% desse total na África. Em algumas vilas hiperendêmicas, na África equatorial, os níveis de infecção podem chegar a 100%, com cegueira ocorrendo em 10% de seus habitantes, incluindo 50% dos maiores de 40 anos de idade. As Américas Central e do Sul e o Oriente Médio também são acometidos pela oncocercose. No Brasil, a maioria dos casos está localizada nos estados de Roraima e Amazonas, com maior prevalência nas reservas de populações indígena Yanomami e Makiritari. Afeta com maior frequência adultos do sexo masculino que habitam em áreas próximas a rios e seus afluentes.

Os transmissores da *Onchocerca volvulus* são insetos da família *Simuliidae*, comumente no Brasil denominados pium (no Norte) ou borrachudo (nas outras partes do país). As fêmeas hematófagas ingerem as microfilárias do tecido celular subcutâneo do doente, ocorrendo a evolução para a larva infectante no simulídeo. Durante a picada do inseto, a larva filarial é introduzida na pele do hospedeiro humano. As larvas se dirigem para o tecido subcutâneo, onde se alojam em nódulos subcutâneos e completam o desenvolvimento até a forma adulta. Nesses nódulos as fêmeas são capazes de produzir microfilárias por cerca de 9 anos. As microfilárias podem ser encontradas no sangue e na urina, porém são achados típicos da pele e do tecido linfático. O principal hospedeiro da oncocercose é o homem. Os indivíduos infectados servem como reservatório de microfilárias, fornecendo microfilárias para os insetos, quando estes vão alimentar-se de sangue. Não ocorre a transmissão entre humanos.

DIAGNÓSTICO CLÍNICO[3,15,20,22]

O período de incubação é longo, podendo levar de 7 meses a mais de 2 anos. Sem tratamento, a filária pode permanecer viva no homem por 10 a 15 anos.

As principais características da doença crônica são os nódulos subcutâneos fibrosos, móveis e indolores sobre superfícies ósseas, como em ombros, membros inferiores, pelves e cabeça.

Na pele, a oncodermatite se caracteriza por manifestações agudas e crônicas. O principal achado agudo é um prurido intenso de predominância noturna, a exemplo da xerodermia, liquenificação e estase crônica. Despigmentação (também conhecida como pele de leopardo) é observada em casos avançados.

A invasão ocular pelas microfilárias ocorre através da esclera ou da córnea. Ceratite puntiforme é a lesão inicial. A ceratite esclerosante aparece após anos de infecção e pode levar a dano visual permanente e até cegueira. Outros distúrbios oculares incluem a coriorretinite e a uveíte anterior, que pode levar à atrofia da íris, ao glaucoma inflamatório e à catarata.

DIAGNÓSTICO LABORATORIAL[3,15,20,22]

Deve-se suspeitar de oncocercose nos casos com clínica e história epidemiológica sugestivas. O diagnóstico de certeza é dado por meio do achado de vermes adultos em punções feitas nos nódulos subcutâneos, ou de microfilárias em fragmentos de pele excisados.

Os métodos para detectar anticorpos antioncocerca específicos (ELISA e imunofluorescência) e DNA de oncocerca (PCR) em fragmentos de pele são sensíveis e específicos, sendo realizados em laboratórios especializados.

Os níveis de eosinófilos e de IgE normalmente estarão elevados, mas esse é um achado pouco específico, encontrado em várias parasitoses. A mesma situação de baixa especificidade ocorre com o teste de intradermorreação. O teste de Mazzotti, que consiste na provocação com dietilcarbamazina em baixas doses (0,5 a 1 mg/kg), pode ser útil nos casos em que as técnicas anteriores não deram o diagnóstico de certeza. A oncocercose é bastante provável quando após a administração da droga, o indivíduo apresenta em questão de horas uma exacerbação dos sintomas cutâneos (prurido e erupção).

TRATAMENTO[3,15,20,22]

O tratamento atual consiste no uso de ivermectina, 150 mg/kg, uma ou duas vezes por ano. A ivermectina é um microfilaricida, ou seja, não cura a doença, por não atuar nos vermes adultos. Essa droga combate eficazmente os sintomas e interrompe o ciclo de transmissão, sendo usada também no tratamento em massa da população. Nenhuma droga disponível atualmente mata a forma adulta do parasita. Possíveis efeitos colaterais são: prurido, edema cutâneo e/ou exantema maculopapuloso.

LOÍASE

(CID 10 = B74.3 - Loaíse [Edema do Calabar, Filaríase por Loa loa, Infecção por Loa loa, Loíase])

INTRODUÇÃO[2a,13,15,19]

A loíase ou loaíse é uma doença parasitária causada pelo helminto nematoide *Loa loa (L. loa)*, que tem como hospedeiros diversos animais, entre os quais o homem, hipopótamos e algumas famílias de moscas (*Chrysops – mosca mango)*. Causa angioedema cutâneo e uma síndrome de hipereosinofilia alérgica, sendo encontrada, de forma endêmica, em florestas úmidas, no oeste e na parte central da África. Ao longo do rio Zaire (Congo), podem estar infectados até 90% dos habitantes nativos de algumas aldeias.

Formas adultas do verme migram em tecidos subcutâneos e nos olhos, enquanto as microfilárias circulam no sangue. O vetor, a mosca *Chrysops*, é hematófaga, de hábito diurno, assim como o parasita, fatores estes que, conjugados, permitem a sua transmissão. O período de incubação da larva é de cerca de 1 ano, durante o qual sofre maturação, em geral em tecidos subcutâneos (comumente do globo ocular); por isso, é conhecida na África como o "verme do olho'. O ciclo evolutivo da *L. loa* tem início no homem, seu hospedeiro definitivo. A mosca do gênero *Chrysops,* ao picar um indivíduo doente, ingere sangue que contém as microfilárias que, ao término de 10 a 12 dias, tornam-se larvas infectantes e emigram na probóscide na qual posteriormente são inoculadas no homem quando picado. As microfilárias podem aparecer no sangue periférico 5 ou 6 meses depois da infecção. O verme adulto pode viver no ser humano e as microfilárias podem estar presentes no sangue até 17 anos.

DIAGNÓSTICO CLÍNICO[2a,14,16,20,24]

Em geral, os sintomas não aparecem senão vários anos depois de o indivíduo ser infectado. São frequentes os episódios de "edemas" migratório e transitório, chamados de Calabar, precedidos, geralmente, de dor localizada e acompanhados de prurido. São edemas que não formam godê e não apresentam sinais de inflamação. Podem ser observados em qualquer parte do corpo, mas a sua localização característica é na superfície anterior dos pulsos e nas palmas das mãos. Em nível ocular, a doença é acompanhada de "edemas" gigantes nas pálpebras, que dificultam a visibilidade. Também é frequente encontrar em alguns indivíduos com loíase, hipereosinofilia, reações alérgicas, com urticária e febre.

Em residentes de áreas endêmicas, a infecção muitas vezes é assintomática, ou pode apresentar-se com áreas de angioedema (edema de Calabar) que se desenvolve em qualquer lugar do corpo, mais predominantemente nas extremidades, durando em média de 1 a 3 dias. Esse edema decorre das reações de hipersensibilidade a alérgenos liberados pela migração de vermes adultos. Caso os olhos sejam afetados, poderá haver irritação e dano visual permanente. Outras alterações incluem: nefropatia, encefalopatia e cardiomiopatia. Em visitantes, ao contrário do que ocorre na população nativa, os sintomas da hiper-reatividade alérgica predominam. O edema de Calabar tende a ser mais frequente e grave nos visitantes, que poderão desenvolver uma síndrome hipereosinofílica sistêmica, condição esta que poderá levar à endomiocardiofibrose.

DIAGNÓSTICO LABORATORIAL[14,16,20]

A detecção microscópica de microfilárias no sangue periférico define o diagnóstico. A amostra de sangue deve ser retirada durante a tarde, quando os níveis de microfilaremia são maiores. O verme adulto pode ser isolado a partir do olho ou de uma amostra de tecido subcutâneo de um local de tumefação que se desenvolve após o tratamento. Residentes temporários em áreas endêmicas frequentemente permanecem amicrofilarêmicos. Métodos sorodiagnósticos ainda não são capazes de diferenciar *Loa loa* de outras infecções filariais.

TRATAMENTO[14,16,20]

Dietilcarbamazina (DEC) é a única droga que mata microfilárias e vermes adultos. A dose recomendada é de 8-10 mg/kg/dia, em três tomadas ao dia, por 2 a 3 semanas. Há necessidade de repetir o tratamento em alguns pacientes. A DEC (300 mg/semana) é um esquema profilático eficaz.

OUTRAS FILARÍASES[4,19,20]

(CID 10 =; B74.1 - Filaríase por *Brugia malayi*; B74.2 - Filaríase por *Brugia timori*; B74.9 - Filaríase não especificada)

A infecção pela *Brugia malalyi* ocorre na Malásia, na Tailândia, na Indonésia e na Nova Guiné, com alguns focos na Índia, na China e no Vietnã, enquanto a infecção pela *B. timori* está restrita à Indonésia e ao Timor. A transmissão dessas filárias faz-se por espécies de mosquitos *Anopheles* e *Mansonia,* exibindo as microfilárias periodicidade noturna ou diurna na dependência da subespécie do parasita infectante. O quadro clínico é similar ao da infecção por *W. bancrofti.* O diagnóstico e o tratamento também seguem o dessa filaríase.

Mansonella perstans (antes denominada *Dipetalonema perstans*) e *M. ozzardi* são filárias cujos vermes adultos são encontrados na cavidade e nas vísceras abdominais, originando microfilárias que não possuem cápsula na corrente circulatória. A *M. perstans* é encontrada na África e na América do Sul, enquanto a *M. ozzardi* distribui-se pelas Américas Central e do Sul. Discute-se o papel patogênico dessas filárias, mas alguns pacientes queixam-se de artralgias e nódulos subcutâneos, febre, cefaleia e erupções cutâneas. A maioria dos infectados apresenta infecção assintomática. Esses helmintos são transmitidos por mosquitos e as microfilárias não têm periodicidade. A dietilcarbamazina não tem atividade contra a *M. ozzardi* e tem ação irregular contra a *M. perstans.* A ivermectina não tem ação sobre essas filárias. O tratamento é sintomático.

Mansonella streptocerca (antes denominada *Dipetalonema streptocerca*) é uma filária transmitida ao homem por dípteros culicoides, encontrada em países da África Ocidental e Central. Vermes adultos e microfilárias são encontrados na pele, provocando uma dermatite com máculas e pápulas pruriginosas, podendo causar linfangite. O tratamento feito com dietilcarbamazina segue o referido para a bancroftose, mas a ivermectina não tem ação.

REFERÊNCIAS BIBLIOGRÁFICAS

1. Braga C et al. Risk Factors for the ocorrence of Bancroftian Filariasis infection in children living in endemic areas of Northeast of Brazil. J Trop Pediat. 1998;44:87-91.
2. Braga C et al. Field evaluation of the whole blood immunochromatographic test for rapid Bancroftian filariasis diagnosis in the northest of Brazil. Rev Inst Med Trop São Paulo. 2003;45:125-29.
2a. Bungo F. Estudo da Prevalência da Filariose Bancrofitiana e Loana na Vila do Buco-Zau Norte de Angola. Mestrado. Fundação Oswaldo Cruz, Escola Nacional de Saúde Pública; 2002. 72p. Disponível em: http://portalteses.icict.fiocruz.br/transf.php?script=thes_chap&id=00008801&lng=pt&nrm=iso. Acessado em: out. 2011.
3. Burnhan GJ. Onchocersiasis. Lancet. 1998;351:1341-46.
4. Cruz Ferreira FS et al. Filaríases. In: Veronesi R, Foccacia R (ed). Tratado de Infectologia. São Paulo: Atheneu; 1997. p. 1385-04.
5. Dreyer G, Dreyer P. Diagnóstico laboratorial da filaríase bancroftiana. In: De Carli GA (ed). Parasitologia Clínica: Seleção e Uso de Métodos e Técnicas de Laboratório para o Diagnóstico das Parasitoses Humanas. Atheneu: São Paulo; 2001. p. 373-94.
6. Dreyer G, Dreyer P, Norões J. Recomendações para o tratamento da filaríase bancroftiana, na infecção e na doença. Rev Soc Bras Med Trop. 2000;35:43-50.
7. Dreyer G, Norões J. Filaríase Bancroftiana. In: Batista RS, Gomes AP, Igreja RP, et al (ed). Medicina Tropical. Abordagem Atual das Doenças Infecciosas e Parasitárias. Rio de Janeiro: Cultura Médica; 2001. p 291-312.
8. Dreyer G, Norões J, Dreyer P. Filaríase Bancroftiana. In: Figueira NA et al (ed). Condutas em Clínica Médica. 3ª ed, Rio de Janeiro:Medsi, 2004. p. 734-43.
9. Dreyer G et al. Pathogenesis of lymphatic disease in bancroftian filariasis: a clinical perspective. Parasitol Today. 2000;16:544-48.
10. Dreyer G et al. Ultrasonographic detection of living adult *Wuchereria bancrofti* using a 3,5MHz transducer. Am J Trop Med Hyg. 1998;59:399-403.
11. Dreyer G et al. Mudanças de paradigmas na filariose bancroftiana. Rev Assoc Med Bras. 2009;55:355-62.
12. Fontes G. Filariidea*: Wuchereria bancrofti* – Filaríase linfática. In: Neves DP, Melo et al. (ed). Parasitologia Humana. 10ª ed. São Paulo: Atheneu; 2000. p. 269-77.
13. Fontes G et al. Lymphatic filariasis in brazilian urban area (Maceió, Alagoas). Mem Instit Oswaldo Cruz. 1998;93:705-10.
14. Gardon J et al. Serious reactions after mass treatment of onchocerciasis with ivermectin in an area endemic for Loa loa infection. Lancet. 1997;350:18-22.
15. Gomes AP et al. Oncocercose. In: Siqueira Batista R et al (ed). Medicina Tropical. Abordagem Atual das Doenças Infecciosas e Parasitárias. Rio de Janeiro: Cultura Médica; 2001. V. 1. p. 347-51.
16. Klion AD et al. Loiasis in endemicand non endemic population: Immunologically mediated differences in clinical presentation. J Infect Dis. 1991;163:1318-25.
17. Medeiros Z, Santos AMA, Andrade LD. Filaríase Bancroftiana in: Melo HRL et al (ed). Condutas em Doenças Infecciosas. Rio de Janeiro: Medsi; 2004. p. 619-28.
18. Mattos D, Dreyer GA. Filaríase bancroftiana: uma perspective psicossocial e política para os profissionais de saúde. Rev Panam. Infectol. 2006;82:35-39
19. Moraes RG, Leite JC, Goulart EG. Superfamília Filarioidea: filarídios, filaríase de Bancroft, mansonelose, oncocercose. In: Moraes RG, Leite JC, Goulart EG (ed). Moraes Parasitologia & Micologia Humana. 4ª ed. Rio de Janeiro: Cultura Médica; 2000.
20. Siqueira-Batista R, Gomes AP, Igreja RP. Outras Filaríases. In: Siqueira Batista R et al (ed). Medicina Tropical. Abordagem Atual das Doenças Infecciosas e Parasitárias. Rio de Janeiro: Cultura Médica; 2001. V.1. p. 353-57.

21. Rocha A et al. Comparison of tests for the detection of circulating filarial antigen (Og4C3-ELISA and AD12-ICT) and ultrasound in diagnosis of lymphatic filariasis in individuals with microfilariae. Mem Inst Oswaldo Cruz. 2009;104:621-25.

22. Who Expert Committee on Onchocerciasis: Onchocersiasis and its control: 4th Report. Technical Report Series No. 852, Geneva: WHO; 1995.

23. World Health Organization. First WHO report on neglected tropical diseases 2010: working to overcome The global impact of neglected tropical diseases. Disponível em: http://www.who.int/neglected_diseases/2010report/en/. Acessado em: out: 2011.

74 Gangrena de Fournier

■ Guilherme Pinto Bravo Neto

(CID 10 = A48.8 – Outras doenças bacterianas especificadas; M72.6 - Fasciíte necrosante)

INTRODUÇÃO

A gangrena de Fournier foi descrita pela primeira vez em 1764, por Bauriene, mas coube a Jean Alfred Fournier o seu relato oficial na literatura, em 1883, ressaltando a evolução rapidamente progressiva e fulminante de gangrena genital, idiopática, de pacientes jovens do sexo masculino. Desde então, diversos casos semelhantes foram relatados e, hoje, a doença é definida como fascite necrotizante do períneo e da genitália, causada por microbiota mista e caracterizada por vasculite obliterativa de vasos subcutâneos que resulta em gangrena da pele, incluindo tecido subcutâneo, derme e epiderme, e da própria fáscia, que se apresenta, caracteristicamente, com cor amarelada ou acastanhada decorrente da necrose[6]. Sua fisiopatologia é, assim, a mesma descrita para fascite necrotizante (ver Capítulo 66).

A extensão da doença varia de paciente para paciente. Pode acometer apenas parte da bolsa escrotal, como uma área de gangrena localizada, ou toda a genitália. Pode, ainda, comprometer áreas extensas, da coxa à região axilar, envolvendo parede abdominal e torácica (Fig. 74.1). Nos casos que têm origem na genitália, a partir da fáscia de Buck, do pênis, as bactérias podem se disseminar pela fáscia de Dartos, da bolsa escrotal, para a fáscia de Colles, do períneo, e fáscia de Scarpa, da parede abdominal anterior, e daí para a parede do tórax. Os testículos raramente são comprometidos devido ao seu suprimento sanguíneo próprio pelas artérias testiculares, ramos diretos da aorta, enquanto a vascularização da bolsa escrotal é feita pelas artérias pudendas, ramos da femoral[12].

ETIOLOGIA E FATORES DE RISCO

A infecção, em geral, é polimicrobiana, causada por bactérias aeróbias e anaeróbias que colonizam habitualmente o períneo e a genitália. Têm, assim, baixa virulência, mas agem de forma sinérgica, ou seja, uma bactéria produz nutrientes para outra que, por sua vez, produz toxinas que protegem ambos os microrganismos da fagocitose. Além disso, a atividade dos germes aeróbios gera uma redução da tensão de oxigênio, produzindo um ambiente propício para a proliferação de anaeróbios[6]. Alguns autores têm descrito casos de gangrena de Fournier causada por fungos, como *Candida spp.*[10].

O germe mais frequentemente isolado tem sido *E. coli*. Outros agentes comumente encontrados são estreptococos, estafilococos, enterococos, *Pseudomonas aeruginosa* e outros gram-negativos entéricos como *Klebsiella* e *Proteus*, e anaeróbios como clostrídios e bacteroides. Essas bactérias contribuem para a manutenção da endarterite obliterativa, evento fisiopatológico responsável pela isquemia e gangrena. Sabe-se, por exemplo, que *Bacteroides spp.* são capazes de produzir heparinases, colagenases e hialuronidase e de inibir a fagocitose. Algumas espécies aeróbias causam agregação de plaquetas e fixação do complemento. *Staphylococcus spp.* produzem hialuronidase e inibem a fagocitose através da produção de uma capa de fibrina. *Streptococcus* β-hemolítico produzem coagulases que podem contribuir para a trombose de pequenos vasos. Bactérias gram-negativas como *E. coli*, *Proteus* e *Klebsiella* produzem endotoxinas lipopolissacarídicas que também podem ser implicadas na trombose vascular[19].

Apesar de mais comum em homens, em proporções que podem chegar a 10:1, a doença acomete também as mulheres (ver Capítulo 66 – Figura 66.2). Na realidade, ao contrário da descrição original de Fournier, na qual os pacientes acometidos eram homens jovens, tem sido verificada uma incidência cada vez mais elevada da doença em mulheres[5] e indivíduos mais velhos. Mais importante que o aumento da longevidade, é o fato de que a maioria dos fatores associados à gangrena de Fournier, como doenças colorretais, doenças urológicas e diabetes, se manifesta mais tardiamente na vida.

Alguns autores sugerem que baixas condições socioeconômicas contribuem para o desenvolvimento da doença. Os crescentes relatos na literatura de língua inglesa, entretanto, demonstram que a doença não se restringe aos pobres, e pode haver, na realidade, padrões diferentes de apresentação na África e Ásia, quando comparados com aqueles dos EUA e Europa. As lesões cutâneas, como fator etiológico da gangrena de Fournier, são mais comuns em países em desenvolvimento e a doença tem taxa de mortalidade mais baixa[6]. Estudos recentes têm demonstrado, também, uma incidência crescente da doença em pacientes obesos[5,11].

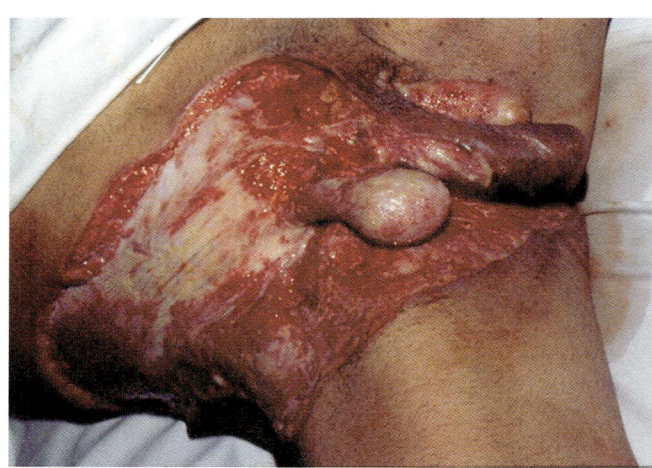

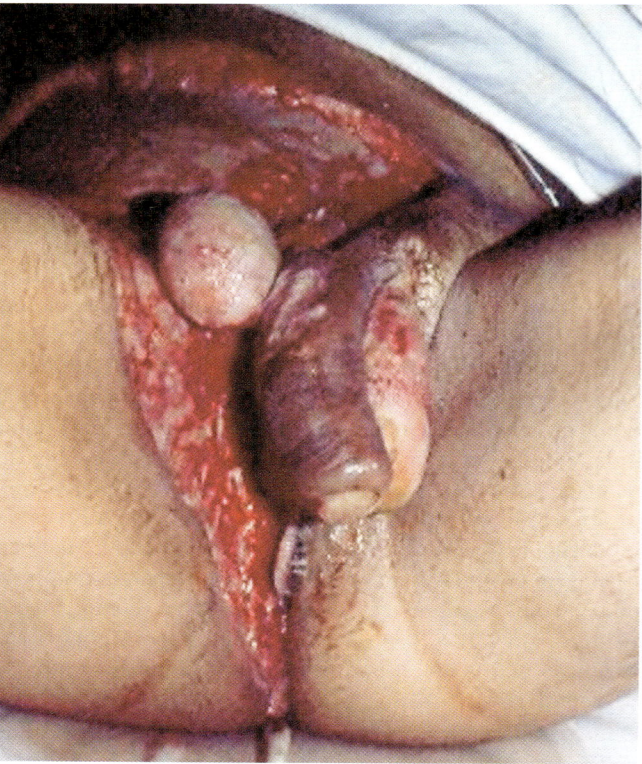

FIGURA 74.1 – Gangrena de Fournier após desbridamento amplo, com extensão para o abdome e preservação dos testículos (Fotos originais de Guilherme Pinto Bravo Neto).

As causas idiopáticas são infrequentes. Na maioria dos casos, a origem da lesão pode ser identificada e se deve a lesões cutâneas e doenças colorretais ou urológicas. Entre as lesões de pele se sobressaem os pequenos traumatismos, as foliculites, as celulites e os abscessos. O cisto de Bartholin infectado é uma causa comum em mulheres. Quanto às doenças colorretais, as que mais comumente levam à fascite necrotizante do períneo são os abscessos perianais e perirretais e as fístulas perianais que, em algumas séries, suplantam as causas urológicas[5]. Apendicite supurada, diverticulite e câncer colorretal também já foram implicados. Lesões do trato urinário incluem estenoses de uretra, cálculo uretral, fístula uretrovaginal e abscesso renal[6,12,19]. Também têm sido descritos casos associados à colocação de *piercings* genitais[7].

Algumas doenças sistêmicas também estão associadas à gangrena de Fournier. A mais frequente delas é diabetes, presente em 40% a mais de 60% dos pacientes[1,11,16,23]. Essa elevada incidência pode ser explicada pela maior tendência à isquemia tissular causada pela doença em pequenos vasos. Além disso, diabéticos com gangrena de Fournier também parecem ter pior prognóstico e índices de mortalidade mais elevados, devido à disfunção neutrofílica e à diminuição da atividade fagocítica e bactericida intracelular, ocasionadas pela hiperglicemia. Essa correlação, entretanto, ainda não foi demonstrada como estatisticamente significante[14]. É interessante notar, também, que a gangrena de Fournier pode ser a primeira manifestação clínica do diabetes em alguns pacientes.

Outras associações frequentes são o tabagismo e o alcoolismo, este presente em 25% a 50% dos pacientes. Idade avançada e doenças como síndrome de imunodeficiência adquirida, leucemia e outros tipos de câncer também se associam com frequência à gangrena de Fournier. A rápida disseminação de infecção pelo vírus da imunodeficiência humana (HIV) na África tem elevado o número de casos de gangrena de Fournier naquele continente[6]. Quimioterapia, corticoterapia, insuficiência renal e cirrose também estão associadas a um risco aumentado de desenvolvimento da doença. O denominador comum de todas essas condições clínicas é a resistência diminuída do paciente por alterações da imunidade celular.

Revisão da literatura revela a associação esporádica com inúmeras condições clínicas, frequentemente casuais, como filariose, escabiose, coito anal e alguns antecedentes cirúrgicos, como herniorrafia inguinal, vasectomia e procedimentos orificiais, como hemorroidectomia, ligadura elástica de hemorroidas e operações para prolapso retal. Perfurações do reto por espinha de peixe, osso de galinha e corpos estranhos também já foram descritas como causas da gangrena de Fournier. Procedimentos urológicos como cateterismo uretral, postectomia, biópsia de próstata e implantes de prótese peniana também têm sido implicados. Apesar de incomum, há relatos de casos de gangrena de Fournier em crianças, como complicação de circuncisão neonatal e de varicela[6,12,18-20].

O índice de mortalidade continua alto até hoje, com grandes variações na literatura, chegando a mais de 60% em algumas séries. Os principais determinantes de uma evolução favorável são o diagnóstico precoce e a instituição do desbridamento cirúrgico amplo no momento na primeira abordagem, já que a doença é rapidamente progressiva, podendo ampliar a área de gangrena em poucas horas[8,14,18].

DIAGNÓSTICO CLÍNICO E EXAMES COMPLEMENTARES

O diagnóstico da gangrena de Fournier é clínico. Seus sintomas são variados e, apesar da descrição original de início súbito e fulminante, em muitos pacientes a doença se manifesta de forma insidiosa. A maioria se apresenta com dor e edema na região perineal, mas, em fases iniciais, alguns doentes podem se queixar apenas de sintomas inespecíficos, com febre, sem sintomatologia perineal. Em fases um pouco mais avançadas as manifestações cutâneas são mais evidentes, com surgimento de pequenas vesículas ou bolhas, cianose e áreas de induração da pele e do subcutâneo. Equimoses ou mesmo gangrena cutânea franca podem ser observadas.

Crepitação pode ocorrer pelo acúmulo de gás no subcutâneo, produzido pelo metabolismo de germes tanto anaeróbios como aeróbios, e dar a falsa impressão de gangrena gasosa. A isquemia cutânea, com a necrose e lesões ulceradas, podem dar saída à secreção purulenta de odor pútrido. Em fases mais tardias a dor pode dar lugar à anestesia, devido à lesão isquêmica das terminações nervosas locais[6,18-20].

Os achados anatômicos patognomônicos são os de necrose e supuração da tela subcutânea, artérias, veias, fáscia superficial com focos de hemorragia e inflamação da derme e tela subcutânea, que se encontram infiltradas por células polimorfonucleares. Essas alterações evoluem rapidamente a uma velocidade que pode chegar a 2-3 cm/hora[22a].

A maioria dos pacientes apresenta leucocitose com desvio à esquerda, mas os idosos e os imunossuprimidos nem sempre exibem essas alterações no hemograma. Assim como nas fascites necrotizantes de outras localizações, chama atenção a exuberância dos sintomas sistêmicos de infecção sem uma correspondente evidência clínica de infecção localizada grave.

O diagnóstico da lesão primária que desencadeou a gangrena de Fournier pode exigir investigação paralela através de exames complementares, mas não deve retardar o tratamento. Quando a origem da infecção é uma lesão cutânea, esta, em geral, já foi completamente envolvida pela gangrena cutânea no momento do diagnóstico, ou ressecada durante o desbridamento. Nesses casos, a menos que o paciente refira a presença de uma lesão prévia, o diagnóstico do fator desencadeante só é feito por exclusão, após se afastar doença urológica e colorretal[6].

A investigação de outras doenças associadas, por outro lado, é muitas vezes importante para garantir a eficácia do tratamento, e pode exigir a realização de exames urológicos, como cultura, cistoscopia ou uretroscopia para doenças urológicas, e anuscopia, retossigmoidoscopia com biópsia e clister opaco para o diagnóstico de doenças colorretais. No entanto, só devem ser realizados ao longo do tratamento e após estabilização clínica e do processo infeccioso.

A avaliação da extensão da lesão também pode requerer exames de imagem como ultrassonografia, tomografia computadorizada e ressonância magnética[29], mas essa avaliação é feita com maior segurança durante o desbridamento cirúrgico, quando o cirurgião, em geral, é capaz de identificar os tecidos necrosados e seus limites com áreas viáveis. A tomografia computadorizada e a ressonância magnética são capazes, também, de identificar a causa da infecção. É importante ressaltar mais uma vez, no entanto, que apesar da importância da investigação de etiologia, extensão e complicações da gangrena de Fournier, o diagnóstico dessa afecção é essencialmente clínico e sua precocidade é fundamental para a instituição imediata do tratamento e para redução dos índices de mortalidade.

O diagnóstico etiológico, realizado através do exame bacteriológico do pus, é essencial. O pus ou, preferencialmente, fragmentos de tecido necrosado e infectado provenientes do desbridamento, devem ser colhidos no momento da primeira manipulação cirúrgica e enviados imediatamente para o laboratório de microbiologia para realização de exame pelo método de Gram e semeadura em meios adequados para cultura de germes aeróbios e anaeróbios. A coleta de material, apenas nos desbridamentos subsequentes, leva ao isolamento de outros germes que passaram a colonizar as extensas áreas de ferida aberta, sem envolvimento direto com o processo infeccioso, e gera confusões na escolha ou nas modificações do esquema de antibioticoterapia. Apesar de já terem sido descritas culturas estéreis, esses resultados negativos provavelmente se devem à má técnica de coleta de material para cultura, sobretudo para germes anaeróbios. Hemoculturas são recomendáveis, mas o resultado negativo é frequente.

TRATAMENTO

A gangrena de Fournier é uma urgência cirúrgica[24]. Seu tratamento deve se fundamentar em três princípios básicos: estabilização inicial do paciente, antibioticoterapia de largo espectro e intervenção cirúrgica precoce e agressiva, lembrando, entretanto, que os dois primeiros itens não devem retardar a cirurgia. As medidas de ressuscitação inicial incluem, basicamente, a reposição de líquidos, podendo ser necessária, em alguns pacientes, hemotransfusão. Dependendo do tempo de evolução da doença e da gravidade da infecção, no entanto, a resposta inflamatória sistêmica pode ser intensa e requerer cuidados intensivos, uso de aminas e estabilização mínima do paciente, que permita a execução, o mais breve possível, do desbridamento cirúrgico[6,12,19,20,26].

A grande variedade de microrganismos envolvidos nessa infecção impõe a utilização de associação de drogas, com atividade contra três grupos principais de bactérias: gram-positivos, gram-negativos e anaeróbios. O esquema, sempre empírico, inicial, deve ser efetivo inclusive contra MRSA, recomendando-se as seguintes opções terapêuticas:

a) associação de vancomicina ou linezolida ou daptomicina com piperacilina-tazobactam;

b) associação de vancomicina ou linezolida ou daptomicina com um carbapenêmico (imipeném, meropeném ou ertapeném);

c) associação de vancomicina ou linezolida ou daptomicina com ceftriaxona e metronidazol;

d) associação de vancomicina ou linezolida ou daptomicina com uma fluoroquinolona de ação sistêmica e com metronidazol[10a,21,22,23a,28].

A vancomicina pode ser substituída pela teicoplanina; as fluoroquinolonas sistêmicas disponíveis no Brasil são ciprofloxacino, levofloxacino, moxifloxacino e gemifloxacino.

Mudanças nos esquemas terapêuticos empíricos podem ser necessárias, tendo como base os resultados de cultura e antibiograma. Porém, é importante ressaltar que a escolha empírica inicial adequada é fundamental para uma boa evolução do paciente.

O tratamento cirúrgico, que constitui a base terapêutica da doença de Fournier, inclui amplo desbridamento de todos os tecidos necróticos e áreas desvitalizadas de pele, subcutâneo e fáscia, com o objetivo de remover todos os tecidos não viáveis e, com isso, interromper a progressão da infecção e reduzir a toxicidade sistêmica. Como músculos e outros tecidos subfasciais costumam estar preservados, o desbridamento não deve se estender a esses tecidos de aparência normal. A maioria dos pacientes necessita de múltiplos desbridamentos para controle da infecção, mas a ausência de melhora clínica após as primeiras ressecções sugere doença adicional não diagnosticada[3,6,19] (Figura 74. 1).

As feridas cirúrgicas devem ser acompanhadas de perto, pois novos desbridamentos frequentemente são necessários, devido à progressão da infecção ou hipoperfusão tecidual. Podem ser necessárias várias trocas diárias dos curativos cirúrgicos nas fases iniciais do tratamento. Os cuidados com as feridas são aqueles de qualquer ferida aberta, que exigem cobertura com gazes ou compressas e, eventualmente, a utilização de cremes ou pomadas capazes de proporcionar desbridamento químico adicional. Haloenxertos e xenoenxertos de pele podem ser utilizados para cobertura das lesões até que o paciente se encontre em condições de se submeter à reconstrução definitiva. Recentemente, o emprego do fechamento assistido a vácuo da área da ferida cirúrgica, com manutenção de pressão negativa, tem resultado em menor necessidade de trocas de curativos e menor tempo de internação[1,4]. Deve, no entanto, ser iniciado após estabilização clínica do paciente e controle da necrose tecidual, já que frequentemente múltiplos desbridamentos são necessários para controle da necrose e infecção .

Os testículos estão preservados da gangrena devido à sua vascularização própria, mas podem evoluir com orquites ou outras complicações, como abscessos, pela exposição prolongada em pacientes que requerem desbridamentos muito extensos da bolsa escrotal. Nesses casos é conveniente, sempre que possível, alojá-los no subcutâneo das coxas ou nas regiões inguinais. A necessidade de orquiectomia é rara e ocorre, apenas, na vigência daquelas complicações secundárias, quando os testículos não podem ser protegidos[12]. Da mesma forma, apesar de infrequente, a gangrena peniana pode resultar em perda total do pênis, seja cirúrgica ou espontaneamente.

Quando a ressecção da pele da bolsa escrotal é parcial, sua recomposição costuma ser rápida e completa, devido à sua elevada capacidade de regeneração e cicatrização. No entanto, o uso de enxertos de pele pode ser necessário e conveniente para melhor abrigar os testículos e acelerar o processo de cicatrização.

O desvio do trânsito intestinal através de colostomias pode ser necessário para manter as feridas livres da contaminação fecal, particularmente nos pacientes com áreas muito extensas de desbridamento perineal e perianal, ou quando a lesão inicial tem origem no cólon e pode perpetuar o processo infeccioso. Nesses casos, as sigmoidostomias e as tranversostomias em alça são as mais indicadas e a opção por uma delas dependerá da extensão abdominal da lesão, ou da altura da doença colônica. Em alguns doentes portadores de doença retal grave, pode ser necessária a realização de cirurgia de Hartmann (ressecção do segmento doente com fechamento do coto retal e colostomia proximal).

Apesar de condenadas por alguns autores, essas derivações podem ser muito úteis e eficazes em circunstâncias apropriadas como as já descritas aqui[15,28a]. Ademais, algumas revisões mostram que grande parte dos pacientes que necessitaram de colostomias é composta por aqueles que tiveram seu tratamento inicial retardado por mais de 7 dias do início dos sintomas[6,12,14,19]. Alguns autores preconizam a realização de colostomias apenas quando ocorre comprometimento do complexo esfincteriano pelo processo infeccioso[27].

Da mesma forma, porém em menor escala, e em pacientes cuja lesão inicial é do trato urológico, cistostomia suprapúbica pode ser necessária para desvio do fluxo urinário, mas, na maioria desses casos, o cateterismo uretral com sonda de Foley se constitui em derivação adequada[12,19]. Essas derivações, intestinais ou urológicas, podem ser indi-

cadas durante o desbridamento inicial ou nos procedimentos subsequentes.

A oxigenoterapia hiperbárica tem sido recomendada para esses pacientes, tendo em vista o sinergismo entre germes aeróbios e anaeróbios, que ocorre na gangrena de Fournier. O aumento da tensão tissular de oxigênio é capaz de inibir a proliferação e de matar as bactérias anaeróbias, reduz a toxicidade sistêmica, limita a necrose e delimita melhor as áreas de gangrena. Apesar disso, alguns autores questionam se a oxigenoterapia hiperbárica é capaz de reduzir as taxas de morbidez e mortalidade da doença de Fournier[17]. Acreditamos que o procedimento represente uma terapêutica adjuvante importante nas fascites necrotizantes em geral e que deva ser utilizada sempre que possível nos casos graves da doença. No entanto, não deve retardar a terapêutica cirúrgica inicial e os desbridamentos subsequentes que se façam necessários[2,6,18,19].

A reposição calórica desses pacientes também é fundamental e, apesar de a nutrição parenteral hipercalórica ter sido preconizada por alguns autores, a maioria dos pacientes se beneficia da nutrição enteral, em geral capaz de manter um balanço nitrogenado positivo.

A morbidez da gangrena de Fournier é extremamente variável e dependente de inúmeros fatores, tais como gravidade e extensão da infecção, origem da lesão, doenças de base, complicações locais ou sistêmicas. Dentre essas, chama a atenção a cetoacidose diabética. Os problemas mais frequentes, no entanto, relacionam-se a complicações cosméticas que podem exigir diversas cirurgias reparadoras.

A mortalidade da doença é menor que a de fascites necrotizantes de outras localizações, provavelmente devido à maior facilidade com que a drenagem espontânea ou cirúrgica se faz através da bolsa escrotal. Índices de mortalidade variam de 3% a 45%, com alguns relatos de mais de 60%. Casos que têm como origem da infecção doenças colorretais costumam ter as mais altas taxas de mortalidade. As principais causas de morte são sepse, coagulopatia, insuficiência renal, cetoacidose e insuficiência de múltiplos órgãos.

O prognóstico da gangrena de Fournier é variável. Alguns autores tentaram determinar fatores prognósticos através de análises uni e multivariadas, e foram desenvolvidos índices de gravidade da gangrena de Fournier nos mesmos moldes do escore APACHE[25], capazes de predizer a evolução clínica desses pacientes[9,13,23]. Esses autores mostraram que os principais fatores associados ao mau prognóstico no momento da admissão desses pacientes são idade avançada, hematócrito baixo, ureia alta, cálcio baixo, albumina sérica baixa e fosfatase alcalina elevada. Assim como descrito no Capítulo 66, Fascite Necrotizante, o Índice Laboratorial de Risco de Fascite Necrotizante (ILRFN), baseado em exames laboratoriais, pode ajudar no diagnóstico diferencial entre infecções brandas e graves em suas fases iniciais[10a]. Foram descritos outros índices prognósticos específicos, como o Índice de Gravidade para Gangrena de Fournier (IGGF), porém com acurácia controversa[14a,22a]. Estudos sobre a extensão do comprometimento corporal pela gangrena também foram conflitantes, mas as evidências sugerem que pacientes com mais de 5% de envolvimento da superfície corporal têm risco mais acentuado de morte. Outras condições clínicas que devem ser consideradas como de mau prognóstico na gangrena de Fournier, além da idade, são a presença de diabetes, alcoolismo, o retardo na instituição do tratamento cirúrgico e a necessidade de realização de colostomia[14,19].

REFERÊNCIAS BIBLIOGRÁFICAS

1. Assenza M et al. VAC (Vacuum Assisted Closure) treatment in Fournier's gangrene: personal experience and literature review. Clin Ter. 2011;162:e1-5.

2. Ayan F et al. Fournier's gangrene: a retrospective clinical study on fourty-one patients. ANZ J Surg. 2005;75:1055-58.

3. Chawla SN, Gallop C, Mydlo JH. Fournier's gangrene: an analysis of repeated surgical debridement. Eur Urol. 2003;43:572-75.

4. Cuccia G et al. Vacuum-assisted closure for the treatment of Fournier's gangrene. Urol Int. 2009;82:426-31.

5. Czymek R et al. New insights into the epidemiology and etiology of Fournier's gangrene: a review of 33 patients. Infection. 2009;37:306-12.

6. Eke N. Fournier's gangrene: a review of 1726 cases. Br J Surg. 2000;87:718-28.

7. Ekelius L et al. Fournier's gangrene after genital piercing. Scand J Infect Dis. 2004;36:610-12.

8. Faucher LD et al. Burn center management of necrotizing soft-tissue surgical infections in unburned patients. Am J Surg. 2001;182:563-69.

9. Jiménez-Pacheco A et al. Fournier Gangrene: Description of 37 Cases and Analysis of Associated Health Care Costs. Actas Dermosifiliogr. 2012;103:29-35.

10. Johnin K et al. Fournier's gangrene caused by *Candida* species as the primary organism. Urology. 2000;56:153.

10a. Kaafarani HMA, King DR. Necrotizing skin and soft tissue infections. Surg Clin N Am. 2014;94:155-163.

11. Kara E et al. Evaluation of risk factors and severity of a life threatening surgical emergency: Fournier's gangrene (a report of 15 cases). Acta Chir Belg. 2009;109:191-97.

12. Kiliç A, Aksoy Y, Kiliç A. Fournier's gangrene: etiology, treatment and complications. Ann Plat Surg. 2001;47:523-27.

13. Koukouras D et al. Fournier's gangrene, a urologic and surgical emergency: presentation of a multi-institutional experience with 45 cases. Urol Int. 2011;86:167-72.

14. Korkut M et al. Outcome analysis in patients with Fournier's gangrene. Dis Colon Rectum. 2003;46:649-52.

14a. Lin TY et al. Validation and simplification of Fournier's gangrene severity index. Int J Urol. 2014;21:696-701.

15. Lordan JT, Edwards DP. Is there evidence to support delaying stomm formation in Fournier's gangrene? Colorectal Dis. 2005;7:529.

16. Martínez-Rodríguez R et al. Fournier's gangrene: a monographic urology center experience with twenty patients. Urol Int. 2009;83:323-28.

17. Mindrup SR, Kealey GP, Fallon B. Hyperbaric oxygen for the treatment of Fournier's gangrene. J Urol. 2005;173:1975-77.

18. Morpurgo E, Galandiuk S. Fournier's gangrene. Surg Clin North Am. 2002;82:1213-24.

19. Norton KS et al. Management of Fournier's gangrene: an eleven year retrospective analysis of early recognition, diagnosis and treatment. Am Surg. 2002;68:709-13.

20. Ochiai T et al. Fournier's gangrena: report of six cases. Surg Today 2001;31:553.

21. Quist SR et al. Comparative randomised clinical trial against glycopeptides supports the use of daptomycin as first-line treatment of complicated skin and soft-tissue infections. Int J Antimicrob Agents. 2012;39:90-91.

22. Sader HS, Farrell DJ, Jones RN. Antimicrobial activity of daptomycin tested against gram-positive strains collected in European hospitals: results from 7 years of resistance surveillance (2003-2009). J Chemother. 2011;23:200-06.

22a. Shyam DC, Rapsang AG. Fournier's gangrene. Surgeon. 2013;11:222-32.

23. Simsek Celik A et al. Fournier's gangrene: series of twenty patients. Eur Surg Res. 2011;46:82-86.

23a. Stevens DL et al. Practice Guidelines for the Diagnosis and Management of Skin and Soft Tissue Infections: 2014 Update by the Infectious Diseases Society of America. Clin Infec Dis. 2014;59(2):e10-52.

24. Thwaini A et al. Fournier's gangrene and its emergency management. Postgrad Med J. 2006;82:516-19.

25. Tuncel A et al. Fournier's gangrene: three years of experience with 20 patients and validity of the Fournier's gangrene Severity Index Score. Eur Urol. 2006;50:838-43.

26. Vescio G et al. Fournier syndrome: multidisciplinary approach. Ann Ital Chir. 2001;72:355-59.

27. Villanueva-Saenz E et al. Experience in management of Fournier's gangrene. Tech Coloproctol. 2002;6:5-10.

28. White B, Seaton RA. Complicated skin and soft tissue infections: literature review of evidence for and experience with daptomycin. Infect Drug Resist. 2011;4:115-27.

28a. Li YD et al. Enterostomy can decrease the mortality of patients with Fournier gangrene. World J Gastroenterol. 2014;20:7950-54.

29. Yoneda A et al. MRI can determine the adequate area for debridement in the case of Fournier's gangrene. Int Surg. 2010;95:76-79.

75 Gangrena Gasosa

■ **Guilherme Pinto Bravo Neto**

(CID 10 = A48.0 - Gangrena gasosa)

INTRODUÇÃO

Também denominada de mionecrose clostrídica, por sua predileção por tecido muscular, a gangrena gasosa é uma infecção anaeróbica que se desenvolve em tecidos desvitalizados. É a mais grave e fulminante de todas as infecções necrosantes de partes moles e, na grande maioria dos casos, é causada por *Clostridium perfringens*[27a]. Tornou-se bem conhecida durante a Primeira Guerra Mundial, quando 6% de todas as fraturas abertas e 1% dos ferimentos de partes moles evoluíam com esta afecção. Atualmente é condição rara, mesmo em ferimentos de guerra.

ETIOLOGIA E FATORES DE RISCO

Clostridium perfringens é um bacilo gram-positivo que pode existir sob a forma vegetativa ou esporulada, esta altamente resistente ao calor seco e a desinfetantes. É saprófita verdadeiro que pode ser isolado do trato intestinal de seres humanos e animais, e tem, ainda, ampla distribuição no solo. Já foram isolados cinco subtipos e, apesar de classificados como anaeróbios, têm algum grau de aerotolerância. Sob baixa tensão de oxigênio, de até 30 mmHg, formas esporuladas são capazes de se converter em vegetativas e iniciar, rapidamente, a produção de toxinas. Mas, sob tensões de O_2 de até 70 mmHg, pode haver crescimento, restrito, destes bacilos. Ambientes propícios ao desenvolvimento de clostrídios são, portanto, os tecidos necróticos[5,29].

Além de *C. perfringens*, outras espécies de clostrídios produtores de toxinas são capazes de desencadear a mionecrose clostrídica como *C. novyi, C. septicum, C. histolyticum, C. bifermentans, C. fallax, C. sordelli* e *C. sporogenes*. Convém lembrar, entretanto, que aproximadamente 60% a 85% dessas infecções envolvem também outros microrganismos não clostrídios, comumente isolados em outras infecções de partes moles[2]. Além disso, casos de infecções de partes moles não clostrídicas, produzidas por germes produtores de gás, costumam ser mais frequentes do que a mionecrose clostrídica e com uma evolução, em geral, menos fulminante. Dessa forma, a simples presença de crepitação,

ou de gás em exame de imagem, não caracteriza um quadro de gangrena gasosa clostrídica. Inúmeras espécies bacterianas aeróbias e anaeróbias, como *Peptostreptococcus, Eschericia coli, Bacteroides, Staphylococcus* e *Streptococcus,* já foram isoladas nessas infecções. Assim, o exame direto pelo método de Gram e a cultura das secreções devem ser sempre realizados para garantir a escolha adequada e precoce dos antimicrobianos[4a,11,12].

A mionecrose clostrídica se desenvolve, tipicamente, após lesões traumáticas contendo tecido desvitalizado e contaminação proveniente do solo. Os quadros clássicos ocorrem a partir de traumas agrícolas, catástrofes naturais e ferimentos de guerra, particularmente em fraturas expostas. A germinação dos esporos ocorre pela hipóxia tecidual e, experimentalmente, a quantidade mínima de esporos necessária para produzir infecção pode ser reduzida pela presença de corpos estranhos, o que enfatiza a importância do desbridamento amplo e da limpeza minuciosa de feridas traumáticas. O fechamento de feridas contaminadas e, principalmente, com tecidos desvitalizados, contribui para o desenvolvimento da gangrena gasosa. Mais raramente a infecção pode ocorrer em pé diabético[7], após cirurgias eletivas[21,30a], inclusive as videoendoscópicas[31], injeções intramusculares ou subcutâneas em viciados em drogas[1,27b,30] ou, mesmo, espontaneamente, sem antecedentes de trauma[4,15,16]. Nesses casos, em geral, está associada a tumores malignos colorretais[9,17].

A associação de gangrena gasosa espontânea, ou não traumática, com tumores colônicos, descrita inicialmente em 1952, tem sua fisiopatologia ainda mal entendida. Contudo, acredita-se que possa ocorrer devido à isquemia do cólon por microangiopatia, como nos diabéticos, que permitiria a penetração da bactéria na parede intestinal e sua disseminação sanguínea, com consequente inoculação muscular à distância. Outra teoria é a de que uma úlcera tumoral permita essa translocação bacteriana. Associações com outros tumores sólidos e com neoplasias hematológicas também já foram descritas. A mionecrose clostrídica não traumática é mais comumente causada por *C. septicum*, uma espécie relativamente aerotolerante que faz parte da microbiota normal do cólon. Alguns trabalhos demonstram que percentuais elevados de pacientes com bacteriemia por *C. septicum* são portadores de carcinoma colorretal, e sugerem que portadores de mionecrose clostrídica não traumática devam ser submetidos à colonoscopia para investigação de possível carcinoma oculto[9,17,26].

Imunodepressão, doença vascular, diabetes *mellitus*, hipotermia, choque e edema crônico, também são fatores predisponentes ao desenvolvimento de mionecrose clostrídica[2,5]. Diabetes, em particular, além de constituir fator predisponente para infecções clostrídicas, piora acentuadamente o prognóstico de pacientes com gangrena gasosa, aumentando a necessidade de amputações e a letalidade da infecção[23].

Consulta à literatura revela, também, inúmeros relatos de casos de gangrena gasosa viscerais, muitos deles diagnosticados à autópsia. Ressaltam-se os casos de acometimento pancreático como complicação de pancreatite aguda biliar, biópsia pancreática e pancreatografia retrógrada, assim como de gangrena gasosa uterina pós-parto ou em paciente com carcinoma de endométrio[18] e colecistite aguda enfisematosa por *C. perfringens*. Gangrena gasosa hepática espontânea[20] ou pós-operatória[6], renal e de mama[8] também foram descritas[3]. A ubiquidade desse germe, na realidade, torna possível sua infecção em diversos sítios orgânicos, como complicação espontânea ou após procedimentos invasivos destes órgãos, mas, felizmente, de caráter esporádico[16,19,24].

FISIOPATOLOGIA

A capacidade de *C. perfringens* de produzir doença está associada à produção de exotoxinas[10,27,29]. Das inúmeras toxinas produzidas por *C. perfringens*, a fosfolipase C (PLC), ou alfa-toxina, e a perfringolisina O (PFO), ou theta-toxina, são as mais virulentas e responsáveis pela alta morbidade e mortalidade da gangrena gasosa. Estão envolvidas na patogênese do choque e da falência orgânica que acompanham a infecção, assim como da necrose tecidual. Um dos mecanismos de necrose é a redução do fluxo sanguíneo de forma irreversível e não associada a vasoconstrição, mas sim à formação de agregados intravasculares, inicialmente em vênulas e a seguir em arteríolas. Esses agregados são compostos, em fase inicial, de plaquetas ativadas e posteriormente de plaquetas, fibrina e neutrófilos, e impedem, também, o aporte de fagócitos aos tecidos infectados. Essas toxinas lesam diretamente o endotélio da microcirculação, levando à perda de albumina, eletrólitos e água para o interstício, que resulta em edema localizado importante. Todos esses fenômenos reduzem ainda mais o fluxo arteriolar, com diminuição do aporte de oxigênio aos tecidos e acentuação do déficit da capacidade fagocítica, o que favorece a glicólise anaeróbia no tecido muscular. Há produção de CO_2 e de outros gases, que dissecam os planos teciduais.

Com a progressão da infecção e da absorção de toxinas há comprometimento de veias mais calibrosas e rápida necrose anóxica de grandes grupos musculares. Quando as toxinas, ou as citocinas por elas induzidas, alcançam a circulação arterial, advêm o choque e a insuficiência multiorgânica e, frequentemente, a morte[13,14]. Outros clostrídios, como *C. septicum* e *C. sordellii,* podem produzir até quatro a sete exotoxinas, igualmente virulentas[27b].

Histologicamente, a mionecrose clostrídica é caracterizada por ausência de células inflamatórias agudas nos tecidos e por leucostase importante, evidenciada pelo acúmulo de leucócitos entre os planos fasciais e entre pequenos vasos sanguíneos. Estes achados diferem de infecções causadas por outras bactérias, nas quais existe destruição tecidual menor e resposta inflamatória leucocitária exuberante. Esta ausência de resposta inflamatória aguda, associada à deficiência de perfusão tissular e à elaboração de potentes citocinas e proteases, é responsável pela rápida progressão da infecção e da mionecrose[14].

DIAGNÓSTICO CLÍNICO E EXAMES COMPLEMENTARES

Em vítimas de lesão traumática, a infecção pode se estabelecer em poucas horas. Em geral, no entanto, a mionecrose se desenvolve após 1 a 4 dias depois do trauma, em uma sequência de quatro estágios: contaminação e proliferação bacteriana, produção de toxinas, destruição tissular regional e toxicidade sistêmica com choque séptico e insuficiência multiorgânica. Inicialmente o paciente parece ansioso, apreensivo ou mesmo eufórico ou com a sensação de morte iminente e, em geral, queixa-se de dor importante, intensa e rapidamente progressiva, de forma frequentemente desproporcional à lesão inicial ou aos achados clínicos. Taquicardia é um achado frequente. Febre baixa pode ocorrer cerca de 12 a 24 horas após o início dos sintomas[2].

A pele se torna edemaciada, com tom escurecido de bronze, e surgem vesículas e bolhas hemorrágicas. Em algumas horas, drenagem de secreção serossanguinolenta pode ser verificada e pode se tornar malcheirosa e purulenta. O exame pelo método de Gram desse exsudato purulento costuma demonstrar a presença de bastonetes gram-positivos com poucos leucócitos, ou mesmo total ausência de células de defesa. O edema se desenvolve rapidamente e pode alcançar grandes proporções, comprometendo todo o membro afetado em poucas horas.

Na medida em que a musculatura se torna edemaciada e o suprimento sanguíneo se reduz, a contratilidade muscular desaparece. Crepitação pode ser palpada após cerca de 12 horas do início dos sintomas, mas a ausência de gás em partes moles, demonstrável nas radiografias simples, não exclui o diagnóstico de mionecrose clostrídica[2,5].

A hemólise pode ser grave e resultar em queda significativa dos níveis de hemoglobina e do hematócrito, assim como em necrose tubular aguda e insuficiência renal. A destruição muscular pode progredir rapidamente a uma velocidade de vários centímetros por hora, e levar à sepse e ao choque séptico em poucas horas. O retardo no diagnóstico e na instituição do tratamento adequado nessa fase leva, invariavelmente, à morte.

Dentre os achados laboratoriais, além de anemia, leucocitose e evidências de hemólise, níveis da enzima muscular e creatinoquinase costumam estar elevados devido à destruição muscular. Atualmente, a identificação laboratorial de alfa-toxina permite o diagnóstico de infecção clostrídica[29].

O diagnóstico da mionecrose clostrídica é, portanto, iminentemente clínico, sendo confirmado pelo Gram do exsudato purulento e, principalmente, por achados operatórios de mionecrose infecciosa, que permitem, ainda, o diagnóstico diferencial com outras infecções de partes moles e com síndromes compartimentais, nas quais há preservação da viabilidade muscular[25]. As radiografias simples ou outros métodos de imagem que demonstram a presença de gás em partes moles podem confirmar a suspeita clínica no pré-operatório, mas não devem retardar a instituição do tratamento[22,28].

Do ponto de vista prático, portanto, todo paciente portador de infecção de partes moles com sinais e sintomas de toxicidade sistêmica como febre ou hipotermia, taquicardia acima de 100 bpm e hipotensão com pressão arterial sistólica < 90 mmHg, deve ter amostra de sangue colhida para realização de hemocultura, hemograma completo, dosagem de creatinina, bicarbonato, creatinofosfoquinase (CPK) e proteína C-reativa (PCR). Aqueles com hipotensão e/ou nível elevado de creatinina, bicarbonato sérico baixo, CPK duas ou três vezes maior que o normal, leucocitose com grande desvio à esquerda ou PCR acima de 13 mg/L, devem ser hospitalizados para realização imediata de Gram e cultura de amostras obtidas por punção ou biópsia, assim como para avaliação cirúrgica. Outros critérios que concorrem para o diagnóstico de infecção grave de partes moles incluem a queixa de dor desproporcional aos achados de exame físico, presença de bolhas violáceas, hemorragia cutânea, descolamento da pele, anestesia local, progressão rápida dos sintomas e presença de gás nos tecidos envolvidos. Esses sinais e sintomas, no entanto, costumam surgir mais tardiamente e implicam em abordagem cirúrgica imediata com fins diagnósticos e terapêuticos.

Na gangrena gasosa espontânea causada por *C. septicum*, o primeiro sintoma pode ser de confusão mental, seguido por aparecimento abrupto de dor excruciante com rápida progressão da destruição tecidual e aparecimento de gás nos tecidos envolvidos. O edema local aumenta e há surgimento de bolhas com fluido que pode variar de claro ou turvo a hemorrágico e violáceo. A pele ao redor se torna arroxeada, refletindo o comprometimento vascular resultante da difusão das exotoxinas pelos tecidos circunjacentes.

Nos casos de gangrena gasosa pancreática, alguns aspectos importantes para o diagnóstico devem ser observados. *Clostridium perfringens*, apesar de ser, apenas excepcionalmente, isolado nas infecções pancreáticas, pode ser o agente etiológico de infecções pós-pancreatite aguda e, nesses casos, a infecção costuma se manifestar mais precocemente após o surto inicial de pancreatite. A presença de pequenas bolhas de gás na necrose pancreática infectada, observada em cerca de 20% dos casos, corresponde à infecção bacteriana por germes anaeróbios, mas a presença de grande quantidade de gás na loja pancreática e nos tecidos peripancreáticos, demonstrada na tomografia computadorizada, pode sugerir infecção clostrídica[19].

A gangrena gasosa uterina pode ocorrer como uma progressão de endometrite puerperal ou pós-aborto, causada por *C. perfringens* ou *C. sordellii*. Esses germes podem ser isolados em 1% a 10% das culturas de cérvix de mulheres saudáveis e em 19% a 29% no período pós-aborto. A presença de bastonetes gram-positivos na secreção uterina, ou o isolamento de clostrídios em hemoculturas, em associação a um quadro clínico infeccioso de endometrite grave, são altamente sugestivos de gangrena gasosa uterina. Nos países em que o aborto foi legalizado, a incidência dessa grave complicação reduziu acentuadamente. Seu diagnóstico precoce é fundamental para a sobrevivência da paciente, já que, nos casos graves, costuma se manifestar cerca de 12 a 24 horas após o parto ou abortamento, e a paciente, em geral, apresenta-se com hemólise, hemoglobinúria, icterícia, dor à manipulação uterina e choque séptico, acompanhado de insuficiência renal[24].

A presença de gás no miométrio pode ser verificada por radiografias simples ou ultrassonografia, mas a tomografia computadorizada costuma ser mais sensível e pode selar o diagnóstico. Em grande número de pacientes, entretanto, o diagnóstico é feito durante laparotomia de urgência realizada em decorrência de rápida deterioração clínica apresentada por essas pacientes.

TRATAMENTO

A melhor forma de abordagem da gangrena gasosa é a sua prevenção. A melhora da sobrevida e a redução de sua incidência ao longo dos anos, desde a Primeira Guerra Mundial, devem-se ao reconhecimento da necessidade de tratamento cirúrgico imediato de feridas traumáticas, da prática do desbridamento amplo e de se manterem abertas as feridas contaminadas. Além disso, o uso de forma mais racional de antibióticos também contribuiu para a redução da morbimortalidade das feridas traumáticas.

Com o diagnóstico ou a suspeita de gangrena gasosa, a exploração cirúrgica imediata é mandatória. A evidência de mionecrose ou de bastonetes gram-positivos é indicativa de infecção clostrídica. Nesses casos, penicilina G e clindamicina constituem o esquema terapêutico ideal. Na ausência de diagnóstico definido de gangrena gasosa é recomendável a utilização de antibióticos de largo espectro como a associação de vancomicina e piperacilina-tazobactam ou ampicilina--sulbactam ou carbapenenêmico[27c].

Penicilina G sempre foi considerada o antibiótico de escolha para o tratamento da gangrena gasosa. Estudos experimentais mais modernos, no entanto, demonstraram que drogas inibidoras da síntese proteica são mais eficazes do que a penicilina. Esses estudos sugerem que a clindamicina possui atividade significativamente melhor na gangrena gasosa experimental, assim como tetraciclina, eritromicina, rifampicina, cloranfenicol e metronidazol. A maior eficácia, *in vivo*, da clindamicina e da tetraciclina nesses estudos parece estar relacionada à habilidade dessas drogas em inibir a síntese de toxinas. Além disso, a clindamicina demonstrou capacidade de modular a produção de citocinas envolvidas no choque séptico e na insuficiência multiorgânica. Por outro lado, estudos de sensibilidade a cepas de clostrídios têm demonstrado que cloranfenicol, piperacilina, metronidazol, imipeném e combinações de antibióticos beta-lactâmicos com inibidores de beta-lactamases, como ampicilina-sulbactam, têm mantido estável suas atividades contra a maioria dos clostrídios nos últimos 10 anos, ao contrário da clindamicina, que apresentou menor atividade contra algumas cepas de *C. perfringens*, as quais demonstram taxas de resistência de cerca de 5%[27a, 27b].

Diante disso, a combinação de clindamicina (600 mg a 900 mg IV de 8/8 horas, podendo chegar a um total diário de 4.800 mg fracionados de 6/6 horas) e penicilina G (2.000.000 a 4.000.000 UI de 4/4 ou 6/6 horas) intravenosa (IV) é a primeira opção para tratamento de pacientes com quadro estabelecido de mionecrose clostrídica. A clindamicina deve ser associada à vancomicina em pacientes alérgicos à penicilina[2,5,17,24,27a].

No caso de fraturas abertas ou expostas, sua gravidade está diretamente relacionada ao risco de infecção e gangrena gasosa. As fraturas abertas, e particularmente as expostas, são consideradas contaminadas. Caso o tratamento tenha sido retardado por mais de 6 horas, devem ser tratadas como infectadas. Dessa forma, existe sempre a indicação de uso de antibióticos, sejam profiláticos, nos casos tratados precocemente, sejam terapêuticos, quando a intervenção é tardia. O risco de infecção nas fraturas abertas, entretanto, é muito variável de acordo com a gravidade da fratura e a extensão da lesão de partes moles associada, assim como da sua localização e da gravidade de outras lesões associadas. Dessa forma, uma classificação baseada na gravidade da lesão foi proposta, e classifica as fraturas abertas em três graus:

- *Grau I:* fratura aberta com lesão cutânea menor que 1 cm e comprometimento mínimo de partes moles.
- *Grau II:* fratura aberta com lesão cutânea maior que 1 cm e comprometimento mínimo de partes moles.
- *Grau III:* fratura exposta, com extenso comprometimento de partes moles.
  — *III A:* apesar da extensa lesão de partes moles, permite a cobertura completa da fratura.
  — *III B*: há perda de tecido de partes moles, com arrancamento de periósteo e contaminação maciça.
  — *III C:* fratura exposta com lesão arterial e nervosa que requer reparo cirúrgico.

As taxas de infecção variam de 0 a 2% nas fraturas grau I, 1% a 14% nas fraturas grau II e até 80% nas fraturas grau III. Um aspecto importante é que os agentes infecciosos dessas fraturas abertas variam também em função da sua gravidade, sendo os estafilococos os germes mais frequentes nas fraturas de graus I, II e IIIA, e bactérias gram-negativas como *Enterobacter spp.* e *Pseudomonas aeruginosa* os agentes mais frequentes nas infecções em fraturas graus IIIB e IIIC. Nesses últimos casos a possibilidade de infecção por clostrídios também é maior (Figura 75.1).

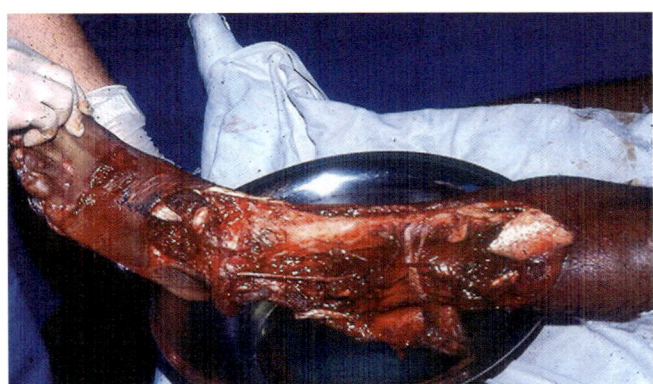

FIGURA 75.1 – Fratura exposta grau III C.

Nas fraturas de graus I e II, os antibióticos de escolha são as cefalosporinas de primeira geração, mas nas de grau III, particularmente IIIB e IIIC, parece razoável ampliar o espectro dos antibióticos, utilizando-se gentamicina + clindamicina ou amoxicilina/clavulanato[2]. Pacientes com grandes lesões por esmagamento ou ferimentos com alta contaminação por terra, particularmente de fazendas ou outras regiões agrícolas, devem ter a penicilina acrescentada ao esquema terapêutico para maior cobertura para clostrídios, incluindo *C. tetani.* Mas, apesar dessas considerações, trabalhos em que se procurou comparar os efeitos profiláticos das cefalosporinas de primeira geração com outras drogas não demonstraram diferenças significativas nos índices de infecção. O prolongamento da duração da profilaxia também não alterou os índices de infecção.

Convém lembrar que a medida mais importante no sucesso do manejo das fraturas abertas, particularmente no que se refere à profilaxia da gangrena gasosa, é a cirurgia

meticulosa, com desbridamento de tecidos desvitalizados, retirada de corpos estranhos e irrigação profusa com soro fisiológico. Nas fraturas expostas tratadas tardiamente, é importante também a colheita de material para exame bacteriológico no momento da cirurgia, no sentido de orientar futuras modificações no esquema antibiótico inicial e para diagnóstico precoce de contaminação por clostrídios, situação em há indicação precisa para tratamento com penicilina G e clindamicina.

Outros tipos de lesões com potencial para o desenvolvimento de mionecrose clostrídica, são os ferimentos de partes moles, que estão entre as lesões mais comuns nos Serviços de Emergência. Variam desde feridas puntiformes até extensas lacerações complexas com perda de substância. Nem todas necessitam de antibióticos, mas deve-se atentar para os fatores de risco envolvidos.

O conhecimento do agente vulnerante é importante. Ferimentos causados por projéteis de alta velocidade frequentemente causam grandes perdas de substância e levam à desvitalização de tecidos circunjacentes, com alto índice de infecção e possibilidade de proliferação de clostrídios. Da mesma forma, feridas de partes moles contaminadas por conteúdo entérico de lesões associadas, ou com extensa contaminação exógena e presença de corpos estranhos, também se situam entre as de alto risco de infecção, inclusive de gangrena gasosa. Mais uma vez, deve ser enfatizado que tecidos desvitalizados, corpos estranhos e contaminações maciças não devem ser tratados por antibióticos, e sim por procedimento cirúrgico adequado. Os antibióticos nesses casos têm papel secundário e certamente não trarão qualquer benefício na ausência de cirurgia meticulosa. O esquema antibiótico segue a mesma orientação daquele descrito para as fraturas expostas.

Alguns autores sugerem que tecidos com viabilidade duvidosa possam ser mantidos durante o primeiro desbridamento seguido por oxigenoterapia hiperbárica e reavaliação da viabilidade tissular através de novo desbridamento em 24 ou 48 horas. Amputações devem ser consideradas em lesões muito graves, nas quais se prevê dano funcional irreversível ou quando a infecção clostrídica coloca em risco imediato a vida do paciente. Nesses casos, a ferida do coto de amputação deve ser mantida aberta[2].

A oxigenoterapia hiperbárica tem sido recomendada como tratamento adjuvante na gangrena gasosa. Retardo no crescimento bacteriano e parada na produção de alfa-toxina podem ser observados quando a tensão de O_2 tissular ultrapassa 250 mmHg. Com isso, os tecidos necróticos podem ser desbridados de forma mais conservadora, evitando-se, em muitos casos, as amputações, já que a oxigenoterapia hiperbárica produz uma barreira química à progressão da doença. Alguns trabalhos sugerem redução da gravidade e da letalidade com cirurgia mais conservadora e rápido início da oxigenoterapia hiperbárica, quando comparados com cirurgia agressiva e retardo na oxigenoterapia hiperbárica. Apesar desses resultados encorajadores, nenhum trabalho controlado, randomizado, mostrou, de forma inequívoca, sua eficácia. Parece razoável entretanto, que, diante dessas graves infecções, a oxigenoterapia hiperbárica seja instituída, sempre que possível, sem, por outro lado, retardar a exploração cirúrgica e o desbridamento. Sua principal indicação são casos extremos de infecção envolvendo grandes proporções do tórax e do abdome e na estabilização da infecção em cotos de amputação. O esquema recomendado é de três sessões nas primeiras 24 horas, seguido por duas sessões nos 4 a 5 dias seguintes. O tratamento deve ser continuado tendo como base a regressão clínica da lesão[15,17,24].

Nos casos de gangrena gasosa visceral, além da antibioticoterapia com penicilina G e clindamicina, medidas de suporte devem ser instituídas rapidamente. A exploração cirúrgica é mandatória, com desbridamento e necrosectomia amplos na pancreatite, ou remoção do órgão comprometido nas demais situações. A oxigenoterapia hiperbárica também deve ser instituída nesses casos, sempre que possível.

A mortalidade da gangrena gasosa se situa em torno de 20%, atualmente, mas pode ser maior que 60% nos casos viscerais e quando há comprometimento da parede abdominal, com a maioria das mortes ocorrendo nas primeiras 24 horas após o início dos sintomas[21a]. Quando se consideram apenas os pacientes com infecções pós-traumáticas de extremidades, a mortalidade gira em torno de 5%, mas pode ser apenas em torno de 5% quando se consideram apenas os pacientes com infecções pós-traumáticas de extremidades.

Uma vacina polivalente contra *C. histolyticum, C. novyi, C. septicum* e *C. perfringens* foi desenvolvida entre as duas grandes guerras, mas não foi utilizada em grande escala pois não apresentava atividade adequada contra a alfa-toxina, principal toxina clostrídica. Mais recentemente, o desenvolvimento de vacinas originadas a partir do DNA recombinante da alfa-toxina do *C. perfringens* vem apresentando grande progresso em animais de experimentação e deverá surgir como forma de prevenção da gangrena gasosa em humanos[21b,27b].

REFERÊNCIAS BIBLIOGRÁFICAS

1. Aggelidakis J et al. Limb salvage after gas gangrene: a case report and review of the literature. World J Emerg Surg. 2011;6:28.
2. Assenza M et al. Compartment syndrome or gas gangrene? A case report. G Chir. 2001;22:345-47.
3. Balicco B, Manzoni D, Ancora C. A case of fatal emphysematous pyelonephritis presenting as lower limb gaseous gangrene. Minerva Anestesiol. 2009;75:665-68.
4. Boenicke L et al. Retroperitoneal gas gangrene after colonoscopic polypectomy without bowel perforation in an otherwise healthy individual: report of a case. Langenbecks Arch Surg. 2006;391:157-60.
4a. Brucato MP, Patel K, Mgbako O. Diagnosis of gas gangrene: Does a discrepancy exist between the published data and practice. J Foot Ankle Surg. 2014;53:137-40.
5. Bryant AE et al. Clostridial gas gangrene. II. Phospholipase C-induced activation of platelet gpIIbIIIa mediates vascular occlusion and myionecrosis in *Clostridium perfringens* gas gangrene. J Infect Dis. 2000;182:808-15.
6. Buimer MG, Spillenaar Bilgen EJ . Gas gangrene of the liver after a choledocho-jejunostomy. Dig Surg. 2008;25(4):260-1.
7. Cooney DR, Cooney NL. Gas gangrene and osteomyelitis of the foot in a diabetic patient treated with tea tree oil. Int J Emerg Med. 2011;4:14.
8. Delotte J et al. Gas gangrene of the breast: management of a potential life-threatening infection. Arch Gynecol Obstet 2009;279:79-81.
9. El-Masry S. Spontaneous gas gangrene associated with occult carcinoma of the colon: a case report and review of literature. Int Surg. 2005;90:245-47.
10. Flores-Diaz M, Alape-Giron A. Role of *Clostridium perfringens* phospholipase C in the pathogenesis of gas gangrene.Toxicon. 2003;42:979-86.
11. Garrido F et al. Pneumoperitoneum secondary to spontaneous gaseous gangrene of the pancreas due to *Klebsiella spp*. Gastroenterol Hepatol. 2009;32:585-86.
12. Ghosh S et al. Fatal *Morganella morganii* bacteraemia in a diabetic patient with gas gangrene. J Med Microbiol. 2009;58(Pt 7):965-67.
13. Gonzalez MH. Necrotizing fasciitis and gangrene of upper extremity. Hand Clin. 1998;14:635-45.
14. Halpin TF, Molinari JA. Diagnosis and management of *Clostridium perfringens* sepsis and uterine gas gangrene. Obstet Gynecol Survey. 2002;57:53-57.
15. Hyperbaric Oxygen Therapy. A Committee Report. Undersea and Hyperbaric Medical Society 1996 Revision. Disponível em: http//www.hbotoday.com/treatment/clinical/approved/app-gasgangrene.shtml. Acessado em: mar. 2004.
16. Jacob ZC, Dedekian M, Seoudi H. Nontraumatic clostridial myonecrosis: an indication for colonoscopy? Am Surg. 2002;68:463-65.
17. Korhonen K. Hyperbaric oxigen therapy in acute necrotizing infections. With a special reference to the effects on tissue gas tension. Ann Chir Gynaecol. 2000;89(Suppl 214):7-36.
18. Kurashina R et al. Spontaneous uterine perforation due to clostridial gas gangrene associated with endometrial carcinoma. J Nihon Med Sch. 2010;77:166-69.
19. Lévy P et al. Gangrène gazeuse spontanée du pancréas due à *Clostridium perfringens*. Gastroentrol Clin Biol. 1999;23:1248-50.
20. Meyns E et al. Spontaneous intrahepatic gas gangrene and fatal septic shock. Acta Chir Belg. 2009;109:400-04.
21. Moussi A et al. Gas gangrene of the abdominal wall due to late-onset enteric fistula after polyester mesh repair of an incisional hernia. Hernia. 2012;16:215-17.
21a. Mullangi PK, Khardori NM. Necrotizing soft-tissue infections. Med Clin N Am. 2012;96:1193-1202.
21b. Nagahama M. Vaccines against *Clostridium perfringens* Alpha-toxin. Curr Pharm Biotechnol. 2013;14:913-17.
22. Oncel S, Arsoy ES. Rapidly developing gas gangrene due to a simple puncture wound. Pediatr Emerg Care. 2010 Jun;26(6):434-5.
23. Pereira de Godoy JM, Vasconcelos Ribeiro J, Caracanhas LA. Mortality and diabetes mellitus in amputations of the lower limbs for gas gangrene: a case report. Int J Low Extrem Wounds. 2008 Dec;7(4):239-40.
24. Present DA, Meislin R, Shaffer B. Gas gangrene: a review. Orthop Rev. 1990;19:333-41.
25. Samel S et al. Clostridial gas gangrene of the abdominal wall after laparoscopic cholecistectomy. J Laparoendosc Adv Surg Tech. A 1997;7:245-47.
26. Sasaki T et al. Non-traumatic gas gangrene in the abdomen: report of six autopsy cases. J Gastroenterol. 2000;35:382-90.
27. Stevens DL, Bryant AE. The role of clostridial toxins in the pathogenesis of gas gangrene. Clin Infect Dis. 2002; 35(Suppl 1):S93-S100.
27a Stevens DL et al. Practice Guidelines for the Diagnosis and Management of Skin and Soft-Tissue Infections. Clin Infect Dis. 2005;41:1373-406.
27b. Stevens DL, Aldape MJ, Bryant AE. Life-threatening clostridial infections. Anaerobe. 2012;18:254-59.
27c. Stevens DL et al. Practice Guidelines for the Diagnosis and Management of Skin and Soft Tissue Infections: 2014 Update by the Infectious Diseases Society of America. Clin Infec Dis 2014;59:e10-52.
28. Testa A et al. Fulminant endogenous gas gangrene: role of ultrasonography in the emergency setting. Am J Emerg Med. 2010 Jun;28(5):643.e1-3.
29. Titball RW. Gas gangrene: an open and closed case. Microbiolgy. 2005;151(Pt9):2821-28.
29a. Wang Y et al. Comprehensive treatment for gas gangrene of the limbs in earthquakes. Chin Med J (Engl). 2013;126:3833-39.
30. White N, Ek ET, Critchley I. Fatal clostridial necrotising myofasciitis (gas gangrene) following femoral nerve block. ANZ J Surg. 2010;80:948-49.
30a. Ying Z et al. Gas gangrene in orthopaedic patients. Hindawi Publishing Corporation. Case Reports in Orthopedics, 2013. Article ID 942076: 1-9. Disponível em: http://dx.doi.org/10.1155/2013/942076. Acessado em: nov. 2014.
31. Zelić M et al. Endogenous gas gangrene after laparoscopic cholecystectomy. West Indian Med J. 2011;60:96-98.

76 Giardíase

■ Iara Marques de Medeiros

(CID 10 = A07.1 - Giardíase)

INTRODUÇÃO[3,6,9,10,14]

Giardíase é a infecção do trato gastrintestinal causada pela *Giardia lamblia* (*G. duodenalis* ou *G. intestinalis*), protozoário flagelado, descrito pela primeira vez no século XVII pelo microscopista Antonie van Leeuwenhoek, e, desde então, associado à ocorrência de vários surtos diarreicos na Europa e nos EUA. Apesar de ser o parasita intestinal mais comumente encontrado nos EUA e uma frequente causa de doença diarreica em todo o mundo, dispõe-se de poucos agentes terapêuticos e poucos são os ensaios clínicos publicados acerca da terapia da giardíase. Acomete indivíduos de qualquer idade, mas é mais comum em menores de 5 anos, especialmente em locais com más condições sanitárias. Em países em desenvolvimento, é provável que a maioria das crianças se infecte em algum momento da vida.

O ciclo de vida da *G. lamblia* compreende dois estágios: o trofozoíta (estágio de vida livre) e o cisto. A aquisição do parasita dá-se através da ingestão oral de cistos presentes na água ou em alimentos contaminados ou, ainda, de pessoa a pessoa e de animais para humanos por contato fecal-oral. O inóculo mínimo necessário para causar doença pode ser pequeno (10 cistos). Os cistos, ao serem ingeridos, entram em contato com o conteúdo ácido do estômago, liberando um a dois trofozoítas. Estes infectam o intestino delgado (especialmente o duodeno) e, à medida que caminham para o cólon, sofrem novo encistamento, sendo eliminados nas fezes. Os trofozoítas causam as manifestações clínicas da giardíase, porém não invadem a mucosa intestinal.

A *Giardia lamblia* é encontrada primariamente em mamíferos, incluindo humanos, gatos, cães e gado bovino. A transmissão dos cistos para humanos ocorre, frequentemente, pela ingestão de água contaminada, pois são resistentes à cloração, sobrevivem por semanas em água fria, porém são destruídos pela fervura. Outros modos comuns de transmissão incluem a ingestão de alimentos contaminados, contato direto fecal-oral entre crianças (especialmente em creches e pré-escolas) e práticas sexuais que incluem contato anal-oral ou orogenital (homens que fazem sexo com homens).

Contágio durante atividades recreativas em piscinas e lagos é bem documentado, às vezes em associação com outros patógenos (*Cryptosporidium*, enterobactérias e enterovírus). Surtos de giardíase têm sido descritos em restaurantes, creches, convenções, etc.

DIAGNÓSTICO CLÍNICO[1,3,7,13,14,16,18,22]

As manifestações clínicas da giardíase são bastante variadas e surgem 1 a 3 semanas após a ingestão dos cistos. Pode ocorrer infecção assintomática, diarreia aguda ou crônica com síndrome de má absorção. Os sintomáticos apresentam fezes malcheirosas, flatulência, perda de peso, cólicas abdominais, náuseas, síndrome de má-absorção, esteatorreia, fadiga e anorexia. Eructações sulfúricas são descritas. No início, a diarreia é líquida e profusa (até dez dejeções ao dia), porém as fezes tornam-se gordurosas e flutuantes. A forma disentérica, com muco e sangue nas fezes, é infrequente e o encontro microscópico de polimorfonucleares ou hemácias nas fezes sugere outra etiologia. Tem curso habitualmente benigno, porém formas crônicas e debilitantes são descritas.

Síndrome de má-absorção pode levar a retardo de desenvolvimento e desnutrição em crianças. Pacientes com a forma crônica apresentam desconforto epigástrico, dor abdominal difusa que piora com a ingesta alimentar, diarreia prolongada (às vezes, intercalada por períodos de constipação), perda ponderal, além de lassidão. Intolerância à lactose (em até 40% dos casos) pode ocorrer após o tratamento e ser confundida com recaída ou recidiva da infecção. Em países subdesenvolvidos, a giardíase crônica pode causar típica enteropatia associada a déficits nutricionais e impacto no desenvolvimento ponderoestatural e cognitivo das crianças. A giardíase deve sempre ser considerada no diagnóstico diferencial das síndromes diarreicas infecciosas e inflamatórias e pode ser distinguida das diarreias bacterianas e virais pela maior duração da doença (habitualmente, superior a 8 dias) e pela considerável perda ponderal.

A infecção por giárdia é causa frequente de diarreia em pacientes com aids. Eventualmente, podem ocorrer colecistite e colangite devidas à parasitose, manifestada por dor abdominal crônica e, raramente, icterícia. Essa localização do protozoário pode ser uma das causas do tratamento refratário da giardíase. Na infecção maciça, pode haver semiobstrução de duodeno, devida ao edema da mucosa resultante do processo inflamatório.

DIAGNÓSTICO LABORATORIAL[14,16,18,22]

Há vários métodos utilizados para o diagnóstico laboratorial da giardíase, entre eles:

- *pesquisa de cistos e/ou trofozoítas em amostra de fezes por exame direto a fresco ou após fixação em formalina a 10%:* os cistos são eliminados de modo intermitente, portanto, as amostras fecais devem ser colhidas em dias alternados. O EPF colhido em três amostras tem sensibilidade de 90% e é o método de eleição para a maioria dos casos, pois é exequível nos vários níveis de atenção à saúde;

- *pesquisa de antígenos fecais através de técnica de Elisa ou anticorpos monoclonais marcados com fluoresceína:* pode ser superior ao exame parasitológico de fezes (sensibilidade > 90%), entretanto tem a desvantagem de não averiguar simultaneamente a presença de outros parasitas. São testes rápidos, dispensam microscopista treinado; entretanto, ainda não são amplamente disponíveis no Brasil;

- *endoscopia digestiva para coleta de fluido e biópsia duodenal:* indicada em situações especiais. Pode ser útil em pacientes portadores de aids e diarreia crônica com EPF negativos;

- *testes sorológicos:* limitados aos inquéritos epidemiológicos;

- *detecção de probes de DNA:* usada para detecção do parasita em amostras d'água;

- *cultura com teste de sensibilidade:* não é de uso rotineiro, apenas em investigações científicas;

- *o hemograma* é inespecífico, não sendo habitual a eosinofilia.

TRATAMENTO[2,4,5,8,10,11-13,17,19-21]

A maioria dos autores sugere tratar todos os pacientes com infecção por giárdia, mesmo aqueles assintomáticos. Entretanto, o tratamento de indivíduos em áreas altamente endêmicas é desapontador, pois a taxa de reinfecção nessas circunstâncias pode chegar a 90%.

Nitroimidazólicos

A maior experiência clínica é com os nitroimidazólicos, entre eles, o tinidazol, o metronidazol e o secnidazol. Esses agentes são altamente eficazes no combate às infecções por vários protozoários intestinais.

O *metronidazol* foi introduzido para tratamento da giardíase em 1962. A droga ativada liga-se ao DNA do trofozoíta e altera sua cadeia respiratória, levando-o à morte. O metronidazol é rápida e completamente absorvido após a administração oral, distribui-se amplamente, sendo metabolizado principalmente no fígado e excretado pelos rins e pelas vias biliares. Tem sido empregado em vários esquemas terapêuticos, sendo o mais habitual: 250 mg a 500 mg três vezes ao dia ou 50 mg/kg/dia, durante 5 a 10 dias. Sua eficácia varia entre 80% e 95%. De um modo geral, o metronidazol é bem tolerado, sendo relatados poucos efeitos colaterais, entre eles: cefaleia, náuseas, gosto metálico na boca e vertigem.

O *tinidazol*, outro derivado nitroimidazólico, é bastante eficaz contra giárdia (> 90%). Vários estudos têm demonstrado a eficácia dessa droga em dose única (2 g para o adulto ou 50 mg/kg para a criança), o que constitui uma vantagem com relação ao metronidazol. No Brasil, atualmente, não dispomos de formulações para uso pediátrico.

O *secnidazol*, um nitroimidazólico de longa ação, à semelhança do tinidazol, é bastante eficaz quando usado em dose única (2 g em adultos e 30 mg/kg em crianças) e associa-se a poucos e leves efeitos adversos. Constitui ótima opção para o grupo pediátrico, pois é disponível sob a forma de suspensão oral, embora muitas crianças o rejeitem devido ao sabor desagradável.

Os pacientes devem ser alertados para evitar o uso de bebidas alcoólicas durante o tratamento com os nitroimidazólicos pelo risco de efeito dissulfiram-*like* (Antabuse®)[3,4,12]. Apesar de não haver descrição de efeitos teratogênicos, devem ser evitados durante a gravidez (especialmente no 1º trimestre), pois atravessam a placenta. Seu uso é também contraindicado nas nutrizes, pois sua eliminação pelo leite materno torna o leite recusável pelo lactente, devido ao sabor amargo.

Outras Drogas

- *Nitazoxanida:* essa nova droga antiparasitária foi aprovada pela *Food and Drug Administration* (FDA), dos EUA, para o tratamento da criptosporidíase e da giardíase. Apresenta eficácia de cerca de 80% no tratamento da giardíase em crianças e adultos. É utilizada por via oral na dose de 100 mg de 12/12 horas em crianças de 1 a 3 anos, e na dose de 200 mg de 12/12 horas em crianças de 4 a 12 anos, durante 3 dias. Em crianças maiores e em adultos a dose é de 500 mg duas vezes ao dia, durante 3 dias. Em pacientes adultos com aids, que apresentam giardíase refratária ao tratamento com imidazólicos, a nitazoxanida é empregada na dose de 1 g a 1,5 g duas vezes ao dia durante 30 dias. Esse fármaco pode causar efeitos adversos em até 22% dos pacientes, manifestados principalmente por dor abdominal. A experiência clínica com essa droga é inferior à dos nitroimidazólicos. Vale ressaltar, ainda, seu elevado custo, risco de menor adesão e maior ocorrência de efeitos adversos digestivos, quando comparadas com os imidazólicos em dose única.

- *Benzoimidazólicos:* dois agentes dessa classe têm sido propostos para o tratamento da giardíase, o albendazol e o mebendazol. O albendazol tem atividade giardicida superior, enquanto resultados clínicos com mebendazol têm sido desapontadores. Metanálise de pequeno número de ensaios clínicos, publicada no Cochrane[13], concluiu que o albendazol na dose de 400 mg/dia durante 5 a 10 dias tem eficácia similar aos nitroimidazólicos e pode ser vantajoso em pacientes poliparasitados e em crianças que não toleram o sabor dos últimos. Emprego do albendazol em pacientes com giardíase por tempo inferior a 5 dias tem sido associado a falhas terapêuticas.

- *Furazolidona:* altamente ativa contra giárdia, quando utilizada em esquemas de 7 a 10 dias; entretanto, sua eficácia é bastante reduzida com esquemas mais curtos. Usada na dose de 100 mg de 6/6 h para adultos e 7 mg/kg/dia para crianças. Pode causar náuseas, vômitos e diarreia, além de hemólise em pacientes com deficiência de G6PDH e em recém-nascidos. Atualmente, vem sendo substituída por drogas menos tóxicas.

- *Aminosidina (Paromomicina):* apesar de possuir atividade antigiárdia menor que as outras drogas já citadas, isso é em parte compensado por sua elevada concentração na luz intestinal, pois é pouco absorvida após a administração oral. Mesmo assim, deve ser usada com cautela em nefropatas, pois é ototóxica e nefrotóxica. Sua eficácia varia entre 55% e 90%. A dose usual é de 500 mg três vezes ao dia ou 25 a 30 mg/kg/dia por 10 dias. Constitui-se como uma opção terapêutica para o tratamento de grávidas (especialmente no primeiro trimestre) e nutrizes, nas quais os nitroimidazólicos não devem ser prescritos.

SITUAÇÕES ESPECIAIS

Gravidez e Lactação[10,20]

O tratamento da giardíase na gestante é um desafio para o clínico, pois não há uma droga completamente segura e eficaz. O tratamento desta parasitose deverá ser postergado em grávidas pouco sintomáticas ou assintomáticas. A paromomicina é considerada segura na gravidez e em nutrizes e deverá ser a droga de escolha quando o tratamento se impõe, apesar de ser menos eficaz que os nitroimidazólicos (60% a 70%). Os nitroimidazólicos devem ser evitados durante a gravidez, principalmente no primeiro trimestre. A furazolidona e o albendazol não são recomendados para uso em grávidas ou nutrizes[10].

Resistência e Recaídas[10,13,17]

É necessário que os clínicos estejam alerta para diferenciar a recorrência dos sintomas pós-tratamento de real resistência às drogas, reinfecção (muito frequente em locais com condições precárias de higiene) e intolerância à lactose pós-infecção por giárdia. Inicialmente, portanto, é fundamental caracterizar a persistência da infecção através de métodos laboratoriais, além de investigar possível reexposição. Intolerância à lactose deve ser suspeitada se os sintomas persistem e os exames de fezes permanecem negativos. Nesses casos, recomenda-se evitar a ingestão de produtos contendo lactose por um período. Esse quadro pode durar semanas.

Recaídas têm sido relatadas com todas as drogas antigiárdia. Se a resistência for realmente caracterizada, pode-se optar por repetir o mesmo medicamento por período mais prolongado, substituir por outra classe terapêutica ou pela combinação de um nitroimidazólico com quinacrina por pelo menos 2 semanas.

PREVENÇÃO[10,13,22]

A prevenção da giardíase requer consumo de água adequadamente tratada, alimentos higienizados e boas condições sanitárias e de higiene pessoal (lavagem das mãos). A cloração da água pode ser insuficiente para eliminar todos os cistos, sendo recomendável a filtração e a fervura. A transmissão venérea pode ser evitada pela não prática do sexo oroanal e orogenital.

REFERÊNCIAS BIBLIOGRÁFICAS

1. Aronson NE et al . Biliary giardiasis in a patient with human immunodeficiency virus. J Clin Gastroenterol. 2001;33:167-70.
2. Cacopardo BI et al. Efficacia sinérgica dell'associazione albendazole-metronidazolo nella giardiasi refrattaria a monoterapia com metronidazolo. Clin Ter. 1995;146:761-67.
3. Craun GF. Waterborne giardiase in the United States 1965-1984. Lancet. 1986;2:513-514.
4. Crouch A et al. Effect of twenty-three chemotherapeutic agents on the adherence and growth of Giardia lamblia in vitro.Trans R Soc Trop Med Hyg.1986;80:893-96.
5. Darbon A et al. Traitement de la giardiase (lambliase) par le métronidazole. Presse Med. 1962;70:15-16.
6. Dobell C. The discovery of the intestinal protozoa of man.Proc R Soc Med.1920;13:1.
7. Feitosa G et al. High prevalence of giardiasis and stronglyloidiasis among HIV-infected patients in Bahia, Brazil. Braz J Infect Dis. 2001;5:339-44.
8. Fox LM, Saravolatz LD. Nitazoxanide: a new thiazolideantiparasitic agent. Clin Infect Dis. 2005;40:1173-80.
9. Furness BW, Beach MJ, Roberts JM. Giardiasis Surveillance – United States, 1992-1997. MMWR. 2000;49(SS07):1-13.
10. Gardner TB, Hill DR. Treatment of Giardiasis. Clin Microbiol Rev. 2001;14:114-28.
11. Granados CE et al. Drugs for treating giardiasis. Cochrane Database of Systematic Reviews 2012, Issue 12. Art. No.: CD007787. DOI: 10.1002/14651858.CD007787.pub2.
12. Hill DR. Giardiasis: Issues in management and treatment. Infect Dis Clin North Am. 1993;7:503-25.
13. Hill DR, Nash TE. Giardia lamblia. In: Bennett JE, Dolin R, Blaser MJ (Ed.) Mandell, Douglas, and Bennett's Principles and Practice of Infectious Diseases. 8th ed. Philadelphia: Saunders; 2015. p. 3154-60.
14. Jephcott A,.Begg NT, Baker IA. Outbreak of giardiasis associated with mains water in the United Kingdom. Lancet;1986:1 :730-32.
15. Liu LX,.Weller PF. Antiparasitic drugs. N Engl J Med. 1996;334:1178-84.
16. Moolasart P. Giardia lamblia in AIDS patients with diarrhea. J Med Assoc Thai. 1999;82:654-59.
17. Mørch K et al. Treatment-ladder and genetic characterisation of parasites in refractory giardiasis after an outbreak in Norway. J Infect. 2008;56:268-73.
18. Ortega YR, Adam RD. Giardia: overview and update. Clin Infect Dis. 1997;25:545-50.
19. Rodriguez-Garcia R, Rodriguez-Guzman LM, Cruz Del Castillo AH. Eficacia y seguridad de mebendazol contra nitazoxanidaeneltratamiento de Giardialambliaenniños. ver Gastroenterol Mex. 1999;64:122-26.
20. Tavares W. Derivados do Imidazol. In: — Manual de Antibióticos e Quimioterápicos Antiinfecciosos. 3ª ed. São Paulo: Atheneu; 2001. p. 849-68.
21. White CA Jr. Nitazoxanide: a new broad spectrum antiparasitic agent. Expert Rev Anti Infect Ther. 2004;2:43-49.
22. Wolfe MS. Giardiasis. Clin Microbiol Rev. 1992;5:93-100.

77 Hanseníase

- Saeko Miyazato Osugue
- Jo Yoshikuni Osugue

(CID 10 = A 30 - Hanseníase; A30.0 - Hanseníase indeterminada; A30.1 - Hanseníase tuberculoide; A30.2 - Hanseníase tuberculoide *borderline*; A30.3 - Hanseníase dimorfa; A30.4 - Hanseníase lepromatosa *borderline*; A30.5 - Hanseníase lepromatosa; A30.8 - Outras formas de hanseníase; A30.9 - Hanseníase não especificada; B92 - Sequelas de hanseníase).

INTRODUÇÃO

A hanseníase é uma doença infectocontagiosa, crônica e granulomatosa, mundialmente conhecida como lepra, já tendo recebido várias denominações como morfeia, mal da pele, doença lazarina, e a época exata do seu aparecimento não é bem conhecida. Os relatos mais antigos datam de 4266 a.C. no Egito, 500 a 2000 a.C. nos livros Sagrados da Índia e 1100 a.C. na China. Nessas antigas civilizações, a doença era considerada como uma punição e os doentes eram obrigados a usar trajes especiais para o seu reconhecimento à distância e eram expulsos da sociedade. Estas atitudes bárbaras associadas às deformidades e mutilações que a doença provocava geraram o preconceito e a discriminação que ainda persistem até os dias de hoje. Devido ao preconceito e à discriminação, o termo lepra e seus derivados caiu em desuso no Brasil, por força da lei nº 9.010 de 29/03/1995, sendo substituído por "Mal de Hansen" ou "Hanseníase", nomenclatura proposta por Rothberg[1,7,14,18,22,27].

No Brasil, os primeiros casos datam de 1600 na cidade do Rio de Janeiro, provavelmente introduzidos pelos portugueses e escravos africanos doentes. A doença se propagou para Minas Gerais, Espírito Santo, Maranhão, São Paulo e já no século XVII era considerada endêmica. Em 1920, com a criação do Departamento Nacional de Saúde Pública no Brasil, priorizou-se a instalação de leprosários, o que possibilitou a realização do censo dos pacientes. Até então não havia tratamento específico para a doença.

Somente na década de 1940, Cochrane introduziu a sulfonoterapia no tratamento da hanseníase, o que modificou o quadro da doença em relação ao contágio, à profilaxia e evolução clínica. No Brasil, o emprego da sulfonoterapia ocorreu em 1948, por Souza Lima. Após 20 anos da introdução da sulfona no tratamento da hanseníase observaram-se casos de resistência à droga, possivelmente devido às baixas doses do medicamento, à irregularidade do tratamento ou à mutação do bacilo. Em 1982, a Organização Mundial da Saúde (OMS) recomendou um novo tratamento quimioterápico, que passou a ser adotado pelo Ministério da Saúde (MS) em todo o território nacional, a poliquimioterapia – associação de quimioterápicos (PQT/OMS), com administração de doses supervisionadas com a finalidade de prevenir a resistência medicamentosa e obter a cura mais rápida da doença[2,3,20].

Com a introdução da PQT, o registro mundial de casos ativos tem declinado consideravelmente em alguns países, alcançando a meta de eliminação (prevalência de menos que um doente em 10.000 habitantes). No Brasil e em alguns países do mundo, a hanseníase continua a ser importante problema de saúde pública pela incapacidade que pode provocar nos indivíduos, persistindo ainda como endemia. O Brasil tem avançado no combate à hanseníase através de várias estratégias. O balanço mais recente do MS mostrou uma redução de 61,4% no coeficiente de prevalência, entre o período de 2001 a 2011, de 3,99 em 10 mil habitantes para 1,54 em 10 mil habitantes, embora não tendo conseguido atingir a meta da eliminação (menos de um caso em 10.000 habitantes). O Ministério da Saúde, juntamente com as Coordenações do Programa de Controle da Hanseníase, têm realizado esforços na expectativa de alcançar a meta da eliminação da hanseníase no Brasil, até 2015[1,3,4,5a].

O agente etiológico da hanseníase – *Mycobacterium leprae* – foi descrito em 1873 pelo cientista norueguês Gerhard Henry Armauer Hansen, razão pela qual também é denominado de Bacilo de Hansen. O *M. leprae* apresenta-se sob a forma de bastonete reto ou ligeiramente curvo, com 1,5 a 8,0 μm de comprimento por 0,2 a 0,5 μm de largura, corando-se em vermelho pela fucsina e não se descora pelo álcool sendo, portanto, álcool-ácido resistente. Apresenta-se isolado ou aglomerado paralelamente, formando globias e unidos pela substância gelatinosa denominada de "gleia", sendo o único bacilo a apresentar essa disposição. É um bacilo intracelular do macrófago, obrigatório e com predileção pelas células cutâneas e células dos nervos periféricos – células de Schwann. O bacilo apresenta na sua superfície um grupamento trissacarídico, o glicolipídico-fenílico (PGL-1), específico do *M. leprae*. O citoplasma contém, entre os vários constituintes, uma enzima específica – difenil oxidase – capaz de apresentar a atividade dopa-oxidade[1-5, 9,17,20].

O *M. leprae* não é cultivável. Em 1960, Shepard conseguiu reproduzir lesão cutânea localizada, inoculando o bacilo no coxim da pata de camundongo, e lesões disseminadas em camundongos timectomizados. Em 1971, Kirchheimer e Storrs inocularam o bacilo de Hansen em tatu (*Dasypus novemcinctus*), que desenvolveu a doença disseminada, de forma semelhante às lesões apresentadas pelo homem. A única fonte de infecção reconhecida é o homem bacilífero não tratado, embora tenham sido identificados, recentemente, animais selvagens naturalmente infectados, como o tatu, o macaco mangabei e o chimpanzé. A transmissão é direta do paciente bacilífero não tratado, que elimina os bacilos pelas vias aéreas superiores durante a convivência domiciliar íntima e prolongada. Também são contaminantes os hansenomas ou qualquer lesão erosada da pele de pacientes bacilíferos. O *M. leprae*, apesar de altamente infectante, possui baixa patogenicidade e virulência[2,5,9,13,14,17,20].

Quanto à influência de fatores ambientais na transmissão da hanseníase, a endemia permanece nos países mais tropicais, coincidindo com o subdesenvolvimento e na população menos favorecida. Entretanto, não se conhece ao certo a importância do estado nutricional, aglomeração domiciliar ou outras doenças concomitantes no desencadeamento da doença. O estudo da relação entre o bacilo e a resposta imune do hospedeiro surgiu a partir de 1923, quando Mitsuda introduziu a intradermorreação específica para avaliar a hipersensibilidade tardia nos pacientes e, a partir daí, o papel dos fatores genéticos tem sido estudado. As características genéticas têm importância relevante na destruição ou na multiplicação do bacilo no sistema macrofágico do hospedeiro. Evidências, ainda não comprovadas, sugerem que entre os indivíduos suscetíveis, aqueles que apresentam os alelos HLA-DR2 e HLA-DR3 desenvolvem a forma paucibacilar e os que apresentam HLA-DQ1 desenvolvem a forma multibacilar. A resposta imune parece ser regulada pela subpopulação celular com padrão Th1, que libera as citocinas IL-2, IL-12, IL-15, IL-18 e IFN-γ, que promovem a ativação dos macrófagos, resultando em uma resposta vigorosa contra os bacilos, e desencadeia a forma paucibacilar. Por outro lado, o doente multibacilar apresenta o padrão Th2, que promove a liberação de IL-4, IL-10 e IL-13, responsáveis pela desativação dos macrófagos, aumentando a proliferação bacilar. Rothberg já havia descrito como fator N (resistência natural), que ocorre em 80% a 90% da população em geral[6,9,14,17,20].

O período de incubação da doença é longo e varia com o estado imune do indivíduo, podendo chegar a até 5 anos. Após a penetração do bacilo no organismo, ocorre uma infecção subclínica, com cura espontânea, na grande maioria dos casos. Num menor número de indivíduos, os bacilos se propagam para os nervos periféricos e para a pele, onde são fagocitados pelos macrófagos e pelas células de Schwann. No interior das células, os bacilos se reproduzem lentamente por divisão binária (12 a 21 dias), o que lhe confere a característica de uma doença crônica. Dentro dos macrófagos, que servem como seu *habitat* celular, e, mediada pelos receptores do complemento CR1 e CR3, que se ligam ao antígeno de superfície específico do *M. leprae* – PGL1, desencadeia-se uma reação que, na dependência do padrão genético do hospedeiro, resultará nas diferentes formas clínicas da doença[2-4,6,9,14,20].

CLASSIFICAÇÃO[1-4,13-15,17,20,24]

Após a penetração no organismo do hospedeiro suscetível, os bacilos dirigem-se para as células de Schwann, macrófagos da pele, mucosas, além de se disseminarem para outros tecidos.

Um dos pioneiros a estabelecer o conceito de polaridade da doença foi Rabello – Classificação de Madri, 1953. Fundamentado no quadro clínico, na baciloscopia no quadro histológico e na intradermorreação de Mitsuda (leprominarreação), classificou a hanseníase em dois polos estáveis e opostos. O polo imune-positivo correspondendo a hanseníase tuberculoide (HT), e o polo imune-negativo, a hanseníase virchowiana (HV). E dois pólos instáveis: hanseníase indeterminada (HI) e hanseníase dimorfa (HD), que evoluiriam para um dos polos na evolução natural da doença.

Ridley e Jopling, baseados nos detalhes histológicos do granuloma, no índice baciloscópico e no espectro imunológico do hospedeiro, propuseram a classificação da doença em cinco formas clínicas, considerando a forma indeteminada (HI), como forma inicial. Mantiveram as formas polares de Rabello como hanseníase altamente resistente tuberculoide-tuberculoide (HTT) e a forma altamente suscetível virchowiana-virchowiana (VV). Subdividiram a forma dimorfa em três estágios: dimorfa-tuberculoide (DT); dimorfa-dimorfa (DD) e dimorfa-virchowiana (DV) (Figura 77.1).

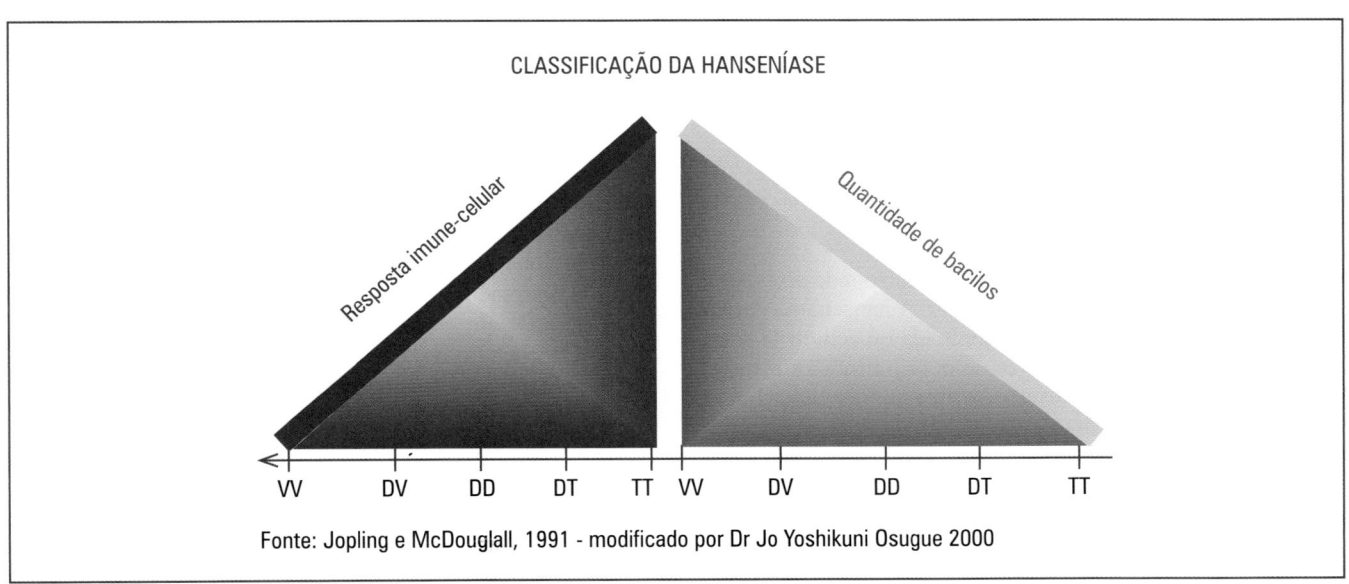

CLASSIFICAÇÃO DA HANSENÍASE

Resposta imune-celular

Quantidade de bacilos

VV   DV   DD   DT   TT   VV   DV   DD   DT   TT

Fonte: Jopling e McDouglall, 1991 - modificado por Dr Jo Yoshikuni Osugue 2000

FIGURA 77.1 – Classificação da hanseníase. Fonte: Jopling e McDougall[9a]. Modificado por Osugue JY.

Visando facilitar o emprego da poliquimioterapia e com o objetivo de diminuir o coeficiente de prevalência da hanseníase nos países endêmicos, a Organização Mundial da Saúde (OMS) recomenda a classificação baseada no quadro clínico, levando-se em consideração o número de lesões cutâneas e o acometimento neural. Classifica a hanseníase em paucibacilar (PB), quando o paciente tem menos que cinco lesões cutâneas e um tronco nervoso comprometido. Neste estão incluídas as formas indeterminada e tuberculoide. Quando o paciente apresentar mais de cinco lesões cutâneas e/ou mais de um tronco nervoso comprometido, é classificado em hanseníase multibacilar (MB) e corresponde às formas virchowiana e dimorfa.

DIAGNÓSTICO CLÍNICO[1-5,13,17,19,20]

Hanseníase Indeterminada (HI)

A lesão surge após um longo período de incubação (de 2 a 5 anos) e caracteriza-se pelo aparecimento de mancha hipocrômica ou levemente eritematosa, com borda irregular e comprometimento neural discreto, que se traduz pela hipoestesia na lesão. Geralmente é lesão única e quando múltiplas são assimétricas. Surge em qualquer área do tegumento, tendo preferência pelas áreas cobertas do corpo (braços, regiões glúteas, coxas). A mancha pode permanecer por muito tempo, de meses a anos, evoluindo para a cura espontânea ou para outra forma clínica, na dependência da imunidade do hospedeiro.

Hanseníase Tuberculoide (HT)

É a forma de resistência. As lesões são bem delimitadas, em número reduzido, anestésicas e com distribuição assimétrica. Podem surgir placas eritematosas, circunscritas, numulares ou anulares, com bordas infiltradas ou descamativas, de crescimento centrífugo e leve atrofia central; outras vezes, lesões papulosas, tricofitoides, hipo ou anestésicas, anidróticas e com ausência de pelos. A forma tuberculoide apresenta uma variedade infantil – hanseníase nodular infantil de Souza Campos, que se manifesta em crianças que convivem com portadores bacilíferos sem tratamento. Geralmente é lesão única, papulosa, mais frequentemente localizada na face, com regressão espontânea. Outra variante é a forma neural pura, sem lesão cutânea, que provoca um espessamento do tronco nervoso com dano neural precoce e grave, em especial quando atinge nervos sensitivomotores, levando às incapacidades físicas.

Hanseníase Virchowiana (HV)

Dentro do espectro imunológico, corresponde ao polo de baixa resistência; portanto, multibacilar. A hanseníase virchowiana pode advir da forma indeterminada ou eclodir já como forma virchowiana. Caracteriza-se pela infiltração difusa e progressiva de pele, mucosas das vias aéreas superiores e nervos, sempre de forma simétrica. Pode acometer outros órgãos, como os olhos, linfonodos, testículos, fígado e baço. Não se tem relato de comprometimento do sistema nervoso central. A pele apresenta coloração eritematoferruginosa, com aspecto luzidio devido à intensa infiltração e sem limites definidos. Podem surgir lesões papulotuberosas e nodulares em todo o tegumento. A infiltração difusa da face, da região

frontal e dos pavilhões auriculares, com madarose (queda dos pelos da parte externa dos supercílios) sem acometer os cabelos, confere aos pacientes o aspecto de "face leonina". Além da madarose ocorre rarefação dos pelos de outras regiões. O comprometimento da mucosa nasal, levando à obstrução nasal e rinorreia seropurulenta, mais o edema frio dos membros inferiores são sinais precoces da HV (Figura 77.2).

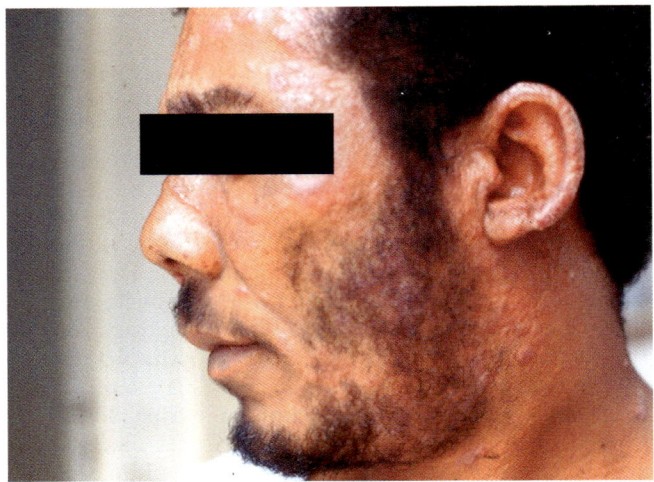

FIGURA 77.2 – Hanseníase virchoviana.

Hanseníase Dimorfa (HD)

É a forma de instabilidade imunológica do hospedeiro, por isso as manifestações clínicas são variadas. As lesões cutâneas apresentam aspecto de HV ou de HT, com predomínio ora de uma, ora de outra, e surgem como placas ou manchas eritematosas ou hipocrômicas, com bordas infiltradas de coloração ferruginosa, vinhosa ou acastanhada, com limite interno nítido e o externo esmaecido, dando aspecto "foveolar" e, quando numerosas, desenham aspecto de "renda" ou de "queijo suíço". Por vezes, as lesões da hanseníase dimorfa são extensas, podendo chegar a comprometer grandes segmentos cutâneos. A infiltração difusa, o acometimento neural precoce e a assimetria sugerem o quadro de hanseníase dimorfa.

Estados Reacionais

As reações hansênicas representam episódios inflamatórios agudos ou subagudos que se intercalam no curso crônico da doença, tanto nos paucibacilares como nos multibacilares. Os estados reacionais ocorrem durante o tratamento com a PQT ou após alta por cura, embora alguns pacientes já iniciem a doença com os episódios reacionais. Nesses casos, o quadro clínico pode sugerir o diagnóstico de hanseníase.

Esses episódios reacionais têm como fatores desencadeantes a vacinação, a gestação e o puerpério, infecções intercorrentes, medicamentos iodados, estresse físico e emocional.

As reações hansênicas são as principais causas de lesões neurais que levam às incapacidades físicas; por isso, é importante o diagnóstico precoce para a instituição da terapêutica adequada, visando a prevenção dessas incapacidades e deformidades. As neurites podem ser silenciosas, mas geralmente são dolorosas, com espessamento dos troncos nervosos. Os nervos mais frequentemente acometidos são os ulnares e medianos nos membros superiores; o fibular comum e o tibial posterior nos membros inferiores; e o facial e auricular na região cefálica.

Os estados reacionais podem ser de dois tipos: a reação reversa ou tipo 1 e a reação tipo 2 ou eritema nodoso hansênico (ENH).

A reação tipo 1 surge em casos de HT ou HDT entre o 2º ou 6º mês de tratamento PQT. É um processo de hiper--reatividade imunológica celular. Clinicamente, cursa com reagudização de lesões antigas que se tornam eritematosas e edematosas, podendo surgir novas lesões, neurites com dor espontânea e aumento de áreas hipo ou anestésicas. Pode ocorrer edema das mãos e dos pés com aparecimento súbito de *mão em garra* ou *pé caído* como sequela da neurite. Esse tipo de reação, em geral, não cursa com manifestações sistêmicas.

A reação tipo 2 ocorre nas formas HV (em 60% dos casos) ou HDV, em geral, após o 6º mês da PQT, mas pode ser a primeira manifestação da doença. É uma reação imunológica do lado humoral. Clinicamente, surgem lesões papulosas ou nodulares eritematosas e dolorosas, em qualquer região da pele. Os nódulos podem sofrer ulceração e necrose. Ainda é descrito o eritema polimorfo, que surge como placas eritematosas ou eritematobolhosas. O comprometimento sistêmico é frequente, cursando com febre, astenia, artralgia, neurites importantes, náuseas e mal-estar. O quadro reacional pode evoluir com neurites, linfadenites, mãos e pés reacionais, orquite, epididimite, irite, iridociclite, artrite, hepatoesplenomegalias dolorosas e, às vezes, com icterícia e trombose. As reações podem ser esporádicas ou periódicas; há casos em que os surtos são subentrantes, denominados de "mal reacional".

DIAGNÓSTICO DIFERENCIAL[1,5,17,20]

A hanseníase, por apresentar um polimorfismo de lesões cutâneas nas suas diversas formas clínicas, é uma doença que também apresenta vários diagnósticos diferenciais, muitas vezes difíceis de serem confirmados ou descartados.

Hanseníase Indeterminada

- *Pitiríase versicolor:* micose superficial provocada pelo fungo *Malassesia furfur* ou *Pitirosporum orbiculare,* que parasita a camada córnea da pele. Apresenta manchas hipocrômicas, eritematosas ou acastanhadas, que começam com pequenas manchas circulares e com tendência a confluir, atingindo grandes áreas da pele, como face, pescoço, tronco e braços. Quando atritadas, mostram descamações finas do tipo furfuráceas. A pesquisa da sensibilidade é normal e o exame micológico direto, quando positivo, confirma a infecção fúngica e afasta a hanseníase.
- *Eczemátide:* (pitiríase alba, dartro volante): são manchas hipocrômicas, circulares, única ou várias, mais frequentes na face, no tronco ou membros superiores. Apresenta superfície áspera (hiperceratose folicular). Acredita-se que tenha correlação com atopia ou eczema seborreico. A sensibilidade é preservada, assim como os folículos pilosos.
- *Eczema seborreico:* dermatose de etiologia genética, apresenta lesões eritematodescamativas, mais em áreas

ditas seborreicas (couro cabeludo, centro facial, região mediodorsal e esternal). A grande dificuldade no diagnóstico diferencial é na fase de hipocromia pós-descamação do eczema.

- *Nevos*: em especial o nevo hipocrômico que pode surgir em qualquer área da pele; em geral, apresenta contornos irregulares. A sensibilidade está sempre presente e a informação da existência da mancha desde o nascimento ou alguns meses de vida afasta a hanseníase.
- *Hipocromias pós-inflamatórias ou residuais:* são sequelas decorrentes de algumas dermatoses inflamatórias que se caracterizam por manchas hipocrômicas. A informação do quadro dermatológico anterior, mais a pesquisa da sensibilidade, auxiliam na exclusão da hanseníase.
- *Vitiligo*: caracteriza-se por manchas acrômicas, com tonalidade nacarada, em geral iniciando-se em face, mãos, cotovelos, tornozelos, pés, genitálias; pode afetar grandes extensões da pele ou ser generalizada. A pesquisa da sensibilidade normal afasta a hanseníase.

Hanseníase Tuberculoide

- *Dermatofitose (tinha)*: dermatose provocada por fungos, adquirida através de contato com homem, animal ou solo contaminado. Surge como placas eritematosas de crescimento centrífugo, cujas bordas são geralmente papulovesiculosas. É frequente a presença de lesões escoriadas pelo ato de coçar. A sensibilidade é normal e o exame micológico positivo para fungo confirma a micose.
- *Psoríase*: dermatose geneticamente determinada onde ocorre uma aceleração na maturação das células epidérmicas, além da vasodilatação dos capilares superficiais. Caracteriza-se por placas eritematodescamativas, de vários tamanhos, mais frequentes em áreas de extensão dos cotovelos e joelhos, couro cabeludo, região lombossacra, podendo acometer mucosas oral e genital. Em algumas situações a dermatose pode generalizar-se. Pode ser assintomática ou pruriginosa. A pesquisa da sensibilidade é normal. O exame histopatológico geralmente confirma o diagnóstico de psoríase.
- *Lúpus cutâneo discoide*: doença autoimune que se caracteriza por lesões em placas eritematodescamoatróficas, geralmente assintomáticas ou com discreto prurido e ardência, localizadas em áreas de exposição solar. Piora com o sol, podendo haver regressão espontânea, deixando cicatrizes atróficas e hipocrômicas ou hipercrômicas. A sensibilidade sempre está preservada. A confirmação se faz pelo exame histopatológico.
- *Sífilis*: doença de transmissão sexual, causada pelo *Treponema pallidum*, que no seu período de secundarismo/terciarismo pode apresentar manchas hipocrômicas e/ou eritemato-hipocrômicas, às vezes com bordas papulodescamativas. Apesar de assintomáticas, a sensibilidade superficial está sempre presente. Os exames VDRL e FTA-ABS, confirmam o diagnóstico de sífilis.
- *Granuloma anular:* dermatose de causa desconhecida. Admite-se que seja decorrente de uma reação imune a vários antígenos, além de uma predisposição genética e, muitas vezes, associada à diabetes. Caracteriza-se por lesões papulosas da cor da pele ou levemente eritematosas, formando placas circulares ou anulares, localizadas mais

frequentemente no dorso dos dedos, das mãos, dos pés, antebraços, braços, pernas e coxas. É assintomático e apresenta sensibilidade normal. O diagnóstico confirmatório do granuloma anular é histopatológico.

- *Esclerodermia circunscrita*: doença autoimune do tecido conjuntivo, caracterizada pela deposição excessiva de colágeno na pele e em outros órgãos (pulmão, trato gastrintestinal, rins e coração). Na pele surge lesão em placa, única ou múltipla, isolada ou confluente, na grande maioria dos casos com disposição linear ou zoniforme. De início de coloração eritematosa, tornando-se gradativamente hipercrômica com área esbranquiçada e brilhante; a pele apresenta uma consistência dura e lenhosa. A sensibilidade e a sudorese podem estar alteradas. O exame histopatológico pode confirmar o diagnóstico.

- *Doenças granulomatosas*: como a tuberculose cutânea, leishmaniose tegumentar, cromoblastomicose, esporotricose e paracoccidioidomicose. Nessas doenças, a sensibilidade está sempre presente. São necessários os exames bacteriológico, micológico e histopatológico para o diagnóstico.

Hanseníase Virchowiana

- *Farmacodermias*: vários são os medicamentos que podem desencadear lesões cutâneas semelhantes às da hanseníase, sejam manchas eritematosas infiltrativas, eritemato-hipercrômicas, nodulares tipo eritema nodoso. A evolução arrastada e cíclica com história de uso de medicamentos, frequentemente com sintomatologia pruriginosa e sensibilidade presente, pode sugerir o diagnóstico de farmacodermia.

- *Sífilis*: na sua fase secundária/terciária surgem lesões eritematopapulosas, papuloinfiltrativas, nodulares. Como na hanseníase, as lesões da sífilis também são assintomáticas, mas a sensibilidade está preservada. A história de lesão prévia do cancro duro, alopecia em clareira, lesões condilomatosas genitais e perigenitais é favorável ao diagnóstico de sífilis. A madarose (rarefação dos pelos da extremidade externa dos supercílios) pode ocorrer tanto na hanseníase como na sífilis. Neste diagnóstico diferencial, impõe-se a sorologia para sífilis, tendo-se o cuidado de avaliar a titulagem do VDRL, que normalmente na hanseníase é falso-positivo. O ideal é o exame com antígeno específico para treponema (FTA-ABS).

- *Leishmaniose cútis difusa ou anérgica*: doença causada pelo protozoário do gênero *Leishmania* e transmitida pela picada do inseto do gênero *Lutzomia*, caracteriza-se pela presença de lesões papulosas, tuberosas, isoladas ou confluentes disseminadas no tegumento, que são em muito semelhantes à HV. A reação intradérmica de Montenegro, específica para leishmaniose, nesta forma é negativa; o exame direto ou histopatológico confirma o diagnóstico na presença de leishmânias.

- *Lúpus eritematoso sistêmico*: doença autoimune do tecido conjuntivo que pode manifestar-se com síndrome febril, articular, comprometimento do estado geral, queda difusa do cabelo (que não ocorre na hanseníase). A alteração de alguns exames laboratoriais é comum às duas doenças como a hipergamaglobulinemia, velocidade de hemossedimentação acelerada, células LE positiva, VDRL falso-positivo.

A presença da sensibilidade, baciloscopia para bacilo de Hansen negativa, o exame histopatológico, alterações do hemograma e leucograma, pesquisa do fator antinuclear e anticorpos específicos confirmam o diagnóstico de lúpus sistêmico.

- *Neurofibromatose (doença de Recklinghausen)*: genodermatose de herança dominante que se manifesta por manchas acastanhadas "café com leite" em qualquer parte do corpo. Na adolescência, frequentemente podem surgir tumorações de consistência mole ou elástica que, pela digitopressão, são facilmente depressíveis, apresentando uma espécie de anel herniário. Essas alterações cutâneas eventualmente podem ser acompanhadas de distúrbios mentais, endócrinos, neurológicos e ósseos. O exame histopatológico confirma o diagnóstico.

- *Paracocidioidomicose*: micose profunda causada pelo fungo do gênero *Paracoccidioides brasiliensis* e que se manifesta por lesões papulosas, tuberosas e infiltrativas em todo o tegumento, inclusive acometendo o pavilhão auricular unilateral, enquanto na hanseníase o acometimento é bilateral. A sensibilidade está sempre presente. O exame histopatológico evidencia a presença do fungo, que permite o diagnóstico definitivo.

- *Neoplasias e metástases cutâneas*: linfoma, micose fungoide alterações cutâneas que se manifestam por infiltrações difusas acometendo qualquer região cutânea. Podem ser assintomáticas ou pruriginosas; a sensibilidade é sempre normal. Nesses casos impõe-se o exame histopatológico para a confirmação diagnóstica.

Hanseníase Dimorfa

São considerados todos os diagnósticos diferenciais discutidos nas formas HT e HV.

Estado Reacional

- *Tipo 1*: Farmacodermias, erisipela, celulite, urticária, sarcoidose, paralisias súbitas (facial, garras, pé caído e mão caída) e a própria recidiva da hanseníase.
- *Tipo 2*: Febre de origem indeterminada, linfomas, lúpus eritematoso sistêmico, vasculites necrosantes, eritema nodoso de várias etiologias, doenças que podem provocar iridociclites.

Doenças Neurológicas

- Parestesia e dor na região palmar: síndrome do túnel do carpo.
- Parestesia ou anestesia na face anterolateral da coxa: neuralgia parestésica provocada por cinturões ou roupas muito justas.
- Fraqueza progressiva e atrofia simétrica dos músculos: neuropatia alcoólica.
- Úlcera plantar: neuropatia diabética.

Diagnóstico Diferencial entre Reação Reversa e Recidiva

A Tabela 77.1 aponta as principais diferenças entre reação reversa e recidiva.

TABELA 77.1

Capítulo 77 – Hanseníase

	Diferenças entre Reação Reversa e Recidiva	
Indicadores	*Reação Reversa*	*Recidiva*
Intervalo de tempo	Ocorre geralmente durante a quimioterapia ou dentro de 6 meses após o tratamento	Ocorre geralmente após 1 ano do término da quimioterapia
Modo de aparecimento	Súbito e inesperado	Lento e insidioso
Distúrbios sistêmicos	Pode vir acompanhado de febre e mal-estar	Geralmente sem sintomatologia geral
Lesões antigas	Lesões antigas se tornam eritematosas, brilhantes e infiltradas	Algumas lesões podem apresentar bordas eritematosas
Lesões novas	Em geral, várias lesões novas	Poucas lesões novas
Ulceração	Pode ocorrer ulceração das lesões	É rara a ulceração
Regressão	Com descamação	Não há descamação
Envolvimento dos nervos	Muitos nervos podem estar envolvidos rapidamente, com dor, alteração da sensibilidade e da função motora	Pode acometer um único nervo e a alteração motora ocorre muito lentamente
Resposta a corticosteroides	Excelente	Não pronunciada

Fonte: Adaptado do Manual para o Controle da Lepra, OMS, 2ª ed., 1989.

DIAGNÓSTICO SEMIOTÉCNICO

Pesquisa da Sensibilidade

Tem a finalidade de verificar a integridade das terminações nervosas responsáveis pela sensibilidade cutânea, importantes como função protetora principalmente dos olhos, das mãos e dos pés.

a. Pode ser realizada com agulha estéril ou monofilamento (estesiômetro). Consiste em tocar levemente uma área suspeita e uma área aparentemente sadia e comparar se a sensibilidade na área com lesão está igual, diminuída ou ausente. Esse teste é confiável quando o paciente tiver um comportamento estável. Nas crianças ou em pessoas instáveis pode-se utilizar outros meios mais objetivos.

b. Teste da histamina: consiste na aplicação de uma gota de histamina (diluição de 1/1.000, em capilares já padronizados pela Fundação Oswaldo Cruz-RJ), na área suspeita e na área normal. A seguir, escarifica-se superficialmente a pele. O resultado normal é considerado como teste completo quando ocorrer a tríplice reação de Lewis, que apresenta três fases: a primeira fase consiste no aparecimento de um eritema próximo ao ponto de escarificação, a segunda fase apresenta um eritema reflexo de 2 cm de diâmetro e a terceira fase o surgimento de uma pápula central. Na hanseníase, pelo comprometimento dos filetes nervosos, o teste é incompleto, não ocorrendo a segunda fase.

c. Teste da pilocarpina: tem o mesmo princípio do teste de histamina, com a finalidade de identificar áreas de anidrose, evento comum nas lesões hansênicas. Prefere-se esse teste em pessoas melanodérmicas, pela dificuldade de se observar o eritema. Injeta-se 1 cm³ de pilocarpina na pele suspeita, pincela-se com iodo e pulveriza-se com amido. Na pele normal, o suor dissolve o iodo que se combina com o amido, formando pontos azulados. Na área lesada não ocorrerá a coloração azulada.

Palpação dos Troncos Nervosos Periféricos

Os troncos nervosos mais frequentemente acometidos são os que inervam as mãos (radial, ulnar e mediano), os pés (fibular comum e tibial posterior) e o nervo auricular. Durante o procedimento, verificar: se há queixa de dor espontânea no trajeto do nervo; se há queixa de choque ou dor nos nervos durante a palpação; se há assimetria do nervo palpado com o nervo correspondente contralateral; se há espessamento, endurecimento, nódulos ou abscessos do nervo ou se apresenta algum tipo de aderência. A palpação do nervo auricular é realizada na região lateral do pescoço, atravessando o músculo esternocleidomastóideo. O nervo radial, no terço médio do braço, a dois dedos abaixo e atrás da inserção do músculo deltoide. O nervo ulnar no cotovelo, na goteira epitrocleana. O nervo mediano, na área flexora do punho, entre os dois tendões, devido à sua localização mais profunda, não é fácil a sua palpação, por isso recomenda-se a percussão do local para verificar se há dor ou choque na percussão. O nervo fibular comum é palpado próximo ao joelho, a dois dedos atrás e abaixo da cabeça da fíbula. O nervo tibial posterior, próximo ao tornozelo, atrás e abaixo do maléolo medial.

Inspeção Especial

Dos olhos, para verificar se apresentam ressecamento, lacrimejamento, nódulos, infiltrações, madarose, triquíase, ectrópio, opacidade da córnea ou lagoftalmia (fenda palpebral).

Inspeção do nariz para verificar se há infiltração, edema, obstrução nasal, perfuração do septo.

Inspeção das mãos e dos pés para avaliar a força muscular, algum sinal de mão em garra ou pé equino (pé caído).

DIAGNÓSTICO LABORATORIAL[2-5,8,10-13,17,20,23]

- *Baciloscopia*: tem como finalidade o diagnóstico e a classificação clínica da doença, pela identificação do bacilo álcool-ácido resistente (baar). O material a ser examinado é a linfa colhida nos lóbulos das orelhas, cotovelos, joelhos e da lesão cutânea com infiltração. O esfregaço corado pela técnica de Ziehl-Neelsen permite o achado do *M. leprae* em material da linfa e análise do Índice Baciloscópico-IB que contenha aproximadamente 10^4 bacilos/mL. Nas formas HI e HT a baciloscopia geralmente é negativa e não afasta o diagnóstico de hanseníase. Nas formas HD e HV o exame é positivo, com grande quantidade de bacilos, muitas vezes em forma de globias.

- *Histopatologia*: é um exame fundamental para o diagnóstico preciso de algumas formas clínicas. A amostra deve atingir até a hipoderme e ser corada pela técnica da hematoxilina-eosina e outra coloração para baar (Wade, Ziehl, Fite-Faraco).

- *HI*: o quadro histopatológico da HI não é conclusivo, mostra infiltrado inflamatório linfo-histiocitário perineural e perianexial, ou infiltrado penetrando nos filetes nervosos. Raramente são encontrados bacilos, sendo o diagnóstico de compatibilidade.

- *HT*: a HT apresenta um quadro histológico de granuloma do tipo tuberculoide, constituído por células gigantes multinucleadas do tipo Langhans, circundadas por células epitelioides e denso halo de linfócitos. Também nessa forma não é comum o encontro de bacilos, mas o achado de restos de filetes nervosos no interior dos granulomas sugere fortemente o diagnóstico de hanseníase.

- *HV*: na HV o exame histopatológico mostra infiltrado na derme e na hipoderme formado por linfócitos, plasmócitos e macrófagos. Nestes, a coloração de rotina (hematoxilina-eosina) mostra o citoplasma espumoso e vacuolado. A coloração para bacilos álcool-ácido resistentes (Ziehl-Neelsen, Fite-Faraco ou Wade) mostra que o citoplasma desses macrófagos estão carregados de bacilos isolados e em globias (células de Virchow) e localizam-se nos filetes nervosos, endotélio e na parede dos vasos, bainha e músculos eretores dos pelos. A epiderme está separada da derme por uma faixa contínua de fibras conjuntivas (faixa de Unna). O achado de bacilos fornece o resultado conclusivo de hanseníase.

- *HD*: a HD apresenta granulomas formados por células epitelioides imaturas ou de macrófagos ativados, poucos linfócitos e células epitelioides, separadas da epiderme pela faixa de Unna. O infiltrado localiza-se em torno dos anexos e filetes nervosos. Com frequência observa-se a presença de bacilos.

- *Intradermorreação de Mitsuda*: é uma reação de hipersensibilidade tardia e mede a resistência imunológica específica para o *M. leprae* ou a seus antígenos (lepromina). Não é um meio de diagnóstico, mas tem comprovadamente valor prognóstico. Os indivíduos com a reação positiva desenvolvem formas paucibacilar ou abortivas da doença e os que apresentam a reação negativa desenvolvem a forma multibacilar. Atualmente, a lepromina-reação está em desuso nos programas de controle da hanseníase.

- *Sorologia com antígeno microbiano*: método sorológico, alternativo ao ELISA, para a detecção do anticorpo IgM anti-PGL1, sendo mais positivo em pacientes virchowia-nos. Não é um método diagnóstico, é útil para classificar os pacientes em PB ou MB. Esse exame também não é utilizado na rotina da rede pública.

- *Histoquímica e imuno-histoquímica*: coloração pelo Sudan III para identificar depósitos de lipídios em cortes de tecidos congelados e identificar as células de Virchow. É mais eficaz nas lesões da HV. A imuno-histoquímica utiliza anticorpos monoclonais contra PGL1. São exames utilizados para pesquisa e trabalhos científicos.

- *Reação em cadeia da polimerase (PCR)*: é um método sensível, eficaz e relativamente rápido, que consiste na amplificação *in vitro* de uma determinada região do DNA de *M. leprae,* mesmo se utilizando material não otimizado, ou seja, material em bloco de parafina utilizado para exame histopatológico. Este método tem sua importância principalmente nas formas PB, quando a baciloscopia e a histopatogia sempre se mostram negativas. É um método que ainda não está sendo aplicado de rotina[12].

DIAGNÓSTICO DEFINIDO PELO MS/OMS

É considerada como portadora de hanseníase a pessoa que apresenta uma ou mais das características abaixo, com ou sem história epidemiológica, e que requer tratamento específico:

- lesões ou áreas de pele, com alteração da sensibilidade;
- acometimento neural com espessamento de nervo, acompanhado ou não de alteração de sensibilidade e/ou de força muscular,
- baciloscopia positiva para *M. leprae*.

TRATAMENTO[3,4,21,25]

Específico

Tratamento Padrão

O tratamento específico da hanseníase, indicado pelo Ministério da Saúde, é a poliquimioterapia padronizada pela OMS, conhecida como poliquimioterapia padrão PQT/OMS. A PQT tem como finalidade a cura da doença, fechar a fonte de infecção (interrompendo a cadeia epidemiológica), a supressão dos surtos reacionais, a prevenção das incapacidades físicas, a reabilitação física e psicossocial. Além disso, é ponto estratégico no controle da endemia e na eliminação da hanseníase enquanto problema de saúde pública.

Na indicação do esquema terapêutico deve-se levar em conta a história clínica do paciente, com atenção a alergias medicamentosas, interação das drogas e doenças associadas.

O tratamento PQT é administrado através de esquema padrão, de acordo com a classificação operacional do doente, padronizada pelo MS em paucibacilar (PB) e multibacilar (MB), devendo ser realizado ambulatorialmente. O paciente deve comparecer mensalmente na unidade de saúde para uma consulta e para receber a dose supervisionada da medicação.

A PQT tem como princípio uma associação de medicamentos acondicionados em uma cartela, para administração mensal (de 28 em 28 dias), fornecida gratuitamente para todo o País. Os esquemas de tratamento estão demonstrados nas Tabelas 77.2 e 77.3.

Para crianças, as doses dos medicamentos do esquema padrão devem ser ajustadas, de acordo com a idade, mostradas nas Tabelas 77.4 e 77.5.

TABELA 77.2

Esquema de PQT/OMS-PB-Adulto		
Medicamento	**Dose Mensal Supervisionada**	**Dose Diária Autoadministrada**
Dapsona (DDS)	100 mg	100 mg
Rifampicina (RFM)	600 mg	—

Duração de tratamento: 6 a 9 meses.
Critério de alta: seis doses em até 9 meses.

TABELA 77.3

Esquema de PQT/OMS-PB-Adulto		
Medicamento	**Dose Mensal Supervisionada**	**Dose Diária Autoadministrada**
Dapsona (DDS)	100 mg	100 mg
Clofazimina (CFZ)	300 mg	50 mg
Rifampicina (RFM)	600 mg	—

Duração do tratamento: 12 a 18 meses.
Critério de cura: 12 doses em até 18 meses.
Casos MB com numerosas lesões ou extensas infiltrações poderão necessitar mais 12 doses adicionais de PQT/MB, completando 24 doses em até 36 meses.

Esquema ROM

Corresponde ao conjunto de medicamentos ROM (rifampicina, ofloxacino e minociclina), administrado através de dose única supervisionada, recomendada para pacientes PB com lesão única de pele, sem comprometimento neural. Também é utilizado nos pacientes MB com contraindicação formal à clofazimina (CFZ), em dose mensal, durante 24 meses. Tem contraindicação para as gestantes e crianças com menos de 5 anos de idade.

Esquema para Tratamento dos Estados Reacionais

Reação Tipo 1

• Prednisona:
- dose de 1 mg/kg de peso até a regressão clínica do quadro reacional, iniciando-se a redução gradativa da dose, com monitoramento da função neural do paciente;
- *cuidados a serem observados:* tratamento prévio com antiparasitário específico para *Strongyloides stercoralis* (tiabendazol - 50 mg/kg para adulto e 30 mg/kg para criança, dose única); monitorar a pressão arterial, o peso, a taxa de glicose e potássio no sangue.

Reação Tipo 2

• Talidomida:
- dose de 100 a 400 mg/dia até a regressão clínica do quadro reacional e redução gradativa da dose;

TABELA 77.4

Esquema de PQT/ PB-Infantil			
Medicamento	**Idade**	**Dose Mensal Supervisionada**	**Dose Diária Autoadministrada**
Dapsona (DDS)	0 a 5 anos	25 mg	25 mg
	6 a 14 anos	50–100mg	50–100 mg
Rifampicina (RFM)	0 a 5 anos	150–300 mg	—
	6 a 14 anos	300–450 mg	—

Duração do tratamento: 6 a 9 meses.
Critério de cura: 6 doses em 9 meses.

TABELA 77.5

Esquema de PQT/MB-Infantil			
Medicamentos	**Idade**	**Dose Mensal Supervisionada**	**Dose Autoadministrada**
Dapsona (DDS)	0 a 5 anos	25 mg	25mg/dia
	6 a 14 anos	50–100 mg	50–100mg/dia
Clofazimina (CFZ)	0 a 5 anos	100 mg	100mg/semana
	6 a 14 anos	150–200 mg	150mg/semana
Rifampicina (RFM)	0 a 5 anos	150–300mg	—
	6 a 14 anos	300–400mg	—

— *contraindicação:* é proibida a utilização em mulheres com idade fértil, devido aos efeitos teratogênicos. Nesses casos, substituir pela prednisona ou pentoxifilina na dose de 400 mg/dia de 8/8 horas.

Esquemas Alternativos

O esquema alternativo deve ser usado somente nos pacientes que apresentam contraindicação formal ou intolerância a um dos medicamentos. As doenças associadas que podem contraindicar o esquema padrão são: hepatopatias graves, nefropatias graves, distúrbios hematológicos.

Medicamento alternativo na intolerância à:

- *dapsona (DDS):* substituir pela clofazimina (CFZ), na dose diária de 50 ou 100 mg/dias alternados.
- *rifampicina (RFM):* substituir pelo ofloxacino (OFX), na dose de 400 mg/dia.
- *rifampicina (RFM) e dapsona (DDS):* substituir pelo ofloxacino (OFX) na dose de 400 mg/dia + minociclina (MNC) na dose de 100 mg/dia + clofazimina (CFZ) na dose de 50 mg/dia ou 100 mg/dias alternados.
- *clofazimina (CFZ):* nos casos MB, substituir pela rifampicina (RFM) na dose de 600 mg/mensal supervisionada + dapsona (DDS) na dose de 100 mg/dia + ofloxacino (OFX) na dose de 400 mg/dia ou minociclina (MNC) na dose de 100 mg/dia.

Função e Efeitos Colaterais da PQT

- *Sulfona (DDS):* tem ação bacteriostática, anti-inflamatória e imunossupressora. É bem tolerada. Na dose acima de 200 mg/dia pode provocar anemia hemolítica. Indivíduos com a deficiência da enzima glicose 6-fosfato-desidrogenase podem apresentar a meta-hemoglobinemia (cianose, dispneia, taquicardia, cefaleia, fadiga, desmaios, náuseas, anorexia e vômitos). Em raros casos, após 6 semanas de uso do medicamento o paciente pode apresentar a síndrome da sulfona, reação de hipersensibilidade e que se traduz por febre, icterícia, exantema maculopapular ou esfoliativo, hepatomegalia e poliadenomegalia generalizada.
- *Rifampicina (RFM):* tem ação bactericida, atua nos microrganismos intracelulares. Normalmente é bem tolerada, de fácil administração pela via oral. Em raros casos pode provocar náuseas, vômitos, dor abdominal, alterações hematológicas e de hipersensibilidade. Em menos de 1% dos casos pode causar hepatotoxicidade, manifestada pela elevação das transaminases e bilirrubinas. Raramente o paciente pode apresentar a síndrome gripal a partir da 12ª semana de uso, que se manifesta por febre, calafrio, cefaleia, mialgias, dores ósseas e tonteira.
- *Clofazimina (CFZ):* tem ação bacteriostática e anti-inflamatória. Tem boa tolerância, raramente pode provocar distúrbios gastrintestinais como náuseas, vômitos, diarreia, desconforto abdominal. Pode elevar a velocidade de hemossedimentação, a taxa da glicose, da bilirrubina e da albumina no sangue. Como efeito colateral é frequente a xerodermia, acoloração avermelhada na pele que desaparece gradativamente após a suspensão do medicamento.

Tratamento em Situações Especiais

- *Hanseníase na gravidez:* devido à imunodepressão provocada pela gravidez, é comum que os sinais da hanseníase, em uma pessoa já infectada, apareçam durante a gravidez e o puerpério, assim como os estados reacionais e recidivas. Tanto a gravidez como o aleitamento materno não contraindicam a administração da PQT.
- *Hanseníase e tuberculose:* na vigência da associação com tuberculose, a rifampicina deve ser administrada na dose requerida para o tratamento da tuberculose, que é de 600 mg/dia.
- *Hanseníase e aids:* o esquema da PQT deve ser mantido.

PROFILAXIA[2-4]

Consiste no diagnóstico e no tratamento precoce de todos os casos, em especial os multibacilares para quebrar a cadeia de transmissão da doença. De importância fundamental é a vigilância dos contatos intradomiciliares através do exame dermatoneurológico. Para fins operacionais, considera-se como contato intradomiciliar do paciente toda e qualquer pessoa que resida ou tenha residido com o doente nos últimos 5 anos. Nos contatos sem sinais da doença, recomenda-se a aplicação de duas doses da vacina BCG por via intradérmica com intervalo de 6 meses. O tratamento precoce, independentemente da forma clínica da doença, tem fundamental importância para evitar futuras deformidades incapacitantes do paciente, avaliadas através do grau de incapacidade – GI[3].

REFERÊNCIAS BIBLIOGRÁFICAS

1. Araújo MG. Hanseníase no Brasil. Rev Soc Bras Med Trop. 2003;36:373-82.
2. Becheli LM, Curban GV. Infecções bacilares da pele. In: Compêndio de Dermatologia. 6ª ed. São Paulo: Atheneu; 1988. p. 131-63.
3. Brasil, Ministério da Saúde, SPS. ATDS. Hanseníase: atividades de controle e manual de procedimentos. Brasília; 2001. 178 p.
4. Brasil, Ministério da Saúde. SINAN/SVS. Hanseníase, 2009. Disponível em: http://portal.saude.gov.br - Hanseníase. Acessado em: 31 jul. 2010.
5. Cardoso AC. Hanseníase. In: Auto HJF (ed). Doenças Infecciosas e Parasitárias. Rio de Janeiro: Revinter; 2002. p. 283-93.
5a. Fiocruz (Sales AM, Nery JCC, Pereira RMO). Hanseníase. In: Agência Fiocruz de Notícias, 04/07/2013. Rio de Janeiro: Fiocruz, 2013. Disponível em: http://www.agencia.fiocruz.br/hanseniase. Acessado em: set. 2014.
6. Foss NT, Callera F, Alberto FL. Anti-PGL1 levels in leprosy patient and their contacts. Braz J Med Biol Res. 1993;26:45-51.
7. Gay Prieto J. Dermatologia. 7ª ed. Barcelona: Científico Médica; 1971. p. 335-88.
8. Goto M, Izumi S. Light electron microscopic immunohistochemistry using anti-PGL1 antibody specific for *Mycobacterium leprae*. Int J Lepr Other Mycobact Dis.1991;59:195.
9. Goulart IMV, Penna GO, Cunha G. Imunopatologia da hanseníase: a complexidade dos mecanismos da resposta imune do hospedeiro ao *Mycobacterium leprae*. Rev Soc Bras Med Trop. 2002;35:365-75.
9a. Jopling H, McDougell AC. Manual de Hanseníase. 4ª ed. Rio de Janeiro: Atheneu; 1991. 183 p.
10. Lever WF, Lever GS. Hanseníase.In: Lever WF (ed). Histopatologia de pele. 7ª ed. São Paulo: Manole; 1991. V. 1. p. 301-02.
11. Neves RG. A coloração de lipídeos pelo Sudão III: Importância na classificação histopatológica da hanseníase. Hansenol Int. 1977;(2):132-52.

12. Osugue JY. Diagnóstico da hanseníase paucibacilar pela técnica da reação em cadeia pela polimerase (PCR). Tese de Doutorado, Universidade Federal Fluminense, RJ. 2000.

13. Rabello FE, Fraga S. Altas de Dermatologia. Rio de Janeiro: Guanabara-Koogan; 1970. p. 304.

14. Reis VLL, Osugue SM. Hanseníase. Bol Soc Infect Est RJ. 2002;3(16):2-8.

15. Ridley J, Jopling WH. Classification of leprosy according to immunity. Int J Lepr. 1966;4:255-73.

16. Saad MHF, Medeiros MA, Gallo MEN. IgM immunoglobulins reacting with the phenolic glycolopid-1 antigen from *Mycobacterium leprae* in sera of leprosy patient and their contacts. Mem Inst Oswaldo Cruz. 1990;85:191-94.

17. Sampaio SAP, Rivitti E. Dermatologia. 2ª ed. São Paulo: Artes Médicas; 2000. p. 1155.

18. Santos Filho L. História geral da medicina brasileira. São Paulo: HUCITEC, USO; 1977. 436 p.

19. Souza Campos N. Aspects cliniques de la lepre tuberculoide chez l'enfant. Rev Bras Lepr. 1937;5:99-113.

20. Talhari S, Neves RG. Hanseníase. 3ª ed. Manaus: Tropical; 1997. 167 p.

21. Tavares W. Manual de Antibióticos e Quimioterápicos Antiinfecciosos. 3ª ed. São Paulo: Atheneu; 2001. p. 1216.

22. Terra F. Esboço histórico da lepra no Brasil. An Bras Dermatol. 1926;2:3-5.

23. Virchow R. Hanseníase. In: Michalany J (ed). Anatomia Patológica Geral. São Paulo: Artes Médicas; 1995. p. 184-89.

24. Wade HW, Rodrigues JM. Bordeline tuberculoid leprosy. Int J Lepr. 1940;8:307-32.

25. World Health Organization. WHO/LEP/95-1. Um guia para eliminar a hanseníase como problema de saúde pública, 1995. 61 p.

26. Yamanouchi AA et al. Hanseníase e sociedade: um problema sempre atual. An Bras Dermatol. 1993;68:394-404.

27. Yamashita JT et al. Hanseníase: novos métodos e recursos diagnósticos. An Bras Dermatol. 1996;71:343-49.

78 Hantaviroses

■ **Marcelo Simão Ferreira**

(CID 10 = A98.5 - Febre hemorrágica com síndrome renal [Doença pelo vírus Hantaan])

INTRODUÇÃO

As infecções causadas por hantavírus apresentam distribuição mundial e constituem um importante problema de saúde pública em muitas áreas da Ásia e da Europa[37]. Nesses continentes, os hantavírus causam uma enfermidade, denominada febre hemorrágica com síndrome renal (FHSR), doença clinicamente muito similar à leptospirose e com evolução relativamente benigna. Em 1993, uma nova síndrome clínica causada por esses vírus foi descrita nos Estados Unidos da América (EUA), embora com características diferentes da FHSR, pois acometia o trato respiratório e apresentava taxa de letalidade de 50%[2,4]. A partir daí, esta nova doença passou a ser reconhecida em diversos países latino-americanos, em especial o Brasil, a Argentina, o Paraguai, o Chile e o Uruguai[35]. Essa infecção representa nova antropozoonose adquirida a partir de roedores silvestres – portadores crônicos do vírus – e tornou-se o protótipo das doenças emergentes desse novo milênio. A denominação correta, adotada para essa virose, é síndrome cardiopulmonar por hantavírus (SCPH)[7].

ETIOLOGIA

Classificam-se os hantavírus na família dos *Bunyavirus*, gênero *Hantavirus*, existindo diversas variedades destes vírus constituindo o que se conhece com o nome grupo Hantaan. *Hantaan* foi o primeiro vírus descoberto. Possui um RNA de hélice simples como ácido nucleico. São vírus portadores de envelope e seu RNA é constituído de três segmentos designados pequeno, médio e grande. O pequeno codifica a proteína do nucleocapsídeo, o médio codifica uma poliproteína, que quando clivada gera as duas glicoproteínas do envelope (G1 e G2) e, finalmente, o segmento maior codifica a proteína L, que revela funções de transcriptase/replicase viral. A replicação desses agentes dá-se exclusivamente no citoplasma das células hospedeiras; a penetração ocorre por acoplamento dos vírus a receptores celulares específicos (integrinas, B1 e B3) com subsequente endocitose. Os nucleocapsídeos são introduzidos no citoplasma por uma fusão do vírion com a membrana endossomal, iniciando-se posteriormente a transcrição dos genes virais para a produção das proteínas que irão constituir parte dos novos vírions. Essas partículas recém-formadas são, então, transportadas para as vesículas secretoras da membrana citoplasmática e liberadas por exocitose[35,36,38,43,48].

Existem vários membros dentro do grupo dos hantavírus; quatro deles causam FHSR e cerca de duas dezenas causam SCPH. Cada um infecta roedores específicos e a denominação do agente deriva da região onde foi descrito pela primeira vez. O sequenciamento genômico de alguns vírus tem sido realizado a partir do RNA, extraído de material de necrópsia ou de vírus obtidos em culturas de células. O genoma, por inteiro, tem 12.000 a 13.000 nucleotídeos. Os ensaios de reação em cadeia da polimerase com transcrição reversa (RT-PCR) constituem métodos rápidos de caracterização genética de novos hantavírus, mesmo sem se obter o isolamento viral. Esses métodos podem ser aplicados em tecidos humanos ou de roedores e permitem, nesses animais, detectar-se até mesmo os vírus ainda não reconhecidos como agentes de doença humana[35,36,38,43,48].

Os vírus de roedores pertencentes a determinada subfamília parecem compartilhar longa coevolução roedor-vírus. A aparente ligação entre os hantavírus e os seus roedores específicos sugere que esses agentes patogênicos, por exemplo, da subfamília de roedores *Sigmodontinae*, compartilham um ancestral comum, o que provavelmente ocorre também com os vírus encontrados em animais das subfamílias *Murinae* e *Arvicolinae*. Essa ligação mostra correlação clínica e geográfica[36,43]. O sequenciamento genômico de diversos hantavírus confirma a existência de múltiplas linhagens filogenéticas, com divergência, por vezes elevada entre os genes desses microrganismos[9,36,43,48].

Os primeiros relatos sobre a FHSR ocorreram na Coreia e na Rússia e as características dos quatro vírus causadores dessa entidade podem ser apreciadas na Tabela 78.1.

Os hantavírus americanos foram descritos pela primeira vez na região do Novo México-EUA em 1993, quando ocorreu a epidemia pelo vírus *Sin Nombre*[4]; nos anos posteriores, graças às técnicas de biologia molecular, puderam-se isolar diversos outros membros desse grupo, não só nos EUA, mas também em diversos países latino-americanos[4,5,37].

TABELA 78.1

Características dos Principais Hantavírus que Ocorrem nos Continentes Europeu e Asiático				
Vírus	**Hantaan**	**Seoul**	**Puumala**	**Dobrava**
Região geográfica	Ásia (Rússia, Coreia, China, Japão)	Mundial	Europa (Escandinávia, Alemanha, Bélgica)	Europa Oriental, Grécia
Reservatório	*Apodemus agrarius*	*Rattus sp.*	*Clethrionomys glareolus*	*Apodemus flavicolis*
Patologia	Renal (FHSR)	Renal (FHSR)	Renal (FHSR)	Renal (FHSR)
Letalidade	5% a 15%	1%	1%	1% a 3%

A Tabela 78.2 mostra as características de alguns dos mais importantes hantavírus americanos.

DIAGNÓSTICO EPIDEMIOLÓGICO

Todos os hantavírus isolados em qualquer parte do mundo transmitem-se ao homem através de mecanismos semelhantes. A doença humana depende do íntimo contato com roedores, tal como ocorre em áreas rurais com alta densidade desses animais, durante campanhas militares ou em áreas periurbanas com grande aglomeração populacional e baixas condições sanitárias. Nestes locais, as residências, em geral onde vivem grande número de pessoas, encontram-se infestadas de roedores, compartilhando espaço e alimento com os seres humanos. Estes mamíferos eliminam partículas virais na urina fresca, nas fezes e na saliva e a transmissão ocorre quando as pessoas inalam minúsculos aerossóis contendo esses agentes patogênicos, formados a partir do ressecamento das excreções. Outras formas mais raras de transmissão incluem a mordedura de roedores, a ingestão de alimentos contaminados com fezes ou urina desses animais e, mais raramente, alguns autores lembram que se uma pessoa tocar um local contaminado por excretas contendo o vírus e depois levar a mão ao nariz ou à boca pode haver aquisição da doença[35,37,42].

A transmissão pode ocorrer em qualquer local infestado por roedores, por exemplo, paióis de fazenda, galpões para armazenamento de grãos, porões ou sótãos de casas velhas ou abandonadas e, também, habitações humanas construídas ao lado de matas ou outros ambientes silvestres. No interior dessas casas costumam-se guardar grãos e outros alimentos para consumo humano, que frequentemente atraem os roedores para o peridomicílio ou intradomicílio. A aquisição da infecção costuma ocorrer durante procedimentos que permitem a aerossolização de partículas virais presentes no ambiente, tais como limpeza de pisos contendo excretas de roedores, demolições de construções rurais com alto índice de infestação por esses mamíferos, ou durante a remoção de grãos de cereais armazenados em silos e paióis. A doença tem sido observada também em áreas periurbanas, onde as habitações humanas são construídas muito próximas a áreas rurais, pastos ou depósitos para armazenamento de cereais.

Os roedores podem invadir facilmente as casas nesses locais à procura de alimento, particularmente em períodos de seca ou mesmo fugindo de queimadas realizadas em plantações de cana-de-açúcar ou em campos de capim seco. A grande expansão das áreas urbanas, ocupando espaços em locais outrora considerados rurais, tem permitido maior contato do homem com os reservatórios naturais dos hantavírus. Outra maneira de aquisição desses agentes patogênicos ocorre quando o homem se abriga temporariamente em construções fechadas há semanas ou meses, em áreas rurais, margens dos rios ou em ambientes silvestres, para atividades de lazer, tais como caça ou pesca.

Durante o período em que permanecem fechadas, pode ocorrer invasão e reprodução dos roedores nesses locais, permitindo o acúmulo de suas excretas no assoalho e a inalação de grandes inóculos virais, em especial quando da remoção desse material. Nenhum animal doméstico, como vacas, galinhas, carneiros, cães ou gatos, é portador desse vírus e, portanto, não oferece riscos para o homem; mesmo *hamsters*,

TABELA 78.2

Características dos Principais Hantavírus que Ocorrem nas Américas								
Vírus	**Sin Nombre**	**Black Creek Canal**	**Bayou**	**Andes**	**Oran**	**Laguna**	**Juquitiba Negra**	**Araraquara**
Região geográfica	EUA, Canadá	EUA	EUA	Argentina	Argentina	Paraguai	Brasil	Brasil
Reservatório	*Peromyscus sp.*	*Sigmodon hispidus*	*Oryzomys palustris*	*Oligoryzomys longicaudatus*	*O. longicaudatus*	*Calomys laucha*	*O. nigripes*	*Bolomys lasiurus*
Patologia	Pulmão (SCPH)	Rins, músculos	Pulmão, rins, músculos	Pulmão (SCPH)	Pulmão (SCPH)	Pulmão (SCPH)	Pulmão (SCPH)	Pulmão (SCPH)
Letalidade	40% a 50%	Um caso descrito, com cura	Um caso descrito, fatal	50%	50%	30%	40% a 50%	40% a 50%

camundongos ou pequenos ratos brancos, utilizados como animais de estimação, não são portadores desse agente e podem ser manuseados com segurança. Entretanto, cumpre lembrar que, muitas vezes, cães e gatos podem inadvertidamente levar roedores contaminados para o interior das casas, depois de capturá-los no peridomicílio[2,35,37,42].

As hantaviroses têm sido também consideradas doenças de caráter profissional. Determinados grupos são acometidos por essas enfermidades, tais como fazendeiros, engenheiros agrônomos, veterinários, geólogos, trabalhadores da construção civil (que fazem obras em zonas rurais) e biólogos, que se dedicam ao estudo de pequenos mamíferos. Esses profissionais expõem-se a esses vírus e muitos apresentam anticorpos circulantes, sem jamais terem tido sinais de doença. No Brasil, mais de 50% das infecções ocorreram em indivíduos ligados às atividades agropecuárias[11].

Um destaque deve ser feito para a possibilidade de transmissão inter-humana das hantaviroses. Estudos conduzidos nos EUA, e também por nós no Brasil, não mostraram evidências de aquisição pessoa a pessoa, por via respiratória, desse vírus. Entretanto, em surto causado pelo vírus *Andes*, na região Sul da Argentina, ficou evidente esse tipo de transmissão, com acometimento inclusive dos profissionais de saúde que cuidaram dos pacientes. Novas evidências desse fato inusitado não têm, entretanto, sido comprovadas em nenhuma outra região do mundo onde essas viroses são endêmicas[3,35,47].

Vários roedores têm sido implicados na transmissão dos hantavírus ao homem. No velho mundo, os animais das subfamílias *Murinae* e *Arvicolinae* representam os transmissores mais importantes dessas viroses, particularmente os pertencentes aos gêneros *Apodemus* e *Clethrionomys*. Nos países americanos, todos os roedores silvestres transmissores de hantaviroses pertencem à subfamília *Sigmodontinae*. O gênero *Rattus*, com as espécies *norvegicus* e *rattus*, transmite, em todo o mundo, a variedade *Seoul* de hantavírus, causador da FHSR[19,21]. Nos EUA, os transmissores mais importantes são o *Peromyscus maniculatus* e o *P. leucopus*, ambos com distribuição extensa por todo território norte-americano. *Sigmodon hispidus* e *Oryzomys palustris* também já foram implicados na transmissão de hantaviroses naquele país[4,5].

Na Argentina, onde diversas variedades virais já foram descritas, a aquisição dessa enfermidade tem sido relacionada com roedores do gênero *Oligoryzomys*, em particular, o *O. flavescens* (portador do vírus *Lechiguanas*) e *O. longicaudatus* (portador dos vírus *Andes* e *Oran*). Já no Paraguai, onde essa virose parece estar amplamente disseminada entre as populações indígenas, o transmissor é o *Calomys laucha*. Até há pouco tempo, não se conheciam os roedores portadores de hantavírus no Brasil; graças aos esforços de pesquisadores do Instituto Adolfo Lutz, sabe-se que pelo menos duas espécies de roedores estão infectadas nas regiões Sul, Sudeste e Oeste do País; uma delas, o *Necromys lasiurus*, encontra-se distribuída por toda a região de cerrados do Brasil, que inclui os estados de São Paulo, Minas Gerais, Bahia, Goiás, Mato Grosso e Mato Grosso do Sul, sendo a espécie de roedor predominante em muitas dessas áreas[11]. Nos estados do sul, a partir do Paraná, o roedor transmissor parece ser outro, o *Oligoryzomis nigripes* e casos isolados ou pequenos surtos da doença foram descritos no Paraná, em Santa Catarina e no Rio Grande do Sul[11]. No Maranhão, pesquisadores do Instituto Evandro Chagas, de Belém-PA, identificaram em

uma área onde ocorreram casos da doença, um roedor de hábitos aquáticos, *Holochilus sciureus*, infectado pelo vírus, e o consideraram como provável transmissor da doença no local[11]. Em país com a extensão continental do Brasil é possível que outras espécies de roedores silvestres possam portar outros vírus com o potencial para causar doença humana.

DISTRIBUIÇÃO GEOGRÁFICA

Os hantavírus acham-se distribuídos amplamente em vários continentes, principalmente na Ásia, onde foram originalmente descritos, na Europa e, mais recentemente, em diversos países das três Américas[2,19]. A primeira doença ligada a esses vírus foi a febre hemorrágica da Coreia, que acometeu soldados durante a guerra nos anos 1950[29]. Em 1978, Lee e cols. isolaram o vírus *Hantaan* de ratos selvagens, sendo esse agente classificado entre os *Bunyavirus*[29]. Verificou-se nos anos seguintes que a infecção encontrava-se distribuída por diversos países asiáticos, tais como, China, Japão, Manchúria e Rússia, estendendo-se também para outros países do sudeste Asiático[16,29]. A doença permanece endêmica na Coreia, embora com número anual de casos bem menor[30,37].

Na Europa, a FHSR é endêmica em países escandinavos (Finlândia, Suécia, Noruega), na Alemanha, na França, países dos Balcãs (Eslovênia, Croácia, Sérvia, por exemplo) e na Grécia. A doença tem sido particularmente benigna nessas áreas, sendo a taxa de letalidade dos casos inferior a 1%. Descreveram-se casos mais graves na França e nos países dos Balcãs, particularmente causados pelo hantavírus *Dobrava-Belgrado*. Nessas regiões, a doença sempre recebeu o nome de *nefropatia epidêmica* ou *nefrite dos Balcãs*[16,37,46].

Nas Américas, esses patógenos encontram-se espalhados por muitos países, desde o sul do Canadá até o sul da Argentina, próximo à Patagônia. Nos EUA, entre 1993 e 2009, 510 casos da doença foram identificados, dos quais 35% morreram. A infecção ocorre, principalmente, nos estados do sudoeste americano, (Arizona, Novo México, Colorado, Utah), embora casos tenham sido descritos na Califórnia, Nova York, Flórida, Virgínia, Oregon, entre outros. Os índios americanos que vivem nestas áreas têm sido vitimados pela moléstia[6,9,35]. Cerca de 75% dos indivíduos acometidos habitavam áreas rurais. Não há relato de infecção humana no México, na América Central (exceto Panamá) ou no Caribe, embora a presença desse patógeno tenha sido confirmada em roedores capturados na Baixa Califórnia. Na América Central, a exceção recai sobre o Panamá, onde se reconheceu recentemente um surto epidêmico dessa virose causado pelo hantavírus denominado *Choclo*, e mais recentemente outro hantavírus, *Catacamas*, foi descrito em Honduras[6].

Na América do Sul, confirmou-se a SCPH na Argentina, no Brasil, no Chile, no Paraguai, no Uruguai, na Bolívia e na Venezuela[2,35]. Na Argentina, uma síndrome clínica compatível com infecção pelo hantavírus era conhecida pelos médicos locais há vários anos, nas províncias de Salta e Jujui, no norte do país; em 1996, ocorreu um surto na província de Rio Negro, no sul, onde 19 casos puderam ser documentados, inclusive com evidências de transmissão respiratória inter-humana[47]. Profissionais de saúde que se dedicaram aos cuidados dos pacientes também adquiriram a virose. A partir de tecidos pulmonar e hepático retirados de um paciente que havia falecido da doença nessa região, em 1995, pôde-se, por técnica de RT-PCR, identificar-se um novo vírus, que foi denominado *Andes*, posteriormente encontrado também no roedor *O. longicaudatus*. Mais de 1.000 casos de SCPH já foram notificados no país, muitos dos quais sob a forma de pequenos surtos epidêmicos[35,47]. A taxa de letalidade dessa infecção na Argentina tem sido elevada, da ordem de 50%, embora, nos últimos anos, o reconhecimento precoce dos casos e o adequado manuseio dos doentes tenha levado a uma queda nessa taxa para cerca de 10-18%[3,35,47].

No Chile, descreveu-se a SCPH em 1995, principalmente no extremo Sul. Em 1997, anotou-se no mesmo local, surto epidêmico que acometeu 23 pessoas, tendo sido o vírus *Andes* identificado por RT-PCR como causador da epidemia. Durante o ano de 2001 confirmaram-se dezenas de casos da virose, e a letalidade da síndrome durante esse ano foi de 36%. No ano de 2002, até o mês de março já haviam sido diagnosticados mais de 28 casos; houve fortes suspeitas de que a transmissão nesses casos tenha ocorrido por contágio pessoa a pessoa. O transmissor nesse país parece ser também o *O. longicaudatus*[35,44,51]. Recentemente, pesquisadores desse país, em colaboração com a Universidade do Novo México, EUA, isolaram o vírus *Andes* a partir de amostra de soro obtida de um menino de 10 anos de idade que morreu em consequência da virose. Colheu-se a amostra 2 dias antes do início da doença, quando ainda não havia produção de anticorpos específicos. Isolou-se o vírus em cultura de células Vero E6 por meio de ensaios imunoenzimáticos e pela técnica de RT-PCR. Um fragmento do genoma viral mostrou 96,2% de identidade dos nucleotídeos com o protótipo do vírus *Andes*. Esse trabalho confirma, também, que a viremia nesta doença precede o aparecimento dos sintomas e desaparece rapidamente após o surgimento dos anticorpos neutralizantes[17].

No Paraguai, identificou-se o hantavírus denominado *Laguna Negra* no roedor *Calomys laucha*, que representa o principal transmissor desse agente no país[26]. Com base em estudos sorológicos, a infecção por esse vírus na região Oeste parece ser bastante frequente, particularmente em populações indígenas, nas quais há evidências de infecção passada em mais de 40% da população, tendo sido observado que a soroprevalência aumenta com a idade (66% de prevalência em índios maiores de 53 anos de idade)[13,26]. Na maioria dos soropositivos não há história clínica pregressa de SCPH. Documentaram-se surtos de SCPH nessa região, sendo o mais conhecido o que ocorreu na área de Filadélfia, com 23 casos da doença e baixa taxa de letalidade (23%)[13,26]. Até o ano de 2001, foram notificados nesse país 91 casos da virose com a mesma taxa de letalidade de 23%; nesse mesmo ano ocorreu uma epidemia de SCPH afetando 98 pessoas, das quais 27 foram consideradas casos severos da doença. No ano de 2011, até o mês de setembro, 39 casos da doença foram confirmados naquele país. A confirmação diagnóstica nesses casos foi realizada através de testes sorológicos. Todos os pacientes acometidos por essa síndrome provêm de uma área, denominada chaco central, na região ocidental do país.[13,26,51].

No Uruguai, a SCPH ocorre de forma esporádica e, curiosamente, apresenta baixa letalidade. O número de casos descritos até março de 2002 foi de 33; todos eram provenientes da região Sul do país. O roedor responsável pela transmissão é o *O. flavescens*. O sequenciamento genético de isolados locais sugere ser o agente similar ao vírus denominado *Lechiguanas,* existente também na Argentina. Anticorpos anti-hantavírus foram encontrados em pessoas assintomáticas nesse país[35,51].

Na Venezuela, isolou-se o vírus denominado *Caño Delgadito* de um roedor, o *Sigmodon alstoni*, e até o momento há comprovação de um único caso de infecção humana por esse agente. Da mesma forma, na Bolívia, o hantavírus de cognome *Rio Mamoré* foi sequenciado pela técnica de RT-PCR a partir de tecidos do *O. microtis*[35].

No Brasil, os conhecimentos sobre a SCPH avançaram nos últimos anos. Estudos sorológicos de amostras das décadas passadas demonstraram a presença de anticorpos anti-hantavírus em populações da região Norte do país e o vírus do tipo *Hantaan* já havia sido isolado de ratos domésticos no Brasil por Le Duc e cols., em 1985[28]. Evidência sorológica de doença pelo vírus *Seoul* foi comprovada em Recife-PE em pacientes com suspeita inicial de leptospirose[21]. Descreveram-se casos similares clinicamente à FHSR em Natal-RN, tendo sido a confirmação do diagnóstico obtida através de imuno-histoquímica aplicada a tecidos retirados durante a necrópsia (Dr. Venâncio Alves Avancini, Instituto Adolfo Lutz, informação pessoal). Os primeiros pacientes portadores de SCPH foram diagnosticados em 1993, em Juquitiba-SP, quando três irmãos adquiriram a virose em uma área de desmatamento[41]. Dois deles morreram. Como a primeira descrição ocorreu nesse local, o vírus brasileiro passou a ser conhecido como *Juquitiba*[41]. A partir de então, descreveram-se dezenas de casos em diversos estados brasileiros, como se pode observar na Tabela 78.3[11].

Do total de casos notificados até meados de 2011, a maioria das infecções ocorreu nos estados do Paraná, Rio Grande do Sul, de São Paulo, Minas Gerais, Mato Grosso e Goiás, onde as atividades agropecuárias constituem o trabalho de milhões de brasileiros[14,15]. Em nosso país, estudos epidemiológicos têm demonstrado que a maioria dos pacientes era do sexo masculino (80%) e se infectou ao manusear fardos de feno estocados no campo ou durante atividades de plantio, colheita e armazenamento de grãos e durante o desmatamento de áreas de reflorestamento, com pinhos ou eucaliptos altamente infestadas de roedores; há, com menor frequência, infecções originadas de atividades de lazer, tais como pesca, caça ou acampamentos. A limpeza de construções rurais, nas quais se armazenam grãos, representa a forma de aquisição mais comum em pequenas localidades do interior do Brasil. A ocorrência de casos em determinadas regiões, particularmente em São Paulo e Minas Gerais, demonstra a sazonalidade dos casos, uma vez que a grande maioria ocorre entre os meses de junho e dezembro, época mais seca do ano e com menor disponibilidade de alimentos para os roedores no ambiente silvestre[11,14,15].

Em Uberlândia-MG, 23 casos desta infecção já foram confirmados e a transmissão parece ocorrer em áreas periurbanas e rurais onde o roedor predominante é o *N. lasiurus* (48% dos roedores capturados). A taxa de letalidade da síndrome em nosso serviço foi de 30%. Um inquérito sorológico realizado por nós em população periurbana (200 casos) e rural (200 casos) mostrou uma prevalência global de 3% (12/400 positivos).

TABELA 78.3

Síndrome Cardiopulmonar por Hantavírus no Brasil (Fonte: CENEPI/FUNASA-MS-Brasil)			
Ano de Detecção	**Nº de Casos**	**Taxa de Letalidade (%)**	**Estados com Transmissão**
1993	3	66,7	SP
1995	1	100	PA
1996	3	100	SP, BA
1997	—	—	—
1998	11	73	SP, RS, MG
1999	26	46	SP, RS, MG, PR, MT, SC
2000	57	34	SP, RS, MG, GO, MA, MT, SC, PR
2001	70	35	SC, PR, SP, MG, RS, MT, RN
2002	74	41	MG, SP, PR, SC, RS, MT
2003	84	45	MG, PR, MT, SP, SC, RS, MA, GO
2004	163	37,4	MG, PR, MT, SP, SC, RS, MA, GO, DF
2005	166	35	MG, PR, MT, SP, SC, RS, MA, GO, DF, AM
2006	191	33	PA, MG, SP, PR, SC, RG, MT, GO, DF
2007	132	37,5	RO, PA, MG, SO, PR, SC, RG, MT, GO, DF
2008	128	45	RO, PA, MG, SP, PR, SC, RG, MT, GO, DF
2009	134	34	PA, MA, MG,SP, PR, SC, RG, GO,DF, MT
2010	170	42	PA, MG, SP, PR, SC, RG, MT, GO, DF
2011 (06)	17	94	PA, MG, SP, PR, SC, RG, GO, DF
Total	1.352	40	

ASPECTOS PATOGÊNICOS E ANATOMOPATOLÓGICOS

Os mecanismos patogenéticos das infecções por hantavírus que levam à FHSR ou SCPH parecem se originar de exagerada resposta imune a esses microrganismos[31,50]. Estes não parecem levar à destruição das células que infectam e, por si só, não induzem ao aumento da permeabilidade vascular[10,50]. A gravidade da doença aumenta após o surgimento da resposta imune. Os quadros clínico e anatomopatológico sugerem a ocorrência de distúrbio funcional na permeabilidade capilar pulmonar ou renal, reversível após o tratamento clínico adequado[10,50]. No caso da SCPH, estudos imuno-histoquímicos em tecido pulmonar mostram a extensa distribuição de antígenos virais em células endoteliais, sem evidências de necrose celular. Os antígenos virais também se encontram presentes em outros órgãos, tais como coração e tecido linfoide[45]. Nos pulmões, há infiltração considerável de linfócitos CD8, que também se encontram presentes no sangue periférico, sob a forma de linfócitos atípicos. Essas células, depois de ativadas, são capazes de produzir citocinas que atuarão diretamente sobre o endotélio vascular ou estimular macrófagos locais a produzirem mais citocinas, como o fator de necrose tumoral α e β, as interleucinas 1, 2, 6 e 10, o interferon-gama, o fator ativador de plaquetas e os leucotrienos; essas substâncias, ao aumentarem a permeabilidade vascular, levam à maciça transudação de líquidos para o espaço alveolar, desencadeando edema pulmonar e insuficiência respiratória aguda[23,50].

Estudos recentes têm demonstrado que níveis séricos elevados de interleucina 6, nessa virose, correlacionam-se com hipotensão, assim como também os elevados teores séricos de TNF-β e interleucina 2. A hemoconcentração parece estar mais relacionada com elevações dos níveis de interferon-gama, e de interleucinas 2, 10 e 12. A resposta imune na SCPH parece ter uma polarização para o padrão TH1. Os anticorpos, particularmente os da classe IgM, surgem rapidamente no curso da infecção e facilitam o diagnóstico em fase precoce da doença[1]. Com o clareamento viral, a ativação do sistema imune desaparece e as células endoteliais recuperam a sua integridade funcional. Na enfermidade causada pelo vírus *Andes*, os estudos imuno-histoquímicos aplicados ao tecido pulmonar têm demonstrado a distribuição antigênica mais extensa, o que pode explicar a maior transmissão respiratória inter-humana desse patógeno[35,37,50]. Casos recentes de encefalite pelo vírus *Andes* têm sido descritos na Argentina, onde este vírus ocorre endemicamente[44].

As doenças causadas pelos hantavírus frequentemente cursam com trombocitopenia (mais de 80% dos casos). A sua patogênese parece dever-se ao fato de esses vírus possuírem a capacidade de aderir às plaquetas sanguíneas, por meio de receptores de integrina (B3), desencadeando sua retirada da circulação[23,35,50].

As hantaviroses, de maneira geral, apresentam poucas evidências histopatológicas de dano celular, sendo os rins, a glândula pituitária e o átrio direito, os órgãos mais acometidos na FHSR. Na SCPH os achados anatomopatológicos basicamente se situam nos pulmões, podendo haver discretas outras lesões em fígado, baço e linfonodos[34,35]. Macroscopicamente, os pulmões mostram-se congestos, avermelhados, com peso até duas vezes maior que o seu valor normal; é comum a presença de efusão pleural amarelo--citrina uni ou bilateral. As lesões histopatológicas são primariamente vasculares com dilatação capilar e edema endotelial; na maioria dos casos revela-se a presença de uma pneumonite intersticial leve a moderada com graus variados de congestão, edema e infiltração de células mononucleares, com aparência de imunoblastos[34].

A formação focal de membranas hialinas, além de extenso edema intra-alveolar, com presença de fibrina e hemácias, constituem achados proeminentes à histopatologia. Em geral, não há hiperplasia de pneumócitos tipo II. Documenta-se dano alveolar difuso, característico da síndrome da angústia respiratória do adulto (SARA), em pacientes com doença de curso mais prolongado e, nesses casos, evidenciam-se alterações características dos estágios exsudativo e proliferativo da síndrome[34,35,42]. Outros achados histopatológicos típicos podem ser vistos no baço e nos linfonodos, e incluem a presença de imunoblastos na polpa vermelha e nas regiões periarteriolares esplênicas e na região paracortical dos linfonodos[34]. Entre autopsiados em nosso serviço na Universidade Federal de Uberlândia, descreveu-se, em um caso, a presença de imunoblastos no parênquima cerebral, fato ainda não relatado na literatura. Finalmente, nos espaços portais, documenta-se a presença de infiltrado inflamatório, além de raros focos de necrose hepatocítica e esteatose, que justificariam o aumento discreto a moderado das aminotransferases séricas constantemente observado nos pacientes com as formas graves da virose[34,35] (Figura 78.1).

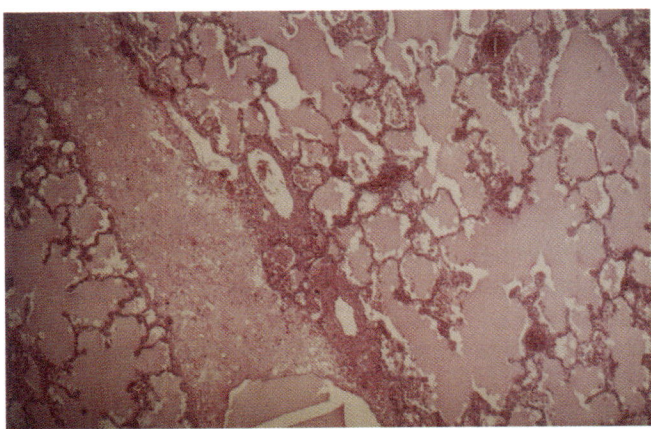

FIGURA 78.1 – Síndrome cardiopulmonar por hantavírus: corte de pulmão demonstrando pneumonite intersticial discreta e extenso edema intra-alveolar (HE – 100x). (Imagem cedida por Marcelo Simão Ferreira.)

DIAGNÓSTICO CLÍNICO

Febre Hemorrágica com Síndrome Renal (FHSR)

O período de incubação varia de 7 a 42 dias e infecções subclínicas ou oligossintomáticas não se mostram incomuns. Classicamente, divide-se a evolução clínica em cinco fases: febril, hipotensiva, oligúrica, diurética e de convalescença; esses períodos podem superpor-se e, nos casos leves, nem

mesmo ocorrer. O início mostra-se abrupto e manifesta-se com febre elevada, calafrios, cefaleia retro-orbitária, fotofobia, mialgias, dor abdominal, náuseas e vômitos; hiperemia cutânea difusa, acometendo a face, o pescoço e a parte superior do tórax e petéquias no palato mole e nas axilas são achados físicos comuns. O fígado pode ser palpado em significativo número de casos. Muitos pacientes se recuperam lentamente a partir dessa fase, mas alguns evoluem com hipotensão e choque que costuma ocorrer antes do 5º ou 6º dia. As hemorragias revelam-se comuns nessa fase e podem ser vistas na conjuntiva ocular, na pele e nas mucosas, no trato digestivo e no sistema nervoso central. A função renal deteriora, em geral, 24 horas após a hipotensão, surgindo oligúria ou mesmo anúria, que requer o uso de métodos dialíticos. A recuperação, a partir daí, pode ser rápida, com surgimento de diurese intensa e episódios de hipertensão arterial. A taxa de letalidade é baixa e varia de 1% a 10%, sendo as infecções causadas pelo vírus *Puumala,* prevalente no norte da Europa, aquelas com menor índice de óbitos (< 1%). Essa enfermidade deve ser diferenciada, clinicamente, da leptospirose e de outras febres hemorrágicas virais que podem ser encontradas nas mesmas áreas de ocorrência dessas hantaviroses[16,30,32,37,38,40,46].

Síndrome Cardiopulmonar por Hantavírus (SCPH)

A SCPH apresenta-se como doença febril aguda caracterizada pelo grave comprometimento cardiovascular e respiratório, que clinicamente assemelha-se à SARA[20,25,42]. O período de incubação estimado para essa síndrome é de 0 a 33 dias, com média de aproximadamente 15 dias[49]. O reconhecimento precoce dessa entidade, baseando-se nos sinais e sintomas iniciais, não é fácil de ser realizado e pode ser confundido com outras doenças endêmicas prevalentes nas mesmas áreas, tais como o dengue e a leptospirose[35]. Pródromos, que duram 3 a 6 dias, precedem o aparecimento do edema pulmonar. Nesta fase pode-se observar a presença de febre (100%), mialgias (85%-95%), náuseas (73%), diarreia (40%) e, menos frequentemente, cefaleia, vômitos, dor abdominal, dor torácica, sudorese e vertigem; tosse e dispneia podem estar presentes nessa fase em cerca de 50% a 60% dos casos. Com o início da fase cardiopulmonar, a doença progride rapidamente, necessitando de hospitalização e assistência ventilatória nas primeiras 24 horas[20,25]. Hiperemia conjuntival e congestão facial podem ocorrer em alguns casos[7,35,42].

A fase cardiorrespiratória da doença caracteriza-se por progressiva infiltração de líquido e proteínas no interstício e nos alvéolos pulmonares, levando a taquipneia, hipoxemia grave e taquicardia. Muitos desses indivíduos requerem ventilação mecânica, ainda quando estão sendo avaliados em salas de emergência[20,25,42]. A hipotensão é comum nessa fase e pode evoluir para o choque, em geral, acompanhado de grave depressão miocárdica, evidenciada pelo baixo débito cardíaco e uma resistência vascular sistêmica aumentada; esse quadro hemodinâmico difere do observado no choque séptico, no qual o débito cardíaco se revela aumentado e a resistência vascular sistêmica diminuída[20,25,42]. A morte pode ocorrer poucas horas após o início da falência respiratória, mesmo em indivíduos ventilados precocemente; alguns pacientes, entretanto, passam dias, ou mesmo semanas, sob ventilação mecânica, e muitos se recuperam sem qualquer sequela[2,20]. Pode ocorrer o envolvimento de outros órgãos na evolução dessa doença; assim, na infecção causada pelo vírus *Bayou*, isolado no Texas, além do edema pulmonar, observou-se a presença de insuficiência renal e miosite, esta comprovada pela grande elevação dos níveis de creatinofosfoquinase[24]. As hemorragias são pouco relatadas nessa virose, embora possam ocorrer; alterações na coagulação sanguínea mostram-se muito comuns, entretanto os quadros de coagulação intravascular disseminada acontecem raramente no curso da enfermidade[7,42].

As alterações laboratoriais decorrentes da SCPH, embora incaracterísticas, podem trazer suporte ao diagnóstico de um caso suspeito da doença. O hemograma mostra, na maioria dos casos, a presença de hemoconcentração (hematócrito > 49%), leucocitose com desvio à esquerda, presença de linfócitos atípicos e trombocitopenia. A hemoconcentração, em geral, resulta do grande afluxo de fluidos do intravascular ao parênquima pulmonar e alguns doentes podem mostrar hematócritos superiores a 60%. A leucocitose cursa com desvio à esquerda, mostrando a presença de mielócitos, promielócitos e metamielócitos, em cerca de 30% dos casos. A presença de linfócitos atípicos no sangue periférico revela-se comum e sua ocorrência parece ser marcante no início do edema pulmonar. A trombocitopenia está presente em mais de 80% dos casos e a queda no número de plaquetas costuma marcar a transição entre o período prodrômico e a fase edematosa da doença; na maioria dos casos, o número de plaquetas está abaixo de 100.000 células/mm³ (mediana de 89.000 plaquetas/mm³). Após a resolução do processo, o número de plaquetas retorna rapidamente ao normal[7,25,35,42].

Alterações no coagulograma, além da plaquetopenia, são frequentes e incluem queda na atividade da protrombina, prolongamento do tempo parcial de tromboplastina, diminuição nos níveis de fibrinogênio sérico e, ainda, aumento considerável nos produtos de degradação da fibrina, em alguns casos, indicando a presença de coagulação intravascular disseminada sem, entretanto, ocasionar hemorragias cutâneas ou viscerais[2,7,25].

Os parâmetros gasométricos, na fase edematosa podem demonstrar hipoxemia grave em mais de 90% dos doentes, moderada acidose metabólica e hipocapnia; a introdução rápida de oxigenação por máscara melhora o quadro. Os níveis séricos de lactato estão elevados nos casos graves e esse parâmetro laboratorial pode indicar mau prognóstico. A elevação de ureia e creatinina tem sido incomum nas hantaviroses americanas, embora aumentos moderados sejam anotados em até 15% dos casos e, provavelmente, resultam de hipovolemia e má perfusão renal. O exame rotineiro de urina não revela anormalidades[2,7,35]. Estudos recentes têm demonstrado que em até 50% dos casos sobreviventes de SCPH, avaliados após uma mediana de 7 meses do episódio agudo, podem-se observar a presença de proteinúria leve (até 300 mg/dia) e queda no *clearance* de creatinina, sendo que 53% deles mostravam critérios de doença renal crônica; portanto esta virose, ao contrário do que se acreditava, pode deixar sequelas na função renal.

Cerca de 75% a 100% dos pacientes com SCPH demonstram alterações das provas funcionais hepáticas. Os níveis de albumina sérica encontram-se abaixo dos níveis normais em mais de 85% dos casos e a hipoalbuminemia resulta do grande afluxo proteico do sangue para os alvéolos pulmonares na fase de edema, além de consumo em decorrência do catabolismo excessivo. As aminotransferases elevam-se pouco, com predomínio da aspartato aminotransferase (AST) sobre a alanina aminotransferase (ALT) (AST/ALT > 1). Fosfatase alcalina e gamaglutamil transpeptidase, em geral, estão normais. A desidrogenase lática eleva-se muito, permanecendo assim até a resolução da enfermidade. Aumentos ocasionais séricos da creatinofosfoquinase (CPK) e da amilase podem ser detectados em alguns poucos pacientes. A infecção pelo vírus *Bayou*, nos EUA, pode cursar com miosite, provocando, portanto, aumentos expressivos da CPK[24,25].

Os achados radiográficos torácicos na SCPH demonstram forma atípica de edema pulmonar por aumento de permeabilidade; em geral, esses achados diferem dos encontrados na SARA. Na SCPH, o índice cardiotorácico é normal em praticamente todos os doentes; no período prodrômico, a radiografia de tórax pode ser normal, embora evidências de acometimento respiratório estejam presentes poucas horas depois. As alterações mais comumente encontradas nesses indivíduos são: edema intersticial com presença das linhas B de Kerley, congestão hilar e peribrônquica e derrame pleural; após 24 a 48 horas, surge, de forma rápida, consolidação dos espaços aéreos, por vezes extensa, englobando a totalidade dos campos pulmonares; o derrame pleural, uni ou bilateral, acentua-se nessa fase e pode opacificar até 1/3 dos hemitóraces. Estudos com tomografia computadorizada do tórax nesses pacientes confirmam com maior precisão esses achados. Se a evolução da doença for favorável, essas anormalidades radiológicas desaparecem em poucos dias[24,25,27] (Figura 78.2).

O prognóstico, nos casos graves de SCPH, é ruim e a taxa de letalidade, em qualquer dos países americanos onde a doença ocorre, é elevada, evoluindo para o óbito cerca de 40% a 50% dos doentes. Em algumas áreas, onde o reconhecimento da síndrome tem sido realizado precocemente e a terapia de suporte adequadamente conduzida, a taxa de sobrevida tem aumentado, alcançando percentuais de 70% a 80%[20,25,35,42].

Na tentativa de conhecer melhor alguns aspectos da SCPH no Brasil, um grupo de pesquisadores do CENEPI–FUNASA/MS, Instituto Evandro Chagas-PA e da Universidade Federal de Uberlândia-MG coletou diversos dados epidemiológicos, clínicos e laboratoriais de 81 casos de SCPH ocorridos em várias regiões do Brasil nos anos de 1993 a 2000; 58 pacientes (60%) dedicavam-se a atividades agriculturais e provavelmente adquiriram a enfermidade em

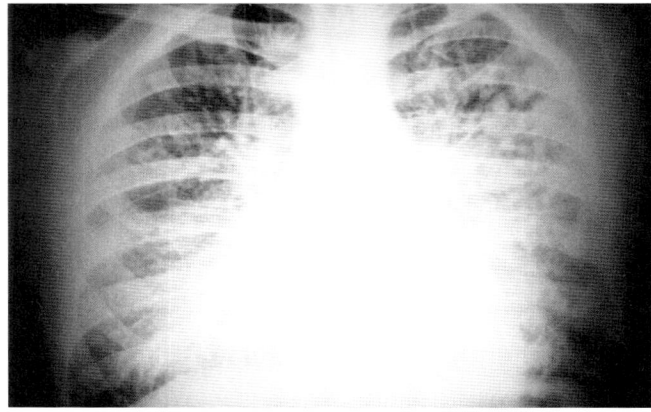

FIGURA 78.2 – Síndrome cardiopulmonar por hantavírus: radiografia de tórax demonstrando infiltrado reticulomicronodular difuso bilateral. (Imagem cedida por Marcelo Simão Ferreira.)

locais contaminados por roedores na zona rural. A média de idade dos indivíduos acometidos pela virose era de 34 anos (variação de 13 a 65 anos) e a doença ocorreu mais frequentemente na faixa etária entre 20 e 59 anos. O sexo masculino predominou, acometendo 80% dos indivíduos. Em 74 pacientes, nos quais os dados clínicos estiveram disponíveis, os sinais e sintomas dominantes foram: febre (100%), dispneia (81%), mialgias (78%), náuseas e vômitos (67%), cefaleia (75%), tosse (57%) e dor abdominal (50%). Entre os dados laboratoriais, a hemoconcentração (Ht > 50%) ocorreu em 72% (44/61) e a trombocitopenia (< 150.000/mm³) em 78% (39/50). Em 62 casos, em que a radiografia de tórax pôde ser analisada, observou-se em 50 deles, a presença de infiltrados intersticial e alveolar, em um ou em ambos os campos pulmonares. A taxa de letalidade foi de 52% e 100% dos doentes que foram hospitalizados, respectivamente, com tempo médio de permanência no hospital de 4 a 5 dias (variação de 0 a 20). O intervalo médio entre o início dos sintomas e a recuperação ou óbito foi de 10,3 dias (variação de 0 a 34), revelando ser esta entidade uma doença aguda e de rápida evolução. Os pacientes curados não mostraram qualquer tipo de sequela[11].

A SCPH deve ser diferenciada de numerosas outras doenças infecciosas agudas que frequentemente ocorrem, de forma endêmica, em vários países americanos. Diversas doenças não infecciosas devem ser incluídas no diagnóstico diferencial dessa entidade[7,25]. A Tabela 78.4 enumera as doenças que têm apresentação clínico-laboratorial similar à SCPH.

TABELA 78.4

Doenças que Devem Ser Incluídas no Diagnóstico Diferencial da Síndrome Cardiopulmonar por Hantavírus
Doenças Infecciosas
• Influenza
• Pneumonia pneumocócica
• Pneumonia aspirativa
• Legionelose
• Pneumonia estafilocócica
• Pneumonia por *Mycoplasma*
• Choque séptico (Gram – ou +)
• Peste pulmonar
• Antraz respiratório
• Riquetsioses
• Leptospirose (com acometimento pulmonar)
• Dengue (síndrome do choque do dengue)
• Malária (com edema agudo do pulmão)
• Histoplasmose aguda
• Febre Q
• Pneumocistose
Doenças não Infecciosas
• SARA (diversas etiologias)
• Síndrome de Goodpasture
• Doença cardíaca com edema pulmonar agudo
• Estenose mitral
• Infarto agudo do miocárdio
• Doenças do colágeno
• Pneumonite eosinofílica
• Pneumonite por hipersensibilidade aguda
• Carcinoma bronquioloalveolar

DIAGNÓSTICO LABORATORIAL

O diagnóstico das hantaviroses baseia-se fundamentalmente na realização de testes sorológicos. Isolamento viral não se mostra factível na prática clínica diária[1,35,45]. A prova sorológica mais utilizada é a imunoenzimática (ELISA), que detecta anticorpos da classe IgM e IgG; o ELISA – IgM é apresentado no formato de captura para evitar reações cruzadas. A presença destes anticorpos que surgem precocemente, já no início dos sintomas, ou a quadruplicação dos títulos de IgG em amostras de soro pareadas confirmam a suspeita clínica. Esse método diagnóstico é utilizado em ambas as formas da doença (FHSR ou SCPH). Os anticorpos da classe IgG, persistem por toda a vida do indivíduo e podem ser utilizados em investigações sorológicas, visando diagnosticar infecções passadas sintomáticas ou assintomáticas. O uso de cepas locais para a realização das reações sorológicas não tem sido possível, embora isso não seja considerado essencial, uma vez que os diversos hantavírus possuem uma alta semelhança na sequência de aminoácidos[1,2,25].

A imuno-histoquímica, aplicada aos tecidos com a finalidade de detectar antígenos virais, é outra forma de confirmação diagnóstica, sendo fundamentalmente utilizada em casos fatais, nos quais não se pôde obter amostras de soro durante o período da doença. Diagnósticos retrospectivos também podem ser realizados através do uso dessa técnica em tecidos parafinados, retirados de necrópsias realizadas meses ou anos antes[25,35].

O PCR-RT (PCR com transcrição reversa) pode ser utilizado para detectar o RNA viral em amostras de sangue ou tecidos provenientes de casos suspeitos. Esse teste usualmente identifica o RNA viral nos primeiros 7 a 10 dias de doença. Embora *primers* sensíveis para amplificação, provenientes de sequências genéticas obtidas de tecidos humanos ou de roedores tenham sido utilizadas, existem, por vezes, diferenças significativas entre os vírus isolados de cada região ou país, complicando o uso e a sensibilidade da técnica para o uso rotineiro no diagnóstico das hantaviroses[25,35,45].

TRATAMENTO

Não há tratamento específico. Casos graves da doença devem ser tratados em unidades de terapia intensiva[35,42]. Cumpre lembrar que, na maioria das vezes, o médico assistente não estará com a confirmação do diagnóstico em mãos; portanto, o tratamento instituído deverá envolver medidas terapêuticas destinadas a outras infecções pulmonares, frequentemente incluídas no diagnóstico diferencial de pneumonias comunitárias graves como, por exemplo, antibioticoterapia, cujo espectro deve incluir patógenos habituais e atípicos (quinolonas de nova geração: levofloxacino ou moxifloxacino). Se a suspeita de hantavirose for elevada, com base nos dados hematológicos e epidemiológicos, cuidado deve ser tomado com a administração intravenosa de fluidos, que se excessiva poderá precipitar o edema pulmonar. A infusão de líquidos deverá ser controlada utilizando-se parâmetros de pressão venosa central ou pela medida da pressão capilar pulmonar, obtida após a colocação de um cateter de Swan-Ganz.

Grande número de pacientes desenvolve hipotensão e/ou choque, cujo tratamento deve incluir, além da reposição volêmica, o uso de drogas vasoativas, com efeito inotrópico, tais como dobutamina (5 a 10 µg/kg/min) ou dopamina (4 a

8 μg/kg/min), administradas por via intravenosa e de forma contínua. Alguns autores preconizam o uso precoce dessas aminas, com a finalidade de prevenir o aparecimento do choque e da depressão miocárdica, que ocorrem de forma sistemática nas formas graves. Após o término do período prodrômico, instala-se a fase cardiopulmonar da doença, com o desenvolvimento de insuficiência respiratória e grave hipoxemia, cujo tratamento inicial deve incluir suplementação de oxigênio, preferentemente por máscara (com 10 L/O$_2$), devendo-se periodicamente realizar a dosagem dos gases sanguíneos para avaliar a eficácia dessa medida. Um percentual elevado desses doentes necessitará, entretanto, de ventilação mecânica; alguns, durante poucos dias, outros, por períodos mais prolongados, que podem perdurar por semanas. A oxigenação através de membrana extracorpórea e a inalação de óxido nítrico têm sido utilizadas no tratamento desses pacientes, embora os dados de literatura sejam ainda insuficientes para avaliar sua verdadeira eficácia. A acidose metabólica, quando presente, deverá ser tratada com doses adequadas de bicarbonato de sódio. Infelizmente, quase metade dos doentes morre após o desenvolvimento do edema pulmonar e do choque, alguns de forma rápida. A duração média da enfermidade desde o início dos sintomas até a cura ou o óbito é de cerca de 7 a 10 dias[2,12,20,35].

Os corticosteroides têm sido utilizados por alguns autores. Os resultados de estudos não controlados, realizados nos EUA, não mostraram benefícios, particularmente nas fases avançadas da doença, quando o edema pulmonar já se instalou. Nos doentes tratados pelo nosso grupo, na Enfermaria de Doenças Infecciosas da Universidade Federal de Uberlândia, observamos que, quando tratados na fase inicial da pneumonite, antes do maciço extravasamento de líquidos para os espaços alveolares, com altas doses de corticosteroides (400 mg/dia, de hidrocortisona, IV), havia melhora rápida da taquipneia, da dispneia e hipoxemia, provavelmente por causa do bloqueio desencadeado por essas drogas na secreção de citocinas pró-inflamatórias; note que alguns pacientes reverteram todo o quadro clínico entre 24 e 48 horas após o início do esteroide. Falta, entretanto, a realização de estudo controlado, duplo-cego, utilizando essas drogas para comprovar a sua real eficácia[12,35].

A ribavirina, um análogo de nucleosídeo com ampla atividade antiviral, tem-se mostrado ativa *in vitro* sobre os hantavírus. Nos EUA, um estudo controlado aberto utilizando essa droga por via intravenosa, em pacientes com suspeita da doença, está sendo conduzido desde 1993, ainda sem resultados. Na FHSR, a utilização da ribavirina parece ser útil se administrada antes do 4º dia de doença. A dose preconizada para essa forma clínica de hantavirose deve ser similar à utilizada para a febre de Lassa, arenavirose prevalente em algumas regiões da África (dose de ataque: 2 g/IV, após 1 g de 6/6 horas IV por 4 dias, completando-se com 0,5 g de 8/8 horas pela mesma via por mais 6 dias; total de 10 dias)[8,22]. Estudo recente demonstra também que a ribavirina pode ter atividade *in vitro* e *in vivo* sobre o vírus *Andes*, presente na Argentina e no Chile; entretanto, necessitamos de um estudo controlado para demonstrar a real ação dessa droga nessa modalidade da doença[39].

Na FHSH, o manuseio do paciente deve focalizar o balanço hídrico, que deve ser rigoroso. A administração de fluidos, nos períodos febril e hipotensivo, deve ser cuidadosa, uma vez que grande parte dos líquidos administrados extra-vasa para o terceiro espaço, precipitando o edema pulmonar, particularmente nos períodos de oligúria. Os diuréticos são relativamente ineficazes e a diálise peritoneal ou hemodiálise pode salvar a vida de muitos doentes, à semelhança do que se observa nos casos graves de leptospirose. As hemorragias incontroláveis permanecem como causa importante de morte nesses indivíduos e o uso de heparina tem sido contraindicado nessas situações, uma vez que a maioria dos casos não desenvolve coagulação intravascular disseminada. Com o manuseio cuidadoso, a maioria dos doentes com FHSR recupera-se completamente. A taxa de letalidade nessa forma da virose mostra-se baixa, sobretudo nos casos diagnosticados na Europa (1% a 5%)[16].

PREVENÇÃO

A prevenção das hantaviroses baseia-se na implementação de medidas que impeçam o contato do homem com os roedores e suas excretas. O controle desses reservatórios naturais do vírus no ambiente silvestre não é prático e pode levar ao desequilíbrio ecológico. Entretanto, a eliminação dos animais no peridomicílio e no domicílio mostra-se factível e deve ser realizada de forma estratégica e contínua. As construções rurais para habitação humana e deposição de grãos e rações devem conter alguma forma de proteção contra a entrada desses animais (tela metálica de malha fina, por exemplo) e, além disso, iscas contendo substâncias anticoagulantes devem ser distribuídas nesses locais periodicamente para evitar a instalação e a proliferação desses mamíferos[18]. Estratégias devem ser montadas para diminuir o contato humano com os dejetos infectantes; construções fechadas há várias semanas ou meses em áreas rurais devem ser primeiramente abertas para ventilação e qualquer limpeza no local evitada, para não permitir a aerossolização de partículas virais; antes de qualquer procedimento, molha-se o assoalho do local com dejeções de roedores com água contendo detergente ou hipoclorito de sódio e só após 30-60 minutos de espera, procede-se a limpeza. Da mesma forma, deve-se evitar o contato com roedores mortos ou vivos, eventualmente capturados no domicílio. Máscaras com filtro do tipo P3 devem ser utilizadas na exploração ou limpeza de ambientes sabidamente contaminados. Todos os alimentos para uso humano ou animal (cereais e rações, por exemplo) necessitam de acondicionamento em *containers* de plástico hermeticamente fechados para impedir o acesso de roedores[18,35].

A população que habita áreas rurais deve ser orientada quanto ao perigo de se adquirir a moléstia durante suas atividades domésticas, procurando-se sempre estimular fazendeiros e agricultores a controlar os roedores em suas propriedades rurais. Atividades de lazer (caça ou pesca, acampamentos) desenvolvidas em áreas rurais ou florestais acarretam riscos de aquisição dessa virose; precauções devem ser tomadas, portanto, para impedir o contato com ambientes contaminados.

A possibilidade de transmissão inter-humana, por via respiratória, comprovada apenas na epidemia pelo vírus *Andes* na Argentina, não tem sido observada em nosso meio, nem em outros países, como EUA, Paraguai ou Uruguai. As medidas recomendadas no manuseio dos pacientes incluem o uso de luvas e avental para impedir o contato com secreções, não havendo, contudo, necessidade de uso de máscaras ou isolamento respiratório[35].

Esforços têm sido desenvolvidos para se obter uma vacina contra as hantaviroses. Hoje, encontra-se disponível uma vacina inativada para proteção contra os vírus *Hantaan* e *Seoul*, com comprovada eficácia, embora avaliações adicionais necessitem ser realizadas. Essas vacinas não parecem conferir proteção cruzada contra os vírus prevalentes no continente americano[35,39].

REFERÊNCIAS BIBLIOGRÁFICAS

1. Bharadwaj M et al. Humoral immune responses in the hantavirus cardiopulmonary syndrome. J Infect Dis. 1888;180:2030-349.
2. Butler JC, Peters CJ. Hantaviruses and hantavirus pulmonary syndrome. Clin Infect Dis. 1999;19:387-95.
3. Catoni G et al. Hantavirus pulmonary sindrome in the province of Rio Negro, Argentina, 1993-1996. Rev Inst Med Trop São Paulo. 1997;39:191-96.
4. Centers for Disease Control and Prevention. Uptade: hantavirus pulmonary syndrome, United States, 1993. MMWR. 1993;42:816-20.
5. Centers for Disease Control and Prevention. Hantavirus pulmonary syndrome. Panamá, 1999–2000. MMWR. 2000;49:205-07.
6. Centers for Disese Control and Prevention. Outbreak of acute ilness – south western United States, 1993. MMWR. 1993;42:421-24.
7. Chapman LE et al. Discriminators between hantavirus-infected and uninfected persons enrolled in a trial of intravenous ribavirin for presumptive hantavirus pulmonary syndrome. Clin Infect Dis. 2002;34:293-304.
8. Chapman LE, Mertz GL, Peters CJ. Intravenous ribavirin for hantavirus pulmonary syndrome; safety and tolerance during one year of open label experience. Antiviral Therapy. 1999;4:211-19.
9. Clement J, Mckenna P, Colson P. Hantavirus pulmonary syndrome (HPS) in New England and Europe. N Engl J Med. 1994;331:545-46.
10. Cosgriff TM. Mechanisms of disease in hantavirus infection: pathophysiology of hemorrhagic fever with renal syndrome. Rev Infect Dis. 1991;13:97-107.
11. EL-Khoury M. CENEPI, FUNASA, Ministério da Saúde – Informação pessoal.
12. Ferreira MS et al. Hantavirus pulmonary syndrome in Brazil: Clinical aspects of three new cases. Rev Inst Med Trop São Paulo. 2000;42:41-46.
13. Ferrer JF et al. High prevalence of hantavirus infection in indian communities of the Paraguayan and Argentinean Gran Chaco. Am J Trop Med Hyg. 1998;59:438-44.
14. Figueiredo LTM, Campos GM, Rodrigues FB. Síndrome pulmonar e cardiovascular por Hantavirus: aspectos epidemiológicos, clínicos, do diagnóstico laboratorial e do tratamento. Rev Soc Bras Med Trop. 2001;34:13-23.
15. Figueiredo LT et al. Hantavirus pulmonary syndrome in Guariba SP, Brasil. Report of 2 cases. Rev Inst Med Trop São Paulo. 1999;41:131-37.
16. Fisher-Hoch SP, McCormick JB. Hemorrhagic fever with renal syndrome: a review. Abst Hyg Comunic Dis. 1985;60:R1.
17. Galeno H et al. First human isolate of hantavirus (Andes virus) in the Americas. Emerg Infect Dis. 2002;8:657-61.
18. Glass GE et al. Experimental evaluation of rodent exclusion methods to reduce hantavirus transmission to humans in rural housing. Am J Trop Med Hyg. 1997;56:359-64.
19. Glass GE et al. Domestic cases of hemorrhagic fever with renal syndrome in the United States. Nephron. 1994;68:48-51.
20. Hallin GW, Simpson SQ, Crowell RE. Cardiopulmonary manifestations of the hantavirus pulmonary syndrome. Crit Care Med. 1996;24:252-258.
21. Hinrichsen SML et al. Evidence of hantaviral infection in Brazilian patients from Recife with suspected leptospirosis. Lancet. 1993;341:50.
22. Huggins JW et al. Prospective, double-blind, concurrent, placebo-controlled clinical trial of intravenous ribavirin therapy of hemorrhagic fever with renal syndrome. J Infect Dis. 1991;164:1119-27.
23. Hutchinson KL, Rollin PE, Peters CJ. Pathogenesis of a north American hantavirus, Black Creek Canal virus in experimentally infected *Sigmodon hispidus*. Am J Trop Med Hyg. 1998;59:58-65.
24. Hyelle B et al. Hantavirus pulmonary syndrome, renal insufficiency and myositis associated with infection by Bayou Hantavirus. Clin Infect Dis. 1996;23:495-500.
25. Jonsson CB, Figueiredo CT, Vapalahti O. A global perspective on hantavirus ecology, epidemiology and disease. Clin Microbiol Rev. 2010;23:412-41.
26. Johnson AM et al. Laguna Negra virus associated with HPS in western Paraguay and Bolivia. Virology. 1997;238:115-27.
27. Ketai LH et al. Hantavirus pulmonary syndrome: radiographic findings in 16 patients. Radiology. 1994;191:665-68.
28. Le Duc JW et al. Isolation of a Hantaan-related virus from Brazilian rats and serologic evidence of its widespread distribution in South America. Am J Trop Med Hyg. 1985;34:810-15.
29. Lee HW. Korean hemorrhagic fever. Prog Med Virol. 1982;28:96-113.
30. Lee JS. Clinical features of hemorrhagic fever with renal syndrome in Korea. Kidney Intern. 1991;40:88-93.
31. Linderholm M et al. Elevated plasma levels of tumor necrosis factor(TNF)-α, soluble TNF receptors, interleukin (IL)-6 and IL-10 in patients with hemorrhagic fever with renal syndrome. J Infect Dis. 1996;173:38-43.
32. Linderholm M et al. Impaired pulmonary function in patients with hemorrhagic fever with renal syndrome. Clin Infect Dis. 1997;25:1084-89.
33. MacNeil A, Ksiazek TG, Rollin DE. Hantavirus pulmonary syndrome. United States, 1993-2009. Emerg Infect Dis. 2011;17:1195-201.
34. Nolte KB et al. Hantavirus pulmonary syndrome in the United States: a pathological description of a disease caused by a new agent. Hum Pathol. 1995;26:110-20.
35. Peters CJ. HPS in the Americas. In: Scheld WM, Craig WA, Hughes JM (Eds) Emerging Infections 2. Washington DC: ASM Press; 1998. p. 17-64.
36. Plyusnin A, Vapalahti O, Vaheri A. Hantaviruses: genome structure, expression and evolution. J Gen Virol. 1996;77:2677-87.
37. Ruo SL et al. Retrospective and prospective studies of hemorrhagic fever with renal syndrome in rural China. J Infect Dis. 1994;170:527-34.
38. Schmaljohn C, Hjelle B. Hantavirus: a global disease problem. Emerg Infect Dis. 1997;3:95-104.
39. Safronetz D et al. "In vitro" and "in vivo" activity of ribavirin against Andes virus infection. PloS One. 2011;6:e23560 Epub 2011.
40. Settergren B et al. Clinical characteristics of nephropatia epidemica in Sweden: prospective study of 74 cases. Rev Infect Dis. 1991;11:949-55.
41. Silva MV et al. Hantavirus pulmonary syndrome: report of the first three cases in São Paulo, Brasil. Rev Inst Med Trop São Paulo. 1997;39:231-34.
42. Simpson SQ et al. Hantavirus pulmonary syndrome. Infect Dis Clin Nort America. 2010;24:159-71.
43. Spiropoulou C et al. Genome structure and variability of a virus causing hantavirus pulmonary syndrome. Virol. 1994;200:715-23.
44. Talamonti L et al. Hantavirus pulmonary syndrome: encephalitis caused by vírus Andes. J Neurovirol 2011;17:189-92.
45. Terajima M et al. High levels of viremia in patients with the hantavirus pulmonary syndrome. J Infect Dis. 1999;180:2030-34.
46. Van Ypersele de Stihou V. Clinical features of hemorrhagic fever with renal syndrome in Europe. Kidney Int Suppl. 1991 Dec;35:S80-83.
47. Wells RM, Estani SS, Yadon ZE. An unusual hantavirus outbreak in Southern Argentina: person-to-person transmission. Emerg Infect Dis. 1997;3:171-74.
48. Xiao SY et al. Phylogenetic analyses of virus isolates in the genus Hantavirus, family Bunyaviridae. Virology. 1994;198:205-17.

49. Young JC et al. The incubation period of hantavirus pulmonary syndrome. Am J Trop Med Hyg. 2000;62:714-17.

50. Zaki SR, Greer PW, Coffield LM. Hantavirus pulmonary syndrome: pathogenesis of an emerging infectious disease. Am J Pathol. 1995;146:552-79.

51. III Reunion conjunta de la red de vigilancia del cono sur y del Amazonas para la vigilancia de las enfermedades emergentes. Rev Pat Trop. 2003;32:2-146.

79 Helmintíases de Importação e Helmintíases Raras no Brasil

- Walter Tavares
- Roberto Gonçalves Nunes da Silva

INTRODUÇÃO

O homem pode ser infectado por inúmeros vermes, seja como hospedeiro definitivo, seja como hospedeiro ocasional. No Brasil, as helmintíases mais comumente observadas são a esquistossomíase mansônica, a ascaridíase e outras geo-helmintíases, as infecções por tênias ou suas larvas (hidatidose e cisticercose), bem como as filárias. No entanto, infecções por outros helmintos, mais raras, podem ocorrer entre nós, como a fasciolíase e a angiostrongilíase. E, nos tempos modernos, onde a movimentação de seres humanos se faz com facilidade e rapidez, podem, eventualmente, ocorrer no Brasil casos de helmintíases prevalentes em outros países.

Os helmintos ou vermes capazes de infectar o homem são divididos em dois grandes ramos: os platelmintos, vermes chatos, e os nematelmintos, vermes redondos. O ramo Platyheminthes tem duas grandes classes com parasitas do homem: Trematoda e Cestoda; o ramo Aschelminthes (antigo Nemathelminthes) tem uma classe com parasitas humanos: Nematoda. Os trematódeos são vermes chatos, de aspecto foliáceo, na maioria hermafroditas, que apresentam ventosas, e os parasitas do homem situam-se nos gêneros *Schistosoma, Fasciola, Fasciolopsis, Dicrocoelium, Opisthorchis, Clonorchis, Paragonimus, Heterophyes, Metagonimus, Echinostoma, Watsonius, Gastrodiscoides*. Os cestódeos são vermes com corpo alongado em forma de fita, habitualmente hermafroditas, digenéticos (evoluem em dois hospedeiros), situando-se nessa classe os parasitas humanos *Taenia, Hymenolepis, Echinococcus, Diphyllobothrium, Multiceps, Dipylidium, Bertiella, Inermicapsifer, Raillietina*.

A classe dos Nematoda caracteriza-se pelos vermes serem fusiformes, com sexos separados e terem tubo digestivo completo. Nessa classe situam-se os geo-helmintos, assim denominados os helmintos de evolução direta, isto é, que não necessitam de hospedeiro intermediário, e têm parte de seu ciclo biológico realizado no meio ambiente (solo). Pertencem aos gêneros *Ascaris, Ancylostoma, Necator, Trichuris, Strongyloides* e *Enterobius*. Ainda entre os nematódeos situam-se os vermes dos gêneros *Capillaria, Trichinella, Trichostrongylus, Angiostrongylus, Metastrongylus, Syngamus, Toxocara, Gnathostoma, Anisakis* e as filárias (*Wuchereria, Loa, Mansonella, Onchocerca, Brugia, Dirofilaria, Dracunculus*). Esses helmintos são tratados com diferentes drogas quimioterápicas, algumas, como o praziquantel e o mebendazol, apresentando amplo espectro de ação antiparasitária[3,10,45,46,64,76,82,83,93]. Grande parte destes helmintos é transmitida através da contaminação de água e alimentos ou infectando animais e plantas utilizados na alimentação humana. Dessa maneira, as principais medidas profiláticas consistem no adequado destino das fezes, com saneamento básico, água tratada, ingestão de alimentos à base de carne de mamíferos, peixes e crustáceos cozidos[3,46,64,82,83].

Em diferentes capítulos deste livro foram discutidas as helmintíases encontradas de maneira frequente no Brasil. Neste capítulo, apresentaremos de maneira sumária algumas helmintíases que poderão infectar pacientes que viajaram para, ou vieram de regiões onde é descrita sua ocorrência. Discutiremos, também, algumas infecções por helmintos que raramente acometem o homem e já foram registradas em nosso País.

INFECÇÕES POR TREMATÓDEOS

As infecções humanas por trematódeos são divididas do ponto de vista clínico de acordo com a localização principal do helminto no organismo do hospedeiro. Assim, temos[43,46,61,64,82,83]:

- parasitas dos vasos sanguíneos: *Schistosoma mansoni, S. haematobium, S. japonicum, S. intercallatum, S. mekongii*;
- parasitas dos pulmões: *Paragonimus westermani* e inúmeras outras espécies;
- parasitas do fígado e das vias biliares: *Fasciola hepatica, F. gigantica, Opisthorchis felineus, O. viverrini, Clonorchis sinensis, Dicrocoelium dendriticum*;
- parasitas do intestino: *Heterophyes heterophyes* e outras espécies, *Fasciolopsis buski, Metagonimus yokogawai, Echinostoma, Gastrodiscoides hominis*.

Os ovos desses vermes habitualmente são eliminados pelas fezes, libertam uma larva miracídio que penetra em um hospedeiro intermediário que é um caramujo; a larva passa por transformações originando uma larva infectante chamada cercária, que infecta diretamente o homem (*Schistosoma spp.*) ou infecta um segundo hospedeiro intermediário, peixe ou crustáceo (*Paragonimus, Clonorchis*), ou encista-se em vegetais (*Fasciola*). As infecções por *Schistosoma* e por *Fasciola* são discutidas em capítulos específicos.

PARAGONIMÍASE

(CID 10 = B66.4 - Paragonimíase)

A paragonimíase, também conhecida como distomatose pulmonar ou hemoptise parasitária, é uma zoonose produzida por diversas espécies de platelmintos trematódeos (vermes chatos com corpo sem segmentação) pertencentes ao gênero *Paragonimus*. Estes vermes, evoluindo em dois hospedeiros intermediários (caracóis e crustáceos), parasitam, na sua forma adulta, diversos animais incluindo o homem, onde se localizam nos pulmões e, menos frequentemente, em outros órgãos. A doença se constitui em problema de saúde pública em alguns países da Ásia, da África e das Américas, a maioria das vezes relacionada aos hábitos alimentares (ingestão de crustáceos crus), estimando-se que cerca de 21 milhões de pessoas estejam infectadas em todo o mundo, sendo 10 milhões somente na China, e que 195 milhões estejam sob risco de adquirir a doença, dos quais 100 milhões na China[15,16].

Na Ásia, China, Japão, Formosa, Coreia, Tailândia, Laos e Filipinas contribuem com o maior número de casos e correspondem a áreas endêmicas. Na África, a doença é endêmica na Libéria e em Camarões. Nas Américas, a parasitose é encontrada endemicamente no Equador, no Peru e no México[6,13]. No Brasil, o parasita tem sido encontrado causando infecção em imigrantes[10,14]. Contudo, em 2003, em Itapevi, S. Paulo, em uma paciente com adenocarcinoma pulmonar e derrame pleural, foram evidenciados ovos do parasita na biópsia pleural[12]. E, em 2007, a doença foi descrita em uma mulher, em Salvador, BA[8a].

Há cerca de 43 espécies no gênero *Paragonimus*, das quais a mais estudada é o *P. westermani*. Com larga distribuição no Oriente, foi considerada por longo tempo a única espécie a parasitar humanos; atualmente, porém, admite-se que sete espécies causam doença no homem: *P. westermani, P. miyazakii, P. heterotremus, P. africanus, P. uterobilateralis, P. mexicanus e P. skrjabini*. Nas Américas não existe o *P. westermani*, e a espécie predominante é o *P. mexicanus* (= *P. peruvianus*), um trematódeo de coloração vermelho-escura, que mede cerca de 13 mm no comprimento e 6 mm de largura, tendo a cutícula recoberta por espinhos. Tem uma ventosa ventral localizada próximo ao meio do corpo e uma ventosa oral, próxima à extremidade anterior. Os ovos, de coloração castanha, são vistos no escarro e, se deglutidos, nas fezes[2,6,11,14].

As espécies do gênero *Paragonimus* têm como reservatório diversos animais selvagens e domésticos tais como tigres, leopardos, raposas, cães, gatos, porcos. Esses animais, além do homem, eliminando ovos no escarro ou nas fezes, mantêm a contaminação do ambiente permitindo que o parasita se perpetue nas regiões em que ocorre[5,6]. Os ovos são eliminados não embrionados e, ao caírem na água, em cerca de 3 semanas originam os miracídios, que escapam do ovo e nadam em busca do primeiro hospedeiro intermediário que é sempre um caramujo de água doce (*Melania, Ampullaria*, etc.). Nestes, às custas de suas células germinativas, o miracídio evolui em esporocistos, rédias e, por fim, cercárias de cauda simples e curta, em um processo reprodutivo denominado poliembrionia. As cercárias deixam o molusco e buscam seu segundo hospedeiro intermediário, camarão de rio ou um caranguejo de água doce, nele penetram e evoluem formando em cerca de 1 mês as metacercárias encistadas em vísceras, músculos e guelras[8,11].

O homem adquire o parasita através da ingestão desses crustáceos crus ou malcozidos ou pela contaminação de outros alimentos por mãos e utensílios de cozinha usados na preparação dos crustáceos que contêm as metacercárias ou, mesmo, pela ingestão da carne malcozida de animais que comem crustáceos[6,9,16]. As metacercárias, uma vez ingeridas, excistam no duodeno, penetram o intestino, chegam à cavidade abdominal, perfuram o diafragma e penetram através da pleura nos pulmões, formando-se um cisto com dois a quatro (em geral dois) parasitas adultos, que neste sítio podem viver por até 20 anos. Por hermafroditismo ou por fecundação cruzada dão origem aos ovos. Um tipo do *P. westermani* (= *P. pulmonalis*) pode se reproduzir por partenogênese. O conteúdo dos cistos e os ovos nele contidos são drenados para um bronquíolo, de modo que ao escarrar o portador elimina os ovos, que podem ser encontrados nas fezes se o indivíduo deglutir o escarro. Essa é a migração habitual; entretanto, algumas larvas podem se desviar alcançando outros tecidos e órgãos, como o pericárdio, cérebro e pele. Essas localizações ectópicas impossibilitam a eliminação de ovos para o meio exterior e impedem a continuação do ciclo[5,6,11].

A paragonimíase é uma doença que cursa tipicamente com infiltrado tecidual eosinofílico, frequentes efusões eosinofílicas pleurais, eosinofilia sanguínea, mastocitose e aumento da síntese de IgE, parecendo ser induzida por citocinas como interleucina-4 (IL-4) e IL-5 produzidas por linfócitos T-*helper* 2 (Th2). Pouco se sabe sobre a imunidade adquirida na infecção humana por *Paragonimus*, mas o uso de testes cutâneos e dosagens de anticorpos como meio de diagnóstico indica que o parasita induz resposta celular e humoral, que, entretanto, não é protetora[1,2,4,6,16].

Diagnóstico Clínico

A presença dos parasitas nos pulmões resulta em processo inflamatório, destruição tecidual e infiltrado leucocitário constituído principalmente por eosinófilos, resultando em cistos em geral com 2 a 3 cm de diâmetro, de paredes fibrosas, preenchidos por material achocolatado, onde se encontram os parasitas e seus ovos. Os cistos abrem-se para os brônquios e bronquíolos formando-se túneis fibrosos que, confluindo, podem originar grandes cistos. Os cistos têm localização predominante nas áreas mais profundas do parênquima pulmonar; mas, se ocorrer localização próxima à superfície, dão origem a efusões pleurais onde são abundantes os eosinófilos[6,8]. Na pele formam-se dois tipos de lesões. Nódulos subcutâneos que se apresentam como abscessos constituídos por uma zona central de necrose envolvida por histiócitos e linfócitos que podem ter aspecto concêntrico, e células epitelioides em paliçada circundadas por eosinófilos. Formam-se também granulomas constituídos por células gigantes, histiócitos e fibrose, encontrando-se no centro ovos e restos do parasita. A localização do helminto em outras áreas, como cérebro, medula espinhal, intestino e coração, conduz a respostas inflamatórias similares, resultando em danos importantes em sítios sensíveis[4-6,8,16].

As manifestações clínicas podem variar de acordo com as diferentes espécies de *Paragonimus* que infectam o homem, mas, em geral, assemelham-se às da tuberculose[1,2,4-6,8,9,13]. A fase de migração larvária é assintomática ou com sintomas inespecíficos como diarreia, dor abdominal e torácica, urticária, febre, calafrios e mal-estar geral, podendo ocorrer sinais inflamatórios na pele ou outros órgãos devido à migração errática das larvas. Habitualmente, porém, esse período é assintomático, correspondendo ao período de incubação parasitária, que pode durar de 1 a 2 anos. Nessa fase, não é possível estabelecer o diagnóstico, uma vez que não existem ovos no escarro[2,4,6,11].

Após o estabelecimento dos vermes adultos nos pulmões, muitos pacientes permanecem ativos, embora apresentem urticária e dor torácica tipo pleurítica. Ocorre tosse com eliminação de escarro gelatinoso de coloração amarronzada, contendo traços de sangue e ovos do parasita, ou expectoração mucopurulenta (infecção bacteriana secundária). Infecções mais intensas cursam com pleurite, estertores pulmonares e derrame pleural e/ou pneumotórax. A febre não é uma queixa comum e, embora o paciente tenha tosse, seu estado geral não é comprometido[2,6,11]. O enfermo pode apresentar hemoptise franca, o que, associado à imagem radiológica de cavidades ou derrame pleural, frequentemente, causa o diagnóstico errôneo de tuberculose[1,4-6,8,13]. As manifestações da paragonimíase podem ocorrer longos anos após a emigração do paciente da região onde ocorreu a infecção[7,9]. Dessa maneira, deve-se suspeitar de paragonimíase em paciente com manifestações de doença pulmonar crônica mimetizando a tuberculose, no qual o exame de escarro é negativo para o bacilo de Koch e que seja originário de zonas endêmicas.

A sintomatologia das formas ectópicas da paragonimíase depende do órgão atingido e do número de vermes que ali chegaram. A localização cerebral pode variar desde sintomas de hipertensão intracraniana, principalmente cefaleia, e sinais de irritação meníngea, até manifestações epileptiformes focais ou sinais de comprometimento motor[1,2,6,7,11]. O quadro clínico e a tomografia computadorizada do cérebro revelando áreas nodulares de tamanho variado são inespecíficos, o que reforça a importância da origem do enfermo e de hábitos alimentares para a condução da suspeita diagnóstica. A localização do verme na pele resulta em nódulos subcutâneos com sinais inflamatórios incaracterísticos; o mesmo ocorre em órgãos genitais, fígado e outros órgãos[1,2,4-7,16].

Diagnóstico Laboratorial[1,2,4,6-9,14,16]

Nas áreas endêmicas, o diagnóstico específico pode ser fácil devido ao elevado nível de suspeição e aos comemorativos de ingestão de hospedeiros intermediários crus. Entretanto, mesmo nessas regiões há relatos de pacientes que receberam tratamento para tuberculose durante anos sem que a verdadeira etiologia fosse aventada. O exame do escarro, onde podem ser encontrados os ovos, é a forma mais simples de diagnosticar a doença, e o material deve ser examinado a fresco entre lâmina e lamínula. Porém, se o material é insuficiente ou em crianças, que podem não cooperar na coleta do escarro, o exame de fezes pode revelar os ovos, utilizando-se os métodos habituais de concentração. Porém, na fase de migração larvária ou em localizações ectópicas, quando não são eliminados ovos, deve-se lançar mão de métodos imunológicos:

- *intradermorreação*: nos indivíduos infectados, injetando-se por via intradérmica um extrato do verme obtém-se em cerca de 15 minutos a formação de uma pápula eritematosa com diâmetro superior a 5 mm. O teste é sensível, mas não distingue pessoas que têm ou já tiveram a doença, sendo útil apenas para inquéritos epidemiológicos em áreas endêmicas;
- *reação de fixação de complemento*: tem sido o método padrão para diagnóstico imunológico da paragonimíase. É altamente sensível e, por seus títulos decrescerem com a morte do parasita, pode ser utilizada como controle de tratamento. Por suas dificuldades técnicas, tem sido preterida em favor de métodos de execução mais simples;
- *ot-ELISA*: é o método que melhor atende às necessidades clínicas, alcançando sensibilidade superior a 99%. Seus títulos também diminuem com a cura da parasitose, embora mais lentamente que na fixação de complemento.

Os exames complementares incluem os estudos radiológicos e por tomografia computadorizada (TC), que revelam diferentes aspectos pulmonares, como imagens nodulares, cavitações, infiltrados segmentares ou difusos, consolidação, derrame pleural e pneumotórax que, entretanto, não são patognomônicos da doença. A TC também é útil para evidenciar localizações ectópicas do parasita, particularmente as no sistema nervoso central. O hemograma revela eosinofilia, que pode ser elevada na fase de migração do helminto. Infiltrado eosinofílico é também encontrado na biópsia transbrônquica do pulmão ou na pele. A broncoscopia por fibra óptica evidencia estenose brônquica e brônquios com congestão e edema da mucosa. Além disso, pode revelar a presença de ovos no exame citológico de material de biópsia.

Tratamento e Profilaxia[2-6,8,9,14,16]

A droga de escolha para o tratamento dessa helmintíase é o praziquantel na dose de 75 mg/kg/dia, fracionada em três doses diárias (1.500 mg, três vezes ao dia, em adultos), por 2 ou 3 dias, alcançando cura parasitológica em 80% a 90% dos casos, com boa tolerabilidade. Como opção usa-se o bitionol na dose de 30 a 50 mg/kg/dia, em duas tomadas diárias, em dias alternados, até dez a 15 doses. Considerada por muito tempo a droga de eleição no tratamento da paragonimíase, o bitionol provoca frequentes efeitos colaterais na esfera gastrintestinal. Outra substância é o triclabendazol, que vem demonstrando atividade similar ao praziquantel, também com boa tolerabilidade. Um esquema proposto para esta droga recomenda duas tomadas de 10 mg/kg em um único dia; outro esquema recomenda a dose diária de 5 mg/kg/dia, durante 3 dias.

A profilaxia da paragonimíase é realizada pelo cozimento dos crustáceos de água doce utilizados como alimento, uma vez que as larvas do helminto são destruídas pela cocção. Entretanto, em áreas endêmicas é difícil modificar hábitos alimentares; assim, o tratamento em massa pode reduzir a transmissão, embora, se interrompido, o número de casos torne a se elevar.

Referências Bibliográficas

1. Ashitani J, Kumamoto K, Matsukura S. Paragonimiasis westermani with multifocal lesions in lung and skin. Intern Med. 2000;39:353-4.
2. Blair D, Xu ZB, Agatsuma T. Paragonimiasis and the genus *Paragonimus*. Adv Parasitol. 1999;42:113-222.
3. Calvopina M et al. Treatment of human pulmonary paragonimiasis with triclabendazole: clinical tolerance and drug efficacy. Trans R Soc Trop Med Hyg. 1998;92:566-69.
4. Carre JC, Houmdaophet S. La paragonimose. Rev Pneumol Clin. 1998;54:359-64.
5. DeFrain M, Hooker R. North American paragonimiasis. Chest. 2002;121:1368-72.
6. Guzman JR. Paragonimíase. In: Veronesi R, Focaccia R. Tratado de Infectologia. 2ª ed. São Paulo: Atheneu, 1996. V.2. p. 1453-58.
7. Kang SY et al. A case of chronic cerebral paragonimiasis westermani. Korean J Parasitol. 2000; 38:167-71.
8. Kawaga FT. Pulmonary paragonimiasis. Semin Respir Infect. 1997;12:149-58.
8a. Lemos ACM et al. Paragonimiasis: first case reported in Brazil. Braz J Infect Dis. 2007;11:153-56.
9. Meehan AM et al. Severe pleuropulmonary pargonimiasis 8 years after emigration from a region of endemicity. Clin Infect Dis. 2002;35:87-90.
10. Meira JA, Corrêa MOA. Sobre o *Paragonimun westermani* no Brasil. Notas sobre um trabalho antigo. Rev Soc Bras Med Trop. 1986;19:193-94.
11. Pessoa SB. *Paragonimus westermani*. In: Parasitologia Médica. 8ª ed. Rio de Janeiro: Guanabaga-Koogan; 1972. p. 518-19.
12. Silva PHB et al. Paragonimíase pleuropulmonar associada a adenocarcinoma. In: X Congresso Paulista de Pneumologia e Tisiologia, São Paulo, 2003. Resumo 196, publicado em Boletim Paulista Epidemiologia 2003, Ano 17, Nº 22, p. 53. Disponível em: http://www.sppt.org.br/boletins/Boletim_Congresso_2003.pdf Acessado em: out. 2011.
13. Toscano C et al. Paragonimiasis and tuberculosis-diagnostic confusion: a review of the literature. Trop Dis Bull. 1995;92:R1-R27.
14. Trujillo WFC, Castro NP, Armijos R. Paragonimíase. In: Siqueira Batista R et al. Medicina Tropical. Rio de Janeiro: Cultura Médica; 2001. V.I, p. 359-62.
15. Vélez ID, Ortega JE, Velásquez LE. Paragonimiasis: a view from Columbia. Clin Chest Med. 2002;23:421-31.
16. Yokogawa M. Paragonimus and paragonimiasis. Adv Parasitol. 1969;7:375-87.

CLONORQUÍASE[11,13,35,43,44,46,59-61,64,82,83,93]

(CID 10 = B66.1 - Clonorquíase)

A clonorquíase é a infecção pelo *Clonorchis sinensis*, um trematódeo hermafrodita possuidor de uma ventosa oral e outra ventral, que mede 10 a 25 mm de comprimento por 2 a 4 mm de largura. O *C. sinensis* é parasita do fígado e das vias biliares do homem; a infecção ocorre sobretudo na China, Japão, Vietnã e Coreia. Pelo menos 15 casos foram relatados no Brasil, todos em imigrantes asiáticos. O ciclo evolutivo ocorre em dois hospedeiros intermediários: moluscos do gênero *Bithynia* e várias espécies de peixes de água doce, como salmão e truta. O parasita elimina seus ovos nas vias biliares, os quais são eliminados com as fezes. No meio líquido (rios, lagos) os ovos são ingeridos pelo molusco, havendo a liberação de um miracídio que penetra e passa por estágios evolutivos no interior do caramujo, formando-se por fim as cercárias. Estas saem do molusco e nadam até encontrar o segundo hospedeiro, os peixes, no quais penetram e formam cistos contendo metacercárias. A infecção humana ocorre pela alimentação com a carne do peixe fresca ou defumada ou em conserva, ingerida crua ou malpassada. As metacercárias excistam no duodeno e migram pelo trato biliar onde se dá a maturação dos vermes em cerca de 1 mês. Os parasitas adultos permanecem nas pequenas ramificações da árvore biliar, onde colocam seus ovos. Além do homem, a infecção pode atingir outros mamíferos, como cães, gatos, porcos, ratos e outros animais.

Na maioria dos indivíduos, a infecção, tanto aguda como crônica, é assintomática. Nas infecções maciças pode haver um quadro clínico agudo, com febre, adinamia, dor abdominal, náusea, diarreia, exantema e eosinofilia. Na infecção crônica sintomática a queixa do paciente está relacionada à inflamação das vias biliares causada por grande número de vermes, podendo haver colangite, colecistite e pancreatite. O enfermo queixa-se de dor abdominal, cólica biliar, vômitos, náuseas, podendo haver icterícia e hepatomegalia. Pode haver o desenvolvimento de colangiocarcinoma.

O diagnóstico da clonorquíase se faz pelo encontro dos ovos nas fezes ou na bile. Os ovos são pequenos, amarelados e operculados, mais encontrados quando se utilizam métodos de concentração no exame de fezes (método de Ritchie). A ultrassonografia de vias biliares auxilia no diagnóstico da colangite e pode mostrar imagem sugestiva do verme. A droga de escolha para o tratamento é o praziquantel, utilizado na dose de 75 mg/kg em 1 único dia, fracionando a dose em três tomadas no dia. O índice de cura é de 90%. O albendazol é utilizado como droga alternativa, na dose de 10 mg/kg/dia durante 7 dias. A profilaxia reside em evitar a ingestão de peixes sem estarem adequadamente cozidos.

Esta helmintíase não ocorre naturalmente nas Américas. Contudo, pode ser encontrada em imigrantes de áreas endêmicas ou em indivíduos que viajaram para essas regiões e alimentaram-se com peixe sem cozimento.

OPISTORQUÍASE[10,15,35,41,42,45,46,61,64,65,83, 84,93,94]

(CID 10 = B66.0 - Opistorquíase)

Duas espécies do helminto *Opisthorchis* infectam o homem: *O. viverrini* e *O. felineus*, ambos parasitas do fígado. O primeiro é encontrado sobretudo em países do sudeste asiático (Vietnã, Laos, Camboja, Tailândia); o segundo é prevalente na Rússia, Ucrânia, Cazaquistão e outros países da Ásia Central e Leste Europeu. Não há relato de casos no Brasil. Os vermes adultos medem 7 a 12 cm por 1,5 a 3 mm, são transparentes e têm longevidade de cerca de 10 anos. O ciclo evolutivo desses vermes é similar ao do *Clonorchis sinensis*. Também têm por hospedeiro inicial moluscos do gênero *Bithynia*, que eliminam cercárias infectantes para peixes de água doce, nos quais se encistam como metacercárias. A infecção do homem e de outros mamíferos, em particular gato, cão, raposa e porco, ocorre pela ingestão de peixe cru ou malpassado. Da mesma maneira que na clonorquíase, os vermes localizam-se nas vias biliares, onde podem causar processo inflamatório com colangite e colecistite. É rara a descrição de casos agudos de opistorquíase. A infecção crônica usualmente é assintomática, mas nos casos sintomáticos há queixas de dor abdominal, náuseas, vômitos, flatulência, desconforto na região epigástrica e subcostal. Nos casos mais graves há icterícia e cólica biliar. A doença pode complicar com sepse originada na colangite. O diagnóstico é realizado pelo encontro de ovos nas fezes ou na bile, os quais são morfologicamente similares aos do *C. sinensis*; é necessário um técnico experiente para diferenciar os parasitas. A ultrassonografia auxilia no diagnóstico de doença da árvore biliar. Em pacientes submetidos à cirurgia o verme é encontrado nas vias biliares. O tratamento é feito com praziquantel, na dose de 75 mg/kg, fracionada em três tomadas em 1 dia. O índice de cura é de 100%.

Tal como ocorre com a clonorquíase, pacientes com queixas abdominais que sugiram colecistite ou colangite de repetição originados de áreas endêmicas ou que para lá tenham viajado, devem ser investigados para o diagnóstico de opistorquíase.

FASCIOLOPSÍASE[10,45,46,64,82-84,93]

(CID 10 = B66.5 - Fasciolopsíase)

Fasciolopsíase, também chamada distomatose intestinal, é uma helmintíase causada pelo *Fasciolopsis buski*, um trematódeo da subordem *Distomata* de grandes dimensões, que parasita o intestino delgado do porco e do homem. Esta helmintíase constitui-se em grave problema de saúde na Tailândia, China, Camboja, Laos, Japão, Indonésia, Índia e outros países do Sudeste Asiático e Extremo Oriente, atingindo cerca de 100 milhões de pessoas. Não há relato de casos no Brasil. É mais prevalente em crianças em idade escolar, ocorrendo em 57% de crianças em regiões de transmissão da China, 50% em Bangladesh e 60% na Índia. A infecção é relacionada com hábitos da ingestão de plantas aquáticas e é agravada pelas condições de pobreza, má nutrição e ausência de saneamento.

O *F. buski* é o maior trematódeo parasita intestinal do homem, atingindo 2 a 7,5 cm de comprimento por 0,8 a 2 cm de largura. Seu ciclo evolutivo é similar ao da *Fasciola hepatica* (ver Capítulo 65 – Fasciolíase), e tem por hospedeiro intermediário caramujos planorbídeos dos gêneros *Segmentina*, *Hippeutis* e *Polypylis* encontrados em rios e coleções de água doce nas áreas endêmicas. As cercárias que saem dos moluscos dirigem-se para plantas ou tubérculos aquáticos (lótus, agrião, jacinto d'água, bambu aquático e outras) onde encistam como metacercárias e podem sobreviver nessa forma por cerca de 1 ano. Quando o homem ingere ou mastiga tais plantas, as metacercárias excistam no duodeno, originando os vermes que atingem a maturidade em 3 meses e ligam-se por suas ventosas ao epitélio intestinal. A infecção pode ocorrer também pela ingestão de água não tratada em regiões endêmicas.

As infecções com pequeno número de parasitas são assintomáticas e não há distúrbios importantes na absorção intestinal. Contudo, nas infecções maciças ocorre diarreia, flatulência, dor abdominal, anemia e sinais de má absorção, com hipovitaminoses, edema de membros inferiores e parede abdominal e ascite.

O diagnóstico é estabelecido pelo encontro de ovos nas fezes, preferencialmente utilizando métodos de concentra-

ção, como o método de Ritchie (formol-éter). É necessário o exame por técnico experiente, pois os ovos do *F. buski* são semelhantes ao da *Fasciola hepatica*. A pesquisa de coproantígenos pode ser realizada por técnica imunoenzimática, desde que disponível. O encontro do parasita adulto nas fezes ou por técnicas endoscópicas permite o diagnóstico definitivo.

O tratamento de escolha é com o praziquantel, na dose de 75 mg/kg, fracionada em três tomadas em 1 dia. A profilaxia depende de saneamento e educação sanitária das populações e no cozimento de vegetais aquáticos utilizados na alimentação.

EQUINOSTOMÍASE[36,45,46]

(CID 10 = B66.8 - Outras infestações por trematódeos especificados [Equinostomose, Heterofíase, Metagonimíase, Nanofietíase, Watsoníase]).

Equinostomíase é uma verminose intestinal causada por mais de uma dezena de espécies do gênero *Echinostoma*, um distomata pequeno, medindo 3 a 10 mm de comprimento, que infecta em sua fase adulta inúmeros mamíferos, pássaros e aves aquáticas. A infecção ocorre no Sudeste Asiático e Extremo Oriente, sobretudo na Tailândia, Vietnam, Indonésia, China, Japão, Coreia. Não há relato de casos no Brasil. O homem se infecta pela ingestão de caracóis e mexilhões infectados com metacercárias. A infecção humana tem pequena importância clínica, exceto nos casos em que há infecção maciça. O quadro clínico, diagnóstico e tratamento são similares ao descrito para o *Fasciolopsis buski*.

HETEROFÍASE[1,5,7,10,46,64,82,93]

(CID 10 = B66.8 - Outras infestações por trematódeos específicos [Equinostomose, Heterofíase, Metagonimíase, Nanofietíase, Watsoníase]).

Heterofíase é a infecção do intestino delgado pelo *Heterophyes heterophyes*, um pequeno trematódeo distomata com 2 mm de comprimento. A infecção ocorre no Egito (delta do Nilo), nas Filipinas, no Sudeste Asiático e Japão. Outras espécies deste helminto (*H. brevicaeca, H. katsuradai, Heterophyes nocens*) foram descritas no Japão e nas Filipinas, todas com ciclo evolutivo e quadro clínico similar. Esta infecção é desconhecida no Brasil. O ciclo evolutivo é similar ao do *F. buski*, porém a metacercária encista em peixes ou na própria água, ocorrendo a infecção humana pela ingestão de peixe fresco ou seco cru ou pela água contaminada. O helminto penetra na mucosa intestinal causando reação inflamatória e, mesmo, necrose superficial, com produção de muco. O quadro clínico, quando presente, manifesta-se por diarreia mucosa. Raramente, devido ao seu pequeno tamanho, os ovos depositados na mucosa intestinal podem cair na corrente circulatória e atingir diferentes órgãos, tais como coração, pulmões, cérebro, causando sintomatologia relacionada ao órgão acometido.

O diagnóstico é feito pelo encontro de ovos nas fezes, sendo necessário diferenciá-los de outros trematódeos intestinais ou hepáticos. O tratamento é similar ao referido para a fasciolopsíase.

METAGONIMÍASE[10,46,59,64,82]

(CID 10 = B66.8 - Outras infestações por trematódeos específicos [Equinostomose, Heterofíase, Metagonimíase, Nanofietíase, Watsoníase]).

A infecção pelo *Metagonimus yokogawai* é considerada uma das mais frequentes helmintíases no Extremo Oriente, em particular no Japão e na China; mas o parasita também causa doença na Rússia, em países balcânicos e foi descrito na Espanha, mas não no Brasil. O *M. yokogawai* mede 3 mm, tem ciclo evolutivo e mecanismo de infecção humana similar ao *Opisthorchis* e diferentes caramujos como primeiro hospedeiro; encista-se em peixes. O verme causa quadro clínico semelhante ao *Heterophyes*, inclusive com a possibilidade de o ovo ser levado a órgãos distantes, dando origem a reações granulomatosas e alterações funcionais do coração, cérebro e medula espinhal. O diagnóstico e o tratamento são similares aos das outras infecções por trematódeos intestinais e hepáticos.

GASTRODISCOIDÍASE[10,45,46]

(CID 10 = B81 - Outras helmintíases não classificadas)

O *Gastrodiscoides hominis* é um pequeno trematódeo piriforme, de cor avermelhada, que mede 5 a 8 mm de comprimento com diâmetro maior de 3 a 5 mm, encontrado infectando porcos, ratos, macacos e o homem na Índia, Bangladesh, Malásia, Filipinas, Japão, Cazaquistão e Vietnam. O seu ciclo evolutivo é pouco conhecido, mas tem moluscos como hospedeiro intermediário. No homem esse helminto localiza-se no ceco e colo ascendente, em geral não provocando sintomatologia. Alguns pacientes apresentam diarreia crônica. O diagnóstico é estabelecido pelo exame de fezes e o tratamento feito com praziquantel.

DICROCELÍASE[29,44,46,66]

(CID 10 = B81 - Outras helmintíases não classificadas)

A infecção pelo *Dicrocoelium dendriticum*, o trematódeo lanceolado, raramente acomete o homem, sendo encontrada na árvore biliar de animais herbívoros. Os ovos são ingeridos por várias espécies de caramujos, originando cercárias que são comidas por formigas e nas quais se formam as metacercárias. Os animais se infectam ao ingerir as formigas com as larvas do helminto, havendo o desenvolvimento dos vermes adultos nas vias biliares. Casos da infecção foram descritos na China, Rússia, África e Europa, com sintomatologia similar à da infecção pela *Fasciola hepatica*. Não há descrição no Brasil. O diagnóstico é realizado pelo encontro de ovos nas fezes, mas deve-se alertar para a possibilidade da positividade do exame em pessoas que têm o hábito de ingerir fígado cru de ovelhas e outros animais, em decorrência da infecção nos animais. O tratamento pode ser tentado com praziquantel ou cloroquina.

OUTRAS INFECÇÕES POR TREMATÓDEOS[10,57,74,89,91]

O homem pode ser infectado por outros trematódeos parasitas de animais, sem maior importância pela raridade do evento. Citam-se as infecções pelo *Watsonius watsoni, Metorchis conjunctus, Nanophyetus salmincola, Alaria alata, Cryptocotyle língua, Gymnophalloides seoi, Centrocestus armatus, Apophalus donicim, Stellantchasmus falcatus*, causadores de distúrbios digestivos e relacionados com a ingestão de peixe cru. A maioria dessas infecções é registrada em países da Ásia e Norte da Europa.

INFECÇÕES POR CESTÓDEOS

As infecções por cestódeos compreendem as teníases especificamente causadas por *Hymenolepis nana, Taenia solium* e *T. saginata,* discutidas nos Capítulos 85 e 151, e as doenças causadas por larvas de alguns desses helmintos, da qual a mais importante é a hidatidose, apresentada no Capítulo 83. Neste capítulo referimos outras infecções por cestódeos pouco frequentes no Brasil.

DIFILOBOTRÍASE[25,35a,46,68a,69,83,93]

(CID 10 = B70 - Difilobotríase e Esparganose)

A difilobotríase é a infecção causada pelo *Diphyllobothrium latum*, a tênia gigante originada da ingestão de peixes contendo a larva intermediária em seus tecidos. Menos frequentemente, o homem pode ser infectado por outras tênias desse gênero, como *D. yonagoense, D. pacificum, D. cordatum, D. dendriticum* e outras. A infecção é comum em regiões com lagos e rios piscosos, especialmente em países da Escandinávia, Rússia, Finlândia, Japão, Coreia, Filipinas, sendo também descrita nos EUA, Itália, Suíça, Peru, Argentina e Chile. Embora a infecção habitualmente resulte da ingestão de peixes de água doce, pode também ocorrer pela alimentação com peixes de água salgada, infectados pelo *D. pacificum*.

Até recentemente, não havia registros de casos autóctones no Brasil, mas a infecção já fora diagnosticada entre nós, em pessoas originadas de áreas endêmicas. Em 2005 foi publicado o relato de um caso de difilobotríase em paciente brasileira que não referia viagens para regiões endêmicas da helmintíase[86b]. Provavelmente essa paciente se infectou pela ingestão de *sushi* preparado com peixe importado. Concomitantemente, surgiram publicações brasileiras sobre outros casos autóctones da infecção relacionados com a culinária japonesa, culminando com um informe técnico da Agencia Nacional de Vigilância Sanitária (ANVISA) a propósito de 27 casos notificados na cidade de São Paulo, todos associados com a ingestão de peixe cru ou malcozido[9a,86a]. Os casos foram diagnosticados pelo encontro nas fezes de ovos operculados típicos do parasita.

A tênia adulta do *D. latum* tem dimensões que chegam a 15 m e apresenta 3 a 4 mil anéis. Os proglotes eliminados contêm grande quantidade de ovos que no meio ambiente aquático liberam um embrião denominado coracídio, o qual nada livremente até ser ingerido por crustáceos dos gêneros *Cyclops* ou *Diaptomus*. Nesses hospedeiros, dá-se a transformação para larvas procercoides que permanecem na cavidade geral dos crustáceos. Quando ingeridas juntamente com o crustáceo por peixes de água doce, sobretudo salmão e truta, as larvas procercoides vão encistar-se nos tecidos do segundo hospedeiro intermediário e se transformam em larvas plerocercoides ou esparganos. O homem se infecta alimentando-se com o peixe fresco, ou em conserva ou defumado cru ou malcozido, dando-se o rápido desenvolvimento do verme adulto a partir dos esparganos ingeridos. Após 10 a 14 dias o verme inicia sua postura de ovos.

O *D. latum* é parasita do intestino delgado, onde se fixa por meio de suas ventosas. Habitualmente, a infecção é assintomática, mesmo havendo o parasitismo concomitante de várias tênias. Alguns indivíduos queixam-se de dor abdominal, apetite exagerado ou anorexia, flatulência e diarreia. O quadro mais importante desta parasitose é a anemia megaloblástica que pode ocorrer nos pacientes infectados, em decorrência do consumo de vitamina B_{12} pelo parasita, competindo na absorção dessa vitamina com o seu hospedeiro.

O diagnóstico é estabelecido pelo encontro dos ovos do parasita nas fezes. Em geral, não são encontradas proglotes, que são digeridas pelos sucos digestivos, mas é fácil a visualização dos ovos que são eliminados em grande quantidade. O hemograma mostrará anemia megaloblástica, que não responde à administração de vitamina B_{12} enquanto não for erradicado o helminto. A droga de escolha para o tratamento é o praziquantel, utilizado na dose única de 5 a 10 mg/kg, 600 mg em adultos, com índice de cura de 90% a 100%. Como droga alternativa, a niclosamida também oferece elevado índice de cura, usada na dose de 2 g em dose única (25 mg/kg, em crianças).

A profilaxia consiste em medidas de vigilância sanitária sobre peixes importados, em especial salmão, medidas higiênicas em restaurantes, não ingestão de peixe sem o devido cozimento, ou o congelamento do peixe à temperatura de −20ºC por um mínimo de 7 dias, ou −35ºC por 15 horas antes do consumo sem cozimento.

DIPILIDÍASE[67,70,71,83]

(CID 10 = B71.1 - Infestação por *Dipylidium*)

O *Dipylidium caninum* é uma tênia com cerca de 60 cm que infecta comumente os cães e gatos. O ovo eliminado pelas fezes é ingerido pela larva da pulga do cão ou do gato ou por malófagos (*Trichodectes canis*), conhecidos vulgarmente por piolho de cachorro, ocorrendo a formação de um embrião e uma larva cisticerco nas pulgas ou nos piolhos adultos. O cão se infecta ao ingerir os insetos. O homem se infecta com o *D. caninum* pelo mesmo mecanismo, quando acidentalmente ingere os insetos. Esta é uma helmintíase rara em seres humanos, mas existem registros desta infecção, principalmente em crianças, em vários países do planeta, inclusive ocorridos no Brasil.

As queixas clínicas, quando existem, são dor abdominal, diarreia, flatulência, perda do apetite e, raramente, exantema urticariforme e prurido. Este helminto não está adaptado ao homem e muitas vezes é expulso sem a necessidade de tratamento. O diagnóstico é feito pelo encontro de proglotes nas fezes, macroscopicamente similares a grãos de arroz na matéria fecal.

O praziquantel e a niclosamida são as drogas de escolha para a terapêutica, utilizados em dose única como referido para a difilobotríase. A prevenção reside no tratamento da helmintíase nos animais domésticos.

BERTIELOSE[4,20,23,32,45,81,83]

(CID 10 = B71.8 - Outras infestações especificadas por cestoides)

Cestódeos do gênero *Bertiella*, com várias espécies que infectam roedores, marsupiais e primatas na África, Ásia e Américas, são transmitidos por ácaros difundidos em todo o planeta. Duas espécies deste cestódeo foram encontradas infectando o homem: *B. studeri* e *B. mucronata*, a primeira em países asiáticos, como Índia, Indonésia, Filipinas, Tailândia, e também na Europa e na África; a segunda tem sido descrita em países da América, inclusive no Brasil. A infecção humana por *Bertiella* é acidental, e ocorre sobretudo em pessoas que lidam com primatas, criadores de macacos e trabalhadores em zoológicos. As tênias medem 20 a 30 cm e seus proglotes e ovos são eliminados nas fezes dos animais, sendo os ovos ingeridos pelo hospedeiro intermediário que são ácaros componentes da fauna do solo, nos quais se desenvolve uma larva cisticercoide. A ingestão acidental destes ácaros provoca a infecção do vertebrado.

A infecção humana pode ser assintomática ou os pacientes queixam-se de dor abdominal, emagrecimento, inapetência, diarreia ocasional e adinamia. Nos três casos descritos no Brasil havia queixas de emagrecimento e distúrbios digestivos. O diagnóstico é feito pelo encontro de proglotes e ovos nas fezes, sendo necessário um técnico experiente para estabelecer o diagnóstico. O tratamento é realizado com praziquantel (10 mg/kg) ou niclosamida (2 g), em dose única, como referido para outros cestódeos.

ESPARGANOSE[35a,46,58a,58,69,83,87]

(CID 10 = B70 - Difilobotríase e Esparganose)

Denomina-se esparganose a infecção por larvas de cestódeos semelhantes ao *D. latum*, em particular o *Spirometra erinacei*. O homem ingerindo o primeiro hospedeiro destes parasitas, que são pequenos crustáceos de água doce do gênero *Cyclops*, pode apresentar a larva plerocercoide ou espargano em seus tecidos, em particular sob a pele ou na musculatura. É também possível a infecção humana pela aplicação de pele ou tecidos de animais contendo a larva sobre a pele ou mucosa, em práticas de curandeirismo, quando pode ocorrer a migração da larva para o tecido humano. A infecção também pode ocorrer nos olhos, decorrente da contaminação das mãos de pessoas que lidam com peixes e coçam os olhos. A sintomatologia depende do número de larvas e da localização; na pele observa-se a formação de nódulos inflamatórios, dolorosos. Nos olhos a esparganose pode levar à cegueira. Casos de esparganose foram descritos no Brasil. O tratamento é cirúrgico.

CENUROSE[18,50,83,87]

(CID 10 = B71.8 - Outras infestações especificadas por cestoides [Cenurose])

Trata-se da infecção humana pela larva das tênias *Multiceps multiceps*, *M. serialis* e *M. crassiceps*, que habitualmente causam infecção intestinal de cães. Os ovos eliminados no meio ambiente são ingeridos por carneiros, bovinos e equinos, produzindo uma larva denominada cenuro nos tecidos dos animais. O cão se infecta ao alimentar-se com vísceras do animal infectado. Essa tênia não se desenvolve no homem. Contudo, se o hospedeiro humano ingerir o ovo poderá haver a formação do cenuro em seus tecidos, sobretudo no cérebro, provocando quadros de vertigem, convulsões e hipertensão intracraniana, pela obstrução na circulação do líquor. O tratamento é cirúrgico, pela ressecção da larva.

OUTRAS INFECÇÕES POR CESTÓDEOS[17,30,31,37,45,47,53,56,80,83,98]

(CID 10 = B71.9 - Infestação não especificada por cestoides)

Ocasionalmente, o homem pode ser infectado por outros cestódeos intestinais de maneira acidental, já que são parasitas de mamíferos marinhos ou terrestres, aves e répteis. É o caso do *Diplogonoporus balaenopterae*, uma longa tênia parecida com o *Diphylobotrium latum* que parasita mamíferos marinhos e foi descrita infectando o homem no Japão, na Coreia e na Espanha; o *Mesocestoides variabilis* e *M. lineatus*, tênias com cerca de 70 cm, encontradas em cobras, pássaros e carnívoros em países asiáticos e africanos e também nos EUA e na Dinamarca; *Raillietina celebenses* e outras espécies, tênias com cerca de 50 cm, encontradas no intestino de roedores e macacos descritas na Tailândia e outros países asiáticos, Equador, Guianas, Cuba; *Inermicapsifer arvicanthidis*, tênia com 30 a 40 cm que infecta roedores e encontrada em seres humanos em Cuba, na Venezuela, em Porto Rico e em países da África; *Mathevotaenia symmetrica*, cestódeo cosmopolita em roedores e descrito em humanos no sudeste asiático.

INFECÇÕES POR NEMATÓDEOS

Os nematódeos são vermes de simetria bilateral, com sexos separados e englobam os parasitas do homem. Nesta classe encontram-se os mais frequentes helmintos que infectam o homem, tais como os ancilostomídeos, áscaris, enteróbios e tricúris, discutidos, respectivamente, nos Capítulos 7, 12, 54 e 150. Também se encontra o *Lagochilascaris* e o *Angiosthrongylus*, cada vez mais reconhecidos entre nós e também apresentados nos Capítulos 9 e 106. Nesta seção referimos alguns outros nematódeos raramente referidos no Brasil, mas de ocorrência em outras partes do planeta.

DIROFILARÍASE[55a,80a,85a]

(CID 10 = B74.8 – Outras filarioses – Dirofilariose)

Dirofilaria sp. é um helminto parasita de cães, gatos, ursos e outros animais selvagens, transmitido por mosquitos *Culex*, *Anopheles* e *Aedes*. A *Dirofilaria immitis* e a *Dirofilaria repens* parasitam cães e gatos; a primeira, localizando-se os vermes adultos no ventrículo direito dos animais; a segunda, localizando-se no subcutâneo. No homem, as larvas desses helmintos inoculadas por mosquitos não se desenvolvem para vermes adultos, morrendo na pele ou sendo levadas para o coração. A manifestação é a de uma vasculite granulomatosa, mais frequentemente localizada no subcutâneo, formando nódulos, ou na submucosa, nodular ou não. As áreas mais acometidas são a cabeça, o tórax e os membros superiores. A localização visceral, principalmente no pulmão, simula neoplasias. Ocasionalmente, há localização das larvas no olho. A infecção humana tem sido relatada em várias partes do planeta, sendo em cerca de 50% dos casos assintomática. Alguns pacientes com localização pulmonar queixam-se de tosse, dor torácica e, eventualmente, febre, dispneia, fadiga e hemoptise.

O hemograma revela eosinofilia. O diagnóstico é estabelecido pelo encontro de larvas em biópsia do tecido. A dirofilaríase pulmonar humana tem sido registrada no Brasil, especialmente nas regiões Sudeste e Sul do país e a localização ocular já foi descrita entre nós. O tratamento é cirúrgico. No Brasil, a prevalência da infecção em cães reduziu-se de 7,8% em 1988 a 2% em 2001.

DRACUNCULÍASE OU DRACONTÍASE[10a,28a,92a]

(CID 10 = B72 – Dracontíase)

O *Dracunculus medinensis*, conhecido como verme da Guiné e filária de Medina, é um nematódeo parasita do homem e outros carnívoros que era encontrado como causa de doença humana em regiões da África e Ásia e, menos frequentemente, nas Américas Central e do Sul. Contudo, amplo programa liderado pela OMS para o controle e erradicação da dracunculíase obteve a redução da enfermidade no mundo, atualmente ainda existente em somente três países africanos: Etiópia, Sudão do Sul e Mali. A dracunculíase ou dracontíase é causada pela fêmea do helminto, que pode medir 1 metro e, habitualmente, é encontrada como único exemplar provocando infecção humana. As fêmeas grávidas localizam-se na superfície da pele e perfuram para dar saída às larvas que são eliminadas em coleções de água. Havendo o hospedeiro intermediário apropriado, crustáceos do gênero *Cyclops*, que abundam em coleções hídricas sujas, tais como tanques, piscinas, poços e outros, o homem se infecta ingerindo a água com o crustáceo infectado. A doença resulta da localização da fêmea na pele para dar saída às larvas, quase sempre nos membros inferiores. Ocorre prurido, formação de pápulas ou nódulos na pele, dolorosos, que evoluem para vesículas e formação de úlceras que contêm material seroso com abundância de larvas.

Após cerca de 2 semanas a fêmea termina a postura de larvas e morre, causando processo inflamatório local. É possível visualizar o trajeto do verme no tecido subcutâneo e por vezes a cabeça ou porções do parasito saindo pela lesão ulcerada. Fêmeas que não evoluem para a postura podem degenerar e causar formação de abscessos assépticos. Complicações infecciosas são comuns, com celulite, erisipela, artrite e sepse a partir da lesão ulcerada. O tratamento é feito com metronidazol (5 mg/kg/dia) ou tiabendazol (25 mg/kg/dia), ambos em duas tomadas diárias por via oral. O metronidazol é utilizado por 7 dias e o tiabendazol por 2 dias. As drogas não atuam sobre o verme, mas melhoram o processo inflamatório local e facilitam a exteriorização do verme e sua progressiva retirada enrolando-o em um fragmento de madeira e enovelando gentilmente durante cerca de 15 dias. Anti-histamínicos são úteis e pode ser necessária terapêutica antimicrobiana adequada se houver infecção secundária.

GNATOSTOMÍASE[12,14,22a,33,40,46,62,72,75,77,78,93,97]

(CID 10 = B83.1 – Gnatostomíase)

A gnatostomíase é uma helmintíase endêmica no Sudeste Asiático, sobretudo na Tailândia, Índia, Mianmar e Bangladesh, mas também diagnosticada na Indonésia, Malaia, Zâmbia e, nas Américas, no México e Peru. Sua ocorrência está ligada ao hábito alimentar de ingerir peixe cru ou em conserva. O único caso relatado no Brasil não é autóctone. A helmintíase é causada por nematódeos do gênero *Gnathostoma*, descrevendo-se a infecção humana pelos *G. spinigerum*, *G. hispidum* *G. doloresi*, *G. nipponicum* e *G. malaysiae*, principalmente os dois primeiros.

O *G. spinigerum* e o *G. hispidum* são parasitas de animais vertebrados, encontrando o primeiro em felinos e caninos domésticos e em selvagens seu hospedeiro definitivo, e o segundo, nos porcos domésticos e porcinos selvagens. O homem é um elemento estranho no ciclo evolutivo desse parasita, que não consegue desenvolver-se a verme adulto, causando um quadro relacionado à migração de larvas imaturas. No hospedeiro natural, esses vermes situam-se no estômago, causando uma lesão tumoral, de onde eliminam seus ovos.

Passando ao meio ambiente aquático com as fezes, os ovos liberam larvas de primeiro estágio que, ao serem ingeridas pelo seu primeiro hospedeiro intermediário, os pequenos crustáceos *Cyclops*, passam a larvas de segundo estágio. Os *Cyclops* são ingeridos pelo segundo hospedeiro intermediário, representado por peixes, cobras, sapos e rãs (eventualmente também aves), e nesses animais ocorre a migração das larvas para sua carne e a transformação em larvas de terceiro estágio. Se o segundo hospedeiro intermediário serve de alimentação para o hospedeiro definitivo, a larva do terceiro estágio desenvolve-se para verme adulto e localiza-se no estômago do animal. O homem se infecta pela ingestão da carne crua ou malpassada de peixes, rãs, cobras e aves contendo a larva de terceiro estágio; também é possível a infecção humana pela ingestão de água contendo larvas de segundo estágio em *Cyclops*. No homem, as larvas não conseguem desenvolver-se a verme adulto e migram pelos órgãos internos, porém com maior frequência no tecido celular subcutâneo, escavando túneis ou formando nódulos e provocando um quadro de larva *migrans* cutânea e visceral.

A invasão visceral habitualmente é assintomática, mas pode causar aneurisma e sangramento cerebral, meningite e lesão ocular. Também a localização na pele muitas vezes não provoca sintomatologia. Contudo, os pacientes podem queixar-se de prurido cutâneo, edema e sinais inflamatórios no local, exantema papular, nódulos dolorosos, edema migratório, cefaleia, adinamia, emagrecimento, prurido intermitente. O quadro clínico muitas vezes é recorrente, desaparecendo espontaneamente e retornando dias ou meses após. No hemograma observa-se leucometria normal ou leucocitose com eosinofilia. A gnatostomíase é uma das causas de meningite eosinofílica.

O diagnóstico é estabelecido pela biópsia das lesões, mostrando o parasita, ou por testes sorológicos utilizando antígenos produzidos de larvas infectantes, os quais somente podem ser realizados em instituições especializadas. O tratamento é realizado com albendazol na dose de 800 mg/dia durante 21 dias, mas os enfermos podem ter recorrências, necessitando de novos cursos terapêuticos. A ivermectina constitui-se em excelente alternativa terapêutica, devido à eficácia, curta duração do tratamento e boa tolerância. É utilizada na dose de 200 μg/kg/dia (12 mg/dia em adultos) durante 2 dias consecutivos. Nos casos do parasitismo ocular pode ser necessária a remoção cirúrgica da larva.

CAPILARÍASE[2,22,38,73,74,83,93]

(CID 10 = B81.1 - Capilaríase intestinal; B83.8 - Outras helmintíases especificadas [Acantocefalíase, Capilaríase hepática, Gongilonemose, Metastrongilose, Telazíase])

O homem pode ser parasitado por duas espécies de *Capillaria*: *C. hepática* e *C. phillipinensis*. A primeira parasita inúmeros mamíferos, incluindo roedores, animais domésticos, macacos e o homem. É um pequeno helminto com 10 a 20 mm de comprimento que vive nos dutos biliares sobretudo de roedores, colocando aí os seus ovos que infiltram o tecido hepático. A infecção nos animais decorre da ingestão do fígado de outros animais infectados contendo os ovos, que eclodem na luz intestinal liberando larvas que migram para os dutos biliares. A infecção humana decorre da ingestão de alimentos ou água poluídos com fezes de animais contendo ovos do helminto. O homem possui resistência natural à doença, verificando-se que os casos relatados em seres humanos ocorrem sobretudo em crianças vivendo em condições sociais precárias e em indivíduos com alterações imunitárias. Também nos casos de infecção maciça há a formação de granulomas hepáticos, mostrando o paciente adinamia, dor abdominal, anemia, podendo evoluir para cirrose. Em geral, porém, a infecção humana é assintomática. A capilaríase foi descrita em quase todos os países e já foi diagnosticada no Brasil. O diagnóstico é feito pelo encontro de ovos nas fezes, mas principalmente pela biópsia hepática e visualização dos granulomas contendo os ovos.

A *C. phillipinensis* é um parasita próprio do homem, vivendo o helminto no intestino delgado. Peixes e aves podem sofrer infecção e funcionar como reservatórios da helmintíase. Larvas liberadas no solo tornam-se infectantes, de maneira similar à estrongiloidíase. A fêmea é vivípara, liberando larvas que provocam a autoinfecção interna. A doença manifesta-se por diarreia crônica e síndrome de má absorção. O diagnóstico é feito pelo encontro de ovos e larvas nas fezes.

O tratamento da capilaríase é realizado com mebendazol 200 mg duas vezes ao dia durante 20 dias. O albendazol e o tiabendazol podem ser alternativas terapêuticas.

ANISAQUÍASE E ANISAQUIOSE[9,21,24-27,48,63,68,74,85,86,93,95]

(CID 10 = B81.0 - Anisaquíase [Infestação devida à larva de *Anisakis*])

Anisaquíase é uma helmintíase consequente ao consumo de peixe fresco ou defumado ou seco, ingerido cru ou insuficientemente cozido ou em conserva, contendo a larva de *Anisakis simplex*. Este nematódeo tem por hospedeiro definitivo mamíferos marinhos (baleias, focas, golfinhos, leões marinhos) nos quais se situa no estômago. Os ovos do helminto são eliminados com as fezes do mamífero, ocorrendo a liberação de uma larva que é ingerida por pequenos crustáceos do plâncton, o primeiro hospedeiro intermediário, nos quais se encistam. Os crustáceos servem de alimentação para o segundo hospedeiro intermediário, peixes de água salgada, polvos e lulas, nos quais se dá o encistamento de uma segunda larva. O ciclo se fecha com a ingestão dos segundos hospedeiros pelos mamíferos aquáticos. O homem se infecta acidentalmente quando ingere peixes, polvos e lulas contendo a larva infectante, preparados sem cozimento, tal como ocorre no consumo de pratos japoneses, como "sushi" e "sashimi", ou peruanos, como o "ceviche". O *A. simplex* pertence à família Anisakidae, que inclui outros nematódeos que eventual e acidentalmente infectam o homem, situando-se entre eles *Pseudoterranova (Phocanema) decipiens*, *Contracaecum osculatum*, *A. physeteris*. À infecção por tais helmintos reserva-se a denominação anisaquiose, para distinguir da anisaquíase, causada especificamente pelo *A. simplex*.

Nos seres humanos, as larvas de anisaquídeos não evoluem para vermes adultos, mas penetram na mucosa do estômago ou do intestino provocando uma reação inflamatória eosinofílica, com edema, formação de granulomas, erosão da mucosa e, mesmo, hemorragias. O quadro clínico depende do tamanho do inóculo, da localização do parasita e da reação do indivíduo. Penetrando na mucosa gástrica, o *Anisakis simplex* provoca dor epigástrica em 90% dos pacientes, náuseas e vômitos, enquanto no intestino pode causar distensão abdominal, dor abdominal e quadro similar a abdome agudo, apendicite e obstrução intestinal. A infecção crônica pode ser causa de diarreia e manifestações de hipersensibilidade, inclusive urticária crônica. Na anisaquiose o parasitismo é mais localizado no intestino.

O diagnóstico deve ser suspeitado em pacientes com quadros abdominais acompanhados de dor, em pacientes que referem ou têm o hábito de ingerir peixe cru ou em conserva. A eosinofilia sanguínea costuma ser elevada. O diagnóstico definitivo só pode ser estabelecido por exames endoscópicos ou por exame patológico de tecido obtido em processo cirúrgico, quando o verme pode ser retirado e identificado. Em geral, na anisaquíase, a retirada dos vermes durante exame endoscópico do estômago conduz à regressão dos sintomas.

TRICOSTRONGILÍASE[6,8,34,45,46,83,93]

(CID 10 = B81.2 - Tricostrongilíase)

Várias espécies de *Trichostrongylus* parasitam animais herbívoros, em particular ovinos e caprinos, nos quais aderem ao epitélio do duodeno e jejuno. O hábito, em algumas regiões, de utilizar as fezes de animais como adubo, dissemina os ovos dos helmintos presentes em animais infectados no meio ambiente, ocorrendo a liberação das larvas no solo. Estas serão ingeridas por um novo hospedeiro, amadurecendo no intestino delgado. A infecção humana ocorre pela ingestão de líquidos e alimentos contaminados pelas larvas e é muito frequente em regiões de criação de ovelhas, cabras, camelos e gado bovino, sendo prevalente sobretudo no Irã, Iraque, Armênia e também na Austrália, China e países da África. Nas Américas é relatada no Chile e já foi encontrada no Brasil.

A infecção pode ser assintomática ou os pacientes queixarem-se de sintomas digestivos discretos (diarreia ocasional, desconforto abdominal). Pode haver algum grau de anemia, dependendo do estado nutricional do paciente. O hemograma revela eosinofilia. O diagnóstico é estabelecido pelo encontro de ovos e vermes adultos nas fezes. O tratamento é realizado com mebendazol, na dose de 100 mg duas vezes ao dia durante 3 dias, ou albendazol na dose única de 400 mg, ou com pamoato de pirantel ou tiabendazol.

TRIQUINELOSE[39,46,83,88,92,93]

(CID 10 = B 75 Triquinose [Triquinelose])

A triquinelose ou triquinose é a infecção do homem e outros mamíferos pela *Trichinella spiralis*, constituindo uma zoonose parasitária a qual o homem adquire pela ingestão de carne de animais contendo as larvas do nematódeo na musculatura estriada, principalmente do porco. É possível a infecção de mamíferos pela *T. pseudospiralis*, pela *T. nativa* e por outras espécies, porém menos frequente. Os parasitas adultos medem 1,5 cm – o macho e 3 cm – a fêmea e localizam-se na mucosa duodenal e do jejuno. Nas criptas da mucosa intestinal as fêmeas fecundadas parem larvas que penetram na mucosa, chegam aos linfáticos ou veias mesentéricas e distribuem-se por todo o organismo. Somente aquelas que chegam à musculatura estriada se desenvolvem a embriões que se enrolam sobre si mesmos, em espirais, e originam uma reação inflamatória fibrosa formando um cisto. Os cistos são grandes, visíveis a olho nu, com cerca de 2 a 4 mm e no seu interior as larvas permanecem viáveis por 7 a 9 meses ou mais, degenerando posteriormente. Os músculos em que mais frequentemente se encontram os cistos são o diafragma, intercostais, do pescoço e membros. Na natureza a infecção é mantida sobretudo por ratos e porcos.

532

A infecção pode ser assintomática ou, durante a fase de maturação dos vermes na mucosa digestiva e postura das larvas, pode haver náuseas, vômitos, dor abdominal e diarreia por cerca de 1 semana. Mais frequente é a ocorrência de febre (que pode ser elevada), mialgias, mal-estar, prurido e edema periorbitário na fase de migração das larvas e sua localização nos músculos. O quadro pode simular o da febre reumática. É possível o surgimento de exantema escarlatiniforme. Nos casos de maior gravidade, a localização das larvas no miocárdio pode causar um quadro de miocardite aguda ou sua localização no encéfalo e nas meninges provocar manifestações de encefalite (cefaleia, crise convulsiva) ou meningite.

O diagnóstico deve ser suspeitado em pessoas com quadro febril que apresentam intensa eosinofilia ao hemograma e que relatem a ingestão de carne ou vísceras de animais sem o adequado cozimento. Os vermes adultos são expulsos nas fezes por um período de 3 a 4 semanas e podem ocasionalmente ser encontrados nas fezes. Biópsia de músculo deltoide ou bíceps pode evidenciar os cistos, embora seja exame agressivo e de baixo rendimento. Em regiões endêmicas são disponíveis reações sorológicas (hemaglutinação, ELISA, imunofluorescência indireta) úteis no diagnóstico. O tratamento é sintomático, com o emprego de anti-inflamatórios, podendo ser necessário o emprego de corticosteroides. Nos casos agudos indica-se o mebendazol, na dose de 100 mg duas vezes ao dia durante 3 a 5 dias. O mebendazol, o albendazol (400 mg/dia por 5 dias) e o tiabendazol (25 mg/kg/dia, por 5 dias) podem ser indicados na localização muscular das larvas.

A triquinose é uma infecção distribuída em todos os continentes, comum entre animais selvagens e ocorrendo não raramente em animais domésticos. O homem se infecta acidentalmente ao ingerir carne crua de animais infectados ou, eventualmente, grãos e vegetais que tenham sido contaminados com carne macerada de animais infectados. Registram-se epidemias da doença relacionadas à ingestão de pratos preparados com carne ou vísceras sem cozimento. Em vários países das Américas a doença é endêmica, incluindo os EUA, Canadá, Chile, Uruguai, mas não é descrita no Brasil.

SINGAMOSE[19,52,79,83,90]

(CID 10 = B83.3 - Singamose)

Helmintos da família *Syngamidae* são encontrados parasitando mamíferos e aves. Os do gênero *Mammomonogamus* infectam o trato respiratório de vários mamíferos, não sendo raro encontrá-los na laringe de bovinos e gatos. Raramente, tem sido referida a infecção humana pelo *M. laryngeus* (*Syngamus laryngeus*), um nematódeo com coloração avermelhada; os machos medem 3 a 6 mm e as fêmeas, 8 a 23 mm, e habitualmente são encontrados em cópula, o que lhes dá o aspecto da letra Y. Os ovos são eliminados para o meio ambiente com a tosse ou, quando deglutidos, pelas fezes,

ocorrendo o desenvolvimento de uma larva que permanece no ovo ou é liberada no meio. Os ruminantes e outros animais se infectam ingerindo a larva ou o ovo.

O homem se infecta da mesma maneira, localizando-se os vermes na laringe e traqueia, onde provocam reação irritativa que produz tosse constante, broncoespasmo, com quadro semelhante ao da asma brônquica. Por vezes, pode haver complicação com pneumonia. O hemograma não demonstra eosinofilia importante. O diagnóstico é realizado pelo exame do verme se for expelido com a tosse ou por exame endoscópico. O tratamento consiste na retirada dos vermes, mas há referência ao emprego do tiabendazol e do mebendazol por 3 a 20 dias, com bons resultados.

A singamose ocorre em vários países, sendo descritos vários casos no Brasil, especialmente em São Paulo e Rio Grande do Sul.

OUTRAS INFECÇÕES POR NEMATÓDEOS[16,28,32a,49,51,54,55,96,99]

(CID 10 = B83.8 - Outras helmintíases especificadas)

Dá-se o nome de telazíase à infecção por *Thelazia callipaeda*, um nematódeo que infecta o olho de vários animais, em especial cães, e que pode causar infecção ocular em seres humanos transmitida por moscas. A infecção tem sido descrita na Ásia e na Europa, queixando-se os pacientes de sensação de corpo estranho no olho. O verme é retirado habitualmente do saco conjuntival. Outro nematódeo que raramente causa infecção em mucosa humana é o *Gongylonema pulchrum*, helminto que pode infectar a boca de ruminantes, sendo transmitido por insetos nos quais os ovos ingeridos originam larvas que se encistam. A infecção humana se caracteriza pela migração da larva do helminto pela mucosa bucal (lábios, gengivas, bochechas). É adquirida pela ingestão acidental de insetos hospedeiros intermediários e foi descrita em vários países, mas não no Brasil. Muitas vezes, o próprio paciente retira as larvas de sua mucosa bucal.

Bailisascaríase é uma helmintíase própria do guaxinim, que eventualmente pode ocorrer no homem e em outros animais pela ingestão de ovos do *Baylisascaris procyonis*, depositados no meio ambiente junto com as fezes do roedor. As larvas do helminto não completam o ciclo evolutivo no homem, migrando pelas vísceras e provocando reação granulomatosa no pulmão, fígado, coração, rim e, sobretudo, no encéfalo e nas meninges. Caracteristicamente, a bailisascaríase apresenta-se como uma grave meningoencefalite eosinofílica que ocorre sobretudo em crianças e provoca a morte ou causa sequelas neurológicas. Em adultos, também é causa de lesões oculares, resultante de retinite e neurite óptica. A doença ocorre nos EUA, onde é grande a população de guaxinins nos subúrbios das cidades. O tratamento com albendazol é pouco eficaz. Corticosteroides são indicados para reduzir a reação inflamatória provocada pelas larvas do helminto.

REFERÊNCIAS BIBLIOGRÁFICAS

1. Abou-Basha LM et al. Epidemiological study of heterophyiasis among humans in an area of Egypt. East Mediterr Health J. 2000;6:932-38.

2. Ahmed L et al. *Cappilaria philippinensis*: an emerging causing severe diarrhoea in Egypt. J Egypt Soc Parasitol. 1999;29:483-93.

3. Anantaphruti MT. Parasitic contaminants in food. Southeast Asian J Trop Med Public Health. 2001;32(Suppl 2):218-28.

4. Ando K et al. Infection of an adult in Mie Prefecture, Japan by *Bertiella studeri*. Southeast Asian J Trop Med Public Health. 1996;27:200-01.

5. Bastien P, Basset D, Dedet JP. Heterophyose et diarrhee chez le voyageur: a propos d'un cas observe chez un enfant au retour d'un sejour en Egypte. Med Trop (Mars). 1995;55:243-45.

6. Becquet R et al. Contribution a l'etude de la trichostrongylose humaine (a propos de 71 observations. Ann Soc Belg Med Trop. 1982;62:139-55.

7. Belizario VY Jr et al. Intestinal heterophyidiasis: an emerging food-borne parasitic zoonosis in southern Philippines. Southeast Asian J Trop Med Public Health. 2001;32(Suppl. 2):36-42.

8. Boreham RE et al. Human trichostrongyliasis in Queensland. Pathology. 1995;27:182-85.

9. Bouree P, Paugam A, Petithory JC. Anisakidosis: report of 25 cases and review of the literature. Comp Immunol Microbiol Infect Dis. 1995;18:75-84.

9a. Brasil. Ministério da Saúde. Anvisa alerta sobre consumo de peixe cru. Informe Técnico. Brasília: Anvisa, 2005. Disponível em: http://www.anvisa.gov.br/divulga/informes/2005/060405.htm. Acessado em: abr. 2007.

10. Cambridge University, Schistosome Research Group. Digenean Flukes Causing Human Disease. Disponível em: http://www.path.cam.ac.uk/~schisto/OtherFlukes/Human.flukes.html#Metagonimus Acessado em: março 2004 .

10a. CDC. Centers for Disease Control and Prevention (CDC). Progress toward global eradication of dracunculiasis, January 2010-June 2011. MMWR Morb Mortal Wkly Rep. 2011;60:1450-53.

11. CDC. Parasites and Health. Clonorchiasis. Disponível em: http://www.dpd.cdc.gov/dpdx/HTML/Clonorchiasis.htm Acessado em: março 2004 .

12. Chai JY et al. An outbreak of gnathostomiasis among Korean emigrants in Myanmar. Am J Trop Med Hyg. 2003;69:67-73.

13. Chan HH et al. The clinical and cholangiographic picture of hepatic clonorchiasis. J Clin Gastroenterol. 2002;34:183-86.

14. Chappuis F, Farinelli T, Loutan L. Ivermectin treatment of a traveler who returned from Peru with cutaneous gnathostomiasis. Clin Infect Dis. 2001;33:E17-E19.

15. Cherdron A, Fiegel P. Opisthorchis felineus – the cat liver fluke. Differential diagnosis of right-side upper abdominal pain. Dtsch Med Wochenschr. 1992;117:328-31.(Resumo em inglês).

16. Choi WY et al. A Case of Human Thelaziasis In Seoul. Kisaengchunghak Chapchi. 1977;15:127-32.

17. Clavel A et al. Diplogonoporiasis presumably introduced into Spain: first confirmed case of human infection acquired outside the Far East. Am J Trop Med Hyg. 1997;57:317-20.

18. Correa FM et al. Cenurose cerebral. A propósito de um caso humano. Rev Inst Med Trop São Paulo. 1962;4:38-45.

19. Correa de Lara TD et al. Human syngamosis. Two cases of chronic cough caused by *Mammomonogamus laryngeus*. Chest. 1993;103:264-65.

20. Costa HM, Correa L, Brener Z. Novo caso humano de parasitismo por *Bertiella mucronata*. Rev Inst Med Trop São Paulo. 1967;9:95-7.

21. Couture C et al. Human intestinal anisakiosis due to consumption of raw salmon. Am J Surg Pathol. 2003;27:1167-72.

22. Cross JH, Basaca-Sevilla V. *Capillariasis philippinensis*: a fish-borne parasitic zoonosis. Southeast Asian J Trop Med Public Health. 1991;22(Suppl):153-57.

22a. Dani CMC et al. Gnathostomiasis in Brazil. An Bras Dermatol. 2009;84:400-04.

23. Denegri GM, Perez-Serrano J. Bertiellosis in man: a review of cases. Rev Inst Med Trop São Paulo. 1997;39:123-28.

24. Desowitz RS. Human and experimental anisakiasis in the United States. Hokkaido Igaku Zasshi. 1986;61:358-71.

25. Dick TA, Dixon BR, Choudhury A. *Diphyllobothrium, Anisakis* and other fishborne parasitic zoonoses. Southeast Asian J Trop Med Public Health. 1991;22(Suppl):150-52.

26. Dominguez Ortega J et al. *Anisakis simplex*: a cause of intestinal pseudo-obstruction. Rev Esp Enferm Dig. 2000;92:132-39.

27. Dziekonska-Rynko J, Rokicki J, Jablonowski Z . Effects of ivermectin and albendazole against *Anisakis simplex* in vitro and in guinea pigs. J Parasitol. 2002;88:395-98.

28. Eberhard ML, Busillo C. Human *Gongylonema* infection in a resident of New York City. Am J Trop Med Hyg. 1999;61:51-2.

29. el-Shiekh Mohamed AR, Mummery V. Human dicrocoeliasis. Report on 208 cases from Saudi Arabia. Trop Geogr Med. 1990;42:1-7.

30. Eom KS et al. Second case of human infection with *Mesocestoides lineatus* in Korea. Kisaengchunghak Chapchi. 1992;30:147-50

31. Fuentes MV, Galan-Puchades MT, Malone JB. Short report: a new case report of human *Mesocestoides* infection in the United States. Am J Trop Med Hyg. 2003;68:566-67.

32. Galan-Puchades MT, Fuentes MV, Mas-Coma S. Human Bertiella studeri in Spain, probably of African origin. Am J Trop Med Hyg. 1997;56:610-12.

32a. Gavin PJ, Kazacos KR, Shulman ST. Baylisascariasis. Clin Microbiol Rev. 2005;18:703-18.

33. Germann R et al. Cerebral gnathostomiasis as a cause of an extended intracranial bleeding. Klin Padiatr. 2003;215:223-25.

34. Ghadirian E, Arfaa F. Present status of trichostrongyliasis in Iran. Am J Trop Med Hyg. 1975;24(6 Pt 1):935-41.

35. Giap GLD et al. Etude des distomatoses hepatiques a *Clonorchis/Opitorchis* spp. Chez des refueies d'Asie du Sud-Est. Effects du traitment par le praziquantel. Medecine Trop. 1983;43:325-30.

35a. Gomes AH et al. Esparganose humana. Relato de um novo caso no Estado de São Paulo. Rev Inst Adolfo Lutz. 1996;56:13-15.

36. Graczyk TK, Fried B. Echinostomiasis: a common but forgotten food-borne disease. Am J Trop Med Hyg. 1998;58:501-04.

37. Gonzalez Nunez I, Diaz Jidy M, Nunez Fernandez F. Infeccion por Inermicapsifer madagascariensis (Davaine, 1870); Baer, 1956. Presentacion de 2 casos. Rev Cubana Med Trop. 1996;48:224-26.

38. Govil H, Desai M. Capillaria hepatica parasitism. Indian J Pediatr. 1996;63:698-700.

38a. Greenaway C. Dracunculiasis (guinea worm disease). CMAJ. 2004;170:495-500.

39. Grove DI. Tissue Nematodes (Trichinosis, Dracunculiasis, Filariasis). In: Mandell GL, Bennett JE, Dolin R (ed). Mandell, Douglas, and Bennett's Principles and Practice of Infectious Diseases. 5th ed. V. 2. Philadelphia: Churchill Livingstone; 2000. p. 2943-50.

40. Hale DC, Blumberg L, Frean J. Case report: Gnathsototmiasis in two travelers to Zambia. Am J Trop Med Hyg. 2003;68:707-09.

41. Harinasuta C, Harinasuta T. Opisthorchis viverrini: life cycle, intermediate hosts, transmission to man and geographical distribution in Thailand. Arzneimittelforschung. 1984;34:1164-67.

42. Harinasuta C, Pungpak S, Keystone JS. Trematode infections – opisthorchiasis, clonorchiasis, fascioliasis and paragonimiasis. Infect Dis Clin North Am. 1993;7:699-716.

43. Hawn TR, Jong EC. Update on hepatobiliary and pulmonary flukes. Curr Infect Dis Rep. 1999;1:427-33.

44. Helmy MM, Al-Mathal EM. Human infection with *Dicrocoelium dendriticum* in Riyadh district (Saudi Arabia). J Egypt Soc Parasitol. 2003;33:139-44.

45. Huggins D. Helmintíases raras. Arq Bras Med. 1989;63:225-29.

46. Hunter GW, Frye WW, Swartzwelder JC. Manual de Medicina Tropical. 3ª ed. Mexico: Prensa Medica Mexicana; 1973. p. 609-71.

47. Hutchison WF, Martin JB. Mesocestoides (Cestoda) in a child in Mississippi treated with paromomycin sulfate (humatin). Am J Trop Med Hyg. 1980;29:478-79.

48. Iglesias-Hidalgo A, Mané-Ruiz N, Mendaza-Beltrán P. Abdomen agudo causado por Anisakis simplex. Enferm Infecc Microbiol Clin. 2003;21:323-24.

49. Illescas-Gomez MP et al. Human Gongylonema infection in Spain. Am J Trop Med Hyg. 1988;38:363-65.

50. Ing MB, Schantz PM, Turner JA. Human coenurosis in North America: case reports and review. Clin Infect Dis. 1998;27:519-23.

51. Jelinek T, Loscher T. Human infection with *Gongylonema pulchrum*: a case report. Trop Med Parasitol. 1994;45:329-30.

52. Kim HY et al. Human syngamosis: the first case in Korea. Thorax. 1998;53:717-18.

53. Kino H et al. A mass occurrence of human infection with *Diplogonoporus grandis* (Cestoda: Diphyllobothriidae) in Shizuoka Prefecture, central Japan. Parasitol Int. 2002;51:73-79.

54. Kosin E, Kosman ML, Depary AA. First case of human Thelaziasis in Indonesia. Southeast Asian J Trop Med Public Health. 1989;20:233-36.

55. Koyama Y et al. Five cases of thelaziasis. Br J Ophthalmol. 2000;84:441.

55a. Labarthe N, Guerrero J. Epidemiology of heartworm: what is happening in South America and Mexico? Vet Parasitol. 2005;133:149-56.

56. Lamon C, Greer GJ. Human infection with an anoplocephalid tapeworm of the genus Mathevotaenia. Am J Trop Med Hyg. 1986;35:824-26.

57. Lee SH et al. High prevalence of Gymnophalloides seoi infection in a village on a southwestern island of the Republic of Korea. Am J Trop Med Hyg. 1994;51:281-85.

58. Lee SH et al. Experimental life history of *Spirometra erinacei*. Kisaengchunghak Chapchi. 1990;28:161-73.

59. Lee GS et al. Epidemiological study of clonorchiasis and metagonimiasis along the Geum-gang (River) in Okcheon-gun (county), Korea. Korean J Parasitol. 2002;40:9-16.

59a. Leite OHM et al. Infecção por *Clonorchis sinensis* em imigrantes asiáticos no Brasil: tratamento com praziquantel. Rev Inst Med Trop S Paulo. 1989;31:416-22.

60. Lim JH et al. Clonorchiasis: sonographic findings in 59 proved cases. AJR Am J Roentgenol. 1989;152:761-64.

61. Liu LX, Harinasuta KT. Liver and intestinal flukes. Gastroenterol Clin North Am. 1996;25:627-36.

62. Lo Re V 3rd, Gluckman SJ. Eosinophilic meningitis due to *Gnathostoma spinigerum*. J Infect. 2002;45:117-20.

63. Lopez-Saez MP et al. Is Anisakis simplex responsible for chronic urticaria? Allergy Asthma Proc. 2003;24:339-45.

64. Mahmoud AA. Trematodes (Schistosomiasis) and other flukes. In: Mandell GL, Bennett JE, Dolin R (ed). Mandell, Douglas, and Bennett's Principles and Practice of Infectious Diseases. 5th ed. Philadelphia: Churchill Livingstone; 2000. V. 2. p. 2950-56.

65. Mairiang E, Mairiang P. Clinical manifestation of opisthorchiasis and treatment. Acta Trop. 2003;88:221-27.

66. Manga-Gonzalez MY et al. Contributions to and review of dicrocoeliosis, with special reference to the intermediate hosts of *Dicrocoelium dendriticum*. Parasitology. 2001;123(Suppl):S91-114.

67. Marinho RP, Neves DP. *Dipylidium caninum* (Dilepididae-Cestoda). Relato de dois casos humanos. Rev Inst Med Trop Sao Paulo. 1979;21:266-68.

68. Mendizabal-Basagoiti L. Hypersensibilite a l'*Anisakis simplex*: a propos de 36 cas. Allerg Immunol (Paris). 1999;31:15-17.

68a. Mentz MB et al. Human ocular sparganosis in southern Brazil. Rev Inst Med Trop São Paulo. 2011;53:51-53.

69. Min DY. Cestode infections in Korea. Kisaengchunghak Chapchi. 1990;28(Suppl):123-44.

70. Minnaganti VR, Cunha BA. Dipylidiasis. Disponível em: http://www.emedicine.com/med/topics573.htm Acessado em:março 2004.

71. Molina CP, Ogburn J, Adegboyega P. Infection by Dipyllidium caninum in an infant. Arch Path Labor Med. 2002;127:157-59.

72. Moore AJ et al. Gnathostomiasis: an emerging imported disease. Emerg Infet Dis. 2003;9:647-50.

73. Nascimento I, Sadigursky M. Capillaria hepática: alguns aspectos imunopatológicos da infecção espúria e da infecção verdadeira. Rev Sco Bras Med Trop. 1986;19:21-25.

74. Nash TE. Visceral larva migrans and other unusual helminth infections. In: Mandell GL, Bennett JE, Dolin R (ed). Mandell, Douglas, and Bennett's Principles and Practice of Infectious Diseases. 5th ed. Philadelphia: Churchill Livingstone; 2000. V. 2. p. 2965-70.

75. Nawa Y, Maruyama H, Ogata K. Current status of gnathostomiasis dorolesi in Miyazaki Prefecture, Japan. Southeast Asian J Trop Med Public Health. 1997;28(Suppl 1):11-13.

76. Netopedia. Reino Animália II: Platelmintos e Nematelmintos. Disponível em: http://members.tripod.com/~netopedia/biology.AnimaliaII.htm. Acessado em: março 2004.

77. Nomura Y et al. Gnathostomiasis possibly caused by Gnathostoma malaysiae. Tokai J Exp Clin Med. 2000;25:1-6.

78. Nontasut P et al. Comparison of ivermectin and albendazole treatment for gnathostomiasis. Southeast Asian J Trop Med Public Health. 2000;31:374-77.

79. Nosanchuk JS, Wade SE, Landolf M. Case report of and description of parasite in *Mammomonogamus laryngeus* (human syngamosis) infection. J Clin Microbiol. 1995;33:998-1000.

80. Ohtomo H et al. Therapeutic effect of paromomycin sulfate on the 13th case of Mesocestoides lineatus infection found in Japan. Jpn J Antibiot. 1983;36:632-37(Artigo em japonês – resumo em inglês).

80a. Otranto D et al. Human intraocular filariasis caused by *Dirofilaria sp.* nematode, Brazil. Emerg Infect Dis. 2011;17:863-66.

81. Paçô JM, Campos DM, Araujo JL. Human bertiellosis in Goias, Brazil: a case report on human infection by *Bertiella sp.* (Cestoda: Anoplocephalidae). Rev Inst Med Trop Sao Paulo. 2003;45:159-61.

82. Parija SC, Marrie RJ, Koirala S. Trematode infection. Updated april 2003. Disponível em: http://www.emedicine.com/med/topic2301.htm. Acessado em: março 2004.

83. Pessoa SB. Helmintologia. In: Parasitologia Médica. 8ª ed. Rio de Janeiro: Guanabara-Koogan; 1972. p. 419-738.

84. Radomyos B al. Opisthorchiasis and intestinal fluke infections in northern Thailand. Southeast Asian J Trop Med Public Health. 1998;29:123-27.

85. Repiso Ortega A et al. Anisakiasis gastrointestinal. Estudio de una série de 25 pacientes. Gastroenterol Hepatol. 2003;26:341-46.

85a. Rodrigues-Silva R et al. Human pulmonary dirofilariasis: a review. Rev Inst Med Trop São Paulo. 1995;37:523-30.

86. Rosales M et al. Acute intestinal anisakiasis in Spain: a fourth-stage *Anisakis simplex* larva. Mem Inst Oswaldo Cruz. 1999;94:823-26.

86a. Sampaio JL et al. Diphyllobothriasis, Brazil. Emerg Infect Dis. 2005;11:1598-600.

86b. Santos FL, de Faro LB. The first confirmed case of *Diphyllobothrium latum* in Brazil. Mem Inst Oswaldo Cruz. 2005;100:585-86.

87. Schantz PM. Larval cestoidiasis. In: Hoeprick PD (ed). Philadelphia: Harper & Row; 3rd ed. 1983. p. 769-779.

88. Schenone H. Triquinelose. In: Veronesi R, Focaccia R (ed). Tratado de Infectologia. 2ª ed. V.2. São Paulo: Atheneu; 2002. p. 1465-66.

89. Seo BS et al. Studies on intestinal trematodes in Korea XIII. Two cases of natural human infection by *Heterophyopsis continua* and the status of metacercarial infection in brackish water fishes. Kisaengchunghak Chapchi. 1984;22:51-60.

90. Severo LC et al. Syngamosis: two new Brazilian cases and evidence of a possible pulmonary cycle. Trans R Soc Trop Med Hyg. 1988;82:467-68.

91. Sohn WM et al. A human case of *Stellantchasmus falcatus* infection. Kisaengchunghak Chapchi. 1989;27:2777-9.

92. Takahashi Y, Mingyuan L, Waikagul J. Epidemiology of trichinellosis in Asia and the Pacific Rim. Vet Parasitol. 2000;93:227-39.

92a. Tavares-Neto J. A dracunculose no Estado da Bahia. Rev Baiana Saúde Públ. 1999;23:105-06.

93. The Medical Letter. Drugs for parasitic infections. The Medical Letter on Drugs and Therapeutics. April 2002. Disponível em: http://www.medletter.com/html/prm.htm. Acessado em: março 2004.

94. Upatham ES, Viyanant V. *Opisthorchis viverrini* and opisthorchiasis: a historical review and future perspective. Acta Trop. 2003;88:171-76.

95. Valls A, Pascual C, Martin Esteban M. *Anisakis* y anisakiosis. Allergol Immunopathol (Madr). 2003;31:348-55.

96. Wilson ME et al. *Gongylonema* infection of the mouth in a resident of Cambridge, Massachusetts. Clin Infect Dis. 2001;32:1378-80.

97. Xuan le T et al. Case report: intraocular gnathostomiasis in Vietnam. Southeast Asian J Trop Med Public Health. 2002;33:485-89.

98. Yamane Y et al. Additional 11 cases of diplogonoporiasis in Sanin districts. Yonago Acta Med. 1977;21:19-25.

99. Yospaiboon Y et al. Ocular thelaziasis in Thailand: a case report. J Med Assoc Thai. 1989;72:469-73.

80 Hepatites Virais A, B, C, D, E e Não A-E

- Luiz Alberto Carneiro Marinho
- Karla Regina Oliveira de Moura Ronchini
- Eveline Pipolo Milan

(CID 10 = B15 – Hepatite aguda A; B15.0 – Hepatite A com coma hepático; B15.9 – Hepatite A sem coma hepático; B16 – Hepatite aguda B; B16.0 – Hepatite aguda B com agente delta (coinfecção) com coma hepático; B16.1 – Hepatite aguda B com agente delta (coinfecção) sem coma hepático; B16.2 – Hepatite aguda B sem agente delta com coma hepático; B17 – Outras hepatites virais agudas; B17.0 – Infecção delta aguda de portador de hepatite B; B17.1 – Hepatite aguda C; B17.2 – Hepatite aguda E; B17.8 – Outras hepatites virais agudas especificadas [Hepatite não A não B (aguda) (viral) não classificada em outra parte]; B18 – Hepatite viral crônica; B18.0 – Hepatite viral crônica B com agente delta; B18.1 – Hepatite crônica viral B sem agente delta [Hepatite crônica (viral) B]; B18.2 – Hepatite viral crônica C; B18.8 – Outras hepatites crônicas virais; B18.9 – Hepatite viral crônica não especificada; B19 – Hepatite viral não especificada; B19.0 – Hepatite viral, não especificada, com coma; B19.9 – Hepatite viral, não especificada, sem coma; B94.2 – Sequelas de hepatite viral; K73 – Hepatite crônica não classificada em outra parte; K73.0 – Hepatite crônica persistente, não classificada em outra parte; K73.1 – Hepatite crônica lobular, não classificada em outra parte; K73.2 – Hepatite crônica ativa, não classificada em outra parte; K73.8 – Outras hepatites crônicas não classificadas em outra parte; K73.9 – Hepatite crônica, sem outra especificação; P35.3 – Hepatite viral congênita; Z22.5 – Portador de hepatite viral [Portador do antígeno de superfície da hepatite B – HBsAg]).

ASPECTOS GERAIS

Rigorosamente, a expressão "hepatites virais" indica inflamação do fígado, resultante de processo infeccioso no qual o agente etiológico é um vírus. Embora vários microrganismos – herpesvírus, flavivírus, bactérias e protozoários – possam causar inflamação hepática, há evidente tendência de associarem-se hepatites aos clássicos vírus hepatotrópicos designados pelas letras A, B, C, D e E que, apesar de semelhanças clínicas entre eles, diferem nos aspectos epidemiológicos, imunopatológicos, evolutivos, diagnósticos e terapêuticos; fundamentalmente, todos são capazes de produzir lesão no fígado (alterações degenerativas nos hepatócitos e a consequente reação inflamatória mesenquimal), ao mesmo tempo em que podem determinar o comprometimento sistêmico eventual. Esses vírus identificados e estudados em inúmeras regiões do mundo caracterizam-se pela elevada morbidade universal, e são responsáveis por quadros evolutivos agudos benignos ou graves, crônicos com prognóstico variável e alguns até possuidores de poder carcinogênico no órgão-alvo.

Recentes pesquisas apontam para a existência de vírus igualmente hepatotrópicos que não se enquadram nas rotinas diagnósticas dos já identificados A, B, C, D ou E, por isso mesmo denominados não A/não E. Na literatura mais atualizada percebe-se a aceitação crescente da nomenclatura de novos agentes, como os vírus "G" e "TTV". Depreende-se que o estudo das hepatites virais encontra-se em aberto e parece ser mais amplo que o imaginado a partir das descobertas dos vírus A e B nos anos 1960 e 1970.

Por último, vale lembrar que, além dos vírus citados, outros podem igualmente causar verdadeiras hepatites: herpes, dengue e febre amarela. Bactérias, fungos, protozoários e agentes, como drogas (inclusive medicamentos) e álcool podem estar também associados a processos inflamatórios no fígado.

HEPATITE A

(CID10 = B15 – Hepatite aguda A; B15.0 – Hepatite A com coma hepático; B15.9 – Hepatite A sem coma hepático)

INTRODUÇÃO[5,15,21]

Classificado como representante único do gênero *Hepatovirus* e família Picornaviridae com RNA de fita simples, o vírus A (HAV) é partícula esférica de 27-30 nm sem envelope. Penetra nas células do hospedeiro inicialmente pela adsorção à membrana celular através das interações de receptores e, por provável endocitose, adentra ao citoplasma perdendo o capsídeo, liberando RNA que passa a funcionar como RNA mensageiro na síntese de seus constituintes (processo de replicação). Sete genótipos foram identificados, sendo I, II, III e VII de origem humana e IV, V e VI, em símios. O conhecimento dos genótipos tem importância no esclarecimento de possíveis focos de contaminação em epidemias. Poucos foram isolados no Brasil, onde parece predominar o genótipo I.

Doença mundialmente distribuída com incidência maior que 1,5 milhão de casos/ano, em especial nos países subdesenvolvidos ou em desenvolvimento, chega a atingir uma soroprevalência de 100%; nas regiões desenvolvidas, a evidência sorológica pode ou não ultrapassar os 30%.

A infecção pelo HAV começa após sua ingestão com alimentos e/ou água contaminados (transmissão orofecal). Resistindo ao pH ácido, chega ao epitélio intestinal e daí para a circulação mesentérica chegando ao fígado pelo sistema porta. Parasita preferencialmente os hepatócitos, nos quais sua replicação é observada; a viremia inicial acompanha-se da eliminação fecal do vírus. No fígado, a lesão é atribuída muito mais aos fenômenos imunológicos (ativação dos linfócitos CD8 e NK) do que a algum efeito citopático do vírus, que não pode ser totalmente descartado. A imunidade humoral – produção de anticorpos da classe IgM seguida pela IgG – é a responsável pela neutralização e proteção contra o HAV.

DIAGNÓSTICO EPIDEMIOLÓGICO[1,6,15,23]

Pelo fato de o vírus A ser transmitido entre os seres humanos, principalmente pela ingestão de alimentos e/ou água contaminados com fezes provenientes de eliminadores do vírus, locais sem cobertura adequada de saneamento básico são de alta prevalência da doença; ao mesmo tempo, a falta de higiene pessoal também propicia a transmissão do HAV. Admite-se que no Brasil aproximadamente 100% da população adulta tenha tido contato com o vírus em algum momento, o que é justificado pela positividade sorológica observada em maiores de 50 anos de idade. A melhoria das condições de saneamento ambiental, juntamente com a correta higiene individual e a disponibilidade de vacina contra o vírus, deve ser seguida pelo controle da hepatite A em muitos países desenvolvidos.

O vírus A sobrevive por longos períodos na água e em ambientes úmidos, e pode dessa maneira contaminar alimentos ou mananciais de água utilizados por populações inteiras; é doença de ocorrência epidêmica ou isolada. O indivíduo infectado elimina o vírus com as fezes por período variável de poucos dias a algumas semanas; não há relato de portador crônico. O contato íntimo e prolongado favorece a transmissão pessoa a pessoa como em escolas, creches, instituições militares, asilos, etc. Práticas sexuais também representam risco de infecção. A transmissão parenteral pelo uso de agulhas contaminadas ou através de hemoderivados é rara; de maneira semelhante, a transmissão vertical da mãe para a criança é incomum, mas pode haver contaminação fecal durante o trabalho de parto. A infectividade pode prolongar-se por períodos consideráveis (meses) em coinfectados HIV-HAV.

Os métodos de inativação do vírus são a pasteurização, a fervura, a autoclavagem e a radiação ultravioleta A.

DIAGNÓSTICO CLÍNICO[12,15,21,23]

Infecção de evolução limitada, sem cronificar mas podendo prolongar-se por mais de 6 meses em situações inusitadas, mormente quando acomete adultos. Parece cur-

sar de maneira inaparente em grande percentual de casos; as crianças pequenas (0 a 8 anos) ou são assintomáticas ou oligossintomáticas na maioria das casuísticas em vários países. Não se pode esquecer, contudo, a possibilidade de cursar com gravidade extrema, talvez em 1% dos doentes, crianças ou adultos; é a chamada forma fulminante da hepatite A, caracterizada por comprometer a função hepática rapidamente (2 a 6 semanas) e ter prognóstico sombrio.

As formas clínicas são variadas e podem ser classificadas em:

- *assintomática* – ausência de sinais e sintomas clínicos, só demonstrada pela sorologia específica para o vírus A;
- *oligossintomática anictérica* – aqui as manifestações são efêmeras (média de 1 semana) e, em geral, representadas pela síndrome infecciosa aguda, indiferenciada, confundida com virose banal – inclusive estados gripais – e frequente em crianças pequenas (0 a 8 anos). Febre, astenia, inapetência, mialgias e cefaleia compõem o quadro clínico habitual, sendo suspeitada por ocasião de surtos da doença em crianças com aumento das transaminases (TGO/TGP); o diagnóstico etiológico também requer a confirmação sorológica;
- *ictérica* – após um período de incubação compreendido entre 15 e 60 dias, a doença tem início com pródromos infecciosos (febre, mialgias, cefaleia, inapetência) que perduram de 3 a 7 dias; surge a icterícia colúrica pelo predomínio da bilirrubina direta sobre a indireta com consequente diminuição da síndrome infecciosa inicial. Nessa fase, as queixas gastrintestinais, como náusea, episódios vomitivos, dor abdominal e empachamento, são frequentes. A evolução habitual dessa forma clínica é de 3 a 6 semanas;
- *colestática* – mais observada em adultos, com duração que pode ultrapassar 3 meses, tem características clínico-laboratoriais semelhantes às obstruções biliares: icterícia intensa, colúria evidente, hipocolia ou acolia fecais, manifestações dispépticas incomodativas (dores abdominais, vômitos, empachamento, etc.), prurido cutâneo de difícil controle, dentre outros;
- *prolongada* – o aspecto principal é arrastar-se por alguns meses (média de 6) com quadro clínico de síndrome infecciosa inicial, período ictérico posterior mas, acima de tudo, pela elevação das transaminases (TGO e TGP) por tempo maior que o observado nas outras formas clínicas;
- *recorrente* – após a recuperação clínico-laboratorial, alguns pacientes apresentam recaída (igualmente clínico-laboratorial) da doença;
- *fulminante* – embora rara, pode acontecer em crianças e adultos. Sua marca fundamental é o rápido progresso para a insuficiência hepática decorrente de necrose importante e extensa dos hepatócitos.

A taxa de mortalidade da hepatite A é menor que 0,1% e, geralmente, relacionada com a forma fulminante.

DIAGNÓSTICO LABORATORIAL[5,11,21]

A ajuda laboratorial para o diagnóstico de hepatite A conta com alguns exames inespecíficos, mas que podem ser valiosos na evidência do quadro infeccioso viral e do comprometimento hepatocitário, como leucograma normal ou leucopenia com linfocitose (podendo haver atipia), o que estaria compatível com virose; vale lembrar, entretanto, a possibilidade de leucocitose com neutrofilia, nos casos de lesão hepática mais extensa observados na hepatite fulminante. A lesão do parênquima hepático (degeneração e/ou necrose) é traduzida pelo aumento marcante das aminotransferases (transaminases), alanina e aspartato aminotransferases; quase sempre as duas (ALT/TGP e AST/TGO) encontram-se várias vezes acima do limite máximo de normalidade, sendo a TGP/ALT geralmente superior a TGO/AST. Valores entre 300 até mais de 1.000 unidades são habituais na hepatite A. Outros exames relacionam-se ao fluxo de excreção das substâncias pelos hepatócitos, pesquisado pela dosagem das bilirrubinas total e frações, fosfatase alcalina, gamaglutamilpeptidase, que nos casos ictéricos exibem aumentos variáveis. A função hepática pode ser avaliada através da determinação do tempo e atividade dos protrombínicos (TAP), além da dosagem da albumina sérica. Na Tabela 80.1 representamos os principais exames inespecíficos que ajudam no estabelecimento de hepatite viral.

Não esquecer que alterações significativas de tempo e atividade protrombínicos (TAP) podem ser encontradas na forma colestática (com a administração parenteral de vitamina K tende a normalizar) e na insuficiência hepática grave por hepatite A fulminante, em que a prescrição da vitamina K praticamente não modifica seus valores.

No tocante ao diagnóstico específico (vírus A), a pesquisa de anticorpos antivírus A da classe IgM (anti-HAV IgM) pela técnica imunoenzimática (ELISA) é a rotina diagnóstica na prática médica diária. A imunoglobulina M antivírus A aparece no período inicial da infecção, permanecendo por meses (4 a 8), para declinar em seguida. Os anticorpos anti-A de classe G (anti-HAV IgG) também surgem no período de estado da doença, mas persistem com títulos elevados, constituindo-se na evidência de imunidade permanente conferida pela doença.

Os indivíduos vacinados contra o vírus A e os que tiverem infecção natural deverão apresentar anti-HAV IgG indefinidamente.

Além do ELISA, o radioimunoensaio também é disponível na detecção dos anticorpos contra os vírus A (anti-HAV IgM e IgG). Técnicas de biologia molecular – hibridização e reação em cadeia da polimerase (PCR) – são utilizadas na identificação do RNA viral, embora só disponíveis em centros avançados. Em situações especiais, antígenos do HAV ou a própria partícula viral podem ser demonstrados nas fezes dos pacientes; no entanto, pela dificuldade técnica, esse exame é pouco empregado na rotina laboratorial.

TRATAMENTO[11,15,21]

Presentemente não existe fármaco eficaz e seguro que possa ser prescrito contra o HAV, sendo, portanto, o tratamento baseado no uso de medicamentos sintomáticos, no repouso físico relativo no curso da doença, na abstinência de bebidas alcoólicas e na orientação dietética nos casos de icterícia, colúria e acolia fecal (forma colestática). O uso de sintomáticos – quando realmente necessários – restringe-se, na maioria das vezes, aos antieméticos, analgésicos e antidispépticos. Como é doença que evolui em poucas semanas (3 a 8 em média), seu acompanhamento exige determinações regulares de transaminases, TAP e bilirrubinas (estas em pacientes ictéricos); o paciente é considerado de alta quando, além de assintomático, as enzimas TGO, TGP, estiverem normalizadas. Há controvérsia no uso de corticoides nas formas colestáticas para minimizar o grande desconforto clínico (náuseas, vômitos, dor abdominal, prurido cutâneo, etc.) do processo inflamatório intra-hepático. Assunto por vezes importante e algo controverso é a liberação de bebidas alcoólicas aos pacientes após a doença. Parece não haver parâmetro clínico-laboratorial seguro e indiscutível para a volta de libações etílicas; em geral, baseia-se na recuperação clínica total e nos exames bioquímicos – aminotransferases e enzimas indicadoras de colestase – dentro da faixa normal, em mais de uma oportunidade.

PROFILAXIA[11,21,23]

Tendo seu controle primário associado à melhoria do saneamento básico ambiental e a medidas higiênicas individuais, a hepatite A dispõe ainda de vacinação eficaz produzida na década de 1980 com o vírus inativado. Soma-se a isso a

TABELA 80.1

Exames Laboratoriais Inespecíficos na Hepatite A		
Exame	Resultado Habitual Esperado	Resultado Possível em Situações Especiais (Fulminante ou Colestática)
Leucograma	Normal ou leucopênico, com linfocitose	Leucocitose com neutrofilia (na forma fulminante)
TGO	Aumentada	Muito aumentada (acima de 4.000) ou com redução rápida (na forma fulminante)
TGP	Aumentada	Muito aumentada (acima de 4.000) ou com redução rápida (na forma fulminante)
Bilirrubina total	Normal em anictéricos, elevada nos ictéricos	Muito aumentada (na forma colestática)
Bilirrubina direta	Normal em anictéricos, elevada nos ictéricos	Bastante elevada (na forma colestática)
Bilirrubina indireta	Normal ou pouco elevada	Raramente muito elevada (casos graves)
TAP	Normal. Elevado na colestática ou forma grave (fulminante)	
Gama-GT	Normal ou aumentada na colestática	

possibilidade de utilização de gamaglobulina humana normal para a prevenção individual pós-exposição.

A vacina está indicada a partir dos 2 anos de idade nas áreas endêmicas e/ou para pessoas com risco aumentado de contrair a virose (homossexualismo masculino, usuários de drogas, residentes em instituições para doentes mentais), ou naqueles que possam ter evolução complicada de hepatite (portadores de doenças hepáticas crônicas e hemofílicos).

Preconiza-se a administração de duas doses: dia zero e 6 meses após a primeira, intramuscular (IM).

A gamaglobulina humana normal está indicada em crianças abaixo de 2 anos, grávidas no 1º trimestre de gravidez e para proteção imediata pós-contaminação; o esquema habitual é de 0,02 a 0,06 mL/kg intramuscular, conferindo proteção entre 3 e 6 meses.

HEPATITE B

(CID10 = B16 – Hepatite aguda B; B16.2 – Hepatite aguda B sem agente delta com coma hepático; B16.3 – Hepatite aguda B sem agente delta sem coma hepático; B18 – Hepatite viral crônica; B18.1 – Hepatite viral crônica sem agente delta)

INTRODUÇÃO[1,7,11,12]

O vírus da hepatite B (HBV) faz parte da família Hepadnaviridae, gênero *Orthohepadnavirus*, possuindo DNA de fita parcialmente dupla. No indivíduo infectado, o HBV pode apresentar-se de três formas diferentes: partículas esféricas completas (infectantes) com aproximadamente 42 nm de diâmetro, chamadas de partícula de Dane ou vírion B, partículas esféricas incompletas (não infectantes) e partículas filamentosas incompletas (também não infectantes); as duas últimas são compostas pelo antígeno de superfície da hepatite B (HBsAg) que no vírion corresponde ao envelope externo proteico do vírus. O nucleocapsídeo é constituído por proteínas ou antígenos do cerne (HBcAg) e pelo genoma viral, DNA. Outro componente é produzido pelo vírus, translocado para o retículo endoplasmático e secretado na circulação sanguínea do infectado: trata-se do antígeno E (HBeAg), que não faz parte do capsídeo viral. Embora possua as mesmas sequências da proteína do cerne, sua conformação expõe vários epítopos, o que o torna útil marcador de atividade (replicação) desse agente infeccioso. Além do HBsAg fazer parte do envelope do HBV, há também as proteínas L (*large*) e M (*medium*) que contêm os antígenos correspondentes às regiões pré-S$_1$ e pré-S$_2$ do genoma, além de compartilharem as regiões do HBsAg. Essas proteínas L e M participam do processo de captação do vírus B pelos hepatócitos. Finalmente, duas outras proteínas são produzidas: HbxAg, que parece associar-se ao aparecimento do carcinoma hepatocelular; e aDNA-polimerase, participante ativa da replicação viral.

O antígeno de superfície da hepatite B (HbsAg) apresenta diferenças antigênicas dividindo-o em quatro subtipos, a saber: *adw*, *ayw*, *adr* e *ayr*. Há variações da prevalência dos subtipos nas diversas regiões do mundo, tornando-os importantes do ponto de vista epidemiológico.

A história natural da infecção pelo vírus B é um processo dinâmico de fases replicativa e não replicativa, resultado da interação parasita x hospedeiro, verificada em todos os indivíduos infectados. Em geral, considera-se que as presenças do HBsAg, HBeAg e do DNA do HBV em altos títulos séricos identificam uma fase *imunotolerante*, na qual os sinais e sintomas estão ausentes e a TGP normal ou levemente aumentada; igualmente, as alterações histológicas no fígado são discretas. Esses achados justificam a observação de que

há pouca ou nenhuma resposta imune contra o vírus, além de praticamente isentá-lo de efeito citopático sobre os hepatócitos. Em outro momento, ao contrário, e por razões ainda não bem conhecidas, o indivíduo entra em uma fase *imunoativa*, com queda dos títulos séricos do DNA viral, aumento considerável da transaminase pirúvica e grande atividade histológica hepática, caracterizando agressão imunomediada aos hepatócitos infectados. Nessa fase, a participação dos linfócitos citotóxicos CD8, *natural killer* (NK) e a amplificação por linfócitos auxiliares (CD4) têm sido comprovadas na lesão celular.

A agressão ao fígado pelo HBV é variável; pode ser leve e efêmera, grave e prolongada ou mesmo fulminante. Para muitos autores, quando a resposta do hospedeiro é normal, ocorre doença aguda e limitada; em uma resposta deficiente, o resultado é a cronificação da infecção, ao passo que na hiper-reatividade imune a consequência é a forma fulminante. Estatisticamente, a maioria das pessoas com hepatite B evolui para a cura em períodos variáveis de doença; poucos – entre 5% e 10% – vão para as formas crônicas e apenas 1% terá a apresentação fulminante. Aqueles transformados em portadores crônicos, com ou sem doença clinicamente detectada, podem evoluir para cirrose e daí para as complicações inerentes da insuficiência hepática, até alguns que caminham para o processo neoplásico (hepatocarcinoma).

A imunopatologia da hepatite B aguda é frequentemente limitada com a participação protetora dos linfócitos T CD4, CD8 que terminam interrompendo a replicação viral nas células parasitadas. A manutenção do vírus no fígado por longos períodos – hepatite B crônica – está relacionada com fatores virais e do hospedeiro; dentre os primeiros, a presença do HBeAg talvez desempenhe papel fundamental, induzindo tolerância aos derivados do nucleocapsídeo viral. Some-se a isso a possibilidade de integração do DNA do HBV pelo genoma do hepatócito facilitando, inclusive, a transformação neoplásica. Com relação aos fatores do hospedeiro, enfatiza-se a suscetibilidade genética condicionante de variação da resposta imune pelo polimorfismo do complexo de histocompatibilidade (MHC). Nesse mister elocubra-se a produção deficiente de interferon-alfa (IFN-α), e a ação bloqueadora da citotoxidade de células T determinada pela presença de anticorpos anti-HBcAg e anti-HBeAg. Em resumo, a permanência do HBV cronicamente se associa a uma imunotolerância do hospedeiro a antígenos virais e, quando isso acontece, a lesão prolongada do fígado acarreta fibrose, cirrose ou carcinoma hepatocelular.

Alguns outros fatores favorecem o desenvolvimento da forma crônica, destacando-se a idade e o sexo; é comprovado que 90% a 100% dos recém-nascidos infectados (transmissão transplacentária, transparto ou pós-parto imediato) evoluem para o estado de portador crônico, contrastando com 5% a 10% de cronificação quando a infecção se dá na vida adulta. No tocante ao sexo, as mulheres parecem ter duração mais curta do estado de portador, explicando – pelo menos em parte – uma incidência menor do carcinoma hepatocelular.

DIAGNÓSTICO EPIDEMIOLÓGICO[1,7,11,12]

Considerada um dos grandes problemas atuais da saúde pública mundial, estima-se a existência de 400.000.000 de portadores crônicos do vírus B, a maioria com risco potencial de enfrentar sérios problemas da função hepática em decorrência de fibrose, cirrose e até carcinoma hepatocelular. Países africanos, asiáticos e algumas regiões do Pacífico – consideradas regiões de alta prevalência – têm no câncer de fígado relacionado com a presença crônica do vírus B, uma das quatro principais causas de morte por câncer em geral. Excetuando-se as mortes por hepatocarcinoma, há também milhares de óbitos/ano como consequência das complicações próprias das formas crônicas da doença (fibrose e cirrose) que levam à insuficiência hepática grave.

O Brasil, considerado como intermediário em prevalência do vírus B na população em geral, apresenta níveis elevados (5% a 15%) na região Amazônica, enquanto na região Sul é pequena a taxa de prevalência, algo entre 0,5% e 1%. Nas outras regiões, Nordeste, Centro-Oeste e Sudeste há variação de 1% a 3% (taxa intermediária).

O HBV é transmitido através de veiculação percutânea ou das mucosas por fluidos corpóreos, sangue ou derivados contendo o vírion infectante. Estão documentados contágios pelas relações sexuais, exposição a sangue com agulhas ou seringas compartilhadas por usuários de drogas ilícitas, acidentes com objetos contaminados por material biológico (tatuagens, *piercing,* acupuntura, profissionais de saúde acidentados por instrumentos perfurocortantes, etc.), durante a gravidez, da mãe para o concepto via placentária, durante o trabalho de parto (pelo sangue materno ou líquido amniótico), pela amamentação e, raramente, por transfusão de sangue ou hemoderivados, devido à rigorosa triagem nos doadores a partir dos anos 1980. Em alguns trabalhos, 30% dos infectados não apresentam risco identificável de aquisição do HBV. A transmissão sexual diminuiu entre homossexuais nos últimos 20 anos, mas tem aumentado na promiscuidade heterossexual; é crescente também a contaminação entre usuários de drogas ilícitas. Faz-se necessário lembrar a possibilidade de contágio em transplante de órgãos ou tecidos. A maior concentração do vírus B é no sangue e em secreções serosas, sendo bem menor no sêmen e nos fluidos vaginais. Saliva, suor, lágrima, fezes e urina, embora possam conter o HBsAg, não possuem a partícula viral infectante; por isso, não têm sido associados com transmissão.

Quanto mais precoce é a infecção, maior a chance de ser portador crônico, com risco de desenvolver cirrose ou hepatocarcinoma após um período de latência de 20 a 50 anos. Os indivíduos infectados após 8 a 10 anos de idade exibem padrão epidemiológico semelhante ao do adulto, ou seja, menos de 10% tornar-se-ão portadores crônicos.

É possível que em médio prazo a hepatite B no Brasil seja um problema menor, dada a existência de vacina eficaz e indicada em todos os recém-nascidos. Entretanto, nas próximas décadas ainda presenciaremos um número significativo de pessoas com o vírus B, algumas devolvendo a forma aguda da doença e clareamento posterior do vírus; outras, carregando-o cronicamente com as implicações inerentes do portador (cirrose e/ou hepatocarcinoma).

DIAGNÓSTICO CLÍNICO[1,7,11-13]

O espectro clínico da hepatite B é relativamente amplo e deve ser dividido em fases *aguda* e *crônica* com suas respectivas formas clínicas, conforme demonstrado na Tabela 80.2.

TABELA 80.2

Espectro Clínico da Hepatite B	
Fase	*Forma Clínica*
Aguda (até seis meses de infecção)	• Assintomática • Forma benigna e limitada acnictérica (15 a 30 dias de duração, em média) • Forma ictérica limitada (30 a 60 dias de duração, em média) • Forma colestática prolongada (60 a 180 dias de duração) • Forma grave (fulminante) (duas a três semanas de duração)
Crônica (após seis meses de infecção)	• Forma de portador sadio (??) • Forma crônica persistente (geralmente benigna) • Forma crônica ativa (evolução mais grave para cirrose) • Forma crônica lobular (geralmente benigna e prolongada) • Hepatocarcinoma

Dada a infecção do indivíduo pelo HBV, após um período de incubação que vai de 40 a 180 dias (média de 80), a maioria irá apresentar quadro clínico inicial incaracterístico. O período prodrômico, de duração variável entre 1 a 3 semanas, é marcado por fraqueza, anorexia, mal-estar geral, dores abdominais, náuseas, vômitos, intolerância a alimentos, dentre outros. Diferentemente da hepatite A, a síndrome febril pode estar ausente, enquanto artralgias, artrite e exantema são mais frequentes. A seguir, 30% a 40% dos indivíduos entram no período de estado da doença, com o aparecimento de icterícia e colúria de intensidade variada; os demais persistem com sinais e sintomas inespecíficos sem o advento da icterícia. Dentre os que desenvolverão hiperbilirrubinemia com grandes elevações da fração conjugada, a forma colestática (simulando obstrução) pode ser evidenciada com icterícia intensa, colúria, acolia fecal, prurido cutâneo e manifestações dispépticas. Em geral, essa apresentação clínica prolonga-se por várias semanas.

Alguns estudiosos do assunto fazem referência às formas "recrudescente" e recorrente; na primeira, após uma queda significativa nos níveis das aminotransferases – mas ainda sem a normalização – pode haver nova elevação nos níveis. Na forma recorrente, por outro lado, há aumento das enzimas depois de ter ocorrido valores normais. Embora rara (menos de 1%), pode acontecer a forma fulminante, com rápida evolução para insuficiência hepática e desenvolvimento de encefalopatia em 2 a 8 semanas; trata-se de necrose hepatocelular maciça, clareamento dos antígenos virais (HBsAg, HBcAg e DNA do HBV) associados ao precoce surgimento de anti-corpos anti-HBsAg (anticorpo contra antígeno de superfície) e anti-HBeAg (anticorpo contra antígeno E), corroborando a teoria de que a gravidade da lesão é mais imunomediada. Rapidamente, instalam-se sonolência, confusão mental e coma. Distúrbios hidroeletrolíticos e metabólicos, infecções bacterianas e fúngicas não são raros e agravam a doença; a mortalidade pode ultrapassar os 80%, mas nos centros com unidades de transplante hepático a recuperação é considerável. A necrose hepática confluente (ou submaciça) leva a um progresso menos rápido da insuficiência hepática – várias semanas ou até meses – que se conhece por hepatite subaguda.

As hepatites crônicas pelo HBV são conceituadas a partir da permanência do vírus (demonstrada principalmente pelo HBsAg no soro) por mais de 6 meses com evidência de processo inflamatório no tecido hepático. A degeneração e/ou a necrose celular do parênquima são de intensidade variável e, na rotina laboratorial, acompanhada pelas flutuações das transaminases (TGO-TGP) e da atividade protrombínica. Clinicamente, muitos evoluem oligo ou assintomáticos, mesmo aqueles com a hepatite crônica ativa, e dessa forma podem chegar ao extremo de cirrose hepática ou hepatocarcinoma. Os mais importantes marcadores de evolução para a cronicidade são as persistências séricas do HBsAg e do HBeAg, sendo indicadores de atividade do vírus (replicação); ao contrário, a viragem sorológica para os respectivos anticorpos (anti-HBsAg e anti-HBeAg) é de melhor prognóstico pois, além de traduzir a parada da replicação viral (anti--HBeAg), pode significar clareamento do vírus (anti-HBsAg), favorecendo a cura. Exceção para os portadores de cepas com mutações nas regiões do pré-*core* ou do *core promoter*, que terão hepatite crônica HBeAg-negativa decorrente dessas mutações; o único marcador de atividade nesses casos é a demonstração do DNA-HBV sérico.

Como na prática é impossível a identificação de qual tipo de hepatite crônica o indivíduo apresenta, faz-se necessário o estudo anatomopatológico de material obtido por biópsia hepática para a determinação das peculiaridades próprias dos clássicos tipos de hepatite crônica: *persistente* e *ativa*. A persistente – geralmente pouco agressiva – cursa de maneira mais ou menos silenciosa, com pouca ou nenhuma alteração das transaminases, quase nunca evolui para cirrose (ou hepatocarcinoma); tem na inflamação limitada aos espaços porta, sem invadir a placa limitante e ausência de *piecemeal necrosis*, suas características microscópicas. Na forma crônica ativa, ao contrário, o infiltrado inflamatório mononuclear não respeita a placa limitante, estende-se até o lóbulo hepático além de levar a *piecemeal necrosis*; na forma mais intensa há formação de pontes fibróticas contribuindo, assim, para a evolução grave de insuficiência hepática com cirrotização posterior. Dependendo da duração da hepatite crônica ativa e da integração do DNA viral pelo genoma do hospedeiro, existe a possibilidade de hepatocarcinoma como desfecho final.

Posteriormente, um terceiro tipo de hepatite crônica foi descrito: a lobular. Aqui o aspecto histológico é semelhante ao da forma aguda mas com duração superior a 6 meses. Deve-se enfatizar que a cronificação das hepatites é um processo dinâmico, com chances de evolução da crônica persistente para a ativa e vice-versa, e de uma delas para cirrose e/ou carcinoma. Cumpre lembrar uma situação peculiar observada em alguns infectados pelo HBV: é o chamado estado de portador inativo do vírus. Trata-se de indivíduo com o HBsAg positivo no soro, por mais de 6 meses, sem evidência de doença necroinflamatória e que pode persistir por longo tempo. Não apresenta alterações bioquímicas séricas e os marcadores de replicação viral estão ausentes (HBeAg e DNA-HBV). Duas situações podem acontecer, o clareamento viral com surgimento do anti-HBsAg ou a incorporação do DNA viral ao genoma do hospedeiro, com chances de cirrotização e desenvolvimento do câncer hepatocelular no futuro.

Finalmente, dentro do diagnóstico clínico-evolutivo das hepatites crônicas pelo HBV, às vezes se tem exteriorização de sinais e sintomas de acometimento extra-hepático como de poliartrite nodosa (febre, artralgia, erupções cutâneas), de vasculite (hipertensão arterial e nefropatia), glomerulonefrite membranosa e membranoproliferativa (depósitos de imunocomplexos).

DIAGNÓSTICO LABORATORIAL[7,11,12,19]

Provas hematológicas e bioquímicas são úteis para a demonstração de hepatite viral inespecífica, ao passo que o diagnóstico etiológico (ou específico) de vírus B é dado pela identificação de algum marcador desse vírus no soro ou no tecido hepático. O leucograma – por exemplo – em geral mostra leucócitos normais (4.000 a 10.000) ou diminuídos (abaixo de 4.500), quase sempre com linfocitose (maior que 35% linfócitos) e presença de percentual variável de atipia linfocitária (maior que 3%). Quando da evolução fulminante, leucocitose com neutrofilia é resultado frequente. A elevação das aminotransferases (ALT e AST) em níveis significativos (algo entre 200 a mais de 1.000 unidades), com predomínio da ALT sobre a ADT na fase aguda, é mandatória na caracterização da lesão hepatocítica. A queda abrupta em poucos dias dessas enzimas pode traduzir uma falência do fígado, como observado na forma fulminante da doença .

O aumento da bilirrubina total, principalmente à custa da fração conjugada ou direta, está presente nos casos ictéricos, sendo muito mais pronunciado na forma colestática; da mesma maneira, enzimas como a gama-gt, fosfatase alcalina, 5-nucleotidase e leucinoaminopeptidase acham-se em valores aumentados. As diminuições da albumina sérica e da atividade protrombínica devem representar função hepática deteriorada, como nas formas fulminante e crônica ativa. No diagnóstico etiológico, a pesquisa dos antígenos HBsAg e HBeAg ou dos anticorpos anti-HBsAg, anti-HBcAg através de testes sorológicos pelas técnicas ELISA ou radioimunoensaio são a rotina na prática médica diária em vários centros, enquanto as provas moleculares séricas (demonstração qualitativa e quantitativa do DNA-HBV) como a reação em cadeia da polimerase – PCR – ainda se acham restritas aos centros mais avançados. Em situações extraordinárias podem-se identificar antígenos virais (HBsAg e HBcAg) em tecido hepático obtido por biópsia. A interpretação dos diversos marcadores biológicos do vírus B (antígenos e anticorpos) deve ser realizada conforme apresentado na Tabela 80.3.

TRATAMENTO[2-4,12,14,20]

Fase Aguda

Até o momento nenhuma droga é indicada para tratar hepatite B com evolução menor que 6 meses. Como praticamente 90% dos infectados fora do período perinatal (gravidez, trabalho de parto e recém-nascido) que apresentam a doença aguda vão recuperar-se com eliminação posterior

TABELA 80.3

Interpretação dos Diversos Marcadores Sorológicos do Vírus B	
Marcador	**Significado**
HBsAg +	• Principal marcador da presença do vírus B • Positivo por mais de seis meses é preditivo de evolução crônica • Sua negativação deverá indicar *clearance* viral
HBeAg +	• Indica atividade replicativa do vírus B • Tendência à cronicidade enquanto positivo • Grande infectividade do portador • Está ausente nas infecções por vírus B mutante (mutações nas regiões do pré-core ou *core promoter*)
HBcAg +	• Não costuma estar presente no soro • É marcador do tecido hepático nas infecções pelo vírus B
Anti-HBsAg +	• Tendência à cura • Desenvolvimento de imunidade • Quando só ele está presente indica imunidade vacinal ao HBV
Anti-HBeAg +	• Parada da replicação viral • Evolução para a cura • Baixa infectividade do portador do vírus B
Anti-HbcAg IgM +	• Infecção atual ou recente • Sua persistência tem valor preditivo de gravidade
Anti-HBcAg IgG +	• Pode ser marcador de infecção recente ou tardia • Quando o HBsAg está ausente (raramente) pode ser único marcador do vírus B • Também pode significar cura (geralmente associado ao anti-HBsAg)
DNA-HBV +	• Sua presença associa-se ao HBeAG • Alto risco de transmissão

do vírus, somente orientações dietéticas nos ictéricos (principalmente com colestase), repouso relativo, abstinência de drogas hepatotóxicas, como o álcool e alguns sintomáticos (analgésicos, antieméticos, etc.), são prescritos na hepatite B aguda. Recomendam-se determinações semanais das aminotransferases, das bilirrubinas, do tempo e da atividade protrombínicos no manejo clínico dos doentes, objetivando a detecção precoce de qualquer indício de gravidade; ao mesmo tempo em que, pelos marcadores virais e pela resposta do hospedeiro, passaram a ser avaliadas as tendências evolutivas do processo.

Os indivíduos – possivelmente menos de 1% – com desenvolvimento para a forma fulminante, caracterizada pela insuficiência hepática aguda grave, decorrente de necrose hepatocitária maciça, evoluem de maneira rápida para encefalopatia hepática e distúrbios graves da coagulação, seguidos, frequentemente, por falência de múltiplos órgãos. Trata-se de quadro com prognóstico sombrio, com taxa de mortalidade elevada (até 80%). São monitorados em unidade de terapia intensiva cujo objetivo principal é controlar a encefalopatia por intermédio dos níveis de amônia sérica e da diminuição do edema cerebral. Procura-se corrigir a hiperamoniemia pela dieta hipoproteica (vegetal), lactulose via oral (VO) e neomicina (1 g VO de 6/6 horas) para reduzir a microbiota intestinal. O edema cerebral é tratado com diuréticos osmóticos como o manitol. Complicações infecciosas, metabólicas (hipoglicemia, alcalose metabólica), insuficiência renal e alterações da coagulação são frequentes e pioram o prognóstico.

Os critérios de cura baseiam-se na involução das manifestações clínicas, na normalização das aminotransferases, bem como na demonstração de clareamento do vírus e aparecimento de marcador referente à imunidade. Aqueles que de alguma maneira exibem evidência de atividade e/ou persistência do vírus, atividade enzimática compatível com agressão hepatocitária ou inflamação do fígado por período superior a 6 meses, começam a fazer parte da chamada hepatite crônica B em suas duas ou três apresentações anatomopatológicas.

Fase Crônica

Uma vez estabelecidos os critérios para a forma crônica e já devidamente comprovada a etiologia viral B, há disponibilidade dos seguintes agentes terapêuticos: o interferon-alfa (INF-α) comum e peguilado, lamivudina, adefovir e entecavir. Os interferons possuem ação imunoestimulante e antifibrinogênica. Em geral, recomenda-se utilizá-los por longos períodos (mais de 48 semanas) em razão de recidivas. Mesmo o interferon peguilado possui limitações ao seu uso: graves efeitos colaterais como depressão, mielodepressão, autoimunidade e alto custo. Está contraindicado em cirróticos, imunossuprimidos e transplantados. Chega a alcançar 35% a 40% de redução do DNA-HBV. Preconiza-se no caso da apresentação comum 5 milhões de unidades diariamente via subcutânea ou 10 milhões de unidades três vezes por semana.

A lamivudina, análogo nucleosídeo, é um potente antiviral, inibindo a síntese do DNA. A dose preconizada é de 100 mg, dose única diária por via oral. Pode conferir resistência ao HBV precocemente (até 20% ao ano no *locus* YMDD). O tratamento deve durar aproximadamente 1 ano; as taxas de soroconvenção do HBeAg para o anti-HBeAg e aminotransferases normais são maiores em pacientes com elevada ALT antes do início da terapêutica. A combinação de interferon com lamivudina não condiciona melhor eficácia quando comparada com a monoterapia.

O adefovir, análogo nucleotídeo, suprime a replicação viral tanto em indivíduo com a cepa selvagem quanto naqueles com infecção por vírus mutantes (mutação pré-*core* e YMDD). É droga potencialmente nefrotóxica. A posologia recomendada é de 10 mg/dia. Período de tratamento é semelhante ao da lamivudina.

O entecavir, recentemente aprovado no Brasil, inibe a replicação viral em cepas sensíveis ou resistentes à lamivudina. Indivíduos em tratamento há 2 anos não apresentam resistência à droga. Sua posologia situa-se entre 0,5 até 1 mg/dia. Ainda faltam estudos de longo prazo comparando o entecavir com o adefovir e os interferons.

PROFILAXIA[7,11,12]

Tomando por base os possíveis modos de transmissão do vírus B acima mencionados, não é difícil apontar estratégias de prevenção dessa virose; a dificuldade está no complexo controle dos riscos de contaminação, que começam cedo (transmissão durante a gravidez), passam pelo nascimento *in utero* (infecção adquirida no canal do parto) e continuam por toda a vida do indivíduo (contato com sangue ou derivados), relação sexual desprotegida, compartilhamento de agulhas e/ou seringas contaminadas no ritual dos viciados em drogas intravenosas, acidentalmente com instrumentos contaminados com sangue de portadores, dentre outros menos importantes).

Por outro lado, por serem mundialmente disponíveis, as vacinas recombinantes, construídas com o HBsAg originado em leveduras, tornando-as livres de plasma humano e, consequentemente, seguras para a utilização em seres humanos, podem compor programas objetivando imunizar todas as pessoas a partir do nascimento, em especial os grupos de risco. O esquema mais preconizado é de três doses intramusculares com 20 mg/dose no dia zero, com 1 mês e 6 meses de idade. Crianças e adultos que não receberam a vacina nesses períodos da vida poderão fazê-lo nas mesmas doses e nos mesmos intervalos (dia zero, 1 mês depois o primeiro reforço e o último 6 meses após). Sua eficácia é identificada pelo aparecimento do marcador anti-HBsAg. Embora esses títulos possam diminuir passados 5 anos da vacinação, ainda não se recomenda dose de reforço em indivíduos que tenham soroconvertido com o esquema básico de três doses. Conta-se, ainda, com a imunoglobulina humana contra o vírus B IgHB), usado na profilaxia imediata pós-exposição, geralmente associada à primeira dose da vacina. A IgHB é recomendada na posologia de 0,6 mL/kg intramuscular (IM) em dose única.

HEPATITE C

(CID10 = B17.1 – Hepatite aguda C; B18.2 – Hepatite viral crônica C)

INTRODUÇÃO[7,9,10-12,22]

Os números relativos a incidência e prevalência do vírus C no mundo ainda são controvertidos e discrepantes, havendo estimativa de que vão de 100 milhões a 200 milhões de infectados. É o responsável por aproximadamente 90% das hepatites a vírus não A, não B, não D e não E; consequentemente existem ainda 10% de hepatites causadas por outros vírus (O, TTV, F?), mas são necessárias maiores evidências no futuro. Nos países industrializados, 70% das hepatites crônicas e 40% das cirroses diagnosticadas têm o HCV como etiologia. No Brasil estima-se em 3.200.000 o número de portadores com 0,8% a 3,4% de frequência de anticorpos antivírus C (anti-HCV) em doadores de sangue e adultos normais na população geral (não doadores).

Identificado em 1989, o vírus C, com 30 a 38 nm de diâmetro, está classificado como pertencente à família Flaviviridae e ao gênero *Hepacivirus*. É considerado como um agente com alto teor de mutação, o que torna o desenvolvimento de diferentes genótipos, cuja nomenclatura foi assim estabelecida por Simmonds e cols. em 1995: 1a, 1b, 2a, 3, 4, 5 e 6; no Brasil, há nítida predominância dos genótipos 1b e 3a. O fato de possuir alta heterogeneidade genômica – até agora oito genótipos diferentes – parece justificar também comportamentos diferentes na relação vírus x hospedeiro; sabe-se, por exemplo, que o 1b possui maior grau de patogenicidade (levando à doença mais grave) e menor evidência de resposta favorável ao esquema terapêutico com interferon. A alta persistência da infecção no hospedeiro por tempo indeterminado, explicada por escape imune, é responsável por elevadíssimo percentual de evolução crônica da doença (em torno de 80% dos infectados).

Com relação à patogênese das alterações sofridas pelo órgão-alvo nessa virose, novamente a participação da resposta imune, muito mais que a ação citopática direta do vírus, respalda os mecanismos de lesão do hepatócito. São levados em consideração primeiramente fatores do agente, como a rápida ocorrência de mutações virais, constituindo uma verdadeira mistura heterogênea de vírus intimamente relacionados e denominados quasispécies; em um segundo momento, há incapacidade de o sistema imune "clarear" estes mutantes, permitindo a presença viral indefinidamente com as consequências previsíveis de fibrose, cirrose e até hepatocarcinoma. As lesões celulares são da responsabilidade de linfócitos T citotóxicos, cuja atividade parece ser exercida pela apoptose. A falha em eliminar totalmente o vírus está centrada na diversidade da resposta imune ser predominantemente Th1 ou Th2; aqueles com forte resposta Th1 tornariam a infecção autolimitada, enquanto naqueles com predomínio Th2 a tendência é a cronificação.

DIAGNÓSTICO EPIDEMIOLÓGICO[1,9,12,22]

Atualmente é a principal infecção crônica transmitida pelo sangue ou derivados, em que pese a redução deste modo de contágio, em razão da triagem rigorosa dos doadores, a partir da primeira metade dos anos 1990. Mesmo assim, a transmissão parenteral ainda é a principal, como nas seguintes situações: materiais cortantes de uso coletivo não esterilizados convenientemente (manicures, acupuntura, tatuagem, aplicação de *piercing*, etc.); agulhas e seringas compartilhadas em usuários de drogas parenterais; contato com sangue por ocasião de solução de continuidade da pele de crianças em folguedos; serviços de hemodiálise. Outros fatores de contágio são considerados menos importantes mas comprovados: vertical, de mães HCV positivas para as crianças no período perinatal; pela relação sexual promíscua ou com um dos parceiros sabidamente positivo. De maneira semelhante ao vírus B, há um percentual significativo (aproximadamente 20%) de infectados que não evidenciam o risco de transmissão.

DIAGNÓSTICO CLÍNICO[9,11,12,22]

Em termos gerais, a hepatite C apresenta manifestações clínicas menos patentes que as hepatites A e B. Tendo um período de incubação situado entre 40 e 120 dias, apenas uma minoria (média de 15%) exibe uma forma aguda com icterícia, colúria, náuseas, vômitos e dor abdominal, cuja evolução pode durar 3 a 6 semanas. O enorme contingente de infectantes – 75% a 85% – tornar-se-á portador crônico do vírus; e isto, muitas vezes, silenciosamente ou com sintomatologia discreta e pouco incomodativa, representada por fadiga e adinamia. A permanência do vírus, embora possa ter pouca comprovação clínica, vai produzindo, com o passar do tempo, alterações inflamatórias degenerativas do tecido hepático, conduzindo, em longo prazo, a lesões fibróticas, cirróticas e neoplásicas que, quando comprometem a função hepática, exteriorizam-se através de parâmetros clínicos e laboratoriais de insuficiência do órgão. Não raro, há necessidade de transplante. A história natural da hepatite C está esquematicamente representada na Figura 80.1.

Como o vírus também parasita outras células além dos hepatócitos, manifestações extra-hepáticas são frequentes e, quase sempre, decorrentes de complicações à distância. Vários órgãos podem ser atingidos: pele, rins, sistema nervoso central, pulmões e tecido linfático. Um dos achados mais frequentes é a crioglobulinemia/fator reumatoide, em geral acompanhada por hipocomplementenemia (fração C4); nesses casos – a despeito da maioria ser assintomática –, manifestações como púrpura, artralgias e vasculite podem surgir. O comprometimento renal ocorre comumente por glomerulonefrite membranoproliferativa; a hematúria e a proteinúria são comuns.

Não se pode subvalorizar a incidência crescente e relativamente alta de infecção combinada entre a hepatite C e os vírus B e HIV. A associação com o primeiro parece favorecer o câncer de fígado, enquanto com o segundo (HIV) a progressão para cirrose é mais rápida. Embora de ocorrência rara, a forma fulminante causada pelo vírus C é possível e apresenta relação com carga viral alta e/ou imunossupressão.

DIAGNÓSTICO LABORATORIAL[9,11,12,22]

Os exames inespecíficos auxiliares na demonstração de um quadro compatível com hepatite viral são os seguintes:

- *leucograma*, na fase aguda pode estar normal ou apresentar leucopenia com linfocitose (a atipia reforça a etiologia viral); nos raros casos da forma aguda grave fulminante, a leucocitose com neutrofilia é o esperado;
- *aminotransferases* (ALT/AST) elevam-se habitualmente, muito embora seus níveis sejam inferiores aos das hepatites A e B;

- *atividade protrombínica diminuída*;
- *hipoalbuminemia* é frequente quando há comprometimento da função hepática.

Na hepatite C crônica, os exames inespecíficos, já citados, têm significado clínico limitado, padrão incaracterístico e grande variabilidade no longo curso da infecção. Como exemplo, há inconstância dos valores das aminotransferases, que ora se apresentam pouco elevados, ora normais ou eventualmente bastante elevados. Da mesma forma, não há nítida correlação entre as aminotransferases e as alterações histológicas do fígado.

No que concerne ao diagnóstico específico da hepatite C, há dois grupos de testes disponíveis:

- diagnóstico sorológico – testes que detectam anticorpos (método imunoenzimático – ELISA) ou testes de detecção combinada de antígeno e anticorpo são os geralmente utilizados como triagem sorológica. São rápidos, baratos e apresentam especificidade e sensibilidade superiores a 95%. O anti-HCV é o principal marcador sorológico para o diagnóstico, porém a presença do anti-HCV não define a existência de infecção ativa e pode ser interpretado apenas como contato prévio com o HCV. Diante da presença desse marcador, o resultado deverá ser confirmado por testes moleculares. A sorologia positiva anti-HCV pode não estar presente no início da infecção ou em pacientes imunossuprimidos. Isso ocorre por ausência ou diminuição da produção de anticorpos;
- testes moleculares – são testes que detectam e amplificam ácidos nucleicos. Como exemplo, a reação em cadeia da polimerase (PCR) ou a PCR em tempo real (RT-PCR). O teste quantitativo do HCV (HCV-RNA), além de ser o atualmente recomendado para o diagnóstico, também monitora o tratamento por ser, na verdade, a carga viral do HCV. Outro teste molecular utilizado é o de genotipagem, que é capaz de identificar os diversos genótipos, subtipos e populações mistas do HCV. A caracterização genotípica complementa a avaliação clínico-laboratorial na definição da estratégia de tratamento da hepatite crônica C, e deverá ser feita após a confirmação diagnóstica do HCV.

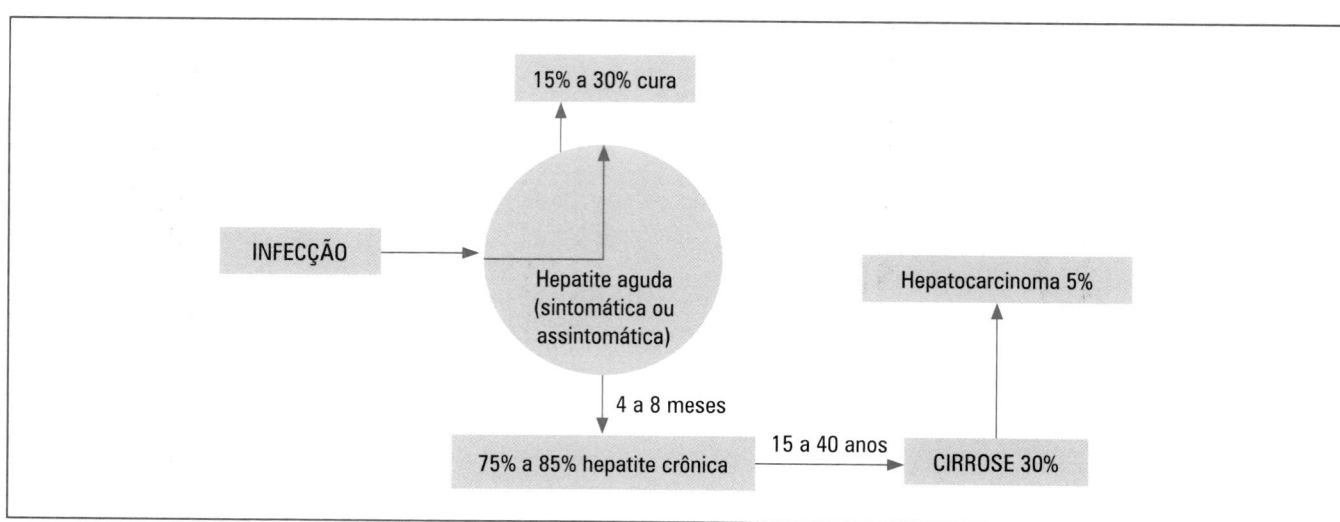

FIGURA 80.1 – História natural da infecção pelo vírus da hepatite C.

TRATAMENTO DA HEPATITE C[1a,1b,1c,6a,6b,9,10a,11,12,20,22]

O tratamento da hepatite C ainda é um grande desafio para médicos e pacientes. As estimativas mostrando uma prevalência mundial de cerca de 170 milhões de pessoas infectadas pelo HCV são assustadoras. Principalmente, pela necessidade de se tratar tantos indivíduos, que muitas vezes só são diagnosticados após já terem evoluído com as complicações da doença hepática.

A dificuldade do diagnóstico na fase aguda limita a possibilidade de intervenção na tentativa de se reduzir a progressão para a forma crônica. Vários trabalhos vêm mostrando a possibilidade do tratamento da forma aguda, com boa resposta.

O tratamento da infecção aguda será abordado mais adiante, ao final do tópico do tratamento da hepatite C crônica.

TRATAMENTO DA INFECÇÃO CRÔNICA

Durante as 2 últimas décadas, houve um avanço considerável na assistência dos pacientes com doença hepática pelo HCV. Além da melhor compreensão da fisiopatogenia da doença e do conhecimento, pelo menos em parte, do ciclo de vida do HCV, foi possível o desenvolvimento de uma nova estratégia de diagnóstico, tratamento e a possibilidade de essa terapia ter, como objetivo primário, a cura do HCV.

Apesar de os novos medicamentos já terem sido aprovados na Europa e nos Estados Unidos da América (EUA), no Brasil ainda se encontram em processo de aprovação pela Anvisa. O Ministério da Saúde está elaborando uma nova diretriz de tratamento utilizando os novos medicamentos para ser implantada, provavelmente, no primeiro semestre de 2015. Sendo assim, esse capítulo mantém a diretriz atual de tratamento, mas, ao final, será transcrita parte da recomendação europeia com a inclusão dos novos medicamentos.

O interferon-alfa (IFN-α) foi a primeira substância utilizada no tratamento do HCV. Apresenta um mecanismo duplo de ação, atuando como imunomodulador e antiviral. A imunomodulação implica na ativação de macrófagos, células *natural killer* (NK), linfócitos T citotóxicos e na produção de anticorpos, o que resulta no aumento da resposta imunológica do hospedeiro ao vírus.

Dois IFN-α, 2a e 2b, foram utilizados em monoterapia no início do tratamento do HCV. Esses IFN apresentam estrutura química diferente, mas com ação semelhante. Estudos com vários genótipos do HCV mostraram, de forma geral, baixa eficácia na resposta à monoterapia, evidenciando uma resposta virológica sustentada (RVS) em torno de 16%. Após a associação da ribavirina (RBV), um antiviral análogo nucleosídeo da guanosina, essencial para o tratamento da infecção pelo HCV, mas com mecanismo de ação ainda não determinado, elevou-se para 41% a possibilidade de RVS, considerando-se todos os genótipos. Devido aos estudos comprovando melhor eficácia da terapia combinada, a associação do IFN-α com a RBV passou a ser utilizada.

Os IFN-α convencionais apresentam farmacocinética desfavorável, implicando na administração semanal de várias injeções por via subcutânea (SC). A adição de moléculas de polietilenoglicóis (PEGs) (polímeros seguros, atóxicos e inertes que podem ser agregados a proteínas biologicamente ativas, num processo conhecido como peguilação) melhorou as propriedades farmacológicas desejáveis das proteínas terapêuticas, pois protegem a proteína, no caso o IFN, sem alterar a atividade intrínseca da molécula. Inúmeras vantagens foram adquiridas com a peguilação, como a melhora da meia-vida da molécula original, em razão de um reduzido *clearance* renal e uma maior proteção à proteólise. A associação de peguinterferon (PEG-IFN) à RBV (PR), considerando todos os genótipos, atingiu cerca de 60% de RVS.

São dois PEG-IFN disponíveis para serem utilizados: o PEG-IFN-alfa-2a (PEG-IFN-α- 2a) e o PEG-IFN-alfa-2b (PEG-IFN-α-2b). A diferença da estrutura química dos polietilenoglicóis (PEG) pode interferir nas características farmacológicas de cada PEG-IFN, levando a inúmeras discussões quanto ao melhor PEG-IFN a ser utilizado na prática clínica.

O PEG do alfapeguinterferon-2a é uma molécula ramificada de 40 κD, ligada ao IFN-α- 2a por uma ligação amida estável. Devido ao seu alto peso molecular, confere ao PEG-IFN-α-2a uma maior estabilidade, prolongada absorção, reduzido *clearance* e menor volume de distribuição. Essas características determinam a possibilidade da administração em dose única semanal, proporcionando uma concentração sérica uniforme, com elevados níveis mantidos no decorrer da semana e a não necessidade de modificação da dose em função do peso do indivíduo.

O PEG do alfapeguinterferon-2b é uma molécula linear pequena com 12 κD, ligada ao IFN-α-2b por uma ligação instável de uretano. Essas características do PEG-IFN-α-2b implicam em um maior volume de distribuição corporal, exigindo a alteração da dose por quilograma de peso e inclusive, pela ligação instável do PEG ao IFN, pode ocorrer exposição mais rápida do IFN, com subsequente proteólise do mesmo. Essa condição implica em uma concentração sérica não uniforme quando administrado uma vez por semana, com queda do nível sérico em 2 a 3 dias. Inicialmente, chegou-se a pensar na necessidade da administração de duas doses semanais do PEG-IFN-α-2b, mas foi liberado para uso em uma dose semanal. Outra importante diferença entre os PEG-INF está na farmacotécnica das formulações. O PEG-IFN-α-2a é disponibilizado em solução estável, em seringa preenchida, pronta para uso. O PEG-IFN-α-2b é um pó liofilizado que é instável em solução e, por isso, precisa ser reconstituído antes da administração.

Vários estudos tentaram definir a superioridade de um PEG-IFN-α com relação ao outro, mas ainda não há evidência conclusiva que demonstre a superioridade de um PEG-IFN-α em detrimento do outro.

Mesmo com a introdução dos PEG-IFN-α e a associação com a RBV, a eficácia da terapia dupla (TD), PEG-IFN-α + RBV (PR), ainda não é a ideal. Apenas 40% a 50% dos portadores dos genótipos 1 e 4 atingem RVS, se comparados aos 80% dos portadores dos genótipos 2 e 3 que atingem RVS. Isso implica na necessidade de medicamentos mais potentes, com melhor esquema posológico e menos eventos adversos.

O conhecimento do ciclo de vida e do genoma do HCV mostrou que existem alvos potenciais para a ação farmacológica no HCV, o que impulsionou a pesquisa em busca de medicamentos com ação direta contra o HCV (DAAs). Várias moléculas estão em desenvolvimento para o tratamento da hepatite C crônica e pertencem a, pelo menos, cinco classes distintas de medicamentos.

Em 2011, o boceprevir (BOC) e o telaprevir (TVR) foram aprovados para o tratamento do genótipo 1 do HCV, em todo o mundo. Esses dois medicamentos são considerados de primeira onda e fazem parte da primeira geração de DAAs. Ambos atuam inibindo a proteína não estrutural protease serina 3/4A (NS3/4A) e são conhecidos como inibidores da protease (IP) do HCV. Não podem ser usados em monoterapia (devem ser sempre associados ao PEG-IFN e à ribavirina) e apresentam baixa barreira genética. Já foram encontradas cepas resistentes a esses medicamentos, e isto é algo preocupante, visto que o genótipo 1a (HCV-1a) parece desenvolver resistência mais facilmente com relação ao genótipo 1b. No HCV-1a, basta a mudança de um único nucleosídeo no códon 155 para o desenvolvimento de resistência.

A terapia tripla (TT) com PR e IP atingiu resposta virológica sustentada (SVR) mais elevada quando comparada com a terapia dupla, cerca de 65% a 75%. Entretanto, o perfil de eventos adversos com a TT não é favorável e esses medicamentos só serão utilizados enquanto não aparecerem novas opções de tratamento.

O tratamento da hepatite C é a cada dia mais desafiador. Inicialmente, pela dificuldade do manejo dos eventos adversos (EA) observados com o PEG-IFN-α e RBV (PR). Agora, a maior preocupação é com a associação dos EA do PR + IP, além do comportamento dos pacientes infectados, que geralmente são usuários de drogas ilícitas e álcool.

Para se indicar o tratamento da hepatite C, alguns fatores devem ser mencionados, por serem preditores do sucesso terapêutico: genótipo não 1, carga viral baixa (< 600.000 UI/mL), ausência de fibrose, ausência de atividade inflamatória ou mínima e ausência de obesidade.

Com a evolução das técnicas de biologia molecular e o acesso expandido a esses métodos foi possível avaliar melhor a resposta ao tratamento, utilizando-se a cinética viral. A cinética viral avalia a eficácia do tratamento, considerando-se o HCV-RNA nas semanas 4, 12, 24, ao final do tratamento e 24 semanas após o final do tratamento. Essa terapia guiada pela resposta facilita o acompanhamento dos pacientes e orienta o tempo ideal de tratamento que poderá ser estendido, interrompido ou encurtado.

Os critérios de resposta virológica para a avaliação do tratamento associados a fatores relacionados ao vírus e ao hospedeiro, contribuem para um melhor tratamento e principalmente para a individualização do mesmo.

O polimorfismo do gene da interleucina-28B (IL-28B) deve ser citado, já que está diretamente associado à chance de resposta ao tratamento antiviral, especialmente nos portadores do HCV genótipo 1. Os pacientes com polimorfismo CC teriam cerca de 80% de possibilidade de resposta virológica sustentada (RVS), contra 20% dos portadores do fenótipo TT. Esse teste poderia ser utilizado para avaliar os pacientes que se beneficiariam com a terapia dupla PR ou se deveriam ser tratados com PR + IP.

As terapias dupla e tripla (com IP de primeira onda) compõem as diretrizes terapêuticas atualmente utilizadas no Brasil, e todos os instrumentos necessários para a compreensão e administração de ambas se encontra a seguir.

A meta do tratamento da hepatite C é a cura da infecção pelo HCV, obtida com a eliminação do vírus. Como nem sempre será possível ser alcançada, objetiva-se controlar a progressão da doença hepática com a inibição da replicação do vírus. Uma vez controlada a replicação, haverá redução da atividade inflamatória impedindo a evolução para cirrose e hepatocarcinoma (CHC). Convém lembrar que a evolução para o CHC não tem relação com a carga viral do HCV, ao contrário do observado com a infecção pelo vírus da hepatite B.

Portanto, com o tratamento, espera-se melhorar a qualidade e a expectativa de vida dos pacientes, obter uma resposta virológica sustentada, a redução da progressão para a insuficiência hepática terminal que necessite de transplante hepático e a diminuição do risco de transmissão do HCV.

Conhecer os critérios de resposta virológica com PR é essencial para a avaliação da resposta ao tratamento:

- *resposta virológica rápida (RVR)* – definida como a carga viral do HCV (HCV-RNA) indetectável na semana 4 de tratamento;
- *resposta virológica precoce (RVP)* – definida como a indetecção do HCV-RNA na semana 12 de tratamento (considerada RVP total). Se ocorrer queda de pelo menos duas escalas logarítmicas ($2 \log_{10}$) ou 100 vezes o valor do HCV-RNA pré-tratamento é considerada RVP parcial;
- *resposta virológica ao final do tratamento (RVF)* – definida como HCV-RNA indetectável ao final do tratamento;
- *resposta virológica sustentada (RVS)* – definida como HCV-RNA indetectável 24 semanas após o término do tratamento;
- *recidiva virológica (recidivantes)* – definida como HCV-RNA indetectável ao final do tratamento e HCV-RNA detectável 24 semanas após o término do tratamento;
- *respondedor lento* – definido como o indivíduo que apresenta RVP parcial (HCV-RNA detectável, porém com queda $> 2 \log_{10}$ na semana 12) e HCV-RNA indetectável na semana 24 de tratamento;
- *não respondedor parcial* – definido como o indivíduo que apresenta RVP parcial (HCV-RNA detectável, porém com queda $> 2 \log_{10}$ na semana 12) e HCV-RNA detectável na semana 24 de tratamento;
- *nulo de resposta** – definido como o indivíduo que não apresenta pelo menos RVP parcial (queda de pelo menos $2 \log_{10}$ do valor do HCV-RNA pré-tratamento, na semana 12).

A RVR apresenta um alto valor preditivo positivo (cerca de 90%), para a RVS. Por outro lado, se não há queda de, pelo menos $1 \log_{10}$, na semana 4, as chances de RVS são menores que 5%. Já os pacientes que não atingem RVP apresentam mínima chance de chegar à RVS (alto valor preditivo).

O grau de comprometimento hepático deverá ser abordado em algumas situações para a indicação do tratamento e devem-se identificar os pacientes com cirrose. Além disso, é fundamental a avaliação da presença de comorbidades, condições que possam interferir ou mesmo contraindicar o

---

* Pacientes sem documentação de cinética viral durante tratamento prévio serão considerados não respondedores (*nulos de resposta*).

início do tratamento. Nesse contexto, é importantíssima a identificação de doença psiquiátrica, cardíaca ou renal, doenças autoimunes, o uso abusivo do álcool e outras drogas recreativas. A gravidez, no período do tratamento e até 6 meses após a interrupção do mesmo, não poderá ocorrer, por causa dos efeitos teratogênicos, principalmente pelo uso da RBV.

Convém ressaltar que a doença hepática pode progredir mesmo nos indivíduos com persistentes níveis normais de aminotransferases (alanina aminotransferase e aspartato aminotransferase, ALT ou TGP e AST ou TGO, respectivamente).

O padrão histológico hepático complementa a abordagem dos pacientes com doença hepática desconhecida, principalmente em situações cujo padrão de fibrose orienta o tratamento. A elastografia transitória pelo FibroScan é um novo método não invasivo que tem sido proposto para acessar a fibrose hepática pela medida da elasticidade hepática. Esse método tem especial aplicação na detecção da fibrose hepática avançada (F3-F4), resultando na não utilização da biópsia hepática nesses pacientes e a cada dia se tornando mais acessível e de fácil manuseio. Porém, em algumas situações, a biópsia hepática ainda é mandatória e utilizada como critério para a indicação do tratamento.

Nos pacientes em que não for recomendado o tratamento, a avaliação clínico-laboratorial deve ser quadrimestral e a biópsia hepática a cada 3 a 5 anos, mas cabe ao médico assistente, em concordância com o paciente, determinar o momento ideal para o início do tratamento.

Quanto à biópsia hepática, devem-se conhecer os critérios de contraindicação desse procedimento, já que é um método invasivo. O ideal é proceder com a biópsia transcutânea com agulha e guiada por ultrassom, por permitir a retirada de fragmentos de áreas distantes da cápsula de Glisson, dispensar anestesia geral e por ser um procedimento de menor custo.

Existem diversos sistemas de classificação para graduação e estadiamento das hepatites crônicas e vários deles têm importância histórica. A diretriz brasileira recomenda o uso de uma das seguintes classificações: a da Sociedade Brasileira de Patologia (SBP), o metavir ou o Ishak. A classificação proposta por Ishak, em 1995, tem sido igualmente recomendada na literatura internacional.

Contraindicações para a Realização de Biópsia Hepática

- Contraindicações relativas – obesidade mórbida e possibilidade de lesões hepáticas vasculares.
- Contraindicações absolutas – coagulopatias graves, infecção no parênquima hepático e obstrução biliar extra-hepática.

Critérios para a Realização da Biópsia Hepática para a Indicação do Tratamento

- Doença hepática compensada, contagem de plaquetas > 60.000/mm³, atividade de protrombina > 50% e ausência de contraindicações aos medicamentos usados no tratamento.

Situações em que a Biópsia Hepática É Desnecessária para a Indicação do Tratamento

- Nos pacientes portadores de coagulopatias congênitas, pelo risco aumentado de hemorragia.
- Nos pacientes com sinais clínicos e/ou evidências ecográficas de cirrose.
- Nos pacientes com *manifestações extra-hepáticas* comprovadamente relacionadas com o HCV (ex., crioglobulinemia mista assintomática, vasculites cutâneas e sistêmicas, glomerulonefrites, poliartrite, neuropatia periférica, porfiria cutânea tarda, líquen plano e linfoma não Hodgkin associado ao HCV).

Situações em que a Biópsia Hepática É Facultativa

- Nos pacientes coinfectados pelo HIV.
- Nos pacientes com genótipos 2 e 3.

Quando a biópsia for recomendada para definir o tratamento, deve ser realizada dentro dos 24 meses que antecedem o início do tratamento.

Recomenda-se Tratamento para os Pacientes com as Seguintes Alterações Histopatológicas

Fibrose ≥ F2 (metavir) e seus correspondentes (SBP ≥ 2 e ISHAK ≥ 3), independentemente da atividade inflamatória.

- Atividade inflamatória ≥ A2 (metavir) e seus correspondentes (SBP e ISHAK ≥ 2) com presença de fibrose ≥ F1 (metavir) e seus correspondentes (SBP e ISHAK ≥ 1).

A genotipagem do HCV é obrigatória para os candidatos ao tratamento, já que o mesmo é definido de acordo com o genótipo encontrado.

A seguir será abordado o tratamento da hepatite C crônica de acordo com os genótipos, utilizando-se o tratamento-padrão com terapia dupla PR (peguinterferon e ribavirina). A recomendação do tratamento segue o Protocolo Clínico e as Diretrizes Terapêuticas para Hepatite Viral C e Coinfecções do Ministério da Saúde, publicados em 2011.

Tratamento da Hepatite Viral Crônica C no Genótipo 1 com PR

O esquema recomendado para o tratamento dos pacientes portadores de hepatite crônica C com genótipo 1 é a associação PR durante 48 a 72 semanas:

- PEG-IFN-α-2a, 180 µg, SC, uma vez por semana, ou PEG-IFN-α-2b, 1,5 µg/kg, SC, uma vez por semana, ambos associados à RBV 15 mg/kg/dia, via oral (VO) (dose diária dividida de 12 em 12 horas). O uso do PEG-IFN-α-2b deverá seguir a recomendação de doses conforme as Tabelas 80.4 e 80.5;
- considerar a duração do tratamento de 72 semanas para pacientes portadores do genótipo 1 que estejam em tratamento com PEG-IFN-α associado à RBV e apresentam boa adesão, com RVP parcial na semana 12 e HCV-RNA indetectável na semana 24, levando em consideração aspectos de adesão, tolerabilidade e aceitabilidade (Figura 80.2).

TABELA 80.4

Modo de Administração Interferon Peguilado Alfa-2b em Monoterapia (Adaptado Conforme Apresentações Comerciais Disponíveis)				
Peso do Paciente	**Apresentação**	**Volume Total da Ampola**	**Quantidade a Ser Administrada**	**Volume a Ser Administrado**
40-51,9 kg			48 mcg	0,3 ml
52-69,9 kg			64 mcg	0,4 ml
70-87,9 kg	80 mcg em 0,5 ml	0,7 ml	80 mcg	0,5 ml
88-99,9 kg			96 mcg	0,6 ml
100-115 kg			112 mcg	0,7 ml
116-129,9 kg			120 mcg	0,6 ml
130-147,9 kg	100 mcg em 0,5 ml	0,7 ml	140 mcg	0,7 ml
> 148 kg	120 mcg em 0,5 ml	0,7 ml	156 mcg	0,6 ml

TABELA 80.5

Modo de Administração Interferon Peguilado Alfa-2b Combinado com Ribavirina (Adaptado Conforme Apresentações Comerciais Disponíveis)				
Peso do Paciente	**Apresentação**	**Volume Total da Ampola**	**Quantidade a Ser Asministrada**	**Volume a Ser Administrado**
40-46,9 kg			64 mcg	0,4 ml
47-57,9 kg	80 mcg em 0,5 ml	0,7 ml	80 mcg	0,5 ml
58-67,9 kg			96 mcg	0,6 ml
68-76,9 kg			112 mcg	0,7 ml
77-84,9 kg			120 mcg	0,6 ml
85-97,9 kg	100 mcg em 0,5 ml	0,7 ml	140 mcg	0,7 ml
98-104,9 kg			156 mcg	0,6 ml
> 105 kg	120 mcg em 0,5 ml	0,7 ml	168 mcg	0,7 ml

Tratamento da Hepatite Viral Crônica C nos Genótipos 2 e 3

A diretriz brasileira ainda considera o uso do IFN convencional para o tratamento dos genótipos 2 e 3 (Fluxograma da Figura 80.3):

- a biópsia hepática para portadores dos genótipos 2 e 3 é facultativa, mas os pacientes sem biópsia hepática e com HCV-RNA < 600.000 UI/mL, devem ser considerados para receber IFN convencional.

O esquema recomendado para o tratamento da hepatite C crônica genótipos 2 ou 3, na ausência de fatores preditores de baixa RVS*, é a associação de IFN convencional e RBV, durante 24 semanas:

IFN convencional alfa-2a ou alfa-2b, 3 milhões de UI (MUI), SC, três vezes por semana associado a RBV 15 mg/kg/dia, VO (dose diária dividida de 12 em 12 horas).

---

* Os pacientes que apresentam os fatores preditores de má resposta ao tratamento com INF convencional (escore metavir ≥ F3; e/ou manifestações clínicas de cirrose hepática; e/ou carga viral superior a 600.000 UI/mL), devem receber tratamento com PEG-INF-α.

O esquema recomendado para o tratamento da hepatite C crônica genótipos 2 ou 3 e carga viral superior a 600.000 UI/mL e/ou metavir = F3 é a associação de PEG-INF-α e RBV, durante 24 semanas, enquanto aqueles com cirrose (metavir = F4 ou manifestações clínicas de cirrose), independentemente da carga viral, devem ser tratados por 48 semanas.

- PEG-IFN-α-2a ou PEG-IFN-α-2b, uma vez por semana, SC, associado à RBV 15 mg/kg/dia, VO (dose diária dividida de 12 em 12 horas).

Tratamento da Hepatite Viral Crônica C nos Genótipos 4 e 5

Existem poucas informações sobre o tratamento dos genótipos 4 e 5, infrequentes no Brasil. O tratamento recomendado para hepatite crônica C nos genótipos 4 e 5 é o mesmo considerado para portadores do genótipo 1 (Fluxograma da Figura 80.1).

O esquema recomendado para o tratamento dos pacientes portadores de hepatite C crônica com genótipos 4 e 5 é a associação PR, durante 48 a 72 semanas:

- PEG-IFN-α-2a, 180 µg, SC, uma vez por semana, ou PEG-IFN-α-2b, 1,5 µg/kg, SC, uma vez por semana,

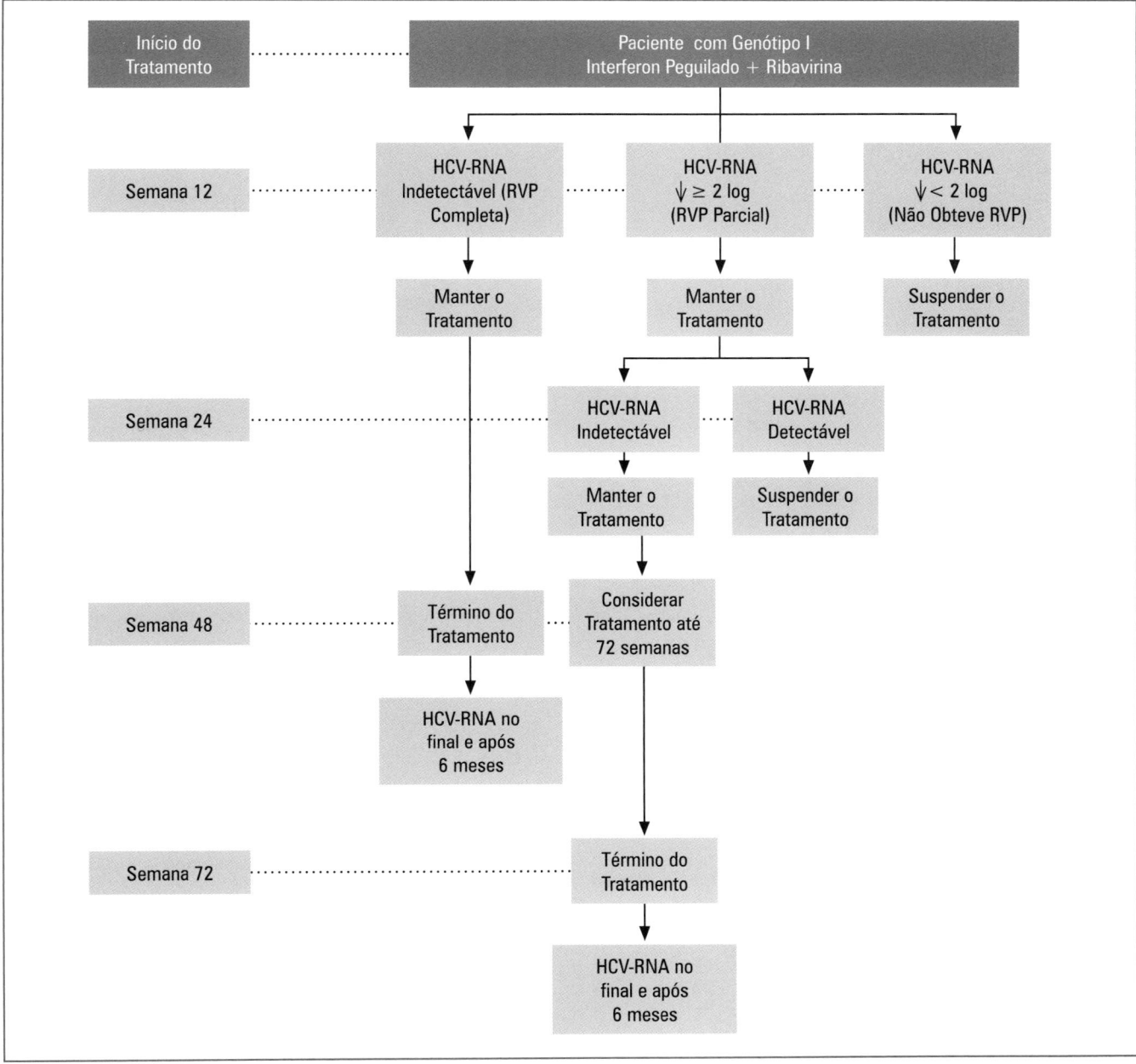

FIGURA 80.2 – Fluxograma de Tratamento da Hepatite C Crônica em Pacientes Portadores do Genótipo 1 do HCV

ambos associados à RBV 15 mg/kg/dia, VO (dose diária dividida de 12 em 12 horas).

Monitoramento do Tratamento

Monitoramento Laboratorial Básico durante o Tratamento

Os portadores de hepatite C aguda ou crônica candidatos ao tratamento devem ser submetidos a uma avaliação inicial. Nessa avaliação, devem constar anamnese, exame físico completo e exames complementares. Os pacientes que estejam sendo submetidos ao tratamento da hepatite C devem ser acompanhados clínica e laboratorialmente, sobretudo nas fases iniciais do tratamento. O acompanhamento laboratorial mínimo durante o tratamento deve conter os exames nos períodos indicados na Tabela 80.6.

Monitoramento da Resposta Virológica durante o Tratamento

Pacientes em Uso de IFN Convencional Associado ou não a RBV

Os pacientes com indicação de terapia por 24 semanas devem ser submetidos ao teste quantitativo de detecção do HCV (HCV-RNA) no final do tratamento (semana 24), para avaliar a resposta virológica. Caso apresentem resultado negativo (carga viral indetectável), novo HCV-RNA deverá ser feito na semana 48 (6 meses após o término do tratamento), para avaliar a RVS.

TABELA 80.6

Exames	Pré-Tratamento	Após Início do Tratamento			
		15 dias	30 dias	Mensal	Trimestral
Hemograma	X	X	X	X	
Plaquetas	X	X	X	X	
Creatinina	X	X	X	X	
ALT, AST	X	X	X	X	
Fosfatase Alcalina, Gama GT, Bilirrubinas, Albumina	X				
Tempo de protrombina	X				
Glicose*, ácido úrico	X				X
TSI I	X				X
Beta – HCG**	X				X

Acompanhamento Laboratorial no Tratamento da Hepatite C

* Em pacientes diabéticos, com intolerância à glicose ou resistência insulínica, a glicemia deve ser mensal.
** Em pacientes com suspeita e/ou sinais clínicos de gravidez, realizar o exame imediatamente.

Em pacientes com indicação de terapia por 48 semanas, o HCV-RNA quantitativo deve ser realizado na semana 12 de tratamento, para avaliar a RVP. Os pacientes que não atingiram RVP (parcial ou total) na semana 12 devem interromper o tratamento.

Pacientes em Uso de PEG-IFN Associado ou não a RBV

Deve-se quantificar o HCV-RNA na semana 12 de tratamento para avaliar a RVP.

Os portadores dos genótipos 1, 4 ou 5 que atingiram RVP parcial na semana 12 do tratamento devem mantê-lo e outro HCV-RNA deverá ser realizado na semana 24. Caso o resultado seja inferior ao limite de detecção (indetectável), o tratamento deve ser considerado até a semana 72, conforme indicado para os portadores do genótipo 1. Caso a carga viral esteja detectável ($\geq$ ao limite inferior de detecção) na semana 24, o tratamento deve ser interrompido.

Os portadores dos genótipos 1, 4 ou 5 que não atingiram RVP parcial ou total na semana 12 do tratamento devem interromper o tratamento conforme o Fluxograma da Figura 80.1.

Os portadores dos genótipos 2 ou 3, sem cirrose, não coinfectados pelo HIV ou em pré ou pós-transplante, sob tratamento com PEG-IFN-α, devem realizar o HCV-RNA ao final do tratamento (semana 24), para avaliar RVF. Caso apresentem resultado indetectável, devem realizar novo HCV-RNA na semana 48 (6 meses após o término do tratamento), para avaliar a RVS.

Nos pacientes infectados pelos genótipos 2 ou 3, coinfectados com HIV, ou em fase pré ou pós-transplante de fígado, quantificar o HCV-RNA na semana 12 de tratamento, para avaliar a RVP:

- o paciente com RVP total, deverá manter o tratamento até a semana 48;

- o paciente com RVP parcial, deverá manter o tratamento e quantificar o HCV-RNA na semana 24, para definir a continuação do tratamento (exceto no pós--transplante), como a seguir (Fluxogramas das Figuras 80.4 a 80.6);
- HCV-RNA indetectável na semana 24: o tratamento deve ser mantido até a semana 48.
- HCV-RNA detectável na semana 24: proceder de acordo com os pacientes em fase de pré-transplante com RVS; recomenda-se não suspender o tratamento quando houver perspectiva do transplante em até 2 meses.

Manejo dos Eventos Adversos

Eventos Adversos do Tratamento da Hepatite C com IFN-α, PEG-IFN-α e RBV

Inúmeros eventos adversos são observados no tratamento com INF e RBV. Alterações laboratoriais e possíveis reações adversas necessitam de monitoramento clínico e laboratorial mais rigoroso, com o objetivo de melhorar a adesão ao tratamento e a adequação das doses.

Entre os principais efeitos adversos referentes ao uso de INF, destacam-se as alterações hematológicas, além de sintomas que se assemelham aos da gripe (dor de cabeça, fadiga, febre e mialgia) e sintomas psiquiátricos. Cerca de 10% dos pacientes podem desenvolver alterações tireoidianas. A anemia, considerada de difícil manejo, é considerada o principal evento adverso associado ao uso da RBV.

O tratamento pode ter um impacto negativo na qualidade de vida. Mas, a reversibilidade dos sintomas poderá só ocorrer de 12 a 24 semanas após o término do tratamento. A piora na qualidade de vida durante o tratamento pode influenciar negativamente a confiança e contribuir para um desfecho clínico desfavorável. O suporte multiprofissional na abordagem dos efeitos adversos, com estratégias de apoio e motivação, auxilia a reduzir o risco de abandono inicial do tratamento.

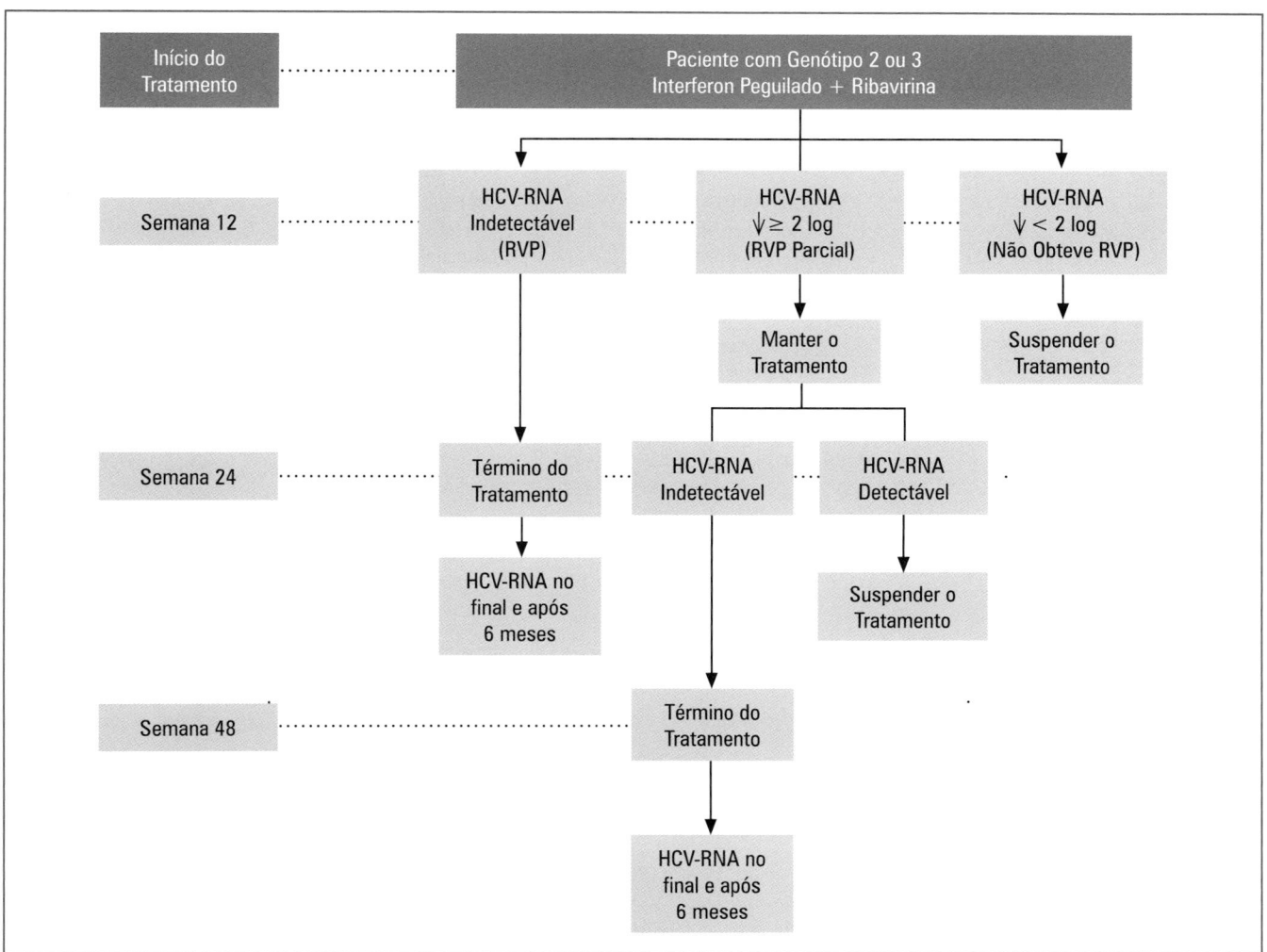

FIGURA 80.3 – Fluxograma de Tratamento da Hepatite Crônica C em Pacientes Portadores dos Genótipos 2 ou 3

Manejo da Anemia em Pacientes em Uso de IFN Convencional ou Peguilado e RBV durante o Tratamento da Hepatite C

Inicialmente devem-se realizar investigação e tratamento de condições de base que determinem a ocorrência de anemia, tais como sangramento, desnutrição, hemoglobinopatias ou doença da tireoide.

A introdução de eritropoietina poderá ser a primeira opção, quando disponível, de acordo com a recomendação da Tabela 80.7. Já a redução da dose da RBV deve ser realizada de acordo com as recomendações da Tabela 80.8.

Em algumas condições clínicas, o uso da eritropoietina e/ou a redução da dose da RBV poderão ser considerados de forma mais precoce, como, por exemplo, em pacientes com cirrose e naqueles coinfectados pelo HIV. Pacientes com hemoglobina (Hb) < 12 g/dL, doença isquêmica cardiovascular e doença pulmonar obstrutiva crônica deverão ser avaliados individualmente.

Uso de Eritropoietina Recombinante

- Indicação – hemoglobina atual menor que 10 g/dL ou queda > 3 g/dL com relação ao nível pré-tratamento, em pacientes que se mostrem sintomáticos à anemia.

- Objetivos do uso – resolução da anemia e manutenção de Hb > 12 g/dL, permitindo o uso de pelo menos 80% da dose preconizada de RBV.
- Posologia – de 10.000 UI a 40.000 UI, SC, a cada semana, a critério clínico.
- Tempo de uso – variável, conforme a necessidade, para manter o paciente com hemoglobina > 10 g/dL.
- Critério de suspensão da RBV – hemoglobina menor que 8,5 g/dL ou manutenção de sintomas de anemia, após o uso de fatores estimulantes e redução da dose do medicamento.

Manejo da Neutropenia em Pacientes em Uso de IFN Convencional ou Peguilado e RBV durante o Tratamento da Hepatite C

O manejo da neutropenia deverá ser feito com a utilização do fator estimulante de colônias de granulócitos, a *filgrastima* (G-CSF). São candidatos ao uso de filgrastima aqueles com neutropenia grave: neutrófilos < 500/mm³ ou < 750/mm³ (com cirrose, transplantados ou coinfectados pelo HIV):

- posologia – 300 μg, SC, uma a duas vezes por semana;
- indicador de resposta – elevação de neutrófilos para valores ≥ a 750 células/mm³;

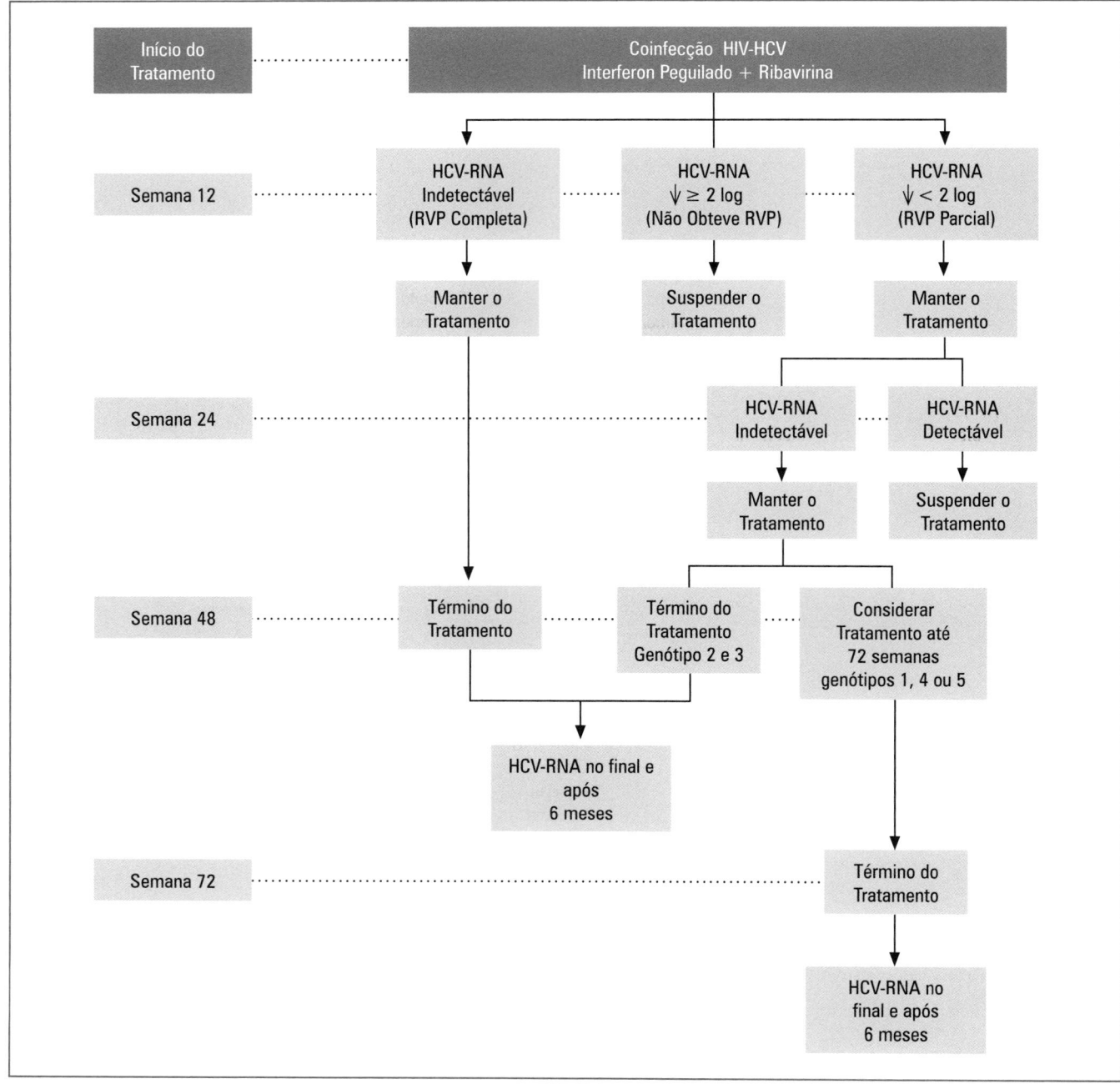

FIGURA 80.4 – Fluxograma de tratamento da hepatite C crônica na coinfecção HIV-HCV.

- tempo de uso – variável, conforme a necessidade, para manter o paciente com neutrófilos $\geq$ 750 células/mm³;
- critério de suspensão do IFN – manutenção de neutrófilos < 500 células/mm³, em qualquer momento do tratamento, após o uso de fatores estimulantes e redução da dose do medicamento.

Manejo da Plaquetopenia em Pacientes em Uso de IFN Convencional ou Peguilado e RBV durante o Tratamento da Hepatite C

Pacientes com plaquetas < 50.000/mm³ deverão ter a dose de IFN reduzida a 50% e aqueles com plaquetas < 25.000/mm³ deverão ter o uso do IFN suspenso.

TRATAMENTO DA HEPATITE C CRÔNICA COM OS INIBIDORES DA PROTEASE (IP)

Em julho de 2012, a Portaria SCTIE-MS, número 20, tornou pública a decisão de incorporação dos IP ao SUS e, em 2013, foram publicados os Suplementos 1 e 2 do Protocolo Clínico, que definem o manejo dos pacientes que serão tratados no Brasil pelo SUS. O tratamento com IP, que será mencionado a seguir, segue esses "Suplementos", que contemplam exclusivamente os monoinfectados pelo genótipo 1 do HCV, com fibrose hepática avançada (metavir F3 ou F4) ou evidências não invasivas de cirrose, doença hepática compensada (escore Child-Pugh $\leq$ 6; classe A), sem histórico de descompensação prévia e ausência de tratamento prévio com IP; e os pacientes com manifestações extra-hepáticas

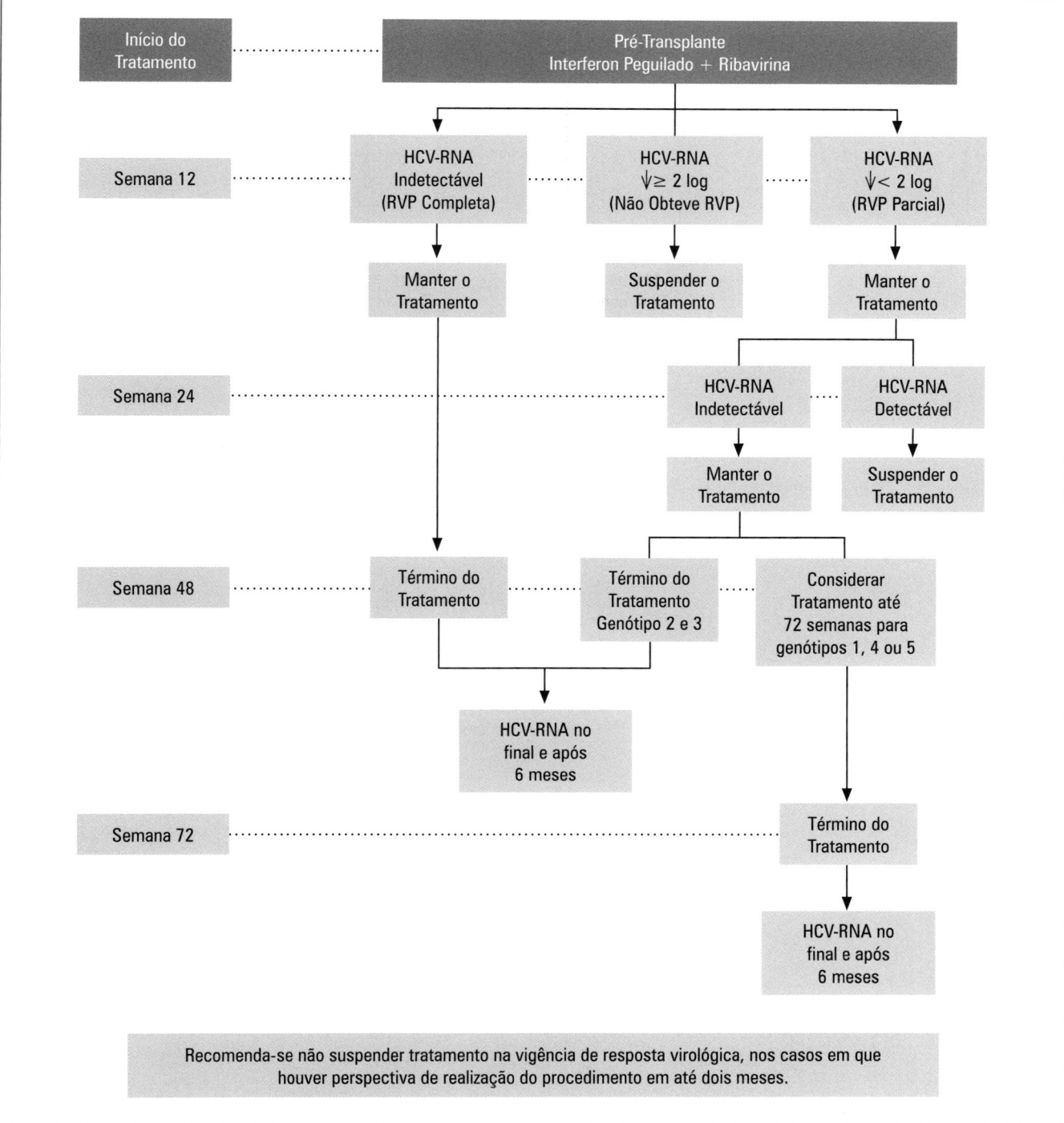

FIGURA 80.5 – Fluxograma de tratamento da hepatite C crônica no pré-transplante.

clinicamente significativas, com possibilidade de pior evolução clínica.

Observação:

- os pacientes com fibrose moderada (escala metavir F2) que não apresentaram resposta ao tratamento (prévio ou atual) com PR, não serão contemplados para retratamento;
- importante mencionar que o SUS apresenta uma estratégia de política de saúde pública que prioriza o atendimento aos pacientes com maior risco de pro-

gressão de doença; considera a gravidade dos eventos adversos, o alto custo do tratamento e a necessidade de seleção de serviços para garantir o manejo adequado, proporcional à capacidade de atendimento da rede.

Inibidores da Protease

Não existem estudos publicados que tenham comparado o boceprevir (BOC) com o telaprevir (TVR) de forma direta. Ambos os medicamentos possuem características farmacológicas distintas e foram empregados em diferentes estratégias

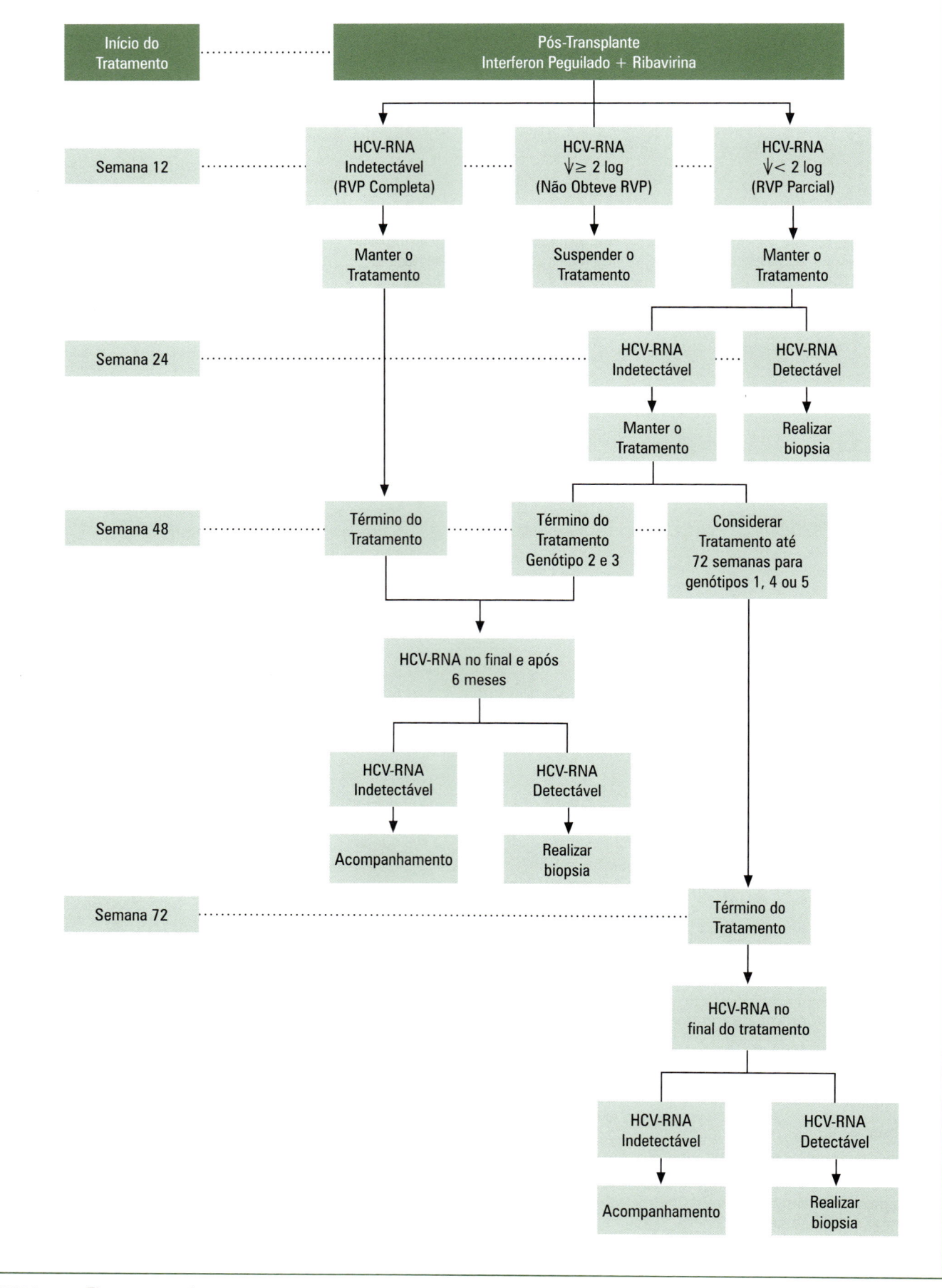

FIGURA 80.6 – Fluxograma de tratamento da hepatite crônica C no pós-transplante[1a].

TABELA 80.7

	Manejo das Complicações Resultantes do Tratamento da Hepatite Crônica C				
Manejo	Anemia		Leucopenia		Plaquetopenia
1º Passo	Até a 12ª semana de tratamento	Após a 12ª semana de tratamento	Até a 12ª semana de tratamento	Após a 12ª semana de tratamento	
	Utilização de Eritropoetina	Redução da dose do medicamento	Utilização de Filgrastim	Redução da dose do medicamento	Redução da dose do medicamento
2º Passo	Redução da dose do medicamento (no caso de resposta inadequada ao 1º Passo)	Utilização de Eritropoetina (no caso de resposta inadequada ao 1º Passo)	Redução da dose do medicamento (no caso de resposta inadequada ao 1º Passo)	Utilização de Filgrastim (no caso de resposta inadequada ao 1º Passo)	
Após falência do 1º e 2º Passos	IFN – Redução superior a 20% da dose deve ser realizada, a juízo clínico; RBV – Caso seja necessária redução maior que 20%, deve-se tentar manter a dose mínima de 10,6 mg/Kg/dia.				Suspender o tratamento

TABELA 80.8

Recomendações para o Manejo da Anemia em Pacientes em Uso de PEG-IFN e RBV, de Acordo com as Recomendações de Cada Fabricante		
Nível de Hemoglobina (Ausência de Cardiopatia Isquêmica)	Peg-IFN alfa-2b + RBV 750 mg/dia	Peg-INF alfa-2a + RBV 1.000-1.250 mg/dia
< 10 g/dL	500-750 mg/dia	500-750 mg/dia
< 8,5 g/dL	Interromper RBV	Interromper RBV

de tratamento nos ensaios clínicos utilizados para o seu registro em diversos países, incluindo o Brasil.

O BOC para ser utilizado deve ser precedido por um período de acesso (*lead-in*) de 4 semanas com PR, objetivando a redução da carga viral e a possível seleção de variantes resistentes ao BOC. A apresentação do BOC é em cápsulas de 200 mg. A dose recomendada para uso é de 800 mg (quatro cápsulas), administrada a cada 8 horas por via oral, com alimentos (uma refeição ou lanche), sempre associada a PR.

O TVR não necessita de *lead-in*. A apresentação do TVR é em comprimidos de 375 mg. A dose recomendada para uso é de 750 mg (dois comprimidos), administrada a cada 8 horas por via oral, com alimentos gordurosos (533 kcal; 21 g de gordura), sempre associada a PR.

Recomendações para o Uso dos IP

O *telaprevir* está recomendado para os seguintes pacientes:
- com cirrose hepática compensada (classificação histológica metavir F4 ou evidências menos invasivas de cirrose) e para pacientes metavir F3 nulos de resposta a tratamento prévio com PR;
- com classificação histológica metavir F3*.

O *boceprevir* está recomendado para os seguintes pacientes:

- pode ser considerado para pacientes com fibrose avançada (metavir F3 e F4/cirrose), de acordo com os critérios de individualização do tratamento que impeçam o uso de TVR por 12 semanas, com base em relatório médico detalhado e na avaliação da relação risco-benefício.

ESQUEMAS TERAPÊUTICOS

Com Telaprevir

O esquema terapêutico com telaprevir encontra-se na Figura 80.7.

Com Boceprevir

O esquema terapêutico com boceprevir encontra-se na Figura 80.8.

Diante de evidência de falha virológica, ou seja, HCV-RNA acima dos valores definidos durante a terapia tripla, todo o tratamento deverá ser permanentemente descontinuado:
- TVR: HCV-RNA > 1.000 UI/mL nas semanas 4 ou 12.
- BOC: HCV-RNA > 100 UI/mL na semana 12 ou detectável na semana 24.

Considerações

- O tratamento com TVR pode ser precedido por 4 semanas de uso da terapia dupla com PR. Esse período, denominado

A escolha do IP para pacientes com classificação histológica metavir F3, excetuando-se os nulos de resposta, foi condicionada ao menor impacto financeiro para o SUS.

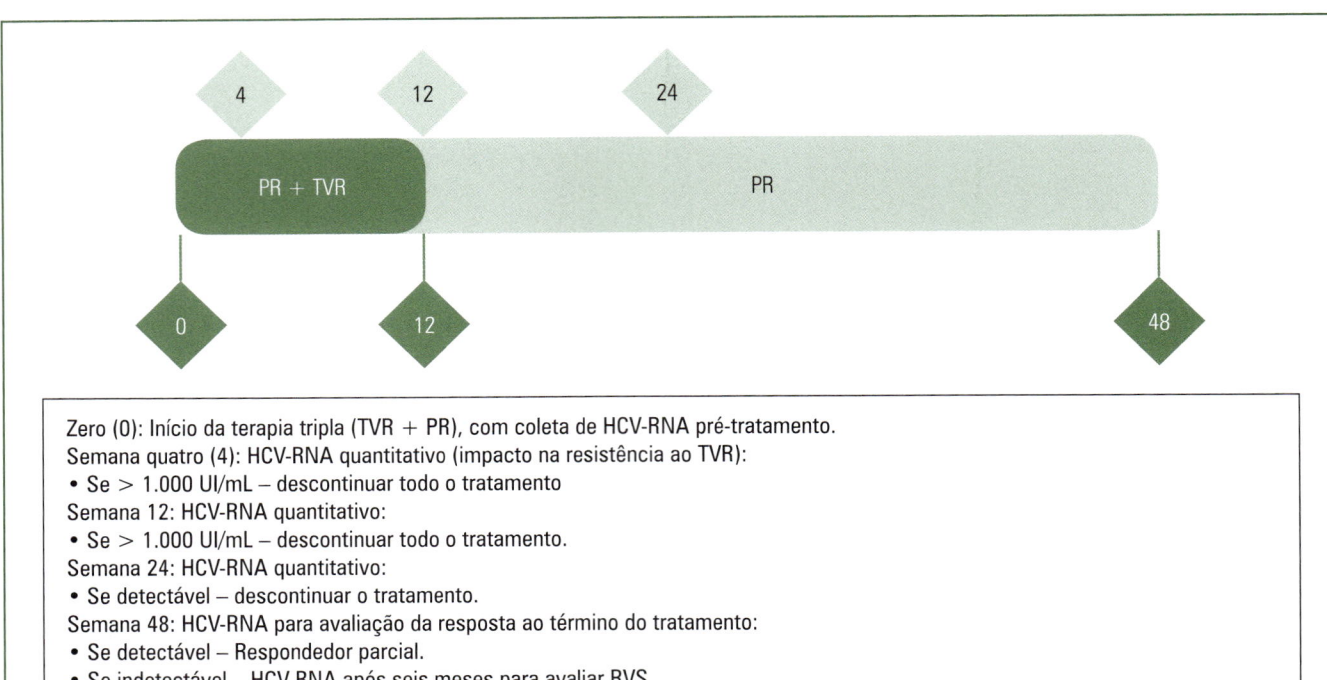

Zero (0): Início da terapia tripla (TVR + PR), com coleta de HCV-RNA pré-tratamento.
Semana quatro (4): HCV-RNA quantitativo (impacto na resistência ao TVR):
• Se > 1.000 UI/mL – descontinuar todo o tratamento
Semana 12: HCV-RNA quantitativo:
• Se > 1.000 UI/mL – descontinuar todo o tratamento.
Semana 24: HCV-RNA quantitativo:
• Se detectável – descontinuar o tratamento.
Semana 48: HCV-RNA para avaliação da resposta ao término do tratamento:
• Se detectável – Respondedor parcial.
• Se indetectável – HCV-RNA após seis meses para avaliar RVS.

FIGURA 80.7 – Esquema terapêutico com telaprevir (TVR)

lead-in, não é obrigatório no esquema de tratamento com TVR mas, quando adotado, pode ajudar nas decisões durante o manejo da TT.

• O esquema terapêutico com telaprevir precedido de *lead-in* encontra-se na Figura 80.9.
• Como ambos os IP apresentam potencial interação medicamentosa com vários medicamentos, recomenda-se consultar a lista atualizada de interações medicamentosas (http://www.hep-druginteractions.org/interactions.aspx) antes da sua prescrição.
• Nos pacientes com diagnóstico histológico metavir F3 há mais de 3 anos, recomenda-se abordagem clínica criteriosa, preferencialmente não invasiva, considerando-se uma possível evolução para cirrose e, com isso, a definição do esquema terapêutico adequado.
• Nos pacientes com diagnóstico histológico metavir F2 há mais de 3 anos, e previamente tratados com PR, recomenda-se avaliação criteriosa, preferencialmente não invasiva, considerando-se uma possível evolução para metavir F3 e, com isto, sua inclusão na terapia tripla, avaliando a história natural da doença.
• Nas situações em que a biópsia hepática é contraindicada ou facultativa, pacientes sem classificação histológica e sem evidência não invasiva de cirrose serão considerados para tratamento com IP, incluindo aqueles com manifestações extra-hepáticas.
• Não existe indicação para a substituição de um IP por outro, pelo risco de resistência cruzada entre eles.
• Os pacientes com fibrose avançada (F3 ou F4), incluindo cirrose compensada (Child-Pugh ≤ 6), devem ser adequadamente avaliados quanto à presença de possíveis fatores preditores de descompensação hepática, infecções graves e óbito durante o tratamento com IP, tais como: idade > 65 anos; diabetes *mellitus*; plaquetopenia (< 100.000/mm³); hipoalbuminemia (< 3,5 g/dL); atividade de protrombina (INR elevado); escore de Meld > 10.

A Critério Clínico, Considerar os Seguintes Níveis Laboratoriais Mínimos para o Início do Tratamento, de acordo com as Evidências Científicas

• Plaquetas ≥ 100.000/mm³; alguns especialistas consideram ≥ 75.000/mm³*.
• Neutrófilos ≥ 1.200 células/mm³.
• Hemoglobina ≥ 12 mg/dL (feminino) ou ≥ 13 mg/dL (masculino).
• Albumina ≥ 3,5 g/dL.

Fatores Preditivos de RVS com os IP

A avaliação dos fatores preditivos da RVS informa se os benefícios da terapia tripla irão superar o custo do tratamento e o risco dos EA.

• Polimorfismo da interleucina 28B – os pacientes com genótipo 1 e IL-28B CC, sem fibrose avançada e tratados com PR, apresentam taxa de RVS superior a 80%. Nesse contexto, os IP não aumentariam a taxa de RVS de forma significativa quando comparados com os tratados apenas com PR, mas podem reduzir o tempo de tratamento de 48 para 24 semanas e até para 12 semanas, de acordo com os últimos estudos nos não cirróticos e virgens de tratamento.

_____
* Na ausência de hipertensão porta – quando se recomendar tratamento para pacientes com níveis mais baixos de plaquetas.

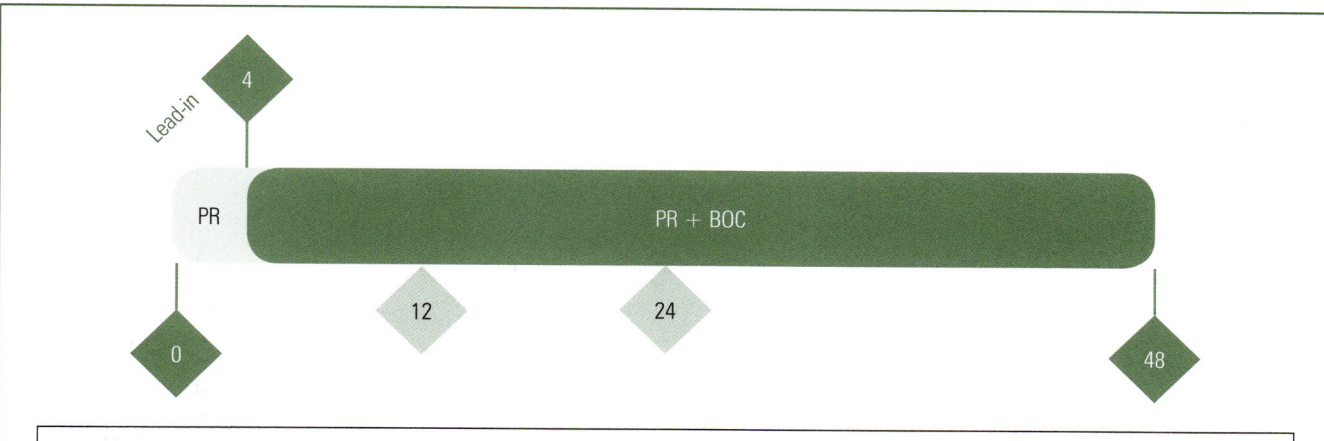

FIGURA 80.8 – Esquema terapêutico com boceprevir (BOC).

Dentro do diagrama:

Zero (0): início da terapia dupla (PR), com coleta de HCVRNA pré-tratamento.
Semana quatro (4): HCV-RNA pré-terapia tripla pode ser realizado para ajudar nas decisões durante a terapia tripla.
Semana 12: HCV-RNA quantitativo (impacto na resistência ao BOC):
• Se > 100 UI/mL – descontinuar todo tratamento.
Semana 24: HCV-RNA quantitativo (impacto na resistência ao BOC):
• Se detectável – descontinuar todo tratamento
Semana 48: HCV-RNA para avaliação da resposta ao término do tratamento:
• Se detectável – Respondedor parcial
• Se indetectável – HCV-RNA após seis meses para avaliar RVS.

• **Idade** – os pacientes mais jovens (menos de 40-45 anos) tendem a ter taxas de RVS mais elevada quando comparados com pacientes com idade mais avançada.

• **Estágio de fibrose** – os IP, nessa população, elevaram a taxa de RVS. É importante mencionar que os pacientes com fibrose avançada apresentam menores taxas de RVS quando comparados com os sem fibrose avançada.

• **Raça** – maiores taxas de RVS são observadas nessa população com o uso da terapia tripla.

• **Resposta virológica estendida (eRVR)** – negativação do HCV-RNA, com a terapia tripla, da semana 4 até a 12 durante o tratamento com TVR e da semana 8 até a 24 durante o tratamento com BOC.

• **Carga viral basal do HCV** – pacientes com carga viral basal < 800.000 UI/mL, apresentam taxas de RVS mais elevadas do que aqueles com carga viral elevada, tanto com TD quanto com TT.

• **Subgenótipo do HCV** – pacientes com o subgenótipo 1b apresentam taxas de RVS mais elevadas do que os com infecção pelo subgenótipo 1a.

Monitoramento do Tratamento com IP

O monitoramento ideal para os pacientes tratados com PR + IP encontra-se na Tabela 80.9.

Manejo dos Eventos Adversos com a Terapia Tripla (PR + IP)

O perfil de segurança dos IP tem base nos dados agrupados de ensaios clínicos randomizados (ECR), incluindo pacientes virgens de tratamento e com falha prévia ao tratamento. Nos estudos com BOC, as reações adversas mais frequentemente notificadas foram fadiga, anemia, náuseas, cefaleia e disgeusia. Nos estudos com TVR, anemia, farmacodermia, trombocitopenia, linfopenia, náusea e desconforto/prurido anorretal.

O desconforto/prurido anorretal decorrente do TVR ocorre mais frequentemente nos pacientes que já apresentam doenças orificiais, tais como hemorroidas e fissuras. Pela observação de especialistas, a adequação da dieta com 21 g de gordura concomitante à tomada do TVR pode minimizar esse evento adverso. Alguns casos irão necessitar de tratamento tópico com pomadas anestésicas.

A redução de dose de PR como estratégia de manejo de eventos adversos deve ser evitada, sempre que possível, durante o tratamento com terapia tripla contendo IP.

Caso ocorra suspensão temporária de pelo menos uma das três medicações que compõem o esquema triplo (IP + PR), o IP sempre deverá ser permanentemente descontinuado, já que a terapia dupla com PR poderá ser restabelecida ou mantida, a critério clínico, *sempre sem o uso de IP*.

As doses de ambos os IP não podem ser reduzidas ou interrompidas, nem tampouco administradas sem a dupla terapia com PR. Caso a terapia com IP e/ou PR seja interrompida, o IP deverá ser permanentemente descontinuado.

Anemia

Durante a terapia tripla, o manejo da anemia pode ser realizado com alfaepoietina (EPO) e/ou redução da dose de RBV e/ou hemotransfusão, a critério clínico.

• A EPO deve ser indicada se Hb ≤ 11 g/dL. A posologia recomendada é de até 40.000 UI, SC, a cada semana, a critério clínico.

TABELA 80.9

Exames (Sangue)	Pré-tratamento	Durante o Lead-in (PR)		Após o Início da Terapia Tripla (IP + PR)				
		15 Dias	30 Dias	7 Dias	15 Dias	30 Dias	Mensal	Trimestral
Hemograma	X	X	X	X	X	X	X	
Plaquetas	X	X	X	X	X	X	X	
Creatinina	X	X	X		X	X	X	
ALT, AST	X	X	X		X	X	X	
Tempo de protrombina	X		X			X	X	
Fosfatase alcalina, gama GT, bilirrubinas, albumina	X							X
Glicose*, ácido úrico	X							X
TSH	X							X
Beta – HCG**	X							X

Acompanhamento Laboratorial no Tratamento da Hepatite C com Terapia Tripla

Fonte: Departamento de DST. Aids e Hepatite Virais - Ministério da Saúde
* Em pacientes diabéticos, com intolerância à glicose ou resistência insulínica, a glicemia deve ser mensal.
** Em pacientes com suspeita e/ou sinais clínicos de gravidez, realizar o exame imediatamente.

Neutropenia

Pacientes com neutropenia significativa (neutrófilos < 750/mm^3), principalmente na presença de cirrose, devem receber filgrastima (G-CSF).

- O G-CSF é usado na dose 300 µg, SC, uma ou duas vezes por semana, a critério clínico, até que os neutrófilos se mantenham > 750/mm^3.

Plaquetopenia

Pacientes com plaquetas < 50.000/mm^3 deverão ter a dose de IFN reduzida (de 180 para 135 µg ou de 1,5 para 1 µg) e, para aqueles com plaquetas < 25.000/mm, recomenda-se a suspensão do PEG-IFN, o que, na vigência da terapia tripla, determina a descontinuação do IP.

Farmacodermia

Na presença de *exantema graus 1 ou 2 (leve ou moderado)* não se recomenda a suspensão do tratamento, e as lesões podem ser minimizadas com o uso de loções/cremes/emolientes/hidratantes e/ou corticosteroides tópicos, a critério médico, considerando inclusive o uso de anti-histamínico sistêmico. Recomenda-se, ainda, orientar o paciente a limitar sua exposição ao sol e/ou calor, além de adotar cuidados gerais com a pele, orientação que pode ser realizada pelos profissionais que fazem parte da *equipe multidisciplinar,* incluindo o médico que conduzirá o caso clinicamente.

O exantema *grau 3* exige a suspensão imediata do TVR, que será permanentemente descontinuado.

As reações menos comuns, mas potencialmente fatais (grau 4/SCAR), como síndrome de Stevens-Johnson (SSJ), necrólise epidérmica tóxica (NET) e reação à droga com eosinofilia e sintomas sistêmicos (DRESS), requerem a descontinuação de todo o tratamento (PR + IP).

TRATAMENTO DA HEPATITE C CRÔNICA COM NOVOS MEDICAMENTOS DE CLASSES DISTINTAS

O texto abaixo é referente às recomendações da *European Association for Study of the Liver* (EASL 2014), mas em breve será publicada a nova diretriz brasileira com as recomendações do tratamento anti-HCV no Brasil.

Somado aos já aprovados PEG-IFN e ribavirina, três novos DAAs anti-HCV foram autorizados na Europa e EUA para o uso como parte da terapia combinada anti-HCV. São eles o sofosbuvir, um análogo de nucleotídeo inibidor da RNA-polimerase do HCV dependente de RNA (NS5B); o sime**previr**, um inibidor da protease (NS3/4A) do HCV de primeira geração, mas de segunda onda e o daclat**asvir**, um inibidor da NS5A.

Para facilitar o entendimento do leitor, o sufixo dos medicamentos que define a nomenclatura das classes dos medicamentos foi colocado em negrito.

Considerações

- O objetivo do tratamento é a erradicação da infecção pelo HCV, a fim de prevenir as complicações hepáticas e extra-hepáticas, incluindo necroinflamação hepática, fibrose, cirrose, descompensação da cirrose, CHC e morte.
- O desfecho da terapia é a RVS, definida por indetectabilidade do HCV-RNA 12 a 24 semanas após o final do tratamento, por método molecular que apresente limite inferior de detecção < 15 UI/mL.
- Em pacientes cirróticos, a erradicação do HCV reduz a taxa de descompensação e diminuirá, mas não eliminará o risco de desenvolvimento do CHC. Portanto, a vigilância deverá ser mantida.
- A IL-28B perde seu valor quando forem utilizados esquemas de tratamento sem interferon.

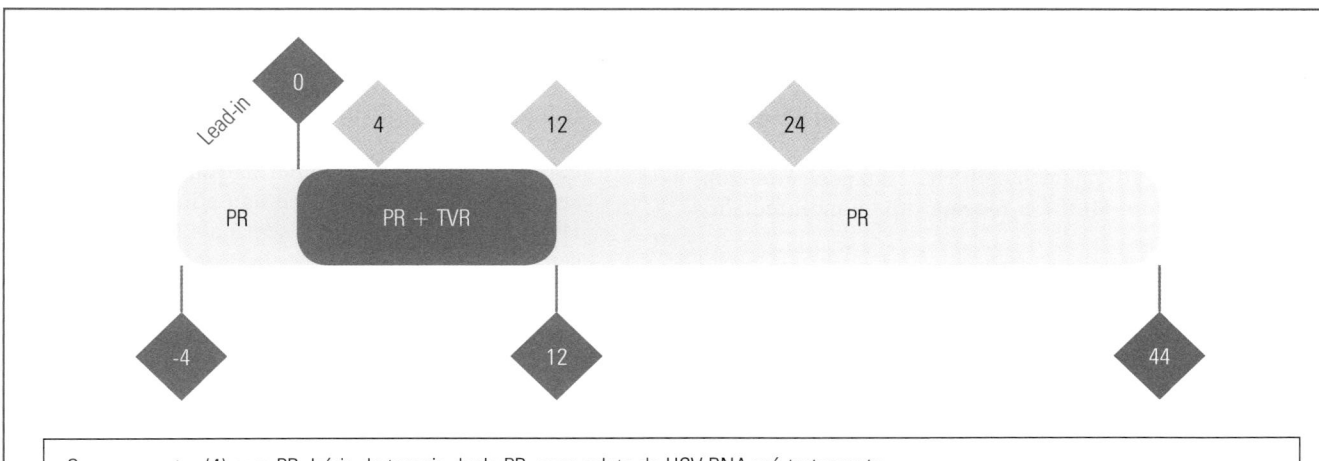

Semana quatro (4) com PR: Início da terapia dupla PR, com coleta de HCV-RNA pré-tratamento.
Zero (0): HCV-RNA pode ser realizado para ajudar nas decisões durante a terapia tripla.
Semana quatro (4) após PR + TVR: HCV-RNA quantitativo (impacto na resistência ao TVR):
• Se > 1.000 UI/mL – descontinuar todo o tratamento.
Semana 12: HCV-RNA quantitativo:
• Se > 1.000 UI/mL – descontinuar todo o tratamento.
Semana 24: HCV-RNA quantitativo:
• Se detectável – descontinuar o tratamento.
Semana 44: HCV-RNA para avaliação da resposta ao término do tratamento:
• Se detectável – Respondedor parcial.
• Se indetectável – HCV-RNA após seis meses para avaliar RVS.

FIGURA 80.9 – Esquema terapêutico com telaprevir (TVR) Precedido de *lead-in*.

Quem Deverá Ser Tratado?

• Todo paciente virgem de tratamento e pacientes experimentados com doença hepática compensada deverão ser considerados para a terapia.

• O tratamento deverá ser priorizado para pacientes com fibrose significativa (metavir F3-F4) e justificado para aqueles com metavir F2.

• Pacientes com metavir F0 ou F1, individualizar a indicação e a duração da terapia.

• Pacientes com cirrose descompensada que estão na lista de transplante deverão ser considerados para esquemas terapêuticos sem interferon e, de preferência, também sem ribavirina.

Novos Medicamentos

Medicamentos Disponíveis Fora do Brasil

• Sofosbuvir – posologia de um comprimido de 400 mg uma vez ao dia. Não deve ser usado em pacientes com insuficiência renal (taxa de filtração glomerular < 30 mL/min) ou com doença renal terminal.

É bem tolerado durante 12 a 24 semanas. Quanto aos eventos adversos, a cefaleia e a fadiga são os mais comuns quando em combinação com a ribavirina, e com PEG-IFN são fadiga, celaleia, náusea, insônia e anemia.

Não deve ser associado a medicamentos indutores da glicoproteína P (gp-P), como rifampicina, carbamazepina, fenitoína e erva de São João, por esses reduzirem o seu efeito terapêutico. Porém, não há relato de nenhuma outra importante interação medicamentosa, em particular, com os antirretrovirais testados (emtricitabina, tenofovir, ralpivirina, efavirenz, darunavir/ritonavir e raltegravir), e também com os remanescentes.

• Simeprevir – posologia de uma cápsula de 150 mg uma vez por dia. Nenhuma dose é recomendada para pacientes com Child-Pugh B ou C, em razão do aumento na frequência de reações adversas.

É bem tolerado, mas a maior frequência de eventos adversos ocorreu com a associação a PEG-IFN e ribavirina e foram o *rash* (incluindo fotossensibilidade), prurido e náusea.

Não é recomendada a sua coadministração com potentes inibidores do citocromo P450 3A (CYP34A) e está contraindicado o uso de vários medicamentos quando em vigência do simeprevir, como alguns anticonvulsivantes, antibióticos, antifúngicos, dentre outros. Isto corrobora a necessidade de consulta às tabelas de interação medicamentosa antes da prescrição.

• Daclatasvir – posologia de um comprimido de 60 mg uma vez por dia. Não há necessidade de ajuste de dose em pacientes Child B ou C e os eventos adversos mais comuns são fadiga, cefaleia e náusea.

Há pouca informação liberada quanto à interação medicamentosa. O daclatasvir é substrato do CYP34A e inibidor/substrato da gp-P. A sua dose deverá ser ajustada para 30 mg/dia em pacientes HIV-positivos em vigência de atazanavir/ritonavir e para 90 mg/dia naqueles recebendo efavirenz. Não há necessidade de ajuste de dose nos pacientes em uso de tenofovir e não há informação da associação com outros antirretrovirais.

A indicação do tratamento com as novas medicações dependerá do genótipo do HCV, subtipo, gravidade da doença hepática, resposta ao tratamento prévio ou presença de mutação que implicará na resistência a um determinado DAA.

Importantes observações serão abordadas abaixo:

- a indicação do tratamento do HCV em pacientes coinfectados com HIV é a mesma dos monoinfectados com HCV;

- os mesmos esquemas de tratamento e avaliação da resposta à terapia serão usados em pacientes coinfectados com HIV;

- o uso de esquemas terapêuticos com base em colbicistate, efavirenz, delavirdina, etravirina, nevirapina, ritonavir ou qualquer outro inibidor da protease, reforçado ou não com ritonavir, não está indicado em pacientes HIV recebendo simeprevir.

As opções de tratamento serão apresentadas a seguir, considerando-se o genótipo do HCV, mas não as particularidades inerentes a cada opção.

Tratamento do HCV Genótipo 1

Seis opções de tratamento estão disponíveis para o genótipo 1, incluindo os esquemas de tratamento contendo PEG-IFN/ribavirina ou livres de PEG-IFN.

Opção 1

PEG-IFN-alfa uma vez por semana + ribavirina diária (1.000 ou 1.250 mg em pacientes < 75 kg ou ≥ 75 kg, respectivamente) + sofosbuvir (400 mg) diário. Todos por 12 semanas.

Opção 2

PEG-IFN-alfa uma vez por semana + ribavirina diária (1.000 ou 1.250 mg em pacientes < 75 kg ou ≥ 75 kg, respectivamente) + simeprevir (150 mg) diariamente.

- Essa combinação não é recomendada para pacientes infectados com o subtipo 1a que apresentam a mutação Q80K na protease NS3.

- O simeprevir deverá ser administrado por 12 semanas em combinação com PEG-IFN-alfa + ribavirina. Manter o PEG-IFN-alfa + ribavirina por mais 12 semanas sem o simeprevir, num total de 24 semanas nos pacientes virgens de tratamento ou recidivantes, inclusive os cirróticos. Para os respondedores parciais ou não respondedores prévios, incluindo os cirróticos, manter PEG-IFN-alfa + ribavirina por mais 36 semanas, num total de 48 semanas.

- Monitorar o tratamento com o HCV-RNA. Parar a medicação se HCV-RNA ≥ 25 UI/mL nas semanas 4, 12 ou 24.

Opção 3

Pacientes genótipo 1, subtipo 1b podem ser tratados com PEG-IFN-alfa uma vez por semana + ribavirina diária (1.000 ou 1.250 mg em pacientes < 75 kg ou ≥ 75 kg, respectivamente) + daclatasvir diário (60 mg) por 24 semanas.

- Essa combinação ainda não foi liberada para o subtipo 1a, por depender de novos resultados de estudos.

- O daclatasvir deverá ser administrado 12 semanas em combinação com PEG-IFN-alfa e ribavirina e deverá ser continuado por mais12 semanas em combinação com PEG-IFN-alfa + ribavirina (duração total de 24 semanas) em pacientes que não atingiram níveis de HCV-RNA < 25 UI/mL na semana 4 e indetectável na semana 10.

- Nos pacientes que atingiram níveis de HCV-RNA < 25 UI/mL na semana 4 e indetectável na semana 10, continuar PEG-IFN-alfa + ribavirina, sem o daclatasvir, entre as semanas 12 e 24 (duração total de 24 semanas).

Opção 4

Pacientes genótipo 1, intolerantes ou não elegíveis para o tratamento com PEG-IFN-alfa, poderão ser tratados com ribavirina diária (1.000 ou 1.250 mg em pacientes < 75 kg ou ≥ 75 kg, respectivamente) + sofosbuvir diário (400 mg) por 24 semanas.

- Essa combinação deverá ser proposta para esses pacientes, exclusivamente, quando nenhuma outra opção livre de interferon estiver disponível.

Opção 5

Outro esquema livre de interferon, combina o sofosbuvir diário (400 mg) + simeprevir diário (150 mg) por 12 semanas.

- Resultados preliminares não definem uma maior vantagem da associação de ribavirina a esse esquema. Entretanto, acrescentar ribavirina diária (1.000 ou 1.250 mg em pacientes < 75 kg ou ≥ 75 kg, respectivamente), deverá ser considerada em pacientes com preditores de pior resposta ao tratamento anti-HCV, especialmente em não respondedores prévios e/ou pacientes com cirrose.

Opção 6

Pacientes genótipo 1 podem ser tratados com esquema livre de interferon, combinando sofosbuvir diário (400 mg) + daclatasvir diário (60 mg) por 12 semanas em pacientes virgens de tratamento ou por 24 semanas em pacientes experimentados, incluindo todos os que falharam com a terapia tripla de PEG-IFN, ribavirina e boceprevir ou telaprevir.

- Resultados preliminares não definem uma maior vantagem da associação de ribavirina a esse esquema. Entretanto, acrescentar ribavirina diária (1.000 ou 1.250 mg em pacientes < 75 kg ou ≥ 75 kg, respectivamente), deverá ser considerada em pacientes com preditores de pior resposta ao tratamento anti-HCV, especialmente em não respondedores prévios e/ou pacientes cirróticos.

Nota: Em abril de 2015 a Anvisa aprovou uma nova opção para o tratamento de pacientes com hepatite C pelo genótipo 1. Trata-se de um medicamento com a combinação de ombitasvir (inibidor de NS5A), veruprevir (inibidor de protease NS3/4A)/ ritonavir e dasabuvir (inibidor de polimerase não nucleotídeo NS5B), apresentados em comprimidos individuais.

Tratamento do HCV Genótipo 2

A melhor opção de tratamento para os pacientes infectados com o HCV genótipo 2 é a combinação de sofosbuvir e ribavirina. Nos locais onde essa opção não está disponível, a combinação de PEG-IFN + ribavirina permanece aceitável.

Opção 1

Ribavirina diária (1.000 ou 1.250 mg em pacientes < 75 kg ou ≥ 75 kg, respectivamente) + sofosbuvir diário (400 mg) por 12 semanas.

- A terapia poderá ser prolongada para 16 a 20 semanas em pacientes cirróticos, sobretudo se já tratados previamente.

Opção 2

Pacientes cirróticos e/ou previamente tratados, alternativamente, poderão ser tratados com PEG-IFN-alfa uma vez por semana + ribavirina diária (1-000 ou 1.250 mg em pacientes < 75 kg ou ≥ 75 kg, respectivamente) + sofosbuvir diário (400 mg) por 12 semanas.

Tratamento do HCV Genótipo 3

Três opções de tratamento estão disponíveis para pacientes com HCV genótipo 3.

Opção 1

PEG-IFN-alfa uma vez por semana + ribavirina diária (1.000 ou 1.250 mg em pacientes < 75 kg ou ≥ 75 kg, respectivamente) + sofosbuvir diário (400 mg) por 12 semanas.

Opção 2

Ribavirina diária (1.000 ou 1.250 mg em pacientes < 75 kg ou ≥ 75 kg, respectivamente) + sofosbuvir diário (400 mg) por 24 semanas.

- Essa terapia é subótima em pacientes cirróticos previamente tratados.

Opção 3

O esquema livre de interferon também poderá ser utilizado para o tratamento do genótipo 3. Combinar o sofosbuvir diário (400 mg) + daclatasvir diário (60 mg) por 12 semanas em pacientes virgens de tratamento ou por 24 semanas em pacientes experimentados.

- Dados preliminares não indicam maior impacto ao associar a ribavirina a esse esquema. Entretanto, acrescentar ribavirina diária (1.000 ou 1.250 mg em pacientes < 75 kg ou ≥ 75 kg, respectivamente), deverá ser considerada em pacientes com preditores de pior resposta ao tratamento anti-HCV, sobretudo em não respondedores prévios e/ou pacientes cirróticos.

Tratamento do HCV Genótipo 4

São seis opções de tratamento para o genótipo 4, idêntico ao tratamento do genótipo 1 mencionado anteriormente.

Tratamento do HCV Genótipos 5 e 6

A única opção de tratamento para os pacientes HCV genótipos 5 ou 6 é a combinação tripla com PEG-IFN, ribavirina e sofosbuvir.

Opção 1

PEG-IFN-alfa uma vez por semana + ribavirina diária (1.000 ou 1.250 mg em pacientes < 75 kg ou ≥ 75 kg, respectivamente) + sofosbuvir (400 mg) diário por 12 semanas.

- Pacientes intolerantes ou não elegíveis para o tratamento com PEG-IFN-alfa, poderão ser tratados com ribavirina diária (1.000 ou 1.250 mg em pacientes < 75 kg ou ≥ 75 kg, respectivamente) + sofosbuvir diário (400 mg) por 24 semanas.

Monitoramento do Tratamento

Monitoramento da Eficácia do Tratamento

- O método de PCR em tempo real que apresente um limite de detecção < 15 UI/mL deverá ser utilizado para monitorar os níveis de HCV-RNA durante e após a terapia.
- O HCV-RNA deverá ser medido no início do tratamento, nas semanas 4, 12 (final do tratamento), e 12 ou 24 semanas após o final do tratamento, nos pacientes tratados com PEG-IFN-alfa, ribavirina e sofosbuvir por 12 semanas.
- Em pacientes tratados com PEG-IFN-alfa, ribavirina e simeprevir (12 semanas + 12 ou 36 de PEG-IFN-alfa e ribavirina sozinhos), medir o HCV-RNA no início do tratamento, nas semanas 4, 12, 24 (final do tratamento nos virgens de tratamento ou recidivantes), semana 48 (final do tratamento nos respondedores parciais e não respondedores), e 12 ou 24 semanas após o final do tratamento.
- Nos pacientes tratados com PEG-IFN-alfa, ribavirina e daclatasvir por 24 semanas (12 semanas + 12 de PEG-IFN-alfa e ribavirina sozinhos, ou 24 semanas de terapia tripla), medir o HCV-RNA no início do tratamento, nas semanas 4, 10 e 24 (final do tratamento), e 12 ou 24 semanas após o final do tratamento.
- Nos pacientes tratados com esquemas sem interferon (sofosbuvir + simeprevir com ou sem ribavirina por 12 semanas, sofosbuvir + daclatasvir com ou sem ribavirina 12 ou 24 semanas, sofosbuvir + ribavirina por 12 ou 24 semanas), medir o HCV-RNA no início do tratamento, na semana 2 (acesso à adesão), nas semanas 4, 12 ou 24 (final do tratamento), e 12 ou 24 semanas após o final do tratamento.

Regras de Parada (Futilidade)

- Na combinação de PEG-IFN-alfa, ribavirina e simeprevir, o tratamento deverá ser interrompido se o HCV-RNA for ≥ 25 UI/mL nas semanas 4, 12 ou 24.
- Nenhuma regra de futilidade foi definida para outro esquema terapêutico.

Terapia Tripla Guiada pela Resposta Virológica

- Os pacientes com PEG-IFN-alfa, ribavirina e daclatasvir que não atingiram HCV-RNA < 25 UI/mL na semana 4 e indetectável na semana 10 deverão receber esse esquema por 24 semanas e aqueles indetectáveis na semana 10 deverão parar o daclatasvir na semana 12, mas continuar com PEG-IFN-alfa e ribavirina até a semana 24.

- A terapia guiada pela resposta não é usada em nenhum outro esquema terapêutico.

Monitoramento da Segurança do Tratamento

- Pacientes recebendo PEG-IFN-alfa e ribavirina deverão ser monitorados a cada visita quanto aos eventos clínicos adversos e hematológicos nas semanas 2 e 4 de terapia e depois disso em intervalos de 4 a 8 semanas.
- Avaliar a função renal regularmente nos pacientes em vigência de sofosbuvir.
- Elevação de bilirrubina e *rash* podem ser observados com o simeprevir.
- Monitorar a interação medicamentosa.

TRATAMENTO DA INFECÇÃO AGUDA

A maioria dos infectados pelo HCV não apresenta a forma sintomática da hepatite C, o que dificulta o diagnóstico e o tratamento da forma aguda. O clareamento do HCV-RNA pode ocorrer, em 4 semanas após o início dos sintomas, nos indivíduos sintomáticos, sobretudo nos ictéricos, do gênero feminino e em idade jovem. O polimorfismo genético da IL-28B está sendo associado ao clareamento espontâneo do vírus; entretanto, apesar desses fatores de melhor prognóstico, não dá para prever, individualmente, quem será beneficiado com a não cronificação da doença. Mas, considera-se que o clareamento espontâneo do vírus, quando observado, ocorra mais frequentemente em 12 semanas.

Vários trabalhos estão sendo publicados mostrando que o PEG-IFN-α, em monoterapia, reduz o risco de cronificação da hepatite C, com taxa de RVS duradoura em mais de 90% dos pacientes. O tratamento precoce desses pacientes vem sendo recomendado, mas ainda não há consenso. Sendo assim, alguns critérios para o início do tratamento são propostos, independentemente do genótipo do HCV.

A biópsia hepática na infecção aguda é justificada somente na dúvida do diagnóstico.

- Tratamento nos *pacientes sintomáticos* – recomenda-se aguardar 12 semanas após o início dos sintomas. O tratamento estará indicado se não ocorrer o clareamento espontâneo do HCV-RNA.
- Tratamento nos *pacientes assintomáticos* – recomenda-se iniciar o tratamento imediatamente após o diagnóstico, em média 4 semanas após a exposição, principalmente nas populações de maior risco (usuários de drogas intravenosas, acidentados com perfurocortantes e pacientes em hemodiálise).

Esquema de Tratamento Recomendado

- Segundo a *diretriz europeia* – tratar com PEG-IFN-α em monoterapia. PEG-IFN-α2a (180 µg/semana) ou PEG-IFN-α2b (1,5 µg/kg/semana), SC, durante 24 semanas.
- Segundo a *diretriz brasileira* – a diretriz brasileira propõe dois esquemas para o tratamento da hepatite C aguda. 1) Tratar com IFN convencional em dose diária de indução com alfa-2a (6 MUI) ou alfa-2b (5 MUI), SC, nas primeiras 4 semanas, seguido de 3 MUI, SC, três vezes por semana, ou seja, até completar 24 semanas de tratamento. 2) Tratar com IFN convencional alfa-2a ou alfa-2b, 3 MUI, três vezes por semana, associado à RBV 15 mg/kg/dia, VO, por 24 semanas, para os pacientes com maior risco de intolerância e/ou má adesão a doses mais elevadas de IFN convencional.

PROFILAXIA[9,22]

Por ser infecção de transmissão predominantemente parenteral e ter seu agente veiculado com sangue ou derivados, a prevenção baseia-se na utilização individual de agulhas: seringas esterilizadas; na proteção adequada dos profissionais de saúde contra acidentes por instrumentos perfurocortantes contaminados com material biológico; no rigor no acompanhamento de doentes nas unidades de hemodiálise; e na eficiente fiscalização para a correta esterilização de materiais empregados em tatuagem, acupuntura, depilação, tratamento dentário, etc. Como a relação sexual também pode transmitir o HC, o sexo seguro e a não promiscuidade são fundamentais. Filhos de mães positivas não devem ser submetidos ao aleitamento materno. Em geral, a profilaxia do HCV é semelhante à do HBV e do HIV.

HEPATITE D

(CID10 = B16.0 – Hepatite aguda B com agente delta [coinfecção] com coma hepático; B16.1 – Hepatite aguda B com agente delta [coinfecção] sem coma hepático; B17.0 – Superinfecção delta aguda de portador de hepatite B; B18.0 – Hepatite viral crônica B com agente delta)

INTRODUÇÃO[1,11,12]

O vírus D (ou antígeno delta), descrito em 1977 pela primeira vez por Rizzetto e cols. na Itália, é o único representante da família Deltaviridae, gênero *Deltavirus*. Em humanos é incapaz de causar infecção por si próprio, necessitando de uma estrutura do HBV para exercer esta função; tal estrutura é o envoltório externo do vírus B, ou seja, o antígeno de superfície (HBsAg). Internamente, é composto de um nucleocapsídeo, o antígeno do vírus D, tendo como ácido nucleico o RNA de fita simples; o vírion mede 35 a 40 nm de diâmetro e foram identificados três genótipos (I, II e III) distintos. Ao que parece, cada genótipo tem distribuição geográfica e patogenicidade diferentes, estando o genótipo III mais associado às formas graves (fulminante).

A patogênese – embora com aspectos desconhecidos – encontra nos linfócitos T citotóxicos dirigidos contra hepatócitos infectados alguma explicação.

DIAGNÓSTICO EPIDEMIOLÓGICO[1,11,18,19]

É problema de saúde pública, em especial nas áreas endêmicas para o HBV. Calcula-se que existam 17 milhões de portadores do HDV, o que corresponde a 5% do total de vírus B-positivos no mundo.

Com exceção das regiões amazônicas ocidental e oriental, sua prevalência é ínfima no Brasil. Nessas regiões assume caráter epidêmico que, não raro, resulta em formas fulminantes (conhecidas como hepatite de Lábrea).

Devido à íntima reação com HBV, o principal mecanismo de transmissão é a via parenteral, assim como os grupos de risco são os mesmos: toxicômanos, politransfundidos, hemodialisados, etc. Suspeita-se, inclusive, da transmissão por insetos hematófagos na Amazônia. Há relatos que comprovam a contaminação da criança pela mãe HDV-positiva (perinatal).

DIAGNÓSTICO CLÍNICO[1,11,12,18,19]

Basicamente duas possibilidades de infecção podem ocorrer: (a) coinfecção, na qual o indivíduo se contamina simultaneamente pelos dois agentes – HBV + HDV; e (b) a superinfecção, em que o portador prévio do HBV (sintomático ou assintomático) contrai o HDV. Na infecção simultânea (a) a maior tendência é para a evolução aguda benigna em 96% dos casos; excepcionalmente pode evoluir para a forma fulminante ou crônica. Em (b), os hepatócitos já parasitados pelo vírus B podem – com a chegada do HDV – experimentar intensa degeneração levando à forma fulminante ou à cronicidade (em até 75% das vezes). Saracco e cols.[19] admitem que a etiologia mais associada às hepatites fulminantes é o HDV.

DIAGNÓSTICO LABORATORIAL[11,12]

Especificamente, o diagnóstico de hepatite D baseia-se na identificação sérica de três marcadores: anti-HDV IgM, anti-HDV IgG e RNA-HDV.

TRATAMENTO E PROFILAXIA[12,18,19]

O uso de interferon-alfa (INF-α) em altas doses (9.000.000 UI), três vezes por semana, durante 18 meses ou mais é discutível pelos resultados pouco alentadores. Há expectativa de que novos antivirais tenham melhor ação em futuro próximo.

Para a profilaxia são recomendadas as mesmas medidas utilizadas na prevenção do vírus B.

HEPATITE E

> CID 10 = B17.2 – Hepatite E

INTRODUÇÃO[11,17,24]

A hepatite E é uma doença de transmissão entérica, autolimitada, causada pelo vírus da hepatite E (VHE), uma partícula RNA de fita positiva, não envelopada, esférica, com estrutura de superfície indefinida, intermediária entre o agente Norwalk (família Caliciviridae) e os vírus da família Picornaviridae, e que produz inflamação e necrose do fígado. São descritos dois sorotipos e três genótipos do vírus E. Decidiu-se, recentemente, retirá-lo da família Caliciviridae e aguardar novos progressos taxonômicos para reclassificá-lo.

DIAGNÓSTICO EPIDEMIOLÓGICO[11,12,17,24]

O ser humano parece ser o hospedeiro natural do vírus da hepatite E; entretanto, há evidências de que várias espécies animais possam atuar como reservatório do vírus. A hipótese de que a hepatite E tenha caráter zoonótico é calcada nos elevados níveis de anticorpos contra o vírus E, especialmente em suínos, mas também em felinos, canídeos, roedores, primatas, bovinos e ovinos, e na homologia genética das cepas isoladas de humanos e suínos que convivem na mesma localidade. A transmissão do vírus ocorre principalmente através de água contaminada, levando à ocorrência de casos isolados e epidemias. A transmissão pela ingestão de alimentos contaminados, como também aquela por contato intradomiciliar, é incomum, provavelmente pela necessidade de elevado inóculo para a infecção ou à pobre estabilidade ambiental do vírus. O período de transmissibilidade ainda não está bem definido. Sabe-se que 30 dias após a infecção, o vírus passa a ser eliminado nas fezes por cerca de 2 semanas.

A hepatite E é mais comum em países em desenvolvimento, onde a infraestrutura de saneamento básico é inadequada ou inexistente. As epidemias estão relacionadas com a contaminação da água, e ocorrem mais comumente em adolescentes e adultos jovens (entre 15 e 40 anos) após inundações. Endêmica em países da Ásia, África do Norte e no Oriente Médio, ocorre de forma esporádica em países desenvolvidos da Europa Ocidental e nos Estados Unidos, geralmente em indivíduos que viajaram recentemente para áreas endêmicas. Epidemias têm sido reportadas no México.

No Brasil não existem relatos de epidemias causadas pelo vírus da hepatite E, embora os dados disponíveis sejam escassos e incompletos. Estudos nacionais foram realizados em grupos específicos, como garimpeiros, pacientes de hemodiálise e em casos de hepatite aguda, tendo-se registrado prevalência variável entre 3% e 6%.

DIAGNÓSTICO CLÍNICO[12,17,24]

A infecção pelo vírus E pode ou não resultar em doença. As manifestações, quando presentes, ocorrem de 15 a 60 dias após o contato com o vírus e são semelhantes àquelas relacionadas com a infecção pelo vírus A. A evolução da doença é benigna na maior parte dos casos, frequentemente anictérica, com mal-estar, anorexia, astenia, febre baixa, dor abdominal, náuseas e vômitos. Menos comumente podem surgir diarreia e dor nas articulações. Naqueles pacientes que desenvolvem icterícia, a doença tem duração de 4 a 6 semanas, e surge quando a febre regride; é precedida em 24 a 48 horas por colúria e acolia fecal. Pode estar acompanhada por hepatomegalia ou hepatoesplenomegalia. A recuperação é completa e o vírus é totalmente eliminado do organismo. Não há desenvolvimento de doença hepática crônica ou estado crônico do vírus. As gestantes, principalmente, no último trimestre, têm risco maior de evolução para hepatite fulminante, com alto índice de letalidade.

DIAGNÓSTICO LABORATORIAL[12,17,24]

Inespecífico

Os exames laboratoriais mais importantes são as dosagens de aminotransferases, cujo aumento dos níveis séricos em três vezes acima do limite normal, é sugestivo de hepatite viral. As bilirrubinas usualmente se elevam e o tempo de protrombina, quando diminuído, é indicador de gravidade ou icterícia colestática.

Específico

A confirmação da etiologia é feita através da identificação dos marcadores sorológicos. Os métodos mais utilizados são o ELISA ou a imunofluorescência para a detecção de imunoglobulinas (IgM e IgG) contra o vírus. Em torno da 3ª ou da 4ª semana após a infecção, já é possível detectar a presença de IgM contra o vírus no sangue. A PCR (*polimerase chain reaction* – reação em cadeia da polimerase) é utilizada para detectar o RNA do VHE no soro e nas fezes.

TRATAMENTO[12,17,24]

Não há tratamento específico para a hepatite E. As medidas terapêuticas visam reduzir a intensidade dos sintomas. No período inicial da doença está indicado repouso relativo, e a volta às atividades deve ser gradual. As bebidas alcoólicas devem ser abolidas. Os alimentos podem ser ingeridos de acordo com o apetite e a aceitação do paciente, não havendo necessidade de dieta.

PROFILAXIA[12,17,24]

A hepatite E pode ser evitada por meio de medidas de prevenção contra doenças transmitidas por água e alimentos. Essas medidas incluem a utilização de água clorada ou fervida e o consumo de alimentos cozidos, preparados na hora do consumo. Devem-se lavar cuidadosamente as mãos com água e sabão antes das refeições. O consumo de bebidas e de qualquer tipo de alimento adquiridos com vendedores ambulantes deve ser evitado.

Ainda não existem vacinas disponíveis contra a hepatite E, nem estudos que comprovem a eficácia do uso profilático de imunoglobulinas. Ensaios clínicos com uma vacina recombinante estão em progresso.

OUTRAS HEPATITES VIRAIS (CRIPTOGÊNICAS; NÃO A-E). HEPATITES G E TTV [8,11,12,16]

(CID10 = B17.8 – Outras hepatites virais agudas especificadas; B18 – Hepatite viral crônica)

Resultado da existência de vários trabalhos publicados na Ásia, Europa e nos Estados Unidos nos últimos 10 anos, mostrando casos de hepatite viral não A, B, C, D e E (não A-E) e, tendo sido afastadas outras causas de hepatite viral (Epstein-Barr, CMV, herpesvírus, etc.) além de etiologia não infecciosa, em percentuais que variam de 3% a 20%, começou a surgir uma multiplicidade de novas denominações para quadros de hepatite viral-símile, tais como: hepatite GB-C, hepatite G e hepatite TTV; ou, então, preferem-se expressões como hepatite criptogênica, hepatite não A-E, até as menos votadas, como hepatite X, por exemplo. O mais intrigante é o fato de que são casos de possível transmissão parenteral mas também perinatal, sexual e até oral. Isso reforça a necessidade de estudos em várias regiões; ao mesmo tempo nos faz prever o aparecimento de múltiplas etiologias para um futuro não distante. Com evoluções aguda ou crônica, esses casos existem e, para muitos, já é quase unanimidade a escolha de determinada nomenclatura; a hepatite G (ou GB-C) é uma de aceitação universal. Provavelmente, trata-se de vírus da família Flaviviridae – embora similar não HCV – com diferenças estruturais das já conhecidas. Transmite-se preferencialmente pela via parenteral, daí sua alta prevalência em politransfundidos, usuários de drogas intravenosas (IV), hemofílicos e hemodialisados. As formas vertical (mãe-filho) e sexual foram propostas. Por outro lado, há os pesquisadores céticos, que ainda não estão inteiramente convencidos da relação causa x efeito (vírus x hepatite), dado o grande número de antígeno G positivo e nenhuma lesão hepática.

Outro agente de grande aceitação nos últimos 5 anos é um vírus DNA, medindo 30 a 50 nm, sem envelope e não definitivamente classificado – o TTV. Isolado no sangue, nas fezes, saliva e no leite materno, o TTV poderia ser transmitido de várias maneiras, como parenteral (transfusões, uso de drogas IV), vertical, fecal-oral e, inclusive, sexual. Seu papel como agente causador de hepatite ainda é questionado por muitos pesquisadores.

COINFECÇÃO HIV E HEPATITES VIRAIS

Introdução

A história da infecção pelo vírus da imunodeficiência humana (HIV) teve início em 1981 após a publicação dos primeiros casos de aids pelos *Centers for Disease Control and Prevention* (CDC). São 3 décadas de grandes investimentos técnico-científicos com o fim de se conseguir a eliminação de um mal que atropelou a humanidade, e que se tornou um marco na história moderna da saúde pública.

A introdução da terapia antirretroviral altamente potente (HAART), em 1996, aumentou significativamente a sobrevida dos pacientes infectados pelo HIV-1. Inicialmente, não era possível observar o envelhecimento desses indivíduos, tampouco as complicações provocadas pela concomitante presença de outros agentes infecciosos que determinam coinfecções. Um importante exemplo a ser considerado é a coinfecção com os vírus hepatotrópicos, principalmente os vírus das hepatites B (HBV) e C (HCV), causadores de hepatites crônicas.

A doença hepática vem sendo considerada a principal causa de morbimortalidade nos indivíduos portadores do HIV. A hepatotoxicidade é muito observada, não só a provocada pelos antirretrovirais, mas também pelo uso recreativo de álcool, cocaína e heroína por esses pacientes. Além dessas substâncias, os vírus hepatotrópicos, principalmente aqueles causadores das hepatites virais crônicas, são os principais agentes causadores de doença hepática.

Os agentes das hepatites virais apresentam diferentes vias de transmissão e em várias situações compartilham as mesmas vias com o HIV. Essa condição determina uma maior prevalência da coinfecção do HIV com esses vírus. Estudos mostram que a infecção pelo HIV pode alterar o curso natural da infecção pelos vírus das hepatites ou ter sua evolução alterada por eles. Portanto, é fundamental se estabelecer o diagnóstico precoce das hepatites virais nos pacientes HIV-positivos.

As sorologias para as hepatites virais A, B e C, indicam a necessidade de vacinação nos indivíduos suscetíveis (nas hepatites A e B) ou determinam que os pacientes com coinfecção pelo HIV e com os vírus das hepatites B e/ou C, devam ser tratados em momento oportuno. O anti-HAV IgG (para a hepatite A), o HBsAg, o anti-HBs e o anti-HBc (para a hepatite B), e o anti-HCV (para a hepatite C) são os marcadores sorológicos para hepatites normalmente solicitados no início do acompanhamento do indivíduo infectado pelo HIV.

Deve-se considerar que o indivíduo HIV-positivo pode ser imunocompetente, podendo comportar-se como um indivíduo soronegativo para o HIV, ou pode apresentar-se com imunodeficiência. Essa observação é importante porque a imunodeficiência leva a uma progressão mais rápida das coinfecções e dificulta o tratamento, não só do HIV, mas também do vírus associado.

Convém lembrar que os adultos e adolescentes portadores do HIV podem receber todas as vacinas do calendário nacional, desde que não apresentem deficiência imunológica. A imunodepressão aumenta o risco de eventos adversos quando se administram vacinas com agentes vivos e reduz a resposta vacinal. O ideal para a administração das vacinas é o paciente estar com contagem de células T CD4+ (CD4+) superior a 200 células/mm^3.

O início da terapia antirretroviral (TARV) sempre foi motivo para grandes discussões e vários documentos, internacionais e nacionais, identificam o melhor momento para a introdução da TARV. Há consenso quanto ao início da TARV nos pacientes sintomáticos. Quanto aos assintomáticos, há uma tendência ao início mais precoce da terapia em razão de inflamação crônica, determinada pelo HIV, e a constante ativação do sistema imunológico. Nesse contexto, a presença das coinfecções é muito relevante para a introdução da TARV.

Convém lembrar que iniciar a TARV não se trata apenas de comunicar o paciente que ele deverá tomar os medicamentos, mas sim de um trabalho conjunto, de preferência multiprofissional, para que seja trabalhada a adesão do paciente ao tratamento.

A abordagem da coinfecção implica em um tratamento mais individualizado, respeitando as características individuais da TARV, da coinfecção e do paciente.

Para a introdução da TARV é ideal que se conheça o documento brasileiro de consenso do Ministério da Saúde com as recomendações para a terapia antirretroviral em adultos e adolescentes infectados pelo HIV. A TARV não será abordada nesse capítulo, mas sim o momento ideal para

iniciar os antirretrovirais considerando-se a coinfecção HIV/hepatites virais. Os consensos estão em constante processo de atualização. O que está correto hoje, provavelmente não estará em um futuro bem próximo. Em muitas situações não existem evidências que apoiem as decisões dos especialistas e com isso acompanhar as mudanças com leituras constantes será sempre de responsabilidade do profissional.

A seguir, serão abordadas as coinfecções com HIV e os diferentes vírus das hepatites.

COINFECÇÃO HIV COM O VÍRUS DA HEPATITE A

A infecção pelo vírus da hepatite A (HAV) é uma das principais causas de hepatite aguda no mundo, principalmente pela sua forma de transmissão fecal-oral. Considera-se elevada a prevalência mundial, mesmo estando associada a condições socioeconômicas. O HAV está presente não só nos países em desenvolvimento, mas também naqueles desenvolvidos. As condições de higiene, saneamento básico e determinadas práticas sexuais, como sexo anal e oral (do tipo anilíngus) desprotegidas, expõem o indivíduo a maiores chances de infecção por esse vírus. Estudos mostram ser também elevada a prevalência da hepatite A nos portadores do HIV.

A infecção pelo HAV é autolimitada e não cronifica. A presença da infecção pelo HIV, nos indivíduos que adquirem o HAV, aumenta a sua viremia, o que consequentemente pode elevar o dano hepático por esse vírus. Portanto, as formas sintomáticas da infecção e a hepatite fulminante poderão ocorrer com maior frequência. Da mesma forma, a infecção aguda pelo HAV tem impacto na carga viral do HIV. A interação entre os dois vírus não só prolonga a viremia do HAV e a sua transmissão, mas o impacto no HIV pode também elevar a transmissão do HIV.

Quanto ao tratamento, a resolução da infecção aguda costuma ser espontânea na maioria dos casos; sem sequelas ou necessidade de tratamento específico. A internação dos pacientes está indicada nos sintomáticos mais graves, sobretudo diante de um quadro de hepatite fulminante. Neste, especificamente, além da monitoração dos pacientes e do uso de terapias mais agressivas, está indicado o contato com setores capazes de realizar transplante hepático caso se torne necessário. A interrupção da TARV pode estar indicada por causa do grau de comprometimento hepático. Neste caso, o ideal é suspender todos os antirretrovirais que estiverem em uso e retornar ao mesmo esquema terapêutico após o restabelecimento do indivíduo.

De maneira objetiva, a vacinação é a principal forma de prevenção da hepatite A nessa população e está indicada para todos os indivíduos HIV-positivos suscetíveis, ou seja, naqueles com sorologia anti-HAV IgG negativa. Convém lembrar que os indivíduos com contagem de CD4+ > 200 células/mm^3 são os que respondem melhor à vacina. A imunização é com a dose-padrão para todos os indivíduos e a resposta vacinal pode não ocorrer conforme o esperado.

COINFECÇÃO HIV COM O VÍRUS DA HEPATITE B

O HIV e o HBV compartilham as mesmas vias de transmissão. Há aproximadamente 36 milhões de pessoas infectadas pelo HIV e cerca de 350 milhões de portadores crônicos do HBV. Estudos de prevalência mostram uma variação de

5% a 25% de infecção crônica pelo HBV em pessoas com HIV. No Brasil, os genótipos A, D e F do HBV são os mais prevalentes nos mono e coinfectados.

Os indivíduos infectados pelo HIV que desenvolvem hepatite aguda pelo HBV têm cinco a seis vezes mais chance de se tornarem portadores crônicos do HBV, quando comparados com os soronegativos para o HIV. A coinfecção HIV/HBV é caracterizada pela presença de altos níveis de HBV-DNA, infrequente soroconversão do HBeAg para anti-HBe e do HBsAg para anti-HBs, redução acelerada do anti-HBs e maior risco de reativação do HBV.

A disfunção imune determinada pelo HIV contribui para as formas mais agressivas da doença hepática, com evolução mais rápida para cirrose e hepatocarcinoma, resultando em maior mortalidade. Isto pode ser explicado pela reduzida resposta T CD4+ específica contra o HBV nos coinfectados, quando comparada com a resposta nos monoinfectados pelo HBV. A infecção pelo HIV leva à intensa depleção das células do sistema imune associada à mucosa do trato gastrintestinal (GUT) que não são recuperadas, mesmo depois da restauração das células T CD4+ periféricas. A ausência das células T CD4+, no *gut* pode aumentar a translocação bacteriana medida pelo aumento de lipopolissacarídeos presentes no sangue de portadores do HIV. Essas observações podem explicar o aumento de citocinas pró-inflamatórias e o aumento da ativação e do *turnover* das células T, que levam à progressão da doença, mas muitos estudos ainda deverão ser feitos para melhor elucidação dessas observações no contexto da coinfecção HIV/HBV.

Nos pacientes com a síndrome de reconstituição imune, após a introdução da terapia antirretroviral, observam-se formas mais graves de doença hepática. Há aumento das aminotransferases, provavelmente por piora do processo necroinflamatório. Por outro lado, um estudo recente mostrou que o uso de TARV e níveis indetectáveis do HIV estão associados à maior taxa de aparecimento de anticorpos anti-HBe e/ou anti-HBs.

Quanto ao diagnóstico da hepatite B nos coinfectados HIV/HBV, se o HBsAg for positivo, outros exames são necessários, incluindo o HBV-DNA e o HBeAg. A infecção oculta pelo HBV pode estar presente nos coinfectados. É definida pela ausência do HBsAg e do HBV-DNA detectados e pode refletir uma fase de infecção pelo HBV entre doença inativa e reativação, ou pode ser resultado da depleção do sistema imune com baixas contagens de linfócitos T CD4+.

A vacinação é a principal forma de prevenção da hepatite B e está indicada em todos os indivíduos suscetíveis, ou seja, naqueles com anti-HBs negativo. Os indivíduos que já entraram em contato com o HBV e apresentam baixos títulos de anti-HBs e os portadores crônicos do HBsAg não têm indicação da vacinação. Convém lembrar que os indivíduos com contagem de CD4+ > 200 células/mm³ são os que respondem melhor à vacina. A imunização é com o dobro da dose-padrão, num total de quatro doses. A primeira dose é seguida por duas doses após 30 e 60 dias e a quarta dose entre 6 e 12 meses. A resposta vacinal pode não ocorrer conforme o esperado.

Tratamento

Pela falta de estudos definindo os critérios para o tratamento do HBV na coinfecção HIV/HBV, utilizam-se os mesmos critérios para o tratamento do HBV nos monoinfectados.

Sendo assim, é necessário se conhecer a carga viral do HBV, o nível das aminotransferases e a presença de alterações histológicas sugestivas de hepatite crônica e cirrose.

Os medicamentos aprovados para o tratamento da hepatite B crônica são o interferon-alfa-2a e o interferon-alfa-2b (convencional IFN-α e peguilado PEG-IFN-α), a lamivudina (3TC), o adefovir, o entecavir, a telbivudina e o tenofovir (TDF), sendo que alguns desses medicamentos, como a 3TC e o TDF, também apresentam atividade contra o HIV. A emtricitabina (FTC – não disponível no Brasil) usada no tratamento da infecção pelo HIV tem sido também utilizada no tratamento do HBV e pode compor o esquema antirretroviral com ação na coinfecção HIV/HBV.

A individualização do tratamento é muito importante nesses pacientes, pois se pode tratar ambas as infecções com medicamentos que tenham atividade contra os dois vírus ou priorizar o tratamento de um em detrimento do outro num determinado momento.

Convém mencionar a indicação do tratamento do HBV sem o início da TARV.

Indicação do Tratamento do HBV

- Nos pacientes com replicação viral (HBeAg reagentes e/ou HBV-DNA ≥ 10⁴ cópias/mL ou ≥ 2.000 UI/mL) e elevação das aminotransferases.
- Nos pacientes sem replicação viral, mas com alteração histológica – com fibrose (F1 a F4) ou em pacientes sem fibrose, mas com atividade necroinflamatória ≥ 2 (escore metavir).
- Nos pacientes cirróticos.

Tratamento do HBV na Coinfecção HIV/HBV

Em pacientes com contagem de CD4+ > 500 células/mL, pode-se tratar o HBV antes da introdução da TARV, com IFN-α ou PEG-IFN-α.

Os pacientes com contagem de CD4+ < 500 células/mm³ podem iniciar a TARV considerando o uso de medicamentos com ação nos dois vírus. O tratamento abordado segue as recomendações da diretriz terapêutica do Ministério da Saúde brasileiro.

Pacientes com Contagem de Linfócitos T CD4+ > 500 Células/mm³

Pacientes com HBeAg Positivo

- Recomenda-se o tratamento com INF-α convencional e o monitoramento da soroconversão do HBeAg para anti-HBe. Convém ressaltar que elevados níveis de aminotransferases, genótipo A do HBV e baixa carga viral do HBV são fatores favoráveis para o sucesso do tratamento com o IFN, além de poder ser utilizado por um período limitado de tempo. Os pacientes HIV-positivos costumam apresentar fatores opostos aos determinantes de boa resposta ao IFN, pois geralmente têm alta carga viral do HBV e as aminotransferases pouco alteradas.

Alguns autores indicam o uso do PEG-IFN-α devido à comodidade posológica. No Brasil, o protocolo indica o IFN convencional alfa 2a ou 2b, na dose de 5 milhões de UI/dia ou 10 milhões de UI três vezes por semana, durante 16 a 24 semanas. Caso ocorra intolerância ao INF-alfa ou ausência de resposta, deve ser considerado o início precoce da TARV, incluindo TDF e 3TC.

Nos pacientes cirróticos descompensados, o uso do IFN é contraindicado e deverá ser usado com cautela nos cirróticos compensados.

Pacientes com HBeAg Negativo

Deve-se quantificar o HBV-DNA nos pacientes HBeAg não reagentes.

- Nos pacientes coinfectados com HBV-DNA > 2.000 UI/mL (10^4 cópias/mL) ou com fibrose avançada, iniciar a 3TC e o TDF como parte do esquema terapêutico.
- Nos pacientes com HBV-DNA < 2.000 UI/mL, não iniciar o tratamento e monitorar o HBV-DNA a cada 6 meses. Caso apresentem HBV-DNA > 2.000 UI/mL (10^4 cópias/mL), iniciar 3TC e TDF como parte do esquema terapêutico.

Quando a opção for iniciar a TARV para tratar o HIV, o procedimento será como a seguir.

Pacientes com Contagem de Linfócitos T CD4+ < 500 Células/mm³

Iniciar a TARV preferencialmente com esquema contendo a dupla 3TC e TDF compondo o esquema antirretroviral. Naqueles pacientes que já estão com TARV, ajustar o esquema para o uso de 3TC com TDF.

Com o início cada vez mais precoce da TARV, muitos especialistas estão sugerindo o início da TARV na coinfecção HIV/HBV nos indivíduos acima de 500 células/mm³. Isto simplificaria a indicação para tratar a coinfecção HIV/HBV naqueles com necessidade de tratar o HBV, e principalmente nos quais o interferon não esteja recomendado.

Os pacientes com HBV-DNA inferior a 2.000 UI/mL costumam ter um curso mais benigno de progressão para fibrose, com pouca atividade necroinflamatória e baixo risco de desenvolvimento de hepatocarcinoma. Entretanto, não é raro observar flutuações do HBV-DNA e dos níveis de aminotransferases nos portadores de mutante pré-*core*. Nessa situação é ideal monitorar esses pacientes com exame de ultrassom a cada 6 a 12 meses e excluir outras causas de hepatites ou toxicidade hepática naqueles com HBV-DNA < 2.000 UI/mL, níveis elevados de aminotransferases ou sinais de fibrose hepática avançada.

COINFECÇÃO COM O VÍRUS DA HEPATITE C

A prevalência da coinfecção HIV/HCV varia nas diferentes regiões do mundo, mas considera-se que cerca de 30% dos pacientes soropositivos para o HIV estejam coinfectados com o HCV. No Brasil, os dados de prevalência são variáveis. Como exemplo, podem-se citar dados na cidade do Rio de Janeiro que mostram prevalência da coinfecção chegando a 10% (4,2% no Hospital Universitário Gaffrée e Guinle, 6% na Fiocruz e 9,7% na computação geral do município). Em São Paulo, na cidade de Campinas, a prevalência da coinfecção foi relatada em 54% dos coinfectados em um hospital universitário. Em Porto Alegre a prevalência foi superior a 30%.

Muitos indivíduos desconhecem seu *status* sorológico não só para o HIV, mas também para o HCV. Mas deve-se considerar que, em razão dos mecanismos de transmissão compartilhados pelos dois vírus, em algumas populações específicas, como nos usuários de drogas intravenosas e entre homens que fazem sexo com homens (HSH), essa prevalência possa aumentar.

A infecção pelo HIV reduz a possibilidade de clareamento espontâneo do HCV durante a infecção aguda, facilita a cronificação da hepatite C e determina a progressão mais rápida para cirrose, insuficiência hepática e hepatocarcinoma. Do mesmo modo, o HCV piora a evolução da infecção pelo HIV, reduz o tempo de progressão para aids e aumenta a chance de hepatotoxicidade e morte.

O tratamento dos indivíduos coinfectados talvez seja o maior desafio da coexistência desses vírus. Tratar as infecções, em separado, já é algo extremamente desafiador, pela complexidade dos tratamentos. A abordagem por especialistas torna-se necessária e de preferência por uma equipe multiprofissional. A indicação do tratamento deverá ser precisa e é extremamente importante reconhecer que nem todos os pacientes com indicação do início do tratamento da hepatite C poderão ser tratados.

Tratamento da Infecção Aguda pelo HCV em Coinfectados pelo HIV

O diagnóstico da infecção aguda pelo HCV é sempre mais difícil, por ser a hepatite C altamente silenciosa. Quando identificada, os estudos mostram que o tratamento durante a infecção aguda, nos pacientes monoinfectados pelo HCV, é muito eficaz, resultando em maiores taxas de RVS, quando comparado ao tratamento tardio durante a infecção crônica.

No diagnóstico de hepatite C aguda em pacientes coinfectados pelo HIV recomenda-se aguardar 12 semanas (a partir da data provável de infecção) para então iniciar o tratamento específico. Acredita-se que, nessas 12 primeiras semanas, possa ocorrer o clareamento viral espontâneo. Caso não se conheça ao certo a data provável da infecção, recomenda-se aguardar 4 semanas após o diagnóstico da hepatite C aguda. Se, durante esse período de espera, a carga viral do HCV cair até $2 \log_{10}$ ou mais, pode-se continuar a observação por mais um período, antes de se iniciar o tratamento específico. Os pacientes que apresentarem queda significativa do HCV-RNA até a 4ª semana deverão repetir esse exame nas semanas 8 e 12. Se na semana 12 o HCV-RNA ainda for identificado, recomenda-se o tratamento dessa infecção.

Uma RVS de até 60% a 70% tem sido observada no tratamento da hepatite C aguda com PEG-IFN-α e RBV, por 24 semanas, em pacientes coinfectados pelo HIV. A duração do tratamento e o uso ou não de RBV têm sido motivo de discussão entre os especialistas da área; porém, de forma geral, recomenda-se a combinação do PEG-IFN-α e RBV por 24 semanas.

Tratamento da Infecção Crônica pelo HCV em Coinfectados pelo HIV

Alguns fatores são relevantes para a indicação do tratamento do HCV nos coinfectados. Caso o paciente esteja em vigência da TARV, há necessidade de se observar a incompatibilidade entre os antirretrovirais e o tratamento da hepatite C. Deve-se avaliar a adesão à TARV, a contagem de CD4+, a carga viral do HIV, a presença de infecções oportunistas, de doença pulmonar, doenças cardiovasculares, doenças renais, o uso de drogas inclusive do álcool, doenças psiquiátricas descompensadas (principalmente a presença de depressão), dentre outras situações, pois são muito comuns no paciente HIV-positivo.

Apesar das progressivas mudanças relativas à introdução mais precoce da TARV, a coinfecção HIV/HCV deverá ser abordada com muita cautela, principalmente pelo perfil do paciente coinfectado. O tratamento deve ser avaliado no contexto dos dois vírus, em conjunto e em separado, inclusive na era dos novos medicamentos de ação direta (DAAs) no HCV.

A necessidade de introdução da TARV é avaliada observando-se vários fatores, dentre eles a contagem de CD4+. Esse parâmetro decidirá se o tratamento da hepatite C será priorizado ou se deverá aguardar o momento oportuno.

Pacientes com Contagem de CD4+ Superior a 500 Células/mm³

Na presença de contagens elevadas de CD4+ e com indicação de terapia para o HCV, recomenda-se priorizar o tratamento da hepatite C.

Pacientes com Contagem de CD4+ < 500 Células/mm³

Recomenda-se iniciar TARV e aguardar o aumento do CD4+ para o início do tratamento do HCV. O controle da replicação do HIV pode atenuar a evolução da hepatite C crônica. Ressalta-se que o início concomitante de ambos os tratamentos pode acarretar acúmulo de toxicidade e comprometimento da adesão.

Condições para Indicar o Tratamento da Hepatite C nos Indivíduos Coinfectados pelo HIV

- Terapia antirretroviral efetiva com supressão da replicação viral do HIV e sem sinais de falha terapêutica.
- Estabilidade clínica, caracterizada pela ausência de infecções oportunistas ativas nos últimos 6 meses.
- Estabilidade imunológica, definida pela contagem de CD4+ > 200 células/mm³.

A biópsia hepática é opcional para pacientes infectados pelo HIV. Se estes forem biopsiados e apresentarem classificação histológica F ≤ 1 (metavir), recomenda-se monitorá-los, e a decisão do início de tratamento para hepatite C poderá ser opcionalmente postergada.

O esquema recomendado para o tratamento da hepatite C crônica em pacientes coinfectados HIV/HCV, independentemente do genótipo do HCV, é o uso de PEG-IFN-α associado à RBV durante 48 semanas:

- PEG-IFN-α-2a, 180 μg, SC, uma vez por semana ou PEG-IFN-α-2b, 1,5 μg /kg, SC, uma vez por semana, ambos associados à RBV 15 mg/kg/dia, VO (dose diária dividida de 12 em 12 horas).

Pacientes coinfectados, pertencentes aos genótipos 1, 4 ou 5 do HCV, que estejam em tratamento com PEG-IFN-α associado à RBV, com boa adesão ao tratamento, e que apresentarem RVP parcial e negativação do HCV-RNA na semana 24, podem ser considerados, opcionalmente, para prolongamento do tratamento para 72 semanas, considerando os aspectos de tolerabilidade e aceitabilidade, conforme o Fluxograma da Figura 80.2.

Não esquecer a necessidade de monitoração dos eventos adversos e sempre reforçar a adesão ao tratamento.

Considerações Referentes à Associação dos Antirretrovirais com o Tratamento do HCV

Com relação à utilização de inibidores da transcriptase reversa análogos (ITRN) e não análogos (ITRNN) de nucleosídeos/nucleotídeos do HIV:

- a zidovudina (AZT), concomitante com a RBV, sempre que possível, deve ser evitada pelo aumento do risco de anemia;
- a didanosina (ddI) está contraindicada para uso concomitante com a RBV, pelo maior risco de toxicidade mitocondrial, acidose lática e pancreatite, especialmente em pacientes com cirrose;
- a estavudina (d4T), concomitante com RBV, deve ser evitada, sempre que possível, pelo maior risco de toxicidade mitocondrial, acidose lática e pancreatite, especialmente em pacientes com cirrose;
- os dados quanto à coadministração do abacavir (ABC) com a RBV são controversos. Ao se optar pelo uso do ABC, a dose da RBV não deve ser menor que 13 mg/kg/dia. A maioria dos pacientes em uso de TARV não desenvolve hepatotoxicidade grave, mesmo quando coinfectados pelo HCV ou HBV. Para a sua detecção precoce, recomenda-se monitoramento clínico e laboratorial. Sempre que possível, em pacientes que utilizam RBV, deve-se optar por esquemas antirretrovirais sem AZT, ddI ou d4T, dando-se preferência ao tenofovir (TDF)*;
- a nevirapina (NVP), um ITRNN, tem potencial de acarretar hepatotoxicidade grave em mulheres com CD4+ superior a 250 células/mm³ e em homens com CD4+ superior a 400 células/mm³.

Com relação ao uso dos DAAs e outras classes de antirretrovirais:

- é importante mencionar que apesar dos IP liberados para o tratamento do HCV, genótipo 1 nos monoinfectados (HCV), ter melhorado a RVS; nos coinfectados poucos dados foram publicados;
- o telaprevir (TVR) e boceprevir (BOC) são substratos e potentes inibidores do citocromo P450 3A4 e, portanto, apresentam inúmeras interações medicamentosas com a TARV e outros medicamentos que deverão ser acompanhadas durante o tratamento;
- o BOC não é recomendado com efavirenz (EFV), atazanavir/ritonavir (ATV/r), darunavir/ritonavir (DRV/r), fosamprenavir (FPV/r) e lopinavir/ritonavir (LPV/r);
- não há necessidade de reajuste de dose na associação do BOC com a etravirina (ETV) e raltegravir (RAL);

---

*Considerar a avaliação da função renal nos pacientes antes da indicação do TDF.

- o TVR não é recomendado com DRV/r, LPV/r e FPV/r;
- há necessidade de monitoração clínica e laboratorial da hiperbilirrubinemia quando associar o TVR com ATV/r;
- ajustar a dose do TVR (1.125 mg de 8/8 h) quando associado ao EFV;
- monitorar clínica e laboratorialmente a associação de TVR com TDF, devido à concentração aumentada do TDF;
- não há necessidade de ajuste de dose na associação do TVR com RAL, ETV e rilpivirina (RVP);
- há outros estudos em andamento para melhor orientar a interação desses tratamentos.

O consenso brasileiro não contempla o tratamento da coinfecção HIV/HCV genótipo 1 com os DAAs. Como esses novos medicamentos não são tão potentes e apresentam bastante interação medicamentosa e muitos eventos adversos, o ideal é esperar os medicamentos que estão por vir.

COINFECÇÃO HIV COM OS VÍRUS DAS HEPATITES B E C

As mesmas vias de transmissão compartilhadas pelos HIV/HBV/HCV levaram a uma maior prevalência da tripla infecção entre os usuários de drogas injetáveis, hemofílicos, pacientes em hemodiálise e homens que fazem sexo com homens.

A evolução da doença hepática vai depender do momento da infecção pelos três vírus e do grau de imunodeficiência causada pelo HIV. Estudos vêm mostrando baixa contagem de células T CD4+ nos indivíduos triplamente infectados. Esses pacientes poderão ter maior risco de progressão para cirrose, além de aumentado risco de hepatite fulminante.

A indicação do tratamento do HIV deverá seguir a abordagem-padrão, considerando-se a necessidade da terapia antirretroviral e a presença das coinfecções. Se o início da TARV for indicado, não esquecer de incluir, no esquema terapêutico, medicamentos com atividade no HBV. O tratamento do HCV também deverá seguir o protocolo de tratamento para os coinfectados.

Quanto aos vírus B e C, qual tratar primeiro? Não existem dados conclusivos para essa abordagem. Portanto, o ideal é tratar o agente que causa maior dano, que geralmente é o HCV. Racionalmente, nos coinfectados HCV/HBV, recomenda-se o tratamento da hepatite C crônica de acordo com o status do HBeAg, independentemente do grau de fibrose hepática (biópsia hepática facultativa).

COINFECÇÃO HIV COM O VÍRUS DA HEPATITE D

A infecção pelo HDV resulta na mais agressiva forma de hepatite viral crônica e deve ser considerada em qualquer indivíduo com HBsAg positivo ou naqueles com evidência de infecção recente pelo HBV. O HBV, HDV e o HIV compartilham as mesmas vias de transmissão, mas poucas informações são encontradas a respeito da prevalência, da epidemiologia e da história natural da infecção pelo HDV nos pacientes HIV-positivos.

No estudo europeu (EuroSIDA), recentemente publicado, aproximadamente 15% dos pacientes infectados pelo HIV, com HBsAg positivo, eram também portadores do vírus delta. A tripla infecção HIV/HBV/HDV parece ocorrer em maior prevalência nos usuários de drogas intravenosas e chegou a 25% nos países do leste europeu. No Brasil, Braga e cols. publicaram em 2006 que é baixa a prevalência de HBV, HDV e HCV entre os HIV-positivos na Amazônia brasileira, apesar de ser uma região hiperendêmica para HBV e HDV. Mas, justificaram o achado considerando que a ocorrência da infecção primária pelo HBV é mais provável na infância e a população de HIV-positivos da área inclui uma mistura de indivíduos que migraram de diferentes regiões.

A influência da infecção pelo HDV na resposta à terapia antirretroviral e das complicações hepáticas nos coinfectados HBV/HIV foi foco de um estudo em Taiwan, mas ainda não parece muito clara. O HDV não afetou a resposta clínica, virológica ou imunológica à terapia antirretroviral nesses pacientes. Entretanto, a infecção pelo HDV aumentou o risco de *flares*, cirrose hepática, descompensação hepática e morte nos pacientes com coinfecção HBV/HIV. O estudo EuroSIDA não encontrou associação com a rápida progressão para aids na tripla infecção, mas o HDV foi associado ao maior risco de morte devido à doença hepática.

Quanto ao tratamento do vírus delta, o PEG-IFN-α, por 12 meses, tem sido recomendado para tratar a infecção pelo HDV. Para o vírus delta se replicar utiliza a enzima polimerase humana, e os inibidores análogos de nucleosídeos/nucleotídeos desenhados para inibir a polimerase viral não inibem a replicação do HDV.

Muito ainda deverá ser estudado para maiores esclarecimentos da tripla infecção HIV/HBV/HDV, mas algumas diretrizes recomendam que todos os pacientes HBsAg positivos devam ser testados para anticorpos anti-HDV. Porém, existem alguns indivíduos que podem não replicar o vírus ativamente. Sendo assim, segundo os autores do EuroSIDA, o HDV-RNA deveria ser quantificado e o tratamento ser considerado nos pacientes com viremia detectável, já que a hepatite delta está associada ao alto risco de desenvolvimento de cirrose nos HIV-positivos.

A profilaxia da infecção pelo HBV com a vacinação na infância ainda é a melhor maneira de se evitar a infecção pelo HDV.

COINFECÇÃO HIV COM O VÍRUS DA HEPATITE E

A hepatite E é endêmica em países em desenvolvimento e aparece esporadicamente em países desenvolvidos. Devido à sua transmissão fecal-oral e por estar distribuída mundialmente, há possibilidade da coinfecção HIV/HEV ocorrer. Apesar de ser considerada uma infecção aguda e autolimitada, alguns trabalhos mostram a cronificação da hepatite E em pacientes imunocomprometidos. Estudos têm mostrado que receptores de transplante de órgãos podem desenvolver hepatite E crônica e evoluir para cirrose, além de poder, também, ocorrer a reativação após transplante de medula.

Poucos trabalhos foram publicados quanto à coinfecção HIV/HEV. Alguns até controversos com relação à necessidade de se investigar o HEV nos pacientes HIV-positivos. Mas grande parte menciona a persistência do HEV-RNA em pacientes com contagens mais baixas de linfócitos T CD4+. Associa-se também, à hepatite E, a elevação de aminotransferases sem causa aparente, após a investigação laboratorial do HEV nos HIV-positivos.

Um interessante relato de caso foi publicado e vale ser comentado: paciente masculino de 48 anos, que faz sexo com homens e mulheres, infectado pelo HIV e com infecção crônica pelo HEV há pelo menos 7 anos. Apresentava mal--estar, neuropatia dolorosa nos membros inferiores de causa indeterminada, persistente alteração laboratorial na avaliação hepática e com atividade inflamatória e cirrose à biópsia hepática. Por 2 anos usou abacavir, lamivudina e lopinavir/r; e manteve-se com carga viral do HIV indetectável e contagem de células CD4+ entre 30 e 150 células/mm³. Na tentativa de controlar o HEV, foi submetido ao tratamento com PEG-IFN-α2a, em monoterapia, por 6 meses. Logo após o início do tratamento houve melhora do mal-estar e a avaliação hepática laboratorial voltou ao normal, além da melhora gradativa e sustentada dos sintomas neurológicos. Após a monoterapia, a carga viral do HEV estava indetectável no soro, mas ainda detectada nas fezes. Com a associação da ribavirina por 12 semanas, a carga viral do HEV nas fezes caiu rapidamente. Três meses após o término do tratamento, a biópsia hepática mostrou redução da inflamação e da fibrose. A contagem das células CD4+ subiu para 270 células/mm³, 6 meses após o clareamento do HEV.

Esse relato não só ilustra a possibilidade de a hepatite E crônica evoluir de forma pior nos coinfectados, como também a possibilidade de se tratar esses indivíduos com PEG-IFN associado à RBV.

COINFECÇÃO HIV COM O VÍRUS DA HEPATITE G (HGV OU GBV-C)

Apesar de a transmissão sexual ter sido mencionada para o vírus da hepatite G, a principal forma de transmissão considerada é a parenteral. O HGV é encontrado em usuários de drogas intravenosas e politransfundidos, o que pode perfeitamente estabelecer uma frequente coinfecção com o HIV. A maioria dos estudos publicados até o momento considera o GBV-C um vírus comum e que não causa doença, podendo persistir em 50% ou mais nos indivíduos expostos.

Os estudos publicados de coinfecção HIV/HGV mostram uma influência benéfica da infecção pelo HGV no HIV. A inibição da replicação do HIV pelo HGV já foi sugerida, além de alterar a expressão dos receptores de quimiocina. Um estudo recente mostrou a expressão reduzida dos receptores de quimiocina tipo 5 (CCR5) e tipo 4 (CXCR4) nas células T CD4+ de indivíduos em estágio avançado de imunodeficiência. Talvez esses achados possam ser considerados como uma explicação baseada em estudos moleculares para justificar os benefícios causados pelo HGB na coinfecção com o HIV.

COINFECÇÃO PELO HIV COM O TTV

O TTV foi inicialmente detectado no soro de pacientes com hepatite pós-transfusional de origem desconhecida, mas até o momento nenhuma doença em humanos está sendo claramente associada a esse vírus. Devido às vias de transmissão serem compartilhadas por TTV e HIV, alguns estudos vêm sendo publicados avaliando os efeitos causados por essa coinfecção.

Poucos trabalhos foram publicados, mas há controvérsias no que diz respeito ao aumento da viremia pelo TTV nos coinfectados e à associação entre viremia do TTV e a deterioração do sistema imune. Os trabalhos mostram o TTV mais prevalente entre os coinfectados, quando comparados aos soronegativos para o HIV, e considera-se, inclusive, a possibilidade de o TTV ser um patógeno oportunista com influência independente na progressão da infecção pelo HIV.

REFERÊNCIAS BIBLIOGRÁFICAS

1. Banker DD. Viral hepatitis (Part-I). Ind J Med Sci. 2003;57:363-68.
1a. Brasil. Ministério da Saúde. Secretaria de Vigilância em Saúde. Departamento de DST, Aids e Hepatites Virais. Protocolo Clínico e Diretrizes Terapêuticas para Hepatite Viral C e Coinfecções. Brasília: Ministério da Saúde, 2011.
1b. Brasil. Ministério da Saúde. Secretaria de Vigilância em Saúde. Departamento de DST, Aids e Hepatites Virais. Suplemento 1 do Protocolo Clínico e Diretrizes Terapêuticas (PDCT) para Hepatite Viral C e Coinfecções - Genótipo 1 do HCV e fibrose avançada. Brasília: Ministério da Saúde, 2013.
1c. Brasil. Ministério da Saúde. Secretaria de Vigilância em Saúde. Departamento de DST, Aids e Hepatites Virais. Suplemento 2 do Protocolo Clínico e Diretrizes Terapêuticas (PCDT) para Hepatite Viral C e Coinfecções - Genótipo 1 do HCV e fibrose avançada. Brasília: Ministério da Saúde, outubro de 2013.
2. Buti M, Castro EV. Lamivudina. In: Focaccia R. Tratado de Hepatites Virais. 2ª ed. São Paulo: Atheneu; 2007. p. 500-04.
3. Cheinquer H. Entecavir. In: Focaccia R. Tratado de Hepatites Virais. 2ª ed. São Paulo: Atheneu; 2007. p. 507-11.
4. Cheinquer H, Focaccia R. Terapêutica das formas crônicas. Hepatite B. In: Focaccia R. 2ª ed. Tratado de Hepatites Virais. São Paulo: Atheneu; 2007. p. 493-99.
5. Conceição OJG, Siciliano RF. Hepatite A: Patogenia e diagnóstico. In: Focaccia R. Tratado de Hepatites Virais. 2ª ed. São Paulo: Atheneu; 2007. p. 85-88.
6. De Paula VS. Variabilidade Genética do Vírus da Hepatite A Obtido de Casos Esporádicos e de Surto Epidêmico no Rio de Janeiro. Tese de Mestrado. Curso de Pós-Graduação em Biologia Parasitária, Instituto Oswaldo Cruz, Fiocruz, 2000.
6a. European Association for the Study of the Liver. EASL Clinical Guidelines: Management of hepatitis C virus infection. J Hepatol. 2011;55:245-64.
6b. European Association for the Study of the Liver. EASL Clinical Guidelines: Management of hepatitis C virus infection. Disponível em: http://www.easl.eu/_newsroom/latest-news/easl-recommendations-on-treatment-of-hepatitis-c-2014. Acessado em: dez. 2014.
7. Fattovich G. Natural history of hepatitis B. J Hepatol. 2003;39:S50-S58.
8. Ferreira ILP, Pinho JRR. Hepatite G. In: Focaccia R (ed). Tratado de Hepatites Virais. São Paulo: Atheneu; 2003. p. 365-70.
9. Focaccia R, Souza FV. Hepatite C. In: Veronesi R. Focaccia R (ed). Tratado de Infectologia. 21 ed. São Paulo: Atheneu; 2002. V. I. p. 317.25.
10. Fukuda Y, Nakano I. Imunopatogênese da hepatite C. In: Focaceia R (ed). Tratado de Hepatites Virais. São Paulo: Atheneu; 2003. p. 205-08.
10a. Ghany MG et al. An update on treatment of genotype 1 chronic hepatitis C virus infection: 2011 practice guideline by the American Association for the Study of Liver Diseases. Hepatology. 2011;54:1433-44.
11. Gonçales Junior FL et al. Hepatites virais. In: Cimerman S, Cimerman B (ed). Medicina Tropical. São Paulo: Atheneu; 2003. p. 397-423.
12. Junior FLG. História Natural. Apresentação clínica. Complicações. In: Focaccia R. Tratado de Hepatites Virais. 2ª ed. São Paulo: Atheneu; 2007. p. 129-38.
13. Naoumov NV, Williams R. Imunopatogênese da hepatite B. In: Focaccia R (ed). Tratado de Hepatites Virais. São Paulo: Atheneu; 2003. p. 133-40.
14. Paraná R, Almeida D. Adefovir. In: Focaccia R. Tratado de Hepatites Virais. 2ª ed. São Paulo: Atheneu; 2007. p. 504-06.

15. Pereira FEL, Gonçalves CS. Hepatite A. Rev Soc Bras Med Trop. 2003;36:387-400.
16. Pinho JRR. Hepatite TTV. In: Focaccia R. Tratado de Hepatites Virais. São Paulo: Atheneu; 2003. p. 371- 77.
17. Purcell RH, Emerson SU. Hepatitis e Virus. In: Mandell GL, Bennett JE, Dolin R (ed). Mandell, Douglas, Bennett's Principles and Practice of Infectious Diseases. 5th ed. Philadelphia: Churchill Livingstone; 2000. V. 2. p. 1958-70.
18. Rizzeto M et al. Immunofluorescence detection of a new antigen/antibody system (Delta/antiDelta) associated with hepatitis B virus in liver and serum of HBsAg carriers. Gut. 1997;18:997-1003.
19. Saracco G et al. Rapidly progressive HBsAg-positive hepatitis in Italy. The role of hepatitis delta virus infection. I Hepatol. 1987;5:274-81.
20. Schiff E, Cheinquer H. Uso de Interferon em hepatites virais. In: Veronesi R. Focaccia R. Tratado de Infectologia. 21 ed. São Paulo: Atheneu; 2002. V I. p. 378-89.
21. Silva LC, Pinho IRR. Hepatite A. In: Gayotto LCC, AIves VAF et aI. Doenças do Fígado e Vias Biliares. São Paulo: Atheneu; 2001. V. I. p. 435.
22. Silva LC, Pinho IRR. Hepatite C. In: Gayotto LCC, AIves VAF et aI. Doenças do Fígado e Vias Biliares. Ii ed. São Paulo: Atheneu; 200 I. V. I. p. 469.
23. Steffen R et al. Epidemiology and prevention of hepatitis A in travelers. JAMA. 1994;272:885-89.
24. Van Cuyck H et al. Phylogenetic analisis of the first complete hepatitis E virus genome from Africa. FEMS Immunol Med Mycrobiol. 2003;39:133-39.

REFERÊNCIAS BIBLIOGRÁFICAS SOBRE COINFECÇÃO HIV E HEPATITES VIRAIS

Coinfecção HIV e HAV

1. Dabrowska MM, Nazzal K, Wiercinska-Drapalo A. Hepatitis A virus/HIV coinfection in men who have ses with men, Warsaw, Poland, September 2008 to September 2009. Euro Surveill. 2011;16(34):19950.
2. Kim JI et al. Factors influencing the severity of acute viral hepatitis A. Korean J Hepatol. 2010;16:295-300.

Coinfecção HIV e HBV

1. European Association for the Study of the Liver. EASL Clinical Guidelines: Management of chronic hepatitis B virus infection. J Hepatol. 2012;57:167-85.
2. Boyd A et al. Longitudinal evaluation of viral interactions in treated HIV-hepatitis B co-infected patients with additional hepatitis C and D virus. J Viral Hepat. 2010;17:65-76.
3. Brasil. Ministério da Saúde. Secretaria de Vigilância em Saúde. Departamento de DST, Aids e Hepatites Virais. Protocolo Clínico e Diretrizes Terapêuticas para Hepatite Viral B Crônica e Coinfecções. Brasília-DF, 2010.
4. Mallet V, Vallet-Pichard A, Pol S. The impact of humam immunodeficiency virus on viral hepatitis. Liver Int. 2011;31(Suppl 1):135-39.
5. Mauss S, Rockstroh J. Management of HBV/HIV Coinfection. In: Hepatology – A Clinical Textbook 2nd ed. Germany: Flying Publisher; 2010. p. 259-68.

Coinfecção HIV e HCV

1. Brasil. Ministério da Saúde. Secretaria de Vigilância em Saúde. Departamento de DST, Aids e Hepatites Virais. Protocolo Clínico e Diretrizes Terapêuticas para Hepatite Viral C e Coinfecções – Brasília-DF, 2011.
2. Boesecke C, Mauss S, Rockstroh J. Management of HIV/HCV Coinfection. In: Hepatology – A Clinical Textbook. 2nd ed. Germany: Flying Publisher; 2010. p. 269-82.
3. European Association for the Study of the Liver. EASL Clinical Guidelines: Management of hepatitis C virus infection. J Hepatol. 2011;55:245-64.
4. Ghany MG et al. An update on treatment of genotype 1 chronic hepatitis C virus infection: 2011 practice guideline by the American Association for the Study of Liver Diseases. Hepatology. 2011;54:1433-44.
5. Mallet V, Vallet-Pichard A, Pol S. The impact of humam immunodeficiency virus on viral hepatitis. Liver Int. 2011;31(Suppl 1):135-9.

Coinfecção HIV/HBV/HCV

1. Brasil. Ministério da Saúde. Secretaria de Vigilância em Saúde. Departamento de DST, Aids e Hepatites Virais. Protocolo Clínico e Diretrizes Terapêuticas para Hepatite Viral B Crônica e Coinfecções – Brasília-DF, 2010.
2. Brasil. Ministério da Saúde. Secretaria de Vigilanância em Saúde. Departamento de DST, Aids e Hepatites Virais. Protocolo Clínico e Diretrizes Terapêuticas para Hepatite Viral C e Coinfecções – Brasília-DF, 2011.
3. Schwarze-Zander C, Rockstroh J. Management of HBV/HCV Coinfection. In: Hepatology – A Clinical Textbook 2nd ed. Germany: Flying Publisher; 2010. p. 283-88.

Coinfecção HIV e HDV

1. Braga WS et al. Low prevalence of hepatitis B virus, hepatitis D virus and hepatitis C virus among patients with human immunodeficiency virus or acquired immunodefifiency syndrome in the Brazilian Amazon basin. Rev Soc Med Trop. 2006;39:519-22.
2. Soriano V et al. Hepatitis delta in HIV-infected individuals in Europe. AIDS. 2011;25:1987-92.

Coinfecção HIV e HEV

1. Dalton HR et al. Treatment of Chronic Hepatitis E in a Patient with HIV Infection. Ann Intern Med. 2011;155:479-80.

Coinfecção HIV e GBV

1. Schwarze-Zander C et al. GB virus C coinfection in advanced HIV type-1 disease is associated with low CCR5 and CXCR4 surface expression on CD4+ T-cells. Antivir Ther. 2010;15:745-52.
2. Tillmann HL et al. Infection GB virus C and reduced mortality among HIV-infected patients. N Engl J Med. 2001;345:715-24.

Coinfecção HIV e TTV

1. Moen EM, Sleboda J, Grinde B. Serum concentrations of TT virus and TT virus-like mini virus in patients developing AIDS. AIDS. 2002;16:1679-82.
2. Nasser TF et al. Detection of TT virus in HIV-1 exposed but uninfected individuals and in HIV-1 infected patients and its influence on CD4+ lymphocytes and viral load. Microb Pathog. 2009;47:33-37.
3. Thom K, Petrik J. Progression towards AIDS leads to increased Torque teno virus and Torque teno minivirus titers in tissues of HIV infected individuals. J Med Virol. 2007;79:1-7.

81 Herpes Simples

■ Jacqueline Anita de Menezes

(CID 10 = A60 – Infecções anogenitais pelo vírus do herpes (herpes simples); A60.0 - Infecção dos órgãos genitais e do trato geniturinário pelo vírus do herpes; A60.1- Infecção da margem cutânea do ânus e do reto pelo vírus do herpes; A60.9 - Infecção anogenital não especificada pelo vírus do herpes. B000 - Eczema herpético; B001 - Dermatite vesicular devida ao vírus do herpes; B002 - Gengivoestomatite e faringoamigdalite devida ao vírus do herpes; B003 - Meningite devida ao vírus do herpes (G020); B004 - Encefalite devida ao vírus do herpes (G051); B005 - Afecções oculares devidas ao vírus do herpes: (H19.1) Ceratite, ceratoconjuntivite; (H13.1) Conjuntivite; (H03.1) Dermatite da pálpebra; (H22.0); Iridociclite, irite, uveíte anterior; B007 - Doença disseminada devida ao vírus do herpes; B008 - Outras formas de infecção devidas ao vírus do herpes; B009 - Infecção não especificada devida ao vírus do herpes. Infecção do trato genital pelo vírus do herpes: (N51) Transtornos dos órgãos genitais masculinos em doenças classificadas em outra parte; (N77.0) Ulceração da vulva em doenças infecciosas e parasitárias classificadas em outra parte; (N77.1) Vaginite, vulvite e vulvovaginite em doenças infecciosas e parasitárias classificadas em outra parte; Pneumonia pelo vírus herpes simples (J12.8) Outras pneumonias virais; Hepatite herpética (K77.0) Transtornos hepáticos em doenças infecciosas e parasitárias classificadas em outra parte; (P35.2) Infecção congênita por vírus do herpes simples)

INTRODUÇÃO[4,6,7,10]

Os vírus causadores do herpes simples, ou herpesvírus humanos (HHV) têm DNA de dupla hélice e pertencem à família Herpesviridae, subfamília Herpesvirinae, gênero *Simplexvirus*, espécies HHV-1 e HHV-2[6]. O HHV-1 é o principal agente do herpes labial ou orofacial, enquanto o HHV-2 costuma ser o causador do herpes anogenital, mas existem evidências crescentes de que ambos podem estar implicados em qualquer forma clínica[4,10]. Penetram pelas mucosas ou por pequenas lesões cutâneas a partir do contato com um hospedeiro infectado que elimina o agente em lesões ou secreções orais ou genitais. São rapidamente inativados à temperatura ambiente e em ambiente seco e sua transmissão indireta é rara, mas pode ocorrer em ambiente hospitalar na falta de adesão estrita às precauções-padrão[1,10]. O ser humano parece ser o único reservatório dos vírus, que podem ser encontrados em todas as populações do planeta. Lesões características de herpes teriam sido descritas desde a Antiguidade. Estes fatos apontam para a grande adaptação parasita-hospedeiro, manifestada pela frequência de infecções assintomáticas – superior a 80%[1].

Após a entrada do vírus, este se multiplica nas células epiteliais[3], penetra nas terminações nervosas e é transportado via axonal em direção ao núcleo de neurônios sensitivos nos gânglios neurais – trigêmeos, no caso do herpes orofacial, ou sacrais, no caso do herpes genital. Nos gânglios, o vírus permanece latente durante o resto da vida do hospedeiro[10], mas pode sofrer reativações periódicas desencadeadas por estresse físico ou emocional, febre, luz solar, traumatismos, radiação ou outros estímulos. Assim como ocorre nas infecções primárias, a maioria (80%) das reativações é assintomática, mas provoca eliminação transitória do vírus, permitindo a sua transmissão. A infecção por esses vírus existe em todos os continentes e populações. No caso do HHV-2, uma revisão sistemática da OMS[7] estimou que a infecção é mais frequente e ocorre mais precocemente em populações de países em desenvolvimento, predomina em mulheres e parece estar aumentando nas últimas décadas do século XX.

DIAGNÓSTICO CLÍNICO[3,4,10]

O primeiro episódio de infecção por vírus herpes simples é chamado de infecção primária. Embora seja uma denominação prática, nem sempre a primeira exteriorização clínica constitui uma verdadeira infecção primária[9]. Os episódios que decorrem de reativações de infecção latente recebem o nome de infecções recorrentes.

Infecção Primária[3,4,9,10,12,13]

Quando ocorrem manifestações clínicas, o tempo de incubação é de 24 a 72 horas. Precedendo ou junto ao surgimento das lesões cutâneas e mucosas, há queixas de febre moderada ou alta, adinamia, cefaleia e mialgias de intensidade variável. Essas queixas regridem antes da cura das lesões, as quais, habitualmente, não deixam cicatriz.

Gengivoestomatite Herpética Aguda

É mais frequentemente observada em crianças e caracteriza-se por ulcerações aftoides extremamente dolorosas, acometendo toda a cavidade bucal e, por vezes, a faringe, acompanhadas de adenomegalia submandibular e cervical, com febre alta, queda do estado geral, odinofagia intensa e halitose.

Na ausência de tratamento específico, o quadro pode durar até 2 semanas. O diagnóstico diferencial deve ser feito com a doença de mão, pé e boca, e com a herpangina, ambas causadas por enterovírus (principalmente coxsackie A 6,10,16 e enterovírus 71, mas outros podem estar envolvidos). A doença de mão, pé e boca causa o mesmo tipo de lesões na orofaringe, além de febre alta e queda do estado geral; mas, como o nome sugere, é acompanhada de lesões papulovesiculosas em palmas, plantas e às vezes nas nádegas e genitália, podendo lembrar, inclusive, varicela ou herpes simples com eritema polimorfo. Nos casos de herpangina, as lesões bucais acometem palato mole e amígdalas.

A evolução dessas viroses costuma ser benigna, com menor acometimento do estado geral, e duração de poucos dias. Recentemente, porém, extensas epidemias com quadro grave, acometimento neurológico e pulmonar e óbitos ocorreram no sudeste asiático (China, Coreia do Sul, Tailândia, Singapura)[12].

Faringotonsilite Herpética

Ocorre mais em adultos. Causa lesões vesicoulceradas com exsudato branco em amígdalas, acompanhadas de febre, adenomegalias e acometimento do estado geral. É facilmente confundida com faringite bacteriana ou herpangina.

Vulvovaginite Herpética Aguda

Manifesta-se por vesículas agrupadas, que logo evoluem para lesões ulceradas dolorosas, acometendo toda a região genital feminina, com adenomegalia satélite. Na prática, nem sempre se surpreendem as vesículas na mucosa genital, o que pode tornar o diagnóstico diferencial mais difícil. Podem ocorrer febre e mal-estar, além de disúria por lesões do meato uretral. Na ausência de tratamento específico, a vulvovaginite herpética pode levar cerca de 2 semanas para regredir.

Herpes Genital Peniano

Embora menos frequentes que nas mulheres, as lesões genitais herpéticas em homens manifestam-se por úlceras confluentes pruriginosas e dolorosas situadas no sulco balanoprepucial, na glande, no corpo do pênis e na bolsa escrotal. Podem simular outras DST ulceradas, como o cancro mole, ou provocar secreção uretral mucopurulenta, sugerindo o diagnóstico de uretrite gonocócica ou por clamídia. Sem tratamento, duram 2 a 4 semanas.

Ceratoconjuntivite Herpética Primária e Outras Lesões Oculares[13]

A lesão da córnea pelo vírus herpes simples é uma causa importante de cegueira em países desenvolvidos. Podem ocorrer também blefarite, conjuntivite e uveíte anterior (ver Capítulos 24 e 30). A necrose retiniana aguda por esse vírus é um evento raro e grave, geralmente observado em imunossuprimidos, mas que pode ocorrer em indivíduos imunocompetentes com predisposição genética. Necessita diagnóstico rápido por oftalmologista e pronta intervenção, com terapêutica parenteral.

Panarício Herpético

É uma forma cutânea específica, localizada na ponta do dedo, próximo à unha, bastante dolorosa, outrora comum em profissionais não enluvados.

Infecções Recorrentes[3,4,9,10,12,13]

Herpes Labial ou Orofacial, Herpes Anogenital, Herpes Ocular

Devido à latência do vírus nos gânglios neurais, nem sempre as recorrências se manifestam no mesmo local, e podem aparecer em pontos próximos inervados pelo mesmo gânglio ou por vários gânglios[10]. Na pele, as lesões do herpes simples podem se estender ao longo de um dermátomo, assumindo aspecto indistinguível do herpes zoster. Geralmente, porém, as manifestações clínicas tendem a ser cada vez mais leves, breves e espaçadas com o correr do tempo. Os pacientes que sofrem de manifestações frequentes identificam pródromos típicos, como parestesias ou, no caso do herpes anogenital, dor de característica neuropática.

Ocasionalmente, em função de estresse físico ou mental maior, um determinado episódio pode causar sintomas mais intensos e duradouros e/ou atingir área mais extensa, levando a vítima a procurar o médico. No caso específico do herpes ocular, as reativações de ceratites tendem a agravar a lesão pela formação de cicatrizes ou perfurações[13]. Outras vezes, os episódios se tornam cada vez mais frequentes, com intervalos inferiores a 30 dias. Nessas situações pode ser necessária uma intervenção terapêutica (vide texto a seguir).

COMPLICAÇÕES[3,4,9,10]

Formas Cutâneas

- **Eczema herpético**: trata-se de disseminação das lesões de herpes com frequente infecção bacteriana secundária em pacientes portadores de dermatites extensas como eczema atópico, dermatite seborreica ou pênfigo, estando ou não sob corticoterapia sistêmica.
- **Eritema polimorfo**: a maioria dos casos seria desencadeada pela reativação do herpes podendo ocorrer, no seu espectro mais grave, a síndrome de Stevens-Johnson.
- **Infecção bacteriana secundária**: em crianças e pacientes com lesões extensas.

Formas Neurológicas

- **Encefalite herpética aguda**: é uma das formas mais graves da doença pelo herpes. No recém-nato pode ser parte da infecção neonatal disseminada, devida ao HHV-2. Nas outras faixas etárias é causada pelo HHV-1. Antes do advento dos antivirais era uniformemente fatal (ver capítulo sobre Encefalites Virais Agudas).
- **Meningite aguda herpética**: sintomas e sinais meníngeos ocorrem em até 30% dos pacientes com herpes genital

primário e alterações do líquido cefalorraquiano (LCR) também são frequentes, embora raramente sejam necessários hospitalização ou tratamento específico.

- **Outros quadros neurológicos associados ao herpes simples:** meningite linfocítica recorrente benigna (de Mollaret), mielite transversa, radiculopatia sacral, paralisia (facial) de Bell.

Formas Clínicas em Imunossuprimidos e Formas Disseminadas[4,10]

Em hospedeiros imunocomprometidos, as lesões cutaneomucosas podem assumir aspecto atípico, com lesões extensas, necróticas e sem tendência à cicatrização espontânea. Nesses hospedeiros, os vírus herpes também podem se disseminar, atingindo vísceras como tubo digestivo, fígado, pulmões e sistema nervoso central. É o caso, por exemplo, dos pacientes com infecção pelo vírus da imunodeficiência humana (HIV) e linfócitos CD4 em número inferior a 100 céls/mm³, dos transplantados, dos portadores de doença autoimune e de algumas neoplasias hematológicas em tratamento imunossupressor, bem como do herpes neonatal.

Herpes Neonatal[5,8,10]

A maioria dos casos ocorre quando da infecção genital primária da gestante, sendo mais rara na infecção recorrente. Em ambos os casos, a infecção materna é frequentemente assintomática, o que dificulta a prevenção. O diagnóstico exige um alto índice de suspeição. A transmissão ocorre no periparto em 85% dos casos. Quando esta foi intrauterina (5%) as lesões são tão graves quanto óbvias e pouco compatíveis com a sobrevida. Nos demais casos, a doença pode acometer pele e mucosas, atingir o sistema nervoso central – encefalite – ou disseminar-se para órgãos internos. Sintomas e sinais mais comuns: vesículas cutâneas (68% de todas as formas clínicas), letargia (38%), febre (39% de todas as formas, mas somente 17% dos casos mucocutâneos), convulsões (57% das encefalites), conjuntivite (25% dos casos mucocutâneos).

DIAGNÓSTICO LABORATORIAL[3,4,9,10]

- **Citologia de lesão vesiculosa ou método de Tzanck.** Consiste no raspado da base de lesão vesiculosa, após assepsia simples e ruptura do teto da mesma com agulha estéril. O material é transferido para lâmina limpa e desengordurada, fixado e corado com Papanicolaou ou Giemsa. A presença de células gigantes com inclusões intranucleares denuncia um vírus herpes, não sendo possível distinguir varicela-zoster de herpes simples. Sua principal utilidade é o diagnóstico diferencial com outras lesões vesicobolhosas cutâneas e a facilidade de realização.
- **Cultura de células**. Os *Simplexvirus* crescem em cerca de 48 horas e provocam efeito citopático característico, o que permite tipá-los e distinguí-los do *Varicellovirus*.
- **PCR.** O recente desenvolvimento das técnicas de biologia molecular permite identificar o DNA dos vírus herpes 1 e 2 em tecido e líquidos orgânicos pela técnica de amplificação da polimerase em cadeia (PCR). O exame oferece resultados mais rapidamente e com sensibilidade três a quatro vezes superior à da cultura. A PCR é, hoje, a técnica preferida para o diagnóstico, a tipagem e a identificação da sensibilidade das cepas[10].
- **Sorologia.** Exames sorológicos não têm utilidade para o diagnóstico imediato[10]. Indicam a ocorrência de infecções passadas e, até mesmo, de certo grau de imunidade. Idealmente, devem ser usadas técnicas que permitam diferenciar anticorpos para os vírus HHV-1 e HHV-2. A sorologia tem maior utilidade em estudos soroepidemiológicos[7].

TRATAMENTO

Indicações do Tratamento Específico[4,9-11]

Ainda não existe cura para a infecção pelos vírus do herpes simples. Os fármacos indicados na fase aguda ou nas recorrências inibem a multiplicação do vírus, mas não o erradicam. O tratamento antiviral está indicado nas seguintes situações:

- formas primárias;
- episódios recorrentes sintomáticos;
- formas graves (inclui eczema herpético, imunossuprimidos e neonatal).

Fármacos Antivirais[4,10,11]

Aciclovir[3,4,10,11]

O principal antiviral usado no tratamento do herpes simples é o *aciclovir*. Trata-se de um derivado purínico análogo da guanosina, que inibe a DNA polimerase após a sua fosforilação pela timidina quinase viral. Pode ser administrado por via oral, intravenosa e tópica. Tem baixa toxicidade, é bem tolerado e pode ser administrado na gestação (categoria B).

O aciclovir é apresentado em comprimidos com 200 mg e 400 mg, em frasco-ampolas com 250 mg, em creme a 5% e em pomada oftálmica. O conteúdo de cada frasco-ampola deve ser diluído primeiro em 50 mL de soro fisiológico antes de ser administrado lentamente. Sua eliminação é renal e a dose deve ser corrigida de acordo com a depuração da creatinina (Tabela 81.1).

A via oral está indicada em infecções sem maior gravidade, primárias ou recorrentes, na dose de 200 mg cinco vezes ao dia, isto é, de 4/4 h pulando a dose noturna, ou 400 mg três vezes ao dia durante 5 a 10 dias. No caso de lesões graves ou hospedeiro imunossuprimido, usa-se a via intravenosa, na dose de 15 mg/kg, repetida de 8/8 horas, por 14 dias, podendo ser seguida de tratamento oral.

Na encefalite herpética e nas infecções disseminadas, a dose deve ser de 30 mg/kg/dia, fracionada em três doses diárias, por 14 a 21 dias.

No herpes neonatal, a dose preconizada é de 60 mg/kg/dia, dividida em três doses diárias por 21 dias.

O aciclovir tópico em pomada oftálmica é utilizado no tratamento da ceratite herpética. Importante lembrar que nos casos de ceratoconjuntivite herpética o uso de colírios com corticosteroides pode agravar a lesão de modo irreversível. O aciclovir tópico em creme também pode ser utilizado no herpes recorrente de pele e mucosas, desde que aplicado cinco vezes ao dia assim que se perceberem os pródromos característicos.

TABELA 81.1

Modificação da Dose do Aciclovir na Insuficiência Renal[11]				
	Intervalo de Doses (h)		**Depuração da Creatinina (em mL/min)**	**Hemodiálise**
	50-80	10-50	< 10	Remove 60%
4 (Oral)	4	6-8	12	
8 (Venosa)	8	12	24	Administrar dose suplementar de 75% da dose normal pós-diálise

Outros Fármacos[3,4,10,11]

A biodisponibilidade do aciclovir administrado por via oral é baixa. Outros produtos que funcionam como pró-fármacos são o valaciclovir e o fanciclovir e apresentam melhor absorção, tendo sua indicação nos casos de tratamento pela via oral.

O *valaciclovir* é o pró-fármaco do aciclovir. É apresentado em comprimidos com 500 mg e utilizado na dose de 500 mg duas vezes ao dia por 5 a 10 dias no herpes agudo e nas recorrências.

O *fanciclovir* é o pró-fármaco do penciclovir, outro análogo da guanosina com ação semelhante à do aciclovir. É apresentado em comprimidos de 125, 250 e 500 mg. As doses preconizadas são: 250 mg três vezes ao dia no herpes agudo e 125 mg duas vezes ao dia nas recorrências.

O uso disseminado do aciclovir promoveu o surgimento de mutações na timidina quinase e na polimerase do vírus e a consequente resistência do herpes ao aciclovir e derivados, principalmente em pacientes imunossuprimidos. Nesses casos têm sido usados o ganciclovir ou o foscarnet.

O *ganciclovir* é um análogo de guanosina com estrutura parecida à do aciclovir, mas não depende da timidina quinase viral para sua fosforilação. Mesmo assim, nem sempre atua nos casos de resistência. É administrado principalmente por via parenteral, bastante mielotóxico, e sua indicação principal é a infecção por citomegalovírus em pacientes imunossuprimidos (ver Capítulo 26 - Citomegalovirose).

O *foscarnet* é um sal trissódico do ácido fosfonofórmico, de administração parenteral, bastante tóxico e, do mesmo modo que o ganciclovir, sua indicação principal reside na infecção por citomegalovírus em pacientes imunossuprimidos (ver Capítulo 26 - Citomegalovirose).

PROFILAXIA[4,5,8,10,13]

Por enquanto, não existe vacina capaz de prevenir a infecção ou a doença pelo herpes simples. Pode ser importante ou desejável evitar o surgimento de herpes primário ou recorrente em algumas situações.

Profilaxia em Situações de Risco

• *Transplantes*[10]. Aciclovir 5 mg/kg IV 8/8 h, valaciclovir 500 mg VO 12/12 h, ou aciclovir 400 a 800 mg VO, três a cinco vezes ao dia, são capazes de prevenir recorrências nos primeiros 30 dias pós-transplante. Esses tratamentos costumam ser mantidos por prazos mais longos, caso a imunossupressão persista.

• *Eritema polimorfo*[4]. O uso de aciclovir 600 mg duas vezes ao dia por 6 meses foi eficaz para prevenir os episódios e até suprimi-los.

• *Ceratoconjuntivite herpética*[13]. A profilaxia com aciclovir oral na dose de 400 mg duas vezes ao dia por tempo indeterminado foi capaz de reduzir significativamente as recorrências de ceratites, blefarites e conjuntivites.

• *Meningite benigna recorrente (de Mollaret)*[10]. Recorrências frequentes poderiam ser uma indicação de profilaxia supressiva, como descrito no caso do eritema polimorfo e da ceratoconjuntivite.

• *Herpes e gestação: profilaxia do herpes neonatal*[5,8,10]. Pela maior frequência do herpes neonatal em mães com infecção primária, pode ser interessante avaliar a sorologia do casal. Caso a mãe não tenha evidência de infecção passada por herpes e seu companheiro tenha anticorpos, pode-se aconselhar o tratamento supressivo do mesmo (ver a seguir em profilaxia das recorrências, item a), além do uso de preservativo durante a gestação. Caso a gestante apresente sintomas de herpes primário durante a gestação, deverá ser tratada com aciclovir VO 400 mg, três vezes ao dia, ou valaciclovir 500 a 1.000 mg duas vezes ao dia por 7 a 10 dias. A tática de indicar cesariana em gestantes que apresentam lesões na época do parto não leva em conta o alto percentual de pacientes que eliminam o vírus sem sintomas clínicos. A pesquisa da PCR do vírus por meio de *swab* cervicovaginal no parto, caso positiva, é altamente preditiva de infecção do bebê. Os fatores de risco da transmissão mãe-filho são semelhantes aos do HIV: tempo de ruptura de bolsa > 4 horas, parto vaginal, solução de continuidade nas barreiras mucocutâneas – por exemplo, quando se usam eletrodos no couro cabeludo do bebê para monitoramento cardiotocográfico. Por último, vale lembrar a importância da suspeição diagnóstica pelo neonatologista em todo bebê com menos de 30 dias, que apresenta sinais de uma doença aguda.

Profilaxia das Recorrências sem Fatores de Risco[10]

Várias condutas são possíveis:

a) tratamento supressivo justifica-se quando os episódios ocorrem com frequência mensal ou superior. Aciclovir 400 mg duas vezes ao dia ou valaciclovir 500 mg ao dia durante 6 meses, iniciando logo após o tratamento de um episódio com dose plena;

b) quando o episódio é previsível devido ao fator desencadeador (p. ex., competição esportiva), pode-se iniciar o tratamento nas 24 horas precedendo o evento em tela, mantendo-o por 5 a 10 dias ou o tempo que se fizer necessário;

c) embora não seja propriamente uma profilaxia, o início precoce do tratamento, ainda durante os pródromos de um episódio, pode interromper ou abreviar o mesmo. Doses altas e encurtadas de valaciclovir (2.000 mg duas vezes ao dia por 1 dia) ou fanciclovir 1.500 mg em dose única. O uso tópico de aciclovir creme cinco vezes ao dia mostrou-se capaz de abreviar alguns surtos.

Profissionais de Saúde

O herpes é passível de transmissão pelas mãos dos profissionais e nunca é demais reforçar a higienização das mãos como parte das precauções-padrão[1]. Casos de herpes em profissionais de saúde, principalmente odontólogos, eram comuns antes do uso sistemático de luvas de proteção[2]. Inversamente, no caso de lesões cutâneas ou orofaciais em profissional de saúde, é mandatório o uso de curativo impermeável ou de máscara facial, particularmente se estiver lidando com bebês ou pacientes imunocomprometidos.

REFERÊNCIAS BIBLIOGRÁFICAS

1. Adler SP. Herpes Simplex virus. In: Mayhall CG. Hospital Epidemiology and Infection Control. 3rd ed. Philadelphia:Lippincott Williams and Wilkins; 2004. p. 653-56.
2. Brasil P, Menezes J. Biossegurança na Abordagem de Pacientes com Doenças Infecciosas. In: Coura JR (Ed.). Dinâmica das Doenças Infecciosas e Parasitárias. 2ª ed. V. 2. Rio de Janeiro: Guanabara Koogan; 2013. p. 444-59.
3. Coura JR, Lupi O. Herpesviroses humanas 1 e 2. In: Coura JR (Ed.). Dinâmica das Doenças Infecciosas e Parasitárias. 2ª ed. V. 2. Rio de Janeiro:Guanabara Koogan; 2013. p. 1941-48.
4. Geller M et al. Herpes simples: atualização clínica, epidemiológica e terapêutica. DST - J Bras Doenças Sex Transm. 2012;24:260-66.
5. Kimberlin DW. Neonatal Herpes simplex infection. Clin Microbiol Rev. 2004;17:1-13.
6. King AM et al. Virus taxonomy: classification and nomenclature of viruses: Nineth Report of the International Committee on Taxonomy of Viruses. V. 9. San Diego: Elsevier; 2012.
7. Looker KJ, Garnett GP, Schmid GP. An estimate of the global prevalence and incidence of herpes simplex virus type 2 infection. Bull World Health Organ 2008;86:805-12. Disponível em: http://www.who.int/bulletin/volumes/86/10/07-046128/en/. Acessado em: nov. 2014.
8. Pass R, Weber T, Whitley RD (Eds). Herpesvirus infection in pregnancy/ IHMF Management Strategies Workshop and 7th Annual Meeting, 1999. (IHMF Monograph) Parexel MMS Europe, 2000. 88 p. Disponível em: http://www.gyncph.dk/herpes.pdf. Acessado em: nov. 2014.
9. Penello AM et al. Herpes genital. J Bras DST. 2010;22:64-72.
10. Schiffer JT, Corey L. Herpes simplex virus. In: Mandell GL, Bennett JE, Dolin R (Eds). Mandell, Douglas and Bennett's Principles and Practice of Infectious Diseases. 7th ed. V. 2. Pennsylvania:Elsevier; 2010. p. 1943-62.
11. Tavares W. Drogas Antivirais. In: Tavares W. Antibióticos e Quimioterápicos para o Clínico. 3ª ed. Rio de Janeiro:Atheneu; 2014. p. 471-93.
12. WHO 2011. A Guide to Clinical Management and Public Health Response for Hand, Foot and Mouth Disease (HFMD) Disponível em: http://www.wpro.who.int/publications/docs/GuidancefortheclinicalmanagementofHFMD.pdf. Acessado em: dez. 2014.
13. Young RC et al. Incidence, recurrence, and outcomes of Herpes Simplex Virus eye disease in Olmsted County, Minnesota, 1976-2007 – The effect of oral antiviral prophylaxis. Arch Ophthalmol. 2010;128:1178-83.

82 Herpes-Zóster

- Francisco Orniudo Fernandes
- Ana Helena Britto Germoglio
- Antonio Carlos de Medeiros Pereira

(CID10 = B02 – Herpes-zóster; B02-0 – Encefalite pelo vírus herpes-zóste; B02.1 – Meningite pelo vírus herpes--zóster; B02.2 – Herpes-zósteacompanhado de outras manifestações neurológicas [Nevralgia do trigêmeo pós--herpética, polineuropatia pós-herpética]; B02.3 – Herpes-zóster oftálmico; B02.7 – Herpes-zóste disseminado; B02.8 – Herpes-zóster com outras complicações; B02.9 – Herpes-zóster sem complicações)

INTRODUÇÃO[1,4,12,15,16]

O vírus varicela-zóster (VZV) é causador de duas síndromes clínicas: a varicela (catapora), que é a infecção primária e resulta da exposição de pessoas suscetíveis ao vírus, e o herpes-zóster (HZ), que geralmente é decorrente da reativação do vírus latente, presente nos gânglios da raiz dorsal dos nervos sensitivos. Tal reativação com frequência é determinada por condições em que há queda da imunidade do hospedeiro, como idade avançada, neoplasias, doenças crônicas, infecção pelo vírus da imunodeficiência humana (HIV), uso de drogas imunossupressoras, situações de estresse agudo, exposição solar prolongada, traumatismo, entre outras. Trata-se de um vírus DNA da família Herpesviridae, subfamília Alfaherpesvirus, o *Varicellovirus*, que tem como característica mais marcante, assim como os demais membros da família, a capacidade de estabelecer latência nos gânglios da raiz dorsal dos nervos sensitivos. É exclusivamente humano e o seu efeito citopático consiste na formação de células gigantes multinucleadas com inclusões intranucleares acidófilas (ver também Capítulo 159 – Varicela). A infecção primária do VZV é transmitida de pessoa a pessoa por contato direto, inalação de aerossóis do fluido vesicular das lesões cutâneas, ou secreções contaminadas do trato respiratório que são aerossolizadas. O HZ é tipicamente transmitido de pessoa a pessoa por contato direto.

O HZ é uma doença caracterizada por uma erupção eritematovesicular habitualmente limitada a um dermátomo, que surge 1 a 7 dias após dor e hiperestesia localizada. Estima-se que a incidência de zóster em indivíduos abaixo de 20 anos após a infecção natural por varicela seja de 68/100.000 pessoas por ano. Para todas as idades, a estimativa é de 215/100.000 pessoas por ano[4]. Casos de zóster têm sido notificados também em pessoas vacinadas contra a varicela[4].

DIAGNÓSTICO CLÍNICO[1,3,6,10,11,13,15,16]

A primeira manifestação do HZ é a dor localizada no dermátomo comprometido, que pode preceder a erupção por vários dias e ter um aspecto variado em intensidade, desde leve dor até dor intensa e lancinante, constante ou intermitente. Na fase prodrômica, os pacientes podem referir sintomas como cefaleia, mal-estar, fotofobia e parestesia e dor no local, antes do aparecimento do exantema.

As erupções cutâneas são quase sempre unilaterais, inicialmente eritematopapulosas, evoluindo com rapidez para vesiculopapulosas e papulopustulosas. As vesículas são reunidas em pequenos grupos, formam-se dentro de 12 a 24 horas e no 3º dia evoluem para pústulas. As crostas aparecem em 7 a 10 dias e persistem por 2 a 3 semanas. O *rash* é mais grave e duradouro nos idosos e mais discreto nas crianças. Sintomas gerais, como febre, cefaleia e mal-estar, estão presentes em 5% dos pacientes e surgem 1 a 2 dias antes do aparecimento da erupção. As lesões do HZ contêm altas concentrações virais, podendo espalhar-se para indivíduos suscetíveis através do contato direto. Considera-se contagioso desde o início da erupção cutânea até o desenvolvimento das crostas. O *rash* pode ser acompanhado por prurido intenso e alteração da sensibilidade ao toque (alodinia). Tipicamente persiste por 7 a 10 dias, com restauração total da área acometida dentro de 2 a 4 semanas. Sensação de ardor e queimação pode perdurar por longo tempo (meses ou anos), ocasionando inquietude, aflição e padecimento aos pacientes.

A localização mais frequente da erupção é a região torácica, que representa cerca de 50% dos casos, acometendo os nervos intercostais (Figura 82.1). Também é comum a ocorrência em região craniana cervical, lombar e lombossacra. Alguns pacientes apresentam dor, sem erupção cutânea subsequente, ou com esparsos sinais na pele (herpes-zóster *sine herpete*), o que pode, inclusive, explicar alguns casos de nevralgia do trigêmeo. O HZ oftálmico decorre do comprometimento do ramo oftálmico do ramo trigêmeo. É mais observado com frequência em idosos e cursa em até 70% dos casos com complicações oculares que podem ser crônicas e levar à perda da visão. A síndrome de Ramsay-Hunt decorre do envolvimento dos nervos facial e auditivo e caracteriza-se por dor de ouvido associada a erupções cutâneas dentro ou ao redor do meato auditivo externo, com paralisia facial. Podem ocorrer prurido, vertigens e surdez.

COMPLICAÇÕES[1,3,6,8-11,13,15,16]

Em indivíduos imunocompetentes, o HZ é normalmente autolimitado e resolve-se por completo; no entanto, uma variedade de complicações pode ocorrer, dentre as quais a mais comum é a nevralgia pós-herpética.

Nevralgia Pós-herpética (NPH)

A nevralgia ou neuralgia pós-herpética é a mais comum complicação do HZ, podendo manifestar-se em aproximadamente 50% dos pacientes acima de 60 anos de idade. É uma dor de natureza crônica, que persiste por mais de 1 mês após a resolução do *rash*. Acredita-se que seja causada por cicatrização do gânglio sensitivo e estruturas neurais, uma consequência da inflamação do nervo infectado. Os pacientes a descrevem como dor constante ou intermitente, em queimação ou lancinante, que pode ser precipitada ou exacer-

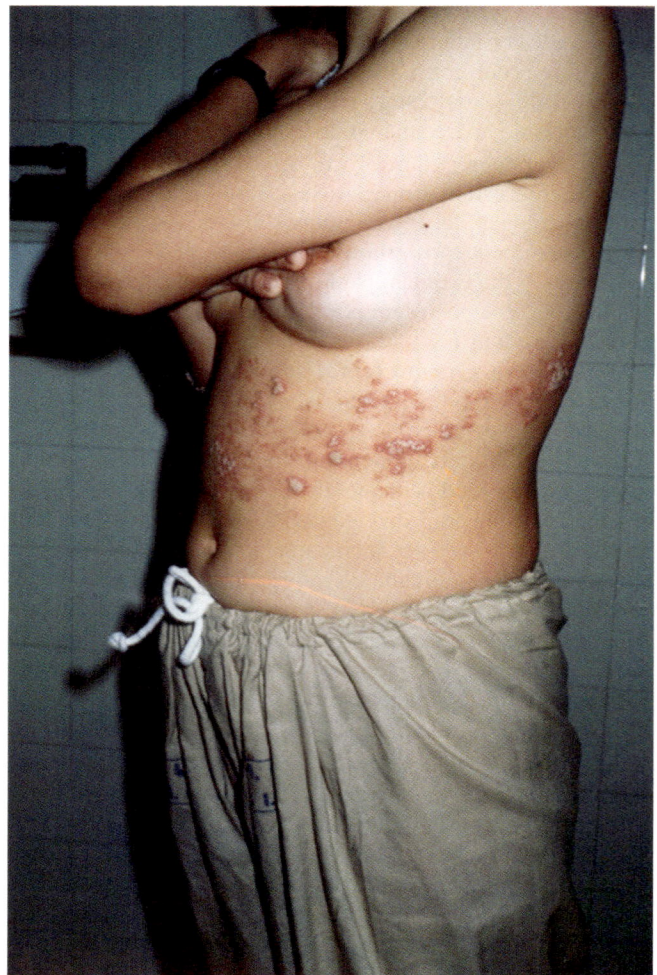

FIGURA 82.1 – Herpes-zóster toracoabdominal: lesões típicas papulares e vesiculares seguindo trajeto nervoso. (Foto cedida por Francisco Orniudo Fernandes.)

bada por alguns estímulos, como mudanças de temperatura e contato com roupas. Costuma ser mais intensa à noite e pode ser incapacitante. Cerca de 20% dos pacientes com HZ desenvolverão NPH; sua frequência e gravidade aumentam com a idade, e os idosos são mais afetados. É rara abaixo dos 40 anos. Em geral é autolimitada, mas cerca de 25% dos pacientes afetados manterão dor após 6 meses da resolução do *rash* cutâneo.

As razões por que apenas alguns indivíduos a desenvolvem não são claras, nem há como prever quem irá apresentá-la. No entanto, alguns fatores de risco para ocorrência de NPH, além da idade mais avançada, são herpes-zóster oftálmico, estado de imunodepressão e história de dor prodrômica antes do aparecimento das lesões de pele. O início tardio da terapêutica anti-herpética específica deve ser também considerado. A nevralgia pós-herpética pode determinar quadro depressivo, com incapacidade para o doente.

Outras Complicações

- *Neurológicas*: meningoencefalite, meningite asséptica, mielite transversa, mielopatia necrosante, síndrome de Guillain-Barré e paralisias temporárias nos músculos servidos pela mesma raiz (ou raízes) que suprem o(s) dermátomo(s) afetado(s). Uma complicação motora especialmente comum do HZ é a paralisia facial, com frequência associada ao zóster oftálmico e ocasionalmente vista como síndrome de Ramsay-Hunt.
- *Oculares*: conjuntivite, ceratite, uveíte, coriorretinite, neurite óptica, retração cicatricial da pálpebra e entrópio (cílios para o interior do olho).
- *Mentais*: nos quadros graves de HZ, os pacientes podem apresentar sintomas de ansiedade ou depressivos devido à persistência da dor, mesmo com o uso de medicamentos.

HERPES-ZÓSTER EM IMUNOCOMPROMETIDOS[1,3,6,15,16]

Os indivíduos imunocomprometidos por doenças concomitantes (doenças linfoproliferativas, colagenoses, aids) não apenas têm o risco aumentado de desenvolver um episódio de HZ, como também o de apresentar maior gravidade e maior risco de complicações, inclusive disseminação visceral. Pode haver disseminação cutânea e demora na cicatrização das lesões, e é também mais comum a ocorrência de NPH. Em pacientes com aids não é raro o comprometimento de dermátomos de ambos os lados do corpo (tórax, abdome). A quimioterapia, a radioterapia e o uso de corticosteroides contínuo ou por tempo prolongado são fatores que podem favorecer quadros mais graves da doença.

HERPES-ZÓSTER E VARICELA[1,2,5,13]

Crianças nascidas de mães que tiveram varicela durante a gestação podem apresentar o quadro clínico do HZ, em resultado da imunidade parcial recebida da infecção materna. Em geral, o HZ na infância ocorre em crianças cujas mães tiveram varicela após a 20ª semana de gravidez e antes do último mês gestacional (Figura 82.2). O zóster infantil não tem necessariamente relação com imunodepressão e pode ocorrer com ou sem o contato com pacientes com varicela.

O HZ é mais grave nas crianças imunocomprometidas. Por outro lado, crianças não vacinadas que entram em contato com adultos com zóster podem desenvolver o quadro clínico da varicela.

DIAGNÓSTICO EPIDEMIOLÓGICO[1,2,6,13,15]

O HZ ocorre em ambos os sexos e em todas as raças com igual frequência. Não exibe padrão sazonal, indicando que a doença resulta da reativação do vírus latente e não da reexposição ao VZV. É primariamente uma doença de idosos ou imunocomprometidos, embora nenhuma causa subjacente possa ser detectada (Figura 82.3). É pouco frequente em crianças menores de 10 anos, com incidência de cerca de 0,74% por ano. Os fatores de risco para o HZ na infância incluem varicela adquirida no 1º ano de vida e infecção primária in utero resultante da infecção materna durante a gestação.

Um segundo surto de HZ ocorre em 4% a 5% dos casos; no entanto, episódios múltiplos da doença semelhantes ao zóster podem representar casos de herpes simples zósteriforme recorrente. Com relação ao HIV, a ocorrência de HZ em menores de 60 anos tem um grande valor preditivo, e muitas vezes é um sinal de alerta para o diagnóstico da infecção pelo vírus da imunodeficiência humana.

DIAGNÓSTICO LABORATORIAL[1,3,6,15]

Nas situações em que há dúvidas sobre o diagnóstico, podem-se pesquisar inclusões intranucleares nas células da parede das vesículas ou no líquido das mesmas ou realizar testes sorológicos (fixação de complemento, neutralização, imunofluorescência, ELISA e imunoenzimático), para a detecção de anticorpos VZ. Em laboratórios de pesquisa, pode-se inocular o líquido vesicular em cultura de tecidos para se observar o efeito citopático.

Utiliza-se também PCR (reação em cadeia da polimerase) para diagnóstico da infecção pelo VZV no liquor, nas secreções respiratórias e no fluido vesicular. Estudos recentes mostram que a PCR pode ser usada para identificar o DNA viral no sangue de pacientes antes do aparecimento do rash

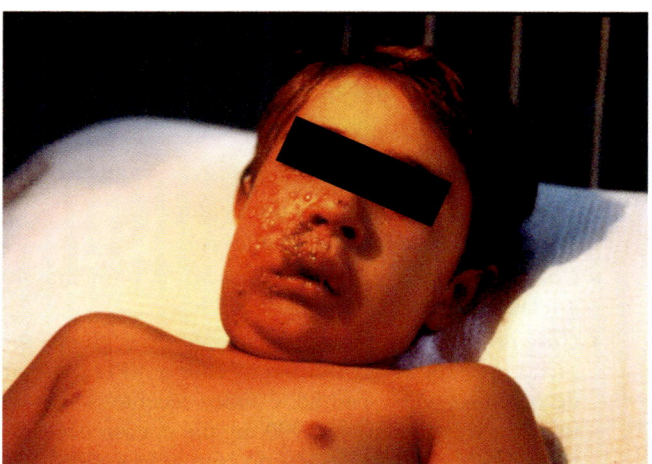

FIGURA 82.2 – Herpes-zóster da infância: criança com 6 anos de idade cuja mãe teve varicela no 8º mês da gestação. (Foto getilmente cedida pelo Serviço de Doenças Infecciosas e Parasitárias do Hospital Universitário Antônio Pedro – UFF.)

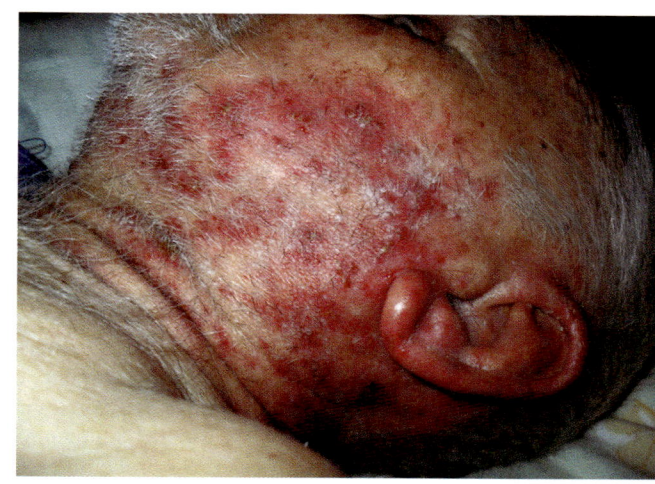

FIGURA 82.3 – Herpes-zóster no idoso. (Foto gentilmente cedida pelo Prof. Francisco Orniudo Fernandes.)

cutâneo. Portanto, tem potencial de ser utilizada naqueles que ainda estão na fase prodrômica e em pacientes que possuem o zóster sine herpete.

TRATAMENTO[1,6-8,13-15]

O tratamento do HZ tem três objetivos principais: 1) tratar a infecção viral aguda; 2) tratar a dor aguda associada à doença; 3) prevenir a neuralgia pós-herpética. Além disso, são também utilizadas compressas locais com permanganato de potássio (1:40.000), água boricada a 2% a 3% ou água d'Alibour a 10%, três a quatro vezes ao dia. O tratamento sintomático do HZ depende da condição do paciente, do estágio do rash, da intensidade da dor e da resposta ao tratamento antiviral. As lesões cutâneas devem ser mantidas limpas e secas para reduzir o risco de superinfecção bacteriana.

Antivirais

Três análogos de nucleosídeos – aciclovir, valaciclovir (prodroga do aciclovir) e famciclovir (prodroga do penciclovir) – são aprovados mundialmente para o tratamento do HZ, incluindo os pacientes imunocomprometidos. Outro antiviral, a brivudina, é limitada a pacientes imunocompetentes devido à potencial interação fatal com o 5-fluorouracil. Aciclovir, valaciclovir e fanciclovir quando administrados nas primeiras 48 a 72 h após o surgimento das vesículas reduzem a dor aguda em imunocompetentes com zóster e diminuem a gravidade do quadro em indivíduos com deficiências da imunidade celular. Todos os antivirais reduzem significativamente a incidência de novas lesões e aceleram a cura e a resolução da dor aguda. O tratamento antiviral urgente (e, às vezes, por via intravenosa) é necessário em pacientes acima de 50 anos, em imunodeficientes, em pacientes com acometimento de nervos cranianos (HZ oftálmico ou ótico) e em pacientes com vesículas acometendo mais de um dermátomo. Não há indicação de antiviral tópico no manejo do HZ. A escolha do antiviral deve ser individualizada levando-se em consideração a posologia e o custo. Em geral, são bem tolerados. Os principais efeitos adversos são náuseas, vômitos, cefaleia e dor abdominal.

- *Aciclovir:* é um derivado primário análogo da guanosina, sendo inibidor da DNA polimerase. Pode ser utilizado por via oral ou intravenosa. Deve ser administrado de preferência nas primeiras 24 a 48 horas do início das lesões da pele, na dose de 400 a 800 mg via oral (VO), cinco vezes ao dia, durante 7 a 10 dias. Um dos inconvenientes da administração oral é a baixa biodisponibilidade e a posologia (4/4 h, com um descanso noturno). Nas formas graves, isto é, no HZ disseminado e no oftálmico, e no tratamento de pacientes imunossuprimidos estão indicadas a internação hospitalar e a administração intravenosa do aciclovir, na dose de 10 mg/kg de 8/8 h, durante 7 a 10 dias. Wood e cols.[18] constataram que o aciclovir impede o aparecimento de novas vesículas, reduzindo o tempo de dor, a duração das lesões e a probabilidade do surgimento da neuralgia pós-herpética. Parece que o aciclovir é menos efetivo que os outros antivirais na prevenção da neuralgia pós-herpética. Portadores de insuficiência renal devem ter a dose corrigida pelo *clearance* de creatinina.

- *Valaciclovir*: é administrado na dose de 1.000 mg de 8/8 h, VO, por 7 a 10 dias. Tem maior biodisponibilidade que o aciclovir e parece ser um pouco melhor em reduzir a gravidade da dor associada a HZ, bem como na prevenção da neuralgia pós-herpética. Em estudos comparativos, o valaciclovir foi superior ao aciclovir na redução da dor associada do HZ e na redução da incidência da NPH, assim como na redução de hipersensibilidade, dormência e na alodinia.

- *Fanciclovir:* administrado por via oral na dose de 250 a 500 mg de 8/8 h por 7 a 10 dias. Sua meia-vida intracelular e a biodisponibilidade são menores quando comparadas com o aciclovir e o valaciclovir. Uma comparação direta de fanciclovir com valaciclovir em pacientes imunocompetentes maiores de 50 anos mostrou equivalência terapêutica das duas drogas, tanto para resolução das lesões quanto da dor.

- *Brivudina*: é um análogo sintético da pirimidina, licenciado em alguns países para tratamento de HZ em pacientes imunocompetentes. É 200 a 1.000 vezes mais efetivo na inibição da replicação viral *in vitro* do que o aciclovir ou o penciclovir. O principal metabólito da brivudina, o bromovinil uracil, inibe a di-hidropirimidina desidrogenase, que regula o metabolismo dos derivados da pirimidina, podendo causar acúmulo e aumento da toxicidade dessas drogas. É usado na dose de 125 mg, uma vez ao dia. Em alguns estudos tem demonstrado eficácia superior ao aciclovir em prevenir NPH. Não é disponível no Brasil.

- *Foscarnet*: indicação restrita para os casos de pacientes imunodeprimidos que apresentam resistência ao aciclovir, apresentação somente intravenosa (ver seu esquema posológico no Capítulo 26 – Citomegalovirose).

Corticoides

O uso de prednisona associado a antivirais permanece controverso. É eficaz quando administrada nas primeiras 72 h de início da erupção, causando redução da dor na neurite da fase aguda, porém não foi demonstrado benefício em reduzir a nevralgia pós-herpética. Recomenda-se dose de 40 a 60 mg/dia VO por 10 dias com redução gradual em pacientes maiores de 50 anos, portanto com maior risco de desenvolver NPH. Contraindicações relativas para o seu uso são diabetes, hipertensão arterial e glaucoma.

Se houver evidência de uveíte ou inflamação da córnea, corticosteroides tópicos devem ser prescritos por oftalmologista, em associação com antiviral. Corticosteroides sistêmicos são rotineiramente considerados em pacientes com HZ que apresentam sintomas de compressão ou inflamação de raízes nervosas, como paralisia do VII par craniano.

Analgésicos

A dor associada ao HZ pode ser de moderada a muito intensa; a associação paracetamol-codeína na dose de 7,5 ou 30 mg de 6/6 ou 8/8 h costuma conferir analgesia satisfatória. Podem-se associar loções contendo calamina topicamente para reduzir a dor e o prurido. Cremes à base de capsaicina ou lidocaína também são eficazes, bem como o bloqueio anestésico do nervo acometido.

Tratamento da Neuralgia Pós-herpética (NHP)

De modo geral, o tratamento da neuralgia pós-herpética requer uma abordagem múltipla e individualizada, com uso de medicações tópicas, analgésicos, antidepressivos tricíclicos, anticonvulsivantes e medicações tópicas: cremes à base de capsaicina (substância extraída de pimentas vermelhas) ou de lidocaína.

Antidepressivos Tricíclicos

Reduzem a dor por inibirem a recaptação de serotonina e norepinefrina. São mais bem tolerados quando administrados em doses baixas à noite, aumentadas gradativamente, de acordo com a necessidade individual. Os principais efeitos adversos incluem sedação, boca seca, hipotensão postural, visão borrada e retenção urinária. Usam-se:

- *amitriptilina; nortriptilina*: iniciar com dose até 25 mg à noite, aumentando-se a cada 2 a 4 semanas. Efeitos colaterais associados à amitriptilina são comuns e incluem problemas cardiovasculares, como hipotensão ortostática, arritmias e alterações no eletrocardiograma. Esses efeitos são mais pronunciados em idosos;

- *imipramina*: iniciar com 25 mg à noite.

Anticonvulsivantes

São usados no tratamento da dor neuropática.

- *Fenitoína*: 100 a 300 mg à noite VO.
- *Carbamazepina*: 100 mg VO à noite, aumentando gradativamente até 200 mg de 8/8 h.
- *Gabapentina*: um anticonvulsivante de segunda geração, que reduz significativamente a NPH. Apesar de não haver dose-padrão, estudos recentes sugerem iniciar o tratamento com 900 mg/dia e, caso necessário, aumentar a dose de acordo com a necessidade do paciente. A gabapentina tem menos efeitos colaterais, principalmente em idosos, 100 a 300 mg VO, de 8/8 h (de início até 900 mg/dia), podendo chegar a 3.600 mg/dia.

- *Pregabalina*: anticonvulsivante, associado à atividade analgésica, ansiolítica e antiepiléptica. Usada na dose de 150-600 mg/dia, mostrou-se eficaz na redução da NPH; oferece eficácia mais rápida que a gabapentina. Contraindicada em pacientes com *clearance* de creatinina < 30.

Cursos prolongados de terapia antiviral administrados oral ou intravenosamente não conferem benefício adicional em reduzir a duração da NPH.

PROFILAXIA[1,15]

O risco de contágio do HZ é significativamente menor comparado com a varicela. Contudo, em pacientes suscetíveis, com alto risco de desenvolver varicela grave em contato íntimo com HZ, indica-se a profilaxia com imunoglobulina hiperimune antivaricela-zóster (VZIG); também se recomenda em contactantes suscetíveis de alto risco após exposição à varicela. Nessa circunstância indica-se, ainda, a profilaxia medicamentosa com aciclovir ou derivados.

REFERÊNCIAS BIBLIOGRÁFICAS

1. Arvin AM. Varicella-zóster virus. Clin Microbiol Rev. 1996;9:361-81.
2. Castro LG, Suy C. Zóster mais frequente entre jovens que entre idosos. An Bras Dermatol. 1990;65:129-33.
3. Carneiro SC, Santos O, Semenovitch IJ. Varicela e herpes. J Bras Med. 2000;78:48-60.
4. CDC. Prevention of Varicella Updated Recommendations of the Advisory Commitee on Immunization Practices (ACIP). MMWR. 1999;48(RR06):1-5.
5. Espanha CA et al. Herpes-zóster na infância. Relato de um caso. Arq Bras Med. 1991;65:23-26.
6. Feldman C. Varicela/herpes-zóster. In: Veronesi R, Focaccia R (Eds.). Tratado de Infectologia 2ª ed. São Paulo: Atheneu; 2001. p. 534-41.
7. Fernandes FO et al. Eficácia do aciclovir no tratamento da varicela e do herpes-zóster. In: VII Congresso Brasileiro de Infectologia, São Paulo, 22 a 26/08/92.
8. Kost RG, Straus SE. Postherpetic neuralgia – pathogenesis, treatment and prevention. N Engl J Med. 1996;335:32-42.
8a. Mustafa MB, Arduino PG, Porter SR. Varicella zóster virus: review of its management. J Oral Pathol Med. 2009;38:673-88.
9. Oliveira BB et al. Síndrome de Ramsay-Hunt: relato de caso. In: VII Congresso Brasileiro de Infectologia, São Paulo, 22 a 26/08/92.
10. Schmader K. Herpes zóster in older adults. Clin Infect Dis. 2001;32:1481-86.
11. Sewell GS, Hsu VP, Jones SR. Zóster gangrenosum: necrotizing fasciitis as a complication of herpes zóster. Am J Med. 2000;108:520-21.
12. Sheridan RL et al. A 15 year experience with varicella infections in a pediatric burn unit. Burns. 1999;25:353-56.
13. Strauss SE et al. Varicella-zóster virus infections. Ann Intern Med. 1988;108:221-37.
14. Wassilew SW, Wutzler P. Oral brivudin in comparison with acyclovir for herpes zóster: a survey study on postherpetic neuralgia. Antiviral Res. 2003;59:57-60.
15. Weaver BA. Herpes Zóster Overview: Natural History and Incidence. J Am Osteopath Assoc. 2009;109(Suppl 2):S2-S6
16. Whitley RJ. Varicella-zóster virus. In: Mandell GL, Bennett JE, Dolin R (Eds.). Mandell, Douglas, and Bennet's Principles and Practice of Infectious Diseases 5th ed. Philadelphia: Churchill-Livingstone; 2000. V. 2, p. 1580-86.
17. Whitley RJ et al. Management of herpes zóster and post-herpetic neuralgia now and in the future. J Clin Virol. 2010;48:S20-S28.
18. Wood MJ et al. Oral acyclovir therapy accelerates pain resolution in patients with herpes-zóster: a meta-analysis of placebo-controlled trials. Clin Infect Dis. 1996;22:341-47.

83 Hidatidose

■ Fatima Maria Tiecher
■ Marineide Gonçalves de Melo
■ Breno Riegel Santos

(CID 10 = B67 - Equinococose [Hidatidose]; B67.0 - Infecção hepática por *Echinococcus granulosus*; B67.1 - Infecção pulmonar por *Echinococcus granulosus*; B67.2 - Infecção óssea por *Echinococcus granulosus*; B67.3 - Infecções por *Echinococcus granulosus*, outras e de localizações múltiplas; B67.4 - Infecção não especificada por *Echinococcus granulosus*; B67.5 - Infecção hepática por *Echinococcus multilocularis*; B67.6 - Infecções por *Echinococcus multilocularis*, outras e de localizações múltiplas; B67.7 - Infecção não especificada por *Echinococcus multilocularis*; B67.8 - Infecção hepática não especificada, por *Echinococcus*; B67.9 - Infecções por *Echinococcus*, outras e as não especificadas)

INTRODUÇÃO

A hidatidose é uma infecção ciclozoonótica do homem e de vários mamíferos, causada pelo estágio larval (cistos hidáticos = hidátide) de espécies do gênero *Echinococcus* (Rudolphi, 1801), que tem quatro espécies patogênicas ao homem: *E. granulosus*, *E. multilocularis*, *E. vogeli*, *E. oligarthus*. O desenvolvimento da parasitose no homem é silencioso na grande maioria dos casos. A infecção ocorre principalmente na infância, determinando sintomatologia tardia na idade adulta, quando a hidátide tiver alcançado maior tamanho. A patogenicidade relaciona-se com o número de cistos e o local onde se desenvolvem, sendo que as alterações decorrem das ações mecânicas, alérgicas e do rompimento de cistos[1].

O verme adulto mede 3 a 6 mm de comprimento, habita o intestino de cães e canídeos em geral (Figura 83.1a). Os ovos são expelidos nas fezes desses animais e, contaminando o solo, podem ser ingeridos por herbívoros (hospedeiros intermediários), incluindo bovinos, suínos, ovinos ou pelo homem. No intestino delgado destes, os ovos liberam os embriões hexacantos que penetram a parede intestinal e são levados pela corrente sanguínea a vários órgãos, onde em sua maioria são destruídos pelas defesas do hospedeiro; os sobreviventes desenvolvem-se em cistos hidáticos. O ciclo se fecha quando canídeos ingerem vísceras contaminadas desses hospedeiros[6]. *E. granulosus* (Batsch, 1786) é a espécie mais importante.

Causa a hidatidose unilocular ou cística e distribui-se amplamente em todo o mundo, e é mais prevalente em locais onde cães são utilizados para guardar rebanhos de animais domésticos, principalmente ovinos e caprinos (Europa, Ásia, Norte da África, Sul da Austrália, Nova Zelândia). Nas Américas existem raros focos, principalmente no sul do Brasil, Argentina, Uruguai, Chile e Peru.

No Brasil, a hidatidose cística é descrita apenas no Rio Grande do Sul. Tem uma prevalência de 0,8/1.000 exames de radiologia e ultrassonografia para hidatidose pulmonar e 5,5/1.000 para cistos intra-abdominais. Isso sugere, em comparação com dados anteriores, que essa doença parece estar em declínio no Rio Grande do Sul[6].

E. multilocularis é a espécie causadora da hidatidose alveolar encontrada nas regiões árticas e em algumas áreas da Europa. É uma das infecções helmínticas mais letais do ser humano. A raposa e alguns roedores são os hospedeiros[6]. Entre os animais domésticos, o cachorro substitui a raposa como hospedeiro final.

Echinococcus vogeli e *E. oligarthus* são responsáveis pela hidatidose policística (HP) com distribuição exclusiva nas áreas silvestres das Américas, sendo a paca (*Cuniculus paca*) o hospedeiro intermediário mais importante[5]. D'Alessandro e cols., em 1979, relataram 14 casos de HP em três diferentes países (Equador, Colômbia, e Panamá)[4]. Em 1997 o mesmo autor publicou 24 casos brasileiros, sendo sete no estado do Acre[5]. A história epidemiológica é de grande importância na suspeita diagnóstica, associando o indivíduo de área silvestre que tem o hábito de caçar.

DIAGNÓSTICO CLÍNICO

Hidatidose Cística *(E. granulosus)*

A maioria dos cistos hidáticos humanos é assintomática. As manifestações clínicas dependem da localização e do tamanho dos cistos, do número de hidátides e do comprometimento de vários órgãos[1]. Em 80% dos indivíduos infectados encontra-se um único cisto, o qual pode acometer diversos órgãos: fígado (50% a 70%), pulmões (20% a 30%), músculos (5%), ossos (3%), rins (2%), cérebro (1% a 2%), baço (1%) e outros órgãos (1%)[6]. Os sinais e sintomas resultam da

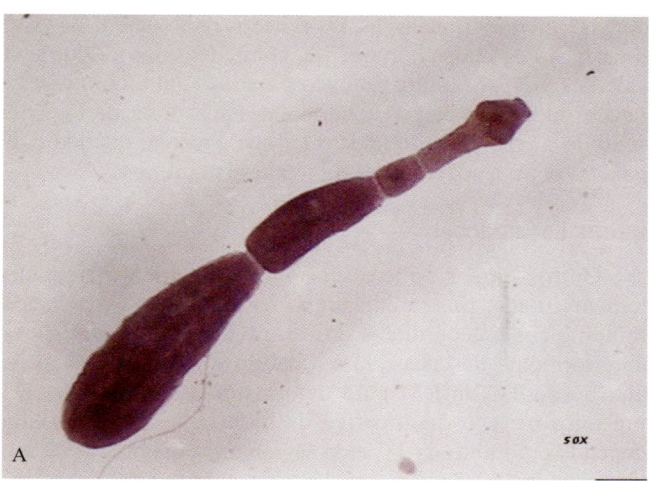
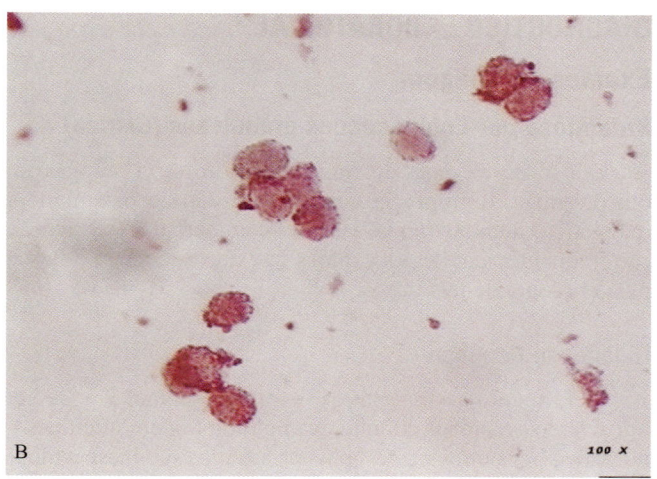

FIGURA 83.1 – A. *Echinococcus granulosus*; B. Protoescóleces em líquido hidático. (Fotos originais de Fatima M. Tiecher.)

pressão exercida pelo crescimento progressivo do cisto dentro do órgão, simulando um tumor de lenta evolução. Os cistos localizados no sistema nervoso central e no globo ocular tendem a produzir sintomas mais precocemente. Machado e cols.[8], em um estudo retrospectivo de 25 pacientes atendidos em dois hospitais gerais de Porto Alegre, encontraram cistos hidáticos localizados no fígado (43,4%), fígado e pulmões (13%), pulmão isoladamente, rins, cérebro, baço (4,3% cada) e múltiplos em 8,7%, com sintomas dependentes de cada localização.

Hidatidose Alveolar (*E. multilocularis*)

A infecção ocorre em idade precoce e permanece assintomática por muitos anos. O fígado é o órgão mais comumente acometido e os sintomas iniciais são discretos, com dor em quadrante superior direito do abdome que piora à palpação (Figura 83.2). Massa palpável no fígado ou hepatomegalia junto com icterícia são os principais sinais. Nos casos de doença avançada e inoperável, a taxa de mortalidade é de 79% em 5 anos, a partir do diagnóstico[6].

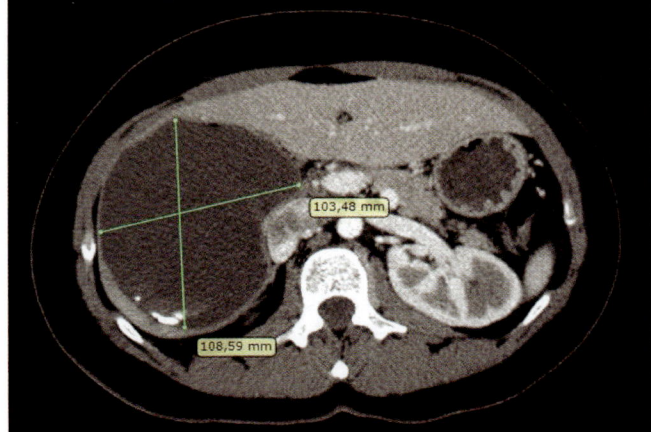

FIGURA 83.2 – Tomografia computadorizada sagital do abdome, mostrando cisto anecoico, ocupando grande parte do lobo direito hepático, de paciente jovem, com imunofluorescência indireta positiva para *Echinococcus granulosus* (IgG 1:160).

Hidatidose Policística (*E. vogeli* e *E. oligarthus*)

O fígado é o órgão mais comumente atingido (80%). Deve ser considerado no diagnóstico diferencial de doenças que se manifestam por massas policísticas. O quadro clínico surge em decorrência do efeito compressivo dos cistos e, portanto, dor abdominal, hepatomegalia e icterícia colestática são as manifestações mais comuns. É uma estrutura policística múltipla, geralmente visível na superfície hepática, porém invadindo o parênquima e até os ductos biliares. Já foi descrito também no mesentério, omento, pericárdio, nos pulmões, na pleura, na veia cava inferior e no átrio direito. As hidátides apresentam proliferação de vesículas endógenas e exógenas. Há descrição de um caso em que os cistos situados no lobo esquerdo hepático estendiam-se ao tecido subcutâneo de parede abdominal contígua[5].

DIAGNÓSTICO EPIDEMIOLÓGICO

A epidemiologia da hidatidose está principalmente associada ao hábito do homem do campo de dar, aos cães, vísceras cruas contendo cistos hidáticos férteis. Apresenta incidência nos países da América do Sul como Argentina, Uruguai, Brasil e Chile, sendo problema maior na região sul do Brasil[8], na fronteira com a Argentina e o Uruguai. Programas de controle desta zoonose têm sido implementados nesses países, buscando uma redução nas taxas de transmissão.

Estudos realizados nas regiões de fronteira do Rio Grande do Sul com esses dois países nos períodos de 1987 e 1990 mostraram índices de ovinos infectados de 15,58% e 7,78%, e de bovinos, 8,95% e 6,62%, respectivamente. Para cães infectados, observou-se índice 20,18% em 1983 e 3,42% em 1991; da mesma forma o índice de propriedades infectadas em 1983 foi de 33,72% e em 1991 de 11,54%[10]. Amostras de pacientes com suspeita clínica processadas na rotina de diagnóstico da hidatidose no Laboratório Central de Saúde Pública do Rio Grande do Sul (LACEN) no período de 1997 a 2006 através das técnicas de ELISA (*enzyme-linked immunosorbent assay*) e imunofluorescência indireta (IFI) resultaram em percentual médio de 10,3% de positivos e 2,8% de amostras indeterminadas ou discordantes (dados não publicados).

DIAGNÓSTICO LABORATORIAL

Exames de Imagem

Hidatidose por Echinococcus granulosus *(Cística)*

O uso de exames de imagem (radiologia, ecografia, cintilografia, tomografia computadorizada e ressonância magnética) demonstra massas com características císticas, e são frequentemente estes exames que desencadeiam a busca pela etiologia de tais cistos.

Hidatidose Hepática

Geralmente assintomática, essa apresentação pode ser um achado ocasional durante exame radiológico ou ultrassonográfico por outras razões, pois os achados são inespecíficos em se tratando de cistos jovens (hepatomegalia e/ou elevação da cúpula diafragmática direita) ou mostrar calcificações em cistos antigos[6].

A ecografia e a tomografia computadorizada (TC) são os métodos mais sensíveis, sendo que a especificidade da ecografia pode chegar a 93,3%, mostrando massa única ou múltipla, com imagem anecoica ou translúcida (Figuras 83.1 e 83.2), inclusive sendo possível identificar cistos filhos no interior[2].

Hidatidose Pulmonar

Cistos hidáticos pulmonares são a segunda localização mais frequente. Tendem a ser assintomáticos, exceto quando

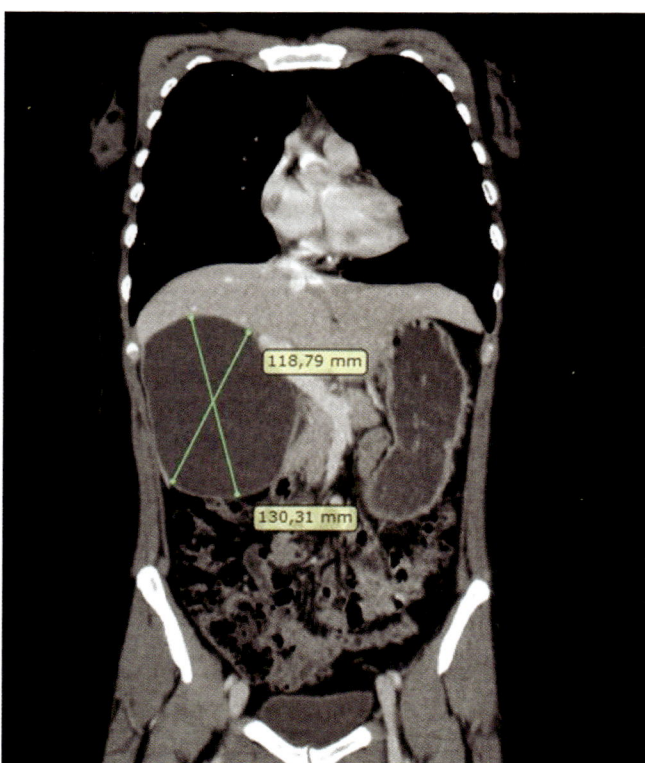

FIGURA 83.3 – Tomografia computadorizada coronal do abdome, mostrando cisto anecoico ocupando grande parte do lobo direito hepático, de paciente jovem, com imunofluorescência indireta positiva para *Echinococcus granulosus* (IgG 1:160).

atingem grandes dimensões. Os achados radiológicos do cisto intacto são de massa homogênea, com contornos nítidos sem calcificações. A ruptura do cisto para brônquio, com consequente entrada de ar, produz diferentes achados radiológicos: sinal do menisco ou do crescente, que ocorrem quando o ar penetra entre a adventícia e a membrana quitinosa[6].

Outras Localizações

Outros órgãos podem ser acometidos menos frequentemente (baço, rins, mediastino, mamas, etc.). Os achados radiológicos e ecográficos dos cistos têm as características anteriormente descritas. Já a hidatidose óssea necessita de auxílio da TC ou RM para demonstração das lesões. Da mesma forma, o diagnóstico da hidatidose intracraniana depende em muito da TC e da ressonância magnética (RM). Os achados da TC e RM, em 11 casos confirmados cirurgicamente, mostraram que em hidatidose por *E. granulosus* (dez casos) as lesões são bem definidas e homogêneas, esféricas, de paredes lisas e finas, sem impregnação por contraste, sem calcificações (a calcificação está presente em lesões antigas) e sem edema circunjacente[15].

Hidatidose por *E. vogeli* e *E. oligharthus* (Policística)

Já bem caracterizada no Brasil por D'Alessandro[4], a hidatidose policística deve ser considerada no diagnóstico diferencial de massas policíticas em humanos. A infecção humana por *E. vogeli* e *E. oligarthus* ainda é pouco reconhecida e casos de hidatidose por essas espécies se distribuem principalmente na América Central e do Sul, incluindo o Brasil (Acre), Uruguai e Argentina. O diagnóstico é suspeitado pelo exame físico se uma massa bocelada puder ser palpada. Métodos de imagem serão necessários e mostram massas arredondadas, com calcificações irregulares ocasionais[5].

Exames Específicos

O diagnóstico laboratorial em hidatidose baseia-se principalmente na detecção de anticorpos circulantes contra antígenos parasitários, uma vez que os métodos parasitológicos diretos são invasivos, como é o caso da punção do cisto que apresenta risco de disseminação hidática de consequências imprevisíveis e indução de choque anafilático. Entretanto, no caso de rompimento da hidátide, podem ser realizados alguns exames microscópios de pesquisa de escóleces na urina e de fragmentos de membrana e escóleces na expectoração brônquica. A confirmação da hidatidose pós-cirúrgica pode ser feita em base patológica[15a]. Protoescóleces são facilmente visualizados no líquido retirado de hidátides (Figura 83.1B).

Imunológico

A sensibilidade dos testes diagnósticos está diretamente relacionada, entre outras coisas, com a localização e o estado físico da hidátide[3]. Devido às características do cisto hidático contendo espessa camada protetora, o estímulo do sistema imunológico muitas vezes não ocorre. Para que ocorra estimulação antigênica é necessário considerar algum dano na camada germinativa que modifique as condições de permeabilidade da mesma. Isso justificaria a ausência de anticorpos circulantes em níveis detectáveis ou as diferenças de concentração dos mesmos em portadores de cisto hidático[3]. A cura anatômica, pela extração cirúrgica do cisto, faz declinar a curva de anticorpos que, após 4 anos, não são mais encontrados no sangue do hospedeiro. Em regiões onde a cisticercose é endêmica há que se levar em conta a possibilidade de reação cruzada considerando as afinidades antigênicas entre as duas helmintíases[14].

Uma grande variedade de testes imunológicos apresentando diferenças em relação à sua sensibilidade e especificidade tem sido aplicada no diagnóstico da hidatidose, utilizando-se como antígeno o extrato solúvel de líquido hidático ou preparações de antígenos recombinantes[11a,17a]. Os testes foram evoluindo juntamente com a tecnologia aplicada à imunologia; assim, técnicas como fixação de complemento, floculação de bentonita e intradermorreação de Casoni foram descartadas pelo pouco valor diagnóstico. Métodos como aglutinação passiva em látex, hemaglutinação passiva indireta (HAI), dupla difusão em gel (DD5) e imunoeletroforese antígeno 5 (IEF) foram substituídos por outros mais sensíveis, como IFI, ELISA e *immunoblotting* (IB)[4,17].

Imunofluorescência Indireta

Pode utilizar como antígeno protoescóleces e membranas de cisto hidático fértil ou cortes congelados de protoescóleces, fixados em lâmina. A reação é revelada por um antianticorpo marcado com isotiocianato de fluoresceína e observada em microscópio especial. É considerado um teste complementar, rápido, com boa sensibilidade e especificidade, porém não distinguindo hidatidose cística de alveolar[17]. A imunoperoxidase é uma variação da IFI, com resultados similares e que não requer microscópio específico[17].

Ensaio Imunoenzimático

Bastante usado por sua alta sensibilidade, este teste permite a utilização de diferentes classes e subclasses de imunoglobulinas como IgG, IgG1, IgG4, IgM, IgA e IgE. Sendo a IgG4 a mais indicada para utilização com preparações de antígenos recombinantes[17a]. Muitas variações foram aplicadas a essa metodologia no sentido de melhorar sua especificidade, desde o tratamento dos soros-teste com uma solução tamponada contendo soro normal de ovinos e fosforil-colina, até a utilização de antígenos purificados de líquido hidático, preferentemente o antígeno 5 e diferentes subunidades do antígeno B (AgB8/1 e AgB8/2), este último apresentando melhores resultados[11a,17a]. O ELISA também vem sendo utilizado com o emprego de anticorpos monoclonais, produzidos a partir de antígenos purificados geralmente por técnica de DNA recombinante, para a captura de antígenos circulantes. Os últimos estudos mostraram que antígenos purificados devem ser preferidos aos de líquido hidático total, independentemente do teste a ser utilizado[12].

Immunoblot

O teste é utilizado como um valioso recurso na caracterização de frações antigênicas imunodominantes e identificação da reatividade específica de anticorpos detectados por um teste de triagem com múltiplas frações antigênicas. Permite observar a reação dos anticorpos presentes no soro de um paciente frente a proteínas antigênicas do líquido hidático.

As proteínas são separadas por eletroforese em gel de poliacrilamida (SDS-PAGE), e após, transferidas para uma membrana de nitrocelulose, que será utilizada como suporte para a detecção da interação antígeno-anticorpo. O resultado ocorrerá com a formação de precipitado, que originará bandas nas zonas de proteínas antigênicas.

TRATAMENTO

Com os exames de imagem agora disponíveis, é possível definir as características do cisto de acordo com a fase evolutiva do parasita e planejar a abordagem terapêutica, que antes da década de 1970 era apenas cirúrgica. Após a introdução do mebendazol e albendazol na década de 1980, o tratamento clínico com um deles pode ser iniciado logo após o diagnóstico. O albendazol mostrou-se superior ao mebendazol[13]. A estratégia PAIR (punção, aspiração, injeção de uma substância escolicida e repunção) foi sugerida pela Organização Mundial de Saúde[16] e pode ser adotada de acordo com a característica do cisto.

A abordagem terapêutica atual é provavelmente uma combinação de tratamento clínico, PAIR e cirurgia e deve levar em conta as características do cisto: único ou múltiplos, viável ou estéril; sua localização: partes moles, como fígado ou pulmão, ou outras localizações (intracraniano ou ósseo); das condições clínicas do hospedeiro; e, ainda, do ambiente (hospital, recursos diagnósticos e terapêuticos). Dessa forma, pode-se sugerir a seguinte abordagem:

- *cistos viáveis, grandes ou múltiplos e/ou sintomáticos:* iniciar tratamento clínico com albendazol 10-15 mg/kg/dia, por via oral, mantido por no mínimo 3 meses, seguido de PAIR. Se PAIR não for efetivo ou for contraindicado, procede-se à cirurgia;
- *cistos pequenos, assintomáticos:* podem ser tratados clinicamente com benzimidazólicos. O uso de PAIR ou cirurgia deve ser reservado para casos em que o tratamento clínico não for efetivo;
- *cistos estéreis, porém grandes ou sintomáticos:* nesses casos a cirurgia está indicada (Figura 83.4);
- *cistos estéreis, assintomáticos:* nenhum tratamento está indicado.

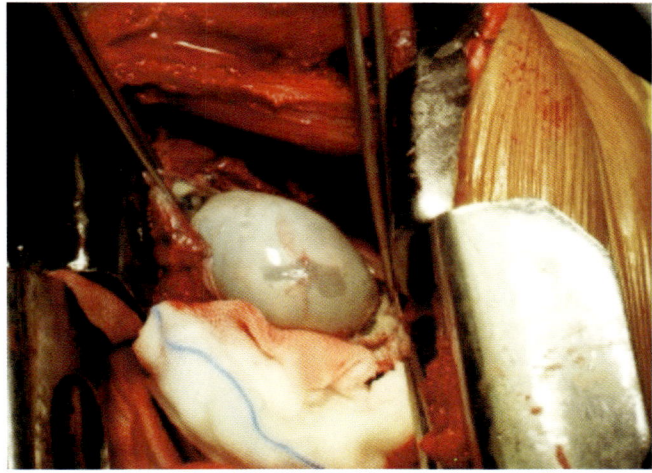

FIGURA 83.4 – Remoção de cisto hidático pulmonar. Original obtido de Coromandel Cardiothoracic Surgery Practice. Centre for Advanced Heart and Lung Disease, Apollo Hospitals, Chennai, India. Disponível na Internet em: http://www.heartandlungsurgeons. net/services.htm. Acessado em dezembro 2006.

Em abordagens cirúrgicas, injeção de escolicidas no cisto antes de sua remoção é prática corrente. O uso de NaCl 20%, apesar de clássico, é de baixa efetividade quando comparado com soluções de mebendazol (300 µg/mL) ou albendazol (120 µg/mL), *in vitro*[16] e deveria ser avaliado em estudos *in vivo*[11]. Recentemente, Men e cols. relataram a experiência com cateterização de cistos hidáticos de grande volume, após drenagem do conteúdo e injeção de salina hipertônica (20%) seguida de álcool etílico a 95%, sem recidivas após acompanhamento médio de 58,8 meses (36 a 72 meses)[9].

PROFILAXIA

A principal medida profilática a ser empregada na hidatidose é a educação sanitária, alertando para o risco de alimentar cães com vísceras cruas de herbívoros infectados. As técnicas de purgação pelo bromidrato de arecolina para eliminação das tênias no cão ou a pesquisa de coproantígenos por ELISA e PCR[5a], podem detectar a infecção canina e impedir a disseminação de ovos do parasito, evitando a contaminação humana e dos rebanhos. Vacinação de rebanhos e possivelmente de humanos já é uma opção, sendo muito efetiva em animais[7].

REFERÊNCIAS BIBLIOGRÁFICAS

1. Argerich A et al. Cisto hidático. Relato de 25 casos e revisão da literatura. JBM. 2001;81(1):90-92.
2. Bernardo F et al. Especificidad de la ecografia em el diagnóstico precoz de la hidatidosis humana. Acta Gastroenterol Latinoam. 1990;20(1):13-5.
3. Coltorti EA, Varela-Diáz VM. Inmunologia e Inmunodiagnostico de la hidatidosis humana. Medicina Argentina (1ª série). 1978;6:135-47.
4. D'Alessandro A et al. Echinococcus vogeli in men, with a review of polycystic hidatid disease in Colombia and neighboring countries. Am J Trop Med Hyg. 1979;28:303-17.
5. D'Alessandro-Bacigalupo A. Hidatidose policística (*E. vogeli* e *E. oligarthus*). In: Veronesi R, Focaccia R (ed). Tratado de Infectologia. 2ª ed. São Paulo: Atheneu; 2002. V. 2, p. 1433-40.
5a. Dinkel A et al. Detection of Echinococcus multilocularis in the Definitive Host: Coprodiagnosis by PCR as an Alternative to Necropsy. J Clin Microbiol. 1998;36:1871-76.
6. Ferreira MS et al. Hidatidose. In: Veronesi R, Focaccia R (ed). Tratado de Infectologia. 2ª ed. São Paulo: Atheneu; 2002. V.2, p. 1425-33.
6a. Hoffmann NA, Malgor R, La Rue ML. Prevalência de *Echinococcus granulosus* (Batsch, 1786) em cães urbanos errantes do município de Dom Pedrito (RS), Brasil. Ciência Rural. 2001;31:843-47.
7. Lightowlers MW. Vaccination against hydatid disease. Dev Biol (Basel). 2002;110:81-972.
8. Machado ARL et al. Avaliação de 23 pacientes com hidatidose. Revista HCPA. 1987;7(1):11-17.
9. Men S et al. Percutaneous treatment of giant abdominal hydatid cysts: long term results. Surg Endosc. 2006;20:1600-06.
10. Moreira WS. Pesquisas em hidatidose realizadas no Brasil. In: Reunión del Grupo Científico de Trabajo sobre los Adelantos en la Prevención, el Control y el Tratamiento de la Hidatidosis. Trabalhos apresentados. Washington: Organización Panamericana de la Salud; 1994. p. 193-203.
11. Neira P, Lorca M. Echinococcus granulosus: evaluation of prostocolicidal activity of several substances. Rev Patol Trop. 2001;30:93-9.
11a. Rott MB et al. Comparative analysis of two different subunits of antigen B from Echinococcus granulosus: gene sequences, expression in Escherichia coli and serological evaluation. Acta Trop. 2000;75:331-40.
11b. Rio Grande do Sul, Secretaria Estadual da Agricultura Pesca e Agronegócios. Informativo Técnico DPA. N° 4/Ano 1 – julho 2010.
12. Sbihi Y et al. Comparative sensitivity of six serological tests and diagnostic value of ELISA using purified antigen in hidatidosis. J Clin Lab Anal. 2001;15:14-8.
13. Senyüz OF, Yesildag, Celayir S. Albendazole therapy in the treatment of hydatid liver disease. Surg Today. 2001;31:487-91.
14. Shantz P, Shanks D, Wilson M. Serological cross-reactions with sera from patients with echinococosis and cysticercosis. Am J Trop Med Hyg. 1980;29:609-12.
15. Tüzün M et al. Cerebral hydatid disease CT and MR findings. Clin Imaging. 2002;26:353-57.
15a. Umesh CP et al. Primary renal hydatidosis with associated macroscopic hydatiduria – a computed tomography urography diagnosis with pathological confirmation. Trop Doct. 2011;41:187-89.
16. WHO. Guidelines for treatment of cystic and alveolar echinococcosis in humans. Bull WHO. 1996;74: 231-42.
17. Wilson M, Schantz P, Pieniazek N. Diagnosis of infections: immunologic and molecular. In: Murray PR, Baron EJ, Pfaller MA et al. (ed). Manual of Clinical Microbiology. 6th.ed. Washington, DC: American Society for Microbiology; 1995. p. 1159-170 .
17a. Virginio VG et al. A set of recombinant antigens from Echinococcus granulosus with potential for use in the immunodiagnosis of human cystic hydatid disease. Clin Exp Immunol. 2003;132:309-15.

84 Hifomicoses

■ Luiz Carlos Severo
■ Márcia Silveira Graudenz

(CID 10 = B36 - Outras micoses superficiais; B36.1 - Tinha negra; B36.3 - Piedra negra; B44 - Aspergilose; B44.0 - Aspergilose pulmonar invasiva; B44.1 - Outras aspergiloses pulmonares; B44.7 - Aspergilose disseminada; B44.8 - Outras formas de aspergilose; B44.9 - Aspergilose não especificada; B46 - Mucormicose; B46.0 - Mucormicose pulmonar; B46.1 - Mucormicose rinocerebral; B46.2 - Mucormicose gastrintestinal; B46.3 - Mucormicose cutânea; B46.4 - Mucormicose disseminada; B46.5 - Mucormicose não especificada; B46.8 - Outras mucormicoses; B46.9 - Mucormicose não especificada; B48 - Outras micoses não classificadas em outra parte; B48.2 - Alesqueriose; B48.7 - Micoses oportunistas)

INTRODUÇÃO

As hifomicoses ou infecções por fungos oportunistas filamentosos (Tabela 84.1) são responsáveis por um número cada vez maior de infecções graves, especialmente em pacientes neutropênicos (os fungos filamentosos são oportunistas de fagócitos); estão ligadas a alta taxa de mortalidade. Contudo, paciente com leucopenia não desenvolve pneumonia fúngica antes de, no mínimo, 2 semanas de leucopenia profunda. Os agentes etiológicos são ubíquos e encontram-se em natureza como sapróbios, tendo distribuição universal. As manifestações clínicas são heterogêneas e dependem do fator predisponente, da porta de entrada e do agente etiológico. Mais frequentemente os propágulos dos fungos filamentosos penetram no hospedeiro por via inalatória. Outras portas de entrada são: via nasal, seios da face, gastrintestinal e transcutânea. É característica desse grupo de micoses a invasão dos vasos sanguíneos, a trombose e a disseminação hematogênica.

Caracteristicamente, o elemento fúngico observado ao exame microscópico de materiais clínicos é uma hifa (Tabela 84.2). Sem colorações especiais essas hifas podem ser hialinas ou demáceas (com pigmento), septadas ou cenocíticas (sem septação) (Figura 84.1). As hifas hialinas medem 3 a 6 µm, e podem ser septadas (aspergilose, hialo-hifomicose, scedosporiose) ou largas (mais de 7 µm), cenocíticas e com ramificações aberrantes (mucormicose). Os elementos fúngicos demáceos determinam três micoses, dependendo de sua apresentação tecidual: células muriformes – cromoblastomicose; grãos – micetoma; blastoconídios, pseudo-hifas e hifas – feo-hifomicose. Os termos hialo-hifomicose e feo-hifomicose foram introduzidos em micologia clínica para agrupar as infecções fúngicas por diferentes gêneros de agentes etiológicos de infecções oportunísticas, na tentativa de frear a multiplicação de nomes para estas hifomicoses emergentes.

Na presente década, fungos filamentosos que não o *Aspergillus* emergiram como oportunistas importantes, com o agravante de serem resistentes aos antifúngicos convencionais. Daí a necessidade de serem abordados separadamente, dando ênfase às suas peculiaridades[4,23,38].

DIAGNÓSTICO CLÍNICO

Aspergilose

A aspergilose constitui amplo grupo de doenças, especialmente do trato respiratório, de curso clínico variável com o hospedeiro (Tabela 84.3). A mais grave apresentação da doença é a aspergilose invasiva aguda (AIA), que afeta principalmente indivíduos imunocomprometidos.

A AIA manifesta-se por dor pleurítica, hemoptise e febre, sem resposta aos antibióticos. O diagnóstico é tardio e o óbito verifica-se em mais de 70% dos casos. Aos raios X do tórax evidencia-se infiltrado pulmonar com cavitação, mais bem visualizada na tomografia. Broncoscopia e tomografia de alta resolução são instrumentos complementares no diagnóstico da AIA e devem ser realizadas o mais precocemente possível no paciente neutropênico (menos de 500 leucócitos/ mm³) com pneumonia. Os dois achados tomográficos altamente sugestivos de AIA são o "sinal do halo" e a consolidação segmentar associada à atenuação em "vidro fosco"[12]. A disseminação hematogênica é frequente devida ao angiotropismo do fungo[10].

A aspergilose pulmonar necrosante crônica (APNC) manifesta-se com tosse, febre, suores noturnos, emagrecimento e anemia. Os pacientes apresentam imunodepressão leve (diabete *mellitus*, corticoterapia em doses baixas). Podem ou não ter defeito estrutural pulmonar prévio, e o surgimento

TABELA 84.1

Achados Comparativos entre Fungo Oportunista e Patógeno Primário		
Característica	*Fungo Oportunista*	*Patógeno Primário*
Morfologia da colônia	Monomórfico	Dimorfismo térmico
Habitat	Cosmopolita	Zonas endêmicas
Infecção primária	Qualquer parte do corpo	Pulmonar
Virulência	Baixa – hospedeiro comprometido	Pode infectar hospedeiro normal
Velocidade de crescimento em cultivo	Rápido	Intermediário a lento

TABELA 84.2

Diagnóstico Tecidual das Hifomicoses		
Micose	*Morfologia no Tecido*	*Reação Tecidual*
Aspergilose	Hifa hialina (3-6 μm), septada, ramificada dicotomicamente; conidióforos em lesões escavadas (bola fúngica)	Necrose supurativa; tropismo vascular
Feo-hifomicose		
Superficial		
Piedra negra	Hifas (4-6 μm) pigmentadas circundando o pelo, em forma de nódulos; asco contendo ascosporos	Não apresenta
Tinha negra	Hifas (2-3 μm) e blastoconídios (2-5 μm) pigmentados	Não apresenta
Cutânea, subcutânea e sistêmica	Blastoconídios, pseudo-hifas e hifas (2-6 μm) de cor marrom	Reação mista piogranulomatosa
Hialo-hifomicose	Hifas hialinas (3-5 μm), septadas, ramificadas	Abscessos, ocasionalmente granuloma
Scedosporiose	Hifas (3-5 μm), hialina no H&E e escura no Fontana-Masson; aneloconídios, especialmente em lesões escavadas	Necrose supurativa; tropismo vascular
Mucormicose	Hifa hialina, larga (6-25 μm), irregular, ramificações aleatórias	Necrose supurativa; marcado tropismo vascular. Reação eosinofílica (fenômeno de Splendore-Hoeppli) na entomoftoromicose

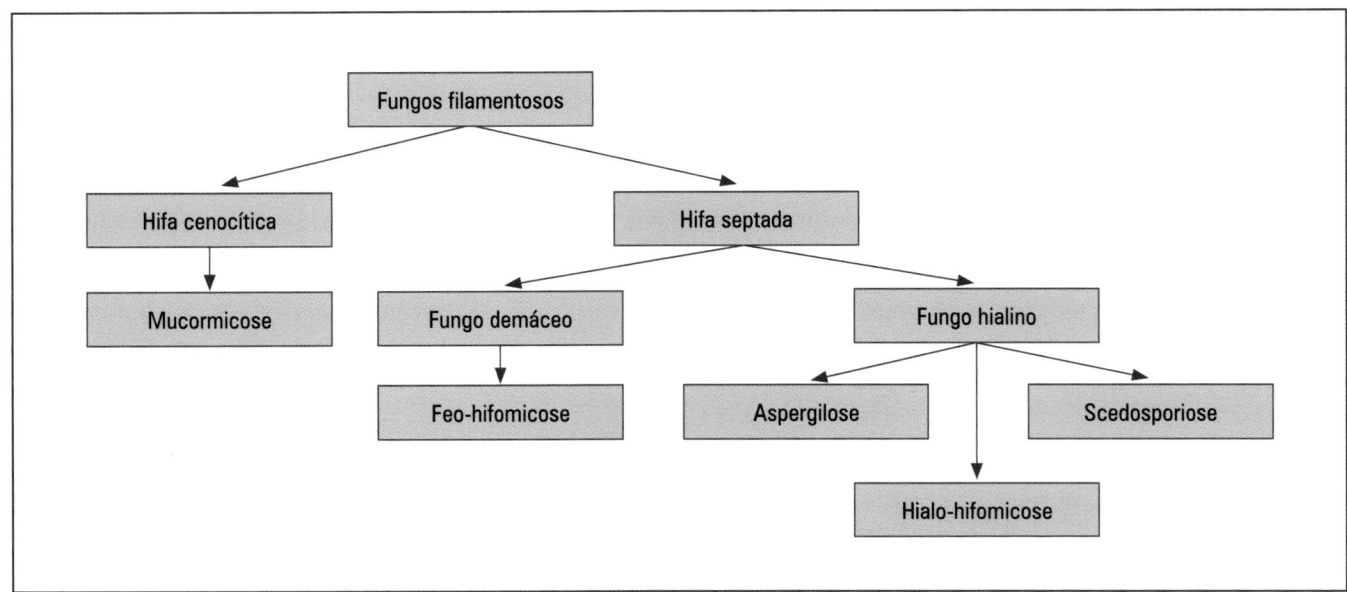

FIGURA 84.1 – Separação das hifomicoses.

de bola fúgica é frequente. Há invasão fúngica local, sem invasão vascular ou disseminação, motivo pelo qual também é chamada de aspergilose "semi-invasiva"[7,8].

A bola fúngica manifesta-se por tosse crônica e hemoptise de repetição, em paciente com história de tuberculose curada[33].

Na aspergilose broncopulmonar alérgica (ABPA) o paciente é tipicamente asmático (atópico com eosinofilia periférica, elevados níveis de IgE sérica total e específica ao *Aspergillus*), com dispneia, tosse com expectoração purulenta (eosinofílica e presença de cristais de Charcot-Leyden) e moldes brônquicos. Esses pacientes apresentam hipersensibilidade pulmonar tipo Th2 devido à colonização brônquica pelo *Aspergillus*, resultando em intensa resposta inflamatória, afetando 1% a 2% dos asmáticos e 7% a 9% dos pacientes com fibrose cística[37].

Feo-hifomicose

O termo feo-hifomicose designa micoses superficiais, cutâneas, subcutâneas e sistêmicas por fungos demáceos, que apresentam hifas de paredes fuliginosas nos tecidos. Clinicamente as feo-hifomicoses podem ser subdivididas em quatro grupos principais:

- • *feo-hifomicose superficial* – nódulos nos cabelos, piedra negra (*Piedraia hortae*) e manchas na palma da mão ou planta do pé – tinha negra (*Hortaea werneckii*);
- • *feo-hifomicose cutânea* – invasão da pele, unha ou córnea por fungos demácios;
- • *feo-hifomicose subcutânea* – um dos principais agentes é *Exophiala jeanselmei* (ver Capítulo 114, Micetomas e Capítulo 34, Cromoblastomicose). A infecção tem início após trauma com vegetal contaminado. A lesão é abscesso bem circunscrito no subcutâneo. A excisão é curativa;
- • *feo-hifomicose sistêmica* – é conhecido o neurotropismo da *Cladophialophora bantiana*.

A porta de entrada do fungo é pulmonar, por inalação[30]. Mais raramente pode ter outra origem, como a venosa em paciente que usa droga[40]. Os pacientes apresentam febre, cefaleia e rigidez de nuca. A micose manifesta-se por abscesso único ou múltiplo. Outras manifestações mais raras da micose incluem sinusite, peritonite associada à diálise peritoneal e doença broncopulmonar alérgica[26].

Hialo-hifomicose

Os principais agentes de hialo-hifomicoses são espécies de *Fusarium*. As manifestações clínicas são variadas: ceratite, onicomicose, osteomielite (ver Capítulo 114, Micetomas) e infecções sistêmicas. Os fatores predisponentes são queimadura, leucemia, linfoma e transplante de medula óssea e de órgão sólido. Os pacientes com doença sistêmica caracteristicamente são neutropênicos, estão sob corticoterapia e apresentam febre, hemoptise, consequência de infiltrado pulmonar. É importante procurar nestes pacientes por lesões cutâneas, que podem ser a porta de entrada do fungo[9,21].

Scedosporiose

A doença tem espectro clínico semelhante ao da aspergilose (Figura 84.2), em variedade e gravidade[1,2,6]. Uma das diferenças é que *Scedosporium apiospermum* (cuja forma teleomórfica, isto é, sexuada, é denominada *Pseudallescheria boydii*) é o principal agente de micetoma por grãos brancos em nosso meio (ver Capítulo 119, Micetoma). Além do mais, esse fungo é mais patogênico que o *Aspergillus* e não responde à anfotericina B, tornando crucial este diagnóstico diferencial[3,35]. Por outro lado, a scedosporiose emergiu como pneumonia oportunista em indivíduos que aspiram água poluída. A infecção é rara, mas está associada com alta mortalidade[3].

Mucormicose

São três os principais gêneros fúngicos envolvidos: *Rhizopus*, *Mucor* e *Absidia*. *Rhizopus arrhizus* é o agente mais frequente[29].

Os fatores predisponentes determinam a manifestação clínica da micose. O paciente com diabete acidótica caracteristicamente apresenta a forma rinocerebral[5,34]. Já, ao contrário, o neutropênico não desenvolve esta forma clínica, mas mucormicose pulmonar. São infecções agressivas, usualmente fatais. O início é súbito, com febre persistente. A rinocerebral manifesta-se como sinusite bacteriana e o paciente apresenta cefaleia frontal e secreção nasal sanguinolenta. Na pulmonar o paciente tem dor torácica ventilatório-dependente, dispneia, hemoptise e aos raios X de tórax observa-se consolidação rapidamente progressiva e cavitação, consequência da necrose tecidual resultante do marcado angiotropismo do fungo[20,24]. Múltiplos nódulos pulmonares (dez ou mais) e

TABELA 84.3

Formas Clínicas de Aspergilose		
Apresentação Clínica	*Doença Pulmonar Subjacente*	*Sistema Imunológico*
Aspergilose broncopulmonar alérgica	Retenção brônquica anormal (secreção espessa: asma, fibrose cística)	Sistema imune hiper-reativo
Sem doença; exceto inalação maciça	Pulmão normal	Imunidade normal
Aspergilose pulmonar necrosante crônica	Doença pulmonar leve, não cavitária	Imunossupressão leve (diabetes *mellitus*)
Aspergilose invasiva aguda	Pulmão normal	Imunossupressão grave
Colonização intracavitária (Bola fúngica)	Cavidade preexistente	Imunidade normal

derrame pleural observados na tomografia computadorizada sugerem mucormicose pulmonar[5].

Apresentação gastrintestinal ocorre no paciente malnutrido ou imunossuprimido. Mucormicose cutânea primária é complicação do queimado grave ou do traumatizado.

A entomoftoromicose é doença crônica do tecido subcutâneo, ocorrendo principalmente em crianças de regiões tropicais. Raramente acomete vísceras no paciente imunodeprimido (*Conidiobolus incongruus*)[29]. A entomoftoromicose é causada por dois gêneros fúngicos: *Basidiobolus*, ocasionando lesões dos membros inferiores e *Conidiobolus*, nas lesões da face[29]. Raramente acomete vísceras em paciente imunodeprimido (*Conidiobolus incongruus*).

DIAGNÓSTICO LABORATORIAL

Histopatologia

A histopatologia oferece informações valiosas para o diagnóstico das hifomicoses, atingindo a certeza na documentação etiológica quando associada ao isolamento do fungo em cultivo. Além disso, pode elucidar a patogenia e prever alterações funcionais. As informações da observação tecidual, quanto à reação tecidual e micromorfologia do agente, são de três tipos:

- padrão histológico das lesões, piogranulomatosas ou necróticas, mais raramente granulomatosas;
- presença das hifas nas lesões, sendo crucial a caracterização do tipo de relação fungo-hospedeiro, presença de angiotropismo;
- micromorfologia, tamanho e aspectos tintoriais dos elementos fúngicos;
- *aspergilose:* necrose supurativa é a reação tecidual usual; por vezes observa-se granuloma. Nos pacientes imunodeprimidos a proliferação fúngica tem angiotropismo. A invasão vascular por hifas de *Aspergillus* constitui a forma invasiva e disseminada da doença. A disseminação hematogênica ocorre em cerca de 30% dos pacientes imunodeprimidos que apresentam lesões viscerais decorrentes de tromboembolismo séptico. As hifas são hialinas (3-6 μm), ramificando-se dicotomicamente em ângulo de 45 graus;
- *feo-hifomicose:* a reação tecidual característica, independente do local anatômico envolvido, é uma lesão cística com necrose supurativa central estrelada circundada por histiócitos epitelioides e numerosas células gigantes tanto do tipo Langhans quanto do tipo corpo estranho. Os achados de hifas (2-6 μm de largura), blastoconídios, pseudo-hifas e clamidosporos pigmentados (marrom) nas células gigantes, bem como na zona central necrótica, confirmam o diagnóstico[27,28];
- *hialo-hifomicose:* as lesões mais frequentes são abscessos e infartos nodulares, consequência de trombose séptica. Ocasionalmente observam-se granulomas. As hifas dos *Fusarium* são septadas, ramificadas, hialinas (2-5 μm), com paredes paralelas e as ramificações podem ser em ângulo de 90 graus. Os microconídios observados nos tecidos podem fazer o diagnóstico diferencial com *Aspergillus* e *Scedosporium*[21];

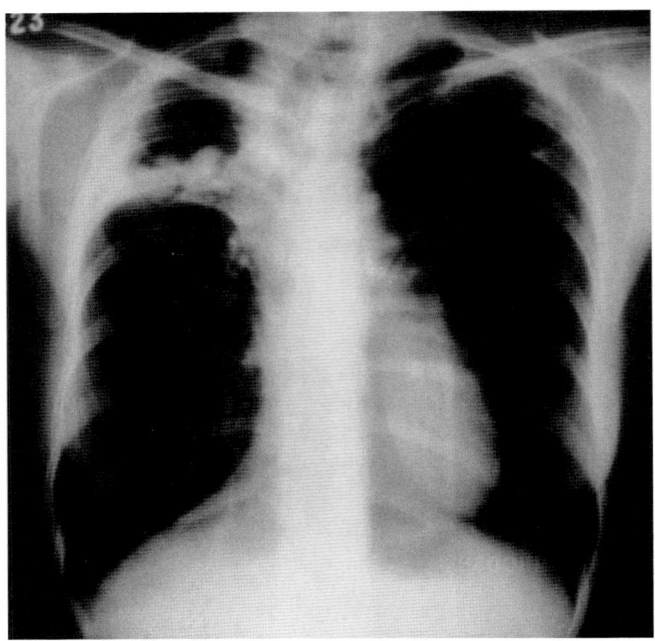

FIGURA 84.2 – Raios X do tórax mostrando várias massas ovais (bolas fúngicas) em porção pendente de lesão cística do ápice do pulmão direito (Com permissão do Editor, Rev Inst Med Trop S. Paulo. 2004;46:43-46).

- *scedosporiose:* como as hifas de *Aspergillus* e *Scedosporium* são idênticas, é necessário o isolamento em cultivo para o diagnóstico etiológico[14]. Em lesões escavadas os conidióforos aspergilares ou os aneloconídios do *Scedosporium* podem indicar o diagnóstico. Em laboratório de referência (CDC) existe imunofluorescência direta que pode fazer a diferença dos dois gêneros fúngicos. O patologista ainda dispõe da coloração de Fontana-Masson, que identifica a melanina na parede das hifas do *S. prolificans*[25], motivo pelo qual alguns autores equivocadamente colocam os fungos deste gênero como agentes de feo-hifomicoses[27];
- *mucormicose:* o diagnóstico é feito por exame direto e cultivo do material necrótico ou fragmento de biópsia. A microscopia do material montado em KOH-tinta Parker fornece o diagnóstico em 1 min. O cultivo é obtido do material dos bordos das lesões ou fragmento de biópsia, tendo-se o cuidado de seccionar o material em pequenos blocos (2-3 mm), evitando compressão, pois, sem septos, o citoplasma será expulso das hifas. Como meio de cultivo, usar pão umedecido esterilizado. A identificação do fungo em escarro e secreção brônquica auxilia no estabelecimento do diagnóstico, mas é necessária a separação entre colonização e infecção. A biópsia transbrônquica e a punção transcutânea são ferramentas de grande utilidade diagnóstica.

As hifas dos zigomicetos mucoráceos são angioinvasivas e causam trombose séptica com infartos, especialmente na forma sistêmica disseminada. Por outro lado, na entomoftoromicose o aspecto histológico é distinto, pois os elementos fúngicos são esparsos, frequentemente envoltos por material amorfo eosinofílico (fenômeno de Splendore-Hoeppli) e reação inflamatória rica em eosinófilos.

Cultivo

Embora tenha sido demonstrada a importância da histopatologia nas hifomicoses, é crucial que parte do material clínico tenha sido enviada ao laboratório de microbiologia sem formol. Somente o cultivo permitirá o diagnóstico final de certeza neste grupo de micoses caracterizadas pela presença de uma hifa no tecido. É importante lembrar que os agentes de hifomicoses não crescem em presença de ciclo-heximida (Actidione). Meios de cultivo como Micosel e Micobiotic estão contraindicados, devido à presença deste antimicrobiano.

- *Aspergilose:* a prova etiológica do *Aspergillus* no espécime clínico exige o isolamento em cultivo: *A. fumigatus, A. niger* e *A. flavus* correspondem a mais de 95% dos casos[19]. Secreções respiratórias não são preditivas de aspergilose invasiva no transplantado de pulmão. Porém, no paciente granulocitopênico febril com novos infiltrados pulmonares, especialmente quando do surgimento de escavações em vigência de antibioticoterapia, são indicativos de AIA. Para aumentar a positividade destes materiais emprega-se técnica de concentração com ditiotreitol (Sputolysin Test®). O crescimento fúngico é rápido (3 dias), sendo mais abundante a 37°C. As secreções respiratórias devem ser semeadas em ágar-Sabouraud acrescido de antibiótico para frenar o crescimento bacteriano. A identificação da espécie é feita em meio padrão para esporulação (ágar-Czapeck). Embora a confirmação etiológica definitiva seja a demonstração histopatológica e o isolamento e identificação do *Aspergillus,* há fortes indícios de que o diagnóstico precoce da AIA será fundamentado em métodos independentes de cultivo, pela detecção de componentes aspergilares como galactomanan e DNA (PCR)[4].
- *Feo-hifomicose:* os agentes de feo-hifomicose estão distribuídos por vários de gêneros de fungos demácios, especialmente *Alternaria, Bipolaris, Cladophialophora, Curvularia, Exsophiala, Exserohilum.* São fungos de crescimento de moderado a lento (7 a 15 dias)[27,28].
- *Hialo-hifomicose - Fusarium* é o principal gênero fúngico causador de hialo-hifomicose, tendo como principais espécies *F. moniliformes, F. oxisporum* e *F. solani.* Mais raramente a micose pode ser causada por outros gêneros, como *Paecilomyces* e *Acremonium*[13,22]. Todos são fungos de crescimento rápido (4 dias) e o meio de escolha é ágar-Sabouraud.
- *Scedosporiose:* são dois os agentes de scedosporiose, *Scedosporium apiospermum* (telemorfo, *Pseudallescheria boydii*) e *S. prolificans* (= *S. inflatum*)[16]. Esses fungos têm crescimento rápido (5 dias), em ágar-Sabouraud. Somente *P. boydii* é inibido pela ciclo-heximida. As colônias de início brancas tornam-se de cinza a marrom. A identificação é pelos anelocônídios, células conidiogênicas (frasco de base alargada, *S. prolificans*) e cleistotécios (*P. boydii*).
- *Mucormicose:* o meio de rotina para os cultivos é o ágar-Sabouraud, embora a proliferação fúngica seja mais abundante em fatia de pão esterilizado. Estes fungos têm crescimento rápido (4 dias) e produzem colônias cotonosas de cinza a marrom. Os hemocultivos em todas as formas de Mucormicose são usualmente negativos[5].

Soromicologia

A soromicologia é útil quando realizada com técnicas padronizadas, testada frente a soros-controle e avaliada judiciosamente à luz de informações clínicas e outros achados laboratoriais. A triagem soromicológica pode ser baseada na detecção de antígenos ou anticorpos. Em hifomicoses, estas técnicas estão mais difundidas na aspergilose.

- *Aspergilose* - a imunodifusão, com antígenos específicos, especialmente no paciente não imunodeprimido, é um teste útil na triagem de colonização intracavitária (três ou mais bandas) e aspergilose alérgica (até duas bandas), com sensibilidade de 90% e 70%, respectivamente. Com soro-controle é 100% específica. A medição de anticorpos IgE específicos ao *Aspergillus* é útil para o diagnóstico de aspergilose alérgica. O teste cutâneo tem utilidade somente na ABPA.

A detecção de antígenos, disponível comercialmente sobretudo na Europa, pode ser feita por ELISA e aglutinação de partículas de látex. O problema dessas técnicas são os resultados falsos-positivos. Os testes são seriados e são tidos como de vigilância, especialmente na aspergilose invasiva.

- *Feo-hifomicose* - não há procedimentos padronizados para esta micose.
- *Hialo-hifomicose* - não há procedimentos padronizados para esta micose.
- *Scedosporiose* - a imunodifusão com antígenos específicos pode separar scedosporiose de aspergilose[14]. Contudo, na scedosporiose, os reativos não estão disponíveis comercialmente e os antígenos devem ser extraídos no laboratório.
- *Mucormicose* - o enzimaimunoensaio (sensibilidade 81%, especificidade 94%) tem sido utilizado em laboratório de referência (CDC, Atlanta, USA). Não está na rotina diagnóstica e necessita de avaliação clínica adicional[5].

TRATAMENTO

Aspergilose

Para a AIA, o tratamento de escolha é a anfotericina B (1,0-1,5 mg/kg/dia), especialmente quando houver risco de morte (Tabela 84.4). Voriconazol é opção terapêutica para os pacientes com insuficência renal. Alguns estudos indicam a superioridade do voriconazol em comparação à anfotericina convencional no que se refere a custo-consequência. Tem sido relatado o surgimento de mucormicose de escape em pacientes tratados com voriconazol. Em situações menos graves tem sido utilizado itraconazol (8-10 mg/kg/dia), com boa resposta clínica. Sequestro tem de ser removido cirurgicamente, sobretudo os próximos ao hilo pulmonar, devido ao risco de hemoptise fulminante[12].

Na APNC, que apresenta cavitação e elementos fúngicos na parede da cavidade e no tecido necrótico intracavitário, é aconselhável a associação de drogas antifúngicas (anfotericina B ou itraconazol) e ressecção cirúrgica do tecido necrótico.

A bola fúngica tem indicação cirúrgica especialmente em lesão isolada e a proposição é de lobectomia para paciente jovem. Quando contraindicada a cirurgia, pode ser tratada com itraconazol (200 mg/dia), sendo que a hemoptise pode

591

ser controlada com embolização de artérias brônquicas e/ou radioterapia.

Na ABPA, prednisona (0,5 mg/dia) é a droga de escolha; nos casos de persistência de *Aspergillus* na árvore brônquica indica-se o itraconazol (100 mg/dia). O uso de itraconazol adjunto ao esteroide tornou-se o tratamento de escolha para pacientes com asma ou fibrose cística e ABPA.

Feo-hifomicose

Na *piedra* negra basta o corte dos cabelos e na tinha negra as escolhas ficam com agentes queratinolíticos e antifúngicos tópicos.

Itraconazol e voriconazol são as drogas de escolha nas apresentações mais profundas da micose[17,36]. Sempre que possível devem ser associadas a ressecção cirúrgica, que por vezes tem sido diagnóstica e curativa, o que é a regra nos cistos subcutâneos. Na doença sistêmica é fator importante na sobrevida do paciente a recuperação da granulocitopenia.

Hialo-hifomicose

O tratamento de escolha para *Fusarium* é anfotericina B, mas a mortalidade permanece alta (75%). A recuperação do paciente depende da volta ao normal do número dos leucócitos e da redução do esquema imunossupressor.

Scedosporiose

O tratamento é semelhante ao da aspergilose, com a ressalva de o fungo ser naturalmente resistente à anfotericina B e apresentar alta mortalidade[3]. Itraconazol (8-10 mg/kg/dia) é a droga de escolha. Mais recentemente surgiu no mercado o voriconazol, com grande probabilidade de passar a ser a droga de escolha[11,14, 17,31,32] e a combinação com cirurgia oferece melhor prognóstico[3,25].

Mucormicose

O tratamento de escolha é a associação anfotericina B (1,0 a 1,5 mg/kg/dia) e remoção cirúrgica do tecido necrótico. Dose total de anfotericina B entre 2 e 4 g. Azólicos não têm indicação. O curso clínico e a evolução costumam ser fulminantes. Apesar de tratamento agressivo, a mortalidade costuma ser de mais de 50%, o que exige diagnóstico precoce, pronto início da terapia antifúngica, intervenção cirúrgica agressiva e correção de distúrbio metabólico ou reversão da neutropenia, fatores fundamentais para o sucesso terapêutico[18].

Na *entomoftoromicose* o tratamento não está bem definido. Tem sido proposto iodeto de potássio saturado (30 mg/kg/dia). As recidivas são frequentes. Faltam estudos sobre os novos antifúngicos.

TABELA 84.4

Tratamento das Hifomicoses	
Apresentação Clínica	**Tratamento de Escolha**
• Aspergilose	
- Aspergilose broncopulmonar alérgica	Prednisona, itraconazol
- Colonização intracavitária (bola fúngica)	Cirurgia, itraconazol
- Aspergilose pulmonar necrosante crônica	Anfotericina B ou itraconazol, cirurgia
- Aspergilose invasiva aguda	Anfotericina B, voriconazol, itraconazol
• Feo-hifomicose	
- Superficial	
Piedra negra Tinha negra	Corte dos cabelos Agentes queratinolíticos, antifúngicos tópicos
- Cutânea	Itraconazol
- Subcutânea	Cirurgia, itraconazol
- Sistêmica	Itraconazol, voriconazol, cirurgia
• Hialo-hifomicose	Anfotericina B, voriconazol, cirurgia
• Scedosporiose	
- Bola fúngica	Cirurgia
- Micetoma	Itraconazol, cirurgia
- Doença sistêmica	Itraconazol, voriconazol, cirurgia
• Mucormicose	
- Rinocerebral	Anfotericina B, cirurgia, controle do diabetes
- Sistêmica	Anfotericina B, cirurgia
- Entomoftoromicose	Iodeto de potássio

PROFILAXIA DAS HIFOMICOSES

As medidas profiláticas são baseadas na redução da exposição aos propágulos fúngicos do meio ambiente para o paciente com risco de hifomicoses. A tarefa é pouco prática, exceto em ambientes com fluxo laminar, que é altamente efetivo, porém de alto custo[25]. Contudo, recomenda-se, especialmente para os granulocitopênicos, evitar ambientes com elevada concentração de poeira no ar, como construções e demolições[15,25]. Para esses pacientes, está contraindicada a ingestão de verduras cruas e o cultivo de plantas ornamentais em seus aposentos[27]. Recomenda-se avaliação dermatológica nos pacientes que serão submetidos à terapia imunossupressora, devido ao risco de infecção por *Fusarium*[9].

Por fim, o controle do diabetes previne a mucormicose rinocerebral, devido ao caráter acidofílico do fungo.

REFERÊNCIAS BIBLIOGRÁFICAS

1. Al Refai M et al. Lung scedosporiosis: a differential diagnosis of aspergillosis. European J Cardio-thoracic Surg. 2002;21:938-39.
2. Campagnaro EL et al. Disseminated Pseudallescheria boydii (Scedosporium apiospermum) infection in a renal transplant patient. Transpl Infect Dis. 2002;4:207-11.
3. Castiglioni B et al. Pseudalhescheria boydii (anamorph Scedosporium apiospermum) infection in solid organ transplant recipients in a tertiary medical center and review of the literature. Medicine. 2002;81:333-348.
4. Chamilos G, Kontoyiannis DP. Defining the diagnosis of invasive aspergillosis. Med Mycol. 2006;44:S163-72.
5. Chayakulkeeree M, Ghannoum MA, Perfect JR. Zygomycosis: the re-emerging fungal infection. Eur J Clin Microbiol Infect Dis. 2006;25:215-29.
6. Cremer G, Boiron P. Epidemiology and biology of Scedosporium species. J Mycol Med. 1996;6:165-71.
7. Denning DW et al. Efficacy and safety of voriconazol in the treatment of acute invasive aspergillosis. Clin Infect Dis. 2002;34:563-71.
8. Denning DW et al Chronic cavitary and fibrosing pulmonary and pleural aspergillosis: case series, proposed nomenclature change, and review. Clin Infect Dis. 2003;37(Suppl 3):S265-80.
9. Dignani MC, Anaissie E. Human fusariosis. Clin Microbiol Infect. 2004;10:S67-S75.
10. Franquet T et al. Spectrum of pulmonary aspergillosis: histologic, clinical, and radiologic findings. Radio Graphics. 2001;21:825-37.
11. Girmenia C et al. Use of voriconazol in treatment fo Scedosporium apiospermum infection: case report. J Clin Microbiol. 1998;36:1436-38.
12. Gotway MB et al. The radiologic spectrum of pulmonary Aspergillus infections. J Comput Assist Tomogr. 2002;26:159-173
13. Guarro J et al. Acremonium species: new emerging fungal opportunists – in vitro antifungal susceptibilities and review. Clin Infect Dis. 1997;25:1222-29.
14. Guarro J et al. Scedosporium apiospermum: changing clinical spectrum of a therapy-refractory opportunist. Med Mycol. 2006;44:295-327.
15. Horner WE. Managing building-related Aspergillus exposure. Med Mycol. 2006;44:S33-S38.
16. Idigoras P et al. Disseminated infection and colonization by Scedosporium prolificans: a review of 18 cases, 1990-1999. Clin Infect Dis. 2001;32:e158-65.
17. Jeu L et al. Voriconazol. Clin Ther. 2003;25:13121-81.
18. Kontoyiannis DP et al. Zygomycosis in the 1990s in a tertiary-care cancer center. Clin Infect Dis. 2000;30:851-56.
19. Latgé J-P. Aspergillus fumigatus and aspergilolosis. Clin Microbiol Rev. 1999;12:310-50.
20. Lee FYW, Mossad SB, Adal KA. Pulmonary mucormycosis. The last 30 years. Arch Intern Med. 1999;159:1301-09.
21. Lionakis MS, Kontoyiannis DP. Fusarium infections in critically Ill patients. Semin Respir Crit Care Med. 2004;25:159-169.
22. Liu K et al. Morphologic criteria for the preliminary identificatio of Fusarium, Paecilomyces, and Acremonium species by histopathology. Am J Clin Pathol. 1998;109:45-54.
23. Nucci M. Emerging moulds: Fusarium, Scedosporium and zygomycetes in transplant recipients. Curr Opin Infect Dis. 2003;16:607-612.
24. McAdams HP et al. Pulmonary mucormycosis: radiologic findings in 32 cases. AJR. 1997;168:1541-48.
25. Panackal AA, Marr KA. Scedosporium/Pseudallescheria infections. Semin Respir Crit Care Med. 2004;25:171-181.
26. Revankar SG. Dematiaceous fungi. Semin Respir Crit Care Med. 2004;25:183-189.
27. Revankar SG et al. Disseminated phaeohyphomycosis: review of an emerging mycosis. Clin Infect Dis. 2002;34:467-76.
28. Revankar SG, Sutton DA, Rinaldi MG. Primary central nervous system phaeohyphomycosis: a review of 101 cases. Clin Infect Dis. 2004;38:206-216.
29. Ribes JA, Vanover-Sams CL Baker DJ. Zygomyctes in human disease. Clin Microbiol Rev. 2000;13:236-301.
30. Rossmann SN, Cernoch PL, Davis JR. Dematiaceous fungi are an increasing cause of human disease. Clin infect Dis. 1996;22:73-80.
31. Safdar A, Papadopoulos EB, Young JW. Breakthrough Scedosporium apiospermum (*Pseudallescheria boydii*) brain abscess during therapy for invasive pulmonary aspergillosis following highrisk allogeneic hematopoietic stem cell transplantation. Scedosporiasis and recent advances in antifungal therapy. Transpl Infect Dis. 2002;4:212-17.
32. Schaenman JM et al. Scedosporium apiospermum soft tissue infections successfully treated with voriconazole: potential pitfalls in the transition from intravenous to oral therapy. J Clin Microbiol. 2005;43:973-977.
33. Severo LC et al. Pulmonary Aspergillus niger intracavitary colonization. Report of 23 cases and a review of the literature. Rev Iberoam Micol. 1997;14:104-10.
34. Severo LC et al. Zygomycosis: a report of eleven cases and a review of the Brazilian literature. Rev Iberoam Micol. 2002;19:52-56.
35. Severo LC, Porto NS, Londero AT. Pulmonary scedosporiosis. Rev Inst Med Trop S Paulo. 1998;40:241-43.
36. Sharkey PK et al. Itraconazol treatment of phaeohyphomycosis. J Am Acad Dermatol. 1990;23:577-86.
37. Stevens DA. Th1/Th2 in aspergillosis. Med Mycol. 2006;44:S229-S235.
38. Upton A, Marr KA. Emergence of opportunistic mould infections in the hematopoietic stem cell transplant patient. Curr Infect Dis Rep. 2006;8:434-441.
39. Van Burik J-AH, Magee PT. Aspects of fungal pathogenesis in humans. Ann Rev Microbiol. 2001;55:743-72.
40. Walz R et al. Cerebral phaeohyphomycosis caused by Cladophialophora bantiana in a Brazilian drug abuser. J Med Vet Mycol. 1997;35:427-31.

85 Himenolepíase

■ Adelina Souza Velho Soli

(CID 10 = B71.0 - Himenolepíase)

INTRODUÇÃO

Himenolepíase é o parasitismo do intestino delgado do homem por pequenos cestoides do gênero *Hymenolepis*, de ocorrência mundial, existindo duas espécies de parasitos do homem: o *Hymenolepis nana* ou tênia anã, o mais encontrado em seres humanos, e o *H. diminuta* ou tênia do rato. O *H. nana* é um verme pequeno, que mede 25 a 45 mm, sendo a única tênia humana que não utiliza hospedeiro intermediário. Os ovos eliminados com as fezes já são infectantes e as crianças ou adultos se infectam pela ingestão de alimentos ou água contaminados por fezes humanas. A infecção pode-se dar diretamente de paciente a paciente, sobretudo em creches, asilos e hospitais psiquiátricos. É também possível a autoinfecção externa (o próprio indivíduo ingerir ovos eliminados pelo ânus) e a autoinfecção interna, quando ocorre a liberação do embrião do ovo no intestino do paciente e há a fixação da larva cisticercoide nas vilosidades intestinais, a qual irá desenvolver-se até verme adulto, que tem vida relativamente curta, de cerca de 14 dias. O ciclo se completa em 30 dias, de ovo a ovo, e o habitat dos vermes adultos é o intestino delgado, sobretudo no íleo. O indivíduo infectado pode albergar centenas a milhares de vermes, que se fixam à mucosa intestinal por meio de seu escólex[1,6,9].

O *H. diminuta* é um parasita do rato que raramente infecta o ser humano, possuindo ação patogênica desprezível. Não necessita de tratamento, pois é eliminado espontaneamente ou após a administração de um simples laxativo[1,6,11].

DIAGNÓSTICO CLÍNICO E LABORATORIAL

As manifestações clínicas são mais frequentes em crianças e adolescentes, mas na grande maioria dos casos a infecção é assintomática. Nos pacientes sintomáticos, as manifestações digestivas são representadas por dor abdominal, meteorismo, flatulência, náuseas, vômitos e diarreia, acompanhados por perda de peso e diminuição do apetite (hiporexia). Prurido anal e tonteira podem estar presentes. Ao exame físico não se percebe dado algum digno de nota. Quando o parasitismo é mais intenso, com mais de 15.000 ovos por grama de fezes, os pacientes apresentam manifestações nervosas que vão desde a irritabilidade, sono intranquilo, cefaleia, enurese, principalmente em crianças, até as que apresentam convulsões do tipo epileptiforme[1,7-11]. Com a expulsão dos vermes, desaparecem todas essas manifestações clínicas.

O diagnóstico laboratorial é feito pelo encontro de ovos do verme no exame de fezes pela técnica de Lutz (ou Hoffman ou sedimentação espontânea) e pela contagem de ovos pelo método de Kato-Katz. Quando o parasitismo é pequeno, é necessária a repetição do exame de fezes para o encontro de ovos[1,3,6,9].

TRATAMENTO E PROFILAXIA

O tratamento mais eficaz é feito com o praziquantel, na apresentação de comprimidos de 150 mg, na dose única de 25 mg/kg. Desprovido de toxicidade, este fármaco é muito bem tolerado e sua eficácia situa-se em torno de 95%. Raramente determina efeitos colaterais e quando ocorrem são sempre leves e transitórios. O segundo fármaco empregado é o albendazol na dose de 400 mg/dia, em duas tomadas, por 3 dias consecutivos. Ainda podemos utilizar como terceira droga a niclosamida, na dose de 1 g/dia (dois comprimidos), durante 5 dias, em jejum[1-3,5,8,9,11]. A nitazoxanida, um novo anti-helmíntico de espectro amplo e boa tolerabilidade, também se mostra eficaz na himenolepíase, utilizado na dose de 100 ou 200 mg duas vezes ao dia durante 3 dias[3a,4,7a]. Sua eficácia (80% a 85%) é menor que a do praziquantel. Recentemente, Chero e cols. referiram índice de cura de 75% em estudo no Peru[2a].

A profilaxia segue os cuidados referidos para as teníases[1,9]. Em creches, asilos e outras comunidades fechadas ou semifechadas pode-se tentar o tratamento dos residentes e frequentadores do local com praziquantel[2].

REFERÊNCIAS BIBLIOGRÁFICAS

1. Baranski M. Helmintíases intestinais. In: Neves J (ed). Diagnóstico e Tratamento das Doenças Infectuosas e Parasitárias. 2ª ed. Rio de Janeiro: Guanabara-Koogan; 1983. p. 864-86.
2. Campos R et al. Tentativa de controle da himenolepíase devida a Hymenolepis nana por meio do praziquantel, em coletividade semifechada. Rev Saúde Pública. 1984;18:491-96.

2a. Chero JC et al. Hymenolepis nana infection: symptoms and response to nitazoxanide in field conditions. Trans R Soc Trop Med Hyg. 2007;101:203-05.

3. Chieffi PP, Gryschek RCB, Amato Neto V. Diagnóstico e tratamento das parasitoses intestinais. Rev Bras Clin Terap. 2000;26:163-70.

3a. Fox LM, Saravolatz LD. Nitazoxanide: a new thiazolide antiparasitic agent. Clin Infect Dis. 2005;40:1173-80.

4. Juan JO et al. Comparative clinical studies of nitazoxanide, albendazole and praziquantel in the treatment of ascariasis, trichuriasis and hymenolepiasis in children from Peru. Trans R Soc Trop Med Hyg. 2002;96:193-6.

5. Pedro RJ et al. Tratamento de escolares com Himenolepis nana pelo praziquantel. Rev Assoc Med Bras. 1982;28:216-17.

6. Pessoa SB. Parasitologia Médica. 8ª ed. Rio de Janeiro: Guanabara-Koogan; 1972. p. 521-54.

7. Romero-Cabello R, Godinez-Hana L, Gutierrez-Quiroz M. Aspectos clínicos de la himenolepíasis en pediatria. Bol Med Hosp Infant Mex. 1991;48:101-05.

7a. Rossignol JF. Tratamento atual das principais parasitoses intestinais. Prática Hospitalar. 2009;Ano XI:(63).

8. Sirivichayakul C et al. Hymenolepis nana infection in Thai children. J Med Assoc Thai. 2000;83:1035-38.

9. Soli ASV. Parasitoses intestinais. In: Schechter M, Marangoni DV (ed). Conduta Diagnóstica e Terapêutica das Doenças Infecciosas e Parasitárias. 2ª ed. Rio de Janeiro: Guanabara-Koogan; 1998. p. 414-24.

10. Suarez Hernandez M et al. Estudio epidemiológico de la infección por Hymenolepis nana en la provincia de Ciego de Avila, Cuba. Bol Chil Parasitol. 1998;53:31-4.

11. Tena D et al. Human infection with Hymenolepis diminuta: case report from Spain. J Clin Microbiol. 1998;36:2375-76.

86 Histoplasmose

■ **Miguel Abidon Aidé**

(CID 10 = B39 - Histoplasmose; B39.0 - Histoplasmose pulmonar aguda por *Histoplasma capsulatum*; B39.1 - Histoplasmose pulmonar crônica por *H. capsulatum*; B39.2 - Histoplasmose pulmonar não especificada por *H. capsulatum*; B39.3 - Histoplasmose disseminada por *H. capsulatum*; B39.4 - Histoplasmose não especificada por *H: capsulatum*; B39.5 - Histoplasmose por *Histoplasma duboisii* [Histoplasmose africana]; B39.9 - Histoplasmose não especificada)

INTRODUÇÃO

A histoplasmose é uma micose sistêmica, com características de doença granulomatosa sistêmica com predileção pelo pulmão e órgãos do sistema imunológico, causada por um pequeno fungo, o *Histoplasma capsulatum var. capsulatum*. Outra variedade da doença é causada pelo *Histoplasma capsulatum var. duboisii*, encontrado no território africano. O *Histoplasma capsulatum var. capsulatum* é fungo dimórfico no qual o solo é seu habitat natural, principalmente aqueles ricos em dejetos de pássaros e morcegos. Em saprofitismo e nos cultivos à temperatura ambiente adota a forma filamentosa com hifas produtoras de microconídios (elementos infectantes) e macroconídeos tuberculados. Em parasitismo e em cultivos a 37ºC, apresenta-se sob a forma leveduriforme, arredondada, unibrotante de 2 a 4 μm de diâmetro. Em locais como cavernas, árvores de pernoite, ocos de árvores, galinheiros, minas, caixas d'água, construções velhas abandonadas, porões e forros de casas, o fungo pode ser encontrado[2-4,12,15].

É doença de incidência mundial, sendo que a área de maior prevalência é a região centro-oeste do território norte-americano, correspondente à região dos vales dos grandes rios americanos, Ohio, Mississipi e Missouri. No Brasil, incide em todas as regiões, porém, o Estado do Rio de Janeiro é responsável pelo maior número de microepidemias descritas, em um total de 18[1-3,7].

A infecção humana se dá por via respiratória. Os elementos infectantes (microconídeos) penetram pelas vias aéreas (porta de entrada) e, chegando nos alvéolos, são fagocitados e multiplicam-se na forma parasitária dentro dos macrófagos alveolares, originando a pneumonite focal ou de inoculação.

Pelos linfáticos, os fungos ganham o gânglio regional-satélite formando o complexo pulmonar bipolar, semelhante ao complexo de Gohn da tuberculose. A partir daí o fungo pode disseminar-se por via hematogênica para qualquer órgão ou sistema. Esse tipo de infecção primária regressiva espontaneamente é ocorrência usual nos indivíduos imunocompetentes. Nos hospedeiros com deficiência imunológica, a infecção primária e as reinfecções podem assumir caráter progressivo de gravidade variável[1,3,12].

DIAGNÓSTICO CLÍNICO[1-5,7,10-12,15]

A gravidade da doença está na dependência da intensidade da exposição, da quantidade de esporos inalados e da imunidade do hospedeiro. Em indivíduos saudáveis, baixa intensidade de exposição frequentemente causa infecção assintomática ou pouco sintomática, com curso autolimitado. Quando ocorre intensa exposição, os indivíduos podem apresentar doença pulmonar grave levando à falência respiratória e até mesmo à morte.

A histoplasmose nas suas formas agudas é doença de regressão espontânea. A forma assintomática ou pouco sintomática é a mais frequente da doença, e, muitas vezes, passa despercebida por ser confundida com a gripe. A forma dita de histoplasmose pulmonar aguda ou epidêmica pode-se apresentar ao clínico como casos isolados, de difícil diagnóstico, ou sob a forma de microepidemias, de mais fácil diagnóstico, cujos sintomas mais frequentes são a febre alta, tosse pouco produtiva persistente, cefaleia, astenia, dor retroesternal e prostração intensa. A palidez cutânea é sinal marcante. Aumento dos gânglios linfáticos superficiais e hepatoesplenomegalia, com características agudas, são comuns. Os sinais físicos pulmonares são inexpressivos.

O período de incubação varia de 3 a 14 dias. Os achados radiológicos mais frequentes nessa forma são as adenomegalias hilares bilaterais com infiltrado reticulonodular bilateral (Figura 86.1). Quando a adenomegalia hilar é unilateral esse aspecto é indistinguível do complexo primário da tuberculose pulmonar.

A forma pulmonar crônica, também chamada de oportunista, compromete os indivíduos portadores de espaços aéreos anormais, notadamente os portadores de enfisema pulmonar centrolobular e enfisema bolhoso, favorecendo

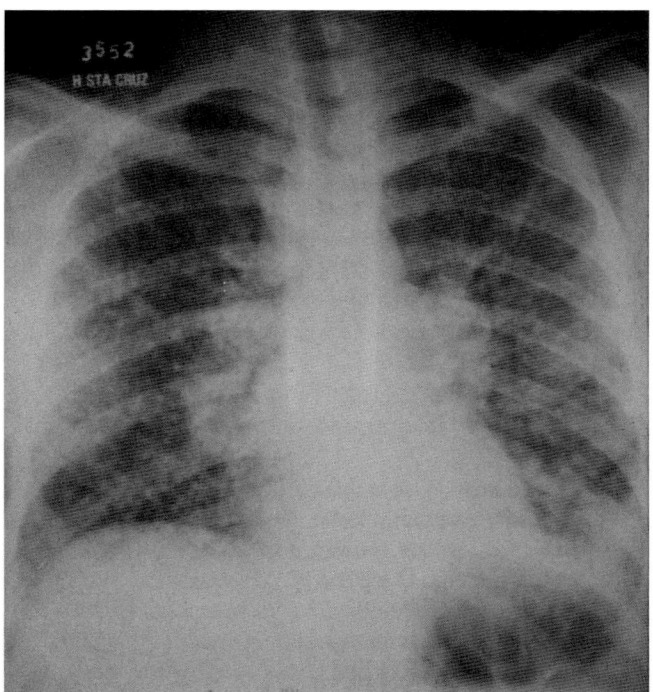

FIGURA 86.1 – Histoplasmose aguda: Homem, 17 anos: febre, tosse, dispneia, dor torácica, cavador de poços, Morro do Céu, Niterói. Radiograma com infiltrado micronodular difuso e linfonodomegalia hilar bilateral e paratraqueal direita. (Foto cedida por Miguel Aide.)

a colonização do histoplasma nessas lesões. O fungo ocasiona focos de pneumonite segmentar com posterior fibrose pulmonar e agravamento da doença de base. As lesões são frequentes nos lobos superiores, muitas vezes confundidas com a tuberculose pulmonar de reinfecção do adulto e tratadas como tal.

Na forma disseminada, que compromete organismos imunodeprimidos primária ou secundariamente, a febre está sempre presente e, em geral, é arrastada. Tosse, dispneia e astenia são queixas frequentes. Nos casos mais avançados, múltiplos órgãos estão comprometidos levando a quadros polimórficos. Hepatoesplenomegalia, anemia, trombocitopenia e leucopenia podem estar presentes. As formas disseminadas agudas do tipo infantil e a juvenil subaguda são muito parecidas, com comprometimento de vários órgãos e sistemas. Se não tratadas, essas formas evoluem para o óbito. Na forma disseminada crônica do adulto, muitas vezes o pulmão não é afetado.

Pacientes portadores da forma aguda podem apresentar artralgia ou artrite, eritema nodoso ou multiforme, caracterizando a forma reumatológica da doença. A pericardite é outra complicação inflamatória da doença aguda, presente meses após o início da doença, manifestando-se clinicamente de forma subaguda. O comprometimento mediastinal faz parte do quadro da infecção. As linfonodomegalias presentes podem comprimir importantes estruturas mediastinais, incluindo o esôfago, a veia cava superior, vias aéreas e vasos pulmonares. É a forma granulomatosa mediastinal da histoplasmose. A mediastinite fibrosante representa uma forma anormal de fibrose em resposta a uma infecção passada. Pode obstruir ou comprimir qualquer estrutura no mediastino, formando verdadeira massa fibrótica. Felizmente é de frequência rara[9].

É comum o comprometimento do sistema nervoso central (SNC) vir associado à doença disseminada em 40% dos casos, ocorrendo sob a forma de meningite isolada e lesões locais em 25%, encefalite em 10% e envolvimento de corda espinhal em 2,5% dos casos. Histoplasmose deve ser considerada no diagnóstico diferencial em pacientes portadores de doença subaguda ou crônica do SNC.

A histoplasmose pode-se apresentar ao clínico sob a forma de nódulo pulmonar solitário, isto é, o histoplasmoma, cujo diagnóstico diferencial principal é o câncer de pulmão. É lesão de centro necrótico e/ou calcificado, circundada por cápsula fibrótica. Pode se romper para um brônquio, ocasionado a broncolitíase.

DIAGNÓSTICO LABORATORIAL

O diagnóstico da histoplasmose é baseado em técnicas de exames micológico, histológico e imunológico, aliadas à história clínica e epidemiológica e aos aspectos radiológicos[2,3,8,12-14]. O achado do fungo nas secreções orgânicas mesmo com colorações especiais (Giemsa, Wright, Grocott) não é fácil, já que mesmo ao exame histopatológico corado pela prata metenamina de Grocott, o fungo se confunde com outros patógenos.

- *Exame micológico*: o achado do fungo nas secreções orgânicas pelo exame direto não é fácil, mesmo empregando-se colorações especiais. O fungo pode ser isolado de escarro ou secreção traqueobrônquica em 60-85% dos casos de histoplasmose pulmonar crônica. O *H. capsulatum* cresce a 25ºC, originando colônias brancas (pelo de rato) ou colônias de cor marrom-camurça em meio Sabouraud simples ou Mycosel[11]. O tempo de crescimento é superior a 30 dias. A conversão para a forma leveduriforme quando a cultura é incubada a 37ºC, isto é, a conversão da forma miceliana para a parasitária, sela o diagnóstico. A cultura é frequentemente positiva na doença disseminada (sangue, medula óssea, urina) e na histoplasmose pulmonar crônica, quando várias amostras obtidas por broncofibroscopia são analisadas. Fragmentos de biópsia de pulmão, gânglios linfáticos, fígado, pele, suprarrenal podem ser também enviados para cultura.

- *Exame histopatológico*: o estudo histopatológico de várias espécies de tecidos (pulmão, gânglios, fígado, medula óssea) mostra a presença de granulomas com ou sem necrose de caseificação em organismos imunologicamente competentes, enquanto nos não competentes é frequente a presença de granuloma frouxo, agregados linfo-histiocitários ou apenas infiltrado mononuclear difuso. O fungo sob a forma em levedura é visto dentro dos macrófagos e fora deles. O diagnóstico diferencial com *Toxoplasma gondii*, *Leishmania*, *Pneumocystis carinii*, muitas vezes é difícil para patologistas experientes.

- *Detecção do antígeno histoplasmínico*: a demonstração de antígeno polissacarídico do fungo em líquidos orgânicos pode ser realizada por técnica de radioimunoensaio ou Elisa, embora possa haver reação cruzada com o *P. brasiliensis* e o *B. dermatitidis*. A detecção do antígeno histoplasmínico é muito útil nos doentes com histoplasmose aguda e na forma disseminada grave. A maior vantagem do teste do antígeno é a sua detecção precoce, entre 24 e 48 h após a colheita de sangue, urina, lavado broncoalveolar ou liquor. Após exposição aguda, o antígeno é detectado muito antes do anticorpo anti-histoplasma. A sensibilidade da detecção do antígeno é maior nos pacientes com doença aguda disseminada ou na histoplasmose pulmonar aguda (histoplasmose epidêmica). O antígeno é detectado na urina em 92% das doenças na forma disseminada e em mais de 75% daqueles com histoplasmose aguda. Na histoplasmose subaguda pode ser detectado em apenas 25% dos casos e em menos de 10% na forma pulmonar crônica. No soro, o antígeno histoplasmínico é detectado menos frequentemente que na urina, isto é, em apenas 50% dos casos. Nos doentes com aids, a antigenúria é de 95% e a antigenemia, de 85%. Raramente doentes com histoplasmose exibem antigenemia sem antigenúria. Deve-se excluir a presença do fator reumatoide em doentes com antigenemia positiva. Recentemente, foi relatada a obtenção do antígeno histoplasmínico no LBA em 93,5% dos pacientes com histoplasmose, pela técnica de análise imunoenzimática (EIA)[4a].

A análise do antígeno do *Histoplasma capsulatum var. capsulatum* é uma valiosa ferramenta para o diagnóstico de doentes com histoplasmose aguda grave que requerem tratamento precoce. Além do diagnóstico, a pesquisa do antígeno é útil para monitoramento do tratamento e recaída da doença. Um mínimo de 5 mL de urina, soro e lavado broncoalveolar devem ser enviados ao laboratório para análise do antígeno, ao passo que 1 mL de liquor é aceitável[12-15].

Recentemente, foi disponibilizada a reação em cadeia de polimerase (PCR) que possibilita o diagnóstico definitivo.

- *Teste sorológicos*: quando corretamente executados, os testes sorológicos são de grande ajuda no diagnóstico da histoplasmose, com sensibilidade superior a 90%. Algumas limitações dos testes sorológicos devem ser conhecidas: 1) a soroconversão é tardia, de 2 a 6 semanas para surgirem os anticorpos: 2) a resposta imunológica é fraca nos doentes imunodeprimidos; 3) em áreas endêmicas existe uma prevalência de positividade de 0,5% para imunodifusão (ID) e 40% para fixação de complemento (FC): 4) anticorpo anti-histoplasma pode estar presente no sangue de doentes com outras micoses sistêmicas.

Somente 18% dos doentes assintomáticos têm soropositividade, comparados com 75% a 86% dos sintomáticos e até 100% com sintomas graves, denotando correlação com a intensidade de exposição e gravidade dos sintomas. Nos pacientes imunodeprimidos, além de os títulos serem menos frequentemente positivos que nos de imunocompetentes, a titularidade cai de forma mais rápida.

Existem dois testes para se avaliar a resposta antigênica do *H. capsulatum*: a imunodifusão em duplo gel de ágar (ID) e o teste de fixação do complemento (FC). A ID é um teste simples e mais disponível na prática médica do que a FC. Identifica as bandas de precipitação M e H do fungo. A banda M pode ser detectada em 75% dos doentes com histoplasmose aguda e em quase todos com histoplasmose crônica, e a banda H está presente em apenas 20% deles. A banda H indica atividade da doença e a banda M indica contato recente com o fungo. As precipitinas surgem 4 a 8 semanas após exposição e após o surgimento dos anticorpos fixadores do complemento.

Noventa e cinco por cento dos doentes com histoplasmose aguda e crônica são positivos para o teste FC, porém 25% deles são fracamente positivos, com títulos de 1:8 ou 1:16. Mesmo baixos, em 1/3 dos casos representam doença ativa. Embora títulos com quatro vezes de aumento reforcem a significância dos testes sorológicos, isto ocorre em 37% dos doentes com histoplasmose.

Lembramos que os resultados dos testes sorológicos devem ser sempre interpretados à luz dos sintomas e sinais clínicos[8,12-15].

- *Teste cutâneo com histoplasmina*: o teste cutâneo com histoplasmina deve ser utilizado em inquéritos epidemiológicos, porém nunca para diagnóstico de histoplasmose. O teste é positivo com induração de 5 mm ou mais, após 48 a 72 h da intradermorreação com 0,1 mL do antígeno de histoplasma. O teste não deve ser realizado antes dos testes sorológicos, pois induz ao aparecimento de preciptinas no soro[7,9,10].

- *Exames radiográficos*: os exames radiográficos não são específicos para o diagnóstico dessa micose. Na histoplasmose pulmonar aguda o aspecto radiográfico mais frequente é a presença de linfonodomegalias hilares bilaterais e mediastinais associadas a infiltrado reticulonodular peri-hilar bilateral. Porém, linfonodomegalia hilar unilateral, infiltrado intersticial reticulonodular difuso, cavidades e nódulos difusos ou isolados podem ser encontrados. Na histoplasmose pulmonar crônica o aspecto radiográfico se assemelha à tuberculose do adulto de reinfecção, isto é, com infiltrado em lobo superior progressivo, cavidades e sinais de fibrose. Alargamento do mediastino pode ser visto principalmente na tomografia computadorizada do tórax, nos casos de histoplasmose granulomatosa e fibrose mediastinal. Nódulo solitário ou múltiplos nódulos com calcificação central são muito característicos da forma nodular, isto é, do histoplasmoma[1-5,9,10,12,15].

TRATAMENTO[2,3,6,12,15,16]

O tratamento será recomendado na dependência do grau de gravidade da doença e da competência imunológica do doente. As evidências são fortes de que a maioria dos doentes não necessita de tratamento na forma aguda da histoplasmose, como ocorreu na microepidemia que atingiu 17 crianças no bairro de Pendotiba, Niterói-RJ[1]. Todas, exceto uma, não requereram tratamento antifúngico.

A anfotericina B ou seus derivados lipossomais são provavelmente mais efetivos na doença grave do que o itraconazol. A depuração da fungemia é mais rápida com a anfotericina B, que tem a vantagem de ser fungicida, porém com muito mais efeitos colaterais. Para tratamento domiciliar, o itraconazol é o medicamento de escolha; porém, quando o doente requer internação, a anfotericina B é recomendada. Os critérios de internação incluem hipoxemia, hipotensão sistólica, depressão da MO, creatinina sanguínea três vezes superior ao limite normal, icterícia, aumento de cinco vezes o limite superior das transaminases séricas, discrasia sanguínea e comprometimento do SNC.

Histoplasmose Pulmonar Aguda

A doença é muitas vezes autolimitada, porém a persistência da febre com mais de 3 semanas de duração indica disseminação progressiva da doença, que poderá ser detida com o tratamento. Inicia-se itraconazol na dose, em adultos, de 200 mg três vezes ao dia (café, almoço e jantar) por 3 dias, passando para duas vezes ao dia (almoço e jantar) por 6 a 12 semanas. A dose do itraconazol em crianças é de 4 mg/kg/dia, até a dose máxima referida para adultos. Em pacientes com doença progressiva, necessitando de internação, em falência respiratória, recomenda-se a anfotericina B, 50 mg ao dia (1 mg/kg/dia) ou na forma lipossomal 3 mg/kg/dia intravenosa (IV) (ver Cuidados na Administração da Anfotericina B nos Capítulos 33 – Criptococose, e 130 – Paracoccidioidomicose). Havendo melhora clínica, substituir a anfotericina B pelo itraconazol por mais 12 semanas. Alguns autores recomendam associar corticosteroide (prednisona/prednisolona) por 2 semanas na dose de 60 mg/dia nos doentes com lesão pulmonar extensa.

Histoplasmose Pulmonar Crônica

Todos os doentes com histoplasmose pulmonar crônica devem ser tratados, pois a doença é progressiva e fatal. Cetoconazol ou itraconazol são recomendados com resposta efetiva de 75% a 85% dos casos, porém com taxa de recaída de 10%. Itraconazol por 12 a 24 meses é a droga de escolha. A anfotericina B é usada em doentes que requerem internação, muitas vezes por falência respiratória crônica agudizada ou incapacidade de absorver o itraconazol por via oral. Não há ainda experiência se o itraconazol por via intravenosa é mais efetivo que a anfotericina B. O fluconazol é menos efetivo que o cetoconazol e o itraconazol.

Histoplasmose Disseminada

A mortalidade sem tratamento é de 80% dos casos, porém pode ser reduzida para menos de 25% com tratamento antifúngico. Nos doentes sem aids a anfotericina B é efetiva em 68% a 92%; o itraconazol, em 100%; o cetaconazol, em 56% a 70%; e o fluconazol, em 86%. Entre os pacientes com aids a anfotericina B é efetiva em 74% a 88% dos casos; o itraconazol, em 85%; o cetaconazol, em 9%; e o fluconazol (dose alta), em 74%. Portanto, o cetoconazol não é indicado nos doentes com aids. A letalidade nesses pacientes com doença grave é de 50%, comparada com 2% nos doentes não graves. A formulação lipossomal da anfotericina B, além de ser menos tóxica, tem a vantagem de reduzir a mortalidade, erradicar a fungemia e baixar a febre mais rapidamente que a anfotericina B convencional (deoxicolato), o itraconazol e o fluconazol. A desvantagem é o seu preço elevado.

Nos doentes internados, o tratamento prioriza a anfotericina B, deoxicolato ou lipossomal, que após a indução da remissão em 5 a 10 dias é substituída pelo itraconazol 400 mg/dia, durante 12 a 18 meses. Nos doentes com aids a fase de indução de remissão é mais extensa, 12 semanas, seguindo-se a fase da manutenção para evitar a recaída, com itraconazol 200 mg ao dia ou fluconazol 400 a 800 mg/dia

se o doente não tolerar o itraconazol. A anfotericina B é uma alternativa na fase de manutenção para os doentes com ou sem aids, administrada na dose de 50 mg uma ou duas vezes por semana[16].

A pesquisa do antígeno histoplasmínico é útil para monitorar o tratamento. A concentração cai com a terapia e aumenta com a recaída. O tratamento deve ser mantido, até que a pesquisa do antígeno resulte negativa. O antígeno após negativação deve ser monitorado a cada 3 a 6 meses para excluir recaída. Em áreas endêmicas, é útil para os doentes com aids, CD4 menor que 150 células/mL de sangue, a profilaxia com itraconazol ou fluconazol. Porém, existe a possibilidade de resistência adquirida para *Candida* nesses pacientes com esse fungo colonizando suas vias aéreas.

Outras Formas

- *Mediastinite granulomatosa* – nos doentes com compressão (obstrução) grave vascular ou das vias aéreas o tratamento indicado inicialmente é com anfotericina B seguida do itraconazol por 6 a 12 meses. Prednisona 40-60 mg/dia por 2 semanas é associada à anfotericina B. Nas formas com poucas manifestações clínicas, pode-se iniciar com itraconazol.
- *Pericardite* – ocorre em 5% a 10% dos doentes, muito mais como uma resposta inflamatória do pericárdio ao fungo do que por ação direta. O tratamento é com anti-inflamatório não hormonal, com excelente resposta clínica, sem necessidade de antifúngicos. Normalmente os doentes não cursam com pericardite constritiva.
- *Síndrome reumatológica* – o comprometimento articular na metade dos casos é bilateral e simétrico, tanto das extremidades inferiores como das superiores. Metade desses doentes apresenta eritema nodoso e/ou multiforme associado. O tratamento é com anti-inflamatório não hormonal, variando de 30 a 90 dias, sem necessidade de antifúngicos.
- *Sistema nervoso central* – a resposta ao tratamento desse tipo de histoplasmose é inferior à das outras formas, já que 20-40% dos doentes morrem da infecção e metade deles que respondem ao tratamento recidiva após cessar a medicação. Recomenda-se a anfotericina deoxicolato (0,7 a 1 mg/kg/dia) para completar dose total de 35 mg/kg de peso. A fórmula lipossomal parece não ser mais efetiva por alcançar níveis superiores no tecido cerebral. Essas duas formulações não têm sido avaliadas nos casos de meningite, como também a avaliação de suas concentrações no liquor. Após completar a dose da anfotericina B, o fluconazol é prescrito na dose de 800 mg/dia por 9 a 12 meses para reduzir o risco de recaída. A dose deve ser ajustada na dependência da concentração sanguínea, que deve ficar entre 80 e 150 µg/mL de fluconazol. Infelizmente, o itraconazol não pode ser usado por não atravessar a barreira hematoencefálica, desencorajando seu uso. Nos casos focais envolvendo o cérebro e a corda espinhal sem meningite, a resposta ao tratamento é melhor. Aqui o itraconazol pode ser útil após indução de resposta com anfotericina B. As lesões parenquimatosas raramente requerem tratamento cirúrgico[1-4,6,12,15].
- *Broncolitíase* – ocorre quando o linfonodo hilar ou mediastinal rompe para dentro da via aérea, causando hemoptise, dispneia, sibilância, tosse por vezes com eliminação de broncolitos (broncoptise). A broncoscopia, além de diag-

nóstica, é ao mesmo tempo terapêutica. A cirurgia está indicada na presença de fístula, hemoptise e pneumonia obstrutiva. O tratamento com antifúngico é ineficaz[4b].

Novos Antifúngicos

1. Posaconazol, similar em estrutura ao itraconazol, tem--se mostrado ativo *in vitro* inibindo 90% dos cultivos de *H. capsulatum* com concentrações de 0,01% µg/mL (MIC90) comparado com 0,5 µg/mL de anfotericina B. Em modelos animais tem se mostrado tão efetivo quanto a anfotericina B e mais efetivo que o Itraconazol. Restrepo e cols.[8a] relataram a recuperação clínica de seis pacientes com histoplasmose grave (pulmonar e disseminada), não responsivos a outros antifúngicos, empregando o posaconazol na dose de 800 mg/dia, por via oral, durante várias semanas.

2. Voriconazol é ativo contra o *H. capsulatum* com MIC menor que 0,03 a 1 µg/mL. Similar ao fluconazol, penetra no liquor, porém não tem sido estudado para histoplasmose.

3. Caspofungina é um novo lipopeptídeo agente antifungo que inibe a β-glucan-sintetase, causando dano na parede celular e consequente lise da célula. Há contraditórios relatos sobre a atividade anti-histoplasma *in vitro* e *in vivo* em histoplasmose murina. Ainda não foi estudada no homem[4,10].

REFERÊNCIAS BIBLIOGRÁFICAS

1. Aide MA. Histoplasmose urbana. Tese de Mestrado em Pneumologia. Niterói: Universidade Federal Fluminense; 1979.
2. Aide MA. Micoses Pulmonares. In: SBPT (ed). Manual de Pneumologia. Brasília: SBPT, 2002. p. 299-308.
3. Aide MA. Histoplasmose. In: Tarantino AB (ed). Doenças Pulmonares. 5ª ed. Rio de Janeiro: Guanabara-Koogan; 2002. p. 426-34.
4. Goodwin RA, Des Prez RM. Histoplasmosis. State of the art. Am Rev Respir Dis. 1978;117:929-56.
4a. Hage CA et al. Diagnosis of histoplasmosis by antigen detection in BAL fluid. Chest. 2010;137:623-628.
4b. Limper AH et al.Treatment of fungal infections in sdult pulmonary and critical care patients. Am J Respir Crit Care Med. 2011;183:96-128.
5. Martins RC et al. Histoplasmose pulmonar em clínica privada no Rio de Janeiro. Pulmão RJ. 2005;14:197-201.
6. Morchela S, Wheat LJ. Treatment of histoplasmosis. Semin Resp Infect. 2001;16:141-148.
7. Paula A, Aide MA. Microepidemias de histoplasmose do Estado do Rio de Janeiro. JBM. 1985;49:18-28.
8. Pizzini CV et al. Evaluation of a Western-Blot test in an outbreak of acute pulmonary histoplasmosis. Clin Diagn Lab Immunol. 1999;6:20-23.
8a. Restrepo A et al. Salvage treatment of histoplasmosis with posaconazole. J Infect. 2007;54:319-27.
9. Severo LC, Lemos AC, Lacerda HR. Mediatinal histoplasmosis: report of the first two Brazilian cases of mediatinal granuloma. Rev Inst Med Trop. 2005;47:103-05.
10. Unis G, Roesch EW, Severo LC. Histoplasmose pulmonar aguda no Rio Grande do Sul. J Bras Pneumol. 2005;31:52-59.
11. Unis G, Silva VB, Severo LC. Histoplasmose disseminada e SIDA. Importância do meio de cultivo para o espécime clínico-broncoscópio. Rev Soc Bras Med Trop. 2004;37:234-37.
12. Wanke B, Lazera MS, Capone D. Histoplasmose. In: Pneumologia Aspectos Práticos e Atuais da SOPTERJ. Rio de Janeiro: Revinter; 2001. p. 152-57.
13. Wheat LJ. Laboratory diagnosis of histoplasmosis. Semin Resp Infect. 2001;16:131-40
14. Wheat LJ. Diagnóstico Sorológico da Doença Fúngica. In: Sarosi GA, Davies SF (ed). Doenças Fúngicas do Pulmão. 3ª ed. Rio de Janeiro: Revinter; 2001. p. 17-23.
15. Wheat LJ. Histoplasmose.In: Sarosi GA, Davies SF (ed). Doenças Fúngicas do Pulmão. 3ª ed. Rio de Janeiro: Revinter; 2001. p. 31-46.
16. Wheat LJ. Therapy for severe histoplasmosis: what' s the best? Clin Infect Dis. 2003;38:463-464.

87

Infecção Bucomaxilofacial

■ Luiz César Ferreira Pinto
■ Eduardo Luiz Ferreira Pinto

(CID OE (Odontologia e estomatologia) = K04.6 – Abscesso periapical com fístula; K04.62 – Fístula na cavidade oral; K04.63 – Fístula na pele; K04.7 - Abscesso periapical sem fístula; K05.2 – Periodontite aguda; K05.20 – Abscesso periodontal; K05.22 – Pericoronite aguda; K12.2 – Celulite e abscesso na boca)

INTRODUÇÃO

Em cirurgia bucomaxilofacial e especialidades afins, infecção é um capítulo que deve ser encarado com grande atenção, pela diversidade da sua apresentação. Pode-se apresentar localizada, de pouca dimensão e tratamento simples; ou disseminada, de grande gravidade, de tratamento complexo e oferecendo risco de morte ao paciente. Portanto, é de grande importância que o profissional especialista possua um conjunto de conhecimentos clínicos, anatômicos e terapêuticos para a conclusão de um diagnóstico preciso para a condução de um tratamento adequado.

Podemos classificar as infecções bucomaxilofaciais quanto à sua origem: *odontogênicas e não odontogênicas*. Não odontogênicas têm origem em ferimentos na face, em infecções no aparelho auditivo e em seios da face, amigdalites, parotidites, celulites faciais decorrentes de infecções da pele por bactérias, vírus, protozoários, fungos e helmintos e outras causas não relacionadas com a cavidade bucal e discutidas em vários capítulos deste livro. As infecções bucomaxilofaciais odontogênicas são as de maior frequência e não menor relevância e serão tratadas neste capítulo. São decorrentes de patologias advindas da polpa dentária (endodônticas/canal dentário) e perirradiculares (tecidos de sustentação dos dentes) e causadas por bactérias provenientes da cavidade oral[5,10,14,17].

Diante de um quadro infeccioso agudo ou crônico na boca, podemos identificar trajetos de disseminação dos mais variados, de acordo com a espessura óssea e com os tecidos moles adjacentes, bem como de inserções musculares. O presente capítulo apresenta os principais microrganismos causadores das infecções bucomaxilofaciais, a conclusão diagnóstica, os princípios da terapia e a prevenção específica para tais acometimentos.

INFECÇÕES ODONTOGÊNICAS

Microbiologia[3,10,12,14-17]

Assim como ocorre em outras cavidades e mucosas, a cavidade bucal é habitada por uma microbiota que, em condições normais, vive em equilíbrio sem exercer atividade patogênica. No entanto, a microbiota bacteriana bucal é a causa das principais infecções odontogênicas, principalmente os microrganismos que habitam o sulco gengival, a superfície da mucosa oral e que formam a placa bacteriana.

A cárie dentária e a doença periodontal são as vias de acesso das bactérias aos tecidos moles e duros, permitindo uma disseminação em planos mais profundos. De natureza polimicrobiana, essas infecções são causadas, na maioria das vezes, por cocos aeróbios gram-positivos, cocos anaeróbios gram-positivos e bastonetes anaeróbios gram-negativos. Portanto, trata-se de infecções mistas e de características aeróbias e anaeróbias. Esse caráter misto foi a causa mais importante de erros de interpretação de culturas na microbiologia das infecções odontogênicas.

Os patógenos mais comuns são os estreptococos, compreendendo 90% das bactérias aeróbias na infecção odontogênica. Estafilococos são encontrados em aproximadamente 6% das infecções, enquanto pouco menos de 4% são constituídos por outras variedades bacterianas. Das bactérias anaeróbias, os cocos gram-positivos (*Streptoccocus, Peptoccocus* e *Peptostreptoccocus sp.*) e bastonetes gram-negativos (*Bacteroides* e *Fusobacterium sp.*) são as mais patogênicas (Tabela 87.1).

DIAGNÓSTICO DA INFECÇÃO ODONTOGÊNICA[5,6,10,12-17]

A partir do diagnóstico, o plano de tratamento é traçado para cada paciente de acordo com a gravidade da infecção. As bactérias mais patogênicas ou mais invasivas (*Streptoccocus sp.* aeróbios) normalmente se instalam nos tecidos mais profundos, dando início a um processo infeccioso difuso do tipo *celulite*. De acordo com o microrganismo e a resistência do hospedeiro, o crescimento bacteriano se dá em menor ou maior velocidade. À medida que o potencial de oxirredução é diminuído pela proliferação de bactérias

TABELA 87.1

Bactérias Responsáveis por Infecções Odontogênicas*			
Bactérias Aeróbias	**Frequência**	**Bactérias Anaeróbias**	**Frequência**
Cocos gram-positivos			
Streptococcus sp.	MC	Streptococcus sp.	C
Streptococcus α-hemolítico	I	Peptostreptococcus sp.	C
Streptococcus β-hemolítico	R	Peptococcus sp.	C
Staphylococcus sp.	R		
Cocos gram-negativos			
Neisseria sp.	R	Veillonella sp.	I
Bacilos gram-positivos			
Corynebacterium sp.	R	Eubacterium sp.	I
		Lactobacillus sp.	I
Bacilos gram-negativos			
Haemophilus influenzae	R	Bacteroides sp.	MC
Eikenella corrodens	C	Fusobacterium sp.	MC
		Prevotella sp.	C

Obs. MC, muito comum; C, comum; I, incomum; R, rara.
* Reproduzido de Peterson LJ e cols.[14].

aeróbias, as anaeróbias se tornam mais proeminentes. Com a ocorrência do processo de cronificação (abscesso), há predominância de anaeróbios quase que exclusivamente.

Portanto, inicialmente as infecções precoces se apresentam como celulites (estreptococos aeróbios), enquanto os abscessos crônicos se caracterizam por serem infecções anaeróbias. As infecções odontogênicas são descritas a seguir.

- *Gengivite*: quando do exame da mucosa gengival observamos hiperemia e avolumamento das papilas interdentárias e presença de exsudato causado por secreções advindas da proliferação microbiana, estamos diante de uma gengivite. Esse processo inflamatório da gengiva tem etiologia variada e é decorrente de fatores causais locais, como mau hábito de higiene dentária, impacção de alimentos, próteses mal adaptadas, respiração bucal, apinhamento dentário e outros, que ocasionam a instalação de microrganismo. Sucede também por fatores causais sistêmicos, como distúrbios alimentares que acarretam carência proteica e vitamínica, ação medicamentosa, diabetes, gravidez e imunopatias. Pode-se apresentar na forma aguda e crônica; e sua gravidade vai depender basicamente da intensidade, da duração e da frequência da irritação local e do grau de saúde do enfermo.

A gengivite aguda de qualquer natureza não é comum e raramente ocorre em indivíduo saudável. A gengivite crônica é extremamente comum e se faz presente normalmente em indivíduo idoso dentado. É nessa condição que ela pode ser porta de entrada para processos infecciosos de maior gravidade, como periodontites, abscessos, celulites e infecções disseminadas.

- *Osteíte apical*: quando a infecção odontogênica se apresenta confinada ao osso alveolar (trabeculagem óssea de sustentação dos dentes), sem ultrapassar corticais ósseas e periósteo, chamamos esse estágio de osteíte periapical.
- *Celulite*: a partir de um rompimento da cortical óssea, o processo infeccioso se difundirá por tecidos moles adjacentes provocando intensa resposta inflamatória, com sinais clínicos importantes, como aumento de volume de consistência endurecida (tumefação) e limitação de abertura bucal (trismo), que evidenciam estarmos diante de um quadro agudo, a celulite. A celulite facial e/ou cervical tem maior morbidade, pelo potencial de disseminação, em alguns casos extremamente rápido. A ausência de necrose tecidual, sem formação e acúmulo de pus (predominância aeróbia), não permite vias de drenagem.
- *Abscesso*: o abscesso, infecção circunscrita e bem delimitada, possui características clínicas de consistência mole e flutuante à palpação, permitindo na maioria dos casos uma via de drenagem efetiva. Na sua condição crônica, o abscesso tem menor potencial de gravidade que a celulite e permite tratamentos mais simples, rápidos e previsíveis (Tabela 87.2).

O diagnóstico dessas condições é fundamental para um tratamento adequado. A avaliação primária do paciente é realizada por meio da anamnese e do exame físico, observando-se os seguintes tópicos:

- história clínica e evolução da infecção;
- presença de sinais sistêmicos da infecção;
- estágio da infecção;
- história médica do paciente;

TABELA 87.2

Relação Diferencial entre Celulite e Abscesso		
Características	**Celulite**	**Abscesso**
Duração	Aguda	Crônica
Dor	Intensa e generalizada	Localizada
Volume	Grande	Pequeno
Localização	Limites difusos	Circunscrita
Presença de pus	Não	Sim
Palpação	Endurecida	Flutuante
Potencial de gravidade	Alto	Baixo
Bactérias	Aeróbias	Anaeróbias

- fatores que influenciam a instalação e a disseminação da infecção;
- avaliação da gravidade da infecção.

Durante a anamnese devemos avaliar a evolução e o tempo aproximado da infecção ou quando se notou sua presença. A partir daí, podemos concluir sobre a agressividade da mesma. As de evolução lenta e indolor inicialmente e de muitos dias de instalação possuem bactérias de baixa agressividade; o contrário nos indica microrganismos mais agressivos, menor resistência do hospedeiro e infecções mais graves.

Pacientes com infecções graves ou em processo de piora clínica apresentam temperatura corpórea elevada (acima de 38°C) e aumento de frequência cardíaca e respiratória. A função respiratória pode-se apresentar comprometida, com baixa permeabilidade à passagem do ar quando espaços cervicais são acometidos.

Toxemia é observada nos casos de maior gravidade: aspecto clínico de fadiga, sinais de sudorese, estado febril, calafrios, anorexia, desidratação, mal-estar e indisposição.

A avaliação da história médica determinará a capacidade de o paciente reagir à infecção odontogênica. Algumas doenças devem ser consideradas no agravamento do quadro infeccioso, como as de origem metabólica, leucemias, linfomas, pacientes em uso de drogas imunossupressoras, transplantados e doenças autoimunes.

O reconhecimento precoce do potencial de gravidade de um quadro infeccioso é de grande importância. Algumas infecções podem ter tratamento extremamente simples, como somente a remoção da causa; enquanto outras determinam internações hospitalares, monitoramentos e terapias de suporte mais complexas, muitas vezes multidisciplinares.

Para determinar a complexidade do tratamento, devemos observar os seguintes pontos: infecção de progressão rápida, dificuldade respiratória, dificuldade de deglutição, envolvimento de espaços fasciais anatômicos (podem necessitar de acessos cirúrgicos profundos e cuidados especiais), aumento de temperatura corpórea (superior a 39°C), trismo acentuado (limitação de abertura bucal), toxemia e pacientes sistemicamente comprometidos.

TRATAMENTO DAS INFECÇÕES ODONTOGÊNICAS[1,2,5,7,8,11,14,15]

Remoção da causa e drenagem cirúrgica, basicamente são os princípios do tratamento da infecção odontogênica. Portanto, será incorreto implementar a drenagem de um abscesso e administrar um antibiótico sem a remoção da causa da infecção, a menos que não seja possível primariamente.

De maneira simples, a extração do dente envolvido, o tratamento endodôntico ou até mesmo uma terapia periodontal local funcionam como eliminação da origem da infecção. A manipulação cirúrgica da infecção odontogênica está entre uma simples drenagem de abscesso, até dissecções profundas por acessos cirúrgicos complexos.

A remoção da causa geralmente depende da abertura bucal do indivíduo. Quando este se apresenta "trismado", a terapia medicamentosa é iniciada o quanto antes, até uma melhora considerável para que possa ser realizado o tratamento indicado.

A técnica cirúrgica de drenagem é comum às outras, com a escolha de um ponto mais superficial da coleção purulenta (flutuação), que será incisada, divulsionada e mantida permeável por meio de drenos maleáveis ou rígidos, de acordo com o local da infecção e a gravidade, após a região estar devidamente anestesiada e desinfetada superficialmente (Figura 87.1).

As drenagens nos maxilares podem ser intra ou extraorais. Ao se tomar a decisão de fazer uma incisão na pele, o cirurgião deve-se preocupar com as linhas de tensão da face para não haver comprometimento estético.

Em razão da desidratação, alguns pacientes merecem uma terapia de suporte, ou seja, hidratação intravenosa para a reposição de líquidos e eletrólitos. A terapia com calor poderá ser utilizada, por promover vasodilatação local e, por consequência, maior fluxo sanguíneo e células de defesa.

A escolha do antibiótico deve ser avaliada criteriosamente. Em alguns casos, a antibioticoterapia é desnecessária, enquanto em outros se faz necessária a associação de dois ou mais antibióticos. É considerado um erro comum administrar antibiótico para todo e qualquer caso de infecção odontogênica.

Os antibióticos têm indicações absolutas nas infecções agudas, de progressão rápida e maior gravidade (as celulites faciais e cervicais), e na impossibilidade de remoção imediata da causa. Nas infecções crônicas, quando se consegue remover a causa e estabelecer a drenagem, não é necessário o uso da terapia antibiótica.

É imprescindível avaliar as condições gerais do hospedeiro; em função do que infecções de fácil resolução podem merecer a utilização do antibiótico quando o indivíduo se encontra sistemicamente comprometido.

A evidência clara de invasão bacteriana nos tecidos adjacentes que excede as capacidades de defesa do hospedeiro determina objetivamente a antibioticoterapia.

Para a seleção do medicamento adequado devemos considerar os seguintes critérios:

- microbiologia da infecção;
- uso empírico do medicamento;
- drogas bactericidas ou bacteriostáticas;
- amplo e estreito espectro;
- estágio da infecção;
- toxicidade e efeitos colaterais.

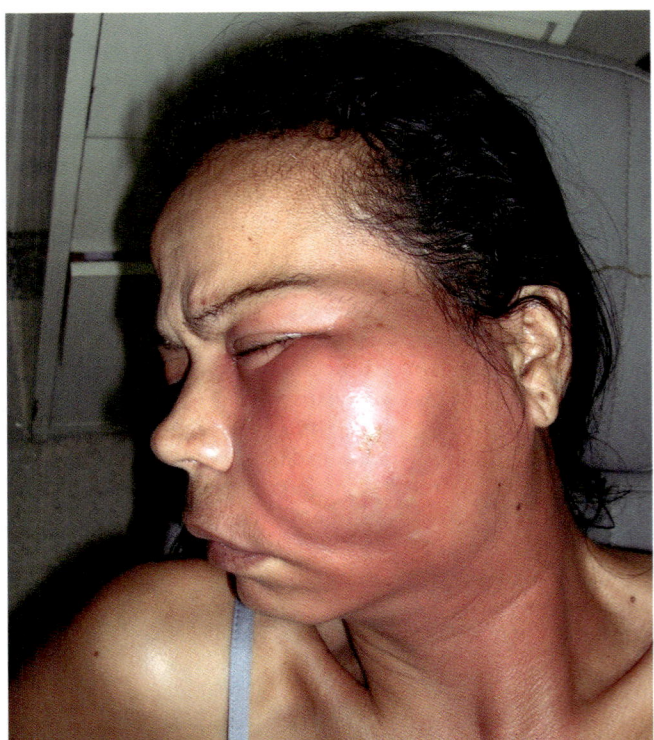

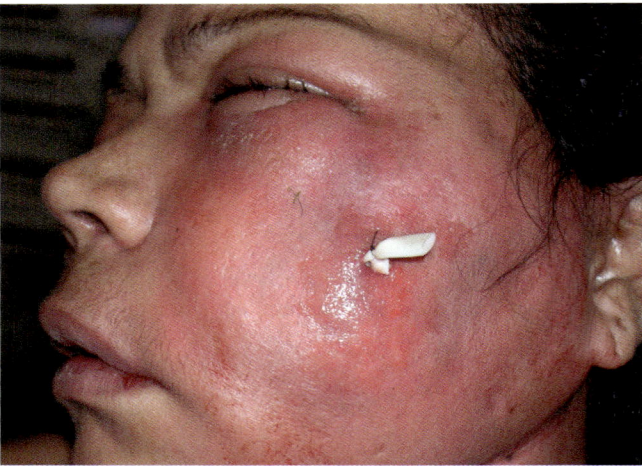

FIGURA 87.1 – Abscesso dentário: rompimento da cortical óssea, invasão de tecidos moles adjacentes apresentando flutuação. (Foto original do Serviço de Cirurgia Bucomaxilofacial do Hospital Federal de Bonsucesso.)

Na maioria dos casos, é desnecessária a utilização de culturas e testes de sensibilidade por causa da previsibilidade das espécies dos microrganismos, a terapia empírica é bem tolerada e o resultado positivo é alcançado em poucos dias. Indicam-se a realização de cultura e o teste de sensibilidade aos antibióticos nas infecções de rápida disseminação e progressão, nas infecções pós-operatórias, nas infecções que não responderam à terapia empírica, na infecção recidivante, no comprometimento das defesas do hospedeiro e nos casos de osteomielite.

A terapêutica antimicrobiana preferentemente é realizada com antimicrobianos de espectro reduzido e específicos para os microrganismos mais frequentemente envolvidos na gênese da infecção. Com isso, minimiza-se o comprometi-

mento da microbiota bucal normal e reduz-se a seleção de resistência bacteriana. Os antibióticos mais utilizados são as penicilinas, preferencialmente a amoxicilina, pela melhor e mais rápida absorção, e por manter níveis sanguíneos mais prolongados. A opção para pacientes alérgicos é a clindamicina. A espiramicina e o metronidazol são também empregados. Em situações de maior gravidade são também indicados cefalosporinas associadas ao metronidazol, penicilinas associadas aos inibidores de beta-lactamases e, eventualmente, aminoglicosídeos e carbapenemas.

A duração da antibioticoterapia é determinada pela duração da infecção, geralmente até 2 a 3 dias após ter sido debelada clinicamente. Na maioria dos casos, a duração da terapia antibiótica varia de 7 a 10 dias. A via de administração também é determinada pela gravidade da infecção. Estágios iniciais e menor gravidade podem ser tratados com drogas por via oral. As vias parenterais são utilizadas nos casos mais complexos e quando se utiliza associação de drogas.

Especificamente, as infecções da cavidade oral recebem as seguintes condutas:

- gengivites: normalmente os casos de gengivite no estádio crônico são causados por irritação local que, quando removida por higienização vigorosa do fator irritante, tem o seu processo inflamatório regredido. No caso em que a resposta ao tratamento primário não for conseguida em breves 72 horas, faz-se necessário pesquisar a existência de fatores sistêmicos que podem estar interferindo;
- periodontites graves: terapia periodontal local + antibioticoterapia de escolha:
  - espiramicina + metronidazol;
  - amoxicilina + metronidazol.
- abscesso (periodontal ou periapical): remoção da causa. A antibioticoterapia é opcional, e será realizada de acordo com a condição clínica do paciente.
- celulites sem toxemia: remoção da causa + antibioticoterapia, a saber:
  - amoxicilina;
  - amoxicilina/clavulanato de potássio;
  - clindamicina.
- infecções disseminadas: nessas situações o paciente deve ser internado. Receberá hidratação adequada, tratamento odontológico para a remoção da causa e antibioticoterapia intravenosa (IV), preferencialmente:
  - amoxicilina/clavulanato de potássio;
  - penicilina G cristalina + metronidazol.

Os antimicrobianos são utilizados em doses adequadas à idade e ao peso do paciente. O tempo de uso dos antimicrobianos depende da gravidade e da resposta à terapêutica, mas habitualmente é de curta duração.

COMPLICAÇÕES DAS INFECÇÕES ODONTOGÊNICAS[1,2,4,6,9,10,12,16,17]

As complicações normalmente se dão pela disseminação do processo infeccioso em espaços profundos ou secundários. Instalam-se em vias ascendentes ou descendentes, levando à maior morbidade e ao risco de óbito ao paciente.

O envolvimento de espaços faciais submandibular e sublingual bilateralmente, e submentoniano caracteriza a

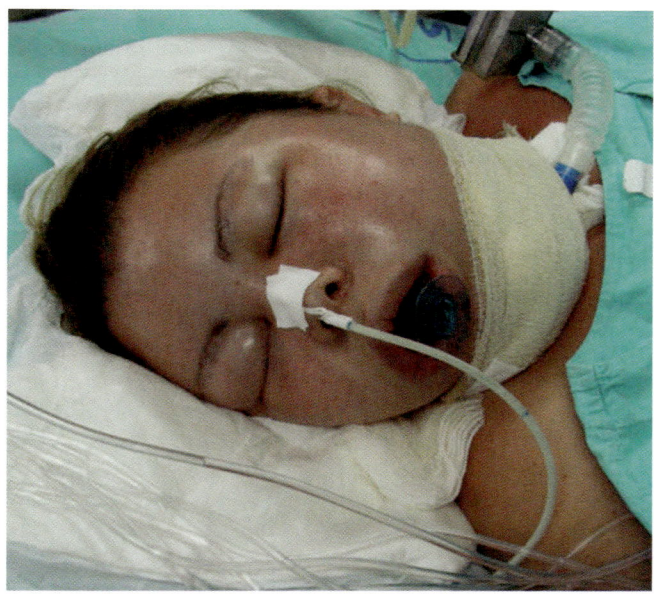
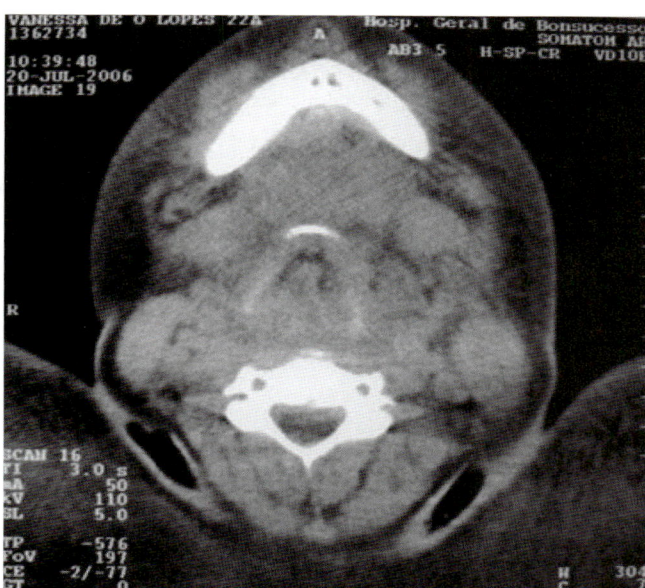

FIGURA 87.2 – Mediastinite: disseminação generalizada pós-infecção dentária. (Foto original do Serviço de Cirurgia Bucomaxilofacial do Hospital Federal de Bonsucesso.)

angina de Ludwig. Com sintomas de dor cervical, dispneia, disfagia, aumento de volume simétrico e eritematoso na região cervical e febre alta. Ocorre elevação do assoalho bucal e deslocamento medial da língua, podendo causar obstrução de vias aéreas superiores. A angina de Ludwig pode levar a consequências graves, como colapso respiratório, mediastinite, empiema pleural e pericardites, com risco de óbito. O tratamento consiste em manutenção de vias aéreas permeáveis, antibioticoterapia parenteral intensiva, hidratação, remoção precoce da causa e exploração da área, com colocação de drenos, preferencialmente rígidos. Em muitos casos a traqueostomia é indicada para manter aeração. Primariamente, faz-se a opção do uso empírico dos antibióticos. Penicilina G cristalina por via intravenosa em doses de 3 a 5 milhões de unidades, em intervalos de 4 horas, em associação com o metronidazol (400 mg, em intervalos de 8 horas), é o esquema normalmente utilizado, mas pode ser substituído de acordo com o resultado da cultura. Alternativamente, pode ser utilizada a clindamicina ou a associação de amoxicilina com clavulanato.

Outra complicação grave é a *mediastinite*, com taxas de mortalidade de 40%. Ocorre por disseminações profundas no pescoço, através dos espaços retrofaríngeos até a bainha carotídea. Clinicamente é caracterizada por dor torácica, dispneia grave e febre alta (Figura 87.2). O tratamento é feito pela drenagem transcervical e mediastinal, associada à antibioticoterapia intravenosa. Considerando a gravidade dessa infecção e a natureza polimicrobiana, onde podem estar presentes microrganismos aeróbios e anaeróbios, inclusive produtores de penicilinases, vários esquemas de antibióticos têm sido utilizados, entre os quais: clindamicina + cefotaxima + gentamicina; clindamicina + ceftriaxona; ceftazidima + metronidazol. As associações amoxicilina/clavulanato e ampicilina/sulbactam possivelmente são alternativas terapêuticas, mas a literatura médica sobre sua eficácia é escassa.

Quando o trajeto infeccioso é ascendente nos espaços fasciais, existe o risco de *trombose do seio cavernoso*, pela comunicação de veias faciais com o seio cavernoso. Os sintomas iniciais são dor nos olhos, febre alta, calafrios, pulso rápido e sudorese intensa; observa-se edema e equimose peripalpebral, hemorragia subconjuntival, lacrimejamento e proptose ocular e, em alguns casos, oftalmoplegia. O tratamento deve ser sempre agressivo pela grande morbidade, com utilização de antibióticos intravenosos que atravessam a barreira hematoencefálica e possuam concentração liquórica. A associação oxacilina + ceftriaxona + metronidazol mostra-se ativa contra os patógenos mais envolvidos nesta infecção. A evolução pode ser rápida, irreversível e gerar abscessos cerebrais.

Cabe enfatizar que o sucesso do tratamento das infecções bucomaxilofaciais baseia-se, principalmente, de precisa observação clínica, conhecimento científico e envolvimento profissional, muitas vezes multidisciplinar. Finalmente, lembrar que os pequenos detalhes de acometimentos locais podem levar a repercussões gravíssimas de ordens gerais.

REFERÊNCIAS BIBLIOGRÁFICAS

1. Andrade, ED, Terapêutica Medicamentosa em Odontologia. 2ª ed. São Paulo: Artes Médicas; 2006.
2. Bascones MA et al. Consensus statement on antimicrobial treatment of odontogenic bacterial infections. Med Oral Patol Oral Cir Bucal. 2004;9:369-76.
3. Boyanova L et al. Anaeróbia Bactéria in 118 patients with deep-space head and neck infection from the University Hospital of maxillofacial surgery, Sofia, Bulgaria. J Med Microbiol. 2006;55:1285-89.
4. Bulut M et al. Fatal descending necrotising mediastinitis. Emerg Med J. 2004;21:122-23.
5. Cortezzi W. Infecção odontôgenica oral e maxilofacial – diagnóstico, tratamento e antibioticoterapia. Rio de Janeiro: Editora Pedro I; 1995.
6. Figueroa-Damian R. Clinical manifestations and lethality of descendin necrotizing mediastinitis. Rev Invest Clin. 2001;53:35-40.
7. Fontoura RA, Medeiros PJ. Antibioticoterapia nas infecções odontôgenicas. Rev Bras Odontol. 1999;56:196-200.

8. Frank CA. Treatment options for impacted teeth. J Am Dent Assoc. 2000;131:623-32

9. Furst IM, Ersil P, Caminiti M. A rare complication of tooth abscess - Ludwig's angina and mediastinitis. J Can Dent Assoc. 2001;67:324-27.

10. Graziane M. Cirurgia Bucomaxilofacial. Rio de Janeiro: Guanabara Koogan;1999.

11. Kirkwood KL. Update on antibiotics used to treat orofacial infections. Alpha Omegan. 2003;96:28-34.

12. Moore UJ. Princípios de cirurgia bucomaxilofacial. 5ª ed. Porto Alegre: Artmed; 2004.

13. Nageshwar BDS. Comma incision for impacted third molars. J Oral Maxillofac Surg. 2002;60:506-09.

14. Peterson L et al. Cirurgia Oral e Maxilofacial Contemporânea. 3ª ed. Rio de Janeiro: Guanabara-Koogan; 2000.

15. Prado R, Salim M. Cirurgia Bucomaxilofacial – Diagnóstico e Tratamento. Rio de Janeiro: Medsi; 2004.

16. Siqueira SRDT, Siqueira JTT. Infecções odontogênicas agudas: discussão de casos. Rev Bras Cir Implantol. 2002;33:16-20.

17. Topazian R, Golberg M. Infecções Maxilofaciais e Orais. 3ª ed. São Paulo: Editora Santos; 1997.

88 Infecção Gonocócica

- Sílvia Regina Catharino Sartori Barraviera
- Sérgio Cimerman
- Benedito Barraviera

(CID 10 = A54 - Infecção gonocócica; A54.0 - Infecção gonocócica do trato geniturinário inferior [cervicite, cistite, uretrite, vulvovaginite] sem abscesso periuretral ou das glândulas acessórias; A54.1 - Infecção gonocócica do trato geniturinário inferior, com abscesso periuretral ou das glândulas acessórias [Abscesso gonocócico das glândulas de Bartholin]; A54.2 - Pelviperitonite gonocócica e outras infecções geniturinárias gonocócicas [Doença inflamatória pélvica, epididimite gonocócica, orquite, prostatite; A54.3 - Infecção gonocócica do olho [Conjuntivite, iridociclite gonocócica, oftalmia neonatal]; A54.4 - Infecção gonocócica do sistema musculoesquelético [artrite, bursite, osteomielite, sinovite, tenossinovite]; A54.5 - Faringite gonocócica; A54.6 - Infecção gonocócica do ânus ou do reto; A54.8 - Outras infecções gonocócicas [abscesso cerebral, endocardite, lesões cutâneas, meningite, miocardite, pericardite, peritonite, pneumonia, septicemia]; A54.9 - Infecção gonocócica não especificada)

INTRODUÇÃO[1]

A gonorreia é doença infecciosa do trato urogenital, de transmissão por via sexual, também conhecida por blenorragia, blenorreia, esquentamento, pingadeira, fogagem, gota matutina, gono e uretrite gonocócica. O termo gonorreia é derivado das palavras gregas *gonos* que quer dizer esperma e *rhoea* que significa fluxo. Foi Albert Neisser que, em 1879, descreveu a *Neisseria gonorrhoeae* pela primeira vez em secreção uretral de doentes.

Historicamente, os tratamentos descritos eram os mais dramáticos que se conhece na história da Medicina, incluindo desde a introdução de metais quentes na uretra, até a instilação de desinfetantes. Ainda com relação ao tratamento, pode-se descrever três períodos, a saber:

- década de 1930, época em que foram introduzidas as sulfas no tratamento da gonorreia. Em poucos anos verificou-se que algumas dessas bactérias já tinham desenvolvido o fenômeno da resistência;
- em 1944, época da disponibilidade clínica da penicilina G, quando apenas 50.000 unidades desse antibiótico eram suficientes para curar um surto da doença. Durante cerca de 40 anos a penicilina permaneceu como droga de primeira escolha no tratamento da gonorreia;
- em 1976, ano em que uma cepa de *Neisseria gonorrhoeae* produtora de penicilinase apareceu e espalhou a resistência para as demais bactérias. A espectinomicina tornou-se, em 1983, a droga alternativa para o tratamento dessa doença.

A doença é causada pela *Neisseria gonorrhoeae*, diplococo gram-negativo, com aspecto reniforme, não flagelado, não formador de esporos, anaeróbio facultativo e encapsulado. Por ser uma bactéria gram-negativa, possui uma cápsula polissacarídica, uma membrana externa, uma membrana interna e o citoplasma celular. O principal antígeno é um lipo-oligossacáride, análogo de outras bactérias gram-negativas. Alguns gonococos têm plasmídios de conjugação, que podem ser transferidos para outras bactérias com elevada eficiência. Os dois tipos mais comuns de plasmídios são semelhantes aos encontrados em certos *Haemophilus spp.*, incluindo o *Haemophilus ducreyi*. Esses plasmídios podem conferir resistência às penicilinas, pela produção de beta-lactamases, e também às tetraciclinas.

DIAGNÓSTICO EPIDEMIOLÓGICO[1,4,6]

A gonorreia é doença de distribuição mundial, com maior prevalência nos países em desenvolvimento. A faixa etária mais comprometida está situada entre 15 e 30 anos, e a maioria dos indivíduos é do sexo masculino. Nas mulheres infectadas, cerca de 70% podem ser assintomáticas. É mais frequente em indivíduos não brancos na proporção em torno de 40:1. Fatores associados à gonorreia incluem o baixo nível socioeconômico e cultural, a residência em grandes centros urbanos, a prostituição masculina e feminina, o homossexualismo e o bissexualismo.

A gonorreia apresenta elevada contagiosidade, e o homem é o reservatório natural da bactéria. A doença é transmitida por indivíduos assintomáticos ou com sintomas ignorados ou não percebidos. Em geral, os indivíduos com sintomas presentes cessam as atividades sexuais e procuram auxílio médico.

A sensibilidade do gonococo às penicilinas manteve-se elevada até a década de 1970. A partir de 1976 surgiram, nos

EUA e na Inglaterra, cepas produtoras de penicilinase. No Brasil, as primeiras cepas resistentes às penicilinas foram identificadas a partir de 1984 e mais recentemente se observou resistência às tetraciclinas e à azitromicina. O gonococo no Brasil mantém boa sensibilidade à ceftriaxona e às fluoroquinolonas. Os nossos dados devem refletir os observados em outros países, onde o acompanhamento epidemiológico é permanente. As mucosas genital e anal representam as portas de entrada e de saída da bactéria.

PATOGENIA[1,6]

Os órgãos sexuais são a principal porta de entrada da *Neisseria gonorrhoeae*. A partir daí pode causar apenas infecções localizadas (uretrite, cervicite, retite, etc.) ou, por disseminação hematogênica (0,5% a 3% dos infectados), acometer órgãos à distância. A forma disseminada pode causar artrite séptica, dermatite, endocardite, meningite, osteomielite e sepse acompanhada da síndrome de Waterhouse-Friderichsen.

As manifestações mais comuns da infecção gonocócica disseminada constituem a síndrome artrite-dermatite. Durante os primeiros dias, a maioria dos doentes queixa-se de sintomas constitucionais e às vezes de poliartralgias migratórias envolvendo os joelhos, cotovelos e as articulações mais distais. A infecção ocular nos adultos geralmente resulta da autoinoculação da conjuntiva em uma pessoa com gonorreia genital. A conjuntivite é geralmente grave, com exsudato purulento, e a ulceração de córnea pode ocorrer rapidamente na ausência de antibioticoterapia imediata.

DIAGNÓSTICO CLÍNICO[1,3,4,6]

No Homem

O período de incubação da gonorreia varia entre 2 e 5 dias, e o doente pode transmitir durante meses ou anos, se não for tratado adequadamente. O tratamento eficaz rapidamente interrompe a transmissão.

A uretrite aguda representa a manifestação predominante no homem. Os principais sintomas incluem o corrimento uretral e a disúria, geralmente sem aumento da frequência ou da urgência urinária. O corrimento pode ser inicialmente mucoide, mas em 1 a 2 dias torna-se purulento (Figura 88.1). Comparada à uretrite não gonocócica, o período de incubação da gonorreia mostra-se menor, a disúria revela-se mais comum e o corrimento, mais abundante e purulento. A maioria dos casos de uretrite gonocócica não tratada evolui para a cura espontânea em algumas semanas. Uma pequena proporção de homens permanece assintomática e não apresenta sinais de uretrite.

A epididimite aguda é a complicação mais comum da uretrite gonocócica, e é responsável por 10% das epididimites agudas nos jovens. Poderão ainda ocorrer edema peniano, balanopostite, prostatite e orquite. Poderá evoluir para casos sistêmicos caracterizando a gonococcemia com todas as suas manifestações, como a artrite gonocócica, a síndrome de Fitz-Hugh-Curtis (peri-hepatite aguda) e as complicações cardíacas e nervosas. Não mais se observam as estenoses uretrais em decorrência do abandono das lavagens e instilações uretrais profiláticas utilizadas no passado.

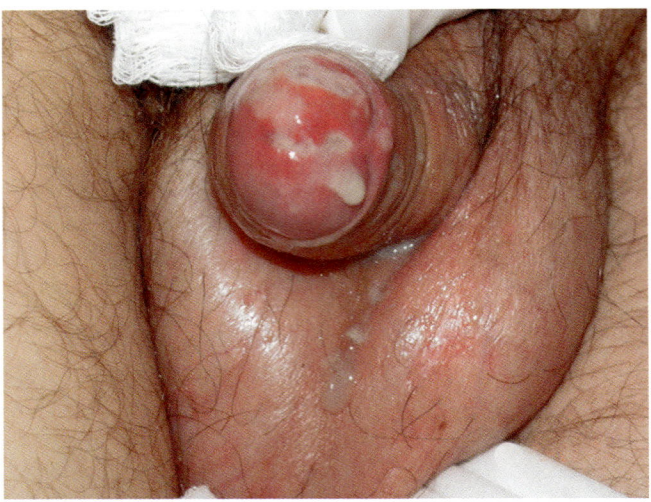

FIGURA 88.1 – Uretrite gonocócica. (Foto original de Sílvia Regina C S Barra Vieira.)

Na Mulher

O período de incubação da gonorreia na mulher é mais variável e menos definido que no homem. A maioria torna-se sintomática nos primeiros 10 dias após o contato sexual suspeito. As portas de entrada da gonorreia são os genitais e o ânus. O local preferencial de infecção na mulher é a endocérvix, porém a *Neisseria gonorrhoeae* pode ser recuperada da uretra, do reto e, ocasionalmente, das glândulas periuretrais de Skene e dos ductos das glândulas de Bartholin.

O exame físico pode ou não revelar exsudato cervical purulento ou mucopurulento, além de outros sinais, como cervicite purulenta, edema em zona de ectopia cervical e sangramento endocervical.

Dor à mobilização uterina e à palpação anexial geralmente se associam à infecção ascendente. A obstrução tubária e a infertilidade podem ocorrer em 10% dos casos. Naqueles em que não houver obstrução tubária haverá risco de gravidez ectópica. As pacientes infectadas provavelmente desenvolvem sintomas, mas muitas permanecem assintomáticas ou apresentam sintomatologia leve. Os sintomas predominantes incluem a cervicite, às vezes uretrite, corrimento vaginal, disúria e sangramento intermenstrual. A dor abdominal ou pélvica em geral associa-se à salpingite.

A evolução natural da gonorreia na mulher continua menos compreendida que no homem, principalmente pela frequência de coinfecções com outros patógenos, especialmente a *Chlamydia trachomatis* e o *Trichomonas vaginalis*.

Gonorreia Anorretal

As culturas retais positivas para *Neisseria gonorrhoeae* ocorrem em mais de 40% das mulheres com gonorreia não complicada e em uma proporção semelhante de homossexuais masculinos. A maioria das pessoas com culturas retais positivas permanece assintomática, mas algumas apresentam proctite aguda, dor, prurido, tenesmo, descarga purulenta e sangramento retal. A anoscopia revela em alguns casos exsudato mucopurulento e alterações inflamatórias na mucosa retal.

Outras Manifestações Locais

Pode ocorrer a faringite gonocócica, cujo principal fator de risco é a exposição sexual orogenital. Esta pode ser encontrada em 10% a 20% das mulheres heterossexuais com gonorreia e 10% a 25% dos homossexuais masculinos. Raramente ocorre faringite aguda ou linfadenite cervical. Em geral, as infecções faríngeas permanecem assintomáticas. A infecção gonocócica cutânea primária mostra-se rara, sendo a maioria dos casos relacionada com a inoculação a partir de lesão preexistente ou à exposição simultânea com injúria cutânea. Há casos com manifestação de lesões ulceradas na genitália, no períneo ou nos dedos das mãos.

Peri-hepatite Aguda

A peri-hepatite aguda (síndrome de Fitz-Hugh-Curtis) ocorre primariamente por extensão direta da *Neisseria gonorrhoeae* ou da *Chlamydia trachomatis* da trompa de Falópio à cápsula hepática e ao peritônio adjacente. Alguns casos podem resultar de disseminação linfangítica ou bacteriêmica, explicando os raros casos de peri-hepatite em homens. A peri-hepatite resulta em dor abdominal, hipersensibilidade em topografia hepática e sinais de peritonite em hipocôndrio direito. A maioria dos casos ocorre simultaneamente com doença inflamatória pélvica, mas muitas mulheres não relatam sintomatologia pélvica. A peri-hepatite deve ser considerada no diagnóstico diferencial de dor em quadrante superior direito do abdome em jovens sexualmente ativas.

Gonorreia na Gravidez

A gonorreia nas gestantes associa-se a risco aumentado de aborto espontâneo, parto prematuro, ruptura prematura de membranas e mortalidade fetal perinatal. Não está claro se a infecção gonocócica é a responsável por essas consequências ou constitui-se simplesmente em um marcador para alto risco devido a outros mecanismos patogênicos. As manifestações clínicas da gonorreia não se alteram na gravidez, exceto que a doença inflamatória pélvica e a peri-hepatite revelam-se raras após o 1º trimestre, quando o concepto obstrui a cavidade uterina. Há controvérsias sobre a possibilidade de a gravidez ser um fator de risco para a infecção disseminada.

Infecções Neonatais e Pediátricas

As mães infectadas podem transmitir a *Neisseria gonorrhoeae* para o concepto durante o período intraútero, o parto ou o período pós-parto. A conjuntivite gonocócica do neonato (oftalmia *neonatorum*) representa a manifestação mais comumente reconhecida e já foi a principal causa de cegueira nos EUA, e é ainda muito frequente em alguns países pobres. A profilaxia da oftalmia gonocócica é feita pela instilação de uma gota de solução aquosa de nitrato de prata a 1% no saco conjuntival logo após o nascimento. Essa conduta mostrou-se altamente eficaz, embora falências ocasionais possam ocorrer.

As principais medidas preventivas incluem a triagem de rotina e o tratamento pré-parto das mulheres grávidas infectadas. O diagnóstico da oftalmia gonocócica deve ser suspeitado clinicamente quando a conjuntivite aguda, geralmente com exsudato purulento, desenvolve-se dentro de 1 semana (usualmente 2 a 3 dias) após o parto. É confirmada pela identificação do gonococo nas secreções conjuntivais, obtida pelo método de Gram ou pela cultura. Recém-nascidos expostos à gonorreia também podem desenvolver doença sistêmica, com sepse e artrite. Entretanto, a vaginite purulenta é a principal manifestação da gonorreia em crianças pré-púberes após o período neonatal. Após o período neonatal, as crianças de até 1 ano de idade adquirem a doença por via não sexual a partir de um familiar infectado, usualmente decorrente de maus hábitos de higiene. Após o 1º ano de vida, as crianças adquirem a gonorreia devido ao abuso sexual.

Infecção Gonocócica Disseminada

A infecção gonocócica disseminada (IGD) resulta da bacteriemia gonocócica e ocorre em 0,5% a 3% dos pacientes infectados. A artrite séptica e a síndrome característica de dermatite-poliartrite constituem as manifestações predominantes. A IGD representa a principal causa de artrite infecciosa em adultos jovens.

As complicações raras incluem a endocardite, a meningite, a osteomielite, a sepse com síndrome de Waterhouse-Friderichsen e a síndrome da angústia respiratória do adulto. A deficiência de complemento pode predispor à bacteriemia gonocócica. Mais de 13% dos pacientes com IGD apresentam deficiência de complemento, e os pacientes com episódios repetidos de bacteriemia por *Neisseria* devem ser estudados quanto aos níveis séricos de complemento. Outros fatores de risco associados ao risco aumentado de disseminação incluem o sexo feminino, a menstruação, a infecção faríngea gonocócica e a gravidez. Em 50% das mulheres acometidas, os sintomas iniciam-se dentro de 7 dias após o início da menstruação.

A manifestação mais comum da IGD é a síndrome artrite-dermatite. Durante os primeiros dias, a maioria dos pacientes queixa-se de sintomas constitucionais e, às vezes, de poliartralgias migratórias envolvendo os joelhos, cotovelos e as articulações mais distais. O exame físico demonstra tenossinovite, artrite e outros sinais de inflamação periarticular em duas ou mais articulações. O envolvimento assimétrico oligoarticular ajuda na distinção entre a IGD e a poliartrite devido à síndrome de deposição de imunocomplexos.

Uma dermatite característica encontra-se presente em 75% dos casos, consistindo em pápulas e pústulas às vezes com componente hemorrágico. As lesões apresentam-se em número variável, de 5% a 40%, ocorrendo predominantemente nas extremidades. Bolhas hemorrágicas ocasionalmente são vistas, como também as lesões necróticas mimetizando ectima gangrenoso e as lesões da síndrome de Sweet. Se não forem tratadas, a dermatite e a artropatia na maioria das articulações melhoram espontaneamente, mas é típica a progressão da artrite em alguns locais, com mais frequência no joelho, tornozelo, cotovelo e punho. Durante o estágio de dermatite-poliartrite, o gonococo pode ser recuperado na hemocultura, entretanto o líquido sinovial, se obtido, geralmente contém menos de 20.000 leucócitos/mm^3 e mostra-se estéril. O gonococo pode ser visualizado por métodos histoquímicos em biópsias de lesões cutâneas, mas as culturas permanecem estéreis. Na artrite séptica gonocócica, o fluido sinovial geralmente contém mais de 50.000 células/mm^3 e a cultura pode ser positiva em parte dos casos.

O diagnóstico diferencial da síndrome de artrite-dermatite inclui meningococcemia, outras artrites infecciosas e o vasto número de artrites inflamatórias. A síndrome de Reiter e outras artrites reativas são muitas vezes confundidas com a IGD, por serem comuns em adultos jovens sexualmente ativos e se associarem a uretrite, cervicite e às lesões cutâneas.

A endocardite infecciosa, que geralmente envolve a válvula aórtica, representa manifestação grave da doença, porém rara, ocorrendo em 1% a 2% dos casos de IGD. Embora às vezes associada à síndrome artrite-dermatite, a endocardite pode ser a única manifestação da IGD. A meningite gonocócica, a sepse fulminante mimetizando a síndrome de Waterhouse-Friderichsen, a osteomielite e a síndrome da angústia respiratória do adulto são manifestações raras da IGD.

COMPLICAÇÕES[1,6]

No homem, dependendo da extensão da infecção às glândulas anexas, poderão ocorrer complicações como balanopostite, colpite, prostatite, epididimite e orquite. A orquiepididimite poderá provocar a diminuição da fertilidade, levando à esterilidade. Poderá também evoluir para quadros sistêmicos, caracterizando a gonococcemia com todas as suas manifestações, como a artrite gonocócica, a síndrome de Fitz-Hugh-Curtis (peri-hepatite gonocócica) e complicações cardíacas e nervosas.

Na mulher, quando a gonorreia não é tratada, a infecção ascendente de trompas e ovários pode caracterizar a chamada doença inflamatória pélvica (DIP), que é a mais importante complicação da infecção gonocócica na mulher. A DIP pode estar relacionada com endometrite, salpingite e peritonite. Alterações tubárias podem ocorrer como complicação dessa infecção, levando 10% dos casos à oclusão tubária e à infertilidade. Naqueles casos em que não há obstrução, o risco é o de desenvolvimento de gravidez ectópica.

DIAGNÓSTICO LABORATORIAL[1,3,6]

O diagnóstico é clínico, epidemiológico e laboratorial. Este último é feito com o isolamento do agente etiológico em meio de cultura adequado ou pela coloração de Gram.

Coleta do Material

- *Uretra masculina*: o material proveniente da uretra é mais adequadamente obtido pela inserção de um *swab* de 2 a 3 cm na uretra. O exsudato purulento pode também ser utilizado para exame. Se não for possível essa coleta, os primeiros 20 a 30 mL de urina podem ser centrifugados e o sedimento utilizado para cultura.
- *Endocérvix*: para essa coleta utiliza-se um *swab* aplicado no orifício externo, com cuidado para evitar o contato com a mucosa vaginal ou com as secreções locais.
- *Reto*: estas amostras são obtidas aplicando-se um *swab* de 2 a 4 cm no canal anal. Em pacientes com proctite sintomática, aumenta-se a sensibilidade da bacterioscopia e da cultura pela realização da anoscopia com posterior análise das secreções obtidas.
- *Sangue, liquor e fluido sinovial*: como essas amostras são estéreis, devem ser semeadas *imediatamente* em meio *não* seletivo de ágar-chocolate.

Cultura

No exame bacteriológico de material purulento (esfregaço), observa-se a presença de diplococos gram-negativos, agrupados aos pares e em grande quantidade. Uma simples cultura em meio seletivo (meio de Thayer-Martin) mostra uma sensibilidade de 95% ou mais para amostras uretrais de homens com uretrite sintomática e 80% a 90% para infecção endocervical nas mulheres. Esses resultados dependem também da qualidade do meio e da adequação da amostra coletada.

O ágar-chocolate constitui o meio de cultura satisfatório quando enriquecido com glicose e outros elementos. Devido à dificuldade no isolamento da bactéria proveniente de regiões com elevadas concentrações de microrganismos (boca, reto, cérvix), lança-se mão, nesses casos, do meio de Thayer-Martin. Esse meio contém vancomicina, colistina e nistatina, que inibem o crescimento dos outros germes, facilitando, assim, o desenvolvimento da *Neisseria gonorrhoeae*.

DIAGNÓSTICOS DIFERENCIAIS

Uretrite não gonocócica por *Chlamydia* e ureaplasma, tricomoníase, infecção do trato urinário e artrite séptica bacteriana.

TRATAMENTO[1,2-6]

Os medicamentos aceitáveis para o tratamento da gonorreia devem ter eficácia próxima de 100%. Deve-se considerar que os padrões de suscetibilidade antimicrobiana variam de acordo com a área geográfica e com a população estudada e flutuam ao longo do tempo, devendo o tratamento ser individualizado de acordo com os dados epidemiológicos. A falência de cura de um caso tem implicação em saúde pública pelo potencial de transmissão continuada e pelo rápido desenvolvimento de resistência do gonococo às diferentes drogas.

Na atualidade, devido à elevada resistência às penicilinas, não mais se justifica seu uso na terapêutica, nem mesmo associadas com inibidores de beta-lactamases; igualmente, é elevada a resistência às tetraciclinas. Por outro lado, a resistência às fluoroquinolonas vem aumentando em todo o mundo, o que é também observado no Brasil. Esse fato justifica a falha com o uso desses antimicrobianos no tratamento empírico das infecções gonocócicas[2].

Tratamento Preferencial

- *Ceftriaxona*: 250 mg, via intramuscular (IM), dose única.
- *Cefotaxima*: 1 g, IM, dose única.
- *Espectinomicina*: 2 g, IM, dose única.

Tratamentos Opcionais, com Menor Eficácia

- *Norfloxacino*: 800 mg, pela via oral (VO), dose única.
- *Ciprofloxacino*: 500 mg, VO, dose única.
- *Levofloxacino*: 500 mg, VO, dose única.
- *Tianfenicol* granulado: 2,5 g, VO, dose única.
- *Tetraciclina*: 500 mg, VO, de 6/6 horas, durante 7 dias.
- *Doxiciclina*: 100 mg, VO, de 12/12 horas, durante 7 dias.

Tratamentos Especiais

Gestantes

As mulheres grávidas com gonorreia não complicada devem ser tratadas com ceftriaxona em dose única de 250 mg pela via intramuscular. Em casos de alergia às penicilinas e cefalosporinas, pode-se usar a espectinomicina 2 g, em dose única, pela via intramuscular. As tetraciclinas (tetraciclina e doxiciclina) e quinolonas (ciprofloxacino, norfloxacino e ofloxacino) são contraindicadas na gravidez.

Doença Generalizada

Os pacientes adultos com infecção gonocócica generalizada (febre, artralgia, mialgia, artrites, vasculites, etc.) devem ser tratados com ceftriaxona 1 g em dose única diária pela via intramuscular ou intravenosa, durante 14 dias.

Neonatos

Infecções não complicadas em crianças e neonatos devem ser tratadas com ceftriaxona, 25 a 50 mg por kg de peso, não excedendo 125 mg. A conjuntivite e a doença disseminada devem ser tratadas com essa dose durante 7 a 10 dias.

Associação de Doenças

Independentemente do tratamento inicial escolhido para a gonorreia, deve-se seguir um protocolo de terapia ativa contra *Chlamydia trachomatis*. Nesse caso, o uso associado de doxiciclina (100 mg de 12/12 horas, pela via oral, durante 7 dias) está indicado. Além disso, as clamídias podem ser tratadas com azitromicina (1 g, via oral em dose única) ou estearato de eritromicina (500 mg, pela via oral, de 6/6 horas, durante 7 dias).

PROFILAXIA

Os pacientes, apesar de adequadamente tratados, ainda são suscetíveis a novas infecções. O parceiro sexual deve ser tratado concomitantemente. O uso de preservativos previne a transmissão da doença.

REFERÊNCIAS BIBLIOGRÁFICAS

1. Barraviera SRCS, Barraviera B. Doenças Sexualmente Transmissíveis. Rio de Janeiro: Editora de Publicações Biomédicas; 2003. 71 p.
2. Barreto NA et al. Caracterização fenotípica e molecular de *Neisseria gonorrhoeae* isoladas no Rio de Janeiro. J Bras Doenças Sex Transm. 2004:16:32-42.
3. Brasil. Ministério da Saúde, Secretaria de Vigilância em Saúde. Doenças Infecciosas e Parasitárias – Guia de Bolso. Ministério da Saúde: Brasília; 2010. p. 203-05.
4. Brasil. Ministério da Saúde – Secretaria de Vigilância em Saúde. Programa Nacional de DST e Aids. Manual de Controle das Doenças Sexualmente Transmissíveis. Brasília: Ministério da Saúde; 2005. 4ª ed.
5. Ferreira WA et al. Susceptibilidade de cepas de *Neisseria gonorrhoeae* aos antibióticos utilizados para o tratamento de uretrites e cervicites gonocócicas em ambulatório de DST de Manaus – Brasil. J Bras Doenças Sex Transm. 2001;13:36-40.
6. Penna GO, Hajjar LA, Brás TM. Gonorreia - Artigo de revisão. Rev Soc Bras Med Trop. 2000;33:451-64.

89 Infecção Intra-abdominal

- Álvaro Antônio Bandeira Ferraz
- Edmundo Machado Ferraz
- Tarcisio José Cysneiros da Costa Reis

(CID 10 = K35 – Apendicite aguda; K35.1 - Apendicite aguda com abscesso peritonial; K57.0 - Doença diverticular do intestino delgado com perfuração; K57.2 - Doença diverticular do intestino grosso com perfuração; K57.4 - Doença diverticular do intestino delgado e do intestino grosso com perfuração; K61 - Abscesso das regiões anal e retal; K65.0 – Peritonite aguda; K61.2 - Abscesso anorretal; K61.3 - Abscesso ísquio-retal; K63 - Abscesso do intestino; K73.3 - Abscesso do baço; K75.0 - Abscesso hepático; K81 – Colecistite; K85 – Pancreatite)

INTRODUÇÃO

A infecção intra-abdominal continua a representar uma importante causa de mortalidade nos pacientes cirúrgicos. A mortalidade é determinada essencialmente pela associação a um quadro de sepse.

Sepse é a resposta inflamatória sistêmica secundária à infecção[26], ou seja, as manifestações são as mesmas da SRIS (síndrome de resposta inflamatória sistêmica; ou SIRS, do inglês *Systemic Inflammatory Response Syndrome*), com a presença de infecção. Na sepse abdominal existe um foco infeccioso intra-abdominal que desencadeia a resposta sistêmica, com uma incidência crescente na causa de mortalidade de pacientes. A compreensão e o manuseio dos efeitos da sepse abdominal têm conseguido avanços importantes na reversão destes índices.

FISIOPATOLOGIA DA SEPSE DE ORIGEM INTRA-ABDOMINAL

Considerou Bone, em 1997[13], que a sepse apresentava cinco estágios no seu desenvolvimento:
- estágio 1 – injúria (infecção), desencadeando reação local;
- estágio 2 – reação sistêmica inicial;
- estágio 3 – inflamação sistêmica maciça;
- estágio 4 – supressão imune excessiva;
- estágio 5 – dissonância imunológica.

Estágio 1

O mecanismo inicial seria a injúria determinada pela infecção, propiciando uma reação local. Ocorre liberação de citocinas pró-inflamatórias, que têm como ação limitar a lesão e iniciar a reparação do dano. Ocorre uma resposta anti-inflamatória compensatória com liberação de citocinas anti-inflamatórias e receptores solúveis e antagonistas, que têm como objetivo evitar que mediadores inflamatórios se tornem autodestrutivos[13].

Estágio 2

Ocorre a resposta sistêmica inicial[13]. Sobrevém liberação de citocinas pró-inflamatórias que atraem leucócitos polimorfonucleares (PNM), linfócitos T e B, plaquetas e fatores de coagulação ao local da lesão. Essas substâncias estimulam uma resposta anti-inflamatória sistêmica compensatória que irá regular a resposta pró-inflamatória inicial.

Estágio 3

Ocorre inflamação sistêmica maciça. Não sobrevém regulação da resposta inflamatória inicial e serão assinalados sinais clínicos da SRIS, caracterizados por aumento da frequência cardíaca e da permeabilidade microvascular, febre e queda da pressão arterial. Simultaneamente, ocorre má perfusão tissular, isquemia, injúria de reperfusão e vasodilatação, podendo evoluir para a sequência choque, DMOS (disfunção de múltiplos órgãos e sistemas) e FMO (falência de múltiplos órgãos)[13].

Estágio 4

Ocorre supressão imune excessiva, também chamada paralisia imune ou janela de imunodeficiência. A maioria dos pacientes com inflamação sistêmica maciça morre rapidamente de choque. Os que sobrevivem podem sofrer uma síndrome da resposta anti-inflamatória compensatória (CARS)[13]. CARS explica o aumento da suscetibilidade à infecção de pacientes queimados com trauma e hemorragia, bem como a anergia encontrada nesses pacientes e nos de pancreatite. A síndrome da resposta antagonista mista (MARS) inclui componentes da SRIS e CARS.

Estágio 5

Ocorre dissonância imunológica em estágio final da DMOS persistente com reação inflamatória exagerada, níveis elevados de citocinas pró-inflamatórias, FMO e óbito[13]. Contudo, alguns pacientes podem recuperar a disfunção orgânica antes de ocorrer o FMO, restaurar a homeostase e sobreviver[47].

A maioria dos pacientes com sepse intra-abdominal sobrevive à SRIS inicial sem desenvolver precocemente DMOS. Após um período relativo de estabilidade clínica, passam a apresentar uma resposta compensatória anti-inflamatória (CARS) com supressão da imunidade e diminuição da resistência à infecção. A infecção resultante e a inflamação que se instala podem levar a DMOS tardia e óbito[47].

Fry considera a SRIS evoluindo em quatro estádios, de A a D[39-41].

Estádio A

Representa a resposta normal a operações de grande porte, trauma ou doenças. Caracteriza-se por uma pequena redução na resistência vascular periférica e um aumento no *output* cardíaco. O consumo aumentado do oxigênio representa a resposta hipermetabólica do estresse, porém a concentração de lactato é normal. Não havendo intercorrência, a inflamação regride durante a convalescença do paciente[39].

Estádio B

Representa resposta exagerada ao estresse. Ocorre vasodilatação e acentuada perda da resistência periférica aumentando o *output* cardíaco. A combinação de vasodilatação e edema pela expansão do extracelular necessita de reposição de cristaloide para que não ocorra hipotensão. A inadequada utilização do oxigênio na periferia aumenta a concentração de lactato. A bilirrubina sérica pode apresentar-se elevada e a transição do SRIS para DMOS pode-se iniciar[39].

Estádio C

Representa a descompensação do estresse com resposta exagerada. A perda da resistência vascular periférica é intensa e o ventrículo esquerdo não é mais capaz de manter a pressão arterial, ocorrendo hipotensão. O paciente apresenta-se hipotensivo, porém aquecido, com elevada acidose lática necessitando de agressiva reanimação hemodinâmica.

Estádio D

Ocorre uma superposição de uma insuficiência cardíaca com uma intensa resposta inflamatória sistêmica, com baixo consumo de oxigênio, elevação da resistência vascular periférica e inadequado *output* cardíaco[39].

O intestino delgado é particularmente vulnerável, já que a vasoconstrição visceral é uma importante resposta compensatória no choque; a reperfusão visceral é um dos últimos eventos a ser restaurados após a reanimação. Dessa maneira, a isquemia e reperfusão intestinal iniciam a resposta inflamatória. A IL-6 é considerada de importância fundamental como mediador da fase aguda de resposta[42,64]. A elevação da IL-6 tem sido associada a elevação da mortalidade na presença de sepse[59]. Outro mecanismo é a translocação bacteriana ocasionada pela hipoperfusão[33]. Contudo, o assunto ainda é controverso. Vários modelos experimentais documentam a translocação de bactérias e endotoxinas[4,65] após choque hemorrágico, porém a relação de causa e efeito clínico entre translocação e DMOS ainda não está estabelecida.

O intestino delgado tem importante função na resposta do hospedeiro à infecção. Em Recife, Ferraz (EM) e Ferraz (AAB), operando cinco pacientes graves portadores de sepse intra-abdominal, estudaram fragmentos de intestino delgado. Em estudo imuno-histoquímico realizado no Instituto Aggeu Magalhães, Coutinho e cols.[20] revelaram alterações importantes na estrutura histológica do intestino delgado. Ocorreu aumento na apoptose dos plasmócitos que resultou em uma redução na expressão de IgA a IgM, que favoreceu a adesão e a translocação bacteriana. O aumento expressivo do HLA-DR notifica a presença de um número aumentado de macrófagos necessários para a fagocitose das células apoptóticas. Esses achados, acrescidos de fragmentos de delgado obtidos em mais 12 pacientes com achados clínicos similares nas Universidades de Aberdeen e Nottinghan, confirmaram os achados obtidos em Recife e foram objeto de uma publicação multicêntrica que definiu esses aspectos na literatura[20].

Outros fatores podem concorrer para alteração da permeabilidade intestinal na sepse intra-abdominal. A redução do fluxo esplâncnico, as lesões determinadas pela ação de citocinas e radicais livres, diminuição da capacidade antioxidante e atrofia da mucosa intestinal pela falta do tropismo enterocítico alimentar[2,28].

Os glicocorticoides apresentam potente efeito imunossupressivo nos macrófagos, inibindo a diferenciação de monócitos e a maturação de células B[10,15,21,22]. Ferraz, Coutinho e cols. comprovaram em pacientes sépticos esta depleção de IgA na mucosa delgada e consideraram a depleção decorrente da apoptose dos plasmócitos no delgado[20]. Todavia, não só o muco e a IgA protegem o delgado da adesão e da translocação. Outras ações são o sinergismo bacteriano e a motilidade gastrintestinal. Em casos de sepse há uma profusa utilização de antimicrobianos que compromete o sinergismo bacteriano e favorece a colonização por bactérias multirresistentes como *Pseudomonas, Acinetobacter*, bacilos gram-negativos produtores de ESBL (beta-lactamases de espectro estendido) e *Candida*[32], particularmente quando o uso é oral, acentuando a quebra do sinergismo e o comprometimento da flora anaeróbia[71] e translocação[34]. O íleo paralítico, também presente em muitos pacientes com sepse intra-abdominal, compromete a motilidade gastrintestinal[78].

FATORES DE RISCO DO HOSPEDEIRO

Os principais fatores de risco da SRIS são[58]:

1. associados com o primeiro golpe (primeiro estímulo):
   - gravidade da lesão;
   - choque-isquemia-reperfusão;
   - gravidade da SRIS;
2. associado com o segundo golpe:
   - infecção;
   - transfusão;
   - operações secundárias;
3. fatores do hospedeiro:
   - idade;
   - comorbidades;
   - fatores genéticos.

- *Idade* – É um importante fator de risco para ARDS (*acute response distress syndrome*) e FMO. Pacientes acima de 45 anos apresentam risco duas a três vezes maior[63]. Morris e cols.[54] atribuem pior prognóstico a comorbidades mais frequentes no envelhecimento, que afetam os diferentes sistemas em algum grau.

- *Transfusões* – Constituem outro fator de risco independente identificado por diversos autores[62,63]. As transfusões são imunossupressivas e têm sido associadas a recorrência de malignidade[51,70] e infecções graves[23]. Componentes sanguíneos estocados contêm mediadores pró-inflamatórios (IL-6, IL-8) que podem atuar como um segundo estímulo (segundo golpe) inflamatório e precipitar FMO[66]. Existe também uma relação entre o número de unidades utilizadas e FMO[53], embora essas associações não sejam consensuais.

- *Fatores genéticos* - Sorensen e cols.[65] verificaram uma elevação de cinco vezes do risco de doenças infecciosas fatais se ocorreu morte por infecção em parente biológico de um paciente. Westendorp e cols.[73] estudaram a liberação de TNF-α e IL-10 em pacientes portadores de doença meningocócica. Famílias com baixa produção de TNF α têm um risco dez vezes maior de falecer de doença meningocócica, enquanto famílias com elevada produção de IL-10 têm um risco 20 vezes maior. Famílias com ambas características genéticas têm elevadíssimo risco, enquanto outras condições também predispõem a infecções (deficiência de imunoglobulinas e outras imunodeficiências combinadas)[73].

RESPOSTA DO HOSPEDEIRO À LESÃO

Consideram Bel e Goris[9] que, após trauma, os tecidos podem sofrer lesão direta mecânica ou indireta através de distúrbios da volemia, isquemia, necrose e formação de radicais de oxigênio após reperfusão. Outras causas seriam fatores físicos como o calor, frio ou radiação. A infecção é o denominador comum do dano tissular. Produtos tóxicos podem ocasionar destruição celular, como os exógenos (quimioterapia e intoxicação ambiental) e os endógenos (proteases pancreáticas ou outros produtos oriundos da inflamação). Contato de componentes sanguíneos com membranas artificiais durante circulação extracorpórea ou diálise podem ativar substâncias autotóxicas. Consideram os autores que a inflamação é uma resposta protetora localizada, provocada pela injúria ou pela lesão tissular que leva a destruição, diluição ou sequestração do agente agressor e do tecido lesado. Essa resposta se caracteriza por uma ativação de sistema de cascata (complemento, coagulação, cininas, fibrinólise), células (endoteliais, leucócitos, monócitos, macrófagos e mastócitos) e liberação de mediadores (radicais de oxigênio, histamina, eicosanoides, fatores de coagulação e citocinas). Todos esses processos são inter-relacionados e interconectados por mecanismos regulatórios *up and down* e podem ser resumidos na Tabela 89.1[9].

Alguns outros fatores podem inibir a resposta do hospedeiro. Dentre estes fatores, destacam-se:

- citocinas:
  - IL-10;
- microbiológicos:
  - endotoxinas (LPS);
  - gliotoxina (*Aspergillus*);
- inibidores da protease;

TABELA 89.1

Resposta do Hospedeiro à Lesão

Inflamação
- Ativação do complemento
- Ativação do endotélio
- Vasodilatação
- Vazamento microcirculatório (edema rico em proteína)
- Expressão de moléculas de adesão, citocinas e fatores de crescimento
- Diapedese de PMN e monócitos e fagocitose
- Remoção de debris

Coagulação
- Ativação de coagulação
- Inibição da fibrinólise
- Intensificação da fibrinólise sistêmica

Resposta inflamatória sistêmica
- Febre
- Liberação de proteínas da fase aguda
- Estimulação de proliferação leucocitária na medula óssea
- Ativação e/ou proliferação de linfócitos T e B

Resposta metabólica
- Aumento da produção de cortisol
- Ativação do SN simpático
- Redução de hormônios tireoidianos ativos

Reparos
- Apoptose de células inflamatórias
- Regeneração de células parenquimatosas
- Angiogênese
- Proliferação de epitélio e fibroblastos

- antioxidantes e varredores:
  - superóxido dismutase;
  - glutationa;
  - acetil asterina;
  - vitaminas;
- outros:
  - proteínas de choque quente;
  - glicocorticoides.

DIAGNÓSTICO CLÍNICO

O diagnóstico etiológico da infecção intra-abdominal é de primordial importância no seu manuseio, principalmente porque existem patologias infecciosas que requerem tratamento clínico.

O tratamento cirúrgico de urgência é a conduta adequada para a maioria das condições determinantes da infecção intra-abdominal. Em um número menor de doenças que se apresentam com abdome agudo, o tratamento clínico está indicado; ainda, algumas doenças de tratamento clínico podem simular um quadro abdominal agudo (Tabela 89.2). Desse modo, um diagnóstico preciso irá determinar um tratamento adequado e eficiente[71].

Anamnese

- *Dor*: A dor abdominal é um sintoma subjetivo que pode ter início súbito ou gradual, e que frequentemente se agra-

TABELA 89.2

Abdome Agudo de Tratamento Clínico e Condições Clínicas que Podem Simular o Abdome Agudo

*Abdome agudo – tratamento clínico**
- Pancreatite aguda (sem infecção)
- Doença inflamatória pélvica
- Peritonite primária

Afecções clínicas que podem simular abdome agudo inflamatório
- Pielonefrite aguda
- Tuberculose peritoneal
- Ureterolitíase
- Cetoacidose diabética
- Pneumonias
- Febre tifoide
- Herpes zoster
- Anemia falciforme
- Uremia
- Colagenoses
- Doença de Chagas aguda
- Infarto agudo do miocárdio
- Malária

Obs.: em algumas situações, como, por exemplo, em complicações, o tratamento cirúrgico pode estar presente.

va, passando a ser a principal manifestação da doença do paciente. A localização, a natureza e o tempo da dor, bem como a irradiação e os fatores que agravam ou que aliviam podem ajudar a definir a região anatômica e a natureza do processo[45,71].

- *Náuseas e êmese (vômitos)*: As náuseas e os episódios eméticos podem estar associados a doenças do trato gastrintestinal. Quando o trato gastrintestinal é excessivamente doloroso ou sofre hiperdistensão podem ocorrer episódios eméticos. Os impulsos do trato gastrintestinal são transmitidos por fibras vagais e simpáticas para o centro do vômito no bulbo. Os impulsos motores são, então, transmitidos para os nervos cranianos e para o diafragma e músculos abdominais através dos nervos frênicos e espinhais. A correlação temporal da dor abdominal com os vômitos pode fornecer importantes indícios diagnósticos da etiologia primária; como exemplo, sabe-se que a dor precede os vômitos por 3 a 4 horas em pacientes com apendicite e que o oposto se aplica à gastrenterite. A frequência dos vômitos é outra informação importante, visto que um ou dois episódios podem ocorrer na gastrenterite e depois desaparecerem. Os mesmos impulsos que produzem vômitos também provocam outras alterações autônomas, como palidez, sudorese, bradicardia e hipotensão[45].

- *Anorexia*: É bastante incomum que os pacientes com dor abdominal aguda e infecção intra-abdominal sintam fome. De um modo geral, a anorexia está associada à infecção intra-abdominal.

- *Ritmo intestinal*: A investigação de alterações do ritmo intestinal pode auxiliar no diagnóstico de algumas patologias abdominais. Vale lembrar que uma investigação acurada de alterações sutis do ritmo intestinal pode ser difícil no paciente durante o episódio de forte dor abdominal.

Exame Físico

Um exame físico bem realizado associado a anamnese cuidadosa é fundamental na definição do diagnóstico, que pode, então, ser confirmado por exames laboratoriais e de imagem selecionados com critério[71]. O exame físico inclui uma avaliação breve, porém completa do aspecto do paciente, observando-se desde sua capacidade de responder a simples perguntas até a posição no leito.

A análise do aspecto geral deve ser feita de imediato na tomada da anamnese. Os achados de desidratação, como mucosas ressecadas, olhos encovados e respiração rápida e superficial sugerem peritonite.

O exame do abdome deve começar pela inspeção do tórax e abdome à procura de cicatrizes, hérnias, massas evidentes ou ainda falhas da parede abdominal, incluindo ainda o tamanho, a forma e o contorno do abdome, bem como a frequência respiratória do paciente. Após a inspeção, deve-se realizar a ausculta a fim de avaliar os ruídos hidroaéreos, que por sua vez se encontram diminuídos na irritação peritoneal. Sugerimos a ausculta antes da palpação ou da percussão por dois motivos: a percussão e a palpação do abdome são fundamentais e devem ser iniciadas no quadrante sem dor e prosseguidas com delicadeza, para evitar a estimulação da dor. O paciente deve encontrar-se em posição confortável e de preferência sem a administração de qualquer analgésico.

O encontro do ponto máximo de dor à palpação abdominal, associado à anamnese, pode definir o diagnóstico em algumas circunstâncias. A possibilidade de irritação peritoneal é pesquisada através da palpação abdominal com liberação rápida da mão do examinador (descompressão dolorosa). A dor desencadeada à respiração profunda durante a palpação na área subcostal direita pode sugerir colecistite aguda e é denominada sinal de Murphy. A rigidez do músculo reto abdominal pode ser especialmente evidente nos pacientes com peritonite secundária à perfuração de alguma víscera oca. A flexão dos joelhos e dos quadris sobre o abdome ajuda o paciente a relaxar a parede abdominal, permitindo um exame mais completo. A dor desencadeada à extensão passiva da perna (sinal do iliopsoas) pode sinalizar a existência de abscesso em psoas.

O exame pélvico deve ser realizado e pode revelar a presença de secreção cervical ou sangramento vaginal, e o exame bimanual confirma ou descarta dor à palpação do útero e de anexos.

O exame retal deve ser realizado de forma rotineira, pois pode revelar massas pélvicas, abscesso ou massa perirretal.

Para o auxílio no diagnóstico das afecções abdominais agudas, uma série de sistemas informatizados tem sido desenvolvida. Esses sistemas analíticos têm o objetivo de, a partir de valores que são atribuídos a dados da história clínica, do exame físico e da evolução do paciente, estabelecer uma correlação diagnóstica. No exame físico o achado mais relevante era o de distensão abdominal e anormalidades nos ruídos abdominais. Identificaram que o escore analisado por computador pode aumentar a sensibilidade das decisões clínicas quando comparado com critérios clínicos exclusivamente. Esses sistemas, embora desacreditados por examinadores experientes, têm-se tornado uma ferramenta interessante no aprendizado médico, fazendo com que o estudante ou o residente em treinamento sintam-se familiarizados com uma metodologia de avaliação do paciente e de autoavaliação.

EXAMES COMPLEMENTARES

Embora a grande maioria dos diagnósticos possa ser dada após uma anamnese e exame físico cuidadosos, exames complementares podem ser úteis para a confirmação diagnóstica em muitas oportunidades.

Laboratório

O paciente com infecção intra-abdominal usualmente apresenta leucocitose de 15.000 a 20.000 células/mm[3] com desvio para a esquerda. A falta de especificidade da contagem leucocitária não indica o tipo da complicação e frequentemente se confunde com a própria evolução pós-operatória imediata[60]. A leucocitose com desvio à esquerda é o achado usual; porém, pode não ocorrer se o paciente, por qualquer razão, for imunoincompetente[30,64].

Hiperglicemia, glicosúria, intolerância à nutrição parenteral total, queda da albumina, elevação da fosfatase alcalina, TGO, desidrogenase lática e bilirrubina também sugerem a presença de infecção[69]. A hiperbilirrubinemia ocorre em cerca de 50% dos pacientes com infecção intra-abdominal[60]. Deterioração na função hepática e hiperbilirrubinemia, elevação de enzimas seguida de icterícia clínica, são dados importantes que levam à suspeita de uma sepse intra-abdominal e de um provável processo de falência de múltiplos órgãos e sistemas que piora o prognóstico do paciente[28-30].

A hemocultura é um teste de valor não apenas para identificar o agente etiológico, mas, também, para estabelecer um foco primário de infecção. Pacientes que desenvolvem febre, hemocultura positiva e calafrios são de alto risco, e o choque séptico pode ocorrer precocemente. A imunocompetência se estabelece no decurso da própria evolução pós-operatória, e um paciente que não era anérgico ao iniciar seu tratamento cirúrgico comporta-se como tal em virtude das complicações que apresenta.

Outro exame importante é a medida indireta do consumo energético com a utilização da dosagem sérica da concentração de lactato.

Exames de Imagem

A avaliação radiológica convencional, embora de menor utilização nos dias atuais, ainda guarda um lugar importante na avaliação complementar. Uma análise da distribuição dos gases pode revelar um padrão anormal de distribuição, chegando à presença de níveis hidroaéreos. A radiografia do abdome deve ser realizada também com o paciente em pé ou sentado. Para a avaliação do espaço subdiafragmático, o exame a ser solicitado é a radiografia de tórax, que torna possível ainda a avaliação dos campos pulmonares à procura de infiltrados.

Ultrassonografia

A ultrassonografia é um exame de grande utilidade na avaliação dos pacientes com dores abdominais agudas. Não invasivo, pode ser realizado na sala de admissão, inclusive pelo examinador[61]. Williams e cols.[74] avaliaram a acurácia e o valor da ultrassonografia quando realizada pelos cirurgiões durante o atendimento inicial, utilizando um aparelho portátil e após um treinamento de 24 horas. Verificaram que esse exame forneceu alguma informação que contribuiu com o diagnóstico (confirmando ou excluindo) em 138 pacientes (67,3%). A ultrassonografia tem sido considerada o exame de triagem no abdome agudo, sendo fundamental no de causa biliar.

Tomografia Computadorizada (TC) do Abdome

Pode ser de grande utilidade nos casos de acometimento retroperitoneal, notadamente na avaliação do pâncreas e das doenças aneurismáticas da aorta. Tem sido muito utilizado no estudo da doença diverticular dos cólons e em suas complicações. Como todos os outros métodos, a TC também tem grande limitação no paciente operado recentemente. A presença de ar livre na cavidade peritoneal altera os detalhes anatômicos. Intestino distendido e presença de íleo gastrintestinal limitam o uso de contraste e podem interferir também com a resolução da TC. A presença de clipes metálicos, suturas com fio de aço e drenos intra-abdominais criam artefatos que podem prejudicar a interpretação da TC. Contudo o seu grande valor tem sido a qualidade da precisão do diagnóstico anatômico que localiza, também adequadamente, a presença do foco infeccioso. Isso torna a TC o método auxiliar preferencial para exploração complementar desse tipo de paciente.

Ressonância Nuclear

Esse método também tem sido utilizado no diagnóstico do abscesso intra-abdominal, com um alto índice de diagnóstico, porém raramente é necessário e é de alto custo.

Cintilografia

A cintilografia com gálio tem sido referida por alguns autores[12] como apresentando um percentual de positividade de cerca de 90%. A razão da captação seletiva do gálio pela infecção ou pelo abscesso não está ainda totalmente esclarecida. Alguns autores acreditam que o gálio se ligue aos leucócitos após a administração endovenosa, porém leucócitos isolados demonstram, apenas, absorção de 6% a 7% da substância. Captação com gálio também ocorre em paciente portador de abscesso e que se apresenta granulocitopênico. A cintilografia com gálio 67 demora cerca de 48 horas. Como o gálio é secretado dentro do trato gastrintestinal, é necessária a preparação intestinal com catárticos ou enema para prevenir essa interferência. A demora de 48 horas necessária para o diagnóstico é bastante inconveniente para pacientes no decurso de pós-operatório imediato. A presença de íleo gastrintestinal, de linhas de suturas intestinais, limita bastante o gálio como meio diagnóstico para o abscesso intra-abdominal. Sua concentração em áreas de recente atividade cirúrgica faz com que a sua interpretação se torne difícil em pacientes submetidos recentemente à laparotomia[17,37].

Laparoscopia Diagnóstica

Navez e cols.[57] avaliaram a influência da laparoscopia no diagnóstico e tratamentos das síndromes abdominais agudas. Estudando 255 pacientes, puderam verificar que com a laparoscopia pode-se chegar a um diagnóstico correto em 93% dos casos. Mas o fato mais relevante nesse estudo é que o diagnóstico clínico foi modificado em 20% dos pacientes e o tratamento em 10%, de forma que concluem que a laparoscopia é uma ferramenta segura e de valor no tratamento das afecções abdominais agudas.

Laparotomia

A laparotomia é um procedimento agressivo e muitas vezes mandatório para se estabelecer o diagnóstico de uma infecção intra-abdominal. Quando a sepse intra-abdominal é fortemente suspeitada, mas não pode ser provada, especialmente quando há falência de múltiplos órgãos, diversos autores recomendam a laparotomia exploradora como procedimento de diagnóstico e tratamento[16,28].

Em pacientes com contínua evidência de sepse, mesmo na ausência de confirmação diagnóstica, a laparotomia exploradora precoce é preferível em comparação a métodos diagnósticos que demandem muito tempo em tentar esclarecer uma fonte oculta de infecção. A morbidade de uma laparotomia exploradora negativa é mínima quando comparada com a demora no tratamento de uma sepse abdominal[16,19].

TRATAMENTO

O manuseio do paciente portador de infecção intra-abdominal deve ser agressivo, preciso e rápido. A identificação da infecção intra-abdominal é meramente clínica em 72% dos casos, sendo necessária em cerca de 25% uma confirmação complementar de exames de imagem[19].

O controle adequado do foco infeccioso é o principal fator que influencia na redução da mortalidade deste tipo de paciente. Os princípios no manuseio da sepse abdominal compreendem[16,27,77]: suporte hemodinâmico, imunológico e metabólico; terapia antimicrobiana; controle do foco infeccioso e da doença de base.

Suporte Hemodinâmico, Metabólico e Imunológico

Além dos cuidados hidroeletrolíticos e metabólicos que o paciente portador de sepse abdominal deve ter, poderíamos resumidamente estratificar nossos objetivos no manuseio deste tipo de paciente[48], da forma a seguir discutida.

Suporte Hemodinâmico

Maximizar o suporte de O_2 aos tecidos:
- reposição hidroeletrolítica;
- agentes inotrópicos;
- agentes vasoativos;
- ventilação mecânica.

Suporte Metabólico

Visa essencialmente reverter o estado de catabolismo do paciente. Desse modo, a medida mais eficaz é o controle do foco infeccioso. O suporte nutricional deve ser agressivo através, preferencialmente, de nutrição enteral. A nutrição enteral apresenta uma nítida vantagem na modulação da resposta inflamatória, diminuindo a resposta do TNF[35]. A instituição de nutrição enteral, melhora, de maneira geral, a capacidade do organismo em lidar e diminuir a capacidade

de translocação bacteriana, através de uma diminuição da resposta catabólica, da diminuição dos níveis de cortisol no plasma e da prevenção da atrofia da mucosa intestinal[25]. Entretanto, a translocação através da barreira gastrintestinal não foi afetada[25]. Caso a função intestinal esteja inadequada, nutrição parenteral deve ser iniciada. A terapia nutricional, além de prevenir e tratar deficiências de componentes dietéticos, tem sido utilizada de forma a se obterem respostas semelhantes a agentes farmacológicos, a fim de melhorar a resposta imune dos pacientes frente a determinados tipos de agressões. Uma grande variedade de nutrientes apresenta alterações imunoestimuladoras, no entanto, destacaremos os principais compostos nutricionais utilizados com este intuito.

- *Ácidos graxos ômega-3* – a utilização de ácidos graxos ômega-3 tem despertado a atenção de pesquisadores, tanto na melhora da resposta imune do paciente, como nas propriedades antirrejeição determinadas por esse elemento[36]. O ácido graxo ômega-3 desloca o ácido araquidônico, diminuindo a produção de eicosanoide. A utilização desta substância determina certo grau de imunossupressão, aumentando a sobrevida de transplantes[36], assim como uma ação anti-inflamatória, com redução significativa na síntese de IL-1 e TNF, retornando a níveis normais 20 semanas após[14]. Clinicamente, dieta rica em ácidos graxos tem sido utilizada em pacientes com artrite inflamatória, psoríase e lúpus eritematoso sistêmico, com o intuito de diminuir a gravidade dos casos[11]. A mortalidade de ratos sépticos alimentados com ácido graxo ômega-3 foi diminuída.

- *Glutamina* – a glutamina é um aminoácido não essencial, considerado como combustível primário para linfócitos, macrófagos e enterócitos. A utilização de soluções contendo glutamina tem aumentado o equilíbrio nitrogenado de pacientes cirúrgicos e traumatizados[75]. Os mecanismos pelos quais a glutamina contribui para este equilíbrio passam por: participar da síntese da proteína dos músculos esqueléticos; manter a estrutura e a função do trato intestinal; melhorar os níveis de glutationa intracelular (importante antioxidante citosólico); diminuir a taxa de translocação bacteriana; melhorar a função imune.

- *Arginina* – a arginina é um aminoácido semiessencial que possui propriedades farmacológicas importantes. É fonte de produção de óxido nitroso e óxido nítrico[68]. É um potente estimulador de hormônio do crescimento, prolactina, insulina pancreática e glucagon, modula o metabolismo proteico, aumenta a retenção de nitrogênio, aumenta a síntese dos colágenos e diminui os efeitos do trauma sobre a resposta linfocitária periférica[5,6]. A arginina possui ainda efeitos importantes na rejeição de órgãos, aumentando a sobrevida, e sobre neoplasias malignas, aumentando a sobrevida e diminuindo o tamanho do tumor[5,7].

A instituição de nutrição enteral balanceada tem importante papel, tanto na recuperação e manutenção do estado nutricional dos pacientes como também na modulação da resposta inflamatória. Outros elementos têm apresentado propriedades importantes na modulação da resposta imune do paciente séptico. Estudos têm mostrado que a instituição de dieta balanceada suplementada com arginina, nucleotídeos e óleo de peixe diminuiu a permanência de pacientes em unidade de terapia intensiva (UTI) e reduziu, também, a incidência de complicações infecciosas[3].

Suporte Imunológico

Prevenir infecções nosocomiais, erradicar as infecções existentes e minimizar ao máximo os efeitos da resposta metabólica à infecção. A imunomodulação é a intervenção terapêutica que visa modificar a resposta imune comprometida[25,44]. A identificação precisa de pacientes imunocomprometidos, particularmente de pacientes com doença de base que não sugira diminuição da defesa imune, pacientes que apresentem uma resposta inflamatória exagerada, constitui uma trilha a ser percorrida do diagnóstico de pacientes suscetíveis de apresentar uma resposta orgânica inadequada à agressão anestésico-cirúrgica. A cirurgia pode ser imunomoduladora na medida em que controla o foco de infecção; porém, pode ser imunossupressiva na medida em que diminui a reserva e resistência da resposta imunológica do hospedeiro[50].

Diversas tentativas de modular a resposta imune do paciente cirúrgico são citadas na literatura, porém na prática poucos podem, ainda, interferir nesta resposta. Provavelmente, por não terem aprendido de forma adequada o momento de cada uma das inúmeras variáveis que ocorrem na sepse e na síndrome da resposta inflamatória sistêmica (SRIS). Muito pelo contrário, o que tem sido obtido até o nosso atual estágio de conhecimento é o aprendizado de como interferimos de modo inadequado com a cicatrização dos tecidos, com a seleção de bactérias multirresistentes pelo uso inadequado de antimicrobianos e a utilização inconsequente de dispositivos invasivos, e pelo emprego de técnicas cirúrgicas inadequadas para o controle do(s) foco(s) de infecção[18]. Contudo, a diminuição da mortalidade do paciente cirúrgico não foi desprezível na última década com a maior utilização desse conhecimento, mas há claramente a indicação de uma longa estrada ainda a ser percorrida. Consideram Baue, Faist e Fry[8] que: "Ao alcançarmos o milênio, nós reconhecemos a distância entre nosso conhecimento científico do processo biológico e a capacidade limitada de tratar nossos pacientes. Nossa ciência é forte. A biologia molecular é poderosa, mas nossa capacidade terapêutica é mais fraca e limitada".

Terapia Antimicrobiana

A antibioticoterapia na infecção intra-abdominal, na maioria das vezes é iniciada de maneira empírica e deverá cobrir uma microbiota polimicrobiana, composta essencialmente por germes gram-negativos e anaeróbios. A realização do exame direto pelo método de Gram é extremamente recomendada e a realização da cultura indicará a sensibilidade correta das bactérias patógenas. A *Surgical Infection Society*[49] apresentou recomendações em relação à escolha de antibióticos no tratamento da infecção intra-abdominal, baseadas em trabalhos clínicos e nos conhecimentos da farmacocinética e perfil de segurança dos antibióticos. Os esquemas propostos estão expostos na Tabela 89.3[26,28,49]. Não se justifica um tratamento específico para *Candida* em pacientes com peritonite secundária. Esta terapia está recomendada em pacientes imunossuprimidos, portadores de peritonite terciária. Recomenda-se a adição empírica de terapia antifúngica com fluconazol em pacientes portadores de infecção intra-abdominal pós-operatória com alto risco de desenvolver infecção

por *Candida*[49]. Especificamente em relação ao *Enterococcus*, não se recomenda tratamento específico quando se trata de uma infecção polimicrobiana de uma peritonite adquirida na comunidade. Quando da identificação do *Enterococcus* em um processo residual ou recorrente, deve-se garantir um tratamento ativo contra este patógeno[49].

Não se justifica antibioticoterapia por período prolongado. Após a remoção do foco infeccioso a antibioticoterapia deverá ser mantida até que o paciente apresente:

- normalização do leucograma por mais de 48 horas;
- ausência de picos febris por mais de 48 h;
- ausência de anorexia e;
- nível de consciência restabelecido.

A utilização inadequada de antibióticos, principalmente neste tipo de paciente, pode determinar infecção por patógenos multirresistentes e liberação maciça de endotoxinas. A liberação de endotoxinas determinada pela ação de antibióticos está relacionada com um aumento da mortalidade e deve ser considerada na escolha do esquema terapêutico[52,55].

Controle do Foco Infeccioso e da Doença de Base

Para melhor estruturar o manuseio direto ao foco infectante se faz necessário classificar as infecções intra-abdominais para melhor compreender o mecanismo de atuação. Nenhuma classificação é perfeita, mas apresentaremos uma classificação etiológica prática que inclui todos os aspectos da doença. Procuramos adotar a classificação adotada por Wittmann[77] e que está exposta na Tabela 89.4.

TABELA 89.3

Esquemas Antimicrobianos Propostos para a Infecção Intra-abdominal

Peritonite primária
- Cefotaxima
- Ceftriaxona
- Ciprofloxacino

Peritonite adquirida na comunidade, de leve a moderada
- Monoterapia
  - Tigeciclina
  - Moxifloxacino
  - Ticarcilina/ácido clavulânico
  - Ertapeném
- Combinação de antibióticos
  - Aminoglicosídeo + metronidazol
  - Cefalosporinas de terceira ou quarta geração + metronidazol

Obs.: ampicilina/sulbactam e a clindamicina não devem mais ser utilizadas em terapêuticas empíricas, devido à resistência de gram-negativos e anaeróbios, respectivamente.

Peritonites graves com possibilidade de resistência bacteriana
- Monoterapia
  - Imipeném/cilastatina ou meropeném
  - Piperacilina/tazobactam
- Combinação de antibióticos
  - Metronidazol + cefalosporina de terceira ou quarta geração
  - Ciprofloxacino + metronidazol

Obs.: no Brasil, frente às elevadas taxas de ESBL, devemos dar preferência ao tratamento empírico de pacientes graves, com imipeném ou meropeném, ou piperacilina/tazobactam.

Adaptado de: Nathens AB, Rotstein OD[56].

As infecções intra-abdominais podem ser classificadas em:

- peritonite primária;
- peritonite secundária;
- peritonite terciária;
- abscesso intra-abdominal.

TABELA 89.4

Classificação das Infecções Intra-abdominais	
Tipo	*Exemplo*
Primária	• Peritonite espontânea • Peritonite em pacientes em diálise peritoneal • Peritonites tuberculosas e outras peritonites granulomatosas

Secundária	• Peritonite supurativa aguda
	  - Perfurações do trato gastrintestinal
	  - Isquemias intestinais
	  - Pelviperitonites
	• Peritonites cirúrgicas
	  - Deiscência de anastomose
	  - Lesões iatrogênicas
	  - Decorrentes de contaminação transoperatória
	• Peritonites traumáticas
	  - Decorrentes de traumas abdominais
	  - Decorrentes de ferimentos penetrantes
	• Outras formas

Terciária	• Peritonites sem evidência de patógenos • Peritonites monobacterianas por patógenos multirresistentes (*Pseudomonas, Acinetobacter, Enterobacter, Staphylococcus*) • Peritonites por fungos • Peritonites por bactérias pouco patogênicas
Abscessos Intra-abdominais	• Associados à peritonite secundária • Órgão isolado • Múltiplos órgãos

Peritonite Primária

Também chamada de peritonite espontânea, este tipo de peritonite se dá através de contaminação por via hematogênica, linfática ou transmural (translocação bacteriana)[38]. As bactérias mais envolvidas neste tipo de peritonite são a *E. coli, Klebsiella, Streptococcus pneumoniae, Streptococcus* alfa-hemolítico, *Streptococcus* do grupo D e outros tipos de *Streptococcus*. Não há evidência de que os anaeróbios participem da patogênese da peritonite primária. Algumas situações clínicas estão associadas com a peritonite primária, principalmente a cirrose, tuberculose e as diálises peritoneais. A importância de se diferenciar o tipo de peritonite reside basicamente no tipo de tratamento a ser ministrado ao paciente. Pacientes portadores de peritonite primária não têm indicação cirúrgica e necessitam de um tratamento vigoroso à base de antibióticos que cubram os patógenos envolvidos e isolados através de culturas. Nesse tipo de paciente deve-se evitar a antibioticoterapia empírica[38]. Uma maneira prática de se fazer este diagnóstico é com a realização de um exame pelo método de Gram do líquido peritoneal. A presença de uma microbiota polimicrobiana fala a favor de uma peritonite secundária e o paciente deve ser tratado como tal. Caso a leitura da lâmina mostre apenas um tipo de bactéria, consideraríamos como sendo uma peritonite bacteriana primária.

O agente etiológico das peritonites primárias tem mudado com o passar dos anos. Nos pacientes cirróticos, as bactérias mais frequentes passaram a ser as bactérias coliformes, especialmente a *E. coli*, dificultando ainda mais a diferenciação com peritonites secundárias. A ascite dos pacientes cirróticos apresenta uma forte predisposição à infecção, pois apresenta baixa concentração de proteínas e do sistema complemento, o que dificulta o mecanismo de opsonização e consequentemente de fagocitose. A despeito dos avanços na antibioticoterapia, a mortalidade neste tipo de paciente permanece elevada, decorrente, na maioria dos casos, de falência hepática. Os pacientes que sobrevivem ao primeiro episódio de peritonite primária terão ainda uma alta probabilidade de desenvolverem episódios recorrentes (69% ao ano)[60], além de apresentarem uma sobrevida menor quando comparados com um mesmo grupo de pacientes cirróticos que não apresentaram peritonite.

Com relação à prevenção de episódios de peritonites primárias em pacientes cirróticos, têm sido propostos alguns esquemas de descontaminação do tubo digestivo em pacientes de alto risco (Child C que apresentaram hemorragia digestiva). Em estudo utilizando norfloxacino, 400 mg/dia, reduziu-se a probabilidade de recorrência de peritonite espontânea de 68% para 20% ao ano[43]. A peritonite espontânea decorrente de diálise peritoneal em regime ambulatorial é mais frequente nos pacientes com doença renal em estágio avançado, e estima-se que cada um desses pacientes desenvolveu 1,3 episódio de peritonite por ano[76]. Os agentes etiológicos mais frequentes são os gram-positivos, e em cerca de 5% dos casos há o envolvimento de *Pseudomonas*. Nos casos em que a pseudomonas está envolvida, é necessária a retirada do cateter. A peritonite primária em decorrência da tuberculose tem aumentado sua incidência na última década, principalmente após o aumento da prevalência de pacientes portadores do vírus da imunodeficiência humana (HIV). O tratamento consiste na administração de drogas tuberculostáticas. Em crianças, os agentes etiológicos mais frequentes são os cocos gram-positivos, particularmente o *Streptococcus pneumoniae* e o *Streptococcus* do grupo A. As cefalosporinas de terceira geração, como a cefotaxima, são atualmente consideradas os antibióticos de escolha para a peritonite primária.

A utilização de irrigação peritoneal com antimicrobianos, empregados em associação com a antibioticoterapia intravenosa, tem gerado polêmica. Sabe-se, porém, que o antibiótico parenteral mantém níveis séricos e peritoneais adequados; portanto, não é justificativa para a diálise antimicrobiana.

Peritonite Secundária

É a forma mais frequente de peritonite e merecerá um capítulo à parte. É definida como sendo um processo infeccioso do peritônio decorrente de uma patologia intra-abdominal, podendo ser primário dos órgãos abdominais, decorrente de procedimentos cirúrgicos ou decorrente de traumatismos abdominais.

O manuseio do paciente com peritonite secundária é sempre cirúrgico. O objetivo da cirurgia deve incluir: eliminar o foco contaminante, remover fontes secundárias de contaminação, drenar abscessos estabelecidos, lavagem intensa da cavidade e fechamento primário da fáscia.

Adotamos uma conduta de relaparotomias por demanda, com base na deterioração do quadro clínico e/ou laboratorial[1,16]. A peritoniostomia constitui uma indicação de exceção. Pode acarretar dano à evolução do paciente e necessita ter seu benefício claramente estabelecido. Está indicada na impossibilidade de fechamento primário da cavidade abdominal, nas etiologias fecais e peritonites difusas, com instabilidade do paciente, focos necróticos secundários, isquemia tissular e falta de controle do foco.

Peritonite Terciária

A peritonite terciária, inicialmente descrita por Rotstein e Meakins[60], é definida como sendo aqueles processos infecciosos do abdome em que a deficiência dos mecanismos de defesa do paciente e a falta de controle do processo infeccioso determinam uma peritonite difusa persistente. O manuseio clínico deste tipo de paciente é bastante complexo e desapontador. Os procedimentos terapêuticos disponíveis não conseguiram reverter a mortalidade. Atualmente, recomenda-se o mesmo manuseio das peritonites secundárias associadas a imunomodulação e manipulações medicamentosas. A peritonite terciária ocorre por falta de resolução da peritonite secundária.

Abscesso Intra-abdominal

Abscesso intra-abdominal é, invariavelmente, sinônimo de drenagem. A drenagem do abscesso cavitário poderá ser feita de maneira percutânea ou aberta. Analisando o tipo de drenagem e correlacionando com o escore de APACHE II, não houve diferença entre os tipos de drenagens em pacientes com baixo risco de mortalidade. No entanto, em pacientes graves, com elevados escores de APACHE II, melhores resultados foram conseguidos quando o abscesso foi tratado de maneira aberta[46]. Associam-se excelentes resultados com a drenagem percutânea quando alguns requisitos estão presentes[31]: coleção líquida unilocular bem estabelecida, rota de drenagem bem estabelecida e materiais e equipamentos adequados, abscessos menores que 5 cm de diâmetro (em geral, porém não exclui maiores, se de fácil acesso), e abscessos de órgãos sólidos (fígado, baço, etc.).

A drenagem cirúrgica está, portanto, indicada quando houver: falha da drenagem percutânea, abscessos múltiplos e abscessos associados a patologias abdominais e a fístulas. O importante, porém, é que a drenagem seja efetiva.

Outra opção para a drenagem do abscesso intracavitário é a drenagem aberta por abordagem limitada. A decisão de empregar uma abordagem limitada na exploração geral do paciente com abscesso depende de duas variáveis[37]. Primeiro, se o abscesso foi anatomicamente definido pela avaliação diagnóstica. Abordagem limitada necessita de um diagnóstico preciso da localização anatômica e de uma razoável certeza de que o paciente não é portador de abscessos múltiplos. Segundo, de que maneira o paciente se comporta frente ao processo séptico? Se o paciente se apresenta estável do ponto de vista hemodinâmico e em relação ao quadro séptico, pode ser submetido a uma drenagem limitada, desde que o cirurgião tenha certeza de que está abordando a única coleção existente no interior da cavidade abdominal. Todavia,

pacientes descompensados do ponto de vista clínico, sépticos, com falência de múltiplos órgãos estabelecida, não podem ser submetidos ao risco de uma drenagem limitada, a qual pode ser perfeitamente ineficaz, principalmente na vigência de múltiplos abscessos ou em casos de difícil localização, como os abscessos que se situam entre alças e que têm de ser convenientemente explorados durante uma laparotomia exploradora.

Abscessos pélvicos são acessíveis à drenagem por via transretal ou transvaginal após aspirações com agulha. Tipos especiais de abscessos, como subfrênico, podem ser submetidos a uma drenagem cirúrgica extrasserosa. Os abscessos subfrênicos usualmente são de grande volume e relativamente fáceis de localizar e determinar com precisão. A quantidade de pus drenado dentro da cavidade peritoneal pode levar o paciente à sepse e ao choque. Dessa forma, a drenagem extrasserosa é recomendável em comparação com a drenagem via cavidade peritoneal ou via cavidade pleural. Nos abscessos volumosos, as loculações são incomuns, e a cavidade é drenada de modo adequado por via extrasserosa. Essas são as razões pelas quais os abscessos subfrênicos devem ser submetidos a uma drenagem cirúrgica por via extrasserosa.

Um problema controverso tem sido o uso de dreno em paciente portador de abscesso intra-abdominal. Os drenos dever ser empregados para drenagem de abscessos localizados. Devem ser situados de forma a permitir uma drenagem adequada por gravidade. Drenos com aspiração em sistema fechado de um modo geral são preferíveis. Quando o intestino forma uma parte da parede do abscesso, a drenagem por aspiração deve ser feita cautelosamente. Drenos de sucção podem levar à lesão da parede intestinal, com aparecimento de fístula enterocutânea, que irá complicar a evolução do paciente. Dessa forma, a aspiração contínua da drenagem deve ser efetuada por um período máximo de 72 horas. Quando a drenagem diminuir, o dreno deve ser mobilizado ou retirado tão logo ele execute a sua função, que é a de evacuar a coleção purulenta. Em algumas situações, quando o paciente evolui com febre persistente, leucocitose ou quando se suspeita de que a drenagem está sendo feita de maneira inadequada, a presença do dreno pode facilitar a realização de um fistulograma, o qual pode esclarecer a respeito da existência de uma coleção não eficientemente drenada e, dessa forma, facilitar a indicação da correta utilização do dreno. Não existe consenso sobre o tempo de utilização do dreno em diferentes situações. Contudo, registra-se uma tendência para que seja o mais curto possível.

Uso de Antibiótico no Abscesso Intra-abdominal

Pacientes estáveis portadores de coleção purulenta única, bem limitada, precisamente diagnosticada por método radiológico de imagem, podem ser submetidos à drenagem cirúrgica, extrasserosa ou por punção com ou sem o auxílio da ultrassonografia ou da tomografia computadorizada, com uma dose única de antibiótico, realizada 30 a 60 minutos antes do procedimento. O antimicrobiano deve atingir anaeróbios e bactérias gram-negativas aeróbias[26,28]. Excetuando-se esses casos, a maioria dos pacientes portadores de abscessos intra-abdominais tem indicação de uso terapêutico de antimicrobiano (p. ex., metronidazol ou clindamicina associado a ciprofloxacino ou cefalosporina de terceira geração ou

TABELA 89.5

Experimentos Aleatórios Controlados de Imunoterapia em SRIS/SEPSE e Choque Séptico				
Experimento	Nᵒ Experimento	Nᵒ de Pacientes	Placebo %	Terapia %
Antiendotoxina	4	2.010	35	35
Ac. contra IL-1	3	1.898	35	31
Antibradicinina	2	755	36	39
Anti-PAF	2	870	50	45
Anti-TNF	8	4132	41	40
Receptor TN Sol	2	688	38	40
AINEs	3	514	40	37
Esteroides	9	1.267	35	39
Todos os estudos	33	12.034	38	38

PAF: Fator ativador de plaquetas; TNF: fator de necrose tumoral; AINEs: Anti-inflamatórios não esteroides.

aminoglicosídeo). Os antimicrobianos são administrados por via intravenosa, em doses usuais plenas, mantidos por curto período (ver item sobre Terapia antimicrobiana).

Imunonodulação

A procura da "bala mágica" ou do "Santo Graal" continua. Assim foi apelidada a corrida do conhecimento em busca de medicação milagrosa que seria capaz de estimular o sistema imune e reverter a resposta inflamatória que se ativa na presença de um foco infeccioso controlado ou não.

O controle do foco infeccioso de forma temporária ou definitiva constitui-se na pedra de toque do tratamento da infecção cirúrgica; porém, apesar do avanço do conhecimento dos processos biológicos da sepse sistêmica no século XX, ficou reservado para o novo século, recém-iniciado, o avanço do conhecimento que a genética, a biologia molecular e as novas ferramentas do aprendizado irão propiciar no trajeto desse aguardado cenário.

Em 2001, Toro e Garcia[70a] realizaram uma revisão de 33 trabalhos de evidências I e II compreendendo 12.034 pacientes testando diferentes imunonoduladores contra placebo, não encontrando diferença estatisticamente significativa entre qualquer estimulador e o grupo-placebo (Tabela 89.5).

Ainda no mesmo ano, foram publicados por Bernad, Vicent e cols.[10a] os dados da utilização de proteína C-ativada recombinante [drotrecogina-alfa (ativada) (Drot AA)], o primeiro agente anti-inflamatório efetivo no tratamento de sepse que reduziu significativamente a mortalidade em 20%, mas com elevação do risco de sangramento. A proteína C-ativada recombinante é um anticoagulante que inibe a formação da trombina, diminui a inflamação por inibição da ativação das plaquetas e da mobilização dos PNM, produzindo bloqueio da produção das citocinas pelos monócitos[44a].

Devido ao alto custo do tratamento com o Drot AA, estabeleceu-se que o uso da droga estava indicado em pacientes adultos com sepse grave e disfunção de pelo menos um órgão (nos EUA) ou dois órgãos (União Europeia), apresentando ainda choque séptico refratário à reposição de volume e Apache II igual ou superior a 25. Sob protocolo, cerca de 20% a 40% dos pacientes cirúrgicos podem preencher o crité-

rio de indicação. Consideram Barie e cols. que o aumento do risco de sangramento é aceitável pela queda significativa da mortalidade com o uso da droga[7a]. Por outro lado, pacientes cirúrgicos com baixo risco de mortalidade aparentemente não se beneficiam com o tratamento com a Drot AA. Atualmente, a Drot AA encontra-se sob auditoria da FDA. O estudo Prowest Shock deverá definir o futuro da Drot AA.

REFERÊNCIAS BIBLIOGRÁFICAS

1. Adeodato LCL, Pagnosin G, Ferraz EM. Relaparotomias programadas. In. Ferraz EM (ed). Infecção em Cirurgia. Rio de Janeiro: MEDSI; 1997. p. 441-68.
2. Albanese CT et al. Effect of secretory IgA on transephithelial passage of bacteria across the intact ileum in vitro. J Am Coll Surg. 1994;179:679.
3. Alexander W. Can nutrition influence translocation? The effect of nutrition on translocation and host defense. J Intensive Care Med. 1994;20:134.
4. Baker JW al. Hemorrhagic shock induces bacterial translocation fron the gut. J Trauma. 1988;28:896-906.
5. Barbul A. Arginine: biochemistry, physiology and terapeutic implication. J Parenter Enteral Nutr. 1986;10:227-38.
6. Barbul A, Kirk SJ. Role of arginine in trauma, sepse and immunity. J Parenter Enteral Nutr. 1990;14:226S-29S.
7. Barbul A et al. Arginine stimulates lymphocite immune response in healthy humans. Surgery. 1981;90:244-51.
7a. Barie PS et al. Efficacy and safety of drotrecogin alfa (activated) for the therapy of surgical patients with severe sepsis. Surg Infect (Larchmt) 2006;7 (Suppl 2): S77-80.
8. Baue AE, Faist E, Fry DE. Preface. In: Multiple Organ Failure. Pathophysiology, Prevention and Therapy. New York: Springer-Verlag; 2000.
9. Bel EE, Goris RJA. Systemic inflammation after trauma, infection and cardiopulmonary bypass: Is autodestruction a necessary evil? In: Baue AE, Faist E, Fry DE. Multiple Organ Failure. Pathophysiology, Prevention and Therapy. New York: Springer-Verlag; 2000.
10. Berg RD, Wommack E, Deitch EA. Immunossupression and intestinal bacteria overgrowth synergistically promote bacterial translocation. Arch Surg. 1988;123:1359-64.
10a. Bernard GR et al. Efficacy and safety of recombinant human activated protein C for severe sepsis (Prowess Study Group). N Engl J Med. 2001;344:699-709.
11. Bittiner SB et al. Effects of manipulation of dietary fatty acids on clinical manifestation of rheumatoid arthirits. Lancet. 1988;1:184.

12. Bohnen JM. Intra-abdominal sepsis: peritonitis and abscess In: Meakins JL (ed). Surgical Infection in Critical Care Medicine. London: Churchill Livingstone; 1985.

13. Bone RC. Systemic inflammatory response syndrome: a unifying concept of systemic inflammation. In: Fein AM, Abraham EM, Balk RA et al. Sepse and Multiple Organ Failure. Baltimore: Williams-Wilkins; 1997.

14. Browder W et al. Beneficial effects of enhace macrophage function in the trauma patient. Ann Surg. 1999;211:605-13.

15. Cech AC et al. Glucocorticoid receptor blockade reverses postinjury macrophage suppression. Arch Surg. 1994;129:1227-32.

16. Christou NV et al. Surgical Infection Society intra-abdominal infection study. Prospective evaluation of management techniques and outcome. Arch Surg. 1993;128:193-98.

17. Christou NV et al. Lymphocyte macrophage interactions in the response to surgical infections. Arch Surg. 1987;122:239-51.

18. Condon RE. Infecções cirúrgicas nos hospedeiros comprometidos. In: Ferraz EM (ed). Infecção em Cirurgia. Rio de Janeiro: MEDSI; 1997.

19. Conor TJ et al. Diagnostic laparoscopy for suspected appendicitis. Am Surg. 1995;61:187-89.

20. Coutinho HB et al. Intra-abdominal sepse: an immunocytochemical study of the small intestine mucosa. J Clin Path. 1997;50:294-98.

21. Cox G. Glucocorticoid treatment inhibits apoptosis in human neutrophils: separation of survival and activation outcomes. J Immunol. 1995;154:4719 -25.

22. Dhabhar FS et al. Effects of estresse on immune cell distribution: dynamic and hormonal mechanisms. J Immunol. 1995;154:5511-27.

23. Edna TH, Bjerkeset T. Association between blood transfusion and infection in injured patients. J Trauma. 1992;33:659-61.

24. Faist E, Bawe AE. Imunoconsequências do trauma, do choque e da sepse: mecanismos e abordagens contra-reguladoras. In: Ferraz EM (ed). Infecção em Cirurgia. Rio de Janeiro: MEDSI; 1997.

25. Faist E et al. Functional analysis of monocyte activity through synthesis patterns of proinflammatory cytokines and neopterin in patients in surgical intensive care. Surgery. 1992;112:562-72.

26. FELAC Federação Latino Americana de Cirurgia. Antimicrobianos-antibióticos profiláticos. In. FELAC. Ferida e Infecção Cirúrgica. Bogotá: FELAC; 2001. p. 337-47.

27. Ferraz AAB, Ferraz EM. Abordagem cirúrgica da sepse abdominal. In. Petroianu A (ed). Terapêutica Cirúrgica. Rio de Janeiro: Guanabara-Koogan; 2001. p. 640-45.

28. Ferraz AAB, Ferraz EM. Sepse abdominal. In: Colégio Brasileiro de Cirurgiões: Programa de Atualização em Uso de Antibióticos em Cirurgia. 2002;3(1):4-22.

29. Ferraz EM. Avaliação do risco do paciente à infecção. In: Ferraz EM (ed). Manual de Controle de Infecção em Cirurgia do Colégio Brasileiro de Cirurgiões. São Paulo: Editora Pedagógica Universitária; 1982.

30. Ferraz EM. Infecção no paciente imunoincompetente. In: Ferraz EM (ed). Manual de Controle de Infecção em Cirurgia do Colégio Brasileiro de Cirurgiões.São Paulo:Editora Pedagógica Universitária, 1982.

31. Ferraz EM, Ferraz AAB. Abscesso intra-abdominais. In: Coelho JCU. Aparelho Digestivo: Clínica e Cirurgia. Rio de Janeiro: MEDSI; 1996. p. 1547-57.

32. Ferraz EM, Ferraz AAB. Antiboticoprofilaxia. In: Ferraz EM (ed). Infecção em Cirurgia. Rio de Janeiro: MEDSI; 1997.

33. Fine J et al. The bacterial factor in traumatic shock. N Engl J Med. 1959;260:217-20.

34. Fink MP. Intestinal mucosa hyperpermeability in critical illness. New York: Springer-Vertag; 1996.

35. Fong Y, Lowry S. Cytokines and the cellular response to injury and infection. In. Meakins (ed). Surgical Infections. New York: Scientific American; 1994. p. 65-86.

36. Forse RA. Omega-3 PUFA. J Intensive Care Med. 1994;20:134.

37. Fry DE. Pathogenesis and management of postoperative surgery of the abdomen. USA: Marcel Dekker; 1986.

38. Fry DE. Pathophysiology of peritonites. In. Fry DE. Peritonites. New York: Futura Publishing Co.; 1993.

39. Fry DE. Systemic inflammatory response and multiple organ dysfunction syndrome: biologic domino effect. In: Baue AE, Faist E, Fry DE (ed). Multiple Organ Failure. Pathophysiology, Prevention and Therapy. New York: Spring-Verlag; 2000.

40. Fry DE, Garrison RN, Williams HC. Patterns of morbity and mortality in splenectomy for trauma. Ann Surg. 1980:46:28-32.

41. Fry DE et al. Multiple system organ failure: the role of uncontrolled infection. Arch Surg. 1980;115:136-40.

42. Gennari R et al. Effects of antimurine interleukine-6 on bacterial translocation during gut-derived sepse. Arch Surg. 1994;129:1191-97.

43. Gines P, Rimola A, Planas R. Norfloxacin prevents spontaneous bacterial peritonitis recurrence in cirrhosis: results of a double blind placebo-controlled trial. Hepatology 1990;12:716-24.

44. Horn JK. Origem da sepse. In: Ferraz EM (ed). Infecção em Cirurgia. Rio de Janeiro: MEDSI; 1997.

44a. Hotchkiss RS, Karls IE. The pathophysiology and treatment of sepsis . N Engl J Med 2003;348:138-50.

45. Kraemer M et al. Acute abdominal pain study group. Acute appendicitis in late adulthood: incidence, presentation, and outcome. Results of a prospective multicenter acute abdominal pain study and a review of the literature. Arch Surg. 2000;385:470-81.

46. Levison MA, Zeigler D. Correlation of APACHE II score, drainage technique and outcome in postoperative intra-abdominal abscess. Surg Gynecol Obstet. 1991;172:89-94.

47. Mannick JA, Rodrick ML, Lederer JA. The immunologic response to injury. J Am Coll Surg. 2001;193:237-44.

48. Marshall JC, Nathens AB. Multiple organ dysfunction syndrome. In: Wilmore DW, Cheung LY et al. ACS Surgery: Principles & Practice. WEB MD Corporation; 2001. p. 1473-94.

49. Mazuski JE et al. The surgical infection society guidelines on antimicrobial therapy for intra-abdominal infections: an executive summary. Surgical Infections. 2002;3:161-73.

50. Meakins JL. Surgical Infections in Critical Care Medicine. New York:Churchill Livignstone; 1985.

51. Mickler TA, Longnecker DE. The immunosuppressive aspect of blood transfusion. J Intensive Care Med. 1992;7:176-88.

52. Mock CN et al. Clinical significance of antibiotic endotoxin-releasing properties in trauma patients. Arch Surg. 1995;130:1234-40.

53. Moore FA, Moore EE, Sauaia A. Blood transfusion: an independent risck factor for postinjury multiple organ failure. Arch Surg. 1997;132:620-25.

54. Morris Jr. JA, Mackenzie EJ, Edelstein SL. The effect of pre-existent conditions on mortality in trauma patients. JAMA. 1990;263:1942-46.

55. Mustafa MM et al. Modulation of inflammation and cachectin activity in relation to treatment of experimental *Haemophilus influenzae* type b meningitis. J Infect Dis. 1989;160:818-25.

56. Nathens AB, Rotstein OD. Antimicrobial therapy for intraabdominal infection. Am J Surg. 1996;172:1s-6s.

57. Navez B et al. Laparoscopy for management of nontraumatic acute abdomen. World J Surg. 1995;19:382-86.

58. Offner PJ, Moore EE. Risk factors for MOF and pattern of organ failure following severe trauma. In: Baue AE, Faist E, Fry DE (ed). Multiple Organ Failure. Pathophysiology, Prevention and Therapy. New York: Springer-Verlag; 2000.

59. Patel RT et al. Interleukin-6 is a prognostic indicator of outcome in severe intra-abdominal sepse. Brit J Surg. 1994;81:1306-08.

60. Rotstein O. Peritonitis and intra-abdominal abscesses. In: Meakins JL (ed). Surgical Infection. Diagnosis and Treatment. New York: Scientific American; 1994. p. 329-51.

61. Rozycki GS, Cava RA, Tchorz KM. Surgeon-performed ultrasound imaging in acute surgical disorders. Curr Probl Surg. 2001;38:141-212.

62. Sauaia A et al. Multiple organ failure can be predicted as early as 12 hours after injury. J Trauma 1998;45 : 291-303.

63. Sauaia A et al. Early predictors of postinjury multiple organ failure. Arch Surg. 1994;129:39-45.

64. Simms HH, D'Amico R. Poymorphonuclear leukocyte disregulation during the systemic inflammatory response syndrome. Blood. 1994;83:1398-1407.

65. Sorensesn TI et al. Genetic and environmental influences on premature death in adult adoptees. New Engl J Med. 1988;318:727-32.

66. Sori AJ et al. The gut as a source of sepse after hemorrhagic shock. Am J Surg. 1988;155:187-92.

67. Stack G, Snyder EL. Cytokine generation in stored platelet concentrates. Transfusion 1994; 34: 20-25.

68. Stuehr D et al. Activated murine macrophages secrete a metabolite of arginine with the bioactivity of endothelium derived relaxing factor and chemical reactivity of nitric oxide. J Exp Med. 1989;169:1011-20.

69. Suigerman HJ, Peyten JW, Greenfield LJ. Gram-negative sepsis. Cur Probl Surg. 1981;18:406-75.

70. Tartter PI. The association of perioperative blood transfusion with colorectal cancer recurrence. Ann Surg. 1992;216:633-38.

70a. Toro LE, Garcia A. Sindrome de Respuesta Inflamatoria Sistemica. In: Quintero GA, Nieto JA, Lerma CH. Infeccion en Cirugia. Bogota: Editora Medica Panamericana; 2001.

71. Walters PC. Approach to the acute abdomen Clin Tech Small Anim Pract. 2000;15:63-69.

72. Wells CL et al. Role of anaerobic flora in the translocation of aerobic and facultativelly anaerobic intestinal bacteria. Infect Immun. 1987;55:2689-94.

73. Westendorp RG et al. Genetic influence on cytokine production in meningococcal disease. Lancet. 1997;349:1912-13.

74. Williams RJ et al. Ultrasound scanning of the acute abdomen by surgeons in training. Ann R Coll Surg Engl. 1994;76:228-33.

75. Wilmore DW. Role of glutamine. J Intensive Care Med. 1994;20:133.

76. Wittmann DH. Intra-abdominal Infections: Pathophysiology and Treatment. New York: Hoechst; 1991.

77. Wittmann DH. Tratamento cirúrgico das peritonites. In: Ferraz EM (ed). Infecção em Cirurgia. Rio de Janeiro: MEDSI; 1997. p. 387-420.

78. Ziegler TR. Molecular mechanisms of intestinal injury, repair and growth. In: Rombeaun JL, Takald J. Gut dysfunction in critical illness. New York: Springer-Verlag; 1996.

90 Infecções por Amebas de Vida Livre

■ Annette Silva Foronda
■ Fabio Ramos de Souza Carvalho

(CID 10 = B60.1 - Acantamebíase; B60.2 - Naegleríase [Ceratoconjuntivite devida a *Acanthamoeba* - H19.2; Conjuntivite devida a *Acanthamoeba* - H13.1; Meningoencefalite amebiana primária - G05.2])

INTRODUÇÃO

Amebas de vida livre (AVL) são protozoários amplamente dispersos na natureza, mas o envolvimento destes organismos em patologia humana foi reconhecido a partir de 1965, quando casos fatais de meningoencefalite foram descritos na Austrália[13]. Esses relatos afastaram a afirmação de que a *Entamoeba histolytica* seria a única espécie de ameba patogênica para o homem. Desta época até os dias atuais, várias comunicações trouxeram novos conhecimentos sobre este grupo de protozoários, antes de interesse apenas zoológico. Sabe-se atualmente que várias espécies podem ser encontradas no homem, algumas na dependência de estados de imunocomprometimento do hospedeiro, outras em consequência de traumas ou em situações ainda não esclarecidas, acometendo indivíduos imunocompetentes[11,12].

A classificação dos seres vivos está em constante reformulação devido às modernas abordagens morfológicas, bioquímicas e moleculares. Em 2005 foi publicada uma nova proposta para a taxonomia dos eucariotos, em que as clássicas categorias, Reino, Filo, Classe e Ordem seriam substituídas por supergrupos ou *clusters*. As amebas de vida livre constituem um grupo polifilético, portanto, há grande dificuldade na classificação. As espécies de amebas de vida livre potencialmente patogênicas para a espécie humana, tratadas neste capítulo, estariam classificadas em dois supergrupos: Excavata e Amebozoa. Em Excavata estaria *Naegleria fowleri* (*Vahlkampfiidae*). Em Amebozoa estariam *Acanthamoeba spp.*, *Balamuthia mandrillaris* (*Acanthamoebidae*) e *Sappinia pedata* (*Thecamoebidae*)[1].

Os protozoários do gênero *Naegleria* – a única espécie, até o momento, considerada patogênica para o homem é *Naegleria fowleri* – caracterizam-se por apresentar três formas evolutivas durante o ciclo vital: trofozoítica, cística e flagelar. *Acanthamoeba spp.* (como *A. culbertsoni, A. castellanii, A. polyphaga, A. royreba, A. astronyxis, A. hatchetti, A. rhysodes* e *A. palestinensis*) apresentam duas formas:

trofozoítica e cística. *Balamuthia mandrillaris* e também *Sappinia pedata* têm duas formas no desenvolvimento do ciclo, trofozoítica e cística. O ciclo evolutivo compreende divisão binária simples nas formas trofozoíticas, vida latente nas císticas e, em *Naegleria spp*, uma fase flagelar, transitória. O metabolismo é aeróbico[11,21,25,31].

Como a maioria dos médicos desconhece as infecções por AVL e a notificação não é obrigatória, difícil se torna saber a verdadeira incidência das infecções do sistema nervoso central (SNC) causadas por estes agentes. Em torno de 500 casos já foram relatados; estima-se que 200 sejam por *Naegleria fowleri*, 200 atribuídos a espécies de *Acanthamoeba* e mais de 100 a *Balamuthia mandrillaris*[22,28]. A partir de 1981, a importância do achado destas amebas no olho tem sido progressivamente crescente. Observou-se, nesse período, a associação de ceratite por *Acanthamoeba spp.* com o uso de lentes de contato. Nos Estados Unidos, entre os anos de 1981 e 1988, foi notificado aos Centros de Controle e Prevenção de Doenças (*Centers for Disease Control and Prevention*, CDC) o surgimento de 208 novos casos de infecção de córnea pelo protozoário[30]. Atualmente, acredita-se que o número global de casos de ceratite por *Acanthamoeba spp.* esteja em torno de 3.000, embora esse dado possa estar subestimado[28]. No Brasil, o número de casos deste tipo de ceratite vem aumentando anualmente. Esse fato tem despertado especial atenção dos profissionais de saúde quanto às principais medidas preventivas relacionadas ao cuidado com o uso e higiene adequados das lentes de contato[4].

A associação homem-AVL não constitui ainda uma verdadeira relação entre parasita e hospedeiro. As amebas têm o ambiente como seu hábitat natural e só algumas espécies eventualmente atingem o homem, apresentando reversibilidade de vida e não dependendo de hospedeiro para sua transmissão, são assim denominados protozoários anfizoicos[28]. Pode-se estar diante de um complexo de protozoários em transição para a vida parasitária[11,12].

Os componentes de considerável importância na determinação da infecção por AVL são: temperatura, capacidade de persistir nas mucosas, imunidade de mucosas, imunodeficiência e dose infectante[10]. As amebas do gênero *Naegleria* penetram na mucosa nasal por aspiração de poeira ou água contaminada com trofozoítos ou cistos, onde são fagocitadas pelas células de sustentação do epitélio neuro-olfatório. Chegam depois ao bulbo e lobo olfatórios e daí a todo o encéfalo. A porta de entrada nos indivíduos acometidos por *Acanthamoeba spp.* não está completamente esclarecida. Pode ser o epitélio neuro-olfatório, como em *Naegleria fowleri,* mas a pele e os pulmões poderiam apresentar lesões iniciais que, por via hematogênica, disseminariam os protozoários para o SNC[19,22].·

DIAGNÓSTICO CLÍNICO

Meningoencefalite Amebiana Primária (MAP)

Agente etiológico: *Naegleria fowleri.* Quase sempre, início abrupto, desenvolvimento agudo e término fatal. Depois de um período de incubação curto, de 3 a 7 dias, a doença se manifesta bruscamente por cefaleia bitemporal ou bifrontal, febre, náuseas, vômitos (usualmente em jato) e rigidez de nuca. Segue-se rápida progressão do quadro clínico, até convulsões e coma. A morte é por comprometimento cardiorrespiratório como consequência de severo edema cerebral[11-13,19,21,30].

Encefalite Amebiana Granulomatosa (EAG)

Agentes etiológicos: *Acanthamoeba spp.* (*A. culbertsoni, A. castellanii, A. polyphaga* e *A. astronyxis)* e *Balamuthia mandrillaris.* Incide geralmente em pacientes imunodeprimidos, tem período de incubação desconhecido; várias semanas ou meses são necessários para o aparecimento da doença e a evolução clínica pode ser prolongada. Em se tratando de doença não disseminada, as manifestações clínicas dependem da localização das lesões, como hemiparesias, convulsões e alterações de personalidade. A cefaleia é insidiosa e ocorre precocemente em alguns casos. A febre é esporádica e geralmente baixa. Lesões cutâneas, sobretudo em pacientes submetidos a transplante de órgãos, podem sinalizar para eventual infecção no SNC[26]. Em geral, a morte é por broncopneumonia, insuficiência hepática ou renal, associadas ou em combinação com septicemia. As infecções do sistema nervoso central por *Balamuthia mandrillaris,* além de incidirem em imunodeprimidos, têm sido descritas com frequência em indivíduos sadios. Há ainda um quadro clínico com extensas lesões de pele, assemelhando-se a leishmanioses tegumentares[11,12,19,21,26,28,31].

Ceratite por *Acanthamoeba* (CA)

Agentes etiológicos: *A. polyphaga, A. castellanii, A. rhysodes, A. hatchetti, A. culbertsoni, A. astronyxis, A. quina, A. lugdunensis* e outras espécies que, embora isoladas de córnea, ainda não foram caracterizadas. O trauma superficial é considerado pré-condição para adesão inicial da ameba e posterior invasão do epitélio da córnea. Em casos de maior gravidade, podem ocorrer abrasões teciduais, desencadeando o desenvolvimento rápido da ceratite, com ulceração da córnea, irite, muitas vezes esclerite, dor intensa, hipópio e acentuada perda de visão. Em alguns pacientes, a sucessão de períodos de remissão e recrudescência pode aparentar cura completa. Acredita-se serem tais casos devidos a ciclos de encistamento e desencistamento das amebas. O quadro clínico caracteriza-se por infiltrados epiteliais que podem coalescer formando anéis, centrais ou paracentrais, e dor de intensidade desproporcional à lesão. A evolução prolongada do quadro clínico pode levar à perfuração da córnea[11,14,19,22,28].

DIAGNÓSTICO DIFERENCIAL

Meningoencefalite amebiana primária assemelha-se a meningites bacterianas, sendo que, nos estádios iniciais, os dois tipos de meningite são praticamente indistinguíveis. Os achados liquóricos também se superpõem. Dados epidemiológicos de contato dos pacientes com coleções de água podem auxiliar o diagnóstico. O encontro de amebas no liquor fecha o diagnóstico.

Encefalite amebiana granulomatosa, por suas características de lesões localizadas, necessita de diagnóstico diferencial com processos de crescimento expansivo como massas tumorais e/ou abscessos. Há que se considerar também diferenças com neurocisticercose, toxoplasmose e vasculite do SNC. Lesões de pele por *B. mandrillaris* muitas vezes são confundidas com leishmaniose cutânea. Úlceras de pele por *Acanthamoeba* podem assemelhar-se a angiomatose bacilar, infecções bacterianas, febre da arranhadura do gato e sarcoma de Kaposi.

Ceratites por *Acanthamoeba* têm o diagnóstico dificultado por semelhanças com infecções herpéticas, fúngicas ou bacterianas. Paciente usuário de lente de contato, estágio inicial da doença com intensa dor, história de curso clínico prolongado e resistência a tratamentos para CA ajudam a diferenciação[11,14,19,21,26].

DIAGNÓSTICO EPIDEMIOLÓGICO

Em decorrência da grande dispersão ambiental de AVL, é necessário pesquisar o contato dos pacientes com coleções de água (como piscinas, lagos, açudes e rios), solo e aparelhos de ar condicionado. Em MAP deve-se indagar sobre contato de indivíduos sadios com tais fontes. É importante lembrar que amebas de vida livre encontram-se em praticamente todos os ambientes, nas mais diversas altitudes e em todos os continentes, capazes de resistir a extremas condições de temperatura, salinidade e pH, bem como ao cloro e outros sistemas de desinfecção. Em EAG, situações de imunodepressão e doenças intercorrentes devem ser levadas em conta. Indivíduos provenientes de certas regiões podem ser jovens sadios (24 casos de infecção por *Balamuthia mandrillaris* no Peru, não associados à imunodepressão).·Em ceratites, usuários de lente de contato constituem-se no grande grupo de risco, principalmente aqueles que não cuidam bem de suas lentes ou preparam soluções salinas em casa, embora haja relatos sobre origem da infecção por traumas de córnea em zona rural[11,12,14,19,21,26,28].

DIAGNÓSTICO LABORATORIAL

Exames Específicos

Exame Direto

Pesquisam-se AVL:

1. a partir de hospedeiros: no liquor, secreções faríngeas e pulmonares, lesões de pele, raspados de córnea e fragmentos de tecidos, como cérebro e pulmão, obtidos de biópsia ou autópsia;
2. a partir do ambiente: em amostras de coleções de água, de solo ou de ar atmosférico.

As colorações comumente usadas para o diagnóstico de amebas intestinais, como hematoxilina férrica, não diferenciam os trofozoítos de AVL, nem os cistos de *Naegleria sp.*; se for conseguida a visibilização dos cistos de *Acanthamoeba*, o diagnóstico é possível, por causa de sua morfologia peculiar. Dentre as colorações utilizadas, encontram-se hematoxilina férrica de Heidenhain e Giemsa; embora a de Gram seja citada, não se presta ao diagnóstico por não diferenciar estruturas citoplasmáticas e nucleares. A técnica de microscopia utilizando o corante fluorescente *Calcofluor white* foi introduzida recentemente e proporciona sensibilidade e especificidade na detecção específica da forma cística do protozoário na amostra clínica, pois este corante tem afinidade por quitina e celulose, cujos polissacarídeos são os dois principais componentes da dupla parede do cisto."A coloração por laranja de acridina pode ser recomendada para um rápido diagnóstico histológico. O exame direto a fresco, com a observação do material vivo e as amebas em locomoção, é o que oferece melhores condições de caracterização de AVL, usando-se microscopia de fase e/ou de interferência. Os padrões morfológicos adotados permitem a identificação até gênero, não sendo possível caracterização específica[8,11,12,19,21,22,28,31].

Isolamento e Cultivo

A metodologia de isolamento e cultivo do protozoário em meio de cultura é considerada padrão-ouro para o diagnóstico laboratorial de infecções por AVL em humanos. É feita com a semeadura do material em placas de Petri contendo meios de cultura especiais para isolamento. Pode ser usado ágar não nutriente semeado com bactérias vivas ou mortas (*Escherichia coli* ou *Enterobacter aerogenes)*, ou meio de ágar-soja segundo Foronda, 1979. Se o material for muito abundante, recomenda-se a filtração em membranas de 1,2 ?m de porosidade. As placas devem ser examinadas diariamente. Dependendo do inóculo, é possível observar proliferação amebiana na superfície do ágar em até 24 horas após a semeadura, mas em geral, o desencistamento ocorre no período de 5 a 10 dias pós-inoculação da amostra no meio de ágar-soja. A precocidade do diagnóstico clínico-laboratorial é fundamental nas infecções por AVL, diante das deficiências terapêuticas. Para a caracterização de *Naegleria spp.* o teste de flagelação pode ser útil. Em ceratites, o material clínico obtido de raspados de córnea é semeado e cultivado, podendo-se tentar também o isolamento de amebas a partir de lentes de contato e/ou materiais utilizados na desinfecção. Culturas positivas das lentes e/ou materiais não fecham o diagnóstico, apenas sugerem infecção por *Acanthamoeba*. Embora infecções acidentais em laboratório não tenham sido relatadas, precauções são necessárias ao trabalhar-se com agentes reconhecidamente patogênicos[11].

Imunodiagnóstico

As características antigênicas de amebas pertencentes aos gêneros *Naegleria, Acanthamoeba* e *Hartmannella* têm sido intensamente estudadas, chegando-se a bons resultados, aplicáveis à imunotaxonomia. Observou-se que, com a utilização de técnicas de imunoeletroforese, foi possível caracterizar espécies de *Naegleria*, mostrando pouca ou nenhuma reação cruzada com *Entamoeba* e *Acanthamoeba*. Parece estar bem estabelecido que o soro humano contém anticorpos, das classes IgM e IgG, para espécies de *Naegleria*

e *Acanthamoeba,* patogênicas ou não. Verificou-se que 50 a 100% da população humana têm anticorpos contra espécies de *Acanthamoeba*[10,18,19,21,22].. Embora a resposta de anticorpos seja expressiva, não se sabe se é protetora. Os pacientes com ceratite por *Acanthamoeba* têm baixos níveis de IgA secretora, indicando possível suscetibilidade. Embora imunoglobulinas dessa classe não afetem a viabilidade dos protozoários, os mecanismos de proteção podem estar ligados à inibição de adesão dos trofozoítos às células epiteliais da córnea. Supõe-se que outros mecanismos de imunidade adaptativa possam estar envolvidos na resistência à ceratite por *Acanthamoeba,* mas a recorrência da infecção indica que a memória imunológica não se estabelece[6]. Na ceratite por *Acanthamoeba spp.* a imunidade inata é a mais efetiva, sendo que os macrófagos têm papel importante. Acredita-se que constituam a primeira linha de defesa, matando diretamente os trofozoítos na superfície ocular por fagocitose. Os neutrófilos constituem uma linha de defesa complementar, prevenindo a evolução da ceratite para uma infecção intraocular[5]. Anticorpos contra *B. mandrillaris* não dão reação cruzada com outras espécies de amebas.

Apesar desses conhecimentos, testes sorológicos para o diagnóstico de infecções por AVL não estão padronizados, nem se mostram úteis, pelo menos até o momento, porque nos casos de infecções por *N. fowleri* os pacientes morrem antes de produzir anticorpos e em EAG, dificilmente se suspeita da etiologia antes da morte. O diagnóstico específico de *Balamuthia mandrillaris* tem sido feito por sorologia nos CDC (Atlanta, EUA)[26].

Exames Auxiliares

Exame do Líquido Cefalorraquiano (LCR)

É o primeiro exame a ser feito, mas os achados não são patognomônicos, pois as alterações físicas (turvo ou opalescente), celulares (pleocitose com predomínio de polimorfonucleares) e bioquímicas (hiperproteinorraquia e hipoglicorraquia) são semelhantes às da meningite bacteriana. Só o encontro de trofozoítos de AVL permite firmar o diagnóstico.

Exame Anatomopatológico

Nos casos de MAP, o exame de tecido cerebral, corado por hematoxilina-eosina (HE), mostra leptomeningite purulenta, meningoencefalite hemorrágica necrosante, edema cerebral, necrose de nervos e bulbos olfatórios. O exsudato é composto principalmente de polimorfonucleares, poucos eosinófilos e linfócitos. As amebas se encontram na forma trofozoítica, geralmente nos espaços perivasculares, em aglomerados, com pouca ou nenhuma reação inflamatória. Em EAG, usualmente há encefalite granulomatosa com necrose focal e leptomeningite localizada. O exsudato é composto, em geral, por linfócitos e monócitos, raros polimorfonucleares. As amebas se encontram nas formas trofozoítica e cística, também nos espaços perivasculares e geralmente invadem a parede dos vasos. No quadro histopatológico de ceratites por *Acanthamoeba*, estudos revelam destruição da córnea, com infiltração de células inflamatórias nas camadas superficiais e medianas do estroma corneano. A principal resposta inflamatória do hospedeiro consiste na presença de polimorfonucleares ao redor da parede cística das amebas[11,12,19,21,22]. É bom enfatizar que apenas as amebas do gênero *Acanthamoeba* têm a capacidade de formar cistos nos tecidos. Processos de imunofluorescência indireta e imunoperoxidase têm permitido o reconhecimento dos protozoários nos tecidos. Dessa maneira, foi possível o diagnóstico retrospectivo de vários casos. O exame em botão corneano permite a visibilização, no estroma, de trofozoítos e cistos de *Acanthamoeba spp.*, pela coloração de rotina, HE, embora a coloração pelo ácido periódico de Schiff (PAS) seja considerada melhor[8,11,12,19,21,22,28].

Imagem

Em EAG, pode-se utilizar tomografia e ressonância magnética, mas os achados não são específicos, mostrando apenas um processo expansivo. Em ceratite, o uso de microscópio confocal aparentemente permite a visibilização de imagens de alto contraste de cortes corneanos contendo trofozoítos ou cistos de *Acanthamoeba*[21]. No entanto, considerando-se a complexidade da terapêutica da ceratite amebiana, a utilização de procedimentos de detecção do protozoário baseados em imagem deve ser vista com cautela. Torna-se necessário o conhecimento prévio acerca dos diferentes aspectos morfológicos dos cistos e dos trofozoítos de *Acanthamoeba spp.*, a fim de excluir a possibilidade de resultados falso-positivos.

Análises Isoenzimáticas e Moleculares

Análises de isoenzimas mostram que todas as cepas de *N. fowleri*, a despeito da origem geográfica, são basicamente homogêneas. As espécies de *Acanthamoeba,* não distinguíveis por critérios morfológicos, podem ser caracterizadas por análise de isoenzimas, até com descrição de novas espécies[23]. Apesar de os resultados não serem ainda conclusivos, a utilização de técnicas de biologia molecular pode trazer novas perspectivas para a identificação de AVL[1]. Pesquisas recentes, por técnica de reação em cadeia da polimerase (PCR) utilizando a sequência do gene 18S do rDNA, permitiram o estabelecimento de 19 genótipos de *Acanthamoeba spp.* (T1 a T19)[7,15,16,20,24], agrupados em cepas patogênicas e não patogênicas e a correlação destes grupos com aqueles propostos previamente por Pussard e Pons, baseados na morfologia dos cistos. A maioria das cepas patogênicas de *Acanthamoeba spp.* pertence aos genótipos T3 e T4, que correspondem ao grupo 2 de Pussard. Apenas um isolado de olho foi relacionado com o genótipo T11[15,21].

Quanto às encefalites amebianas, o desenvolvimento de novas ferramentas de biologia molecular baseadas principalmente na técnica de PCR surge como perspectiva para a detecção específica do protozoário e diagnóstico precoce da infecção. Por exemplo, uma técnica de PCR em tempo real, denominada *multiplex real-time PCR*, tem sido sugerida como procedimento complementar aos métodos tradicionais de diagnóstico laboratorial, cuja detecção e identificação específica do agente etiológico, a partir da amostra clínica, poderão auxiliar na escolha do padrão terapêutico mais adequado para cada caso de encefalite amebiana[32]. O diagnóstico molecular das infecções amebianas permanece no campo da ciência experimental, como ferramenta complementar aos métodos laboratoriais atualmente utilizados, necessitando de padronizações metodológicas nas fases de extração, purificação e amplificação do material genético do protozoário a partir da amostra clínica.

TRATAMENTO

Meningoencefalite Amebiana Primária

Anfotericina B, rifampicina, tetraciclina e miconazol têm ação *in vitro* sobre *Naegleria fowleri*. Em MAP, provavelmente, não há elicitação de resposta protetora celular ou humoral; portanto o diagnóstico precoce é essencial para o sucesso do tratamento. O paciente deve ser tratado imediatamente com altas doses de anfotericina B, por via intravenosa (IV) e intratecal, em associação com miconazol. Existem relatos bem documentados de sobrevivência em apenas quatro pacientes[21]. Ensaios laboratoriais *in vivo* têm demonstrado a eficácia de drogas alternativas, como miltefosina e clorpromazina, em modelos animais experimentais portadores de MAP[17].

Encefalite Amebiana Granulomatosa (EAG) *Acanthamoeba spp.* e *Balamuthia mandrillaris*

Não há tratamento efetivo para EAG. A maioria dos casos tem sido diagnosticada *post mortem*; assim, não há experiência suficiente em relação a esquemas terapêuticos. Se a lesão cerebral for única, pode ser feito tratamento cirúrgico. Infelizmente, as lesões cerebrais são múltiplas e de localização profunda. O principal fator associado ao mau prognóstico é a situação de imunodeficiência dos pacientes, mas há que se levar em conta que *Acanthamoeba spp.* são as cepas de AVL mais resistentes a tratamento. Embora sulfadiazina, pentamidina, propamidina e cetoconazol pareçam ser efetivos *in vitro,* é questionável que sejam úteis em função do estado imunitário do hospedeiro.

Um importante fator em relação à terapêutica é a habilidade de *Acanthamoeba spp.* formarem cistos nos tecidos quando as condições são adversas, podendo dar a falsa impressão de cura. É interessante lembrar que as dificuldades terapêuticas aumentam em decorrência de não se dispor de uma droga que atue tanto em trofozoítos quanto em cistos de *Acanthamoeba spp.* e que há crescente risco de toxicidade com o uso combinado de várias drogas e possibilidade de interações entre elas[11,21]. Cita-se relato de tratamento bem sucedido em infecção disseminada por *Acanthamoeba rhysodes* em indivíduo imunocomprometido, com isotionato de pentamidina IV, itraconazol, via oral, e tratamento tópico das lesões de pele com cetoconazol creme e gluconato de clorexidina[29]. Foram relatados dois casos clínicos de encefalite por *Balamuthia mandrillaris* que sobreviveram em função de tratamento inicial com flucitosina, pentamidina, fluconazol, sulfadiazina e um antibiótico macrolídeo (azitromicina ou claritromicina), sendo também usadas fenotiazinas[9].

Ceratite por Acanthamoeba

Os resultados dos esquemas terapêuticos adotados dependem da precocidade do diagnóstico, da virulência da cepa da ameba e da eventual resistência adquirida pelos protozoários. Muitas drogas foram usadas, como cetoconazol, clotrimazol, miconazol, itraconazol, neomicina, isotionato de propamidina, poli-hexametileno de biguanida, todos com ação sobre os trofozoítos das amebas, exceto a biguanida, que atua também sobre os cistos. São usados:

1. agentes antissépticos catiônicos (biguanida ou clorexidina);
2. diamidinas aromáticas (propamidina – brolene e hexamidina);
3. aminoglicosídeos (neomicina ou paromomicina).

Como primeira escolha, poli-hexametileno de biguanida, apresentação sob forma de colírio a 0,02%, obtido em farmácias de manipulação a partir de Baquacil® + isotionato de propamidina, apresentação sob forma de colírio ou pomada, a 0,1%, Brolene® (só disponível na Inglaterra) de hora em hora, dia e noite, nos 3 primeiros dias e depois de hora em hora, em vigília, diminuindo-se paulatinamente conforme a evolução. Se for boa, mantém-se a média de quatro vezes por dia por um período prolongado (± 4 meses). A neomicina não tem sido utilizada em função da toxicidade. Se esse esquema não funcionar, substitui-se a biguanida pela clorexidina e, se também não funcionar, tenta-se introduzir a hexamidine 0,1% (Desomedine®, Laboratoire Chauvin, França).

Raramente são utilizadas drogas antifúngicas, quer por via tópica, quer por via sistêmica (cetoconazol – 400 mg/dia ou itraconazol – 200 mg/dia, via oral). Durante o tratamento e diante do efeito tóxico das drogas utilizadas, é necessário constante acompanhamento do paciente, para evitar sequelas graves, como catarata e atrofia de íris. Para controle da dor usa-se a associação de Tryptanol® com Tilatil®. O uso de corticoides, tanto tópico como sistêmico, é controverso, sendo indicado na vigência de resposta inflamatória muito importante, pois se acredita que seja responsável pelo desencistamento das amebas no tecido infectado. O transplante de córnea é indicado nos casos resistentes ao tratamento clínico ou naqueles com necrose e perfuração extensas e deve ser feito somente após o controle da infecção ativa. Cita-se um caso submetido à ceratoplastia por quatro vezes, sem sucesso. Em casos de infecção grave e de disseminação, a enucleação pode ser indicada[11,14].

PROFILAXIA

Não se dispõe, no momento, de medidas eficazes para a profilaxia das infecções por AVL, uma vez que vários aspectos da biologia e do comportamento destes protozoários ainda são desconhecidos. A orientação, no entanto, baseia-se na adoção de medidas de ordem geral, consideradas auxiliares para a solução do problema: educação sanitária junto aos banhistas, evitando-se poluição da água com matéria orgânica (descamação da pele, secreções nasais, uretrais, vaginais, etc.); limpeza sistemática de piscinas, pré-cloração e manutenção de níveis de cloro ativo; não contato de animais com águas destinadas ao uso da população humana; recomendações de cuidados no manuseio e na desinfecção de lentes de contato e proibição do seu uso durante banhos de piscinas ou na vigência de qualquer sinal de irritação da córnea. É importante lembrar que essas infecções podem ser adquiridas em atividades profissionais, como também de lazer e práticas esportivas[11].

REFERÊNCIAS BIBILOGRÁFICAS

1. Adl SM et al. The new higher level classification of eukaryotes with emphasis on the taxonomy of protists. Journal of Eukaryotic Microbiology. 2005;52:399-451.
2. Alizadeh H et al. Tear IgA and serum IgG antibodies against Acanthamoeba in patients with Acanthamoeba keratitis. Cornea. 2001;20:622-7.
3. Alves JMP et al. Random amplified polymorphic DNA profiles as a tool for the characterization of Brazilian keratitis isolates of the genus Acanthamoeba. Braz J Med Biol Res. 2000;33:19-26.
4. Carvalho FR et al. Twenty years of Acanthamoeba keratitis. Cornea. 2009;28:516-9.
5. Clarke DW, Niederkorn JY. The pathophysiology of Acanthamoeba keratitis. TRENDS in Parasitology. 2006;22:175-180.
6. Clarke DW, Niederkorn JY. The immunobiology of Acanthamoeba keratitis. Microbes Infect. 2006;8:1400-1405.
7. Corsaro D, Venditti D. Phylogenetic evidence for a new genotype of Acanthamoeba (Amoebozoa, Acanthamoebida). Parasitol Res. 2010;107:233-238.
8. Rocha Azevedo B, Tanowitz HB, Marciano-Cabral F. Diagnosis of infections caused by pathogenic free-living amoebae. Interdiscip Perspect Infect Dis. 2009;2009:251406.
9. Deetz TR et al. Successful treatment of Balamuthia amoebic encephalitis: presentation of 2 cases. Clin Infect Dis. 2003;37:1304-12.
10. Ferrante A. Free-living amoebae: pathogenicity and immunity. Parasite Immunol 1991;13:31-47.
11. Foronda AS. Infecções por amebas de vida livre. In: Veronesi R, Focaccia R (Ed). Tratado de Infectologia. 4ª ed. São Paulo: Atheneu; 2009. p. 1611-20.
12. Foronda AS. Infecções por amebas de vida livre. In: Lopes AC (ed) Tratado de Clínica Médica. 2ª.ed. São Paulo: Roca; 2009, p. 4092-4096.
13. Fowler M, Carter FC. Acute pyogenic meningitis probably due to Acanthamoeba sp. A preliminary report. Br Med J. 1965;2:740.
14. Freitas D et al. Doenças emergentes em oftalmologia: Ceratite por Acanthamoeba. Arq Bras Oftalmo. 2001;64(S4):7-63.
15. Khan NA, Jarroll EL, Paget TA. Molecular and physiological differentiation between pathogenic and nonpathogenic Acanthamoeba. Curr Microbiol. 2003;45:197-202.
16. Khan NA. Acanthamoeba: biology and increasing importance in human health. FEMS Microbiol Rev. 2006;30:564-95.
17. Kim JH et al. Effect of therapeutic chemical agents in vitro and on experimental meningoencephalitis due to Naegleria fowleri. Antimicrob Agents Chemother. 2008;52:4010-6.
18. Kumar R, Lloyd D. Recent advances in the treatment of Acanthamoeba Keratitis. Clin Infect Dis. 2002;35:434-41.
19. Ma P et al. Naegleria and Acanthamoeba infections: review. Rev. Infect Dis. 1990;12:490-513.
20. Magnet A et al. Novel Acanthamoeba 18S rRNA gene sequence type from an environmental isolate. Parasitol Res. 2014;113:2845-50.
21. Marciano-Cabral F, Cabral G. Acanthamoeba spp. as agents of disease in humans. Clin Microbiol Rev. 2003;16:273-307.
22. Martinez AJ, Visvesvara GS. Free-living amebas, amphizoic and opportunistic amebas. Brain Pathol. 1997;7:583-98.
23. Moura H, Wallace S, Visvesvara GS. Acanthamoeba healyi n. sp. and the isoenzyme and immunoblot profiles of Acanthamoeba spp., groups 1 and 3. J Protozool. 1992;39:573-83.
24. Nuprasert W et al. Identification of a novel t17 genotype of acanthamoeba from environmental isolates and t10 genotype causing keratitis in Thailand. J Clin Microbiol. 2010;48:4636-40.
25. Page FC. A new key to freshwater and soil amoebae. Cumbria (England): Freshwater Biological Association Scient. Publ.; 1988.
26. Recaverren-Arce S et al. Amoeba angeitic lesions of the central nervous system in Balamuthia mandrilaris amoebiasis. Hum Pathol. 1999;30:269-73.

27. Satlin MJ et al. Fulminant and fatal encephalitis caused by *Acanthamoeba* in a kidney transplant recipient: case report and literature review. Transpl Infect Dis. 2013;15:619-26.

28. Schuster FL, Visvesvara GS. Free-living amoebae as opportunistic and non-opportunistic pathogens of humans and animals. Int J Parasitol. 2004;34:1-27.

29. Slater CA et al. Brief report: successful treatment of disseminated *Acanthamoeba* infection in an immunocompromised patient. N Engl J Med. 1994;331:85-87.

30. Stehr-Green JK, Bailey TM, Visvesvara GS. The epidemiology of *Acanthamoeba* keratitis in the United States. Am J Ophthalmol. 1989;107:331-36.

31. Visvesvara GS, Moura H, Schuster FL. Pathogenic and opportunistic free-living amoebae: *Acanthamoeba spp., Balamuthia mandrillaris, Naegleria fowleri*, and *Sappinia diploidea*. FEMS Immunol Med Microbiol. 2007;50:1-26.

32. Visvesvara GS. Amebic meningoencephalitides and keratitis: challenges in diagnosis and treatment. Curr Opin Infect Dis. 2010;23:590-4.

■ Jurema Nunes Mello
■ Walter Tavares

(CID 10 = A69.0 - Estomatite ulcerativa necrotizante [Estomatite gangrenosa, Gangrena por fusoespiroquetas, Noma]; A69.1 - Outras infecções de Vincent [Angina de Vincent, Boca das trincheiras, Estomatite por espiroquetas, Faringite por fusoespiroquetas, Gengivoestomatite ulcerativa necrotizante aguda]; A41.4 - Septicemia por anaeróbios; J85.1 - Abscesso do pulmão com pneumonia; J85.2 - Abscesso do pulmão sem pneumonia; E10.5 - Diabetes *mellitus* insulino-dependente, com complicações circulatórias [úlcera diabética, gangrena diabética]; L89 - Úlcera de decúbito)

INTRODUÇÃO[12,17,21,33]

As bactérias anaeróbias estritas habitualmente só conseguem manter o seu processo metabólico e reprodutivo na ausência de oxigênio, pois não possuem citocromo e catalase e suas enzimas essenciais só funcionam em estado reduzido. Sob condições de aerobiose, o H_2 produzido na desidrogenação dos processos metabólicos combina-se com o oxigênio formando água oxigenada, que não será desdobrada em H_2O e O_2 já que falta catalase, ocorrendo seu acúmulo e concentração letal ao microrganismo. Embora o oxigênio livre iniba o crescimento e com frequência destrua os germes anaeróbios nos meios comuns, eles podem crescer em presença de ar, desde que o potencial de oxirredução do meio seja mantido baixo pela inclusão de substâncias redutoras como sulfitos, ácido tioglicólico e ácidos graxos não saturados. Bactérias anaeróbias moderadas podem crescer em pequena quantidade de oxigênio. Os *Bacteroides, Actinomyces, Veillonella, Fusobacterium, Prevotella, Peptostreptococcus* e outros anaeróbios não esporulados fazem parte da microbiota do homem e outros animais. Localizam-se na pele e nos aparelhos digestivo, respiratório e genital, comportando-se como saprófitas (Tabela 91.1). Esses microrganismos desempenham importante papel na defesa antimicrobiana dos animais, competindo com microrganismos patogênicos em sua adesão aos tecidos e produzindo substâncias (bacteriocinas) inibidoras do crescimento desses agentes. Ademais, participam da homeostase, sintetizando vitamina K e ativando os ácidos biliares importantes no metabolismo das gorduras. Em seu habitat no organismo do hospedeiro animal, os anaeróbios não são patogênicos. Passam a causar doença quando penetram nos tecidos.

ETIOPATOGENIA[12,17,21,26,34,50]

As bactérias anaeróbias pertencem a diferentes gêneros, mas em termos práticos são divididas em dois grandes grupos: anaeróbios esporulados e não esporulados. No primeiro grupo, situam-se as espécies do gênero *Clostridium*; ao segundo pertencem os microrganismos endógenos dos gêneros *Bacteroides, Prevotella, Veillonella, Fusobacterium, Actinomyces* e outros cocos e bacilos gram-positivos e gram-negativos de sistemática confusa e duvidosa, localizados nos gêneros *Peptococus* (estafilococos anaeróbios), *Peptostreptococus* (estreptococos anaeróbios), *Gemella, Eubacterium, Bifidobacterium, Propionibacterium, Corynebacterium, Lactobacillus, Mobiluncus* e outros. Dentre a longa relação de espécies de anaeróbios, aqueles mais frequentemente envolvidos em infecções humanas pertencem aos gêneros *Bacteroides, Prevotella, Fusobacterium, Porphyromonas* e *Peptostreptococcus*.

Normalmente, esses microrganismos não invadem os tecidos devido ao potencial de oxirredução (+ 120 mV) aí existente, impeditivo para sua sobrevivência. Ocasionalmente, porém, aproveitam-se de condições que diminuem o potencial de oxirredução tecidual e tornam-se invasivos, provocando um processo necrótico, localizado ou generalizado. Tais condições são dadas por lesões traumáticas, anóxicas e infecciosas, como as provocadas por ferimentos, corpos estranhos, choque, obstrução vascular e infecção por bactérias consumidoras de oxigênio. Essas circunstâncias não só propiciam a invasão e multiplicação dos germes anaeróbios, como provocam uma diminuição da fagocitose, pois a anaerobiose interfere no funcionamento dos granulócitos.

Geralmente, as infecções por anaeróbios originadas no tubo digestório ou no aparelho genital feminino são causadas por uma microbiota mista na qual, com frequência, estão presentes microrganismos do gênero *Bacteroides*, associados a outros tipos de bactérias. Os bacteroides são bacilos gram-negativos pleomórficos e constituem o principal elemento da microbiota intestinal, principalmente o *B. fragilis* e o *Prevotella melaninogenica* (antes chamado *Bacteroides melaninogenicus*) (Figura 91.1).

TABELA 91.1

Distribuição da Microbiota Anaeróbia Humana Normal							
	Pele, Orelha, Externa	Boca	Seios da Face, Nariz, Faringe, Amígdalas	Jejuno, Íleo	Colo, Válvula Ileocecal	Genitália (Vagina, Vulva, Meato Uretral)	Uretra, Bexiga, Vesícula Biliar
Cocos gram-positivos							
Peptococcus	++	+++	+++	+	++	++	0
Peptostreptococcus	++	+++	+++	+	++	++	0
Bacilos gram-positivos							
Lactobacillus	0	+++	0	++	+++	+++	0
Propionibacterium	+++	0	+	0	+++	+	0
Eubacterium	0	+++	0	++	+++	+	0
Actinomyces	0	+++	++	0	0	0	0
Bifidobacterium	0	+++	0	++	++	+	0
Clostridium*	0	0	0	0	+	+	0
Cocos gram-negativos							
Veillonella	0	+++	++	0	++	0	0
Bacilos gram-negativos							
Fusobacterium	0	+++	+++	+	+++	+	0
Prevotella	0	+++	+++	0	+++	++	0
Porphyromonas	0	+++	0	0	+++	+	0
Bacteroides	0	0	0	0	+++	++	0

*C. perfringens; C. difficile; C. tetani.
Convenção: 0: ausente; +: raro; ++: presente; +++: abundante. Fonte: adaptado de Finegold M[21].

QUADRO CLÍNICO

As infecções por anaeróbios não esporulados devem ser suspeitadas nos abscessos, nas peritonites e na sepse que se seguem a cirurgias, traumatismos, choque e outras condições que causam anóxia tissular. Ao invadirem o organismo, os anaeróbios provocam um processo supurativo fétido, originando abscessos (pulmão, cérebro, dentes, tecido subcutâneo, fígado, útero, vulva etc.), peritonite, gengivite, tromboflebite, metrite, osteomielite, úlceras da pele e mucosas, endocardite e sepse (Tabela 91.2). Tais quadros são causados pelos anaeróbios não esporulados, associados entre si ou com bactérias aeróbias facultativas[17,21,33,38]. Fatores como diabetes, neoplasias, alcoolismo, hepatopatia, uso de corticoides e imunossupressores favorecem e agravam as infecções sistêmicas por anaeróbios endógenos.

Os anaeróbios esporulados causadores de doença humana pertencem ao gênero *Clostridium*. Os clostrídios são bacilos gram-positivos, móveis por meio de flagelos, capazes de sobreviver em condições de anaerobiose sob a forma de esporos. Estes têm forma arredondada ou oval e com frequência permanecem ligados ao corpo bacilar. A maioria das espécies não é patogênica, e vive em saprofitismo no solo e em fezes de animais. As espécies patogênicas para o homem causam doenças específicas relacionadas com exotoxinas por eles produzidas quando, em meio anaeróbio, assumem sua forma bacilar. São o *C. tetani*, causador do tétano, *C. botulinum*, causador do botulismo e *C. perfringens*, *C. septicum* e outros, causadores da gangrena gasosa e eventualmente infecções

intestinais e ginecológicas, discutidas nos respectivos capítulos. O *Clostridium difficile* é também um habitante do meio ambiente, e caracteriza-se, quando na forma vegetativa, em meio anaeróbio, por produzir uma potente exotoxina causadora da colite pseudomembranosa. Ademais, esse anaeróbio é multirresistente às drogas antimicrobianas. Neste capítulo discutiremos alguns quadros clínicos com características próprias, causados por bactérias anaeróbias.

Na Tabela 91.3 é representada a sensibilidade das bactérias anaeróbias aos antimicrobianos ativos contra tais microrganismos.

Neste capítulo discutiremos alguns quadros clínicos com características próprias causados por bactérias anaeróbias. As infecções inespecíficas por anaeróbios da microbiota endógena são discutidas nos Capítulos 1 - Aborto séptico; 2 - Abscessos e empiemas cerebrais; 47 - Doença inflamatória pélvica; 66 - Fascite necrotizante; 74 - Gangrena de Fournier; 87 - Infecção bucomaxilofacial; 89 - Infecção intra-abdominal; 147 - Sepse. O pé diabético será discutido no Capítulo 132. O botulismo, a gangrena gasosa e o tétano são discutidos, respectivamente, nos Capítulos 17, 75 e 152.

Abscesso Pulmonar por Aspiração[2,6,16,18,21a,23a,24a,30,41,43,55]

O abscesso pulmonar é normalmente definido como lesão parenquimatosa, necrótica, escavada, delimitada e com secreção purulenta no seu interior. A maior parte dos

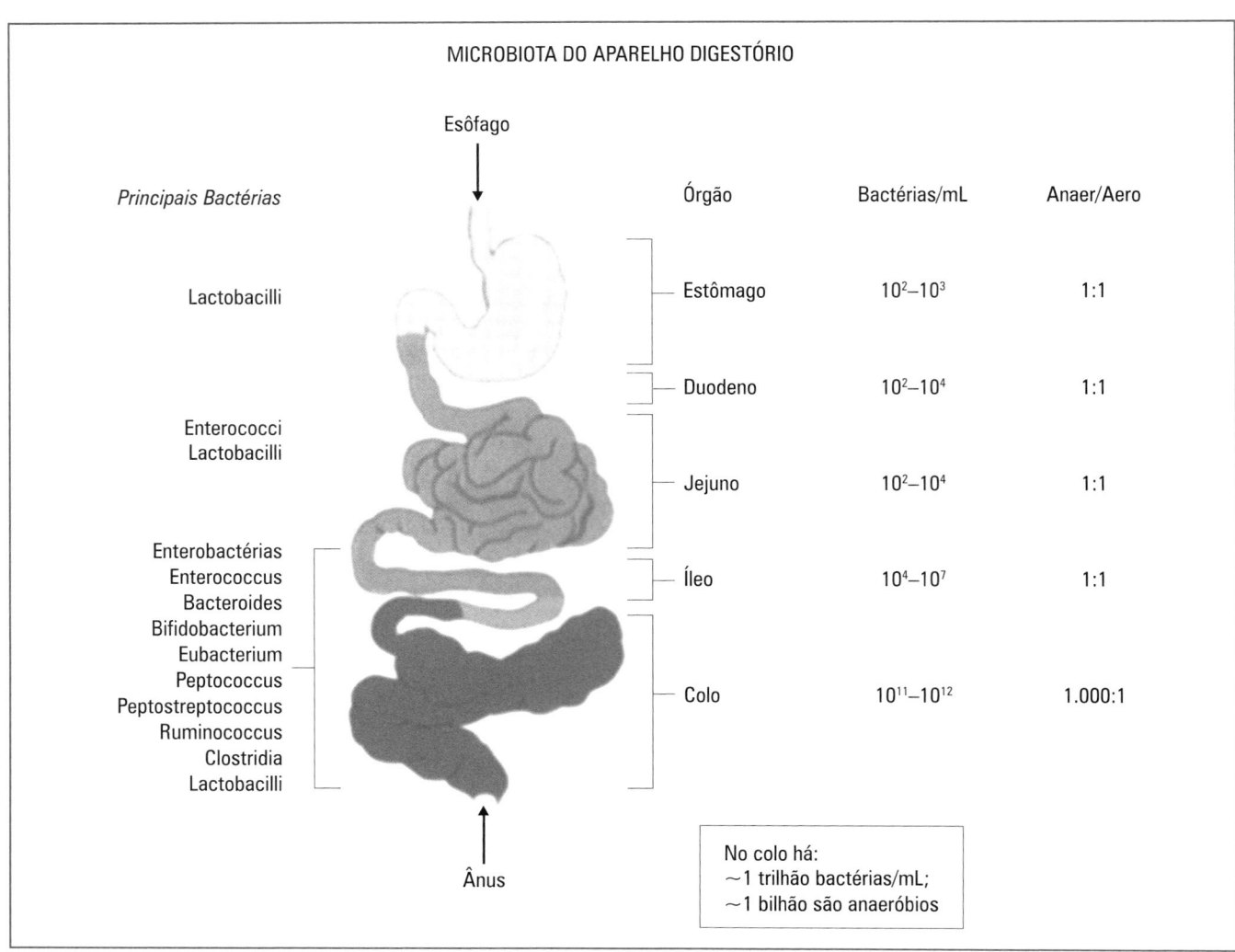

FIGURA 91.1 – Microbiota do aparelho digestório. (Fonte: Human Diseases and Defenses. University of Florida. Disponível em: http://www.agen.ufl.edu/~chyn/age2062/lect/lect_25/FG19_006.GIF).

abscessos pulmonares tem como causa principal a aspiração de secreção da orofaringe, normalmente colonizada por uma microbiota mista. Anaeróbios (*Peptostreptococcus, Fusobacterium, Prevotella* e *Bacteroides spp.*) e estreptococos microaerófilos são os patógenos predominantemente envolvidos, ainda que, em alguns estudos, seja descrita, principalmente em pacientes diabéticos, a *Klebsiella pneumoniae* como agente etiológico isolado de abscessos pulmonares comunitários primários. Frequentemente, existem condições facilitadoras para a aspiração da secreção de orofaringe, ligadas, direta ou indiretamente, à alteração do reflexo da tosse, do fechamento da glote e à presença de disfagia. Fatores de risco importantes são: dentes em mau estado de conservação, alcoolismo, uso de sedativos e coma. Aspiração silenciosa (clinicamente inaparente) tem sido descrita em idosos e pacientes traqueostomizados sob ventilação mecânica. Abscessos pulmonares são incomuns em crianças (em geral, estão associados a comprometimento do sistema imunológico ou a danos pulmonares predisponentes) e são mais frequentes em adultos do sexo masculino, principalmente idosos (maior prevalência de doenças periodontais e maior risco de aspiração).

Os abscessos oriundos de aspiração de secreção da orofaringe normalmente se localizam nos segmentos posteriores dos lobos superiores e nos segmentos superiores dos lobos inferiores. Apresentam-se em geral, na radiografia de tórax como lesão única, de paredes irregulares, com nível hidroaéreo no seu interior, usualmente sem sinais de disseminação broncogênica. O abscesso formado leva ao aparecimento de sintomas (febre alta, tosse, dor torácica, comprometimento do estado geral). Na 2ª ou 3ª semana de doença pode ocorrer a vômica (eliminação, pela tosse, de secreção piossanguinolenta ou purulenta, normalmente em grande quantidade, extremamente fétida), levando à atenuação dos sintomas. Nos casos em que houver estenose brônquica, dificultando a drenagem natural do abscesso, indica-se a realização de tomografia computadorizada de tórax e fibrobroncoscopia para investigar causas de obstrução. Se ocorrer necrose da parede do abscesso, pode haver saída do material purulento para o espaço pleural (empiema), com indicação de drenagem cirúrgica. Também podem ocorrer êmbolos sépticos, causando abscessos em outros órgãos, sendo particularmente grave no sistema nervoso central. O hemograma mostra, comumente, leucocitose com desvio para esquerda, principalmente na fase inicial, sem tratamento antimicrobiano. É usual que o pa-

TABELA 91.2

Anaeróbios Prevalentes em Síndromes Clínicas	
Síndromes Clínicas	*% de Anaeróbios*
Abscesso cerebral	89
Empiema extra e subdural	30 a 40
Sinusite e otite média crônicas	52
Infecções dentárias e gengivais	86 a 94
Abscesso dentário	100
Abscesso periamigdaliano	75 a 94
Pneumonia por aspiração	93
Abscesso pulmonar	93
Empiema do pulmão	76
Abscesso hepático, subfrênico e outros abdominais	52 a 86
Apendicite	92
Peritonite	92
Infecção intra-abdominal pós-operatória	93
Abscesso perirretal	96
Parametrite, endometrite	73
Abscesso vulvovaginal	75
Aborto séptico	73
Salpingite e pelviperitonite	48 a 56
Abscesso tubovariano e pélvico	88 a 92
Gangrena gasosa (mionecrose)	100
Gangrena de Fournier	100
Fascite necrosante	100
Abscesso de mama	50 a 80
Pé diabético	95
Mordedura humana	50 a 56
Mordedura canina	30 a 40

Fonte: Adaptado de Finegold SM[21].

ciente procure atendimento médico nos primeiros 15 dias de sintomas, mas em 25% a 30% dos casos a procura por auxílio terapêutico ocorre mais tardiamente, após 4 a 8 semanas.

O diagnóstico microbiológico demanda realização de cultura do material, por coleta sem passar pela cavidade oral (p. ex., aspiração transtorácica percutânea guiada por ultrassonografia ou tomografia computadorizada, biópsia pulmonar ou escovado brônquico protegido), sendo necessário o envio do material para cultura de bactérias aeróbias e anaeróbias. A colheita do material para a cultura de anaeróbios deve ser em seringa livre de oxigênio. O material deve ser levado imediatamente para o laboratório, idealmente em 10 minutos, para cultivo em meio próprio. Infelizmente, entretanto, com frequência não há disponibilidade do diagnóstico microbiológico de infecção por anaeróbios. A realização de exame bacterioscópico (método de Gram) pode auxiliar, na medida em que mostra microbiota mista. Deve-se, sempre, considerar, na terapia empírica, a microbiota anaeróbia da cavidade oral.

O tratamento do abscesso pulmonar de aspiração é primariamente clínico: com antibióticos e drenagem postural. Podem ser utilizados para o tratamento antimicrobiano: penicilina G cristalina (considerar a resistência observada em algumas séries), clindamicina (tem tido preferência sobre a penicilina, recomendando-se o seu uso associado a uma cefalosporina de segunda ou de terceira geração), ß-lactâmico/inibidor de ß-lactamase (ampicilina/sulbactam ou amoxicilina/clavulanato), moxifloxacino. A duração do tratamento dependerá da evolução clínico-laboratorial, podendo-se estender por semanas (em média 4 a 6 semanas), mantendo-se até haver resolução da imagem radiológica ou até a redução para uma lesão pequena e estável. Ocorre diminuição da febre, em geral, ao fim de 3 a 4 dias de antibioticoterapia, sendo a defervescência esperada ao fim de 7 a 10 dias, devendo-se suspeitar de falência do tratamento caso tal evolução não ocorra. Obstrução brônquica por neoplasia ou corpo estranho, infecção por microrganismo resistente ou não, e concentração inadequada do antimicrobiano no interior do abscesso são causas possíveis de falência no tratamento. Em cerca de 10% dos casos pode haver a necessidade de realização de procedimentos cirúrgicos adjuvantes (drenagem de empiema, abscessos secundários à distância, ressecção pulmonar, pneumostomia). Na era pré-antibiótica, aproximadamente 1/3 dos pacientes com abscesso pulmonar morria. Hoje, as estatísticas mostram taxas de mortalidade em torno de 5%. O diagnóstico diferencial deve incluir tuberculose, carcinoma brônquico escavado, sequestração ou sequestro broncopulmonar intralobar e granulomatose de Wegener.

Angina de Ludwig[7a,8,12,13,21,22,24,34,36]

A angina de Ludwig consiste em um processo inflamatório agudo, grave, constituído por uma celulite endurecida, sem formação de abscesso, localizado no assoalho da boca, na região sublingual e submaxilar. É bilateral, geralmente secundária à infecção dentária ou amigdaliana, a traumas da língua (incluindo a colocação de *piercing* lingual) ou da mucosa bucal e, frequentemente, é causada por estreptococos associados a anaeróbios não esporulados. Podem estar presentes o *Staphylococcus aureus* e o *Prevotella melaninogenica*, o que pode dificultar a terapêutica, considerando que esses microrganismos podem ser produtores de beta-lactamases e mostrarem-se resistentes à penicilina G. As infecções dentárias são a origem de 70% a 80% dos casos, que são mais frequentes em adultos jovens. Há febre elevada, disfagia, dor na boca, elevação do assoalho da boca, sialorreia, sendo característico o extenso edema de face, boca, pescoço e garganta, rapidamente evolutivo, que dificulta a deglutição de saliva e a respiração, tornando necessária a traqueotomia em grande número de pacientes. Caracteristicamente, o edema submandibular é bilateral; a infecção pode distribuir-se pelo pescoço, tórax e atingir o mediastino (chamada de mediastinite descendente necrosante pós-angina de Ludwig, caracterizando um quadro grave com alta taxa de mortalidade, mesmo na era antibiótica). O diagnóstico da angina de Ludwig é clínico. A tomografia computadorizada da face e do pescoço pode ser realizada para a observação da extensão do processo inflamatório, e do mediastino, quando ocorre mediastinite. Segundo Maniglia e cols.[36], em 1939, Grodinsky estabeleceu alguns critérios para o diagnóstico da doença:

- sempre envolve os espaços submaxilar e sublingual e é bilateral;

TABELA 91.3

Sensibilidade Antimicrobiana da Microbiota Anaeróbia Humana Normal*							
	Penicilina G Ampicilina	Metronidazol	Clindamicina	Cloranfenicol	Ampicilina + Sulbactam	Piperacilina + Tazobactam	Imipeném Ertapeném
Cocos gram-positivos							
Peptococcus	++++	+++	+++	++++	++++	++++	++++
Peptostreptococcus	++++	+++	+++	++++	++++	++++	++++
Bacilos gram-positivos							
Lactobacillus	++++	++	++++	++++	++++	++++	++++
Propionibacterium	++++	++	++++	++++	++++	++++	++++
Eubacterium	++++	++	++++	++++	++++	++++	++++
Actinomyces	++++	++	++++	++++	++++	++++	++++
Bifidobacterium	++++	++	++++	++++	++++	++++	++++
Clostridium	++++	+++	++++	++++	++++	++++	++++
Cocos gram-negativos							
Veillonella	++++	++++	++++	++++	++++	++++	++++
Bacilos grama-negativos							
Fusobacterium	+++	++++	++++	++++	++++	++++	++++
Prevotella	++	++++	++++	++++	++++	++++	++++
Porphyromonas	+	++++	+++	++++	++++	++++	++++
Bacteroides	+	++++	+++	++++	++++	++++	++++

++++: sensibilidade > 95%; +++: sensibilidade 85% a 95%; ++: sensibilidade 50% a 85%; +: sensibilidade < 50%. Fonte: adaptado de Finegold M[21].

- produz fleimão, retendo secreção serossanguinolenta de odor fétido e pequena quantidade de pus;
- compromete tecido conjuntivo, fáscia e músculos, sem afetar linfonodos ou tecido glandular;
- difusão rápida, por continuidade e não por via linfática.

A angina de Ludwig é uma emergência médica. O paciente deve ser internado em hospital, imediatamente iniciada a medicação antimicrobiana e assegurada a permeabilidade das vias aéreas. O tratamento é realizado com penicilina G cristalina, por via intravenosa (IV), associada a metronidazol. A cefalotina ou a cefazolina podem substituir a penicilina, com a vantagem de sua ação sobre estafilococos comunitários. Alternativamente, empregam-se ampicilina + sulbactam ou amoxicilina + clavulanato. Nos pacientes alérgicos a beta-lactâmicos a clindamicina é a droga de escolha. Os antimicrobianos são utilizados em doses usuais. Frequentemente é necessária a drenagem cirúrgica para diminuir a tensão local e para o escoamento da secreção purulenta. Deve-se ficar atento para o diagnóstico precoce da mediastinite complicando a angina de Ludwig, suspeitada quando há a ocorrência de sintomas respiratórios como dor torácica, dispneia ou angústia respiratória associados a abscesso cervical, já que a mediastinite exige tratamento cirúrgico associado (drenagem através de toracotomia).

Angina de Plaut-Vincent[11,12,21,25,26,28,34,51]

A angina de Plaut-Vincent é uma lesão ulceronecrótica das amígdalas, por vezes situada na faringe ou na boca, provocada pela associação fusoespiroquetósica da *Borrelia vincenti* (*Treponema vincenti*) com o *Fusobacterium fusiformis*. A doença está associada a cáries dentárias, a cálculos salivares, erupção de novos dentes, à gengivoestomatite herpética, à desnutrição, a neoplasias e à higiene precária da boca. É mais frequente em crianças e em pessoas carentes de hábitos de higiene, mendigos, alcoólatras. No início, o estado geral não é comprometido e a febre é baixa, elevando-se posteriormente. Há halitose, dor de garganta e as amígdalas estão hipertrofiadas, mostrando um exsudato acinzentado não aderente e fétido, que ao ser removido deixa uma úlcera sangrante. Pode ser confundida com a angina diftérica, esclarecendo-se o diagnóstico pelo exame direto e pela cultura de *swab* da orofaringe. O tratamento é feito com uma penicilina oral (amoxicilina, ampicilina) ou IV, nos casos de maior gravidade, mantido por 7 a 10 dias. Alternativamente, pode ser utilizada a clindamicina ou um macrolídeo.

Colite Pseudomembranosa[2a,2b,5,6a,6b,6c,27,32a,39,42,45,46a,47,52,54]

Pacientes em uso de drogas antimicrobianas, sobretudo as que atuam em anaeróbios, que são administradas por via oral e empregadas por tempo prolongado, podem apresentar quadros de diarreia resultantes da modificação da microbiota intestinal pela ação do fármaco. Em 10% a 20% desses casos, o *Clostridium difficile* está envolvido na sua patogênese. Esse anaeróbio é encontrado no meio ambiente, habitando o solo e a água, e nas fezes do homem e de outros animais. Existem cepas toxinogênicas e não toxinogênicas, as primeiras produtoras de duas toxinas que provocam o quadro clínico da diarreia associada ao uso de antimicrobianos, cuja manifestação de maior gravidade é a colite pseudomembranosa. As apresentações clínicas da infecção pelo *C. difficile* incluem: portadores assintomáticos, colites associadas ao uso de antimicrobianos sem formação de pseudomembrana, colite pseudomembranosa e colite fulminante.

O *C. difficile* apresenta taxas de colonização de 15% a 70% nos recém-nascidos, 3% a 8% nos adultos saudáveis e 20% a 40% nos adultos hospitalizados, permanecendo na forma de esporo, metabolicamente inativo. Acredita-se que a alteração da microbiota *competidora* promova a conversão dos esporos para as formas vegetativas que replicam e produzem toxinas. Dos doentes infectados pelo *C. difficile*, só 1% a 5% desenvolvem colite pseudomembranosa e uma grande maioria permanece assintomática. Grande parte dos estudos aponta três grandes fatores de risco para a infecção pelo *C. difficile*: exposição antimicrobiana, idade avançada e hospitalização; também seriam fatores de risco cirurgias e procedimentos gastrintestinais. Nos EUA estima-se que o *C. difficile* cause entre 300.000 a 3 milhões de casos por ano de diarreia e colite, preponderantemente em pacientes hospitalizados ou em atendimento em casas de apoio ou domiciliar. A infecção por este anaeróbio aparentemente vem aumentando, seja pelo diagnóstico mais bem estabelecido, seja pelo aumento da dispersão dos esporos da bactéria no ambiente hospitalar, à medida que cresce o número de enfermos.

O *C. difficile* produz várias toxinas, destacando-se como as mais importantes as toxinas A e B, que têm ação citotóxica e pró-inflamatória. As toxinas, principalmente a A, promovem alterações mitocondriais e desagregação de microfilamentos nos colonócitos, levando a apoptose celular, destruição do epitélio colônico, formação de úlceras na mucosa, aumento da permeabilidade e abertura da junção epitelial, possibilitando a saída de líquido para o espaço intestinal. Por ação das toxinas, há a liberação de citocinas pró-inflamatórias, com acúmulo de polimorfonucleares e macrófagos que, nos casos mais graves, compõem a pseudomembrana juntamente com o epitélio necrosado.

Em recentes relatos, descreve-se uma verdadeira epidemia nos EUA e no Canadá de colite causada por uma cepa do *C. difficile* hiperprodutor das toxinas A e B. Essa cepa possui deleção do gene tcdC, que teria a função de regular negativamente a produção das toxinas A e B. Assim, cepas mais virulentas do *C. difficile* podem causar doenças epidêmicas em determinados locais, e são associadas a doenças mais graves (altas taxas de megacólon tóxico, reação leucemoide, grave hipoalbuminemia, necessidade de colectomia e choque) e óbito. São mais comuns em pacientes idosos e os antimicrobianos mais envolvidos, nesses casos, são as fluoroquinolonas e cefalosporinas. Os exames laboratoriais disponíveis na prática clínica não podem identificar tais cepas, mas elas devem ser suspeitadas com base no número e na gravidade dos casos. Deve-se promover o uso de precauções de barreira, isolamento do paciente, meticulosa limpeza do ambiente com agentes esporicidas ativos contra o *C. difficile* e intensa lavagem das mãos (água e sabão após uso de higienizantes com álcool, já que estes não conseguem erradicar o *C. difficile*).

Os antimicrobianos mais frequentemente associados com a ocorrência da colite pelo *C. difficile*, por alterarem a microbiota intestinal anaeróbia são: ampicilina, amoxicilina, amoxicilina/clavulanato, cefalosporinas, macrolídeos e lincosamidas. O quadro clínico se manifesta de maneira aguda, dentro de 3 a 7 dias de administração do antibiótico, e varia de uma diarreia discreta até uma colite fulminante, conduzindo o paciente ao óbito por desidratação e sangramento em horas. Classicamente, a colite pseudomembranosa manifesta-se por febre, dor abdominal, diarreia aquosa profusa, que por vezes se torna mucoide ou sanguinolenta, desidratação e toxemia. Nos casos não tratados podem ocorrer choque hipovolêmico, perfuração do colo, hemorragia grave e sepse.

A confirmação do diagnóstico se faz pela cultura das fezes e por exames para demonstração das citotoxinas do clostrídio nas fezes por técnica de reação em cadeia de polimerase (PCR), que entretanto só oferecem resultados 3 dias após a colheita do material (Johnson e Gerding). Dessa maneira, deve-se suspeitar de colite causada pelo *C. difficile* em todo enfermo com quadro diarreico na vigência do uso de antimicrobianos, recomendando-se as medidas terapêuticas se houver agravamento da condição clínica do paciente.

A terapêutica da enterocolite causada pelo *C. difficile* baseia-se na retirada do antibiótico em uso, hidratação adequada e dieta pobre em carboidratos e fibras, evitando-se o uso desnecessário de drogas com atividade antiperistáltica. Se houver necessidade de manter o tratamento antimicrobiano, procurar usar drogas menos associadas à diarreia provocada pelo *C. difficile* (nitrofurantoína, aminoglicosídeos, vancomicina, teicoplanina, metronidazol e sulfametoxazol-trimetoprim). Nos casos com maior gravidade, indica-se a administração de metronidazol por via oral, na dose de 250 mg de 6/6 h por 10 a 14 dias. A vancomicina e a teicoplanina, por via oral, também têm efeito terapêutico; porém, o metronidazol constitui a alternativa terapêutica mais utilizada, tendo em vista o menor custo e a ausência de pressão seletiva para enterococos resistentes à vancomicina. Estudos comparativos com as três drogas mostram que são equivalentes, mas existe alguma evidência de que a vancomicina oral seja preferencial nos pacientes gravemente enfermos, pois é registrada maior falha terapêutica com metronidazol, relacionado à resistência da bactéria (pode chegar a 13%), comparado com a vancomicina (3%). Devido a não ser absorvida por via oral, a vancomicina pode atingir concentração no colo cerca de 100 vezes superior à mais alta concentração inibitória mínima já relatada.

Nos pacientes em que a via oral está prejudicada (pacientes com íleo paralítico), o tratamento será realizado com o metronidazol por via intravenosa na dose de 500 mg de 8/8 horas, muito embora esse esquema seja menos eficaz que a terapêutica oral. A resposta clínica esperada é a rápida deferverscência nos pacientes febris e resolução da diarreia em 4 a 6 dias. Pode ocorrer falha terapêutica, à custa de doença avançada com íleo paralítico ou resistência bacteriana. Recaída e reinfecção também podem ocorrer após descontinuação do tratamento. O quadro clínico de recaída (vista em cerca de 20% dos pacientes tratados com vancomicina ou metronidazol) é característico: há relato pelo paciente de recorrência dos sintomas idênticos aos da doença inicial, dentro de 1 a 8 semanas após a retirada dos antimicrobianos. As recaídas podem ocorrer pela mesma cepa de *C. difficile* inicial ou nova cepa (cerca de 50% dos casos). Acredita-se que possa haver uma falha na resposta imune (baixos níveis séricos de IgG *versus* toxina A).

O tratamento dos pacientes que recaem tem sido um grande desafio. Alguns requerem vários cursos de tratamento antimicrobiano. O valor de probióticos no tratamento e na profilaxia da diarreia associada ao *C. difficile* é controverso: há registros de significante redução da diarreia, sobretudo com o emprego do *Saccharomyces boulardii* e do *Lactobacillus rhamnosus*, assim como relato de ausência de resultados clínicos favoráveis. Os casos que evoluem para quadros clínicos de íleo paralítico e megacólon tóxico devem ter avaliação para tratamento cirúrgico. Novos antimicrobianos com ação sobre o *C. difficile* têm sido estudados (fidoxamicina, ramoplanina e rifaximina), assim como a criação de uma vacina contra o *C. difficile*.

Úlcera Tropical[7,9,17,20a,24b,34,45a]

A úlcera tropical, também conhecida como úlcera fagedênica tropical, úlcera de Malabar, úlcera de Aden, consiste em uma lesão necrótica da pele determinada pela associação de bactérias aeróbias (*S. aureus, P. aeruginosa, Streptococcus spp., E. coli*) e anaeróbias (*Borrelia vincenti, Fusobacterium sp, Peptostreptococcus, Bacteroides*), geralmente secundária a traumatismos locais, varizes, feridas infectadas e úlceras de etiologia variada. É mais encontrada nas populações de países tropicais e subtropicais e está, frequentemente, associada ao precário padrão de higiene individual e à desnutrição. Outros fatores são: trabalho em áreas rurais, precárias condições de saneamento ambiental, mínimos traumatismos sofridos nos membros inferiores (arranhões, picadas de insetos), além de arteriosclerose, diabetes e baixas condições socioeconômicas e culturais. Grama, arbustos, água estagnada e lama contaminados seriam fontes de infecção, já que bactérias envolvidas na etiopatogenia habitualmente estão presentes no solo. Caracteriza-se por uma úlcera única ou múltipla, geralmente nos membros inferiores, mais frequentemente próxima ao tornozelo, de tamanho e forma variada, fundo gelatinoso, bordas proeminentes ou rasas, exibindo um exsudato purulento e sanguinolento fétido, de evolução crônica. O exsudato se mostra geralmente abundante, escorrendo pela área afetada, sendo conhecida pela população como a "úlcera que chora". No início, apresenta-se como uma pápula eritematosa à qual se segue uma bolha com conteúdo serossanguinolento, que acaba se rompendo, originando uma úlcera dolorosa de crescimento rápido (em profundidade e superfície), com margens bem delimitadas e levemente enduradas e hiperpigmentadas. Nas úlceras de longa duração, a pele se torna fina, atrófica e despigmentada. Febre, se houver, é discreta. Adenopatia regional não é observada na maioria dos casos. Raramente podem aprofundar-se de tal modo a atingir a fáscia muscular e o periósteo. Seu diagnóstico é iminentemente clínico. É pequeno o valor da cultura da secreção da lesão em meios de aerobiose e anaerobiose, considerando a elevada contaminação e colonização da úlcera por microrganismos da microbiota da pele.

A úlcera tropical deve ser diferenciada de lesões ulceradas por outras etiologias, particularmente leishmaniose tegumentar, paracoccidioidomicose, ectima, hanseníase ulcerada, tuberculose e difterias cutâneas, úlcera de Buruli (úlceras da pele causadas por *Mycobacterium ulcerans*), carcinoma, úlcera diabética e outras. Não obstante, lembre-se de que a associação fusoespiroquetósica pode infectar secundariamente esses tipos de úlceras. O micetoma actinomicótico será estudado no Capítulo 119.

O tratamento dessa condição inclui o controle do fator básico da úlcera (controle do diabetes, nutrição adequada, higiene), o vigoroso cuidado da úlcera, incluindo desbridamento cirúrgico quando houver necrose, repouso, suporte nutricional, elevação do membro afetado e emprego de antimicrobianos que atuem contra a microbiota polimicrobiana. O tratamento será ambulatorial ou hospitalar, na dependência de fatores sociais e da gravidade da lesão. Algumas alternativas terapêuticas incluem amoxicilina/clavulanato, ampicilina/sulbactam, associação de ciprofloxacino com clindamicina ou uma cefalosporina de primeira geração associada a metronidazol, habitualmente por 7 a 14 dias. Se houver osteomielite é necessário o tratamento cirúrgico e emprego de antimicrobiano por tempo prolongado (ver Capítulo 128 – Osteomielites). Pode ser utilizado, associadamente, tratamento tópico com antimicrobianos (neomicina, gentamicina, polimixina ou mupirocina), que serão mantidos até a completa cicatrização da úlcera. O uso da bota de Unna (gaze impregnada com uma mistura de gelatina/óxido de zinco) pode auxiliar na recuperação, desde que não haja contraindicação. Sem tratamento, a lesão permanece por meses ou anos, podendo complicar com osteomielite e sepse por infecção secundária. Com o tratamento, em geral permanece uma cicatriz extensa, regular e deprimida.

Noma[4,11a,12,17,19,19a,20,25,39,40,44,47a]

O noma, também designado estomatite ulcerativa necrosante, estomatite gangrenosa e *cancro oris*, é uma doença infecciosa gangrenosa devastadora, que provoca a destruição dos tecidos da face. Pode causar a morte do paciente por infecção disseminada em até 90% dos casos ou deixar sequelas cicatriciais deformantes e socialmente estigmatizadoras. A doença é observada sobretudo em crianças, com pico de incidência do noma agudo entre 1 e 4 anos, coincidindo com o período de retardo do crescimento nas crianças desnutridas. Estágios tardios podem ocorrer em adultos e adolescentes. É descrita principalmente em países da África, mas Ásia e América Latina (mas não no Brasil) também têm casos relatados pela OMS, que considera a doença uma prioridade para ações de saúde. Nem sempre foi restrita aos países dos trópicos ou africanos. Já foram descritos casos nos campos de concentração nazistas (Bergen-Belsen e Auschwitz) e, mais recentemente, em associação com terapia imunossupressora e em pacientes com HIV/aids. Está estreitamente relacionada com pobreza, miséria, abandono, desnutrição, carência de atenção médica, práticas culturais e ausência de educação. Doenças que comumente precedem o noma incluem sarampo, malária, diarreia intensa e gengivite ulcerativa necrosante.

A doença resulta de lesões na mucosa bucal e gengival ou úlcera herpética, associadas à higiene bucal e facial precárias e é causada por uma microbiota mista com predomínio de bactérias anaeróbias. Os microrganismos mais envolvidos são: *Fusobacterium necroforum, Prevotella intermedia, Peptostreptococcus, Peptococcus, Veillonella, Staphylococcus aureus, Streptococcus* alfa e beta-hemolíticos, *Actinomyces* e outros. A lesão se inicia como uma úlcera na face, uni ou bilateralmente, ou na mucosa bucal, que rapidamente aumenta, necrosando os tecidos adjacentes, disseminado-se através de barreiras anatômicas, como os músculos. A gangrena pode envolver mandíbula, maxila, nariz e margens infraorbitárias, podendo ocorrer perda de partes moles, ossos e dentes, formando verdadeiros orifícios na face. Há dor, dificuldade em mastigar e engolir e, por vezes, trismo. Clinicamente, muitos pacientes com noma agudo se apresentam com febre, taquicardia, taquipneia e anorexia. Há história recente de febres recorrentes, diarreia e infecções parasitárias (p. ex., malária) e virais (p. ex., herpes e sarampo). Anemia grave, leucocitose e hipoalbuminemia são comuns. Se for reconhecido precocemente, o estágio agudo responde de pronto a tratamento antibiótico, higiene oral e medidas nutricionais.

O tratamento exige a internação do paciente e administração de antimicrobianos ativos contra a microbiota mista, incluindo as bactérias produtoras de beta-lactamases. As associações de ampicilina com sulbactam, ou da piperacilina com tazobactam, ou da amoxicilina com clavulanato, ou de cefalosporina de primeira geração com metronidazol são alternativas terapêuticas sem restrições na infância. Alternativamente, a penicilina G em doses elevadas por via intravenosa. É necessária a participação do cirurgião especializado no acompanhamento do enfermo.

Síndrome ou Doença de Lemierre[12a,14,29,31,32,38a,40,45b,46,46b]

A síndrome (ou doença) de Lemierre, também chamada sepse pós-angina e necrobacilose, é um quadro infeccioso séptico, grave, causado por bactérias anaeróbias, principalmente pelo *Fusobacterium necroforum*, que é isolado em cerca de 80% dos casos. Caracteriza-se por manifestação clínica de faringite, seguida de febre elevada, calafrios, adenomegalia cervical, tromboflebite da jugular interna ipsolateral e formação de abscessos metastáticos à distância, sobretudo no pulmão. Menos frequentemente, pode haver formação de abscessos em articulações, fígado, baço, ossos e meninges. É um quadro infeccioso raro, que acomete adultos jovens, imunocompetentes, porém com gravidade elevada, podendo causar a morte por insuficiência respiratória, choque séptico e fascite necrosante. A infecção atinge o espaço faríngeo lateral principalmente por via linfática, podendo ocorrer também por via hematogênica ou por extensão direta. A partir daí, forma-se a tromboflebite da veia jugular interna, que habitualmente causa dor no pescoço, espontânea e à palpação, ao longo do trajeto venoso (músculo esternocleidomastoide) associada à enduração do ângulo mandibular; contudo, tais achados podem ser sutis e não valorizados. Pode haver trismo, disfagia e paralisia do músculo trapézio, síndrome de Horner e rutura carotídea. Outras veias, menos comumente, podem ser afetadas como as do plexo venoso faríngeo, as periamigdalianas e o seio cavernoso. O diagnóstico é feito pelo isolamento do *F. necroforum* em hemoculturas (leva de 2 a 7 dias para crescer em hemoculturas) ou em culturas obtidas dos sítios de infecção metastática.

As imagens radiológica e tomográfica podem revelar consolidação, nodulação e cavitação pulmonar, derrame pleural e sinais de obstrução de veias jugulares à ecografia. O diagnóstico pode ser difícil, por ser um quadro clínico raro, e deve ser suspeitado diante de toda sepse grave com sintomatologia pulmonar em pessoas jovens e com história recente de infecção orofaríngea, especialmente se existe tumefação cervical dolorosa. O tratamento deve ser instituído logo que se suspeitar do diagnóstico e sem esperar a sua confirmação,

o que pode diminuir a mortalidade, estimada em 4% a 18%. O tratamento mais recomendado é a associação de penicilina G com metronidazol, por via IV, durante 4 a 6 semanas. Opcionalmente, pode-se empregar amoxicilina/clavulanato, ticarcilina/clavulanato e imipeném ou meropeném. A cirurgia está indicada para drenagem de abscessos. Nos casos de sepse persistente sem controle adequado, com evidência de embolias sépticas persistentes, além do tratamento de suporte e antimicrobiano, deve-se considerar a ligadura cirúrgica da veia jugular interna. O uso de anticoagulação é controvertido.

Úlceras de Pressão[3,10,35,48,49,53]

Úlceras de pressão podem ser definidas como áreas de necrose tissular causadas por compressão da pele, por longo período de tempo, sobre proeminências ósseas. Também são conhecidas como úlceras de decúbito ou escaras de decúbito. Crucial para o desenvolvimento de úlceras de pressão é a perda da habilidade de pacientes acamados de se moverem espontaneamente como acontece, por exemplo, com pacientes acometidos por danos neurológicos ou muito debilitados. A pressão prolongada no tecido provoca oclusão da microvasculatura e desenvolvimento de hipóxia tissular. Ocorre isquemia local, resultando no desenvolvimento de inflamação, aumento da permeabilidade vascular e acúmulo de proteínas no interstício (edema tissular) com piora progressiva da perfusão, levando ao desenvolvimento da úlcera propriamente dita. É importante reconhecer que a pressão é mais alta na interface músculo-osso e que a gordura e o músculo são mais suscetíveis a danos relacionados à pressão do que a pele. Assim, o grau de acometimento dos planos profundos pode ser subestimado quando se considera apenas o aspecto da pele.

Os sítios mais frequentes de úlceras de pressão são as áreas ao redor do sacro, cóccix, tuberosidades do ísquio, grandes trocanteres e calcâneos. A suscetibilidade para desenvolvimento das úlceras de pressão decorre da combinação de fatores de risco externos e internos. São descritos como fatores externos ou extrínsecos: pressão (intensidade, duração e tolerância tissular), força de cisalhamento (causada pela combinação da gravidade e fricção; por exemplo: puxar o paciente no leito para posicioná-lo, mantendo a cabeceira elevada durante o procedimento), fricção (secundária ao movimento no leito) e umidade (altera a resistência da epiderme; ocorre mais frequentemente devido à incontinência urinária e fecal). São descritos como fatores internos ou intrínsecos: febre, desnutrição, anemia e disfunção endotelial, idade avançada (achatamento da junção derme-epiderme, menor resistência à força de cisalhamento; percepção sensorial diminuída e maior imobilidade), tabagismo e diabetes. Aproximadamente 60% das úlceras de pressão ocorrem em pacientes hospitalizados, dentro das primeiras 2 semanas. As úlceras de pressão são classificadas, desde 1989, de acordo com *The National Pressure Ulcer Advisory Panel* (NPUAP), em quatro estágios, sendo a classificação mais utilizada:

- *estágio I:* eritema da pele intacta que não embranquece quando pressionado; nas peles escuras, são equivalentes descoloração da pele, calor, edema ou induração;
- *estágio II:* perda parcial da pele envolvendo epiderme, derme ou ambas; a úlcera é superficial e se apresenta clinicamente como uma abrasão, uma bolha ou uma cratera rasa;

- *estágio III:* perda da pele na sua espessura total, envolvendo danos ou uma necrose de tecido subcutâneo que pode se aprofundar, não chegando até a fáscia muscular; apresenta-se clinicamente como uma cratera profunda;
- *estágio IV:* perda de pele na sua espessura total com uma extensa destruição ou necrose dos músculos, ossos ou estruturas de suporte como tendões ou cápsulas das articulações.

As úlceras de pressão têm tendência à infecção e estão associadas a altas taxas de mortalidade. As manifestações de infecção podem ser extremamente variáveis. Cicatrização retardada da ferida pode ser o único sinal de infecção. Colonização bacteriana é comum e inevitável. Todas as feridas crônicas se tornam colonizadas usualmente com microbiota da pele e, em 48 horas, por bactérias gram-negativas. Estudos de avaliação microbiológica em adultos recuperaram da ferida *Proteus mirabilis*, *Escherichia coli*, enterococos, estafilococos, *Pseudomonas spp.* e *Providencia spp.*; os anaeróbios isolados incluíram *Peptostreptococcus spp.*, *Bacteroides fragilis* e *Clostridium perfringens*. Em crianças houve também correlação entre o sítio da úlcera e a microbiota encontrada, sendo predominantes *S. aureus*, *Peptostreptococcus spp.*, *Bacteroides fragilis*-grupo e *Pseudomonas aeruginosa*. O diagnóstico de infecção nas feridas crônicas é difícil e deve-se basear nos sinais clínicos: eritema, edema, odor, febre ou secreção purulenta; odor pútrido é um sinal clínico importante, usualmente significa presença de organismos anaeróbios. Lembrar que, dependendo da comorbidade do paciente e/ou da idade avançada, sinais sistêmicos, como febre e leucocitose no hemograma, podem ser mínimos ou ausentes e mesmo os sinais flogísticos locais podem não ser tão óbvios.

As manifestações mais graves de infecção são osteomielite e bacteriemia. A osteomielite pode-se apresentar como uma úlcera de pressão que demora a cicatrizar com ou sem manifestações sistêmicas, como febre, leucocitose e outros sinais de sepse. O diagnóstico de osteomielite contígua à úlcera de pressão é difícil. As radiografias simples têm papel limitado, já que mudanças ósseas que podem ser observadas na osteomielite (reação perióstea e nova formação óssea heterotópica) também podem ser vistas nas úlceras de pressão não infectadas. Lesões ósseas líticas raramente são vistas em casos de osteomielite associada com úlceras de pressão. A tomografia computadorizada pode ser útil para avaliar a extensão do dano aos tecidos profundos; mas, por ser altamente específica, tem baixa sensibilidade para diagnóstico da osteomielite. A ressonância nuclear magnética, em alguns estudos, mostrou alta sensibilidade e especificidade. As cintilografias com tecnécio e gálio têm-se mostrado úteis na osteomielite hematogênica, mas não tem sido demonstrada especificidade para osteomielite causada por úlceras de pressão. A biopsia óssea permanece como padrão-ouro para diagnóstico da osteomielite e deve ser utilizada com o propósito de avaliar se o tratamento deve ser prolongado.

Em contraste, a bacteriemia devida a úlceras de pressão infectadas usualmente se apresenta com sinais de resposta inflamatória sistêmica, incluindo febre, calafrios, confusão mental e hipotensão. As taxas de letalidade por sepse resultante de úlceras de pressão podem chegar a 50%.

Hemoculturas devem ser realizadas em todos os pacientes com suspeita de infecção associada a úlceras de pressão. O desafio da avaliação microbiológica é distinguir entre invasão bacteriana e colonização. Hemoculturas ou culturas de amostras de tecidos profundos obtidas por biópsia geralmente são mais significativas que culturas de amostras superficiais obtidas por *swab* ou aspiração de úlcera de pressão. O tratamento das úlceras de pressão infectadas normalmente requer, além dos cuidados locais apropriados, uma combinação de intervenções clínica e cirúrgica. É necessário remover o tecido necrótico e drenar abscessos cirurgicamente. A exceção para o desbridamento seria a úlcera de decúbito seca no calcanhar, que não precisa ser desbridada se não tiver edema, eritema ou drenagem.

Antibioticoterapia sistêmica deve ser utilizada para pacientes com infecções de úlceras de pressão graves (p. ex., extensiva celulite, osteomielite ou bacteriemia). A terapia empírica deve ser feita nos casos suspeitos de bacteriemia ou sepse. As infecções das úlceras de pressão normalmente são polimicrobianas e os regimes terapêuticos devem abranger bactérias gram-positivas, gram-negativas e anaeróbias; são utilizados por via intravenosa. Alguns autores recomendam que pacientes idosos com osteomielite sacral oriunda de úlcera de pressão sejam tratados empiricamente para *S. aureus*, bacilos gram-negativos aeróbios e *B. fragilis*. Regimes propostos incluem o uso em monoterapia com imipeném, meropeném, ticarcilina/clavulanato ou piperacilina/tazobactam; alternativamente, associação de clindamicina ou metronidazol com ciprofloxacino ou ofloxacino. Nos casos de infecção por MRSA, monoterapia com vancomicina ou teicoplanina ou linezolida. Não obstante, todos os esforços devem ser feitos para prevenir o surgimento de úlceras de pressão. Estudos mostram que úlceras no estágio III podem demorar de 6 meses a 1 ano para cicatrizar totalmente e que apenas 1/3 dos pacientes com estágio IV cicatrizam suas feridas após 6 meses de terapia. Assim sendo, a prevenção ainda é o melhor procedimento para as úlceras de pressão. A oxigenoterapia hiperbárica é um procedimento adjuvante na recuperação dos enfermos.

REFERÊNCIAS BIBLIOGRÁFICAS

1. Akova M et al. Efficacy of sulbactam-ampicillin for the treatment of severe diabetic foot infections. J Chemother. 1996;8:284-89.
2. Allewelt M, Lode H. Diagnosis and therapy of abscess forming pneumonia. Ther Umsch 2001;58:599-603.
2a. Almeida N et al. Colite pseudomembranosa – uma casuística de internamentos. GE – J Port Gastroenterol. 2006;13:6-13.
2b. Arora V et al. High Horn's index score predicts poor outcomes in patients with Clostridium difficile infection. J Hosp Infect. 2011;79:23-26.
3. Bansal C et al. Decubitus ulcers: a rewiew of literature. Int J Dermatol 2005;44:805-10.
4. Baratti-Mayer D, Geneva Study Group on Noma. Noma: an "infectious" disease of unknown aetiology. Lancet Infect Dis. 2003;3:419-31.
5. Bartlet JG. Antibiotic-associated diarrhea. Clin Infect Dis. 1992;15:573-81.
7. Bartlett JG. The role of anaerobic bacteria in lung abscess. Clin Infect Dis. 2005;40:923-25.
6a. Bartlett JG. Narrative review: the new epidemic of Clostridium difficile-associated enteric disease. Ann Intern Med. 2006;145:758-64.
6b. Bartlett JG, Perl TM. The new Clostridium difficile – what does it mean? N Engl J Med. 2005;353:2503-05.

6c. Berman L et al. Defining surgical therapy for pseudomembranous colitis with toxic megacolon. J Clin Gastrenterol. 2008;42(5):476-80.

7. Bowler PG, Davies BJ. The microbiology of infected and noninfected leg ulcers. Int J Dermatol. 1999;38:573-78.

7a. Brommelstroet M et al. Mediastinite descendente necrosante pós-angina de Ludwig. J Pneumol. 2001;27:269-71.

8. Brondbo K et al. Ludwig's angina following dental extraction as a cause of necrotizing mediastinitis. J Otolaryngol. 1983;12:50-52.

9. Brook I, Frazier EH. Aerobic and anaerobic microbiology of chronic venous ulcers. Int J Dermatol. 1998;37:426-28.

10. Brook I. Microbiology and management of decubitus ulcers in children. J Dev Phys Dis. 2004;16:297-305.

11. Brook I. The role of anaerobic bacteria in tonsillitis. Int J Pediatr Otorhinolaryngol. 2005;69:9-19.

11a. Chidzonga MM, Mahomva L. Noma (cancrum oris) in human immunodeficiency virus infection and acquired immunodeficiency syndrome (HIV and AIDS): clinical experience in Zimbabwe. J Oral Maxillofac Surg. 2008;66:475-85.

12. Chow AW. Infections of the oral cavity, neck, and head. In: Mandell GL, Bennett JE, Dolin R(ed). Mandell, Douglas and Bennett's Principles and Practice of Infectious Diseases. 4th ed. Philadelphia: Churchill Livingstone; 1996. V.2. p. 689-702.

12a. Deganelo A et al. Necrotizing fasciitis of the neck associated with Lemierre syndrome. Acta Otorhinol Italica. 2009;29:160-63.

13. De Heyn G, Mullier JP, De Smet JM. Etiologie et therapeutique de l'angine de Ludwig. Acta Otorhinolaryngol Belg. 1979;33:235-41.

14. De Vos AI et al. Lemierre's syndrome. Sepsis complicating an anaerobic oropharyngeal infection. Neth J Med. 2001;59:181-83.

15. Diamantopoulos EJ et al. Management and outcome of severe diabetic foot infections. Exp Clin Endocrinol Diabetes. 1998;106:346-52.

16. Ding K, Longeman JA. Pneumonia in stroke patients: a retrospective study. Dysphagia. 2001;16:317-18.

17. Edmiston CE Jr et al. Anaerobic infections in the surgical patient: microbial etiology and therapy. Clin Infect Dis. 2002;35(suppl 1):S112-118.

18. Elpern EH et al. Pulmonary aspiration in mechanically ventilated patients with traqueostomies. Chest. 1994;105:563-66.

19. Enwonwu CO, Falkler WA, Idigbe EO. Oro-facial gangrene (noma/cancrum oris): pathogenetic mechanisms. Crit Rev Oral Biol Med. 2000;11:159-71.

19a. Enwonwu CO, Falkler Jr WA, Phillips RS. Noma (cancrum oris). Lancet. 2006;368:147-56.

20. Falkler WA Jr, Enwonwu CO, Idigbe EO. Microbiological understandings and mysteries of noma (cancrum oris). Oral Dis. 1999;5:150-55.

20a. Ferran-Farrés M, Toll-Abelló A, Pujol-Vallverdú RM. Diagnóstico diferencial de úlceras infecciosas en pacientes procedentes de países tropicales y subtropicales. Piel. 2005;20:396-404.

21. Finegold SM. Anaerobic bacteria: general concepts. In: Mandell et al. op cit.. p. 2519-37.

21a. Gadkowski LB, Stout JE. Cavitary pulmonary disease. Clin Microbiol Rev. 2008;21:305-33.

22. Garcia IR Jr et al. Angina de Ludwig – revisão de literatura. J Brás Méd. 2001;80(4):26-32.

23. Gerding DN. Foot infections in diabetic patients: the role of anaerobes. Clin Infect Dis. 1995;20(Suppl 2):S283-88.

23a. Gonçalves AM, Falcão LM, Ravara L. Os abscessos pulmonares em revisão. Rev Port Pneumol. 2008;14:141-49.

24. Hartmann RW Jr. Ludwig's angina in children. Am Fam Physician. 1999;60:109-12.

24a. Hendriks LEL et al. A pulmonary abscess: beware of lung cancer. Respiratory Medicine CME 2011;4: 1-3. Disponível em: http://www.sciencedirect.com/science/article/pii/S1755001711000376. Acessado em: jul. 2011.

24b. Jané LP, Martinez AJ, Vila AM. Úlcera tropical. Med Cutan Iber Lat Am. 2007;35:250-52.

25. Jimenez LM et al. Necrotizing ulcerative periodontal diseases in children and young adults in Medellin, Colombia, 1965-2000. J Int Acad Periodontol. 2005;7:55-63.

26. Johnson BD, Engel D. Acute necrotizing ulcerative gingivitis. A review of diagnosis, etiology and treatment. J Periodontol. 1986;57:141-50.

27. Johnson S, Gerding DN. Clostridium difficile-associated diarrhea. Clin Infect Dis. 1998;26:1027-36.

28. Kaplan D. Acute necrotizing ulcerative tonsillitis and gingivitis (Vincent's infections). Ann Emerg Med. 1981;10:593-95.

29. Karkos PD et al. Lemierre's syndrome: how a sore throat can end in disaster. Eur J Emerg Med. 2004;11:228-30.

30. Kikuchi R et al. High incidence of silent aspiration in elderly patients with community-acquired pneumonia. Am J Respir Crit Care Med. 1994;150:251-53.

31. Koay CB, Heyworth T, Burden P. Lemierre syndrome--a forgotten complication of acute tonsillitis. J Laryngol Otol. 1995;109:657-61.

32. Leugers CM, Clover R. Lemierre syndrome: postanginal sepsis. J Am Board Fam Pract. 1995;8:384-91.

32a. Lofmark S, Edlund C, Nord CE. Metronidazole is still the drug of choice for treatment of anaerobic infections. Clin Infec Dis. 2010;50:S16-23.

33. Lopes CF. Pé diabético. In: Pitta GBB, Castro AA, Burihan E. (ed). Angiologia e Cirurgia Vascular: guia ilustrado. Maceió: UNCISAL/ECMAL & LAVA, 2003. Disponível em: http://www.lava.med.br/livro/pdf/cicero_diabetico.PDF. Acessado em: fev. 2007.

34. Lorber B. Bacteroides, Prevotella, Porphyromonas, and Fusobacterium species (and other medically important anaerobic bacilli). In: Mandell et al. op cit. p. 2561-70.

35. Lively NJ, Chow AW. Infected pressure ulcers in elderly individuals. Clin Infect Dis. 2002,35:1390-96.

36. Maniglia JJ et al. Angina de Ludwig. Revisão de 5 anos/27 casos. Rev Bras Otorrinolaringol. 1997;63:346-49.

37. Marck KW. A history of noma, the «Face of Poverty». Plast Reconstr Surg. 2003;111:1702-07.

38. Marck KW. Cancrum oris and noma: some etymological and historical remarks. Br J Plast Surg. 2003;56: 524-27.

38a. Martin AT et al. Sindrome de Lemierre. Med Intensiva. 2005;29:441-44.

39. McFarland LV. Meta-analysis of probiotics for the prevention of antibiotic associated diarrhea and the treatment of Clostridium difficile disease. Am J Gastroenterol. 2006;101:812-22.

40. Moller K, Dreijer B. Post-anginal sepsis (Lemierre's disease): a persistent challenge. Presentation of 4 cases. Scand J Infect Dis. 1997;29:191-94.

41. Moreira JS et al. Abscesso pulmonary de aspiração: análise de 252 casos consecutivos estudados de 1968 a 2004. J Bras Pneumol. 2006;32:136-43.

42. Mylonakis E, Ryan ET, Calderwood SB. Clostridium difficile-associated diarrhea: a review. Arch Intern Med. 2001;161:525-33.

43. Ott SR, Lode H. Diagnosis and therapy of aspiration pneumonia. Dtsch Med Wochenschr. 2006;131:624-28 [resumo em inglês].

44. Paster BJ et al. Prevalent bacterial species and novel phylotypes in advanced noma lesions. J Clin Microbiol. 2002;40:2187-91.

45. Pothoulakis C. Effects of Clostridium difficile toxins on epithelial cell barrier. Ann N Y Acad Sci. 2000;915:347-56.

45a. Protásio BM, Martinez VP, Araújo DM. Úlcera crônica com diagnóstico presuntivo de úlcera tropical:relato de caso e revisão de literatura. Gaz Med Bahia. 2008;78:148-52.

45b. Riordan T. Human infection with Fusobacterium necrophorum (Necrobacillosis), with a focus on Lemierre's syndrome. Clin Microbiol Rev. 2007;20:622-59.

46. Screaton NJ et al. Lemiere syndrome: forgotten but not extinct – report of four cases. Radiology. 1999;213:369-74.

46a. Shah D et al. Clostridium difficile infection: update on emerging antibiotic treatment options and antibiotic resistance. Expert Rev Anti Infect Ther. 2010;8:555-64.

46b. Silva DR et al. Embolia pulmonar séptica secundária à tromboflebite jugular: um caso de síndrome de Lemierre. J Bras Pneumol. 2008;34:1079-83.

47. Simango C. Prevalence of Clostridium difficile in the environment in a rural community in Zimbabwe. Trans R Soc Trop Med Hyg. 2006;100:1146-50.

47a. Sousa E et al. Síndrome de Lemierre: uma entidade a redescobrir no diagnóstico diferencial das doenças reumáticas. Acta Reum Port. 2005;30:269-77.

47b. Srour ML et al. Noma in Laos: stigma of severe poverty in Rural Asia. Am J Trop Med Hyg. 2008;78:539-42.

48. Thomas DR. Prevention and treatment of pressure ulcers: what works? What doesn't? Cleve Clin J Med. 2001;68:704-22.

49. Türk EE, Tsokos MT, Delling G. Autopsy-based assessment of extent and type of osteomyelites in advanced-grade sacral decubitus ulcers – a histopathologic study. Arch Pathol Lab Med. 2003;127:1599-1602.

50. University of Florida. Human Diseases and Defenses. Disponível em: http://www.agen.ufl.edu/~chyn/age2062/lect/lect_25/FG19_006.GIF

51. Van Cauwenberge P. Significance of the fusospirillum complex (Plaut-Vincent angina). Acta Otorhinolaryngol Belg. 1976;30:334-45. (Resumo em inglês).

52. Voth DE, Ballard JD. Clostridium difficile toxins: mechanism of action and role in disease. Clin Microbiol Rev. 2005;18:247-63.

53. Walker P Management of pressure ulcers. Oncology. 2001;15:1499-506.

54. Warny M et al. Toxin production by an emerging strain of Clostridium difficile associated with outbreaks of severe disease in North America and Europe. Lancet. 2005;366:1079-84.

55. Yen CC et al. Pediatric lung abscess: a retrospective review of 33 cases. J Microbiol Immunol Infect. 2004;37:45-49.

92 Infecção por *Blastocystis hominis*

■ **Walter Tavares**

(CID 10 = A7.09 - Doença intestinal não especificada por protozoários)

INTRODUÇÃO[1-3,6,8-10,11,13,14,16-19]

O *Blastocystis hominis* é um protozoário encontrado nas fezes de percentual variado de humanos e de outros animais, em particular em pessoas que lidam com animais ou sua carne. É encontrado em todos os continentes, parecendo ocorrer em maior proporção em países com menor desenvolvimento. Apresenta-se sob quatro tipos morfológicos: vacuolar, granular, ameboide e cístico, todos eles encontrados nas amostras fecais. A patogenicidade intestinal desse agente é insignificante em pessoas imunocompetentes, comportando-se o protozoário como um comensal do tubo digestivo dos animais. O *Blastocystis hominis* não invade os tecidos, não estando relacionado com a presença de pus ou sangue nas fezes. No entanto, pode causar reação inflamatória na mucosa intestinal e alteração da permeabilidade intestinal, estando associado a manifestações gastrintestinais, especialmente em pacientes com imunodeficiências.

DIAGNÓSTICO CLÍNICO[2-4,6,9,14,16-19]

A infecção pelo *Blastocystis hominis* é denominada blastocitose, ocorrendo na grande maioria dos humanos sob forma assintomática, permanecendo o indivíduo infectado como portador são. As descrições que relacionam a ocorrência de sintomatologia digestiva com a presença desse protozoário em exame de fezes com frequência mostram a presença de outros parasitas intestinais ou não consideram a possibilidade de agentes microbianos na gênese de sintomas gastrintestinais.

Contudo, pacientes sintomáticos, principalmente pacientes imunocomprometidos com doenças hematológicas malignas e com infecção pelo vírus da imunodeficiência humana (HIV), podem apresentar síndrome de colo irritável, com queixas de dor abdominal (que pode ser intermitente), flatulência, meteorismo, distensão abdominal, diarreia, náuseas e vômitos. Existem, também, relatos de prurido anal e urticária, relacionados com hipersensibilidade ao parasito. A diarreia pode assumir caráter agudo, com curta duração, eliminação de fezes líquidas acompanhadas de dor abdominal e regressão espontânea em 3 a 5 dias, ou apresentar uma evolução crônica e durar dias ou meses. Há também descrições de casos simulando o quadro de abdome agudo, com febre moderada ou elevada, dor abdominal, vômitos e hipertonia da musculatura abdominal, mas acompanhado de diarreia.

DIAGNÓSTICO LABORATORIAL[1,4,9,14,18,19]

O diagnóstico da blastocitose é realizado pelo exame de fezes por métodos apropriados. O exame deve ser realizado utilizando diretamente a matéria fecal, pois a colocação das fezes em água e diversas soluções lisam o protozoário, originando resultados falso-negativos. Várias são as técnicas de coloração do parasita, tais como hematoxilina-férrica, tionina, Giemsa, Wright. Portanto, ao ser pedido o exame de fezes em caso suspeito, o médico deve solicitar especificamente a pesquisa do *B. hominis*, uma vez que o exame parasitológico habitualmente realizado não contempla a metodologia para o encontro desse protozoário.

TRATAMENTO E PROFILAXIA[5,7,12,14,15,19]

O tratamento da blastocitose sintomática é realizado com o metronidazol ou com a associação do sulfametoxazol com trimetoprima (cotrimoxazol), ambos em doses usualmente recomendadas (em adultos: metronidazol = 750 mg de 8/8 h; cotrimoxazol = 160 mg trimetoprima + 800 mg sulfametoxazol de 12/12 h), durante 10 dias. A nitazoxanida também revelou atividade terapêutica na blastocitose, com índice de cura de 86% utilizada em pacientes acima de 12 anos de idade na dose de 500 mg de 12/12 horas durante 3 dias consecutivos. Em crianças com 4 a 11 anos, a dose, por vez, é reduzida para 200 mg, e nas com idade de 1 a 3 anos, 100 mg a cada tomada. Em pacientes com aids, ocorre a melhora do quadro clínico com a recuperação imunitária obtida com o uso das drogas antirretrovirais. Não existe profilaxia específica para essa protozoose.

REFERÊNCIAS BIBLIOGRÁFICAS

1. Amato Neto V et al. Blastocistose: controvérsias e indefinições. Rev Soc Bras Med Trop. 2003;36:515-17.

2. Andiran N et al. *Blastocystis hominis* – an emerging and imitating cause of acute abdomen in children. J Pediatr Surg. 2006;41:1489-91.

3. Barahona Rondon L et al. Blastocystosis humana: estudio prospectivo, sintomatologia y factores epidemiologicos asociados Rev Gastroenterol Peru. 2003;23:29-35.

4. Chen TL et al. Clinical characteristics and endoscopic findings associated with *Blastocystis hominis* in healthy adults. Am J Trop Med Hyg. 2003;69:213-16.

5. Cimerman S, Ladeira MC, Juliano WA. Blastocistose: nitazoxanida como nova opção terapêutica. Rev Soc Bras Med Trop. 2003;36:415-17.

6. Cirioni O et al. Prevalence and clinical relevance of *Blastocystis hominis* in diverse patient cohorts. Eur J Epidemiol. 1999;15:389-93.

7. Coyle CM et al. Blastocystis: To treat or not to treat. Clin Infect Dis. 2012;54:105–01.

8. Dagci H et al. Protozoan infections and intestinal permeability. Acta Trop. 2002;81:1-5.

9. Devera R. *Blastocystis hominis*: o enigma continua. Rev Soc Bras Med Trop. 1998;31:491-93.

10. Duda A, Stenzel DJ, Boreham PF. Detection of *Blastocystis sp.* in domestic dogs and cats. Vet Parasitol. 1998;6:9-17.

11. Horiki N et al. Epidemiologic survey of *Blastocystis hominis* infection in Japan. Am J Trop Med Hyg. 1997;56:370-4.

12. Ok Uz, Girginkardesler N, Balcioglu C. Effect of trimethoprimsulfamethoxazole in *Blastocystis hominis* infection. Am J Gastroenterol. 1999;94:3245-47.

13. Rajah Salim H et al. *Blastocystis* in animal handlers. Parasitol Res. 1999;85:1032-33.

14. Roberts T et al. Update on the pathogenic potential and treatment options for Blastocystis SP. Gut Pathogens. 2014;6:17-26.

15. Rossignol JF et al. Effect of nitazoxanide in persistent diarrhea and enteritis associated with *Blastocystis hominis*. Clin Gastroenterol Hepatol. 2005;3:987-91.

16. Stenzel DN, Borehman PFL. *Blastocystis hominis* revisited. Clin Microbiol Rev. 1996;9:563-84.

17. Tasova Y et al. Clinical significance and frequency of *Blastocystis hominis* in Turkish patients with hematological malignancy. Acta Med Okayama. 2000;54:133-36.

18. Wawrzyniak I et al. Blastocystis, an unrecognized parasite: an overview of pathogenesis and diagnosis. Ther Adv Infect Dis. 2013;1:167-78.

19. Zierdt CH. *Blastocystis hominis* – past and future. Clin Microbiol Rev. 1991;4:61-79.

93

Infecção por Clamídias

■ **Angélica Espinosa Miranda**
■ **Carlos Urbano Gonçalves Ferreira Júnior**
■ **Lauro Ferreira da Silva Pinto Neto**
■ **Rodrigo Ribeiro-Rodrigues**

(CID 10 = A55 - Linfogranuloma (venéreo) por clamídia; A56 - Outras infecções causadas por clamídias transmitidas por via sexual; A56.0 - Infecções por clamídias do trato geniturinário inferior [Cervicite, cistite, uretrite, vulvovaginite]; A56.1 - Infecção por clamídias pelviperitoneal e de outros órgãos geniturinários [Doença inflamatória pélvica]; A56.2 - Infecção por clamídias do trato geniturinário, localização não especificada; A56.3 - Infecção do ânus e do reto por clamídias; A56.4 - Infecção da faringe por clamídias; A56.8 - Infecção por clamídias transmitida por via sexual, de outras localizações; A70 - Infecções causadas por *Chlamydia psittaci* [Febre dos papagaios, ornitose, psitacose]; A71 - Tracoma [Sequelas de tracoma (B94.0)]; A71.0 - Fase inicial do tracoma; A71.1 - Fase ativa do tracoma [Conjuntivite folicular tracomatosa]; A71.9 - Tracoma não especificado; A74- Outras doenças causadas por clamídias; A74.0 - Conjuntivite causada por clamídias; P39.1 - Conjuntivite neonatal por clamídias; J16.0 - Pneumonia por clamídias; K67.0 - Peritonite causada por clamídias; A74.8 - Outras doenças causadas por clamídias; A74.9 - Infecção causada por clamídias não especificada; N51.1 - Epididimite, orquite)

INTRODUÇÃO

As clamídias são parasitas intracelulares obrigatórios, com um ciclo de vida bifásico bastante peculiar. A forma infecciosa extracelular, metabolicamente inativa, é chamada de corpo elementar. Ao aderir a uma célula epitelial suscetível, é internalizada por endocitose mediada por receptores, pinocitose ou fagocitose, dando início ao seu ciclo biológico. No interior da célula epitelial, a clamídia promove uma inibição dos mecanismos da fusão de lisossomos aos fagossomos, permitindo ao corpo elementar persistir como inclusão e se

---

* Neste capítulo ainda será utilizada a terminologia Chlamydia *para designar as clamídias causadoras de doença humana. Estudos de biologia molecular revelam que na classe Chlamidiaceae o gênero* Chlamydophila *incluiria as espécies* psitacci *e* pneumoniae, *além de outras espécies não patogênicas para o homem (*caviae, pecorum, felis, abortus*). Pela nova taxonomia, já aceita no Manual Bergey, edição 2001, a bactéria do gênero* Chlamydia *patogênica para o homem é somente a* C. trachomatis.

reorganizar em uma forma replicativa bem maior, o corpo reticulado. Por não serem capazes de sintetizar ATP, ou GTP, dependem das células hospedeiras como fonte de energia. Após períodos de crescimento e divisão, os corpos reticulares se condensam para formar novos corpos elementares que são liberados, dando início a novos ciclos infecciosos[13,16,33].

As clamídias são bactérias gram-negativas, imóveis, com uma membrana externa trilaminar rica em lipopolissacárides. O genoma das clamídias tem uma pequena massa molecular de cerca de 660×10^6 dáltons, constituindo-se, depois do micoplasma, no menor dos procariotas conhecidos. Em função do parasitismo obrigatório, foram considerados por muito tempo como vírus. Entretanto, a *Chlamydia* difere destes por sua própria estrutura, que inclui tanto DNA quanto RNA, parede celular idêntica à das bactérias, à base de mucopeptídeos e do ácido murâmico, presença de ribossoma, que evidencia uma atividade própria de síntese, e sensibilidade a certos antibióticos[32]. No citoplasma, multiplica-se em microcolônias ou inclusões, que envolvem o núcleo e produzem a lise celular em 72 h. O gênero *Chlamydia* contém quatro espécies: *C. pecorum, C. psittaci, C. trachomatis* e *C. pneumoniae*. Com exceção da primeira, as demais estão associadas à doença humana[16].

Chlamydia trachomatis

Três variedades dessa espécie são conhecidas: a da pneumonite do camundongo (não associada à doença humana), a do linfogranuloma venéreo e a do tracoma. O mecanismo pelo qual a *Chlamydia tracomatis* induz à inflamação e à destruição tecidual é apenas parcialmente entendido, pois é um microrganismo com notável habilidade para escapar dos mecanismos imunológicos do hospedeiro. No sítio inicial da infecção acontece inicialmente uma resposta de leucócitos polimorfonucleares, seguida por infiltração do tecido com linfócitos, macrófagos, células plasmáticas e eosinófilos[25]. As infecções provocadas pela *Chlamydia* tendem a ser crônicas e de evolução subclínica, apresentando manifestações clínicas somente em fase tardia[35].

Diversos sorotipos foram classificados de acordo com as diferentes apresentações clínicas. Os sorotipos A, B, Ba e C estão associados ao tracoma endêmico; L1, L2 e L3, ao linfogranuloma venéreo; e os sorotipos de D a K, a infecções genitais, conjuntivite de inclusão e pneumonia em neonatos. Os dois antígenos mais relacionados com a patogênese e o diagnóstico são o lipopolissacáride (LPS) e a proteína principal da membrana externa (*major outer membrane protein* – MOMP)[34].

O tracoma foi descrito desde a Antiguidade, tanto na Grécia quanto nos papiros egípcios (século XV a.C.). É endêmico em grandes áreas do Oriente Médio e da África, com focos na Ásia Central e no Sul, e em algumas regiões da América Latina. É transmitido essencialmente pelo contato das mãos com os olhos, fômites e moscas, transmissão esta favorecida em condições sanitárias e de higiene inadequadas[3].

Apesar de a participação da *Chlamydia trachomatis* em infecções do trato genital só ter sido conhecida no século XX, hoje é considerada a principal bactéria causadora de doença sexualmente transmissível. O verdadeiro alcance das infecções causadas pela *Chlamydia trachomatis*, na população em geral, permanece desconhecido por causa do grande número de pessoas assintomáticas, por automedicação e pelas deficiências de programas de diagnóstico nos serviços de saúde[9]. Dados de um estudo epidemiológico realizado, pelo Ministério da Saúde, em seis capitais brasileiras (Porto Alegre, São Paulo, Rio de Janeiro, Goiânia, Fortaleza e Manaus), para avaliar a prevalência de doenças sexualmente transmissíveis (DST) em diferentes populações, mostraram a infecção pela *Chlamydia trachomatis* como a DST bacteriana mais prevalente (em gestantes, 9,3%; em industriários, 3,5%; mulheres com queixas de DST, 2,2%; e homens com queixas de DST, 4,5%)[24]. Estudo realizado em 24 maternidades distribuídas nas cinco regiões geográficas do Brasil encontrou a prevalência de 9,8% em parturientes jovens[28].

Embora sejam comuns as infecções assintomáticas, a clamídia é a causa mais frequente de doença inflamatória pélvica (DIP), com incidência de quase 30%[26].Também foi demonstrado que doenças genitais inflamatórias podem aumentar a excreção do vírus da imunodeficiência humana (HIV), intensificando o risco de transmissão desse vírus através de relações sexuais com portadores de DST[9]. A probabilidade de transmissão da clamídia, em cada relacionamento, é em média de 50% e a duração da infecciosidade, quando não tratada, é em média de 6 meses[1]. A infecção por exposição perinatal ocorre em aproximadamente 2/3 dos recém-nascidos de mães infectadas. A transmissão ocorre durante o trabalho de parto, e é a causa mais comum de conjuntivite de inclusão que se desenvolve dentro de 2 semanas após o nascimento, podendo ser acompanhada por pneumonia. Um estudo de investigação etiológica de pacientes em várias faixas etárias com conjuntivite de repetição detectou a presença de clamídia em mais de 30% dos casos[7].

O linfogranuloma venéreo (LGV) é uma doença de transmissão exclusivamente sexual causada pelas cepas LGV da *C. trachomatis*; é endêmica na África, no Sudeste asiático, na Índia, América do Sul e no Caribe. No Brasil, tem sido mais observado nas regiões Norte e Nordeste.

Chlamydia pneumoniae (*Chlamydophila pneumoniae*, Nova Nomenclatura)

Causa comum de infecções respiratórias em todo o mundo, responsável por cerca de 8% a 10% das pneumonias adquiridas na comunidade[13]. Pode causar ainda outras infecções de vias aéreas superiores, como bronquites e sinusites, e não parece apresentar distribuição sazonal, como outros patógenos respiratórios. Sua importância pode ser medida pela soroprevalência de cerca de 50% entre adultos, podendo chegar a 75% entre idosos. Não tem transmissão sexual; é transmitida por secreções respiratórias. O nome da única cepa conhecida, TWAR, remete aos primeiros isolados conjuntivais em Taiwan (TW) e respiratórios (AR) em Seattle. Em 1988 foi publicado o primeiro relato associando a infecção pela *C. pneumoniae* à doença coronariana[31]. Desde então diversos estudos a têm correlacionado com a patogênese da aterosclerose, mas os ensaios clínicos de uso de antibiótico nestas circunstâncias ainda não são conclusivos[16].

Chlamydia psittaci (*Chlamydophila psitacci*, Nova Nomenclatura)

A psitacose (ornitose) é uma doença infecciosa sistêmica causada pela *C. psittaci*, cursando frequentemente com pneumonia. Essa clamídia tem como reservatórios naturais mais de 130 espécies de aves, incluindo psitacídeos (periquitos, papagaios e araras) e outras (pombos, patos, galinhas, perus, faisões, etc.). Patógeno primário de pássaros e animais domésticos, essa bactéria pode infectar acidentalmente seres humanos e é comum em donos de animais de estimação, veterinários e profissionais que trabalham em lojas de aves e abatedouros. A infecção nos pássaros pode ou não ser aparente e as secreções do bico e olhos, além de fezes e urina, são infectantes. A transmissão para o homem ocorre por via respiratória, por aerossol de descargas infectadas das aves contaminadas e muito eventualmente por uma bicada[33]. A prevalência da doença no Brasil é desconhecida.

DIAGNÓSTICO CLÍNICO

C. trachomatis

Uretrite

É a principal manifestação da *C. trachomatis* no homem, sendo responsável por aproximadamente 50% dos casos de uretrite não gonocócica (UNG) e mais de 50% das uretrites pós-gonocócicas (apesar de nos últimos anos essa frequência estar caindo). Os pacientes apresentam disúria e secreção uretral mucoide 7 a 21 dias após o contágio (incubação mais longa que a gonocócica), mas infecções assintomáticas são frequentes e alguns pacientes podem apresentar secreção semelhante à da gonorreia[5b]. A manifestação clínica de corrimento uretral, da clamídia em homens, é semelhante à da gonorreia, porém existem algumas diferenças: costuma ser mucoide e não purulenta; e a quantidade de secreção é menor. As principais complicações para o homem são: epididimite e artrite reativa[3a]. A infecção é transmissível para a/o parceiro sexual.

Proctite e Proctocolite

São manifestações incomuns normalmente associadas à relação anal receptiva, mas podem acontecer por disseminação linfática no linfogranuloma venéreo. Os sintomas quando presentes são discretos e incluem dor anal, eliminação de secreção, tenesmo e constipação. Pode levar à formação de abscessos e fissuras anais com aspecto semelhante ao de outras doenças inflamatórias intestinais[5b].

Epididimite

C. trachomatis e *N. gonorrhoeae* são os mais frequentes patógenos causadores de epididimite abaixo dos 35 anos, enquanto enterobactérias são os agentes habituais após essa idade. Epididimite tipicamente causa dor testicular unilateral, hidrocele e edema doloroso do epidídimo.

Cervicite

É a mais comum apresentação clínica na mulher. Em aproximadamente 70% dos casos é assintomática e quando presentes os sintomas mais frequentes são: edema, eritema, secreção purulenta e friabilidade do colo uterino. A partir dessa topografia, a bactéria pode ascender para trato geniturinário superior ou apresentar disseminação hematogênica. As maiores sequelas da infecção por *C trachomatis* acontecem com a ascensão da infecção e a consequente *doença inflamatória pélvica* (DIP) que pode ser aguda, oligossintomática ou silenciosa. A *C. trachomatis* não é o único organismo implicado na DIP e outras bactérias tais como *Neisseria gonorrhoeae,* anaeróbios e aeróbios (incluindo aqueles envolvidos na vaginose bacteriana) desempenham papel, isoladamente ou em associação. São fatores de risco para DIP: idade menor que 35 anos, história prévia de DIP ou outras doenças sexualmente transmissíveis, novos parceiros sexuais, múltiplos parceiros, parceiros com uretrite, uso de contraceptivo oral e não uso de método de barreira[24,26]. Dor abdominal baixa é o sintoma clássico. A dor geralmente é bilateral; normalmente, tem menos de 2 semanas de duração, podendo iniciar-se logo após a menstruação. Quando a DIP causada por clamídia é comparada com aquelas por outras etiologias, existe tendência a um quadro clínico mais subagudo. Ao exame físico há dor à palpação de anexos e movimentação de colo uterino. Alteração das provas de atividade inflamatória, ecografia e laparoscopia auxiliam no diagnóstico. As principais sequelas crônicas da DIP são gravidez ectópica, dor pélvica crônica e infertilidade[3a,5b].

Abortos espontâneos, prematuridade, baixo peso ao nascer e infecção congênita e perinatal estão associados às DST não tratadas em gestantes. A infecção cervical por clamídia é um fator de risco para infecções pós-aborto e pós-parto, porém associações da infecção por *C. trachomatis* com aborto, retardo de crescimento intrauterino, ruptura prematura de membranas ou prematuridade não estão bem estabelecidas[2,5]. Os neonatos também podem ser infectados através do canal de parto da mãe infectada e apresentar conjuntivite e pneumonia[27].

Peri-hepatite

A peri-hepatite (síndrome de Fitz-Hugh-Curtis) pode ser observada em algumas pacientes com doença inflamatória aguda e deve ser suspeitada na presença de dor no quadrante superior direito do abdome ou dor pleurítica com dolorimento hepático. Enzimas hepáticas geralmente estão normais[3a].

Síndrome Uretral Aguda

Apresenta-se nas mulheres por disúria e polaciúria com exame simples de urina mostrando piúria sem hematúria e urocultura com menos de 10^5 bactérias/mL. O diagnóstico diferencial deve ser feito com uretrite por *N. gonorrhoeae*, herpes simples e infecção urinária, por coliformes ou *Staphylococcus saprophyticus*, com baixo número de colônias na urocultura[5b].

Artrites Reativas

São oligoartrites assimétricas inflamatórias de membros inferiores, que podem acometer 1% dos homens com uretrite (dias até semanas após a infecção)[19]. Quando esse quadro articular vem acompanhado por conjuntivite ou irite, além da uretrite (1/3 daqueles com artrite reativa) caracteriza-se a síndrome de Reiter clássica. A doença afeta adultos jovens e tem forte associação com o antígeno de histocompatibilidade HLA-B27. A síndrome de Reiter pode ser desencadeada por dois tipos principais de infecção bacteriana: a) uretrite inespecífica por *C. trachomatis;* b) gastrenterite por *Yersinia, Salmonella, Shigella* ou *Campylobacter*. Dentre todos, a *C. trachomatis* parece ser o principal patógeno desencadeante.

Tracoma

Doença endêmica em praticamente todo o Brasil, atingindo especialmente os locais de maior pobreza. Em 2013 foram notificados ao Ministério da Saúde mais de 18 mil casos[5c].

Inicia-se com conjuntivite folicular crônica, hipertrofia papilar e infiltração inflamatória. As infecções iniciais na infância tendem a ser autolimitadas, mas podem ser complicadas por reinfecções repetidas ou conjuntivites bacterianas associadas que, ao longo dos anos, causam cicatrizes com fibrose na pálpebra e na conjuntiva. Essas linhas de cicatrizes podem evoluir para entrópio e triquíase com lesão da córnea e comprometimento da visão no adulto[3a,28] (Capítulo 30 – Conjuntivites Infecciosas).

Conjuntivite (Conjuntivite de Inclusão)

No adulto manifesta-se por conjuntivite folicular aguda, com sensação de corpo estranho, em geral unilateral e manifestada, nas 2 primeiras semanas, por hiperemia conjuntival e secreção mucoide que posteriormente se torna purulenta. Geralmente, resolve-se sem complicações, mas pode evoluir para quadro semelhante ao do tracoma. Linfoadenomegalia pré-auricular e otite média podem acontecer. Pouco mais de 50% dos pacientes podem ter infecção urogenital concomitante, mesmo que assintomática. Nesses pacientes pode haver autoinoculação do olho com secreção infectada do próprio paciente ou mesmo de parceiro sexual também infectado (Capítulo 30 – Conjuntivites Infecciosas).

Linfogranuloma Venéreo

Doença infecciosa de transmissão exclusivamente sexual, conhecida popularmente como "mula" e caracterizada pelo bubão inguinal (Figura 93.1). Apresenta uma incubação

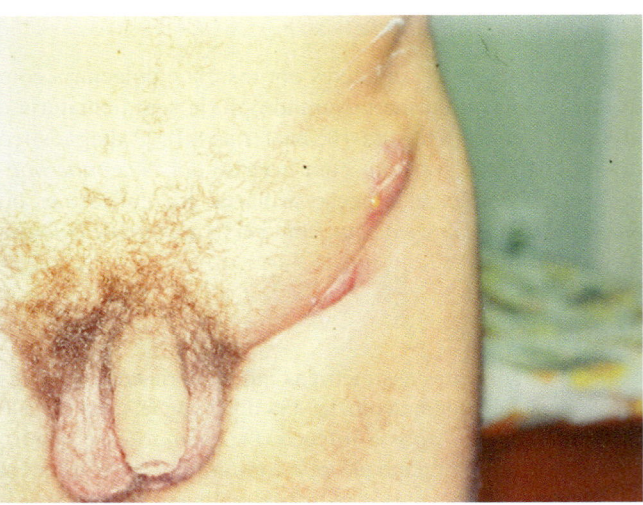

FIGURA 93.1 – Linfogranuloma venéreo: bubão inguinal fistulizado. (Foto original de Walter Tavares.)

que pode variar de 3 a 30 dias e inicia-se por pápula, pústula ou exulceração indolor, muitas vezes não notada pelo paciente, que desaparece rapidamente sem deixar sequelas. Após 1 a 6 semanas do desaparecimento da lesão primária desenvolve-se a linfadenomegalia inguinal, normalmente unilateral e observada em 70% dos homens e 20% a 30% das mulheres. Dependendo do local da lesão inicial, pode haver acometimento de gânglios inguinais (genitália externa), pélvicos (terço inferior de vagina), ilíacos (terço superior de vagina e colo uterino) e de gânglios entre o reto e a artéria ilíaca interna (terço médio de vagina). A massa ganglionar evolui com supuração e fistulização, por múltiplos orifícios. Sintomas constitucionais podem estar presentes[24] (Capítulo 112 – Linfogranuloma Venéreo).

Infecções Perinatais

Conjuntivite

Geralmente adquirida durante a passagem pelo canal de parto infectado, apresenta uma incubação mais longa e sintomatologia menos intensa que a gonocócica. Os achados clínicos incluem secreção aquosa ou purulenta, eritema e edema de conjuntiva e pálpebra. Evolução natural pode ser semelhante à dos adultos. Profilaxia usada para conjuntivite gonocócica não se mostra eficaz para evitar a conjuntivite por clamídia, mesmo quando feita com tetraciclina[5b].

Pneumonia Infantil

Entre 11% e 20% das crianças nascidas de mães infectadas podem apresentar, após 4 a 11 semanas de vida, quadro clínico geralmente discreto de obstrução nasal, com ou sem rinorreia, tosse e taquipneia, com ou sem febre. Conjuntivite pode estar presente em 50% dos casos e anormalidades do ouvido médio, em frequência maior. Radiografia de tórax mostra infiltrado intersticial bilateral e hiperinsuflação. Eosinofilia, hipoxemia arterial e hipergamaglobulinemia são achados típicos. Sequelas respiratórias, como doença obstrutiva, podem acontecer.

Chlamydia psittaci

A psitacose é adquirida por inalação, após exposição a pássaros infectados. Tem incubação de 5 a 15 dias e quadro clínico frequentemente inespecífico, que pode ser insidioso ou abrupto[33a]. Pode manifestar-se com quadro semelhante a gripe ou febre tifoide (com febre, astenia, torpor, diarreia) ou síndrome de mononucleose (com febre, faringite, adenomegalia e hepatoesplenomegalia). A apresentação mais característica da doença é a pneumonia atípica. São frequentes os sintomas gerais (febre, astenia, anorexia, calafrios, cefaleia, mialgias, etc.) e tosse seca, às vezes produtiva com hemoptoicos. Bradicardia relativa e esplenomegalia estão presentes em menos de 50% dos pacientes. Radiografia de tórax é anormal em 75% dos pacientes e geralmente está mais alterada que o sugerido pela ausculta pulmonar. O achado mais frequente é a consolidação de um lobo, mas pode haver infiltrado em vidro fosco, padrão intersticial ou miliar e aumento hilar com ou sem derrame pleural[33,38].

Doença extrapulmonar pode incluir manifestações cardíacas (endocardite, pericardite e miocardite), neurológicas (alterações do nível de consciência, encefalite, meningite e convulsões) e outras (glomerulonefrite, pancreatite, hemólise, tireoidite, etc.)[33].

Chlamydia pneumoniae (TWAR)

Bronquite e pneumonia são as mais comuns apresentações clínicas da bactéria, com espectro variando desde quadros assintomáticos até infecções graves. Não apresenta variação sazonal, ao contrário das infecções pneumocócicas, sendo que as pneumonias são mais frequentes entre os idosos. O período de incubação é mais longo que o de muitos patógenos respiratórios, ao redor de 21 dias. Sintomas respiratórios altos podem estar presentes e a sintomatologia da pneumonia é inespecífica. Existe uma tendência para um quadro mais arrastado e a tosse pode ser um sintoma predominante no contexto. O leucograma frequentemente não mostra leucocitose. Infiltrado subsegmentar focal é o achado radiológico clássico, mas podem acontecer diversos outros padrões, e o exame radiológico do tórax não permite distinção segura das outras pneumonias, atípicas ou não (Capítulo 139 – Pneumonias).

DIAGNÓSTICO LABORATORIAL

O diagnóstico do tracoma endêmico pode ser baseado na história clínica e no exame físico do paciente, entretanto o diagnóstico de infecção genital por clamídia é dependente de exames laboratoriais específicos, pois a maioria dos casos é assintomática. A coleta, a armazenagem, o transporte, o processamento, a leitura e a interpretação dos exames laboratoriais são importantes para a acurácia do diagnóstico. Os exames disponíveis na prática médica são descritos a seguir.

Coloração pela Técnica de Giemsa e Citologia pelo Papanicolaou

Permitem a visualização de inclusões citoplasmáticas granulosas. As alterações citológicas que acompanham a infecção pela clamídia são inespecíficas e por isso estes testes não devem ser usados no rastreamento da infecção[5b].

Cultura de Células

Como a clamídia depende de ATP do hospedeiro, sua replicação depende da infecção de células hospedeiras. Várias linhagens celulares cultivadas em monocamadas sobre microplacas permitem o cultivo da clamídia; as células McCoy são as mais utilizadas. A incubação pode durar de 48 a 72 h, podendo chegar até vários dias. As inclusões citoplasmáticas são vistas sob microscopia de fluorescência (imunofluorescência). Por sua alta especificidade (100%), este método foi considerado, durante muito tempo, o padrão-ouro tradicional para o diagnóstico de clamídia, recomendado para uso com fins médico-legais, como suspeitas de estupro e abuso sexual. A técnica, no entanto, é laboriosa, exige que as amostras sejam mantidas a 4ºC, transportadas em meios especiais e inoculadas em culturas de células em menos de 24 h após a coleta.

- Além disso, a sensibilidade da técnica, mesmo em laboratórios de referência, é, no máximo, de 80%[34]. O sucesso do isolamento e do cultivo é mais frequente em casos de tracoma em atividade e conjuntivite de inclusão adulto ou neonatal. Em doenças oculares mais brandas, a sensibilidade da cultura cai dramaticamente. Em doença genital, a sensibilidade é maior em amostras colhidas da endocérvice do que aquelas colhidas em uretra feminina ou masculina. Na mulher infectada, o ideal é colher amostras da endocérvice eda uretra. Culturas celulares são também menos sensíveis para homens do que para mulheres. Enquanto *swabs* endocervicais apresentaram uma sensibilidade de 70%-85%, *swabs* de uretra masculina apresentaram sensibilidade de 50% a 75%[29], diferença provavelmente devida à presença de número reduzido de células obtido na uretra masculina. Na prática, a evolução dos testes de biologia molecular relegou o cultivo em células à pesquisa clínica e laboratórios de referência.

Detecção de Antígenos

Os métodos de detecção de antígenos envolvem testes de ensaios imunoenzimáticos (ELISA) ou imunofluorescência direta (DFA). Os testes de ELISA buscam os lipopolissacárides (LPS) como antígenos-alvo; são, portanto, incapazes de distinguir entre as várias espécies de clamídia. Podem também, por essa razão, reagir de modo cruzado com LPS de outras bactérias, como, por exemplo, *E. coli*, podendo levar a resultados falso-positivos, importantes em circunstâncias de baixa prevalência de infecção por clamídia. Nas infecções genitais, as reações cruzadas tornam os testes imunoenzimáticos inadequados para outras amostras que não aquelas obtidas na uretra ou endocérvice.

A sensibilidade desses métodos é menor que a da cultura, variando entre 60% e 70%[34]. Apesar de menor sensibilidade e especificidade dos métodos imunoenzimáticos, a possibilidade de automatização do método e o custo menor que os métodos moleculares (detecção de ácidos nucleicos) ainda os mantêm como métodos atrativos. As reações de imunofluorescência direta (DFA) pesquisam anticorpos contra antígenos da membrana externa (MOMP). São geralmente espécie-específicas, apresentando uma sensibilidade em torno de 85% e uma especificidade maior que 95%; portanto, superiores às exibidas pelos métodos imunoenzimáticos. Apesar

da vantagem da DFA em possibilitar também a avaliação da adequação da amostra, as desvantagens do método são: necessitam de um microscopista treinado para diferenciar clamídia de partículas fluorescentes não específicas; dificuldade no processamento de um número elevado de amostras; exigência de um número mínimo de microrganismos fluorescentes para considerar o teste como positivo.

A adequação da amostra é, em verdade, essencial para todos os métodos diagnósticos de clamídia. Como esses são organismos intracelulares estritos, é fundamental a presença de células epiteliais na amostra a ser estudada. Vários estudos demonstraram que mesmo contando com profissionais treinados, amostras inadequadas são obtidas em 30% a 40% dos casos, chegando em determinados estudos a números superiores a 50%[39].

Detecção de Anticorpos (Sorologias)

Testes de microimunofluorescência (MIF), fixação de complemento e imunofluorescência indireta são os mais utilizados. Dentre as técnicas sorológicas, o MIF é mais sensível, sendo capaz de detectar anticorpos da classe IgM em 100% das pneumonias por clamídia. Uma titulação maior ou igual a 1/32 em pacientes infantes com suspeita clínica é virtualmente diagnóstica. As reações de fixação de complemento apresentam uma boa sensibilidade em diagnóstico de psitacose e linfogranuloma venéreo, embora sua especificidade seja comprometida em razão da alta frequência de anticorpos em pessoas com antecedentes de uretrites ou infecções endocervicais.

Considera-se em situações de suspeita clínica de LGV, uma reação de fixação de complemento acima de 1/64, fortemente sugestiva de doença, embora a confirmação exija observar a ascensão sorológica em nova amostra. As técnicas sorológicas são muito úteis em estudos epidemiológicos; porém, não são recomendadas no diagnóstico das infecções urogenitais comuns. A detecção de anticorpos IgM anticlamídia é incomum em adultos com uretrite e cervicite e observa-se alta prevalência de IgG anticlamídia em adultos sexualmente ativos, mesmo sem infecção ativa, em decorrência de infecções passadas, o que compromete a eficiência desses métodos[5b].

Pesquisa de Ácidos Nucleicos

A partir da década de 1980, a tecnologia de detecção de ácidos nucleicos encontrou ampla aplicação no diagnóstico de infecção por clamídia, por apresentar alta sensibilidade e especificidade. Na década de 1990, foi reconhecida a utilidade dos testes de amplificação dos ácidos nucleicos (NAAT) por sua facilidade em detectar microrganismos de difícil crescimento em culturas, tendo-se tornado disponível para uso em programas de prevenção em saúde pública[11,41].

Esses testes utilizam metodologias que se baseiam, de maneira geral, na amplificação e na detecção do DNA dessas bactérias e oferecem a possibilidade de se obterem amostras por coletas não invasivas, como urina e autocoleta por *swab* vaginal. Os métodos de detecção de ácidos nucleicos têm por alvo sequências gênicas da MOMP, do plasmídio críptico ou do rRNA de *Chlamydia trachomatis*, que estão presentes em múltiplas cópias em cada corpúsculo elementar (CE)[4]. São descritos a seguir.

Hibridização com Sondas de Ácidos Nucleicos

Os testes de hibridização não amplificam os ácidos nucleicos, mas amplificam o sinal de detecção após a hibridização. Utilizam sonda de DNA marcado com éster acridina complementar à sequência de RNA ribossomal 16S do genoma da clamídia e, ao hibridizar com o DNA da clamídia, são absorvidas por magnetismo, sendo a reação quantificada com o uso de luminômetro (leitura do resultado por quimioluminescência).

A sensibilidade do teste de captura híbrida para *Chlamydia trachomatis* varia de 95,4% a 97,2% frente a cultura e PCR e a especificidade é superior a 99,0% em amostras endocervicais[12,40].

Técnicas de Amplificação de Ácidos Nucleicos (NAAT)

O desenvolvimento de testes baseados na tecnologia de amplificação de ácidos nucleicos foi o avanço mais importante no campo do diagnóstico de *Chlamydia* desde o isolamento do organismo em cultura de células *in vitro*[4].

A amplificação de ácidos nucleicos é extremamente sensível e altamente específica. O método NAAT detecta cerca de 20% a 30% mais infecções por *Chlamydia trachomatis* do que os métodos anteriormente descritos[4,17,18,41]. Consiste na amplificação de sequências de ácidos nucleicos específicos do microrganismo pesquisado, pela obtenção de milhares de cópias, de um segmento de DNA, a partir de *primers* (iniciadores) de uma sequência de DNA-alvo. É capaz de detectar pequenas quantidades de ácidos nucleicos nas amostras utilizadas.

As técnicas de amplificação empregadas podem diferir, sendo classificadas de acordo com a metodologia usada para a detecção. As principais incluem a PCR (*polimerase chain reaction*), LCR (*ligase chain reaction*), SDA (*strand displacement dmplification*) e TMA (*transcription-mediated amplification*), que oferecem alta sensibilidade de detecção mantendo alta especificidade. As duas primeiras amplificam uma sequência de nucleotídeos do plasmídio e a última a porção 23S do RNA robossomal da clamídia. O TMA originalmente produzido como *GenProbeAmplified CT assay* não é mais produzido e tem sido substituído pelo *Aptima Combo2 assay,* que adicionou a tecnologia de captura híbrida e detecta simultaneamente a *Neisseria gonorrhoeae*[10,11].

A PCR em tempo real (*real-time* PCR) representa o último avanço na tecnologia da PCR. O método utilizado para a PCR em tempo real associa a metodologia da PCR convencional a um sistema de detecção e quantificação de fluorescência produzida durante os ciclos de amplificação. A vantagem da PCR em tempo real com relação à PCR convencional é a facilidade de quantificação, maior sensibilidade, maior precisão, reprodutibilidade e acurácia, velocidade na análise, melhor controle de qualidade no processo e menor risco de contaminação. Pelo fato de os NAAT apresentarem alta sensibilidade e especificidade, outros sítios de coleta, além da uretra e da cérvice, podem ser utilizados, como amostras de urina ou por *swab* vulvar e vaginal, com grande acurácia[10,11,40].

Definição de Padrão-ouro

Os métodos moleculares para o diagnóstico de *Chlamydia trachomatis* trouxeram um incremento de 20%-30% de eficiência na identificação de pacientes infectados com relação às outras metodologias[41]. O padrão-ouro atual para o diagnóstico de infecção por *Chlamydia trachomatis* inclui um teste de amplificação de ácidos nucleicos (NAAT) juntamente com o cultivo celular, a fim de detectar amostras que são negativas por NAAT por causa da presença de inibidores[4,22]. Os métodos biomoleculares são os mais sensíveis e específicos, devendo ser considerados como de eleição para o diagnóstico de certeza de infecção por *C. trachomatis*.

TRATAMENTO E PROFILAXIA

A *C. trachomatis* fica protegida no interior das células epiteliais e tem um ciclo de vida de 48 a 72 h; portanto, precisa de administração prolongada de antimicrobianos. As drogas de escolha têm sido a tetraciclina ou a doxiciclina e os macrolídeos, como a eritromicina e a azitromicina. O tianfenicol e o cloranfenicol são opções atualmente pouco utilizadas. A azitromicina é um macrolídeo/azalídeo com meia-vida de 50 a 68 h atingindo altos níveis teciduais e intracelulares, apesar da baixa concentração plasmática, permitindo o tratamento com dose única de infecções por microrganismos de replicação lenta como a *C. trachomatis*. A eficácia do esquema de dose única da azitromicina equivale àquela atingida com doxiciclina por 7 dias. Apesar da ausência na *C. trachomatis* de componentes de parede celular (peptideoglicanos) similares àqueles de outras bactérias, nas quais as penicilinas se unem, esse grupo de antibióticos impede o desenvolvimento para as formas maduras e infectantes do microrganismo nas inclusões celulares[14].

A ampicilina e a amoxicilina (500 mg, de 8/8 h, por 7 dias) têm sido usadas no tratamento de grávidas, com cura microbiológica de 90% ou mais. A azitromicina também pode ser usada na gestante com segurança[6a]. As cefalosporinas e os aminociclitóis são inativos. Das antigas quinolonas, a única que tem mostrado boa resposta clínica e microbiológica é o ofloxacino, mas as novas quinolonas (levofloxacino, moxifloxacino) têm também boa ação. Resistência aos antibióticos de indicação clássica tem sido relatada com pouca frequência, mas poderá tornar-se um problema emergente[6,14].

Condições clínicas nas quais a alta possibilidade de infecção por clamídia justifica o tratamento presuntivo são: homens heterossexuais (e parceiras sexuais) com UNG, mulheres com DIP, epididimite em jovem com menos de 35 anos e infecção gonocócica em homens e mulheres[36,37]. Esquemas de preferência são: azitromicina, 1 g em dose única, ou doxiciclina, 100 mg de 12/12 h, por 7 dias. Ainda são boas opções esquemas com estearato de eritromicina, tetraciclina, ofloxacino (400 mg/dia) ou levofloxacino (500 mg/dia) por 7 dias[2,16,24]. Para o tratamento de grávidas, as melhores opções são estearato de eritromicina, 500 mg de 6/6 h, azitromicina 1 g em dose única, ou amoxicilina, 500 mg de 8/8 h, por 7 dias[5b,14].

O tratamento da síndrome de Reiter é feito com anti-inflamatórios não esteroides. O papel da antibioticoterapia permanece controverso[15].

No manejo da DIP, o esquema terapêutico tem que incluir obrigatoriamente antibióticos eficazes para *C. trachomatis* (por 14 dias) e também *N. gonorrhoeae*, tais como ceftriaxona + doxiciclina, ampicilina-sulbactam e doxiciclina, ou clindamicina + gentamicina (seguido por doxiciclina)[23a].

As diretrizes do Ministério da Saúde do Brasil recomendam, também, sempre cobrir anaeróbios no tratamento[5b].

O tratamento do linfogranuloma venéreo deve ser feito com 21 dias de doxiciclina, 100 mg de 12/12 h, ou estearato de eritromicina, 500 mg de 6/6 h, ou sulfametoxazol + trimetoprima, 800/160 mg de 12/12 h[24]. A azitromicina na dose de 1 g por semana durante 3 semanas mostra-se também eficaz. Nas infecções urogenitais deve ser evitada a relação sexual por 7 dias, independentemente do tratamento (regime de dose única ou esquema de 7 dias)[5b].

As infecções na criança são tratadas com estearato de eritromicina na dose de 50 mg/kg/dia, fracionada de 6/6 h por 10 a 14 dias. A eficácia da terapia é de 80% e em caso de recorrência deve-se repetir o esquema. O uso local de antibióticos nas conjuntivites não é recomendado pela dificuldade na aplicação e por não resolver a colonização nasofaríngea[37]. As mães das crianças infectadas precisam ser avaliadas e tratadas.

As tetraciclinas são largamente utilizadas nos programas de controle do tracoma, e o esquema mais utilizado é o uso de pomada oftálmica a 1% duas vezes ao dia por 6 semanas. O uso tópico do antibiótico não permite eliminar a bactéria do trato respiratório, possibilitando a reinfecção conjuntival. O tratamento sistêmico está indicado para o tracoma intenso ou para aqueles que não responderam ao medicamento tópico, devendo ser feito com 21 dias de eritromicina, 250 mg de 6/6 h (50 mg/kg/dia) ou tetraciclina, 250 mg de 6/6 h, ou doxiciclina, 100 mg de 12/12 h (os dois últimos, só para maiores de 10 anos). A azitromicina em dose única de 20 mg/kg/dia é excelente opção, sendo no mínimo igual em eficácia ao uso tópico supervisionado de tetraciclina, e consegue tratar os reservatórios extraoculares[3]. A decisão por tratamento em massa, familiar ou individual, dependerá da epidemiologia local e da disponibilidade financeira[3]. A OMS recomenda tratamento em massa com azitromicina em dose única em áreas com prevalência superior a 10% em crianças de 1 a 9 anos[5a].

Na conjuntivite dos adultos o uso sistêmico de antibióticos eficazes contra a bactéria leva à rápida melhora do quadro clínico.

O tratamento da psitacose é feito com uma tetraciclina, como, por exemplo, a doxiciclina na dose de 100 mg de 12/12 h, ou o cloridrato de tetraciclina na dose de 500 mg de 6/6 h, por 10 a 21 dias. Eritromicina é alternativa terapêutica, mas pode ser menos eficaz nas formas graves[33,38]. Tigeciclina e as fluoroquinolonas como levofloxacina e moxifloxacina têm atividade in vitro, mas com poucos estudos clínicos[36a].

A duração da terapia nas pneumonias por Chlamydia pneumoniae deve ser de 10 a 14 dias. Além da tetraciclina e da doxiciclina, podem ser usados os novos macrolídeos (como azitromicina e claritromicina) que têm melhor tolerância que a eritromicina. Esses macrolídeos, assim como as novas quinolonas (levofloxacino e moxifloxacino), são disponíveis em apresentação para uso oral e intravenoso, e são drogas de primeira linha.

O uso de preservativo masculino é medida eficaz na prevenção da transmissão sexual da infecção por C. trachomatis. Uma vacina viva atenuada, preparada com clamídias deficientes de plasmídio, mostrou efeito protetor do tracoma aplicada topicamente nos olhos de macacos[24]. Não há, ainda, experiência em humanos.

Controle de Cura e Manejo do Parceiro Sexual em Pacientes Infectados pela *Chlamydia trachomatis*

Em todos os casos envolvendo a infecção pela clamídia recomenda-se a investigação da gonorreia, pois as taxas de coinfecção variam em torno de 15% a 35%[5b].

Não é recomendada a retestagem para clamídia após o tratamento correto efetuado com azitromicina e doxiciclina, a não ser que os sintomas persistam ou que haja suspeita de reinfecção. Isso porque a resistência da clamídia a essas drogas não é relato frequente. O teste de cura pode ser considerado 3 semanas após o término do tratamento se a droga utilizada for a eritromicina.

A persistência da uretrite após tratamento, se não houve reexposição e o paciente foi aderente ao tratamento, pode indicar outro patógeno como *Ureaplasma urealyticum* ou *Mycoplasma genitalium*.

Todos os pacientes com diagnóstico de clamídia devem ser orientados para referir seus parceiros sexuais (especialmente os dos últimos 60 dias) para avaliação, testagem, tratamento e orientações, tenham eles sintomas ou não[24]. A maioria das infecções pós-tratamento ocorre das reinfecções por parceiros sexuais não tratados e/ou pessoas com multiplicidade de parceiros sem uso de preservativo.

REFERÊNCIAS BIBLIOGRÁFICAS

1. Anderson RM, Garnett GP. Mathematical models of the transmission and control of sexually transmitted diseases. Sex Transm Dis. 2000;27:636-43.
2. Andrews WW et al. Midpregnancy genitourinary tract infection with *Chlamydia trachomatis*: association with subsequent preterm delivery women with bacterial vaginosis and *Trichomonas vaginalis*. Am J Obstet Gynecol. 2006;194:493-500.
3. Barros OM et al. Manual de Controle do Tracoma. Brasília: Ministério da Saúde, Fundação Nacional de Saúde; 2001.
3a. Batteiger BE, Tan M. *Chlamydia trachomatis* (Trachoma, Genital Infections, Perinatal Infections, and Lymphogranuloma Venereum). In Bennet JE, Dolin R, Blaser MJ (Ed.). Mandell, Douglas and Bennett's Principles and Practice of Infectious Diseases. 8th. Philadelphia: Elsevier Saunders; 2015. V 2. p. 2154-2170.e6.
4. Black MC. Current methods of laboratory diagnosis of *Chlamydia trachomatis* infections. Clin Microbiol Rev. 1997;10:160-84.
5. Blas MM et al. Pregnancy outcomes in women infected with *Chlamydia trachomatis*: a population-based cohort study in Washington State. Sex Transm Infect. 2007;83:314-18.
5a. Bhosai SJ et al. Trachoma: an update on prevention, diagnosis and treatment. Curr Opin Ophthalmol. 2012;23:288-95.
5b. Brasil. Ministério da Saúde – Coordenação Nacional de Doenças Sexualmente Transmissíveis e SIDA. Manual de Controle das Doenças Sexualmente Transmissíveis 4ª ed, Brasília: Ministério da Saúde; 2006, 140 p.
5c. Brasil, Ministério da Saúde. Situação epidemiológica do tracoma. In Portal Saúde, março 2014. Disponível em: http://portalsaude.saude.gov.br/index.php/o-ministerio/principal/leia-mais-o-ministerio/738-secretaria-svs/vigilancia-de-a-a-z/tracoma/11479-situacao-epidemiologica-dados. Acessado em: 06 jan. 2015.
6. Centers for Disease Control and Prevention. Sexually Transmitted Diseases Treatment Guidelines. MMWR Recomm Rep. 2002;51(RR-6):1-78.
6a. Centers for Diseases Control and Prevention. Sexually Transmitted Diseases Treatment Guidelines. 2010. MMWR Recomm Rep. 2010;5:1-110.

7. Couto-Junior A et al. Frequência das infecções oculares por clamídia nos portadores de conjuntivite em clínica particular de Uberaba, MG. Rev Soc Bras Med Trop. 1990;23:33-36.

8. Cunningham KA, Beagley KW. Male genital tract chlamydial infection: Implications for pathology and infertility. Biol Reprod. 2008;79:180-89.

9. Fleming DT, Wasserheit JN. From epidemiological synergy to public health policy and practice: the contribution of other sexually transmitted diseases to sexual transmission of HIV infection. Sex Transm Infect. 1999;75:3-17.

10. Gaydos CA et al. Comparison of three nucleic acid amplification tests for detection of Chlamydia trachomatis in urine specimens. J Clin Microbiol. 2004;42:3041-45.

11. Gaydos CA. Nucleic acid amplification tests for gonorrhea and chlamydia: practice and applications. Infect Dis Clin N Am. 2005;19:367-86.

12. Girdner JL et al. Evaluation of the digene hybrid capture II CT-ID test for the detection of Chlamydia trachomatis in endocervical specimens. J Clin Microbiol. 1999;37:1579-81.

13. Grayston JT. Infections caused by Chamydia pneumoniae strains TWAR. Clin Infect Dis. 1992;15:757-63.

14. Guaschino S, Ricci G. How, and how efficiently, can we treat Chlamydia trachomatis infections in women? Best Pract Res Clin Obstet Gynaecol. 2002;16:875-88.

15. Haller-Schober EM, El-Shabrawi Y. Chlamydial conjunctivitis (in adults), uveitis, and reactive arthritis, including SARA. Best Pract Res Clin Obstet Gynaecol. 2002;16:815-28.

16. Jackson LA. Chlamydophila (Chlamydia) pneumoniae. In Mandell G, Bennett JE, Dolin R (Ed). Mandell, Douglas, and Bennett's Principles and Practice of Infectious Diseases. 6th ed. Philadelphia: Churchill Livingstone; 2005. V. 2. p. 2259-67.

17. Jalal H et al. The superiority of polimerase chain reaction over na amplified enzyme immunoassay for the detection of genital chlamydial infection. Sex Transm Infect. 2006;82:37-40.

18. Jespersen DJ et al. Prospective comparison of cell cultures and nucleic acid amplification tests for laboratory diagnosis of Chlamydia trachomatis infections. J Clin Microbiol. 2005;43:5324-26.

19. Keat A. Extra-genital Chlamydia trachomatis infection as sexually-acquired reactive arthritis. J Infect. 1992;25(S1):4736.

20. Lowe P et al. Comparison of the gen-probe APTIMA Combo 2 assay to the AMPLICOR CT/NG assay for detection of Chlamydia trachomatis and Neisseria gonorrhoeae in urine samples from Australian men and women. J Clin Microbiol. 2006;44:2619-21.

21. Martin DH. Chlamydial infections. Med Clin North Am. 1990;74:1367-87.

22. Martin DH et al. Use of multiple nucleic acid amplification tests to define the infected-patient "gold standard"in clinical trials of new diagnostic tests for Chlamydia trachomatis infections. J Clin Micrbiol. 2004;42:4749-58.

23. Michel CEC et al. Field evaluation of a rapid point-of-care assay for targeting antibiotic treatment for trachoma control: a comparative study. Lancet. 2006;367:1585-90.

23a. Mitchel C, Prabhu M. Pelvic Inflammatory Disease. Current Concepts in pathogenesis, diagnosis and treatment. Infec Dis Clin N Am. 2013;27:793-809.

24. Olivares-Zavaleta N et al. CD8+ T cells define an unexpected role in live-attenuated vaccine protective immunity against Chlamydia trachomatis infection in macaques. J Immunol. 2014;192:4648-54.

25. Ortiz L et al. Chlamydia trachomatis major outer membrane protein (MOMP) epitopes that activate HLA class II restricted T cells from infected humans. J Immunol. 1996;157:4554-67.

26. Passos EP et al. Incidência de Chlamydia trachomatis e Neisseria gonorrhoae em mulheres assintomáticas não promíscuas e com doença inflamatória pélvica aguda. Rev Bras Ginecol Obstet. 1995;17:80-6.

27. Peipert JF. Genital chlamydial infections. N Engl J Med. 2003;349:2424-30.

28. Pinto VM et al. Chlamydia trachomatis – prevalence and risk behaviors in parturient women aged 15 to 24 in Brazil. Sex Transmit Dis. 2011;8:957-61.

29. Quinn TC et al. Epidemiologic and mcrobiologic correlates of Chlamydia trachomatis infection in sexual partnerships. JAMA. 1996;276:1737-42.

30. Quinn TC et al. Diagnosis by Amplicor PCR of Chlamydia trachomatis infection in urine samples from women and men attending sexually transmitted diseases clinics. J Clin Microbiol. 1996;34:1401-06.

31. Saikku P et al. Serological evidence of an association of a novel Chlamydia, TWAR, with chronic coronary heart disease and coronary and acute myocardial infarction. Lancet 1988;2:983-86.

32. Schachter J et al. Noninvasive tests for diagnosis of Chlamydia tracomatis infection: application of ligase chain reaction to first-catch urine specimens of women. J Infect Dis.1995;172:1411-14.

33. Schlossberg D. Chlamydia psittaci (Psittacosis). In Mandell G, Bennett JE, Dolin R (Ed). Mandell, Douglas, and Bennett's Principles and Practice of Infectious Diseases. 5th ed. Philadelphia: Churchill Livingstone; 2000. V. 2. p. 2004-06.

33a. Schlossberg D. Chlamydia psittaci (Psittacosis). In Bennet JE, Dolin R, Blaser MJ (Ed). Mandell, Douglas and Bennett's Principles and Practice of Infectious Diseases. 8th. Philadelphia: Elsevier Saunders; 2015. V 2. p. 2171-2173.

34. Seadi CF et al. Diagnóstico laboratorial da infecção pela Chlamydia trachomatis: vantagens e desvantagens das técnicas. J Bras Patol Med Laborat. 2002;2:125-33.

35. Stamm WE. Chlamydia trachomatis infections of the adult. In Holmes KK et al. (Ed). Sex Transm Dis.2nd ed. New York: McGraw-Hill; 1999. p. 593-614.

36. Stamm WE, Jones RB, Batteiger BE. Introduction to chlamydial diseases. In Mandell G, Bennett JE, Dolin R (Ed.). Mandell, Douglas, and Bennett's Principles and Practice of Infectious Diseases. 6th ed. Philadelphia: Churchill Livingstone; 2005. V. 2. p. 2226-39.

36a. Stewardson AJ, Grayson ML. Psittacosis. Infect Dis Clin N Am. 2010;24:7-25.

37. Stamm WE, Jones RB, Batteiger BE. Chlamydia trachomatis (Trachoma, Perinatal Infections, Lymphogranulomavenereum, and Other Genital Infections). In Mandell G, Bennett JE, Dolin R (Ed). Mandell, Douglas, and Bennett's Principles and Practice of Infectious Diseases. 6th ed. Philadelphia: Churchill Livingstone; 2005. V. 2. p. 2239-55.

38. Tavares W, Pereira NG, Coura JR. A propósito de um caso de psitacose observado no Estado do Rio de Janeiro. Rev Soc Bras Med Trop. 1967;273-79.

39. Welsh LE, Quinn TC, Gaydos CA. Influence of endocervical specimen adequacy on PCR and direct fluorescence-antibody staining for detection of Chlamydia trachomatis infections.J Clin Microbiol. 1997;33:3078-81.

40. Van der Pol B et al. Multicenter evaluation of the Amplicor and automated Cobas Amplicor CT/NG tests for detection of Chlamydia trachomatis. J Clin Microbiol. 2000;38(11):4301-4302.

41. Watson EJ et al. The accuracy and efficacy of screening tests for Chlamydia trachomatis: a systematic review. J Med Microbiol. 2002;51:1021-1031.

94 Infecção por *Helicobacter pylori*

■ **Edson Jurado da Silva**

(CID 10 = K25 - Úlcera gástrica; K26 - Úlcera duodenal; K27 - Úlcera péptica de localização não especificada; K29 - Gastrite)

INTRODUÇÃO

Helicobacter pylori é uma bactéria microaerófila, gram-negativa, espiralada, móvel, possuidora de flagelos. Por ser produtora de urease exibe a capacidade de colonizar a mucosa gástrica humana[24]. Foi descrita em 1983 como sendo o principal agente etiológico na úlcera péptica duodenal[35]. Trata-se de patógeno bastante difundido, infectando aproximadamente a metade da população mundial. A maioria das pessoas infectadas nunca desenvolve doença clinicamente significativa[3].

Em trabalho prospectivo realizado por nós na década de 1990, no Serviço de Endoscopia Digestiva do Centro Psiquiátrico Pedro II do Ministério da Saúde, 235 pacientes, e em clínica privada, Serviço de Endoscopia Digestiva da Casa de Portugal, RJ, 244 pacientes, observamos a presença dessa bactéria em incidência estatisticamente maior na população atendida na rede pública (Tabela 94.1). A Tabela 94.2 revela a incidência de *Helicobacter* na úlcera duodenal na nossa casuística.

A infecção humana ocorreria a partir da infância com transmissão de pessoa a pessoa, sobretudo intrafamiliar, e através da água, tendo como fatores predisponentes as condições socioeconômicas deficitárias em áreas superpovoadas[6,14,27]. Fatores relacionados com a virulência da bactéria estariam associados a antígenos tóxicos, cujos principais representantes são: VacA, vacuolizante, CagA, citotóxico. Tais fatores, junto à resposta imune do hospedeiro propiciariam o desenvolvimento de diversas doenças, tais como úlcera péptica, duodenal ou gástrica, gastropatia hipertrófica (doença de Menetrier), câncer gástrico e linfoma gástrico MALT (*mucosa-associated lymphoid tissue lymphoma*)[2,9,15,21,23].

O *Helicobacter pylori* foi considerado carcinogênico do grupo I pela Agência Internacional de Pesquisa em Câncer da Organização Mundial de Saúde[13]. Está intimamente ligado ao câncer gástrico tipo intestinal, que tem na gastrite atró-

TABELA 94.1

Prevalência de *Helicobacter pylori* em Exame Endoscópico Macroscopicamente Normal				
	Hospital Público		**Hospital Privado**	
	N	**(%)**	**N**	**(%)**
H. pylori	100	(42,5)	70	(28,6)
Todos os pacientes	235		244	

TABELA 94.2

Presença do *Helicobacter pylori* na Úlcera Duodenal				
	Hospital Público		**Hospital Privado**	
	N	**(%)**	**N**	**(%)**
H. pylori	174	(74)	209	(85,6)
Total de pacientes	235		244	

fica com metaplasia intestinal importante fase evolutiva[13a]. O adenocarcinoma difuso, no entanto, não segue essa via, independe de infecção por *H. pylori* e acomete o estômago com a mucosa preservada. Prevenção primária do câncer gástrico intestinal poderia ser feita através do rastreamento da infecção, com exames sorológicos aos 20 anos de idade, seguido da erradicação do *H. pylori* nos pacientes com exames positivos. Contudo, a evolução para câncer não acomete a todos e depende de fatores genéticos, alimentares e da cepa de *H. pylori* como descrito acima. Sorologia positiva para *H. pylori* e dosagem baixa de pepsinogênio I e II, marcadores de gastrite atrófica com metaplasia intestinal, serviria para câncer intestinal apenas, pois o tipo difuso não segue a essa sequência de fase pré-maligna para neoplasia.

Não está ainda bem definido o papel dessa bactéria na dispepsia crônica não ulcerosa, bem como a conduta correta a ser tomada em pacientes infectados portadores de doença do refluxo esofageano (DRGE)[18,19,25,26,28,33]. A presença de *Helicobacter pylori* é capaz também de agravar os danos provocados à mucosa gástrica pelo uso concomitante de anti-inflamatório não hormonal (AINH)[8,20].

FISIOPATOGENIA

É importante a interação bactéria-hospedeiro para o desenvolvimento da doença. A maioria dos colonizados desenvolve gastrite superficial sem significado clínico. A presença de cepas portadoras de antígenos CagA e VacA induziriam processo inflamatório maior e entidades médicas específicas. A capacidade de produzir urease confere habilidade em hidrolisar a ureia da mucosa gástrica em dióxido de carbono e amônia, criando, portanto, meio alcalino para sua sobrevivência, bem como a utilização do nitrogênio da amônia para nutrição e crescimento. O crescimento bacteriano é facilitado pela presença de adesina, que confere aderência firme dessa bactéria ao muco gástrico, impedindo a sua saída da bolsa gástrica durante a ingestão de alimento e peristalse. Por ser trófico para o epitélio gástrico, o H. pylori é capaz de colonizar qualquer área metaplasiada no tubo digestório[22].

MÉTODOS DIAGNÓSTICOS

Associada primordialmente à doença gastroduodenal, a infecção pelo H. pylori poderá ter sua presença confirmada por métodos não invasivos e invasivos.

Os métodos não invasivos estão representados pela sorologia, teste respiratório e pesquisa do antígeno nas fezes. A preferência por métodos não invasivos será para estudos epidemiológicos, pacientes pediátricos, avaliação pós-tratamento e naqueles em que a biópsia gástrica teria seu risco aumentado devido à coagulopatia, induzida ou não por medicamento.

Os testes sorológicos são fundamentais para estudos epidemiológicos e se baseiam na presença do anticorpo IgG anti-H. pylori no soro; no entanto, podem ser também pesquisadas IgM e IgA. A IgM é encontrada em paciente sintomático portador de infecção por H. pylori em fase aguda. A sorologia não deverá ser usada para controle de cura, pois, a IgG, que geralmente é pesquisada, permanece positiva por tempo prolongado, vários anos, inviabilizando sua interpretação na prática médica. Mesmo usando teste pareado, o resultado é difícil de ser interpretado, pois os títulos dos anticorpos caem muito lentamente mesmo com o sucesso da cura[1,4].

Método diagnóstico invasivo implica em realização da endoscopia digestiva alta com biópsia da mucosa gástrica. A opção pelo método invasivo deverá ser obrigatória diante dos chamados sinais de alarme, que são: sangramento, perda de peso, anorexia, dispepsia iniciada após os 45 anos de idade e disfagia[32].

O diagnóstico endoscópico é feito através da endoscopia digestiva alta com biópsias da mucosa gástrica. A confirmação da presença do Helicobacter pylori é feita pela cultura (técnica dispendiosa, difícil e pouco usada), ou a positividade de dois métodos, sendo considerado padrão-ouro o histológico associado à pesquisa positiva de urease na biópsia gástrica.

Costumamos realizar, de rotina, biópsias na incisura angularis, parede posterior do antro e grande curvatura do corpo para o teste de urease e duas biópsias no antro para estudo histopatológico, com pesquisa de Helicobacter pylori em tecido.

Na realização das biópsias para pesquisa de Helicobacter pylori devemos ter em mente que pessoas idosas, portadoras de atrofia de mucosa gástrica, metaplasia intestinal, pacientes em uso de bismuto, antibióticos e inibidores de bomba protônica, bem como exame endoscópico realizado durante episódio hemorrágico, terão positividade diminuída[10,29].

A presença dessa bactéria na mucosa gástrica não tem distribuição uniforme e após o tratamento costuma haver migração do Helicobacter do antro para o corpo gástrico. A coleta do material deverá ser feita em mucosa que se aproxime macroscopicamente do normal, obrigando-nos na presença de úlcera gástrica, por exemplo, a aumentar consideravelmente o número de fragmentos, isto é, acrescentam-se oito fragmentos da úlcera além do já descrito acima.

Em trabalho prospectivo realizado por nós no Ministério da Saúde houve concordância entre o teste de urease e a presença da bactéria no estudo histopatológico em 108 pacientes (83,7 %). Em 21 discordantes, três tiveram urease positiva e histologia negativa. Em 18, a histologia foi positiva e a urease foi negativa. Os que tiveram testes discordantes eram mais jovens, porém sem significância estatística.

TRATAMENTO

Não existe consenso quanto ao tratamento da infecção por Helicobacter pylori para todos os portadores. É geralmente aceito, sem discussão, para os infectados que apresentem úlcera péptica, doença de Menetrier e linfoma MALT gástrico. Para os que tenham que usar cronicamente AINH existe uma tendência ao seu tratamento ou ao uso concomitante de inibidor de bomba protônica[17]. Aos dispépticos funcionais e aos portadores de doença do refluxo gastresofágico (DRGE) o debate é grande, havendo necessidade de individualizarmos a conduta[16,34]. Nos portadores DRGE, se dependentes de inibidores de bloqueadores de bomba protônica, há a necessidade de erradicarmos a bactéria[5].

Quanto aos esquemas terapêuticos, devemos ter em mente que a monoterapia não deverá ser utilizada. A melhor opção é o esquema tríplice constando de inibidor de bomba protônica (omeprazol e similares) associado a dois antibióticos, preferencialmente amoxicilina e claritromicina, em esquema posológico de duas vezes ao dia por 7 dias, com índice de cura, que, em nossa casuística, foi de 80% (60 pacientes, curando 48). No grupo dos não curados, tivemos seis pacientes com linfoma gástrico MALT, que costuma ser de difícil abordagem terapêutica.

Observamos alta incidência de resistência em esquemas terapêuticos com tetraciclina e metronidazol.

Costumamos acrescentar lactobacilos durante a semana de tratamento do Helicobacter, para diminuir possíveis intolerâncias.

Quando não obtemos cura, temos utilizado, com sucesso, esquema alternativo com omeprazol (40 mg) associado à amoxicilina (1 g), via oral três vezes ao dia por 14 dias para cada medicamento.

Linfoma MALT envolvendo o intestino grosso, reto, por exemplo, parece ter melhor evolução quando se associa tratamento anti-Helicobacter pylori, apesar de a presença dessa bactéria ser negativa no intestino. O tratamento básico é cirúrgico, por ressecção convencional, eventualmente endoscópica, associada à quimioterapia com ou sem radioterapia[31]. O mesmo se aplica para o linfoma gástrico do tipo MALT. Temos em nossa experiência vários linfomas gástricos tipo MALT com tratamento clínico, sendo um operado, e um linfoma retal, este abordado por via endoscópica, que por se tratar de lesão submucosa foi ressecado pela técnica de polipectomia após infiltração da submucosa. Os esquemas terapêuticos mais frequentemente usados são[7,30]:

- inibidor de bomba protônica duas vezes ao dia por 7 a 14 dias, associado a:
- claritromicina 500 mg duas vezes ao dia e amoxicilina 1 g duas vezes ao dia;

    Ou

- sal de bismuto 240 mg duas vezes ao dia, furazolidona 200 mg duas vezes ao dia e amoxicilina 1 g duas vezes ao dia (esta pode ser substituída por doxiciclina 100 mg duas vezes ao dia);

    Ou

- levofloxacina 250 mg duas vezes ou 500 mg uma vez e amoxicilina 1 g duas vezes/dia.

Para o controle de cura deveremos aguardar, no mínimo, quatro semanas, sendo excelentes as opções por testes não invasivos, tais como o respiratório e a pesquisa do antígeno nas fezes[11]. No entanto, em caso de úlcera gástrica, a endoscopia com biópsias na área da úlcera deverá ser obrigatória. Para o controle de cura, o paciente deverá estar sem inibidor de bomba de próton por, no mínimo, 7 dias; o prazo ideal é de 2 semanas.

PROFILAXIA

Apesar de esta bactéria ser facilmente erradicada por combinação de medicamentos, prescritos pelo prazo de 1 semana, preocupa-nos o aparecimento de cepas resistentes e reinfecção, motivo pelo qual, em países subdesenvolvidos, a opção ideal seria o desenvolvimento de uma vacina oral. Não existe reservatório natural e um modelo animal deverá ser pesquisado. Aparentemente a vacina poderá ser desenvolvida utilizando-se os antígenos VacA (citotoxina vacuolizante) e CagA (citotoxina associada a proteína) e a urease[12].

COMENTÁRIOS FINAIS

A descoberta de dois pesquisadores australianos, em 1982, respectivamente Barry J. Marshall e J. Robin Warren, com relação ao *Helycobacter pylori,* mudou a gastrenterologia e propiciou a ambos o Prêmio Nobel de Medicina em 2005.

A importância dessa descoberta foi de tal monta, que o interesse pelo *H. pylori* se intensificou e pesquisas demonstraram estar essa bactéria também associada a algumas doenças extragástricas, tais como, doenças alérgicas, dermatológicas, cardiovasculares, hematológicas e neurológicas, como por exemplo a doença de Parkinson.

Na púrpura trombocitopênica idiopática e anemia ferropriva é obrigatória a avaliação para *H. pylori* e seu tratamento, se positivo. O número de doenças alérgicas, como asma tem aumentado, provavelmente condicionado à melhora nas condições higiênicas no mundo com a erradicação de doenças bacterianas, entre elas, a infecção por *H. pylori*. A diminuição da liberação de grelina e o aumento de leptina devido à inflamação gástrica poderia também contribuir para a diminuição da obesidade no mundo, embora essas pesquisas ainda não tenham sido validadas[13a].

REFERÊNCIAS BIBLIOGRÁFICAS

1. Alem M et al. Diagnosis value of detection of IgM antibodies to *Helicobacter pylori*. Exp Mol Pathol. 2002;72:77-73.
2. Arents NLA, van Zwet AA, Thijs JC. The importance of vacA, cagA, and iceA genotypes of *Helicobacter pylori* infection in peptic ulcer disease and gastroesophageal reflux disease. Am J Gastroenterol. 2001;96:2603-08.
3. Blaser MJ. Not all *Helicobacter pylori* strains are created equal: Should all be eliminated? Lancet. 1997;349:1020-22.
4. Bode G et al. Characteristics of differences in *Helycobacter pylori* serology and 13 C-urea breath testing in an asymptomatic sample of blood donors. Scand J Clin Lab Invest. 2001;61:603-08.
5. Castro LP, Brito EM, Coelho LGV. *Helicobacter pylori* e doença do refluxo gastroesofágico. J Bras Gastroenterol. 2002;2:58-51.
6. Chang HY et al. Knowledge, attitudes, and practice styles of North American pediatric gastroenterologists: *Helicobacter pylori* infection. J Pediatr Gastroenterol Nutr. 2003;36:235-40.
7. Coelho LGV, Zaterka S. II Consenso Brasileiro sobre Helicobacter pylori. Arq Gastroenterol. 2005;42:128-32.
8. Elizalde JI et al. Gastric mucosal blood flow changes in Helicobacter pylori infection and NSAID-induced gastric injury. Helicobacter. 2003;8:124-31.
9. Farinati F et al. Helicobacter pylori CagA status, mucosal oxidative damage and gastritis phenotype: a potencial pathway to cancer? Helicobacter. 2003;8:227-34.
10. Fukuda Y et al. Diagnosisi of *Helicobacter pylori* infection. Nippon Rinsho. 2002;60:1543-48.
11. Graham DY. *Helicobacter pylori*: The last word. In: Rhonda A Cole, Hashem B El-Serag (ed) 2003 Annual Postgraduate Course. Board Review and Update in Clinical Gastroenterology. Arlington, Virginia: American College of Gastroenterolgy, 2003. p 1B-99-113.
12. Harris AW, Misiewicz JJ. The development of vaccine against H. pylori. In: Harris AW, Misiewicz JJ. (ed) *Helicobacter pylori*. London: Blackwell Healthcare Communications; 1997. p. 60-3.
13. International Agency for Cancer Research. Shistosomes, liver flukes and *Helicobacter pylori.* IARC Monographs on the Evaluation of Carcinogenic Risk to Humans. Lyon: IARC; 1994. p. 61.
13a. Malfertheiner P, Selgrad M. *Helycobacter pylori* infection and current clinical areas of contention: *Helycobacter pylori* and extragastric diseases. Curr Opin Gastroenterol. 2010;26:618-23.
14. Karita M, Teramukai S, Matsumoto S. Risk of Helicobacter pylori transmission from drinking well water is higher than that from infected intrafamilioal members in Japan. Dig Dis Sci. 2003;48:1062-67.
15. Kashiwagi H. Ulcers and gastritis. Endoscopy. 2003;35:9-14.
16. Koskenpato J, Farkkila M, Sipponen P. Helicobacter pylori eradication and standardized 3 month omeprazole therapy in functional dyspepsia. Am J Gastroenterol. 2001;96:2866-72.
17. Labenz J et al. Primary prevention of diclofenac associated ulcers and dyspepsia by omeprazole or triple therapy in Helicobacter pylori positive patients: a randomized, double blind, placebo controlled, clinical trial. Gut. 2002:329-5.
18. Laheij RJ et al. Helicobacter pylori infection treatment of nonulcer dispepsia: an análisis of meta-analyses. J Clin Gastroenterol. 2003;36:315-20.
19. Laine L, Sugg J. Effect of Helicobacter pylori eradication on development of erosive esophagitis and gastroesophageal reflux disease symptoms: a post hoc analysis of eight double blind prospective studies. Am J Gastroenterol. 2003;97:2992-97.
20. Lanas A, Ferrandez A. Treatment and prevention of aspirin-induced gastroduodenal ulcers and gastrointestinal bleeding. Expert Opin Drug Saf. 2002;1:245-52.
21. Leme PLS, Bove CR, Silva RA. *H. pylori* e câncer gástrico. Rev Assoc Med Bras. 2003;49:226.
22. Martins LC et al. Soroprevalência de anticorpos contra o antígeno CagA do *Helicobacter pylori* em pacientes com úlcera gástrica na região Norte do Brasil. Rev Soc Bras Med Trop. 2002;35:307-10.
23. Nakamura RM. Laboratory test for the evaluation of *Helicobacter pylori* infections. J Clin Lab Anal. 2001;15:301-07

24. Prinz C, Hafsi N, Voland P. *Helicobacter pylori* virulence factors and the host immune response: implications for therapeutic vaccination. Trends Microbiol. 2003;11:134-8.

25. Raghunath A et al. prevalence of Helicobacter pylori in patients with gastro-esophageal reflux disease: systematic review. Br Med J. 2003;326:737.

26. Ribeiro ML et al. Clinical relevance of the cagA, vacA and ice A genotypes of Helicobacter pylori in Brazilian clinical isolates. FEMS Immunol Med Microbiol. 2003;36:181-15.

27. Rothenbacher D et al. Helicobacter pylori among preschool children and their parents: evidence of parent-child transmission. J Infect Dis. 1999;179:398-02.

28. Sharma P, Vakil N. Review article: Helicobacter pylori and reflux disease. Aliment Pharmacol Ther. 2003;17:297-305.

29. Tagmankonworakoon N et al. The effect of blood on rapid urease test for Helicobacter pylori detection: An in vitro study. J Med Assoc Thai. 2002;85(Suppl1):s70-73.

30. Talley NA. Helicobacter pylori: When to test and when to treat. In: Jean-Paul Achkar, Jorge L Herrera 2006 Annual Postgraduate Course. American College of Gastroenterology.The Venetian, Las Vegas, Nevada, 2006. p. 247-51.

31. Tanaka S et al. EMR of mucosa-associated lymphoid tissue lymphoma of the rectum. Gastrointest Endosc. 2003;57:956-58.

32. Vaira D et al. Iglioli MM. Review article: Diagnosis of Helicobacter pylori infection. Aliment Pharmacol Ther. 2002;16(Suppl. 1):16-23.

33. Vakil N. Gastroesophageal reflux disease and Helicobacter pylori infection. Rev Gastroenterol Disord. 2003;3:1-7.

34. Veldhuyzen van Zanten SJO. The role of treatment with proton pump inhibitors and anti-Helicobacter theraoy in functional dispepsia. Am J Gastroenterol. 2001;96:2811-12.

35. Warren JR, Marshall BJ. Unindentified curved bacilli on gastric epithelium in active chronic gastritis. Lancet. 1983;1:1273-75.

95 Infecção por Micobactérias Atípicas

■ **Sylvio Rodrigues Torres Filho**
■ **Vera Lúcia Lopes dos Reis**

(CID 10 = A31.0 - Infecção pulmonar micobacteriana [Infecção por *Mycobacterium*: - *avium*, - *intracellulare*, - *kansasii*]; A31.1 - Infecção cutânea micobacteriana [Infecção por *Mycobacterium*: - *marinum*, - *ulcerans*]; A31.8 - Outras infecções micobacterianas; A31.9 - Infecção micobacteriana não especificada [Infecção micobacteriana atípica, Micobacteriose])

INTRODUÇÃO

São infecções humanas provocadas por micobactérias de espécies diferentes dos agentes etiológicos da tuberculose e da hanseníase. O conhecimento a respeito destes agentes e das doenças a eles relacionadas evoluiu em três momentos. No primeiro, que começou logo após a descoberta do *M. tuberculosis* em 1882 e se estendeu ao longo da primeira metade do século XX, isolamentos dessas micobactérias mencionados em relatos esporádicos eram considerados resultantes de contaminação ou colonização transitória, sendo negado sistematicamente qualquer vínculo etiológico com doenças[36,45].

No início da década de 1950, coincidindo com a queda da prevalência da tuberculose, sobretudo nos países do primeiro mundo, e em decorrência de ter sido a cultura de micobactérias um processo de rotina, firmou-se o conceito de doenças por micobactérias atípicas, em função do aprimoramento de correspondência entre a clínica e evidências bacteriológicas e um melhor entendimento da correspondência entre pequenas reações aos testes cutâneos com a tuberculina e infecções por microrganismos diferentes da tuberculose[36,45]. O marco inicial deste segundo período foi a descrição de duas "novas" doenças, o granuloma das piscinas e a úlcera de Bairnsdale[45]. Nas décadas seguintes, houve o reconhecimento progressivo de novas espécies e a melhor compreensão de suas patogêneses[48].

Um terceiro período inicia-se a partir da década de 1980, com o descobrimento da aids. Relatos de doenças por tais agentes em portadores do vírus da imunodeficiência humana (HIV) tornaram-se, desde então, habituais na literatura médica. O isolamento de micobactérias patogênicas em ambientes de pesca tornou-se, então, mais frequente[23,44]. O Ministério da Saúde do Brasil, em concordância com os *Centers for Disease Control* (CDC) nos EUA, considera como um dos critérios indicativos de aids a presença de tais micobacterioses em órgãos outros que não sejam o pulmão, pele ou linfonodos cervicais ou hilares[8].

ETIOPATOGENIA

As micobactérias atípicas, ou outras micobactérias como da preferência de alguns autores[48] e como homologado na Classificação Estatística Internacional de Doenças e Problemas Relacionados à Saúde, 10ª Revisão (CID-10) da Organização Mundial de Saúde, pertencem à ordem Actinomycetales e à família Mycobacteriaceae. São bastonetes retos ou ligeiramente encurvados, por vezes ligeiramente ramificados, imóveis, não esporulados, aeróbios e resistentes à descoloração pelo álcool e por ácidos (bacilos álcool-ácido resistentes ou BAAR), já tendo sido descritas mais de 40 espécies diferentes, nem todas patogênicas para seres humanos. Têm ampla distribuição na natureza, e são isoladas do solo, da poeira, da água, do leite, de plantas, de animais domésticos e selvagens, que parecem representar as fontes de contaminação[36]. Sugere-se a possível participação de insetos, répteis e anfíbios como vetores desses microrganismos para o homem[36].

Os critérios de classificação das micobactérias atípicas levam em conta, sobretudo, características morfológicas, fisiológicas e bioquímicas[27,41]; atualmente são utilizadas também evidências antigênicas e informações genômicas. A classificação desses bioagentes fundamenta-se, ainda hoje, na proposta de classificação elaborada por Runyon[40,41], que os divide em quatro grupos: grupo I, com micobactérias que formam pigmento quando expostas à luz (fotocromógenas); grupo II, o das que produzem pigmento na ausência da luz (escotocromógenas); grupo III que reúne as que não produzem pigmento (não cromógenas). Uma característica comum entre todas as bactérias desses três grupos é o crescimento lento em meio de cultura. Os grupos IV a VI congregam micobactérias com crescimento rápido em meios de cultura.

As espécies atípicas do gênero *Mycobacterium* com ação patogênica confirmada em seres humanos são, segundo seus respectivos grupos:

- grupo I de Runyon: *M. kansasii* e *M. simiae*;
- grupo II de Runyon: *M. scrcrofulaceum*, *M. xenopi*, *M. szulgai*, *M. gordonae* e *M. flavescen*, as duas últimas só excepcionalmente patogênicas;

- grupo III de Runyon: *M. avium-intracellulare* (ou complexo *M. avium* ou CMA) (ou MAC, em língua inglesa), *M. ulcerans, M. habana, M. shimoidei, M. malmoense, M. haemophilum, M. gastri* e *M. terrae*, as duas últimas só excepcionalmente patogênicas;
- grupo IV (fotocromogênica): *M. marinum*;
- grupo VI (não cromogênicas): *M. fortuitum, M. chelonae ,M. smegmatis, M. peregrinum, M. abscessus, M. massiliense* e outras de descoberta recente. São micobactérias de crescimento rápido.

O mecanismo de infecção envolve, *quase sempr*e, *a aspiraç*ão ou a inoculação traumática cutaneomucosa desses agentes, havendo poucas evidências de transmissão pessoa a pessoa, como acontece na tuberculose e na hanseníase[1,14,36]. A infectividade de algumas micobactérias é limitada à pele por suas características de crescimento em temperaturas mais baixas. Tal é o caso da *M. ulcerans* (cresce a 32° ou 33°C) e *M. marinum* (25° a 32°C), o que os impede de crescer em órgãos internos[36].

A lesão básica induzida pela presença tecidual de micobactéria atípica é um granuloma comparável ao induzido pelo *M. tuberculosis*, eventualmente provocando destruição do tecido atingido. A reação granulomatosa se deve a uma deficiência no setor de imunidade celular, que pode estar relacionada diretamente com o macrófago, ou no linfócito T-auxiliar ou no T de hipersensibilidade retardada ou, indiretamente, em razão de bloqueios imunes provocados por complexo antígeno-anticorpo contendo anticorpos antimicobactérias que impedem a sensibilização dos macrófagos, de qualquer modo limitando a resposta imune eficaz e possibilitando, apesar da reação granulomatosa, que o parasita continue em atividade e destruindo tecidos[32,33,40]. As bactérias do complexo *M. avium-intracellulare* (CMA), dada a riqueza de ácidos graxos (ácidos micólicos) em suas paredes possuem atividade antifagocitária, tóxica, detergente e agem sobre a permeabilidade vascular levando a uma maior exsudação, ulceração, abscedação e formação de fístulas cutâneas, de modo mais acentuado que o observado na tuberculose[36]. As reações granulomatosas cutâneas provocadas pelo *M. marinum* evoluem com extensa destruição tecidual[37] enquanto pouca ou nenhuma reação inflamatória é observada na infecção por *M. ulcerans*. Nessa eventualidade, a destruição tecidual é atribuída à ação de uma toxina (possivelmente uma exotoxina), uma proteína termoestável, que se mantém ativa provocando necrose mesmo extraída de fluido citoplasmático e de filtrados de meio de cultura[26,36]. A ausência de reação granulomatosa ou o seu desenvolvimento muito discreto em infecções por micobactérias parece decorrer de deficiência imunológica muito importante. Seria talvez um oportunismo dessas micobactérias em um paciente previamente imunodeprimido[45]. De qualquer forma, a implantação e a colonização de micobactérias atípicas no homem devem alertar para a possibilidade de uma deficiência imunológica temporária ou definitiva[36].

MANIFESTAÇÕES CLÍNICAS

Doenças Cutâneas de Tecidos Moles (CID 10 = A31.1)

Os agentes mais comuns que causam doença na pele e no tecido subcutâneo são: o complexo *M. fortuitum-chelonae*, o *M. marinum* e o *M. ulcerans*. Mais raramente o agente pode ser o CMA ou o *M. kansasii*[12].

Lesão Ulcerada Crônica (ou Úlcera de Bairnsdale ou Úlcera de Buruli)

Descrita inicialmente na Austrália, em 1948, foi verificada depois no México e em muitas áreas tropicais do mundo, sobretudo na África Central, onde atingiu quase exclusivamente habitantes de áreas pantanosas do Nilo[26,30]. Afeta sobretudo crianças de 5 a 14 anos de idade, de ambos os sexos[36]. É causada pelo *M. ulcerans*, e localiza-se principalmente na face extensora das extremidades; é relativamente extensa e pouco ou não dolorosa[5,34]. A lesão começa como um nódulo eritematoso, indolor, que progride de forma gradual, durante 4 a 6 semanas, formando uma úlcera única com base necrótica e bordos imprecisos, caracteristicamente indolor, embora não anestésica. Pode evoluir alcançando toda a circunferência da extremidade, com destruição tecidual local considerável e, eventualmente, comprometendo a fáscia profunda. Não ocorre adenomegalia e o comprometimento sistêmico é incomum. A evolução, que pode prolongar-se por meses ou anos, é para a cura espontânea, com sequelas tais como cicatrizes, linfedema ou mesmo grave deformidade da extremidade atingida[30,35,37,38].

Granuloma das Piscinas (ou Granuloma dos Tanques de Peixes)

É provocado pelo *M. marinum*. É uma afecção cutânea crônica decorrente trauma cutâneo, em geral mínimo, sofrido em meio aquático (piscinas naturais, lagos, rios, praias, tanques e aquários de peixes tropicais). O trauma pode ser provocado diretamente por peixes ou crustáceos, facilitando a entrada da micobactéria através da derme. A lesão inicial, que pode ser única ou múltipla, surge após um período de incubação de 2 a 8 semanas[13,34] com o aspecto de pápula diminuta, que aumenta progressivamente, à medida que vai adquirindo uma tonalidade azul-purpúrea, gerando um nódulo com pequena úlcera central. Ocasionalmente há comprometimento de gânglios regionais e, ainda mais raramente, evolução para doença sistêmica. Há cura espontânea com cicatrizes residuais que podem persistir por vários anos[34,36].

As lesões cutâneas podem assumir um aspecto gomoso esporotricoide, com abscessos localizados nos sítios de inoculação, seguidos por nódulos secundários e progressão central ao longo dos canais linfáticos[4,9]. Tem sido comprovada, mais recentemente, a vinculação etiológica dessa forma com *M. fortuitum-chelonae* e *M. kansasii*[35]. Também foram descritas lesões verrucosas, tuberosas, crostosas e hiperpigmentadas relacionadas com infecção pelo *M. kansasii*[37]. Infecção cutânea pelo CMA pode simular hanseníase, forma L[11].

A doença pelo *M. marinum* pode, por outro lado, simular a leishmaniose tegumentar em áreas endêmicas, provocando três tipos de lesões: nódulos ou placas com descamação e formação de crostas ou pequenas úlceras na superfície; pápulas diminutas; cistos subcutâneos ou intradérmicos, com o diagnóstico auxiliado pelo exame histopatológico que pode revelar a presença de granuloma com células epitelioides gigantes e áreas de necrose fibrinoide ou estruturas tuberculoides sem necrose de caseificação[36].

Celulite Difusa de Pernas e Pés

O *M. szulgai* pode causar múltiplos nódulos e fístulas, drenando tanto nas extremidades como no abdome em mulheres em uso de corticoide para tratamento de sarcoidose[36].

Recentemente foram descritos casos semelhantes relacionados a *M. kansasii* e CMA[34]. O CMA pode também causar infiltração eritematosa cutânea, com múltiplas pústulas e ulcerações[36]. Em todos os casos descritos não se evidenciou fonte interna para as lesões cutâneas.

Abscessos em Local de Injeção ou após Traumas e Incisões Cirúrgicas

Os agentes responsáveis são sobretudo do complexo *M. chelonae-abscessus* e do complexo *M. fortuitum-peregrinum*. O curso clínico caracteriza-se por abscessos cutâneos de longa duração, com drenagem, formação de fístulas e posterior cicatrização[48].

No Brasil, descreveram-se surtos de infecção causada por bactérias do complexo *M. chelonae-abscessus*, principalmente o *M. massiliense* relacionados, sobretudo, com a realização de cirurgias videolaparoscópicas. Em 2003, nos estados do Pará e de Goiás, foram notificados, respectivamente, 312 e 226 casos, descrevendo-se casos também em São Paulo, Minas Gerais, Rio Grande do Sul e Bahia. No estado do Rio de Janeiro, de agosto de 2006 até julho de 2007 foram notificados 1.051 casos suspeitos, em 63 hospitais públicos e privados. O *M. massiliense* foi isolado em 97% dos casos, verificando-se a resistência desse microrganismo à solução de glutaraldeído utilizado na desinfecção do material cirúrgico[34a]. De acordo com a Secretaria de Vigilância Epidemiológica do Ministério da Saúde[8a], "na pele, normalmente a infecção se manifesta por lesões nodulares próximas à incisão cirúrgica ou pelo simples aparecimento de secreção serosa, na deiscência ou na cicatriz cirúrgica. Geralmente não há febre, e a queixa mais comum é o aparecimento da secreção no local da incisão. A lesão poderá estar restrita à epiderme e à derme ou, mais frequentemente, estar presente em todo o trajeto cirúrgico, inclusive com implantação em parede abdominal, articulações ou em outras cavidades. A infecção evolui com aspecto inflamatório crônico e granulomatoso, podendo formar abscessos de crescimento lento, e formação de fístulas, com manifestação até 1 ano após o ato cirúrgico".

O período de incubação é de 2 semanas a 12 meses e, nos casos confirmados, o exame histopatológico das lesões revela granulomas com ou sem necrose de caseificação. A baciloscopia para bacilo álcool-ácido-resistente (BAAR) costuma ser positiva e a confirmação final é feita pela cultura, revelando o crescimento rápido da micobactéria. O tratamento da infecção pelo *M. massiliense* é realizado com a associação de claritromicina e amicacina, podendo ser necessário outro antimicrobiano. A Nota Técnica Conjunta nº 01/2009 da Agência Nacional de Vigilância Sanitária do Ministério da Saúde do Brasil fornece detalhes e condutas sobre a infecção pelas micobactérias de crescimento rápido e o surto de infecção no Brasil[8b].

Doenças do Sistema Osteoarticular (CID 10 = A31.8)

São causadas principalmente pelo *M. kansasii*, CMA, complexo *M. fortuitum-chelonae* e, mais raramente, por *M. marinum*, *M. szulgai* e *M. scrofulaceum*[43].

Osteomielite, osteoartrite e tenossinovite têm sido descritas, sobretudo em crianças. A osteomielite pelo CMA pode simular osteomielite piogênica e evoluir com disseminação sistêmica[43]. O quadro osteoarticular acomete inicialmente as bainhas tendíneas da mão e, em seguida, as bolsas articulares locais e do joelho[36]. *M. szulgai* tem sido isolado de pacientes com bursite olecraniana pós-traumática[49]. Tem sido referida a associação com artrite reumatoide e com o uso de corticoide intralesional[28,37].

Doença Ganglionar (CID10 = A31.8)

São causadas principalmente pelo *M. scrofulaceum*, *M. kansasii*, CMA e, mais raramente, por *M. szulgai*. O acometimento ganglionar é mais frequente em crianças, sobretudo naquelas com menos de 3 anos de idade[36,42] e rara em adultos sem infecção pelo HIV[9]. A linfadenite cervical unilateral é a forma mais comum. Outras localizações descritas são: submandibular, submaxilar e pré-auricular[9]. No início o quadro é de uma adenite firme, móvel e discretamente sensível, que evolui em um prazo de 1 a 2 meses, com amolecimento, podendo fistulizar espontaneamente. Em princípio não há febre e a evolução costuma ser mais rápida e benigna que as adenites pelo *M. tuberculosis*[36,42].

Doença Pulmonar ou Broncopulmonar (CID 10 = A31.0)

É causada principalmente por CMA e *M. kansasii* e, mais raramente, por *M. xenopi*, *M. fortuitum-chelonae*, *M. szulgai*, *M. simiae*, *M. malmoense* e *M. scrofulaceum*. É mais comum entre adultos e nestes entre os do sexo masculino[18]. Doença pulmonar obstrutiva crônica, pneumoconiose, bronquite crônica, bronquiectasia, doença esofágica com aspiração crônica e neoplasia maligna são condições predisponentes[48]. A doença pulmonar assemelha-se clínica e radiologicamente à tuberculose, é particularmente lenta em sua evolução e, em muitos casos, marcada por longos períodos de estabilidade[18]. Os sintomas são, em geral, menos intensos que os da doença pelo *M. tuberculosis*. Quanto à gravidade, o quadro pode variar de assintomático com lesões radiológicas a doença avançada com hemoptise, em decorrência de cavitações pulmonares extensas. As lesões radiológicas em alguns casos limitam-se ao interstício. As lesões cavitárias costumam apresentar paredes mais delgadas do que as produzidas na infecção pelo bacilo da tuberculose[9]. As alterações histopatológicas também não diferem significativamente das descritas na tuberculose pulmonar.

Os critérios diagnósticos adotados pela *American Thoracic Society*, em 1997, para a doença pulmonar causada pelo CMA são: a) apresentação clínica compatível com achados radiográficos (Rx de tórax ou tomografia computadorizada de alta resolução) e exclusão de outros diagnósticos; b) coleta de três amostras de escarro e/ou lavado brônquico; c) uma cultura de escarro ou lavado brônquico fortemente positiva (2+ ou mais) no exame direto ou cultura positiva ou uma cultura positiva no escarro ou no lavado associada a múltiplas baciloscopias positivas ou múltiplas culturas positivas (igual ou superior a 3) por mais de 1 ano, independentemente da positividade do exame direto; d) quando a apresentação radiográfica não for sugestiva ou a análise do escarro não firmar o diagnóstico: biópsia pulmonar (broncoscopia ou biópsia transbrônquica) demonstrando inflamações granulomatosas ou cultura positiva para micobactéria não tuberculosa; e) em casos questionáveis, solicitar parecer de perito[9].

Doença do Trato Gastrintestinal (CID 10 = A31.8)

Pacientes com aids em fase avançada podem apresentar uma síndrome gastrintestinal constituída por dor abdominal, diarreia e má absorção determinada pelo CMA, mais que qualquer outra micobactéria atípica.

Doença Disseminada (CID 10 = A31.8)

Resulta principalmente da disseminação do CMA a partir do trato gastrintestinal, provocando o comprometimento de linfonodos adjacentes, fígado, baço, medula óssea, pulmões e outras vísceras, em que podem ser encontrados bacilos ácido-resistentes no interior de macrófagos e na ausência de granulomas bem formados. Ao contrário de outras infecções oportunistas na aids (toxoplasmose cerebral, pneumocistose pulmonar, retinite pelo citomegalovírus (CMV), herpes crônico), que são focalizadas e com manifestações mais ou menos específicas, as infecções sistêmicas pelo CMA e outras micobactérias se distinguem pela ausência quase total de sinais específicos[31,42]. O quadro clínico, não específico, é o de sepse com agravamento acelerado do estado geral, manifestações digestivas e outras relacionadas com o envolvimento de diferentes órgãos. Não se sabe se o que ocorre então é infecção primária ou reativação de infecções pregressas. Febre, diarreia, suores noturnos, perda de peso e dor abdominal, além de esplenomegalia, hepatomegalia e linfadenomegalia generalizada são achados habituais[22,35a]. Os achados laboratoriais gerais mais importantes são anemia e elevação dos níveis séricos da fosfatase alcalina. A hemocultura usando BACTEC 13 A ou outros meios é positiva e auxilia a confirmação diagnóstica[22,44]. Em mais de 80% dos casos (80% a 96%) a micobactéria causadora da doença disseminada pertence ao CMA; em 3% a 7% dos casos o agente é o *M. kansasii* e 1% a 13% dos casos são causados por outras micobactérias[2,18,19,31,35a,43,49].

Doença sistêmica por bactéria atípica ocorre tradicionalmente no curso da aids, quando as taxas de CD4 já estão muito baixas (inferiores a 36 ou a 50 ou mesmo a 60 por mm[3])[31]. Deve-se cogitar o diagnóstico de doença disseminada por micobactéria atípica quando houver mal-estar, febre, alteração do estado geral, diarreia e leucopenia no curso de aids avançada[31].

Outras

Meningoencefalite pelo *M. kansasii* e pelo complexo *M. fortuitum-chelonae*; doença geniturinária pelo CMA e, mais raramente pelo *M. kansasii* ou pelo *M. xenopi* e doença ocular pelo complexo *M. fortuitum-chelonae* são mais raramente descritas[9,36].

EXAMES COMPLEMENTARES ESPECÍFICOS

A confirmação diagnóstica das doenças aqui mencionadas depende, em última análise, da identificação de uma micobactéria atípica em material próprio. Tal identificação baseia-se em informações relativas à morfologia celular, aos aspectos de cultura, ao efeito de diferentes temperaturas de incubação sobre o crescimento dessas bactérias, à atividade catalásica e arilsulfatásica, à patogenicidade, às reações sorológicas, à análise dos lipídios e à fagotipagem[36], além da identificação de antígenos específicos e características genômicas.

- *Baciloscopia* – a colheita do material depende do quadro clínico: raspado e curetagem de lesão de pele, pus de gânglio fistulizado, biópsia de pele, de gânglio ou de pulmão, com disposição do material sobre lâmina e posterior coloração pelo método de Ziehl-Neelsen;
- *Cultura e bioquímica da cultura* – em caldo glicerinado, batata glicerinada, de Lowenstein, de Petragnani, de Dubos, de Sula e no BACTEC. No caso de infecção pelo CMA, a principal micobactéria causadora de doença disseminada em pacientes com aids, a hemocultura é o meio diagnóstico utilizado, havendo crescimento do microrganismo em 1 a 2 semanas no sistema BACTEC[6].
- *Intradermorreação com PPD específico* – usando-se PPD-Y (antígeno do *M. kansasii*); PPD-G (antígeno do *M. scrofulaceum*) e PPD-B (antígeno de *M. intracellulare*). O valor destes testes é relativo, principalmente porque, não se dispondo de antígenos específicos para cada cepa de micobactéria, não se pode afastar um diagnóstico por uma reação negativa, do mesmo modo que uma reação positiva pode significar infecção por uma ou mais cepas relacionadas[21].
- *Reações sorológicas* – incluem reação de fixação do complemento, imunofluorescência[46] e o ELISA.

TRATAMENTO

Infecções Causadas por Micobactérias do Complexo *M. avium-intracellulare* (CMA)

De todas as micobactérias atípicas, as do CMA são as mais frequentemente isoladas de casos clínicos, sobretudo os que envolvem pacientes com aids. Infecção pelo CMA tem sido registrada em 12% a 15% dos infectados pelo HIV precedendo a morte e em mais de 50% das autópsias de pacientes com aids[10].

As drogas preferenciais para o tratamento da doença pelo CMA são claritromicina, azitromicina e etambutol. A monoterapia com claritromicina, embora eficaz na redução rápida da bacteriemia, é contraindicada, em razão da emergência de resistência depois de 12 a 16 semanas de tratamento, com consequente recaída[10]. A associação do etambutol reduz a emergência de CMA claritromicina-resistente[16]. O esquema ideal deve contemplar a associação de claritromicina a uma segunda droga (o etambutol). A azitromicina pode ser uma alternativa para a claritromicina[17,25,47]. Uma terceira, e provavelmente melhor, opção é a utilização de esquema com três drogas: claritromicina + etambutol + rifabutina[6], embora alguns estudos não tenham revelado melhoras significativas em relação ao *clearance* do CMA, sintomas da doença e da taxa de sobrevida, quando acrescentaram rifabutina ao esquema claritromicina + etambutol[20]. O ciprofloxacino ou o ofloxacino podem substituir a rifabutina na ausência desta rifocina[35a].

Doses em adultos: claritromicina 500 mg via oral (VO) (duas vezes ao dia); etambutol 15 mg/kg/dia VO; azitromicina 500 mg/dia; ofloxacino 400 mg 12/12 h; ciprofloxacino 750 mg 12/12 h. A duração é indefinida na ausência de reconstituição imunológica[6,7], podendo ser interrompida quando já feita há mais de 1 ano e a contagem de CD4 ultrapassa 100 células/mm³.

Infecções Causadas por *M. kansasii* ou por *M. xenopi* ou *M. malmoense* ou *M. haemophilum*

Recomenda-se a associação de isoniazida (300 mg/dia VO), etambutol (25 mg/kg/dia VO) e rifampicina (600 mg/dia VO), acrescida ou não de uma quarta droga que pode ser a claritromicina (500 mg VO, duas vezes ao dia) ou a ciprofloxacina (750 mg VO, duas vezes ao dia) durante 18 meses ou para o resto da vida[6]. Eventualmente, pode-se lançar mão do sulfametoxazol.

Infecções pelo Complexo *M. fortuitum-chelonae*

Nesse caso são necessários os resultados de testes de sensibilidade *in vitro*. A droga-base é a claritromicina (500 mg, duas vezes ao dia VO), podendo se acrescentar amicacina (500 mg IM de 12 em 12 horas) nas 2 a 4 primeiras semanas de tratamento e a seguir outra droga por via oral que pode ser a doxiciclina (200 mg/dia) e/ou o sulfametoxazol (1g, três vezes ao dia) e a ciprofloxacina (500 mg, duas vezes ao dia). O tratamento deve se prolongar por 6 a 12 meses em pacientes não infectados pelo HIV e segundo o mesmo critério considerado no tratamento de infecção pelo CMA em pacientes com aids[6,15].

Infecções pelo *M. ulcerans* ou pelo *M. marinum*

Nesses casos, as opções são: 1) estreptomicina + isoniazida; 2) diaminodifenilsulfona (DDS) + oxitetraciclina ou 3) cotrimoxazol + rifampicina + minociclina[9,24,29].

Infecção pelo *M. scrofulaceum*

O tratamento inicial de doença grave deve contemplar o uso de quatro drogas: isoniazida, estreptomicina, rifampicina e claritromicina ou ciprofloxacina. Deve-se orientar posteriormente o tratamento em função dos resultados de testes de sensibilidade *in vitro*.

REFERÊNCIAS BIBLIOGRÁFICAS

1. Andrade L, Santiago AC. 1971. Micobactérias não tuberculosas (atípicas) na Guanabara. Métodos de isolamento, identificação e incidência. Rev da DNT. 1971;15(58):124-45.
2. Andrade L. Micobactérias atípicas na infância. Clínica Pediátrica. 1986;10(6):39-47.
3. Azulay RD et al. Complexo cutâneo-muscular por *M. fortuitum*. Rev Assoc Med Bras. 1974;20:177-81.
4. Azulay RD. Importância das micobactérias atípicas em dermatologia. An Bras Dermatol. 1975;50:321-36.
5. Baker DJP. Mycobacterial skin ulcers. Br J Dermatol. 1974;91:473-74.
6. Bartlett JG, Gallant JE. Medical Management of HIV infection. Baltimore, Maryland: John Hopkins University; 2001-2002. 373 p.
7. Benson CA, Elner JJ. *Mycobacterium avium* complex infection and AIDS: Advances in theory and practice. Clin Infect Dis. 1993;17:7-20.
8. Brasil. Ministério da Saúde. Secretaria de Vigilância em Saúde. Programa de DST e Aids. Critérios de definições de casos de aids em adultos e crianças. Série Manuais nº 60. MS/ SVS/ PN DST e Aids – Ministério da Saúde. 2003. 50p.
8a. Brasil, Ministério da Saúde. Secretaria de Vigilância Epidemiológica. Nota Técnica Nº 02 /DEVEP/SVS/MS. Referida em: Estado do Rio Grande do Sul, Secretaria de Estado da Saúde. Nota Técnica Conjunta nº 1. Prevençao e controle de infecção por micobacteria não tuberculosa. Disponível em: http://www.saude.rs.gov.br/upload/1337605243_Nota%20T%C3%A9cnica%2001%202007%20-%20Micobact%C3%A9rias.pdf. Acessado em: mar 2015..
8b. Ministério da Saúde. Agencia Nacional de Vigilância Sanitária. Nota Técnica Conjunta nº 01/2009. Infecções por micobactérias de crescimento rápido. Disponível em: http://www.anvisa.gov.br/hotsite/hotsite_micobacteria/nota_tecnica_conjunta.pdf. Acessado em: mar 2015.
9. Campos HS. Manejo da doença micobacteriana não tuberculosa. Bol Pneumol Sanit. 2000;8(2):39-50.
10. Cohn DL et al. A prospective randomized trial of four three-drug regimens in the treatment of disseminated *Mycobacterium avium* complex disease in AIDS patients: Excess mortality associated with high-dose clarithromycin. Clin Infect Dis. 1999;29:125-33.
11. Cole GW, Gebhard J. *Mycobacterium avium* infection of the skin resembling lepromatous leprosy. Br J Dermatol. 1979;101:71-74.
12. Con SK, Strausbaugh LJ. Chronic cutaneous infection caused by *Mycobacterium intracellulare*. Arch Dermatol. 1981;117:794-96.
13. Cortez LM et al. *Mycobacterium marinum* infections of the hand. Report of three cases and review of the literature. J Bone Joint Surg. 1973;55-A: 363-70.
14. Cruz JC. *Mycobacterium fortuitum* – Um novo bacilo ácido-resistente para o homem. Acta Med Rio de Janeiro. 1938;1:297.
15. Dalovisio JR, Pankey AG. In vitro susceptibility of *M. fortuitum* and *M. chelonei* to amikacin. J Infect Dis 1978;137:318-21.
16. Dubé MP et al. Successful short-term suppression of clarithromycin-resistant *Mycobacterium avium* complex bacteremia in AIDS. Clin Infect Dis. 1999;28: 136-38.
17. Dunne M et al. A randomized, double-blind trial comparing azithromycin and clarithromycin in the treatment of disseminated *Mycobacterium avium* infection in patients with immunodeficiency virus. Clin Infect Dis. 2000;31:1245-52.
18. Francis PB, Jay SJ, Johanson WG Jr. The course of untreated *M. kansasii* disease. Am Rev Respir Dis. 1975;111:477-87.
19. Gaynor CD et al. Disseminated *Mycobacterium genavense* infection in two patients with AIDS. Clin Infect Dis. 1994;18:455-57.
20. Gordin FM et al. A randomized, placebo-controlled study of rifabutin added to a regimen of clarithomycin and ethambutol for treatment of disseminated infection with *Mycobacterium avium* complex. Clin Infect Dis. 1999;28:1080-85.
21. Hsu KHK. Diagnostic skin test for mycobacterium infections in man. Chest. 1973;64:1-2.
22. Julander I. Clinical manifestations and treatment of *Mycobacterium avium-intracellulare* complex infection in HIV-infected patients. Scand J Infect Dis. 1995;(Suppl 98):19-20.
23. Katila ML et al. Isolation of potentially pathogenic mycobacteria in the finnish environment. Scand J Infect Dis. 1995;(Suppl. 98):9-11.
24. Kim R. Tetracycline therapy for atypical mycobacterial granuloma. Arch Dermatol 1974;110:229.
25. Koletar S et al. Azithromycin as treatment for disseminated *Mycobacterium avium* complex in AIDS patients. Antimicrob Agents Chemother. 1999;43:2869-72.
26. Krieg RE. Toxin of *Mycobacterium ulcerans*. Arch Dermatol. 1974;110:783-88.
27. Kubica GP. Differential identification of mycobacteria. Am Rev Respir Dis. 1973;107:9-19.

28. Lever WF. Infections with atypical mycobacteria. In: Lever WF, Schaumburg-Lever G (ed). Histopathology of the Skin. 5th ed. Philadelphia: Lippincott; 1975. p. 283-284.

29. Lockshin NA, Spring S. Treatment of *Mycobacterium marinum* infections with minocycline. Arch Dermatol. 1977;113:987.

30. Meyers WM. Humans *Mycobacterium ulcerans* infections developing at sites of trauma of skin. Am J Trop Med Hyg. 1974;23:919-22.

31. Mouton CC. Infections à mycobactéries atypiques au cours da SIDA – Place et dianostic. Presse Med. 1993;22:1405-12.

32. Munari ACF. Pathogenesis de las micobactérias atípicas. Prensa Med Mex. 1977;42:113-16.

33. Navalkar RC, Patel JP. Evaluation of the immune response in mice infected with *Mycobacterium marinum*. Int J Lepr. 1977;45:228-33.

34. Phillips P et al. Azithromycin prophylaxis for *Mycobacterium avium* complex during the era of highly active antiretroviral therapy: Evaluation of a provincial program. Clin Infect Dis. 2002;34:371-78.

34a. Pitombo MB, Lupi O, Duarte RS. Infecções por micobactérias de crescimento rápido resistentes a desinfetantes: uma problemática nacional? Rev Bras Ginecol Obstet 2009;31:529-33.

35. Reid IS. *Mycobacterium ulcerans* infection: A report of 13 cases at the Port Moresby General Hospital. 1967. Med J Aust. 1967;1:427-31.

35a. Rachid M, Schechter M. Manual de HIV/AIDS. 5ª ed. Rio de Janeiro: Revinter; 2000.

36. Reis VLL et al. Micobactérias atípicas Arq Bras Med. 1984;58:160-69.

37. Rook A, Savin J. Mycobacterial infections other than leprosy. In: Savin J (ed). Recent Advances in Dermatology nº 5. Edinburgh: Churchill Livingstone; 1980. p. 59-81.

38. Rook A. Mycobacteria. In: Rook A, Wilkinson DS, Ebling FJG. Textbook of Dermatology. 2nd ed. Oxford: Blackwell; 1969. p. 627-29.

39. Runyon EH. Anonymous mycobacteria in pulmonary disease. Med Clin North Am. 1959;43: 273.

40. Runyon EH. Whence mycobacteria and mycobacteriosis? Ann Intern Med. 1971;75:467-68.

41. Runyon EH. The mycobacterial pathogens. Tubercle. 1974;55:235-41.

42. Saito H, Tasaka H, Osasa S. Disseminated *Mycobacterium intracellulare* infection. Am Rev Resp Dis. 1974;109:572-76.

43. Sanders JW et al. Disseminated *Mycobacterium scrofulaceum* infection: A potentially treatable complication of AIDS. Clin Infect Dis. 1995;20:549-56.

44. Tala E, Viljanen M. Mycobacterial infections in Finland. Scand J Infect Dis. 1995;(Suppl 98):7-8.

45. Timpe A, Runyon EH. Relationship of "atypical" acid-fast bacilli to human disease: Preliminar report. J Lab Clin Med. 1954;44:202-09.

46. Tison ATF. Identification sérologique des espèces mycobacteriennes par la méthode de fixation du complément. Lille Med. 3ª série. 1970;15:292-97.

47. Wars TT et al. Randomized, open-label trial of azithromycin plus ethambutol vs. clarthromycin plus ethambutol as terapy for *Mycobacterium avium* complex bacteremia in patients with human immunodeficiency virus infection. Clin Infect Dis. 1998;27:1278-85.

48. Wolinsky E. Nontuberculous mycobacteria and associated disease. Am Rev Resp Dis. 1979;119: 107-59.

49. Zamboni M et al. Infecção por *Mycobacterium szulgai* em hemofílico com SIDA. Rev Ass Med Bras. 1992;38:150-52.

96

Infecção por Micoplasmas

■ Demócrito de Barros Miranda Filho
■ Marcelo Setton Sampaio de Carvalho

(CID 10 = J15.7 - Pneumonia devida a *Mycoplasma pneumoniae*; A49.3 - Infecção por *Mycoplasma* não especificada; N34.1 - Uretrites não específicas [Uretrite não gonocócica])

INTRODUÇÃO

Os micoplasmas são os menores microrganismos de vida livre já descritos; não têm semelhança genética com as bactérias, e diferenciam-se de vírus, clamídias e riquétsias pela capacidade de crescerem em meios de cultura isentos de células. Pertencem à ordem Mycoplasmatales, da classe Mollicutes, derivado do grego *mollicutes*, que significa pele mole, uma referência à peculiaridade de não possuírem peptidoglicano em sua parede celular. Essa característica de seres procarióticos lhes confere pleomorfismo, resistência aos antibióticos que atuam na parede celular bacteriana, como os beta-lactâmicos, além da impossibilidade de serem observados pelo método de Gram[4,7,12,23].

Em geral, são anaeróbios facultativos e exigem meios enriquecidos com esteróis e ácidos graxos para seu crescimento e multiplicação[4,7,12]. Existem mais de 150 espécies na natureza, a maioria comensal de plantas e animais. Serão abordadas neste capítulo espécies que são reconhecidamente patogênicas para o homem: *Mycoplasma pneumoniae,* e os chamados micoplasmas genitais: *Mycoplasma hominis, Mycoplasma genitalium* e *Ureaplasma urealyticum,* este também pertencente à classe Mollicutes, comumente designado como um micoplasma *latu sensu*[3,4,12,23].

MYCOPLASMA PNEUMONIAE

Embora a manifestação clínica mais lembrada da infecção pelo *M. pneumoniae* seja a síndrome de pneumonia atípica, numa perspectiva global, esta apresentação é incomum (5% a 10% dos casos), e predomina em adolescentes e adultos jovens. A maioria manifesta-se como infecção de vias aéreas superiores ou traqueobronquite (75%), especialmente em crianças menores de 5 anos. Em 15% a 20% dos casos a infecção é subclínica. Crianças com menos de 5 anos de idade tendem a apresentar doença de vias aéreas superiores, enquanto adolescentes e adultos jovens mais frequentemente desenvolvem bronquite ou pneumonia[3-5,12,19,23].

O período de incubação varia de 2 a 3 semanas. A contagiosidade entre contactantes é alta, com taxa cumulativa de ataque intrafamiliar de aproximadamente 90%[3].

O *M. pneumoniae* é a principal causa de pneumonia comunitária atípica com diagnóstico etiológico confirmado, com 10% a 20% dos casos, mas este percentual pode ser ainda maior. Ocorre em todas as faixas etárias, sendo mais comum em crianças em idade escolar e adultos jovens, nos quais pode responder por até 50% dos casos. Esse quadro clínico geralmente ocorre de forma esporádica, mas pode haver surtos epidêmicos em grupos selecionados, como em núcleos familiares, escolas ou quartéis. A transmissão se dá por gotículas respiratórias. Alguns grupos de indivíduos estão sujeitos a formas mais graves da doença, como os recémnascidos, os portadores de hemoglobinopatia SS ou SC, síndrome de Down ou hipogamaglobulinemia[5,7,11,12,23].

Estudos recentes têm sugerido uma participação do *M. pneumoniae* na patogênese da asma, ou ao menos, em sua exacerbação[17]. Vários estudos também têm mostrado associação entre infecção por micoplasma e, especialmente, clamídias e aterosclerose e eventos coronarianos, porém não está claro se há verdadeiramente uma relação de causa e efeito. Se for, muito provavelmente não é direta e deve envolver diversas outras variáveis. Sabe-se, no entanto, que não há registro, na última década, de efeito preventivo secundário com o uso de antimicrobianos dirigidos contra clamídia ou micoplasma, em pacientes com doença aterosclerótica estabelecida[9].

Diagnóstico Clínico

O quadro costuma ser leve, insidioso e autolimitado, porém já há relatos de casos graves e até fulminantes em jovens previamente hígidos[3].·Os sinais e sintomas iniciais mais comuns são astenia, febre baixa, cefaleia e mialgia, seguidos por faringite não exsudativa, adenopatia cervical, rouquidão, otalgia, coriza e tosse seca. Pode haver sensação de frio, embora calafrios sejam raros. Na pneumonia a tosse prolongada pode, eventualmente, tornar-se produtiva, inclusive com escarros hemoptoicos, hipersensibilidade da traqueia e dor torácica, porém raramente ocorre dor pleurítica verdadeira, mesmo quando há derrame pleural associado. Nas crianças pode haver tosse paroxística seguida de vômitos simulando a coqueluche. A infecção em indivíduos asmáticos pode desencadear ou exacerbar crises de broncoespasmo[3-5,7,11,13,23]. Em geral, os sintomas são muito mais proeminentes que os sinais evidenciados ao exame físico. Ocasionalmente se observam sensibilidade sinusal, eritema retrofaríngeo e adenopatia cervical leve. Na pneumonia tardiamente podem aparecer sons crepitantes e sibilos[3,18].

Entre 10% e 25% dos pacientes apresentam exantema antes, durante (mais comumente) ou após a infecção aguda por *M. pneumoniae*. Geralmente é maculopapular e predomina em tronco e membros. O *M. pneumoniae* é considerado o principal agente implicado na associação entre pneumonia e exantema e pode, ainda, ser responsável por 7% a 20% dos casos de eritema multiforme ou síndrome de Stevens-Johnson[3,5,7,12].

Depois das lesões cutâneas, as alterações cardíacas são as manifestações extrapulmonares mais frequentes, principalmente alterações inespecíficas de onda T e segmento ST. Miocardite clínica, pericardite e insuficiência cardíaca congestiva são manifestações raras e mais comuns em idosos, entre os quais podem ser importante causa de morte. Na maioria das vezes ocorre recuperação completa[3,7,12,23].

Síndromes neurológicas como meningite linfomonocitária, meningoencefalite, mielite transversa, encefalomielite disseminada aguda, síndrome de Guillain-Barré e neuropatia periférica são relativamente raras (0,1%), mas podem trazer importante impacto em morbimortalidade. Ocorrem especialmente em crianças, tanto na fase aguda da doença como na fase de convalescença, o que sugere participação de mecanismos infecciosos e/ou imunológicos em sua patogênese. A análise do líquido cefalorraquidiano (LCR) mostra alterações citobioquímicas mínimas, com predomínio de linfócitos. Só raramente o micoplasma é isolado em cultura de LCR. As sequelas vão desde retardo mental a distúrbios do movimento e epilepsia[3,5,23].

Dentre as manifestações hematológicas já descritas na literatura, como plaquetopenia, coagulação intravascular disseminada, tromboembolismo, púrpura trombocitopênica trombótica e síndrome histiocítica hemofagocítica, a mais frequente e conhecida é a formação de crioaglutininas, capazes de gerar hemólise em pacientes com níveis muito elevados. Contudo, esta, quando ocorre, em geral não é clinicamente significativa, tanto pela magnitude, quanto pelo momento de surgimento, que se dá normalmente na fase de convalescença, e, portanto, não ajuda oportunamente para diagnóstico etiológico e decisão terapêutica da pneumopatia aguda[2,3,7,11,23].

Artralgias são complicações relativamente frequentes na infecção pelo *M. pneumoniae*. Outras, mais raras, são miringite bolhosa, irite, conjuntivite, neurite óptica, glomerulonefrite, nefrite tubulointersticial, hepatite, pancreatite, diarreia, esplenomegalia, polimiosite, abscesso tubo-ovariano, priapismo pediátrico, fenômeno de Raynaud e artrite, mais frequente em portadores de hipogamaglobulinemia.

Diagnóstico por Exames Complementares

Muito embora os métodos complementares possam ser úteis em determinadas situações, o diagnóstico na maioria das vezes é baseado no reconhecimento da síndrome clínica, considerando que os exames específicos são pouco disponíveis, demandam tempo e podem ser de difícil interpretação[4,5].

Exames Específicos

Cultura

O *M. pneumoniae* exige condições especiais de transporte e cultivo, podendo ser necessários 4 a 20 dias para a identificação. Os espécimes clínicos que se prestam para diagnóstico são: raspados de orofaringe, escarro, lavado traqueobrônquico e líquido pleural. Em decorrência do tempo e da técnica requeridos, a cultura não tem sido utilizada como método de rotina para diagnóstico de micoplasma[3,7,11,12,23].

Métodos Imunológicos

Na prática, embora a confirmação raramente seja alcançada no momento de decisão terapêutica, a sorologia é o método mais utilizado para o diagnóstico de infecção por *M. pneumoniae*. Os testes mais amplamente disponíveis são o de fixação do complemento e o enzimaimunoensaio, ambos com 80% a 90% de sensibilidade. Sabendo que baixos títulos de IgG são comuns na população geral, e que IgM raramente é positiva nos primeiros 10 a 14 dias, recomenda-se uma coleta no momento da suspeita clínica e outra em 2 a 4 semanas, para identificação da soroconversão ou quadruplicação dos títulos de IgG, tornando o diagnóstico mais seguro. O achado isolado de IgM positiva não é diagnóstico, pois esta pode permanecer positiva por até 4 anos após a infecção aguda. Teste de fixação de complemento com títulos isolados maiores ou iguais a 1:32 é também considerado diagnóstico. A baixa especificidade desses exames pode resultar em falso-positivos, principalmente nas situações em que há reações inflamatórias, como síndromes neurológicas, meningites bacterianas e pancreatite aguda[3,4,12,23,24].

Métodos Moleculares

A reação em cadeia de polimerase (PCR) pode ser empregada para investigar *M. pneumoniae,* preferencialmente em escarro ou amostra de lavado broncoalveolar[21]. No entanto, ainda há controvérsias quanto à sensibilidade e especificidade desta técnica, além de ainda não estar disponível na maioria dos serviços. Atualmente, a combinação de testes sorológicos e PCR parece ser a forma mais confiável de fazer o diagnóstico etiológico das infecções por *M. pneumoniae*[4,13,24,25].

Exames Inespecíficos

O leucograma pode ser normal em 75% a 90% dos pacientes. Plaquetose pode ocorrer como resposta de fase aguda, mas plaquetopenia é incomum. A maioria dos pacientes apresenta evidência subclínica de hemólise, como teste de Coombs positivo e reticulócitos elevados. O exame do escarro pelo método de Gram pode ser útil ao revelar leucócitos polimorfonucleares ou linfócitos, com escassez ou ausência de bactérias, mas não é recomendado como exame de rotina na avaliação de paciente com pneumonia comunitária leve[3,8,23].

As crioaglutininas aparecem em cerca de 50% dos casos, especialmente nos mais graves, e costumam ter nível mais elevado em 4 semanas, quando a doença respiratória já está em regressão. Sua presença não é patognomônica da infecção por micoplasmas, ocorrendo também em casos de gripe, infecção pelo vírus Epstein-Barr, citomegalovírus, adenovírus, rubéola, sarampo e doenças linfoproliferativas.

Apesar de inespecífica, sua presença num paciente com síndrome respiratória aguda sugere infecção por micoplasma. Um teste prático pode ser feito à beira do leito, resfriando-se uma amostra de sangue do paciente a mais ou menos 4ºC por 2 a 3 minutos em tubo com anticoagulante. Havendo agregação e posterior dissolução após reaquecimento nas próprias mãos, constata-se a presença das crioaglutininas em títulos iguais ou superiores a 1:64, o que é sugestivo da infecção por *M. pneumoniae*. A dosagem laboratorial de rotina das crioaglutininas pode não ser custo-eficaz, em razão de sua baixa sensibilidade e especificidade[3,4,7,11,12,19,23].

Os achados radiológicos são diversos e inespecíficos; e geralmente bem mais expressivos que o exame clínico sugere, caracterizando o que se chama de dissociação clínico-radiológica. Na maioria das vezes observa-se infiltrado interstícial com predileção pelos lobos inferiores, especialmente à direita. Adenopatia hilar, uni ou bilateral pode ocorrer em até 30% das crianças. Pequeno derrame pleural ocorre em 5% a 25% dos casos, mas grandes derrames são raros. Nos casos complicados pode haver pneumotórax, pneumatoceles, abscessos e, mais raramente, padrão de síndrome de angústia respiratória aguda (SARA)[3-5,11,23].

Diagnóstico Epidemiológico

A doença produzida pelo *M. pneumoniae* é mais comum em crianças e adultos jovens e geralmente é introduzida na família por crianças em idade escolar. Ao contrário das infecções respiratórias causadas por outros agentes etiológicos, que normalmente se concentram no inverno, os casos de infecção por *M. pneumoniae* ocorrem de maneira uniforme ao longo do ano, não havendo sazonalidade[4,5,11,23].

Diagnóstico Diferencial

O diagnóstico diferencial inclui todos os outros agentes etiológicos implicados em infecções respiratórias, sejam vírus, bactérias, fungos ou micobactérias, e em geral não há nenhum dado clínico ou radiológico isolado que permita essa diferenciação com segurança. Entretanto, considera-se o *M. pneumoniae* como agente etiológico mais provável quando se tem uma doença de evolução indolente, com tosse seca, erupção cutânea, faringite e escassez de achados físicos, quando comparados às alterações radiológicas. Por outro lado, a presença de evolução fulminante, leucocitose extrema e doença pulmonar obstrutiva crônica deve sugerir outra etiologia[3-5,23].

Em casos de surtos de infecção respiratória, conhecer o período de incubação da doença em investigação auxilia na diferenciação de infecções por *M. pneumoniae* (poucas semanas) das infecções virais de maneira geral (poucos dias)[4,5,12,23].

Tratamento

Provavelmente a maioria dos casos de infecção de vias aéreas superiores e bronquite aguda em crianças e adolescentes deixa de ser diagnosticada e tratada com antibióticos, por serem frequentemente confundidos com viroses respiratórias altas, bem mais comuns, e compartilharem com estas o caráter benigno e autolimitado[4,5]. Por outro lado, embora a pneumonia também tenha, em geral, evolução autolimitada, indica-se o tratamento com o intuito de encurtar o período sintomático e diminuir o período de transmis-sibilidade. Devido às dificuldades diagnósticas, na maioria absoluta dos casos o tratamento é iniciado de forma empírica.

As opções terapêuticas incluem macrolídeos, tetraciclinas, quinolonas e cetolídeos (Tabela 96.1). Os macrolídeos são preferidos, por serem as drogas mais ativas contra micoplasmas e por atuarem também contra *Legionella pneumophila* e *Chlamydophila pneumoniae,* que são frequentemente incluídas no diagnóstico diferencial das pneumonias atípicas. A eritromicina é tradicionalmente a primeira escolha para crianças; entretanto, especialmente para adultos, devido aos seus frequentes efeitos colaterais gastrintestinais, tem-se dado preferência à azitromicina ou à claritromicina. A azitromicina permite tratamento ainda mais curto e com dose única diária, o que favorece melhor adesão. As tetraciclinas são muito ativas contra micoplasmas e clamídias e podem ser utilizadas em casos de falha da terapêutica com macrolídeo, mas estão contraindicadas para crianças abaixo de 8 anos de idade, por sua interferência no desenvolvimento de ossos e dentes. As fluoroquinolonas respiratórias apresentam bom perfil de tolerabilidade e comodidade posológica, porém um custo mais alto. Não são recomendadas para menores de 18 anos de idade em razão de seu potencial efeito deletério sobre as cartilagens[3,5,6,12,15,23].

Resistência aos macrolídeos ainda não é um problema para este tipo de infecção, mas já há relatos de falhas de tratamento por este mecanismo no Japão, na França, nos EUA e na China[3].

A duração da terapia não está bem estabelecida, mas tratamentos inferiores a 14 dias parecem estar associados a maior risco de recidiva. Considerando-se que a azitromicina mantém níveis teciduais terapêuticos até 5 dias após sua interrupção, os tratamentos de pneumonia atípica com esta droga podem ser feitos em apenas 5 a 10 dias[4,14]. Parece prudente determinar a duração do tratamento baseando-se na intensidade e resolução dos sinais e sintomas, em vez de estabelecer-se em um padrão fixo para todos os casos[3].

O tratamento adequado determina melhora clínica marcante do quadro respiratório, porém pode não influenciar nas manifestações extrapulmonares nem no estado de portador[4,7,23]. A melhora clínica é evidente em quase todos os pacientes dentro de 10 dias, mas a recuperação completa só ocorre em 4 a 6 semanas. As alterações radiológicas podem demorar 5 a 8 semanas para desaparecer[11].

Profilaxia

Em populações fechadas, a taxa de infecção por *Mycoplasma pneumoniae* pode ser de 50% a 90%, entretanto, para cada caso de pneumonia existem vários de doença respiratória mais leve. Um curso curto de azitromicina (500 mg no 1º dia, seguido por 250 mg do 2º ao 5º dia) nos contactantes intradomiciliares pode prevenir a doença clínica, o que teria importância prática em situações excepcionais como acampamentos militares ou coisas do gênero; nos demais, alertar o caso-índice e seus contactantes para eventual diagnóstico precoce dos casos secundários e início oportuno da antibioticoterapia parece mais adequado. Ainda não há vacina disponível para uso clínico, as que foram testadas até o momento resultaram em baixo nível de proteção[1,5,7,23].

Para os pacientes que necessitem de internação, devem ser adotadas as medidas de isolamento e precaução tipo gotículas até a resolução clínica completa do caso[3].

TABELA 96.1

Opções Terapêuticas para *Mycoplasma pneumoniae*		
Antimicrobiano	**Dose para Adultos**	**Dose para Crianças**
Macrolídeos		
• Azitromicina	500 mg VO/IV uma vez ao dia	10 mg/kg uma vez ao dia
• Eritromicina	500 mg VO de 6/6 h	10 mg/kg de 6/6 h
• Claritromicina	500mg VO/IV de 12/12 h	7,5 mg/kg de 12/12 h
Tetraciclinas		
• Doxiciclina	100 mg VO de 12/12 h	2-4 mg/kg/dia de 12/12 h (> 8 anos; máximo 100 mg de 12/12 h)
• Tetraciclina	500 mg VO de 6/6 h	500 mg de 6/6 h (> 8 anos)
Fluoroquinolonas		
• Levofloxacino	500 mg VO/IV uma vez ao dia	Não recomendado
• Moxifloxacino	400 mg VO/IV uma vez ao dia	Não recomendado
Cetolídeos		
• Telitromicina	800 mg VO uma vez ao dia	Faltam estudos

MICOPLASMAS GENITAIS

O termo micoplasmas genitais tem sido usado pra designar as espécies dos gêneros *Mycoplasma* e *Ureaplasma,* que são frequentemente isolados do trato genital de homens e mulheres. As principais espécies são *Mycoplasma hominis, M. genitalium, M. fermentans, M. penetrans, M. spermatophilum, M. primatum, Ureaplasma urealyticum* e *U. parvum,* formando um grupo biológica e clinicamente heterogêneo. Há ainda muita controvérsia sobre o papel etiológico de algumas espécies em diversas situações clínicas[18].

O *M. hominis,* por exemplo, que é muito prevalente no trato genital, sobretudo de mulheres sexualmente ativas (acima de 50%), não é considerado atualmente um patógeno primário, comportando-se mais como um comensal. Apesar disso, há ainda questionamentos sobre sua implicação em casos de vaginose bacteriana, doença inflamatória pélvica, pielonefrite aguda, infertilidade tubária e parto prematuro. Esse agente pode, eventualmente, causar infecções neonatais, das quais a pneumonia congênita é a mais descrita, sobretudo em recém-nascidos de baixo peso, seguindo-se quadros de sepse e meningoencefalites[4,7,18,19,23-25].

O *M. genitalium* tem sido reconhecido como o agente etiológico de 15% a 20% das uretrites não gonocócicas em homens; em mulheres, suspeita-se de sua participação em cervicites, endometrites e doença inflamatória pélvica aguda. Não parece estar relacionado com vaginose bacteriana.

O *U. urealyticum,* também há muito tempo associado a doenças genitais, atualmente é visto como componente da microbiota normal, uma vez que pode ser encontrado em secreções genitais de até 80% das pessoas saudáveis. Ainda se questiona seu papel em uretrite não gonocócica e infertilidade. Assim como o *M. hominis,* pode ser causa de pneumonia, sepse e meningoencefalite neonatal a partir da contaminação via canal de parto.

Diagnóstico Clínico[4,5,7,14,16,23-25]

Deve-se sempre suspeitar do envolvimento dos micoplasmas, especialmente *M. genitalium,* em homens com disúria e/ou prurido e/ou descarga uretral ou em mulheres com quadro de dor pélvica e corrimento e/ou prurido genital, associados ou não a febre, independentemente do isolamento de gonococo ou clamídia, uma vez que a taxa de coinfecção é alta.

Em recém-nascido com quadro infeccioso deve-se investigar a possibilidade de pneumonia, sepse e meningoencefalite neonatal por micoplasmas.

Diagnóstico Laboratorial

O diagnóstico laboratorial é pouco utilizado na prática clínica devido à dificuldade e ao custo de sua realização. Os testes sorológicos são de pouco valor, os exames baseados em biologia molecular (PCR) são pouco disponíveis comercialmente e o cultivo tradicional é lento e difícil. Por outro lado, a prevalência de colonização genital em indivíduos saudáveis é alta; por isso, em casos de suspeita de infecção, para a cultura são preferidas amostras de primeira urina em homens, pois têm melhor rendimento que o *swab* uretral e, em mulheres, o *swab* vaginal. Também é importante comunicar ao laboratório a suspeita clínica de micoplasma, para tratamento diferenciado da amostra biológica[4,23,24]. Os micoplasmas não são vistos à bacterioscopia pelo método de Gram, por não possuírem parede celular.

Na rotina da maioria dos serviços, faz-se o diagnóstico laboratorial de uretrite não gonocócica pela leucometria do *swab* uretral: cinco ou mais neutrófilos por campo de grande aumento na ausência de diplococos gram-negativos. Vale ressaltar que o achado de gonococos não exclui a participação dos outros agentes como *Chlamydia trachomatis, Ureaplasma urealyticum, Mycoplasma genitalium* e *M. hominis,* uma vez que a coinfecção é relativamente frequente.

Diagnóstico Epidemiológico

Para essas espécies de micoplasmas, o antecedente epidemiológico de vida sexual ativa é uma informação importante na elaboração do diagnóstico.

Diagnóstico Diferencial

Uma vez excluído o diagnóstico de uretrite gonocócica pelo método de Gram, permanecem no diagnóstico diferencial da uretrite por *Mycoplasma* a infecção por *Chlamydia trachomatis, Herpes simplex, Cytomegalovirus, Trichomonas vaginalis* e *Papilomavirus hominis.*

Tratamento

De maneira geral, uma vez que raramente se consegue confirmar o diagnóstico etiológico específico, o tratamento é empírico com tetraciclinas, macrolídeos ou quinolonas.

O *M. genitalium* é altamente sensível aos macrolídeos, e a azitromicina é o tratamento de primeira escolha, sendo o tratamento por 5 dias mais eficaz que o de dose única[20,22]. O tratamento daqueles que não respondem ou recidivam após o uso de azitromicina deve ser feito com moxifloxacino, 400 mg/dia, por 10 dias.

O *M. hominis* e o *M. fermentans* são intrinsecamente resistentes aos macrolídeos, sendo a droga de escolha, nesses casos, a doxiciclina, embora a clindamicina e as quinolonas também sejam alternativas eficazes.

Profilaxia

A prevenção de uretrites e doença inflamatória pélvica baseia-se no uso de preservativos e no tratamento adequado dos casos e respectivos parceiros sexuais. Os casais devem ser orientados a fazer o tratamento simultaneamente, para evitar a reinfecção do parceiro tratado inicialmente.

REFERÊNCIAS BIBLIOGRÁFICAS

1. Auwaerter P. Mycoplasma pneumoniae. ABX Guide, 2011. Disponível em: http://hopkins-guides.com. Acessado em: set. 2011.
2. Bannister B, Gillespie S, Jones J. Lower Respiratory Tract Infections. In: Infection: Microbiology and Management. 3rd ed. Oxford: Blackwell Oxford; 2006.
3. Baum SG, Bartlett JG, Thorner AR. *Mycoplasma pneumoniae* infection in adults. Up to date, 2011. Disponível em: http://www.uptodate.com. Acessado em: set. 2011.
4. Baum SG. Introduction to *Mycoplasma* and *Ureaplasma*. In: Mandell GL, Bennett JE, Dolin R (Ed). Mandell, Douglas, and Bennett's Principles and Practice of Infectious Diseases. 7th ed. Philadelphia: Churchill Livingstone; 2010.
5. Baum SG. *Mycoplasma pneumoniae* and Atypical Pneumonia. In: Mandell GL, Bennett JE, Dolin R (ed). Mandell, Douglas, and Bennett's Principles and Practice of Infectious Diseases. 7th ed. Philadelphia: Churchill Livingstone; 2010.
6. Bradley JS et al. The management of community-acquired pneumonia in infants and children older than 3 months of age: Clinical practice guidelines by the Pediatric Infectious Diseases Society and the Infectious Diseases Society of America. Clin Infect Dis. 2011;53:e25-e76.
7. Brooks GF, Butel JS, Morse SA (Ed). Jawetz, Melnick & Adelberg Microbiologia Médica. 21ª ed. Rio de Janeiro: Guanabara Koogan; 2000. p. 239-42.
8. Corrêa RA et al. Diretrizes brasileiras para pneumonia adquirida na comunidade em adultos imunocompetentes – 2009. J Bras Pneumol. 2009;35:574-601.
9. Epstein SE et al. Insights into the role of infection in atherogenesis and in plaque rupture. Circulation. 2009;119:3133-41.
10. Fauci AS et al. Harrison Medicina Interna. 17ª ed. Rio de Janeiro: Editora McGraw Hill; 2009.
11. Ferri FF. Ferri's Clinical Advisor: Instant Diagnosis and Treatment. Philadelphia: Mosby; 2003.
12. Godoy CV, Veronesi R. Infecções causadas por micoplasmas. In: Veronesi R, Focaccia R. Tratado de Infectologia. 2ª ed. São Paulo: Atheneu ; 2002. p. 555-57.
13. Griffin JE, Wilson JD. Disorders of the testes and the male reproductive tract. In: Larsen PR et al. Williams Textbook of Endocrinology. 10th ed. Philadelphia: W.B. Saunders; 2003. p. 731-39.
14. Gunn VL, Nechyba C. The Harriet Lane Handbook: A Manual for Pediatric House Officers. 16th ed. Philadelphia: Mosby; 2002.
15. Harris M et al. Guidelines for the management of community acquired pneumonia in children: Update 2011. Thorax. 2011;66:ii1 e ii23.
16. Horner P et al. Role of *Mycoplasma genitalium* and *Ureaplasma urealyticum* in acute and chronic nongonococcal urethritis. Clin Infect Dis. 2001;32:995-1003.
17. Katz B, Ken Waites K. Emerging intracellular bacterial infections. Clin Lab Med. 2004;24:627-49.
18. Kenny GE. Genital Mycoplasmas: *Mycoplasma genitalium, Mycoplasma hominis,* and *Ureaplasma* Species. In: Mandell GL, Bennett JE, Dolin R (Ed). Mandell, Douglas, and Bennett's Principles and Practice of Infectious Diseases. 7th ed. Philadelphia: Churchill Livingstone; 2010.
19. Kraft M et al. *Mycoplasma pneumoniae* and *Chlamydia pneumoniae* in asthma: effect of clarithomycin. Chest. 2002;121:1782-88.
20. Mena LA et al. A randomized comparison of azithromycin and doxycycline for the treatment of Mycoplasma genitalium–positive urethritis in men. Clin Infect Dis. 2009;48:1649-54.
21. Räty R, Rönkkö E, Kleemola M. Sample type is crucial to the diagnosis of Mycoplasma pneumoniae pneumonia by PCR. J Med Microbiol. 2005;54:287-91.
22. Ross JDC, Jensen JS. *Mycoplasma genitalium* as a sexually transmitted infection: Implications for screening, testing, and treatment. Sex Transm Infect. 2006;82:269-271.
23. Schlossberg D. Infecção pelo Micoplasma. In: Goldman L, Bennett JC. Cecil / Tratado de Medicina Interna. 21ª ed. Rio de Janeiro: Guanabara Koogan; 2001. p. 1794-98.
24. Sexton DJ, Calderwood SB, Thomer AR. *Mycoplasma hominis* infection. Up to date, 2011. Disponível em: http://www.uptodate.com. Acessado em: set. 2011.
25. Thurman KA et al. Comparison of laboratory diagnostic procedures for detection of Mycoplasma pneumoniae in community outbreaks. Clin Infect Dis. 2009;48:1244-49.

97

Infecção por Papilomavírus (HPV)

■ Gutemberg Leão de Almeida Filho
■ Isabel Cristina Chulvis do Val
■ Filomena Aste Silveira

(CID 10 = B97.7 - Papilomavírus, como causa de doenças classificadas em outros capítulos)

INTRODUÇÃO

A infecção induzida pelo papilomavírus humano (HPV), caracterizada pela presença de verrugas genitais ou condilomas acuminados, nem sempre foi identificada como uma enfermidade independente. No passado, era considerada como uma manifestação clínica da sífilis e da gonorreia. Depois, passou-se a admitir que as verrugas cutâneas e as genitais tivessem a mesma origem. A origem viral das verrugas genitais foi estabelecida por Serra, em 1924, e comprovada por Dunn e Ogilvie, em 1968, através da microscopia eletrônica[7]. A introdução das técnicas de hibridização molecular possibilitou a identificação dos diversos tipos de HPV existentes e a caracterização de sua pluralidade[11,25].

As verrugas genitais ou condilomas acuminados são conhecidos, popularmente, como "crista-de-galo", "cavalo--de-crista" e "figueira"[1,1a].

O período de incubação desta infecção pode variar de 3 semanas a 8 meses, com uma média de 3 meses[16]. O grau de infectividade das lesões verrucosas é alto, decresce com o tempo de existência e a ceratinização das mesmas. Por outro lado, a infectividade aumenta com a diminuição da resistência imunológica de cada indivíduo. A infecção é mais comum nos indivíduos com imunodeficiência inata ou adquirida (infecção pelo HIV), transplantados e usuários de drogas imunossupressoras e corticoides.

A infecção, embora possa incidir em qualquer fase da vida, afeta mais os jovens com vida sexual. Ocorre com mais frequência entre os 15 e 29 anos, e o pico da incidência situa-se entre 20 e 24 anos. A prevalência da infecção varia conforme o método de estudo, sendo a da infecção clínica da ordem de 2% a 3%[21] e a da infecção subclínica, detectada pela citologia, de 3%[14], porém quando estudada por reação em cadeia da polimerase (PCR), situa-se em torno de 20% no adulto jovem (20 anos)[7,15]. A doença é mais frequente entre os brancos, tanto nos países de maioria branca quanto no Brasil[1,16].

Atualmente, a infecção induzida pelo papilomavírus humano caracteriza-se como a mais frequente doença sexualmente transmissível de origem viral. Barrett e cols.[3], em 1954, foram os primeiros a demonstrar de forma clínica a possibilidade de transmissão sexual das verrugas genitais. Outras formas de transmissão são a iatrogênica, por intermédio do sêmen e a inoculação acidental. A transmissão por fômites, embora seja uma possibilidade, nunca foi demonstrada de maneira inquestionável. A transmissão vertical (transplacentária) é defendida por alguns autores[23]. O risco de transmissão por ocasião do parto situa-se em torno de 2,8%.

A integridade do sistema imunológico desempenha papel importante na suscetibilidade individual à infecção pelo HPV, no desenvolvimento e na regressão das lesões. A imunidade humoral, representada pelas imunoglobulinas, parece exercer pouca atividade nesta suscetibilidade. A imunidade celular, representada pelos linfócitos e células de Langerhans, parece ser o fator decisivo na suscetibilidade e na regressão das lesões. A gravidez e a imunodepressão adquirida são exemplos de redução da imunidade celular, nas quais as lesões verrucosas podem apresentar crescimento exacerbado. Na gravidez, que se caracteriza pela redução transitória da imunidade, é muito comum após o parto a regressão parcial ou total das lesões verrucosas.

A transmissão da infecção genital se dá através do contato epitélio/epitélio. O sítio primário da infecção genital é constituído pelas células da camada basal. Essas células são ditas sensíveis porque aceitam a penetração do vírus. É necessária uma pequena solução de continuidade no epitélio (microtraumatismo) para que o vírus penetre até a camada mais profunda do epitélio. Nesta fase ocorre intensa multiplicação do DNA celular e não há replicação autônoma do vírus. Estas células são ditas não permissivas, porque não permitem a multiplicação viral. Seguindo o processo natural de maturação, as células migram para a superfície epitelial, não mais se multiplicam e tornam-se permissivas, possibilitando a multiplicação independente do DNA viral. As células maduras das camadas superficiais contêm grande quantidade de vírions (partículas virais completas e infectantes) que, liberados durante a descamação celular, infectam as células vizinhas, completando o chamado ciclo lítico viral[1a,4,12].

Uma vez instalada, a infecção pode seguir um dos três caminhos descritos a seguir[1a,6,10]:

infecção clínica ou clássica – na qual não há integração do DNA viral ao DNA da célula hospedeira imatura (forma epissomal). A célula basal multiplica-se aceleradamente, replicando seu DNA e impedindo a replicação do DNA viral. No processo de maturação, a célula basal alcança a camada superficial, não mais se multiplica, permitindo a replicação viral e seu efeito citopático clássico (coilocitose). Os coilócitos descamados rompem-se e liberam vírions que infectam as células vizinhas, levando à formação de lesões típicas, normalmente verrucosas. Essa forma, em geral, está associada aos HPV de baixo risco;

infecção subclínica – a célula basal, sofrendo a ação de um mutágeno qualquer, integra-se ao do DNA viral (forma integrada). O DNA viral integrado promove o aparecimento de sínteses proteicas anormais, de mitoses atípicas e a perda da diferenciação celular. A infecção se traduz pela formação de lesões epiteliais atípicas, geralmente subclínicas[6]. Essa forma está associada aos HPV de alto risco;

infecção latente – a infecção pode permanecer latente, sem que haja qualquer manifestação clínica da ação viral na célula. Essa forma da infecção não é transmissível e só pode ser detectada através dos testes de biologia molecular[10].

O gênero *Papillomavirus* (PA), bem como o *Poliomavirus* (PO) e o vírus vacuolizante dos macacos (VA) compunham a família Papovaviridae. Recentemente, em 2004, o *International Commitee on the Taxonomy of Viruses* passou a classificar os papilomavírus como uma família isolada: a família Papillomaviridae[6a]. Entre os papilomavírus há os que acometem humanos e aqueles que acometem animais (coelhos, bovinos). São espécie-específicos, isto é, os vírus que acometem humanos não acometem animais e vice-versa. Da mesma forma, o HPV tem predileção por um sítio específico do organismo. A esfera genital é acometida por mais de 35 tipos do vírus.

O HPV é um vírus não envelopado, por isso não possui membrana ou qualquer componente lipídico. O cromossomo do HPV possui uma molécula de DNA de dupla hélice, circular e fechada. O DNA viral pode apresentar-se na forma não integrada (epissomal), com a estrutura circular como nos condilomas acuminados ou na forma integrada com a estrutura aberta ou linearizada, como nas lesões intraepiteliais de alto grau. O genoma do vírus é composto por três regiões. Uma região tardia (*Late*) contendo os genes L1 e L2 que codificam a proteína *major* (L1) e a proteína *minor* (L2) que compõem o capsídio viral. Uma região chamada precoce (*Early*), composta pelos genes E1a E7, que codificam as proteínas implicadas na transcrição e na replicação viral. E uma região cognominada região longa de controle (LCR – *long control region*), que controla a transcrição e a replicação viral. Os genes com funções mais bem conhecidas são o E2, que regula a transcrição do DNA e, portanto, tem controle sobre E6 e E7. E6 e E7 codificam proteínas que inativam proteínas importantes no controle do ciclo celular. E6 inativa a p53 enquanto E7 inativa a pRb.

Já foram completamente descritos 118 tipos de papilomavírus. Devido à impossibilidade de cultura, os tipos de papilomavírus sempre foram identificados pelo grau de similitude do seu genoma. Com o surgimento da técnica de sequenciamento genômico (PCR), os vírus passaram a ser classificados pela completa identificação dos nucleotídeos do gene L1 do seu DNA. No passado, dois tipos virais distintos tinham de apresentar, obrigatoriamente, menos de 50% de homologia dos seus genomas. Agora, um novo tipo tem de apresentar mais de 10% de diferença com um tipo já conhecido. Diferença entre 10% e 2% caracteriza um subtipo e diferença de menos de 2% identifica uma variante. Há um grande número de novos tipos de papilomavírus a serem completamente sequenciados que, ainda, estão sem classificação[1]. Reid[18] classificou os HPV em três grupos clínicos, de acordo com o tecido infectado:

1. os cutaneotrópicos, encontrados em indivíduos imunologicamente normais e sem potencial oncogênico (p. ex., tipos 1, 2, 3, 4, 7, 10);
2. os cutaneotrópicos identificados em indivíduos imunodeprimidos e com potencial oncogênico (tipos 5, 8, 14, 26, 27);
3. os mucosotrópicos que infectam as mucosas oral, ocular, respiratória e genital e com potencial ongênico variável (p. ex., tipos 6, 11, 16, 18, 30, 31, 33, 35, 4 ...).

Os HPV mucosotrópicos são classificados, de acordo com o seu potencial de oncogenicidade, em:

1. *Baixo risco* (tipos 6, 11, 40, 42, 43, 44, 53, 54, 57, 66...): na mucosa genital estão associados com as lesões verrucosas e em 15% das lesões intraepiteliais cervicais de baixo grau. Seu poder oncogênico é baixo.
2. *Alto risco* (tipos 16, 18, 30, 31, 33, 35, 39, 45, 51, 52, 55, 56 58, 59, 68 ...): na mucosa genital são encontrados nas lesões intraepiteliais de baixo e alto graus e em neoplasias malignas do trato genital inferior. Seu poder oncogênico é alto.

O HPV está envolvido na carcinogênese das lesões do trato genital inferior, em particular nas lesões cervicais, como um agente necessário, mas não suficiente para o desenvolvimento de lesões pré-malignas e malignas[1a,14,21].

DIAGNÓSTICO CLÍNICO[1a,46,9,10,12,17,22,23]

Na mulher, a infecção causada por HPV pode acometer a vulva, a vagina, o colo do útero, além das regiões anal e perianal de forma uni ou multicêntrica. Restringir-nos-emos a discorrer sobre as formas clínicas e subclínicas puras sem entrarmos em consideração aprofundada sobre as neoplasias intraepiteliais associadas à infecção.

Lesões Clínicas

Vulva

A sintomatologia dessas lesões é vasta. Os sintomas mais comuns são a presença de verruga e o prurido vulvares. No entanto, vários outros sintomas são relatados: leucorreia, ardência, úlcera, mancha, sangramento, dor e dispareunia. Um pequeno percentual de mulheres é completamente assintomático.

As lesões clínicas mais comuns são as verrucosas, conhecidas como condilomas acuminados (Figuras 97.1 e 97.2). Localizam-se com mais frequência nos lábios maiores, na fúrcula, no vestíbulo e nos lábios menores. O clitóris é a região menos acometida. As lesões são sésseis, macias, únicas ou múltiplas, com inúmeras projeções papilares que evoluem crescendo em superfície, fundindo-se nas bases, formando extensas e volumosas vegetações com aspecto de "couve-flor". As lesões localizadas em mucosa são úmidas, de coloração rósea ou esbranquiçada com múltiplas projeções papilares vascularizadas. As lesões de pele tendem a ser ceratinizadas e de coloração cinza-claro ou escuro. Essas lesões podem-se tornar extensas e volumosas, causando desconforto, e estão sujeitas a ulceração, hemorragia e infecção secundária. Crescimento abrupto e exacerbado é encontrado em gestantes, podendo levar à obstrução do canal do parto e à realização do mesmo por via alta. Todavia, é comum que essas lesões diminuam ou desapareçam durante o puerpério.

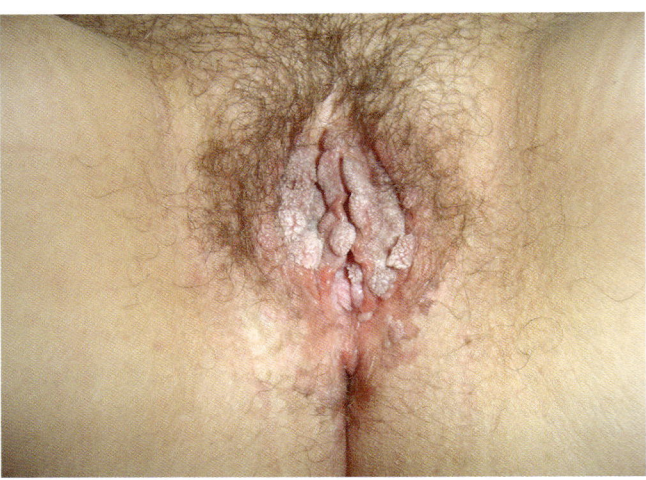

FIGURA 97.1 – Pequenos condilomas acuminados vulvares. (Foto original de Gutemberg Leão de Almeida Filho.)

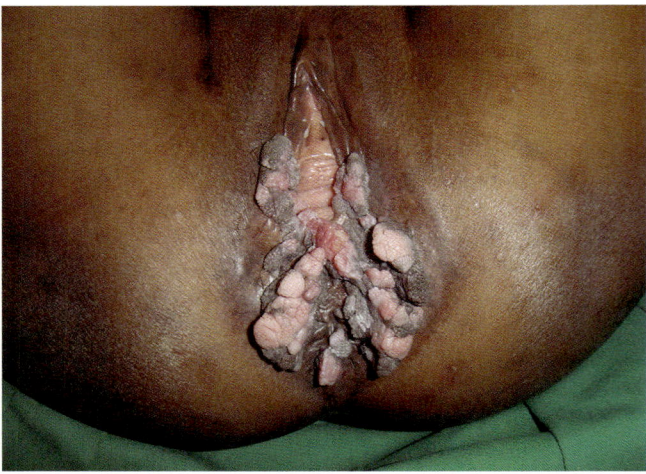

FIGURA 97.2 – Exuberantes lesões condilomatosas acuminadas vulvares, perineais e perianais. (Foto original de Gutemberg Leão de Almeida Filho.)

Os condilomas extensos devem ser diferenciados clinicamente do tumor de Buschke-Löwenstein e do carcinoma verrucoso. O tumor de Buschke-Löwenstein caracteriza-se por ser lesão benigna, única, volumosa, de crescimento lento, resistente à podofilina, com frequentes recidivas e comporta-

mento agressivo, invadindo os tecidos profundos, porém sem produzir metástases. O carcinoma verrucoso é tumor maligno, invasivo, de crescimento lento que tende a permanecer circunscrito, porém produz metástases.

Outros tipos de lesões clínicas são as pápulas únicas, múltiplas ou em placa, com relevo, pigmentadas com várias cores (branca, preta e vermelha). Estas lesões estão associadas a HPV oncogênicos, sendo o tipo 16 o mais frequente, e caracterizam a neoplasia intraepitelial vulvar.

Cérvice Uterina

As lesões clínicas, visíveis a olho nu, são raramente encontradas na cérvice uterina. As mais encontradas são o condiloma acuminado e a leucoplasia. O condiloma acuminado se caracteriza por verrugas únicas ou múltiplas, sésseis, úmidas, moles, de coloração rósea, bem vascularizadas, sangrantes ao contato e ocupam parcial ou totalmente a superfície cervical. A leucoplasia se caracteriza como lesão em relevo, de coloração branca, extensão variável e visível à vista desarmada mesmo antes da aplicação do ácido acético.

Vagina

As lesões clínicas vaginais são geralmente associadas a lesões semelhantes na cérvice uterina. O condiloma acuminado tem as mesmas características das lesões cervicais e se localiza nos terços superior e inferior do canal vaginal. Curiosamente, o terço médio da vagina em geral é poupado.

Lesões Subclínicas

Vulva

As lesões subclínicas só podem ser observadas através da vulvoscopia após a aplicação de ácido acético a 5%. As lesões mais comuns são as micropapilas vestibulares, o epitélio acetobranco. As micropapilas vestibulares, em algumas mulheres, podem-se constituir em variantes anatômicas e, portanto, são fisiológicas. Os grânulos de Fordyce, glândulas sebáceas hipertrofiadas na face interna dos lábios menores, também podem ser confundidos com lesões micropapilares causadas por HPV.

Vagina

As lesões subclínicas vaginais só podem ser visualizadas através da colposcopia alargada. As lesões se apresentam como epitélio acetobranco ou como cervicocolpite condilomatosa. Esta última apresenta-se como fino pontilhado acetobranco na(s) parede(s) vaginal(is) que se estende(em) à cérvice. O teste de Schiller nessas lesões mostra captação apenas parcial do lugol.

Cérvice Uterina

As lesões subclínicas cervicais só podem ser identificadas através da colposcopia alargada. As lesões se apresentam como epitélio branco ou mosaicismo, geralmente fora da zona de transformação ("lesões-satélites"), ou cervicocolpite condilomatosa. O teste de Schiller nestas lesões evidencia captação parcial do lugol (iodo manchado).

DIAGNÓSTICO LABORATORIAL[1,1a,4,5,12,17,22]

Exames Complementares

Citopatologia

O exame citopatológico não fornece diagnóstico definitivo; é um teste de rastreio das lesões pré-neoplásicas associadas ou não à infecção causada por HPV.

Os esfregaços cervicovaginais, na infecção causada por HPV, tendem a ser limpos, com pouco ou nenhum infiltrado inflamatório, com predominância de células disceratóticas e poucos coilócitos ou vice-versa e a presença de anomalias nucleares.

Os coilócitos são a modificação celular mais característica desta infecção e representam o efeito citopático do vírus sobre as células epiteliais. São células superficiais ou intermediárias, aumentadas ou não de volume, em forma de balão contendo halo perinuclear de tamanho variável. O citoplasma é denso e usualmente cianofílico. O núcleo é grande, hipercromático, redondo ou alongado, único ou, em geral, bi ou multinucleado.

As células disceratóticas são menores que as células superficiais normais, têm forma variável e citoplasma eosinofílico. O núcleo, embora pequeno, é maior que o das células superficiais normais. Apresentam-se isoladas ou agrupadas; nesse caso, as bordas citoplasmáticas são indistintas.

Colposcopia

A colposcopia alargada é o método de observação dos epitélios dos diversos órgãos do trato genital inferior feminino visando o reconhecimento dos aspectos normais e anormais. Quando utilizada na vulva, recebe o nome de vulvoscopia e, no ânus, de anoscopia.

O exame utiliza um aparelho de magnificação (colposcópio) com vários aumentos e algumas substâncias para realçar o aspecto das lesões. O ácido acético coagula e precipita as proteínas celulares revelando lesões brancas. A solução de lugol cora as células ricas em glicogênio. As células acometidas pelo vírus não captam adequadamente o lugol e coram-se de forma parcial ou irregular. A colposcopia torna possível a visualização das lesões subclínicas causadas por HPV. Todavia, seu grande mérito é localizar as lesões possibilitando a biópsia dirigida.

Histopatologia

A infecção causada por HPV pode determinar, do ponto de vista histológico, os condilomas exofítico, plano e endofítico.

No condiloma exofítico, mais comum na vulva, o epitélio é espessado com a proliferação das papilas dérmicas para a superfície e a acentuação para baixo das criptas epidérmicas (papilomatose). A superfície epitelial, irregular devido a projeções digitiformes, apresenta nítido espessamento da camada córnea (hiperceratose e/ou paraceratose) e retenção de núcleos nas células desta camada. A porção intermediária do epitélio é bastante hiperplasiada à custa de proliferação das células do estrato espinhoso (acantose). A quantidade de glicogênio é escassa e mal distribuída. A diferenciação celular não é uniforme nas diversas camadas do epitélio. O tecido conjuntivo apresenta-se edemaciado e com infiltrado linfoplasmocitário. É característico o alongamento dos núcleos fibrovasculares contendo capilares dilatados e irregulares.

Do ponto de vista celular, as camadas profundas do epitélio são compostas por células com citoplasma abundante, ausência de glicogênio e núcleos normais. A camada superficial é intensamente ceratinizada ou disceratótica. As células das camadas superficiais apresentam grande halo perinuclear vazio e citoplasma restante denso. O núcleo é grande, arredondado ou irregular, picnótico, único ou bi/multinucleado (coilócitos).

No condiloma plano, mais comum na cérvice uterina, além dos coilócitos nas camadas superiores, a superfície do epitélio é plana e sua espessura pode estar aumentada, normal ou reduzida.

No condiloma endofítico, raro tanto na vulva quanto na cérvice uterina, observa-se crescimento epitelial endofítico com penetração pseudoinvasiva dos espaços glandulares e do estroma subjacente.

Diagnóstico Molecular

Os exames de biologia molecular evidenciam a presença ou tipificam o vírus. Não devem ser usados para diagnóstico das lesões causadas pelo HPV, qualquer que seja a localização. O diagnóstico destas lesões é morfológico. Não se prestam, também, para tomada de decisão quanto à melhor forma de tratamento a ser realizado. Podem ser usados para pesquisa, para rastreio ou como prognóstico clínico.

Captura Híbrida (HC)

Baseia-se na utilização de um conjunto de sondas de HPV de baixo risco (6, 11, 42, 43, 44), chamado grupo A, e de alto risco (16, 18, 31, 33, 35,39, 45, 51, 52, 56, 58, 59, 68), denominado grupo B. Essas sondas são colocadas em contato com as amostras de HPV da lesão, com as quais podem hibridizar-se, formandos os híbridos que são capturados pelos anticorpos presentes na microplaca e revelados através do processo não radioativo de quimioluminescência. O resultado é dado por unidade relativa de luz (RLU). O ponto de corte é de 1 pg/mL, isto significa uma cópia do vírus por célula. O resultado quantitativo serve como referência de carga viral. Valores abaixo de 50 pg/mL podem significar infecção incipiente ou infecção terminal[4b,13a].

O exame é rápido, automatizado e, portanto, reprodutível. Pode ser usado na prática clínica como abordagem primária da atipia de células escamosas de significado indeterminado (ASC-US) ou como rastreio (associado à citologia) e prognóstico.

Reação em Cadeia da Polimerase (PCR)

Baseia-se na amplificação de uma sequência específica do DNA, delimitada por um par de *primers* e contida no gene L1 do HPV, utilizando uma enzima polimerase termoestável (taq-polimerase). Na prática são utilizados quatro *primers*: MY09/11, PGMY09/11, GP5+/GP6+ e SPF1/2 que amplificam fragmentos que são comuns a 43 tipos de HPV. A revelação dos fragmentos amplificados pode ser feita por enzimas de restrição, eletroforese em gel de agarose ou por hibridização com sonda tipo-específica. Há várias técnicas de PCR; através de uma delas é possível fazer a tipagem dos diferentes HPV existentes em uma amostra. O ponto de corte desse exame é de 0,1 a 0,001 pg de cópia de fragmento do DNA do HPV por célula. Isso o torna método extremamente sensível e, portanto, passível de contaminação e resultados falso-positivos[4a,26].

O exame é trabalhoso, demorado e não automatizado, sendo utilizado em pesquisas laboratoriais e, pouco, na prática clínica.

TRATAMENTO[1,1a,2,4,5,8,19,20,22,24]

A multiplicidade de drogas e métodos existentes torna possível o tratamento de todas as formas de apresentação da infecção genital causada pelo HPV, tanto no homem quanto na mulher. Todavia, nenhum dos métodos é considerado ideal. Por outro lado, a persistência e as recidivas tornam o tratamento desgastante e desanimador para paciente e médico. Seja qual for o método empregado, as taxas de sucesso situam-se entre 50% e 75% e as taxas de recorrência, em 30%. Abordaremos aqui apenas os tratamentos mais consagrados e utilizados na prática clínica, e comprovados por evidências clínicas. Por nos faltar experiência, não cuidaremos dos tratamentos alternativos como homeopatia ou acupuntura. Não abordaremos também a terapêutica das neoplasias intraepiteliais associadas à infecção HPV-induzida, visto que esta é dirigida àquelas lesões.

O tratamento deve-se restringir às lesões clínicas e às subclínicas associadas à neoplasia intraepitelial. Quanto às lesões subclínicas puras, não há evidências científicas de que devam ser tratadas. A infecção latente não deve também ser tratada. Deve-se ter como princípio o fato de que, seja qual for o tratamento utilizado, o seu efeito não pode ser mais lesivo que a própria a doença.

Tratamento Clínico

Agentes Químicos

Podofilina

É um agente citotóxico constituído por uma mistura de resinas extraídas do *Podophyllun peltatum*. Tem ação cáustica, ceratolítica, escarótica e antimitótica. É usada em concentrações variáveis (10% a 25%) em veículo alcoólico ou tintura de Benjoim. As aplicações devem ser feitas uma a duas vezes por semana. Por ter ação lesiva sobre a pele, deve ser aplicada pelo médico assistente (contraindicada para autotratamento); a pele sã deve ser protegida com vaselina ou pasta de óxido de zinco e a região deve ser lavada com água e sabão 4 horas após a aplicação. Não deve ser usada em vagina, colo, uretra e mucosa anal. Seu uso é proibido durante a gravidez, pois pode causar abortamento, parto prematuro e morte fetal. Em dose excessiva pode determinar efeitos neurotóxicos e nefrotóxicos. Devido aos efeitos colaterais sistêmicos e à baixa taxa de sucesso, seu uso está cada vez mais restrito.

Podofilotoxina

É o princípio ativo purificado da podofilina. É utilizada para autotratamento. Apresentada sob a forma de creme. Deve ser aplicada duas vezes ao dia, por 3 dias consecutivos, seguindo-se 4 dias de descanso. Os ciclos podem ser repetidos por 4 semanas. Tem como principal vantagem a facilidade de uso, a aderência do paciente, a ausência de efeitos colaterais sistêmicos próprios da podofilina e, como desvantagem, o elevado custo do tratamento.

Ácido Tricloroacético

É substância extremamente cáustica, com ação ceratolítica e escarótica. Utilizada em concentração que varia de 50% a 90%. Seu uso deve ser precedido por proteção da pele sã com vaselina ou pasta de óxido de zinco, pelo médico assistente (contraindicada para autotratamento), em uma a duas aplicações por semana. Não é obrigatória a lavagem após as aplicações. Deve ser usada de preferência nas lesões de pele, porém não vemos inconveniente de aplicá-la nas lesões do vestíbulo vulvar. Não produz efeitos colaterais sistêmicos ou dano ao concepto, por isso constitui-se na droga de escolha durante a gravidez.

Fluorouracil (5-FU)

É um agente antineoplásico, citostático, análogo do uracil e, portanto, um antagonista pirimidínico, que inibe a síntese do DNA/RNA viral, e com ação imunoestimulante. Apresentado em creme a 5%. É indicado para uso tanto em pele como em mucosas. Pode produzir efeitos colaterais como eritema, edema, ardência, queimação, ulceração, dor e disúria. São recomendados dois esquemas de tratamento: uso diário por 5 dias ou aplicação semanal por 10 semanas. Nas aplicações externas, lavar 4 horas após. Nas lesões vaginais e cervicais devem-se usar 3 a 5 mL do creme com aplicador, profundamente, ao deitar. Introduzir um tampão vaginal e proteger a vulva com vaselina ou óxido de zinco. O uso na vulva produz vestibulite e, na vagina, pode causar o aparecimento de ulcerações crônicas e adenose, razão pela qual não recomendamos o seu uso rotineiro.

Imunomoduladores

Imiquimode

É uma droga que atua como um indutor da produção endógena de interferon do tipo *alfa* e de citocinas (fator de necrose tumoral e interleucinas 1, 6, 8). Tem, portanto, ação antivirótica, antiproliferativa e imunomoduladora. É recomendado apenas para as lesões de pele da genitália externa (vulva e pênis) e da região perianal. É utilizado sob a forma de creme a 5% e usado três vezes por semana em dias alternados, ao deitar, até a completa remissão das lesões ou durante 16 semanas no máximo. A região deve ser lavada 6 a 10 horas após a aplicação. Os principais efeitos colaterais são locais: eritema, edema, ardência, queimação, prurido, descamação, hipersensibilidade e dor. Reações sistêmicas são menos frequentes: cansaço, cefaleia, febre, mialgia, diarreia. Seu uso deve ser evitado durante a gravidez porque sua segurança nessa situação ainda não foi testada. Tem a vantagem de ser bem tolerado, de ser usado como autotratamento e como desvantagem o elevado custo do tratamento.

Interferon

São glicoproteínas de origem celular cuja síntese é induzida por vírus e outros indutores. Agem reprimindo a multiplicação virótica (ação antivirótica), inibindo a multiplicação celular e a proliferação epitelial (ação antiproliferativa) e estimulando as células *natural killer*, os linfócitos T-citotóxicos e os macrófagos (ação imunomoduladora). Existem três tipos de interferon: o *alfa,* produzido por leucócitos; o *beta,* por fibroblastos; e o *gama,* por linfócitos. Os interferons são mais indicados como tratamento adjuvante ou neoadjuvante em lesões persistentes ou recidivantes, sobretudo em imunodeprimidos. Não há relatos de teratogenicidade, porém a droga deve ser evitada na gravidez e na amamentação. Deve ser evitada também nos cardiopatas, hepatopatas e renais crônicos. Pode ser usada por via sistêmica (intramuscular, intravenosa ou subcutânea), intralesional ou tópica. Para via sistêmica, o tipo *alfa* é usado em aplicações semanais de 1-3 milhões UI/m^2 durante 4 semanas e o tipo *beta,* 3 milhões UI durante 12 a 15 dias consecutivos ou alternados.

Os efeitos colaterais mais comuns imitam um estado gripal: astenia, febre, calafrios, cefaleia, mialgia e artralgia, que podem ser melhorados com o uso de paracetamol 500 mg 30 minutos antes das aplicações. Outros efeitos menos frequentes envolvem o trato gastrintestinal (náuseas, vômitos, diarreia, dor), o sistema nervoso central (tontura, vertigem, sonolência, depressão, confusão), o sistema nervoso periférico (parestesias, tremores), o sistema cardiovascular (edema, hipotensão, palpitações, arritmias) e a pele/anexos (alopecia, prurido, ressecamento). O tratamento deve ser monitorado com hemograma e bioquímica sanguínea. O custo elevado da droga e os efeitos colaterais limitam a sua utilização.

Tratamento Cirúrgico

Crioterapia

Consiste em congelação direta das lesões com uma sonda proveniente de um aparelho utilizando o princípio da retenção de gás (CO$_2$ ou NO$_2$) sob pressão para deter a temperatura, não ultrapassando – 80ºC. O método pode ser utilizado em lesões de pele e mucosas. Nas lesões de pele é necessário aplicar anestesia, porém na cérvice esta é desnecessária. Seu modo de ação é por desnaturação das proteínas e cristalização da água intracelular, que promove a rotura celular. A sua ação é mais eficaz quando se usa a técnica de congelar/descongelar/congelar em curto intervalo de tempo. As lesões tendem a regredir em 1 a 2 semanas e as aplicações podem ser repetidas. O método é pouco agressivo, mas pouco eficaz, exibindo recidivas frequentes. Não há contraindicação na gravidez. A principal crítica ao método é o descontrole da profundidade e a extensão de seu efeito no tecido. Seu uso está praticamente abandonado entre os ginecologistas.

Diatermoterapia

Seu princípio de funcionamento é aquele do arco elétrico, criando na ponta do eletrodo ativo alta temperatura, responsável por destruição térmica. Pode ser usada para cauterização ou excisão de lesões. O procedimento desencadeia destruição tecidual cega, mal controlada em profundidade. A cicatrização é lenta, sujeita à infecção secundária e produz cicatriz retrátil. Nas lesões cutâneas necessita de anestesia, mas nas lesões de cérvice a anestesia é dispensável. Tem a vantagem de ser procedimento ambulatorial, o treinamento é fácil e a aparelhagem tem preço acessível.

Cirurgia de Alta Frequência

Cirurgia que utiliza corrente de alta frequência e baixa voltagem. O método foi criado por Cartier, na França, e aperfeiçoado por Prendville e cols. (1989) com o nome de LLETZ (*Large Loop Excision of the Transformation Zone*), para a excisão da zona de transformação nos casos de neoplasias intraepitelais cervicais. O equipamento consiste de uma unidade geradora de ondas de alta frequência em baixa voltagem que, ao atingir a ponta do eletrodo, gera corte e coagulação simultâneos. A corrente ao passar pelo tecido aquece a água intracelular, ocasionando sua vaporização e explosão celular. Isso torna necessário o uso de um aparelho aspirador de vapor com filtro biológico. O método pode ser usado para cauterização e ressecção de lesões de pele e mucosas.

Os eletrodos são confeccionados em tungstênio e têm espessura de 0,2 mm. O eletrodo em "bola" é utilizado para coagulação dos tecidos. Os eletrodos usados para ressecção podem ser em forma de alça de vários diâmetros ou retos e produzem em geral pouca destruição tecidual. Para as lesões de pele utilizamos o eletrodo reto e para as lesões cervicais (infecção por HPV associada a neoplasia intraepitelial) usamos o eletrodo em alça. O procedimento pode ser feito em ambulatório ou em bloco cirúrgico, é doloroso e necessita de anestesia, exceto para lesões muito pequenas da cérvice. A profundidade e a extensão da excisão podem ser controladas pelo emprego de eletrodos de dimensões e formas variadas, adequados a cada caso e pelo manejo cuidadoso da caneta. Tem a vantagem de poder ser usado em ambulatório, o treinamento para seu manejo é fácil, a morbidade é baixa e a aparelhagem tem baixo custo.

Terapia pelo Laser

O aparelho de *laser* (*Light Amplification by the Stimulated Emission of Radiation*) mais empregado para tratamento das lesões do trato genital inferior é o de dióxido de carbono, que determina corte preciso além de vaporização e coagulação adequadas dos tecidos. A terapia pelo *laser* pode ser utilizada nas lesões verrucosas de pele e mucosas e nas lesões subclínicas puras ou associadas à neoplasia intraepitelial de vagina e cérvice. Seu modo de ação é simples: o feixe dirigido do *laser* é, instantaneamente, convertido em calor que, agindo sobre as moléculas de água intracelulares, faz com que estas se agitem e a água entre em ebulição, as células explodam e liberem vapor. Isto requer um aparelho aspirador de vapor com filtro biológico. O *laser* vaporiza o tecido e o carboniza, ao mesmo tempo em que provoca hemostasia.

O resultado é um *spot* ou uma cratera dependendo da potência empregada. A cicatrização é boa, com reduzido edema, ausência de fibrose e também de infecção. O método pode ser usado durante a gravidez. Nas lesões cervicais verrucosas emprega-se a vaporização sem anestesia, em ambulatório e não é obtido espécime para exame histológico. A conização, utilizada para infecção por HPV associada à neoplasia intraepitelial da cérvice, é realizada em bloco cirúrgico, sob anestesia e obtém-se espécime para estudo histológico. A principal complicação é o sangramento imediato ou tardio. A estenose cervical, inexistente após a vaporização, pode ocorrer após a conização. O método tem como vantagens o uso ambulatorial, o baixo índice de infecção e o controle preciso da extensão e da profundidade de destruição tecidual. Como desvantagens, apresenta o elevado custo da aparelhagem e o treinamento profissional mais prolongado.

Ablação Cirúrgica

A cirurgia ablativa convencional pode ser utilizada para as lesões verrucosas de pele e mucosas. A tesoura é utilizada para a excisão de lesão verrucosa, pediculada única ou em pequeno número. O procedimento é realizado em ambulatório e a anestesia local é suficiente. O sangramento é facilmente controlado e a cicatrização é boa, não causando retração. O bisturi de lâmina fria é empregado para a excisão ampla local e para as vulvectomias quando a infecção por HPV estiver associada a neoplasia intraepitelial vulvar (VIN). O procedimento é realizado em bloco cirúrgico, sob bloqueio anestésico. As principais complicações são a deiscência, a infecção secundária e as cicatrizes retráteis, reduzidas pela enxertia ou rotação de retalhos cutâneos. As lesões cervicais causadas pelo HPV e associadas à neoplasia intraepitelial são tratadas com conização, procedimento realizado em bloco cirúrgico sob anestesia de condução. As principais complicações são a hemorragia imediata ou tardia e a estenose cervical.

PREVENÇÃO[1a,4,5,12,13,17,22]

A prevenção da infecção por HPV tem a finalidade de quebrar a cadeia de transmissão da infecção e com isso evitar a contaminação de novos indivíduos. Neste aspecto, embora não existam dados muito evidentes desta eficácia, o uso do preservativo, masculino ou feminino, é a medida mais racional e utilizada.

Por outro lado, como é evidente o envolvimento do vírus na etiologia das lesões intraepiteliais e invasoras do trato genital inferior, em particular as do colo do útero, detectar precocemente estas lesões é a medida mais eficaz. Neste particular, o rastreio citopatológico é fundamental. Todos os países que instituíram programas monitorados de rastreio, utilizando a citologia oncótica como método, reduziram significativamente suas taxas de morbidade e mortalidade causadas pelo câncer cervical. No Brasil, o grande problema é a baixa taxa de cobertura das populações de maior risco e a insistência em campanhas esporádicas com custos elevados e resultados deficientes.

Estudos matemáticos demonstraram a eficácia e confirmaram a boa relação custo-benefício do uso de uma vacina profilática contra o HPV. Koutsky e cols. demonstraram eficácia de 100%, na prevenção de lesões cervicais, com o uso de uma vacina profilática monovalente (HPV 16). Harper e cols.[11a], utilizando uma vacina bivalente (VLP-L1 dos HPV 16 e 18), revelaram boa eficácia na prevenção da infecção pelos HPV 16/18 e na persistência destas, além da prevenção de lesões cervicais. Villa e cols.[25a], usando uma vacina quadrivalente (VLP-L1 dos HPV 6, 11, 16 e 18), preveniram 90% das infecções ou das lesões causadas por estes vírus. Ambas as vacinas protegem contra 70% dos cânceres de colo do útero e, a última, protege adicionalmente contra 90% dos condilomas acuminados.

Ambas as vacinas já foram liberadas pela FDA (*Food and Drug Administration*) e pela ANVISA (Agência Nacional de Vigilância Sanitária) para uso em mulheres livres da infecção viral. A vacina bivalente deve ser aplicada em três doses (0, 1 e 6 meses), intramuscular, em mulheres entre 10 e 25 anos, enquanto a vacina quadrivalente deve ser administrada em mulheres entre 9 e 26 anos, também em três doses (0, 2 e 6 meses) intramuscular. Em vários países, as duas vacinas já estão liberadas para uso em mulheres até 45 anos de idade. Em ambas as vacinas os níveis de anticorpos neutralizantes se mantiveram elevados[18a,25b], levando a crer que a duração da proteção será longa ou, mesmo, desnecessário o reforço vacinal[18a,25b]. A vacina quadrivalente mostrou-se eficaz contra lesões e infecção induzida pelo HPV em homens[10a] e foi liberada pela FDA e, recentemente, pela ANVISA para aplicação entre 9 e 26 anos. Estas vacinas não fazem parte do Calendário Nacional de Imunização proposto pelo Ministério da Saúde.

Apesar da alta eficácia dessas vacinas, os programas de rastreio, de tratamento e vigilância das lesões intraepiteliais do trato genital inferior deverão permanecer.

REFERÊNCIAS BIBLIOGRÁFICAS

1. Almeida Filho GL. Infecção vulvar por HPV: Estudo epidemiológico e clínico. Tese de Mestrado. Rio de Janeiro: UFRJ; 1992.
1a. Almeida Filho GL, Passos MRL, Lopes PVC. Infecção por HPV. In: Passos MRL (Ed.). 4ª ed. Rio de Janeiro: Cultura Médica; 1995. p. 220-62.
2. Baggish MS. Laser management of cervical intraepithelial neoplasia. Clin Obstet Gynecol. 1983;26:980-95.
3. Barrett TJ, Silbar JD, McGinley JP. Genital warts-a venereal disease. J Am Med Assoc. 1954;154:333-34.
4. Bibbo M, Moraes Filho A. (Ed.) Lesões Relacionadas à Infecção por HPV no Trato Genital. Rio de Janeiro:Revinter; 1998.
4a. Burd EM. Human papillomavirus and Cervical Cancer. Clin Microbiol Rev. 2003:16:1-17.
4b. Clavel C et al. Human papillomavirus testing in primary screening for detection of high grade cervical lesions: a study of 7932 women. Br J Cancer. 2001;89:1616-22.
5. Carvalho JJM, Oyakawa N (Ed.). I Consenso Brasileiro de HPV. 1ª ed. São Paulo: BG Cultural; 2000.
6. de Brux J et al. Lesions condylomateuses du col uterin: evolution chez 2 466 patientes. Bull Cancer. 1983;70:410-22.
6a. de Villers EM et al. Minireview: Minireview: Classification of papilomaviruses. Virology. 2004;324:17-27.
7. Dun AE, Ogilvie MM. Intranuclear virus particles in human genital wart tissue: observations on the ultrastructure of the epidermal layer. J Ultrastruct Res. 1968;22:282-95.
8. Edwards L et al. Self-administered topical 5% imiquimod cream for external anogenital warts. Arch Dermatol. 1998;134:25-30.
9. Ferenczy A. Epidemiology and clinical pathophysiology of condylomata cuminata. Am J Obstet Gynecol. 1995;172:1331-39.
10. Ferenczy A et al. Latent papillomavirus and recurring genital warts. N Engl J Med. 1985;313:784.
10a. Giuliano AR et al. Efficacy of quadrivalent HPV vaccine against HPV infection and disease in males. N Eng J Med. 2011;364:401-11.
11. Gissmann L, Hausen HZ. Human papilloma virus DNA: physical mapping and genetic heterogeneity. Proc Natl Acad Sci USA. 1976;73:1310-13.
11a. Harper DM et al. Efficacy of a bivalente L1 virus-like particle vaccine in prevention of infection with human papillomavirus types 16 and 18 in young women: a randomized controlled trial. Lancet. 2004;364:1757-65.
12. Jacyntho C, Almeida Filho G, Maldonado P. HPV – Infecção Genital Feminina e Masculina. Rio de Janeiro: Revinter; 1994.
13. Koutsky LA et al. A controlled trial of a human papillomavirus type 16 vaccine. N Engl J Med. 2002;347:1645-51.
13a. Lörincz A. Molecular methods for the detection of human papillomavirus infection. Obstet Gynecol Clin North Am. 1996;23:707-30.

14. Meisels A, Morin C. Human papillomavirus and cancer of the uterine cervix. Gynecol Oncol. 1981;12(2 Pt 2):S111-23.

15. Melkert PW et al. Prevalence of HPV in cytomorphologically normal cervical smears, as determined by the polymerase chain reaction, is age-dependent. Int J Cancer. 1993;53:919-23.

16. Oriel JD. Natural history of genital warts. Br J Vener Dis. 1971;47:1-13

17. Passos MRL, Almeida Filho GL. Atlas de DST e Diagnóstico Diferencial. Rio de Janeiro: Revinter; 2002.

18. Reid R. Human papillomaviral infection. The key to rational triage of cervical neoplasia. Obstet Gynecol Clin North Am. 1987;14:407-29.

18a. Romanowski B et al. Sustained efficacy and immunogenicity of the human papillomavirus (HPV)-16/18 AS04-adjuvanted vaccine: analysis of a randomised placebo-controlled trial up to 6.4 years. Lancet. 2009;374:1975.

19. Russomano F et al. Efficacy in treatment of subclinical cervical HPV infection without intraepithelial neoplasia: systematic review. Rev Paul Med. 2000;118:109.

20. Stanley MA. Imiquimod: Mechanisms of action and potential therapeuthics. Clin Exp Dermatol. 2002;27:571-77.

21. Syrjanen KJ. Epidemiology of human papillomavirus (HPV) infections and their associations with genital squamous cell cancer. Review article. APMIS. 1989;97:957-70.

22. Tacla M. Infecção por HPV. In: Pinotti JA, Barros, ACSD (Ed.). Ginecologia Moderna. Rio de Janeiro: Revinter; 2004. p. 320.

23. Tang CK, Shermeta DW, Wood C. Congenital condylomata acuminata. Am J Obstet Gynecol. 1978;131:912-13.

24. Trofatter Jr KF. Interferon. Obstet Gynecol Clin North Am. 1987;14:569-79.

25. zur Hausen H et al. Attempts to detect virus-secific DNA in human tumors. I. Nucleic acid hybridizations with complementary RNA of human wart virus. Int J Cancer. 1974;13:650-56.

25a. Villa LL et al. Prophylatic quadrivalent human papillomavirus (types 6, 11, 16, and 18) L1 virus-like particle vaccine in young women: a randomized double-blind placebo-controlled multicenter phase II efficacy trial. Lancet Oncol. 2005;6:271-78.

25b. Villa LL et al. Immunologic responses following administration of a vaccine targeting human papillomavirus Types 6, 11, 16, and 18. Vaccine. 2006;24: 5571.

26. Wright JD, Herzog TJ. Human papillomavirus: Emerging Trends in Detection and Management. Current Women´s Health Reports. 2002;2:259-65.

João Silva de Mendonça

(CID 10 = A92.3 - Febre por vírus West Nile)

INTRODUÇÃO

O vírus do Oeste do Nilo (WNV, de *West Nile virus*) foi inicialmente isolado em 1937, no distrito de West Nile, em Uganda, de um caso humano acometido por doença febril aguda[2,6,7,9,11]. Desde logo se reconheceu seu ciclo envolvendo vertebrados (particularmente aves) e mosquitos[2,6,7,9,11], assim preenchendo a definição de arbovírus[11] (*arthropod-borne virus*). Nas 2 décadas seguintes, esteve relacionado com ocasionais surtos de doença febril em humanos[2,6,7,9,11]. Porém, em 1957, o WNV causou em Israel um surto cursando com doença neurológica grave; desde então, vêm ocorrendo surtos com crescente frequência e gravidade clínica[6]. Anteriormente restrito ao hemisfério oriental (África, Europa, Oriente Médio e parte da Ásia), teve sua introdução no hemisfério ocidental em 1999 (surto de encefalite na cidade de Nova Iorque); nos anos seguintes, evoluiu com plena expansão na América do Norte[2,6,7,9,11], deixando evidente que não se trata de um fenômeno transitório[3]. Então, o WNV estaria em evolução, no sentido de preencher novos nichos ecológicos[11].

ETIOLOGIA

O WNV pertence à família Flaviviridae, gênero *Flavivirus*, sendo assim um vírus RNA[2,6,7,9,11]; em seu envelope externo encontra-se a glicoproteína estrutural E, uma hemaglutinina, mediadora da ligação vírus-hospedeiro e indutora de anticorpos neutralizantes[2,6,7]. O WNV pertence ao complexo JE, formado por vários vírus de importância médica tais como: vírus da encefalite japonesa, vírus da encefalite de St. Louis, vírus Kunjin (um subtipo australiano do WNV[6,7]); também inclui o vírus Cacipacore, existente na América do Sul[7]. São reconhecidas pelo menos cinco linhagens filogenéticas do WNV, mas apenas as linhagens 1 e 2 têm sido associadas a surtos humanos significativos[8]. A linhagem 1 está adicionalmente subdividida em três sublinhagens[8]: 1a, isolada no hemisfério ocidental, África, Oriente Médio e Europa; 1b, identificada na Austrália, correspondendo ao denominado vírus Kunjin; 1c, presente na Índia. Desde aproximadamente 2002 a linhagem *East Cost* foi amplamente substituída por novo genótipo (WN02), com ganho de eficiência e rapidez de transmissão, para o genótipo WN02[8].

EPIDEMIOLOGIA/ECOLOGIA

Na natureza, o ciclo enzoótico primário do WNV envolve aves e mosquitos[2,6,7,9,11]. Nos EUA, o WNV já foi identificado em 326 espécies de aves e 65 espécies de mosquitos[7]. Membros da ordem *Passeriformes* (família *Corvidae* em especial) parecem ser importantes na manutenção do WNV na natureza[11]; os mosquitos ornitofílicos culicídeos são os mais importantes vetores enzoóticos (*Culex pipiens* e outros)[6,7,9,11]. Quando ocorre a amplificação do ciclo enzoótico (incluindo condições ambientais favoráveis: elevação da temperatura e água com maior concentração orgânica), várias espécies adicionais de mosquitos (*C. salinarius, C. quinquefasciatus, C. tarsalis*)[7,9] tornam-se infectadas (*bridge vectors*). Podem, então, constituir uma ameaça para os humanos, pois indiscriminadamente se alimentam em aves e mamíferos[6]; em climas tropicais, poderá ocorrer transmissão durante todo o ano[6]. Humanos e cavalos infectados têm curta viremia e, assim, pouco representam na disseminação do WNV, e por isso são denominados *dead end hosts*[2,11]. Uma complexa interação de fatores (vírus, aves, mosquitos, ambiente e humanos) deve estar contribuindo para os importantes surtos da doença nos anos mais recentes, com três perturbadoras tendências[7]: aumento da ocorrência em humanos e cavalos; maior gravidade da doença humana; elevadas taxas de mortalidade entre as aves, acompanhando os surtos (Israel e EUA).

Acredita-se que as aves migratórias desempenhem importante papel na introdução do WNV em novas áreas[6,7,9,11]; entretanto, sua chegada ao hemisfério ocidental (cidade de Nova Iorque) não teve elucidação definitiva. A rápida expansão do WNV na América do Norte tem um padrão consistente com a migração das aves[7]. Como o WNV está evoluindo para preencher novos nichos ecológicos[5], com rápida expansão, tem sido sugerida a existência de potencial para sua distribuição nas Américas[4]. É provável que o WNV venha a estabelecer um ciclo endêmico de transmissão nos EUA, no Canadá e nas Américas Central e do Sul[4].

Em contraste com a ocorrência de surtos de doença humana causada pelo WNV na América do Norte, o mesmo não tem sido relatado na América Latina; porém, a circulação do vírus tem sido registrada em muitos países[1]. Há evidências em equídeos e pássaros na América Central, no Caribe e na América do Sul, mas são pouco frequentes os registros de casos humanos, incluindo a Argentina[1]. No Brasil, há evidências sorológicas de ampla circulação do WNV em equídeos na região do Pantanal[5], e mesmo em outras áreas[10]. Recentemente, aponta-se o reconhecimento de um caso humano, com encefalite aguda, no Piauí (sbmt. org.br/portal, acessado em: 15 jan. 2015).

Muito recentemente, esporádicos casos têm sido conectados com mecanismos não usuais de transmissão[3,11], como: transfusão de sangue e derivados, transplante de órgãos, transplacentária e amamentação.

MANIFESTAÇÕES CLÍNICAS

O período de incubação típico é de 3 a 6 dias, podendo prolongar-se até 14 dias[2,6]. Dados de soroprevalência revelam que a maioria das pessoas infectadas é assintomática, ou tem manifestações muito leves[2,6,11]. Nos surtos inicialmente reconhecidos, a doença aguda febril mereceu a designação de febre do Oeste do Nilo[2,6], exteriorizando-se por: febre de início súbito, mal-estar, cefaleia, mialgias, manifestações gastrintestinais (náuseas, vômitos e diarreia), dor e congestão ocular, erupção cutânea roseoliforme ou morbiliforme e linfadenopatia, com curta duração de 3 a 6 dias. Nos surtos mais recentes, evidenciou-se nitidamente a existência de comprometimento neurológico, agravando-se a morbidade e a letalidade[2,6,7,11]. Assim: aproximadamente 20% das pessoas infectadas cursaram com o quadro descrito como febre do Oeste do Nilo; um em cada 150 (EUA, 1999-2000), ou 140-320 (Romênia, 1996) evoluíram com encefalite, meningoencefalite ou meningite[2,6,11]; a idade superior a 50 anos foi o principal fator de risco. Então, tornaram-se infrequentes a erupção cutânea e a linfadenopatia[7].

A doença neurológica, tipicamente, segue-se a um pródromo febril, eventualmente bifásico[11]; as manifestações dependem da topografia comprometida[2,6,11]: encefalite, meningite ou mielite. Nos surtos recentes, entre os pacientes hospitalizados, 2/3 apresentaram encefalite, com ou sem meningite, e 1/3 teve apenas meningite[6,11]. Na atualidade, o WNV é a principal etiologia das encefalites virais nos EUA[7]. Recentemente, houve o reconhecimento de quadro símile à síndrome de Guillain-Barré[2,6,11], porém na maioria das vezes o quadro de intensa fraqueza muscular afetando as extremidades (síndrome poliomielite-símile) provavelmente dependeu de mielite (lesão do corno anterior)[2,6,11]. Outros achados neurológicos referidos[2,6,11]: neuropatias cranianas, neurite óptica, polirradiculite, ataxia e sinais extrapiramidais.Outras manifestações ocasionais incluem[2,6,11]: faringite, miocardite, pancreatite, hepatite.

A mortalidade nos pacientes hospitalizados tem-se situado entre 4% e 14%[6,7,9,11]; da mesma forma, a resolução pode não ser completa, com metade dos pacientes não recuperando sua normalidade quando da alta hospitalar. Um ano após, ainda presentes em expressiva parcela dos pacientes: prejuízo da memória, dificuldade de deambulação e fraqueza muscular[3].

DIAGNÓSTICO

Exames Específicos

O diagnóstico apoia-se em elevado nível de suspeita epidemiológica e os resultados dos exames laboratoriais específicos[6], que incluem[2,6,11]: a) isolamento do WNV, ou a detecção de componentes do mesmo; b) detecção de anticorpos contra o WNV. Os materiais biológicos usualmente utilizados são: sangue ou liquor.

Como a viremia pelo WNV é efêmera, o isolamento viral habitualmente tem pouco rendimento[6,11], além de exigir laboratórios com nível de biossegurança elevado[2]. A detecção de antígenos do WNV (ELISA), ou de segmentos genômicos (amplificação por PCR ou NASBA) permite resultados diagnósticos específicos, porém a sensibilidade de tais técnicas ainda não é elevada. Na rotina laboratorial são disponíveis técnicas usuais (ELISA é a mais valiosa) para a pesquisa de anticorpos IgG e, sobretudo, IgM contra o WNV; a sensibilidade é elevada, porém ocorrem reações cruzadas com a maioria dos flavivírus, na dependência tanto de infecção pregressa (inclusive febre amarela e dengue), quanto de vacinação (febre amarela, encefalite japonesa)[6]. Havendo comprometimento neurológico, a presença de anticorpos IgM específicos no liquor tem excepcional rendimento e valorização[6,11]. A comprovação diagnóstica definitiva, pela pesquisa de anticorpos, dar-se-á pela técnica de neutralização em placa (PRNT, de *plaque reduction neutralisation test*)[2,6], já não tão acessível.

Exames Complementares[2,6,11]

No hemograma, total de leucócitos normal, leucocitose (ou leucopenia), linfocitopenia; ocasionalmente, anemia. Hiponatremia, sobretudo nos casos com encefalite. Exame do liquor, nos casos de meningoencefalite: pleocitose moderada (predominância de linfócitos), hiperproteinorraquia moderada e glicorraquia normal. A tomografia computadorizada, como regra, revela-se normal; a ressonância magnética, em alguns casos, mostrará intensificação inespecífica meníngea e periventricular (recente sugestão: aumento da intensidade do sinal em T2 no tálamo e outros gânglios basais tidos como indicativos precoces da encefalite pelo WNV). Avaliação elétrica neuromiográfica: evidências de lesão axonal e desmielinizante, com predomínio da primeira, mais sugestiva de comprometimento de medula anterior.

Critério de Confirmação de Caso

A introdução do WNV nos EUA e sua rápida expansão no país têm levado as autoridades locais a estabelecerem critérios de notificação de casos (basicamente os que cursam com comprometimento neurológico), caracterizados como possível, provável, confirmado ou excluído (www.cdc.gov/ncidod/dvbid/westnile). Um caso confirmado deverá ter: a) doença febril com manifestação neurológica; b) pelo menos um dos dados seguintes: isolamento viral; demonstração de antígeno ou sequência genômica viral; anticorpos IgM (ELISA) em amostra liquórica de fase aguda; elevação de pelo menos quatro vezes entre amostras séricas de fase aguda e convalescência; amostra sérica única positiva para anticorpos IgM (ELISA) ou IgG (ELISA ou IH) e confirmadas por PRNT.

TRATAMENTO

Não há tratamento antiviral específico contra o WNV[2,6,11]. *In vitro* há ação demonstrada para o interferon-alfa e para doses muito elevadas da ribavirina; o emprego desses fármacos, existente em casos isolados, não permite avaliações conclusivas, aguardando-se resultados de ensaios controlados. Imunoglobulina intravenosa (IV) obtida de convalescentes também já foi utilizada[2,11].

Então, o tratamento é sintomático e de sustentação[2,6,11], de acordo com as exigências do caso, e pode chegar a tratamento em unidade de terapia intensiva, com suporte ventilatório, para os graves casos neurológicos.

VIGILÂNCIA E PREVENÇÃO

Não há vacinas licenciadas para uso humano, embora estejam sendo pesquisadas[8]; para uso em cavalos, existe uma vacina de vírus inativado por formalina[2,4,11]. Mesmo quando disponível uma eficaz vacina, o WNV não será erradicado, tendo em conta seu ciclo enzoótico[11].

Então, a prevenção da infecção pelo WNV apoia-se em duas estratégias gerais[6,11]: a) redução da população de mosquitos vetores; b) prevenção de picadas pelos mosquitos vetores. Quanto ao controle dos vetores, são preconizadas ações como: eliminação das coleções de água em nível residencial e urbano; aplicação de larvicidas (bioquímicos ou biológicos); utilização de pesticidas (p. ex. piretroides) para o controle de mosquitos adultos[2,6,7,9,11]. Já a prevenção de picadas é exercida em nível individual, por atitudes como: a) diminuição da exposição (amanhecer e anoitecer); b) uso de barreiras (cobrir o corpo por roupas longas); c) uso de repelentes (formulações à base de DEET para uso pessoal e piretroides para uso ambiental)[2,6,7,11]. Aves sentinelas têm sido consideradas na vigilância ativa[2,7,11], como tentativa de prevenir ou reduzir o impacto de surtos humanos, sejam propositalmente expostas (pintos), sejam as mortas naturalmente (nos EUA, sobretudo corvos).

Dada a complexidade e o ainda incompleto conhecimento da ecologia do WNV, como também as incertezas sobre a eficácia dos esforços de controle, parece aceitável admitir-se que o WNV seguirá como um importante desafio de saúde pública[7].

REFERÊNCIAS BIBLIOGRÁFICAS

1. Elizondo-Quiroga D, Elizondo-Quiroga A. West Nile virus and its theories, a big puzzle in Mexico and Latin America. J Glob Infect Dis. 2013;5:168-75.
2. Green S, Rothman AI. West Nile virus. In Gorbach SL, Bartlett JG, Blacklow NR (Eds). Infectious Diseases. 3rd ed. Philadelphia: Lipincott Williams & Wilkins; 2004. p. 2128-32.
3. Morse DL. West Nile virus – not a passing phenomenon. N Engl J Med. 2003;348:2173-74.
4. Murray KO, Mertens E, Dessprès P. West Nile virus and its emergency in the United States of America. Vet Res. 2010;41:67-80.
5. Pauvolid-Corrêa A et al. Serological evidence of widespread circulation of West Nile virus and other flaviviruses in equines of the Pantanal, Brazil. PLOS Negl Trop Dis. 2014;8:e2706.
6. Petersen LR, Marfin AA. West Nile virus: a primer for the clinician. Ann Intern Med. 2002;137:173-79.
7. Petersen LR, Roehrig JT. West Nile virus: a reemerging global pathogen. Emerg Infect Dis. 2001;7:611-14.
8. Petersen LR, Brault AC, Nasci RS. West Nile virus: review of the literature. JAMA. 2013;310:308-15.
9. Rossi SL. West Nile virus. Clin Lab Med. 2010;30:47-65.
10. Silva JR et al. Serologic survey of West Nile virus in horses from Central-West, Northeast and Southeast Brazil. Mem Inst Oswaldo Cruz. 2013;108:921-23.
11. Solomon T et al. West Nile encephalitis (clinical review). Br Med J. 2003;326:865-69.

99 Infecção por Vírus Ebola

■ **Thaís Guimarães**

(CID 10 = A98.4 - Doença pelo vírus Ebola)

INTRODUÇÃO

No final de dezembro de 2013, uma criança de 2 anos residente numa remota vila na Guiné adoeceu com febre, hemorragia gastrintestinal e vômitos, vindo a falecer 2 dias após. Meses após este caso, milhares de pessoas residentes na Guiné, em Serra Leoa e Libéria também faleceram com sintomas similares. O patógeno responsável por este surto fez reviver as trágicas circunstâncias de 30 anos atrás, quando do aparecimento do vírus Ebola[1].

Em 1976, um novo filovírus foi identificado no Zaire (agora nomeada República Democrática do Congo) e foi denominado Ebola vírus (EBV) devido a seu aparecimento próximo ao rio de mesmo nome no Congo. Muitas pessoas adoeceram e esta epidemia teve uma taxa de mortalidade de 90%[13]. Apesar de todo conhecimento médico adquirido ao longo desses anos, a mortalidade desse novo surto em 2014 chegou a 50%[10]. A emergência desse novo surto de EBV no Oeste da África demonstrou algumas características comuns com a epidemia de 1976. Ambos foram causados pelo EBV Zaire e iniciaram em comunidades rurais; pacientes gravemente doentes foram levados a hospitais com sintomas inespecíficos e foram atendidos por profissionais de saúde desprotegidos para o contato com sangue e secreções, o que inevitavelmente gerou casos secundários, piorando a situação epidêmica. Além disso, pacientes infectados localmente viajaram, disseminando a doença para outros países dentro e fora da África[6].

VIROLOGIA

EBV pertence à família Filoviridae, juntamente com os vírus Marburg e Cuevavírus. Estruturalmente, os filovírus são partículas virais completas formadas por longos filamentos em forma de "U" que contêm fita simples de RNA. Devido à sua natureza letal, esses vírus são classificados como patógenos de classe biológica IV (alta periculosidade) e potencialmente úteis para serem usados como armas biológicas, dentro do contexto do bioterrorismo. O genoma do vírus Ebola possui as seguintes proteínas estruturais: glicoproteína do envelope (GP), nucleoproteína (NP), proteínas da matriz (VP24 e VP40) e proteínas não estruturais (VP30 e VP35) (5).

O gênero *Ebola* é dividido em cinco subtipos: Zaire, Sudão, Bundibugyo, Costa do Marfim (renomeado Tai Forest) e Reston. Todos os subtipos, com exceção do Reston, podem causar doença em humanos e cada subtipo possui características biológicas e virulência diferentes[7].

A origem e o reservatório natural do EBV ainda permanecem incertos, embora se acredite que o vírus é zoonótico e que morcegos frutívoros sejam os responsáveis pela disseminação. Na África, *Hypsignathus monstrosus, Epomops franqueti* e *Myonycteris torquata* são considerados hospedeiros naturais do EBV. Ademais, alguns gorilas e macacos podem também se infectar. Geralmente, a infecção se dá através do contato ou da ingestão dos animais infectados. A partir daí, transmissão pessoa a pessoa ocorre através de sangue ou secreções corpóreas, incluindo urina, saliva, suor, fezes, vômitos, leite materno e sêmen, bem como objetos contaminados como seringas e agulhas. Até o momento não há evidências de transmissão aérea ou pela água, nem através de alimentação. Também não há indício da transmissão através de vetores[7].

EPIDEMIOLOGIA

O vírus *Ebola* foi identificado primeiramente em 1976, quando ocorreram duas epidemias de febre hemorrágica no Norte do Zaire (atual República Democrática do Congo) e no Sul do Sudão, com mortalidade de 90% e 50%, respectivamente[13]. Desde 1976, o vírus *Ebola* aparece esporadicamente sob a forma de epidemias pequenas ou médias; entretanto, grandes epidemias ocorreram em Kikwit, no Zaire, em 1995; em Gulu, Uganda, em 2000; e na República Democrática do Congo, em 2003[9].

Casos confirmados de febre hemorrágica por Ebola (FHE) foram relatados em Uganda, República Democrática do Congo, Gabão, Sudão e Costa do Marfim. Um indivíduo com evidência sorológica de infecção, porém, assintomático foi relatado na Libéria e um profissional de laboratório adquiriu a doença após exposição acidental com agulha na Inglaterra. Não há relato de doença em humanos nas Américas. Existem somente relatos de vírus Ebola-Reston em macacos importados para pesquisa das Filipinas para os

EUA e Itália. Durante esta epidemia, muitos pesquisadores infectaram-se com o vírus, porém nenhum adoeceu[9].

As epidemias registradas nos últimos 5 anos no Gabão e na República Democrática do Congo em humanos ocorreram simultaneamente com epidemias em animais de diferentes espécies: chimpanzés, gorilas e macacos. Há sugestão de que a cepa Zaire do vírus Ebola tenha sido responsável pela morte de cerca de 5.000 gorilas nos anos de 2002 e 2003. A vigilância da mortalidade animal pode ajudar a predizer e prevenir epidemias em humanos. Além disso, deve-se manter um questionamento para a existência de outros reservatórios em outras espécies e um potencial papel em outros hospedeiros, especialmente após a descoberta do vírus Ebola Reston em porcos nas Filipinas[7].

Nos últimos anos ocorreram 25 surtos em cinco países da África, que produziram 2.416 casos confirmados com 1.592 mortes, excluindo o surto atual de 2014. Os locais de ocorrência de infecções e epidemias pelo vírus Ebola são apresentados na Figura 99.1 e na Tabela 99.1[9].

Vale a pena mencionar que, em 2014, a epidemia de febre hemorrágica no Oeste da África e na RDC foi causada pela espécie Zaire, embora não haja relação entre elas.

TABELA 99.1

Cronologia das Principais Epidemias de Doença por EBV					
Ano	**País**	**Espécie**	**Casos (N)**	**Mortes (N)**	**Letalidade (%)**
1976	RDC	Zaire	318	280	88
1976	Sudão	Sudão	284	151	53
1977	RDC	Zaire	1	1	100
1979	Sudão	Sudão	34	22	65
1994	Gabão	Zaire	52	31	60
1994	C. Marfim	C. Marfim	1	0	0
1995	RDC	Zaire	315	254	81
1996	Gabão	Zaire	31	21	68
1996	Gabão	Zaire	60	45	75
1996	Gabão	Zaire	1	1	100
2000	Uganda	Sudão	425	224	53
2001	Gabão	Zaire	65	53	82
2002	Congo	Zaire	59	44	75
2003	Congo	Zaire	143	128	90
2003	Congo	Zaire	35	29	83
2004	Sudão	Sudão	17	7	41
2005	Congo	Zaire	12	10	83
2007	RDC	Zaire	264	187	71
2007	Uganda	Bundibugyo	149	37	25
2008	RDC	Zaire	32	14	44
2011	Uganda	Sudão	1	1	100
2012	Uganda	Sudão	24	17	71
2012	Uganda	Sudão	7	4	57
2012	RDC	Bundibugyo	57	29	51

RDC: República Democrática do Congo. C. Marfim: Costa do Marfim

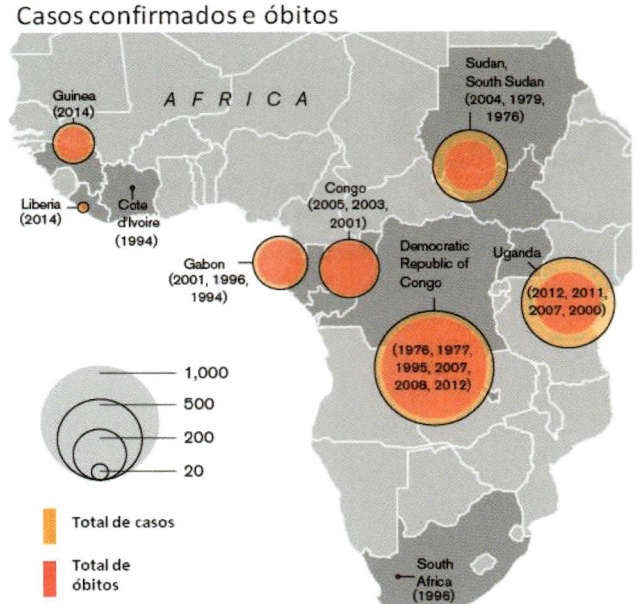

Casos confirmados e óbitos

FIGURA 99.1 – Principais epidemias de Ebola na Africa. Fonte: New.Mic. http://mic.com/articles/87051/here-s--how-africa-s-unprecedented-ebola-outbreak-started.

Considerando a transmissão para profissionais de saúde e as viagens internacionais, o EBV também fez vítimas nos EUA, na Espanha, em Mali, Senegal e Nigéria. Felizmente, Senegal e Nigéria foram declarados livres da epidemia em outubro de 2014. Até 25 de janeiro de 2015, a Organização Mundial da Saúde havia notificado 22.092 casos com 8.810 mortes (39,8% de letalidade)[15].

MANIFESTAÇÕES CLÍNICAS

O período de incubação da FHE varia de 2 a 21 dias (média de 4 a 10 dias). O início da doença é abrupto e caracterizado por sintomas *flu-like* incluindo febre, cefaleia, dores musculares e articulares, dor de garganta e adinamia, seguidos de vômitos, diarreia e dor de estômago. Outras manifestações comuns incluem fotofobia, linfadenomegalia, hiperemia conjuntival, icterícia e pancreatite. Envolvimento do sistema nervoso central pode ser manifestado através de sonolência, delírio ou coma. Ao redor do 5º dia de doença, muitos pacientes desenvolvem exantema maculopapular no tronco. Com a progressão da doença, entre o 5º e o 7º dia ocorrem hemorragias em metade dos pacientes, manifestadas por gengivorragia, epistaxe, petéquias, equimoses, sangramento incontrolável de punção venosa, hemoptise, hemorragia digestiva e de outras vísceras. Na 2ª semana de doença ocorrem a defervescência e a regressão dos sintomas e o paciente melhora nitidamente, mas a convalescença é longa e pode cursar com uveíte, hepatite recorrente e psicose. Os casos graves da doença evoluem para o óbito em 6 a 16 dias, devido a hemorragias cutâneas e viscerais, coagulação intravascular disseminada, anúria, choque e falência de múltiplos órgãos[5,7,12].

Como a fisiopatogenia da doença não é bem conhecida, não se sabe por que algumas pessoas são capazes de se recuperar da infecção, enquanto outras não. Provavelmente, pacientes com evolução fatal não desenvolvem resposta imune significativa capaz de depurar o vírus em tempo hábil.

Acredita-se que as células T-CD8 desempenham importante papel na proteção contra a doença aguda, enquanto as células T-CD4, e a presença de anticorpos, são importantes para a proteção da doença em longo prazo[8,12].

A infecção na gestante causa maior risco de aborto e natimortalidade. Também pode ser causa de óbito do recém-nascido e do lactente, pela transmissão por leite materno ou pelo contato íntimo mãe-filho[7].

DIAGNÓSTICO

O diagnóstico da FHE não pode ser baseado em dados clínicos, visto que o diagnóstico diferencial envolve outras causas de febre hemorrágica na África, como malária, febre tifoide, febre amarela, dengue grave e meningite meningocócica. Sendo assim, é importante investigar a história de viagens recentes para áreas endêmicas.

Diante da suspeita de FHE, deve-se atentar para as definições de casos, isolar o paciente e notificar às autoridades locais[3].

Define-se como caso suspeito todo indivíduo procedente, nos últimos 21 dias, de país com transmissão disseminada ou intensa de Ebola que apresente febre, podendo ser acompanhada de diarreia, vômitos ou sinais de hemorragia, como diarreia sanguinolenta, gengivorragia, enterorragia, hemorragias internas, sinais purpúricos e hematúria. Serão considerados também suspeitos os indivíduos que relatem contato com pessoa com suspeita ou diagnóstico confirmatório para EBV que apresentaram os sinais e sintomas citados acima.

Define-se como caso provável todo caso suspeito com histórico de contato com pessoa doente, participação em funerais ou rituais fúnebres de pessoas com suspeita da doença ou contato com animais doentes ou mortos.

Define-se como caso confirmado todo caso suspeito com resultado laboratorial para reação em cadeia de polimerase (PCR) conclusivo para Ebola realizado em laboratório de referência.

Define-se como caso descartado todo caso suspeito com dois resultados laboratoriais para PCR negativos para Ebola realizados em laboratório de referência definido pelo Ministério da Saúde, com intervalo mínimo de 48 horas entre as duas colheitas.

Define-se como contactantes ou comunicantes todos os indivíduos que tiveram contato direto ou indireto com caso suspeito/provável/confirmado (mesmo que falecido) de doença por EBV. Contato direto significa contato com fluidos ou secreções corporais do caso. Contato indireto significa pessoa que frequentou o mesmo ambiente ou tocou em objetos ou superfícies compartilhadas com o caso, porém sem comprovação de exposição aos fluidos deste.

Não há transmissão durante o período de incubação. A transmissão só ocorre após o aparecimento dos sintomas e se dá por meio do contato com sangue, tecidos ou fluidos corporais de indivíduos infectados (incluindo cadáveres) ou a partir do contato com superfícies e objetos contaminados[3].

O diagnóstico laboratorial pode ser feito através de testes sorológicos ELISA-IgM, PCR ou isolamento viral. A PCR em tempo real e detecção de antígeno ELISA são os principais ensaios para diagnosticar a infecção aguda. Tanto o antígeno viral como o ácido nucleico podem ser detectados no sangue do dia 3 até 7 a 16 dias após o início dos sintomas[12].

TRATAMENTO

Não existe tratamento específico para doença pelo EBV, somente tratamento de suporte que inclui reposição de fluidos e eletrólitos, manutenção da oxigenação e da pressão sanguínea e tratamento das complicações infecciosas[7].

Devido à alta mortalidade encontrada e ao grande número de casos desta última epidemia, um vasto campo para pesquisa de medicamentos e vacinas para o tratamento e prevenção de EBV se consolidou. Citaremos a seguir os principais compostos em investigação.

1. *Zmapp:* combinação de três anticorpos murinos humanizados gerados de ratos infectados pelo EBV e subsequentemente produzidos em tabaco. Em estudos animais, 43% dos ratos infectados sobreviveram e esse produto foi utilizado experimentalmente em humanos nesta última epidemia. Entretanto, como não há estudos randomizados controlados concluídos, sua efetividade ainda é inconclusiva[4].

2. *Terapia com soro de convalescente:* consiste na administração de plasma de pacientes convalescentes. Assim como o Zmapp, não há estudos randomizados controlados que suportem essa estratégia; entretanto, como a epidemia de 2014 permaneceu não controlada, a OMS concordou em oferecer essa estratégia para pacientes, desde que advertidos e informados dos riscos e benefícios[11].

3. *Vacinas:* as primeiras vacinas desenvolvidas foram contra o EBV Zaire inativadas por calor convencional, formalina ou irradiação gama. Embora relativamente fáceis de fabricar e produzir, essas vacinas não foram bem-sucedidas em modelos experimentais em primatas não humanos. Há um estigma associado ao uso de vacinas EBV atenuadas, por medo de retenção de virulência ou de possível reversão a um estado infeccioso. Porém, com a engenharia genética, as vacinas demonstraram ser seguras e eficientes em modelos de roedores e duas vacinas candidatas estão em fase de investigação[4].

PREVENÇÃO

É difícil estabelecer medidas preventivas quando não se conhece o reservatório natural do vírus. Portanto, torna-se primordial reconhecer um caso de FHE para que medidas de isolamento e precauções sejam instituídas a fim de evitar a disseminação da doença. Essas medidas incluem quarto privativo para o paciente infectado, uso obrigatório de equipamentos de proteção individual (EPIs) como máscaras, luvas e aventais para o manuseio do paciente; implementação de medidas de controle de infecção hospitalar como esterilização e desinfecção de equipamentos utilizados no paciente.

O reconhecimento precoce é fundamental para o controle da infecção. Os profissionais de saúde, em todos os níveis de complexidade, de serviços públicos e privados, devem estar sensibilizados para detectar casos suspeitos de doença por EBV a partir de elementos clínicos e epidemiológicos.

Considerando se tratar de uma emergência internacional, é importante que, no primeiro contato com paciente febril, os serviços de saúde obtenham informações detalhadas acerca do histórico de viagem nos últimos 21 dias para os países onde há transmissão de Ebola. Em caso afirmativo, o paciente será considerado como caso suspeito e deverão ser adotadas, em tempo oportuno, todas as medidas de biossegurança indicadas, evitando-se qualquer contato, procedimento ou manipulação do paciente e de seus fluidos, que não seja absolutamente essencial naquele momento.

Todos os profissionais envolvidos na assistência direta ou indireta a pacientes com suspeita ou confirmação de doença pelo vírus Ebola devem utilizar equipamentos de proteção individual, de acordo com a situação ou atividade de risco profissional e também devem certificar-se com antecedência do tamanho adequado dos EPI para seu uso.

As orientações descritas a seguir são importantes para prevenção da transmissão de infecção entre os profissionais de saúde.

- Lavar as mãos com água e sabonete antes e após os procedimentos.
- Prender os cabelos firmemente, evitando a exposição dos mesmos a possíveis contaminações.
- Antes da colocação dos EPI, o profissional deve checar seus bolsos, certificando-se de que não há celulares e documentos, entre outros. Retirar também todos os adornos, como brincos, pulseiras e anéis.
- Fixar roteiro de colocação dos EPI antes da entrada do quarto de isolamento ou na antecâmara.
- Fixar roteiro de retirada dos EPI dentro do quarto de isolamento ou no local de retirada dos EPI.
- Utilizar um espelho, que possibilite a visualização total do profissional paramentado e desparamentado, no local de colocação e retirada dos EPI para orientá-lo, evitando possíveis erros.
- Definir um supervisor para orientar e observar o passo a passo da colocação e retirada dos EPI.
- Sempre trabalhar em duplas, durante o atendimento de pacientes com suspeita ou confirmação de doença por EBV.
- Utilizar fitas adesivas fixadas no chão para sinalização de segurança e risco (vermelha, amarela ou verde) dentro da área de isolamento.
- Após a retirada dos EPI, o profissional de saúde deve tomar um banho corporal completo.

Pessoas falecidas por mortes atribuídas ao EBV devem ter seus corpos incinerados dentro de 24 horas. Homens que se recuperam da doença podem transmitir o vírus através do sêmen por até 7 semanas após a recuperação[2].

O EBV é moderadamente termolábil e suscetível a alguns agentes químicos, tais como ácido acético 3%, glutaraldeído 1% e hipoclorito de sódio a 5% por 10 minutos. Este é o recomendado para limpeza de superfícies contaminadas por sangue ou secreções de pacientes suspeitos[10].

O desenvolvimento de medidas específicas continua tendo alta prioridade para muitas nações. Durante estes últimos anos e no futuro, esforços e pesquisas irão concentrar-se para melhor entender a replicação do vírus e sua patogênese e identificar novos alvos potenciais para intervenções estratégicas.

REFERÊNCIAS BIBLIOGRÁFICAS

1. Baize S et al. Emergence of Zaire Ebola virus disease in Guinea. N Engl J Med. 2014;371:1418-25.
2. Bausch DG et al. Assessment of the risk of Ebola virus transmission from bodily fluids and fomites. J Infect Dis. 2007;196 (Suppl. 2):S142-47.
3. Brasil, Ministério da Saúdel. Protocolo de Vigilância e Manejo de Casos Suspeitos de Doença pelo Vírus Ebola, 2014. 15 p. Disponível em: http://portal.saude.pe.gov.br/sites/portal.saude.pe.gov.br/files/protocolo-de-vigilancia-ebola-26-08-versao-5-.pdf. Acessado em: jan. 2015.
4. Butler D. Ebola drug trials set to begin amid crisis. Nature. 2014;513:13-14. Disponível em: http://dx.doi.org/10.1038/513013a. Acessado em: jan. 2015.
5. Casillas AM et al. A current review of Ebola virus: pathogenesis, clinical presentation and diagnostic assessment. Biol Res Nurs. 2003;4:268-75.
6. Centers for Disease Control and Prevention. 2014 Ebola Outbreak in West Africa e Outbreak Distribution Map CDC USA Website. Disponível em: http://www.cdc.gov/vhf/ebola/outbreaks/2014-west-africa/distribution-map.html. Acessado em: jan. 2015.
7. Feldmann H, Geisbert TW. Ebola haemorrhagic fever. Lancet. 2011;377:849-62.
8. Gupta M et al. Persistent infection with Ebola virus under conditions of partial immunity. J Virol. 2004;78:958-67.
9. Menendez JM, Simon F, Barberan J. Enfermedad por virus Ebola, una vision global. Rev Esp Quimioter. 2014;27:230-238.
10. Mitchell SW, McCormick JB. Physicochemical inactivation of Lassa, Ebola, and Marburg viruses and effect on clinical laboratory analyses. J Clin Microbiol. 1984;20:486-89.
11. Mupapa K et al. Treatment of Ebola hemorrhagic fever with blood transfusions from convalescent patients. International Scientific and Technical Committee. J Infect Dis. 1999;179 (Suppl. 1):S18e23.
12. Rowe AK et al. Clinical, virologic, and immunologic follow-up of convalescent Ebola haemorrhagic fever patients and their household contacts, Kikwit, Democratic Republic of the Congo. J Infect Dis. 1999;179(Suppl 1):S28-35.
13. World Health Organization. Ebola haemorrhagic fever in Zaire. 1976. Report of an international commission. Bull WHO. 1978;56:271-93.
14. World Health Organization. Ebola Response Roadmap Situation Report 1 29 August 2014. WHO Website Marburg virus. Disponível em: http://apps.who.int/iris/bitstream/10665/131974/1/roadmapsitrep1_eng.pdf. Acessado em: jan. 2015.
15. World Health Organization. Ebola situation report – 28 january 2015. Disponível em: http://apps.who.int/ebola/en/ebola-situation-report/situation-reports/ebola-situation-report-28-january-2015. Acessado em: fev. 2015.

100 Infecção por Vírus HTLV-1 e HTLV-2

- Abelardo Queiroz-Campos Araújo
- Marcus Tulius Teixeira da Silva

(CID 10 = Z22.6 – Portador de infecção pelo vírus T-linfotrópico tipo 1 [HTLV-1]; G04.1 – Paraplegia espástica tropical)

INTRODUÇÃO

O vírus linfotrópico de células T humanas tipo 1 (HTLV-1, do inglês *human T lymphotropic vírus type 1*) foi o primeiro retrovírus isolado em humanos e o primeiro associado a uma neoplasia: a leucemia/linfoma de células T do adulto (LLTA). Tal condição clínica já era descrita na década de 1970 em alguns grupos populacionais no sudeste do Japão. Desde então, numerosas doenças são relacionadas com a infecção por este deltarretrovírus (Tabela 100.1).

TABELA 100.1

Manifestações Clínicas na Infecção pelo HTLV-1	
Sistema/Órgão	
Sangue	• Leucemia/linfoma de células T do adulto
Sistema nervoso	• Mielopatia associada ao HTLV/paraparesia • espástica tropical • Vasculite • Neuropatia periférica • Doença do neurônio motor • Encefalomielite • Degeneração espinocerebelar • Disautonomia • Paquimeningite hipertrófica
Músculo	• Polimiosite
Olho	• Uveíte
Pulmão	• Alveolite
Pele	• Dermatite infectiva • Foliculite decalvante • Escabiose crostosa
Articulação	• Artrite
Tireoide	• Tireoidite
Bexiga/próstata	• Cistite e prostatite
Sistêmica	• Síndrome de Sjögren • Doença de Behçet

O HTLV e o HIV (vírus da imunodeficiência humana) apresentam muitas características em comum, a começar pelos modos de transmissão. Ambos infectam linfócitos T-CD4+, afetam o sistema nervoso, têm um longo período de latência e possuem genes reguladores que controlam a replicação viral. No entanto, o HTLV induz à proliferação celular, sendo pouco replicador e geneticamente estável, enquanto o HIV é citotóxico, agressivamente replicador e geneticamente instável. Atualmente, dois subtipos de HTLV são bem definidos; o HTLV-1 e o HTLV-2, este ainda pouco conhecido quanto à sua patogenicidade. Eles são retrovírus complexos do grupo HTLV-BLV, pertencente à família Retroviridae. A variabilidade genética existente no HTLV-1 permite a sua subtipagem filogenética em quatro grupos: subtipo I (africano); subtipo II (cosmopolita); subtipo III (japonês) e subtipo IV (melanésio). O HTLV-2 encontra-se atualmente subtipado em quatro grupos básicos: 2*a*, 2*b*, 2*c* e 2*d*.

O DNA proviral dos HTLV tem 9.032 nucleotídeos, com os principais genes virais (*gag, env, pol*) compreendidos entre as duas repetições terminais longas (LTRs) 3' e 5' do genoma. A região pX, localizada próximo ao LTR 3', codifica as proteínas reguladoras Tax e Rex. Tax é uma proteína transativadora de 42 kD, essencial para a replicação viral e que ativa também a transcrição de diversos genes celulares (Tabela 100.2). Por suas propriedades, Tax atua na replicação viral e, simultaneamente, altera o fenótipo celular, afetando também a atividade de numerosos fatores de transcrição e de inibição celular. Todas as proteínas e genes virais são imunogênicos, e anticorpos contra eles são encontrados no soro dos pacientes infectados[9a].

EPIDEMIOLOGIA

A real prevalência do HTLV-1 é desconhecida, mas estima-se que aproximadamente 20 milhões de pessoas em todo o mundo sejam portadoras do vírus. A soroprevalência aumenta com a idade e é duas vezes maior entre as mulheres. Essa diferença entre os sexos é mais evidente em indivíduos a partir dos 30 anos de idade, provavelmente refletindo uma transmissão mais eficiente através do sêmen. A infecção é endêmica no Sudeste do Japão, no Caribe, na África subsaariana, Oriente Médio, América do Sul (principalmente Colômbia e as regiões Sudeste e Nordeste do

TABELA 100.2

Alguns Genes Ativados pela Proteína Tax
• Interleucinas 1, 2, 3 e 6 (IL-1, IL-2, IL-3, IL-6)
• Fator de crescimento de colônia de macrófago/granulócito (GM-CSF)
• Oncogenes *c-fos, c-myc, c-sis*
• Vimentina
• Proteína ligada ao paratormônio
• Fator de crescimento tumoral – β1 (TGF-β1)
• Antígeno de histocompatibilidade principal classe I (MHC classe I)
• Fator nuclear kB (NFk-B)
• Fator de crescimento neural (NGF)
• Fator de necrose tumoral β (TNF-β)
• Repetição terminal longa do HIV (HIV LTR)

Brasil), Melanésia e Papua Nova-Guiné. Estudos populacionais mostram soroprevalência em torno de 3% a 6% em Trinidad-Tobago, Jamaica e outras ilhas caribenhas, até 30% no distrito de Miyazaki, sudeste japonês. No Brasil, as taxas de prevalência variam de acordo com as regiões estudadas (de 0,08% em Florianópolis até 1,8% em Salvador)[9]. Nos EUA e na Europa, a infecção é vista principalmente entre usuários de drogas intravenosas (UDV) (9% de prevalência para HTLV *vs.* 41% para HIV), entre os profissionais do sexo, os transfundidos e os imigrantes de áreas endêmicas[10].

Da mesma forma que o HIV, o HTLV pode ser transmitido por contato sexual, agulhas e seringas contaminadas em UDV, transfusão sanguínea (principalmente de componentes celulares) e pelo aleitamento ou por exposição perinatal (a transmissão intraútero parece ser muito rara). A transfusão sanguínea é o modo mais eficiente de transmissão; a probabilidade de soroconversão é de 40% a 60%, em um tempo médio estimado de 51 dias[12]. O aleitamento materno por mais de 6 meses é associado a uma probabilidade de transmissão de 10,5% a 39,6%. Os principais fatores de risco materno para a transmissão do vírus são alta carga proviral, alto percentual de células mononucleares infectadas presentes no leite materno e altos títulos de anticorpos[18]. A transmissão sexual é quatro vezes mais eficiente quando o caso-índice é o homem, com taxas variando de 4,9 por 100 pessoas-ano, entre as mulheres casadas com um homem infectado, comparada a 1,2 entre homens casados com mulheres infectadas. Recentemente, foi relatada a transmissão por transplante de órgãos. Todos os transfundidos desenvolveram quadro neurológico de rápida evolução, possivelmente em decorrência da grande quantidade de vírus inoculada e mesmo pela imunossupressão a que foram submetidos (veja a seguir)[17].

Dois anos após a descoberta do HTLV-1, o HTLV-2 foi isolado em paciente com leucemia de células cabeludas. Esse retrovírus é mais prevalente entre UDV e em alguns grupos indígenas das Américas do Sul e Central. Existem poucas evidências com relação à associação do HTLV-2 e doença neurológica, pois a maioria dos relatos diz respeito a pacientes coinfectados com o HIV ou UDV. Por causa dessa incerteza e pelo fato de a principal doença associada ao HTLV-1 ser a paraparesia espástica tropical/mielopatia associada ao HTLV-1 (PET/MAH), apenas esta será abordada neste capítulo.

PARAPARESIA ESPÁSTICA TROPICAL/ MIELOPATIA ASSOCIADA AO HTLV-1 (PET/MAH)

Embora a infecção pelo HTLV-1 seja persistente, a despeito de uma resposta imune detectável, apenas 2% a 3% dos infectados desenvolvem PET/MAH. A maioria dos estudos sobre genotipagem do HTLV-1 não demonstrou associação entre variantes do vírus e o risco de desenvolver PET/MAH. Fatores comprovadamente associados a um maior risco de desenvolver PET/MAH são altos títulos de anticorpos, uma alta carga proviral e ser do sexo feminino[5]. Estudos imunogenéticos revelam que indivíduos que possuem o gene HLA-A02 têm menor carga proviral e consequentemente menor chance de desenvolver PET/MAH.

Patogenia

A principal célula infectada pelo HTLV-1 é o linfócito T. Aproximadamente 10% a 15% dos linfócitos T do sangue periférico de pacientes com PET/MAH estão infectados pelo vírus. O fenótipo dessas células é predominantemente CD4+CD45R0+. Até o momento, o receptor celular para o HTLV ainda não foi identificado. Embora, recentemente, o receptor GLUT-1 (que tem participação no transporte da glicose) tenha sido descrito como o possível receptor, sua participação maior parece ser na determinação da eficiência da transmissão célula-célula do HTLV-1[16]. Já o HTLV-2 infecta preferencialmente linfócitos T-CD8+. Células da glia, dendríticas e células endoteliais também podem ser infectadas pelo HTLV-1, pelo menos em estudos *in vitro*. Uma característica das células infectadas é a expressão de numerosos marcadores de ativação celular, como a cadeia p55 do receptor da interleucina-2 e antígenos MHC classe II. O resultado desta ativação celular é a proliferação de células mononucleares do sangue periférico *in vitro*. As células T transformadas pelo HTLV induzem e secretam uma variedade de citocinas. A resposta do linfócito T citotóxico CD8+ (LTC CD8+) contra Tax, o principal antígeno viral, tem papel fundamental na patogênese da infecção pelo HTLV-1.

Existem três hipóteses para explicar a neuropatogenia da PET/MAH. Na primeira hipótese (teoria da toxicidade direta), as células gliais infectadas pelo HTLV-1 expressariam antígenos virais na sua superfície. Células T citotóxicas CD8+ específicas contra o HTLV-1 cruzariam a barreira hematoencefálica e destruiriam as células gliais infectadas. Na segunda hipótese, um antígeno próprio da célula glial seria confundido com algum antígeno viral. Linfócitos T-CD4 *helper* presentes no sistema nervoso central (SNC) confundiriam, então, tal célula glial como elemento estranho, através de uma reação autoimune que resultaria na morte celular (teoria da autoimunidade). Recentemente, foi identificada uma proteína neuronal (hnRNP-A1) que apresenta reação cruzada com a proteína viral Tax. Dessa forma, esse modelo de mimetismo molecular pode ter algum papel na patogênese da PET/MAH. A última teoria (teoria do dano circunstante) diz que o linfócito T-CD4+ infectado e o linfócito T citotóxico CD8+ específico anti-Tax migrariam para o SNC e interagiriam lá. Essa interação resultaria na liberação de citocinas, com consequente lesão glial.

Características Clínicas

O diagnóstico de PET/MAH baseia-se em dados clínicos e laboratoriais. O paciente deve apresentar sinais e sintomas inequívocos de mielopatia associados à presença dos anticorpos contra o vírus no sangue e liquor (LCR). Os critérios diagnósticos propostos pela OMS estão sumariados na Tabela 100.3. Esses critérios não devem ser usados de maneira rígida, mas como diretrizes gerais.

A PET/MAH é uma doença crônica, habitualmente de início lento e progressivo. Ocasionalmente podem-se observar casos de evolução mais rápida ou até de melhora (embora não de cura) espontânea[3]. O risco de desenvolver PET/MAH varia de 0,25% a 2,4%[13]. Os pacientes com baixos títulos de anticorpos no liquor geralmente têm um período de latência maior, sintomas mais frustros e níveis mais baixos de neopterina (um marcador de atividade macrofágica) no LCR do que aqueles com altos títulos de anticorpos. A progressão da incapacidade neurológica parece ocorrer principalmente durante os primeiros 2 ou 3 anos de doença, tornando-se relativamente estável após isto. Isto pode refletir uma fase inicial de inflamação, com uma teórica janela terapêutica estendendo-se até o 3º ano de início dos sintomas (veja a seguir).

Aproximadamente 60% dos pacientes apresentam fraqueza dos membros inferiores como primeiro sintoma[2]. Esta progride para uma marcha espástica anormal. Durante a evolução da doença, é muito frequente disfunção vesical com urgência, incontinência ou retenção urinária. Impotência sexual é queixa muito frequente entre os homens. Outros sintomas frequentemente relatados são parestesias em membros inferiores, xerose, xeroftalmia e xerostomia (síndrome seca). Ao exame neurológico esses pacientes apresentam marcha espástica, paraparesia espástica, hiper-reflexia profunda e resposta cutaneoplantar em extensão (sinal de Babinski). Embora a força nos membros superiores raramente esteja comprometida, é comum encontrar-se hiper-reflexia profunda. Algumas vezes, sinal de Romberg e alteração na sensibilidade superficial e profunda podem ser observados.

A PET/MAH pode ainda se associar a outras manifestações sistêmicas da infecção pelo HTLV-1, como pneumonite alveolar, uveíte, artrite, dermatite, síndrome de Sjögren, doença de Behçet, hipotireoidismo, cistite e prostatite. Embora a concomitância entre PET/MAH e LLTA seja rara ela já foi descrita[15].

Além da PET/MAH, outras manifestações neurológicas são descritas na infecção pelo HTLV-1. Isto sugere que o espectro neurológico do HTLV-1 deva ser maior que o previamente conhecido. A associação de polimiosite com HTLV-1 foi feita primeiramente na Jamaica em 1988. A partir de então, outros relatos têm surgido[8]. A maioria dos casos é associada a PET/MAH, embora casos isolados tenham sido observados. Logo, miopatia inflamatória é um diagnóstico importante se o paciente com PET/MAH inicia um quadro de fraqueza proximal, mialgias e aumento de enzimas musculа-

TABELA 100.3

Critérios Diagnósticos para PET/MAH	
Critérios Clínicos	
O quadro clínico típico da paraparesia espástica crônica nem sempre está presente quando o paciente se apresenta pela primeira vez ao examinador. Um único sinal clínico (ou sintoma) pode ser uma evidência precoce de PET/MAH	
Sexo e idade	Na maioria das vezes é esporádica e em adultos; ocasionalmente pode ser observada na infância ou adolescência; predominância no sexo feminino
Início	Normalmente insidioso, mas podendo ser súbito
Principais manifestações clínicas	1. Paraparesia espástica crônica de lenta progressão, às vezes com estabilização após progressão inicial 2. Paresia dos membros inferiores mais acentuada em grupamentos musculares proximais 3. Distúrbio vesical precoce; constipação geralmente tardia; impotência ou diminuição da libido são comuns 4. Sintomas sensitivos tais como parestesias ou queimações são mais proeminentes do que os sinais físicos objetivos 5. Lombalgia com irradiação para os membros inferiores é comum 6. Hipopalestesia ou apalestesias, com a noção da posição segmentar geralmente preservada 7. Hiper-reflexia dos membros inferiores, frequentemente com *clonus* e sinal de Babinski 8. Hiper-reflexia dos membros superiores; sinais de Hoffmann e Tromner positivos; paresia geralmente ausente 9. Reflexo mandibular exaltado em alguns pacientes
Achados neurológicos menos frequentes	Sinais cerebelares, atrofia óptica, surdez neural, nistagmo, outros *deficits* de nervos cranianos, tremor distal dos membros superiores, hipo ou arreflexia dos reflexos aquileus. Convulsões, *deficits* cognitivos, demência ou alterações do nível de consciência são raros
Outras manifestações neurológicas associadas à PET/MAH	Atrofia muscular, fasciculações (rara), polimiosite, neuropatia periférica, polirradiculopatia, neuropatias cranianas, meningites e encefalopatia
Manifestações sistêmicas associadas ou não com PET/MAH	Alveolite pulmonar, uveíte, síndrome de Sjögren, artropatia, vasculite, ictiose, crioglobulinemia, gamopatia monoclonal, LLTA
Critérios Laboratoriais	

- Presença de antígenos ou anticorpos contra o HTLV-1 no sangue e LCR
- O LCR pode mostrar leve pleocitose linfocítica
- Linfócitos lobulados podem estar presentes no sangue e/ou LCR
- Aumento leve a moderado de proteína pode estar presente no LCR
- Quando possível, o isolamento viral a partir do LCR ou sangue

res (CPK e Aldolase). A biópsia muscular mostra infiltrado inflamatório, fibras de diversos tamanhos e sinais de regeneração. Embora haja controvérsias sobre a importância do envolvimento do sistema nervoso periférico em indivíduos infectados, tem-se descrito neuropatia periférica associada ao HTLV-1[11]. O quadro clínico caracteriza-se por parestesias, dor em queimação e alteração na sensibilidade superficial distal em meia, geralmente associada a diminuição ou abolição de reflexos aquileus. Na maioria dos casos, a neuropatia periférica associa-se à PET/MAH, embora casos isolados tenham sido descritos.

A biópsia de nervo sural mostra neuropatia multifocal mista, axonal ou desmielinizante, eventualmente com infiltrado inflamatório perineural e perivascular. Perda axonal moderada, degeneração walleriana e desmielinização de fibras isoladas também são descritas. A análise de cortes semifinos revela alteração globular semelhante a salsichas (alterações de Dick)[6]. Distúrbios autonômicos em pacientes com PET/MAH caracterizam-se por déficit no controle cardiovascular e da sudorese, indicando claramente uma disfunção do sistema nervoso simpático. Talvez a disfunção autonômica seja mais frequente do que previamente descrito, necessitando, em alguns casos, de tratamento específico[1].

Síndrome de doença do neurônio motor (com amiotrofias e miofasciculações) é outra manifestação infrequentemente descrita em associação com PET/MAH. A prevalência das anormalidades na substância branca cerebral (encefalomielite) é significativamente maior nos pacientes com PET/MAH do que nos controles. Essas anormalidades refletiriam uma inflamação perivascular crônica com gliose progressiva, podendo ser a base para distúrbios cognitivos relatados em indivíduos infectados[14]. Embora ataxia cerebelar seja mais frequentemente associada ao HTLV-2, alguns casos de envolvimento do cerebelo foram descritos em pacientes com PET/MAH.

Todas estas alterações neurológicas associadas ao HTLV-1 reforçam as evidências de que a infecção – ou a resposta inflamatória ao vírus – não se restringe ao segmento medular. Desta forma, sugerimos, recentemente, que o termo complexo neurológico associado ao HTLV-1 fosse empregado para contemplar todas as manifestações neurológicas descritas no contexto da infecção pelo HTLV-1. Acreditamos ser este um termo apropriado por contemplar outras manifestações neurológicas associadas ao vírus que podem ou não estar associadas à PET/MAH[4].

Diagnóstico

Para o diagnóstico de infecção pelo HTLV-1 é necessária a determinação de anticorpos contra o vírus pelo método ELISA e confirmação pelo *western blot* (WB). Pela grande homologia genética entre o HTLV-1 e HTLV-2, muitas vezes é difícil sua a diferenciação, sendo necessário o uso de reação em cadeia da polimerase (PCR). Os pacientes com quadro clínico altamente sugestivo de PET/MAH, mas com ELISA negativo ou WB indeterminado, devem ser sempre submetidos à técnica de PCR.

Uma gama de alterações laboratoriais pode ser encontrada na infecção pelo HTLV-1: presença de linfócitos de morfologia alterada (núcleo lobulado) no esfregaço de sangue periférico, conhecidos como células em flor (*flower cells*), hipergamaglobulinemia, síntese intratecal de anticorpos contra o vírus, aumento do percentual de linfócitos CD4+, VDRL falso-positivo e a presença de autoanticorpos, como o fator reumatoide. As alterações mais comuns no exame do LCR são um teor aumentado de proteínas e discreto aumento de linfócitos. A presença de bandas oligoclonais e a elevação de neopterina bem como de outros marcadores inflamatórios também podem ser encontradas, mas estas não são necessárias para o diagnóstico.

Lesões na substância branca cerebral e atrofia da medula torácica podem ser encontradas em exame de ressonância magnética (RNM) nos casos crônicos. Edema e captação aumentada de contraste em RNM de coluna dorsal têm sido descritos em pacientes com PET/MAH de evolução aguda ou subaguda (Figura 100.1).

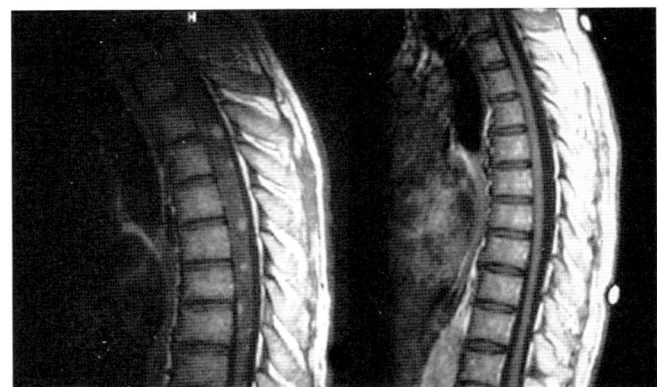

FIGURA 100.1 – À esquerda, ressonância magnética de coluna torácica de paciente com PET/MAH com evolução subaguda, revelando edema medular com aumento da captação de contraste (4 meses após o início dos sintomas). À direita, nota-se atrofia medular 9 meses após o início dos sintomas.

Diagnóstico Diferencial

As principais doenças que podem ser confundidas com TSP/HAM são a forma medular da esclerose múltipla, a mielopatia vacuolar do HIV, as paraparesias espásticas familiares, a esclerose lateral primária, as compressões medulares (tumores), a deficiência de vitamina B_{12} (degeneração combinada de medula), a sífilis e a paraparesia espástica tropical HTLV-negativa.

Esclerose múltipla – forma medular isolada é rara e muito frequentemente se associa à neurite óptica e a lesões típicas na RNM do encéfalo. O curso da doença habitualmente é em surto-remissão (salvo na forma progressiva primária), diferentemente do curso crônico e progressivo da PET/MAH.

Mielopatia vacuolar, é uma manifestação neurológica nos pacientes com aids avançada e só deve representar dúvida diagnóstica nos pacientes coinfectados.

Paraparesia espástica familiar, também conhecida com doença de Strümpell-Lorrain, é uma doença genética rara, tendendo a manifestar-se na infância ou na adolescência e associa-se algumas vezes a retardo mental, atrofia óptica, ataxia, distonia, disartria e neuropatia periférica.

Esclerose lateral primária é uma rara doença do neurônio motor de etiologia desconhecida, que se manifesta por tetraparesia espástica, sinais pseudobulbares e ausência de acometimento esfincteriano.

Compressões medulares, são facilmente diagnosticas pela RNM da medula naqueles pacientes paraparéticos com sorologia negativa para o HTLV-1.

Deficiência de vitamina B$_{12}$ e a *sífilis*, são observadas em condições bastante específicas e exames laboratoriais específicos podem diagnosticá-las.

O grande desafio diagnóstico talvez seja a *paraparesia espástica tropical soronegativa*. Aproximadamente 40% a 65% dos casos suspeitos de PET/MAH em áreas endêmicas são HTLV-negativo. Talvez um vírus defectivo esteja envolvido nesta doença que clinicamente é indistinguível da PET/MAH[7].

TRATAMENTO

Até o momento não há tratamento específico contra o vírus. O que muitos autores advogam é o uso de drogas imunomoduladoras no início da doença (talvez até 3 anos de sintomas), baseados na natureza inflamatória e autoimune da doença. Recentemente, tentou-se a utilização de antirretrovirais, especificamente lamivudina e zidovudina. Embora seu uso tenha se mostrado eficaz *in vitro*, os resultados *in vivo* foram dúbios. Logo, seu uso na prática clínica não se justifica fora de um contexto de pesquisa clínica. Na Tabela 100.4 encontram-se resumidas as principais abordagens terapêuticas adotadas no Centro de Referência em Neuroinfecção e HTLV do Instituto de Pesquisa Clínica Evandro Chagas (IPEC) – FIOCRUZ, que atualmente contabiliza quase 600 pacientes infectados pelo HTLV em 10 anos de funcionamento.

TABELA 100.4

Esquemas Terapêuticos Utilizados em Pacientes PET/MAH pelo IPEC – FIOCRUZ

Tratamento Geral

1. Paresia
   Fisioterapia – fortalecimento dos membros superiores e do tronco; treinamento de equilíbrio estático e dinâmico; manobras de relaxamento muscular (p. ex., alongamento de isquiotibiais e adutores); melhora da amplitude articular; treinamento de marcha

2. Espasticidade
   Baclofeno VO 10-80 mg/dia e/ou
   Diazepam VO 5-40 mg/dia e/ou
   Toxina botulínica intramuscular na musculatura proximal dos membros inferiores (particularmente nos músculos adutores)

3. Bexiga neurogênica
   Oxibutinina 5-15 mg VO/dia ou
   Imipramina 10-75 mg VO/dia ou
   Cateterização vesical intermitente de 4/4 ou de 6/6 horas objetivando um volume residual < 500 mL; evitar, ao máximo, cateter de demora

4. Constipação intestinal
   Dieta anticonstipante, rica em fibras e com elevado teor hídrico
   Muciloide psyllium VO 1-3 vezes ao dia

5. Dor neurítica
   Amitriptilina, nortriptilina ou imipramina, 25-150 mg VO/dia ou
   Gabapentina 900-1.800 mg VO/dia ou
   Carbamazepina VO 400-1.200 mg/dia ou

6. Xerose
   Creme de ureia a 10% 1-3 vezes ao dia

7. Xerostomia
   Manter elevada ingestão hídrica e salivas artificiais

8. Xeroftalmia
   Colírios de lágrima artificial

9. Profilaxia de trombose venosa profunda (acamados e/ou restritos quanto à deambulação)
   Heparina 5 000 U SC 12-12 horas ou heparinoides

Tratamento Específico

1. Vitamina C 1 g VO/dia + pentoxifilina 400 mg VO 12/12 h

2. Se < 3 anos de evolução e/ou liquor com ↑ celularidade associar:
   - Metilprednisolona 1,5 g em 500 mL de SG 5% IV em 2 h por 3 dias consecutivos seguida por prednisona 1 mg/kg de peso/dia VO
     Manter a prednisona por 1-2 meses, seguida de redução gradual em 6 meses ou
   - Gamaglobulina (frascos variando de 1 a 12 g + diluente) 1 g/kg de peso/dia IV por 2 dias. Dosar previamente IgA sérica, ureia e creatinina (contraindicada nas deficiências de IgA e nas insuficiências renais). Após, manter com prednisona 1 mg/kg de peso/dia VO por 1-2 meses, seguido de redução gradual em 6 meses

Obs.: Antes da imunossupressão, fazer tratamento preventivo para *S. stercoralis*.

Complicações

Em geral, a expectativa de vida não está diminuída nos pacientes com PET/MAH. As principais complicações devem-se aos distúrbios esfincterianos (infecção urinária de repetição, hidronefrose), escaras de pressão e trombose venosa profunda. Como qualquer doença crônica, a depressão é prevalente e deve ser tratada. Embora rara, a concomitância entre PET/MAH e LLTA é descrita. Nesses casos, deve-se sempre contar com o apoio de hematologista-oncologista. Estrongiloidíase disseminada tem sido relatada principalmente em pacientes com LLTA, embora seja possível ser vista em pacientes com PET/MAH. Quadro grave de escabiose recorrente (sarna norueguesa) tem sido cada vez mais descrito em indivíduos infectados, devendo sempre ser tratado dentro do contexto familiar.

Até o momento não se sabe se a coinfecção com o HIV altera a história natural da PET/MAH, embora haja uma maior prevalência de doença neurológica nos coinfectados. Digno de nota também é o fato do HTLV-1 induzir a proliferação celular linfocitária. Como consequência, a contagem de CD4 pode não ser um marcador útil de aids nestes indivíduos.

Prevenção

A testagem sorológica obrigatória contra o HTLV tem reduzido drasticamente a transmissão do vírus através dos hemoderivados. Em países endêmicos o mesmo deveria ser aplicado aos doadores de órgãos, embora não seja feito de rotina. A transmissão vertical pode ser evitada pela interrupção do aleitamento. No entanto, em países pobres, esta é uma medida que pode ter impacto negativo significativo no desenvolvimento infantil. Alguns autores aconselham, no mínimo, um aleitamento não superior a 4 ou 6 meses. A transmissão por via sexual, talvez a mais importante em nosso meio, é facilmente evitada pelo uso de preservativos. Nos usuários de drogas intravenosas, uma política de não compartilhamento de agulhas deve ser implementada, de modo semelhante ao já feito com relação ao HIV em muitas cidades.

REFERÊNCIAS BIBLIOGRÁFICAS

1. Alamy AH et al. sautonomia in human T-cell lymphotrophic virus type I-associated myelopathy/tropical spastic paraparesis. Ann Neurol. 2001;50:681-85.
2. Araujo AQ et al. HTLV-I-associated myelopathy/tropical spastic paraparesis in Brazil: a nationwide survey. HAM/TSP Brazilian Study Group. J Acquir Immune Defic Syndr Hum Retrovirol. 1998;19:536-41.
3. Araujo AQ et al. Progression of neurological disability in HTLV-I-associated myelopathy/tropical spastic paraparesis (HAM/TSP). J Neurol Sci. 1995;129:147-51.
4. Araújo AQ, Silva MT. The HTLV-1 neurological complex. Lancet Neurol. 2006;5:1068-76.
5. Bangham CR. HTLV-I infections. J Clin Pathol. 2000;53:581-86.
6. Bhigjee AI et al. Peripheral nerve lesions in HTLV-I associated myelopathy (HAM/TSP). Muscle Nerve. 1993;16:21-6.
7. Castro-Costa CM, Carton H, Santos TJT. HTLV-I negative tropical spastic paraparesis: a scientific challenge. Arq Neuropsiquiatr. 2001;59:289-94.
8. Gabbai AA, Wiley CA, Oliveira ASB. Skeletal muscle involvement in tropical spastic paraparesis/HTLV-I-associated myelopathy. Muscle Nerve. 1994;17:923-30.
9. Galvao-Castro B, Loures LA, Rodrigues LG. Distribution of HTLV-I among blood donors: a nationwide Brazili an study. Transfusion. 1997;37:242-43.
9a. Kannian P, Green PL. Human T Lymphotropic Virus Type 1 (HTLV-1): Molecular biology and oncogenesis. Viruses. 2010;2:2037-77.
10. Khabbaz RF et al. Seroprevalence and risk factors for HTLV-I/II infection among female prostitutes in the United States. JAMA. 1990;263:60-4.
11. Kiwaki T et al. The clinical and pathological features of peripheral neuropathy accompanied with HTLV-I associated myelopathy. J Neurol Sci. 2003;206:17-21.
12. Manns A et al. A prospective study of transmission by transfusion of HTLV-I and risk factors associated with seroconversion. Int J Cancer. 1992;51:886-91
13. Murphy EL et al. HTLV-associated myelopathy in a cohort of HTLV-I and HTLV-II-infected blood donors. The REDS investigators. Neurology. 1997;48:315-20.
14. Silva MTT et al. Neuropsychological assessment in HTLV-I infection: a comparative study among TSP/HAM, asymptomatic carriers and healthy controls. J Neurol Neurosurg Psychiatry. 2003;74:1085-89.
15. Tamiya S et al. Adult T cell leukemia following HTLV-I-associated myelopathy/tropical spastic paraparesis: case reports and implication to the natural course of ATL. Leukemia. 1995;9:1768-70.
16. Takenouchi N et al. GLUT1 Is not the primary binding receptor but is associated with cell-to-cell transmission of Human T-Cell Leukemia Virus Type 1. J Virol. 2007;81:1506-10.
17. Toro C et al. Rapid development of subacute myelopathy in three organ transplant recipients after transmission of HTLV-I from a single donor. Transplantation. 2003;75:102-04.
18. Ureta-Vidal A et al. Mother-to-child transmission of human T-cell-leukemia/lymphoma virus type I: implication of high antiviral antibody titer and high proviral load in carrier mothers. Int J Cancer. 1999;82:832-36.

Infecção por Vírus Sincicial Respiratório

■ Albino Moreira Torres

(CID 10 = B97.4 - Vírus sincicial respiratório, como causa de doenças classificadas em outros capítulos; J12.1 - Pneumonia devida a vírus respiratório sincicial; J20.5 - Bronquite aguda devida a vírus sincicial respiratório; J21.0 - Bronquiolite aguda devida a vírus sincicial respiratório)

INTRODUÇÃO[1-3,6-8,14]

O vírus sincicial respiratório (VSR) é a maior causa de doença do trato respiratório de crianças de baixa idade (lactentes), infectando a quase totalidade dos seres humanos nos primeiros meses de vida. Sua presença pode ser testemunhada, na maioria dos países, como pneumonia, bronquiolite e traqueobronquite. A imunidade, entretanto, não é completa e a reinfecção é comum, causando infecções do trato respiratório e traqueobronquite em crianças mais velhas e adultos. Essas infecções durante a infância podem deixar sequelas, que contribuem para a instalação de doenças pulmonares crônicas nas idades avançadas.

O vírus sincicial respiratório foi descoberto em 1956, quando Morris e cols. isolaram um vírus de uma série de 14 chimpanzés sofrendo de resfriado, intitulando-o de *Chimpanzee Coryza Agent* (CCA). Até então, não se sabia se ele era capaz de infectar seres humanos. Ocorreu, entretanto, que um experimentador desenvolveu anticorpos específicos para o CCA. Subsequentemente, Chanock e cols. detectaram anticorpos neutralizantes específicos aumentados para o CCA em crianças com doença respiratória, que atingiram a idade pré-escolar. Desde então, tornou-se óbvio que era inadequado nomear esse vírus de CCA e o nomearam de *Respiratory Syncytial Vírus* devido à sua característica de induzir fusão

* *Ver também Capítulo 19, Bronquiolite e Capítulo 162, Viroses Respiratórias.*

de células pseudogigantes em cultura, formando um sincício, como uma massa protoplasmática com muitos núcleos e sem divisão em células (Tabela 101.1).

O VSR mede 150 a 300 nm, tem simetria helicoidal e morfologia esférica, é envelopado e seu genoma é constituído por RNA de fita simples. Tem proteínas estruturais, das quais as glicoproteínas F (proteína de fusão) e G (proteína de ligação) têm importante papel na patogenia da infecção pelo vírus. Duas proteínas não estruturais, NS1 e NS2, são encontradas nas células infectadas, mas não nos víricos. Existem dois tipos sorológicos: A (com seis subtipos) e B (com três subtipos).

O vírus não contém neuraminidase, nem hemaglutinina. Seu genoma é um *negative-stranded* RNA que codifica sete espécies mRNA. Duas contribuem para integrar a imunidade e a patogênese. São glicoproteínas da superfície do vírus, envelopadas: uma, a glicoproteína G, responsável pela ligação do vírus às células do epitélio respiratório do hospedeiro e pela maior liberação de antígenos; a segunda, a de fusão F, que inicia o mecanismo de penetração do vírus nas células epiteliais das vias aéreas, fusão das membranas celulares e disseminação do vírus, transferindo-o de células infectadas para as não infectadas, produzindo assim o sincício característico. Pesquisas mostram que há variação antigênica nos dois tipos sorológicos A e B do VSR. Distinguem-se pelas variações dentro da proteína G. O significado clínico e epidemiológico dessa variação é ainda desconhecido. No entanto, evidências sugerem que deva afetar a suscetibilidade à infecção e que pode diferenciar a virulência.

O VSR é um vírus muito lábil, sensível ao éter e ao clorofórmio, e sua virulência pode ser perdida por um único ciclo de congelamento e descongelamento lentos, mas permanece estável quando é rapidamente congelado e conservado a menos de 70ºC. Em temperatura ambiente, nas secreções dos pacientes e nas superfícies lisas, sobrevive por mais de 6 horas. Contudo, nas superfícies porosas, como roupas, vive

TABELA 101.1

Classificação do Vírus Sincicial Respiratório[3,6,8,14]				
Ordem	**Família**	**Subfamília**	**Gênero**	**Espécie**
Mononegavirales	*Paramyxoviridae*	*Pneumovirinae*	*Pneumovirus*	Vírus respiratório sincicial humano

menos de 1 hora. O VSR cresce bem em linhagem de células humanas. Para o isolamento primário, as células humanas, heteroproloides HEP-2 e Hel, são as preferidas. O grau da formação sincicial depende do tipo de cultura das células, da sua espessura, da cepa viral, multiplicidade de infecções e de sua adaptação laboratorial. O sincício progride até as células serem completamente destruídas, geralmente em 4 dias e pela imunofluorescência o antígeno é detectado no citoplasma em 7 a 10 dias.

A transmissão pode ocorrer por contato com secreções nasais/orais, via aerossol e mais frequentemente por objetos contaminados. O VSR é muito infeccioso quando aplicado diretamente nas mucosas dos olhos ou nasais por mãos ou objetos contaminados. É agente importante de infecções nasocomiais e já foram relatados casos de VSR sendo transmitidos entre pacientes via estetoscópio.

PATOGENICIDADE E CARACTERÍSTICAS CLÍNICAS[3,7,14]

- O VSR apresenta tropismo pelo epitélio do trato respiratório (no início da doença a replicação ocorre na nasofaringe e a disseminação para o trato respiratório inferior ocorre via aspiração de secreções ou via epitélio célula-célula).
- Para alguns casos fatais em crianças e adultos que careciam de imunidade celular, foi observada a difusão do vírus do trato respiratório para outros órgãos como rins, fígado e coração (miocárdio).
- Doenças mais graves são observadas em crianças menores de 1 ano, principalmente entre 6 semanas e 6 meses; infecções assintomáticas são incomuns em menores de 1 ano.
- Os sintomas iniciais incluem coriza, às vezes tosse; podem ocorrer espirros e febre baixa; após o aparecimento da tosse, a criança apresenta chiado no peito, mas se a doença for leve os sintomas não ultrapassam esse estágio; podem-se observar, ao exame, taquipneia moderada, roncos difusos, chiados e otite média;
- Casos mais graves apresentam progresso da tosse e chiados e a criança fica dispneica, podendo ocorrer hiperexpansão da caixa torácica, retrações inter e subcondrais, recusa alimentar, taquipneia, cianose, cansaço e batimentos nasais – o tratamento desses casos é hospitalar, com suporte, requer uso de broncodilatadores e oxigenoterapia (nebulização, oxitenda ou até mesmo intubação).
- Infecções em adultos normais caracterizam-se por coriza, faringite, tosse, dor de cabeça, fadiga, febre e dor de ouvido, e são comuns dentre profissionais de saúde que cuidam de crianças pequenas ou idosos; os idosos apresentam quadro clínico mais severo quando infectados[3].

A característica inflamatória do VSR na bronquiolite é a necrose das células epiteliais das estreitas vias aéreas que, junto com o edema, os rolhões de muco e os restos celulares provocam obstrução do fluxo das vias aéreas, em mecanismo valvular e hiperinsulfação. Os resultados dessa ocorrência são o selo ou a marca da bronquiolite: hiperinsulfação, atelectasia e sibilos. Áreas de pneumonia com infiltração intersticial, enchimento alveolar e condensação podem predominar, especialmente em adultos que vão a óbito.

A restauração completa requer 4 a 8 semanas, em correlação com os achados clínicos de tosse prolongada, sibilos e função pulmonar alterada.

EFEITOS DA DOENÇA EM CRIANÇAS E ADULTOS[5,7,9]

A virose pelo VRS é mais conhecida como doença das crianças. É justificada, pois ela é responsável por 50% a 90% das hospitalizações por bronquiolite, 5% a 40% por pneumonia e 10% a 30% por traqueobronquite em crianças. É menos conhecida nas populações mais velhas. Explica-se pelo fato de outros tipos de vírus produzirem manifestações clínicas similares. Na criança com outras doenças subjacentes, como síndrome nefrótica, a infecção pelo VSR é causa de recaída dessa síndrome. Nos distúrbios pulmonares crônicos, as infecções pelo VSR conduzem a complicações que são indistinguíveis daquelas que resultam de outras infecções ou por causas não infecciosas. O mesmo acontece nos pacientes com doença fibrocística pulmonar, resultando em redução da função pulmonar e provocando maior número de hospitalizações que as produzidas por outras infecções virais.

Há possibilidades de ligação patogênica entre asma e infecções virais, primariamente aquelas devidas ao VSR. Cerca de 40% a 50% das crianças hospitalizadas com bronquiolite por VRS têm subsequentes episódios de asma. A infecção pelo VRS tem sido associada à resposta da célula T, com produção de citocinas pelo tipo 2 das células T-*helper*, mesma resposta observada durante a asma. Ambas as reações caracterizam-se pelo recrutamento de células T e eosinófilos, e liberação de mediadores solúveis: histamina, cinina e outras.

Entre crianças com bronquiolite, com frequente e grave sibilância, tem sido feita correlação com elevados níveis de anticorpos IgE para o VRS nas secreções. Isso sugere que o vírus induz ao aumento de anticorpos e à liberação de mediadores inflamatórios, provocando a reativação das vias aéreas.

DIAGNÓSTICO CLÍNICO[1-3,5,6,8,10,14]

Infecção em Crianças de Baixa Idade

A infecção primária pelo VSR em crianças de baixa idade pode manifestar-se como doença do trato respiratório inferior, sob a forma de pneumonia ou bronquiolite, ou do trato superior, como otite média. Essas infecções raramente são assintomáticas. O risco de envolvimento do trato respiratório inferior com a infecção primária, é muito alto. Pneumonia e bronquiolite têm sido estimadas entre 30% e 75%. Nas populações de lactentes confinados (creche, berçários e enfermarias) pode ser bem mais alta.

Das síndromes do trato respiratório inferior, a pneumonia e a bronquiolite são mais frequentes nos lactentes. O crupe é a forma menos comum, somando menos de 5% a 10% dos casos. Pneumonia e bronquiolite costumam ser difíceis de diferenciar e muitos lactentes parecem portar as duas síndromes. Sibilos, roncos, estertores e infiltrados aos raios X do tórax, podem estar presentes em ambas as síndromes. Na bronquiolite, os infiltrados são decorrentes de atelectasia, que, em geral, não é diferenciada das sombras inflamatórias da pneumonia. Na bronquiolite, os clássicos sinais como sibilos e hiperaeração dos pulmões devem estar presentes.

A doença do trato respiratório inferior é costumeiramente precedida de infecção do trato respiratório superior, com sinais de congestão nasal e rinofaringite. A febre pode ocorrer na maioria das crianças pequenas, variando a temperatura entre 38°C e 39°C. Elevação ou duração de febre não se correlacionam com a gravidade da doença e estão frequentemente ausentes no momento da admissão hospitalar. A tosse costuma ser o sinal mais frequente e predominante. Pode ser paroxística e associada a vômitos, mas não ao "guincho" típico da coqueluche. Laringite ou rouquidão não são comuns após diversos dias de sinais do trato respiratório superior e tosse persistente.

O envolvimento do trato respiratório inferior pode tornar-se evidente, com dispneia, aumento da frequência respiratória e retrações dos músculos intercostais. Na bronquiolite a expiração tende a ser mais prolongada e o número das incursões respiratórias eleva-se, podendo atingir 80 a 90 por minuto. As retrações intercostais são também proeminentes na bronquiolite, mostrando que há obstrução inspiratória das vias aéreas inferiores e também óbvia obstrução expiratória. À ausculta, o lactente pode apresentar estertores, roncos e sibilos. Esse quadro pode ser intermitente ou flutuante em intensidade. A radiografia de tórax pode mostrar uma variedade de achados, mais tipicamente há múltiplas áreas de infiltração intersticial e hiperinsuflação dos pulmões. A hiperaeração tem-se mostrado especialmente indicativa de infecção por VSR e ocorre em metade das crianças hospitalizadas por essas infecções. Está comumente associada a espessamento peribrônquico. A consolidação tem sido notada em 20% a 25% das crianças. Comumente é segmentar e localiza-se no lobo superior direito ou médio. Derrame pleural é raro e somente um estudo mostrou sua presença em 5% dos casos estudados[13].

Certos sinais, como hiperinsuflação e consolidação dos lobos superiores direito e médio, podem ser indicativos de infecção por VSR. Entretanto, a diferenciação radiológica de infecção por outros vírus, e por vezes bactérias, não costuma ser possível.

A cianose raramente é evidente em lactentes com infecções de trato respiratório inferior, apesar de a hipoxemia poder ser acentuada. Ao serem admitidos no hospital, a média de saturação de oxigênio arterial é de 87% (equivalente a PaO_2 de 53 mmHg) com uma média de 74% a 95% (40-75 mmHg). Moderado a grave grau de hipoxemia está presente, sem cianose. O grau de hipoxemia pode ser relacionado com o aumento da frequência respiratória, mas não com a gravidade de sibilos, retrações, letargia ou irritabilidade. Anormalidades na saturação da oxigenação arterial ficam prolongadas além da alta, as quais se correlacionavam com a continuação da infecção nessas crianças.

Na maioria dos lactentes, a duração da doença é de 7 a 21 dias e a hospitalização, quando necessária, de 4 a 7 dias.

A otite média é complicação comum da infecção por VSR nas crianças de baixa idade. Pode seguir-se à infecção primária ou secundária, mas é mais frequente nos lactentes. Em nove lactentes, hospitalizados por infecção do trato respiratório inferior por VSR, o vírus foi recuperado do ouvido, por aspiração, em todos. O VSR foi o único patógeno encontrado e não se isolou nenhuma bactéria. Foi demonstrado que o VSR pode replicar-se dentro do ouvido médio em experiências em animais.

Infecções em Crianças Mais Velhas e Adultos

Infecções repetidas ou secundárias, ocorrendo depois dos 3 anos, manifestam-se mais comumente como infecção do trato respiratório superior ou traqueobronquite ou são assintomáticas. Ocasionalmente, entretanto, também podem ocorrer no trato respiratório inferior. Quando as famílias são infectadas pelo VSR, raramente são assintomáticas. A maioria desenvolve sinais de congestão nasal, tosse, febre e dor de ouvido, e são mais comuns em crianças pequenas que nos familiares de mais idade. Além disso, as infecções por VSR podem ser manifestadas como resfriado comum, que tendem a ser mais severos e prolongados que outras infecções do trato respiratório superior.

Em adultos com doenças subjacentes, as infecções por VSR podem envolver os tratos respiratórios superior e inferior e ocasionalmente apresentam aspectos clínicos similares aos encontrados na infância. As infecções por VSR têm sido associadas a uma exacerbação de sua bronquite. Em adultos hospitalizados, a infecção pelo VSR é associada a bronquite, pneumonia e doença similar à influenza. Nos idosos, os surtos de infecção por VSR têm sido associados à alta proporção de incidência de broncopneumonia.

Manifestações Clínicas Incomuns da Infecção por Vírus Sincicial Respiratório

A infecção por VSR, ocasionalmente, tem estado associada a doenças do sistema nervoso central. O papel do vírus causando esse distúrbio não está claro. Contudo, infecções por VSR têm sido identificadas em pacientes com meningite, mielite, ataxia e hemiplegia. Podem ser coincidentes. Raramente estão associadas à miocardite e ao bloqueio cardíaco completo. Uma variedade de exantemas envolvendo o tronco e outros sítios tem sido vista em infecções relacionadas com o VSR.

EXAMES COMPLEMENTARES (LABORATÓRIO, IMAGEM E OUTROS)[1,5,8,13,14]

Em princípio, o diagnóstico da infecção por VSR, em crianças pode ser feito com razoável acurácia em bases clínicas e epidemiológicas. A confirmação do diagnóstico da infecção por VSR pode ser feita pelo isolamento do vírus, pela detecção dos antígenos virais, pelo RNA viral, pela demonstração do aumento dos anticorpos ou pela combinação dessas abordagens. A maioria dos laboratórios usa a detecção dos antígenos para o diagnóstico da infecção. O melhor material para o diagnóstico é o aspirado de nasofaringe, que deve ser processado o mais rápido após a colheita.

Para detectar os antígenos pode-se lançar mão de imunofluorescência indireta ou imunoensaio (ELISA). Ainda se podem usar *kits* elaborados com anticorpos monoclonais específicos para diversos agentes. Os *kits* para o diagnóstico rápido apresentam sensibilidade e especificidade entre 80% e 90% (variando de 60% a 95%). A detecção do ácido nucleico pela reação em cadeia de polimerase em tempo real (RT-PCR), oferece maior sensibilidade. Em geral, essas ferramentas são primariamente de pesquisa, mas múltiplos *kits* RT-PCR, que detectam diversas viroses simultaneamente, estão sendo desenvolvidos.

A despeito da viabilidade de múltiplos testes, a habilidade para diagnosticar a infecção pelo VSR tem sido limitada por uma série de problemas. A detecção do antígeno da secreção nasal dos idosos e de pacientes imunocomprometidos é um método insensível. A infecção aguda, durante a qual a descarga viral é maior, pode ter ocorrido antes de o paciente começar a ser cuidado. Além disso, é baixo o índice de suspeição da doença em pacientes adultos, por causa do uso infrequente desses ensaios diagnósticos.

No Instituto Oswaldo Cruz/Departamento de Virologia, desenvolve-se método para a produção de soros policlonais em cobaias, específicos para a detecção direta de antígenos de VRS e adenovírus, em células de descamação da nasofaringe, por imunofluorescência, cuja vantagem é a execução do diagnóstico no máximo em 6 horas, após a coleta do espécime. É um método de diagnóstico rápido para as infecções respiratórias agudas por VRS e adenovírus. O produto já foi testado em outros laboratórios nacionais.

O hemograma geralmente é normal. Pode haver leucocitose com predomínio linfomonocitário. Em alguns casos, encontra-se predomínio de neutrófilos e até desvio à esquerda, nos primeiros dias da doença.

Oximetria de pulso e gasometria arterial, para ajudar a avaliar a gravidade do caso, frequentemente são usadas. A hipoxemia é refletida na queda da saturação de O_2 e na pressão parcial de O_2, em quadros moderados a graves. A pCO_2 é inicialmente em torno de 30 a 35 mmHg. O aumento progressivo da pCO_2, associado ao aparecimento da acidose, sugere falência respiratória.

Através da imagem radiográfica notam-se: hiperinsuflação pulmonar difusa e espessamento peribrônquico são comuns; atelectasia e infiltrados difusos também ocorrem em uma infecção não complicada, mas derrame pleural é raro; consolidação ocorre em 25% das crianças com doença do trato respiratório baixo.

DIAGNÓSTICO EPIDEMIOLÓGICO[9,10]

A infecção pelo VSR é mais frequente nos meses mais frios, ocorrendo nos países de clima temperado no inverno e na primavera. Em São Paulo ocorre mais nos meses de abril e julho. Nas diferentes áreas, com climas diferenciados, a infecção apresenta características similares. É comum a infecção primária ocorrer em crianças entre 2 e 6 meses de idade. Há predomínio no sexo masculino.

A característica epidemiológica da disseminação da infecção dentro de uma comunidade é a ascensão do número de casos de bronquiolite e pneumonia no grupo pediátrico de baixa idade e o aumento do número de hospitalizações (Tabela 101.2).

A aquisição da infecção de acordo com a idade é de ocorrência universal. Virtualmente todas as crianças estão infectadas ao entrarem na escola. Todos os recém-nascidos recebem, passivamente, de suas mães, anticorpos neutralizantes específicos e anticorpos para a maioria das grandes glicoproteínas da superfície do vírus. Sem a ocorrência da infecção natural, o nível de anticorpos maternos passivos cai dentro dos próximos 6 a 7 meses. Por volta de 1 ano, 25% a 50% dos hospedeiros contam com anticorpos específicos produzidos pela infecção natural. Na idade de 4 a 5 anos, a maioria das crianças é portadora de anticorpos específicos.

TABELA 101.2

Proporção de Doença Respiratória Causada por VSR em Crianças [6,10]	
Síndrome	**Percentagem Causada por VSR**
Bronquiolite	43 a 90
Pneumonia	5 a 40
Traqueobronquite	10 a 30
Crupe	3 a 10
Assintomáticos	0 a 3

Os subtipos sorolizados A e B circulam concorrentemente, com o A dominante. Distintos genótipos dessas cepas predominam na comunidade. A dominante muda, casualmente, sugerindo a existência de um mecanismo, para as reinfecções, por evasão de imunidade induzida por cepas prévias. A gravidade clínica das infecções tem sido variável e inconclusivamente correlacionada com a cepa viral.

Idade, sexo e fatores socioeconômicos parecem influenciar a expressão da doença pelo VSR. A maioria das doenças graves ocorre em crianças muito jovens. Os meninos apresentam incidência mais alta da infecção do trato respiratório inferior. Sexo e fatores socioeconômicos, entretanto, não parecem influenciar a taxa de ataque, mas grande proporção de crianças hospitalizadas origina-se de áreas socioeconômicas de baixo nível.

Quanto à incidência, as infecções de repetição pelo VSR são comuns e nenhum grupo de idade parece estar protegido. A reinfecção em hospedeiros, previamente saudáveis através da vida, indica que grande parte da população é sensível. Essas infecções, usualmente leves, são fontes primárias de infecções graves na criança, principalmente naquelas com condições mórbidas subjacentes. A reinfecção em adultos costuma ser moderadamente grave, em especiala juventude.

O VSR é disseminado pelas secreções respiratórias, por contato íntimo com infectados ou com superfícies ou objetos contaminados. A infecção pode ocorrer quando o material infectado entra em contato com a mucosa dos olhos, do nariz e pela possível inalação de gotículas geradas por espirro ou tosse. Nos climas temperados, a infecção pelo VSR, ocorre pelos surtos anuais comunitários, que costumam durar de 4 a 6 meses. A duração e a gravidade dos surtos variam, de ano para ano. A maioria das crianças tem evidências sorológicas por volta dos 2 anos de idade.

Os fatores de risco para mortes por bronquiolite não têm sido descritos a níveis mundiais. A maioria das mortes (55%) de lactentes ocorre entre 1 e 3 meses. A mortalidade foi maior entre lactentes pesando menos de 1.500 g ao nascer. Comparando os de peso entre 1.500 g e 2.499 g e mais de 2.500 g ao nascimento (29,8; 6,4 e 1,3 por 100.000 nascidos vivos, respectivamente), conclui-se que 63% das mortes por bronquiolite ocorreram em lactentes pesando < 2.500 g. Outros fatores foram levados em conta, como Apgar abaixo de 5 no 1º minuto, idade materna, mãe solteira e uso de fumo durante a gravidez.

Trabalhos de pesquisa têm tentado explicar as relações entre a infecção pelo VSR e a asma na infância. Estudos sugerem que a bronquiolite produzida pelo VSR é um fator importante no desenvolvimento de asma e possível atopia. Além disto, afirma-se que essa associação é perdida por volta dos 13 anos de idade. Esse mecanismo ainda não está bem claro e futuros estudos são necessários.

TRATAMENTO[1,4,12,14]

O tratamento da infecção respiratória pelo VSR, quer no domicílio ou no ambiente hospitalar, é fundamentalmente de suporte.

A maioria dos casos é leve e pode ser tratada em domicílio com hidratação oral, dieta fracionada e decúbito elevado para manter as vias aéreas superiores permeáveis, com limpeza das narinas e instilação, gota a gota, com soro fisiológico e se necessário sucção delicada das secreções nasais. Evidências recentes têm demonstrado que a inalação do vapor d'água pode ser mais prejudicial que benéfica.

A mãe ou a responsável pela criança deve ser bem orientada pelo médico durante a consulta. Deve observar rigorosamente o paciente e se houver piora do quadro, com aumento da frequência respiratória, gemência, agitação, palidez, cianose, tiragem, febre persistente, deve procurar o médico de imediato.

Às vezes é difícil decidir a necessidade de hospitalização. Os fatores determinantes são a experiência do profissional, os achados da história, o exame físico da criança e as condições sociais, tais como confiabilidade na família da criança. Entretanto, os casos mais graves deverão ser internados, sofrer monitoração cuidadosa e boa terapia de suporte; esses são os aspectos mais importantes no tratamento. Os critérios descritos a seguir podem ser observados para indicar a internação, embora nenhum teste substitua o bom julgamento clínico: hospitalizar toda vez que houver dúvidas é uma boa regra; aparência tóxica; saturação de O_2 < 95%; prematuridade com idade gestacional < 35 semanas; esforço respiratório intenso; idade inferior a 3 meses; e improvável adesão ao acompanhamento do caso.

Nutrição

Na fase de insuficiência respiratória, o jejum deve ser prescrito até a melhora do quadro. Se a alimentação oral aumenta o desconforto respiratório ou leva ao risco de aspiração, a alimentação por sonda orogástrica deve ser pensada. A nutrição parenteral é indicada nos casos mais graves.

Hidratação

Os pequenos pacientes têm alto risco para desidratação, em razão de diminuição da ingesta, taquipneia e vômitos induzidos pela tosse. A hidratação deve ser judiciosa, pois a infecção respiratória e, em particular, a bronquiolite podem estar associadas a secreção inapropriada do hormônio antidiurético e hiper-reninemia com hiperaldosteronismo secundário, levando à retenção de água. Assim, o peso corpóreo e a relação entre a osmolaridade plasmática e da urina devem ser avaliados, monitorando o sódio sérico e urinário. Deve-se evitar sobrecarga de fluidos e, consequentemente, edema pulmonar. Mesmo com os níveis normais de sódio sérico, pode haver sobrecarga de volume. Restrição para 2/3 do volume de manutenção pode ser necessária nas primeiras 24-48 horas.

Oxigenoterapia

A suplementação de oxigênio umidificado é a base do tratamento. É administrado através de cânula nasal, máscara ou tenda. A quantidade administrada deve manter o nível de saturação acima de 95%. A maioria responde bem a 40% de oxigênio. A monitoração dos gases sanguíneos é necessária quando não há resposta ao O_2. Ela é direcionada para a detecção da apneia, hipóxia e exaustão. A hipoxemia está sempre presente devido à alteração da ventilação-perfusão. A apneia é mais comum em lactentes menores de 6 meses de idade. A temperatura corporal também deve ser controlada para evitar aumento do consumo do oxigênio. Deve-se ter cuidado com a displasia broncopulmonar prévia: algumas crianças têm retenção de dióxido de carbono crônica e a hipoxemia é o maior estímulo para a respiração. As grandes administrações de O_2 podem levar à apneia. A suplementação de O_2 com pressão positiva contínua, através de *prong* nasal, pode impedir a falência respiratória. A acidose respiratória progressiva ou persistente (pH < 7,20), hipoxemia (pO_2 < 60 mmHg, em 60% do O_2) e apneia são indicações de ventilação mecânica. Nos casos em que há piora clínica com apneia, bradicardia, retenção de CO_2, cianose, apesar da terapia com oxigênio, o paciente deve ser transferido para UTI.

Outras Terapias

O tratamento da bronquiolite causada pelo VSR apoia-se, primeiramente, no suporte com oxigênio e fluidos. Outras terapias são comumente usadas, incluindo-se broncodilatadores, corticosteroides e ribavirina. Poucos estudos têm, também, sugerido que surfactante exógeno, misturas hélio/oxigênio (heliox) e terapias combinadas podem oferecer benefícios clínicos. A abordagem terapêutica da bronquiolite pode ser facilitada por:

1. reconhecer os riscos e benefícios de variadas terapias;
2. compreender os marcadores da severidade da doença; e
3. adquirir familiaridade com o curso da replicação viral, comparado com a apresentação dos sintomas.

Concluindo, pode-se afirmar que a base fundamental do tratamento da bronquiolite resume-se na oferta de oxigênio e na administração judiciosa de líquidos. Novos estudos sobre o papel das terapias adicionais na ajuda para melhorar a obstrução das vias aéreas, especialmente quando administrados precocemente no curso da doença, podem promover um melhor suporte para o lactente com forma grave da doença[1,12].

Fisioterapia

A fisioterapia respiratória exige considerável manuseio do paciente, o que não é desejável na situação de desconforto respiratório. É discutida como método profilático, e deve ser indicada sempre que houver atelectasia na evolução.

Broncodilatadores

Seu uso é controverso. Na literatura, encontram-se 30% de respostas em lactentes com bronquiolite após a inalação com beta-adrenérgico. Na prática, a terapêutica de prova é feita com a utilização de uma dose de beta-agonista por via inalatória para estabelecer, clinicamente, a resposta antes de continuar o tratamento com essa droga.

A teofilina, também controversa, poderia ser tentada nos casos graves, pois, além do seu efeito broncodilatador, aumenta a sensibilidade do SNC aos níveis de PCO_2 e a contratilidade do diafragma. Carece de dosagem sérica para prevenir a intoxicação.

Corticosteroides

Eficácia pouco comprovada. Teoricamente poderiam reduzir o edema da mucosa brônquica, facilitando a ação dos broncodilatadores. Seriam indicados nos casos muito graves ou quando houver indícios de evolução para bronquiolite obliterante (confirmada por biópsia pulmonar) antes que evolua para fibrose das paredes dos bronquíolos.

Tratamento Específico

A ribavirina, que inibe a replicação viral, alterando a síntese da guanidina, é administrada na forma de aerossol liberado no capacete por 12 a 18 h ao dia. Estudos recentes revelam que pode ser usada em altas doses por 2 h, três vezes ao dia. Poucos efeitos colaterais adversos têm sido relatados. Deve-se ter cuidado com o pessoal do ambiente hospitalar para evitar contaminação pela droga, principalmente em gestantes, devido aos possíveis efeitos teratogênicos. Atualmente, seu uso só seria indicado nas crianças de alto risco de doença grave, como cardiopatias, fibrocísticos, broncodisplásicos e imunodeficientes. O VSR é um pobre indutor de alfa-interferon e era esperado que beneficiasse os lactentes, mas estudos não demonstraram efeito benéfico[5]. Viramidina (rivamidina), análogo da ribavirina, é menos citotóxico, mas não é reabsorvido pelas hemácias tão eficientemente como acontece com a ribavirina[9a]. Encontra-se em estudos um novo inibidor do VSR de natureza fitoterápica, que pode ser utilizado na prevenção e no tratamento da infecção[9b].

PROFILAXIA[4,11]

A falta de uma imunidade durável e o conhecimento profundo de sua complexidade, são obstáculos para conseguir uma imunização vacinal, para a infecção por VSR. Ainda não existe uma vacina segura e eficaz. A primeira tentativa foi realizada em 1960, com obtenção de uma vacina inativada pela formalina. Várias pesquisas se sucederam, motivadas por ser de alta prioridade proteger o novo ser da infecção pelo VSR, de alto risco, conquistadas para pacientes de baixa idade. A vacina a ser conquistada deve oferecer proteção que seja melhor que a produzida pela infecção natural e ser efetiva nas primeiras semanas de vida. A primeira vacina com vírus vivos consistiu na passagem de mutantes virais por baixas temperaturas. Foi eficaz em adultos, mas nas crianças, muito virulenta e instável, com reversão para o vírus tipo selvagem[11].

As estratégias mais atuais têm sido usadas para obter cepas melhoradas e conseguir vacinas de glicoproteínas da superfície viral purificadas, bem como DNA e peptídeos sintéticos. Vacinas de subunidades virais estão sendo estudadas. Podem ser usadas em grupos soropositivos de alto risco; na imunização de mulheres grávidas para aumentar a proteção

dos seus recém-nascidos, elevando seus anticorpos humorais a fim de transferi-los para o leite materno. Vacinas de subunidades F e G têm sido produzidas de vírus purificados, vetores recombinantes e plasmódios contendo DNA complementar de genes F e G.

Nas opções atuais de prevenção incluem-se: uma boa prática de controle de infecção; imunização passiva com RSV-IgIV (imunoglobulina intravenosa contra vírus sincicial respiratório), preparada a partir de doadores selecionados para altos títulos séricos de anticorpos neutralizadores do VSR; e o palivizumab, um anticorpo monoclonal IgG1 de rato humanizado, administrado por via intramuscular, que atua neutralizando o vírus através de sua ligação à proteína F. Outro método de prevenção, ainda pouco incentivado, é o aleitamento materno.

Estudos epidemiológicos têm mostrado que os amamentados com leite materno têm menor risco de adquirir a infecção, menor gravidade na doença e baixo índice de internação. A prevenção da infecção, interrompendo ou minimizando a transmissão, é praticamente impossível no domicílio. No ambiente hospitalar, com bons meios de controle da infecção, é possível conseguir esse objetivo. A frequente lavagem das mãos quando sujas ou fricção de álcool a 70º glicerinado, antes e depois de examinar os pacientes, garante a diminuição de pelo menos 50% da infecção cruzada. Além disso, o não compartilhamento de itens como copos, canecas e outros com portadores da doença reduz a transmissão do vírus. O uso de gorro e máscara, em poucos estudos, não mostrou real eficácia. O contrário ocorreu com óculos protetores de olhos-nariz, que mostraram apreciável declínio da infecção hospitalar. Os lactentes infectados devem ser separados dos não infectados e dos profissionais de saúde com doença respiratória.

Além das preocupações de rotina, recomendam-se precauções de contato devido à duração da infecção presente entre os bebês e as demais crianças pequenas, incluindo os tratados com a ribavirina. A eficácia dessas medidas depende da adesão irrestrita e da boa prática de higiene já apontada. Os infectados por VSR, documentados por laboratórios, podem ser tratados no mesmo quarto. A identificação precoce dos pacientes infectados é importante para que precauções imediatas sejam prontamente instituídas.

Durante as epidemias, certas medidas se mostram eficazes:

- triagem laboratorial dos infectados por VSR;
- segregação de pacientes e funcionários infectados;
- exclusão de visitantes com infecções respiratórias;
- exclusão de profissionais de saúde e funcionários com doença do trato respiratório ou infecção por VSR no tratamento de crianças suscetíveis.

Essas medidas são muito importantes para evitar a transmissão a pacientes pulmonares, cardíacos ou imunocomprometidos.

Um aspecto crítico da prevenção, entre bebês com alto risco, é a educação dos pais ou responsáveis para reduzir a transmissão e a exposição ao vírus sincicial respiratório. Incluem-se como medidas de prevenção evitar a exposição a ambientes fechados, creches, por exemplo, e enfatizar a lavagem das mãos em todos os ambientes e o uso de máscara cirúrgica pelas pessoas resfriadas.

Uma proposta para a profilaxia em populações de alto risco é aumentar os anticorpos neutralizantes para as proteínas F e G, administrando-os às crianças e às mães.

A administração profilática de imunoglobulina contendo altos títulos de anticorpos neutralizantes do VSR ou anticorpos monoclonais contra a proteína F mostrou prevenir infecções do trato respiratório inferior em animais. No ser humano, o efeito primacial é diminuir a gravidade da doença. A administração mensal da globulina hiperimune do VSR ou anticorpos monoclonais contra a proteína F (palivizumab) em prematuros ou lactentes com doenças crônicas dos pulmões tem diminuído, significativamente, o risco de subsequente hospitalização. Entretanto, em pacientes com cardiopatia cianótica, o uso profilático foi associado ao aumento do risco de resultados adversos. A profilaxia é recomendada durante a época de maior incidência da doença para crianças de alto risco, sem cardiopatia cianótica.

Esses dois produtos estão disponíveis para prevenir a infecção por VSR. Ambos foram aprovados para a prevenção da doença em crianças com menos de 24 meses de vida, com displasia broncopulmonar ou história de parto prematuro (< 35 semanas de gestação). Não foram aprovados para tratamento de infecção por VSR. A RSV-IgIV é aplicada uma vez por mês, um pouco antes e mensalmente ao longo da temporada epidêmica a 15 mL/kg (750 mg/kg). O palivizumab é administrado, por via intramuscular (IM), em dose única de 15 mg/kg, uma vez por mês, também durante o período epidêmico[11].

Recomendações da Academia Americana de Pediatria para RSV-IgIV e palivizumab para candidatos e situações para a profilaxia passiva[1]:

- bebês e crianças menores de 2 anos com doença pulmonar crônica (DPC), 6 meses antes da temporada de RSV esperada;
- bebês nascidos com 32 semanas de gestação ou menos sem DPC ou que não preenchem os critérios mencionados acima;
- o palivizumab e a VSR-IgIV não são licenciados pela *Food and Drug Administration* dos EUA para doenças cardíacas congênitas;
- a profilaxia com palivizumab ou com VSR-IgIV não foi avaliada em estudos aleatórios em crianças imunocomprometidas;
- a profilaxia para VSR deve começar no início da temporada do vírus e terminar no final dela;
- sabe-se que o VSR é transmitido no ambiente hospitalar e que causa doença séria em bebês com alto risco. Nesses bebês hospitalizados, o principal meio de prevenção da doença por VSR é a observação rígida de prática de controle de infecção, com rápidos meios de identificação e separação de bebês infectados por VSR em unidade de alto risco (unidade de terapia intensiva pediátrica); não foram avaliados quanto à necessidade e à eficácia;

- o palivizumab não interfere na resposta às vacinas;
- nos bebês e demais crianças recebendo profilaxia com VSR-IgIV a imunização com as vacinas sarampo-caxumba-rubéola e varicela deve ser interrompida por 9 meses após a última dose. O uso de VSR-IgIV não deve alterar o calendário de imunização primária com outras vacinas de rotina recomendadas.

REFERÊNCIAS BIBLIOGRÁFICAS

1. American Academy of Pediatrics. Respiratory syncytial virus. In Peter G (ed). 1997 Red Book: Report of the committee on infectious diseases. 24th ed. ELK Grove Village, IL: American Academy of Pediatrics; 1997. p. 443.
2. Berglund B, Kortekangas AE, Lauren P. Experimental inoculation of guinea pigs middle ear with respiratory syncytial virus. Acta Otolaringol (Stockh). 1996;224 (Suppl):268.
3. Collins PL, McIntosh K, Chanock RM. Respiratory syncytial virus. In Fields BN (ed). Virology. Philadelphia: Linppincott Raven. Publish; 1996. p. 1205-41.
4. Garzon LS, Wiles L. Management of respiratory syncytial virus with lower respiratory tract infection in infants and children. AACN Clin Issues. 2002;13:421-30.
5. Hall WJ, Hall CB, Speers DM. Respiratory syncytial virus infection in adults: clinical, virologic, and serial pulmonary function studies. Ann. Intern Med. 1978;88:203-05.
6. Hall CB, McCarthy CA. Respiratory Syncytial Virus. In: Mandell, Bennett JE, Dolin R, eds. Mandell, Douglas, and Bennett's Principles and practice of infections disease. 5th ed. vol. 2. Philadelphia: Churchill Livingstone; 2000. 1782-801.
7. Hall CB. Respiratory syncytial virus and parainfluenza virus. N Engl J Med. 2001;344:1925.
8. Jawetz MA. Vírus respiratório sincicial. Microbiologia Médica. 10ª ed. Rio de Janeiro: Guanabara Koogan; 1974. p. 424-28.
9. Johnston SL et al. Community study of role of viral infections in exacerbation of asma in 9-11 year old children. BMJ. 1995;310:1225-29.
9a. Lin CC et al. Viramidine, a prodrug of ribavirin, shows better liver-targeting properties and safety profiles than ribavirin in animals. Antivir Chem Chemother. 2003;14:145-52.
9b. Ma SC et al. Antiviral Chinese medicinal herbs against respiratory syncytial virus. J Ethnopharmacol. 2002;79:205-11.
10. McIntosh K. Respiratory syncytial virus. In Evans A, Kaslow R (ed). Viral infections in humans: Epidemiology and Control. 4th ed New York: Plenum; 1997. p. 691-705.
11. Meissner HC et al. Prevention of respiratory syncytial virus infection in high risk infants: Consensus opinion on the role of immunoprophylaxis with respiratory syncytial virus hiperemune globulin. Pediatr Infect Dis J. 1996;15:1059-68.
12. Montanari SP. Bronquiolite. In Carvalho ESC, Carvalho WB (ed). Terapêutica e Prática Pediátrica. 2ª ed. São Paulo: Atheneu; 2001. p. 1357-59.
13. Rice RP, Loda F. A roentgenographic virus pneumonia in infants. Radiology. 1966;87:1021-27.
14. Vallada MG, Simões CMF, Ejember B. Vírus respiratórios. Pediatria Básica. 9ª ed. Tomo II. S. Paulo: Sarvier; 2003. p. 161-62.

102 Infecção Puerperal

■ Carlos Antonio Barbosa Montenegro
■ Antônio Braga
■ Jorge de Rezende Filho

(CID10 = O85 – Infecção puerperal)

INTRODUÇÃO

Chama-se infecção puerperal (febre puerperal) a que se origina no aparelho genital, após parto recente. Como, por vezes, é impossível caracterizar a infecção que ocorre após o parto, parece melhor, a muitos, conceituar morbidade febril puerperal: temperatura de, no mínimo, 38ºC, durante 2 dias quaisquer, dos primeiros 10 do pós-parto, excluídas as 24 horas iniciais. Nessas condições, conquanto não sejam da genitália, podemos incluir a tromboflebite, a infecção urinária, a pulmonar e a das mamas na morbidade puerperal. Cerca de 15% de todas as mulheres com febre puerperal têm apenas ingurgitamento mamário[15].

NÓTULA HISTÓRICA[12,15]

A infecção ou febre puerperal é conhecida desde Hipócrates, que a estudou, descrevendo-lhe a sintomatologia e aludindo à epidemia de Tasos. Em 1573, Plater a considerou como decorrente da inflamação do útero, conceito adotado por Hoffmann (1742), Denman (1768) e tantos outros. Sua incidência era muito elevada, e era entidade nosológica temível em virtude da alta mortalidade que provocava. As epidemias observadas em Lião (1750), Londres (1760), Edimburgo (1772) e, mais tarde, na França, em 1800, permitiram vislumbrar causas comuns, que os progressos posteriores da bacteriologia e o gênio de Pasteur vieram confirmar. Tenon, em 1775, averiguou que a mortalidade por infecção atingia a 70% dos casos. Na Maternidade de Viena, durante a epidemia de 1823, de 698 parturientes com febre puerperal, 133 sucumbiram. Na Maternidade de Paris, a mortalidade atingia 18,9% dos casos.

Denman, na Inglaterra, em 1768, lembrou a possibilidade de ser a febre puerperal transmitida por médicos e parteiras. Watson, em 1842, em Londres, recomendava a ablução com água clorada, e Holmes, nos Estados Unidos, concluía haver contágio, recomendando a profilaxia, consubstanciada no sentido de os médicos e as parteiras não presenciarem necrópsias. Foi, porém, Inácio Felipe Semmelweis, em 1847, quem pressentiu a causa da febre puerperal, pondo em evidência a fonte de contágio.

Assistente de uma clínica obstétrica em Budapeste, Semmelweis notara grande disparidade na mortalidade comparada das duas seções do serviço. Na frequentada pelos médicos e estudantes, a letalidade por infecção puerperal subia a 11,4%; a outra, gerida pelas parteiras, tinha taxa de 2,7%. Os recém-natos apresentavam-se igualmente atingidos, em proporções semelhantes. Apesar de todos os esforços empregados, a situação permanecia inalterada ano após ano, e chegara ao domínio geral, recusando-se as gestantes a serem assistidas pelos médicos do hospital. A morte de Kolletschka, contaminado em exame cadavérico que praticara, e vitimado por septicemia, deu a Semmelweis, ao lhe fazer a necrópsia, a chave do problema: era patente a grande analogia das lesões encontradas com as comumente observadas em pacientes falecidas de febre puerperal. Semmelweis entreviu, desde logo, a causa da infecção puerperal. As mãos dos médicos e estudantes carregavam os detritos dos cadáveres em decomposição às parturientes e isso ocasionava a doença. Instituiu, como norma, medidas profiláticas que constavam de lavagem das mãos, limpeza das unhas e uso de água clorada; experimentalmente, conseguiu reproduzir o quadro da febre puerperal em animais de laboratório. Conservando o mesmo pessoal, depois de adotadas as medidas profiláticas, Semmelweis fez baixar a mortalidade na seção dos médicos para 1,5%, descendo, igualmente, a morbimortalidade dos recém-natos.

Depois de Semmelweis, ideias inéditas para o século, a febre puerperal passou a ser admitida como causada pela introdução, no canal genital das parturientes e puérperas, de "matéria orgânica em decomposição" ou de partículas infectadas ou gangrenadas, que seriam levadas ao sistema genital pelos dedos do parteiro, instrumentos e água das lavagens. As teorias de Semmelweis não foram aceitas pacificamente; sua definição, no entanto, seria ainda hoje perfeita se substituíssemos as palavras "matéria orgânica em putrefação" por "germes patogênicos"[17].

Pasteur (1879) completou o extraordinário ciclo de descobertas com a teoria microbiana; Koch incriminou o estreptococo como o principal responsável pela febre puerperal; e Lister, em 1876, chamou a atenção para o "ar

694

contaminado", lançando os fundamentos da antissepsia com o uso da nebulização de ácido fênico, sob cuja ação eram os partos assistidos.

Desenvolvendo os métodos de cultura de Koch, Fränkel, em 1884, encontrou, nos lóquios de puérperas febris, estreptococo semelhante àquele que determina a erisipela. Numerosos autores procuraram identificar os germes dos lóquios de pacientes com febre puerperal, confirmando-lhe a etiologia microbiana.

INCIDÊNCIA

Sabe-se que mais de 5 milhões de grávidas cursam com infecção puerperal a cada ano em todo o mundo, das quais cerca de 62 mil morrem[5,20]. Nos países desenvolvidos, a incidência de infecção puerperal acomete 0,1-0,6 a cada 1.000 partos, sendo responsável por cerca de 2,1% de todas as mortes maternas. Todavia, nos países em desenvolvimento, a morte materna por infecção puerperal pode chegar a 11,6%[2,10,20].

No Brasil, a infecção puerperal é a terceira causa de mortalidade materna, sendo responsável por 6,3% dos óbitos[2]. Nos últimos anos, todavia, e mercê da melhora da qualidade à assistência à saúde das gestantes, observou-se uma redução de 60,3% das mortes maternas de causa direta determinada pela infecção puerperal[3].

ETIOPATOGENIA[9,12,13,15,17-20]

A cavidade uterina, depois do parto e, especificamente, a área remanescente do descolamento placentário, constitui zona com grande potencial para infecção. A atividade contrátil normal do útero, depois da dequitação, e a involução puerperal, após a reação leucocitária e a hemóstase trombótica na zona de implantação da placenta representam os mecanismos de defesa contra a infecção. A parte superior da matriz, no pós-parto, é provavelmente estéril na grande maioria de mulheres sem febre ou outros sinais de infecção. Todavia, sabe-se que a vagina e a cérvice da puérpera contêm grande número de bactérias, algumas de potencial patogênico, e muitos desses microrganismos tornam-se virulentos no decorrer do pós-parto. Em alguma porção do útero, provavelmente na junção cervicoendometrial, cessa a colonização bacteriana e a cavidade torna-se estéril.

A endometrite pós-parto tem fisiopatologia similar à corioamnionite, envolve os mesmos microrganismos e é frequentemente precedida pela infecção intra-amniótica clínica ou subclínica. Os patógenos anaeróbios desempenham papel relevante na endometrite que se segue à operação cesariana e são isolados em 40% a 60% das culturas colhidas apropriadamente. Mulheres com endometrite após o parto vaginal são candidatas à infecção por patógeno único, sobressaindo o *Streptococcus*.

FATORES PREDISPONENTES[10,13,15,18,19]

A operação cesariana é o fator predisponente mais importante, aumentando significativamente a morbiletalidade puerperal. Com relação aos partos vaginais, a cesárea eleva o risco de endo(mio)metrite de cinco a 30 vezes, de bacteriemia de duas a dez vezes, de abscesso ou de tromboflebite pélvica de duas vezes e de morte por infecção de 80 vezes.

Inúmeras circunstâncias podem explicar a notável incidência de infecção após o parto cesáreo: presença de bactérias em áreas de tecido cirurgicamente desvitalizado, vasos e linfáticos intramiometriais expostos à invasão bacteriana, contaminação do peritônio com germes existentes na cavidade amniótica, perda moderada de sangue, diminuição da resposta imunitária (especialmente se foi utilizada a narcose).

Eis fatores outros que elevam o risco de infecção após a cesariana: parto e amniorrexe prolongados, com numerosos toques vaginais, baixo nível socioeconômico. Diferentes estudos tornaram inconsistentes elementos inicialmente arrolados: monitoração interna, obesidade, anemia, anestesia geral.

São identificados quatro grupos de risco para infecção puerperal, de acordo com características clínicas (Tabela 102.1)[18]: *muito alto* (risco de infecção de 40% a 85%), *alto* (risco de 10% a 40%), *moderado* (risco de 3% a 10%) e *baixo* (risco de 1% a 3%).

ORIGEM DA INFECÇÃO: EXÓGENA E ENDÓGENA

Antes do evento dos antibióticos, a incidência de morte materna secundária à sepse era, em 75% das vezes, determinada pelo estreptococo beta-hemolítico do grupo A. Após a introdução da penicilina G e de técnicas mais rígidas de assepsia e de antissepsia, reduziu-se ao mínimo a infecção exógena por esse germe. As endógenas, determinadas pelos anaeróbios e por gram-negativos aeróbios, provenientes da microbiota normal da vagina, cérvice e intestinos, ao revés, passaram a ser as principais responsáveis pela infecção puerperal. Atualmente, a maioria delas é polimicrobiana, constituída por aeróbios e anaeróbios, figurando entre os principais:

TABELA 102.1

Grupos de Risco para Infecção Puerperal	
Grupo de Risco	**Características Clínicas**
Muito alto (40%-85%)	Operação cesariana após parto e amniorrexe, 6 a 12 horas, com múltiplos exames vaginais em mulheres indigentes
Alto (10%-40%)	Operação cesariana em seguida a parto e amniorrexe, 6 horas ou cesárea eletiva em mulheres indigentes
	Operação cesariana depois de parto e amniorrexe de qualquer duração em mulheres não indigentes
Moderado (3%-10%)	Operação cesariana eletiva em mulheres não indigentes
	Parto vaginal e amniorrexe prolongados ou com grande traumatismo
Baixo (1%-3%)	Parto vaginal não complicado

MICROBIOLOGIA[9,11,15,18,19]

Microbiota Cervicovaginal Normal na Gravidez

A gravidez pode suscitar mudanças na microbiota cervicovaginal[11]. A colonização por *Lactobacillus* aumenta na prenhez e existe a possibilidade de diminuírem outros tipos de microrganismos. Trata-se de alterações fisiológicas, destinadas a proteger o concepto, vez que os *Lactobacillus* são avirulentos. Todavia, não se exclui que a microbiota cervicovaginal da grávida possa conter espécies aeróbias e anaeróbias, potencialmente perigosas e, pelo comum, associadas à infecção puerperal e pós-abortamento. Os estrogênios poderiam estar comprometidos no aumento dos *Lactobacillus* e, juntamente com a progesterona, na redução dos anaeróbios.

Depois do parto vaginal, modificações significantes verificam-se na microbiota regional, especialmente entre as espécies anaeróbias que proliferam dramaticamente no terceiro dia do puerpério. O mecanismo, embora ainda não elucidado, pode decorrer do trauma relacionado com o processo do nascimento, da presença dos lóquios, da contaminação da vagina durante o parto e do término do estímulo hormonal ao epitélio vaginal. É situação transitória; 6 semanas depois, a microbiota vaginal está normalizada.

Aeróbios

*Estreptococo beta-hemolítico do grupo B (*S. mastitidis, S. agalactiae*).* É recente a importância que lhes é atribuída como causadores de infecção puerperal precoce e neonatal. Encontrados em cerca de 30% das culturas vaginais e cervicais de mulheres grávidas, a infecção seria, portanto, endêmica, visto que o estreptococo do Grupo B coloniza o sistema genital materno, proveniente do reto ou do contato sexual. A infecção ocorre dentro de 24 horas do parto, com rápido empioramento do estado materno. Febre elevada (39°C), calafrios, taquicardia, útero doloroso à palpação (endomiometrite). São pacientes de risco: parto disfuncional com rotura prolongada das membranas, submetidas à operação cesariana. O tratamento antibiótico deve ser imediato para evitar abscessos e endocardite. São sensíveis à penicilina, à ampicilina, às cefalosporinas e à eritromicina.

Enterococos (especialmente o E. faecalis*).* Os enterococos não são considerados patogênicos em infecções cirúrgicas, embora sua presença seja anotada em número pequeno de mulheres com endometrite pós-parto ou bacteriemia. Trata-se de germes resistentes às cefalosporinas, aos aminoglicosídeos às fluoroquinolonas e à clindamicina. A ampicilina isolada ou o efeito sinérgico da penicilina G (ou da ampicilina) e de um aminoglicosídeo (gentamicina) em geral inibem os enterococos. Cepas resistentes à ampicilina, habitualmente respondem aos glicopeptídeos (vancomicina, teicoplanina) e à linezolida.

*Estreptococo beta-hemolítico do grupo A (*Streptococcus pyogenes*).* Não faz parte da microbiota normal da vagina e da cérvice: é a origem exógena, em geral da nasofaringe ou de lesões da pele da paciente, do infante ou do corpo clínico do hospital. A infecção tem como característica principal a sua enorme capacidade de invasão, com sinais mínimos de localização nos pontos lesados do canal do parto. Os microrganismos são sensíveis às penicilinas, às cefalosporinas, à eritromicina, e a resposta ao tratamento antibiótico adequado é muito rápida.

*Estafilococos aeróbios (*Staphylococcus epidermidis, Staphylococcus aureus*).* O *S. aureus* é visto em apenas 2% das culturas vaginais em mulheres grávidas. Raramente determina endometrite, associando-se, mais amiúde, a abscessos vulvovaginais e às mastites. O *S. epidermidis* é habitante normal da microbiota cervical e quando presente dentro do útero faz parte da infecção polimicrobiana. Os estafilococos comunitários são resistentes à penicilina G e à ampicilina, mas habitualmente sensíveis à oxacilina e às cefalosporinas da primeira geração.

*Bacilos gram-negativos aeróbios (*Escherichia coli, Klebsiella, Enterobacter, Proteus, Pseudomonas*).* Grandes protagonistas das infecções urinárias, são usuais nos intestinos e encontrados em incidência variável no sistema genital: a *E. coli* em 2% a 10% de grávidas e em 33% das puérperas; as outras enterobacteriáceas, raramente.

A *E. coli* tem importância de monta na infecção puerperal; principal responsável pelo choque septicêmico, sua sensibilidade aos antibióticos varia de hospital para hospital. Gentamicina e cloranfenicol são geralmente efetivos contra 95% das espécies; as cefalosporinas da terceira e da quarta gerações atuam em 80% a 93%, e a ampicilina e as tetraciclinas em menos de 60%.

Haemophilus influenzae. A literatura regista duas dezenas de casos de infecção puerperal por *Haemophilus influenzae*, a partir de 1969. Dentre essas pacientes, nove evolveram para estado de sepse, a indicar a elevada virulência do microrganismo, que há de ser cogitado nos casos de refratariedade aos esquemas habituais de antibióticos utilizados na infecção puerperal. O *Haemophilus influenzae* com frequência mostra resistência à ampicilina e à amoxicilina isoladas, mas é sensível às fluoroquinolonas, às cefalosporinas (exceto as da primeira geração), à associação de amoxicilina + clavulanato e de ampicilina + sulbactam.

Gardnerella vaginalis. Tem sido consignado número crescente, em culturas sanguíneas no pós-parto, especialmente nas mulheres com febre. Existe a possibilidade de que determine infecção puerperal, em associação com anaeróbios, mas é sensível à maioria dos antibióticos.

Anaeróbios

Entre as bactérias gram-positivas anaeróbias, ocorrem infecções por:

- *Cocos anaeróbios* (*Peptococcus, Peptostreptococcus*). Habitantes não patogênicos da vagina e do colo, usualmente se tornam virulentos na presença de tecido traumatizado, desvitalizado e de sangue coagulado. Os lóquios têm cheiro pútrido. Tornaram-se comuns as infecções mistas com aeróbios (*E. coli*, enterococos) e outros anaeróbios (bacteroides). A penicilina é o antibiótico de escolha; secundariamente, as cefalosporinas, a eritromicina e a clindamicina.

- *Bastonetes anaeróbios* (clostrídios). O *Clostridium perfringens* (ou *welchii*) tem participação em 85% das infecções. Hóspede normal da vagina e do colo, tem virulência muito pequena e poucas vezes determina infecção puerperal. Quando patogênico, por motivos desconhecidos, pode ocasionar quadro gravíssimo (gangrena gasosa, hemólise; hipotensão, insuficiência renal), com mortalidade de 50% a 85% dos casos. Os lóquios têm odor sanioso e a infecção é mais encontrada no abortamento infectado. O simples isolamento do clostrídio, no sistema genital, em casos de infecção, não indica ameaça à vida da paciente. Habitualmente, a endometrite é discreta e cede ao tratamento antibiótico (penicilina G).

Entre as bactérias gram-negativas anaeróbias, as mais comuns são os:

- *Bacteroides* (*Bacteroides fragilis*). Agentes importantes na infecção puerperal, anaeróbios não patogênicos do canal do parto e dos intestinos, só se tornam virulentos em presença de tecido necrosado, lóquios fétidos e quadro clínico prolongado, frequentemente complicado por tromboflebite pélvica séptica. Não é trivial infecção que ameace a vida da paciente; o *B. fragilis* é usualmente sensível ao metronidazol, à clindamicina, ao ertapeném e ao cloranfenicol, antimicrobianos de escolha.

Micoplasmas

Os micoplasmas genitais são frequentemente encontrados na cérvice das gestantes. O *Mycoplasma hominis* foi isolado em 20% a 50% das pacientes e a *Ureaplasma urealyticum*, em 60% a 80%. A associação entre micoplasmas genitais e febre puerperal não está ainda inteiramente esclarecida. O isolamento anteparto de micoplasmas tem sido relacionado com a febre puerperal em alguns estudos e contestado em outros. O micoplasma foi identificado no sangue em 3% a 8% das puérperas com febre inexplicada. Esses microrganismos determinam infecção de baixa morbidade que explica a evolução favorável mesmo sem terapia específica. Os micoplasmas genitais, presentes no endométrio e/ou sangue em 15% das puérperas com endometrite, são sensíveis às tetraciclinas, à eritromicina e outros macrolídeos e ao cloranfenicol.

Clamídias

A *Chlamydia trachomatis* está relacionada com a infecção puerperal, especialmente a partir do 3º dia de puerpério. Wager e cols.[19] verificaram maior incidência de infecção puerperal nas gestantes portadoras de clamídia. Em estudo similar, Harrison e cols.[9] não encontraram qualquer diferença quanto à intercorrência de infecção puerperal entre as gestantes com ou sem cultura positiva para clamídia. São agentes sensíveis às tetraciclinas e à eritromicina e outros macrolídeos.

A Tabela 102.2 sumariza as bactérias que se podem responsabilizar pelas infecções genitais femininas[18].

TABELA 102.2

Bactérias mais Comuns nas Infecções Genitais Femininas*	
Aeróbios	Streptococci A, B
	Enterococcus
	Bactérias gram-negativas: *Escherichia coli, Klebsiella, Proteus spp.*
Anaeróbios	Peptococcus spp.
	Peptostreptococcus species
	Bacteroides bivius, B. fragilis, B. disiens
	Clostridium spp.
	Fusobacterium spp.
Outros	Mycoplasma hominis
	Chlamydia trachomatis

* Apud: van Dillen J et al.[18]

QUADRO CLÍNICO[1,5,6,11,12,14-16,18,19]

Pela porta de entrada, frequentemente a superfície cruenta onde se assentou a placenta, o endométrio desnudo *sensu stricto*, a decídua ou a ferida no canal cervicovaginal e na vulva, surge, inicialmente, a infecção *local*, com penetração de germes. Vencida a barreira leucocitária, ela se alastra, propagando-se ou se generalizando, como ilustra a Figura 102.1.

Perineovulvovaginite e Cervicite

As infecções do períneo, as vulvovaginais e as do colo decorrem das inevitáveis soluções de continuidade aí produzidas pela passagem do feto, além das episiotomias. Clinicamente, caracterizam-se pelo aparecimento de dor, rubor, edema e, por vezes, secreção purulenta. A febre é moderada (38,5ºC).

Infecção da Episiotomia

A despeito de ser ferida em região contaminada, a infecção da episiotomia não é comum, vigente em menos de 0,5% dos casos. A grande maioria não tem gravidade e raramente é mortal[7]. Essas infecções podem ser classificadas em quatro tipos, de acordo com a profundidade e a gravidade do processo inflamatório.

- *infecção simples:* limitada à pele e à fáscia superficial adjacente. O local apresenta edema, eritema e, posteriormente, deiscência da zona suturada;
- *infecção da fáscia superficial:* como a fáscia superficial dessa área tem continuidade com as da parede abdominal, região glútea e pernas, o edema e o eritema costumam estender-se, atingindo total ou parcialmente os sítios nomeados;
- *necrose da fáscia superficial*: infecção muito grave, com manifestações cutâneas tardias: há, inicialmente, edema e eritema. A pele toma, mais tarde, cor azulada ou castanha, aspecto francamente gangrenoso, com formação de vesículas e bolhas. Sinais tóxicos de septicemia são evidentes em todas as pacientes; o choque pode estar presente. Se não houver tratamento cirúrgico, a mortalidade atinge 100% dos casos; os antibióticos e a cirurgia oportuna reduzem os óbitos para 50%;
- *mionecrose:* atinge os músculos do períneo e na maior parte das vezes é consequente à infecção por *Clostridium perfringens*. A dor é desproporcional aos sinais físicos.

Endometrite

A endometrite é a infecção puerperal da genitália mais frequente e surge na área de implantação da placenta. Após partos vaginais incide em 1% a 3% dos casos. Habitualmente, instala-se no 4º ou 5º dia de pós-parto; o aparecimento mais precoce sugere maior virulência. As condições gerais mantêm-se boas a não ser nas formas muito graves.

Clinicamente, a infecção se inicia pela ascensão da temperatura que atinge 38,5 a 39ºC; os lóquios tornam-se purulentos e com mau cheiro, quando presentes anaeróbios[6]. O exame pélvico demonstra útero amolecido e doloroso, engrandecido no abdome, colo permeável à polpa digital, que manipulado deixa escoar secreção purulenta. A miometrite

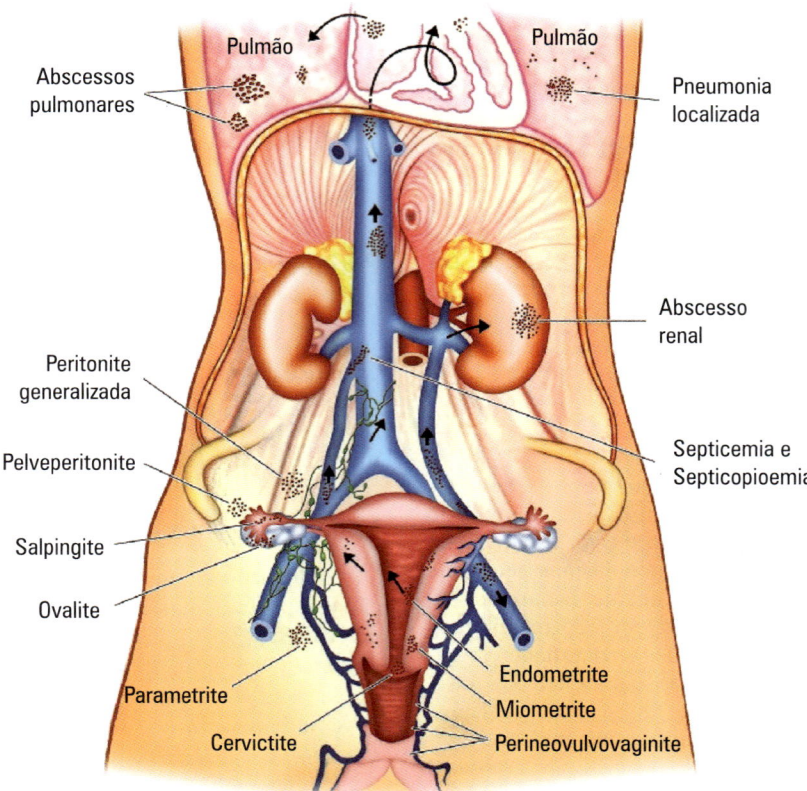

Pulmão
Pulmão
Abscessos
pulmonares
Pneumonia
localizada
Abscesso
renal
Peritonite
generalizada
Septicemia e
Septicopioemia
Pelveperitonite
Salpingite
Ovalite
Endometrite
Miometrite
Parametrite
Perineovulvovaginite
Cervicite

FIGURA 102.1 – Diferentes tipos de infecção puerperal e as vias de sua propagação (Adaptado de Hellman e Pritchard. Williams Obstetricis. 14 ed. New York: Appleton, 1971). Fonte: Motenegro CAB, Braga A, Rezende Filho J[15].

acompanha, pelo comum, a endometrite, com quadro clínico similar ou mais intenso que o anterior.

A endometrite após parto vaginal geralmente tem prognóstico benigno; poucos casos se complicam por abscesso pélvico, peritonite generalizada e tromboflebite pélvica.

Parametrite

É a infecção do tecido conjuntivo fibroareolar, parametrial, decorrente, a maior parte das vezes, de lacerações do colo e da vagina, propagando-se o germe pela via linfática. O local de eleição é o tecido parametrial laterocervical (unilateral em 70% dos casos), podendo haver, todavia, invasão anterior (paracistite) ou posterior (pararretite), além da incursão ao ligamento largo.

Temperatura elevada que persiste por mais de 10 dias sugere parametrite. Vai gradativamente aumentando e em pouco tempo atinge 39ºC a 39,5ºC, com remissões matutinas. O toque vaginal desperta dor intensa, revelando endurecimento dos paramétrios. Não sendo tratado em tempo, o processo evolve para a supuração e a flutuação, transformando-se em abscesso do parâmetro ou do ligamento largo. O prognóstico, habitualmente, é favorável.

Anexite (Salpingite e Ovarite)

As anexites são representadas por infecção e inflamação das trompas e dos ovários. São mais frequentes as salpingites

do que as ovarites e surgem após abortamentos infectados e partos vaginais prolongados.

Na fase aguda (endossalpingite), as trompas inicialmente se apresentam endurecidas, tumefeitas, com precoce acolamento das fímbrias e obliteração tubária, daí a retenção da exsudação purulenta formando o piossalpinge. A salpingite pode caminhar para a absorção do material com recuperação parcial do órgão, comumente deixando a sequela de obstrução tubária, ou evolver para a forma subaguda, em que o processo se organiza, formando o *tumor inflamatório anexial*. A seguir progride para a cronicidade, podendo deixar como sequela o hidrossalpinge, ou continua a prosperar, de maneira aguda, como nas formas sépticas, atingindo a serosa peritoneal (peritonite). Além disso, a infecção pode alcançar os ovários, desencadeando a ovarite.

Clinicamente, inicia-se com dor abdominal aguda, predominando nas fossas ilíacas, febre alta (39ºC a 39,5ºC), e discreta defesa abdominal. O toque genital revela grande sensibilidade dos anexos. A palpação de tumoração anexial é notada, mais tarde, na evolução da moléstia.

Peritonite

A pelveperitonite acompanha muitas formas de infecção puerperal localizada: endomiometrite, salpingite, parametrite.

Clinicamente, surge dor intensa e defesa muscular no baixo ventre. Febre alta (40ºC), perturbação funcional dos intestinos, com retenção de gases e fezes (íleo paralítico), pulso a 140 e sinal de Blumberg positivo (compressão e descompressão da parede abdominal). O toque desperta intensa dor no fundo-de-saco vaginal posterior. Quando há coleção purulenta aí se nota abaulamento[7].

A peritonite generalizada intercorre quando o germe é muito virulento, como no caso do estreptococo beta-hemolítico.

Tromboflebite Pélvica Séptica

É, usualmente, o ponto de partida da piemia (êmbolos sépticos), determinando abscessos renais, pulmonares e de outros órgãos. Não provoca embolia pulmonar maciça mortal. Os agentes infecciosos são geralmente os anaeróbios: peptococos, peptostreptococos e *Bacteroides*. Cerca de 2/3 das pacientes têm febre e calafrios e, muitas, taquicardia e taquipneia. Mais de 1/5 referem dor torácica, apresentam tosse e hemoptise. Dois quadros clínicos são distintos[1]:

1. Um menos ostensivo, com febre persistente apesar dos antibióticos, paciente ambulatorial, dor ausente ou mal localizada. Exame pélvico e abdominal: achados mínimos e vagos.
2. O outro se refere à trombose da veia ovariana. A trombose da veia ovariana complica menos de 0,05% dos partos vaginais e até 1% a 2% dos partos cesáreos[11]. Digno de nota, a trombose da veia ovariana pós-parto afeta a veia direita em mais de 90% dos casos, à conta da dextrorrotação fisiológica do útero durante a gravidez levando à compressão o vaso desse lado. Discute-se atualmente a sua etiologia infecciosa. Os sintomas mais comuns são febre, dor pélvica e massa abdominal palpável. Em grande parte dos casos a trombose da veia ovariana não é diagnosticada até que a febre do paciente não responsiva aos antibióticos após 48 horas faz suspeitar da afecção. O trombo pode levar a outras complicações, das quais a mais comum é a embolia pulmonar, que pode ocorrer em mais de 10% dos casos. Infarto ovariano, obstrução ureteral e até o óbito da paciente também podem ocorrer. O método hoje de eleição para o diagnóstico da trombose da veia ovariana pós-parto é a tomografia computadorizada (TC) com ou sem contraste. O ultrassom traz poucos subsídios; afasta apenas a possibilidade de abscessos pélvicos ou tubovarianos decorrentes da infecção puerperal.

Choque Séptico

O principal responsável é a *E. coli*, raramente os clostrídios e os bacteroides. O prognóstico é grave, embora em pacientes obstétricas a mortalidade seja mais baixa, cerca de 20% a 25%. Precede o choque, a sepse[6].

Calafrios, elevação da temperatura a 40°C, taquicardia (120-140 bpm) e estado geral mau. A hipertermia torna-se contínua, com poucas oscilações, o que a diferencia dos processos supurativos localizados. Paradoxalmente, o útero pode não estar doloroso, nem aumentado de volume e o corrimento loquial é ausente ou discreto.

Prenunciam o choque séptico, além de calafrios e febre, sudorese, sede, taquicardia, obnubilação mental e hipotensão. Em certos casos, a ausência de hipertermia é a regra.

Na infecção por *Clostridium perfringens* surgem gangrena gasosa (evidenciada pela crepitação e aos raios X), hemólise intravascular com hemoglobinemia (soro e urina castanho-escuros), icterícia (hiperbilirrubinemia), coagulação intravascular disseminada e insuficiência renal aguda[18].

DIAGNÓSTICO[11,14,15]

Dentro do quadro clínico, a febre ainda é o melhor sinal para o diagnóstico da infecção puerperal. O laboratório pouco oferece (a leucocitose é comum após o parto); as culturas têm pouca serventia.

O diagnóstico da tromboflebite pélvica séptica é feito atualmente com a tomografia computadorizada (TC) ou a ressonância nuclear magnética. Não se justifica mais, hoje em dia, o teste da heparina intravenosa para estabelecer o diagnóstico. O ultrassom é valioso para o diagnóstico do abscesso pélvico e tubovariano, este último geralmente presente 1 ou 2 semanas após o parto[11].

TRATAMENTO[4,6-8,11,12,14-16,18]

Períneo-vulvovaginite e Cervicite

As pequenas lacerações perineais, vaginais e cervicais devem ser suturadas, e as episiotomias merecerão cuidados constantes até sua completa cicatrização. A terapêutica das lacerações infectadas consiste na administração de antibióticos sistêmicos (cefalotina, cefazolina, oxacilina) e antissépticos locais. Abscessos devem ser abertos e drenados.

A episiotomia infectada merecerá abertura cirúrgica e exploração instrumental, sob anestesia geral, não se dispensando, concomitantemente, antibióticos sistêmicos.

Pacientes com infecção de episiotomia e manifestações tóxicas que não respondam à terapia antibiótica em 24 a 48 horas e mostrem edema e eritema em áreas que ultrapassam a perineal (abdome, coxas e região glútea) devem ser submetidas, obrigatoriamente, à exploração cirúrgica, pois é quase certa a possibilidade de necrose da fáscia superficial.

Endometrite e Miometrite

Se a metrite é leve e se desenvolve após a mulher ter tido alta após o parto vaginal, o tratamento com antibiótico oral usualmente é suficiente. Para infecções moderadas e graves, especialmente após o parto cesáreo, o tratamento intravenoso com antibióticos de largo espectro é mandatório. A melhora após 48 a 72 horas ocorre em cerca de 90% das mulheres. A persistência de febre após esse prazo faz pensar em complicações: abscesso de paramétrio, de parede ou pélvico e tromboflebite pélvica séptica.

O esquema antibiótico usual é a clindamicina, na dose de 900 mg, por via intravenosa (IV), cada 8 horas, associada com a gentamicina na dose de 1,5 mg/kg, IV, a cada 8 horas. A combinação ampicilina/sulbactam (2 g de ampicilina + 1 g de sulbactam, a cada 6 horas, IV) constitui-se em excelente opção terapêutica na endometrite puerperal, com eficácia similar à da associação clindamicina com gentamicina e boa tolerabilidade e poucos efeitos adversos[8]. Outras opções são a associação da cefalotina, na dose de 2 g, IV, a cada 6 horas, com o metronidazol, na dose de 500 mg, IV, a cada 8 horas, e a associação da ampicilina (2 g, IV, a cada 6 horas), com a gentamicina e o metronidazol[7,11]. Um estudo realizado com o ertapeném como monoterapia não se mostrou adequado no tratamento da endometrite puerperal após parto cesáreo[4]. A intervenção na cavidade da matriz infectada só estará indicada na suspeita de retenção de restos ovulares com sangramento anormal e persistente, e será feita pela curetagem com antibiótico e ocitócico.

A profilaxia antitetânica deve ser feita com antitoxina 10.000 UI IV de soro antitetânico (SAT), se a paciente não for adequadamente vacinada. No caso de paciente com teste de sensibilidade positivo ao SAT, a imunoglobulina humana antitetânica deverá ser utilizada na dose de 3.000 a 6.000 UI. Se a paciente for imunizada, usar dose de reforço da vacina se a última dose tiver sido administrada há mais de 5 anos[14].

Parametrite

O tratamento baseia-se no emprego de antimicrobianos, em esquemas similares aos referidos para a endometrite, e anti-inflamatórios. Quando há formação de abscessos, deve-se drenar pela via vaginal ou pela abdominal (flegmão do ligamento largo), com mobilização da mecha no 2º ou no 3º dia, e somente retirada completamente finda a exsudação.

Anexite

O tratamento é pelos antibióticos; em raros casos, por motivo da possibilidade de rotura de piossalpinge, há necessidade de praticar-se a salpingectomia.

Tromboflebite Pélvica Séptica

O melhor tratamento para a tromboflebite pélvica séptica, inclusive o da trombose da veia ovariana, consiste no emprego de antimicrobianos (ver endometrite e miometrite, acima) em combinação com o anticoagulante[11]. Inicia-se com a heparina de baixo peso molecular (HBPM), no caso a enoxaparina em dose terapêutica: 1 mg/kg 12/12 h ou 1,5 mg/kg 24/24 h por injeção subcutânea. Após o curso inicial com a enoxaparina associa-se o anticoagulante oral, varfarina (10 mg/dia), e depois se suspende a heparina. Nesse período, o INR deve ficar entre 2,0 e 3,0. Muitos autores recomendam continuar os antibióticos por 48 a 72 horas e os anticoagulantes por no mínimo 7 a 10 dias após a resolução da febre. Se o trombo se estender à veia renal ou à veia cava inferior, como mostrou a TC, a varfarina deve continuar por 3 meses. A colocação de filtro na veia cava inferior pode estar indicada em situações de embolização pulmonar apesar da anticoagulação adequada.

Peritonite

Quando há abscesso no Douglas pratica-se a colpotomia e a drenagem, como mostra a Figura 102.2. Outros só indicam essa operação estando a paciente em bom estado geral e com o abdome flácido e ruídos intestinais presentes, optando pela laparotomia nas demais oportunidades. Insistimos em que a mecha seja retirada somente quando, após 2 ou 3 dias, não mais se note a saída de material purulento ou seroso. Se depois desse período de drenagem as melhoras não se acentuarem (queda da temperatura e do pulso, alívio do estado geral), vale suspeitar de generalização do processo, possível formação de lojas purulentas em outras regiões da cavidade abdominal, tromboflebite pélvica séptica ou sepse.

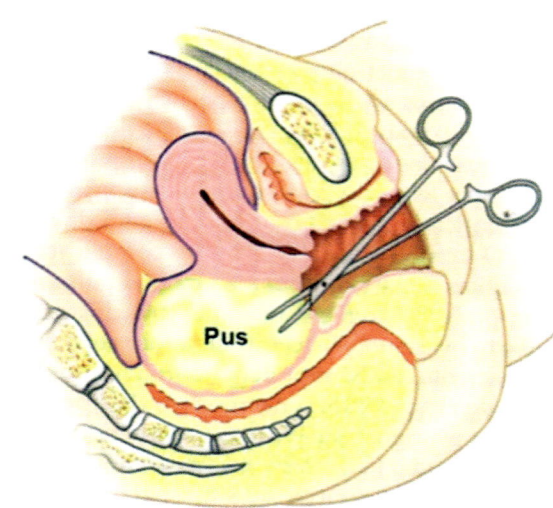

FIGURA 102.2 – Colpotomia em abscesso no fundo de saco de Douglas para a drenagem de material purulento. Fonte: Motenegro CAB, Braga A, Rezende Filho J[15].

O tratamento da peritonite generalizada há muito se baseia na laparotomia, que permite aspirar o exsudato livre, a fim de reduzir a absorção tóxica. Os focos sépticos devem ser incisados pela via abdominal; a colpotomia é insuficiente, porque lojas purulentas podem surgir até no espaço subdiafragmático. Deixam-se drenos nas fossas ilíacas. Antes de se fechar a cavidade abdominal é conveniente proceder à lavagem peritoneal com solução fisiológica e aí colocar ampicilina.

O tratamento antimicrobiano é feito com a associação da clindamicina com a gentamicina. As opções terapêuticas são a combinação ampicilina/sulbactam e a associação de cefalotina com metronidazol e gentamicina (doses citadas acima) ou de metronidazol com gentamicina.

Dependendo do estado geral da paciente e da precocidade da laparotomia, pode-se considerar a retirada do útero, quando nele está o foco séptico[18].

Choque Séptico

A cultura do sangue é exame obrigatório para identificar o germe. Nos casos infectados por *Clostridium*, presentes os sinais ominosos descritos no quadro clínico, está indicada a histerectomia total com anexectomia bilateral. O tratamento antimicrobiano é similar ao referido para a peritonite. As transfusões sanguíneas e o tratamento da insuficiência renal aguda são medidas adicionais[18].

REFERÊNCIAS BIBILOGRÁFICAS

1. Basili G et al. Postpartum ovarian vein thrombosis. JSLS. 2011;15:268-71.
2. Brasil. Ministério da Saúde. Secretaria de Atenção em Saúde. Departamento de Ações Programáticas e Estratégicas. Estudo da mortalidade de mulheres de 10 a 49 anos com ênfase em mortalidade materna – Relatório final. Brasília, 2006.
3. Brasil. Ministério da Saúde. Portal Brasil. Mortalidade materna atingiu em 2011 menor índice dos últimos 10 anos Disponível em: http://www.brasil.gov.br/saude/2012/02/ministerio-da-saude-preve-que-2011-tera-reducao-recorde-da-mortalidade-materna Acesso em: 20 nov. 2014.

4. Brown KR, Williams SF, Apuzzio JJ. Ertapenem compared to combination drug therapy for the treatment of postpartum endometritis after cesarean delivery. J Matern Fetal Neonatal Med. 2012;25:743-46.

5. Cantwell R et al. Saving Mothers' Lives: Reviewing maternal deaths to make motherhood safer: 2006-2008. The Eighth Report of the Confidential Enquiries into Maternal Deaths in the United Kingdom. BJOG. 2011;118 (Suppl. 1):1-203. 9.

6. Castro EO et al. Sepsis and septic shock during pregnancy: clinical management. Rev Bras Ginecol Obstet. 2008;30:631-38.

7. French LM, Smaill FM. Antibiotic regimens for endometritis after delivery. Cochrane Database Syst Rev 2004;18: CD001067. Disponível em: http://apps.who.int/rhl/reviews/CD001067.pdf. Acessado em: 12 out. 2011.

8. Gall S, Koukol DH. Ampicillin/sulbactam vs. clindamycin/gentamicin in the treatment of postpartum endometritis. J Reprod Med. 1996;41:575-80.

9. Harrison HR et al. Cervical Chlamydia trachomatis and mycoplasmal infections in pregnancy. Epidemiology and outcomes. JAMA. 1983;250:1721-27.

10. Khan KS et al. WHO analysis of causes of maternal death: a systematic review. Lancet. 2006;367(9516):1066-74.

11. Kominiarek MA, Hibbard JU. Postpartum ovarian vein thrombosis: an update. Obstet Gynecol Surv 2006;61:337-42.

12. Ledger WJ. Post-partum endomyometritis diagnosis and treatment: a review. J Obstet Gynaecol Res. 2003;29:364-73.

13. Liu S et al. Maternal mortality and severe morbidity associated with low-risk planned cesarean delivery versus planned vaginal delivery at term. Canadian Medical Association Journal. 2007;176:455-60.

14. Maternidade Escola - Universidade Federal do Rio de Janeiro. Rotinas Assistenciais. Infecção puerperal. Disponível em: http://www.me.ufrj.br/portal/images/stories/pdfs/obstetricia/infeccao_puerperal.pdf Acesso em: 20 nov. 2014.

15. Montenegro CAB, Braga A, Rezende-Filho J. Infecção puerperal. In: Montenegro CAB, Rezende-Filho J. (Org.). Rezende-Obstetrícia. 12ª ed. v. 1. Rio de Janeiro: Gen; 2013. p. 1005-1011.

16. Rivlin ME. Endometritis: treatment & management. Medscape Reference. Disponível em: http://emedicine.medscape.com/article/254169-treatment#showall. Acessado em: 12 out. 2011.

17. Semmelweis IP. Die Aetiologie der Begriff u. die Prophylaxis des Kindbettfiebers Pest. Wien und Leipzig, 1861.

18. van Dillen J et al. Maternal sepsis: epidemiology, etiology and outcome. Curr Opin Infect Dis. 2010;23:249-54.

19. Wager GP et al. Puerperal infectious morbidity: relationship to route of delivery and to antepartum Chlamydia trachomatis infection. Am J Obstet Gynecol. 1980;138:1028-33.

20. WHO. The Global Burden of Disease, 2004 Update. Geneva: WHO; 2008. 160 p.

103 Infecção Urinária

- **Hélio Vasconcellos Lopes**
- **Walter Tavares**

(CID 10 = N30 – Cistite; N30.0 – Cistite aguda; N30.1 – Cistite intersticial (crônica); N30.2 – Outras cistites crônicas; N30.8 – Outras cistites [Abscesso da bexiga]; N30.9 – Cistite, não especificada; N33.0 – Cistite tuberculosa; N10 – Nefrite tubulointersticial aguda [Nefrite intersticial infecciosa, Pielite, Pielonefrite aguda]; N11 – Nefrite tubulointersticial crônica [Nefrite intersticial infecciosa, Pielite, Pielonefrite crônica]; N11.0 – Pielonefrite não obstrutiva crônica associada a refluxo [Pielonefrite (crônica) associada a refluxo (vesicoureteral)]; N11.1 – Pielonefrite obstrutiva crônica [Pielonefrite (crônica) associada a – anomalia da junção pelviureteral, – estreitamento da junção pieloureteral – obstrução do ureter]; N11.8 – Outras nefrites tubulointersticiais crônicas [Pielonefrite não obstrutiva crônica]; N11.9 - Nefrite tubulointersticial crônica não especificada; N12 – Nefrite tubulointersticial não especificada se aguda ou crônica; N13 – Uropatia obstrutiva e por refluxo; N20.9 – Pielonefrite calculosa; N39.0 – Infecção do trato urinário de localização não especificada)

INTRODUÇÃO

A infecção do trato urinário (ITU) é caracterizada pelo crescimento em meios de cultura de pelo menos 10^5 unidades (bactérias) formadoras de colônias (ufc) por mL de urina colhida em jato médio de maneira asséptica. Em determinadas circunstâncias (paciente idoso, infecção crônica, uso de antimicrobianos) pode ser valorizado menor crescimento bacteriano; na urina colhida por punção vesical qualquer quantidade de colônias, mesmo uma única, estabelece o diagnóstico. A ITU pode comprometer somente o trato urinário baixo, consistindo na cistite, ou afetar simultaneamente os tratos urinários inferior e superior. Nesse caso, utiliza-se a terminologia infecção urinária alta, caracterizando a pielonefrite. A infecção urinária baixa ou cistite pode ser sintomática ou não. A bacteriúria assintomática (mais frequente em mulher) é definida como a presença (pelo menos 10^5 colônias/mL) da mesma bactéria em duas amostras de urina em paciente que não apresenta sintomas de infecção urinária[7,17,21,26,30,33,35,71]. A simples presença do microrganismo no trato urinário não configura obrigatoriamente infecção; esta irá ocorrer na dependência de certos fatores, quais sejam a virulência do microrganismo, o tamanho do inóculo, a inte-

gridade dos mecanismos de defesa (locais e imunológicos), a integridade anatômica e funcional do sistema urinário, a presença de cateteres (ou de outros corpos estranhos) e a constatação de infecção uretral prévia ou concomitante[33,71,77].

As infecções do trato urinário podem ser complicadas ou não complicadas, as primeiras têm maior risco de falha terapêutica e são associadas a fatores que favorecem a ocorrência da infecção. A ITU é complicada quando ocorre em um aparelho urinário com alterações estruturais ou funcionais, por vezes resultantes de danos inflamatórios causados por repetida infecção bacteriana, ou que apresenta corpos estranhos, ou que foi agredido por processos invasivos. A ITU não complicada é a que ocorre no aparelho urinário sem alterações. As cistites são habitualmente não complicadas, mas podem complicar-se se forem resultantes de cateterismo vesical ou estiverem associadas a cálculo renal ou diabetes descompensado[3,26,30,33,71]. Alguns consideram que a cistite na gestante é naturalmente complicada. As pielonefrites são mais frequentemente complicadas, pois em geral resultam da ascensão de microrganismos do trato urinário inferior, estão associadas à presença de cálculos renais, não raro evoluem para sepse, podem evoluir para pielonefrite crônica e deixar cicatrizes renais que prejudicam a função renal[3,17,26,30,33,34,60].

Tanto a infecção urinária baixa como a alta podem ser agudas ou crônicas e sua origem pode ser comunitária ou hospitalar. Seu diagnóstico repousa fundamentalmente no exame bioquímico e de sedimento da urina e na bacterioscopia e cultura quantitativa da urina colhida em condições assépticas. O teste de sensibilidade aos antimicrobianos é útil nos casos de falência da terapia empírica, nas ITU complicadas e nas adquiridas em hospital[3,26,30,33,60,71]. Na maioria das vezes, a cistite não complicada pode ser diagnosticada clinicamente, dispensando a necessidade de exames subsidiários.

Os agentes etiológicos mais frequentemente envolvidos em ITU adquirida na comunidade são, em ordem de frequência, a *Escherichia coli,* o *Staphylococcus saprophyticus*, espécies de *Proteus, Morganella* e de *Klebsiella* e o *Enterococcus faecalis*. A *E. coli*, sozinha, é responsabilizada por 80% a 90% das infecções do trato urinário adquiridas na comunidade[1,3,7,26,30,33,41,51]. Cepas uropatógenas dessa bactéria apresentam cápsula, fímbrias, adesinas, toxinas e hemolisinas que participam do processo de agressão das vias urinárias e do rim. Essas cepas podem, inclusive, invadir células epiteliais formando nichos intraepiteliais e biofilmes, constituindo-

-se, dessa maneira, reservatórios responsáveis por infecções recorrentes[72]. Possivelmente, fatores genéticos também estão implicados na recorrência de infecção urinária na mulher, na ausência de elementos como cálculos ou alterações estruturais ou funcionais do trato urinário[72].

Quando a ITU é adquirida no enfermo hospitalizado, os agentes etiológicos estão diversificados, de acordo com a gravidade da doença do paciente, o uso e a classe de antibiótico(s) usado(s), as alterações estruturais e/ou funcionais do trato urinário, o uso de cateteres e a manipulação cirúrgica, entre outros. Nas UTIs hospitalares predominam, também, as enterobactérias, havendo redução na frequência de *E. coli* (embora ainda permaneça como a primeira causa), e o crescimento de *Pseudomonas aeruginosa*, *Klebsiella spp.*, *Enterobacter spp.*, *Enterococcus faecalis* e de fungos, com destaque para *Candida spp.*[3,8,20,33,39,51,71,73].

Geralmente, a infecção do trato urinário resulta da migração, por via ascendente, de bactérias a partir da região perineal. A anatomia feminina favorece sua ocorrência, observando-se, nos EUA, a incidência anual de 12% entre as mulheres, e que naquelas com idade de 32 anos metade refere ter tido ao menos um episóido de ITU[35,77]. A instrumentação do trato urinário é outro fator importante na gênese da ITU. Secundariamente, a via hematogênica pode ser responsabilizada, situação em que ocorre predomínio etiológico do *Staphylococcus aureus* e do *Mycobacterium tuberculosis,* inclusive nas infecções do trato urinário presentes em neonatos[33,34,71]. Quando, por indicação médica, o paciente está com cateter urinário, o microrganismo pode atingir a bexiga em três situações: na inserção do cateter e, com menor frequência, na sua retirada; através da luz do cateter, principalmente quando está sendo utilizado sistema coletor de urina aberto; através da interface cateter-mucosa, que ocorre predominantemente quando o sistema coletor de urina for do tipo fechado[8,20,71].

A infecção do trato urinário constitui a segunda mais frequente infecção do ser humano, superada apenas pelas infecções do trato respiratório. Predomina significativamente no sexo feminino, sobretudo nas mulheres com vida sexual ativa, não sendo rara a ocorrência de infecções repetidas. A maior suscetibilidade à infecção no sexo feminino é devida às condições anatômicas: uretra mais curta e sua maior proximidade com a vagina e com o ânus. Outros fatores que aumentam o risco de ITU nas mulheres incluem: ato sexual, uso de certas geleias espermicidas, gestação e o número de gestações, diabetes, estase urinária, sedentarismo, modificações na mucosa vaginal da idosa (resultantes do declínio de estrogênio) e higiene deficiente (mais frequente em pacientes com piores condições socioeconômicas e obesas)[3,7,26,30,71,77]. No adulto do sexo masculino, favorecem a ITU a instrumentação das vias urinárias e a hiperplasia prostática. Adultos do sexo masculino com aids têm infecção urinária assintomática ou sintomática com maior frequência do que os HIV-positivos sem aids ou pessoas não infectadas pelo HIV. No entanto, não há maior risco nos HIV-positivos sem aids, tampouco, a infecção urinária é mais comum em homossexuais masculinos sem aids[19,79].

Nos idosos e em indivíduos hospitalizados as taxas de ITU são elevadas por vários fatores, muitas vezes associados no mesmo paciente, e incluem: faixa etária, instrumentação do trato urinário (com destaque para o cateterismo vesical), pacientes prostáticos, alterações geniturinárias relacionadas com múltiplas gestações, deficiência de estrogênio nas mu-

lheres, presença de cálculos renais e distúrbios neurológicos, entre outros[33,47,56,71,73]. Esses fatores justificam a ocorrência semelhante de ITU em homens e mulheres nessa faixa etária e na condição de internados. Nos hospitalizados submetidos à cateterização, a presença de sistema de drenagem de urina aberto resulta em bacteriúria em 100% dos casos, após 4 dias. Já naqueles com sistema de drenagem de urina fechado, a bacteriúria irá ocorrer em 5% a 10% dos casos, por dia de manutenção do cateter. Note-se que a ITU adquirida em hospital é considerada a principal causa de bacteriemia por bacilos gram-negativos. As ITUs adquiridas em hospital são as nosocomiais mais frequentes em todo o mundo, representando cerca de 50% do total das infecções gerais adquiridas em hospitais e, em custo, 14% do valor total despendido com as infecções nosocomiais[71].

A ocorrência de ITU em crianças está muito relacionada com a presença de anormalidades anatômicas, aqui se destacando o refluxo vesicoureteral. Nos primeiros meses predomina no sexo masculino para, a seguir, progressivamente, predominar no feminino. Nas crianças do sexo feminino, a infecção urinária é muito comum, em consequência do refluxo vesicoureteral que pode ser encontrado em 30% a 50% das crianças com bacteriúria sintomática ou assintomática. A infecção urinária é rara no homem, mas em meninos pode ocorrer devido à presença de fimose[3,48,52,71].

A bacteriúria assintomática pode ser encontrada em cerca de 8% das gestantes, admitindo-se que 25% evoluam para pielonefrite[26,30,71].

DIAGNÓSTICO CLÍNICO[2,3,7,17,21,24,26,30,34,49,71,73]

A infecção do trato urinário baixo (cistite) sintomática exterioriza-se clinicamente pela presença de disúria, urgência miccional, polaciúria, nictúria e dor suprapúbica. Febre não é comum. Na anamnese, a ocorrência prévia de quadros semelhantes, diagnosticados como cistite, deve ser valorizada. O aspecto da urina pode também trazer informações valiosas: urina turva (pela presença de piúria) e/ou avermelhada (pela presença de sangue, causada por cálculo e/ou pelo próprio processo inflamatório).

A infecção do trato urinário alto (pielonefrite ou nefrite tubulointersticial) habitualmente se inicia como um quadro de cistite, acompanhada de febre (em geral superior a 38°C), calafrios e dor lombar, uni ou bilateral. Essa tríade: febre + calafrios + dor lombar está presente na maioria dos quadros de pielonefrite aguda. A dor lombar pode irradiar-se para o abdome ou para o(s) flanco(s) e, com menos frequência, para a virilha, situação que sugere mais fortemente a presença de cálculo, com ou sem infecção, na dependência da presença dos outros sintomas relacionados. Os sintomas gerais de um processo infeccioso agudo podem também estar presentes, e sua intensidade é diretamente proporcional à gravidade da infecção renal. A maioria dos pacientes com pielonefrite refere história prévia de cistite, geralmente detectada nos últimos 6 meses.

DIAGNÓSTICO EPIDEMIOLÓGICO[2,3,7,13,17,20,24,34,39,42,47,51,54,65]

A infecção urinária é comum na mulher com atividade sexual e durante a gestação; em idosas, sobretudo em obesas; em pacientes com diabetes; e naquelas com hábitos de higiene deficientes. Em crianças, devem-se investigar alterações vesicoureterais; em meninas, valorizar a infecção por oxiúros e, em meninos, a presença de fimose. No homem deve ser investigada a hiperplasia prostática, a prática de sexo anal e a higiene precária. Em ambos os sexos os fatores de risco são a presença de cálculos renais, de distúrbios neurológicos e a instrumentação do trato urinário, com destaque para o cateterismo vesical.

DIAGNÓSTICO LABORATORIAL[2,3,17,26,39,34,49,52,60,71,73]

1. *Exame de elementos anormais e sedimento da urina (EAS), também chamado exame da urina I com sedimento urinário ou sumário da urina*: de fácil e rápida realização, esse exame irá fornecer (quando associado à anamnese e ao quadro clínico) dados praticamente patognomônicos para confirmar o diagnóstico de ITU: presença de piúria (leucocitúria), hematúria e bacteriúria. Os valores encontrados são, habitualmente, proporcionais à intensidade da infecção.

2. *Urocultura com contagem de colônias*: a cultura de urina quantitativa, avaliada em amostra de urina colhida assepticamente, em jato médio, poderá fornecer o agente etiológico causador da infecção e trazer subsídios para a conduta terapêutica. Fator limitante à importância da cultura de urina é a demora habitualmente exigida para a obtenção do seu resultado. Na maioria das vezes, a paciente, tratada empiricamente, já está clínica ou mesmo microbiologicamente curada quando o resultado da cultura é fornecido; nessas situações esse exame torna-se inútil, além de dispendioso. Porém, é exame fundamental para o conhecimento epidemiológico da ITU e do padrão de sensibilidade/resistência dos agentes causais. A realização da urocultura é também importante nas seguintes circunstâncias: na pielonefrite, na infecção urinária na gestante e na recorrente, quando ocorre falha terapêutica, quando o paciente for submetido a procedimentos urológicos e em casos de febre de origem desconhecida.

3. *Teste de sensibilidade* in vitro *a antimicrobianos (TSA)*: o antibiograma, como é habitualmente conhecido esse exame, atua complementarmente à urocultura. Na rotina das cistites não complicadas sua utilidade é pequena, haja vista a ação resolutiva da terapia empírica. No entanto, naqueles casos em que ocorre falha desse tipo de terapia, nas pielonefrites e infecções urinárias hospitalares, o resultado do antibiograma é importante. Igualmente, sua importância cresce nas cistites complicadas, quando o risco de insucesso da terapia empírica aumenta. O antibiograma fornecerá os antimicrobianos potencialmente úteis a serem prescritos.

4. *Hemocultura*: esse exame não tem valor em pacientes com cistite. No entanto, diante de um quadro de pielonefrite, torna-se potencialmente valioso; sua positividade, nessa infecção, situa-se entre 25% e 60% e, além da informação do agente etiológico (nem sempre identificável na urocultura), indica o risco de uma sepse, sugerindo uma potencial gravidade.

5. *Exames de imagem*: a ultrassonografia, a tomografia computadorizada e a ressonância magnética têm indicação restrita àqueles casos de cistite/pielonefrite não resolvidos com terapia empírica; assumem maior importância para o diagnóstico de complicações e, também,

para evidenciar alterações estruturais e/ou funcionais do sistema urinário. Entre eles, a ultrassonografia deve ser inicialmente a preferida, considerando-se a relação custo/benefício.

TRATAMENTO

O tratamento das infecções urinárias deve ser distinguido de acordo com a origem comunitária ou hospitalar do enfermo, a localização da infecção e se é complicada ou não. Na abordagem da terapêutica seguiremos principalmente as últimas diretrizes da *European Association of Urology*[26], da *Infectious Diseases Society of America* e da *European Society for Microbiology and Infectious Diseases*[30] e recomendações da *Agence Francaise de Securité Sanitaire des Produits de Santé*[2,3] e da *Canadian Urology Association*[17].

Tratamento da Cistite Comunitária

A terapêutica específica inicial das cistites comunitárias não complicadas deve ser dirigida para o combate à *Escherichia coli*, realizando-se modificações no esquema terapêutico, se necessário, e preferentemente, de acordo com o resultado da urocultura, quando este exame é exigido. Por seu espectro de ação, sua atividade antimicrobiana em vias urinárias e sua administração por via oral, as substâncias antimicrobianas mais utilizadas na terapêutica das infecções urinárias não complicadas de origem comunitária são o sulfametoxazol associado com trimetoprima, as fluoroquinolonas, a fosfomicina, a nitrofurantoína e os antibióticos beta-lactâmicos[2-4 7,12,18,25,30,34,49,53,64,67,68,71]. Por outro lado, a crescente resistência de microrganismos às substâncias antimicrobianas tem sido enfocada com preocupação por diferentes autores nos últimos 10 anos, também no contexto das infecções urinárias[1,7,17,34,41,51,73]. No Brasil, o registro da resistência da *E. coli* a antimicrobianos em diferentes locais do país é exemplificado na Tabela 103.1. Cistites não complicadas causadas por cepas de *E. coli* produtoras de beta-lactamase de espectro ampliado (ESBL) estão sendo crescentemente documentadas; além da resistência aos antimicrobianos beta-lactâmicos, a maioria dessas cepas também é resistente às fluoroquinolonas[35]. Uma questão a ser considerada é a duração ideal do tratamento em termos de eficácia das drogas, adesão pelo paciente, possibilidade de recorrências, risco de efeitos adversos, dose e custo. Tendo em vista essas variáveis, na terapêutica da infecção urinária baixa de origem comunitária deve-se diferenciar aquela que ocorre na mulher pré-menopausa imunocompetente não grávida sem complicação e destacar algumas situações que exigem esquemas terapêuticos específicos, incluídas: infecção no homem, na gestante, no diabético, na paciente idosa, na criança e a infecção recorrente.

Tratamento Empírico da Cistite Comunitária não Complicada na Mulher Jovem e de Média Idade não Grávida

Esquemas Terapêuticos

A cistite adquirida na comunidade, de modo ocasional, por uma mulher em pré-menopausa, sexualmente ativa, imunocompetente e não estando grávida, habitualmente é

TABELA 103.1

Resistência (% Aproximado) de *E. coli* Isolada de Urina de Pacientes com Infecção Urinária Comunitária no Brasil								
Referência	**A**	**B**	**C**	**D**	**E**	**F**	**G**	**H**
Ano	2002	2005	2006	2008	2009	2011	2013	2014
Antimicrobiano								
Ampicilina	39	73	51	56	52	43	44	45
Cotrimoxazol	29	42	44	45	38	43	33	36
Cefalotina	26	-	26	-	41	7	33	10
Ciprofloxacino	3	13	12	11	14	7	14	11
Amoxicilina/Clavulanato	-	-	-	6	6	0	4	3
Ceftriaxona	3	6	-	3	10	0	3	5
Gentamicina	2	2	12	-	4	0	2	9
Nitrofurantoína	6	-	5	2	4	0	6	3
Fosfomicina	-	-	-	1	-	0	-	-

A) 21- Duarte G e cols. Rev Bras Ginecol Obster. 2002;24:471 (Ribeirão Preto. SP).
B) 58a - Poletto K e cols. Rev Soc Bras Med Trop. 2005;38:416 (Goiânia, GO).
C) 3a - Bail L e cols. RBAC. 2006;38:51 (Ponta Grossa, PR).
D) 51- Naber KG e cols. Eur Urol. 2008;54:1164 (Brasil).
E) 8a - Braoios A e cols. J B Patol Med Lab. 2009;45:449 (Pres. Prudente, SP).
F) 57a - Pereira AC e cols. RBAC. 2011;43:96 (Palmas, PR).
G) 11a - Chambô Fº. RBCI Med. 2013;11:102 (Vitória, ES).
H) 66a - Schenkel DF e cols. RBGO. 2014;36:102 (P. Alegre, RS).

causada pela *E. coli* e a terapêutica pode ser orientada sem a necessidade de exames de urina[26,49,54].

Devido à elevada concentração urinária alcançada com a utilização de várias substâncias antimicrobianas, a literatura médica registra uma exuberância de revisões e estudos sobre o tratamento da cistite comunitária não complicada na mulher na pré-menopausa não grávida. As diretrizes norte-americanas e europeias situam a fosfomicina-trometamol, as fluoroquinolonas, a associação de sulfametoxazol com trimetoprima (cotrimoxazol) e a nitrofurantoína como os fármacos antimicrobianos mais indicados para o tratamento da cistite comunitária na mulher pré-menopausa não grávida[2,3,17,27,30].

A fosfomicina é um antibiótico derivado do ácido fosfônico, ativo contra bactérias gram-positivas e gram-negativas, incluindo *Escherichia coli*, *Enterococcus faecalis* e *Staphylococcus aureus*. A atividade contra *Proteus* é variável e não tem boa ação contra *Staphylococcus saprophyticus*. Não é absorvida por via oral e para o tratamento de infecções sistêmicas por germes sensíveis seu uso é feito por via intravenosa (não disponível no Brasil). Elimina-se por via urinária. Seu éster trometamol possibilita sua absorção, insuficiente para ação antimicrobiana sistêmica. Contudo, a fração absorvida elimina-se por via renal e condiciona elevada concentração do antibiótico na bexiga e que se mantém por 48 horas[1,2,13,18,23,67]. Considerando sua notável atividade contra *E. coli*, a raridade de resistência dessa bactéria ao fármaco (Tabela 103.1), a facilidade de administração por via oral com boa tolerância, sua elevada e prolongada concentração em vias urinárias, possibilitando o tratamento com dose única, a fosfomicina-trometamol é considerada de escolha na terapia antimicrobiana das infecções urinárias baixas[2,3,7,23,26,30,51,67].

A eficácia da fosfomicina-trometamol geralmente é superior a 90% de cura clínica e microbiológica, utilizada em adultos na dose referida na Tabela 103.2. Não existe contraindicação à fosfomicina, que é administrada inclusive a crianças, idosos e gestantes, e seus efeitos adversos são mínimos. O produto farmacêutico é apresentado em pó, contido em envelopes, para ser dissolvido em água.

Deve-se enfatizar que a fosfomicina-trometamol deve ser ingerida em jejum, ou longe das refeições, para que seja obtida sua máxima eficácia.

Não se recomendam outros fármacos em terapia de dose única (sulfonamidas, trimetoprima, fluoroquinolonas, beta-lactâmicos), devido à elevada falha terapêutica em curto e em longo prazos[26,30,49,55].

O cotrimoxazol foi considerado durante anos como medicamento de excelência na ITU. Ultimamente, porém, devido à elevada resistência da *E. coli* e outros patógenos urológicos, tornou-se medicamento de incerta eficácia nas ITUs[1,3,26,30,34,40,41,44,49,54,71,73]. Lamentavelmente, também se observam no Brasil elevados índices de resistência ao cotrimoxazol entre cepas uropatógenas de *E. coli* (Tabela 103.1)[1,3a,8a,11a,21,41,51,57a,58a,66a]. Por isso, o cotrimoxazol só está indicado se resultados de urocultura mostrarem sensibilidade do microrganismo ou se na localidade de atendimento comunitário é conhecido o padrão de sensibilidade/resistência da microbiota prevalente nas ITUs. As diretrizes e recomendações atuais indicam o cotrimoxazol na terapia empírica das UTIs somente se o índice de resistência da *E. coli* na comunidade for inferior a 20%[3,26,30]. Dentro desse parâmetro, o fármaco é empregado durante 3 dias, na dose apresentada na Tabela 103.2. O cotrimoxazol tem limitações de uso na gestante e pode causar efeitos adversos digestivos e relacionados com hipersensibilidade. É um medicamento disponível na rede pública de atendimento à saúde.

As fluoroquinolonas situam-se como medicamentos de primeira linha na terapia das cistites, por terem potente atividade antimicrobiana contra bacilos gram-negativos entéricos. Entretanto, têm pequena atividade contra *Enterococcus*. As fluoroquinolonas disponíveis no Brasil: norfloxacino, ciprofloxacino, levofloxacino e gemifloxacino têm atividade antimicrobiana comparável em relação às enterobactérias e existe resistência cruzada entre elas[3,7,12,26,30,55,56]. O moxifloxacino não é recomendado para a terapia de infecções das vias urinárias, por não proporcionar níveis terapêuticos nesse local[13,71,73]. Deve-se considerar que o ciprofloxacino, o levofloxacino e o gemifloxacino são antimicrobianos importantes em outros cenários infecciosos (os dois últimos nas infecções respiratórias e o primeiro em infecções sistêmicas por gram-negativos) e seu uso intensivo na terapia das cistites pode resultar na seleção de bactérias resistentes. Ademais, são fármacos com custo elevado.

As quinolonas são absorvidas por via oral e eliminadas por via renal, concentrando-se nas vias urinárias (exceto o moxifloxacino). Mesmo o norfloxacino, que é absorvido somente em 30% da dose oral administrada, atinge alta concentração na bexiga e uretra. Utilizada na dose de 400 mg a cada 12 horas, essa fluoroquinolona mantém concentração nas vias urinárias 226 superiores à concentração inibitória mínima contra *E. coli*[7]. Assim, nas cistites, o norfloxacino constitui adequada opção dentre as fluoroquinolonas, considerando que atinge concentração microbiologicamente ativa na bexiga, sem concentrar-se nos tecidos de outros sistemas orgânicos, além de ter custo menor do que as fluoroquinolonas sistêmicas[3,7,12,26,30,49,71]. Conquanto a resistência a essa classe de antimicrobianos seja descrita (Tabela 103.1) e esteja em ascensão, especialmente no ambiente hospitalar, esses fármacos habitualmente apresentam eficácia superior a 90% nas cistites comunitárias nas doses apresentadas na Tabela 103.2, utilizados durante 3 dias. É disponível no Brasil uma apresentação farmacêutica do ciprofloxacino de ação prolongada que permite seu uso em dose única diária[32]. As fluoroquinolonas têm limitação de sua prescrição em crianças e gestantes, como veremos adiante, embora atualmente isso seja questionado[4,59,69]. Essas substâncias não são recomendadas se a paciente recebeu a prescrição de uma quinolona nos 6 meses precedentes, pois é possível ter ocorrido modificação de sensibilidade na sua microbiota e o risco de infecção por uma estirpe menos sensível a esses fármacos[3,30].

Não há mais lugar para as quinolonas da primeira geração (ácido nalidíxico, ácido pipemídico e ácido oxolínico) no tratamento de infecções urinárias, devido ao seu espectro de ação limitado, resistência elevada da *E. coli*, utilização por tempo prolongado e poderem favorecer a seleção de mutantes resistentes às quinolonas.

A nitrofurantoína é um derivado nitrofurânico que apresenta atividade antimicrobiana contra *Escherichia coli*, *Staphylococcus saprophyticus* e *Enterococcus faecalis*, mas não é ativa contra *Proteus*. É raro o encontro de estirpes resistentes de uropatógenos habituais. Essa substância é absorvida por via oral e eliminada por via renal, agindo de maneira mais eficaz no meio ácido urinário da bexiga. A nitrofurantoína é administrada no Brasil sob forma macrocristalina, que tem absorção mais lenta, possibilitando espaçar mais o intervalo de doses, e diminui os efeitos adversos para o aparelho digestório. É um dos fármacos preferenciais no tratamento da cistite comunitária, considerando sua eficácia superior a 90% (Tabela 103.1), administração por via oral, boa tolerabilidade, atividade limitada à bexiga e seu baixo custo[1-1b,4,8,18,20,21,30,37,38,41-43].

Regimes de curta duração (3 dias) são menos eficazes com a nitrofurantoína, que é recomendada no esquema de doses apresentado na Tabela 103.3, durante 5 ~~a sete~~ dias. Efeitos adversos graves são raros com a nitrofurantoína. Contudo, descrevem-se pneumonite intersticial e hepatite relacionadas, sobretudo, a fenômenos de natureza imunológica e anemia hemolítca, especialmente em pacientes com deficiência em glicose-6-fosfato desidrogenase e em crianças recém-nascidas cuja mãe estava em uso do fármaco[1b,6,10,18,21,37]. Não há contraindicação do uso de nitrofurantoína em gestantes. No entanto, deve ser evitada na gestante próximo ao parto, pois se descrevem casos de anemia hemolítica neonatal com seu emprego ao final da gestação. Esse fármaco cora a urina em marrom.

Os antibióticos beta-lactâmicos orais, em especial amoxicilina, ampicilina, cefalexina, cefaclor e cefadroxil são, na atualidade, os fármacos com menor eficácia (inferior a 70%) e acompanhados de maior número de recorrências ao serem prescritos para o tratamento das ITUs[1-3,7,10,23,26,30,34,40,41,50,51,55,56]. Por tal motivo, a ampicilina e a amoxicilina não devem mais ser utilizadas na terapia empírica das ITUs e as cefalospo-

TABELA 103.2

Esquemas Terapêuticos* de Curta Duração da Infecção Urinária Baixa não Complicada na Mulher Pré-menopausa	
Fosfomicina-trometamol	1 envelope (3 g), uma única dose
Cotrimoxazol	2 comprimidos (400/80 mg) de 12/12 horas, 3 dias
Norfloxacino	1 comprimido (400 mg) de 12/12 horas, 3 dias
Ciprofloxacino	1 comprimido (250 mg) de 12/12 horas, 3 dias
Ciprofloxacino XR	1 comprimido (500 mg) de 24/24 horas, 3 dias
Levofloxacino	1 comprimido (500mg) em dose única diária, 3 dias
Gemifloxacino	1 comprimido (400 mg) em dose única diária, 3 dias

* As doses apresentadas referem-se a adultos. Ver tratamento da cistite em crianças, adiante.

TABELA 103.3

Esquemas Terapêuticos* de Longa Duração da Infecção Urinária Baixa não Complicada na Mulher Pré-menopausa não Grávida	
Nitrofurantoína	1 comprimido de 100 mg de 12/12 horas, durante 5 dias
Axetil Cefuroxima	1 comprimido de 250 mg, a cada 12 horas, durante 5 dias
Amoxicilina/clavulanato	1 comprimido de 500 mg, a cada 8 horas, durante 5 dias
Cefalexina	1 comprimido de 500 mg, a cada 6 horas, durante 7 dias
Cefadroxil	1 comprimido de 500 mg, a cada 8 ou 12 horas, durante 7 dias
Amoxicilina e ampicilina**	

* As doses apresentadas referem-se a adultos. Ver tratamento da cistite em crianças, adiante.
** Amoxicilina e ampicilina não são mais recomendadas para a terapia de ITU.

rinas orais são mais recomendadas em esquemas alternativos de tratamento na gestante, por 7 dias. No entanto, a axetil cefuroxima e a amoxicilina/clavulanato apresentam melhor eficácia (80% a 90%) e menor recorrência da infecção[1,3,10,26,30,34,49,54,56,71]. Esses dois antibióticos são mais utilizados em situações especiais (gestante, crianças) e têm como óbice seu custo elevado, intolerância digestiva e tempo prolongado de uso. As doses recomendadas são apresentadas na Tabela 103.3.

Em algumas situações os antimicrobianos acima referidos podem sofrer restrições que os contraindiquem. Assim, as quinolonas têm contraindicação em grávidas, em crianças e pacientes a elas hipersensíveis. O cotrimoxazol é contraindicado no início (risco de teratogênese) e no final (risco de kernicterus no recém-nascido) da gravidez e em pacientes com hipersensibilidade e/ou com intolerância ao fármaco. A nitrofurantoína deve ser evitada na gestante perto de parir, pois pode causar anemia hemolítica do recém-nascido. Dos citados, apenas a fosfomicina-trometamol e os beta-lactâmicos (amoxicilina, ampicilina e cefalosporinas orais) não são contraindicados na gravidez, como também não têm contraindicação em crianças; apenas hipersensibilidade e/ou intolerância e, atualmente, a resistência microbiana, podem restringi-los. Evidentemente, para todos os antimicrobianos referidos, a falha terapêutica torna-os inviáveis, impondo-se nesses casos o retratamento com outros fármacos.

As vantagens dos tratamentos de curta duração, preferentemente os de dose única, são evidentes: é maior a adesão ao tratamento, é menor a ocorrência de efeitos adversos, há significativa redução nos custos do tratamento (a nitrofurantoína é um antimicrobiano de baixo custo) e a pressão seletiva para a emergência de microrganismos resistentes é menor[2,26,29,44,49,64,72,76].

Evolução

Não se recomendam exames de urina de controle nas pacientes que ficam assintomáticas com a terapêutica antimicrobiana. Naquelas que não melhoram ou se a sintomatologia reaparecer em um prazo de 2 ou 3 semanas, indica-se a realização de urocultura quantitativa e teste de sensibilidade aos antimicrobianos. Nessa situação, desde que a terapêutica tenha sido realizada corretamente, deve-se supor resistência do microrganismo e um novo tratamento deve ser instituído, com um fármaco diferente do anterior[26,30,48,49,54,71].

Tratamento Empírico da Cistite Comunitária na Grávida[3,4,9,14,21,29,42,43,44,59,64,76]

Esquemas Terapêuticos

Em pacientes grávidas com cistite devem ser realizados, além do exame de urina tipo 1 (valorizando-se leucocitúria e hematúria), a cultura de urina e o teste de sensibilidade a antimicrobianos (antibiograma). Isso porque a morbidade e o possível agravamento da infecção exigem um controle mais rigoroso do tratamento, da evolução e da cura. No entanto, essa conduta não impede que a paciente seja medicada com terapia empírica, embora instituída apenas após a colheita de urina para os exames citados[9]. Pacientes grávidas têm algumas contraindicações relativas a determinados antimicrobianos. Assim, a associação sulfametoxazol + trimetoprima (cotrimoxazol) não é recomendada no 1º trimestre (poten-

cialidade teratogênica da trimetoprima) e no último mês da gestação (risco de kernicterus no recém-nascido); a nitrofurantoína não é recomendada próximo ao parto, devido ao risco de anemia hemolítica do neonato; o uso das quinolonas nas gestantes tem sido condenado, devido ao risco teórico de alteração do crescimento do feto, observado experimentalmente em animais. Essa última contraindicação não encontra subsídio na literatura médica humana, não se conhecendo malformações, prematuridade, retardo de crescimento fetal ou pós-natal e aborto relacionados com a administração do fármaco à gestante[2,32,45a]. Não obstante, fluoroquinolonas só são indicadas na gestante em situações de exceção, como microrganismo resistente a outros antimicrobianos ou impedimento da paciente ser medicada com outro fármaco.

Portanto, o tratamento da cistite na grávida sofre uma redução significativa com relação às drogas potencialmente utilizáveis e repousa, sobretudo na fosfomicina-trometamol, na nitrofurantoína e em antibióticos beta-lactâmicos, apresentadas na Tabela 103.4[1,3,9,10,13,14,21,26,42,49,64,67,71]. Com relação aos beta-lactâmicos, autores de países nórdicos recomendam particularmente o pivmecilinam no tratamento da cistite na grávida, por sua boa atividade contra os microrganismos urinários, boa absorção por via oral, pequeno grau de resistência microbiana, segurança na gestante e boa tolerabilidade[3,13,42]. Esse antimicrobiano não é, porém, disponível no Brasil.

A apresentação da fosfomicina-trometamol é a terapêutica de escolha para a terapia da cistite na mulher grávida, por ser ativa contra E. coli, ter eficácia clínica acima de 95%, não ter contraindicação nessas pacientes, ter boa tolerabilidade e por ser empregada em dose única[3,13,21,26,42,64,76].

TABELA 103.4

Esquemas Terapêuticos da Cistite em Grávidas	
Fosfomicina-trometamol	1 envelope (3 g), uma única dose
Nitrofurantoína	1 comprimido de 100 mg, de 12/12 horas, durante 5 dias
Axetil Cefuroxima	1 comprimido de 250 mg, a cada 12 horas, durante 5 dias
Amoxicilina/clavulanato	1 comprimido de 500 mg, a cada 8 horas, durante 5 a 7 dias
Norfloxacino*	1 comprimido de 500 mg, de 12/12 horas, durante 5 dias
Cefalexina**	1 comprimido de 500 mg, a cada 6 horas, durante 7 dias
Cefadroxil**	1 comprimido de 500 mg, a cada 8 ou 12 horas, durante 7 dias

* Fluoroquinolonas são empregadas na gestante em caráter excepcional.
** Considerar a elevada resistência atualmente observada da E. coli.

Evolução

Nos casos com cura clínica, nova cultura de urina deve ser realizada 1 a 2 semanas após o término do tratamento. Se a urina for estéril, novas culturas devem ser realizadas mensalmente, até o parto.

Tratamento Empírico da Cistite Comunitária no Homem[3,19,26,34,44,49,71]

Esquemas Terapêuticos

A infecção urinária no homem não é habitual. Torna-se mais frequente nos pacientes com idade superior a 60 anos, em função do aumento da glândula prostática, e pode ocorrer nos meninos devido à presença de fimose. Pacientes com aids também apresentam maior incidência da infecção, independente da orientação sexual, mas esse fato não é observado em homens HIV-positivos sem aids, homossexuais ou heterossexuais[19,79]. Os agentes microbianos causadores da cistite no homem são similares aos da mulher. Não existem estudos controlados sobre o tratamento da infecção urinária no homem, recomendando-se as drogas ativas na infecção da mulher, porém por tempo mais prolongado, de pelo menos 7 dias. Se houver prostatite, em geral utilizam-se fluoroquinolonas ou cotrimoxazol, mas o tratamento deve ser estendido por até 30 dias. A nitrofurantoína não é indicada para tratar infecção urinária no homem, por não atingir concentração adequada na próstata, nem no tecido renal.

Os esquemas terapêuticos relacionados na Tabela 103.5 são utilizados no tratamento empírico da infecção urinária baixa no homem, só devendo ser instituídos após a colheita de urina para os exames já referidos. É escassa a literatura sobre o valor da fosfomicina-trometamol em dose única na terapia da cistite no homem, mas os dados existentes indicam eficácia similar à da mulher (90%)[23].

TABELA 103.5

Esquemas Terapêuticos da Infecção Urinária Baixa no Homem	
Norfloxacino	1 comprimido (400 mg) de 12/12 horas, durante 7 dias
Ciprofloxacino	1 comprimido (500 mg) de 12/12 horas, durante 7 dias
Levofloxacino	1 comprimido (500 mg) em dose única diária, durante 7 dias
Cotrimoxazol	2 comprimidos (400/80 mg) de 12/12 horas, durante 7 dias
Fosfomicina trometamol*	3 g/dose única

*Necessários mais estudos.

Evolução

A ocorrência de infecção urinária no homem, particularmente nos idosos, justifica a realização de exame prostático e deve ser acompanhada da avaliação de leucócitos e hemácias em exame de urina tipo 1 e de cultura de urina com antibiograma. Amoxicilina com clavulanato e axetil cefuroxima são opções terapêuticas, como referidas para as mulheres.

Tratamento Empírico da Cistite Comunitária na Mulher Idosa[3,23,26,30,45,47,49,53,56,57,58,61,62,65,70,78]

A infecção urinária é a mais comum e a primeira causa de bacteriemia no idoso, e tende a ser mais complicada nesses pacientes. Entre os fatores que concorrem para a ocorrência da cistite na idosa estão cistocele, incontinência urinaria, resíduo miccional, higiene deficiente, modificações da mucosa vaginal por carência de estrogênio e obesidade. Esses fatores também concorrem para as recorrências de ITU na anciã. Nessas pacientes com sintomatologia clínica deve-se proceder à colheita de urina para a realização dos exames de urina tipo 1, cultura de urina e teste de sensibilidade a antimicrobianos. Essa conduta não impede que se institua o tratamento empírico imediatamente após a colheita de material, visando aos microrganismos gram-negativos. Utilizam-se os mesmos antimicrobianos recomendados para a mulher pré-menopausa.

Recentes informações da literatura médica indicam que as mulheres idosas com cistite comunitária não se beneficiam com prazos prolongados de antimicrobianos e informam que o tratamento de curta duração com fluoroquinolonas ou cotrimoxazol é tão eficaz quanto os tratamentos mais prolongados, como recomendado há algum tempo. A Tabela 103.6 apresenta os esquemas sugeridos para a terapia da cistite comunitária da mulher idosa. Aplicam-se a essas pacientes as mesmas observações sobre o uso de fluoroquinolonas em passado recente (4 a 6 meses anteriores), que contraindicam o seu emprego empírico pela possibilidade de resistência. Em algumas pacientes idosas o emprego de estrogênio tópico pode normalizar a flora vaginal e reduzir o risco de infecções recorrentes[22,68,62].

TABELA 103.6

Esquemas Terapêuticos da Cistite na Idosa	
Fosfomicina-trometamol	1 envelope (3 g), uma única dose
Norfloxacino	1 comprimido (400 mg) de 12/12 horas, durante 3 dias
Levofloxacino	1 comprimido (500 mg) em dose única diária, durante 3 dias
Ciprofloxacino	1 comprimido (500 mg) de 12/12 horas, durante 3 dias
Cotrimoxazol	2 comprimidos (400/80 mg) de 12/12 horas, durante 3 dias
Nitrofurantoína	1 comprimido (100 mg) de 12/12 horas, durante 5 dias

Evolução

Na escolha do esquema terapêutico deve ser considerada a gravidade da doença, a existência de comorbidades, uso prévio de antimicrobianos, condições de vida da pessoa idosa e sua capacidade de seguir as recomendações terapêuticas. Deve-se redobrar os cuidados higiênicos e evitar o sedentarismo.

Tratamento Empírico da Cistite Comunitária no Paciente Diabético[3,24,26,31,44,74]

A infecção urinária tende a ser mais complicada no paciente diabético. Portanto, nesses enfermos, deve-se realizar a colheita de urina para a realização dos exames de urina tipo 1, urocultura e teste de sensibilidade a antimicrobianos e iniciar a terapia empírica, visando diminuir o risco de complicações (pielonefrite, sepse). A conduta terapêutica é similar à referida para a mulher idosa, contudo não há trabalhos que indiquem o tempo adequado do tratamento.

Considerando a possibilidade de agravamento, os pacientes diabéticos são considerados como casos complicados e o tempo de tratamento mais prudente é de 7 a 14 dias, como sugerido na Tabela 103.7. Na literatura médica são poucos os trabalhos sobre a fosfomicina-trometamol na terapia da cistite no paciente diabético[50a]. Provavelmente, o esquema terapêutico e a eficácia são similares aos do uso do fármaco na mulher não diabética.

TABELA 103.7

Esquemas Terapêuticos da Cistite no Paciente Diabético	
Nitrofurantoína	1 comprimido (100 mg) de 12/12 horas, durante 7 dias
Norfloxacino	1 comprimido (400 mg) de 12/12 horas, durante 7 dias
Levofloxacino	1 comprimido (500 mg) em dose única diária, durante 7 dias
Ciprofloxacino	1 comprimido (500 mg) de 12/12 horas, durante 7 dias
Cotrimoxazol	2 comprimidos (400/80 mg) de 12/12 horas, durante 7 dias
Fosfomicina-trometamol*	

*Possivelmente adequada. Necessários estudos conclusivos.

Evolução

Nos casos com cura clínica, nova cultura de urina deve ser realizada 1 a 2 semanas após o término do tratamento.

Conduta na Bacteriúria Comunitária Assintomática[26,30,34,49,52,53,61,64,65,71]

Bacteriúria assintomática é um evento comum e determinado quando um indivíduo realiza um exame de urina de rotina e é encontrada no exame do sedimento urinário. A tendência é a involução espontânea, sem necessidade de intervenção medicamentosa. Dessa maneira, não há indicação de terapia antimicrobiana na bacteriúria assintomática da mulher sexualmente ativa não grávida, da idosa, do homem, do indivíduo diabético e da criança após idade de 2 anos. Na gestante, devido às alterações anatômicas e fisiológicas que ocorrem nesse período, a bacteriúria assintomática tem uma probabilidade muito maior de evoluir para pielonefrite; em função desse maior risco, a terapêutica é compulsória.

O esquema terapêutico a ser prescrito é o mesmo indicado para a infecção sintomática na grávida, embora não exista consenso sobre o tema. Existem evidências de que o tratamento de curta duração por 3 dias, utilizando a nitrofurantoína ou os beta-lactâmicos, é tão eficaz e mais bem tolerado que o tratamento prolongado por 7 dias[9]. Com o emprego da fosfomicina-trometamol, a terapêutica pode ser realizada em dose única[15,49]. Se ocorrer recorrência da bacteriúria assintomática, realizar o tratamento por um período mais longo (7 a 10 dias) de acordo com o agente infeccioso isolado em urocultura e sua sensibilidade aos antimicrobianos.

Tratamento Empírico da Cistite Comunitária em Crianças[2,26,44,48,52,70]

A infecção do trato urinário (ITU) na criança não é um evento raro, estimando-se que, aos 7 anos de idade, 2% de meninos e 8% de meninas tenham tido esse tipo de infecção. Recomenda-se que em criança com febre de origem indeterminada por mais de 24 horas deve ser realizado um exame de elementos anormais e sedimento da urina (EAS; urina tipo 1), considerando a dificuldade em avaliar queixas específicas, sobretudo no recém-nascido e no lactente[2,52]. A Tabela 103.8

TABELA 103.8

Sintomas e Sinais de Infecção Urinária na Criança		
Idade	**Sintomatologia mais Comum**	**Sintomatologia menos Comum**
Menor que 3 meses	Febre Vômito Letargia Irritabilidade Recusa alimentar	Baixo peso Cólicas abdominais Icterícia Hematúria Urina fétida
Maior que 3 meses – Pré-verbal	Febre Vômito Recusa alimentar Irritabilidade Dor abdominal	Letargia Hematúria Urina fétida Baixo peso
Maior que 3 meses – Verbal	Disúria Polaciúria Incontinência urinária Dor abdominal	Dor lombar Irritabilidade Vômito Urina fétida Urina turva Hematúria

Fonte: NICE[39].

apresenta a sintomatologia que orienta o médico para o diagnóstico de ITU na criança.

No menino, a infecção urinária é habitualmente decorrente da presença de fimose, enquanto na menina devem ser investigados os hábitos de higiene e excluída a presença de infecção concomitante por oxiúros. Em ambos pode resultar de uropatias congênitas. Nas crianças com sintomatologia sugestiva, deve-se proceder à colheita de urina para a realização dos exames: EAS (urina tipo 1), cultura de urina e teste de sensibilidade a antimicrobianos. Se necessário, a colheita da urina deve ser feita por sonda vesical ou punção suprapúbica.

Criança com menos de 3 meses com ITU deve ser admitida em hospital e receber antimicrobianos por via intravenosa. A cefotaxima ou a ceftriaxona são escolhas adequadas nesses casos, mantidas por 3 ou 4 dias. Continua-se essa terapêutica até completar 10 dias ou, dependendo da evolução clínica favorável, passa-se ao uso de antimicrobianos por via oral, de acordo com o resultado da cultura da urina (cotrimoxazol, nitrofurantoína, cefalexina, amoxicilina/clavulanato).

Nas crianças com mais de 3 meses, o tratamento empírico deve ser instituído após a colheita de urina para a realização dos exames citados, preferindo-se a nitrofurantoína, o cotrimoxazol e os antibióticos beta-lactâmicos. A duração do tratamento tem sido motivo de controvérsias, mas 3 a 5 dias é um prazo adequado, na dependência do medicamento utilizado, conforme referido na Tabela 103.9. São escassos os informes sobre o emprego da fosfomicina-trometamol na infância, mas há referências de boa eficácia na cistite infantil utilizada na dose única de 1 g em crianças com menos de 1 ano de idade e com a dose única de 2 g nas com mais de 1 ano de idade[23]. Fluoroquinolonas, usualmente, não são indicadas para crianças devido ao risco, teórico, de provocarem alterações de crescimento ósseo[2,26,52,69], assim como são contraindicadas nas gestantes pelo mesmo motivo. Contudo, não há relatos desse paraefeito ocorrer na espécie humana. Quinolonas podem causar artropatias, tendinopatias, polineurites em crianças, da mesma maneira como causam em adultos, isto é, raramente. A Academia Americana de Pediatria aceita o emprego de fluoroquinolonas em certas situações de indicação precisa, entre as quais infecções urinárias causadas por microrganismos gram-negativos multirresistentes e *Pseudomonas aeruginosa*[15a].

TABELA 103.9

Esquemas Terapêuticos da Cistite na Criança	
Cotrimoxazol	Durante 3 a 5 dias (8 mg/kg/dia de trimetoprima, fracionada de 12/12 horas)
Cefalexina	Durante 5 a 7 dias (30 mg/kg/dia, fracionada de 6/6 horas)
Cefadroxil	Durante 5 a 7 dias (30 mg/kg/dia, fracionada de 12/12 horas)
Amoxicilina/ Clavulanato	Durante 5 a 7 dias (30 a 40 mg/kg/dia, fracionada de 8/8 horas)
Nitrofurantoína	Durante 5 dias (5 a 7 mg/kg/dia, fracionada de 6/6 ou de 8/8 horas)
Fosfomicina-trometamol*	

*Possivelmente adequada. Necessários estudos conclusivos.

Tratamento da Infecção Urinária Alta (Pielonefrite) de Origem Comunitária

O espectro de agentes etiológicos é semelhante tanto nas infecções do trato urinário baixo (cistite) como nas do trato urinário alto (pielonefrite), quando agudas, não complicadas e de origem comunitária: *Escherichia coli* (70% a 95%), *Staphylococcus saprophyticus* (5% a 20%) e, ocasionalmente, *Proteus mirabilis, Klebsiella spp.* e *Enterococcus* (principalmente *E. faecalis*)[3,26,30]. O diagnóstico fundamenta-se no quadro clínico, no exame de elementos anormais e do sedimento de urina e urocultura quantitativa com antibiograma. A ultrassonografia abdominal está indicada e, nos pacientes hospitalizados, a hemocultura também está indicada. O quadro clínico é o das cistites, acrescido de febre e dor lombar frequente, por vezes ausente, que se irradia para os genitais, mais frequentemente unilateral. Vômitos e meteorismo abdominal muitas vezes estão presentes. Os pacientes com maior gravidade (febre alta, calafrios, hipotensão arterial, vômitos persistentes) devem ser hospitalizados e receber terapia antimicrobiana por via parenteral, pelo menos inicialmente por 2 a 3 dias. A internação pode ser motivada por questões sociais e de maior risco: idosos, gestantes, dificuldades em seguir a prescrição médica, dificuldades no acompanhamento do tratamento.

No tratamento da pielonefrite devem-se selecionar antimicrobianos ativos contra os patógenos urinários, que deem concentração terapêutica no parênquima renal e de baixa toxicidade renal. O tratamento deve ter a duração de pelo menos 7 dias nos quadros menos graves, e de 14 dias nos de maior gravidade. Tratamentos de curta duração resultam em recaída da pielonefrite em 50% dos casos[46].

Tratamento Empírico da Pielonefrite Aguda de Origem Comunitária na Mulher não Gestante, no Homem, na Idosa, no Diabético[3,24,26,30,57,60,61,65,71,73,74,77]

Tratamento Ambulatorial

É indicado nos casos de menor gravidade e realizado por via oral, durante 7 a 10 dias.

- *Antimicrobianos de primeira escolha:* fluoroquinolonas – levofloxacino (500 mg, dose única diária) ou ciprofloxacino (500 mg, 12/12 horas). A vantagem do levofloxacino é a maior adesão, em função da dose única diária. Fármacos de segunda escolha, usados por via oral, porém dotados de menor eficácia: sulfametoxazol/trimetoprima (800 mg/160 mg de 12/12 horas), axetil cefuroxima (500 mg de 8/8 horas) e amoxicilina/clavulanato (500 mg de 8/8 horas). O norfloxacino e a nitrofurantoína não são indicados por atingirem baixa concentração renal.

Tratamento Hospitalar

Tratamento durante 14 dias, iniciar por via intravenosa (IV) e, após evidente melhora clínica, alternar para via oral[60].

- *Fármacos de escolha: fluoroquinolonas:* levofloxacino (500 mg dose única diária) e ciprofloxacino (500 mg de 12/12 horas). Fármacos opcionais: ceftriaxona (1 a 2 g em dose única diária), amoxicilina/clavulanato (500 mg de 8/8 horas), ertapeném (1 g, dose única diária), gentamicina (3 mg/kg/dia), aztreonam (1 g de 8/8 horas).

Evolução após Tratamento Ambulatorial ou Hospitalar

Paciente assintomático: cura. Nova urocultura após 2 a 4 semanas. Alta.

- *Persistência ou piora clínica:* urocultura quantitativa com teste de sensibilidade a antibióticos (TSA), ultrassonografia (US), tomografia computadorizada (TC). Terapêutica escolhida de acordo com os resultados dos exames e o *status* clínico[55].

Tratamento Empírico da Pielonefrite Aguda de Origem Comunitária na Gestante[3,22,26,30,60]

Tratamento Hospitalar

A pielonefrite ocorre em 1% a 2% das mulheres grávidas e surge principalmente no 2º ou 3º trimestres. É considerada grave, porque se acompanha de risco de aborto, parto prematuro, baixo peso do recém-nascido, mortalidade perinatal e anemia, hipertensão arterial e sepse materna. O tratamento antimicrobiano deve ser realizado em hospital, privilegiando o emprego da ceftriaxona (2 g/dose única diária) ou da cefotaxima (1 g, de 8/8 horas) por via IV. Em gestantes com alergia às penicilinas e às cefalosporinas, a alternativa é o aztreonam (1 g, a cada 8 ou 12 horas). Ouras opções terapêuticas são ertapeném (1 g, dose única diária), amoxicilina/clavulanato (500 mg, de 8/8 horas, piperacilina/tazobactam (4,5 mg, de 12/12 horas). Excepcionalmente, a gentamicina poderá ser utilizada (3 mg/kg/dia, em dose única diária). A duração é de 14 dias.

Evolução

O tratamento pode ser modificado na dependência do resultado da urocultura e testes de sensibilidade. É possível, com a melhora da enferma, dar continuidade ao tratamento em regime domiciliar (amoxicilina/clavulanato, axetil cefuroxima, cefalexina, cefadroxil, gentamicina).

Tratamento Empírico da Pielonefrite Aguda de Origem Comunitária na Criança[2,26,40,52,60]

Tratamento Ambulatorial

Crianças com mais de 3 meses sem sinais de gravidade podem ser medicadas por via oral, preferindo-se a amoxicilina/clavulanato, axetil cefuroxima, a cefalexina ou o cefadroxil, em doses proporcionais ao peso da criança, por 10 dias. O cotrimoxazol é opção na dependência da sensibilidade do microrganismo revelada ao antibiograma.

Tratamento Hospitalar

Crianças com menos de 3 meses ou crianças maiores com quadro grave devem ser admitidas em hospital e receber antimicrobianos por via intravenosa. A cefotaxima ou a ceftriaxona são escolhas adequadas nesses casos, mantidas por 3 ou 4 dias. Continua-se a terapêutica até completar 10 dias, por via oral, com antimicrobiano que se mostre mais adequado, de acordo com o resultado da cultura da urina (cotrimoxazol, cefalexina, cefadroxil, axetil cefuroxima, amoxicilina/clavulanato). O tratamento pode ser mantido em hospital até completar 10 dias, na dependência de questões sociais e econômicas.

Tratamento da Infecção Urinária de Origem Hospitalar[8,11,20,26,33,39,52,60,71]

A infecção urinária nosocomial é responsável por cerca de 40% das infecções hospitalares[33]. A maior gravidade das doenças apresentadas pelos pacientes, a idade mais avançada, a debilidade causada por doença ou desnutrição, a colocação de cateteres de drenagem, a manipulação urológica e a longa permanência acamado são fatores que contribuem para a ocorrência da infecção urinária no enfermo hospitalizado. Considerando a variedade de microrganismos infectantes no ambiente hospitalar e a variação em sua sensibilidade, o tratamento da infecção urinária baixa ou alta em paciente hospitalizado deve fundamentar-se no isolamento da bactéria na urocultura e na sensibilidade demonstrada ao antibiograma. As bactérias mais frequentes são as gram-negativas, incluindo as enterobactérias e os não fermentadores (*P. aeruginosa, Acinetobacter, S. maltophilia*), os enterococos e os estafilococos.

Os pacientes internados com infecção urinária podem evoluir para sepse; por isso é essencial o rápido início de terapia antimicrobiana apropriada para o combate ao microrganismo agressor. Nessas situações, é importante e necessária a informação sobre a sensibilidade dos microrganismos mais frequentemente isolados na instituição, obtida das Comissões de Controle de Infecção Hospitalar, para que seja instituída uma terapêutica empírica até que se obtenha o resultado das culturas. A terapêutica antimicrobiana deve ser iniciada tão logo sejam colhidas amostras de sangue e de urina para as culturas com antibiograma e realizada por via intravenosa.

Nos casos de maior gravidade, em que é necessária a terapêutica de urgência, o tratamento empírico inicial visa, sobretudo, às enterobactérias e à *P. aeruginosa*; por isso, indicam-se antibióticos beta-lactâmicos, aminoglicosídeos e fluoroquinolonas com atividade antipseudomonas e que, concomitantemente, atuem sobre outros bacilos não fermentadores e gram-negativos entéricos com selecionada resistência. Nesse sentido, podem ser utilizados ciprofloxacino isoladamente ou associações de aminoglicosídeos com cefalosporinas de terceira ou quarta geração ou penicilinas (ticarcilina, piperacilina) combinadas a inibidores de beta-lactamases. Pode, ainda, ser necessária a administração de monobactâmicos (aztreonam), carbapenemas e, mesmo, polimixinas, na dependência da resistência do microrganismo, conforme referido na Tabela 103.10.

TABELA 103.10

Opções Terapêuticas para a Infecção Urinária Hospitalar*	
Cefepima	1 g, a cada 6 ou 8 horas
Ceftazidima	1 g, a cada 6 horas
Ciprofloxacino	200 mg a 400 mg, cada 12 horas
Piperacilina/tazobactam	4,5 g, a cada 6 horas
Ticarcilina/ácido clavulânico	3,1 g, a cada 4 ou 6 horas
Gentamicina	5 mg/kg, dose única diária
Aztreonam	1 g, a cada 8 horas
Imipeném	500 mg a 1 g, a cada 6 horas
Meropeném	1 g, a cada 8 horas
Polimixina B	1,5 mg/kg, a cada 12 horas

* Doses em adultos, por via intravenosa.

Infecção Urinária Recorrente – Profilaxia[3,22,26,30,35,52,58,63,68,71]

Infecção urinária recorrente é a ocorrência de três ou mais episódios de infecção urinária sintomática no período de 1 ano ou duas no período de 6 meses, após ter havido a resolução do episódio anterior. Mais frequentemente ocorre na mulher e é comum na gestante, na idosa e na criança. Resulta habitualmente de reinfecção por um novo patógeno (usualmente *E. coli*); raramente é devida à persistência nas vias urinárias da bactéria que causou um episódio prévio. Contudo, essa última hipótese é observada especialmente em homens, pela localização da bactéria na próstata. Também é possível em pacientes com cálculos renais.

Entre os fatores que concorrem para a ITU recorrente estão cistocele, resíduo miccional, defeitos anatômicos, incontinência urinária, presença de cálculos, gravidez, higiene precária, redução de estrogênio com o envelhecimento, bexiga neurogênica, cateter vesical, trauma e espermicidas (que alteram a microbiota vaginal e favorecem a colonização de uropatógenos). Nas mulheres com vida sexual ativa, a relação sexual é o principal fator da recorrência de ITU. A profilaxia da infecção urinária recorrente pode ser realizada pelo uso de antimicrobianos e por meios biológicos, discutidos a seguir.

Uso Profilático de Antimicrobianos na Recorrência da Infecção Urinária[2,3,16,17,26,30,35,38,46,52,63,65,68,71,77]

O uso profilático de antimicrobianos tem por finalidade básica reduzir a frequência das recorrências. Não está recomendado para crianças e seu emprego em idosos é controverso. Para evitar a recorrência que ocorre em mulher pré-menopausa podem-se utilizar três estratégias de uso de fármacos: pós-coito, contínuo ou autoadministrado (Tabela 103.11).

Qualquer que seja a estratégia, as recorrências diminuem ou cessam durante seu emprego; não raro, porém, retornam com a retirada do antimicrobiano. Os antimicrobianos mais utilizados são o cotrimoxazol, a nitrofurantoína e as fluoroquinolonas. Dentre estas, é recomendável evitar o emprego do ciprofloxacino e do levofloxacino nos esquemas profiláticos, preservando sua ação antimicrobiana para o tratamento

de infecções respiratórias e em outros sistemas orgânicos; prefere-se, então, o norfloxacino por sua ação localizada no trato urinário baixo.

A administração após a relação sexual está indicada nas mulheres que nitidamente relacionam a recorrência com o coito. Uma dose plena do antimicrobiano é tomada pela paciente após (ou pouco antes) a cópula. Evidentemente, é uma estratégia adequada em mulheres que têm relações sexuais esporádicas, não se aplicando às que se relacionam sexualmente com frequência diária. A eficácia do método independe do tipo de fármaco utilizado, desde que o microrganismo seja sensível.

A profilaxia com uso contínuo é realizada com a nitrofurantoína. É o fármaco que melhor atende ao desejado, com eficácia comprovada, risco inexpressivo de efeitos adversos, comodidade posológica de um comprimido ao dia e cuja utilização prolongada não tem se acompanhado de aumento de resistência bacteriana. A paciente é instruída a ingerir o medicamento uma vez ao dia, preferentemente à noite, durante 6 meses a 1 ano. Embora seja a metodologia de prevenção de recorrência de ITU mais utilizada, não é a ideal, exatamente pela possibilidade de poder selecionar em longo prazo microrganismos resistentes.

A profilaxia pela autoadministração de fármacos ativos é a estratégia ideal, na qual a paciente inicia o tratamento antimicrobiano ao reconhecer o início dos sintomas da cistite. Não é necessário exame de urina e a paciente deve receber prescrições para 3 dias de uso do medicamento selecionado previamente pelo médico. É uma metodologia que depende da motivação, da capacidade de entendimento e da habilidade da paciente, mas é a mais adequada por limitar o uso de antimicrobiano à situação em que ele é necessário e, com isso, reduzir a pressão de seleção de germes resistentes. A paciente deve ser alertada para procurar atendimento médico se não houver resolução da sintomatologia dentro de 48 horas, para receber nova orientação.

Na gestante, a profilaxia de infecção recorrente é recomendada, utilizando-se as mesmas estratégias da mulher não gestante, mas evitando-se o uso de fluoroquinolonas e, no final da gestação, de cotrimoxazol (Tabela 103.12). A presença de sintomas irá justificar exames laboratoriais (urina 1, cultura e antibiograma) para controle de cura.

Na paciente idosa com cistites recorrentes recomenda-se, após tratamento da recorrência, avaliar os possíveis fatores de risco: cistocele, incontinência urinária, aumento (maior que

TABELA 103.11

Quimioprofilaxia da Infecção Urinária Recorrente na Mulher Sexualmente Ativa	
Quimioprofilaxia Pós-coito (dose única)	Cotrimoxazol – 80 + 400 mg/dose
	Nitrofurantoína – 100 mg/dose
	Norfloxacino – 200 mg/dose
	Ciprofloxacino – 250 mg/dose
	Cefalexina – 250 mg/dose
	Cefaclor – 250 mg/dose
Quimioprofilaxia contínua	Nitrofurantoína – 100 mg/24 h
Automedicação	Cotrimoxazol – 80 + 400 mg/12 h – 3 dias
	Norfloxacino – 200 mg/12 h – 3 dias
	Nitrofurantoína – 100 mg/12 h – 5 dias
	Ciprofloxacino – 250 mg/12 h – 3 dias

TABELA 103.12

Quimioprofilaxia da Infecção Urinária Recorrente na Gestante	
Quimioprofilaxia pós-coito (dose única)	Nitrofurantoína – 100 mg/dose
	Cefalexina – 250 mg/dose
	Cotrimoxazol – 80 + 400 mg/dose
Quimioprofilaxia contínua	Nitrofurantoína – 100 mg/dia, até o parto*
Automedicação	Fosfomicina-trometamol – 3 g/dose única
	Nitrofurantoína – 100 mg/12 h – 5 dias
	Cotrimoxazol – 80 + 400 mg/12 h – 3 dias*

*Não usar próximo ao parto.

50 mL) do volume urinário vesical residual, higiene perineal. A introdução de esquema profilático não é consensual; o uso de estrógeno sob a forma de creme vaginal reduz a frequência das recorrências. Crianças que apresentam recorrência da infecção urinária frequentemente têm algum tipo de uropatia, particularmente refluxo vesicoureteral, havendo o risco de lesão renal. O uso profilático de antimicrobianos não está adequadamente definido nessa circunstância.

Profilaxia da Infecção Urinária Recorrente por Meios Biológicos[5,16,22,26,28,36-38, 45-47,50,52]

A crescente preocupação sobre o aumento da resistência bacteriana e sua relação com o emprego terapêutico ou profilático de antimicrobianos, além dos efeitos adversos provocados por esses fármacos, conduziu à busca de métodos alternativos de profilaxia das recorrências urinárias. Ingestão adequada de líquidos, reorientação sobre práticas sexuais (evitar o sexo anal-vaginal), micção após o coito, esvaziamento vesical ao urinar (evitando resíduos de urina na bexiga), manter a frequência da micção (evitar "prender a urina"), cuidados higiênicos mais rigorosos da genitália e correções cirúrgicas que normalizem a função urinária (correção de cistocele, correção de fimose, tratamento de cálculos urinários) são medidas que contribuem para a redução ou, mesmo, o término das recorrências. Outras medidas estão relacionadas ao emprego de cremes com estrogênio, de suco ou extrato de *cranberry*, emprego de probióticos e de interferência bacteriana e métodos imunológicos.

Uso Tópico de Estrogênio[3,17,22,26,47,58]

Alterações hormonais introduzidas pela menopausa, com redução de estrogênio, provocam alterações tróficas urogenitais que modificam a microbiota vaginal, tomando parte importante na patogênese da infecção urinária em mulheres idosas. Em mulheres na pré-menopausa, os estrogênios condicionam a colonização da vagina por lactobacilos, que mantêm o pH vaginal ácido, dessa maneira inibindo o crescimento de inúmeros uropatógenos. Na idosa, a atrofia vaginal provoca o aumento da colonização local por enterobactérias, predispondo à ocorrência de repetidas cistites.

O uso tópico vaginal de estrogênio nas idosas, principalmente do estriol, torna o meio mais ácido, diminui a colonização de bacilos gram-negativos entéricos e reduz a recorrência de ITU. O mesmo não ocorre com o emprego de estrogênio por via oral. Dessa maneira, é recomendável nas mulheres idosas o emprego de creme vaginal de estriol, na dose de 0,5 mg/dia.

Emprego de Cranberry[3,5,17,26,28,30,38]

Há longo tempo, com a finalidade de evitar a repetição de cistites, cidadãs americanas têm o hábito de ingerir o suco ou o concentrado de *cranberry*, uma fruta (*Vaccinium macrocarpon*) cultivada no Canadá e nos EUA, e conhecida pelo nome oxicoco, em português. O possível efeito desse fitoterápico é atribuído à ação de proantocianidinas existentes na fruta, que inibem a adesão de *E. coli* ao epitélio urogenital. Citações na literatura médica são conflitantes sobre a ação profilática dessa fruta na recorrência de cistites comunitárias, algumas valorizando, outras refutando sua importância. A pendência parecia resolvida com a revisão da Cochrane, em 2008, envolvendo estudos de boa qualidade, que concluiu haver evidências de que o suco do *cranberry* pode reduzir o número de ITUs em um período de 12 meses em mulheres com cistite recorrente. A divergência, no entanto, continua, pois em 2011 Barbosa-Ceznik e cols.[2a], em estudo bem desenhado, concluíram o contrário, de que o suco de *cranberry* não reduziu a recorrência de ITU num período de 6 meses.

Recomenda-se cautela com o uso do *cranberry* em pacientes com cálculo renal, pois a fruta é rica em oxalato. Esse fitoterápico é contraindicado em pessoas em uso de varfarina, pois substâncias flavonoides presentes no oxicoco podem inibir enzimas presentes no citocromo P-450 que metabolizam o anticoagulante, causando sua elevação no sangue. O suco e o extrato de *cranberry* não têm ação terapêutica na infecção urinária e seu possível valor profilático é dirigido para mulheres jovens e de meia-idade, não se aplicando em homens, em crianças, em idosos e em pessoas com cateter vesical. Embora não seja conhecida a dose mais adequada, em geral é ingerido um copo do suco ou uma cápsula com o extrato da fruta a cada 12 horas.

A utilização do *cranberry* por longo tempo pode não ser aceitável, referindo-se que cerca de 55% de mulheres abandonam o consumo do produto antes de 1 ano, devido à intolerância digestiva (náuseas) e ao aumento de peso (excesso de ingestão de calorias). Ademais, deve-se considerar que no Brasil os derivados dessa fruta são importados e suas apresentações têm custo que não pode ser suportado por grande parte da população.

Probióticos[2,3,6,17,75]

Probióticos são microrganismos benéficos utilizados para melhorar a saúde do homem e de outros animais. Compreendem basicamente bactérias e fungos inofensivos que são utilizados para ocupar um nicho e, em consequência, excluir um microrganismo patogênico desse nicho. Os probióticos têm se revelado importantes antagonistas de bactérias patogênicas intestinais, seja produzindo substâncias que competem com receptores dos microrganismos ou de suas toxinas, ou atuando diretamente contra o agente patogênico. Ademais, estimulam mecanismos de imunidade, especialmente a produção de IgA e a atividade fagocítica de macrófagos, exercendo efeito trófico benéfico e estimulando os mecanismos de defesa. Os *Lactobacillus* (*L. rhamnosus* e *L. fermentans*), chamados de bacilos de Doderlein, compõem preponderantemente a microbiota vaginal e agem como barreira à ascensão de bactérias patogênicas para a bexiga, podendo exercer, assim, efeito profilático da infecção urinária.

Embora alguns estudos mostrem o efeito benéfico de supositórios vaginais contendo *Lactobacillus* na prevenção da infecção urinária, esse efeito só é observado com algumas estirpes de *L. ramnosus* e *L. crispatus*, faltando maior conhecimento sobre a estabilidade de tais produtos, bem como sobre sua real eficácia. Na atualidade é inconclusivo o valor de supositórios com *Lactobacillus* na prevenção da ITU recorrente.

Interferência Bacteriana[16,37]

Pacientes com bexiga neurogênica resultante de lesão da medula espinhal sofrem constantemente de infecção urinária recorrente. As medidas para evitar esse fato, como uso prolongado de antimicrobianos, mudança de cateter vesical, irrigação da bexiga com antimicrobianos, emprego de antissépticos no meato uretral, são de limitada eficácia. Uma medida que vem mostrando bons resultados na profilaxia da ITU recorrente nesses pacientes é a interferência bacteriana provocada pela inoculação na bexiga de estirpes não patogênicas de *Escherichia coli*. A introdução da cepa *E. coli* 83972 ou da cepa *E. coli* HU2117 na bexiga possibilita o crescimento e a colonização do local por essas bactérias, com isso interferindo no desenvolvimento de microrganismos patogênicos.

O princípio desse método é similar ao do uso de probióticos, mas utilizam-se microrganismos habitualmente causadores de infecção urinária (*E. coli*), com a característica de não serem patogênicos, mas capazes de interferir competitivamente com as estirpes patogênicas que invadirem a bexiga. Estudos comparativos com pacientes nos quais foi inoculada solução salina na bexiga revelam que, nestes, em 70% ocorreu pelo menos um episódio de ITU ao final de 1 ano, enquanto nos inoculados com a bactéria não patogênica a infecção ocorreu em 29%[10b]. A metodologia consistiu em inocular a *E. coli* não patogênica duas vezes ao dia, durante 3 dias, através da sonda vesical. Novos estudos são necessários para validar e melhorar essa estratégia de prevenção da recorrência da ITU.

IMUNOTERAPIA[17,36,44A,50]

A imunoterapia com extratos de *E. coli* administrados por via oral ou o emprego de vacinas preparadas com essa bactéria e aplicadas topicamente por via vaginal são recentes estratégias visando a prevenção de ITU recorrente. O extrato de *E. coli*, produzido com várias estirpes do germe administrado por via oral poderia estimular macrófagos e linfócitos T e B na placa de Peyer, com produção de IgA e interferon, com isso inibindo a ação do microrganismo no uroepitélio. Os estudos realizados recomendam uma cápsula do lisado bacteriano diariamente durante 3 meses. Não existem recomendações conclusivas sobre esse método preventivo. Quanto à imunização da mucosa vaginal com supositórios vaginais com vacinas multivalentes formuladas com uropatógenos, os estudos são promissores, mas ainda iniciais.

REFERÊNCIAS BIBLIOGRÁFICAS

1. Andrade SS et al. Increased resistance to first-line agents among bacterial pathogens isolated from urinary tract infections in Latin America: time for local guidelines? Mem Inst Oswaldo Cruz. 2006;101:741-48.
2. Agence Française de Sécurité Sanitaire des Produits de Santé. Diagnostic et Antibiotherapie dês Infections Urinaires Bacteriennes Communautaires du Nourrison et de L'Enfant. Paris, Fevereiro 2007. 10 p. Disponível em: http://www.infectiologie.com/site/medias/_documents/consensus/afssaps-inf-urinaires-enfant-reco.pdf. Acessado em: dez. 2011.
3. Agence Française de Sécurité Sanitaire des Produits de Santé. Diagnostic et Antibiotherapie dês Infections Urinaires Bacteriennes Communautaires ches l'Adulte. Paris, Junho 2008. 75 p. Disponível em: http://www.infectiologie.com/site/medias/_documents/consensus/afssaps-inf-urinaires-adulte-argumentaire.pdf. Acessado em: dez. 2011.
3a. Bail L, Ito CAS, Esmerino LA. Infecção do trato urinário: comparação entre o perfil de suscetibilidade e a terapia empírica com antimicrobianos. Rev Bras Analises Clínicas (RBAC). 2006;38:51-56.
4. Bar-Oz B et al. The safety of quinolones-a meta-analysis of pregnancy outcomes. Eur J Obstet Gynecol Reprod Biol. 2009;143:75-78.
5. Barbosa-Cesnik C, Brown MB, Buxton M. Cranberry juice fails to prevent recurrent urinary tract infection: results from a randomized placebo-controlled trial. Clin Infect Dis. 2011;52:23-30.
6. Barrons R, Tassone D. Use of Lactobacillus probiotics for bacterial genitourinary infections in women: a review. Clin Ther. 2008;30:453-68.
7. Bergogne-Berezin E. Infections urinaires basses: épidémiologie bactérienne et recommandations. Prog Urol. 2008;18(1 Suppl FMC):F11-14.
8. Bouza E et al. Co-operative Group of the European Study Group on Nosocomial Infections. A European perspective on nosocomial urinary tract infections II. Report on incidence, clinical characteristics and outcome (ESGNI-004 study). European Study Group on Nosocomial Infection. Clin Microbiol Infect. 2001;7:532-42.
8a. Braoios A et al. Infecções do trato urinário em pacientes não hospitalizados: etiologia e padrão de resistência aos antimicrobiano. J Br Patol Med Lab. 2009;45:449-56.
9. Buel H et al. Anemie hemolytique chez un nouveau-ne apres prise maternelle de nitrofurantoine en fin de grossesse. Arch Pediatr. 2000;7:745-47.
10. Bulpitt D, Potter CE, Jaderberg M. A large scale, general practice based investigation into the clinical efficacy and tolerability of cefuroxime axetil in women with uncomplicated urinary tract infection. Curr Med Res Opin. 1991;12:318-24.
11. Carson C, Naber KG. Role of fluoroquinolones in the treatment of serious bacterial urinary tract infections. Drugs. 2004;64:1359-73.
11a. Chambô Filho A et al. Estudo do perfil de resistência antimicrobiana das infecções urinárias em mulheres atendidas em hospital terciário. Rev Bras Clin Med São Paulo. 2013;11:102-07.
12. Christiaens TC et al. Randomised controlled trial of nitrofurantoína versus placebo in the treatment of uncomplicated urinary tract infection in adult women. Br J Gen Pract. 2002;52:729-34.
13. Christensen B. Which antibiotics are appropriate for treating bacteriuria in pregnancy? J Antimicrob Chemother. 2000;46(Suppl 1):29-34.
14. Cimolai N. Nitrofurantoin and pregnancy. CMAJ. 2007;176:1860-61.
15. Dai B et al. Long-term antibiotics for the prevention of recurrent urinary tract infection in children: a systematic review and meta-analysis. Arch Dis Child. 2010;95:499-508.
15a. Committee on Infectious Diseases. American Academy of Pediatrics. The use of systemic fluoroquinolones. Pediatrics. 2006;118:1287-92.
16. Darouiche RO et al. Multicenter randomized controlled trial of bacterial interference for prevention of urinary tract infection in patients with neurogenic bladder. Urology. 2011;78:341-46.
17. Dason S, Dason JT, Kapoor A. Guidelines for the diagnosis and management of recurrent urinary tract infection in women. Can Urol Assoc J. 2011;5:316-22.
18. De Jong Z, Pontonier F, Plante P. Single-dose fosfomycin trometamol (Monuril) versus multiple dose norfloxacin: results of a multicenter study in females with uncomplicated lower urinary tract infections. Urol Int. 1991;46:344-48.
19. De Pinho AM et al. Urinary tract infection in men with AIDS. Genitourin Med. 1994;70:30-34.
20. Dedeić-Ljubović A, Hukić M. Catheter-related urinary tract infection in patients suffering from spinal cord injuries. Bosn J Basic Med Sci. 2009;9:2-9.
21. Duarte G et al. Infecção urinária na gravidez: análise dos métodos para diagnóstico e do tratamento. Rev Bras Ginecol Obstet. 2002;24:471-77.
22. Ewies AA, Alfhaily F. Topical vaginal estrogen therapy in managing postmenopausal urinary symptoms: a reality or a gimmick? Climacteric. 2010;13:405-18.
23. Falagas ME et al. Fosfomycin versus other antibiotics for the treatment of cystitis: a meta-analysis of randomized controlled trials. J Antimicrob Chemother. 2010;65:1862-77.

24. Geerlings SE. Urinary tract infections in patients with diabetes mellitus: epidemiology, pathogenesis and treatment. Int J Antimicrob Agents. 2008;31(Suppl 1):S54-57.

25. Gobernado M. Fosfomicina. Rev Esp Quimioter. 2003;16:15-40.

26. Grabe M, Bjerklund-Johansen TE, Botto E. Guidelines on Urological Infection. European Association of Urology, 2010. 112 p. Disponível em: http://www.uroweb.org/gls/pdf/15_Urological_Infections.pdf. Acessado em: set. 2011. .

27. Grady R. Safety profile of quinolone antibiotics in the pediatric population. Pediatr Infect Dis J. 2003;22:1128-32.

28. Guay DR. Cranberry and urinary tract infections. Drugs. 2009;69:775-807.

29. Gupta K et al. Short-course nitrofurantoin for the treatment of acute uncomplicated cystitis in women. Arch Intern Med. 2007;167:2207-12.

30. Gupta L et al. International clinical practice guidelines for the treatment of acute uncomplicated cystitis and pyelonephritis in women: A 2010 Update by the Infectious Diseases Society of America and the European Society for Microbiology and Infectious Diseases. Clin Infect Dis. 2011;52:e103-120.

31. Harding GK et al. Antimicrobial treatment in diabetic women with asymptomatic bacteriuria. N Engl J Med. 2002;347:1576-83.

32. Hickerson AD, Carson CC. The treatment of urinary tract infections and use of ciprofloxacin extended release. Expert Opin Investig Drugs. 2006;15:519-32.

33. Hooton TM. Pathogenesis of urinary tract infecions: an update. J Antimicrob Chemother. 2000;46(Suppl. S1):1-7.

34. Hooton TM, Stamm WE. Diagnosis and treatment of uncomplicated urinary tract infection. Infect Dis Clin North Am. 1997;11:551-81.

35. Hooton TM. Uncomplicated Urinary Tract Infection. N Engl J Med. 2012:1028-37.

36. Hopkins WJ et al. Vaginal mucosal vaccine for recurrent urinary tract infections in women: results of a phase 2 clinical trial. J Urol. 2007;177:1349-53.

37. Hull R et al. Urinary tract infection prophylaxis using Escherichia coli 83972 in spinal cord injured patients. J Urol. 2000;163:872-77.

38. Jepson RG, Craig JC. Cranberries for preventing urinary tract infections. Cochrane Database Syst Rev. 2008 Jan 23;(1):CD001321.

39. Kalsi J et al. Hospital-acquired urinary tract infection. Int J Clin Pract. 2003;57:388-91.

40. Keren R, Chan E. A meta-analysis of randomized, controlled trials comparing short- and long-course antibiotic therapy for urinary tract infections in children. Pediatrics. 2002;109(5):E70-0.

41. Kiffer CR et al. Antibiotic resistance and trend of urinary pathogens in general outpatients from a major urban city. Int Braz J Urol. 2007;33:424-9.

42. Krcmery S, Hromec J, Demesova D. Treatment of lower urinary tract infections in pregnancy. Int J Antimicrob Agents. 2001;17:279-82.

43. Loebstein R et al. Pregnancy outcome following gestational exposure to fluoroquinolones: a multicenter prospective controlled study. Antimicrob Agents Chemother 1998;42:1336-38.

44. Lopes HV, Tavares W. Cistites em situações especiais: tratamento. Projeto Diretrizes. Associação Médica Brasileira, 2004. V.III. p. 63-75.

44a. Lorenzo-Gómez MF et al. Evaluation of a therapeutic vaccine for the prevention of recurrent urinary tract infections versus prophylactic treatment with antibiotics. Int Urogynecol J. 2013;24:127-34.

45. Lutters M, Vogt-Ferrier NB. Antibiotic duration for treating uncomplicated, symptomatic lower urinary tract infections in elderly women. Cochrane Database Syst Rev. 2008 Jul 16;(3):CD001535.

46. Matoo TK. Are prophylactic antibiotics indicated after a urinary tract infection? Curr Opin Pediatr. 2009;21:203-06.

47. Matsumoto T. Urinary tract infections in the elderly. Curr Urol Rep. 2001;2:330-3.

48. Michael M et al. Short versus standard duration oral antibiotic therapy for acute urinary tract infection in children. Cochrane Database Syst Rev. 2003;(1):CD003966.

49. Naber KG. Treatment options for acute uncomplicated cystitis in adults. J Antimicrob Chemother. 2000;46(suppl S1):23-27.

50. Naber KG et al. Immunoactive prophylaxis of recurrent urinary tract infections: a meta-analysis. Int J Antimicrob Agents. 2009;33:111-19.

51. Naber KG et al. Source surveillance study in Europe and Brazil on clinical aspects and antimicrobial resistance Epidemiology in females with cystitis (ARESC): implications for empiric therapy. Eur Urol. 2008;54:1164-75.

52. National Institute for Health and Clinical Excelence (NICE). Urinary Tract Infection in Children – diagnosis, treatment and long term management. Londres: Royal College of Obstetricians and Gynaecologists; 2007. 140 p. Disponível em: http://www.nice.org.uk/nicemedia/live/11819/36028/36028.pdf. Acessado em: out. 2011.

53. Nicolle LE. Asymptomatic bacteriuria in the elderly. Infect Dis Clin North Am. 1997;11:647-59.

54. Nicolle L et al. Uncomplicated urinary tract infection in women. Current practice and the effect of antibiotic resistance on empiric treatment. Can Fam Physician. 2006;52:612-18.

55. Nicolle L. Short-term therapy for urinary tract infection; success and failure. Intern J Antimicrob Agents. 2008;31S:S40-45.

56. Norrby SR. Short-term treatment of uncomplicated lower urinary tract infection in women. Rev Infect Dis. 1990;12:458-67.

57. Nygaard IE, Johnson JM. Urinary tract infections in elderly women. Am Fam Physician. 1996;53:175-82.

57a. Pereira AC, Bordignon JC. Infecção urinária em gestantes: perfil de sensibilidade dos agentes etiológicos de gestantes atendidas pelo SUS na cidade de Palmas - PR. Rev Bras Anal Clin (RBAC). 2011;43:96-99.

58. Perrotta C et al. Oestrogens for preventing recurrent urinary tract infection in postmenopausal women. Cochrane Database Syst Rev. 2008 Apr 16;(2):CD005131.

58a. Poletto KQ, Reis C. Suscetibilidade antimicrobiana de uropatogenos em pacientes ambulatoriais na cidade de Goiania, GO. Rev Soc Bras Med Trop. 2005;38:416-20.

59. Prescrire International. Quinolones and pregnancy: worrying animal findings, few clinical data. Prescrire Int. 1999;8(39):29-31.

60. Ramakrishnan K, Scheid DC. Diagnosis and management of acute pyelonephritis in adults. Am Fam Physician. 2005;71:933-42.

61. Raz R. Urinary tract infection in postmenopausal women. Korean J Urol. 2011;52:801-08.

62. Raz R, Stamm WE. A controlled trial of intravaginal estriol in posmenopausal women with recurrent urinary tract infections. N Engl J Med. 1993;329:753-6.

63. Reid G, Bruce AW. Probiotics to prevent urinary tract infections: the rationale and evidence. World J Urol. 2006;24:28-32.

64. Reeves DS. Treatment of bacteriuria in pregnancy with single dose fosfomycin trometamol: a review. Infection. 1992;20 (Suppl 4):S313-16.

65. Robichaud S, Blondeau JM. Urinary tract infections in older adults: current issues and new therapeutic options. Geriatrics & Aging. 2008;11:582-588.

66. Ruxer J et al. Fosfomycin, co-trimoxazole and nitrofurantoin in the treatment of recurrent uncomplicated urinary tract infections in type 2 diabetes mellitus]. Wiad Lek. 2007;60:235-40.(Artigo em polonês - Resumo em inglês)

66a. Schenkel DF, Dallé J, Antonello VS. Prevalência de uropatógenos e sensibilidade antimicrobiana em uroculturas de gestantes do Sul do Brasil. RBGO 2014;36:102-06.

67. Schito GC. Why fosfomycin trometamol as first line therapy for uncomplicated UTI. Int J Antimicrob Agents 2003;22(Suppl 2):79-83.

68. Schoof M, Hill K. Antibiotics for recurrent urinary tract infections. Am Fam Physician. 2005;71:1301-02.

69. Sendzik J, Lode H, Stahlmann R. Quinolone-induced arthropathy: an update focusing on new mechanistic and clinical data. Int J Antimicrob Agents. 2009;33:194-200.

70. Shortliffe LM, McCue JD. Urinary tract infection at the age extremes: pediatrics and geriatrics. Am J Med. 2002;113 (Suppl 1A):55S-66S.

71. Sobel JD, Kaye D. Urinary tract infections. In: Mandell GL, Bennett JE e Dolin R. Principles and Practice of Infectious

Diseases. 5th ed. Vol. 1. Philadelphia: Churchill Livingstone; 2000. p. 773-805.

72. Stamm WE. Theodore E. Woodward Award: host-pathogen interactions in community-acquired urinary tract infections. Trans Am Clin Climatol Assoc 2006;117:75-83.

73. Stamm WE, Norrby SR. Urinary tract infections: Disease panorama and challenges. J Infect Dis. 2001;183(Suppl 1):S1-4.

74. Stapleton A. Urinary tract infections in patients with diabetes. Am J Med. 2002;113(suppl 1A):80S-84S.

75. Stapleton AE et al. Randomized, placebo-controlled phase 2 trial of a Lactobacillus crispatus probiotic given intravaginally

for prevention of recurrent urinary tract infection.Clin Infect Dis. 2011;52:1212-17.

76. Usta TA et al. Comparison of single-dose and multiple-dose antibiotics for lower urinary tract infection in pregnancy. Int J Gynaecol Obstet. 2011;114:229-33.

77. Valiquette L. Urinary tract infections in women. Can J Urol. 2001;8 (Suppl 1):6-12.

78. Vogel T et al. Optimal duration of antibiotic therapy for uncomplicated urinary tract infection in older women: a double-blind randomized controlled trial. CMAJ. 2004;170:469-73.

79. Wilson APR et al. Prevalence of urinary tract infection in homosexual and heterosexual men. Genitourin Med. 1986;62:189-90.

104 Influenza (Gripe)

■ **Luiz Alberto Carneiro Marinho**

(CID 10 = J10 - Influenza devida a vírus da influenza [gripe] identificado; J10.0 - Influenza com pneumonia devida ao vírus da influenza [gripe] identificado [Pneumonia gripal devida ao vírus da influenza identificado]; J10.1 - Influenza com outras manifestações respiratórias, devida a vírus da influenza [gripe] identificado [Derrame pleural, faringite gripal, laringite]; J10.8 - Influenza com outras manifestações, devida a vírus da influenza [gripe] identificado [Encefalopatia gripal, gastrenterite, miocardite aguda]

INTRODUÇÃO

A influenza ou gripe é uma infecção viral aguda com preponderante comprometimento do aparelho respiratório, em qualquer de seus níveis – superior, inferior ou ambos. Considerada uma das mais contagiosas doenças de algumas espécies animais, inclusive do homem, é dotada de singular e variável comportamento epidemiológico, posto que pode ocorrer sob as formas esporádica, em pequenos surtos, grandes epidemias e até pandemias. Na perspectiva da saúde pública, apresenta distintas preocupações, dependendo da gravidade das manifestações clínicas e do potencial pandêmico. Essas variáveis relacionam-se com a diversidade antigênica da cepa viral, num determinado momento, o que implica em abordagens específicas de vigilância, tratamento e controle[3,5].

A doença tem como agente etiológico o *Influenzavirus* (vírus influenza), composto por RNA segmentado (geralmente em oito porções) de fita simples, pertencente à família Orthomyxoviridae, com três principais tipos antigênicos: influenza A, influenza B e influenza C. Os vírus possuem nucleocapsídeo helicoidal com uma RNA-polimerase RNA-dependente e envelope recoberto por duas diferentes espículas proteicas: uma hemaglutinina (H), associada à entrada do vírus nas células do trato respiratório, onde o vírus se replica, e outra, neuraminidase (N), responsável pela saída das partículas virais do interior das células infectadas, facilitando a disseminação para outras células não parasitadas, além de contribuir para sua transmissão a indivíduos suscetíveis. Essas proteínas são focos de alterações estruturais genéticas ou mutações, regularmente responsáveis por surtos de amplitude variável, na dependência da intensidade dessas mudanças antigênicas.

Nas situações de discretos desvios genéticos (do inglês *antigenic drift*), esperam-se epidemias de pequeno porte, enquanto nas mudanças amplas com rearranjo de segmentos do genoma de RNA (do inglês *antigenic shift*), há risco de epidemias extensas ou pandemias. As primeiras, muito mais frequentes, observadas a cada 1 a 3 anos, caracterizam a influenza sazonal, experimentadas pelos vírus influenza B e, principalmente, influenza A. As modificações mais significativas, comprometendo países e continentes em um mesmo momento, acontecem em intervalos entre 10 e 50 anos e traduzem a gripe pandêmica, só verificada com o tipo influenza A. Até o presente, foram descritas 16 diferentes hemaglutininas (H1, H2, H3...) e nove neuraminidases (N1, N2, N3....). Vírus contendo essas diferentes enzimas podem infectar as espécies animais mamíferos e aves, muito embora apenas os vírus H1N1, H2N2 e H3N2 tenham sido identificados como de fácil transmissão inter-humana. Dentre os seres vivos reservatórios dos vírus influenza, além do homem, situam-se os suínos, os equinos, os mamíferos aquáticos e as aves aquáticas silvestres e domésticas. As maiores e mais bem documentadas pandemias de gripe têm as seguintes características[3,5,8-12]:

- **1918-1919:** causada pelo H1N1, durante a Primeira Guerra Mundial, e chamada "gripe espanhola", é considerada a mais devastadora, responsável por aproximadamente 50 milhões de mortes em todo o mundo. Diferente da influenza sazonal, o maior tributo foi pago por jovens previamente sadios. Tal comportamento é atribuído à completa inexistência de imunidade prévia ao vírus emergente, ao mesmo tempo em que o agente infeccioso estimulava uma resposta inflamatória exacerbada, naquilo que passou a ser conhecido por tempestade de citocinas.
- **1957-1958:** a humanidade sofria uma nova pandemia, "a gripe asiática", desta feita pelo vírus A, H2N2, resultado de rearranjo genômico sofrido pelo então circulante H1N1 com um H2N2 de origem aviária. De amplitude bastante inferior, a gripe asiática, foi considerada moderada, com mortalidade principal nos extremos de idade, não chegando a dois milhões de óbitos.

- **1967-1968:** um novo vírus A, H3N2, pandêmico e resultante de novo arranjo genético entre o H2N2 humano com um aviário H3, causou a chamada "gripe de Hong-Kong", a menos agressiva, com um milhão de mortes.

- **2009-2011:** no final do século XX, em 1997, ocorreu uma grande mortandade de aves aquáticas, selvagens e domésticas, pelo vírus aviário H5N1 em extensas áreas geográficas do sudoeste asiático. O vírus disseminou-se pela Ásia, Europa e África, com relatos de alguns casos em humanos, com alta mortalidade. Nessa ocasião, especulava-se sobre a iminência de nova pandemia para os próximos anos. No entanto, o que realmente aconteceu no primeiro semestre de 2009 foi o surgimento de novo vírus A, H1N1, humano, com grande possibilidade de ser produto mutacional entre vírus aviário e humano, reagrupado em suínos. A Organização Mundial da Saúde (OMS) reconhecia mais uma pandemia, cujo início se deu no México e evoluiu em duas ondas entre 2009 e 2010 em quase todos os países, em geral com baixas taxas de morbidade e mortalidade. Mais uma vez, crianças e adultos jovens representaram o maior contingente de adoecimento. Recentemente, no início de 2011, a pandemia foi considerada controlada, embora o H1N1/ 2009-pandêmico continue a contaminar pessoas.

É oportuno lembrar que, além do H5N1 de origem aviária, outros também aviários, como o H7N3, H7N7 e H9N2 causam surtos nesses animais e doença em pessoas com contato íntimo com elas. Na dependência de mutações, tais vírus podem se tornar transmissíveis entre humanos, sendo constantes candidatos a novas epidemias e pandemias em futuro não tão distante.

Em relação aos mais relevantes aspectos fisiopatológicos, os vírus influenza, através das espículas proteicas de hemaglutinina (H), reconhecem receptores (ácido siálico) expressos nas células epiteliais do trato respiratório (mucosa nasal, seios paranasais, faringe, traqueia, brônquios, bronquíolos e alvéolos). Essa ligação vírus-receptor ocorre em número variável, dependendo do local onde células ciliadas e não ciliadas são atingidas. Na influenza não complicada, biópsias de traqueia e brônquio demonstram traqueobronquite necrotizante, superficial e difusa. O dano ao epitélio respiratório varia de vacuolização, edema e ausência de cílios, até extensa descamação das células epiteliais. É observada infiltração linfo-histiocitária na lâmina própria, que fica edemaciada e hiperemiada. Na influenza grave/complicada, a principal alteração é o comprometimento do pulmão, resultando em pneumonia; aqui, o dano causado ao epitélio alveolar tem maior consequência para a função de troca gasosa. Há lesão nos pneumócitos I e II, decorrente da combinação de efeito citopático direto e da resposta do hospedeiro. Sabe-se que pneumócitos tipo I previnem extravasamento de fluidos pela barreira alvéolo-capilar, enquanto pneumócitos tipo II, além de reabsorver fluido do lúmen alveolar, produzem surfactante, que é importante para reduzir a tensão superficial alveolar. Consequentemente, lesões sobre essas células causam disfunção respiratória grave, por vezes, fatal.

Os mecanismos de agressão extrarrespiratória são ainda controversos, especulando-se que a ocorrência de casos graves com alterações miocárdicas, renais e do sistema nervoso central (SNC) sejam resultado de viremia ou decorrentes da síndrome do desconforto respiratório agudo (SARA) e/ou da síndrome da falência de múltiplos órgãos. De qualquer maneira, casos de encefalopatia aguda associada a influenza, embora raros, são descritos principalmente em crianças e adolescentes, que podem evoluir com convulsão e alteração do nível de consciência. Outras complicações do SNC incluem encefalite e síndrome de Reye, esta relacionada com o uso concomitante do ácido acetilsalicílico por crianças. Miocardite, miosite e miopatia são descritas também como raras complicações da virose[2-4,10,12,14].

DIAGNÓSTICO EPIDEMIOLÓGICO

Considerando a maior importância do *Influenzavirus* A – responsável por casos esporádicos, pequenos surtos, grandes epidemias e pandemias – para o homem, o colocamos como protótipo nas análises e discussões dos itens seguintes sobre diagnósticos epidemiológico, clínico, laboratorial e aspectos terapêuticos.

A infecção viral é altamente contagiosa por via respiratória, a despeito da relativa fragilidade do seu agente na temperatura e umidade elevadas em nosso meio. Tal fato é explicado pela considerável quantidade de partículas virais existentes nas minúsculas gotículas de saliva/secreção, expelidas em aerossol pelos portadores, durante a fala, tosse ou esternutação. Óbvio, para a transmissão ser efetivada, há necessidade de proximidade física entre o portador que elimina o vírus e o receptor suscetível; estima-se que a distância entre os dois deve ser inferior a 2 metros e, quanto mais próximos, maior chance de contágio. Outros fatores interferentes nessa dinâmica são ambientes com pouca ventilação e/ou fechados, pequenos e aglomerados. A eliminação do vírus pelo indivíduo infectado inicia-se 24 horas antes do surgimento da sintomatologia, persistindo por 5 a 7 dias. Crianças costumam eliminá-lo por 10 a 12 dias, e imunodeprimidos o fazem por semanas.

Secundariamente, suscetíveis em contato com objetos (fômites) contaminados com saliva de portador, podem se autoinocular, levando as mãos às mucosas oral, nasal ou ocular. Como o *Influenzavirus* resiste melhor em ambientes frios, chegando a permanecer viável por mais de 30 dias em temperaturas entre 0°C a 5°C, países de clima temperado devem pagar maior tributo por esse método de transmissão. Acrescente-se o fato de que as pessoas permanecem aglomeradas mais tempo em ambientes fechados nas baixas temperaturas. Isso explica parcialmente a maior ocorrência de casos da doença no inverno, em especial no hemisfério norte. Nas regiões tropicais, os casos concentram-se durante o aumento da precipitação pluviométrica, período no qual as pessoas coabitam lugares fechados e protegidos da chuva, propícios à veiculação viral. Não raro, observam-se surtos de gripe em grupos coletivos, em escolas, creches, orfanatos, quartéis, residências etc.[5-7,9]

Na análise da influenza sazonal (interpandêmica), de ocorrência a cada 1 a 3 anos, observa-se que os surtos variam em amplitude, desde casos esporádicos com rara gravidade, até epidemias importantes, de alta mortalidade, principalmente nas faixas etárias extremas (crianças menores de 1 ano e idosos acima de 65 anos), portadores de comorbidades e grávidas. Na forma pandêmica, entretanto, pode-se perceber desvio de mortalidade para os mais jovens (entre 10 a 45 anos) hígidos, evidenciando a completa ausência de imunidade prévia ao vírus e exacerbada resposta inflamatória por parte desse grupo, mais preservado na gripe sazonal.

Para a abordagem dos aspectos epidemiológicos importantes para o diagnóstico da influenza, é mandatório um questionamento que vai desde o conhecimento de casos emergentes, numa coletividade (residência, escola, orfanato, abrigo, quartel), passando por pesquisa de possível contato individual com portador de doença influenza-símile, até a evidência de pandemia já caracterizada. Essas informações podem simplificar a conclusão diagnóstica, ao se estar frente de um quadro clínico compatível com gripe. Na investigação de um caso, deve-se também pesquisar a vacinação anual contra influenza. Não se deve, porém, esquecer que a imunidade é sorotipo-específica, e que com uma simples alteração antigênica da cepa (*antigenic drift*), novo adoecimento é possível. Dificultando ainda mais, sabe-se que um percentual razoável de portadores e eliminadores do vírus passa despercebido, configurando os casos assintomáticos dentre os infectados. Finalmente, dada a eficiência atual de deslocamento das pessoas no mundo, não é laborioso compreender a rápida disseminação da virose entre cidades, países e continentes em curto intervalo de tempo.

DIAGNÓSTICO CLÍNICO

Virose com amplo pleomorfismo clínico, em inúmeras situações, é indistinguível de várias outras doenças do aparelho respiratório, em especial viroses, tais como as causadas por parainfluenza, coronavírus, adenovírus, rinovírus, sincicial respiratório, metapneumovírus e outros menos frequentes. Até mesmo formas oligossintomáticas de toxoplasmose, doença de Chagas, citomegalovirose, histoplasmose e outras síndromes infecciosas podem simular o quadro da gripe. Faz-se necessário mencionar sua existência sob a forma de infecção assintomática, mormente durante surtos. Exteriorizada, após um período de incubação de 1 a 4 dias, excepcionalmente 7 dias, apresenta-se sob as formas:

a) oligossintomática, pouco incomodativa, efêmera (2 a 3 dias de duração), quase sempre limitando-se ao comprometimento das vias aéreas superiores e representada por febre baixa ou ausente, coriza, obstrução nasal, odinofagia, espirros e discretas algias. A recuperação é a regra, raramente impedindo o indivíduo de exercer suas atividades nos poucos dias de doença.

b) clássica não complicada, denominada gripe ou influenza típica, com evidentes sinais e sintomas de febre, alta nas primeiras 48 a 72 horas, tosse, odinofagia, coriza, obstrução nasal, mialgias, artralgias, cefaleia, astenia, anorexia e até manifestações extra-aparelho respiratório, como vômitos e diarreia. É a apresentação mais diagnosticada, estendendo-se por 4 a 8 dias. A maioria também evolui satisfatoriamente, a despeito de uma convalescença por vezes duradoura.

c) complicada, dotada de maior gravidade, com risco de causar a morte em razoável parcela dos acometidos. O principal evento complicador é o surgimento de pneumonia, ora causada pelo próprio vírus influenza, em especial quando verificada nos primeiros 3 a 7 dias de doença, ora por coparticipação de agente bacteriano como pneumococos, estafilococos e bacilos gram-negativos. Estas são de início mais tardio, entre o 8º e o 15º dia de sintomatologia, quase sempre após uma melhora sintomática, configurando uma recaída da febre e piora geral. Não é

demais lembrar, porém, a possibilidade de ambos, vírus e bactéria, serem os responsáveis pelo quadro pneumônico. Nessa situação, as queixas são de dispneia, taquipneia, respiração dificultada, dor torácica, esputo purulento ou hemoptoico, sinais de hipóxia, alteração do nível de consciência, desidratação. Como complicações secundárias citam-se insuficiência renal, falência de múltiplos órgãos e choque séptico (Tabela 104.1). São sinais iniciais premonitórios de evolução para gravidade: evidência de prejuízo na oxigenação (respiração curta ou difícil, cianose de extremidades, batimento de asa do nariz em crianças, esputo sanguinolento e baixa pressão arterial); acometimento do sistema nervoso central (alteração do nível de consciência, sonolência, agitação, convulsões, intensa fraqueza e paralisia); provável manutenção da replicação viral ou suspeita de associação bacteriana (febre alta por mais de 5 dias ou seu retorno após curto período afebril)[5,6,8,9,14,15].

TABELA 104.1

Manifestações Clínicas da Influenza	
Forma Clínica	*Sintomatologia Habitual*
Oligossintomática (resfriado-símile)	Afebril, ou febre baixa e efêmera (1 ou 2 dias) Coriza, obstrução nasal, odinofagia Tosse seca
Clássica	Febre, em geral alta nas primeiras 48 a 72 horas Coriza, odinofagia, tosse seca, espirros, anorexia Cefaleia, astenia, mialgias intensas, fotofobia Artralgias. Vômitos, diarreia
Complicada (pneumonia)	Febre alta, taquipneia, dispneia, dor torácica Esputo purulento ou hemoptoico, desidratação Cianose. Alteração do nível de consciência. SARA
Outras complicações	Insuficiência renal, choque, falência de múltiplos órgãos Encefalite. Miocardite

Observações clínico-epidemiológicas cuidadosas, por ocasião de epidemias pelo mundo e pandemias dos séculos XX e XXI, permitiram confirmar que alguns grupos de indivíduos são mais suscetíveis de apresentar as formas graves e complicações da influenza, a saber: crianças menores de 2 anos de idade, grávidas, doentes cardiovasculares crônicos (portadores de insuficiência cardíaca congestiva), doentes crônicos do pulmão e vias respiratórias, como DPOC e asma brônquica, desordem metabólica do diabetes, distúrbios neurocognitivos, neuromusculares e convulsões frequentes, hemoglobinopatias (anemia falciforme), doenças renais e hepáticas crônicas, idosos acima de 65 anos de idade e obesos mórbidos. Discute-se, ainda, maior propensão às formas graves em fumantes crônicos. Portanto, cuidados especiais merecem esses grupos frente a um quadro suspeito de gripe, independentemente de ser caso isolado, epidemia ou pandemia[14].

DIAGNÓSTICO LABORATORIAL

No tocante aos exames laboratoriais inespecíficos, pouca ajuda recebe o clínico, principalmente nos casos não complicados, onde insignificantes alterações são encontradas. Chama-se a atenção para o leucograma, que varia entre a normalidade, leucopenia com neutrofilia inicial e, passadas as primeiras horas, leucometria normal ou leucopenia com linfocitose relativa. A eritrossedimentação está normal ou levemente elevada. Os casos graves/complicados, por outro lado, geralmente cursam com leucocitose à custa de segmentados (neutrofilia), não importando se é complicação viral e/ou bacteriana.

Em relação ao diagnóstico microbiológico, portanto específico para a doença, várias técnicas são utilizadas, algumas de realização exclusiva em laboratórios especiais e de referência, outras disponíveis a qualquer serviço que atenda doenças infecciosas do aparelho respiratório. Isolamento viral é obtido através cultura, com material proveniente de *swab* nasofaríngeo ou nasal, assim como de lavado ou aspirado nasais. Embora realizado unicamente em centros de referência e com elevado custo, sua viabilidade por amostragem deve ser disponível todos os anos, com o intuito de identificar tipos virais circulantes que serão os componentes da vacina, aplicada às populações anualmente. A reação em cadeia da polimerase em tempo real (RT-PCR) para detecção do RNA viral convencional ou em tempo real, é considerada o melhor método atual, para confirmação da gripe através de aspirados ou *swabs* nasais e nasofaríngeos; as amostras podem ser colhidas logo após o início da sintomatologia, embora idealmente depois de 3 a 4 dias da doença. Maiores chances de identificação do RNA viral são de material aspirado obtido por broncoscopia, nos pacientes com comprometimento do trato respiratório inferior. Embora disponíveis comercialmente, os testes rápidos para antígenos virais apresentam baixa sensibilidade, entre 11% e 70%, assim, deixando de confirmar vários casos da doença. Em nenhuma hipótese deve-se retardar as práticas de controle e tratamento antiviral, à espera de qualquer exame laboratorial, em especial nos indivíduos mais propensos a exibir a forma grave/complicação. A terapêutica específica, portanto, deve ser iniciada o mais precocemente possível, à custa do diagnóstico clínico-epidemiológico. Imunofluorescência e reação imunoenzimática podem ser solicitadas, embora com resultados algo inferiores à RT-PCR. Testes sorológicos pelas técnicas de inibição da hemaglutinação, fixação do complemento e imunoenzimática, revelam anticorpos antivírus influenza das classes IgM, IgG e IgA, mas sem grande atuação no acompanhamento de caso clínico, pois necessitam de alguns dias (6 a 10) para positivação[1,2,8,10,12,14,15].

TRATAMENTO

No manejo terapêutico inespecífico de pacientes com suspeita ou diagnóstico de influenza na sua apresentação clássica, há condutas salutares tomadas com o objetivo de mitigar o desconforto e ajudar a controlar sua disseminação, como o uso de analgésicos/antitérmicos do tipo dipirona ou paracetamol, evitando o AAS em crianças até 18 anos. A oferta de líquidos em abundância hidrata eventuais secreções, facilitando sua mobilização das vias aéreas. A manutenção do paciente isolado por período não inferior a 5 dias pode dificultar a transmissão do vírus em contactantes, na residência, escola, creche, asilo, trabalho, etc. A maioria dos doentes com influenza não complicada e sem pertencer a grupo de risco para forma grave é tratada sintomaticamente, prescindindo de intervenção específica, com recuperação total após 8 a 14 dias.

Aqueles que exibem fatores de risco para doença grave, por apresentarem sinais e sintomas de doença progressiva, ou por pertencerem a grupo com predisposição à complicação (extremos etários, gravidez, comorbidade nos aparelhos cardiocirculatório e/ou respiratório, diabetes, imunodeficientes, hemoglobinopatias, certos distúrbios neurológicos e obesos mórbidos), dispõem de medicamentos antivírus influenza, com dois mecanismos de ação distintos: inibidores da proteína M2, a adamantina e a rimantadina que agem somente contra influenza A, mas com frequência estimulam resistência, como aconteceu com o novo influenza A, H1N1-pandêmico/2009, e os inibidores de neuraminidase, oseltamivir e zanamivir, ambos com possibilidade de eficácia contra influenza A e B, mais raramente envolvidos em resistência e, inclusive, com chance de não haver resistência cruzada entre eles. Por ocasião da pandemia em 2009, o oseltamivir foi largamente utilizado com desprezível evidência (menos de 1%) do H1N1/2009 sobreviver à sua ação; mesmo assim, nos

TABELA 104.2

Doses de Oseltamivir em Crianças*		
Criança Menor de 12 Meses		
Idade da Criança	*Dose Unitária em mg*	*Dose Unitária em mL*
Menores de 3 meses	12 mg, 12/12 h	1 mL, 12/12 h
3 a 5 meses	20 mg, 12/12 h	1,6 mL, 12/12 h
Entre 6 e 11 meses	25 mg, 12/12 h	2 mL, 12/12 h
Criança Maior de 12 Meses		
Peso da Criança	*Dose Unitária em mg*	*Dose Unitária em mL*
Menor ou igual a 15 kg	30 mg, 12/12 h	2,5 mL, 12/12 h
Entre 16 e 23 kg	45 mg, 12/12 h	3,7 mL, 12/12 h
Entre 24 e 40 kg	60 mg, 12/12 h	5,0 mL, 12/12 h
Acima de 40 kg	75 mg, 12/12 h	6,2 mL, 12/12 h

* Tempo de Tratamento = 5 dias.

poucos casos, o vírus manteve suscetibilidade ao zanamivir, outro inibidor de neuraminidase, à disposição em alguns centros. No Brasil, o oseltamivir foi utilizado em todas as regiões na dose de 75 mg (uma cápsula), via oral, de 12/12 horas, durante 5 dias, em adultos e crianças com mais de 40 kg. Na Tabela 104.2 encontram-se as diferentes doses em solução para crianças.

Importante enfatizar que o uso desse inibidor de neuraminidase diminui o tempo de sintomatologia da gripe e reduz o risco de complicações, em particular se iniciado nas primeiras 48 a 72 horas de doença. Alguns clínicos chegaram a usar doses em dobro das apresentadas, diante de situações extremamente graves. Embora bem tolerado, o oseltamivir pode causar leves distúrbios gastrintestinais[1,7-9,12,14].

A profilaxia envolve medidas de proteção individual com máscaras contra gotículas orofaríngeas de doente, durante a fala, tosse e espirros, lavagem das mãos repetidas vezes ao dia, à medida que tocam objetos manuseados por possíveis portadores virais, isolamento dos doentes por 1 semana e até o uso profilático do oseltamivir, em doses pela metade das prescritas no tratamento. Em épocas de surtos ou pandemias, evitar ambientes pequenos, fechados e aglomerados. Cumpre-nos ainda incentivar a vacinação contra gripe, anualmente e dirigida a todos, com ênfase para pessoas com fator de risco para gravidade/complicação[3-5,8].

REFERÊNCIAS BIBLIOGRÁFICAS

1. Associação de Medicina Intensiva Brasileira. Recomendações para abordagem racional dos pacientes com complicações decorrentes da nova gripe H1N1, admitidas em unidade de terapia intensiva. Agosto, 2009.
2. Centers for Diseases Control (CDC). Maternal and infant outcomes among severely ill pregnant and pospartum women with 2009 pandemic influenza A (H1N1). Report. MMWM. 2011;60(35):1193-96.
3. Chaves TSS. Influenza A/H1N1(influenza suína). In: Focaccia R. Tratado de Infectologia 4ª ed. São Paulo: Atheneu; 2010. p. 2249-56.
4. De Gascun C et al. Influenza viruses. In: Cohen J et al. Infectious Diseases 3ª ed. Philadelphia: Mosby Elsevier; 2010. p. 1590-97.
5. Department of health, USA. Pandemic H1N1 2009 influenza: clinical management guidelines for adults and children. First published: october 2009.
6. Department of health, USA. Pandemic H1N1 2009 influenza: clinical management guidelines for pregnancy. First published: october 2009.
7. Fowler RA et al. Early observation research and registries during 2009-2010 influenza A pandemic. Crit Care Med. 2010;38(Suppl):e120-24.
8. Hajjar LA et al. Guidelines on management of human infection with the novel virus influenza A(H1N1). A report from the Hospital das Clínicas of the University of São Paulo. Clinics (São Paulo). 2009;64:1015-24.
9. Kamp BS, Hoffmann C, Preiser W. Influenza Report 2006. Paris: Flying, 2006. 225 p. Disponível em: http://www.influenzareport.com/influenzareport.pdf. Acessado em: nov. 2011.
10. Kuiken T, Taubenberger JK. Pathology of human influenza. Vaccine. 2008;26(Suppl 4):D59-66.
11. Lagace-Wiens PRS, Rubinstein E, Gumel A. Influenza epidemiology- past, present and future. Crit Care Med. 2010;38(Suppl 4):e1-9.
12. Meunier I et al. Influenza pathogenesis: lessons learned from animal studies with H5N1, H1N1 Spanish and pandemic H1N1 2009 influenza. Crit Care Med. 2010;38(Suppl 4):e21-29.
13. Smith JR, Ariano RE, Toovey S. The use of antiviral agents for the management of severe influenza. Crit Care Med. 2010;38(Ssuppl 4):e43-50.
14. World Health Organization. Clinical management of human infection with pandemic H1N1. 2009.
15. Writing Committee of the WHO Consultation on Clinical Aspects of Pandemic 2009 (H1N1) Influenza. N Engl J Med. 2010;362:1708-19.

105 Isosporíase

- José Luiz de Andrade Neto
- Luciane Alves Botelho

(CID 10 = A07.3 – Isosporíase [Infecção por *Isospora belli* e *Isospora hominis*])

INTRODUÇÃO

A isosporíase, ou isosporose, foi reconhecida como doença diarreica no homem em 1923, após a Primeira Guerra Mundial. Apenas centenas de casos foram descritos até que, na década de 1980, passou a ser reconhecida como doença oportunista entre pacientes com síndrome da imunodeficiência adquirida (aids)[1,2]. Tem como agente etiológico a *Isospora belli* (lat. *bellum*, guerra), um protozoário intracelular, pertencente ao filo Apicomplexa, classe Sporozoa, subclasse Coccidea[3]. A essa subclasse pertencem outros coccídeos que causam diarreia: *Criptosporidium, Cyclospora* e *Microsporidium*[8,10].

Apesar de descrita entre imunocompetentes, a sua prevalência é maior entre imunodeprimidos, particularmente entre pacientes com aids e transplantados. Ocorre em todo o mundo, com maior incidência em regiões de clima tropical e subtropical. Em países em desenvolvimento, com condições sanitárias precárias, estudos de diarreia crônica em pacientes com aids demonstram *Isospora belli* como agente etiológico numa incidência que varia de 13% a 19%; já nos EUA, ocorre somente em 0,2% dos casos. No Brasil, a prevalência varia de 2% a 6%, nos diferentes estudos já realizados[4,9].

A transmissão é fecal-oral, por contato interpessoal, ou por ingestão de alimentos e água contaminados por fezes humanas[7]. O ciclo completo de vida da *Isospora belli* ocorre no homem. Inicia-se com a ingestão de oocistos maduros que são encontrados no meio ambiente. O oocisto maduro é composto por dois cistos que, por sua vez, contêm, cada um, dois esporozoítos que são as formas infectantes do protozoário. O oocisto ingerido sofre degradação da parede cística, liberando os esporozoítos no lúmen do intestino delgado; estes invadem os enterócitos e têm a capacidade de permanecer no citoplasma destas células por vários meses a anos depois da exposição ao agente causal[8b]. Após a contaminação celular seguem-se duas fases: a primeira, assexuada ou de esquizogonia, e a segunda, sexuada ou gametogênica. Durante a esquizogonia ocorre maturação e multiplicação dos esporo-

zoítos, que se diferenciam em merozoítos e são liberados dos enterócitos para invadir novas células do epitélio intestinal, mantendo, assim, o ciclo assexuado, responsável pela manutenção da infecção. O ciclo biológico intestinal determina citólise epitelial, que leva ao surgimento de sintomatologia[8b]. Após um número indeterminado de ciclos, alguns merozoítos diferenciam-se em gametócitos femininos e masculinos, estes são liberados para o lúmen do intestino, onde ocorre a fertilização e a formação de oocistos imaturos, liberados pelas fezes. Os oocistos imaturos sofrem maturação no meio ambiente e permanecem viáveis por meses a anos[1,5,8].

DIAGNÓSTICO CLÍNICO

A isosporíase humana leva a quadros clínicos variáveis; habitualmente, a sintomatologia está relacionada com a competência do sistema imune do hospedeiro.

- *Manifestação em indivíduos imunocompetentes*: em geral, resulta em diarreia líquida sem sangue ou leucócitos fecais e de caráter autolimitado. Associa-se a mal-estar, anorexia e cólicas abdominais, eventualmente febre. Apesar de tipicamente autolimitada, existem casos descritos de evolução crônica ou recorrente[5-7,10].
- *Manifestação em indivíduos imunodeprimidos:* os principais representantes desse grupo são os pacientes com aids, porém incluem-se transplantados em uso de imunossupressores e pacientes em uso de terapias citotóxicas. A manifestação é de diarreia aquosa, profusa, crônica, eventualmente com presença de muco, mas com ausência de sangue ou leucócitos fecais. A diarreia crônica leva à síndrome de má absorção, a distúrbios hidroeletrolíticos e à perda de peso. Febre é incomum. Apesar de raros, são descritos casos de manifestação extraintestinal em pacientes com aids, envolvendo linfonodos mesentéricos, linfonodos paratraqueais, baço, fígado e vias biliares[1,5-7,10].

DIAGNÓSTICO LABORATORIAL

Inespecífico

Evidências mostram forte relação entre a presença de eosinofilia no hemograma e a isosporose[3].

Específico

O diagnóstico tem como base a identificação do agente etiológico nos exames de fezes ou em amostras de biópsias de epitélio de intestino delgado.

- *Pesquisa de* Isospora belli *nas fezes*: deve-se ter em mente o fato de que o parasita é liberado intermitentemente e em pequenas quantidades nas fezes; portanto, são necessárias várias amostras para se estabelecer o diagnóstico. O número necessário de amostras não é determinado, mas, no mínimo, são três. É também fundamental que o laboratório seja notificado da suspeita clínica, para que assim o material seja processado de forma adequada. Maior sensibilidade e especificidade são encontradas quando se procede à coloração de Ziehl-Neelsen modificada e em material processado por método de centrífugo-concentração[9]. Essa técnica permite a identificação de oocistos e também pode ser empregada para material obtido de aspirado duodenal. O método de autofluorescência também tem sido recomendado[2].

A diferenciação com os oocistos de *Criptosporidium* e *Cyclospora* é feita basicamente pelo seu tamanho e formato.

- *Histopatologia*: a biópsia de mucosa de delgado apresenta atrofia de vilosidades intestinais, hipertrofia de criptas e infiltração de lâmina própria por células inflamatórias, principalmente eosinófilos. Podem-se observar todas as formas evolutivas do parasito no interior dos enterócitos[5].

- *PCR (reação em cadeia de polimerase):* é um método de alta sensibilidade que tem sido estudado em amostras de biópsia entérica e em amostras de fezes de pacientes imunodeprimidos com diarreia crônica; os resultados são promissores, contudo esta técnica não está disponível para prática clínica[2,8a].

TRATAMENTO

A resposta clínica costuma ser rápida na isosporíase tanto em imunocompetentes quanto em imunodeprimidos. Nas pessoas imunodeprimidas o índice de recidiva é em torno de 50% em 6 a 8 semanas; por isso, deve-se fazer terapia de supressão até a reconstituição imune ou redução dos fármacos imunossupressores. São vários esquemas propostos na literatura, mas a combinação de sulfametoxazol + trimetoprima persiste como a opção terapêutica mais conhecida e eficaz. As terapias opcionais devem ser reservadas para pacientes com intolerância documentada a sulfonamidas ou em falha de tratamento[2a].

Esquema Terapêutico de Primeira Escolha[2a,5,6]

Sulfametoxazol + trimetoprima (400 mg + 80 mg): em adultos, dois comprimidos, por via oral (VO), quatro vezes ao dia, por 10 dias; em seguida, dois comprimidos duas vezes ao dia por 3 semanas. A terapia supressiva é mantida com dois comprimidos ao dia ou três vezes por semana, até reconstituição imunológica. Um estudo demonstrou eficácia com o uso de sulfametoxazol + trimetoprima (400 + 80), dois comprimidos VO duas vezes ao dia por 10 dias; contudo, a experiência é limitada, recomendando-se que, em caso de se optar por esse esquema com menor dose diária, estender o tratamento por 3 a 4 semanas[2a].

Terapia Opcional[8]

- Pirimetamina (50 a 75 mg/dia) + acido folínico (5 a 10 mg/dia): por 4 semanas.
- Sulfadiazina (4 g/dia) + pirimetamina (25 a 75 mg/dia) + acido folínico: 3 a 7 semanas[8].

Tem sido descrito sucesso terapêutico com ciprofloxacino, porém com menor eficácia quando comparado com sulfametoxazol + trimetoprima[11].

REFERÊNCIAS BIBLIOGRÁFICAS

1. Benator DA et al. *Isospora belli* infection associated with acalculous cholecystitis in a patient with AIDS. Ann Intern Med. 1994;121:663-64.

2. Bialek R et al. Comparison of autofluorescence and iodine staining for detection of *Isospora belli* in feces. Am J Trop Med Hyg. 2002;67:304-05.

2a. Centers for Diseases Control and Prevention, Atlanta. Guidelines for Prevention in HIV- Infected Adults and Adolescents, 2009. Disponível em: http://aidsinfo.nih.gov/contentfiles/Adult_OI_041009.pdf. Acessado em: set. 2011.

3. Certad G et al. Isosporiasis in Venezuelan adults infected with immunodeficiency virus: clinical characterization. Am J Trop Med Hyg. 2003;69:217-22.

4. Cimerman S, Cimerman B, Lewi DS. Prevalence of intestinal parasitic infections in patients with acquired immunodeficiency syndrome in Brazil. Int J Infect Dis. 1999;3:203-06.

5. Correa MOA. Isoporose humana. In: Veronesi R, Focaccia R (ed). Tratado de Infectologia. 2ª ed. São Paulo: Atheneu; 2002. V. 2. p. 1237-40.

6. DeHovitz JA et al. Clinical manifestations and therapy of *Isospora belli* infection in patients with the acquired immunodeficiency syndrome. N Engl J Med. 1986;315:87-90.

7. Frenkel JK et al. Presença extra-intestinal de cistos unizoicos de *Isospora belli* em pacientes com SIDA. Relato de caso. Rev Soc Bras Med Trop. 2003;36:409-12.

8. Goodgame RW. Understanding intestinal spore-forming protozoa *Cryptosporidia, Microsporidea, Isospora* and *Cyclospora*. Ann Intern Med. 1996;124:429-41.

8a. Murphy SC et al. Molecular diagnosis of cystoisosporiasis using extended-rang PCR screening. J Mol Diagn. 2011;13:359-62.

8b. Neira OP et al. *Isospora belli* infection in HIV positive patients: report of two cases and literature review. Rev Chilena Infectol. 2010;27:219-27.

9. Rigo CR, Franco RM. Comparação entre os métodos de Ziehl-Neelsen modificado e "Acid Fast-Trihrome" para a pesquisa fecal de *Cryptosporidium parvum* e *Isospora belli*. Rev Soc Bras Med Trop. 2002;35:209-14.

10. Sears CL. *Isospora belli, Sarcocystis species, Balantidium coli, Blastocystis hominis* and *Cyclospora*. In: Mandell GL, Bennett JE, Dolin R (ed). Mandell, Douglas and Bennett's Principles and Practice of infectious Diseases. 4th ed. Philadelphia: Churchill-Livingstone; 1995. V. 2. p. 3510.

11. Verdier RI et al. Trimethoprim-sulfamethoxazole compared with ciprofloxacin for treatment and prophylaxis of *Isospora belli* and *Cyclospora cayetanensis* infection in HIV-infected patients. Ann Intern Med. 2000;132:885-88.

106 Lagoquilascaríase

■ **Raimundo Nonato Queiroz de Leão**
■ **Habib Fraiha Neto**

(CID 10 = B83.9 - Helmintíase não especificada)

INTRODUÇÃO

Helmintíase dos tecidos, determinada por um pequeno nematódeo denominado *Lagochilascaris minor*, a lagoquilascaríase caracteriza-se pelo desenvolvimento de lesões tumorais situadas na região cervical, na mastoide ou no ouvido médio, e pode atingir ainda outros órgãos ou estruturas vizinhas, inclusive o sistema nervoso central e pulmões. Doença de considerável potencial de gravidade, tem sua distribuição restrita à América tropical.

Originalmente descrita por Leiper em 1909 a partir de dois casos humanos observados na Ilha de Trinidad[22], a lagoquilascaríase humana permaneceu por muitos anos aparentemente restrita a um pequeno número de países vizinhos (Suriname, Costa Rica, Trinidad e Tobago), até que, em 1968, quase 6 décadas depois, Artigas e cols.[1] descreveram o primeiro caso brasileiro, originário do Estado de São Paulo. Na Amazônia essa parasitose só viria a ser assinalada 10 anos depois, por Leão e cols.[21]. A doença era, até então, considerada extremamente rara, com apenas 12 casos mundiais, dispersamente registrados. A difusão de seu conhecimento em nosso país redundou em inúmeras novas contribuições, que alterariam, consideravelmente, esse panorama, resultando em notável incremento da casuística e na caracterização da região Amazônica como a de maior concentração mundial de casos[15-17].

Embora existam cinco espécies conhecidas, do gênero *Lagochilascaris*, somente *L. minor* tem sido associada à patologia humana. Trata-se de um nematódeo ascarídeo de pequenas dimensões (os adultos medem até 20 mm), de coloração branco-leitosa, e cuja boca é guarnecida por três lábios bem desenvolvidos, separados por interlábios, o que confere à extremidade cefálica um aspecto bem característico, que lembra o lábio leporino (*lagos* = lebre; *cheilos* = lábio). Felídeos silvestres (jaguatirica, onça pintada, suçuarana) figuram entre os grandes suspeitos de serem o reservatório natural do parasito.

Com base no conhecimento acumulado, o ciclo de transmissão pode ser assim resumido: os hospedeiros naturais, carnívoros silvestres (ao que tudo indica, felídeos), albergando o parasito nas primeiras porções do sistema respiratório ou digestório, eliminam ovos do helminto pelas fezes, contaminando o solo. Ovos já embrionados, ingeridos por outros animais silvestres, provavelmente roedores, infectam esses animais, que desenvolvem formas larvárias encistadas nos tecidos, funcionando como hospedeiros intermediários, obrigatórios para a manutenção do ciclo enzoótico natural. Quando devorados, esses animais carreiam consigo esses cistos larvários, infectando o hospedeiro definitivo e fechando o ciclo. O homem, quando infectado, comporta-se como hospedeiro definitivo acidental, albergando formas adultas, ovos e larvas do parasito na intimidade dos tecidos do pescoço ou de estruturas circunvizinhas, onde são capazes de se reproduzir em ciclos sucessivos (autoinfecção)[6,7,24,30,34,35,41,44]. O cão e o gato domésticos já foram encontrados naturalmente infectados e são considerados, tanto quanto o homem, hospedeiros definitivos acidentais[16,36,39].

Dentre as várias hipóteses aventadas para explicar o mecanismo de transmissão e a localização extravagante das lesões no homem e nos animais domésticos, a mais aceita é a de Smith e cols.[34], de infecção por ingestão de larvas encistadas nos músculos e outros tecidos de animais silvestres. Esta hipótese foi experimentalmente demonstrada por Campos e cols.[7] e Paço[30]. Esses autores observaram que as larvas de terceiro estádio que se liberam dos cistos na luz do estômago do hospedeiro definitivo migram, esôfago acima, por um tropismo qualquer ainda não esclarecido, rumo às áreas comumente afetadas do pescoço e circunvizinhanças. Portanto, o homem, o cão e o gato domésticos se infectam por ingestão de larvas L3 encistadas nos músculos, vísceras e tecido celular subcutâneo de animais silvestres, a cutia, por exemplo, consumidos crus ou malcozidos.

Essa parasitose é descrita exclusivamente na região neotropical, distribuindo-se desde o sul do México até o Paraguai, conforme se observa na Tabela 106.1. O Brasil é o país com maior número de casos registrados, detendo 78,1% da casuística mundial conhecida. O estado do Pará concorre com 60% (60) dos casos brasileiros (46,9% dos casos mundiais); Rondônia, com 9% (nove), Tocantins com 9% (nove), Mato Grosso com 6% (seis), Acre e Roraima com 4% (quatro cada), São Paulo e Paraná com 2% (dois) cada, Maranhão, Paraíba, Mato Grosso do Sul, e Goiás com 1%

TABELA 106.1

Descrição Mundial de Casos Humanos de Lagoquilascaríase Até Dezembro de 2014	
Brasil	100
Suriname	6
Trinidad e Tobago	5
México	5
Colombia	3
Peru	2
Venezuela	2
Costa Rica	2
Bolívia	1
Paraguai	1
Equador	1

(um) cada. Apenas sete casos brasileiros não são originários da Amazônia Legal, região na qual os casos se concentram nos vales dos rios Tocantins e Araguaia, região sudeste do estado do Pará.

Todos os casos que temos investigado procedem de zona rural e têm história de contato com área de mata. A casuística inclui uma criança da tribo indígena Araweté, do grupo Parakanã, do sudeste do Pará, e um índio Guajajara, da aldeia de Colônia, na Pré-Amazônia maranhense.

A doença tem atingido pacientes dos 2 aos 67 anos, predominantemente jovens e crianças, com 49,2% dos casos ocorrendo na faixa etária dos 10 aos 19 anos. Dos 128 casos registrados, 70,3% estão compreendidos entre 0 e 19 anos, o que justifica o interesse pediátrico. O sexo feminino tem sido mais vezes atingido (56,2% dos casos), contra 41,4% do sexo masculino e 2,3% de sexo não referido. Há registros de 14 casos fatais, o que corresponderia a uma letalidade mínima de 10,9%[4,13,19,25,27,28,32,33,38].

O parasito provoca lesões (nódulos, abscessos e fístulas) muitas vezes situadas na região cervical (em 66,4% dos casos), ou da mastoide (36,7%), ou da orelha média (27,3%), orofaringe (10,1%), rinofaringe (15,6%), seios paranasais (5,5%) e base do crânio (4,2%), mas pode estender-se a outros órgãos ou estruturas vizinhas, tais como o cérebro (9,3%), cerebelo (3,1%) e pulmões (7,8%). Outros sítios eventualmente envolvidos são os globos oculares, a trompa de Eustáquio, o mento, as parótidas, a região submandibular, os alvéolos dentários, vértebras cervicais, nervos cranianos, região supraclavicular e musculatura escapular.

Há relato de lesão na região sacra[23], com extensão para a fossa ilíaca direita, portanto à distância do foco primário cervical; e de lesões disseminadas, de extrema gravidade, acometendo até mesmo órgãos viscerais[4,43].

É apreciável o grau de osteólise observado no sítio das lesões, favorecendo a progressão dos parasitos[31]. Todos os estádios evolutivos do helminto (ovos, larvas e adultos) podem estar presentes, simultaneamente, às vezes em grande número, no interior das lesões, denotando que ele aí se reproduz (autoinfecção)[24]. Do ponto de vista da histopatologia, os achados fundamentais correspondem a focos de reação granulomatosa do tipo corpo estranho, e áreas escavadas, de paredes formadas por tecido inflamatório, também contendo elementos gigantocitários com restos parasitários. É frequente a presença de áreas de infiltração eosinofílica. Vermes adultos, larvas e ovos centralizam essas lesões[19].

DIAGNÓSTICO CLÍNICO

A doença geralmente tem início insidioso e apresenta evolução crônica, com períodos de remissão e recidiva. As manifestações clínicas variam em função da extensão e da localização das lesões. Os quadros mais frequentes consistem no aparecimento de nódulos cervicais, uni ou bilaterais, de consistência dura, aderentes aos planos profundos, que posteriormente fistulam, abscedam e às vezes ulceram, drenando secreção serossanguinolenta ou purulenta; ou de processos de otite supurativa e mastoidite (Figura 106.1). Além disso, podem ser encontrados quadros de sinusite; amigdalite; manifestações neurológicas, como síndrome convulsiva, síndrome cerebelar, paralisia facial periférica ou de outros nervos cranianos (glossofaríngeo, vago, espinhal, hipoglosso) e manifestações respiratórias, que podem evoluir até insuficiência respiratória.

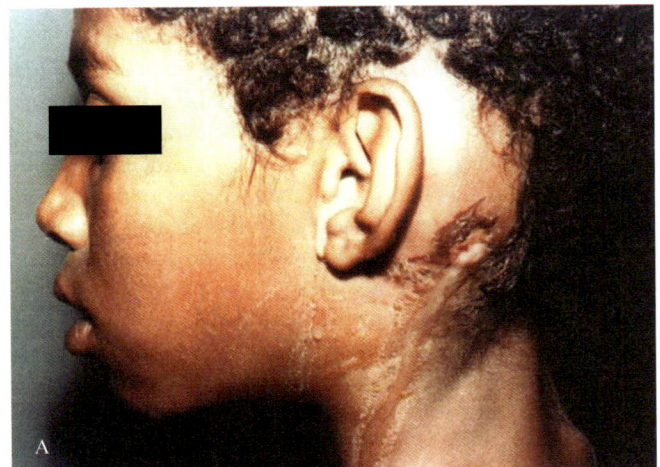
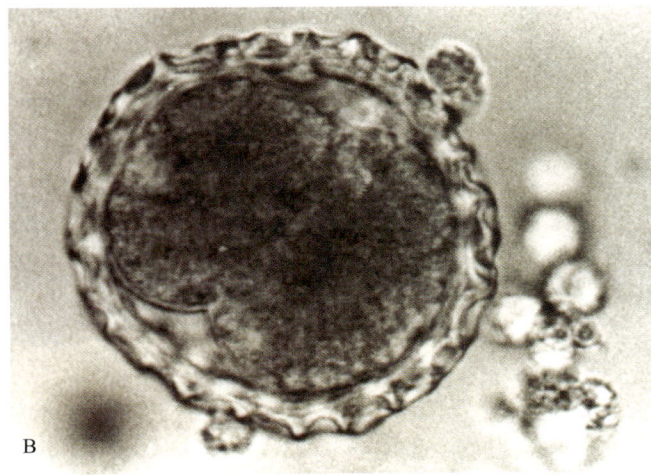

FIGURA 106.1 – A. Lesão de ouvido e mastoide. B. Ovo de *Lagochilascaris minor*, visto ao microscópio, na secreção da lesão.

É comum a história de eliminação ativa e intermitente de parasitos vivos pelos pertuitos das lesões, ou pelo conduto auditivo externo, pela cavidade oral ou pelas fossas nasais. Convém não perder de vista que esse dado pode ser ocultado pelo paciente, por vergonha; e que em alguns casos, pode, efetivamente, não ocorrer a eliminação, por longo período, o que dificulta a confirmação do diagnóstico etiológico, algumas vezes já suspeitado. A ausência de história de eliminação de parasitos não deve nunca descartar em definitivo essa hipótese diagnóstica.

Sinais inflamatórios locais são, comumente, pouco pronunciados. Pode haver reação ganglionar satélite. O estado geral em muitos casos está seriamente comprometido, com apreciável perda ponderal. Há relato de imunodepressão, relacionada tanto com a imunidade celular, quanto com a humoral[5].

DIAGNÓSTICO DIFERENCIAL

Quando não existe história de eliminação de parasitos, deverá ser feito com a tuberculose ganglionar cervical, micobacterioses não tuberculosas, neoplasias da região cervical, otite média supurada, mastoidites e sinusites de outras etiologias, tuberculose pulmonar, paracoccidioidomicose e actinomicose.

Nos casos em que o parasito é referido, trazido à consulta ou encontrado nas lesões, convém fazer a distinção com larvas de dípteros, agentes de miíases cavitárias. Uma noção elementar para que não se confunda a lagoquilascaríase com uma miíase, diz respeito ao aspecto geral e ao movimento dos parasitos em questão: larvas de moscas, sendo formas imaturas de artrópodes, têm o corpo segmentado, e seus movimentos são rítmicos, de estica-encolhe, como os de um "bicho-de-goiaba"; enquanto isso, larvas ou adultos de *Lagochilascaris* são vermes cilíndricos, filiformes, de corpo não segmentado e movimentos serpiginoides.

Exames Complementares

Diagnóstico Específico

Habitualmente é feito pelo achado de ovos do parasito na secreção das lesões, ou de ovos, larvas e adultos em material delas retirado. Os ovos medem de 63 a 85 mm no maior diâmetro, são subesféricos e têm a casca externa espessa, de superfície marcada por múltiplas escavações em "saca-bocados", lembrando na periferia o aspecto de tampinha de garrafa de refrigerante (Figura 106.1). É característico da espécie *Lagochilascaris minor* o número de escavações não superior a 25 na periferia. Esses ovos podem ser encontrados nas fezes dos pacientes, quando as lesões se abrem para a luz do trato digestório, e, muitas vezes, são confundidos com os de *A. lumbricoides*.

Embora constituindo aqui recurso quase sempre dispensável, a histopatologia pode também firmar o diagnóstico etiológico, caso os cortes permitam a observação da casca externa de ovos, com um número de escavações compatível com a espécie, ou de secções transversais de adultos, mostrando as aletas laterais que lhes percorrem longitudinalmente o corpo.

Diagnóstico Inespecífico

O hemograma é incaracterístico, e pode haver desde leucocitose até leucopenia, eosinofilia (p. ex., de 29% em 11.800 leucócitos/mm[3]) ou, paradoxalmente, aneosinofilia[25,27,28].

A radiologia tem sido recurso de grande valia para a evidenciação de lesões pulmonares (condensações acinares, abscessos), do *cavum* (hipertrofia de paredes), do ouvido médio e dos seios paranasais (velamento), da mastoide (esclerose óssea, destruição de septos intercelulares, abscessos, osteólise, velamento das células) e, particularmente, do sistema nervoso central (abscessos subdurais, cerebelares ou cerebrais), em que a tomografia axial computadorizada e, principalmente, a ressonância nuclear magnética têm permitido boa avaliação da extensão das lesões.

DIAGNÓSTICO EPIDEMIOLÓGICO

Investigar a procedência do caso, se de área rural, se de região de ocorrência mais frequente da parasitose, como, por exemplo, o sudeste do Pará. Investigar os hábitos alimentares, particularmente o consumo de carnes cruas ou mal cozidas de mamíferos silvestres, com especial atenção para a carne de cutia e de outros animais consumidores de frutos do chão da mata. Não há indícios de transmissão inter-humana, nem de que seja uma doença profissional.

TRATAMENTO

Vários medicamentos têm sido empregados, experimentalmente, no tratamento da lagoquilascaríase humana: a dietilcarbamazina[12,14,21,44], o tiabendazol[5,21,26,27,42,43], o levamisol[2,5,8,9,42,43], o cambendazol[14,19,20,33], o mebendazol[5], o albendazol[2,10,18,40], o praziquantel[18] e a ivermectina[2,3]. Muitos desses fármacos não proporcionam bons resultados, principalmente em termos de cura radical. São frequentes as recidivas, às vezes após meses de aparente cura clínica, impondo o seguimento dos casos por longos períodos, dadas as dificuldades de avaliação da cura parasitológica diante de lesões já fechadas.

Nos casos que tivemos a oportunidade de assistir, os melhores resultados foram obtidos com a associação cambendazol/levamisol, em altas doses e por tempo prolongado. Ambos os medicamentos causam visível impacto sobre os parasitos, que em muitos casos abandonam as lesões, alvoroçadamente, sobretudo no primeiro dia de tratamento, resultando em rápida melhora clínica. Preconizamos o emprego do cambendazol em doses múltiplas e elevadas: 20 mg/kg/dia, durante 5 dias consecutivos, em séries sucessivas cujo número e intervalos não foram ainda satisfatoriamente estabelecidos (talvez quatro séries, a intervalos mais ou menos regulares de 1 mês); e, em caso de lesão no sistema nervoso central, 30 mg/kg/dia, por 5 dias, com o paciente hospitalizado e sob cuidadoso controle das funções hepática, renal, hematopoiética e pancreática endócrina. A primeira série será precedida do uso do levamisol, usado apenas durante 3 dias alternados, na dose de 80 ou 150 mg/dia, conforme a idade[19,20].

Esses esquemas, sugeridos como tratamento de ataque, têm sido, em geral, bem tolerados. Em alguns casos, porém, condicionam apreciável alopecia, felizmente regressível com a retirada dos medicamentos.

As lesões regridem rapidamente, às vezes cedo sugerindo cura clínica. É sempre aconselhável, porém, a adoção de um esquema de manutenção, posto ser comum a ocorrência de recidivas, o que leva a crer que exista uma forma de resistência natural a esses fármacos no ciclo do parasito, responsável pela reativação do processo de infecção. Esse esquema de manutenção pode consistir em novas séries de cambendazol ou do levamisol, de igual posologia, repetidas a cada 6 meses até que assegurada a cura radical.

Apesar do êxito alcançado em alguns casos, na verdade ainda não existe um tratamento ideal, eficaz e de curta duração, tudo levando a crer não havermos alcançado o melhor esquema posológico para os medicamentos recomendados. A demonstração de atividade antiembriogênica *in vitro* do albendazol sobre ovos de *L. minor*[40] trouxe uma esperança de solução do problema de resistência do parasito à associação cambendazol/levamisol. O albendazol entraria, então, como alternativa ou como um reforço ao esquema de associação, em doses que poderiam ser as mesmas empregadas na neurocisticercose (15-25 mg/kg/dia)[37], durante 30 dias.

Em seu experimento, Vieira e cols.[40] observaram que o albendazol não tem ação larvicida sobre a espécie, mas impede a embriogênese de ovos recém-eliminados; justamente ao contrário da ivermectina, que tem ação larvicida, também demonstrada *in vitro*, e não impede a embriogênese. Por isso, sugerem eles o emprego experimental da associação destas duas últimas substâncias, como alternativa para o tratamento da lagoquilascaríase.

Apesar do insucesso no tratamento de um caso pediátrico com a ivermectina (comprimidos de 6 mg), na dose de 0,4 mg/kg de peso, dividida em duas tomadas, uma a cada dia, em 2 dias subsequentes (Oliveira MYS, Santos NS, Maués B, Fraiha H – dados inéditos), a experiência de Bento e cols.[3] recomenda insistir na investigação com esse fármaco, desde que empregado por mais tempo e em doses semanais. Por sugestão de um desses autores (Motti – comunicação pessoal, 1993), a ivermectina poderá ser utilizada, ainda em caráter experimental, em dose única semanal de 0,2 mg/kg de peso. Essa dose será mantida até que haja nítida melhora clínica, definida como desaparecimento da eliminação de parasitos e da secreção purulenta, e melhora dos sinais inflamatórios locais. Depois de constatada a melhora, o paciente receberá ainda uma dose mensal, no mínimo por 1 ano.

Não se deve esquecer, porém, que a ivermectina não atravessa a barreira hematoencefálica e não tem boa difusão no sistema nervoso central. Por isso, o emprego não é recomendado em casos dessa localização[11,29].

A limpeza cirúrgica das lesões constitui valioso recurso auxiliar, contribuindo para abreviar a cura radical. Deve-se dar, também, especial atenção aos cuidados nutricionais.

Em caso de comprometimento do sistema nervoso central, além da recomendação de hospitalização do paciente, seria aconselhável assumir os mesmos cuidados observados na terapêutica da neurocisticercose: administração de corticosteroides, como a dexametasona ou a prednisona, simultaneamente à de anti-helmínticos. O objetivo é reduzir os efeitos da reação inflamatória decorrente da destruição de parasitos (edema cerebral e hipertensão intracraniana).

Só deve ser considerado clinicamente curado o paciente que apresentar resolução das lesões externas, ausência de abscessos profundos, comprovada por método de imagem adequado, com negatividade ao teste terapêutico com levamisol ("teste de Leão": administração de um comprimido de 80 ou 150 mg, de acordo com a idade, objetivando desalojar parasitos eventualmente ocultos na intimidade dos tecidos). Esse teste tem-se revelado eficiente na confirmação do diagnóstico etiológico em alguns casos. É importante salientar, todavia: qualquer que seja a terapêutica adotada, devem ser rigorosamente observados os preceitos de ética em pesquisa com seres humanos, constantes da Resolução nº 196/96, do Conselho Nacional de Saúde.

PROFILAXIA

Uma vez comprovado que a forma infectante para o homem e para os animais domésticos é a larva encistada nos músculos e outros tecidos de animais silvestres, as medidas de profilaxia deverão visar, sobretudo, a não ingestão de carnes de caça (principalmente de cutia, do rato-soiá (*Proechimys*), de outros roedores e mesmo de outros mamíferos do chão da mata, como os tatus), sem adequada cocção.

REFERÊNCIAS BIBLIOGRÁFICAS

1. Artigas PT et al. Sobre um caso de parasitismo humano por *Lagochilascaris minor* Leiper, 1909, no Estado de São Paulo, Brasil. Rev Inst Med Trop São Paulo. 1968;10:78-83.
2. Barbosa A et al. Lagochilascaríase com envolvimento da mastoide. Rev Soc Bras Med Trop. 2005;38(supl.1):465.
3. Bento RF et al. A. Human lagochilascariasis treated sucessfully with ivermectin: a case report. Rev Inst Med Trop São Paulo. 1993;35:373-75.
4. Boschiroli AM et al. Lagoquilascaríase – relato de caso e revisão de literatura. Braz J Infect Dis. 1999;3(supl.2):S21.
5. Botero D, Little MD. Two cases of human *Lagochilascaris* infection in Colômbia. Am J Trop Med Hyg. 1984;33:381-86.
6. Brenes-M RR, Ruiz A. Discovery of *Lagochilascaris sp.* in the larynx of a Costa Rica ocelot (*Felis pardalis mearnsi*). J Parasitol. 1972;58:978.
7. Campos DMB et al. Experimental life cycle of *Lagochilascaris minor* Leiper, 1909. Rev Inst Med Trop São Paulo. 1992;34:277-87.
8. Chieffi PP et al. Infecção cutânea por *Lagochilascaris minor* – tratamento e cura rápida pelo levamisol. An Bras Dermatol. 1981;56:141-44.
9. Corrêa MOA et al. Novo caso de parasitismo humano por *Lagochilascaris minor* Leiper, 1909. Rev Inst Adolfo Lutz 1978;38:59-65.
10. De Paula JB et al. Relato de um novo caso de lagochilascaríase humana procedente do sul do Pará. Rev Patol Trop. 1998;27:71-76.
11. Del Giudice P, Chosidow O, Caumes E. Ivermectin in Dermatology. J Drugs Dermatol. 2003;2:13-21.
12. Draper JW. Infection with *Lagochilascaris minor*. Brit Med J. 1963;5335:931-932.
13. Eulálio KD et al. Relato de quatro casos de lagochilascaríase. Rev Soc Bras Med Trop. 1994;27(supl.I):319.
14. Eulálio KD et al. Lagochilascaríase: relato de um caso. XXXI Congresso da Sociedade Brasileira de Medicina Tropical, São Paulo, 1995. Livro dos Resumos. p. 314.
15. Fraiha H et al. Lagochilascaríase. In: Instituto Evandro Chagas; 50 anos de contribuição às ciências biológicas e à medicina tropical. v.1. Belém: Fundação SESP; 1986. p. 221-22.
16. Fraiha H, Leão RNQ, Costa FSA. Lagoquilascaríase humana e dos animais domésticos. Zoon Rev Int (Brasília). 1989;1:25-33.
17. Fraiha H et al. Patologia amazônica exótica. II: Infecção humana por *Lagochilascaris minor* Leiper, 1906 (Nematoda, Ascarididae). Registro de três novos casos, e formulação de nova hipótese para o

mecanismo de infecção. Resumos do VI Congresso da Federación Latinoamericana de Parasitologos, São Paulo, setembro de 1983. Tema livre p.146.

18. Leão RNQ, Fraiha Neto H. Lagoquilascaríase. In: Leão RNQ et al. (ed.). Medicina Tropical e Infectologia na Amazônia. Belém: Samauma Editorial/Instituto Evandro Chagas; 2013. p.1429-36.

19. Leão RNQ, Fraiha H, Dias LB. Lagoquilascaríase. In: Focaccia R (org.). Veronesi: Tratado de Infectologia. 3 ed. São Paulo: Atheneu; 2005. p. 1781-5.

20. Leão RNQ et al. Perspectivas de emprego do cambendazol na Lagoquilascaríase. Programa e Resumos do XXI Congresso da Sociedade Brasileira de Medicina Tropical. São Paulo, 3-8 fevereiro de 1985. Tema livre 073.

21. Leão RNQ et al. Infecção humana pelo *Lagochilascaris minor* Leiper, 1909. Registro de um caso observado no Estado do Pará (Brasil). Rev Inst Med Trop São Paulo. 1978; 20:300-06.

22. Leiper RT. A new nematose worn from Trinidad, *Lagochilascaris minor*. Proc Zool Soc Lond. 1909(2):742-43.

23. Monteiro MRCC et al. Comprometimento do sacro na lagoquilascaríase. Programa e Resumos do XXIV Congresso da Sociedade Brasileira de Medicina Tropical. Manaus (Amazonas). 28 fevereiro-3 março de 1988. Tema livre 191.

24. Moraes MAP, Arnaud MVC, Lima PE. Novos casos de infecção humana por *Lagochilascaris minor* Leiper, 1909, encontrados no Estado do Pará, Brasil. Rev Inst Med Trop São Paulo. 1983;25:139-46.

25. Moraes MAP et al. Infecção pulmonar fatal por *Lagochilascaris sp.*, provavelmente *Lagochilascaris minor* Leiper, 1909. Rev Inst Med Trop São Paulo. 1985;27:46-52.

26. Oostburg BFJ. Thiabendazole therapy of *Lagochilascaris minor* infection in Surinam; report of a case. Am J Trop Med Hyg. 1971;20:580-83.

27. Oostburg BFJ, Varma AAO. *Lagochilascaris minor* infection in Surinam; report of a case. Am J Trop Med Hyg. 1968;17:548-50.

28. Orihuela R et al. Lagochilascariasis humana en Venezuela: descripción de un caso fatal. Rev Soc Bras Med Trop. 1987;20:217-21.

29. Ottesen EA, Campbell WC. Ivermectin in human medicine. J Antimicrob Chemother. 1994;34:195-203.

30. Paçô JM. Comprovação experimental da importância de roedeores silvestres na transmissão da lagochilascaríasis. Dissertação (Mestrado em Patologia Tropical, área de concentração Parasitologia), Universidade Federal de Goiás, Goiânia, 1994. 82 p.

31. Rocha MPC, Fraiha Neto H, Barreto ACP. Infecção de ouvido médio e mastoide por *Lagochilascaris minor* Leiper, 1909 (Nematoda, Ascarididae). Relato de um caso do sul do Estado do Pará, Amazônia, Brasil. Hileia Méd Belém. 1984;6:3-14.

32. Rosemberg S et al. Fatal encephalopathy due to *Lagochilascaris minor* infection. Am J Trop Med Hyg. 1986;35:575-78.

33. Santana DM, Asato MS, Benedetti MSG. Lagoquilascaríase. Relato de cinco casos em Roraima. Rev Soc Bras Med Trop. 2006;39(supl.1):159.

34. Smith JL, Bowman DD, Little MD. Life cycle and development of *Lagochilascaris sprenti* (Nematoda: Ascarididae) from opossums (Marsupialia: Didelphidae) in Louisiana. J Parasitol. 1983;69:736-45.

35. Sprent JF. Speciation and development in the genus *Lagochilascaris*. Parasitology 1971;62:71-112.

36. Sturion DJ, Gaste L, Yamamura MH. Alterações esofágicas pelo *Lagochilascaris minor* em cão. Congresso Brasileiro de Medicina Veterinária, 18, Balneário Camboriú (Santa Catarina), 1982.

37. Tavares W. Derivados do imidazol. In: Tavares W (ed). Manual de Antibióticos e Quimioterápicos Antiinfecciosos. 3ª ed. São Paulo: Atheneu; 2001. p.849-868.

38. Veloso MGP, Faria MCAR, Freitas JDF. Lagoquilascaríase humana. Sobre três casos encontrados no Distrito Federal, Brasil. Rev Inst Med Trop São Paulo. 1992;34: 587-91.

39. Vidotto O et al. Caso de Lagoquilascaríase minor em cão. Congresso Brasileiro de Parasitologia, 7, Porto Alegre, 1982.

40. Vieira MA et al. Atividade antiembriogênica "in vitro" do albendazol sobre ovos de *Lagochilascaris minor* Leiper, 1909. Rev Patol Trop. 1994;23:221-27.

41. Volcan GS, Medrano P. Infección inducida en el roedor selvático *Dasyprocta leporina* (Rodentia: Dasyproctidae), con huevos larvados de *Lagochilascaris minor* (Nematoda: Ascarididae). Rev Inst Med Trop São Paulo. 1990; 32:395-402.

42. Volcan GS et al. *Lagochilascaris minor* infection in Venezuela. Report of a case. Am J Trop Med Hyg. 1982;31:1111-13.

43. Yoshimi R et al. Infecção por Lagochilascaris minor: relato de caso. 38º Congresso Brasileiro de Otorrinolaringologia e Cirurgia Cérvico-Facial, Salvador, 2006. Programa Oficial, p. 71. Pôster P28.52.

44. Winckel WEF, Treurniet AE. Infestation with *Lagochilascaris minor* (Leiper) in man. Doc Med Geogr Trop. 1956;8:23-28.

107 Larva *Migrans* (Larva *Migrans* Cutânea e Larva *Migrans* Viceral)

■ **Hadmila Rodrigues Melo**
■ **Rosângela Maria de Castro Cunha**

Larva migrans *é o termo clínico que designa infecções humanas causadas pela migração de larvas de nematódeos parasitas de diferentes animais que não completam* o seu ciclo no homem. Clinicamente, distinguem-se duas formas clínicas da infecção: larva migrans *cutânea e larva* migrans *visceral.*

LARVA *MIGRANS* CUTÂNEA

■ **Hadmila Rodrigues Melo**

(CID 10 = B76.9 - Ancilostomíase não especificada [Larva *migrans* cutânea])

INTRODUÇÃO[1,6,7,10,11]

A larva *migrans* cutânea (LMC), também conhecida como dermatite serpiginosa, dermatite pruriginosa, dermatite eruptiva serpeante linear, dermatite linear serpiginosa e popularmente "bicho de praia" e "bicho geográfico", é uma síndrome provocada pela migração de larvas de nematódeos em um hospedeiro não usual. Os nematódeos parasitam animais domésticos, preferencialmente cães e gatos, e pela eliminação de ovos nas fezes possibilitam a infecção de suas larvas no homem. Esta infecção é caracterizada por uma dermatite pruriginosa de evolução subaguda, com progressão linear e serpiginosa, levando à formação de túneis com trajetos sinuosos e em relevo. Apresenta distribuição cosmopolita, com maior incidência em regiões tropicais e subtropicais. Nas Américas é comumente encontrada nos países da América do Sul e Central. Locais de clima quente e alta umidade favorecem a eclosão dos ovos, evoluindo as larvas até a forma infectante, larva estádio 3 ou larva filarioide, que pode sobreviver por várias semanas ou meses.

O principal agente envolvido é o *Ancylostoma braziliensis*. Há também possibilidade de infecção humana pelo *Ancylostoma caninum* e pelo *Ancylostoma tubaeforme*. Raramente os agentes *Ulcinaria stenocephala, Bunostomum phlebotomum* (bovinos), *Strongyloides stercoralis, S. myopotami* e *S. procyones* e *Gnathostoma spinigerum* podem causar a doença.

O *Ancylostoma braziliensis* tem pequeno tamanho, até 9 mm, com cápsula bucal com um par de grandes dentes ventrais. A penetração ocorre por um processo ativo da larva filarioide, que atravessa a pele íntegra ou não, localiza-se no tecido subcutâneo, não conseguindo atingir a derme e completar seu ciclo até parasita adulto. Ocorre então a migração aleatória por um tempo variável, entre 2 e 6 semanas, até a morte e absorção do parasita pelo organismo. Devido à intensa movimentação larvária, forma-se um rastro sinuoso, elevado, eritematoso, de 3 a 4 mm de largura, caracterizando uma dermatite de progressão linear e serpiginosa.

Em alguns casos, principalmente nas infecções maciças, algumas larvas, através das vias sanguínea e linfática, chegam aos pulmões, alcançam a traqueia e são expectoradas e encontradas no escarro. Essa migração determina um quadro de hipersensibilidade, com aumento de IgE sérica.

DIAGNÓSTICO EPIDEMIOLÓGICO[1,4,6-8,10,11]

O diagnóstico dependerá, quase exclusivamente, de uma história clínica de contato com locais arenosos, tanques de areia, parques infantis e praias onde não existe contato com as marés, pois a salinidade é prejudicial à eclosão do ovo. A presença de animais domésticos, em especial cães e gatos, é o dado epidemiológico mais importante. A incidência é maior em crianças e adultos, em atividades recreacionais e de trabalho.

Estudo realizado em Campo Grande, MS, demonstrou a contaminação de caixas de areias de escolas por ovos de ancilostomídeos de cães e gatos, levando a surtos da doença em crianças com idade entre 3 e 5 anos. Não existe relação com sexo, raça ou idade, mas sim risco de exposição a locais contaminados.

DIAGNÓSTICO CLÍNICO[1,4-11]

A larva *migrans* acomete preferencialmente os membros inferiores e suas extremidades, antebraços, mãos e nádegas. Em poucos casos pode ocorrer em face, lábios e palato. Em geral a lesão é única, mas a ocorrência de múltiplas lesões não é rara.

O estágio inicial de penetração larvária pode ser despercebido ou levar ao desenvolvimento de lesão papular eritematopruriginosa. Com o início da movimentação larvária na epiderme, forma-se um túnel ou uma linha sinuosa que apresenta uma extremidade mais eritematosa na qual se localiza a larva em migração e na outra extremidade a lesão tende a regressão, com clareamento da pele e discreta descamação. O sintoma característico dessa lesão é o prurido, mais intenso à noite, devido à maior locomoção da larva pelo aumento da temperatura corpórea. Em alguns casos, episódios dolorosos intermitentes são observados.

As principais complicações são infecções bacterianas secundárias e áreas eczematizadas ocasionadas pelo intenso prurido.

Eventualmente ocorre o desenvolvimento de reações de hipersensibilidade com quadros de urticária, eritema multiforme e edema de laringe. Cerca de 50% dos pacientes podem desenvolver infiltrados pulmonares transitórios com eosinofilia – síndrome de Löffler, em infecções graves e maciças. Esse quadro sugere que as larvas tenham alcançado os pulmões por via linfática e/ou sanguínea ou que tenham ocorrido infecções simultâneas por outros ancilostomídeos. A cura pode ser espontânea. No ato de coçar, o parasita é retirado da pele ou, então, após sua morte é reabsorvido; mas o tempo é bastante variável, de semanas a meses.

DIAGNÓSTICO LABORATORIAL[4,7,8,10,11]

O melhor exame é dermatoscopia, método rápido, eficaz e não invasivo aliado a diagnóstico epidemiológico e clínico. A biópsia das lesões e o histopatológico, além de não serem elucidativos, demonstram infiltrado não específico.

O diagnóstico da síndrome de Löffler poderá ser feito pela identificação do parasita no escarro e pela presença de infiltrados transitórios na radiografia torácica, associados a eosinofilia sanguínea e aumento sérico de IgE.

TRATAMENTO[2-4,8,10-12]

A escolha do medicamento e o tempo de tratamento dependerão do número de lesões e suas localizações. É feito com substâncias necessariamente anti-helmínticas, de aplicação tópica ou sistêmica por tempo curto ou prolongado.

O uso de substâncias tópicas está indicado em lesões únicas ou em pequeno número, com a utilização de cremes (5% a 15%) ou pomadas (5% a 10%) à base de tiabendazol, quatro vezes ao dia, por um período de 7 a 14 dias, ou à base de albendazol 15%, quatro vezes ao dia, por 3 dias. O prurido diminui ou desaparece em até 72 horas de tratamento.

A utilização de substâncias sistêmicas está indicada em lesões múltiplas e disseminadas, casos graves, nos quais geralmente a carga parasitária é alta. O albendazol pode ser utilizado na dose de 400 mg, uma vez ao dia, por 5 a 7 dias. Estudos demonstram a mesma eficácia com dose única mas, particularmente nos casos múltiplos, a dose prolongada evitaria a recorrência das lesões. Em geral é bem tolerado. Efeitos adversos mais comuns são alterações gastrintestinais e aumento de enzimas hepáticas. É disponível em cápsulas de 200 mg e 400 mg, suspensão 250 mg/5 mL. Outro esquema pode ser feito com tiabendazol, 25 a 50 mg/kg/dia, dose máxima 3 g/dia, duas vezes ao dia após as refeições, por 2 a 4 dias. Reações indesejáveis mais frequentes são anorexia, náuseas, vômitos, mal-estar, tontura e vertigens. É apresentado em cápsulas de 500 mg e suspensão de 250 mg/5 mL. A melhora do prurido acontece até 72 horas com tratamento sistêmico e a cura clínica, em até 14 dias. A ivermectina, 200 µg/kg, dose única, exerce notável atividade terapêutica, com índice de cura superior a 95% nas infecções larvárias que não tenham infecção bacteriana secundária[12].

Alguns tratamentos estão em desuso, como é o caso do congelamento das lesões, com neve carbônica ou nitrogênio líquido, por causa da eficácia variável, por ser doloroso e também de difícil acesso.

O tratamento das complicações consiste no uso de antibióticos e cuidados gerais das lesões com substâncias antissépticas. Nos casos de prurido intenso, iniciar anti-histamínicos e em áreas eczematizadas está indicado o uso de corticosteroides.

PROFILAXIA E CONTROLE[8,10,11]

- Tratamento dos animais infectados.
- Limitar o acesso de animais domésticos a locais de risco para o desenvolvimento parasitário e a consequente transmissão para o homem.
- Evitar contato com solos suspeitos de contaminação e, nas praias, preferir locais banhados pela maré.
- Educação continuada da população para a implementação dessas medidas preventivas.

REFERÊNCIAS BIBLIOGRÁFICAS

1. Araujo FR et al. A. Larva migrans cutânea em crianças de uma escola do Centro-Oeste do Brasil. Rev Saúde Públ. 2000;34:84-85.
2. Bouchaud O et al. Cutaneous larva migrans in travelers: a prospective study, with assessment of therapy with ivermectin. Clin Infect Dis. 2000;31:493-98..
3. Caumes E. Treatment of cutaneous larva migrans. Clin Infect Dis. 2000;30:811-14.
4. Goldsmith RS. Infectious Diseases: Protozoal& Helminthic. In: Tierney Jr LMT, McPhee SJ, Papadakis MA. Current Medical Diagnosis & Treatment. 42nd ed. New York: Lange Medical Books/McGraw-Hill; 2003. p. 1465-66.
5. Guimarães LC et al. Larva migrans within scalp sebaceous gland. Ver Soc Med Trop. 1999;32:187-89.
6. Lima WS. Larva migrans. In: Neves DP et al. (Ed). Parasitologia Humana. 10ª ed. São Paulo: Atheneu; 2000. p. 243-46.
7. Passaro EMC. Dermatoses zooparasitárias e leishmaniose. In: Sittart JAS, Pires MC (ed). Dermatologia para o Clínico. São Paulo: Lemos Editorial; 1997. p.125-28.
8. Ramos e Silva M, Jacques CMC. Leishmaniosis and other dermatozoonoses in Brazil.Clin Dermatol. 2002;20:128-29.
9. Rey L. Parasitologia. 2ª ed. Rio de Janeiro:Guanabara Koogan; 1991.
10. Silveira MT, Leite DB. Infecções de pele, subcutâneo e anexos. In: Melo HRL, Brito CAA, Filho DBM et al. (Ed.) Condutas em Doenças Infecciosas. Rio de Janeiro: Medsi; 2004. p. 276-77.
11. Valle HA et al. Larva Migrans Cutânea. In: Batista RS et al. Medicina Tropical – Abordagem atual das doenças infecciosas e parasitárias. Rio de Janeiro: Cultura Médica; 2001. p. 333-39.
12. Vanhaecke C et al. The efficacy of single dose ivermectin in the treatment of hookworm related cutaneous larva migrans varies depending on the clinical presentation. J Eur Acad Dermatol Venereol. 2014;28:655-57.

LARVA *MIGRANS* VISCERAL

■ **Rosângela Maria de Castro Cunha**

(CID 10 = B83.0 - Larva *migrans* visceral [Toxocaríase])

INTRODUÇÃO[4,5,7,10,14,15,19]

A síndrome da larva *migrans* visceral (SLMV) foi descrita em 1952, por Beaver, e durante muito tempo foi considerada uma doença rara. Hoje é reconhecida como uma antropozoonose cosmopolita em expansão, caracterizada por um amplo espectro de manifestações clínico-laboratoriais decorrentes da migração prolongada de larvas nematódeas em tecidos humanos. A maioria dos pacientes apresenta febre, emagrecimento, exantema pruriginoso, hepatomegalia, distúrbios do SNC (irritabilidade, epilepsia, esquizofrenia), miocardite e alterações laboratoriais como eosinofilia persistente, hipergamaglobulinemia e aumento do título de hemaglutininas A e B.

A SLMV é causada principalmente por parasitas da família Ascaridea, pertencentes ao gênero *Toxocara*, englobando as espécies *Toxocara canis* e *Toxocara cati*, ascarídeos de cães e gatos, respectivamente. A síndrome pode ser causada pela migração errática de larvas de outros helmintos, entre os quais *Ascaris suum, Toxocara leonina, Capillaria hepatica* e *Gnathostoma spinigerum*. A infecção por esses helmintos, especialmente os dois últimos, tem importância em determinadas regiões do planeta, mas são raras no Brasil, tendo sido discutidas no Capítulo 78 – Helmintíases de Importação e Raras no Brasil.

Por ser o *Toxocara* o agente mais frequente da síndrome, a SLMV é também conhecida como toxocaríase humana. O *Toxocara canis* é um parasita habitual do intestino de canídeos (cães, lobos, raposas, etc.), que são seus hospedeiros definitivos, e é o mais frequentemente identificado nos casos confirmados da doença humana. O homem funciona como hospedeiro paratênico (hospedeiro não habitual, que se infecta, mas no qual o agente biológico não completa o ciclo evolutivo) ou intermediário, que entra de forma acidental no ciclo de vida do parasita. A transmissão na população canina pode ocorrer com a ingestão de ovos infectantes (presentes no solo ou contaminando alimentos) e larvas infectantes (em tecidos de animais que funcionam como hospedeiros paratênicos). Os ovos infectantes (contendo larvas L2) ou larvas L2 encistadas ingeridas vão até o intestino delgado, onde as larvas L2 são liberadas, atravessam as paredes do ceco e atingem o fígado via circulação portal. Do fígado, as larvas caem na circulação indo aos pulmões, onde são "filtradas" pelos capilares venosos pulmonares, atingindo o coração esquerdo. A partir daí, caem na circulação arterial, disseminando-se para vários órgãos e tecidos (fígado, músculos, cérebro, rins, etc.). Essa fase caracteriza a migração somática. Nos cães adultos e machos, as larvas terminam aí o seu ciclo evolutivo. Nas fêmeas, as larvas L2 permanecem encistadas nos tecidos (principalmente fígado) até serem estimuladas pelas alterações hormonais da prenhez e iniciam o processo de migração atingindo o coração direito e os pulmões. Aí migram para a traqueia, onde evoluem para os estágios L3 e L4, sendo deglutidas. No intestino delgado alcançam o estágio L5, que é o de verme adulto. Cada verme adulto mede 7,5 a 12 cm e, após o amadurecimento dos genitais, a fêmea é fecundada e inicia a postura de ovos. Geralmente, a eliminação de ovos nas fezes da cadela infectada começa a ocorrer 3 a 4 semanas após o parto. Cada fêmea do parasita põe cerca de 200.000 ovos por dia e, estes, por sua vez, medem 85 por 75 mm, levando 2 a 3 semanas para se tornarem infectantes (conter larvas no segundo estágio de desenvolvimento – L2), desenvolvendo-se melhor em solos argilosos e em áreas de clima quente e úmido[15,19].

As larvas L2 nas cadelas infectadas, estimuladas pelas alterações hormonais, além da migração traqueal, migram também pela via transplacentária, atingindo os filhotes, nos quais irão completar o ciclo e fazendo com que os cãezinhos infectados também eliminem ovos de *Toxocara canis* nas fezes, cerca de 3 a 4 semanas após o nascimento. Esta é inclusive a forma de disseminação do parasita entre a população canina. Além disso, as alterações hormonais da cadela em lactação continuam a estimular a migração de larvas L2 que podem atingir a glândula mamária, sendo eliminadas no colostro e no leite. Isso contribui para aumentar a gravidade de infecção dos cãezinhos.

O ciclo de vida do *Toxocara catis* é semelhante; porém, nos gatos, não ocorre a transmissão transplacentária[15,19].

O homem e outros hospedeiros paratênicos infectam-se pela ingestão de ovos e o ciclo do parasita é semelhante ao do *Ascaris lumbricoides*. No intestino delgado ocorre a liberação da larva em estágio L2, medindo 350 por 20 μm. Esta atravessa a mucosa intestinal e através da via linfática atinge a circulação portal e o fígado, de onde ganha os pulmões, por intermédio da circulação sanguínea. Daí, graças ao seu pequeno tamanho, são "filtradas" através dos capilares pulmonares, caem na artéria pulmonar, no coração esquerdo, disseminando-se por via hematogênica para todo o organismo. A larva de *Ascaris lumbricoides* mede 38 μm, o que impede que ela seja filtrada dos capilares pulmonares para a circulação sistêmica. Quando o tamanho da larva de *Toxocara canis* excede o diâmetro dos capilares sanguíneos, esta atravessa ativamente a parede celular e inicia um processo de migração errática e contínua através dos tecidos do hospedeiro.

Na fase inicial da infecção, ocorre uma reação inflamatória aguda caracterizada pela presença de eosinófilos, neutrófilos e alguns monócitos. Entretanto, muitas vezes, a rápida migração larvária pode ocorrer sem dar tempo ao desenvolvimento de qualquer reação inflamatória. Durante o processo de migração tecidual, as larvas de *Toxocara canis* continuam metabolicamente ativas e liberam produtos antigênicos denominados antígenos de secreção-excreção (TES), que consistem em uma complexa mistura de proteínas glicosiladas. Nessa mistura, podemos encontrar proteases que contribuem para que algumas larvas possam ser recobertas por uma espécie de cápsula de colágeno. Esta funciona como um mecanismo protetor contra a reação do organismo hospedeiro. Os antígenos TES apresentam ainda uma fração alergênica responsável pela estimulação dos eosinófilos, o que explica o grande número dessas células encontradas nessa infecção.

À medida que o processo evolui, a reação inflamatória se organiza em torno das larvas e seus metabólitos e as mesmas acabam por ser circundadas por uma reação inflamatória caracterizada por um centro necrótico no qual se encontram os restos larvários, circundados por células multinucleadas, neutrófilos e grande número de eosinófilos[4,15,19].

Vários autores têm observado a interessante habilidade das larvas de *Toxocara* em sobreviver e continuar sua migração errática pelos tecidos do hospedeiro, apesar da resposta imunológica. Recentemente, foi demonstrado que os antígenos TES, presentes na espícula da larva, funcionam como receptores para os anticorpos e desprendem-se em um contínuo *turnover*, levando consigo os anticorpos ligados. Essa "troca de pele" dificulta a eliminação da larva, uma vez que a presença do complexo antígeno TES-anticorpo é essencial para que os eosinófilos possam aderir à superfície larvária e destruí-la pela desgranulação de substâncias tóxicas, conforme já demonstrado por Badley e cols.[7].

Portanto, as manifestações clínico-patológicas da LMV resultam do dano tecidual direto causado pela migração larvária ou pela ação de seus metabólitos, associados à resposta inflamatória gerada pelo organismo hospedeiro. Uma vez que a larva atinge os tecidos através da circulação sistêmica, qualquer órgão pode ser acometido. No homem, as larvas são encontradas principalmente no fígado, podendo atingir os pulmões, olhos, miocárdio e sistema nervoso central. Estudos em modelos animais têm demonstrado que a resposta imunológica do hospedeiro parece influenciar a distribuição tecidual das larvas. Estudos recentes demonstram que o padrão de resposta imunológica Th2 com a estimulação de células Treg através da produção continuada da citocina TGF-β1 propicia um ambiente adequado para o escape e a persistência das larvas. Esses elementos geram dano tecidual em função da resposta inflamatória, com desgranulação de eosinófilos e liberação de enzimas como proteases e catiônicas. Parece que o polimorfismo genético do MHC tem correlação com o tipo e a gravidade dos sintomas a serem desenvolvidos, podendo ocorrer doença disseminada sem associação com qualquer distúrbio imunológico aparente.

DIAGNÓSTICO EPIDEMIOLÓGICO[1,3-5,8-12,14,15,19,24]

Desde as primeiras descrições, a SLMV afeta particularmente as crianças abaixo dos 6 anos, sendo que os casos mais graves foram diagnosticados em crianças de 18 meses a 3 anos de idade. A tendência da criança de levar as mãos e os objetos sujos à boca e apresentar geofagia (forma de perversão de apetite observada em 2% a 10% das crianças de 1 a 6 anos), aliada a um contato íntimo com animais de estimação, faz com que elas sejam extremamente vulneráveis à infecção, devido à possibilidade de ingestão de grandes quantidades de ovos. Crianças mais velhas ou adultos estão menos sujeitos à contaminação ambiental ou, quando expostos, tendem a ingerir uma menor quantidade de ovos, apresentando formas assintomáticas ou oligossintomáticas de LMV, incluindo a ocular.

A infecção de cães e gatos pelo *Toxocara spp.* ocorre em todo o mundo, exceto acima de 60 graus de latitude norte na América do Norte e em outras regiões árticas.

A frequência da infecção humana tem sido detectada em inquéritos epidemiológicos realizados em várias partes do mundo como, por exemplo: EUA (2,8%), Japão (3,6%), Suécia (7%), Peru (7,3%), Colômbia (68,2%), Caribe (82,6%), todos utilizando diferentes métodos de seleção da amostra e técnicas diagnósticas. No Brasil, vários estudos têm demonstrado uma soroprevalência variável entre 3% e 90%, dependendo das características da amostra e do local do estudo[2,8-11,24].

O desenvolvimento da técnica de ELISA utilizando antígenos TES aumentou a sensibilidade e a especificidade para o diagnóstico da infecção. Além disso, permitirá que inquéritos soroepidemiológicos utilizem técnica padronizada para melhor comparação.

A concentração de cães em áreas urbanas, contaminando com suas fezes o solo de praças e parques públicos, tem um papel epidemiológico muito importante na disseminação da infecção por *Toxocara*. Esse fato pode explicar alguns achados, particularmente na Inglaterra, onde cerca de 50% dos pacientes com LMV não tinham história de contato direto com cães.

A posse de animais domésticos, particularmente cães, também constitui um fator de risco para a infecção, aliada à falta de higiene e saneamento básico. Igualmente, o baixo nível sociocultural facilita a transmissão da toxocaríase, embora possam ocorrer casos oligossintomáticos ou a forma ocular em indivíduos de bom nível socioeconômico-cultural, em função da ingestão ocasional de pequeno inóculo de ovos infectantes.

O risco de infecção relacionada com as atividades profissionais tem despertado controvérsias. Em alguns países, estudos em veterinários e funcionários de canis não mostraram um percentual maior de infecção, quando comparados com grupos-controle da população geral. Entretanto, estudos realizados entre criadores de cães da Inglaterra e da Nova Zelândia evidenciaram um percentual mais alto de infecção do que na população geral.

O número de estudos, embora limitado, sugere que somente a exposição ambiental não seja suficiente para produzir a infecção ou a doença. O risco de infecção relaciona-se com a intensidade e a duração da exposição, somadas com nível sociocultural e padrão de comportamento do indivíduo.

Outra possível fonte de infecção humana é a ingestão de carne crua ou malcozida de hospedeiros paratênicos de *Toxocara canis*.

DIAGNÓSTICO CLÍNICO[1,4,6,8,14,15,17,19,23]

O espectro das manifestações da SLMV relaciona-se diretamente com o grau de parasitismo (determinado pela quantidade de ovos infectantes ingerida), a intensidade da resposta inflamatória e localização tecidual das larvas. Pode ser dividido em três formas clínicas: assintomática, clássica e ocular.

Forma Assintomática

Decorre da infecção por um pequeno número de larvas. Eventualmente, pode-se caracterizar por eosinofilia persistente não acompanhada de achados clínicos, que pode durar 2 anos ou mais, desaparecendo espontaneamente.

Forma Clássica

A forma clássica, denominada também larva *migrans visceralis*, acomete preferencialmente crianças de 1 a 4 anos de idade e se caracteriza por febre, hepatomegalia, eosinofilia persistente, hipergamaglobulinemia e aumento do título de iso-hemaglutininas. Outros sinais e sintomas incluem: irritabilidade, mal-estar, anorexia, lesões urticariformes no tronco e membros inferiores. O comprometimento pulmonar é comum e clinicamente traduzido por tosse, sibilos e infiltrados pulmonares transitórios em 32% a 34% dos casos. O diagnóstico diferencial deve ser feito com bronquiolite aguda, asma e outras pneumonites. Eventualmente, pode ocorrer o comprometimento do sistema nervoso central (SNC) caracterizado por crises convulsivas focais ou generalizadas e distúrbios de comportamento. O exame do liquor evidencia um aumento do percentual de eosinófilos. Alguns autores sugerem uma relação entre epilepsia e LMV, que ainda não foi comprovada.

O desenvolvimento dos métodos diagnósticos tem permitido observar várias nuances clínicas da LMV tais como: miocardite, artrite, miosite, pleurite, meningite, além de uma síndrome clínica identificada nas regiões dos Pirineus, na França, caracterizada por astenia, dor abdominal e vários sintomas alérgicos[1,7,8,17].

A prolongada sobrevivência de *Toxocara* nos tecidos humanos e o longo tempo de exposição às larvas, migrando erraticamente pelos tecidos, resultam em uma série de manifestações que estarão relacionadas com o tecido envolvido e com apresentações sutis, como asma, convulsões isoladas, alterações intestinais, prurigo, urticária e síndrome de Wells (dermatose eosinofílica).

Alguns autores relacionam a toxocaríase com a maior incidência de infecções por cocos piogênicos[1,8,21].

Forma Ocular

Caracteriza-se por diminuição da acuidade visual, dor ocular e estrabismo e leucocoria. O exame fundoscópico geralmente evidencia alterações compatíveis com uveíte, papilite e, em alguns casos, granuloma de polo posterior ou periférico do olho, catarata, neurorretinite subaguda bilateral difusa, larva móvel sub-retiniana, neurite óptica, ceratite, conjuntivite e até endoftalmite severa, quando deve ser feito o diagnóstico diferencial com o retinoblastoma para evitar a desnecessária enucleação do globo ocular afetado. A forma ocular geralmente acomete crianças (com idade média de 7 anos) ou adultos, não sendo acompanhada de outras manifestações associadas.

DIAGNÓSTICO DIFERENCIAL[4,14,15,19]

O diagnóstico da LMV deve ser considerado em qualquer paciente com eosinofilia persistente. A história clínica e os achados laboratoriais não permitem diferenciar a forma clássica ou eosinofilia persistente assintomática de outras condições, como doenças parasitárias (ascaridíase, esquistossomíase, estrongiloidíase, fasciolíase, capilaríase), doenças alérgicas e hematológicas, como o linfoma, e vasculites, como a de Churg-Strauss. O diagnóstico da forma ocular é baseado principalmente nos achados fundoscópicos e deve ser feita a diferenciação com retinoblastoma, retinite exsudativa (doença de Coat), trauma e outras uveítes.

DIAGNÓSTICO LABORATORIAL[4,11,14-16,19,22]

Inespecífico

Exames Laboratoriais

Incluem a leucometria global e específica, proteínas, imunoglobulinas, iso-hemaglutininas. Em alguns pacientes podemos encontrar hiperleucocitoses de 30.000 a 100.000 células/mm³ com um percentual de eosinófilos em 50% a 90%. A eosinofilia pode persistir por meses ou anos, mesmo após o desaparecimento de outras manifestações clínicas. A concentração da albumina sérica está normal, enquanto as gamaglobulinas, especialmente IgG, IgM e IgE, estão elevadas. Títulos aumentados de iso-hemaglutininas estão presentes, em função da estimulação determinada por antígenos de superfície das larvas de toxocara. O exame parasitológico de fezes não evidencia larvas ou ovos dos parasitas que, a não ser em relatos esporádicos, não atingem a forma adulta no homem.

Exames de Imagem

Métodos de imagem podem ser utilizados para detectar e localizar lesões granulomatosas causadas pelas larvas de toxocara. Ultrassonografia abdominal mostra as múltiplas áreas hipoecoicas no fígado, que na tomografia computadorizada aparecem como áreas de baixa densidade. No caso de lesões no SNC, a ressonância magnética é mais sensível e geralmente os granulomas aparecem como áreas de hiperdensidade, frequentemente localizadas em regiões corticais e subcorticais. Em pacientes com envolvimento ocular, a ultrassonografia também pode ser útil revelando massas, alterações vítreas e até descolamento de retina.

Específico

Métodos Imunológicos

O melhor método diagnóstico da LMV é baseado na pesquisa de anticorpos pela técnica de ELISA, utilizando antígenos TES. Esse método apresenta sensibilidade, especificidade e valor preditivo elevados. A positividade pelo método de ELISA deve ser confirmada por *western blot*, que é tão sensível quanto o ELISA, porém apresentando maior especificidade. Entretanto, muitos pacientes com a forma ocular podem apresentar títulos séricos baixos ou negativos e, nesse caso, a pesquisa dos anticorpos no humor aquoso pode ser útil para estabelecer o diagnóstico. Para aumentar a especificidade da reação, podemos tratar previamente os soros suspeitos com extratos de *Ascaris spp.*, o que aumenta a especificidade da reação por diminuir a possibilidade de reações cruzadas com antígenos homólogos entre esses parasitas.

Mais recentemente, têm sido utilizadas outras metodologias, como o teste de avidez de IgG para antígenos de *Toxocara spp.*, que permite verificar se a infecção é recente ou antiga. O encontro de um teste sorológico positivo, associado à eosinofilia e à concentração de IgE maior que 500 UI/mL é também uma evidência de infecção recente. A detecção de proteína catiônica de eosinófilos (ECP), que só é liberada por eosinófilos ativados, também pode ser uma evidência de infecção recente.

Histopatologia

A pesquisa da larva em espécimes obtidos por meio da biópsia hepática percutânea envolve dificuldade prática, em função do grande número de cortes necessários. Não é viável na prática clínica.

Pesquisa Direta do Parasita

O exame parasitológico de fezes não evidencia larvas ou ovos dos parasitas que, a não ser em relatos esporádicos, não atingem a forma adulta no organismo humano. Este funciona como hospedeiro intermediário ou paratênico.

TRATAMENTO[4,13-15,19,22]

Não existe nenhum esquema terapêutico comprovadamente eficaz, embora vários anti-helmínticos como a dietilcarbamazina, ivermectina, tiabendazol, mebendazol e albendazol já tenham sido utilizados. Segundo alguns autores, o último, em uma dose de 10 mg/kg/dia durante 5 dias, quando comparado com outras drogas, representa uma das opções terapêuticas mais seguras em função do baixo risco de efeitos colaterais.

Recentemente, foi publicado trabalho demonstrando sucesso da nitazoxamida em infecção experimental de camundongos por *Toxocara canis*, o que sugere uma nova perspectiva terapêutica para a infecção, embora faltem ainda estudos para recomendá-la como opção terapêutica. Novas perspectivas para o tratamento ocular baseiam-se na utilização de carreadores lipossomais e glucanos imunomoduladores associados a albendazol e fenbendazol, este último não disponível no Brasil.

Não está comprovada a hipótese de que o tratamento com drogas capazes de destruir as larvas poderia levar ao agravamento do quadro clínico pela ampliação da resposta inflamatória. Alguns autores preconizam o uso de corticosteroides nas formas clássicas mais graves ou no envolvimento ocular.

O esquema terapêutico dependerá da forma clínica e da gravidade dos sintomas. Para os casos de LMV aguda em crianças, a escolha recairá sobre os anti-helmínticos. Nos casos assintomáticos, considerando-se o caráter benigno e autolimitado da infecção, a conduta pode ser expectante. Nas formas oculares, além do tratamento anti-helmíntico, seria associada a terapêutica tópica e oral com corticoides, além de outras medidas, como a fotocoagulação, a criopexia ou a vitrectomia, conforme o tipo de lesão. Deve-se ressaltar que a dietilcarbamazina pode ser inibida por corticoides e não deve, portanto, ser administrada em associação a eles.

PROGNÓSTICO[1,6,14,15]

Na maioria dos casos a LMV se comporta como uma doença benigna e de curso limitado, embora já tenham sido relatados casos fatais, principalmente com o envolvimento do miocárdio e do SNC. O comprometimento ocular extenso pode levar à perda total da visão unilateralmente.

PROFILAXIA[15,19,22]

Do ponto de vista prático, a principal medida profilática é o tratamento dos cães parasitados. Cada fêmea adulta de *Toxocara canis* põe cerca de 200.000 ovos por dia e a carga parasitária pode chegar a centenas de vermes; portanto, um único animal pode eliminar milhões de ovos nas fezes. Para evitar reinfecções, é recomendável a realização de exames de fezes periódicos (pelo menos duas vezes ao ano) dos animais e o tratamento, se indicado. Deve-se estar atento para o fato de que os anti-helmínticos disponíveis para uso veterinário não são capazes de eliminar as larvas encistadas nos tecidos das fêmeas e, portanto, não previnem a ativação das larvas e sua transmissão transplacentária para os filhotes. Para quebrar o ciclo de transmissão do parasita deve ser feita a vermifugação das cadelas e dos filhotes em torno do 15º dia após o parto, com repetição semanal do tratamento durante 3 semanas, para aumentar a eficácia.

Estudos recentes apontam a possibilidade do uso de fungos saprofíticos do solo como o *Paecilomyces lilacinus* e o *Paecilomyces marquandii*, que possuem atividade contra as larvas jovens dentro dos ovos de *Toxocara spp*, no tratamento de locais contaminados, como areias de parquinhos infantis, escolas e praças públicas. A viabilidade do uso desse conhecimento ainda depende de estudos avaliando possíveis impactos ambientais. Medidas básicas de higiene pessoal, saneamento básico e educativas, orientando os donos de animais a recolherem as fezes dos mesmos, evitando seu acúmulo em praias, parques e praças públicas, além do recolhimento de animais abandonados, são condutas profiláticas importantes.

REFERÊNCIAS BIBLIOGRÁFICAS

1. Abe K et al. Myocarditis associated with visceral larva migrans due to *Toxocara canis*. Intern Med. 2002;41:706-08.
2. Alcântara-Neves NM et al. Prevalência e fatores de risco da infecção humana por *Toxocara canis* em Salvador, Estado da Bahia. Rev Inst Med Trop Sao Paulo. 2011;44:516-19.
3. Alderete JM et al. Prevalence of *Toxocara* infection in school children from the Butantã region, São Paulo, Brazil. Mem Inst Oswaldo Cruz. 2003;98:593-97.
4. Altcheh J et al. Toxocariasis: aspectos clinicos y de laboratório en 54 pacientes. na Pediatr (Barc). 2003;58:425-31.
5. Anaruma Filho F et al. Human toxocariasis; a seroepidemiological survey in the municipality of Campinas (SP), Brazil. Rev Inst Med Trop São Paulo. 2002;44:303-07.
6. Alweis,R et al. Disseminated toxocariasis in an immunocompetent host. Asian Pacific J Trop Biomed. 2014;4:838-40.
7. Badley JE et al. Immune-mediated adherence of eosinophils to *Toxocara canis* infective larvae: the role of excretory-secretory antigens. Parasite Immunol. 1987;9:113-43.
8. Barra LA et al. Visceral larva migrans: a mixed form of presentation in a adult. The clinical and laboratory aspects. Rev Soc Bras Med Trop. 1996;29:373-76.
9. Campos Junior D et al. Frequency of seropositivity to *Toxocara canis* in children of different socioeconomic strata. Rev Soc Bras Med Trop. 2003;36:509-13.
10. Chieffi PP et al. Human toxocariasis : Contribution by Brazilian researchers. Rev Inst Med Trop S. Paulo. 2009;51:301-08.
11. Dattoli VCC et al. *Toxocara canis* infection is associated with eosinophilia and total IgE in blood donors from a large Brazilian centre. Trop Med Int Health. 2011;16:514-17.
12. Fan CK, Liao CW, Cheng YC. Factors affecting disease manifestations of toxocarosis in humans: Genetics and environment. Vet Parasitol. 2013;15:342-52.

13. Delgado OM. Preliminary evidence of nitazoxanide activity on *Toxocara canis* in a mouse model. Int J Antimicrob Agents. 2008;31:182-84.

14. Despommier D. Toxocariasis; clinical aspects, epidemiology, medical ecology, and molecular aspects. Clin Microbiol Rev. 2003;16:265-72.

15. Hallack KA, Cunha RMC. Larva migrans visceralis. In Veronesi R, Focaccia R (ed). Tratado de Infectologia. São Paulo: Atheneu; 1996. p. 1429-32.

16. Hubner J, Uhlikova M, Leissova M. Diagnosis of the early phase of larval toxocariasis usingIg gavidity. Epidemiol Mikrobiol Imunol. 2001;50(2):67-70.

17. Inoue K et al. Chronic eosinophilic pneumonia due to visceral larva migrans. Intern Med. 2002;41:478-82.

18. Lambertucci JR et al. Pyogenic abscesses and parasitic diseases. Rev Inst Med Trop São Paulo. 2001;43:67-74.

19. Magnaval JF et al. Highlights of human toxocariasis.Korean J Parasitol. 2001;39:1-11.

20. Moreira_Silva SF et al. Nematode infections are risk factors for staphylococcal infection in children. Mem Inst Oswaldo Cruz. 2002;97:395-59.

21. Regis SCS et al. Seroprevalence and risk factors for canine toxocariasis by detection of specific IgG as a marker of infection in dogs from Salvador, Brazil. Acta Tro. 2011;120:46-51.

22. Smith H et al. How common is human toxocariasis? Towards standardizing our knowledge. Trends Parasitol. 2009;25:182-88.

23. Parise ME, Eberhard ML, Woodhall DM. Neglected Parasitic Infections in the United States: Toxocariasis. Am J Trop Med Hyg. 2014;90(5):810-813.

24. Teixeira CR et al. Frequency and risk factors for toxocariasis in children from a pediatric outpatient center in southeastern Brazil. Rev Inst Med Trop Sao Paulo. 2006;48:251-55.

108 Legioneloses
Pneumonia por *Legionella pneumophila* – Doença dos Legionários

■ Cândida Maria da Conceição Carvalho Neves

(CID 10 = A48.1 - Doença dos legionários; A48.2 - Doença dos legionários não-pneumônica [febre de Pontiac])

INTRODUÇÃO[1,4,6,9,11,12,14]

A pneumonia por *Legionella pneumophila* é causada por um bacilo gram-negativo, aeróbio, do gênero *Legionella*, da espécie *pneumophila*, que habita água de rios, lagos, reservatórios e caixas d'agua, sistemas de refrigeração etc. e que infecta a espécie humana esporadicamente ou em epidemias.

Atualmente, mais de 40 espécies de *Legionella* foram descritas, com mais de 64 sorogrupos diferentes. No entanto, a *Legionella pneumophila* é responsável por aproximadamente 80% a 90% das infecções identificadas como causadas por membros do gênero *Legionella*. A *Legionella pneumophila* apresenta 15 sorogrupos diferentes; porém, os sorogrupos 1, 4 e 6, são responsáveis pela maioria das infecções em humanos.

As síndromes clínicas causadas pelos membros do gênero *Legionella* são coletivamente chamadas de legioneloses, enquanto que o termo "Doença dos Legionários" reserva-se exclusivamente à pneumonia causada pela *Legionella pneumophila*. A assim chamada "Febre de Pontiac", uma doença febril aguda, sem pneumonia, foi sorologicamente vinculada à *Legionella pneumophila* e também a outras espécies de *Legionella* de maneira retrospectiva.

Em 1976, em um hotel na Filadélfia, EUA, uma epidemia de pneumonia acometeu 182 membros da Legião Americana da Pennsylvania, lá reunidos para sua convenção anual. Destes acometidos, 34 morreram. Estudos histopatológicos e bacteriológicos realizados pelos *Centers for Disease Control* (CDC) de Atlanta em espécimes clínicos destes pacientes levaram à identificação da bactéria, então denominada *Legionella pneumophila*. A partir de então, com o desenvolvimento de testes sorológicos, várias epidemias foram identificadas retrospectivamente, como a de Washington DC, 1965; Pontiac, Michigan, 1968; Benidorm, Espanha, 1973 e muitas outras.

Do ponto de vista microbiológico as bactérias do gênero *Legionella* se coram fracamente pelo método de Gram e esta é uma das explicações para que elas tenham passado desaper-cebidas pelos microbiologistas durante tanto tempo, a ponto de só terem sido descobertas em 1976. São ubiquitárias, aeróbias estritas e muito fastidiosas, ou seja, não crescem nos meios habituais de cultura, necessitam cisteína e ferro para crescer (meio de *charcoal yeast*").

Na anatomia patológica, a coloração indicada para que estas bactérias sejam visualizadas em espécimes clínicos é a coloração de Dietirle-Silver (prata modificada).

Epidemiologicamente falando, em relação aos reservatórios ecológicos do gênero, esta seria, teoricamente, uma forma prevenível de pneumonia, caso a bactéria pudesse ser erradicada totalmente do meio ambiente. No entanto, a *L. pneumophila* pode sobreviver no seu habitat em condições bem desfavoráveis, como com temperatura da água de 0°C a 63°C, pH de 5 a 8,5 e também pode sobreviver por anos em amostras estocadas de água entre 2°C e 8°C.

Como essas bactérias são também tolerantes ao cloro, sobrevivem em águas tratadas e passam aos sistemas de distribuição e refrigeração, onde proliferam. Isso ocorre porque esses ambientes proporcionam nutrientes, proteção e temperatura da água muito favorável.

Nos últimos anos, as chamadas *cooling towers* (torres de refrigeração dos sistemas de ar condicionado), tão responsabilizadas na transmissão da epidemia da Filadélfia, têm sido questionadas como fontes disseminadoras dessa bactéria, uma vez que ela também cresce em sistemas de distribuição de água potável e que as epidemias continuaram acontecendo, mesmo com a sistemática desinfecção das *cooling towers*.

O modo de transmissão da *Legionella* ao homem é provavelmente múltiplo. Existem evidências de aerossolização, aspiração, ingestão e também introdução do germe no trato respiratório durante manipulação da via aérea inferior.

Dispositivos que são preenchidos com água potável como nebulizadores e humidificadores podem aerossolizar a bactéria. Vários estudos, inclusive, vincularam as formas hospitalares da doença a esse modo de transmissão.

A primeira forte evidência de aerossolização com consequente disseminação por via aérogena inalatória ocorreu em 1968, na chamada "Febre de Pontiac", em um edifício onde a unidade de ar condicionado central tinha sido contaminada por aerossóis provenientes da evaporação de um condensador. *L. pneumophila* foi isolada dos pulmões de cobaias sentinelas expostas ao ar da unidade, retrospectivamente.

Devido ao fato de o primeiro isolamento ambiental de uma *Legionella* ter sido a partir de um chuveiro, foi amplamente assumido que a aerossolização a partir de chuveiros poderia ser um importante modo de transmissão da bactéria na comunidade. No entanto, estudos de simulação e estudos epidemiológicos prospectivos têm mostrado que chuveiros não são um fator de risco importante.

O mecanismo pelo qual a *Legionella* pode ser transmitida por ingestão é através da bacteriemia que ocorre após a sua penetração no trato gastrintestinal, e a diarreia é um sintoma bastante frequente na doença dos Legionários. Katz e Matus[6] e Plouffe e cols.[12] foram capazes de produzir a doença em cobaias após a administração oral de água contaminada, tendo sido a bactéria encontrada nos pulmões, baço e sangue dos animais infectados.

Aspiração de água contaminada é considerada um importante modo de transmissão intra-hospitalar, especialmente entre os pacientes neurológicos ou aqueles submetidos à cirurgia de cabeça e pescoço, os quais têm propensão à aspiração. Sondas nasogástricas também têm sido vinculadas à transmissão hospitalar de legionelose em vários estudos; a microaspiração de água contaminada é presumivelmente o modo de transmissão.

A colonização da orofaringe por *L. pneumophila* é uma possibilidade, já tendo sido demonstrado que ocorre simbiose entre ela e a seleta microbiota orofaríngea. Também foi demonstrado que a *Legionella* possui organelas necessárias para mediar o fenômeno da aderência bacteriana às células da orofaringe. Apesar dessas evidências, a colonização da orofaringe ainda não foi convincentemente demonstrada. Embora esfregaços de orofaringe de pacientes hospitalizados tenham sido positivos para *Legionella* pela técnica de imunofluorescência direta, as culturas realizadas simultaneamente foram negativas.

APRESENTAÇÃO CLÍNICA[1,3,4,8,9,14]

A pneumonia está presente clinicamente em virtualmente todos os casos de doença dos Legionários, sugerindo que o sítio primário de entrada da bactéria seja mesmo o trato respiratório.

A incidência depende do grau de contaminação do reservatório aquático, da suscetibilidade das pessoas expostas a esta água e também da intensidade da exposição.

Muitos estudos têm colocado a *L. pneumophila* entre os três microrganismos que mais comumente causam pneumonia adquirida na comunidade em pacientes que são hospitalizados. Baseados em um grande estudo realizado em Ohio, pesquisadores do CDC sugerem que somente 3% dos casos esporádicos de legionelose sejam corretamente diagnosticados. A legionelose é uma causa infrequente de pneumonia em pacientes que não necessitam de hospitalização; no entanto, é uma causa frequente de pneumonia comunitária grave em pacientes que hospitalizam em unidade de terapia intensiva (UTI), perdendo este primeiro lugar somente para a pneumonia pneumocócica grave com bacteriemia.

A incidência e o reconhecimento de legionelose na forma hospitalar de apresentação da doença depende da extensão da contaminação do aporte de água de cada hospital, do número de pacientes imunossupressos hospitalizados e da disponibilidade de testes diagnósticos.

Tabagismo, doença pulmonar crônica, idade avançada e imunossupressão são considerados fatores de risco para legionelose. Alcoolismo e insuficiência renal são fatores descritos em algumas séries. Na forma hospitalar, cirurgias e pacientes transplantados são os fatores de risco mais importantes.

O espectro da legionelose hoje se estende às crianças. A literatura descreve casos esporádicos de pneumonia adquirida na comunidade em crianças imunodeprimidas. A apresentação mais comum da doença na população pediátrica é a forma de pneumonia hospitalar, acometendo neonatos, imunodeprimidos ou crianças com doença pulmonar subjacente.

Infecção por *Legionella* é rara em pacientes com aids, mas nestes pacientes ela pode ser mais grave, ter manifestações extrapulmonares, apresentar bacteriemia e até formar abscessos pulmonares .

O quadro clínico inicial da pneumonia por *Legionella* pode ser semelhante ao de uma infecção viral tipo influenza (gripe): mal-estar, febre, calafrios e mialgias. Costuma ser subagudo, e a cefaleia é um sintoma bem frequente. Manifestações de vias aéreas superiores, como coriza, obstrução nasal ou dor de garganta não costumam ocorrer, sendo este um diferencial importante em relação à pneumonia por *Mycoplasma pneumoniae*. A febre alta e os calafrios podem perdurar por alguns dias, antes que apareçam os sintomas respiratórios: tosse seca e dispneia. A tosse costuma ser improdutiva nesta fase e a dispneia é de grau variável, de acordo com a extensão das lesões. O quadro pode evoluir para insuficiência respiratória grave, rapidamente progressiva, com necessidade de ventilação mecânica. A pneumonia por *Legionella* é uma causa reconhecida de Síndrome da Angústia Respiratória do Adulto (SARA).

O escarro, bastante escasso no início, costuma ser hialino; porém, com a progressão da doença, a tosse torna-se produtiva e o escarro poderá ser espesso e hemático.

Sintomas que caracterizam o envolvimento de outros sistemas como náuseas, vômitos e diarreia (trato gastrintestinal), confusão mental e letargia (sistema nervoso central), costumam ocorrer, porém, são infrequentes na fase inicial do quadro. As manifestações neurológicas são de encefalopatia global ou de sinais focais. As mais frequentes são confusão mental, cefaleia, disartria, sinais cerebelares, hemiparesias etc, porém sem sinais de irritação meníngea. Produção de neurotoxina pela bactéria, reação autoimune, encefalite por ação direta da *Legionella* são possíveis explicações para o acometimento neurológico.

O envolvimento renal pode variar desde a elevação transitória da creatinina, com a presença ou não de hematúria, proteinúria, cilindrúria e piúria, até insuficiência renal aguda com necessidade de hemodiálise. É possível que endotoxinas estejam envolvidas nestas manifestações e sabe-se que alguns sorogrupos são mais nefrotóxicos que outros. *Legionella* já foi demonstrada histologicamente no rim em alguns casos, sendo que a *L. pneumophilla* do sorogrupo 4 foi identificada por imunofluorescência direta no rim de um paciente, em áreas de pielonefrite aguda.

Ao exame físico podem-se encontrar alguns achados como: aspecto de doença grave, desidratação, alterações de conduta com nível de consciência variável, ausculta pulmonar com estertores crepitantes, ausência de taquicardia na presença de temperatura axilar elevada. O abdome pode apresentar dor difusa à palpação.

Embora a apresentação clínica da pneumonia por *Legionella* seja inespecífica, algumas pistas podem levantar a suspeição deste diagnóstico em um paciente com uma pneumonia não diagnosticada. São elas: 1. ausência de germes ao gram de escarro em amostra adequada; 2. hiponatremia; 3. falha de resposta da pneumonia à antibióticos betalactâmicos e aminoglicosídeos.

Embora a hiponatremia possa ocorrer em pneumonia de qualquer etiologia, esse achado é muito mais frequente na pneumonia causada por *L. pneumophila* do que em qualquer outra pneumonia.

Os achados radiológicos da pneumonia por *Legionella* não são característicos, e os sintomas respiratórios e a febre podem anteceder as alterações radiológicas em alguns dias. Entretanto, praticamente todos os pacientes com esta pneumonia apresentam alterações radiológicas em torno do terceiro dia de doença.

O RX de tórax pode apresentar-se como um pequeno infiltrado alveolar unilobar, o qual pode progredir rapidamente, formando consolidações mais densas que permitem o surgimento de broncogramas aéreos. Essa progressão pode ser para o mesmo lobo, para lobos adjacentes ou podem surgir novos focos. Em alguns casos pode ocorrer progressão local do infiltrado inicial com concomitante surgimento de lesões não contíguas e frequentemente contralaterais.

Mais infrequentemente pode ocorrer uma manifestação radiológica, que apesar de rara, é bastante característica que consiste na resolução do foco inicial da pneumonia com o concomitante surgimento de uma nova área de infiltrado homo ou contralateral. Apesar de infrequentes, os seguintes achados constituem-se achados radiológicos chamativos dessa pneumonia: 1 - a rápida progressão das lesões; e 2 - a frequência como estas modificam sua localização durante a evolução do processo.

O aparecimento de lesões cavitárias não é frequente e é relatado na literatura somente em pacientes com imunossupressão tais como aids, corticoidoterapia prolongada ou uso de drogas citotóxicas. Essa complicação geralmente ocorre nas formas hospitalares da doença, costumando acompanhar-se de altas taxas de mortalidade.

O tempo de resolução radiológica das lesões varia, de acordo com a gravidade do caso, de duas a oito semanas. Pode haver evolução para fibrose pulmonar.

O diagnóstico diferencial da pneumonia por *Legionella* deve ser basicamente feito com a pneumonia pneumocócica e com a pneumonia por *Mycoplasma peumoniae*.

DIAGNÓSTICO LABORATORIAL[1,7,10,13]

Exames Específicos

Devido ao fato da pneumonia por *Legionella* não apresentar características específicas, tanto nas manifestações clínicas como radiológicas, além do alto grau de suspeição, necessita-se de testes laboratoriais especializados para se estabelecer o diagnóstico de certeza (Tabela 108.1).

O método diagnóstico definitivo de infecção por *Legionella* é o isolamento em cultura do organismo em

TABELA 108.1

Utilidade dos Testes Especializados para Diagnóstico de Doença dos Legionários		
Teste	Sensibilidade (%)	Especificidade (%)
Cultura escarro	80	100
IFD* em escarro	33-70	96-99
Antígeno urinário**	70	100
Sorologia – IFI (Elisa)	40-60	96-99

* IFD – imunofluorescência direta no esfregaço de escarro
** Específico só para *L. pneumophila* sorogrupo 1.

secreções respiratórias. No entanto, não há crescimento de *Legionella* em meios de cultura bacteriológica "standart"; o meio específico é o "*buffered charcoal yeast extract*" (BCYE) suplementado com polimixina, anisomicina e vancomicina para inibir o crescimento competitivo de outras bactérias. A *Legionella* cresce lentamente e leva de três a cinco dias para produzir colônias visíveis macroscopicamente.

A *Legionella* pode ser frequentemente isolada de espécimes de escarro que não preencham completamente os critérios de purulência de acordo com o número de leucócitos e células epiteliais. Aspirados transtraqueais, lavado broncoalveolar, líquido pleural, pericárdico e peritoneal já mostraram positividade para *Legionella* em cultura.

As dificuldades econômicas dos laboratórios e hospitais em nosso país têm impossibilitado que a maioria deles tenha disponível, não só os meios de cultura para *Legionella*, como, também, outros testes diagnósticos. Isso porque esses meios e *kits* têm tempo de validade, o qual é frequentemente ultrapassado antes que um número adequado de culturas e/ou testes tenham sido realizados. Esse fato inviabiliza comercialmente a manutenção da disponibilidade destes testes.

O método de Gram pode ser utilizado em amostras de escarro, sangue, líquido pleural, aspirado transtraqueal ou pulmão; no entanto, seu valor é pequeno, uma vez que a *Legionella* se cora fracamente pelo Gram e no escarro pode não ser diferenciada do *H. influenzae*. O Gram pode ser uma pista útil quando, na presença de numerosos leucócitos, poucos ou, especialmente, nenhum microrganismo é visualizado.

A imunofluorescência direta (IFD) é um teste rápido, fácil de ser realizado, no entanto é bastante dispendioso e tem o inconveniente de ser menos sensível que a cultura, uma vez que depende da presença de um grande número de bactérias no material para ser positivo. Para a realização da IFD, o conjugado, já com a diluição ótima predeterminada, é colocada diretamente sobre o material suspeito (escarro, tecido pulmonar, líquido pleural, etc.). Células de *Legionella* fluorescentes poderão ser visualizadas em microscópio de fluorescência. Reações cruzadas com outros microrganismos são raras, e falso-negativos podem ocorrer geralmente por inabilidade técnica do laboratório. Reagentes compostos de anticorpos monoclonais são superiores aos policlonais em termos de facilidade de execução, porém têm a mesma sensibilidade e são mais dispendiosos.

A *imunofluorescência indireta* (IFI, Elisa), tem sido o método diagnóstico mais empregado tanto pelo fato de ser mais acessível economicamente como também por ser mais fácil tecnicamente, uma vez que requer o processamento de amostras pareadas de soro do paciente suspeito (fase aguda e fase de convalescência).

Pacientes infectados com *Legionella* produzem anticorpos específicos contra múltiplos de seus antígenos após quatro a 12 semanas, os quais podem ser detectados pela IFI. Serão consideradas positivas as reações que mostrarem, entre a primeira e a segunda amostras de soro uma elevação no título de anticorpos de, no mínimo, quatro vezes o título inicial.

Um único título elevado na ausência de um quadro clínico sugestivo é inconclusivo, pois pode significar infecção prévia ou apenas exposição a qualquer bactéria do gênero *Legionella*. No entanto, na presença de um quadro clínico e radiológico sugestivo, com resposta terapêutica aos macrolídeos, especialmente em comunidades que sabidamente apresentem títulos baixos de anticorpos contra *Legionella*, o achado de um único título elevado de, no mínimo, 1:256, pode ser considerado diagnóstico, indicando infecção aguda. Vinte a 40% dos pacientes têm títulos elevados na primeira semana de doença.

Os "kits" de IFI costumam conter anticorpos para os principais sorogrupos de *Legionella*. Por exemplo, são conjugados com anticorpos para os sorogrupos 1, 4, 6 etc.

O antígeno urinário para *Legionella* é particularmente útil devido ao fato de ser extremamente mais fácil obter-se uma amostra de urina do paciente que uma amostra de escarro adequada, e também pelo fato do resultado poder ser obtido em algumas horas. A sensibilidade é a mesma de outros testes , tem a vantagem de ficar positivo por meses após o episódio de pneumonia e de não ser afetado pelo uso de antibióticos específicos.

Apesar de ser específico para infecções causadas pela *L. pneumophila* do sorogrupo 1, esse fato não se constitui num elemento desfavorável, uma vez que este sorogrupo é responsável por 80% das infecções causadas por esta bactéria.

A reação em cadeia pela polimerase (PCR) tem sido aplicada em espécimes clínicos, especialmente secreções respiratórias, porém não mostrou sensibilidade superior à cultura. Sua aplicação limita-se aos pacientes que tenham produção de escarro, o que costuma ser 1/3 dos casos. A PCR mostrou-se sensível na detecção de *Legionella* em amostras de água .

Exames Inespecíficos

Os achados laboratoriais desta pneumonia no hemograma incluem leucocitose com desvio à esquerda, sendo este tão mais acentuado quanto mais extensa for a pneumonia e mais grave o quadro clínico. Os pacientes que apresentam leucopenia geralmente têm prognóstico pior. A velocidade de hemossedimentação (VHS) costuma estar elevada. Alterações bioquímicas sanguíneas atribuíveis a esta pneumonia incluem aumento da LDH e das enzimas hepáticas incluindo bilirrubinas. Estas alterações costumam ser transitórias e reacionais ao quadro sistêmico, normalizando-se com a resolução do processo.

A gasometria arterial caracteristicamente apresenta hipoxemia, hipocapnia e alcalose respiratória naqueles pacientes com extensas lesões pulmonares.

Os exames de imagem radiológica já foram referidos no quadro clínico.

TRATAMENTO[1,2,5]

O estudo da epidemia da Philadelphia, do ponto de vista terapêutico, mostrou que apesar de terem sido usados múltiplos esquemas de antibióticos, os pacientes tratados com esquemas que continham eritromicina, tetraciclina ou rifampicina apresentaram menor mortalidade. Esses dados nortearam estudos *in vitro* subsequentes que estabeleceram a suscetibilidade da *Legionella* a estes agentes. Por ser um patógeno intracelular, os antibióticos que atingem altas concentrações intracelulares são mais eficazes contra esta bactéria.

Durante muitos anos a eritromicina foi soberana no tratamento dessa forma de pneumonia, muitas vezes em associação com rifampicina nos casos mais graves, pelo efeito sinérgico existente entre essas duas drogas.

Nos últimos anos, no entanto, com o surgimento dos novos macrolídeos como azitromicina, claritromicina e roxitromicina, a eritromicina foi superada, por certamente apresentar maior incidência de efeitos colaterais. Entre eles, incluem-se ototoxicidade e sintomas gastrintestinais.

As fluoroquinolonas são também drogas efetivas para *Legionella*. Podem ser utilizados o ciprofloxacino e as novas quinolonas: levofloxacino e moxifloxacino.

Embora o uso oral de antibióticos possa ser indicado para pacientes selecionados, rápida deterioração pode ocorrer em pacientes com doença avançada que pareciam estáveis por ocasião da suspeita diagnóstica. Por outro lado, como a diarreia pode ocorrer na doença dos Legionários, este seria um fator limitante para o uso oral de antibióticos, pois poderia comprometer a absorção adequada dos mesmos. Assim, indica-se o uso intravenoso de antibióticos, na suspeita de pneumonia por *Legionella*, especialmente em pacientes que necessitam hospitalização.

A resposta clínica, com defervescência da febre e melhora do estado geral, costuma ocorrer dentro de 3 a 5 dias. Uma vez que esta se tenha consolidado, a terapêutica parenteral pode ser trocada para a oral.

O tempo total de tratamento deve ser de 14 a 21 dias de acordo com a gravidade do caso. Dá-se preferência ao tempo mais prolongado no caso de pacientes imunossupressos.

Como o diagnóstico de certeza de pneumonia por *Legionella* não pode ser obtido rapidamente na maioria dos casos, os consensos mundiais recomendam a associação de macrolídeo ou fluorquinolona respiratória ao esquema antibiótico empírico inicial de tratamento de um paciente com pneumonia adquirida na comunidade que necessite de hospitalização. Isso porque essa prática está associada com menores índices de mortalidade.

Com a cobertura antibiótica adequada, a mortalidade em pneumonia por *Legionella* em pacientes imunocompetentes não costuma ser alta. No entanto, pode atingir mortalidade maior que 50% nas formas hospitalares e também naquelas que evoluem para SARA.

PREVENÇÃO[1,11,12]

A prevenção dessa forma de pneumonia, teoricamente poderia ser realizada, desde que se conseguisse eliminar o agente de seu reservatório ambiental. Como pode ocorrer alta prevalência desse agente nos sistemas de distribuição de água em hospitais, o CDC de Atlanta tem recomendado a cultura sistemática de fontes ambientais hospitalares, uma vez que surtos hospitalares de legionelose podem não estar sendo diagnosticados pela falta absoluta de testes específicos para Legionella que possibilitem este diagnóstico.

Assim, pesquisadores têm recomendado que, especialmente em hospitais onde são realizados transplantes de órgãos e de medula óssea, sejam realizadas culturas periódicas do sistema de água, pelo risco especial em que se encontra este grupo de pacientes.

Substâncias bactericidas parecem ser inefetivas em erradicar *Legionella pneumophila* das chamadas *cooling towers*. Também reduzem muito pouco o número de bactérias lá presentes.

Unidades de ionização à base de prata (*LiquidTech*, por exemplo), usando eletrodos para a geração de íons metálicos, podem ser usadas para o tratamento de sistemas de distribuição de água, uma vez que esse sistema provoca a ruptura da parede celular com consequente morte da *Legionella*. Estas unidades conferem proteção residual em sistemas de distribuição de água e são consideradas altamente efetivas em erradicar *Legionella pneumophila*.

O superaquecimento ou a lavagem dos sistemas são particularmente úteis para a desinfecção urgente durante uma epidemia. Temperaturas acima de 60°C são bactericidas para *Legionella pneumophila*. O método recomendado é elevar a temperatura dos sistemas e mantê-la entre 60 e 77 graus C, por vários dias e após drenar os sistemas distais com água quente, durante 30 minutos.

A luz ultravioleta que mata a *Legionella* por dano ao DNA da parede celular tem-se mostrado efetiva. Dessa forma, está indicada em situações em que se necessite desinfecção localizada, como por exemplo em uma unidade de transplante ou em uma UTI.

Como essa técnica não confere efeito residual, as áreas devem sofrer desinfecção complementar com ionização e cloro. A hipercloração da água não é mais recomendada, uma vez que já foi verificada a tolerância da *Legionella* ao cloro.

REFERÊNCIAS BIBLIOGRÁFICAS

1. Bassetti S, Widmer AF. Legionella resources on the World Wide web. Clin Infect Dis 2002;34: 1633-40 .
2. Edelstein PH. Antimicrobial chemotherapy for Legionnaires' disease: A review. Clin Infect Dis 1995;21(Suppl 3): S265-76.
3. El-Ebiary M, Sarmiento X, Torres A et al. Prognostic factors of severe Legionella pneumonia requiring admission to ICU. Am J Resp Crit Care Med 1997;156: 1467-72.
4. Fraser DW, Tsai T, Ornstein W et al. Legionnaires' disease: Description of an epidemic of pneumonia. N Engl J Méd 1977;297: 1189-97.
5. Heath CH, Grove DI, Looke DMF. Delay in appropriate therapy of Legionella pneumonia associated with incread mortality. Eur J Clin Microbiol Infect Dis 1996;15: 286-90
6. Katz SM, Hammel JM, Matus JP et al. A self-limited febrile illness produced in guinea pigs associated with oral administration of Legionella pneumophila. Gastroenterology 1988;95: 1575-81.
7. Kazandjin D, Chiew R, Gilbert GL. Rapid diagnosis of Legionella pneumophila serogroup 1 infection with the Binax enzyme immunoassay urinary antigen test. J Clin Microbiol1997;35: 954-56.
8. Kirby BD, Peck H, Meyer RD. Radiograph features of Legionnaire's Disease. Chest 1979;76: 562-65.
9. Kirby BD, Snyder KM, Meyer RD et al. Legionnaire's disease: clinical features of 24 cases. Ann Intern Med 1978;89: 297-301.
10. Murdoch DR. Diagnosis of Legionella infection. Clin Infect Dis 2003;36: 64-69.
11. Patterson WJ, Hay J, Seal DV, McLuckie JD. Colonization of transplant unit water supplies with Legionella and protozoa. Precautions required to reduce the risk of legionellosis. J Hosp Infect1997;37: 7-17.
12. Plouffe JF, Webster LR, Haeckman B. Relationship between colonization of hospital building with Legionella pneumophila and hot water temperatures. Appl Environ Microbiol 1983;46: 769-70.
13. Struelens MJ, Maes N, Rost F et al. Genotypic and phenotypic methods for the investigation of a hospital-acquired Legionella pneumophila outbreak and efficacy of control measures. J Infect Dis 1992;166: 22-30.
14. Terranova W, Coenh ML, Fraser DW. Outbreack of leginnaires' disease diagnosed in 1977. Lancet 1978;2: 122-24.

109 Leishmaniose Tegumentar Americana

■ **Marcus Vinitius de Farias Guerra**
■ **Jorge Augusto de Oliveira Guerra**

(CID 10 = B55.1 - Leishmaniose cutânea; B55.2 - Leishmaniose cutaneomucosa; B55.4 - Leishmaniose não especificada)

INTRODUÇÃO

A leishmaniose tegumentar (LTA) é doença infectoparasitária não contagiosa, crônica, causada por protozoários do gênero *Leishmania* (Ross, 1903), com envolvimento de diversas espécies do parasita. É doença de transmissão por vetores e, primordialmente, é uma zoonose que afeta diversos animais (roedores, canídeos, equinos, marsupiais, edentados), afetando secundariamente o homem. Com exceção da Oceania, ocorre em todos os continentes, sobretudo em países da África, do Oriente Médio, da Europa mediterrânea e do subcontinente indiano, manifestando-se por lesões ulceradas na pele, caracterizando a leishmaniose cutânea. Nas Américas, configurando a leishmaniose tegumentar americana (LTA), é relatada desde o Texas, EUA, até o norte da Argentina, mas não há descrição de casos no Canadá, no Uruguai e no Chile. A doença encontra-se em expansão no território brasileiro, onde é descrita em todos os estados, com menor ocorrência em Santa Catarina e no Rio Grande do Sul e maior prevalência nos estados da região Norte, no Maranhão e na Bahia.

A LTA acomete a pele e as mucosas, mas a maioria dos doentes apresenta apenas acometimento cutâneo, cuja manifestação clínica mais frequente é a úlcera leishmaniótica. Em pequeno número de casos (entre 2% e 7% dependendo da região) pode haver envolvimento de mucosa, que às vezes é concomitante à lesão cutânea, mas na maioria das vezes é secundária, ocorrendo meses ou anos após a lesão da pele já ter cicatrizado[1-3,6].

São várias as espécies de *Leishmania* causadoras de infecção cutânea no homem, distribuídas em diferentes regiões do planeta (*L. tropica,* no litoral do Mediterrâneo; *L. mexicana,* na América Central; *L. aethiopica,* na Etiópia e no Quênia; e outras). A *L. tropica* foi a primeira espécie reconhecida, causadora da leishmaniose cutânea descrita em países da bacia do Mediterrâneo e Oeste da Ásia com o nome de botão do Oriente, entre outros.

No Brasil, a LTA tem como agentes etiológicos diversos subgêneros e espécies de *Leishmania*, transmitidos por diferentes espécies de flebotomíneos como vetores e um variado número de reservatórios específicos para o protozoário, o que configura um complexo ciclo epidemiológico para a doença. Os principais subgêneros e espécies envolvidas na LTA no Brasil são:

- *Leishmania (Viannia) braziliensis*: mais frequente nas regiões extra-amazônicas do Brasil, observada em áreas antigas e de recente colonização. Pode causar lesões cutâneas e mucosas; tem sido identificada em várias espécies domésticas como cão, equinos e mulas e em roedores domésticos ou sinantrópicos. É transmitida principalmente por *Lutzomia intermedia, Lu. migonei, Lu. pessoai* e outras espécies de flebotomíneos;
- *Leishmania (V.) guyanensis*: causa predominantemente lesões cutâneas. Foi identificada principalmente na calha norte dos rios Solimões–Amazonas e Guianas; entretanto, recentes trabalhos revelaram que se distribui também na calha sul e é um importante agente de casos de leishmaniose mucosa[6]. Está associada a mamíferos selvagens como hospedeiros naturais, tais como a preguiça (*Choloepus didactilus*), o tamanduá (*Tamandua tetradactyla*), marsupiais e roedores, e tem como principais vetores mantenedores do ciclo a *Lutzomyia umbratilis, Lu. anduzei* e *Lu. whitmanni*;
- *Leishmania (Leishmania) amazonensis*: embora com esta denominação, vem sendo identificada em casos do Nordeste (Bahia), Centro-Oeste (Goiás) e Sudeste (Minas Gerais e São Paulo). É causadora de formas cutâneas – dentre elas a leishmaniose cutânea difusa. Tem como reservatórios hospedeiros naturais principalmente o roedor "rato-soia" (*Proechymis*), e *Oryzomys* e os principais vetores são *Lu. flaviscutellata, Lu. olmeca nociva* e *Lu. reducta*, que têm hábitos noturnos, voo baixo e são pouco antropofílicos.

Outras espécies pertencentes ao subgênero *Viannia* têm sido recentemente descritas acometendo seres humanos, como *L. (V.) naiffi* – que causa LTA com evolução benigna, o tatu é o reservatório e os vetores são *Lu. squamiventris, Lu. paraensis* e *Lu. ayrozai; L. (V.) shawi* – com registro de casos esporádicos no Pará e no Maranhão, seus reservatórios silvestres são macacos, preguiças e procionídeos e o vetor é a *Lu. whitmanni*; *L. (V.) lainsoni*, com reservatório natural suspeito um roedor e o vetor a *Lu. ubiquitalis*; *L. (V.) lindenbergi*, cujos vetores e reservatórios são ainda desconhecidos. As duas últimas têm registro de casos humanos somente no Pará[4,8].

DIAGNÓSTICO

O diagnóstico da LTA envolve aspectos ecoepidemiológicos, clínicos e laboratoriais.

Aspecto Ecoepidemiológico

No aspecto ecoepidemiológico observa-se a doença entre indivíduos que exercem atividades ou residem em áreas de floresta ou próximo a elas, com ou sem modificação do meio ambiente. Isso significa que tanto pode acometer profissionais que atuam em prospecção como topógrafos, tratoristas e militares, e também garimpeiros e agricultores. Igualmente, pode atingir residentes de conjuntos habitacionais construídos ou ocupados em áreas próximas às matas primárias ou residuais, onde reservatórios e vetores são encontrados e atraídos ao peridomicílio pela atividade humana. Assim, o lixo doméstico pode atrair os vetores e os reservatórios para as cercanias das casas, bem como animais domésticos, que podem ser nova fonte de alimentação para os flebotomíneos[1,12,13].

Aspectos Clínicos

O diagnóstico clínico pode ser feito com base nas características da lesão, embora possa ser observado um amplo espectro de lesões. Isso, algumas vezes, pode dificultar o diagnóstico clínico.

Leishmaniose Cutânea[1-3,5,12]

Esta forma é definida por lesões exclusivamente na pele, que podem ser caracterizadas como forma localizada (única ou múltipla), forma disseminada (20 ou mais lesões distribuídas em várias partes do corpo) e forma difusa ou anérgica (Figuras 109.1 a 109.4).

Na maioria das vezes a lesão primária é única, embora eventualmente possa haver disseminação local ou múltiplas picadas de flebotomíneos, o que pode gerar um número grande de lesões. Como a lesão é produzida após a picada do flebotomíneo, estas ocorrem em áreas descobertas do corpo, com mais frequência em membros, tronco e face.

Inicia-se por uma pápula eritematosa em um período de 10 dias a 3 meses após a picada do inseto infectado, progride para nódulo e com mais frequência evolui para lesão ulcerada. Esta se caracteriza por ter borda infiltrada, elevada e eritematosa, com centro ulcerado, secreção serosa ou purulenta e superfície crostosa. Em alguns casos pode acompanhar-se de adenopatia regional, com ou sem linfangite, nas cadeias satélites à lesão. Este comprometimento está relacionado mais frequentemente à *L. (V.) guyanensis*, observando-se linfangite subcutânea e metástases ao longo da drenagem das cadeias no trajeto linfático. Podem ser vistas pequenas lesões satélites papulares ou impetigoides, que caracterizam as leishmanides. As diferentes respostas do hospedeiro podem ser responsáveis pelo notável polimorfismo das lesões observadas nos seres humanos afetados, que vão de formas impetigoides,

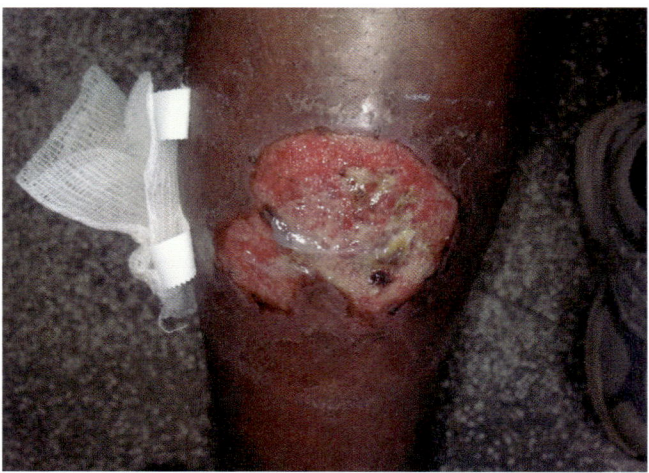

FIGURA 109.1 – Leishmaniose tegumentar americana – lesão ulcerada com 45 dias de evolução, após tratamento com antibiótico sistêmico durante 7 dias, o exame direto para pesquisa de *Leishmania* resultou positivo. (Foto cedida por Marcus Vinitius de Farias Guerra.)

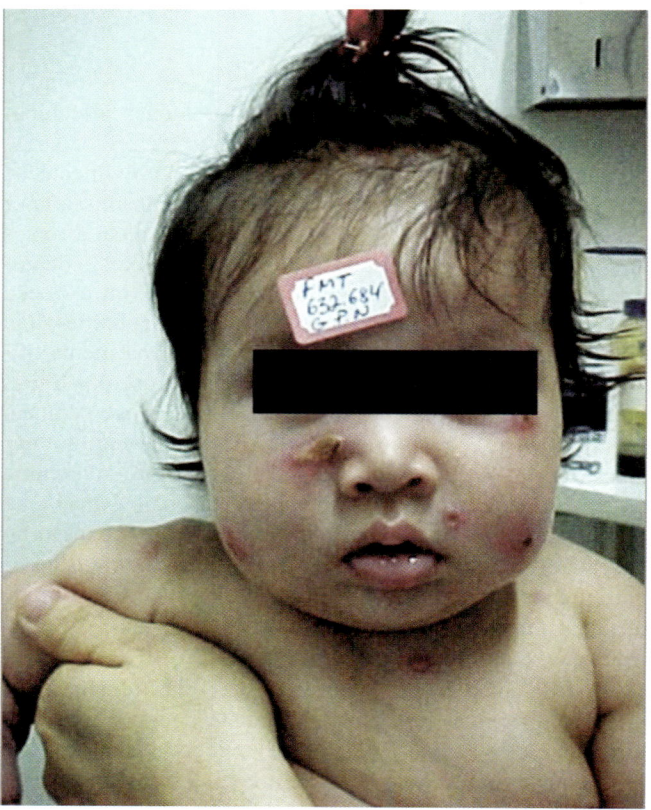

FIGURA 109.2 – Leishmaniose tegumentar americana: forma localizada múltipla. (Foto cedida por Marcus Vinitius de Farias Guerra.)

ectimatoides, liquenoides, tuberculosa ou lupoide, nodular e vegetante. Também ligado à resposta imune, a lesão poderá sofrer involução, mesmo após meses de sua instalação e curar espontaneamente. A *forma cutânea disseminada* caracteriza-se por lesões ulceradas pequenas, distribuídas por todo o corpo (disseminação hematogênica).

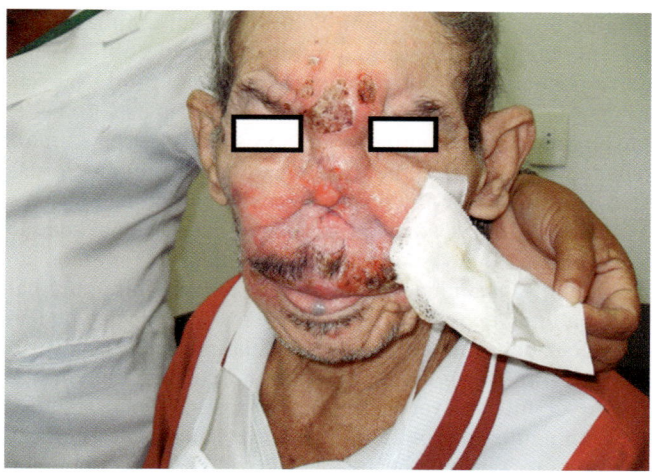

FIGURA 109.3 – Leishmaniose cutaneomucosa – caracterizada como *Leishmania (Viannia) braziliensis* – Paciente internado erroneamente em colônia de hansenianos em Manaus, com 4 anos de evolução, apresentando destruição total do nariz. (Foto cedida por Marcus Vinitius de Farias Guerra.)

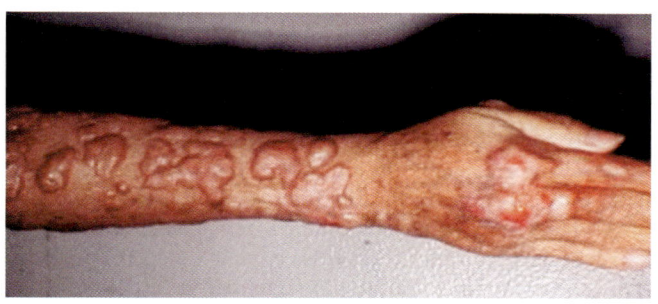

FIGURA 109.4 – Leishmaniose tegumentar americana: forma anérgica. (Foto cedida por Marcus Vinitius de Farias Guerra.)

A leishmaniose cutânea difusa é rara; as lesões são papulosas ou nodulares, tuberculosas, ou infiltrações difusas e eritematosas. A infiltração pode alcançar extensas áreas do corpo, envolvendo inclusive a face, o que pode induzir ao diagnóstico de hanseníase, pelo aspecto leonino que confere ao paciente. Essa forma tem resposta inadequada à terapêutica.

Leishmaniose Mucosa[1-3,5,6,8,11,13]

Esta forma, também denominada de espúndia (Escomel, 1911), geralmente é uma manifestação secundária da infecção, cuja lesão primária foi a úlcera cutânea, ocorrendo em aproximadamente 80% dos casos. Pode surgir com esta ainda em atividade, ou anos após a sua cicatrização, na dependência de fatores como demora na cicatrização da lesão primária ou tratamento inadequado.

Nas formas mucosas, o comprometimento da mucosa nasal (septo) é o mais frequente, seguido de comprometimento oral, com lesões em palato, faringe, laringe, lábios e, às vezes, traqueia (Figura 109.5). Na evolução dessas formas pode haver perfuração ou destruição do septo nasal, ulceração nas asas do nariz com destruição, e em alguns casos pode haver destruição total do nariz (lesões mutilantes), com

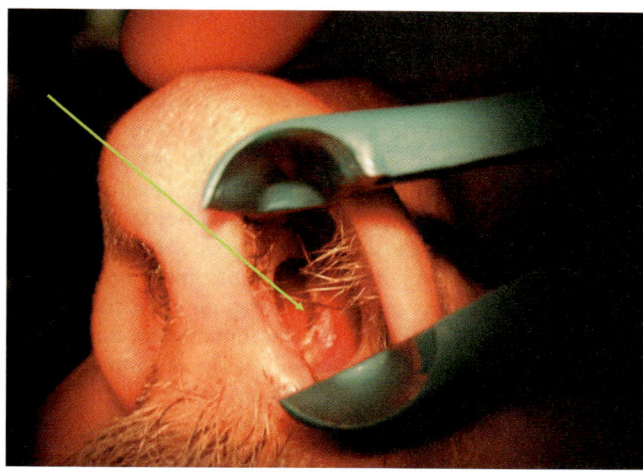

FIGURA 109.5 – Leishmaniose mucosa – observar a perfuração do septo nasal, local mais frequente do acometimento mucoso. (Foto cedida por Marcus Vinitius de Farias Guerra.)

exposição das fossas nasais (Figura 109.5). Nessa forma, no início, pode haver queixas de obstrução nasal, rinorreia, epistaxes, formação e eliminação de crostas com sangue; na faringe, odinofagia, e, na laringe, rouquidão e tosse. Ao exame clínico, podem-se observar infiltrado eritematoso, ulceração, perfuração do septo cartilaginoso nasal, lesões ulcerovegetantes, ulcerocrostosas ou ulcerodestrutivas[9]. Costa e cols.[4a] avaliaram 206 pacientes com LCM dos ambulatórios de clínicas-IPEC-Fiocruz, entre 1989 e 2013 e observaram que o local mais afetado foi o nariz, seguido de boca, faringe e laringe. Setenta e oito (37,9%) apresentavam lesões orais e a sua presença foi associada a: presença de lesões nos outros três locais das mucosas; uma menor média dos valores do teste de Montenegro; maior tempo para a cicatrização das lesões das mucosas; maior frequência de recorrências; e uma menor frequência de conclusão do tratamento da e cura.

Coinfecção HIV/Leishmaniose

Segundo a Organização Mundial de Saúde (OMS) são estimados 40 milhões de pacientes infectados com o vírus da imunodeficiência humana (HIV). Aproximadamente 1/3 dessas pessoas vive em áreas onde a leishmaniose é endêmica. A superposição de áreas geográficas com alto risco de transmissão para ambas as infecções tem aumentado com a disseminação de uma doença tipicamente rural para a periferia dos grandes centros urbanos e o aumento da infecção pelo HIV em áreas rurais. Na coinfecção com HIV, diversos casos de LTA têm sido descritos com diferentes formas de apresentação clínica e aspectos imunopatológicos não usuais, além de cepas naturalmente dermatotrópicas, apresentando quadros viscerais. É importante lembrar-se de diferenciá-la de outras doenças que ocorrem em imunocomprometidos, principalmente com os quadros de histoplasmose, onde até mesmo o parasito pode ser confundido à microscopia óptica[7].

Diagnóstico Laboratorial

O diagnóstico laboratorial da LTA consta da pesquisa parasitológica e de recursos imunológicos[1-3,8,12,13].

Pesquisa Parasitológica

É a forma de diagnóstico de certeza, pois permite a demonstração do parasita, com diferentes técnicas de coleta do material e por forma direta e indireta de obtê-lo. O exame mais indicado é pesquisa direta das formas amastigotas em material obtido da alteração tecidual, após anestesia local, por escarificação, aspiração ou biópsia da borda da lesão, e corado pelo Giemsa, Leishman ou panótico. Esses métodos apresentam maior sensibilidade quanto mais recente é a lesão; assim, nos dois primeiros meses de evolução têm-se 100% de positividade, índice que vai diminuindo, ficando em torno de 20% acima de 12 meses de lesão. A forma indireta de obtenção do parasita é através de cultivo – em meios apropriados como NNN (ágar sangue de Novy e McNeal, modificado por Nicolle) e meio de Schneider – e a forma observada é a promastigota.

Recursos Imunológicos

Dentre estes recursos estão a intradermorreação de Montenegro (IDRM) e reações sorológicas, como reação de imunofluorescência (RIFI), ELISA, PCR e citometria de fluxo[2].

A *intradermorreação de Montenegro* (IDRM) consiste em demonstrar a hipersensibilidade tardia (cerca de 2 meses) desenvolvida por parte do paciente, já que esta é uma resposta celular frente à doença ou à cura da infecção. Esse exame consiste na inoculação intradérmica na face flexora do antebraço de 0,1 mL de antígeno padronizado com a concentração de 40 mg de nitrogênio proteico por mL; a leitura da reação é realizada de 48 a 72 horas após a inoculação e é considerada positiva quando observa-se halo de induração igual ou superior a 5 mm. Na apresentação mucosa observam-se com frequência reações com diâmetro igual ou superior a 10 mm e/ou área de necrose no local do inóculo.

A aplicação do teste tem algumas limitações:

- só se torna positivo em torno de 4 meses após o início da lesão;
- não diferencia doença atual ou pregressa;
- não distingue doença de infecção;
- é negativo em pacientes com leishmaniose cutânea difusa e nos imunodeprimidos;
- pode ser positivo em infecções inaparentes por outras espécies de *Leishmania* que não afetam o homem.

Reações sorológicas: a imunofluorescência indireta (RIFI) e ELISA têm sido mais utilizadas em centros de pesquisa, mas não como único recurso diagnóstico. A RIFI apresenta reação cruzada com doença de Chagas e calazar.

TRATAMENTO[1-5,8]

No Brasil, três drogas são utilizadas no tratamento de LTA: antimoniato de N-metil-glucamina, anfotericina B e pentamidina.

Antimoniato de N-metil-glucamina

É a droga de primeira escolha, recomendada pela Organização Mundial de Saúde e pelo Ministério da Saúde do Brasil. Esse quimioterápico é um antimonial penta-valente e se apresenta comercialmente em ampolas de 5 mL que contêm 1,5 g do antimoniato bruto, com 405 mg correspondente a Sb^{+5} (antimoniato puro) em 5 mL, ou seja 81 mg de Sb^{+5} por mL. É indicado em todas as formas de leishmaniose tegumentar, pode apresentar respostas mais lentas e observam-se recidivas quando em tratamento das formas mucosas. A não resposta ao antimonial pentavalente é seguida da utilização de drogas de segunda escolha, que são a anfotericina B e o isetionato de pentamidina. O antimoniato de N-metil-glucamina é administrado por via intramuscular (IM) ou intravenosa (IV). Quando se usa a via IM só podem ser inoculados 5 mL em região muscular profunda, e às vezes é necessário aplicar em dois grupos musculares diferentes; é preferível utilizar a região glútea. Por via intravenosa aplica-se com agulha fina – 25 x 8 ou *scalp* lentamente (duração de 5 minutos); não há necessidade de diluição. O antimonial é empregado nos seguintes esquemas de tratamento:

Formas cutâneas localizada e disseminada: a dose deve ser calculada de 10-20 mg Sb^{+5}/kg/dia. A duração do tratamento é por 20 dias. Após essa série, o paciente é acompanhado por 12 semanas (3 meses) e se não houver cicatrização completa ou houver reativação da lesão, o esquema será repetido com a mesma dose, mas a duração da série é ampliada para 30 dias.

Forma difusa: a dose é de 20 mg/kg/dia, em antimônio, durante 20 dias seguidos. A não resposta e a ocorrência de múltiplas recidivas tornam necessário o encaminhamento do paciente a serviço de referência.

Formas mucosas: em todas as formas a dose recomendada é de 20 mg Sb^{+5}/kg/dia, durante 30 dias. O tempo de observação após esta série é de 12 semanas (3 meses). Se não houver cicatrização ou houver reativação no período, indica-se nova série. Em caso de não responderem indica-se anfotericina B ou pentamidina, porém em uso hospitalar.

Anfotericina B

É empregada no Brasil quando não se obtém resposta ao tratamento com antimonial ou na impossibilidade de sua utilização, como no caso das mulheres grávidas. É apresentada sob a forma convencional de sal desoxicolato e em apresentações lipídicas, que têm menor toxicidade (ver Capítulos 32 – Criptococose, e 126 – Paracoccidioidomicose, para detalhes sobre apresentações e emprego da anfotericina B). A dose inicial da anfotericina B convencional é de 0,5 mg/kg/dia, com aumento gradual nos dias posteriores até alcançar 1 mg/kg/dia. Aplica-se em dias alternados, sem ultrapassar a dose total de 50 mg por aplicação. A droga é apresentada em frasco de 50 mg em pó, que é diluído em 10 mL de glicose, obtendo-se 5 mg da droga por mL.

A via de aplicação é IV, gota a gota, com duração em torno de 4 horas. A anfotericina B convencional deve, após cálculo da dose do dia, ser diluída em 250 mL de soro glicosado a 5%, que deverá estar conectado em equipo em "Y", para que outro frasco de soro glicosado a 5% contendo 50 a 100 mg de hidrocortisona possa ser gotejado alternadamente e previna efeitos colaterais. O frasco de soro glicosado contendo anfotericina deverá ser agitado frequentemente para evitar depósito e protegido da incidência de luminosidade solar direta. A aplicação faz-se em dias alternados. Recomenda-se para a forma cutânea a dose total entre 1 e 1,5 g, e para a forma mucosa 2,5 a 3 g[2-7].

Isetionato de Pentamidina

A pentamidina, administrada sob a forma de sal isetionato, é indicada como droga alternativa, em caso de não resposta aos antimoniais pentavalentes ou quando há impossibilidade de seu uso nos mesmos. No Amazonas, tem sido utilizado como primeira escolha, principalmente pelas dificuldades operacionais com antimonial e pela boa resposta com baixas doses, em portadores de LTA causada por *L. (V.) guyanensis*, assim como em pacientes com a forma mucosa.

A dose é de 4 mg/kg/dia, com intervalo de 2 em 2 dias; não se recomenda ultrapassar dose total de 2 g. Cada frasco contém 300 mg/sal e deve ser diluído em 3 mL de água destilada. As aplicações devem ser feitas via IM profunda ou por via IV diluídas em soro glicosado, preferentemente após a alimentação. Essa droga é tóxica, devendo ser antecedida pela determinação da glicemia do paciente. Entretanto, para os casos causados pela *L. (V.) guyanensis*, a pentamidina tem sido a droga de melhor eficácia frente aos antimoniais[9a].

Novas Drogas

Diversas drogas têm sido testadas no tratamento da leishmaniose, entretanto a miltefosina é a única droga nova que apresenta eficácia e já vem sendo indicada em alguns países como opção de tratamento nas doses de 100 mg/dia (peso ≤ 45 kg) ou 150 mg/dia (peso ≥ 45 kg) por 28 dias. No Brasil, recentes ensaios clínicos, na Região Amazônica, tratando portadores de LC com *Leishmania (Viannia) guyanensis*, revelaram eficácia de 71,4% contra 53,6% para os tratados com antimoniais[4].

CONTROLE DO TRATAMENTO

O acompanhamento de pacientes em uso de terapêutica com drogas antileishmânia é utilizado para: determinar a evolução clínica e para monitoramento dos efeitos colaterais. O controle de cura é clínico, e o período de observação é mensal nos 3 primeiros meses após o uso da droga, com seguimento até 12 meses para alta. O aspecto clínico das lesões, como aplanamento das lesões (retração das bordas e elevação do centro da úlcera), reepitelização das lesões ulceradas ou não ulceradas, regressão da infiltração (desaparecimento da induração do tecido celular subcutâneo), ausência de eritema e de sensações subjetivas como prurido, pontadas na área cicatrizada após 3 meses da conclusão do esquema terapêutico. Nas lesões mucosas, o critério de cura é estabelecido após exame otorrinolaringológico que comprove a regressão total da lesão após 6 meses da conclusão do esquema terapêutico.

Os efeitos colaterais e a monitoração para o antimoniato de N-metilglucamina são artralgia, mialgia, inapetência, cefaleia, febre, vômitos, tontura, inchaço no local da aplicação e aumento da secreção nas lesões mucosas. Portadores de alterações cardíacas, nefro e hepáticas, assim como idosos, devem ser avaliados e considerada a limitação ao uso do antimonial. A anfotericina B apresenta como efeitos colaterais mais comuns náuseas, vômitos, febre, calafrios, hipopotassemia, insuficiência renal e alterações cardíacas. A pentamidina provoca dor no local da aplicação; hipoglicemia, hipotensão, pancreatite, alterações cardiológicas e nefrotoxicidade são efeitos a serem considerados quando da utilização da droga[1,2,5,12].

PROFILAXIA

As medidas de controle dessa doença são complexas em virtude da diversidade de agentes, de reservatórios, de vetores e de situações ecoepidemiológicas. Busca-se, no entanto, como medida de prevenção no controle da transmissão, reduzir o contato homem-vetor, com medidas de proteção individual, controle de reservatórios e emprego de inseticida quando possível. São necessárias, também, medidas educativas, como capacitação de equipes para rápido reconhecimento da doença, assim como possibilidade de intervenção junto a atitudes e práticas da população, relacionadas às condições de vida e trabalho que possam influenciar no aumento ou na diminuição da doença[1-3,12].

REFERÊNCIAS BIBLIOGRÁFICAS

1. Brasil. Ministério da Saúde. Fundação Nacional da Saúde. Manual de Controle da Leishmaniose tegumentar. 5ª ed. Brasília: Ministério da Saúde; 2000. 62 p.
2. Brasil. Ministério da Saúde. Secretaria de Vigilância em Saúde. Guia de Vigilância Epidemiológica 7ª ed. Brasília: Ministério da Saúde; 2007. Caderno 11.
3. Brasil. Ministério da Saúde. Secretaria de Vigilância em Saúde. Manual de Vigilância da Leishmaniose Tegumentar. 2ª ed. Brasília: Ministério da Saúde; 2007. 181 p.
4. Chrusciak-Talhari A et al. Randomized controlled clinical trial to access efficacy and safety of miltefosine in the treatment of cutaneous leishmaniasis caused by *Leishmania (Viannia) guyanensis* in Manaus, Brazil. Am J Trop Med Hyg. 2011;84:255-60.
4a. Costa DC et al. Oral manifestations in the American Tegumentary Leishmaniasis. PLoS One. 2014;9(11):e109790.
5. Gontijo B, Carvalho MLR. Leishmaniose tegumentar americana. Rev Soc Bras Med Trop. 2003;36:71-80.
6. Guerra JAO et al. Mucosal Leishmaniasis caused by *Leishmania (Viannia) braziliensis* and *Leishmania (Viannia) guyanensis* in the Brazilian Amazon. PLoS Negl Trop Dis. 2011;5:e980.
7. Guerra JAO et al. American tegumentary leishmaniasis and HIV co-infection in a tertiary care center in the Brazilian Amazon. Am J Trop Med Hyg. 2011;85:524-27.
8. Hepburn NC. Management of cutaneous leishmaniasis. Curr Opin Infect Dis. 2001;14:151-54.
9. Marsden PD. Pentavalent antimonials: old drugs for new diseases. Rev Soc Bras Med Trop. 1985;18:187-98.
9a. Neves LO et al. Estudo clínico randomizado comparando antimoniato de meglumina, pentamidina e anfotericina B para o tratamento da leishmaniose cutânea ocasionada por *Leishmania guyanensis*. An Bras Dermatol. 2011;86:1092-101.
10. Moskowitz PF, Kurban AK. Treatment of cutaneous leishmaniasis: retrospective and advances for the 21st century. Clin Dermatol. 1999;17:305-16.
11. Rath S et al. Antimoniais empregados no tratamento da leishmaniose: estado da arte. Quim Nova. 2003;26:550-55.
12. Silveira FT et al. Leishmaniose tegumentar americana. In: Leão RNQ (ed). Doenças infecciosas e Parasitárias: Enfoque Amazônico. Belém: CEJUP;UEPA; Instituto Evandro Chagas; 1997. p. 619-30.
13. Talhari S. Leishmanioses no Estado do Amazonas – aspectos epidemiológicos, clínicos e terapêuticos. An Bras Dermatol. 1988;63:433-38.

110 Leishmaniose Visceral (Calazar)

- Eliana Lúcia Tomaz do Nascimento
- Iara Marques de Medeiros

(CID 10 = B55.0 - Leishmaniose visceral)

INTRODUÇÃO[2,5a,5b,7,10-13,,13d-15,16,19-21]

As leishmanioses são doenças causadas por protozoários da família Trypanosomatidae, gênero *Leishmania* e, clinicamente, podem se apresentar sob a forma visceral, cutânea ou cutaneomucosa. Habitualmente, há associação entre a espécie de leishmânia envolvida e a forma clínica que se apresenta; no entanto, uma mesma espécie pode produzir diversas síndromes clínicas e vice-versa.

A leishmaniose visceral (LV) ou calazar é causada por espécies do complexo Donovani. Estudos genéticos recentes têm apontado similaridades entre as espécies *chagasi* e *infantum,* caracterizando-as como uma única espécie, a ser denominada *L. infantum.* A transmissão dá-se, principalmente, através da picada de flebótomos dos gêneros *Phlebotomus* (Velho Mundo) e *Lutzomyia* (Continente Americano). *L. longipalpis*, o mais importante vetor da LV no Brasil, é um inseto adaptado ao domicílio e peridomicílio do homem do meio rural e da periferia das cidades. Tem pouca autonomia de voo e atinge maior densidade populacional durante e logo após o período chuvoso, quando ocorre aumento da transmissão da doença. A atividade hematófaga é necessária para que ocorra a maturação dos ovos da fêmea, sendo máxima entre o crepúsculo e 23 horas. Outras vias de transmissão incluem o uso de seringas contaminadas e transfusão de hemoderivados (parenteral), a via transplacentária (congênita) e contaminação em laboratório (ocupacional).

A leishmaniose visceral é uma importante infecção que ocorre na Europa, nas Américas, na Ásia e no continente africano, caracterizando-se como um grave problema de saúde pública nos países pobres e uma das endemias prioritárias da Organização Mundial de Saúde (OMS). É descrita em 88 países e, destes, 76 são países em desenvolvimento, incluindo os 13 mais pobres. A OMS estima que no mundo haja 12 milhões de indivíduos infectados por leishmânia e 350 milhões de pessoas sob risco de infecção. Acomete um a dois milhões de pessoas a cada ano, entre as quais 500.000 apresentam a forma visceral. Destes, 90% ocorrem em cinco países: Índia, Bangladesh, Brasil, Nepal e Sudão.

É altamente prevalente no Oeste da Índia e ocorre, também, na China, África, Oriente Médio, Américas e nos países do Mediterrâneo. Nas Américas, a leishmaniose visceral é descrita em 12 países, desde o México até a Argentina, porém o Brasil contribui com 90% dos casos. Na última década, foram notificados 35.530 casos de LV no Brasil (coeficiente de incidência entre 1,6 a 2/100.000 habitantes). Em 2013, a região Nordeste notificou 53,6% dos casos, seguida pelas regiões Norte (16,4%), Sudeste (13,8%), Centro-Oeste (1,9%) e Sul (0,06%). Atualmente, a LV ocorre em mais de 20 Unidades Federadas, atingindo as cinco regiões brasileiras, o que caracteriza clara expansão territorial. Focos de maior endemicidade são registrados na Bahia, no Ceará, Piauí e Maranhão. Ocorrem casos ainda na Paraíba, no Rio Grande do Norte, em Alagoas, Sergipe, Tocantins, Pará, Roraima, Minas Gerais, Mato Grosso e Mato Grosso do Sul, Rio de Janeiro, Espírito Santo e Goiás, entre outros.

Modificações dos padrões epidemiológicos da LV vêm acontecendo mundialmente, tornando-a uma doença emergente e reemergente. Sobreposição de áreas de ocorrência de LV e HIV/aids em todos os continentes propiciou o surgimento de nova entidade clínica, a coinfecção HIV/leishmânia, atualmente relatada em 34 países.

Nas Américas, a LV era predominantemente uma zoonose rural, mais comum em crianças (60% em menores de 4 anos); atualmente, está em franca urbanização no Brasil e em outros países da América Latina, acometendo nessa situação, predominantemente, adultos jovens do sexo masculino. Os principais reservatórios da infecção são o cão doméstico (*Canis familiaris*), a raposa (*Dusycion vetulus*) e os marsupiais didelfídeos. O hábito de manter cães dentro do domicílio durante a noite e o de construir galinheiros próximos às casas são fatores que favorecem a proliferação e a infecção dos flebótomos, pois o cão é o principal reservatório doméstico, enquanto os galinheiros atraem raposas, que são importantes reservatórios silvestres na área rural do Nordeste do Brasil. Além disso, o cão é um companheiro habitual do homem e de sua família, contribuindo, sobremaneira, para a dispersão da doença durante os processos migratórios para áreas urbanas. O cão pode ou não adoecer e, quando isso acontece, apresenta emagrecimento, queda dos pelos, nódulos e ulcerações na pele (ricas em parasitas), paralisia dos membros posteriores e cegueira.

É doença descrita como própria de áreas montanhosas e de vales, com clima seco e precipitação pluviométrica anual inferior a 800 mm. Entretanto, desde o início da década de 1980, as transformações ambientais provocadas pelo intenso processo migratório ocorrido no Brasil, com consequente aumento da concentração de moradias nas áreas periurbanas e esvaziamento rural, determinaram uma redução do espaço ecológico da doença, facilitando a ocorrência de epidemias e a nítida urbanização do calazar. Ocorreram surtos urbanos em Santarém (PA), Corumbá (MS), Teresina (PI), Natal (RN), Aracaju (SE), São Luís (MA), Fortaleza (CE), Belo Horizonte (MG), Camaçari (BA), Araçatuba (SP) e no Rio de Janeiro (RJ).

É necessário enfatizar que nem todos adoecem ao se infectar pela *Leishmania*. Em áreas endêmicas, a relação entre infectados e doentes pode ser da ordem de 18:1, como demonstrado na Bahia. A letalidade da LV chega a 10%. A letalidade no Brasil é em torno de 7%, enquanto na coinfecção com HIV, em torno de 8,5%.

A LV tem sido caracterizada como infecção oportunista em pacientes imunossuprimidos pós-transplante, pós-quimioterapia anticâncer, usuários crônicos de corticosteroides e em outras doenças imunossupressoras. Em 1985, foi descrito o primeiro caso de coinfecção HIV (vírus da imunodeficiência humana)/leishmânia na Espanha. Desde então, inúmeros outros têm sido relatados, não só na bacia do Mediterrâneo, mas também em várias partes do mundo, inclusive no Brasil. No nordeste brasileiro, o número de casos de coinfecção HIV-leishmânia tem crescido de modo expressivo na última década. Na Europa, a coinfecção é mais comum em jovens do sexo masculino usuários de drogas. Nesses pacientes, a infecção por leishmânia pode ser de aquisição recente através da picada de flebótomos ou uso de seringas (período de incubação curto), mas pode traduzir a recrudescência de infecção latente[18].

PATOGENIA[2,6,7,7b,10,13,15,16,24]

As leishmânias são parasitas intracelulares obrigatórios de macrófagos de mamíferos. Amastigotas do protozoário são adquiridas pelo vetor por sucção do sangue de mamíferos infectados e, no trato digestivo dos insetos, transformam-se em promastigotas metacíclicos, migrando para a prosbócida. Promastigotas são inoculadas na derme do hospedeiro susceptível, por regurgitação, durante novo repasto sanguíneo e, uma vez fagocitadas por macrófagos locais, perdem o flagelo, passando a multiplicar-se sob a forma amastigota. A rotura de macrófagos cheios de leishmânia provoca a infecção de outros macrófagos recrutados para o local, determinando, assim, a disseminação do parasita para os diversos órgãos do sistema fagocítico-macrofágico (SFM). A espécie de leishmânia envolvida determina fortemente a forma clínica da doença. Contudo, o estabelecimento das diversas formas clínicas da LV depende da complexa interação entre fatores de virulência do parasita e a resposta imune mediada por células do hospedeiro, a qual é geneticamente determinada. Na forma clássica, observa-se marcante depressão da resposta mediada por linfócitos T e macrófagos, além de ativação policlonal de linfócitos B. As alterações da imunidade celular são antígeno-específicas e reversíveis após a cura da infecção, enquanto os altos títulos de anticorpos produzidos, embora ineficientes para controlar a parasitose, persistam por tempo prolongado.

Experimentalmente, o modelo murino de infecção com *L. major* demonstrou que a resposta imunológica na LV apresenta-se polarizada para um dos subtipos da célula T CD4+. Nas linhagens que expressam o fenótipo Th2 com produção de interleucina-4 (IL-4) e interleucina-10 (IL-10), a doença é progressiva e fatal, enquanto naquelas em que a resposta se diferencia para o perfil Th1, com produção de interleucina-2 (IL-2) e interferon-gama (IFN-γ), ocorre autor-resolução e cura da infecção. Está bem documentado que a ação microbicida do macrófago, através da produção de íons superóxidos, é responsável pela destruição do parasita e que IFN-γ, por ser um potente indutor da ativação desse mecanismo, é a principal citocina envolvida no controle da infecção por leishmânia. Ademais, macrófagos ativados também produzem citocinas determinantes no curso da doença. Entre elas, interleucina-12 (IL-12) e fator de necrose tumoral-alfa (TNFα), responsáveis pela destruição do parasita, bem como IL-10 e fator transformador de crescimento-beta (TGF-β), favoráveis à multiplicação destes. Em humanos, evidências clínicas e experimentais também têm sugerido supressão de células Th1 e ativação de células Th2, estando clara a participação de IL-4, IL-10, IFN-α, IL-12 e, mais recentemente, de TGF-β, IL-6, IL-18 e IL-27.

Atualmente, a despeito do indiscutível papel da imunidade celular na evolução da LV, aceita-se que os demais segmentos da resposta imune participem ativamente da patogenia da doença. Estudos ressaltam que os eventos imunológicos iniciais após a infecção (imunidade inata) são cruciais para o desenvolvimento do padrão de resposta celular, tendo sido demonstrado que as células matadoras naturais (NK) produzem citocinas (INFγ e TNFα) envolvidas na ativação dos macrófagos e na diferenciação das células T CD4. Paralelamente, estudos apontam para a participação de anticorpos, sobretudo da imunoglobulina G (IgG), no sentido de progressão para doença, seja induzindo a produção de IL-10, seja facilitando a internalização da leishmânia no macrófago.

DIAGNÓSTICO CLÍNICO[4,4a,7a,8,14,19]

A LV caracteriza-se por um amplo espectro clínico, observando-se as formas assintomática, subclínica e clássica. O período de incubação é variável (2 a 8 meses) e os indivíduos podem adoecer anos após a exposição, ao tornarem-se imunossuprimidos. É doença de caráter polar semelhante ao observado em outras infecções intracelulares. A infecção assintomática ocorre na maioria dos indivíduos residentes em áreas endêmicas, sendo diagnosticada apenas através de teste intradérmico (Montenegro) e/ou métodos sorológicos. Na forma subclínica ou oligossintomática, também frequente em áreas endêmicas, os pacientes apresentam sintomatologia inespecífica, como febre baixa, retardo do crescimento e adinamia, além de hepatomegalia. A maioria dos casos (85%), de ambas as formas, tem resolução espontânea ao final de alguns meses e um percentual menor (15%) evolui para o calazar clássico.

A forma clássica, após período de incubação que pode variar de 2 a 6 meses, cursa, em geral, de modo arrastado (meses); porém, apresentação aguda também é relatada. A febre é insidiosa e irregular, podendo faltar por alguns dias. Entretanto, no período inicial pode ser elevada, diária e persistente. Associados à febre, surgem sintomas gerais como anorexia, prostração, apatia, diarreia, palidez progressiva, tosse seca ou pouco produtiva, além de acentuada perda de peso, sensação de plenitude pós-prandial e aumento do volume abdominal. A hepatoesplenomegalia está sempre presente, podendo variar em intensidade de acordo com o tempo de doença. As vísceras são elásticas e não dolorosas, porém o baço cresce mais que o fígado e pode atingir a fossa ilíaca contralateral. Pode haver micropoliadenopatia generalizada, mas o acometimento da cadeia cervical é o mais frequente. Ao longo de meses, a progressão da doença conduz o paciente para desnutrição acentuada, surgindo o aspecto típico da doença: intensa palidez cutânea, tórax e braços emagrecidos, abdome volumoso devido à enorme hepatoesplenomegalia, cabelos quebradiços e sem brilho, cílios alongados e membros inferiores edemaciados. Nessa fase, podem ocorrer sangramentos de graus variados (epistaxe, gengivorragia, equimoses, petéquias), o que agrava a anemia que se instala paulatinamente. As mulheres frequentemente apresentam amenorreia. A puberdade fica retardada nos adolescentes e o desenvolvimento pôndero-estatural sofre grande atraso em crianças e jovens.

Casos não tratados evoluem, invariavelmente, para o óbito em 1 a 2 anos. A principal causa de morte são as infecções bacterianas, cuja evolução pode ser dramática, com óbito em poucas horas devido à neutropenia acentuada, comum na doença avançada. Pneumonia, gastrenterite, otite e sepse são as complicações bacterianas mais frequentes.

A icterícia é manifestação rara no calazar podendo relacionar-se à infecção leishmaniótica, à presença de infecção bacteriana concomitante (colestase transinfecciosa) ou a outra hepatopatia, principalmente coinfecção com agentes virais. Insuficiência hepática pode ser um evento final nas formas graves e refratárias da doença. Os padrões histopatológicos de acometimento hepático na LV são o "padrão típico" com hipertrofia e hiperplasia difusa das células de Kupffer densamente parasitadas por amastigotas; o padrão nodular, com agregados de macrófagos contendo pequeno número de amastigotas, plasmócitos e linfócitos T e B distribuídos irregularmente no parênquima hepático; e o padrão fibrogênico ou fibrose de Rogers, encontrado nas formas de longa duração, no qual o achado de amastigotas é ocasional. Casos descritos de insuficiência hepática aguda com necrose hepática maciça carecem da demonstração do agente no tecido hepático.

Em áreas endêmicas, a ocorrência de febre prolongada, emagrecimento, hepatoesplenomegalia, pancitopenia e inversão albumina/globulina tem alto valor preditivo para o diagnóstico de calazar.

As manifestações da coinfecção HIV/leishmânia são semelhantes àquelas encontradas na forma clássica da doença. A hepatoesplenomegalia febril, a pancitopenia e a hipergamaglobulinemia são os achados mais comuns. Pode haver manifestações digestivas, pulmonares e cutâneas. A LV deve ser incluída entre as causas de febre de origem obscura e diarreia crônica nestes pacientes. Formas clínicas atípicas não são infrequentes e podem estar associadas ou ser confundidas com outras infecções oportunistas, como micobacteriose, criptosporidiose e histoplasmose. Ocorre em fases avançadas da imunossupressão, quando a contagem de linfócitos T CD4+ cai abaixo de 200. As apresentações atípicas são mais comuns quando a contagem de T CD4+ é menor que 50. A interação entre as duas doenças é devastadora para o sistema imunológico, levando à rápida progressão da aids, bem como

maior disseminação da leishmânia e, consequentemente, diminuição da expectativa de vida dos indivíduos coinfectados.

A coinfecção HIV/leishmânia não pode ser curada, e com a queda da contagem dos linfócitos T CD4+, os pacientes recairão sucessivas vezes, até que se esgotem as opções terapêuticas. A pesquisa de anticorpos antileishmânia mostra-se positiva em menos de 50% dos pacientes coinfectados. Entretanto, o parasita pode ser demonstrado em exame direto, cultura ou PCR (reação em cadeia de polimerase) de material obtido dos mais variados sítios (medula óssea, linfonodos, baço e sangue periférico). O mielograma é o padrão-ouro para o diagnóstico, embora, eventualmente, a leishmânia possa ser encontrada em espécimes de biópsia de localizações atípicas, como: pulmão, pleura e mucosa do trato digestório. Além da infecção por HIV, outras condições podem predispor à reativação da infecção latente por leishmânia, entre elas: uso prolongado de corticoide, metotrexato e inibidores de TNF-αe pós-transplante de órgãos sólidos.

DIAGNÓSTICO LABORATORIAL

Exames Inespecíficos[14,19,26]

O hemograma é exame indispensável para o diagnóstico da LV. Suas alterações, bastante características na forma clássica, corroboram a suspeita diagnóstica com base em dados clínicos e epidemiológicos. Observa-se diminuição significativa das três séries de células sanguíneas. A anemia normocrômica e normocítica, com hemoglobina frequentemente inferior a 10 g%; a leucopenia acompanhada por neutropenia (às vezes, grave, com menos de 500 granulócitos), linfocitose relativa e eosinopenia, e a plaquetopenia (geralmente, abaixo de 100.000 células/mm^3) compõem a chamada pancitopenia. Outra alteração laboratorial típica é a inversão albumina/globulina, com queda da albumina sérica e elevação policlonal das globulinas, à custa da fração gama. Discreta elevação das transaminases (duas a três vezes o basal) está quase sempre presente.

O exame de elementos anormais e sedimento da urina (exame de urina I) pode revelar proteinúria, leucocitúria e hematúria, traduzindo a glomerulonefrite subclínica por deposição de complexos imunes.

A radiografia simples do tórax pode detectar uma condensação tipicamente de etiologia bacteriana ou ainda, mostrar infiltrado intersticial causado por vírus, bactérias ou pela própria leishmânia (pneumonite leishmaniótica). A ecografia abdominal auxilia no diagnóstico diferencial com outras causas de esplenomegalia e tumores abdominais.

Exames Específicos[3,6,14,19,22,27]

O método padrão-ouro para o diagnóstico específico da LV é a identificação de amastigotas de leishmânia em material aspirado de medula óssea, corado por Giemsa ou Wright. É técnica simples e de baixo custo, porém tem a desvantagem de ser dolorosa para o paciente, exigir profissional especializado e apresentar sensibilidade relativamente baixa (70% a 85%). O exame direto em aspirado esplênico apresenta positividade bastante elevada (96% a 98%), mas existe risco de hemorragia, particularmente em pacientes com alterações da coagulação. Outros espécimes clínicos obtidos por biópsia hepática e de linfonodos podem ser utilizados, mas com positividade menor. Em pacientes coinfectados com HIV, a despeito de o parasito poder ser isolado de diversos espécimes clínicos, inclusive do sangue periférico, o mielograma permanece como método diagnóstico de eleição.

O isolamento da leishmânia pode ser feito em meios de cultura específicos (Novy, MacNeal, Nicolle – NNN e Schneider's), a partir de biópsia tecidual e de sangue periférico.

O teste de hipersensibilidade tardia (DTH) a antígenos de leishmânia (teste de Montenegro) tem alta positividade em indivíduos residentes em área endêmica com infecção assintomática. Entretanto, não é utilizado para o diagnóstico da forma clássica de LV, pois, em consequência da supressão da imunidade celular instalada nessa fase, o DTH é invariavelmente negativo, com reversão para positividade meses após a cura da infecção. É, portanto, um bom marcador de infecção, mas não de doença.

Entre os métodos sorológicos comumente empregados para o diagnóstico da infecção por leishmânia estão o teste de aglutinação direta (DAT) e a imunofluorescência indireta (RIFI). Esses exames utilizam como fonte de antígeno o parasita inteiro, o que limita sua especificidade. Por isso, eles são mais aplicados em inquéritos epidemiológicos. No contexto clínico, resultado sorológico negativo torna improvável a hipótese de LV, exceto se o paciente for portador de aids ou outra imunodeficiência severa. Títulos iguais ou superiores a 1:6.400 (DAT) e a 1:1.024 (RIFI) são muito sugestivos de calazar. Todavia, reações cruzadas (títulos menores) podem ocorrer com leishmaniose tegumentar, doença de Chagas, hanseníase, tuberculose, esquistossomose e malária.

Os testes imunoenzimáticos (ELISA) em placa e em fase sólida (DOT-ELISA), este ainda não padronizado para uso clínico, têm-se mostrado um valioso instrumento para o diagnóstico sorológico da LV, principalmente os que utilizam antígenos mais específicos. Entre eles, o antígeno recombinante K39 (rK39) tem demonstrado elevada sensibilidade e especificidade, visto que é expresso, predominantemente, em amastigotas de *L. infantum* e *L. donovani*. Está bem estabelecido que a presença de anticorpos anti-rK39 no soro de pacientes com suspeita clínica de LV é indicadora de doença ativa.

O teste rápido diagnóstico rK39 (imunocromatografia) é de execução simples, dispensa aparato laboratorial, pode ser executado com sangue total (ponta de dedo), plasma ou soro, os *kits* podem ser conservados e transportados em temperatura ambiente (até 30ºC) e os resultados podem ser obtidos em 10 a 20 minutos.

De um modo geral, os testes sorológicos têm algumas limitações no diagnóstico de LV: permanecem positivos anos após a cura da doença (recaídas não podem ser diagnosticadas por sorologia), são negativos na maioria dos pacientes coinfectados com HIV e positivos em residentes de áreas endêmicas assintomáticos. Portanto, devem ser analisados no contexto clínico.

A detecção de kDNA (DNA do cinetoplasto) de leishmânia através de PCR tem surgido como outro método sensível, rápido e específico para o diagnóstico da infecção leishmaniótica, podendo ser realizada em amostras de sangue periférico, aspirado esplênico e de medula óssea. Contudo, é caro e ainda restrito a alguns laboratórios de pesquisa. Entre as modernas técnicas de PCR lançadas, a PCR em tempo real

capaz de quantificar o DNA e identificar a espécie de leishmânia tem-se destacado pela rapidez e pela possibilidade de avaliação da resposta terapêutica. Essa técnica, a nível experimental, tem revelado potencial utilidade, especialmente em pacientes coinfectados com HIV, os quais apresentam elevado índice da recaída da doença. Dada sua alta sensibilidade, pode ser positiva em pacientes assintomáticos.

A detecção de antígenos da leishmânia em espécimes clínicos é promissora no sentido de diferenciar infecção pregressa de doença ativa, porém ainda não é disponível para uso rotineiro.

A OMS recomenda que LV deva ser sempre investigada em todo paciente procedente ou morador de área endêmica que apresente febre inexplicável com mais de 15 dias de duração. Se, além disso, houver hepatoesplenomegalia e pancitopenia, a hipótese de calazar torna-se mais provável ainda. A adoção sistemática desses critérios (epidemiológico, clínico e laboratorial) favorece o diagnóstico precoce da LV, determinando significativa redução da sua letalidade. É doença de notificação compulsória e, sempre que possível, é fundamental estabelecer o diagnóstico parasitológico.

A LV deve ser diferenciada de diversas entidades clínicas que cursam com hepatoesplenomegalia, destacando-se entre elas a enterobacteriose septicêmica de curso prolongado (associação de esquistossomose com salmonela ou outra enterobactéria), considerando que as duas doenças apresentam frequentemente quadro clínico similar e coexistem na mesma área endêmica. A diferenciação deve ser feita, também, com malária, febre tifoide, esquistossomose hepatoesplênica, forma aguda da doença de Chagas, endocardite infecciosa, toxoplasmose, mononucleose infecciosa, citomegalovirose, brucelose, histoplasmose disseminada, doenças mieloproliferativas e trombose da veia porta. Entre as hemopatias, o linfoma é um diagnóstico diferencial importante, pois apresenta manifestações clínicas e laboratoriais que se superpõem a LV, às vezes, somente sendo descartado através do mielograma.

TRATAMENTO[7C,13,14,17,19,23,27]

Os antimoniais pentavalentes (antimoniato de N-metil-meglumina – Glucantime® Aventis Pharma e estibogluconato de sódio – Pentostam® Glaxo Smithkline), usados pela primeira vez no tratamento da LV na Índia, em 1937, permanecem até os dias atuais como medicamentos de primeira linha nos países em desenvolvimento. São drogas bastante eficazes (mais que 90%), de baixo custo e com as quais se tem maior experiência clínica na terapêutica das leishmanioses. Entretanto, apresentam algumas desvantagens, como necessidade de prolongado tempo de internação, ocorrência de efeitos adversos e, em alguns locais, inaceitáveis índices de falha terapêutica. Em Bihar (Índia), tem sido descrita elevada resistência aos antimoniais (60%), tornando urgente a aquisição de alternativas terapêuticas para as leishmanioses naquela região. No Brasil, dados sobre resistência aos antimoniais são escassos. Estimam-se índices inferiores a 10%. Acompanhamento sistemático de portadores de calazar tratados no Hospital Giselda Trigueiro (referência em doenças infecciosas do estado do Rio Grande do Norte) nas últimas décadas aponta para índices de cura superiores a 95%, excetuando-se aqueles com coinfecção HIV/leishmânia, nos quais as recaídas são a regra. A aquisição de medicamentos menos tóxicos, de melhor comodidade posológica, que reduzam o tempo de internação dos portadores de calazar e que possam servir como alternativa para os casos refratários é primordial. Entretanto, até que estudos de fase IV e de custo-efetividade que incluam o cenário do calazar no Brasil forneçam dados alvissareiros acerca de novas alternativas terapêuticas aplicáveis à nossa realidade, os antimoniais permanecem como medicamentos de primeira linha no tratamento do calazar clássico sem comorbidades.

O mecanismo de ação dos antimoniais é pouco conhecido. Entretanto, acredita-se que atuem inibindo a atividade glicolítica e a via oxidativa dos ácidos graxos das formas amastigotas do parasita.

O estibogluconato de sódio é o antimonial mais usado na Ásia, Europa e nos países africanos de língua inglesa. O Glucantime® é o antimonial mais amplamente usado na América Latina e nos países europeus e africanos de língua francesa, e é distribuído no Brasil pelo Ministério da Saúde em ampolas de 5 mL, contendo 405 mg do antimonial ou 1,5 g do sal (1 mL = 81 mg de antimoniato). Não há ensaios clínicos que comparem a eficácia das duas preparações de antimônio disponíveis.

A dose e o tempo de uso do Glucantime® são variáveis em diferentes regiões. No Brasil, recomenda-se a dose de 20 mg/kg/dia por 21 a 40 dias (em média 28 dias), limitando-se a dose máxima a duas ampolas/dia. A infusão deve ser feita por via intravenosa (IV), após diluição em soro glicosado a 5%, lentamente (1 hora) a cada 24 horas. A via intramuscular (IM) pode ser, eventualmente, utilizada. Os antimoniais sofrem efeitos da luz e do calor, e devem ser estocados a 4°C em local escuro.

Alguns paraefeitos devem ser monitorados durante o uso desse medicamento, especialmente a cárdio, hepato e nefrotoxicidade. Recomenda-se a realização de eletrocardiograma (ECG), além de provas de função renal e hepática previamente e semanalmente ao longo do tratamento. Os achados eletrocardiográficos observados com mais frequência são alterações da repolarização ventricular, traduzidas por achatamento e inversão da onda T e aumento do espaço QT e, mais raramente, arritmias. *Torsades de pointes* com prolongamento do intervalo QT e outras arritmias graves com episódios de síncope têm sido descritas. Alterações da repolarização ventricular não são, por si sós, indicações para interromper o tratamento. O antimonial deve ser suspenso caso haja alargamento do intervalo QT mais que 0,50 segundo. Há relatos de morte súbita com o uso dos antimoniais. Cuidado especial ao prescrevê-los para idosos e portadores de arritmias ou miocardiopatias prévias.

Podem ocorrer, ainda, artralgias, mialgias, cefaleia e adinamia. Alguns estudos referem que mais de 90% dos pacientes em uso de antimoniais apresentam elevação de amilase e lípase; contudo, manifestações clínicas de pancreatite são observadas em menor proporção. Recomenda-se interrupção temporária da droga caso haja elevação da amilase maior ou igual a cinco vezes e/ou da lipase igual ou superior a 15 vezes. Após a normalização dos níveis enzimáticos, habitualmente, a terapia pode ser retomada sem problemas. Elevação transitória das transaminases é relativamente comum, mas, em geral, não há necessidade de interromper o tratamento, a não ser que haja elevação progressiva dos níveis enzimáticos ou surjam sinais de insuficiência hepática.

A maioria dos paraefeitos surge, principalmente, a partir da 2ª semana de uso (toxicidade cumulativa); é proporcional à dose diária e à duração da terapia e reverte após a suspensão da droga. Entretanto, miocardite tóxica pode determinar arritmias intratáveis.

Não há estudos farmacodinâmicos que avaliem o uso dessas drogas em pacientes nefro ou hepatopatas. Nesses casos, se possível, dar preferência a drogas alternativas.

A anfotericina B, um antibiótico poliênico, tem excelente ação leishmanicida *in vitro* e *in vivo*. Atua ligando-se ao ergosterol da membrana do parasita, sendo mais eficaz que os antimoniais e a pentamidina. Seu uso é limitado pela nefro e cardiotoxicidade. Entretanto, é uma alternativa importante nos casos graves e/ou refratários de LV e em regiões onde a resistência primária aos antimoniais é alta. No Hospital Giselda Trigueiro, em Natal, recomendamos fortemente a anfotericina B convencional como medicamento de escolha nos casos graves de calazar (pacientes intensamente neutropênicos, sépticos e/ou ictéricos, coinfecção HIV-leishmânia), nos quais é necessária uma ação leishmanicida rápida e eficaz. Nessas circunstâncias, indicamos muitas vezes doses iniciais maiores e rapidamente progressivas, de acordo com a tolerância do paciente.

A anfotericina B convencional é apresentada em frasco-ampola, contendo 50 mg do seu éster desoxicolato. Deve ser infundida por via intravenosa, diluída na proporção de 10 mg da droga/100 mL de solução glicosada a 5%, uma vez ao dia, durante 2 a 4 horas. Se respeitado esse intervalo de infusão, é desnecessário abrigá-la da luz. A dose varia de 0,5 a 1,0 mg/kg/dia, com doses escalonadas, não ultrapassando 50 mg/dia e 3 g/dose total (ou 15 a 30 mg/kg/dose total). Recomenda-se manter o paciente bem hidratado (diurese > 3 litros/dia), com infusão rápida de solução salina (SF 0,9% 500 a 1.000 mL no adulto) imediatamente antes da administração da droga, para reduzir a nefrotoxicidade. Caso haja febre e calafrios durante a infusão, anti-inflamatórios não hormonais ou antitérmicos podem ser administrados 1 hora antes. Não está demonstrado que o uso de hidrocortisona diminua o risco de flebites. Devem-se monitorar e corrigir os níveis séricos de potássio (manter superiores a 4 mEq/L) e magnésio (hipopotassemia e hipomagnesemia graves podem ocorrer e levar à morte, se não corrigidas). A monitoração deve incluir dosagem de ureia e creatinina duas vezes por semana, além de hemograma (anemia é achado comum após semanas de tratamento) e ECG semanalmente. Morte súbita tem sido descrita em pacientes que recebem anfotericina B imediatamente após terapia antimonial. Recomenda-se cautela nessa situação e, se possível, respeitar um intervalo de pelo menos 10 dias entre as duas drogas.

Mais recentemente, tem-se acumulado experiência clínica com o uso de várias formulações lipídicas da anfotericina B (liposomal, complexo lipídico, dispersão coloidal) no tratamento da LV. Essas apresentações se têm mostrado tão eficazes quanto a anfotericina B convencional e têm menor risco de nefrotoxicidade. A dose total eficaz é variável em diferentes regiões do mundo. Anfotericina B liposomal é a formulação mais bem estudada. Na dose de 3-4 mg/kg/dia (dose total de 15 a 24 mg/kg) tem 90-98% de eficácia.

Drogas opcionais incluem a pentamidina, a miltefosina e a paromomicina. A primeira é recomendada na dose de 4 mg/kg, por via IV ou IM, três vezes por semana por 5 a 11 semanas. Os efeitos colaterais com o uso dessa droga são comuns e graves: abscesso estéril no local da aplicação intramuscular (IM), hipotensão se infundida rapidamente, hipoglicemia prolongada, arritmias, insuficiência renal, pancreatite e diabetes *mellitus*. Resistência crescente à pentamidina tem sido descrita na Índia. A aminosidina (paromomicina), um aminoglicosídeo com excelente ação leishmanicida, é uma potencial opção terapêutica para LV. Tem sido testada na Índia e na África, isolada ou associada aos antimoniais; são observadas taxas de cura de 82% a 90%, com boa tolerabilidade. Não disponível no Brasil.

Nos últimos anos, a miltefosina, um análogo da fosfocolina, tem surgido como uma alternativa eficaz para uso oral na LV. Na Índia, a droga mostrou-se tão eficaz quanto a anfotericina B, quando testada em maiores de 12 anos por 28 dias, na dose de 2,5 mg/kg/dia (máximo de 100 mg/dia). Entretanto, são necessários novos ensaios clínicos fora da Índia para estabelecer sua eficácia em crianças e adultos com a forma clássica da doença, em portadores de aids e nas formas mais graves da LV. Um estudo realizado no Brasil foi interrompido sem ser publicado e são limitadas as informações sobre a eficácia da miltefosina em regiões da América Latina, daEuropa e daÁfrica. Um parecer de *experts* da Organização Mundial da Saúde, publicado em 2010, não recomenda a miltefosina como medicamento de primeira linha para o tratamento da LV em qualquer área geográfica (Dorlo e cols.). Limitações para o emprego dessa droga incluem efeitos adversos gastrintestinais, duração da terapia, pouca experiência em outras regiões do mundo, e o risco de teratogenicidade. É contraindicada em gestantes e deve ser evitada a gravidez por 3 meses após seu uso.

Sitamaquina (WR6026), uma 8-aminoquinoleína, outra droga de uso oral, tem sido testada em alguns ensaios clínicos no tratamento do calazar. No entanto, há necessidade de melhores evidências para seu emprego.

Imunoterapia (interferon-gama recombinante e fator estimulador de colônias de granulócitos e macrófagos – G-CSF e GM-CSF) pode potencializar a ação dos antimoniais em casos refratários e em pacientes intensamente granulocitopênicos. Entretanto, seu benefício é limitado em locais com altos índices de resistência.

Além da terapêutica específica, é fundamental o cuidado com as condições gerais do paciente. Atenção especial deve ser dispensada para as infecções bacterianas. Às vezes, principalmente se a neutropenia for grave, é necessário o emprego empírico de antibióticos de largo espectro (inclusive com atividade antipseudomonas). Nessas situações, o uso da droga antileishmânia deve ser concomitante. A prescrição de hemoderivados segue a regra geral de transfusão em situações de anemia crônica e/ou sangramentos (concentrado de hemácias pode ser necessário se hemoglobina for menor que 6 g/dL). Suporte nutricional enteral auxilia na recuperação da desnutrição.

SITUAÇÕES ESPECIAIS[1,7a,18-19,24,27]

O tratamento dos pacientes com coinfecção LV/aids é ainda um desafio para o clínico, pois não há uma clara definição da droga mais eficaz e do tempo de tratamento. Terapia inicial com antimoniais parece ser menos eficaz que com anfotericina B, mormente com as preparações lipídicas. Falhas terapêuticas e recaídas são frequentes com qualquer esquema usado. Na Europa, tem sido relatada taxa de resposta favorável aos antimoniais de 83%. No entanto, 52% dos pacientes recaíram em um período de 1 mês a 3 anos. As formulações lipídicas da anfotericina B reduzem o risco de nefrotoxicidade, porém não o de recaídas. A terapia de manutenção deverá ser feita quinzenal ou mensalmente, utilizando-se antimônio, anfotericina B ou pentamidina. Caso a imunossupressão seja restabelecida (linfócitos T CD4+ > 200 céls/μL por mais de 6 meses) e haja remissão da LV, a profilaxia secundária poderá ser suspensa. Nesses pacientes, o início da terapia antirretroviral (TARV) é fundamental para restabelecer os níveis de linfócitos T CD4+, senão as recaídas serão a regra. Os fatores de risco para recaída são: não uso de TARV, baixa contagem de linfócitos T CD4+, episódios anteriores de LV, falha em alcançar cura clínica e parasitológica no primeiro episódio de LV tratado e não adesão à profilaxia secundária.

O tratamento da LV durante a gravidez visa curar a gestante e evitar a transmissão congênita da leishmânia. O início da terapia não deve ser postergado, sob pena de graves consequências para a mãe e para o feto (aborto, prematuridade, infecção fetal ou pós-natal). Os antimoniais atravessam a barreira placentária e podem provocar retardo mental no concepto, sendo proscrito seu uso nessa circunstância. A anfotericina B pode ser uma opção; entretanto, atenção especial deve ser dada à nefro e à cardiotoxicidade. Trabalhos recentes têm apontado para a efetividade e segurança das formulações lipídicas de anfotericina B em grávidas, com a vantagem da redução dos efeitos adversos para a mãe e o concepto, quando comparadas à anfotericina convencional. Há propostas para o emprego da aminosidina; no entanto, há limitações pela toxicidade e pela pouca experiência clínica. Os antimoniais podem ser usados nas nutrizes sem restrições.

CRITÉRIOS DE CURA[14,19]

Melhora clínica ocorre ao final da 1ª semana de tratamento da LV. A remissão da febre dá-se entre o 5º e o 7º dia, havendo melhora da disposição geral, retorno do apetite e ganho de peso progressivo. A redução da hepatoesplenomegalia é lenta, principalmente nos casos de curso muito longo até o diagnóstico, porém paulatinamente as vísceras diminuem de tamanho. Observa-se também resolução das alterações hematológicas, com melhora da leucopenia, plaquetopenia e anemia, além de reaparecimento dos eosinófilos. Muitas vezes, normalização completa dos níveis de hemoglobina só ocorre semanas após a alta hospitalar. A elevação de globulinas persiste durante meses, mas sua progressiva queda auxilia no acompanhamento da recuperação do enfermo. Aspirado medular ou esplênico é desnecessário ao final do tratamento, pois persistência de alguns parasitas pode ocorrer mesmo no paciente curado e não prediz falha terapêutica. Recomenda-se acompanhamento ambulatorial mensal por 6 meses após a alta.

Em casos de recidiva/recaída após tratamento com antimoniais, deve-se tentar um segundo curso terapêutico mais prolongado (40 dias) com a mesma droga ou, eventualmente, optar por droga alternativa.

PREVENÇÃO E CONTROLE[5a,9,18]

As medidas de controle para a LV, recomendadas pelo Ministério da Saúde/Brasil, são:detecção ativa e passiva de casos suspeitos de LV, manutenção de centros capacitados para atendimento dos doentes, controle dos vetores através do uso de inseticidas de efeito residual e detecção e eliminação dos reservatórios infectados. No Brasil, não se recomenda tratamento para os animais infectados.

A estratégia de controle da leishmaniose no Brasil está sendo reavaliada pelo Ministério da Saúde, uma vez que, apesar de regularmente aplicada ao longo de vários anos, falhou em conter a expansão da LV no país. Experimentos com o uso de coleira canina impregnada com piretroides mostraram bons resultados, mas fatores ambientais e socioeconômicos estão sendo reavaliados para que novas medidas sejam implementadas.

REFERÊNCIAS BIBLIOGRÁFICAS

1. Alvar J. Amphotericin B lipid complex versus meglumine antimoniate in the treatment of visceral leishmaniasis in patients infected with HIV: a randomized pilot study. J Antimicrob Chemother. 2003;52:464-68.

2. Bacellar O et al. IL-10 and IL-12 are the main regulatory cytokines in visceral leishmaniasis. Cytokine. 2000;12:1228-31.

3. Badaró R et al. New perspectives on a subclinical form of visceral leishmaniasis. J Infect Dis. 1986;154:1003-11.

4. Badaró R et al. A prospective study of visceral leishmaniasis in an endemic area of Brazil. J Infect Dis. 1986;154:639-49.

4a. Bossolasco S et al. Real-Time PCR assay for clinical management of human immunodeficiency virus-infected patients with visceral leishmaniasis. J Clin Mlcrobiol. 2003;41:5080-84.

5. Braz RF et al. The sensitivity and specificity of Leishmania chagasi recombinant K39 antigen in the diagnosis of American visceral leishmaniasis and in differentiating active from subclinical infection. Am J Trop Med Hyg. 2002;67:344-48.

5a. Brasil, Ministério da Saúde. Secretaria de Vigilância em Saúde Departamento de Vigilância Epidemiológica. Manual de Vigilância e Controle da Leishmaniose Visceral. Série A. Normas e Manuais Técnicos. 2006. Disponível em: http://bvsms.saude.gov.br/bvs/publicacoes/manual_vigilancia_controle_leishmaniose_visceral.pdf. Acessado em: dez. 2014.

5b. Brasil, Ministério da Saúde, Secretaria de Vigilância em Saúde. Situação epidemiológica das zoonoses de interesse em saúde pública. Boletim Eletrônico Epidemiológico. 2009;1:1-17. Disponível em: http://www.scalibor.com.br/downloads/Boletim_zoonoses_2008.pdf. Acessado em: dez. 2014.

6. Burns JM Jr et al. Molecular characterization of a kinesin-related antigen of Leishmania chagasi that detects specific antibody in both African and American visceral leishmaniasis. Proc Natl Acad Sci USA. 1993;90:775-79.

7. Carvalho EM, Teixeira RS, Johnson JRW. Cell-mediated immunity in American visceral leishmaniasis: reversible immunosupresion during acute infection. Infect Immun. 1981;33:488-502.

7a. Cruz I et al. Leishmania/HIV coinfections on the second decade. Indian J Med Res 2006;123:357-88.

7b. Desjeux P. Leishmaniasis: current situation and new perspectives. Comparative Immunol Microbiol Infect Dis. 2004;27:305-18.

7c. Dorlo TPC et al. Miltefosine: a review of its therapeutic efficacy in the treatment of leishmaniasis. J Antimicrob Chemother. 2012;67:2576-97.

8. Duarte MIS, Boulos M. Leishmaniose Visceral In: Gayotto LCC, Alves VAF (Ed). Doenças do Fígado e das Vias Biliares. São Paulo: Atheneu; 2001. p. 893-99.

9. FUNASA/MS-BRASIL. Leishmaniose visceral In: Funasa. Guia de vigilância epidemiológica. Brasília: Ministério da Saúde; 2002. p. 525-39.

10. Gantt KR et al. Oxidative responses of human and murine macrophages during phagocitosis of Leishmania chagasi. J Immunol. 2001;67:893-901.

11. Gantt KR et al. Activation of TGF-b by Leishmania chagasi: Importance for parasite survival in macrophages. J Immunol. 2003;170:2613-20.

12. Gazzinelli RT et al. Induction of cell-medited immunity during early stages of infection with intracellular protozoa. Braz J Med Biol Res. 1998;31:89-104.

13. Guerin PJ et al. Visceral leishmaniasis: current status of control, diagnosis, and treatment, and a proposed research and development agenda. Lancet Infect Dis. 2002;2:494-501.

13a. Hailu A et al. Elevated plasma levels of interferon (IFN)-γ, IFN-γ inducing cytokines, and IFN-γ inducible CXC chemokines in visceral Leishmaniasis. Am J Trop Med Hyg. 2004;71:561-67.

13b. Hatzigeorgiou DE et al. IL-6 down-modulates the cytokine-enhanced antileishmanial activity in human macrophages. J Immunol. 1993;151:3682-92.

13c. Hunter CA et al. The role of IL-27 in the development of T-cell responses during parasitic infections. Immunol Rev. 2004;202:106-14.

13d. Lukes J et al. Evolutionary and geographical history of the leishmania donovani complex with a revision of current taxonomy. Proc Natl Acad Sci USA. 2007;104:9375-80.

14. Magill A. Leishmania species: Visceral (Kala-azar), Cutaneous, and Mucosal Leishmaniasis. In: Bennett JE, Dolin R, Blaser MJ. Mandell, Douglas, and Bennett's Principles and Practice of Infectious Diseases. 8th ed. Philadelphia: Saunders; 2015. p. 3091-107

15. Medeiros IM, Castelo A, Salomão R. Presence of circulating levels of INF-g, IL-10 i TNF-α, in pacients with visceral leishmaniasis. Rev Inst Med Trop S Paulo. 1998;40:31-34.

15a. Miles AS et al. A role for IgG immune complexes during infection with the intracellular pathogen Leishmania. J Exp Med. 2005;201:747-54.

16. Mosman TR et al. Two types of murine helper T cell clone. Definition according to profiles of lynphokine activities and secreted proteins. J Immunol. 1986;136:2348-57.

17. Murray HW. Clinical and experimental advances in treatment of visceral leishmaniasis. Antimicrob Agents Chemother. 2001;45:2185-97.

18. Organisation Mondiale De La Santé. Les Leishmanioses et les co-infections Leishmania/ VIH. Genève/Suisse. Aide-Mémoire OMS, 2000. n. 116.

18a. Pagliano P et al. Visceral leishmaniasis in pregnancy: a case series and a systematic review of the literature. J Antimicr Chemother. 2005;55:229-33.

19. Pearson RD, Jerônimo SMB, De Souza AQ. Leishmaniasis. In: Guerrant RL, Weller PF, Walker DH (Ed). Tropical Infectious Diseases. Principles, Pathogens and Practice. Philadelphia:Churchill Livingstone; 1999. p. 797-809.

20. Reed SG. Diagnosis of Leishmaniasis. In: World Health Organization (Ed). Series of Dermatology. New York:Elsevier Sience Inc; 1996. p. 471-78.

21. Rezai HR et al. A. Immunological features of Kala-azar. Am J Trop Med Hyg. 1978;27:1079-83.

22. Smyth AJ et al. Rapid and sensitive detection of leishmania knetoplast DNA form spleen and blood samples of kala-azar patients. Parasitology. 1992;105:183-92.

23. Sundar S et al. Oral miltefosine for indian visceral leishmaniasis. N Engl J Med. 2002;347:1739-44.

24. Tavares W. Quimioterápicos Metálicos e Metaloides. In: — Manual de Antibióticos e Quimioterápicos Antiinfecciosos. 3ª ed. São Paulo: Atheneu; 2001. p. 849-68.

25. Trinchieri G. Biology of natural killer cells. Adv Immunol. 1989;47:187-376.

26. UNICEF/UNDP/World Bank/WHO Special Programme for Research and Training in Tropical Diseases. The use of visceral leishmaniasis rapid diagnostic tests. 2nd ed. Geneva. World Health Organization; 2008.

27. WHO. WHO Technical Report Series 949. Control of the leishmaniasis: report of a meeting of the WHO Expert Committee on the Control of Leishmaniasis, Geneva. March 2010.

111 Leptospirose

- **Paulo Vieira Damasco**
- **Vinicius Martins de Menezes**
- **Alex W. Friedrich**

(CID 10 = A27 - Leptospirose; A27.0 - Leptospirose íctero--hemorrágica; A27.8 - Outras formas de leptospirose; A27.9 - Leptospirose não especificada)

INTRODUÇÃO

A leptospirose é a principal zoonose bacteriana no mundo, causada por nove *Leptospira spp.* patogênicas, encontradas em diversos países. A maior prevalência da doença ocorre em regiões tropicais, subtropicais e temperadas. Diferentes espécies de animais são reservatórios de *Leptospira*. Água e solo úmido contaminados com essa bactéria são os principais veículos de transmissão para os seres humanos[16].

Na maioria dos casos, após contato com *Leptospira spp.* patogênicas observa-se quadro de infecção frusta ou oligossintomática. Contudo, numa pequena parte da população humana suscetível exposta à bactéria e em condições ambientais apropriadas, a infecção pode evoluir para formas sintomáticas, anictéricas ou ictéricas. Sem dúvida, uma menor proporção dessa população infectada com *Leptospira spp.* tem desfecho clínico para formas clínicas potencialmente fatais, como a doença de Weil ou a forma pulmonar hemorrágica, esta sem apresentar a disfunção hepática ou renal. A taxa de mortalidade da leptospirose tem variado em diversos estudos, mas se encontra entre 5% e 52%. Essa mortalidade pode ser reduzida com o diagnóstico precoce e a implementação dos cuidados médicos adequados[3,16,21].

Etiologia

Os agentes causais da leptospirose pertencem ao gênero *Leptospira*, bactéria espiralada, altamente móvel, de 0,1 μm de diâmetro e de 6-20 μm de comprimento. Na microscopia de campo escuro, *Leptospira spp.* parece como uma linha reta com uma ou ambas as extremidades em forma de gancho. Girando em torno de seu eixo, essa espiroqueta pode disfarçar sua natureza espiralada.

Leptospiras sobrevivem livres no meio ambiente por dias ou semanas, em condições de calor (temperatura de 28ºC a 30ºC) e pH alcalino ótimo (7,2 a 7,6), especialmente em água doce parada ou com pouco movimento; nas margens de córregos da selva, em campos de arroz e em canaviais nos países tropicais. Porém, sobrevivem por pouco tempo, até 24 h, em água do mar[16,21].

A família Leptospiraceae é subdividida em três gêneros – *Leptospira*, *Leptonema* e *Turneria*. Os estudos de biologia molecular levaram a grandes avanços na compreensão de *Leptospira spp.* durante a última década. Existem atualmente nove espécies de *Leptospira* patogênicas (*L. interrogans*, *L. kirschneri*, *L. noguchii*, *L. borgpetersenii*, *L. weilii*, *L. santarosai*, *L. alexanderi*, *L. astonii*, *L. kmetyi*) e seis não patogênicas ou saprofíticas (*L. biflexa*, *L. meyeri*, *L. wolbachii*, *L. vanthielii*, *L. terpstrae*, *L. yanagawae*). As cinco espécies intermediárias (*L. inadai*, *L. fainei*, *L. broomii*, *L. wolffii*, *L. licerasiae*) não se sabe, até hoje, se ocasionam doença. *Leptospira interrogans* e *Leptospira borgpetersenii* são as principais espécies que causam a leptospirose em seres humanos e animais.

Tradicionalmente, *Leptospira spp.* é subdividida e classificada em 300 sorovares, conforme o teste de microaglutinação. Esses sorovares são classificados e agrupados em 20 sorogrupos, conforme as particularidades de seus antígenos comuns[21]. Com novas tecnologias, como o MALDI-TOF MS (que permite a identificação das moléculas de um material biológico) ou o sequenciamento do 16S RNA, será possível descobrir novos subtipos de *Leptospira spp.* O diagnóstico rápido e acurado de leptospiras patogênicas ou não patogênicas é essencial para intervenção terapêutica e de vigilância epidemiológica ambiental e já pode ser realizado com essas novas ferramentas[27].

Epidemiologia

A leptospirose é uma zoonose na qual os principais reservatórios são os ratos urbanos (ratazana, camundongo, rato de telhado) e pequenos roedores silvestres, que podem eliminar *Leptospira* em sua urina alcalina por toda sua vida. Entretanto, essas espiroquetas são excretadas na urina de mais de 160 espécies de mamíferos, especialmente bovinos, equinos, porcos, cães, capivaras e, inclusive, em algumas aves e répteis[19,21]. A contaminação do solo agrícola pela urina de animais contribui para a sobrevivência do microrganismo no meio ambiente, especialmente em solos alcalinos e encharcados. Os seres humanos são infectados através do contato direto com a urina de animais infectados ou com produtos de abortos. Porém, com maior frequência, a infecção ocorre através de contato indireto com água contaminada com urina de ratos infectados. Tudo indica que esses pequenos roedores portam as cepas mais virulentas. Há poucos relatos de casos de infecção após mordedura de rato, pelo leite materno, congênita e, curiosamente, após relação sexual durante a convalescença[16,20,21]. A transmissão direta inter-humana pode ocorrer, mas é rara, pois a acidez da urina do homem limita a sobrevivência da bactéria[16]. Recentemente, foi identificada *Leptospira* patogênica em carrapatos[25], mas não há registro de transmissão por esses possíveis vetores.

A infecção por *Leptospira spp.* é encontrada em várias áreas do mundo, exceto nas geleiras polares, nas tundras e nos desertos. A incidência da leptospirose é sazonal, em vários países, principalmente relacionada com chuvas, inundações, enchentes ou catástrofes ecológicas[14,16,21]. Há uma forte correlação entre o número de casos e a curva pluviométrica, a presença de roedores no domicílio e no peridomicílio e com as condições precárias de trabalho e moradia. A leptospirose é considerada hoje uma doença infecciosa emergente após as atuais mudanças climáticas nos países desenvolvidos e em desenvolvimento, onde observa-se constantes ondas de desastres naturais, como furações, inundações, tsunamis[16,20,21].

Os humanos são infectados após exposição com leptospiras patogênicas através de abrasões na pele, mucosas intactas, como conjuntiva ocular e boca, incluindo a deglutição de água contaminada. É possível a penetração das espiroquetas pela pele íntegra que tenha permanecido em contato prolongado com águas poluídas com a urina de roedores urbanos ou rurais[16,21].

A leptospirose é uma doença infecciosa ocupacional para: veterinários, agricultores, manipuladores de pescados, magarefes, trabalhadores de plantações de arroz e de cana-de-açúcar, mineiros, profissionais que trabalham com limpeza de canais ou tubulações de esgoto, profissionais de laboratório que lidam com altas concentrações de *Leptospira spp.* em culturas. Recentemente, relatam-se surtos da doença relacionados a algumas atividades recreacionais, sobretudo desportos náuticos incluindo natação, canoagem, triátlon, *rafting*[16,20,21].

A infecção ocorre principalmente no adulto jovem e do sexo masculino, talvez pela maior exposição. A incidência anual da leptospirose nos países tropicais é estimada em 10 a 100 por 100.000 habitantes e 0,1 a 1 por 100.000 habitantes em áreas temperadas[20].

Os sorovares mais prevalentes identificados em animais nos países da América Latina e no Caribe são: *L. icterohaemorrhagiae* e *L. copenhageni*, excretada pela ratazana (*Rattus norvegicus*); *L. hardjo*, *L. wolfii*, *L. tarassovi*, identificadas nos bovinos; *L. canicola*, *L. icterohaemorrhagiae*, *L. copenhageni* e *L. noguchi* eliminadas por caninos; e *L. pomona*, *L. icterohaemorrhagiae*, *L. castellosis*, *L. australis*, excretadas por porcos[19]. Sorovares mostram especificidade para os reservatórios, mas não são exclusivos[16].

Patogênese

A leptospirose é a consequência da invasão das barreiras naturais, pele ou mucosa, pelas leptospiras patogênicas. O resultado da infecção depende da patogenicidade ou virulência da *Leptospira spp.* e da resistência inata do hospedeiro contra a infecção. Nem a virulência e tampouco a resistên-

cia do hospedeiro são elementos constantes. A virulência é influenciada por fatores como nutrientes, temperatura, pH, enquanto a resistência do hospedeiro depende da dieta, idade, sexo, doença subjacente e fatores genéticos[8,16,21].

As toxinas produzidas pelas leptospiras patogênicas exercem papel importante na sua patogenicidade. *Leptospira* tem uma arquitetura de membrana dupla distinta, porém que compartilha algumas características de bactérias gram-positivas e gram-negativas. Sua membrana externa é rica em lipoproteínas (Lip 21, Lip 32, Lip 41) chamadas OMPs (*outer membrana protein*), que atuam como porinas, em particular a porina OMPL1. As OMPS são alvos de adesão da imunidade mediada por anticorpos antileptospira e, principalmente, da resistência inata do hospedeiro. Porém, a imunidade inata do ser humano não é tão eficaz na defesa da leptospirose quando comparada com alguns roedores, como os ratos domésticos[16,21]. As lipoproteínas são elementos reconhecidos na patogenicidade das leptospiras, por desencadearem resposta inflamatória no hospedeiro, sobretudo a Lip 32, a mais abundante lipoproteína e somente presente nas espécies patogênicas[8,16].

A membrana externa das leptospiras possui lipopolissacarídeos (LPS) de composição semelhante aos das bactérias gram-negativas, que exercem ação de endotoxinas, mas que são 12 a 20 vezes menos tóxicas do que as daquelas bactérias. A principal atividade dos LPS de leptospiras patogênicas é a ativação da resistência inata do hospedeiro via o receptor *toll-like* 2 (TLR2), resultando dessa interação a produção de citocinas pró-inflamatórias, especialmente o fator de necrose tumoral alfa (TNF-α). Essas citocinas participam como mediadoras de uma síndrome de resposta inflamatória sistêmica e causarãoinflamação e dano nos tecidos-alvos[8,16].

Embora a patogênese da leptospirose ainda seja um campo aberto para investigação, os estudos histopatológicos em humanos e outros animais revelam que há vasculite difusa. O dano endotelial e a fragilidade capilar propiciam as hemorragias internas nos órgãos acometidos pelas leptospiras patogênicas[7].

A apresentação clínica da leptospirose é proteniforme. Os quadros mais graves ocorrem geralmente com o sorogrupo *icterohaemorrhagiae*; entretanto, alguns pacientes exibem formas leves e outros evoluem para formas graves após contato com leptospiras de menor virulência. Essas evidências levaram ao estudo dos fatores determinantes de gravidade e do risco de evoluir para uma forma clássica grave da leptospirose: a doença de Weil. Casos graves com essa forma da doença são registrados com frequência em pacientes com idade inferior a 5 e em maiores de 65 anos; em pacientes com comorbidades descompensadas; nos imunossuprimidos; e, conforme a experiência de um dos autores (PVD), em pacientes com hepatopatia alcoólica[6-8,16]. Já a forma pulmonar grave não tem fatores conhecidos para sua ocorrência, registrando-se que a gravidade da doença respiratória não guarda relação com a presença ou a intensidade da icterícia.

O início das complicações da leptospirose corresponde ao período da soroconversão e as observações patológicas nos tecidos apontam para um processo autoimune desencadeado no hospedeiro suscetível[8,15,16]. O antígeno leucocitário humano (HLA) altamente polimórfico como o HLA-DQ6 foi associado a maior risco de desenvolver formas clínicas de leptospirose em triatletas que ingeriram águas contaminadas com leptospiras patogênicas durante uma competição[16].

Como essa associação não foi alelo-específica, é possível o papel de superantígenos na patogênese da doença, resultando numa ativação policlonal das células T[8]. A presença de linfócitos γδ no sangue dos pacientes com leptospirose aguda é uma marcador de resposta da imunidade inata[8,15] e parece ser um achado de bom prognóstico clínico[6].

Quadro Clínico Sindrômico

Após um período de incubação de 2 a 20 dias (em média, 7 a 10), essa enfermidade infecciosa sistêmica evolui para duas apresentações clínicas clássicas: a forma anictérica, observada em 90% dos casos, de baixa morbidade e letalidade; e a forma ictérica, encontrada numa minoria de pacientes, com maior morbidade e letalidade[16]. A forma ictérica é conhecida como doença de Weil e caracteriza-se por febre, insuficiência renal, icterícia e a diátese hemorrágica[7,16]. Essa divisão clássica da doença (anictérica e ictérica) vem sendo questionada porque pacientes com a forma pulmonar grave, que têm letalidade de 60% a 70%, muitas vezes não apresentam icterícia.

Tanto a forma clínica anictérica quanto a ictérica da leptospirose, classicamente, apresentam curso bifásico, este, mais observado na forma anictérica[2,16].

Na primeira fase da doença, conhecida como fase septicêmica ou leptospirêmica, as leptospiras são encontradas no sangue, no liquor, no humor aquoso e nos tecidos[21]. Essa fase septicêmica dura 3 a 9 dias, seguida de um breve período de defervescência e de melhora dos sintomas iniciais, que pode durar de algumas horas a 3 dias[16,21].

O quadro clínico da fase leptospirêmica tem início súbito, com calafrios, febre alta (39ºC a 40ºC), mialgia intensa, náuseas, vômitos, prostração. Observa-se, nessa primeira fase, uma vasodilatação sistêmica, sobretudo ocular. A presença da hiperemia conjuntival é um achado semiológico frequente e, para muitos autores, a sufusão hemorrágica na conjuntiva, normalmente observada a partir do 3º dia de doença, é muito peculiar na leptospirose[2,16]. Contudo, esse achado clínico foi observado apenas entre 11,9% e 30% em algumas séries de casos definidos de leptospirose no Brasil (Tabela 111.1).

Conforme a Tabela 111.1, o clínico deverá lembrar a hipótese de leptospirose no nosso meio toda vez que estiver diante de uma situação epidemiológica e o paciente apresentar as seguintes síndromes: febril aguda, álgica, ictérica, hemorrágica, respiratória. Os achados de leucocitose com ou sem bastonemia, aumento da velocidade de hemossedimentação (VHS) acima de 25 mm/h, insuficiência renal aguda não oligúrica, hipopotassemia e aumento da enzima creatina fosfoquinase (CPK) corroboram para o diagnóstico presuntivo da doença, tanto na forma anictérica quanto na ictérica, na fase septicêmica[2,4,5,14].

A febre é quase regra na leptospirose. É observada em 94,0% a 100% dos casos, costuma ser alta na fase septicêmica e pode assumir o tipo remitente. Inicia-se subitamente e dura de 2 a 12 dias. Com muita frequência se acompanha de síndrome álgica (mialgia) ou síndrome digestiva (náuseas, vômitos, diarreia), mas a febre pode ser o único motivo de o paciente procurar um médico[16].

A mialgia é a manifestação clínica mais observada após a febre e compromete, particularmente, as panturrilhas, a região paravertebral e a região abdominal. Nesta, quando muito intensa, pode simular quadro de abdome agudo. A mialgia é a expressão clínica da miosite que ocorre na leptospirose e, ao contrário de outras doenças infecciosas febris agudas no Brasil, é tão intensa que há aumento da enzima CPK em até 50% dos casos. Esse achado laboratorial auxilia no diagnóstico diferencial com influenza, dengue, *chikungunya* e febre amarela. Lembre-se que o aumento de CPK é também observado na febre maculosa, no tifo epidêmico e na síndrome de choque tóxico[5,12,21].

Na forma anictérica, além das síndromes clínicas citadas anteriormente, observam-se, com maior frequência do que na forma ictérica, as seguintes síndromes: adenomegálica, angina infecciosa, hepatomegálica, exantemática. Portanto, a forma anictérica da leptospirose requer o diagnóstico diferencial com síndrome de mononucleose infecciosa, dengue, influenza e as doenças exantemáticas, como, por exemplo, a rubéola[2,24]. Esplenomegalia é pouco frequente (menos de 20% dos casos), tanto na forma anictérica como na ictérica. O exantema está presente em cerca de 10% dos enfermos, visível sobretudo no tronco e nos membros inferiores, e pode ser macular, maculopapular ou petequial[3a].

TABELA 111.1

Frequência de Sinais e Sintomas segundo Séries de Casos no Brasil				
Manifestações Clínicas	*Caldas e cols., 1978*	*Ko e cols., 1999*	*Daher e cols., 2010*	*Damasco et e cols., 2011*
Febre	100%	94%	96,5%	100%
Mialgia	91%	94%	92,5%	96,9%
Cefaleia	76%	75%	74,5%	25,9%
Icterícia	76%	93%	94,5%	90,9%
Manifestação hemorrágica	27%	20%	26,3%	55,5%
Dispneia	NR	15%	28,3%	37,0%
Manifestação neurológica	15%	5%	10,4%	25,9%
Sufusão hemorrágica conjuntival	NR	29%	11,9%	30%
Mortalidade	NR	15%	15,4%	11,1%

A presença de cefaleia, nucalgia e sinais de radiculite é indicativa de invasão da *Leptospira* no espaço meníngeo. A meningite apresenta-se com o liquor claro, pequeno aumento do número de células mononucleares, discreta elevação de proteínas e glicorraquia normal. Em geral, é diagnosticada na 1ª semana, tanto na forma ictérica, quanto na anictérica da enfermidade[2,3a].

Ao contrário da sepse, na leptospirose a gravidade dos sintomas ocorre exatamente na segunda fase da doença, imune, quando surgem os anticorpos da classe IgM. Nessa fase, observa-se o agravamento dos sinais e sintomas iniciais da enfermidade. São muito frequentes, então, os seguintes achados: icterícia rubínica, insuficiência renal, insuficiência hepática, pneumonite hemorrágica, rabdomiólise, pancreatite, meningite, miocardite, arterite das coronárias, uveíte, iridociclite. Muito raramente são reportados casos de encefalite, hemiplegia, mielite transversa, síndrome de Guillain-Barré[4,5,7,16,21].

Alteração do estado mental, idade acima de 37 anos, insuficiência renal e insuficiência respiratória são fatores preditores de óbito, observados na série de casos de leptospirose em Salvador, enquanto a presença de linfócitos atípicos no hemograma foi fator de bom prognóstico na leptospirose no Rio de Janeiro[6,14].

Icterícia

Icterícia surge entre o 3º e o 7º dia de doença, intensificando-se com sua progressão, podendo apresentar-se com o tom amarelo-avermelhado ou rubínico, devido a sua impregnação na pele e nas mucosas hiperemiadas. Sua origem parece relacionar-se com a colestase intra-hepática resultante de alterações do aparelho bile-excretor do hepatócito provocadas pela *Leptospira* ou suas toxinas. Os níveis séricos de bilirrubina direta podem chegar a 80 mg/dL, acompanhados com moderada elevação dos níveis séricos das aminotransferases, aspartato aminotransferase (AST ou TGO), alanina aminotransferase (ALT-TGP), raramente ultrapassando duas a quatro vezes o valor de normalidade e com leve aumento da fosfatase alcalina. Na leptospirose, os níveis séricos de AST-TGO são maiores que os de ALT, ao contrário do que se observa nas hepatites a vírus. A intensidade da icterícia costuma acompanhar o agravamento da doença, e sua presença é sinal de gravidade[5,7]. No entanto, não é frequente ocorrer insuficiência hepática na leptospirose, visto que os hepatócitos permanecem íntegros.

Insuficiência Renal Aguda – IRA

O envolvimento renal na leptospirose pode variar de um curso subclínico, com leve proteinúria e alterações do sedimento urinário, a um quadro de IRA grave. Uma característica da insuficiência renal nessa infecção é o defeito na absorção de sódio no túbulo contornado proximal e a perda de sódio e potássio na porção ascendente da alça de Henle. O comprometimento renal é uma complicação frequente nos pacientes com a forma grave da doença, caracterizado principalmente por uma associação de dano intersticial e tubular[1].

A IRA nos enfermos com leptospirose, em geral, apresenta-se de forma não oligúrica e frequentemente com hipocalemia, que é verificada em 45% a 74% dos pacientes na admissão hospitalar. Em cerca de 80% desses casos, é ne-

cessária a reposição intravenosa de potássio. Leucócitos e eritrócitos são vistos no sedimento urinário. Proteinúria, quando presente, em geral, é menor que 1 g/24 h, ao contrário da febre amarela. Pigmentos biliares e cilindros granulares também podem ser vistos. IRA se apresenta frequentemente com rápida elevação da ureia e creatinina e pode estar associada a icterícia. Insuficiência renal nos pacientes hiperbilirrubinêmicos é um sinal de alerta para o risco de complicações graves[4,5].

O estado hemodinâmico e as alterações metabólicas na maioria dos pacientes com quadro grave de leptospirose são semelhantes ao que se observa nos pacientes com sepse. Devido à vasodilatação sistêmica, níveis de aldosterona e hormônio antidiurético estão elevados no plasma. Ocorre vasoconstrição renal e diminuição da diurese. Disfunções tubulares, principalmente do túbulo proximal, são muito comuns, mesmo na ausência de IRA. Observam-se alterações como bicarbonatúria, glicosúria, diminuição da reabsorção proximal de sódio e excreção de ácido úrico e fosfato, podendo persistir déficit de concentração urinária por períodos prolongados. Na IRA da leptospirose, mesmo os pacientes oligúricos não costumam apresentar hipercalemia. Dessa maneira, a IRA da leptospirose, independentemente da gravidade, do hipercatabolismo, da rabdomiólise, da acidose e da oligúria, caracteriza-se por ser normo ou hipocalêmica. Essa é uma característica importante da IRA por leptospirose no momento do seu diagnóstico[1,4,5].

Outra característica precoce da insuficiência renal na leptospirose são os achados ultrassonográficos, que mostram rins aumentados de tamanho, com ecogenicidade do parênquima relativamente normal, indicando nefrite tubulointersticial. Os rins voltam ao seu tamanho normal após o tratamento eficaz da infecção. Os principais fatores envolvidos na patogênese da IRA na leptospirose são a ação nefrotóxica direta da *Leptospira* e a ação das toxinas com indução da resposta imune. Alterações hemodinâmicas, icterícia e rabdomiólise também estão associadas à gênese da IRA na leptospirose[1,4].

Hemorragias

As hemorragias ocorrem com frequência, relatadas em 20% a 55%, e podem ser tipo exantema petequial, púrpuras, equimoses e hemorragias conjuntival, digestiva e pulmonar grave. A presença de plaquetopenia é um indicador de gravidade na leptospirose e pode ser acompanhada com progressiva disfunção renal[4,7,14,21]. Manifestações hemorrágicas, associadas a icterícia e insuficiência renal formam o tripé da doença ou síndrome de Weil. Com o tratamento dialítico atual da insuficiência renal, as manifestações hemorrágicas, sobretudo pulmonares e digestivas, juntamente com a miocardite, passaram a ser responsabilizadas pela letalidade da leptospirose.

Síndrome Hemorrágica Pulmonar (SHP) ou Forma Pulmonar Grave da Leptospirose (FPGL)

Enquanto na síndrome de Weil a icterícia é uma regra e a letalidade situa-se em torno de 10%, a SHP apresenta-se com ou sem insuficiência hepática ou insuficiência renal, e tem letalidade que chega a 50%, mesmo com o diagnóstico precoce e o tratamento em unidade de tratamento intensivo (UTI). Ao contrário das formas anictéricas ou ictéricas da leptospirose, na SHP a evolução é rápida e, em poucas horas após o início da fase septicêmica, surgem subitamente dispneia, tosse, hemoptoicos, hemoptise e muitos pacientes evoluem para síndrome de angústia respiratória (SARA). A taquipneia com hipoxemia precede as alterações radiológicas da SHP e em muitos pacientes a hemorragia pulmonar maciça não é identificada até que uma radiografia de tórax seja realizada ou que o paciente seja submetido à intubação orotraqueal. Achados radiológicos são frequentes, observando-se na telerradiografia de tórax o envolvimento dos lobos inferiores, com infiltrado micronodular denso, com 1 a 7 mm de diâmetro, compatíveis com hemorragia intra-alveolar. Na tomografia de tórax de alta resolução observa-se extensa opacidade em vidro fosco, de dispersão bilateral, envolvendo principalmente a região periférica e posterior dos campos pulmonares inferiores[17]. Esses achados podem mimetizar outras doenças que causam hemorragia pulmonar em medicina interna, como síndrome Goodpasture, granulomatose de Wegener, doenças do colágeno e outras[17,23a,23b].

Miocardite e Pancreatite

Miocardite ocorre com frequência em pacientes com leptospirose, conquanto seja habitualmente assintomática. Casos com maior gravidade podem apresentar distúrbios de condução que se refletem por arritmias, alterações da função miocárdica, causando hipofonese de bulhas e alterações coronarianas. A soma desses efeitos é, na atualidade, uma das principais causas de morte na leptospirose, principalmente devida a arritmias[3a,16,16a].

Alterações pancreáticas quase nunca se exteriorizam clinicamente, embora um aumento de amilase possa ser observado em certo número de enfermos[16,16a].

Leptospiroses em Populações Especiais

Criança

Há poucos estudos clínicos ou de patogenia da leptospirose na criança mas, em geral, a apresentação clínica da enfermidade nessa faixa etária tende a cursar com menor intensidade. Segundo a literatura consultada, a frequência dos achados clínicos difere das séries compostas por adultos[5a,24]. Febre ocorre em 86,4%, mialgia em 48,8%, cefaleia em 48,8%, icterícia em 51,3%, hemorragias em 9%. Mialgias e cefaleia são menos frequentes, mas vômitos predominam em crianças. Nesse grupo podem ocorrer manifestações clínicas que são menos relatadas em adultos, como linfadenomegalias, hepatoesplenomegalia, faringite, coleciste alitiásica, exantema transitório maculopapular no tronco, este de duração de 1 dia. Arritmias e insuficiência renal na leptospirose na criança são menos frequentes do que no adulto. A mortalidade na criança, mesmo na síndrome de Weil, é de 5% a 15%. O pediatra requer alto índice de suspeita clínica para diagnosticar a leptospirose na infância. A presença de febre, mialgia, cefaleia, somada aos dados epidemiológicos conduz a um caso provável de leptospirose. No Rio de Janeiro, muitas crianças com suspeita clínica de dengue foram confirmadas depois como leptospirose anictérica[25].

Grávidas

A leptospirose também tem um curso bifásico nesse grupo; os primeiros sintomas são febre de início súbito, calafrios, cefaleia, mialgia, dor abdominal, diarreia, anorexia, vômitos. Porém, podem-se observar hiperestesia cutânea, linfadenomegalias, faringite, *rash* e hepatoesplenomegalia. A forma ictérica na grávida não é habitual, ocorrendo em 5% a 10%. Mais de 90% das grávidas têm uma boa evolução; porém, quando a infecção ocorre no 1º trimestre, há risco de aborto espontâneo. A infecção é transmitida por via transplacentária ocasionando leptospirose intrauterina. A leptospira pode causar isquemia da placenta e placentite, culminando na morte fetal intrauterina. O feto pode ter risco de infecção mesmo nos casos de infecção materna assintomática, especialmente no 1º e no 2º semestre da gestação, devido à imunidade adaptativa fetal não funcional. Após o surgimento de IgM fetal durante o 3º trimestre, o prognóstico para o recém-nato é melhor. A leptospira pode ser encontrada no leite materno. As mães com suspeita de leptospirose pós-parto devem ser imediatamente aconselhadas a suspender a amamentação e os bebês devem passar por testes sorológicos para a infecção[22].

Idosos

A presença de comorbidades tem grande contribuição para maior gravidade da leptospirose nos idosos que, por vezes, são internados com quadro de febre e icterícia e o diagnóstico de icterícia obstrutiva ou sepse[6]. Alterações eletrocardiográficas, apesar de ocorrerem em todas as faixas etárias, são com frequência relatadas nos idosos, principalmente distúrbio de ritmo, fibrilação atrial, bloqueio atrioventricular de primeiro grau e inversão da onda T[9].

Diagnóstico Laboratorial

A importância do diagnóstico etiológico da leptospirose é que esta doença infecciosa sistêmica requer diagnóstico diferencial com outras enfermidades febris agudas, como foi já apresentada anteriormente. A confirmação da leptospirose ainda é um desafio na prática clínica, uma vez que depende da fase em que a doença foi suspeitada e da disponibilidade dos testes diagnósticos. Assim, nos primeiros dias da instalação dos sinais e sintomas, o diagnóstico deve se basear na detecção do agente etiológico e, após, nos testes sorológicos[3].

Diagnóstico Específico

Visualização Direta por Exame Microscópico

A visualização direta de leptospira em amostras obtidas de sangue ou liquor, na 1ª semana da doença ou de urina a partir da 2ª semana, é possível através da microscopia em campo escuro. Todavia, não é um exame realizado de rotina, uma vez que apresenta baixa sensibilidade e necessita de técnicos bem treinados, pois artefatos são comumente confundidos com *Leptospira*.

Isolamento em Meio de Cultura

Leptospira pode ser isolada a partir de amostras de espécimes clínicos, tais como sangue e líquido cefalorraquidiano – nos primeiros 7 a 10 dias do início dos sintomas, e urina – na 2ª e na 3ª semana da doença. Para a hemocultura, algumas gotas de sangue são inoculadas em meio de cultura adequado, tais como EMJH (Ellinghausen-McCullough-Johnson-Harris) ou Fletcher. A cultura apresenta baixa sensibilidade e, mesmo em condições ótimas, *Leptospira* cresce lentamente, em média de 2 a 4 semanas. Dessa forma, a cultura serve, na maioria das vezes, como diagnóstico retrospectivo.

Métodos Moleculares

A reação em cadeia de polimerase (PCR) isolada ou em combinação com outras técnicas laboratoriais tem-se tornado o método de escolha para o diagnóstico precoce da leptospirose, quando executada nos primeiros dias da doença, visto sua alta sensibilidade e especificidade. Vários métodos moleculares têm sido empregados para o diagnóstico da leptospirose, mas, em geral, a PCR em tempo real (RT-PCR) apresenta maiores vantagens em relação aos outros, no que se refere ao tempo e à sensibilidade[18]. As limitações do uso dos métodos moleculares estão no seu alto custo e a necessidade de laboratórios qualificados, dificultando a sua disponibilidade como exame de rotina, principalmente em países em desenvolvimento.

Teste de Microaglutinação (MAT)

É o método diagnóstico mais utilizado para o diagnóstico da leptospirose, principalmente na sua fase tardia. Pela sua alta sensibilidade e especificidade, constitui-se como o teste recomendado pela Organização Mundial da Saúde e pelo Ministério da Saúde do Brasil[3,26]. Para a confirmação do caso, é necessário o pareamento das amostras, em um intervalo entre 14 e 21 dias (máximo 60 dias). Pelas recomendações do Ministério da Saúde do Brasil, confirma-se um caso de leptospirose pelo MAT, através da presença de algum dos critérios descritos a seguir, associados a sinais e sintomas compatíveis com leptospirose[3]:

- soroconversão: primeira amostra negativa e a segunda positiva com título ≥ 200;
- aumento de quatro vezes ou mais nos títulos, entre as duas amostras coletadas, em testes quantitativos;
- quando não houver disponibilidade de duas ou mais amostras, um título ≥ 800 confirma o diagnóstico.

As dificuldades da utilização do MAT encontram-se na complexidade da sua realização, uma vez que envolve a manutenção de cepas vivas e, por isso, somente é realizado em laboratórios de referência, limitando seu uso em países em desenvolvimento. Outra dificuldade reside na sua interpretação, com alto grau de reação cruzada entre os diferentes sorovares, principalmente quando colhido na fase aguda doença. Por fim, o teste apresenta baixa sensibilidade na fase aguda e necessita ser pareado, servindo assim, na maioria das vezes, como diagnóstico retrospectivo.

Enzyme-Linked Immunosorbent Assay (ELISA)

Os testes de ELISA permitem a detecção de IgM contra antígenos de *Leptospira spp*. Em geral, a detecção de anticorpos se torna reagente entre o 5° e 8° dia da doença e esses anticorpos permanecem positivos por pelo menos 5 meses após a infecção. O teste ELISA apresenta as vantagens de ser um exame de mais fácil realização que o MAT e os resultados tornarem-se positivos, isto é, reagentes mais precocemente no curso da doença[18]. Entretanto, apresentam menor sensibilidade e especificidade em relação ao MAT e não servem para diferenciar os sorovares infectantes. Pelos critérios do Ministério da Saúde do Brasil, um teste ELISA IgM positivo, em vigência de sinais e sintomas compatíveis com leptospirose confirma o caso da doença[3].

Teste Rápido

Vários testes rápidos baseados na detecção de IgM contra antígenos de *Leptospira spp*. foram testados e estão disponíveis comercialmente[18]. Entretanto, sua baixa sensibilidade em relação aos outros testes sorológicos disponíveis restringe seu uso para o diagnóstico da leptospirose.

Diagnóstico Inespecífico

O diagnóstico da leptospirose para fins de conduta terapêutica é essencialmente clínico. Dessa forma, uma série de alterações em exames laboratoriais inespecíficos pode auxiliar no diagnóstico clínico da doença, como demonstrado a seguir:

- no hemograma completo é muito frequente observar-se leucocitose (> 12.000 leucócitos) associada ao desvio para a esquerda; semelhante às outras doenças bacterianas sistêmicas: sepse, pneumonia, estafilococcias, estreptococcias, endocardite infecciosa aguda, pielonefrite, etc. Já foi relatada a presença de linfócitos atípicos na leptospirose[6]. Apesar de a presença de linfócitos atípicos em doenças bacterianas sistêmicas não ser uma regra, sua ocorrência é um fator de bom prognóstico na leptospirose, mas requer diagnóstico diferencial com outra zoonose, a hantavirose[6]. Anemia e trombocitopenia são alterações frequentes, principalmente nas formas graves da doença, a síndrome de Weil e a FHP. A VHS encontra-se elevada, sendo importante instrumento na diferenciação de causas virais febris agudas;
- a ureia e a creatinina estão sempre elevadas na forma ictérica; contudo, são mais marcantes na síndrome de Weil. Na forma anictérica também pode haver retenção de ureia e creatina, porém de melhor prognóstico clínico. O aumento das escórias azotadas é proporcional ao grau da IRA. Como já mencionado, a IRA geralmente é não oligúrica e com hipopotassemia. A presença de oligúria ou hiperpotassemia é sinal de mau prognóstico na leptospirose. O potássio sérico está normal ou baixo, e a presença de hiperpotassemia é muito rara, inclusive na maioria das formas graves;
- a gasometria arterial evidencia acidose metabólica nos casos graves de leptospirose e a hipoxemia arterial é muito frequente, mesmo quando a telerradiografia de tórax se apresenta normal. A hipoxemia é tanto mais grave quanto mais acentuada a pneumonite hemorrágica;
- no hepatograma, as transaminases geralmente se elevam pouco, podendo estar a TGO (AST) mais elevada que a TGP (ALT), diferindo da febre amarela e das hepatites, nas quais há importante aumento das enzimas hepáticas. As bilirrubinas frequentemente se elevam, com marcada predominância da fração direta. A fosfatase alcalina pode ter seus valores aumentados;
- o tempo de protrombina (TP) encontra-se alargado e sua atividade reduzida, principalmente na doença grave;

- a amilase eleva-se pelo comprometimento pancreático ou pela redução de sua depuração renal. A CPK eleva-se pela miopatia e a CPK-MB aumenta quando ocorre agressão miocárdica;
- o liquor pode estar alterado, mesmo sem sinais clínicos de comprometimento do sistema nervoso. Apresenta, em geral, um padrão de meningoencefalite com liquor claro, com pleocitose por mononucleares, valores de proteína discretamente elevados e de glicose normal;
- o eletrocardiograma pode estar normal, com taquicardia sinusal ou apresentar arritmias cardíacas. É frequente a observação de alterações difusas da repolarização ventricular;
- a telerradiografia e a tomografia computadorizada de tórax normalmente evidenciam infiltrado intersticial bilateral. Extensas áreas de condensação alveolar podem estar presentes nos graves casos de hemorragia pulmonar.

Tratamento

Tratamento de Suporte

Haja vista as dificuldades do diagnóstico definitivo da leptospirose, o início da conduta terapêutica não deve aguardar os resultados dos exames específicos. Os casos mais brandos da doença podem ser tratados sintomaticamente e acompanhados em ambulatório para a vigilância de aparecimento dos sinais de gravidade. Os casos mais graves, no entanto, necessitam da rápida instalação de medidas de terapia intensiva.

Os pacientes com as formas clínicas graves da doença devem ser internados em UTI e ser monitorados quanto ao ritmo cardíaco, a pressão arterial, a saturação arterial e o balanço hídrico. A reposição volêmica é uma medida essencial para a sobrevida do doente, devendo ser vigorosa, em casos graves, para se evitar o choque hipovolêmico e necrose tubular aguda. Recomenda-se o uso de solução fisiológica a 0,9% ou Ringer-lactato. Deve-se ter cuidado, no entanto, nas formas pulmonares graves e nos casos de IRA oligúrica para evitar a sobrecarga hídrica e o aumento da lesão pulmonar. A hidratação venosa deve ser acompanha da reposição adequada de potássio para os casos de hipopotassemia, comumente observada na síndrome de Weil.

Para a proteção da mucosa gástrica como profilaxia de sangramentos digestivos, recomenda-se a utilização de inibidores da bomba de prótons para todos os pacientes com as formas graves da doença.

A ventilação mecânica é outra medida de suporte vital para os casos de acometimento pulmonar grave e deve seguir protocolos de tratamento de síndrome do desconforto respiratório agudo (SDRA) com recrutamento alveolar para a melhora da ventilação pulmonar[10]. Recomenda-se, ainda nesses casos, a manutenção do volume corrente e da pressão alveolar com uma estratégia ventilatória protetora (volume corrente = 6 mL/kg de peso ideal)[10]. Até o momento, não se evidenciou qualquer benefício do uso de corticoide como terapia adjuvante em pacientes com a forma pulmonar grave da leptospirose[23].

A hemodiálise está indicada para todos aqueles que evoluem para IRA oligúrica ou com hiperpotassemia. Especialmente para pacientes com potencial risco para hemorragia pulmonar, alguns autores têm sugerido o início precoce da hemodiálise, antes mesmo da diminuição do débito urinário, a fim de se estabelecer um melhor controle da volemia, da azotemia e do equilíbrio ácido-base[1]. Ressalta-se que a disfunção renal na leptospirose é normalmente reversível e o tratamento dialítico deve ser mantido até o restabelecimento do débito urinário adequado dos pacientes.

Tratamento Específico

Os poucos estudos clínicos randomizados ou placebo-controlados sobre o benefício do uso de antibióticos para a leptospirose mostraram resultados conflitantes e a eficácia do tratamento específico permanece obscura[13]. Apesar disso, recomenda-se que os antibióticos devam ser iniciados para todos os casos suspeitos de leptospiroses, inclusive para as formas anictéricas.

Uma série de antibióticos apresenta atividade contra *Leptospira spp. in vitro*, porém nem todos foram testados em ensaios clínicos. De uma forma geral, recomendam-se os seguintes antimicrobianos, dependendo da gravidade e da fase da doença[3]:

- Fase precoce ou manifestações clínicas leves:
  - amoxicilina – 500 mg, via oral, de 8/8 h, por 5 a 7 dias;
  - doxiciclina – 100 mg, via oral, de 12/12 h, por 5 a 7 dias;
  - azitromicina – 1 g, via oral, no 1º dia, seguida de 500 mg nos 2 dias seguintes.
- Fase precoce ou tardia com manifestações clínicas moderadas a graves:
  - penicilina G cristalina – 1,5 milhão UI, via intravenosa, 6/6 h, por 7 dias;
  - ampicilina – 2 g, intravenosa, de 6/6 h, por 7 dias;
  - ceftriaxona – 1 a 2 g, via intravenosa, uma vez ao dia, por 7 dias.

A reação de Jarisch-Herxheimer foi relatada em pacientes em tratamento com penicilina G cristalina, ampicilina e ceftriaxona[11]. Portanto, recomenda-se a vigilância quanto à deterioração do quadro clínico dos pacientes em início de antibioticoterapia.

Prevenção e Controle

A leptospirose é uma zoonose, portanto é improvável sua erradicação. Entretanto, pode ser prevenida ao se evitar o contato direto com animais infectados ou com água e solos contaminados. Nesse contexto, estratégias de controle da doença visam à redução da população de roedores nos centros urbanos e medidas de saneamento básico.

Outra medida preventiva da leptospirose é o uso de quimioprofilaxia pré-exposição. Evidências substanciais na literatura indicaram que o uso de doxiciclina 200 mg, uma vez por semana durante o período de exposição, foi eficaz na prevenção da doença em militares em treinamento em áreas endêmicas com grande risco de exposição[12]. No entanto, o quanto essa intervenção é eficaz quando aplicada em situações de menor risco de exposição como, por exemplo, atividades esporádicas de ecoturismo, ainda necessita de ser avaliado. Os trabalhadores que exercem suas funções em atividades que oferecem risco, como os que atuam em limpeza de esgotos, necessitam utilizar equipamentos de proteção individual (EPI), como luvas, botas, macacão, etc. O uso de doxiciclina pós-exposição tem potencial profilático, mas seu benefício não foi totalmente comprovado na literatura. O inconveniente para a utilização em massa da doxiciclina como profilaxia à exposição à água de enchente, por exemplo, é sua contraindicação em grávidas e crianças e seus efeitos adversos, como fotossensibilidade e sintomas gastrintestinais.

Vacinas contra leptospirose para humanos estão disponíveis em alguns países, mas produzem curto período de proteção e grande frequência de efeitos colaterais, tornando seu uso limitado. No Brasil, não há vacinas disponíveis para humanos. A vacinação de animais domésticos apresenta ação limitada, pois, apesar de evitarem as manifestações da doença, não previnem a infecção e a colonização dos tecidos; por conseguinte, o animal permanece sendo transmissor da doença.

REFERÊNCIAS BIBLIOGRÁFICAS

1. Andrade L, Cleto S, Seguro AC. Door-to-Dialysis time and daily hemodialysis in patients with leptospirosis: impact on mortality. Clin J Am Soc Nephrol. 2007;2:739-744.
2. Berman SJ et al. Sporadic anicteric leptospirosis in South Vietnam. Ann Intern Med. 1973;79:167-173.
3. Brasil; Ministério da Saúde. Secretaria de Vigilância em Saúde. Departamento de Vigilância Epidemiológica. Guia de vigilância epidemiológica. 7ª ed. Brasília: Ministério da Saúde; 2009. 816 p.
3a. Brasil. Ministério da Saúde. Secretaria de Vigilância em Saúde. Leptospirose – diagnóstico e manejo clínico. Brasília: Ministério da Saúde; 2009. 34 p. Disponível em: http://www.hra.famema.br/nucleo_vigilancia/leptospirose/LEPTO09_GUIA_MANEJO Acessado em: dez. 2014.
3b. Croda J et al. Leptospirosis pulmonary haemorrhage syndrome is associated with linear deposition of immunoglobulin and complement on the alveolar surface. Clin Microbiol Infect. 2010;16:593-99.
4. Daher EF et al. Leptospirosis associated acute kidney injury. J Bras Nefrol. 2010;32:400-407.
5. Daher EF et al. Clinical presentation of leptospirosis: a retrospective study of 201 patients in a metropolitan city of Brazil. Braz J Infect Dis. 2010;14:3-10.
5a. Daher EF et al. Differences among children, adolescents and adults with severe leptospirosis: A comparative analysis. Indian J Nephrol. 2014;24:166-70.
6. Damasco PV et al. Atypical lymphocytosis in leptospirosis: a cohort of hospitalized cases between 1996 and 2009 in State of Rio de Janeiro, Brazil. Rev Soc Bras de Med Trop. 2011;44:611-615.
7. Forbes AE et al. Leptospirosis and Weil's disease in the UK. Q J Med. 2012;105:1151-1162.
8. Fraga TR, Barbosa AS, Isaac L. Leptospirosis: Aspects of Innate Immunity, Immunopathogenesis and Immune Evasion From the Complement System. Scand J Immunol. 2011;73:408-419.
9. Gancheva GI. Leptospirosis in elderly patients. Braz J Infect Dis. 2013;17:592-95.
10. Gomes NP, Menescal ZLC, Holanda MA. Estratégia ventilatória protetora e manobra de recrutamento alveolar em paciente com síndrome do desconforto respiratório agudo por leptospirose. J Bras Pneumol. 2012;38:140-42.
11. Guerrier G; D´Ortenzio E. The Jarisch-Herxheimer reaction in leptospirosis: A Systematic Review. PLoS ONE. 2013;8(3):e59266.
12. Guidugli F, Castro AA, Atallah AN. Withdrawn: Antibiotics for preventing leptospirosis. Cochrane Database of Systematic Reviews.2009;(3):CD001305.
13. Guidugli F et al Withdrawn: Antibiotics for treating leptospirosis. Cochrane Database of Systematic Review. 2010;(1):CD001306.
14. Ko AI et al. Urban epidemic of severe leptospirosis in Brazil. Salvador Leptospirosis Study Group. Lancet. 1999;354:820-825.
15. Jessica N et al. Current trends in translational research in leptospirosis. Curr Opin Infect Dis. 2013;26:399-403.
16. Levett PN. Leptospirosis. Clin Microbiol Rev. 2001;14:296-326.
16a. Lomar AV, Diament D, Brito T. Leptospiroses. In: Focaccia R (Ed.). Tratado de Infectologia 4ª ed. São Paulo: Atheneu; 2009. p. 1383-98.
17. Marchiori E et al. Clinical and imaging manifestations of hemorrhagic pulmonary leptospirosis: a state of the art review. Lung. 2011;189:1-9.
18. Musso D, Scola BL. Laboratory diagnosis of Leptospirosis: a challenge. Journal of Microbiology, Immunology and Infection. 2013;46:245-52.
19. Petrakovsky J et al. Animal leptospirosis in Latin America and Caribbean countries: reported outbreaks and literature review (2002/2014). Int J Environ Res Public Health. 2014;14:10770-10789.
20. Picardeau M. Diagnosis and Epidemiology Leptospirosis. Médecine et Maladies Infectienses. 2013;43:1-9.
21. Plank R, Dean D. Overview of the epidemiology, microbiology and pathogenesis of Leptospira spp. in humans. Microbes and Infection. 2000;2:1265-1276.
22. Puliyath G, Singh S. Leptospirosis in pregnancy. Eur J Clin Microbiol Infect Dis. 2012:31:2491-2496.
23. Niwattayakul K et al. An open randomized controlled trial of desmopressin and pulse dexamethasone as adjunct therapy in patients with pulmonary involvement associated with severe leptospirosis. Clin Microbiol Infect. 2010;16:1207-12.
23a. Pereira da Silva JJ et al. Forma pulmonar grave da leptospirose (FPGL): uma nova apresentação clínica da doença no Estado do Rio de Janeiro. Brasil. Arq Bras Med. 1998;72:169-71.
23b. Pereira da Silva JJ et al. Clinicopathological and immunohistochemical features of the severe pulmonary form of leptospirosis. Rev Soc Bras Med Trop. 2002;35:395-59.
24. Santos MLC, Andrade JA, Pereira MM. Leptospirose em crianças no Rio de Janeiro. Rev Soc Bras Med Trop. 1994;27:5-9.
25. Wójcik-Fatla A et al. Leptospirosis as a tick-borne disease? Detection of Leptospira spp. in Ixodes ricinus ticks in eastern Poland. Ann Agric Environ Med. 2012;19:656-659.
26. World Health Organization. Human leptospirosis: guidance for diagnosis, surveillance and control. 2003. ISBN. 92;4:154589.
27. Xiao D et al. A novel approach for differentiating pathogenic and non-pathogenic Leptospira based on molecular fingerprinting. J. Proteomics. 2014 nov 20;pii:S1874-3919(14):00522-3.

112 Linfogranuloma Venéreo

■ Patrícia Araújo Corrêa
■ Bruna Cheim Sader Malheiros

INTRODUÇÃO

Linfogranuloma venéreo (LGV) é a infecção sexualmente transmitida mais comum no mundo todo, causada pela *Chlamydia trachomatis*[9,15]. *C. trachomatis* é uma bactéria gram-negativa, intracelular obrigatória, classificada em 15 sorotipos baseados na análise do epítopo da principal proteína da membrana externa (MOMP/OmpA), OmcA e OmcB. Esses sorotipos diferem biologicamente: os sorotipos A, B, Ba e C estão associados ao tracoma e os sorotipos D-K estão associados a doença do trato genital e conjuntivite de inclusão. Apenas os sorotipos L1, L2 e L3 causam LGV, provavelmente devido ao seu tropismo pelo sistema linfático que drena a genitália. A linfadenopatia inguinal é a mais comum apresentação da doença que pode, no entanto, causar também úlceras genitais, proctite e proctocolite. Cabe salientar que as infecções com os sorotipos D-K são mais frequentemente associadas a sintomas urogenitais ou infecções assintomáticas[5,7,9].

A sinonímia é bastante vasta, das quais se podem ressaltar as seguintes: bubão climático, bubão tropical, doença de Nicolas-Favre, linfogranulomatose venérea, linfogranulomatose inguinal, linfogranulomatose inguinal subaguda, linfadenopatia venérea, mula, poro adenite, quarta doença venérea[1,3].

Histórico e Epidemiologia

O LGV foi descrito em antigos textos. Investigações bibliográficas permitem afirmar que autores romanos (Celsus) o chamavam de *struma* e os árabes de *althaum*. Diversos ensaios e notas aparecem na última metade do século XIX, onde são descritas entidades conhecidas como *strumousbubo*, *bubon d'emblee* ou bubo climático, com adenopatias inguinais idênticas ao LGV. Observações sobre essa linfadenopatia foram registradas como oriundas sobretudo dos trópicos, especialmente em ilhas do Oceano Índico[13]. Nelaton, em 1894, na França, fez uma perfeita individualização do LGV. Foram os autores franceses, Durand, Nicolas e Favre, que estabeleceram definitivamente a conceituação da doença, e identificaram a sua etiologia venérea. Frei, em 1925, descreveu uma característica reação intradérmica que se tornou um teste diagnóstico[2,10].

O LGV é mais frequente nas regiões tropicais e subtropicais, sendo endêmico na África, América Latina e Ásia, onde predominam áreas de menor desenvolvimento socioeconômico e de maior promiscuidade. Quanto ao grupo etário, a incidência máxima ocorre na 2ª e 3ª décadas da vida, faixa de maior atividade sexual. Embora existam trabalhos evidenciando um aumento significativo das doenças sexualmente transmissíveis (DST) entre adolescentes e homens de meia-idade, isso não é observado em relação ao LGV[6,11]. Quanto ao gênero, as manifestações clínicas são mais encontradas em homens que em mulheres, com uma proporção de 6:1[1,3]. Atualmente, é reconhecida a existência de portadores sãos, o que torna difícil precisar a verdadeira prevalência da infecção[1]. No entanto, desde 2003 surtos frequentes nos Estados Unidos e na Europa se relacionam principalmente com homens que fazem sexo com homens (HSH) e a uma cepa específica da *C. trachomatis,* o sorotipo L2b[1,5,7,8,15].

A infecção pelo HIV é o principal fator de risco para LGV, presente em mais de 70% dos pacientes[7]. Por outro lado, a natureza ulcerativa do LGV poderia aumentar a transmissão do HIV e de outras DST, bem como doenças transmitidas pelo sangue, como a hepatite C[7]. Entretanto, cabe ressaltar que, independentemente da infecção por HIV, a incidência de infecção por *C. trachomatis* é frequente entre HSH e contribui para a transmissão do HIV devido à lesão da mucosa e ao recrutamento de células dendríticas[15].

Patogenia e Manifestações Clínicas

O LGV é uma infecção sistêmica envolvendo tecidos linfoides. As clamídias penetram através de abrasões mínimas ou lacerações e as lesões se formam nos linfonodos que drenam o local de infecção primária[12]. Existe uma variedade de manifestações agudas e crônicas dessa infecção. Alguns autores reconhecem três estágios da infecção e fazem uma analogia com os da sífilis.

Estágio Primário

O período de incubação desde a exposição até o desenvolvimento das lesões primárias é muito variável, normalmente de 3 a 30 dias. Essa fase se caracteriza pelo aparecimento de uma lesão papulovesiculosa, pústula ou pequena erosão no ponto de inoculação que, em geral, não é notada, pois involui espontaneamente em poucos dias. São reconhecidas outras formas, tais como: herpetiforme, papulosa, erosada, uretrite, corrimento mucopurulento uretral ou cervical. Raramente, acompanha-se de sintomas sistêmicos[3].

Estágio Secundário

Caracteriza-se pela linfadenopatia inguinal, que surge após um período de incubação de 2 a 6 semanas. Devido à diferença na drenagem regional, a doença evolui de maneira distinta nos dois sexos. No homem, geralmente, surge adenopatia inguinal unilateral, recoberta por eritema, subaguda e dolorosa, constituída por vários linfonodos aumentados, unidos entre si, formando uma massa volumosa conhecida como bubão. Esta lesão sofre amolecimento com necrose em vários pontos, com múltiplas fístulas, lembrando o aspecto de "bico de regador" ou sinal da "escumadeira". Também pode ser observado o sinal da "canaleta" devido ao comprometimento das cadeias linfáticas inguinais e femorais, que se encontram separadas pelo ligamento de Poupart[1,3].

Na mulher, a localização da linfadenite dependerá da localização da lesão inicial: quando ocorre na genitália externa, a linfadenite é inguinal, o que é raro; quando ocorre no terço médio da vagina, os linfonodos acometidos serão aqueles entre o reto e a artéria ilíaca; quando ocorre no terço superior da vagina ou no colo, as cadeias acometidas serão as ilíacas profundas. Portanto, nesses casos, o diagnóstico é feito mais tardiamente[1].

Homens homossexuais e mulheres após intercurso sexual anal podem desenvolver proctite hemorrágica ou proctocolite. A proctite é observada em cerca de 25% dos pacientes e caracteriza-se por hemorragia retal e corrimento purulento. Sua ocorrência pode ser devida à inoculação direta ou disseminação direta da genitália para o períneo e, em seguida, o ânus[3].

O estágio secundário ou forma aguda clássica, que se caracteriza pela formação do bubão ou proctite hemorrágica aguda, é sempre acompanhado de sintomas sistêmicos como febre, anorexia, insônia e mialgia[1,3].

Estágio Terciário

O estágio terciário refere-se às complicações tardias que acometem o reto e a genitália. Se não tratada, a doença evolui para uma fase final que é marcada por fibrose e estenose do trato urogenital. As complicações tardias incluem: ulcerações crônicas genitais, fístulas anais, infertilidade e condições desfigurantes como elefantíase genital e estiomeno ou retite estenosante[3,7].

Diagnóstico Diferencial[1,14]

No estágio primário podem ser consideradas lesões como cancro duro (sífilis primária), herpes genital e erosão por trauma.

Na lesão secundária, o diagnóstico diferencial deve ser feito com o cancro mole, a tuberculose ganglionar (escrofuloderma), o linfoma, a doença da arranhadura do gato e a paracoccidioidomicose.

Em relação à proctite hemorrágica ou proctocolite, devem-se levar em consideração a proctite gonocócica e a disenteria amebiana.

Na fase tardia, os diagnósticos diferenciais incluem: filariose, doença de Crohn, retocolite ulcerativa, carcinoma, donovanose, fístulas retais e hidradenite supurativa. O carcinoma retal deve ser sempre considerado nos pacientes com perda ponderal e sangramento.

Diagnóstico Laboratorial

O exame bacteriológico direto das secreções ou pus obtidos a partir da aspiração do bubão, corado por Giemsa, iodo ou fucsina, raramente é positivo[1].

O exame ELISA é um ensaio imunoenzimático de alta sensibilidade utilizado no exame direto de secreções, assim como na detecção de anticorpos séricos; entretanto, não distingue os sorotipos, nem diferencia se a infecção é recente ou tardia[1,7]. Por outro lado, os testes sorológicos de imunofluorescência indireta (IFI) e fixação de complemento (FC) permitem, além da detecção dos anticorpos séricos, a possibilidade de sua titulação. Nesse caso, a positividade não significaria doença ativa, sendo necessária para essa comprovação a coleta de duas amostras em intervalos de pelo menos 15 dias, com elevação de quatro vezes o título inicial. Cabe salientar que, apesar de sua alta sensibilidade, essas três técnicas têm baixa especificidade[1].

Um exame com maior especificidade seria a cultura, com a utilização de células de McCoy (fibroblastos de ratos). Entretanto, é demorado e de pouca sensibilidade (50%-80%) e, também, não diferencia os sorotipos[1,7].

Nesse sentido, é reconhecida a superioridade das técnicas moleculares, com destaque para a PCR em tempo real, que, por sua alta sensibilidade e especificidade para a infecção ativa por *C. trachomatis*, é recomendada para o rastreamento primário dessa doença[15]. Recentemente, o teste de ácido nucleico (NAT), que pode ser realizado em amostras biológicas, surgiu como uma técnica promissora, com alta sensibilidade e especificidade; porém, ainda inacessível ao laboratório de rotina em virtude dos seus custos elevados comercialmente[7].

Histopatológico

A lesão mais característica é o granuloma de forma estelar, circundado por histiócitos, células epitelioides e células gigantes tipo Langhans. O exame histológico pode ser sugestivo, mas raramente definitivo[1].

TRATAMENTO

A resposta à terapêutica varia de acordo com o estágio do LGV. Lesões não complicadas respondem satisfatoriamente à antibioticoterapia adequada, como[4]:

- doxiciclina – 100 mg, VO, 12/12 h, 21 dias;
- eritromicina – 500 mg, VO, 6/6 h, 21 dias;
- azitromicina – 1g, VO, uma vez/semana, durante 3 semanas;
- tianfenicol – 1,5 g/dia, VO, 14 dias;

- sulfametoxazol 800 mg + trimetoprima 160 mg – duas vezes/dia, VO, 21 dias;
- tetraciclinas – 500 mg, VO, 8/8 h, 21 dias.

Pacientes com coinfecção pelo HIV fazem o mesmo tratamento, porém pode ocorrer demora na remissão das lesões. Gestantes e mulheres que estão amamentando devem ser medicadas com eritromicina. Pacientes com elefantíase ou estruturas fibróticas perineais ou retais geralmente necessitam de tratamento cirúrgico.

Considerações Importantes

- Pacientes devem ser acompanhados até que os sintomas tenham desaparecido e clinicamente revisados em 3 a 6 semanas. Da mesma forma, os parceiros sexuais que tiveram contato desprotegido 30 dias anteriores do início dos sintomas com o paciente devem ser rastreados e tratados empiricamente[7].

- Na ausência de confirmação laboratorial, os médicos são aconselhados a tratar possíveis casos presuntivamente de LGV e fornecer tratamento médico para os parceiros sexuais[7].

- Os pacientes devem receber aconselhamento sobre os riscos e ser examinados rotineiramente para outras DST, sobretudo infecção por HIV e hepatites B e C[7].

- A apresentação clínica atípica, o desconhecimento médico e o desconhecimento dos pacientes com relação à doença, bem como a falta de testes diagnósticos precisos para LGV têm contribuído para o atraso e o erro diagnósticos[7].

- É altamente recomendado diferenciar uma infecção de LGV de uma infecção não LVG, pois uma infecção de LGV requer mais antibioticoterapia por um período mais prolongado[7].

REFERÊNCIAS BIBLIOGRÁFICAS

1. Azulay RD et al. Dermatologia 6ª ed. Rio de Janeiro: Editora Guanabara Koogan; 2013.
2. Bechelli LM, Curban GV. Compêndio de Dermatologia 3ª ed. São Paulo: Atheneu; 1963.
3. Belda WJ et al. (Ed.). Tratado de Dermatologia 2ª ed. São Paulo: Editora Atheneu; 2014.
4. Brasil. Ministério da Saúde. Secretaria de Vigilância em Saúde. Departamento de Vigilância Epidemiológica. Doenças infecciosas e parasitárias: guia de bolso/Ministério da Saúde, Secretaria de Vigilância em Saúde, Departamento de Vigilância Epidemiológica. 8ª ed. rev. Brasília: Ministério da Saúde; 2010.
5. Christerson L et al. Typing of lymphogranuloma venereum Chlamydia trachomatis Strains. Emerg Infect Dis. 2010;16:1777-79.
6. Davoren MP et al. Sexually transmitted infection incidence among adolescents in Ireland. J Fam Plann Reprod Health Care. 2014;40:276-82.
7. Gallegos M et al. A lymphogranuloma venereum proctosigmoiditis is a mimicker of inflammatory bowel disease. World J Gastroenterol. 2012;18:3317-21.
8. Haar K et al. Lymphogranuloma venereum in men screened for pharyngeal and rectal infection Germany. Emerg Infect Dis. 2013;19:1777-79.
9. Howie SEM et al Immunity and vaccines against sexually transmitted Chlamydia trachomatis infection. Curr Opin Infect Dis. 2011;24:56-61.
10. Jardim ML. Linfogranulomatose venérea e donovanose. Ars Curandi. 1986;19(2):64-66.
11. Jena AB et al. Sexually transmitted diseases among users of erectile dysfunction drugs. Ann Intern Med. 2010;153:1-7.
12. Meheus A, Ursi JP. Sexually transmitted diseases: a worldwide problem. Michigan: The Upjohn Co.; 1986.
13. Murray PR. Microbiologia Médica 7ª ed. Rio de Janeiro: Elsevier; 2014. p. 382.
14. Pallawela SNS et al. Clinical predictors of rectal lymphogranuloma venereum infection: result from a multicentre case-control study in the UK. Sex Transm Infect. 2014;90:269-74.
15. Quint KD et al. Anal infections with concomitant Chlamydia trachomatis genotypes among men who have sex with men in Amsterdam, the Netherlands. BMC Infect Dis. 2011;11:63.

113 Listeriose

■ **Luiz Antônio Lopes Pereira**

(CID 10 = A32 - Listeriose [listeríase]; A32.0 - Listeriose cutânea; A32.1 - Meningite e meningoencefalite por listéria; A32.7 - Septicemia listeriótica; A32.8 - Outras formas de listeriose [Arterite cerebral, Endocardite, Listeriose oculoglandular]; P37.2 - Listeriose neonatal (disseminada); A32.9 – Listeriose não especificada)

INTRODUÇÃO

A listeriose é uma doença infecciosa causada por um bacilo gram-positivo, a *Listeria monocytogenes*, capaz de infectar o ser humano e várias espécies de animais entre mamíferos e aves. Essa zoonose comporta-se como causa rara de doença na população em geral; porém, em determinados grupos populacionais apresenta-se como importante causa de morbiletalidade, incluindo neonatos, gestantes, indivíduos receptores de transplante, em uso de drogas imunossupressoras e indivíduos que apresentam doença de base que evoluem com deficiência da imunidade celular (infecção pelo vírus da imunodeficiência humana (HIV), neoplasias hematológicas, etc.), determinando quadros de sepse e meningite. Apresenta ampla distribuição na natureza, porém com pequena patogenicidade para o indivíduo imunocompetente, comportando-se como doença oportunista[6,7,9].

A *L. monocytogenes* é um pequeno bastonete gram-positivo, anaeróbio facultativo, com flagelo polar, não esporulado, catalase positiva, oxidase negativa. Cresce rapidamente em ágar-sangue, produzindo β-hemólise incompleta. Em espécimes clínicos pode apresentar similaridade com difteroides, cocos e diplococos, prejudicando a leitura do exame. No liquor, a coloração pelo método de Gram pode confundi-lo com estreptococos, pneumococo, corinebactéria ou ainda com *Haemophilus influenzae* ou outros bacilos gram-negativos quando pobremente corado. O microbiologista clínico deve ficar atento, pois pode tratar-se da *L. monocytogenes*[6,7].

Existem sete espécies de *Listeria* (*L. monocytogenes, L. seeligeri, L. welshimeri, L. innocua, L. ivanovii, L. gravi* e *L. murravi*), sendo apenas a *L. monocytogenes* patogênica para seres humanos. Alguns investigadores têm sugerido que *L. gravi* e *L. murravi* são dois biótipos da mesma espécie. Existem, no mínimo, 16 sorotipos de *L. monocytogenes*, sendo os sorotipos Ia, Ib e IVb responsáveis por 90% das infecções clínicas[6,7].

A *L. monocytogenes* apresenta distribuição mundial, amplamente disseminada no ambiente: é isolada do solo (perímetro urbano, pasto, mata e horta), de água, esgotos, alimentos de origem animal e vegetal, animais domésticos e vegetais. Estudos realizados sobre a epidemiologia e ecologia da listeriose ainda não permitiram desvendar completamente o mistério do reservatório do agente etiológico na natureza. As especulações estão direcionadas para dois pontos: o solo e a presença de portadores animais que a eliminam através das fezes. Observações experimentais dão respaldo à capacidade de a *L. monocytogenes* sobreviver no solo, adaptando-se às condições impostas pelo mesmo; tudo indicando que o microrganismo tenha um ciclo saprofítico no solo, favorecido pelos restos da vegetação que teriam papel de nutriente, viabilizando sua manutenção na natureza[3,5-7,9,11].

Os principais mecanismos de transmissão para o homem são: contato com o solo, com animais doentes ou portadores (atividade ocupacional – veterinários); ingestão de alimentos contaminados e contato de pessoa para pessoa. Diversos trabalhos têm demonstrado a importância da transmissão do agente através de alimentos contaminados – leite e derivados, vegetais, carnes cruas e malcozidas de várias origens – suína, bovina, peru; em derivados da carne – linguiças frescas, defumadas e desidratadas, salame, presunto, patê, *nuggets* de frango. Casos de abortos e morte fetal são registrados entre mulheres que consomem leite cru de vacas e cabras[1a,3,6,7,11].

O período de incubação na doença invasiva não está bem estabelecido, mas evidências clínicas de alguns casos relatados indicam um mínimo de 11 dias a no máximo 70 dias; na média, 31 dias. Certas condições que favorecem a alcalinização gástrica – uso de antiácidos, bloqueadores H2, passado de cirurgia gástrica – são facilitadoras da infecção. A intercorrência de enterite de outra etiologia (shigelose) em um indivíduo colonizado pela *L. monocytogenes* poderia desencadear listeriose invasiva[3,6,7].

A *L. monocytogenes* atravessa a barreira mucosa intestinal por endocitose ativa através da célula endotelial. O trato gastrintestinal é tido como a porta de entrada mais provável na listeriose humana. Após ter acesso à corrente circulatória, poderá ter acesso a qualquer órgão, produzindo infecções localizadas (artrite séptica, peritonite, abscessos hepáticos, osteomielite, meningite) ou quadros generalizados com presença de bacteriemia. A bactéria tem particular predileção por sistema nervoso central (SNC) e placenta[6].

A imunidade celular é o principal mecanismo de resistência à infecção pela listéria. Essa evidência se torna clara ao verificarmos a associação na clínica entre listeriose e condições associadas à alteração da imunidade celular incluindo linfomas, gravidez, aids, imunossupressão induzida por corticosteroide, indivíduos receptores de transplante. Nos pacientes portadores do HIV é provável que muitos casos de listeriose sejam prevenidos pela rotina de profilaxia da infecção pelo *Pneumocystis carinii* com sulfametoxazol-trimetoprima. Durante a gestação a imunidade celular se encontra levemente prejudicada; sendo assim, existe a propensão para desenvolver bacteriemia pela listéria. Na placenta ocorre proliferação dos microrganismos em áreas aparentemente inalcançáveis pelos mecanismos de defesa[1a,6,7].

DIAGNÓSTICO CLÍNICO

A listeriose é uma condição clínica relacionada com quadros em que a imunidade celular, principal mecanismo de defesa do hospedeiro, encontra-se deprimida. Diante de situações nas quais tal fenômeno seja evidente, sua participação deverá ser criteriosamente avaliada.

Infecção na Gestante[2,3,6,7,9]

Constitui quadro clínico pobre em sinais e sintomas. Manifestações de doença aguda febril devido à presença de bacteriemia, simulando quadro "gripe-símile". Queixas de astenia, exantema, mialgia, artralgia, cefaleia, dor na região dorsal, dor abdominal, além da elevação da temperatura corporal. Frequentemente ocorre no 3º trimestre da gestação, coincidindo com declínio maior no grau de imunidade celular entre a 26ª e 30ª semana. Vinte e dois por cento da listeriose perinatal resultam em natimorto ou morte nas primeiras horas após o nascimento; trabalho de parto prematuro é comum entre mulheres com listeriose. Mesmo sem tratamento a bacteriemia por listéria é geralmente autolimitada; porém, quando complicada por amnionite, a febre pode persistir até que o feto seja espontânea ou terapeuticamente abortado.

Infecção Congênita[2,6-9,12]

A listeriose congênita pode se apresentar de duas formas distintas, precoce e tardia, dependendo da maneira de aquisição da doença.

A forma precoce resulta de infecção intrauterina, adquirida via hematogênica durante a infecção materna, podendo ocorrer prematuridade, presença de natimorto devida ao quadro infeccioso intrauterino ou falecimento do recém-nato nas primeiras horas de vida, devido à prematuridade ou à infecção. A forma precoce é também conhecida como granulomatose infantisséptica e caracteriza-se pela disseminação da bactéria, presença difusa de microabscessos e granulomas comprometendo principalmente o fígado e o baço. Ocorre nos primeiros dias de vida, e a criança apresenta prematuridade, baixo peso e sepse. O recém-nascido apresenta quadro febril, exantema maculopapular e eritematoso, petéquias, hepatoesplenomegalia. O hemograma revela leucopenia e trombocitopenia. O bacilo poderá ser isolado na cultura de sangue, urina, fezes e aspirado gástrico, sendo a cultura do liquor frequentemente negativa nesta fase.

Na forma tardia a infecção ocorre por via ascendente, decorrente da ruptura precoce das membranas amnióticas, e o recém-nascido é a termo. Nessa condição a apresentação é de meningite neonatal tardia, ocorrendo de 9 a 30 dias de vida. A hemocultura é frequentemente negativa; entretanto, positividade na cultura do liquor (LCR) é mais frequente. A mãe apresenta *Listeria monocytogenes* identificável no trato genital; trata-se de uma portadora sã, encontrando-se colonizada pelo microrganismo. Em um estudo sobre meningite bacteriana publicado pelos CDC em 1990, *L. monocytogenes* foi considerada a quinta causa mais frequente de meningite, após *H. influenzae*, *S. pneumoniae*, *N. meningitidis* e *Streptococcus* do grupo B; contudo está associada a uma elevada taxa de mortalidade. Em nível mundial, a *L. monocytogenes* é a terceira causa mais frequente de meningite em neonatos.

Meningite[1,1a,6,7,9]

Mais frequente no recém-nascido, pode, porém, ser a causa de 11% das meningites em adultos, sobretudo em pacientes com mais de 60 anos (é a segunda causa nessa faixa etária, superada somente pelo pneumococo). Ademais, a *L. monocytogenes* é o microrganismo mais frequente em meningites de pacientes com linfomas, transplantados de órgãos e em terapia com corticosteroides.

A apresentação clínica típica é de uma doença bifásica. Geralmente se manifesta como doença aguda, mas em outras ocasiões pode evoluir de forma mais lenta, simulando o quadro clínico da meningite tuberculosa. Tem pródromos com febre, cefaleia, náuseas e vômitos, persistindo em média 4 dias, evoluindo com comprometimento assimétrico de nervos cranianos, sinais de lesão cerebelar, hemiparesias e/ou hemiparestesias. Falência respiratória ocorre em 40% dos casos. Rigidez de nuca pode estar ausente em 20% dos adultos. Alteração dos movimentos (ataxia, tremores, mioclonia) pode estar presente em 15% a 20% dos pacientes. Liquor turvo ou opalescente, com pleocitose com predomínio de polimorfonucleares, proteína elevada, glicose baixa. Em cerca de 30% dos casos o liquor pode ser claro, com predominância de células mononucleares. A bacterioscopia habitualmente revela a presença da bactéria, que é cultivada em meios de cultura usuais.

Síndrome Mononucleose-símile[1a,6,9]

A *L. monocytogenes* é uma das causas da síndrome mononucleose similar à causada pelo vírus de Epstein-Barr. Mais comum em adultos e rara em crianças, o quadro clínico é de febre, adinamia, faringite, adenomegalia generalizada, hepatoesplenomegalia com características agudas. O hemograma revela monocitose, porém a pesquisa de anticorpos heterófilos é negativa.

Encefalite e Abscesso Cerebral[1a,7,9]

A encefalite é uma manifestação clínica pouco frequente, de rápida evolução para o óbito. Acomete habitualmente o tronco cerebral (rombencefalite). A sintomatologia é de febre, cefaleia, vômitos, alterações de pares cranianos, sinais de localização, convulsão, torpor e coma. Ocorre mais em adultos, na vigência de sepse.

A formação de abscesso cerebral é também pouco frequente, que habitualmente se acompanha de meningite e sepse. É mais frequente em pacientes com doenças ou fatores predisponentes (neoplasias, infecção pelo HIV, doenças hematológicas, diabetes, alcoolismo, terapia com corticoides).

Endocardite[6,7,9]

Ocorre em 7,5% dos pacientes adultos com listeriose. Afeta principalmente a população de risco para endocardite pelo *S. viridans*, produzindo doença em válvulas nativas e protéticas, associada a elevadas taxas de complicações sépticas e taxa de mortalidade elevada de 48%. Sua ocorrência pode ser um indicador de patologia do trato gastrintestinal, incluindo doença neoplásica.

Gastrenterite[1,6,7,9]

Relato de comprometimento do trato gastrintestinal, com manifestações de diarreia, náuseas, vômitos acompanhados de febre, é referido por muitos pacientes que desenvolveram bacteriemia por listéria ou infecção do sistema nervoso central.

Bacteriemia e Infecções Localizadas[6,7,9]

A disseminação hematogênica da bactéria pode resultar no desenvolvimento de hepatite, abscesso hepático, colecistite, peritonite, abscesso esplênico, infecção pleuropulmonar, artrite, osteomielite, pericardite, miocardite e endoftalmite. Existem poucos relatos na literatura médica com isolamento de *L. monocytogenes* em conjuntivites e infecções cutâneas.

Complicações e Prognóstico[6,7,9]

No curso da listeriose invasiva podem surgir complicações como: coagulação intravascular disseminada, síndrome da angústia respiratória do adulto e rabdomiólise. Ocorre com insuficiência renal aguda.

Apesar da terapêutica específica com ampicilina, o prognóstico da infecção pela *L. monocytogenes* é reservado, e o óbito ocorre em cerca de 33% dos enfermos. O prognóstico é ainda pior nos pacientes com alguma doença de base.

DIAGNÓSTICO DIFERENCIAL[2,6,7,9]

A listeriose pode apresentar-se clinicamente de maneira bastante pleomórfica, devendo ser lembrada no diagnóstico diferencial de várias doenças.

No recém-nato, pela tendência da infecção à disseminação, o comprometimento do SNC pode vir acompanhado de sepse. As manifestações geralmente são discretas, inespecíficas, como recusa da alimentação, perda do reflexo da sucção. As hemoculturas, exame e cultura do liquor são de grande importância no esclarecimento do diagnóstico.

Em indivíduos imunocomprometidos, devido à presença de uma doença de base, como infecção pelo HIV, neoplasias, doenças hematológicas, ou em uso de corticosteroides e citostáticos, a presença de febre com calafrios, sinais toxemia, hipotensão, meningite de evolução aguda e endocardite

deve incluir a *L. monocytogenes* no diagnóstico diferencial. Quando há o quadro de meningite com evolução subaguda, os principais diagnósticos diferenciais são meningites por fungos e pelo bacilo de Koch.

Na gestante, a apresentação clínica de febre, mialgia, lombalgia, especialmente no 3º trimestre da gestação, deve ser diferenciada com infecção pelo vírus influenza, leptospirose, infecção do trato urinário, etc. A solicitação de hemoculturas se impõe para isolamento de *L. monocytogenes* ou outros agentes.

Todo paciente reconhecidamente de risco para listeriose deverá ser investigado com o objetivo de isolamento da bactéria nas secreções biológicas.

DIAGNÓSTICO EPIDEMIOLÓGICO

Devido à ampla disseminação da *L. monocytogenes* na natureza e à possibilidade da sua presença em alimentos consumidos *in natura*, principalmente leite e derivados, carne e derivados, hábitos alimentares e relato de contato com pacientes e animais portadores de listeriose deverão ser valorizados na investigação epidemiológica de todos os indivíduos cuja imunidade celular esteja deprimida, incluindo gestantes.

Atualmente, a citação de casos é numerosa em pacientes portadores do vírus da imunodeficiência humana (HIV), revelando a necessidade de considerar a *L. monocytogenes* como agente etiológico de doenças nesses indivíduos.

DIAGNÓSTICO LABORATORIAL

Específico[1a,2,5-7,9]

- *Pesquisa da bactéria:* deverá ser pesquisada em LCR; sangue; lesões cutâneas, especialmente na granulomatose infantisséptica; líquido amniótico; secreção vaginal e secreção conjuntival. Ao realizar-se a coloração pelo método de Gram poderão surgir problemas na identificação da *L. monocytogenes*, devido à sua semelhança com outros microrganismos. Dessa maneira, torna-se necessária a utilização de técnicas microbiológicas – produção de β-hemólise parcial quando semeado em ágar-sangue, teste de motilidade, etc., para sua correta avaliação.
- *Cultura:* o material clínico deverá ser semeado em meio de cultura – ágar-sangue, o mais utilizado. Crescem bem em 37°C.
- *Sorologia:* o método sorológico mais utilizado é a soroaglutinação. Pode ocorrer reação cruzada com anticorpos para outras bactérias (estreptococos, estafilococos), habitualmente em baixa titulagem. Para ser considerada como infecção atual por listéria a titulagem requerida deverá ser superior a 1:320. O aumento significativo do título de anticorpos, em duas amostras de sangue colhidas com intervalo de 15 dias, é diagnóstico de doença.

TRATAMENTO[1,1A,2,4,6,9,13]

A ampicilina é geralmente considerada a droga de primeira escolha para tratamento da listeriose, ainda que sua superioridade sobre as penicilinas seja questionada.

Tem sido observado sinergismo de ação *in vitro* e em estudos animais na associação de ampicilina mais gentamicina. Diversos autores recomendam essa associação para o tratamento de bacteriemia por *L. monocytogenes*, incluindo a presença de meningite e/ou endocardite, nos pacientes com grave depressão da imunidade celular. Por outro lado, Merle-Melet e cols.[10] consideram a associação da amoxicilina com o cotrimoxazol (sulfametoxazol + trimetoprima) o esquema terapêutico mais apropriado para o tratamento da meningo-encefalite causada por *L. monocytogenes*[10].

Para pacientes com hipersensibilidade aos beta-lactâmi-cos, a associação sulfametoxazol-trimetoprima mostrou-se uma boa alternativa. Apresenta ação bactericida contra as listérias, sendo os resultados comparáveis com aqueles obti-dos na associação ampicilina e gentamicina.

Não se recomenda o emprego de cloranfenicol em pa-cientes com hipersensibilidade aos beta-lactâmicos, pois seu emprego na listeriose está associado a falha terapêutica e altas taxas de recaída.

Cefalosporinas estão contraindicadas por apresenta-rem atividade limitada contra as listérias, sendo relatada a ocorrência de meningite em pacientes fazendo uso desse antimicrobiano. Convém lembrar que o diagnóstico e tra-tamento precoces da doença materna resultam em menor morbiletalidade fetal.

São os seguintes os esquemas terapêuticos recomendados:

- *meningite:* ampicilina – 200 mg/kg/dia, dose fracio-nada de 4/4 h. Duração de 3 semanas. Neonatos pre-maturos e na 1ª semana, reduzir a dose à metade. Se for associada à gentamicina, a dose é de 5 mg/kg/dia, fracionada de 12/12 h;
- *abscessos cerebrais ou rombencefalite:* mesmo esque-ma acima com duração de 6 semanas;
- *endocardite:* esquema acima com duração de 4 a 6 semanas;
- *sepse por* L. monocytogenes: ampicilina 200 mg/kg/dia, 6/6 h, por 2 semanas.

PREVENÇÃO

Estudos têm demonstrado que o uso de sulfametoxa-zol + trimetoprima para a prevenção de pneumonia por *Pneumocystis carinii*, em pacientes HIV-positivo, tem contribuído de forma eficaz na prevenção da infecção por *L. monocytogenes*.

Orientar e advertir indivíduos que apresentem graus variáveis de deficiência na imunidade celular (idosos, ges-tantes, portadores de doenças de base, uso de drogas imuno-depressoras) a evitarem consumo de leite e derivados do leite *in natura*, carnes e embutidos *in natura*, vegetais crus etc., pelo risco de contaminação por listérias.

Controle e tratamento da colonização do colo uteri-no pela *L. monocytogenes* durante acompanhamento do pré-natal.

REFERÊNCIAS BIBLIOGRÁFICAS

1. Amaya-Villar R et al. Three-year multicenter surveillance of community-acquired *Listeria monocytogenes* meningitis in adults. BMC Infect Dis. 2010;10:324-31.
1a. Bulla CJ, Bill J, Glauser MP. An epidemic of food-borne listeriosis in Western Switzerland: description of 57 cases involving adults. Clin Infect Dis. 1995;20:66-72.
2. Filice GA et al. *Listeria monocytogenes* infection in neonates: investigation of an epidemic. J Infect Dis. 1978;138:17-23.
3. Gomes N et al. Ocorrência de listeriose em gestantes atendidas no ambulatório do Hospital Universitário da Universidade Iguaçu, Baixada Fluminense, Rio de Janeiro, Brasil. Rev Ciênc Biol Saúde. 2001;2:68-73.
4. Hof H, Nichterlein T, Kretschmar M. Management of listeriosis. Clin Microbiol Rev. 1997;10:345-57.
5. Hofer E, Póvoa MM. Pesquisa de *Listeria monocytogenes* em solos. Mem Inst Oswaldo Cruz. 1984;79:45-53.
6. Lorber B. Listeriosis. Clin Infect Dis. 1997;24:1-11.
7. Lorber B. *Listeria moncytogenes*. In: Mandell GL, Bennett JE, Dolin R (ed). Mandell, Douglas and Bennett's Principles and Practice of Infectious Diseases. 5th Ed. Philadelphia: Churchill Livingstone; 2000. V2. p. 2208-15.
8. Mello JL, Meyer F, Miúra E. Listeriose congénita. Forma sep-ticêmica precoce. J Pediat. 1986;61:191-96.
9. Mendonça JS, Kipnis J, Santa Rosa CA. Listeriose. In: Amato Neto V, Baldy JLS. Doenças Transmissíveis. 3ª ed. Sarvier: São Paulo; 1989. p. 579-84.
10. Merle-Melet M et al. Is amoxicillin-cotrimoxazole the most appro-priate antibiotic regimen for listeria meningoencephalitis? Review of 22 cases and the literature. J Infect. 1996;33:79-85.
11. Norberg AN et al. Listeriose humana no Estado do Rio de Janeiro, Brasil: alguns aspectos epidemiológicos. Rev Ciênc Biol Saúde. 2001;2:78-84.
12. Piva JP et al. Listeriose neonatal. A propósito de um caso. J Pediat. 1987;62:128-30.
13. Temple ME, Nahata MC. Treatment of listeriosis. Ann Pharmacother. 2000;34:656-61.

114 Lobomicose

■ **Sinésio Talhari**
■ **Carolina Chrusciak Talhari**

(CID 10 = B 48.0 - Lobomicose [Blastomicose queloidiana; Doença de Jorge Lobo; Lacazioze])

INTRODUÇÃO

Esta micose foi descrita por Jorge Lobo em 1931, no Recife. O paciente era procedente da região amazônica brasileira[1a]. Nos anos seguintes, novos casos foram documentados – todos oriundos da mesma região e com características clínicas similares: lesões essencialmente cutâneas, com aspecto parecido ao queloide[9]. Após a descrição inicial da doença, feita por Lobo, surgiram estudos tentando cultivar e classificar o agente etiológico; porém, sem sucesso. O fungo é parecido com o agente da paracoccidioidomicose, daí as sinonímias blastomicose queloidiana e outras. Também, são muito utilizadas as denominações lobomicose e doença de Jorge Lobo[6].

Na maioria dos casos, as lesões iniciais localizam-se nas áreas expostas do corpo e, quase sempre, há história de as lesões terem surgido após traumatismos[9].

Na literatura são encontradas diferentes designações para o fungo responsável pela doença; entre outras, temos: *Paracoccidioides loboi*, *Glenosporella loboi*, *Loboa loboi*, *Lobomyces* e, mais recentemente, *Lacazia loboi*, denominação sugerida por autores que fizeram estudos de biologia molecular do fungo[8].

Em 1955, Trejos e Romero, na Costa Rica, estudaram o primeiro caso diagnosticado fora do Brasil. A seguir, foram diagnosticados novos pacientes em outros países : Panamá, Venezuela, Colômbia, Guiana Francesa, Suriname, Peru, Guiana, México, Bolívia, Honduras e Equador[1a]. Todos os enfermos procediam de áreas geográficas com características climáticas e geográficas similares: floresta tropical, com alta pluviosidade e temperaturas elevadas[6,9]. Até o momento, a maioria dos pacientes é de origem brasileira. Em alguns estados da região amazônica brasileira, como Amazonas e Acre, a lobomicose está entre as micoses subcutâneas mais frequentes[9]. Em 2008, na África do Sul, Al-Daraji *et al.* descreveram os primeiros dois casos autóctones fora do continente americano[1].

Em 1983 foi registrado um caso de lobomicose na Europa, em paciente que se acidentou com golfinho (*Tursiops truncatus*, Montagu, 1821) capturado na Baía de Biscaia, na costa espanhola. O golfinho apresentava lesões cutâneas que no exame anatomopatológico eram compatíveis com a micose de Lobo. Golfinhos dessa espécie, com lesões cutâneas e exame anatomopatológico típico da doença de Jorge Lobo, já haviam sido observados por outros autores[9]. O primeiro caso foi publicado por Caldwell e Ajello, em 1970, na Flórida. A micose foi também diagnosticada em golfinho da espécie *Sotalia guianensis*, no estuário do rio Suriname[3]. Não se sabe se existe algum elo entre os golfinhos infectados e os casos humanos diagnosticados na Amazônia e em outras regiões, pois, até hoje, o fungo responsável pela lobomicose não foi isolado[8].

DIAGNÓSTICO CLÍNICO[2-4,7]

Em geral, a doença de Jorge Lobo tem evolução crônica, porém, bom prognóstico quanto à vida, estando restrita à pele e, às vezes, aos linfonodos[6]. No plano mais profundo, limita-se ao acometimento do tecido celular subcutâneo. Os principais problemas dessa micose são estéticos e, eventualmente, funcionais. Na literatura há apenas um caso relatado com acometimento visceral: um homem com evolução de 47 anos que apresentava comprometimento testicular[9]. Entre as localizações mais frequentes estão os pavilhões auriculares (Figura 114.1), membros inferiores e membros superiores (Figuras114.2 e 114.3). Na maioria dos casos, as lesões são unilaterais[1a].

Clinicamente, a doença é caracterizada por lesões papulosas, tuberosas e, muitas vezes, volumosas, com aspecto tumoral ou formando placas. Em geral, essas lesões são lisas e brilhantes, simulando o queloide. Podem ser sésseis ou pediculadas e apresentam-se isoladas ou confluentes, formando massas multilobuladas[9].

Nas proximidades das regiões palmares e plantares, a lobomicose pode apresentar aspecto verrucoso, simulando a cromomicose (Figura 114.3). Lesões ulceradas, consequentes a traumatismos, são relativamente frequentes. Outras manifestações, tais como lesões gomosas, são raras. Nos enfermos com evolução mais prolongada é comum se observarem

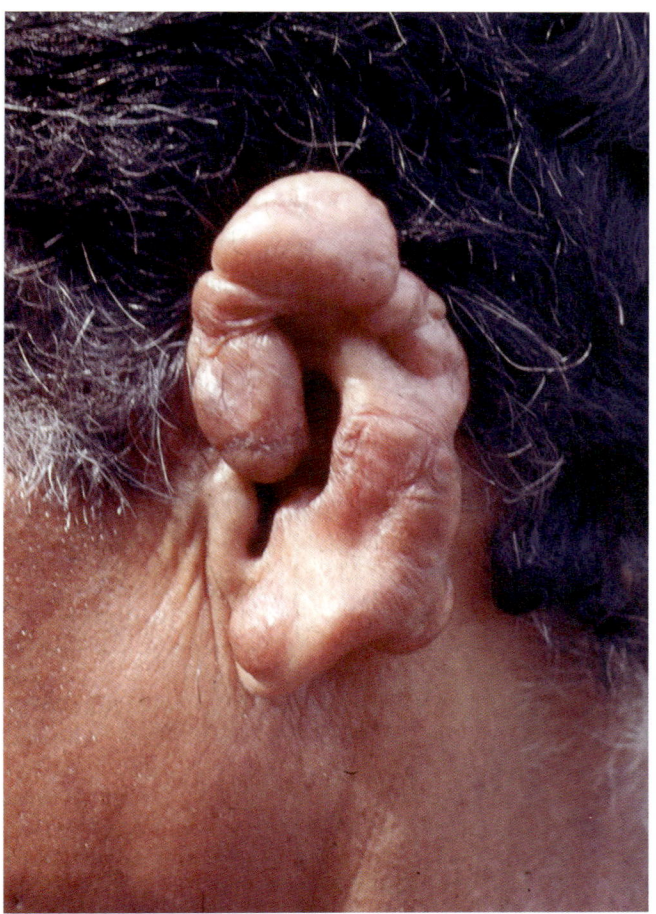

FIGURA 114.1 – Doença de Jorge Lobo. Lesões queloidiformes, confluentes, com evolução de mais de 10 anos (foto original de Sinésio Talhari).

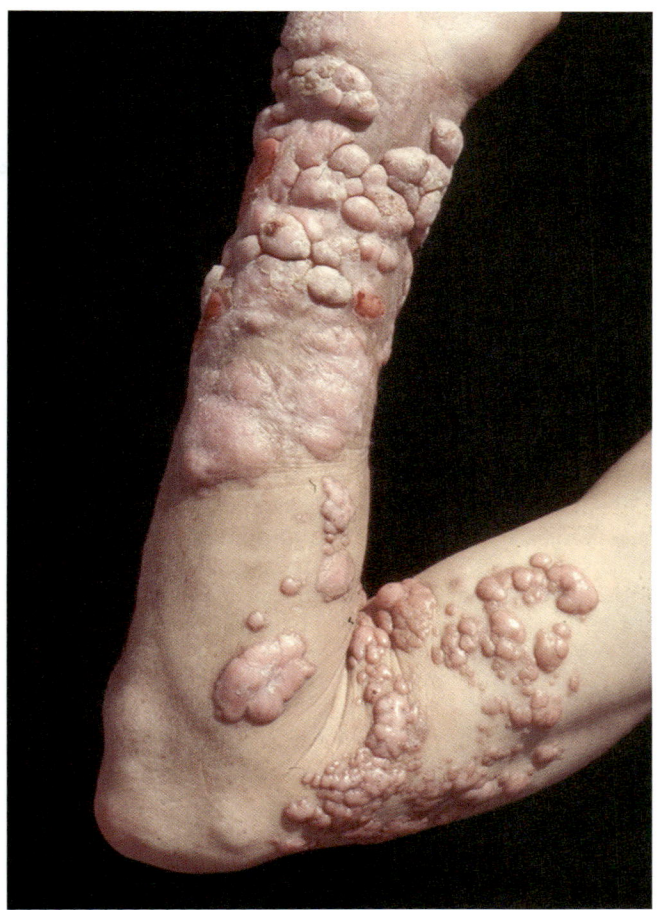

FIGURA 114.2 – Doença de Jorge Lobo. Paciente com mais de 60 anos de evolução. Lesões papulonodulares isoladas e confluentes (foto original de Sinésio Talhari).

áreas infiltradas, de consistência endurecida, entre as lesões papulonodulares[6,9].

A lobomicose, mesmo nos doentes com vários anos de evolução, geralmente está limitada a determinadas localizações; a disseminação cutânea é pouco frequente. Nos pacientes com lesões disseminadas pode haver confusão diagnóstica com hanseníase virchowiana, leishmaniose cutânea difusa, sarcoma de Kaposi e outras enfermidades[9].

Entre as principais complicações observadas em pacientes com doença de Jorge Lobo observam-se, principalmente, as infecções secundárias em áreas traumatizadas[9]. A degeneração carcinomatosa tem sido diagnosticada sobre lesões com ulcerações crônicas[2].

DIAGNÓSTICO EPIDEMIOLÓGICO

No Brasil, a lobomicose ocorre principalmente em adultos do sexo masculino, procedentes da região amazônica e que se dedicam a agricultura, extrativismo, caça e pesca[6,7,9].

DIAGNÓSTICO LABORATORIAL[2,3,6,8]

O diagnóstico laboratorial é relativamente fácil: após anestesia local, colhe-se material através da escarificação dérmica (similar aos procedimentos para a baciloscopia da

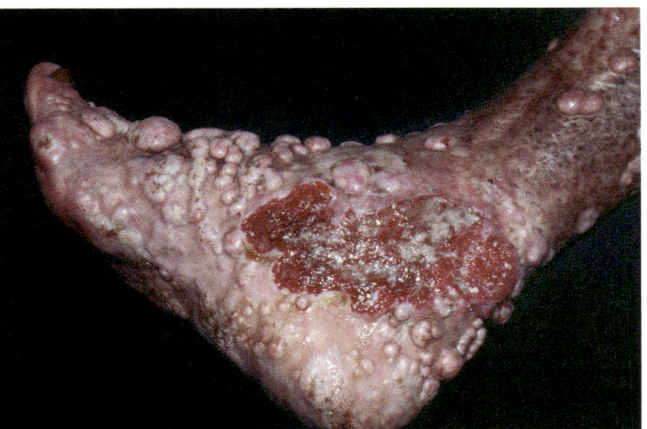

FIGURA 114.3 – Doença de Jorge Lobo. Lesões papulosas, nodulares e verrucosas. Vários anos de evolução (foto original de Sinésio Talhari).

hanseníase) da lesão cutânea e com aumento de 400x faz-se o exame direto entre lâmina e lamínula. Não é necessário fazer coloração. No exame microscópico observam-se numerosas células leveduriformes, medindo 5 a 15 µm – em média, 10 µm de diâmetro[4].

Através do exame anatomopatológico e colorações especiais para fungos, tais como o PAS e o Grocott, consegue-se, com facilidade, estabelecer o diagnóstico da enfermidade[4,6].

Apesar das inúmeras tentativas, até o presente momento não se conseguiu cultivar o agente etiológico da lobomicose nos meios rotineiramente utilizados em micologia.

Todas as pesquisas evidenciam uma fraca patogenicidade do agente etiológico da lobomicose, tanto em relação às reações de fixação de complemento e imunofluorescência, quanto em testes intradérmicos com antígenos considerados "vizinhos" ou mesmo comuns com o *Paracoccidioides brasiliensis*. A paracoccidioidina é negativa na lobomicose[6].

Já se demonstrou que existem relações antigênicas comuns entre *Lacazia loboi*, *H. capsulatum*, *Histoplasma duboisii*, *Blastomyces dermatitidis*, *Candida albicans* e a forma miceliana do *Coccidioides immitis*[6,9].

A imunidade humoral não está alterada na lobomicose, mas parece existir deficiência da imunidade celular. Em alguns pacientes, observou-se ausência de sensibilização ao DNCB e testes de sensibilidade negativos para estreptococo e estafilococo, e com tricofitina e oidioidomicina[4,6,9].

TRATAMENTO

Dependendo do tamanho e da distribuição das lesões, a exérese cirúrgica é o tratamento ideal. Também são empregadas a crioterapia e a eletrofulguração. Independentemente da modalidade de tratamento cirúrgico, são frequentes as recidivas[5].

Em relação aos medicamentos antimicóticos, os resultados não têm sido satisfatórios. A clofazimina, um derivado fenazínico empregado no tratamento da hanseníase, tem propiciado a regressão parcial ou total em alguns casos. São empregadas doses variáveis de 100 a 200 mg/dia, em períodos de 1 ano ou mais[9].

A associação de itraconazol – 100 mg/dia e clofazimina – 100 mg/dia, em períodos prolongados, de 1 ano ou mais, pode reduzir significativamente o tamanho das lesões[5].

PROFILAXIA

Não existe profilaxia para essa micose[6,9].

REFERÊNCIAS BIBLIOGRÁFICAS

1. Al-Daraji WI et al. Lobomycosis in African patients. Br J Dermatol. 2008;159:234-36 .

1a. Baruzzi RG, Lacaz CS, Souza PP. História natural da doença de Jorge Lobo. ocorrência entre índios Ciabi (Brasil Central). Rev Med Trop. 1979;21:302-38.

2. Baruzzi RG et al. Squamous-cell carcinoma and lobomycosis (Jorge Lobo's disease). Int J Dermatol. 1989;28:183-85.

3. Caldwell DK et al. Lobomycosis as a disease of the Atlantic bottlenosed dolphin (*Tursiops truncatus*, Montagu, 1821). Am J Trop Med Hyg. 1975;224:105-14.

4. Esterre P et al. Étude immunohistochimique de la lésion cutanée de lobomycose. J Mycol Med. 1991;1:276-83.

5. Fischer M et al. Sucessful treatment with clofazimine and itraconazole in a 46 year patient after 32 years duration of disease. Hautarzt. 2002;53:677-81.

6. Lacaz CS, Baruzzi RG, Rosa MD. Doença de Jorge Lobo. São Paulo, Editora da USP-IPSIS; 1986.

7. Lobo J. Um caso de blastomicose produzido por uma espécie nova, encontrada em Recife. Rev Med Pernambuco. 1931;1:763-75.

8. Taborda PR et al. Lacazia loboi gen. nov., comb. nov., the etiologic agent of lobomycosis. J Clin Microbiol. 1999;37:2031-2033.

9. Talhari S, Pradinaud R. Lobomycosis. In: Topley & Wilson´s Microbiology and Microbial Infections. 10th ed. Washington, DC: Edward Arnold; 2005. p. 430-35.

115 Malária

- Marcus Vinícius Guimarães de Lacerda
- André Machado de Siqueira
- Maria das Graças Costa Alecrim
- Wilson Duarte Alecrim

(CID 10 = B50 - Malária por *Plasmodium falciparum*; B50.0 - Malária por *Plasmodium falciparum* com complicações cerebrais; B50.8 - Outras formas graves e complicadas de malária por *Plasmodium falciparum*; B50.9 - Malária não especificada por *Plasmodium falciparum*; B51 - Malária por *Plasmodium vivax*; B51.0 - Malária por *Plasmodium vivax* com rotura do baço; B51.8 - Malária por *Plasmodium vivax* com outras complicações; B51.9 - Malária por *Plasmodium vivax* sem complicações; B52 - Malária por *Plasmodium malariae*; B52.0 - Malária por *Plasmodium malariae* com nefropatia; B52.8 - Malária por *Plasmodium malariae* com outras complicações; B52.9 - Malária por *Plasmodium malariae* sem complicações; B53 - Outras formas de malária confirmadas por exames parasitológicos; B53.0 - Malária por *Plasmodium ovale*; B53.1 - Malária por plasmódios de macacos; B53.8 - Outras formas de malária com confirmação parasitológica, não classificada em outra parte; B54 - Malária não especificada)

INTRODUÇÃO

A malária é a doença parasitária de maior impacto mundial, acometendo cerca de 200 milhões de pessoas por ano, estimando-se entre 367.000 e 755.000 óbitos anualmente[50]. A transmissão ocorre em 97 países, e territórios, a maioria na África, mas também no sudeste da Ásia, Américas, Oceania e em alguns pontos residuais na Europa[11]. De acordo com dados consolidados da Organização Pan-americana da Saúde (OPAS), nas Américas, em 2012, de uma população estimada em 870 milhões de habitantes, cerca de 25% moravam em zonas com condições ambientais propícias à transmissão da malária, onde foram diagnosticados mais de 460.000 casos[50]. Brasil, Venezuela e Colômbia contribuíram com cerca de 75% dos registros. No Brasil, 99,8% dos casos estão concentrados na Amazônia Legal (Acre, Amapá, Amazonas, Pará, Rondônia, Roraima, norte de Mato Grosso, Tocantins e oeste do Maranhão). Desde a Campanha de Erradicação da Malária, na década de 1950, com foco no controle do vetor, a malária no Brasil ficou quase totalmente restrita à região amazônica, sendo virtualmente eliminada da região extra-amazônica, que registra principalmente casos importados e alguns ocorrendo devido à introdução do parasito em áreas com a presença de vetor, e alguns casos autóctones em região de mata atlântica[38]. A endemia malárica no Brasil, no início da década de 1970, apresentava sinais de que poderia ser eliminada, com registro de apenas 66.689 casos em 1974. Contudo, a partir de 1975 houve aumento progressivo dos casos de malária, em parte estimulado pelo desenvolvimento econômico da Amazônia (áreas de garimpo, Zona Franca de Manaus, entre outras atividades econômicas), alcançando 635.646 casos em 1999.

Ao longo das últimas décadas observou-se também uma progressiva inversão da espécie parasitária predominante, com maior proporção de casos de malária por *Plasmodium vivax* desde o final da década de 1980[16a] (Figura 115.1). Essa espécie passou a ser, portanto, o principal problema, distinguindo a malária nas Américas daquela observada na África, onde predomina *Plasmodium falciparum*[24,34]. Com a instituição do Plano de Intensificação das Ações de Controle da Malária (PIACM), em 2000[29], foi possível reduzir a transmissão no país para 388.658 casos, em 2001[15]. Entretanto, em 2005 foram registrados 603.265 casos. Desde então, medidas mais pontuais de controle, baseadas essencialmente no diagnóstico e tratamento precoce, têm levado a uma tendência de diminuição do número de casos em todo o Brasil. Em 2010, segundo o Sistema de Vigilância Epidemiológica em Malária (SIVEP-Malária), um dos sistemas de informação em malária mais confiáveis do mundo, foram registrados 325.432 casos, com progressivo declínio, sendo diagnosticados aproximadamente 142.000 episódios em 2014, o que se aproxima do número de casos de malária de meados da década de 1970, antes do aumento explosivo dessa endemia no País[16b].

A letalidade nas áreas endêmicas, em paralelo, continua diminuindo, em função da maior proporção do parasito menos letal (*P. vivax*) e em função do diagnóstico precoce da infecção por *P. falciparum*, situação esta que infelizmente não ocorre na região extra-amazônica, cuja letalidade é cerca de 200 vezes maior devido ao atraso no diangóstico por não suspeição de pacientes e profissionais de saúde. A incidência parasitária anual (IPA) é expressa por número de casos por 1.000 habitantes, e reflete com maior precisão a endemicidade da malária em uma dada localidade, pois leva em consideração o tamanho da população, constituindo, assim, um melhor parâmetro do que o número absoluto de casos. Áreas de baixo risco têm IPA menor que 10, médio risco IPA entre 10 e 49,9 e alto risco IPA acima de 49,9 casos/1.000 habitantes. Em áreas de muito alta endemicidade, a doença acomete quase que exclusivamente crianças abaixo de 5 anos em fun-

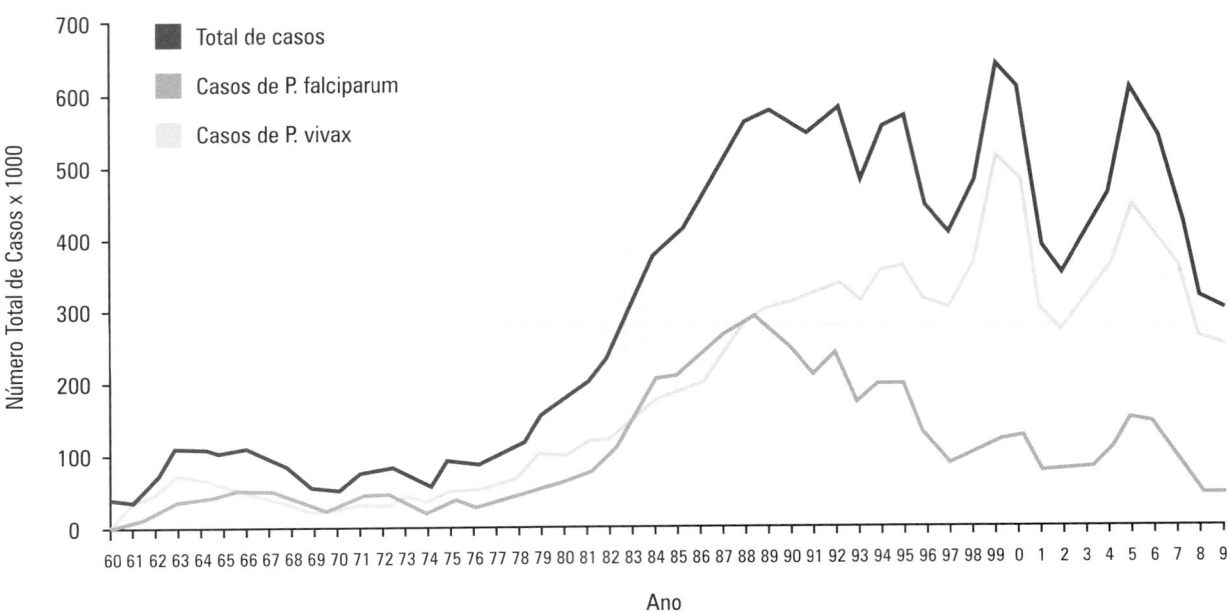

FIGURA 115.1 – Série histórica do número de casos de malária, no Brasil, por espécie de plasmódio, de 1960 a 2013. Fonte: Secretaria de Vigilância em Saúde, Ministério da Saúde[16a].

ção da imunidade clínica adquirida com infecções repetidas. Em lugares onde predomina a infecção por *P. vivax*, como o Brasil, essa aquisição de imunidade é ainda mais rápida. Por se tratar o Brasil, de forma geral, como área tradicionalmente de baixa a moderada endemicidade, cerca de 75% dos casos da doença acometem pessoas economicamente ativas, com a transmissão associada a atividades profissionais como o extrativismo, a construção de estradas ou a urbanização desordenada ou mesmo atividades de lazer[23].

AGENTE ETIOLÓGICO

Os protozoários responsáveis pela malária são intracelulares obrigatórios e pertencem à família Plasmodiidae. No gênero *Plasmodium*, quatro espécies têm importância clínica e epidemiológica, pois determinam infecções em humanos: *P. malariae* (Laveran, 1881), *P. vivax* (Grassi, 1890), *P. falciparum* (Welch, 1897) e *P. ovale* (Stephens, 1922). Mais recentemente, um plasmódio de primatas não humanos tem sido responsabilizado por doença também em humanos, inclusive com complicações clínicas graves: trata-se de *P. knowlesi*[19]. A biologia dos plasmódios inclui um ciclo de vida no hospedeiro vertebrado (homem) e outro no hospedeiro definitivo invertebrado (mosquito) (Figura 115.2). No Brasil, a principal espécie implicada na transmissão da doença é *Anopheles darlingi*[31], presente em todo o interior do país. Na costa brasileira predomina *Anopheles aquasalis,* e na Mata Atlântica, *Anopheles kertezia cruzii.*

A biologia dos plasmódios inclui um ciclo reprodutivo assexuado no hospedeiro vertebrado (homem), na malária humana, e um ciclo de reprodução sexuada no invertebrado (mosquito). Os ciclos reprodutivos garantem a perpetuação das espécies de plasmódios. A doença resulta do ciclo reprodutivo no homem.

Ciclo da Malária no Homem

O ciclo hepático (pré-eritrocítico) tem início quando a fêmea do anofelino, ao fazer seu repasto sanguíneo, inocula os esporozoítos presentes em suas glândulas salivares, os quais penetram nos hepatócitos, desaparecendo da corrente sanguínea em cerca de 30 minutos. No fígado, o esporozoíto transforma-se em criptozoíto, que cresce e inicia uma forma de reprodução assexuada, denominada esquizogonia. Nesse processo, o núcleo sofre várias divisões mitóticas sem haver divisão do citoplasma, formando uma célula multinucleada, o esquizonte. Os núcleos formados recobrem-se de citoplasma e membrana plasmática, originando milhares de novos plasmódios que recebem o nome de merozoítos. O hepatócito abarrotado de merozoítos recebe o nome de esquizonte maduro e o processo reprodutivo é chamado esquizogonia tecidual ou tissular. Nas infecções por *P. vivax* e *P. ovale*, alguns esporozoítos evoluem para uma forma conhecida como hipnozoíto, que pode permanecer latente no fígado e, posteriormente (variando de poucos meses a vários anos), ainda por mecanismos desconhecidos, iniciar novo ciclo sanguíneo e causar recaídas da doença. O ciclo hepático tem duração de cerca de 14 dias, que corresponde ao período de incubação da doença.

Os merozoítos, através da formação de pequenas vesículas chamadas merossomos[42], são liberados dos hepatócitos nos sinusoides hepáticos e vão invadir os eritrócitos, desenvolvendo-se em trofozoítos. Estes, através de divisão nuclear (esquizogonia sanguínea ou eritrocítica), formam os esquizontes sanguíneos, as formas do plasmódio que incitam resposta imunitária com repercussões clínicas. Os esquizontes, ao se fragmentarem, rompem os eritrócitos e liberam novos merozoítos na circulação sanguínea. Esse é o momento que coincide com o paroxismo febril devido à liberação de moléculas tóxicas, como a glicofosfatidilinositol

(GPI). Deve-se enfatizar que os merozoítos que saíram do fígado não voltam para o fígado; contudo, os que saíram da hemácia voltam a parasitar novas hemácias, repetindo-se os ciclos esquizogônicos eritrocíticos até sua interrupção pela morte do paciente, pela terapêutica ou, parcialmente, pelo surgimento da imunidade.

O ciclo sanguíneo se repete a cada 48 horas (*P. vivax, P. falciparum* e *P. ovale*) ou a cada 72 horas (*P. malariae*); entretanto, a sincronia do ciclo geralmente acontece apenas depois de 2 semanas de doença clínica. Assim, em pacientes tratados antes desse tempo, não é comum em nosso meio a observação da histórica febre do tipo intermitente (terçã – a cada 48 horas, ou quartã – a cada 72 horas). Alguns merozoítos resultantes da esquizogonia sanguínea se diferenciam em gametócitos, formas sexuadas responsáveis pela infecção do vetor. Na malária *vivax*, já estão presentes no sangue periférico desde o início da doença clínica, enquanto na malária *falciparum*, geralmente apenas depois de 7 dias, por estarem inicialmente sequestrados em vasos profundos na medula óssea.

Ciclo da Malária no Vetor

O ciclo de vida no hospedeiro invertebrado começa quando da ingestão de sangue humano contendo as formas sexuadas, pelo anofelino. No estômago do mosquito os gametócitos se diferenciam em gametas masculinos e femininos, que se unem, formando zigoto, oocineto, oocisto e finalmente os esporozoítos, que migram até as glândulas salivares do inseto, capacitando a fêmea a infectar novo ser

humano. Apesar de o *P. vivax* apresentar menor letalidade, alguns fatores implicam em maior dificuldade de controle e eliminação desta espécie em comparação com *P. falciparum*, como ter capacidade de formar gametócitos mais precocemente, produzir hipnozoítos no fígado (responsáveis por recaídas em até anos depois da infecção inicial), persistir nos vetores em temperaturas mais baixas, e produzir maior número de portadores assintomáticos.

Patogenia

A febre na malária resulta da produção de citocinas (pirogênio endógeno) quando ocorre o rompimento das hemácias, liberando na corrente sanguínea plasmódios e toxinas, tais como a hemozoína (o pigmento malárico resultante da transformação da hemoglobina). É importante lembrar que, em uma mesma picada infectante do vetor, plasmódios de espécies, cepas e virulências diferentes podem ser inoculados simultaneamente em um mesmo hospedeiro. Cinco fatores são tidos como relevantes na virulência dos plasmódios:

1. capacidade de multiplicação: para cada esporozoíto de *P. falciparum* que penetra em um hepatócito formam-se cerca de 40.000 novos merozoítos, enquanto na infecção por *P. vivax* formam-se cerca de 10.000 novos indivíduos; o *P. falciparum* forma 24 novos merozoítos/eritrócito a cada ciclo sanguíneo, enquanto *P. vivax* forma apenas 15;

2. preferência por determinado estádio de vida do eritrócito: *P. vivax* invade apenas reticulócitos, *P. ma-*

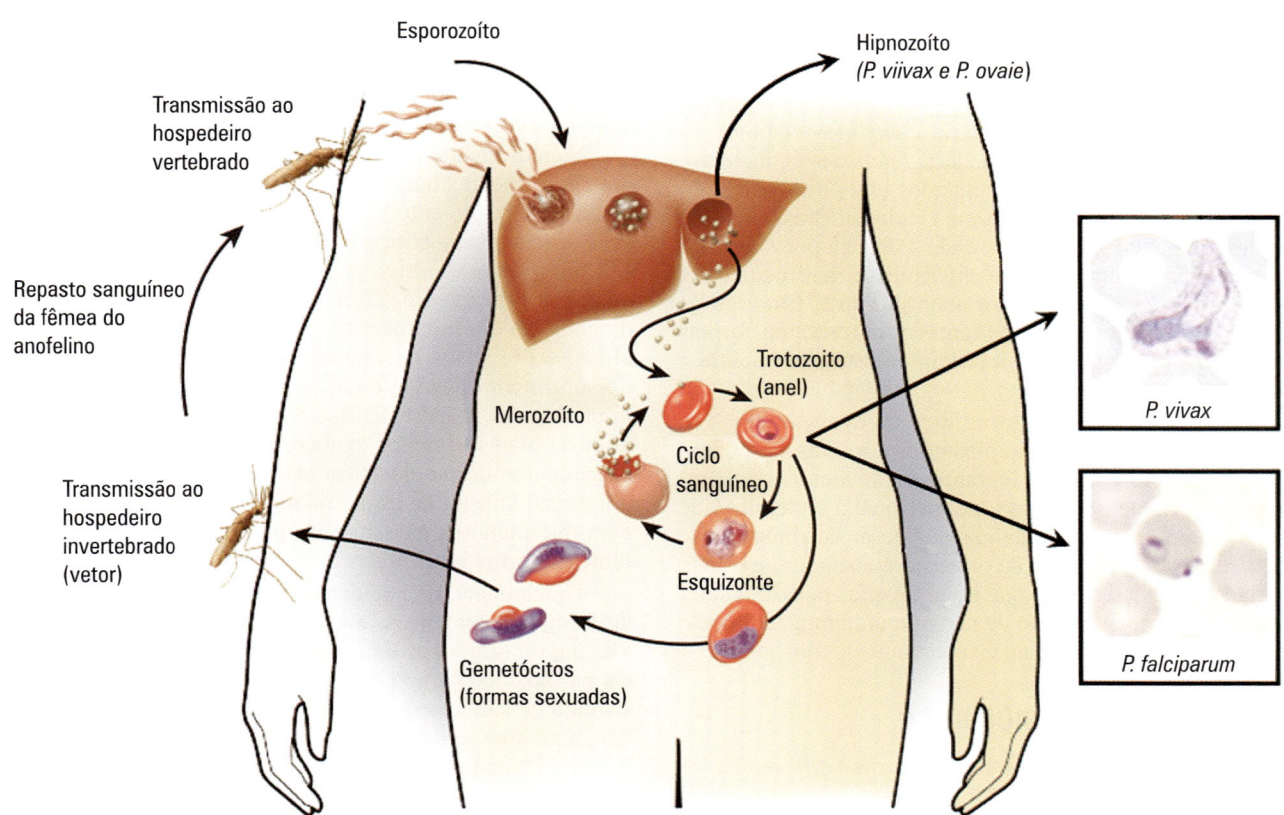

FIGURA 115.2 – Ciclo biológico do plasmódio. Adaptado de Miller e cols.[28]

lariae apenas eritrócitos mais velhos e *P. falciparum* eritrócitos de diferentes idades;

3. capacidade para produzir citoaderência: mecanismo predominante de *P. falciparum*;
4. indução da produção de citocinas;
5. imunogenicidade no hospedeiro vertebrado.

Esse conjunto de fatores determina, portanto, o desenvolvimento da forma grave da doença, classicamente encontrada na África Sub-Saariana, onde a deficiência do fator Duffy (um receptor de citocinas usado como marcador de grupo sanguíneo e principal receptor para *P. vivax*), na maior parte da população de raça negra, dificulta a invasão eritrocitária por *P. vivax*, sendo *P. falciparum* responsável pela quase totalidade dos casos de malária. Entretanto, há estudos recentes que demonstram a presença de infecção por *P. vivax* em pacientes Duffy-negativos, o que leva a crer que o parasito pode estar se adaptando, utilizando outros receptores para a invasão de eritrócitos[33]. Adicionam-se a essa peculiaridade biológica, as más condições de diagnóstico e tratamento precoces e a concomitância de outros agravos de saúde, como desnutrição e coinfecção pelo vírus HIV, resultando em maiores parasitemias e maior risco de desenvolvimento de complicações clínicas. Ao longo de sua evolução biológica, *P. falciparum* possivelmente desenvolveu mecanismos de escapar à destruição pelo baço.

O mecanismo mais relevante é a adesão dos eritrócitos parasitados ao endotélio microvascular. Esse complexo mecanismo de citoaderência envolve a formação de protuberâncias (*knobs*) na superfície de eritrócitos, a partir de antígenos variantes do parasito (PfEMP1) e da própria hemácia, e a ativação endotelial, através de mediadores inflamatórios, como TNF[13]. Os principais receptores dessa ligação são: CD36, ICAM-1, condroitina-sulfato A e ácido hialurônico[25]. O resultado final é a obstrução de capilares de importantes órgãos como cérebro, pulmão, fígado e rins, cuja anóxia é a base fisiopatogênica do quadro clínico da malária grave. Apesar de os mecanismos fisiopatogênicos serem ainda pouco conhecidos, casos de malária *vivax* grave (muito semelhantes aos casos graves de malária *falciparum*), inclusive com óbitos, têm sido também relatados em várias partes do mundo, especialmente na Amazônia Ocidental Brasileira[18,30] e no Sudeste Asiático[26]. Nas áreas onde a doença por *P. vivax* é mais endêmica e, portanto, uma enfermidade mais pediátrica, a forma grave mais comum é a anemia grave. Em área de moderada transmissão, adultos também apresentam formas complicadas, especialmente icterícia colestática, anemia e complicações respiratórias.

No outro polo do espectro clínico da doença, temos os portadores assintomáticos do plasmódio, muitas vezes inapropriadamente referidos na literatura como *malária assintomática*. Trata-se de um evento proporcional à endemicidade da malária, em uma dada localidade. Apesar de ainda não se conhecerem os mecanismos de proteção associados ao estado de portador são, acredita-se que essas pessoas podem manter o ciclo da doença, em função de não procurarem atendimento e tratamento, podendo continuar infectando os mosquitos[10,18].

DIAGNÓSTICO EPIDEMIOLÓGICO

Em pacientes que apresentem síndrome febril aguda indiferenciada, síndrome febril aguda ictérica, síndrome febril aguda hemorrágica ou síndrome febril aguda íctero-hemorrágica, é importante investigar se houve história de viagem ou residência em área de transmissão de malária. Também devemos incluir malária na investigação etiológica dos casos de febre de origem indeterminada. No Brasil, a transmissão da malária se faz na Amazônia Legal em 99,8% dos casos, mas há casos esporádicos de transmissão autóctone na região extra-amazônica e o risco de introdução se um indivíduo infectado adentra uma área com a presença do vetor (como é, por exemplo, o caso de caminhoneiros que retornam aos seus domicílios após viagens à Região Norte)..

É importante lembrar que o período de incubação médio da malária *vivax* é de 12 a 17 dias e o da malária *falciparum*, de 7 a 12 dias pois, muitas vezes, os pacientes se esquecem que estiveram em área endêmica. É também comum a ocorrência de municípios cuja área urbana central, mais desenvolvida, não é endêmica para malária, estando suas áreas endêmicas restritas às zonas rurais e periurbanas. Apesar da possibilidade remota de picar durante o dia, os anofelinos têm hábitos de repasto sanguíneo que vão preferencialmente do pôr ao nascer do sol, de modo que no período noturno a exposição ao vetor é maior. Há dados no Brasil demonstrando que os mosquitos fêmeas infectados, que mais transmitem a doença (multíparas) picam nos ambientes intra e peridomiciliar mais no meio da noite, o que justifica o uso do mosquiteiro nesse horário, ainda que não seja possível seu uso no início da noite, quando se detecta a maior população de mosquitos no peridomicílio.

DIAGNÓSTICO CLÍNICO

Malária Não Grave

No Brasil, não existe a infecção por *P. ovale* e a infecção por *P. malariae* é muito rara (muitas vezes concentrada em alguns bolsões de transmissão). Dessa forma, as espécies mais prevalentes no país são *P. vivax*, cuja infecção antigamente era conhecida como terçã benigna, responsável pelo maior número de pacientes infectados, e *P. falciparum*, cuja infecção era antigamente conhecida como terçã maligna, responsável pelas formas de maior gravidade.

Na maior parte das vezes, a malária não grave manifesta-se clinicamente como uma síndrome febril aguda indiferenciada. Como dito anteriormente, os parasitos demoram cerca de 2 semanas para atingir a sincronia da febre terçã (*P. vivax* e *P. falciparum*), motivo pelo qual esse tipo de apresentação da febre é raramente observado na área endêmica, onde o diagnóstico e o tratamento costumam ser mais rápidos, com até 60% dos casos iniciando tratamento dentro de 48 horas do surgimento dos sintomas. Além do mais, características imunológicas individuais de cada paciente definem quadros clínicos mais ou menos exuberantes. Sabemos que o limiar de parasitemia que desencadeia a febre na malária *vivax* é um pouco inferior ao limiar da malária *falciparum*, o que faz com que menores parasitemias por aquele parasito causem febre de forma mais precoce.

Tipicamente, os pacientes se queixam de quadro agudo de febre alta, calafrios, mialgia, artralgia, cefaleia intensa, astenia, tontura, náuseas, vômitos, diarreia e dor abdominal. Os paroxismos característicos (febre intensa com calafrios, seguida de sudorese abundante) não são tão comuns na prática diária mas, quando observados, podem chamar a atenção, fazendo diagnóstico diferencial eventualmente com uma convulsão tônico-clônica. Ao exame físico, que pode ser muitas vezes normal, podemos encontrar mucosas hipocoradas, hepatomegalia e esplenomegalia de consistência diminuída e dor à palpação do abdome.

Malária Grave

Gestantes, crianças e adultos não imunes (primoinfectados) constituem os grupos de maior risco para a forma grave da doença[35]. Tanto a malária *vivax* quanto a malária *falciparum*, quando diagnosticadas e tratadas adequadamente, são doenças benignas. Entretanto, complicações clínicas graves, frequentemente observadas na malária por *P. falciparum*, mas também observadas esporadicamente na malária por *P. vivax*, devem ser identificadas de forma precoce, pois as medidas de suporte clínico na unidade hospitalar de atenção terciária e o tratamento específico mais agressivo mudam o prognóstico do paciente. Pacientes, portanto, que apresentem o diagnóstico parasitológico de malária e mais uma das manifestações clínicas ou laboratoriais citadas na Tabela 115.1 devem ser classificados e conduzidos como malária grave, de acordo com a Organização Mundial da Saúde (OMS)[47,48]. Apesar de esses critérios terem sido originalmente descritos na África para malária *falciparum*, a maior parte da literatura tem se valido dos mesmos critérios para definir a malária grave por *P. vivax*, cujas complicações são de fato muito semelhantes, e se relacionam com maior internação em UTI e óbito[28]. Contudo, verifica-se que em pacientes com malária *vivax* grave, a frequência de comorbidades (p. ex., doenças crônico-degenerativas, doenças genéticas) e coinfecções por outros agentes infecciosos não é incomum, apesar de variarem muito de uma área endêmica para outra[41a].

A hiperparasitemia na malária *falciparum*, *per se*, não é um critério de gravidade mas, como aumenta muitas vezes a chance de desenvolvimento de formas clínicas graves, os pacientes com hiperparasitemia (igual ou superior a +++ de parasitemia ou presença de esquizontes periféricos de *P. falciparum*, à gota espessa) são conduzidos como se tivessem malária grave. No caso da malária *vivax*, a hiperparasitemia é mais rara, uma vez que essa espécie só invade reticulócitos (1% dos eritrócitos totais) e não é tida como critério de gravidade. Essas manifestações clínicas de gravidade podem ocorrer isoladamente ou combinadas (Figura 115.3).

É importante lembrar que o diagnóstico de malária grave deve se basear nas características individuais de cada paciente e nos achados anormais da história clínica ou do exame físico. Não se justifica a realização sistemática de todos os exames complementares sugeridos na Tabela 115.1 sem a respectiva indicação clínica. Aliás, em áreas de alta endemicidade para malária, geralmente com pouca infraestrutura de diagnóstico complementar, a conduta, em geral, é tomada com base apenas nos indicadores clínicos.

Observa-se que as formas mais frequentes de malária grave por *P. falciparum* no Brasil, em adultos, são a insuficiência renal aguda e a colestase hepática. Já em crianças, a

TABELA 115.1

Achados Clínicos e Laboratoriais de Gravidade da Malária, segundo a OMS		
Forma de Malária Grave	**Manifestações Clínicas**	**Achados em Exames Complementares**
1. Malária cerebral	Prostração, rebaixamento do nível de consciência, convulsões múltiplas ou coma (escore abaixo de 9 na escala de coma de Glasgow) para adultos e escore abaixo de 2 na escala de coma de Blantyre para crianças)	Tomografia computadorizada de crânio normal ou com edema cerebral difuso
2. Hipoglicemia	Prostração, rebaixamento do nível de consciência, convulsões múltiplas ou coma	Glicemia < 40 mg/dL
3. Anemia grave	Intensa palidez cutaneomucosa e astenia	Hematócrito < 21% em adultos e < 15% em crianças
4. Malária pulmonar	Angústia respiratória ou edema agudo de pulmão, com crepitações à ausculta pulmonar	Infiltrado alveolar difuso ou imagem de condensação difusa à radiografia de tórax
5. Acidose lática	Angústia respiratória com respiração acidótica	Acidose à gasometria arterial ou hiperlactatemia
6. Malária álgida	Síndrome do choque	Pode haver hemocultura positiva para bactérias gram-negativas; diminuição do cortisol sérico é uma possível causa
7. Malária renal	Oligúria (< 400 mL) mesmo após reidratação	Creatinina sérica > 3,0 mg/mL
8. CIVD	Sangramento de grande relevância	Plaquetopenia, prolongamento de TAP e TTPA, hipofibrinogenemia, aumento dos produtos de degradação da fibrina e dímeros-D
9. Malária hepática*	Icterícia	Bilirrubina total sérica > 3,0 mg/mL (*mais recentemente esse critério tem sido questionado se presente de forma isolada, e só deve ser levado em consideração quando houver falha de outro órgão)
10. Febre hemoglobinúrica	Colúria intensa	Hemólise intravascular com presença de hemoglobinúria maciça ao EAS, podendo evoluir para insuficiência renal aguda (geralmente após uso de quinino em malária *falciparum* ou primaquina em malária *vivax*)

Fonte: WHO[47,48].

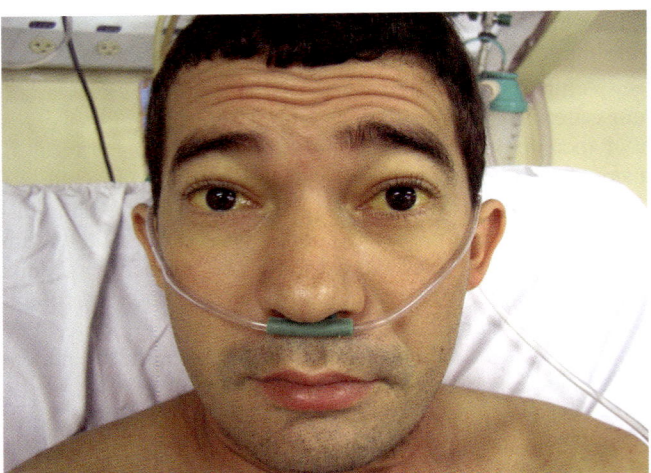

FIGURA 115.3 – Paciente primoinfectado por *P. falciparum*, com 20 dias de doença, alta parasitemia à gota espessa, evoluindo com insuficiência renal aguda e icterícia colestática. (Foto original de Marcus Vinicius Guimarães de Lacerda.)

forma mais comum é a anemia grave. A malária grave por *P. vivax*, ainda que mais rara, segue o mesmo padrão clínico descrito para as formas graves de infecção pelo *P. falciparum*. Nesses casos, sempre investigar a ocorrência de outras coinfecções associadas.

Malária com Outras Complicações

Algumas complicações clínicas da malária não estão dentro dos critérios de gravidade da OMS, mas têm grande relevância clínica, além de contribuir com grande número de internações por malária. A plaquetopenia (plaquetimetria menor que 150.000/mm³) é encontrada em cerca de 70% dos pacientes com malária mas, em função da adequada compensação medular e da maior adesividade das plaquetas circulantes, mesmo nos casos com plaquetopenia abaixo de

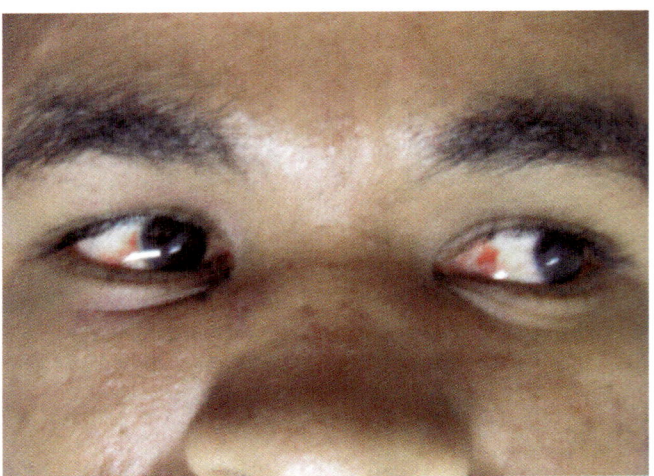

FIGURA 115.4 – Paciente com malária por *P. vivax*, evoluindo com 25.000 plaquetas/mm³ e discreta hemorragia conjuntival bilateral. (Foto original de Marcus Vinicius Guimarães de Lacerda.)

50.000/mm³, o sangramento clínico é raro e de pouca magnitude (Figura 115.4). Apesar de isoladamente não caracterizar um quadro de malária grave, a plaquetopenia tem sido correlacionada com o aumento da parasitemia. Entretanto, trata-se de uma complicação benigna, de conduta expectante, que regride na mesma velocidade da negativação da parasitemia, após o início da terapêutica com antimaláricos. A transfusão de concentrado de plaquetas raramente deve ser indicada.

Complicações menos frequentes são a formação de hematoma subcapsular esplênico ou infarto esplênico, que têm sido descritas com maior frequência nos casos de malária *vivax* e podem sofrer rotura, culminando com choque hipovolêmico e óbito. Pacientes com queixa de intensa dor abdominal devem realizar obrigatoriamente uma ultrassonografia de abdome superior para melhor investigação. Complicação muito frequente, sobretudo entre pacientes que se hospitalizam com icterícia ou vômitos incoercíveis, é a colecistite alitiásica, que também é facilmente identificada à ultrassonografia abdominal, fazendo diagnóstico diferencial com dengue, leptospirose e febre tifoide.

A anemia não grave associada à malária é uma complicação relativamente comum, especialmente em crianças que já têm outras causas de anemia associadas, em áreas tropicais, como desnutrição e parasitoses intestinais[37,45]. A recuperação não acontece em paralelo com a negativação da parasitemia periférica, como é o caso da plaquetopenia, podendo durar semanas ou meses devido a alterações da eritropoiese.

Na malária gestacional podem ocorrer complicações tais como retardo de crescimento intrauterino, parto prematuro, óbito fetal e sangramento retroplacentário. Uma ultrassonografia obstétrica de rotina deve sempre ser solicitada, com seguimento pré-natal adequado[32].

Algumas infecções bacterianas como pneumonia bacteriana e reativação de tuberculose podem eventualmente ser observadas como complicação da relativa imunossupressão desencadeada pela malária, além da diminuição da contagem de CD4+ em pacientes HIV-positivo. Pacientes com anemia falciforme (apesar de pacientes com o traço falcêmico evolutivamente apresentarem menor chance de infecção), podem ter crise de falcização grave desencadeada pela infecção malárica. Outras complicações mais raras são: rabdomiólise, púrpura trombocitopênica imune[27], síndrome hemofagocítica, esplenomegalia tropical[6] e a glomerulopatia crônica induzida por imunocomplexos (no caso de infecção por *P. malariae*).

DIAGNÓSTICO LABORATORIAL

Exames Específicos

Gota Espessa

Trata-se do método de maior relação custo-benefício, em áreas endêmicas, motivo pelo qual é adotado como método diagnóstico de rotina em todo o mundo. Colhe-se uma gota de sangue periférico capilar por punção digital e faz-se a pesquisa direta do parasito em uma gota espessa corada com Giemsa (método de Walker)[15]. Há a necessidade de um microscópio óptico com lente objetiva de 100x de aumento e um microscopista bem treinado. Na malária *falciparum*, durante a 1ª semana de febre, a forma parasitária encontrada com frequência é o trofozoíto; os gametócitos são encontrados apenas depois da 1ª semana. Raramente os esquizontes estão presentes no sangue periférico e, quando aparecem, indicam alta parasitemia e iminência de gravidade.

Na malária *vivax*, já no 1º dia de parasitemia patente é possível encontrar os trofozoítos, esquizontes e gametócitos (essas formas de *P. vivax* não são diferenciadas de rotina pelos microscopistas). Uma desvantagem do exame é a sua baixa sensibilidade para detectar baixas parasitemias. Estima-se que o diagnóstico seja possível apenas com parasitemia igual ou superior a 10 parasitos/µL. Assim, nos primeiros dias de doença, quando o exame é negativo, recomenda-se a realização posterior de novo exame. Para fins de protocolos de pesquisa, a parasitemia é quantificada por microlitro; entretanto, na rotina, usa-se um método semiquantitativo, com base na leitura de 100 campos da lâmina, em grande aumento (Tabela 115.2).

TABELA 115.2

Diagnóstico Semiquantitativo ao Exame da Gota Espessa	
Parasitemia em Cruzes	**Número de Parasitos**
+/2	40-60 parasitos contados/100 campos
+	1 parasito/campo
++	2-20 parasitos/campo
+++	21-200 parasitos/campo
++++	> 200 parasitos/campo

No caso da malária *falciparum*, a parasitemia ≥ +++ muda inclusive a abordagem terapêutica. Na malária *vivax*, a parasitemia tem pouco significado clínico. Entretanto, em pacientes com infecção por *P. vivax* com altas parasitemias deve-se ficar atento à possibilidade de infecção mista por *P. falciparum*. A boa microscopia depende de treinamento constante e bom controle de qualidade dos laboratórios, com revisão de lâminas por pessoas mais experientes.

Esfregaço

Tem baixa sensibilidade, em função da menor quantidade de sangue examinada. Uma vantagem é permitir melhor diferenciação entre as espécies por melhor preservar as formas das células. É realizado de rotina em alguns países endêmicos, juntamente com a gota espessa, por recomendação da OMS.

Testes Rápidos

Os testes rápidos, que têm como base a detecção de antígenos parasitários em fitas, dispensam pessoas treinadas e microscópios. Uma nova geração de testes permite o diagnóstico de malária por *P. falciparum* e malária por espécies não *P. falciparum* com o uso de anticorpos monoclonais em fita, que detectam a presença da enzima pDHL (antígeno pan-malárico) e da proteína HRP-2 (presente só em *P. falciparum*) (OptiMal®, ICT Pf./P.v.®). Entretanto, apesar de simples realização e leitura, ainda apresentam alto custo para as áreas endêmicas, o que justifica a necessidade de mais estudos em áreas tropicais para a avaliação de sua custo-efetividade. Discute-se o emprego de tais testes em situações de epidemia ou em localizações mais remotas, onde a implantação da microscopia não é exequível[13]. A letalidade da malária costuma ser maior em áreas da extra-Amazônia, em parte pela maior dificuldade no diagnóstico, motivo pelo qual os testes rápidos têm grande valor nessas áreas.

PCR (*Polymerase Chain Reaction*)

Não é usada como rotina de diagnóstico devido ao elevado custo dos reagentes e equipamentos. Tem sido apontada, ultimamente, como o método de maior sensibilidade para o diagnóstico da malária, mas ainda se restringe aos protocolos de pesquisa clínica[20]. Sua utilidade para o controle de malária transfusional em bancos de sangue tem sido estudada[44].

No Brasil, define-se como caso de malária aquele com microscopia e/ou teste rápido positivo, a partir do qual se recomenda o tratamento antimalárico específico para cada espécie. Todos os casos testados e positivos são registrados de forma sistemática em um sistema de informação nacional (SIVEP-Malária), acarretando na totalidade de notificação dos casos. Não se utiliza o tratamento presuntivo (sem confirmação laboratorial), mesmo nas áreas mais remotas.

Exames Inespecíficos

É importante relembrar que os exames complementares devem ser solicitados em pacientes já com diagnóstico de malária apenas quando da suspeita de malária grave. Ao hemograma, evidencia-se anemia normocítica normocrômica, plaquetopenia, e a contagem de leucócitos é variável, podendo constatar-se tanto leucopenia quanto leucocitose. Nos casos graves, mesmo na ausência de infecção bacteriana associada, pode-se observar leucocitose, o que tem sido associado a pior prognóstico. A bioquímica do sangue está mais alterada nos casos graves. Observam-se aumento de bilirrubinas totais (predomínio da bilirrubina indireta nos casos de febre hemoglobinúrica e da bilirrubina direta na colestase hepática), ureia, creatinina e lactato, e diminuição de glicose, cálcio e fosfato. As transaminases se elevam pouco, não mais do que cinco vezes os valores normais. Casos de malária com aumento exuberante de transaminases devem levantar a suspeita de doenças concomitantes causadas por vírus hepatotrópicos.

DIAGNÓSTICO DIFERENCIAL

Nos primeiros 3 dias de doença clínica, a malária é uma doença que se manifesta como uma síndrome febril aguda indiferenciada, recomendando-se que em todo paciente nessa situação, residente ou que esteve em uma área de transmissão, realize-se a pesquisa de plasmódio. Assim, no início do quadro, a malária faz diagnóstico diferencial com grande parte das doenças infecciosas que se apresentam com febre, em particular dengue clássico[33], infecção por influenza e do trato urinário (pacientes com malária também podem apresentar piúria ao EAS). Pacientes que desenvolvem síndrome febril hemorrágica aguda fazem diagnóstico diferencial com dengue clássico com manifestações hemorrágicas, febre hemorrágica do dengue (dengue grave), doença meningocócica e riquetsioses.

Já nos pacientes que desenvolvem a forma grave da doença, geralmente com síndrome febril ictérica aguda ou síndrome febril íctero-hemorrágica aguda, é fundamental a diferenciação clínica com colecistite aguda, obstrução de vias biliares por *Ascaris lumbricoides*, leptospirose, febre tifoide, sepse e abscesso hepático (entre as afecções sem aumento expressivo de AST e ALT) e hepatite viral aguda e febre amarela (entre as afecções com aumento expressivo de AST e ALT). A malária cerebral faz diagnóstico diferencial com meningoencefalites virais ou bacterianas e tétano grave. Em particular, na malária *vivax* grave as coinfecções devem ser buscadas de forma sistemática, pois formas graves causadas por essa espécie são mais infrequentes do que por *P. falciparum*.

TRATAMENTO

Tratamento Específico

O tratamento da malária deve ser conduzido com duas importantes finalidades: a melhora clínica do paciente e o controle da doença, com a interrupção do ciclo biológico através do esgotamento das fontes de infecção, já que não há outros reservatórios da doença relevantes que não o próprio homem. Assim, o tratamento precoce não só melhora o quadro clínico, como também evita complicações e o número de óbitos pela doença. Epidemiologicamente, o tratamento precoce ajuda na redução da transmissão, uma vez que diminui o tempo que uma pessoa se apresenta como fonte de formas sexuadas para os vetores.

Dentre os problemas que enfrentamos no tratamento da malária, um deles merece especial atenção, a resistência às drogas antimaláricas, que ocorre quando administramos uma droga na sua dose recomendada e não conseguimos a cura parasitológica. Alguns conceitos são fundamentais para o entendimento e o correto manejo dos pacientes com infecção por parasito resistente.

- *Recidiva ou recorrência:* reaparecimento de sintomas clínicos, parasitemia, ou ambos, de uma infecção malárica, depois de transcorrido período de tempo superior ao da periodicidade normal dos acessos. É um termo empregado de forma abrangente, que pode ter várias causas (recrudescência, recaída ou reinfecção).
- *Recrudescência:* reaparecimento das manifestações clínicas de uma infecção malárica, causada pela sobrevivência de formas eritrocíticas. Costuma ser uma recidiva de curto prazo (até 28 dias) e, geralmente, traduz uma ação não satisfatória das drogas esquizonticidas utilizadas no tratamento da infecção.
- *Recaída:* reaparecimento das manifestações clínicas de uma infecção malárica, causada por uma nova invasão dos eritrócitos por merozoítos oriundos de formas de origem hepática (hipnozoítos). Portanto, o termo só deve ser empregado nas recidivas por *P. vivax* ou *P. ovale*. Costuma acontecer após 28 dias (o tempo de recaída depende da cepa do parasito e da região geográfica). Geralmente traduz uma ação não satisfatória da droga hipnozoiticida utilizada para a cura radical (primaquina).
- *Reinfecção:* como o próprio nome sugere, trata-se de uma nova infecção. Quando acontece pouco tempo

depois de um episódio de malária, pode ser confundida com recaída ou recrudescência, muitas vezes não sendo possível a distinção clínica.

Para *P. falciparum,* está perfeitamente definida a interpretação da resistência (R) *in vivo* do parasito aos antimaláricos:

- *R1:* quando ocorre negativação da parasitemia antes do 7º dia de controle parasitológico e durante o seguimento clínico, até o 42º dia, observa-se o retorno de parasitos no sangue periférico. Se o reaparecimento da parasitemia ocorre antes do 14º dia, dizemos que se trata de RI precoce, após o 14º dia, consideramos RI tardia.
- *R2:* quando se verifica diminuição da parasitemia, sem que ocorra, no entanto, negativação da mesma, até o 7º dia de acompanhamento clínico.
- *R3:* quando não ocorre diminuição da parasitemia ou até o aumento da mesma, na vigência do tratamento.

Um dos problemas de se estudar a resistência aos antimaláricos é a garantia de que o paciente usou a medicação ou a absorveu de maneira adequada. Outra dificuldade é o seguimento clínico rigoroso dos pacientes, com realização sistemática de gotas espessas, o que quase sempre só é possível em centros de pesquisa clínica de referência, nas áreas endêmicas.

A primeira evidência de diminuição da sensibilidade de *P. falciparum* à cloroquina aconteceu em 1957, na Tailândia. Em 1961 foi descrita na literatura a resistência com cepas da América do Sul, em pacientes procedentes da Colômbia. Em 1964 foi descrita no Vietnã e na Malásia. Em 1968 já era encontrada na Colômbia, no Brasil, na Venezuela e no Peru.

A partir de 1989, encontramos também relatos na literatura de diminuição da sensibilidade de *P. vivax* à cloroquina. Os primeiros relatos foram feitos com pacientes que adquiriram malária *vivax* em Nova Guiné. Em 1999 foi relatada pela primeira vez no Brasil, para o *P. vivax*, resistência do tipo R2 à cloroquina e resistência do tipo R3 à mefloquina, no Estado do Amazonas[23]. Ainda que exista no Brasil uma resistência à cloroquina estimada em 10%[39], o fenômeno ainda não parece estar espalhado por toda a Amazônia, e por isso não se reverteu em uma mudança da primeira linha de tratamento, como já aconteceu na Indonésia e em Papua Nova Guiné[22].

Drogas Antimaláricas em Uso no Brasil

A política de uso de drogas antimaláricas é distinta em cada país endêmico, em que pese o perfil regional de sensibilidade aos antimaláricos. Neste capítulo, trataremos apenas das principais drogas e esquemas adotados pelo Ministério da Saúde do Brasil, que padroniza, compra e distribui as drogas com exclusividade[14]. No Brasil, antimaláricos não são vendidos livremente em farmácias, com a finalidade de diminuir automedicação e consequente resistência.

- *Cloroquina:* é uma 4-aminoquinoleína usada no tratamento da malária e representou o antimalárico mais importante dos últimos 40 anos. Apresentava ação efetiva contra as quatro espécies de plasmódios da malária humana no passado. Pode ser usada com segurança em crianças e gestantes. Atualmente não deve ser usada para o tratamento das infecções por

P. falciparum (exceto em alguns poucos países da América Central como o Haiti), em razão do elevado nível de resistência. Nos últimos anos, o aparecimento da resistência de *P. vivax* pode representar mais um obstáculo ao uso dessa droga. Nas cepas sensíveis, apresenta rápida atividade esquizonticida, incluindo as infecções por *P. malariae* e *P. ovale*. A absorção por via oral é rápida, alcançando pico plasmático em 2 a 3 horas, podendo ser detectada no plasma em até 2 meses, e na urina por 4 meses. É uma droga com poucos efeitos colaterais; o mais frequente é o prurido que, em geral, não contraindica o uso ou a interrupção da medicação. Só existe na apresentação oral.

- *Primaquina:* é uma 8-aminoquinoleína com ação contra os gametócitos de todos os plasmódios e hipnozoítos de *P. vivax* e *P. ovale*. É a única droga usada para evitar recaídas, embora já esteja em fase de ensaios clínicos uma outra 8-aminoquinoleína, a tafenoquina (WR238605), com possibilidade de tratamento radical em dose única. A primaquina é rapidamente absorvida quando ingerida por via oral, alcançando concentrações plasmáticas entre 1 e 3 horas, com vida média de 5 horas. É rapidamente metabolizada no fígado. Uma das vias metabólicas leva à formação da 5-hidroxiprimaquina e da 5-hidroxidometilprimaquina, ambas com ação antimalárica, mas também com ação oxidante, podendo levar à metemoglobinemia ou hemólise (febre hemoglobinúrica) em pessoas deficientes de uma importante enzima antioxidante, a glicose-6-fosfato desidrogenase (G6PD). No Brasil, apesar da prescrição sistemática da primaquina no tratamento radical da malária, a população não é rastreada para esta deficiência, que acomete cerca de 3% dos homens que vivem na Amazônia. Sua mielotoxicidade pode levar a anemia e leucopenia. Está contraindicada em gestantes, lactantes e crianças até 6 meses de idade. No Brasil, existem poucos relatos sobre a frequência e o período das recaídas na malária por *P. vivax,* com o emprego da primaquina. Na Amazônia brasileira, tanto com primaquina na dose de 15 mg/dia (0,25 mg/kg) por 14 dias, quanto no esquema mais utilizado de 30 mg/dia (0,5 mg/kg) por 7 dias, observa-se percentual médio de recaída semelhante, de 22%. Entretanto, acredita-se que essa alta frequência de recaída se dê pela má adesão ao tratamento ou por subdosagem em pacientes com sobrepeso e obesos[21].

- *Artemisinina e seus derivados:* são os antimaláricos mais potentes que possuímos na atualidade, capazes de reduzir rapidamente a febre e a parasitemia. As artemisininas foram reservadas, por muito tempo, para o tratamento da malária grave e complicada ou para o tratamento de cepas multirresistentes do *P. falciparum*. Quanto à toxicidade, nas doses recomendadas não têm sido relatados efeitos adversos graves. Os mais comuns são cefaleia, náuseas, vômitos, dor abdominal e diarreia, que podem aparecer de forma ocasional. Um dos problemas dos derivados da artemisinina é a incapacidade de fazer com que nas infecções por *P. falciparum* a parasitemia permaneça negativa após a monoterapia, em função da reduzida meia-vida da droga (cerca de 12 horas). Mesmo com doses elevadas, a ocorrência

de recrudescência chega a 22%. Essa é uma das razões para que os esquemas de tratamento com os derivados da artemisinina incluam a associação com outra droga antimalárica com meia-vida mais prolongada (*Artemisinin-Combined Therapy* – ACT). Além disso, a associação de drogas antimaláricas, incluindo um derivado de artemisinina, tem sido uma recomendação da OMS na atualidade, com a finalidade de evitar o aumento da resistência aos antimaláricos. Ademais, o uso de derivados de artemisinina reduz o desenvolvimento de gametócitos, o que parece ter importante papel no controle da transmissão da doença. Para o uso oral, existem as seguintes combinações em doses fixas: artesunato/mefloquina, artesunato/amodiaquina, artesunato/sulfadoxina/pirimetamina, diidroartemisinina/piperaquina, artemisinina/fosfato de naftoquina, artesunato/pironaridina e artemeter/lumefantrina. Esta última combinação foi adotada, em 2007, no Brasil, como primeira opção de tratamento da malária *falciparum* não grave. Não há estudos suficientes que indiquem a utilização dos derivados de artemisinina no 1º trimestre da gestação. O uso de artemisininas no tratamento de formas graves de malária *falciparum* já é adotado no Brasil desde a década de 1990, mas recentemente foi também adotado de forma mais ampla na África.

- *Quinino:* é um quinolinometanol e uma das primeiras drogas a fazer parte do tratamento da malária. É disponível por via oral e parenteral (IV). Por via oral, a droga é rapidamente absorvida no intestino delgado, alcançando concentrações máximas no plasma em torno de 1 a 3 horas após a administração, distribuindo-se por várias partes do organismo. O principal metabolismo da droga é no fígado, respondendo por 80% da sua eliminação. Pode permanecer no organismo por 48 horas; em geral, 10 a 12 horas é o tempo durante o qual podemos ter concentrações séricas com níveis terapêuticos. Alguns pacientes que são tratados com quinino podem apresentar uma síndrome conhecida como cinchonismo, caracterizada por zumbido, visão borrada e perda transitória da audição. Ainda como reação adversa, podemos encontrar anorexia, náuseas, vômitos, alterações no eletrocardiograma caracterizadas por diminuição na condução atrioventricular, bradicardia, hemólise, asma, urticária, plaquetopenia e hipoglicemia. A droga também é implicada como agente desencadeador da febre hemoglobinúrica. Em função do alto percentual de resistência de *P. falciparum* a essa droga, bem como seus inúmeros efeitos colaterais, quando utilizada isoladamente, tem-se recomendado o uso por menor tempo associado a outros antibióticos, como as tetraciclinas ou a clindamicina.

A resistência de *P. falciparum* ao quinino no Brasil aumentou de tal maneira que, em 2007, esse fármaco deixou de ser a primeira linha de tratamento.

- *Mefloquina:* é outro quinolinometanol com ação esquizonticida sanguínea que deixou de ser utilizado no tratamento da malária no Brasil devido à resistência de *P. falciparum* e aos seus efeitos adversos. As principais reações causadas por esse fármaco são: tontura, náuseas, vômitos, diarreia, dor abdominal e anorexia. Considera-se importante reação adversa a potenciali-

TABELA 115.3

	1ª dia	2ª dia	3ª dia	4ª dia	5ª dia	6ª dia	7ª dia
	Tratamento de Malária *vivax* – Dose por Dia						
*Cloroquina**	10 mg/kg (4 comprimidos)	7,5 mg/kg (3 comprimidos)	7,5 mg/kg (3 comprimidos)	-	-	-	-
*Primaquina***	0,5 mg/kg (2 comprimidos de 15 mg)***						

Fonte: Ministério da Saúde[14]

* Apresentação da cloroquina: comprimidos de 150 mg
** Apresentação da primaquina: comprimidos de 5 e 15 mg. Não administrar primaquina a gestantes e a crianças com menos de 6 meses.
*** Número de comprimidos recomendado para um adulto com peso médio de 60 kg. Ajustes devem ser feitos de acordo com o peso do paciente.

TABELA 115.4

	Peso	1º dia	2º dia	3º dia
	Tratamento de Malária *falciparum* não Grave – Dose por Dia			
Artemeter/lumefantrina*	> 35 kg	4 comprimidos 12/12 h	4 comprimidos 12/12 h	4 comprimidos 12/12 h
	25-34 kg	3 comprimidos 12/12 h	3 comprimidos 12/12 h	3 comprimidos 12/12 h
	15-24 kg	2 comprimidos 12/12 h	2 comprimidos. 12/12 h	2 comprimidos 12/12 h
	<15 kg	1 comprimido 12/12 h	1 comprimido 12/12 h	1 comprimido 12/12 h

Fonte: Ministério da Saúde[14].

* Apresentação do artemeter/lumefantrina: comprimidos de 20/120 mg.

Comentários:
1. A absorção da combinação é aumentada com a alimentação gordurosa.
2. Contraindicações: 1º trimestre da gestação e crianças abaixo de 6 meses de idade. (Nesses casos deve-se optar pelo uso de quinino, em combinação com clindamicina – Tabela 115.8.)
3. Recomenda-se a administração sistemática de primaquina, como gametocida, se não houver contraindicação, ao final de qualquer esquema de tratamento de malária falciparum (45 mg para adultos e 15 mg para crianças, em dose única). Mais atualmente se demonstrou que a dose única de 15 mg para adultos é suficiente para a ação gametocida, o que já é adotado pela OMS, evitando-se assim o risco de hemólise em pessoas com deficiência de G6PD.
4. Na ausência de artemeter/lumefantrina, pode-se optar pelo uso de quinino associado com doxiciclina (Tabela 115.9).

zação ou o desencadeamento de crises convulsivas e surtos psicóticos, especialmente em altas doses. Tanto durante o uso terapêutico, quanto durante o uso profilático da mefloquina, tem sido verificada a ocorrência de crises convulsivas, com mais frequência naquelas pessoas com antecedentes de problemas neurológicos. Por essa razão, a mefloquina não deve ser indicada para pessoas que durante alguma época da vida apresentaram convulsões ou referem passado de tratamento psiquiátrico. Não há estudos suficientes que indiquem sua utilização no 1º trimestre da gestação.

• *Antibióticos*: tetraciclinas e clindamicina são esquizonticidas de ação lenta, razão pela qual não devem ser usadas em monoterapia. Constituem alternativa em associação com quinino para tratamento de malária por *P. falciparum* quando não forem disponíveis os derivados da artemisinina ou quando estes forem contraindicados. A clindamicina pode ser empregada na malária grave suplementando o tratamento com derivado de artemisinina. As tetraciclinas (tetraciclina e doxiciclina) apresentam como reações adversas náuseas, vômitos e diarreia. Estão contraindicadas em gestantes, crianças e hepatopatas. A clindamicina, embora não apresente reações na mesma proporção, pode predispor o aparecimento de colite pseudomembranosa, causada por *Clostridium difficile*.

É importante lembrar que os pacientes em uso irregular de drogas antimaláricas podem ter diminuição da parasitemia, dificultando o diagnóstico da doença pelo exame da gota espessa. Alguns antibióticos, apesar de não serem utilizados primariamente como antimaláricos, apresentam ação esquizonticida suficiente para justificar uma pesquisa de plasmódio falsamente negativa, como sulfonamidas, macrolídeos, quinolonas e clindamicina. Por esse motivo, é sempre importante investigar o uso prévio de tais drogas na anamnese, diante de um paciente com história epidemiológica sugestiva de malária com gota espessa negativa.

Esquemas de Tratamento

As Tabelas 115.3 a 115.9 apresentam os esquemas de tratamento da malária empregados no Brasil, seguindo recomendações, de acordo com o peso do paciente, da Secretaria de Vigilância em Saúde (SVS) do Ministério da Saúde[14].

TABELA 115.5

Tratamento de Malária *falciparum* Grave ou com Parasitemia ≥ + + + (ou Malária *vivax* Grave Independentemente da Parasitemia)	
	1ª - 7ªdia
Artesunato* (IV) ou Artemeter** (IM)	1,0 mg/kg 12/12 h

Fonte: Ministério da Saúde[14]

* Apresentação do artesunato: ampolas de 60 mg
** Apresentação do artemeter: ampolas de 80 mg

Comentários:

1. No caso de malária falciparum, quando for detectada a presença de esquizontes em circulação periférica, independentemente da parasitemia, pode-se aumentar a dose de artemisinina, no 1º dia, para duas doses de 2 mg/kg cada, com intervalo de 6 horas, a fim de reduzir a parasitemia de forma mais rápida, pelo maior risco de gravidade.

2. Esses pacientes com malária grave ou com alta parasitemia devem ser tratados preferencialmente em regime de internação hospitalar, devendo receber alta apenas após a melhora clínica e a negativação da parasitemia.

3. Contraindicações das artemisininas: 1º trimestre da gestação; entretanto, nesses casos graves deve-se avaliar a relação risco-benefício.

4. Caso o paciente apresente melhora parasitológica e clínica, pode-se optar por 3 dias de artemisinina parenteral e completar o restante dos 7 dias com clindamicina, IV ou VO (ver dose na Tabela 115.8).

5. Na ausência de derivados de artemisinina para uso parenteral, pode-se optar pelo uso de quinino IV, com o devido cuidado da infusão lenta, pelo risco de arritmias graves. Outro risco associado ao uso dessa droga IV é a hipoglicemia. De preferência, associa-se clindamicina ao quinino (Tabela 115.8).

6. Em caso de malária vivax grave, complementar com o esquema de 7 dias de tratamento com primaquina, como descrito na Tabela 115.3.

7. Administrar primaquina, conforme comentário 3 do tratamento de malária falciparum não grave.

TABELA 115.6

Tratamento de Malária Mista (*P. falciparum* + *P. vivax*)
O tratamento da malária mista é realizado da mesma forma que o tratamento da malária *falciparum* (grave ou não grave), associando-se, ao final, o mesmo esquema posológico de primaquina utilizado para o tratamento da malária *vivax*.

Fonte: Ministério da Saúde[14]

TABELA 115.7

Tratamento de Malária por *P. malariae* – Dose por Dia			
	1ª dia	**2ª dia**	**3ª dia**
Cloroquina	10 mg/kg (4 comprimidos)* Dose única/dia	7,5 mg/kg (3 comprimidos)* Dose única/dia	7,5 mg/kg (3 comprimidos)* Dose única/dia

Fonte: Ministério da Saúde[14].

* Número de comprimidos recomendado para um adulto com peso médio de 60 kg.

TABELA 115.8

Esquema Recomendado para Tratamento de Malária *falciparum* no 1º Trimestre da Gestação e Crianças com Menos de 6 Meses – Dose por Dia		
	1º, 2º e 3º dia	**4º e 5º dias**
Quinino*	30 mg/kg***	-
Clindamicina**	20 mg/kg***	20 mg/kg***

Fonte: Ministério da Saúde[14].

* Apresentação do quinino: comprimidos e ampolas de 500 mg.
* Apresentação da clindamicina: comprimidos de 300 mg e ampolas com 300 mg e 600 mg.
*** Dose diária deve ser fracionada de 12/12 horas.
**** Número de comprimidos recomendado para um adulto com peso médio de 60 kg.

TABELA 115.9

Esquema de Segunda Escolha para Tratamento de Malária *falciparum* não grave – Dose por Dia		
	1º, 2º e 3º dia	4º e 5º dias
Quinino*	30 mg/kg*** (4 comprimidos)****	-
Doxiciclina**	3,4 mg/kg*** (2 comprimidos)****	3,4 mg/kg*** (2 comprimidos)***

Fonte: Ministério da Saúde[14].

* *Apresentação do quinino: comprimidos e ampolas de 500 mg.*
* *Apresentação da doxiciclina: comprimidos de 100 mg.*
*** *Dose diária deve ser fracionada de 12/12 horas.*
**** *Número de comprimidos recomendado para um adulto com peso médio de 60 kg.*

Comentários:
1. Caso não haja disponibilidade de doxiciclina, pode ser utilizada a tetraciclina na dose de 250 mg (um comprimido) 8/8 horas por 7 dias (para adultos).
2. Contraindicações de doxiciclina e tetraciclina: gestantes, lactantes e crianças abaixo de 8 anos de idade.
3. Esse esquema é usado excepcionalmente, na ausência do esquema preferencial (Tabela 115.4).

TRATAMENTO DE SUPORTE[49]

A principal medida de controle da doença grave é a administração precoce da terapêutica específica, entretanto, quando o paciente evolui para a forma grave da doença, algumas medidas podem mudar seu prognóstico (Tabela 115.10). Dá-se, sempre que possível, prioridade à internação em unidade de terapia intensiva (UTI) e a alta só é possível quando a gota espessa estiver negativa e, o paciente, clínica e laboratorialmente estável. Deve-se ter especial cuidado com o balanço hídrico e suporte ventilatório devido ao risco aumentado de edema pulmonar, em comparação com outras condições que levam a sepse.

PREVENÇÃO

O que no passado parecia estar completamente definido em relação à profilaxia da malária merece hoje profundas reflexões. Chegou-se a trabalhar com a hipótese de que a erradicação da malária no mundo era apenas uma questão de tempo. No início dos anos 1950, tínhamos uma droga (cloroquina) com poucas contraindicações que era capaz de curar a fase aguda determinada pelas quatro espécies de plasmódio. Também estava disponível um inseticida (DDT) que, quando aplicado no intradomicílio, reduzia a densidade dos anofelinos. Essas duas medidas, combinadas com algumas ações de saneamento ambiental, suportavam a ideia da erradicação.

No entanto, ela não ocorreu e, hoje, a malária continua sendo um importante problema de saúde no mundo. As análises dos programas apontam alguns entraves: redução dos investimentos, resistência dos plasmódios aos antimaláricos, resistência dos anofelinos aos inseticidas, não inclusão do ser humano como variável importante na disseminação das cepas de plasmódios e importante modificador do meio ambiente. De qualquer forma, a profilaxia da malária para as áreas endêmicas está fundamentada nos seguintes princípios[1,16,40,43]:

— diagnóstico e tratamento precoce dos casos, com a finalidade básica de diminuir a letalidade e reduzir a fonte de contaminação para os mosquitos;

— manejo ambiental (limpeza das margens dos criadouros do vetor) no sentido de dificultar a proliferação dos anofelinos na fase larvária;

— uso de inseticida através da estratégia do controle seletivo de vetores, incluindo o uso de mosquiteiros impregnados;

— uso de biolarvicidas nos criadouros dos anofelinos;

— educação em saúde para que, dentre outras coisas, as pessoas entendam corretamente como ocorre a transmissão da malária e quais os cuidados que devem adotar quando manipulam a floresta nas proximidades de áreas alagadas;

— inserção do Programa Nacional de Controle da Malária na atenção básica, em especial no Programa de Saúde da Família;

— realização de gotas espessas durante o acompanhamento pré-natal em gestantes de áreas endêmicas, a fim de reduzir o impacto da doença sobre o concepto e evitar a ocorrência de malária congênita.

A recomendação de quimioprofilaxia para malária não é uma conduta rotineira para habitantes das áreas endêmicas, mas tem sido uma recomendação da OMS e dos CDC/Atlanta para viajantes procedentes de áreas não endêmicas. A medicação de escolha deve ser decidida caso a caso para cada viajante, após consulta prévia a uma clínica de viajantes, levando-se em consideração a idade, a presença de comorbidades, o estado gestacional e o local a ser visitado. A quimioprofilaxia recomendada para as áreas endêmicas da Amazônia brasileira pode ser feita com mefloquina, doxiciclina, primaquina ou atovaquona/proguanil[46].

A vacina antimalárica ainda não é uma realidade, apesar dos esforços de vários grupos de pesquisa, ao longo de mais de 100 anos. A maior parte dos recursos tem sido destinada à pesquisa de uma vacina contra a espécie mais letal, *P. falciparum*. As principais estratégias da produção da vacina são: 1) vacinas contra antígenos das formas esporozoíticas (p. ex., RTS,S); 2) vacinas contra antígenos das formas sanguíneas (p. ex., MSP/RESA) e 3) vacinas de bloqueio da transmissão (contra proteínas das formas gametocíticas ou dos gametas, zigotos e oocinetos presentes no mosquito)[9,12,17]. De todas

TABELA 115.10

	Manejo Clínico das Complicações Graves da Malária
Forma de Malária Grave	*Conduta Imediata*
Malária cerebral	Manter vias aéreas pérvias; excluir causas tratáveis de coma (hipoglicemia e meningite bacteriana); evitar o uso de corticoides e intubar, se necessário; controlar as convulsões com diazepam via retal ou IV
Hipoglicemia	Corrigir a hipoglicemia e manter infusão de solução de glicose. Optar por outro esquizonticida que não o quinino
Anemia grave	A transfusão de concentrado de hemácias deve obedecer aos critérios clínicos (evidência de descompensação cardíaca, astenia intensa ou prostração)
Malária pulmonar	Colocar o paciente em 45º; fornecer oxigênio suplementar; usar diuréticos; interromper o uso de líquidos IV; intubar em casos de hipoxemia grave
Acidose metabólica	Excluir hipoglicemia, hipovolemia e sepse. A hemodiálise pode ajudar a reverter o quadro
Malária álgida	Suspeitar de sepse e colher hemoculturas; introduzir antibióticos de amplo espectro; corrigir o distúrbio hemodinâmico com infusão de líquidos IV e eventualmente com o uso de aminas vasoativas
Malária renal	Instituir hemodiálise precocemente; caso não esteja disponível, instituir diálise peritoneal
CIVD	Transfusão de crioprecipitado, plasma fresco congelado e concentrado de plaquetas; uso de vitamina K injetável
Hematoma subcapsular esplênico	Indicação de repouso absoluto; em caso de suspeita de ruptura (aumento da dor abdominal ou alteração hemodinâmica), encaminhar à avaliação cirúrgica para esplenectomia de urgência
Desidratação	Cada caso deve ser manejado de forma individual, com o cuidado de se evitar a piora da acidose metabólica com a reidratação VO e evitar o edema pulmonar com a reidratação IV
Plaquetopenia	Conduta expectante e manejo ambulatorial se não houver sangramentos; evitar a transfusão de concentrado de plaquetas, que deve ser feita excepcionalmente em casos de sangramento profuso ou em caso de CIVD

elas, a vacina mais promissora e em fase mais adiantada de investigação clínica é a RTS,S/AS01, que confere proteção de cerca de 34% contra formas graves de malária entre crianças africanas. Entretanto, seu uso em áreas onde *P. vivax* é a espécie mais frequente é questionável.

REFERÊNCIAS BIBLIOGRÁFICAS

1. Albuquerquer BC. Reorganization of the Brazilian Amazon region and malaria control. Mem Inst Oswaldo Cruz. 1992;87(Suppl. 3):341.
2. Alecrim MGC, Alecrim W, Macedo V. *Plasmodium vivax* resistance to chloroquine (R2) andmefloquine (R3) in Brazilian Amazon region. Rev Soc Bras Med Trop. 1999;32:67-68.
3. Alecrim, MGC et al. Description of a possible clonal expansion of *Plasmodium vivax* in Manaus-Amazonas-Brazil. Rev Soc Bras Med Trop. 1999;32:303-05.
4. Alecrim MGC et al. Tratamento de crianças com malaria pelo *Plasmodium falciparum* com derivados da artemisinina. Rev Soc Bras Med Trop. 2003;36:223-26.
5. Alecrim MGC et al. Successful treatment of *Plasmodium falciparum* malaria with a six-dose regimen of artemether-lumefantrine versus quinine-doxycycline in the Western Amazon region of Brazil. Am J Trop Med Hyg. 2006;74:20-25.
6. Alecrim WD et al. Tropical splenomegaly in the Ituxi River, Amazonas, Brazil. Rev Inst Med Trop São Paulo. 1093;24:54-57.
7. Alecrim WD, Espinosa FE, Alecrim MG. *Plasmodium falciparum* infection in the pregnant patient. Infect Dis Clin North Am. 2000;14:83-95.
8. Alexandre MA et al. Severe *Plasmodium vivax* malaria, Brazilian Amazon. Emerg Infect Dis. 2010;16:1611-14.
9. Alonso PL et al. Efficacy of the RTS,S/AS02A vaccine against *Plasmodium falciparum* infection and disease in young African children: randomised controlled trial. Lancet. 2004;364:1411-20.
10. Alves FP et al. High prevalence of asymptomatic *Plasmodium vivax* and *Plasmodium falciparum* infections in native Amazonian populations. Am J Trop Med Hyg. 2002;66:641-48.
11. Angus BJ. Malaria on the world wide web. Clin Infect Dis. 2001;33:651-61.
12. Arevalo-Herrera M, Herrera S. *Plasmodium vivax* malaria vaccine development. Mol Immunol. 2001;38:443-55.
13. Bell D, Wongsrichanalai C, Barnwell JW. Ensuring quality and access for malaria diagnosis: how can it be achieved? Nat Rev Microbiol. 2006;4:S7-20.
14. Brasil, Ministério da Saúde, Secretaria de Vigilância em Saúde. Guia Prático de Tratamento da Malária no Brasil. Brasília: Ministério da Saúde; 2010. 35 p. Disponível em: http://bvsms.saude.gov.br/bvs/publicacoes/guia_pratico_malaria.pdf. Acessado em: mar. 201t5.
15. Brasil, Ministério da Saúde. Manual de Diagnóstico Laboratorial da Malária. Brasília: Ministério da Saúde, 2005. 118 p. Disponível em: http://bvsms.saude.gov.br/bvs/publicacoes/malaria_diag_manual_final.pdf. Acessado em: mar. 2015.
16. Brasil, Ministério da Saúde, Guia Prático para Profissionais da Saúde sobre a Prevenção da Malária em Viajantes. Brasília: Ministério da Saúde, 2008. 26 p. Disponível em: http://bvsms.saude.gov.br/bvs/publicacoes/guia_prevencao_malaria_viajantes.pdf. Acessado em: mar. 2015.
16a. Brasil, Ministério da Saúde. Secretaria de Vigilância em Saúde. Série histórica do número de casos de malária na região amazônica, por espécie de plasmódio, de 2000 a 2011. Fonte: Ministério da Saúde, Secretaria de Vigilância em Saúde. Boletim Epidemiológico. 2013;44(1):5. Disponível em: http://bvsms.saude.gov.br/bvs/periodicos/boletim_epidemiologico_numero_1_2013.pdf. Acessado em: mar. 2015.
16b. Brasil, Ministério da Saude. Sistema de Vigilância em Saúde. Sivep-Malaria. Resumo epidemiológico nacional mensal. Disponível em: http://dw.saude.gov.br/gsid/servlet/mstrWeb?evt=2048001&documentID=AC2B0F5041CEEC8C671FA39D5337A697&server=srvbipdf03&project=DMMalaria&uid=convidado&

pwd=datasus&hiddensections=header,path,dockTop,dockLeft,foo
ter. Acessado em: mar. 2015

17. Carvalho LJ, Daniel-Ribeiro CT, Goto H. Malaria vaccine: candidate antigens, mechanisms, constraints and prospects. Scand J Immunol. 2002;56:327-43.

18. Coura JR, Suarez-Mutis M, Ladeia-Andrade S. A new challenge for malaria control in Brazil: asymptomatic Plasmodium infection – a review. Mem Inst Oswaldo Cruz. 2006;101:229-37.

19. Cox-Singh J, Singh B. Knowlesi malaria: newly emergent and of public health importance? Trends Parasitol. 2008;24:406-10.

20. Di Santi SM, Kirchgatter K, Brunialti KC et al. PCR-based diagnosis to evaluate the performance of malaria reference centers. Rev Inst Med Trop São Paulo. 2004;46:183-87.

21. Duarte EC et al. Association of subtherapeutic dosages of a standard drug regimen with failures in preventing relapses of vivax malaria. Am J Trop Med Hyg. 2001;65:471-76.

22. Gama BE et al. Chemoresistance of Plasmodium falciparum and Plasmodium vivax parasites in Brazil: consequences on disease morbidity and control. Mem Inst Oswaldo Cruz. 2011;106(Suppl 1):159-66.

23. Gonçalves MJF, Alecrim WD. Non-planed urbanization as a contributing factor for malaria incidence in Manaus-Amazonas, Brazil. Rev Salud Publica (Bogota). 2004;6;156-66.

24. Guerra CA, Snow RW, Hay SI. Mapping the global extent of malaria in 2005. Trends Parasitol. 2006;22:353-58.

25. Kirchgatter K, del Portillo HA. Clinical and molecular aspects of severe malaria.An Acad Bras Cienc. 2005;77:455-75.

26. Kochar DK et al. Plasmodium vivax malaria. Emerg Infect Dis. 2005;11:132-34.

27. Lacerda MV et al. Idiopathic thrombocytopenic purpura due to vivax malaria in the Brazilian Amazon. Acta Trop. 2004;90:187-90.

28. Lança EFC. Dissertação de Mestrado. Universidade do Estado do Amazonas, 2011.

29. Loiola CC, Silva CJ, Tauil PL. Malaria control in Brazil: 1965 to 2001. Rev Panam Salud Publica. 2002;11:235-44.

30. Lomar AV, Vidal JE, Lomar FP. Acute respiratory distress syndrome due to vivax malaria: case report and literature review. Braz J Infect Dis. 2005;9:425-30.

31. Lourenço-de-Oliveira R et al. Anopheline species, some of their habits and relation to malaria in endemic areas of Rondônia State, Amazon region of Brazil. Mem Inst Oswaldo Cruz. 1989;84:501-14.

32. Martinez-Espinosa FE, Daniel-Ribeiro CT, Alecrim WD. Malaria during pregnancy in a reference centre from the Brazilian Amazon: unexpected increase in the frequency of Plasmodium falciparum infections. Mem Inst Oswaldo Cruz. 2004;99:19-21.

33. Menard D et al. Plasmodium vivax clinical malaria is commonly observed in Duffy-negative Malagasy people. Proc Natl Acad Sci USA. 2010;107:5967-71.

34. Mendis K et al. The neglected burden of Plasmodium vivax malaria. Am J Trop Med Hyg. 2001;64:97-106.

35. Miller LH et al. The pathogenic basis of malaria. Nature. 2002;415:673-79.

36. Muniz-Junqueira MI, Santos-Neto LL, Tosta CE. Influence of tumor necrosis factor-alpha on the ability of monocytes and lymphocytes to destroy intraerythrocytic Plasmodium falciparum in vitro. Cell Immunol. 2001;208:73-79.

37. Noronha E et al. Clinical study of falciparum malaria in children in Manaus, AM, Brazil. Rev Soc Bras Med Trop. 2000;33:185-90.

38. Oliveira-Ferreira J et al. Malaria in Brazil: an overview. Malar J. 2010;9:115(1-15). Disponível em: http://www.malariajournal.com/content/pdf/1475-2875-9-115.pdf. Acesso em: mar. 2015.

39. Santana Filho FS et al. Chloroquine-resistantPlasmodiumvivax, Brazilian Amazon. Emerg Infect Dis. 2007;13:1125-26.

40. Santos JB. Low adherence and high cost as factors in the failure of the use of insecticide-impregnated mosquito bed nets in the control of malaria in the Brazilian Amazon. Rev Soc Bras Med Trop. 1999;32:333-41.

41. Silva-Nunes M et al. The Acre Project: the epidemiology of malaria and arthropod-borne virus infections in a rural Amazonian population. Cad Saude Publica. 2006;22:1325-34.

41a. Siqueira AM et al. Characterization of Plasmodium vivax-associated admissions to reference hospitals in Brazil and India. BMC Medicine. 2015:13:57. Disponível em: http://www.biomedcentral.com/content/pdf/s12916-015-0302-y.pdf. Acessado em: mar. 2015.

42. Sturm A et al. Manipulation of host hepatocytes by the malaria parasite for delivery into liver sinusoids. Science. 2006;313:1287-90.

43. Tauil PL. Perspectives of vector borne diseases control in Brazil. Rev Soc Bras Med Trop. 2006;39:275-77.

44. Torres KL et al. Standardization of a very specific and sensitive single PCR for detection of Plasmodium vivax in low parasitized individuals and its usefulness for screening blood donors. Parasitol Res. 2006;98:519-24.

45. Ventura AMRS et al. Plasmodium vivax malaria in children and adolescents - epidemiological, clinical and laboratory features. J Pediatr (Rio de J.). 1999;5:87-194.

46. WHO. International Travel and Health. Geneva: WHO, 2007. 238 p.Disponível em: http://whqlibdoc.who.int/publications/2007/9789241580397_eng.pdf. Acessado em: mar. 2015.

47. WHO. Management of Severe Malaria - a practical handbook. 3rd ed. Geneva:WHO, 2012. 89 p. Disponível em: http://apps.who.int/iris/bitstream/10665/79317/1/9789241548526_eng.pdf. Acessado em: mar. 2015. .

48. WHO. Severe falciparum malaria. Trans R Soc Trop Med Hyg. 2000;94(Supl.1):S1-90.

49. WHO. Guidelines for the Treatment of Malaria.(2006). Geneva: WHO, 2012. 210 p. Disponível em: http://whqlibdoc.who.int/publications/2010/9789241547925_eng.pdf?ua=1. Acessado em: mar. 2015.

50. WHO. World Malaria Report.:Geneva:WHO, 2013. 286 p. Disponível em: http://www.who.int/malaria/publications/world_malaria_report_2013/report/en/. Acessado em: mar. 2015.

116 Melioidose

■ **Dionne Bezerra Rolim**

(CID 10 = A24 - Mormo e melioidose; A24.1 - Melioidose aguda (fulminante, pulmonar, septicêmica); A24.2 - Melioidose subaguda e crônica; A24.4 - Melioidose não especificada)

INTRODUÇÃO

A melioidose é uma doença bacteriana causada pelo bacilo gram-negativo *Burkholderia pseudomallei*, saprófita ambiental encontrado em solo e água de áreas endêmicas[4,5]. É uma importante causa de sepse adquirida na comunidade no Sudeste da Ásia e no Norte da Austrália[20]. Sua distribuição global e seu conhecimento encontram-se em expansão em todo o mundo[18,20]. O aumento da atenção na última década deve-se, em grande parte, à classificação de *Burkholderia pseudomallei* como agente potencial de bioterrorismo pelos *Centers for Diseases Control and Prevention* (CDC), com consequente aumento de investimento em pesquisas[18].

No Brasil, a melioidose é considerada emergente desde que foi detectada primeiramente no estado do Ceará, em 2003, quando ocorreu um surto no município de Tejuçuoca[14]. Desde então, estudos ambientais têm mostrado o isolamento da bactéria em solo e água do Ceará[15]. Além disso, estudos sorológicos evidenciaram que pessoas residentes em áreas rurais onde ocorreram casos confirmados de melioidose possivelmente têm exposição ambiental e persistente à *B. pseudomallei*, de forma assintomática[16]. O diagnóstico e o conhecimento da melioidose encontram-se em expansão no Ceará, que já registrou casos em 16 municípios, com elevada letalidade[19]. O Brasil já é considerado como área endêmica e a melioidose se constitui como problema de saúde pública no país, mas ainda não devidamente reconhecido. É necessária atenção especial para sua detecção e seu tratamento precoces.

HISTÓRIA

A primeira descrição da doença ocorreu em Rangum, Myanmar (antiga Birmânia), no ano de 1911. Em interessante relato, o patologista britânico Alfred Whitmore e seu assistente, C. S. Khishnaswami descreveram a identificação de um novo bacilo semelhante ao bacilo do mormo, conhecido na época como *Bacillus mallei* e que causava doença em animais. Durante necrópsias de usuários de drogas, observaram que o bacilo presente era móvel, o que o diferenciava do bacilo imóvel do mormo. Esse fato permitiu a identificação de um novo microrganismo, que chamaram de *Bacillus pseudomallei*. No ano de 1932, na Malásia, foi escrita a primeira monografia sobre a doença por Stanton e Fletcher. Eles documentaram casos suficientes em humanos e animais para produzir o manuscrito sobre a enfermidade e a denominaram de melioidose, que deriva do termo grego *melis* ("doença de asno")[4,5].

A *B. pseudomallei* somente se tornou conhecida nas Américas quando soldados dos Estados Unidos da América (EUA) apresentaram a doença após retornarem da guerra do Vietnã. Em muitas ocasiões, a enfermidade se manifestava muitos anos após a exposição, o que a levou a ser conhecida como doença bomba-relógio[5].

Previamente, a bactéria teve vários nomes: Bacilo *pseudomallei*, Bacilo de Whitmore, *Malleomyces pseudomallei* e *Pseudomonas pseudomallei*. Este permaneceu da metade final do século XX até o ano de 1992, quando a bactéria foi reclassificada, junto com outras espécies, no novo gênero *Burkholderia*, em homenagem ao microbiologista britânico Walter Burkholder[4,5].

AGENTE ETIOLÓGICO

B. pseudomallei pertence ao gênero *Burkholderia*, que possui mais de 40 espécies. Tradicionalmente, muitas espécies de *Burkholderia* são associadas a plantas ou estão presentes em solo; somente algumas espécies causam doenças em humanos. A *Burkholderia mallei*, que causa o mormo em animais, potencialmente pode causar doença em humanos. *Burkholderia cepacea* está associada à infecção oportunista em pacientes com fibrose cística e em surtos de infecção hospitalar. Outras espécies apresentam baixa virulência e raramente, ou quase nunca, causam doença em humanos, como a *Burkholderia thailandensis*, presente no solo da Tailândia e da Austrália, e a *Burkholderia oklahomensis*, esporadicamente presente no Oeste dos EUA[20].

B. pseudomallei é um bacilo gram-negativo não fermentador de glicose, móvel, aeróbico, não formador de esporos e oxidase positivo. A bactéria é um dos mais metabolicamente versáteis membros do gênero *Burkholderia*, pois utiliza diversos componentes orgânicos como fontes de carbono e energia para seu crescimento. O armazenamento de carbono é atingido sob condições de excesso de substrato pela formação de inclusões citoplasmáticas compostas de poli-hidroxibutirato, que pode conferir a aparência da forma bipolar, conhecida como alfinete de fralda, à bacterioscopia[4,5]. *B. pseudomallei* apresenta crescimento em meios de cultura convencionais e pode produzir colônias dentro de 24 horas (média 48 a 72 horas) a uma temperatura de 37°C. As colônias, com o passar dos dias, caracteristicamente adquirem aparência rugosa em meios sólidos. Algumas cepas também podem ser mucoides[4]. Vários potenciais fatores de virulência da *B. pseudomallei* foram descritos, mas a importância relativa de cada um para a doença humana permanece largamente desconhecida. Esses fatores compreendem o sistema de secreção tipo III (TTSS), cápsula polissacarídea, O-polissacarídeos, flagelo e fator letal 1[5,20].

Um dos genomas bacterianos mais complexos sequenciados é o de *B. pseudomallei* (estirpe K96243, da Tailândia), que é composto por dois cromossomos, de 4,07 Mb e 3,17 Mb, que demonstram diferentes funções. O cromossomo maior carrega muitos genes associados a funções essenciais, tais como o crescimento celular e o metabolismo. O cromossomo menor carrega mais genes que codificam funções acessórias e poderiam estar associados com a adaptação e sobrevivência em diferentes ambientes[4,20].

ASPECTOS EPIDEMIOLÓGICOS

Aspectos Ambientais

B. pseudomallei é um habitante natural do solo e da água em regiões tropicais e subtropicais e foi reconhecido ambientalmente, pela primeira vez, em Hanói e Saigon[7]. Em regiões endêmicas é mais comum em áreas irrigadas de agricultura, como em plantações de arroz no Sudeste da Ásia. As pessoas e os animais contraem a infecção por exposição à bactéria presente em solo e superfície da água de locais endêmicos[4,5,20].

A melioidose apresenta importantes aspectos ambientais. Diversos fatores climáticos como temperatura, chuva, luz solar e composição física, biológica e química do solo influenciam a distribuição, a proliferação e a sobrevivência de *B. pseudomallei*. A relação da doença com chuvas é bem evidenciada. Na Tailândia e na Austrália, a melioidose ocorre no período chuvoso em 75% e 85% dos casos, respectivamente[4,5,20]. A bactéria é capaz de sobreviver de forma viável na ausência de nutrientes e persistir em água destilada por muitos anos[4].

Além da ocorrência em humanos, a melioidose é descrita em vários animais: ovelhas, cabras, bovinos, porcos, cavalos, cães, gatos, golfinhos, macacos, pássaros, camelos, búfalos, cangurus, coalas. Os animais domésticos, cães e gatos, parecem ser mais resistentes à infecção pela bactéria[4]. Alguns surtos foram bem documentados em animais importados. Na França, um acontecimento peculiar ilustrou bem o risco potencial à disseminação. Em 1975, um panda doado por Mao Tse-Tung ao presidente francês Pompidou foi o caso-índice para uma epidemia, que acometeu vários zoológicos franceses, com mortes de animais[4,5].

Distribuição Geográfica

A melioidose é uma doença de regiões tropicais e subtropicais cuja distribuição mundial encontra-se em expansão. A região de maior endemicidade é o Sudeste da Ásia e o Norte da Austrália[4,20]. Outras regiões consideradas endêmicas são Cingapura, Malásia, Vietnã, Laos e Camboja. A zona de endemicidade expandiu-se para áreas do subcontinente indiano, Sul da China, Hong-Kong, Taiwan, várias ilhas do Pacífico e do Oceano Índico e parte das Américas. Novos focos endêmicos têm sido relatados na África e em Porto Rico. Na Tailândia, melioidose é a terceira causa de óbito por doença infecciosa no nordeste do país, superada somente pela infecção pelo HIV e pela tuberculose[20]. No Norte da Austrália, é a principal causa de pneumonia fatal adquirida na comunidade[4,5].

Nas Américas, a detecção de melioidose no Nordeste do Brasil a partir de 2003 levou ao questionamento da mudança de distribuição epidemiológica da doença[14]. O Brasil é considerado área endêmica e a detecção da doença encontra-se em expansão também no continente americano[20]. Na América do Norte, a melioidose é geralmente uma doença que acomete pessoas que visitam locais endêmicos para passeios, trabalhos ou razões militares[10]. Na América Latina, casos esporádicos têm ocorrido e a doença, predominantemente rural ou em comunidades remotas, provavelmente não é detectada na maioria das vezes. Na América Central, foi documentado surto animal em Aruba, além de casos humanos em Porto Rico e outros esporádicos em Guadalupe, Martinica, El Salvador, Costa Rica, Honduras. Há ainda relato de isolamento de *Burkholderia pseudomallei* no solo do Haiti[10]. Na América do Sul, além dos casos humanos no Brasil e do isolamento da bactéria em solo do Peru e do Brasil, em 1977[7], outros países que apresentaram a doença foram Equador, Peru, Colômbia e Venezuela[10].

No Brasil, anteriormente ao surto de 2003, alguns estudos ambientais já tinham sido realizados para a investigação da *B. pseudomallei* em solo e água. O primeiro ocorreu em arrozais das regiões de Pindamonhangaba e Campinas, em São Paulo, mas os autores não detectaram a presença da *B. pseudomallei*[2]. No ano de 1977, pesquisadores franceses relataram o isolamento da bactéria em solo do Peru e em duas cidades da Bahia, São Félix e Santo Antonio[7]. No ano de 1991, há relato de isolamento de *B. pseudomallei* em ambiente de unidade de terapia intensiva em Belo Horizonte[3].

Durante o primeiro surto de melioidose em 2003, quatro crianças irmãs apresentaram a forma grave da doença com pneumonia e sepse e três foram a óbito. A investigação epidemiológica identificou que a provável infecção ocorreu por exposição à água durante banho numa barragem[14]. Em 2006, estudo ambiental confirmou a presença da bactéria na barragem[15]. Após essa primeira descrição, outro caso foi identificado de forma retrospectiva no Ceará, em 1989, em criança com meningite bacteriana[17]. A partir 2003, graças a uma maior vigilância para a sua detecção, verificou-se que a doença se encontra em expansão. A cada ano, novos casos são diagnosticados e a doença já foi confirmada em 16 municípios, totalizando 24 casos até o ano de 2014[19]. Além do Ceará, há relato de caso da doença no Mato Grosso do Sul[1] e em Alagoas (comunicação pessoal). O surgimento de melioidose no Brasil é um exemplo de um crescente reconhecimento em áreas onde a doença ocorre, como consequência de maior sensibilização e realização de testes diagnósticos[20].

Transmissão

A transmissão da melioidose dá-se por inoculação, inalação e ingestão[4,5]. É provável que a transmissão da infecção, ocorra principalmente por inoculação em pele e por inalação de partículas de aerossóis. Esta tem sido associada a eventos climáticos extremos, como fortes chuvas de monções[5]. Essa também foi a possível forma de infecção em tripulações de helicópteros, durante a guerra do Vietnã, expostas a aerossóis gerados pela movimentação das hélices[4]. A transmissão por ingestão relacionada com dois surtos em suprimentos de água potável contaminados, já tinha sido descrita previamente[4]. Estudo recente enfatiza a importância da ingestão de água sem tratamento na aquisição da doença[12]. Relata-se, também, a transmissão por aspiração de água ocorrida após afogamentos[4,5].

Algumas formas incomuns também descritas foram: dois casos de transmissão ocupacional por acidente em laboratórios; infecção em neonatos adquirida por transmissão perinatal; um caso de transmissão vertical; dois casos por meio de leite materno cujas mães tinham mastite; um caso por via sexual transmitido por militar para sua esposa; possível transmissão humana epizoonótica em três pessoas que trabalhavam com animais na Austrália; um surto de transmissão nosocomial por intermédio de detergente contaminado em comunidade pequena e remota da Austrália; e outra possível transmissão nosocomial em quatro animais por administração de solução injetável contaminada[4].

O período de incubação é consideravelmente variável e é provável que dependa do tamanho e do sítio do inóculo, da virulência da cepa e do estado imunológico do hospedeiro. Um estudo australiano mostrou que o período médio de incubação foi de 9 dias, variando de 1 a 21 dias[4,5]. A infecção, entretanto, pode permanecer latente por muitos anos e as manifestações clínicas podem ocorrer muitos anos depois. O intervalo maior já registrado entre a exposição e o diagnóstico da doença foi de 62 anos[5,10].

Fatores de Risco

Oitenta por cento dos pacientes com melioidose têm um ou mais fatores de risco para a doença, o que tem sugerido que seja considerada uma infecção oportunista, improvável de levar pessoas saudáveis a óbito, desde que o diagnóstico seja precoce e que a terapia antibiótica adequada e o cuidado intensivo estejam disponíveis[6]. Fatores de risco para melioidose incluem diabetes (23% a 60% dos pacientes), uso excessivo de álcool (12% a 39%), doença pulmonar crônica (12% a 27%), doença renal crônica (10% a 27%), talassemia (7%), terapia com glicocorticoides (< 5%) e neoplasias (< 5%)[6,20].

Um estudo prospectivo australiano de 20 anos em 540 casos de melioidose ressaltou o importante papel da resposta do hospedeiro na patogênese da melioidose com evolução fatal. Dos 77 casos fatais (14%), 75 tiveram pelo menos um fator de risco (os outros dois eram idosos). Em análise multivariada de fatores de risco, idade, localização e época, os únicos preditores independentes de letalidade foram a presença de pelo menos um fator de risco e idade maior ou

igual a 50 anos[6]. A *B. pseudomallei* pode invadir, sobreviver e replicar-se por períodos prolongados dentro de uma variedade de células fagocíticas e não fagocíticas. Esse comportamento intracelular é considerado crucial para a patogênese da doença que envolve a imunidade inata e adaptativa[20]. Os resultados de numerosos estudos poderão desvendar as interações patógeno-hospedeiro e o papel da imunidade inata durante a infecção inicial[18].

DIAGNÓSTICO CLÍNICO

A melioidose exibe amplo espectro de apresentação clínica e é considerada uma imitadora espetacular[7]. Nenhuma classificação é completamente satisfatória. A infecção pode ser classificada como aguda, subaguda ou crônica, localizada ou disseminada[4].

A maioria das infecções é assintomática. No Nordeste da Tailândia, 80% das crianças apresentam anticorpos contra a *B. pseudomallei* entre os 6 meses e 4 anos de idade[4]. A melioidose, entretanto, pode ser fulminante, de evolução rápida e fatal, particularmente em pacientes imunocomprometidos[4,5].

Uma forma desse amplo espectro da doença que pode ser classificada como subaguda é a infecção localizada e superficial de partes moles, sem nenhuma outra doença associada. Qualquer órgão ou tecido pode ser afetado na melioidose e a presença de abscessos, além da pele e do tecido subcutâneo, foi descrita em pulmão, linfonodos, fígado, baço, rim, cérebro, ossos e articulações, próstata e testículo[4,5,20].

Na infecção aguda, as formas mais frequentes são a pneumonia e a sepse. A pneumonia é a forma de manifestação mais comum da melioidose e envolve metade de todos os casos[4]. O acometimento pulmonar pode apresentar-se desde um quadro indiferenciado de pneumonia com febre alta, cefaleia, mialgia generalizada, dor torácica, associada ou não à tosse de evolução aguda ou subaguda com baixa letalidade, até pneumonia necrosante fulminante e choque séptico[5]. Os pacientes com sepse apresentam-se agudamente doentes, com febre alta, prostração e frequentemente tosse seca inicial ou dor pleurítica. Podem existir também abscessos em órgãos abdominais. A radiografia de tórax desses pacientes comumente apresenta infiltrados nodulares difusos em ambos os pulmões, os quais coalescem e cavitam rapidamente, consistindo na necrose caseosa e múltiplos abscessos metastáticos encontrados em necrópsias. Contudo, alguns pacientes com pneumonia sem sepse (ou mesmo com sepse) têm predominantemente tosse com escarro produtivo, dispneia e radiografia do tórax mostrando consolidação discreta em um ou mais lobos pulmonares, embora progressiva. A presença de derrame pleural não é comum, embora efusão e empiema possam ocorrer, especialmente quando há comprometimento de lobos pulmonares inferiores[5].

Os pacientes com sepse adquirida na comunidade geralmente apresentam história de febre alta e calafrios de poucos dias de duração. Confusão, estupor, icterícia e diarreia podem também ser fatores proeminentes. A evolução costuma rapidamente progredir com acidose metabólica e respiração de Kussmaul. Uma vez instalado o choque séptico, a letalidade é extremamente elevada, pode ser superior a 90% e os pacientes podem evoluir para óbito dentro de 48 horas após a hospitalização[5].

Outra forma descrita que merece atenção especial é a infecção crônica (com sintomatologia superior a 2 meses) que simula tuberculose. A pneumonia apresenta evolução insidiosa com febre, perda de peso e tosse produtiva, algumas vezes com presença de escarros hemoptoicos; a radiografia do tórax pode mostrar cavitações, de forma semelhante à tuberculose pulmonar. A evolução pode ser também somente de doença febril prolongada associada à perda de peso progressiva[5].

Diferenças importantes são observadas entre pacientes da Tailândia e da Austrália. Em crianças tailandesas, uma forma localizada observada é a parotidite supurativa aguda, presente em 1/3 dos casos pediátricos e ausente na Austrália[5]. Já o acometimento neurológico e a infecção geniturinária apresentam elevada incidência na Austrália[5]. Estudo australiano prospectivo que avaliou os 540 pacientes identificou que a principal forma de apresentação foi pneumonia (51%) seguida por infecção geniturinária (14%), infecção cutânea (13%), bacteriemia sem foco evidente de infecção (11%), a artrite séptica ou osteomielite (4%) e acometimento neurológico (3%). Bacteriemia foi observada em 55% (298 pacientes); 21% (115 pacientes) desenvolveram choque séptico com 58 óbitos. Abscessos em órgãos internos, focos secundários nos pulmões e articulações ou ambos foram comuns. Abscessos prostáticos ocorreram em 20% (76 de 372 homens)[6].

Outras formas mais raras de apresentação clínica de melioidose já foram descritas como endoftalmite, aneurisma micótico de aorta, pericardite, acometimento em medula espinhal simulando abscesso epidural, acometimento musculoesquelético simulando amiotrofia diabética. A doença também já foi descrita em pacientes com doenças como lúpus eritematoso sistêmico, poliarterite nodosa, doença granulomatosa crônica e fibrose cística[4,5].

DIAGNÓSTICO LABORATORIAL

O diagnóstico de melioidose é essencialmente laboratorial e requer o isolamento de *B. pseudomallei* em cultura. A bactéria cresce em meios de cultura convencionais, sendo esses eficazes para estabelecer um diagnóstico bacteriológico. Existem, no entanto, meios seletivos desenvolvidos para facilitar o isolamento de *B. pseudomallei* mediante a inibição de crescimento de bactérias comensais, principalmente em sítios não estéreis. Esses meios usados são o ágar seletivo de Ashdown (ASA) ou o ágar seletivo BPSA (*Burkholderia pseudomallei selective agar*)[4,11].

A sensibilidade é de cerca de 60%. Em laboratórios de áreas não endêmicas não familiarizados com *B. pseudomallei* pode ocorrer de a bactéria ser identificada como de outra espécie. Provas bioquímicas convencionais ou painéis de utilização de substratos também são utilizados para o diagnóstico[11]. Alguns *kits* disponíveis comercialmente são utilizados para a identificação da *B. pseudomallei,* como o sistema de testes bioquímicos manual API20NE. Os sistemas automatizados VITEK 1 E 2 são também usados[4].

Uma rotina simples de investigação laboratorial deve incluir a suspeita de infecção por *B. pseudomallei* diante da cultura de um bacilo gram-negativo nos espécimes investigados com as seguintes características: teste de oxidase positivo, resistência a gentamicina e resistência à polimixina (colistina)[5,11].

A reação em cadeia de polimerase (PCR) tem aumentado a confirmação do diagnóstico em culturas. A PCR direta de uma amostra clínica, embora possa proporcionar resultado mais rápido do que a cultura, é menos sensível, especialmente quando realizada em amostras de sangue[20]. O exame direto também ainda não está validado como teste confirmatório.

A evidência sorológica da infecção pode ser obtida pelo teste sorológico. Vários deles foram desenvolvidos para o diagnóstico de melioidose: hemaglutinação indireta, ELISA, imunofluorescência indireta, aglutinação em látex baseado em anticorpos monoclonais e testes rápidos por imunocromatografia[4,5]. Não há uma padronização internacional para esses testes. Além disso, durante a fase inicial de uma infecção aguda e grave, é pouco provável ocorrer soroconversão cedo o bastante para indicar tratamento de escolha. Como os resultados falso-negativos podem ocorrer, os testes sorológicos são mais utilizados como exame de suporte que uma evidência definitiva de melioidose[11]. Além disso, em áreas endêmicas, a soroprevalência na população é elevada, limitando o uso desses testes. Os testes sorológicos são utilizados como ferramenta epidemiológica em inquéritos sorológicos[4].

O diagnóstico de melioidose requer tempo. A cultura pode levar de 48 horas a 7 dias para ser positiva. Os testes baseados em anticorpos têm baixa especificidade, por causa da elevada percentagem de indivíduos soropositivos em áreas endêmicas[9]. Atualmente, porém, avanços estão sendo feitos no desenvolvimento e na implementação de novos métodos de diagnóstico, tais como testes de diagnóstico à base de antígeno para a detecção de *B. pseudomallei* em fluidos corporais e meios de cultura[18]. Novos estudos estão utilizando ensaio de imunofluorescência com anticorpos monoclonais (Mab-IFA), que pode ser uma ferramenta complementar valiosa para a detecção rápida[3]. Foi desenvolvido também o protótipo de um teste rápido de imunocromatografia, o *Active Melioidosis Detect Lateral Flow Immunoassay* (AMD LFI), que se encontra em avaliação[9].

Participantes do Congresso Mundial de Melioidose em 2013 reiteraram a importância da partilha de recursos de reagentes de diagnóstico, incluindo um teste de aglutinação em látex para a identificação de *B. pseudomallei* isolado do meio de cultura. Esse teste é simples e adequado para ambientes pobres em recursos, mas ainda não está amplamente disponível[18].

TRATAMENTO

Burkholderia pseudomallei é intrinsecamente resistente a muitos antibióticos como penicilinas, cefalosporinas de primeira e segunda gerações e aminoglicosídeos e polimixina[4,5,20]. Estudos evidenciaram que o uso de antimicrobiano precocemente reduz significativamente a letalidade da melioidose. A ceftazidima foi o primeiro antibiótico que apresentou redução em 50% da mortalidade em infecções graves. O uso de carbapenema mostrou ser tão eficaz quanto a ceftazidima[4], porém se tem mostrado preferencial[8].

O tratamento da enfermidade é feito em duas fases. A fase inicial intensiva tem duração de 2 a 4 semanas com terapia intravenosa (IV) com uma das seguintes drogas: ceftazidima ou carbapenema (meropeném ou imipeném). A fase de erradicação oral é feita com sulfametoxazol/trimetoprima, usualmente em 20 semanas (3 a 6 meses) para prevenir recrudescência ou recidiva tardia[8].

As doses recomendadas para a terapia na primeira fase são: ceftazidima 50 mg/kg (até 2 g) IV a cada 8 h para melioidose não complicada. Para paciente em unidade de terapia intensiva, bacteriemia persistente ou com neuromelioidose recomenda-se o meropeném 25 mg/kg (até1 g) IV a cada 8 h. A duração do tratamento da fase aguda é de 10 a 14 dias. Ressalta-se, porém, que a duração da terapia superior a 4 semanas pode ser necessária em casos graves como choque séptico, abscessos em órgãos profundos, doença pulmonar extensa, osteomielite, artrite séptica ou melioidose neurológica. Deve-se também considerar a adição de sulfametoxazol + trimetoprima para pacientes com infecção grave que envolve cérebro, próstata, osso e articulação. Nessa situação, continuar por toda fase aguda e utilizar a mesma dose indicada na fase de erradicação. Recomenda-se, ainda, que a troca para meropeném está indicada se a condição do paciente se agrava ao receber ceftazidima, como, por exemplo, falência de órgãos, desenvolvimento de um novo foco de infecção durante o tratamento ou quando culturas sanguíneas repetidas permanecerem positivas[8].

Para a fase oral de erradicação, a droga de escolha é sulfametoxazol + trimetoprima. Em adultos com peso acima de 60 kg, a dose é de dois comprimidos (apresentação de 800/160 mg) a cada 12 h. Para adultos com peso entre 40 e 60 kg, a dose é de três comprimidos (apresentação de 400/80 mg) a cada 12 h. E, para adultos com peso abaixo de 40 kg, a dose é de um comprimido (apresentação de 800/160 mg) a cada 12 h ou dois comprimidos (apresentação de 400/80 mg) a cada 12 h. Em crianças, a dose é de 40/8 mg por kg dividida em duas partes (dose máxima 1.600/320 mg a cada 12 h). A duração da terapia oral é no mínimo de 12 semanas (3 a 6 meses)[8]. Estudo confirmou que a doxiciclina não é necessária para a fase oral de erradicação. O tratamento deve ser feito somente com sulfametoxazol-trimetoprima, o que favorece a adesão, resultando em importante passo para a melhora do tratamento[18]. A amoxicilina + ácido clavulânico é droga de segunda linha para melioidose. Está indicada em caso de alergia a sulfametoxazol-trimetoprima. A dose de amoxicilina + ácido clavulânico recomendada para adultos com peso acima de 60 kg é de três comprimidos (apresentação de 500 mg/125 mg) a cada 8 h. Para adultos com peso menor que 60 kg, a dose é de dois comprimidos a cada 8 horas. Em crianças, a dose é de 20 mg/5 mg por kg a cada 8 horas (dose máxima de 1.000 mg/250 mg a cada 8 horas)[8]. O uso de ácido folínico (5 mg/dia) deve ser considerado durante a terapia prolongada com trimetoprima.

Discute-se também a possibilidade de reduzir a duração da terapia oral quando esta é precedida por terapia medicamentosa antimicrobiana intravenosa mais prolongada. Opções terapêuticas para melioidose são em grande parte limitada a drogas β-lactâmicas (p. ex.,, ceftazidima e meropeném) e sulfametoxazol-trimetoprima[18]. Antibimicrobianos mais recentes como ertapeném, tigeciclina, moxifloxacino tiveram atividade limitada in vitro contra os isolados clínicos de B. pseudomallei e a concentração inibitória mínima para doripeném é semelhante à do meropeném[20]. Antimicrobianos desenvolvidos para outras bactérias gram-negativas estão sendo avaliados in vitro e in vivo em modelos animais, mas nenhum está atualmente considerado para ensaios clínicos em pacientes com melioidose[18].

Terapia adjunta pode incluir a necessidade de drenagem de abscessos e a consideração do uso de fator estimulador de colônias (G-CSF). Este foi utilizado no tratamento da melioidose grave com possível redução na letalidade por sepse, embora não tenha resultado satisfatório na Tailândia[5,8].

PREVENÇÃO

Como B. pseudomallei é ubíqua no ambiente de áreas endêmicas, é difícil para as pessoas cujas ocupações envolvem contato com solo e água evitarem a exposição. Um estudo na Tailândia sobre as atividades diárias que apresentam risco de exposição de aquisição de melioidose possibilitou a publicação do primeiro consenso baseado em evidência de prevenção da melioidose[12]. Essas diretrizes são apropriadas para pessoas em áreas endêmicas de melioidose, viajantes e militares. Campanhas de saúde pública com base nessas recomendações estão em desenvolvimento na Tailândia.

Para profilaxia pós-exposição, os medicamentos recomendados são sulfametoxazol-trimetoprima ou amoxicilina + ácido clavulânico. Em situações de acidentes pós-exposição à bactéria, a droga de escolha recomendada é sulfametoxazol--trimetoprima durante 3 semanas. Os estudos, no entanto, são escassos e a evidência sugere que eles provavelmente somente atrasam o desenvolvimento da infecção[8,13].

A falta de consciência da doença pela comunidade continua a ser um grande desafio, mesmo em alguns países com alta prevalência da doença. Na Tailândia, a consciência pública sobre a doença é baixa. Uma pesquisa com 4.200 pessoas mostrou que apenas 26% tinham ouvido falar de melioidose. Somente 7% também dos entrevistados sabiam o que é melioidose. Há uma necessidade óbvia para a comunicação de risco, incluindo a educação sobre essas atividades diárias que apresentam um risco de exposição a Burkholderia pseudomallei[18].

Foram recomendados, ainda, diagnóstico oportuno da melioidose, com maior desenvolvimento e ampla distribuição de testes rápidos para o diagnóstico. Capacitação para médicos e técnicos de laboratório e médicos facilitaria opções de diagnóstico e tratamento melhores[20]. A letalidade da melioidose é elevada em algumas regiões, acima de 40%. A Austrália reduziu para 9% (queda de 30% em 5 anos [p < 0,001]). A melhor sobrevida foi atribuída a uma combinação do diagnóstico precoce da melioidose por intermédio do aumento da sensibilização da comunidade e de profissionais de saúde, a terapia antimicrobiana precoce com ceftazidima ou meropeném e pelo acesso à terapia intensiva adequada[6].

Vários candidatos à vacina, como proteína flagelar, lipopolissacarídeos e polissacarídeos capsulares vêm sendo desenvolvidos. Até o momento não há nenhuma vacina contra B. pseudomallei licenciada para uso em humanos e muita pesquisa ainda precisa ser realizada[4,18].

REFERÊNCIAS BIBLIOGRÁFICAS

1. Barth AL et al. Cystic fibrosis patient with Burkholderia pseudomallei infection acquired in Brazil. J Clin Microbiol. 2007;45:4077-80.
2. Castro AFP et al. Considerações sobre a melioidose e o seu agente casual: Pseudomonas pseudomallei. Rev Inst Med Trop São Paulo. 1973;15:43-49.
3, Chantratita N et al. Rapid Detection of Burkholderia pseudomallei in blood cultures using a monoclonal antibody-based immunofluo-rescent assay. Am J Trop Med Hyg. 2013;89:971-72.
4. Cheng AC, Currie BJ. Melioidosis: epidemiology, pathophysiology, and management. Clin Microbiol Rev. 2005;18:383-416.
5. Currie BJ. Burkholderia pseudomallei and Burkholderia mallei: Melioidosis and Glanders. In: Mandell G, Bennett JE, Dolin R (Ed). Mandell, Bennett, Dolin Principles and Practice of Infectious

Disease. 7th ed. New-York: Churchill Livingstone; 2010. p. 2869-78.

6. Currie BJ, Ward L, Cheng AC. The epidemiology and clinical spectrum of melioidosis: 540 cases from the 20 Year Darwin Prospective Study. PLoSNegl Trop Dis. 2010;4:e900.

7. Dance DA. Melioidosis: the tip of the iceberg? Clin Microbiol Rev. 1991;4:52-60.

8. Dance DA. Treatment and prophylaxis of melioidosis. Int J Antimicrob Agents. 2014;43:310-18.

9. Houghton RL et al. Development of a prototype lateral flow immunoassay (LFI) for the rapid diagnosis of melioidosis. PLoS Negl Trop Dis. 2014;8(3):e2727.

10. Inglis TJ, Rolim DB, Sousa AQ. Melioidosis in the Americas. Am J Trop Med Hyg. 2006;75:947-54.

11. Inglis TJJ, Rolim DB, Rodriguez JLN. Clinical guideline for diagnosis and management of melioidosis. Rev Inst Med Trop S. Paulo. 2006;48:1-4.

12. Limmathurotsakul D et al. Activities of daily living associated with acquisition of melioidosis in northeast Thailand: a matched case-control study. PLoS Negl Trop Dis. 2013;7:e2072.

13. Lipsitz R et al. Workshop on treatment of and postexposure prophylaxis for *Burkholderia pseudomallei* and B. mallei infection, 2010. Emerg Infect Dis. 2012;18:e2

14. Rolim DB et al. Melioidosis, northeastern Brazil. Emerg Infect Dis. 2005;11:1458-60.

15. Rolim DB et al. Environmental Isolates of *Burkholderia pseudomallei* in Ceara State, Northeastern Brazil. Appl Environ Microbiol. 2009;75:1215-18.

16. Rolim DB et al. *Burkholderia pseudomallei* antibodies in individuals living in endemic regions in Northeastern Brazil. Am J Trop Med Hyg. 2011;84:302-05.

17. Rolim DBR et al. Relato do primeiro caso de melioidose diagnosticado no Estado do Ceará. 2005. Curitiba. J Paranaense Pediat. 2005;6(1):48.

18. Schweizer, HP, Limmathurotsakul D, Peacock S. New Insights from the 7th World Melioidosis Congress 2013. Emerg Infect Dis. 2014;20:e131737.

19. Secretaria da Saúde do Estado do Ceará. Núcleo de Vigilância Epidemiológica. Informe sobre Melioidose. 2015. Disponível em: http://http://www.melioidose.com.br/s_materiaoinformativo.asp?id_secao=1. Acessado em: 14 jan. 2015.

20. Wiersinga WJ, Currie BJ, Peacock SJ. Melioidosis. N Engl J Med. 2012;367:1035-44.

117 Meningococcemia

- **Décio Diament**
- **Roberto Focaccia**

(CID 10 = A39 - Infecção meningocócica; A39.0 - Meningite meningocócica; A39.1 - Síndrome de Waterhouse-Friderichsen [Suprarrenalite hemorrágica por meningococos]; A39.2 - Meningococcemia aguda; A39.3 - Meningococcemia crônica; A39.4 - Meningococcemia não especificada; A39.5 - Cardite por meningococos [Endocardite, miocardite, pericardite]; A39.8 - Outras infecções por meningococos [Artrite, conjuntivite, encefalite, neurite retrobulbar]; A39.9 - Infecção meningocócica não especificada [Doença meningocócica])

INTRODUÇÃO

A doença meningocócica é causada pela *Neisseria meningitidis*, e a meningococcemia é a manifestação clínica da forma septicêmica da doença, na qual o comprometimento do sistema nervoso central pode estar ausente. O agente etiológico, conhecido como meningococo, é um diplococo gram-negativo, aeróbio, imóvel, não esporulado e de formato redondo ou oval, exigente com relação ao seu crescimento em cultura, necessitando de meios adequados[7]. Atualmente são identificados 13 sorogrupos através de soroaglutinação: A, B, C, D, X, Y, Z, E, W-135, H, I, K e L, sendo os sorogrupos A, B e C associados a epidemias. No Brasil circulam, atualmente, os sorogrupos B, C, W-135 e Y.

A transmissão é interpessoal através do contato direto com gotículas respiratórias a partir de indivíduos portadores que atuam como reservatórios. Na maioria das vezes, a fonte humana é um portador assintomático do meningococo em sua nasofaringe. O risco de doença invasiva é maior na criança, diminuindo com a idade. O período de incubação varia de 1 a 10 dias, usualmente inferior a 4 dias[7].

As epidemias de doença meningocócica constituem um problema mundial, atingindo países de todo o mundo, independentemente da região. No Brasil, o número de casos de doença meningocócica vem caindo ao longo do tempo (Tabela 117.1). O sorogrupo A, que assolou o país na epidemia da década de 1970 (juntamente com o C), não tem mais circulado em nosso meio (Tabela 117.2). O risco de adquirir a doença existe para todas as faixas etárias, mas é inversamente proporcional à idade, sendo que, dos 6 meses a 1 ano de vida, a criança encontra-se no período mais suscetível. No

estado de São Paulo, em 2000, o coeficiente de incidência para maiores de 5 anos foi de dois casos/100.000 habitantes, enquanto o de menores de 5 anos foi de 28,1 casos/100.000 habitantes, portanto 14 vezes maior[6].

TABELA 117.1

Doença Meningocócica no Brasil – Número de Casos, Óbitos e Letalidade – Período 2000-2014			
Ano	Nº de Casos	Nº de Óbitos	Letalidade (%)
2000	4.238	771	18
2001	4.108	835	20
2002	3.727	704	19
2003	3.344	674	20
2004	3.654	737	20
2005	3.313	699	21
2006	3.050	625	20
2007	2.425	487	20
2008	2.616	508	19
2009	2.845	595	21
2010	2.952	598	20
2011	1.506	284	19
2012	1.389	288	21
2013	1.043	203	19

Fonte: MS, SVS, SINAN (dados acessados em 24/11/2014)

A letalidade média no Brasil nos últimos anos foi de 20%, sendo muito maior na forma clínica de meningococcemia sem meningite, quando comparada com a de meningite sem meningococcemia (56,2% e 7,7%, respectivamente). Essa doença apresenta sazonalidade, com maior frequência no inverno, embora possa aparecer durante o ano todo.

Podem ser consideradas pessoas com maior risco de adquirir a doença: os comunicantes íntimos de casos, viajantes

TABELA 117.2

Doença Meningocócica no Estado de São Paulo – Casos e Porcentagens por Sorogrupo – Período 1998-2013													
Sorogrupo	A		B		C		W135		Y		Outros		Total	
Ano	Casos	%	casos	%	casos	%	casos	%	casos	%	casos	%	casos	%
1998	0	0	367	63,4	197	34,0	12	2,1	0	0,0	3	0,5	579	100,0
1999	0	0	370	64,1	185	32,1	14	2,4	1	0,2	7	1,2	577	100,0
2000	0	0	369	60,0	221	35,9	22	3,6	0	0,0	3	0,5	615	100,0
2001	0	0	246	54,5	177	39,2	22	4,9	1	0,2	5	1,1	451	100,0
2002	0	0	228	50,9	197	44,0	15	3,3	2	0,4	6	1,3	448	100,0
2003	0	0	164	37,6	252	57,8	14	3,2	3	0,7	3	0,7	436	100,0
2004	0	0	187	35,8	303	58,0	24	4,6	1	0,2	7	1,3	522	100,0
2005	0	0	154	30,2	328	64,3	16	3,1	7	1,4	5	1,0	510	100,0
2006	0	0	125	24,3	352	68,3	26	5,0	2	0,4	10	1,9	515	100,0
2007	0	0	86	16,1	408	76,5	31	5,8	4	0,8	4	0,8	533	100,0
2008	0	0	97	14,4	504	74,9	57	8,5	8	1,2	7	1,0	673	100,0
2009	0	0	85	12,3	546	79,0	47	6,8	12	1,7	1	0,1	691	100,0
2010	0	0	90	10,9	673	81,3	49	5,9	10	1,2	6	0,7	828	100,0
2011	1	0,1	110	13,2	652	78,4	44	5,3	25	3,0	1	0,1	832	100,0
2012	3	0,4	114	15,2	570	76,0	32	4,3	33	4,4	1	0,4	750	100,0
2013	1	0,2	123	21,4	404	70,1	30	17,0	19	3,3	0	0	576	100,0

Obs.: Total = total de sorogrupados.
Fonte: SINAN/DDTR/CVE/CCD/SES-SP – dados em 24/11/2014.

para áreas que tenham níveis hiperendêmicos ou epidêmicos, pessoas com asplenia funcional ou anatômica, deficiência de properdina ou deficiência de complemento (C5 até C8). Aparentemente, pessoas com imunossupressão, incluindo a infecção pelo vírus da imunodeficiência humana (HIV), não apresentam risco aumentado.

DIAGNÓSTICO CLÍNICO

A doença meningocócica compreende quatro apresentações:
- bacteriemia sem sepse;
- meningococcemia sem meningite;
- meningite com ou sem meningococcemia;
- meningoencefalite.

A meningococcemia evolui com gravidade e o paciente apresenta-se toxêmico, com mal-estar geral, fraqueza e hipotensão, manifestando-se como um quadro de choque séptico. Surge exantema purpúrico ou hemorrágico com lesões petequiais que não ultrapassam 2 mm de diâmetro, atingindo principalmente as extremidades; no entanto, essas lesões podem ser vistas nas mucosas, incluindo as conjuntivas palpebral ou ocular. As petéquias podem coalescer e atingir planos mais profundos, transformando-se em sufusões hemorrágicas ou equimoses (Figura 117.1). A doença pode acontecer de forma fulminante, representando cerca de 10% dos casos de doença meningocócica, caracterizando-se como a forma mais grave, de instalação rápida e letalidade elevada. As infecções fulminantes frequentemente levam à síndrome de Waterhouse-Friderichsen, com colapso periférico, choque e necrose das suprarrenais. Contudo, a infecção meningocócica pode manifestar-se somente pelo quadro clínico de meningoencefalite, sem manifestações purpúricas (Capítulo 118 – Meningoencefalites).

DIAGNÓSTICO LABORATORIAL

A presença de quadro clínico característico indica a suspeita do diagnóstico, permitindo a introdução de tratamento precoce. A melhor confirmação laboratorial de um caso de doença meningocócica ocorre quando há o isolamento do meningococo de fluido orgânico usualmente estéril: sangue, liquor, líquidos sinovial, pleural ou de pericárdio, ou ainda proveniente de aspirado de petéquia ou púrpura. A identificação de antígenos pela prova do látex e imunoeletroforese cruzada (liquor e soro) é confirmatória, com a identificação dos principais sorogrupos. Toda cepa isolada precisa ser identificada, com determinação de sorogrupo, sorotipo, subtipo e imunotipo. Essa determinação é importante para a vigilância epidemiológica, no sentido de conhecer as cepas circulantes visando à detecção precoce da introdução de cepas pertencentes a clones epidêmicos, além de possibilitar estudos periódicos para a determinação de sensibilidade aos antibióticos. As alterações liquóricas observadas nos casos com comprometimento meníngeo são apresentadas no Capítulo

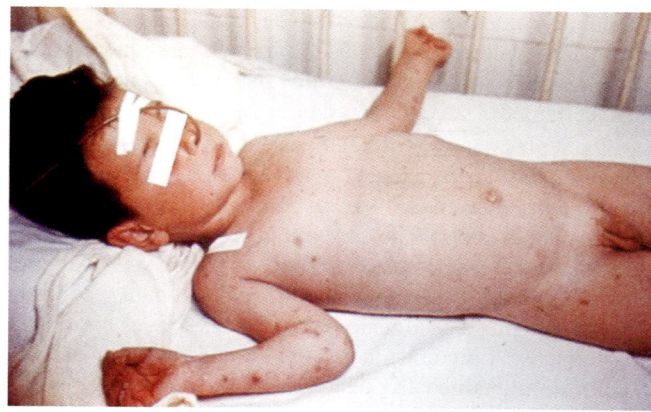

FIGURA 117.1 – Doença meningocócica. Fonte: acervo da Biblioteca do Instituto de Infectologia Emílio Ribas, São Paulo, SP.

118 – Meningoencefalites. Na infecção fulminante, o liquor pode não apresentar alterações inflamatórias, embora possa ser identificado o meningococo ao exame bacterioscópico pelo método de Gram.

TRATAMENTO

O tratamento da meningococcemia deve ser instituído precocemente, visando evitar sequelas e reduzir a letalidade da doença. A utilização precoce de antibióticos eficazes no tratamento reduz a produção de endotoxina, diminuindo o estímulo pró-inflamatório e, consequentemente, reduzindo a morbidade e a mortalidade[3].

O tratamento específico com antibióticos deve ser prontamente instituído logo após a coleta de materiais para cultura. Os meningococos geralmente são suscetíveis às penicilinas, cefalosporinas, outros beta-lactâmicos, cloranfenicol e outros antibióticos. A penicilina G cristalina era o antibiótico tradicionalmente usado como primeira escolha. Ainda é eficaz em nosso meio, mas traz o inconveniente de necessitar de doses frequentes a cada 4 horas. Além disso, seu uso em veias periféricas resulta repetidas vezes em flebite e, invariavelmente, há necessidade de cateterismo venoso central para a sua administração. A ampicilina é uma alternativa à penicilina G cristalina, pois tem a mesma eficácia e requer doses menos frequentes, a cada 6 horas. Recentemente, com a padronização do tratamento da meningite bacteriana em crianças, têm sido utilizadas as cefalosporinas de terceira geração, como a ceftriaxona e a cefotaxima, que, além de serem altamente eficazes contra o meningococo, também atuam bem contra o *Haemophilus influenzae* e o *Streptococcus pneumoniae*, dois patógenos que podem causar meningite e sepse e devem ser diferenciados do meningococo. Além disso, as cefalosporinas de terceira geração têm boa penetração liquórica e seu uso resulta em baixa incidência de efeitos adversos. O cloranfenicol pode ser utilizado para o tratamento de pacientes alérgicos aos antibióticos beta-lactâmicos[2,7,10]. A posologia está especificada na Tabela 117.3.

A meningococcemia frequentemente é acompanhada de meningite e, por isso, os corticoides devem ser associados ao tratamento antibacteriano, visando reduzir sequelas neurológicas. Nos casos com meningite associada, a dexametasona deve ser administrada de 15 a 20 minutos antes da primeira dose do antibiótico, na dose de 0,4 mg/kg e depois a cada 12 horas por até 2 dias[9]. Além disso, os corticoides devem ser utilizados nos casos de insuficiência adrenal comprovada e nos casos de hemorragia e/ou necrose de suprarrenais, como a síndrome de Waterhouse-Friderichsen. Nesses casos, há choque profundo pouco responsivo a reposição volêmica e drogas vasoativas, acompanhado de *purpura fulminans*. Nessa situação, a incidência de hemorragia adrenal chega a ser de até 75% dos casos[8]. A recomendação atual é a utilização de hidrocortisona, nas doses de 200 a 300 mg/dia, por 7 dias seguidos, nos casos de choque séptico refratário à reposição volêmica adequada e ao uso de drogas vasoativas por, no mínimo, 1 hora. Havendo melhora da sepse, procede-se à redução da dose de hidrocortisona ao ritmo de 50% a cada 2 ou 3 dias, desde que não haja deterioração clínica.

O tratamento de suporte é fundamental e deve ser instituído prontamente, em conjunto com o tratamento específico ou mesmo antes deste, enquanto são colhidos os exames laboratoriais. Os pacientes que apresentam quadro de choque séptico devem ser priorizados, mas aqueles ainda nas fases iniciais da doença devem ser acompanhados de perto, pois a meningococcemia evolui rapidamente, em poucas horas, para quadros extremamente graves e letais[10].

Como muitos casos de meningococcemia são acompanhados de meningite, frequentemente há rebaixamento de nível de consciência e eventual insuficiência respiratória aguda. Pacientes com quadro de choque e coma, mesmo que superficial, ou agitação psicomotora intensa devem ser sedados, intubados e colocados em ventilação mecânica com suporte de oxigenação, visando manter a saturação de oxigênio da hemoglobina acima de 90%.

TABELA 117.3

Posologia dos Antibióticos Utilizados no Tratamento da Meningococcemia			
Antibiótico	*Dose Diária p/ Adultos*	*Dose Diária p/ Crianças*	*Intervalos de Doses*
Penicilina G cristalina	18 a 24 MU*	300.000 U/kg/dia	4/4 h
Ampicilina	8 a 12 g	200 a 400 mg/kg/dia	6/6 h
Ceftriaxona	4g	100 mg/kg/dia	12/12 h
Cefotaxima	6 a 12 g	100 a 200 mg/kg/dia	8/8 h
Cloranfenicol	3 a 4 g	100 mg/kg/dia	6/6 h

*MU = megaunidades ou milhões de unidades.

A dosagem do lactato arterial é um guia eficaz da hipoperfusão tissular e quando verificada seriadamente traz informações importantes sobre a eficácia da reposição volêmica. Por vezes, alguns pacientes apresentam lactato arterial elevado na ausência de hipotensão arterial, mostrando que há hipoperfusão tissular. Esses casos também devem ser abordados com reposição volêmica vigorosa.

É necessária a obtenção de acesso venoso calibroso e profundo, para que se possam administrar grandes quantidades de líquidos por via intravenosa. Em crianças hipotensas recomenda-se a infusão inicial de 20 mL/kg de soro fisiológico e, persistindo a hipotensão arterial, administrar novas infusões de 20 mL/kg até estabilizar a pressão arterial. Em adultos, a reposição volêmica é iniciada com infusão rápida de soro fisiológico a 0,9%, na dose inicial de 30 mL/kg. O objetivo é baixar o lactato arterial para níveis normais e atingir pressão venosa central entre 8 e 12 mmHg. Pacientes em ventilação mecânica requerem meta mais elevada, uma vez que a pressão intratorácica é maior (12 a 15 mmHg). Soluções coloides (hidroxietilamido, dextrans, etc.) não devem ser utilizadas, pois não há evidência de que sua eficácia seja superior aos cristaloides (soro fisiológico, Ringer). A reposição volêmica deve ser repetida em séries de infusões intercaladas com períodos curtos de mensuração do lactato arterial, pressão venosa central (PVC), pressão arterial média (PAM), diurese. etc., até que as metas sejam atingidas. Os pacientes que não respondem à reposição volêmica ou que apresentem hipotensão arterial profunda, que ameace a vida, mesmo durante a reposição volêmica inicial, devem receber vasopressores, como a dopamina ou a noradrenalina. O objetivo é manter a PAM acima de 65 mmHg. A dopamina é utilizada nas doses de 1 a 20 µg/kg/min e a noradrenalina em doses de 0,05 a 1 µg/kg/minou mais. A manutenção da volemia adequada com níveis pressóricos arteriais médios acima de 65 mmHg garante uma boa diurese, exceto se houver lesão renal necrótica estabelecida (necrose tubular aguda – NTA)[4,5].

A introdução de vasopressores deve ser precoce, principalmente nos casos em que a hipotensão ameaça a vida do paciente. Quando não há melhora dos níveis pressóricos após 30 a 45 minutos do início da reposição volêmica, devem ser introduzidos vasopressores em doses escalonadas, visando obter uma PAM maior que 65 mmHg. Uma vez alcançada essa meta, havendo estabilidade ou aumento da PAM, iniciam-se as tentativas de retirada do vasopressor, através da redução das doses. Concomitantemente mais fluidos são oferecidos, visando manter a volemia e a diurese, quando houver. O balanço hídrico será positivo nessa fase e haverá tendência ao edema generalizado. Mesmo assim, alguns pacientes com esse quadro poderão estar hipovolêmicos[4,5].

Após a instalação de acesso venoso central é possível obter amostras de sangue para a dosagem da saturação venosa central (SvO_2), além da medida da PVC. A SvO_2 reflete a adequação da oferta à demanda de oxigênio, ou seja, é uma estimativa do débito cardíaco (DC). A SvO_2 deve ser mantida acima de 70%. Nos casos em que a volemia está adequada, mas a SvO_2 não aumenta, pode estar ocorrendo disfunção miocárdica. Impõe-se, então, o uso de drogas inotrópicas positivas, como a dobutamina, que deve ser introduzida independentemente da utilização de outras drogas vasoativas, nas doses de 1 a 20 µg/kg/minuto[4,5].

Outro componente importante da $SvcO_2$ é a hemoglobina plasmática. Valores abaixo de 10 g/dL podem requerer transfusão de concentrado de glóbulos, mas valores abaixo de 7 g/dL certamente necessitarão de transfusão.

Pacientes sépticos tipicamente apresentam hiperglicemia por causa da resistência maior ao efeito da insulina no fígado e nos músculos. Essa resposta endócrina ao estresse foi considerada normal durante muito tempo. Porém, a hiperglicemia pode ser deletéria aos pacientes graves, levando à maior letalidade. O uso intensivo de insulina para o controle glicêmico reduz a letalidade em pacientes graves e também nos sépticos. A recomendação atual é que seja estabelecido o controle glicêmico frequente, a cada 1 hora, associado à infusão contínua de insulina em doses que mantenham a glicemia entre 80 e 180 mg/dL. Concomitantemente deve ser iniciado o suporte nutricional, de preferência enteral, sempre que possível. Pacientes que não podem ser alimentados pelo tubo digestório devem receber nutrição parenteral. A proteína C-ativada (dotrecogina-alfa) não é mais utilizada devido a sua ineficácia[1].

Outras terapias de suporte são recomendadas na sepse e no choque séptico, como proteção gástrica com inibidores H_2 ou inibidores de bomba de prótons, ventilação mecânica com técnica protetora e profilaxia de trombose venosa profunda. A heparina deve ser evitada nos casos que apresentam coagulopatia intensa com sangramento ativo, plaquetopenia e hemorragia cerebral recente. Nessas situações, a profilaxia da trombose venosa profunda deve ser feita com equipamentos de compressão mecânica dos membros inferiores[4,5].

REFERÊNCIAS BIBLIOGRÁFICAS

1. Annane D et al. Recombinant human activated protein C for adults with septic shock: a randomized controlled trial. Am J Resp Crit Care Med. 2013;187:1091-97.
2. Apicella MA. Neisseria meningitidis. In: Mandell GL, Bennett JE, Dolin R (Ed). Mandell, Douglas and Bennett's: Principles and Practice of Infectious Diseases. Philadelphia: Churchill Livingstone; 2000. p. 2228-41.
3. Brandtzaeg P et al. Plasma endotoxin as a predictor of multiple organ failure and death in systemic meningococcal disease. J Infect Dis. 1989;159:195-204.
4. Dellinger RP et. al. Surviving Sepsis Campaing: International Guidelines for Management of Severe Sepsis and Septic Shock, 2012. Intens Care Med. 2013,39:165-228.
5. Diament D, Lomar AV. Sepse. In Focaccia R (ed.) Veronesi – Tratado de Infectologia. 4ª ed., São Paulo: Atheneu; 2010. p. 1209-28.
6. Divisão de Doenças de Transmissão Respiratória. CVE-SP – Centro de Vigilância Epidemiológica da Secretaria de Estado da Saúde, SP. Meningites/Doença Meningocócica. Disponível em: http://www.cve.saude.sp.gov.br/htm/resp/meni_dados.html. Acessado em: dez. 2014.
7. Focaccia R, Meira DA. Doença Meningocócica. In: Veronesi R, Focaccia R (ed). Tratado de Infectologia. 4ª ed. Atheneu: São Paulo; 2010. p. 923-37.
8. Leclerc F et al. Frequency of adrenal hemorrhage in fatal forms of purpura fulminans in children. Etiopathogenic and therapeutic considerations. Pediatrie. 1988;43:545-50.
9. Saez-Llorens X, McCracken GH Jr. Antimicrobial and antiinflammatory treatment of bacterial meningitis. Infect Dis Clin North Am. 1999;13:619-36.
10. Visintin C et al. Management of bacterial meningitis and meningococcal septicaemia in children and young people: summary of NICE guidance. Brit Med J. 2010;340:c3209.

118 Meningoencefalites

- Walter Tavares
- Marcelo José de Oliveira
- Anna Ricordi Bazin

(CID 10 = A87 - Meningite viral [Meningite devida ao vírus: - caxumba (B26.1), - herpes simples (B00.3), - poliomielite (A80 -), - sarampo (B05.1), - zóster (B02.1]; A87.0 - Meningite por enterovírus (G02.0) [Meningite por vírus: - Coxsackie, - ECHO], A87.1 - Meningite por adenovírus (G02.0), A87.2 - Coriomeningite linfocitária [Meningoencefalite linfocitária]; A87.8 - Outras meningites virais; A87.9 - Meningite viral não especificada; G02.0 - Meningite em doenças virais classificadas em outra parte [Meningite (devida à): - mononucleose infecciosa (B27), - rubéola (B06.0), - varicela (B01.0), - zóster (B02.1); G04.2 - Meningoencefalite bacteriana; G00 - Meningite bacteriana não classificada em outra parte; G00.0 - Meningite por *Haemophilus influenzae*; A39.0 - Meningite meningocócica; G00.1 - Meningite pneumocócica; G00.2 - Meningite estreptocócica; G00.3 - Meningite estafilocócica; G00.8 - Outras meningites bacterianas [Meningite devida à: - *Escherichia coli*, - *Klebsiella*]; G00.9 - Meningite bacteriana não especificada; A32.1 - Meningite e meningoencefalite por listéria; G01 Meningite em doenças bacterianas classificadas em outra parte [Meningite (que ocorre em): - carbúnculo (A22.8), - doença de Lyme (A69.2), - febre tifoide (A01.0), - gonocócica (A54.8), - infecção por salmonela (A02.2†), - leptospirose (A27.), - neurossífilis (A52.1), - sífilis congênita (A50.4) - secundária (A51.4); Meningoencefalite e meningomielite em doenças bacterianas classificadas em outra parte (G05.0); A17.0 - Meningite tuberculosa (G01); G02.1 - Meningite em micoses [Meningite (que ocorre em): - candidíase (B37.5), - coccidioidomicose (B38.4), - criptococose (B45.1); G02.8 - Meningite em outras doenças infecciosas e parasitárias classificadas em outra parte [Meningite devida à: - doença de Chagas (crônica) (B57.4), - tripanossomíase africana (B56.); G03 - Meningite devida a outras causas e a causas não especificadas; G03.0 - Meningite não piogênica [Meningite não bacteriana]; G03.1 - Meningite crônica; G03.2 - Meningite recorrente benigna [Mollaret]; G03.8 - Meningite devida a outras causas especificadas; G03.9 - Meningite não especificada)

INTRODUÇÃO

Meningoencefalites (ME) são processos inflamatórios de etiologia variada que se localizam nas meninges do encéfalo e da medula espinhal e podem invadir o parênquima nervoso, no qual podem causar lesões necróticas, tóxicas, hemorrágicas e anóxicas. Esse conceito geral envolve os processos inflamatórios de origem microbiana, parasitária, tóxica, medicamentosa, hemorrágica, tumoral, imune e alérgica de localização tanto na leptomeninge como na paquimeninge. Neste capítulo, contudo, a denominação de meningoencefalite terá um conceito mais restrito, significando os processos inflamatórios de natureza microbiana ou parasitária localizados na leptomeninge, ocorrendo exsudato no espaço subaracnóiideo. Prefere-se utilizar o termo meningoencefalite porque a inflamação da leptomeninge habitualmente provoca repercussão encefálica, já que o processo inflamatório meníngeo pode-se propagar para o parênquima cerebral, causando, pelo menos, edema cerebral[5,23,54,57,72-74]. Na prática, utiliza-se frequentemente o termo meningite com o significado de meningoencefalite, inclusive na classificação internacional de doenças.

BREVE RECORDAÇÃO ANATÔMICA E FISIOLÓGICA DAS MENINGES[3,7,29,41,54,57,72,81]

O sistema nervoso central (SNC) é revestido por três membranas, chamadas meninges, que são:

1. Dura-máter - é a membrana externa, em proximidade com os ossos raquianos e cranianos, muito dura, resistente e fibrosa. Muito inervada e, por isso, responsável por cefaleia ao ser comprimida.

2. Pia-máter - é a membrana interna, recobrindo diretamente o sistema nervoso, penetrando em todas as anfractuosidades da superfície nervosa, fina, delicada e rica em vasos sanguíneos.

3. Aracnoide - membrana formada por um tecido trabeculado, delicada, com dois folhetos, um parietal, ligado à dura-máter, e outro visceral, ligado à pia-máter. A junção do folheto parietal da aracnoide com a dura-máter constitui a paquimeninge; a união do folheto visceral da aracnoide com a pia-máter constitui a leptomeninge. O intervalo compreendido entre os folhetos da aracnoide é chamado espaço su-

baracnóideo e nele circula o líquido cefalorraquiano ou cefaloespinhal ou liquor (LCR).

O liquor resulta de secreção e filtração do plasma arterial. É formado nos ventrículos encefálicos (laterais, terceiro e quarto) em estruturas chamadas plexos coroides, constituídos por uma rede de capilares com finas células endoteliais fenestradas cobertas pelo epêndima. Uma pequena quantidade é também produzida nos espaços perivasculares cerebrais (de Virchow-Robin) e nas células ependimárias. O LCR circula nos ventrículos cerebrais e pelos orifícios de Luschka e Magendie (forames laterais e mediano do quarto ventrículo, respectivamente) e passa ao espaço subaracnóideo. Circula, então, para os hemisférios cerebrais e para a medula espinhal. É reabsorvido para os grandes seios venosos, principalmente o sagital superior, por meio das vilosidades aracnoides (corpúsculos ou granulações de Pacchioni), que são divertículos do espaço subaracnóideo que se projetam para o interior dos seios venosos da dura-máter.

A função do LCR, bem como a das meninges, é de proteção do SNC contra diferentes tipos de traumas. Ademais, regula a pressão intracraniana e contém células de defesa. Nele circulam anticorpos e substâncias administradas ao paciente, sendo particularmente importante a circulação de fármacos antimicrobianos e antiparasitários nos processos de meningoencefalite. Normalmente, existe um bloqueio à penetração de substâncias no liquor realizado pelas barreiras hematoencefálica e hemoliquórica, constituídas pela membrana aracnoide, pelo epitélio do plexo coroide e pelo endotélio da microvasculatura cerebral. Quando ocorre um processo inflamatório envolvendo essas barreiras, aumenta a sua permeabilidade e algumas substâncias, especialmente as com menor peso molecular, são capazes de passar do sangue para o liquor.

O liquor é produzido e absorvido continuamente e sua quantidade em um indivíduo adulto normal é de 125 a 200 mL. Sua pressão é variável com a localização da colheita e a posição do paciente. A punção na região lombar mostra uma pressão de 18 a 25 cm/H_2O no paciente sentado e de 5 a 18 cm/H_2O se o enfermo estiver em decúbito lateral. Na cisterna magna (cerebelobulbar), com o indivíduo em decúbito lateral a pressão é também de 5 a 18 cm H_2O. Nos recém-nascidos a pressão varia entre 1 e 8 cm/H_2O na região lombar; nos lactentes e nas crianças maiores oscila entre 4 e 15 cm/H_2O, e em pessoas acima de 10 anos, os valores são iguais aos dos adultos.

O LCR normal é translúcido, incolor, como água de rocha, sem hemácias. A citologia mostra poucas células de defesa, geralmente 3 a 5/mm^3, quase sempre linfócitos. A analise bioquímica do liquor normal demonstra 20 a 40 mg/100 mL de proteínas, 40 a 80 mg% de glicose e 680 a 720 mg% de cloretos (115 a 125 mEq/L). A glicorraquia corresponde a cerca de 2/3 da glicemia, e sofre variações de acordo com a dosagem da glicose no sangue (hipo ou hiperglicorraquia fisiológica no paciente com hipo ou hiperglicemia, respectivamente). No recém-nascido, normalmente há uma maior celularidade, podendo chegar a 25 células/mm^3, e as proteínas podem atingir 100 mg%. O liquor normal é estéril.

Nas meningoencefalites, a análise do líquido cefalorraquiano costuma mostrar pressão aumentada, número de células elevado, o que é denominado pleocitose; as proteínas elevam-se; a glicose está normal ou diminuída.

ETIOLOGIA[4,5,8,9,14,14a,17,21-24,28,34,35,45a,48-50,58-60,62,65-68,72-77,80,81]

Os vírus são os agentes infecciosos mais implicados na etiologia das ME infecciosas. No Brasil, dados do Ministério da Saúde também apontam o mesmo fato, conforme apresentado na Tabela 118.1. Na mesma Tabela, observa-se que dentre as causas bacterianas, o meningococo e o pneumococo assumem a liderança, enquanto o *Haemophilus influenzae*, importante patógeno causador de meningites no passado, teve hoje reduzida sua incidência, mercê da vacinação infantil contra esse agente.

Do ponto de vista diagnóstico e de orientação terapêutica, as meningoencefalites (ME) são divididas em três grandes grupos, de acordo com o aspecto do LCR: com liquor claro, com liquor turvo e com liquor opalescente. Essa divisão prática é importante, pois o aspecto líquido cerebroespinhal ao ser realizada a primeira punção orientará para o diagnóstico etiológico e as opções terapêuticas a serem consideradas no atendimento imediato do enfermo.

As ME com liquor turvo apresentam exsudato purulento, com grande quantidade de células polimorfonucleares e são geralmente causadas por bactérias piogênicas: meningococo, pneumococo, hemófilo, enterobactérias, pseudomonas, estafilococos e outras. As amebas de vida livre também causam meningoencefalites com LCR turvo e exsudato purulento (ver Capítulo 90 - Infecção por Amebas de Vida Livre).

As ME com liquor claro apresentam exsudato pouco intenso, com predomínio absoluto de células mononucleares (linfócitos e monócitos) e têm etiologia variada: bactérias específicas (*Mycobacterium tuberculosis*, micoplasmas e outras); vírus, fungos, helmintos e protozoários. Aqui também se situam as meningites assépticas, causadas por agentes não infecciosos. Entre as ME com liquor claro situam-se, ainda, as meningites bacterianas que foram tratadas de maneira incorreta e a fulminante, causada por meningococo e, menos frequentemente, por pneumococo.

As ME com liquor opalescente constituem um grupo de difícil interpretação, pois a etiologia é vasta e, muitas vezes, resultam da má orientação terapêutica adotada. O LCR não se apresenta translúcido, claro, nem está com o aspecto francamente turvo, purulento, das meningoencefalites bacterianas. Pode apresentar predomínio de polimorfonucleares ou mononucleares, mas a celularidade não é muito elevada. A etiologia dessas ME pode ser tuberculosa, fúngica, bacteriana mal tratada ou decorrente de pequena hemorragia.

TABELA 118.1

Meningites – Casos Confirmados no Brasil – 2012-2013				
Ano	2012		2013	
Agente	Casos	Letalidade	Casos	Letalidade
Meningocócica	2554	22%	2083	21%
Pneumocócica	1104	27%	1057	27%
H. Influenzae	148	14%	102	10%
Tuberculose	340	13%	313	19%
Viral	9931	1%	8513	1,3%
	3136	12,5%	2776	14%

Fonte: Ministério da Saúde/SVS/Portal da Saúde

PATOGENIA[3,7,22,23,26,29,31,32,41,43,45,46,54,57,72-74]

A chegada do agente etiológico à leptomeninge ocorre por via direta (continuidade), sanguínea, por contiguidade ou pela bainha de nervo. Por via direta ou por continuidade, a infecção surge em traumatismos cranioencefálicos ou raquimedulares, como fraturas, agressões por arma branca ou de fogo, iatrogenia em cirurgias, inoculação com soluções ou materiais contaminados. Por via sanguínea, ocorre a partir de um foco infeccioso primário em qualquer parte do organismo, particularmente orofaringe, pulmão, intestino, trato urinário, ou na vigência de um quadro séptico ou com parasitemia (malária, doença de Chagas, doença do sono). Por contiguidade, a partir de um processo infeccioso na proximidade do encéfalo, como, por exemplo, otite, sinusite, mastoidite. Por via nervosa é rara, ocorrendo nas meningo-encefalites por amebas de vida livre (nervo olfatório), na encefalite rábica (nervos periféricos e nervo olfatório) e nos processos traumáticos dos nervos olfatório e óptico.

Uma vez atingidas as meninges e o espaço subaracnoide, o agente infeccioso bacteriano, fúngico, viral ou protozoário multiplica-se com facilidade, tendo em vista que as atividades bactericida e opsônica do liquor são mínimas e que os componentes do complemento estão ausentes ou existem em baixas concentrações nesse líquido biológico. A presença do microrganismo inicia o processo inflamatório com edema das meninges e do parênquima nervoso, com hiperemia dos vasos da leptomeninge e formação de exsudato purulento. Nas ME bacterianas (causadas por microrganismos piogênicos), o processo inflamatório é fundamentalmente constituído por exsudato polimorfonuclear e é sobretudo intenso no espaço subaracnóideo da convexidade cerebral.

Nas de origem tuberculosa e fúngica, o exsudato é predominantemente mononuclear e localiza-se principalmente no espaço subaracnóideo da base do encéfalo, causando alterações precoces de pares cranianos. As ME de origem viral atingem toda a meninge e o córtex cerebral, causando, em geral, reação inflamatória discreta, à custa de células mononucleares. Exceção importante é a infecção causada pelo vírus herpes simples, que pode causar uma encefalite necrotizante e hemorrágica, com comprometimento meníngeo. Nas encefalites virais agudas, não raro se observam sinais de meningite, cuja gravidade se relaciona à do quadro encefalítico.

Os plexos coroides, o epêndima e a pia-máter respondem à infecção, aumentando a permeabilidade capilar, fato que eleva as proteínas do liquor. Quanto mais intensa é a reação inflamatória ou mais extensa a área atingida, tanto maior será a hiperproteinorraquia. Há, também, hipoglicorraquia que resulta, inicialmente, da diminuição do transporte de glicose através dos plexos coroides inflamados, assim como da maior utilização da mesma pelos tecidos do hospedeiro. Menos importante é o seu consumo por bactérias e polimorfonucleares. Nas meningoencefalites virais a glicorraquia habitualmente é normal, devido à pequena reação inflamatória e à inexistência de consumo por agentes infectantes e células inflamatórias.

A transudação e a exsudação devidas à vasodilatação e ao processo inflamatório, com acúmulo de células de defesa, determinam edema cerebral e aumento do volume do LCR, o que vai causar hipertensão intracraniana e consequente hipertensão liquórica. Os pedúnculos cerebrais, a protube-

rância e o bulbo raquídeo ficam envoltos em exsudato e os plexos coroides ficam congestos. No encéfalo, além do edema, podem-se observar focos de inflamação localizada, que nas ME bacterianas podem-se transformar, raramente, em abscessos. Na meningoencefalite causada pelo vírus herpes simples é comum ocorrer necrose encefálica, sobretudo, de modo assimétrico, nos lobos temporais. Na tuberculosa, a infecção meníngea geralmente decorre da invasão do espaço subaracnóideo por material oriundo da ruptura de granulomas encefálicos.

Os vasos da leptomeninge e do encéfalo podem sofrer processos de arterite e flebite e, às vezes, trombose. O processo inflamatório da leptomeninge atinge também as raízes dos nervos raquianos, provocando radiculite, responsável pela rigidez de nuca e hipertonia paravertebral e pelos clássicos sinais meníngeos de Kernig e Brudzinski e Lasègue. Quando a doença se prolonga, o exsudato pode-se organizar provocando fibrose e aderências que formam barreiras, dificultando a circulação do LCR. Se ocorrer obstrução à circulação liquórica, resultará hidrocefalia.

CLASSIFICAÇÃO DAS MENINGOENCEFALITES[4,6,8,9,21,25,27,31-34,39,40,44,46,49,52,55-57,59,62-65,70-73]

As meningoencefalites podem ser classificadas de acordo com diferentes critérios:

1. *de acordo com o aspecto do liquor*: claro, turvo, opalescente, de grande importância no estabelecimento de conduta terapêutica empírica;

2. *de acordo com a etiologia*: os já citados diferentes tipos de agentes infecciosos (vírus, bactérias, fungos, protozoários, helmintos) causadores de infecção meníngea;

3. *de acordo com a evolução*: agudas e insidiosas. Agudas quando em horas ou poucos dias (1 a 5 dias) instala-se o quadro clínico. É o que ocorre nas ME bacterianas e virais. Meningoencefalite insidiosa ou arrastada é aquela em que as manifestações clínicas ocorrem de maneira mais lenta, com agravamento progressivo em vários dias (10 a 15 ou mais dias) até que o enfermo procure atendimento médico. É observada, em geral, na tuberculose e nas doenças fúngicas, podendo também ocorrer nas bacterianas pelo uso inadequado de antimicrobianos. As meningoencefalites insidiosas denominam-se, por vezes, crônicas, muito embora o quadro clínico se estabeleça em questão de dias, raramente ultrapassando 1 mês. Meningoencefalites com longa evolução, configurando realmente cronicidade, são raras, e mais observadas em quadros não infecciosos (doença de Behçet, linfomas, carcinoma, lúpus eritematoso, sarcoidose). Eventualmente, podem ter como causa infecções fúngicas (*Candida albicans, Cryptococcus neoformans, Sporothrixs schenkii*), cisticercose e sífilis;

4. *de acordo com a gravidade*: ME virais não costumam ser graves e com frequência o quadro clínico tem boa evolução, com exceção da meningoencefalite herpética, que, em geral, é grave e tem prognóstico reservado pela característica necrosante do

vírus. ME bacterianas, fúngicas e tuberculosas são graves e o prognóstico depende da precocidade do tratamento. Meningites por *T. cruzi* e por amebas de vida livre são muito graves, com pouca resposta à terapêutica;

5. *Tipos especiais de ME*: são as meningoencefalites fulminante e recidivante. A primeira é observada em infecções por cepas particularmente virulentas da *Neisseria meningitidis*, e pode causar a morte do paciente em poucas horas, com falência circulatória e fenômenos hemorrágicos. Na gênese desse tipo de ME é também importante uma predisposição genética, com deficiência do sistema do complemento do hospedeiro. Menos frequentemente, o pneumococo pode causar meningoencefalite rapidamente fatal e, mais raramente ainda, outros microrganismos podem originar quadros semelhantes. ME recidivante ocorre quando o enfermo apresenta alguma solução de continuidade para o sistema nervoso, de tal forma que seja fácil ao agente infeccioso provocar a reinfecção. Relaciona-se com fístulas liquóricas para os seios da face e para o ouvido. Seu agente etiológico habitual é *Streptococcus pneumoniae*, mas de sorotipos menos agressivos que aqueles que causam a meningite pneumocócica endêmica e, muitas vezes, não capsulados. Tem, pois, em geral, melhor prognóstico.

MENINGOENCEFALITES BACTERIANAS

Introdução[3,12,15,20,21,28,30,37,40,42,43,49,51,68-70,74]

As meningoencefalites bacterianas (MB) são infecções agudas e graves, causadas por germes que atingem as meninges e o encéfalo quando falham os mecanismos de defesa que os protegem. São urgências médicas que requerem um diagnóstico precoce e um tratamento imediato. Neste item trataremos das infecções causadas por bactérias gram-positivas e gram-negativas. Mais adiante, abordaremos a meningoencefalite tuberculosa e as que têm como causa outros agentes específicos.

Qualquer bactéria patogênica, comensal ou oportunista pode causar uma meningoencefalite. Em grande parte das vezes, o quadro meningítico surge de maneira súbita, sem qualquer fator que predisponha sua ocorrência. Por vezes, porém, existem fatores predisponentes para as MB, como os traumatismos cranioencefálicos e raquimedulares, as fístulas liquóricas, as otites médias, as mastoidites e sinusites, o nascimento prematuro, a desnutrição grave, as diarreias infecciosas e todas as causas que diminuem a imunidade do indivíduo. Alguns fatores e os respectivos agentes causadores mais comuns estão arrolados na Tabela 118.2.

A determinação de um fator predisponente ou do foco de infecção da origem da bactéria causadora da MB é importante na presunção etiológica da doença e para a escolha do antimicrobiano empírico a ser utilizado inicialmente.

TABELA 118.2

Fatores Predisponentes e Bactérias Relacionadas Causadoras de Meningoencefalites	
Fatores Predisponentes	*Agentes Etiológicos mais Comuns*
Contato com pacientes com ME	*Neisseria menigitidis, Haemophilus influenzae*
Meningoencefalites de repetição	*Streptococcus pneumoniae*
Recém-nascido	*Streptococcus agalactiae, Listeria monocytogenes,* Enterobactéria
Idoso	*S. pneumoniae, H. influenzae, L. monocytogenes,* Enterobactéria
Sinusites, otite, mastoidite e pneumonia	*S. pneumoniae, H. influenzae*
Faringites	*Neisseria menigitidis*
Celulites	*Staphylococcus aureus*
Deficiência de complemento	*Neisseria menigitidis*
Punção liquórica	*Staphylococcus aureus, Pseud. aeruginosa*
Neurocirurgia	*Staphylococcus aureus*
Infecções hospitalares	Enterobactérias, *Pseudomonas aeruginosa, Staphylococcus aureus*
Fraturas de crânio fechadas	*Streptococcus pneumoniae, H. influenzae*
Fraturas de crânio abertas	*Staphylococcus aureus, Pseud. aeruginosa,* Enterobactérias
Fístulas liquóricas com otorreia ou rinorreia	*Streptococcus pneumoniae, Staph. aureus*
Shunts do liquor	*Staphylococcus aureus, Staph. epidermidis,* enterobactérias
Desnutrição	Bactérias em geral
Asplenia	*Streptococcus pneumoniae, H. influenzae*
Imunodeficiências	*Streptococcus pneumoniae, H. influenzae, Listeria monocytogenes*
Hiperinfecção por *Strongyloides stercoralis*	Enterobactérias, *Streptococcus bovis, Enterococcus spp.*

Contudo, tão ou mais importante nesse raciocínio são as estatísticas que revelam os agentes mais frequentes no país ou na região e as faixas etárias em que incidem. Além disso, pode haver modificações nessas estatísticas relacionadas com medidas preventivas por meio de vacinação e, ocasionalmente, com a ocorrência de epidemia por determinado patógeno. Assim, nos EUA é menor a ocorrência de ME por meningococo que no Brasil ou em países da África, regiões onde ocorrem, mesmo, epidemias de infecção meningocócica. Por outro lado, a infecção por *Haemophilus influenzae* que já foi, há cerca de 30 anos, a principal causa de MB nos EUA, na atualidade é rara nesse país, devido à vacinação da população infantil contra esse patógeno. No Brasil, a infecção por hemófilos decresceu notavelmente com a introdução da imunoprofilaxia contra o *H. influenzae* no esquema vacinal infantil.

As MB são mais frequentes, no nosso meio, entre crianças e adolescentes até 15 anos, com prevalência no sexo masculino.

Etiopatogenia[1-3,12,14,14a,18,22,23,26,29,31,32,34,35,37,38,40,41,43,45,46,54,57,61,72-74,81]

Qualquer bactéria pode causar meningite. No entanto, podemos estabelecer alguns parâmetros para definir o provável agente causador no paciente com quadro clínico da enfermidade no Brasil. Assim:

1. no período neonatal as bactérias mais frequentemente encontradas como causa de ME são os bacilos gram-negativos entéricos. No Brasil, são especialmente *Escherichia coli* e *Salmonella sp.*, relacionadas com as condições de saneamento, higiene pessoal e pobreza, que fazem com que o recém-nascido (RN) possa adquirir diarreia infecciosa e, como consequência, sepse e meningite. Um segundo patógeno importante como causa de MB no RN é o *Streptococcus agalactiae*, estreptococo do grupo B que pode infectar a criança durante o nascimento em parto normal, a partir de sua presença na microbiota vaginal da mãe. O terceiro agente envolvido com maior frequência nas MB do RN é a *Listeria monocytogenes*, também habitante do trato genital feminino, que pode infectar a criança passando pelo canal do parto ao nascer;

2. no período de 1 a 3 meses de idade as enterobactérias ainda participam em importância na causalidade das MB, já surgindo, também, a participação do *Haemophilus influenzae* nas regiões onde não se implantou o esquema de vacinação infantil ou nas crianças não vacinadas. O pneumococo inicia sua frequência, enquanto o *S. agalactiae* e a listéria se tornam mais raros;

3. a partir de 3 meses de idade os microrganismos mais frequentes são o *H. influenzae*, o *Streptococcus pneumoniae* e a *Neisseria meningitidis*, permanecendo essa frequência até os 5 anos de vida, desde que não tenha havido vacinação contra o hemófilo;

4. em crianças com idade superior a 5 anos e adultos, habitualmente os germes infectantes são o pneumococo e o meningococo;

5. em pacientes acima de 60 anos, além do meningococo e do pneumococo, o hemófilos e a listéria voltam a fazer parte da possível causalidade da MB e, menos frequentemente, as enterobactérias;

6. hemófilos e pneumococo são causa de MB em qualquer faixa etária em pacientes alcoólatras, hepatopatas, diabéticos descompensados, nefropatas e imunocomprometidos de outra natureza;

7. MB que se segue a traumatismo cranioencefálico ou raquimedular pode ter como causa estafilococos (tanto coagulase-positivos como negativos), enterobactérias, pneumococo, *Pseudomonas aeruginosa*, sobretudo os dois primeiros tipos de bactérias;

8. MB após punção liquórica e procedimentos neurocirúrgicos tem por causa, sobretudo, os estafilococos mas, também, *Pseudomonas aeruginosa*;

9. a mais provável bactéria causadora MB de repetição em paciente com fístula liquórica é o pneumococo, em geral sorotipos apresentando menor virulência;

10. estafilococos são os agentes mais prováveis em MB em paciente com endocardite bacteriana aguda;

11. estafilococos são também causa importante de ME em usuários de drogas ilícitas injetáveis;

12. ME em pessoas com derivações liquóricas para peritônio costuma ter como causa estafilococos da microbiota cutânea. Enterobactérias, *Enterococcus, P. aeruginosa* são, nesse caso, agentes etiológicos menos frequentes;

13. *Listeria monocytogenes*, além de ser agente importante de ME no recém-nato e em indivíduos com mais de 60 anos (é a segunda causa nessa faixa etária, superada somente pelo pneumococo), é o microrganismo mais frequente em meningites de enfermos com linfomas, transplantados de órgãos e em terapia com corticosteroides. É, também, causa importante de meningite em diabéticos e em gestantes, superada somente pelo pneumococo[1];

14. ME por bactérias anaeróbias é rara e, quando existente, relacionada com otite ou mastoidite e formação de abscesso cerebral;

15. *Mycoplasma hominis* pode, eventualmente, causar meningite em crianças recém-nascidas e em pacientes submetidos a procedimento neurocirúrgico;

16. em pacientes com hiperinfecção por *Strongyloides stercoralis* pode ocorrer meningite pelas larvas do verme ou, com mais frequência, por bactérias intestinais (enterobactérias, enterococos e *Streptococcus bovis*) carreadas pelo helminto.

As bactérias podem chegar ao sistema nervoso central por inoculação direta (continuidade), por contiguidade ou por via hematogênica. Esta última é a mais frequente e requer da bactéria a capacidade de se fixar à mucosa oral ou nasofaríngea, reproduzir-se até o número ideal para ultrapassar a barreira linfática local, sobreviver na corrente circulatória, atravessar a barreira hemoliquórica, resistir aos mecanismos de defesa do liquor e, ainda, atingir os plexos coroides. No espaço subaracnóideo causam uma reação inflamatória caracterizada, na fase aguda, por afluxo de polimorfonucleares.

As alterações das funções neurológicas têm como causa a agressão microbiana e a lesão dos vasos que suprem o sistema nervoso central. As estruturas vasculares que atravessam o espaço subaracnoide podem ser ocluídas; ocorre intensa reação inflamatória das raízes nervosas e o edema cerebral aumenta o comprometimento da circulação encefálica. Se o exsudato for espesso, pode bloquear o livre fluxo do liquor e causar hidrocefalia e isquemia secundária. Todos esses fatores que acarretam distúrbios circulatórios, hipóxia e outras alterações metabólicas e edema cerebral, somados à ação das toxinas bacterianas e citocinas inflamatórias, produzem alterações neurológicas cujas manifestações variam de discretas modificações de comportamento até encefalopatias difusas com estupor, coma e morte.

Na infecção meningocócica e, menos frequentemente, na causada por outros agentes, a endotoxina bacteriana pode ativar a cascata imunológica com secreção de numerosas citocinas pró e anti-inflamatórias, ativação do sistema de complemento e da coagulação. Esses eventos conduzem às formas mais graves, onde ocorre choque séptico e coagulação intravascular disseminada.

Diagnóstico Clínico[6,8,12,15,20,21,26,36,37,40,42,69,70]

Quando a causa da infecção é a microbiota que coloniza a nasofaringe, o quadro inicial pode ser o de uma infecção respiratória alta. Contudo, nas infecções meningocócicas, e mesmo pneumocócicas e por hemófilos, não é necessária a existência desse processo inflamatório local. Outros focos primários podem ser uma endocardite bacteriana ou uma infecção do trato gastrintestinal ou urinário.

O período de incubação varia de algumas horas até dias. O início é quase sempre abrupto, com febre elevada, cefaleia e vômitos.

Os pacientes com meningoencefalite apresentam quatro síndromes principais:

1. *síndrome infecciosa* – inclui febre alta persistente que responde mal aos antitérmicos, palidez, fácies de doença aguda, mialgias, mal-estar generalizado, astenia e anorexia;

2. *síndrome meningorradicular ou radiculite (síndrome de irritação meníngea)* – resulta da inflamação das raízes nervosas. Caracteriza-se pelo paciente assumir atitudes de defesa antálgicas, permanecendo no leito em posição de "cão de gatilho de fuzil" (pernas flexionadas sobre as coxas e estas sobre a bacia). Predominam as contraturas dos músculos paravertebrais, havendo rigidez de nuca, opistótono, hipertonia abdominal e sinais de Kernig, Brudzinski e Lasègue. Pode haver hiperestesia cutânea. É variável a intensidade dos reflexos superficiais e profundos.

3. *síndrome de hipertensão intracraniana (HIC)* – cefaleia intensa e universal que mal responde aos analgésicos, irritabilidade, vômitos não precedidos de náusea (chamados impropriamente "vômitos em jato"), bradicardia, abaulamento da fontanela em neonatos e lactentes. O exame do fundo de olho pode revelar hiperemia da papila, que na HIC grave se apresenta com edema e pode sobressair anormalmente, ficando com contornos pouco nítidos.

Contudo, esse sinal clínico é pouco frequente na meningite bacteriana, devido à sua evolução rápida, sendo mais observado nas doenças expansivas prolongadas. A presença de edema de papila na MB leva à suspeição de abscesso ou empiema cerebral. Em casos de HIC grave (pressão > 40 cm H_2O), pode ocorrer herniação do parênquima encefálico, com diferentes manifestações de sofrimento das estruturas intracranianas, incluindo midríase unilateral, pupila fixa, paresias (geralmente hemiparesia contralateral à midríase), postura de decorticação ou de descerebração, respiração de Cheyne-Stokes, bradicardia e hipertensão arterial[4a]. Essa dissociação entre a pressão arterial que sobe e a frequência cardíaca que desce – fenômeno de Cushing – é indício clínico importante de HIC aguda grave.

4. *síndrome encefálica* – manifesta-se por alterações da consciência, com sonolência, obnubilação, estupor, podendo chegar ao coma. Podem ocorrer convulsões, distúrbios do comportamento e estado confusional. Se houver acometimento da via piramidal, estarão presentes distúrbios motores, com sinais neurológicos focais (paresias, paralisias), hiporreflexia e sinal de Babinski. São também possíveis alterações sensoriais, com distúrbios visuais, dislalia e disgeusia. Alterações auditivas são mais decorrentes de lesão do oitavo par craniano.

Nos lactentes, o exame físico pode mostrar a fontanela anterior tensa e abaulada pela hipertensão intracraniana. Esse achado é particularmente valioso em crianças desnutridas e desidratadas. Devido à maior elasticidade do crânio, pode haver aumento do seu tamanho (macrocrania), resultante do edema cerebral e da hidrocefalia. Outros sinais e sintomas costumeiramente encontrados em indivíduos maiores podem faltar ou ser duvidosos.

As crianças maiores e os adultos adotam o decúbito lateral, flexionando os membros inferiores sobre o abdome e apresentam sinais antálgicos ao estiramento das raízes nervosas espinhais. Com o paciente em decúbito dorsal, pesquisam-se:

a. rigidez de nuca: é a resistência involuntária à flexão passiva da cabeça, devida ao espasmo dos músculos cervicais;

b. sinal de Kernig I: com as pernas estendidas, tenta-se levantar o tronco. Os joelhos flexionam-se automaticamente e qualquer tentativa de estendê-los é inútil e dolorosa;

c. sinal de Kernig II: segurando-se um dos membros inferiores pelo calcanhar, eleva-se o mesmo em extensão, flexionando-se a coxa sobre a bacia, com a mão sobre o joelho para que não dobre. Após pequena angulação, aparece dor ciática e flexão do outro joelho. Essa variante do sinal de Kernig é também chamada de sinal de Lasègue;

d. sinal de Brudzinski I: tenta-se flexionar a cabeça sobre o tronco e nota-se a flexão involuntária dos joelhos;

e. sinal de Brudzinski II: dobra-se a perna sobre a coxa e esta sobre a bacia. Ao forçar esse movimento, o outro membro inferior retrai-se.

Os enfermos podem apresentar ainda fotofobia, retenção urinária e fecal, priapismo, olhar vago e fixo, alterações respiratórias com taquipneia, ritmo de Cheyne-Stokes ou de Biot. É, também, possível hipotensão arterial, choque e sinais de comprometimento vascular que vão desde vasculites localizadas, como petéquias e sufusões hemorrágicas cutaneomucosas e viscerais, até coagulação intravascular disseminada com tromboses e hemorragias.

Na MB do recém-nascido o quadro clínico é inespecífico. Sugere sepse, mas não necessariamente o comprometimento do sistema nervoso central. A febre está presente em 60% dos casos. Podem-se encontrar também os seguintes sinais e sintomas:

- irritabilidade, palidez, cianose, icterícia, anorexia, vômitos, diarreia, sonolência, distermia, apatia, respiração irregular e crises de apneia. Pode haver macrocrania. As alterações neurológicas manifestam-se por hipotonia ou hipertonia, gemência, grito, recusa da alimentação, abaulamento de fontanela anterior, miose, estrabismo, rigidez de nuca (em 15% dos casos), rigidez de espáduas, crises convulsivas (em 30% dos casos), torpor e coma. Os sinais de irritação meníngea – de difícil observação – aparecem tardiamente e são de mau prognóstico. Não se deve esperar o encontro de convulsões tônico-clônicas generalizadas em crianças muito novas. Elas são apanágio de outras faixas etárias. Os recém-nascidos costumam apresentar crises sutis e erráticas.

O exame de fundo de olho deve ser realizado sistematicamente, bem como a otoscopia e a rinoscopia.

Diagnóstico Diferencial[12,23,74]

Deve-se fazer o diagnóstico diferencial com as meningoencefalites de outras etiologias, encefalites virais, meningismo, hemorragia subaracnóidea, processos expansivos intracranianos, abscessos cerebrais, tromboses de seios venosos da dura-máter. Também entram no diagnóstico diferencial síndrome de Reye-Johnson, tétano, otites médias agudas, adenites agudas de pescoço, abscessos retrofaríngeos e afecções de coluna cervical que possam simular rigidez de nuca.

Diagnóstico Epidemiológico[3-5,12,19,22,29,39,44,45,52,54,72,74,78]

As meningoencefalites bacterianas ocorrem esporadicamente, atingindo um indivíduo em cada 20.000. Essa baixa prevalência deve-se aos extraordinários mecanismos de defesa da barreira hemoliquórica. O reservatório natural é o homem e a transmissão mais frequente é de pessoa a pessoa, através das vias respiratórias ou do contato direto com as secreções do paciente. Na MB do recém-nascido, a transmissão pode se dar pelo contato com secreções vaginais maternas contendo *S. agalactiae* ou *L. monocytogenes*. A MB pode resultar de inoculação de microrganismos da pele ou do solo no espaço subaracnoide em decorrência de traumatismo cranioencefálico ou raquimedular ou de procedimentos neurocirúrgicos e de punção lombar. Eventualmente, deve-se investigar a possibilidade de MB em pacientes com endocardite bacteriana e sepse.

Os meningococos e os hemófilos podem causar epidemias em comunidades abertas ou fechadas e as salmonelas e a *Escherichia coli* podem ser responsáveis por infecções nos berçários.

Os dados epidemiológicos que devem ser valorizados são: epidemias meningocócicas, diarreias recentes em lactentes, presença de infecções bacterianas localizadas ou sistêmicas, história de traumatismos cranianos, assim como a faixa etária (Tabela 118.3).

As únicas meningoencefalites contagiosas são a meningocócica e a causada pelo *Haemophilus influenzae*, cujos agentes podem ser transmitidos tanto pelos doentes como por portadores sãos.

TABELA 118.3

Patógenos mais Comuns Encontrados nas Meningoencefalites Bacterianas conforme as Faixas Etárias	
Idade	**Agente Etiológico**
0 a 3 meses	Estreptococos grupo B *(S. agalactiae)*, *E. coli*, *Salmonella*, outros gram-negativos,*Listeria monocytogenes*, enterococos (raro)
3 meses a 5 anos	Hemófilos, pneumococos, meningococos
5 a 60 anos	Meningococos, pneumococos
> 60 anos	Pneumococos; hemófilos; listéria; gram-negativos

Diagnóstico Laboratorial[1a,6,12,14,19,22,23,27,29,39,47,52,54,55,63,73,74,81]

A comprovação diagnóstica das meningoencefalites bacterianas é feita pelo exame do liquor, colhido habitualmente por punção lombar. Trata-se de um procedimento relativamente inócuo quando realizado de modo adequado e está indicado sempre que houver uma suspeita diagnóstica de meningite, desde que não haja sinais de HIC muito intensa. Contraindica-se a punção lombar se houver sinais de infecção na pele no local de sua realização ou em casos de discrasia sanguínea com risco de hemorragia.

Para a realização do exame, coloca-se o paciente em decúbito lateral direito e punciona-se entre a quarta e a quinta vértebras lombares num ponto de interseção com uma linha imaginária traçada entre as cristas ilíacas anterossuperiores. Deve-se fazer a antissepsia da região com álcool iodado, durante, no mínimo, 2 minutos. Introduz-se a agulha de modo lento e progressivo; nos adultos percebe-se a perfuração do saco dural após 4 a 6 cm. Nos casos em que não se consegue colher o liquor por via lombar, indica-se a punção cisternal.

Em adultos, colhem-se 5 a 10 mL de liquor; nas crianças, 5 mL; nos recém-nascidos, 3 mL. O LCR pode ser colhido em frasco único ou em três frascos, estéreis, para a realização de exames citológico, bioquímico, microbiológico e imunológico. No exame citológico será realizada a contagem de células total e específica; no exame bioquímico serão dosados os níveis de proteínas, glicose, lactato, procalcitonina e desidrogenase lática; na microbiologia far-se-ão a bacterioscopia pelo método de Gram, a cultura e o antibiograma. Em situações específicas, poderão ser realizados exames sorológicos, teste de látex e análise molecular do LCR pela reação em cadeia de polimerase (PCR).

O exame do liquor do paciente com ME bacteriana revela: pressão elevada (maior que 18 cm H_2O); pleocitose, quase sempre acima de 500 células/mL, com predomínio de polimorfonucleares; proteínas elevadas, em geral entre 100 e 500 mg%, às vezes mais; glicose abaixo de 40 mg%; e bacterioscopia e culturas positivas em 60% a 80% dos casos. Valores da pressão intracraniana entre 20 e 40 cm H_2O são considerados moderadamente elevados e acima de 40 cm H_2O, bastante elevados[4a]. As proteínas aumentam devido ao processo inflamatório, com exsudação, e a glicose sofre redução motivada pelo seu consumo pelas bactérias e pelas células inflamadas em anóxia. A dosagem de lactato mostra níveis elevados (superiores a 35 mg%), diferentemente do que ocorre nas meningites virais. Contudo, o valor dessa dosagem é pouco específico, porque a hipóxia cerebral, alterações vasculares e o metabolismo de leucócitos também podem aumentar o lactato no liquor. Mais específica é a determinação de procalcitonina no soro, que mostra elevação nas meningites bacterianas e não nas virais. Em adultos, níveis de procalcitonina no soro superiores a 0,2 ng/mL têm sensibilidade e especificidade de 100% no diagnóstico de ME bacteriana. A elevação de ferritina no liquor também auxilia no diagnóstico das MB.

Para a pesquisa de antígenos bacterianos pelos métodos do látex, contraimunoeletroforese (CIE), ELISA, radioimunoensaio ou imunofluorescência, deve-se colher mais 1 mL de liquor em um terceiro tubo. A CIE permite o diagnóstico de bactérias capsuladas: pneumococos, hemófilos, meningococos, estreptococos do grupo B e *Escherichia coli*. Esse método determina antígenos polissacárides da cápsula bacteriana usando anticorpos específicos e é positivo entre 55% e 80% dos casos. A imunofluorescência direta é um método muito sensível e detecta listéria, pneumococos, hemófilos, estreptococos B e meningococos. O teste do látex é mais rápido, porém menos sensível, e detecta antígenos das mesmas bactérias.

No início da doença, a contagem de células no liquor pode ser normal, mesmo havendo microrganismos nos esfregaços corados e nas culturas. Observa-se esse fato em até 3% de crianças com idade entre 3 semanas e 18 meses. Uma nova punção lombar, realizada 24 horas depois, poderá mostrar a pleocitose esperada. As meningoencefalites parcialmente tratadas podem mostrar dados laboratoriais atípicos com predomínio de células mononucleares.

Os acidentes de punção também prejudicam a correta interpretação do exame do liquor: aumentam o número de leucócitos (um para cada 700 hemácias por mm^3) e os níveis de proteínas (1,5 mg% para cada 1.000 hemácias por mm^3). Nesses casos, deve-se logo iniciar a medicação como nas meningoencefalites por germe não identificado e 72 horas após realizar outra punção lombar. Na prática, faz-se o diagnóstico diferencial entre um acidente de punção e uma hemorragia subaracnoide, deixando-se que o liquor goteje em três frascos. Nos casos de acidente nota-se que o material se torna mais claro no segundo e no terceiro frascos, enquanto nos casos de hemorragia vera permanece inalterado.

Além do exame do liquor, solicitam-se, de rotina: *swab* nasal e de orofaringe para bacterioscopia pelo Gram e cultura, três hemoculturas, glicemia, hemograma completo, velo-cidade de hemossedimentação (VHS), radiografia simples de tórax e de seios da face, fundoscopia e otoscopia.

A tomografia computadorizada (TC) é indicada antes da punção lombar quando houver evidências clínicas de hipertensão intracraniana (HIC) muito elevada, como rebaixamento do nível de consciência, vômitos frequentes, assimetria de pupila, midríase, alterações do ritmo respiratório, edema de papila, bradicardia, convulsão e hipertensão arterial. O exame fornece dados indiretos da HIC, como hipodensidade na substância branca, apagamento dos sulcos, desvio de linha média, diminuição de ventrículos laterais. No decorrer da doença, a TC é importante quando houver suspeita de coleções subdurais ou abscessos. A ressonância magnética (RM) proporciona imagens com mais detalhes; se disponível, deve ser preferida.

Complicações[3,5,12,17,18,22,23,33,43,52,55,61,71,73,74,78,81]

Gerais

Quando o diagnóstico é tardio ou a medicação é inadequada ou ainda quando o microrganismo é muito virulento ou o paciente é hipersensível às suas proteínas, podem surgir algumas complicações durante ou após a infecção. As mais frequentes são:

a) *complicações sistêmicas:* incluem o choque bacteriano com ou sem coagulação intravascular disseminada, choque cardiogênico, distúrbios hidroeletrolíticos, distúrbios respiratórios centrais ou periféricos (aspiração), localização à distância das infecções com artrites e derrames de serosas;

b) *complicações neurológicas:* lesão de pares cranianos, sendo mais frequentemente atingidos o terceiro, quarto, sexto e sétimo nervos; abscessos cerebrais; tromboflebites de seios da dura-máter; coleções subdurais (mais frequentes nas meningites devidas a hemófilos, mas, também, observada nas causadas por pneumococos, estafilococos e salmonelas). A lesão do oitavo par pode causar surdez permanente em 20% dos casos. Os hemófilos, os pneumococos, os estafilococos e as salmonelas causam a formação de abscessos cerebrais e tromboflebites de seios da dura-máter com mais frequência que os outros germes;

c) As meningoencefalites causadas por hemófilos e meningococo podem vir acompanhadas de artrites. Esses agentes, bem como o pneumococo, podem também reativar lesões de herpes simples, geralmente labiais.

Complicações Precoces da Meningoencefalite Bacteriana do Recém-nascido

As complicações mais graves e frequentes são as ventriculites, as efusões estéreis e os empiemas subdurais. Os sinais clínicos podem ser discretos, relacionados com o grau de comprometimento encontrado na TC de crânio, que se deve solicitar sempre que houver crescimento rápido do perímetro cefálico e abaulamento de fontanela. As artrites sépticas podem ocorrer concomitantemente ou depois das meningoencefalites. A articulação mais atingida nos recém--nascidos é a coxofemoral e o microrganismo mais comum é o estreptococo B. A destruição articular costuma ser intensa e deixa graves sequelas. As otites médias são infecções frequentes, e podem ser a causa de febres prolongadas. Outras complicações graves são os abscessos cerebrais, a coagulação intravascular disseminada, o choque séptico, os distúrbios hidroeletrolíticos.

Letalidade[23,74]

Observa-se o maior índice de letalidade entre os recém-nascidos (40% a 80%); diminui nas crianças maiores e nos adultos (10% a 20%); e aumenta novamente após 60 anos de idade (50% a 60%). A letalidade é variável com o microrganismo causador, conforme exposto na Tabela 118.4.

Prognóstico[1,5,12,18,22,23,27,31,33,40,54,61,73,79]

O prognóstico quanto à vida está relacionado com a virulência do microrganismo, a resistência do hospedeiro, a eficácia da terapêutica antimicrobiana e a precocidade de sua instituição. Como referido na Tabela 118.4, a letalidade varia com o local de atendimento do paciente e com o microrganismo causador da enfermidade, estimando-se que 30% a 40% dos pacientes sobreviventes apresentarão alguma sequela neurológica. Tanto a letalidade como a ocorrência de sequelas estão relacionadas com os seguintes fatores do prognóstico:

- idade do paciente: pior o prognóstico nos recém-nascidos e nos idosos;
- alterações imunitárias: pacientes com diabetes e cirrose aparentemente têm maior propensão a meningites causadas por bacilos gram-negativos, *Klebsiella* em particular. A desnutrição piora o prognóstico nos casos de meningite tuberculosa. A infecção pelo vírus da imunodeficiência humana não tem sido relacionada com pior prognóstico das meningoencefalites, embora seja um fator para a ocorrência de meningite tuberculosa;
- virulência do agente etiológico: mesmo com terapia antimicrobiana específica, as ME causadas por enterobactérias, pseudomonas, pneumococos e listéria têm prognóstico mais reservado; as ME provocadas por hemófilos e por meningococo, quando tratadas adequadamente, têm melhor prognóstico (Tabela 118.4).

Contudo, na meningococcemia o prognóstico é muito ruim, com letalidade de 50% a 60%;

- rapidez na instituição do tratamento: quanto mais precoce a instituição da terapia antimicrobiana, melhor o prognóstico.
- sensibilidade da bactéria ao antibiótico escolhido: o que justifica a terapêutica antimicrobiana empírica inicial com antibióticos ativos inclusive sobre possíveis microrganismos resistentes;
- emprego de antimicrobiano que alcance no liquor concentração bactericida contra o agente etiológico: fator fundamental da eficácia do tratamento;
- administração do antimicrobiano em dose e por via adequadas: a dose deve ser plena e a via de administração, intravenosa.

Do ponto de vista clínico, o prognóstico é desfavorável, com letalidade elevada (> 50%) nos enfermos com avaliação pela escala de coma de Glasgow baixa (inferior a 9), nos quais foi constatada ausência bilateral de reflexo pupilar à exposição à luz, ausência de reflexo corneal bilateral e se houver choque séptico. A presença de hidrocefalia e empiema também está associada com mau prognóstico; por tal motivo, recomenda-se realizar imagem do encéfalo e proceder a cirurgia, se constatada a alteração.

Meningoencefalite bacteriana na gestante tem prognóstico reservado por ser maior o risco de letalidade materna e fetal. Os microrganismos mais frequentes são *Streptococcus pneumoniae* e *Listeria monocytogenes*[1].

O prognóstico quanto às sequelas nas meningoencefalites bacterianas relaciona-se principalmente com a virulência do microrganismo, a precocidade do tratamento específico e a eficácia da substância antimicrobiana usada na terapêutica. Das crianças que apresentam ME bacteriana no período neonatal, 50% ficam com algum dano neurológico em médio e longo prazos. Devem-se pesquisar: déficit sensorial, sobretudo cegueira e, mais frequentemente, surdez. As deficiências motoras e intelectuais são variáveis e também devem ser diagnosticadas precocemente. A hidrocefalia é sequela que requer correção cirúrgica o quanto antes, desde que não responda ao tratamento clínico, para permitir uma possível normalização da expansão cerebral. Em crianças maiores e

TABELA 118.4

Índices de Letalidade por Meningites no Instituto de Infectologia Emílio Ribas (IIER), São Paulo, em 1979 e 1994[23] e nos EUA[74]		
Agente	**IIER - Letalidade (%)**	**EUA - Letalidade (%)**
Neisseria meningitidis	6,8% a 10%	3% a 13%
Streptococcus pneumoniae	24% a 28,5%	18% a 26%
Haemophilus influenzae	14,9% a 16%	3% a 7%
Streptococcus agalactiae	—	7% a 27%
Listeria monocytogenes	25%	15% a 29%
Staphylococcus aureus	—	14% a 77%
Salmonella	83,7%	78% a 94%
Escherichia coli	66,6%	78% a 94%
Pseudomonas aeruginosa	50%	20% a 30%

adultos as sequelas neurológicas ocorrem em 5% a 30% dos casos e compreendem várias alterações neurossensoriais, descritas adiante.

Tratamento

O diagnóstico precoce e a terapêutica imediata e adequada são os fatores fundamentais para melhorar o grave prognóstico das meningoencefalites bacterianas.

A terapêutica das MB deve incluir o emprego de antimicrobianos específicos, medidas de suporte e controle das intercorrências. Deve-se orientar o esquema de tratamento de maneira que o doente não seja continuamente perturbado e manuseado desnecessariamente. Há uma tendência de esquecer que um paciente agudamente doente precisa de repouso.

Tratamento Específico[2,3,6,10,-12,14,17,19,22,23,39,44,53,54,56,64,69,71,73,74,81]

As meningoencefalites bacterianas são uma emergência clínica, não devendo haver retardo no início da terapêutica antimicrobiana. Deve-se instituir o tratamento imediatamente após ter-se feito o diagnóstico clínico e a colheita do LCR para exame. Caso não se possa realizar o exame liquórico prontamente, ainda assim deve-se iniciar a terapêutica antimicrobiana empírica, pois o prognóstico piora com o retardo do tratamento. Na meningite pneumocócica, a demora de 3 horas na introdução da terapia específica é acompanhada de aumento da mortalidade. Os medicamentos utilizados devem ter ação sobre o provável agente infectante, inclusive sobre microrganismos supostamente resistentes; exercer ação bactericida; ter boa penetração através da barreira hemoliquórica, a fim de atingir concentração terapêutica no espaço subaracnóideo. Deve-se privilegiar os que tenham menores efeitos colaterais tóxicos e melhor comodidade posológica. Administram-se os antimicrobianos em dose plena e, exceto na meningite tuberculosa (ver adiante), por via intravenosa.

As cefalosporinas de terceira geração, cefotaxima e ceftriaxona, têm sido os fármacos de escolha para a terapêutica empírica de ME bacterianas, por sua atividade contra meningococo, pneumococo e hemófilos, ação bactericida, elevada concentração liquórica e baixa toxicidade. Contudo, a possibilidade atual de infecção meníngea por pneumococos resistentes às penicilinas, e que também podem sê-lo às cefalosporinas de terceira geração, trouxe uma dificuldade na recomendação da terapêutica empírica das ME bacterianas. Isto porque o isolamento dessas estirpes, embora ainda pouco frequentes no Brasil, vem ascendendo em alguns centros. Por outro lado, a escolha inadequada do antimicrobiano na terapia de MB (usar antimicrobiano ao qual o microrganismo é resistente) acompanha-se de questões éticas, devido ao risco de morte ou de sequelas neurológicas graves. Essa dificuldade reflete-se nas diretrizes norte-americana[71] e europeia[12] sobre o manejo das meningites bacterianas comunitárias: ambas referem que se a resistência do pneumococo às penicilinas e cefalosporinas for uma possibilidade, deve-se combinar a vancomicina com uma cefalosporina de terceira geração.

No Brasil, dados recentes (2010) do Projeto SIREVA[48a], promovido pela Organização Pan-americana de Saúde, mostram resistência às penicilinas em 32% de pneumococos isolados de pacientes com meningite (com variações entre as faixas etárias de 23% a 68%). Os dados do Projeto SIREVA revelam, em pacientes com meningite, resistência elevada do pneumococo à ceftriaxona de 1,9% (variação de 0 a 5%) e resistência intermediária de 7,5% (variação de 0 a 22,6%). No Brasil, não se demonstrou resistência do pneumococo à vancomicina.

Considerando esses fatos, apresentamos na Tabela 118.5 os antimicrobianos recomendados para a terapia empírica de MB, de acordo com os prováveis agentes relacionados com a faixa etária do enfermo ou provável foco inicial da infecção. Se houver forte indício de um determinado espécime microbiano (por exemplo, doença meningocócica; exame pelo Gram do liquor evidenciando certo tipo de agente, reforçado pelo teste do látex), a terapêutica antimicrobiana pode ser direcionada de maneira mais específica, como apresentado na Tabela 118.6. Igualmente, após o isolamento e identificação do microrganismo, pode-se substituir a terapêutica empírica por antimicrobiano com ação específica contra o agente etiológico. A melhora do doente é rápida quando a bactéria é sensível ao fármaco selecionado. Nos casos em que o paciente não apresenta melhora clínica após 48 horas, deve-se realizar punção lombar de controle antes de modificar o esquema.

Medidas de Suporte. Uso de Corticosteroide[3,5,12,19,23,25,45,74,78,79]

Deve-se garantir uma via venosa para a rápida administração dos fármacos antimicrobianos e de soluções adequadas para o tratamento da desidratação e do choque. Na fase inicial, utilizam-se soros isotônicos em quantidade apropriada à idade e ao peso do enfermo. Durante toda a fase aguda, o paciente deverá ser cuidadosamente observado, com frequentes determinações dos sinais vitais, da diurese e dos parâmetros de coagulação.

Será suspensa toda dieta oral até cessarem a sonolência, as crises convulsivas e/ou os vômitos. Serão administrados antitérmicos quando a temperatura ultrapassar 37,8°C e anticonvulsivantes, se necessário. Deve-se dar ênfase na redução da temperatura, pois a hipertermia aumenta o edema cerebral e, portanto, agrava a hipertensão intracraniana.

O uso de corticoides na rotina de tratamento da MB é controverso. Seu objetivo é reduzir o processo inflamatório no espaço subaracnoide e, com isso, diminuir a ocorrência de sequelas e a letalidade. É recomendado na MB causada por *Haemophilus influenzae* e *Streptococcus pneumoniae* e, provavelmente, também benéfico na MB de outras etiologias. Utiliza-se a dexametasona na dose de 0,15 mg/kg a cada 6 horas, via IV, durante 2 a 4 dias. A dose inicial desse fármaco deve ser administrada antes ou junto da introdução da droga antimicrobiana. Uso de corticosteroides após ter-se iniciado a terapia antimicrobiana é contraindicado, por não apresentar benefício, salvo na indicação da hipertensão intracraniana, referida adiante. Embora a administração do corticoide possa reduzir a permeabilidade da barreira hemoliquórica e diminuir a inflamação no espaço subaracnoide, com isso reduzindo a penetração de antimicrobianos para o liquor, as doses plenas dos fármacos recomendadas, inclusive da vancomicina, habitualmente sobrepujam esse efeito do fármaco[56].

TABELA 118.5

Terapêutica Empírica para as ME Bacterianas de acordo com a Idade do Paciente					
Idade	Agente Etiológico Provável	Antibiótico	Dose (Diária)	Fracionamento (Número de Doses/Dia)	Tempo de Uso (Dias)
0 a 3 meses	Bacilos gram-negativos entéricos; *Streptococcus agalactiae*; *Listeria monocytogenes*	Cefotaxima* + ampicilina	150 mg/kg 300 mg/kg	3 6	21
3 meses a 2 anos	*Haemophilus influenzae*; pneumococo; meningococo; bacilo gram-negativo	Cefotaxima* + vancomicina**	150 mg/kg 30 a 45 mg/kg	3 ou 4 2 ou 3	10-14
2 a 5 anos	Pneumococo, meningococo, *H. influenzae*	Ceftriaxona + vancomicina**	80 a 100 mg/kg	2	10-14
5 a 60 anos	Meningococo, pneumococo	Ceftriaxona + vancomicina**	80 a 100 mg/kg (adultos = 4 g) 30 a 45 mg/kg	2 2 ou 3	5-7 (10-14 em pneumococo)
Acima de 60 anos	Pneumococo, meningococo, hemófilo, listéria, enterobactéria	Ceftriaxona + ampicilina + vancomicina**	4 g + 12 g + 2 g	2 + 6 + 2 ou 3	5 a 7 em meningococo 10 a 14 em pneumococo e hemófilo 21 em listéria e gram-negativo
Qualquer idade com traumatismo aberto ou penetrante craniano ou raquiano	Estafilococo, enterobactéria, pseudomonas	Ceftazidima*** + oxacilina****	80 a 100 mg/kg 200 mg/kg	2 ou 3 6	14-21
Pós-neurocirurgia ou punção lombar	Estafilococo (MRSA), pseudomonas	Vancomicina + ceftazidima	Similar acima Similar acima	Similar acima Similar acima	14-21
Imunocomprometidos com hiperinfecção por *S. stercoralis*	Enterobactérias, enterococos, *Streptococcus bovis*	Ceftriaxona + ampicilina	80 a 100 mg/kg 300 mg/kg	2 6	14-21

Observações:

* *Cefotaxima é preferível a ceftriaxona nas crianças até os 2 anos de idade devido à possibilidade de lama biliar de ceftriaxonato de cálcio, que pode causar dor ao ser eliminada, provocando o choro da criança. Ademais, teoricamente, a ceftriaxona, por apresentar elevada ligação proteica, pode deslocar a bilirrubina de sua ligação às proteínas séricas, causando hiperbilirrubinemia e risco de Kernicterus.*

** *Vancomicina deve ser adicionada ao esquema terapêutico de meningites com possibilidade de ter por etiologia pneumococos com resistência às penicilinas e às cefalosporinas, sobretudo nas grandes cidades brasileiras.*

****Ceftazidima pode ser substituída por cefepima (150 mg/kg/dia, fracionada de 8/8 horas, IV) ou meropeném (100 mg/kg/dia, fracionada de 8/8 horas, IV) na possibilidade de infecção por bacilos gram-negativos entéricos e Pseudomonas aeruginosa.*

*****Oxacilina deve ser substituída por vancomicina nas meningites estafilocócicas comunitárias em regiões onde existe a possibilidade de infecção por CA-MRSA.*

Notas:

1) *Deverá ser instituída a antibioticoterapia específica uma vez isolado o agente etiológico e determinada a sua sensibilidade (Tabela 118.5).*
2) *Se a vancomicina estiver sendo administrada em associação à cefriaxona, deve-se suspendê-la se se isolar pneumococo sensível às cefalosporinas de terceira geração.*
3) *Se for isolado pneumococo resistente às penicilinas, e o paciente estiver em uso de ceftriaxona associada com vancomicina, deve-se manter essa associação pela possibilidade de efeito sinérgico desses antimicrobianos e da ação da ceftriaxona sobre alguns exemplares da bactéria que mantêm sensibilidade à cefalosporina.*
4) *Rifampicina (600 mg em dose única diária) pode ser adicionada ao esquema terapêutico de meningite por pneumococos com resistência às penicilinas e cefalosporinas da terceira geração. Pode-se também indicá-la nos pacientes que receberem corticoides.*
5) *Quando a etiologia é meningocócica, a terapia de eleição é a penicilina G ou a ampicilina, visto que a Neisseria meningitidis permanece sensível a esses antimicrobianos no Brasil. A ceftriaxona é excelente alternativa, com a vantagem de administração em duas doses diárias.*
6) *Na suspeita de meningoencefalite meningocócica fulminante, iniciar imediatamente uma dose de penicilina G ou ampicilina ou ceftriaxona por via intravenosa (IV), antes de qualquer outra medida.*
7) *O cloranfenicol é uma opção terapêutica em pacientes com ME meningocócica, pneumocócica ou por hemófilos em pacientes com hipersensibilidade grave aos beta-lactâmicos.*
8) *Sulfametoxazol associado com trimetoprima é uma opção terapêutica para pacientes com infecção por Listeria monocytogenes e hipersensibilidade grave às penicilinas. Essa bactéria é naturalmente insensível às cefalosporinas e aos glicopeptídeos.*
9) *Linezolida e moxifloxacino são opções para ME por estafilococos e pneumococos, mas necessitam melhor avaliação[12,44,64].*
10) *Daptomicina e rifampicina constituem novas opções para o tratamento de meningites bacterianas, com a vantagem de não serem bacteriolíticos. Dessa maneira, não ocasionam a liberação de mediadores pró-inflamatórios resultantes do rompimento da célula bacteriana, observado com o emprego de beta-lactâmicos[44,74]. A recomendação de seu uso necessita de maior experiência clínica.*
11) *Aminoglicosídeos não são antimicrobianos adequados na terapêutica de pacientes com MB, por não atingirem níveis liquóricos bactericidas constantes, e causarem efeitos adversos renais e neurológicos. A eficácia atribuída à associação de ampicilina com aminoglicosídeo em meningite neonatal, de fato, resulta da ação da ampicilina[10,11,19].*

TABELA 118.6

Terapêutica Específica das Meningoencefalites Bacterianas						
Bactéria	Fármaco de Escolha	Dose Diária (Dose Adultos)	Número de Doses/Dia	Duração do Tratamento em Dias	Fármaco Alternativo	Dose Diária em Adultos x Tomadas Diárias
Meningococo	Penicilina G cristalina ou ampicilina ou	300.000 U/kg (24 milhões U)	6	5 a 7	Cloranfenicol	4 g, 4
		300 mg/kg (12 g)	6	5 a 7		
	Ceftriaxona	80 a 100 mg/kg (4 g)	2	5 a 7		
Pneumococo	Ceftriaxona	80 a 100 mg/kg (4 g)	2	10 a 14	Penicilina G, Ampicilina, Vancomicina, Meropeném	24 milhões U, 6 / 12 g, 6 / 3 g, 2 ou 3 / 6 g, 8
Hemófilos	Ceftriaxona	80 a 100 mg/kg (4 g)	2	7 a 10	Cloranfenicol, Ampicilina	4 g, 4 / 12 g, 6
Estreptococo B	Ampicilina ou penicilina G cristalina	300 mg/kg (12 g) / 300.000 U/kg (24 milhões U)	6 / 6	14 a 21	Vancomicina	3 g, 2 ou 3
Listéria	Ampicilina	300 mg/kg (12g)	6	21	Cotrimoxazol Meropeném	6 g em sulfa, 4 / 6 g, 3
Enterobactéria	Ceftriaxona	80-100 mg/kg (4 g)	2	21	Cefepima, Aztreonam, Piperacilina/ tazobactam Meropeném	6 g, 3 / 6 a 8 g, 3 ou 4 / 18 a 24 g, 6 / 6 g, 3
Pseudomonas	Ceftazidima	100 a 150 mg/kg (6 g)	3	21	Piperacilina/ tazobactam, Imipeném, Meropeném Aztreonam	18 a 24g, 6 / 4 g, 4 / 6 g, 3 / 6 a 8 g, 3 ou 4
Estafilococo	Oxacilina	200 mg/kg (12 g)	6	21	Vancomicina, Cotrimoxazol, Linezolida	3 g, 3 / 6 g em sulfa, 4 / 1.200 mg, 2

Controle das Principais Intercorrências[3,5,12,16,17,19,22,23,25,39,40,71,74,78]

Tratamento do Choque

Inclui a reposição de volume, o aumento do débito cardíaco e a normalização da microcirculação. Deverá haver controle da pressão venosa central mediante cateter venoso até o átrio direito e controle da diurese horária por sonda vesical.

a. Reposição de volume: administram-se soluções cristaloides, deixando-se plasma e sangue somente para os casos de hemorragias ou hipoalbuminemia graves. Adapta-se o volume e a velocidade de infusão à idade, ao peso corporal e ao grau de comprometimento renal, cardíaco e pulmonar. Se a pressão venosa central aumentar muito rapidamente, há risco de sobrecarga hídrica e descompensação cardíaca. Nesse caso, diminui-se a reposição do volume e administra-se dopamina.

b. Uso de dopamina: essa substância tem efeito beta-adrenérgico levando à vasodilatação renal, cerebral, mesentérica e coronária e ao aumento da contratilidade cardíaca. Cada ampola de 10 mL contém 50 mg da substância. A dose indicada é de 2 a 10 μg/kg/minuto. Pode-se dissolver quatro ampolas em 500 mL de soro glicosado a 5%, obtendo-se uma concentração de 400 μg/mL. Infunde-se a solução em gotejamento rápido até a pressão sistólica atingir 90 mmHg, diminuindo-se, então, a velocidade da infusão para a manutenção.

c. Uso de dobutamina: age sobre os efetores adrenérgicos, provocando aumento do fluxo urinário ao aumentar o débito cardíaco. Utiliza-se usualmente 2,5 a 10 μg/kg/minuto, em infusão intravenosa contínua.

d. Uso de digital: tem ação inotrópica positiva. Utiliza-se por via intravenosa o lanatosídeo C, na dose de 0,04 mg/kg/dia. A dose inicial deve corresponder à metade do total; o restante é dividido em duas tomadas, com intervalo de 8 horas. A manutenção é feita em frações administradas de 12/12 horas.

e. Correção da insuficiência renal: se a diurese não se normalizar com a reposição de volume, infunde-se manitol, 0,5 a 1 g/kg, por via IV, em 5 minutos. Se após 2 horas o fluxo urinário estiver abaixo de 30 mL por hora, repete-se a mesma dose de manitol ou administra-se furosemida, 200 mg por via IV. Se após 2 horas ainda não houver normalização da diurese, aplica-se nova dose de 200 a 400 mg de furosemida. Se não houver resposta, indica-se a diálise peritoneal.

Tratamento das Crises Convulsivas

O tratamento das crises convulsivas é feito, inicialmente, com diazepam via IV. Em 35% dos casos, as convulsões cessam em menos de 3 minutos e, em 80% das vezes, em menos de 5 minutos. O diazepam penetra no cérebro alguns segundos após a administração, que deve ser lenta, no máximo 2 mg/minuto, até um total de 20 mg.

Se após 5 minutos as convulsões não tiverem cessado, deve-se associar difenil-hidantoína (fenitoína) por via intravenosa, diluída em soro fisiológico (não em soro glicosado), lentamente, 50 mg por minuto até a dose total de 18 mg/kg. Se mesmo assim as crises não cessarem, após 30 minutos deve-se utilizar porções adicionais de diazepam até a dose total de 30 a 40 mg em adultos e 0,4 a 0,5 mg/kg em crianças, enquanto se aguardam os efeitos da infusão da fenitoína.

Outra opção é o fenobarbital, que não deve ser associado ao diazepam por causar depressão do centro respiratório. Administra-se esse barbitúrico por via IV na dose de 100 mg por minuto até o máximo de 20 mg por quilo. Recentemente, tornou-se disponível no Brasil o valproato de sódio para uso IV, utilizado na dose inicial de 15 a 20 mg/kg, diluído em soro fisiológico, por 3 a 5 minutos. Se a convulsão não cessa, pode-se administrar dose suplementar de 10 mg/kg, 10 a 20 minutos depois.

Se os acessos convulsivos persistirem, deve-se recorrer à anestesia geral.

Tratamento da Hipertensão Intracraniana

Deve-se instituir o tratamento da hipertensão intracraniana quando o paciente tiver, além da perda de consciência, pupilas desiguais, alterações respiratórias (bradipneia, respiração do tipo Cheyne-Stokes), bradicardia, acompanhadas ou não de crises convulsivas.

Empregam-se:

a. manitol a 20%: 0,5 a 1 g/kg (2,5 a 5 mL/kg), infundido por via IV em 5 a 10 minutos, podendo essa dose ser repetida a cada 3 ou 4 horas. Solução hipertônica de cloreto de sódio (30 ml de cloreto de sódio a 20% *in bolus)* é outra opção de osmoterapia. (Para mais detalhes, queira ver o Capítulo 50 – Encefalites Virais Agudas).;

b. dexametasona: para crianças de até 30 kg a dose é de 1 mg/kg/dia, sendo a dose inicial maior. Para adultos, inicia-se com dose de 10 mg, IV, seguida de 4 a 8 mg a cada 6 horas, durante 3 dias. Deve-se evitar a corticoterapia prolongada, em virtude dos seus efeitos colaterais;

c. furosemida: nos pacientes com cardiopatias ou hipertensão arterial, uma ou duas ampolas (20 ou 40 mg), via intravenosa, de 6/6 horas (1 mg/kg/dose). Pode-se associá-la ao corticoide, mas não ao manitol;

d. restrição hídrica e controle de eletrólitos durante 48 horas.

Controle da Glicemia, da Hidratação e da Função Renal

Deve haver rigoroso controle da glicose sanguínea, para evitar hipo ou hiperglicemia. Deve-se também controlar a reposição hídrica, evitando-se o excesso de líquidos. A função renal deve ser verificada regularmente.

Duração do Tratamento[5,12,23,51,71]

A duração do tratamento das meningoencefalites meningocócicas é de 5 a 7 dias, e a das causadas por pneumococo e hemófilos é de 10 a 14 dias. As ME por enterobactérias, listéria, estafilococos e pseudomonas devem ser tratadas, no mínimo, durante 21 dias, e as provocadas por estreptococos do grupo B, por 14 a 21 dias.

Critérios de Cura e Causas de Morte nas Meningoencefalites Bacterianas

O critério de cura é clínico e laboratorial. Em caso de dúvida, realiza-se uma punção lombar de controle entre o 7º e o 10º dia. Nesses casos, o critério de alta será o liquor com menos de 50 células/mL, predomínio de mononucleares, glicose normal e proteínas abaixo de 50 mg%.

O reaparecimento ou a permanência da febre após o quarto dia de tratamento indica a necessidade de reavaliar o paciente buscando a presença de outras complicações, como flebites superficiais ou profundas, otites, pneumonias, artrites sépticas, osteomielites, pericardites, coleções subdurais, falha terapêutica e, por último, febre medicamentosa.

Nas MEs bacterianas, as causas de óbito mais comuns são: insuficiência respiratória por edema cerebral (causando hipertensão intracraniana e herniações cerebrais) e o choque hipovolêmico, pela CIVD, ou séptico, por endotoxinas.

Profilaxia[5,12,23,39,54,74]

Devem fazer quimioprofilaxia as pessoas que têm contato íntimo com os doentes de meningoencefalite meningocócica e por hemófilos (moradores da mesma habitação, orfanatos, creches, crianças da mesma sala de aula e seus professores). Indica-se também para profissionais da saúde que fizerem respiração boca a boca ou intubação sem proteção. Usa-se, de preferência, a rifampicina. Para as crianças, a dose é de 20 mg/kg/dia, via oral, fracionada de 12/12 horas, e para os adultos, 600 mg, de 12/12 horas. A profilaxia é mantida durante 2 dias na meningite meningocócica e 4 dias na por hemófilos.

Outras opções são o uso da ceftriaxona intramuscular (IM) 250 mg para adultos, 125 mg para crianças, ou ciprofloxacino 500 mg, via oral (VO) para adultos, ambos os fármacos em dose única. Outra opção é minociclina na dose inicial de 4 mg/kg e depois 2 mg/kg de 12/12 horas para crianças. Para adultos a dose é de 200 mg iniciais e de 100 mg de 12/12 horas, durante 2 dias.

Os doentes portadores de meningoencefalite meningocócica e por hemófilos devem permanecer em isolamento respiratório durante 24 horas após o início da antibioticoterapia. Os pacientes com meningoencefalite meningocócica, antes da alta deverão fazer a quimioprofilaxia recomendada para os contatos, exceto os que forem tratados com ceftriaxona, que elimina o meningococo da faringe.

Atualmente, no Brasil, a vacina conjugada meningocócica C faz parte do calendário vacinal infantil, administrada em doses no 3º, 5º e 15º meses de vida.

As meningoencefalites bacterianas são doenças de notificação compulsória. Nos surtos epidêmicos, os órgãos de saúde pública indicam a profilaxia em massa com a vacina polissacarídica contra os meningococos A e C.

MENINGOENCEFALITES COM LIQUOR CLARO

INTRODUÇÃO[4,5,8,9,14,20,21,28,34,35,37,39,45A,49,52,58,60,62,65,67,70,74-77,80,81]

As ME com liquor claro apresentam exsudato pouco intenso, habitualmente com predomínio de células mononucleares (linfócitos e monócitos) e têm etiologia variada: bactérias específicas (*Mycobacterium tuberculosis*, *Treponema pallidum*, *Leptospira interrogans*, micoplasmas, riquétsias e outras); vírus (herpes simples, Coxsackie, ECHO, caxumba, citomegalovírus, coriomeningite linfocitária, vírus da imunodeficiência humana e outros); fungos (*Cryptococcus neoformans*, *Histoplasma capsulatum*, *Paracoccidioides brasiliensis* e outros); helmintos (cisticerco, larvas de estrongiloides, filárias, esquistossoma, angiostrôngilus); protozoários (*Trypanosoma cruzi*, *Trypanosoma brucei gambiense* e *T. b. rhodesiense*, *Plasmodium spp.*, *Toxoplasma gondii*).

Situam-se, ainda, entre as ME com liquor claro as de origem bacteriana que foram tratadas de maneira incorreta, com antimicrobianos em doses insuficientes, esquemas de administração errôneos, ou com fármacos que não atingem concentração terapêutica no sistema nervoso.

Entre as meningites com liquor claro situam-se, também, as verdadeiras meningites assépticas, nas quais a etiologia não é infecciosa e são relacionadas com doenças inflamatórias autoimunes, como o lúpus eritematoso sistêmico e a sarcoidose; com a ação irritante de agentes não infecciosos, como quimioterápicos antineoplásicos e contrastes radiológicos introduzidos na raque; com hemorragias no encéfalo; e as devidas a neoplasias. Aqui se situam, também, as meningites assépticas induzidas por fármacos, geralmente de evolução aguda, e determinadas, em geral, por reações imunes.

Na ME fulminante, causada por meningococo e, menos frequentemente, por pneumococo, de evolução grave em horas, e amiúde fatal, a extrema rapidez da agressão bacteriana pode não ensejar a resposta inflamatória neutrofílica e o LCR pode ser claro[17,43].

As meningoencefalites com liquor claro podem ser divididas em agudas e insidiosas. As primeiras têm evolução rápida, instalando-se o quadro clínico meníngeo em poucos dias, habitualmente em menos de 4 ou 5. As meningoencefalites insidiosas têm curso protraído, surgindo as manifestações clínicas lentamente, de tal modo que o paciente, em geral, só procura o atendimento médico após 15 ou mais dias do início dos sintomas. O quadro clínico das meningoencefalites com liquor claro é similar ao descrito para as meningites bacterianas, mas pode haver variação no grau de intensidade dos sinais e sintomas.

Meningoencefalites com Liquor Claro de Evolução Aguda[5,8,9,12,14,14a,21,35,37,38,42,45a,49,59,62,65-68,74-76]

São causadas na maioria das vezes por vírus. Entre eles, no Brasil, situam-se principalmente o agente da caxumba e os vírus coxsackie, echo e herpes simples. Dentre as etiologias bacterianas, as ME com liquor claro com evolução aguda podem ser observadas na meningite meningocócica fulminante, em crianças com tuberculose miliar; na sífilis recente (primária e secundária); em enfermos com riquetsioses (tanto na febre maculosa como no tifo epidêmico); na leptospirose e em infecções causadas por brucela, listéria, micoplasma e borrélia. Também a doença de Chagas na fase aguda ou reagudizada, a encefalite toxoplásmica, a malária, a tripanossomíase africana e a infecção por amebas de vida livre podem cursar com o quadro clínico de meningoencefalite com liquor claro e de evolução aguda (ver Capítulos respectivos).

Em pacientes com hiperinfecção por *Strongyloides stercoralis* pode ocorrer meningite pelas larvas do helminto e, principalmente, por bactérias intestinais (enterobactérias, enterococos e *Streptococcus bovis*) carreadas pelas formas imaturas do estrongiloides. Nesses casos há pleocitose, proteinorraquia elevada e glicorraquia normal e as larvas do verme podem ser visualizadas no liquor e nos espaços epidural, subdural e subaracnoide na necropsia dos pacientes. Habitualmente, não há eosinofilia no liquor.

Descrevem-se meningites eosinofílicas por outros helmintos como *Toxocara canis*, *Gnathostoma sp.*, *Angiostrongylus cantonensis*, *Schistosoma mansoni*, larva cisticerco e cisto hidático. A conduta diagnóstica e a terapêutica nas meningites observadas por esses agentes são discutidas nos capítulos respectivos.

As meningites induzidas por drogas são pouco frequentes. Na maioria, são de evolução aguda, por vezes horas após a administração do fármaco, com reação neutrofílica ao exame liquórico, podendo ocorrer eosinofilia no LCR. Entre os diversos agentes desse quadro, situam-se principalmente anti-inflamatórios não hormonais e sulfonamidas isoladas ou associadas com trimetoprima. Ademais, são citados penicilinas, cefalosporinas, imunoglobulinas, anticorpos monoclonais e outras substâncias. As meningites assépticas medicamentosas são relacionadas com processos imunes, pois há relato de, em 35% a 45% dos casos, ter ocorrido pré-exposição à droga[45a].

A meningite meningocócica fulminante é discutida em mais detalhes no Capítulo 117 e a neurocisticercose no Capítulo 25.

Meningite Viral[1a,5,12,14,14a,20,42,58,59,62,65,67,73-76,81]

As meningites virais costumam ser denominadas na literatura médica como meningites assépticas, muito embora o termo seja inadequado, visto que existe um agente biológico presente.Tal denominação foi decorrente de uma época na qual a tecnologia para a demonstração da etiologia viral de meningoencefalites era desconhecida ou pouco desenvolvida. Verdadeiras meningites assépticas são aquelas decorrentes de infiltração leucêmica, de neoplasias do sistema nervoso, da inflamação resultante da introdução de contrastes radiológicos ou medicamentos em injeções intrarraquianas ou de reações imunes a vacinas (antirrábica, antiamarílica, antivariólica e outras), onde o quadro clínico é mais encefalítico do que meníngeo.

O vírus da caxumba era causa frequente de infecção meníngea (chamada meningite urliana), ainda que clinicamente a maior parte das crianças com essa infecção não apresentasse a síndrome meníngea. Na atualidade, com a implantação da vacinação contra essa virose, tornou-se mais rara sua ocorrência (ver Capítulo 23 - Caxumba). No Brasil, as etiologias mais frequentes de meningites virais atualmente são os enterovírus (cerca de 80% dos casos são enterovírus não pólio), com destaque para alguns tipos sorológicos de *Echovirus* e *Coxsackievirus* (ver Capítulo 55 - Enteroviroses). O *Echovirus* 30 é o agente prevalente em meningites virais esporádicas e em surtos em nosso país. Os vírus herpes simples (HSV) 1 e 2 são causa de 0,5% a 3% (Brasil) ou 10% a 20% (EUA) dos casos de meningite viral aguda, e nessa circunstância costumam originar quadros de pouca gravidade e autolimitados. Contudo, quando ocorre encefalite pelo HSV, a gravidade é extrema, com elevada letalidade[14a,59,75,76] (ver Capítulos 50 e 81). Mais raramente, meningite viral pode ser causada por dengue e outros arbovírus, coriomeningite linfocitária (CML), varicela-zóster, vírus da imunodeficiência humana (HIV), adenovírus, influenza, citomegalovírus (CMV) e outros.

Independentemente da causa, o quadro clínico é o de uma infecção aguda, com febre moderada ou elevada, cefaleia, estado geral mantido, fotofobia, sonolência. Vômitos não alimentares podem estar presentes. Ao exame físico encontram-se os sinais meníngeos já descritos nas meningites bacterianas, porém mais discretos. Habitualmente, o quadro clínico é benigno, o paciente conserva a lucidez e a evolução para a cura ocorre em 5 a 10 dias. Contudo, a meningoencefalite causada pelo vírus herpes simples é grave, consequente a um processo inflamatório necrotizante no encéfalo, com predomínio das lesões nas regiões frontotemporais. Costuma cursar com febre elevada, acentuado rebaixamento do nível de consciência, convulsões e sinais neurológicos de localização. (ver Capítulos 81 - Herpes Simples e 50 - Encefalites Virais Agudas.)

Nas meningites virais o liquor é claro, habitualmente com pressão normal ou não muito elevada, pleocitose moderada (geralmente abaixo de 200 células/mm³), com predomínio de células mononucleares, proteína pouco elevada e glicose normal. Caracteristicamente, a glicorraquia não sofre alteração na meningite viral, pois os vírus não consomem glicose e a reação inflamatória é menor, ao contrário do que ocorre nas meningites bacterianas. A dosagem do lactato no liquor geralmente é normal. A realização de culturas para vírus e sua visualização à microscopia eletrônica só são disponíveis em instituições voltadas para estudos desses microrganismos. A demonstração de antígenos virais por técnicas de PCR (reação em cadeia de polimerase), ELISA e outros métodos e a dosagem de anticorpos específicos para vírus são disponíveis para alguns agentes (herpes simples, citomegalovírus, entre outros).

O tratamento das meningoencefalites virais é sintomático e de suporte. Repouso, hidratação, alimentação branda, antitérmicos e analgésicos (evitando-se a aspirina na infância pela possibilidade da síndrome de Reye-Johnson) ambiente calmo, com pouca luminosidade constituem a conduta terapêutica. Ocasionalmente, pode ser necessário o emprego de fármacos anticonvulsivantes.

A conduta nas infecções pelos vírus citomegálico, herpes simples e varicela-zóster é discutida nos respectivos capítulos. Um novo quimioterápico denominado pleconaril demonstrou atividade contra os enterovírus e já foi ensaiado em pacientes com meningite por esses vírus; mas sua aplicabilidade prática é limitada, considerando que a grande maioria dos enfermos se recupera sem tratamento específico. No entanto, esse fármaco pode ser necessário em pacientes imunocomprometidos e recém-natos, nos quais se estabeleça o diagnóstico de infecção por enterovírus. A posologia recomendada é de 5 mg/kg a cada 8 horas por via oral (adultos 400 mg dose inicial, seguida de 200 mg a cada 8 horas).

Meningoencefalites com Liquor Claro de Evolução Insidiosa[2,4,5,9,23,24,28-30,32,34,37,50,51a,68,77,80,81]

Alguns agentes infecciosos que infectam as membranas meníngeas provocam uma reação inflamatória granulomatosa que se manifesta por síndrome meníngea arrastada, protraída, geralmente com mais de 15 dias de evolução, configurando as meningites insidiosas ou crônicas. O quadro clínico instala-se lentamente, com presença de febre baixa ou moderada, cefaleia, adinamia, sonolência, fotofobia, confusão mental, inapetência, vômitos. A sintomatologia é progressiva e ao início pode haver períodos em que o paciente de nada se queixa. Os agentes infecciosos mais frequentemente envolvidos na gênese das meningoencefalites insidiosas no Brasil são o *Mycobacterium tuberculosis* e o *Cryptococcus neoformans*. Outras causas, menos frequentes, são neurocisticercose, hidatidose, toxoplasmose, infecção por vírus citomegálico, histoplasmose, candidíase sistêmica, esporotricose generalizada e infecções por outros fungos (ver Capítulos respectivos). A localização de ovos de *Schistosoma mansoni* no cérebro ou na medula espinhal e a reação granulomatosa que se desenvolve nesses locais podem produzir um efeito de massa. No cérebro provocam um quadro de encefalopatia com hipertensão intracraniana, convulsão e sinais neurológicos focais; na medula espinhal causam mielomeningorradiculite com paraparesia e paraparestesia progressiva, alterações esfincterianas e impotência sexual[9,77]. A forma medular é, de longe, muito mais frequente que a encefálica. Sua manifestação clínica indica, na maior parte das vezes, acometimento mais intenso de segmentos sacrais (síndrome do cone medular). Nos enfermos com neurocisticercose e na meningite causada por *Angyostrongylus cantonensis*, o exame citológico do liquor costuma revelar a presença de eosinófilos (ver capítulos respectivos).

Meningoencefalites insidiosas podem ocorrer, ainda, em infecções bacterianas quando a terapêutica é mal orientada, com a escolha de antimicrobianos inadequados, por não produzirem concentração terapêutica no liquor ou por não serem bactericidas. Tal é o caso de utilização de aminoglicosídeos ou tetraciclinas na terapia de meningites, medicamentos inadequados; os primeiros por não produzirem concentrações terapêuticas no liquor; os segundos pelo mesmo motivo e por serem bacteriostáticos. A terapia antimicrobiana pode ser inadequada, ainda, pelo emprego de doses insuficientes para promoverem concentração do medicamento no liquor, ou porque as concentrações atingidas pelas substâncias no liquor podem não ser suficientes para combater o agente. É o que pode ocorrer eventualmente com o emprego de anfotericina B ou de vancomicina, na terapia de meningites fúngicas e estafilocócicas, respectivamente.

Meningites crônicas, no sentido de apresentarem longa evolução, com mais de 4 semanas, são mais observadas em causas não infecciosas, como neoplasias primárias (meduloblastoma, glioblastoma multiforme e outros) ou secundárias do sistema nervoso central, doença de Behçet, lúpus eritematoso sistêmico, sarcoidose e angeítes. Um dos autores (MJO) teve a oportunidade de acompanhar um caso dessa natureza, que teve como etiologia sarcomatose primária das meninges[48].

Meningoencefalite Tuberculosa[24,28-30,32,50,62b,80]

A meningoencefalite tuberculosa é a complicação mais grave da tuberculose, ocorrendo sobretudo em crianças que têm contato com parente com a doença. Com frequência, é consequência da bacteriemia que se segue à infecção primária, mas resulta também de reativação da doença. O *M. tuberculosis* atinge o sistema nervoso por via hematogênica, produzindo tubérculos miliares que se transformam em focos caseosos, os quais se rompem para o espaço subaracnoide. O quadro clínico resultante e as complicações são descritos no Capítulo 157 - Tuberculose.

O LCR dos enfermos com meningite tuberculosa é claro, tem pleocitose moderada (geralmente abaixo de 500 células/mm³), com predomínio de células mononucleares, proteínas elevadas e glicose baixa. No liquor deixado em repouso pode-se observar uma fina película semelhante a uma teia, denominada retículo de Mya, formada por fibrina. Relembre-se que na meningite tuberculosa o liquor pode apresentar aspecto opalescente e celularidade mais aumentada, inclusive com polimorfonucleares, nos casos de tuberculose miliar. O exame direto pelo método de Ziehl-Neelsen na meningite tuberculosa apresenta pequeno índice de positividade.

O diagnóstico é estabelecido pelo quadro clínico, epidemiologia, lesões pulmonares (se presentes) e a cultura, cujo resultado é demorado (15 a 45 dias). Recentemente, a OMS recomendou a implementação do MTB/RIF, um teste com base em PCR que detecta de forma automatizada, em menos de 2 horas, a presença do *M. tuberculosis* e identifica as cepas resistentes à rifampicina, com alta taxa de coinfecção TB-HIV. O SUS já incorporou essa tecnologia nos municípios com alta taxa de incidência. O valor preditivo positivo do teste para resistência à rifampicina é elevado (90%), mesmo em casos novos e em países como o Brasil, de baixa prevalência de resistência a essa droga. Seu uso foi recomendado pela OMS também em amostras de linfonodos e outros tecidos, e é o exame preferencial no LCR em caso de suspeita de tuberculose meníngea.

O tratamento da meningoencefalite tuberculosa é realizado com os mesmos medicamentos relatados no Capítulo 157. A diferença é a duração maior da segunda fase (7 meses). Ademais, indicaam-se corticosteroides nos 2 primeiros meses de tratamento, com a finalidade de diminuir a formação de fibrina, que pode contribuir para sequelas da doença. Recomenda-se prednisona (1 a 2 mg/kg/dia, dose máxima diária de 30 mg) ou outro corticoide em doses equivalentes. A terapêutica deve ser estabelecida logo que se tenha forte evidência da tuberculose meníngea, pois o retardo do tratamento acompanha-se de maior risco de morte e de sequelas.

Meningoencefalite Criptocócica[5,28,29,51a,62a,73]

A meningoencefalite criptocócica é a segunda causa de meningite insidiosa de importância no Brasil. Menos frequente em pacientes imunocompetentes, constitui uma das infecções oportunistas em pacientes infectados pelo HIV, caracterizando a imunodeficiência grave da aids. A descrição da meningite criptocócica, incluindo o quadro clínico, diagnóstico e tratamento é realizada no Capítulo 33 - Criptococose.

O LCR dos enfermos com meningite criptocócica é claro, com características similares ao da tuberculose. A proteinorraquia pode ser pouco elevada, pois a cápsula mucinosa do fungo é pouco estimuladora de reação inflamatória. Habitualmente, encontra-se o fungo com facilidade ao exame direto, utilizando o método da tinta nanquim.

A anfotericina B é o fármaco principal para o tratamento da meningite criptocócica, preferentemente em associação com 5-flucitosina, o que não é possível no Brasil devido à não comercialização desse último antifúngico entre nós (ver Capítulo 33).

SEQUELAS[2,12,13,18,23,24,26,28,30,39,40,46,53,61,74-76]

As meningoencefalites podem evoluir para a cura, com recuperação integral do enfermo, ou deixar sequelas, resultantes de aderências e bloqueios na circulação do liquor, de tromboses dos vasos sanguíneos meníngeos e cerebrais e da passagem do processo infeccioso para o encéfalo. Várias alterações neurológicas podem ser consequência da infecção meníngea: hidrocefalia, paralisias, hiperestesias localizadas, epilepsia, estrabismo, cegueira, surdez, ptose palpebral, demência, alterações da personalidade, distúrbios da atenção e da memória, estados hiperativos, incoordenaçao motora, rigidez de descerebração ou de decorticação.

Sequelas neurológicas são pouco frequentes em pacientes com meningites que tiveram por etologia caxumba, enterovírus e CML. Contudo, podem ser graves em enfermos com encefalite herpética e em crianças nascidas de mães infectadas por CML e varicela. São frequentes nas meningites bacterianas quando o diagnóstico é tardio e a terapia antimicrobiana é retardada ou inadequada, sobretudo quando a origem é pneumocócica e por bacilos gram-negativos. As sequelas são também muito frequentes na meningoencefalite tuberculosa, especialmente os bloqueios, que condicionam hipertensão intracraniana.

Os enfermos com sequelas devem receber assistências neurológica, fisioterapêutica, nutricional, psicológica e de outros profissionais à medida de suas necessidades. O concurso do neurocirurgião é fundamental para a instalação de derivações liquóricas para reduzir a hipertensão intracraniana.

REFERÊNCIAS BIBLIOGRÁFICAS

1. Adriani KS et al. Bacterial meningitis in pregnancy: report of six cases and review of the literature. Clin Microbiol Infect. 2012;18:345-51.

1a. Alkholi UM et al. Serum procalcitonin in viral and bacterial meningitis. J Glob Infect Dis. 2011;3:14-8.

2. Baldwin KJ, Zunt JR. Evaluation and treatment of chronic meningitis. Neurohospitalist. 2014;4:185-95.

3. Barichello T et al. Pathophysiology of acute meningitis caused by *Streptococcus pneumoniae* and adjunctive therapy approaches. Arq Neuropsiquiatr. 2012;70:366-72.

4. Bennet JE. Chronic meningitis. In: Bennet JE, Dolin R, Blaser MJ (Ed). Mandell, Douglas and Bennett's Principles and Practice of Infectious Diseases. London: Saunders Co; 2014. p. 1138-43.

5. Brasil. Ministério da Saúde. Secretaria de Vigilância Epidemiológica. Meningites. In: - Guia de Vigilância Epidemiológica. 7ª ed. Brasília: Ministério da Saúde. Caderno 12, p. 20-47.

5a. Ministério da Saúde, SVS. Meningites. Situação Epidemiológica - Dados. 2013. Disponível em: http://portalsaude.saude.gov.br/images/pdf/2014/agosto/21/Tabela-Meningite-Obitos-incid--ncia.pdf. Acessado em: dez. 2014.

6. Cabeça HL et al. Dosage of lactate in the cerebrospinal fluid in infectious diseases of the central nervous system. Arq Neuropsiquiatr. 2001;59:843-48.

7. Carlotti Jr CG, Colli BO, Dias LAA. Hipertensão intracraniana. Medicina Ribeirão Preto. 1998; 31:552-62.

8. Carmo RA et al. Syphilitic meningitis in HIV-patients with meningeal syndrome: report of two cases and review. Braz J Infect Dis. 2001;5:280-87.

9. Carvalho OA. Mansonic neuroschistosomiasis. Arq Neuropsiquiatr. 2013;71(9B):714-16.

10. Chang MJ et al. Kanamycin and gentamicin treatment of neonatal sepsis and meningitis. Pediatrics. 1975;56:695-99.

11. Chattopadhy AY. Antibiotics in suspected neonatal meningitis. J Antimicrob Chemother. 1982;9:335-38.

12. Chaudhuri A et al. EFNS guideline on the management of community-acquired bacterial meningitis: report of an EFNS Task Force on acute bacterial meningitis in older children and adults. Eur J Neurol. 2008;15:649-59.

13. Chiang SS et al. Treatment outcomes of childhood tuberculous meningitis. Lancet Infect Dis. 2014;14:947-57.

14. Cunha BA. The clinical and laboratory diagnosis of acute meningitis and acute encephalitis. Expert Opin Med Diagn. 2013;7:343-64.

14a. Damiani D, Furlan MC, Damiani D. Meningite asséptica. Rev Bras Clin Med São Paulo. 2012;10:46-5.

15. Day JN et al. Combination antifungal therapy for cryptococcal meningitis. N Engl J Med. 2013;368:1291-302.

16. Delgado-Escueta AV et al. Current concepts in neurology: management of status epilepticus. N Eng J Med. 1982;306:1337-40.

17. Diament D, Focaccia R. Meningococcemia. In: Tavares W, Marinho LAC. Rotinas de Diagnóstico e Tratamento das Doenças Infecciosas e Parasitárias. 3ª ed. São Paulo: Atheneu; 2012. p. 733-39.

18. Edmond K et al. Global and regional risk of disabling sequelae from bacterial meningitis: a systematic review and meta-analysis. Lancet Infect Dis. 2010;10:317-28.

19. El Bashir H, Laundy M, Booy R. Diagnosis and treatment of bacterial meningitis. Arch Dis Child. 2003;88:615-20.

20. Espinoza IO et al. Infecciones del sistema nervioso central por enterovírus em niños atendidos en un hospital de Lima, Perú. Rev Peru Med Exp Salud Publica. 2011;28:602-09.

21. Espírito-Santo MCC et al. The firs case of *Angiostrongylus cantonensis* eosinophilic meningitis diagnosed in the city of São Paulo, Brazil. Rev Inst Med Trop São Paulo. 2013;55:129-32.

22. Feferbaum R, Krebs BLJ, Santoro AL. Meningite bacteriana no período neonatal: atualização da etiopatogenia e terapêutica. Pediatria Moderna. 1994;30:695-708.

23. Focaccia R. Meningites bacterianas. In: Focaccia R (ed). Veronesi-Focaccia. Tratado de Infectologia. 3ª ed. São Paulo: Atheneu; 2005. p. 1025-44.

24. Galimi R. Extrapulmonary tuberculosis: tuberculous meningitis new developments. Eur Rev Med Pharmacol Sci. 2011;15:365-86.

25. Gattinoni L et al. A trial of goal oriented hemodynamic therapy in critically patients. N Engl J Med. 1995;333:1025-32.

26. Gerber J, Nau R. Mechanisms of injury in bacterial meningitis. Curr Opin Neurol. 2010;23:312-18.

27. Glimåker M et al. Early lumbar puncture in adult bacterial meningitis-rationale for revised guidelines. Scand J Infect Dis. 2013;45:657-63. Ver o artigo-importante

28. Gottfredsson M, Perfect JR. Fungal meningitis. Semin Neurol. 2000;20:307-22.

29. Gray LD, Fedorko DP. Laboratory diagnosis of bacterial meningitis. Clin Microbiol Rev. 1992;5:130-45.

30. Gunawardhana SA et al. Tuberculous meningitis in adults: a prospective study at a tertiary referral centre in Sri Lanka. Ceylon Med J. 2013;58:21-25.

31. Hemalatha R et al. Association of tumour necrosis factor alpha & malnutrition with outcome in children with acute bacterial meningitis. Indian J Med Res. 2002;115:55-58.

32. Isabel BE, Rogelio HP. Pathogenesis and immune response in tuberculous meningitis. Malays J Med Sci. 2014;21:4-10.

33. Jit M. The risk of sequelae due to pneumococcal meningitis in high-income countries: a systematic review and meta-analysis. J Infect. 2010;61:114-24.

34. Kauffman CA, Pappas PG, Patterson TF. Fungal infections associated with contaminated methylprednisolone injections. N Engl J Med. 2013;368:2495-500.

35. Keiser PB, Nutman TB. *Strongyloides stercoralis* in the immunocompromised population. Clin Microbiol Rev. 2004;17:208-17.

36. Lebel MY et al. Dexamethasone therapy for bacterial meningitis. N Engl J Med. 1988;319:964-71.

37. Lee BE, Davies HD. Aseptic meningitis. Curr Opin Infect Dis. 2007;20:272-77.

38. Lo Re V 3rd, Gluckman SJ. Eosinophilic meningitis. Am J Med. 2003;114:217-23.

39. Lin AL, Safdieh JE. The evaluation and management of bacterial meningitis. Neurologist. 2010;16:143-51.

40. Lucas MJ et al. Outcome in patients with bacterial meningitis presenting with a minimal Glasgow Coma Scale score. Neurol Neuroimmunol Neuroinflamm 2014;1:e9. Disponível em: http://www.ncbi.nlm.nih.gov/pmc/articles/PMC4202677/pdf/NEURIMMINFL2014000323.pdf. Acessado em: nov. 2014.

41. Machado A, Haertel LM. Neuroanatomia Funcional. 3ª ed. São Paulo: Atheneu, 2013.

42. Maetz HM et al. Lymphocytic choriomeningitis from pet hamster exposure: a local public health experience. Am J Public Health. 1976;66:1082-85.

43. Mathew S, Overturf GD. Complement and properdin deficiencies in meningococcal disease. Pediatr Infect Dis J. 2006;25:255-56.

44. Miranda J, Tunkel AR. Strategies and new developments in the management of bacterial meningitis. Infect Dis Clin North Am. 2009;23:925-43.

45. Mook-Kanamori BB et al. Pathogenesis and pathophysiology of pneumococcal meningitis. Clin Microbiol Rev. 2011;24:557-91.

45a. Moris G, Garcia-Monco JC. The chalenge of drug-induced aseptic meningitis revisited. JAMA Intern Med. 2014;174:1511-12. (Arch Intern Med. 1999;159:1185-94.)

46. Niemoller UM, Tauber MG. Brain edema and increased intracraneal pressure in the pathophysiology of bacterial meningitis. Eur J Clin Microbiol Infect Dis. 1989;8:109-17.

47. Nigrovic LE, Malley R. Effect of antibiotic pretreatment on cerebrospinal fluid profiles of children with bacterial meningitis. Pediatrics. 2008;122:726-30.

48. Oliveira MJ et al. Primary diffuse leptomeningeal sarcoma with rhabdomyoblastic differentiation. A case report and immunohistochemical study. J Neurol Sci. 2004;221:79-82.

49. Passos LN et al. *Toxoplasma* encephalitis in aids patients in São Paulo during 1988 and 1991. A comparative retrospective analysis. Rev Inst Med Trop S Paulo. 2000;42:141-45.

50. Pehlivanoglu F, Yasar KK, Sengoz G. Tuberculous meningitis in adults: a review of 160 cases. Scientific World Journal. 2012;2012:169028. Disponível em: http://www.ncbi.nlm.nih.gov/

pmc/articles/PMC3349112/pdf/TSWJ2012-169028.pdf. Acessado em : nov. 2014.

51. Pereira PR, Borges F, Mansinho K. Duração da terapêutica antibiótica na meningite bacteriana. Acta Med Port. 2013;26:43-50.

51a. Perfect JR et al. Clinical practice guidelines for the management of cryptococcal disease: 2010 update by the infectious diseases society of America. Clin Infect Dis. 2010;50:291- 322.

52. Polk DB. Steele RW. Bacterial meningitis presenting with normal cerebrospinal fluid. Pediatr Infect Dis J. 1987;6:1040-42.

53. Proux N et al. Delays in the administration of antibiotics are associated with mortality from adult acute bacterial meningitis. Q J Med. 2005;98:291-98.

54. Quaguiarello V, Scheld WM. Bacterial meningitis: pathogenesis, pathophysiology, and progress. N Engl J Med. 1992;327:864-72.

55. Ray B, Rylance G. Normal CSF: does it exclude meningitis? Arch Dis Child. 2009;94:988-91.

56. Ricard JD et al. Levels of vancomycin in cerebrospinal fluid of adult patients receiving adjunctive corticosteroids to treat pneumococcal meningitis: a prospective multicenter observational study. Clin Infect Dis. 2007;44:250-55.

57. Romero E. Fisiopatologia del sistema nervioso. In: Patologia General y Fisiopatologia. Madrid: Editoria Paz Montalvo, 1959. V. II. p. 983-1222.

58. Romero JR, Newland JG. Viral meningitis and encephalitis: traditional and emerging viral agents. Semin Pediatr Infect Dis. 2003;14:72-82.

59. Rotbart HA. Viral meningitis. Semin Neurol. 2000;20:277-92.

60. Sachdeva RK et al. A retrospective study of AIDS-associated cryptomeningitis. AIDS Res Hum Retroviruses. 2012;28:1220-26.

61. Saha SK et al. Neurodevelopmental sequelae in pneumococcal meningitis cases in Bangladesh: a comprehensive follow-up study. Clin Infect Dis. 2009;48(Suppl 2):S90-96.

62. Santos GP et al. Enterovirus meningitis in Brazil, 1998-2003. J Med Virol. 2006;78:98-104.

62a. Satishchandra P et al. Cryptococcal meningitis: clinical, diagnostic and therapeutic overviews. Neurol India. 2007;55:226-32.

62b. Scott LE et al. Comparison of Xpert MTB/RIF with other nucleic acid technologies for diagnosing pulmonary tuberculosis in a high HIV prevalence setting: a prospective study. PLoS Med. 2011;8(7):e1001061.

63. Shameem S, Vinod Kumar CS, Neelagund YF. Bacterial meningitis: rapid diagnosis and microbial profile: a multicentered study. J Commun Dis. 2008;40:111-20.

64. Sipahi OR et al. Linezolid in the treatment of methicillin-resistant staphylococcal post-neurosurgical meningitis: a series of 17 cases. Scand J Infect Dis. 2011;43:757-64.

65. Silva HR et al. Síndrome da meningite asséptica por enterovírus e *Leptospira* sp em crianças de Salvador, Bahia. Rev Soc Bras Med Trop. 2002;35:159-65.

66. Siqueira-Batista R et al. Neuroinfecção humana por *Trypanosoma cruzi*. Rev Neurocienc. 2008;16:310-15.

67. Soares CN et al. Review of the etiologies of viral meningitis and encephalitis in a dengue endemic region. J Neurol Sci. 2011;303:75-79.

68. Takayanagui Ol, Martinez R. Cisticercose. In: Tavares W, Marinho LAC (Ed.) Rotinas de Diagnóstico e Tratamento das Doenças Infecciosas e Parasitárias. 3ª ed. São Paulo: Atheneu; 2012. p. 168-73.

69. Tavares W. Antibióticos e Quimioterápicos para o Clínico. 3ª ed. Rio de Janeiro: Atheneu; 2014.

70. Thwaites G et al. British Infection Society guidelines for the diagnosis and treatment of tuberculosis of the central nervous system in adults and children. J Infect. 2009;59:167-87.

71. Tunkel AR et al. Practice guidelines for the management of bacterial meningitis. Clin infect Dis. 2004;39:1267-84.

72. Tunkel AR, Scheld M. Pathogenesis and pathophysiology of bacterial meningitis. Clin Microbiol Rev. 1993;6:118-36.

73. Tunkel AR. Approachs to the patient with central nervous system infection. In: Bennet JE, Dolin R, Blaser MJ (ed). Mandell, Douglas and Bennett's Principles and Practice of Infectious Diseases. London: Saunders Co; 2014. p. 1091-96.

74. Tunkel AR, van de Beck D, Scheld WM. Acute meningitis. In: Bennet JE, Dolin R, Blaser MJ (Ed). Mandell, Douglas and Bennett's Principles and Practice of Infectious Diseases. London: Saunders Co; 2014. p. 1097-137.

75. Tuppeny M. Viral meningitis and encephalitis. Crit Care Nurs Clin North Am. 2013;25:363-80.

76. Tyler KL. Herpes simplex virus infections of the central nervous system: encephalitis and meningitis, including Mollaret's. Herpes. 2004;11(Suppl 2):57A-64A.

77. Vale TC et al. Neuroschistosomiasis mansoni: literature review and guidelines. Neurologist. 2012;18:333-42.

78. Van de Beek D et al. Clinical features and prognostic factors in adults with bacterial meningitis. N Engl J Med. 2004;351:1849-59.

79. Vardakas KZ, Matthaiou DK, Falagas ME. Adjunctive dexamethasone therapy for bacterial meningitis in adults: a meta-analysis of randomized controlled trials. Eur J Neurol. 2009;16:662-73.

80. Yechoor VK et al. Tuberculous meningitis among adults with and without HIV infection. Experience in an urban public hospital. Arch Intern Med.1996;156:1710-16.

81. Ziai WC, Lewin III JJ. Update in the diagnosis and management of central nervous system infections. Neurol Clin. 2008;26:427-68.

119 Micetomas

- ■ Luiz Carlos Severo
- ■ Márcia Silveira Graudenz

(CID 10 = B47 - Micetoma; B47.0 - Eumicetoma [Maduromicose]; B47.1 - Actinomicetoma; B47.9 - Micetoma não especificado)

INTRODUÇÃO

A palavra micetoma , cunhada por Carter, em 1861, significa "tumor micótico" e designa coletivamente infecções subcutâneas por fungos e actinomicetos que se apresentam na forma parasitária como microcolônias (grãos). A lesão é granulomatosa, de caráter inflamatório, indolor, de evolução lenta; quando produzida por fungos é chamada eumicetoma (grãos brancos ou negros) e nos casos de actinomicetos aeróbios, actinomicetoma (grãos brancos, amarelos ou vermelhos). O primeiro relato é atribuído a Gill, em 1842, na ilha de Madura, na Índia. Daí o nome "pé-de-madura" ou maduromicose[2,5,6,17-19].

A doença é mais incidente em homens, na vida adulta, de origem rural, com baixas condições socioeconômicas. Excepcionalmente ocorre em crianças, predominando os actinomicetomas[4]. O longo tempo de evolução da lesão é característico dos micetomas, com média de 7 anos, e pode variar desde o mínimo de 1, a um máximo de 50 anos. A doença tem distribuição mundial e varia conforme a região, porém predomina nas regiões de climas tropical e subtropical[2,5,6,8]. Seus agentes são sapróbios, e são encontrados no solo. As regiões endêmicas da América são México, Venezuela, Brasil e Argentina. Na América Latina, *Nocardia brasiliensis* é o agente mais frequente dos actinomicetomas e *Scedosporium apiospermum* (teleomorfo, *Pseudollescheria boydii*), dos eumicetomas[2,5,12].

É importante lembrar que o diagnóstico é feito pela presença do grão no espécime clínico. Sem grão não há micetoma, já que um mesmo fungo pode ocasionar diferentes micoses dependendo da forma tecidual observada. Serve como exemplo a *Exophiala jeanselmei*, apresentada em esquema na Figura 119.1. É o agente mais importante de feo-hifomicose subcutânea, excepcionalmente causa cromoblastomicose e é um agente infrequente de micetoma. Assim, fica claro que um mesmo microrganismo pode causar diferentes quadros clínicos, que caracterizam doenças distintas[11,24].

DIAGNÓSTICO CLÍNICO

O micetoma afeta tecidos subcutâneos, principalmente dos pés (70% a 80%) e mãos (12%), provocando deformidade. Ocasionalmente pode acometer a parede torácica e o couro cabeludo[13]. A lesão se inicia pela penetração do agente infeccioso por trauma na pele, progredindo com abscessos e fístulas por vários anos, quase sempre assintomáticas. A dor geralmente está relacionada com comprometimento ósseo ou infecção bacteriana secundária. Através das fístulas, drena material purulento ou serossanguinolento, que contém grãos. Esses grãos, microcolônias do agente causal, fornecem o diagnóstico etiológico[2,5,6,8,16-18]. Podem ocorrer casos em que o diagnóstico seja feito antes da fistulização[25] (Figuras 119.2 e 119.3).

Com a evolução da doença, o tecido subcutâneo, assim como os músculos, tendões, ossos, vasos e nervos podem ser acometidos por contiguidade. O envolvimento ósseo está relacionado com o tempo de evolução da doença, bem como com o agente etiológico[6,8,16-18]. A invasão dos tecidos contíguos ocorre de maneira progressiva. Nos eumicetomas o crescimento é mais lento, enquanto nos actinomicetomas é mais agressivo, e pode envolver o tecido ósseo em estágios mais precoces da doença[10,13]. Além da reação periosteal, causada pela compressão óssea, vê-se ainda desmineralização óssea, com osteoporose, osteólise com cavitação do osso, esclerose e osteomielite. O canal medular e as epífises também podem ser invadidos. A destruição do osso e a formação de osteófitos podem ocasionar completa remodelação óssea. As cavidades são preenchidas com os grãos que são suficientemente duros para dar suporte ao osso; e é essa a razão de não haver fraturas espontâneas relacionadas com os micetomas. A ressonância magnética fornece a melhor avaliação do tipo e da extensão da lesão, permitindo separar actino e eumicetomas de lesões de outras etiologias[6,8,10,16-18].

DIAGNÓSTICO LABORATORIAL

O material proveniente de biópsia da lesão ou de secreção de fístulas deve ser examinado na busca dos grãos. A aspiração por agulha fina pode fornecer o material para o diagnóstico[7]. O primeiro passo no diagnóstico é a separação do micetoma causado por fungo daquele causado por actinomiceto. Os grãos eumicóticos apresentam diâmetro de

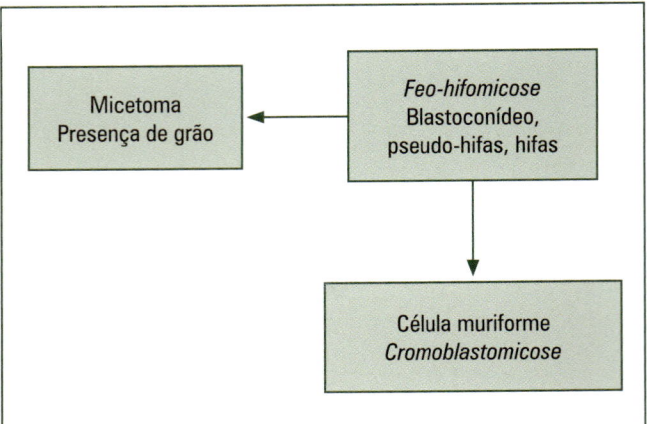

FIGURA 119.1 – Quadros clínicos causados por *Exophiala jeanselmei*[11].

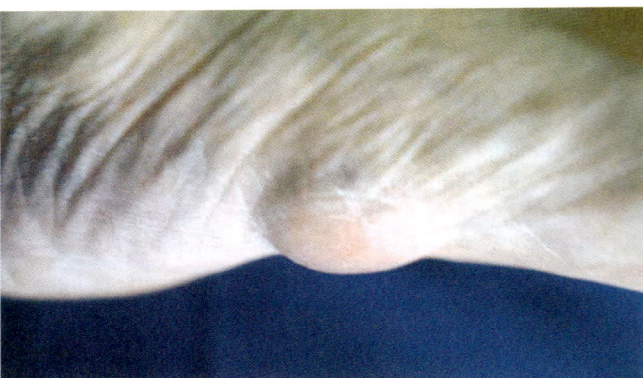

FIGURA 119.2 – Eumicetoma por *Madurella grisea*. Tumefação no *cavum* do pé direito. Notar a ausência de fístulas. (Com permissão do Editor, Rev Inst Med Trop S. Paulo. 1999;41:139-42.)

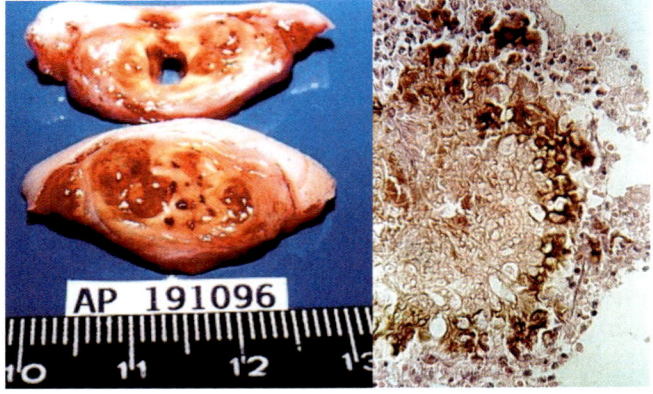

FIGURA 119.3 – Tumoração da Figura 114.2 excisada. A. Corte macroscópico no qual se notam os grãos negros. B. Histologia do grão da *Madurella grisea* com seu aspecto demácio característico (H&E). (Com permissão do Editor, Rev Inst Med Trop S. Paulo. 1999;41:139-42.)

0,2 a 4 mm, enquanto os actinomicóticos, de 15 a 200 µm. A primeira triagem é macroscópica: grão vermelho indica *Actinomadura pelletieri*, grão negro, etiologia micótica e grão branco, etiologia fúngica ou bacteriana. O exame mi-

croscópico de cortes corados pelo H&E praticamente define a etiologia dos eumicetomas (Tabela 119.1) e o isolamento em cultivo confirma o agente etiológico. Nos micetomas por actinomicetos além dos achados do H&E (Tabela 119.2) será necessário a coloração de Gram, a verificação da ácido-resistência, o isolamento em cultivo e a realização de testes bioquímicos[4,8,10,12,16-18,27].

Microbiologia

Ao material colhido é adicionada água destilada para a separação do pus e dos grãos, principalmente quando o material é oriundo de uma fístula drenando na pele.

- *Microscopia* – o exame a fresco dos grãos, em potassa a 20%, entre lâmina e lamínula, permite a diferenciação das hifas de micetoma eumicótico dos filamentos bacterianos do micetoma actinomicótico[26]. Os eumicetomas revelam hifas septadas, de parede dupla, com clamidosporos e substância cimentante. Quanto maior a quantidade dessa substância, mais duro será o grão. Nos actinomicetomas, os grãos são distendidos em lâmina e após a fixação pelo calor os esfregaços são corados pelo Gram. Há necessidade de verificar a ácido-resistência: forte pelo Ziehl-Neelsen ou fraca pelo Kinyoun para diagnóstico de actinomicetoma por *Nocardia*.
- *Cultivo* – a semeadura dos grãos é realizada em meios de Sabouraud e infusão de cérebro-coração (BHI). Nos eumicetomas acrescenta-se antibiótico aos meios para inibir o crescimento de bactérias contaminantes. A incubação deve ser feita a 25°C e 37°C e os meios de cultivos devem ser observados durante 3 a 6 semanas. A identificação dos fungos é feita pela micromorfologia das estruturas fúngicas da colônia. A identificação molecular tem sido de grande utilidade quando não há esporulação nas colônias de agentes de micetoma por grão negro[7]. Os actinomicetos necessitam de provas bioquímicas, como a utilização de caseína, xantina e hipoxantina, para a identificação de espécie.

Histopatologia

A implantação do fungo na pele ou no tecido subcutâneo causa primariamente uma reação inflamatória aguda exsudativa que evolui na forma de múltiplos abscessos fistulizados e circundados por tecido de granulação, células gigantes e epitelioides. Os grãos são eliminados dos abscessos através dos trajetos fistulosos, especialmente para a pele. O tecido subcutâneo, assim como os músculos, é ocupado por processo inflamatório e formação de abscessos onde se encontram os grãos, causando extensa fibrose, com miosite degenerativa. Os tendões são geralmente mais resistentes e os nervos podem ser atingidos por esclerose. O tecido ósseo é frequentemente invadido, com o surgimento de lesão ostelítica, periostite e osteomielite. A rede linfática está frequentemente circundada por reação inflamatória e, em alguns casos, é acometida por êmbolos causados por fragmentos do grão[6,8,16,17].

A coloração H&E, universal da anatomopatologia, permite diferenciar actinomicetoma de eumicetoma e revelar o aspecto dos filamentos fúngicos que podem ser hialinos ou demácios, orientando a identificação etiológica dos micetomas. A coloração de Gomori-Grocott, embora não permita separar fungos hialinos de demácios, melhora a visualização dos elementos fúngicos. Por outro lado, para os actinomicetos é necessária também a coloração de Gram para tecido (Brown-Brenn, Brown-Hoops ou MacCallum-Goodpasture) e a verificação da ácido-resistência pelo Ziehl-Neelsen (ácido-resistência forte) ou pela técnica de Kinyoun (ácido-resistência fraca)[16,17].

Nos eumicetomas, o grão é composto por elementos fúngicos incluídos em uma matriz de cimento que varia em quantidade e cor, de acordo com o agente etiológico. Os eumicetomas geralmente estão circundados por uma orla delgada de neutrófilos seguida por uma paliçada de células gigantes e epitelioides. Em contraste, nas lesões por micetomas actinomicóticos existem verdadeiros microabscessos em torno dos grãos, especialmente nos micetomas por *Nocardia* spp. e *A. pelletieri*[2,16]. Os grãos são circundados por orla eosinofílica, representando uma reação de antígeno-anticorpo designada material de Splendore-Hoeppli. Os grãos por actinomicetos mostram somente uma massa eosinofílica amorfa.

DIAGNÓSTICO DIFERENCIAL

Algumas infecções causadas por actinomicetos, principalmente a nocardiose e a actinomicose, são estudadas em capítulos de micologia por causarem doenças semelhantes às micoses, apesar de serem bacterioses. Actinomicose tem *Actinomyces israelii*, bactéria filamentosa, anaeróbia, como principal agente. É infecção supurativa crônica, com três formas clínicas principais: cervicofacial, torácica e abdominal. Não é infecção oportunística. Sua frequência está relacionada com a má higiene oral. O diagnóstico é feito através da identificação do microrganismo sob a forma de grão encontrado em fragmento de tecido ou pus. A diferença dos grãos de actinomicetomas é que essa bactéria é anaeróbia e a infecção é endógena, portanto o cultivo na actinomicose necessita anaerobiose (Tabela 119.3). A penicilina G ainda é a droga de escolha. O tratamento é longo (6 a 18 meses) e, por vezes, necessita de abordagem cirúrgica.

As espécies de *Nocardia*, além de causarem actinomicetomas, quando de penetração traumática transcutânea, podem causar nocardiose quando inaladas. A doença é supurativa, aguda ou crônica e tem no pulmão sua principal apresentação clínica; pode haver disseminação na metade dos casos, com marcado tropismo pelo sistema nervoso central. Um quadro de pneumonia subaguda com febre, sudorese noturna, anorexia, emagrecimento, tosse, expectoração purulenta e hemoptise, pode evoluir com sintomas sistêmicos, caracterizando infecção disseminada principalmente em pacientes imunossuprimidos. A corticoterapia está relacionada com

TABELA 119.1

Agentes Causais dos Eumicetomas				
Agente Causal	**Textura**	**Cimento**	**Frequência**	**H&E**
Grãos brancos				
*Acremonium falciforme**	Macio	Não	E	Borda eosinofílica; complexa rede de micélio hialino e clamidosporos
*A. kiliense**	Macio	Não	R	Igual anterior
*A. recifei**	Macio	Não	R	Igual anterior
Aspergillus nidulans	Macio	Não	E	Zonas com eosinofilia; densa rede miceliana com grandes clamidosporos
Fusarium moniliforme	Macio	Não	E	Eosinofílico, grãos inteiros ou lobulados compostos de massa miceliana; hifas na periferia
Neostedina rosatii	Duro	Sim	E	Forma irregular, borda eosinofílica, zona central com micélio desintegrado e clamidosporos
*Scedosporium apiospermum**	Macio	Não	C	Borda eosinofílica; composto de densa rede de micélio hialino com clamidosporos proeminentes
Grãos negros				
Curvularia geniculata	Duro	Sim	E	Lobulado; periferia escura com frouxa rede miceliana e grandes clamidosporos no cimento periférico
C. lunata	Duro	Sim	E	Igual anterior
*Exophiala jeanselmei**	Macio	Não	E	Forma irregular, periferia escura composta de micélio e clamidosporos
Leptosphaeria senegalensis	Duro	Sim	R	Ver descrição de *C. geniculata*
L. tompkinsii	Duro	Sim	E	Ver descrição de *C. geniculata*
*Madurella grisea**	Duro	Variável	R	Zona periférica escura, forma variável, densa rede interna de micélio com clamidosporos
*M. mycetomatis**	Duro	Sim	C	Compacto, com formas variáveis de tamanho, com micélio na periferia com clamidosporos
*Pyrenochaeta romeroi**	Macio	Variável	R	Zona periférica escura; forma variável, densa rede interna de micélio sem clamidosporos

* Agentes isolados no Brasil; C, comum; O, ocasional; R, raro; E, excepcional.

TABELA 119.2

Agentes Causais de Actinomicetomas				
Agente Causal	**Textura**	**Cimento**	**Frequência**	**H e E**
Grãos brancos				
Actinomadura madurae*	Macio	Não	C	Periferia intensamente hematoxifílica; filamentos não ácido-resistentes
Nocardia asteroides*	Macio	Não	R	Filamentos ácido-resistentes variáveis
N. brasiliensis*	Macio	Não	C	Igual anterior
N. otitidiscaviarum*	Macio	Não	R	Igual anterior
N. transvalensis*	Macio	Não	E	Igual anterior
Nocardiopsis dassonvillei	Macio	Não	E	Filamentos não ácido-resistentes
Grão vermelho				
Actinomadura pelletieri*	Firme	Não	O	Não ácido-resistentes; intensamente hematoxifílicos
Grão amarelo				
Streptomyces somaliensis*	Duro	Sim	O	Não ácido-resistentes; homogêneos e fracamente eosinofílico

* Agentes isolados no Brasil; • Os grãos de Nocardia são indistinguíveis. C, comum; O, ocasional; R, raro; E, excepcional.

mau prognóstico. Na nocardiose não há formação de grãos. O diagnóstico é feito pelo cultivo e pela identificação da bactéria. Seu tratamento é feito com sulfametoxazol + trimetoprima, com acompanhamento de, no mínimo, 6 meses.

A botriomicose caracteriza-se por uma infecção crônica, causada por bactérias não filamentosas que também formam grãos que são drenados pelas fístulas. A doença é caracterizada pela presença de grãos localizados no centro do abscesso, medindo cerca de 1 mm de tamanho, lobulado, de cor branco-amarelada e de consistência mole. As bactérias mais frequentemente envolvidas são *Staphylococcus aureus* e *Pseudomonas aeruginosa*; é raro o encontro de mais de uma bactéria no mesmo grão. Pela hematoxilina-eosina, os grãos botriomicóticos são indistinguíveis dos actinomicóticos, já que as bactérias não são vistas no interior do grão; são usadas, então, colorações de Gram para tecido, como Brown-Brenn e Brown-Hopps. Essas evidenciam cocos ou bacilos, permitindo o diagnóstico diferencial com os filamentos

TABELA 119.3

Diagnóstico Diferencial das Infecções com Produção de Grão
Grão
Micetoma eumicótico
• Composto por emaranhado de hifas ou por hifas conglutinadas por cimento
Micetoma actinomicético
• Composto por enovelado de filamentos ou por filamentos conglutinados por cimento
• Filamentos de actinomicótico aeróbio
Actinomicose
• Filamentos de actinomicótico anaeróbio
Botriomicose
• Composto por conglutinado de bactérias (cocos ou bacilos)

bacterianos dos actinomicetomas. O tratamento é feito com antibióticos, de acordo com a bactéria isolada[1,3,22].

Nos pseudomicetomas, causados por dermatófitos, os grãos são moles e o micélio é pouco abundante e nunca com entrelaçamento compacto, como os grãos eumicóticos. Portanto, não caracterizando um grão verdadeiro de micetoma, mas pseudogrãos. São causados principalmente por fungos dos gêneros *Microsporum* e *Trichophyton*[20,23].

Ainda no diagnóstico diferencial de micetoma devem ser incluídas as doenças neoplásicas, outras micoses e micobacterioses que acometem os tecidos subcutâneos[15].

TRATAMENTO

O tratamento dos micetomas deve ser individualizado já que não existe um consenso sobre a melhor abordagem clínica. Uma associação de tratamento clínico e cirúrgico, com desbridamento dos tecidos necróticos, remoção de cistos ósseos e drenagem de abscessos, deve ser incentivada e tem-se mostrado como a melhor escolha. O tratamento das infecções secundárias também deve ser instituído[16,17].

A redução da drenagem e o fechamento das fístulas, não são suficientes para decidir a suspensão dos antimicrobianos. Em caso de recorrência da infecção, essa se apresenta de forma mais agressiva e, por vezes, resistente à quimioterapia utilizada. O tratamento antifúngico para os eumicetomas é feito com itraconazol na dose de 200 mg/dia. Recentemente foi relatado sucesso terapêutico em micetoma por grão negro com voriconazol[14]. Já os actinomicetomas devem ser tratados com associação de sulfametoxazol + trimetoprima na dose de 1.600/320 mg/dia, adicionado ou não de estreptomicina. A segunda escolha é a associação de dapsona (100 mg, 12/12 h) com estreptomicina. Drogas alternativas são amicacina e imipeném. O tempo de tratamento dos micetomas varia conforme a resposta clínica, e pode-se estender por meses a anos[21,24,25].

REFERÊNCIAS BIBLIOGRÁFICAS

1. Bersoff-Matcha SJ et al. Pulmonary botryomycosis: case report and review. Clin Infect Dis. 1998;26:620-24.

2. Bittencourt AL, Londero AT. Tropical mycotic diseases. In: Doerr BW, Uehlinger E, Doerr HW, Seifert G (ed). Tropical pathology. 2nd ed. Berlin: Springer Verlag; 1995. V. 8. p. 707-98.

3. Bonifaz A, Carrasco E. Botryomicosis. Intern J Dematol. 1996;35:381-88.

4. Bonifaz A et al. Mycetoma in children: experience with 15 cases. Pediatr Infect Dis J. 2007;26:50-52.

5. Castro LGM et al. Mycetoma: a retrospective study of 41 cases seen in São Paulo, Brazil, from 1978 to 1989. Mycoses. 1993;36:89-95.

6. Chandler FW, Ajello L. Mycetoma. In: Connor DH, Chandler FW (ed). Pathology of Infectious Diseases. Connectitut: Appleton & Lange Stamford; 1997. V. 2. p. 1035-44.

7. Desnos-Ollivier M et al. Molecular identification of black-grain mycetoma agents. J Clin Microbiol. 2006;44: 3517-23.

8. Develoux M, Dieng MT, Ndiaye B. Les mycétomes. J Mycol Med. 1999;9:197-209.

9. El Hag IA, Fahal AH, Gasim ETA. Fine needle aspiration cytology of mycetoma. Acta Cytol. 1996;40:461-64.

10. Fahal AH. Mycetoma: a thorn in the flesh. Trans R Soc Trop Med Hyg. 2004;98:3-11.

11. García-Martos P, Márquez A, Gené J. Infecciones humanas por levaduras negras el género Exophiala. Rev Iberoam Micol. 2002;19:72-79.

12. Guarro J et al. *Scedosporium apiospermum*: changing clinical spectrum of a therapy-refractory opportunist. Med Mycol. 2006;44:295-327.

13. Lichon V, Khachemoune A. Mycetoma: a review. Am J Clin Dermatol. 2006;7:315-21.

14. Loulergue P, Hot A, Dannaoui E et al. Successful treatment of black-grain mycetoma with voriconazol. Am J Trop Med Hyg. 2006;75:1106-07.

15. Lupi O, Tyring SK, McGinnis MR. Tropical dermatology: fungal tropical diseases. J Am Acad Dermatol. 2005;53:931-51.

16. Mahgoub ES, Murray TG. Mycetoma. London: William Heimann Medical Books Ltd.; 1973.

17. Mahgoub ES. Mycetoma. Sem Dermatol. 1985;4:230-39.

18. Mariat F, Destombes P, Segretain G. The mycetomas: clinical features, pathology, etiology and epidemiology. Contr Microbiol Immunol. 1977;4:1-39.

19. Melo CR. Micetomas da região neotropical. J Bras Med. 1976;30:72-76.

20. Moraes MAP et al. Pseudomicetoma dermatofítico: relato de um caso devido a Trichophyton tonsurans. Rev Soc Bras Med Trop. 2001;34:291-94.

21. Paugam A et al. Clinical cure of fungal foot with oral itraconazol. Cutis. 1997;60:191-93.

22. Picou K, Batres E, Jarratt M. Botriomycosis. A bacterial cause of mycetoma. Arch Dermatol. 1979;115:609-10.

23. Rinaldi MG et al. Mycetoma or pseudomycetoma? A distinctive mycosis caused by dermatophytes. Mycopathologia. 1983;81:41-48.

24. Severo LC et al. Mycetoma caused by *Exophiala jeanselmei*. Report of a case successfully treated with itraconazol and review of the literature. Rev Iberoam Micol. 1999;16:57-59.

25. Severo LC et al. Eumycetoma by *Madurella grisea*. Report of the first case observed in the southern brazilian region. Rev Inst Med Trop S. Paulo. 1999;41:139-42.

26. Sindhuphak W, Macdonald E, Head E. Actinomycetoma causssed by *Nocardiopsis dassonvillei*. Arch Dermatol. 1985;121:1332-34.

27. Záitz C et al. Eumicetoma podal por *Acremonium falciforme*. Registro de um caso. An Bras Dermatol. 1988;63:413-18.

■ **Flávio de Queiroz Telles Filho**

Ao contrário das micoses oportunistas que apresentam distribuição mundial, as micoses endêmicas caracterizam-se por serem geograficamente limitadas. As micoses oportunistas são causadas por fungos ubíquos no ambiente e acometem geralmente hospedeiros com alterações em seus mecanismos de defesa devidas a vários fatores predisponentes, como doença de base, fatores iatrogênicos, etc. Ao contrário, as micoses endêmicas ocorrem em determinadas áreas geográficas do planeta por causa das condições ambientais que propiciam a existência saprobiota dos agentes fúngicos na natureza. Desse modo, micoses sistêmicas, como a paracoccidioidomicose e a coccidioidomicose, são autóctones do continente americano, e também registradas no Brasil. Entretanto, existem micoses sistêmicas de caráter endêmico que não são registradas no Brasil ou mesmo na América do Sul. São elas a blastomicose, a histoplasmose africana e a peniciliose *marneffey* (Tabela 120.1). Como o deslocamento humano em seu planeta é cada vez mais frequente e intenso, essas micoses de importação merecem ser abordadas neste capítulo, pois essas infecções assumem todas as características epidemiológicas das enfermidades dos viajantes[9].

BLASTOMICOSE

(CID 10 = B40 - Blastomicose; B40.0 - Blastomicose pulmonar aguda; B40.1 - Blastomicose pulmonar crônica; B40.2 - Blastomicose pulmonar não especificada; B40.3 - Blastomicose cutânea; B40.7 - Blastomicose disseminada; B40.8 - Outras formas de blastomicose; B40.9 - Blastomicose não especificada)

Até o início da década de 1970, dois tipos de blastomicose eram considerados: blastomicose sul-americana e blastomicose norte-americana. A infecção causada pelo *Paracoccidioides brasiliensis* foi, a partir de 1972, designada paracoccidioidomicose. Em razão de a doença ocorrer tanto em países da América do Sul quanto da América Central, o termo blastomicose sul-americana tornou-se inválido. Consequentemente, não havia motivo para manter-se o termo blastomicose norte-americana, que foi substituído por blastomicose.

A blastomicose ou doença de Gilchrist é causada por um fungo dimórfico, o *Blastomyces dermatitidis*, que existe nos tecidos e a 37ºC sob a forma de levedura. Na natureza ou a 25ºC, apresenta-se como fungo filamentoso de coloração branca. Os poucos isolados de amostras ambientais sugerem que seu habitat seja o solo e diferentes tipos de matéria orgânica mesclados ao solo coletados de abrigos de animais domésticos (equinos, cães, coelhos e galinhas) e silvestres (castores). Todos os isolamentos foram obtidos nos Estados Unidos da América (EUA) e, em alguns casos, foram asso-ciados a surtos de blastomicose observados em indivíduos que tiveram contato com o local de isolamento ambiental[2,3,7].

Ao contrário da coccidioidomicose, histoplasmose e paracoccidioidomicose, que têm distribuição geográfica documentada por inquéritos imunológicos (intradermorreação ou detecção de anticorpos), além do registro de casos e surtos, a distribuição de casos de blastomicose baseia-se exclusivamente nos relatos de casos ou surtos, uma vez que provas imunológicas não estão padronizadas para inquéritos epidemiológicos. A grande maioria dos casos ocorre principalmente no Meio-Oeste, no Sudeste e no Centro-Sul norte-americanos, e províncias canadenses que margeiam os Grandes Lagos na América do Norte. Menos frequentemente, a doença foi também documentada na América Central, na Europa ocidental, na África e na Índia. Com relação a sexo e idade, a doença é mais prevalente em homens a partir da 4ª década de vida, mas também pode ocorrer em mulheres e crianças e em jovens de ambos os sexos[2,3,14].

Igual a outras micoses sistêmicas endêmicas, a blastomicose compreende um espectro de manifestações clínicas, variando desde infecções subclínicas a formas pulmonares agudas ou crônicas, que podem progredir para pneumonia multilobar fulminante e insuficiência respiratória aguda. A forma disseminada de blastomicose é mais observada em imunodeprimidos, como pacientes transplantados ou com aids[1].

Clinicamente, a blastomicose tem semelhanças e algumas diferenças com a paracoccidioidomicose. As seme-

TABELA 120.1

Micoses Sistêmicas de Caráter Endêmico			
Doença	**(Agente)**	**Distribuição Geográfica**	**(> Nº de Casos)**
Paracoccidioidomicose	(*P. brasiliensis*)	América Latina	(América do Sul)
Histoplasmose clássica	(*H. capsulatum* var. *capsulatum*)	Mundial	(Américas)
Histoplasmose africana	(*H. capsulatum* var. *duboisii*)	África	(África intertropical)
Coccidioidomicose	(*C. posadasii* e *C. immitis*)	Américas	(América do Norte)
Criptococose *gatti*	(*C. gatti*)	Mundial	
Blastomicose	(*B. dermatitidis*)	América do Norte, África e Europa	(América do Norte)
Peniciliose	(*P. marneffei*)	Ásia	(Tailândia)

lhanças relacionam-se com as formas aguda e crônica, com acometimento pulmonar, com disseminação para qualquer órgão. A diferença é a alta frequência de lesões cutâneas, o que levou os clínicos do passado a considerarem a forma cutânea como manifestação isolada. Hoje se sabe que, como em qualquer micose sistêmica, as lesões cutâneas na maioria das vezes resultam de disseminação a partir de foco pulmonar. Por outro lado, há registros de casos esporádicos de inoculação traumática do fungo na pele, com o desenvolvimento de lesões solitárias no local de inoculação. Nestes casos, observa-se lesão papular ou pustular no local de inoculação com desenvolvimento de linfangite ascendente, semelhante à esporotricose linfocutânea. Normalmente, a infecção limita-se aos linfáticos do membro acometido e geralmente apresenta autorresolução em semanas ou meses, não requerendo tratamento específico. O tipo de lesão cutânea mais observado é resultante da disseminação hematogênica, a partir de outros focos, principalmente dos pulmões. Muitas vezes, o foco original não é evidenciado e o diagnóstico é feito pelo achado do fungo nas lesões de pele. Estas podem ser nodulares, ulceradas ou verruciformes. Nas lesões cutâneas secundárias não há linfangite satélite[1-3,14]. O diagnóstico diferencial deve ser feito com outras micoses subcutâneas e sistêmicas, tuberculose, micobacterioses atípicas, nocardiose, actinomicose, antraz, tularemia, pioderma gangrenoso e câncer de pele.

A blastomicose tem sido esporadicamente relatada em indivíduos imunocomprometidos por fatores predisponentes, como neoplasias hematológicas, transplantes de órgãos sólidos, uso de imunossupressores, aids, etc. Geralmente são formas disseminadas, com acometimento do sistema nervoso central e pior prognóstico se os fatores predisponentes forem mantidos[2].

O diagnóstico epidemiológico baseia-se na exposição ambiental em áreas onde a doença é relatada. É importante ressaltar que, tal como em outras micoses sistêmicas endêmicas, o período de incubação é indeterminado, podendo ser de semanas, nas formas agudas, a anos, nas crônicas. Portanto, frente à suspeita de blastomicose, é necessário traçar uma trajetória epidemiológica de quase toda a vida do indivíduo. A confirmação diagnóstica é baseada principalmente na demonstração do fungo em cortes histológicos das lesões, corados por Grocott-Gomori, PAS, HE ou Papanicolaou. As células leveduriformes de *Blastomyces dermatitidis* são semelhantes às do *Paracoccidioides brasiliensis*, diferindo por apresentar brotamento único e de base larga. O exame micológico direto clarificado com hidróxido de potássio também pode ser realizado em materiais clínicos diversos, tais como raspado ou fragmentos de lesões acessíveis, escarro, urina. As células são arredondadas, de 8 a 10 μm e com típico brotamento unipolar de base ampla. A cultura pode ser obtida por incubação em meios com ou sem antibióticos, à temperatura ambiente ou a 35-37Cº.

Como o fungo é de crescimento lento, os cultivos devem ser mantidos por até 4 ou 6 semanas antes de serem descartados. O tratamento é feito preferencialmente com triazólicos, em especial o itraconazol, 200 a 400 mg por dia durante uma média de 6 meses. Para casos graves, necessitando de tratamento intravenoso, anfotericina B em formulação lipídica ou em desoxicolato são as melhores opções. Os novos triazólicos, como voriconazol, posaconazol e isavuconazol apresentam potencial terapêutico adequado em blastomicose. Há relatos de casos mostrando eficácia de voriconazol em casos de blastomicose refratária ou com envolvimento do sistema nervoso central[1-3,7].

HISTOPLASMOSE AFRICANA

(CID 10 = B39.5 – Histoplasmose africana, histoplasmose não especificada)

Considera-se que o fungo dimórfico *Histoplasma capsulatum* apresente três variedades, *H. capsulatum* var. *capsulatum*, agente da histoplasmose clássica ou *capsulati*, *H. capsulatum* var. *duboisii*, agente da histoplasmose *duboisii*

ou africana, e *H. capsulatum* var. *farciminosum*, causador da linfangite epizoótica dos equinos em várias regiões mundiais. Assim sendo, a histoplasmose africana é considerada uma micose de importação. A doença foi descrita por Duncan, em 1943, e difere da histoplasmose clássica pelo agente *H. capsulatum* var. *duboisii* apresentar formas leveduriformes teciduais ovalares e grandes, ao contrário de *H. capsulatum* var. *capsulatum,* que se apresenta intracelularmente como leveduras pequenas (< 3 µm), com ou sem brotamento unipolar. A histoplasmose africana é uma micose sistêmica de primatas africanos, tendo sido descrita em macacos babuínos e no homem. A maioria dos casos ocorre nos países africanos da costa atlântica na área intertropical da África. O fungo já foi isolado de fezes de morcego, em grutas de zona tropical úmida, especulando-se que sua transmissão seja semelhante à da histoplasmose clássica. Indivíduos masculinos são predominantemente acometidos, após a 2ª e a 3ª décadas de vida, podendo ocorrer em africanos ou caucasianos que vivam ou visitem a área endêmica[12].

Como em outras micoses sistêmicas endêmicas, a maioria dos casos de histoplasmose africana manifesta-se como infecção crônica, de natureza granulomatosa, entretanto com predominância para disseminação cutânea, óssea, linfática e visceral. Poucos são os casos com acometimento pulmonar e neurológico. As lesões cutâneas localizam-se principalmente em tronco e face, de forma lenticular, podem ser únicas ou múltiplas, iniciando-se como lesões papulonodulares de coloração eritematoviolácea. Rapidamente ulceram-se e são cobertas por crostas hemáticas. As lesões osteoarticulares localizam-se geralmente em metáfises de ossos longos, no crânio, nas costelas e vértebras, ali simulando doença de Pott. As imagens radiológicas ósseas são de aspecto osteolítico. Nas formas em que ocorre envolvimento ganglionar, o aspecto é semelhante ao da paracoccidioidomicose aguda ou crônica, observando-se linfadenopatia de qualquer cadeia ganglionar e muitas vezes com fistulização. A associação com aids é descrita, porém menos frequentemente observada que na histoplasmose clássica[4].

Ao contrário das leveduras de *H. capsulatum* var. *capsulatum*, as leveduras do agente da histoplasmose africana medem em média 12 a 15 µm de comprimento, por 4 a 7 µm de largura. Portanto, ao contrário da histoplasmose clássica, o diagnóstico micológico pode ser feito em preparações a fresco, sem necessidade de se utilizar objetiva de imersão. Tanto em preparações a fresco quanto em cortes corados, as leveduras grandes de *H. capsulatum* var. *duboisii* são refringentes à luz, possuem brotamento único e, ao contrário da levedura de *B. dermatitidis*, unem-se à célula-mãe por um colo delgado. Quando isolada em cultivo, a fase filamentosa de *H. capsulatum* var. *duboisii* é indistinguível da var. *capsulatum*, do mesmo modo que sua forma sexuada ou teleomórfica, *Ajellomyces capsulatus*. A fase filamentosa pode ser induzida a transformar-se em fase leveduriforme, por alteração de temperatura e mudança de meio de cultivo, assim como por inoculação em modelos experimentais. Portanto, são as formas leveduriformes que definem o diagnóstico microbiológico[4,12].

Como em outras micoses sistêmicas endêmicas, as formas graves de histoplasmose africana são tratadas com anfotericina B e, em seguida, com itraconazol. Todas as outras formas devem ser tratadas com itraconazol, 200 a 400 mg/dia. Novos triazólicos como posaconazol, voriconazol e isavuconazol possuem ação potencial na doença, porém sem estudos clínicos realizados.

PENICILIOSE *MARNEFFEY*

(CID 10 = B48.4 - Peniciliose)

O gênero *Penicillium*, que agrupa cerca de aproximadamente 200 espécies, pode causar dois tipos básicos de infecção humana: hialo-hifomicose e peniciliose *marneffey*. Hialo-hifomicose é um termo criado para englobar infecções por fungos que se apresentam nos tecidos como hifas hialinas, septadas e com dicotomização em 45º. Dezenas de gêneros e espécies de fungos, inclusive *Penicillium* (*P. chrysogenum, P. citrinum, P. commune, P. decumbens*, etc.), podem causar hialo-hifomicose, doença de caráter oportunista e de distribuição mundial. Entre as espécies de *Penicillium* conhecidas, apenas *Penicillium marneffey* é dimórfica, ou seja, apresenta forma filamentosa infectante em forma de leveduras em vida parasitária. Por não se apresentar como hifas nos tecidos, não é considerada uma hialo-hifomicose, merecendo a denominação específica de peniciliose *marneffey*, micose endêmica no Sudeste asiático. O fungo foi descrito por Segretain, no Instituto Pasteur, em 1959, e o primeiro relato de caso ocorreu em 1973, em paciente do Sudeste asiático com linfoma de Hodgkin. A infecção, provavelmente adquirida por via inalatória, acomete o sistema mononuclear fagocitário do homem e outros animais. Embora pacientes imunocompetentes possam apresentar peniciliose, em humanos, a infecção usualmente é oportunista, associando-se à aids, ao linfoma de Hodgkin, à tuberculose ou à corticoterapia prolongada[5,7,9,10,12,15].

Antes da epidemia de aids no Sudeste asiático, menos de 40 casos de peniciliose haviam sido reportados, entre 1994 e 2004, e cerca de 6.000 casos foram relatados pelo Ministério de Saúde Pública da Tailândia. *Penicillium marneffey* tem o solo como habitat provável e foi inicialmente isolado de vísceras de roedores silvestres (ratos do bambu), no Vietnã, Sudeste da China e Tailândia. Os animais infectados aparentemente são portadores sadios da infecção e não a transmitem ao homem. Ratos do bambu são marcadores epidemiológicos da peniciliose, indicando o habitat natural de *Penicillium marneffey*, que foi também isolado de material coletado das tocas daqueles animais. A maioria das infecções humanas origina-se em áreas rurais do Sudeste asiático, incluindo Tailândia, Vietnã, Indonésia, Hong-Kong, Sul da China e Taiwan[15]. A endemia deve-se estender por outros países, como Índia, Camboja, Laos, Malásia e Burma[10,16].

A peniciliose ocorre sob forma autóctone e não autóctone. Muitos casos foram observados em estrangeiros que visitaram o Sudeste asiático, constituindo-se verdadeira micose de viajantes. Até infecções acidentais em laboratório foram relatadas. Com o aumento de incidência de aids em países como a Tailândia, o número de casos de peniciliose *marneffey* cresceu assustadoramente, sendo que a distribuição da doença entre HIV-positivo e HIV-negativo, tem proporção de 14:1. Esse fato posiciona a peniciliose *marneffey* como a terceira infecção oportunista mais associada à aids na Tailândia, sendo inclusive considerada marcadora de aids pelas autoridades de saúde locais. As manifestações clínicas são semelhantes em pacientes com ou sem aids mas, nos primeiros, o quadro clínico é mais acentuado e progressivo[5,8,10,12,15].

O quadro predominante é o de febre persistente com calafrios, linfadenopatia, hepatoesplenomegalia, tosse persistente, fraqueza e emagrecimento. O hemograma revela anemia e leucocitose. Menos frequentemente, são referidos nódulos e outras lesões cutâneas. A doença, quando não diagnosticada com precocidade, usualmente se dissemina com altas taxas de mortalidade[7,10,13]. O diagnóstico raramente requer procedimentos invasivos, pois o *Penicillium marneffey* pode ser isolado com facilidade de vários espécimes clínicos, como escarro, sangue, urina, fezes e raspados de pele ou mucosa. O agente cresce normalmente nos meios de rotina micológica, ressaltando-se que a ciclo-heximida inibe o crescimento de *Penicillium marneffey*. Os cultivos devem ser feitos à temperatura ambiente, e a 37°C para a demonstração do dimorfismo. A fase filamentosa é de crescimento rápido como as demais espécies de *Penicillium*, porém com a característica de produção de pigmento avermelhado no centro da colônia. A demonstração direta do parasita em tecidos e outros fluidos biológicos também pode ser obtida, tanto em cortes histológicos, quanto em esfregaços corados por PAS e/ou Grocott. Por se tratar de microrganismo intracelular, deve ser diferenciado de amastigotas de *Leishmania sp.*, *Toxoplasma gondii*, *Histoplasma capsulatum* e *Pneumocystis carinii*[10,14,16].

A evolução natural da infecção leva ao óbito em 100% dos casos não tratados. O tratamento inicial em pacientes HIV-positivos é a anfotericina B (0,6 a 1 mg/kg/dia), por 2 semanas, seguida de itraconazol, 400 mg/dia, por via oral, por 10 semanas[15]. Os novos derivados triazólicos, voriconazol, posaconazol e isavuconazol devem possuir indicação potencial nesta micose[7,8,10,15,17].

REFERÊNCIAS BIBLIOGRÁFICAS

1. Chapman SW et al. Clinical practice guidelines for the management of blastomycosis: 2008 Update by Infectious Diseases Society of America. Clin Infect Dis. 2008;46:1806-12.
2. Di Salvo AF. *Blastomyces dermatitidis*. In: Ajelo L, Hay R (Ed). Medical Micology. London: Topley& Wilsons; 1998. p. 336-56.
3. Ducrest V, Chuard C, Regamey C. Blastomycosis 30 years after living in Africa. Rev Med Suisse Romande. 2000;20:51-3.
4. Gugnani HC, Muotoe-Okafor F. African histoplasmosis: a review. Rev Iberoam Micol. 1997;14:155-9.
5. Hien TV et al. First cases of disseminated penicilliosis marneffei infection among patients with acquired immunodeficiency syndrome in Vietnam. Clin Infect Dis. 2001;15:78-80.
6. Kamei K et al. The trend of imported mycoses in Japan.J Infect Chemother. 2003;9:16-20.
7. Klein BS et al. Isolation of *B. dermatitidis* in soil associated with a large outbreak of blastomycosis in Wisconsin. N Engl J Med. 1986;314: 529-34.
8. Kullayanijaya P. Penicilliosis in SIDA. J Dermatol. 2001;28:667-70.
9. Miyaji M, Kamei K. Imported mycoses: an update. J Infect Chemother. 2003;9:107-13.
10. Nittayananta W. Penicilliosis marneffei: another SIDA defining illness in Southeast Asia. Oral Dis .1999;4:286-93.
11. Powderly WG. Penicilliosis. J Int Assoc Physicians SIDA Care. 1997;3:25-6.
12. Negroni R. Histoplasmose. In: Veronesi & Focaccia (Ed). Tratado de Infectologia. São Paulo: Atheneu; 2005. 1415-26
13. Ranjana KH et al. Disseminated *Penicillium marneffei* infection among HIV-infected patients in Manipur state, India. J Infect. 2002;45:268-71.
14. Velazquez R et al. An imported case of *Blastomyces dermatitidis* infection in Mexico. Mycopathologia. 2003;156:263-67.
15 Wong SYN, Wong KF. *Penicillium marneffei* Infection in AIDS. Pathol Res Int. 2011 Feb 10;2011:764293.
16. Wong SS, Siau H, Yuen KY. Peniclliosis marneffei - West meets East. Med Microbiol. 1999;48:973-75.
17. Vanittanakom N et al. *Penicillium marneffei* infection and recent advances in the epidemiology and molecular biology aspects. Clin Microbiol Rev. 2006;19:95-110.

121 Microsporidiose

- **José Luiz de Andrade Neto**
- **Maria Cristina Vilatore Assef**

(CID 10 = B60.8 Outras doenças especificadas devidas a protozoários [Microsporidiose])

INTRODUÇÃO

O termo *microsporidium* é uma denominação não taxonômica utilizada para descrever organismos pertencentes à ordem *Microsporidia* do ramo *Microspora*, o qual contém mais de 1.000 espécies, das quais cerca de 11 delas infectam os seres humanos. Os microsporídios foram descritos em 1857 e reconhecidos como parasitas de uma grande variedade de vertebrados e invertebrados. Até meados da década de 1980 a microsporidiose era rara, com poucos relatos em literatura de infecção por *Enterocytozoon cuniculi* em crianças imunossuprimidas. Com o advento da epidemia de aids e a melhora dos métodos diagnósticos, o espectro dos *microsporidium* capazes de infectar o homem, bem como o número de relatos aumentou, e a maior parte deles é relacionada a alterações do trato digestivo[1,14-17].

ESTRUTURA E CICLO BIOLÓGICO

Os microsporídios são protozoários muito pequenos, parasitas intracelulares obrigatórios existindo no ambiente sob forma esporulada. São estruturas ovoides ou piriformes e variam entre 1 e 20 µm de diâmetro, dependendo da espécie. As espécies que infectam mamíferos tendem a ser menores com diâmetros variando entre 1 e 2 µm. O microsporídio possui núcleo e envelope nuclear, bem como sistema de membrana intracitoplasmático, porém é considerado um eucarionte primitivo, devido ao RNA ribossomal tipo procarionte (70S), ausência de mitocôndria, aparelho de Golgi e peroxissomas. Estruturalmente, todos os microsporídios possuem o túbulo polar, um filamento central polar espiralado, o qual termina em um disco de fixação que serve para fazer a penetração na célula hospedeira[1,2,9,14,16,17].

O ciclo biológico varia de acordo com a espécie, porém pode ser genericamente descrito em três fases: infectante, proliferativa e de esporogonia. A fase infectante inicia com a ingestão dos esporos. No tubo digestivo, devido à alteração do pH ou por alterações iônicas, ocorre a extrusão do filamento polar que injeta o soroplasma na célula hospedeira. Na segunda fase, o soroplasma transforma-se em merozoítos que se multiplicam por divisão binária ou fissão. Na fase final ou de esporogonia ocorre a transformação dos merozoítos em esporozoítos, os quais sofrem múltiplas divisões e dão origem aos esporoblastos, esses amadurecem e se acumulam dentro da célula hospedeira que se rompe, liberando os esporos infectantes, os quais infectam novas células ou são eliminados no meio completando o ciclo[1,4,9,14,16,17].

Das mais de 1.000 espécies conhecidas de *microsporidium*, aquela que mais frequentemente causa infecção no homem é o *Enterocytozoon bieneusi*. Outras espécies frequentes são o *Encephalitozoon intestinalis* (originalmente *Septata intestinalis*), *Encephalitozoon hellem* e *Encephalitozoon cuniculi*. Outras espécies menos comuns são o *Vittaforma corneae*, *Nosema spp.*, *Pleistophora spp.* e *Trachipleistophora spp.*[1,14,15] (Tabela 121.1).

O *Enterocytozoon bieneusi* infecta os enterócitos causando duodenite, porém também tem sido implicado como causa de colecistite e colangite obliterante. De forma diferente das outras espécies de microsporídios que causam infecção sistêmica, a infecção pelo *Enterocytozoon bieneusi* parece estar limitada ao trato digestivo, havendo apenas dois casos de infecção extraintestinal, ambos envolvendo o trato respiratório[1,2,9,14,15].

O *Encephalitozoon hellem* foi descrito inicialmente em 1990 como causa de ceratoconjuntivite em pacientes com aids. Desde então, tem sido identificado como causa de traqueobronquite necrotizante, prostatite necrossupurativa, nefrite intersticial e cistite ulcerativa[1,14,15,29].

O *Encephalitozoon intestinalis* foi descrito inicialmente em 1993 e, desde então, é referido como causa de enterite ulcerativa, colite granulomatosa, colangite necrotizante, colecistite, sinusite, bronquite, cistite ulcerativa e ceratoconjuntivite[1,9,14,15,17].

O *Encephalitozoon cuniculi* foi descrito em 1995 como causa de sinusite crônica, rinite e ceratoconjuntivite[1,2,9,14,15,17].

A transmissão dos microsporídios ocorre principalmente através da água, mas pode ser também pelo contato pessoa a pessoa. A ocorrência de doença respiratória alta ou baixa sugere que a infecção possa ser adquirida por inalação ou de forma aerossolizada e a presença de infecção ocular sugere que possa haver autoinoculação.

TABELA 121.1

Gêneros e espécies de "Microporidium" que causam Infecções em Humanos	
Gênero	**Espécie**
Enterocytozoon	Ent. bieneusi
Encephalitozoon	Enc. hellem
	Enc. intestinalis
	Enc. cuniculi
Pleistophora	Pleistophora spp.
Trachipleistophora	T. hominis
	T. antrhopophthera
Nosema	N. connori
	N. ocularum
Brachiola	B. vesicularum
Vitaforma	V. corneae

A microsporidiose é considerada uma zoonose e tem como principais reservatórios cães, coelhos, aves, porcos e gado bovino[1,14,15,17].

MANIFESTAÇÕES CLÍNICAS

A maior parte das infecções por microsporídios ocorre em pacientes com aids gravemente imunodeprimidos (CD4 menor que 100), havendo também relatos de infecções em pacientes com outras formas de imunossupressão, tais como receptores de transplantes de órgãos sólidos e portadores de neoplasias hematológicas. Mais recentemente, há também relatos desses microrganismos como responsáveis por diarreia autolimitada em indivíduos imunocompetentes[1,2,9,13,14,17].

Infecções do Trato Digestório

O intestino é o local de comprometimento mais frequente, sendo causado principalmente pelo *Enterocytozoon bieneusi* e pelo *Encephalitozoon intestinalis*. A manifestação clínica mais comum é a diarreia, que caracteristicamente é líquida, com ou sem muco, sem sangue ou pus, contínua ou intermitente, que piora com a ingestão de alimentos, acompanhada de náuseas, vômitos, dor abdominal difusa, anorexia; a febre é ocasional. As manifestações evoluem de forma crônica, levando o paciente à astenia e ao emagrecimento importante, devido à má absorção, laboratorialmente evidenciada através da alteração na absorção da D-xilose e hipovitaminose B_{12}[1,5,8,10,11,17]. O *Enterocytozoon bieneusi* tende a ser encontrado acometendo de forma irregular toda a extensão do delgado. Como ocorrem esparsamente, as amostras obtidas por biópsia devem ser examinadas exaustivamente para que se possa afastar o diagnóstico[14,17].

A infecção pelo *Encephalitozoon intestinalis* tem uma característica mais invasiva, comprometendo não só os enterócitos, como também células da lâmina própria (células endoteliais, fibroblastos e macrófagos). Também pode comprometer o cólon[14,17].

O fígado e trato biliar são também acometidos por esses agentes, e o *Enterocytozoon bieneusi* é o mais frequente. Há descrição em literatura de hepatite granulomatosa causada pelo *Encephalitozoon spp*. Há também descrição de colangite esclerosante causada pelo *Enterocytozoon bieneusi* e, embora a icterícia seja incomum, os achados radiológicos de dilatação intra e extra-hepática, dilatação e espessamento da vesícula com ou sem lama biliar são comuns. A estenose papilar, embora incomum, pode estar presente. Laboratorialmente há elevação de fosfatase alcalina, gama-glutamiltransferase, aspartato-aminotransferase, alanina-aminotranferase[1,2,5,6,9,13,15].

Frequentemente as manifestações clínicas causadas pelos *microsporidium* se sobrepõem àquelas causadas por outros enteropatógenos, em particular ao *Cryptosporidium*. É frequente a coinfecção por esses dois patógenos[1,2,17].

Infecções Oculares

São geralmente causadas pelo *Encephalitozoon hellem,* pelo *Encephalitozoon intestinalis* e pelo *Encephalitozoon cuniculi*, os quais acometem a camada mais superficial da córnea, causando uma ceratoconjuntivite caracterizada clinicamente por microulcerações (ceratopatia puntiforme). Os esporos podem ser encontrados no epitélio da córnea e da conjuntiva, podendo ser pesquisados por biópsia ou espécimes citopatológicos. Nesses casos, embora a manifestação seja ocular, geralmente ela é reflexo de uma infecção sistêmica. Clinicamente os pacientes referem olhos secos, sensação de corpo estranho, dor ocular, lacrimejamento, borramento da visão e fotofobia. O exame de lâmpada de fenda revela as alterações características de ceratite puntiforme[1,9,16].

O *Vitaforma corneae* e o *Nosema spp*. caracteristicamente invadem as camadas mais profundas da córnea (estroma), tendo sido apenas descritos em pacientes imunocompetentes[1,12,16].

Infecções Respiratórias

São causadas pelas três espécies de *Encephalitozoon*, e podem acometer o trato respiratório superior, o inferior ou ambos. Há poucos casos descritos em literatura, sendo um caso de rinossinusite e dois de comprometimento do trato respiratório inferior, ambos se manifestando como tosse e dispneia com infiltrado intersticial difuso ao exame radiológico do pulmão. Os esporos são recuperados no escarro, lavado broncoalveolar e biópsia transbrônquica[1,9,12,16,17].

Infecções Geniturinárias

O comprometimento do trato urinário ocorre geralmente dentro de um quadro de infecção sistêmica pelo *Encephalitozoon spp*. O acometimento renal mostra um padrão de nefrite intersticial granulomatosa, com necrose tubular extensa e formação de microabscessos. Os esporos são encontrados concentrados próximos aos túbulos necrosados. Os esporos carreados pela urina infectam ureteres e bexiga, e podem levar à ureterite e à cistite necrosantes[1,9,15,17].

Outros

Há três relatos de comprometimento do sistema nervoso central em pacientes com aids, todos descritos em necropsia. Nesses casos, observou-se a presença de esporos no parênquima cerebral e em espaços perivasculares. A tomografia realizada pré-óbito mostrava a presença de microabscessos difusos em todo o parênquima cerebral[1,9,15,17].

Há poucos casos de miosite descritos, todos se manifestando com mialgias difusas e fraqueza muscular, acompanhados de elevação importante da CPK e aldolase. A eletromiografia demonstra um processo miopático difuso com desnervação e a biópsia muscular revela áreas de degeneração e atrofia focal das fibras musculares e aglomeração de esporos e infiltrado inflamatório[2,15,17].

Infecção no Paciente não Portador do HIV

Existem poucos casos descritos de infecção em pacientes não portadores do HIV; a maior parte envolve o aparelho digestório, ocular, sistema nervoso central e infecções disseminadas. As manifestações em pacientes imunossuprimidos não aids são muito semelhantes àquelas descritas; já os indivíduos imunocompetentes apresentaram como manifestação clínica apenas diarreia autolimitada[1,9,13,17].

DIAGNÓSTICO

O diagnóstico da microsporidiose é feito através da demonstração do patógeno em amostras de tecidos ou secreções, sendo que várias técnicas de coloração podem ser empregadas. A coloração de Weber é a mais utilizada para secreções (fezes, urina, escarro, lavado broncoalveolar, bile e aspirado duodenal) e permite visualizar o microsporídio como pequenos corpos ovais rosados contra um fundo azulado. Em amostras de tecidos são utilizadas as colorações de Giemsa, Steiner, ácido periódico de Schiff (PAS). Independentemente do tipo de coloração usada, são necessários aumentos de 630 a 1.000x para a visualização, devido ao tamanho reduzido do parasita[1,7,9,16].

Embora não mais obrigatória para o diagnóstico da microsporidiose, a microscopia eletrônica permanece como padrão-ouro para o diagnóstico, permitindo, inclusive, a identificação da espécie[1,2,15]. Mais recentemente, tem-se dado grande atenção aos métodos de amplificação de material nucleico para o diagnóstico, pois, além de sua grande sensibilidade e especificidade, permite também o diagnóstico da espécie. Há técnicas de PCR (reação de cadeia de polimerase) já desenvolvidas para o diagnóstico do *Enterocytozoon bieneusi*, as três espécies de *Encephalitozoon*, *Vitaforma corneae* e *Nosema sp.*[4,15].

A imunodetecção dos microsporídios em tecidos ou espécimes citológicos também se encontra disponível em alguns laboratórios de referência[4,15].

Os testes sorológicos têm sido utilizados para inquéritos soroepidemiológicos, porém sua especificidade permanece desconhecida e ainda não está claro se a presença de anticorpos representa realmente uma infecção prévia[1,17].

TRATAMENTO

Os testes de sensibilidade *in vitro* são dificultados pelo fato de esses protozoários não crescerem em meios de cultura. Estudos da eficácia das drogas têm sido realizados em meios de cultura celular com o *Encephalitozoon*, tendo alguns desses estudos demonstrado que o albendazol inibe o crescimento e reduz ou erradica o parasita em algumas culturas celulares, porém não destrói o esporo maduro. Há também descrição de que a fumagilina, bem como outras drogas, como o 5-fluorouracil, tiabendazol e o esparfloxacino, também inibem a replicação do *Encephalitozoon* em cultura celular[1,2,17].

As informações clínicas são escassas e a grande maioria dos estudos não é comparativa. Vários desses estudos utilizaram o albendazol na dose de 400 mg, duas vezes ao dia por 2 a 3 semanas e demonstraram melhora clínica e parasitológica para o tratamento da infecção pelo *Encephalitozoon* no trato digestivo, respiratório e urinário. Infelizmente não há tratamento eficaz, até o momento, para as infecções causadas pelo *Enterocytozoon bieneusi*, embora haja um estudo com pequeno número de pacientes mostrando melhora clínica com o uso de albendazol, porém sem melhora parasitológica. Recentemente, Molina e cols. publicaram um trabalho duplo-cego controlado com placebo em que obtiveram sucesso clínico e parasitológico no tratamento do *Enterocytozoon bieneusi* com o uso de fumagilina 20 mg três vezes ao dia por 2 semanas. Nesse estudo, todos os seis pacientes do braço fumagilina obtiveram clareamento total dos esporos nas fezes, em comparação com zero paciente do braço-placebo[1,5,8,10,11,17].

Assim como em outras manifestações oportunistas em pacientes com aids, a reconstituição imune proporcionada pelo uso da terapia antirretroviral tem resultado em resposta clínica e parasitológica sustentada.

REFERÊNCIAS BIBLIOGRÁFICAS

1. Andrade JL, Assef MC. Criptosporidiose e Microsporidiose. In: Veronesi R, Foccacia R (Ed). Tratado de Infectologia. 2ª ed. São Paulo: Atheneu; 1996. V. 2. p. 1190-94.
2. Asmuth DM et al. Clinical features of microsporidiosis in patients with AIDS. Clin Infect Dis. 1994;18:819-25.
3. Cappell MS, Hassan T. Pancreatic disease in aids- a review. J Clin Gastroenterol 1993;17:254-63.
4. Carville A et al. Development and application of genetic probes for detection of *Enterocytozoon bieneusi* in formalin fixed stools and intestinal biopsy specimens from infected patients. Clin Diagn Lab Immunol. 1997;4:405-08.
5. Dietrich DT et al. Treatment with albendazole for intestinal disease due to *Enterocytozoon bieneusi* in patients with AIDS. J Infect Dis. 1994;169:178-83.
6. Farman J et al. Aids related cholangiopancreatographic changes. Abdom Imaging. 1994;19:417-22.
7. Kotler DP et al. Light microscopic diagnosis of microsporidiosis in patients with AIDS. Am J Gastroenterol. 1994;89:540-44.
8. Lecuit M, Oksenhendler E, Sarfati C. Use of albendazole for disseminated microsporidium infection in a pacient with aids. Clin Infect Dis. 1994;19:322-23.
9. Mannheiner SB, Soave R. Protozool infections in patients with aids. Infect Dis Clin North Am. 1994;8:483-98.
10. Molina JM et al. Disseminated microsporidiosis due of Septata intestinalis in patient with aids: clinical features and response with albendazole therapy. J Infect Dis. 1995;171:245-49.
11. Molina JM et al. Fumagillin treatment of intestinal microsporidiosis. N Engl J Med. 2002;346:1963-69.
12. Moss RB et al. Microsporidium associated sinusitis. Ear Nose Throat J. 1997;76:95-101.
13. Sandfort J et al. Enterocytozoon bieneusi infection in immunocompetent patient who had acute diarrhea and who was not infected with the human immunodeficiency virus. Clin Infect Dis. 1994;19:514-16.
14. Wasson K, Peper RL. Mammalian microsporidiosis. Vet Pathol. 2000;37:113-28.
15. Weber R, Bryan RT. Microsporidial infections in immunodeficient and immunocompetent patients. Clin Infect Dis. 1994;19:517-21.
16. Weber R et al. Human microsporidiosis infections. Clin Microbiol Rev 1994;7: 426-61.
17. Weber R, Schwartz DA, Bryan RT. Microsporidia. In: Mandell GL, Bennett JE, Dolin R (Ed.). Principles and Practice of Infectious Diseases. 5th ed. New York: Churchill Livingstone; 2000. V.2. p. 2920-34.

122 Miocardites e Pericardites

■ Vitor Alexandre Pordeus da Silva
■ Evandro Tinoco Mesquita

*"Nossos maiores problemas não derivam da nossa ig-
norância, mas das nossas certezas"*
Mark Twain (1835-1910),
escritor norte-americano

INTRODUÇÃO – IMUNIDADE E O PARADIGMA INFECCIOSO

As miocardites e as pericardites, diferentemente das condições infecciosas deste livro, não são abordadas de forma prioritária por medicamentos antimicrobianos – antibióticos e agentes antivirais, embora os principais fatores descritos nos livros-texto como capazes de induzir essas condições sejam os *agentes infecciosos*. Tradicionalmente, essas enfermidades vêm sendo tratadas por cardiologistas e não por infectologistas, provavelmente, pelas suas repercussões clínicas: dor torácica, dispneia aguda e arritmias cardíacas. Na última década, o surgimento de abordagens mais sistêmicas – *chips* de proteína ou DNA, técnicas multiplex de PCR, citometria de fluxo, por exemplo – na biologia, tem ampliado a visão de que um agente infeccioso uma vez identificado e tratado seria a chave para a abordagem dessas doenças. Esse olhar vem sendo progressivamente substituído pela atual visão da complexidade biológica, desenvolvida em todos os campos da ciência e da medicina.

Além disso, a contextualização histórica do estudo das miopericardites permite questionar os conceitos atuais que orientam diretrizes clínicas para essas doenças e, talvez, reformular os modelos teóricos que guiam a pesquisa, o diagnóstico e o tratamento atuais. Nada mais prático que uma boa teoria. O infectologista, ao se deparar com um caso de miopericardite, deverá ter em mente o dinamismo dos conceitos científicos que dominam esse campo, para poder compreender melhor o emprego de imunoglobulinas intravenosas, imunoadsorção, imunossupressores e drogas anti-inflamatórias comumente aplicados nesse cenário. Isso tendo em vista que os fenômenos imunológicos-autoimunes representam um eixo central na fisiopatologia dessas doenças.

Marcos Históricos

Em 1909, o médico e cientista brasileiro Carlos Chagas descreveu a miocardite chagásica. Ele também descreveu grande parte do conhecimento relacionado a essa doença, como suas manifestações clínicas, as condições miseráveis de habitação – casa de pau a pique – que propiciavam a proliferação do inseto "barbeiro", que, caracterizado como vetor do *Trypanosoma cruzi,* infectaria o homem do interior das Minas Gerais e de outras regiões do Brasil, levando ao desenvolvimento da doença. Chagas suspeitava de mecanismos inflamatórios no desenvolvimento dessa doença, que era provocada por um microrganismo. Sua visão tinha a influência das novas teorias que vinham revolucionando a Medicina havia apenas algumas décadas. Por exemplo, a anatomia patológica de Rudolf Virchow, que descrevera a *miocardite inflamatória*, assim como os conceitos revolucionários de Louis Pasteur e Robert Koch, que mostravam o papel dos microrganismos no desenvolvimento das doenças, a teoria dos germes.

Apesar de quase 1 século de investigação sobre esses modelos de doença, ainda não conseguimos explicar cientificamente do que se tratam as miocardites, como diagnosticá-las e tratá-las propriamente. Ademais, no Brasil ainda há uma quantidade enorme de doentes que sofrem e morrem graças à miocardite chagásica, isto é, que não têm acesso a condições básicas de saneamento e moradia. Em nosso continente, há aproximadamente cinco milhões de pessoas com manifestações clínicas atribuíveis à doença de Chagas, com aproximadamente 18 milhões de infectados. No Brasil, ainda morrem cerca de 5.500 pessoas anualmente devido à doença de Chagas, principalmente pela miocardite chagásica crônica.

A valiosa contribuição de Chagas, ao fornecer um modelo clínico e experimental de miocardite, foi amplamente reconhecida como obra única na história da medicina internacional. Chagas recebeu prêmios e honras de inúmeras sociedades e instituições científicas mundo afora. Só não recebeu o prêmio Nobel em três indicações graças às campanhas domésticas contra ele, feitas por seus inimigos na Academia Nacional de Medicina. Apesar disso, até os nossos dias não desenvolvemos um modelo de doença cientificamente robusto para o diagnóstico e o tratamento dessa condição.

Por que, apesar de a teoria dos germes ter surgido no fim do século XIX, ainda não conseguimos resolver boa parte das doenças humanas, nem mesmo as infecciosas? Que mesmo com a sua redução como causa de morte no planeta e inicialmente atribuída à ação dos agentes antimicrobianos, começam a ser repensadas se esse fenômeno não seria atribuível às melhorias das condições higienossanitárias implementadas a partir do século XIX.

Muitos avanços foram alcançados, como a descrição, no fim da década de 1960, de que os fenômenos autoimunes estariam envolvidos na patogênese das miocardites. Nesse momento da história das miocardites e da imunologia, um nome é de especial interesse: Noel Rose. O Professor Rose representa, através de sua história pessoal, as transformações que o conceito de autoimunidade e miocardite sofreram ao longo do século XX. Ainda na década de 1950, ele descreveu os primeiros autoanticorpos envolvidos em uma doença, a tireoidite autoimune, numa época em que simplesmente não se acreditava na possibilidade de reatividade autoimune. O próprio Rose era orientado por Ernst Witebsky, que por sua vez havia sido formado pelo grande Paul Ehrlich, um dos mais importantes imunologistas do século XX. Entre outras importantes teorias, Ehrlich era o autor do conceito do *horror autotoxicus*, hipótese que afirmava que caso o sistema imune de um indivíduo apresentasse autorreatividade, isto é, reatividade com os tecidos do próprio organismo, isso o levaria à morte. Era a afirmação de que o sistema imunológico teria como função a defesa do organismo, que reagiria apenas com os "germes invasores". Daí, a enorme relutância, quase 50 anos depois, de Noel Rose, neto científico de Ehrlich, em relação a seus achados experimentais.

A Teoria da Seleção Clonal e a Autorreatividade como Exceção

Com a proposição dessa teoria por Frank Burnet, em 1957, a ideia de que o sistema imunológico seria constituído por clones, células com um conteúdo genético definido com capacidade de se dividir, expandindo seus clones, trouxe um importante foco biológico à imunologia. Desde Ehrlich vinha sendo dominada pelas abordagens químicas de estudo aos anticorpos, a chamada tradição humoralista, na primeira metade do século XX. Além da retomada de atenção dispensada às células imunológicas, algo iniciado por Elie Metchinikof no fim do século anterior e negligenciado por mais de 50 anos, a teoria clonal de Burnet perdeu a oportunidade de romper mais radicalmente com o paradigma proposto por Ehrlich, o *horror autotoxicus*. Nesse sentido, Burnet, cuja visão ainda domina a imunologia contemporânea, propunha que mecanismos de seleção expurgariam os clones autorreativos do repertório imunológico saudável, fazendo com que o sistema imune normal deletaria ou suprimiria a reatividade para o *self* e manter-se-ia responsivo para o *non-self*, criando a metáfora da discriminação *self/non-self* que é orientadora do ensino e da pesquisa da imunologia até os nossos dias.

A não aceitação inicial dos resultados experimentais de Rose deve-se à influência do *horror autotoxicus* no período, enquanto a aceitação posterior explica-se pelo seu enfraquecimento pela teoria clonal, que admitia a ocorrência excepcional de "clones proibidos" autorreativos, que uma vez escapando dos mecanismos de seleção seriam responsáveis pelas então denominadas doenças autoimunes. Essa modificação na teoria foi de enorme valor científico, pois no período pós-seleção clonal testemunhamos a explosão de autoanticorpos, os modelos de camundongos autoimunes, junto com as descrições dos linfócitos, sua implicação na autoimunidade, amplamente considerada patogênica.

De Fora para Dentro: a Substituição do Paradigma Imunológico

No chamado período *autoimune* da imunologia mundial, as sucessivas evidências de autorreatividade linfocitária, inclusive em situações absolutamente fisiológicas, levaram alguns cientistas liderados pelo dinamarquês Niels Jerne a uma nova reformulação da teoria imunológica. Na década de 1970, Jerne descreveu que o sistema imunológico seria constituído na interação dos anticorpos com outros anticorpos. Valendo-se de evidências experimentais, Jerne propunha que imunoglobulinas de organismos saudáveis exibiam autorreatividade fisiológica, que havia uma atividade imunológica natural, imunoglobulinas naturais, que independeriam de antígenos externos para seu desenvolvimento. Jerne ainda propunha que as imunoglobulinas interagiam com regiões de outras imunoglobulinas chamadas *idiotipos*. Os idiotipos são sequências da região ligante ao antígeno das imunoglobulinas, que por sua vez são produtos de rearranjos gênicos nos precursores linfocitários, que ao fim de um processo complexo de cortes e rejuntamentos de seguimentos de DNA levam a seguimentos absolutamente particulares, singulares (*idio* significa singular, em latim) de cada clone linfocitário, codificando seguimentos de proteína (as regiões variáveis, onde se interage com o antígeno). Os idiotipos são domínios geralmente vizinhos às regiões onde há a interação com os antígenos. Desse modo, o sistema linfocitário seria composto de circuitos de linfócitos conectados uns aos outros, na *Rede Idiotípica dos Anticorpos*.

Mais recentemente, esse fenômeno foi amplamente caracterizado também para as células T, com a particularidade que os linfócitos T realizam as interações idiotípicas e anti-idiotípicas através dos receptores de célula T (TCR), moléculas análogas às imunoglobulinas, porém restritas às proteínas do MHC (complexo principal de histocompatibilidade, glicoproteínas presentes na superfície da membrana celular), que tradicionalmente representam a interface de interação para os TCRs. Além disso, a reatividade linfocitária foi demonstrada em inúmeras situações fisiológicas, com os mais variados antígenos endógenos. Nos anos seguintes à rede idiotípica, que rendeu em 1984 um prêmio Nobel a Niels Jerne, todo um novo universo imunológico foi descortinado. Um dos melhores exemplos é o português Antônio Coutinho, formado por Jerne, que desenvolveu experimentalmente o conceito de autoimunidade natural, com as primeiras técnicas de análise de repertório de imunoglobulinas naturais, contribuição desenvolvida pelo brasileiro Alberto Nóbrega durante o período em que trabalhou com Coutinho no Instituto Pasteur. O israelense Yehuda Shoenfeld pôde evidenciar que os idiotipos são peças de controle imunológico, capazes de induzir e tratar doenças autoimunes e até mesmo infecções. Além disso, Shoenfeld é um dos consolidadores da autoimunidade como disciplina própria e de crescente importância, tendo congressos internacionais próprios e revistas científicas especializadas em autoimunidade (*Journal of Autoimmunity*, *Autoimmunity Reviews*, *Autoimmunity* etc.), indicando uma importância não imaginada para a imunologia tradicional.

FISIOLOGIA DO SISTEMA IMUNE

O estabelecimento da autoimunidade como um fenômeno fisiológico e fundamental à saúde e doença permitiu, pela primeira vez em 120 anos de imunologia, a proposição de teorias sobre uma fisiologia, o funcionamento normal do sistema imune. A primeira é a proposta em 1992 pelo israelense Irun Cohen, que, inspirado pelo homúnculo de Penfield (rede hierarquizada de neurônios que representam o organismo), propõe que a rede de linfócitos obedece a uma estrutura determinada, um conjunto hierarquizado de reatividades linfocitárias, que ancoram a atividade imunológica no organismo. Nesse modelo, o sistema imunológico é um sistema de regeneração, que através de citocinas, imunoglobulinas, apoptose, fagocitose, mantém o funcionamento normal orgânico, sendo responsável pela própria homeostasia, rompendo radicalmente com o paradigma inicialmente proposto, onde a atividade imunológica se limitaria à defesa contra germes agressores (Figura 122.1). Nessa visão, há uma intensa atividade na saúde; fenômenos de defesa contra eventuais microrganismos agressores são apenas um resultado dessa atividade.

Outra proposta de fisiologia imunológica foi elaborada pelo brasileiro Nelson Vaz, que iniciou sua formulação ainda na década de 1970. Em meio à crise da imunologia internacional, cristalizada pela rede idiotípica, Vaz ressuscita e disseca o fenômeno imunológico da tolerância oral, descrito no início do século XX e absolutamente negligenciado pela comunidade científica global. Trabalhando nos EUA, ele observou que a alimentação prévia com um determinado antígeno era capaz de virtualmente abolir as respostas, humoral e celular, a esse mesmo antígeno. Ou seja, ao alimentar um camundongo com proteína do quiabo se tornava impossível provocar respostas imunes, seja de imunoglobulina, seja de linfoproliferação, a essa proteína do vegetal. Já no Brasil, Vaz descreve que essa 'abolição' das repostas imunes por alimentação (daí tolerância oral) se dava através do 'travamento' das reatividades imunes a certos antígenos introduzidos na dieta, e essas reatividades apresentavam uma natureza robusta, extremamente estável. Além disso, Nelson Vaz nos lembra de que o intestino é, de longe, o principal órgão linfoide do organismo. Que nos 300 m² (uma quadra de tênis) de intestino humano, de cada três células uma é um linfócito.

Temos muito mais linfócitos no intestino do que na soma do baço, dos linfonodos, do fígado, da medula óssea e de outros órgãos linfoides. Logo, essa imunização mucosa é a principal atividade fisiológica do sistema imune e apresenta uma natureza robusta, estável, conservadora.

Ao receber os trabalhos de análise de repertório de imunoglobulinas desenvolvido por Antônio Coutinho no início da década de 1990, Nelson Vaz vê o mesmo comportamento robusto, estável nas imunoglobulinas séricas, que junto com as análises de repertório de células T desenvolvidas também na década de 1990, fazem com que Vaz cristalize a proposta da *Fisiologia Conservadora do Sistema Imune*. Nessa proposta, o sistema imunológico é visto como uma rede interconectada de linfócitos que se desenvolve cedo na ontogenia do indivíduo, sob influência das imunoglobulinas maternas, com um componente intestinal majoritário, onde a interação mucosa com as proteínas da dieta (diariamente nos imunizamos, absorvemos aproximadamente 200 g de proteína oriundos da dieta) e com o ecossistema bacteriano no intestino (aproximadamente 100 trilhões de bactérias, mais do que há de células no organismo) mantém o tônus da atividade imunológica. Este, por sua vez, conserva e mantém o organismo, regenerando tecidos, controlando a diferenciação celular, mantendo a conectividade de todo o sistema, inclusive as bactérias intestinais, componentes fundamentais de nossa fisiologia. Nessa visão não há espaço para questões dicotômicas como *self/non-self*, ou metáforas bélicas, ou ainda descrições sobre os fenômenos imunológicos que levem em consideração linfócitos isolados uns dos outros e do próprio organismo, aguardando estímulos externos para operarem. A 'fisiologia conservadora' trata de uma rede complexa, robusta, buscando a descrição histórica e sistêmica dos fenômenos imunológicos, a partir da definição da fisiologia do sistema imune, um passo fundamental se queremos entender infecções, alergias e doenças autoimunes.

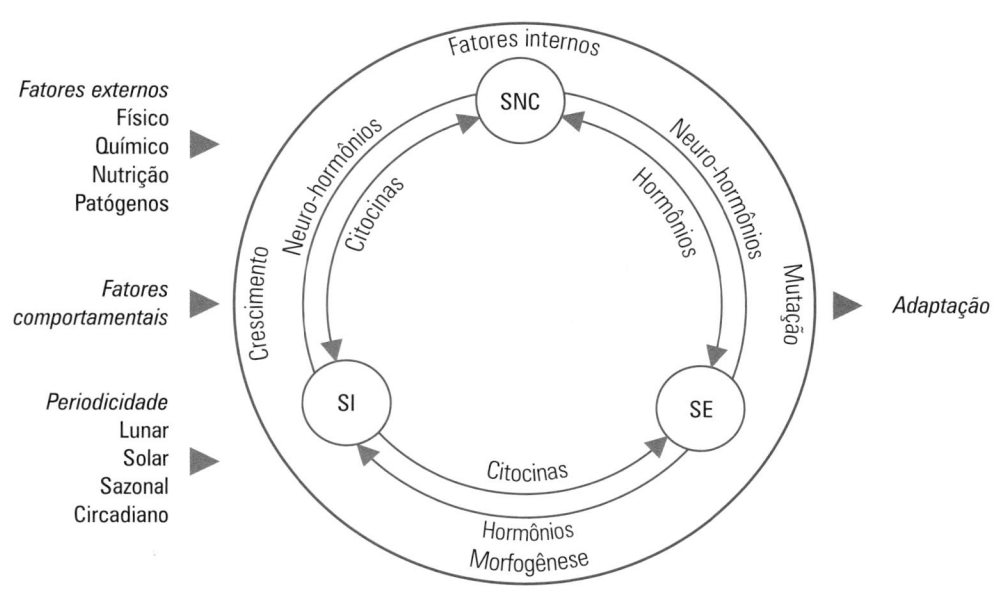

FIGURA 122.1 – Imunologia comparativa. Fonte: traduzido de Cooper EL[2].
SNC: sistema nervoso central; SE: sistema endócrino; SI: sistema imune.

IMUNOPATOLOGIA IMANENTE E AS MIOPERICARDITES

A definição de uma fisiologia conservadora, baseada em padrões estáveis da atividade imunológica, de uma atividade interna do sistema, que se monta e mantém continuamente, permite a observação desses padrões de reatividade em situações patológicas, como infecções, doenças autoimunes e alergias. Essa maneira de olhar redefine o processo imunológico do adoecimento revelando eixos comuns, conforme caracterizado experimentalmente através do estudo de repertório de imunoglobulinas e linfócitos T. Dados de nosso grupo e de outros revelam perturbações globais, verificáveis em um nível sistêmico nas doenças inflamatórias do miocárdio, como miocardites. Desse modo, o processo de adoecer, assim como o viver saudável, revela referenciais estáveis que só se tornam observáveis a partir da definição de uma fisiologia imunológica.

Quando estudados com ferramentas mais sistêmicas, como os *Panamá Blot* ou *chips* de antígeno (que avaliam o repertório de imunoglobulinas) e os imunoscópios (repertório de célula T) observamos a ruptura de uma reatividade basal, que revela a presença de famílias de linfócitos expandidas em frequência, sendo chamadas de expansões oligoclonais. As expansões oligoclonais de células T vêm sendo descritas em uma enorme variedade de situações patológicas, tanto experimentais quanto clínicas.

MIOPERICARDITE COMO MODELO DE DOENÇA IMUNOLÓGICA

Miocardites e pericardites representam uma condição comum na prática médica e constituem estados de doença onde diferentes sequências de eventos biológicos levam a novas relações celulares/moleculares resultantes em "desadaptação" do organismo ao meio. São entidades clínicas em que a combinação improvável de fatores que envolvem diferentes níveis da organização biológica leva a uma nova organização do sistema imunológico, desvantajosa ao indivíduo, podendo mesmo levar à morte. Ocorre, em uma análise anatomopatológica, infiltração de leucócitos no miocárdio e no pericárdio, acompanhada de ativação de mediadores imunes solúveis como imunoglobulinas, componentes do sistema complemento, citocinas, entre outros. Frente a essas alterações, as manifestações clínicas surgem e vão compor diferentes síndromes miopericárdicas, e as principais são: dor torácica (simulando infarto agudo do miocárdio – IAM), arritmias cardíacas e insuficiência cardíaca. A fisiopatologia das miocardites/pericardites é um campo em pleno desenvolvimento e importantes contribuições advêm dos conhecimentos da genética molecular e principalmente da imunologia básica e clínica, que no futuro nos explicarão muitos porquês. Por que alguns indivíduos interagem aparentemente com os mesmos fatores e desenvolvem miocardite, enquanto outros, pericardite?

Tendo em vista os fatores associados a essas doenças (Tabela 122.1) podemos inferir que o mecanismo básico gerador das mesmas ainda não foi completamente compreendido[4]. Todos os tipos de "agentes" conhecidos são admitidos: infecciosos, vasculares, tóxicos, neoplásicos, autoimunes, alérgicos. Hoje se faz necessário um novo modelo fisiopatológico, de natureza multifatorial e complexa, onde sem dúvida o sistema imunológico participa de maneira fundamental na gênese, na progressão e recidiva das pericardites e miocardites[1,4,15].

O racional clínico para ampliar a acurácia diagnóstica das pericardites e das miocardites está embasado no elevado grau de suspeita para estes diagnósticos e o emprego de técnicas sorológicas e métodos de cardioimagem (eco e cintilografia cardíaca).

AMPLIANDO O PARADIGMA INFECCIOSO

O infectologista contemporâneo frente a quadros de miocardite e pericardite frequentemente utiliza medicamentos anti-inflamatórios (aspirina e anti-inflamatórios não hormonais), imunossupressores (corticosteroides e citotóxicos) e imunomoduladores (imunoglobulina)[4,12,13]. Portanto, compreender as bases do processo imunológico presente nessas doenças é uma etapa fundamental.

Na última década, os avanços na biologia molecular têm permitido a elaboração de ferramentas para avaliar o processo biológico nas doenças inflamatórias do coração – a reação em cadeia de polimerase (PCR) e a metodologia dos *microarrays*, os *chips* de DNA capazes de detectar, de maneira sensível e rápida, milhares de sequências específicas de nucleotídeos, identificando vírus e outros agentes infecciosos. Novas técnicas de imagem como a pericardioscopia e principalmente a biópsia epicárdica/pericárdica têm permitido uma nova perspectiva nas investigações da doença pericárdica. A compreensão dessas patologias depende crucialmente do entendimento do estado de um sistema que surge no interagir complexo de múltiplos fatores: genéticos, epigenéticos, comportamentais e simbólicos. Entretanto, devemos ainda assim buscar essa complexidade com ferramentas próprias, para que com uma melhor compreensão desses modelos possamos desenvolver abordagens clínicas mais eficazes e conscientes[5,9].

MIOCARDITES

(CID 10 = I40. – Miocardite aguda; I40.0 – Miocardite infecciosa; I40.1 – Miocardite isolada; I40.8 – Outras miocardites agudas; I40.9 – Miocardite aguda não especificada; I41.0 – Miocardite em doenças bacterianas classificadas em outra parte; I41.1 – Miocardite em doenças virais classificadas em outra parte; I41.2 – Miocardite em outras doenças infecciosas e parasitárias classificadas em outra parte; I41.8 – Miocardite em outras doenças classificadas em outra parte; I01.2 Miocardite reumática aguda; I51.4 – Miocardite não especificada)

A miocardite é definida clinicamente como uma inflamação do músculo cardíaco. Em 1987, um grupo de estudiosos estabeleceu, por meio de biópsia endomiocárdica, características histológicas de diagnóstico das miocardites, o que foi chamado critério de Dallas. Segundo esse critério, o diagnóstico de miocardite ativa é estabelecido se ao exame histológico de material de biópsia forem observadas infiltração de linfócitos e miocitólise. A presença de infiltração de linfócitos sem miocitólise indicaria miocardite em evolução ou *borderline*. Se não houvesse infiltração nem miocitólise,

TABELA 122.1

Causas de Agressão Miopericárdica

Infecciosas

- Bactérias
  - *Brucella, Corynebacterium diphtheriae*, gonococo, meningococo, *Haemophilus influenzae, Mycobacterium, Mycoplasma pneumoniae*, pneumococo, *Salmonella, Serratia marcescens, Staphylococcus, Streptococcus pyogenes, Treponema pallidum, Vibrio cholerae, Borrelia, Leptospira, Rickettsia rickettsii, Coxiella burnetti*

- Vírus
  - Echovírus, coxsackievírus, vírus *junin*, parvovírus, encefalomiocardite, vírus sincicial respiratório, vírus da coriomeningite linfocítica, caxumba, rubéola, sarampo, dengue, febre amarela, raiva, vírus da varíola, vírus da vacínia, vírus da imunodeficiência humana

- Fungos
  - *Actinomyces, Aspergillus, Blastomyces, Candida, Coccidioides, Cryptococcus, Histoplasma, Mucor, Nocardia, Sporothrix*

- Protozoários
  - *Toxoplasma gondii, Trypanosoma cruzi*

- Helmintos
  - *Ascaris, Echinococcus granulosus, Paragonimus westermani, Schistosoma, Taenia solium, Trichinella spiralis*, Larva *migrans* visceral, *Wuchereria bancrofti*

Hipersensibilidade

- Alérgenos
  - Acetazolamida, amitriptilina, cefaclor, colchicina, furosemida, isoniazida, lidocaína, metildopa, penicilina, fenilbutazona, fenitoína, reserpina, estreptomicina, toxoide tetânico, tetraciclinas, tiazidas

- Aloantígenos
  - Rejeição de transplante cardíaco

- Autoantígenos
  - Doença de Chagas, *Chlamydia pneumoniae*, Miastenia *gravis*, tireotoxicose, síndrome de Churg-Strauss, doença intestinal inflamatória, miocardite de células gigantes, *diabetes mellitus* insulino-dependente, doença de Kawasaki, polimiosite, sarcoidose, esclerodermia, lúpus eritematoso, granulomatose de Wegener

Tóxicas

- Drogas e metais pesados
  - Anfetaminas, antraciclinas, catecolaminas, cocaína, ciclofosfamida, etanol, fluorouracil, emetina, interleucina-2, lítio, cobre, ferro, chumbo

- Agentes físicos
  - Choque elétrico, hiperpirexia, radiação

- Miscelânia
  - Arsênico, azidas, ferroada de abelha e vespa, monóxido de carbono, fósforo, inalantes, picada de escorpião, aranha, serpente

---

o material era considerado negativo para miocardite. A experiência clínica demonstrou, porém, que o critério de Dallas provavelmente subestima a real incidência de miocardite do ponto de vista clínico[4].

Pacientes com miocardite comprovada por biópsia (critério de Dallas, ver Figura 122.2) com falência ventricular e comprometimento hemodinâmico grave, de acordo com Liebeman e cols.[7] são classificados como portadores de miocardite fulminante. McCarthy e cols.[11] mostraram, em um estudo observacional, o melhor prognóstico das miocardites fulminantes com relação às outras formas.

MANIFESTAÇÕES CLÍNICAS

O espectro de apresentações clínicas das miocardites é extremamente variado. As miopericardites são doenças de difícil reconhecimento e suspeição. Suas manifestações clínicas variam desde sintomas inespecíficos, como febre, prostração, mal-estar, palpitação, que podem cursar por meses sem levar à procura por atenção médica, ou mesmo quadros agudos, como arritmias com repercussões hemodinâmicas, dor torácica simulando infarto agudo do miocárdio, insuficiência cardíaca aguda, edema agudo de pulmão e morte súbita. Logo, o clínico deve ser alertado sobre o desconhecimento epidemiológico e as reais prevalências deste grupo de doenças[4,7,11,12]. O exame físico pode revelar diversas alterações de acordo com a síndrome provocada pela doença, lembrando que estas síndromes frequentemente estão sobrepostas:

- *síndrome infecciosa*: febre, mal-estar, prostração, cansaço com a duração dos sinais e sintomas variável, de dias a meses, podendo ser intermitentes, remitentes ou regulares;

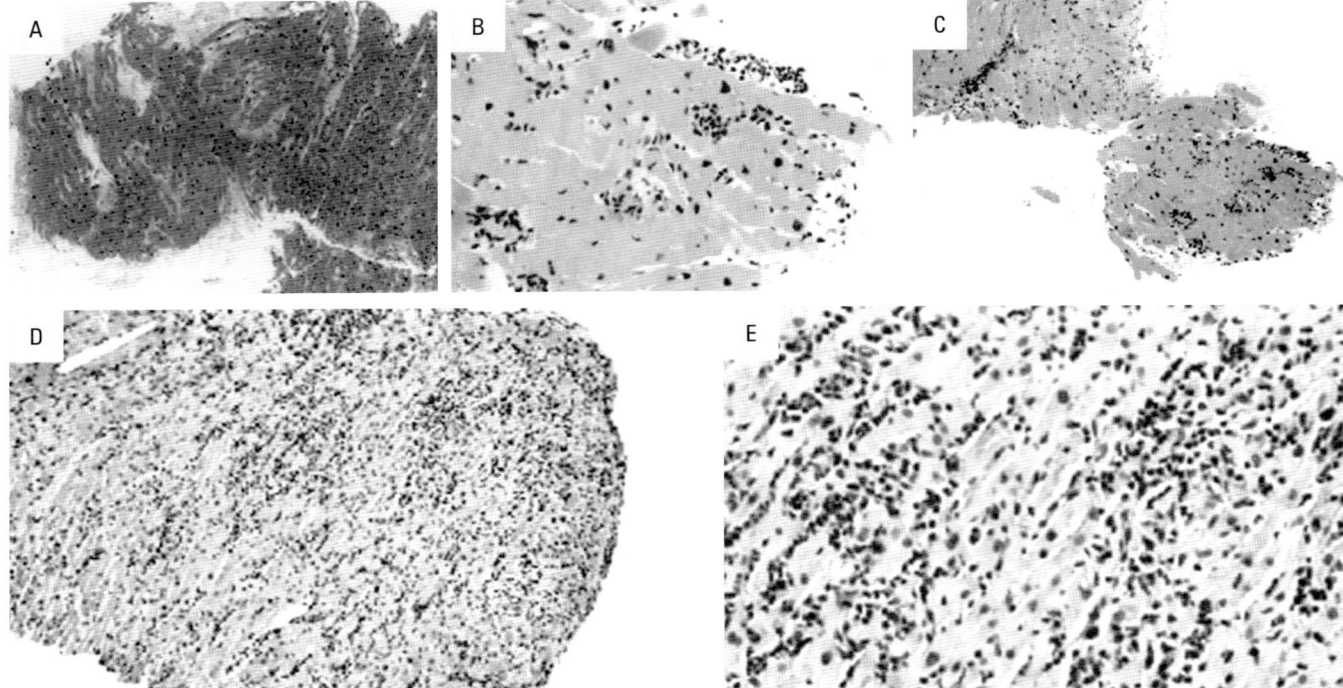

FIGURA 122.2 – Critério de Dallas, 1986: "Processo caracterizado por um infiltrado inflamatório no miocárdio com necrose e/ou degeneração dos miócitos adjacentes sem apresentar o padrão de lesão isquêmica associada com arteriopatia coronariana". *(Fonte: Modificado de: Feldman AM, McNamara D[4].)*

- *síndrome congestiva*: essa apresentação faz com que o paciente procure atenção médica rapidamente, não ultrapassando 2 semanas desde o início dos sintomas. O paciente apresenta-se tipicamente com dispneia relacionada aos esforços (classificação da *New York Heart Association*, Tabela 122.2), ascendente e outros sinais que compõem a síndrome congestiva cardiogênica: turgência jugular a 45 graus, estertores subcrepitantes à ausculta pulmonar, tipicamente terceira bulha à ausculta cardíaca, sopro sistólico de regurgitação, associado à insuficiência mitral por dilatação do anel fibroso da valva. A principal causa de insuficiência cardíaca congestiva é a doença isquêmica do coração. Entretanto, dados de nosso grupo sugerem que as síndromes congestivas – insuficiência cardíaca descompensada – na sala de emergência de etiologia idiopática somam até 20%;
- *síndrome de arritmia cardíaca*: aqui temos diferentes apresentações, desde pulso irregular, taquicardia sem febre, *flutter*, fibrilação atrial e até mesmo arritmia ventricular maligna. O paciente poderá queixar-se de palpitação, síncope e lipotimia. O papel de autoanticorpos na gênese das arritmias cardíacas é hoje assunto de intensa investigação científica;
- *Síndrome de dor torácica*: nessa apresentação clínica temos a injúria miocárdica imunomediada, na qual o principal diagnóstico diferencial é a doença coronariana aguda, e a única forma de diferenciação é recorrer ao estudo cineangiocoronariográfico, já que o eletro-

cardiograma, os marcadores de necrose miocárdica e o ecocardiograma podem não estar alterados.

TABELA 122.2

Classificação Funcional da Insuficiência Cardíaca da *New York Heart Association*	
Classe funcional I	Paciente assintomático
Classe funcional II	Paciente com dispneia aos grandes esforços
Classe funcional III	Paciente com dispneia aos pequenos esforços
Classe funcional IV	Paciente com dispneia em repouso

EXAMES COMPLEMENTARES[4,13]

Eletrocardiograma (ECG)

O ECG na miocardite pode apresentar sinais típicos de infarto agudo do miocárdio (IAM), com supradesnivelamento do segmento ST e, em alguns casos, evoluir com onda Q patológica. A repolarização ventricular, na maioria dos casos, apresenta-se alterada. É comum a presença de taquicardia sinusal, que está desacoplada do grau de hipertermia em casos de febre.

Radiografia de Tórax

Pode ser normal ou apresentar, de acordo com o quadro clínico do paciente, aumento da área cardíaca e inversão do padrão vascular pulmonar, com vascularização evidente em ápices, sugerindo congestão vascular.

Ressonância Nuclear Magnética

A utilização de gadolínio pode demonstrar áreas de hipercaptação no miocárdio, indicando inflamação.

Cintilografia Miocárdica

A cintilografia com anticorpos antimiosina marcados com índio-111 é hoje apontada como o método de maior sensibilidade e especificidade para a detecção de atividade imunoinflamatória no coração; entretanto, esse método não é disponível em nosso País. A cintilografia com o radioisótopo gálio-67 detecta esse tipo de atividade no coração em até 83% dos casos, sendo hoje o principal método de imagem para o estudo das miopericardites.

Biópsia Endomiocárdica

É um exame de alta complexidade, disponível em poucos centros em nosso País e constitui um importante dado na investigação do paciente com suspeita de injúria imunomediada ao coração. O exame pode revelar coronárias normais ou ainda coronárias que não justifiquem a gravidade da disfunção cardíaca.

A biópsia endomiocárdica, pelos achados histopatológicos clássicos – critério de Dallas – não é um bom método. Atualmente, ressurge com novos marcadores de ativação imune (como MHC de classe II e marcadores de populações linfocitárias) através do emprego de técnicas de imuno-histoquímica, parecendo aumentar a sensibilidade e a especificidade dessa estratégia invasiva de diagnóstico. Recentemente, a pesquisa de genoma e de replicação viral por PCR *in situ* tem sido utilizada.

Diagnóstico Laboratorial

O diagnóstico laboratorial ainda é insuficiente. Além de marcadores inflamatórios inespecíficos, como a proteína C-reativa e o VHS, que podem estar aumentados e frequentemente o estão. Nenhum outro teste laboratorial regular nos fornece pistas para o diagnóstico. Devemos dosar imunoglobulinas específicas para os agentes mais usualmente implicados como coxackievírus, citomegalovírus, vírus da imunodeficiência humana (HIV), hepatites B e C. Nos casos em que existam evidências clínicas, como fraqueza muscular proximal, manifestações articulares, citopenias e alterações cutâneas, buscar a investigação de outras doenças autoimunes, como dermatopolimiosite, lúpus eritematoso sistêmico, esclerodermia, síndrome de Sjögren, artrite reumatoide e outras. A recente publicação da associação de doença celíaca e miocardite em 5% dos casos de miocardite nos alerta para esse fenômeno clínico. O diagnóstico laboratorial de doença celíaca é feito com base em três anticorpos tituláveis no soro: antitransglutaminase tissular, antigliadina e antiendomisial. Essas observações nos remetem hoje ao fato de estudarmos manifestações autoimunes, como síndromes, diferentes manifestações de um mesmo eixo de doença.

Os marcadores de necrose miocárdica (CPK, CPK MB e troponina I e T) podem estar normais ou alterados, de acordo com a intensidade da injúria cardíaca. A análise do líquido pericárdico, quando houver e for drenado por pericardiocentese, deve ser minuciosamente executada, com testes de biologia molecular para vírus, dosagem de adenosina desaminase (ADA), enzima característica de linfócitos T, que pode ser útil no diagnóstico diferencial com tuberculose, linfomas e mesoteliomas.

Imunoensaios

Trata-se da forma mais promissora de diagnóstico. Nos últimos anos, diferentes grupos têm caracterizado autoanticorpos patológicos nestas doenças, e nas miocardites mais de uma dezena de autoantígenos foram evidenciados. Com resultados clínicos variados, encontramos uma lista que inclui proteínas extracelulares, receptores de membrana, proteínas intracitoplasmáticas e mitocôndrias. Entretanto, os imunoensaios, basicamente enzimáticos e radioativos (ELISA e RIA), não exibem resultados clínicos animadores. Frente a essas frustrações, uma nova forma de diagnóstico tem sido utilizada: o bioensaio com cultura de cardiomiócitos murinos, no qual se utiliza o soro do paciente e observam-se a frequência cardíaca e a força de contração das células. Esse ensaio apresenta dados de até 96% de sensibilidade em pacientes com miocardite aguda.

Entretanto, para que sejamos mais bem-sucedidos em imunoinvestigação, é necessário trabalhar com a lógica da rede imunológica, tentando determinar padrões globais de reatividade. Esta representa uma nova tendência na imunologia mundial, em que diferentes esforços têm sido feitos, com resultados clínicos animadores, para a determinação de padrões estáveis de reatividade global das imunoglobulinas de acordo com a situação clínica. Novas formas de diagnóstico são necessárias frente ao custo da investigação do paciente com suspeita de miocardite: cateterismo, cintilografia miocárdica e outros métodos de alta complexidade que praticamente inviabilizam o diagnóstico na maioria dos centros em nosso País.

TRATAMENTO

O tratamento preconizado para as doenças imunoinflamatórias do coração ainda deve ser sintomático: tratar o sintoma e as manifestações cardiológicas (arritmias, insuficiência cardíaca, tamponamento cardíaco, instabilidade hemodinâmica) com digital, diuréticos, inibidores da ECA, betabloqueadores e antiarrítmicos. E, uma vez estabilizado o paciente, considerar a possibilidade de imunossupressão[4,8,12]. Esta, por sua vez, é feita sem boa evidência científica disponível; as publicações existentes são estudos limitados de casos, com resultados variáveis. Basicamente poucos esquemas terapêuticos têm sido reportados: azatioprina, um citotóxico cujo metabólito, a 6-mercaptopurina, é um análogo de ácido nucleico; ou ciclosporina, um inibidor da ativação linfocitária, em associação com os velhos corticosteroides, especialmente a prednisona. Em pacientes HIV-positivo, a utilização de prednisona para o tratamento de pericardite tuberculosa efusiva tem demonstrado boa evidência para a diminuição de morbimortalidade, sugerindo o uso neste modelo de paciente.

Diferentes grupos têm reportado a utilização de imunoglobulina intravenosa para o tratamento de miocardites, em que se acredita ocorrer efeitos sobre a complexa rede idiotípica, que é constituída pelo fato de os anticorpos serem capazes de reconhecer as regiões específicas de outros anticorpos, configurando uma teia de conectividade entre os componentes deste sistema de imunoglobulinas. Tal fenômeno também é observado entre receptores de célula T (TCRs). Desconhece-se como as imunoglobulinas intravenosas atuam exatamente neste contexto; entretanto, elas restabelecem o equilíbrio dos anticorpos autorreativos que em dado momento, escaparam desta autorregulação imunológica e passaram a agredir o órgão-alvo, neste caso o miocárdio.

Uma nova perspectiva de terapia imunológica é a vacinação com células T (http://t-cellvac-cination.org), promessa para o tratamento de doenças imunomediadas. Essa tecnologia tem sido utilizada com sucesso para o tratamento de modelos de miocardites em camundongos (Matsumoto e cols.[8]). Dentro da perspectiva de que o sistema imunológico é responsável por sua própria regulação, logo os peptídeos que participam dos fenômenos imunológicos (imunoglobulinas e receptores de célula T) são, então, substrato de interação de processos regulatórios do sistema imunológico. O procedimento consiste no isolamento de células T patogênicas de uma determinada doença autoimune: células T antiproteína básica da mielina no caso da esclerose múltipla, antitireoglobulina para tireoidite e assim por diante. Através de técnicas de biologia molecular, o receptor de célula T dessas células é isolado e é utilizado como produto de vacinação. Com isso,

observa-se reestruturação imune com diminuição das lesões observadas no órgão-alvo. Em modelos murinos, a vacinação de célula T tem resultados animadores, e em humanos o primeiro estudo clínico randomizado, cego, fase 2, placebo-controlado, está em andamento.

Esse é um campo em que a revolução de conceitos ocorre com velocidade vertiginosa e faz-se necessária a execução de ensaios clínicos, randomizados, duplo-cegos, controlados para que possamos basear em evidências o tratamento de nossos pacientes.

O controle do tratamento deve ser feito com base no quadro clínico evolutivo complementado por métodos de imagem, como o ecocardiograma e a cintilografia miocárdica.

PROFILAXIA

Uma vez que tenhamos compreendido a integralidade de fatores envolvidos nesta doença, poderemos futuramente adotar medidas profiláticas, como a identificação de polimorfismos genéticos (sistema HLA, polimorfismos de imunoglobulinas e TCR), a concorrência de doenças inflamatórias crônicas, como doenças intestinais, de modo a identificar o paciente sob risco de desenvolver doenças imunomediadas cardíacas.

SÍNDROME PERICÁRDICA AGUDA

CID 10 = I30 – Pericardite aguda; I30.0 – Pericardite aguda idiopática não específica; I30.1 – Pericardite infecciosa; I30.8 – Outras formas de pericardite aguda; I30.9 – Pericardite aguda não especificada; I31 – Outras doenças do pericárdio; I31.0 – Pericardite adesiva crônica; I31.1 – Pericardite constritiva crônica; I32.0 – Pericardite em doenças bacterianas classificadas em outra parte; I32.1 – Pericardite em outras doenças infecciosas e parasitárias classificadas em outra parte; I32.8 – Pericardite em outras doenças classificadas em outra parte)

MANIFESTAÇÕES CLÍNICAS[13]

A pericardite aguda é uma síndrome clínica decorrente de uma inflamação do pericárdio, caracterizada por dor torácica (a principal manifestação), atrito pericárdico e alterações eletrocardiográficas evolutivas. A dor torácica se localiza na região retroesternal e precordial esquerda e com frequência é irradiada para o pescoço e a região do músculo trapézio esquerdo. Ocasionalmente, a dor pode ser localizada no epigástrio, simulando abdome agudo, ou ter uma característica opressiva com irradiação para o membro superior esquerdo, simulando infarto agudo do miocárdio. A dor pericárdica se acentua com a posição supina, a tosse, a inspiração profunda ou a deglutição, e melhora com a posição sentada. Em algumas ocasiões, existe dor pleurítica associada pelo acometimento concomitante da pleura.

O atrito pericárdico é o achado patognomônico no exame físico na pericardite aguda. O ruído pericárdico é mais bem audível com a compressão firme do diafragma em inspiração profunda, o ruído é tipicamente trifásico, que se relaciona

com os movimentos cardíacos durante as sístoles atrial e ventricular e durante o enchimento ventricular rápido.

A pericardite aguda viral ou idiopática é uma síndrome autolimitada em muitos casos, com baixíssima probabilidade de tamponamento ou pericardite constritiva. Poucos casos seguem um curso de recorrência após meses ou anos.

CRITÉRIOS DIAGNÓSTICOS

O diagnóstico da pericardite aguda é feito na presença de dois dos três critérios: dor torácica característica, atrito pericárdico, alterações evolutivas da repolarização ventricular no eletrocardiograma. A presença de fluido pericárdico permite estabelecer o diagnóstico por qualquer método de cardioimagem (habitualmente ecocardiografia) de grau moderado a grave. Os critérios diagnósticos de tamponamento são: pressão venosa elevada, pulso paradoxal e hipotensão arterial.

Eletrocardiograma

Esse é o exame mais útil no diagnóstico da pericardite aguda, a inflamação do miocárdio subepicárdico promove as alterações de segmento ST e onda T, enquanto a inflamação atrial é responsável pelas mudanças no segmento PR. As alterações eletrocardiográficas seriadas são importantes para o diagnóstico de pericardite aguda. As modificações no eletrocardiograma podem-se manifestar em poucas horas após o início de dor torácica. As anormalidades evolutivas apresentadas no eletrocardiograma são descritas em quatro estágios.

- *estágio I*: elevação do segmento do ST do tipo côncavo de caráter difuso (exceto as derivações AvR e V1). As ondas T são geralmente positivas nas derivações em que o segmento ST está elevado. Pode haver depressão do segmento PR (Figura 122.3);

- *estágio II*: surge após vários dias e representa a volta do segmento do ST em direção à linha de base, acompanhado de uma onda T aplainada. Isso ocorre geralmente antes que a onda T se torne negativa, uma diferença do padrão de evolução do infarto agudo do miocárdio (IAM);
- *estágio III*: a inversão da onda T, em geral na maioria das derivações, que não se acompanha da perda da onda R ou aparição de ondas Q;
- *estágio IV*: a reversão da onda T para o padrão normal pode ocorrer semanas ou meses mais tarde. Em alguns casos, podem persistir ondas T negativas durante um tempo prolongado depois de desaparecimento dos sintomas clínicos. Em 50% dos casos são detectáveis os quatro estágios de evolução do eletrocardiograma.

O derrame pericárdico causa alterações eletrocardiográficas não específicas, como uma redução da voltagem do QRS (definida como a soma das ondas R + S em DI + DII + DIII menor que 15 mm) e um achatamento difuso das ondas T. Na presença de grande derrame pericárdico, pode ser observada alternância elétrica (modificações da morfologia e voltagem dos complexos QRS em batimentos alternados).

Ecodopplercardiograma

O diagnóstico de pericardite aguda deve basear-se em dados clínicos, embora sempre devamos solicitar estudo ecodopplercardiográfico frente à suspeita de pericardite aguda. O ecocardiograma (eco) normal não exclui o diagnóstico. A principal utilidade do eco é a detecção do derrame pericárdico, o cálculo do seu volume e a avaliação da presença ou não do tamponamento cardíaco (compressão das câmaras cardíacas e sinais de variação respiratória da velocidade dos fluxos cardíacos transvalvares no Doppler).

Derrame Pericárdico

O espaço pericárdico contém normalmente de 15 a 50 mL de líquido. Entende-se que existe derrame pericárdico quando é observado aumento dessa quantidade de fluido. A presença de derrame promove aumento da pressão intrapericárdica; a magnitude da elevação de pressão depende não somente da quantidade absoluta do volume de líquido, mas também da velocidade da acumulação de líquido e das características físicas do pericárdio.

O tamponamento cardíaco é uma síndrome clínico-hemodinâmica com um *continuum* quanto à gravidade, que pode ir desde pequeno aumento e pressão intrapericárdica sem repercussão clínica reconhecida a quadro de grave baixo débito cardíaco e morte. A principal manifestação clínica é a dispneia, observando-se ao exame físico distensão das veias jugulares, e no pulso venoso, um achado característico: o colapso "X" sistólico profundo e a ausência do colapso "Y" diastólico.

O pulso arterial paradoxal é outro achado no exame físico característico, definido como uma queda igual ou superior a 20 mmHg na pressão arterial sistólica durante a inspiração. Na presença de um grave tamponamento cardíaco há queda da pressão arterial, taquicardia e taquipneia. As bulhas cardíacas podem mostrar-se abafadas. O diagnóstico de tamponamento é feito demonstrando o comprometimento hemodinâmico na presença de derrame.

Biópsia Pericárdica

Nos casos que se apresentam com tamponamento e nos pacientes cuja investigação tenha sido negativa, as biópsias pericárdica e epicárdica guiadas pelo ecocardiograma e pericardioscópio têm aumentado as taxas de sucesso diagnóstico. A utilização de técnicas imuno-histoquímicas e de PCR *in situ* para a pesquisa de genomas virais têm aumentado a sensibilidade e a especificidade diagnóstica.

Pericardite Purulenta

Seu diagnóstico está embasado no achado de um exsudato pericárdico purulento, rico em polimorfonucleares. A pericardite purulenta ocorre por irradiação de uma infecção bacteriana contígua – pneumonia e empiema são as mais frequentes, e ocasionalmente por via hematogênica. Seu diagnóstico requer um alto índice de suspeita, já que as síndromes clássicas estão quase sempre ausentes.

Pericardite Aguda Idiopática ou Viral

Na prática clínica, agrupamos essas duas entidades, já que clinicamente são indistinguíveis. É provável que muitas das pericardites idiopáticas sejam causadas por infecção viral, não sendo custo-efetivo realizar sistematicamente estudos para tentar isolar ou identificar os possíveis vírus. Dessa maneira, estabelecemos o diagnóstico por exclusão, frente a todo quadro de pericardite aguda autolimitado, com ou sem tratamento anti-inflamatório em que não se identifica uma etiologia específica. O início do quadro clínico frequentemente é agudo, com dor pericárdica, atrito e febre (igual ou superior a 39°C). O curso clínico rápido, autolimitado e a ausência de derrame são dados que apoiam fortemente esse diagnóstico, ainda que a pericardite aguda viral/idiopática possa ter um curso prolongado (várias semanas). Em aproximadamente metade dos casos existe derrame pericárdico, e em 1/3 surge o tamponamento cardíaco. A cintilografia com índio-111 ou gálio-67 tem sido empregada para o diagnóstico de inflamação no pericárdio. A elevação sérica da troponina

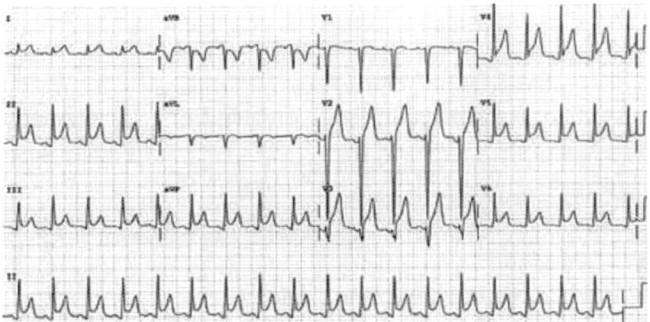

FIGURA 122.3 – Eletrocardiograma mostrando supradesnivelamento do segmento ST em múltiplas derivações, excetuando AvR e V1. Presença de infradesnivelamento do segmento PR (estágio I).

I e a elevação do segmento ST têm sido observadas em pacientes com pericardite.

Tuberculose Pericárdica

O diagnóstico se realiza quando se identifica o bacilo de Koch ou granulomas caseosos no tecido ou líquido pericárdico, ou em qualquer parte do organismo na presença de um quadro de pericardite. O achado de uma atividade de adenosina desaminase (ADA) elevada (maior que 45 U/mL) no líquido pleural ou pericárdico é muito sugestivo dessa infecção, ainda que não seja patognomônico. Recentemente, a utilização da reação em cadeia de polimerase para *Mycobacterium tuberculosis* no líquido pericárdico tem auxiliado o diagnóstico.

A pericardite por tuberculose ocasiona curso clínico prolongado com sintomas constitucionais e não é responsiva ao tratamento anti-inflamatório. Na maioria dos casos existe derrame pericárdico, ocorrendo tamponamento em 60% dos casos, podendo levar também a espessamento pericárdico e à pericardite constritiva (Figura 122.4).

Pericardite em Pacientes com Aids

As pericardites são a causa mais frequente de enfermidade cardíaca nos pacientes com infecção por HIV, com incidência de 21%, ligeiramente maior que a incidência de acometimento miocárdico (18%). A maioria dos casos é de doença pericárdica leve e assintomática. Os derrames são, na maioria dos casos, insidiosos, e associam-se a derrame pleural ou ascite, não tendo causa identificável, e resolvem-se espontaneamente em quase 40% dos casos.

A pericardite aguda sintomática é rara. É mais frequentemente observada em fase avançada das infecções por HIV, e pode apresentar-se com tamponamento cardíaco em 30% de casos. Os derrames pericárdicos são em sua maioria provocados por infecções bacterianas ou fúngicas e a minoria dos casos, aproximadamente 10%, por neoplasias, como os linfomas, em especial o sarcoma de Kaposi. Portanto, é importante a busca etiológica através da biópsia pericárdica e análise do líquido pericárdico.

TRATAMENTO

No atendimento ao paciente com pericardite aguda é importante a decisão de hospitalização, que deve ser reservada para os pacientes com sinais de síndrome de resposta inflamatória sistêmica (pericardite purulenta) ou com sinais de tamponamento cardíaco, clínicos ou ecocardiográficos. O tratamento da pericardite aguda objetiva, em curto prazo, alívio sintomático, inicialmente com o emprego de analgésicos como codeína e anti-inflamatórios não hormonais, particularmente aspirina (4 a 6 g/dia) ou ibuprofeno, que pode ser associado a colchicina com ou sem dose de ataque. Corticosteroides, como prednisona em doses de 60 mg/dia por 1 a 2 semanas, devem ser considerados como escolha terapêutica[6,12].

GLOSSÁRIO

- *Citocina*: uma forma de informação molecular. São sinais moleculares organizados, segregados e reconhecidos por virtualmente todas as células do organismo.
- *Clone*: célula com um genótipo determinado. Pode ser apenas um ou uma população de clones.
- *Complemento*: conjunto de moléculas do plasma que têm a função de sinalizar ou destruir membranas e moléculas que perturbem o sistema de maneira estruturalmente determinada, especialmente complexos antígeno-anticorpo, LPS, manose, entre outros.
- *HLA*: sistema de genes que codificam um complexo de proteínas envolvidas em diversas funções, imunológicas ou não. As mais importantes são as citocinas, moléculas do sistema complemento e proteínas do complexo de histocompatibilidade principal (MHC).
- *Imunoglobulina*: molécula produzida por linfócitos B diferenciados (plasmócitos), capazes de interagir com configurações específicas de aminoácidos e outras moléculas. Podem ser de cinco tipos M, G, A, E e D, com propriedades e funções diferentes.
- *MHC*: proteínas condicionadas no sistema do HLA que estão relacionas com a apresentação de antígenos aos linfócitos T.
- *Proteína C-reativa*: proteína de fase aguda, produzida principalmente no fígado, frente a estímulos inflamatórios, como interleucina-6, uma citocina produzida por diversos tipos celulares frente a estresse biológico. A PCR, entre outras funções, funciona como um facilitador de fagocitose.
- *Rede idiotípica*: organização do sistema imune, em que imunoglobulinas e células reconhecem umas às outras, criando uma rede complexa imunológica.

REFERÊNCIAS BIBLIOGRÁFICAS

1. Caforio AL et al. Circulating cardiac autoantibodies in dilated cardiomyopathy an myocarditis: pathogenetic and clinical significance. Eur J Heart Fail. 2002;4:411-417.
2. Cooper EL. Comparative immunology. Curr Pharm Des. 2003;9:119-31.
3. Davidson A, Diamond B. Autoimmune diseases. N Engl J Med. 2001;345:340-50.
4. Feldman AM, McNamara D. Myocarditis. N Eng J Med. 2000;343:1388-98.

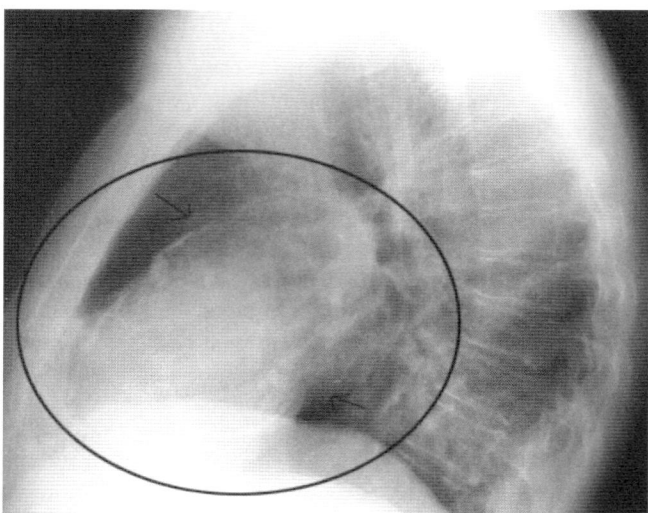

FIGURA 122.4 – Radiografia mostrando pericárdio calcificado, sugerindo pericardite crônica.

5. Frustaci A et al. Celiac disease associated with autoimmune myocarditis. Circulation 2002;105: 2611-618.

6. Hakim JG et al. Double blind randomised placebo controlled trial of adjunctive prednisolone in the treatment of effusive tuberculous pericarditis in HIV seropositive patients. Heart. 2000;84:183-8.

7. Lieberman EB et al. Clinicopathologic description of myocarditis. J Am Coll Cardiol. 1991;18:1617-26.

8. Matsumoto, Y, Youngheun J, Sugisaki M. Successful TCR-based immunotherapy for autoimmune myocarditis with DNA vaccines after rapid identification of pathogenic TCR. J Immunol. 2000;164:2248-254.

9. Maturana H. Ontologia da Realidade. Belo Horizonte: Editora UFMG; 1997.

10. Matzinger P. An innate sense of danger. Ann NY Acad Sci. 2002;961:341-2.

11. McCarthy RE et al. Long-term outcome of fulminant myocarditis as compared with acute (nonfulminant) myocarditis. 3rd ed. N Engl J Med. 2000;342:690-5.

12. Parrillo JE. Inflammatory cardiomyopathy (myocarditis): Which patients should be treated with anti-inflammatory therapy? Circulation. 2001;104:4-6.

13. Towbin JA. Myocarditis and pericarditis in adolescents. Adolesc Med. 2001;12:47-67.

14. Vaz NM et al. The conservative physiology of the immune system. Braz J Med Biol Res. 2003;36:13-22.

15. Vaz NM. Natural immunoglobulins (contribution to a debate on biomedical education). Mem Inst Oswaldo Cruz. 2000;95(Suppl 1):59-62.

16. Vaz NM, Pordeus V. Visita à Imunologia. Arq Bras Cardiol. 2005;85:350-62.

17. Vaz NM et al. The conservative physiology of the immune system. A non-metaphoric approach to the immunological activity. Clin Dev Immunol. 2006;13:133-42.

123 Molusco Contagioso

- **Arnóbio da Penha Pacheco**
- **Adriana Soares de Freitas**
- **Carlos Bruno Fernandes Lima**
- **Leonardo Rodrigues Pacheco**

(CID 10 = B08.1 - Molusco contagioso)

INTRODUÇÃO[1,3,4,6]

O molusco contagioso é uma infecção viral autolimitada da epiderme, que se caracteriza clinicamente por pápulas rosadas ou cor da pele, que costumam ser umbilicadas. Acomete pacientes atópicos, crianças e adultos sexualmente ativos. Entretanto, nos indivíduos infectados pelo HIV, surgem numerosos moluscos contagiosos grandes na face, causando desfiguração estética significativa.

A etiologia do molusco contagioso é o *Molluscum contagiosum virus* (MCV) ou o vírus do molusco contagioso, um poxvírus, pertencente à família Poxviridae e ao gênero *Molluscipoxvirus*, existindo dois tipos: MCV-1 e MCV-2. Esse vírus ainda não foi cultivado, mas exibe 30% de homologia com o vírus da varíola. Não é possível distingui-lo de outros poxvírus à microscopia eletrônica. Na maioria dos adultos sadios, a epiderme e o infundíbulo dos folículos pilosos são colonizados pelo MCV.

Na maioria dos casos, a doença acomete crianças. Quando ocorre em adultos está relacionada com doença sexualmente transmissível (DST) ou indivíduos imunodeprimidos, sendo considerada doença sexualmente transmissível. Os adultos que apresentam grande número de lesões ou moluscos gigantes na face devem ser investigados para infecção pelo HIV.

TRANSMISSÃO

Trata-se de vírus autoinoculável, cujo contágio se processa com maior facilidade em crianças em decorrência de maior contato corporal e baixa imunidade diante do vírus.

Classificação de acordo com Grupos de Risco

- *Crianças:* ocorre comumente nas áreas expostas da pele. A transmissão entre crianças é relativamente baixa com regressão espontânea. Em geral, causadas por MCV-1.
- *Adultos sexualmente ativos:* ocorre na região genital, sendo transmitido durante a atividade sexual.
- *Indivíduos infectados pelo HIV:* ocorre mais comumente na face, sendo o vírus disseminado pelo ato de barbear. Sem tratamento agressivo, os moluscos aumentam de tamanho e não ocorre regressão espontânea. Em geral, causado por MCV-2. Como resposta à terapia antirretroviral altamente ativa (TARAA), as lesões frequentemente regridem.

DIAGNÓSTICO CLÍNICO[1,3,4,6]

- *Duração das lesões:* no hospedeiro normal, os moluscos geralmente persistem por um período de até 6 meses e, a seguir, sofrem regressão espontânea. Nos indivíduos infectados pelo HIV sem TARAA, os moluscos persistem e proliferam, mesmo após terapia local agressiva.
- *Sintomas cutâneos:* geralmente ausentes, sendo doloroso quando infectado secundariamente.
- *Evolução e prognóstico:* nas crianças imunocompetentes, as lesões iniciam-se em pequeno número e, em poucas semanas, sofrem degeneração, podendo apresentar regressão espontânea dentro de 8 a 10 meses de evolução. Em indivíduos infectados pelo HIV, os moluscos frequentemente progridem, apesar dos tratamentos agressivos, causando desfiguração estética significativa, em particular na presença de lesões faciais. Nos indivíduos HIV-positivos tratados com êxito com TARAA, os moluscos não ocorrem ou regridem depois de vários meses. A recidiva do molusco indica falha da TARAA.
- *Exame físico:*
  a) *lesões cutâneas:* pápulas (1 a 2 mm), nódulos (5 a 10 mm) (raramente, lesões gigantes). Lesão branca perolada ou cor da pele. Lesão única isolada, lesões múltiplas dispersas ou placas em mosaico confluentes. A maioria dos moluscos de maior tamanho possui um tampão ceratótico central, que confere à lesão uma depressão ou umbilicação central, observada com mais facilidade após o congelamento leve com nitrogênio líquido. A pressão suave exercida sobre o molusco resulta na expulsão do tampão central. A autoinoculação é evidente, visto que os moluscos encontram-se agrupados em determinado local, como axilas. Nos homens infectados pelo HIV que se barbeiam, os moluscos podem ficar limitados à região da barba. Os moluscos que sofrem regressão espontânea

apresentam um halo eritematoso ou halo névico hipercrômico. Nos indivíduos de pele escura, pode ocorrer hiperpigmentação pós-inflamatória significativa após tratamento ou regressão espontânea;

b) *distribuição:* face, pálpebras, pescoço; tronco, em particular as axilas; região anogenital. A presença de múltiplos moluscos na face sugere infecção pelo HIV. A localização palpebral pode originar conjuntivite (ver Capítulo 30 – Conjuntivites Infecciosas).

DIAGNÓSTICO DIFERENCIAL

a) *Pequenos moluscos múltiplos:* verrugas planas, condiloma acuminado, siringoma, hiperplasia sebácea.

b) *Molusco grande solitário:* ceratoacantoma, carcinoma de células escamosas, carcinoma basocelular, cisto de inclusão epidérmica.

c) *Múltiplos moluscos faciais em indivíduos infectados pelo HIV:* infecção fúngica invasiva disseminada, como, por exemplo, criptococose, histoplasmose, coccidioidomicose, penicilinose.

DIAGNÓSTICO LABORATORIAL[4,6]

Manifestações clínicas, devendo ser realizada uma biópsia da lesão em indivíduos infectados pelo HIV, principalmente, se uma infecção fúngica invasiva disseminada estiver incluída o diagnóstico diferencial.

- *Esfregaço do tampão ceratótico:* o exame microscópico direto do centro semissólido corado pelo método de Giemsa revela "corpúsculos do molusco" (corpos de inclusão).
- *Dermatopatologia:* as células epidérmicas contêm corpúsculos de inclusão intracitoplasmático grandes, isto é, corpúsculos de moluscos, que aparecem como estruturas isoladas eosinofílicas e ovoides nas camadas inferiores do estrato de Malpighi. A epiderme cresce em direção à derme. Ocorre também infecção no epitélio e nos folículos.

TRATAMENTO DAS LESÕES[1-6]

Em uma revisão sitemática de estudos randomizados do Cochrane, em 2009, que investigou a eficácia de tratamentos de moluscos não genitais em indivíduos saudáveis, não foram encontradas evidências suficientes para concluir que qualquer tratamento seja definitivamente eficaz, além de se questionar a necessidade de tratamento nos imunocompetentes. Porém, existem vantagens de um tratamento bem-sucedido: limitação da propagação de lesões no indivíduo, redução do risco de transmissão para outras pessoas, resolução de prurido quando presente, e prevenção de cicatrizes em lesões secundariamente infectadas.

- *Curetagem:* apesar de muito eficaz, tal método tem sido abandonado em crianças, pelo desconforto causado; porém, nas crianças cooperativas e com pequeno número de lesões, devem-se remover os moluscos com cureta, podendo aplicar anestésicos tópicos na forma de creme (prilocaína-lidocaína a 25%), 1 h e meia ou 2 h antes do procedimento cirúrgico.
- *Criocirurgia:* o congelamento das lesões durante dez a 15 segundos é eficaz e causa dor mínima, utilizando-se um aplicador com ponta de algodão ou *spray* de nitrogênio líquido.
- *Eletrodessecação:* para os moluscos refratários à criocirurgia, sobretudo em indivíduos HIV-positivos com lesões numerosas e/ou grandes, a eletrodessecação ou a cirurgia com *laser* constitui o tratamento de escolha. Em geral, as grandes lesões necessitam de anestesia com injeção de lidocaína. Os moluscos gigantes podem exigir vários ciclos de eletrodessecação e curetagem para remover o grande volume da lesão; essas lesões podem estender-se através da derme, alcançando a gordura subcutânea.
- *Imiquimode creme 5%:* duas vezes ao dia, três vezes na semana, por 12 semanas. Bom tratamento em imunocomprometidos aliado à curetagem.
- *Cantaridina em solução alcoólica a 20%:* aplicada cuidadosamente sobre as pápulas, deixando secar bem. Após 1 semana, remover a crosta.
- *Hidróxido de potássio (KOH a 10%):* aplicando-se duas vezes ao dia com ajuda de um palito de dente, com resolução das lesões em torno de 6 semanas. Com mesma eficácia do imiquimod em crianças e por um preço mais acessível. Lembrando que ambos podem causar irritação na pele, acarretando a interrupção do tratamento temporariamente.

REFERÊNCIAS BIBLIOGRÁFICAS

1. Azulay RD, Azulay DR, Azulay-Abulafia L. Dermatologia. 5ª ed. Rio de Janeiro: Guanabara-Koogan; 2008.
2. Martins, JEC. Paschoal LHC. Dermatologia Terapêutica: Manual. 5ª ed. Rio de Janeiro: DiLivros; 2011
3. Sampaio SAP, Rivitti EA. Dermatologia. 3ª ed. São Paulo: Artes Médicas; 2007.
4. Short KA, Fuller LC, Higgins EM. Double-blind, randomized, placebo-controlled trial of the use of topical 10% potassium hydroxide solution in the treatment of molluscum contagiosum. Pediatr Dermatol. 2006;23:279.
5. Van der Wouden JC et al. Interventions for cutaneous molluscum contagiosum. Cochrane Database Syst Rev. 2009.
6 Wolff K, Katz SI, Goldsmith LA. Fitzpatrick's Dermatology In General Medicine. 7th ed. New York: McGraw-Hill Professional Publishing; 2008.

124 Mordeduras Humanas e de Animais

■ José Luís da Silveira Baldy

(CID 10 = W50 - Golpe, pancada, pontapé, mordedura ou escoriação infligidos por outra pessoa; W53 - Mordedura de rato; W54 - Mordedura ou golpe provocado por cão; W55 - Mordedura ou golpe provocado por outros animais mamíferos; W56 - Contato com animais marinhos [Mordedura ou golpe provocado por animal marinho]; W58 - Mordedura ou golpe provocado por crocodilo ou aligator; W59 - Mordedura ou esmagamento provocado por outros répteis [Cobras não venenosas, lagartos]; Y04 - Agressão por meio de força corporal [Briga ou luta desarmada])

INTRODUÇÃO

As mordeduras de seres humanos, quer por animais, quer pelo próprio homem, são relativamente comuns e, por causa de algumas de suas peculiaridades, nem sempre recebem orientação médica correta. Segundo sua extensão e localização, o tipo de animal agressor e a conduta médica adotada, os ferimentos provocados por mordeduras podem ter evolução benigna ou grave, eventualmente acompanhados de complicações letais. Por isso, todos os casos de mordeduras humanas ou por animais devem ser objeto de avaliação clínica cuidadosa e criteriosa, levando-se em conta as características do ferimento provocado e a possibilidade de infecção. Devem ser adotadas medidas relacionadas não só com os cuidados do ferimento, tal como ele se apresenta quando o paciente é atendido pela primeira vez, mas também com as consequências futuras que, potencialmente, pode acarretar.

Na maioria dos casos as mordeduras são provocadas por cães, gatos e pelos próprios seres humanos, estando envolvidas, com menor frequência, outras espécies de animais domésticos e selvagens. Os ferimentos provocados podem ser leves, moderados ou intensos, às vezes múltiplos, dilacerantes e profundos, estendendo-se eventualmente a ossos, tendões, articulações e outras estruturas. No local das mordeduras instala-se frequentemente infecção com intensidade e gravidade variáveis.

Este capítulo é destinado ao estudo dos ferimentos infectados resultantes de mordeduras humanas e por animais – particularmente cães e gatos. Não são analisadas com pormenor as alterações não infecciosas que as mordeduras podem causar. Doenças como a raiva e o tétano, a primeira, quase sempre e a segunda, muitas vezes decorrentes de mordeduras de animais, são estudadas nos Capítulos 141 e 152 deste livro.

Além das infecções bacterianas supurativas, do tétano e da raiva, outros tipos de doenças transmissíveis também devem ser considerados nos pacientes que sofreram mordeduras humanas (aids, hepatite por vírus B e C, etc.) e por animais (p. ex., a febre por mordedura de rato, causada por *Streptococcus moniliformis* ou por *Spirillum minus*).

Mesmo com respeito às infecções clássicas associadas a mordeduras, constituídas pela raiva e pelo tétano, verifica-se entre os médicos brasileiros – clínicos, pediatras e cirurgiões, particularmente os que atendem em unidades básicas de saúde e prontos-socorros – preocupante limitação de conhecimentos sobre as condutas preventivas e terapêuticas a serem adotadas na ampla variedade de mordeduras humanas e por animais.

EPIDEMIOLOGIA

Embora sua exata prevalência não seja conhecida em nosso País, não há dúvida de que os ferimentos provocados por mordeduras são muito comuns entre nós, causados principalmente por cães e gatos, seguidos pelos associados com mordeduras humanas e mordeduras por outros animais, domésticos ou selvagens. As mais frequentes são as causadas por cães, predominantes em crianças, as quais têm maior número de contatos com esses animais. As mordeduras de cães ocorrem na maioria das vezes nos membros superiores e inferiores, mas podem atingir a face, o pescoço e o tronco. Já as mordeduras de gatos se limitam, em grande parte dos casos, aos membros superiores (quase sempre, às mãos), embora também possam verificar-se em outras regiões anatômicas.

Nos EUA, durante 3 anos (1992 a 1994), Weiss e cols.[10] realizaram estudo, nos serviços de emergência de todo o país, em que foram incluídos indivíduos de todos os grupos etários admitidos por causa de ferimentos provocados por mordeduras de cães. Foram atendidas por ano, em média, 333.687 pessoas, número correspondente à taxa de 12,9:10.000 habitantes; o número de casos com esse diagnóstico foi equivalente a 0,4% das consultas feitas nos serviços de emergência durante o período do estudo. A idade dos pacientes variou de

1 a 91 anos, com média de 15 anos. Foram atendidos 57.580 casos de mordeduras de cães em crianças do sexo masculino com 5 a 9 anos de idade, equivalente a 3,6% dos casos em meninos desse grupo etário com qualquer tipo de ferimento. A face, o pescoço e a cabeça, em conjunto, foram as regiões anatômicas mais comumente atingidas pelas mordeduras (29%), seguidas em frequência pelos membros superiores e inferiores. Em crianças nos primeiros 9 anos de vida, em 73% foram acometidos a face, a cabeça e/ou o pescoço, enquanto em outras idades em apenas 30% os ferimentos ocorreram nessas localizações. Nesse estudo de Weiss e cols.[10], 58% dos acidentes aconteceram no domicílio dos pacientes, sobretudo durante os fins de semana; 96% dos casos, depois do atendimento, tiveram alta e orientação para acompanhamento ambulatorial; os demais foram hospitalizados ou transferidos. Estimou-se que 20 mortes por ano ocorreram nos EUA, no período de 1992 a 1994, como consequência de ferimentos provocados por mordeduras de cães.

No Reino Unido, considera-se que, anualmente, 740 pessoas por 100.000 habitantes são vítimas de ferimentos por mordedura de cães, das quais a minoria procura assistência médica; dessa população, 2,6:100.000 pessoas necessitam ser hospitalizadas (Morgan e Palmer, 2007)[4c]; citam esses autores que, nos EUA, a mortalidade anual em indivíduos que sofreram mordeduras de cães nos últimos anos foi de 7,1:100 milhões de pessoas, ocorrendo 57% dos óbitos em crianças com menos de 10 anos de idade.

Quanto aos ferimentos provocados por mordeduras de seres humanos, são classificados em paroníquia (auto-provocada) e resultantes de mordeduras intencional e não intencionalmente provocadas. Mordeduras humanas já foram descritas em todas as regiões do corpo, mas ocorrem predominantemente nas mãos e nas extremidades superiores. Em estudo realizado em Melbourne, na Austrália, MacBean e cols.[4b] analisaram os dados relativos a 12.982 pacientes atendidos entre 1998 e 2004 com ferimentos provocados por mordeduras humanas e de animais; em 79,2%, 8,7% e 7,2% os ferimentos foram causados, respectivamente, por cães, seres humanos e gatos. As mordeduras por cães localizaram-se predominantemente em mãos/punhos (31,3%) e em face/crânio (25,4%); as mordeduras de gatos acometeram mais comumente mãos/punhos (67,6%) e braços (16,0%); e as humanas atingiram com maior frequência mãos/punhos (37,1%), braços (20,5%) e face/crânio (20,4%). Mordeduras humanas e de cães foram observadas, respectivamente, em 73,7% e 56,3% de indivíduos do sexo masculino; 64,1% dos ferimentos provocados por mordeduras de gatos ocorreram em pessoas do sexo feminino; 33,4% das mordeduras de cães foram observadas em crianças com 14 anos de idade ou menos; ocorreram três óbitos, associados a ferimentos provocados por mordedura de cães. A maioria das vítimas

de mordeduras humanas (79,8%) era de adultos (com 20 a 49 anos de idade); os acidentes, na maior parte (55,4%), ocorreram na residência das pessoas; para 11,6% dos casos foi indicada hospitalização; não houve nenhum óbito nesse grupo de pacientes.

PATOGÊNESE, QUADRO CLÍNICO E PROGNÓSTICO

Vários tipos de ferimentos podem ser provocados por mordeduras: avulsivos (cortantes, com eventual perda de tecido), perfurantes (ou puntiformes), dilacerantes e os constituídos por esmagamento (geralmente acompanhado de necrose tecidual); os ferimentos leves são habitualmente constituídos por escoriações. As mordeduras podem atingir pele, músculos e, com pequena a grande intensidade, nervos e vasos sanguíneos; eventualmente são acometidos ossos, tendões e articulações, assim como outras estruturas. Com frequência variável os ferimentos provocados por mordeduras são seguidos por infecção localizada e, às vezes, por infecção localizada e sistêmica. Doenças graves, como a raiva e o tétano, podem resultar de ferimentos induzidos por mordeduras.

Os pacientes que sofreram mordeduras causadas por cães, gatos e outros animais (principalmente animais selvagens) são os que procuram atendimento médico com maior frequência e rapidez, quase sempre nas primeiras horas depois da ocorrência do acidente, ao contrário do que se verifica nas mordeduras por seres humanos. Nestas, quando os pacientes chegam ao médico, é comum já estar instalada a infecção no local do ferimento, com a presença de sinais inflamatórios e exsudação fétida, exigindo início imediato do tratamento. Nas mordeduras por animais, como habitualmente o atendimento médico é mais precoce, na maioria dos casos ainda não se encontram sinais de inflamação na área acometida, exigindo que o médico adote a conduta que considerar apropriada tendo em conta o conjunto de dados clínico-epidemiológicos, e programe o acompanhamento da evolução em avaliações repetidas – diariamente, se possível. Obviamente, dependendo das circunstâncias, ainda que não se tenham instalado as alterações esperadas, o médico poderá indicar antibioticoterapia ou antibioticoprofilaxia precoce e adotar outras medidas que julgar convenientes.

Os vários tipos de ferimentos que podem ocorrer após as mordeduras de animais ou do próprio homem, já citados, deverão ser analisados quanto à sua localização e extensão, e a presença de sinais indicativos de infecção já instalada ou em fase de instalação. Avaliar-se-á se as lesões se limitam às partes moles ou se atingiram ossos, tendões, articulações, vasos sanguíneos calibrosos, nervos e outros tecidos. De imediato, será feito tratamento local apropriado e serão adotadas as medidas relativas à imunoprofilaxia da raiva e do tétano, descritas em outros capítulos deste livro.

MORDEDURAS DE ANIMAIS

Nos ferimentos infectados subsequentes a mordeduras de animais – além de sua localização e extensão, e o tempo transcorrido desde sua ocorrência – deve ser levado em conta, em especial, o tipo de microbiota presente na boca do animal agressor.

As mordeduras de gatos são as que apresentam maior propensão a infectar-se, por causa dos ferimentos perfurantes (puntiformes) provocados pelos dentes pontiagudos, longos e cortantes desses animais. O tipo de ferimento (avulsão) habitualmente induzido pelas mordeduras de cães explica por que nelas as infecções supurativas são menos frequentes; a abertura provocada no tecido permite a drenagem espontânea de sangue e do transudato, assim como facilita a realização de efetivo tratamento local.

Segundo Newton[6], citado por Myers[5], os fatores associados ao tipo de ferimento que predispõem ao desenvolvimento de infecção pós-mordedura animal incluem: a) mais de 12 horas de duração; b) localização nas mãos ou nos pés; c) perfuração (ferimento puntiforme); e) contaminação muito intensa; f) presença de corpo estranho. Por sua vez, são os seguintes os fatores principais, ligados ao paciente, que favorecem o aparecimento de infecção: a) idade superior a 50 anos; b) alcoolismo; c) hepatopatia crônica; d) diabetes *mellitus*; e) neoplasia maligna; f) edema preexistente na área acometida; g) ferimento contíguo a próteses; h) asplenia, aids e outros fatores de depressão da reposta imune: radioterapia, quimioterapia e uso prolongado de medicamentos imunodepressores. Nas eventualidades citadas, quer as relacionadas com os fatores ligados ao tipo de ferimento causado pela mordedura, quer as relacionadas com peculiaridades do hospedeiro, há necessidade de indicação precoce de antibioticoprofilaxia (ou antibioticoterapia) e de eventual desbridamento e outros cuidados locais com o ferimento, mesmo se o paciente for atendido nas primeiras horas depois do acidente, quando ainda não se evidenciou clinicamente nenhuma alteração indicativa da presença de infecção na área acometida.

São seguidos mais frequentemente de infecção os ferimentos causados por mordeduras localizados nas mãos, nos punhos e nos pés, em adultos; e os localizados no couro cabeludo e na face, em crianças. Atendimento feito quando já decorridas mais de 24 horas depois do acidente, limpeza e desbridamento inadequados ou não realizados e uso de antimicrobiano incorreto para o caso constituem fatores agravantes do prognóstico. A pressão, de grande intensidade, exercida pela mordedura de animais de grande porte pode provocar esmagamento de tecidos; a necrose subsequente predispõe à infecção, quer por microrganismos alojados na boca do animal agressor, quer por bactérias da microbiota cutânea do paciente.

Além das infecções supurativas, a raiva e o tétano são as duas principais doenças infecciosas de seres humanos associadas a mordeduras de cães, gatos e outros animais. Nas mordeduras por macacos a infecção do ferimento é geralmente causada pelas mesmas bactérias envolvidas nas mordeduras humanas, em particular *Eikenella corrodens*. Outras infecções que podem ser transmitidas por mordeduras de animais devem ser lembradas: a febre por mordedura do rato (*Streptobacillus moniliformis* ou *Spirillum minus*), a brucelose (*Brucella spp.*), a doença da arranhadura do gato (*Bartonella henselae*) e a leptospirose (*Leptospira interrogans*). Nas mordeduras por morcegos hematófagos a lesão costuma passar despercebida e os cuidados em relação ao paciente acometido referem-se particularmente ao risco de transmissão da raiva.

São conhecidas as bactérias responsáveis com maior frequência pelas infecções que se instalam nos ferimentos causados em seres humanos por mordeduras de animais; esses microrganismos fazem parte da microbiota da boca desses animais. Abrahamian e Goldstein[1] reproduzem os dados obtidos por Talan e cols.[8] no estudo prospectivo que realizaram em 107 ferimentos infectados, resultantes de mordeduras de cães e gatos: 1. bactérias aeróbias e anaeróbias isoladas em 56% dos ferimentos (em 48% dos provocados por cães e 63% dos provocados por gatos); 2. o número médio de espécies de bactérias isoladas na cultura de material obtido de cada ferimento foi cinco, na maioria dos casos com três bactérias aeróbias e duas anaeróbias; 3. espécies do gênero *Pasteurella* foram as bactérias mais comumente isoladas, tanto de ferimentos provocados por mordeduras de cães (50%) quanto de gatos (75%); 4. entre bactérias do gênero *Pasteurella*, *Pasteurella canis* predominou nos ferimentos provocados por mordeduras de cães, enquanto *Pasteurella multocida subsp. multocida* e *Pasteurella multocida subsp. septica* foram as isoladas com maior frequência dos ferimentos infectados subsequentes a mordeduras de gatos (54% e 28%, respectivamente); 5. bactérias do gênero *Pasteurella* associaram-se com menor período de incubação e foram as isoladas mais comumente de abscessos e ferimentos perfurantes.

De acordo com pesquisas realizadas por Talan e cols.[8] e Goldstein[4a], são as seguintes as bactérias isoladas habitualmente de ferimentos infectados causados por mordeduras de cães e gatos: 1. bactérias aeróbias: a) estreptococos (presentes em 46% dos ferimentos causados por mordeduras desses animais) e estafilococos (presentes em 46% dos ferimentos causados por mordeduras de cães e em 35% dos causados por mordeduras de gatos); esses cocos gram-positivos são isolados com maior frequência em ferimentos nos quais não estão presentes exsudato purulento ou abscesso; *Staphylococcus intermedius* é habitualmente encontrado na microbiota gengival de cães, sendo sensível à penicilina G; b) *Neisseria sp.* (de que diversas espécies foram isoladas em 16% dos ferimentos provocados por mordeduras de cães e em 19% dos provocados por mordeduras de gatos); c) *Corynebacterium sp.* (cães: 12%; gatos: 28%); d) *Moraxella sp.* (cães: 10%; gatos: 35%); 2. bactérias anaeróbias: a) *Fusobacterium nucleatum* (cães: 16%; gatos: 25%); b) *Bacteroides tectum* (cães: 14%; gatos: 28%); c) *Porphyromonas sp.* (cães: 28%; gatos: 30%); d) *Prevotella heparinolytica* (cães: 14%; gatos: 9%); e) *Propionibacterium acnes* (cães: 14%; gatos: 16%).

Capnocytophaga canimorsus (bacilo gram-negativo aeróbio, não esporulado e sem flagelo, móvel, da família Flavobacteriaceae) é bactéria encontrada na microbiota oral de 26% dos cães e de 15% dos gatos. Pode causar, principalmente depois de mordedura por cães, infecção sistêmica grave (sepse, endocardite e/ou meningite, abscesso mediastinal, osteomielite, etc.) de seres humanos com asplenia, hepatopatia crônica ou imunodepressão de várias causas, embora também tenha sido observada em indivíduos imunocompetentes; mais de 100 casos foram descritos na literatura, com taxa de letalidade de 27% (www.bacterio.cict.fr/bacdico/cc/Capnocytophaga.html). Sarma e Mohanty[7a] descreveram, em diabético com 59 anos de idade, um caso de celulite, bacteriemia e pneumonia consequente à mordedura de cão, cujo agente etiológico foi *Capnocytophaga cynodegmi*.

Ainda de acordo com Abrahamian e Goldstein[1], fazem parte da microbiota da boca de outros animais que podem provocar mordeduras em seres humanos: 1. primatas: *Streptococcus spp.*, *Staphylococcus spp.*, *Enterococcus spp.*, *Eikenella corrodens*, *Neisseria spp.*, enterobactérias, *Bacteroides spp.*, *Prevotella spp.* e *Fusobacterium spp.*; 2. suínos: *Staphylococcus spp.*, *Streptococcus sanguis*, *Streptococcus suis*, *Streptococcus milleri*, difteroides, *Pasteurella multocida*, *Actinobacillus suis* e *Bacteroides fragilis*; 3. equinos: *Staphylococcus aureus*, *Streptococcus spp.*, *Neisseria spp.*, *Escherichia coli*, *Actinobacillus lignieresii*, *Pasteurella spp.*, *Bacteroides ureolyticus*, *Bacteroides fragilis*, *Prevotella melaninogenica* e *Prevotella heparinolytica*.

Os ferimentos subsequentes a mordeduras humanas podem ser resultantes de mordeduras não intencionais (acidentais) ou intencionais, eventualmente autoprovocadas. As intencionais, de uma pessoa em outra, ocorrem habitualmente durante brigas, agressões em assaltos ou em relações sexuais (incluindo o abuso sexual de crianças). As autoprovocadas induzem geralmente à instalação de paroníquia (infecção na prega da unha de dedo das mãos) ou de ferimento, eventualmente infectado, nos lábios, sendo observadas na maioria dos casos em crianças.

É variável a localização dos ferimentos infectados que se seguem a mordeduras intencionais de seres humanos, podendo encontrar-se em qualquer região do corpo. As mordeduras intencionais provocam eventualmente complicações não infecciosas (lesões de nervos, vasos, tendões ou cápsulas articulares, fraturas e/ou esmagamento de ossos e neuropatia periférica). Os ferimentos infectados podem dar origem a celulite, artrite séptica, linfangite, osteomielite, tenossinovite, linfangite, meningite, abscesso cerebral ou sepse (complicações infecciosas)[1,2].

Segundo as pesquisas citadas por Abrahamian e Goldstein[1], as infecções instaladas em ferimentos provocados por mordeduras humanas são invariavelmente mistas, com a presença associada de bactérias aeróbias e anaeróbias, entre as quais estreptococos beta-hemolíticos, *Staphylococcus aureus*, *Staphylococcus epidermidis*, *Corynebacterium spp.*, *Eikenella corrodens*, *Haemophilus influenzae*, *Haemophilus parainfluenzae*, *Klebsiella pneumoniae*, *Prevotella melaninogenica*, *Fusobacterium nucleatum*, *Peptostreptococcus spp.* e *Prevotella spp.*; os bacilos gram-negativos isolados de ferimentos provocados por mordeduras humanas são frequentemente produtores de betalactamase. Observa-se efeito sinérgico entre *Eikenella corrodens* e estreptococos alfa-hemolíticos. Talan e cols.[9], em 50 pessoas (a maioria das quais adultos jovens) com ferimentos infectados causados por mordeduras humanas, isolaram *Streptococcus anginosus* em 52% dos casos, *Fusobacterium nucleatum* em 32%, *Staphylococcus aureus* em 30%, *Eikenella corrodens* em 30% e *Prevotella melaninogenica* em 22%; o número médio de bactérias isoladas dos ferimentos foi quatro (três anaeróbias e uma anaeróbia); bactérias anaeróbias e anaeróbias, conjuntamente, foram isoladas de 54% dos ferimentos - aeróbias, isoladamente, de 44%, e anaeróbias, isoladamente, de apenas 2%.

Nas mordeduras humanas intencionais, sempre que possível, devem ser afastadas no indivíduo agressor, por intermédio de exames complementares específicos, as infecções causadas pelo vírus da imunodeficiência humana e pelos vírus das hepatites B e C.

Os fatores agravantes citados anteriormente, nas infecções causadas por mordeduras animais, também devem ser considerados nas vítimas de mordeduras humanas. Sobretudo quando as mãos e os dedos são acometidos, deve-se investigar a presença de lesões em cápsulas articulares, ossos e tendões.

Em pessoas consideradas normais encontram-se mais de 40 espécies de bactérias na microbiota da boca, número que chega a aproximadamente 200 em indivíduos com gengivite ou doença periodontal (*apud* Myers[5]). As bactérias mais frequentemente isoladas de ferimentos infectados causados por mordeduras humanas são os estreptococos alfa-hemolíticos (40% a 95%), os estafilococos (25% a 50%) e *Eikenella corrodens* (10% a 35%).

DIAGNÓSTICO ETIOLÓGICO/EXAMES COMPLEMENTARES INESPECÍFICOS

Nos ferimentos com sinais de infecção, antes de adotar qualquer medida terapêutica, sempre que possível, deverá ser colhido material para bacterioscopia e cultura. Em geral a bacterioscopia do exsudato não fornece dados concretos que sirvam para orientar a escolha do antimicrobiano que se pretenda indicar, por causa da demonstração de vários tipos de microrganismos. A cultura de material colhido do ferimento em meios aeróbios e anaeróbios também está indicada, assim como a hemocultura, quando houver evidências de complicações sistêmicas; o resultado tardio das culturas não contribui para a orientação do tratamento antimicrobiano a ser rapidamente instituído; a importância de sua realização pode tornar-se evidente durante a evolução, em alguns casos, com a identificação de bactérias resistentes ao(s) antimicrobiano(s) prescrito(s).

Outros exames complementares – radiografia, ultrassonografia, angiografia, tomografia axial computadorizada, ressonância magnética, hemograma, velocidade de eritrossedimentação, etc. – podem ser necessários na investigação da presença de corpos estranhos e de outras complicações.

TRATAMENTO

A primeira medida terapêutica a ser adotada nos ferimentos infectados pós-mordeduras refere-se à lavagem das lesões com água e sabão líquido, e à remoção (após anestesia local) de tecido desvitalizado, ou drenagem de abscesso; em seguida, deve-se lavar os ferimentos abertos com abundante volume[3] (200 mL) de soro fisiológico, sob pressão, com auxílio de seringa de 20 mL e cateter. Peróxido de hidrogênio, álcool e iodo-polivinilpirrolidona não devem ser aplicados nas lesões, por causa do seu efeito tóxico e irritante. Os cuidados locais, além da ação terapêutica contra a infecção supurativa, fazem parte das medidas indicadas para a profilaxia da raiva e do tétano (Capítulos 141 e 152, respectivamente).

Não se deve realizar sutura dos ferimentos, infectados ou não, causados por mordeduras, fazendo-se – depois dos cuidados locais – apenas a aproximação das bordas da ferida, quando possível. Deve-se deixar que a cicatrização se dê por segunda intenção.

O tratamento específico dos ferimentos infectados deve ser instituído rapidamente, tão logo seja feito o diagnóstico e colhido material para bacterioscopia e cultura. A seleção do antimicrobiano a ser prescrito será feita com base no tipo de animal agressor (microbiota oral) e nas características (extensão, localização etc.) do ferimento, considerando-se também o risco de participação etiológica de bactérias presentes na microbiota da pele humana, na área acometida[2,3,4b,4d,5,7b-9]. Nos ferimentos infectados causados por mordeduras animais, a terapêutica antimicrobiana empírica deve levar em conta a microbiota da boca do animal agressor, já mencionada anteriormente, e a microbiota encontrada na pele da vítima, na região acometida, exigindo-se que tenha atividade contra *Pasteurella spp.*, estreptococos, estafilococos e bactérias anaeróbias. O tratamento deve estender-se por 10 a 14 dias e ser mais prolongado em presença de complicações (artrite séptica, osteomielite, sepse, etc.). Pode-se indicar, empiricamente, um dos seguintes esquemas:

Monoterapia

a) *por via oral:* amoxicilina-clavulanato, na dose de 1 g de amoxicilina, de 12/12 h, para adultos, e de 20 mg/kg de amoxicilina, de 12/12 h, para crianças; havendo infecção secundária intensa, aumentar a dose para 1 g de amoxicilina, de 8/8 h, para adultos, e para 45 mg/kg, de 8/8 h para crianças;

b) *por via intravenosa:* amoxicilina-sulbactam, na dose de 3 g de ampicilina, de 6/6 h, para adultos, e de 50 mg/kg, de 6/6 h, para crianças; **ou** piperacilina-tazobactam, na dose de 4,5 g de piperacilina, de 8/8 h, para adultos, e de 125 mg/kg, de 8/8 h, para crianças; **ou** ticarcilina-clavulanato, na dose de 3 g de ticarcilina, de 4/4 h, para adultos, e de 50 mg/kg, de 4/4 h, para crianças. Alternativas terapêuticas para a monoterapia por via intravenosa incluem o imipeném (imipeném-cilastatina), o meropeném e o ertapeném.

Associação de Antimicrobianos

a) *por via oral:* doxiciclina, na dose de 100 mg, de 12/12 h, para adultos (não recomendada para crianças com menos de 8 anos de idade), associada a metronidazol, na dose de 500 mg, de 8/8 h, para adultos, ou com clindamicina, na dose de 450 mg, de 8/8 h, para adultos; **ou** sulfametoxazol (SMZ)-trimetoprima (TMP), na dose de 800/160 mg de SMZ/TMP, de 12/12 h, para adultos, e de 4-5 mg de TMP, de 12/12 h, para crianças; **ou** penicilina V potássica, na dose de 500 mg, de 6/6 h, para adultos, e de 12,5 mg/kg, de 6/6 h, para crianças; **ou** cefuroxima, na dose de 500 mg, de 12/12 h, para adultos, e de 10 mg/kg, de 12/12 h, para crianças; **ou** moxifloxacino, na dose de 400 mg/dia, para adultos (não recomendada para crianças com menos de 18 anos de idade), todos eles administrados em associação com metronidazol ou clindamicina, nas doses já citadas para adultos, e, para crianças, na dose de 10 mg/kg, de 8/8 h, para esses dois últimos antibióticos;

b) *por via intravenosa:* ceftriaxona, na dose de 1 g, de 12/12 h, para adultos, e de 100 mg/kg/dia para crianças, administrada em associação com metronidazol, na dose de 500 mg, de 8/8 h, para adultos, e de 10 mg/kg, de 8/8 h, para crianças; **ou** ciprofloxacina, na dose de 400 mg, de 12/12 h, para adultos, em associação com metronidazol, na dose de 500 mg, de 8/8 h, para adultos (a ciprofloxacina não é recomendada para pessoas com menos de 18 anos de idade).

Segundo Abrahamian e Goldstein[1], na monoterapia dessas infecções deve ser afastado o uso de cefalosporinas de primeira geração, clindamicina, macrolídeos e oxacilina, por causa das altas taxas de resistência.

Nos ferimentos infectados causados por mordeduras humanas, a terapêutica antimicrobiana empírica deve levar em conta a presença nas lesões, quase que invariável, de *Staphylococcus aureus*, *Eikenella corrodens*, *Haemophilus influenzae* e bactérias anaeróbias produtoras de beta-lactamase[3]. Também é de 10 a 14 dias a duração habitual do tratamento, devendo ser mais prolongado quando ocorrer alguma das complicações citadas. Os esquemas de tratamento são iguais aos referidos para a mordedura animal.

PROFILAXIA

Quando o atendimento médico é feito antes de decorridas 9 horas da mordedura por animais, demonstrou-se não haver, de modo geral, nenhuma vantagem na indicação de antibioticoprofilaxia[1a]. Analisando os dados de oito estudos controlados sobre o uso (ou não) profilático de antimicrobianos em pessoas que sofreram mordeduras de mamíferos, Medeiros e Saconato (2001)[4c] concluíram que não há evidência de que a administração profilática de antibióticos previna a ocorrência de infecção em pessoas que sofreram mordeduras de cães e gatos; o tipo de ferimento (laceração ou perfuração) não influi no resultado da antibioticoprofilaxia; citam os autores que num dos estudos se demonstrou que a adoção dessa conduta diminuiu o risco de infecção em mordeduras humanas; enfatizam, também, que há evidência de que o uso profilático de antibióticos diminui a frequência de infecção em mordeduras da mão, se bem que essa orientação tenha necessidade de ser confirmada por novos estudos. Embora a indicação de antibioticoprofilaxia para indivíduos que sofreram mordeduras humanas ou de animais não deva ser rotineira, nas seguintes situações (denominadas condições de alto risco) seu uso está justificado[4d,5,7b]: a) ferimentos perfurantes profundos (causados, particularmente, por mordeduras de gatos); b) ferimentos graves ou de moderada intensidade associados com a presença de esmagamento; c) ferimentos em que há comprometimento subjacente à área lesionada de veias ou de vasos linfáticos; d) ferimentos das mãos ou adjacentes a osso ou articulação; e) ferimentos que exigem a realização de intervenção cirúrgica; f) ferimentos em pacientes imunocomprometidos. Quando indicada, a antibioticoprofilaxia deve ser feita com a administração, durante 3 a 5 dias, de amoxicilina-clavulanato, por via oral, ou – por via oral ou parenteral – com um dos antibióticos ou uma das associações indicados para o tratamento, nas doses citadas.

O paciente que apresenta ferimento por mordedura humana ou animal, depois do primeiro atendimento, será acompanhado em ambulatório ou internado em hospital, segundo critério médico. A hospitalização deverá ter como base a extensão e a gravidade das lesões, o comprometimento do estado geral e/ou a necessidade de procedimentos terapêuticos cuja realização exige internação e permanência do enfermo sob observação médica direta.

Já fizemos menção às medidas que devem ser adotadas relativamente à profilaxia da raiva e do tétano, descritas respectivamente nos Capítulos 141 e 152 deste livro.

REFERÊNCIAS BIBLIOGRÁFICAS

1. Abrahamian FM, Goldstein EJC. Bites. In: Gorbach SL, Bartlett JG, Blacklow NR (eds.). Infectious Diseases. 3rd ed. Philadelphia: Lippincott Williams & Wilkins; 2004. p. 1440-46.
1a. Brakenbury PH, Muwanga CA. A comparative double blind study of amoxicillin/clavulanate vs placebo in the prevention of infection after animal bites. Arch Emerg Med. 1989;6:251-56.
2. Brook I. Microbiology and management of human and animal bite wound infections. Prim Care. 2003;30:25-39.

3. Goldstein EJC. Bite wounds and infection. Clin Infect Dis. 1992;14:633-40.

4a. Goldstein EJC. Current concepts on animal bites: bacteriology and therapy. Curr Clin Top Infect Dis. 1999;19:99-111.

4b. MacBean CE, Taylor DM, Ashby K. Animal and human bite injuries in Victoria, 1998-2004. Med J Aust. 2007;186:38-40.

4c. Medeiros I, Saconato H. Antibiotic prophylaxis for mammalian bites. Cochrane Database Syst Rev. 2001;(2)CD001738.

4d. Morgan M, Palmer J. Dog bites. BMJ. 2007;334: 413-17.

5. Myers JP. Bite wound infections. Curr Infect Dis Rep. 2003;5:416-25.

6. Newton E. Mammalian bites. In: Schwartz GR, Roth PB, Cohen JS (ed). Principle and Practice of Emergency Medicine. 3rd ed. Philadelphia: Lea & Febiger; 1992. p. 2750-51.

7a. Sarma PS, Mohanty S. *Capnocytophaga cynodegmi* cellulitis, bacteremia, and pneumonitis in a diabetic man. J Clin Microbiol. 2001;39:2028-29.

7b. Stevens DL et al. Practice guidelines for the diagnosis and management of skin and soft-tissue infections. Clin Infect Dis. 2005;41:1373-406.

8. Talan DA et al. Bacteriologic analysis of infected dog and cat bites. Emergency Medicine Animal Bite Infection Study Group. N Engl J Med. 1999;340:138-40.

9. Talan DA et al. Clinical presentation and bacteriologic analysis of infected human bites in patients presenting to emergency departments. Clin Infect Dis. 2003;37:1481-89.

10. Weiss HB, Friedman DI, Coben JH. Incidence of dog bite injuries treated in emergency departments. JAMA. 1998;279:51-53.

125 Mucormicose e Entomoftoromicose

■ **Walter Tavares**

(CID 10 = B46 - Zigomicose; B46.0 - Mucormicose pulmonar; B46.1 - Mucormicose rinocerebral; B46.2 - Mucormicose gastrintestinal; B46.3 - Mucormicose cutânea; Mucormicose subcutânea; B46.4 - Mucormicose disseminada; B 46.8 - Outras zigomicoses)

INTRODUÇÃO

Mucormicose é a infecção fúngica mais aguda e fatal que acomete o homem. O termo mucormicose substitui a antiga denominação de ficomicose, considerando que a classe de fungos Phycomicetes deixou de existir na taxonomia mais recente dos fungos. Em seu lugar surgiram várias classes, entre as quais a dos Zygomycetes, que compreende as ordens Mucorales e Entomophtorales. Zigomicose pode, portanto, designar tanto as mucormicoses como as entomoftoromicoses. As infecções por Mucorales acometem, principalmente, indivíduos debilitados e imunocomprometidos, enquanto Entomophtorales atingem indivíduos sadios e têm curso mais crônico. Mesmo em pacientes imunodeprimidos, as zicomicoses permanecem como uma infecção oportunista rara (ver também Capítulo 84, Hifomicoses).

Entomoftoromicose[5a,7a,8a,10,16,17]

Os fungos Entomophtorales que infectam o homem pertencem aos gêneros *Conidiobolus* e *Basidiobolus*, e são encontrados amplamente disseminados no planeta, vivendo saprofiticamente no solo e em vegetais. Podem também ser encontrados no intestino de anfíbios e outros vertebrados e em insetos. O homem pode-se infectar pela inalação do fungo e, talvez, pela inoculação direta na pele. É uma micose rara, visto que os fungos apresentam baixa virulência; a maioria dos casos humanos é relatada no continente africano e, ainda que os pacientes não mostrem imunodeficiências, é possível que haja algum fator que facilite a infecção.

A infecção por *Conidiobolus* é denominada conidiobulomicose e caracteriza-se por lesões situadas sobretudo na cabeça; a infecção por *Basidiobolus* é denominada basidiobulomicose e as manifestações clínicas ocorrem mais no tronco e nos braços. É possível, contudo, que ambos os parasitas infectem diferentes partes do corpo humano. A conidiobulomicose manifesta-se por nodulações e infiltrado inflamatório do tecido subcutâneo, na face, na boca e no nariz, conduzindo à deformidade da face, obstrução nasal e, mesmo, dificuldade em abrir os olhos. O infiltrado não é doloroso. Na infecção por *Basidiobolus* ocorre também a formação de nódulos subcutâneos situados no tronco, nos braços, nas nádegas. Também não são dolorosas e podem involuir espontaneamente.

A entomoftoromicose deve ser diferenciada de oncocercose, linfomas, abscessos subcutâneos, esporotricose e infecções por micobactérias atípicas. O diagnóstico dessa micose é feito por biópsia da lesão, com visualização de hifas dos fungos e cultura do tecido em meios apropriados.

A doença tem sido tratada com iodeto de potássio, cotrimoxazol, azóis antifúngicos e anfotericina B, com indicação de eficácia dessas drogas. Contudo, o itraconazol constitui droga de escolha por sua eficácia, tolerabilidade e menor efeito hepatotóxico em tratamento prolongado. O tratamento é realizado por 4 a 6 meses. Em alguns casos pode ser necessária a cirurgia reconstrutora.

MUCORMICOSE[1-16]

Mucormicoses são infecções oportunistas causadas por fungos dos gêneros *Absidia*, *Rhizopus* e *Mucor*, fungos existentes no meio ambiente e que podem infectar o homem por aspiração dos esporos. As micoses desse grupo podem apresentar-se sob a forma rinocerebral, pulmonar, gastrintestinal, subcutânea, cutânea, disseminada e cerebral. A infecção está mais comumente associada a pacientes acidóticos, especialmente àqueles com cetoacidose diabética. A zicomicose rinocerebral é a forma mais frequente de apresentação, responsável por mais de 75% dos casos da literatura. É uma doença aguda, que se manifesta abruptamente, e é na maioria das vezes fatal. Os fungos atingem os vasos sanguíneos, provocando trombose e infarto da região afetada.

Na mucormicose rinocerebral as hifas invadem os seios paranasais e o palato, estendendo-se para o seio etmoidal, região retro-orbitária e/ou sistema nervoso central (SNC). Essa forma é mais comum em pacientes com diabetes com acidose e em enfermos com leucemia, neutropênicos e submetidos a quimioterapia prolongada. Praticamente todos os pacientes se queixam de cefaleia e dor na face. A cefaleia é intensa, ocorre epistaxe, surgem alterações do estado mental e oculares. O exame do nariz revela necrose das fossas nasais. Os achados oculares incluem proptose, edema periorbital, perda da acuidade visual e edema palpebral. A doença pode evoluir para exoftalmia, oftalmoplegia completa, cegueira e pupilas fixas e dilatadas. Ocorre necrose tissular e formação de crostas enegrecidas e sangrantes.

A mucormicose pulmonar é observada sobretudo em pacientes com neutropenia grave e prolongada. Não raramente, os pacientes estão também sob antibioticoterapia com drogas de amplo espectro de ação e por tempo prolongado. Os sintomas iniciais resumem-se em febre, tosse e dispneia. Com a evolução, ocorre erosão de vasos pulmonares pelo fungo, surgimento de hemoptise, e o enfermo pode falecer em hemorragia pulmonar maciça.

A mucormicose gastrintestinal é referida principalmente em pacientes com desnutrição grave e em transplantados. É doença aguda, com distensão e dor abdominal, vômitos, febre e hemorragia digestiva. A forma cutânea é rara, surgindo como nodulações, sinais de celulite e lesão ulcerada. Ocorre em pessoas com higiene precária, desnutrição, úlceras de perna e, eventualmente, após picadas de insetos ou traumatismos em contato com o solo (jardineiros). A forma cerebral isolada e a sistêmica são eventos raros.

O diagnóstico depende do exame direto e histopatológico dos raspados e das biópsias do material necrótico. A cultura do material com frequência é negativa, embora os fungos sejam visualizados no exame histopatológico. O diagnóstico habitualmente é feito após a morte. Deve-se pensar em mucormicose em paciente com diabetes que desenvolve edema do nariz e da face e formação de escara escurecida na região.

O tratamento baseia-se no diagnóstico precoce, no tratamento da doença de base, sobretudo na correção da acidose e da hiperglicemia. Deve ser feito o desbridamento cirúrgico agressivo e a terapia com anfotericina sistêmica.

REFERÊNCIAS BIBLIOGRÁFICAS

1. Abril V et al. Rhinocerebral mucormycosis in a patient with AIDS: a complication of diabetic ketoacidosis following pentamidine therapy. Clin Infect Dis. 1996;23:845-46.
2. Cirino CG. Mucormicose. Rev Bras Clin Terap. 1987;16(5):137-38.
3. Ferry AP, Abedi S. Diagnosis and management of rhino-orbito-cerebral mucormycosis (phycomycosis). A report of 16 personally observed cases. Ophthalmology.1983;90:1096-104.
4. Jimenez C et al. Successful treatment of mucor infection after liver or pancreas-kidney transplantation. Transplantation. 2002;73:476-80.
5. Lana-Peixoto MA, Souza IR, Carneiro LB. Mucormicose rino-orbito-cerebral. Relato de um caso e revisão da literatura. Rev Bras Oftal. 2001;60:453-60.
5a. Madruga CB et al. Entomoftoromicose: relato de caso. Braz J Infect Dis. 2011;15(Suppl):139.
6. Mahi M et al. La mucormycose rhino-orbito-cerebrale. J Radiol. 2002;83(2 Pt 1):165-67.
7. Maniglia AJ, Mintz DH, Novak S. Cephalic phycomycosis: a report of eight cases. Laryngoscope. 1982;92:755-60.
7a. Mathew R et al. Successful treatment of extensive basidiobolomycosis with oral itraconazole in a child. Int J Dermatol. 2005;44:572-75.
8. Morais Perez D et al. La mucormicosis rino-orbito-cerebral. Revision, actualizacion y aportación de un nuevo caso. Acta Otorrinolaringol Esp. 1997;48:309-13.
8a. Njock R et al. Entomophtoromycose rhinofaciale à propos d'un cãs. Santé 2996;16:139-41.
9. Pardal Refoyo JL et al. Revision del tratamiento en la mucormicosis rinocerebral. An Otorrinolaringol Ibero Am. 1998;25:45-56.
10. Prabhu RM, Patel R. Mucormycosis and entomophthoramycosis: a review of the clinical manifestations, diagnosis and treatment. Clin Microbiol Infect. 2004;10(Suppl 1): 31-47.
11. Ribeiro NF et al. Lethal invasive mucormycosis: case report and recommendations for treatment. Int J Oral Maxillofac Surg. 2001;30:156-59.
12. Rios Gonçalves AJ et al. Mucormicose. Considerações sobre a forma septicêmica aguda com endocardite e lesões cutâneas observadas no puerpério imediato. Arq Bras Med. 1986;50:289-94.
13. Rios Gonçalves AJ et al. Mucormicose (zigomicose) rinocerebral por Rhizopus oryzae. Relato de um caso. Arq Bras Med. 1988;62:339-42.
14. Santana NOR et al. Mucormicose de seios paranasais e órbitas em paciente imunocompetente: relato de caso e revisão de literatura. Rev Bras Otorrinolaringol. 2001;67:727-30.
15. Santos W et al. Mucormicose gástrica. Arq Bras Med. 1986;60:295-98.
16. Sugar AM. Agents of mucormycosis and related species. In: In: Mandell GL, Bennett JE, Dolin R (Ed.). Mandell, Douglas, and Bennett's Principles of infectious Diseases 5th ed. Philadelphia: Churchill Livingstone; 2000. V.2, p. 2685-95.
17. Valle AC et al. Entomophthoramycosis by *Conidiobolus coronatus*. Report of a case successfully treated with the combination of itraconazole and fluconazole. Rev Soc Bras Med Trop. 2001;43:233-36.

126 Onicomicoses

■ Lúcia Helena Soares Ribeiro

(CID10 = B.35.1 - Tinha das unhas [Dermatofitose da unha, nicomicose, oníquia dermatofítica]; B37.2 - Candidíase da pele e das unhas [Oníquia por *Candida*])

INTRODUÇÃO

As onicomicoses são as doenças mais comuns das unhas. São definidas como infecções fúngicas que atingem o aparelho ungueal, o que compreende a doença localizada não só na lâmina ungueal como também na matriz, nas pregas ungueais proximal e laterais. O termo *tinea unguium* é reservado às infecções causadas exclusivamente por dermatófitos[4]. Considerando a diversidade de apresentações, representam mais de 50% do total de onicopatias[13]. Têm distribuição universal e acometem entre 2% e 18% da população mundial, e sua prevalência varia nas diferentes localidades: na Inglaterra, entre 3% e 8%; na Irlanda, entre 15% e 20%; nos Estados Unidos da América, entre 2% e 13%[9,12]. Um estudo recente, feito por Araujo e cols., encontrou prevalência de 19,34% na cidade do Rio de Janeiro[1].

As onicomicoses podem ocorrer em todas as épocas da vida e, aparentemente, sua incidência aumenta com a idade. Alguns autores sugerem que aos 70 anos mais de 48% dos indivíduos terão sido afetados[9]. O número de casos tem crescido nos últimos anos, mesmo na infância[3,15]. É importante assinalar o aumento do número de pacientes com etiologia não dermatofítica nos últimos anos, o que era considerado raro. Estima-se que, entre os europeus, etiologia não dermatofítica corresponda a um montante entre 1,6% e 6% do total[2]. Vários fatores têm sido apontados como facilitadores dessa progressão, como a maior exposição aos agentes causadores, aumento da incidência de diabetes, maior uso de medicamentos imunossupressores e antibióticos, além da epidemia de aids. Nos resultados do estudo brasileiro, confirma-se a predominância de pacientes idosos (40% acima dos 70 anos) e do sexo feminino (65,84% dos casos), mas esse dado contraria pesquisas realizadas em outros países[4]. As causas para o aumento da prevalência entre os idosos podem ser a menor taxa de crescimento ungueal e a maior exposição ao trauma, principalmente pelos calçados, o que explicaria em parte o maior número de casos em mulheres[1].

O isolamento de dermatófitos do piso de banheiros públicos e piscinas, e também da poeira doméstica de indivíduos afetados, mostra algumas das fontes de infecção. Fungos filamentosos não dermatófitos estão normalmente presentes no solo ou em plantas, e podem afetar indivíduos expostos a este manuseio, mesmo os imunocompetentes[2].

Os aspectos epidemiológicos e etiológicos das onicomicoses apresentam diferenças geográficas e as variações entre os resultados podem ser consequentes à diversidade de climas, aos hábitos de vida dos indivíduos estudados, à faixa etária, à ocorrência familiar e às modificações da microbiota fúngica, além de outros fatores. Dentre os agentes envolvidos na etiologia figuram dermatófitos (*Trichophyton rubrum, Trichophyton mentagrophytes, Epidermophyton floccosum*)[13], leveduras (*Candida spp.*) e fungos não dermatófitos (*Acremonium spp., Aspergillus spp., Onychola canadensis, Scopulariopsis brevicaulis, Scytalidium spp., Fusarium spp.*)[2,5,13]. Muitos estudos evidenciam que, em aproximadamente 90% dos casos, as espécies envolvidas são o *T. rubrum* e o *T. mentagrophytes*, o que parece confirmar-se em nosso País[1,16].

O crescente número de agentes etiológicos envolvidos, seu comportamento biológico e as diferenças de repercussão clínica tornam as onicomicoses doenças de difícil diagnóstico e tratamento. As recidivas são frequentes e mesmo os recursos terapêuticos mais modernos podem resultar em baixos índices de cura. São doenças que afetam a qualidade de vida dos indivíduos, provocando distúrbios psicológicos e sociais. A perda das bordas livres das unhas dos quirodáctilos, por exemplo, compromete a atividade sensorial e a destreza manual, causando dificuldades profissionais. Do mesmo modo, o acometimento das unhas dos pododáctilos pode originar fenômenos dolorosos e dificuldades de deambulação. As infecções bacterianas secundárias podem-se transformar em graves complicações nos pacientes debilitados ou com doenças graves preexistentes. O diagnóstico precoce seguido da orientação etiológica propicia a escolha mais adequada da opção de tratamento e uma perspectiva de cura mais elevada.

DIAGNÓSTICO CLÍNICO

As diferentes apresentações clínicas das onicomicoses motivaram classificações baseadas na localização da lesão.

Assim sendo, Hay e cols.[8] as dividem conforme descrito a seguir.

Onicomicose Subungueal Distal Lateral

É o tipo mais comum, que se traduz pelo descolamento da lâmina ungueal, denominado onicólise, além de alterações de cor (Figura 126.1). As unhas afetadas assumem tonalidade geralmente esbranquiçada ou amarelada, e pode haver variações para o acastanhado, o cinza ou o negro, de acordo com o agente etiológico. Nessa modalidade, o fungo penetra sob a borda livre (hiponíquio), invade o leito ungueal e, a seguir, a lâmina. Esta pode estar espessada e se acompanhar de hiperceratose subungueal. Muitos casos são precedidos por lesões de dermatofitose dos pés[4]. A espécie mais frequentemente encontrada ligada a essa variante é o *T. rubrum*; porém, *Candida spp.* e fungos não dermatófitos também podem ser encontrados.

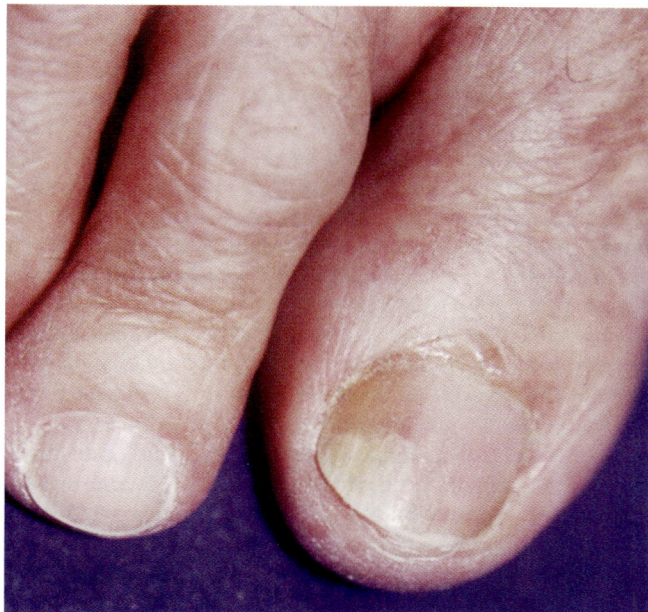

FIGURA 126.1 – Onicomicose subungueal distal lateral – onicólise no hálux. (Foto original de Lúcia Helena Soares Ribeiro.)

Onicomicose Subungueal Proximal

Forma menos comum, na qual a invasão fúngica se inicia pelo extrato córneo da região proximal, atravessa a matriz ungueal e atinge a parte inferior da lâmina. O aspecto clínico é de mancha esbranquiçada na região da lúnula, que pode progredir em direção à parte distal, com destruição da lâmina. Costuma ser causada pelo *T. rubrum* e a localização preferencial é o hálux ou os demais pododáctilos. Sua importância cresceu nos últimos anos devido à associação frequente com a aids e outras situações de imunodepressão. Quando causada por leveduras do gênero *Candida,* geralmente acomete os dedos das mãos e, em geral, existe paroníquia.

Onicomicose Branca Superficial

Apresentação pouco frequente, em que a lâmina ungueal é o sítio primário de invasão, podendo progredir para o leito e o hiponíquio. A aparência clínica será de pequenas manchas branco-leitosas que coalescem na superfície da lâmina, geralmente restritas às unhas dos pés. O agente envolvido mais comumente é o *T. mentagrophytes*, embora não dermatófitos (*Acremonium spp., Fusarium spp.* e *Aspergillus spp.*) e *Candida spp.* também possam ser responsáveis por esta variante.

Endonix

Variedade descrita mais recentemente, caracterizada pela coloração branco-difusa da lâmina, sem repercussão na espessura ou descolamento. É atribuída ao *Trichophyton soudanense*[14].

Onicomicose Distrófica Total

Forma mais grave, que se manifesta por espessamento do leito ungueal e fragmentos de lâmina ungueal; pode ser consequência da progressão de alguma das formas anteriores. Foi descrita também associada à candidíase mucocutânea crônica. Os agentes mais comuns nessa variante clínica são o *T. rubrum*, seguido do *T. mentagrophytes*.

Outros aspectos clínicos podem estar presentes nas infecções causadas por fungos não dermatófitos. O mais frequente se traduz por processo inflamatório da prega ungueal proximal, de evolução prolongada, com dor na região afetada, e acompanhando-se de coloração amarelada na lâmina ungueal, afetando geralmente os dedos das mãos. As espécies relacionadas são *Fusarium solani* e *F. oxysporum*[2]. As alterações de cor nem sempre produzem unhas de tonalidade branca ou amarelada. Fungos dematiáceos serão responsáveis por lâminas ungueais acastanhadas, acinzentadas ou negras, como nas infecções por *Aspergillus niger* e *Scytalidium dimidiatum*[11].

DIAGNÓSTICO DIFERENCIAL

Várias doenças ungueais são incluídas no diagnóstico diferencial das onicomicoses, dentre elas psoríase, líquen plano, síndrome da unha amarela, hemorragias subungueais, carcinoma espinocelular subungueal e melanoma subungueal.

A psoríase pode mostrar alguns aspectos indistinguíveis, como a hiperceratose subungueal e onicólise, além de poder estar associada às onicomicoses. No líquen plano são comuns estriações longitudinais, adelgaçamento da lâmina e, na doença avançada, o pterígio ungueal. O espessamento e o endurecimento da lâmina, além da cor e da sintomatologia geral, orientam para o diagnóstico da síndrome da unha amarela. As hemorragias subungueais, comuns em diabéticos, promovem descolamento da lâmina associado à alteração de cor, e esta crescerá deslocando a coleção sanguínea em progressão distal. A suspeição de etiologia tumoral será feita na presença de ulcerações, destruição da lâmina ou coloração enegrecida do leito ou da lâmina[4,10].

Devido à dificuldade em diferenciar clinicamente essas doenças, será imprescindível recorrer a técnicas laboratoriais, métodos mais fiéis para esta elucidação.

DIAGNÓSTICO LABORATORIAL

Exame Micológico

A condição primordial para a realização dessa investigação com sucesso será a colheita adequada do material. Para isso, na maior parte dos casos (suspeitas de onicomicose subungueal distal lateral) a área mais apropriada será a região de transição entre a unha afetada e a porção normal. Havendo descolamento da lâmina, este fragmento deve ser cortado até o limite da transição e o material contido no leito ungueal raspado suavemente, evitando sangramento. Nas suspeitas de onicomicose proximal subungueal os fragmentos devem ser colhidos o mais próximo possível da cutícula. Quando o aspecto clínico sugerir onicomicose branca superficial, a colheita será feita a partir da superfície da lâmina atingida. É fundamental que o material utilizado na colheita e os recipientes que transportarão e conservarão a amostra sejam estéreis. O paciente deve interromper o uso de medicação antifúngica tópica e/ou sistêmica por um período de 2 a 4 semanas antes do exame[4,8].

Os métodos rotineiros incluem a pesquisa direta através do exame com hidróxido de potássio (KOH) a 10% e isolamento em cultura. No exame direto, o aspecto das hifas poderá ser sugestivo: hifas regulares são comuns nos dermatófitos; hifas irregulares e atípicas, com ou sem conídios, orientam para outros agentes; a presença de pseudo-hifas e blastoconídios evidencia leveduras do gênero *Candida*; conídios multisseptados em forma de fuso, de extremidades afiladas, são característicos do gênero *Fusarium*. O diagnóstico definitivo será feito através da cultura, com a inoculação dos fragmentos sempre em meios tipo Sabouraud diferentes, com e sem ciclo-hexamida, com resultado em 4 a 5 semanas[2,12].

Exame Histopatológico

Para complementar a investigação em alguns casos onde o exame micológico não foi esclarecedor, a coloração pelo ácido periódico Schiff (PAS) nos fragmentos ungueais será útil para a observação das hifas; entretanto, não permite a identificação da espécie. Essa técnica será igualmente útil para as suspeitas de etiologia não fúngica[4,8].

Quando necessária, a biópsia será realizada, objetivando principalmente o diagnóstico diferencial com outras doenças que atingem o aparelho ungueal. Se possível, a região da matriz deve ser poupada, uma vez que os procedimentos nessa área costumam ser a causa de sequelas estéticas. Uma vez colhido o fragmento, este será submetido à coloração habitual pela hematoxilina-eosina e também ao PAS, indicado na pesquisa desses agentes. Outras colorações, como a de Grocott, podem ser empregadas. O exame revela elementos fúngicos em meio a ceratose subungueal e, nas regiões mais profundas da lâmina, além de ortoceratose, espongiose e discreto infiltrado inflamatório, de acordo com a variante clínica[8,10].

DIAGNÓSTICO EPIDEMIOLÓGICO

Pesquisar situações predisponentes, como doenças sistêmicas, uso de imunossupressores, antibioticoterapia, atividades profissionais ou idas frequentes a ambientes favoráveis à infecção. Considerar a predisposição familiar, investigando familiares acometidos.

TRATAMENTO

O tratamento das onicomicoses configura uma situação de permanente desafio, para o médico e o paciente. Durante muitos anos, a retirada da unha era uma medida radical muito empregada pela falta de resultados satisfatórios. As recidivas são frequentes, a adesão do paciente ao tratamento não costuma ser a adequada e a variedade de agentes causadores é crescente; porém, após o surgimento de novas drogas, como os derivados azólicos, as taxas de cura têm aumentado progressivamente.

As modalidades terapêuticas incluem medicamentos de uso tópico e sistêmico, desbridamentos químico e mecânico, cuidados locais ou a combinação de mais de uma opção. Recentemente, o emprego de novas tecnologias, como o *laser*, tem sido considerado, embora sem evidências consistentes de cura micológica[13].

A escolha do tratamento deverá considerar não só a espécie envolvida na etiologia, mas também a idade do paciente, suas condições de saúde, os possíveis efeitos adversos e as interações medicamentosas, além do custo, já que as drogas serão usadas por longo tempo.

Tratamento Tópico[7,8,13-18]

Indicado nos casos iniciais, de pequena repercussão, que não ultrapassem 50% da superfície ungueal atingida. São utilizados preferencialmente antifúngicos na apresentação em esmalte, cujo veículo proporciona a difusão do agente através da lâmina afetada, alcançando o leito. Podem ser utilizados ciclopirox-olamina a 8% em aplicações diárias ou amorolfina a 5%, aplicados uma ou duas vezes por semana[15,17,18]. Ambos possuem amplo espectro de ação e não costumam apresentar graves efeitos adversos. Os períodos de tratamento serão de, no mínimo, 6 meses para as unhas das mãos e 12 meses para as unhas dos pés. Vários estudos mostram a eficácia superior destas modalidades terapêuticas se comparadas às demais terapias tópicas, com miconazol, tioconazol, cetoconazol em loções ou cremes, dentre outros.

Nas formas mais graves, com espessamento ou distrofia ungueal acentuada, o desbridamento químico com ureia a 40% será útil, precedendo o antifúngico tópico.

Os cuidados locais são igualmente importantes, propiciando a limpeza e o corte correto das unhas durante sua recuperação. Dessa forma, evitam-se complicações como infecções bacterianas secundárias e defeitos no crescimento da nova lâmina, que podem transformar-se em transtornos futuros.

Tratamento Sistêmico[6,8,13,15-18]

Os novos antifúngicos, do grupo dos azóis e a terbinafina, constituem-se na melhor opção para o tratamento sistêmico, combinados ou não com as substâncias disponíveis para uso tópico, com eficácia comprovadamente melhor. São eles:

- *itraconazol*: eficaz contra a maioria dos agentes. Utilizado na pulsoterapia, com doses diárias de 200 mg durante 7 dias a cada mês, sendo feitos habitualmente três pulsos para tratar as unhas das mãos e quatro para as unhas dos pés. Também pode ser utilizado o esquema de tratamento com doses de 200 mg/dia por 6 semanas para tratar as unhas das mãos e de 12 semanas para as unhas dos pés;
- *fluconazol*: anteriormente preferido para a utilização nas infecções por *Candida*, parece igualmente útil contra grande parte dos agentes causadores de onicomicoses, porém com taxas de recidiva mais elevadas,

segundo a maioria dos estudos. As doses preconizadas variam entre 150 e 300 mg/semana durante 6 a 9 meses para as unhas das mãos ou 12 a 18 meses para as unhas dos pés, objetivando acompanhar o crescimento total da unha afetada;

- *terbinafina*: possui mecanismo de ação diferente do grupo dos azóis, atuando como fungicida, e parece ter maior sucesso contra dermatófitos. Representa, no momento, a melhor opção para as infecções por dermatófitos[13,17,18]. As doses recomendadas são para esquemas de tratamento contínuo, com 250 mg/dia por 6 semanas para as unhas das mãos e 12 semanas para as unhas dos pés.

Outras opções de terapia sistêmica incluem a terapia sequencial com a associação da pulsoterapia com itraconazol (400 mg em 1 semana por mês durante 2 meses), seguida de um ou dois pulsos de terbinafina (500 mg diários por 1 semana ao mês durante 2 meses), com bons resultados.

Essas drogas têm sido empregadas também nas onicomicoses da infância com segurança, segundo Tosti e cols.[16] É importante assinalar a contraindicação do uso em grávidas. As demais contraindicações, efeitos adversos e necessidades de monitoramento são discutidos nos capítulos de criptococose (Capítulo 33) e de paracoccidioidomicose (Capítulo 130) e devem ser observados de modo criterioso antes da instituição da terapêutica.

O uso da griseofulvina não tem sido mais indicado, por não corresponder à eficácia desejada. O emprego do cetoconazol tem sido restrito, principalmente devido à hepatotoxicidade e à possibilidade de utilização de drogas mais seguras.

A tendência atual é a combinação das terapias tópica e sistêmica, principalmente nos pacientes com várias unhas atingidas ou que já tenham sido submetidos a tratamentos anteriores sem resultado satisfatório.

Profilaxia

Medidas profiláticas são de fundamental importância. Estas incluem várias estratégias como o tratamento de infecções micóticas concomitantes (dermatofitose dos pés, intertrigo micótico) no indivíduo ou em seus familiares, hábitos adequados de higiene, corte correto das unhas, uso de meias de tecidos apropriados, utilização de calçados adequados em locais públicos de banho ou de atividades esportivas e o descarte de calçados após longo tempo de uso, que possam representar fontes de reinfecção.

REFERÊNCIAS BIBLIOGRÁFICAS

1. Araújo AJG et al. Ocorrência de onicomicose em pacientes atendidos em consultórios dermatológicos da cidade do Rio de Janeiro, Brasil. An Bras Dermatol. 2003;78:299-308.
2. Araújo AJG et al. Onicomicoses por fungos emergentes: análise clínica, diagnóstico laboratorial e revisão. An Bras Dermatol. 2003;78:445-55.
3. Chang P, Logemann H. Onychomycosis in children. Int J Dermatol. 1994;33:550-51.
4. Elewski BE, Charif MA, Daniel CR III. Onychomycosis. In: Scher RK, Daniel CRIII (Ed.). Nails: Diagnosis, Treatment, Surgery. 2nd ed. Philadelphia: WB Saunders; 1997. p. 151-62.
5. Gupta AK et al. Non-dermatophyteonychomycosis. Dermatol Clin. 2003;21:257-68.
6. Gupta AK, Ryder JE. The use of oral antifungal agents to treat onychomycosis. Dermatol Clin. 2003;21:469-79.
7. Gupta AK, Ryder JE, Baran R. The use of topical therapies to treat onychomycosis. Dermatol Clin. 2003;21:481-89.
8. Hay RJ, Baran R, Haneke E. Fungal (onychomycosis) and other infections involving the nail apparatus. In: Baran R et al. (Ed). Baran and Dawber's Diseases of the Nails and Their Management 3rd ed. Oxford: Blackwell Science; 2001. p. 129-71.
9. Jaffe R. Onychomycosis: recognition, diagnosis and management. Arch Fam Med. 1998;7:587-92.
10. Mahoney JM, Bennet J, Olsen B. The diagnosis of onychomycosis. Dermatol Clin 2003;21:463-67.
11. Ribeiro LHS, Novaes EMC, Neves RG. A unha: estudo da anatomia, fisiologia e alterações da cor. An Bras Dermatol. 1995;70:567-77.
12. Roberts DT. Prevalence of dermatophyte onychomycosis in the United Kingdom: results of an omnibus survey. Br J Dermatol. 1992;126(suppl. 39):23-27.
13. Sá DC, Lamas APB, Tosti A. Oral therapy for onychomycosis; an evidence –based review. Am J Clin Dermatol. 2014;15:17-36.
14. Scher RK. Onychomycosis: therapeutic update. J Am Acad Dermatol. 1999;40(6 Pt 2):S21-26.
15. Subissi A et al. Ciclopirox: recent nonclinical and clinical data relevant to its use as a topical antimycotic agent. Drugs. 2010;70:2133-52.
16. Tosti A et al. "Endonyx" onychomycosis: a new modality of nail invasion by dermatophytes. Acta Dermatol Venereol. 1999;79:52-3.
17. Tosti A, Piraccini BM, Iorizzo M. Management of onychomycosis in children. Dermatol Clin. 2003;21:507-09.
18. Welch O, Cabrera VL, Welsh E. Onychomycosis. Clin Dermatol. 2010;28:151-59.

127 Orquiepididimite

- João Luiz Schiavini
- Eloísio Alexsandro da Silva
- Helce Ribeiro Julio Júnior

(CID 10 = N45 - Orquite e epididimite; N45.0 - Orquite, epididimite e epidídimo-orquite, com menção de abscesso [abscesso do epidídimo ou do testículo]; N45.9 - Orquite, epididimite e epidídimo-orquite, sem menção de abscesso; B26.0 - Orquite por caxumba)

INTRODUÇÃO

O termo orquiepididimite designa uma inflamação do testículo e epidídimo conjuntamente. Esse termo deve ser preferido a orquite ou epididimite exclusivos, pois são raras as situações em que o quadro inflamatório não afeta os dois órgãos simultaneamente. A inflamação exclusiva do testículo (orquite) é decorrente de uma infecção disseminada por via sanguínea, ao contrário da epididimite aguda (inflamação intraescrotal mais comum), que é por via canalicular retrógrada. Na maioria dos casos, a orquite é ocasionada pelo vírus da caxumba, pela sífilis e pela tuberculose. As causas mais comuns de epididimite são as doenças sexualmente transmissíveis em pacientes com menos de 35 anos de idade (*Chlamydia trachomatis* e *Neisseria gonorrhoeae*) e por bactérias que comumente causam infecção urinária, em pacientes com mais de 35 anos de idade (*E. coli*, *P. mirabilis*, *Klebsiella*, etc.)[3,6,7,9]. Em crianças e pacientes imunocomprometidos, citomegalovírus e filariose também são causadores[5]. Causas não infecciosas de orquiepididimite incluem as de origem imunológica, traumática, pós-vasectomia, medicações (antiarrítmicos, como amiodarona), neoplasias, estresse físico, refluxo urinário, dentre outros[5].

DIAGNÓSTICO CLÍNICO

A orquite tem geralmente etiologia viral, sobretudo os vírus Coxsackie B, Epstein-Barr e varicela. Contudo, o vírus mais frequente a acometer o testículo é o da parotidite, que ocorre tipicamente em adolescentes ou adultos jovens que contraem caxumba. Os sintomas mais comuns são orquialgia aguda, uni ou bilateral, de forte intensidade, e edema testicular. Pode ter febre alta, o escroto pode ficar eritematoso e pode-se desenvolver uma hidrocele. É importante diferenciar a orquiepididimite infecciosa de outras causas de escroto agudo, como torção testicular, tumor e hérnia. As epididimites

podem ser divididas em *agudas*, se os sintomas persistirem por menos de 6 semanas, e *crônicas*, se os sintomas persistirem por mais de 3 meses[4].

A epididimite aguda (mais frequente que a orquite aguda) limita-se inicialmente à cauda do epidídimo, podendo progredir rapidamente, envolvendo todo o epidídimo, o testículo e até o cordão espermático (funiculite). Geralmente é unilateral. A dor, inicialmente de leve intensidade, progride com o aumento da sensibilidade em todo o escroto, irradiando-se para o cordão espermático, o abdome ou o flanco homolateral. Em casos mais graves, pode haver o comprometimento do estado geral com febre alta e sepse. Deve-se lembrar que 50% das epididimites agudas por germes causadores de doenças sexualmente transmissíveis não apresentam corrimento uretral[5].

A epididimite crônica pode resultar de episódios repetitivos de epididimites agudas previamente tratadas. A dor, embora menor, é cíclica e o epidídimo encontra-se endurecido em toda sua extensão. À diferença da epididimite aguda, a forma crônica não apresenta edema escrotal.

Uma forma curiosa de epididimite é aquela associada ao uso de amiodarona. Acredita-se que a etiologia seja pelo acúmulo seletivo da droga na cabeça do epidídimo[1].

DIAGNÓSTICO POR EXAMES COMPLEMENTARES

Todo quadro de orquiepididimite deve ser investigado com um exame do sedimento urinário com cultura, e ultrassonografia escrotal, de preferência com Doppler (para avaliar perfusão testicular e anatomia do escroto)[7,9]. Pode-se avaliar também cultura da secreção uretral ou *swab* de uretra. A causa do escroto agudo, especialmente em crianças, nem sempre pode ser encontrada, porém torção de testículo deve sempre ser excluída, principalmente entre 12 e 18 anos de idade. Por isso, e devido à dificuldade de realização de ultrassonografia com Doppler dos testículos durante o escroto agudo, pode ser necessária uma avaliação com estudo por radionuclídeos dos testículos ou até mesmo exploração cirúrgica.

Em crianças, se a orquiepididimite for recidivante, pode estar associada à malformação urogenital (ureter ectópico, válvula de uretra posterior, etc.) e, portanto, deve ser investigada com estudos de imagem específicos.

DIAGNÓSTICO EPIDEMIOLÓGICO[4,8]

A orquiepididimite aguda pode afetar homens de todas as idades, e é causa importante de falta ao trabalho. Quando acomete indivíduos jovens, geralmente pode-se encontrar uma história de relação sexual sem preservativo entre 15 e 30 dias. Em homens acima de 50 anos, deve-se pesquisar hiperplasia prostática benigna como causadora de obstrução uretral.

Cerca de 20% dos jovens com parotidite têm orquite, e em 10% dos casos é bilateral. Em geral, os sintomas surgem 3 ou 4 dias após a parotidite.

TRATAMENTO[2,4,6-8]

O tratamento da orquite viral consiste em suporte escrotal com suspensório e analgésicos anti-inflamatórios não esteroidais e repouso, com melhora em aproximadamente 3 a 10 dias. Se houver dor de forte intensidade que não melhorar com as medidas anteriores, pode-se infiltrar o cordão espermático com solução anestésica. O uso de corticoides não mostrou vantagens adicionais ao tratamento tradicional.

A epididimite aguda, em homens com idade inferior a 35 anos, tem pesquisa de *Chlamydia* positiva (na uretra ou no aspirado do epidídimo) em mais de 50% dos casos. Como pode ser difícil isolar a *Chlamydia*, nesse caso específico justifica-se o tratamento empírico com azitromicina 1.000 mg, via oral (dose única). Se for o caso, a parceira também deve ser tratada para evitar reinfecção. Se a melhora não ocorrer em poucos dias, deve-se iniciar antibiótico de amplo espectro por 14 dias. Damos preferência por uma fluoroquinolona.

A epididimite aguda em homens com idade superior a 35 anos e as que se seguem a instrumentação das vias urinárias, geralmente se associam à infecção urinária por gram-negativos. O tratamento consiste em antibioticoterapia empírica ou específica guiada por antibiograma (se o mesmo se fizer necessário), por 10 a 21 dias[6]. Fluoroquinolonas são, também aqui, uma alternativa principal.

A epididimite crônica, com comprometimento grave e irreversível de todo o epidídimo, desde que o paciente seja devidamente informado e de acordo com as consequências, deve ser tratada com a epididimectomia.

A epididimite associada ao uso de amiodarona deve ser tratada com a simples diminuição da dose ou troca da medicação[1].

Deve-se sempre acompanhar o paciente por um período de 3 a 7 dias após avaliação inicial para estimar a melhora e a possível presença de massa testicular.

PROFILAXIA

De forma geral, não existe profilaxia eficaz para os quadros de orquiepididimite. Obviamente que aquelas causadas por doenças sexualmente transmissíveis podem ser evitadas usando os mesmos métodos descritos para a profilaxia das uretrites. Também está claro que a orquite viral pode ser evitada indiretamente pelo uso da vacina contra o vírus da caxumba.

Nos casos em que se possa caracterizar uma anomalia anatômica como causadora dos quadros de orquiepididimite de repetição, deve-se preferir a correção cirúrgica definitiva em vez da profilaxia com antibiótico diário, em baixa dose e por tempo indeterminado.

REFERÊNCIAS BIBLIOGRÁFICAS

1. Berger RE, Lee JC. Sexually transmitted diseases: The classic diseases. In: Walsh PC et al. (Ed.). Campbell's Urology. 8th ed. Philadelphia: WB Saunders; 2002. p. 672-93.
2. Garhtwaite MA et al. The implementation of European Association of Urology guidelines in the management of acute epididymo-orchitis. Ann R Coll Surg Engl. 2007;89:799-803.
3. Hedger MP. Immunophysiology and pathology of inflammation in the testis and epididymis. J Androl. 2011;32:625-40.
4. Hering FLO. Uretrites, Orquiepididimite e Prostatite. In: Hering FLO, Srougi M (Ed.). Urologia: Diagnóstico e Tratamento. São Paulo: Roca; 1998. p. 511-12.
5. Hoosen AA, O'Farrell N, van den Ende J. Microbiology of acute epididymitis in a developing community. Genitourin Med. 1993;69:361-65.
6. Manavi K et al. Audit on the management of epididymoorchitis by the Department of Urology in Edinburgh. Int J STD AIDS. 2005;16:386-87.
7. Nicholson A et al. Management of epididymo-orchitis in primary care: results from a large UK primary care database. Br J Gen Pract. 2010;60:e407-22.
8. Trojian TH, Lishnak TS, Heiman D. Epididymitis and orchitis: an overview. Am Fam Physician. 2009;79:583-87.
9. Wilbert DM et al. Evaluation of the acute scrotum by color-coded Doppler ultrasonography. J Urol. 1993;149:1475-79.

128 Osteomielite

■ **Marco Antônio Naslauski Mibielli**

(CID 10 = M86 – Osteomielite; M86.0 - Osteomielite aguda hematogênica; M86.1 - Outra osteomielite aguda; M86.2 - Osteomielite subaguda; M86.3 - Osteomielite crônica multifocal; M86.4 - Osteomielite crônica com seio drenante; M86.5 - Outra osteomielite crônica hematogênica; M86.6 - Outra osteomielite crônica; M86.8 - Outra osteomielite [Abscesso de Brodie]; M86.9 - Osteomielite não especificada)

INTRODUÇÃO

As infecções piogênicas do sistema musculoesquelético continuam representando um sério dano para a vida e o membro afetado, embora a morbidade e a mortalidade tenham caído significativamente desde o advento dos antibióticos. A terapia por fármacos pode encobrir as manifestações clínicas da infecção sem controlar completamente a lesão focal, criando desse modo um quadro clínico alterado.

As osteomielites classificam-se em: hematogênicas, secundárias a ferimentos, a fraturas expostas e pós-operatórias. O tema mais interessante é a osteomielite hematogênica aguda (OHA), mais comum e devastadora, porque geralmente ocorre na criança, deixando sequelas irreversíveis quando não diagnosticada e se tratada tardiamente. Trabalhos recentes têm sugerido diversas classificações para a osteomielite e, nesse sentido, Romano e cols. propuseram um sistema de classificação abrangente para a osteomielite fundamentado em sete itens assim distribuídos: apresentação clínica, etiopatogenia, anatomopatológico, tipo de hospedeiro e idade, microrganismo, defeitos ósseos e defeitos de partes moles[7a].

A proliferação bacteriana é incrementada pela produção de um biofilme, que aumenta a adesão bacteriana ao osso e fornece proteção de fagocitose ou antibióticos.

A maioria das osteomielites hematogênicas agudas é causada pelo *Staphylococcus aureus,* presente em torno de 89% de todas as infecções, em todas as idades. Inclui uma variedade de cepas patogênicas e novas cepas podem ser resistentes à meticilina e à vancomicina. No entanto, outras bactérias, como *Escherichia coli, Salmonella, Pneumococos, Streptococcus spp., Pseudomonas* e *Haemophilus,* podem ser o agente etiológico. A *Kingella kingae*, um cocobacilo gram-negativo comum no trato respiratório, recentemente vem sendo relacionada com infecções do sistema musculoesquelético, mas permanece suscetível a muitos antibióticos[10a]. Com a introdução da vacina contra o *Haemophilus influenzae* tipo B, houve um declínio na incidência da infecção causada por esse organismo de 2% a 5% para 0% das infecções ósseas nas crianças imunizadas[10]. Atualmente, credita-se uma maior incidência desses microrganismos, de acordo com a faixa etária do paciente, facilitando o início da terapia antimicrobiana empírica quando nos deparamos com uma infecção aguda. Na Tabela 128.1, observamos a incidência dos tipos de bactérias com a respectiva faixa etária.

O uso dos antibióticos diminuiu muito a mortalidade; no entanto, seu efeito de cura isolado só é possível quando age nos primeiros dias da doença. A escolha correta e a dose adequada do tipo de antibiótico são fundamentais, pois doses subclínicas podem mascarar a infecção, permitindo sua progressão, não levando à cura.

A infecção inicia-se nos vasos venosos sinusoides metafisários por via hematogênica de um foco à distância, originado na orofaringe (amidalite e faringite), no ouvido interno (otite) ou na pele (piodermite). A maioria das infecções envolve apenas um osso, sendo incomum o envolvimento de dois ou mais locais, exceto nas infecções neonatais[9]. A infecção se espalha via canais de Volkman ou pelo sistema ósseo haversiano na região metafisária até a superfície para

TABELA 128.1

Frequência de Patógenos Causadores de Osteomielite de acordo com a Faixa Etária[7,9,11]	
Faixa Etária	*Patógenos*
Neonatos e lactentes abaixo de 3 meses	*Streptococcus* do grupo B, *Staphylococcus aureus* e enterobactérias
Crianças acima de 3 meses e adultos	*Staphylococcus aureus*, *Streptococcus spp.* e *Haemophilus influenzae*
Crianças e adultos com hemoglobinopatia	*Staphylococcus aureus*, *Salmonella spp.* e enterobactérias

o espaço subperiosteal. A elevação do periósteo pode resultar em formação de abscesso. Em casos mais graves, caminhará para o infarto da cortical óssea, deixando a formação de um sequestro (osso morto infectado) e, por consequência, a osteomielite crônica.

A artrite séptica pode ocorrer em articulações nas quais a metáfise é intra-articular (quadril, ombro e tornozelo, por exemplo). Estima-se que 10% a 16% dos casos de artrite séptica sejam secundários à osteomielite bacteriana. No caso da fise avascular, esta geralmente limita a propagação da infecção para a epífise, exceto em neonatos e crianças muito novas (15 a 18 meses). Essa condição pode estar presente em pelo menos 75% dos casos de osteomielite neonatal.

DIAGNÓSTICO CLÍNICO

O início da doença é agudo e a infecção progride com rapidez marcante. Na anamnese, encontra-se uma história recente de trauma no local da queixa em 50% dos casos e, em geral, observa-se uma infecção preexistente em localização distante do foco inicial da lesão óssea. Essas infecções à distância habitualmente provêm da pele ou do trato respiratório superior.

A primeira manifestação clínica é a dor de início agudo e progressiva, em localização metafisária (próxima à articulação) dos ossos longos, com piora acentuada à palpação e à compressão digital. Em associação com a dor, o indivíduo apresenta febre elevada, mal-estar e anorexia. O aumento das dores, espontânea e local, provocadas junto à articulação, combinado com manifestações sistêmicas de infecção em uma criança, justifica a hipótese diagnóstica clínica de osteomielite hematogênica aguda, até que se prove o contrário.

Ocorre edema do membro decorrente da vasodilatação, acompanhado de hiperemia e hipertermia local. Pode haver derrame articular próximo à área de reação inflamatória, às vezes dificultando ou mascarando o diagnóstico de infecção óssea, fazendo-se pensar em artrite séptica. Além da hipertermia, o paciente apresenta restrição de suas atividades, com limitação do membro.

Na osteomielite neonatal, deparamo-nos com um quadro totalmente diferente. A temperatura não se eleva e pode não haver dor intensa, mas o edema estará sempre presente, com menor hiperemia.

DIAGNÓSTICO DIFERENCIAL

A osteomielite deve ser diferenciada de um número extenso de condições que se podem apresentar com os sinais e sintomas que mimetizam uma infecção (Tabela 128.2).

DIAGNÓSTICO EPIDEMIOLÓGICO

A osteomielite hematogênica aguda é uma enfermidade dos ossos em crescimento e, por essa razão, doença de crianças. Os meninos são mais afetados que as meninas em uma proporção de 3:1. Ocorre em 1/5.000 crianças menores de 13 anos de idade, e metade delas está abaixo dos 5 anos e 1/3 é menor de 2 anos de idade.

O pico de incidência incide no final do verão e no início do outono. Há predileção pelos ossos longos, principalmente pelos membros inferiores (Tabela 128.3).

TABELA 128.2

Diagnóstico Diferencial da Dor e Tumefação das Extremidades com a OHA[10]	
Condições Sistêmicas	**Condições não Sistêmicas**
• Febre reumática aguda • Osteomielite crônica multifocal recorrente • Artrite fúngica • Doença de Gaucher • Púrpura de Henoch-Schönlein • Histiocitose • Leucemia • Tumores ósseos primários malignos • Artrite reativa • Síndrome de Reiter • Tumor de células redondas • Sarcoidose • Artrite séptica • Anemia falciforme • Artrite reumatoide juvenil • Tuberculose	• Celulite • Fratura/trauma não acidental • Hemangioma/linfangioma • Histiocitose • Doença de Legg-Perthes-Calvé • Osteocondrose • Síndrome do excesso de uso • Artrite reativa • Distrofia reflexossimpática • Epifisiólise • Fratura por estresse/fratura de Toddler • Osteomielite subaguda • Sinovite transitória

TABELA 128.3

Locais de Envolvimento da Osteomielite Hematogênica no Esqueleto[5]	
Tipo de Osso	**Percentual de Casos**
Ossos tubulares • Fêmur, tíbia, úmero, rádio, ulna e clavícula	91%
Ossos curtos • Calcâneo, patela, tarsos e falanges	5%
Ossos irregulares • Íleo, púbis e ísquio	3%
Ossos chatos • Costelas, crânio, esterno e escápula	1%

Fonte: Jacobs RF: Osteomyelitis in children. Ped Orthop Soc North Am. 2000;43:53.

DIAGNÓSTICO POR EXAMES COMPLEMENTARES

Diagnóstico Laboratorial

No hemograma, a contagem de leucócitos, como um parâmetro indicador do processo infeccioso, é muito controversa, variando a porcentagem de leucocitose nos casos de osteomielite aguda de 30% a 40%. A velocidade de hemossedimentação (VHS) costuma estar elevada acima de 20 mm em 70% a 95%. A proteína C-reativa (PCR) é o exame mais sensível, e está aumentada em aproximadamente 98% dos casos. Serve de parâmetro no acompanhamento do tratamento antibioticoterápico, apresentando normalização de seus valores em torno do 8º dia de antibioticoterapia.

Nos casos suspeitos de OHA, devem-se realizar a cultura sanguínea (positiva em 31%), a punção diagnóstica da região metafisária afetada (positiva em 51%), com a cultura do aspirado para a identificação do agente bacteriano[1,3,10].

Diagnóstico por Imagem

- *Radiografias simples* – costumam ser normais dentro dos primeiros 10 dias, pois é necessária uma redução da densidade óssea de cerca de 30% antes do surgimento de alterações radiográficas. O sinal mais precoce é o edema de partes moles e a perda dos planos tissulares nas primeiras 48 horas, porém de difícil detecção. As alterações ósseas normalmente aparecem após 10 dias de evolução da doença, e incluem a reabsorção óssea no local afetado, traduzida por áreas radioluscentes de contornos indefinidos e a neoformação óssea subperiosteal. Estudos prospectivos têm demonstrado que somente 70% das crianças com a osteomielite comprovada pela cultura positiva apresentarão alterações ósseas no período de 3 semanas. A gravidade da doença corresponde à gravidade das alterações ósseas encontradas[1,3,7,9,10].

- *Cintilografia óssea* – na osteomielite, a cintilografia apresenta uma sensibilidade de 84% a 100% e especificidade de 40% a 90%. A sensibilidade é menor nas primeiras 48 horas devido ao período de atividade transicional. A cintilografia está mais indicada na avaliação da criança na qual a localização do processo infeccioso pode estar dificultada, e também na detecção de múltiplos focos da doença. A cintilografia pelo gálio 67 apresenta uma acurácia diagnóstica maior com relação à realizada com tecnécio 99m, mas envolve uma maior irradiação e não deve ser usada de maneira rotineira[1,4].

- *Ressonância magnética* – é considerada como o exame de maior sensibilidade para a osteomielite e é de grande valia, particularmente nas infecções de pelve e coluna (Figuras 128.1 e 128.2). A sensibilidade da ressonância magnética é de 97% a 100% e a especificidade é de 73% a 92%. A diferenciação precoce do edema tissular do abscesso ainda se revela difícil em alguns casos. O alto custo do exame é significante e dificulta a utilização dessa técnica diagnóstica de forma rotineira, mas deve ser indicado quando há suspeita de infecção profunda da coluna, da pelve ou para a identificação do abscesso subperiosteal[1,4].

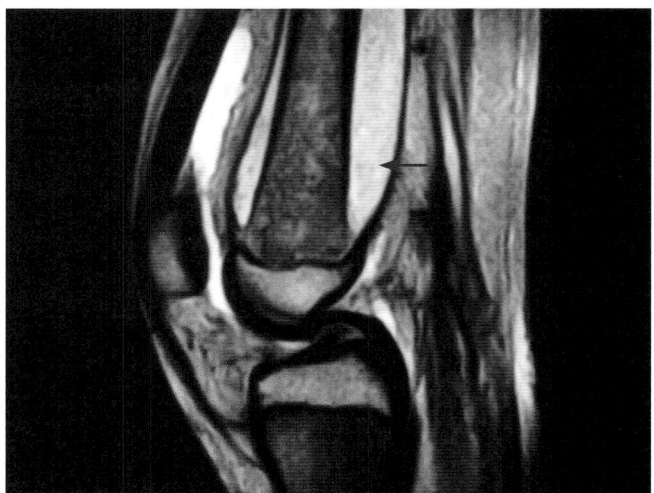

FIGURA128.1 – Ressonância magnética do joelho em perfil: osteomielite aguda demonstrando o descolamento periosteal e a presença de pus subperiosteal.

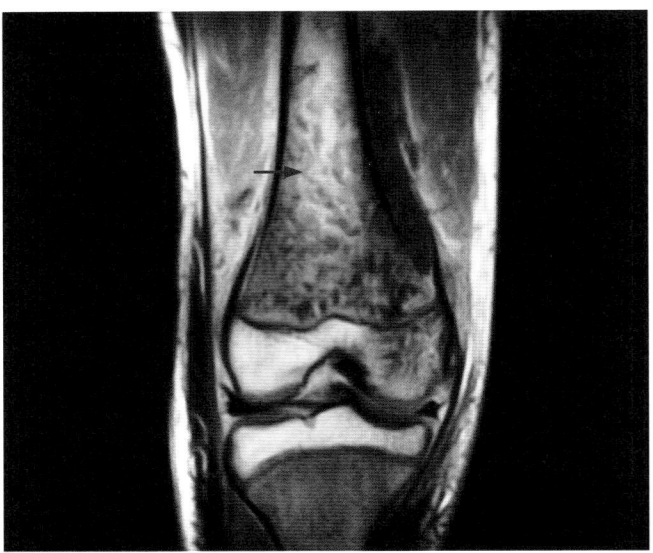

FIGURA128.2 – Ressonância magnética do joelho em AP: osteomielite aguda demonstrando a presença de pus intraósseo (região metafisária do fêrmur).

- *Ultrassonografia* – o uso do ultrassom no diagnóstico precoce da osteomielite foi proposto por vários autores, mas apresenta baixa sensibilidade e especificidade. Não é, portanto, um bom teste diagnóstico nos casos de infecção aguda. Há maior aplicabilidade do ultrassom para o diagnóstico do abscesso subperiosteal e na diferenciação da crise vaso-oclusiva da osteomielite em pacientes portadores de anemia falciforme[1,4].

TRATAMENTO

A conduta apropriada diante da suspeita de infecção musculoesquelética é a pronta intervenção médica por meio de anamnese minuciosa, pesquisa de possíveis focos de infecção, internação do paciente para o início da antibioticoterapia intravenosa, identificação do agente patogênico pela coleta de material por punções e medidas cirúrgico-ortopédicas com acompanhamento laboratorial e imaginológico. O diagnóstico precoce da infecção óssea em até 72 horas do início dos sintomas e o início da antibioticoterapia intravenosa empírica reduzem drasticamente a indicação da intervenção cirúrgica, com boa resolução do processo infeccioso. Contudo, nem sempre essa é a realidade nos pronto-socorros onde o paciente chega com quadro infeccioso há mais de 3 dias, retardado pelo tratamento sintomático (Figura 128.3).

Tratamento Clínico

O *Staphylococcus aureus* ainda é o agente bacteriano mais frequente nas osteomielites, apesar de nos neonatos a infecção por gram-negativos e *Streptococcus* do grupo B ser bem comum. A incidência do *Haemophilus influenzae* em crianças abaixo de 4 anos está diminuindo consideravelmente, desde a implantação em muitos países do esquema de vacinação contra o *H. influenzae* B; mas, em contrapartida, tem havido um aumento na prevalência de organismos gram-negativos do tipo *Kingella kingae*.

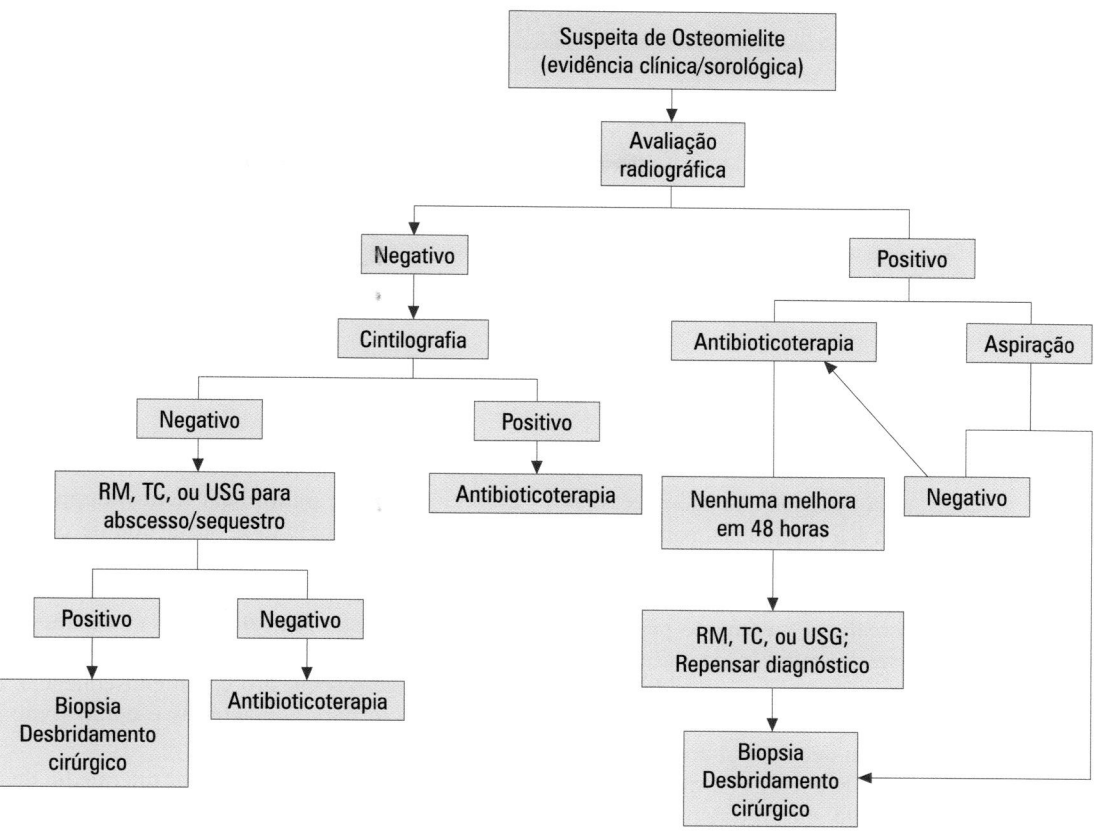

FIGURA 128.3 – Algoritmo para a avaliação clínica radiográfica e tratamento quando se suspeita de osteomielite hematogênica (fonte: Song KM, Sloboda JF10). RM = ressonância magnética; TC = tomografia computadorizada; USG = ultrassonografia.

As penicilinas penicilinases-resistentes, tais como oxacilina, meticilina e flucloxacilina (as duas últimas não disponíveis no Brasil), ainda são a base do tratamento. Contudo, em neonatos, deve-se acrescentar a cefotaxima para dar cobertura contra os gram-negativos. Nos países onde o esquema de vacinação contra o *H. influenzae* ainda não foi implantado, deve-se manter a administração da cefotaxima ou da ceftriaxona para crianças abaixo de 3 anos de idade. Nos indivíduos que não toleram as penicilinas ou as cefalosporinas, o antimicrobiano de escolha deve ser a vancomicina ou a teicoplanina, pois apresentam boa atuação contra o *S. aureus* e o *S. epidermidis*[2,4,6,10]. Esses dois antibióticos são também

indicados para o tratamento de osteomielite por estafilococo resistente à oxacilina adquirida em hospital (Ha-MRSA) e quando existe o risco de infecção por *Staphylococcus aureus* resistente à oxacilina adquirido na comunidade (Ca-MRSA), principalmente a teicoplanina, por ter menor toxicidade no tratamento prolongado. A clindamicina e a combinação do sulfametoxazol com trimetoprima associada a rifampicina são opções terapêuticas[6a].

A escolha inicial dos antibióticos contra as bactérias gram-positivas e gram-negativas está descrita nas Tabelas 128.4 e 128.5. Os antimicrobianos são utilizados em doses usuais (Capítulo 60 – Estafilococcias).

TABELA 128.4

Bactérias Gram-Positivas. Antibióticos de Escolha para Terapia de Osteomielite Aguda		
Bactérias	**Antibiótico (Primeira Escolha)**	**Antibiótico (Segunda Escolha)**
Staphylococcus aureus – meticilina-sensível	Oxacilina ou clindamicina	Cefazolina ou vancomicina ou teicoplanina
Staphylococcus aureus – meticilina-resistente	Vancomicina ou teicoplanina	Sulfametoxazol/trimetoprima + rifampicina ou clindamicina
Staphylococcus – coagulase-negativos	Oxacilina ou vancomicina ou teicoplanina	Sulfametoxazol/trimetoprima + rifampicina ou clindamicina
Streptococcus grupo A (*Streptococcus pyogenes*)	Penicilina G ou ampicilina	Clindamicina, cefazolina ou vancomicina

Fonte: modificado de Mader JT et al.[6].

TABELA 128.5

Bactérias Gram-negativas. Antibióticos de Escolha para Terapia de Osteomielite Aguda		
Bactérias	**Antibiótico (Primeira Escolha)**	**Antibiótico (Segunda Escolha)**
Enterobacter sp.	Cefotaxima ou ceftriaxona ou imipeném	Fluoroquinolona, ticarcilina/clavulanato
Escherichia coli	Ampicilina-sulbactam ou fluoroquinolona	Cefazolina, fluoroquinolona, gentamicina, sulfametoxazol/trimetoprima
Salmonella sp.	Cefotaxima ou ceftriaxona	Fluoroquinolona ou ampicilina/sulbactam
Klebsiella sp.	Cefotaxima ou ceftriaxona ou fluoroquinolona	Ampicilina/sulbactam, gentamicina
Haemophilus influenzae	Cefotaxima ou ceftriaxona ou ampicilina/sulbactam	Fluoroquinolona, sulfametoxazol/trimetoprima, ampicilina, azitromicina

Fonte: modificado de Mader JT et al.[6].

O tempo de duração da antibioticoterapia é muito discutido, e varia de 4 semanas, para os casos que não necessitaram de intervenção cirúrgica, a 6 a 8 semanas, para aqueles que foram submetidos à intervenção cirúrgica. Alguns autores defendem o uso do antibiótico parenteral prolongado até a cura e outros preferem intercalar o tratamento parenteral com o oral. Atualmente, a recomendação da duração do tratamento antibioticoterápico para osteomielite dos ossos longos em crianças é de 4 a 6 semanas, pelo menos 2 semanas de uso parenteral e 4 semanas de uso oral acompanhado pela dosagem laboratorial da PCR e VHS. Normalmente, a PCR normaliza em torno do 8º dia, mas o tratamento medicamentoso deve ser mantido oralmente por um total de 3 a 4 semanas[2,4,6,10].

Tratamento Cirúrgico

Este deve ser proposto quando não houver melhora clínica e laboratorial após 48 a 72 horas de antibioticoterapia intravenosa, o que denota a resistência bacteriana e a formação do abscesso subperiosteal, requerendo a drenagem cirúrgica do abscesso e o desbridamento do tecido inflamatório. A incisão cirúrgica para a drenagem da osteomielite deve ser ampla e preferencialmente não ser realizada sobre a face óssea subcutânea, visando uma região de melhor cobertura pelas partes moles. Muitas vezes é necessária mais de uma intervenção cirúrgica, principalmente quando o paciente não apresenta diminuição da temperatura (acima de 37,4°C) por mais de 7 dias, edema acentuado e persistente após a primeira intervenção, dor local e diminuição da mobilidade por mais de 10 dias. Nesse caso, opta-se pelo não fechamento da ferida cirúrgica, desde que o osso afetado não esteja exposto[1,4,5,11,12].

COMPLICAÇÕES: OSTEOMIELITE CRÔNICA[5,8,9,11]

A osteomielite cronifica-se quando o tratamento é inadequado na fase aguda da doença, permitindo que a infecção local persista e se torne crônica, levando à persistência ou à recorrência da infecção. Tanto a forma crônica persistente quanto a forma crônica recorrente da osteomielite são muito difíceis de erradicar.

A caracterização desse processo crônico é a formação do sequestro ósseo, ou seja, osso desvitalizado resultante da isquemia medular e cortical. O sequestro ósseo nada mais é do que um osso morto infectado. As bactérias sobrevivem e continuam a se multiplicar dentro de minúsculos canais haversianos e canalículos desta ilha de osso; o pus que a circunda impede a revascularização do sequestro, protegendo suas bactérias habitantes não só dos leucócitos vivos como também de drogas antibacterianas circulantes. Como o osso está desvascularizado, o processo de reabsorção osteoclástica não atinge o sequestro e, em consequência, este persiste como refúgio para as bactérias e como fonte de infecção persistente ou recorrente.

O diagnóstico é possível por intermédio de uma história que revele um quadro pregresso de infecção com diagnóstico tardio ou tratamento malconduzido. A presença de uma lesão residual dolorosa no osso longo envolvido, associada a aumento de volume, dor provocada local e perda de função do membro com uma ou mais fístulas de drenagem, caracterizam o quadro clínico da doença. O estudo complementar é realizado com o auxílio de radiografia do membro apresentando evidência de sequestro ósseo com ou sem invólucro (neoformação óssea formada pelas camadas profundas do periósteo) e a tomografia computadorizada, para melhor visualização e localização do sequestro. Utiliza-se a fistulografia para se observar o trajeto fistuloso e ajudar na localização do foco do sequestro.

O tratamento da osteomielite crônica é de indicação sempre cirúrgica, no intuito de remover o sequestro (sequestrectomia) e o tecido de granulação. No caso de presença de invólucro, há a necessidade de ressecção da cortical (saucerização). Após a remoção de todo o tecido suspeito de infecção, inclusive a fístula, pode-se deixar a ferida cirúrgica aberta ou fechada utilizando-se drenos para a irrigação contínua com soluções salinas (método de Compère).

A antibioticoterapia deve ser realizada inicialmente por via parenteral para o combate da bacteriemia, sendo depois substituída por uso oral por um período prolongado, na dependência da normalização da proteína C-reativa e da evolução clínica da infecção. Ocasionalmente, cirurgias reconstrutivas, tais como enxerto ósseo e enxerto de pele, são necessárias mais tarde para superar um defeito residual no osso ou em partes moles.

Outras complicações da osteomielite crônica incluem: contratura articular, fratura patológica, doença amiloide e alterações malignas na epiderme (carcinoma epidermoide) por causa do trajeto fistuloso de muitos anos[9].

REFERÊNCIAS BIBLIOGRÁFICAS

1. Bonboeffer J et al. Diagnosis of acute haematogenous osteomyelitis and septic arthritis: 20 years experience at the University Children's Hospital Basel. Swiss Med Wkly. 2001;121:575-81.
2. Bowerman SG, Green NE, Mencio GA. Decline of bone and joint infection attributable to Haemophylus influenza type B. Clin Orthop. 1997;341:128-33.
3. Faden H, Gross M. Acute osteomyelitis in children. Reassessment of etiologic agents and their clinical characteristics. Am J Dis Child. 1991;145:65-69.
4. Fink CW, Nelson JD. Septic arthritis and osteomyelitis in children. Clin Rheum Dis. 1986;12:423-35.
5. Jacobs RF. Osteomyelitis in children. Ped Orthop Soc North Am. 2000;1:43-53.
6. Mader JT, Wang J, Calhoun JH. Antibiotic therapy for musculoskeletal infections. J Bone Joint Surg. 2001;83:1878-90.
6a. Liu C et al. Clinical practice guidelines by the Infectious Diseases Society of America for the treatment of methicillin-resistant Staphylococcus aureus infections in adults and children: executive summary. Clin Infect Dis. 2011;52:285-92.
7. Mibielli MAN et al. Infecções osteoarticulares. In: Siqueira Batista R et al. (Ed.). Manual de Infectologia. Rio de Janeiro: Revinter; 2003. p. 110-18.
7a. Romano CL et al. Bone and Joint infections in adults : a comprehensive classification proposal. Eur Orthop Traumatol. 2011;1:207-17.
8. Rossi WR. Infecção Osteoarticular. In: Ortopedia Pediátrica. Rio de Janeiro: Revinter; 2003. p. 33-46.
9. Salter RB. Distúrbios inflamatórios de ossos e articulações. In: Salter RB (ed). Distúrbios e Lesões do Sistema Músculo Esquelético. 3ª ed. Rio de Janeiro: Medsi; 2001. p. 210-28.
10. Song KM, Sloboda JF. Acute hematogenous osteomyelitis in children. J Am Acad Orthop Surg. 2001;9:166-75.
10a Staheli LT. Infecções In: Ortopedia Pediátrica na Prática. 2ª Edição. Porto Alegre: Artmed; 2008. p. 353-371.
11. Tosi LL. Infecções ortopédicas pediátricas. In: Richards BS (ed). Atualizações em Conhecimentos Ortopédicos: Pediatria. São Paulo: Atheneu; 2002. p. 39-52.
12. Turíbio FM. Osteomielite aguda hematogênica. In: Bruschini S (Ed.). Ortopedia Pediátrica. 2ª ed. São Paulo: Atheneu; 1998. p. 267-70.

129 Otites

■ Nadejda Maria Ávila Varginha de Moraes e Silva
■ Renata Braga da Graça Barhouche

INTRODUÇÃO[1,4,7,13]

A orelha é um complexo morfofuncional responsável pela sensibilidade ao som e aos efeitos gravitacionais e do movimento. A orelha está abrigada na intimidade do osso temporal e divide-se, didaticamente, em três segmentos: orelha externa, orelha média e orelha interna.

A orelha externa compreende o pavilhão auricular, o meato acústico externo ou conduto auditivo externo e a face externa da membrana timpânica. A orelha média é representada pela face interna da membrana do tímpano, pela caixa timpânica, pequena cavidade aerada que se comunica inferior e anteriormente com a nasofaringe através da tuba auditiva, e com as células mastóideas em sua porção epitimpânica. Uma cadeia de três ossículos articulados (martelo, bigorna e estribo), situados na caixa timpânica, estende-se da membrana do tímpano até a orelha interna. O complexo orelha externa e orelha média é responsável pela captação das vibrações mecânicas provocadas pelas ondas sonoras e sua condução à orelha interna.

A orelha interna corresponde aos labirintos ósseo e membranáceo, representando o segmento onde as vibrações mecânicas das ondas sonoras são amplificadas e transformadas em estímulos elétricos e encaminhadas às vias auditivas. Também fornece informações ao sistema nervoso central a respeito da ação das forças aceleratórias lineares e angulares, participando ativamente do equilíbrio corporal.

EXAME DA ORELHA

Limitar-nos-emos ao exame físico da orelha externa e da orelha média passíveis de visualização otoscópica.

Inspeção

O exame físico deve ser iniciado pela inspeção a olho nu, com boa iluminação, do pavilhão auricular e da porção externa do meato acústico externo, quando o médico deve procurar rubor, edema, ulceração, vesículas, tumores, malformações, fístulas ou cicatrizes retroauriculares. A inspeção também orienta quanto ao diâmetro do meato, permitindo a escolha do espéculo auricular adequado.

Palpação

Permite avaliar a forma, a consistência e a dor provocada no nível das lesões do pavilhão. O processo mastóideo deve ser palpado com ambas as mãos, procurando-se edema e sensibilidade à pressão da sua superfície e de seu ápice. Os linfonodos regionais nas áreas pré e pós-auricular e da cadeia cervical profunda superior são, finalmente, examinados.

Otoscopia

Requer uma boa iluminação, um espéculo auricular de maior diâmetro, adequado ao do meato acústico externo e, para os não especialistas, torna-se mais fácil com a utilização de otoscópios (sempre com pilhas novas).

Permite a visualização das alterações presentes no meato acústico externo (modificações da parede, diâmetro, coloração, fissuras, secreções, corpos estranhos), na membrana do tímpano (integridade, coloração, posição, transparência, mobilidade, secreções) e, se houver perfuração da mesma, também se examina a orelha média (coloração de mucosa, secreções, granulações). Permite ainda limpeza, aspiração de secreções, curativos e biópsias.

Para melhor introdução do espéculo e melhor visualização do meato acústico externo e da membrana do tímpano, devemos examinar o paciente sempre sentado. Se criança, a cabeça deve estar perfeitamente imobilizada. Tracionar o pavilhão auricular, deslocando-o para cima e para trás. Nos lactentes essa tração deverá ser feita para baixo, tracionando o lóbulo da orelha.

O espéculo deverá ser introduzido cuidadosa e profundamente para uma boa observação da membrana do tímpano, devendo-se procurar pontos de referência na mesma. Sugerimos que, após a introdução do espéculo auricular, procure-se a projeção do martelo na membrana do tímpano, que se encontra verticalizado, no centro da mesma, com coloração esbranquiçada, ou um pouco avermelhada, dirigindo-se anterior e inferiormente, terminando em uma ponta romba na parte central do tímpano com o nome de *umbo*. Dessa região parte uma mancha clara, reflexo da luz externa, conhecida como triângulo luminoso.

Erros a Evitar

- Espéculo que seja estreito ou largo demais, com visão parcial da membrana do tímpano.
- Introduzir espéculo na direção errada (o mesmo deve ser direcionado ao nariz).
- Não introduzir o espéculo profundo o suficiente, fazendo com que sua abertura fique bloqueada por pelos óticos.
- Limpeza insatisfatória do meato acústico externo, não sendo possível uma boa visualização da membrana do tímpano devido a secreções ou cerume acumulado.

DOENÇAS DA ORELHA EXTERNA[8,11,12,15]

A otite externa é uma doença frequente na clínica otorrinolaringológica, principalmente em países tropicais onde o clima é úmido e as temperaturas são altas. Esta otite decorre de particularidades anatômicas e histológicas da orelha externa, que apresenta pavilhão auricular revestido por pele muito delgada, pobre em anexos, sobre superfície subcartilaginosa bastante vascularizada, que protege a cartilagem. A pele do meato acústico externo diminui de espessura a cada milímetro que penetra no interior do osso temporal.

Entre os mecanismos protetores da orelha externa destacamos a presença de glândulas sebáceas e apócrinas e pelos no terço mais externo. As secreções das glândulas sebáceas e ceruminosas têm característica hidrofóbica e lubrificante, pH ácido em torno de 4, lisozima e imunoglobulinas, principalmente IgA, e constitui, assim, mais uma barreira fisiológica de proteção à orelha. Os 2/3 internos são mais vulneráveis.

Similar à pele de outro local do corpo, o conduto auditivo externo apresenta flora bacteriana saprófita sem diferença entre as culturas semeadas em crianças e adultos. Oitenta por cento da população sem doença local mostram presença de anaeróbios em suas culturas, sendo mais comum o isolamento de *Micrococcus, Staphylococcus spp.* e *Diphteroides*. A maioria das otites externas é causada por bactérias gram-negativas, principalmente a *Pseudomonas* (50% a 60% dos casos), seguida pelos *Staphylococcus* patogênicos (15% a 30%), incluindo os *Staphylococcus* meticilina-resistentes, e pelos *Streptococcus* patogênicos (9% a 15%). Em geral, na otite externa, ocorre associação desses patógenos. A etiologia fúngica deve ser considerada em pacientes expostos ao excesso de umidade e em imunocomprometidos.

FATORES PREDISPONENTES

- Configurações anatômicas desfavoráveis.
- Dermatites primárias ou secundárias a infecções.
- Doenças sistêmicas (diabetes, lúpus eritematoso, neurodermatite) e pacientes imunocomprometidos.
- pH alcalino.
- Reações alérgicas locais.
- Alta temperatura e alta umidade do ambiente.
- Ausência de cerume.
- Escarificações da pele do meato acústico externo.
- Permanência de água no meato acústico externo.

EPIDEMIOLOGIA

A incidência maior das otites externas ocorre em países tropicais, principalmente no verão, variando de 5% a 20% nos pacientes ambulatoriais. Não há predisposição por sexo ou idade.

SINAIS E SINTOMAS

Comumente o paciente com otite externa não apresenta alteração de seu estado geral. A presença de febre ou queixas não localizadas indica complicação ou extensão da infecção.

Clinicamente os sinais e sintomas são:

prurido, que precede o estágio inflamatório; mais comum nos casos crônicos e nas infecções fúngicas;

dor, de intensidade variável, prevalente nos casos agudos e exacerbada com digitopressão do *tragus*, manipulação do conduto auditivo, mobilização do pavilhão e com os movimentos mastigatórios;

hipoacusia, de acordo com o edema do conduto e a presença de descamação e/ou secreções;

otorreia com viscosidade variável de acordo com o agente etiológico e a fase da doença.

CLASSIFICAÇÃO

As otites externas podem ser classificadas quanto à etiologia em bacterianas, fúngicas e virais e quanto à evolução em agudas e crônicas.

As principais doenças da orelha externa são:

- pericondrite;
- policondrite recidivante;
- exostose;
- queloide;
- otite externa difusa aguda (otite do nadador);
- otite externa localizada aguda (furunculosa);
- otite externa maligna;
- otite externa fúngica (otomicose);
- otite externa viral (infecção herpética);
- otite externa eczematosa;
- otite externa crônica;
- corpos estranhos;
- tumores da orelha externa.

Enfatizaremos as doenças infecciosas da orelha externa.

PERICONDRITE[11,12]

(CID 10 = H61.0 – Pericondrite do pavilhão da orelha)

Infecção de evolução lenta, localizada nas áreas cartilaginosas do pavilhão auricular devido a outras infecções, lacerações, contusões ou cirurgia prévia. Pode causar destruição da cartilagem auricular com consequente deformidade da orelha (Figura 129.1).

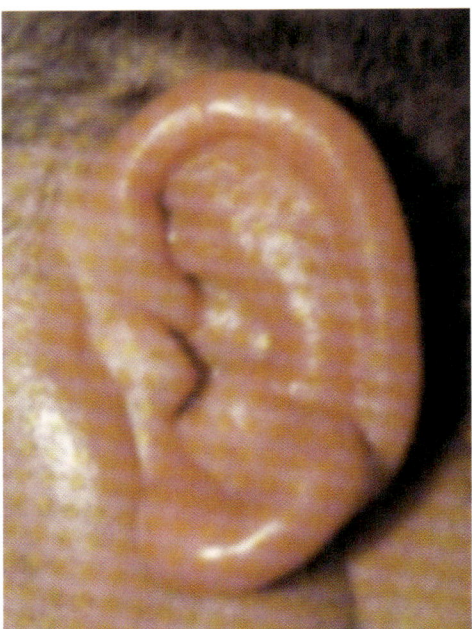

FIGURA 129.1 – Pericondrite: edema endurecido e hiperemia do pavilhão auricular. (Foto original de Nadejda Maria Ávila Varginha de Morais e Silva.)

A dor pode ser moderada, evoluindo para intensa rapidamente. O pavilhão apresenta calor local, hiperemia, endurecimento e edema, respeitando o lóbulo da orelha.

Como agente etiológico mais frequente, as culturas revelam bactérias gram-negativas, especialmente *Pseudomonas aeruginosa*. Ao estender-se para a pele circunjacente, a infecção, em geral, é causada por gram-positivos, como o *Staphylococcus aureus*.

Tratamento

O tratamento preconizado inicialmente é profilático, isto é, proteção da cartilagem após traumas ou infecções, limpeza e observação cuidadosa. Se o processo infeccioso já estiver instalado, deve-se proceder a limpeza do local e hidratação com compressas frias com água boricada, curativos compressivos (bandagens) com pomadas à base de anti-inflamatório e antibioticoterapia apropriada por 10 dias.

Como antibioticoterapia sistêmica, empregamos cefalosporinas da primeira geração por via oral (cefalexina – 500 mg de 6/6 h em adultos e 25-50 mg/kg/dia, fracionada de 6/6 h em crianças, ou cefadroxil – 1 g de 12/12 h em adultos e 25-50 mg/kg/dia em crianças, fracionada de 12/12 h) ou clindamicina, via oral, 300-450 mg de 8/8 h em adultos e 10-30 mg/kg/dia em crianças).

OTITE EXTERNA DIFUSA AGUDA

(CID 10 = H60.3 - Outras otites externas infecciosas [Otite externa difusa])

Processo inflamatório e infeccioso que acomete a derme e a epiderme do conduto auditivo externo parcialmente ou em toda sua extensão. Mais frequente em países tropicais, em climas úmidos e quentes, em praticantes de esportes aquáticos, lacerações do epitélio por objetos introduzidos no conduto, permanência de corpos estranhos, remoção excessiva de cerume e secreções provenientes da orelha média.

Os agentes bacterianos mais frequentemente encontrados são *Staphylococcus, Klebsiella pneumoniae, Proteus mirabilis* e *Pseudomonas aeruginosa*.

Clinicamente, o paciente queixa-se de prurido, plenitude auricular e desconforto, evoluindo para dor de intensidade progressiva e hipoacusia. Ao exame otoscópico encontra-se hiperemia e edema do epitélio, secreção serosa ou purulenta, às vezes fétida, descamação epitelial com obstrução parcial ou completa da luz do conduto auditivo externo, dificultando a visualização da membrana do tímpano (Figura 129.2).

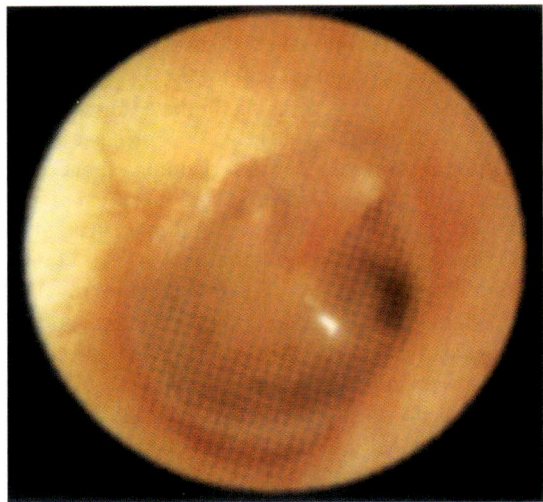

FIGURA 129.2 – Otite externa difusa aguda: hiperemia e edema difuso do conduto auditivo externo, com oclusão do meato acústico externo. (Foto original de Nadejda Maria Ávila Varginha de Morais e Silva.)

Tratamento

Inicialmente deve-se proceder ao alívio da dor e a uma boa limpeza do conduto auditivo externo, evitando-se traumatismos, seguida de uso de pomada contendo anti-inflamatório e antibiótico. Em casos mais leves prescrever gotas tópicas à base de antibióticos, como polimixina B e neomicina com ou sem corticosteroides, duas a três gotas de 8/8 h, por 5 a 7 dias. Nos casos mais severos preconiza-se curativo com tiras de gaze hidrófila ou bastões de algodão inseridos no canal auditivo, embebidos em creme ou pomada anti-inflamatória, que serão removidos após 24 h, seguindo-se com a aplicação de gotas tópicas como já citado. Ocasionalmente, um antibiótico oral pode ser indicado se a infecção evoluir para comprometimento de tecidos circunjacentes (celulite, erisipela), em pacientes imunodeprimidos ou diabéticos. Se a infecção for causada por *Pseudomonas aeruginosa*, indica-se ciprofloxacino; se por *Staphylococcus aureus*, cefalexina ou cefadroxil. É imperativo que se oriente o paciente a não molhar e a não traumatizar a pele do canal auditivo. O uso de compressas mornas alivia a dor.

OTITE EXTERNA LOCALIZADA AGUDA (FURUNCULOSA)[15]

(CID 10 = H60.3 - Outras otites externas infecciosas)

Processo inflamatório e infeccioso do conjunto pilos-sebáceo do terço externo do conduto auditivo, causado por *Staphylococcus aureus,* podendo envolver um (furúnculo) ou mais folículos pilosos (carbúnculo). Em geral secundário a traumatismos discretos do canal auditivo por fricção com objetos pontiagudos. A dor é o sinal mais importante, preco-ce, intenso e exacerbado aos movimentos mastigatórios, à mobilização do pavilhão auricular e à pressão do *tragus*. A hipoacusia é decorrente do grau de obstrução do conduto au-ditivo externo. À otoscopia observa-se tumefação circunscrita no terço externo do canal auditivo.

Tratamento

O tratamento baseia-se na limpeza cuidadosa, curativo local com creme contendo antibióticos e corticosteroides fluorados, sem a obliteração do conduto auditivo. É neces-sário o uso de antibióticos, anti-inflamatórios, analgésicos por via sistêmica e compressas mornas frequentes. Como antibioticoterapia sistêmica, empregamos cefalosporinas da primeira geração via oral (cefalexina – 500 mg de 6/6 h em adultos e 25-50 mg/kg/dia, fracionada de 6/6 h em crianças, ou cefadroxil – 1 g de 12/12 h em adultos e 25-50 mg/kg/dia em crianças, fracionada de 12/12 h) ou clindamicina, via oral, 300-450 mg de 8/8 h em adultos e 10-30 mg/kg/dia em crianças).

OTITE EXTERNA MALIGNA[11,15]

(CID 10 = H60.2 – Otite externa maligna)

Também conhecida como otite externa necrotizante ou necrosante. É uma doença grave, potencialmente letal, de caráter infeccioso invasivo e necrosante, que se inicia no me-ato acústico externo e progride invadindo a região parotídea, mastoide, orelha média e base do crânio, podendo causar pa-ralisia facial periférica. Inicialmente confunde-se com a otite externa difusa aguda (dor, otorreia e plenitude auricular), porém com presença de tecido de granulação preenchendo o conduto auditivo (Figura 129.3). Mais frequente em pacien-tes idosos, diabéticos e imunodeprimidos, tem como agente etiológico a *Pseudomonas aeruginosa.* O diagnóstico tem como base história clínica minuciosa, exame físico e avalia-ção radiológica através de tomografia computadorizada com *Tecnesium* 99 ou cintilografia óssea com *Galium* 67.

Tratamento

O tratamento na fase inicial, isto é, em paciente em bom estado geral e com processo localizado no conduto auditivo externo, é feito com ciprofloxacino, via oral, 500 a 750 mg de 12/12 h, acima dos 12 anos de idade, associado ao uso lo-cal de gotas à base de ciprofloxacino (duas gotas no conduto auditivo externo de 12/12 h), por no mínimo 10 dias. No caso de quadros avançados, com o paciente hospitalizado, realiza-

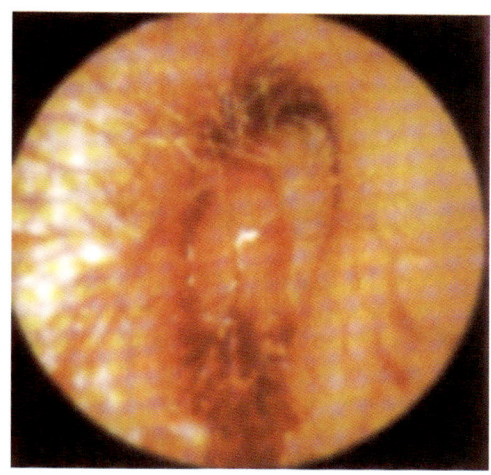

FIGURA 129.3 – Otite externa maligna: presença de tecido de granulação ocluindo o conduto auditivo externo. (Fonte: Hawke M e cols.[11a].)

-se desbridamento dos tecidos necróticos e uso parenteral de quinolona (ciprofloxacino) ou cefalosporina de terceira geração (ceftazidima) ou de quarta geração (cefepima) por no mínimo 6 semanas.

OTITE EXTERNA FÚNGICA (OTOMICOSE)[8,11,12,15]

(CID 10 = H62.2 - Otite externa em micoses [Otomicose])

Consiste na infecção fúngica do epitélio do meato acústi-co externo, que causa uma camada fina facilmente removível, frouxa e "penuginosa", com a cor variando de acordo com o agente causal, isto é, secreção esbranquiçada (em "nata de leite") por *Candida albicans*, secreção amarelada por *Aspergillus flavus*, acinzentada por *Aspergillus fumigatus* e preto-esverdeada devida ao *Aspergillus niger*. O paciente queixa-se principalmente de prurido, distúrbio de audição mais ou menos acentuado e apresenta discreta exsudação com a presença de micélios. Raramente apresenta dor.

Tratamento

O tratamento é exclusivamente clínico. Deve-se proceder a limpeza do meato acústico externo, evitando-se a umidade no mesmo. A seguir, empregam-se antimicóticos locais (clo-trimazol, cetoconazol, tolciclato) por um período de 15 dias. Em casos reincidentes pode-se utilizar solução saturada de ácido bórico em álcool 70ºGL após o banho ou em situações nas quais o paciente se exponha a alta temperatura e umida-de. Em casos graves faz-se uso de antimicóticos sistêmicos.

OTITE EXTERNA VIRAL (HERPES-ZÓSTER *OTICUS*)[1,4]

(CID 10 = H62.1 – Otite externa em doenças virais classi-ficadas em outra parte)

A infecção herpética da orelha externa caracteriza-se por múltiplas vesículas herpéticas, dispostas no meato acústico externo e ocasionalmente na membrana timpânica. Nos casos mais graves podem ocorrer distúrbios da audição e do equilíbrio, assim como paralisia facial periférica, constituindo a chamada síndrome de Ramsay-Hunt. O tratamento associa drogas antivirais, como o aciclovir, na dose de 2 a g ao dia, durante 10 dias, curativos do conduto auditivo externo com pomadas antivirais e tratamento adequado das complicações associadas.

DOENÇAS DA ORELHA MÉDIA[3,10,16]

A otite média é um dos diagnósticos mais frequentes na população pediátrica mundial. Um estudo realizado em Boston mostrou que no 1º ano de vida, mais de 60% das crianças apresentam pelo menos um episódio de otite média aguda (OMA). O mesmo estudo afirma que, por volta dos 3 anos, 80% de todas as crianças sofreram pelo menos um episódio de OMA e 40% apresentaram três episódios ou mais. No entanto, na maioria dos casos é uma doença autolimitada com evolução natural favorável em cerca de 70% a 80% dos casos (Rosenfeld R & Neto LB. IX Manual de Otorrinolaringologia Pediátrica da IAPO. 2011;192-205)

Entre os fatores predisponentes da otite média, podemos citar com maior relevância as alterações anatômicas e funcionais da tuba auditiva (TA), a relativa imaturidade do sistema imune, os fatores intrínsecos do hospedeiro e do ambiente.

FATORES PREDISPONENTES INTRÍNSECOS

- *Idade*: a maior incidência ocorre entre 6 e 24 meses de idade e, posteriormente, entre 4 e 7 anos de idade. Quanto mais precoce o primeiro episódio, maior a possibilidade de recorrência das otites, assim como de suas sequelas.
- *Sexo*: a incidência é maior no sexo masculino.
- *Raça*: ocorre com maior frequência na raça branca e em índios.
- *História familiar*: crianças que apresentam história de otites médias na família têm maior risco de desenvolver a doença, sugerindo predisposição genética.
- *Alterações funcionais da tuba auditiva*: alergia, infecções de vias aéreas superiores, hipertrofia adenoidiana, tumores de *cavum* e alterações estruturais palatais (fenda palatina, fissura submucosa e síndrome de Down) predispõem às infecções de orelha média. Isso porque diminuem a ventilação da mucosa da caixa timpânica por obstrução da tuba auditiva, produzindo pressão negativa na orelha média com subsequente aspiração de microrganismos da nasofaringe e estimulação de células produtoras de muco.
- Presença de refluxo gastresofágico.
- *Imunodeficiência*: crianças prematuras, de baixo peso ao nascimento, portadores de HIV/aids e em uso de imunossupressores apresentam maior risco de doenças infecciosas também na orelha média.

FATORES PREDISPONENTES EXTRÍNSECOS

- *Variações climáticas locais e sazonais*: a otite média pode manifestar-se em qualquer estação do ano, porém é mais frequente nas estações frias e secas, assim como após mudanças bruscas de temperatura. Reflete, portanto, a sazonalidade das infecções de vias aéreas superiores.
- *Condições ambientais*: a incidência das doenças de orelha média é maior em ambientes úmidos, pouco arejados, com acúmulo de objetos, excesso de tapetes, cortinas e animais domésticos.
- *Amamentação*: a amamentação ao seio materno nos primeiros 6 meses de vida é considerada importante fator na prevenção das doenças respiratórias, apesar da controvérsia existente na literatura internacional. Além da imunidade passiva que ela confere ao lactente, a sucção promove trabalho da musculatura orofacial, favorecendo a função da tuba auditiva. É importante orientar os pais de que a posição da amamentação, ao seio ou não, deve ser sempre reclinada, com a cabeça mais alta do que o tórax.
- *Tabagismo passivo*: Etzel correlacionou um maior risco de otites médias com a exposição ao cigarro. Utilizando marcadores bioquímicos, o autor demonstrou uma elevação na concentração plasmática de nicotina nos pacientes com maior incidência de otites médias agudas e com maior permanência de efusão na orelha média.
- *Creches*: com a necessidade crescente da participação da mulher na economia doméstica, as crianças têm frequentado cada vez mais precocemente centros de cuidados comunitários, como creches, berçários e escolinhas. Talvez este seja um dos mais importantes fatores predisponentes nas infecções respiratórias de repetição, devido à imaturidade anatômico-funcional da tuba auditiva e do sistema imune associados à convivência comunitária precoce.

As otites médias podem ser classificadas, de acordo com o tempo de evolução, em:
- *agudas*: com evolução abaixo de 3 semanas;
- *subagudas*: evolução entre 3 semanas e 3 meses;
- *crônicas*: evolução acima de 3 meses.

OTITE MÉDIA AGUDA[2,3,5,9,10,14a,14b,16,18]

(CID 10 = H66.0 - Otite média aguda supurativa)

Define-se otite média aguda (OMA) como o processo inflamatório e/ou infeccioso agudo da mucosa de revestimento da orelha média, com presença de secreção na caixa timpânica.

Apresenta como sinais e sintomas otalgia, irritabilidade, diminuição da audição, alterações estruturais na membrana timpânica e febre. Ocasionalmente podem ocorrer náusea, vômitos e diarreia. A confirmação diagnóstica é dada pela otoscopia (Figuras 129.4 e 129.5).

Sinais Clínicos, o que Avaliar?

- *Coloração da membrana timpânica*: opacidade/hiperemia.
- *Integridade de membrana timpânica*: perfurações (na OMA, em geral, são puntiformes, de difícil visualização e com otorreia pulsátil)/timpanoesclerose/atrofia.

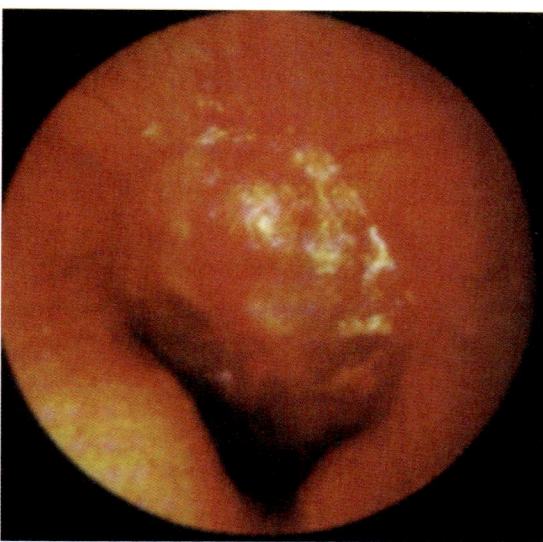

FIGURA 129.4 – Otite média aguda: fase de hiperemia: abaulamento e hiperemia difusa de membrana timpânica; apagamento do triângulo luminoso. (Fonte: Hawke M e cols[11a].)

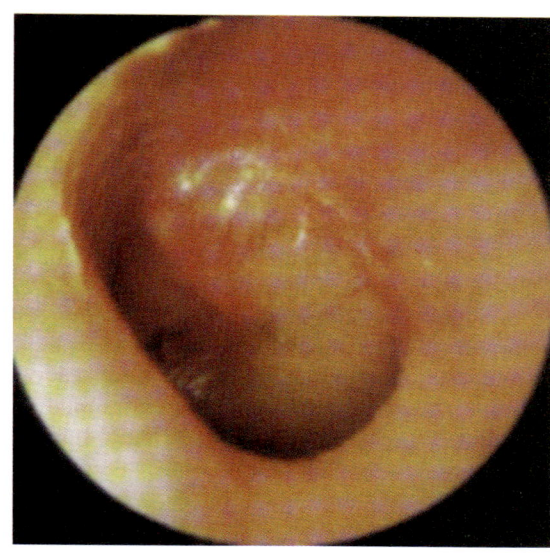

FIGURA 129.5 – Otite média aguda – fase supurativa: evolução do quadro com bolsa de secreção purulenta nos quadrantes inferiores da membrana timpânica (empiema de orelha média). (Fonte: Hawke M e cols.[11a].)

- *Transparência de membrana timpânica*: visualizar triângulo luminoso (quadrante anteroinferior)/cadeia ossicular/ níveis hidroaéreos – para que sejam mais bem avaliados os pacientes, também se criança, deverá ser examinado sentado.
- *Posição de membrana timpânica*: abaulamento/retrações. Na fase inicial da OMA, o abaulamento da membrana timpânica é o sinal mais importante, com sensibilidade de 67%, sendo decorrente da produção de gases pelas bactérias e, posteriormente, devido ao acúmulo de secreções na orelha média.
- *Mobilidade de membrana timpânica*: através do uso do espéculo pneumático de Siegel adaptado ao cabeçote do otoscópio.

Classificação[2,3,7]

Segundo Shambaugh Jr., as otites médias agudas são subdivididas em:

- otite média viral;
- otite média aguda supurativa (bacteriana);
- otite média necrosante aguda;
- otite média alérgica aguda;
- otite média tuberculosa;
- otite média do lactente.

Ainda podemos relacionar outras etiologias, como a traumática e a fúngica.

MICROBIOLOGIA[2,3,9,10,14,18]

No Brasil pouco se conhece sobre os patógenos da orelha média em crianças com otite média aguda. A infecção viral da orelha média é bastante frequente, sendo descrita em até 57% dos casos em que não houve crescimento bacteriano e até 45% dos casos com infecção bacteriana comprovada. Os principais vírus encontrados são rinovírus humano (RVH), vírus sincicial respiratório (VSR), influenza A ou B, vírus da parainfluenza, enterovírus, adenovírus e metapneumovírus humano. O antecedente de infecção viral, portanto, desempenha papel de alta relevância na incidência de otite média aguda e favorece a resolução espontânea da mesma.

Baseando-nos em estudos internacionais, verificamos que as principais bactérias envolvidas na patogênese da OMA são:

- *Streptococcus pneumoniae*: 20% a 40%;
- *Haemophilus influenzae*: 15% a 30%;
- *Moraxella catarrhalis*: 10% a 20%;
- *S. pyogenes* e *S. aureus*: 2% a 3%.

Em neonatos e pacientes com imunossupressão grave observam-se também infecções por *Staphylococcus aureus* e bactérias entéricas.

Tratamento[2,4,8,9,11,13,15,18]

O tratamento das OMA visa, inicialmente, aliviar a dor e a febre e prevenir déficits auditivos, assim como complicações e sequelas.

Medidas Gerais

Incluem o uso de analgésicos, antitérmicos e limpeza intensiva de fossas nasais com solução salina fisiológica.

Existem controvérsias quanto à utilização de:

- *anti-inflamatórios não hormonais*: quando utilizados, somos da opinião que não devem ultrapassar 5 dias;
- *descongestionantes nasais tópicos*: por seu efeito vasoconstritor, auxiliam na desobstrução das fossas nasais e na melhor função da tuba auditiva, porém devem ser utilizados no máximo por 5 a 7 dias, evitando-se, assim, o efeito rebote dos mesmos. Sugerimos, ainda, a diluição dos vasoconstritores nasais tópicos com soro fisiológico e o uso, preferencialmente, dos pediátricos mesmo em pacientes adultos;

- *descongestionantes sistêmicos*: podem auxiliar na melhora das permeabilidades nasal e tubária, aliviando a sensação de plenitude auricular; entretanto, se usados prolongadamente, aumentam a viscosidade das efusões auricular e nasal, majorando a permanência do quadro;
- *corticosteroides*: o uso dos corticosteroides sistêmicos na Otorrinolaringologia é amplamente defendido, considerando-se sua eficácia anti-inflamatória e anti-histamínica, além do breve período, em média de 7 a 14 dias, em retirada progressiva quando empregados por tempo mais longo. Preferimos os corticosteroides por via oral, já que podem ser mais bem manipulados em questão de dose e concentração a ser absorvida.
- *anti-histamínicos sistêmicos*: nas otites médias alérgicas agudas têm uma boa indicação, podendo-se empregar as formas não associadas ou associadas aos descongestionantes sistêmicos.

Ressaltamos a importância da analgesia, que pode ser realizada com os analgésicos orais, retais ou injetáveis, de acordo com a severidade do caso e, também, com o uso de compressas mornas sobre a(s) orelha(s) afetada(s).

Antibioticoterapia

O uso de antibióticos no tratamento de otite média aguda (OMA), em geral, é empírico. A larga utilização de antibióticos de amplo espectro, muitas vezes em dose e tempo de uso inadequados, tem colaborado para o aumento progressivo de microrganismos resistentes aos antimicrobianos. A história natural da otite média aguda por meio de estudos com metanálise comprovou que a resolução espontânea ocorre em mais de 80% dos casos, com melhora sem antibiótico.

Há nos Estados Unidos uma Diretriz para a Prática Clínica com a orientação de observação no tratamento da otite média aguda no caso de crianças com idade igual ou superior a 2 anos e que possuam um diagnóstico incerto ou presumido (Tabela 129.1)[2a].

Entende-se por não grave, quadro com otalgia moderada e temperatura oral < 39ºC ou temperatura retal < 39,5ºC; grave, quadro com otalgia moderada-grave, alta temperatura ou criança com aparência toxêmica.

Observação é indicada somente quando o seguimento possa ser assegurado.

A agência governamental NICE do Reino Unido lançou outra diretriz com recomendações para o tratamento da otite média aguda com diagnóstico de certeza em 2008. Esta recomenda que nem sempre é necessário o uso de antibióticos imediatamente após o diagnóstico de certeza da OMA, valendo à pena esperar e observar (Tabela 129.2)[14a].

TABELE 129.1

Indicação de Tratamento Antimicrobiano em Crianças com Otite Média Aguda (OMA)		
Idade	*Certeza no dx de OMA*	*Incerteza no dx de OMA*
< 6 meses	Antibióticos	Antibióticos
6-23 meses	Antibióticos	Antibióticos se for grave / Observar se não for grave
≥ 24 meses	Antibióticos se for grave / Observar se não for grave	Observar

dx = diagnóstico.

TABELA 129.2

Sugestão para Nova Diretriz de Tratamento de OMA com Diagnóstico de Certeza *National Institute for Health and Clinical Excellence* (NICE), UK[14a]			
Idade	*Otorreia com OMA*	*OMA Bilateral sem Otorreia*	*Unilateral sem Otorreia*
< 6 meses	ABX Imediato	ABX Imediato	ABX Imediato
6-23 meses	ABX Imediato	ABX Imediato	Observação
≥ 24 meses	ABX Imediato	Observação	Observação

ABX = antibiótico.

Deve-se entender que observar não significa não tratar e sim postergar o início do antibiótico. Para isso, ressaltamos que o fator preponderante é o diagnóstico de certeza o mais precoce possível, a avaliação dos critérios apresentados na Tabela 129.2, a gravidade da doença e/ou complicações. Ademais, é importante a orientação aos pais e familiares de que o uso do antibiótico (já prescrito na data do diagnóstico) deverá ser realizado se o paciente não apresentar melhora dos sintomas ou piora dos mesmos após 2 ou 3 dias, assim como o retorno para a reavaliação, se necessário.

Dentro das sugestões das diretrizes apresentadas, ressaltamos as contraindicações *absolutas* à observação no tratamento da OMA:

- idade inferior a 6 meses;
- deficiência ou transtorno imunológico;
- febre alta, doença grave ou falha do tratamento anterior;
- impossibilidade de assegurar o acompanhamento e administrar antibióticos de resgate.

E as contraindicações RELATIVAS:

- recidiva dentro de 30 dias;
- OMA bilateral e otorreia;
- Síndromes, malformação craniofacial, outros critérios que resultam na exclusão de ensaios clínicos que estudam a OMA.

Perante a necessidade da prescrição e uso do antibiótico, a escolha baseia-se na eficácia terapêutica, nos efeitos colaterais, na posologia cômoda ao paciente, no paladar, que é fundamental ao se tratar de crianças, e no custo, que não deve ser elevado, visando, desta maneira, maior adesão ao tratamento proposto.

A duração do tratamento deve ser de, no mínimo, 10 dias, com reavaliação do 7º ao 10º dia. Um período mais curto deve ser evitado em crianças abaixo de 6 anos, em quadros mais graves e na presença de OMA com otorreia.

De acordo com o Consenso sobre Otites Médias realizado em 1998 entre o Departamento de Otorrinolaringologia da Sociedade Brasileira de Otorrinolaringologia, a Sociedade Brasileira de Otologia e a Sociedade Brasileira de Pediatria, a amoxicilina continua sendo a droga de escolha para o tratamento da OMA. Nas crianças alérgicas à penicilina, os macrolídeos e o cotrimoxazol são uma boa opção. Na falha terapêutica em um período de 48 a 72 h, assim como nas OMA recorrentes, recomendam-se antibióticos de maior espectro como a amoxicilina associada ao ácido clavulânico, a ampicilina associada ao sulbactam ou as cefalosporinas de segunda e terceira gerações, como cefaclor, cefuroxima ou ceftriaxona.

Nos EUA, o *Drug-resistant Streptococcus pneumoniae Therapeutic Working Group* recomenda:

- inicialmente todas as crianças sem história prévia de OMA devem ser tratadas com amoxicilina – 50 mg/kg/dia, dividida em duas ou três doses.

Se a criança tem fatores de risco importantes para a falha de tratamento (frequenta creche ou berçário, está exposta ao tabagismo, fez uso recente de múltiplos antimicrobianos e/ou tem menos de 2 anos de idade), ou se já não apresentou resposta com tratamentos recentes, devem ser selecionadas:

- amoxicilina em alta dose (90 mg/kg/dia em duas ou três doses);
- amoxicilina com clavulanato (90 mg/kg/dia em duas ou três doses);
- cefuroxima axetil (30 mg/kg/dia em duas doses);
- ceftriaxona (50 mg/kg em três doses, intramuscular [IM]). Um estudo de Leibovitz e cols., em 2000, em Israel, mostrou que com três doses intramusculares em 3 dias consecutivos há 88% de eficácia contra as infecções por bactérias da orelha média resistentes à penicilina. Portanto, recomenda-se o uso de três doses consecutivas IM de ceftriaxona.

Tratamento Cirúrgico[4]

A miringotomia ou paracentese da membrana do tímpano está indicada quando houver:

- otite média aguda refratária ao tratamento clínico adequado, especialmente em crianças menores de 12 meses com otalgia severa e toxêmicas;
- otite média com comprometimento da mastoide (mastoidite aguda);
- otite média com complicação do sistema nervoso central (abscesso cerebral, meningite, trombose do seio venoso);
- otite média com comprometimento do VII par craniano, com paralisia facial periférica;
- pacientes imunodeprimidos que não responderam satisfatoriamente ao tratamento clínico instituído, como medida diagnóstica (realização de cultura e antibiograma da secreção) e terapêutica.

Profilaxia[11,13]

Em relação aos casos de OMA recorrentes, é consenso a necessidade do tratamento dos fatores predisponentes extrínsecos ao hospedeiro, como evitar o acúmulo de objetos no quarto de dormir, arejar o ambiente, evitar contato com fumantes, não possuir animais dentro de casa, entre outros.

Quanto aos fatores do hospedeiro, avaliar a permeabilidade da nasofaringe (radiografia de *cavum* ou nasofibroscopia), dos seios da face e do tórax; controlar quadros alérgicos respiratórios; imunoprofilaxia através do uso de vacinas contra influenza a partir dos 6 meses de idade, anualmente, de preferência no início dos meses frios e secos (outono/inverno); vacina antipneumocócica acima dos 2 anos de idade, ativa contra cerca de 85% dos sorotipos de pneumococos responsáveis pela OMA, e vacina conjugada para pneumococo (Prevenar®) para crianças abaixo dos 2 anos. A vacina contra

H. influenzae do tipo b não está indicada na OMA, já que atua sobre a sua forma capsulada e não contra o *H. influenzae* não tipável, agente responsável pelas otites.

Se, apesar do controle ambiental e do controle dos fatores do hospedeiro, houver persistência do quadro, avaliar-se-á, em casos muito específicos, antibioticoterapia profilática ou tratamento cirúrgico.

Complicações[2,4,5,6]

- Intratemporais:
  - otite média aguda necrosante;
  - paralisia facial periférica (20%);
  - mastoidite aguda (7%);
  - labirintite serosa e supurativa (3%);
  - petrosite aguda.
- Intracranianas:
  - abscesso epidural;
  - hidrocéfalo;
  - trombose do seio sigmoide, trombose da jugular interna, trombose do seio cavernoso;
  - meningite;
  - abscesso do lobo temporal.

OTITE MÉDIA CRÔNICA[1a,5,6]

(CID10 = H66.3 - Otites médias supurativas crônicas)

A definição de otite média crônica (OMC) tem mudado nos últimos anos. Alguns autores afirmam que é essencial a permanência de perfuração da membrana timpânica, enquanto outros a definem como processo inflamatório crônico da fenda auditiva, associado ou não à perfuração da membrana timpânica e à otorreia crônica, com alterações irreversíveis da mucosa da orelha média. Por se tratar de processo insidioso e persistente, a otite média crônica em geral leva a sequelas anatômicas e funcionais (Figura 129.6).

Classificação

- *Otites médias crônicas simples (OMCS)*: inespecíficas e específicas.
  - *OMCS inespecíficas*: com perfuração da membrana timpânica; com tímpano fechado e otite média secretora.
  - *OMCS específicas*: tuberculosa; por sífilis/actinomicose; outras.
- *Otites médias crônicas colesteatomatosas (OMCC)*: congênita e adquirida.
  - *OMCC congênita*: de tímpano-mastoide; pirâmide petrosa; ângulo ponto-cerebelar e forame jugular.
  - *OMCC adquirida*: primária e secundária.

Por se tratarem de processos inflamatórios crônicos, com alterações funcionais, anatômicas e histológicas, as otites médias crônicas requerem acompanhamento especializado.

Ao atendermos um paciente com membrana timpânica perfurada e/ou presença de secreção oriunda de orelha média através do meato acústico externo, devemos ter em mente a proibição de entrada de água na orelha afetada. O tratamento

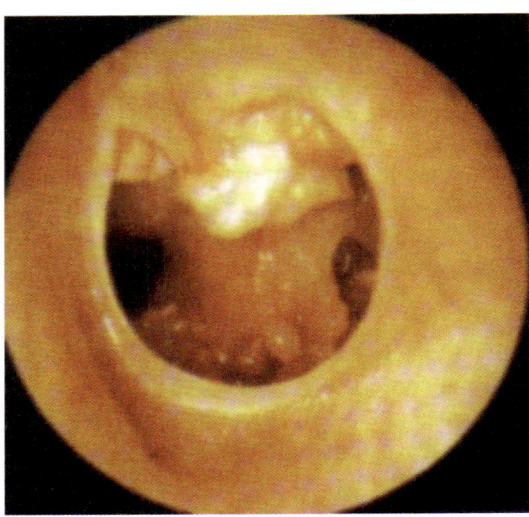

FIGURA 129.6 – Otite média crônica: perfuração de membrana timpânica, com osteíte e fibrose na caixa timpânica. (Fonte: Hawke M e cols.[11a].)

com limpeza da orelha e aplicação tópica de antibióticos ou antissépticos, especialmente as quinolonas, é mais efetivo na resolução da otorreia e na erradicação da bactéria do que o uso de antibioticoterapia sistêmica. O encaminhamento ao otorrinolaringologista para melhor avaliação e possível tratamento cirúrgico é essencial.

REFERÊNCIAS BIBLIOGRÁFICAS

1. Albernaz PLM et al. Otorrinolaringologia para o Clínico Geral. São Paulo: Fundo Editorial BYK; 1997. 262 p.
1a. Acuin J, Smith A, Mackenzie I. Tratamento para otite média supurativa crônica (Revisão Cochrane) (Cochrane Review). In: Resumos de revisões Sistemáticas em Português. Issue; CD000473-PT.
2. Almeida CIR, Almeida RR. Otite Média Aguda. In: Sociedade Brasileira de Otorrinolaringologia. Tratado de Otorrinolaringologia. 1ª ed. São Paulo: Roca; 2003. V.2, p. 21-27.
2a. American Academy of Pediatrics and American Academy of Family Phisicians Diagnosis and Management of Acute Otitis Media. Pediatrics 2004;113:1451-65. Disponível em: http://pediatrics.aappublications.org/content/113/5/1451.full.pdf. Acessado em: jan. 2015.
3. Azevedo APM, Pires de Mello LR, Oliveira DCCM. Otite Média Aguda. Revista da Sociedade de Otorrinolaringologia do Estado do Rio de Janeiro. 2003;3(1):31-35.
4. Becker W, Naumann HH, Pfaltz CR. Otorrinolaringologia Prática Diagnóstico e Tratamento. 2ª ed. Rio de Janeiro: Revinter; 1999. 572 p.
5. Consenso sobre Otites Médias. Revista Brasileira de Otorrinolaringologia. 1999;65(1) (Suppl 8):1-27.
6. Cordero L, Chinski A, Bottazzi M. Chronic Otitis Media Surgical Techniques and Results. In: Sih T, Chinski A, Eavey R (ed.). II Manual of Pediatric Otorhinolaryngology IAPO/IFOS, Interamerican Association of Pediatric Otorhinolaryngology; 2001. p. 249-263.
7. Costa SS, Cruz OLM, Oliveira JA. Otorrinolaringologia: princípios e prática. Porto Alegre: Artes Médicas; 1994. 558 p.
8. Diniz Júnior J. Otite Externa. Revista Brasileira de Medicina Atualização em Otorrinolaringologia. 1997;4(4):106-11.
9. Documento Científico do Departamento de Otorrinolaringologia da Sociedade Brasileira de Pediatria; setembro de 2003. p. 1-5.
10. González CDLT. Etiology of Otitis Media. In: Sih T, Chinski A, Eavey R (ed). II Manual of Pediatric Otorhinolaryngology IAPO/IFOS, Interamerican Association of Pediatric Otorhinolaryngology; 2001. p. 222-228.
11. Guatimosim MHE. Doenças da Orelha Externa. In: Sociedade Brasileira de Otorrinolaringologia.Tratado de Otorrinolaringologia. 1ª ed. São Paulo: Roca; 2003. V.2, p. 3-20.
11a. Hawke M et al. Manual de Diagnóstico de Otorrinoloaringologia. Buenos Aires, Argentina: Editora Martin Dunitz; 1997.
12. Leibovitz E et al. Bacteriology and clinical efficacy of one day vs. three day intramuscular ceftriaxone for treament of nonresponsive acute otitis media in children. Pediat Infect Dis J. 2000;19:1040-45.
13. Pires de Mello LR, Azevedo APM, Moura Neto R. Otite Externa. Revista da Sociedade de Otorrinolaringologia do Estado do Rio de Janeiro. 2003;3(1):19-29.
14. Portmann M. Manual de Otorrinolaringologia 2ª ed. São Paulo: Masson; 1983. p. 9-35.
14a. Rosenfeld R, Bellizia Neto L. Otite média – atualização. In: Sih T, Chinski A, Eavey R, Godinho R (Ed.). IX Manual de Otorrinolaringologia Pediátrica da IAPO. São Paulo: Interamerican Association of Pediatric Otorhinolaryngology; 2011. p. 192-205.
14b. Shambaugh GE Jr. Otitis media. Arch Otolaryngol Head Neck Surg. 1992;118:449.
15. Sih T. Microbiologia e Sensibilidade Microbiana em Crianças com Otite Média Aguda no Brasil: Preparando para a Vacina Conjugada do Streptococcus pneumoniae. In: Sih T. Infectologia em Otorrinopediatria: uso criterioso de antibióticos em infecções das vias aéreas superiores. Rio de Janeiro: Revinter; 2001. p. 163-167.
16. Sih T, Tomita S, Santos EG. Otite Externa. In: Sih T. Infectologia em Otorrinopediatria: uso criterioso de antibióticos em infecções das vias aéreas superiores. Rio de Janeiro: Revinter; 2001. p. 159-162.
17. Sih T. Otite Média Aguda Recorrente. In: Sociedade Brasileira de Otorrinolaringologia. Tratado de Otorrinolaringologia. São Paulo: Roca; 2003. V.2, p. 28-37.
18. Sih T. Otite Média Aguda e Recorrente. In: Associação Brasileira de Otorrinolaringologia e Cirurgia Cérvico-Facial. Tratado de Otorrinolaringologia e Cirurgia Cervicofacial. 2ª ed. São Paulo: Roca; 2011. V.2, p. 70-83.

130 Paracoccidioidomicose

- **Rinaldo Poncio Mendes**
- **Vera Lúcia Lopes dos Reis**
- **Ricardo de Souza Cavalcante**

(CID 10 = B41 - Paracoccidioidomicose; B41.0 - Paracoccidioidomicose pulmonar; B41.7 - Paracoccidioidomicose disseminada; B41.8 - Outras formas de paracoccidioidomicose; B41.9 - Paracoccidioidomicose não especificada)

INTRODUÇÃO

Paracoccidioidomicose (PCM) é a principal micose sistêmica endêmica da América Latina, causada pelo fungo termodimórfico *Paracoccidioides brasiliensis*, que acomete principalmente indivíduos do sexo masculino, que são ou que foram trabalhadores rurais. Doença granulomatosa primária do homem, descrita por Adolpho Lutz, em 1908, compromete com maior frequência pulmões, sistema fagocítico mononuclear, pele, mucosa das vias aerodigestivas superiores, adrenais e tubo digestório, motivo pelo qual suas principais manifestações clínicas se encontram relacionadas com estes órgãos. É também conhecida como micose de Lutz ou micose de Lutz-Splendore-Almeida.

A PCM já foi denominada blastomicose sul-americana, mas esse nome caiu em desuso por sua impropriedade, já que a moléstia também é encontrada no México e na América Central. O conhecimento dessa micose interessa a todos os especialistas em medicina, pois a doença pode comprometer todo o organismo humano. Além de sua importância médica, traduzida pela gravidade das lesões tegumentares e viscerais, que podem causar a mutilação e a morte do paciente, a micose constitui-se em problema social e econômico, afetando a força de trabalho, especialmente do trabalhador rural, com repercussões na sustentação da família e na produção agrícola. Acrescem-se a isso, as dificuldades resultantes do tratamento prolongado, motivo de abandono da terapêutica, trazendo como consequência recaídas repetidas e, por fim, lesões irreversíveis, o que exige uma constante conscientização do enfermo sobre a necessidade da continuidade da terapêutica.

P. brasiliensis foi poucas vezes isolado do solo e seu nicho ecológico ainda é desconhecido. Inalado pelo homem, leva à formação do complexo primário, de forma semelhante ao da tuberculose, cuja evolução depende da interação entre hospedeiro, parasita e ambiente. Estudos de campo revelam grande frequência de infecção paracoccidióidica, em indivíduos saudáveis, ao lado de alguns casos de PCM. O aparecimento da doença depende do estado imune do paciente no momento em que ocorre a infecção, ou da reativação de focos quiescentes. O período de latência é variável e pode ser muito longo, ultrapassando 30 anos.

A PCM predomina em pacientes com 30 a 49 anos de idade, com maior prevalência no sexo masculino, na proporção de 10 a 15:1, em adultos. Devido ao efeito protetor do estrogênio, a prevalência é a mesma em pacientes com até 13 anos de idade e, a seguir, torna-se cada vez maior no sexo masculino, até atingir a proporção observada entre adultos.

A PCM predomina em pacientes que não apresentam doença subjacente, manifestando-se em indivíduos que não conseguem organizar uma resposta imune celular contra o *P. brasiliensis*. Assim, esses pacientes apresentam imunossupressão antígeno-específica, relacionada com o braço Th1, caracterizada pela redução dos níveis séricos de IL-2 e de IFN-γ, cujo grau apresenta correlação direta com a gravidade do quadro. Além disso, doentes mais graves revelam predomínio da resposta Th2, caracterizada pela maior ativação de linfócitos B, hipergamaglobulinemia e elevados títulos de anticorpos específicos que, em geral, apresentam correlação direta com a gravidade e a disseminação da doença. Além disso, a PCM tem sido observada em pequeno número de pacientes com depressão da resposta imune celular determinada por aids, neoplasia, transplante de órgãos e uso de drogas imunossupressoras, devido à reativação de focos latentes da infecção paracoccidióidica.

DIAGNÓSTICO CLÍNICO

A interação entre *P. brasiliensis* e o homem, que pode levar à infecção ou à doença, em suas diferentes formas clínicas, encontra-se no Quadro 130.1.

Essa classificação se baseia em critérios estabelecidos por um grupo de especialistas reunidos no *III Congreso Internacional sobre Paracoccidioidomicosis*, realizado em Medellín (Colômbia)[16], com algumas modificações baseadas no estudo das formas agudas ou subagudas[23,24], na introdução da forma regressiva, bem estabelecida em outras micoses sistêmicas, na caracterização de gravidade[37] e, por fim, no estudo da coinfecção aids-PCM[6].

QUADRO 130.1 – Interação entre o *Paracoccidioides brasiliensis* e o Homem. Formas Clínicas da Paracoccidioidomicose

Infecção paracoccidióidica
Paracoccidioidomicose [doença]
• Forma regressiva
• Formas progressivas
– Forma aguda/subaguda [forma juvenil]
Com adenomegalia superficial (formas moderadas e graves)
Com comprometimento abdominal ou digestivo (formas graves)
Com comprometimento ósseo (formas graves)
Com outras manifestações clínicas (formas moderadas ou graves)
– Forma crônica [do adulto]
Formas leves
Formas moderadas
Formas graves
– Forma mista (grave)
• Formas residuais [sequelas]

Paracoccidioidomicose (Doença)

Forma Regressiva

A *forma regressiva* de PCM representa o tipo mais benigno da doença, em que o paciente apresenta apenas manifestações clínicas leves, em geral envolvendo os pulmões, e reação cutânea à paracoccidioidina. Nesses casos, a cura clínica ocorre mesmo sem tratamento. Essa forma clínica tem sido poucas vezes diagnosticada na PCM, pois o desconhecimento do nicho ecológico do *P. brasiliensis* impede que se relacione um contato suspeito com manifestações clínicas autolimitadas, cuja etiologia acaba sendo creditada a outros agentes infecciosos.

Formas Progressivas

As formas agudas/subagudas e crônicas constituem doença progressiva e se caracterizam pela presença de sinais e sintomas relacionados com o comprometimento de um ou mais órgãos. A caracterização dessas formas clínicas é feita em função da idade do paciente, duração da doença, das manifestações clínicas, da presença de doenças associadas e fatores agravantes, da avaliação do estado geral e nutritivo, da radiografia simples de tórax e dos níveis séricos de anticorpos anti-*P. brasiliensis*, determinados pela reação de imunodifusão dupla (IDD) em gel de ágar.

Forma Aguda/Subaguda

A *forma aguda/subaguda* da PCM, em geral, compromete crianças, adolescentes e adultos jovens, motivo pelo qual é também denominada *forma juvenil*; ela apresenta história clínica de curta duração, com mediana de 2 meses e exibe manifestações clínicas compatíveis com o comprometimento do sistema fagocítico mononuclear, isto é, hipertrofia de linfonodos, hepato e/ou esplenomegalia e, com menor frequência, acometimento de medula óssea. Nessa forma clínica, o acometimento da mucosa das vias aerodigestivas superiores (VADS) é pouco frequente, ocorrendo em 17% a 20% dos casos; o pulmonar é ainda menor, estando presente em 5% a 10% dos pacientes.

No entanto, *P. brasiliensis* pode ser isolado do lavado brônquico de pacientes com a forma juvenil que não apresentam comprometimento pulmonar demonstrável por manifestações clínicas ou alterações radiológicas. Nesses casos, os pulmões se comportam apenas como porta de entrada.

De acordo com as manifestações predominantes, a forma aguda ou subaguda pode ser subdividida em quatro formas clínicas[23,24]: a) com adenomegalia superficial; b) com comprometimento abdominal ou digestivo; c) com comprometimento ósseo; e d) com outras manifestações clínicas (Tabela 130.1).

Por outro lado, não tem sido infrequente o encontro de pacientes com PCM, cuja expressão clínica se caracteriza como a da forma aguda ou subaguda, mas que se encontra na idade adulta. A forma clínica desses doentes deverá ser caracterizada como aguda ou subaguda, nesses casos também denominada *tipo juvenil*[16]. Estudo recente demonstrou que pacientes com menos de 30 anos de idade e com PCM aguda ou subaguda apresentam maior incidência de lesões cutâneas, maior frequência e intensidade de eosinofilia e níveis séricos mais elevados de anticorpos precipitantes, determinados pela reação de IDD, do que os doentes com mais de 29 anos[35]. Essas diferenças permitem caracterizar a existência de um padrão clinicolaboratorial de forma aguda ou subaguda, que se manifesta em crianças, adolescentes e adultos jovens, e outro que se verifica no adulto[35].

Com a finalidade de se estabelecer a conduta terapêutica e de se avaliar o prognóstico, as formas agudas/subagudas podem ser classificadas em moderadas e graves[37]. A possibilidade de um comprometimento leve nunca é considerada, pois a instalação rápida da doença e o intenso comprometimento do sistema fagocítico mononuclear sugerem grande depressão da resposta imune celular específica.

A Tabela 130.1 apresenta os achados clínicos e laboratoriais observados com frequência nas apresentações moderadas e graves das formas agudas/subagudas. Todos os achados relacionados na Tabela 130.1 devem estar presentes para que uma apresentação clínica possa ser caracterizada como moderada; ao contrário, a presença de apenas três das características listadas é suficiente para definir a forma grave.

Forma Crônica

A *forma crônica* da PCM, em geral, compromete adultos com mais de 30 anos de idade, que apresentam doença de longa duração, com frequência acima de 6 meses. O acometimento pulmonar é a regra, embora possa faltar em alguns casos, e o das mucosas das VADS é muito frequente. A adenomegalia também pode ser observada, mas em geral, é localizada e não constitui achado dominante.

As formas crônicas são classificadas, segundo a gravidade, em leves, moderadas graves[37].

Os pacientes com a forma crônica leve apresentam bom estado geral e nutricional, com emagrecimento que não excede 5% de seu peso corpóreo normal. O acometimento pulmonar, muito frequente nas formas crônicas, é leve ou pode mesmo estar ausente. O comprometimento tegumentar, em especial da mucosa das VADS, é discreto ou está ausente. A adenomegalia, quando presente, limita-se às cadeias do segmento cefálico e é do tipo inflamatório não supurativo. Esses

TABELA 130.1

Classificação das Formas Agudas/Subagudas da Paracoccidioidomicose, em Função da Gravidade		
Achado	**Gravidade**	
	Moderada (Todos os Achados)	**Grave (Três ou mais Achados)**
Comprometimento do estado geral e nutritivo	Ausente ou presente (leve)	Presente (intensa)
Distribuição e tipo de adenomegalia	Localizada; inflamatório não supurativo	Generalizada; tumoral ou supurativo
Hepato e/ou esplenomegalia	Ausente ou presente (leve)	Presente (intensa)
Acometimento de outros órgãos	Ausente	Presente
Níveis séricos de anticorpos, por testes de precipitação em gel	Baixos a moderados	Elevados

pacientes não exibem manifestações clínicas de comprometimento de outros órgãos, aparelhos e sistemas e revelam baixos níveis séricos de anticorpos anti-*P. brasiliensis*. Por fim, deve-se registrar que todos os critérios propostos têm que ser observados para que se caracterize a forma crônica como leve.

No outro extremo encontram-se os pacientes que apresentam as formas crônicas graves, com intenso comprometimento de seu estado geral e nutricional, com emagrecimento acima de 10% de seu peso corpóreo habitual. As manifestações respiratórias são intensas e a radiografia de tórax revela extenso comprometimento pulmonar. A adenomegalia, quando presente, não se limita às cadeias cervicais e é do tipo tumoral ou supurativo. As lesões tegumentares, em geral, encontram-se presentes e são graves. O comprometimento de outros órgãos, como adrenais e sistema nervoso central, é observado com frequência. Esses pacientes, geralmente, apresentam níveis séricos elevados de anticorpos anti-*P. brasiliensis*. Por fim, deve-se registrar que o encontro de três dos critérios assinalados é suficiente para caracterizar a forma crônica de um paciente como grave.

As formas crônicas moderadas de PCM ocupam uma posição intermediária entre esses dois polos. Os pacientes em geral apresentam um comprometimento moderado de seu estado geral e nutricional, com perda de 5% a 10% de seu peso corpóreo normal. Esses doentes, na maioria das vezes, não apresentam manifestações clínicas de comprometimento de outros órgãos, aparelhos ou sistemas, tais como adrenais,

sistema nervoso central, tubo digestório e ossos, e apresentam níveis séricos moderados de anticorpos específicos. É muito heterogêneo o grupo de pacientes que apresenta essa forma clínica de PCM. Há doentes que mostram quase todos, mas não todos, os critérios para a inclusão na forma leve. São pacientes com a forma moderada, porém muito próximos da leve e, por isso, podem ser classificados como apresentando a forma "leve para moderada" da doença. Por outro lado, há pacientes que revelam apenas um ou dois dos critérios necessários para se caracterizar a forma grave. Esses pacientes apresentam a forma moderada, mas se encontram muito próximos da forma grave, motivo pelo qual podem ser classificados como tendo a forma "moderada para grave" da doença. Por fim, existe um grupo de doentes cujos critérios de gravidade estão igualmente distantes das formas leves e graves, motivo pelo qual sua forma clínica deve ser caracterizada apenas como "moderada".

A Tabela 130.2 apresenta os critérios clínicos e laboratoriais que caracterizam as formas leves e graves da PCM crônica.

Formas Mistas

As *formas mistas* se caracterizam pelo comprometimento de múltiplos órgãos, associando aqueles acometidos na forma aguda/subaguda com os envolvidos na forma crônica. Essa apresentação caracteriza doença muito disseminada, observada em pacientes com grande depressão da resposta

TABELA 130.2

Classificação das Formas Crônicas da Paracoccidioidomicose, em Função da Gravidade Critérios para a Caracterização das Formas Leves e Graves		
Achado	**Gravidade**	
	Leve (Todos os Achados)	**Grave (Três ou mais Achados)**
Comprometimento do estado geral e nutritivo	Ausente ou presente (leve)	Presente (intenso)
Comprometimento pulmonar e/ou tegumentar	Ausente ou presente (leve)	Presente (intenso)
Tipo de adenomegalia	Inflamatório não supurativo	Tumoral ou supurativo
Acometimento de outros órgãos	Ausente	Presente (adrenais, sistema nervoso central, trato digestório e ossos, entre outros)
Níveis séricos de anticorpos, por testes de precipitação em gel	Baixos	Elevados

*As formas moderadas apresentam manifestações clínicas entre os polos "leve" e "grave".
**O comprometimento exclusivo do sistema nervoso central pode caracterizar quadro grave, na dependência da disfunção que determine.

imune celular, como se observa em vários casos de coinfecção com aids.

Formas Residuais

As *formas residuais*, também referidas como *sequelas*, são importantes pela frequência com que se manifestam, mesmo após tratamento eficaz, e pela gravidade de muitos casos. As principais sequelas se relacionam com os comprometimentos pulmonar, adrenal, laríngeo, digestório, encefálico, medular e, por fim, tegumentar.

DIAGNÓSTICO DIFERENCIAL

A grande variabilidade observada nas apresentações clínicas da PCM exige cuidadosa avaliação dos possíveis diagnósticos diferenciais. Serão destacados os principais diagnósticos diferenciais, em função dos diferentes órgãos comprometidos.

- *Pele*: as lesões vegetantes, caracterizadas por intensa hiperplasia pseudoepiteliomatosa, têm como diagnóstico diferencial as doenças que causam a síndrome vegetante-verrucosa, em especial carcinoma de células escamosas e leishmaniose verrucosa. As lesões infiltrativas, quando observadas no pavilhão auricular e/ou na região frontal, simulam hanseníase ou linfomas. As lesões sarcoídicas, que se manifestam como placas infiltradas, com coloração eritematoviolácea, com limites precisos, sugerem sarcoidose ou lepra tuberculoide. Lesões papulares ou papulopustulosas sugerem infecção bacteriana.
- *Pulmões*: o comprometimento pulmonar pode sugerir tuberculose, histoplasmose, neoplasia, sarcoidose, pneumocistose e pneumoconioses. Deve-se registrar que as lesões nodulares observadas na tuberculose miliar são pequenas e apresentam tamanho uniforme, enquanto as observadas na PCM revelam grande diversidade de diâmetros.
- *Mucosa oral*: essas lesões têm como diagnóstico diferencial carcinoma epidermoide, histoplasmose, leishmaniose tegumentar e lues.
- *Laringe*: O acometimento laríngeo também pode ser causado por tuberculose e carcinoma espinocelular, que são diagnósticos diferenciais da PCM, nessa localização.
- *Linfonodos*: as lesões de linfonodos, quando são do tipo inflamatório não supurativo, têm toxoplasmose, mononucleose infecciosa e citomegalovirose como diagnósticos diferenciais. Quando são do tipo tumoral, sugerem tuberculose, histoplasmose e linfomas. As adenopatias do tipo supurativo também podem ser causadas por tuberculose, histoplasmose e adenite bacteriana, além da PCM.
- *Aparelho digestório*: seu acometimento tem tuberculose e doença de Crohn como diagnósticos diferenciais, em especial quando se localiza no segmento ileocecocólico. As lesões de cólon, que se apresentam em "anel de guardanapo" no enema opaco, têm o câncer como principal diagnóstico diferencial e, a seguir, a tuberculose.
- *Ossos*: embora qualquer osso possa ser comprometido, tanto na PCM quanto na tuberculose, as localizações mais frequentes diferem bastante. Assim, as lesões paracoccidióidicas predominam em cintura escapular, arcos costais e membros superiores e, a seguir, em membros inferiores. Na tuberculose, predominam na coluna vertebral, iniciam-se pelo disco intervertebral e se propagam para os corpos vertebrais contíguos, levando ao desabamento dessas estruturas.
- *Adrenais*: são comprometidas com frequência na PCM, embora lesões intensas, que levam à doença de Addison, ocorram em apenas 3% a 5% dos casos. Em pacientes sem imunossupressão causada por comorbidade, a tuberculose é o principal diagnóstico diferencial.
- *Mama*: os nódulos de mama são raros na PCM, embora alguns casos tenham sido descritos. Impõe-se o diagnóstico diferencial com câncer que, de maneira geral, costuma ser o diagnóstico principal.
- *Sistema nervoso central (SNC):* as manifestações neurológicas variam muito em função da localização das lesões. Tuberculose, cisticercose, histoplasmose, criptococose e neoplasias originárias do SNC ou metastáticas são os principais diagnósticos diferenciais.
- *Acometimento de vários órgãos, no mesmo paciente*: nesses casos, o diagnóstico diferencial deve ser analisado pelo quadro clínico, no conjunto de suas manifestações. Assim, as lesões pulmonares e laríngeas podem ser causadas por PCM, tuberculose e câncer, enquanto o acometimento pulmonar e de mucosa oral dificilmente deixará de ser PCM ou histoplasmose. O acometimento pulmonar e adrenal, em pacientes sem comorbidades, sugere os diagnósticos de PCM e tuberculose e, a seguir, de histoplasmose. Muitos outros exemplos deste tipo de análise poderiam ser apresentados, devendo-se registrar, neste momento, que se deve analisar o quadro clínico, em seu conjunto, e associá-lo ao diagnóstico epidemiológico.

DIAGNÓSTICO EPIDEMIOLÓGICO

Pacientes que vivem ou que viveram em regiões endêmicas de PCM, que exercem ou que exerceram profissões caracterizadas pelo contato intenso e continuado com o solo e/ou com vegetais, em especial os do sexo masculino com 30 a 49 anos de idade, devem ser considerados potenciais casos dessa micose sistêmica. Deve-se considerar, no entanto, que as migrações fazem com que esse diagnóstico seja feito em áreas não endêmicas, o que torna necessário o conhecimento dessa doença por médicos de todo o País. Como o comprometimento pulmonar pode ser assintomático, ao menos por algum tempo, muitos pacientes procuram o médico devido a manifestações clínicas vinculadas a outros órgãos, como, por exemplo, o encéfalo, e a única suspeita da etiologia paracoccidióidica encontra-se ligada ao diagnóstico epidemiológico.

DIAGNÓSTICO LABORATORIAL

O diagnóstico da PCM é feito pela demonstração do *P. brasiliensis* no material analisado. O microscópio óptico comum permite sua visualização, de tal forma que a morfologia e a reprodução em exogemulação múltipla, característica da forma parasitária do fungo, permitem sua identificação. No entanto, as formas pequenas do fungo podem ser confundidas com *Histoplasma capsulatum* var. *capsulatum*, ou mesmo com amostras pouco capsuladas de *Cryptococcus spp.*, em especial em exames anatomopatológicos. Nesses casos impõe-se o cultivo do material examinado ou a realização de reação de imunofluorescência, com soros hiperimunes marcados com fluoresceína.

A pesquisa do *P. brasiliensis* no escarro é mais difícil que em raspado de lesões tegumentares e em secreções ganglionares, onde é grande a quantidade de fungos. Essa pesquisa foi inicialmente feita por simples exame direto e a fresco, entre lâmina e lamínula. A seguir, sugeriu-se clarificar o escarro com soda ou potassa e, por fim, sua homogeneização[25]. A taxa de positividade do exame em escarro homogeneizado é muito maior que a observada no simples exame direto e a fresco.

O exame citológico, com coloração pelo Shorr e pelo Leishmann, também pode ser feito no escarro de pacientes com suspeita de PCM[52]. Em doentes com PCM, neutrófilos e macrófagos alveolares foram observados em todos os casos e células gigantes em 78% deles. Deve-se registrar que os neutrófilos se encontravam, em geral, em grande número, o que poderia sugerir infecção bacteriana não tuberculosa. Células gigantes, linfócitos e eosinófilos estavam presentes em menor frequência. A alteração mais frequente do epitélio respiratório foi a metaplasia escamosa, presente em 33% dos casos.

Alguns serviços também utilizam a técnica da citoinclusão do escarro em parafina, corando-se os cortes pela hematoxilina-eosina (HE) e pela prata (Gomori-Grocott)[20]. Essa técnica permite a conservação da lâmina por vários anos, a preservação dos blocos de parafina com o escarro incluído e o preparo de novos cortes, que poderão ser corados para a pesquisa de bacilos álcool-ácido-resistentes ou de células neoplásicas. Trata-se de técnica dispendiosa e demorada, que pode ser utilizada em casos selecionados. Deve-se registrar que a coloração pela prata facilita a visualização do fungo e constitui um auxílio valioso, principalmente quando não se dispõe de um micologista experiente. A sensibilidade desse método tendeu a ser um pouco menor em doentes cuja radiografia de tórax apresentava comprometimento pulmonar do tipo intersticial puro, o que sugere que, nesses casos, aumente-se o número de amostras pesquisadas[20]. A identificação de *P. brasiliensis* é mais frequente na citoinclusão que no exame citológico de escarro[52]. Na citoinclusão do escarro, os macrófagos alveolares predominam, e estão presentes em 93% das amostras, enquanto os linfócitos foram observados em 10% e os neutrófilos, em 3%[9].

Essas técnicas permitem a identificação do fungo no escarro, na grande maioria dos casos. Preconiza-se a realização de exame micológico de escarro em 3 dias consecutivos, voltando-se a colher nova amostra somente quando a pesquisa resultou negativa.

O cultivo de *P. brasiliensis* deve ser feito em um dos seguintes meios: Mycosel (BBL) ou Mycobiotic ágar (Difco), SAHBHI (Difco), ágar-Sabouraud e ágar-extrato de levedura. O escarro deve ser digerido com pancreatina ou N-acetil-L-cisteína para, a seguir, semeá-lo em meios apropriados e à temperatura ambiente. *P. brasiliensis* apresenta crescimento lento, de forma que o resultado do cultivo é, em geral, avaliado cerca de 4 semanas após a semeadura do material clínico.

A transformação da forma filamentosa para a leveduriforme, que caracteriza a espécie, deve ser feita semeando-se o fungo em meio de Kelley com hemoglobina, mantendo-se o cultivo a 35°C ou 36°C.

A pesquisa do fungo em fragmentos de tecido é feita por exame anatomopatológico, em cortes corados por HE e Gomori-Grocott. Parte do material deve ser triturada em gral estéril, para exame entre lâmina e lamínula e cultivo.

O encontro de anticorpos séricos específicos tem valor apenas preditivo, pois vários antígenos são comuns ao *P. brasiliensis* e a outros fungos, e já foram detectadas reações cruzadas com outras micoses sistêmicas, em especial a histoplasmose clássica[13,48].

Entre os vários testes sorológicos desenvolvidos para a detecção de anticorpos anti-*P. brasiliensis*, merecem destaque a reação de imunodifusão dupla em gel de ágar (IDD), a contraimunoeletroforese (CIE) e os métodos imunoenzimáticos[10,48].

A natureza do antígeno utilizado é muito importante na demonstração dos anticorpos séricos e no aumento da especificidade do método utilizado. Assim, a utilização da gp43 proporciona grande especificidade à reação sorológica, por se tratar de antígeno dominante do fungo *P. brasiliensis*.

Ao padronizar o diagnóstico sorológico da PCM, uma comissão de especialistas optou pela reação de imunodifusão dupla em gel de ágar (IDD), com a utilização de um exoantígeno rico em gp43, obtido de amostra de *P. brasiliensis* com 7 dias de cultivo, que apresenta grande especificidade e boa sensibilidade.

Embora apresentando a mesma especificidade, a CIE é mais sensível que a IDD. Os métodos imunoenzimáticos são mais sensíveis que CIE e IDD, porém menos específicos, motivo pelo qual são utilizados como teste de triagem. No entanto, a utilização da gp43 como antígeno melhora a especificidade dos métodos imunoenzimáticos.

Além do diagnóstico, os níveis séricos de anticorpos permitem a avaliação da gravidade da doença, com a qual guardam uma relação direta; em geral são mais elevados em pacientes mais graves[8]. No entanto, em alguns casos graves, a pesquisa de anticorpos anti-*P. brasiliensis* resulta negativa. Admite-se, nesses casos, que um excesso de antígenos fúngicos consumiria os anticorpos produzidos pelo organismo, com a formação de imunocomplexos, fator determinante de intensa imunossupressão.

O encontro de resultados falso-negativos na reação de IDD tem sido explicado por sua capacidade de detectar apenas níveis de anticorpos iguais ou superiores a 3 mg/mL. Outra explicação para esse achado seria a grande variabilidade do gene que codifica a gp43, de tal forma que o antígeno utilizado na reação sorológica poderia diferir bastante daquele que induziu, no paciente, a produção de anticorpos[40].

Quando as reações de IDD e CIE forem negativas, deve-se fazer a pesquisa de anticorpos séricos por *immunoblotting*.

DEFINIÇÃO DE CASO

A definição de caso inclui três possibilidades: confirmado, provável e suspeito[50].

Caso Confirmado

Todo paciente que apresente manifestações clínicas compatíveis com PCM, no qual tenham sido identificadas formas típicas da fase leveduriforme de *P. brasiliensis* em qualquer amostra biológica, por meio de exame micológico direto, ou exame histopatológico ou cultura.

Caso Provável

Todo paciente que apresente manifestações clínicas compatíveis com PCM e presença de anticorpos séricos detectados por imunodifusão dupla em gel de ágar, contraimunoeletroforese ou *immunoblotting*.

Caso Suspeito

Pacientes que apresentem uma das seguintes condições:

a. adultos com quadro clínico com pelo menos 4 semanas de duração, caracterizado por astenia, tosse seca ou produtiva, rouquidão e lesões cutâneas e de mucosa oral, associadas ou não entre si, nos quais tuberculose e neoplasia não tenham sido confirmadas, ou que tenham sido excluídas;

b. crianças, adolescentes e adultos jovens com quadro de duração de poucas semanas a poucos meses, caracterizado por adenomegalia cervical ou generalizada, com ou sem supuração, com hepato e/ou esplenomegalia, ou com massa abdominal palpável ou demonstrada por exame de imagem, cujo diagnóstico de síndrome da mononucleose infecciosa e doença linfoproliferativa não tenha sido confirmado;

c. crianças com quadro respiratório com mais de 1 semana de duração, cujas etiologias viral e alérgica sejam improváveis, ou que não responderam a tratamento com antibacterianos ou com esquema tríplice específico.

EXAMES AUXILIARES

O hemograma geralmente revela anemia normocítica e normocrômica, mas é raro o achado de hemoglobina inferior a 8 g/dL ou hematócrito abaixo de 30%. Os pacientes com a forma crônica, nos quais se observa a quase totalidade dos casos de envolvimento pulmonar, apresentam leucometria em geral normal. Leucocitose discreta, com neutrofilia e desvio à esquerda, pode ser observada em pacientes com forma crônica grave. A eosinofilia é talvez a alteração hematológica mais característica, observada, em geral, na forma juvenil e mais intensa em crianças de menor idade. Não depende da presença de parasitoses intestinais.

A velocidade de hemossedimentação está aumentada na quase totalidade dos casos, com predomínio de valores bastante elevados, acima de 40 mm na 1ª hora[33]. Os níveis séricos de mucoproteínas, α_1-glicoproteína ácida e proteína C-reativa também se encontram elevados[33].

A eletroforese de proteínas séricas revela diminuição dos níveis de albumina e elevação, muitas vezes intensa, dos níveis de γ-globulina[33]. Um aumento dos níveis de α_2-globulina pode ser observado com menor frequência e intensidade.

Dependendo da gravidade do paciente e de seu estado nutricional podem-se observar diminuição dos níveis séricos de lípides totais e colesterol e elevação de triglicérides.

Os eletrólitos podem-se alterar na vigência de comprometimento adrenal, quando se observa instabilidade eletrolítica, com períodos de hipercalemia, hiponatremia e hipocloremia.

Outros exames complementares podem ser indicados na avaliação de órgãos específicos, como radiografia simples, ressonância magnética e cintilografia no comprometimento ósseo e exame de líquido cefalorraquidiano, tomografia computadorizada e ressonância magnética no acometimento de encéfalo e meninges, por exemplo.

TRATAMENTO

Todos os casos confirmados e prováveis devem ser tratados. Os casos suspeitos podem ser tratados, desde que se observe com cuidado a resposta à terapêutica e não se deixe de considerar a hipótese de que o diagnóstico definitivo pode ser outro.

O tratamento da PCM deve compreender medidas gerais e combate à tríade desnutrição-imunodepressão-infecção[38]. Já está bem estabelecido que a desnutrição compromete a resposta imune, favorecendo a instalação de doenças infecciosas ou agravando as existentes, inclusive as causadas por fungos.

Medidas Gerais

As medidas gerais incluem repouso, tratamento de doenças associadas, entre as quais a verminose é a mais frequente, e o controle das condições agravantes. A supressão da ingestão alcoólica e o controle do tabagismo, tão comuns entre os doentes com PCM, contribuem muito para a recuperação.

O comprometimento do estado nutricional dos doentes com PCM apresenta várias causas: alimentação deficiente, pela baixa renda da população acometida; anorexia, determinada pelo estado infeccioso; impossibilidade de ingestão de alimentos, por lesão da mucosa das vias digestivas superiores, em especial da cavidade oral, orofaringe e hipofaringe; comprometimento da absorção que, em alguns casos, apresenta-se com quadro clínico que caracteriza a síndrome de má absorção, em especial de gorduras e proteínas. O tratamento da desnutrição é feito com dieta adequada, em geral hiperproteica e hipercalórica, suplementação vitamínica e, quando indicada, nutrição parenteral.

Drogas com Ação Anti-*P. brasiliensis*

No tratamento da PCM podem ser utilizados derivados sulfamídicos, anfotericina B e derivados azólicos. Os derivados sulfamídicos foram introduzidos no tratamento da PCM em 1940, com a utilização da sulfapiridina, que trouxe a primeira perspectiva de recuperação dos doentes. Atualmente, no Brasil, para o tratamento da PCM são disponíveis a sulfadiazina e a associação de sulfamidas com trimetoprima.

Sulfadiazina

A sulfadiazina é, hoje, o único derivado sulfamídico comercializado isoladamente no Brasil, apresenta excreção rápida e deve ser utilizada na dose diária de 100 mg/kg de peso corporal, dividida em quatro tomadas iguais, tanto para crianças quanto para adultos. A dose diária máxima, no entanto, é igual a 4 g[49]. Quando possível, devem-se monitorar os níveis séricos dos derivados sulfamídicos, mantendo-se a concentração de sulfa livre entre 70 e 100 mg/mL.

A sulfadiazina é bem tolerada. Os efeitos colaterais, quando presentes, em geral se relacionam à hipersensibilidade à droga e, em alguns casos, à indução de litíase renal. No entanto, sua administração a cada 6 h reduz a adesão dos pacientes ao tratamento[15]. Assim, a sulfadiazina só deverá ser indicada em casos leves e para doentes que apresentem intolerância à anfotericina B e que não possam receber derivados azólicos.

Associação Sulfamido-Trimetoprima

A associação de um derivado sulfamídico com a trimetoprima revelou-se muito eficaz no tratamento da PCM[2 32], embora seu mecanismo de ação permaneça uma incógnita. As preparações mais utilizadas são as associações de sulfametoxazol e trimetoprima (400 mg + 80 mg), disponível para uso oral, intravenoso (IV) e intramuscular (IM), denominada cotrimoxazol[11 12] e de sulfadiazina e trimetoprima (410 mg + 90 mg), disponível apenas para uso oral e denominada cotrimazina[3].

O cotrimoxazol (CMX) é utilizado, em adultos, na dose de 800 mg de sulfametoxazol + 160 mg de trimetoprima (dois comprimidos simples ou um comprimido com dose dupla) a cada 12 h, por via oral ou intravenosa. Crianças devem receber 8 a 10 mg/kg de trimetoprima (40 a 50 mg/kg de sulfametoxazol) a cada 12 h. A cotrimazina é administrada na dose de 820 mg de sulfadiazina + 180 mg de trimetoprima (dois comprimidos simples ou um comprimido com dose dupla) duas vezes ao dia. Quando necessário, doses mais elevadas podem ser indicadas.

Ao se utilizar a via intravenosa, cada 5 mL de cotrimoxazol devem ser diluídos em 125 mL de soro glicosado a 5% e administrados, gota a gota, em 60 a 90 minutos. As infusões rápidas ou em *bolus* devem ser evitadas. Por outro lado, depois que o cotrimoxazol é diluído em soro glicosado, a solução não deve ser colocada em refrigerador e precisa ser utilizada em até 6 h. Em pacientes sob restrição hídrica, cada 5 mL da droga devem ser diluídos em 75 mL de solução glicosada a 5%. Nessa condição, a solução deve ser preparada imediatamente antes de sua administração, que deve ser feita em tempo não superior a 2 h.

Em pacientes com função renal comprometida, a dose de cotrimoxazol deve ser ajustada em função da depuração de creatinina endógena. Assim, a dose deve ser mantida quando o *clearance* estiver acima de 30 mL/min e reduzida à metade quando estiver entre 15 e 30 mL/min. Por fim, quando o *clearance* estiver abaixo de 15 mL/min, o cotrimoxazol deve ser contraindicado.

A dosagem dos níveis séricos de sulfa livre também deve ser feita nesses doentes, ajustando-se as doses diárias de cotrimoxazol ou de cotrimazina para mantê-los entre 70 e 100 mg/mL.

A medicação é eficaz e apresenta tolerância razoável[32]. Após a administração oral, é frequente a queixa de intolerância gástrica que, em alguns casos, acaba exigindo a substituição da medicação. A hepatotoxicidade é observada com frequência (74% dos pacientes) mas, em geral, é revelada apenas pelo discreto aumento dos níveis séricos de aminotransferases, bilirrubinas, fosfatase alcalina e γ-glutamiltransferase. No entanto, 2,5% dos pacientes apresentam icterícia e outras manifestações clínicas que caracterizam uma hepatite mais grave, acompanhada de intensa elevação dos níveis séricos dessas enzimas e das bilirrubinas, o que exige a imediata suspensão da medicação[32].

Além disso, 26% dos pacientes apresentam elevação discreta e transitória dos níveis séricos de ureia e creatinina, sem qualquer manifestação clínica associada e 7,5% revelam discreta leucopenia[32]. Plaquetopenia e anemia, embora raras, também têm sido relatadas. Assim, nos casos de depressão medular, caracterizada por trombocitopenia, leucopenia e anemia megaloblástica, deve-se administrar ácido folínico (Leucovorina), na dose diária de 3 a 6 mg por via intramuscular, durante 3 dias ou até que se restaure a hematopoiese.

O cotrimoxazol está contraindicado durante a gravidez de termo e o período de amamentação, pois seus componentes passam a barreira placentária e alcançam elevados níveis plasmáticos fetais, levando a grave encefalopatia denominada *Kernicterus*. Além disso, os derivados sulfamídicos são excretados pelo leite materno, podendo alcançar níveis séricos no recém-nascido suficientes para o desencadeamento do *Kernicterus*.

O cotrimoxazol apresenta as vantagens de ser distribuído gratuitamente, no Brasil, pelos serviços oficiais de saúde e de ser disponível para uso oral, intravenoso e intramuscular.

Anfotericina B

A anfotericina B (AMB), antibiótico poliênico que altera a permeabilidade da membrana citoplasmática do fungo, determinando aumento do influxo de prótons e do efluxo de potássio, foi utilizada na PCM em 1958, com o tratamento de quatro doentes que apresentavam resistência a derivados sulfamídicos[21]. Um ano depois, dois trabalhos com casuísticas maiores e acompanhamento dos doentes por tempo mais prolongado constituíram, juntamente com o trabalho original, a primeira experiência no tratamento da PCM com a anfotericina B[39,54].

As amostras do *P. brasilensis* têm conservado a sensibilidade à AMB ao longo dos anos. A obtenção de níveis fungistáticos é lenta, pois a anfotericina B deve ser administrada em doses crescentes. Sua eliminação ocorre em especial por conversão metabólica e pela bile e sua vida média é de alguns dias. A anfotericina B não é dialisável e sua concentração liquórica é muito baixa após a administração intravenosa. A farmacocinética desse antibiótico não se altera em doentes anúricos ou nefrectomizados.

Por se tratar de antibiótico muito pouco solúvel, que se precipita quando em contato com soro fisiológico, a AMB deve ser administrada por via intravenosa, suspensa em 500 mL de soro glicosado a 5%. Embora a luz decomponha a anfotericina B, esse efeito ocorre após 6 h de exposição; em consequência, habitualmente não é necessário proteger o frasco ou o equipamento contendo o fármaco. O tratamento com a anfotericina B em sua forma convencional deve ser iniciado com doses crescentes a partir de 5 mg, aumentando-se 10 mg a cada nova administração, até se alcançar 1 mg/kg de peso corporal. Deve-se tomar cuidado de não ultrapassar 50 mg para adultos e 25 mg para crianças, em cada administração.

As administrações devem ser feitas em dias alternados, pois os níveis séricos obtidos 48 h após a infusão de 1,2 mg/kg de peso corporal são bastante superiores à concentração inibitória mínima da anfotericina B sobre o *P. brasiliensis*[5]. O tempo de infusão da apresentação convencional (anfotericina B desoxicolato) deve ser de 3 a 6 h, para evitar os efeitos adversos imediatos relatados a seguir. Com as apresentações lipídicas, menos tóxicas, o tempo de gotejamento do fármaco pode ser reduzido para 1 h e a dose elevada para 3 mg/kg/dia.

Os efeitos colaterais imediatos da AMB caracterizam-se por febre, mal-estar generalizado, calafrios de grande intensidade e duração, taquicardia, taquipneia e hipertensão arterial que, em parte, são causados pela liberação da prostaglandina E_2. Esses efeitos podem ser evitados ou minimizados pela administração de 5 mL de dipirona por via intravenosa, ligada em "Y" ao equipo que infunde a AMB. Quando esses efeitos se manifestam na vigência da administração de dipirona, diminui-se ou mesmo se suprime temporariamente o gotejamento do antibiótico, aumentando-se o da dipirona. Cessada a reação, retomam-se as velocidades iniciais de infusão. Com o transcorrer do tratamento, os efeitos indesejáveis descritos tendem a desaparecer.

A administração de 500 mg de ácido acetilsalicílico, por via oral, 2 h e, a seguir, 30 minutos antes de se iniciar a infusão de AMB, também ajuda a combater os efeitos colaterais imediatos desse antibiótico, por inibição da síntese de prostaglandina E_2[17].

A flebite é observada com bastante frequência e deve ser tratada com a colocação de bolsa de água quente e o uso tópico de anti-inflamatórios. Ela é, por vezes, tão intensa que se torna difícil puncionar a veia para novas infusões do antibiótico ou para a colheita de sangue destinado à realização de exames complementares.

Cuidados especiais devem ser tomados com a função renal, pois a anfotericina B é muito nefrotóxica. Esse efeito colateral determina diminuição do ritmo de filtração glomerular, hipocalemia, hipomagnesemia, acidose tubular renal e nefrocalcinose. Há sugestões de que a AMB interfere com a retroalimentação tubuloglomerular. Esse é o mecanismo pelo qual o aumento da demanda de íons cloro à mácula densa do túbulo distal determina um rápido declínio no ritmo de filtração glomerular, provavelmente devido a um aumento da resistência vascular da arteríola aferente. A retroalimentação tubuloglomerular é potencializada pela privação de sódio e suprimida pela sobrecarga sódica prévia. Essas observações foram confirmadas pela recuperação ou preservação da função renal de doentes que recebiam AMB, após a administração de sobrecarga sódica[18].

Em doentes que recebem AMB, o nível sérico de creatinina e a depuração de creatinina endógena devem ser determinados pelo menos uma vez por semana. Embora as doses propostas, administradas em dias alternados, sejam bem menos nefrotóxicas que esquemas de administração diária, o comprometimento da função renal é praticamente uma regra. Nesses casos, a dose de AMB deve ser diminuída, em função da depuração de creatinina endógena, pois esse procedimento preserva a função renal mantendo a eficácia do tratamento[26]. A Tabela 130.3 relaciona o fator de correção (f) que deve multiplicar a dose com que se observou nefrotoxicidade (D), em função da depuração de cretinina endógena[38]. Assim, se um doente que recebia 50 mg de anfotericina B tem sua depuração de creatinina reduzida para 76 mL/min, a dose do antibiótico deve ser corrigida (D_c) para 40 mg, que corresponde à dose de 50 mg multiplicada por 0,80, fator de correção para valores de depuração de creatinina entre 75 e 79 mL/min. Desta maneira, a fórmula $D_c = f \cdot D$ permite a correção da dose de AMB a ser administrada, em função dos valores de depuração da creatinina endógena.

TABELA 130.3

Valores do Fator de Correção da Dose de Anfotericina B em Função da Depuração da Creatinina Endógena	
Depuração da Creatinina Endógena (mL/min)	Fator de Correção (f)
20-24	0,30
25-29	0,35
30-35	0,40
36-40	0,45
41-46	0,50
47-52	0,55
53-57	0,60
58-63	0,65
64-68	0,70
69-74	0,75
75-79	0,80
80-85	0,85
86-90	0,90
91-96	0,95
> 97	1,00

$D_c = f \cdot D$
D_c: dose corrigida; D: dose prevista.

Acreditava-se que a função renal retornava praticamente ao normal, na maioria dos casos, algumas semanas ou meses após a interrupção do tratamento. Estudo posterior demonstrou que a incidência de hipertensão arterial entre doentes com PCM tratados com AMB era três vezes superior à da população da mesma região[44]. A avaliação da função renal desses doentes foi feita pela dosagem do nível sérico de creatinina endógena, pela depuração de creatinina endógena e pela avaliação da vida média do EDTA Cr^{39} e do ritmo de filtração glomerular por ele determinado. Os resultados revelaram que, entre os doentes tratados com anfotericina B, com os cuidados acima referidos, mas sem a correção da dose pela depuração de creatinina, era muito elevada a frequência de comprometimento da função renal. Por outro lado, entre os doentes que receberam anfotericina B com os cuidados já citados e correção da dose pela depuração de creatinina, a frequência de hipertensão arterial não diferia da observada na população da mesma região.

A AMB pode causar hipocalemia, pela nefrotoxicidade que determina, e como consequência de seu mecanismo de ação, agora sobre as células do hospedeiro, isto é, efluxo de potássio, a que se segue sua excreção. Os cuidados com a hipocalemia se iniciam com a administração profilática de 500 mL de suco de laranja com duas ampolas de cloreto de potássio a 19,1%, que devem ser tomados diariamente. Se mesmo assim persistir a hipocalemia, deve-se proceder à reposição do potássio pela administração de cloreto de potássio por via oral ou intravenosa.

As alterações eletrocardiográficas observadas em doentes com PCM, durante a administração de anfotericina B, revelam estimulação do nó sinusal, aumentando a frequência cardíaca, diminuição da velocidade de condução auriculoventricular e incremento do automatismo auricular e ventricular, que acarreta o aparecimento de extrassístoles, principalmente em pacientes com idade superior a 45 anos[53]. No entanto, o efeito mais importante relaciona-se à repolarização ventricular. A onda T pode-se tornar simétrica, de baixa voltagem, isoelétrica ou mesmo negativa. Observa-se aparecimento ou aumento da amplitude da onda U, que pode chegar a se fundir com a onda T. Essas alterações se assemelham às observadas em distúrbios metabólicos ou eletrolíticos, como, por exemplo, a hipocalemia, embora os níveis séricos de cálcio, sódio, potássio e fosfatase alcalina, avaliados em muitos casos, estivessem normais. Considerando-se que muitos pacientes também apresentam hipocalemia induzida pela anfotericina B, esses efeitos podem-se somar. Deve-se registrar, no entanto, que essas alterações são transitórias, desaparecendo com a suspensão da medicação.

Além das alterações eletrocardiográficas, aumento de área cardíaca foi observado em alguns doentes que recebiam AMB e corticosteroides.

O hematócrito pode diminuir devido à queda na produção de eritrócitos, induzida pela AMB, o que exige seu controle periódico.

Outros efeitos colaterais da AMB podem ser observados, com frequência muito baixa. Hipomagnesemia, disfunção hepática, trombocitopenia e arterioloconstrição periférica se encontram entre eles. A última é muito grave e exige cuidadosa avaliação na indicação desse antibiótico para doentes muito idosos ou com comprometimento arterial periférico.

A AMB pode ser administrada em grávidas, pois, apesar de atravessar a barreira placentária, não é teratogênica. A concentração sérica do cordão umbilical corresponde a cerca de 1/3 do nível sérico materno. Observa-se uma intensificação da anemia habitual da gravidez, o que por vezes leva à indicação de transfusão sanguínea. Apesar de ser pequeno o número de grávidas que receberam AMB até o presente momento, a indicação desse antibiótico não é motivo para a interrupção da gravidez. Ao contrário, a AMB está indicada no tratamento de grávidas com PCM[19].

A dose total de uma série de AMB não deve ultrapassar 30 mg/kg de peso corporal. Embora muitos doentes recebam essa dose, casos mais leves respondem a doses menores, enquanto alguns pacientes graves podem requerer doses mais elevadas.

A AMB não alcança níveis liquóricos adequados quando administrada por via intravenosa. Assim, no tratamento de alguns pacientes com neuro-PCM, deve-se considerar a associação da administração intravenosa com a intratecal, dando-se preferência à via intrarraquidiana lombar. Também por essa via, as doses administradas devem ser crescentes. Inicia-se com 0,1 mg, procedendo-se ao aumento progressivo de 0,1 mg a cada administração, até atingir a dose máxima de 1 mg por aplicação. A administração intratecal de AMB deve ser feita inicialmente três vezes por semana. Observada a melhora do quadro, deve-se reduzir para duas administrações por semana e, a seguir, para apenas uma aplicação semanal. A AMB deve ser administrada juntamente com 25 a 30 mg de hidrocortisona ou doses equivalentes de dexametasona para evitar, ou pelo menos diminuir, os efeitos irritativos locais e aracnoidite. Radiculite transitória, cefaleia, náuseas, vômitos, dor abdominal, parestesias, paralisias, meningite química e bacteriana, dificuldade de micção, enfraquecimento da visão,

mielopatia transversa, delírio e alterações eletroencefalográficas já foram relatados após uso intratecal desse antibiótico.

Esses efeitos colaterais são dependentes da dose e desaparecem com a interrupção do tratamento. A reintrodução da medicação, em doses menores e com aumento progressivo mais lento, pode ser bem tolerada pelo doente.

Tendo em vista a grande eficácia, porém a não menor toxidade da AMB, pesquisas foram realizadas no sentido de se obter um derivado que fosse menos tóxico, mas igualmente eficaz. A incorporação da anfotericina B aos lipossomas, que são vesículas de fosfolipídios, aumenta em cerca de 15 vezes a ligação desse antibiótico ao ergosterol. A maior interação entre AMB e ergosterol permite que se diminua a dose utilizada, sem que haja perda de eficácia. Por outro lado, a menor ligação entre AMB e colesterol faz com que seja menor a toxicidade e, portanto, maior o índice terapêutico dessa formulação.

A AMB é a droga mais eficaz de que se dispõe para o tratamento da PCM. Pode ser indicada em todas as formas da doença, em especial em casos graves e nos resistentes a outras drogas. A avaliação de doentes tratados com AMB e seguidos por períodos diversos, de até 14 anos em muitos casos, revelou resultados plenamente satisfatórios em 54% dos casos. Nos raros casos de pacientes que não respondem ao tratamento com AMB, persiste a dúvida se a causa do insucesso se deve à resistência primária ou secundária do P. brasiliensis ao antibiótico, ao intenso comprometimento imunológico do doente ou a um defeito imunogenético.

No entanto, a utilização da AMB deve ser feita com cautela, acompanhada de cuidadosa avaliação clínica e laboratorial. Os níveis séricos de sódio, potássio e creatinina e a depuração da creatinina endógena devem ser avaliados pelo menos uma vez por semana, enquanto hemograma e eletrocardiograma podem ser feitos a intervalos maiores.

Derivados Azólicos

Os derivados azólicos apresentam atividade antifúngica de amplo espectro, que inclui P. brasiliensis. Eles inibem o citocromo P-450, do qual depende a 14-α-demetilase, enzima fundamental na conversão do lanosterol a ergosterol, que é o principal componente da membrana celular do P. brasiliensis.

Vários derivados azólicos revelaram atividade contra o P. brasiliensis. Entre os imidazólicos, o miconazol, que nunca foi comercializado no Brasil e o cetoconazol[11,12,14,22,27,34,42,47,49] mostraram boa atividade tanto in vitro como no uso clínico. Entre os triazólicos, o itraconazol[30,41,49] é mais eficaz que o fluconazol[36], e o voriconazol, que ainda está sendo avaliado, parece muito promissor.

Essas drogas também inibem enzimas do sistema citocromo P-450 de células do hospedeiro, o que explica eventuais efeitos sobre a síntese de ácidos biliares e tromboxano, o metabolismo de ácidos graxos, prostaglandinas e leucotrienos, e a síntese e o metabolismo de hormônios, testosterona[34,45] e cortisol[34,46]. O itraconazol apresenta maior afinidade pelo citocromo P-450 do fungo e menor pelo P-450 de membranas celulares de mamíferos.

Cetoconazol

O cetoconazol (CTZ), primeiro antifúngico de amplo espectro disponível para administração oral, é mais bem absorvido pelo tubo digestório em pH ácido e se mostrou eficaz no tratamento da PCM, em doses diárias de 400 mg[34]. Crianças devem receber a dose diária de 5 a 8 mg/kg de peso corporal, também em uma só tomada.

De maneira geral, o CTZ é bem tolerado, e são pouco frequentes e transitórios os efeitos colaterais, tais como intolerância gástrica e discretas alterações dos níveis séricos de aminotransferases, bilirrubinas, fosfatase alcalina e γ-glutamiltransferase, que desaparecem com a interrupção do tratamento. No entanto, embora muito pouco frequentes, já foram relatados casos mais graves de hepatotoxicidade, inclusive hepatite fulminante, por CTZ[22]. Embora raros, há casos de prurido intenso e generalizado, induzido pelo CTZ. O CTZ, na dose diária de 400 ou 600 mg, bloqueia a síntese de cortisol durante 8 a 16 h[46]. Embora não se tenha observado repercussão clínica relacionada a esse efeito, devem-se avaliar os doentes com cuidado, em especial aqueles que apresentam comprometimento suprarrenal paracoccidióidico.

A síntese de testosterona também pode ser bloqueada pelo CTZ[34,46]. No entanto, embora os níveis séricos de testosterona diminuam em doentes que recebem até 400 mg/dia de cetoconazol, eles em geral se mantêm dentro da faixa de normalidade, sem que os doentes relatem as manifestações clínicas correspondentes.

Finalmente, observou-se que os doentes com PCM em tratamento com CTZ apresentam redução da atividade da glicose-6-fosfato-desidrogenase e da glutationa-redutase[4]. Um desses doentes revelou um episódio de hemólise de pequena intensidade, que não exigiu a interrupção do tratamento. Assim, doentes com defeitos de enzimas eritrocitárias e que recebem CTZ devem fazer acompanhamento hematológico.

O CTZ é eficaz no tratamento da PCM, inclusive em pacientes com doença reativada. No entanto, já foram relatados casos de falha do tratamento com CTZ[11,27].

Apesar de permitir o tratamento ambulatorial, da tolerância e da eficácia, o CTZ tem sua indicação limitada pelo baixo poder aquisitivo dos doentes com PCM.

Itraconazol

O itraconazol (ITZ) foi introduzido no tratamento da PCM em passado relativamente recente. Trata-se de um triazólico dez a 50 vezes mais potente que o CTZ em sua ação anti-*P. brasiliensis*. Embora mais bem absorvido quando as cápsulas são administradas após o desjejum, sua absorção é irregular e a biodisponibilidade é variável.

Bons resultados foram observados no tratamento da PCM, com doses diárias de 100 ou de 200 mg, administrados em uma única tomada[41].

Os principais efeitos colaterais do itraconazol relacionam-se com a elevação discreta e transitória dos níveis séricos de aminotransferases, bilirrubinas, fosfatase alcalina e γ-glutamiltransferase. No entanto, alguns casos de hepatite mais grave já foram observados, com icterícia e outras manifestações clínicas, acompanhadas de intensa elevação dos níveis séricos dessas enzimas e das bilirrubinas, o que exigiu a suspensão da medicação. A hepatotoxicidade do ITZ é menos frequente e intensa que a observada com o CTZ. Erupções cutâneas, tonturas, intolerância gástrica e hipocalemia, apesar de incomuns, podem ocorrer.

Por fim, casos de insuficiência cardíaca congestiva foram observados em pacientes que recebiam ITZ[1]. Assim, considerando estudos farmacológicos prévios, que indicavam um efeito inotrópico negativo do ITZ, e o relato desses casos, foi sugerida uma associação entre este antifúngico e a insuficiência cardíaca congestiva observada. Por esse motivo, o ITZ deve ser contraindicado em pacientes com evidência de disfunção ventricular e sua utilização em pacientes com idade mais avançada deve ser acompanhada de cuidadosa monitoração cardíaca.

Novas formulações do ITZ estão sendo submetidas a ensaio clínico, utilizando ciclodextrinas como veículo. Essas novas formulações estão disponíveis para administração oral, sob forma de suspensão, que oferece maior biodisponibilidade, e para uso intravenoso, mas ainda não se encontram disponíveis no mercado brasileiro.

Fluconazol

O fluconazol (FCZ) é um derivado triazólico hidrossolúvel, que se difunde para o líquido cefalorraquidiano, onde alcança níveis elevados, e que é excretado pelos rins sob forma ativa. O FCZ parece possuir menor atividade contra *P. brasiliensis* que CTZ e ITZ, quando utilizado na dose diária de 400 mg, administrados em duas tomadas[36]. Apesar de comercializado no Brasil, o FCZ está licenciado apenas para tratamento de candidíases e criptococose. Por esse motivo, sua indicação no tratamento da PCM se restringe a raros casos em que AMB, CMX, CTZ e ITZ forem contraindicados, desde que haja consentimento do paciente. A baixíssima hepatotoxicidade e a boa difusão liquórica constituem as grandes virtudes desse triazólico.

Novos Triazólicos

Entre os novos derivados triazólicos, em fase de ensaio clínico, encontram-se posaconazol, ravuconazol e voriconazol. Este último está sendo submetido, no Brasil, a ensaio clínico em doentes com PCM.

Escolha do Antifúngico

Na escolha da droga para tratamento da PCM, devem-se considerar gravidade, antecedente de falha de tratamento prévio, possibilidade de uso de medicação oral, doenças associadas e adesão do paciente ao esquema proposto.

Os casos graves devem ser tratados com a droga mais eficaz. Deve-se dar preferência à via intravenosa, pelo menos no início do tratamento, para se garantir a biodisponibilidade da medicação.

A presença de doenças associadas deve ser observada para evitar que os efeitos colaterais do antifúngico agravem suas manifestações. Assim, deve-se evitar a AMB em doentes que tenham função renal comprometida, assim como em pacientes idosos com arteriopatia periférica. Os derivados azólicos, em especial o CTZ e, em menor grau, o CMX, são drogas hepatotóxicas e devem ser utilizadas com cuidado em pacientes com hepatopatia. A elevada incidência de alcoólatras entre pacientes com PCM exige a monitoração da bioquímica hepática durante o tratamento com essas drogas.

Pacientes com doenças associadas também recebem outras drogas e, como consequência, deve-se analisar a possibilidade de interação medicamentosa. É o caso, por exemplo, de doente com tuberculose e PCM, sob tratamento tríplice específico e recebendo CTZ. Nesse caso, a rifampicina estimulará o metabolismo do CTZ, diminuindo seu nível sérico, que poderá ficar abaixo do necessário e comprometer o tratamento. Deve-se aumentar a dose de CTZ ou substituí-lo por CMX ou AMB.

Além disso, é intuitivo que não devem ser utilizadas drogas que, após a administração adequada, já se mostraram ineficazes para o tratamento de determinado paciente, por sua baixa disponibilidade ou resistência do fungo. No entanto, é importante registrar que irregularidade e até mesmo abandono do tratamento têm sido mais frequentes que baixa biodisponibilidade ou resistência à droga utilizada.

A sulfadiazina deve ser administrada a cada 6 h, o que torna difícil a completa adesão do paciente ao tratamento, levando à obtenção de níveis séricos inferiores aos necessários e à falência do tratamento[15].

Os efeitos colaterais imediatos e, principalmente, a nefrotoxicidade da AMB, que pode inclusive levar à hipertensão arterial sistêmica, fez com que seja indicada apenas em casos muito graves, em que o risco de óbito seja evidente[44].

Embora raramente, a PCM pode acometer mulheres grávidas ou em período de amamentação. Nesses casos, os derivados azólicos estão contraindicados, por sua potencial ação teratogênica e os sulfamídicos, associados ou não à trimetoprima, são contraindicados no último mês de gestação, pois podem levar ao *kernicterus*. Por esse motivo, a droga de escolha para o tratamento de grávidas com PCM é a AMB que, apesar de passar a barreira placentária, não é teratogênica[19].

Assim, levando-se em consideração a relação entre eficácia e toxicidade e a facilidade da administração oral em dose única diária, o ITZ é a droga de escolha para o tratamento da grande maioria dos casos de PCM, nos estados em que sua distribuição é gratuita. Nos demais, a escolha deve recair sobre o CMX.

Estimulantes Imunológicos

O efeito benéfico de imunoestimulantes na PCM foi demonstrado em modelo animal e avaliado em apenas um trabalho clínico, realizado em doentes que receberam β-glucana, além do antifúngico[29]. A β-glucana é a β-1,3-poliglicose, extraída do *Saccharomyces cerevisae,* que foi utilizada na dose de 10 mg, por via intravenosa ou intramuscular, uma vez por semana no 1º mês e, a seguir, uma vez por mês, durante 1 ano. Os doentes tratados com β-glucana associada a um antifúngico revelaram melhor evolução que os que não receberam imunoestimulação, quando foram avaliadas manifestações clínicas, velocidade de hemossedimentação e imunidade humoral.

A β-glucana revelou-se potente indutor da produção do fator de necrose tumoral-alfa (TNF-α) e do interferon-gama (IFN-γ) em camundongos BALB-c, achados que podem explicar seu efeito adjuvante no tratamento da PCM[28]. Assim, a β-glucana deve ser indicada no tratamento das formas graves de PCM, desde que seja possível monitorar os níveis séricos de TNF-α, pois em excesso ela é deletéria para o doente.

Esquemas Terapêuticos para as Formas Progressivas

Os pacientes com as formas leves e moderadas da PCM podem receber tratamento em regime ambulatorial, que deve ser feito com a associação sulfametoxazol-trimetoprima, também denominada cotrimoxazol [CMX] ou com itraconazol [ITZ].

O CMX é apresentado em comprimidos que contêm 400 mg de sulfametoxazol e 80 mg de trimetoprima e, para adultos, deve ser prescrito na dose de dois ou três comprimidos a cada 12 h. As crianças devem receber 8 a 10 mg/kg de peso corporal de trimetoprima e, consequentemente, 40 a 50 mg/kg de sulfametoxazol, de 12/12 h, por via oral. Soluções orais devem ser utilizadas para facilitar o ajuste da dose.

O ITZ se encontra disponível em cápsulas, no Brasil, e deve ser utilizado na dose diária única de 200 mg, para adultos, após uma das refeições, isto é, café da manhã, almoço ou jantar. Crianças devem receber 8 mg/kg de peso corporal, tomando-se o cuidado de ajustar a dose sem abrir a cápsula. O ITZ deve ser considerado medicação de escolha nos casos em que não houver contraindicações específicas, desde que esteja disponível para o paciente.

Os doentes com as formas graves ou de moderadas para graves devem ser hospitalizados para que possam receber os cuidados gerais exigidos e tratamento antifúngico por via venosa, com AMB ou CMX e, em casos selecionados, com FCZ. Após melhora clínica evidente, o esquema terapêutico deve ser substituído pelo que utiliza a via oral. A seguir, esses pacientes devem receber alta hospitalar e continuar o tratamento em regime ambulatorial.

Controle do Tratamento

No início do tratamento, os pacientes devem ser submetidos a controle mais rigoroso para a avaliação da resposta clínica, dos eventuais efeitos colaterais e da adesão ao esquema introduzido. Os pacientes tratados por via venosa, com AMB ou CMX, devem permanecer hospitalizados até que se tenha completado essa fase e se tenha iniciado a medicação oral. Os doentes hospitalizados, que receberem drogas administradas por via oral, devem permanecer internados apenas o tempo suficiente para a recuperação do estado nutricional e a avaliação da resposta inicial ao tratamento instituído. A seguir, são reavaliados no ambulatório a cada mês, até que apresentem cura clínica e micológica e normalização da velocidade de hemossedimentação. Durante esse período, os pacientes deverão ser submetidos a cuidadosa avaliação clínica, micológica, laboratorial, para seguimento dos exames alterados pela PCM e controle da toxicidade do antifúngico utilizado, radiológica (de tórax) e imunológica.

A seguir, os doentes devem ser reavaliados a cada 3 meses. Além da observação clínica completa, devem ser realizadas a radiografia simples de tórax, nos casos em que eram inicialmente alteradas e a pesquisa de anticorpos séricos anti-*P. brasiliensis*.

O controle do tratamento deve ser feito por 1 ano após a interrupção da medicação antifúngica, com avaliações clínicas, radiológicas e sorológicas a cada 6 meses. Constituem exceção os pacientes que apresentarem sequelas que exijam reavaliações periódicas, como a síndrome de Addison e os quadros graves de doença pulmonar obstrutiva crônica (DPOC).

Critérios de Cura

Os critérios de cura da PCM são quatro: clínico, micológico, radiológico e imunológico.

- *Cura clínica*: um paciente apresenta cura clínica quando desaparecem os sinais e sintomas da doença, que é observada em tempo mais ou menos curto, o que lhe dá a "impressão" de que já se encontra completamente curado. Assim, deve-se conscientizá-lo sobre o risco de recaída e, portanto, da necessidade de adesão a tratamento prolongado e reavaliações periódicas.
- *Cura micológica*: Indica pesquisa negativa do fungo em exame micológico, que se observa após tratamento eficaz. A cura micológica refere-se, portanto, ao desaparecimento de *P. brasiliensis* apenas das secreções onde foi anteriormente identificado, e não do organismo. Essa avaliação deve ser feita em especial no escarro.
- *Cura radiológica*: Esse critério de cura refere-se à avaliação radiológica dos pulmões, pois cerca de 80% dos doentes apresentam a forma crônica, na qual o comprometimento pulmonar é quase constante. Diz-se que houve cura radiológica quando se observa a estabilização do padrão radiológico com o tratamento, que pode ser definida como a manutenção das mesmas lesões cicatriciais em pelo menos três radiografias realizadas a intervalos regulares, ao longo de 1 ano.

As lesões alveolares desaparecem com maior rapidez que as intersticiais, que regridem lentamente e se comportam de forma diversa. Enquanto os pequenos nódulos desaparecem com o tratamento, os grandes, habitualmente, persistem, mesmo quando já não existem manifestações respiratórias e anticorpos séricos anti-*P. brasiliensis*. As lesões residuais mais frequentes são fibrose e enfisema pulmonares, observando-se estrias e nódulos fibróticos, e enfisema difuso ou bolhoso.

Finalmente, a completa normalização da radiografia simples de tórax só é observada em raros casos, nos quais as lesões iniciais eram muito discretas, pois em geral persistem as sequelas.

- *Cura imunológica*: A avaliação imunológica inclui a da imunidade humoral, que é feita pela determinação dos níveis séricos de anticorpos anti-*P. brasiliensis* e, se possível, a da imunidade celular.

Os níveis séricos de anticorpos específicos diminuem com o tratamento, tornando-se negativos, como na IDD e, em parte dos casos, na CIE, ou se estabilizando em valores muito baixos, iguais ou inferiores a 1/8, considerados cicatriciais, como na própria CIE.

A imunidade celular poucas vezes foi estudada após a instituição do tratamento, motivo pelo qual não se padronizou um teste para sua avaliação, que possa ser feito de forma rotineira[7]. A resposta linfoproliferativa, a reação intradérmica à paracoccidioidina e o equilíbrio entre os níveis séricos de citocinas dos braços Th$_1$ (IFN-γ) e Th$_2$ (IL-10) restabelecem-se após o tratamento realizado com sucesso[7,43].

Como foi demonstrada uma correlação direta entre a diminuição dos níveis séricos de anticorpos anti-*P. brasiliensis* determinados por CIE, a diminuição dos níveis de IL-10 e o aumento dos de IFN-γ[7], o seguimento evolutivo da concentração de anticorpos, já incorporado à rotina laboratorial, permite que se faça uma inferência da recuperação da resposta imune celular, que deverá manter em estado de latência os fungos não eliminados pelo tratamento.

Cura Aparente

Refere-se aos doentes que apresentam cura clínica, micológica, radiológica e imunológica durante 2 anos, sem receber tratamento. Deve-se preferir a expressão *cura aparente* ao termo *cura*, para que não seja inferido que houve cura radical, isto é, erradicação do fungo do organismo, pois focos com fungos latentes persistem no organismo, inclusive após tratamento eficaz.

Estudo realizado em pacientes com a forma crônica de PCM revelou que a recuperação da imunidade celular, avaliada pela quantificação das subpopulações de células mononucleares e por testes funcionais, só ocorreu quando os doentes apresentavam cura aparente[43]. Assim, esta correlação permite que se utilize a cura aparente como inferência de recuperação da imunidade celular específica.

Duração do Tratamento

A duração do tratamento varia em função de vários fatores, como grau de imunossupressão antígeno-específica, presença e intensidade da desnutrição, virulência e inóculo do *P. brasiliensis* e, por fim, droga e esquema terapêutico utilizados[38,51]. Todos esses fatores dificilmente podem ser avaliados de forma adequada e variam de um paciente para outro, motivo pelo qual se estabeleceram critérios que são aplicáveis a todos os doentes e, ao mesmo tempo, que individualizam a duração do tratamento.

O controle do tratamento deve-se basear em avaliações clínicas, micológicas, de hemossedimentação, radiológicas e sorológicas. Como os parâmetros sorológicos são os últimos a se normalizarem, a duração do tratamento deve ser controlada pela reação de IDD ou pela CIE. Assim, o tratamento só deve ser interrompido quando a reação de IDD for *persistentemente* negativa ou a CIE revelar níveis *estáveis* de anticorpos, iguais ou inferiores à diluição de 1/8. Isso significa que pelo menos duas avaliações sorológicas indicativas de interrupção do tratamento devem ser observadas, em um período de 6 meses, antes de se descontinuar a medicação, pois muitas vezes o paciente apresenta IDD negativa apenas momentaneamente, que se revela positiva nas avaliações seguintes. Com esse cuidado, evita-se a suspensão precoce do tratamento.

Na impossibilidade de se fazer o controle com IDD ou CIE, devem-se tratar as formas leves por pelo menos 6 a 9 meses e as moderadas por pelo menos 12 a 18 meses, quando se utilizar o ITZ. Quando o CMX for indicado, o tempo de tratamento deve ser de pelo menos 12 meses, nas formas leves e de pelo menos 18 a 24 meses, nas moderadas.

A duração do tratamento das formas graves e moderadamente graves deve ser individualizada e obedecer aos critérios de cura disponíveis. Nesses casos, o tratamento será mantido por tempo ainda mais prolongado.

Deve-se registrar, no entanto, que o tratamento só deverá ser interrompido se os critérios de cura tiverem sido alcançados. Por outro lado, a critério clínico, pode-se considerar a diminuição da dose de CMX ou de ITZ após 1 ano de tratamento.

Tratamento das Formas Residuais (Sequelas)

O tratamento das formas residuais da PCM objetiva a correção de lesões cicatriciais, sempre que possível, e a prevenção das complicações que podem ocorrer.

As lesões do septo nasal são raras e sua perfuração é ainda menos frequente, motivo pelo qual não se dispõe de uma conduta padronizada para esses casos. A avaliação por otorrinolaringologista e/ou por cirurgião plástico está indicada.

O tratamento da microstomia deve ser feito por meio de correção cirúrgica, para a recuperação anatômica, estética e funcional da boca.

As lesões laríngeas continuam sendo um desafio para os médicos, pelas alterações da voz, que podem determinar, com todas suas consequências, o convívio social desses pacientes, e pela persistência do defeito no fechamento das cordas vocais, que facilita a aspiração de saliva para a árvore brônquica e, por isso, pode levar à pneumonia[55]. Ainda não se definiu um tratamento para essas sequelas.

As lesões traqueais podem levar à estenose, cuja suspeita se relaciona à presença de dispneia não explicável pelo comprometimento pulmonar e por sibilos no aparelho respiratório superior, por vezes desencadeados por rotação do pescoço para um dos lados. O diagnóstico é feito por exame broncoscópico. O tratamento pode ser feito pela ressecção cirúrgica dos anéis traqueais obstruídos, quando seu número permite a realização de anastomose traqueotraqueal. No caso de lesões mais extensas, um paciente foi submetido a fotorressecção a *laser* (NC-YAC) da área de estenose da traqueia e, a seguir, recebeu prótese de silicone por meio de broncoscopia rígida. Além disso, recebeu prednisona por 20 dias, em doses decrescentes a cada 5 dias, iguais a 30, 20, 10 e 7,5 mg por dia. Esse paciente é seguido há 13 anos, sem problemas relacionados à traqueia. Outro paciente do serviço recebeu um tubo T de Montgomery e se encontra em seguimento, sem queixas.

As sequelas pulmonares, caracterizadas por fibrose, enfisema e teste funcional com alteração do tipo obstrutivo, de leve a intenso, são muito importantes por sua frequência e pela gravidade das manifestações clínicas de muitos casos. Esses pacientes devem ser submetidos a vários cuidados: higiene brônquica; combate ao vício de fumar; substituição do trabalho que os expõe a poeiras; em dias frios, evitar sua exposição ao ambiente no início da manhã e no final da tarde; indicar vacinação antigripal e antipneumocócica, mesmo àqueles com idade inferior a 60 anos. O aparecimento ou o aumento abrupto da dispneia e da tosse, assim como o aumento do volume ou a modificação da coloração do escarro são indicativos de infecção bacteriana aguda e, portanto, de tratamento antimicrobiano.

O tratamento dos pacientes que apresentam exacerbação do quadro de dispneia deve ser feito com agonistas β_2-adrenérgicos e/ou anticolinérgicos; em alguns casos, pode-se indicar a associação com corticosteroides por tempo determinado.

No entanto, apesar de todos esses cuidados, alguns pacientes apresentam quadro de DPOC tão intenso que se impõe a indicação de oxigenoterapia domiciliar. As metas para esses pacientes são a melhora de seu estado psíquico e do sono, o aumento da tolerância aos exercícios, a diminuição do hematócrito e da hemoglobina e, por fim, a diminuição ou a estabilização da pressão da artéria pulmonar. Todos esses cuidados podem levar à redução do número de hospitalizações, ao aumento da sobrevida e à melhora da qualidade de vida. A oxigenoterapia domiciliar por tempo prolongado está indicada em pacientes com pressão parcial de oxigênio menor que 56 mmHg ou com saturação de oxigênio menor que 89%. Além desses critérios, pacientes com pressão parcial de oxigênio entre 56 e 59 mmHg ou saturação de oxigênio acima de 88% devem receber esse tratamento se, a essas condições, estiverem associados edema causado por descompensação cardíaca, *cor pulmonale* e/ou hematócrito maior que 55%.

O tempo de oxigenoterapia não deve ser inferior a 15 h, embora o ideal seja de 24 h/dia

A insuficiência adrenal paracoccidióidica, em geral, manifesta-se durante o período de estado da doença. Manifestações clínicas compatíveis com síndrome de Addison, baixos níveis plasmáticos de cortisol – basal e após estimulação com ACTH semissintético, instabilidade eletrolítica caracterizada por níveis séricos baixos de sódio e cloro e elevados de potássio e aumento das adrenais à tomografia computadorizada helicoidal permitem o diagnóstico de insuficiência adrenal crônica. No entanto, há casos em que a evidência clínica de insuficiência adrenal crônica se manifesta após a instituição do tratamento anti-*P. brasiliensis*. A maior parte dos pacientes com síndrome de Addison permanece dependente de terapia hormonal de reposição, caracterizando a forma residual da PCM.

O tratamento deve ser feito com prednisona, em doses diárias de 5 mg pela manhã e 2,5 mg pela tarde. As doses iniciais podem ser maiores e, com a normalização da pressão arterial e dos eletrólitos, devem ser reduzidas até atingir a menor dose que mantenha o paciente em equilíbrio. Alguns doentes são admitidos em crise adrenal, que é potencialmente fatal e requer tratamento adequado e imediato, para reverter a hipotensão arterial e corrigir a desidratação e os distúrbios eletrolíticos. Além da infusão de soro fisiológico a 0,9% e soro glicosado a 10%, deve-se administrar hidrocortisona por via intravenosa, na dose de 100 mg a cada 6 h. Com a estabilização do paciente, a dose de hidrocortisona deve ser reduzida para 50 mg 6/6 h. Depois de cerca de 1 semana, deve-se passar para prednisona por via oral, em doses diárias equivalentes às de hidrocortisona. A seguir, as doses diárias podem ser lentamente reduzidas, até que se determine a menor dose eficaz para o paciente. Em alguns casos, o equilíbrio pressórico e eletrolítico só é conseguido com a associação de fludrocortisona, em dose diária igual a 0,05 ou 0,1 mg, em tomada única por via oral; a dose diária máxima é de 0,2 mg.

As sequelas do tubo digestório são, em geral, relacionadas com a oclusão ou a suboclusão intestinal. As manifestações clínicas relacionadas com esses quadros podem ser observadas durante o período de estado da doença. No entanto, em muitos casos se manifestam após a instituição do tratamento, devido à fibrose que se segue. A ressecção cirúrgica deve ser indicada tão logo o paciente tenha condições de se submeter a essa intervenção, cujos resultados têm sido bastante satisfatórios.

O comprometimento do sistema linfático abdominal pode levar à sua hipertensão e, por vezes, à ruptura de vasos linfáticos na luz intestinal, com perda de lípides, γ-globulina, albumina e linfócitos. Portanto, esses pacientes apresentam má absorção de gorduras e de vitaminas lipossolúveis e perda de proteínas e de linfócitos. As ulcerações do tubo digestivo também contribuem para a perda de proteínas observada nesse tipo de enteropatia. Esse quadro, em geral, manifesta-se no período de estado da doença, mas pode persistir, ou mesmo piorar, com a instituição da terapêutica antifúngica. O tratamento inclui dieta pobre em gorduras, administração de vitamina B_{12} por via parenteral, suplementação de triglicérides de cadeia média por serem absorvidos diretamente à circulação porta, suplementação dietética de aminoácidos de cadeia curta – por sua melhor absorção, cálcio, polivitaminas e sais minerais e uso de antiespasmódicos para combater a diarreia, quando presente. A participação de um especialista em nutrição é fundamental no acompanhamento desses pacientes, cujo prognóstico é sombrio.

Além disso, há doentes que apresentam icterícia obstrutiva durante o período de estado da doença, devido à compressão extrínseca das vias biliares extra-hepáticas, que se reduz com a instituição do tratamento. No entanto, muitos desses pacientes voltam a apresentar icterícia obstrutiva à medida que o tratamento se completa, por compressão das mesmas vias, agora pela fibrose residual. Nesses casos, indica-se a desobstrução cirúrgica e a realização do Y de Roux.

As sequelas neurológicas passíveis de tratamento relacionam-se à compressão localizada, quando em área acessível, e à hipertensão intracraniana decorrente do bloqueio do fluxo liquórico, que exige a realização de derivação ventricular.

Tratamento do Imunossuprimido e de Pacientes com Coinfecção

A PCM por vezes é diagnosticada em pacientes imunossuprimidos por aids, doenças neoplásicas e/ou drogas que induzem depressão da resposta imune celular, como corticosteroides e citostáticos.

Como regra geral, o tratamento anti-*P. brasiliensis* deve ser mantido enquanto persistir a depressão da resposta imune celular do doente.

Em pacientes com a coinfecção aids-PCM, contagem de linfócitos T com marcador CD4+ abaixo de 200 células/mL, carga viral elevada e baixos níveis séricos de citocinas do braço Th_1 são indicativos de manutenção do tratamento anti-*P. brasiliensis*. Nesses pacientes, a dose de CMX indicada como profilaxia contra a pneumocistose pode ser suficiente para ação anti-*P. brasiliensis*. Além disso, deve-se considerar a possibilidade de interação medicamentosa do antifúngico com antirretrovirais e outras drogas utilizadas por pacientes com aids. Por outro lado, pode-se considerar a suspensão do tratamento anti-*P. brasiliensis* em pacientes com carga viral indetectável e contagem de linfócitos TCD4+ superior a 200 células/mL, desde que os critérios de cura da PCM tenham sido atingidos.

Em pacientes com doenças neoplásicas e/ou que recebem medicamentos que induzem depressão imune celular, o tratamento anti-*P. brasiliensis* deve ser mantido enquanto persistir a imunossupressão, em especial nos períodos em que recebem os ciclos de quimioterapia ou radioterapia. Nesses casos, a cuidadosa monitoração dos critérios de cura da PCM é fundamental para a definição da duração do tratamento.

A tuberculose pode-se manifestar em pacientes com PCM em atividade, o que exige tratamento das duas doenças, ao mesmo tempo. Nesses casos, é grande o risco de não se conseguir níveis terapêuticos dos derivados azólicos, pois seu metabolismo é estimulado pela ação da rifampicina sobre enzimas microssômicas hepáticas, o que pode exigir a utilização de doses diárias um pouco mais elevadas do antifúngico, como, por exemplo, 600 mg em vez de 400 mg de CTZ, ou sua substituição por outra medicação. Além disso, hepatotoxicidade pode ser induzida tanto pelas drogas que compõem o esquema tríplice específico quanto pelos derivados azólicos. Esses pacientes devem iniciar o tratamento em regime de hospitalização, sob cuidadosa observação clínica e laboratorial, para avaliação de toxicidade e eficácia dos tratamentos instituídos. Por outro lado, o tratamento da PCM pode ser feito com CMX e, nesse caso, deve-se monitorar eventual agressão hepática, pois o CMX é potencialmente hepatotóxico, embora essa ação nem sempre apresente grande intensidade.

Pacientes com comprometimento pulmonar por PCM podem apresentar pneumonia bacteriana aguda associada, de difícil diagnóstico, em especial quando não se dispõe de avaliação radiológica ou tomográfica prévia. O encontro de leucocitose com neutrofilia é sugestivo dessa coinfecção, pois esses achados não são frequentes na PCM, o que facilita a indicação do tratamento da pneumonia, além da PCM.

Os linfonodos fistulizados por vezes apresentam infecção bacteriana aguda associada, que deve ser tratada com antimicrobianos que atuem sobre o *Staphylococcus aureus*, uma de suas etiologias mais comuns.

O tratamento das parasitoses intestinais sempre deve ser instituído, pela frequência com que se manifestam e pela gravidade de alguns casos, em especial a estrongiloidíase.

Conduta nas Reativações

A possibilidade de reativação da PCM sempre deve ser levada em consideração, pela frequência com que ocorre.

A reativação pode-se acompanhar de manifestações clínicas evidentes, identificação do *P. brasiliensis* em material biológico e elevação dos níveis séricos de anticorpos. A caracterização radiológica de reativação é fácil quando as novas lesões são alveolares, mas se torna difícil quando são intersticiais e ocorrem em parênquima pulmonar com fibrose residual, em estrias e/ou nódulos. Nesses casos, o tratamento deve ser instituído com todos os cuidados já referidos, desde o seu início.

Nos casos em que se verificar apenas a elevação dos níveis séricos de anticorpos ou sua positivação, sem manifestações clínicas de qualquer órgão ou lesões radiológicas de pulmão sugestivas de atividade, que caracterizam *reativação sorológica*, deve-se aumentar a dose do antifúngico em uso ou reintroduzi-lo, caso já tenha sido descontinuado. O paciente deverá ser reavaliado em 30 dias e, no caso de resposta satisfatória, a conduta deve ser mantida e as reavaliações devem ser feitas a cada 3 meses. No entanto, a ausência de resposta ou mesmo a piora do quadro indicam nova série de tratamento, considerando-se, na escolha do antifúngico, a falha terapêutica observada.

PROFILAXIA

O desconhecimento do nicho ecológico do *P. brasiliensis* impede que sejam propostas medidas profiláticas que evitem a infecção da população mais exposta ao fungo.

A recomendação de que não sejam utilizadas folhas de vegetais para a realização de toalete anal talvez seja a única medida com algum valor prático para a população exposta à infecção paracoccidióidica. Essa medida não se relaciona à inoculação do *P. brasiliensis*, que é uma possibilidade muito remota, mas tem por objetivo evitar a fixação de fungos que eventualmente estejam na corrente sanguínea, pois as sequelas de lesões nessas localizações podem ser muito graves, em especial se o reto for acometido.

Finalmente, os técnicos de laboratório que trabalham com cultivos de *P. brasiliensis* devem tomar cuidado em sua manipulação. Em caso de acidente perfurante com risco de infecção, a área exposta deve ser muita bem lavada com água e sabão. Além disso, o paciente deverá ser submetido à pesquisa de anticorpos séricos anti-*P. brasiliensis* e receber a dose diária de 200 mg de itraconazol, em uma única tomada, após o café da manhã, durante 1 mês. Caso não tenham sido observadas manifestações clínicas caracterizadas por lesões no local da provável inoculação e adenopatia regional e/ou positivação da reação de IDD, deve-se suspender a medicação, mas proceder à avaliação clínica e sorológica do paciente por mais 2 meses. Se as manifestações clínicas já referidas continuarem ausentes e a sorologia persistir negativa, deve-se encerrar o caso. Por outro lado, na vigência de lesões paracoccidióidicas ou de positivação sorológica por IDD, o tratamento antifúngico deve ser mantido e conduzido de acordo com o esquema já apresentado.

REFERÊNCIAS BIBLIOGRÁFICAS

1. Ahmad SR et al. Congestive heart failure associated with itraconazole. Lancet. 2001;357:1766-67.
2. Barbosa W, Vasconcelos WMP. Ação da sulfametoxazol associada ao trimetoprim na terapêutica da blastomicose sul-americana. Rev Pat Trop. 1973;2:329-39.
3. Barraviera B et al. Evaluation of treatment of paracoccidioidomycosis with cotrimazine (combination of sulfadiazine and trimetoprim). Preliminary report. Rev. Inst Med Trop São Paulo. 1989;31:53-55.
4. Barraviera B et al. Measurement of glucose-6-phosphate dyhdrogenase and glutathione reductase activity in patients with paracoccidioidomycosis treated with ketoconazole. Mycopathologia 1988;104:87-91.
5. Battock DJ et al. Alternate day amphotericin B therapy in the treatment of rhinocerebral phycomycosis (mucomycosis). Ann Intern Med. 1968;68:122-37.
6. Benard G, Duarte AJ. Paracoccidioidomycosis: a model for evaluation of the effects of human immunodeficiency virus infection on the natural history of endemic tropical diseases. Clin Infect Dis. 2000;31:1032-39.
7. Benard G et al. Imbalance of IL-2, IFN-g and IL-10 secretion in the immunosupression associated with human paracoccidioidomycosis. Cytokine. 2001;13:248-52.
8. Biagioni L et al. Serology of paracoccidioidomycosis. II Correlation between class-especific antibodies and clinical forms of the disease. Trans R Soc Trop Med Hyg. 1984;78:617-21.
9. Calvi AS et al. Study of bronchoalveolar lavage fluid in paracoccidioidomycosis: cytopathology and alveolar macrophage function in response to gamma interferon; comparison with blood monocytes. Microb Infect. 2003;5:1373-79.
10. Camargo ZP et al. Enzyme-linked immunosorbent assay (ELISA) in the paracoccidioidomycosis. Comparison with counter immunoelectrophoresis and erythro-immunoassay. Mycopathologia. 1984;88:31-37.
11. Cucé LC, Belda Jr W, Oliveira VM. Paracoccidioidomicose resistente ao ketoconazole. Relato de três casos. An Bras Dermatol. 1987;62:203-4.
12. Del Negro G. Ketoconazole in paracoccidioidomycosis. A long-term therapy study with prolonged follow-up. Rev Inst Med Trop São Paulo. 1982;24:27-39.
13. Del Negro GMB et al. The sensitivity, specificity and efficiency values of some serological tests used in the diagnosis of paracoccidioidomycosis. Rev Inst Med Trop São Paulo. 1991;33:277-80.
14. Dillon NL et al. Ketoconazole. Tratamento da paracoccidioidomicose no período de dois anos. An Bras Dermatol. 1985;60:45-48.
15. Figueiredo JFC et al. Tratamento ambulatorial da paracoccidioidomicose: estimativa do grau de adesão do paciente à terapêutica com sulfadiazina. In: Anais do Congresso da Sociedade Brasileira de Medicina Tropical. São Paulo (SP); 1985. p. 145-46.
16. Franco M et al. Paracoccidioidomycosis: a recently proposed classification of its clinical forms. Rev Soc Bras Med Trop. 1987;20:129-32.
17. Gigliotti E et al, Thornion D. Induction of prostaglandin synthesis as the mechanism responsible for the chills and fever produced by infusing amphotericin B. J Infect Dis. 1987;156:784-89.
18. Heidermann H et al. Amphotericin B nephrotoxicity in humans decreased by salt repletion. Am J Med. 1983;75:76-81.
19. Ismail MA, Lerner SA. Disseminated blastomycosis in a pregnant woman. Review of amphotericin B usage during pregnancy. Am Rev Resp Dis. 1982;126:350-53.
20. Iwana de Mattos MCF. Sputum cytology in the diagnosis of pulmonary paracoccidioidomycosis. Mycopathologia. 1991;114:187-91.
21. Lacaz CS, Sampaio SAP. Tratamento da blastmicose sul-americana com anfotericina B. Resultados preliminares. Rev Paul Med. 1958;52:443-50.
22. Lewis JH et al. Hepatic injury associated with ketoconazole therapy. Analysis of 33 cases. Gastroenterology. 1984;86:506-13.
23. Londero AT et al. Paracoccidioidomicose disseminada "infanto-juvenil" em adolescentes. Relato de quatro casos e revisão da literatura. Arq Bras Med. 1987;61:5-12.
24. Londero AT et al. Paracoccidioidomycosis in Brazilian children. A critical review (1911-1994). Arq Bras Med. 1996;70:197-203.
25. Lopes OSS. Descrição de uma técnica de concentração para pesquisa de *Paracoccidioides brasiliensis* no escarro. Hospital (Rio de J.). 1955;5:69-79.
26. Marcondes J et al. Emprego da anfotericina B corrigida pelo clearance de creatinina em doentes com paracoccidioidomicose. In: Anais do Congresso da Sociedade Brasileira de Medicina Tropical. Ribeirão Preto (SP); 1982. F19.
27. Marcondes J et al. Avaliação do tratamento da paracoccidioidomicose com o ketoconazole. Rev Inst Med Trop São Paulo. 1984;26:113-21.
28. Marcondes-Machado J. Avaliação dos níveis séricos de IL-12p40 a-TNF e g-IFN em camundongos BALB/c tratados pela b-1,3 poliglicose, com ou sem infecção aguda pelo *Toxoplasma gondii* [livre-docência]. Botucatu (SP): Faculdade de Medicina da Universidade Estadual Paulista; 2001.
29. Meira DA et al. The use of b-glucan as immunostimulant in the treatment of paracoccidioidomycosis. Am J Trop Med Hyg. 1996;55:496-503.
30. Mendes RP et al. Evaluation of itraconazole in the treatment of paracoccidioidomycosis (PBM). Rev Argent Micol. 1992;15:86.
31. Mendes RP et al. Serological follow-up of paracoccidioidomycosis (PBM) patients under treatment. Rev Soc Bras Med Trop. 2000;33(Supl. 1):459.
32. Mendes RP et al. Sulfamethoxazole-trimethoprim combination (SMZ-TMP) in the treatment of paracoccidioidomycosis (PBM). Rev Soc Bras Med Trop. 1996;29(Supl. 1):112.
33. Mendes RP et al. Evaluation of some acute phase reactants and erythrocyte sedimentation rate in the follow-up of paracoccidioidomycosis (PBM) patients under treatment. Rev Soc Bras Med Trop. 2000;33(Supl. 1):244-5.

34. Mendes RP et al. Treatment of paracoccidioidomycosis with ketoconazole in short period scheme. Clinical, radiological and endocrinological evaluation. Rev Iber Micol. 1988;5(Suppl.):70.

35. Mendes RP et al. Evaluation of the acute or subacute form of paracoccidioidomycosis (PBM). Rev Soc Bras Med Trop. 2001;34(Supl.1):75-76.

36. Mendes RP et al. Evaluation of fluconazole in the initial treatment of paracoccidioidomycosis (PBM). Preliminary results. Rev Arg Micol. 1992;15:84.

37. Mendes RP. The gamut of clinical manifestations. In: Franco M, Lacaz CS, Restrepo-Moreno A, Del Negro G. Paracoccidioidomycosis. Boca Raton: CRC Press; 1994. p. 233-58.

38. Mendes RP et al.Treatment and control of cure. In: Franco M et al. Paracoccidioidomycosis. Boca Raton: CRC Press; 1994. p. 373-92.

39. Miranda JL, Machado Filho J. Considerações em torno da blastomicose sul-americana. Sobre a ação da anfotericina B. Hospital (Rio de J.). 1959;56:93-115.

40. Morais FV et al. Polymorphism in the gene coding for the immunodominant antigen gp43 from the pathogenic fungus Paracoccidioides brasiliensis. J Clin Microbiol. 2000;38:3960-66.

41. Naranjo MS et al. Treatment of paracoccidioidomycosis with itraconazole. J Med Vet Mycol. 1990;28:67-76.

42. Negroni R. Estado actual del empleo del ketoconazol en la paracoccidioidomicosis (ketoconazol 6 años después). Rev Arg Micol. 1987;10(Supl.):21-26.

43. Peraçoli MTS et al. Cell-mediated immunity in patients with the chronic form of paracoccidiomycosis. Early an late evaluation after treatment. Rev Iber Micol. 1988;5(Suppl.):69.

44. Pereira PCM et al. Avaliação tardia da pressão arterial (PA) em doentes com paracoccidioidomicose (PBM) tratados com anfotericina B. Estudo da função renal pela técnica do EDTA CR$_{51}$. In: Resumenes del Encuentro Internacional sobre Paracoccidioidomicosis. Caracas (Venezuela); 1989. C16.

45. Pont A et al. Ketoconazole blocks testosterone synthesis. Arch Intern Med. 1982;142:2137-40.

46. Pont A et al. Ketoconazole blocks aderenal steroid synthesis. Ann Intern Med. 1982;97:370-72.

47. Restrepo A et al. Treatment of paracoccidioidomycosis wit ketoconazole: a three-year experience. Am J Med. 1983;74:48-52.

48. Restrepo A. La prueba de immunodiffusión en el diagnostico de la paracoccidioidomicosis. Sabouraudia. 1966;4:223-30.

49. Shikanai-Yasuda MA et al. Randomized trial with itraconazole, ketoconazole and sulfadiazine in paracoccidioidomycosis. Med Mycol. 2002;40:411-17.

50. Shikanai-Yasuda MA et al. Consenso em Paracoccidioidomicose. Rev Soc Bras Med Trop. 2006;39:297-310.

51. Singer-Vermes LM et al. Pathogenecity and immunogenicity of Paracoccidioides brasiliensis isolates in the human disease and in experimental murine model. Clin Exp Immunol. 1994;97:113-19.

52. Tani EM, Franco M. Pulmonary cytology in paracoccidioidomycosis. Acta Cytol. 1984;28:571-75.

53. Tranchesi J et al. Alterações eletrocardiográficas observadas durante o tratamento da blastomicose pela anfotericina B. Rev Hosp Clin Fac Med São Paulo. 1960;15:126-39.

54. Veronesi R et al. Resultados terapêuticos obtidos com o emprego da anfotericina B em formas superficiais e profundas da blastomicose sul-americana. Rev Hosp Clin Fac Med São Paulo. 1959;14:231-48.

55. Weber SAT et al. Dysphonia and laryngeal sequelae in paracoccidioidomycosis patients: a morphological and phoniatric study. Med Mycol. 2006;44:219-25.

■ **Sérgio Setúbal**
■ **Solange Artimos de Oliveira**

INTRODUÇÃO[2,3,4,6,13,14,20]

Parvum, em latim, quer dizer pequeno: os parvovírus estão entre os menores vírus de DNA existentes. Têm um diâmetro entre 18 e 26 nanômetros e uma arquitetura muito simples, sendo constituídos inteiramente de proteína e DNA de cadeia única. Não são envelopados, o que lhes confere grande resistência. A família Parvoviridae compreende vírus de insetos e vertebrados, incluindo o homem. Abrange duas subfamílias, Parvovirinae e Densovirinae. A subfamília Densovirinae tem cinco gêneros e inclui apenas vírus de insetos, não tendo interesse para a medicina humana. Já a subfamília Parvovirinae compreende os vírus que infectam vertebrados. Tem oito gêneros, dos quais quatro infectam a espécie humana: *Dependoparvovirus, Tetraparvovirus, Bocaparvovirus* e *Erythroparvovirus*[15].

Os *Dependoparvovirus* infectam também várias espécies de vertebrados. Seu nome se justifica pelo fato de que dependem, para que possam replicar-se, da presença de outro vírus auxiliar, que é geralmente (mas nem sempre) um adenovírus. São, por este motivo, também denominados "adenoassociados". Há evidências soroepidemiológicas de que a maior parte das pessoas se infecta por adenoassociados já na primeira infância. A infecção persiste por toda a vida. São considerados não patogênicos, mas causam abortamento em algumas espécies animais. São empregados como vetores para terapia genética[4].

O gênero *Tetraparvovirus* corresponde ao antigo "parvovírus 4" (PARV4), descrito em usuários de drogas ilícitas e em crianças africanas saudáveis[15,20]. Este gênero inclui também dois parvovírus animais (porcino e bovino) anteriormente conhecidos como *Hokovirus.* O *Tetraparvovirus* tem também três genótipos[4]. Ao contrário das infecções com o eritroparvovírus B19, as infecções pelos genótipos 1 e 2 (este último também descrito como PARV5) parecem ser mais frequentemente detectadas em usuários de drogas injetáveis, particularmente nos infectados pelo HIV e/ou pelo vírus da hepatite C. Já o genótipo 3 foi detectado em crianças africanas saudáveis[20]. Um estudo mostrou a presença dos genótipos 1 e 2 do *Tetraparvovirus* no sangue e em amostras de pele de indivíduos saudáveis ou com doenças dermatológicas. Outro estudo[13] detectou a presença dos genótipos 1 e 2 do PARV4 em doadores saudáveis, pacientes febris e lotes de plasma obtidos recentemente ou arquivados para o fabrico de hemoderivados. O significado destes achados, em termos de segurança e possível transmissão aos pacientes transfundidos, é incerto, pois o *Tetraparvovirus* não foi ainda associado a nenhuma doença. O paciente em que este vírus foi descrito tinha uma "síndrome viral aguda", mas não se sabe se os seus sintomas estavam ou não relacionados com a presença do vírus. Há relatos de que podem, ao infectar gestantes, causar hidropisia fetal não imune.

Os *Bocaparvovirus* foram identificados por métodos computacionais e de bioinformática na secreção respiratória de crianças suecas com infecção respiratória aguda. O gênero alberga o parvovírus _bo_vino e o vírus diminuto dos _ca_ninos, dos quais deriva o seu nome[15]. As espécies que infectam o homem, conhecidas também como bocavírus humanos (HBoV), estão disseminadas por todo o mundo, sendo responsáveis, em crianças pequenas, por quadros de doença respiratória e diarreia. Praticamente todas as crianças já estão infectadas por volta dos 4 anos de idade[4]. O diagnóstico de infecção ativa por *Bocaparvovirus* exige o encontro de altos títulos de DNA nas amostras clínicas fecais e respiratórias, uma vez que o encontro de pequenas quantidades de DNA é comum em indivíduos saudáveis. A demonstração sorológica de infecção recente contribui para o diagnóstico nesta situação. Não há evidências de que causem infecção intrauterina.

A espécie-tipo do gênero *Erythroparvovirus* é o eritroparvovírus 1 dos primatas (*Primate erythroparvovirus 1*), histórica e classicamente conhecido como "parvovírus B19"[15]. O vírus infecta apenas o homem; outros primatas são infectados por outras espécies do gênero[4]. Em atenção simultânea à nova nomenclatura e à origem histórica do nome, o vírus será denominado, neste capítulo, como "eritroparvovírus B19". O eritroparvovírus B19 infecta e destrói precursores eritroides, sendo esta a razão pela qual está incluído no gênero *Erythroparvovirus*[4]. O vírus é composto de duas proteínas estruturais (VP1 e VP2) e de uma única cadeia de DNA, com peso molecular de $5,6 \times 10^6$ e 5.596 nucleotídeos. Os capsídeos são formados por 60 capsômeros dispostos em simetria icosaédrica. Durante a replicação formam-se também proteínas não estruturais, das quais a mais importante é a NS1, capaz de induzir a apoptose da célula infectada, mesmo na ausência de infecção produtiva[3]. A pequena quantidade de DNA e a ausência de envelope lipídico tornam o eritroparvovírus B19 extremamente resistente à inativação por solventes, detergentes ou outros meios físicos, o que tem especial importância na desinfecção do sangue destinado a transfusões[3,10]. O eritroparvovírus B19 não cresce em linhagens celulares convencionais, mas pode propagar-se em explantes de medula óssea e em linhagens eritroides de células hepáticas fetais, sempre na presença de eritropoetina[10].

Há variantes genéticas do eritroparvovírus B19 que definem três genótipos, com mais ou menos 10% de diferença entre suas sequências genéticas. O vírus prototípico corresponde ao genótipo 1, as variantes A6, Lali e K71 ao genótipo 2 e a variante V9 ao genótipo 3[2]. O genótipo 2, identificado em tecidos de pacientes nascidos antes de 1973, provavelmente deixou de circular na década de 1970. As sequências discrepantes correspondem a mutações silentes, e os três genótipos pertencem ao mesmo tipo antigênico. No entanto, algumas dessas variantes podem não ser detectadas em reações de PCR que empregam *primers* para o genótipo 1[2].

Yvonne Cossart e cols.[6] descobriram o eritroparvovírus B19 acidentalmente em 1974, quando tentavam detectar HBsAg em lotes de soro humano. O novo vírus foi encontrado no "soro 19" de um "lote B" e, embora a pesquisadora o tenha descrito como uma *serum-parvovirus-like particle*, passou logo a ser conhecido como "parvovírus B19". A denominação B19 tem, portanto, origens históricas (nunca houve um parvovírus humano A, ou B18). Só uma década mais tarde o vírus seria definitivamente incluído na família Parvoviridae[4]. A infecção por eritroparvovírus B19 foi descrita no Brasil pela primeira vez em 1983, em doadores de sangue do Rio de Janeiro[24].

O eritroparvovírus, que na época de sua descrição era um vírus "órfão", foi posteriormente associado a síndromes e a quadros clínicos específicos já há muito conhecidos. O eritroparvovírus B19 é a causa do eritema infeccioso, das crises aplásticas das anemias hemolíticas hereditárias, de grande parte das hidropisias fetais não imunes, da aplasia pura de células vermelhas na aids e de quadros de poliartralgia em adultos, especialmente mulheres.

Outras apresentações clínicas menos frequentes são miocardite, meningite asséptica e outras doenças neurológicas, hepatite, síndrome das luvas e meias e síndrome de hemofagocitose associada a vírus. Cerca de 20% das infecções agudas por eritroparvovírus B19 são assintomáticas e um percentual incerto delas determina doença febril inespecífica. As manifestações hematológicas da infecção devem-se à destruição dos progenitores eritroides na medula óssea, para os quais o vírus tem tropismo, e nos quais se dá a replicação viral. Nos indivíduos normais, a infecção interrompe a eritropoese durante 4 a 8 dias.

Os outros sinais e sintomas decorrem da resposta imunológica ao vírus. A artropatia e o exantema, por exemplo, parecem resultar da deposição de imunocomplexos. Nos indivíduos normais, essa resposta imunológica rapidamente põe termo à infecção. Em alguns indivíduos, os vírus podem persistir por tempo indeterminado na pele, na sinóvia ou na medula óssea[14]. O principal receptor celular para o vírus é o globosídeo P (o antígeno do grupo sanguíneo P), um glicofosfolipídeo neutro presente nas hemácias, nos precursores eritroides fetais e do adulto, nos eritroblastos e nos megacariócitos. O globosídeo P também está presente nas células endoteliais, que podem estar envolvidas na patogênese do exantema, da miocardite fetal, da transmissão transplacentária e da vasculite decorrente da infecção pelo eritroparvovírus B19[4]. Estas últimas células não permitem

a replicação viral, mas podem ser levadas à apoptose pela ação da proteína viral não estrutural NS1[3]. A permissividade com relação à infecção replicativa parece depender da presença de co-receptores como a α5β1-integrina, expressa nos progenitores eritroides, ou como o antígeno Ku80, expresso em linfócitos e células eritroides[14]. Indivíduos desprovidos do globosídeo P são naturalmente resistentes à infecção pelo eritroparvovírus B19. Isso ocorre em um entre cada 200.000 indivíduos da população geral, em uma frequência maior na população do Japão e da Suécia; e em grande parte das comunidades Amish, nos EUA[3].

MANIFESTAÇÕES CLÍNICAS[3,4,19]

A infecção pelo eritroparvovírus B19 pode originar as entidades clínicas descritas a seguir. Em alguns casos, a associação é de difícil comprovação, pois se sabe hoje que os testes com base na amplificação genômica, muito sensíveis, podem detectar o DNA viral em muitos tecidos, incluindo a medula óssea e a membrana sinovial, durante toda a vida de pessoas perfeitamente normais. Se a doença é rara, grandes ensaios multicêntricos podem ser necessários para comprovar ou excluir a associação.

Crise Aplástica Transitória (CAT)

(CID 10 = D60.1 - Aplasia pura adquirida transitória da série vermelha + B08.3)

A primeira síndrome clínica indubitavelmente associada ao eritroparvovírus B19 foi a crise aplástica transitória (CAT) acometendo pacientes com doença falciforme. As manifestações clínicas de anemia aguda resultam da interrupção transitória da eritropoese e ocorrem apenas nos pacientes com grande taxa de reposição de eritrócitos (tal como se dá na doença falciforme e em outras anemias hemolíticas), isto é, naqueles indivíduos cujas hemácias têm vida curta. Em pessoas normais, nas quais os eritrócitos circulam por cerca de 120 dias, a infecção resolve espontaneamente antes que surjam quaisquer sintomas hematológicos[4].

A CAT devida ao eritroparvovírus B19 também foi descrita em uma ampla gama de outros distúrbios hemolíticos, como esferocitose hereditária, talassemia, distúrbios das enzimas eritrocíticas (como deficiência de piruvato cinase) e anemias hemolíticas autoimunes. Uma CAT pode ser a primeira manifestação de uma doença hemolítica em um paciente que tinha estado bem controlado até então. Também pode ocorrer CAT em certas condições marcadas por "estresse eritrocítico", como hemorragias, malária, anemia ferropriva ou o período que se segue ao transplante de medula óssea[4].

Embora sofrendo de uma doença autolimitada no tempo, o paciente com CAT pode progredir para uma situação crítica, ou mesmo para o óbito. Os sinais e sintomas podem incluir não somente dispneia e cansaço decorrentes da anemia rapidamente progressiva, mas também confusão mental e evidências de insuficiência cardíaca congestiva. A infecção pelo eritroparvovírus associa-se frequentemente a alterações de outras linhagens medulares que não a eritrocítica: é comum que surjam graus diversos de neutropenia e trombocitopenia, esta última devida à apoptose dos megacariócitos. Alguns pacientes evoluem com necrose maciça da medula óssea[4].

Ao contrário do que ocorre com os pacientes acometidos de eritema infeccioso, os pacientes com CAT têm intensa viremia, com concentrações de até 10^{14} cópias/mL. Isto permite o diagnóstico por PCR do soro. À medida que os níveis de DNA viral caem, os anticorpos IgM se tornam detectáveis. Como não é imunodeprimido, o indivíduo desenvolve, após a cura, imunidade duradoura[4].

A CAT pode acometer pacientes sem doença hematológica, associando-se frequentemente a alterações de outras linhagens sanguíneas, com neutropenias e trombocitopenias de intensidade variável. Alguns casos de púrpura trombocitopênica idiopática e púrpura de Henoch-Schönlein já foram descritos após a infecção pelo eritroparvovírus B19. Raramente há pancitopenia transitória após a infecção pelo eritroparvovírus B19. O vírus não parece ser uma verdadeira causa da clássica eritroblastopenia infantil transitória, uma interrupção autolimitada da eritropoese que acomete crianças normais. Alguns casos em que havia evidências de infecção recente pelo eritroparvovírus B19 já foram descritos, mas a eritroblastopenia infantil transitória clássica cursa com trombocitose.

Eritema Infeccioso

> (CID 10 = B08.3 - Eritema infeccioso [quinta doença])

O eritema infeccioso, doença descrita em 1799, é também conhecido como quinta doença, megaloeritema infeccioso ou doença de Sticker. Não há sintomas de origem hematológica. O período de incubação é de 4 a 14 dias, mas pode chegar a 20 dias. Os sintomas clínicos são inicialmente incaracterísticos e consistem de febre, dores de cabeça, coriza e, ocasionalmente, náuseas e diarreia. Os sintomas podem ceder neste momento e as manifestações , por esta razão, ser atribuídas a uma síndrome gripal. Com 2 a 5 dias de evolução pode surgir um exantema[19], inicialmente facial (aparência "em face esbofeteada"), acometendo depois o tronco e os membros. O exantema é transitório, mas recrudesce mediante estímulos, como mudanças de temperatura, luz solar ou estresse emocional. Em sua aparência mais típica, é maculopapular rendilhado ou reticulado, podendo assumir um aspecto purpúrico, vesicular ou semelhante ao eritema multiforme. Pode haver prurido. Na maior parte dos casos, especialmente em adultos, o exantema não tem qualquer característica especial que permita a distinção entre o eritema infeccioso e outras doenças exantemáticas. Viremias intensas não são habitualmente detectadas no eritema infeccioso, pois os sintomas se devem à reação imune, com formação de imunocomplexos.

Anemia Persistente nos Imunodeprimidos

> (CID 10 = D60.0 - Aplasia pura adquirida crônica da série vermelha + B08.3)

A imunodeficiência torna a infecção crônica e a destruição dos progenitores eritroides, persistindo além da longevidade máxima das hemácias, resulta em anemia grave e prolongada, não infrequentemente acompanhada de neutropenia e plaquetopenia. A infecção de pacientes imunodeprimidos tende a não se acompanhar de exantema, uma vez que essa manifestação clínica se deve ao depósito de imunocomplexos. Nesse contexto, o exantema, quando surge, é atribuído à agressão viral direta da pele, para a qual o vírus parece ter tropismo.

As infecções persistentes por eritroparvovírus B19 resulta da incapacidade de produzir anticorpos neutralizantes. Dado o pequeno número de epítopos apresentados ao sistema imune pelo eritroparvovírus B19, os estados de imunodeficiência associados com a infecção persistente podem ser clinicamente muito leves, caracterizados por uma suscetibilidade restrita ao eritroparvovírus, embora múltiplos defeitos imunes possam ser descobertos por um teste mais acurado das funções dos linfócitos B e T. Nas infecções persistentes, os anticorpos específicos para o eritroparvovírus B19 são ausentes, existem em baixos níveis, ou têm pouco poder neutralizante. Nos indivíduos imunocompetentes, a resposta humoral inicial faz-se contra a proteína estrutural VP2 mas, à medida que a resposta evolui, os anticorpos contra a proteína estrutural VP1 passam a dominar. O soro de pacientes com infecção persistente tipicamente contêm apenas anticorpos contra VP2. Coelhos imunizados exclusivamente com VP2 mostram forte resposta humoral, mas os anticorpos produzidos não são neutralizantes. A PCR detecta viremia persistente ou recorrente.

O exame da medula óssea mostra pronormoblastos gigantes[4]. A possibilidade de infecção persistente pelo eritroparvovírus B19 vem somar-se às causas comuns de anemia em pacientes com aids, como as infecções por micobactérias e citomegalovírus, os linfomas e os efeitos colaterais de medicamentos como a zidovudina e as sulfas, além da ação do próprio vírus da imunodeficiência humana (HIV) na medula óssea. Como se trata de uma complicação para a qual há tratamento, determinar a participação do eritroparvovírus B19 pode ter importância fundamental no tratamento destes pacientes.

INFECÇÃO DURANTE A GESTAÇÃO

> (CID 10 = P56.9 - Hidropisia fetal devida a outras doenças hemolíticas e às não especificadas + B083)

Durante o desenvolvimento fetal normal há intensa atividade eritropoética e grande aumento na massa eritrocítica fetal, especialmente no segundo trimestre[4]. O feto infectado pelo eritroparvovírus B19, incapaz de manter a taxa de eritropoese necessária a tal aumento, desenvolve grave anemia intrauterina. As manifestações associadas à infecção fetal pelo eritroparvovírus B19 são: (1) hidropisia fetal não imune, decorrente de anemia fetal grave; (2) trombocitopenia; (3) intestino hiperecoico (um marcador inespecífico de sofrimento fetal); (4) miocardite[21]; (5) morte fetal intrauterina; e, possivelmente, (6) lesões do sistema nervoso central[9]. No entanto, a infecção fetal pode ocorrer de forma totalmente inaparente[1]. O potencial teratogênico do eritroparvovírus B19 é pequeno ou nulo.

O reconhecimento da importância do eritroparvovírus B19 na gestação é relativamente recente. A suspeita de que o eritroparvovírus B19 determinasse hidropisia fetal não imune surgiu pela primeira vez em uma epidemia desta complicação, ocorrida na Escócia em 1984. A semelhança clínica entre o eritema infeccioso e a rubéola, e a propensão das parvoviroses animais para causar perda fetal estimularam a investigação do possível papel do eritroparvovírus B19 como agente de doença fetal na espécie humana. O eritroparvovírus B19 é considerado hoje uma importante causa de hidropisia fetal não imune, em todo o globo.

O prognóstico da infecção por eritroparvovírus B19 na gestação é geralmente bom. A taxa de ataque (isto é, a probabilidade de infectar-se) para uma gestante não imune com importante exposição a um caso contagioso é de 50%[10]. A viremia materna é máxima 1 semana após a infecção, período que corresponde ao maior risco de infecção fetal, que varia de 25% a 50%[1,8,9]. A mãe pode permanecer assintomática (em 50% dos casos) ou desenvolver sintomas alguns dias depois[8]. Quanto maior a idade gestacional, menor o risco de doença fetal[8]. Ocorrendo a transmissão ao feto, o risco de um desfecho adverso qualquer varia de 10% a 17%[1,9] O feto é mais vulnerável à anemia fetal pelo parvovírus B9 entre as semanas 8 e 20 de gestação, correspondentes ao estágio hepático da eritropoese fetal, período em que a meia-vida das hemácias é menor, em comparação com os estágios posteriores, esplênico e medular, da eritropoese fetal[8]. Em um feto infectado, o risco de hidropisia fetal não imune é de 3,9% para toda a gestação, mas pode chegar a 7,1% entre as semanas 13 e 20[8]. O risco global de perda fetal (abortamento espontâneo, natimortalidade ou hidropisia) é de 9%[10]. Em gestações gemelares, um dos fetos pode estar gravemente acometido e o outro escapar inteiramente à infecção[10].

A hidropisia fetal é o acúmulo anormal de líquido no espaço extravascular, nas partes moles e nas cavidades corporais do feto[12]. As hidropisias fetais imunes resultam da isoimunização materna por antígenos eritrocitários fetais. Com a profilaxia generalizada pela imunoglobulina Rh (D), as hidropisias fetais não imunes respondem agora por quase 90% dos casos[12], ocorrendo em um em cada três mil nascimentos[5]. De maneira geral, as causas mais comuns são alterações gênicas e cromossômicas, malformações cardíacas, distúrbios hematológicos, infecções congênitas e a transfusão feto-fetal em gestações gemelares. As hidropisias fetais não imunes associam-se a uma alta taxa de mortalidade perinatal, de 50% a 98%[12]. O eritroparvovírus B19 causa cerca de 8% a 18% dos casos de hidropisia fetal não imune[5,10].

Determinar a causa de uma hidropisia fetal não imune pode ser uma tarefa difícil. O feto acometido pode mostrar, aos exames de ultrassom, sinais típicos de hidropisia, como ascite, cardiomegalia e derrame pericárdico[9]. As hidropisias fetais imunes e não imunes são indistinguíveis ao exame ultrassonográfico ou clínico[12]. Nos casos avançados há edema generalizado, e a placenta está espessada e hidrópica. A má perfusão da placenta pode contribuir para a síndrome de pré-eclâmpsia materna, com edema dos membros inferiores, proteinúria e anemia materna (a chamada "síndrome do espelho", pois os sintomas maternos "refletem" os do feto)[9].

A hidropisia pode evoluir durante 1 ou 2 semanas e determinar a morte fetal em poucos dias ou até 7 semanas mais tarde. Pode, ao contrário, ser transitória e resolver espontaneamente em mais de 1/3 dos casos[10]. A taxa de sobrevivência diminui conforme aumenta a gravidade dos achados ao ultrassom[17]. Não se descrevem sequelas em longo prazo nas crianças que nascem saudáveis após a infecção materna por eritroparvovírus B19, mesmo quando estiveram hidrópicas[10]. Fetos infectados pelo eritroparvovírus B19 mostram evidências de uma reação leucoeritroblástica no fígado, com grandes células pálidas com corpos de inclusão eosinofílicos e cromatina marginada ou condensada na periferia. O DNA do vírus pode ser detectado por PCR e por hibridização *in situ*, e a microscopia eletrônica mostra as partículas virais[4]. O DNA e antígenos de capsídeo do eritroparvovírus B19 também já foram detectados no miocárdio de fetos infectados e há evidências de que o feto possa desenvolver uma miocardite, que se associa à anemia grave para produzir insuficiência cardíaca[4].

A morte fetal intrauterina associada à infecção pelo eritroparvovírus B19 ocorre mais frequentemente entre as semanas 20 e 24 da gestação. Entretanto, há casos descritos desde 10 até 41 semanas de gestação. A morte fetal intrauterina pelo eritroparvovírus B19 pode ocorrer sem hidropisia e sem supressão da eritropoese[9].

A trombocitopenia de grave ou moderada intensidade é um achado comum nos fetos hidrópicos e anêmicos infectados pelo eritroparvovírus B19. A contagem de plaquetas é menor que 50.000/mm³ em 46% dos fetos infectados, mas não há, em geral, sinais de sangramento. A relevância da trombocitopenia associada ao eritroparvovírus B19 é, portanto, incerta.

Embora incomuns, várias complicações neurológicas agudas decorrentes da infecção pelo eritroparvovírus B19, já foram descritas, incluindo encefalopatia, anormalidades da migração neuronial e encefalopatia neonatal. A incidência de graves alterações tardias do desenvolvimento neural pode chegar a 11%[9]. As causas não são inteiramente compreendidas e podem estar ligadas à lesão direta pelo próprio eritroparvovírus B19, cujo DNA pode ser detectado em células da micróglia, na substância branca. Estudos de imagem descrevem uma ampla variedade de lesões cerebrais possivelmente relacionadas à infecção pelo eritroparvovírus B19, incluindo calcificações do córtex cerebral e dos gânglios da base[7]. Outra explicação possível para as lesões cerebrais é a própria hipóxia isquêmica, pois o risco de comprometimento do desenvolvimento neural é também maior em bebês submetidos a transfusão sanguínea por qualquer outra razão[7].

As malformações congênitas são raras na infecção materna pelo eritroparvovírus B19 e talvez representem apenas uma coincidência sem relação causal[10]. Há descrições de anormalidades oculares, dos músculos lisos e esqueléticos, anencefalia, hidrocefalia, alterações neurológicas várias, lábio leporino, fenda palatina, micrognatia, calcificações hepáticas e esplênicas e infarto do miocárdio[10]. Há pelo menos um caso de doença hepática fetal evoluindo para o óbito. Algumas crianças sem outras características dismórficas óbvias têm estenose ou atresia do íleo, com resultante peritonite por mecônio[10].

A infecção congênita pelo eritroparvovírus B19 pode também determinar anemia crônica no recém-nato. Nestas crianças há, diferentemente do que acontece na hidropisia, evidências de infecção persistente ou pelo menos mais prolongada, talvez determinada por algum tipo de tolerância ao vírus[3]. Muitas crianças com anemia congênita por eritroparvovírus B19 são erroneamente tidas como portadoras da síndrome de Diamond-Blackfan, uma anemia hipoplástica congênita, idiopática e progressiva, caracterizada pela ausência ou raridade dos precursores eritroides em uma medula óssea em tudo o mais normal[3.]

Síndrome Hemofagocítica

(CID 10 = D76.2 - Síndrome hemofagocítica associada à infecção)

A síndrome hemofagocítica corresponde a uma ativação exagerada de linfócitos e macrófagos (histiócitos). Há infiltração da medula óssea, linfonodos, baço e fígado, com notável fagocitose de hemácias e células nucleadas. Acomete geralmente crianças com menos de 3 anos, que evoluem com febre alta, visceromegalias, pancitopenia, disfunção hepática e coagulopatia. A maior parte dos casos, ou talvez todos, associa-se à proliferação monoclonal de células T, geralmente CD8+. A síndrome hemofagocítica é geralmente desencadeada por uma infecção viral, das quais a provocada pelo vírus de Epstein-Barr é a mais comum. O citomegalovírus e a leishmaniose visceral também são causas importantes. Não se sabe ao certo se o eritroparvovírus B19 é uma causa importante de síndrome hemofagocítica. Ao contrário do que ocorre com a síndrome hemofagocítica causada por outros agentes, a provocada pelo eritroparvovírus B19 parece ter uma evolução benigna[4].

Síndrome das Luvas e Meias

(CID 10 = B33.8 - Outras doenças especificadas por vírus)

A síndrome purpúrica e papular em luvas e meias, ou ainda a síndrome petequial em luvas e meias, é uma manifestação exantemática incomum, descrita em 1990. O exantema localiza-se predominantemente nas mãos e nos pés. Os sintomas iniciais incluem edema, eritema, parestesias e prurido. Em seguida surgem lesões cutâneas bem delimitadas, eritematosas, papulares, petequiais ou purpúricas, que confluem nas áreas distais aos punhos e aos tornozelos ("luvas e meias"). Há resolução espontânea em algumas semanas, seguida de descamação cutânea. Pode haver sintomas sistêmicos como febre, astenia, cefaleia, anorexia, artralgias, mialgias, linfadenopatia, petéquias e erosões mucosas no palato, bem como tumefação dos lábios, acompanhados de erosões dolorosas. Há cerca de meia centena de casos descritos na literatura. O eritroparvovírus B19 é o único vírus claramente implicado como agente etiológico, embora alguns casos tenham sido atribuídos a infecções por Coxsackie B, pelo citomegalovírus, pelos vírus do sarampo, da hepatite B, de Epstein-Barr e pelo herpesvírus humano tipo 6, bem como à exposição a fármacos como o sulfametoxazol e a trimetoprima.

Artropatias

(CID 10 = M01.8 - Artrite em outras doenças infecciosas e parasitárias classificadas em outra parte + B08.3)

As artropatias parecem resultar, tal como o exantema, da deposição de imunocomplexos. A inflamação também pode, em parte, ser causada pela interleucina 6, cuja produção é induzida pela proteína NS1, ou pela atividade fosfolipase da proteína estrutural VP1, que tem, por esta razão, poder

inflamatório[4]. Os sintomas surgem quando a viremia declina, e coincidem com o surgimento de uma resposta imune. Sintomas semelhantes surgem em indivíduos imunodeprimidos com infecção crônica, quando recebem imunoglobulina[4]. Cerca de 10% das crianças apresentam sintomas articulares autolimitados, que podem estar presentes em mais de 50% dos adultos. Estes, especialmente quando do sexo feminino, tendem a apresentar artropatia, sob a forma de poliartralgia ou de franca poliartrite, com tumefação e rigidez articular. A infecção por eritroparvovírus B19 deve ser considerada no diagnóstico diferencial das poliartrites agudas.

As artralgias são simétricas, envolvendo principalmente as pequenas articulações das mãos e dos pés e persistem por 1 a 3 semanas. Podem, eventualmente, durar meses ou mesmo anos. O quadro articular pode manifestar-se de forma isolada (sem exantema) e cursar com positividade transitória do fator reumatoide, sendo, por esse motivo, erroneamente diagnosticado como uma artrite reumatoide em estágio inicial. Já se supôs que o eritroparvovírus B19 estivesse envolvido na deflagração ou perpetuação da artrite reumatoide, pois o DNA do vírus foi detectado nas membranas sinoviais de indivíduos com esta doença. No entanto, o mesmo se dá com pacientes com artroses crônicas e em controles saudáveis (48%). O vírus pode persistir nas articulações de pessoas saudáveis por anos a fio. Os pacientes com artropatias devidas ao B19 geralmente se recuperam, e não evoluem para artrite reumatoide[4]. Há, por outro lado, evidências de que o eritroparvovírus B19 está envolvido na patogênese da artrite reumatoide juvenil[3,4].

Miocardites

(CID 10 = I40.1 - Miocardite infecciosa; I42.0 = Cardiomiopatia dilatada; I43.0 = Cardiomiopatia em doenças infecciosas e parasitárias classificadas em outra parte)

Há vários relatos de miocardite associada ao eritroparvovírus B19 em crianças e adultos. Em muitos deles, o diagnóstico foi feito simplesmente pelo encontro do DNA viral em biópsias endomiocárdicas. Dada a conhecida persistência do DNA do eritroparvovírus B19 nos tecidos de pessoas saudáveis, estes achados são hoje considerados equivocados. Como o globosídeo P existe nas células cardíacas e o eritroparvovírus B19 parece provocar miocardite fetal, o papel do vírus nas miocardites merece investigação[4].

DIAGNÓSTICO LABORATORIAL[3,22,23]

O isolamento viral a partir de espécimes clínicos não é possível. A detecção do vírus se faz por métodos de biologia molecular, por PCR quantitativa (qPCR). Estes métodos são importantes na anemia crônica da aids e de outras formas de imunodepressão, pois estes pacientes podem não ter resposta humoral evidente. A detecção quantitativa do genoma também pode ser importante no diagnóstico precoce da CAT, na qual a resposta humoral pode só ocorrer após a resolução do quadro. As viremias de grande magnitude podem ser detectadas por microscopia eletrônica, por detecção de antígeno (ELISA) ou até mesmo por hemaglutinação[22]. No entanto, os exames mais utilizados na prática são a hibridização (*dot-blot*) e a PCR quantitativa. É importante que o ensaio de PCR utilizado seja quantitativo, pois o genoma pode ser detectado, ainda que em baixos níveis, por longos períodos de tempo no soro, nas membranas sinoviais, medula óssea, fígado, miocárdio e outros tecidos, mesmo em indivíduos normais. Uma reação de PCR convencional positiva nem sempre é, por este motivo, diagnóstica, pois pode corresponder a uma infecção recente, com alta carga viral, ou a uma infecção remota no passado e que ainda persiste, com quantidades residuais de DNA. Para distinguir com certeza entre essas duas situações é necessário o emprego de técnicas quantitativas, como as qPCR luminescentes em "tempo real".

Já no eritema infeccioso e nas artropatias, o diagnóstico se faz pela detecção de anticorpos. Os testes de detecção de anticorpos usam, como antígeno, capsídeos vazios obtidos por tecnologia recombinante. Os anticorpos IgM persistem por 2 ou 3 meses após a infecção. Os anticorpos IgG surgem em mais ou menos 2 semanas e persistem por toda a vida. Imunoensaios para a detecção de anticorpos contra a proteína não estrutural NS1 podem ser usados para aumentar a sensibilidade dos testes, inclusive nas infecções recentes, especialmente quando empregam antígenos conformacionais. A resposta celular é importante na infecção pelo eritroparvovírus B19 e a sua presença pode diagnosticar a infecção prévia pelo vírus, mesmo nos pacientes em que a imunidade humoral já se desvaneceu ou é ausente, como nos casos de imunodepressão. A imunidade celular pode ser detectada por ensaios do tipo ELISpot, como os usados em tuberculose em substituição ao PPD. São ensaios de detecção das citocinas (geralmente interferon-γ) produzidas *ex vivo* pelas células T do paciente, ativadas pela presença do antígeno.

A infecção pelo eritroparvovírus B19 cursa com a presença de pronormoblastos gigantes no aspirado de medula óssea e até mesmo no sangue periférico[3]. Nos pacientes com aids ou com outras formas de imunodepressão, o encontro destas células é menos frequente. Os pacientes com anemia hemolítica hereditária têm normalmente altas taxas de reticulócitos. *Uma contagem de reticulócitos zero ou baixa em um paciente com anemia hemolítica hereditária deve chamar a atenção para a possibilidade de CAT devida ao eritroparvovírus B19*, indicando a realização de testes sorológicos[23].

As manifestações clínicas não permitem a distinção entre o eritema infeccioso e outras doenças exantemáticas como a rubéola. O diagnóstico acurado de eritema infeccioso exige, pois, o auxílio do laboratório. A infecção pelo eritroparvovírus B19 pode determinar reações falso-positivas nos testes de detecção de IgM para rubéola.

EPIDEMIOLOGIA[4,18,19]

A infecção pelo eritroparvovírus B19 é comum em todo o mundo[9]. Ocorre comumente na infância e cerca de 40% a 60% dos adultos têm anticorpos devidos à experiência prévia com o vírus[18]. A imunidade parece durar por toda a vida. A prevalência de anticorpos IgG nos adultos de 20 a 30 anos do Rio de Janeiro foi descrita como sendo de 52% em 1988[18]. A presença de anticorpos variou, em amostras de soro colhidas entre 1985 e 1986, de 35% em crianças com menos de 5 anos, até 80% em crianças entre 11 e 15 anos. A prevalência em indivíduos maiores que 50 anos foi superior a 90%[18]. Em 1990 verificou-se a presença de imunidade prévia em 42,6% da população urbana de Belém do Pará[11]. A incidência de infecção pelo eritroparvovírus B19 aumenta a cada 4 ou 5 anos, de forma cíclica[9]. Estudos soroepidemiológicos levados a cabo em Niterói, RJ, confirmaram a existência deste padrão sazonal cíclico também entre nós, com maior número de casos a cada 4 ou 5 anos, sempre aglomerados no segundo semestre[19]. Este padrão epidemiológico se reflete também em um aumento cíclico dos casos de crise aplástica transitória entre os indivíduos sob risco[9].

A transmissão do eritroparvovírus B19 é, na maior parte das vezes, direta, mediada pelo aerossol respiratório (gotículas de Flugge). Não se descarta, nos surtos de eritema infeccioso, a participação de outras vias de transmissão, como o contato direto, a transmissão por fômites ou pela via aerógena (gotículas de Wells, como na tuberculose). Os pacientes com eritema infeccioso deixam de contagiar logo após o aparecimento do exantema. Os pacientes com crise aplástica transitória são particularmente contagiantes e podem ser importantes como fonte de infecção nosocomial, necessitando isolamento respiratório durante os primeiros 7 dias de hospitalização. Os pacientes imunodeficientes com infecção crônica por eritroparvovírus B19 devem permanecer em isolamento respiratório durante toda a hospitalização. Pode haver transmissão transplacentária e por transfusão de sangue. A transmissão por transfusão de sangue é facilitada pela inexistência de envelope lipídico viral, o que torna o vírus bastante resistente aos métodos tradicionais de purificação (solvente/detergente) do sangue[4].

Embora anticorpos específicos contra o eritroparvovírus B19 sejam prevalentes na população em geral, viremias com títulos muito altos são incomuns (> 10^9 cópias/mL), sendo encontradas, durante os surtos epidêmicos, em aproximadamente um para cada 20 a 40 mil unidades de sangue doado. Entretanto, viremias de níveis mais baixos podem ser detectadas por PCR em até 1% das doações[4]. As mulheres parecem estar sob maior risco de infecção, pela sua maior exposição a crianças. Oliveira e cols. notaram que dentre 13 mulheres com eritema infeccioso e história de contato prévio com um indivíduo com doença exantemática, nove tinham adquirido a infecção de seus próprios filhos[19]. Durante uma epidemia nos Estados Unidos, as taxas de infecção entre gestantes suscetíveis foram mais altas entre professoras primárias, trabalhadoras em creches e donas de casa.

A incidência de infecção durante a gravidez é inversamente proporcional à taxa de imunidade entre as mulheres em idade fértil, que varia conforme o local geográfico. Por exemplo, a taxa de anticorpos IgG em gestantes é de 35% em Barcelona, na Espanha, e de 81% em Estocolmo, na Suécia[10]. Estima-se que a incidência de infecção pelo eritroparvovírus B19 durante a gestação varie de 1 a 2%, podendo elevar-se a 10% nos períodos epidêmicos[9]. A taxa de imunidade em gestantes deve ser alta no Brasil, pois segundo alguns estudos, a soroprevalência em mulheres brasileiras em idade fértil está entre 30% e 60%[18], podendo atingir até 84%.

TRATAMENTO E PROFILAXIA[4]

Não há drogas antivirais eficazes contra o eritroparvovírus B19. O tratamento do eritema infeccioso é sintomático. Adultos acometidos de artropatia geralmente respondem aos anti-inflamatórios não hormonais. O tratamento da crise aplástica transitória (CAT) é simples e consiste na transfusão de concentrado de hemácias. Os pacientes com CAT devem ser mantidos em precaução contra gotículas durante 7 dias.

A CAT é limitada no tempo pelo aparecimento de resposta imune eficaz. Já a anemia prolongada dos imunodeficientes responde apenas à interrupção da imunossupressão, quando isto é possível, ou à administração de imunoglobulina humana intravenosa padrão (não hiperimune), que geralmente contém quantidade suficiente de anticorpos para por fim à infecção[4]. A dose habitual é de 0,4 g/kg/dia por 5 dias. Nos pacientes HIV-positivos, pode ser necessário um tratamento de manutenção com uma infusão de 0,4 g/kg a cada mês. Pacientes imunossuprimidos com infecção crônica pelo eritroparvovírus B19 devem ser mantidos em precaução contra gotículas durante toda a sua hospitalização.

O tratamento dos fetos hidrópicos é de suporte e quase sempre inclui digitalização e transfusões intrauterinas de concentrados de hemácias. Se o feto apresenta sinais de hidropisia e/ou anemia, o encaminhamento para um centro de atenção terciária está indicado, pois uma transfusão sanguínea intrauterina pode corrigir a anemia fetal e reduzir a letalidade da infecção. O percentual de sobrevivência nos casos de anemia fetal por aloimunização tratados com transfusões intrauterinas supera 90%. Na infecção pelo eritroparvovírus B19, as transfusões intrauterinas permitem a sobrevivência de um percentual menor, que varia de 67% a 85%. A maior parte das crianças sobreviventes tem um bom prognóstico a longo prazo[7].

Na maior parte dos casos, uma única transfusão é suficiente para que o feto se recupere. Os sinais de hidropisia, no entanto, podem persistir durante semanas após uma transfusão bem-sucedida[9]. Há uns poucos casos de resolução espontânea descritos. Isto dá ensejo a uma controvérsia sobre o momento oportuno de indicar a transfusão. Muitos obstetras só o fazem quando as amostras de sangue fetal indicam anemia[9]. Se há hidropisia fetal e a gestação tem mais de 34 semanas, a indução do parto pode ser considerada, desde que haja maturidade pulmonar[17]. Outra modalidade de tratamento consiste na injeção de imunoglobulina humana na cavidade peritoneal fetal nas semanas 21 e 22 de gestação. Supõe-se que a imunoglobulina administrada deste modo seja rapidamente incorporada à circulação fetal[16,25].

Existe há vários anos uma vacina recombinante, bastante imunogênica, mas ainda não disponível para uso clínico por ser excessivamente reatogênica. A vacina é obtida em células de inseto, que sintetizam capsídeos vazios do vírus, após terem sido infectadas com baculovírus recombinantes contendo os genes das duas proteínas virais, VP1 e VP2. Uma única dose de 2,5 µg de proteína de capsídeos com expressão exagerada de VP1 é capaz de desencadear a produção de anticorpos neutralizantes em seres humanos. Novas vacinas, menos reatogênicas, com base no mesmo princípio, vêm sendo pesquisadas. A vacina deve ter quantidades maiores de VP1, pois é esta a proteína contra a qual surgem os anticorpos neutralizantes. Como a resposta celular — dirigida contra epítopos da proteína viral NS1 — parece também importante no combate à infecção pelo eritroparvovírus B19, é provável que esse epítopo deva ser incluído nas vacinas. A obtenção de uma vacina será de grande utilidade para crianças com anemia hemolítica, para os pacientes imunodeprimidos e para mulheres não imunes em idade fértil, especialmente nos períodos epidêmicos. Também se beneficiariam as profissões de alto risco, como profissionais de saúde, professoras primárias e trabalhadoras em creches[9].

REFERÊNCIAS BIBLIOGRÁFICAS

1. Bonvicini F et al. Gestational and fetal outcomes in b19 maternal infection: a problem of diagnosis. J Clin Microbiol. 2011;49:3514-3518.
2. Broliden K, Tolfvenstam T, Norbeck O. Clinical aspects of parvovirus B19 infection. J Intern Med. 2006;260:285-304.
3. Brown KE, Young NS. Human Parvovirus B19: pathogenesis of disease. In: Anderson LJ, Young NS. Human Parvovirus B19. Monographs in Virology. Vol. 20, Basel: Karger; 1997.
4. Brown KE. Human Parvoviruses, Including Parvovirus B19V and Human Bocaparvoviruses. In: Mandell GL, Bennett JE, Blaser MJ (ed.). Mandell, Douglas and Bennett's Principles and Practice of Infectious Diseases. 8th ed. Philadelphia: Elsevier-Saunders; 2015.
5. Brown KE. Human Parvovirus B19 Epidemiology and Clinical Manifestations. In: Anderson LJ, Young NS. Human Parvovirus B19. Monographs in Virology. Vol. 20, Basel: Karger; 1997.
6. Cossart YE et al. Parvovirus-like particles in human sera. Lancet. 1975;1:72-73.
7. De Jong EP et al. Intrauterine transfusion for parvovirus B19 infection: long-term neurodevelopmental outcome. Am J Obstet Gynecol. 2012;206:204.e1-5.
8. De Jong EP et al. Parvovirus B19 infection in pregnancy: new insights and management. Prenat Diagn. 2011;31:419-425.
9. Dijkmans AC et al. Parvovirus B19 in pregnancy: prenatal diagnosis and management of fetal complications. Curr Opin Obstet Gynecol. 2012;24:95-101.
10. Freij BJ, Sever JL. Chronic infections. In: Avery GB et al. Neonatology: Pathophysiology and Management of the Newborn. 5th ed. Philadelphia: Lippincott Williams & Wilkins; 1999.
11. Freitas RB, et al. Prevalence of human parvovirus (B19) and rubellavirus infections in urban and remote rural areas in northern Brazil. J Med Virol. 1990;32(4);203-8.
12. Fritsch A et al. Hidropisia fetal não imune: experiência de duas décadas num hospital universitário. Rev Bras Ginecol Obstet. 2012;34(7):310-5.
13. Fryer JF et al. Frequent detection of the parvoviruses, PARV4 and PARV5, in plasma from blood donors and symptomatic individuals. Transfusion. 2007;47:1054-61.
14. Hokynar K et al. A new parvovirus genotype persistent in human skin. Virology. 2002;302:224-28.
15. International Committee on Taxonomy of Viruses. Disponível em: http://www.ictvonline.org/index.asp Acessado em: 18 mai. 2014.
16. Matsuda H et al. Intrauterine therapy for parvovirus B19 infected symptomatic fetus using B19 IgG-rich high titer gammaglobulin. J Perinat Med. 2005;33:561-3.
17. McCarter-Spaulding D. Parvovirus B19 in pregnancy. J Obstetr Gynecol Neonatal Nurs. 2002;31(1):107-12.
18. Nascimento JP et al. The prevalence of antibody to human parvovirus B19 in Rio de Janeiro, Brazil. Rev Inst Med Trop São Paulo. 1990;32:41-45.
19. Oliveira SA et al. Clinical and Epidemiological Aspects of Human Parvovirus B19 Infection in an Urban Area in Brazil (Niteroi City Area, Rio de Janeiro State). Mem Inst Oswaldo Cruz. 2002;97:965-70.
20. Panning M et al. Novel human parvovirus 4 genotype 3 in infants, Ghana. Emerg Infect Dis. 2010;16:1143-46.
21. Savarese I et al. Atypical manifestations of congenital parvovirus B19 infection. Eur J Pediatr. 2008;167:1463-1466.
22. Setúbal S et al. Viremic blood found in a season of high human parvovirus B19 activity in Niterói, Rio de Janeiro, Brazil. Mem Inst Oswaldo Cruz. 2004;99:95-99.
23. Setúbal S et al. Aplastic crisis due to parvovirus B19 in an adult patient with sickle-cell disease. Rev Soc Bras Med Trop. 2000;33:477-81.
24. Silva Cruz A et al. Detection of the human parvovirus B19 in a blood donor plasma in Rio de Janeiro. Memórias do Instituto Oswaldo Cruz. 1989;84(2):279-80.
25. Weiffenbach J et al. Serological and Virological Analysis of Maternal and Fetal Blood Samples in Prenatal Human Parvovirus B19 Infection. J Inf Dis. 2012;205:782-8.

132 Pé Diabético

■ **Marcelo Luiz Carvalho Gonçalves**

(CID 10 = E14.5 – Diabetes *mellitus* não especificado – com complicações circulatórias periféricas)

INTRODUÇÃO

O termo pé diabético refere-se a lesões teciduais decorrentes de diversos fatores fisiopatogênicos desencadeados pelo diabetes *mellitus* (DM), tais como neuropatias periféricas sensitiva, motora e autonômica, anormalidades biomecânicas, doença vascular periférica e alteração na função dos granulócitos. Traumas ou alterações na distribuição do peso corporal nos pés do paciente diabético originam as ulcerações[8,9]. Cerca de metade dos casos de ulceração nos pés evoluem com infecção, que pode acometer desde regiões mais superficiais, como a pele e o tecido subcutâneo, até estruturas profundas, muitas vezes com grande destruição tecidual. As infecções no pé diabético referem-se a qualquer infecção inframaleolar em indivíduos com DM, incluindo paroníquia, celulite, miosite, facite, artrite séptica ou osteomielite. A lesão mais frequente é o mal perfurante plantar[9].

As complicações decorrentes do DM são a principal causa de amputações não traumáticas dos membros inferiores[5]. Úlceras e infecções nos pés são responsáveis por um elevado número de internações hospitalares em indivíduos com DM, acarretando muitos transtornos para os pacientes e familiares, além de elevados custos para o sistema de saúde. Estima-se que a prevalência de DM no Brasil seja de 7,6% na população adulta entre 30 e 69 anos[11]. Aproximadamente 15% dos indivíduos com DM apresentarão ulceração nos pés em algum momento da doença, dos quais 14 a 20% necessitarão de amputação[5].

O tratamento adequado das infecções associadas ao pé diabético pode reduzir a necessidade e a duração de internações hospitalares, bem como a ocorrência de desfechos desfavoráveis. Por sua natureza e complexidade, o tratamento do pé diabético necessita muitas vezes de abordagem multidisciplinar, envolvendo infectologistas, endocrinologistas, cirurgiões vasculares e ortopedistas, requerendo cuidados locais e tratamento sistêmico.

Neste capítulo são abordados os aspectos relacionados com a classificação das úlceras dos pés diabéticos, o quadro clínico, os agentes etiológicos mais frequentes, os exames complementares, a conduta terapêutica e a profilaxia das infecções.

CLASSIFICAÇÃO E QUADRO CLÍNICO

O sistema de classificação das úlceras do Consenso Internacional sobre Pé Diabético utiliza cinco elementos-chave: perfusão, extensão, profundidade, infecção e sensibilidade formando o acrônimo PEDIS em língua inglesa. As principais manifestações clínicas estão discriminadas na Tabela 132.1. Essa classificação facilita o manejo clínico, uma vez que correlaciona os microrganismos mais frequentemente envolvidos, de acordo com a classificação da lesão[9].

A osteomielite deve ser considerada nas lesões crônicas profundas ou extensas, principalmente quando houver exposição óssea ou quando se localizarem sobre proeminências ósseas. Deve-se igualmente considerar esta possibilidade em casos de lesões que não cicatrizam após o tratamento adequado, sistêmico e local, principalmente na presença persistente de leucocitose ou velocidade de hemossedimentação elevada[9].

ETIOLOGIA

As infecções no pé diabético podem envolver um amplo espectro de microrganismos. A microbiota envolvida varia em função da cronicidade da lesão, do uso prévio de antimicrobianos ou da ocorrência de internações hospitalares anteriores, dentre outros. As infecções agudas, tais como as celulites e úlceras infectadas mais superficiais, em pacientes sem uso recente de antimicrobianos, geralmente são causadas por agente único, quase sempre por cocos gram-positivos (*Staphylococcus aureus* ou *Streptococcus β*-hemolítico). Nas ulcerações crônicas, ou previamente tratadas com antimicrobianos, geralmente há envolvimento polimicrobiano, acrescentando-se aos cocos gram-positivos as enterobactérias e *Pseudomonas aeruginosa* (e demais não fermentadoras de glicose); esta última deve ser considerada principalmente em casos de lesões maceradas, polimicrobianas[1,2,6,8,9].

Nos casos mais arrastados, geralmente com uso prévio de antimicrobianos, acrescentam-se aos microrganismos anteriores a possibilidade da ocorrência de enterococos, dif-

TABELA 132.1

	Classificação Clínica das Infecções do Pé Diabético pelo Sistema PEDIS	
Tipo de Infecção	*Classificação PEDIS*	*Manifestações Clínicas*
Não infectada	I	Ferida sem secreção purulenta e sem sinais inflamatórios locais (eritema, dor, calor ou edema)
Leve	II	Presença de secreção purulenta e/ou ≥ 2 sinais inflamatórios locais, desde que celulite ≤ 2 cm a partir da borda da ulceração Infecção limitada à pele e/ou região superficial do tecido subcutâneo Ausência de outras complicações locais ou de manifestações sistêmicas
Moderada	III	≥ 1 das seguintes manifestações: celulite > 2 cm a partir da borda da úlcera; linfangite; infecção de estruturas profundas (fascite, miosite, artrite, osteomielite ou abscesso profundo); gangrena Ausência de manifestações sistêmicas ou instabilidade metabólica
Grave	IV	Infecção com manifestações sistêmicas ou instabilidade metabólica (febre, taquicardia, hipotensão arterial, alterações do nível de consciência, vômitos, leucocitose, acidose metabólica, hiperglicemia grave ou insuficiência renal)

Adaptado de Lipsky BA e cols.[9].

teroides, *Staphylococcus* coagulase negativos e fungos. Nas lesões fétidas, com áreas de necrose ou gangrena, devem ser consideradas ainda as bactérias anaeróbias estritas (principalmente *Bacteroides fragilis, Porphyromonas spp.* e *Prevotella spp.*), e os cocos anaeróbios facultativos (peptostreptococos), geralmente em associação com a microbiota já citada[8,9]. É frequente o isolamento em cultura de mais de três diferentes microrganismos em casos de infecções crônicas.

A frequência de resistência à meticilina entre as cepas de *S. aureus* (MRSA) isoladas em pacientes com pé diabético infectado varia amplamente, porém se observa um aumento progressivo na sua ocorrência ao longo dos anos[4]. São descritas situações em que até 65% das cepas isoladas destes pacientes são MRSA de origem hospitalar ou adquiridos na comunidade (CA-MRSA)[14].

A Figura 132.1 esquematiza a proporção relativa dos principais grupos de patógenos envolvidos nas infecções do pé diabético, em função da profundidade e da cronicidade da lesão.

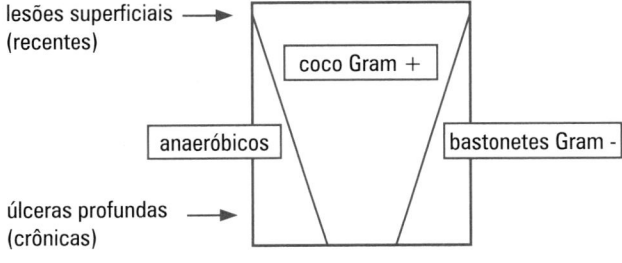

FIGURA 132.1 – Proporção relativa dos principais grupos de microrganismos envolvidos nas infecções do pé diabético em função da profundidade e da cronicidade da lesão. Adaptado de *Clinical Resource Efficiency Support Team*[3].

EXAMES COMPLEMENTARES

Análise Microbiológica

Quando houver suspeita de infecção nas úlceras deve ser tentada a identificação dos microrganismos responsáveis por meio de exames microbiológicos, preferencialmente antes do início do tratamento específico. Caso o paciente já esteja em uso de antimicrobianos, e sem apresentar melhora do quadro, os mesmos devem ser suspensos por alguns dias antes da coleta de material[9].

A verificação da sensibilidade dos agentes isolados aos diversos antimicrobianos deve nortear a escolha das drogas a serem utilizadas. Em pacientes com infecções agudas com pouca gravidade e sem uso prévio de antimicrobianos pode não ser necessária a análise microbiológica. Pacientes com infecções graves, principalmente na presença de manifestações sistêmicas, devem ser submetidos à coleta de hemoculturas[9].

A coleta de material para estudo microbiológico nos pacientes com lesões classificadas como PEDIS II pode ser realizada em ambiente ambulatorial. Naqueles com lesões PEDIS III ou IV a coleta deve ser realizada em centro cirúrgico. Para a coleta do material deve sempre ser realizada a limpeza e o desbridamento da lesão. Nas lesões abertas, as amostras teciduais devem ser retiradas da base das mesmas, preferencialmente por meio de raspagem (com cureta ou com lâmina de bisturi) ou por biópsia. O material deve ser encaminhado ao laboratório em recipiente estéril contendo soro fisiológico ou meio líquido (BHI, TSB ou tioglicolato)[8]. Material de coleções purulentas pode ser obtido por meio de aspiração com agulha. O mesmo procedimento pode ser tentado em áreas de celulite[9].

O material obtido deve ser prontamente encaminhado ao laboratório de microbiologia para processamento, dirigido tanto para microrganismos aeróbios quanto para anaeróbios. Amostras obtidas com *swabs* superficiais têm pouco valor diagnóstico, uma vez que é frequente a colonização de feridas por microrganismos não envolvidos no processo infeccioso. Se a coleta de material com *swab* da base da lesão desbridada for a única opção disponível, deve ser utilizado *swab* para transporte com meio *Amies* ou *Stuart*[8].

Na suspeita de osteomielite, quando não foi possível confirmar o diagnóstico por exames de imagem, ou nos casos em que o agente etiológico não é conhecido, recomenda-se biópsia óssea para exames microbiológico e histopatológico. O procedimento deve ser realizado por via de acesso afastada da lesão das partes moles, a fim de se evitar contaminações. O exame histopatológico revela alterações compatíveis com inflamação e necrose óssea[9].

Exames de Imagem

Quando houver infecção está indicada a realização de radiografia simples do segmento anatômico acometido. Caso o exame inicial seja normal, pode ser necessária a repetição do exame radiográfico de 2 a 4 semanas após o exame inicial. Os sinais radiológicos de osteomielite eventualmente presentes são a erosão cortical, a reação periosteal e a esclerose óssea[5,8,9]. Se os sinais radiológicos encontrados não forem conclusivos quanto ao comprometimento ósseo, está indicada a ressonância magnética ou, com menor sensibilidade e especificidade, a cintilografia óssea[5,9].

Adicionalmente, para uma melhor avaliação das lesões profundas de partes moles, como abscessos e miosites, podem ser utilizados os exames ultrassonográficos, a tomografia computadorizada ou, preferencialmente, a ressonância magnética[9].

TRATAMENTO

Abordagem Geral

A abordagem inicial do paciente com pé diabético deve incluir a decisão sobre a necessidade de hospitalização. Infecções graves, descompensações metabólicas importantes, ou sinais de insuficiência arterial mais intensa são manifestações clínicas que indicam internação. Acrescentem-se ainda os casos de pacientes cuja adesão ao tratamento ambulatorial seja previsivelmente baixa[9]. A gravidade da infecção pode ser estimada pelo sistema PEDIS já anteriormente descrito. Os achados do exame radiográfico da região anatômica acometida devem ser igualmente considerados nesta avaliação inicial. Em seguida, procede-se ao desbridamento da lesão, a ser realizado em centro cirúrgico nas áreas mais profundas, com coleta de material para exame microbiológico.

Caso não seja necessária a internação, o paciente é medicado com esquema antimicrobiano empírico, geralmente por via oral, além de cuidados locais, devendo ser reavaliado após alguns dias. Nos pacientes mais graves, com indicação de internação, pode ser necessária a estabilização clínica, com correção de alterações hidroeletrolíticas e metabólicas eventualmente presentes, inclusive em centros de terapia intensiva. Os pacientes com lesões mais extensas ou profundas devem ser avaliados pelo cirurgião vascular e/ou ortopédico, visando eventualmente à necessidade de revascularização ou amputação do segmento atingido. Podem estar indicados exames de imagem adicionais para melhor avaliação da extensão da lesão. Nos casos internados quase sempre há indicação de terapia antimicrobiana por via parenteral, igualmente iniciada em bases presuntivas, com reavaliações clínicas diárias do paciente. Podem ainda ser necessárias novas avaliações pelos cirurgiões[5,9].

O controle glicêmico é fundamental em qualquer paciente com DM. Saliente-se ainda a necessidade da profilaxia do tétano nos pacientes com lesões propensas ao desenvolvimento de *Clostridium tetani*.

Terapia Antimicrobiana

A terapia antimicrobiana nos pacientes com pé diabético é inicialmente instituída quando ainda não se tem a confirmação etiológica da infecção. Neste contexto, é baseada na frequência de isolamento dos principais patógenos envolvidos em função da gravidade da lesão, utilizando-se o sistema PEDIS de classificação[8,9]. A procedência do paciente (infecção comunitária ou hospitalar) deve ser considerada na escolha do esquema antimicrobiano. A Tabela 132.2 mostra as sugestões de antimicrobianos a serem utilizados empiricamente nos pacientes com pé diabético infectado, em função da gravidade da lesão. São baseadas parcialmente nas sugestões da Sociedade de Doenças Infecciosas da América (IDSA)[9] e nas da Associação Panamericana de Infectologia (API)[8]. Considerando-se os principais agentes envolvidos, existem outras opções de antimicrobianos que podem igualmente ser utilizados[7,10].

Observações

- Pela elevada frequência de isolamento de MRSA (e CA-MRSA) no pé diabético infectado, recomenda-se incluir no esquema de tratamento droga presumivelmente ativa contra este microrganismo, até o resultado da cultura[7]. Em infecções leves, geralmente de origem comunitária, pela possibilidade de ocorrência de CA-MRSA, deve-se considerar o uso de sulfametoxazol/trimetoprim ou de clindamicina. Nestas infecções, caso se opte por iniciar apenas um β-lactâmico ou uma quinolona, considerar a possibilidade de CA-MRSA em caso de ausência de resposta.
- Os aminoglicosídeos têm menor uso neste contexto clínico, pois devem ser evitados em pacientes idosos ou com nefropatia diabética associada[10].

O esquema antimicrobiano inicial pode ser modificado em função do resultado da cultura e do perfil de sensibilidade da microbiota isolada, ou ainda em função da resposta clínica. O tempo total de terapia antimicrobiana varia de acordo com a gravidade da lesão e da ocorrência de osteomielite. Nas infecções de pouca gravidade, geralmente varia de 1 a 2 semanas. Nas demais, geralmente, tem duração de 2 a 4 semanas . Não há evidências clínicas de que o uso de antimicrobianos após a resolução da infecção acelere a cicatrização da ferida, o que muitas vezes pode levar várias semanas[9]. Em caso de osteomielite associada, o tempo de tratamento varia, em média, entre 4 e 6 semanas, às vezes mais, na dependência da presença de tecido ósseo infectado remanescente. Geralmente é indicada a ressecção cirúrgica do tecido ósseo acometido. Quando houver ressecção radical sem persistência de tecido infectado, a terapia antimicrobiana pode ser utilizada por mais 2 a 5 dias após o procedimento[9].

Cuidados com a Ferida

Além de desbridamento e drenagem de eventuais abscessos presentes, e do alívio da carga da pisada, alguns cuidados locais têm papel adjuvante no tratamento do pé diabético. Curativos com hidrofibra, alginato de cálcio e sódio, carvão ativado, além de papaína e hidrogel podem auxiliar no controle da infecção e na cicatrização das lesões[8]. O uso de terapia com larvas de *Phaenicia* (*Lucilia*) *sericata* tem-se mostrado bastante promissor no manejo das úlceras em diabéticos, podendo ser mais eficaz do que os cuidados locais convencionais[12,13].

TABELA 132.2

Esquemas Antimicrobianos Sugeridos em Função do Tipo de Infecção, de acordo com o Sistema PEDIS de Classificação	
Tipo de Infecção	**Antimicrobianos Sugeridos***
Leve	β-lactâmico/inibidor β-lactamase (amoxicilina/clavulanato)[1] Cefalexina[1] Levofloxacino Clindamicina
Moderada	β-lactâmico/inibidor β-lactamase (ampicilina/sulbactam ou ticarcilina/clavulanato ou piperacilina/tazobactam) + vancomicina[2] Carbapenema + vancomicina[2] Ciprofloxacino (ou levofloxacino) + metronidazol + vancomicina[2] Ciprofloxacino (ou levofloxacino) + clindamicina[3] Moxifloxacina + vancomicina[2] Cefepima + metronidazol + vancomicina[2] Tigeciclina
Grave	Carbapenema + vancomicina[2] β-lactâmico/inibidor β-lactamase (ticarcilina/clavulanato ou piperacilina/tazobactam) + vancomicina[2] Cefepima + metronidazol + vancomicina[2]

* A terapia empírica de infecções hospitalares deve levar em consideração o perfil de sensibilidade da microbiota local aos antimicrobianos.

[1] *Quando houver possibilidade da presença de CA-MRSA, considerar o uso de sulfametoxazol/trimetoprima conjuntamente com os □-lactâmicos.*

[2] *Vancomicina ou outro antimicrobiano com ação presumida contra MRSA (linezolida ou daptomicina).*

[3] *A clindamicina não é recomendada para infecções por Bacteroides fragilis por causa da elevada taxa de resistência.*

PREVENÇÃO

Os pacientes que já apresentaram pé diabético anteriormente estão mais propensos a desenvolver novas lesões[9]. A adequada prevenção necessita de uma abordagem multidisciplinar, envolvendo especialistas de diversas áreas, além de podólogos e pessoal de enfermagem experiente. As orientações aos pacientes e seus familiares devem incluir os cuidados locais e, quando aplicável, as medidas de controle das comorbidades que possam agravar a neuropatia e/ou a angiopatia presentes. O alívio da carga nas eventuais deformidades estruturais presentes é fundamental. Em todos os indivíduos diabéticos, o controle adequado da glicemia, o autoexame diário dos pés e a proteção constante com o uso de calçados confortáveis são medidas altamente recomendáveis na prevenção das infecções nos pés[8,9]. Saliente-se que a detecção precoce da neuropatia é de grande importância na prevenção das infecções.

REFERÊNCIAS BIBLIOGRÁFICAS

1. Carvalho CBM, Neto RM, Aragão LP. Pé diabético: análise bacteriológica de 141 casos. Arq Bras Endocrinol Metabol. 2004;48:406-13.
2. Citron DM et al. Bacteriology of moderate-to-severe diabetic foot infections and in vitro activity of antimicrobial agents. J Clin Microbiol. 2007;45:2819-28.
3. Clinical Resource Efficiency Support Team. CREST. Guidelines for the Management of the Diabetic Foot. Disponível em: http://www.gain-ni.org/Library/Guidelines/wound-management-diabetic-foot.pdf. Acessado em: 2 ago. 2011.
4. Dang CN et al. Methicillin-resistant *Staphylococcus aureus* in the diabetic foot clinic: A worsening problem. Diabetic Med. 2003;20:159-61.
5. Documento de consenso sobre el tratamiento antimicrobiano de las infecciones en el pie del diabético. Ver Españ Quimioter. 2007;20:77-92.
6. Fernandes LF, Pimenta, FC, Fernandes FF. Isolamento e perfil de suscetibilidade de bactérias de pé diabético e úlcera de estase venosa de pacientes admitidos no pronto-socorro do principal hospital universitário do estado de Goiás, Brasil. J Vascular Bras. 2007;6:211-17.
7. Gilbert DN et al. Sanford Guide to Antimicrobial Therapy 2010. 40th ed. Sperryville: Antimicrobial Therapy, Inc; 2010. 220 p.
8. Lima ALLM, Oliveira PRD. Manejo das Infecções em Úlceras Neuropáticas das Extremidades Inferiores. São Paulo: Bevilacqua Editora; 2011. 48 p.
9. Lipsky BA et al. 2012 Infectious Diseases Society of America Clinical Practice Guideline for the Diagnosis and Treatment of Diabetic Foot Infections. Clin Infect Dis. 2012;54:e132-e173.
10. Pasternack MS, Swartz MN. Cellulitis, Necrotizing Fasciitis, and Subcutaneous Tissue Infections. In: Mandell GL, Bennett JE, Dolin R. (Org.). Mandell, Douglas, and Bennett's Principles and Practice of Infectious Diseases. 7th Ed. Philadelphia: Churchill Livingstone Elsevier; 2010. p. 1289-1312.
11. Pedrosa HC et al. The diabetic foot in South America: progress with the Brazilian Save the Diabetic Foot Project. Disponível em: http://www.diabetes.org.br/attachments/500_diabetic_foot.pdf. Acessado em: 2 ago. 2011.
12. Sherman RA. Maggot therapy for treating diabetic foot ulcers unresponsive to conventional therapy. Diabetes Care. 2003;26:446-51.
13. Tantawi TI et al. Clinical and microbiological efficacy of MDT in the treatment of diabetic foot ulcers. J Wound Care. 2007;16:379-83.
14. Wang SH et al. Meticillin-resistant *Staphylococcus aureus* isolated from foot ulcers in diabetic patients in a Chinese care hospital: risk factors for infection and prevalence. J Med Microbiol. 2010;59:1219–22.

133 Peste

■ **Paulo Francisco Almeida Lopes**

(CID 10 = A20 – Peste [Infecção por *Yersinia pestis*]; A20.0 – Peste bubônica; A20.1 – Peste celulocutânea; A20.2 – Peste pneumônica; A20.3 – Peste meníngea; A20.7 – Peste septicêmica; A20.8 – Outras formas de peste [Peste: – abortiva|, – assintomática, – *minor*; A20.9 – Peste, forma não especificada)

INTRODUÇÃO

A peste é uma epizootia de cadeia epidemiológica complexa envolvendo roedores silvestres e campestres e que, só esporadicamente, em condições naturais, atinge ratos comensais, carnívoros domésticos (cães e gatos) e silvestres (marsupiais), além de pulgas e o homem. Tem grande potencial epidêmico e, até mesmo, pan-epidêmico, o que gera pânico, estando sujeita ao Regulamento Sanitário Internacional. Apesar das baixas incidências, nas últimas décadas, a presença de focos naturais no Brasil e em outros países do mundo torna difícil sua erradicação, impondo a manutenção de vigilância e controle.

A mais remota descrição de epidemia compatível com peste data de 1320 a.C. entre os filisteus. E a primeira pandemia (peste justiniana), no século VI d.C. entre 541–546. Atingiu a Ásia, a África e a Europa, com cerca de 100 milhões de vítimas. A segunda, peste ou morte negra, no século XIV (1347–1350), causou 50 milhões de mortes, metade na Ásia e na África e a outra metade da população da Europa. Durante a terceira pandemia iniciada em Cantão e Hong-Kong, em 1894, Yersin e Kitasato, de forma quase simultânea, porém independente, descobriram que o agente etiológico da peste era a *Yersinia pestis* (inicialmente *Pasteurella pestis*). Yersin também observou que havia mortandade de ratos precedendo as epidemias. Em 1898, Simond descreve que a pulga do rato (*Xenopsylla cheops*) era o vetor comum[15,22].

A *Yersinia pestis* é um bacilo ou cocobacilo gram-negativo, imóvel, não fermentador da lactose e urease, indol-negativo, que apresenta coloração bipolar com os corantes de Wright, Giemsa ou Wayson. Em ágar-sangue ou BH, para material não contaminado (sangue; aspirado do bubão; biópsia), ou MacConkey, para qualquer material, em aerobiose ou semiaerobiose, em temperatura de 25oC a 28oC, tem crescimento rápido em 48 horas.

O gênero *Yersinia*, família Enterobacteriaceae, no momento, inclui dez espécies. Destas, além da *Y. pestis*, têm importância patogênica tanto para homem quanto para outros animais a *Y. pseudotuberculosis* e certas amostras da *Y. enterocolitica* que podem causar toxinfecção alimentar e adenite mesentérica[1,14,17].

Os reservatórios mais importantes no Brasil são os roedores silvestres e campestres, principalmente preás (cavídeos) e cricetídeos (*hamsters*); os roedores domésticos (*Rattus rattus*, *Mus musculus*); e os lagomorfos (coelhos e lebres). Os vetores são pulgas infectadas: *Xenopsyla cheops*, *Ctenocephalides canis* (parasita do cão); *Polygenis bolhsi jordani* e *Polygenis tripus* (do rato silvestre), e *Leptopsylla segnis* (do *Mus musculus*).

O principal modo de transmissão na natureza é por picada de pulgas infectadas. A *Yersinia* produz uma coagulase responsável pela coagulação do sangue no proventrículo do vetor, tornando-o bloqueado, o que facilita a regurgitação ao tentar realimentar-se, resultando em inoculações de mais de 20.000 bactérias por picada. Admite-se também a transmissão por manuseio de animais infectados, de fezes de pulga, de materiais para cultura e dos manuseios inadequados da cultura[6,24]. A forma mais rara, mais terrível e mais temível, na atualidade, é a transmissão homem a homem por gotículas veiculadas pelo ar e os fômites de pacientes com peste pneumônica. É inegável o risco de usá-la em aerossóis em guerra biológica, ao contrário do que houve durante a Segunda Guerra Mundial, com aspersão de pulgas contaminadas, e, em 1346, quando os tártaros sitiaram Kaffa e catapultavam tanto cadáveres quanto partes deles, por cima das muralhas da cidade, desencadeando uma epidemia. O período de transmissibilidade pelas pulgas varia de dias a meses. O da pneumonia começa com tosse e expectoração, persistindo enquanto houver bacilos no trato respiratório e na dependência da precocidade do tratamento[14,24,25].

Apesar de controlada na maior parte do mundo, vêm ocorrendo casos em vários países da África (Quênia, Madagascar, Zimbábue, Líbia, Tanzânia, Zaire). É endêmica na Birmânia e o Vietnã do Sul registrou epidemias nas décadas de 1960 e 1970; existem focos na região dos Andes e nos EUA[11a,17a].

No Brasil, persistem focos naturais em áreas dos estados do Piauí, Ceará, Rio Grande do Norte, Paraíba, Pernambuco, Alagoas, Bahia, Minas Gerais e Rio de Janeiro. De 1980 a 2000 foram notificados 793 casos humanos no país, sendo a menor incidência em 1982 e a maior em 2000. Dos 77 casos notificados de 1989 a 2000, 72 ocorreram na Bahia, dois na Paraíba e três no Ceará. O foco silvestre, às margens da estrada Teresópolis–Friburgo (localidade Barracão dos Mendes, citado em 1967), encontra-se negativo há mais de 10 anos[2-4,9,10].

Em muitos casos de ocorrência natural, milhares de bactérias inoculadas migram pelos linfáticos cutâneos para os linfonodos regionais, onde são endocitados por polimorfonucleares e macrófagos. Dentro das células aumentam a produção do antígeno "Fração 1", bloqueiam a fagocitose e liberam progênie mais resistente que destrói e necrosa os nódulos linfáticos com subsequente liberação de endotoxinas e bacteriemia, que poderá causar invasão de outros órgãos, síndrome da resposta inflamatória sistêmica (SIRS), choque, coagulação intravascular disseminada (CID) e coma. Histologicamente, a arquitetura ganglionar apresenta perda da relação corticomedular, infiltrado de polimorfonucleares, hemorragia, trombos, células gigantes, necrose e grande quantidade de bactérias intra e extracelulares[7,8,14].

DIAGNÓSTICO CLÍNICO

As formas clínicas mais frequentes são a bubônica, a septicêmica primária ou secundária e a pneumônica, também, primária ou secundária.

Forma Bubônica

A forma bubônica é a mais característica. O período de incubação, durante o qual as bactérias multiplicam-se no local da picada e nos nódulos linfáticos regionais, varia de 2 a 8 dias. Inicia o quadro clínico, de maneira súbita, febre de 38ºC a 40ºC acompanhada de calafrios, cefaleia, prostração, fraqueza e, concomitantemente em horas, ou no dia seguinte, desenvolve-se o bubão[2,5,8,11,14].

O bubão é constituído por um ou mais linfonodos que, pelo processo inflamatório, aumenta de tamanho e é recoberto por pele edematosa, rubra ou violácea, quente com diâmetro de 1 a 10 cm, localizado nas regiões inguinal, auxiliar ou cervical. É uma tumoração extremamente dolorosa que leva à impotência funcional e a posições viciosas forçadas. Quando localizado na região femoral, a tendência do paciente é manter a perna fletida em abdução e rotação externa para diminuir a pressão na área e poder andar claudicando. Se na axila, o braço é mantido em abdução e o ombro, elevado. E se no pescoço, mantém a cabeça desviada e presa para o lado oposto. A forma pode ser oval ou circular, recoberta por pele edemaciada, com superfície lisa ou irregular quando houver grupamento de linfonodos. O edema local que recobre a massa de consistência endurada e não flutuante pode ter consistência firme ou gelatinosa, estender-se pela região e, ao toque, é muito doloroso. Nesta fase, há pouca tendência para supuração. A rapidez e a gravidade com que a linfadenite se instala, a falta de linfangite e de lesão de superfície no local diferem o bubão da peste do da adenite de qualquer outra infecção. Admite-se que haja uma relação entre a picada infectante e a localização do bubão.

Em ordem de frequência, os bubões localizam-se principalmente nas regiões femoral, inguinal, axilar, pescoço e outras. A localização cervical nem sempre é bubão, mas sim hipertrofia dos linfonodos cervicais anteriores que acompanham a faringite semelhante à de outras amigdalites agudas. É possível que resulte de inalação ou ingestão dos bacilos e as secreções são ricas em *Yersinia*.

O estado geral do paciente agrava-se rapidamente havendo tendência a distúrbios do sensório, como prostração, agitação, incoerência, delírios e, na criança, eventuais convulsões. A temperatura mantém-se elevada entre 39ºC e 40ºC acompanhada de calafrios, cefaleia intensa, mialgia generalizada, anorexia, náuseas e vômitos.

Ao exame físico, além dos bubões, é notória a hiperemia de conjuntiva e, em cerca de um quarto dos pacientes, há presença de pústulas, vesículas, escaras ou pápulas próximas ao bubão ou na região anatômica cuja drenagem linfática seja para os gânglios afetados. Possivelmente, correspondem a picadas infectantes que não costumam progredir para celulites ou abscessos apesar de na histologia o gânglio encontrar-se infiltrado de polimorfonucleares e grumos de bactérias. Embora eventuais ulcerações possam adquirir o aspecto de carbúnculo, as lesões graves da pele, as púrpuras, são mais frequentes na doença séptica, podendo resultar em gangrena de extremidades.

As alterações hemodinâmicas mais comuns são taquisfigmia, taquicardia e hipotensão devidas à vasodilatação extrema.

Manifestações gastrintestinais, dor abdominal espontânea ou provocada, difusa ou localizada, variam com as localizações dos bubões. Quando predominam em andar superior e hipocôndrios, correspondem à hepatoesplenomegalia.

Em geral, a peste evolui como doença grave, com febre alta, calafrios, congestão de conjuntiva, cefaleia intensa, mialgias generalizadas, anorexia, náuseas, vômitos, confusão mental, taquisfigmia, taquicardia, arritmias, hipotensão, prostração, torpor, eventual coma, ataxia, hemorragias de superfície e mucosas e manifestações de irritação meníngea. Há, também as chamadas formas de evolução protraída, ou *pestis minor*, que cursam com acometimento ganglionar discreto, febre baixa e cura espontânea.

Iniciado precocemente o tratamento, há tendência de a febre desaparecer após 3 dias, seguida de involução das manifestações gerais e da regressão dos bubões em 1 a 2 semanas. Não havendo tratamento específico, e se não houver óbito em 4 a 7 dias, os bubões tendem a supurar dando saída a uma secreção purulenta ou sanguinolenta rica em *Yersinia*.

Forma Septicêmica

Em nenhuma doença bacteriana há tanta tendência à bacteriemia maciça quanto na peste. Seja a partir do bubão, como sepse secundária, seja como invasão direta pela picada, na sepse primária, a bacteriemia e a toxemia são sempre precoces e de presença marcante.

As manifestações clínicas iniciais são iguais à da forma bubônica e talvez fosse melhor considerar a sepse secundária, como realmente bubônico-septicêmica ou simplesmente forma bubônica *major* ou grave, considerando como forma septicêmica apenas aquela sem bubão.

Em alguns pacientes já no início ou naqueles em fases terminais, a bacteriemia é tão intensa que os bacilos gram-negativos bipolares podem ser vistos em esfregaços de sangue periférico corado com azul-de-metileno, Wright ou Giemsa.

O início febril pode ser abrupto ou em elevação gradual, acompanhado de calafrios, cefaleia importante, anorexia, vômito, prostração, mialgia intensa, sonolência, tonteira, fotofobia, irritabilidade, eventual dor abdominal difusa ou localizada nos hipocôndrios, flanco ou fossa ilíaca direita. Ao exame clínico, na inspeção, notam-se: hiperemia conjuntival; pupilas iso ou anisocóricas com reflexo fotomotor retardado; face e extremidades pletóricas com evidentes lesões macropapulares na ponta do nariz e em áreas de atrito, principalmente em dorso de mãos, pés, maléolos internos e externos, orelhas e regiões malares. Por vezes, petéquias disseminadas e máculas violáceas em dorso de mãos, terço distal e membros inferiores, poupando regiões palpares e plantares, precedem a necrose e a gangrena seca. Alterações do sistema nervoso central e sensório, como irritabilidade, torpor e por vezes confusão mental, disartria e ataxia, com reflexos tendinosos diminuídos, superficiais normais, rigidez de nuca terminal, podem ocorrer e não significam irritação meníngea, apesar da tendência de manter flexão de membros e decúbito lateral forçados. Taquipneia, taquicardia com eventuais arritmias e hipotensão não são incomuns. Hepatoesplenomegalia, quando ocorre, não é marcante, embora sejam órgãos muito dolorosos e quando se acompanham de distensão abdominal, náuseas, vômitos e diarreia retardam em muito o diagnóstico de peste[7,8].

A evolução do quadro, dependendo da endotoxemia, pode adquirir a forma fulminante, caminhando para choque e coma semelhante à meningococcemia ou apresentar, na dependência da vasculite periférica (microtrombos), necrose e gangrena seca das extremidades, em que lesões violáceas se tornam enegrecidas. Isto justificaria o termo "peste negra", expressão da síndrome da resposta inflamatória sistêmica (SIRS) e da coagulação intravascular disseminada (CID)[4,5,9,11,14,22].

É incomum que tanto na forma bubônica quanto na septicêmica exista manifestação de meningoencefalite. Quando ocorre, o liquor é turvo, com predominância de polimorfonuclear, bacterioscopia positiva e presença da endotoxina (toxina murina) detectável pelo *limulus* teste.

Forma Pneumônica (Primária e Secundária)

A pneumonia pestosa secundária que ocorre em cerca de 17% dos casos é a complicação mais temível da forma bubônico-septicêmica, porque, além da alta taxa de mortalidade, é altamente contagiosa por via aérea. A infecção atinge o pulmão por disseminação hematogênica, e manifesta-se no decurso da forma bubônica, por um retorno ou manutenção de febre alta, acompanhada de dor torácica retroesternal respiratória dependente. A tosse, de início seca, caminha rapidamente para a produção de secreção líquida, mucoide ou hemorrágica, além de associar-se à efusão pleural esquerda e insuficiência respiratória aguda (IRA ou SARA). As secreções são ricas em bactérias.

A forma primária, na transmissão natural, é incomum e apenas ocorre por contato com a secundária humana ou animal, passando então a ser um importante multiplicador e disseminador epidêmico, já que a infecção pulmonar é direta através de inalação[5,24]. As manifestações clínicas são semelhantes à da secundária, porém em alguns casos há sintomas gastrintestinais proeminentes, incluindo náuseas, vômitos, dor abdominal e diarreia. Retardo no diagnóstico e no início do tratamento aumenta a taxa de letalidade. É indispensável valorizar, para diagnóstico em qualquer situação, o contato com pneumonia em humano ou outros animais, além de bacterioscopia pelo método de Gram e azul-de-metileno.

A imagem radiológica é comum a outros gram-negativos. Predominam nas bases, são de aspecto infiltrativo, padrão alveolar com formações nodulares esparsas, acompanhadas de adenopatia e derrame pleural[15,19,22,24].

Ao exame anatomopatológico, os pulmões são pesados, congestos, edematosos, com áreas focais confluentes de hemorragia e hepatização cinzenta. Os espaços alveolares são preenchidos com líquido sanguinolento rico em polimorfonucleares e abundantes grumos bacterianos, destruição e necrose das estruturas; e pleurite fibrinosa subjacente.

A peste pneumônica primária, na atualidade, tem grande importância epidemiológica porque é a principal manifestação de uma possível epidemia provocada pelo bioterrorismo. Os bacilos inalados por aerossóis em 2 a 4 dias desenvolvem pneumonia em humanos e animais (primatas). É normalmente um quadro pneumônico muito grave, representado por febre elevada, dispneia e tosse seca, que progride rapidamente para eliminação de líquido sanguinolento ou hemóptico e, em alguns casos, escarro purulento. As manifestações gastrintestinais proeminentes, incluindo náuseas, vômitos, dor abdominal e diarreia, concomitante com as respiratórias implicam a possibilidade de peste, pois não existem, no início, outros dados epidemiológicos. A morte ocorre em 2 a 4 dias e o caso-índice pode ser prenúncio de epidemia explosiva.

DIAGNÓSTICO DIFERENCIAL

Na ausência de um dado epidemiológico importante, como contato com animais, morte espontânea de ratos, picada de pulgas, ou contato em ambiente com pacientes com pneumonia de evolução grave e rápida, o diagnóstico de peste é muito difícil e requer atenção redobrada do profissional de saúde.

Normalmente, o bubão pestoso tem início e evolução rápidos sem linfagite-satélite, é muito doloroso, endurado e sem reação inflamatória adjacente. Difere, portanto, em termos, das linfadenites estreptocócicas, estafilocócicas, doença da arranhadura do gato e piomiosites. A linfadenite abdominal pode ser confundida com apendicite, colecistite, enterocolite ou peritonites. O comprometimento intratorácico ou cervical profundo pode levar à dificuldade respiratória ou mesmo ser confundido com abscessos de mediastino.

A forma pneumônica é facilmente confundida com as pneumonias comunitárias graves por *Haemophilus influenzae, Bacillus anthracis, Legionella pneumophila, Leptospira, Hantavirus*. E a septicêmica, com qualquer sepse por gram-positivo ou negativo, principalmente meningococcemia, além de febres hemorrágicas[9,14,24,25].

A letalidade da peste bubônica, quando não tratada e diagnosticada em tempo hábil, pode chegar a 50%, e a da pneumônica e septicêmica, a 100%.

DIAGNÓSTICO LABORATORIAL

Exames Específicos

Diante da suspeita de um caso de peste, sangue para hemocultura, escarro e material de bubão deverão ser colhidos imediatamente e o tratamento específico, iniciado. O diagnóstico laboratorial definitivo de infecção por *Y. pestis* é realizado através do isolamento e da identificação do agente ou da demonstração do aumento do título de anticorpos em amostras de soro pareadas.

Diagnóstico Bacteriológico

Materiais para o diagnóstico bacteriológico incluem aspirado de bubões, sangue, exsudato de faringe, escarro, lavado traqueal, fragmentos de linfonodos, baço ou fígado e liquor. Na maioria dos pacientes (peste bubônica), o diagnóstico é realizado através da pesquisa direta e da cultura do material aspirado do bubão. O fato de, no início da doença, os bubões não apresentarem sinais de flutuação ou de necrose, torna necessária a injeção prévia de 1 a 2 mL de solução salina, através de uma agulha 18-22, seguida pela aspiração. Algumas gotas desse material, de outras secreções e mesmo do sangue, são colocadas em lâmina e, a seguir, coradas com Gram, Wayson ou Giemsa. A coloração pelo método de Gram revela leucócitos polimorfonucleares e cocobacilos gram-negativos. Na coloração com Wayson, preparada com uma mistura de fucsina e azul-de-metileno, a *Y. pestis* apresenta-se em tom azul-claro com os polos mais escurecidos. Essa aparência bipolar característica é mais bem observada nas amostras coradas com Wayson e Giemsa, não sendo, entretanto, exclusiva da *Y. pestis*.

Material para cultura, acondicionado em recipiente com gelo seco, deverá ser enviado o mais rápido possível ao laboratório. O meio de Cary-Blair, ou outro similar, poderá ser utilizado para o transporte. Os meios de cultura disponíveis (infusão cérebro-coração, caldo, ágar-sangue de ovelha ou ágar MacConkey) deverão ser inoculados com uma porção de cada espécime. Cultura de escarro, sangue ou material aspirado de linfonodo demonstram crescimento bacteriano em aproximadamente 24 a 48 horas após a inoculação, podendo estender-se até 6 dias, quando não se utilizam sistemas automatizados de identificação bacteriana. Entretanto, deve-se ressaltar que caso esses sistemas tenham erros de programação, isolados de *Y. pestis* podem passar despercebidos, além do que outras espécies, como, por exemplo, a *Y. pseudotuberculosis*, podem ser confundidas com o agente.

Diagnóstico Sorológico

Quando o isolamento não é conseguido, a doença pode ser confirmada através do teste de hemaglutinação passiva, com o antígeno F1 da *Y. pestis*. O aumento do título igual ou superior a quatro vezes com relação ao valor do título anterior confirma o diagnóstico. Um único título igual ou superior a 1:16, assim como um resultado positivo de um teste de imunofluorescência direta, em tecidos e fluidos, são fortemente sugestivos. Na maioria dos pacientes, a soroconversão ocorre entre 1 e 2 semanas do início dos sintomas. Em poucos pacientes, a soroconversão ocorre em até 5 dias ou em até 3 semanas. Menos de 5% não soroconvertem. A pesquisa de anticorpos na fase aguda deverá ser pareada com nova amostra após 4 a 6 semanas, para a confirmação do diagnóstico. Outros testes como ELISA (*enzimelinked immunosorbent assay*) e PCR (*polimerase chain reaction*) são realizados apenas em laboratórios de referência.

Exames Inespecíficos

O leucograma geralmente mostra leucocitose (12.000 a 25.000 L/mm³), com predomínio de polimorfonucleares e formas jovens (desvio à esquerda). Além de reações leucemoides, podem ocorrer também anemia e hemossedimentação elevada. As alterações observadas na telerradiografia do tórax são variáveis, normalmente revelando infiltrado broncopneumônico; consolidação segmentar ou lobar unilateral e cavitação também podem ocorrer. O liquor tem proteinorraquia aumentada, glicorraquia baixa e celularidade aumentada com predomínio de polimorfonucleares[7,25].

TRATAMENTO

Tratamento Específico

A estreptomicina é, historicamente, o antibiótico de eleição por sua comprovada eficácia contra *Y. pestis*, inclusive na forma pneumônica. Quando iniciada precocemente, determina impacto significativo na redução da mortalidade. É administrada na dose de 30 mg/kg/dia (até uma dose total de 2 g/dia), dividida em quatro doses, nos 5 primeiros dias, e em duas doses, nos dias subsequentes, por via intramuscular. Deve ser usada com bastante cautela, pois a *Y. pestis* é altamente sensível e sua destruição maciça pode resultar em choque endotóxico. O tratamento deverá ser mantido por 10 dias ou até 3 dias após o desaparecimento da febre. A gentamicina é considerada uma boa alternativa (3 mg/kg/dia, 8/8 horas, intravenosa), podendo ser utilizada nas gestantes. A estreptomicina deve ser evitada por causa de surdez fetal irreversível. Esses dois antibióticos são as opções de primeira escolha no caso de surto de peste pneumônica de pequena magnitude, em decorrência de ação bioterrorista[9,10,18,24,25].

Com base em estudos *in vitro* e em animais, recomenda-se o uso tanto da tetraciclina (500 mg, 6/6 horas, via oral) quanto da doxiciclina (100 mg, 12/12 horas, via oral), no tratamento dos casos não complicados, embora não existam ensaios clínicos controlados comparando esses antibióticos com os aminoglicosídeos. São drogas de segunda escolha para crianças maiores de 8 anos de idade. Deve-se ressaltar que sua utilização em larga escala está indicada no caso de surto de peste pneumônica de grande magnitude que inviabilize o uso de terapia parenteral com aminoglicosídeos. Nessas situações, a opção recai, principalmente, sobre a doxiciclina por sua absorção não ser alterada pelos alimentos, sua boa penetração nos tecidos e pela meia-vida longa. Resistência natural às tetraciclinas já foi descrita[20,21,25].

O cloranfenicol (50 mg/kg/dia, 6/6 horas, via oral ou intravenosa) pode ser utilizado para o tratamento da doença nas suas formas bubônica e septicêmica. É uma boa alternativa no caso de acometimento de locais onde os outros antibióticos apresentam baixa concentração (meningite e endoftalmite). Pode ser associado aos aminoglicosídeos.

Alguns estudos demonstram que o uso de compostos sulfamídicos está associado a um maior número de complicações, ao aumento da mortalidade e do tempo de duração da febre, quando comparados com os antibióticos descritos anteriormente.

Apesar de não existirem estudos demonstrando a eficácia do tratamento da peste humana, as fluoroquinolonas apresentam bons resultados em estudos em animais e *in vitro*. Ciprofloxacino, ofloxacino e levofloxacino demonstraram atividade equivalente ou superior contra a *Y. pestis*, quando comparados com aminoglicosídeos e tetraciclinas[3,12,13,21,23].

PROFILAXIA

Profilaxia Pós-exposição

Indica-se a utilização de antibiótico profilático nas seguintes situações: contactantes de pacientes portadores de peste pneumônica (menos de 2 metros); exposição a pulgas infectadas; contato direto com fluidos biológicos ou tecidos contaminados; acidente em laboratório com material infectado e na exposição a *Y. pestis* em aerossol, após ação bioterrorista. Em todas as situações descritas, a Organização Mundial de Saúde preconiza que a profilaxia deve ser iniciada em até 6 dias após a exposição e mantida por 7 dias. Doxiciclina ou tetraciclina, ciprofloxacino e cloranfenicol são, nessa ordem, as opções de escolha[25].

Vacinação

Uma nova vacina, utilizando o antígeno F-1, encontra-se em fase de testes em primatas, no *United States Army Medical Research Institute of Infectious Diseases* (USAMRIID). Essa vacina conferiu proteção contra a forma pneumônica em ratos, após exposição por via inalatória. A única vacina disponível era formada por bacilos inativados em formaldeído. Apesar das modificações realizadas a partir de 1946, quando passou a ser utilizada, conferia proteção apenas contra a forma bubônica, sendo ineficaz contra a infecção por *Y. pestis* em aerossol. Portanto, não tem aplicação em prevenir surtos de peste pneumônica. Era utilizada em indivíduos sob risco constante de infecção, como militares que atuavam em áreas endêmicas, profissionais de laboratório que manuseavam o bacilo e pesquisadores que lidavam com ratos e pulgas infectadas. Sua produção foi interrompida em 1999.

REFERÊNCIAS BIBLIOGRÁFICAS

1. Aleksic S, Bockemuhl J. *Yersini* and other enterobacteriaceae. In: Murray P (ed). Manual of Clinical Microbiology. Washington, DC: American Society for Microbiology; 1999.
2. Barros Barreto JF, Castro A. Aspectos epidemiológicos da peste no Brasil. Mem Inst Oswaldo Cruz. 1946;3:505-27.
3. Bonacorsi SP et al. Assessment of a fluoroquinolone, Three b-lactams, two aminoglicosides, and a cycline in the treatment of murine *Yersinia pestis* infection. Antimicrob Agents Chemother. 1994;38:481-86.
4. Brasil, Ministério da Saúde. Fundação Nacional da Saúde. Centro Nacional de Epidemiologia. Boletim Eletrônico Epidemiológico. Ano 01, no 02, 10/11/2001. Disponível na Internet em: http://www.funasa.gov.br/pub/pub00.htm. Acessado em: dez. 2002.
5. Brasil, Ministério da Saúde. Secretaria de Vigilância em Saúde. Departamento de Vigilância Epidemiologica. Doença Infecciosa e Parasitaria. Peste, 8ª ed. 2010.
6. Burmeister RW, Tigett WD, Overholt EL. Laboratory-acquired pneumonic plague. Ann Intern Med. 1962;56:789-800.
7. Butler T. *Yersinia* species (including plague). In: Mandell GL, Bennett JE, Dolin R (ed). Principles and Practice of Infectious Diseases. New York: Churchill-Livingstone; 1995.
8. Centers for Disease Control and Prevention. Fatal human plague. MMWR Morb Mortal Wkly Rep. 1997;46:617-20.
9. Coura, JR, Almeida GR, Almeida, AMP. Peste In: Amato Neto V, Baldy JLS (ed). Doenças Transmissíveis. 3a ed. São Paulo: Sarvier; 1989. p. 691-98.
10. Coura JR et al. Focos inveterados da peste no Brasil. Rev Soc Bras Med Trop. 1967;1:293-310.
11. Crook LD, Tempest B. Plague: a clinical review of 27 cases. Arch Intern Med. 1992;152:1253-56.
11a. Denis DT; Mead PS. *Yersinia* Species, Including Plague. In: Mandell, Douglas and Bennett's Principles and Pratice of Infectious Diseases. 7th ed. 2010.
12. Frean JA et al. In vitro activities of 14 antibiotics against 100 human isolates of *Yersinia pestis* from a Southern African plague focus. Antimicrob Agents Chemother. 1996;40:2646-47.
13. Galimand M et al. Multidrug resistance in *Yersinia pestis* mediated by a transferable plasmid. N Engl J Med. 1997;337:677-80.
14. Inglesby TV et al. Plague as a biological weapon medical and public health management. JAMA. 2000;283:2281-90.
15. Meyer K. Pneumonic plague. Bacteriol Rev. 1961;25:249-61.
16. Morse S, McDade J. Recommendations for working with pathogenic bacteria. Methods Enzymol. 1994;235:1-26.
16a. Prentice MB. Plague: *Yersinia pestis* 2010 in Oxford Textbook of Medicine 5th ed. Ed David A. Warrell, Timothy M. Cox, John D. Firth. Vol 1.
17. Perry RD, Fetherston JD. *Yersinia pestis* – etiologic agent of plague. Clin Microbiol Rev. 1997;10:35-66.
18. Rasoamanana B et al. Sensitivity of *Yersinia pestis* to antibiotics: 277 strains isolated in Madagascar between 1926 and 1989. Arch Inst Pasteur Madagascar. 1989;56:37-53.
19. Ratsitorahina M et al. Epidemiological and diagnostic aspects of the outbreak of pneumonic plague in Madagascar. Lancet. 2000;355:111-13.
20. Russel P et al. Doxycycline or ciprofloxacin prophylaxis and therapy against experimental *Y. pestis* infection in mice. J Antimicrob Chemother. 1996;37:769-74.
21. Russell P et al. Efficacy of doxycycline and ciprofloxacin against experimental *Yersinia pestis* infection. J Antimicrob Chemother. 1998;41:301-05.
22. Slack P. The black death past and present. Trans R Soc Trop Med Hyg. 1989;83:461-63.
23. Tavares W. Manual de Antibióticos e Quimioterápicos Antiinfecciosos. 3a ed. São Paulo: Atheneu; 2001.
24. Werner SB et al. Primary plague pneumonia contracted from a domestic cat in South Lake Tahoe, California. JAMA. 1984;251:929-31.
25. World Health Organization. Plague Manual – Epidemiology, Distribution, Surveillance and Control 1999. Disponível em: http://www.who.int/csr/resources/publications/plague/WHO_CDS_CSR_EDC_99_2_EN/en/ Acessado em: dez. 2014.

134 Piedra

■ Antônio Carlos Francesconi do Valle
■ Maria Clara Gutierrez Galhardo

PIEDRA BRANCA

(CID 10 = B36.2 – *Piedra* branca [Tinha alba])

INTRODUÇÃO

A *piedra* branca é uma infecção fúngica superficial crônica localizada na haste do pelo causada pelo *Trichosporum beigelli* e caracterizada por nódulos firmes e irregulares que correspondem a elementos fúngicos. É também denominada de tinha nodosa, tricomicose nodular, tricomicose nodosa e doença de Beigel. A *piedra* branca é encontrada em regiões temperadas e tropicais, e é considerada uma micose cosmopolita. No Brasil tem uma alta prevalência na região Norte. A incidência da *piedra* branca é menor que a da *piedra* negra, atingindo homens e mulheres em iguais proporções em todas as idades. A incidência da *piedra* branca deve ser maior do que se supõe. Fishman e cols, em São Paulo diagnosticaram *piedra* branca na região genital em 33% de 300 estudantes examinados e Kalter e cols. em 40% de 166 adultos jovens atendidos em uma clínica de doenças sexualmente transmissíveis em Houston, EUA[3a,5].

O habitat natural do *T. beigelli* é o solo, a água e os vegetais. O fungo foi isolado de cavalos, macacos e cachorros. No homem, o *T. beigelli* foi encontrado na microbiota da pele. Estudos evidenciaram que homossexuais masculinos apresentam uma maior incidência do fungo na região perianal que indivíduos heterossexuais. A *piedra* branca é pouco contagiosa e a sua forma de transmissão ao homem não está totalmente esclarecida, não parecendo influenciar condições de higiene e baixo nível socioeconômico. Em alguns casos de *piedra* branca genital foi aventada a transmissão familiar ou sexual. Predisposição individual e umidade são fatores que podem estar relacionados ao desenvolvimento da micose[2,7a,8,10,11].

DIAGNÓSTICO CLÍNICO

A *piedra* branca é caracterizada por nódulos amolecidos que podem ser brancos, cremes, avermelhados, esverdeados ou castanhos. Os nódulos localizam-se preferencialmente nos pelos das regiões úmidas do corpo, como na área genital e perianal e em menor frequência nos pelos da barba, do bigode, do couro cabeludo, das sobrancelhas e dos cílios (Figura 134.1). A *piedra* branca localizada na região genital acomete mais homens jovens e a *piedra* branca localizada no couro cabeludo parece ter um predomínio em mulheres. As lesões podem ocorrer em múltiplos sítios simultaneamente.

Os nódulos são usualmente espessos, e variam em forma e tamanho, sendo facilmente removíveis da haste do pelo. O nódulo pode envolver a haste do pelo, atingindo muitas vezes o dobro do seu diâmetro, tornando-o quebradiço nesse nível. Múltiplos nódulos podem coalescer cobrindo alguns milímetros do pelo. O folículo piloso não é invadido. Os pelos podem ter aparência normal ou aspecto rugoso à palpação. Os pacientes são, em geral, assintomáticos ou relatam prurido ou desconforto pela presença das concreções[1,2,7a,9,11].

DIAGNÓSTICO DIFERENCIAL[7a,11]

No diagnóstico diferencial da *piedra* branca devem ser aventadas a *piedra* negra e a pediculose do couro cabeludo. Na região genital, com a pediculose da região genital (ou fitiríase púbica) e nas axilas, com a tricomicose axilar.

DIAGNÓSTICO EPIDEMIOLÓGICO

Não está totalmente esclarecida a forma de transmissão, e a inter-humana é aventada em alguns casos. Na prática, pode-se pesquisar a presença da *piedra* branca na família ou em contatos íntimos.

DIAGNÓSTICO LABORATORIAL[7a,8]

O exame direto pode ser realizado a partir de pelos contaminados. O material é clarificado com KOH e elementos micelianos perpendiculares à superfície do pelo serão demonstrados.

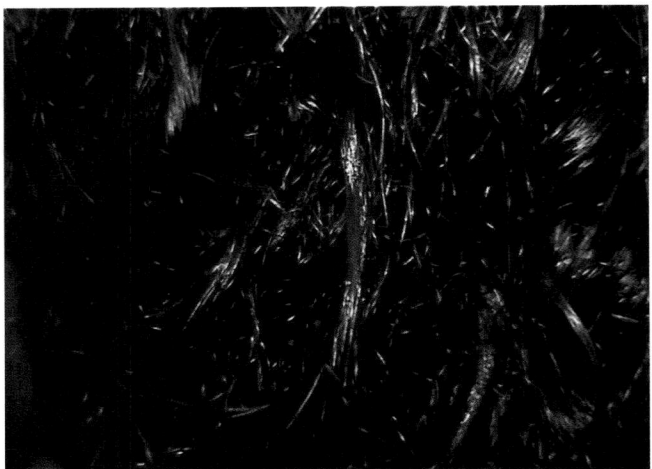

FIGURA 134.1 – *Piedra* branca. Nódulos esbranquiçados nos pelos do couro cabeludo. Colaboração do Dr. Glauco Twardowski.

O crescimento em cultivo faz-se em 2 semanas, utilizando o meio de Sabouraud acrescido de ciclo-heximida e antibiótico. O *T. beigelli* é identificado a partir dos aspectos macro e microscópicos das colônias obtidas em cultivo.

TRATAMENTO E PROFILAXIA[2,6,7,11]

O uso de antifúngicos tópicos, sistêmicos e o corte do pelo têm sido citados na literatura isoladamente ou em associação para o tratamento da *piedra* branca, muitas vezes com resultados insatisfatórios. O cetoconazol 200 mg ou itraconazol 100 mg por dia em períodos prolongados (8 semanas) têm sido utilizados com remissão dos casos.

O *T. beigelli* pode ser difícil de erradicar e existe possibilidade de recorrência. A remissão espontânea pode também ocorrer.

O fungo cresce em condições de calor e umidade. Utensílios como pentes, escovas, além de bonés, chapéus e toalhas devem ser individuais.

PIEDRA NEGRA

(CID 10 = *Piedra* negra)

INTRODUÇÃO

Piedra negra é uma infecção fúngica causada por *Piedraia hortae*, fungo saprófita em natureza, caracterizada pela presença de nódulos de cor preta, localizados na haste dos cabelos. Os nódulos são duros e muito aderentes aos cabelos e podem ser únicos ou múltiplos. A *piedra* negra afeta homens e algumas espécies de macacos e é encontrada em regiões tropicais da América do Sul, América Central, sudeste da Ásia e África, e leste e oeste da Índia. No Brasil, é muito comum nas populações indígenas da Amazônia. Nódulos de *piedra* negra já foram verificados em pelos de múmias e de primatas em museus. Afeta ambos os sexos, com discreta prevalência do sexo masculino. Os prováveis reservatórios do fungo são as florestas úmidas e águas paradas das margens dos rios[1a,3,7a].

DIAGNÓSTICO CLÍNICO

Infecta principalmente os pelos do couro cabeludo, não sendo atingida a porção intrafolicular e a pele. Apresentam-se como nódulos duros, aderidos, de coloração enegrecida, com formas variadas (Figura 134.2) e tamanhos, desde formações microscópicas caracterizadas clinicamente por apresentarem à palpação aspecto rugoso ou granular, até aquelas com mais de 1 mm de diâmetro[1a,3,7b].

O diagnóstico diferencial é feito principalmente com a *piedra* branca e a pediculose (lêndeas do *Pediculus humanus)*[7b].

DIAGNÓSTICO EPIDEMIOLÓGICO[1a,4,7b]

Indivíduos oriundos de comunidades indígenas ou florestas tropicais das áreas endêmicas apresentando nódulos endurecidos no couro cabeludo.

DIAGNÓSTICO LABORATORIAL[7b]

O exame direto com KOH do pelo parasitado permite a visualização de nódulos pretos, firmes e aderentes, compostos de células fúngicas. Nódulos pequenos consistem de um enovelado de hifas intimamente unidas. Nódulos grandes constituem um ascostroma, porque, em meio ao novelo de hifas, formam-se lóculos ovalados, com ascos que contêm de dois a oito ascoporos fusiformes e encurvados. Nódulos inoculados em Saboraud glicose 2% dão origem a colônias negras de crescimento lento.

TRATAMENTO E PROFILAXIA[4,7b]

O tratamento consiste no corte de cabelo e na aplicação de antifúngicos tópicos. Existe relato na literatura de um caso tratado com sucesso com terbinafina 250 mg/dia, via oral, por 6 semanas. Em determinadas comunidades indígenas geralmente não é necessário o tratamento, pois além de ser assintomática a *piedra* negra confere um aspecto de beleza aos seus portadores.

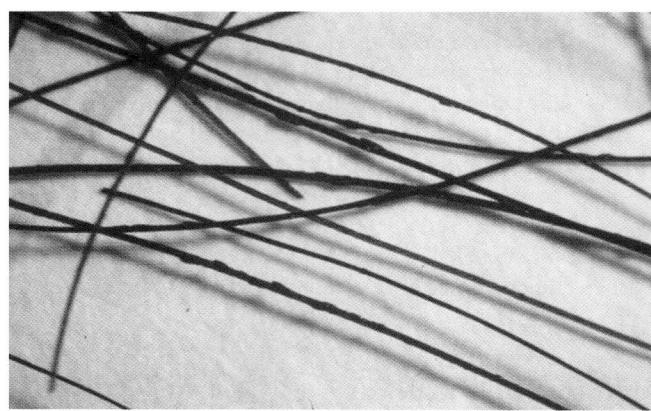

FIGURA 134.2 – *Piedra* negra. Nódulos enegrecidos em cabelos de índio na Amazônia.

Poucos estudos existem a respeito do controle de tratamento na *piedra* negra. Acreditamos que o corte de cabelo talvez seja necessário para a retirada dos nódulos, pois estes podem permanecer mesmo após a cura micológica[7b].

Antifúngicos de uso tópico associados ao corte de cabelo podem evitar as recorrências frequentes. Evitar a aplicação de óleos vegetais no couro cabeludo. Utensílios como pentes, escovas, além de bonés e chapéus devem ser individuais.

REFERÊNCIAS BIBLIOGRÁFICAS

1. Avram A et al. Étude clinique et mycologique concernant 11 cas de trichosporie nouese (piedra blanche) génito-pubienne. Ann Dermatol Venereol. 1987;114:819-27.
1a. Coimbra CEA, Santos RV. Black piedra among the Zoró Indians from Amazonia (Brazil). Mycopathologia. 1989;107:57-60.
2. Fernandes NC. Micoses superficiais. In: Schechter M, Marangoni DV (Ed.). Doenças infecciosas: conduta diagnóstica e terapêutica. 2ª ed. Rio de Janeiro: Guanabara-Koogan; 1998. p. 238.
3. Fishman O. Black piedra among brazilian Indians. Rev Inst Med trop São Paulo. 1973;15:103-06.
3a. Fishman O, Pires de Camargo Z, Meireles M. Genital white piedra: an emerging new fungal disease? Fifth International Conference on Mycosis, Pan American Health. 1980;396:70-76.
4. Gip L. Black piedra: the first case treated with terbinafine. Br J Dermatol. 1994;130:26-28.
5. Kalter DC et al. Genital white piedra: epidemiology, microbiology, and therapy. J Am Acad Dermatol. 1986;14:982-93.
6. Khandpur S, Reddy BS. Itraconazol therapy for white piedra affecting scalp hair. J Am Acad Dermatol. 2002;47:415-18.
7. Kubec K, Dvorak R, Alsaleh Q. Trichosporosis (white piedra) in Kuwait. Int J Dermatol. 1998;37:186-87.
7a. Kwon-Chung, K., Bennet J. Piedra branca. In: K. Kwon-Chung, J. Bennet (Ed.). Medical Mycology. Philadelphia: Lea & Febiger; 1992. p. 183-90.
7b. Kwon-Chung KJ, Bennet JE. Piedra. In: Kwon-Chung KJ, Bennet JE. Medical Mycology. Pennsylvania: Lea & Febiger; 1992. p. 183.
8. Lacaz CS, Porto E, Martins JEC. Micoses superficiais. In: Lacaz CS, Porto E, Martins JEC (Ed.). Micologia Médica. 8ª ed. São Paulo: Sarvier; 1991. p.109.
9. Pontes ZBVS et al. Clinical and mycological study of scalp white piedra in the state of Paraíba, Brazil. Mem Inst Oswaldo Cruz. 2002;97:747-50.
10. Torssnader J, Carlsson B, Von Krough G. *Trichosporon beigelli* increased ocurrence in homosexual man. Mycosen. 1985;28:355-356.
11. Zaitz C. Micoses superficiais. In: Talhari S, Neves RG (Ed.). Dermatologia Tropical. São Paulo: MEDSI; 1995. p. 117-45.

135 Pinta

■ Sinésio Talhari
■ Carolina Chrusciak Talhari

(CID 10 = A67 - Pinta [caraté]; A67.0 - Lesões primárias da pinta; A67.1 - Lesões intermediárias da pinta [Hiperceratose, lesões hipercrômicas, píntides]; A67.2 - Lesões tardias da pinta [Lesões cardiovasculares e cutâneas]; A67.3 - Lesões mistas da pinta; A67.9 - Pinta não especificada)

INTRODUÇÃO[1-4]

Pinta (purupuru, caraté ou *mal del pinto*) é uma doença infectocontagiosa, não venérea, de evolução crônica, benigna quanto à vida e de difícil regressão espontânea. Produz, exclusivamente, lesões cutâneas[1]. O agente etiológico é o *Treponema carateum*. Até o presente, é indistinguível dos agentes da bouba e da sífilis[2,3].

Essa treponematose existiu em caráter endêmico em alguns países das Américas Central e do Sul. No Brasil, era observada, sobretudo, no estado do Amazonas, sendo grande o número de casos nas regiões do Alto Solimões, rios Negro, Juruá, Purus e alguns de seus afluentes. Atualmente, com os tratamentos em larga escala, a doença está restrita a regiões isoladas do México, da Venezuela, da Colômbia, do Peru, da Bolívia e do estado do Amazonas, no Brasil[4].

Nenhum novo caso de pinta proveniente de áreas endêmicas foi relatado à Organização Mundial de Saúde (OMS) desde 1979. O último caso notificado na Colômbia foi em 1977 e, em Cuba, em 1975[1]. No entanto, em 1998, foi diagnosticado, na Áustria, um caso de pinta em uma paciente que havia morado durante 7 anos em Cuba[6]. No Brasil, não havia relato da doença até 1975, quando 285 novos casos de pinta foram diagnosticados entre os índios Ticunas, Canamaris, Baniwas e Paumaris[4,5].

Não existem provas de cura espontânea e, portanto, ainda não se pode falar em erradicação da doença. Os doentes podem apresentar formas subclínicas da doença, durante muitos anos, permanecendo contagiosos durante todo esse período[1,3].

A transmissão se faz, principalmente, através do contato físico entre pessoas doentes e sadias. Picadas de insetos e traumatismos provocam soluções de continuidade na pele, o que facilitaria o contágio[2,4].

Diagnóstico Clínico[2-5]

A pinta é classificada em duas fases: *recente* e *tardia*. A fase recente divide-se em *período inicial* e *período de disseminação cutânea*[2]. O período inicial surge 7 a 20 dias após a inoculação. Caracteriza-se por lesões eritematopapuloescamosas, formando, com o tempo, placas, únicas ou múltiplas, mais frequentemente encontradas em braços, pernas, face e tronco (Figuras. 135.1 e 135.2). O período de disseminação cutânea ocorre entre 6 meses e 2 anos após a lesão inicial, surgindo manchas hipocrômicas, eritematosas ou eritêmato-hipocrômicas, com descamação de grau variável; essas lesões podem aumentar de tamanho e coalescer, formando manchas maiores, salpicadas por ilhotas de pele normal. As lesões descritas são denominadas píntides e muitas vezes coexistem com as lesões do período inicial[2-5].

A fase tardia, também denominada terciária (2 a 5 anos após as lesões iniciais), é caracterizada por manchas acrômicas, predominantemente em áreas de proeminências ósseas do dorso da mão, punhos, tornozelos, face anterior da tíbia, dorso e bordas plantares[4]. Manchas hipocrômicas também podem ser encontradas, apresentando em sua superfície lesões atróficas, acrômicas, puntiformes e numerosas lesões hipercrômicas, lenticulares, com aspecto reticulado, principalmente na nádega. Nas áreas expostas, tais como face e pavilhões auriculares, podem ser encontradas manchas hipocrômicas e hiperceratósicas[2-5]. Nas regiões palmoplantares podem ocorrer hiperceratose e hiperpigmentação. Todas as lesões citadas, de ambas as fases, podem ocorrer no mesmo paciente, gerando quadros extremamente polimorfos[4].

No diagnóstico diferencial da fase recente devem ser considerados: dermatofitose, psoríase, pitiríase versicolor, eritema *discromicum perstans*, eczemátide, hanseníase indeterminada, bouba e sífilis[5]. Na fase tardia, todas as doenças mencionadas na fase recente e, principalmente, o vitiligo (Figura 135.3).

DIAGNÓSTICO LABORATORIAL[1,2,4,5]

O *T. carateum* pode ser encontrado na linfa das lesões cutâneas da fase recente, e em menor quantidade nas lesões da fase terciária através da pesquisa de treponema em campo escuro[2]. As reações sorológicas com antígenos não treponê-

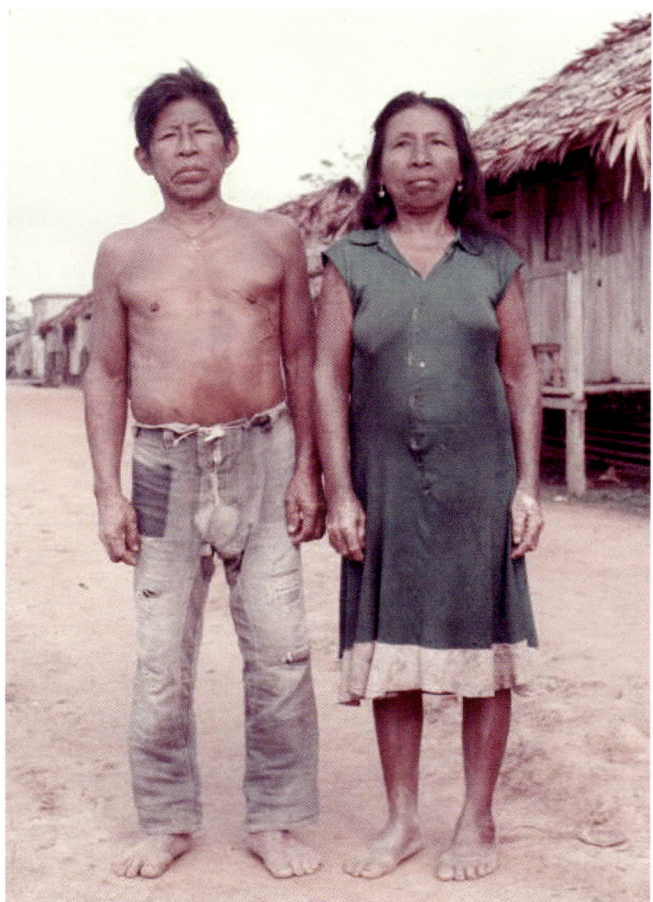

FIGURA 135.1 – Pinta: transmissão da pinta. (Foto original de Sinésio Talhari.)

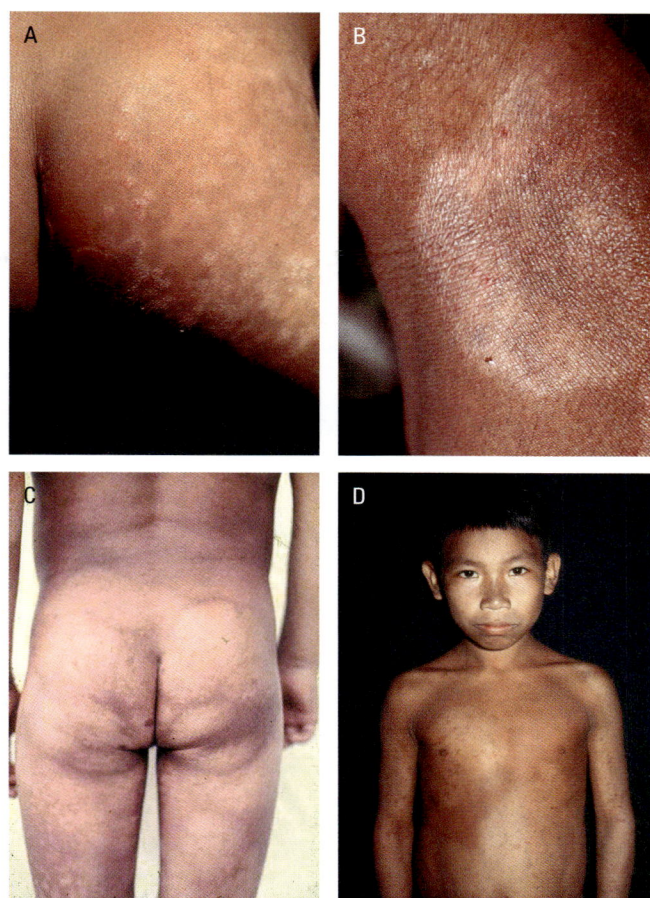

FIGURA 135.2 – A. Pinta: fase recente – lesão inicial; B. pinta: fase recente – lesão inicial; C. pinta: fase recente – período de disseminação cutânea; D. pinta: fase recente – período de disseminação cutânea. (Fotos originais de Sinésio Talhari.)

micos, não específicas (Kahn, VDRL, Kolmer, Wasserman) e as treponêmicas específicas (TPI, FTA-Abs, MAHI) são positivas[4,5].

O agente etiológico da pinta é morfológica e antigenicamente indistinguível do *T. pallidum*. Na verdade, mesmo com todo o desenvolvimento científico das últimas décadas, ainda não se conseguiram encontrar diferenças entre os subtipos de treponema através das técnicas de hibridização[1].

No exame anatomopatológico é evidenciada uma reação inflamatória linfo-histiocitoplasmocitária na derme, sem comprometimento vascular. Através da coloração pela prata (Warthin-Starry), é possível evidenciar o treponema na epiderme, em todas as fases da pinta. O *T. carateum* não é cultivado *in vitro*; foi conseguida a transmissão para chimpanzés e *anima nobili*[4,5].

TRATAMENTO[1-3]

Empregam-se doses totais de 2.400.000 UI de penicilina G benzatina para adultos e a metade para crianças. As lesões hipocrômicas desaparecem em alguns dias e, posteriormente,

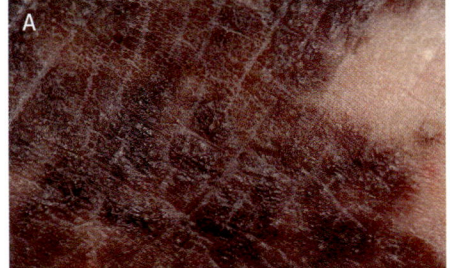
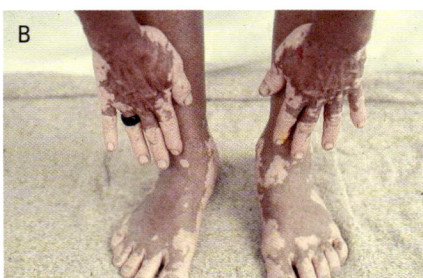
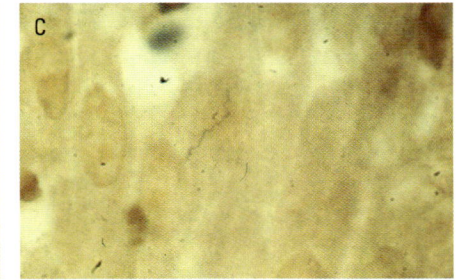

FIGURA 135.3 – A. Pinta: fase tardia – região plantar: hiperceratose e hiperpigmentação; B. pinta: fase tardia; C. pinta: diagnóstico – presença de treponema na epiderme. Coloração pelo Warthin-Starry. (Fotos originais de Sinésio Talhari.)

as lesões hiperpigmentadas e acrômicas recentes. As lesões acrômicas tardias, em geral, não respondem ao tratamento[2-5].

PROFILAXIA[4,5]

A profilaxia pode ser feita com penicilina G benzatina nos comunicantes.

REFERÊNCIAS BIBLIOGRÁFICAS

1. Antal GM, Lukehart SA, Meheus AZ. The endemic treponematoses. Microbes Infect 2002;4:83-94.

2. Kerdel Vegas F. Pinta. In: Rook A et al. (Ed.). Textbook of Dermatology. 5th ed. Oxford: Blackwell Scientific Publ; 1992. V 1. p. 1121-26.

3. Koff AB, Rosen T. Nonvenereal treponematoses: yaws, endemic syphilis, and pinta. J Am Acad Dermatol. 1993;31:1075-76.

4. Talhari S. Pinta: aspectos clínicos, laboratoriais e situação epidemiológica no Estado do Amazonas (Brasil). São Paulo. Brazil. Escola Paulista de Medicina, 1988. Tese de Doutorado.

5. Talhari S et al. Aspectos clínicos e laboratoriais da Pinta. An Bras Dermatol. 1979;54:215-37.

6. Woltsche-Kahr I et al. Pinta in Austria (or Cuba): important of an extinct disease? Arch Dermatol. 1999;135:685-88.

136 Piomiosite Tropical

- **Ana Beatriz Lima Marins**
- **Luiz Sérgio Keim**

(CID10 = M60.0 - Miosite infecciosa)

INTRODUÇÃO[6,15,16]

A piomiosite tropical é uma doença aguda de evolução grave, resultado da incomum infecção piogênica dos músculos esqueléticos, em sua maioria (95%) pelo *Staphylococcus aureus* ou, mais raramente, por algumas outras espécies de bactérias gram-positivas, gram-negativas e anaeróbios. Essa entidade foi descrita pela primeira vez por Scriba, no Japão, em 1895, recebendo em 1917 o nome de piomiosite tropical por Commes, em trabalhos realizados na África. No Brasil, provavelmente, foi descrita pela primeira vez em 1917, por Walker, médico da Estrada de Ferro Madeira-Mamoré.

Nota-se um aumento de interesse por essa doença a partir de 1971, quando das publicações americanas e, posteriormente, pelo encontro da piomiosite em usuários de drogas intravenosas ilícitas e em pacientes imunocomprometidos, inclusive portadores de infecção pelo vírus da imunodeficiência humana (HIV) e com aids.

A piomiosite é uma infecção bacteriana primária do músculo, que acomete grandes massas musculares. Ocorre com maior frequência em crianças e jovens do sexo masculino e em regiões tropicais quentes e úmidas, podendo também incidir, menos frequentemente, em áreas temperadas e frias. Na América do Norte ocorre com maior frequência no adulto e no idoso.

Cerca de 40% das piomiosites que acometem pacientes em regiões de clima temperado não apresentam doença de base como fatores predisponentes. Todavia, os demais casos estão relacionados com fatores como diabetes *mellitus*, doença hepática alcoólica, terapia com corticosteroides, doenças imunossupressoras como leucemia e linfoma, problemas hematológicos e infecção por HIV.

A piomiosite já foi encontrada em vários locais da África, das Américas do Sul e Central, da Inglaterra, dos Estados Unidos, do Haiti e outros. Dos casos descritos nos locais de clima temperado e úmido, os pacientes acometidos eram provenientes de regiões tropicais.

ETIOPATOGENIA[1,4,6,9-11,13,15,16]

As piomiosites que ocorrem em regiões tropicais são em 95% dos casos causadas pelo *Staphylococcus aureus*. Na América do Norte, o *Staphylococcus aureus* acomete 66% dos pacientes dessa enfermidade. De 1% a 5% dos casos da doença têm como causa os estreptococos do Grupo A, mas é relatado, também, em menor frequência, por outros agentes como vários estreptococos dos grupos B, C e G, *Streptococcus pneumoniae, Streptococcus anginosus,* Enterobacteriaceae, *Neisseria gonorrhoeae, Y. enterocolitica, H. influenzae* e anaeróbios.

Apesar de clinicamente ser uma doença bem definida e já ter sido descrita há mais de 100 anos, sua fisiopatogenia ainda é desconhecida. A principal hipótese é a de uma bacteriemia inicial, podendo ser assintomática ou transitória pós--traumatismo (exercício físico, quedas e acidentes).

Com relação à porta de entrada, vários trabalhos descrevem a lesão cutânea prévia, manipulada, ou mesmo traumatismos sem lesão de pele. Quanto a este último antecedente, existem divergências nos estudos realizados. A grande maioria das afecções tem como causa o *Staphylococcus aureus*, podendo ser encontradas hemoculturas positivas em torno de 5% a 35% dos casos, a despeito do caráter frequentemente multicêntrico das lesões, o que sugere disseminação hematogênica e/ou linfática. Usualmente, o abscesso envolve um único grupo muscular e em torno de 30% a 40% dos casos observam-se vários abscessos. As lesões são nodulares, profundas, sem aspecto inflamatório importante, o que as distingue dos abscessos estafilocócicos habituais. Cerca de 1/3 dos pacientes com piomiosite apresenta eosinofilia em sangue periférico.

Na aids, a piomiosite tem provavelmente como fatores predisponentes o defeito da atividade bactericida do neutrófilo, imunodeficiência mediada por células, agressão muscular (miopatia do HIV, associada ao uso de zidovudina, por doença parasitária, infecção pelo complexo *M. avium*).

Nos usuários de drogas intravenosas, 50% das piomiosites são causadas pelo *Staphylococcus aureus*; outras causas são os bacilos gram-negativos ou múltiplos organismos, inclusive anaeróbios.

Como discutido no capítulo sobre estafilococcias (Capítulo 60), nos últimos anos têm sido descritas infecções comunitárias pelo estafilococo resistente à meticilina e, portanto, à oxacilina (MRSA) em pessoas previamente saudáveis que não apresentam fatores de risco para infecção por essa cepa. São cepas denominadas de CA-MRSA (*Community-acquired* MRSA, da sigla em inglês), tendo sido isoladas em pacientes com infecções de pele e tecidos moles. É possível que o aumento da frequência do CA-MRSA possa ter repercussões na ocorrência de piomiosite, conforme registrado por Pannaraj e cols.[9], nos EUA, em 2006, que correlacionaram o aumento da prevalência do CA-MRSA na comunidade com a simultânea elevação de casos de miosites e piomiosites em crianças.

QUADRO CLÍNICO[4,6,10,11,13,15]

São basicamente clínicos os dados considerados importantes para a suspeita diagnóstica de piomiosite, como a presença de febre (37,5°C a 40°C), dores musculares intensas localizadas que aumentam com a palpação e com a mobilização da área afetada. É raro o aparecimento de flutuação e edema, havendo enrijecimento do local, sem sinais flogísticos (calor e eritema). As lesões são encontradas com maior frequência nos membros inferiores e tronco, normalmente sem adenomegalias.

A piomiosite apresenta-se em três estágios clínicos:

- *Fase I ou "invasiva":* dor muscular discreta com consistência endurecida, sem sinais inflamatórios evidentes ou flutuação e febre baixa. Pode ocorrer leucocitose com eosinofilia. O diagnóstico raramente é feito nessa fase. Se aspirado, não detecta secreção.
- *Fase II ou "supurativa":* aparece de 10 a 21 dias após o início dos sintomas, com febre, edema e dor mais intensa do músculo com formação de abscesso profundo. Em aproximadamente 90% dos casos, o diagnóstico é feito nessa fase. Se aspirado o local, apresenta secreção.
- *Fase III ou tardia:* febre alta, dor acentuada e flutuação dos músculos envolvidos. Pode estar associada à sepse e à prostração, podendo evoluir com abscesso metastático, choque, insuficiência renal e, posteriormente, óbito.

A evolução pode ser aguda ou subaguda e, nos casos de difícil diagnóstico, pode evoluir com comprometimento do estado geral, sepse ou choque séptico. Por isso a importância do diagnóstico precoce.

Os músculos mais envolvidos são os da coxa (flexores e adutores), do tronco e dos glúteos. Também são descritos nos músculos paravertebrais, cervicais, ilíaco, psoas e outros.

DIAGNÓSTICO DIFERENCIAL[2,3,13,16]

Em locais em que esta doença é pouco conhecida e, consequentemente, pouco cogitada como hipótese diagnóstica, outras enfermidades são, inicialmente, responsabilizadas como: tromboflebites (principalmente quando inicia em membros inferiores), cólica nefrética, osteomielite, apendicite ou abdome agudo (abscesso de psoas ou paravertebral), polimiosite, febre reumática, artrites, hematomas musculares, pneumonia (abscesso peitoral), neoplasia e sepse.

DIAGNÓSTICO LABORATORIAL[4,6,7,13,15]

Exames Inespecíficos

O hemograma apresenta-se com leucocitose com desvio para esquerda, sendo que 1/3 dos pacientes apresenta eosinofilia. Os níveis de enzimas musculares (CK, as transaminases glutâmico-oxaloacética e glutâmico-pirúvica séricas, desidrogenase lática e aldolase) podem estar normais ou alteradas, mesmo ocorrendo lesão muscular. Entretanto, podem ocorrer rabdomiólise com mioglobinúria e insuficiência renal aguda. Objetivando complementar o diagnóstico clínico tornam-se importantes os métodos de imagens: ultrassonografia, tomografia computadorizada e ressonância magnética. A ressonância magnética é o padrão-ouro para o diagnóstico da enfermidade. Entretanto, nem sempre o acesso a essa tecnologia está disponível.

Exames Específicos

Hemoculturas. Culturas das secreções dos abscessos (positiva em mais de 90% dos casos).

Obs: quando há associação de hemocultura com cultura das secreções dos abscessos, são atingidos praticamente 100% de positividade para *Staphylococcus aureus.*

TRATAMENTO[5,6,8,13]

O tratamento dependerá do estágio de evolução da doença no momento do diagnóstico.

Terapia Antimicrobiana na Fase I

Na fase I poderão ser utilizados antimicrobianos por via oral. Em infecções localizadas, pouco extensas, o tempo de tratamento habitualmente é de 7 a 10 dias.

- Terapia de infecção com suspeita de cepa MSSA (*Staphylococcus aureus* sensível à meticilina ou à oxacilina). Opções:
  - *cefalexina – 30-50 mg/kg/dia, 6/6 h, via oral (VO). Adultos:* 2 a 3 g/dia;
  - *cefadroxil – 30 mg/kg/dia, 8/8 h ou 12/12 h, VO. Adultos:* 1,5 a 2 g/dia;
  - *cefaclor – 20 a 40 mg/kg/dia, 8/8 h, VO.*
  - *amoxicilina + clavulanato. Adultos:* 500 mg a cada 8 h, VO. *Crianças:* 30-50 mg/kg/dia, 8/8 h, VO.
  - clindamicina – 15 a 40 mg/kg/dia, 8/8 h, VO.
- Terapia de infecção com suspeita de cepa CA-MRSA (*Staphylococcus aureus* resistente à meticilina ou oxacilina adquirido na comunidade). Opções:
  - *sulfametoxazol-trimetoprima (cotrimoxazol). Crianças:* 20 a 30 mg/kg/dia (com relação à sulfa), VO. *Adultos:* 800 mg (com relação à sulfa), VO 12/12 h;
  - *clindamicina* – 15 a 40 mg/kg/dia, 8/8 h, VO;
  - *doxiciclina. Crianças acima de 8 anos:* 4 mg/kg inicialmente seguido de 2 mg/kg em dose única diária VO. *Adultos:* 200 mg na primeira tomada, seguida de 100 mg uma a duas vezes ao dia VO.

Terapia Antimicrobiana nas Fases II e III

Nas fases mais adiantadas, o paciente deverá ser internado e receber terapêutica antimicrobiana por via intravenosa

(IV), além da drenagem cirúrgica aberta ou percutânea. Em todos os esquemas de antimicrobianos o tempo de tratamento é de 15 a 21 dias ou até a regressão clínica.

- Terapia de infecção com suspeita de cepa MSSA. Opções:
  - *oxacilina – 100 mg/kg/dia, 4/4 h ou 6/6 h, IV.* Em caso de maior gravidade: 200 mg/kg/dia IV;
  - *cefalotina – 50 a 100 mg/kg/dia, 4/4 h ou 6/6 h, IV.* Em caso graves: 150 a 200 mg/kg/dia;
  - *clindamicina – 15 a 40 mg/kg/dia, 8/8 h, IV;*
- Terapia de infecção com suspeita de cepa CA-MRSA. Opções:
  - *vancomicina – 30 a 40 mg/kg/dia, IV.* Dose máxima de 2 g/dia, fracionada de 12/12 h;
  - *teicoplanina. Crianças, recém-nascidos e menores de 12 anos:* 10 mg/kg a cada 12 horas durante 2 a 4 dias, IV. Após, dose de manutenção de 6 a 10 mg/kg uma vez ao dia, IV ou intramuscular (IM). *Crianças maiores:* dose de 6 mg/kg a cada 12 horas durante 2 a 4 dias e, em seguida, 6 mg/kg em dose única diária. *Adultos:* recebem a dose inicial de 400 mg, de 12/12 h por 2 a 4 dias e, em seguida, 400 mg/dose única diária;
  - *linezolida – adultos 600 mg, 12/12 h, IV ou VO.* *Crianças*: 10 mg/kg/dose de 12/12 h, IV ou VO, até regressão clínica;
  - *daptomicina – dose única diária de 4 mg/kg/dia, IV;*
  - *tigeciclina – dose inicial de 100 mg, IV.* Infusão por 30 a 60 minutos, seguida de 50 mg a cada 12 horas. Uso a partir de 18 anos de idade;
  - ceftarolina fosamila (cefalosporina de 5ª geração) – 600 mg IV, em infusão durante 60 minutos a cada 12 horas, em pacientes com idade igual ou superior a 18 anos.

Em todos os esquemas de antimicrobianos, o tempo de tratamento é de 15 a 21 dias ou até a regressão clínica.

Obs.: Pacientes com comorbidades apresentam maior risco de infecção por bactérias gram-negativas.

REFERÊNCIAS BIBLIOGRÁFICAS

1. Brown JD, Wheleler B. Pyomyositis – Report of 18 cases in Hawaii. Arch Intern Med. 1984;144:1749-51.
2. Couland R, Serufo JC, Lambertucci JR. Piomiosite tropical Rev Soc Bras Med Trop. 2003; 36:129-30.
3. Fraustro SR et al. Tromboflebitis como manifestaciòn de uma piomiositis múltiple. RevMed IMSS (Mex). 1987;25:431-34.
4. Gonçalves ALC et al. Piomiosite tropical. J BrasMed. 1980; 39(1):77-84.
5. Liu C et al. Clinical Practice Guidelines by Infectious Diseases Society of América for the Treatment of Methicillin-Resistant *Staphylococcus aureus* Infections in Adult and Children: Executive Sumary. Clin Infect Dis. 2011;52:285-92.
6. Marins ABL. Estudo de 100 casos de doença estafilocócica comunitária. Tese de Mestrado – Doenças Infecciosas e Parasitárias. Faculdade de Medicina, Universidade Federal Fluminense; 1998. 93 p.
7. Marques GC et al. Piomiosite tropical: estudo retrospectivo de 27 casos. Rev Bras Reumatol. 1995;35(4):193-200.
8. Palácio EP et al. Drenagem aberta versus drenagem percutânea o tratamento da piomiositetropical. Estudo prospectivo e randomizado. Rev Bras Ortop. 2010;45:260-68.
9. Pannaraj PS et al. Infective pyomiositis and myositis in children in the era of community-acquired, methicillin-resistant *Staphylococcus aureus* infection. Clin Infect Dis. 2006;43:953-60.10. Shmulerg R, Victorino JA, Vieira SRR. Piomiosite tropical em pacientes hígidos em região de clima temperado: relato de dois casos. Rev BrasTerap Intens.1994;6:23-26.
11. Siqueira NG, Siqueira CMVM. Piomiosite tropical. Rev Col Bras Cir. 1998;25:205-07.
12. Stevens DL et al. Practice Guidelines for the Diagnosis and Management of Skin and Soft Tissue Infections: 2014 Update by the Infectious Diseases Society of America. Clin Infect Dis. 2014;59(2):e10-52.
13. Swartz MN. Myositis. In: Mandell GL, Bennett JE, Dolin R (ed). Mandell, Douglas, and Bennett`s Principles and Practice of Infectious Diseases. 5th ed. New York: Churchill Livingstone; 2000. V. 1. P. 1058-66.
14. Tavares W. Manual de Antibióticos e Quimioterápicos Antiinfecciosos. 3ª ed. Rio de Janeiro: Atheneu; 2002. 1216 p.
15. Torres MJA. Piomiosite tropical, aspectos clínicos e diagnóstico diferencial. Tese para Concurso de Professor Titular de Semiologia, do Departamento de Medicina Clínica. Faculdade de Medicina, Universidade Federal Fluminense;1993. 47 p.
16. Torres MJA. Piomiosite tropical. J Bras Med. 1995;68(4):47-56.

137 Pitiríase Versicolor

■ **Lúcia Helena Soares Ribeiro**

(CID 10 = B36.0 - Pitiríase versicolor)

INTRODUÇÃO

A pitiríase versicolor, também denominada tínea versicolor, dermatomicose furfurácea e tínea flava, é uma micose superficial de evolução crônica que atinge o estrato córneo, causando alterações pigmentares na pele[8]. É causada por leveduras do gênero *Malassezia,* fungos componentes da microbiota normal da pele. São conhecidas 13 espécies e, segundo Guého e cols. sete delas estariam envolvidas na etiologia[2a,4a]. As espécies mais comuns são *M. globosa, M. furfur* e *M. sympodialis*[5]. Estes fungos, presentes principalmente no folículo piloso, sob certas condições deixarão sua forma de levedura para a miceliana, determinando o aparecimento do quadro clínico[8,13]. A dermatose tem distribuição universal, mais prevalente nos climas tropicais e subtropicais, ocorrendo ainda em áreas temperadas[7]. Ambos os sexos e todas as raças são atingidos, porém há variação quanto à faixa etária dos indivíduos acometidos. Embora sejam encontrados casos em crianças e idosos, há predileção por adultos jovens e pós-púberes, explicada pelas características lipofílicas da levedura e pelo aumento fisiológico da secreção de sebo nesses indivíduos. A ocorrência em crianças é maior que a inicialmente imaginada, estimando-se 4,9% de casos entre 5 meses e 13 anos de idade[6].

O agente etiológico é encontrado em um percentual de 90% a 100% de indivíduos clinicamente normais e acredita-se ser oportunista. A conversão das leveduras na forma micelar (*M. furfur*) é facilitada por fatores predisponentes, como calor, umidade, oclusão da pele por roupas ou uso de lubrificantes na superfície cutânea, levando a alterações da microflora. Distúrbios endógenos como a síndrome de Cushing, uso de imunossupressores e desnutrição podem explicar a prevalência em climas temperados. A influência de fatores hereditários na doença pode ser demonstrada pela história familiar positiva em vários casos[4,8,14].

Pouco se conhece sobre os dados imunológicos na pitiríase versicolor. Dados da literatura relacionam deficiências de anticorpos específicos e fatores de complemento com a dermatose[2]. Há estudos em que foram demonstrados níveis elevados de anticorpos específicos tanto em pacientes como em indivíduos normais. Por essa razão a repercussão da imunidade humoral pode estar ligada à situação de portador são e não à gênese das lesões[1]. Defeitos na produção de linfocinas em pacientes crônicos têm sido encontrados, mas ainda não está completamente definida sua interpretação quanto ao processo patológico. A imunidade celular deprimida, embora citada como importante na patogênese, foi questionada em um estudo recente de Roza e cols. feito em pacientes HIV-positivo[9,11].

Os fenômenos pigmentares permanecem sem esclarecimento. Algumas hipóteses sugerem que a hipocromia da pele lesada aconteceria pela dificuldade de penetração dos raios ultravioleta através das escamas, ou como consequência de um efeito citotóxico de produtos do fungo na melanogênese. A hipercromia seria explicada por aumento da melanogênese secundária a estímulo inflamatório local[3,10].

Além da pitiríase versicolor, os fungos do gênero *Malassezia* têm sido associados a outras doenças como a foliculite pitirospórica, papilomatose reticulada e confluente de Gougerot e Carteaud, dermatite seborreica, onicomicose e pustulose neonatal. Quadros graves de fungemia em crianças de baixo peso e adultos debilitados, denominados malasseziose, são raros[14]. As altas taxas de cura, vistas com as várias opções de tratamento tópico e sistêmico não impedem que as recorrências sejam frequentes[11].

A pitiríase versicolor não é contagiosa, dependendo da interação de fatores individuais e ambientais.

DIAGNÓSTICO CLÍNICO

O diagnóstico da pitiríase versicolor é feito sobretudo através do exame clínico[2,5,5a,6,8]. As lesões são maculares, múltiplas, por vezes de localização inicial perifolicular, com descamação fina de cor variável do branco ao acastanhado, menos frequentemente eritematosas (Figura 137.1). A distensão da pele afetada (sinal de Zileri) ou a tentativa de raspagem superficial (sinal de Besnier ou sinal da unhada) evidenciam a descamação[6a]. As máculas costumam coalescer, atingindo grandes áreas. Comprometem com maior frequência tronco, ombros, extremidades superiores proximais, pescoço e face, poucas vezes se restringindo aos membros inferiores, às regiões poplíteas ou axilares. O couro cabeludo costuma ser atingido, embora nem sempre seja referida essa localização. Geralmente as lesões são assintomáticas, exceto as eritematosas, que podem ser pruriginosas[1,9]. As localizações na face são mais comuns nas crianças, com lesões na fronte e habitualmente hipocrômicas. É citado como raro o acometimento da região perineal nos recém-natos[6]. Não há relato de lesões palmoplantares ou de mucosas.

Ao contrário de suposições anteriores, a pitiríase versicolor não parece ser mais frequente nos pacientes com aids[11]. Suas manifestações clínicas não diferem das habituais, exceto quanto ao número de lesões, o que foi contestado recentemente[9,11].

O exame com a lâmpada de Wood é um recurso semiótico útil para confirmar o diagnóstico clínico e avaliar a extensão do comprometimento, surpreendendo lesões subclínicas. As lesões da pitiríase versicolor mostram fluorescência amarelo-ouro[1,14].

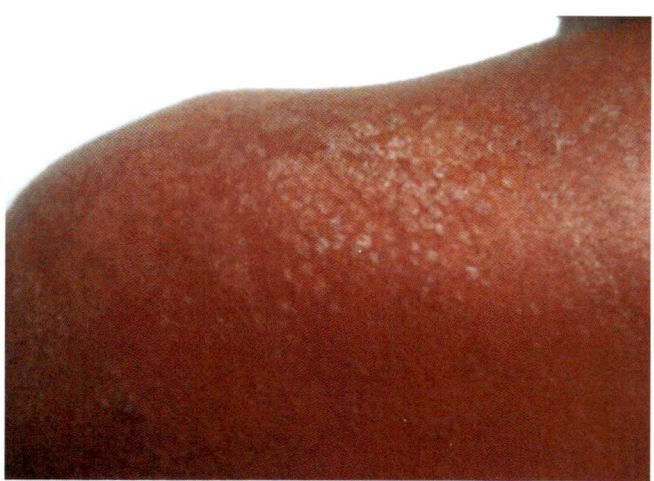

FIGURA 137.1 – Pitiríase versicolor: manchas hipocrômicas com descamação. (Foto original de Lúcia Helena Soares Ribeiro.)

DIAGNÓSTICO DIFERENCIAL

Para o diagnóstico diferencial serão considerados primordialmente outras entidades que provoquem despigmentação, como o vitiligo e a pitiríase alba. Nestas não haverá a descamação furfurácea nem a fluorescência característica. Outras doenças como a hanseníase indeterminada e o eritrasma podem ser descartadas, respectivamente, pela pesquisa de sensibilidade que será negativa e pela fluorescência vermelho-coral, encontrada no eritrasma, observada com luz de Wood[10,11].

DIAGNÓSTICO LABORATORIAL

Exame Micológico

O exame direto, a partir do raspado de lesão e clarificação pela potassa (KOH) a 10%, evidencia blastosporos isolados ou agrupados em "cacho de uva" e pseudo-hifas. Um método simplificado de colheita com fita adesiva sobre a lesão (método de Porto) também costuma ser utilizado[14].

O isolamento em cultura, pouco empregado, será feito com meios ricos em gordura, incubados a 37°C, por um período de 1 a 2 semanas, revelando colônia leveduriforme branco-amarelada. A microscopia da cultura mostra células leveduriformes com aspecto de garrafa de boliche[13,14].

Histopatologia

O exame histopatológico não é utilizado rotineiramente na investigação diagnóstica da pitiríase versicolor. Pode revelar hiperceratose discreta, células com formato de garrafa de boliche na camada córnea e por vezes infiltrado inflamatório perivascular com predomínio linfocitário, encontrado nas lesões eritematosas e pruriginosas[3]. As lesões hiperpigmentadas costumam apresentar mais hifas e esporos, se comparadas com a hipopigmentadas, além de um infiltrado inflamatório mais facilmente evidenciável[3,11].

TRATAMENTO

Tratamento Tópico

Está indicado nos casos em que há poucas lesões. Podem ser empregados agentes ceratolíticos e/ou antifúngicos sob a forma de xampus, cremes ou loções. Os mais utilizados são[2,5,8,10,12,14,15]:

- *Sulfeto de selênio (2,5 % em xampu)* – diariamente, por 2 a 3 semanas. Pode ser usado também sobre as manchas, 15 minutos antes do banho.
- *Hipossulfito de sódio a 25% em solução aquosa* – uma vez por dia por 3 semanas. Tratamento de difícil adesão pelo paciente, devido ao odor desagradável.
- *Derivados imidazólicos (cetoconazol a 2%, oxiconazol a 1%, isoconazol a 1%, tioconazol a 1%), ciclopirox-olamina a 1% e terbinafina a 1%* – uma vez por dia por 3 a 4 semanas, sob a forma de loção ou creme. Igualmente útil é o xampu contendo ciclopirox-olamina, disponível isolado ou associado com ácido salicílico. Cabe assinalar as restrições ao uso em grávidas feitas à maior parte destes agentes, exceção para o isoconazol

É de grande importância a associação de xampus terapêuticos para o tratamento concomitante do couro cabeludo. Além disso, numa recente revisão feita por Gupta e cols.[5], comprovou-se o melhor resultado dos esquemas de tratamento tópico mais duradouros.

Tratamento Sistêmico

Indicado nos casos extensos, recorrentes ou quando o tratamento tópico não for bem-sucedido. São utilizados antifúngicos de amplo espectro[5,8,10,11,13,14]: As características das drogas (mecanismo de ação, efeitos adversos, contraindicações) são discutidas em detalhes nos Capítulos 33 – Criptococose, e 130 – Paracoccidioidomicose.

- *Cetoconazol – 200 mg/dia por 10 dias*. Há risco de hepatotoxicidade, estimado em 1:500.000 pacientes em uso oral por 10 dias. Parece ser mais comum em mulheres acima de 50 anos, que fizeram uso da droga por longos períodos, sendo reversível com a interrupção da medicação.
- *Itraconazol – 200 mg/dia por 5 a 7 dias*. Embora seja bem tolerado, efeitos colaterais acontecem em 7%

dos casos; os mais comuns são cefaleia, náusea e dor abdominal.

- *Fluconazol – 150 mg/semana por 3 semanas.*

A terbinafina, apesar de mostrar boa ação no uso tópico, não é eficaz na terapia sistêmica. Embora seja uma infecção superficial, nem sempre o tratamento local isoladamente será bem-sucedido na pitiríase versicolor. As taxas de recorrência são maiores após os tratamentos tópicos, variando de 60% (recaídas em 1 ano) a 80% (recidivas em 2 anos), em parte explicadas pelas dificuldades em aderir ao tratamento. Por essa razão, a terapêutica combinada tem sido preferida em muitos casos[5,11,13,14].

A área afetada pode apresentar hipopigmentação persistente por período variável após o tratamento. Na tentativa de estimular a repigmentação, pode ser recomendada a exposição solar, em curtos períodos, no horário adequado.

MEDIDAS PROFILÁTICAS

Serão úteis medidas que dificultem a transformação do fungo saprófita em parasita, como evitar a sudorese excessiva e o uso de lubrificantes sobre as áreas seborreicas da pele[2,13]. Esquemas de tratamento sistêmico profilático têm sido propostos, como o uso de cetoconazol na dose mensal de 400 mg ou, mais recentemente, do itraconazol em doses mensais de 400 mg por 6 meses[8].

REFERÊNCIAS BIBLIOGRÁFICAS

1. Faergemann MDJ. Antibodies to *Pityrosporum orbiculare* in patients with tinea versicolor and controls of various ages. J Invest Dermatol. 1983;80:133-35.

1a. Framil VMS et al. Pitiríase versicolor: isolamento e identificação das principais espécies de Mallassezia. An Bras Dermatol. 2010;85:111-14.

2. Freedberg IM et al. Fitzpatrick's Dermatology in General Medecine. St. Louis: Mc Graw-Hill; 1999.

3. Galadari I et al. Tinea versicolor: histologic and ultrastructural investigation of pigmentary changes. Int J Dermatol. 1992;31:253-56.

4. Gambale W. Morfologia e Taxonomia dos Fungos. In: et al. Compêndio de Micologia Médica. Rio de Janeiro: MEDSI; 1988. p. 43-50.

4a. Guého E, Midgley G, Guillot J. The genus *Mallassezia* with description of four new species. Antonie Van Leeuwenhoek. 1996;69:337-55.

5. Gupta AK et al. Pytiriasis versicolor. Dermatol Clin. 2003;21:413-25.

5a. Gupta AK et al. Pytiriasis versicolor. J Eur Acad Dermatol. 2002;16:19-33.

6. Michalowski R, Rodziewicz H. Pityriasis versicolor in children. Br J Dermatol. 1963;75:397-400.

6a. Morais PM, Cunha MGS, Frota MZM. Aspectos clínicos de pacientes com pitiríase versicolor atendidos em um centro de referência em dermatologia tropical na cidade de Manaus (AM), Brasil. An Bras Dermatol. 2010;85:797-803.

7. Nowiscki R, Sadowska E. Mycotic infections of the Gdansk area. Przegl Dermatol. 1993;80:245-50.

8. Oliveira JR, Mazocco VT, Steiner D. Pitiríase Versicolor. An Bras Dermatol. 2002;77:611-18.

9. Roza M et al. Pitiríase versicolor e síndrome da imunodeficiência adquirida (SIDA). An Bras Dermatol. 2003;78:569-77.

10. Savin R. Diagnosis and treatment of tinea versicolor. J Fam Pract. 1996;43:127-32.

11. Sunenshine PJ, Schwartz RA, Janniger CK. Review. Tinea versicolor. Int J Dermatol.1998;37:648-55.

12. Weissbluth ML, Bakos L. Terapêutica dermatológica sistêmica e tópica na gravidez e lactação: o que pode ser usado? An Bras Dermatol. 1992;67:211-16.

13. Zaitz C. Micoses Propriamente Ditas. In: Zaitz C et al. Compêndio de Micologia Médica. Rio de Janeiro: MEDSI; 1988. p. 65-79.

14. Zaitz C. Dermatoses associadas às leveduras do gênero *Malassezia*. An Bras Dermatol. 2000;75:129-42.

15. Zaitz C, Sampaio SAP. Avaliação da eficácia e tolerabilidade do itraconazol no tratamento da pitiríase versicolor. An Bras Dermatol. 1995;70:195-98.

138 Pneumocistose

■ Felipe Costa de Andrade Marinho
■ Sérvulo Azevedo Dias Júnior

(CID 10 = B59 - Pneumocistose)

INTRODUÇÃO

A pneumonia causada pelo *Pneumocystis jirovecii* (PCP), previamente denominado *Pneumocystis carinii*, é uma infecção fúngica grave e que predomina em indivíduos imunossuprimidos[9]. Os primeiros casos foram relatados em prematuros e crianças desnutridas, mas sua atual relevância foi determinada após a pandemia do HIV (vírus da imunodeficiência humana).

Apesar da sua diminuição em consequência dos antirretrovirais e da profilaxia medicamentosa, ainda é uma das principais causas de óbito em pacientes portadores de aids (síndrome da imunodeficiência adquirida) com baixas contagens de linfócitos T-CD4. Atualmente, alguns grupos de pacientes não portadores do vírus também estão em risco crescente[21], incluindo transplantados de medula óssea e órgãos sólidos, portadores de neoplasias (especialmente as hematológicas), pacientes recebendo corticoides sistêmicos, quimioterapias e outros imunossupressores[25].

PATOGÊNESE

Transmissão

O *P. jirovecii* é um patógeno frequentemente encontrado como colonizante em vias aéreas, mesmo em pacientes saudáveis, e a exposição inicial geralmente ocorre na infância. A transmissão interpessoal se dá através do ar. Por essa razão, recomenda-se que pacientes imunossuprimidos não sejam internados no mesmo ambiente que outros pacientes em tratamento para essa condição.

Infecção

O *P. jirovecii* existe quase exclusivamente nos alvéolos pulmonares. Sua forma trófica adere-se às células epiteliais pulmonares e determina a ativação inflamatória através, inicialmente, dos macrófagos. A ativação inflamatória promovida pelos macrófagos e células epiteliais determina a ativação dos linfócitos T-CD4, que são responsáveis por orquestrar a resposta imune. Pacientes portadores de aids ou outra imunossupressão ficam, então, vulneráveis à infecção não só pela deficiência da atividade dos macrófagos, mas também pela menor ativação inflamatória e resposta dos linfócitos T-CD4[4].

FATORES DE RISCO

O principal fator de risco é a grave imunossupressão. Em pacientes portadores do HIV, os principais fatores de risco são: contagem de linfócitos CD4 abaixo de 200/µL, porcentagem de CD4 menor que 14%, episódios prévios de PCP, moniliíase oral, pneumonias recorrentes, perda ponderal não intencional e elevada carga viral.

Em pacientes não portadores daquele vírus, o uso de corticoides sistêmicos e distúrbios na imunidade celular são os principais fatores de risco, mas outros defeitos na imunidade e até desnutrição contribuem como fatores de risco[26,33]. Nos portadores de neoplasias, os casos de linfoma e leucemia respondem por mais da metade dos casos. Em transplantados (medula e órgãos sólidos), a incidência varia de 5%-15% na ausência de profilaxia[25,26].

Embora o uso isolado de corticoides, como em asmáticos, não se mostre suficiente para permitir PCP, o seu uso combinado com agentes citotóxicos (p. ex., ciclofosfamida) favorece a infecção. Alguns pacientes com doença reumatológica (principalmente polimiosite/dermatomiosite) com fibrose pulmonar e baixa contagem periférica de linfócitos têm elevada incidência de PCP[15]. O Quadro 138.1 traz os fatores de risco em pacientes não portadores de HIV.

QUADRO CLÍNICO

O quadro habitual em pacientes portadores de HIV consiste em uma evolução subaguda (2 a 3 semanas), com febre (80%-100%), tosse geralmente seca (95%) e dispneia (95%). Fadiga, calafrios, dor torácica e perda ponderal podem acompanhar o quadro clínico, porém 5%-10% dos pacientes podem ser assintomáticos.

Ao exame físico, os principais achados são a febre (80%) e a taquipneia (60%). Crepitações e roncos podem ser ouvidos, mas o exame pulmonar é normal em 50% dos pacientes. Moniliíase oral é uma coinfecção muito comum[16].

A doença extrapulmonar causada pelo *P. jirovecii* é menos frequente; acontece sobretudo em pacientes com

QUADRO 138.1 – Fatores de Risco para Pneumonia por *Pneumocystis jirovecii* em Pacientes não Infectados pelo Vírus HIV

Uso de corticoides sistêmicos + outra causa de imunossupressão
Outros imunossupressores: • Terapia antirrejeição • Análogos da purina (p. ex., fludarabina) • Infliximab (anti-TNF)
Defeitos na imunidade celular
Câncer (principalmente os hematológicos)
Transplante de medula óssea (principalmente os alogênicos)
Transplante de órgãos sólidos
Tratamento para rejeição de órgãos
Tratamento para condições inflamatórias (p. ex., granulomatose de Wegener, poliangeíte)
Desnutrição grave
Imunodeficiências graves (particularmente imunodeficiência combinada grave)
Prematuridade

A dosagem sérica de desidrogenase lática (DHL) pode ajudar no raciocínio, pois frequentemente está elevada. Seu valor não é diagnóstico, mas prognóstico[34].

Níveis plasmáticos elevados de 1-3-beta-d-glucan, um componente da parede celular do *P. jirovecii*, permitem o diagnóstico presuntivo quando os quadros clínico e radiológico são compatíveis. No entanto, esse teste carece de especificidade, pois também se elevará em outras infecções fúngicas[24].

A radiografia de tórax pode ser normal em até 25% dos casos de PCP. As anormalidades mais frequentes são os infiltrados difusos, bilaterais, intersticiais ou alveolares. Outras alterações como cistos, nódulos ou derrames pleurais são mais incomuns[38]. A Figura 138.2 mostra a radiografia de tórax de paciente com PCP.

A tomografia computadorizada, embora não seja diagnóstica, tem alta sensibilidade e especificidade nos pacientes portadores do HIV, pois seus achados característicos são facilmente visíveis: infiltrados em vidro fosco, regional, difuso ou com distribuição nodular[11,12]. A Figura 138.3 mostra infiltrado em vidro fosco bilateral característico de PCP.

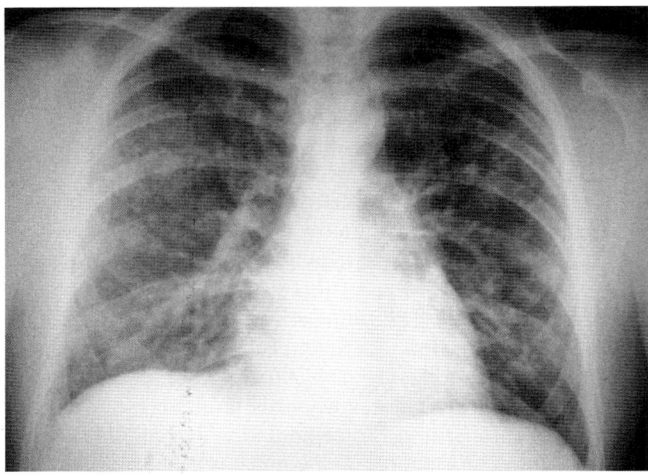

FIGURA 138.2 – Radiografia de tórax revelando infiltrado intersticial bilateral, pior em hemitórax direto.

infecções pelo HIV com grave deficiência imunológica e naqueles em uso de esquema profilático alternativo, como a pentamidina inalatória ou a dapsona. Há descrições de envolvimento de olhos, fígado, rins, baço e infecções disseminadas em múltiplos órgãos.

Em contraste com pacientes com aids, os não portadores do vírus HIV costumam apresentar quadros mais agudos e fulminantes[27,30,33].

EXAMES COMPLEMENTARES

A hipoxemia é comum; idealmente deve ser identificada através do cálculo da diferença alvéolo-arterial de oxigênio na gasometria arterial – P(A-a)O$_2$ – e seu cálculo pode ser feito através da equação da Figura 138.1. Essa diferença permitirá a classificação da hipoxemia de leve (< 35) a grave (> 45). A dessaturação durante exercícios é também um forte indicativo de PCP frente ao quadro clínico compatível.

$$PAO_2 = FiO_2 \times (pAtm - pH2_0 - \frac{PaCO_2}{QR}$$

$$P(A-a)O_2 = PAO_2 - PaO_2$$

* Fórmula para cálculo do gradiente alvéolo-arterial [P(A-a)O$_2$]. PAO$_2$ – pressão alveolar de oxigênio; FiO$_2$ – fração inspirada de oxigênio (em ar ambiente, FiO$_2$ = 0,21); pAtm – pressão atmosférica (ao nível do mar, pAtm = 760 mmHg); pH$_2$O – pressão de água no ar alveolar (pH$_2$O = 47 mmHg); PaCO$_2$ - pressão parcial de CO$_2$ medida na gasometria arterial; QR – quociente respiratório (QR = 0,75); PaO$_2$ – pressão parcial de O$_2$ medida na gasometria arterial. O valor normal do P(A-a)O$_2$ varia de 7 a 14 mmHg.

FIGURA 138.1 – Fórmula para cálculo da hipoxemia*.

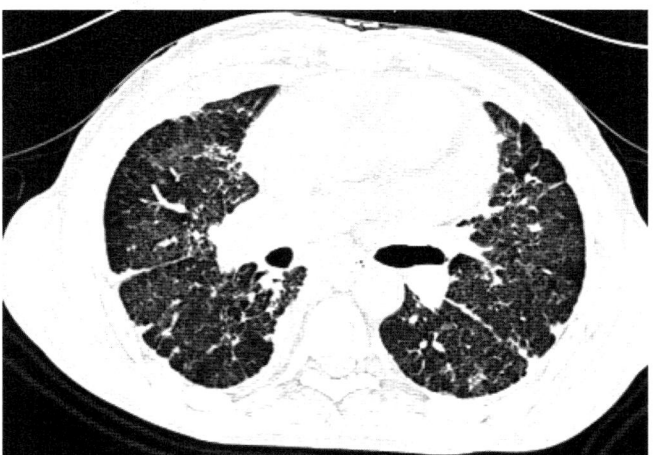

FIGURA 138.3 – Tomografia computadorizada de tórax revelando vidro fosco bilateral e simétrico, achado característico da PCP.

DIAGNÓSTICO

Nos portadores do HIV, a história clínica é muito sugestiva. Recomenda-se, à avaliação inicial, colher hemograma, DHL, gasometria arterial sem oxigênio suplementar (para cálculo $P(A-a)O_2$) e radiografia de tórax. Caso o exame radiológico não apresente as alterações características, solicita-se a tomografia de tórax em alta resolução. Se disponível, deve-se proceder à dosagem dos linfócitos CD4.

Em pacientes sem HIV, o diagnóstico deve ser suspeito em casos de pneumonia nas populações de risco que não recebem profilaxia adequada. Essa avaliação inicial não permite a confirmação do diagnóstico, pois a comprovação bacteriológica é desejável.

A visualização das formas tróficas do *P. jirovecii* em secreções respiratórias é a maneira mais comum de se confirmar o diagnóstico, já que ele não pode ser cultivado. O início do tratamento não deve ser postergado, pois o exame bacteriológico continuará positivo nos primeiros dias do tratamento e alguns pacientes estão muito graves para retardar a coleta segura e adequada das amostras.

A coleta de escarro induzido (após inalação de solução salina hipertônica – NaCl 3%) é a maneira menos invasiva de se obter secreção respiratória, com sensibilidade que varia entre 55% e 90%[7,35]. Entretanto, o lavado broncoalveolar coletado por broncoscopia costuma apresentar maior sensibilidade diagnóstica (90%-100%)[7]. Em pacientes intubados e em ventilação mecânica, o aspirado traqueal tem sensibilidade elevada (90%)[1]. Em casos mais selecionados, o diagnóstico vem através de biópsia pulmonar transtorácica ou cirúrgica.

Quando os quadros clínico e radiológico são muito sugestivos, a confirmação bacteriológica é prescindível, principalmente quando o 1-3-beta-d-glucan está positivo (se este exame for disponível). Esses pacientes devem ser seguidos atentamente e, em caso de falha terapêutica, exames mais invasivos não devem ser retardados.

Recentemente, países desenvolvidos vêm estudando e utilizando com mais frequência a pesquisa de sequências cromossômicas pela metodologia PCR (reação em cadeia de polimerase). Essa técnica permite a pesquisa do *P. jirovecii* em outros tipos de secreções, como escovados/*swab* orais ou aspirados de nasofaringe. Apesar de alta sensibilidade e especificidade (ambas em torno de 90%), o teste não distingue colonização de infecção ativa[10,13,20,30,33]. O uso desses testes pode ter maior utilidade em pacientes não infectados pelo vírus HIV, pois, nessa população, a sensibilidade microbiológica é menor.

DIAGNÓSTICO DIFERENCIAL

Pela complexidade do doente e da doença de base, os pacientes portadores do HIV têm uma ampla lista de diagnóstico diferencial, incluindo pneumonias bacterianas (especialmente por bactérias atípicas: clamídia, micoplasma, legionela), infecções fúngicas, infecções por micobactérias, neoplasia, hipersensibilidade a drogas, hipertensão pulmonar e cardiopatias esquerdas.

Nos pacientes com contagens de CD4 abaixo de 200 céls./µL, os patógenos que devem ser lembrados são tuberculose, outras micobactérias, toxoplasma, fungos, citomegalovírus e influenza. Sarcoma de Kaposi também enriquece a lista nos pacientes com CD4 abaixo de 100 céls./µL.

TRATAMENTO

O tratamento medicamentoso será escolhido com influência da eficácia, toxicidade do esquema, gravidade da doença, intolerância ou alergias e facilidade de administração.

Nos pacientes portadores ou não do HIV que toleram, o regime de escolha é sempre a combinação sulfametoxazol--trimetoprima (SMX-TMP). Apesar do amplo uso dessa combinação para a profilaxia medicamentosa, usualmente não existe resistência à medicação e os casos de PCP são decorrentes da má aderência ao regime profilático. Em contraste, pacientes em uso de esquemas alternativos de profilaxia, com dapsona, pentamidina inalatória ou atovaquona, mesmo quando aderentes, podem apresentar PCP. A Tabela 138.1 apresenta as doses e os efeitos colaterais do esquema preferencial e de esquemas opcionais de tratamento.

Uma vez que a combinação SMX-TMP é bem absorvida pelo trato gastrintestinal, o tratamento por via oral é uma possibilidade em pacientes com quadros leves e que não necessitem de corticoterapia associada. Além do SMX-TMP, opções orais consistem nas combinações: TMP-dapsona ou clindamicina-primaquina, todos por 21 dias[22]. Atovaquona não é disponível no Brasil. Os regimes utilizados possuem muitos efeitos colaterais e, mesmo após a alta, os pacientes devem ser mantidos em acompanhamento.

A administração intravenosa está indicada nos pacientes com quadro pulmonar mais grave (fadiga respiratória estabelecida ou em evolução, hipoxemia com $pO_2 < 60$ ou $P(A-a)O_2 > 45$) ou doença gastrintestinal concomitante (p. ex., como moniliase esofágica). O esquema de escolha é sempre com base em SMX-TMP e a dose total deve ser dividida em três ou quatro tomadas/dia. Opção eficaz, mas com mais riscos e efeitos colaterais, é a pentamidina por via intravenosa. Clindamicina-primaquina é a opção em pacientes com doença moderada e grave que não responderam ou não podem receber SMX-TMP ou pentamidina; contudo, esse esquema não possui equivalência comprovada em estudos clínicos[17,23,28,32].

Como consequência da maior exposição a antígenos no início do tratamento medicamentoso, os pacientes costumam apresentar piora clínica nos primeiros 3 dias de tratamento. Nesses pacientes, a corticoterapia associada é responsável por uma grande mudança no prognóstico, reduzindo a mortalidade e a insuficiência respiratória[3,18]. O seu uso está indicado em pacientes com $PO_2 < 70$ ou $P(A-a)O_2 > 35$. Pacientes que apresentaram piora clínica e não receberam corticoterapia, devem receber. Ademais, pacientes que apresentam dessaturação à oximetria de pulso ($SpO_2 < 94\%$), também são candidatos ao corticoide sistêmico. Um regime sugerido de corticoterapia sistêmica é:

- prednisona 40 mg – 12/12 h (dias 0-5);
- prednisona 40 mg – 24/24 h (dias 6-10);
- prednisona 20 mg – 24/24 h (dias 11-21).

Equivalentes em metilprednisolona podem substituir a prednisona quando a via intravenosa for necessária.

É prudente iniciar o tratamento em regime de internação nos casos moderados e graves (com indicação de corticoterapia associada), nos que receberão pentamidina IV e nos casos em que a adesão e o acompanhamento ambulatoriais sejam incertos. Com a melhora em curso, o tratamento pode ser completado em regime domiciliar, com terapia oral.

TABELA 138.1

Fármacos e Esquemas Terapêuticos Usados no Tratamento da Pneumonia por *P. jirovecii*		
Droga	**Dose**	**Reações Adversas**
Esquema preferencial		
SMX-TMP	Casos leves (PaO_2 > 70; apto a terapia oral): SMX-TMP (800 mg-160 mg) – dois comprimidos, VO, 8/8 h Casos moderados e graves (PaO_2 < 70; dificuldade ou incapacidade de terapia oral): SMX-TMP (15 mg/kg/dia de trimetoprima) – IV, 6/6 h + corticoterapia sistêmica	Exantema, febre, neutropenia, hipercalemia, hepatotoxicidade
Esquemas opcionais		
Pentamidina	4 mg/kg/dia – IV – 1 x/dia, diluída em 100 mL de soro glicosado, gota/gota	Nefrotoxicidade, hipoglicemia, hipotensão, pancreatite, arritmia, hepatotoxicidade
Atovaquona	750 mg – VO – 12/12 h	*Rash*, febre, hepatotoxicidade
TMP + Dapsona	TMP: 5 mg/kg – VO – 8/8 h Dapsona: 100 mg – VO – 1 x/dia	TMP: *rash*, intolerância gástrica, neutropenia, hepatotoxicidade Dapsona: *rash*, febre, intolerância gástrica, metemoglobinemia, anemia hemolítica (def. G6PD)
Primaquina + Clindamicina	Primaquina: 15-30 mg – VO – 1 x/dia Clindamicina: 600 mg – IV – 8/8 h ou 300-450 mg – VO – 6/6 h	Primaquina: *rash*, febre, metemoglobinemia, anemia hemolítica (deficientes de G6PD) Clindamicina: *rash*, diarreia, colite pseudomembranosa, dor abdominal

Obs. 1) SMX-TMP: Sulfametoxazol-trimetoprima.
2) As doses apresentadas são para adultos. Necessário fazer adaptações para pacientes infantis.

Apesar da piora inicial, os pacientes costumam apresentar melhora após o 5º dia. Os que não apresentarem melhora após o 8º dia devem ser considerados como falha terapêutica. Nesses casos, o esquema SMX-TMP deve ser trocado para pentamidina IV. Clindamicina-primaquina é uma opção aos que falharam ao SMX-TMP e à pentamidina. Deve-se lembrar que os pacientes portadores do HIV e com PCP podem ter infecções concomitantes por outros patógenos.

Pneumotórax é uma complicação pouco frequente, mas que pode ocorrer de modo espontâneo ou durante a ventilação mecânica.

Os que necessitam de ventilação mecânica devem ser conduzidos nos preceitos protetores para síndrome do desconforto respiratório do adulto (informações adicionais no capítulo de Sepse) e sua mortalidade ainda é muito elevada – 60%.

Terapia Antirretroviral

Em pacientes virgens de tratamento para o HIV, o esquema antirretroviral deve ser iniciado após 2 semanas de tratamento para PCP. Em pacientes em uso de antirretrovirais, o tratamento deve ser continuado[6].

PROFILAXIA

A quimioprofilaxia é imperiosa em pacientes imunossuprimidos, seja pela aids ou outras populações específicas, sobretudo as que recebem imunossupressores associados a esquemas com corticosteroides. Os principais motivos para a falha do regime profilático são a má aderência e a contagem de linfócitos T-CD4 abaixo de 50 céls./μL[14].

Pacientes HIV

De acordo com os recentes consensos, está indicada a profilaxia primária em pacientes que tiveram história prévia de PCP, contagem de CD4 < 200 céls./μL ou pacientes com história de candidíase orofaríngea[5].

A combinação SMX-TMP é o regime mais eficaz[14]. A posologia habitual é SMX-TMP (400/80) uma vez ao dia ou SMX-TMP (800/160) três vezes por semana; mas, a dose diária de SMX-TMP (800/160) confere proteção adicional contra toxoplasmose em pacientes com sorologia positiva para esse agente. Outras opções são: dapsona – 100 mg/dia; pentamidina inalatória – 300 mg, inalação mensal; pentamidina IV – 300 mg, dose mensal; atovaquona suspensão 1.500 mg/dia. As doses apresentadas devem ser corrigidas para crianças.

Pacientes que respondem ao esquema antirretroviral e elevam sua contagem de CD4 acima de 200 céls./μL por mais de 3 meses podem interromper a profilaxia[29].

Pacientes não HIV

Consensos de sociedades já estabelecem a profilaxia para pacientes com neoplasias sólidas e hematológicas, incluindo transplantados de medula óssea[2,31]. Pacientes com transplantes sólidos também costumam receber a profilaxia. Além desses, outras populações merecem a quimioprofilaxia:

- pacientes em uso de corticoides (doses maiores ou iguais a 20 mg/dia de prednisona) prolongado e outro fator imunossupressor (droga ou doença);
- imunodeficiências primárias;

- pacientes que recebem análogos da purina (fludarabina), em combinação com ciclofosfamida;
- pacientes que utilizem anti-TNF e corticoide sistêmico associados;
- pacientes com polimiosite/dermatomiosite e com fibrose pulmonar, mesmo em uso isolado de corticoide, podem estar em risco elevado para contraírem PCP.

Quanto à posologia, esquemas com SMX-TMP (400/80) diário ou SMX-TMP (800/160) três vezes por semana são igualmente eficazes. Regimes opcionais incluem: atovaquona, dapsona + pirimetamina, pentamidina IV ou inalatória e clindamicina + primaquina.

REFERÊNCIAS BIBLIOGRÁFICAS

1. Alvarez F et al. Detection of *Pneumocystis carinii* in tracheal aspirates of intubated patients using calcofluor-white (Fungi-Fluor) and immunofluorescence antibody (Genetic Systems) stains. Crit Care Med. 1997;25:948-52.

2. Baden LR et al. Prevention and treatment of cancer-related infections. J Natl Compr Canc Netw. 2012;10:1412-45.

3. Briel M et al. Adjunctive corticosteroids for *Pneumocystis jiroveci* pneumonia in patients with HIV infection: a meta-analysis of randomised controlled trials. BMC Infect Dis. 2005;5:101.

4. Catherinot E et al. *Pneumocystis jirovecii* Pneumonia. Infect Dis Clin North Am. 2010;24:107-38.

5. Centers for Diseases Control and Prevention (CDC). Guidelines for prevention and treatment of opportunistic infections in HIV-infected adults and adolescents. MMWR. 2009;58(RR04):1-198.

6. Croda J et al. Benefit of antiretroviral therapy on survival of human immunodeficiency virus-infected patients admitted to an intensive care unit. Crit Care Med. 2009;37:1605-11.

7. Cruciani M et al. Meta-analysis of diagnostic procedures for *Pneumocystis carinii* pneumonia in HIV-1-infected patients. Eur Respir J. 2002;20:982-89.

8. DeLorenzo LJ et al. Roentgenographic patterns of *Pneumocystis carinii* pneumonia in 104 patients with AIDS. Chest. 1987;91:323-27.

9. Festic E et al. Acute respiratory failure due to pneumocystis pneumonia in patients without human immunodeficiency virus infection: outcome and associated features. Chest. 2005;128(2):573-9.

10. Fischer S et al. The use of oral washes to diagnose *Pneumocystis carinii* pneumonia: a blinded prospective study using a polymerase chain reaction-based detection system. J Infect Dis. 2001;184:1485-88.

11. Gruden JF et al. High-resolution CT in the evaluation of clinically suspected Pneumocystis carinii pneumonia in AIDS patients with normal, equivocal, or nonspecific radiographic findings. AJR Am J Roentgenol. 1997;169:967-75.

12. Hartman TE et al. Diagnosis of thoracic complications in AIDS: accuracy of CT. AJR Am J Roentgenol. 1994;162:547-53.

13. Huang L et al. HIV-associated *Pneumocystis* pneumonia. Proc Am Thorac Soc. 2011;8:294-300.

14. Ioannidis JP et al. A meta-analysis of the relative efficacy and toxicity of *Pneumocystis carinii* prophylactic regimens. Arch Intern Med. 1996;156:177-88.

15. Kadoya A et al. Risk factors for *Pneumocystis carinii* pneumonia in patients with polymyositis/dermatomyositis or systemic lupus erythematosus. J Rheumatol. 1996;23:1186-88.

16. Kales CP et al. Early predictors of in-hospital mortality for *Pneumocystis carinii* pneumonia in the acquired immunodeficiency syndrome. Arch Intern Med. 1987;147:1413-17.

17. Klein NC et al. Trimethoprim-sulfamethoxazole versus pentamidine for *Pneumocystis carinii* pneumonia in AIDS patients: results of a large prospective randomized treatment trial. AIDS. 1992;6:301-5.

18. Montaner JS. Corticosteroids prevent early deterioration in patients with moderately severe *Pneumocystis carinii* pneumonia and the acquired immunodeficiency syndrome (AIDS). Ann Intern Med. 1990;113:14-20.

19. Noskin GA et al. Salvage therapy with clindamycin/primaquine for *Pneumocystis carinii* pneumonia. Clin Infect Dis. 1992;14:183-88.

20. Oz HS, Hughes WT. Search for *Pneumocystis carinii* DNA in upper and lower respiratory tract of humans. Diagn Microbiol Infect Dis. 2000;37:161-64.

21. Reid AB, Chen SC-A, Worth LJ. *Pneumocystis jirovecii* pneumonia in non-HIV-infected patients: new risks and diagnostic tools. Curr Opin Infect Dis. 2011;24:534-44.

22. Safrin S et al. Comparison of three regimens for treatment of mild to moderate *Pneumocystis carinii* pneumonia in patients with AIDS. A double-blind, randomized, trial of oral trimethoprim-sulfamethoxazole, dapsone-trimethoprim, and clindamycin-primaquine. ACTG 108 Study Group. Ann Intern Med. 1996;124:792-802.

23. Sattler FR et al. Trimethoprim-sulfamethoxazole compared with pentamidine for treatment of *Pneumocystis carinii* pneumonia in the acquired immunodeficiency syndrome. A prospective, noncrossover study. Ann Intern Med. 1988;109:280-87.

24. Sax PE et al. Blood (1->3)-beta-D-glucan as a diagnostic test for HIV-related *Pneumocystis jirovecii* pneumonia. Clin Infect Dis. 2011;53:197-202.

25. Sepkowitz KA. Opportunistic infections in patients with and patients without Acquired Immunodeficiency Syndrome. Clin Infect Dis. 2002;34:1098–107.

26. Sepkowitz KA, Brown AE, Armstrong D. *Pneumocystis carinii* pneumonia without acquired immunodeficiency syndrome. More patients, same risk. Arch Intern Med. 1995;155:1125-28.

27. Sepkowitz KA et al. *Pneumocystis carinii* pneumonia among patients without AIDS at a cancer hospital. JAMA. 1992;267:832-37.

28. Smego RA et al. A meta-analysis of salvage therapy for *Pneumocystis carinii* pneumonia. Arch Intern Med. 2001;161:1529-33.

29. Teshale EH et al. Reasons for lack of appropriate receipt of primary *Pneumocystis jiroveci* pneumonia prophylaxis among HIV-infected persons receiving treatment in the United States: 1994-2003. Clin Infect Dis. 2007;44:879-83.

30. Thomas CF, Limper AH. *Pneumocystis* pneumonia. N Engl J Med. 2004;350:2487-98.

31. Tomblyn M et al. Guidelines for preventing infectious complications among hematopoietic cell transplantation recipients: a global perspective. Biol. Blood Marrow Transplant. 2009;15:1143-238.

32. Wharton JM et al. Trimethoprim-sulfamethoxazole or pentamidine for *Pneumocystis carinii* pneumonia in the acquired immunodeficiency syndrome. A prospective randomized trial. Ann Intern Med. 1986;105:37-44.

33. Yale SH, Limper AH. *Pneumocystis carinii* pneumonia in patients without acquired immunodeficiency syndrome: associated illness and prior corticosteroid therapy. Mayo Clin Proc. 1996;71:5-13.

34. Zaman MK, White DA. Serum lactate dehydrogenase levels and Pneumocystis carinii pneumonia. Diagnostic and prognostic significance. Am Rev Respir Dis. 1988;137:796-800.

35. Zaman MK et al. Rapid noninvasive diagnosis of *Pneumocystis carinii* from induced liquefied sputum. Ann Intern Med. 1988;109:7-10.

139 Pneumonias

■ Eucir Rabello

(CID 10 = A48.1 - Doença dos legionários; A70 - Ornitose; B59 - Pneumocistose; J10.0 - Pneumonia por gripe [Influenza]; J12 - Pneumonia viral não classificada em outra parte; J84.9 - Pneumonia intersticial; J12.0 - Pneumonia devida a adenovírus; J12.1 - Pneumonia devida a vírus respiratório sincicial; J12.2 - Pneumonia devida à parainfluenza; J12.8 - Outras pneumonias virais; J12.9 - Pneumonia viral não especificada; J13 - Pneumonia devida a *Streptococcus pneumoniae*; J14 - Pneumonia devida a *Haemophilus infuenzae*; J15 - Pneumonia bacteriana não classificada em outra parte [Broncopneumonia devida a outras bactérias que não o *S. pneumoniae* e o *H. influenzae*]; J15.0 - Pneumonia devida à *Klebsiella pneumoniae*; J15.1 - Pneumonia devida a *Pseudomonas*; J15.2 - Pneumonia devida a *Staphylococcus*; J15.3 - Pneumonia devida a *Streptococcus* do grupo B; J15.4 - Pneumonia devida a outros estreptococos; J15.5 - Pneumonia devida a *Escherichia coli*; J15.6 - Pneumonia devida a outras bactérias aeróbicas gram-negativas [Pneumonia devida a *Serratia marcescens*]; J15.7 - Pneumonia devida a *Mycoplasma pneumoniae;* J15.8 - Outras pneumonias bacterianas; J15.9 - Pneumonia bacteriana não especificada; J16 - Pneumonia devida a outros microrganismos infecciosos especificados não classificados em outra parte; J16.0 - Pneumonia devida a clamídias; J16.8 - Pneumonia devida a outros microrganismos infecciosos especificados; J17.0 - Pneumonia em doenças bacterianas classificadas em outra parte; J17.1 - Pneumonia em doenças virais classificadas em outra parte; J17.2 - Pneumonia em micoses classificadas em outra parte; J17.3 - Pneumonia em doenças parasitárias classificadas em outra parte; J18 - Pneumonia por microrganismo não especificada; J18.0 - Broncopneumonia não especificada; J18.1 - Pneumonia lobar não especificada; J18.8 - Outras pneumonias devidas a microrganismos não especificados; J18.9 - Pneumonia não especificada)

INTRODUÇÃO[5,13,18,22]

Pneumonia é a infecção do trato respiratório inferior que se manifesta pela presença de febre, sintomas respiratórios agudos e infiltrado pulmonar na radiografia do tórax. É a principal causa de óbitos por pneumopatias no Brasil, com cerca de 40.000 casos/ano, e a responsável por quase um milhão de internações hospitalares por ano.

CLASSIFICAÇÃO[18,22]

As pneumonias podem ser classificadas em adquiridas na comunidade (PAC) ou adquiridas no ambiente hospitalar (PAH). As PAC acometem pacientes fora do ambiente hospitalar ou surgem em até 48 h após a admissão hospitalar. A PAH é definida como aquela que se instala após pelo menos 48 h da internação, não sendo produzida por germes previamente incubados no momento da admissão. Também se considera de natureza hospitalar a pneumonia que ocorre até 48 h após a alta hospitalar. A pneumonia associada à ventilação mecânica é aquela que se instala em pacientes intubados após 48 h de ventilação mecânica.

PNEUMONIAS ADQUIRIDAS NA COMUNIDADE[1,4-6,8,22]

A pneumonia ocorre quando os mecanismos de defesa das vias aéreas (humorais, celulares e anatômicos) estão deficientes ou são superados por microrganismos altamente virulentos ou por um grande inóculo de bactérias. A forma mais comum de contaminação ocorre quando as vias aéreas superiores são colonizadas e há subsequente aspiração dos patógenos juntamente com a secreção de orofaringe. Também pode ocorrer através de penetração pelo sangue (via hematogênica) ou pela inalação de partículas aerossolizadas (via inalatória).

Depois de atingido o alvéolo, sua membrana se tornará inflamada e permeável. Haverá extravasamento de plasma e células para seu interior, levando à consolidação. O conteúdo de um alvéolo se propagará para outro, podendo ocorrer o acometimento de um lobo ou mesmo de todo o pulmão. Na fase inicial da doença haverá diminuição da ventilação alveolar e o fluxo sanguíneo será normal, levando ao *shunt* e provocando hipoxemia. Com a progressão da doença, a inflamação aumenta e o fluxo sanguíneo diminui nas vias aéreas não ventiladas, havendo diminuição da hipoxemia.

ETIOLOGIA[4,6,8,12,13,18,22]

Em geral é possível identificar a etiologia das PAC em aproximadamente 50% dos casos. Nos casos de PAC com etiologia determinada, os dados disponíveis referentes ao agente etiológico variam de forma significativa. O agente mais comum é o *Streptococcus pneumoniae* (30% a 70%). As bactérias atípicas (*Mycoplasma pneumoniae* e *Chlamydia pneumoniae* – atualmente *Chlamydophila pneumoniae* e *Legionella pneumophila*) têm sido consideradas como agentes etiológicos em taxas que variam de 8% a 48% dos casos. O *Haemophilus influenzae* é o agente mais frequente (4% a 18%) após o *S. pneumoniae* e as bactérias atípicas, ocorrendo em adultos, principalmente em pacientes com necessidade de internação e nos tabagistas, portadores de doença pulmonar obstrutiva crônica (DPOC). Enterobactérias (*Klebsiella pneumoniae, Escherichia coli, Proteus mirabilis, Enterobacter spp.*) e *Staphylococcus aureus* são citados em 2% a 10% dos casos cada, e *Pseudomonas aeruginosa* em menos de 1%. A Tabela 139.1 apresenta os principais agentes etiológicos de pneumonias comunitárias, discriminados de acordo com a faixa etária, segundo a Sociedade Brasileira de Pneumologia e Tisiologia e a Sociedade Brasileira de Pediatria.

Em pacientes idosos, o *S. pneumoniae* é também a etiologia mais comum de PAC (40% a 60%). Nesses pacientes cresce a frequência das infecções por *H. influenzae*, bacilos gram-negativos, *S. aureus* e anaeróbios. Os agentes atípicos (clamídia, micoplasma) parecem não ocupar um papel importante entre idosos, mas *Legionella pneumophyla* pode estar envolvida em pneumonias comunitárias graves. *Staphylococcus aureus* deve ser suspeitado em pacientes idosos ou crianças após virose respiratória, sobretudo quando o padrão da pneumonia é do tipo broncopneumônico. A localização pulmonar desse agente também ocorre secundariamente a focos na pele e no tecido celular subcutâneo (furunculose, celulites, flebites em pacientes hospitalizados).

A pesquisa etiológica inicial na suspeita de PAC não é usualmente realizada, a não ser na exclusão de outra suspeita diagnóstica ou na resposta inadequada à terapia empírica. Isso porque o rendimento diagnóstico é muito baixo e é desnecessário em pacientes ambulatoriais devido à alta eficácia do tratamento empírico e à baixa mortalidade.

DIAGNÓSTICO CLÍNICO[4,7,9,12,13,16,18,21]

Pacientes com pneumonia geralmente apresentam tosse (90%), dispneia (66%), escarro (66%) e dor torácica (50%). As PAC têm sido classificadas como típicas e atípicas. Apesar de não haver estudos demonstrando com clareza a utilidade dessa classificação, seu uso pode auxiliar na seleção dos agentes antimicrobianos para o tratamento empírico, sobretudo em pacientes jovens sem comorbidades.

A síndrome típica é definida como doença de início agudo caracterizada por febre alta, calafrios, tosse produtiva e dor torácica. À ausculta pulmonar ouvem-se estertores

TABELA 139.1

Etiologia de Pneumonia Comunitária conforme a Faixa Etária (Modificado de Diretrizes da Sociedade Brasileira de Pneumologia e Tisiologia e da Sociedade Brasileira de Pediatria)	
Faixa Etária	*Agente Etiológico*
Até 20 dias	*Streptococcus* do grupo B (*S. agalactiae*) *Listeria monocytogenes* *Escherichia coli, Klebsiella sp., Proteus sp.*
3 semanas a 3 meses	*Staphylococcus aureus* *Chlamydia trachomatis* Vírus sincicial respiratório (VSR) *Streptococcus pneumoniae* *Bordetella pertussis*
4 meses a 5 anos	*Streptococcus pneumoniae* Vírus respiratórios* *Haemophilus influenzae* tipo B *Staphylococcus aureus* *Chlamydophila pneumoniae* *Mycoplasma pneumoniae*
Maiores de 5 até 65 anos	*Streptococcus pneumoniae* *Mycoplasma pneumoniae* *Chlamydophila pneumoniae*
Acima de 65 anos	Streptococcus pneumoniae Haemophilus influenzae Staphylococcus aureus Chlamydophila pneumoniae Legionella pneumophyla

*VSR, influenza, parainfluenza, adenovírus, rinovírus.
Fonte: Correa RA e cols.[6]; Nascimento-Carvalho CM e Souza-Marques HH[15]; Diretrizes brasileiras da SBPT[8].

crepitantes localizados. A radiografia de tórax mostra imagens de opacidade homogênea (Figura 139.1). Essa é uma apresentação comum da pneumonia pneumocócica, embora outras bactérias possam ter apresentação similar.

A síndrome atípica tem início subagudo e se manifesta por tosse seca, cefaleia, mialgia, diarreia. A radiografia de tórax pode mostrar um padrão alveolar e/ou intersticial, com dissociação clínico-radiológica, ou seja, com ausência de achados no exame clínico do tórax.

Em idosos, os sintomas gerais e respiratórios são menos frequentes que em adultos jovens ou podem até mesmo estar ausentes. Nesses pacientes, as únicas características são confusão mental de aparecimento súbito, mau estado geral, redução do apetite e da sede, acidentes por quedas, incontinência urinária, tonteira e diminuição ou ausência de comunicação com os parentes que convivem. Essas alterações parecem ser devidas à ação direta das toxinas do patógeno sobre o cérebro do idoso, que tem sua capacidade de reação ao estresse reduzida. Os idosos que apresentam comorbidades podem manifestar exacerbações súbitas e aparentemente inexplicáveis. Taquipneia e taquicardia podem ser as únicas manifestações nos idosos sem comorbidades e seu aparecimento pode ser precoce.

Em crianças, a diferenciação entre síndrome típica e atípica não é bem definida nas fases escolar e pré-escolar. Nesses pacientes, as pneumonias bacterianas são mais frequentemente acompanhadas de conjuntivite e otite média do que as pneumonias virais.

DIAGNÓSTICO POR EXAMES COMPLEMENTARES NÃO INVASIVOS[16,18,20-22]

Radiografia do Tórax

A radiografia do tórax é o padrão-ouro para o diagnóstico das PAC e deve ser interpretada juntamente com os achados clínicos, já que a presença de opacidades pode-se dever a outras causas.

A radiografia do tórax pode ser útil na localização de infiltrados em pacientes com exame físico normal, bem como pode ser inicialmente normal em pacientes com achados clínicos sugestivos de pneumonia. Trinta por cento dos pacientes com aids e pneumonia por *Pneumocystis carinii* podem apresentar radiografia de tórax normal no momento do diagnóstico. É comum o paciente com DPOC descompensar por infecção respiratória e iniciar o uso de antibióticos sem que haja expressão radiológica indicativa de pneumonia.

Alguns achados na radiografia do tórax são sugestivos de determinados microrganismos. Pacientes com pneumonia causada por *S. aureus* (Figura 139.2) costumam apresentar múltiplas pneumatoceles, mutabilidade rápida das lesões e derrame pleural. Pneumonia lobar com broncograma aéreo em pacientes previamente hígidos com quadro de pneumonia típica deverá ter o *S. pneumoniae* como agente causal mais provável. Pacientes com infecção por *M. tuberculosis* podem apresentar cavitações em lobos superiores. Infiltrados intersticiais no lobo inferior esquerdo em pacientes com síndrome de pneumonia atípica sugerem o *M. pneumoniae* (Figura 139.3) como provável agente etiológico. Entretanto, vários tipos de infiltrados radiológicos podem ser observados como sendo causados por diversos microrganismos. Por exemplo, consolidações incompletas são frequentes em pacientes com enfisema pulmonar. As pneumonias por *L. pneumophila* (Figura 139.4) não têm padrão radiológico definido.

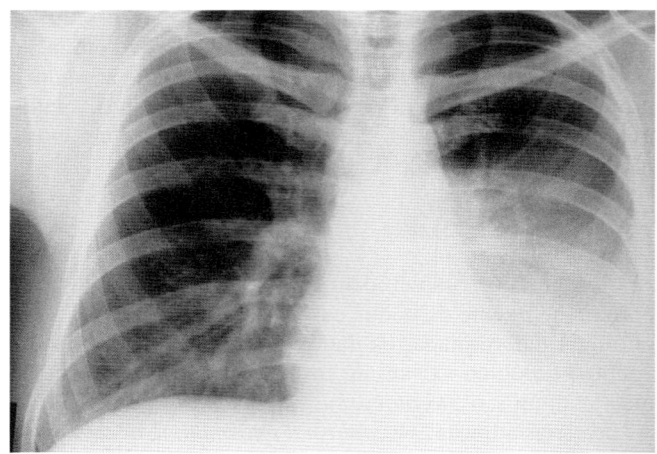

FIGURA 139.1 – Pneumonia de lobo inferior esquerdo em síndrome típica (PA). (Imagem cedida por Eucir Rabello.)

Além de sua utilidade na orientação diagnóstica, a radiografia de tórax é útil na informação do prognóstico. O envolvimento de dois ou mais lobos e a progressão radiológica do infiltrado em mais de 50% após 48 h do diagnóstico, são critérios de gravidade.

Tomografia Computadorizada do Tórax

Não é realizada de rotina. Pode ser útil na investigação de infiltrados intersticiais, massas, cavitações ou abscessos, ou em casos de pneumonia sem resposta ao tratamento inicial.

Ultrassonografia

Sua utilidade está restrita à investigação de derrames pleurais e na escolha do local apropriado para a realização de toracocentese.

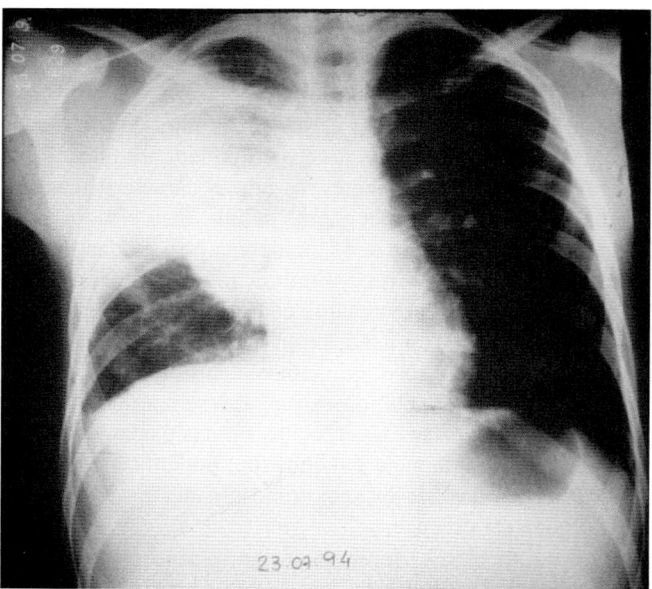

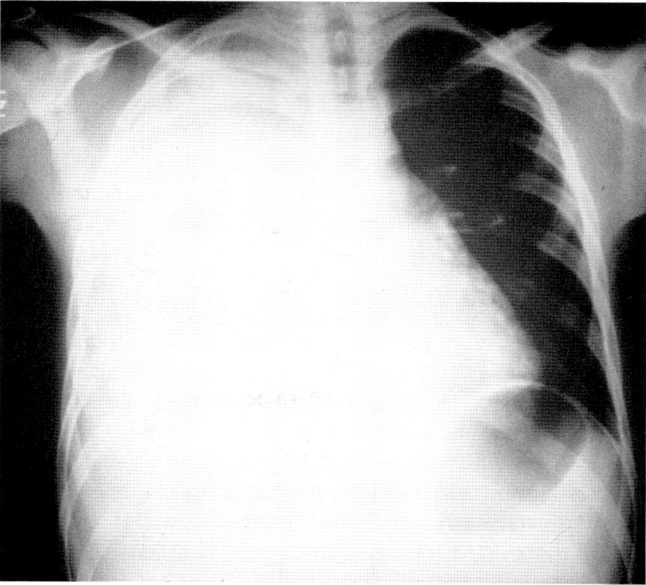

FIGURA 139.2 – Pneumonia por *S. aureus:* mutabilidade em 72 h de evolução. (Imagem cedida por Eucir Rabello.)

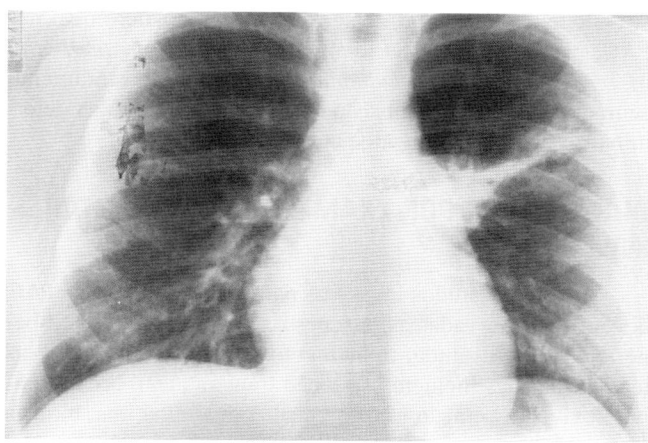

FIGURA 139.3 – Pneumonia por *M. pneumoniae:* síndrome atípica. (Imagem cedida por Eucir Rabello.)

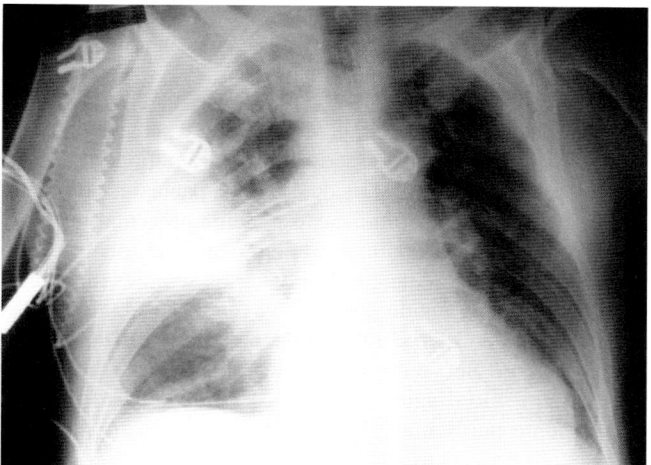

FIGURA 139.4 – Pneumonia por *L. pneumophila:* diagnóstico sorológico. (Imagem cedida por Eucir Rabello.)

Exame Direto do Escarro por Método de Gram

Tem valor controverso. A correta coleta do material necessita de treinamento específico. Muitos pacientes (40%) não apresentam expectoração. O material colhido nem sempre é aceitável. A interpretação das amostras requer treinamento. Os germes atípicos não são identificados. O uso prévio de antibiótico reduz a rentabilidade (uma única dose de ampicilina é suficiente para impedir o crescimento de bactérias sensíveis). Além disso, aguardar o resultado poderia retardar o tratamento. O problema principal encontra-se no fato de que a secreção expectorada nem sempre representa a secreção do trato respiratório inferior sem que haja contaminação da orofaringe. Para que uma amostragem do trato respiratório inferior seja representativa, deverá conter menos de dez células epiteliais e mais de 25 leucócitos por campo de menor aumento microscópico. A contaminação é mais frequente quando estão presentes dez ou mais células epiteliais por campo.

A sensibilidade e a especificidade do método são variáveis, podendo atingir de 15% a 100% e 11% a 100%, respectivamente, quando são levados em conta resultados de metanálises.

De acordo com a associação clínica, alguns achados na análise do escarro podem indicar o diagnóstico etiológico, como a presença de mais de dez diplococos gram-positivos em forma de seta correlacionando-se com pneumonia pneumocócica ou a presença de cocobacilos gram-negativos pleomórficos intracelulares sugerindo infecção por *Haemophilus influenzae.*

O exame do escarro pelo método de Gram deve, portanto, ser pedido em casos de PAC grave, especialmente naquelas com insuficiência respiratória, em pacientes que não respondem ao tratamento inicial com antibióticos e nos imunocomprometidos. Nessas circunstâncias, uma coleta adequada de escarro purulento, processada no tempo adequado (até 2 h após a coleta) e interpretada por um observador treinado, poderá ser útil.

Cultura do Escarro

O rendimento diagnóstico e a acurácia da cultura do escarro são influenciados pelos mesmos fatores descritos na pesquisa do Gram. O rendimento diagnóstico varia de 20% a 79% (em média 56%). A sensibilidade e especificidade são reduzidas pela contaminação com a flora do trato respiratório superior.

A cultura de escarro deve ser reservada para pacientes com PAC grave, naqueles em que houve falha do tratamento inicial e nos imunocomprometidos. Para que haja aumento da sensibilidade e da especificidade, a cultura de escarro deve ser analisada em conjunto com o Gram, levando-se em consideração os critérios citológicos já mencionados.

Hemocultura

Tem papel limitado no diagnóstico das PAC. Pode ser positiva em apenas 5% a 25% dos casos. Tem alta especificidade e baixa sensibilidade. Está indicada em todos os pacientes com PAC que necessitam de hospitalização. Quando positiva está relacionada à alta mortalidade. Pode ocorrer contaminação pela pele, sendo o *S. aureus* confundido como causa de PAC. Devem ser colhidas pelo menos duas amostras de sangue para cultura, com intervalo de 10 minutos, obtidas de diferentes sítios. Seu resultado pode ser influenciado pelo uso prévio de antibiótico.

Estudos Sorológicos

Os métodos sorológicos servem para detectar a evidência imunológica de infecção através da presença de anticorpos ou antígenos. São usados para o diagnóstico de PAC causada por patógenos atípicos, como *Legionella pneumophila, Mycoplasma pneumoniae, Chlamydia pneumoniae* e vírus, patógenos difíceis de serem isolados pela cultura ou outros métodos.

A análise de antígenos urinários para *Legionella pneumophila* tipo 1 apresenta sensibilidade em torno de 70% e especificidade de aproximadamente 100%, e tem-se mostrado instrumento valioso. O teste para a detecção de antígeno urinário para pneumococo (BINAX NOW) é rápido, simples e tem maior sensibilidade que os exames de escarro e as hemoculturas. Deve ser realizado em pacientes com PAC grave e tem sensibilidade que varia de 50% a 80% e especificidade de, aproximadamente, 90%. Comparado com as culturas, o estudo dos antígenos tem a vantagem de ser menos afetado pelo uso prévio de antibiótico e permanecer positivo por longo período de tempo. A maior desvantagem do diagnóstico sorológico é a necessidade de mostrar soroconversão, na maioria dos casos.

Teste de fixação de complemento com medida da IgM é o mais usado para o diagnóstico de pneumonia por *Mycoplasma*. Já um método de imunofluorescência é usado para o diagnóstico de pneumonia por *L. pneumophila* e *C. pneumoniae* (Tabela 139.2).

No manejo clínico, os estudos sorológicos não são utilizados de forma habitual e devem ser reservados para pacientes gravemente enfermos, com evolução lenta, e naqueles com falha no tratamento inicial.

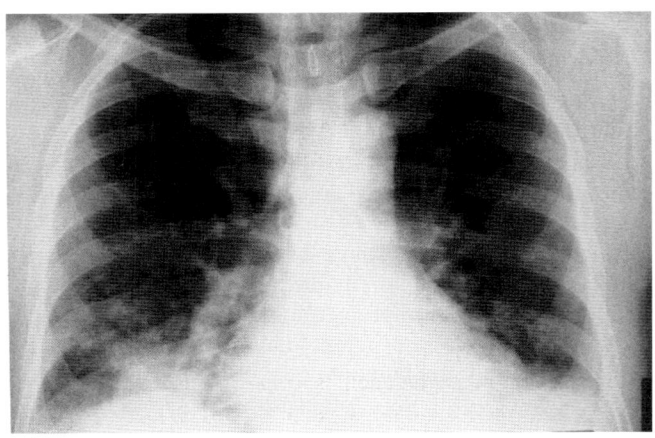

FIGURA 139.5 – Bronquiolite obliterante com pneumonia em organização (BOOP): diagnóstico diferencial (PA). (Imagem cedida por Eucir Rabello.)

PCR (*Polymerase Chain Reaction*)

Consiste na identificação de sequências de DNA que servem como marcadores da presença de organismos no escarro, sangue ou outros materiais. Apesar da alta sensibilidade e especificidade variável de acordo com o agente, é uma técnica complexa que necessita de mais estudos para ser recomendada para o uso como rotina na prática clínica. Tem sido usada com mais frequência para a pesquisa de microrganismos como *Mycobacterium tuberculosis* e *Pneumocystis carinii*.

A PCR tem o potencial de ser o teste diagnóstico ideal nas PAC, principalmente na identificação de *L. pneumophila, M. pneumoniae* e *C. pneumoniae*, e pode ter um rendimento acurado tanto na identificação dos patógenos como na determinação do antibiótico adequado.

DIAGNÓSTICO POR EXAMES COMPLEMENTARES INVASIVOS[16,18,20-22]

No uso de estudos invasivos para o diagnóstico das PAC devem ser observadas as relações risco-benefício e custo-benefício. Requer, ainda, treinamento específico. Em geral, as técnicas usadas incluem aspiração transtraqueal, broncoscopia flexível, aspiração transtorácica com agulha fina, biópsia a céu aberto, biópsia por toracoscopia e toracocentese.

A toracocentese deve ser realizada em pacientes que apresentam derrame pleural, independentemente da severidade da PAC. Os demais procedimentos devem ser reservados para pacientes com PAC grave, sobretudo nos imunocomprometidos.

Toracocentese

Deve ser realizada o mais precocemente possível, na presença de níveis de fluido superior a 1 cm na radiografia de tórax em decúbito lateral. Mais de 40% dos pacientes com PAC que necessitam de hospitalização podem apresentar derrame pleural. Tem baixo rendimento diagnóstico na identificação do agente causal, já que em muitos casos se apresenta como exsudato estéril. Quando presente o agente causal, a pesquisa pelo método de Gram e a cultura têm acurado reflexo na sua determinação. Serve ainda para a indicação de drenagem torácica em selo d'água, evitando a evolução para coleções francamente purulentas. Apesar de não haver um ponto de corte exato nos valores obtidos no líquido pleural, o pH inferior a 7 e a glicose inferior a 40 mg/dL são critérios usados para a indicação de drenagem intercostal em selo d'água.

Aspiração Transtraqueal

É pouco usada atualmente devido ao seu potencial risco de complicações, como sangramento local (1% a 3%), enfisema subcutâneo (3% a 5%), infecções no local de acesso, abscesso paratraqueal e até morte por sangramento, além da falta de profissionais habilitados à técnica. Possui sensibilidade que varia de 44% a 95% e especificidade de 68% a 100%.

Esta técnica não traz muitas vantagens sobre outras técnicas, apresenta material comparado com um escarro bem

TABELA 139.2

Diagnóstico Sorológico nas PAC			
Organismo	**Resultados**	**Sensibilidade (%)**	**Especificidade (%)**
L. pneumophila	↑ 4x ou título ≥ 1:256	40-60	96 a 99
M. pneumoniae	↑ 4x fixação de complemento	30-70	> 90
	IgM específica	75-90	> 90
	Crioaglutinina ≥ 1:64	50-60	?
C. pneumoniae	↑ 4x fixação de complemento ou título ≥ 1:64	10-100	?
	↑ 4x microimunofluorescência ou IgM[3] ≥ 1:16 ou IgG 1:512	40-95	> 80

coletado e muito inferior ao coletado por técnicas broncoscópicas. Não é indicada de rotina para os pacientes com PAC.

Broncoscopia Flexível

O uso da broncoscopia deve ser limitado a pacientes com PAC grave que serão intubados. Pacientes imunocomprometidos encontram-se com frequência nessa situação. Está indicada ainda para o diagnóstico de processos não infecciosos que podem simular PAC. Pacientes com PAC que apresentam sinais de obstrução brônquica devem ser submetidos à broncoscopia. A possibilidade de broncoscopia deve ser aventada para pacientes com PAC em que houve falha no tratamento inicial.

A especificidade da broncoscopia não é alta quando o material é aspirado pelo canal do aparelho, devido à contaminação pela flora de vias aéreas superiores. A acurácia diagnóstica é aumentada pelo uso de escova protegida e lavado broncoalveolar.

Culturas quantitativas do aspirado do tubo endotraqueal podem ser usadas como alternativa à broncofibroscopia em pacientes com PAC sob ventilação mecânica. Estudos comparando o método com lavado broncoalveolar e escovado protegido mostram boa correlação quando há crescimento de 10^5 ufc/mL ou 10^6 ufc/mL. Não é comum a ocorrência de complicações durante a broncoscopia.

Escovado Brônquico Protegido

Quando são realizadas culturas quantitativas com crescimento igual ou superior a 10^3 ufc/mL é considerado significativo, com sensibilidade que varia de 54% a 85% e especificidade de 85% ou mais. É realizado através da introdução de um cateter com escova no seu interior e extremidade ocluída com polietilenoglicol, para impedir a contaminação da amostra.

Lavado Broncoalveolar

Culturas quantitativas com crescimento igual ou superior a 10^4 ufc/mLsão significativas, com sensibilidade que varia de 38% a 58% e especificidade de 85% ou mais. Nesse caso, o aparelho é encunhado num brônquio distal e deverá ser realizada a lavagem com 120 mL de soro fisiológico, em alíquotas de 20 mL, com a obtenção de amostras correspondentes a 1 milhão de alvéolos.

Existe uma teórica vantagem de sensibilidade diagnóstica para o lavado broncoalveolar e de especificidade para o escovado. Porém, alguns estudos têm mostrado que as técnicas apresentam rendimento similar, havendo, portanto, uma vantagem de custo-benefício para a realização apenas do lavado broncoalveolar na maioria dos casos[10].

Punção Transtorácica com Agulha Fina

Este método tem sensibilidade de 33% a 80% e especificidade de 79%. Com o uso de agulha fina, tem baixas taxas de complicações. Pneumotórax ocorre em menos de 10% dos pacientes e hemoptise em 5%. Está contraindicado em pacientes com problemas na coagulação, enfisema bolhoso, hipertensão pulmonar grave, tosse incontrolável, falta de cooperação do paciente e em pacientes sob ventilação me-

cânica. Seu uso é limitado para pacientes graves, e deve-se considerar a experiência de cada grupo e a disponibilidade das outras metodologias.

Biópsia a Céu Aberto e Biópsia por Toracoscopia

Seu papel está reservado para situações em que os procedimentos menos invasivos foram ineficazes ou não foi possível realizá-los. Podem ser úteis no manejo de casos complexos, como no diagnóstico de doenças inflamatórias ou neoplásicas que mimetizam pneumonia.

RECOMENDAÇÕES PARA O USO DE TESTES DIAGNÓSTICOS[15,17] (TABELA 139.3)

Inicialmente deve ser realizada radiografia de tórax para todos os pacientes com suspeita de PAC. Nos pacientes com PAC, deve ser solicitado, ainda, hemograma completo, bioquímica sérica, saturação de oxigênio e análise dos gases arteriais, que serão mais utilizados na condução do caso que no diagnóstico propriamente dito. Em pacientes de baixo risco (jovens sem comorbidades) tratados em ambulatório, não há necessidade de nenhum exame além da radiografia de tórax. Pacientes com fator de risco devem realizar sorologia para HIV, que também deve ser considerada em qualquer paciente internado com idade entre 15 e 54 anos.

A intensidade da busca do diagnóstico etiológico das PAC deverá ser avaliada de acordo com a gravidade, a progressão e a resposta ao tratamento, o nível de imunocompetência, os riscos específicos relacionados ao paciente ou ao ambiente e na busca de agentes menos comuns.

As culturas de sangue e escarro e pesquisa de bactérias no escarro pelo método de Gram devem ser realizadas antes do início da antibioticoterapia em pacientes que serão internados. O início precoce de antibioticoterapia não deve ser retardado.

Estudos sorológicos que requerem amostras nas fases agudas e de convalescença não são úteis durante o processo agudo da doença. Alguns títulos com análise única podem ser úteis em pacientes mais doentes, como a IgM específica para *Mycoplasma pneumoniae*. A pesquisa na urina do antígeno específico para *Legionella pneumophila* é apropriada para pacientes com PAC grave.

Os estudos invasivos são reservados para os pacientes mais graves, especialmente os imunocomprometidos. A toracocentese deve ser realizada sempre que haja derrame pleural parapneumônico, em qualquer categoria de gravidade.

DIAGNÓSTICO DIFERENCIAL[1,4,11]

Deve ser realizado com tuberculose e outras micobacterioses, micoses, agentes incomuns (*Actinomyces spp., Nocardia spp., Rhodococcus equi, Pseudomonas pseudomallei, Coxiella burnetii*), bronquiolite obliterante com pneumonia em organização (BOOP) (Figura 139.5), neoplasia brônquica (carcinoma bronquioloalveolar), linfoma pulmonar, pneumonia eosinofílica, vasculites pulmonares (granulomatose de Wegener, síndrome de Churg-Strauss), pneumonite lúpica, sarcoidose, proteinose alveolar, pneumonite por drogas, pneumonite por aspiração, pneumonia lipoídica, doenças ocupacionais e pneumonite pós-radiação.

TABELA 139.3

	Radiografia do Tórax	Hemograma Completo e Bioquímica	Gasometria Arterial	Hemocultura	Gram e Cultura do Escarro	Antígeno Urinário	Sorologias	Métodos Invasivos
Recomendações para o Uso de Testes Diagnósticos								
Tratamento ambulatorial	X	X						
Tratamento hospitalar	X	X	X	X				
Pneumonia grave	X	X	X	X	X	X	?	?
Pacientes imunocomprometidos	X	X	X	X	X	X	?	?
Falência de tratamento	X	X	X	X	X	X	?	?

Fonte: Smith PR[21]..

TRATAMENTO[4,6,13,16,18]

A primeira decisão a ser tomada é quanto ao local em que ocorrerá o tratamento, que poderá ser ambulatorial, em enfermaria ou unidade de tratamento intensivo. A necessidade de uma classificação objetiva da gravidade do quadro clínico é mais bem satisfeita quando são usados critérios que permitam estabelecer de maneira objetiva taxas de risco de mortalidade e de presumível evolução desfavorável. Observando-se características como sexo, idade, comorbidades, exame físico, anormalidades laboratoriais e/ou radiológicas, obtém-se uma pontuação (Tabela 139.4) que é, então, correlacionada à estratificação por graus de risco (Tabela 139.5). Este escore fornece as bases racionais para a decisão quanto ao local mais indicado para o tratamento.

Com a finalidade de simplificar o processo de decisão, foi proposto um novo critério com um escore de seis pontos baseado em cinco fatores: CURP-65 (ou CURB-65), onde, C = Confusão mental; U = Ureia > 50 mg/dL; R = frequência respiratória ≥ 30 ipm; P (ou B) = Pressão arterial sistólica < 90 mmHg e/ou diastólica ≤ 60 mmHg; 65 = idade > 65 anos (Tabela 139.6). É dado um ponto para cada fator presente e os pacientes são então estratificados de acordo com o risco crescente de mortalidade. Como a dosagem de ureia não é disponível com presteza, utiliza-se frequentemente a avaliação sem esse elemento: critério CRB, apresentado na Figura 139.6. Segundo a Sociedade Brasileira de Pneumologia e Tisiologia, pacientes com escore 0 podem ser tratados ambulatorialmente; pacientes com escores maiores devem ser internados. Numa segunda etapa devem ser avaliadas as comorbidades descompensadas que podem indicar a internação (DPOC, alcoolismo, diabetes, insuficiência cardíaca, neoplasias, insuficiência renal, hepática e outras) e a extensão da pneumonia, medida pela radiografia de tórax e pelo efeito na oxigenação arterial. Por fim, os fatores psicossociais devem também ser considerados.

As pneumonias graves com potencial de evoluir com deterioração do quadro clínico ou com alto risco de mortalidade devem ser tratadas em regime de terapia intensiva (UTI). Para a tomada dessa decisão devem ser considerados critérios preestabelecidos, que são divididos em maiores e menores (Tabela 139.7). Em 2007 a ATS/IDSA acrescentou mais seis critérios menores (frequência respiratória > 30 rpm;

TABELA 139.4

Escore para a Avaliação da Gravidade das PAC (Sistema de Pontos segundo Fine e cols.[9a])	
Características dos Pacientes	**Pontuação**
Fatores demográficos	
Idade	< 50 anos = zero
Homem	Idade em anos
Mulher	Idade em anos (menos 10)
Casa de repouso	+ 10
Comorbidade	
Doença neoplásica	+ 30
Doença hepática	+ 20
Insuficiência cardíaca	+ 10
Doença cerebrovascular	+ 10
Doença renal	+ 10
Exame físico	
Confusão mental	+ 20
FR 30/min	+ 20
FC 125/min	+ 10
PAS < 90 mmHg	+ 20
Tax < 35°C ou³ 40°C	+ 15
Laboratório	
pH < 7,35	+ 30
Ureia 30 mg%	+ 20
Sódio < 130 mEq/L	+ 20
Glicose > 250 mg%	+ 10
Hematócrito < 30%	+ 10
PaO_2 < 60 mmHg ou SaO_2 < 90%	+ 10
Derrame pleural	+ 10

Fonte: II Consenso Brasileiro de Pneumonias em Indivíduos Adultos Imunocompetentes[22].

TABELA 139.5

Estratificação de Risco por Critério de Pontos pelo Escore de Fine e cols.[9a] – *Pneumonia Severity Index*			
Grau de Risco	**Pontos**	**Mortalidade (%)**	**Local de Tratamento**
I	Zero	0,1	Ambulatório
II	> 70	0,6	Ambulatório
III	71-90	2,8	Internação breve
IV	91-130	8,2	Internação
V	> 130	29,2	Internação

Fonte: Fine e cols.[9a] II Consenso Brasileiro de Pneumonias em Indivíduos Adultos Imunocompetentes[22].

TABELA 139.6

Avaliação de Gravidade de Pneumonia Comunitária pelo Escore CURP-65 (CURB-65)		
C	Consciência	Confusão
U	Ureia	50 mg/dL
R	Respiração	Frequência > 30 ipm
P (B)	PA Sistólica ou Diastólica	< 90 mmHg 60 mmHg
65	Idade	65 anos

Cada item conta 1 ponto. Idade isoladamente não pontua.

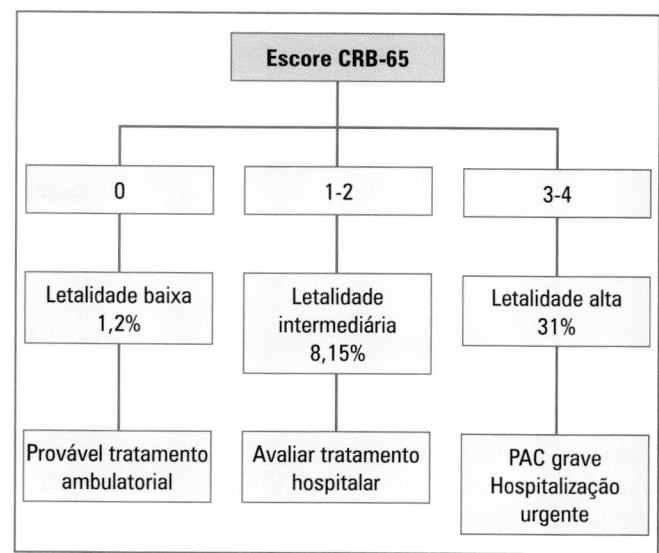

FIGURA 139.6 – Escore de avaliação CRB-65. Fonte: SBPT[23].

confusão mental; ureia > 20 mg-dL; leucopenia; trombocitopenia; hipotermia). O paciente deverá ser admitido na UTI quando presentes, pelo menos, dois dos três critérios menores ou, pelo menos, um dos dois critérios maiores. Ambos têm uma *performance* superior ao escore PSI ou CURB como preditores de admissão na UTI.

De acordo com o critério de escore CURP, os pacientes tratados ambulatorialmente (graus de risco 1 e 2) deverão ser prescritos com beta-lactâmicos ou macrolídeos ou quinolonas respiratórias. Nesse caso, a escolha deve ser orientada da seguinte forma:

- quando houver forte suspeita de *S. pneumoniae* – amoxicilina;
- quando houver forte suspeita de *Haemophilus influenzae* - amoxicilina + clavulanato ou cefalosporina de segunda ou terceira geração (cefuroxima ou ceftriaxona ou cefuroxima axetil);
- quando houver forte suspeita de atípicos – macrolídeos (azitromicina ou claritromicina ou eritromicina);
- quando houver forte suspeita de *S. aureus* comunitário – oxacilina (ou vancomicina ou teicoplanina ou linezolida, se houver possibilidade de Ca-MRSA – ver Capítulo 60 – Estafilococcias);
- quando houver forte suspeita de aspiração – amoxicilina + clavulanato ou clindamicina;

- quando houver forte suspeita de resistência elevada do *S. pneumoniae* – fluoroquinolona respiratória (levofloxacino, gemifloxacino, moxifloxacino);
- quando houver comorbidade – amoxicilina + clavulanato ou fluoroquinolona respiratória.

Em pacientes que serão internados na enfermaria, especialmente idosos ou que apresentam alterações imunitárias (alcoólatra, hepatopatas, nefropatas, desnutridos), deverá haver cobertura para pneumococos, *H. influenzae*, bacilos entéricos gram-negativos, *Legionella* ou *Chlamydia*. Esses pacientes deverão ser tratados com beta-lactâmico (cefalosporina de segunda geração – cefuroxima, ou terceira geração – ceftriaxona) + macrolídeo (azitromicina, claritromicina) ou uma quinolona respiratória isolada (levofloxacino ou moxifloxacino) ou amoxicilina com clavulanato isolada ou associada com macrolídeo.

Em pacientes que serão internados na unidade de terapia intensiva deverá ser usada uma cefalosporina de terceira (ceftriaxona ou cefotaxima) ou quarta geração (cefepima) + macrolídeo ou cefalosporina (de terceira ou quarta geração) + fluoroquinolona.

Em pacientes internados com possibilidade de pneumonia por *Pseudomonas* (doença pulmonar estrutural grave – bronquectasias, uso de corticosteroides sistêmicos, uso recente de antibióticos) deverá ser usada uma quinolona com atividade antipseudomonas (ciprofloxacino) associada a aminoglicosídeo (amicacina) ou beta-lactâmico antipseudomonas (ceftazidima, cefepima, piperacilina/tazobactam, imipeném com cilastatina) + aminoglicosídeo (Tabelas 139.8 e 139.11).

O tempo médio de tratamento será de 7 a 14 dias. Em casos de pneumonia por *M. pneumoniae* e *C. pneumoniae* o tempo de tratamento será de 14 dias. Pneumonias por *S. aureus*, *Klebsiella*, anaeróbios (necrose de parênquima) e *Legionella* devem ser tratadas por 21 dias ou mais, dependendo da evolução inicial.

TABELA 139.7

Indicação de UTI	
Sinais Menores	**Sinais Maiores**
PA sistólica < 90 mmHg	Necessidade de ventilação mecânica
PaO_2/FIO_2 < 250 mmHg	Choque séptico
Rx de tórax com envolvimento multilobar	

O tempo médio para que ocorra estabilidade clínica é de 3 dias para pacientes com risco baixo (I e II), 4 dias para pacientes com risco moderado (III) e 6 dias para pacientes com risco alto (IV e V). Os critérios para estabilidade são a resolução da febre, melhora dos sinais e sintomas respiratórios, a habilidade em tomar medicação via oral e a ausência de outros problemas médicos em atividade.

A via de administração da medicação será mudada de intravenosa para oral quando houver melhora da tosse e da dispneia, duas medidas seguidas de temperatura menor que 37,8ºC com intervalo de 8 h, decréscimo na contagem de leucócitos, e um funcionamento adequado do trato gastrintestinal que permita tal administração.

A pneumonia é dita sem resolução quando persistem 50% das imagens radiológicas após 2 semanas ou quando não há resolução completa em 4 semanas, embora certos casos possam requerer tempo de resolução mais prolongado.

TERAPIAS ADJUVANTES[14]

Melhora dos Mecanismos Efetores da Resposta Imune

Imunoglobulinas

Atualmente, as imunoglobulinas têm sido usadas para o tratamento a longo prazo de pacientes com imunodeficiência humoral. A reposição ou o aumento dos níveis de imunoglobulinas, especialmente a imunoglobulina G (IgG), pode melhorar a resposta inflamatória à presença de bactérias, bloqueando a ação das endotoxinas e facilitando a fagocitose. Entretanto, seu uso ainda é controverso e permanece restrito a pacientes com septicemia grave ou choque séptico.

Limitação da Imunopatologia

Corticosteroides

Em muitos pacientes que apresentam pneumonia, o controle da produção e eliminação de citocinas (TNF-α, IL-1B, IL-6, IL-10) é capaz de controlar e eliminar a infecção. Entretanto, em alguns pacientes, a ativação de citocinas é exagerada, indicando a necessidade de um delicado balanço entre a quantidade suficiente ou excessiva de citocinas. A resposta inflamatória sistêmica parece desempenhar um papel importante na disfunção orgânica característica da septicemia grave e do choque séptico. A modulação dessa resposta inflamatória durante a infecção parece ser um conceito atrativo.

Os corticoides podem ser eficazes na redução da inflamação pulmonar excessiva, reduzindo a lesão pulmonar, e também em alguns casos de pneumonia em que ocorre broncoespasmo, como na associação com DPOC, asma e pneumonia induzida por vírus.

Estudos clínicos randomizados controlados mostraram que o corticoide é capaz de promover a resolução dos sintomas e reduzir a duração do tratamento com antibióticos intravenosos em pacientes com pneumonia moderada ou grave. Entretanto, outro estudo semelhante não mostra efeitos benéficos na terapia com corticosteroides.

Os efeitos colaterais observados com maior frequência são hiperglicemia e hipernatremia.

Estatinas

As estatinas são capazes de modular a resposta inflamatória, resultando na redução dos níveis de citocinas. Um estudo observacional retrospectivo mostrou que o uso de estatinas é capaz de reduzir a mortalidade em pacientes com infecção grave ou septicemia. Entretanto, numa coorte prospectiva, as estatinas não foram associadas à redução da mortalidade ou à diminuição da admissão na UTI. Mais estudos são necessários para avaliar os efeitos das estatinas na pneumonia.

TABELA 139.8

Tratamento Empírico das PAC		
Ambulatório	**Internação**	**UTI**
• Beta-lactâmicos (Amoxicilina) ou • Macrolídeos ou • Fluoroquinolonas respiratórias	• Beta-lactâmico + macrolídeo ou • Fluoroquinolona isolada ou • Amoxicilina + clavulanato isolada	• Beta-lactâmico + macrolídeo ou • Beta-lactâmico + fluoroquinolona
Forte suspeita • *Pneumococo:* amoxicilina • *Atípicos:* macrolídeos ou fluoroquinolona • *Aspiração:* amoxicilina + clavulanato ou clindamicina • *Comorbidade:* amoxicilina + clavulanato ou fluoroquinolona	• *Pseudomonas:* cefepima + aminoglicosídeo • *Klebsiella* (alcoolismo): beta-lactâmicos (ceftriaxona, cefepima, piperacilina-tazobactam, imipeném)	

Obs.: Para a definição do tipo de antimicrobiano, ver o texto.

Proteína C-Ativada

Níveis reduzidos de proteína C-ativada (PCA) provocados por uma resposta inflamatória intensa podem levar a um estado de pró-coagulação e estão associados ao aumento da mortalidade em pacientes sépticos com pneumonia. Pacientes tratados com PCA podem ter um aumento da sobrevida. Entretanto, seu uso pode ser considerado somente em pacientes com septicemia grave ou com alto risco de morte. Atualmente, a PCA não é mais recomendada.

Macrolídeos

As propriedades imunomoduladoras dos macrolídeos são conhecidas. Seu uso parece melhorar o desfecho da pneumonia pneumocócica quando associado ao tratamento convencional, mesmo quando a bactéria for sensível a esse tratamento. Esse efeito parece ser mais proeminente na pneumonia pneumocócica com bacteriemia grave. Mais estudos são necessários para avaliar os efeitos benéficos dos macrolídeos nas pneumonias adquiridas na comunidade.

RESUMO

O tratamento com antibióticos apropriados é a terapia mais importante nas pneumonias. Além desses, pode haver outros alvos para as terapias adjuvantes.

As imunoglobulinas são uma terapia promissora em pacientes com septicemia grave ou choque séptico.

A proteína C-ativada pode ser usada em pacientes com pneumonia e septicemia grave ou choque séptico com escore APACHE > 25.

A adição de macrolídeos ao regime antibiótico parece ser uma estratégia interessante e promissora.

O uso de corticoides no choque séptico é consensual, enquanto seu uso em pneumonia sem septicemia grave ou choque séptico permanece incerto.

PNEUMONIA ADQUIRIDA NO HOSPITAL (PAH)[2,3,7,17,22,23]

A prevalência da PAH varia de 10% a 65% dependendo, sobretudo, das diferenças de características dos pacientes internados em distintos hospitais. É a segunda infecção hospitalar mais comum, sendo a que apresenta maior morbidade e mortalidade. Em pacientes internados em UTI é a infecção hospitalar mais comum.

Para que ocorra a infecção do trato respiratório inferior, deve estar presente pelo menos uma das três condições: alteração dos mecanismos de defesa do hospedeiro, presença de inóculo de microrganismos nas vias aéreas inferiores ou presença de microrganismo altamente virulento.

As bactérias invadem o trato respiratório inferior mediante a aspiração de secreção presente na orofaringe. Esta é a principal via de penetração. Apesar de sabido que 45% dos adultos sadios aspiram durante o sono, os pacientes que apresentam anormalidades nos mecanismos de deglutição, os que têm depressão do nível de consciência, aqueles submetidos à manipulação do trato gastrintestinal ou das vias aéreas inferiores, sobretudo na vigência de ventilação mecânica, e aqueles em pós-operatório de cirurgia abdominal têm maior probabilidade de aspirar. Outras vias de penetração de bactérias patogênicas nos pulmões são inalação de aerossóis contaminados através de equipamentos de nebulização e ventilação mecânica, principalmente em pacientes com traqueostomia ou sob intubação translaríngea; disseminação hematogênica de focos infecciosos à distância ou em região contígua; inoculação direta em indivíduos intubados (por material contaminado no circuito, por aspiração traqueal sem técnica asséptica, por uso de ambu contaminado); translocação bacteriana a partir do trato gastrintestinal para um linfonodo mesentérico e daí para os pulmões.

Uma vez atingidos os pulmões, o inóculo bacteriano determinará pneumonia em função das relações entre seu tamanho e virulência e as defesas do hospedeiro, incluindo as defesas mecânicas e as imunidades humoral e celular.

ETIOLOGIA[2,17,22]

Sofre variações de hospital para hospital e, dentro de um mesmo hospital, de unidade para unidade. Os agentes etiológicos mais frequentes são as bactérias gram-negativas aeróbias (*Pseudomonas aeruginosa* – 30,1%, enterobactérias – 14,1%, *Acinetobacter* – 13%). As bactérias gram-positivas, especialmente o *Staphylococcus aureus* (19,6%), têm sido encontradas com frequência. Anaeróbios, fungos e vírus são infrequentes.

Em pacientes hospitalizados com menos de 5 dias de internação, cresce a importância do *Streptococcus pneumoniae*, *Haemophilus influenzae*, *Staphylococcus aureus* sensível à meticilina (e, portanto, sensível à oxacilina) e enterobactérias não multirresistentes. Em pacientes internados há mais de 7 dias, principalmente em pacientes sob ventilação mecânica e em uso de antibióticos, aumenta a importância da *Pseudomonas aeruginosa*, *Staphylococcus aureus* resistente à meticilina (e, portanto, à oxacilina), *Acinetobacter* e enterobactérias multirresistentes. Alguns fatores de risco para agentes específicos são úteis na escolha da antibioticoterapia inicial.

FATORES DE RISCO[2,17,19,22]

Diversos são os fatores responsabilizados pelo aumento do risco de pneumonia, descritos a seguir

Fatores Relacionados ao Paciente

São fatores que predispõem à colonização bacteriana no trato aerodigestivo e comprometem os mecanismos de defesa do hospedeiro:

- idade avançada (> 65 anos);
- doença aguda/crônica grave;
- coma;
- desnutrição;
- hospitalização prolongada;
- hipertensão arterial;
- acidose metabólica;
- tabagismo;

925

- alcoolismo;
- DPOC;
- diabetes *mellitus*;
- uremia;
- insuficiência respiratória;
- insuficiência hepática;
- insuficiência cardíaca;
- alteração do sistema nervoso central.

Fatores Relacionados ao Controle de Infecção

A colonização pode ser facilitada pela transmissão de bactérias entre os pacientes internados através de um controle inadequado de infecções nosocomiais:

- não lavagem das mãos por profissionais de saúde antes e depois de manipularem os pacientes;
- falta de troca de luvas usadas entre o atendimento de um e outro paciente;
- uso de equipamentos de terapia respiratória contaminados.

Fatores Relacionados a Intervenções

Ventilação Mecânica (VM)

É o principal fator de risco para PAH. Devido às suas particularidades, é considerada de forma separada (pneumonia associada à ventilação mecânica). São fatores de risco específicos da VM:

- biofilme de bactérias no interior do tubo;
- vazamento ao redor do balonete;
- intubações repetidas;
- formação de condensado nos circuitos;
- aspiração traqueal inadequada;
- contaminação dos equipamentos respiratórios.

Cirurgias

O pós-operatório implica maior risco de pneumonias. São fatores de risco adicionais:

- obesidade;
- idade acima de 70 anos;
- DPOC;
- cirurgias torácicas ou abdominais altas;
- tempo de internação;
- pré-operatório prolongado;
- anormalidades nos testes de função pulmonar;
- tabagismo;
- presença de traqueostomia;
- intubação prolongada;
- desnutrição;
- medicamentos:
  - uso excessivo de sedativos e bloqueadores neuromusculares (propicia a retenção e a aspiração de secreções);
  - uso inadequado de antibióticos (seleciona germes multirresistentes);
  - uso incorreto de antiácidos e antagonistas H_2.

Sondas, Alimentação Parenteral e Posicionamento do Paciente

- *Sondas* – estagnação de secreções, maior colonização da orofaringe, aumento do refluxo, maior risco de aspiração, facilitação de sinusites hospitalares.
- *Dieta gástrica ou enteral* – maior risco de distensão, aspiração e pneumonia; manipulação do alimento com risco de contaminação.
- *Posicionamento do paciente* – os episódios de aspiração são mais frequentes quando o paciente é posicionado em decúbito supino.

DIAGNÓSTICO CLÍNICO[2,3,11,12,19,23]

Caracteristicamente, a pneumonia é definida pela presença de infiltração neutrofílica de bronquíolos e alvéolos, fagocitose, formação de abscessos e cultura quantitativa de parênquima pulmonar com concentração bacteriana acima de 10^4 ufc/g de tecido. Essa definição tem pouco valor na prática clínica. A PAH é suspeitada quando o paciente desenvolve um novo infiltrado à radiografia do tórax, ou apresenta piora em relação a infiltrados anteriores, acompanhado de alterações clínicas e laboratoriais compatíveis com infecção pulmonar: febre, tosse, expectoração purulenta e leucocitose.

DIAGNÓSTICO POR EXAMES COMPLEMENTARES NÃO INVASIVOS[2,17,19,23]

Imagem

Todo paciente com suspeita de PAH deve ter um estudo radiológico do tórax nas projeções frontal e de perfil. Esse estudo é indispensável por mostrar a natureza e a extensão dos infiltrados, além da presença eventual de complicações. Em uma fase precoce, a radiografia do tórax pode ser normal.

Em pacientes graves, as radiografias devem ser realizadas na incidência anteroposterior, com o paciente em decúbito, o que poderá prejudicar a análise nos casos de alterações pleurais como pneumotórax, derrames pleurais livres e na diferenciação do componente pleural e parenquimatoso. Doenças pulmonares agudas, como a síndrome de angústia respiratória aguda, embolia pulmonar com infarto, atelectasias, edema agudo de pulmão, broncoaspiração e reação a drogas, podem apresentar imagens semelhantes àquelas encontradas nas pneumonias.

A tomografia computadorizada de tórax pode ser útil na pesquisa diagnóstica.

A ultrassonografia do tórax pode ser útil no diagnóstico das coleções pleurais e na orientação de toracocenteses.

Exame do Escarro

A bacterioscopia pela técnica de Gram e a cultura têm valor limitado, e os resultados devem ser interpretados com reserva. Na valorização dos achados, é de fundamental importância a avaliação de sua qualidade (celularidade, concordância entre as bactérias avaliadas quantitativamente e aquelas que predominam nos esfregaços corados pelo método de Gram, presença de bactérias intracelulares acima de 5% do total de neutrófilos).

Alguns microrganismos são sempre patogênicos quando presentes no escarro: *Legionella, Chlamydia, M. tuberculosis*, vírus da influenza, vírus sincicial respiratório, vírus da parainfluenza, *Strongyloides, Toxoplasma gondii, P. carinii, Histoplasma capsulatum e Cryptococcus neoformans*. Colorações especiais deverão ser utilizadas diante da suspeita destes agentes etiológicos.

Hemoculturas

Devem ser coletadas, preferencialmente, antes do início da antibioticoterapia ou de eventuais modificações terapêuticas.

Sorologias

São de pequeno valor no diagnóstico da pneumonia hospitalar. Podem ser solicitadas nos casos suspeitos de legionelose ou de viroses.

Marcadores Biológicos de Infecção[23]

As limitações atuais dos critérios, inclusive dos critérios microbiológicos, na confirmação diagnóstica de pneumonia, têm despertado grande interesse na investigação de marcadores biológicos sugestivos da presença de infecção pulmonar.

A proteína C-reativa (PCR) pertence à família das proteínas denominadas pentraxinas. Estas proteínas se mantêm presentes no processo evolutivo dos vertebrados, o que sugere um papel central na resposta imune.

Vários estudos demonstraram sua utilização no diagnóstico de sepse em diferentes situações clínicas.

Nos pacientes com PAVM, elas se mostraram úteis na identificação daqueles que evoluiriam mal, mantendo-se elevadas no 4º dia após o início dos antimicrobianos.

A procalcitonina (PCT) é um peptídeo com 116 aminoácidos, com uma sequência idêntica à do hormônio calcitonina, sem, contudo, possuir atividade hormonal.

Além de apresentar níveis baixos ou indetectáveis em indivíduos normais, os níveis séricos estão elevados em infecções bacterianas graves e sepse, fato não observado em infecções virais, nas infecções localizadas ou em reações inflamatórias não infecciosas.

Foram relatados níveis mais elevados de PCT em pacientes portadores de PAVM, em comparação com pacientes sem pneumonia, sendo que estes níveis foram significativamente superiores nos pacientes que não sobreviveram.

Outros autores relataram que a persistência de níveis elevados de PCT apresenta valor preditivo de evolução desfavorável.

O *soluble triggering receptor expressed on myeloid cells-1* (s-TREM-1, receptor solúvel de ativação expresso em células mieloides) constitui-se em um membro da superfamília de imunoglobulinas, cuja expressão em células fagocitárias (macrófagos e neutrófilos) encontra-se aumentada em razão da presença de produtos microbianos.

Órgãos e tecidos infiltrados por estas células apresentam altos níveis de s-TREM-1.

Um estudo demonstrou que, em pacientes portadores de PAVM, o achado do s-TREM-1 no mini-LBA foi mais preciso no diagnóstico do que qualquer critério clínico, com sensibilidade de 98% e especificidade de 90%, sendo também o fator preditivo mais significativo de pneumonia.

O impacto do uso de marcadores inflamatórios (s-TREM-1, PCT e PCR), no diagnóstico de pneumonia, necessita ser investigado em novos estudos, com número maior de pacientes, antes de sua aplicação rotineira na prática clínica (grau B).

DIAGNÓSTICO POR EXAMES COMPLEMENTARES INVASIVOS[2,17,23]

Aspirado Endotraqueal

É útil em pacientes intubados ou traqueostomizados. É um exame de fácil realização e baixo custo, além de prescindir de um especialista. É uma técnica sensível, porém de baixa especificidade. A cultura quantitativa da secreção endotraqueal é o método mais utilizado. Apresenta alto valor preditivo negativo para pneumonia. Permite fazer o registro da microbiota local e estabelecer o perfil de sensibilidade aos antimicrobianos. Para pacientes internados em UTI sob prótese ventilatória é método simples, menos invasivo e não requer muita habilidade.

Técnicas Broncoscópicas

A técnica a ser escolhida é aquela que estiver acessível, padronizada no local e com equipe treinada.

Escovado Brônquico Protegido

A técnica utiliza cateter de duplo lume com escova no seu interior e extremidade ocluída com polietilenoglicol. A sensibilidade varia de 33% a mais de 95%. A especificidade, de 50 a 100%. É, portanto, mais específico e menos sensível que a aspiração traqueal.

Lavado Broncoalveolar Convencional

É a técnica broncoscópica mais utilizada na atualidade. A sensibilidade das culturas quantitativas varia de 42% a 93% (média 73%). A especificidade, de 45% a 100% (média 82%). A identificação de bactérias fagocitadas é um marcador altamente específico para pneumonia associada à ventilação mecânica.

Lavado Broncoalveolar Protegido

Associa a proteção do escovado brônquico protegido com a colheita mais abrangente do lavado broncoalveolar. Apresenta sensibilidade de 92% e especificidade de 97%.

Biópsia a Céu Aberto e Biópsia por Toracoscopia

Fica reservada para o diagnóstico etiológico das pneumonias em pacientes imunocomprometidos, sobretudo quando há rápida progressão dos infiltrados pulmonares e da insuficiência respiratória.

Recomendações para o Uso de Testes Diagnósticos[3]

Na ausência de suspeita clínica de PAH, não deve ser realizada cultura do trato respiratório. Deve ser colhida amostra do trato respiratório inferior de todos os pacientes intubados quando há suspeita do diagnóstico de pneumonia. Uma cultura estéril de secreção respiratória na ausência de um novo antibiótico nas últimas 72 horas afasta a presença de pneumonia bacteriana, sendo ainda possível a presença de infecção viral ou por *Legionella*. Todos os pacientes com suspeita de pneumonia associada à ventilação mecânica devem realizar hemoculturas.

DIAGNÓSTICO DIFERENCIAL[17]

Aspiração química sem infecção, atelectasias, embolia pulmonar, síndrome do desconforto respiratório agudo (SDRA), hemorragia alveolar, congestão pulmonar, contusão pulmonar, neoplasia, pneumonite actínica, reação a medicamentos, pneumonia intersticial aguda, pneumonia em organização criptogênica.

CRITÉRIOS DE GRAVIDADE[17,23]

São critérios estabelecidos para as PAC, estendidos ou adaptados para esta população (Quadro 139.1).

As PAH são divididas em leves, moderadas e graves:

- *PAH leve:* ausência de qualquer condição referida na Tabela 139.8;
- *PAH moderada:* presença de uma das condições referidas na Tabela 139.8;
- *PAH grave:* presença de duas ou mais condições referidas na Tabela 139.8.

TRATAMENTO EMPÍRICO[2,17]

Para o início do tratamento das PAH, devem ser consideradas a estratégia clínica e a estratégia bacteriológica. A estratégia clínica visa à terapia empírica imediata para todos os pacientes com suspeita de PAH. A seleção do antibiótico é baseada nos fatores de risco para patógenos específicos. Essa escolha deve ser modificada se não houver resposta clínica no 2º ou 3º dia, e de acordo com os achados das culturas de secreção do trato respiratório inferior.

Para a melhor decisão quanto ao esquema de tratamento, deve-se avaliar:

- se a pneumonia é de grau leve, moderado ou grave;
- se existem características específicas do hospedeiro ou um fator que o predisponha à presença de um patógeno específico;
- se a pneumonia é de início recente (< 5 dias) ou tardio (> 5 dias).

QUADRO 139.1 – Critérios de Gravidade

Frequência respiratória > 30/min
Insuficiência respiratória definida pela necessidade de mais de 35% de fração inspirada de oxigênio para manter a saturação arterial de O_2 > 90%
Envolvimento pulmonar multilobar
Pressão arterial sistólica < 90 mmHg e/ou diastólica < 60 mmHg

Classificação para o Início do Tratamento

- *Grupo 1:* pneumonia leve a moderada, início a qualquer tempo, sem comorbidades ou pneumonia grave de início recente.
  - Patógenos: *E. coli, Klebsiella sp., Proteus sp., Serratia marcescens, Enterobacter sp., H. influenzae, S. aureus* oxacilina-sensível e *S. pneumoniae.*
- *Grupo 2:* pneumonia leve a moderada, início a qualquer tempo, com comorbidades.
  - Patógenos: os mesmos do grupo 1 + patógenos específicos como anaeróbios (cirurgia abdominal ou aspiração), *S. aureus* oxacilina-resistente e fungos (coma, trauma cranioencefálico, diabetes *mellitus* e insuficiência renal), *Legionella sp.* (altas doses de esteroides), *Pseudomonas aeruginosa* e fungos (internação prolongada em UTI, sob ventilação mecânica, uso prévio de antibióticos ou corticoides, bronquectasias).
- *Grupo 3:* pneumonia grave, com fatores de risco específicos, de início recente ou pneumonia grave de início tardio.
  - Patógenos: *P. aeruginosa, Acinetobacter sp., S. aureus* oxacilina-resistente.

Esquemas de Tratamento[2,3,7,8,17,21-23]

A presença de um infiltrado radiológico novo ou progressivo mais pelo menos dois de três achados clínicos e/ou laboratoriais (febre $\geq 38°C$, leucocitose ou leucopenia, e secreção purulenta) representa o critério clínico de maior acurácia para o início do tratamento.

Uma vez estabelecido o diagnóstico de pneumonia hospitalar, é imperativo o início imediato da antibioticoterapia empírica. O conhecimento da prevalência dos germes em cada hospital e o perfil de sensibilidade dos mesmos aos antibióticos deverão nortear a escolha do tratamento empírico até que o agente esteja identificado (Tabelas 139.9 e 139.10).

Pneumonia Leve a Moderada, Início a Qualquer Tempo, sem Comorbidades ou Pneumonia Grave de Início Recente

- Cefalosporina de terceira geração sem atividade antipseudomonas (ceftriaxona ou cefotaxima) ou piperacilina/tazobactam ou ticarcilina/clavulanato ou fluoroquinolona respiratória.

Pneumonia Leve a Moderada, Início a Qualquer Tempo, com Comorbidades

- *Cirurgia abdominal ou aspiração*: piperacilina/tazobactam ou ampicilina/sulbactam ou ticarcilina/clavulanato com ou sem clindamicina ou metronidazol;
- *Coma, trauma cranioencefálico,* diabetes *mellitus, insuficiência renal*: glicopeptídeos (vancomicina ou teicoplanina).
- *Internação prolongada em UTI, sob ventilação mecânica, uso prévio de antibióticos ou corticoides, bronquectasias*: cefalosporina de quarta geração (cefepima) + aminoglicosídeo ou ciprofloxacino; carbapenêmicos (imipeném ou meropeném) + aminoglicosídeo; penicilina antipseudomonas com inibidor de beta-lactamases (piperacilina + tazobactam ou ticarcilina + clavulanato) + aminoglicosídeo ou ciprofloxacino.

TABELA 139.9

Tratamento Empírico das Pneumonias Hospitalares		
Grupos	*Principais Agentes*	*Esquemas Propostos*
1. Pacientes com: pneumonia leve ou moderada, sem fatores de risco específicos, adquirida em qualquer momento da internação ou pacientes com pneumonia grave instalada nos primeiros 5 dias de internação	*Enterobacter* *E. coli* *Klebsiella* *Proteus* *Serratia* *H. influenzae* *S. aureus* sensível à meticilina *S. pneumoniae*	• Cefalosporina de segunda ou terceira geração sem ação antipseudomonas ou • beta-lactâmico + inibidor da beta-lactamase. Em alérgicos à penicilina: fluoroquinolona ou • clindamicina + aminoglicosídeo
2. Pacientes com: pneumonia leve ou moderada, com fatores de risco específicos, adquirida em qualquer momento da internação	Além dos agentes do grupo 1, agentes específicos de acordo com os fatores de risco descritos	• Associar ou modificar o esquema do grupo 1 conforme os agentes sob risco • Anaeróbios: clindamicina ou beta-lactâmico + inibidor da beta-lactamase • *S. aureus*: associar vancomicina ou teicoplanina, conforme as características epidemiológicas locais • *Legionella*: macrolídeo ou quinolona • *Pseudomonas*: tratar como grupo 3
3. Pacientes com: pneumonia grave adquirida após 5 dias de internação	*P. aeruginosa* *Acinetobacter spp.* *S. aureus* resistente à meticilina	• Aminoglicosídeo ou ciprofloxacino associado a uma das opções: – penicilina anti-pseudomonas + inibidor da beta-lactamase – ceftazidima – cefepima – imipeném – aztreonam (não associá-lo a aminoglicosídeo) • Associar ou não vancomicina ou teicoplanina, conforme as características epidemiológicas locais

Obs.: Para a definição do tipo de antimicrobiano, ver o texto.

Pneumonia Grave de Início Tardio ou Pacientes Graves em UTI

• Cefalosporina de quarta geração (cefepima) ou penicilina de amplo espectro (piperacilina/tazobactam) + aminoglicosídeo ou ciprofloxacino.

O tempo de tratamento varia de 14 a 21 dias, dependendo da gravidade da doença, da resposta clínica e das características do patógeno infectante. Se o esquema de tratamento com antibióticos se mostra eficaz e o paciente apresenta boa resposta clínica, deve-se procurar reduzir o tempo de tratamento para 7 dias, desde que o patógeno responsável não seja *P. aeruginosa*.

Os parâmetros de melhora clínica (diminuição da febre, redução na quantidade e purulência da secreção brônquica, redução na contagem de leucócitos) devem ser avaliados em 48 a 72 horas.

A modificação do esquema de antibióticos antes de 72 h está indicada quando houver identificação do agente com redirecionamento específico do tratamento, crescimento de um germe que não estava sendo coberto pelo esquema empírico ou deterioração clínica importante nas primeiras horas após o início do tratamento. Na suspeita de pneumonia por *S. aureus* é recomendado o uso de glicopeptídeos (vancomicina, teicoplanina). Caso venha a ser isolado o *S. aureus* oxacilinassensível, substituir por oxacilina. Quando não houver resposta satisfatória a glicopeptídeos, pode-se acrescentar rifampicina ou gentamicina. As oxazolidinonas (linezolida) podem ser usadas como uma nova opção.

A monoterapia pode ser usada para pacientes com PAH severa e PAVM quando não houver a participação de patógenos multidroga-resistentes (MDR). Ciprofloxacina, levofloxacina, imipeném, meropeném, cefepima e piperacilina-tazobactam são agentes eficazes como monoterapia.

A terapia combinada deve ser usada em pacientes com suspeita de infecção por patógenos MDR. Se a terapia combinada incluir o uso de aminoglicosídeo, essa droga poderá ser suspensa com 5 a 7 dias em pacientes responsivos. O uso de antibióticos por nebulização pode ser considerado como terapia adjuvante em pacientes com infecção por gram-negativos MDR que não estejam respondendo ao tratamento sistêmico.

PREVENÇÃO[2,17,23]

Estratégias não Farmacológicas

• *Lavagem das mãos.* Deve ser realizada antes e após o contato com os pacientes, a despeito do uso de luvas.
• *Uso de luvas e capas.* Usar luvas em todas as situações de manipulação de secreções ou objetos por elas contaminados. O uso de capas é indicado em pacientes infectados ou colonizados por bactérias multirresistentes ou quando se antecipa a aspersão de secreção.
• *Aspiração traqueal.* Deve ser realizada com luvas de procedimento, com cateter estéril, de uso único. Usar solução

TABELA 139.10

Doses (Adultos) dos Principais Antimicrobianos Usados nas PAC e PAH			
Antibióticos	*Dose/Vez*	*Intervalo*	*Administração*
Amoxicilina sem ou com clavulanato	500 mg	8/8 h	VO – IV (1 g)
Azitromicina	500 mg	24/24 h	VO – IV
Claritromicina	500 mg	12/12 h	VO – IV
Eritromicina	500 mg	6/6 h	VO
Cefuroxima	500 mg	12/12 h	VO – IV (1 g 8/8 h)
Ceftriaxona	1 g (2 g)	12/12 h	IV
Levofloxacino	750 mg	24/24 h	VO – IV
Gemifloxacina	320 mg	24/24 h	VO
Moxifloxacino	400 mg	24/24 h	VO
Cefotaxima	1 g	8/8 h	IV
Ciprofloxacino	400 mg	12/12 h	IV – VO (500 mg)
Amicacina	20 mg/kg	24/24 h	IV
Gentamicina	3 a 5 mg/kg/dia	8/8 h	IV
Cefepima	1 (2) g	12/12 h	IV
Ceftazidima	1 (2) g	8/8 h	IV
Piperacilina-tazobactam	3,375 g	6/6 h	IV
Imipeném com cilastatina	500 mg (1 g)	6/6 h	IV
Meropeném	500 mg (1 g)	8/8 h	IV
Oxacilina	2 g	4/4 h	IV
Vancomicina	1 g	12/12 h	IV
Teicoplanina	400 mg	12/12 h	IV (24/24 h após 2-4 dias)

Obs: VO = via oral; IV = via intravenosa.

estéril para a remoção de secreções do cateter se necessitar reintroduzi-lo.

- *Redução dos eventos de aspiração.* Deve-se evitar a distensão gástrica. A alimentação deverá ser interrompida por 6 h, no período noturno. Pacientes sob ventilação mecânica devem ser mantidos com a cabeceira elevada.
- *Sistema de sucção infraglótica contínua.* Parece reduzir a incidência de pneumonia associada à ventilação mecânica em alguns estudos.
- *Pacientes intubados.* A pressão do *cuff* deve ser mantida acima de 20 cm H_2O para prevenir a passagem de bactérias ali alojadas, para o trato respiratório inferior.
- *Pacientes traqueostomizados.* Usar técnica estéril para trocar cânulas.

Estratégias Farmacológicas

- *Prevenção de hemorragia digestiva.* Pode ser feita tanto com sucralfato como com bloqueadores H_2.
- *Antibioticoterapia empírica.* Só deve ser administrada na vigência de indícios seguros de pneumonia. Em pacientes com traumatismo craniano fechado, admitidos na UTI, pode ser feita a administração de antibioticoterapia profilática por 24 h, no momento da intubação.

- *Clorexidina na cavidade oral.* Tem sido recomendada para o asseio da cavidade oral em pacientes de alto risco.
- *Sedação.* Deve ser realizada a interrupção diária da sedação ou uma sedação leve, com a finalidade de evitar a inibição do reflexo de tosse.
- *Insulinoterapia.* É recomendada para a manutenção dos níveis de glicose entre 80 e 110 mg/dL em pacientes internados em UTI, com o objetivo de reduzir infecções sanguíneas, tempo de ventilação mecânica, tempo de internação, morbidade e mortalidade.

CONCLUSÃO

O tratamento das pneumonias é feito a partir de uma etiologia presumida, onde é imposto um tratamento empírico. As considerações e recomendações apresentadas devem ser consideradas como genéricas, não excluindo o estudo detalhado de cada caso de pneumonia, devendo-se considerar os aspectos individuais do paciente, a experiência pessoal do médico e a epidemiologia local como fatores adicionais na condução do caso específico. Se por um lado devem ser evitados exames invasivos precoces, por outro, não se deve atrasar condutas diagnósticas necessárias. Para o bom uso dos consensos, é preciso que haja conhecimento técnico, convicção baseada na clínica, radiologia e epidemiologia, e bom senso.

REFERÊNCIAS BIBLIOGRÁFICAS

1. Aidé MA. Pneumonias Comunitárias. In: SOPTERJ (Ed.). Pneumologia – Aspectos Práticos e Atuais. Rio de Janeiro: Revinter; 2001. p.102-07.
2. American Thoracic Society. Hospital-acquired pneumonia in adults: diagnosis, assessment of severity, initial antimicrobial therapy, and preventative strategies. A Consensus Statement. Am J Resp Crit Care Med. 1995:153:1711-25.
3. American Thoracic Society. Guidelines for the management of adults with hospital-acquired, ventilator-associated, and healthcare-associated pneumonia. Am J Resp Crit Care Med. 2005:171:388-416.
4. Boldt MD, Kiresuk T. Community-acquired pneumonia in adults. Nurse Pract. 2001;26(11):14-24.
5. Cardoso AP. Pneumonias Comunitárias. In: SOPTERJ (Ed.). Pneumologia – Aspectos Práticos e Atuais. Rio de Janeiro: Revinter; 2001. p. 95-102.
6. Corrêa RA et al. Diretrizes brasileiras para pneumonia adquirida na comunidade em adultos imunocompetentes – 2009. J Bras Pneumol. 2009;35(5): 574-601. Disponível em: http://www.jornaldepneumologia.com.br/PDF/2009_35_6_11_portugues.pdf. Acessado em: jan. 2015.
7. Cross Jr JT, Campbell Jr GD. Therapy of nosocomial pneumonia. Med Clin North Am. 2001;85:1583-94.
8. Diretrizes Brasileiras em Pneumonia Adquirida na Comunidade em Pediatria – 2007. J Bras Pneumol. 2007;33(supl. 1):S 31-S 50.
9. Ethan A et al. Management of community acquired pneumonia. N Eng J Med. 2002;347: 2039-45.
9a. Fine MJ et al. A prediction rule to identify low-risk patients with community-acquired pneumonia. N Engl J Med 1997;336:243-50.
10. Kolditz M, Ewig S, Hoffken G. Management-based risk prediction in community-acquired pneumonia by scores and biomarkers. Eur Respir J. 2013;41(4):974-984.
11. Lauren Romez MD et al. Nonresolving pneumonia and mimics of pneumonia. Med Clin North Am. 2001;85:1511-30.
12. Lieberman D, Lieberman D. Community-acquired pneumonia in the elderly: a practical guide to treatment. Drugs Aging. 2000;17:93-105.
13. Mcintosh K. Community-acquired pneumonia in children. N Engl J Med. 2002;346:429-437.
14. Meijvis SCA et al. Therapy in pneumonia: What is beyond antibiotics? Neth J Med. 2011;69:21-26.
15. Nascimento-Carvalho CM, Souza-Marques HH. Recomendação da Sociedade Brasileira de Pediatria para antibioticoterapia em crianças e adolescentes com pneumonia comunitária. Rev Panam Salud Publica. 2004;15:380-87. Disponível em: http://www.scielosp.org/pdf/rpsp/v15n6/22169.pdf. Acessado em: jan. 2015.
16. Pedreira Jr WL. Diagnóstico etiológico das pneumonias adquiridas em comunidade. In: SPPT (Ed.). Pneumologia – atualização e reciclagem. Rio de Janeiro: Revinter; 2003. V. V, p. 128-32.
17. Pinheiro BV, Oliveira JCA. Pneumonia comunitária. In: Pneumo Atual. Disponível em: http://www.pneumoatual.com.br/doencas/pneumonia-comunitaria.html. Acessado em: jan. 2015.
18. Pinheiro BV, Jardim JR, Oliveira JCA. Pneumonia hospitalar. In: Pneumo Atual. Disponível em: http://www.pneumoatual.com.br/secao/per/perLeituraContinua.aspx?IDAssunto=206. Acessado em: jan. 2015.
19. Rabello E. Pneumonias comunitárias em pacientes imunocompetentes – como eu trato. Rev Fac Med Valença. 2002;1:20-23.
20. Ruiz M et al. Diagnosis of pneumonia and monitoring of infection eradication. Drugs. 2000;60:1289-302.
21. Smith PR. What diagnostic tests are needed for community-acquired pneumonia? Med Clin North Am. 2001;85:1381-95.
22. Sociedade Brasileira de Pneumologia e Tisiologia. II Consenso Brasileiro de Pneumonias em Indivíduos Adultos Imunocompetentes. J Pneumol. 2001;27(supl 1):s3-s40.
23. Sociedade Brasileira de Pneumologia e Tisiologia. Diretrizes brasileiras para tratamento das pneumonias adquiridas no hospital e das associadas à ventilação mecânica – 2 007. J Bras Pneumol. [online]. 2007;33(Supl. 1):S1-s30.

140 Prostatites

■ João Luiz Schiavini
■ Eloísio Alexsandro da Silva
■ Helce Ribeiro Julio Júnior

(CID 10 = N41.0 - Prostatite aguda; N41.1 - Prostatite crônica; N41.2 - Abscesso da próstata; N41.3 - Prostatocistite)

INTRODUÇÃO

A prostatite bacteriana aguda é uma infecção generalizada da próstata e está associada tanto com a infecção urinária quanto com a sepse. A prostatite bacteriana crônica está associada com infecção urinária baixa recorrente, com duração maior que 3 meses[6] e apresenta áreas infectadas focais dentro do ácino prostático. Fatores psicológicos também têm um papel importante no desenvolvimento ou na exacerbação da síndrome da prostatite crônica. Em alguns casos, pode até mesmo ser considerada como um distúrbio psicossomático, tudo isso por provavelmente se tratar de uma doença cuja etiologia seja multifatorial e afetar negativamente a qualidade de vida[5].

O refluxo de urina e possivelmente de bactérias para dentro dos ductos prostáticos é o mecanismo etiológico mais importante envolvido na patogênese da inflamação prostática bacteriana crônica e não bacteriana. Existem fatores de risco que permitem a colonização ou infecção da próstata por bactérias potencialmente patogênicas, tais como estenose de uretra, fimose, grupos sanguíneos específicos, sexo anal sem preservativo, infecção urinária, epididimite aguda, sonda vesical e cirurgia transuretral, especialmente em homens com urina infectada. Outro fator implicado na patogênese da síndrome da prostatite é a obstrução neurofisiológica ou anatômica que resulta em disfunção miccional com alta pressão intravesical. Outra causa de prostatite aguda bacteriana seria a biópsia de próstata transretal.

A causa mais comum da prostatite bacteriana é a família das enterobactérias gram-negativas. Os organismos mais comuns são cepas de *Escherichia coli* (65% a 80%), seguidas por *Pseudomonas aeruginosa,* espécies de *Serratia,* espécies de *Klebsiella* e *Enterobacter aerogenes* (10% a 15%). Menos frequentes são as infecções causadas por enterococos (5% a 10%). É controverso o papel da infecção por outras bactérias gram-positivas como, por exemplo, as espécies de *Staphylococcus*, que são agentes comensais na uretra anterior. Também são controversos os papéis da *Chlamydia trachomatis* e do *Ureaplasma urealyticum* como causadores de infecção na próstata[4,5].

DIAGNÓSTICO CLÍNICO

Atualmente as prostatites podem ser classificadas em quatro categorias[1a,2,4,6,7]

- *Categoria I* (prostatite bacteriana aguda, 2%-5%): é uma infecção prostática rara, caracterizada por quadro agudo de dores na região suprapúbica, flancos e períneo, acompanhado de febre, calafrios e sintomas urinários irritativos, principalmente disúria, polaciúria e urgência miccional. Além disso, também pode ocorrer retenção urinária aguda.

- *Categoria II* (prostatite bacteriana crônica, 2%-5%): é uma infecção recorrente da próstata que pode, em algumas vezes, evoluir para um quadro agudo. Apresenta um quadro variável de dor perineal, sem febre nem calafrios, acompanhada de sintomas urinários irritativos, menos intensos que na prostatite aguda. O ponto mais importante para o diagnóstico é a história de infecção urinária de repetição.

- *Categoria III* (prostatite crônica abacteriana, síndrome da dor pélvica crônica ou síndrome da próstata dolorosa, 90%-95%): essa categoria é caracterizada pela ausência de comprovação de infecção bacteriana. Por definição, os sintomas se tornam crônicos se persistirem por mais de 3 meses. Os sintomas da categoria IIIA inflamatória (prostatite não bacteriana crônica) são indistinguíveis da categoria IIIB não inflamatória (prostatodinia). O sintoma predominante foi dor, seja localizada no períneo, na região suprapúbica ou no pênis. Os pacientes ainda podem referir dor nos testículos, na região inguinal ou na lombar. Dor durante ou depois da ejaculação também pode ocorrer.

- *Categoria IV* (prostatite inflamatória assintomática): ocorre em pacientes assintomáticos com presença de leucócitos na secreção prostática ou nos tecidos prostáticos. Em geral são pacientes avaliados para rastreamento de câncer de próstata que apresentam valores do antígeno prostático específico (PSA) sérico elevado na ausência de câncer em biópsias da próstata.

As prostatites bacterianas aguda e crônica acometem menos de 5% dos homens com prostatite, sendo que a maioria apresenta prostatite não bacteriana ou prostatodinia[6].

DIAGNÓSTICO POR EXAMES COMPLEMENTARES

Em 2000, durante o Terceiro Encontro Internacional de Prostatites, foram estabelecidos graus de recomendação para a avaliação de pacientes suspeitos de prostatite crônica (Tabela 140.1)[4].

TABELA 140.1

Graus de Recomendação para Avaliação de Prostatite Crônica	
Grau de Recomendação	**Avaliação**
Obrigatório	• História clínica • Exame físico • Urina tipo I (EAS)
Recomendado	• Amostras urinárias sequenciais • Índice de sintomas (NIH-CPSI)* • Fluxometria ou resíduo pós-miccional • Citologia urinária
Opcionais	• Espermograma e espermocultura • *Swab* uretral • Urodinâmica completa • Cistoscopia • Ultrassonografia transretal • Tomografia computadorizada • Ressonância magnética • Antígeno prostático específico (PSA)

*The National Institute of Health Chronic Prostatitis Symptom Index (NIH-CPSI)[3].

Atualmente, as amostras de urina sequenciais (teste de Meares-Stamey) não são mais obrigatórias, podendo ser substituídas, devido à melhor relação custo-benefício, pela análise única das amostras pré e pós-massagem prostática.

A diferenciação das quatro categorias depende da análise do líquido prostático, que inclui microscopia (leucócitos, grumos de células inflamatórias, debris mucosos, corpos lipídicos ovais e macrófagos) e cultura para identificação de uropatógenos comuns.

A prostatite bacteriana aguda (categoria I) é diagnosticada por apresentar, além dos sinais clínicos, secreção prostática purulenta e com cultura positiva. A prostatite bacteriana crônica (categoria II) apresenta cultura da secreção positiva, mas com ausência de infecção urinária e sinais sistêmicos de infecção. A prostatite não bacteriana (categoria III) apresenta cultura negativa da secreção prostática, mas ela tem aspecto microscópico sugestivo de inflamação. Pode apresentar também leucócitos no líquido seminal, secreção prostática ou após massagem prostática. A prostatite inflamatória assintomática (categoria IV) pode ser diagnosticada em homens assintomáticos, com achados inflamatórios na biópsia prostática ou na análise da secreção prostática.

DIAGNÓSTICO EPIDEMIOLÓGICO

Prostatite é o diagnóstico urológico mais comum em homens abaixo dos 50 anos de idade, e o terceiro diagnóstico urológico mais comum em homens acima dos 50 anos (depois da hiperplasia benigna da próstata e do câncer de próstata), representando 8% das consultas ambulatoriais de urologia. Aproximadamente 10% dos homens entre 20 e 74 anos apresentam dor ou desconforto perineal ou durante a ejaculação. Estes sintomas seriam suficientes para que fossem caracterizados como portadores de prostatite crônica. Pacientes com diabetes, cirrose e imunossupressão estão mais sujeitos a desenvolver o quadro de prostatite[1].

TRATAMENTO[1-2,5,6,8,9]

A era moderna do tratamento da prostatite iniciou-se nos anos 1960, com a descrição das amostras sequenciais de urina por Mears e Stamey. Devido a isso, a massagem prostática como o principal tratamento das prostatites foi abandonada, e o tratamento com antibióticos foi racionalizado para os pacientes com cultura positiva. Atualmente, o tratamento com antibióticos é o mais prescrito para as síndromes de prostatite crônica, independentemente do resultado da cultura de secreção prostática[8]. Alguns estudos indicam uma melhora em 40% dos pacientes com prostatite crônica sintomática com tratamento empírico com antibióticos.

Apesar de as sulfonamidas terem sido as drogas mais usadas no tratamento das prostatites, atualmente as fluoroquinolonas têm demonstrado os melhores resultados terapêuticos, especialmente em prostatites crônicas por *E. coli* e outros membros da família das enterobactérias (Tabela 140.2).

TABELA 140.2

Tratamento com Antibióticos para a Prostatite Aguda e Crônica		
Antimicrobianos	**Dose (mg)**	**Tempo (semanas) Aguda/Crônica**
Ciprofloxacino	500, de 12/12 h	4 a 6/12 a 16
Ofloxacino	400, de 12/12 h	4 a 6/12 a 16
Levofloxacino	250, de 24/24 h	4 a 6/12 a 16
Sulfametoxazol/ trimetoprima	160/800, de 12/12 h	12

Alguns pacientes com prostatite crônica podem se beneficiar com 4 a 6 semanas de tratamento[8].

O uso de alfa-bloqueadores pode melhorar a obstrução infravesical e diminuir o refluxo intraprostático. Os alfa-bloqueadores podem ser associados a relaxantes de músculo esquelético e calor local; entretanto, não existem até o momento ensaios clínicos que comprovem sua utilidade.

Anti-inflamatórios não esteroides, corticoides e drogas imunossupressivas teoricamente diminuiriam a resposta inflamatória e poderiam melhorar os sintomas. Mas da mesma forma que o uso de antiandrógenos (incluindo os inibidores da 5-alfa-redutase), são de uso empírico.

Alguns raros pacientes parecem melhorar com a massagem prostática, mas não há consenso sobre os resultados e tampouco do mecanismo de ação. Provavelmente, ejaculações repetidas causariam o mesmo efeito.

Tratamentos com fisioterapia, calor local, massagem, compressão isquêmica, injeções anestésicas, acupuntura, neuromodulação, exercícios de relaxamento, ioga e hipnose têm apresentado resultados modestos. Talvez o tratamento com *biofeedback* para combater a pseudodissinergia do detrusor seja mais racional.

É importante lembrar que, atualmente, a cirurgia não tem mais papel importante no tratamento das síndromes de prostatite crônica, a não ser em casos muito específicos, como a presença de fístulas ou abscesso prostático.

PROFILAXIA

Não existe profilaxia eficaz para os quadros de prostatite. Quando os episódios recorrentes de infecção ocorrem apesar da antibioticoterapia, pode-se usar antimicrobiano supressivo, como sulfametoxazol + trimetoprima (SMX-TMP), um único comprimido diário, ou nitrofurantoína, 100 mg/dia, ou ciprofloxacino, 250 mg/dia. Nos casos em que se possa caracterizar uma anomalia anatômica como causadora dos quadros de prostatite de repetição, está indicada a correção cirúrgica como, por exemplo, o uso de sonda vesical por obstrução infravesical por hiperplasia prostática benigna.

REFERÊNCIAS BIBLIOGRÁFICAS

1. Brede CM, Shoskes DA. The etiology and management of acute prostatitis. Nat Rev Urol. 2011;8:207-12.
1a. Engeler DS et al. EAU Guidelines on chronic pelvic pain, European Association of Urology. 2014. Disponível em: http://www.uroweb.org/gls/pdf/26%20Chronic%20Pelvic%20Pain_LR.pdf. Acessado em: jan. 2015.
2. Fall M et al. EUA Guidelines on Chronic Pelvic Pain. Eur Urol. 2010;57:35-48.
3. McAninch J, Tanagho EA. Urologia Geral de Smith, 17ª ed. Porto Alegre: Artmed; 2010.
4. Matheus WE. Prostatite I – Aspectos gerais. In: Guia Prático de Urologia. 2ª ed. Rio de Janeiro: Editora Segmento; 2003. p. 27-29
5. Nickel JC. Prostatitis and related conditions. In: Campbell's Urology. 8th ed. Philadelphia: WB Saunders; 2002. p. 603-26.
6. Ramakrishnan K, Salinas RC. Prostatitis: acute and chronic. Prim Care. 2010;37:547-63, viii-ix .
7. Schaeffer AJ. Classification (Traditional and National Institutes of Health) and demographics of prostatitis. Urology. 2002;60(suppl. 6A):5-7.
8. Silva ECG, Neto ACL. Prostatite II – Tratamento. In: Guia Prático de Urologia. 2ª ed. Rio de Janeiro: Editora Segmento; 2003. p. 31-32.
9. Wagenlehner F, Roscher K, Naber KG. Practice management of chronic bacterial prostatitis with levofloxacin. Aktuelle Urol. 2011;42:184-89 .

141 Raiva

■ **Paulo Francisco Almeida Lopes**

(CID 10 = A82 – Raiva; A82.0 – Raiva silvestre; A82.1 – Raiva urbana; A82.9 – Raiva não especificada; Z20.3 – Contato com e exposição à raiva; Z24.2 – Necessidade de imunização contra a raiva)

HISTÓRICO

A raiva é uma encefalomielite viral aguda, progressiva, com prognóstico quase sempre fatal. Há poucos casos citados na literatura como curados. É a mais temida das zoonoses por ser a de maior taxa de mortalidade e atingir principalmente mamíferos; é marcante a infecção de quirópteros, canídeos, felinos, herbívoros e ocasional em homem e aves. Além da enorme importância médica, é grande também a econômica, pela considerável perda de fontes proteicas, pela interferência com o turismo e mesmo com os esportes.

A referência mais antiga de raiva humana encontra-se no código Eshununna, da Babilônia, na Mesopotâmia de 2300 a.C.; os babilônios estabeleceram multas para os donos de cães "loucos" que mordessem alguém. Demócritos (500 a.C.) fez a primeira descrição da raiva animal; Aristóteles (355 a.C.), a descrição indiscutível da doença e do modo de transmissão entre animais; Cardamus (século I d.C.) acreditava na presença de um veneno, na saliva do cão, que causava raiva. E. Celsius (Aulus Cornelius Celsius) reconheceu a hidrofobia como sinal clínico e usou o termo "vírus" na saliva do cão, cuja infectividade só foi comprovada em 1804 por Zinke. Recomendava, como Demócrito, a cauterização da ferida com ferro quente, após a imediata retirada do tecido e a imersão da vítima em uma piscina. Essa técnica foi usada até a metade do século XIX, porém cauterizando com ácido nítrico. A primeira descrição detalhada da raiva humana, considerando inclusive que raramente a doença se manifestava antes do 20º dia pós-mordedura, e que a maioria dos casos ocorria após 30 dias e, em muitos, de 4 a 6 meses, foi feita em 1546, por Girolando Fracastoro. Documentos da era de Colombo sugerem que mordidas de morcegos levavam marinheiros e soldados à loucura e que os nativos cauterizavam ou lavavam as feridas para evitar a doença[1,6,9].

No final do século XIX, cresce o conhecimento sobre a ação do "vírus" no sistema nervoso. Culmina com a era da profilaxia pós-exposição, iniciada por Pasteur, em 1884, ao provar que passagens sucessivas do agente denominado "vírus fixo" em cérebro de coelho atenuava a infecção, e doses crescentes do material obtido protegia animais sadios, ao contrário do encontrado na comunidade, que nomeou "vírus de rua". Em 1889, Babes e Leppque introduzem o soro antirrábico heterólogo obtido de equinos. Em 1903,

Negri descreve o corpúsculo de inclusão em células do cérebro de animais raivosos e considera-o como protozoário. Remlinger, em 1903, e Barrat, em 1904, descrevem o agente como partícula ultra-microscópica, ficando definida a importância do cão na transmissão e como vítima da doença[8,9].

No Brasil, Parreira Horta e Figueiredo, em 1911, ao estudarem a epizootia que ocorrera de 1906 a 1908 em Biguaçu, Santa Catarina, conseguiram transmitir a doença, experimentalmente, ao inocular material de SNC de animal doente em bovinos e equinos. Parreira Horta concluiu que era doença nova, semelhante em pontos à meningoencefalite Saxe e à raiva, produzida por um vírus, mas não reconheceu como raiva. Na época só se conhecia raiva em cão; não tinha cão raivoso não era raiva[36]. Entretanto, Carini (1911) valorizou a opinião dos colonos de Santa Catarina, notou a desproporção entre cães e herbívoros doentes e chegou à conclusão de que o vírus era o rábico e transmitido por morcego.

Essa hipótese foi confirmada por Haupt e Rehaug, veterinários alemães que em 1914 a 1918 foram contratados pelo governo brasileiro para estudar a epizootia que assolava rebanhos no sul do país. Eles inocularam suspensão de bulbo cerebral de morcego em um coelho e uma cobaia, que adoeceram 13 dias após[38]. O morcego era o, atualmente denominado, *Artibeus lituratus*, frutívoro. Hurst e Pawan atribuíram ao *Artibeus planirostrum trimitalis*, que também é frutívoro, a transmissão da raiva paralítica observada em bovinos e no homem sem intervenção do cão, em Trinidad. Em 1929, Blanc de Freitas infectou com vírus fixo e de rua morcegos *Phillostomidae* e *Embalonuridae*, respectivamente onívoros e insetívoros. Em 1933, Esperidião de Queiroz e Alvaro Salles, do Instituto de Biologia Animal do Rio de Janeiro, publicam no Jornal do Commercio de 10 de setembro de 1933 os resultados de suas pesquisas em Mato Grosso[38]. Demonstram que morcegos inoculados com o vírus da raiva bovina, mesmo sem apresentarem sintomas rábicos, puderam transmitir a infecção a bovinos sadios em 1 a 4 meses após a inoculação.

Ainda em 1933, Queiroz Lima, na Vila de Camboriú, Santa Catarina, intenso foco de raiva, encontrou um *Desmodus rotundus* morto e, 1 mês após, um outro da mesma espécie alimentando-se em uma vaca, ambos no mesmo estábulo. Verificou que eram portadores naturais do vírus ao inocular material de cérebro e glândula salivar em vitelo e coelho, que vieram a adoecer. Os estudos por ele desenvolvidos em Mato Grosso e Santa Catarina utilizando *Desmodus rotundus,* além daqueles realizados em Itacuruçá e Campo Grande, no Rio de Janeiro, com essa espécie de morcegos trazidos de Guabiruba do Norte, município de Brusque, comprovam que são esses morcegos os principais transmissores da raiva para herbívoros[38].

Em 1911, Semple introduz a vacina atenuada por passagens sucessivas em sistema nervoso de carneiro adulto, substituída pela avianizada obtida por Powell e Culbertson, em 1950. Ambas, a Semple, por ser indutora de acidentes neuroparalíticos, e a avianizada, por menor potência imunogênica, foram substituídas, em 1955, pela Fuenzalida-Palácios, obtida em cérebro de camundongos recém-natos, que foi desativada em 2005, pelo risco de causar efeitos adversos neurológicos[1,2]. Em 1962, Matsumoto confirma o vírus em microscopia eletrônica, o qual, em 1963, foi incluído na família Rhabdoviridae. Em 1964, Kissiling propagou o vírus em células diploides humanas, propiciando um novo tipo de vacina mais imunogênica. Em 1969, foi iniciada a imunização passiva com gama-globulina hiperimune humana[42,43]. No período de 1957 a 2000, foram descritas várias espécies de morcegos não hematófagos infectados com vírus rábico.

ETIOLOGIA E EPIDEMIOLOGIA

A palavra raiva, usada desde a Antiguidade, provém do latim *rabare,* que é relacionada com *rabhas*, do sânscrito, que significa violência. A correspondente em grego é *lyssa*, da qual advém o nome do gênero. A família Rhabdoviridae apresenta três gêneros que infectam animais – o *Lyssavirus*, o *Vesiculovirus* e o *Ephemerovirus* – e um infectante de plantas. O gênero *Lyssavirus*, por análise dos genes que codam para glicoproteína e nucleoproteína e por diferirem na patogenicidade e na imunogenicidade, contém sete genótipos, distribuídos em dois filogrupos, e quatro ainda a serem genotipados. No filogrupo 1 estão o vírus rábico clássico (RABV) e seis genotipos relacionados com raiva; o filogrupo 2 contém dois genotipos[28,40,41,53]. O vírus rábico (RABV) tem distribuição mundial em potenciais vetores carnívoros. Apesar das campanhas de controle por vacinação antirrábica, ainda persiste, em áreas urbanas, a raiva canina e, eventualmente, a felina. No meio rural, a raiva ocorre em herbívoros na América do Sul, e principalmente no Brasil. Somente nas Américas do Sul e Central e no México o RABV circula nas três espécies de morcegos hematófagos: no principal, o *Desmodus rotundus*, e nos *Diaemus youngi* e *Diphylla ecaudata*[21,33]. Os seis genótipos relacionados com a raiva, do filogrupo I e do filogrupo II, têm distribuição limitada a certas áreas geográficas na Europa, Austrália e África. Não há soroneutralização entre os filogrupos, portanto as vacinas contra a raiva clássica filogrupo I não imunizam contra os do filogrupo II. São também chamados vírus de morcego porque são todos, com exceção do Mokola, zoonoses de morcegos frutívoros ou insetívoros e por eles transmitidas. Afora o vírus de Lagos (LBV) e o vírus do OesteCaucasiano (WCBV), todos já causaram infecção no homem. A Tabela 141.1 apresenta a distribuição geográfica desses genótipos.

Os *Lyssavirus* são constituídos por RNA e têm a forma de um projétil de arma de fogo. A partícula completa inclui o nucleocapsídeo helicoidal, contido em um envelope lipoproteico de onde se projeta a proteína G. Essa substância é indutora de anticorpo neutralizante, está relacionada com a integração celular e é a determinante dos sorotipos virais[21,40,42,43,46]. O rabdovírus é inativado em pH menor que 4 e maior que 10, em temperatura acima de 60°C, sendo estável por vários dias entre 0°C e 4°C. É destruído por compostos de amônio quaternários, solução de sabão a 1%, iodo a 5%, solventes orgânicos a 45% (álcool, éter e clorofórmio), detergentes, formol, beta-propiolactona, ultravioleta, enzimas proteolíticas e luz solar.

TABELA 141.1

Filogrupos e Genótipos do Lyssavírus: Distribuição Geográfica	
Filogrupos	*Genótipos do Lyssavirus*
I	Tipo 1 – vírus rábico (RABV) (mundial)
II	Tipo 2 – vírus do morcego de Lagos (LBV) (Nigéria)
II	Tipo 3 – vírus Mokola (MOKV) (Nigéria)
I	Tipo 4 – vírus Duvenhage (DUVV) (África do Sul)
I	Tipo 5 – vírus do morcego europeu I (EBLV-1) (Espanha, França, Holanda até a Rússia)
I	Tipo 6 – vírus do morcego europeu II (EBLV-2) (Holanda, Reino Unido, Suíça, Finlândia)
I	Tipo 7 – vírus do morcego australiano (ABLV) (Austrália)

Vírus não classificados
Vírus Aravan – (ARAV) (Quirgstão)
Vírus Khujand – (KHUV) (Tajiquistão)
Vírus Irkust – (IRHV) (Rússia)
Vírus do morcego do oeste caucasiano – (WCBV) (Rússia)

Fonte: Referências: 10, 33, 36, 40, 41, 46, 53.

A transmissão do "vírus de rua" é feita, primordialmente, pela mordida de animal raivoso ou no período prodrômico e por contato de saliva infectada com ferida de pele recente, ligada ou não à arranhadura; a de gato é sempre profunda[24]. Pele intacta parece impermeável ao vírus, mas a pele com lesão recente, bem como as mucosas oral, nasal, ocular e genital, podem ser porta de entrada por lambedura de animal; as mucosas humanas são muito mais finas e friáveis que as de animal e contêm os receptores para o vírus rábico. A transmissão por inalação de aerossóis contendo o vírus rábico consta na literatura em duas situações[20,30-32,43,44]: penetração em cavernas densamente povoadas por morcegos, ainda que contestada por alguns autores, e manipulação laboratorial de vírus rábico sem medidas de biossegurança adequadas e prévia imunização. Por iatrogenia, foram descritos nas décadas de 1980 e 1990, oito casos por transplante de córnea[7,8] e, em 2004 e 2005, sete casos por transplantes de órgãos dos doadores dos quais não se conhecia história clínica *ante mortem*[29,34,54].

A inter-humana foi descrita em 1996, na Etiópia[29]: uma mulher cujo filho morreu de raiva, mordeu-lhe o dedo; e uma criança que beijara repetidamente a boca da mãe doente. A transmissão vertical, conhecida entre animais, foi descrita no homem em 1985, em Ankara[50]. Transmissões esdrúxulas, difíceis de comprovar, porém, já descritas em literatura são[16,34,50,54]: ingestão de carne ou leite não pasteurizado de animal raivoso; manipulação de carcaças de cão e gato; e, no Brasil, há relato de dois casos de transmissão por bestialismo, um no Espírito Santo, na década de 1980, em adolescente que mantinha relações sexuais com uma cabra, e outro em São Paulo, em 1997, que se deixava lamber e morder, por cão, na genitália[34].

A raiva é enzoótica em todos os continentes, com exceção da Antártica. Embora alguns países desenvolvidos tenham eliminado o ciclo urbano, em muitos outros e nos em desenvolvimento persistem os ciclos epidemiológicos urbanos e silvestres. Apesar de ser doença prevenível desde Pasteur (1886), ainda constitui um grande problema de Saúde Pública Mundial[19]. Morrem por ano, embora haja subnotificação, cerca de 55.000 doentes, ou seja, uma pessoa a cada 10 minutos[35]. Ainda que não se conheçam os verdadeiros reservatórios na natureza, no ciclo urbano o principal transmissor é o cão, seguido em frequência pelo gato e a grande ascendente importância de morcegos[11,14,15,28]. No ciclo silvestre, além do morcego, dependendo da área considerada, têm importância: raposa, lobo, coiote, chacal, gato-do-mato, jaritaca, guaxinim, mangusto, cangambá, macaco[9]. Sabe-se que o cão e o gato eliminam vírus na saliva 5 a 10 dias antes de adoecerem e admite-se tempo maior para morcegos[43,44].

O vírus parece encontrar, principalmente nos morcegos hematófagos, o melhor transmissor. O vampiro mais comum no Brasil, o *Desmodus rotundus*, é séria ameaça aos mamíferos domésticos, em especial herbívoros. Calcula-se que em áreas enzoóticas exista uma população de 70 milhões de reses em risco de infecção e que a frequência de ataques por morcego varia de 6% a 52%. O *Diaemus youngi* e o *Diphylla ecaudata* têm menor importância porque se alimentam preferencialmente em aves. A transmissão por morcegos não hematófagos (piscívoros, frutívoros, insetívoros, nectarívoros, sanguívoros, carnívoros e onívoros) é acidental, por manuseio inadequado do animal moribundo, tanto em área urbana quanto rural. No Brasil, 27 das 140 espécies não hematófagas já foram encontradas com raiva[45,46,49].

Em uma série histórica do Ministério da Saúde (MS), abrangendo o período de 1980-2011, foram notificados 1.457 casos de raiva humana[14]. Na primeira década, 1980 a 1989, o cão foi responsável por 83% dos casos, o morcego por 4%, o gato por 3%, animais silvestres terrestres por 2%, ignorado em 8%. Na segunda década, o cão caiu para 73%, o morcego subiu para 12%; e, na terceira década, de 2000 a 2011, dos 166 casos, 47% foram caninos e 45%, morcegos; 4%, silvestres terrestres; 2%, felinos; 1%, herbívoro e 1%, ignorado. Nessa série, nota-se uma importante queda no número de ignorados e a presença crescente de 2% a 4% na transmissão de silvestres terrestres (primata: 16 casos, guaxinim: um caso, canídeo: 15 casos, sendo o último em 1993), todos na região Nordeste, em Goiás e Mato Grosso. Não é especificado se os morcegos são ou não hematófagos[49,51,52].

Entretanto, num demonstrativo de raiva silvestre num período de 2002 a 2010 os não hematófagos têm predomínio importante sobre todos os outros animais. Todavia, com base em fatos anteriores e no que ocorre na América Latina, nas áreas mais pobres, incluindo as do Brasil, é de admitir-se que predominem os casos de transmissão por hematófagos[6,13,24,36]. A mordedura de morcegos hematófagos tem formato elíptico, com cerca de 0,5 cm no maior eixo, é quase sempre indolor, ocorre à noite e permanece sangrando por algum tempo[36]. A saliva do hematófago contém uma substância (desmoteplase) com propriedade anticoagulante, mas não foi provado o caráter anestésico[33,37,49]. Os morcegos normais sempre se alimentam após alcançar um equilíbrio harmônico de contato com o animal em repouso; é frequente retornarem ao mesmo animal e ao ferimento em dias subsequentes. Não atacam durante o voo e, no homem, as lesões acontecem em áreas descobertas, principalmente em membros e cabeça. As mordidas dos não hematófagos são defensivas, dolorosas e irregulares e só ocorrem quando são molestados[35,45,46].

A raiva animal e humana é problema de saúde pública importante, em ordem de frequência, no Norte, Nordeste, Centro-Oeste, Sudeste e, no Sul, no noroeste do Paraná. Oitenta por cento dos casos ocorrem nos estados do Pará, de Rondônia, Maranhão e Bahia. No Sudeste, predominava no Espírito Santo. No estado do Rio de Janeiro não havia relato de casos humanos desde 1985, mas em 2006 dois casos de raiva humana foram notificados nesse estado[51]. Em uma série histórica do MS, no período de 1983 a 2003, foram notificados 625 casos de raiva canina, 77 de felina, seis de caprina, 1.690 de bovina, 159 de equina, duas de suína e 47 incluindo morcego, coelho e gambá. Em 2004 e 2005 houve um surto de raiva nos estados do Pará (39 casos) e do Maranhão (28 casos), e a transmissão foi por morcegos hematófagos. Em 2010 ocorreram dois casos no Ceará, um transmitido por cão e outro por sagui e, em 2011, houve dois casos em São Luís, Maranhão. Nenhum desses pacientes foi tratado com o novo esquema proposto pelo Ministério da Saúde (ver adiante).

No período de 1998 a 2000, dos 83 casos de raiva humana, no Brasil, cerca de 72% não receberam nenhum tipo de tratamento profilático antirrábico, seja por desconhecimento da necessidade dele, seja por falta de acesso a serviço de saúde. E 19 que foram atendidos morreram por conduta profilática inadequada ou por abandono[11,13,14]. O número de óbitos por raiva no Brasil caiu de 73 em 1990 para três em 2011, sem dúvida mérito das campanhas de vacinação sistemática de cães e gatos e melhora no sistema de vigilância.

A raiva no cão, após período de incubação de 10 dias a 2 meses, tem manifestações iniciais diversas, incluindo[3,9,12,39,40]:

- alterações de conduta: o animal torna-se arredio, taciturno, procurando com frequência a obscuridade ou, então, agita-se caminhando sem cessar, não mais atende às solicitações, tendo respostas exacerbadas a pequenos estímulos;
- anorexia, micção frequente, seguida de excitabilidade;
- agitação, dificuldade micção ou defecação, autoestímulo de órgão genital;
- excitabilidade, agitação exagerada levando à agressividade, autoflagelação, prurido intenso, perda da seletividade alimentar, mordendo indiscriminadamente animais, objetos e o próprio dono ou familiares;
- sialorreia como se estivesse engasgado, por paralisia da musculatura de deglutição;
- mudança de timbre do latido por paralisia de corda vocal;
- andar serpenteando com a cauda entre as patas;
- mudança de uma característica da raça;
- paralisia de cabeça, pescoço ou membros;
- incoordenação motora, aerofobia, hidrofobia;
- fuga do ambiente familiar.

O cão vadio torna-se agressivo. A evolução até paralisia e morte estende-se de 1 a 11 dias. No gato, as manifestações são quase sempre de tipo agressivo, furioso, caminhando para a paralisia do terço posterior em 2 a 4 dias. Nos herbívoros e suínos, as manifestações de agitação ocorrem junto com paralisias de membros posteriores, ou então como em qualquer outro animal, sob a forma paralítica precoce, a chamada "raiva muda"[43,51].

Os morcegos apresentam mudança em comportamento como, por exemplo, voo diurno, colisão com obstáculos, agressividade, paralisia precoce com perda da capacidade de voo, mas mantendo a de se arrastar por superfícies planas ou rugosas por 3 ou 4 dias. A raiva pode ser considerada como um mecanismo de controle das populações de morcegos. Um dos eventos compatível com o fato é a presença de vários cadáveres em cavernas, como se estivesse ocorrendo epizootia. Não são conhecidos predadores[30,31,33,46,52].

PATOGENIA

O rabdovírus não faz viremia. Uma vez inoculado, replica em células musculares no local da inoculação, é liberado no espaço extracelular, atinge as placas mioneural e neurotendinal, migrando centripetamente através dos axônios dos nervos periféricos; replica neles e, em 60 a 72 horas, atinge e replica nos gânglios das raízes dorsais. Considera-se que os receptores de acetilcolina sejam também adesinas para a glicoproteína viral. É durante a replicação muscular que a conduta terapêutica pós-exposição inativa o vírus. Após a penetração no nervo não há mais bloqueio ou inativação por anticorpo homólogo ou heterólogo. Com uma replicação de baixo nível e a fixação, em curto espaço de tempo, há pouca expressão dos antígenos de superfície do vírus, resultando em falta de resposta do sistema imune inato.

Muitos neurônios estão além da barreira hematoencefálica e os nervos periféricos não portam moléculas de classe I do MHC, além do que a bainha de mielina impede a exposição dos antígenos virais. Esses mecanismos facilitam o vírus a evadir-se do sistema imune do hospedeiro. Não há, portanto, estímulo à imunidade celular, nem à adquirida dependente de células T CD4, capaz de bloquear a progressão da infecção. Pouco se conhece sobre a ação do IFN-γ, ainda que haja, em estudos liquóricos, altos níveis de ácido quinolínico derivado da degradação do triptofano sob controle de INF-γ. Embora não seja exato transferir para o homem as experiências feitas em animal, principalmente com o vírus fixo, sabe-se que o INF-γ é crítico para a resposta imune humoral que clareia o vírus rábico em cérebro de camundongo[35].

A penetração neural é feita por mecanismo múltiplo, incluindo a ligação com um gangliosídeo e com a adesina CD56 da célula neural. Da medula, o vírus invade todo o sistema nervoso central através de conexões sinápticas. A replicação cerebral é intensa, e atinge principalmente células neuronais do hipocampo, núcleos subcortical, córtex límbico e células de Purkinje no cerebelo. Na raiva paralítica, a medula apresenta áreas de inflamação e necrose; o vírus rábico não é citotóxico, é pouco apoptoico e as lesões mais evidentes são de caráter inflamatório perivascular[9,21,42]. Do sistema nervoso central, por via axoplásmica, o vírus se dissemina para todos os tecidos glandulares, miocárdio, músculos esqueléticos, retina, córnea, bulbo de folículos pilosos. A grande concentração de vírus na saliva é resultante da eliminação por via neural sensitiva da mucosa oral e da replicação nas glândulas salivares[9,53].

Os mecanismos de lesão do sistema nervoso central provavelmente são de caráter bioquímico, interferindo nos neurotransmissores e na produção local de óxido nítrico. Há muito tenta-se provar que o mecanismo fisiopatogênico da raiva é constituído por um distúrbio do metabolismo dos neurotransmissores, já que o receptor do vírus é a acetilcolina-nicotina. É recente a admissão de uma associação regular com a deficiência de tetra-hidrobiopterina, cofator essencial para a síntese dos neurotransmissores: catecolamina (dopamina e norepinefrina); e indolamina (serotonina e melatonina)[25,56-58]. À microscopia, as lesões são semelhantes às de outras encefalites virais e, em 80% dos casos, encontram-se corpúsculos de Negri nas células piramidais do hipocampo, de neurônios corticais, células de Purkinje e músculo cardíaco. A raiva pode levar à imunossupressão e alguns autores admitem que seja devida à IL-1 produzida no sistema nervoso central. Pacientes não vacinados desenvolvem resposta humoral tardiamente e, quando desenvolvem a resposta imune celular, caminham para a encefalite e morrem mais rápido que aqueles nos quais falta tal tipo de resposta[9]. Alguns autores também admitem que períodos de incubação muito longos estejam ligados à persistência do vírus em macrófagos[9,35].

MANIFESTAÇÕES CLÍNICAS

No homem, o período de incubação varia de 7 a 8 dias, até meses, sendo também citado mais de ano. A maioria, 90%, fica entre 30 e 90 dias, com média de 45 dias. Em uma série de 148 casos que acompanhamos, o menor período foi de 8 dias e o maior, de 9 meses. Afora a suscetibilidade individual, alguns fatores justificam tal diversidade. Primeiro, a infectividade e o volume da saliva oscilam durante a evolução da doença no animal e também durante o tempo que permanece mordendo, pois há casos em que o animal apresenta espasmo dos masseteres, aumentando o contato com a saliva; deve-se também levar em conta a espécie, a raça e a atitude do animal no momento da agressão. Arranhadura de felinos é sempre lesão profunda e de grande risco. Segundo, o local e a gravidade da lesão, isto é, profundidade, multiplicidade, proximidade de troncos nervosos importantes. Lesões em cabeça, pescoço e lambedura em mucosas têm maior risco de menor período de incubação. Seguem, em importância, lesões em mãos pela riqueza da inervação, cotovelo e, nos membros inferiores, pés, tornozelos e oco poplíteo. São também importantes lesões laceradas ou múltiplas em tronco ou outras regiões, sendo maior quando ocorrer em pele descoberta. Na criança, os períodos de incubação e evolução costumam ser menores que no adulto.

No período prodrômico, 2 a 7 dias, 40% a 80% dos pacientes apresentam, subitamente, com grande significância diagnóstica, parestesias, como prurido, calor, frio, ardência, dormência, formigamento, cãibra e, eventualmente, dor em pontada no local do ferimento. Acompanham-se de manifestações gerais, como mal-estar indefinido, febre, insônia, cefaleia, náuseas, vômitos, diarreia, calafrios, dor de garganta, tosse, odinofagia e respiração ofegante. Mudança de comportamento, incluindo ansiedade, hiperatividade e delírios. Há intolerância às sensações tátil, térmica, olfativa, auditiva e visual, que, por vezes, despertam respostas intempestivas e inadequadas. São também comuns queixas de insônia, pesadelos, pavor noturno, alucinações e, raramente, priapismo ou excitação sexual. Por vezes, o período é marcado por profunda tristeza, estupor ou atitudes bipolares[9,19,31,32,36,39].

O período de estado é representado por uma das duas formas: a de extrema hiperexcitabilidade, dita "furiosa", ou a paralítica. O termo "furiosa" é bastante inadequado, pois, em princípio, os doentes não são furiosos nem agressivos. O que os torna intempestivos são mínimas solicitações ambientes, que são sentidas como se fossem no máximo da intensidade, despertando o pavor de asfixia e morte iminente. Nesta fase, os sintomas prodrômicos – insônia, agitação, delírios e hiperatividade – agravam-se. Surgem miofasciculação facial transitória, movimentos involuntários, fácies de pânico com olhar brilhante, olhos arregalados e que se acompanham de movimentos voluntários e sem finalidade. Aumenta a hipersensibilidade tátil, térmica, dolorosa; há hiperacusia, hiperosmia, fotofobia e aparece o primeiro grande sinal, a aerofobia, que permanece até a morte. Um simples movimento de mão, um levíssimo sopro ou aragem, um cicio, um estalido de unha, um ruído de líquido podem induzir a intenso espasmo doloroso da musculatura de deglutição e auxiliar respiratória, aumento da produção de saliva, e levar à sensação de asfixia.

Nesse instante, cerca de 15 a 20 segundos, a face de horror acentua-se, há abertura extrema das asas nasais e da boca, elevação de membros superiores, flexão dos inferiores, tiragem intercostal, escavação do abdome, a saliva em espuma franja a boca, a cabeça é projetada para trás e há um espaço de total inconsciência. Os olhos arregalados, com pupilas dilatadas ou anisocóricas, são fixos e o olhar, brilhante. Se tentar levantar, o andar é trôpego ou serpenteante. O paciente parece agressivo ou furioso, pois, tendendo a agarrar-se aos circunstantes como medida de socorro, acaba levando todos ao pânico. Essas manifestações vão-se acentuando e aumentam em frequência, sempre intervaladas por períodos de profunda lassidão, cansaço e inteira lucidez. É intensamente detalhista em relatar pormenores da história clínica e da sintomatologia atual. Cerca de 50% dos pacientes apresentam hidrofobia ao tentar deglutir água ou saliva, que com o progredir da doença é despertada por visão, pelo som ou pela menção da palavra água ou qualquer líquido.

A hidrofobia é representada por uma rejeição abrupta em jato expandido do líquido sorvido, decorrente do espasmo da musculatura da deglutição, que também leva à sensação de asfixia. Há, também, perdas momentâneas de consciência. As atitudes no período de inconsciência estão muito ligadas à cultura e à educação do paciente.

Em 5 a 7 dias as crises vão sendo substituídas por sinais de paralisias flácidas simétricas ou anárquicas, convulsões focais ou generalizadas, retenção de secreção salivar, perda de reflexo da tosse, perda da hidrofobia e da mímica facial. O olhar tem brilho inespecífico, há lacrimejamento, manutenção de aerofobia discreta, representada quase sempre por miofasciculação facial e respiração ofegante. O abdome distende, há retenções ou incontinências urinária e fecal. A temperatura se eleva para 40°C a 41°C, intensifica a sudorese, sobrevêm arritmias respiratória e cardíaca, coma e morte.

Na forma paralítica ou "raiva muda", quase sempre transmitida por morcegos, aerofobia e hidrofobia, quando existem, são discretas, principalmente se a paralisia flácida é do tipo Guillain-Barré, com diplegia facial, sendo mais evidente na paralisia ascendente tipo Landry. Em qualquer situação, é comum que no pródromo ocorram parestesias no local da inoculação. São marcantes, nesses casos, alterações esfincterianas, dificuldade de deglutição e fonação.

Durante a evolução de ambas as formas clínicas podem ocorrer manifestações de disautonomia, diabetes insípido e distúrbios hidroeletrolíticos. A hiperventilação leva a alterações significativas de pH e da gasometria arterial. Convulsões e lesões bulbares facilitam aspiração e broncopneumonias. Desidratação, hipotensão e bexiga neurogênica com retenção urinária facilitam infecções urinárias e pielonefrites. As manifestações digestivas são quase sempre terminais e representadas por íleo paralítico, úlceras esofagogástricas, hematêmese, enterorragias ou pancreatite.

DIAGNÓSTICO DIFERENCIAL[9,19,32,39,53]

O mais difícil é com quadros de simulação, a lissafobia. Na maioria das vezes os pacientes são exibicionistas, rejeitam água e não outros líquidos, forçam alterações respiratórias, não têm sintomas prodrômicos convincentes, idealizam agressões de morcego ou outros animais. Há pacientes que são capazes de simular hidrofobia, aerofobia, miofasciculação e só se traem ao justificar a hidrofobia, não costumam ter hiperosmia ou hiperacusia e exageram a fotofobia. Com frequência, rejeitam água por ter gosto da saliva do animal, ou do pelo do animal, cospem, mordem, gritam e gesticulam com movimentos coordenados.

Reações paralíticas pós-vacinais, que normalmente ocorrem após o 9º dia de vacinação ou após o reforço são, com frequência, situação difícil para se afastar raiva paralítica sem hidro ou aerofobia.

Três intoxicações são diagnósticos diferenciais importantes, principalmente em criança: a por datura, a por piperazina e a por prometazina, que tanto produzem incoordenação motora quanto agitação, alucinação, anisocoria e sialorreia. No adulto, é importante a diferenciação com o *delirium tremens* e com as manifestações de distonia e crises oculogíricas da intoxicação por fenotiazínicos.

É muito difícil o diagnóstico diferencial da raiva paralítica com encefalite por herpes simples, arbovírus ou enterovírus, quando predominam manifestações sem aerofobia, hidrofobia ou algum dado epidemiológico importante nos últimos 12 meses.

DIAGNÓSTICO LABORATORIAL[3,9,19,31,32,53]

O leucograma apresenta leucocitose (10.000 a 20.000/mm³), neutrofilia e desvio à esquerda. O liquor é inexpressivo, pois a celularidade é baixa, a proteína é pouco elevada, a glicose é normal, bem como a raquimanometria; a tomografia computadorizada do crânio é normal e o eletroencefalograma (EEG) pode apresentar ondas de atividade lenta ou isoelétrica difusa (não tem indicação na rotina). Não há alterações em escórias nitrogenadas e enzimas; a gasometria e os distúrbios hidroeletrolíticos variam durante a evolução e a conduta terapêutica.

Em vida, embora não seja rotina, o vírus pode ser detectado por imunofluorescência direta em bulbo piloso da região da nuca após biópsia de pele, em amostras de saliva, de impressão da córnea (bastante incômoda e dolorosa) e de raspagem do dorso da língua e da mucosa oral. A partir do 5º e do 6º dia de evolução (quando ocorre) é possível encontrar, por imunofluorescência, aumento de IgM em soro, saliva e lágrima. São exames de alta especificidade e baixa sensibilidade (40% a 50% de positividade).

Após o óbito, o vírus é isolado por inoculação intracerebral, em camundongo recém-nato ou jovem, de solução a 10% de macerado cerebral e cerebelar. Os animais são observados, no mínimo, por 21 dias ou sacrificados, no 16º dia, se jovens ou recém-natos[42]. É também usada a imunofluorescência direta, coloração pelos métodos de Seller, Giemsa ou Manns para pesquisa dos corpúsculos de Negri (65% a 80%)[25,39,41]. As amostras a serem processadas (cérebro e cerebelo: homem, cão, gato, ovino, caprino e suíno; equino, bovino, animais silvestres, também medulas) devem ser conservadas em refrigeração e, quando possível, chegar ao laboratório antes de 24 horas; se após, congeladas ou, então, conservadas em solução salina-glicerina 50%. Os resultados dependem da boa conservação. Não pode ser usado formol[12,13]. Os procedimentos de biossegurança têm de ser seguidos com o máximo rigor em qualquer situação em que o vírus rábico possa estar presente. Não usar serra elétrica para abrir o crânio e a raque.

TRATAMENTO[5,9,12,15,23,26,60]

Até 2004 não havia tratamento específico; classicamente se prolongava a vida, por vezes, com cuidados em unidades de terapia intensiva especiais. Em 2004, houve a completa recuperação de uma paciente em Wisconsin, EUA, utilizando o chamado protocolo de Milwaukee, que se fundamenta na indução do coma, no uso de antivirais e de um cofator enzimático necessário à biossíntese de neurotransmissores, inclusive serotonina, noradrenalina, dopamina e óxido nítrico. O protocolo de Milwaukee utiliza a sedação profunda com cetamina e midazolam, o antiviral amantadina e a biopterina (Tabela 141.2), e já foi utilizado no tratamento de mais de 20 pacientes em diferentes países. No Brasil, em 2008 houve a recuperação parcial de um paciente, em Recife, no serviço de doenças infecciosas no Hospital Universitário Oswaldo Cruz da Universidade de Pernambuco. Com base no sucesso desses casos, o Ministério da Saúde reuniu especialistas no assunto e elaborou o primeiro protocolo de tratamento da raiva denominado protocolo de Recife e instituiu unidades de referência para assistir aos pacientes suspeitos de raiva humana e vigilância da raiva[15]. Os dois casos ocorridos no Maranhão em 2011 não seguiram o protocolo. Até 2011, dos 22 pacientes tratados, dois recuperaram-se e um está vivo, com sequelas.

TABELA 141.2

Protocolo de Tratamento de Raiva
Medidas de Suporte Clínico
Amantadina – 100 mg, via enteral, 12/12 h
Biopterina – 2 mg/kg, via enteral, 8/8 h
Coma induzido – Midazolan 1 a 2 mg/kg/h + cetamina 2 mg/kg/h
Fonte: Brasil, Ministério da Saúde[14].

PROFILAXIA[1,9,11-13,17,21,39,42]

Há duas situações de indicação formal: a pré-exposição e a pós-exposição. A primeira implica no controle e na eliminação da infecção nas espécies vetoras e na imunização de indivíduos que estejam, profissionalmente, em constante exposição a animais raivosos ou suscetíveis e manipulação em laboratório de materiais suspeitos (veterinários, médicos, enfermeiros, biólogos, espeleógos, magarefes, carniceiros, açougueiros, adestradores, carteiros, garis, garimpeiros). A profilaxia pós-exposição, por meio da vacina antirrábica, indica-se a qualquer acidente que exponha o indivíduo a adquirir a doença. Não há nenhuma contraindicação para a vacinação antirrábica.

O controle e a eliminação nos animais domésticos são possíveis com programas bem-organizados, comprometendo todas as comunidades em imunizações ativa e compulsória, revacinação periódica com cadastramento, captura de cães vadios e eliminação se não houver procura por algum proprietário. Campanhas de vacinação em massa, anuais, para manter, no mínimo, 80%, de animais vacinados, o que vem sendo mantido no Brasil, com relação à população canina, nos últimos 20 anos. Atribui-se à falha na cobertura vacinal de cães a presença de raiva em São Luís, em 2011. Campanhas de combate ao tráfico de animais silvestres, principalmente primatas; tentativa de controle de quirópteros com eliminação de refúgios, uso de pasta vampiricida anticoagulante aplicada no dorso de um morcego capturado por profissional especializado, o que corresponderia à eliminação de mais 20 ou, então, nos casos de vampiro, uso de coagulante aplicado no dorso do animal ou na ferida alimentar anterior. Métodos físicos de defesa do animal de repasto.

A imunização ativa contra a raiva no homem é realizada por meio de vacinas utilizando o vírus rábico inativado. A vacina Fuenzalida-Palácios, produzida utilizando tecido nervoso de camundongos, não é mais utilizada no Brasil, pelo risco de causar efeitos adversos neurológicos. Atualmente, as vacinas em uso no Brasil são de cultivo celular, por serem mais potentes e de menor risco de acidentes vacinais importantes. São produzidas em culturas de células diploides humanas (HDCV), células Vero purificadas (PVRV) e células de embrião de galinha (PCEC), com amostras de vírus PV ou Pittman-Moore (PM), inativadas pela betapropiolactona. As vacinas são apresentadas liofilizadas, acompanhadas de diluente de 0,5 a 1 mL com potência mínima de 2,5 UI/dose. Devem ser estocadas e conservadas durante o transporte em temperaturas entre +2°C e +8°C. São administradas por via intramuscular (IM) e intradérmica, embora esta última seja menos utilizada.

Imunização Pré-exposição[2,9,11-14,53,60]

O esquema de vacinação ideal é com três doses de 0,1 mL da vacina celular por via intradérmica ou 1 mL por via intramuscular profunda (deltoide no adulto e vasto externo na criança) nos dias 0, 7 e 28; controle sorológico após o 14º dia da última dose. Considera-se o indivíduo imunizado se o título de anticorpo neutralizante for igual ou superior a 0,5 UI/mL ou 1:2 na contraimunoeletrofose. Se menor, aplicar dose de reforço e redosar anticorpos após o 14º dia. As falhas citadas na literatura ocorreram nas aplicações em região glútea, pois o panículo adiposo interfere com a absorção[55].

Conduta Pós-exposição[1,2,16-18]

Em qualquer caso, excetuando lesões de mucosas, o risco diminui em até 90% quanto mais imediato possível a lesão for exaustivamente lavada com água e sabão, água corrente para retirada do excesso de sabão e qualquer sujidade, seguida de instilação de antissépticos bactericidas e viruscidas, como povidine, clorexidina, álcool a 70°C e mesmo álcool-iodado. Retirar o excesso lavando com soro fisiológico ou água. Evitar suturas ou desbridamentos; se a lesão é lacerada, aproximar as bordas com pontos isolados.

Bem cuidada a lesão, fazer anamnese, visando a conhecer o estado imunológico do paciente (uso de imunossupressores, quimioterápicos, corticoides), uso anterior de imunobiológicos (soro e vacina antirrábica), atopia, asma e reações alérgicas. Atenção especial deve ser dada à profilaxia de tétano e infecções por: *Cercopotecine herpesvirus* (vírus B de macacos); *Pasteurella multocida*; *Streptobacillus moniliformis* e *Spirillum minus* de roedores; *Pasteurella multocida*, *Capnocytophaga canimorsus* e *Bartonella henselae* de cão ou gato (são todos sensíveis a cefalosporina, amoxicilina, clavulanato e tetraciclina)[53].

Classificar os acidentes de acordo com o local, a profundidade, a extensão e o número de lesões, o estado aparente de saúde do animal e a atitude durante o evento[44,48]. Em gatos e, principalmente, cães que não foram adestrados ou não têm índole agressiva, é normal que reajam agredindo diante de estímulos dolorosos; porém, a agressão espontânea pode indicar alteração de comportamento. Se comprovadamente domiciliados, e com absoluta certeza não têm contato com nenhum outro animal, são de baixo risco de transmissão. Os não domiciliados, isto é, os que permanecem fora de domicílio sem controle, mesmo que vacinados, e os animais silvestres, ainda que domiciliados ou domesticados, são animais de risco para a transmissão de raiva. Não é necessário vacinar contra raiva acidentes produzidos pelos seguintes lagomorfos e roedores urbanos ou de criação: ratazana de esgoto (*Rattus novergicus*), rato de telhado (*Rattus rattus*), camundongo (*Mus musculus*), cobaia ou porquinho-da-índia (*Cavea porcellus*), hamster (*Mesocricetus auratus*), coelho (*Oryetalogus cuniculus*).

Cão e gato eliminam o vírus no período de 2 a 5 dias antes de apresentarem sinais clínicos de doença e morrem após 5 dias do início dos sintomas. Se observados por 10 dias e permanecerem vivos e sadios, não há risco de transmissão. Para outros animais, não há período válido para observação.

No caso de pacientes expostos ao vírus após imunização pré-exposição, o esquema a ser indicado é o da Tabela 141.3. E, quando houver reexposição após imunização pós-exposição, é necessário considerar o esquema vacinal e a vacina anterior e a que será utilizada nessa reexposição (Tabela 141.4). Pacientes imunodeprimidos devem receber sempre gama-globulina humana hiperimune e vacina de cultura de tecido; os imunocompetentes, apenas vacina. Os que receberam vários esquemas completos pós-exposição são imunocompetentes e mantêm níveis séricos de anticorpo neutralizante iguais ou superiores a 0,5 UI/mL ou 1:2 na contraimunoeletroforese; não necessitam de tratamento, desde que o cão ou o gato possam ser observados ou os que, com certeza, não tenham risco de contrair raiva[40,41].

Definida a necessidade de profilaxia antirrábica pós-exposição em pacientes virgens de qualquer tratamento anterior, seguir os esquemas da Tabela 141.5. O esquema utilizado no Brasil é o de cinco doses de 1 mL intramuscular no deltoide do adulto ou no músculo anterolateral da coxa na criança nos dias 0, 3, 7, 14 e 28. Há dois esquemas alternativos para a profilaxia pós-exposição, não utilizados no Brasil, mas aceitos pela OMS. Um indica duas doses IM em dia 0 (uma no deltoide direito e outra no deltoide esquerdo), e duas outras doses nos dias 7 e 21; outro, consiste na aplicação de quatro doses de 0,1 mL via intradérmica distribuídas pelo deltoide, coxa ou áreas supraescapulares no dia 0, duas doses no dia 7 e uma no dia 28, sendo bastante imunogênico e mais econômico[53,60].

TABELA 141.3

Conduta em Caso de Possível Exposição ao Vírus da Raiva em Pacientes que Receberam Esquema de Pré-exposição com Vacina de Cultivo Celular	
Sorologia Anticorpo Neutralizante	*Vacina de Cultivo Celular*
Título igual ou superior a 0,5 UI/mL ou 1:2 na contraimunoeletroforese	Duas doses, uma no dia 0 e outra no dia 3 Não indicar soro
Sem comprovação sorológica ou título inferior a 0,5 UI/mL ou a 1:2 na contraimunoeletroforese	Verificar a Tabela 141.2, em caso de esquema vacinal incompleto

Fonte: M.S. FUNASA, 2002[12]. Modificada. Em pacientes imunodeficientes, usar vacina de cultivo celular e gama-globulina hiperimune.

TABELA 141.4

Esquemas de Reexposição, conforme o Esquema Vacinal Prévio com Vacina de Cultivo Celular	
Tipo de Esquema com Vacina de Cultivo Celular	*Esquema da Reexposição com Vacina de Cultivo Celular*[3,4]
Completo[1]	a. até 90 dias: não tratar b. após 90 dias: duas doses, uma no dia 0 e outra no dia 3
Incompleto[2]	a. até 90 dias: completar o número de doses b. após 90 dias: ver esquema de pós-exposição (de acordo com a Tabela 141.3).

Fonte: M.S. FUNASA[12], 2002. Modificada.
1. Pelo menos duas doses de vacina de cultivo celular em dias alternados.
2. Não considerar o esquema anterior se o paciente recebeu número menor que duas doses da vacina.
3. Reexposição após tratamento anterior completo. Se o cão ou o gato puderem ser observados, considerar a hipótese de não revacinar. Se a sorologia for maior que 0,5 UI/mL ou 1:2.
4. Histórico de esquema de pré-exposição, em qualquer momento adotar conduta da Tabela 141.1.

TABELA 141.5

Esquema para Tratamento Profilático Antirrábico Humano com Vacina de Cultivo Celular			
Tipo de Exposição	*Cão ou Gato sem Suspeita de Raiva no Momento da Agressão[1]*	*Cão ou Gato Clinicamente Suspeito de Raiva no Momento da Agressão*	*Cão ou Gato Raivoso, Desaparecido ou Morto, Animais Silvestres[2] (Inclusive os Domiciliados), Animais Domésticos de Interesse Econômico ou de Produção*
Contato indireto	Lavar com água e sabão Não tratar	Lavar com água ou sabão Não tratar	Lavar com água ou sabão Não tratar
Acidentes leves • Ferimentos superficiais, pouco extensos, geralmente únicos, em troncos e membros (exceto mãos, cotovelos, tornozelos, oco poplíteo, região plantar); decorrentes de mordeduras ou arranhaduras causadas pela unha ou dente • Lambedura de pele com lesões superficiais	• Lavar com água e sabão • Observar o animal durante 10 dias após a exposição • Se o animal permanecer sadio no período de observação, encerrar o caso • Se o animal morrer, desaparecer ou se tornar raivoso, administrar cinco doses de vacina[4] (dias 0, 3, 7, 14 e 28)	• Lavar com água e sabão • Iniciar o tratamento com duas doses da vacina[4], uma no dia 0 e outra no dia 3 • Observar o animal durante 10 dias após a exposição • Se a suspeita de raiva for descartada após o 10º dia de observação, suspender o tratamento e encerrar o caso • Se o animal morrer, desaparecer ou se tornar raivoso, completar o esquema até cinco doses. Aplicar uma dose entre o 7º e o 10º dia e uma dose nos dias 14 e 28	• Lavar com água e sabão • Iniciar imediatamente o tratamento com cinco doses de vacina[4] administradas nos dias 0, 3, 7, 14 e 28
Acidentes graves • Ferimentos na cabeça, na face, no pescoço, na mão, no cotovelo, na região plantar, no tornozelo e no oco poplíteo • Ferimentos profundos, múltiplos ou extensos, em qualquer região do corpo • Lambedura de mucosas • Lambedura de pele na qual já existe lesão grave • Ferimento profundo causado por unha de gato	• Lavar com água e sabão • Observar o animal durante 10 dias após a exposição • Iniciar tratamento em duas doses da vacina[4]: uma no dia 0 e outra no dia 3 • Se o animal permanecer sadio no período de observação, encerrar o caso • Se o animal morrer, desaparecer ou se tornar raivoso, dar continuidade ao tratamento, administrando o soro antirrábico[3] e completando o esquema até cinco doses. Aplicar uma dose entre o 7º e o 10º dia e uma dose nos dias 14 e 28	• Lavar com água e sabão • Iniciar o tratamento com soro antirrábico[3] e cinco doses de vacina[4] nos dias 0, 3, 7, 14 e 28 • Observar o animal durante 10 dias após exposição • Se a suspeita de raiva for descartada após o 10º dia de observação, suspender o tratamento e encerrar o caso	• Lavar com água e sabão • Iniciar imediatamente o tratamento com soro antirrábico[3] e cinco doses de vacina[4] administradas nos dias 0, 3, 7, 14 e 28

Fonte: MS - FUNASA, 2002[12]. Modificada.

1. É preciso avaliar, sempre, os hábitos dos cães e gatos e os cuidados recebidos. Podem ser dispensadas do tratamento as pessoas agredidas por cão ou gato que, com certeza, não têm risco de contrair a infecção rábica. Por exemplo, animais que vivem dentro do domicílio (exclusivamente) e não tenham contato com outros animais desconhecidos; que somente saem à rua acompanhados de seus donos e que não circulem em área com presença de morcegos. Em caso de dúvida, iniciar o esquema de profilaxia indicado.
2. Nas agressões por morcegos deve-se indicar a sorovacinação independentemente da gravidade da lesão, ou indicar conduta de reexposição.
3. Aplicar o soro ou gama-globulina hiperimune em local anatômico diferente do que se aplicou a vacina, de preferência na região glútea.
4. Vacina não pode ser aplicada em região glútea. O tecido adiposo pode interferir, fazendo com que o músculo seja atingido. Aplicar no deltoide do adulto e no vasto-esterno da criança.

A vacinação antirrábica não tem contraindicação em gravidez, doenças intercorrentes ou outros tratamentos concomitantes. Quando houver terapia necessária com corticoide ou quimioterápicos, indicar também gama-globulina.

A imunoglobulina humana hiperimune antirrábica é uma solução concentrada de anticorpos específicos obtidos de indivíduos imunizados. Deve ser conservada entre +2°C e +8°C, mesmo durante transporte, e protegida da luz. A dose indicada é de 20 UI/kg de peso via intramuscular (região glútea), cada cm³ contém 150 UI (ampolas com 1 cm³).

O soro heterólogo é uma solução concentrada e purificada de anticorpos provenientes de equinos imunizados contra a raiva. Deve ser estocado e transportado em temperatura entre +2°C e +8°C. A dose indicada é de 40 UI/kg de peso, via intramuscular. Cada cm³ contém 200 UI (ampola com 5 cm³).

Nota: a Organização Mundial de Saúde (OMS) e a Norma da Funasa – MS (2002) e algumas citações na literatura recomendam aplicar o soro em torno da lesão, sempre que possível.

Dados da Secretaria de Vigilância em Saúde, do Ministério da Saúde (SVS/MS) revelam cerca de 400 mil atendimentos/ano de profilaxia antirrábica.

Eventos Adversos às Vacinas em Uso no Brasil[5,9,12,14,21-24]

As reações adversas com vacinas de cultivo celular mais frequentes são edema, induração e dor no local de aplicação, febre, mal-estar, náuseas e cefaleia. Admite-se uma reação neurológica, temporalmente associada à vacina, em cerca de 1/500.000 pacientes tratados. Reações alérgicas tipo III e as de tipo I (eritema, urticária e angioedema), que são mais raras, ocorrem em cerca de 1/10.000 tratamentos e, principalmente, após doses de reforço. É extremamente rara a síndrome de Guillain-Barré. Em 1994, foi citada uma reação ELISA falso-positiva para o vírus da imunodeficiência humana (HIV), que não teve confirmação posterior.

As reações locais sem manifestações sistêmicas importantes nem sempre contraindicam o esquema vacinal, desde que regridam com facilidade a anti-histamínicos e analgésicos. Sintomas neurológicos, como cefaleia acompanhada de mialgia e artralgia, perda de tônus muscular, parestesias plantares, astenia, tontura e alterações de acomodação visual implicam mudança imediata, completando o esquema proposto com a vacina avianizada.

Reações Adversas aos Soros

A imunoglobulina humana hiperimune antirrábica, apesar do alto custo, deve substituir o soro heterólogo, sempre que possível e necessário. As reações adversas mais frequentes são dor, edema, rubor no local de aplicação e, muito raramente, abscesso. Em presença de hipogama ou agamaglobulinemia pode ocorrer reação anafilactoide. Reação de hipersensibilidade é raríssima. Febrícula é a manifestação sistêmica mais comum e de caráter benigno.

Os soros heterólogos obtidos de equinos, apesar de seguros, sejam o antirrábico, antiofídico, antidiftérico ou antitetânico, são capazes de induzir reações locais como dor, edema e hiperemia de caráter benigno. Todavia, em pacientes previamente sensibilizados podem, nas primeiras 2 horas após a aplicação, ocorrer reações anafiláticas importantes, e as mais temíveis são o edema de glote e o choque. Os sintomas iniciais mais comuns são prurido e edema periorbitário, formigamento nos lábios, dor epigástrica, exantemas macro, micro ou urticariforme, local ou generalizado, tosse seca, ronquidão, tonturas, sudorese, palidez, seguidos de hipotensão e perda de consciência. Para evitar tais riscos, a melhor medida seria substituir o soro heterólogo pelo homólogo.

Em qualquer situação em que se pense em utilizar medicamentos e, principalmente, soros heterólogos, é indispensável conhecer com rigor os antecedentes e a gravidade das reações de hipersensibilidade. Com relação ao soro equino, a forma mais frequente de sensibilização é o uso anterior do soro ou o contato frequente com o animal. Havendo risco, é indispensável, antes da aplicação do soro, ter preparado e deixar à mão: solução aquosa 1/1.000 de adrenalina, aminofilina (10 mL = 240 mg), laringoscópio com lâminas e tubos traqueais próprios para cada idade, soro fisiológico ou Ringer lactato. Não há justificativa para teste intradérmico[21-23,26].

Quinze a 30 minutos antes de aplicar o soro, administrar antagonista dos receptores H1 e H2 da histamina: maleato de dextroclorfeniramina na dose de 0,08 mg/kg para criança e máxima de 5 mg para adulto, ou prometazina 0,5 mg/kg para criança e 50 mg para adulto; cimetidina 10 mg/kg para criança e 300 mg para adulto ou ranitidina 1,5 mg/kg para criança e 50 mg para adulto e hidrocortisona 10 mg/kg para criança e 500 mg no adulto. Manter uma veia pérvia com soro fisiológico a 0,9% durante no mínimo 2 horas; verificar pulso e pressão arterial de 15/15 minutos.

REFERÊNCIAS BIBLIOGRÁFICAS

1. ACIP. Human rabies prevention-United States, 1999. Recommendations of the Immunization Practices Advisory Commite (ACIP). MMWR Morb Mortal Wkly Rep. 1999;48(RR-1):1-21. Disponível em: http://www.cdc.gov/mmwr/preview/mmwrhtml/00056176.htm. Acessado em: dez. 2003.

2. Ajjan N, Pilet C. Comparative study of the safety and protective value, in pre-exposure use, of rabies vaccine cultivated on human diploid cells. (HDCV) Vaccine. 1989;7:125-28.

3. Albas A et al. Influence of canine brain decomposition on laboratory diagnosis of rabies. Rev Soc Bras Med Trop. 1999;32:19-22.

4. Arguin P et al. Serologic evidence of *Lyssavirus* infections among bats in the Philippines. Emerg Infect Dis. 2002;8:258-62.

5. Arya SC. Transmissible spongiform encephalopathies and sheep-brain derived rabies vaccines (letter). Biologicals. 1994;22:73.

6. Badilla X et al. Human rabies: a reemerging disease in Costa Rica? Emerg Infect Dis. 2003;9:721-23.

7. Baer GM et al. Human rabies transmitted by corneal transplant. Arch Neurol. 1982;39:103-7.

8. Baer GM. Rabies – an historical perspective. Infect Agents Dis. 1994;3:168-80.

9. Bassin SL, Rupprecht CE, Bleck TP. Rabdoviruses: In: Mandell GL, Bennett JE, Dolin R (ed). Mandell, Douglas and Bennett's. Principles and Practice of Infectious Diseases. 7th ed. Philadelphia: Churchill Livingstone; 2010. V. 2. p. 2249-58.

10. Botvinkin AD et al. Novel Lyssaviruses isolated from bats in Russia. Emerg Infect Dis. 2003;9:1623-25.

11. Brasil. Ministério da Saúde. Fundação Nacional de Saúde. Coordenação de Controle de Zoonoses e Animais Peçonhentos. Morcegos em Áreas Urbanas e Rurais: Manual de Manejo e Controle. Brasília:Ministério da Saúde,; 1996. 116 p. Disponível em: http://bibliotecadigital.puc-campinas.edu.br/services/e-books/manual_manejo_morcegos.pdf. Acessado em: jan. 2015.

12. Brasil. Ministério da Saúde. Fundação Nacional de Saúde. Centro Nacional de Epidemiologia. Normas Técnicas de Tratamento Profilático Antirrábico Humano. Brasília:Ministério da Saúde,2011. 64 p. Disponível em: http://bvsms.saude.gov.br/bvs/publicacoes/normas_tecnicas_profilaxia_raiva.pdf. Acessado em: jan. 2015.

13. Brasil. Ministério da Saúde. Secretaria de Vigilância em Saúde. Departamento de Vigilância Epidemiológica. Doenças Infecciosas e Parasitarias: guia de bolso/M. S. Secretaria de Vigilância em Saúde. Dep. Vig. Epidemiológica, 8ª ed., 2010.

14. Brasil. Ministério da Saúde. SVS. Governo Federal: 1980 a 2011, Raiva Humana por silvestre agressor no Brasil. Fonte: Sinan; 2011.

15. Brasil. Ministério da Saúde. Secretaria de Vigilância em Saúde. Protocolo de Tratamento da Raiva Humana no Brasil. Brasília: Ministério da Saúde; 2011. 40 p. Disponível em: http://portal.saude.gov.br/portal/arquivos/pdf/protocolo_de_tratamento_raiva_humana.pdf. Acessado em: jul. 2011.

16. Centers for Disease Control and Prevention (CDC). Mass treatment of humans who drank unpasteurized milk from rabid cows – Massachusetts, 1996-1998. MMWR. 1999;48:228-29.

17. Chutivongse S et al. Post exposure rabies vaccination during pregnancy: effect on 202 women and their infants. Clin Infect Dis. 1995;20:818-20.

18. Chutivongse S et al. Post exposure prophylaxis for rabies with antiserum and intradermal vaccination. Lancet. 1990;335:896-98.

19. Coleman DG, Fevre EM, Cleaveland S. Estimating the public health impact of rabies. Emerg Infect Dis. 2004;10:140-42.

20. Constantine DG. Rabies Transmission by Air in Bat Caves. Washington DC: United States Public Health Service; 1967.

21. Corey L. Rabies virus and other rhabdovirus. In: Braunwald E, Fanci AS, Kasper DL, Hanser SL, Longo DL, Jameson JL (ed). Harrison's: Principles of Internal Medicine. 15th ed. New York: Mc Graw/Hill; 2001.

22. Cupo P et al. Proposal of abolition of the skin sensitivity test before equine rabies immune globulin application. Rev Inst Med Trop São Paulo. 2001;43:51-53.

23. Cupo P et al. Equine antirabies serum treatment during an epizootic outbreak in the city of Ribeirão Preto, Brasil. Trans R Soc Trop Med Hyg. 1998;92:349.

24. Da Silva MV. Instituto Municipal de Medicina Veterinária Jorge Vaitsman. Rio de Janeiro/RJ, 2004. Comunicação Pessoal.

25. Dietzschold B et al. Concepts in the pathogenesis of rabies. Future Virol. 2008;3(5):481-490.

26. Dutta JK, Dutta TK. Treatment of clinical rabies in man: drug therapy and other measures. Int J Clin Pharmacol Ther. 1994;32:594-97.

27. Favoretto SR et al. Antigenic typing of Brasilian Rabies Vírus Samples Isolated form animals and humans, 1989-2000. Rev Inst Med Trop S Paulo. 2002;44:91-95.

28. Favi M et al. First case of human rabies in Chile caused by an insectivorous bat virus variant. Emerg Infect Dis. 2002;8:79-81.

29. Fekadu M et al. Possible human-to-human transmission rabies in Ethiopia. Ethiop Med J. 1996;34:123-27.

30. Gibbons RV. Criptogenic rabies, bats, and the question of aerosol transmission. Ann Emerg Med. 2002;39:528-36.

31. Gibbons RV et al. Knowledge of bat rabies and human exposure among United States caves. Emerg Infect Dis. 2002;8:532-34.

32. Hattwick MA et al. Recovery from rabies. A case report. Ann Intern Med. 1972;76:931-42.

33. Jackson AC, Fenton MB. Human rabies and bat bites. Lancet. 2001;357:1714.

34. Kotait J, Carrieri ML, Takaoka NY. Manual Tecnico do Instituto Pasteur nº 8. São Paulo: 2009.

35. Krisberg K. Rabies Cases a Continuing Threat to Global Public Health. Ancient Disease Still a Modern Problem: Nations Health. 2009: 39 ©2009 American Public Health Association.

36. Kuzmin IV et al. Bats, emerging infectious diseases, and the rabies paradigm revisited. Emerg Health Threats J. 2011;7159-DOI:103402/ehtj.v4io.7159.

37. Liberatore GT et al. Vampire bat salivary plasminogen activator (Desmoteplase). A unique fibrinolytic enzyme that does not promote neurodegeneration. Stroke 2003;34:537-543. Disponível em: http://www.strokeaha.org. Acessado em: dez. 2003.

38. Lima EQ. A transmissão da raiva bovina pelo morcego hematophago Desmodus rotundus. Brasil Med 1934;48:38-40.39.

Moxtiere MDS, Falcone AL. An acute neurologic syndrome temporally associated with pos-exposure treatment of rabies. Pediatrics. 1997;100:720-21.

40. Nel LH, Markotter W. Lyssavirus. Crit Rev Microbiol. 2007;33:301-24.

41. Nel LH, Rupprech CE. Emergency of Lyssaviruses in the Old World: the case of Africa: Curr Top Microbiol Immunol. 2007;315:161-93.

42. Nicholson KG. Rabies. In: Zuckerman AJ, Banatvala JE, Pattison JR (ed.). Principles and Practice of Clinical Virology. New York: John Wiley & Sons; 1987.

43. Pereira MLG, Silva ZZ. Raiva. In: Amato Neto V, Baldy JLS (ed.). Doenças Transmissíveis. São Paulo 3ª ed. Sarvier; 1989. p. 725-35.

44. Pereira MRM. SVS/MS, 2004. Comunicação pessoal.

45. Piccinini RS et al. Observações sobre o hábito alimentar de Diphylla ecaudata Spix 1823 (Chiroptera). Rev Bras Med Vet. 1991;13:8-10.

46. Plottin SA. Rabies. Clin Infect Dis. 2000;30:4-12.

47. Porras C et al. Recovery from rabies in man. Ann Intern Med. 1976;85:44-8.

48. Rupprecht CE, Gibbons RV. Clinical Pratice. Prophylaxis against rabies. N Engl J Med. 2004;351:2626-35.

49. Silva RA, Silva NM, Menezes PRV. Relação entre a presença de corpúsculos de Negri no cérebro e a ocorrência de vírus rábico nas glândulas salivares (submaxilares) de animais domésticos naturalmente infectados. Anais do XIII Congresso Brasileiro de Medicina Veterinária. Brasília, 19-23 novembro 1972.

50. Sipahiöglu U, Alpaut S. Transplacental rabies in human. Mikrobiyol Bul. 1985;19:95-99 (artigo em turco).

51. T Santos G. SESRJ; ZOOVET, 2006. Comunicação Pessoal.

52. Uieda W. Comportamento alimentar do morcego hematófago Diaemus youngi em aves domésticas. Rev Bras Biol. 1993;53:529-38.

53. Warrell MJ, Warrel DA. Rhabdoviruses: rabies and rabies related virus. In: Warrell DA, Cox TM, First JD, Ogg GS (ed.). Oxford Textbook of Medicine. 5th ed. Oxford: Oxford University Press; 2010. p. 551-555.

54. Wertheim HFL et al. Furious rabies after an atypical exposure. PLoS Med. 2009;6(3):e1000044. Disponível em: http://www.plosmedicine.org/article/info:doi/10.1371/journal.pmed.1000044. Acessado em: 10 nov. 2011.

55. Wild H et al. Failure of post exposure treatment of rabies in children. Clin Infect Dis. 1996;22:228-32.

56. Willoughby RE Jr et al. Tetrahidrobiopterin deficiency in human rabies. J Inherit Metab Dis. 2008;32:65-72.

57. Willoughby RE Jr et al. Survival after treatment of rabies with induction of coma. N Engl J Med. 2005;352:2508-14.

58. Willoughby RE Jr et al. Generalized cranial artery aspasm in human rabies. Dev Biol (Basel). 2008;131:367-75.

59. World Health Organization 2007. Rabies vaccines. WHO position paper. Wkly Epidemiol Rec. 2007;82:425-35. Disponível em: www.who.int/wer/2007/wer/8249_50.pdf. Acessado em: nov. 2011.

60. World Health Organization. WHO Recommendations on Rabies Post-exposure Treatment and the Correct Technique of Intradermal Immunization against Rabies. Geneva, WHO, 1997. Disponível em:http://www.who.int/emc-documents/rabies/whoemczoo966c.htm. Acessado em: dez. 2003.

142 Rinosporidiose

■ **Walter Tavares**

(CID = B48.1 - Rinosporidiose)

INTRODUÇÃO[1-8]

Rinosporidiose, também chamada doença de Seeber e granuloma rinosporidiótico, é uma infecção que acomete o homem e outros animais, especialmente bovinos e equinos, causada pelo *Rhinosporidium seeberi*, parasita que tem sido identificado como um fungo. Contudo, recentes investigações moleculares incluíram o *R. seeberi* em um novo grupo de protistas parasitas de seres humanos e animais, denominado Ichthyosporea. O *R. seeberi* não foi ainda cultivado, admitindo-se que seu habitat natural seja o meio aquático, provavelmente tendo peixes e anfíbios como reservatórios. A doença tem distribuição mundial, com maior frequência na Índia e no Sri Lanka. No Brasil, a maioria dos casos foi descrita na região Nordeste.

A rinosporidiose acomete todas as faixas etárias, havendo certo predomínio em pacientes do sexo masculino. A infecção provavelmente é adquirida através de pequenos traumatismos na mucosa nasal ou conjuntival. O *R. seeberi* multiplica-se por mitose, formando estruturas denominadas esporângios em diferentes estágios de maturidade, que contêm esporos, os quais são eliminados por ruptura do esporângio ou por poros nele existentes. O organismo infectado reage com acúmulo de polimorfonucleares, formação de granulomas e microabscessos. Constitui-se um processo granulomatoso crônico que origina lesões polipoides na mucosa dos órgãos afetados. A doença não é transmissível entre humanos e animais.

QUADRO CLÍNICO, DIAGNÓSTICO E TRATAMENTO[1,3,4,7-10]

A rinosporidiose caracteriza-se pelo aparecimento de lesões polipoides ou vegetantes, sésseis ou pedunculadas, que evoluem por meses ou anos e têm caráter benigno. São mais frequentemente observadas nas mucosas nasal e conjuntival, mas podem acometer também a mucosa da laringe, da vagina, do meato uretral e do reto. Ocasionalmente, as lesões atingem a pele dos ouvidos ou do pênis ou, mesmo, formam nódulos subcutâneos e causam lesões ósseas. As lesões pedunculadas são indolores, avermelhadas, friáveis, com pontos amarelo-esbranquiçados, que correspondem aos esporângios, a forma reprodutiva do fungo. As lesões sangram com facilidade e quando localizadas na mucosa nasal podem causar obstrução nasal, epistaxe e corrimento mucoso. No olho, a conjuntiva e o saco lacrimal são os locais preferidos, formando-se lesões geralmente sésseis, de tamanho variável, que causam lacrimejamento e sensação de corpo estranho e recebem o nome de oculosporidiose. A localização é rara em outros locais, tendo a mesma característica de tumefação friável, sangrante, com pontos amarelados ou esbranquiçados. Excepcionalmente, a doença apresenta-se generalizada

O diagnóstico diferencial deve ser feito com granuloma piogênico, angiomas, epiteliomas, paracoccidioidomicose e outras micoses.

O exame histopatológico da lesão é fundamental para seu diagnóstico, encontrando-se as formas típicas de esporângio do parasito. O tratamento baseia-se na remoção cirúrgica da lesão, geralmente única.

REFERÊNCIAS BIBLIOGRÁFICAS

1. Anônimo. Rinosporidiose. Disponível em: http://www.cca.ufes.br/cakc/rinosporidiose.htm Acessado em: abr. 2004.
2. Bandyopadhyay SN et al. Disseminated rhinosporidiosis. J Laryngol Otol. 2013;127:1020-24.
3. Boni ES et al. Rinosporidiose da conjuntiva – relato de caso. Arq Bras Oftalmol. 2002;65:103-05.
4. Fredricks DN et al. Rhinosporidium seeberi: a human pathogen from a novel group of aquatic protistan parasites. Emerg Infect Dis. 2000;6:273-82.
5. Gokhale S et al. Subcutaneous and osteolytic rhinosporidiosis. Indian J Pathol Microbiol. 1997;40:95-98.
6. Lacaz CS. Rinosporidiose. In: Veronesi R. Doenças Infecciosas e Parasitárias. 2ª ed. Rio de Janeiro: Guanabara-Koogan; 1962. p. 573-75.
7. Miziara HL, Santos FAM, Kalil RK. Rinosporidiose nasal – aspectos epidemiológicos e anatomopatológicos em 10 casos. Rev Patol Trop. 1972;1:473.
8. Pal DK, Moulik D, Chowdhury MK. Genitourinary rhinosporidiosis Indian J Urol. 2008;24:419-21.
9. Severo LC, Londero AT. Rinosporidiose. In: Veronesi R, Focaccia R. Tratado de Infectologia. 2ª ed. V.2. São Paulo: Atheneu; 2002. p. 1068-69.
10. Silva JF, Silva WM, Nogueira AM, Cavalcante SE. Rinosporidiose – estudo de 11 casos. Rev Soc Bras Med Trop. 1975;9:19-25.

143 Rinossinusites

■ **Nadejda Maria Ávila Varginha de Moraes e Silva**
■ **Renata Braga da Graça Barhouche**

INTRODUÇÃO[1-3,5-6a,7a,10,12-14]

Para podermos entender a doença rinossinusite é necessário que conheçamos a anatomia dos seios paranasais. Os seios paranasais são um grupo de cavidades arejadas que se originam como expansão das cavidades nasais e que se desenvolvem nos ossos a elas adjacentes. Seu crescimento ocorre pela pressão aérea, do nascimento até o final da adolescência. São em número de quatro pares, divididos em seios paranasais anteriores e posteriores. Os seios anteriores são os seios maxilares, etmoidais anteriores e frontais, e possuem seus orifícios de drenagem no meato médio. Os seios posteriores são os seios etmoidais posteriores e os seios esfenoidais, que são drenados, através de seus óstios, no meato superior.

Os seios maxilares estão presentes ao nascimento. Apresentam forma piramidal e íntima relação com as cavidades orbitárias, maxila, fossa pterigopalatina, fossa infratemporal, elementos dentários pré-molares e molares, especialmente o segundo pré-molar e o primeiro molar.

Os seios etmoidais, também presentes ao nascimento, situam-se entre a cavidade nasal e a órbita, com aspecto irregular semelhante a colmeia. Possuem grande proximidade com a cavidade orbitária, com a *crista gali* e, posteriormente, com o nervo óptico e a fossa média.

Os seios frontais apresentam desenvolvimento e tamanho definitivo variáveis nos indivíduos. Os últimos a se desenvolverem são notados a partir do 2º e 3º ano de vida. Piramidais, de base inferior, relacionam-se com a fossa cerebral anterior, com as cavidades orbitárias e com o ducto nasofrontal.

Os seios esfenoidais iniciam sua formação em torno do 4º mês de vida do indivíduo. Estão em íntima relação com as fossas cerebrais média e posterior, com a artéria carótida interna, a hipófise, o nervo óptico e o seio cavernoso.

O papel estrutural e funcional dos seios paranasais ainda é controverso, acreditando-se que atuem reduzindo o peso do crânio, protegendo as estruturas intraorbitais e intracranianas em eventuais traumas e participando do crescimento da face. Funcionalmente, contribuem na ressonância da voz, no condicionamento do ar inspirado, na secreção de muco, no isolamento térmico do encéfalo, no equilíbrio da pressão da cavidade nasal durante variações barométricas e na olfação.

A íntima relação entre as cavidades nasais e os seios da face ou seios paranasais, demonstra a continuidade das doenças existentes nestas regiões anatomofuncionais. Esse quadro justifica tendência atual ao uso do termo "rinossinusite" em substituição à clássica denominação "sinusite".

A rinossinusite é o processo inflamatório da mucosa de revestimento da cavidade nasal e dos seios paranasais, causado por diferentes fatores etiopatogênicos, como agentes físicos, químicos ou biológicos (bacterianos, fúngicos ou virais), ou provocado, ainda, por mecanismos alérgicos. A rinossinusite é uma doença bastante comum, tanto na infância quanto na população adulta. Dados atuais sugerem que aproximadamente 5% a 10% das infecções de vias aéreas superiores têm como complicação a rinossinusite aguda; porém sua exata incidência e prevalência são desconhecidas, podendo variar de acordo com cada região e estação do ano. O grande desafio é distinguir uma simples infecção viral das vias aéreas superiores de uma infecção bacteriana dos seios paranasais.

FISIOPATOLOGIA

Os fatores essenciais para uma função adequada dos seios paranasais são patência dos óstios de drenagem e função mucociliar normal. A obstrução dos óstios pode acarretar diminuição na atividade mucociliar e, consequentemente, estagnação de secreção com diminuição do pH e da oxigenação nas cavidades paranasais. A hipóxia propicia uma disfunção ciliar com estagnação da secreção e alteração da viscosidade, favorecendo um meio de cultura adequado para a proliferação bacteriana.

CLASSIFICAÇÃO

Segundo a Diretriz Brasileira de Rinossinusites de 2008[6a], podemos classificar as rinossinusites de acordo com a duração dos sintomas e a frequência dos episódios em:

- aguda (RSA): sintomas até 4 semanas;
- subaguda (RSSA): sintomas de 4 a 12 semanas;
- crônica (RSC): sintomas por mais de 12 semanas;
- crônica agudizada (RSCA): sintomas por mais de 12 semanas, com episódios de agudização;

- recorrente (RSR): mais de três episódios agudos por ano.

FATORES DE RISCO[3,13,14]

- Infecção das vias aéreas superiores (IVAS): resfriado, gripe.
- Rinite alérgica/não alérgica.
- Anomalias estruturais: desvio de septo nasal, concha média bolhosa, apófise unciforme proeminente e células de Haller. Associados mais frequentemente à rinossinusite crônica.
- Hipertrofia das tonsilas faríngeas e adenoidite ou ambas.

- Alterações da fisiologia nasal associadas a transtornos genéticos (discinesia ciliar, fibrose cística e síndrome de Young).
- Enfermidades gerais (refluxo gastresofágico) e imunológicas.
- Fatores ambientais (ar seco e frio, permanência em creches, natação, tabagismo, poluição, desnutrição e tipo de alimentação).
- Fatores irritantes locais: abuso de vasoconstritores tópicos e cocaína.
- Barotrauma.
- Imunodeficiências.
- Intubação nasal.
- Tamponamento nasal.

RINOSSINUSITE AGUDA[3,6a-7a,8a,12-15]

(CID 10 = J01 - Sinusite aguda)

A inflamação aguda da mucosa de revestimento da cavidade nasal e dos seios paranasais é uma das doenças mais frequentes do trato respiratório superior. Ocorre, em geral, após infecção viral de vias aéreas superiores ou após inflamação alérgica.

DIAGNÓSTICO CLÍNICO

O diagnóstico da rinossinusite aguda é eminentemente clínico. Uma anamnese detalhada que investigue a duração e a gravidade dos sintomas e o exame cuidadoso são de extrema importância. De acordo com a *Task Force* da Academia Americana de ORL e o Consenso Latino-americano sobre Rinossinusite, existem sinais e sintomas maiores e menores que são preditivos de rinossinusite aguda. Dois ou mais fatores maiores ou um fator maior e dois menores ou a presença de secreção nasal purulenta no exame físico são altamente sugestivos de rinossinusite aguda (Figura 143.1). A presença de apenas um fator maior ou dois menores sugere a possibilidade de rinossinusite (Tabela 143.1).

A rinossinusite aguda dura até 4 semanas e, na maioria dos casos, responde bem a tratamento clínico adequado, sem necessidade de outras abordagens terapêuticas. Suspeita-se de acometimento bacteriano sinusal quando a sintomatologia de um resfriado comum persiste por mais de 7 a 10 dias, sem melhora, ou quando ocorre agravamento dos sintomas após o 5º dia.

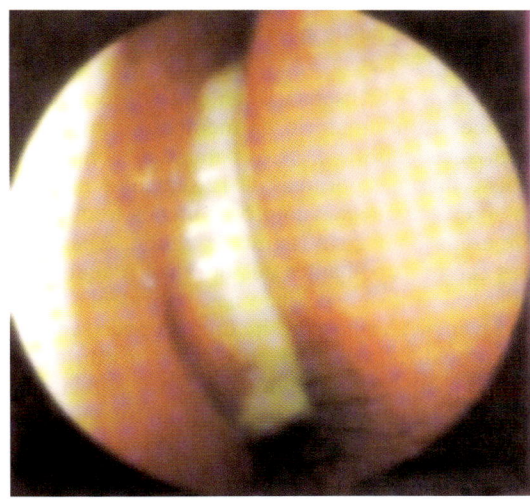

FIGURA 143.1 – Rinossinusite aguda: secreção mucocatarral proveniente do meato médio. (Fonte: Hawke M et al.[8a].)

Em relação à cefaleia, talvez na rotina médica seja o sintoma mais valorizado equivocadamente do ponto de vista de localização da dor; lembramos que a rinossinusite frontal em geral causa dor nas regiões orbital e frontal. Na rinossinusite maxilar, a dor afeta a região maxilar, frequentemente se irradiando para a arcada dentária superior. A rinossinusite etmoidal pode causar dor interorbitária e a esfenoidal, dor occipital com irradiação frontal.

A tosse é sintoma de maior relevância quando persistente, presente ao longo do dia e exacerbada à noite, especialmente em crianças. Podemos incluí-la como fator preditivo menor, se apresentar característica diversa à anterior, acompanhada de outros sinais e sintomas preditivos descritos.

Na criança, com imaturidade do sistema imune favorecendo uma maior incidência de infecções, além do desenvolvimento anatômico nasossinusal e fatores de risco como creches, natação, hipertrofia de adenoides, rinites alérgicas, entre outros, a incidência de rinossinusite tende a ser mais elevada. Os sintomas mais relevantes são:

- tosse persistente;
- rinorreia purulenta;
- halitose;

TABELA 143.1

Fatores Preditivos de Rinossinusite Aguda	
Maiores	**Menores**
• Tosse	• Cefaleia
• Febre	• Halitose
• Dor/pressão facial	• Odontalgia
• Obstrução ou congestão nasal	• Otalgia ou pressão nos ouvidos
• Secreção nasal/retronasal purulenta	• Tosse
• Hiposmia/anosmia	
• Secreção nasal ao exame físico	

- cefaleia;
- dor facial;
- febre.

BACTERIOLOGIA[3,6,6a,8,11-13]

A sinusite viral é 20 a 200 vezes mais frequente que a bacteriana e, em geral, evolui para a cura espontânea. Os rinovírus são responsáveis por aproximadamente 50% dos resfriados comuns, além de outros, como coronavírus, influenza A e B, parainfluenza, vírus sincicial respiratório, adenovírus e enterovírus.

Os agentes infecciosos, por ordem de prevalência são *Streptococcus pneumoniae* e *Haemophilus influenzae* não encapsulado, responsáveis por, aproximadamente, 70% das infecções. *Moraxella catharralis* em torno de 8% (em crianças é prevalente em até 20% dos casos), estreptococos β-hemolíticos, *Staphylococcus aureus* e bactérias anaeróbias (espécies de bacteroides, *Peptostreptococcus* e *Fusobacterium*).

Em rinossinusite hospitalar as bactérias gram-negativas predominam, e *Pseudomonas aeruginosa* é a mais comum, seguida pela *Klebsiella pneumoniae, Enterobacter spp., Proteus mirabilis* e *Escherichia coli.*

Em imunodeprimidos ou pacientes com doença debilitante podemos encontrar infecção fúngica focal ou invasiva.

RINOSSINUSITE CRÔNICA[6,7a,8-9]

(CID 10 = J32 - Sinusite crônica)

Definida no I Consenso Brasileiro sobre Rinossinusite como processo inflamatório da membrana mucosa que reveste a cavidade nasal e os seios paranasais com persistência dos sinais e sintomas por mais de 12 semanas, a rinossinusite crônica apresenta queixas dolorosas menos frequentes quando comparada com a rinossinusite aguda. Apesar de seus sintomas serem semelhantes aos do quadro agudo, a hiposmia/anosmia, halitose, secreção nasal purulenta e tosse têm maior relevância. A rinossinusite crônica pode ser localizada ou não. A localizada é decorrente de obstrução de óstio de drenagem por alterações anatômicas e, ocasionalmente, de origem odontogênica (seios maxilares). Quando associadas a doenças sistêmicas, as rinossinusites crônicas tendem a acometer toda a mucosa nasossinusal, caracterizando as panrinossinusites.

DIAGNÓSTICO CLÍNICO

A rinossinusite crônica é suspeitada principalmente pela anamnese e pelo tempo de evolução dos sintomas. Como na rinossinusite aguda, os sinais e sintomas podem ser classificados em maiores e menores (Tabela 143.2). Dois ou mais fatores maiores ou um maior e dois menores são fortemente sugestivos de rinossinusite crônica, enquanto dois ou mais fatores menores isolados ou um maior são apenas sugestivos.

Na criança, os sinais e sintomas mais prevalentes na rinossinusite crônica são rinorreia purulenta persistente, congestão nasal, tosse diurna e noturna, drenagem posterior de secreções nasais, halitose e dor de garganta (especialmente matutina).

BACTERIOLOGIA[6,6a,11,13]

Os patógenos associados à rinossinusite crônica diferem em relação àqueles da rinossinusite aguda, embora essa bacteriologia ainda permaneça mal definida. As infecções sinusais crônicas costumam ser polimicrobianas, com presença maior de anaeróbios do que as infecções agudas. O *Haemophilus influenzae* permanece como o agente mais frequente, com menor incidência do *Streptococcus pneumoniae.* O *Staphylococcus aureus* e os estafilococos coagulase-negativos, em geral associados aos anaeróbios, são mais prevalentes nos quadros crônicos que nos agudos, e são os maiores responsáveis pela osteomielite sinusal.

Com relação à rinossinusite fúngica, os *Aspergillus* aparecem como responsáveis pelas rinossinusites crônicas micóticas não invasivas em pacientes hígidos. Pacientes com fibrose cística ou com intubação nasotraqueal prolongada e imunocomprometidos podem apresentar acometimento sinusal por *Pseudomonas.*

EXAME FÍSICO[3,7,9,13,15]

- Inspeção, onde podemos verificar edema periorbitário.
- Palpação dos pontos de referência para os seios frontais e maxilares, quando o paciente pode referir dor intensa.
- Rinoscopia anterior: pode-se observar secreção nasal, hiperemia da mucosa nasal, desvios septais, presença de pólipos ou tumorações na fossa nasal e conchas nasais inferiores túrgidas.
- Endoscopia nasal rígida ou flexível: indicada para avaliação de qualquer paciente com sintomatologia nasal, quando disponível. Útil em casos em que se necessite de coleta de material (secreção) para cultura, para visualização de alterações septais medioposteriores e da parede lateral do nariz, em especial do complexo osteomeatal, meato médio, meato superior e recesso esfenoetmoidal.

DIAGNÓSTICO POR IMAGEM

Os estudos por imagem não são indicados para o diagnóstico de sinusites agudas não complicadas.

Radiografia Simples de Seios Paranasais

Exame complementar com valor diagnóstico limitado, com baixa sensibilidade e especificidade, porém ainda em lugar de destaque na avaliação dos seios paranasais nas rinossinusites agudas pela simplicidade de execução, baixo custo relativo e rapidez de resultado.

A evidência de uma opacificação ou de nível hidroaéreo ocorre em cerca de 60% dos pacientes com rinossinusite aguda bacteriana; pode ser também visualizada em infecções virais. O espessamento do revestimento mucoso maior que

4 mm também consiste em sinal radiológico de infecção sinusal.

Nas rinossinusites crônicas, a radiografia simples de seios da face tem pouco valor diagnóstico.

As principais incidências radiográficas para a exploração dos seios paranasais são:

- mentonaso ou de Waters: incidência que melhor visualiza os seios maxilares. Quando incorretamente realizada, projeta os rochedos temporais na metade inferior dos seios maxilares, dando falsa opacificação dos mesmos;
- frontonaso ou de Caldwell: evidencia mais nitidamente as cavidades frontais e etmoidais anteriores;
- submentovértex ou axial de Hirtz: projeta os seios posteriores no sentido longitudinal; portanto, utilizada na avaliação dos seios esfenoidal e etmoidal posterior;
- perfil: mostra todas as cavidades em perfil. A posição correta da cabeça é essencial para evitar imagens de superposição.

Ecografia ou Ultrassonografia

Exame de pouca sensibilidade e especificidade, utilizado escassamente, com valor apenas na avaliação dos seios maxilares. Pode ser recomendado em gestantes quando houver dúvida diagnóstica.

Tomografia Computadorizada

Considerada padrão-ouro para a avaliação das cavidades paranasais, a tomografia computadorizada está indicada nos casos de rinossinusite aguda que não respondem ao tratamento médico adequado, em rinossinusites crônicas e/ou recorrentes, nas complicações das rinossinusites agudas e nas indicações cirúrgicas (Figuras 143.2 e 143.3).

Ressonância Magnética

Tem valor considerável na avaliação de complicações regionais e intracranianas, assim como para o diagnóstico diferencial de neoplasias e em suspeita de sinusite fúngica. Sua indicação deve seguir à tomografia computadorizada em razão de suas limitações na visualização das estruturas ósseas do complexo osteomeatal.

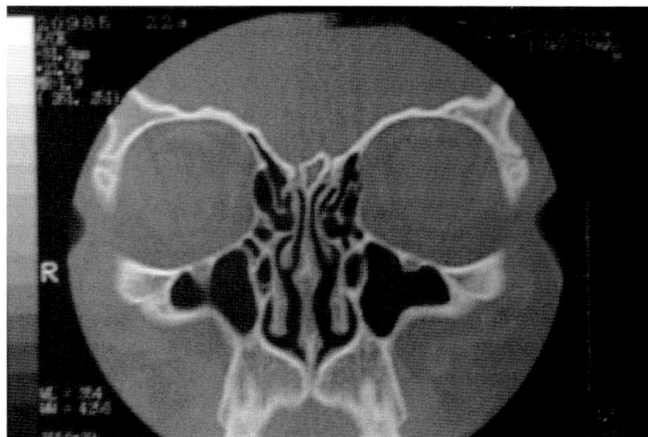

FIGURA 143.2 – TC de seios da face em corte coronal, no nível de terço anterior da órbita. Exame normal. (Fonte: Cabral e Sanglard[4].)

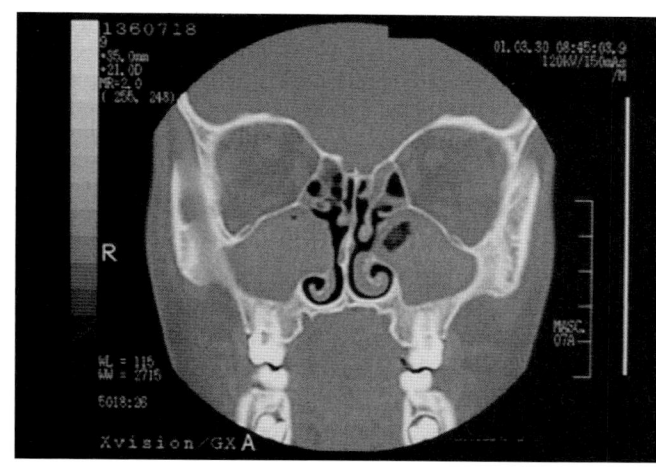

FIGURA 143.3 – TC de seios da face em corte coronal, no nível do terço médio da órbita. Sinusite crônica bilateral. (Fonte: Bento RF[2], Voegel RL[17].)

DIAGNÓSTICO DIFERENCIAL

O diagnóstico diferencial deve ser feito com cefaleias, enxaqueca, rinites infecciosas e alérgicas, infecções odontológicas, distúrbios de articulação temporomandibular (ATM) e dores faciais de outras origens. Em relação à tosse persistente, com exacerbação noturna, deve-se procurar afastar doença do refluxo gastresofagiano, assim como processos broncopulmonares.

Quando suspeitar de complicações: na persistência de dor e febre em rinossinusite aguda ou em exacerbação aguda de rinossinusite crônica, por mais de 72 h depois de iniciado o tratamento antibiótico adequado; no aparecimento de edema ou eritema palpebral ou ambos; nas alterações da visão; na cefaleia intensa acompanhada de irritabilidade; em sinais gerais de toxemia e perante sinais de irritação meníngea.

TRATAMENTO[3,6-8,9,11-15]

Objetiva estabelecer o controle da infecção, diminuir o tempo de evolução da doença e prevenir complicações, através do desbloqueio do complexo osteomeatal, com drenagem das secreções acumuladas e da restauração da função mucociliar.

O tratamento antimicrobiano das rinossinusites, agudas ou crônicas, geralmente é feito de maneira empírica, com base em dados microbiológicos e estudos publicados, considerando-se que a realização da punção do seio paranasal não é rotineira.

O uso de antimicrobianos é indicado apenas na presença de infecção bacteriana. Nos quadros virais, o tratamento restringe-se a medidas gerais e medicamentos coadjuvantes.

Medidas Gerais e Medicamentos Coadjuvantes

- Umidificação do ambiente e das fossas nasais com inalação de vapor de água fervente, SEM o uso de substâncias mentoladas ou com essência de eucalipto.
- Irrigação e lavagem das fossas nasais com solução salina isotônica ou hipertônica, várias vezes ao dia. Elimina as crostas e secreções, melhora a motilidade ciliar e reduz o edema da mucosa, aliviando a obstrução e melhorando o *clearance* mucociliar.

Recomendamos o uso de solução de soro fisiológico 0,9% com conta-gotas, seringa ou borrifadores já comercializados, ou solução isotônica com 1 litro de água filtrada e fervida + 1 colher de chá de sal marinho ou sal grosso + 1 colher de chá de bicarbonato de sódio. Deve-se evitar o cloreto de benzalcônio em pacientes hipersecretores ou em crianças, pela irritação mucosa que pode causar.

Parsons recomenda a solução salina hipertônica tamponada, que pode ser preparada em casa com 1 litro de água filtrada e fervida + duas colheres de chá de sal + uma colher de chá de bicarbonato de sódio. Essa solução deve ser bem agitada antes do uso, guardada por 1 semana em temperatura ambiente, sendo desprezada após esse período. Seu uso é preconizado três a quatro vezes ao dia em casos de maior edema de mucosa, maior congestão nasal e secreções mais espessas.

- Analgésicos e antitérmicos: muito utilizados especialmente na fase aguda da doença.
- Vasoconstritores tópicos e sistêmicos: são utilizados nos primeiros dias de tratamento da rinossinusite aguda. Os vasoconstritores tópicos melhoram a drenagem e produzem alívio da obstrução nasal, NÃO devendo ser usados por mais de 5 dias para evitar-se rinite medicamentosa.
- Corticosteroides: devem ser utilizados quando houver dor intensa e edema de mucosa com obstrução de meatos, na dose de 1 a 2 mg/kg/dia de prednisona ou prednisolona, por via oral, por 5 a 7 dias.
- Mucolíticos: sua utilização não supera a ação de uma boa hidratação oral nos estudos publicados.
- Punção antral: indicada nos casos de dor intensa sem melhora com medicação instituída ou, nos casos complicados, para a obtenção de material para cultura.

Corticoide Tópico Nasal

Uso do corticoide tópico nasal nas rinossinusites, segundo o posicionamento da Academia Brasileira de Rinologia realizado em 2013[10a], tem indicação nas rinossinusites agudas, crônicas e agudas recorrentes, além do uso no tratamento pós-operatório de rinossinusites crônicas (ver Tabela 143.3).

Antibioticoterapia

A escolha dos agentes antimicrobianos deve ser sempre eficaz contra *S. pneumoniae* e *H. influenzae*, considerando-se sua prevalência.

Nos casos de rinossinusite aguda resistente a tratamento e de rinossinusite crônica, a cultura de superfície obtida na fossa nasal, oro e nasofaringe mostra pouca correlação com as culturas obtidas por punção e aspiração dos seios maxilares ou por endoscopia com coleta direta nos óstios de drenagem.

Para facilitar o esquema terapêutico, reproduzimos as tabelas elaboradas no I Consenso Latino-americano sobre Rinossinusite, e posteriormente revisadas (Tabelas 143.4 e 143.5).

TABELA 143.4

Tratamento Antimicrobiano da Rinossinusite

Sinusite Aguda

- Primeira opção (7-10 dias)
  - Amoxicilina
  - Trimetoprima-sulfametoxazol (segundo os dados regionais de resistência bacteriana)
- Segunda opção (7-14 dias)
  - Amoxicilina (dose alta)
  - Amoxicilina-clavulanato
  - Cefaclor
  - Cefuroxima
  - Azitromicina
  - Claritromicina
  - Levofloxacino
  - Moxifloxacino

Sinusite Crônica

- Esquemas de 3 a 6 semanas
  - Amoxicilina-clavulanato
  - Clindamicina
  - Metronidazol + cefalexina ou cefaclor ou cefuroxima
  - Moxifloxacino

TABELA 143.3

Nome Genérico		
Nome Genérico	**Dose Máxima Diária**	**Posologia**
Dipropionato de beclometasona(BDP)	400 μg a partir de 6 anos	2 *puffs*/narina 2 x/dia
Budesonida (BUD)	200/256 μg a partir 4 anos	2 *puffs*/narina 1 x/dia
Furoato de mometasona (MF)	200 μg a partir 2 anos	2 *puffs*/narina 1 x/dia
Acetonida de triancinolona (TA)	220 μg a partir de 6 anos	2 *puffs*/narina 1 x/dia
Propionato de fluticasona (FP)	200 μg a partir 4 anos	2 *puffs*/narina 1 x/dia
Furoato de fluticasona	110 μg a partir 2 anos	2 *puffs*/narina 1 x/dia
Ciclesonida	200 μg a partir de 6 anos	2 *puffs*/narina 1 x/dia

TABELA 143.5

Regimes Antimicrobianos em Rinossinusite		
	Adultos	*Crianças*
• Infecção aguda		
- Amoxicilina	500 mg c/8 h ou 875 mg c/12 h	40-90 mg/kg/dia
- Trimetoprima/sulfametoxazol	160 mg + 800 mg c/12 h	15 mg/kg + 3 mg/kg c/12 h
- Amoxicilina + clavulanato	500 mg c/8 h ou 875/125 mg c/12 h	25 mg/kg/d c/8 h ou 45 mg/kg/d c/12 h
- Cefaclor	250 mg c/8-12 h	20 mg/kg/d c/12 h
- Cefuroxima	250-500 mg c/12 h	7,5-15 mg/kg/dia c/12 h
- Azitromicina	500 mg c/24 h	10 mg/kg/d c/24 h
- Claritromicina	250-500 mg c/12 h	7,5 mg/kg/d c/12 h
- Levofloxacino	500 mg c/24 h	50 mg/kg/d c/6 h
- Moxifloxacino	400 mg c/24 h	
• Infecção crônica		
- Amoxicilina + clavulanato	500 mg c/8 h ou 875/125 mg c/12 h	90 mg/6,4 mg/kg/dia c/8 h ou c/12 h
- Clindamicina	300-600 mg c/8 h	15 mg/kg/dia + 25-50 mg/kg/dia
- Metronidazol + cefalexina	400 mg+500 mg c/8 h	15 mg/kg/dia + 20 mg/kg/dia
- Metronidazol + cefaclor	400 mg+250 mg c/8 h	15 mg/kg/dia + 15 mg/kg/dia
- Metronidazol + cefuroxima	400 mg c/8 h + 250 mg c/12 h	
- Moxifloxacino	400 mg c/24 h	

PROFILAXIA

Nos casos de rinossinusites recorrentes e/ou crônicas é consenso a necessidade de tratamento dos fatores predisponentes extrínsecos ao hospedeiro, como evitar o acúmulo de objetos no quarto de dormir, arejar o ambiente, evitar contato com fumantes, não possuir animais dentro de casa, abolir a prática de esportes aquáticos, assim como a correta avaliação dos fatores intrínsecos do hospedeiro. Avaliar a permeabilidade da nasofaringe (radiografia de *cavum* ou nasofibroscopia); excluir alterações anatômicas e funcionais dos óstios de drenagem dos seios paranasais e a permeabilidade das fossas nasais, corrigindo-os cirurgicamente quando necessário. Pesquisar doenças sistêmicas associadas que possam favorecer ou perpetuar a rinossinusite, controlar quadros alérgicos respiratórios e realizar imunoprofilaxia através do uso de vacinas contra influenza a partir dos 6 meses de idade, anualmente, de preferência no início dos meses frios e secos (outono/inverno); vacina antipneumocócica acima dos 2 anos de idade, ativa contra cerca de 85% dos sorotipos de pneumococos e vacina conjugada para pneumococo (prevenar) para crianças abaixo dos 2 anos. A vacina contra *H. influenzae* do tipo B não está indicada na rinossinusite, assim como nas otites médias agudas recorrentes, já que atua sobre a forma capsulada do mesmo e não contra o *H. influenzae* não tipável.

Se, apesar do controle ambiental e do controle dos fatores do hospedeiro, houver persistência do quadro, avaliar-se-á, em casos muito específicos, antibioticoterapia profilática ou tratamento cirúrgico.

REFERÊNCIAS BIBLIOGRÁFICAS

1. Albernaz PLM et al. Otorrinolaringologia para o Clínico Geral. São Paulo: Fundo Editorial Byk; 1997. p. 147-159.
2. Balbani APS et al. O Nariz e Seios Paranasais: Evolução. @rquivos da Fundação Otorrinolaringologia. 2001;5(4):224-230.
3. Bento R. Antimicrobianos em Infecções do Trato Respiratório. São Paulo: Editora de Projetos Médicos Ltda; 2003. p. 5-46.
4. Cabral JS, Sanglard MC. Curso Interativo de Anatomia Radiológica em Otorrinolaringologia. Instituto de Otorrinolaringologia de Minas Gerais, V. 1.
5. Campos CAH et al. Anatomia e Fisiologia do Nariz e dos Seios Paranasais. Rev Bras Otorrinolaringol. 1998;64(Suppl. 2):11-31.
6. Cedin AC, Barbosa ICF. Sinusites. In: Costa SS, Cruz OLM, Oliveira JAA. Otorrinolaringologia: Princípios e Prática. Porto Alegre: Artes Médicas; 1994. p. 322-330.
6a. Diretrizes Brasileiras de Rinossinusites. Rev Bras Otorrinolaringol. 2008;74(Supl 0):6-54. Disponível em: http://www.scielo.br/pdf/rboto/v74n2s0/a02.pdf Acessado em: jan. 2015
7. Ejzemberg B, Sih T, Haetinger R. Diagnóstico e Abordagem Terapêutica da Sinusite na Criança. In: Sih T. Infectologia em Otorrinopediatria: uso criterioso de antibióticos em infecções de vias aéreas superiores. Rio de Janeiro: Revinter; 2001. p. 109-121.
7a. Fokkens W et al. European position paper on rhinosinusitis and nasal polyps 2012. Rhinol. 2012:50(Suppl):1-329. Disponível em: http://www.rhinologyjournal.com/supplement_23.pdf. Acessado em: jan. 2015.
8. Guimarães RES, Becker HMG. Rinossinusite Crônica. In: Sociedade Brasileira de Otorrinolaringologia. Tratado de Oto Rino Laringologia. V.3. São Paulo: Roca; 2003. p. 32-38.
8a. Hawke M et al. Manual de Diagnóstico de Otorrinolaringologia. Buenos Aires, Argentina: Editora Martin Dunitz; 1997.
9. Hungria H. Otorrinolaringologia 8ª ed. Rio de Janeiro: Guanabara Koogan; 2000. p. 33-54.
10. Lopes Filho O, Bussoloti Filho. Anatomofisiologia Clínica e Cirúrgica do Nariz e Cavidades Paranasais. São Paulo: Fundo Editorial Byk; 1998.
10a. Mello Jr JF et al. Brazilian Academy of Rhinology position paper on topical intranasal therapy. Braz J Otorhinolaryngol. 2013;79:391-400.
11. Pereira MBR. Abordagem Clínico-Terapêutica da Sinusite. In: Sih T. Otorrinolaringologia Pediátrica. Rio de Janeiro: Revinter; 1998. p. 314-17.
12. Pereira MBR. Sinusite– Epidemiologia e Quadro Clínico. In: Sih T. Otorrinolaringologia Pediátrica. Rio de Janeiro;. Revinter; 1998. p. 303-307.
13. Primeiro Consenso Latino-Americano sobre Sinusite. Infect Dis Clin Pract (Suplemento Especial em português), São Paulo; 2000.
14. Sakano E, Navarro PL. Rinossinusite Aguda. In: Sociedade Brasileira de Otorrinolaringologia. Tratado de Oto Rino Laringologia V.3. São Paulo: Roca; 2003. p. 26-31.
15. Sakano E, Weckx LLM. I Consenso Brasileiro sobre Rinossinusite. Rev Bras Otorrinolaringol. 2008;74(Supl 0):1-54.
16. Valentim Filho J. Semiologia do Nariz e dos Seios Paranasais. In: Costa SS, Cruz OLM, Oliveira JAA. Otorrinolaringologia: Princípios e Prática. Porto Alegre: Artes Médicas; 1994. p. 295-300.
17. Voegels RL et al. Rinossinusites Agudas. In: 3º Congresso de Otorrinolaringologia da Universidade de São Paulo: São Paulo; 2003.

144 Riquetsioses

■ Elba Regina Sampaio de Lemos
■ José Carlos Pessôa de Mello

(CID10 = A75 - Tifo exantemático; A75.0 - Tifo epidêmico transmitido por piolhos devido a *Rickettsia prowazekii*; A75.1 - Tifo recrudescente [Doença de Brill, doença de Brill-Zinsser]; A75.2 - Tifo por *Rickettsia typhi* [Tifo murino]; A75.3 - Tifo por *Rickettsia tsutsugamuchi* [Febre fluvial do Japão]; A75.9 - Tifo não especificado; A7 - Febre maculosa; A77.0 - Febre maculosa por *Rickettsia richettsii* [Febre - maculosa das Montanhas Rochosas, maculosa brasileira]; A77.1 - Febre maculosa por *Rickettsia conorii* [Febre botonosa]; A77.2 - Febre maculosa por *Rickettsia sibirica* [Febre da Ásia do Norte, Tifo da Sibéria]; A77.3 - Febre maculosa por *Rickettsia australis* [Febre de Queensland]; A77.8 - Outras febres maculosas; A77.9 - Febre maculosa não especificada; A78 - Febre Q [Infecção por *Coxiella burnetii*]; A79 - Outras rickettsioses; A79.0 - Febre das trincheiras; A79.1 - Rickettsiose variceliforme devida à *Rickettsia akari*; A79.8 - Outros tipos de rickettsioses especificadas [Rickettsiose por *Ehrlichia sennetsu*]; A79.9 - Rickettsiose não especificada)

INTRODUÇÃO

Emprega-se o termo riquetsiose[244] como um nome coletivo para um grupo crescente de, atualmente, mais de duas dezenas de infecções bacterianas clinicamente similares, com etiologias afins, ainda que distintas entre si. São zoonoses, no mais comum, transmitidas por artrópodes ectoparasitos de mamíferos variados, geralmente pequenos roedores. Esses artrópodes vetores são insetos (pulgas, piolhos) ou ácaros (carrapatos e outros) que fazem repasto sanguíneo (são hematófagos, machos e fêmeas) nos animais que parasitam, mantendo assim um ciclo enzoótico[2,6,27-30] O homem não é essencial para o ciclo das riquétsias; é um hospedeiro acidental e que virtualmente quase sempre participa fechando o ciclo como elo terminal. Notável exceção a isso é o tifo epidêmico[2,27].

Tanto os artrópodes vetores quanto os animais parecem suportar bem a infecção, sendo esta geralmente inaparente, subclínica ou oligossintomática. Mas nem sempre a simbiose é bem tolerada. Animais podem adoecer e morrer. Muitos dos piolhos que adquirem o agente do tifo epidêmico podem vir a morrer em decorrência de uma descamação do epitélio de seu trato intestinal e consequente obstrução provocada pela riquétsia. Carrapatos também podem ter sua fisiologia alterada. Já pulgas vetoras do agente do tifo endêmico (murino) não têm sua longevidade afetada. A manutenção do ciclo zoonótico na natureza requer um vetor e um animal riquetsiêmico, mas não é estritamente necessário esse ciclo para a manutenção das diferentes espécies de *Rickettsia* na natureza. Isso ocorre com os carrapatos, por exemplo, uma vez que por propagação transestadial e transovariana as riquétsias se mantêm na prole descendente de carrapatos. Contudo, essa propagação só ocorre por algumas gerações, já que a infecção reduz a viabilidade da progênie. Assim sendo, os mamíferos, apesar de não serem considerados reservatórios, são importantes na amplificação da infecção, mas também na sua manutenção[17,27,46]. Em espécies de pulgas do gato (*Ctenocephalides felis*) a espécie *Rickettsia felis* também apresenta propagação transestadial e transovariana, de modo estável, à progênie[29].

Não são doenças contagiosas, devendo-se apenas atentar para o eventual encontro desses parasitos ainda presos ao corpo do paciente e sua devida manipulação. Modernamente enquadram-se no grupo de infecções emergentes e reemergentes ou mesmo negligenciadas[8,26,28,30,34]. Desde 2001, com a promoção da febre maculosa brasileira e, mais recentemente, em 2014, de outras riquetsioses como doenças de notificação compulsória em âmbito nacional, associada à criação de laboratórios de referência em alguns centros, tem sido observada uma maior confirmação diagnóstica. Com isso, houve crescente identificação de casos de febre Q e bartonelose e geração de dados nacionais visando à vigilância epidemiológica e ao desenvolvimento tecnológico relacionado a essas zoonoses e seus agentes em nosso território[15,16].

ETIOLOGIA

Considerando que os métodos tradicionais de identificação utilizados em bacteriologia não podem ser aplicados rotineiramente para riquétsias, em decorrência dos poucos caracteres fenotípicos expressos, a palavra *Rickettsia* tem sido utilizada como um termo genérico para muitas bactérias pequenas estritamente intracelulares transmitidas por artrópodes. Assim, embora o termo riquetsioses ou riquetsioses *lato sensu* faça referência a um grupo de doenças zoonóticas causadas por espécies historicamente estudadas no campo da riquetsiologia, com o advento das técnicas moleculares, todas essas espécies pertencentes à ordem *Rickettsiales*, família Rickettsiaceae foram reorganizadas e reclassificadas nos seguintes gêneros[9,12,16,35,39].

- *Bartonella* – gênero da família Bartonellaceae, proteobactéria do subgrupo alfa 2, previamente classificada como gênero *Rochalimae*[3,5,39]. Inclui as espécies *B. bacilliformis* (febre de Oroya/verruga peruana), *B. quintana* (febre das trincheiras/angiomatose bacilar/doença da arranhadura do gato/pelioses), *B. henselae* (doença da arranhadura do gato/angiomatose bacilar/pelioses), *B. elizabethae/B. clarridgeiae* (endocardites crônicas). As bartoneloses não serão aqui consideradas, sendo discutidas nos capítulos de bartoneloses, doença da arranhadura do gato e angiomatose bacilar.

- *Coxiella* – embora a espécie *C. burnetii* seja estudada no campo da riquetsiologia e aqui considerada, taxonomicamente foi retirada da ordem *Rickettsiales* e hoje está classificada como proteobactéria do subgrupo gama pertencente à ordem *Legionellales*, família Coxiellaceae.

- *Neorickettsia* (antes *Ehrlichia*) *sennetsu*[8,9] – causadora da síndrome adenomegálica no Oriente (Japão, outros).

- *Ehrlichia/Anaplasma* – agentes das erliquioses humanas[8,9]: *Ehrlichia chaffeensis* (erliquiose monocitotrópica humana) e *Ehrlichia ewingii/Anaplasma phagocytophilum* (erliquiose granulocitotrópica humana/anaplasmose). Ciclo zoonótico entre carrapatos e mamíferos com *Ehrlichia* circulantes. Larvas e ninfas infectam-se e passam, de estádio para estádio, a infecção. Até o momento não se demonstrou passagem transovariana. Para *Anaplasma* foram descritas transmissão perinatal e por contato com sangue animal. Com uma comprovação diagnóstica recente em nosso meio, as erliquioses não serão analisadas em detalhes aqui (Quadro 144.1). Ver também capítulo sobre zoonoses bacterianas.

- *Rickettsia* – As riquétsias propriamente ditas, que constituem o objetivo deste capítulo (Quadro 144.2).

QUADRO 144.1 – Erliquioses

- Erliquiose monocitotrópica – incubação de 7 a 10 dias após picada de carrapato, dando com frequência variada febre, mal-estar, mialgias, artralgias, cefaleia forte, adenopatias, dor abdominal, náuseas, vômitos, diarreia, exantema maculopapular ou petequial. Formas graves com dificuldade respiratória, vertigem, ataxia, confusão, delírio e coma.

- Erliquiose granulocitotrópica – similar à anterior, com incubação de 4 a 8 dias, em geral mais benigna, mas igualmente com formas graves e óbito.

- Entre outros resultados de exames, leucopenia, plaquetopenia, hiponatremia e aminotransferases alteradas ocorrem em ambas. Bactérias do gênero *Ehrlichia* têm tropismo por leucócitos e com isto causam menos vasculites e exantemas em relação à febre maculosa. Certamente entram no diagnóstico diferencial desta e de outras doenças eruptivas, em especial se associadas a contato com carrapatos.

QUADRO 144.2 – Sistemática das Riquétsias

As riquétsias possuem a seguinte posição sistemática:
Domínio: Procariota
Reino: Monera
Filo: Proteobacteria do subgrupo alfa 1
Classe: Schizomycetes
Ordem: *Rickettsiales*
Família: Rickettsiaceae; Anaplasmataceae
Gênero: *Rickettsia; Orientia; Anaplasma; Ehrlichia*
Gênero Coxiella – v. texto para nova taxonomia

As riquétsias, no sentido amplo da riquetsiologia, na qual estão incluídos também os agentes da febre Q e das bartoneloses, são bactérias verdadeiras (eubactérias) e, como as demais bactérias, multiplicam-se por divisão binária e apresentam uma relação ARN:ADN de 3,5:1. São parasitos intracelulares obrigatórios, tanto das células do hospedeiro vertebrado, quanto das células do vetor invertebrado. Com exceção da espécie *C. burnetii*, sobrevivem por pouco espaço de tempo fora destas[2,27].

Observadas à microscopia óptica são pleomórficas, mostrando-se como bacilos curtos ou cocobacilos, mas de visualização difícil, devido às suas pequenas dimensões (0,3 μm de diâmetro para as formas cocoides, 0,3 por a 1 a 2 μm para cocobacilos). Não se coram adequadamente com as colorações habituais para bactérias, sendo mais bem vistas se empregados os métodos de Giemsa, de Gimenez ou de Machiavello. São gram-negativas e a estrutura da parede celular contém lipopolissacarídeo similar ao de outras bactérias gram-negativas, mas sem atividade de endotoxina apreciável nos processos infecciosos humanos[2,27].

Classicamente, por afinidade antigênica, e modernamente, por biologia molecular, são agrupadas sobretudo nos grandes grupos do tifo e da febre maculosa. Até o momento são identificadas mais de 55 espécies do gênero *Rickettsia*, subespécies ou cepas oficialmente validadas, 26 delas confirmadas em associação a doença humana, e outras ainda sem caracterização definitiva[10,22,31]. Com base na análise filogenética, mais recentemente alguns autores têm sugerido a classificação do gênero *Rickettsia* em cinco grupos de proteobactérias[10,22,31]:

- *grupo do tifo*, composto por *Rickettsia typhi* e *Rickettsia prowazekii*;
- *grupo da febre maculosa*, constituído por mais de 30 espécies, entre elas, *Rickettsia rickettsii* e *Rickettsia parkeri* no continente americano, *Rickettsia conorii* e *Rickettsia africae* na Europa e na África, *Rickettsia japonica* e *Rickettsia israeli* na Ásia e no Oriente Médio;
- *grupo transicional*, constituído por *Rickettsia akari*, *Rickettsia australis* e *Rickettsia felis*;
- *grupo relacionado* com *Rickettsia* canadenses;
- *grupo relacionado* com *Rickettsia belli*.

As Tabelas 144.1 a 144.24 resumem as diversas etiologias, suas doenças e algumas características das principais riquetsioses.

TABELA 144.1

	Riquetsioses – Grupo do Tifo						
Riquétsia	**Doença Humana/ Distribuição Geográfica**	**Artrópode Vetor**	**Hospedeiro Animal**	**Reservatório Principal**	**P. I. Intrínseco**	**Exantema**	**Cancro de Inoculação**
R. prowazekii	Tifo epidêmico; tifo exantemático/ mundial	Piolho humano do corpo (*Pediculus humanus var. corporis*)	Não*	Homem	7 a 14 dias	Maculopapular, petequial; centrífugo	Não
R. prowazekii	Doença de Brill-Zinsser, tifo recruescente/ mundial	Não	Não	Não	Indefinido; geralmente anos após o episódio inicial	Similar ao tifo exantemático mais brando	Não
R. typhi	Tifo endêmico/ mundial	Pulga do rato (Xenopsylla cheopis)	Rato doméstico	Rato	7 a 14 dias	Maculopapular, petequial	Não

P.I.: período de incubação.
* Infecção em esquilos voadores Glaucomys volans nos Estados Unidos (ver texto).

EPIDEMIOLOGIA

Febre maculosa brasileira (FMB)[11,15-17,30,43], febre maculosa associada a escara[37] tifo endêmico[15], tifo epidêmico (forma recrudescente)[15,16], febre Q, erliquiose e tifo transmitido pela pulga do gato são as riquetsioses, até o momento, descritas no Brasil[7,15-17,21,30]. Casos suspeitos de riquetsiose variceliforme também têm sido relatados, mas até o momento sem comprovação diagnóstica[12]. Entre todas, a febre Q é considerada uma doença ocupacional[1,17].

No Brasil, além de *R. rickettsii* e da cepa Floresta Atlântica/cepa Bahia associada a *R. africae, R. parkeri* e *R. sibirica,* que causam doença humana, foram identificadas também *R. parkeri, R. massilia,* consideradas patogênicas, mas ainda sem associação com doença humana no nosso território, além das espécies *R. rhipicephali, R. belli, R. monteiroi, Canditatus R. amblyommii* e *Candidatus R. andeanae*[31,40].

As centenas de casos confirmados e suspeitos de febre maculosa no Brasil distribuem-se basicamente nos estados das regiões Sudeste[11,15] (Espírito Santo, Minas Gerais, Rio de Janeiro e São Paulo), Sul, onde não há relato de óbito, e mais recentemente com raros casos em outros estados brasileiros. Esta distribuição, com predomínio de casos na região Sudeste, pode ser explicada pela recente reorganização taxonômica da espécie *A. cajennense* em complexo composto por seis distintas espécies sendo estabelecido, assim, que na atualidade o carrapato transmissor da FMB é a espécie *A. sculptum*[3,24]. Outras espécies de carrapatos como *Amblyomma* a*erolatum, Amblyomma ovale, Amblyomma brasiliensis, Amblyomma dubitatum (cooperi) Amblyomma triste, Rhipicephalus sanguineus, Boophilus microplus* podem estar infectadas com riquétsias, mas somente as espécies do gênero *Amblyomma* são consideradas importantes na transmissão da febre maculosa humana no Brasil.

Ainda que possa ocorrer em épocas distintas, a infecção tem incidência sazonal, com a ocorrência de maior número de casos de febre maculosa durante o período de junho a outubro, correspondendo ao aumento da atividade desses carrapatos e do concomitante maior contato do homem com tais artrópodes[7,11,15,16,18]. Ocorrendo com mais frequência como casos isolados, no entanto, não são incomuns surtos com pequeno número de casos ocorridos num curto período de tempo, muitas vezes já reconhecidos. Recentemente, um surto com cinco casos fatais de febre maculosa causada por *R. rickettsii* em profissionais de um abrigo de animais de uma organização não governamental localizado no município do Rio de Janeiro, aponta para o caráter ocupacional desta doença transmitida por carrapato[36].

O tifo epidêmico, embora considerado potencialmente uma doença de ampla distribuição geográfica, ocorre sobretudo em regiões de clima frio e atualmente parece estar confinado a algumas regiões do mundo, em especial na África, onde a taxa de letalidade pode chegar a 30% na ausência de antibioticoterapia[35].

Quanto à febre Q, uma zoonose cosmopolita de grande importância na saúde pública, ocorre como pequenos surtos ou como casos isolados relacionados a ruminantes na área rural e a gatos, cães e coelhos nas áreas urbanas. O homem contamina-se com aerossóis provenientes de líquido amniótico, placenta e lã; urina, fezes, leite e outras secreções animais também podem conter e disseminar material infectante[14,19,20,36].

No Brasil, diferente de diversos países, em especial na França e, mais recentemente, na Holanda, onde nos últimos 4 anos mais de 4.000 casos foram notificados, a doença passou a ser de notificação compulsória apenas em 2014. Descrita pela primeira vez, com base em evidência sorológica, na década de 1950, somente em 2008 foi identificado o primeiro caso de febre Q confirmado por teste molecular. Estudos desenvolvidos posteriormente têm identificado, além de casos em áreas rurais e também em áreas urbanas, gatos, cães, ovelhas e cabras infectados por *C. burnetii*[14,19,20,36].

As Tabelas 144.1 a 144.4 fornecem uma visão geral da distribuição das principais riquetsioses pelos continentes.

TABELA 144.2

Riquetsioses – Grupo da Febre Maculosa				
Riquétsia	**Doença Humana/ Distribuição Geográfica**	**Carrapato/Reservatório (Gêneros)**	**Exantema**	**Cancro de Inoculação**
R. rickettsii	Febre maculosa brasileira/ Américas	*Amblyomma, Dermacentor, Rhipicephalus* No Brasil —*Amblyomma sculptum* do complexo *Amblyomma cajennense.*	Macular, petequial; centrípeto	Muito raro
R. conorii	Febre botonosa/ Europa, África e Ásia	*Rhipicephalus* e menos comumente *Haemaphysalis*	Maculopapular	Sim
R. africae	Febre africana da picada do carrapato/África subsaariana	*Amblyomma* e menos comumente *Rhipicephalus*	Macular, petequial	Sim
R. japonica	Febre maculosa japonesa/Japão e Coreia do Sul	*Haemaphysalis*	Macular petequial	Sim
R. slovaca	Linfadenopatia do carrapato (TIBOLA) /Europa	*Dermacentor*	Febre e *rash* incomuns Alopecia e adenomegalia	Sim
R. australis	Tifo do carrapato de Queensland/ Austrália	*Ixodes*	Exantema maculopapular e vesicular	Sim
R. parkeri	Febre do carrapato americano (EUA, Brasil, Uruguai, Argentina)	*Amblyomma triste, A maculatum, A. americanum, A cooperi*	Maculopapular, papulovesicular	Sim
R. sibirica	Tifo siberiano	*Hyalomma, Haemophysalis, Ixodes*	Riquetsiose associada com linfangite (LAR)	Sim

NOTAS:
1) O período de incubação intrínseco das riquetsioses do grupo da febre maculosa é de 2 a 14 dias, com uma média de 5 a 7 dias.
2) R. aeschlimannii, R. australis, R. heilongjiangensis, R. helvetica, R. honei, R. mongolotimonae, R. marmionii e R. raoultii são alguns exemplos de outras riquétsias do grupo da febre maculosa dispersas em diferentes regiões do mundo e que determinam quadros clínicos semelhentes à febre maculosa brasileira apesar do variado nome local. Este grupo é o de maior expansão.
3) Análises filogenéticas têm confirmado a identificação de subespécies de R. conorii (subsp. caspia, subsp. conorii, subsp. indica e subsp. israelensis) e R. sibirica (subsp. mongolitimonae e subsp. sibirica)
4) Nos carrapatos, larvas (hexápodes), ninfas (hexápodes, octópodes) e adultos (octópodes) são transmissores.
5) Ácaros (carrapatos e trombiculídeos) por algumas gerações são suficientes para a manutenção das riquétsias na natureza por propagação transestadial e transovariana à prole descendente. Ocorre propagação transovariana de R. felis nas pulgas Ctenocephalides.
6) A febre maculosa brasileira (FMB) tem correspondência com a febre maculosa das Montanhas Rochosas, observada nos EUA.
7) Até recentemente a espécie Amblyomma cajennense, conhecida como carrapato estrela, carrapato redoleiro, carrapato do cavalo, parasita de diferentes espécies de hospedeiros, incluindo o homem, sobretudo em suas formas mais jovens – larvas e ninfas – popularmente conhecidas como mucuim, era reconhecida como o principal vetor no Brasil. No entanto, a reavaliação taxonômica tem indicado que a espécie A. cajennense é, de fato, um complexo de seis espécies. Além da validação de duas espécies antes consideradas sinonímias, Amblyomma mixtum e Amblyomma sculptum, foram descritas e definidas três novas espécies: Amblyomma tonelliae n. sp., Amblyomma interandinum. n. sp., e Amblyomma patinoi n. sp. Embora mais estudos sejam necessários, a distribuição das espécies do complexo até o momento é: (i) A. cajennense s. s., na região amazônica; (ii) A. interandinum, restrita à região interandina do Peru; (iii) A. mixtum, do Texas (USA) ao Oeste do Equador; (iv) A. patinoi, na cordilheira leste da Colômbia; (v) A. tonelliae, na região Centro-Norte da Argentina, Bolívia e Paraguai; e (vi) A. sculptum, espécie considerada hoje a transmissora da FMB, distribuída das áreas úmidas do Norte da Argentina, Bolívia e Paraguai ao território brasileiro, mais especificamente as regiões Sudeste e Centro-Oeste além dos estados do Paraná, Pernambuco e Piauí[3,24].
8) Identificação em dois casos de febre maculosa no Brasil causados por uma nova cepa geneticamente relacionada com R. parkeri, R. africae e R. sibirica, denominada Rickettsia sp. strain Atlantic rainforest ou Bahia.

PATOGENIA

Piolhos e pulgas eliminam material fecal logo após se alimentarem sobre o homem, ficando este material depositado na pele próxima ao local da picada[2]. As riquétsias são parte do conteúdo fecal, e por coçadura ou outro mecanismo similar, são levadas a penetrarem na própria solução de continuidade da pele determinada pela picada. Também ocorre de serem conduzidas a uma mucosa ou uma região de pele não íntegra e por aí penetrarem.

Piolhos só passam a ser infectantes 2 a 7 dias após adquirirem a riquétsia (período de incubação extrínseco). E assim permanecem por 1 a 2 semanas, quando, então, frequentemente morrem. Nessa ocorrência ou se forem esmagados, as riquétsias continuam vivas em seu cadáver e são transmitidas por esse material ressecado, que pode acumular-se em roupas e disseminar-se, aqui sem o vetor. Pulgas também, uma vez infecciosas, assim permanecem por toda a vida (1 ano).

TABELA 144.3

	Riquetsioses do Grupo Transicional						
Riquétsia	**Doença Humana/ Distribuição Geográfica**	**Artrópode Vetor**	**Hospedeiro Animal**	**Reservatório Principal**	**P. I. Intrínseco**	**Exantema**	**Cancro de Inoculação**
R. akari	Riquetsiose variceliforme ou vesiculosa/Ásia, Américas	Ácaro de rato (Liponyssoides sanguineus)	Camundongo; outros roedores	Roedores domésticos	7 a 24 dias	Papulovesicular	Sim
R. felis	Tifo da pulga do gato/ potencialmente mundial	Pulga (Ctenocephalides felis)	Gato	Gato	1 a 2 semanas	Maculopa pular	Não

Ácaros inoculam diretamente as riquétsias na derme ao picarem. No caso dos carrapatos, eles devem permanecer 4 a 6 ou mais horas fixados ao corpo para que ocorra a transmissão, que não acontecerá se forem logo retirados. Eles regurgitam parte do sangue deglutido, que assim retorna, agora contaminado com riquétsias provenientes de suas glândulas salivares, onde ficam latentes, entre outros tecidos (p. ex., ovários)[15,18,27,46].

Por um ou outro mecanismo, uma vez que alcancem a derme, as riquétsias têm tropismo e predominantemente infectam a célula endotelial de capilares, vênulas e arteríolas[23,38,43,45]. Penetram também em células de músculo liso da parede do vaso. Fixam-se a receptores contendo colesterol, são endocitadas em fagolisossomas, escapam destes para o citosol, multiplicam-se e ao saírem, com ou sem o rompimento celular, vão infectar novas células. Aqui ocorre então uma riquetsiemia[35,38,43]. As riquétsias do grupo da febre maculosa, em especial R. rickettsii, têm a capacidade de penetrar no núcleo, inclusive. Com a extensão do envolvimento e a resultante resposta inflamatória, o final será uma vasculite generalizada, com estreitamento do lúmen, tromboses e hemorragias[35,43]. Muito das apresentações clínicas é o reflexo do comprometimento maior ou menor da vasculatura atingida, como a tradução cutânea com os variados exantemas. O mesmo ocorre nas alterações cerebrais do tifo epidêmico (tifo em

grego quer dizer enevoado, apontando para o embotamento mental que esses pacientes apresentam).

A febre Q é comumente transmitida através da inalação de aerossóis contaminados (material de animais infectados, como tecidos placentários, líquidos e excretas), sem a participação direta dos artrópodes. Mais raramente, ocorre pela picada de carrapatos e ingestão de leite contaminado. Após a inalação, o C. burnetii infecta e prolifera nos macrófagos pulmonares, culminando em invasão riquetsiana para a circulação sanguínea e, consequentemente, determinando lesão potencial em qualquer órgão ou tecido[1,44].

DESCRIÇÕES CLÍNICAS

Grupo do Tifo

Tifo Epidêmico (R. prowazekii)

Também conhecido como tifo exantemático, tabardilho, tifo clássico transmitido pelo piolho do corpo Pediculus humanus corporis, entre outras denominações, ocorre quase invariavelmente associado a guerras, a distúrbios sociais, nos quais as precárias condições de higiene favorecem a proliferação desses artrópodes. Até recentemente se acreditava que o agente causal fosse exclusivo dos seres humanos e seus piolhos. No entanto, a partir da década de 1970, estudos têm confirmado a infecção humana após o contato com esquilos

TABELA 144.4

	Outras Riquetsioses						
Riquétsia	**Doença Humana/ Distribuição Geográfica**	**Artrópode Vetor**	**Hospedeiro Animal**	**Reservatório Principal**	**P. I. Intrínseco**	**Exantema**	**Cancro de Inoculação**
Orientia tsutsugamushi	Tifo dos cerrados/ Ásia, Austrália	Ácaros trombiculídeos (Leptotrombidium spp.)	Sem impor tância; roedores, outros mamíferos	Ácaros trombiculídeos	6 a 21 dias	Maculopapular	Sim
Coxiella burnetti	Febre Q/ mundial	Sem importância (aerossol); carrapato	Gado bovino, ovino, caprino; cão, gato; aves	Mamíferos aves e carrapatos	2 a 4 semanas	Eventualmente	Não

NOTAS:

1) Orientia tsutsugamushi, após análise por técnicas moleculares, não pertence atualmente ao gênero Rickettsia.

2) Somente larvas de ácaros trombiculídeos são vetores.

3) Descrita na cidade de Queensland na Austrália, febre Q deve seu nome ao termo query (febre Query), em inglês dúvida, interrogação. É a única entre as riquetsioses que não apresenta exantema típico (v. Descrições Clínicas).

voadores *Glaucomys volans* nos Estados Unidos. Em decorrência da estabilidade do agente nas fezes secas das pulgas e da possibilidade de sua transmissão através de aerossóis, *R. prowazekii* é considerado um agente potencial de bioterrorismo classe B[1].

O quadro clínico se inicia abruptamente com febre, cefaleia, mialgia e prostração, evoluindo com hipotensão, alteração do sensório, acompanhados quase sempre de exantema macular ou maculopapular que se espalha centrifugamente, isto é, surge primeiro no tronco e depois se dissemina para os braços e as pernas (diferente da febre maculosa). A face, as palmas e solas dos pés raramente estão envolvidas. Durante a 2ª semana de doença, o exantema pode tornar-se semelhante ao sarampo (morbiliforme), petequial ou purpúrico. Na ausência de tratamento, na dependência do inóculo e das condições do paciente, 10% a 70% podem evoluir para o óbito. A doença pode se manifestar com alterações neurológicas e/ou cardiovasculares com bradicardia e arritmia, refletindo dano miocárdico[26,27,45]. Otite média, pneumonia, parotidite, assim como gangrena dos dedos, do nariz e da genitália como consequência da lesão vascular, são algumas complicações que podem acometer o paciente. Geralmente ocorre albuminúria e azotemia. Anemia, leucopenia e linfocitose relativa podem ser seguidas por leucocitose na 2ª/3ª semana de doença[1].

Tifo Recrudescente ou Doença de Brill-Zinsser

Ocorre em indivíduos, geralmente europeus, que apresentaram a doença primária durante a Segunda Guerra Mundial. De patogênese ainda desconhecida, a reativação endógena pode ser desencadeada por fatores inerentes ao hospedeiro, como queda da resposta imunológica, e determina um quadro clínico mais benigno, sem exantema e não fatal[15,43].

Tifo Endêmico (R. typhi)

As manifestações clínicas são semelhantes às do tifo epidêmico e da febre maculosa, embora seja mais brando e raramente fatal (letalidade de 1%-5% em casos não tratados)[27,45].

Grupo da Febre Maculosa

Febre Maculosa Brasileira (R. rickettsii)

Por ser uma doença multissistêmica, a febre maculosa apresenta um curso clínico variável, desde quadros clássicos a formas atípicas sem exantema, viscerotrópicas e fulminantes. Inicia-se com quadro súbito, inespecífico, de febre, mal-estar generalizado, cefaleia, hiperemia conjuntival e mialgias. Os sinais e sintomas clínicos podem variar com comprometimento gastrintestinal com náuseas, vômitos, dor abdominal, diarreia e, eventualmente, comprometimento hepático com icterícia; manifestações renais com azotemia pré--renal relacionada à hipovolemia e à necrose tubular aguda; comprometimento pulmonar com tosse, edema pulmonar e alterações radiológicas incluindo infiltrado alveolar, pneumonia intersticial, derrame pleural; manifestações neurológicas como déficit neurológico, meningite/encefalite e vasculite retiniana. É comum ter baço palpável.

O exantema, o sinal mais importante da febre maculosa, aparece geralmente do 3º ao 5º dia de doença, mas pode estar ausente em 15% a 20% dos pacientes, o que dificulta e retarda o diagnóstico, determinando maior número de óbitos[12,15,16,18]. Inicialmente macular, devido à vasodilatação consequente ao foco contíguo dos vasos sanguíneos infecta-

dos, pode evoluir a seguir para um padrão maculopapular-petequial (Figura 144.1). No início da doença, em geral, atinge as extremidades, disseminando-se a seguir, centripetamente, para o tronco. Pode envolver as palmas das mãos e solas dos pés, o que auxilia o diagnóstico, embora este comprometimento não seja observado em todos os casos. Podem ser observadas lesões equimóticas ou purpúricas, determinando necrose/gangrena, em decorrência do extenso comprometimento da microcirculação, requerendo às vezes amputação de dedos ou membros. O cancro de inoculação, uma escara no local da picada do carrapato interpretado como a porta de entrada, é muito raramente observado na febre maculosa causada por *R. rickettsii*, ao contrário da febre botonosa, na qual é frequente[11]. Na verdade, por vezes há confusão com a lesão causada por fragmentos das peças bucais do carrapato não adequadamente retirado, que aí permanecem, com possível infecção secundária.

No entanto, nos últimos 10 anos, casos mais brandos de febre maculosa associados a uma maior frequência de adenomegalia e ausência de óbito têm sido identificados em Santa Catarina e também nos estados do Paraná e Rio Grande do Sul. Desde 2007, casos de febre maculosa causada por uma nova espécie relacionada com *R. parkeri*, *R. africae* e *R. sibirica* têm sido identificados nos estados da Bahia e de São Paulo (Figura 144.2). Com cancro de inoculação e presença de lesão ulcerosa em mucosa oral, esta identificada apenas no caso procedente da Bahia, confirma as observações previamente registradas por outros autores (Piza, em São Paulo, Gonçalves e cols., no Rio de Janeiro, e Plank e cols., na Bahia) no século passado[11,30,33,37].

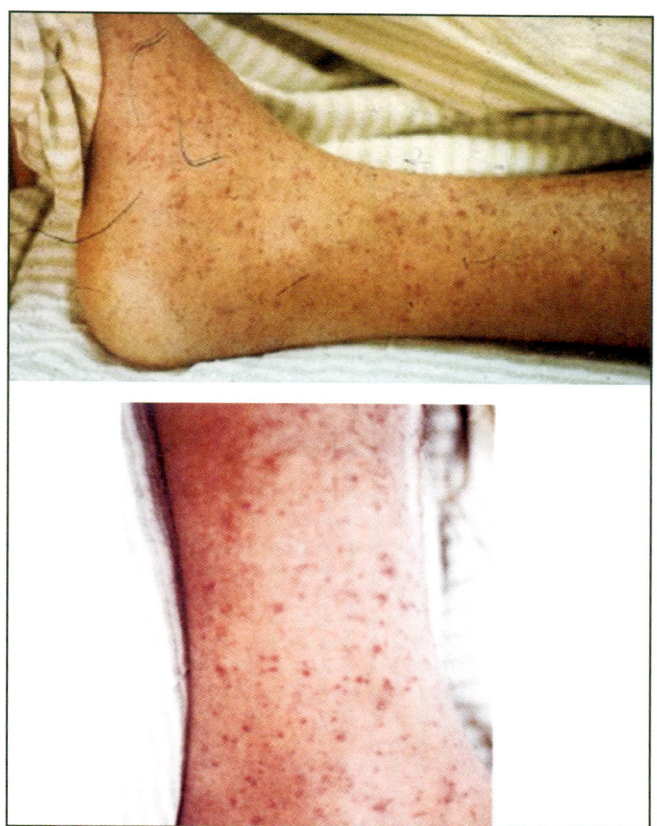

FIGURA 144.1 – Febre maculosa brasileira: exantema maculopapular e petequial. (Foto original de Elba Regina S. de Lemos).

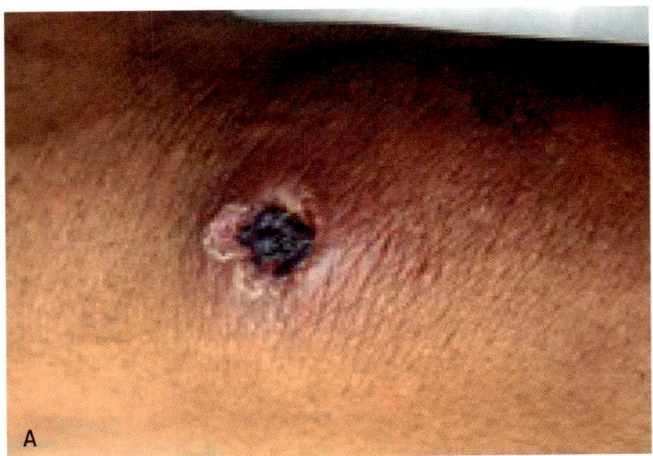

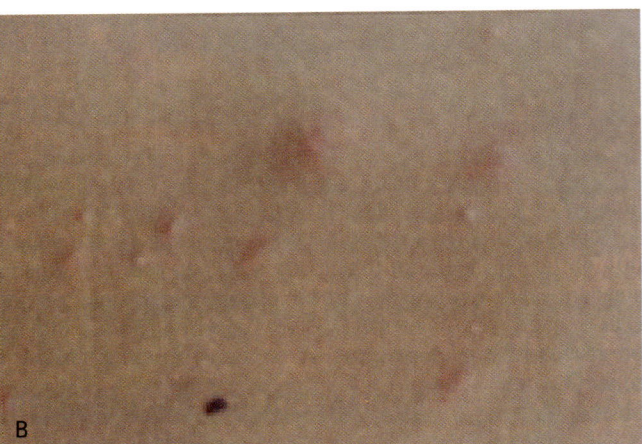

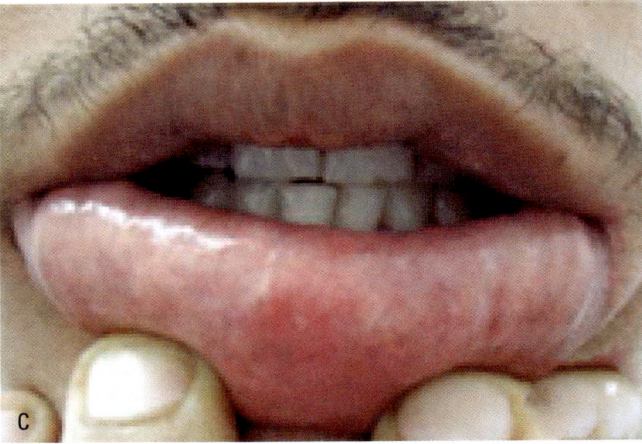

FIGURA 144.2 – Lesões em paciente com febre maculosa associada a escara de inoculação, no 6º dia de doença, procedente da Bahia: a) escara no punho direito; b) exantema papular em cotovelo esquerdo; e c) lesão ulcerada em lábio inferior (Silva e cols., 2011).

A ausência de exantema ocorre em alguns pacientes, sobretudo em indivíduos idosos ou quando são submetidos a tratamento específico precocemente; nos negros há dificuldade de observá-lo[12,15]. Assim, embora o exantema seja um importante e fundamental achado clínico para o diagnóstico, a sua presença não deve ser considerada a única condição para confirmar a doença. Manifestações extracutâneas, particularmente pulmonares, renais e gastrintestinais mimetizando apendicite ou outra doença intra-abdominal, podem predominar, e a presença de crise convulsiva, assim como hemiplegia, pode significar comprometimento neurológico. Nesses casos, em geral, o prognóstico é pobre[12,15].

Na febre maculosa clássica, o retardo no diagnóstico e na antibioticoterapia específica determina a morte dentro de 8-15 dias após o início dos sintomas. Na forma fulminante, o paciente evolui para o óbito dentro de 5 dias. As formas viscerotrópicas fulminantes são de difícil diagnóstico, pois quadro clínico pode simular apendicite aguda ou outro quadro abdominal agudo, sem desenvolvimento de títulos detectáveis de anticorpos para *R. rickettsii* e sem as alterações histológicas sugestivas da doença, o infiltrado monofagocitário perivascular, dificultando até mesmo o diagnóstico pós-morte[9,15].

As complicações da febre maculosa incluem pneumonite, miocardite, insuficiência renal, gangrena de dedos e escroto, encefalite, trombocitopenia e coagulação intravascular. As duas últimas restritas às formas graves da doença[9,15,16].

O diagnóstico precoce é muito difícil, principalmente durante os primeiros dias de doença, quando as manifestações clínicas também podem sugerir dengue, leptospirose, malária, hepatite viral, salmonelose, encefalite, infecções respiratórias e outras infecções inespecíficas. Com o surgimento do exantema, o diagnóstico diferencial deve ser feito com meningococcemia, tifo endêmico, enteroviroses, febre tifoide, leptospirose, dengue, febre purpúrica brasileira, sepse com coagulação intravascular disseminada, endocardite, malária (forma exantemática), lues secundária, mononucleose infecciosa, sarampo e rubéola, entre outras[15]. Recentemente, com o aumento de casos de doenças transmitidas por carrapatos, borreliose (doença de Lyme) e erliquiose devem também fazer parte do diagnóstico diferencial.

Riquetsiose Variceliforme (R. akari)

É uma doença autolimitada, caracterizada pelo surgimento de uma pápula indolor e avermelhada no local da picada, que evolui em alguns dias para a forma vesicular. Essa lesão persiste por 2 a 3 semanas associada a adenomegalia, febre, calafrio, cefaleia, mialgia, anorexia e fotofobia. Um exantema maculopapular que evolui para a forma vesicular, semelhante à varicela, pode surgir concomitante ou tardiamente ao quadro inicial[2,27,37]. É também chamada Rickettsialpox.

Tifo da Pulga do Gato (R. felis)

Pode determinar no paciente um quadro infeccioso agudo, semelhante ao quadro causado por *R. typhi*[26,29,37].

Febre Botonosa (R. conorii)

Também chamada de febre maculosa do Mediterrâneo, nela é frequente o encontro do cancro de inoculação, aqui chamado de botão do Oriente. Apresenta quadro clínico similar ao da febre maculosa brasileira. O mesmo ocorre com outras riquetsioses do grupo da febre maculosa descritas em diferentes regiões do planeta[26,27,34].

Outras

No *tifo do cerrado* (febre fluvial japonesa) (*O. tsutsugamushi*) o paciente apresenta uma lesão primária (escara) no local da picada do ácaro infectado, associada a febre, calafrio, sudorese profusa, linfadenopatia e exantema maculopapular centrífugo. Pneumonia, miocardite e comprometimento nervoso podem ocorrer, assim como óbito na ausência de tratamento específico[26,41].

Na *febre Q* (*C. burnetii*) as manifestações clínicas iniciais são geralmente confundidas com influenza – febre, calafrios, cefaleia, mal-estar e mialgia[27,35]. As infecções provocadas podem ser subclínicas ou assemelharem-se a um quadro gripal ou ainda a uma pneumonia "atípica", com diferentes graus de comprometimento. Contudo, especialmente nos pacientes imunossuprimidos, pode ocorrer padrão de pneumonia lobar, desviando o diagnóstico para outras etiologias. Febre de origem obscura, trombocitopenia ou trombocitose, manifestações exantemáticas, assim como um quadro de hepatite, geralmente na ausência ou com discreta icterícia, embora considerados mais raros, podem ocorrer ainda na fase aguda da doença. A infecção por *C. burnetii* pode permanecer assintomática por toda a vida no homem, mas condições como gravidez, hemodiálise, presença de valvulopatia, prótese valvar, aneurisma aórtico ou ainda imunodeficiência (por exemplo, soropositividade pelo HIV, medicamentos que alteram a imunidade) podem reativar a infecção e determinar quadros de infecção crônica. Assim, o paciente pode evoluir com endocardite subaguda, meses ou anos mais tarde, com comprometimento principalmente da válvula aórtica, na qual vegetações em geral exigem ressecção cirúrgica associada à antibioticoterapia específica. Hepatite granulomatosa com um curso mais prolongado e glomerulonefrite podem ser observadas em alguns pacientes e o diagnóstico somente é possível através de biópsias[1,17].

Embora estudada no campo da riquetsiologia, a *febre das trincheiras* é uma bartonelose causada pela *Bartonella quintana*, anteriormente denominada *Rickettsia quintana*. É transmitida pelo piolho e tem o homem como reservatório. Frequente em épocas de guerras, na atualidade ocorre de modo disperso em pessoas com precárias condições de higiene pessoal, sobretudo nas que vivem nas ruas. A infecção pode ser assintomática ou ter um quadro clínico similar ao da febre maculosa, com febre, exantema e esplenomegalia. Há recorrência dos períodos febris a cada 5 dias, motivo pelo qual é também conhecida como febre quintana. Eventualmente, pode cursar com endocardite[29].

DIAGNÓSTICO LABORATORIAL

Embora o diagnóstico da febre maculosa e seu tratamento, assim como o das outras riquetsioses, baseiem-se fundamentalmente nas características clínicas e epidemiológicas, o mesmo requer confirmação laboratorial específica, considerando que os exames laboratoriais comuns não auxiliam no diagnóstico[5-a,9,13,27,37].

Durante a 1ª semana de doença, seja para as riquetsioses do grupo do tifo, seja para as do grupo da febre maculosa, costuma ocorrer leucopenia que a partir da 2ª semana pode evoluir para leucocitose, às vezes com importante desvio para a esquerda, podendo significar a presença de infecção bacteriana secundária. Podem surgir anemia, trombocitopenia, hiponatremia, aumento de creatinofosfoquinase, fosfatase alcalina, aminotransferases e bilirrubina, bem como de ureia e de creatinina. O líquido cefaloespinhal é geralmente claro, com discreta elevação tanto de células linfocíticas quanto polimorfonucleares. Sua concentração de proteína pode estar elevada e de glicose, reduzida. Ocasionalmente o eletroencefalograma se apresenta alterado com disfunção neurológica difusa.

A confirmação diagnóstica, em geral, é determinada através de técnicas sorológicas e a reação de imunofluorescência indireta tem sido considerada como método padrão-ouro em relação às outras técnicas. A confirmação sorológica é possível quando, após a análise de duas amostras sorológicas pareadas, observa-se um aumento de, no mínimo, quatro vezes nos títulos de anticorpos entre duas amostras de soro coletadas com um prazo médio de 10 dias entre elas. O título sorológico mínimo de 64 em uma amostra única não é considerado, atualmente, como critério confirmatório da doença, tanto para anticorpos IgM quanto IgG[13,15,25].Na impossibilidade de pareamento, um título sorológico único de 128 ou mais, para IgM e/ou IgG, num contexto clínico-epidemiológico apropriado, é bastante sugestivo do diagnóstico. Esse teste está disponível atualmente na Fundação Oswaldo Cruz (RJ), Instituto Adolfo Lutz (SP) e na Fundação Ezequiel Dias (MG). Métodos como o teste imunoenzimático (ELISA) e a reação de Weil-Felix, com cepas OX-K, OX-19 e OX-2 de *Proteus vulgaris*, podem também ser usados, sendo que nas décadas recentes a última foi abandonada devido à baixa sensibilidade e especificidade para o diagnóstico das riquetsioses. Considerando que os títulos sorológicos de anticorpos IgM e IgG são detectáveis, na maioria das vezes, na 1ª e na 2ª semana após o início das manifestações clínicas, respectivamente, resultados falso-negativos podem ocorrer nos primeiros dias de doença. Assim, o diagnóstico é quase sempre retrospectivo, devendo ser separado um soro da fase aguda seguido de soros da fase convalescente para o devido pareamento.

O isolamento das riquétsias requer cultura de células e pode ser feito a partir de amostras de sangue, de tecido proveniente de biópsia de pele ou de necrópsia, além de artrópodes coletados de pacientes. É realizado em condições adequadas de biossegurança (NB3), o que inviabiliza seu uso de rotina em laboratório. O sucesso do cultivo depende das condições de envio das amostras para o laboratório de referência, assim, as técnicas de isolamento exigem que as amostras sejam mantidas e transportadas em temperaturas baixas, a –20ºC em menos de 24 h após a coleta ou preferencialmente a –70ºC (gelo seco ou nitrogênio líquido), condições estas que possibilitam o seu transporte sem restrição de tempo. A análise histopatológica, associada à imuno-histoquímica, é técnica diagnóstica que também pode ser utilizada na confirmação das riquetsioses do grupo tifo e da febre maculosa, apesar da impossibilidade de essa metodologia identificar a espécie causadora da infecção bacteriana[13,15,16,27,35].

Atualmente, o diagnóstico molecular (por PCR – reação em cadeia da polimerase – com sequenciamento) tem sido utilizado com maior frequência, sendo considerada a ferramenta diagnóstica mais indicada e ideal na identificação de casos graves e fulminantes, nos quais nem sempre amostras para pareamento sorológico estão disponíveis. Não obstante, a importância das técnicas moleculares como técnica diagnóstica considerada essencial nos casos fatais, a partir da identificação de novas espécies, faz-se necessária a caracterização molecular para uma maior compreensão, manuseio e controle da doença no Brasil[37,42].Assim, com as diferentes técnicas moleculares, o conhecimento do gênero

Rickettsia tem aumentado e uma grande quantidade de dados genômicos tem sido obtida nas últimas 2 décadas. Além do desenvolvimento de oligonucleotídeos e sondas específicos para PCR em tempo real (qPCR), estudos têm demonstrado, de forma inovadora, a possibilidade de detecção molecular de riquétsias a partir do *swab* de escaras, sem necessidade de biópsia[31]. O diagnóstico da febre Q, assim como das bartoneloses e das erliquioses, é realizado dentro do laboratório de riquetsiologia. Pode ser confirmado através de técnicas sorológicas e/ou de biologia molecular, além de isolamento riquetsiano, conforme descrito.

TRATAMENTO E PROGNÓSTICO

O tratamento precoce com antimicrobianos adequados reduz sensivelmente o número de casos fatais de febre maculosa, que na ausência de tratamento pode alcançar taxas de letalidade de 40% a 90%. Cloranfenicol e tetraciclinas são drogas efetivas. Embora existam publicações que evidenciem a superioridade da doxiciclina em relação ao cloranfenicol, no Brasil, onde não existem formulações de doxiciclina/tetraciclina para o uso endovenoso, é fundamental que o médico assistente atente para a importância da concentração adequada de antimbicrobiano no sistema nervoso central e para a impossibilidade de absorção intestinal do fármaco ativo em pacientes com FMB grave.

No entanto, considerando a possibilidade de ocorrência de outras doenças transmitidas por carrapatos, como erliquioses (algumas apresentam resistência ao cloranfenicol), doença de Lyme ou mesmo de coinfecção, o uso de doxiciclina deve ser estimulado e, como informado previamente, em pacientes com condições adequadas de absorção intestinal. O recente uso de quinolonas – pefloxacino, ciprofloxacino – e macrolídeos – josamicina –, ativos contra as riquétsias, pode ser de importância em casos sem gravidade, mas além da necessidade de mais estudos, o custo mais elevado pode inviabilizar o seu uso em países mais pobres. Antibióticos beta-lactâmicos e aminoglicosídeos não possuem atividade contra as riquétsias. E, importante de não ser esquecido, as sulfas e seus congêneres são contraindicados, pois funcionam como fator facilitador para as espécies de *Rickettsia* e sua multiplicação, agravando, assim, o quadro clínico dos doentes[15,16,35].

As recomendações gerais da terapêutica antibiótica, em que o paciente grave deve receber medicação intravenosa (IV), também aqui são seguidas. Nestes pacientes, como em nosso país não temos uma tetraciclina de uso IV (ainda não há experiência com a tigeciclina, uma glicilciclina de uso venoso, para recomendá-la), empregamos o cloranfenicol por via IV na dose de 50 a 75 mg/kg/dia, distribuída de 6/6 h, na dose máxima de 4 g/dia. Em adultos a partir de 60 kg de peso é prática comum aplicar 1 g IV de 6/6 h. Esta opção tem a vantagem de tratar casos de meningococcemia, quando não conseguimos discernir entre as duas entidades.Nos pacientes menos graves, estando garantida a absorção oral do medicamento, podemos utilizar tal via. Isto ocorre na ausência de vômitos, diarreia ou trânsito intestinal acelerado, síndromes disabsortivas e correlatos. Podem-se empregar o próprio cloranfenicol nas mesmas doses ou uma tetraciclina. Esta tem a vantagem de evitar possíveis eventos adversos associados ao uso do cloranfenicol, ainda que raros, mas potencialmente fatais, como a aplasia de medula. Entre as tetraciclinas clássicas, a dose é de 25 a 50 mg/kg/dia, fracionada de 6/6 h, na

dose máxima de 2 g/dia. Em adultos, 500 mg de 6/6 h. Mais confortável e extremamente bem tolerada é a opção pelo uso da doxiciclina, na dose de 2 a 4 mg/kg/dia, máximo de 200 mg/dia, sendo esta considerada a droga de escolha. Pode-se fazer em dose única diária ou de 12/12 horas.

O tempo médio de tratamento é de 7 a 10 dias. Outro parâmetro clínico é manter o antibiótico por mais 2 a 3 dias após o desaparecimento da febre. Existem relatos de cura com dose única de 200 mg de doxiciclina em algumas riquetsioses, mas tal ainda não se aplica à nossa principal doença, a febre maculosa causada por *R. rickettsii*.

Grupos especiais: em grávidas deve-se evitar o uso de uma tetraciclina, mesmo que por poucos dias, ficando então como opção o cloranfenicol. Entretanto, nos últimos 30 dias antes da data provável do parto (último mês de gestação), por prudência, devido à possibilidade teórica de ocorrer a síndrome cinzenta no concepto, empregamos uma tetraciclina, considerando que a organogênese já se completou e é pouco provável a coloração dos dentes com o antibiótico. Nutrizes, a juízo clínico, podem ser tratadas com uma ou outra opção. O mesmo pode ser seguido em crianças até 8 anos. Em ambos, se a escolha for pela tetraciclina, privilegiar a doxiciclina.

Esses antimicrobianos, apesar de serem bacteriostáticos, levam à redução da toxemia e de outros sinais clínicos em 24-48 h e à melhora em 2 a 3 dias, quando na ausência de complicações. Medidas terapêuticas de suporte, incluindo administração intravenosa de albumina, plasma, expansores plasmáticos ou sangue total, podem ser aplicadas em pacientes gravemente doentes. Glicocorticoides têm sido utilizados visando reduzir a febre e a toxicidade mais rapidamente; porém se desconhece se eles podem alterar o prognóstico. Heparina tem sido utilizada nos pacientes com coagulação intravascular disseminada, mas nenhuma recomendação definitiva pode ainda ser feita.

Na febre Q, a doxiciclina é a droga recomendada nos casos agudos, na dose de 200 mg durante 14 dias. Nos casos graves e crônicos, além do tratamento ultrapassar 12 a 18 meses, no caso da endocardite, recomenda-se a associação com hidrocloroquina, na dose de 200 mg, três vezes ao dia. Alguns autores sugerem a associação com sulfametoxazol-trimetoprima nas endocardites e, quase invariavelmente, a ressecção de válvula está também indicada[1,17].

Por fim, convém lembrar que na possibilidade de um paciente estar acometido de riquetsiose ou erliquiose o tratamento a ser iniciado deve ser com uma tetraciclina, que abrange ambas as doenças. O cloranfenicol não tem boa ação sobre *Ehrlichia*[8].

PREVENÇÃO

Saneamento ambiental com controle dos vertebrados domésticos e sinantrópicos e seus ectoparasitos. Combate aos piolhos em populações humanas confinadas em condições precárias. Apesar da existência de vacina para a febre maculosa, a sua utilização está restrita a grupos específicos, considerando-se a sua proteção parcial, assim como a falta de indicação de imunização para o controle de uma doença com excelente resposta a um tratamento antimicrobiano de baixo custo e que apresenta baixa taxa de letalidade na vigência de diagnóstico e tratamento imediatos. Em relação à quimioprofilaxia, não há recomendações para seu uso rotineiro, embora o uso de doxiciclina para pessoas com grande risco de infecção já tenha sido sugerido.

COMENTÁRIO FINAL

Riquetsioses no seu conjunto, e em particular a febre maculosa, são doenças zoonóticas que, uma vez reconhecidas, ou que tenham aventada sua possibilidade em um diagnóstico diferencial, apresentam uma resposta espetacular ao tratamento antimicrobiano, com letalidade muito baixa. Assim, a maior dificuldade reside em não serem cogitadas, com o consequente início tardio ou não início do antibiótico correto, levando a casos fatais. Febre maculosa brasileira, como o próprio nome implica, é uma doença febril exantemática, e deve sempre entrar no diagnóstico das doenças exantemáticas, mesmo quando não for evidente uma história de contato com carrapatos. Inversamente, deve-se pensar nessa possibilidade em quadros febris iniciais ainda sem erupção, mas com história epidemiológica sugestiva. Assim sendo, entre nós, sobretudo no Sudeste brasileiro e em algumas localidades da Bahia e do Sul, não deve ser considerada como diagnóstico diferencial de exclusão, mas sim de inclusão, na ocorrência de febres eruptivas ou história de contato com carrapatos ou animais.

Nos últimos 30 anos, além do aumento do número de casos de infecção humana por *Rickettsia* previamente conhecidas do grupo do tifo, da febre maculosa, entre outras, e do seu surgimento em áreas já consideradas não endêmicas, novas riquetsioses vêm sendo reconhecidas. Entre elas, a febre maculosa japonesa, o tifo da pulga do gato e as erliquioses humanas. Isso ratifica o conceito de riquetsiose como zoonose emergente e reemergente, consequente ao aumento da exposição humana, seja ocupacional, seja recreacional (ecoturismo), aos artrópodes vetores e a seus animais hospedeiros.

REFERÊNCIAS BIBLIOGRÁFICAS

1. Angelakis E, Raoult D. Review Q fever. Vet Microbiol. 2010;140:297-309.
2. Azad AF, Beard CB. Rickettsial pathogens and their arthropod vectors. Emerg Infect Dis. 1997;3:57-60.
3. Beati L et al. *Amblyomma cajennense* (Fabricius, 1787) (Acari: Ixodidae), the Cayenne tick: phylogeography and evidence for allopatric speciation. BMC Evol Biol. 2013;13:267-87.
4. Brandão H, Ribeiro do Valle LA, Christovão DA. Investigação sobre a febre Q em São Paulo V. 1. Estudo sorológico em operários de um frigorífico. Arq Fac Hig Saude Publ Univ São Paulo. 1953;7:127-34.
5. Brenner DJ et al. Proposals to unify the genera *Bartonella* and *Rochalimaea*, with descriptions of *Bartonella quintana* comb. nov., *Bartonella vinsoni* comb. nov., and *Bartonella elizabethae* comb nov., end to remove the family *Bartonellaceae* from the order Ricketsiales. Intern J System Bacteriol. 1993;43:777-86.
6. Chen LF, Sexton DJ. What's new in Rocky Mountain spotted fever? Infect Dis Clin North Am. 2008;22:415-32.
7. Dias E, Martins AV. Spotted fever in Brazil. A summary. Am J Trop Med. 1939;19:103-08.
8. Dumler JS. The ehrlichioses: an overview. Infect Dis Rev. 1999;1:110-12.
9. Dumler JS et al. Reorganization of genera in the families *Rickettsiaceae* and *Anaplasmataceae* in the order *Rickettsiales*: unification of some species of *Ehrlichia* with *Anaplasma*, *Cowdria* with *Ehrlichia* and *Ehrlichia* with *Neorickettsia*, descriptions of six new species combinations and designation of *Ehrlichia equi* and HE agent as subjective synonyms of *Ehrlichia phagocytophila*. Inst J Syst Evol Microbiol. 2001;51:45-65.
10. Fournier P-E, Raoult D. Current knowledge on phylogeny and taxonomy of *Rickettsia* spp. Ann NY Acad Sci. 2009;1166:1-11
11. Gonçalves AJR et al. Rickettsioses – a propósito de quatro casos diagnosticados no Rio de Janeiro de febre maculosa brasileira. F Med (Br). 1981;82:127-34.
12. Helmick CG, Bernard KW, D'Angelo LJ. Rocky Mountain spotted fever: clinical, laboratory, and epidemiological features of 262 cases. J Infect Dis. 1984;150:480-88.
13. La Scola B, Raoult D. Laboratory diagnosis of rickettsioses: current approaches to diagnosis of old and new rickettsial diseases. J Clin Microbiol. 1997;35:2715-27.
14. Lamas C. Soroprevalência de hantavirose, rickettsia do grupo da febre maculosa, *Coxiella burnetii* e *Bartonella spp.* em indivíduos soropositivos para HIV em Jacarepaguá, Rio de Janeiro. Tese Doutorado (Medicina Tropical) – Instituto Oswaldo Cruz – FIOCRUZ, 2008.
15. Lemos ERS. Rickettsial diseases in Brazil. Virus Rev Res. 2002;7:7-16.
16. Lemos ERS et al. Rickettsial spotted fever in Brazil: a sero-epidemiological study and description of clinical cases in the State of São Paulo. Am J Trop Med Hyg. 2001;65:329-34.
17. Lemos ER et al. Q fever as a cause of fever of unknown origin and thrombocytosis: first molecular evidence of *Coxiella burnetii* in Brazil. Vector Borne and Zoonotic Dis. 2011;11(1):85-87.
18. Magalhães O. Contribuição ao conhecimento das doenças do grupo do tifo exantemático. Monog. Inst. Oswaldo Cruz, nº 6, Rio de Janeiro, 1952.
19. Mares-Guia MAMM. Febre Q no Município de Itaboraí, Rio de Janeiro: um estudo sorológico e molecular em amostras humanas, de animais vertebrados e de artrópodes em área de ocorrência de caso. Mestrado [Dissertação em Medicina Tropical] – Instituto Oswaldo Cruz, Rio de Janeiro, 2011.
20. Mares-Guia MAMM et al. Molecular identification of the agent of Q fever – *Coxiella burnetii* – in domestic animals in the state of Rio de Janeiro, Brazil. Rev Soc Brasil Med Trop. 2014;47:231-34.
21. Meira JA, Jamra M, Lodovici J. Moléstia de Brill: recrudescência do tifo epidêmico. Rev Hosp Clín São Paulo. 1955;10:237.
22. Merhej V, Raoult D. Rickettsial evolution in the light of comparative genomics. Biol Rev Camb Philos Soc. 2011;86:379-405.
23. Mims CA. Pathogenesis of rashes in virus diseases. Bacteriol Rev. 1966;30:739-60.
24. Nava S et al. Raeassessment of the taxonomic status of *Amblyomma cajennense* (Fabricius, 1787) with the description of three new species, *Amblyomma tonelliae* n. sp., *Amblyomma interandinum* n. sp. and *Amblyomma patinoi* n. sp., and reinstatement of *Amblyomma mixtum* Koch, 1844, and *Amblyomma sculptum* Berlese, 1888. (Ixodida: Ixodidae) Ticks Tick-borne Dis. 2014;5:252-76.
25. Newhouse VF et al. A comparison of the complement fixation, indirect fluorescent antibody and microagglutination tests for the serological diagnosis of rickettsial diseases. Am J Trop Med Hyg. 1979;28:387-95.
26. Olson JG, Paddock CD. Emerging rickettsiosis. Infect Dis Rev. 1999;1:113-14.
27. Ormsbee RA. *Rickettsiae* as organisms. Acta Virol. 1985;29:432-47.
28. Paddock CD. *Rickettsia parkerii* as a paradigma for multiple causes of tick-borne rickettsiosis in the Western Hemisphere. Ann NY Acad Sci. 2006;1063:315-26.
29. Parola P, Davoust B, Raoult D. Tick – and flea-borne rickettsial emerging zoonoses. Vet Res. 2005;36:469-92.
30. Parola P, Paddock CD, Raoult D. Tick-Borne Rickettsioses around the World: Emerging Diseases. Clin Microbiol Rev. 2005;18:719-56.
31. Parola P et al. Update on Tick-Borne Rickettsioses around the World: a Geographic Approach. Clin Microbiol Ver. 2013;26:657-66.
32. Piza JT, Meyer JR, Gomes LS. Typho exantemático de São Paulo. São Paulo: Soc Impressora Paulista; 1932.
33. Plank SJ, Teixeira RS, Milanesi ML. Febre maculosa em Salvador: descrição de um caso. Rev Med Bahia (Salvador). 1979;25:330-34.

34. Raoult D, Roux V. Rickettsioses as paradigms of new or emerging infectious diseases. Clin Microb Rev. 1997;10:694-719.

35. Roux V, Raoult D. Body lice as tools for diagnosis and surveillance of reemerging diseases. J Clin Microbiol. 1999;37:596-99.

36. Rozental T et al. *Coxiella burnetii*, the agent of Q fever in Brazil: its hidden role in seronegative arthritis and the importance of molecular diagnosis based on the repetitive element IS1111 associated with the transposase gene. Memórias do Instituto Oswaldo Cruz. 2012;107:695-97.

37. Silva N et al. Eschar-associated spotted fever rickettsiosis, Bahia, Brazil. Emerg Infect Dis. 2011;17:275-78.

38. Silverman DJ et al. Penetration of host cells by *Rickettsia rickettsii* appears to be mediated by a phospholipase of rickettsial origin. Infect Immun. 1992;60:2733-40.

39. Spach DH, Kohler JE. Bartonella-associated infections. Emerg Infect Dis.1998;12:137-55.

40. Spolidorio MG et al. Novel Spotted Fever Group Rickettsiosis, Brazil. Emerg Infect Dis. 2010;16:521-23.

41. Tamura A et al. Classification of *Rickettsia tsutsugamushi* in a new genus, *Orientia tsutsugamushi* gen. Nov., as *Orientia tsutsugamushi* – comb. Nov. Inst J Syst Bacteriol. 1995;45:589-91.

42. Tzianabos T, Anderson BE, McDade JE. Detection of *Rickettsia rickettsii* DNA in clinical specimens by using polymerase chain reaction technology. Clin Microbiol. 1989;27:2866-68.

43. Valbuena G, Walker DH. Infection of the endothelium by members of the order *Rickettsiales*. Thromb Haemost. 2009;102:1071-79.

44. Walker DH. Rickettsiae and rickettsial infections: the current state of knowledge. Clin Infect Dis. 2007;45(Suppl 1):S39-44.

45. Walker DH, Mattern WD. Rickettsial vasculitis. Am Heart J. 1980;100:896-906.

46. Weiss E, Moulder JW. The rickettsias and chlamidias. In: Bergey`s Manual of Systematic Bacteriology. Noel R Key. Baltimore: William & Wilkins; 1984. V.1. p. 687-98.

145 Rubéola

■ **Solange Artimos de Oliveira**
■ **Sérgio Setúbal**

(CID 10 = B06 - Rubéola; B06.0 - Rubéola com complicações neurológicas [Encefalite, meningite]; B06.8 - Rubéola com outras complicações [Artrite - M01.4]; B06.9 - Rubéola sem complicações; P35.0 - Rubéola congênita)

INTRODUÇÃO[9]

A rubéola é uma infecção viral aguda que se manifesta pela presença de exantema, febre e linfonodomegalias. Em adultos, especialmente os do sexo feminino, tende a provocar artropatias (artralgias e artrites). O diagnóstico clínico não é possível, uma vez que a rubéola pode ser facilmente confundida com outras doenças exantemáticas. A infecção apresenta, com relativa frequência, evolução subclínica. Mesmo quando não determina manifestações clínicas na gestante, o vírus da rubéola pode causar infecção fetal[9]. Não era incomum, entre os pediatras de outrora, a experiência pessoal com as devastadoras consequências da rubéola congênita, como cardiopatias congênitas, retardo mental, cegueira e surdez.

HISTÓRICO/ETIOLOGIA[9]

Até o início do século XIX, não havia distinção clínica entre a rubéola e outras doenças exantemáticas. Considerada durante longos anos como uma doença benigna sem maior interesse, a rubéola adquiriu importância quando o oftalmologista australiano Norman Gregg descreveu, em 1941, a relação entre a sua ocorrência na gestante e a presença de catarata congênita na criança[10]. Foi a observação de Gregg que desvendou o efeito devastador que a rubéola pode ter sobre o feto nos primeiros meses de gestação e introduziu o conceito de vírus como agentes teratogênicos[9].

O vírus da rubéola, isolado em 1962, pertence à família Togaviridae e ao gênero *Rubivirus*. Há apenas um tipo antigênico do vírus. Na microscopia eletrônica, o vírus é grosseiramente esférico, com diâmetro de 40-70 nm. O envelope lipídico apresenta em sua superfície pequenas projeções semelhantes a espículas, constituídas de glicoproteínas virais (hemaglutininas) com capacidade de aglutinar hemácias de aves *in vitro*. O nucleocapsídeo, com 30-40 nm de diâmetro, é composto de uma proteína helicoidal e de ácido ribonucle-

ico (RNA) de cadeia simples com sentido positivo[9]. O vírus da rubéola possui três polipeptídios estruturais denominados E1, E2 e C. E1 e E2 são glicoproteínas aciladas presentes no envelope. A proteína C, não glicosilada, está presente no capsídeo que envolve o RNA do vírus. Há também proteínas não estruturais, relacionadas à replicação e à transdução. O vírus da rubéola liga-se às células do hospedeiro pela interação entre as glicoproteínas do envelope viral e receptores específicos presentes na superfície dessas células. O amadurecimento viral ocorre por brotamento através da membrana plasmática[9].

Relativamente instável, o vírus da rubéola é inativado com rapidez pela exposição a agentes que desnaturam proteínas (formaldeído, óxido de etileno, betapropiolactona) ou que destroem os ácidos nucleicos (luz ultravioleta, corantes fotodinâmicos). Também é inativado por detergentes iônicos e não iônicos. O vírus pode ser estocado por vários anos em presença de estabilizadores proteicos em temperaturas abaixo de −60°C. As preparações vacinais liofilizadas são estáveis a 4°C durante anos, e à temperatura ambiente por meses. A estrutura antigênica do vírus da rubéola é relativamente conservada, e não constitui dificuldade para o emprego de vacinas ou para o diagnóstico laboratorial. Entretanto, estudos de sequenciamento viral demonstraram a existência de duas clades e de até 13 genótipos distintos do vírus[9]. O sequenciamento dos nucleotídeos permite diferenciar as distintas cepas do vírus da rubéola e determinar a sua origem geográfica. É procedimento útil em estudos epidemiológicos e na diferenciação entre o vírus selvagem e as cepas vacinais, quando o vírus é isolado de indivíduos com suspeita de efeitos adversos relacionados ao uso da vacina.

PATOGÊNESE[3,9]

O vírus da rubéola multiplica-se inicialmente nas células do epitélio da nasofaringe e nos linfonodos regionais. A esta fase segue-se um período de viremia. O vírus da rubéola é detectado nos leucócitos por volta de 1 semana antes do início dos sintomas. O surgimento do exantema coincide com o desenvolvimento da imunidade e o desaparecimento do vírus do sangue, sugerindo que o exantema seja imunologicamente mediado. Embora o vírus já tenha sido isolado de biópsias da pele de indivíduos com exantema, isso não afasta a possibilidade de que este seja secundário a uma resposta imune.

A infecção da placenta e do feto ocorre durante a fase virêmica, sendo que a frequência e a natureza do envolvimento fetal dependem da imunidade materna e do momento da gestação em que ocorre a infecção. A patogênese da artrite na rubéola não está completamente esclarecida. Há relatos de isolamento do vírus da rubéola ou da detecção de seus antígenos no líquido articular em casos de artrite aguda ou recorrente associados à infecção natural ou à vacinação, bem como em células mononucleares do sangue periférico de pacientes com artrite crônica. Ademais, a frequência da detecção e a quantidade de imunocomplexos circulantes são mais elevadas nos indivíduos vacinados contra rubéola com queixas articulares que naqueles sem envolvimento articular.

RESPOSTA IMUNE.[3,9,11]

A maior parte das pessoas desenvolve imunidade duradoura após a infecção. Os filhos de mães imunes geralmente permanecem protegidos pelos anticorpos maternos durante os primeiros 6 a 9 meses de idade. Anticorpos IgM, IgG, IgA, IgD e IgE específicos são induzidos em resposta à infecção pós-natal. A imunidade celular mediada por linfócitos T CD4+ e CD8+ também é detectada em ensaios *in vitro* meses ou anos após a ocorrência da rubéola. Isto inclui respostas proliferativas, citotoxicidade mediada por linfócitos e secreção de linfocinas.

Apesar de incomum, a reinfecção pode ocorrer após a doença natural ou a vacinação, mas é mais observada nesta última situação e em indivíduos com títulos de anticorpos inibidores da hemaglutinação menores ou iguais a 1:64[9]. As reinfecções são documentadas pela detecção de aumento significativo dos títulos de anticorpos em indivíduos previamente imunes, após a reexposição ao vírus[11]. Acredita-se que, nessa situação, o vírus possa multiplicar-se no trato respiratório superior. A viremia é, no entanto, menos frequente, dado o pronto restabelecimento da resposta imune antes que o vírus possa invadir a corrente circulatória. Embora a esmagadora maioria das reinfecções seja assintomática, têm sido ocasionalmente descritos casos com manifestações evidentes de viremia, como artrite, exantema e infecção fetal[9]. Embora tenham sido descritos, casos de rubéola congênita são considerados extremamente raros no contexto de uma reinfecção materna. A drástica queda da incidência da rubéola congênita em países com elevada cobertura vacinal corrobora essa afirmação.

A resposta imune dos lactentes com síndrome da rubéola congênita (SRC) difere qualitativamente da que se observa em indivíduos infectados de forma natural ou imunizados. Os lactentes infectados no início da gestação com frequência apresentam prolongada queda da imunidade mediada por células, possivelmente relacionada aos efeitos da infecção viral sobre os linfócitos. A produção de IgM na criança com infecção congênita começa habitualmente após 16 semanas de gestação e estes anticorpos são detectáveis até os 6 ou 12 meses de idade. Em geral, os títulos de anticorpos IgG específicos persistem de forma indefinida após a rubéola congênita. Entretanto, em algumas crianças esses anticorpos podem não mais ser mensuráveis alguns anos após a infecção, o que torna possível a reinfecção.

FORMAS DE TRANSMISSÃO/ EPIDEMIOLOGIA[5,6,9,22]

A rubéola é uma doença moderadamente contagiosa. O homem é o único hospedeiro conhecido, embora alguns animais, como primatas, coelhos e furões possam ser infectados em estudos experimentais. A transmissão de pessoa a pessoa ocorre habitualmente pelo aerossol das secreções respiratórias infectadas. Apesar de menos provável, é também descrita a infecção através de contato direto com urina ou fezes contendo vírus. O período de maior contagiosidade ocorre durante a erupção do exantema, mas o vírus pode já estar sendo eliminado pela orofaringe de 10 dias antes até 15 dias após o início do exantema. Deve-se ressaltar que indivíduos com formas subclínicas da doença também podem transmitir a infecção. Lactentes com rubéola congênita eliminam durante muitos meses grandes quantidades do vírus nas secreções corporais, podendo transmitir a infecção aos contactantes. Entre 2% e 20% dessas crianças são ainda infectantes aos 12 meses de idade. Pessoas previamente vacinadas não transmitem a doença, embora o vírus da rubéola possa ser isolado da faringe, se elas se infectam.

A incidência da rubéola é maior durante a primavera e em crianças de 5 a 9 anos de idade. No entanto, observa-se maior proporção de casos em grupos etários mais altos quando a vacina contra a rubéola é utilizada em larga escala sem interromper a transmissão endêmica. Na era pré-vacinal, epidemias de menor proporção eram descritas a intervalos de 6 a 9 anos, e grandes epidemias a intervalos de até 30 anos. Após a introdução da vacina de vírus atenuados em 1969, houve queda acentuada da incidência da doença em países com boa cobertura vacinal. Mesmo elevadas coberturas vacinais podem não impedir a ocorrência de pequenos surtos da doença, principalmente em escolas e campos militares, onde grupos de indivíduos suscetíveis entram em contato íntimo[9].

No Brasil, a rubéola é doença de notificação compulsória desde meados dos anos 1990. As vacinas tríplice (sarampo, rubéola e caxumba) e dupla (sarampo e rubéola) foram introduzidas no esquema básico de vacinação em 1992. A intensificação da vigilância epidemiológica das doenças exantemáticas, cujo principal objetivo é o de controlar o sarampo, permitiu também acompanhar a situação epidemiológica da rubéola. Em 1997, por ocasião da última grande epidemia de sarampo no Brasil (com cerca de 50 mil casos), foram notificados cerca de 30 mil casos de rubéola.

Até 1999, a incidência desta última doença era maior em crianças com menos de 15 anos de idade. No entanto, no biênio 1999/2000, constatou-se um aumento da incidência da virose em indivíduos de 15 a 29 anos. Essa mudança de faixa etária estava relacionada à introdução gradual da vacina e à elevada cobertura vacinal (95%) alcançada entre as crianças no período de 1992 a 2000, acarretando o natural deslocamento da doença para faixas etárias mais altas, trazendo o perigo de aumento no número de casos de síndrome de rubéola congênita (SRC). Com o objetivo de prevenir a SRC, uma campanha de vacinação dirigida a mulheres em idade fértil foi realizada em duas fases: em novembro de 2001 e em julho de 2003 foram vacinadas mais de 28 milhões de pessoas, sendo a cobertura vacinal média de 94% (variando de 79% a 99%).

Em 2002, ocorreram 1.480 casos de rubéola no Brasil, ou seja, apenas 5% dos casos ocorridos em 1997. Em 2003, a Organização Mundial de Saúde e a Organização Pan-americana de Saúde estabeleceram como meta a erradicação da rubéola nas Américas até o ano de 2010. As ações desencadeadas para atingir esta meta provocaram importante redução da incidência, mas não foram capazes, inicialmente, de interromper a circulação do vírus. Em 2005, houve um surto de rubéola no Estado do Rio Grande do Sul, com 44 casos confirmados e identificação do genótipo 1D, que circulava na Europa.

No final de 2006 houve um surto no Rio de Janeiro e em Minas Gerais, que se espalhou por todo o país, dando origem a mais de 8 mil casos confirmados, provocados pelo genótipo 2B. A rubéola congênita, que tinha caído para 3,3/100 mil crianças menores de 1 ano em 2001 (72 casos confirmados), totalizou 17 casos confirmados laboratorialmente em 2007. Foram então vacinadas, em agosto e setembro de 2008, na maior campanha de vacinação conhecida contra a rubéola, cerca de 70 milhões de pessoas em todo o país, num intervalo de tempo de apenas 5 semanas. A partir de então, a circulação de genótipos autóctones do vírus da rubéola foi considerada interrompida no Brasil, enfatizando-se, por esta razão, as medidas de vigilância epidemiológica necessárias a evitar a importação do vírus por viajantes chegados do exterior. No período de 2009 a setembro de 2014 não foram confirmados casos de rubéola no país[5].

MANIFESTAÇÕES CLÍNICAS[3,9,20,22]

O período de incubação da rubéola varia de 12 a 23 dias sendo, em média, de 18 dias. A maioria dos casos de rubéola pós-natal evolui de forma subclínica. Ainda quando manifesta, a rubéola é, geralmente, uma doença benigna, sobretudo em crianças. Os adultos podem ter sintomas algo mais intensos, com uma fase prodrômica mais evidente e prolongada em que há mal-estar, febre e anorexia por vários dias. As manifestações clínicas mais frequentes são as linfonodomegalias e o exantema, observando-se, ocasionalmente, esplenomegalia. A linfonodomegalia pode persistir por várias semanas. Os linfonodos mais afetados são os da cadeia cervical posterior, os auriculares posteriores e os sub-occipitais. Quando presente, o exantema inicia-se geralmente na face, de onde progride para o tronco e os membros. É maculopapular, algumas vezes confluente, dura de 3 a 5 dias e pode descamar na convalescença. Pode se acompanhar de manifestações catarrais (coriza e conjuntivite), febre e dor de garganta, todos de pouca intensidade. Há, com frequência, lesões petequiais no palato mole (manchas de Forscheimer), mas que não são específicas da rubéola[9].

As complicações da rubéola pós-natal são incomuns. Artrites e artralgias têm sido descritas em 1/3 dos casos de rubéola, comprometendo mais frequentemente adolescentes e mulheres adultas que homens e crianças. Em epidemias, as taxas de acometimento articular podem estar acima de 60%. As artralgias e as artrites podem envolver qualquer articulação, mas em geral as pequenas juntas dos dedos das mãos e dos pés e os joelhos são mais afetados. As artropatias surgem juntamente com o exantema ou logo após a sua desaparição. Em alguns casos, a resolução do acometimento articular é mais lenta, podendo tardar até 1 mês. Raramente há evolução para artrite crônica.

As manifestações hemorrágicas são descritas como complicação da rubéola em aproximadamente 1/3.000 casos,

sendo com mais frequência observadas em crianças. Podem resultar de trombocitopenia e/ou de lesão vascular e ser imunologicamente mediadas. Poucas vezes a rubéola tem sido associada à anemia hemolítica.

Embora raras, a encefalite ou a encefalomielite pós-infecciosa são as complicações mais graves da rubéola adquirida. Ocorrem em 1/5.000 casos da doença e são mais observadas em adultos. Os sintomas aparecem subitamente 1 a 6 dias após o início do exantema, sendo observados com mais frequência cefaleia, vômitos, rigidez de nuca, letargia e convulsões generalizadas. Também são descritas mielites isoladas e polirradiculites. Em 80% dos casos há recuperação espontânea e sem sequelas[9]. Alguns casos cursam com hepatite[9].

Diferentemente da infecção adquirida, a rubéola congênita é uma doença grave, que pode levar à morte fetal, ao parto prematuro e a uma variedade de defeitos congênitos. A incidência da rubéola congênita varia muito conforme a população, e depende de vários fatores, dentre os quais o número de indivíduos suscetíveis, a circulação do vírus na comunidade e o uso da vacina. Os efeitos do vírus da rubéola no feto dependem do momento em que a infecção ocorreu: quanto mais cedo o feto é afetado, mais grave é a doença. A lesão fetal é multifatorial, resultando de uma combinação de agressão celular induzida pelo vírus com o efeito deste sobre as células em divisão. A infecção da placenta ocorre durante a viremia materna, causando áreas focais de necrose no epitélio das vilosidades coriônicas e nas células endoteliais dos capilares[19].

Estas células descamam no lúmen dos vasos, sugerindo que o vírus da rubéola seja transportado para a circulação fetal como êmbolos de células endoteliais infectadas, os quais podem determinar a infecção e a lesão dos órgãos fetais. Durante a fase inicial da gestação, os mecanismos de defesa fetal são imaturos, e um aspecto característico da embriopatia da rubéola neste período é a necrose celular na ausência de qualquer resposta inflamatória[3]. As células infectadas pelo vírus da rubéola têm uma vida média reduzida[8]; o número de células nos órgãos de fetos e lactentes afetados é menor do que nos das crianças saudáveis[8]. A lesão viral está também associada à apoptose dependente de caspases. Embora o mecanismo exato não tenha sido determinado, estudos *in vitro* já demonstraram que a apoptose depende do início da replicação viral nas primeiras 12 h de infecção[3].

Durante os primeiros 2 meses de gestação, a taxa de infecção fetal varia de 65% a 85%, levando a múltiplos defeitos congênitos e/ou abortamentos espontâneos. No 3º mês de gestação, as taxas de infecções fetais variam de 30% a 35%, podendo surgir lesões únicas, como surdez ou doença cardíaca congênita. A frequência e a gravidade do dano fetal diminuem acentuadamente se a infecção materna ocorre após o 1º trimestre de gestação. No 4º mês de gestação, o risco de infecção congênita é de 10%. A infecção materna após o 2º trimestre da gestação não resulta em dano fetal, e defeitos relacionados à rubéola congênita são improváveis quando a infecção é confirmada após a 17ª semana de gestação. Isto ocorre porque o feto é protegido pelo desenvolvimento progressivo das respostas imunes humoral e celular e pela transferência passiva de anticorpos maternos[3,22].

As consequências clínicas da lesão viral no feto são bastante variáveis. Infecções no início da gestação podem levar à reabsorção do embrião ou a abortamentos espontâneos. Partos prematuros e natimortos são outros resultados da infecção fetal precoce. A maior parte das manifestações clínicas da rubéola congênita é observada no momento do nascimento ou durante os primeiros meses de vida. No entanto, alguns estudos prospectivos sugerem que a SRC não pode ser considerada uma doença estática. Algumas crianças, cujas mães tiveram rubéola durante a gravidez e que ao nascimento foram consideradas normais, só vieram a apresentar manifestações de rubéola congênita na idade escolar. Muitas dessas manifestações envolvem disfunções endócrinas e sugerem que o vírus da rubéola, em certas circunstâncias, pode ocasionar autoimunidade poliglandular.

O diabetes melito é descrito em até 20% dos adultos nascidos com SRC. Ademais, em crianças com rubéola congênita, o risco de desenvolver diabetes melito do tipo 1 é 50 vezes maior que o dos indivíduos normais[9]. Os sinais e sintomas específicos da rubéola congênita podem ser classificados como: 1) temporários, como o baixo peso ao nascer; 2) permanentes, como a surdez; e 3) de desenvolvimento, como a miopia. Descrevem-se a seguir as principais anormalidades clínicas observadas em crianças com rubéola congênita sintomática:

a) retardo dos crescimentos intrauterino e pós-natal (50% a 80%), em geral mais grave em crianças com múltiplos defeitos congênitos;

b) surdez é o defeito congênito mais frequente (70% a 80%). Varia de moderada a profunda, pode ser unilateral ou (mais constante) bilateral, e estar presente ao nascer ou surgir posteriormente. Quando não diagnosticada, pode levar à confusão com o retardo mental;

c) defeitos estruturais do aparelho cardiovascular. A persistência do canal arterial é o defeito cardiovascular mais frequentemente encontrado (30%) e a estenose da artéria pulmonar o segundo. Podem estar acompanhados de outras lesões cardíacas;

d) anormalidades oculares. A catarata corresponde a 35% dos defeitos oculares. Como o desenvolvimento de ambos os olhos não é simultâneo, a catarata pode ser unilateral ou bilateral, sendo notada ao nascer ou no lactente jovem. A retinopatia (35% a 60%) pode já estar presente ao nascer ou surgir mais tarde. É frequentemente unilateral e caracteriza-se pelo "aspecto em sal e pimenta". O glaucoma surge em 10% ou menos. Pode ser bilateral e levar à cegueira quando não tratado. A microftalmia é comum em crianças com catarata e/ou glaucoma;

e) anormalidades pulmonares. Há pneumonia intersticial aguda, subaguda ou crônica em 5% das crianças com SRC;

f) anormalidades do sistema nervoso central. Há meningoencefalite em até 20%, anormalidades eletroencefalográficas em 36%, e retardo mental em 10%-20% das crianças com SRC. Os distúrbios do comportamento são comuns e acometem especialmente os pacientes surdos;

g) anormalidades do esqueleto. Há hipertransparências metafisárias em 10% a 20%, mais comuns nas regiões distal do fêmur e proximal da tíbia;

h) anormalidades gastrintestinais: 50% ou mais têm hepatoesplenomegalia. Há hepatite em 5%-10%;

i) anormalidades hematológicas. Há púrpura trombocitopênica em 5%-10%.

DIAGNÓSTICO DIFERENCIAL[3,9,14]

A rubéola é uma doença de pouca gravidade, que frequentemente evolui com sintomas inespecíficos. Por esse motivo, o diagnóstico em bases clínicas é difícil. As manifestações clínicas mais comuns da rubéola (linfonodomegalias, exantema maculopapular e febre baixa) podem ser facilmente confundidas com as decorrentes de doenças semelhantes, causadas por outros patógenos (virais ou não) ou com erupções induzidas por drogas. O diagnóstico diferencial é feito com escarlatina, sarampo, dengue, *chikungunya*, mononucleose infecciosa, toxoplasmose, exantema súbito, parvovirose humana (eritema infeccioso) e com algumas enteroviroses.

DIAGNÓSTICO LABORATORIAL[3,9,17]

Testes laboratoriais de rotina não são úteis para o diagnóstico. O hemograma evidencia apenas leucopenia e linfócitos atípicos. Técnicas mais específicas, como o isolamento do vírus ou a demonstração da resposta imune humoral são, portanto, necessárias.

O isolamento do vírus, a partir de *swabs* de orofaringe, urina, líquido sinovial ou amniótico (na rubéola congênita) ou de outras secreções e excreções corporais, pode ser utilizado para o diagnóstico da virose. No entanto, por ser uma técnica trabalhosa e cara, é comumente reservado para circunstâncias especiais, como a investigação de artrites e outras complicações da rubéola pós-natal, ou para o diagnóstico da rubéola congênita. Na rubéola congênita, o vírus pode ser isolado de secreções de nasofaringe, fezes, urina e líquido cefalorraquidiano durante o período neonatal. O vírus também pode ser encontrado na maior parte dos tecidos fetais no exame *post mortem*. Antes do nascimento, o isolamento viral pode ser realizado a partir de aspirados de líquido amniótico ou do sangue do cordão. Técnicas moleculares, como a reação em cadeia da polimerase (PCR) e a hibridização *in situ*, quando feitas em biópsias de vilosidades coriônicas, também fornecem confirmação rápida e específica da infecção congênita, antes do nascimento.

No passado, a inibição da hemaglutinação era a técnica preferida para medir os títulos de anticorpos contra a rubéola, mas foi suplantada por métodos mais simples, precisos e de sensibilidade similar ou superior, como o ensaio imunoenzimático. A presença de IgG específica em uma amostra de soro demonstra imunidade para a rubéola, mas tem pouca utilidade clínica, pois esta imunidade pode corresponder a uma infecção aguda recente ou a uma infecção ocorrida num passado remoto. Como os anticorpos IgG específicos elevam-se com rapidez, declinam mais lentamente e persistem em títulos estáveis por toda a vida, a infecção primária pode ser diagnosticada por um aumento de quatro vezes ou mais nos títulos de anticorpos IgG, em espécimes da fase aguda e de convalescença, processados no mesmo teste. O diagnóstico feito deste modo exige a coleta de duas amostras de soro, em datas separadas por um intervalo de pelo menos 15 dias; além disso, pode ser impossível se o paciente se apresenta com atraso, pois o nível de anticorpos já pode ter atingido um platô.

Mais comumente, a infecção primária é diagnosticada pela presença de IgM específica em uma amostra de soro. Os anticorpos da classe IgM aparecem por volta dos 4 dias após o exantema mas têm vida curta, desaparecendo 5 a 8 semanas após o início da doença, sendo, por essa razão, utilizados para o diagnóstico de infecção recente. No entanto, a positividade para IgM nem sempre indica uma infecção recente, uma vez que os anticorpos desta classe podem estar presentes nas reinfecções ou, simplesmente, ter persistido por mais de 6 meses, às vezes por até vários anos, após a infecção primária ou a vacinação.

A presença de anticorpos IgM pode dever-se, ainda, a infecções por outros agentes, como, por exemplo, por citomegalovírus, toxoplasma, sarampo, micoplasma, parvovírus B19 e vírus de Epstein-Barr. Estas infecções determinam um estímulo policlonal das células B, com a produção de anticorpos IgM específicos ou de reação cruzada para a rubéola. Além disso, a presença de fatores reumatoides da classe IgM também podem dar origem a resultados falso-positivos. Por outro lado, os anticorpos IgM podem estar ausentes, ter títulos baixos ou muito fugazes durante a infecção aguda, levando a resultados falso-negativos.

O sucesso dos programas de vacinação faz com que o valor preditivo de uma reação sorológica positiva para IgM contra a rubéola seja muito baixo, pois o número de exames falso-positivos tende a superar muito o número de indivíduos de fato acometidos por infecção primária. Um dos desafios mais atuais não é, portanto, diagnosticar uma infecção aguda mas, bem mais frequentemente, esclarecer a soropositividade para anticorpos IgM contra rubéola, sobretudo no sentido de tranquilizar as gestantes. Gestantes com simples persistência de anticorpos IgM não têm infecção aguda e portanto não correm o risco de transmitir rubéola às suas crianças. Nestas circunstâncias, um soro positivo para IgM é, geralmente, submetido a um teste de avidez. Após qualquer infecção, a avidez dos anticorpos pelos antígenos do agente infeccioso aumenta com o passar do tempo, à medida que os clones de linfócitos B, que produzem anticorpos mais eficazes, vão sendo recrutados e selecionados.

A avidez dos anticorpos é medida pela comparação dos títulos obtidos com e sem a adição de um desnaturante qualquer, como a ureia 5 M, ao teste sorológico empregado. A ação do desnaturante desfaz as ligações antígeno-anticorpo apenas quando o anticorpo é de baixa avidez. O resultado é expresso como um índice de avidez relativa, sob a forma de um percentual. Um índice inferior a 40% indica anticorpos de baixa avidez; índices superiores a 60% indicam anticorpos de alta avidez. Os resultados entre 40% e 60% são considerados indeterminados. Embora os limites de tempo variem conforme o desnaturante empregado no teste, pode-se dizer que a presença de anticorpos de baixa avidez indica que a infecção ocorreu há menos de 6 semanas. A presença de anticorpos de alta avidez indica que a infecção ocorreu há mais de 13 semanas, ou ainda há mais tempo.

A mensuração da avidez da IgG para rubéola em gestantes com reações positivas para IgM específica pode ajudar a distinguir as infecções primárias das reinfecções ou da simples persistência de IgM. Se o teste de avidez é equívoco (entre 40% e 60%), pode-se tentar o diagnóstico de infecção aguda pela detecção diferencial de IgG contra a glicoproteína viral E2. Estes anticorpos só surgem 3 a 4 meses após a in-

fecção, ao passo que os anticorpos IgG contra a glicoproteína viral E1 já estão presentes em 4 a 6 dias.

O exame utilizado para determinar especificamente a presença destes anticorpos é o *Western-blot*, no qual os antígenos virais são separados por eletroforese em uma fita de nitrocelulose, de modo que a reação de cada um deles frente ao soro da paciente possa ser observada separadamente. A presença de reação contra a glicoproteína E2 praticamente exclui uma infecção recente. Idealmente, o teste da avidez e o *Western-blot* deveriam ser feitos em conjunto, pois contribuem de forma complementar para esclarecer a razão pela qual estão presentes os anticorpos IgM[21].

O diagnóstico sorológico de rubéola congênita no período neonatal é feito pela detecção de anticorpos específicos nos soros materno e da criança. Diversas mensurações dos anticorpos do soro do lactente podem ser necessárias para demonstrar que o título de anticorpos IgG contra rubéola está caindo, o que indica a aquisição passiva de anticorpos maternos, ou aumentando, o que sugere infecção congênita. A infecção pelo vírus da rubéola pode ser também diagnosticada pela presença de IgM específica no sangue fetal, uma vez que a IgM materna não cruza a placenta. No entanto, a IgM fetal pode não ser detectável até a 22ª semana de gestação. Outros testes e procedimentos são também empregados para o diagnóstico da infecção congênita: EIE por avidez, demonstração de antígenos de rubéola com anticorpos monoclonais e detecção de RNA por hibridização *in situ* e PCR. A detecção por RT-PCR do RNA viral no fluido amniótico apresenta sensibilidade de 87% a 100%.

TRATAMENTO[9]

A rubéola pós-natal é, na maioria das vezes, uma infecção benigna que não requer nenhum tratamento. Embora não exista nenhum tratamento específico, em pacientes com febre e artrite ou artralgia, o tratamento sintomático está indicado. No passado, a imunoglobulina era recomendada para a prevenção ou modificação da rubéola em gestantes suscetíveis expostas à infecção. Entretanto, sabe-se agora que, embora a IgG possa suprimir os sintomas, isto necessariamente não impede a ocorrência de viremia e, portanto, de infecção fetal. O seu uso está restrito a mulheres que não podem, em nenhuma circunstância, considerar o término da gestação.

PREVENÇÃO[6,9,15,18]

Sendo a rubéola pós-natal uma doença benigna, o principal objetivo dos programas de vacinação é a eliminação da SRC. Como as despesas médicas com um único caso de SRC variam de 140 a 200 mil dólares, sem contar os custos humanos e psicológicos, a vacinação é eficaz em relação aos seus custos operacionais[1,2]. O grande risco da vacinação com coberturas vacinais incompletas é fazer com que uma doença infantil passe a acometer adultos jovens, acarretando um possível aumento da incidência de SRC. Por esta razão, a vacinação contra a rubéola exige um grande engajamento das autoridades sanitárias e da população, no sentido de manter constantemente imunizados mais de 80% da população[2]. Por essa razão, as estratégias iniciais de vacinação, que consistiam em vacinar apenas as meninas, foram paulatinamente sendo substituídas pela vacinação das crianças de ambos os sexos, de mulheres jovens e, por fim, de toda a população, uma vez que já se demonstrou que a circulação do vírus pode ser mantida por homens adultos não imunizados[1,12].

O vírus da rubéola foi isolado em 1962 e atenuado em 1966. A vacina de vírus vivos atenuados foi licenciada para uso nos Estados Unidos da América em 1969. As vacinas atualmente produzidas são obtidas por meio de cultura de material humano infectado, em células humanas diploides (Cepa RA 27/3) ou pela cultura em células de rim de coelho (Cendehill). A vacina RA 27/3 tem sido amplamente utilizada nos EUA e na Europa, é mais imunogênica do que a Cendehill e tem poucos efeitos colaterais. A vacina RA 27/3 também estimula a produção de IgA secretória e humoral, o que pode explicar sua maior proteção. Esta vacina foi também a utilizada no Brasil, durante a grande campanha de vacinação de 2008. A vacina contra rubéola é disponível sob a forma monovalente (p. ex., rubéola apenas), em combinação com as vacinas de sarampo e de caxumba (tríplice viral) ou ainda em combinação com as vacinas do sarampo, da caxumba e da varicela (quádrupla viral).

As vacinas hoje existentes, quando adequadamente administradas, produzem taxas de soroconversão de cerca de 95%, e sua eficácia protetora permanece maior que 90% durante pelo menos 15 anos. A taxa de soroconversão não se altera em crianças com infecções do trato respiratório superior. Vacinar crianças cujas mães suscetíveis à rubéola estão grávidas não representa risco nem para a mãe nem para o feto. A vacina é recomendada para as crianças de 12 meses (tríplice viral). Uma segunda dose deve ser dada aos 15 meses (quádrupla viral). Uma dose de reforço pode ser feita na adolescência ou na idade adulta, conforme a situação epidemiológica. A vacina deve ser feita em todas as pessoas suscetíveis com idade acima de 12 meses.

A redução da transmissão da virose em crianças e da ocorrência de grandes epidemias da doença foi observada em países onde a vacina contra a rubéola foi introduzida nos programas de imunização. Nos EUA, foi descrito um declínio de 98% nos casos da virose, em relação ao número observado na era pré-vacinal. Embora ainda sejam relatados pequenos surtos da doença, sobretudo em escolas, instalações militares, hospitais e locais de trabalho, tal fato é atribuído mais à ausência de vacinação que propriamente à falha da vacina.

A vacina da rubéola pode causar viremia e, portanto, as principais complicações são febre, linfonodomegalia, artrite e artralgia. Essas complicações são mais frequentes em adultos que em crianças e em mulheres com mais de 25 anos de idade. As complicações articulares são transitórias e podem ocorrer em até 40% dos vacinados. São, em geral, menos frequentes após a vacinação que em pessoas que desenvolvem a doença.

As gestantes cujo *status* imune para a rubéola é desconhecido devem ser testadas para a presença de anticorpos contra esta virose na sua primeira consulta de pré-natal. Gestantes suscetíveis expostas à rubéola devem ser informadas sobre os riscos de lesão fetal caso ocorra infecção materna. Se a gestante desenvolve manifestações clínicas sugestivas da virose (febre, linfonodomegalia ou exantema) dentro do período de incubação previsto, deve-se obter soro para a dosagem de IgM específica para a rubéola. Se a paciente não apresenta doença clínica, o soro deve ser obtido 6 a 8 semanas após a exposição, para excluir infecção subclínica.

As gestantes suscetíveis devem ser vacinadas logo após o nascimento da criança, pois isto não traz problemas para a criança ou para os seus irmãos. Desde que a vacina da rubéola foi licenciada em 1969, os *Centers for Diseases Control* (CDC) acompanharam recém-nascidos cujas mães foram inadvertidamente vacinadas com a vacina RA 27/3 nos primeiros 3 meses após a concepção. Os dados resultantes desse acompanhamento (1979 a 1998) indicam que nenhuma das 562 crianças nascidas de 683 mulheres tinha malformações compatíveis com a SRC, sendo zero o risco observado de rubéola congênita após a vacinação.

Um estudo realizado no Brasil chegou à mesma conclusão. Entretanto, o risco teórico máximo pode ser de até 1,6%. Estudos têm demonstrado que o vírus vacinal pode cruzar a placenta, tendo sido isolado da decídua e de tecidos fetais após abortamento em gestantes vacinadas inadvertidamente. Além disso, o vírus vacinal já foi isolado de um feto cuja mãe tinha sido vacinada 7 semanas antes da concepção. Portanto, é aconselhável que mulheres vacinadas contra rubéola evitem a gravidez por pelo menos 1 mês após a administração da vacina. Embora não seja recomendada a administração da vacina contra a rubéola a gestantes, o risco fetal conhecido não indica o término da gestação.

REFERÊNCIAS BIBLIOGRÁFICAS

1. Andrus JK, Quadros CA. Perspectives on the role of surveillance in eliminating rubella and congenital rubella syndrome in the Americas. Expert Review of Vaccines. 2013;12:989.
2. Babigumira JB, Morgan I, Levin A. Health economics of rubella: a systematic review to assess the value of rubella vaccination. BMC Public Health. 2013;13:406-18.
4. Böttiger B, Panum Jensen I. Maturation of rubella IgG avidity over time after acute rubella infection. Clin Diagn Virol. 1997;8:10511.
5. Brasil. Ministério da Saude. Rubéola. Situação Epidemiológica. Disponível em http://portalsaude.saude.gov.br/index.php/o-ministerio/principal/leia-mais-o-ministerio/761-secretaria-svs/vigilancia-de-a-a-z/rubeola/11443-situacao-epidemiologica-dados. Acessado em 16 de set. de 2014.
6. Centers for Disease Control and Prevention. Revised ACIP recommendation for avoiding pregnancy after receiving a rubella-containing vaccine. MMWR. 2001;50:1117.
7. De Santis M et al. Rubella infection in pregnancy. Reproductive Toxicology. 2006;21: 390-98.
8. Duszak, RS. Congenital rubella syndrome - major review. Optometry. 2009;80:36-43.
9. Gershon AA. Rubella Virus (German Measles) In: Mandell GL, Bennett JE, Blaser MJ. Mandell, Douglas and Bennett's Principles and Practice of Infectious Diseases 8th ed. Philadelphia: Elsevier-Saunders; 2015.
10. Gregg NM. Congenital cataract following German measles in mother. Trans Ophthalmol Soc Aust. 1941;3:35-46.
11. Horstmann DM et al. Rubella: Reinfection of vaccinated and naturally immune persons exposed in an epidemic. N Engl J Med. 1970;283:771.
12. Mongua-Rodriguez N et al. A systematic review of rubella vaccination strategies implemented in the Americas: impact on the incidence and seroprevalence rates of rubella and congenital rubella syndrome. Vaccine. 2013;31:2145-51.
13. Norris JM et al. The epidemiology and genetics of insulin-dependent diabetes mellitus. Arch Pathol Lab Med. 1987;111:905-09.
14. Oliveira AS et al. The aetiology of maculopapular rash diseases in Niterói, State of Rio de Janeiro, Brazil: implications for measles surveillance. Epidemiol Infect. 2001;127:509-16.
15. Sá GRS et al. Pregnancy outcomes following rubella vaccination: a prospective study in the state of Rio de Janeiro, Brazil, 2001-2002. J Infect Dis. 2011;204 (Suppl. 2):S722-28.

16. Steen E, Torp KH. Encephalitis and thrombocytopenic purpura after rubella. Arch Dis Child. 1956;31:470-73.

17. Tang JW et al. Prenatal diagnosis of congenital rubella infection in the second trimester of pregnancy. Prenat Diagn. 2003;23:509-12.

18. Tingle AJ et al. Postpartum rubella immunization: Association with development of prolonged arthritis, neurological sequelae, and chronic rubella viremia. J Infect Dis. 1985;152:606-12.

19. Tondury G, Smith DW. Fetal rubella pathology. J Pediatr. 1966;68:867-79.

20. Ueda K et al. Hemolytic anemia following postnatally acquired rubella during the 1975-1977 rubella epidemic in Japan. Clin Pediatr (Phila). 1985;24:155-57.

21. Wandinger KP et al. Diagnosis of recent primary rubella virus infections: Significance of glycoprotein-based IgM serology, IgG avidity and immunoblot analysis. Journal of Virological Methods. 2011;174:85-93.

22. Webster WS. Teratogen update: congenital rubella. Teratology. 1998;58:13-23.

146 Sarampo

- Solange Artimos de Oliveira
- Sérgio Setúbal
- Walter Tavares

(CID 10 = B05 – Sarampo; B05.0 – Sarampo complicado por encefalite [Encefalite pós-sarampo]; B05.1 – Sarampo complicado por meningite [Meningite pós-sarampo]; B05.2 – Sarampo complicado por pneumonia [Pneumonia pós--sarampo]; B05.3 – Sarampo complicado por otite média; B05.4 – Sarampo com complicações intestinais; B05.8 – Sarampo com outras complicações [Ceratite e cerato-conjuntivite por sarampo – H19.2]; A81.1 – Pan-encefalite esclerosante subaguda; B05.9 – Sarampo sem complicação).

INTRODUÇÃO[17,18,20]

O sarampo é uma doença aguda, de etiologia viral, altamente contagiosa, caracterizada por febre alta, tosse, coriza, conjuntivite e um enantema específico (sinal de Koplik), seguido de erupção maculopapular generalizada. As importantes manifestações respiratórias distinguem o sarampo das outras doenças exantemáticas. Embora a maioria dos casos tenha evolução favorável, o sarampo não pode ser considerado uma doença benigna, dado o seu potencial para complicar--se, especialmente em crianças desnutridas. De fato, em épocas anteriores à vacinação em massa, o sarampo era, no Brasil, o responsável por 26% de todas as mortes ocorridas em crianças entre 1 e 4 anos de idade. Ao contrário do que ocorre geralmente com as doenças infecciosas, o sarampo tende a ser mais letal em meninas.

EPIDEMIOLOGIA[1-5,7,11,12,14,15,18,22,25,27]

As primeiras epidemias de sarampo foram registradas nos séculos XI e XII. A mais antiga descrição acurada do sarampo é a do médico árabe Rhazes, feita no século IX. Não é improvável que Rhazes estivesse se deparando com uma doença nova, uma vez que há descrições de que se deu por esta época a diferenciação entre o vírus do sarampo e o seu ancestral, o vírus da peste bovina (*rinderpest*), uma doença que afetava o gado, hoje erradicada. Em 1670, Thomas Sydenham, descrevendo uma epidemia da virose em Londres, definiu o quadro clínico e reconheceu as complicações respiratórias do sarampo.

Epidemias devastadoras, com elevados coeficientes de letalidade, foram descritas em países da Europa entre os séculos XVII e XIX. A partir do início do século XX, observou-se uma queda acentuada da mortalidade pela virose na Europa e nos Estados Unidos da América (EUA), sem alteração concomitante nos índices de morbidade. Tal fato foi inicialmente atribuído ao progresso social, que resultou em melhores condições de saúde para as crianças, e mais tarde ao advento dos antimicrobianos, que possibilitou o tratamento das complicações bacterianas secundárias. A mesma tendência foi observada no Brasil, nos últimos anos em que a doença foi importante entre nós.

Como não há reservatórios animais ou humanos, e o vírus não causa infecção latente que seja transmissível, a manutenção do sarampo na natureza exige a contínua transmissão do vírus de indivíduos agudamente infectados para indivíduos suscetíveis. Como o vírus tem apenas um tipo antigênico, esta cadeia epidemiológica pode ser facilmente interrompida pela vacinação. Em 1963, surgiram nos EUA as primeiras vacinas, algumas delas elaboradas com vírus mortos. Essas vacinas foram abandonadas quando se verificou que os vacinados, quando novamente expostos a vírus vivos selvagens ou vacinais, desenvolviam o sarampo atípico, uma forma muito mais grave da doença, com exantema de caráter urticariforme, hemorrágico ou mesmo vesicular. Como essas vacinas foram abandonadas em 1967, o sarampo atípico é hoje uma doença muito rara. As primeiras vacinas de vírus vivo atenuado, elaboradas com a cepa Edmonston B, eram também propensas a provocar reações graves, como febre e exantema, e foram substituídas pelas que se encontram atualmente em uso, mais atenuadas e mais eficazes.

Apesar da eficácia da vacina, foram notificados em 2013 à Organização Mundial de Saúde mais de 190 mil casos de sarampo em todo o mundo, e em 2012 mais de 120 mil mortes foram atribuídas ao sarampo, a maior parte delas em crianças com menos de 5 anos de idade vivendo em países em desenvolvimento. Isso se dá porque o controle do sarampo exige alta cobertura vacinal, pois há possibilidade de surtos mesmo quando somente 10% da população não estão imunizados. Estima-se que apenas 66% dos países do mundo tenham atingido cobertura vacinal superior a 90% da população. O número de casos é maior na África, China e Índia, mas a doença ocorre também na Europa, de onde pode ser facilmente importada. Durante o período de novembro de 2012 a outubro de 2013, a União Europeia registrou 12.096

casos de sarampo[4]. Em 2011, o Ministério da Saúde do Brasil passou a recomendar a todos os brasileiros sem confirmação de imunidade que se vacinassem contra o sarampo e rubéola antes de qualquer viagem para fora do continente americano[2].

No Brasil, o sarampo é, desde 1968, uma doença de notificação obrigatória. Em 1973 foi criado o Programa Nacional de Imunizações e a partir de 1974 a vacina contra o sarampo passou a ser sistematicamente empregada nas áreas urbanas do país, interrompendo as epidemias que ocorriam a cada 2 ou 3 anos. No ano de 1996, houve apenas 791 casos de sarampo no Brasil, um recorde histórico. Em 1997, no entanto, após 4 anos de controle, houve uma ressurgência da doença, com 53.335 casos confirmados e 61 óbitos. Em resposta à intensificação da vigilância e da vacinação, o número de casos no Brasil caiu em 1998 para 2.930, a maior parte deles incidindo em estados do Nordeste. Em 1999, o Ministério da Saúde criou, em cada estado, um grupo-tarefa para reforçar a vigilância epidemiológica e confirmar laboratorialmente os casos. Nesse ano, foram confirmados 908 casos, e em 2000 apenas 36.

Em 2006 foram confirmados 57 casos no interior da Bahia, causados pelo genótipo D4, que na época circulava na África e na Europa. O vínculo epidemiológico nunca ficou esclarecido, mas a região afetada é um corredor comercial com intenso fluxo de estrangeiros. Para a contenção deste surto foi necessária a vacinação emergencial de 12 mil pessoas nos municípios atingidos[2]. Entre 2007 e 2009 não houve casos confirmados. Entre 2010 e 2013 foram confirmados 305 casos importados ou vinculados a casos importados[2]. No entanto, no momento em que estas linhas estão sendo escritas (setembro de 2014), nosso país enfrenta uma situação ameaçadora: de março de 2013 a março de 2014, foram confirmados 224 casos de sarampo no Estado de Pernambuco, com o óbito de uma criança HIV-positivo de 7 meses de idade, também acometida de sífilis. No estado do Ceará, entre dezembro de 2013 e agosto de 2014, foram confirmados 305 casos. Outros 24 casos foram confirmados em Pernambuco, e mais sete em São Paulo. Os casos do Ceará e Pernambuco deveram-se ao genótipo D8, e os de São Paulo, aos genótipos D8 e B3. Esses genótipos circulam no continente europeu e africano e nunca tinham sido isolados antes em nosso País[2].

O controle do sarampo foi uma das grandes vitórias da saúde pública brasileira. No entanto, essas "tentativas de invasão" requerem, por parte das autoridades de saúde pública no Brasil, um enorme esforço no sentido de manter o país livre de um vírus em atividade em grande número de países desenvolvidos, uma tarefa que, dada a facilidade das viagens aéreas, pode mostrar-se extremamente difícil[3,27]. Não é difícil perceber que o menor descuido com a cobertura vacinal ou com a vigilância epidemiológica resultará na reintrodução do sarampo no Brasil.

Os seres humanos são os únicos reservatórios conhecidos do vírus do sarampo, embora outros primatas possam ser infectados. A principal fonte de infecção no sarampo é o próprio doente. A transmissão é direta, mediada por gotículas de Flügge, exigindo, pois, proximidade entre o indivíduo que transmite e o que adquire a infecção. A maior contagiosidade ocorre durante os períodos prodrômico e exantemático inicial. A transmissão aerógena indireta, possível a maiores distâncias, cujo veículo são aerossóis que permanecem longo tempo em suspensão no ar (como na transmissão da tuberculose) é também descrita, mas tem importância apenas

em certos ambientes, como escolas, consultórios médicos, hospitais e aglomerações em locais fechados. O vírus não sobrevive por muito tempo em fômites[25]. Nas populações não vacinadas, as crianças são as mais atingidas, principalmente as que têm menos de 5 anos de idade. Durante o 1º ano de vida ocorre uma queda progressiva dos anticorpos maternos (IgG) transferidos através da placenta e, por esta razão, grande parte dos lactentes é suscetível à doença já a partir dos 9 meses.

ETIOPATOGENIA[5,8,10,14,18-20]

O vírus do sarampo é um membro da família Paramyxoviridae e pertence ao gênero *Morbillivirus*. Os vírions são grosseiramente esféricos, com diâmetro variando de 120 a 170 nm. São envolvidos por um envelope viral lipoproteico, de onde se originam curtas projeções formadas pela hemaglutinina e pela proteína de fusão. Contêm um nucleocapsídeo helicoidal interno com um RNA não segmentado de cadeia única e de sentido negativo, com 16 mil nucleotídeos. Apesar de sua propensão a mutações, comum a todos os vírus de RNA, o vírus do sarampo tem apenas um tipo antigênico, fato que preservou a eficácia da vacina, a despeito do meio século decorrido desde a sua introdução.

Há, no entanto, vários genótipos, cujo número tende a crescer, conforme a vigilância epidemiológica e laboratorial do sarampo se intensifica. A hemaglutinina do envelope viral se liga aos receptores celulares e interagem com a proteína de fusão para fundir o envelope com a membrana da célula do hospedeiro. A hemaglutinina é a responsável pela especificidade sorológica, pois contra ela são produzidos anticorpos neutralizantes, inibidores da hemaglutinação, hemolíticos e fixadores de complemento.

A infecção humana se inicia com a invasão dos monócitos alveolares e das células dendríticas presentes na mucosa das vias aéreas superiores, na qual o vírus se liga pelo receptor CD150/SLAM. A infecção das células dendríticas se dá pelos prolongamentos que estas células normalmente emitem através do epitélio. Uma vez infectadas, estas células levam os vírus aos linfonodos de drenagem e ao tecido linfoide associado aos brônquios, muito abundante em crianças pequenas. A replicação viral nos linfócitos e monócitos destes tecidos dá origem a uma viremia primária, permitindo a infecção do timo, baço, linfonodos, rins e fígado. Nestes tecidos ocorre intensa replicação viral que, por volta do 5º dia após a infecção, resulta em nova e intensa viremia (secundária). Durante esta viremia, os monócitos e linfócitos infectados interagem com receptores nectina-4/PVR4 na superfície basolateral das células epiteliais das vias aéreas, permitindo a infecção destas células. A consequente e intensa liberação de partículas virais por via respiratória é essencial para a transmissão da infecção a um novo hospedeiro[8,19].

O aparecimento do exantema é simultâneo ao desenvolvimento da imunidade contra o sarampo. A imunidade é inicialmente mediada por linfócitos T auxiliares que liberam interferon-gama e interleucina 2 (uma resposta Th1). Essa imunidade celular é essencial e suficiente para a eliminação da infecção. Crianças com deficiência da imunidade humoral (agamaglobulinemia) apresentam exantema e recuperam-se perfeitamente bem do sarampo, ao passo que as que têm deficiência da imunidade celular têm formas graves da doença[12]. Na convalescença, há um desvio da resposta imune no sentido da liberação das interleucina 4 e 10 (uma resposta Th2) que determina a produção dos anticorpos que ajudam a proteger contra a reinfecção. A ação dos anticorpos não parece ser essencial nesse contexto, uma vez que crianças com agamaglobulinemia não estão predispostas a segundo episódio de sarampo. O RNA viral persiste nas células mononucleares do sangue periférico por até 4 meses decorridos da infecção.

As respostas imunes induzidas pelo vírus do sarampo determinam a redução da resposta celular a diversos antígenos não relacionados ao vírus. A imunodepressão induzida pelo sarampo foi descrita pela primeira vez pelo médico austríaco von Pirquet que, no início do século XX, observou a negativação transitória da prova tuberculínica em crianças tuberculosas acometidas de sarampo. A imunodepressão induzida pelo vírus do sarampo torna o indivíduo mais suscetível a infecções bacterianas e virais secundárias, como as pneumonias e diarreias que frequentemente complicam o curso dessa virose. Esse efeito imunossupressor é em grande parte o responsável pela letalidade do sarampo e se mantém por várias semanas ou meses após a regressão do exantema.

Várias anormalidades da resposta imune inata e da adaptativa já foram descritas após a infecção pelo vírus do sarampo. Em crianças com sarampo há linfopenia transitória, com uma redução dos linfócitos CD4+ e CD8+, embora talvez em resultado da redistribuição desses linfócitos do sangue periférico para os órgãos linfoides. Diversas anormalidades funcionais das células imunes também já foram observadas após o sarampo, incluindo a redução das respostas proliferativas dos linfócitos e o comprometimento funcional das células dendríticas. A predominância da resposta Th2 em crianças que se recuperam do sarampo pode inibir as respostas Th1 e aumentar a suscetibilidade a patógenos intracelulares. Há, durante semanas após o sarampo, aumento das concentrações plasmáticas de IL-10, o que, por sua vez, reduz a síntese de citocinas, suprime a ativação dos macrófagos, impede a proliferação de células T e inibe a hipersensibilidade retardada. Em adultos, esse aumento da IL-10 se associa a um maior número de células T reguladoras.

A imunodepressão transitória também pode ser desencadeada pela vacinação. As vacinas Edmonston-Zagreb, contendo títulos do vírus atenuado dez a 100 vezes maiores que a vacina Edmonston comum, usadas na África porque eram imunogênicas em crianças de 4 a 6 meses, foram abandonadas após a observação de que aumentavam a mortalidade geral das crianças, especialmente, tal como ocorre com a doença natural, a das meninas[12,18].

DIAGNÓSTICO CLÍNICO[3,12,14,17,20]

Após um período de incubação de 10 a 12 dias, o sarampo inicia-se com febre alta a moderada e sintomas catarrais (coriza, lacrimejamento, diarreia, tosse seca). O quadro clínico é muitas vezes indistinguível do de uma gripe. O diagnóstico durante essa fase (denominada período prodrômico) pode ser feito pela presença, na mucosa oral, do sinal de Koplik. Considerado patognomônico da doença, o sinal de Koplik aparece primeiro como pequenos pontos branco-azulados ou branco-amarelados, com menos de 1 mm de diâmetro, rodeados de um halo eritematoso e presente sobre a mucosa jugal próxima aos molares, disseminando-se depois. É de curta duração, antecedendo de 1 ou 2 dias o exantema, com o qual coexiste muito pouco, pois regride logo após seu

surgimento. O período mais florido e marcante da virose é o exantemático (duração média de 3 a 5 dias).

Os sintomas catarrais e a febre exacerbam-se e o exantema surge e progride a partir da face para o tronco e os membros. O exantema, denominado morbiliforme, isso é, "semelhante ao sarampo", caracteriza-se pela presença de maculopápulas eritematosas irregulares, que deixam entre si um espaço de pele sã, mas que em algumas regiões tendem a confluir, formando placas. Após atingir os membros, o exantema começa a regredir e surge uma descamação fina, também descendente. Nesse período descamativo, as lesões tomam uma cor mais escura, hiperpigmentada, que pode ajudar no diagnóstico retrospectivo. A regressão do exantema acompanha a queda da febre e a regressão das manifestações catarrais. A tosse, agora produtiva, pode persistir por um período mais longo. Se não há complicações, o paciente se recupera completamente e se torna imune para toda a vida.

COMPLICAÇÕES[3,6,10,12-14,16-18,20,22,25]

A letalidade do sarampo é em grande parte decorrente das suas complicações, e pode chegar a 5% em crianças, especialmente quando desnutridas. Em campos de refugiados, por exemplo, a letalidade entre as crianças pode chegar a 30%[22]. As complicações do sarampo podem ser de três tipos: virais, bacterianas e de etiologia desconhecida. Em geral, sua presença se denuncia não só pelas manifestações clínicas de cada complicação, mas também, e principalmente, pela manutenção ou pelo retorno da febre no final do período exantemático.

Complicações Virais

Observam-se durante a fase mais intensa da virose, isto é, durante o período prodrômico e inicial exantemático, com exceção de certas formas de encefalite, que podem ocorrer muito tempo após a regressão do exantema. As principais são descritas a seguir.

Encefalite

Após o advento dos antibióticos, e com a consequente queda da letalidade atribuível às complicações bacterianas, as complicações neurológicas passaram a ser as principais responsáveis pela gravidade do sarampo. Há quatro tipos de encefalite por sarampo.

1. *Encefalite aguda primária.* Ocorre em um entre cada mil casos de sarampo e geralmente surge durante o exantema. Cursa com febre, convulsões e déficits neurológicos vários. Presumivelmente, há invasão viral, indução à produção de quimiocinas e infiltração por linfócitos. A RT-PCR (reação em cadeia da polimerase após reação com transcriptase reversa) é positiva no liquor. A letalidade é de 10%-15% e 25% dos pacientes têm sequelas[10].

2. *Encefalite pós-infecciosa* ou *encefalite pós-sarampo.* É, na verdade, uma encefalomielite. Com frequência, os sintomas iniciais são alterações do sensório (sonolência, prostração, confusão mental, irritabilidade) aliadas a crises convulsivas, paralisias, sinais de irritação meníngea, cefaleia e hipertonias. Cursa também com distúrbios da motilidade ocular,

disúria e hiporreflexia. Na maioria das vezes há moderada elevação da contagem celular no liquor, com predomínio de mononucleares. As alterações liquóricas são variáveis, não havendo relação entre o grau de pleocitose e o prognóstico da doença. Essa complicação ocorre em um a quatro dentre cada mil casos de sarampo e surge entre 2 e 30 dias após o exantema. Pode resultar também da vacinação, na proporção de um ou dois casos entre cada milhão de indivíduos vacinados. Como pode surgir muito precocemente, pode confundir-se com a encefalite aguda primária. Geralmente acomete adultos ou crianças mais velhas. Pode recair em 1/3 dos pacientes. A desmielinização periventricular e a presença de reação imune contra a proteína básica da mielina sugerem que a encefalomielite se deve a um processo autoimune desencadeado por mimetismo molecular[10,18]. A letalidade é de 5% em crianças e de 25% em adultos. Em crianças avaliadas 3 anos após o episódio de encefalite, notam-se sequelas neuropsiquiátricas sutis, como déficit de atenção.

3. *Encefalite por corpos de inclusão do sarampo.* É uma complicação rara que geralmente acomete crianças imunodeficientes, nas quais o exantema não se desenvolve ou é frustro. Já foi descrita com crianças submetidas a transplantes de rim e de células-tronco, ou com infecção pelo HIV[18]. Surge entre meses a 1 ano após o exantema. O liquor pode estar normal no início, mas revela depois leve aumento das proteínas e pleocitose. A RT-PCR para o vírus do sarampo é positiva durante toda a evolução e há níveis elevados de anticorpos contra o sarampo no liquor. O tratamento pode ser tentado com ribavirina, mas a letalidade é de 75%[10].

4. *Pan-encefalite esclerosante subaguda (SSPE).* Não é tão rara quanto se pensava, sendo a incidência de um para cada 11 mil casos de sarampo. Pode ser mais frequente em crianças menores de 1 ano, nas quais ocorre em um para cada cinco mil casos. Surge entre 6 e 15 anos após o exantema. Os casos recentemente descritos nos EUA foram provocados por cepas do vírus que circulavam nos anos de 1989 a 1991[12]. Evolui inexoravelmente para a morte, após um período de 6 meses a 3 anos de evolução. Apresenta início insidioso com deterioração da capacidade intelectual e distúrbios de comportamento, e progride com convulsões mioclônicas, incoordenação motora, demência e, em 50% dos casos, com retinite necrosante que pode levar à cegueira. A presença de anticorpos contra o vírus do sarampo no liquor e a detecção de antígenos virais no tecido nervoso indicam que o agente etiológico dessa doença degenerativa é o vírus do sarampo. Nesses pacientes, há uma infecção persistente, na qual a montagem das partículas virais e o seu brotamento pela membrana celular são defectivos, o que impossibilita a ação protetora dos anticorpos, que existem em altos níveis, e a transmissão do vírus a outros hospedeiros[10,12,18]. Com a introdução da vacina contra o sarampo, verificou-se um declínio acentuado nas taxas de incidência da SSPE nos EUA[12,18].

Pneumonite Intersticial

O acometimento do pulmão ocorre sempre no sarampo, mas só alguns doentes apresentam insuficiência respiratória que, nesses casos, é considerada uma complicação. Os pacientes se apresentam com taquipneia e tosse não produtiva. Caracterizada radiologicamente por um infiltrado pulmonar difuso bilateral, mais intenso nos lobos inferiores, a pneumonite pode tornar-se especialmente grave em pacientes imunocomprometidos e malnutridos, nos quais pode determinar grave insuficiência respiratória, cursando sob a forma de uma pneumonia de células gigantes (pneumonia de Hecht), com exantema ausente ou frustro[12,25]. A pneumonite é uma importante complicação de adultos com sarampo, frequentemente complicada com pneumonia bacteriana.

Laringite Obstrutiva (Pseudocrupe do Sarampo)

Ocorre geralmente no período prodrômico ou no curso do período exantemático, levando à oclusão das vias respiratórias, pelo acúmulo de secreção mucosa. Clinicamente, observam-se tosse e choro rouco, acompanhados de dificuldade respiratória de intensidade variável, que chega, em alguns casos, a manifestar-se por cornagem e cianose[18].

Estomatite

Deve-se à agressão ao epitélio da mucosa oral pelo vírus e pode apresentar-se em graus variáveis. Além da hiperemia de mucosa, observam-se pequenas úlceras dolorosas que prejudicam a alimentação[18].

Lesões Oculares

Mais graves em crianças desnutridas com carência de vitamina A. Podem variar desde *ceratites* até *iridociclites* e *úlceras de córnea*. Estas últimas podem levar à cegueira[18].

Diarreia

Faz parte do quadro clínico da virose. No entanto, pode ser muito intensa em crianças desnutridas ou com verminoses intestinais, complicando-se com desidratação e piora do estado nutricional[18].

Hepatite

O sarampo pode cursar com hepatite, sendo o envolvimento do fígado durante a infecção mais descrito em adultos[9,12].

Complicações Bacterianas

1. *Pneumonia.* A imunodepressão induzida pelo sarampo, a inflamação da mucosa respiratória, a inibição dos movimentos ciliares e a obstrução parcial causada pelo edema e pelo exsudato são os fatores que predispõem à infecção bacteriana secundária, uma das complicações mais comuns e a principal causa de óbito por sarampo em crianças nos países em desenvolvimento. A broncopneumonia é mais frequente que a pneumonia lobar. À ausculta pulmonar notam-se estertores crepitantes e subcrepitantes. Nos

casos mais graves há insuficiência respiratória. A pneumonia bacteriana inicia-se, em geral, no período descamativo, mas pode já estar presente desde o início do exantema. Os principais agentes etiológicos são *S. pneumoniae, S. pyogenes, S. aureus* e *H. influenzae*.

2. *Gastrenterite.* É uma complicação mais observada em países em desenvolvimento, em crianças desnutridas. Caracterizada clinicamente por diarreia e vômitos, e com a presença, em alguns casos, de muco, pus e sangue nas fezes, pode levar à desidratação. É geralmente causada por bactérias gram-negativas e em alguns pacientes, em geral desnutridos, torna-se o foco primário de uma sepse.

3. *Otite média.* Para muitos autores essa é a principal complicação do sarampo. Todavia, a sua incidência nas publicações é muito variável, provavelmente devido à ausência do exame sistemático do aparelho auditivo em crianças com sarampo sem clínica sugestiva. Os agentes etiológicos mais comuns são *S. pyogenes, S. pneumoniae, H. influenzae* e, menos comumente, *S. aureus* e bacilos gram-negativos.

4. *Outras complicações bacterianas.* Também são relatadas como complicações bacterianas de menor frequência a conjuntivite, a sinusite e as piodermites. Em alguns casos, a conjuntivite bacteriana também pode ser causa de cegueira.

Outras Complicações

1. *Manifestações hemorrágicas.* O sarampo pode raramente evoluir com manifestações hemorrágicas graves, com abundante sangramento pelas mucosas, exantema hemorrágico e grande toxicidade. Esse quadro, denominado sarampo negro, era relatado no passado e pode estar relacionado à coagulação intravascular disseminada. Ao contrário desta complicação, que ocorre na fase aguda da virose, a púrpura trombocitopênica inicia-se geralmente logo após a involução do exantema, podendo tardar até 14 dias. Sua etiologia permanece ainda obscura. Acredita-se que seja resultante de um processo alérgico ou autoimune. Pode passar despercebida. É complicação muito rara, incidindo em aproximadamente um em cada seis mil casos de sarampo[16].

2. *Evolução grave em pacientes imunodeficientes.* Em indivíduos com deficiência da imunidade celular (em tratamento para doenças malignas, acometidos de aids ou portadores de imunodeficiência congênita) o sarampo pode evoluir de forma grave. A letalidade em pacientes oncológicos submetidos a quimioterapia ou radioterapia pode chegar a 70%, e a dos pacientes HIV-positivo, a 40%[12]. Nesses casos, os pacientes podem apresentar encefalite com corpos de inclusão ou pneumonia de células gigantes (pneumonia de Hecht), sem exantema, dificultando o diagnóstico clínico da virose[10,12,25].

3. *Sarampo em gestantes.* O sarampo em gestantes pode evoluir de forma grave, causando pneumonia intersticial potencialmente fatal. Ao contrário do que ocorre com a rubéola, o sarampo congênito não determina malformações. No entanto, a virose se associa, nas gestantes, a maior risco de abortamento espontâneo, parto prematuro e baixo peso ao nascer, especialmente quando ocorre antes das 24 semanas de gestação[6,12].

4. As evidências de que o vírus do sarampo esteja envolvido na gênese da esclerose múltipla, doença de Crohn e lúpus eritematoso sistêmico são tênues e provavelmente infundadas. A relação do vírus com a doença de Paget do osso continua em investigação[12].

DIAGNÓSTICO DIFERENCIAL[3,14,20]

O quadro clássico do sarampo, caracterizado por febre alta, sinal de Koplik, exantema maculopapular descendente e – sobretudo – por tosse, coriza e conjuntivite, é diagnosticado clinicamente com facilidade. No entanto, devido à redução acentuada dos casos da doença após a introdução da vacinação e à ocorrência de casos de "sarampo modificado" (pelo uso prévio de gamaglobulina ou pela vacinação anterior), clínicos e pediatras podem confundir a virose com outras doenças exantemáticas. O diagnóstico diferencial deve ser feito principalmente com rubéola, escarlatina, exantema súbito (*Roseola infantum*), eritema infeccioso, farmacodermias, dengue, enteroviroses, sífilis secundária, riquetsioses, doença de Kawasaki e meningococcemia, entre outras.

Durante a evolução da rubéola os pródromos, quando presentes, são menos acentuados. A febre é de menor intensidade e o exantema tem duração menor. O achado de linfonodos suboccipitais e retroauriculares ingurgitados e dolorosos é sugestivo dessa virose. Na escarlatina observa-se, juntamente com o início do exantema, amigdalite aguda, com presença de exsudato purulento nas criptas, sugerindo infecção estreptocócica. Facilitam esse diagnóstico a "língua em framboesa", caracterizada por hipertrofia das papilas, a palidez perioral e o exantema difuso de cor escarlate, sem pele sã de permeio.

A *roseola infantum* (sexta doença), causada pelos herpesvírus humanos tipos 6 e 7, é uma doença comum em lactentes, geralmente evoluindo com febre alta de início súbito e irritabilidade. A febre dura 3 a 4 dias, e à sua desaparição se segue um exantema maculopapular. A doença tem em geral evolução benigna, embora o envolvimento do sistema nervoso central tenha sido descrito em alguns casos. O eritema infeccioso (quinta doença, parvovirose humana) ocorre principalmente em crianças de 5 a 14 anos de idade, caracterizando-se por um exantema maculopapular, algumas vezes com aparência reticular, que pode recorrer após exercícios ou exposição ao sol. Também são descritas nesta doença manifestações catarrais, febre e, especialmente em adultos, comprometimento articular (artralgias e artrite). Durante a evolução do dengue há febre alta, cefaleia, artralgias e/ou artrites, dor retro-orbitária, mialgias e erupção maculopapular. As outras doenças citadas confundem-se menos frequentemente com o sarampo.

DIAGNÓSTICO LABORATORIAL[5,3,14,18,21,23]

O sarampo é uma doença de notificação compulsória em 24 horas, e todo caso suspeito deve ser, por ocasião do primeiro atendimento, notificado a uma unidade pública de saúde, para confirmação laboratorial. De acordo com as normas estabelecidas pelo Ministério da Saúde, um caso suspeito da virose é todo aquele que apresente febre e exantema, acompanhados de tosse e/ou coriza e/ou conjuntivite. O diagnóstico laboratorial é mais comumente realizado através de testes sorológicos. Os anticorpos IgM surgem em 2 dias após o aparecimento do exantema e permanecem elevados por mais ou menos 1 mês, ao passo que os IgG podem ser detectados por muitos anos após a ocorrência da infecção[12].

As técnicas mais utilizadas para o diagnóstico sorológico do sarampo são: ensaio imunoenzimático para IgM e IgG, imunofluorescência para IgM e IgG, inibição da hemaglutinação para IgG e neutralização em placa. O diagnóstico da virose é confirmado quando há, comparando amostras de soros obtidas na fase aguda e na convalescença, um aumento de quatro ou mais vezes nos títulos de anticorpos ou ainda quando há anticorpos IgM em qualquer uma das amostras. O ensaio imunoenzimático com captura de IgM é considerado o teste de escolha para confirmação de casos suspeitos de sarampo. O teste apresenta alta sensibilidade para amostras coletadas nos primeiros 28 dias após o início do exantema, sendo a sensibilidade mais baixa apenas nos primeiros 2 dias após o início do exantema. Portanto, a época da coleta da amostra sanguínea e a sensibilidade do teste diagnóstico empregado devem ser consideradas quando da interpretação dos resultados dos testes realizados.

A ocorrência de apresentações clínicas com pouca gravidade em locais com elevada cobertura vacinal tem dificultado a coleta de amostras sanguíneas para o diagnóstico laboratorial; esta é uma das principais dificuldades encontradas nas atividades de vigilância epidemiológica do sarampo e das viroses exantemáticas em geral. Por essa razão, as alternativas para o diagnóstico em espécimes clínicos obtidos de forma não invasiva têm sido avaliadas. Há estudos que demonstram excelentes resultados para a detecção de anticorpos IgM específicos em amostras de saliva de casos clinicamente diagnosticados e sorologicamente confirmados de sarampo[23].

O isolamento do vírus de secreções da nasofaringe ou da conjuntiva, do sangue e da urina nem sempre é operacionalmente possível, embora possa ser utilizado no esclarecimento diagnóstico da pneumonia intersticial e/ou da encefalite em pacientes imunodeficientes[18]. Antígenos virais podem ser detectados por imunofluorescência direta no sedimento urinário ou nos exsudatos nasais[12].

Além disso, a detecção do vírus do sarampo através da técnica de RT-PCR em espécimes clínicos tem contribuído para o melhor conhecimento da epidemiologia da doença. Esta reação também permite a identificação dos genótipos virais, possibilitando a classificação dos vírus de acordo com sua provável origem geográfica, o que pode ser importante para as atividades de controle e vigilância epidemiológica. Permite também a distinção entre vírus selvagens e vacinais[18].

O hemograma apresenta, na fase exantemática, notável leucopenia com linfopenia. A presença de uma elevação significativa dos leucócitos no hemograma, acompanhada de dados clínicos e radiológicos sugestivos, é de grande valia no diagnóstico da pneumonia bacteriana que surge como complicação do sarampo.

TRATAMENTO[3,10,14,18,20,25,26]

O tratamento do sarampo é geralmente sintomático. A ribavirina inibe o vírus do sarampo em cultura de tecidos e pode ser considerada no tratamento das complicações virais do sarampo. A experiência clínica com a ribavirina é variável. Nunca se demonstrou que a ribavirina reduz a gravidade e a duração do sarampo[12]. No Brasil, o fármaco é disponibilizado sob a forma de aerossol para o tratamento de infecções pelo vírus sincicial respiratório e sob a forma oral para o tratamento da hepatite C. A ribavirina já foi usada no tratamento de pacientes hipóxicos com pneumonite grave pelo sarampo, na dose de 20 a 35 mg/kg/dia durante 7 dias, por via intravenosa e em aerossol[25]. O uso da ribavirina também se indica nas formas graves que acometem o sistema nervoso central[10,25]. Outros fármacos antivirais, como o interferon-alfa, também já foram usados para tratar as formas graves, em especial quando há acometimento do sistema nervoso central[18].

Na fase aguda da virose o paciente apresenta febre alta, diarreia, vômitos, anorexia. Essas manifestações, quando intensas, podem levar à desidratação, principalmente em crianças desnutridas. É necessário, portanto, atenção com a reposição hídrica e de sais minerais e com a dieta adequada, pois a desidratação e a desnutrição são fatores subjacentes que agravam o prognóstico da virose. O uso de antitérmicos deve ser indicado nos casos em que a temperatura axilar iguale ou supere 37,8°C. Nas populações onde a deficiência de vitamina A é um problema reconhecido, a Organização Mundial de Saúde e o Fundo das Nações Unidas para a Infância recomendam o uso de uma dose elevada e única de vitamina A nos indivíduos acometidos pelo sarampo e suas complicações.

A suplementação de vitamina A é indicada na seguinte dosagem: a) crianças menores de 6 meses: 50.000 UI por via oral cada dia, por 2 dias; b) crianças de 6 a 12 meses: 100.000 UI por via oral cada dia, por 2 dias; c) crianças de 1 ano ou mais: 200.000 UI por via oral cada dia, por 2 dias. Quando há xeroftalmia, a dose de vitamina A deve ser repetida 2 ou 4 semanas depois. A eficácia da vitamina A administrada por via intravenosa ou por aerossol não é comprovada[12].

A limpeza das secreções oculares e nasais com soro fisiológico é geralmente suficiente no tratamento da coriza e da conjuntivite. Nesta, a fotofobia muitas vezes presente é aliviada, evitando expor o paciente à claridade em excesso. Quando a conjuntivite não responde à medicação sintomática, tem duração prolongada ou ocorre acúmulo de secreção purulenta, deve-se suspeitar de infecção bacteriana secundária. Usualmente compressas de soro fisiológico e colírios à base de antibióticos são suficientes para a melhora dessa complicação. Devem-se utilizar colírios que contenham antibiótico para uso tópico exclusivo; evita-se, assim, o desenvolvimento de hipersensibilidade a antimicrobianos de uso sistêmico.

Em crianças com pneumonia intersticial e desconforto respiratório é importante a hidratação adequada e a administração constante de vapor úmido. Tal conduta também é utilizada na laringite obstrutiva. Em casos mais graves de obstrução ou de insuficiência respiratória deve-se avaliar a necessidade de intubação ou traqueostomia.

O tratamento da encefalite aguda primária é de suporte, embora o uso de ribavirina já tenha sido descrito. O da encefalomielite pós-infecciosa se faz com corticosteroides ou imunoglobulina intravenosa. A ribavirina pode ser tentada na encefalite de corpos de inclusão, mas não altera o prognóstico grave da complicação. O uso da ribavirina também já foi tentado na SSPE, retardando a progressão da doença, sem, no entanto, impedir o óbito[10,25].

No tratamento das infecções bacterianas das vias respiratórias, indica-se geralmente o emprego de medicamentos que atuam sobre bactérias gram-positivas, pois são elas, em particular o *S. pneumoniae*, o *S. pyogenes* e, eventualmente, o *S. aureus*, os principais responsáveis pelas infecções nestes locais. Em crianças com menos de 5 anos de idade, deve-se também incluir o *Haemophilus influenzae* entre os possíveis causadores de infecção respiratória, mesmo considerando que a maioria delas é vacinada contra esse patógeno. Considerando a possibilidade de *Haemophilus influenzae* produtor de beta-lactamases e, portanto, resistente às penicilinas, muitos clínicos preferem o uso da amoxicilina associada com o ácido clavulânico ou da axetilcefuroxima nas complicações bacterianas respiratórias das crianças. A claritromicina, a azitromicina ou o cotrimoxazol (sulfametoxazol-trimetoprima) são opções em crianças alérgicas aos antibióticos beta-lactâmicos. Em adultos e em crianças maiores de 5 anos, o tratamento dessas complicações pode ser realizado com ampicilina ou amoxicilina por via oral ou com a penicilina procaína, via intramuscular (IM), ou, nos casos de maior gravidade que necessitem internação, com a penicilina G cristalina intravenosa (IV).

Quando houver suspeita de infecção estafilocócica, tanto em crianças como em adultos (broncopneumonia e pneumonia de rápida evolução com insuficiência respiratória, imagem radiológica de microabscessos, pneumatoceles com ou sem enfisema do mediastino ou subcutâneo), o antibiótico de escolha é a oxacilina, administrada por via intravenosa, estando o paciente internado em hospital. Em casos de alergia às penicilinas, empregam-se cefalosporinas de primeira geração (quando a alergia não é do tipo anafilático) ou vancomicina ou teicoplanina (em casos de alergia do tipo anafilático). Nas regiões onde é descrita a presença do Ca-MRSA (estafilococo resistente à oxacilina adquirido na comunidade), é mais prudente a administração de vancomicina (ou outro antimicrobiano com ação contra MRSA) nas infecções estafilocócicas comunitárias graves (ver Capítulo 60 - Estafilococcias).

A presença de síndrome disentérica franca indica infecção por bactéria invasiva. No entanto, quando há apenas diarreia, o diagnóstico de gastrenterite bacteriana fica duvidoso, porque a diarreia pode fazer parte da evolução da própria virose, podendo, mesmo, ser de duração mais prolongada em pacientes desnutridos. De qualquer modo, seja viral, seja bacteriana, a diarreia geralmente pode ser controlada com medidas higiênico-dietéticas e com a manutenção do equilíbrio hidroeletrolítico. A pesquisa de leucócitos nas fezes e as coproculturas podem ser utilizadas, objetivando esclarecer a etiologia da diarreia. Nos quadros diarreicos graves em crianças desnutridas, que não respondem às medidas iniciais de reposição hídrica e dietética, os agentes causadores podem ser *Shigella spp., Salmonella spp.*, coliformes invasores, *Campylobacter spp.* ou *Yersinia spp.*, estando indicado o uso de sulfametoxazol-trimetoprima (8 mg/kg/dia em trimetoprima, fracionados de 12/12 horas), associado ou não à eritromicina (30-40 mg/kg/dia, fracionados de 6/6 horas).

Alguns autores admitem o uso de norfloxacino (12 mg/kg/dia, via oral), mesmo em crianças, na diarreia de maior gravidade causada por coliformes, salmonelas e shigelas. O tratamento antimicrobiano em geral é de curta duração (2 a 5 dias). Se houver sintomatologia de invasão sistêmica,

com sepse, indica-se uma cefalosporina de terceira (p. ex., ceftriaxona, 50 mg/kg/dia, IV) ou quarta geração (cefepima, 80 a 100 mg/kg/dia, IV) associada à gentamicina (3-5 mg/kg/dia, em dose única diária, por via IM ou IV) ou à amicacina (15-20 mg/kg/dia, em dose única diária, por via IM ou IV). É também necessário averiguar a possibilidade de parasitose intestinal na gênese da diarreia e instituir o tratamento adequado.

PROFILAXIA[2,3,5,7,18,24]

A vacina contra o sarampo é composta de vírus vivos atenuados, exigindo, portanto, refrigeração durante seu armazenamento, transporte e distribuição ("cadeia de frio"). É altamente eficaz, embora em 5% a imunidade humoral possa desaparecer após 10 ou 15 anos. Ainda assim, a pronta resposta secundária protege o indivíduo da viremia e da infecção grave[18]. No Brasil, a vacina contra o sarampo, geralmente associada à vacina para caxumba e rubéola (tríplice viral), é recomendada aos 12 meses de idade. Uma segunda dose da vacina, geralmente associada à vacina para caxumba, rubéola e varicela (quádrupla viral), deve ser aplicada aos 15 meses. Adolescentes e adultos, quando não vacinados, devem receber duas doses, respeitando-se um intervalo mínimo de 4 semanas entre elas. Se previamente vacinados, podem receber uma dose de reforço, conforme a situação epidemiológica[2].

Por ser uma vacina de vírus vivo atenuado, seu uso é contraindicado em gestantes e em pessoas que apresentem queda da imunidade celular (linfomas, leucoses, tuberculose ativa sem tratamento, aids, desnutrição). Em pacientes oncológicos, a vacinação deve ser postergada por 3 meses após o término de qualquer quimioterapia. Nestes pacientes, a vacina tríplice (contra sarampo, rubéola e caxumba) pode ser empregada, mas a quádrupla viral está contraindicada[12]. Também não deve ser aplicada em crianças que fizeram uso recente de gamaglobulina (há menos de 3 meses) ou que apresentem quadro febril agudo. Apesar do risco potencial da utilização dessa vacina em crianças HIV-positivo assintomáticas, seu uso não é contraindicado, uma vez que os riscos da vacina são menores que os da ocorrência do próprio sarampo. A vacina é considerada segura se a contagem de linfócitos CD4 é satisfatória[12]. Devido a relatos de casos de sarampo em crianças HIV-positivo previamente vacinadas, tem sido recomendada ainda a imunização passiva com gamaglobulina após exposição confirmada à doença[12].

A vacina não apresenta efeitos colaterais importantes. São relatados casos de febre baixa e, em menor proporção, febre de intensidade moderada a alta, e de exantema discreto em 5% a 15% das crianças, cerca de 1 semana após a vacinação. Complicações neurológicas (encefalite, ataxia cerebelar ou paralisia de nervos cranianos) são raramente observadas. Indivíduos com relato de reações anafiláticas à ingestão de ovo ou de seus derivados devem ser vacinados com cautela.

Pessoas suscetíveis que tenham sido expostas ao sarampo podem ser protegidas se vacinadas nas primeiras 72 horas após a exposição (vacinação de bloqueio), já que a imunidade induzida pela vacina se desenvolve mais rapidamente que a infecção natural[12]. Nos casos em que a vacina não pode ser aplicada (gestantes; pacientes oncológicos, especialmente quando em quimioterapia ou radioterapia; pacientes HIV-positivo, mesmo quando previamente vacinados; crianças saudáveis menores de 1 ano), mas em que há necessidade de evitar ou atenuar o sarampo, indica-se o uso de gama-globulina. As doses empregadas são de 0,25 mL/kg IM para bebês menores de 1 ano, e de 0,50 mL/kg IM para todos os outros, até o máximo de 15 mL, em uma única aplicação, que deve ser feita, no máximo, até 6 dias após a exposição. Como a imunidade passiva assim adquirida inativa a vacina, a vacinação deve ser feita após 3 meses nas crianças, e após 6 meses em todos os outros[12,24].

REFERÊNCIAS BIBLIOGRÁFICAS

1. Babbott FL, Gordon JE. Modern measles. Amer J Med Sci. 1954;228:334-61.
2. Brasil. Ministério da Saúde. Disponível em: http://portal.saude.gov.br. Acessado em: 13 set. 2014.
3. Brasil. Ministério da Saúde. Sarampo. Guia de Vigilância Epidemiológica, 2005. Disponível em http://www.prosaude.org/publicacoes/guia/Guia_Vig_Epid_novo2.pdf. Acesso em 14 de set. de 2014.
4. Ceará. Secretaria de Saúde. Boletim Epidemiológico de 22 de agosto de 2014. Disponível em: http://www.saude.ce.gov.br/index.php/boletins?download=1520%3Aboletim-epidemiologico-sarampo. Acessado em: 12 set. 2014.
5. Chen RT et al. Measles antibody: reevaluation of protective titers. J Infect Dis. 1990;162:1036-42.
6. Chiba ME et al. Measles infection in pregnancy. Journal of Infection. 2003;47:40-44.
7. Cutts FT, Markowitz LE. Successes and failures in measles control. J Infect Dis. 1994;170:32-41.
8. De Vries RD et al. The pathogenesis of measles. Curr Opin Virol. 2012;2:248-55.
9. Dinh A, Fleuret V, Hanslik T. Liver involvement in adults with measles. Int J Infect Dis. 2013;17(12):e1243-4.
10. Fisher DL, Defres S, Solomon T. Measles-induced encephalitis. Q J Med. 2014 may 26.
11. Furuse Y, Suzuki A, Oshitani H. Origin of measles virus: divergence from rinderpest virus between the 11th and 12th centuries. Virol. J 2010;7:52.
12. Gershon AA. Measles virus (Rubeola). In: Mandell GL, Bennett JE, Blaser MJ (Ed.). Mandell, Douglas and Bennett's Principles and Practice of Infectious Diseases, 8th ed., Elsevier-Saunders: Philadelphia; 2015.
13. Gremillion DH, Crawford GE. Measles Pneumonia in Young Adults an Analysis of 106 Cases. American J Med. 1981;71:539-42.
14. Griffin DE, Bellini WJ. Measles virus. In: Fields BN et al. (Ed.). Fields Virology. 3rd ed. Philadelphia: Lippincott-Raven Publi; 1996. p. 1267-1312.
15. Hopkins DR et al. The case for global measles eradication. Lancet. 1982;19:1360-68.
16. Montenegro-Medina YM. Papel de los anticuerpos antiplaquetarios en la infección viral: una revisión sistemática de la literatura. Biomedica. 2011;31:35-43.
17. Morley DC. Severe measles in the tropics. I. Brit Med J. 1969;1:297-300.
18. Moss WJ, Griffin DE. Measles. Lancet. 2012;379: 153-64.
19. Noyce RS, Richardson CD. Nectin 4 is the epithelial cell receptor for measles virus. Trends Microbiol. 2012;20:429-39.
20. Oliveira SA. Sarampo. JBM. 1991;60:114-30.
21. Oliveira AS et al. Atypical measles in a patient twice vaccinated against measles: transmission from an unvaccinated household contact. Vaccine. 2001;19:1093-36.
22. Organização Mundial de Saúde. Sarampo. Disponível em: http://www.who.int/immunization/monitoring_surveillance/burden/vpd/surveillance_type/active/measles/en. Acessado em: set. 2014.
23. Perry KR et al. Detection of measles, mumps, and rubella antibodies in saliva using antibody capture radioimmuneassay. J Med Virol. 1993;40:235-40.
24. São Paulo. Secretária de Saúde. Atualização das medidas de controle para sarampo e rubéola, 2011. Disponível em: www.cve.saude.sp.gov.br/htm/resp/pdf/sararub11_medida_controle.pdf. Acessado em: 14 set. 2014.
25. Stalkup JR. A review of measles virus. Dermatol Clin, 2002;20:209-15.
26. Tavares W. Antibióticos e Quimioterápicos para o Clinico. 3ª ed. São Paulo: Atheneu; 2014.
27. Waldman EA, Camargo MCC. Current status of measles in Brazil. 1980-1995. Virus Rev Res. 1996;1:67-74.

147 Sepse

- Felipe da Costa de Andrade Marinho
- Kleber Giovanni Luz
- Luiz Alberto Carneiro Marinho
- Walter Tavares

(CID10 = A40 - Septicemia estreptocócica; A40.0 - Septicemia por *Streptococcus* do grupo A; A40.1 - Septicemia por *Streptococcus* do grupo B; A40.2 - Septicemia por *Streptococcus* do grupo D; A40.3 - Septicemia por *Streptococcus pneumoniae*; A40.8 - Outras septicemias estreptocócicas; A40.9 - Septicemia estreptocócica não especificada; A41 - Outras septicemias; A41.0 - Septicemia por *Staphylococcus aureus*; A41.1 - Septicemia por outros estafilococos especificados; A41.2 - Septicemia por estafilococos não especificados; A41.3 - Septicemia por *Haemophilus influenzae*; A41.4 - Septicemia por anaeróbios; A41.5 - Septicemia por outros microrganismos gram-negativos; A41.8 - Outras septicemias especificadas; P36.0-1 - Septicemia neonatal; B37.7 - Septicemia por *Candida*; A54.8 - Septicemia gonocócica; A39.2-4 - Septicemia meningocócica; O008.0 - Septicemia consequente a aborto e gravidez ectópica ou molar; O75.3 - Septicemia durante o trabalho de parto; O85 - Septicemia por infecção puerperal; A48.3 - Síndrome do choque tóxico; A41.9 - Septicemia não especificada [Choque séptico]).

INTRODUÇÃO[2,3,7,11,13,15,28,37]

Sepse é uma condição clínica reconhecida desde tempos passados, mas só recentemente foi definida como uma resposta inflamatória sistêmica do hospedeiro frente a uma infecção. Na sua evolução natural pode ocorrer a morte do paciente, que se segue à falência de múltiplos órgãos. Apesar de todo avanço terapêutico de suporte e da terapia anti-infecciosa agressiva e precoce, a letalidade do choque séptico ainda se encontra elevada, variando entre 30% e 50%.

Segundo os CDC (*Centers for Disease Control and Prevention*), a sepse foi a 11ª causa de óbito geral nos EUA no ano de 2000. É ainda a principal causa de morbimortalidade em unidades de terapia intensiva não coronariana. Os pacientes idosos, imunocomprometidos, diabéticos, portadores de insuficiência renal dialítica, alcoólatras e internados em terapia intensiva são os principais grupos de risco para o desenvolvimento da sepse. Isso se deve, em parte, ao avanço tecnológico que permitiu a sobrevivência de portadores de doenças neoplásicas avançadas, prematuros extremos, e criou dispositivos invasivos que facilitam a entrada de agentes infecciosos na corrente sanguínea, como cateteres para medidas de parâmetros hemodinâmicos ou administração de drogas. Por fim, poderão desenvolvê-la aqueles que tenham incapacidade de controlar o processo infeccioso inicial, permitindo uma produção exagerada de produtos bacterianos (exo ou endotoxinas), ou ainda que tenham uma resposta imunológica inadequada, que levarão ao desenvolvimento da sepse.

Há uma série de conceitos utilizados e, embora em alguns casos haja uma sobreposição deles, é importante conhecê-los: o primeiro é o de *colonização,* que significa a presença de um agente infeccioso em determinado sítio ou tecido do organismo não associado à resposta inflamatória. *Infecção* é a presença de um agente infeccioso associado a uma resposta inflamatória; *bacteriemia* é entendida como a presença de bactérias viáveis na corrente sanguínea, recuperadas através de hemoculturas. A *síndrome da resposta inflamatória sistêmica* (SRIS) é um conjunto de sinais clínicos associados a dados laboratoriais que representam uma resposta frente a uma reação infecciosa, traumática ou inflamatória (p. ex., como uma pancreatite). A SRIS necessita de pelo menos dois dos seguintes critérios:

- temperatura corporal > 38º ou < 36º;
- frequência cardíaca > 90 batimentos por minuto;
- frequência respiratória > 20 incursões por minuto ou uma $PaCO_2$ < 32 mmHg;
- leucometria > 12.000/mm³ ou < 4.000/mm³ ou mais de 10% de formas jovens (bastões e/ou metamielócitos).

A *sepse será, portanto, uma SRIS secundária à infecção.* A sepse *grave* está associada à disfunção, à hipoperfusão orgânica ou ainda à hipotensão arterial. O *choque séptico* se caracteriza pela pressão arterial sistólica menor que 90 mmHg (ou pressão arterial média menor que 60 mmHg), a despeito da reposição volêmica adequada. Nesses casos, o paciente poderá apresentar acidose lática, oligúria ou alteração do estado mental, além de outras manifestações que podem estar presentes. O *choque séptico refratário* caracteriza-se pela necessidade de altas doses de vasopressores para manter a pressão arterial média em níveis adequados (noradrenalina ou adrenalina > 0,25 µg/kg/min). Esse *continuum* de gravidade pode culminar com a *disfunção de múltiplos órgãos e sistemas*, o que determina elevada taxa de mortalidade.

Esses conceitos são didáticos e na avaliação do paciente algumas variáveis poderão não estar presentes, como no caso de um paciente séptico sob ventilação mecânica, no qual a frequência respiratória será aquela determinada pelo ventilador, impedindo uma taquipneia. Nessa situação, a equipe que presta assistência ao paciente deverá estar atenta para uma febre ou taquicardia inexplicada, plaquetopenia persistente, alterações no leucograma ou glicemia, dependência de uma fração inspirada de oxigênio cada vez maior, surgimento de sangramentos, entre outros marcadores clínicos ou laboratoriais.

FISIOPATOLOGIA[7,8,10,11,13,15,22,23,25,28,37]

Após a colonização por um agente infeccioso e a posterior invasão do organismo, o quadro de SRIS deverá ser desencadeado. O modelo de sepse mais estudado é aquele produzido por bacilos gram-negativos, no qual há produção da endotoxina ou lipopolissacáride (LPS); quando a causa é um gram-positivo, há produção de TSST-1 (toxina 1 do choque tóxico) que tem a mesma importância na patogenia do LPS. As células do sistema imune, como os macrófagos, monócitos e neutrófilos, possuem na sua superfície um receptor CD14 que se liga ao LPS; essa ligação é mediada por uma proteína plasmática ligadora de LPS que terá nessas células a função de ativá-las.

Citocinas e Sistema de Coagulação

Com a ativação das células imunes haverá liberação de citocinas tanto pró-inflamatórias (fator de necrose tumoral-alfa [TNF-α], interleucina 1 [IL-1], interleucina 6 [IL-6] e fator ativador de plaquetas [PAF]) quanto anti-inflamatórias (interleucina 4 [IL-4], interleucina 10 [IL-10] e interleucina 13 [IL-13]), a fim de que se alcance a hemostasia. No entanto, em uma parte dos indivíduos predomina um dos grupos de citocinas, o que será deletério em sua evolução. Novos estudos revelaram que a hiper-resposta inflamatória é menor do que se pensava e sua inibição através de anticorpos monoclonais (anti-IL-1, anti-TNF-α) foi deletéria[9]. Paradoxalmente à hiper-responsividade postulada, os pacientes com sepse têm menos hipersensibilidade tardia, inabilidade para resolver a infecção e predisposição a infecções hospitalares, sugerindo uma falha imunológica após a resposta inicial. Um estudo com interferon-γ revelou melhora na sobrevida nos pacientes sépticos[21], assim como a administração de fator estimulante de colônia granulócito-mastócito em 58 pacientes com sepse por foco abdominal foi benéfica[25]. Outro fato interessante em estudo é o achado de diversas células apoptóticas na sepse, o que leva à resposta anti-inflamatória das células de permeio, enquanto o achado de morte por necrose aumenta a resposta inflamatória nos pacientes com SRIS por trauma.

Da mesma forma, a sepse leva à formação de substâncias pró-coagulantes e à diminuição das anticoagulantes e, dessa maneira, causa microtromboses e prejuízo na microcirculação. Os desfechos podem ser coagulação intravascular disseminada (CIVD), hemorragias e disfunção de múltiplos órgãos. Embora a hemorragia chame mais atenção, as microtromboses são mais catastróficas por prejudicar o leito microcirculatório. A ativação do sistema de coagulação na sepse da-se preferencialmente pela via extrínseca, através da liberação do fator tecidual (FT) que irá, em última análise,

gerar trombina. Esta atua transformando fibrinogênio em fibrina. O fator inibidor do FT, a proteína C e a antitrombina são anticoagulantes liberados pelo organismo que forma a plasmina através do plasminogênio circulante, dissolvendo o coágulo. Entretanto, as citocinas pró-inflamatórias elevam a expressão do fator inibidor do plasminogênio do tipo 1 (PAI-1), causando trombose. Os níveis de proteína C estão diminuídos em cerca de 85% dos pacientes com choque séptico e estão relacionados com as alterações de coagulação.

Óxido Nítrico na Sepse

O óxido nítrico é um radical livre que causa relaxamento da musculatura lisa e inibição da agregação plaquetária. Seu excesso pode gerar hipotensão, depressão miocárdica e lesão tecidual (ação oxidante por peroxinitrito). Porém, de certa forma, tem ação antimicrobiana e sua simples inibição não conseguiu diminuir a mortalidade.

Ativação do Eixo Hipotálamo-Hipófise-Adrenal

A liberação de cortisol é fundamental em uma situação de estresse, inclusive modulando a resposta imune. As citocinas pró-inflamatórias inibem seu eixo promovendo um hipoadrenalismo relativo.

Microcirculação e Redistribuição de Fluxo

A ativação endotelial por neutrófilos gera desequilíbrio entre vasoconstrição e vasodilatação, além de separar junções celulares e, assim, causa edema tecidual. O sistema de coagulação com as suas microtromboses, a hemorreologia alterada das hemácias e a agregação de leucócitos também contribuem para o desbalanço entre oferta e consumo de oxigênio. Portanto, mesmo o débito cardíaco estando aumentado, a distribuição de fluxo não é uniforme e ocorre diminuição de fluxo para os órgãos esplâncnicos. Apesar das graves disfunções orgânicas desses pacientes, os achados de autópsias são desproporcionais a essas alterações, sugerindo a diminuição do metabolismo com consequente disfunção celular. Isso será reversível se o fluxo microcirculatório for restaurado e a infecção, contida.

A sepse é considerada primária quando não há evidência de um foco infeccioso localizado a partir do qual o microrganismo se disseminou. É o caso da penetração de germes dos tegumentos levados por métodos invasivos (punções, cateterismos, cortes, injeções, traumatismos), bem como as sepses por soluções intravenosas ou dialíticas contaminadas. A sepse é secundária quando existe um foco primário de localização, a partir do qual o microrganismo se disseminou pelos órgãos e sistemas do hospedeiro.

DIAGNÓSTICO EPIDEMIOLÓGICO[7,11,15,37]

Praticamente todos os agentes infecciosos, vírus, bactérias, fungos e protozoários podem ser a causa da sepse; entretanto, as bactérias constituem a principal e mais estudada etiologia. Em nosso meio, os microrganismos mais frequentemente isolados em hemoculturas e secreções obtidas de pacientes com sepse são as enterobactérias (*E. coli, Klebsiella spp., Enterobacter spp., Proteus spp.*, etc.), cocos gram-positivos (estafilococos) e uma bactéria gram-negativa, não fermentadora, a *Pseudomonas aeruginosa.* Em pediatria são isolados com maior frequência o *Streptococcus agalactiae* (até os primeiros 3 meses de vida), o *Haemophilus influenzae* e o meningococo (crianças maiores). Como é rotina iniciar o tratamento antimicrobiano antes da identificação do agente, o tipo de bactéria é estimado empiricamente, mas com base no conhecimento do provável local do foco ou no tipo de manipulação nos locais onde há microbiota normal. A Tabela 147.1 mostra exemplos da relação entre focos e etiologia provável em sepse comunitária.

A sepse hospitalar tem, em geral, as mesmas etiologias qualquer que seja o hospital e estão relacionadas, também, com o tipo de invasão (cateteres, ventilador, sondas, etc) a que o paciente se submeteu. Assim, indivíduos sob ventilação mecânica estão em risco de desenvolver sepse por *Pseudomonas aeruginosa* e/ou *S. aureus*; aqueles com sonda vesical de demora costumam ter enterobactérias e estafilococos como etiologia possível; pacientes com cateter venoso habitualmente têm nos estafilococos (incluindo os coagulase-negativo) a maior probabilidade etiológica. Outro aspecto importante a ser considerado é a maior resistência bacteriana verificada nos microrganismos hospitalares, levando a um grande problema terapêutico na atualidade. Isto é particularmente válido para alguns gram-negativos (*Pseudomonas, Klebsiella* e *Acinetobacter*) e gram-positivos (estafilococos e enterococos). Nesse mister, salienta-se a inestimável contribuição que as comissões de controle de infecção hospitalar (CCIH) devem dar, mormente no tocante à microbiota local e ao perfil de sensibilidade dos germes.

TABELA 147.1

Etiologia da Sepse Bacteriana	
Origem	*Etiologia*

Foco abdominal	• Bacilos gram-negativos (enterobactérias) aeróbios
	  Ex.: *E. coli*
	• Bacilos gram-negativos anaeróbios
	  Ex.: *Bacteroides fragilis*
	• Cocos gram-positivos aeróbios
	  Enterococcus faecalis

Trato urinário	• Enterobactérias Ex.: *E. coli, Proteus sp.*

Pele	• Cocos gram-positivos
	  Ex.: *Staphylococcus aureus, Streptococcus pyogenes*
	• Bacilos gram-positivos
	  Ex.: *Clostridium perfringens*

Aparelho respiratório	• Cocos gram-positivos
	  Ex.: *Streptococcus pneumoniae*
	• Bacilos gram-negativos
	  Ex.: *Haemophilus influenzae*
	• Bactérias atípicas
	  Ex.: *Mycoplasma pneumoniae; Legionella pneumophila*

DIAGNÓSTICO CLÍNICO[2,6,7,15,28,37]

O diagnóstico de sepse é clínico e, conceitualmente, consta de um foco infeccioso levando à SRIS, com pelo menos dois dos critérios já referidos. As manifestações clínicas são inespecíficas, variadas e dependem das circunstâncias da infecção inicial. Qualquer que seja a etiologia, a sepse habitualmente se manifesta por um quadro febril geralmente agudo, com calafrios, taquicardia, toxemia, depressão sensorial, hepatoesplenomegalia com características agudas e tendência a oligúria. Eventualmente, observam-se icterícia, exantemas e fenômenos hemorrágicos. Quando houver doença de base (p. ex., imunodepressão) ou procedimento terapêutico medicamentoso ou cirúrgico, a sintomatologia pode inclusive ser discreta e pouco chamativa para o diagnóstico de sepse. O paciente séptico pode se apresentar com alteração do nível de consciência ou alterações hemodinâmicas, como hipotensão ou má perfusão, que certamente acarretam pior prognóstico.

Dentro do espectro clínico possível, alguns comemorativos são dignos de nota:

a.	*Febre ou hipotermia*: os pacientes tornam-se febris na maioria das vezes, sendo variável a frequência e a intensidade da febre. Além do aumento da temperatura corpórea, calafrios e sudorese podem compor a síndrome febril. Nos extremos de idade (recém-nascidos e idosos), processos degenerativos do sistema nervoso central, diabéticos, hepatopatas, alcoólatras e renais descompensados, a hipotermia (inferior a 36°C) pode estar presente em algum momento da evolução. Significa, inclusive, parâmetro de pior prognóstico.

b.	*Hiperventilação*: traduzida pelo aumento na frequência e/ou na amplitude dos movimentos respiratórios.

c.	*Lesões cutâneas* (petéquias, equimoses, púrpuras): são a tradução habitual de distúrbios da coagulação sanguínea e são sinais observados em sepse de qualquer etiologia, principalmente pelos meningococos, estafilococos, hemófilos e outros gram-negativos.

d.	*Alterações do nível de consciência*: agitação, sonolência, torpor e coma podem alternar-se na evolução, além de servir de referência para a gravidade do processo séptico.

e.	*Polineuropatia periférica*: também é detectada com certa frequência, deixando o indivíduo com fraqueza muscular e diminuição dos reflexos tendíneos; isso poderá interferir no tempo de permanência da ventilação mecânica.

f.	*Icterícia*: colúrica ou acolúrica, colestática ou não colestática, é observada em alguns casos; tem na hemólise, na colestase intra-hepática ou na insuficiência hepática as justificativas mais plausíveis.

g.	*Hepatoesplenomegalia*: resultante da estimulação do sistema linforreticular, com hipertrofia e hiperplasia de células de defesa no sentido de eliminar o agente causal.

h.	*Anemia*: resultante dos processos de hemólise, ocupação e depressão medular.

i.	Vários outros sinais e sintomas (oligúria, desidratação, taquicardia) podem compor o quadro clínico da sepse que, em determinado momento, superpõem-se às manifestações das falências orgânicas e da doença de base.

DIAGNÓSTICO LABORATORIAL[3,6,7,12,15,31,32]

Exames Inespecíficos

A escolha dos exames complementares no manuseio do paciente com sepse varia de acordo com o foco infeccioso primário. Alguns, entretanto, ajudam e são considerados mandatórios, pois, além de ajudarem na identificação na síndrome da resposta inflamatória sistêmica (SRIS), contribuem decisivamente na demonstração de disfunções orgânicas causadas pelo agente envolvido.

- O hemograma pode revelar anemia, na dependência de fatores nutricionais do paciente, da gravidade e da duração da sepse. O leucograma pode apresentar alterações mais ou menos frequentes que incluem: leucocitose (maior que 11.000/mm³) ou leucopenia (< 4.000/mm³) com o diferencial exibindo neutrofilia (acima de 65% segmentados) e desvio à esquerda (maior que 5% bastões e/ou surgimento de metamielócitos e até mielócitos); não raro anaeosinofilia (0% eosinófilos) está presente. A velocidade de hemossedimentação habitualmente está elevada.

- Provas de função renal, especialmente a dosagem de ureia e creatinina séricas e o exame de elementos anormais e sedimento na urina (sumário da urina; exame da urina tipo I).

- Provas de função hepática, com dosagem de transaminases, bilirrubinas, gama-GT, fosfatase alcalina, importantes sobretudo no paciente ictérico.

- Coagulograma com tempo e atividade de protrombina, tempo parcial de tromboplastina, dosagem de fibrinogênio e contagem de plaquetas são importantes para acompanhar o paciente, principalmente na suspeita de CIVD. O tempo de trombina pode ser usado quando não se dispõe do fibrinogênio e reflete seus níveis.

- Gasometria arterial é realizada rotineiramente na suspeita de sepse grave e complicada e deve ser repetida conforme a evolução. O consumo de bicarbonato sugere má perfusão tecidual e é indicativo de sepse complicada. Alcalose respiratória compensatória é esperada nesses casos, porém pode haver estímulo direto do centro respiratório de toxinas (como LPS). A diminuição progressiva da pO_2 é sugestiva de comprometimento pulmonar, que pode culminar com síndrome do desconforto respiratório do adulto (SDRA).

- Dosagem de eletrólitos tem importância no acompanhamento dos pacientes com desidratação, insuficiência renal, vômitos ou diarreia e outras complicações.

- O diagnóstico por imagem (Rx simples, ultrassonografia, tomografia computadorizada e ressonância magnética) pode ser decisivo para a identificação do foco infeccioso. A ecografia é particularmente valorizada no diagnóstico da endocardite, do abscesso hepático e das localizações intra-abdominais.

- Exame do liquor será feito sempre que houver sinais de irritação meníngea e indicada, após tomografia computadorizada do crânio, nos pacientes em coma. É exame de importância na sepse neonatal.

- Dosagem de biomarcadores como proteína C-reativa quantitativa (PCR) e procalcitonina (PCT), que apresentam níveis elevados nos pacientes com sepse. A PCR é um bom teste descriminante em vista da boa sensibilidade e da razoável especificidade. Como vantagem adicional, níveis elevados de PCT são associados à infecção bacteriana, diferenciando sepse de outras causas de SIRS. Entretanto, uma metanálise[32] com 18 estudos revelou sensibilidade e especificidade baixas (71%, ambas) e outra metanálise com seis estudos utilizando algoritmos com PCT concluiu que esta não afetou a mortalidade. O TREM-1, membro da família de imunoglobulinas, encontra-se presente em níveis elevados na presença de infecções causadas por bactérias. Estudo recente mostrou sensibilidade (96%) e especificidade (89%) altas[12]. Porém, não se pode, ainda, recomendar seu uso rotineiro, uma vez que os estudos se encontram em fase inicial.

- Outros exames serão considerados na dependência do caso clínico. Fundo de olho, dosagem de proteínas, eletroforese de imunoglobulinas, sorologias, endoscopias, parecer ginecológico ou urológico, biópsias.

Exames Específicos

Sem dúvida, a tentativa de identificar o agente etiológico (bactéria, fungo, protozoário ou vírus) é tarefa de extrema importância para a correta terapêutica específica.

- Hemocultura é o exame fundamental no diagnóstico etiológico da sepse. Preferentemente, colhem-se três amostras de sangue, em intervalo curto (pois é necessário iniciar rapidamente o tratamento antimicrobiano do paciente); é importante que as amostras sejam colhidas em locais diferentes. Cultura de outros materiais será realizada na tentativa de identificação do agente infeccioso. Urina, liquor, secreções, pus de abscesso ou material de drenagem, material de biópsia serão colhidos em frascos esterilizados e encaminhados ao laboratório. Para os cuidados na colheita do material para exame, ver Capítulo 176 – Técnica de Coleta de Exames Microbiológicos.

- Bacterioscopia e fungoscopia em líquidos orgânicos (sangue, urina e liquor) ou em secreções devem iniciar a tentativa de identificação do agente e oferecem resultado que pode ser imediato.

- Nunca é demais lembrar o valor do antibiograma, com ou sem concentração inibitória mínima para o germe isolado. O antibiograma complementa as culturas que identificam o agente, ao revelar sua sensibilidade às drogas antimicrobianas. Ao mesmo tempo, tem importância epidemiológica com relação ao conhecimento da sensibilidade/resistência da microbiota do ambiente, domiciliar ou hospitalar, em que se encontra o enfermo.

- Métodos imunológicos de identificação de antígenos do agente infeccioso ou de anticorpos produzidos contra o microrganismo podem ser utilizados. É o caso de teste do látex em liquor para a identificação de antígenos de pneumococo, meningococo, hemófilos, criptococos. A imunofluorescência direta é aplicável ao diagnóstico de pneumonia por legionela ou o *T. pallidum* em lesões sifilíticas primárias. As reações de aglutinação de Widal, para a febre tifoide, ou os testes de ELISA e imunofluorescência indireta para riquetsioses.

- Hoje mais disponível em muitos serviços, a pesquisa de vírus respiratórios (influenza, parainfluenza, vírus sincicial respiratório, rinovírus e H1N1) por meio de *swab* nasal, secreções pulmonares ou lavado broncoalveolar pode direcionar a terapia correta para um agente viral até então não tratado.

TRATAMENTO[1,3-5,9,14,16-20,24,25,27,29,30,33-35,37]

O tratamento da sepse é didaticamente dividido em terapias antimicrobiana e adjuntiva.

Terapia Antimicrobiana[1-4,11,15,20,21-23,27,29,33]

A sepse é uma urgência infecciosa; portanto, não há tempo para esperar resultados de isolamento de microrganismos e testes de sensibilidade. A terapêutica antimicrobiana inicial é empírica, mas fundamentada em alguns parâmetros que orientam para a melhor escolha das drogas antimicrobianas. O primeiro fator a ser considerado é o foco de origem da sepse, pois orientará para o provável ou prováveis agentes microbianos causadores da doença. O segundo elemento a considerar é a origem do paciente, isto é, se a sepse é comunitária ou adquirida em serviços de saúde (hospital, atendimento domiciliar, casas de apoio), o que tem importância não só na presunção da etiologia, como também na sensibilidade/resistência dos germes. Nesse sentido, é importante a informação obtida com as CCIHs sobre a microbiota de uma instituição hospitalar (microrganismos prevalentes e sua sensibilidade aos antimicrobianos). Além disso, é fundamental o conhecimento das condições imunitárias e particularidades do paciente, tais como idade, estado nutricional, diabetes, alcoolismo, doença broncopulmonar crônica, estado gestacional, insuficiência renal, cardiopatia, imunodepressão provocada por neoplasias, aids, quimioterápicos, hipersensibilidade a medicamentos.

Portanto, a escolha do antimicrobiano deverá ser sempre baseada em dados epidemiológicos que orientem a sensibilidade do agente infeccioso mais provável, se comunitário ou hospitalar, se há história de uso prévio de antimicrobianos ou imunossupressão do hospedeiro, alergias, funções renal e hepática, gravidez, etc. Embora a terapia antibiótica seja a pedra fundamental do tratamento da sepse, provavelmente não terá efeito se coleções purulentas não forem drenadas ou corpos estranhos não forem retirados. Recomenda-se que os antimicrobianos escolhidos tenham amplo espectro de ação, pelo menos até que os resultados das culturas estejam disponíveis, que sejam bactericidas, utilizados por via intravenosa e que, ao se usar drogas combinadas, elas ajam de maneira sinérgica ou, pelo menos, que não sejam antagônicas. A prescrição deve considerar os parâmetros farmacodinâmicos das drogas. Para antimicrobianos com ação bactericida concentração-dependente (aminoglicosídeos, quinolonas), quanto maior a dose, melhor será a sua ação e menor a toxicidade renal (aminoglicosídeo); por isso, devem ser administrados em dose única diária. Para alguns antimicrobianos com ação tempo-dependente (penicilinas, cefalosporinas, carbapenemas), quanto maior o tempo em que a concentração sérica permanecer acima da concentração inibitória mínima, melhor será a sua atuação. Nesses casos, a duração da infusão pode ser ampliada para atingir os melhores perfis farmacodinâmicos, como os obtidos com a infusão contínua de penicilinas (piperacilina/tazobactam) e cefalosporinas (cefepima) e a infusão prolongada de carbapenêmicos (meropeném).

A Tabela 147.2 apresenta os antimicrobianos disponíveis para o tratamento das sepses por via intravenosa, de acordo com a atividade contra os microrganismos causais.

Vários esquemas são recomendados. As Tabelas 147.3 e 147.4 exibem exemplos de antimicrobianos indicados para o tratamento empírico da sepse de origem comunitária e hospitalar, respectivamente, relacionados com os focos infecciosos e prováveis agentes etiológicos. Na Tabela 147.5 são apresentadas as doses dos antimicrobianos mais utilizados no tratamento da sepse.

TABELA 147.2

Opções de Antimicrobianos Administrados por Via Intravenosa para o Tratamento das Sepses Bacterianas

Bactérias Gram-positivas

- Estreptococos – Penicilina G ou ampicilina
- Pneumococos – Penicilina G ou ampicilina (dependendo da região, não sendo indicadas se há resistência do pneumococo); ceftriaxona ou cefotaxima; levofloxacino; vancomicina ou teicoplanina
- Enterococos – Ampicilina + gentamicina; vancomicina ou teicoplanina; linezolida
- Estafilococos – Oxacilina ou cefalotina ou cefazolina; cefuroxima; vancomicina ou teicoplanina; linezolida

Bactérias Gram-negativas

- Hemófilos – Cefuroxima; amoxicilina/clavulanato; ceftriaxona; cefepima*; fluoroquinolonas
- Enterobactérias – Ceftriaxona; cefepima; aminoglicosídeos; amoxicilina/clavulanato; ticarcilina/clavulanato; piperacilina/tazobactam; fluoroquinolonas; imipeném ou meropeném; tigeciclina; polimixinas
- *Pseudomonas aeruginosa* – Ceftazidima; cefepima*; aminoglicosídeos; piperacilina/tazobactam; ciprofloxacino; imipeném ou meropeném; polimixinas
- *Acinetobacter baumannii* – Ampicilina/sulbactam; ciprofloxacino; imipeném ou meropeném; polimixinas
- *Stenotrophomonas maltophilia* – Ticarcilina/clavulanato; sulfametoxazol + trimetoprima; ciprofloxacino
- *Burkholderia cepacia* – Sulfametoxazol + trimetoprima; cloranfenicol; ciprofloxacino
- Meningococo – Penicilina G; ampicilina; ceftriaxona; cloranfenicol
- Gonococo – Ceftriaxona; ciprofloxacino ou levofloxacino; penicilina G ou ampicilina (não mais indicadas devido à resistência do gonococo)

Anaeróbios

- Clostrídios – Penicilina G ou ampicilina; metronidazol; clindamicina; cloranfenicol
- *Bacteroides fragilis* – Metronidazol; clindamicina; cloranfenicol

Atípicos e Micobactérias

- *Legionella* – Claritromicina ou azitromicina
- *Mycobacterium avium-intracellulare* – Claritromicina + etambutol + ofloxacino ou ciprofloxacino
- Mycobacterium tuberculosis – Rifampicina + isoniazida + pirazinamida + etambutol

Obs. Yahav D e cols.[38], em publicação de maio de 2007, afirmam que a letalidade em pacientes tratados com cefepima é maior comparada com outros beta-lactâmicos. Essa informação não foi referendada em trabalho de metanálise publicado em 2009 pela US-FDA[33a].

TABELA 147.3

Tratamento Empírico da Sepse de Origem Comunitária. Opções de Antimicrobianos de acordo com o Foco de Infecção, o Paciente e o Microrganismo Provável		
Foco de Infecção Provável Etiologia	*Tipo de Sepse Paciente*	*Opções de Antimicrobianos*
Foco: urinário Bactéria: enterobactéria	Comunitária Adulto	1. Ceftriaxona 2. Ciprofloxacino* 3. Gentamicina*
Foco urinário Bactéria: enterobactéria	Comunitária Gestante§	1. Cefepima** ou ceftriaxona 2. Piperacilina/tazobactam 3. Aztreonam 3. Ciprofloxacino*
Foco: urinário Bactéria: enterobactéria, enterococo	Comunitária Criança§; idoso	1. Ceftriaxona + ampicilina 2. Ampicilina + gentamicina 5. Piperacilina/tazobactam 5. Gentamicina + vancomicina ou teicoplanina* 6. Ciprofloxacino + vancomicina ou teicoplanina*
Foco: sinusite, otite média Bactéria: pneumococo, hemófilo, moraxela	Comunitária Esplenectomizado; falcêmico§	1. Amoxicilina/clavulanato 2. Cefuroxima 3. Ceftriaxona 4. Levofloxacino* ou moxifloxacino*
Foco: sinusite, otite externa Bactéria: pseudomonas, estafilococo, pneumococo	Comunitária Recém-nascido; lactente§; imunocomprometido	1. Cefepima** 2. Piperacilina/tazobactam 3. Ceftazidima + oxacilina 4. Ciprofloxacino + clindamicina*
Foco: pneumonia Bactéria: pneumococo	Comunitária Adulto imunocompetente; esplenectomizado	1. Penicilina G ou ampicilina 2. Levofloxacino* ou moxifloxacino* 3. Vancomicina ou teicoplanina*
Foco: pneumonia Bactéria: pneumococo	Comunitária Gestante	1. Penicilina G ou ampicilina 2. Clindamicina*
Foco: pneumonia Bactéria: pneumococo, hemófilo	Comunitária Criança pré-escolar§; idoso; fumante; esplenectomizado	1. Amoxicilina/clavulanato 2. Cefuroxima 3. Ceftriaxona 4. Levofloxacino* ou moxifloxacino*
Foco: pneumonia Bactéria: pneumococo, hemófilo, estafilococo	Comunitária Padrão broncopneumonia em idoso e criança após virose respiratória§	1. Cefuroxima 2. Amoxicilina/clavulanato 3. Cefepima** 4. Oxacilina + ceftriaxona (na ausência das alternativas anteriores) 5. Levofloxacino ou moxifloxacino + vancomicina ou teicoplanina* 6. Levofloxacino ou moxifloxacino + clindamicina*
Foco: pneumonia Bactéria: pneumococo, hemófilo, *Klebsiella*	Comunitária Alcoólatra; hepatopata; DPOC; imunodeprimidos	1. Cefepima** 2. Piperacilina/tazobactam 3. Levofloxacino* ou moxifloxacino*
Foco: pneumonia Bactéria: pneumococo, hemófilo, *Legionella, Mycoplasma, Chlamydia*	Comunitária Qualquer pneumonia grave em idoso; ou grave em qualquer paciente que não responde às opções citadas; ou em microepidemias§	1. Associar aos esquemas propostos para a terapia de sepse secundária a pneumonias a administração de claritromicina ou azitromicina, principalmente pelo risco de infecção por *Legionella*
Foco: pele – pós-foliculite, furúnculo, celulite Bactéria: estafilococo	Comunitária Adulto e criança. Sobretudo: diabético, obeso Estafilococo resistente à oxacilina causando infecção comunitária (CA-MRSA) vem sendo descrito em algumas cidades brasileiras	1. Oxacilina 2. Amoxicilina/clavulanato 3. Cefepima** 4. Vancomicina* ou teicoplanina* 5. Vancomicina ou teicoplanina (se houver risco de CA-MRSA) Obs. Em qualquer regime, pode-se associar gentamicina nos 5 dias iniciais

Continua na página seguinte

TABELA 147.3

Tratamento Empírico da Sepse de Origem Comunitária. Opções de Antimicrobianos de acordo com o Foco de Infecção, o Paciente e o Microrganismo Provável		
Foco de Infecção Provável Etiologia	**Tipo de Sepse Paciente**	**Opções de Antimicrobianos**
Foco: pele e celular subcutâneo: gangrena gasosa Bactéria: clostrídios, estafilococos, enterobactérias	Comunitária Acidentes; fraturas expostas *Necessário tratamento cirúrgico. Considerar oxigenoterapia hiperbárica*	1. Penicilina G + clindamicina + gentamicina 2. Penicilina G + clindamicina + ciprofloxacino 3. Clindamicina + gentamicina* 4. Clindamicina + ciprofloxacino*
Foco: pele e celular subcutâneo: gangrena de Fournier Bactéria: estafilococos, enterobactérias, estreptococos, anaeróbios = *Bacteroides fragilis*	Comunitária Escarificação e outras lesões da genitália *Necessário tratamento cirúrgico. Considerar oxigenoterapia hiperbárica*	1. Ampicilina + clindamicina ou metronidazol + gentamicina 2. Ciprofloxacino + ampicilina + metronidazol 3. Piperacilina/tazobactam 4. Ampicilina/sulbactam + gentamicina ou ciprofloxacino 5. Levofloxacino ou moxifloxacino + metronidazol ou clindamicina*
Foco: aparelho genital feminino Bactéria: enterobactérias, anaeróbios (*B. fragilis*), estafilococos, enterococos	Comunitária Aborto séptico; endometrite pós-parto *Necessária avaliação cirúrgica*	1. Ampicilina + gentamicina + metronidazol ou clindamicina 2. Cefepima** ou ceftriaxona + clindamicina ou metronidazol 3. Gentamicina + clindamicina ou metronidazol* 4. Ciprofloxacino + clindamicina ou metronidazol*
Foco: gastrintestinal (diarreia) Bactéria: enterobactéria	Comunitária Recém-nato; lactente; idoso; imunocomprometido	1. Ceftriaxona ou cefotaxima 2. Ciprofloxacino*
Foco: biliar Bactéria: enterobactéria, enterococo, *Bacteroides*	Comunitária Doença biliar *Necessária avaliação cirúrgica* *Tratamento para Bacteroides indicado no idoso, em casos graves e obstrução maligna*	1. Ampicilina + gentamicina + metronidazol 2. Amoxicilina/clavulanato + gentamicina 3. Ampicilina/sulbactam + gentamicina 4. Piperacilina/tazobactam 5. Vancomicina + ciprofloxacino*
Peritonite espontânea Bactéria: enterobactérias, estreptococos (incluindo pneumococo)	Comunitária Pacientes com cirrose; em diálise peritoneal; tuberculose	1. Ceftriaxona ou cefotaxima 2. Ampicilina/sulbactam 3. Levofloxacino* ou moxifloxacino* 4. Ciprofloxacino + clindamicina*
Peritonite secundária Bactéria: enterobactérias, anaeróbios = *B. fragilis*, enterococo	Comunitária Trauma abdominal; ferimentos penetrantes; isquemia e obstrução intestinal; perfuração de vísceras; abscessos intra-abdominais	1. Cefepima** ou ceftriaxona + metronidazol ou clindamicina 2. Ciprofloxacino + metronidazol ou clindamicina* 3. Ertapeném 4. Piperacilina/tazobactam 5. Aztreonam + metronidazol ou clindamicina
Foco: desconhecido Bactéria: gram-positivas e gram-negativas	Comunitária *Necessária avaliação individual, considerando idade, comorbidades, imunidade*	1. Cefepima 2. Levofloxacino* ou moxifloxacino*

* Em alérgicos a beta-lactâmicos.
** Ver observação da Tabela 147.2.
§ Evita-se o emprego de fluoroquinolonas em gestantes e crianças; mas seu uso é admitido como antimicrobianos alternativos em situações especiais, como no caso de hipersensibilidade a beta-lactâmicos ou resistência a outras drogas.

TABELA 147.4

Tratamento Empírico da Sepse de Origem Hospitalar. Opções de Antimicrobianos de acordo com o Foco de Infecção, Origem do Paciente e o Microrganismo Provável		
Foco de Infecção Provável Etiologia	**Tipo de Sepse Paciente**	**Opções de Antimicrobianos**
Pneumonia Bactéria: *Klebsiella, Acinetobacter, P. aeruginosa,* estafilococo (*Legionella*)	Hospitalar Primeira opção para gram-negativos. Se houver suspeita de MRSA§ associar glicopeptídeo; suspeita de legionela associar macrolídeo Terapêutica empírica inicial depende da sensibilidade local de microrganismos	1. Ceftazidima ou cefepima** (± amicacina) 2. Piperacilina/tazobactam 3. Imipeném ou meropeném *Para qualquer opção, associar vancomicina ou teicoplanina se suspeita de MRSA§. Para qualquer opção associar claritromicina ou azitromicina se suspeita de legionela*
Infecção urinária Bactéria: enterobactéria, *Pseudomonas*, enterococo	Hospitalar Terapêutica empírica inicial depende da sensibilidade local de microrganismos	1. Cefepima** + ampicilina 2. Ciprofloxacino + ampicilina 2. Piperacilina/tazobactam 3. Imipeném ou meropeném 4. Ciprofloxacino + vancomicina ou teicoplanina*
Pós-cateter venoso Bactéria: estafilococo, *Pseudomonas*	Hospitalar Terapêutica empírica inicial depende da sensibilidade local de microrganismos Necessária avaliação individual. Pode não ser necessário antibiótico com retirada do cateter; ou até ser indicado associar glicopeptídeo	1. Cefepima** 2. Piperacilina/tazobactam 3. Imipeném ou meropeném 4. Ciprofloxacino* *Associar vancomicina ou teicoplanina em hospitais nos quais circule o MRSA§ e/ou estafilococo coagulase-negativo resistente à oxacilina e em pacientes com instabilidade hemodinâmica*
Pós-cirurgia gastroduodenal Bactéria: enterobactérias, estafilococos	Hospitalar Terapêutica empírica inicial depende da sensibilidade local de microrganismos. Necessária avaliação individual. Pode estar indicado associar aminoglicosídeo ou glicopeptídeo ou droga antianaeróbia	1. Cefepima** 2. Piperacilina/tazobactam 3. Ciprofloxacino* (sem uso prévio de quinolona) 3. Tigeciclina* (se tiver usado quinolona previamente)
Pós-cirurgia íleo-coto-retal, apendicite ou peritonite Bactéria: enterobactérias, anaeróbios = *B. fragilis,* enterococo	Hospitalar Terapêutica empírica inicial depende da sensibilidade local de microrganismos *Tigeciclina e ertapeném só são indicados em sepse hospitalar se não houver possibilidade de Pseudomonas aeruginosa: não são ativas contra esta bactéria*	1. Cefepima** + metronidazol ou clindamicina 2. Ampicilina + gentamicina + metronidazol ou clindamicina 3. Piperacilina/tazobactam 4. Aztreonam + clindamicina* 5. Imipeném ou meropeném ou ertapeném 6. Ciprofloxacino + clindamicina ou metronidazol* 7. Tigeciclina
Soluções contaminadas Bactéria: estafilococo, pseudomonas, fungos	Hospitalar Soros, plasma, diálise	1. Cefepima** + fluconazol ou anfotericina B 2. Oxacilina + ceftazidima + fluconazol ou anfotericina B 3. Piperacilina/tazobactam + fluconazol ou anfotericina B
Desconhecido	Hospitalar	1. Piperacilina/tazobactam + vancomicina ou teicoplanina ou linezolida + fluconazol 2. Imipeném ou meropeném + vancomicina ou teicoplanina ou linezolida + fluconazol

*Em alérgicos a beta-lactâmicos.
**Ver observação da Tabela 147.3.
§ Estafilococo resistente à meticilina (e oxacilina).

TABELA 147.5

	Posologia dos Antimicrobianos
Penicilina G cristalina	Crianças → 300.000 a 500.000 U/kg/dia, IV, divididos de 4/4 h Adultos → 18 milhões a 30 milhões U/dia, IV, divididos de 4/4 h
Oxacilina	Crianças → 100 a 200 mg/kg/dia, IV, divididos de 6/6 h Adultos → 8 a 12 g, IV, divididos de 6/6 h
Amoxicilina/ clavulanato	Crianças → 50 mg/kg/dia (em amoxicilina), IV, divididos de 8/8 h Adultos → 1,2 g, IV, de 6/6 ou 8/8 h
Piperacilina/ tazobactam	Crianças → 200 mg/kg/dia (em piperacilina) IV, divididos de 8/8 h Adultos → 4,5 g, IV, de 8/8 h Ou em infusão contínua: • Dose de ataque: 2,250 g infundir em 30 minutos. • Dose de manutenção: pacientes com Cl Cr > 40 mL/min: 12 g /1,5g (3 frascos de 4,5 g) em 150 mL de solução fisiológica a 0,9% e infundir em bomba infusora em 24 horas. Pacientes com Cl Cr > 20 e < 40 mL/min: infusão contínua: 8 g/1 g (2 frascos de 4,5 g) em 150 mL de solução fisiológica a 0,9% e infundir em bomba infusora em 24 horas Não há recomendação do uso de infusão prolongada em pacientes em hemodiálise
Ticarcilina/ clavulanato	Crianças → 200 a 300 mg/kg/dia (em ticarcilina), IV, divididos de 6/6 h Adultos → 3,1 g, IV, de 4/4 ou 6/6 h
Ampicilina/ sulbactam	Crianças → 100 mg/kg/dia (em ampicilina), VI, de 6/6 h Adultos → 3 g, IV, de 6/6 h
Ceftriaxona	Crianças → 50 a 80 mg/kg/dia, IV, dose única diária Adultos → 2 g a 4 g, IV, dose única diária
Cefepima	Crianças → 100 mg/kg/dia, IV, divididos de 8/8 ou 12/12 h Adultos → 2 g, IV, de 8/8 ou 12/12 h Ou infusão prolongada (necessário registro de temperatura ambiente até 25°C): • Dose de ataque: 2 g em 100 mL de solução fisiológica 0,9% e infundir em 60 minutos • Dose de manutenção: 2 g em 100 mL de solução fisiológica a 0,9% (20 mg/mL) e infundir em bomba infusora durante 12 horas. Administrar duas vezes ao dia. Em caso de infusão em Y, é desejável uma via exclusiva para a infusão contínua da cefepima. Não há recomendação do uso de infusão prolongada em pacientes com insuficiência renal ou em hemodiálise
Ceftazidima	Crianças → 60 a 100 mg/kg/dia, IV, divididos de 8/8 h Adultos → 2 a 3 g, IV, de 8/8 h
Imipeném	Crianças → 50 mg/kg/dia, IV, divididos de 6/6 h Adultos → 500 mg, IV, de 6/6 h
Meropeném	Crianças → 10 a 30 mg/kg/dia, IV, divididos de 8/8 h Adultos → 500 a 1.000 mg, IV, de 8/8 h Ou infusão prolongada em pacientes com função renal normal: • Diluir 1 g em 50 mL de solução fisiológica 0,9% e infundir em bomba infusora em 3 horas. Administrar três vezes ao dia Não há recomendação do uso de infusão prolongada em pacientes com insuficiência renal ou em hemodiálise
Gentamicina	Crianças → 5 a 7 mg/kg/dia, IV, dose única diária Adultos → 3 a 5 a 7 mg/kg/dia, IV, dose única diária
Amicacina	Crianças → 15 mg/kg/dia, IV, de 24/24 h Adultos → 1 g a 1,5 g, IV, dose única diária
Ciprofloxacino	Adultos → 400 mg IV de 8/8 h
Metronidazol	Crianças → 15 mg/kg/dia, IV, divididos de 8/8 h Adultos → 500 mg, IV, de 8/8 h (ou 1.500 mg IV de 24/24 h)
Vancomicina	Crianças → 30 a 40 mg/kg/dia, IV, divididos de 12/12 h Adultos → 1 g a 1,5 g IV dividido de 12/12 h ou 8/8 h
Teicoplanina	Crianças → 12 mg/kg/dia, IV, divididos de 12/12 h, por 2 a 4 dias, em seguida 6 mg/kg em dose única diária Adultos → 400 mg, IV, de 12/12 h, por 2 a 4 dias, em seguida 400 mg em dose única diária (dose maior na endocardite estafilocócica = 18 mg/kg/dia, fracionada de 12/12 h durante 2 a 4 dias, e em seguida 12 mg/kg/dia, fracionada de 12/12 h)
Linezolida	Crianças → 20 mg/kg/dia, divididos de 12/12 h Adultos → 600 mg de 12/12 h
Observações	• A ceftriaxona pode ser substituída pela cefotaxima • Cefotaxima: crianças → 50 a 100 mg/kg/dia, IV, divididos de 6/6 h. Adultos → 1 g a 2 g, IV, de 6/6 h (máximo: 12 g/dia) • A gentamicina pode ser substituída por amicacina. • Amicacina: Crianças e adultos 15 mg/kg/dia, IV, dose única diária • Rifampicina pode ser necessária em situações indicadas: associada a glicopeptídeos na endocardite estafilocócica; na terapia da brucelose (ver capítulos específicos)

Terapia Adjuntiva[1,4,5,8-10,14-17,20,24-26,30,34,35,37]

Existem diversos estudos com pacientes graves em unidades intensivas, embora o número de estudos direcionados para sepse seja restrito. Sabe-se também que grande parte da população dos pacientes graves cumpre critérios para sepse e, portanto, em alguns estudos podemos extrapolar seus resultados para nossa população de pacientes. Nesse tópico dissertamos sobre as atuais evidências e recomendações das diversas intervenções, principalmente no subgrupo de doentes críticos (sepse grave e choque séptico) e salientamos que o paciente é visto num *continuum* dinâmico e algumas medidas podem não ser aplicáveis.

Ressuscitação Inicial e Uso de Drogas Vasoativas

O reconhecimento de sepse com hipotensão ou acidose lática deve levar à imediata ressuscitação baseada em objetivos nas primeiras 6 horas, consagrada como *Early Goal*, por Rivers[29]. Com esse protocolo houve importante redução da mortalidade e, em ordem, objetiva-se manter:

- *pressão venosa central (PVC):* 8-12 mmHg;
- *pressão arterial média (PAM):* igual ou superior a 65 mmHg;
- *débito urinário:* igual ou superior a 0,5 mL/kg^{-1}/h^{-1};
- *saturação venosa central ou mista:* igual ou superior a 70%.

Vale lembrar que nesta fase da doença o paciente ainda não costuma estar na UTI, daí a importância do início dessas medidas pela equipe que primeiro o assiste. Esses resultados se comprovaram em metanálises com estudos que implementaram a estratégia nas primeiras 24 horas do quadro. Em outros estudos nos quais as mesmas intervenções foram aplicadas tardiamente (após 24 horas do início da sepse) não houve diferença na mortalidade[16].

Objetivar a ressuscitação hemodinâmica com base no *clearance* de lactato é uma estratégia que pode substituir a avaliação da saturação venosa central (ScvO$_2$). Um estudo radomizou 300 pacientes com sepse grave à ressuscitação guiada por manter ScvO$_2$ > 70% ou *clearance* de lactato ≥ 10%. Não houve diferença na mortalidade ou em outros *endpoints* secundários[17]. Dessa forma, parece razoável utilizar o *clearance* de lactato quando a saturação venosa central não estiver disponível.

Uma metanálise não mostrou diferença entre o uso de soluções coloides ou cristaloides; estas últimas são de menor custo e, por isso, preferidas. O volume inicial varia entre 20-30 mL/kg^{-1} e após a adequação volêmica pode ser necessário o uso de drogas vasoativas para atingir níveis ideais de pressão (noradrenalina ou dopamina), embora em casos muito graves o uso dessas drogas não possa esperar a reposição volêmica pelo risco iminente de morte. Devemos objetivar uma saturação venosa central ou mista acima de 70% após a adequação dos parâmetros hemodinâmicos e volêmicos (PVC e PAM), se necessário com auxílio de drogas vasoativas como a dobutamina, que melhora a microcirculação mesmo sem alterações significativas nos parâmetros hemodinâmicos[5].

A dopamina em baixas doses não deve ser usada como meio de proteção renal, o que está estabelecido por diversos trabalhos randomizados, cegados e com adequado número de pacientes, inclusive com metanálise. Há, inclusive, um recente estudo observacional sugerindo que possa haver maior risco de morte com o uso dessa droga[30]. Também não há benefício em elevar para níveis supranormais o índice cardíaco e a oferta de oxigênio.

Esteroides

Indica-se o uso de corticosteroides na sepse para os que precisam de drogas vasoativas, apesar da reposição volêmica adequada. Seus benefícios contemplam as esferas hemodinâmica e imunomoduladora[24]. Apesar de haver o teste com corticotropina (ACTH), que pode determinar os pacientes com deficiência relativa de corticosteroides, esse teste não deve retardar o início dessas drogas. O uso de altas doses não mostrou benefícios e pode ser deletério. A dose recomendada é 200 a 300 mg/dia de hidrocortisona (ou equivalente) divididos em três ou quatro vezes.

Anticoagulantes e Proteína C Humana Ativada Recombinante

A drotrecogina-alfa (ativada), anteriormente recomendada para uso em pacientes graves com choque séptico (Apache II > 25) foi testada recentemente em um grande estudo com 1.696 pacientes. Não houve diferença na mortalidade dos pacientes que receberam a droga frente ao placebo e a medicação foi retirada do mercado internacional[9].

A administração de heparina permanece sem comprovação científica até o momento, mas ainda sob investigação. Já a antitrombina III, que atua em vários pontos da coagulação e também na resposta inflamatória, mostrou-se ineficaz.

Terapia Transfusional

Objetiva-se um nível de hemoglobina em torno de 7 a 9 g/dL, exceto em situações extremas, como sangramento ativo ou insuficiência coronariana aguda. A eritropoietina diminui a necessidade de transfusões, porém não há benefício na mortalidade e seu uso segue os princípios gerais, sobretudo em paciente com déficit de produção medular ou em renais crônicos já com indicação da droga.

Não existem estudos sobre o uso de plasma fresco de rotina objetivando a correção de coagulopatias. Dessa forma, só está justificado seu uso na vigência de sangramentos, antes de cirurgias ou procedimentos invasivos.

A transfusão de plaquetas segue as diretrizes de pacientes em quimioterapias. A transfusão se justifica quando a contagem de plaquetas está abaixo de 5.000/mm^3 se não há sangramentos. Para cirurgias e procedimentos invasivos, um nível seguro de 50.000/mm^3 deve ser alcançado.

Ventilação Mecânica na Lesão Pulmonar Aguda e Síndrome do Desconforto Respiratório Agudo (SDRA)

Os critérios de intubação e ventilação mecânica seguem as linhas gerais de nível de consciência e insuficiência respiratória aguda e não devem ser postergados, pois isso determina o aumento da mortalidade. A lesão pulmonar aguda e seu extremo mais grave, SDRA, ocorrem por aumento da permeabilidade capilar pulmonar e interferem nas trocas gasosas. Quando temos uma baixa hematose refletida pela relação pO_2/FiO_2 menor que 300, caracterizamos lesão pulmonar aguda e, se esta relação for menor que 200, SDRA.

Nos últimos 10 anos, vários estudos de peso definiram como estratégia eficaz e protetora o uso de baixos volumes correntes (6 mL/kg de peso estimado) e limitando-se a pressão de *plateau* abaixo de 30 cm H_2O. A hipercapnia (aumento da pCO_2 acima dos valores normais) permissiva pode ser uma estratégia para se alcançarem os objetivos de volume corrente e a pressão de *plateau*, com ressalva das contraindicações, que são hipertensão intracraniana e acidose metabólica grave. O uso de pressão positiva no final da expiração (PEEP) mantém as unidades alveolares abertas e permite uma melhor troca gasosa, e essa é uma estratégia amplamente utilizada. A PEEP pode ser estabelecida conforme a FiO_2 (fração inspiratória de O_2) aplicada ou através do cálculo da melhor complacência pulmonar.

A posição prona é uma estratégia utilizada, porém com baixo respaldo científico. Melhora a oxigenação sanguínea, mas não a mortalidade, em pacientes com SDRA tratados com altas FiO_2 ou pressões de *plateau* e que não tenham contraindicações a mudanças de decúbito.

Um protocolo de desmame deve ser sempre seguido, pois reduz o tempo de intubação e deve contemplar os seguintes tópicos: controle da doença indutora da intubação e ausência de novas e graves morbidades, bom nível de consciência, estabilidade hemodinâmica (sem uso de drogas vasoativas), PEEP baixa e FiO_2 que possa ser oferecida por máscaras. Pode-se usar tanto o método de tubo-T ou pressão de suporte para a progressão do desmame ventilatório.

Aqui se faz importante lembrar que devemos deixar, sempre que possível, o decúbito do paciente elevado em torno de 45 graus como medida a evitar pneumonia associada à ventilação mecânica.

De forma geral, a ventilação não invasiva não tem um lugar de destaque nesse grupo de pacientes, como o tem nas pneumopatias obstrutivas crônicas, neutropênicos e em insuficiência cardíaca congestiva descompensada.

Sedação, Analgesia e Bloqueio Neuromuscular

Sedação e analgesia contínuas ou em *bolus* podem e devem ser utilizadas, com o cuidado de promover o despertar diário, que reduz o tempo de internação e promove melhores estratégias de desmame ventilatório. Devemos medir a sedação com escalas subjetivas para obter um nível adequado.

O bloqueio neuromuscular deve ser evitado, se possível, pois pode contribuir para polineuropatia do doente crítico. Exceção se faz nas fases iniciais da ventilação mecânica de pacientes com SDRA, na qual o bloqueio neuromuscular não desfavorece o paciente, já que permite um adequado acoplamento com uma ventilação mecânica protetora[40].

Controle Glicêmico e Nutrição

Um grande estudo realizado em unidade intensiva por van den Berghe[34], predominantemente com pacientes cirúrgicos, revelou importante redução de mortalidade e tempo de internação com o controle rígido da glicemia entre 80 e 110 mg/dL. No entanto, o benefício já se mostra quando a glicemia não excede 150 mg/dL. Quando um estudo similar foi realizado com uma população de pacientes clínicos houve diminuição de morbidade sem, entretanto, reduzir morta-

lidade[31]. Dessa forma, independentemente da presença ou não de diabetes, é aceitável um controle da glicemia que não ultrapasse 150 mg/dL, à custa de bomba de infusão contínua e monitoração frequente da glicemia capilar, inicialmente com intervalos de 30 a 60 minutos, a fim de evitar deletérias hipoglicemias.

O aporte calórico é fundamental para um indivíduo que se encontra em hipermetabolismo. A via preferencial é a enteral, já que a via parental se associa a complicações mecânicas, metabólicas e infecciosas. O uso de dietas imunomoduladoras ricas em glutamina, arginina e ácidos graxos ômega-3 encontra pouco respaldo científico, porém mostra benefício no trofismo da mucosa intestinal[14].

Outras Medidas

A terapia de substituição renal com frequência se faz necessária. O uso de modalidades com filtração lenta e contínua somente oferece um melhor balanço hídrico em pacientes instáveis hemodinamicamente. As diálises contínuas e intermitentes não diferem em desfechos finais nos demais indivíduos.

O uso rotineiro de bicarbonato para paciente com acidose lática por hipoperfusão tecidual não deve ser feito, a não ser em extremos, como quando o pH é menor que 7.15. Nessa situação, a grave acidose pode promover vasoplegia, inotropismo negativo e choque não responsivo a drogas.

A profilaxia de trombose venosa profunda e tromboembolismo pulmonar deve ser feita com heparina não fracionada em baixas doses ou heparina de baixo peso molecular, já que essa população caracteristicamente é de alto risco para esses eventos. Dispositivos mecânicos podem ser usados em paciente com contraindicação a esta terapia ou associados às heparinas nos pacientes de alto risco, com passado de eventos trombóticos.

Todos os pacientes com sepse grave devem receber profilaxia para úlceras de estresse com bloqueador-H2 que são melhores que sucralfato para esse fim. Não existem trabalhos com inibidores de bomba, embora estes últimos alcancem supressão ácida adequada.

PROFILAXIA[7,15,22,37]

Como a sepse tem maior frequência no ambiente hospitalar, medidas para sua prevenção começam por tentativas de limitar ao máximo as infecções dentro do hospital. No Capítulo 174 – Infecção Hospitalar, na segunda parte deste livro, são discutidas as medidas preventivas visando reduzir a infecção no ambiente hospitalar. O uso de vacinas anti-hemófilos, antipneumococo entre outras, na verdade compõe uma excelente forma de prevenir o processo séptico.

REFERÊNCIAS BIBLIOGRÁFICAS

1. Bernard GR et al. Recombinant human protein C Worldwide Evaluation in Severe Sepsis (PROWESS) study group. Efficacy and safety of recombinant human activated protein C for severe sepsis. N Engl J Med. 2001;344:699-709.
2. Carvalho WB et al. Choque Séptico em Pediatria. 2ª ed. São Paulo: Medsi; 1999.
3. Craig WA, Ebert SC. Contínuos infusion of beta-lactam antibiotics. Antimicrob Agents Chemother. 1992;36:2577-83.

4. Dellinger RP et al. Surviving Sepsis Campaign guidelines for management of severe sepsis and septic shock. Crit Care Med. 2004;32:858-73.

5. De Backer D et al. The effects of dobutamine on microcirculatory alterations in patients with septic shock are independent of its systemic effects. Crit Care Med. 2006;34:403-08.

6. De Vries AS. Prevention and treatment of acute renal failure in sepsis. J Am Soc Nephrol. 2003;14:792-805.

7. Diament D, Lomar AV. Sepse. In: Veronesi R, Focaccia R (Ed). Tratado de Infectologia. 2ª ed. São Paulo: Atheneu; 2002. p. 886-904.

8. Docke WD et al. Monocyte deactivation in septic patients: restoration by IFN-gamma treatment. Nat Med. 1997;3:678-81.

9. FDA Drug Safety Communication: Voluntary Market Withdrawal of Xigris [(Drotrecogin alfa (activated)] due to failure to show a survival benefit. Disponível em: http://www.fda.gov/DrugSafety/ucm277114.htm. Acessado em: out. 2011.

10. Fisher CJ et al. Treatment os septic shock with the tumor necrosis factor receptor: Fc fusion protein. N Engl J Med. 1996;334:1697-702.

11. Freitas AD, Bozza FA, Nouér AS. Sepse e bacteriemias. In: Coura JR. Dinâmica das Doenças Infecciosas e Parasitárias. Rio de Janeiro: Guanabara Koogan; 2005. V.1. p. 345-59.

12. Gibot S et al. Plasma level of triggering receptor expressed on myeloid cells-1: its diagnostic accuracy in patients with suspected sepsis. Ann Intern Med. 2004;141:9.

13. Greg S et al. The epidemiology of sepsis in the United States from 1979 through 2000. N Engl J Med. 2003;348:1546-54.

14. Griffiths RD. Specialized nutrition support in critically ill patients. Curr Opin Crit Care. 2003;9:249-59.

15. Hotchkiss RS, Karl IE. The pathophysiology and treatment of sepsis. N Engl J Med. 2003;348:138-50.

16. Jones AE et al. The effect of a quantitative resuscitation strategy on mortality in patients with sepsis: a meta-analysis. Crit Care Med. 2008;36:2734.

17. Jones AE et al. Lactate clearance vc central venous oxygen saturation as goals of early sepsis therapy: a randomized clinical trial. JAMA. 2010;303:739.

18. Kotapati S et al. The clinical and economic benefits of administering piperacillin-tazobactam by continuous infusion. Intensive Crit Care Nurs. 2005;21:87-93.

19. Kruger PS. Statins: the next anti-endotoxin. Crit Care Resusc. 2006;8:223-26.

20. Kuti JF et al. Pharmacokinetics properties and stability of continuous-infusion meropenem in adults with cystic fibrosis. Clin Ther. 2004;26:493-501.

21. Martins HS, Scalabrini Neto A, Velasco IT. Emergências Clínicas Baseadas em Evidências. São Paulo:Atheneu ; 2006. p. 33-43.

22. Opal SM, Huber CE. Sepsis. In: Medscape Infectious Diseases. Disponível em: http://www.medscape.com/viewarticle/462743. Acessado em: nov. de 2004.

23. Opal SM et al. Systemic host response in severe sepsis analysed by causative microorganism and treatment effects of drotrecogin alfa (activated). Clin Infect Dis. 2003;37:50-58.

24. Oppert M et al. Low-dose hydrocortisone improves shock reversal and reduces cytokynes levels in early hyperdinamic septic shock. Crit Care Med. 2005;33:2457-64.

25. Orozco H et al. Molgramostim (GM-CSF) associated with antibiotic treatment in nontraumatic abdominal sepsis: a randomized, double-bind, placebo-controlled clinical trial. Arch Surg. 2006;141:150-53.

26. Papazian L et al. Neuromuscular blockers in early acute respiratory distress syndrome. N Engl J Med. 2010;363:1107-16.

27. Rafati MR et al. Clinical efficacy of continuous infusion of piperacillin compared with intermittent dosing in septic critically ill patients. Int J Antimicrob Agents. 2006;28:122-27.

28. Rangel-Frausto MS et al. The natural history of the systemic inflammatory response syndrome (SIRS): a prospective study. JAMA. 1995;273:117-23.

29. Rivers E et al. Early goal-directed therapy in the treatment of severe sepsis and septic shock. N Engl J Med. 2001;345:1368-77.

30. Sakr Y et al. Does dopamine administration in shock influence outcome? Results of the Sepsis Occurrence in Acutely Ill Patients (SOAP) Study. Crit Care Med. 2006;34:589-97.

31. Schuetz P et al. Procalcitonin algorithms for antibiotic therapy decisions: a systematic review of randomized controlled trials and recommendations for clinical algorithms. Arch Intern Med. 2011;171:1322.

32. Tang BM et al. Accuracy of procalcitonin for sepsis diagnosis in critically ill patients: systematic review and meta-analysis. Lancet Infect Dis. 2007;7:210.

33. Tavares W. Antibióticos e Quimioterápicos para o Clínico. 3ª ed. São Paulo: Atheneu; 2014. 654 p.

33a. US Food and Drug Administration. Information for healthcare professionals: Cefepime (marketed as Maxipime). FDA Alert 06/17/2009. Disponível em: http://www.fda.gov/Drugs/DrugSafety/PostmarketDrugSafetyInformationforPatientsandProviders/DrugSafetyInformationforHeathcareProfessionals/ucm167254.htm. Acessado em: dez. 2014.

34. Van den Berghe G et al. Intensive insulin theraphy in the critically ill patients. N Engl J Med. 2001;345:1359-67.

35. Van den Berghe G et al. Intensive insulin theraphy in the Medical ICU. N Engl J Med. 2006,354:2069-71.

36. Vincent JL et al. Drotrecogin alfa (activated) treatment in severe sepsis from the global open-label trial ENHANCE: further evidence for survival and safety and implications for early treatment. Crit Care Med. 2005;33:2266-77.

37. Young LS. Sepsis Syndrome. In: Mandell GL, Bennett JE, Dolin R (ed). Mandell, Douglas, and Bennett's Principles and Practice of Infectious Diseases. 5th ed. Philadelphia: Churchill Livingstone; 2000. V. 1. p. 806-19.

38. Yahav D et al. Efficacy and safety of cefepime: a systematic review and meta-analysis. Lancet Infect Dis. 2007;7:338-48.

148 Sífilis

■ Mauro Romero Leal Passos
■ Edilbert Pellegrini Nahn Junior

(CID 10 = A50 - Sífilis congênita; A50.0 - Sífilis congênita precoce sintomática; A50.1 - Sífilis congênita precoce, forma latente; A50.2 Sífilis congênita precoce não especificada; A50.3 - Oculopatia sifilítica congênita tardia; A50.4 - Neurossífilis congênita tardia [neurossífilis juvenil]; A50.5 - Outras formas tardias e sintomáticas da sífilis congênita]; A50.6 - Sífilis congênita tardia latente; A50.7 - Sífilis congênita tardia não especificada; A50.9 - Sífilis congênita não especificada; A51 - Sífilis precoce; A51.0 - Sífilis genital primária [Cancro sifilítico]; A51.1 - Sífilis anal primária; A51.2 - Sífilis primária de outras localizações; A51.3 - Sífilis secundária da pele e das mucosas [Condiloma plano]; A51.4 - Outras formas de sífilis secundária [Doença inflamatória sifilítica secundária dos órgãos pélvicos da mulher, Iridociclite, Linfadenopatia, Meningite sifilítica secundária, Miosite, Oculopatia, Periostite]; A51.5 - Sífilis precoce latente [Sífilis adquirida sem manifestações clínicas, com reação sorológica positiva e reação negativa no liquor, menos de 2 anos após a infecção]; A51.9 - Sífilis precoce não especificada; A52 - Sífilis tardia; A52.0 - Sífilis cardiovascular; A52.1 - Neurossífilis sintomática [*Tabes dorsalis*]; A52.2 - Neurossífilis assintomática; A52.3 - Neurossífilis não especificada [Goma sifilítica]; A52.7 - Outras formas de sífilis tardia sintomática; A52.8 - Sífilis tardia latente; A52.9 - Sífilis tardia não especificada; A53 - Outras formas e as não especificadas da sífilis; A53.0 - Sífilis latente, não especificada se recente ou tardia; A53.9 - Sífilis não especificada)

INTRODUÇÃO[3,13,15,16,26,29,31,34,36]

A sífilis é uma doença infectocontagiosa crônica, também conhecida como lues. É causada pelo *Treponema pallidum*, subespécie *pallidum*, bactéria espiroqueta que não se cora pela técnica de Gram e nem cresce em meios de cultivo artificiais. Patógeno exclusivo do ser humano, sensível ao calor, a ambientes secos, a detergentes e a antissépticos comuns. Em 1998 foi conhecida a completa sequência do seu genoma.

De evolução sistêmica desde sua fase inicial, podendo evoluir cronicamente com manifestações clínicas exuberantes ou discretas, entremeadas com períodos de silêncio clínico denominados de latências. Sua principal e mais importante via de transmissão é a sexual (genital, oral e anal). O contágio por transfusão sanguínea (rara atualmente) ou por material perfurante contaminado acidental ou voluntariamente, é factível. Pode ainda ser transmitida da mãe para o feto (intraútero) ou pelo contato do concepto com as lesões maternas durante o parto, nesses casos representando uma falência da saúde pública, por ser doença de diagnóstico fácil e irrisório custo laboratorial.

O período de incubação é de 21 dias a 30 dias, após o contato infectante, variando de 10 a 90 dias, dependendo do número e da virulência do treponema e da resposta imunológica do hospedeiro. Pode, quando não tratada, acometer praticamente todos os órgãos do corpo humano.

EPIDEMIOLOGIA[3-8,15,24-26,28,32,34-36]

Doença de caráter universal sem predileção por raça ou sexo. Ressalta-se que a presença de uma doença sexualmente transmissível facilita e aumenta a incidência de outras doenças sexualmente transmissíveis (DST).

É citado que a incidência da sífilis apresentou intenso declínio após a Segunda Guerra Mundial, recrudescendo na década de 1960 relacionados com vários fatores sociais e do comportamento humano, como liberdade sexual, turismo sexual, uso de anticoncepcionais, homossexualismo entre outros. No Brasil são mais de 900.000 casos novos de sífilis por ano e, no mundo, a OMS (Organização Mundial de Saúde) estima em 12 milhões de novos casos anuais.

Outro dado epidemiológico é o aumento das formas clínicas ditas latentes e atípicas. As primeiras pelo uso inadequado e voluntário de antibióticos pelos pacientes, enquanto as atípicas naqueles portadores de aids que manifestam formas graves da doença ou mantêm sorologias elevadas mesmo após o tratamento correto.

Também de grande importância epidemiológica é a taxa de transmissão materno-infantil da sífilis, pois em mulheres não tratadas é de 70% a 100% nos primeiros 4 anos em que a doença é adquirida. A Organização Mundial de Saúde estima que nos países em desenvolvimento de 3% a 15% das mulheres em idade fértil têm sífilis, cerca de 30% das gestantes infectadas pelo *T. pallidum* evoluem com abortamento ou natimorto e outras 30% geram filhos com sífilis congênita, condição de mortalidade superior a 50%[28]. Ocorrem mais de 500.000 gestações infectadas pelo *T. pallidum* ao ano no mundo[26]. Segundo o último Boletim Epidemiológico do Departamento de DST, Aids e Hepatites Virais, "a prevalência da sífilis em parturientes encontra-se em 1,6%, cerca de quatro vezes maior que a infecção pelo HIV, representando cerca de 50.000 gestantes infectadas no ano de 2005, com estimativa de 12.000 casos de sífilis congênita. Esse agravo é considerado um claro marcador da qualidade da assistência à saúde no pré-natal, sendo ainda subnotificado em nosso país, com 5.710 novos casos em 2005, e uma taxa de incidência de 1,9 caso por 1.000 nascidos vivos"[8].

Ainda no último Boletim obtém-se a informação que em 2009 a taxa de detecção de sífilis congênita no Brasil foi de 1,7 caso por 1.000 nascidos vivos, sendo detectados de 2000 a junho de 2010, 54.141 casos de sífilis congênita em menores de 1 ano de idade.

Como regra, a sorologia para sífilis deve fazer parte do exame pré-natal para todas as gestantes de qualquer nível social ou faixa etária. Nos Estados Unidos, em 2008, 63% dos casos de sífilis primária e secundária ocorreram entre homens que fazem sexo com homem (HSH)[24]. Na Califórnia (EUA), entre 1999 e 2005, houve um aumento de mais de 700% de sífilis primária e secundária entre a população de HSH[25]. Observa-se também mundialmente o aumento entre os portadores do vírus HIV[32,39,40].

No Brasil é doença de notificação compulsória para a sífilis congênita desde 1986, sífilis em gestante a partir de 2005 e sífilis adquirida recentemente (2010)[26].

CLASSIFICAÇÃO[3,4,15,23,25,34,36,40,43]

Classifica-se a sífilis em adquirida e congênita e, ainda, em recente e tardia. A sífilis adquirida recente apresenta-se no 1º ano após o contágio e tem lesões ricas em treponemas, enquanto na tardia as lesões surgem após 1 ano da infecção sendo praticamente nulas de parasitas. Entre esses dois estágios percebem-se períodos sem manifestações clínicas, que se denomina de sífilis latente, e, na dependência de ocorrerem com menos ou mais de 1 ano de evolução da doença, são classificados em latente precoce ou tardio. A sífilis congênita também é classificada em recente e tardia dependendo se os sinais e sintomas surjam antes ou após o 2º ano de vida. De forma didática temos:

- Sífilis adquirida:
  - *recente:* lesões infectantes transitórias ricas em bactérias com menos de 1 ano de evolução após o contágio;
  - *latente:* ausência de manifestações clínicas mantendo-se as sorologias reatoras; precoce se até 1 ano de evolução e tardia após 1 ano do contágio;
  - *tardia:* lesões destrutivas com poucos ou sem treponemas após o 1º ano de infecção.
- Sífilis congênita:
  - *recente:* quando se manifesta até o 2º ano de vida;
  - *tardia:* quando se manifesta após o 2º ano de vida.

DIAGNÓSTICO CLÍNICO[1-5,11,13,15,16,23,25,26,30,31,34-36]

Conhecer a cronologia das manifestações clínicas da sífilis é fundamental para o seu diagnóstico, assim como saber solicitar e interpretar os exames laboratoriais. Enfatiza-se que a sífilis só é infectante na fase recente, compreendendo as fases primárias e secundárias da classificação anteriormente descrita, enquanto a tardia consiste na fase terciária. Clinicamente observamos na sífilis primária uma lesão circunscrita infectante (cancro duro); na sífilis secundária lesões generalizadas infectantes (p. ex., lesões exantemáticas e papulosas); e na fase terciária lesões circunscritas não infectantes (p. ex., gomas). Observa-se que a transição dessas fases clínicas dá-se em um imaginário temporal e que suas apresentações variam de acordo com a imunidade celular individual, podendo haver a cura espontânea em até 60% dos casos. Esquematicamente temos os dados vistos na Figura 148.1.

Sífilis Adquirida Recente

Por se tratar de uma afecção com manifestações clínicas dinâmicas e sequenciais, quando não interrompidas pela terapêutica, descreveremos o quadro clínico da sífilis adqui-

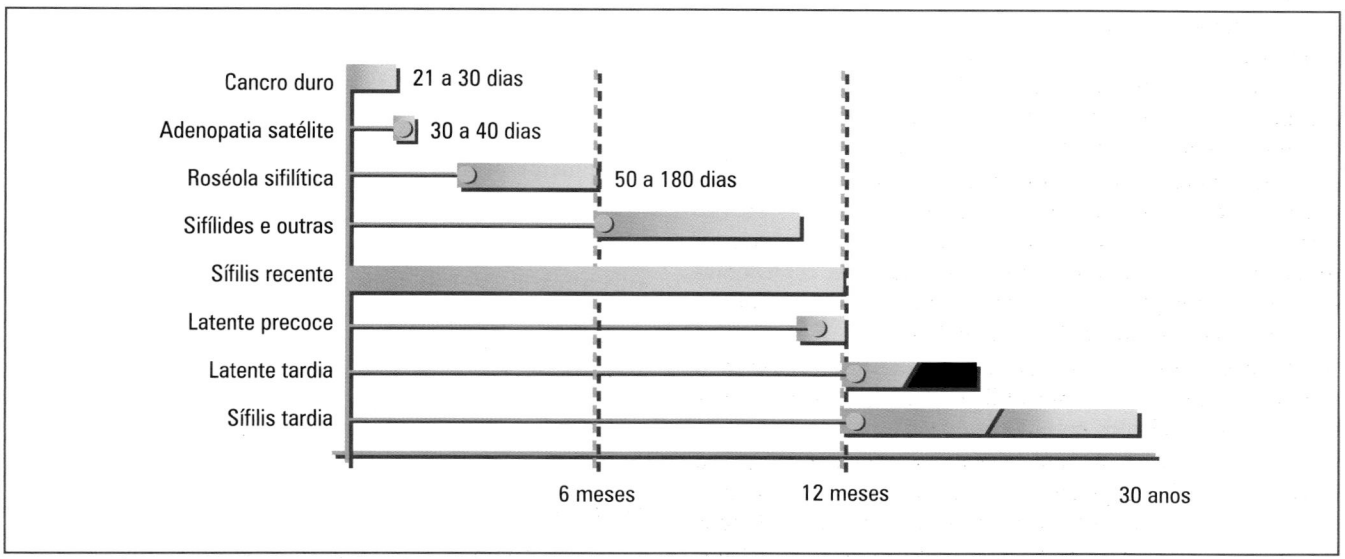

FIGURA 148.1 — Cronologia das manifestações da sífilis adquirida.

rida recente didaticamente na sua evolução e para facilitar o aprendizado, resumidamente como tópicos.

Inicia-se com o cancro duro ou protossifiloma de 21 dias a 30 dias após o contato infectante. Lesão geralmente única, indolor, como uma erosão ou ulceração com bordas endurecidas em rampa, fundo limpo, eritematoso com pequena serosidade. De mais fácil visualização no homem, localiza-se frequentemente no sulco balanoprepucial e na glande, enquanto na mulher é diagnosticado apenas esporadicamente, por acometer principalmente o colo uterino e raramente a vulva. Localizações extragenitais (boca e ânus) podem ser observadas. O cancro duro, se não tratado, persiste por 30 a 90 dias, regredindo espontaneamente sem deixar cicatriz. Em cerca de 10 dias após o surgimento do protossifiloma, observa-se uma adenopatia satélite bilateral, indolor, múltipla, sem sinais inflamatórios e não fistulizante. Esta ocorre normalmente na região inguinal, especialmente no homem, por força da drenagem linfática regional. O cancro seguido da adenopatia satélite consiste na sífilis primária. A adenite pode-se generalizar de 30 dias a 40 dias. Em raros casos, o cancro duro não se desenvolve, seja pelo contágio através de transfusão sanguínea ou em indivíduos que estavam em uso de antibióticos na época da contaminação, mascarando o surgimento da lesão inicial.

Cita-se que em aproximadamente 5% dos pacientes observa-se o cancro misto de Rollet, que consiste na coinfecção do cancro mole ao cancro duro, surgindo características inicialmente do cancro mole e em seguida do protossifiloma.

Em 50 a 180 dias do contágio o *Treponema* entra na circulação e se multiplica, surgindo lesões exantemáticas generalizadas, simétricas e não pruriginosas, consistindo na roséola sifilítica, podendo involuir em 45 dias ou surgir novas lesões maculares, papulosas, papuloescamosas ou raramente pustulosas na pele, denominadas de sifílides. Essas lesões, quando em áreas úmidas e de atrito como as pregas labiais e as regiões axilares, inguinais e interglúteas, formam pápulas ou placas erosadas extremamente contagiosas chamadas de condilomas planos. Observam-se ainda na mucosa genital e/ou oral múltiplas lesões erosadas com até 1 cm, em placas arredondadas ou ovais, sem sintomas, denominadas placas mucosas.

No acometimento dos pelos percebe-se: madarose, áreas de alopecia difusa no couro cabeludo ou com pelos tonsurados, chamada de alopecia em clareira. As unhas apresentam paroníquia ou anoníquia. Todas essas lesões involuem com ou sem tratamento, não deixando sequelas.

Concomitante ao quadro dermatológico, numerosas manifestações sistêmicas são encontradas: astenia, anorexia, febre baixa, micropoliadenopatia generalizada, mialgia, artralgia, cefaleia, meningite, iridociclite, hepatite, esplenomegalia, periostite, glomerulonefite e outras. Essa fase clínica é também denominada de sífilis secundária.

Lesões ulcerocrostosas com caráter destrutivo e necrótico são identificadas na variante sífilis maligna precoce, particularmente nos pacientes portadores de aids.

Como as lesões são múltiplas e variáveis em função do estado imune do hospedeiro, vale considerar que qualquer lesão genital acompanhada ou seguida de manifestações sistêmicas tem grande chance de ser sífilis e que pensar sifiliticamente ainda é correto.

Sífilis Adquirida Latente

Nessa fase não há manifestações clínicas visíveis, sendo conhecida como "silêncio clínico". Classificada em latente precoce quando diagnosticada com até 1 ano após o contágio, ou latente tardia se determinarmos um prazo maior de infecção. O diagnóstico está condicionado ao encontro de sorologias reatoras.

Sífilis Adquirida Tardia

Pouco observada em nossos dias. Inicia-se no final da fase latente tardia, e estende-se por vários anos. Suas manifestações geralmente ocorrem após o 3º ano de infecção e dividem-se em tegumentares (cutaneomucosas), viscerais (oculares, ósseas e cardiovasculares) e do sistema nervoso. Trabalhos históricos demonstraram a evolução da sífilis sem tratamento, concluindo que 37% dos pacientes evoluem para a sífilis tardia em um prazo variável de 2 a 30 anos; destes, 15,8% apresentaram lesões tegumentares, 10,4% lesões cardiovasculares e 6,5% neurossífilis[13,30]. Vale recordar que as lesões clínicas da sífilis tardia não são contagiosas, ocorrendo por hipersensibilidade celular ao treponema. Enfocam-se as principais manifestações, descritas a seguir.

Lesões Tegumentares

Usualmente são lesões pouco numerosas, localizadas, assimétricas e destrutivas que não involuem espontaneamente e deixam cicatrizes atróficas; apresentam, no entanto, rápida resposta à terapia.

- *Gomas:* são nódulos que sofrem amolecimento central, supuração e ulceração com fistulização do seu material. Importante ressaltar que essas lesões podem desenvolver-se não só na pele, mas também em ossos, músculos, coração, fígado, estômago e sistema nervoso central (simulando clínica e radiologicamente um tumor intracraniano). No palato evolui com perfuração óssea e eventual destruição do maciço central da face.
- *Lesões tuberocircinadas:* são tubérculos endurecidos da cor cúprea que se agrupam em forma de arco ou serpiginosamente.
- *Nódulos justa-articulares de Jeanselme:* nodosidades de consistência firme, móvel, indolor de longa evolução, não específica da sífilis.
- *Eritema terciário:* lesão de longa evolução, rara, representada por placa superficial não escamosa cor rósea localizada principalmente no tronco e na raiz dos membros inferiores.

Lesões Cardiovasculares

- Ocorrem de 10 a 40 anos após a infecção.
- Aortite sifilítica – alteração mais frequente, representando 70% a 80% dos pacientes com sífilis cardiovascular.
- Outras lesões e/ou complicações – aneurismas não dissecantes, estenose do óstio da coronária e insuficiência aórtica.

Neurossífilis

O envolvimento do sistema nervoso central (SNC) na sífilis pode ser observado já nas fases iniciais da infecção.

992

Esse acometimento precoce, no entanto, dá-se por reação inflamatória da bainha de mielina não havendo destruição anatômica das estruturas neurais. Estatisticamente ocorre em 10% a 40% dos pacientes não tratados, na sua maioria assintomáticos, só sendo diagnosticada pela sorologia do liquor, exteriorizando-se clinicamente em apenas 1% a 2% como meningite asséptica.

Por ser a sífilis uma doença sistêmica logo após o contágio, sinais e sintomas neurológicos inespecíficos e comuns, como cefaleia, insônia, ansiedade, obnubilação, preocupações hipocondríacas e até mesmo alucinações, podem ocorrer não exclusivamente na fase tardia, mas, também, transitoriamente na sífilis recente, especialmente na chamada fase secundária.

Na fase tardia, o comprometimento do SNC pertence a duas categorias: meningovascular e parenquimatosa, havendo com frequência sobreposição delas.

- *Neurossífilis meningovascular* – o acometimento mais comum é a formação de aneurismas, especialmente em vasos que nutrem a cápsula interna, obrigando afastar-se o diagnóstico de sífilis nos casos de ruptura aneurismática em particular nos pacientes na faixa etária dos 50 anos. As meninges podem ainda ser agredidas diretamente pelo *Treponema pallidum* produzindo sinais e sintomas típicos das meningites bacterianas de lenta evolução.
- *Neurossífilis parenquimatosa* – divide-se em:
  - *tabes dorsalis* – é o acometimento mais característico da sífilis no SNC. O *Treponema* promove extensas lesões nos cordões posteriores da medula provocando um quadro de mielite transversa[26]. Os pacientes apresentam parestesias, ataxia progressiva, intensas dores e perda das funções sensoriais viscerais e periféricas. Ao exame neurológico a prova de Romberg é positiva;
  - *paralisia cerebral progressiva e demência* – quadro de meningoencefalite crônica, inicialmente com alterações psíquicas, falta de memória e labilidade emocional, evoluindo para demência progressiva, alterações da fala e fraqueza generalizada com hiper-reflexia motora;
  - *sinal da pupila de Argyll-Robertson* – consiste de anisocoria com pupilas midriáticas não fotorreagentes sendo observado quase invariavelmente nos casos de neurossífilis parenquimatosa.

Sífilis Congênita[2-6,12,15,17,25,29,34,35,40]

O *Treponema pallidum* acomete o concepto em qualquer período da gestação e as manifestações clínicas estão relacionadas com o tempo da infecção materna, se anterior ou durante a gravidez, consequentemente ao grau de imunidade adquirida pela gestante, assim como a quantidade e a virulência dos treponemas e ao momento da transmissão da infecção ao feto. Sendo assim, as manifestações clínicas podem estar ausentes ao nascimento, ou surgirem dias, meses ou anos após o parto. Nas gestações infectadas não tratadas ocorre óbito fetal (abortamento espontâneo e natimorto) ou morte neonatal precoce em cerca de 40% dos casos, além de provocarem várias alterações anatômicas no feto. O *T. pallidum* lesa primariamente a placenta, acarretando uma placentomegalia. No feto agride inicialmente o fígado, disseminando-se em seguida, em especial, para a pele, mucosas, ossos, pulmões e sistema nervoso central. A sífilis adquirida tardia

materna não tratada também pode infectar o feto, porém em uma frequência bem menor.

A sífilis congênita é doença de notificação compulsória desde 1986, e um caso para ser registrado na vigilância sanitária deve seguir os critérios preconizados pelo Ministério da Saúde[6].

- Toda criança, ou aborto, ou natimorto de mãe com evidência clínica para sífilis e/ou com sorologia não treponêmica reagente para sífilis com qualquer titulação, na ausência de teste confirmativo treponêmico, realizada no pré-natal ou no momento do parto ou curetagem, que não tenha sido tratada ou tenha recebido tratamento inadequado (ver em controle do tratamento).
- Todo indivíduo com menos de 13 anos com as seguintes evidências sorológicas:
  - titulações ascendentes (testes não treponêmicos);
  - testes não treponêmicos reagentes após o 6º mês de vida (exceto em situação de seguimento terapêutico);
  - testes treponêmicos reagentes após o 18º mês de vida;
  - títulos em teste não treponêmicos maiores que os da mãe.
- Todo indivíduo com menos de 13 anos, com teste não treponêmico reagente e evidência clínica ou liquórica ou radiológica de sífilis congênita.
- Toda situação de evidência de *T. pallidum* em placenta ou cordão umbilical e/ou amostra de lesão, biópsia ou necrópsia de criança, aborto ou natimorto.

Sífilis Congênita Recente

A hepatoesplenomegalia ocorre na maioria dos casos, enquanto anemia, icterícia, púrpura, hidropisia, derrame cavitário e maceração cutânea são observados nos casos com maior virulência e sepse. Mais frequentemente são observadas as lesões cutaneomucosas, ósseas e viscerais.

Lesões Cutaneomucosas

São por vezes semelhantes àquelas que ocorrem na sífilis precoce adquirida.

- *Pênfigo sifilítico:* constitui-se na lesão mais precoce e facilmente identificável, embora pouco frequente; apresenta-se como múltiplas lesões bolhosas de conteúdo hemorrágico ou purulento ou descamativas nas regiões palmoplantares.
- *Sifílides:* acometem principalmente o tronco e as regiões palmoplantares como máculas e as pregas anogenitais como lesões papulosas (condilomas planos), papuloescamosas, papuloerosivas ou papulocrostosas.
- *Rágades ou fissuras:* são soluções de continuidade lineares e radiadas ao redor dos orifícios naturais do corpo.
- *Placas mucosas:* ocorrendo em lábios, língua, palato e genitália.
- *Rinite e coriza sifilítica:* secreção mucossanguinolenta ou purulenta espessa dificultando a respiração e a alimentação, geralmente acompanhada de choro rouco e se houver lesão da cartilagem nasal evoluindo para o nariz em sela, aspecto estigmatizante da sífilis.

- *Lesões ungueais:* paroníquia e anoníquia são sinais típicos e podem acarretar alterações secundárias nas unhas.

Lesões Ósseas

Representam a clínica mais frequente da sífilis congênita, com comprometimento simétrico nos ossos longos.

- *Osteocondrite metaepifisária:* é a lesão mais precoce e encontrada em 80% dos pacientes, mais frequente no fêmur e no úmero, e por ser muito dolorosa pode levar a uma paralisia postural antálgica conhecida como pseudoparalisia de Parrot. Quando acomete os metacarpos recebe a denominação de dactilite sifilítica. Radiologicamente, observa-se uma formação em taça nas epífises ósseas, que é característica da doença.
- *Periostite:* diagnosticada radiologicamente ao redor do 3º mês, acomete principalmente a tíbia, o fêmur e o úmero, caracteriza-se por extenso e bilateral espessamento de aspecto estratificado da cortical das diáfises ósseas. Clinicamente também apresenta dor ao movimento e pode ocorrer fratura.
- *Sinal de Wimberg:* sinal radiológico que se caracteriza por rarefação localizada na margem superior interna da tíbia, expressão clínica de uma metafisite.

Lesões Viscerais

Conferem reserva ao prognóstico do paciente.

- *Hepatite:* manifesta-se por icterícia por deficiência de excreção da bilirrubina direta e hepatomegalia.
- *Esplenomegalia:* é a mais frequente das manifestações viscerais.
- *Pneumonia intersticial:* denominada pneumonia alba, é a mais característica das lesões respiratórias e, geralmente, leva ao óbito.
- *Rim:* apresenta-se como síndrome nefrótica em razão de glomerulonefrite membranosa ou proliferativa por depósito de imunocomplexos.

Pâncreas: pode ocorrer fibrose.

Outras Lesões

- *Anemia:* predominantemente do tipo hemolítico com teste de Coombs negativo, é frequente e grave, podendo ser acompanhada por leucocitose, reação leucêmica e trombocitopenia. Em casos de grave evolução ocorre coagulação intravascular disseminada.
- *Meningite:* ocorre entre o 3º e o 6º mês de vida, sendo o comprometimento mais comum do sistema nervoso, normalmente sem muita sintomatologia. O liquor tem celularidade aumentada à custa de linfócitos, além de aumento de proteínas e sorologia não treponêmica reatora.
- *Lesões oculares:* coroidorretinite com o exame de fundo de olho de aspecto "sal e pimenta" característico são predominantes; uveíte, ceratite intersticial, glaucoma, catarata e atrofia óptica também são observados.
- Miocardite.
- Síndrome de má absorção, desnutrição e baixo peso.

Sífilis Congênita Tardia

Dá-se quando a penetração dos treponemas ocorre nos últimos meses da gestação e, estes, são poucos virulentos.

A clínica é mais evidente a partir do 3º ano de vida. Achado clínico característico dessa fase é a Tríade de Hutchinson que compreende a ceratite parenquimatosa, a surdez labiríntica e os dentes de Hutchinson. As lesões da córnea, dos ossos e do sistema nervoso são as mais importantes e algumas, estigmatizantes.

Lesões Oculares e Auditivas

- *Olhos:* ceratite intersticial, geralmente bilateral, é a mais comum e se não tratada pode acarretar cegueira; além de iridociclite, coroidorretinite e atrofia do nervo óptico.
- *Surdez labiríntica:* comprometimento do VIII par craniano uni ou bilateral.

Lesões Osteoarticulares

- *Tíbia em lâmina de sabre:* osteoperiostite da tíbia.
- *Fronte olímpica:* osteoperiostite com hiperostose dos ossos cranianos.
- *Nariz em sela:* destruição do septo nasal.
- *Goma:* podem ser encontradas em qualquer osso longo ou crânio, em especial o véu do paladar.
- *Hidrartrose de Clutton:* derrame seroso nas articulações dos joelhos, sem alterações ósseas.
- *Sinal de Dubois:* encurtamento do 5º quirodáctilo.

Outras Lesões

- *Fígado:* cirrose difusa ou mais raramente lesões gomosas.
- *Dentes de Hutchinson* – sinal patognomônico, compreende os dentes incisivos pequenos, cônicos e com entalhes semilunares na borda cortante.
- *Neurológicas* – meningite, em geral com pouca sintomatologia; paralisia geral juvenil, que ocorre dos 6 aos 20 anos de vida; e raramente *tabes dorsalis*.

Sífilis e Aids[11,21,38,39,41,44]

De grande importância no controle das doenças sexualmente transmissíveis é o reconhecimento de que a infecção pelo *T. pallidum* facilita a contaminação pelo vírus da imunodeficiência humana (HIV). Na maioria dos pacientes coinfectados a evolução da sífilis faz-se sem diferenças clínicas e/ou laboratoriais, podendo, entretanto, em pessoas HIV infectadas (HIV+) ou com aids, ocorrer lesões mais extensas, ulceradas e em maior número, assim como a cronologia dessas manifestações clínicas apresentarem alterações significantes, como, por exemplo, o estabelecimento de quadro de neurossífilis/sífilis tardia antes de 1 ano de evolução. Esses quadros podem ter paralelo com o grau de imunodeficiência, CD4+ baixo. Os pacientes HIV+ se comparados com aqueles não infectados pelo HIV apresentam maior risco de complicações neurológicas e falha no tratamento com os esquemas recomendados. Nos pacientes HIV infectados com manifestações neurológicas deve-se sempre considerar o diagnóstico de neurossífilis e em casos suspeitos tratar.

DIAGNÓSTICO DIFERENCIAL[2-5,13,15,25,26,31,33-36,43]

O polimorfismo das manifestações clínicas da sífilis, a possibilidade do comprometimento de praticamente todos os órgãos do corpo e as variações temporais desses envolvimentos acarretam um grande número de diagnósticos diferenciais, permitindo que seja mantida a máxima de pensar sifiliticamente.

Na sífilis recente, o cancro duro deverá ser diferenciado com todas as outras doenças causadoras de erosão e/ou ulceração na genitália, em especial o cancro mole. Na prática clínica é por vezes difícil a separação entre as duas entidades (Tabela 148.1), podendo ainda ocorrer o cancro misto de Rollet que mostra sinais clínicos do cancro mole seguido do endurecimento característico do cancro duro. Diagnóstico diferencial frequente é com o herpes simples, onde classicamente observam-se vesículas agrupadas sobre uma base eritematosa, normalmente precedidas de sensações parestésicas locais como o prurido. A dúvida maior ocorre nos casos de lesões exoulceradas e nos casos de ulceração única, pois a aparência clínica das doenças se aproxima.

Outras diferenciações devem ser realizadas com: escabiose, carcinoma espinocelular, fissuras e ulcerações traumáticas, assim como as lesões inespecíficas iniciais da donovanose e do linfogranuloma venéreo. As lesões de aftas genitais, principalmente vulvares, que podem ocorrer em muitos casos iniciais de soroconversão do HIV confundem-se com lesões do "secundarismo" sifilítico ou até mesmo herpes genital. Muito se fala do diagnóstico diferencial de casos de úlcera genital entre o cancro duro, o cancro mole, o linfogranuloma venéreo e a donovanose. Entretanto, em nosso meio, relatos de tais doenças sexualmente transmissíveis não justificam tal ênfase. O diagnóstico diferencial com herpes e aftas infecciosas ou não, para nós, deveria receber maior atenção.

A roséola sifilítica e as sifilides devem ser diferenciadas entre as numerosas doenças provocadoras de exantemas, por exemplo: pitiríase rósea, farmacodermias, viroses, hanseníase virchowiana, colagenose, urticária etc. Já o principal diagnóstico diferencial do condiloma plano é com lesões verrucosas exofíticas causadas pelo HPV (*Human papillomavirus*) denominadas de condiloma acuminado.

As manifestações da sífilis tardia também permitem inúmeros diagnósticos diferenciais, como, por exemplo, das lesões gomosas devem-se afastar tuberculose, leishmaniose, esporotricose entre outras doenças granulomatosas. A neurossífilis por suas características especiais permite vários diagnósticos diferenciais, tais como: aneurisma congênito, meningite tuberculosa, tumor intracraniano, distúrbios psiquiátricos e emocionais.

DIAGNÓSTICO LABORATORIAL[1,11,12,17,28,31,33,34,36,42,43]

O método a ser utilizado para o diagnóstico laboratorial da sífilis estará na dependência da fase evolutiva a que o paciente se encontrar, ou seja, suas manifestações clínicas decidirão qual o melhor exame a ser escolhido.

Pesquisa do Treponema

Indicado na suspeita de cancro duro e nas lesões mucocutâneas presentes na sífilis recente. São exames que podem sofrer influências na dependência da experiência do observador, da quantidade de treponemas do material colhido, bem como da presença de infecções bacterianas secundárias. São eles:

- *microscopia em campo escuro* – deve ser realizada no momento da consulta, pois se observam as bactérias vivas e móveis; não aplicável para as lesões orais e/ou retais pela presença de bactérias espiroquetas não patogênicas;
- impregnação pela prata (técnica de Fontana-Tribondeau – FT);
- imunofluorescência direta (IF).

Na técnica de Fontana-Tribondeau e na imunofluorescência, o material obtido por esfregaço é fixado em lâmina e quando positiva revelam as espiroquetas impregnadas por sais de prata e fluoresceína, respectivamente.

Reações Sorológicas

São de dois tipos, treponêmicas e não treponêmicas que revelarão a presença e a quantidade de anticorpos antitreponêmicos circulantes. Seus valores diagnósticos variam pelas suas especificidades e sensibilidades (Tabela 148.2).

- *Reações treponêmicas* – em geral positivam-se a partir da 3ª semana de infecção concomitante ao aparecimento do cancro duro. Atualmente os mais utilizados são: FTA-Abs (*fluorescent treponemal antibody absorption*) IgG e IgM – a fração IgM demonstra infecção recente em atividade e negativa num tempo variável, enquanto a fração IgG mantém-se positiva permanentemente não sendo utilizada para o controle terapêutico; MHA-Tp/TPHA (*Treponema pallidum micro hemaglutination*) e Elisa (*enzyme-lynked immunosorbent assay*).

TABELA 148.1

Principais Diferenças entre Cancro Duro e Cancro Mole	
Cancro Duro	*Cancro Mole*
Período de incubação – 21 a 30 dias	Período de incubação – 2 a 5 dias
Lesão única	Lesões múltiplas
Erosão ou ulceração	Ulceração
Base dura	Base mole
Fundo limpo, eritematoso, seroso	Fundo sujo, purulento, anfractuoso
Bordas planas	Bordas escavadas
Adenopatia bilateral, não inflamatória, indolor, múltipla, não fistulizante, ocorrendo em quase 100% dos casos.	Adenopatia unilateral, inflamatória, dolorosa, única, fistulizante por um orifício, em 30% a 60% dos casos.

TABELA 148.2

Avaliação dos Métodos Laboratoriais para o Diagnóstico da Sífilis		
Exame	*Sensibilidade (%)*	*Especificidade (%)*
Campo escuro	85–95	100
Imunofluorescência	90–95	> 98
VDRL	71–100	79–98
FTA-abs	85–100	95–100
Elisa	85–100	95–100
MHA-Tp	70–100	96–100
PCR	> 95	> 98

Fonte: Larsen e cols.[22] – modificado.

- *Reações não treponêmicas* – nesses exames o antígeno reator sérico é a cardiolipina, evidenciando a formação de anticorpos antilipídicos. Tornam-se positivos a partir da 4ª ou 5ª semana após o contágio e são indicados tanto para o diagnóstico como para o seguimento terapêutico, pois seus resultados além de qualitativos são expressos quantitativamente (titulações seriadas 1/2, 1/4, 1/8). Podem ser de macro ou microfloculação: VDRL (*venereal disease research laboratory*) e RPR (*rapid plasma reagin*). São utilizados tanto para o exame sérico quanto liquórico. A Figura 148.2 mostra as variações das reatividades de algumas sorologias e suas respectivas curvas no tempo de evolução da doença.

Os diferentes métodos laboratoriais apresentam variações na sensibilidade e na especificidade (Tabela 148.2)[1,22,23].

Na prática utiliza-se o seguinte esquema para o diagnóstico (Figura 148.3):

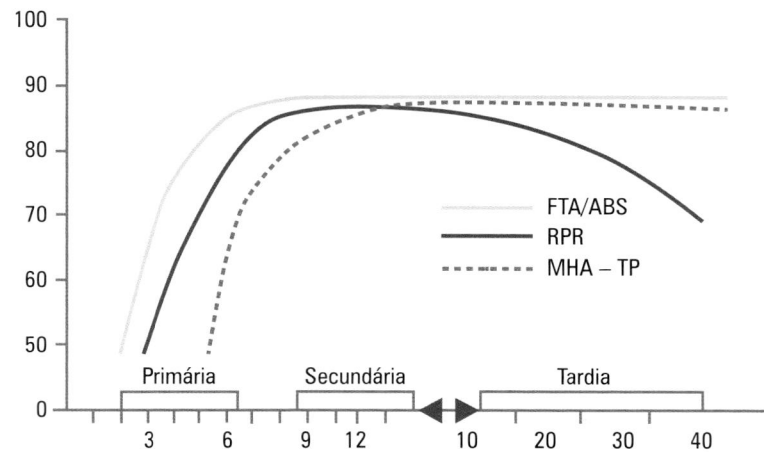

FIGURA 148.2 – Curvas de sorologias utilizadas no diagnóstico da sífilis. (Fonte: Larsen e cols.[16])

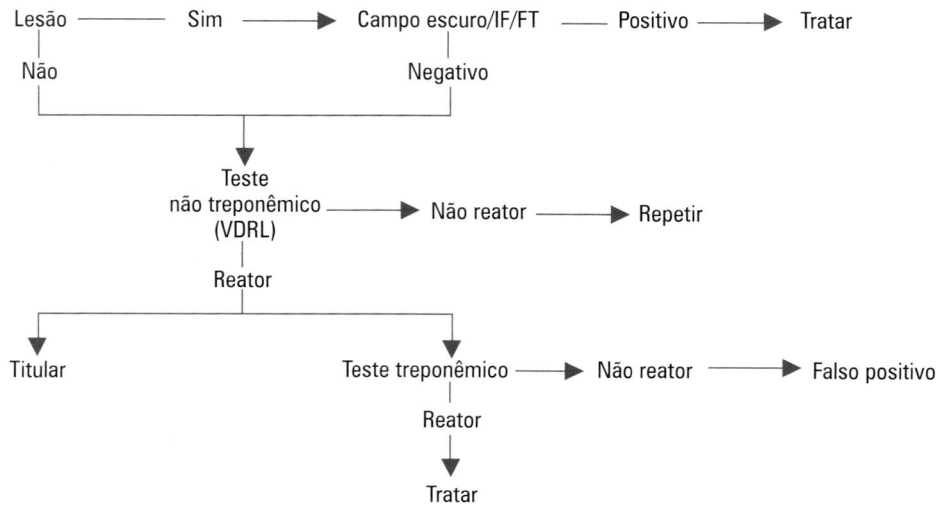

FIGURA 148.3 – Esquema sorológico para o diagnóstico da sífilis. (modificado de Larsen e cols.[16])

Observações

1. Considera-se como padrão-ouro para o diagnóstico da sífilis a pesquisa direta do *T. pallidum*; porém, na prática clínica, a sorologia (VDRL) *é o exame mais utilizado por ser de fácil* execução e custo baixo. Consiste em uma reação imunológica contra lipídeos que atuam como antígenos, e estes podem ser de origem endógena (p. ex., destruição tecidual) ou exógena (p. ex., germes ricos em lipídeos); sendo assim, resultados positivos nem sempre significam infecção pelo *Treponema pallidum*. Essas reações falso-positivas dividem-se em transitórias e persistentes, as primeiras negativam em cerca de 6 meses, e podem ocorrer na malária aguda, gravidez (28% das gestantes apresentam *rapid plasm reagin* – RPR positivo[13]), viroses, vacinações, mononucleose infecciosa, leptospirose, toxicômanos, tuberculose, endocardite e outras. As reações falso-positivas persistentes podem ser encontradas na hanseníase virchowiana (em mais de 35% dos pacientes), tuberculose, neoplasias, artrite reumatoide, colagenoses (p. ex., lúpus eritematoso sistêmico), síndrome antifosfolipídica, hepatite crônica, envelhecimento e outras. Normalmente essas reações falso-positivas apresentam titulagem baixa, menor que 1/8. Por outro lado resultados falso-negativos também ocorrem quando há excesso de anticorpos no soro, não havendo floculação na presença dos antígenos do sangue reagente; a isso se denomina fenômeno prozona. Ocorre com maior probabilidade naqueles pacientes com um grande número de lesões cutâneas da fase secundária. Previne-se solicitando sempre a diluição do soro quando da realização do exame.

2. Pelas normas do Ministério da Saúde, nas gestantes, o diagnóstico sorológico da sífilis está condicionado ao encontro do VDRL ou RPR reagentes, com qualquer titulação, mesmo na ausência de teste confirmatório (sorologia treponêmica), desde que não tratadas anteriormente[5]. Para a Organização Mundial de Saúde (ONU) mesmo quando se empregam os exames com testes rápidos, na gestante, qualquer resultado positivo deve significar tratamento[42].

3. Também para os *experts* do *Centers for Disease Control and Prevention* (CDC) o uso de somente um tipo de sorologia para o diagnóstico da sífilis é insuficiente em virtude das limitações de cada técnica, especialmente nos casos suspeitos de neurossífilis[12].

4. O diagnóstico sorológico da sífilis congênita obedece aos mesmos parâmetros utilizados para a sífilis adquirida. Destaca-se que recém-nascidos não infectados podem apresentar anticorpos não treponêmicos maternos transferidos através da placenta, e estes se mantêm reagentes até o 6º mês de vida ou mais. O mesmo acontecendo com a fração IgG do FTA-Abs, além dessa permanecer reagente por toda a vida. A fração IgM do FTA-Abs apresenta baixa sensibilidade; no entanto, pode-se utilizar o teste FTA-abs/IgM-19S[12] (ainda não comercializado no Brasil), pois como essa fração, devido ao seu tamanho, não ultrapassa a barreira placentária, seu encontro no sangue da criança define a sua infecção.

5. Reações falso-positivas com exames sorológicos treponêmicos (FTA-Abs e MHA-Tp) podem também ocorrer em casos de lúpus eritematoso sistêmico, hanseníase, malária, mononucleose e leptospirose.

6. Uma interpretação mais acurada deve ser realizada nas pessoas HIV infectadas, pois as reações sorológicas não treponêmicas apresentam respostas incomuns, como: títulos mais elevados, falso-negativos, retardo da soropositividade ou ausência de negativação após o tratamento. A discordância dos resultados sorológicos nesses pacientes mantém-se como foco de vários estudos.

7. Na tentativa de buscar soluções mais ágeis, de baixo custo e independente de equipamentos laboratoriais para o diagnóstico da sífilis, focando grupos populacionais específicos (gestantes, profissionais do sexo e seus clientes, HSH, usuários de drogas injetáveis ou em triagens sorológicas), várias intervenções utilizam testes sorológicos de leitura e resultados imediatos (testes rápidos)[1,20,27,42]. Nessas ocasiões utiliza-se pequena quantidade de sangue periférico aplicado num cassete. Para populações de alta prevalência pode causar erros de falso-positivos devido à "cicatriz" sorológica. Entretanto, se usado e interpretado criteriosamente por profissional que adiciona dados de boa anamnese, exame clínico satisfatório e conhecimento da epidemiologia local, esses exames podem ter valia excepcional na condução de casos suspeitos de sífilis. Um grande inconveniente dessa metodologia é não permitir titulação sorológica, pois os resultados são apenas reator ou não reator.

Exame do Líquido Cefalorraquiano (LCR)

Está indicado nos seguintes casos:
- Pacientes com quadro de neurossífilis sintomática;
- Pacientes que mantêm sorologia elevada, mesmo após o tratamento correto;
- Para alta definitiva destes casos.

Na análise laboratorial do liquor faz-se necessário pesquisar seu aspecto, celularidade, dosagem de proteínas e resultado das provas sorológicas para sífilis. Em caso de comprometimento do sistema nervoso central pelo *T. pallidum* observam-se:

- *Aspecto* – claro;
- *Celularidade* – acima de 10 linfócitos por mL (entre 5 a 9 linfócitos/mL é apenas suspeito);
- *Dosagem das proteínas* – superior a 40 mg%;
- *Reações sorológicas* – o VDRL apresenta positividade entre 22% a 61% dos pacientes com neurossífilis[1]; o teste RPR não se presta para o LCR[12]; o FTA-abs no liquor é menos específico que o VDRL mas é mais sensível[11].

Observações

1. Toda criança com VDRL positivo no LCR é diagnosticada como tendo neurossífilis independentemente de haver alterações na celularidade e/ou dosagem proteica. O encontro de outras alterações no LCR é mais frequente nas crianças que apresentam evidências clínicas de sífilis congênita, do que naquelas assintomáticas apesar de infectadas. Caso não haja contraindicações, recomenda-se realizar punção lombar para a coleta de LCR com o

objetivo de avaliar a celularidade, o perfil proteico e o VDRL, em todos os casos de sífilis em crianças, para a exclusão do diagnóstico de neurossífilis[12].

2. Nos pacientes HIV infectados é comum haver anormalidades no LCR, como aumento de proteína e mononucleares (linfocitose), mesmo na ausência de infecção treponêmica. Por outro lado, o VDRL pode ser não reator na vigência de neurossífilis, obrigando para esse diagnóstico uma combinação de achados clínicos e laboratoriais. Alguns autores recomendam o exame do liquor nesses pacientes, mesmo na ausência de sinais de comprometimento neurológico, antes do tratamento.

Exame Histopatológico

Não é utilizado rotineiramente, porém se observa na coloração pela hematoxilina-eosina proliferação de células endoteliais e/ou infiltração de linfócitos e plasmócitos perivascular na forma de manguitos. Na sífilis tardia, além das alterações vasculares, visualiza-se infiltrado granulomatoso constituído de linfócitos, plasmócitos, células epitelioides gigantes com ou sem necrose central.

Exame Radiológico

Tem seu valor para o diagnóstico da sífilis congênita, pois em 70% a 90% destes casos as radiografias dos ossos longos revelam anormalidades metafisárias sugestivas da infecção (bandas translúcidas). Observa-se o envolvimento da metáfise e diáfise de ossos longos (tíbia, fêmur e úmero) com sinais radiológicos de osteocondrite, osteíte e periostite. Enquanto nos recém-natos assintomáticos infectados aproximadamente 4% a 20% das alterações radiológicas são as únicas encontradas. Isso justifica a realização deste exame em todos os casos suspeitos de sífilis congênita[12].

TRATAMENTO[2,5,12,15,24,26,31,34,36,38,43]

A penicilina continua como principal fármaco no tratamento da sífilis recente e tardia; no entanto, trabalhos atuais têm demonstrado a eficácia e a segurança da azitromicina na terapêutica da sífilis recente.

Os esquemas preconizados são descritos a seguir.

Sífilis Recente e Latente Precoce (com até 1 Ano de Evolução)

- Penicilina G benzatina 2,4 milhões UI, intramuscular (IM), em dose única (1,2 mihão UI em cada região glútea).
- Crianças: penicilina G cristalina 100.000 UI/kg/dia, intravenosa (IV), 10 dias; ou penicilina G procaína 50.000 UI/kg, IM, 10 dias; ou penicilina G benzatina 50.000 UI/kg, IM, em dose única (até 10 kg = 300.000 UI; > 10 e < 25 kg = 600.000 UI; > 25 kg = 1,2 milhão UI).
- Drogas alternativas:
  - azitromicina 1 g via oral (VO) por semana, por 3 semanas; ou
  - doxiciclina 100 mg, VO, 12/12 h, durante 20 dias; ou
  - eritromicina (estearato ou estolato) 500 mg, VO, 6/6 h, durante 20 dias; ou
  - tetraciclina 500 mg, VO, 6/6 h, durante 20 dias.

Observação

1. O Ministério da Saúde do Brasil[5,10a] recomenda que, em adultos, a sífilis secundária e a latente com menos de 1 ano de evolução devam ser tratadas com duas doses de 2.400.000 UI de penicilina G benzatina, com intervalo de 1 semana entre as doses. Esta não é a diretriz dos *Centers for Diseases Control* (CDC) dos EUA[12], nem a diretriz britânica de atendimento da sífilis[19], que recomendam somente uma dose de 2.400.000 UI. A diretriz britânica admite uma 2ª dose da penicilina benzatina nas gestantes que iniciam o tratamento no 3º trimestre da gestação.

Sífilis Latente Tardia (com mais de 1 Ano de Evolução) e Sífilis Tardia

- Penicilina G benzatina 2,4 milhões UI, IM, semanal, por 3 semanas; dose total de 7,2 milhões UI.
- Crianças: penicilina G cristalina 150.000 UI/kg/dia, IV, 14 dias.
- Droga alternativa: doxiciclina 100 mg, VO, 12/12 h, durante 40 dias.

Neurossífilis

- Penicilina G cristalina 24 milhões UI/dia (4 milhões de 4/4 horas), IV, durante 10 a 14 dias.
- Crianças: penicilina G cristalina 150.000 UI/kg/dia, IV, durante 21 dias.
- Drogas alternativas: doxiciclina 100 mg, VO, 12/12 h, durante 28 dias; ou ceftriaxona 2 g, IM ou IV, dia, durante 14 dias.

Observações

1. Como na prática é difícil determinar corretamente o tempo de evolução da sífilis, para fins operacionais é mais prudente considerar os casos de sífilis latente como pertencentes ao período tardio e tratá-los como tal, conduta também aplicada aos HIV infectados.
2. Os CDC sugerem complementar o tratamento preconizado para a neurossífilis com 3 semanas de penicilina G benzatina 2,4 milhões UI, intramuscular (IM) semanal[12].
3. Vale ressaltar que falhas terapêuticas podem ocorrer com qualquer esquema, porém, não há relato de resistência à penicilina.
4. Naqueles pacientes com história verdadeira de alergia à penicilina pode ser tentada a dessensibilização. Porém essa só deve ser realizada em ambiente hospitalar com equipe médica treinada.
5. *Reação de Jarish-Herxheimer*, consiste em uma endotoxemia causada pela destruição maciça dos treponemas com liberação de lipopolissacárides bacterianos. Ocorre mais na fase exantemática da sífilis recente após a 1ª dose do antibiótico. Geralmente exige apenas medicações sintomáticas como analgésicos e antitérmicos comuns, involuindo espontaneamente em 12 a 48 horas não justificando a interrupção do esquema terapêutico. Expressa-se como exacerbação das lesões, febre, calafrios, cefaleia, náuseas e artralgias. Como profilaxia pode ser indicado o uso de anti-histamínicos ou corticoster-

oides (p. ex., 12 mg de betametasona IM). Mesmo não se tratando de uma reação de hipersensibilidade (alérgica) à penicilina, é extremamente importante diferenciá-la de outras farmacodermias. Observa-se que todo paciente com sífilis deve ser alertado quanto a essa possível reação quando instituída a terapêutica, em especial se for com penicilina.

6. Nas gestantes devem-se empregar os mesmos esquemas com penicilina G benzatina, ressaltando que estão contraindicados os seguintes antibióticos: tetraciclina, doxiciclina e estolato de eritromicina. Naquelas com história de alergia à penicilina deve-se proceder a dessensibilização, desde que a equipe tenha experiência e em ambiente hospitalar com todo suporte necessário para a resolução das possíveis complicações.

7. Nos pacientes HIV infectados, a evolução natural da sífilis pode estar modificada e o desenvolvimento de neurossífilis ocorrer mais precocemente. Assim, muitos indicam a punção lombar com o intuito de definir o melhor diagnóstico e consequentemente o melhor esquema terapêutico.

8. Todos os pacientes com manifestações neurológicas e/ou cardiovasculares devem ser hospitalizados e tratados com os esquemas específicos de penicilinoterapia. A eficácia das drogas alternativas à penicilina nos pacientes infectados pelo HIV ainda não está bem estudada[19,26].

CONTROLE DO TRATAMENTO

Além da remissão rápida e completa das lesões, o VDRL ainda é o melhor parâmetro de controle de cura da sífilis, e espera-se a baixa da sua titulagem sérica depois de instituída a terapêutica. No entanto, isto não ocorre imediatamente, ao contrário, pode haver uma elevação destes valores imediatamente após o tratamento oriundo da liberação de antígenos quando da destruição dos treponemas. Deve-se esperar cerca de 3 meses para solicitarmos a primeira sorologia de controle.

Nos casos de sífilis recente recomenda-se o seguimento sorológico quantitativo (VDRL ou RPR) no 3º, 6º e 12º meses do 1º ano após o tratamento. A redução em quatro títulos da sorologia ou sua negativação de 6 a 9 meses após o tratamento demonstra a cura da infecção. Já na sífilis tardia, o controle sorológico deve ser realizado a cada 6 meses durante os 2 anos pós-tratamento.

Ressalta-se que três exames sucessivos com títulos baixos (menores ou iguais a 1/8), sem qualquer indício de reinfecção, indicam "memória ou cicatriz imunológica". Mecanismos de reconhecimento do sistema imune ou a persistência de treponemas (não virulentos, mas antigênicos) em certas áreas do corpo explicariam este fenômeno. Os pacientes deverão receber alta e serem informados dessa característica laboratorial, ficando o serviço ou o médico responsável pelo tratamento de emitir, se necessário, atestado explicando o fenômeno e a inexistência de doença ativa naquele momento.

Nas gestantes com diagnóstico de sífilis recomenda-se o controle mensal após o tratamento, esperando-se observar a diminuição de pelo menos um título por mês. Se houver a elevação de duas ou mais titulações com relação ao último

título de VDRL solicitado, justifica-se proceder a um novo tratamento, mesmo na ausência de sinais ou sintomas[6].

Em todo paciente com sífilis ou com outra DST deve-se oferecer, enfaticamente, sorologia anti-HIV, bem como marcadores para hepatites.

Nos pacientes HIV infectados, a avaliação clínica e sorológica (VDRL) deve ser realizada no 3º, 6º, 9º, 12º e 24º meses após o tratamento. Se a qualquer momento ocorrer o desenvolvimento de sintomas neurológicos (disfunção cognitiva, déficit motor ou sensorial, alterações oftalmológicas ou auditivas, paralisia de nervo craniano, meningite e outros) ou aumento em quatro vezes dos títulos do VDRL, deve-se repetir o exame do liquor e tratar de acordo com o novo quadro clínico.

O(s) parceiro(s) sexual(is) do paciente com sífilis nunca deve(m) ser esquecido(s), solicitando sua presença ou o encaminhando para consulta em outro serviço. Não deve ser considerado ético prescrever qualquer tratamento sem antes procedermos ao exame clínico-laboratorial, em especial nos casos de DST por haver a possibilidade de constrangimentos familiares ou sociais. Devemos ressaltar que tão importante quanto diagnosticar e tratar é efetuar uma excelente atuação em educação em saúde (aconselhamento), como forma de diagnosticar outros casos inter-relacionados e principalmente prevenir-se outras doenças.

Considera-se como um tratamento inadequado para sífilis na gestante os seguintes casos[6]:

- todo tratamento feito com qualquer medicamento que não seja a penicilina;
- tratamento incompleto, mesmo tendo sido feito com penicilina;
- tratamento não adequado para a fase clínica da doença;
- instituição do tratamento com menos de 30 dias antes do parto;
- elevação dos títulos após o tratamento, no seguimento;
- quando o(s) parceiro(s) não foi(ram) tratado(s) ou foi(ram) inadequadamente, ou quando não se tem essa informação disponível.

Deve-se sempre informar aos pacientes, em especial aqueles com exuberantes lesões de secundarismo, sobre a possibilidade de desenvolver a reação de Jarisch-Herxheimer (ver tratamento), no intuito de não ocorrer interrupção, pelo paciente, do esquema terapêutico preconizado.

Quando se Pode Retornar à Atividade Sexual?

Este é um questionamento frequente por parte dos pacientes que não querem usar preservativos, e os profissionais de saúde tendem a só "liberar" o retorno das atividades sexuais após a negativação ou a redução em quatro títulos da sorologia, valores que podem demorar meses para acontecer. Na prática clínica sabemos da impraticabilidade dessa orientação. Consideramos que o retorno da atividade sexual só deva ocorrer após a regressão das lesões cutaneomucosas, o que em nossa experiência se dá, na maioria dos casos, de 2 a 3 semanas depois de completado o tratamento. No entanto, somos enfáticos em orientar para o uso do preservativo masculino ou feminino, em todas as relações sexuais, mesmo após a regressão dos sinais clínicos.

PROFILAXIA[5,14,18,19,23,36,37,39,]

O diagnóstico e tratamento de todo paciente portador de sífilis recente, em particular aqueles com lesões abertas infectantes, consiste na primeira e mais importante ação profilática.

Mesmo que para algumas DST (HPV e hepatite B) a vacinação já seja uma realidade, o desenvolvimento de vacinas contra o *Treponema pallidum* ainda se encontra em fase de estudo.

Para a prevenção da sífilis na população geral, assim como das outras DST, deve-se enfatizar o uso regular do preservativo masculino ou feminino, a realização dos testes sorológicos (VDRL, anti-HIV e para hepatites virais), a ser aplicado em todas as pessoas sexualmente ativas, em especial aquelas que desejam engravidar.

A profilaxia da sífilis congênita terá êxito máximo diagnosticando e tratando correta e o mais precocemente possível todas as gestantes infectadas pelo *Treponema pallidum*. Para tanto, o Ministério da Saúde preconiza a realização de três exames VDRL, sendo dois durante o pré-natal (na primeira consulta e entre 34ª e a 36ª semana gestacional) e um no momento do parto. Entretanto, no último Estudo Sentinela-Parturiente, realizado em 2006, a cobertura da testagem de sífilis no pré-natal (dois testes) foi de apenas 17%[8]. A falta dessa solicitação ou ausência da cobrança na sua realização por parte dos médicos e dos gestores em disponibilizar tais exames com resultados em tempo adequado consiste em grave falha na atenção primária da saúde. Como demonstra Gloyd e cols., quase todos os países possuem políticas de rastreio da sífilis no pré-natal, mas o acesso aos testes nos países mais afetados varia entre 30% e 38%[17].

Em caso de violência sexual por um agressor desconhecido, sem possibilidade de se realizarem exames laboratoriais, segue-se a rotina preconizada pelo Departamento de DST, Aids e Hepatites Virais administrando-se profilaticamente uma dose de penicilina G benzatina de 2,4 milhões UI IM. Com a experiência adquirida sugerimos trocar a injeção de penicilina por 1 g da azitromicina via oral em dose única, pois essa droga ainda atua em outras infecções, como cancro mole, gonorreia e clamídia.

As ações em educação em saúde sexual e reprodutiva de forma constante e rotineira desde a família, escola, serviços médicos e mídias em geral são práticas das mais eficientes na profilaxia das DST, em particular da sífilis. Portanto, notificar todos os casos de DST diagnosticados (de forma etiológica ou sindrômica) é de fundamental importância, para o real conhecimento da magnitude dessas doenças. Assim, é possível uma melhor programação das atividades educacionais, profiláticas e terapêuticas.

REFERÊNCIAS BIBLIOGRÁFICAS

1. Angue Y et al. Syphilis serology testing: a comparative study of Abbot Determine, Rapid Plasma Reagin (RPR) card test and Venereal Disease Research Laboratory (VDRL) methods. P N G Med J. 2005;48:168-73.
2. Avelleira JCR, Bottino G. Sífilis: diagnóstico, tratamento e controle. An Bras Dermatol. 2006;81:111-26.
3. Azulay MM, Azulay DR. Treponematoses. In: Dermatologia. 3ª ed. Rio de Janeiro: Guanabara Koogan; 2004. p. 240-51.
4. Belda Jr W, Shiratsu R, Pinto V. Abordagem nas doenças sexualmente transmissíveis. An Bras Dermatol. 2009;84:151-59.
5. Brasil. Ministério da Saúde. Secretaria de Vigilância em Saúde. Programa Nacional de DST e Aids. Manual de Controle das Doenças Sexualmente Transmissíveis/Ministério da Saúde, Secretaria de Vigilância em Saúde, Programa Nacional de DST e Aids. Brasília: Ministério da Saúde; 2005. 4. ed.
6. Brasil. Ministério da Saúde. Secretaria de Vigilância em Saúde. Programa Nacional de DST e Aids. Diretrizes para o Controle da Sífilis Congênita/Ministério da Saúde: Brasília; 2005.
7. Brasil. Ministério da Saúde. Secretaria de Vigilância em Saúde. Programa Nacional de DST e Aids. Prevalências e frequências relativas de Doenças Sexualmente Transmissíveis (DST) em populações selecionadas de seis capitais brasileiras, 2005/Ministério da Saúde: Brasília; 2008. 224 p. Disponível em: http://www.cdc.gov/std/syphilis/default.htm. Acessado em: 15out. 2011.
8. Brasil. Ministério da Saúde, Secretaria de Vigilância em Saúde. Aids e DST. Boletim Epidemiológico Ano VII - nº 1 - 2010. 52 p. Disponível em: http://bvsms.saude.gov.br/bvs/periodicos/boletim_epidemiologico_2010.pdf. Acessado em: 28 out. 2011.
9. Brasil. Ministério da Saúde. GM. Portaria Nº156, de 19 de janeiro de 2006. Disponível em: http://bvsms.saude.gov.br/bvs/saudelegis/gm/2006/prt0156_19_01_2006.html. Acessado em: 23 out. 2011.
10. Brasil. Ministério da Saúde. GM. Portaria Nº 104, de 25 de janeiro de 2011. Disponível em: http://www.cve.saude.sp.gov.br/htm/nive/pdf/MS2011_DNC_Port_104_2501.pdf. Acessado em 19 out. 2011.
10a. Brasil. Ministério da Saúde. Secretaria de Vigilância em Saúde. Doenças Infecciosas e Parasitárias. Guia de Bolso. Brasília: Ministério da Saúde; 2010. p. 363-70.
11. Carmo RA et al. Syphilitic meningitis in HIV-patients with meningeal síndrome: report of two cases and review. Braz J Infect Dis. 2001;5:280-87.
12. Centers for Disease Control and Prevention (CDC). Sexually Transmitted Diseases Treatment Guidelines, 2010. MMWR – Morb Mortal Wkly Rep. 2010;59(RR-12).
13. Clark EG, Danbolt N. The Oslo Study of the natural history of untreated syphilis. An epidemiologic investigation based on a restudy of the Boeck-Bruusgaard material a review and appraisal. J Chron Dis. 1955;2:311-44.
14. Cullen PA, Cameron CE. Progress towards and effective syphilis vaccine: the past, present e and future. Expert Rev Vaccines. 2006;5:67-80.
15. Fagundes LJ. Doenças Sexualmente Transmissíveis. In: Sampaio SAP, Rivitti EA. Dermatologia. 3ª ed. São Paulo: Artes Médicas; 2007. p. 653-702.
16. Goh BT. Syphlis in adults. Sex Transm Infec. 2005;81:448-52.
17. Gloyd S, Chai S, Mercer MA. Antenatal syphilis in sub-Saharan Africa: missed opportunities for mortality reduction. Health Pol Plan. 2001;16:29-34.
18. Holmes KK, Levine R, Weaver M. Effectiveness of condoms in preventing sexually transmitted infections. Bull World Health Organ. 2004;82:454-61.
19. Kingston M et al. UK National Guidelines on the Management of Syphilis 2008. Intern J STD AIDS. 2008;19:729-40. Disponível em: http://www.bashh.org/guidelines/ Acessado em : Out. 2011.
20. Koek AG et al. Specific and sensitive diagnosis of syphilis using a real-time PCR for *Treponema pallidum*. Clin Microbiol Infect. 2006;12:1233-36.
21. La Fond RE, Lukehart SA. Biological Basis for Syphilis. Clin Microb Rev. 2006;19:29-49.
22. Larsen SA, Steiner BM, Rudolph AH. Laboratory and interpretation of tests for syphilis. Clin Microb Rev. 1995;8:1-21.
23. Larsen SA, Thompson SE, Moreland AA. Sífilis. In: Morse SA, Moreland AA, Holmes KK (ed). Atlas de Doenças Sexualmente Transmissíveis e AIDS. 2ª ed. São Paulo: Artes Médicas; 1997. p. 21-46.
24. Mitchell SJnt CK et al. Azithromycin-resistant syphilis infection: San Francisco, California, 2000-2004. Clin Infect Dis. 2006;42:337-45.
25. Musher DM. Early Syphilis. In: Holmes KK et al., ed. Sexually Transmitted Diseases. 3rd ed. New York: McGraw-Hill; 1999. cap. 35, p. 479-86.

26. Passos MRL et al. Sífilis Adquirida. In: Passos MRL. DST 5. Doenças Sexualmente Transmissíveis. 5ª ed. Rio de Janeiro: Cultura Médica; 2005. p. 189-214.

27. Pelling RW, Ye H. Diagnostic tools for preventing and managing maternal and congenital syphilis: an overview. Bull World Health Organ. 2004;82:439-46.

28. Peterman TA et al. The changing epidemiology of syphilis. Sex Transm Dis. 2005;32:S4-10.

29. Radolf DJ et al. Congenital syphilis. In: Holmes KK, Sparling PF, Mardh PA et al., ed. Sexually Transmitted Diseases. 3rd ed. New York: McGraw-Hill; 1999. p. 1165-89.

30. Rockwell DH, Yobs AR, Moore MB Jr. The Tuskegee study of untreated syphilis. Arch Intern Med. 1964;114:792-98.

31. Sarceni V. Sífilis Congênita. In: Passos MRL. DST 5. Doenças Sexualmente Transmissíveis. 5ª ed. Rio de Janeiro: Cultura Médica; 2005. p. 215-24.

32. Simms I et al. The Re-Emergence of Syphilis in the United Kingdom: The New Epidemic Phases. Sex Transm Dis. 2005;32:220-26.

33. Sokolovskiy E et al. Guidelines for the laboratory diagnosis of syphilis in East European. J Eur Acad Dermatol Venereol. 2009;23:623-32.

34. Stary A. Sexually Transmitted Diseases. In: Bolognia JL, Jorizzo JL, Rapini RP. Dermatology. Vol. 1. London: Mosby; 2003. cap. 82, p. 1271-94.

35. Swartz MN, Healy BP, Musher DM. Late Syphilis. In: Holmes KK, Sparling PF, Mardh PA et al., ed. Sexually Transmitted Diseases. 3rd ed. New York: McGraw-Hill; 1999. cap. 36, p. 487-510.

36. Talhari S, Cortez CCT. Sífilis. In: Focaccia R, ed. Veronesi-Focaccia. Tratado de Infectologia. 4ª ed. Vol. 2. São Paulo: Atheneu; 2009. cap.77, p. 1405-11.

37. Tobian AAR et al. Male circumcision for the prevention of HSV-2 and HPV infections and syphilis. N Engl J Med. 2009;360:1298-30.

38. Walter T et al. Symptomatic Relapse of Neurologic Syphilis after Benzathine Penicillin G Therapy for Primary or Secondary Syphilis in HIV-Infected Patients. Clin Infect Dis. 2006;43:787-90.

39. Weiss HA et al. Male circumcision and risk of syphilis, chancroid and genital herpes: a systematic review and meta-analysis. Sex Transm Infect. 2006;82:101-10.

40. Woods CR. Syphilis in children: congenital and acquired. Semin Pediatr Infect Dis. 2005;16:245-57.

41. Wong W et al. Risk Factors for Early Syphilis Among Gay and Bisexual Men Seen in na STD Clinic: San Francisco; 2002-2003. Sex Transm Dis. 2005;32:458-63.

42. World Health Organization. The use of Rapid Syphilis Tests. Genebra: WHO; 2007.

43. Zampese MS, Benvenuto-Andrade C, Cunha V. Doenças Sexualmente Transmissíveis e Treponematoses Não sexuais. In: Ramos-e-Silva M, Castro MCR. Fundamentos de Dermatologia. Vol. 1. Rio de Janeiro: Atheneu; 2009. p. 937-71.

44. Zetola NM, Klausner JD. Syphilis and HIV Infection: An Update. Clin Infect Dis. 2007;44:1222-8.

149 Síndrome de Mononucleose

- **Sérgio Setúbal**
- **Solange Artimos de Oliveira**

(CID 10 = B27 - Mononucleose infecciosa; B27.0 - Mononucleose devida ao vírus de Epstein-Barr; B27.1 - Mononucleose por citomegalovírus; B27.8 - Outras mononucleoses infecciosas; B27.9 - Mononucleose infecciosa não especificada)

INTRODUÇÃO

A síndrome de mononucleose corresponde a um quadro agudo ou subagudo de febre e linfonodomegalia generalizada, acompanhado ocasionalmente de visceromegalias, alterações hematológicas e exantema. Todas essas manifestações são geralmente limitadas no tempo e na gravidade. A síndrome de mononucleose é também conhecida como síndrome de mononucleose infecciosa, síndrome mononucleose-símile e síndrome mononucleose-*like*. Tem várias causas, entre elas a mononucleose infecciosa causada pelo vírus de Epstein-Barr (EBV), doença da qual retira o nome e que responde pela maior parte (79%) dos casos. Infecções recentes por citomegalovírus, *Toxoplasma gondii* e pelo vírus da imunodeficiência humana (HIV) estão também entre as possíveis causas. Muitos outros agentes produzem formas incompletas da síndrome, entre os quais o vírus da rubéola, o herpesvírus humano tipo 6 (exantema súbito, *roseola infantum* ou sexta doença), o *Treponema pallidum* (sífilis secundária), o *Trypanosoma cruzi* (doença de Chagas aguda) e a *Bartonella henselae* (doença da arranhadura do gato).

Na maior parte dos casos, o diagnóstico etiológico de certeza não é possível em bases clínicas, exigindo exames laboratoriais. A síndrome também pode ser causada por drogas como difenilidantoína, carbamazepina, isoniazida e ácido paraminossalicílico, entre outras. Para evitar confusão entre a síndrome e a sua principal causa – a mononucleose infecciosa pelo EBV – é melhor empregar a expressão "síndrome de mononucleose" ou "síndrome adenomegálica" (ou, mais corretamente, "síndrome linfonodomegálica") para designar a síndrome em sentido amplo, e mononucleose infecciosa, citomegalovirose, etc. para referir-se às infecções que a determinam. Este capítulo aborda apenas as principais causas da síndrome, com ênfase no EBV[4,7,13].

VÍRUS DE EPSTEIN-BARR

O EBV, o *Lymphocryptovirus* (herpesvírus humano tipo 4, um gama-herpesvírus), é um dos oito herpesvírus capazes de infectar seres humanos. É um vírus de simetria icosaédrica, envelopado, de 180 a 200 nm de diâmetro. O DNA de dupla cadeia codifica cerca de 90 proteínas. Há dois tipos de EBV (1 e 2, ou A e B), que se diferenciam por variações na sequência de DNA dos seus genes de latência. Os dois tipos não diferem quanto à virulência, não têm distribuição geográfica distinta e não se distinguem sorologicamente, embora possam ser diferenciados por linfócitos T citotóxicos que lhes reconhecem epítopos diferentes. Um mesmo indivíduo pode estar infectado pelos dois tipos. Tal como ocorre com todos os herpesvírus, a infecção pelo EBV é incurável e mais de 90% dos seres humanos, em todo o planeta, estão infectados. Entretanto, graças ao extremo grau de adaptação do vírus ao seu hospedeiro, a ocorrência de doença clínica decorrente da infecção é relativamente rara[7].

A interação entre o EBV e os linfócitos B é complexa e tem início com a união da glicoproteína viral gp350 com o receptor de complemento existente na superfície dos linfócitos B, CD21. Esta molécula existe também nas células dendríticas foliculares e nas células do epitélio da nasofaringe. O vírus estabelece, com diferentes células do indivíduo infectado, dois tipos de interação. No primeiro deles, há infecção lítica das células (linfócitos B e células do epitélio da orofaringe), com produção de novos vírus e a sua disseminação a outros indivíduos, através da saliva. Nesse tipo de interação, a célula infectada é destruída[7]. O segundo tipo de interação é a infecção latente, que responde pela persistência da virose a longo prazo e possivelmente contribui para o potencial oncogênico do vírus. Ao ser estimulada pela ligação ao EBV, a molécula CD21 emite, para o interior da célula, sinais que determinam a sua proliferação. Se não progridem para a infecção lítica, estas células adquirem a capacidade de propagar-se *in vitro* indefinidamente. Diz-se que houve a sua "transformação" ou "imortalização".

Na ausência de uma resposta imune que a contenha, a "imortalização" pode levar a uma doença linfoproliferativa potencialmente fatal. A infecção latente acomete em geral linfócitos B, mas pode também observar-se em células do epitélio da nasofaringe. Na infecção latente, as partículas virais não se formam e o vírus existe apenas como um

DNA circular (um epissomo) que se duplica sempre que a célula o faz. Há, na infecção latente, expressão de quatro proteínas nucleares, duas proteínas de membrana e dois tipos de molécula de RNA viral (Tabela 149.1). O padrão de expressão dessas moléculas dá origem a três tipos distintos de latência, numerados de I a III. Esses padrões de latência têm importância para a compreensão da associação do EBV com diversas doenças. As proteínas ou antígenos nucleares são os EBNA (*Epstein-Barr Nuclear Antigen*) 1, 2 e 3 e LP. As proteínas de membrana são LMP-1 e LMP-2. O EBNA-2 e o EBNA-LP são os primeiros a serem expressos. EBNA-2 ativa a expressão de diversos genes do EBV e do hospedeiro. EBNA-LP coopera com EBNA-2 de modo desconhecido, de modo a expressar as proteínas nucleares restantes e as proteínas de membrana. A LMP-1 é o principal oncogene do EBV. Sua expressão em camundongos transgênicos resulta em linfoma. Envia para o interior da célula, pela sua cauda citoplasmática, sinais que mimetizam aqueles normalmente produzidos pela molécula da superfície celular CD40, quando estimulada por linfócito T CD4+. Esses sinais ativam diversos genes do linfócito B infectado, levando ao incremento da expressão de moléculas de adesão, à produção de citocinas, à proliferação celular e à indução de um estado antiapoptótico. Embora não seja necessária para a proliferação incontrolada dos linfócitos B infectados, LMP-2 mimetiza um sinal necessário à transformação desses linfócitos em células de memória imunológica, de longa sobrevivência. Esse sinal é a ativação da imunoglobulina de membrana (BCR, *B cell receptor*). LMP-2 também impede que a infecção viral se torne lítica. É expressa em todos os tipos de latência, exceto no linfoma de Burkitt.

O antígeno nuclear EBNA-1 promove, durante a divisão celular, a replicação do DNA viral pela maquinaria da célula, assegurando que cada nova célula formada receba uma cópia idêntica do epissomo viral. É expresso na mononucleose infecciosa e em todos os tipos de latência. O EBNA-3 inclui várias proteínas que interagem com genes celulares, de modo a estimular a proliferação da célula infectada, aumentando-lhe o tempo de sobrevivência pelo silenciamento dos genes supressores tumorais p16^{INK4A} e p14^{ARF}. Os RNA virais são os miRNA (microRNA) e EBER (*Epstein-Barr coded RNA*).

As miRNA bloqueiam a expressão dos RNA mensageiros da célula. São expressos em todas as situações, exceto no portador são. Os EBER são expressos em altos níveis em todos os tipos de latência[7,12].

A latência III se associa à mononucleose infecciosa aguda, à doença linfoproliferativa e ao linfoma primário do SNC em pacientes com aids. Todos os genes são expressos, inclusive os que seriam alvo fácil para o sistema imune, mostrando que o indivíduo ainda não adquiriu imunidade, ou está imunodeficiente. O padrão de latência II é mais restrito, e os tumores com que ele se relaciona são, em grande parte, constituídos por numerosos linfócitos não neoplásicos reativos que circundam umas poucas células neoplásicas que expressam os genes de latência viral. É o caso da doença de Hodgkin, do carcinoma nasofaríngeo e dos linfomas de células T. No linfoma de Burkitt e no câncer gástrico, apenas EBNA-1, miRNA e EBER são expressos (latência I), e a participação do vírus na oncogênese é controversa[7,23].

Durante a mononucleose infecciosa há proliferação linfoide generalizada, não só pela imortalização e proliferação dos linfócitos B, como também pelo aparecimento de linfócitos T CD8+ citotóxicos e células NK (*natural killer*) empenhados na destruição dos linfócitos B infectados. Essa destruição é um processo complexo que impede a doença linfoproliferativa e gera quase todos os sintomas da mononucleose infecciosa, sendo esta, talvez, a razão pela qual essa doença é mais comum em adultos. Durante o período ativo da mononucleose infecciosa, até 40% dos linfócitos T CD8+ têm especificidade para antígenos do EBV. Esses linfócitos produzem citocinas que podem debilitar intensamente o indivíduo doente. Essas células, no início, reagem contra os antígenos da infecção lítica. Mais tarde, passam a reagir contra os antígenos da infecção latente, especialmente EBNA-3. Há também expansão dos linfócitos T CD4+, mas seu papel no combate à infecção é incerto. Os anticorpos têm valor, sobretudo, para o diagnóstico e seu papel no controle da infecção é incerto[7].

A infecção latente pode transformar-se em lítica, provavelmente pela interação do BCR com o seu antígeno. Com essa ativação, tem início uma cascata de eventos que culmina com a expressão dos chamados "antígenos precoces" (EA,

TABELA 149.1

Padrões de Expressão dos Genes de Latência do EBV								
			Latência III		Latência II		Latência I	
Gene	MI	PS	DLP	LP-SNC	LH	CNF	CG	LB
EBNA-1	+	?	+	+	+	+	+	+
EBNA-2	+	-	+	+	-	-	-	-
EBNA-3	+	-	+	+	-	-	-	-
EBNA-LP	+	-	+	+	-	-	-	-
LMP-1	+	-	+	+	+	+	-	-
LMP-2	+	+	+	+	+	+	+/-	-
miRNA	+	?	+	+	+	+	+	+
EBER	+	+	+	+	+	+	+	+

MI, mononucleose infecciosa; PS, portador são; DLP, doença linfoproliferativa; LP-SNC, linfoma primário do sistema nervoso central; LH, linfoma de Hodgkin; CNF, carcinoma nasofaríngeo; CG, câncer gástrico; LB, linfoma de Burkitt. Fonte: Johannsen & Kaye, 2015[7].

Early Antigens, ou seja, a timidina cinase e DNA polimerase) e dos antígenos estruturais tardios do capsídeo viral (VCA, ou *Viral Capsid Antigen*). A infecção lítica leva à morte da célula. A reativação da replicação viral é necessária para que o vírus possa completar o seu ciclo vital e infectar outros indivíduos suscetíveis. Esse processo se mantém de forma pouco intensa durante toda a vida do indivíduo, dando origem a novas partículas virais. Supõe-se que após interação com seu antígeno específico, o linfócito migre para as tonsilas, onde se diferencia em plasmócito, o que, por sua vez, desencadeia o ciclo lítico. Com a liberação das partículas virais na saliva, há infecção de outros linfócitos B, sendo possível também a transmissão para outro indivíduo. Esse processo é muito intenso durante o período ativo da mononucleose infecciosa, na qual até 20% dos linfócitos B expressam EBNA e uma entre cada 200 células mononucleares circulantes é capaz de estabelecer uma linhagem contínua *in vitro*[7,12].

As proteínas e RNA expressos durante a latência têm não só a função de regular a evolução do linfócito B, no sentido de transformá-lo numa célula de memória longeva, preservando assim a infecção por longos períodos, mas também age no sentido de evadir a resposta imune. A proteína viral BCRF1 tem 70% de homologia com a interleucina 10 (IL-10) e, tal como a IL-10, inibe a síntese de IFN-γ (interferon-gama), o que desvia a resposta de células T CD4+ para Th2. Isso favorece a produção de anticorpos (que são ineficazes), impedindo também a relação entre as células T CD4+ e T CD8+ citotóxicas, necessária à destruição das células B infectadas[7]. BARF1, outra proteína viral, é um receptor solúvel do CSF1 (*colony stimulating fator 1*) que consome este fator e impede que ele se ligue ao seu receptor celular para intensificar a expressão de IFN-alfa em monócitos[7].

A diferenciação dos linfócitos B em plasmócitos determina grande produção de anticorpos (gamopatia policlonal). A produção de anticorpos eleva em 50% a concentração sérica de imunoglobulinas da classe IgG, e em 100% a de imunoglobulinas da classe IgM. Essa síntese indiscriminada de imunoglobulinas aumenta a quantidade de determinados anticorpos, denominados anticorpos "heterófilos", normalmente presentes em baixos títulos ou não detectáveis no indivíduo saudável. A denominação "heterófilos" decorre da sua capacidade de reagir com antígenos inespecíficos (p. ex., hemácias de carneiro, cavalo e boi) que não guardam nenhuma relação com a infecção viral (hetero = outro, filo = afinidade). São geralmente anticorpos da classe IgM que não reagem contra antígenos do EBV. Seu papel no controle da infecção é desconhecido, e seus títulos não têm relação com a gravidade da mononucleose. São altamente preditivos de infecção primária pelo EBV[7].

Além da presença de anticorpos heterófilos, pode haver reatividade transitória dos testes para aglutininas frias, crioglobulinas, anticorpos antinucleares e fator reumatoide. Essas alterações (linfocitose, gamopatia policlonal com anticorpos heterófilos) são transitórias e desaparecem, geralmente sem maiores consequências, com a cura espontânea da mononucleose. A infecção, no entanto, persiste por toda a vida do indivíduo, durante a qual a taxa de linfócitos transformados ou imortalizados pelo EBV é mantida baixa pela imunidade. Em indivíduos saudáveis com infecção crônica pelo EBV, o vírus pode ser detectado de um a 50 dentre cada milhão de linfócitos, no sangue periférico. Na mononucleose infecciosa, até 50% dos linfócitos B de memória estão infectados pelo EBV. Nos indivíduos saudáveis, apenas 1 em cada mil, ou um em cada milhão[7,12].

Na convalescença, apenas EBNA-1 é expressa, para garantir a replicação e distribuição dos epissomos pelas novas células, durante a divisão celular. EBNA-1 é resistente ao processamento pelo proteassoma, e por essa razão seus epítopos não podem ser exibidos no contexto do MHC de classe I, não sendo a célula infectada percebida pelo sistema imune[7].

CITOMEGALOVÍRUS

O citomegalovírus é o herpesvírus humano tipo 5, um beta-herpesvírus. Suas características morfológicas são as dos herpesvírus, dos quais é o maior. Seu DNA de dupla cadeia codifica cerca de 230 proteínas. A infecção recente pelo citomegalovírus, em geral assintomática, pode resultar também em síndrome de mononucleose (21% das síndromes de mononucleose resultam da infecção pelo citomegalovírus). Tal como ocorre com todos os herpesvírus, o citomegalovírus persiste no organismo por toda a vida. O vírus determina infecção latente em diversos tipos celulares, como polimorfonucleares, linfócitos T, endotélio e células do epitélio renal e das glândulas salivares. Ocorrem infecções primárias e secundárias. Estas são determinadas por nova infecção exógena, ou por reativação endógena. Alguns indivíduos são infectados por múltiplas cepas do vírus. A doença clínica, quando ocorre, é mais grave na infecção primária[4].

TOXOPLASMA GONDII

O *Toxoplasma gondii* é um protozoário parasita de felinos, embora tenha, como hospedeiros intermediários, uma ampla gama de animais de sangue quente, entre os quais o homem. Multiplica-se sempre no interior das células. A infecção pode-se dar pela ingestão de frutas e legumes contaminados pelos oocistos do parasita, eliminados nas fezes do gato e de outros felinos. É possível a ocorrência de surtos toxoplasmose devidos à ingestão de água contaminada com oocistos. A infecção também pode resultar da ingestão da carne de animais infectados, contendo cistos tissulares com formas do parasita em lenta multiplicação (bradizoítos).

Seja qual for o modo de aquisição, em uma fase inicial e transitória da infecção os parasitas assumem no interior das células do hospedeiro uma forma de multiplicação rápida (taquizoítos). Essas células tornam-se repletas de parasitas e terminam por romper-se. As células parasitadas, ou os próprios parasitas liberados pela sua ruptura, difundem-se por todo o organismo por via hematogênica, atingindo inclusive, em se tratando de uma gestante, a placenta e o feto. Esta fase corresponde à toxoplasmose aguda, que pode ser assintomática ou manifestar-se por um quadro de síndrome mononucleose. No Capítulo 153 (Toxoplasmose) discutem-se os aspectos patogênicos e clínicos dessa infecção[2,8,14].

DIAGNÓSTICO CLÍNICO

Mononucleose Infecciosa Devida ao Vírus de Epstein-Barr

A infecção pelos agentes causadores de síndrome de mononucleose é, na maior parte das vezes, assintomática. Nas infecções pelo EBV, a síndrome linfonodomegálica, quando ocorre, surge 4 a 7 semanas após a infecção. Cursa com febre, linfonodomegalias, esplenomegalia, sinais de disfunção hepatocelular (elevação das aminotransferases, às vezes icterícia) e exantema. A febre é de padrão irregular, pode ter início insidioso e acompanhar-se de cefaleia e mal-estar indefinido. A febre persiste por 10 a 14 dias, mas já é baixa e bem tolerada na última semana antes de sua desaparição[12].

A faringite é mais exuberante nas infecções pelo EBV que nas síndromes determinadas por outros agentes, onde tende a ser mais leve ou não existir. Na mononucleose pelo EBV, a faringite é máxima aos 3 ou 5 dias de doença e cede gradualmente ao longo de mais 7 ou 10 dias. O exantema pode ser maculopapular, petequial ou urticariforme e ocorre em um pequeno percentual de casos (3%), embora a administração inadvertida de ampicilina ou amoxicilina possa elevar esse percentual para mais de 90% (o que pode também ocorrer na mononucleose pelo citomegalovírus). O exantema é então maculopapular e pruriginoso. O paciente não deverá ser considerado alérgico às penicilinas, que poderão ser utilizadas sem problemas no futuro. O exantema parece depender da presença transitória de anticorpos heterófilos com afinidade pelo antibiótico[4,7,12].

A linfonodomegalia é, com frequência, generalizada, porém mais proeminente na região cervical. Surge com a faringite, raramente persistindo por mais de 1 mês. Os linfonodos não amolecem nem fistulizam (a única causa de síndrome de mononucleose capaz de provocar tais alterações parece ser, ocasionalmente, a doença por arranhadura do gato). A esplenomegalia ocorre em 50% dos casos de mononucleose pelo EBV. Outras características, nos casos provocados por esse agente, incluem petéquias no palato, edema de pálpebras ou periorbitário (sinal de Hoagland), exantema rubeoliforme (Figura 149.1) e, em uma minoria de casos, icterícia (hepatite monocítica).

A prostração e a fadiga são as alterações mais duradouras da mononucleose infecciosa. Na convalescença, a fadiga pode evoluir com remissões e recrudescências.

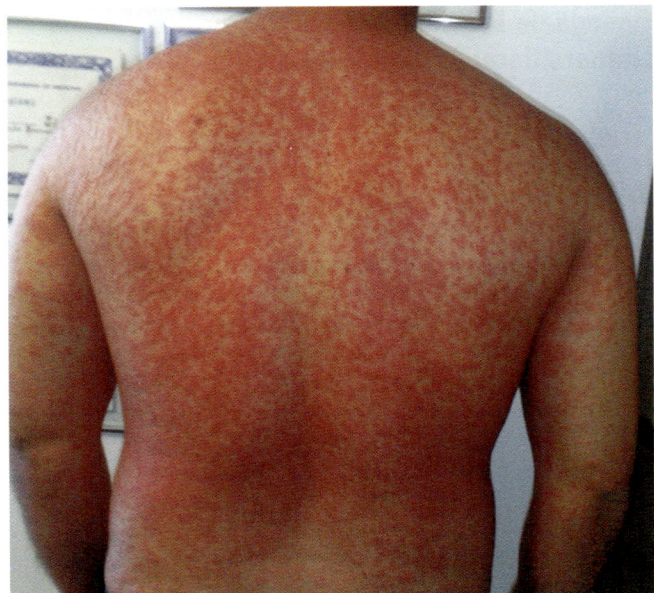

FIGURA 149.1 – Mononucleose por vírus Epstein-Barr: exantema maculopapular (Foto gentileza do Prof. Franscisco Orniudo Fernandes).

Alguns aspectos da síndrome têm algum valor na exclusão dos diagnósticos diferenciais. O bom estado geral e a ausência de anemia falam contra a presença de neoplasias linfoproliferativas, que cursam com linfonodomegalia generalizada e visceromegalias. Nas infecções pelo EBV, a faringite dolorosa, em 50% dos casos acompanhada por exsudato membranoso, pode lembrar a faringite diftérica. Contribui para esta confusão o fato de que, em crianças pequenas com mononucleose, o intenso acometimento do tecido linfoide do anel de Waldeyer dificulta a respiração e a deglutição, e pode levar à obstrução respiratória alta. A faixa etária, o bom estado geral, a história de vacinação antidiftérica, a linfonodomegalia generalizada (e não apenas cervical), a esplenomegalia e o hemograma (veja adiante) ajudam a afastar a difteria. Uma faringite isolada do contexto da síndrome linfonodomegálica dificilmente será devida ao EBV. O isolamento de *Streptococcus pyogenes* não afasta a possibilidade de mononucleose, pois a colonização por esta bactéria é frequente na faixa etária sobre a qual incide a infecção pelo EBV[7].

A mononucleose infecciosa pelo EBV geralmente evolui por cerca de 2 a 5 semanas. A preponderância da linfonodomegalia, da faringite ou da febre resulta nas chamadas apresentações glandulares, anginosas e tifoídicas, respectivamente. Nesse último tipo de apresentação, a febre pode persistir isoladamente por 2 a 3 semanas, sem faringite ou linfonodomegalia, às vezes acompanhada de discreto exantema, o que faz lembrar a febre tifoide. Também em pacientes idosos a infecção pelo EBV pode manifestar-se como uma doença febril prolongada e debilitante, acompanhada de intensa fadiga, sem os comemorativos da síndrome de mononucleose.

Mononucleose por Citomegalovírus

A mononucleose pelo citomegalovírus é bastante semelhante à causada pelo EBV, exceto pela pouca proeminência das linfonodomegalias e da faringite, embora as esplenomegalias sejam maiores. Distingue-se, ao contrário, pela maior preponderância de mialgias e febre elevada, sendo, na maior parte das vezes, responsável por uma síndrome de mononucleose de caráter tifoídico. É a causa mais frequente de mononucleose heterófilo-negativa. A linfocitose atípica é menos intensa (ver Capítulo 26 – Citomegalovirose)[4,7].

Toxoplasmose Aguda – Forma Linfonodular

A fase aguda da toxoplasmose adquirida pode simular a infecção pelo EBV. Geralmente, os quadros provocados pelo *T. gondii* evoluem também sem faringite e o exantema é menos frequente. Clinicamente, porém, pode ser indistinguível. A linfocitose atípica em geral é de pequena monta (ver Capítulo 153 – Toxoplasmose).

Síndrome de Infecção Aguda pelo Vírus da Imunodeficiência humana (HIV)

A síndrome linfonodomegálica pode também dever-se à infeção primária pelo HIV, que pode acompanhar-se de um quadro autolimitado de cefaleia, meningismo, mialgias, suores, diarreia, úlceras orais e faringite sem exsudato. A síndrome linfonodomegálica da infecção aguda pelo HIV é doença transitória, que não deve confundir-se com a linfonodomegalia generalizada persistente da infecção crônica pelo HIV. Há leucopenia, tardiamente seguida de linfocitose com linfócitos atípicos, elevação da velocidade de hemossedimentação e das enzimas hepáticas. Anticorpos heterófilos estão geralmente ausentes na infecção primária pelo HIV[7].

Complicações da Mononucleose Infecciosa pelo EBV

Pode haver anemia hemolítica autoimune, com aglutininas frias da classe IgM em 80% dos casos, geralmente com especificidade anti-I. A anemia surge na 2ª ou 3ª semana e cede em 1 ou 2 meses. Os corticoides podem acelerar a cura[7].

É comum a trombocitopenia e metade dos pacientes com mononucleose infecciosa tem contagens de plaquetas inferiores a 140 mil/mm³. Há relatos de morte por hemorragia cerebral no contexto de profunda trombocitopenia. O mecanismo é incerto. O maior número de megacariócitos e a presença de anticorpos antiplaquetas falam a favor de consumo periférico. Os corticoides não têm efeito benéfico em todos os casos e a esplenectomia pode ser necessária em casos refratários[7].

Há comumente na mononucleose infecciosa leve neutropenia que, em raros casos, pode aprofundar-se e complicar-se com infecções bacterianas[7].

A ruptura do baço: é uma rara complicação da mononucleose pelo EBV. Denunciam esta eventualidade a dor e a queda da tensão arterial e do hematócrito. A ruptura deve-se à infiltração das trabéculas e cápsula do baço por linfócitos reativos, e ao aumento súbito do tamanho do órgão. A ruptura é normalmente precedida por sangramento subcapsular. Sua incidência é máxima na 2ª ou 3ª semana de doença, mas pode ser a primeira manifestação de uma mononucleose infecciosa. A dor abdominal é incomum na mononucleose e deve levantar suspeita. A dor pode ter início insidioso ou súbito e irradiar-se para a região subescapular esquerda. Há sensibilidade no quadrante superior esquerdo, com ou sem dor à descompressão súbita, macicez de decúbito, ou irritação peritoneal. A pressão arterial e o hematócrito caem rapidamente e alguns casos se manifestam inicialmente por choque. O quadro de abdome agudo pode dar origem a leucocitose com neutrofilia e desvio à esquerda. O tratamento de escolha é a esplenectomia urgente, embora a esplenorrafia possa ser tentada em casos selecionados. Os esportes violentos devem ser evitados, bem como a constipação intestinal e a palpação indelicada[7].

As complicações neurológicas ocorrem em menos de 1% dos casos de mononucleose infecciosa. Podem surgir sem os outros comemorativos da doença e ser, por esta razão, de difícil diagnóstico. A encefalite tem início agudo, progride rapidamente para formas graves, mas tem recuperação completa. O quadro neurológico pode resumir-se a uma cerebelite, ou a uma meningite asséptica. As alterações liquóricas são mínimas. O número de células não ultrapassa 200/mm³ e a glicose e as proteínas são quase sempre normais. Pode haver linfócitos atípicos no liquor. Os títulos de anticorpos anti-VCA no liquor são baixos. A mononucleose infecciosa pode complicar-se também com uma síndrome de Guillain-Barré, paralisia de Bell e mielite transversa. As complicações neurológicas são a principal causa de morte na mononucleose infecciosa, mas a maior parte dos pacientes com este tipo de complicação se recupera sem sequelas[7].

Em 90% dos casos de mononucleose infecciosa há elevação das aminotransferases. A hepatite fulminante é rara e sugere imunodeficiência. Resulta da infiltração do fígado por linfócitos B infectados e células citotóxicas. Há icterícia em 5% dos casos de mononucleose infecciosa, geralmente leve e sem consequências[7].

As alterações do sedimento urinário são comuns, sendo as mais frequentes a hematúria e a proteinúria. A insuficiência renal é muito rara e pode dever-se à infiltração da medula renal por linfócitos T ativados, determinando uma nefrite intersticial. Nos raros casos onde há rabdomiólise, esta pode determinar insuficiência renal[7].

As complicações cardíacas são incomuns. Em 6% dos casos há alterações eletrocardiográficas discretas, geralmente confinadas ao segmento ST. Também são raras as complicações pulmonares. Os relatos de infiltrado intersticial em 3-5% dos casos são objeto de controvérsia, porque outras causas não foram afastadas. No entanto, há vários casos de pneumonia por EBV descritos, com a presença de EBER nos tecidos pulmonares[7].

Complicações das Infecções por Outros Agentes que Determinam Síndrome de Mononucleose Infecciosa

Tal como nas infecções pelo EBV, o citomegalovírus e o HIV podem determinar meningite viral "asséptica", paralisia de Bell, síndrome de Guillain-Barré e encefalite. Essas complicações neurológicas podem ocorrer de forma isolada, justificando a tentativa de diagnóstico sorológico nos pacientes acometidos. A coriorretinite pelo *Toxoplasma gondii* é geralmente sequela da infecção congênita, embora possa ocorrer também nos casos adquiridos que se manifestam por uma síndrome de mononucleose.

OUTRAS DOENÇAS CAUSADAS PELO VÍRUS DE EPSTEIN-BARR

Doença de Duncan, Doença de Purtilo, Doença Linfoproliferativa Ligada ao X

(CID 10 = D82.3 - Imunodeficiência que se segue à resposta hereditária defeituosa ao vírus de Epstein-Barr [Doença linfoproliferativa associada ao cromossomo X])

Trata-se de uma rara anormalidade genética de meninos que, sem qualquer evidência de imunodeficiência, desenvolvem doença avassaladora pelo EBV, com proliferação policlonal de células B e T, que muitas vezes resulta em morte por hepatite fulminante ou síndrome hemofagocítica. Nos que sobrevivem podem surgir agamaglobulinemia, anemia aplástica ou, anos depois, linfoma de células B. O quadro está relacionado a mutações do gene *SAP*, um importante ativador dos linfócitos T e NK, mas a razão pela qual a ausência do gene saudável produz a síndrome é incerta. Certas síndromes genéticas ligadas ao cromossoma X também podem predispor a infecções graves pelo EBV, como a XIAP (*X-linked inhibitor of apoptosis*), XMEN (*X-linked immunodeficiency with magnesium deficit and EBV infection and neoplasia*), entre outras[7].

Linfoistiocitose Hemofagocítica Associada ao Vírus de Epstein-Barr

(CID 10 = D76.2 - Síndrome hemofagocítica)

A síndrome hemofagocítica corresponde a uma ativação exagerada de linfócitos e macrófagos (histiócitos). Há infiltração da medula óssea, linfonodos, baço e fígado, com notável fagocitose de hemácias e células nucleadas. Pode fazer parte da síndrome de Duncan ou da infecção crônica ativa pelo EBV, mas pode igualmente apresentar-se de forma isolada (para a qual se reserva a denominação "linfoistiocitose hemofagocítica"). Acomete geralmente crianças com menos de 3 anos, que evoluem com febre alta, visceromegalias, pancitopenia, disfunção hepática e coagulopatia. A maior parte dos casos, ou talvez todos, associa-se à proliferação monoclonal de células T, geralmente CD8+. A linfoistiocitose hemofagocítica é geralmente desencadeada por uma infecção viral, das quais a provocada pelo EBV é a mais comum (casos "secundários"). O citomegalovírus e a leishmaniose visceral também são causas importantes.

Na linfoistiocitose hemofagocítica associada ao EBV, a maior parte dos linfócitos T dos infiltrados está infectada por uma forma "monoclonal" do EBV, sugerindo que a infecção pelo vírus antecedeu a proliferação dos linfócitos. Estes linfócitos T em multiplicação descontrolada respondem pelos altos níveis de TNF-α, IFN-γ, M-CSF, IL-6, IL-10, IL-18 e sIL-2R (receptor solúvel de IL-2), que tipificam a linfoistiocitose hemofagocítica e determinam a ativação dos macrófagos. Formas familiares (casos "primários") da linfoistiocitose hemofagocítica exibem herança recessiva e caracterizam-se por disfunção das células NK. Estão ligados a defeitos de genes essenciais para a desgranulação citotóxica de perforina nas células NK e T CD8+. O prognóstico da linfoistiocitose hemofagocítica é mau na ausência de tratamento. Entretanto, o tratamento com etoposídeo, dexametasona e ciclosporina A (protocolo HLH-2004 da *Histiocyte Society*) se associa a taxas de sobrevivência de mais de 75%[7].

Doença Linfoproliferativa de Células B

(CID 10 = D47.9 - Neoplasia de comportamento incerto ou desconhecido dos tecidos linfático, hematopoético e tecidos correlatos, não especificada [Doença linfoproliferativa sem outra especificação]).

Ocorre nos estados de imunodeficiência, onde a falta de policiamento imune por parte dos linfócitos T citotóxicos permite a proliferação dos linfócitos B com infecção latente. As células B expressam todos os antígenos de latência (latência III), incluindo as proteínas do EBNA3 que, em outra situação, seriam alvos fáceis para as células T CD8+ citotóxicas. É uma complicação potencialmente fatal dos transplantes ("doença linfoproliferativa pós-transplante") consequente ao uso de drogas imunossupressoras, com o fim de prevenir a rejeição do órgão. Quanto mais forte for a imunodepressão necessária (transplante de medula óssea, de vísceras múltiplas, etc.), maior será o risco e mais grave a doença. A síndrome linfoproliferativa ocorre também em outras formas de depressão da imunidade celular. O linfoma difuso de grandes células B que ocorre na aids tem notável semelhança com a doença linfoproliferativa pós-transplante[7].

O risco é maior quando ocorre infecção primária pelo EBV (o que corresponde à metade dos casos) durante o tratamento imunossupressor. Essa é, geralmente, a situação de crianças que adquirem a infecção a partir do próprio órgão transplantado. A apresentação clínica pode lembrar uma doença do enxerto contra o hospedeiro, a rejeição do órgão transplantado ou outras infecções. Pode ainda manifestar-se como uma síndrome de mononucleose grave ou como um tumor linfoide de origem extranodal acometendo o intestino, cérebro ou o órgão transplantado. A apresentação sob a forma de uma síndrome de mononucleose é mais comum em crianças, no 1º ano após o transplante. Já os tumores extranodais são observados vários anos após o transplante, em pacientes adultos previamente soropositivos. Com o desenvolvimento de técnicas quantitativas de detecção da carga viral, muitos centros de transplantes passaram a monitorar a viremia pós-transplante, especialmente no caso do transplante de células-tronco hematopoéticas. Alguns deles tratam os pacientes que desenvolvem alta carga viral para o EBV com rituximabe, um anticorpo monoclonal anti-CD20, que leva à depleção dos linfócitos B e reduz a carga viral[7].

Linfoma de Hodgkin

(CID 10 = C81.9 - Doença de Hodgkin, não especificada)

Sabe-se que o EBV tem também um papel causal na patogênese do linfoma de Hodgkin, embora o mecanismo exato não seja conhecido, e nem todas as formas desse linfoma estejam associadas ao vírus. O linfoma de Hodgkin pode ser uma resposta atípica à infecção pelo EBV, uma vez que se constitui de um infiltrado de células linfoides reativas, no interior do qual as poucas células malignas de Reed-Sternberg não chegam a 1% da massa tumoral. A concentração de anticorpos contra o EBV se eleva meses ou anos antes do aparecimento do linfoma de Hodgkin. Há uma incidência maior desse linfoma nos 5 anos que se seguem à mononucleose infecciosa pelo EBV. Há células de Reed-Sternberg na mononucleose pelo EBV. A incidência do linfoma de Hodgkin é bimodal: nos países em desenvolvimento, o pico da incidência ocorre mais cedo (5-10 anos de idade) que nos países desenvolvidos (15-35 anos de idade), o que sugere uma relação com a epidemiologia do EBV na população em geral. Uma associação mais firme foi finalmente estabelecida quando se verificou que as células de Reed-Sternberg (que são originárias de linfócitos B pós-germinais) expressam genes do EBV conforme o padrão de latência II.

A análise das sequências terminais mostra que os genomas do EBV presentes nas células de Reed-Sternberg são monoclonais, o que sugere que a infecção pelo vírus ocorreu antes do desenvolvimento da neoplasia. A intensidade da associação das formas clássicas do linfoma de Hodgkin com o EBV varia conforme a idade, o sexo, a etnia e o país de residência. A associação parece estar restrita aos tipos clássicos do linfoma, especialmente os de celularidade mista e de depleção linfocitária. O subtipo não clássico de predomínio linfocitário nodular é hoje em dia considerado um linfoma à parte, e não se associa ao EBV. Nas formas do tumor não associadas ao EBV, há eventos genéticos outros, responsáveis pela oncogênese na ausência do vírus[7,12].

Linfoma de Burkitt

(CID 10 = C83.7 - Tumor de Burkitt)

O linfoma de Burkitt é um linfoma de alto grau, de células pequenas não clivadas, endêmico na África Equatorial. O EBV foi descrito em 1964 nas células desse tumor. Na África, o linfoma de Burkitt associa-se à malária por *Plasmodium falciparum*, e os tumores se apresentam como uma lesão desfigurante da mandíbula, acometendo também o abdome. Embora mais de 90% dos casos se associem ao EBV, o papel do vírus é incerto, uma vez que os genes transformadores não são expressos, já que a expressão dos genes virais está restrita ao EBNA-1 e aos EBER (latência I). A análise das sequências terminais do genoma do EBV mostra que a infecção viral ocorre antes da expansão do tumor.

Supõe-se que, nos trópicos, a malária esgote a capacidade de controle das células T sobre os linfócitos B com infecção latente pelo EBV, permitindo a sua proliferação. Nessas regiões, estão sob maior risco as pessoas com altos títulos de anticorpos contra antígenos líticos e os que se infectaram em idade precoce, mormente quando a carga viral para o EBV foi alta durante a infecção primária. Quase todos os linfomas de Burkitt contêm uma translocação cromossômica que coloca um oncogene (*c-myc*) em posição próxima aos genes das cadeias das imunoglobulinas. O rearranjo genético normal dos linfócitos B, necessário à síntese das diferentes classes de imunoglobulina, resulta na expressão incontrolada de *c-myc*. Este poderoso oncogene provavelmente torna desnecessária a expressão dos genes transformadores do EBV que, de outro modo, seriam alvo fácil para o policiamento imune. Na forma esporádica, que o linfoma de Burkitt apresenta no restante do globo, a manifestação clínica mais comum é um tumor abdominal. Esses linfomas também contêm a translocação de *c-myc*, mas são menos frequentemente associados ao EBV (25% dos casos). Pessoas HIV-positivas estão sob maior risco de linfoma de Burkitt, independentemente do grau de imunodeficiência. Nestes pacientes, o tumor tende, pois, a surgir relativamente cedo na evolução da doença pelo HIV[7,10].

Carcinoma Nasofaríngeo

(CID 10 = C11.9 - Neoplasia maligna da nasofaringe, não especificada)

Raro nos países ocidentais, o carcinoma nasofaríngeo é prevalente no sul da China (onde a incidência é de 50 casos por 100 mil habitantes), no sudeste Asiático, no norte e leste da África e entre os esquimós. O tumor acomete adultos entre 20 e 40 anos de idade. O risco parece diminuir nos indivíduos que abandonam as áreas endêmicas, o que sugere a participação de um fator ambiente na gênese do tumor. Cerca de 100% das formas anaplásicas, não queratinizadas ou indiferenciadas do carcinoma contêm o genoma do EBV. Estas formas guardam certa semelhança com o linfoma de Hodgkin, no sentido de que o tumor consiste de células EBV-positivas (de origem epitelial, neste caso) que expressam o padrão II de latência, circundadas por células linfoides reativas, não malignas. Mais uma vez, o exame das sequências genômicas terminais revela que estas células epiteliais contêm vírus monoclonais, sugerindo que a infecção é anterior à expansão da neoplasia. A associação com o EBV é inconstante nos tumores queratinizados (varia de 30% a 100%), sendo especialmente tênue em pacientes que vivem fora da área endêmica. O genoma do EBV está presente nas células epiteliais do tumor, mas não nos linfócitos[7,12].

O carcinoma nasofaríngeo é de difícil diagnóstico e, por esta razão, os pacientes já se apresentam em estágio avançado. O primeiro sinal da doença é quase sempre uma massa no pescoço. O diagnóstico requer endoscopia e biópsia. As imagens são úteis para revelar a extensão da doença. Os pacientes acometidos têm altos títulos de IgA contra as proteínas estruturais do EBV. A elevação destes anticorpos pode anteceder por vários anos o surgimento do tumor. No sul da China, onde esta neoplasia é uma das mais frequentes, instituiu-se um programa de rastreamento de indivíduos com elevação dos anticorpos IgA anti-VCA e anti-EA na população geral. Indivíduos com níveis elevados desses anticorpos são então acompanhados, o que permite o diagnóstico precoce do tumor. Pacientes com carcinoma nasofaríngeo têm grandes quantidades de DNA do EBV no plasma. O prognóstico tem relação com a quantidade de DNA, sendo piores os resultados do tratamento e maiores as taxas de recidiva quanto mais alta for a carga viral. A modalidade quantitativa da reação em cadeia da polimerase (qPCR) é útil para acompanhar os pacientes tratados, quanto a uma possível recidiva do tumor[7].

Infecção Crônica Ativa pelo Vírus de Epstein-Barr

(CID 10 = B82.3 - Imunodeficiência que se segue à resposta hereditária defeituosa ao vírus de Epstein-Barr)

É uma desordem muito rara, descrita na Ásia e na América Latina, definida: (1) pela presença de mononucleose grave com mais de 6 meses de duração, com títulos muito altos de anticorpos contra antígenos líticos (IgG anti-VCA $\geq$ 640 e IgG anti-EA $\geq$ 160), ou níveis de DNA de EBV muito altos no sangue (> 300 cópias/μg de DNA); (2) por evidências histopatológicas de envolvimento de aparelhos e sistemas, isto é, pneumonite, hepatite, hemofagocitose e uveíte; e (3) pela demonstração do DNA, RNA e proteínas do EBV nos tecidos, mediante hibridização e imunoistoquímica. Esse tipo de acometimento se associa à infecção de linfócitos T CD4+ e NK pelo EBV. O prognóstico desses pacientes é mau e a maior parte morre por pancitopenia seguida de sepse, hipogamaglobulinemia e, alguns anos depois, por linfoma nasal de células T e NK. Não obstante, já foram descritas sobrevidas de mais de dez anos. O prognóstico é melhor quando a apresentação se dá em idade menor que oito anos e quando não há trombocitopenia. A patogênese é incerta. Um defeito imune talvez permita a proliferação de células T e NK infectadas. O tratamento com aciclovir ou ganciclovir não tem efeito benéfico, mas há descrições de casos tratados por imunoterapia adotiva e transplante de medula óssea. Há relatos de infecção crônica ativa por EBV acometendo células B. O prognóstico é igualmente mau e as opções de tratamento, igualmente restritas[7,9,25].

Linfoma Extranodal de Células T/NK do Tipo Nasal

(CID 10 = C86.0 - Linfoma extranodal de células NK/T do tipo nasal)

O linfoma extranodal de células T/NK do tipo nasal é um tumor angiocêntrico agressivo que invade a área correspondente à linha média da face, especialmente a cavidade nasal (granuloma letal da linha média). Pode, no entanto, acometer outros sítios, sem envolvimento nasal. É mais comum em indivíduos de ascendência asiática ou latino-americana e em 100% dos casos associa-se ao EBV. As células expressam o padrão II de latência. Indivíduos com infecção crônica ativa pelo EBV estão sob grande risco de desenvolver um tumor deste tipo. O envolvimento da medula óssea e do sangue é mínimo. A sobrevida é pequena e a resposta ao tratamento, má[5,18,].

Uma doença maligna angiocêntrica similar, a granulomatose linfomatoide, é tida hoje como uma entidade clínica distinta, causada pela proliferação de linfócitos B infectados pelo EBV em meio a um exuberante infiltrado de células T reativas, não malignas. Os pacientes com granulomatose linfomatoide tipicamente se apresentam com lesões pulmonares concomitantes a lesões cerebrais, cutâneas, renais e hepáticas que podem ser facilmente confundidas com infecções fúngicas disseminadas[7].

Carcinoma Gástrico

(CID 10 = C16.9 Neoplasia maligna do estômago, não especificada. Câncer gástrico, SOE)

Desde o primeiro relato, em 1990, de um carcinoma gástrico EBV-positivo, tornou-se evidente que cerca de 10% dos carcinomas gástricos em todo o mundo se associam ao EBV. Cânceres gástricos linfoepitelioides, nos quais células epiteliais malignas estão circundadas por um estroma linfoide, são EBV-positivos em até 80%, tais como uma pequena fração dos tumores gástricos com morfologia típica. A proporção de tumores gástricos EBV-positivos varia inversamente com a incidência de câncer gástrico, sendo de 17% nos EUA e na Alemanha e de 4% na China. Os genomas do EBV são monoclonais e a infecção pelo EBV é um evento inicial na gênese do tumor. A latência pode ser do padrão I ou II, conforme haja ou não a expressão de LMP-2 ou, raramente, de LMP-1. O papel desempenhado por estes genes virais na oncogênese é incerto[7].

Uma associação com o EBV já foi descrita em alguns cânceres de mama, cânceres hepatocelulares, de músculo liso, mas a participação do EBV nesses tumores é incerta.

Neoplasias em Pacientes com Aids

(CID 10 = B21.1 - Doença pelo HIV resultando em linfoma de Burkitt; B21.2 - Doença pelo HIV resultando em outros tipos de linfoma não Hodgkin; B21.3 - Doença pelo HIV resultando em outras neoplasias malignas dos tecidos linfático, hematopoético e correlatos)

Os cânceres mais importantes na aids são o sarcoma de Kaposi, os linfomas não Hodgkin (LNH) e o câncer invasivo de cérvice uterina. São todos doenças oportunistas definidoras de aids. Muitos outros cânceres, entre os quais o linfoma de Hodgkin, também acometem o paciente com aids de forma mais frequente e mais grave que na população normal. Até algum tempo atrás, os linfomas difusos de grandes células B de alto grau, da variedade imunoblástica, correspondiam ao subtipo histológico mais comum (50%) de LNH nos pacientes HIV-positivos. Esses linfomas são altamente agressivos e podem ser periféricos ou surgir como um linfoma primário do sistema nervoso central (SNC). Eram seguidos, em frequência, pelo linfoma de Burkitt (40%), e por duas outras variedades dos linfomas difusos de grandes células B, o linfoma plasmablástico da cavidade oral (3%) e o linfoma primário dos derrames cavitários (3%). Os linfomas indolentes são relativamente raros na aids. Com a introdução do tratamento antirretroviral combinado, houve um notável declínio na incidência dos linfomas imunoblásticos e um aumento relativo da incidência dos linfomas de Burkitt, que se desenvolvem relativamente cedo na progressão da aids, e que passaram a ocupar o primeiro lugar em frequência.

Todos esses linfomas se associam ao EBV, mas a associação é mais forte com os linfomas primários do SNC, 100% dos quais expressam genes virais. A associação parece ser menos intensa com os linfomas difusos de grandes células B em situação extracerebral (dos quais apenas 50% se associam ao vírus) e menor ainda com o linfoma de Burkitt (20%). Na aids, os linfomas periféricos podem ser monoclonais ou policlonais, sendo estes últimos tão agressivos quanto os primeiros. Caracteristicamente, o linfoma na aids é uma doença disseminada extranodal, envolvendo o trato gastrintestinal, o SNC, a medula óssea e o fígado. Cerca de 1/3 dos pacientes tem apenas envolvimento extranodal. O acometimento extranodal mais comum é o do trato gastrintestinal, especialmente o do estômago e duodeno. O grau de suspeição deve ser alto frente aos pacientes que se queixam de dor epigástrica, náuseas e vômitos, para os quais a endoscopia digestiva está indicada. O SNC pode sofrer invasão leptomeníngea difusa pelo linfoma; esta complicação parece ser mais comum com o linfoma de Burkitt. Os pacientes se apresentam como que acometidos de uma meningite crônica, com cefaleia, rigidez de nuca, com paralisias dos pares cranianos e, eventualmente, sinais focais.

Os linfomas difusos de variedade plasmablástica, quase sempre, surgem em um paciente com contagens de linfócitos CD4+ muito baixas, com uma massa na mucosa oral ou dos seios da face, órbitas, pele, intestino e outros tecidos moles. Na aids, todas as variedades de linfoma podem se manifestar apenas como febre persistente, acompanhada ou não de suores noturnos e perda de peso. No entanto, a doença extranodal avançada, as altas taxas de recaídas e as sobrevidas curtas caracterizam os linfomas nesses indivíduos. Apesar disso, nos últimos anos, o emprego do tratamento antirretroviral combinado à quimioterapia e à bioterapia (p. ex., rituximabe) tem melhorado muito o prognóstico destes pacientes[6,7,10,12].

O linfoma primário do SNC corresponde à variedade imunoblástica do linfoma difuso de grandes células B. Todos são monoclonais. Há sequências genéticas virais (detectadas por hibridização in situ) em 100% dos tumores. É muito raro que os indivíduos acometidos tenham lesão concomitante fora do SNC. A contagem de CD4 está em geral abaixo de

50/mm³. Ao contrário dos linfomas periféricos, que se manifestam como uma meningite, o linfoma primário do SNC surge como uma lesão encefálica focal única ou múltipla. Os sintomas de apresentação mais comuns são confusão, letargia, alterações de personalidade e perda da memória ou ainda hemiparesia, afasia, convulsões, paralisias de nervos cranianos e dor de cabeça. Nos exames de imagem, pode haver dificuldade em distinguir as lesões do linfoma das provocadas pela toxoplasmose. A toxoplasmose é muito rara em pacientes cujos imunoensaios sanguíneos são negativos para anticorpos contra *Toxoplasma*. As lesões do linfoma primário do SNC são isodensas ou hipodensas, captam contraste e têm às vezes necrose central. O comprometimento subependimário é considerado patognomônico. A tomografia computadorizada de emissão de fóton único com tálio 201 foi empregada para distinguir as lesões de linfoma e toxoplasmose, mas a sensibilidade e a especificidade são aceitáveis apenas em lesões maiores que 2 cm. Se o exame de imagem não contraindicar, uma punção lombar deve ser realizada, pois em 20% dos casos há células neoplásicas no liquor. O DNA do EBV pode estar presente no liquor dos pacientes com linfoma primário do SNC, mas há descrição de falso-positivos. O padrão-ouro é a biópsia cerebral. Nos casos em que o paciente não responde ao tratamento para a toxoplasmose e não pode ser submetido a biópsia, o uso conjunto da imagem por tálio 201, da sorologia para *Toxoplasma* e da PCR do liquor tem a melhor sensibilidade diagnóstica[7,21].

Além do linfoma de Burkitt e dos linfomas difusos de grandes células B, pessoas com aids ou outra forma de imunodepressão estão sob maior risco de um linfoma especial, o linfoma primário dos derrames cavitários. Esses linfomas relacionados ao HHV-8 (KSHV, *Kaposi Sarcoma Herpesvirus*) estão quase sempre coinfectados pelo EBV. Surgem nas cavidades corporais virtuais (pleura, pericárdio, peritônio) sob a forma de um derrame em que há células neoplásicas. Têm curso clínico agressivo[7].

O "linfoma associado ao piotórax" é às vezes confundido com o linfoma primário dos derrames cavitários, mas se distingue por ser causado exclusivamente pelo EBV, sem a participação do KSHV. Surge como uma massa sólida em pacientes que têm inflamação pleural de longa data, sendo observado em pacientes HIV-negativos[7].

O EBV já foi descrito em biópsias de leiomiossarcoma de pacientes pediátricos com aids[7].

Leucoplasia Pilosa Oral

(CID 10 = K13.3 - Leucoplasia pilosa)

Nos pacientes com aids, o EBV associa-se também à leucoplasia pilosa oral, que corresponde a lesões brancas indolores e corrugadas, primeiramente reconhecidas nas margens laterais da língua. Descrita inicialmente na aids, essa lesão é agora observada também em outros imunodeficientes. A lesão contém o EBV em franca replicação lítica nas células epiteliais escamosas, sem transformação maligna ou estabelecimento de latência. O diagnóstico se faz pela inspeção. Ao contrário do que ocorre na candidíase, a lesão não se mobiliza pela raspagem e a preparação em potassa é negativa. A biópsia é raramente necessária e a PCR é inespecífica[7,12].

Esclerose Múltipla

(CID 10 = G35 - Esclerose múltipla)

Desde há muito se suspeita que os vírus possam desencadear doenças autoimunes em indivíduos geneticamente predispostos. Há evidências, apontadas pela literatura, de que o EBV estaria envolvido na gênese da esclerose múltipla. A mononucleose e a esclerose múltipla ocorrem ambas em adultos jovens, têm a mesma distribuição geográfica e são raras onde a infecção pelo EBV ocorre em tenra idade, o que teria um efeito protetor. Embora não haja prova definitiva, os pacientes com esclerose múltipla tendem a ter maior prevalência de soropositividade para o EBV que os seus controles pareados pela idade. Esta diferença é particularmente notável no grupo pediátrico, em que a soropositividade do grupo-controle é baixa.

Pacientes com esclerose múltipla têm altos títulos de anticorpos contra antígenos do EBV, mas não têm títulos igualmente elevados para citomegalovírus, vírus da varicela-zoster e vírus do herpes simples. Além disso, estudos prospectivos mostraram que os anticorpos, especialmente contra EBNA-1, já estão elevados mais de 10 anos antes do surgimento dos sintomas de esclerose múltipla. Uma infecção primária sintomática por EBV confere um risco duas vezes mais alto de desenvolver esclerose múltipla, quando comparada a uma infecção primária inaparente. As duas bandas de IgG oligoclonal específicas mais frequentemente encontradas do liquor dos pacientes com esclerose múltipla reconhecem peptídeos presentes nas proteínas de EBNA-1 e BRRF-2 do EBV. São, portanto, múltiplas as evidências que apoiam a associação entre a esclerose múltipla e o EBV[1,7,22].

DIAGNÓSTICO LABORATORIAL

O quadro clínico de mononucleose infecciosa permite apenas o diagnóstico sindrômico. Exames de laboratório são necessários para a distinção entre as suas várias causas.

Exames Inespecíficos

A manifestação hematológica central da mononucleose infecciosa é a linfocitose, mas nas infecções pelo EBV o hemograma pode tornar-se característico somente após 1 semana de doença. Há, em geral, mais de 50% de linfócitos na contagem diferencial. Entre 10% e 30% dos leucócitos são imunócitos descritos como "linfócitos atípicos" ou "células de Downey". São células de citoplasma basofílico abundante e vacuolado, cujas membranas tendem a contornar as hemácias, na distensão sanguínea ("indentações")[5]. Os núcleos são lobulados e excêntricos. Embora possam parecer bem imaturos, a sua variedade nas distensões sanguíneas ajuda a distingui-los dos linfoblastos muito semelhantes entre si de uma leucemia linfocítica aguda. Correspondem a linfócitos T CD8+ citotóxicos ativados e surgem não só na mononucleose, como também em outras infecções virais (rubéola, caxumba, hepatite, dengue, roséola *infantum*) e nas outras causas de síndrome linfonodomegálica, como toxoplasmose aguda, citomegalovirose, infecção primária pelo HIV, doença de Chagas aguda e alergia a drogas.

O que chama a atenção na mononucleose pelo EBV é o seu grande número, que tem relação direta com a gravidade da doença. Nas infecções pelo EBV, a leucometria pode ser normal ou, mais comumente, estar em torno de 12 a 18 mil/mm³. As reações leucemoides não são incomuns, e alguns pacientes chegam a ter 30 a 50 mil leucócitos/mm³. Há, geralmente, neutropenia relativa e absoluta, com discreto desvio à esquerda. A contagem de neutrófilos está por volta de 2 a 3 mil/mm³, mas às vezes surge profunda neutropenia. Metade dos pacientes tem contagem de plaquetas inferior a 140 mil/mm³. Há relatos de profunda trombocitopenia, com sangramentos, mas a trombocitopenia é geralmente benigna. Há, em 90 a 95% dos casos, modesta quantidade de crioglobulinas, em geral uma mistura de IgG e IgM com especificidade para o grupo sanguíneo fetal i, adulto I, ou ambos[7].

Apesar da pouca frequência de icterícia na mononucleose (5%), em 45% dos casos ocorre elevação das bilirrubinas, que é máxima na 2ª semana, declinando depois, ao longo de 3 ou 4 semanas. Há elevação das aminotransferases e/ou da desidrogenase lática em mais de 90% dos casos. Raramente, as aminotransferases se elevam além de três vezes o limite superior do normal, e elevações acima de dez vezes este limite num caso suspeito de mononucleose indicam outro diagnóstico. A fosfatase alcalina está elevada em 60% dos casos. É interessante notar que casos de hepatite viral evoluindo sem icterícia podem lembrar a síndrome de mononucleose, inclusive quanto às alterações do hemograma. Os marcadores de hepatite devem ser solicitados sempre que necessário[7].

A pesquisa de anticorpos heterófilos é útil para o diagnóstico de infecção pelo EBV. A tradicional reação de Paul-Bunnell-Davidsohn em tubos tende a ser substituída por métodos mais acurados e rápidos, como o monoteste. A pesquisa de anticorpos heterófilos é negativa em 15% dos adultos acometidos de mononucleose pelo EBV. A positividade é muito pequena na infância. Os anticorpos heterófilos surgem após 2 semanas de doença, mas podem tardar até 1 mês. O teste deve ser repetido, caso negativo. São detectados por reações sorológicas que determinam a presença de aglutininas para hemácias de carneiro, como a reação de Paul-Bunnell-Davidsohn. Essas aglutininas podem apresentar títulos significativos em muitas outras entidades clínicas que cursam com ativação policlonal dos linfócitos B, como a doença por imunocomplexo ("doença do soro"), hepatite viral, hanseníase, leishmaniose visceral e aids. A detecção de anticorpos heterófilos "específicos" para a mononucleose se faz pela repetição da reação após a exposição (adsorção) do soro a ser pesquisado a antígenos de rim de cobaia. Como, dentre os anticorpos heterófilos, os da mononucleose pelo EBV são os únicos sem qualquer afinidade por esses antígenos, apenas no caso de se tratar dessa doença o soro conservará a maior parte do seu poder aglutinante; nos outros casos, o soro é intensamente inativado pela fixação dos anticorpos aos antígenos do rim de cobaia. Os títulos obtidos antes e depois da adsorção são comparados, e a reação afasta o diagnóstico de mononucleose pelo EBV sempre que os resultados obtidos indiquem queda maior que três diluições (oito vezes menos que o título inicial) da primeira para a segunda fase da reação. Há muitos testes rápidos para a detecção de anticorpos heterófilos, dentre os quais o monoteste. Têm boa correlação com a reação de Paul-Bunnell-Davidsohn, ao qual tendem a substituir, por serem algo mais sensíveis e de mais fácil execução. Podem, entretanto, persistir reativos até 1 ano após a infecção e apresentar falsa positividade em casos de linfoma, hepatite, colagenoses, malária e HIV[5,7].

São frequentes os eletrocardiogramas anormais (cerca de 8%) nas mononucleoses pelo EBV e citomegalovírus. Os defeitos de condução, depressão do segmento ST e alterações da onda T regridem em 1 a 3 meses. O bloqueio atrioventricular total e a pericardite aguda já foram descritos na mononucleose pelo EBV[4,7,12].

Exames Específicos

Os casos heterófilo-negativos podem ser esclarecidos pela detecção de anticorpos específicos para o EBV. Os anticorpos mais importantes são os anti-VCA e os anti-EBNA, demonstráveis precocemente nos indivíduos com mononucleose. Mais tarde, na convalescença, surgem os anticorpos para os antígenos de latência EBNA-1, 2, 3 e LP. A pesquisa desses anticorpos é raramente necessária, pois 90% dos casos de infecção pelo EBV são ou acabam por se tornar heterófilo-positivos. Na primeira coleta de soro, os pacientes acometidos de mononucleose já exibem, em geral, títulos altos (≥ 80) de IgG anti-VCA, tornando difícil a determinação de uma subida significativa destes títulos, quando da segunda coleta. Esses anticorpos permanecem detectáveis por toda a vida. A dosagem de anticorpos IgM anti-VCA é sensível e específica e títulos ≥ 5 são observados em 90% dos casos. Ambos os anticorpos são medidos por imunofluorescência. Os títulos de IgM anti-VCA caem rapidamente e menos de 10% têm títulos ≥ 5 após 4 meses. Estes anticorpos não são observados em indivíduos normais e sua presença é diagnóstica de infecção pelo EBV.

Na impossibilidade de dosar a IgM anti-VCA, pode-se empregar, no diagnóstico de infecção aguda, a verificação da *avidez* dos anticorpos da classe IgG. Esse teste fundamenta-se no fato de que os anticorpos produzidos durante a fase aguda de qualquer infecção têm baixa avidez pelo seu antígeno, o que pode ser demonstrado pela repetição do imunoensaio, expondo os antígenos e anticorpos em reação a uma solução de ureia 8 molar. A negativação ou queda significativa dos títulos denuncia a baixa avidez dos anticorpos em questão, comprovando que a infecção é recente, pois ao final de 30 ou 45 dias os anticorpos já são de alta avidez[20].

Anticorpos anti-EA também podem ser demonstrados por imunofluorescência. Há dois padrões, nem sempre diferenciados pelos laboratórios de rotina. Certos soros coram difusamente (anti-EA-D) tanto o núcleo quanto o citoplasma das células usadas no exame. Outros soros se restringem (anti-EA-R) a corar agregados citoplasmáticos. Os anticorpos anti-EA-D surgem tardiamente no curso da doença e desaparecem com a cura clínica. Seu aparecimento em um paciente com IgG anti-VCA sugere infecção recente pelo EBV. A sua ausência não afasta o diagnóstico, pois somente 70% dos pacientes com mononucleose elaboram este tipo de anticorpo. Os títulos de anti-EA-D guardam relação direta com a gravidade e a duração da mononucleose[7].

Anticorpos anti-EA-R surgem nos casos atípicos e protraídos. Surgem depois que os anticorpos anti-EA-D chegam ao título máximo e permanecem detectáveis por até 2 anos. Os anticorpos anti-EA-R estão presentes em altos títulos em pacientes com linfoma de Burkitt do tipo africano e, raramente, em pessoas normais que apresentam altos títulos de anticorpos anti-VCA. Podem estar presentes no soro de pacientes com carcinoma nasofaríngeo[7].

O diagnóstico sorológico da infecção pelo EBV pode também ser feito pela detecção sequencial de anticorpos IgG anti-VCA (surgem precocemente) e anti-EBNA (surgem tardiamente). Ambos os anticorpos persistem por toda a vida e a sua detecção simultânea pode traduzir apenas infecção remota no passado. Os anticorpos anti-EBNA podem reagir contra qualquer das seis proteínas nucleares expressas durante a infecção latente[7].

Os anticorpos neutralizantes contra o EBV surgem tardiamente, e são de difícil mensuração, não sendo empregados na prática clínica. A cultura do vírus é positiva em 80 a 90% dos lavados de orofaringe obtidos de casos de mononucleose. Geralmente, não está disponível para o clínico e como pessoas saudáveis podem eliminar o vírus nas secreções orais, tem pouca utilidade diagnóstica, tal como, pelo mesmo motivo, as técnicas de hibridização de DNA ou anticorpos monoclonais[7].

A carga viral é inicialmente alta na mononucleose infecciosa, mas declina rapidamente, e a detecção de DNA viral no sangue de indivíduos saudáveis é incomum. Embora sejam uma ferramenta promissora, os testes quantitativos com base na reação em cadeia da polimerase (qPCR) não são ainda padronizados. Os resultados são expressos ora em número de cópias por mililitro, ora em número de cópias por micrograma de DNA total. A natureza dos espécimes também varia conforme o estudo (sangue, plasma, células mononucleares), o que pode ter importância, uma vez que o vírus se associa fortemente às células mononucleares. Por outro lado, em certas doenças como o carcinoma nasofaríngeo, o vírus existe livre no plasma, em altos títulos, provavelmente porque a morte das células tumorais libera grandes quantidades de epissomos. As técnicas de extração do DNA não são também padronizadas, tal como os *primers* empregados, o que afeta a obtenção de resultados válidos em estudo multicêntricos. Sendo assim, quando a qPCR é empregada (p. ex., para a prevenção da doença linfoproliferativa), cada centro usa o seu próprio protocolo. Esta situação difere da que existe com outros vírus, como o HIV e os vírus das hepatites C e B, que podem ser transmitidos pelo sangue, razão pela qual a calibração dos seus ensaios diagnósticos é sujeita a regulamentos e padrões governamentais rígidos. Apesar de tudo, a variação dos testes em um mesmo laboratório é insignificante, mostrando que as diferentes técnicas são, todas elas, robustas, e que é possível o acompanhamento do doente por um único laboratório[7].

A infecção recente por citomegalovírus pode ser difícil de comprovar. A detecção de IgM por ensaio imunoenzimático não é completamente confiável, pois anticorpos dessa classe podem não estar presentes nas infecções recentes e ressurgir nas crônicas. É possível empregar reações de PCR quantitativas no sangue, para diagnosticar a infecção ativa por citomegalovírus, especialmente em pacientes com aids ou transplantados. A detecção por imunofluorescência direta, da proteína pp65 da matriz viral nos leucócitos do sangue periférico e do liquor, permite o diagnóstico de infecção pelo citomegalovírus em pacientes imunocomprometidos. A quantificação desta proteína (número de leucócitos positivos) permite, em conjunto com a qPCR, prever o desenvolvimento de doença ativa em pacientes transplantados. Os anticorpos fixadores de complemento surgem mais tardiamente (às vezes até 1 ou 2 meses depois) que os detectados por ensaio enzimático ou imunofluorescência. Essa resposta lenta torna mais fácil a detecção de soroconversão ou subida significativa dos títulos[4,26].

O diagnóstico de toxoplasmose é, geralmente, obtido com o emprego de um ensaio imunoenzimático para IgM e IgG contra *Toxoplasma gondii*. Pelo que se sabe sobre a epidemiologia dessa infecção, compreende-se que a presença de anticorpos IgG é achado comum e destituído de valor no que se refere ao diagnóstico da síndrome de mononucleose. A detecção de anticorpos IgM tem sensibilidade relativamente baixa. Ainda assim, a maior sensibilidade dos novos testes sorológicos atualmente empregados tornou menos específica de infecção aguda a presença de anticorpos da classe IgM. Em alguns casos, os testes em questão podem detectar a sua presença por períodos de até 2 anos ou mais, após a infecção. Pode-se recorrer, da mesma forma que o descrito para o diagnóstico da infecção pelo EBV, à determinação da avidez dos anticorpos IgG. A detecção de anticorpos específicos da classe IgA e IgE, que também caracterizam a infecção em fase aguda, pode contribuir para o seu diagnóstico[14].

A possibilidade de uma infecção aguda pelo HIV deverá sempre ser pesquisada. Cumpre notar que durante a doença aguda pelo HIV os testes imunoenzimáticos para a detecção de anticorpos contra esse vírus podem estar ainda não reativos, devendo, portanto, ser repetidos após 1 a 6 meses[5].

A infecção pelo vírus da rubéola pode determinar síndrome de mononucleose. *O diagnóstico de rubéola é sempre laboratorial*, não tendo qualquer valor a história passada de rubéola diagnosticada em bases clínicas. Os testes sorológicos para detecção de anticorpos IgM e IgG devem ser solicitados[7].

DIAGNÓSTICO EPIDEMIOLÓGICO

A maioria dos casos de infecção primária pelo EBV ocorre na infância, como resultado da disseminação entre os membros da família. A infecção pelo EBV se dá por contato íntimo, não necessariamente venéreo, pois a transmissão depende apenas do contato com a saliva infectada, donde a clássica denominação de "doença do beijo". As relações sexuais genitais não transmitem a infecção tanto quanto o beijo, nem aumentam as chances de transmissão. Os títulos virais são baixos na orofaringe dos indivíduos com mononucleose e a doença não parece ser particularmente contagiosa. Não há surtos de mononucleose. O contágio se faz, na maior parte das vezes, com um portador crônico assintomático, e não com um indivíduo com mononucleose. Há um grande contingente de portadores do vírus na população: 12% a 25% dos adultos normais eliminam intermitentemente o EBV pela saliva. Esse percentual é de 50% nos HIV-positivos e de 50% a 100% nos acometidos de mononucleose infecciosa.

A infecção tende a ocorrer mais cedo nas classes socioeconômicas mais baixas e nos países mais pobres do globo, em decorrência da maior promiscuidade e aglomeração. Nos países mais ricos e nas sociedades mais abastadas a infecção é normalmente adquirida na adolescência. Como a infecção tende a ser clinicamente silenciosa na infância, a mononucleose infecciosa pelo EBV costuma ocorrer em adultos jovens de boa condição socioeconômica. Nos EUA, a mononucleose é 30 vezes mais frequente em brancos. Não há, no entanto, preferência por sexo ou raça e essa discrepância se deve apenas a fatores socioeconômicos. A infecção pode também ser transmitida pela transfusão de quantidades relativamente grandes de sangue. Pode haver infecção do indivíduo soronegativo submetido a transplante, a partir do órgão doado, o que pode ter graves consequências em um contexto de imunossupressão (veja o tópico sobre doença linfoproliferativa de células B). O vírus não persiste em superfícies ou fômites[7,12].

De forma semelhante à descrita para o EBV, o citomegalovírus infecta grande parte da população geral. A soroprevalência em adultos varia, conforme a região geográfica, entre 60% a 100%. Conforme o país e a classe socioeconômica, a infecção ocorre ora em um período que vai do nascimento aos primeiros anos de vida, ora durante os anos de vida sexual ativa. Nos adultos normais, a infecção é, em geral, assintomática ou produz uma síndrome de mononucleose. Nas mulheres não imunes, a infecção primária durante a gravidez pode resultar em doença congênita, mesmo quando assintomática na mãe. A reinfecção ocorre e, nas gestantes, pode também resultar em infecção congênita, mas em geral sem doença fetal. A infecção pode se dar, ainda, durante a passagem pelo canal do parto, pelo leite materno e pelo contato com outras crianças em berçários e creches, pois as crianças infectadas nos primeiros anos de vida eliminam durante longo tempo o vírus nas secreções respiratórias e na urina. Os adultos transmitem sexualmente a doença pois, conforme a condição socioeconômica, a idade, o número de parceiros sexuais e de gestações anteriores, até 20% das pessoas podem albergar o vírus nas secreções cervicais uterinas ou no sêmen. Embora não seja a mais comum, a fonte de infecção mais frequentemente identificada nos casos de mononucleose pelo citomegalovírus é a transfusão de sangue[4].

A toxoplasmose crônica é uma condição comum de grande parte da população do globo, mesmo em países industrializados. No Brasil, a soroprevalência descrita entre adultos é de 67%, crescendo nas faixas etárias mais altas. A infecção congênita assintomática já foi descrita como ocorrendo em quatro a oito em cada 1.000 nascidos vivos no Brasil. As gestantes com toxoplasmose crônica (e que têm, portanto, imunidade) não infectam os seus conceptos[15-17,24].

TRATAMENTO

Mononucleose

Os tratamentos das mononucleoses produzidas pelo citomegalovírus e pelo EBV assemelham-se, isto é, consistem em repouso relativo e medicamentos sintomáticos. O acetaminofeno ou um anti-inflamatório não hormonal podem ser úteis para aliviar a dor de garganta e suprimir a febre. Gargarejos com água morna e sal também podem ser úteis. O aciclovir, o ganciclovir e o foscarnete agem sobre a DNA-polimerase viral e, por essa razão, só têm ação nas infecções líticas. Como a infecção é, mesmo na mononucleose infecciosa, em grande parte latente, esses antivirais têm pouca utilidade e não alteram a evolução da doença. Além disso, na mononucleose, os sintomas decorrem, quase todos, da forte reação imune celular[12].

Os esforços violentos devem ser evitados, dada a possibilidade remota de ruptura do baço. Um laxativo suave pode ser empregado se houver constipação, que pode predispor à ruptura. A ruptura pode também ser espontânea. A sua ocorrência implica em tratamento cirúrgico de urgência[7].

De um modo geral, os corticoides não devem ser usados na mononucleose infecciosa. Eles reduzem a duração da febre e da faringite, mas não apressam a cura, nem o retorno às atividades normais. Existe, além disso, o risco teórico de atenuação da resposta imune, levando a um maior risco de doença linfoproliferativa. No entanto, a obstrução respiratória alta pode indicar o seu uso. Nesta situação, e na eventualidade (rara) de ausência de resposta aos corticosteroides, pode ser necessária a intubação orotraqueal e/ou traqueostomia. Os corticosteroides também podem ser empregados nos casos complicados por encefalite, miocardite, pericardite, trombocitopenia ou anemia hemolítica. Podem administrar-se 60-80 mg de prednisona a cada dia. Uma vez iniciados, os corticoides devem ser retirados paulatinamente, sob pena de provocar exacerbação dos sintomas. A partir dos 2º dia ministram-se doses menores, de 10 mg a cada dia, de modo a interromper o tratamento em 7 ou 10 dias[7].

Em 30% dos casos ocorre superinfecção da orofaringe pelo *Streptococcus pyogenes*, tornando necessário o tratamento com antibióticos. No entanto, evita-se a ampicilina ou a amoxicilina (pela possibilidade de desencadear exantema), preferindo-se os macrolídeos[7].

Doença Linfoproliferativa

A doença linfoproliferativa responde a uma variedade de tratamentos. Dada a sua alta letalidade (50%), estes tratamentos são em geral aplicados em conjunto, o que dificulta comparar suas eficácias. Nos transplantes de órgãos sólidos, pode-se tentar reduzir a imunossupressão a que o paciente está submetido. Isso resulta na regressão da neoplasia em 50% dos casos. Esta abordagem é, no entanto, ineficaz nos que recebem transplantes de células-tronco hematopoéticas, nos quais há ablação total do sistema imunológico. O tratamento, então, é a radioterapia e a ressecção cirúrgica. O interferon-α tem efeito antiviral e reforça a resposta imune, mas tem eficácia incerta e acarreta risco de rejeição do enxerto. Não obstante o fato de que grande parte das células está sofrendo infecção latente, os antivirais (aciclovir, ganciclovir) são usados, na suposição de que isto reduzirá a expansão da população celular infectada pelo EBV. A imunoglobulina imune pode neutralizar os vírus ou determinar a morte das células com infecção latente por citotoxicidade dependente de anticorpos (ADCC, *antibody dependent cell-mediated cytotoxicity*). O rituximabe é um anticorpo monoclonal contra CD20 que lisa os linfócitos B e rapidamente reduz a carga viral. É empregado contra os linfomas não Hodgkin e parece ser útil também na doença linfoproliferativa de células B. A ligação do anticorpo ao CD20 leva à morte da célula por fixação de complemento ou ADCC. A taxa de resposta varia de 70 a 100%. O rituximabe causa profunda e duradoura (cerca de 8 meses) depleção das células B.

A imunoterapia adotiva é outra abordagem para o tratamento da doença linfoproliferativa. Tem diversas modalidades. Consiste na infusão de células imunes capazes de combater a expansão das células infectadas pelo EBV. Nos transplantes de células-tronco hematopoéticas, células T CD8+ citotóxicas do próprio doador (alogênicas) podem ser armazenadas, expandidas *in vitro*, e infundidas no receptor. Para evitar que estas células desencadeiem uma doença do enxerto *versus* hospedeiro, as células T citotóxicas específicas para o EBV podem ser previamente selecionadas. As células têm, geralmente, especificidade apenas para EBNA-3B. Raramente, é possível que surjam, entre as células em proliferação, durante o tratamento, "mutantes de escape" com deleção dos antígenos EBNA-3B, com a consequente falha terapêutica. Outra modalidade de imunoterapia adotiva consiste na coleção, expansão *in vitro* e reinfusão de células do próprio receptor (isogênicas). O tempo necessário à expansão *in vitro* das células (8 a 12 semanas) é um obstáculo ao tratamento de casos agudos, em ambas as modalidades. Métodos mais rápidos têm sido empregados, como a seleção direta de células T por peptídeos específicos contidos em tetrâmeros de MHC de classe I. A quimioterapia citotóxica, tal como é feita para os linfomas não Hodgkin, é empregada quando todos os outros recursos falharam, e associa-se a uma alta letalidade[.7,12].

Linfomas e Carcinomas

A quimioterapia e a radioterapia dos linfomas são objeto do hematologista e estão além do escopo deste capítulo. O tratamento auxiliar, dirigido ao próprio EBV, encontra alguns obstáculos: ao contrário do que ocorre na doença linfoproliferativa, a expressão dos genes virais é mais limitada e as células não expressam as proteínas imunodominantes EBNA3, o que dificulta a imunoterapia. Além disso, estas doenças surgem no contexto de um sistema imunológico intacto, reduzindo o efeito benéfico da imunoterapia. A infusão de linfócitos T citotóxicos autólogos e heterólogos foi, entretanto, empregada na doença de Hodgkin, com resposta consistente em diversos estudos. A imunoterapia adotiva foi também empregada no carcinoma nasofaríngeo, com queda da carga viral e com cerca de 50% de remissões clínicas. No carcinoma nasofaríngeo, existe a possibilidade de empregar vacinas destinadas a reforçar a resposta imune contra o EBV. Algumas destas vacinas estão em teste. Interessantemente, as células citotóxicas que surgem após a vacinação podem ser expandidas *in vitro* e novamente infundidas, sob a forma de uma imunoterapia adotiva, nos pacientes com carcinoma nasofaríngeo, uma estratégia que aumentou a sobrevida dos pacientes acometidos por este agressivo tumor. O uso de antivirais anti-EBV não tem nenhum efeito em doenças malignas associadas ao EBV[7].

Neoplasias na Aids

Os efeitos adversos da quimioterapia convencional sempre dificultaram o tratamento dos linfomas no paciente com aids. No entanto, o tratamento antirretroviral de alta eficácia permite hoje que os pacientes com aids recebam quimioterapia antitumoral em dose plena, o que teve um impacto positivo sobre as recaídas e a sobrevida. Seja qual for o tratamento quimioterápico preconizado, o tratamento antirretroviral concomitante está indicado. O tratamento do linfoma primário do SNC consiste de radioterapia, às vezes combinada com quimioterapia, ou de quimioterapia feita apenas com metotrexato. Os esquemas antirretrovirais de alta potência devem ser empregados concomitantemente ao tratamento do tumor. O tratamento da leucoplasia pilosa é na maior parte das vezes desnecessário, por ser a lesão assintomática, mas pode ser feito com aciclovir, com bons resultados, uma vez que se trata de uma infecção lítica. A leucoplasia regride com a recuperação imune do paciente[6,7,10,12,19].

A maior parte das infecções por *Toxoplasma* caminha para a cronicidade, quando se tornam (ou continuam) assintomáticas. Não há, portanto, indicação de tratamento na síndrome de mononucleose. Entretanto, o tratamento específico está indicado em determinadas situações, discutidas no Capítulo 153 – Toxoplasmose.

PROFILAXIA

Não há, para a síndrome de mononucleose, medidas individuais de controle, como isolamento ou investigação dos contatos. Como a disseminação do agente exige contato íntimo, não é necessário o isolamento dos pacientes. Como o número de linfócitos B infectados permanece relativamente alto por até 6 meses decorridos da infecção primária pelo EBV, recomenda-se que o paciente não doe sangue nesse intervalo[7].

A carga viral é preditiva da doença linfoproliferativa pós-transplante, especialmente nos transplantes de células-tronco depletados de células T, ou no transplante de células do cordão umbilical, porque a incidência de doença linfoproliferativa é mais alta neste contexto. Por esta razão, muitos centros de transplante monitoram semanalmente a carga viral (por qPCR) durante 3 meses após os transplantes de alto risco. Se a carga viral é alta, o paciente pode ser tratado preventivamente com rituximabe ou imunoterapia adotiva. A utilidade da qPCR é menos clara nos transplantes de órgão sólido, porque nesta situação a carga viral é continuamente alta e não configura risco de doença linfoproliferativa. O monitoramento, no entanto, pode ser útil nos pacientes soronegativos para o EBV que recebem órgãos de um doador soropositivo[7].

Uma vacina contra uma doença tão benigna como a mononucleose poderia ser tida, à primeira vista, como desnecessária. No entanto, há 125 mil casos de mononucleose a cada ano somente nos Estados Unidos da América e, igualmente a cada ano, 200 mil casos de neoplasias ligadas ao EBV em todo o mundo. Os objetivos da vacina seriam prevenir a infecção ou simplesmente proteger contra a doença sintomática, que é o fator de risco para neoplasias como o linfoma de Hodgkin. Como a carga viral elevada antecede a doença linfoproliferativa e o carcinoma nasofaríngeo, talvez uma vacina capaz de controlar a carga viral viesse a ser uma medida preventiva para estas doenças. Uma vacina contra o EBV poderia ser também útil para indivíduos soronegativos prestes a receber transplantes, para pessoas predispostas à doença linfoproliferativa ligada ao X e para pessoas vivendo em áreas do mundo onde é alta a incidência de linfoma de Burkitt (África) ou de carcinoma nasofaríngeo (sul da China) e ainda para adolescentes sob risco de mononucleose infecciosa. Há pesquisas no sentido de obter-se uma vacina. Como a doença é benigna, esta vacina teria de ser excepcionalmente segura. Dada a associação do vírus com tumores, não é provável que a vacina venha a ser, como a da varicela, do tipo vivo e atenuado. Há dois tipos de vacina em estudos, o primeiro envolvendo a imunização contra a glicoproteína viral gp350, através da qual o EBV se liga ao receptor celular. Esta vacina está em estudos na China e parece proteger contra os sintomas, mas não contra a infecção. A vacina parece agir induzindo uma imunidade celular. O outro método é a vacinação com epítopos do EBV restritos ao MHC de classe I. Um importante uso deste último tipo de vacina seria intensificar a resposta de células T CD8+ com o objetivo de evitar ou tratar os linfomas associados ao EBV. Como os epítopos apresentados por diferentes indivíduos são diferentes, a vacina deverá conter múltiplos epítopos[7].

O EBV não é citado como causa de anomalias fetais. Na maior parte das vezes, a citomegalovirose só representa perigo de doença congênita no caso de infecção materna primária. A reinfecção ou reativação da infecção na mãe resulta, quase sempre, em infecção congênita ou perinatal, geralmente sem doença materna ou fetal. As questões relacionadas com a toxoplasmose congênita ou da gestante são discutidas no capítulo de toxoplasmose[4,7].·

REFERÊNCIAS BIBLIOGRÁFICAS

1. Ascherio A, Munger KL. Epstein-Barr Virus infection and multiple sclerosis: A review. J Neuroimmune Pharmacol. 2010;5:271-77.
2. Bahia-Oliveira LM et al. Highly endemic, waterborne toxoplasmosis in north Rio de Janeiro state, Brazil. Emerg Infect Dis. 2003;9:55-62.
3. Cohen JI. Epstein-Barr infections, including infectious mononucleosis. In: Longo DL, Kasper DL, Jameson JL, Fauci AS, Hauser SL, Loscalzo J. Harrison's Principles of Internal Medicine. 18th ed. New York: McGraw-Hill, 2012.
4. Crumpacker CS. Cytomegalovirus. In: Mandell GL, Bennett JE, Blaser MJ. Mandell, Douglas and Bennett's Principles and Practice of Infectious Diseases. 8th ed. Philadelphia: Elsevier-Saunders; 2015.
5. Fauci AS, Lane HC. Human Immunodeficiency virus disease: Aids and related disorders. In: Longo DL, Kasper DL, Jameson, JL, Fauci AS, Hauser SL, Loscalzo J. Harrison's Principles of Internal Medicine. 18th ed. New York: McGraw-Hill, 2012.
6. Gloghini A, Dolcetti R, Carbone A. Lymphomas occurring specifically in HIV-infected patients: From pathogenesis to pathology. Seminars in Cancer Biology. 2013;23P:457-67.
7. Johannsen EC, Kaye KM. Epstein-Barr Virus (Infectious Mononucleosis, Epstein-Barr Virus–Associated Malignant Diseases, and Other Diseases). In: Mandell GL, Bennett JE, Blaser MJ. Mandell, Douglas and Bennett's Principles and Practice of Infectious Diseases. 8th ed. Philadelphia: Elsevier-Saunders; 2015.
8. Jones JL, Dubey JP. Waterborne toxoplasmosis – Recent developments. Experimental Parasitology. 2010;124:10-25.
9. Kanegane H et al. Biological aspects of Epstein/Barr virus (EBV)-infected lymphocytes in chronic active EBV infection and associated malignancies Crit Rev Oncol Hematol. 2002;44:239-49.
10. Kaplan LD. HIV-associated lymphoma. Best Pract Res Clin Haematol. 2012;25:101-17.
11. Luzuriaga K, Sullivan JL. Infectious mononucleosis. N Engl J Med. 2010;362:1993-2000.
12. Macsween K, Crawford D. Epstein-Barr virus – recent advances. Lancet. 2003;3:131-40.
13. Massei F et al. Pseudoinfectious mononucleosis: a presentation of Bartonella infection. Arch Dis Child. 2000;83:443-44.
14. Montoya JG, Bothroyd JC, Kovacs JA. Toxoplasma gondii. In: Mandell GL, Bennett JE, Blaser MJ. Mandell, Douglas and Bennett's Principles and Practice of Infectious Diseases. 8th ed. Philadelphia: Elsevier-Saunders; 2015.
15. Mozzatto L, Procianoy RS. Incidence of congenital toxoplasmosis in southern Brazil: a prospective study. Rev Soc Bras Med Trop. 2003;45:147-51.
16. Neto ECR et al. High prevalence of congenital toxoplasmosis in Brazil estimated in a 3-year prospective neonatal screening study. Int J Epidemiol. 2000;29:941-47.
17. Reiche EMV et al. Prevalência de tripanossomíase americana, sífilis, toxoplasmose, rubéola, hepatite B, hepatite C e da infecção pelo vírus da imunodeficiência humana, avaliada por intermédio de testes sorológicos, em gestantes atendidas no período de 1996 a 1998 no Hospital Universitário Regional Norte do Paraná (Universidade Estadual de Londrina, Paraná, Brasil). Rev Soc Bras Med Trop. 2000;33:519-27.
18. Rezk SA, Huang Q. Extranodal NK/T-cell lymphoma, nasal type extensively involving the bone marrow. Int J Clin Exp Pathol. 2011;4:713-17.
19. Rubinstein PG, Aboulafia DM, Zlozab A. Malignancies in HIV/AIDS: from epidemiology to therapeutic challenges. AIDS. 2014;28:453-65.
20. Schubert J, Zens W, Weissbrich B. Comparative evaluation of the use of immunoblots and of IgG avidity assays as confirmatory tests for the diagnosis of acute EBV infections. J Clin Virol. 1998;11:161-72.
21. Siddiqi OK, Koralnik IJ. Neurologic Diseases Caused by Human Immunodeficiency Virus Type 1 and Opportunistic Infections. In: Mandell GL, Bennett JE, Blaser MJ. Mandell, Douglas and Bennett's Principles and Practice of Infectious Diseases. 8th ed. Philadelphia: Elsevier-Saunders; 2015.
22. Thacker EL, Mirzaei F, Ascherio A. Infectious mononucleosis and risk for multiple sclerosis: A meta-analysis. Ann Neurol 2006;59:499-503.
23. Thorley-Lawson DA et al. The Pathogenesis of Epstein-Barr Virus Persistent Infection. Curr Opin Virol. 2013;3:227-32.
24. Vaz AJ et al. Sorologia positiva para sífilis, toxoplasmose e doença de Chagas em gestantes de primeira consulta em centros de saúde da área metropolitana, Brasil. Rev Saúde Pública. 1990;24:373-79.
25. Yamashita N, Rimura H, Morishima T. Virological aspects of Epstein-Barr virus infections. Acta Med Okayama. 2005;59:239-24.
26. Yoshida AT et al. Diagnosis and monitoring of human cytomegalovirus diseases in patients with human immunodeficiency virus infection by use of a real-time PCR assay. Clin Infect Dis. 2001;33:1756-61.

150 Síndrome Respiratória Aguda Grave (SRAG)

■ Thaís Guimarães
■ João Silva de Mendonça

(CID 10 = B34.2 - Infecção por coronavírus, não especificada; B97.2 - Coronavírus, como causa de doenças classificadas em outros capítulos)

INTRODUÇÃO

Os primeiros relatos de síndrome respiratória aguda grave (SRAG) datam de novembro de 2002, na província de Guangdong, no Sul da China; porém, somente em fevereiro de 2003 houve relato de 305 casos e cinco mortes por uma síndrome respiratória aguda desconhecida. A doença disseminou-se para contactantes domiciliares e profissionais da saúde. Duas semanas depois, o Ministério da Saúde da China notificou um surto de pneumonia atípica. Novos relatos de surtos dessa síndrome ocorreram em Hong-Kong e no Vietnam, acometendo principalmente profissionais de saúde[1].

No início de março de 2003, a Organização Mundial da Saúde (OMS) fez um alerta global sobre uma pneumonia misteriosa, após novos casos terem sido identificados em Cingapura e no Canadá, e reuniu 11 laboratórios em nove países para uma pesquisa multicêntrica para a identificação do agente etiológico e, simultaneamente, para o desenvolvimento de um teste diagnóstico[6]. Essa doença emergente passou a ser denominada na literatura de língua inglesa como *severe acute respiratory syndrome* e pela sigla SARS, recebendo a denominação no Brasil de síndrome respiratória aguda grave (SRAG).

Em março de 2003, cientistas dos *Centers for Diseases Control and Prevention* (CDC), nos EUA, e de Hong-Kong anunciaram que um novo coronavírus havia sido isolado de pacientes com SRAG[1]. Esse novo *Coronavirus* é filogeneticamente diferente dos dois outros grupos causadores de doenças em humanos. Em abril de 2003, a OMS publicou a definição de caso suspeito e provável, as recomendações para prevenção de disseminação internacional e propôs a implementação de um sistema de vigilância global[18]. Após muitas pesquisas de laboratório, utilizando técnicas moleculares de reação em cadeia da polimerase (PCR), microscopia eletrônica e cultura celular para a reprodução de ácido nucleico e sequenciamento de genoma, a OMS reconheceu que o novo coronavírus, denominado SARS-CoV (de *severe acute respiratory syndrome* – coronavírus), é o agente causador da SRAG[15].

ETIOLOGIA

Os coronavírus são vírus pertencentes à família Coronaviridae. São vírus grandes, com diâmetro entre 60 e 130 nm, pleomórficos, envelopados, que contêm RNA em seu capsídeo. As partículas virais apresentam, em sua superfície, projeções radiadas semelhantes a uma coroa, daí o nome da família Coronaviridae[16].

Existem três grupos de coronavírus: grupos 1 e 2, que contêm vírus causadores de doenças em mamíferos, e grupo 3, que contém vírus causadores de doenças em aves. Estão associados a uma variedade de doenças em humanos e animais, incluindo gastrenterite e doenças do trato respiratório. Enquanto em animais causam doenças graves, cepas causadoras de doenças em humanos eram previamente associadas a doenças leves. Os coronavírus humanos até então conhecidos estão incluídos nos grupos 1 e 2 e são denominados HCoV-229E e HCoV–OC43, causadores de resfriado comum[14] e, ocasionalmente, podem causar infecções de trato respiratório inferior em crianças e adultos e enterocolite necrotizante em neonatos[8].

Os coranovírus são transmitidos de modo interpessoal através de gotículas, contaminação das mãos, fômites e aerossóis. O SARS–CoV é o primeiro coronavírus causador de doença grave em humanos. Estudos preliminares demonstram que o SARS–CoV é estável nas fezes e urina em temperatura ambiente por 1 a 2 dias. Essa estabilidade parece ser maior nas fezes de pacientes com diarreia (pH maior). Temperaturas de 56ºC inativam o SARS–CoV com relativa rapidez e este perde sua infectividade após exposição a diferentes desinfetantes comumente usados[4].

EPIDEMIOLOGIA

De acordo com dados da OMS, entre 01/11/2002 e 07/08/2003 foram registrados 8.422 casos prováveis de SRAG no mundo, com 916 óbitos (letalidade de 11%). Do total de casos prováveis notificados, 1.725 (20%) ocorreram em profissionais de saúde. Mais de 90% dos casos concentraram-se na China Continental, em Taiwan, em Hong-Kong, Cingapura e no Canadá[20].

SRAG ressurgiu em pequenas escalas no final de 2003 e no início de 2004 no Sul da China, após a retomada das atividades de comércio de animais selvagens[19].

No Brasil, durante a época da epidemia (março a julho de 2003), foram informados à Secretaria de Vigilância em Saúde (SVS) 53 possíveis casos de SRAG, notificados em 13 estados, os quais tiveram a seguinte classificação inicial: um atendia à definição de caso suspeito (febre maior que 38°C, dispneia, tosse seca e história epidemiológica compatível com exposição ao SARS-CoV), três atendiam à definição de caso provável (caso suspeito com evidências radiológicas de pneumonia viral) e 49 foram descartados por não se enquadrarem nos critérios de definição de caso. O único caso inicialmente considerado como suspeito também foi descartado. Posteriormente, foram descartados três dos casos prováveis (um com diagnóstico de influenza B, o segundo com diagnóstico de vírus sincicial respiratório e o terceiro com resultado laboratorial negativo para o SARS-CoV em soro convalescente)[17]. Desse modo, todos os casos foram descartados.

No plano internacional, pode-se afirmar que a epidemia da SRAG inaugurou o século XXI no âmbito da saúde pública, não só pela demonstração prática das possibilidades de rápida disseminação de agentes infecciosos entre lugares geograficamente distantes (incluindo os países do capitalismo central), como também pela capacidade de resposta global a problemas desse tipo. Nesse aspecto, o papel desempenhado pela OMS foi – e continua sendo – fundamental.

Considerando-se as lacunas ainda existentes no conhecimento da epidemiologia da doença e sobre a ecologia do vírus SARS-CoV, a reemergência da SRAG ainda é uma possibilidade. Desse modo, no período pós-surto todos os países devem continuar em alerta e manter sua capacidade de detecção precoce e de resposta rápida frente ao surgimento de casos suspeitos.

As características clínicas inespecíficas da SRAG, a falta de um teste diagnóstico rápido que possa detectar o SARS-CoV nos primeiros dias da doença e a ocorrência sazonal de outras doenças respiratórias (particularmente a influenza) são fatores que podem interferir na vigilância desta nova doença, demandando um nível de qualidade das ações que poucos países do mundo podem sustentar.

TRANSMISSÃO

A transmissão do SARS-CoV parece ser bem eficiente, basta ver a rápida disseminação da doença em profissionais da saúde em hospitais da China, com taxa de ataque em torno de 50%[1]. Os mecanismos de transmissão da SRAG ainda não são completamente conhecidos. O fato de a maioria dos casos ocorrer em contactantes íntimos sugere que o vírus seja predominantemente transmitido por gotículas respiratórias ou contato direto e indireto. Pequenas quantidades de RNA viral têm sido detectadas nas fezes de pacientes durante a convalescença, característica esta de outros coronavírus e, portanto, potencial fonte de transmissão[3].

A transmissão por aerossol não parece ser a maior via; entretanto, essa via não pode ser desprezada, tendo em conta como ocorreu a disseminação da doença em certos ambientes (Hotel Metrópole e Condomínio Amoy, em Hong-Kong). Cogita-se também a ocorrência de indivíduos particularmente superdisseminadores do SARS-CoV[3].

Alguns fatores influenciam a transmissão da doença: fatores virais ainda não bem conhecidos (carga viral, inóculo, infectividade) e fatores do hospedeiro (SRAG menos agressiva em crianças)[8]. Estudo recente demonstrou que o retardo na instituição de medidas de isolamento (menor que 7 dias de doença); admissão do caso suspeito em área sem isolamento e altos níveis de DHL (maior que 650 UI) são preditores da transmissão da SRAG no ambiente hospitalar[3].

Um estudo caso-controle envolvendo 124 enfermarias de clínica médica em 26 hospitais em Guangzhou e Hong-Kong identificou seis fatores de risco independentes de disseminação de surtos nosocomiais de SRAG: distância mínima entre as camas menor que 1 m, o desempenho da equipe de reanimação, profissionais de saúde trabalhando com sintomas, pacientes com SRAG que requerem oxigenoterapia ou ventilação com pressão positiva não invasiva (VNI), enquanto a disponibilidade de lavagem de mãos ou mudança de pessoal foi um fator protetor[21].

Estudos experimentais têm demonstrado que as distâncias alcançadas pela partícula de ar exalada de pacientes recebendo oxigênio através de uma máscara de oxigênio simples e um nebulizador de jato de dispersão foram de 0,4 m e pelo menos 0,8 m, respectivamente[9,10]. Distâncias de ar exalado de pacientes em VNI podem variar de 0,4 m para 1 m, com contaminação mais difusa do espaço para máscaras que necessitam de conexão à peça giratória[11]. Estes dados têm implicações clínicas importantes na prevenção de quaisquer surtos nosocomiais da SRAG ou de outras infecções respiratórias. Profissionais de saúde devem utilizar precauções respiratórias adequadas no manuseio de pacientes com quadro pulmonar de causa desconhecida complicada por falência respiratória.

QUADRO CLÍNICO E CONDUTA

A maior proporção dos casos ocorreu em adultos (25 a 70 anos) previamente sadios. Os casos secundários ocorreram em profissionais de saúde e familiares. O período de incubação pode variar entre 2 e 10 dias (na maioria dos casos entre 2 e 7 dias).

O curso clínico da SRAG em geral segue um padrão típico: fase I (replicação viral) associada ao aumento da carga viral e caracterizada clinicamente por febre, mialgia e outros sintomas sistêmicos que em geral melhoram após alguns dias; e fase II (imunopatológica) caracterizada pela recorrência de febre, hipoxemia e progressão radiológica de pneumonia com redução na carga viral[12]. Observa-se que a alta morbidade da SRAG ocorre quando mesmo que o acometimento do campo pulmonar seja pequeno, os pacientes necessitam de oxigênio suplementar para manter a oxigenação satisfatória superior a 90%, embora somente cerca de 20% dos pacientes que evoluem para síndrome da angústia respiratória aguda necessitem de suporte ventilatório invasivo[13].

As primeiras manifestações da doença são: febre alta (maior que 38°C) de início súbito, calafrios, dores musculares e tosse seca. Em 3 a 4 dias os pacientes evoluem com dispneia, sendo comuns achados radiológicos de infiltrado intersticial bilaterais. Em 80% a 90% dos casos há significativa melhora dos sintomas a partir do 6º dia. Em 10% a 20% dos casos os pacientes evoluem para quadro clínico mais grave, progredindo para insuficiência respiratória aguda, desenvolvendo quadro de síndrome da angústia respiratória (hipoxemia grave, refratária ao uso de oxigenoterapia), exigindo intubação e ventilação mecânica. Fatores associados à gravidade são: idade acima de 40 anos e presença de comorbidades[17].

Definição de Caso

1. *Definição de caso clínico de SRAG:* uma pessoa com história de febre maior que 38ºC e um ou mais dos seguintes sintomas: tosse, dificuldade respiratória, dispneia e evidência radiográfica de infiltrado pulmonar consistente com pneumonia ou síndrome da angústia respiratória, ou achados histopatológicos consistentes com pneumonia ou síndrome da angústia respiratória sem uma causa definida.

2. *Definição de caso laboratorial de SRAG:* uma pessoa com sinais e sintomas que são clinicamente sugestivos de SRAG e achados laboratoriais positivos para o SARS-CoV, baseados em um ou mais dos seguintes critérios diagnósticos: PCR positivo, soroconversão por ensaio imunoenzimático (ELISA) ou imunofluorescência (IFA) e isolamento viral[17].

Manejo dos Casos Suspeitos

Todo paciente que preencha a definição de caso deverá ser encaminhado para a unidade de referência de cada estado, procedendo-se imediatamente a comunicação para a Vigilância Epidemiológica das Secretarias Municipal e Estadual de Saúde. As Secretarias Municipais e Estaduais de Saúde deverão notificar imediatamente a Secretaria de Vigilância em Saúde. Além da notificação pelos mecanismos acima descritos, deverá ser preenchida a ficha de investigação epidemiológica, pois se trata de doença de notificação compulsória.

Hospitalizar o paciente em um quarto de isolamento ou junto com outros casos de SRAG, durante 10 dias a partir do início dos sintomas; atender o paciente de acordo com as normas de biossegurança; obter e registrar detalhadamente a história clínica e a história de contato íntimo com pacientes com SRAG (dentro de 10 dias antes do início dos sintomas), ou viagem recente (dentro de 10 dias antes do início dos sintomas) para as possíveis áreas afetadas.

Diversas terapias com antibióticos têm sido tentadas até o momento, com pouco efeito evidente; porém, frente a um quadro pulmonar com alteração radiológica, terapêutica antimicrobiana para cobertura de patógenos típicos e atípicos faz-se necessária. Recomenda-se o uso de uma cefalosporina de terceira geração associada a um macrolídeo ou a uma fluoroquinolona respiratória[5]. A ribavirina, com ou sem o uso de esteroides, tem sido utilizada em alguns pacientes, mas, na ausência de indicadores clínicos, sua efetividade não foi comprovada até o presente momento, apenas sugerida[5]. Atualmente a terapia mais apropriada são as medidas de suporte geral do paciente, assegurando a hidratação, a oxigenação e o tratamento de infecções subsequentes.

A emergência da SRAG levou à pesquisa de diversos medicamentos para o seu tratamento. Estudos em modelos animais demonstraram a eficácia de anticorpos específicos monoclonais e do interferon-alfa peguilado.

Devido à disponibilidade e à eficácia demonstrada, o uso de interferons deve ser considerado caso haja reemergência da síndrome[5]. O mais recente alvo de estudo terapêutico tem sido a replicação viral através das proteases. Esses estudos podem levar à descoberta de novos agentes antivirais contra doenças causadas pelos coronavírus, bem como considerar a utilidade de inibidores de protease do vírus da imunodeficiência humana (HIV) para o tratamento da SRAG. Lopinavir/ritonavir já demonstrou atividade antiviral *in vitro* contra o SARS-CoV e em alguns estudos caso-controle. A adição de 400 mg de lopinavir/ritonavir 100 mg (LPV/r) como terapia inicial foi associada à redução significativa na taxa de mortalidade geral (2,3% *vs.* 15,6%) e na taxa de intubação (0% *vs.* 11%) em comparação com uma coorte histórica combinada que recebeu ribavirina sozinha como terapia antiviral inicial[2]. Nelfinavir também demonstrou inibir fortemente a replicação viral do SARS-CoV[5]. Com relação à utilização de corticoides, os dados sugerem que pulso de metilprednisolona dado em fase precoce pode prolongar a viremia e, portanto, só deve ser administrado durante uma fase mais tardia para fins de resgate[7].

Manejo dos Contactantes

Contactante é todo o indivíduo que cuidou, conviveu ou morou com um caso suspeito ou provável de SRAG. Também se incluem nessa categoria os que tiveram contato direto com secreções respiratórias, fluidos corporais e/ou excreções (p. ex., fezes) de casos suspeitos ou prováveis da SRAG. Registrar o nome e o endereço do contactante e fornecer informações e recomendação em caso de surgimento de febre ou sintomas respiratórios[17].

Colocar sob vigilância ativa por 10 dias e recomendar isolamento voluntário no domicílio. Assegurar contato diário (pessoalmente ou por telefone) por um membro da equipe de saúde. Orientar registro diário de temperatura e, caso surjam sintomas da síndrome, assegurar investigação em local apropriado (unidade de saúde), lembrando que o primeiro sintoma mais consistente que aparece é a febre.

TESTES DIAGNÓSTICOS E DIAGNÓSTICOS DIFERENCIAIS

O diagnóstico diferencial da SRAG é feito com todas as outras causas de infecção do trato respiratório inferior, a saber: rinovírus, adenovírus, influenza, parainfluenza, vírus sincicial respiratório, sarampo, hantavírus e os patógenos atípicos (*Mycoplasma pneumoniae, Chlamydia pneumoniae* e *Legionella sp.*). Apesar de os testes moleculares e a detecção de anticorpos estarem sendo aprimorados, a suspeita e o diagnóstico da SRAG permanecem, sobretudo, fundamentados em critérios clínicos e epidemiológicos, empregando-se os testes específicos para confirmar ou descartar a SRAG[12]. Alguns métodos laboratoriais merecem discussão:

- *testes moleculares:* o RNA específico do SARS-CoV pode ser detectado em vários espécimes clínicos, tais como sangue, fezes, secreções respiratórias ou tecidos pela reação em cadeia da polimerase (PCR). Um teste de PCR positivo para SARS-CoV indica que existe material genético do vírus na amostra, mas não significa que o vírus presente é infeccioso. Um teste de PCR negativo também não exclui a doença. Apresenta sensibilidade de 95% quando a amostra é coletada a partir do 10º dia da doença;

- *isolamento viral:* a presença do vírus também pode ser detectada pela inoculação em cultura celular como, por exemplo, em células Vero (células de rim de macaco). Atualmente, também significa que existe material genético do vírus na amostra e um resultado negativo não exclui SRAG;

- *sorologia:* a detecção de anticorpos produzidos em resposta à infecção pode ser medida através de técnicas de ELISA ou imunofluorescência (IFA). A presença de anticorpos indica infecção prévia. Soroconversão de negativo para positivo ou aumento de quatro vezes no título da fase aguda para a fase convalescente indica infecção recente. Na fase convalescente, a detecção de anticorpos apresenta 93% de sensibilidade, e o tempo médio de soroconversão é em torno de 20 dias. Por isso, duas amostras clínicas pareadas (fase aguda e convalescente), segunda amostra após 21 dias da primeira, devem ser colhidas em pacientes suspeitos de SRAG.

PREVENÇÃO

Na ausência de medicamentos efetivos para o tratamento e de vacina para a SRAG, o controle da doença requer identificação precoce dos casos e seu manuseio apropriado, incluindo isolamento dos casos suspeitos e o manejo dos contactantes. Na grande maioria dos países, essas medidas têm evitado que casos importados disseminem a doença para outras pessoas. Portanto, na admissão do paciente com suspeita de SRAG devem-se adotar as normas de biossegurança e medidas de precaução descritas a seguir[17,18].

Precauções para Aerossóis

1. Quarto privativo, preferencialmente com pressão negativa e com sanitário exclusivo para o paciente. Na inexistência de quarto com pressão negativa, o paciente deverá ser mantido em quarto comum privativo. A porta deverá permanecer fechada.

2. Todas as pessoas que adentrarem ao quarto (profissionais de saúde, profissionais de limpeza e visitantes) deverão usar máscara N95 (colocação da máscara antes de entrar no quarto e retirada depois de sair do quarto). Como a máscara pode ser contaminada pelas mãos do profissional (ver precauções de contato), orienta-se a utilização de uma barreira sobre ela.

3. Sobre a máscara N95 deverá ser utilizada uma barreira (pode ser uma máscara cirúrgica, colocada de maneira a não impedir a perfeita adaptação da máscara N95).

4. A máscara cirúrgica deverá ser retirada e descartada ainda no quarto do paciente.

5. O profissional de saúde deverá lavar as mãos imediatamente após a retirada da máscara cirúrgica.

6. Se for imperativo que o paciente deixe o quarto para a realização de procedimentos ou de exames complementares, deverá usar máscara cirúrgica.

Precauções de Contato

1. Utilização de luvas e avental para qualquer contato com o paciente ou artigos por ele utilizados, com o seu ambiente e material infectante.

2. Artigos de cuidados do paciente – termômetro, estetoscópio, esfigmomanômetro, oxímetro e outros deverão ser de uso individual e adequadamente processado após a saída do paciente.

3. Recipiente para o descarte de roupas sujas deverá ficar dentro do quarto.

Precauções-padrão

1. Lavagem das mãos com água e sabão líquido antes e após o contato com o paciente; antes e após a realização de procedimentos; após o contato com material infectante, com superfícies contaminadas; e a retirada de luvas e avental.

2. Prevenção de acidentes com materiais perfurocortantes – uso e descarte adequados.

3. Limpeza e desinfecção concorrente e terminal de superfícies – com os produtos habitualmente recomendados e autorizados pelo Ministério da Saúde (água e sabão, álcool 70% e hipoclorito de sódio 1%).

4. Não há nenhuma recomendação especial para o processamento de artigos reutilizáveis e de roupas.

5. Além dessas precauções, é recomendável o uso de óculos de proteção pelos profissionais de saúde sempre que houver contato com o paciente. Após o uso, os óculos deverão ser lavados com água e sabão e, a seguir, desinfetados com álcool a 70%.

REFERÊNCIAS BIBLIOGRÁFICAS

1. Centers for Diseases Control and Prevention. Outbreak of SARS worldwide, 2003. MMWR. 2003;52:226-28.
2. Chan KS et al. Treatment of severe acute respiratory syndrome with lopinavir/ritonavir: a multicenter retrospective matched cohort study. Hong Kong Med J. 2003;9:399–406.
3. Chen MI et al. Clinical and epidemiological predictors of transmission in SARS. BMC Infect Dis. 2006;8:151.
4. Cho KO et al. Evaluation of concurrent shedding of bovine coronaviruses via the respiratory tract and enteric route in the feedlot cattle. Am J Vet Res. 2001;62:1436-41.
5. Haagmans BL, Osterhaus ADME. Coronaviruses and their therapy. Antiviral Research. 2006;71:397-403.
6. Health Canada. Management of SARS in Adults Interim Guidance for Health Care Providers. . Disponível em: Acessado em: jan. 2015.
7. Ho JC, et al. High dose pulse versus non-pulse corticosteroid regimens in severe acute respiratory syndrome. Am J Respir Crit Care Med. 2003;168:1449-56.
8. Hon KL et al. Clinical presentations and outcome of severe acute respiratory syndrome in children. Lancet. 2003;361:1701-035.
9. Hui DS et al. Exhaled air dispersion during oxygen delivery via a simple oxygen mask. Chest. 2007;132:540-46.
10. Hui DS et al. Exhaled air and aerosolized droplet dispersion during application of a jet nebulizer. Chest. 2009;135:648-54.
11. Hui DS et al. Exhaled air dispersion distances during application of non-invasive ventilation via different Respironics face masks. Chest. 2009;167:348-53.
12. Hui DS, Wong PC, Wang C. Severe acute respiratory syndrome: clinical features and diagnosis. Respirology. 2003;8:S20-24.

13. Hui DS et al. Severe acute respiratory syndrome (SARS): correlation of clinical outcome and radiological features. Radiology. 2004;233:579-85.

14. Makela MJ et al. Viruses and bacteria in the etiology of the common cold. J Clin Microbiol. 1998;36:539-42.

15. Marra MA et al. The genome sequence of the SARS-Associated Coronaviruses. Science. 2003. Published on line 1 May, 2003. Disponível em: Acessado em: jan. 2004.

16. McIntosh K. Coronaviruses. In: Mandell GL, Bennett JE, Dolin R (Ed.). Mandell, Douglas and Bennett's Principles and Practice of Infectious Diseases. 5th ed. Philadelphia: Churchill Livingstone; 2000. V.2. p. 1767-70.

17. São Paulo, Estado. Secretaria de Estado da Saúde de São Paulo. Norma Técnica Para o Manejo da SRAG. Centro de Vigilância Epidemiológica; Divisão de Doenças de Transmissão Respiratória. Atualizado em 08/01/2004. Disponível em: Acessado em: jan. 2004.

18. World Health Organization. Update 49 Disponível em: www.who.int/csr/sarsarchive/2003_05_07 Acessado em: jan. 2004.

19. World Health Organization. New case of laboratory-confirmed of SARS in Guangdong. Disponível em: www.who.int/csr/don/2004_01_31/en/ Acessado em: fev. 2004.

20. WHO. Summary of probable SARS cases with onset of illness from 1 November to 31 July 2003. Disponível em: http://www.who.int/csr/sars/country/table2003_09_23/en. Acessado em: fev. 2004.

21. Yu IT et al. Why did outbreaks of severe acute respiratory syndrome occur in some hospital wards but not in others? Clin Infect Dis. 2007;44:1017-25.

151 Teníase

■ Adelina de Souza Velho Soli

(CID 10 = B68 - Teníase; B68.0 - *T. solium*; B68.1 - *T. saginata*)

INTRODUÇÃO

As teníases são representadas pelo parasitismo do intestino delgado humano por duas espécies de vermes platelmintos cestoides (vermes chatos com corpo segmentado), de grandes dimensões, do gênero *Taenia*: *Taenia solium* e *Taenia saginata*. Esses helmintos são adquiridos pela ingestão de carne de porco ou de boi, crua ou malcozida, contendo cisticercos, que constituem as formas larvárias dos parasitos[1,6,7,8]. Mais recentemente, foi descrita uma nova subespécie da *T. saginata*, denominada *T. saginata saginata*, que pode também causar cisticercose em porcos, e mais encontrada na China[3,4]. As tênias podem medir entre 3 a 6 m, ou mais, e sobrevivem por até 30 anos. O homem é o seu único hospedeiro definitivo. Apenas um parasito é habitualmente encontrado no ser humano; daí se deriva a expressão "solitária", dada popularmente às tênias[7,8]. No mundo, estima-se que mais de 77 milhões de pessoas estejam infectadas por *T. saginata*, e que dois milhões e meio de pessoas possam estar infectadas por *T. solium*[8].

As tênias são vermes grandes achatados em forma de fita e de cor branca, constituídos em sua forma adulta de um pedúnculo fixador, o escólex; de uma região intermediária de crescimento, chamada colo; e de um corpo ou estróbilo em forma de fita, formado por uma cadeia de segmentos denominados proglotes ou anéis. As tênias se fixam à mucosa do terço médio do intestino delgado por meio de ventosas existentes no escólex. As proglotes, quando grávidas, desprendem-se do estróbilo por ruptura e são expulsas misturadas com as fezes no caso da *T. solium*, em número de três a seis, unidas; as da *T. saginata* forçam o esfíncter anal e são eliminadas, em geral isoladas, fora do ato da evacuação. Podem também ser encontradas pelo paciente na roupa íntima ou na roupa de cama. As proglotes lançadas no meio ambiente liberam os ovos das tênias que podem resistir por semanas a até 6 meses no solo, no esgoto e em águas servidas[1,6,7,9,11].

O porco e o boi, hospedeiros intermediários habituais das *T. solium* e *T. saginata*, respectivamente, comendo vegetais ou bebendo água contaminados com fezes humanas, ingerem os ovos. O ovo contém um embrião que irá localizar-se no tecido muscular e nas vísceras do animal, evoluindo para uma larva denominada cisticerco. O homem se infecta pela ingestão de cisticercos encontrados nas carnes do bovino ou de porco cruas ou malcozidas. O calor, a salmoura e o congelamento (por 5 dias) matam os cisticercos. A ingestão do ovo ou a possibilidade do rompimento de proglotes grávidas no estômago ou intestino liberando ovos podem causar a cisticercose em seres humanos[1,6,7,10,11].

DIAGNÓSTICO CLÍNICO

Na grande maioria dos casos, a teníase não se acompanha de manifestações clínicas; mas nas crianças, em particular, a teníase pode determinar perturbações digestivas, gerais e nervosas. Entre as perturbações digestivas as mais frequentes são: dispepsia, diarreia e alterações do apetite, seja anorexia, seja bulimia. Alguns enfermos podem queixar-se de dor epigástrica, que pode simular a dor ulcerosa, ou em fossa ilíaca, ou difusa no abdome. Dentre as manifestações gerais encontramos sensação de mal-estar geral, perda de peso e fadiga fácil; e dentre as manifestações nervosas são comuns os fenômenos neuropsíquicos, tais como inquietação, insônia e irritabilidade[1,2,6,8-11].

DIAGNÓSTICO LABORATORIAL

Assume grande importância o diagnóstico das espécies, porque na teníase causada por *T. solium* é sempre iminente o perigo da cisticercose. O hemograma não se altera ou encontramos discreta eosinofilia. O diagnóstico é feito principalmente pelo achado de proglotes nas fezes, nas roupas de cama ou de uso pessoal e, raramente, pela presença de ovos nas fezes. A pesquisa de proglotes é feita em fezes emitidas em várias evacuações, em dias alternados, através da tamisação da matéria fecal (peneiragem) ou por *swab* anal. Para a pesquisa de ovos nas fezes pelo método de Lutz é necessário esmagar uma proglote grávida. As duas espécies são praticamente indistinguíveis pelo exame dos ovos, mas podem ser distinguidas pela morfologia das proglotes[2,6,7,8,10,11].

Modernamente, existem testes sorológicos que podem auxiliar no diagnóstico das teníases, quando não conseguimos detectar pelo exame parasitológico. Tais métodos incluem a imunofluorescência indireta (IFI), ELISA, hemaglutinação e biologia molecular através de probes de DNA[2,3,8,9]. Esses exames apresentam alta especificidade e sensibilidade para diagnosticar e diferenciar as espécies de tênias, mas não são disponíveis habitualmente em laboratórios de rotina.

TRATAMENTO

Vários medicamentos foram utilizados na terapia das teníases. Atualmente, a preferência é para o praziquantel, por sua eficácia e facilidade de administração em dose única[2,5,6a-6c,8-12].

- O praziquantel é o medicamento de escolha, utilizado na dose de 10 mg/kg em dose única, por via oral. É apresentado em comprimidos de 150 mg. Dose máxima de 600 mg. Tem ação cestocida direta, provocando alterações no ovo e nas proglotes. Apresenta índice de cura nas teníases de 95% a 100%.

- A niclosamida, introduzida na terapêutica da teníase em 1960, ainda hoje é usada com bons resultados, apresentando índice de cura superior a 80%. É administrada em adultos na dose única de 2 g, dividida em duas tomadas com intervalo de 1 hora, pela manhã em jejum. Crianças recebem metade da dose. Duas horas após a segunda tomada deve ser administrado um purgativo salino para a expulsão do verme. Cada comprimido contém 500 mg da substância.

- O albendazol é empregado na dose única diária de 400 mg (dois comprimidos) por 3 dias consecutivos. O índice de cura é menor que o obtido com o praziquantel.

- O mebendazol é usado na dose de 200 mg (comprimidos) de 12 em 12 horas, durante 4 dias seguidos. Essa droga proporciona índice de cura de 70% a 90%.

- A nitazoxanida, uma nova droga anti-helmíntica de espectro amplo e boa tolerabilidade, também se mostra eficaz na teníase, utilizada na dose de 100 ou 200 mg duas vezes ao dia durante 3 dias. Mas é necessária maior experiência para avaliação de sua eficácia.

Os medicamentos acima indicados são geralmente bem tolerados e desprovidos de toxicidade nas doses indicadas. Efeitos adversos podem ocorrer em até 8% dos enfermos, manifestados por náuseas, diarreia, tonteira, sonolência, dor abdominal, habitualmente de pequena intensidade e transitórios, não interferindo nas atividades laborativas do paciente. O controle de cura para as teníases consiste na observação prolongada do paciente, durante 3 meses, caso não tenha havido a expulsão total da tênia, pois após esse período o paciente eliminará novos proglotes grávidos, o que indica insucesso do tratamento e motivo para sua repetição.

PROFILAXIA

A profilaxia teoricamente é de fácil solução[1,6,9,10]:

1. impedir, com medidas de educação sanitária, a contaminação do solo com fezes humanas. Com isso, evita-se a ingestão pelos hospedeiros intermediários dos anéis e ovos eliminados pelo homem.

2. cozimento adequado de carnes de boi e de porco.

3. ensinar à população que a ingestão de carne bovina ou suína crua ou malcozida poderá trazer doença humana, às vezes grave.

REFERÊNCIAS BIBLIOGRÁFICAS

1. Baranski M. Helmintíases intestinais. In: Neves J. Diagnóstico e Tratamento das Doenças Infectuosas e Parasitárias. 2 ed. Rio de Janeiro: Guanabara-Koogan; 1983. p. 864-86.

2. Chieffi PP, Gryschek RCB, Amato Neto V. Diagnóstico e tratamento das parasitoses intestinais. Rev Bras Clin Terap. 2000;26:163-70.

3. Eom KS et al. Identification of *Taenia asiatica* in China: molecular, morphological, and epidemiological analysis of a Luzhai isolate. J Parasitol. 2002;88:758-64.

4. Fan PC, Chung WC. *Taenia saginata asiatica*: epidemiology, infection, immunological and molecular studies. J Microbiol Immunol Infect. 1998;31:84-9.

5. Louzada GZ et al. Tratamento da teníase e himenolepíase com dose única por via oral de praziquantel. Folha Med (Br). 1979;79:323-26.

6. Pawlowski ZS. Intestinal cestodiases. In: Hoeprich PD. Infectious Diseases. 3 ed. Philadelphia: Harper & Row; 1983. p. 606-702.

6a. Romero Cabello R et al. Nitazoxanide for the treatment of intestinal protozoan and helminthic infections in Mexico. Trans R Soc Trop Med Hyg. 1997;91:701-3.

6b. Rossignol JF, Maisonneuve H. Nitazoxanide in the treatment of *Taenia saginata* and *Hymenolepis nana* infections. Am J Trop Med Hyg. 1984;33:511-12.

6c. Rossignol JF. Tratamento atual das principais parasitoses intestinais. Prática Hospitalar 2009;Ano XI (63).

7. Pessoa SB. Parasitologia Médica. 8ª ed. Rio de Janeiro: Guanabara-Koogan; 1972. p. 521-54.

8. Sasaki MGM, Brioschi ML. Teníase. In: Veronesi R, Focaccia R. Tratado de Infectologia. 2ª ed. São Paulo: Atheneu; 2001. V. 2. p. 1459-61.

9. Schantz PM. Tapeworms (cestodiasis). Gastroenterol Clin North Am. 1996;25:637-53.

10. Soli ASV. Parasitoses intestinais. In: Schechter M, Marangoni DV. Conduta Diagnóstica e Terapêutica das Doenças Infecciosas e Parasitárias. 2 ed. Rio de Janeiro: Guanabara-Koogan; 1998. p. 414-24.

11. Soli ASV, Figueiredo N, Queiroz GC. Atualização das parasitoses intestinais. Ars Curandi. 1984;17(1):85-93.

12. Tavares W. Manual de Antibióticos e Quimioterápicos Antiinfecciosos. 3 ed. Rio de Janeiro: Atheneu; 2002.

152 Tétano

- Walter Tavares
- Anna Ricordi Bazin
- José Tavares-Neto

(CID.10= A33 - Tétano do recém-nascido; A34 - Tétano obstétrico; A35 - Outros tipos de tétano)

INTRODUÇÃO

O tétano é uma doença infecciosa aguda, não contagiosa, causada pela ação de neurotoxinas produzidas pela bactéria *Clostridium tetani*, um bacilo gram-positivo anaeróbio, capaz de formar esporos que permitem a sua sobrevivência em presença de oxigênio no meio ambiente[2,4,9,18,22,25]. Em condições de anaerobiose, o bacilo tetânico assume a forma vegetativa, reprodutiva e produtora de toxinas. É o que ocorre nas feridas tetanígenas (também chamadas porta de entrada ou foco de infecção do tétano), assim conceituadas as feridas contaminadas pelo esporo tetânico que apresentam corpos estranhos (terra, gravetos, cacos de vidro, etc.), tecidos desvitalizados (maceração e necrose) e/ou infecção secundária por bactérias consumidoras de oxigênio. Tais fatores provocam anaerobiose local, permitindo a passagem do esporo tetânico para a forma vegetativa produtora de toxinas (principalmente a tetanospasmina). Em indivíduos não imunes, a tetanospasmina dirige-se através dos nervos (e, provavelmente, também por via sanguínea e linfática) ao sistema nervoso central, onde, na medula e nos gânglios dos pares cranianos motores, liga-se a receptores de interneurônios inibidores, bloqueando a sua ação[2,4,12,12a,18,21,23]. Dessa maneira, os neurônios motores permanecem hiperexcitáveis, daí decorrendo hipertonia muscular mantida, hiper-reflexia, hiperexcitabilidade nervosa e espasmos musculares.

As toxinas não provocam sequelas neurológicas e, em geral, não afetam o estado de consciência do paciente. Habitualmente, o paciente não tem febre, mas quando ela ocorre quase sempre é inferior a 38ºC. Não obstante, a presença de febre indica mau prognóstico ou infecção secundária, cabendo maior atenção da equipe de assistência ao paciente ou, havendo dados sugestivos, acurada investigação clínica do foco da infecção secundária e adequado tratamento antimicrobiano[2,9,12,18].

No estudo do tétano habitualmente se distinguem duas formas clínicas, de grande importância epidemiológica e relacionadas com o tipo de foco de infecção: o tétano neonatal (também chamado *neonatorum* ou umbilical), consequente à infecção do coto umbilical de recém-nascidos pelo bacilo tetânico; e o tétano acidental (também chamado não umbilical), devido a ferimentos de natureza variada[5,5a].

O tétano é doença de distribuição mundial. Atualmente, é pouco frequente em países de maior desenvolvimento socioeconômico e cultural, cuja população é vacinada de forma sistemática com o toxoide tetânico. Em países de menor desenvolvimento, a doença ocorre com elevados índices de morbidade e mortalidade[4,6,7,10,25]. No Brasil a doença é endêmica, mas verifica-se nos últimos 20 anos a progressiva redução em sua ocorrência, referindo o Ministério da Saúde o coeficiente de incidência por 100.000 habitantes de 1,8 em 1986, caindo para 0,33 em 2000. Contudo, a ocorrência do tétano é variável entre as diferentes regiões e estados do país, apresentando as macrorregiões Norte e Sudeste a maior e a menor incidência, respectivamente[5,5a,5c].

A diminuição da ocorrência do tétano no Brasil certamente está relacionada com a vacinação mais difundida da população infantil e de gestantes, com a melhoria do atendimento a pacientes traumatizados, bem como com as modificações sociais e culturais, tais como a diminuição da população rural, a mecanização da agricultura, a melhor educação para a saúde, o mais frequente atendimento hospitalar ao parto e, mais recentemente, o programa do Ministério da Saúde de vacinar a população com mais de 60 anos. No entanto, o tétano umbilical, sobretudo nos estados das regiões Norte e Nordeste, ainda tem incidência anual incompatível com os avanços técnico-científicos, bem como com aqueles decorrentes da gestão e da organização dos serviços de saúde. Daí, porque a notificação de um ou mais casos de tétano umbilical pode indicar, para uma dada região, a existência de serviços de saúde desorganizados, precários procedimentos de gestão, entre outros indicadores próprios de locais com baixo índice de desenvolvimento humano[7].

A letalidade do tétano é elevada em todos os países. Contudo, pode ser reduzida pela metodologia de tratamento apropriada, incluindo cuidados intensivos, suporte ventilatório, medicação miorrelaxante e sedativa adequada, controle da disfunção autonômica, nutrição enteral precoce e equipe médica e de enfermagem especializada[4,6,25]. Trabalhos recentes, com metodologia de tratamento fundamentada em cuidados intensivos, mostram a letalidade para o tétano acidental de 19% a 22%, mas permanecendo elevada a letalidade do tétano neonatal (ou umbilical), em torno de 50%[6,9,10,25]. Além de variar com a forma clínica (acidental ou neonatal), a letalidade do tétano é maior nas formas clínicas mais graves, nas idades extremas da vida, nos casos decorrentes de aborto provocado, politraumatismo, fraturas expostas, em casos com focos profundos ou desconhecidos e queimados[3,9,12,16,18,24]. A Tabela 152.1 apresenta os casos de tétano no Brasil em uma série de 1999 a 2013 de acordo com registros do Ministério da Saúde, distinguindo as duas formas da doença e com a letalidade nos anos 2009 a 2013[5b,5c].

O bacilo tetânico é um habitante natural do solo, sendo encontrado na terra, em poeiras, em vegetais e também em fezes de animais, especialmente os herbívoros, como bovinos e equídeos. Em trabalhos realizados no Brasil, Tavares e cols. identificaram o *C. tetani* sobretudo no solo das grandes cidades, inclusive na poeira do interior de residências e contaminando a pele de seres humanos[17,20]. É possível que indivíduos que se exponham com frequência ao contato com o esporo tetânico no meio ambiente possam desenvolver imunidade naturalmente adquirida contra o tétano, em resultado de pequenos ferimentos ou pela ingestão da bactéria[23,25].

A doença acomete ambos os sexos. Nos países onde a vacinação não é realizada de maneira sistemática, o tétano acidental é mais comum em indivíduos jovens e do sexo masculino, o que é atribuído à maior exposição dos homens e meninos aos traumatismos. Nesses países, é ainda elevada a frequência do tétano neonatal, sobretudo naqueles em que a assistência ao parto é executada em condições primitivas. Nos países e regiões mais desenvolvidos, o tétano neonatal é raro e a doença atinge mais os adultos idosos, sem distinção importante pelo sexo, já que a população jovem apresenta imunidade conferida pela vacinação rotineira[2,4,16,25]. É o que vem ocorrendo no Brasil, ultimamente.

Nos casos característicos de tétano, o período prodrômico é inespecífico ou vago ou, muitas vezes, não é detectado. O período de incubação (PI), conceituado como o período entre o ferimento (provável porta de entrada do bacilo) e o primeiro sinal ou sintoma da doença, é curto, situando-se habitualmente entre 5 e 15 dias, com mediana entre 7 e 10 dias. Vale ressaltar que, nos casos com PI igual ou inferior a

7 dias, o prognóstico é pior e maior o risco de morte[1,2,10,15,24]. O PI não pode ser calculado quando a porta de entrada é imprecisa ou desconhecida.

DIAGNÓSTICO CLÍNICO[1-5,9,12,12a,15,18,21,22,24]

O quadro clínico é típico, com hipertonias musculares mantidas, localizadas ou generalizadas, ausência de febre ou, raramente, febre baixa, lucidez, hiper-reflexia profunda e contraturas paroxísticas ou espasmos musculares que se manifestam sobretudo à estimulação do enfermo. Habitualmente, os sintomas iniciais são a dificuldade em abrir a boca (trismo) ou deambular, devido à hipertonia da musculatura correspondente. No caso de tétano neonatal, a mãe refere dificuldade da criança em mamar ou sugar, choro muito frequente e, às vezes, "cólicas", assim interpretando os espasmos que a criança apresenta. Em seguida, outros grupos musculares manifestam hipertonia, surgindo rigidez de nuca, rigidez paravertebral (que pode causar opistótono), hipertonia torácica, abdominal e dos músculos dos membros e da face. A contração da musculatura da mímica facial dá ao paciente uma fácies característica (fácies tetânica), havendo repuxamento da comissura labial (riso sardônico), acentuação das dobras naturais da face e diminuição da rima palpebral. A hipertonia da musculatura da faringe causa disfagia e na glote pode ocorrer espasmo.

Com a evolução do quadro clínico, em horas ou em poucos dias podem surgir as contraturas paroxísticas ou espasmos, manifestados sob a forma de abalos tônico-clônicos de intensidade e duração variável com a gravidade do caso. Os espasmos inicialmente surgem à excitação do paciente, por estímulos sonoros, luminosos e táteis, e, com o agravamento do caso, espontaneamente. A hipertonia torácica, a contração da glote e as crises espásticas podem determinar bloqueio respiratório e insuficiência respiratória, causa frequente de morte no tétano.

O período de progressão (PP), juntamente com o PI, é outro indicador de prognóstico e ambos devem ser registrados de forma objetiva no prontuário do paciente. O PP corresponde ao tempo entre o primeiro sinal clínico até a primeira contratura ou espasmo generalizado[19] ou aquele, se não houver outro sinal clínico anterior, entre o primeiro

TABELA 152.1

Tétano – Ocorrência no Brasil													
Ano	*2001*	*2002*	*2003*	*2004*	*2005*	*2006*	*2007*	*2008*	*2009*	*2010*	*2011*	*2012*	*2013*
Forma Clínica													
Acidental													
Nº	612	618	511	450	442	457	334	335	322	320	332	315	284
Óbito									101	96	107	110	98
									31%	30%	32%	35%	34%
Neonatal													
Nº	34	33	15	14	10	9	5	8	4	7	6	2	3
Óbito									3	4	5	1	1
Total													
	666	651	526	454	452	466	339	343	326	327	338	317	287

Fonte: Ministério da Saúde [5b,5c].

espasmo generalizado e o subsequente, mas só considerando os espasmos de ocorrência espontânea ou sem fatores desencadeantes exacerbados, como fortes estímulos luminosos e/ou sonoros. O PP inferior a 48 h denuncia mau prognóstico ou a maior gravidade do tétano[15,18].

Nas formas mais graves ocorre hiperatividade do sistema autonômico simpático (disautonomia), com taquicardia, sudorese profusa, hipertensão arterial, febre moderada e, às vezes, alta. Tais manifestações agravam o prognóstico da doença, sobretudo em pacientes idosos, que já não raro apresentam distúrbios cardíacos relacionados com a idade[1,2,4,9,12,12a].

Na maioria dos casos, o foco de infecção é detectado, representado por ferimentos, aborto provocado com sondas e outros objetos sépticos, focos dentários, cirurgias, úlceras de perna, lesão por *Tunga penetrans*, miíase, injeção, entre outros, como mordedura de cão e acidentes ofídicos. Também, as úlceras crônicas (p. ex., associadas à anemia falciforme, insuficiência venosa periférica, úlceras de decúbito, etc.) podem ser potencialmente porta de entrada do *C. tetani*[12]. No caso do tétano neonatal, o foco é no coto umbilical, resultante da ligadura ou do corte do cordão em condições sépticas[3]. Em cerca de 10% a 20%% dos casos de tétano acidental não se detecta o foco de infecção (traumatismos mínimos, espinhos, pregos e outras lesões já cicatrizadas ao surgirem as manifestações da doença)[1,5,9,11,12,15,18,21,24].

As formas clínicas de tétano são classificadas de acordo com o tipo de foco, localização da hipertonia e gravidade. De acordo com o foco, o tétano acidental é subdividido em traumático (ferimentos diversos), dentário, ginecológico, cirúrgico, por injeção, etc. Conforme a localização da hipertonia, pode ser generalizado (o mais frequente) ou localizado, nos quais as hipertonias atingem somente um grupo muscular, como na cabeça e no pescoço (tétano cefálico) e nos membros (tétano monoplégico, tétano paraplégico). De acordo com a gravidade, o tétano tem as características apresentadas na Tablea 152[1,2,5,10,12,15,21,22,24].

No tétano leve, em geral, o PI é superior a 7 dias, o PP, se existir, superior a 48 h e a taxa de letalidade é quase sempre nula ou, se ocorrer, por intercorrências, como infarto do miocárdio, acidente vascular cerebral (AVC). No tétano grave, em geral, o PI é igual ou inferior a 7 dias e o PP igual ou inferior a 48 h, há acúmulo de secreções em vias aéreas e crises de apneia, mas os espasmos podem ser controlados com a terapêutica miorrelaxante e sedativa; e a letalidade varia entre 10% e 20%%. No tétano gravíssimo, os espasmos têm grande intensidade, são repetidos (contraturas subentrantes), há grave comprometimento respiratório e pobre resposta à terapêutica miorrelaxante e sedativa. Em geral, o tétano gravíssimo é a forma clínica do tétano neonatal, ginecológico, cirúrgico, dentário, fratura exposta ou por queimaduras; é comum a hiperatividade simpática, retenção urinária e hemorragia digestiva (úlcera de estresse); e a letalidade é elevada, de 40% a 60%.

A doença pode apresentar diversas complicações em seu curso, destacando-se pneumonia, infecção urinária, sepse, asfixia (obstrução alta ou insuficiência respiratória baixa), flebites e infecção de cateter, fratura de vértebras dorsais e de costelas, hemorragia digestiva, deformidade torácica, entre outras[1-4,6,9,12,15,18].

O diagnóstico diferencial deve ser feito com a doença do soro, meningoencefalites, impregnação por neurolépticos, tetania, intoxicação por estricnina, raiva, abscessos e processos inflamatórios da boca e da garganta (trismo) e histeria. Nos casos de tétano umbilical, deve ser afastada a lesão neurológica secundária ao parto.

DIAGNÓSTICO LABORATORIAL[1-3,5,9,15,18,21,22]

O diagnóstico do tétano é clínico. A cultura em anaerobiose do material do foco não oferece maior subsídio ao diagnóstico. Os exames complementares auxiliam no acompanhamento do caso. O hemograma é inespecífico, a não ser que haja infecção secundária. Dosagens de eletrólitos e gasometria devem ser realizadas de acordo com a evolução e, habitualmente, são necessárias nos casos de tétano gravíssimo. Creatinofosfoquinase e aldolase séricas estão aumentadas; ureia e creatinina sanguíneas alteram-se na decorrência de insuficiência renal (anóxia) e as aminotransferases (transaminases) se elevam nas formas graves. Hemoculturas estão indicadas se ocorrer, ou se houver suspeita clínica, de pneumonia e sepse; e urinocultura, se houver suspeita de infecção urinária. Para a avaliação correta do paciente com tétano, são recomendáveis radiografias de tórax e da coluna torácica na internação e na convalescença; eventualmente, radiografias do foco de infecção para averiguar se há corpo estranho radiopaco. No curso da internação, ou posteriormente no acompanhamento em ambulatório, a radiografia da coluna torácica é importante para o diagnóstico de fraturas de corpos vertebrais (por achatamento), particularmente frequentes em crianças e adolescentes que apresentam espasmos fortes. Não

TABELA 152.2

Formas Clínicas e Características do Tétano de acordo com a Gravidade								
Forma Clínica	**Lucidez**	**Febre**	**Hipertonia Muscular**	**Disfagia**	**Espasmos**	**Sudorese**	**Disautonomia**	**Dinâmica Ventilatória**
Leve	Lúcido	Ausente	Presente	Ausente ou mínima	Ausentes ou fracos	Ausente ou muito discreta	Ausente	Normal
Grave ou moderada gravidade	Lúcido	Ausente ou baixa	Presente	Forte	Fortes e frequentes	Discreta	Ausente ou discreta	Alterada
Gravíssimo ou muito grave	Lúcido	Moderada ou alta	Presente	Intensa	Fortes e frequentes	Intensa	Presente	Alterada

raro, esses pacientes apresentam deformidades de caixa torácica e gibosidade, em decorrência do achatamento dos corpos vertebrais; tal deformidade pode tornar-se sequela ortopédica definitiva, se houver lesão da epífise óssea.

DIAGNÓSTICO EPIDEMIOLÓGICO[1-2,5,9,12,15,21,22,24]

Investigar ferimentos de diversos tipos (prego, espinho, arame, corte, contusão, laceração, etc.), bem como se houve cuidados "caseiros" ou por curiosos aplicados no(s) ferimento(s). Especialmente no caso suspeito com foco desconhecido, devem ser investigados: dentes cariados, algum procedimento ginecológico (p. ex., "tentativa de aborto") ou cirúrgico, injeção intramuscular, mordedura de cão, gato ou animais silvestres. Também deve ser registrada a história de vacinação prévia (com número de doses e tempo decorrido da última dose, se houver). No caso do tétano neonatal, saber a história do parto e as condições de atendimento ao recém-nascido e cuidados no pré-natal, especialmente a história materna de vacinação (como o número de doses e o tempo decorrido da última dose, se houve).

TRATAMENTO[1-5,5a,8,9,12-15,19,21-23,24]

Conduta na Admissão

Sedação

Sedar o paciente com uma ampola (de 10 mg) de diazepam ou outro sedativo por via intramuscular (IM). No recém-nascido, aplicar aproximadamente 1/3 da ampola do diazepínico.

Aplicar a Antitoxina Tetânica

De rotina, no tétano acidental, usa-se o soro antitetânico (SAT) em dose única de 10.000 a 20.000 U por via intravenosa (IV) após teste de sensibilidade, que mesmo sendo negativo deve deixar a equipe em expectativa armada para tratar choque anafilático ou outro efeito adverso imediato. Por isso, e se houver possibilidade, preferir o uso da gamaglobulina antitetânica humana (IGHAT ou TIG) na dose única de 5.000 U por via IM. A IGHAT deve, necessariamente, ser utilizada nos pacientes com alergia ao SAT ou com história de alergia a produto de origem equídea. No tétano umbilical, a dose recomendada do SAT é de 5.000 U, via IM ou IV (não sendo necessário fazer o teste de sensibilidade) ou 500 U da IGHAT, via IM. Vale ressaltar que a IGHAT convencional, disponível no Brasil, contém conservantes que contraindicam a sua administração por via IV. Trabalhos recentes referem que a dose de 500 U da IGHAT no tétano acidental é tão eficaz quanto doses maiores[6]. É possível a utilização por via IV de uma apresentação da IGHAT isenta de conservantes fenólicos ou de sua fração ativa obtida por digestão enzimática, denominada fração F(ab')2, utilizadas na dose de 3.000 a 5.000 U; mas essas apresentações não são disponíveis comercialmente no Brasil.

Nos casos graves ou gravíssimos, alguns estudos referem melhor evolução clínica, tanto no tétano neonatal quanto no acidental, também com o emprego da antitoxina (SAT ou da IGHAT ou da F(ab')2) por via intratecal (punção lombar ou suboccipital), associada ao uso sistêmico do medicamento[8,14,25]. O SAT por via intratecal é empregada na dose de 5.000 U associado com corticosteroide (12,5 mg de prednisolona ou 1,5 mg de dexametasona) e a manutenção do corticoide, IM, durante 5 a 10 dias (no adulto, 8 mg de dexametasona a cada 12 h). A IGHAT sem conservantes e a F(ab')2, se disponíveis, são aplicadas preferencialmente por via suboccipital, na dose de 1.000 U. A antitoxina administrada não neutraliza a toxina já fixada aos receptores nervosos, mas impede que novas quantidades ali sejam fixadas.

Desbridamento do Foco

O tratamento cirúrgico do foco deve ser amplo, retirando qualquer fator que favoreça a anaerobiose, como corpo(s) estranho(s), material desvitalizado e secreções, devendo-se deixar a ferida "aberta" e com curativos frequentes com substâncias oxidantes (p. ex., água oxigenada ou permanganato de potássio). Caso o paciente chegue à admissão com ferimento já suturado, devem ser retiradas todas as suturas, deixando o ferimento "aberto". O desbridamento deve ser feito somente após a administração da antitoxina, pois a manipulação do foco pode causar liberação de maior quantidade de toxina circulante. Existem focos em que não é possível, ou é mais difícil, o desbridamento, como nos casos de tétano uterino, pós-infecção, cirúrgico, pós-queimaduras e devido a úlceras crônicas da pele. Nesses casos, o desbridamento é difícil e não modifica a evolução, sendo realizado somente se houver indicação por causa séptica. Se houver coleção purulenta, deve-se drenar. No tétano dentário, fazer a extração do dente suspeito. No tétano uterino, a histerectomia não melhora o prognóstico, ao contrário, agrava-o; daí se proceder somente à curetagem, com redobrado cuidado, e à irrigação com agentes oxidantes, usando o dreno de Munchot no colo uterino e onde são fixadas a sonda de nelatom e o equipo de soro para o gotejamento contínuo de água oxigenada; mas, antes da colocação do dreno de Munchot, recomenda-se também infiltrar o colo uterino com 2.500 U do soro antitetânico[10]. No caso de tétano neonatal, se o coto umbilical ainda estiver presente, o mesmo deve ser retirado, não devendo ser manipulada a cicatriz umbilical.

Instituir Hidratação Adequada

Nos casos benignos, pode-se manter a hidratação e a medicação somente por meio de punção venosa. Ao surgirem as contraturas, deve-se instalar a hidratação em uma veia profunda (cateter em subclávia ou dissecar uma veia). No tétano neonatal evitam-se hidratação e medicação parenterais, sendo preferível fazê-las por via oral, através de cateter nasogástrico. Somente se absolutamente indicada, é instituída a hidratação parenteral no tétano do recém-nascido.

Conduta na Manutenção

Unidade de Internação

Internar o paciente em local adequado, com proteção contra ruído e luminosidade, instalações de oxigênio e aspiração (unidade de tetânicos ou de tratamento intensivo com isolamento acústico) e acompanhamento por equipes médica e de enfermagem treinadas na atenção a esse tipo de enfermidade. O tétano, por ser doença não contagiosa, ou seja, não oferecer risco de ser transmitida pessoa a pessoa, não carece de medidas de isolamento, exceto aquelas aplicáveis na prevenção e no controle das infecções hospitalares em geral.

Hidratação e Alimentação

Hidratação intravenosa com solução glicosada a 5% e solução salina, em quantidades variáveis com o peso estimado do paciente, a sudorese, a frequência e a intensidade dos espasmos. Em geral, não se utiliza potássio, a não ser que a dosagem sanguínea revele hipopotassemia. Nos casos benignos, alimentar o paciente com dieta líquida, com cuidado. Nos casos mais graves, tão logo ocorra a melhora dos espasmos, deve ser instituída a alimentação enteral, por meio de uma sonda nasogástrica.

Os casos graves ou gravíssimos devem ser mantidos em dieta zero, empregando-se nutrição parenteral a partir do 4º dia de internação até a cessação dos espasmos e o retorno da alimentação por via oral ou enteral. Se o paciente puder deglutir, oferecer dieta líquida ou líquido-pastosa.

No tétano neonatal faz-se alimentação por cateter nasogástrico (cateter de gavagem nº 6) com leite materno ou leite similar, dando-se seis mamadeiras por dia em seringas de 3/3 h, lentamente, imprimindo velocidade da queda do êmbolo da seringa por gravidade. A cada vez deve-se aspirar antes o conteúdo gástrico para verificar a presença de resíduos. Se houver, oferecer a quantidade calculada descontada do resíduo, o qual é reintroduzido[3,20]. Utilizam-se as quantidades referidas na Tabela 152.3.

A partir do 7º dia, utiliza-se a seguinte fórmula para o cálculo de volume a ser administrado em cada mamadeira: volume/vez = os dois primeiros algarismos do peso x constante 2,5. Exemplo: peso = 3.100 g. Volume/vez = 31 x 2,5 = 77 mL, repetidos em seis mamadeiras ao dia, de 3/3 h.

Se houver necessidade de hidratação parenteral no tétano neonatal, suspende-se a alimentação oral e utilizam-se os cálculos apresentados na Tabela 152.4 para o volume e a quantidade de sódio e potássio.

Quando se mantém a alimentação oral e há necessidade de manutenção de uma veia para administração de antibióticos no recém-nato, procede-se da seguinte forma: por via IV, 100 mL de soro 1:6; por via oral (gavagem), seguir o cálculo da alimentação normal descrita antes, descontando-se do total diário a quantidade administrada por via IV. As quantidades aqui recomendadas poderão sofrer variações em cada caso, na dependência da aceitação (digestão) por via oral, da presença de febre, diarreia e outros fatores. Deve haver extrema cautela na administração de líquido por via IV no recém--nascido, devido à sua incapacidade de eliminar o excesso com rapidez, o que conduz facilmente à hiper-hidratação.

Antibióticos

Apesar dos reais benefícios do tratamento antimicrobiano, o verdadeiro combate à infecção clostrídea faz-se com a eliminação do foco (desbridamento), aliado à prevenção de infecções secundárias (especialmente respiratória ou urinária). No tétano acidental, a penicilina G cristalina é empregada na dose de 100.000 a 200.000 U/kg/dia, por via IV, fracionada de 4/4 h, a fim de combater a forma vegetativa do *C. tetani* porventura persistente no foco. Em regra, mantém--se a penicilina por 10 dias. A ampicilina ou a cefalotina, em doses usuais, podem ser utilizadas alternativamente à penicilina G. O metronidazol também tem sido utilizado como droga alternativa à penicilina G. Em pacientes alérgicos às penicilinas recomenda-se a clindamicina, em doses terapêuticas. Nos casos em que existe infecção associada ou secundária, prescreve-se antibioticoterapia com essa finalidade, mas a escolha da droga ficará na dependência do possível germe infectante. No tétano neonatal com sinais de onfalite, emprega-se a cefalexina (25 a 30 mg/kg/dia, fracionada de 8/8 h) por sonda nasogástrica; e se houver sepse (diarreia esverdeada, pneumonia, petéquias), utiliza-se a cefalotina (40 mg/kg/dia, IV, fracionada de 8/8 h). Eventualmente, outras drogas serão utilizadas (gentamicina, ceftriaxona, oxacilina), de acordo com o tipo de infecção.

Sedação e Miorrelaxamento

Constituem os elementos fundamentais da terapêutica, responsáveis pela sobrevivência do paciente até que a toxina seja metabolizada. Como regra, a medicação utilizada é o diazepam, que possui dupla propriedade: relaxante e sedativa.

TABELA 152.3

Alimentação Láctea da Criança com Tétano Neonatal na 1ª Semana de Vida					
Idade em Dias	*2*	*3*	*4*	*5*	*6*
Quantidade de leite de 3/3 h	10 mL	20 mL	30 mL	40 mL	50 mL

TABELA 152.4

Cálculo da Hidratação Parenteral da Criança com Tétano Neonatal			
Idade	*Volume Líquido*	*Sódio*	*Potássio*
1ª semana	50 mL/kg/dia	1 mEq/kg/dia	0,75 mEq/kg/dia
1ª semana	75 mL/kg/dia	1,5 mEq/kg/dia	1 mEq/kg/dia
1ª semana	100 mL/kg/dia	2 mEq/kg/dia	1,5 mEq/kg/dia
1ª semana	129 mL/kg/dia	2,5 mEq/kg/dia	2 mEq/kg/dia

A droga é aplicada em doses muito variáveis, de acordo com a gravidade e a resposta clínica do enfermo. Em pacientes com tétano acidental, o diazepam é administrado por via IV, diluindo-se duas ou três ampolas de 10 mg em cada frasco da solução hidratante, em gotejamento lento. Não colocar outros medicamentos associados nos frascos de soro com o diazepínico. Se a resposta sedativa for insuficiente, complementa-se com a administração de uma ampola (10 mg) de 4/4 ou 6/6 h, podendo haver necessidade de até uma ou duas ampolas de 1/1 h (IV). Em casos de tétano grave ou gravíssimo, essa medicação pode ser insuficiente para sedar e relaxar o enfermo, associando-se, então, a prometazina (Fenergan®), uma ampola IV (em crianças, meia ampola) de 12/12 ou 8/8 h. A clorpromazina pode também ser utilizada. Não se dispõe mais no Brasil de mefenesina (Tolserol®), substância miorrelaxante de ação rápida, de utilidade nas crises espásticas.

As modificações na medicação sedativa e relaxante serão realizadas de acordo com a evolução. Em casos gravíssimos, especialmente aqueles com contraturas subentrates, crises de apneia, e/ou hiperatividade simpática, em que a resposta à terapêutica mencionada é inadequada, pode haver necessidade de hibernação artificial (M1 de Laborit) com a associação de clorpromazina mais prometazina mais meperidina, uma ampola de cada, diluídas em 500 mL de soro glicosado por via intravenosa, em gotejamento lento de 8-12 gotas/minuto aplicadas em veia à parte da hidratação regular ou em tubo em Y com esta. O uso do M1 implica em redobrada vigilância do paciente, em unidade de terapia intensiva, e atenção no gotejamento lento, pois há risco de depressão respiratória e morte, especialmente se o paciente não estiver traqueostomizado e/ou sob ventilação mecânica. Pode-se utilizar, também, morfina, com finalidade de sedar e relaxar o enfermo com tétano. A dose, em adulto, varia de 20 mg a 180 mg/dia, via IV.

Os diazepínicos, em geral, são bem tolerados e, mesmo nas elevadas doses utilizadas no tétano, não costumam provocar depressão respiratória. Em alguns pacientes, entretanto, podem provocar efeito paradoxal, representado por excitação neuropsíquica, em lugar da sedação, e distúrbios do comportamento (alucinações e delírios). Nesses casos, o diazepam deve ser substituído por outros sedativos, como a morfina, o fenobarbital (doses de 200 mg, uma ampola IM de 12/12 h, para adultos) ou clorpromazina (100-300 mg/dia para adultos, via IV ou IM).

A curarização constitui medida heroica em casos de maior gravidade e que não respondem às medidas citadas. O paciente necessita ser traqueostomizado e mantido em respiração por aparelhos. Apresenta complexidade de uso, necessidade de rígido controle do equilíbrio ácido-básico e hidroeletrolítico e risco inerente à respiração artificial prolongada (acidentes mecânicos, falha de aparelhos, infecção pulmonar, tromboembolismo, atelectasia, traqueomalacia, choque). Utilizam-se curares de ação rápida, especialmente o brometo de pancurônio (Pavulon®). Esse medicamento é apresentado em ampolas de 2 mL, contendo 2 mg/mL. Em adultos, usa-se uma ampola (4 mg), por via IV (0,04 mg/kg em crianças), sendo variável a duração do estado de curarização (de 2 a 6 h). A repetição da dose de curare e sua manutenção serão adequadas à resposta clínica e à involução dos espasmos.

Na ausência de brometo de pancurônio pode-se empregar galamina, na dose de 1-1,5 mg/kg/dia (40-80 mg no adulto), administrada por via IV em gotejamento contínuo, dissolvida em soro glicosado a 5%. Pode-se usar também cloreto de alcurônio, na dose de 15 mg/dia, em adultos, dissolvida em soro glicosado a 5%, em gotejamento contínuo, após a administração de uma dose inicial de 10 mg IV direta. Pode-se tentar o uso não continuado do curare, injetando-o somente nas crises subentrantes refratárias às demais medidas. Caso seja mantida a curarização, a retirada será tentada após 10 dias de tratamento e completada em 15 a 20 dias. É necessário, contudo, manter o paciente sob respiração assistida por mais 2 a 3 dias após a suspensão do curare, para evitar parada respiratória por ação residual da droga.

Em casos de tétano neonatal, a sedação inicial é feita com derivados promazínicos por via oral, em dose de 1-2 mg/kg/dia. Habitualmente, inicia-se com 6 gotas de clorpromazina diluídas em 5 mL de soro glicosado, repetidas de 6/6 h através de cateter de gavagem. Essa dose será reajustada, aumentando-se o número de gotas, se necessário. Se o promazínico for insuficiente para o controle dos espasmos, acrescenta-se diazepam por via oral, na dose de 2,5-10 mg/kg/dia. Em geral, utiliza-se meia ampola de diazepam (5 mg) diluída em 3 mL de soro glicosado, repetida de 4/4 ou 6/6 h através de sonda nasogástrica. Se os espasmos permanecem, aplica-se prometazina via IM (1/3 de ampola) de 12/12 ou 8/8 h, e diazepam, meia ampola IM, nas emergências.

Traqueostomia

Será realizada sempre que houver necessidade de ventilação por meio de aparelhos e está indicada quando houver retenção de secreção da árvore traqueobrônquica, em crises repetidas de apneia, em paciente com contraturas paroxísticas fortes e frequentes e quando ocorrer infecção pulmonar, atelectasia ou coma. Deve-se evitá-la no tétano neonatal. Em traqueostomizados, são mandatórias nebulização com água de modo contínuo e aspiração, quando necessária.

Tratamento da Hiperatividade Simpática (Disautonomia)

Habitualmente, em indivíduos jovens, a sedação e o miorrelaxamento permitem manter o paciente sem necessidade de outras medidas para o combate à taquicardia, à sudorese e à hipertensão arterial. Entretanto, em pacientes com hipertensão lábil, intercalada por hipotensão, com arritmias, hiperpirexia e/ou taquicardia mantida acima de 120 bpm, deve-se aumentar a sedação com diazepínicos ou empregar clorpromazina, por sua ação bloqueadora α–adrenérgica, na dose de 0,3-0,5 mg/kg por vez, por via IM ou IV, repetida de 6/6 ou 8/8 h (dose máxima 200 mg/dia). Em casos mais graves já foram utilizados betabloqueadores como o propranolol (dose de 10-20 mg em adultos, de 12/12 h, por cateter nasogástrico) e outras drogas vasoativas (labetalol, alprenolol, esmolol). Porém, tais drogas são depressores do miocárdio e podem causar arritmias, espasmo brônquico, redução significativa do débito cardíaco e risco de morte súbita, sobretudo em idosos. Por tal motivo, tem sido preferível a utilização de morfina em doses variáveis e individualizadas.

A morfina é administrada inicialmente na dose de 0,1 mg/kg/dose, repetida em intervalos de 2 a 8 h. A dose usual é de 5 a 30 mg administrada por via IV em infusão durante 30 minutos, repetida a cada 4 a 6 h. A morfina tem a vantagem de ser excelente sedativo sem causar prejuízo à ação cardiovascular. A fentanila (analgésico opioide), o baclofeno (agonista do GABA), o propofol (um anestésico geral) e o sulfato de magnésio são drogas que podem ser utilizadas em associação ao diazepam para a sedação ou em doses maiores, para o controle da hiperatividade simpática. Porém, a experiência com seu uso é pequena e podem causar hipotensão e depressão respiratória, sendo necessário o uso de ventilação assistida. Quando do uso de drogas vasodilatadoras e anestésicas nas crises hipertensivas, deve-se ter cautela, pois mesmo em doses terapêuticas essas drogas podem rapidamente causar hipotensão grave ou choque. Esses quadros em geral respondem a pequenas infusões rápidas de volume. Quando a resposta não é adequada, instala-se infusão venosa de drogas vasopressoras em doses crescentes e mantém-se a vigilância. Em ensaios clínicos não controlados ou em séries de casos, os com tétano gravíssimo e disautonomia simpática tiveram melhores resultados com a corticoterapia, parenteral[8,10].

Cuidados Gerais

O doente deve ser mantido na unidade de tetânicos, sob vigilância permanente da enfermagem e cuidados médicos contínuos. Deve-se evitar o manuseio excessivo do enfermo, a fim de não desencadear contraturas paroxísticas, até mesmo aqueles procedimentos utilizados na prevenção de úlceras de decúbito (escaras), especialmente durante o período de estado do tétano. Em 2.018 pacientes com tétano do Hospital Couto Maia (Salvador, Bahia), internados entre 1960 e 2003, nenhum apresentou úlcera de decúbito durante o período de internação[10]. Nos pacientes idosos e nos curarizados recomenda-se a profilaxia da trombose venosa profunda, com o emprego de heparina, na dose de 5.000 U a cada 12 h, via IV ou subcutânea (SC).

Na hemorragia digestiva empregam-se inibidores de secreção clorídrica (cimetidina, ranitidina, omeprazol injetáveis). Nos casos graves ou gravíssimos deve-se considerar o uso profilático destas drogas. Se houver retenção urinária, tenta-se o esvaziamento da bexiga pelo uso de calor local (saco com água quente) e, se não ceder, pela passagem de cateter vesical. Os casos graves ou gravíssimos devem ser mantidos em dieta zero, empregando-se nutrição parenteral a partir do 4º dia de internação até a cessação dos espasmos e o retorno da alimentação por via oral ou enteral. Se o paciente puder deglutir, oferecer dieta líquida ou líquido-pastosa. Recomenda-se a administração de vitaminas dos complexos B e C por via intravenosa na rotina de tratamento (uma ampola/dia). Os antitérmicos serão usados, se indicados. Devem-se restringir as visitas hospitalares dos casos graves ou gravíssimos, mantidos em isolamento para serem evitados os estímulos acústicos, luminosos, térmicos e emocionais.

As crianças com tétano neonatal devem ser mantidas em incubadora com temperatura entre 36ºC e 37ºC. Aquecê-las, se houver hipotermia; administrar antitérmicos (dipirona, 4 gotas de 6/6 h) se tiverem febre acima de 37,8ºC. Se necessário, aplicar dipirona, um 1/4 de ampola, IM. Banhos mornos auxiliam no controle dos espasmos, mas deve-se evitar o manuseio excessivo para reduzir o risco de desencadear contraturas.

Cuidados a Serem Adotados na Regressão do Quadro Clínico

À medida que se dá a recuperação do doente, diminuir progressivamente a medicação sedativa e o relaxante por via parenteral. Logo que possível (regressão das contraturas, melhora da disfagia, início da mobilização ativa no leito), passar a medicação para a via oral, mantendo-se o uso do diazepam em dose diária mais baixa (variável de caso a caso), reduzida de forma progressiva até a suspensão completa. Excepcionalmente, nesta fase clínica e em substituição ao diazepínico, pode ser empregada uma das seguintes drogas: baclofeno (Baclofen®), tiocolquicósido (Coltrax®), clorzoxazona (Paralon®), carisoprodol (Beserol®) ou orfenadrina (Dorflex®, Miorrelax®); usadas em doses de um comprimido de 4/4 ou 6/6 h, para adultos, de início associada ao diazepam (5 mg, de 4/4 ou 6//6 h), retirando-os progressivamente. Pode-se também usar meprobamato, à parte, em doses de 400 mg de 6/6 h para o adulto. Administram-se complexos vitamínicos, por via oral, e dieta paulatinamente consistente, hiperproteica e hipercalórica. Recomenda-se a fisioterapia em casos com hipertonias residuais e atrofias musculares e, em particular, em pacientes com deformidades torácicas e cifose. O tétano não deixa sequelas neurológicas, mas pode haver sequelas ortopédicas (gibosidade, deformidade torácica). Antes da alta, deve-se repetir a radiografia da coluna dorsal para a detecção de fraturas de vértebras torácicas.

A alta hospitalar será programada quando o paciente já conseguir deambular, não apresentar contraturas paroxísticas, encontrar-se apirético e alimentando-se normalmente. Alta ambulatorial deverá ser dada quando não mais restarem hipertonia nem complicações da doença. O tempo médio de internação de um paciente com tétano é de 15 a 30 dias, com extremos de 24 h (casos letais) até 3 meses (casos complicados). O tétano é doença de notificação compulsória, e caso de tétano umbilical deve também merecer investigação obrigatória do sistema de vigilância epidemiológica municipal ou estadual.

Vacinação[8a,12,14,16,21-25]

O tétano não causa imunidade. Por isso, o paciente com tétano deve ser vacinado, logo no 1º dia da internação, até para evitar a ocorrência de novo quadro clínico. A vacinação segue as normas gerais recomendadas para a população (ver Profilaxia, mais adiante), em geral, injetando-se a primeira dose logo após a admissão do enfermo.

PROFILAXIA

Profilaxia do Tétano Neonatal[3,5,9,16,18,19,21,24,25]

Com relação ao tétano neonatal, a prevenção começa no pré-natal, com a vacinação antitetânica ou dose de reforço da vacina na gestante. Os anticorpos maternos produzidos pela vacinação atravessam a placenta protegendo o feto contra o risco de tétano. Nas gestantes que não informam se foram vacinadas ou que tiveram vacinação incompleta, recomendam-se três doses do toxoide tetânico ou da vacina dupla (difteria/tétano de adulto) a partir do 4º mês de gestação, aplicando-se as doses a intervalos de 4 a 8 semanas. Em gestantes que já receberam vacinação básica (três doses) e cuja última dose de reforço tenha sido aplicada nos últimos 5 anos, não é necessário vacinar. Nas gestantes que receberam vacinação básica e cuja última dose de reforço tenha mais de 5 anos, recomenda-se uma dose de reforço do toxoide no último trimestre da gravidez. No parto ou nos dias subsequentes, as medidas gerais consistem na adequada assistência materno-infantil, com cuidados higiênicos do parto e do coto umbilical do recém-nato.

Profilaxia do Tétano Acidental[2,5,5a,9,12,15,16,20,22,25]

Entre as medidas gerais de profilaxia situam-se a maior proteção individual aos traumatismos pelo uso de calçados, a mecanização da agricultura e a elevação do nível socioeco-nômico-educacional da população. Porém, a principal medida profilática é a vacinação sistemática individual, realizada por meio de toxoide (ou anatoxina) tetânico, que permite a manutenção de níveis de anticorpos nos indivíduos capazes de protegê-los se vierem a sofrer ferida tetanígena. Em todo indivíduo traumatizado, o atendimento emergencial deve incluir, entre outras medidas, a profilaxia do tétano. A conduta a ser adotada variará conforme o estado imunitário específico do paciente e as características do traumatismo. Sendo assim, as seguintes medidas são praticadas para a prevenção de tétano (Tabelas 152.5 a 152.10):

Observação final:

- A indicação para antimicrobianos em pacientes traumatizados dependerá do tipo e da extensão do traumatismo. *Não há indicação para a administração de penicilina-benzatina.*

TABELA 152.5

Classificação dos Ferimentos de acordo com o Risco de Tétano
Ferimentos com risco mínimo de tétano
São os ferimentos superficiais, limpos, sem corpos estranhos ou tecidos desvitalizados (pequenos cortes, escoriações)
Ferimentos com alto risco de tétano
São os ferimentos superficiais ou profundos com tecidos desvitalizados e corpos estranhos, sujos com terra e outros materiais, incluindo as feridas puntiformes e contusas feitas com vidros, latas, facas, espinhos, madeira, prego, etc., acidentes por arma de fogo ou arma branca, queimaduras, mordeduras, fraturas expostas, politraumatizados e mordedura de animais

TABELA 152.6

Profilaxia de Tétano na População em Geral
Prevenção do tétano em lactentes
Vacinação tríplice DPT (difteria, pertússis, tétano) ou tetravalente (DPT + Hib) via IM Vacinação básica primeira dose: 2 meses de idade segunda dose: 4 meses de idade terceira dose: 6 meses de idade primeiro reforço: 15 meses 2ª reforço: 4 a 6 anos. Em seguida, faz-se reforço de 10 em 10 anos, somente com uma ampola do toxoide tetânico (TT) ou com vacina dupla DT (difteria e tétano)
Prevenção do tétano em escolares e adultos
Toxoide tetânico (TT) ou vacina dupla (DT) Vacinação básica: três doses em intervalos de 1 ou 2 meses Reforço de 10 em 10 anos, uma dose Obs.: 1. O intervalo ideal entre as doses é de 2 meses 2. Se ocorrer a falha de qualquer dose, deve-se continuar o esquema vacinal; não é necessário retornar ao início da vacinação

TABELA 152.7

Prevenção do Tétano em Pacientes Traumatizados – Ferimentos com Risco Mínimo de Tétano
Conduta
Recomendar a vacinação com três doses de TT ou DT em unidades de saúde para os que não são vacinados ou ignoram seu estado imunitário. Essa conduta visa a proteger o indivíduo contra o tétano por ferimentos que venha a ter no futuro. Nos indivíduos vacinados cuja última dose tenha sido feita até 10 anos, somente é recomendado o cuidado com o ferimento (limpeza e curativos). Nos vacinados há mais de 10 anos, indica-se uma dose de reforço do TT ou DT

TABELA 152.8

Prevenção do Tétano em Pacientes Traumatizados – Ferimentos com Alto Risco de Tétano
Pacientes que nunca foram vacinados ou aqueles que ignoram ou não podem informar (coma) vacinação ou os com vacinação incompleta (somente uma ou duas doses)

Conduta

1. Cuidados da ferida referidos na Tabela 152.7

2. Administrar IGHAT, dose 250 U IM, ou SAT, dose 5.000 U IM, após teste de sensibilidade

3. Iniciar vacinação com TT ou DT e encaminhar à unidade de saúde para a continuação

4. Recomendação para manter a ferida limpa, com renovação do curativo até a cicatrização

TABELA 152.9

Prevenção do Tétano em Pacientes Traumatizados – Ferimentos com Alto Risco de Tétano
Pacientes que tenham sido corretamente vacinados contra tétano e cuja última dose de reforço de vacina tenha sido feita no máximo 10 anos antes

Conduta

1. Fazer perfeito desbridamento da ferida (retirada de corpos estranhos e tecidos desvitalizados), limpeza, antissépticos, curativo oclusivo

2. Aplicar dose de reforço de TT ou DT (dispensável se a última dose de reforço foi aplicada até 5 anos antes)

3. Recomendação para manter a ferida limpa e com renovação do curativo até a cicatrização

TABELA 152.10

Prevenção do Tétano em Pacientes Traumatizados – Ferimentos com Alto Risco de Tétano
Pacientes que tenham sido corretamente vacinados contra tétano e cuja última dose de reforço de vacina tenha sido feita há mais de 10 anos

Conduta

1. Desbridamento da ferida (similar à Tabela 152.8)

2. Cuidados com a ferida (similar à Tabela 152.8)

3. Aplicar uma dose de reforço de TT ou DT, via IM

4. Atualmente, o Ministério da Saúde indica também a administração de SAT ou IGHAT, via IM, em pacientes imunocomprometidos, idosos e desnutridos graves

5. E, também, o uso do SAT ou da IGHT a critério do profissional da saúde, se suspeitar que os cuidados posteriores com o ferimento não serão adequados

6. As doses de SAT ou IGHAT são as citadas na Tabela 152.8

7. A aplicação da vacina e de SAT ou IGHAT deve ser feita em músculos diferentes

Fonte: Brasil, Ministério da Saúde[5,5a].

REFERÊNCIAS BIBLIOGRÁFICAS

1. Barone AA, Raineri HC, Ferreira JM. Tétano: aspectos epidemiológicos, clínicos e terapêuticos. Análise de 461 casos. Rev Hosp Clin Fac Med S. Paulo. 1976;31:215-25.

2. Barraviera B. Estudo clínico do tétano. Revisão – 1994. Arq Bras Med. 1994;68:145-59.

3. Bazin AR. Estudo clínico e anatomopatológico do tétano neonatal no Estado do Rio de Janeiro. Tese de Mestrado. Rio de Janeiro: UFRJ; 1976. 93 p.

4. Bhatia R, Prabhakar S, Grover VK. Tetanus. Neurol India. 2002;50:398-407.

5. Brasil, Ministério da Saúde, Secretaria de Vigilância em Saúde. Tétano acidental e Tétano neonatal. In: Guia de Vigilância Epidemiológica. Ministério da Saúde: Brasília; 2009. Caderno 4. p. 17 e 27.

5a. Brasil, Ministério da Saúde, Secretaria de Vigilância em Saúde. Tétano acidental e Tétano neonatal. In: Doenças Infecciosas e Parasitárias – Guia de Bolso. 8ª ed. Ministério da Saúde: Brasília; 2010. p. 381 e 389.

5b. Brasil. Ministério da Saúde. Indicadores e Dados Básicos, Brasil, 2013. Tétano neonatal. Tétano acidental. Disponível em: http://tabnet.datasus.gov.br/cgi/idb2010/matriz.htm#topo. Acessado em: jan. 2015.

5c. Brasil, Ministério da Saúde, Sinan. Tabulação de Dados, 2013. Tétano neonatal e Tétano acidental. Disponível em: http://dtr2004.saude.gov.br/sinanweb/ Acessado em: jan. 2015.

6. Brauner JS, Vieira SR, Bleck TP. Changes in severe accidental tetanus motality in the ICU during two decades in Brazil. Intensive Care Med. 2002;28:930-35.

7. Carmo EH, Barreto ML, Silva Jr JB. Mudanças nos padrões de morbimortalidade da população brasileira: os desafios para um novo século. Epidemiologia e Serviços de Saúde. 2003;12:63-75.

8. Chandy ST et al. Betamethasone in tetanes patients: an evaluation of its effect on the mortality and morbidity. J Assoc Phys India. 1992;40:373-76.

8. Galazka AM. Tetanus. The Immunologial Basis for Immunization Series. Module 3. Global Programme for Vaccines and Immunization. Expanded Programme on Immunization. World Health Organization. Geneva. 1993. 22 p. Disponível em: http://www.who.int/vaccines-documents/DocsPDF-IBI-e/mod3_e.pdf. Acessado em: jan. 2007.

9. Greco JB. Características clínico-epidemiológicas do tétano em pacientes de Hospital de Salvador – Bahia. Tese de Doutorado. Salvador: EMMSP; 2001. 202 p.

10. Greco JB, Tavares-Neto J, Greco Junior JB. Accidental tetanus: prognosis evaluation in a historical series at hospital in Salvador, Bahia, Brazil. Rev Inst Med Trop São Paulo. 2003;45:35-40.

11. Greco JB, Sacramento E, Tavares-Neto J. Chronic ulcers and myasis as ports of entry for Clostridium tetani. BJID. 2001;5:319-23.

12. Laha PN, Vaishya PD. Tetanus – a study of 1.000 cases. J Ind Med Assoc. 1965;44:422-36.

12a. Mallick IH, Winslet MC. A review of the epidemiology, pathogenesis and management of tetanus. Int J Surg 2004;2:109-12.

13. Miranda-Filho DB. Tratamento do tétano com imunoglobulina antitetânica por via intratecal. Tese de Doutorado. São Paulo: USP; 2001.139 p.

13a. Miranda-Filho DB et al. Randomised controlled trial of tetanus treatment with antitetanus immunoglobulin by the intrathecal or intramuscular route. BMJ. 2004;328:615.

13b. Rodrigo C, Fernando D, Rajapakse S. Pharmacological management of tetanus: an evidence-based review. Crit Care. 2014;18:217-27.

14. Simonsen O, Kjeldsen K, Heron I. Immunity against tetanus and effect of revaccination 25-30 years after primary vaccination. Lancet. 1984;2:1240-43.

15. Tavares W. Contribuição ao estudo clínico e epidemiológico do tétano não umbilical no Estado do Rio de Janeiro. Tese de Mestrado. Rio de Janeiro: UFRJ; 1973. 110 p.

16. Tavares W. Profilaxia do tétano. Rev Ass Med Bras. 1982;28(suppl.1):10-14.

17. Tavares W. Contaminação da pele de seres humanos pelo Clostridium tetani. Brasília Médica. 1993;30(3-4):13-18.

18. Tavares W. Infecções e trauma. In: Schechter M, Marangoni DV (ed.). Doenças infecciosas: conduta diagnóstica e terapêutica. 2ª ed. Rio de Janeiro: Guanabara Koogan; 1998. p. 519-25.

19. Tavares W, Bazin AR. Tétano – diagnóstico, tratamento e profilaxia. J Bras Med. 1988;54:106-18.

20. Tavares W, Seba RA, Coura JR. Contaminação do solo do Estado do Rio de Janeiro pelo Clostridium tetani. III – Estudo da contaminação do solo de áreas urbanas e rurais. Rev Inst Med Trop São Paulo. 1971;13:411-17.

21. Trigueiro GS. Tétano. In: Neves J. Diagnóstico e Tratamento das Doenças Infectuosas e Parasitárias. 2ª ed., Rio de Janeiro: Guanabara Koogan; 1983. p. 537-54.

22. Veronesi R. Contribuição para o estudo clínico e experimental do tétano. Tese de Livre Docência. São Paulo: USP; 1960. 218 p.

23. Veronesi R, Bizzini B, Focaccia R. Naturally acquired antibodies to tetanus toxin in human and animals from Galapagos Islands. J Infect Dis. 1983;147:308-11.

24. Veronesi R et al. Tétano. In: Focaccia R. Tratado de Infectologia 3ª ed. Rio de Janeiro: Atheneu; 2005. p. 1115-38.

25. WHO. The Immunologial Basis for Immunization Series. Nº 3: Tetanus. WHO – Global Programme for vaccines and immunization. Geneva, 1993.

REFERÊNCIAS DE PREVENÇÃO DO TÉTANO EM DIFERENTES PAÍSES

1. Austrália. Public Health Division. Government of Victoria Australia. Guidelines for the control of infectious diseases. Tetanus. Disponível em: http://www.dhs.gov.au/phb/hprot/inf_dis/bluebook/tetanus.htm. Acessado em: jan. 2004.

2. Espanha. Sociedad Española de Medicina Familiar Y Comunitaria. Vacuna antitetánica. Disponível em: http://www.papps.org/prevencion/Infancia/p39.htm. Acessado em: jan. 2004.

3. Estados Unidos da América. CDC. Diphteria, Tetanus, and Pertussis: Recommendations for vaccine use and other preventive measures recommendations of the immunization practices advisory commitee (ACIP). MMWR. 1991;40(RR10):1-28.

4. França. Lothé A. Le tétanos, maladie inexcusable ou fatalité? Disponível em: http://sv-fr.com/grand_dossier/tetanos/tetanos-fatal.htm. Acessado em: jan. 2004.

6. França. Clavert P, Bonnomet F. Comment prévenir le tétanos chez um patient porteur de plaies? Disponível em: http://www.sffpc.org/download/tetanos.PDF. Acessado em: jan. 2004.

7. Hong-Kong. A&E Clinical guidelines Nº 2. Wound management and tetanus prophylaxis. Disponível em: http://www.ha.org.hk/tmh/guide/icn/Prophylaxis. Acessado em: jan. 2004.

8. Reino Unido. Maple PAC, Al-Wait W. The prevention of tetanus in England and Wales. Commun Dis Public Health. 2001;4:106-113.

9. Reino Unido. NHS UK. Tetanus prophylaxis. Disponível em: http://ubht.org.uk/edhandbook/Wounds/tetanus.htm. Acessado em: jan. 2004.

153 Toxoplasmose

- **Marcos Olivier Dalston**
- **Elizabeth de Souza Neves**
- **Walter Tavares**

(CID10 = B58 - Toxoplasmose; B58.0 - Oculopatia por *Toxoplasma* [Coriorretinite por *Toxoplasma* - H32.0]; B58.1 - Hepatite por *Toxoplasma*; B58.2 - Meningoencefalite por *Toxoplasma*; B58.3 - Toxoplasmose pulmonar; P37.1 - Toxoplasmose congênita; B58.8 - Toxoplasmose com comprometimento de outros órgãos [Miocardite, miosite]; B58.9 - Toxoplasmose não especificada; O98.6 - Doenças causadas por protozoários complicando a gravidez, o parto e o puerpério)

INTRODUÇÃO

A toxoplasmose é uma doença infecciosa causada pelo *Toxoplasma gondii*, protozoário parasita do homem e de inúmeros outros animais, incluindo mamíferos, aves e répteis. É um parasito intracelular obrigatório e pode ser encontrado nos tecidos sob uma forma trofozoítica, característica da infecção aguda, e uma forma cística, nas infecções crônicas[28,30,32]. O gato e outros felídeos são os únicos hospedeiros definitivos do parasita, pois é nesses animais que o *Toxoplasma gondii* se reproduz de maneira sexuada ao longo de seus enterócitos, originando a forma de oocistos que saem em suas fezes. Esses oocistos são eliminados ainda imaturos, mas em condições apropriadas esporulam em até 5 dias, tornando-se infectantes[12,30]. Cabe aqui ressaltar a grande capacidade de resistência dos oocistos, que podem permanecer viáveis por vários anos em condições ambientais favoráveis e resistem aos processos usualmente empregados no tratamento da água, como cloração e ozonização[22].

O mecanismo natural de infecção no homem e nos animais é através da ingestão de oocistos dispersos no meio ambiente, inalados ou situados em mãos sujas com o contato direto com os gatos, ou com terra poluída com suas fezes. Sem dúvida, é também importante a ingestão de vegetais crus, água e frutas com casca contaminados com oocistos eliminados nas fezes dos felídeos[28,30,33]. Mais recentemente, tem-se ressaltado o papel da água como veículo de transmissão de toxoplasmose; e epidemias associadas à ingestão de água são amplamente descritas na literatura[3,7]. A maior dessas epidemias ocorreu em Santa Isabel do Ivaí, cidade do estado do Paraná, com 294 casos, associada ao reservatório municipal de água[34]. A infecção também se dá pelo consumo de carnes cruas ou malcozidas contaminadas com cistos teciduais[6,11,30]. Eventualmente, a transmissão ocorre por transfusão sanguínea e por transplantes de órgãos[10,30,33]. Esses mecanismos determinam a forma adquirida de transmissão.

Outro mecanismo de transmissão importante é através da via placentária, determinando a toxoplasmose congênita[16,28,30,33,46].

A distribuição da infecção é universal, registrando-se sua ocorrência em todos os países, aumentando o percentual de indivíduos infectados com a faixa etária. Em países como El Salvador, Taiti e França os percentuais de infecção são superiores a 70% na população adulta[28]. Nos Estados Unidos da América (EUA), a prevalência média é de 22,5%, mas inquéritos sorológicos revelam índices variáveis em adultos sadios, podendo ser tão baixa quanto 5% entre os índios navajos no Arizona a 40% ou mais em New Orleans e outras regiões[23,28]. No Brasil, a prevalência da infecção em adultos é elevada, variando de 54% na região Centro-Oeste a 78% na região Sudeste, podendo chegar a 95,7% em populações indígenas[11,38]. No entanto, ainda não existe estudo multicêntrico sobre a prevalência da toxoplasmose que aborde, sob a mesma metodologia, as diferentes regiões brasileiras. O estudo realizado por Ricciardi e cols.[38] revelou que o índice de infecção no Brasil aumenta com a idade, registrando que crianças até 5 anos de idade já apresentam 42% de anticorpos contra o parasita, aumentado a positividade da sorologia para 56% entre os 5 e 20 anos de idade e chegando a mais de 70% após os 20 anos. As variações na prevalência da toxoplasmose ocorrem pordiferenças ambientais, demográficas, socioeconômicas e culturais.

IMUNOPATOGENIA E EPIDEMIOLOGIA MOLECULAR[11,13,21,30,33]

A patogênese da toxoplasmose envolve um mecanismo complexo, relacionado com determinantes do parasito e do hospedeiro, tais como a virulência da cepa, o tamanho do inóculo, o *status* imunológico do hospedeiro, assim como fatores genéticos tanto do parasito quanto do hospedeiro. O parasito invade ativamente as células do hospedeiro, multiplicando-se com facilidade dentro de um vacúolo parasitóforo que não contém as proteínas promotoras da fusão lisossomal. Este habitat intracelular é um eficiente mecanismo de escape de *T. gondii*. Células T, macrófagos e citocinas do tipo 1 (IL-12 e IFN-γ) são fundamentais para o controle da infecção por *T. gondii* e a evolução para a fase crônica[13].

Classicamente, o *Toxoplasma gondii* é dividido em três tipos genéticos (I, II e III)[21]. Tipos I e II são descritos em casos humanos, sendo o tipo II predominante na Europa, na América do Norte e na África e corresponde a 65% das cepas isoladas de pacientes com aids. Os isolados do tipo III são 100% letais em camundongos[30,33]. No entanto, uma grande diversidade genética tem sido observada em diferentes áreas geográficas e diferentes hospedeiros. Cepas atípicas são associadas a epidemias e aos casos mais graves que vêm ocorrendo na América Latina[11].

DIAGNÓSTICO CLÍNICO

Do ponto de vista clínico, classicamente a toxoplasmose é estudada em suas modalidades congênita e adquirida.

Toxoplasmose Congênita[11,16,18,28-30,33,46]

A toxoplasmose congênita é decorrente da transmissão transplacentária do parasita em gestantes que apresentam a infecção toxoplásmica primária durante o curso da gestação. A transmissão da infecção também tem sido documentada em mulheres que adquiriram a infecção toxoplásmica primária entre 6 e 8 semanas antes da concepção. A possibilidade de mulheres com infecção crônica pelo *T. gondii* transmitirem a infecção é considerada extremamente rara[46]. Contudo, a transmissão vertical da toxoplasmose em mulheres com infecção crônica pode ser resultado de reagudização relacionada com imunodeficiência, especialmente aquelas com síndrome de imunodeficiência adquirida (aids)[11,16,30,33].

A transmissão transplacentária do parasita pode ocorrer em qualquer período da gestação, sendo mais frequente ao seu final do que no início. Hohlfeld e cols.[18] demonstraram a toxoplasmose congênita em 10,6% das crianças cujas mães adquiriram a infecção nas primeiras 14 semanas de gestação, em 58% entre 15 e 26 semanas e em 89% entre 27 e 34 semanas. Entretanto, a gravidade da infecção congênita é inversa ao risco da infecção, verificando-se que a mortalidade fetal e as lesões cerebrais e oculares são maiores quando a infecção materna foi adquirida no 1º e no 2º trimestres da gestação. Em crianças nascidas de mães infectadas no último trimestre de gestação, a infecção congênita, em geral, é subclínica[18,28].

O quadro clínico da toxoplasmose congênita é polimorfo, e varia desde a forma assintomática ou com baixo peso ao nascer até as graves lesões encefálicas e a morte fetal ou do recém-nascido. Esses quadros de grave lesão neurológica habitualmente resultam de infecção ocorrida na gestante nos dois primeiros trimestres da gestação.

Se a infecção ocorreu no último trimestre, na maioria das vezes a criança nasce assintomática e permanece o resto de sua vida sem manifestações clínicas evidentes. Algumas dessas crianças assintomáticas ao nascer desenvolvem, anos após, o quadro de retinocoroidite. Entretanto, se a infecção materna ocorrer próximo ao parto, a criança pode nascer com o quadro grave da toxoplasmose disseminada, com pneumonite, miocardite, hepatite, anemia, esplenomegalia, trombocitopenia e exantema petequial e hemorragias[16,30].

A infecção do concepto no 1º trimestre de gestação é considerada rara. Quando ocorre, provoca o abortamento espontâneo na maioria dos casos ou a morte neonatal. Os conceptos que sobrevivem nascem com graves lesões neurológicas[16-18]. Nas infecções adquiridas no 2º trimestre predominam os sinais de encefalite com convulsões, calcificações cerebrais, microcefalia, macrocefalia por hidrocefalia, microftalmia, nistagmo, estrabismo, cegueira, paralisias, retardo mental e graves lesões da retina[11,16,30,33]. A tríade clássica da toxoplasmose congênita consiste na associação de retinocoroidite, hidrocefalia e calcificações cerebrais e é considerada a forma mais grave da doença[16,33].

Toxoplasmose Adquirida

Toxoplasmose (Fase) Aguda[6-8,10,25,28,30,33,36]

Na maioria dos casos, a toxoplasmose adquirida é assintomática ou oligossintomática, e não exibe um quadro clínico definido. Estima-se que somente 10% a 20% dos indivíduos infectados pelo *T. gondii* são sintomáticos[6]. Nestes, a doença pode manifestar-se por quadros sindrômicos agudos variados que incluem um estado febril inespecífico, linfoadenopatia, hepatite, miocardite, miosite, pneumonite, exantema maculopapular, retinocoroidite e encefalite. A adenomegalia pode ser localizada ou generalizada, superficial ou profunda (abdominal, mediastinal), acometendo com mais intensidade os gânglios cervicais e axilares. Os gânglios são móveis, não aderentes, geralmente pouco dolorosos, com tamanho variando de 1 a 2 centímetros. A doença é de evolução benigna e, na maioria dos casos, tem resolução espontânea. Os gânglios regridem até o final do 2º ou 3º mês, mas podem persistir mais tempo (até 1 ano) após a regressão da sintomatologia aguda. Toxoplasmose aguda com envolvimento de múltiplos órgãos ocorre com menor frequência em indivíduos imunocompetentes, sendo poucos os relatos de casos graves e até mesmo fatais da doença, associados à infecção por cepas mais virulentas de *T. gondii*[25,30]. Retinocoroidite, considerada anteriormente como manifestação da forma congênita da zoonose, é hoje reconhecida como manifestação também da toxoplasmose aguda pós-natal[8,30].

Toxoplasmose Crônica

Uma vez que o indivíduo tenha desenvolvido sua imunidade humoral e celular, a infecção pelo toxoplasma assume o caráter crônico, no qual os parasitas permanecem sob a forma de cistos na musculatura esquelética, sistema nervoso central, olho, miocárdio e outros locais do organismo. O indivíduo assim infectado não apresenta sintomatologia; é o que ocorre com a maioria absoluta das pessoas pelo resto de suas vidas. Eventualmente, pessoas com toxoplasmose crônica podem sofrer reagudizações, sobretudo as imunodeficientes, ou nos casos de retinocoroidite[20,33].

Retinicoroidite[3,19,20,30,36]

A toxoplasmose ocular é secundária à infecção congênita ou adquirida, mas é clinicamente impossível distingui-las, sobretudo no adulto. Alguns autores sugerem que 2/3 dos casos de toxoplasmose ocular sejam secundários à toxoplasmose aguda pós-natal[20,30]; no entanto, o intervalo entre a primoinfecção e o surgimento de lesões oftalmológicas, bem como os fatores determinantes do desenvolvimento de retinocoroidite ainda não estão esclarecidos. Toxoplasmose é a principal causa de uveíte posterior e pode apresentar-se como evento único com inflamação discreta ou causar episódios repetidos de retinocoroidite, levando a grave comprometimento da acuidade visual e ocasional perda da visão. Deve-se enfatizar que a recidiva de retinite toxoplásmica não está relacionada, necessariamente, com imunodeficiência, ocorrendo em decorrência de pseudocistos localizados no nível da retina durante a fase aguda da infecção ou da disseminação na forma congênita.

A uveíte toxoplásmica consiste em uma retinite focal necrosante, observada ao fundo de olho com uma mancha branco-amarelada, cotonosa, bordos elevados e limites imprecisos, muitas vezes acompanhada de placas atróficas satélites, indicativas de lesões antigas. O exsudato no vítreo pode dificultar o exame do fundo de olho, ou fazer com que a lesão assuma o aspecto de "farol na neblina". À medida que ocorre a cicatrização da lesão, observam-se áreas pigmentadas e evolução da lesão para placa atrófica com hiperpigmentação secundária[3,19,20,30]. Em pacientes com aids, a uveíte toxoplásmica geralmente é bilateral e assume um caráter multifocal.

Toxoplasmose em Pacientes Imunocomprometidos[10,11,17,30,33,35,41]

Embora os pacientes imunocomprometidos possam sofrer uma infecção aguda primária pelo *T. gondii*, mais frequentemente as manifestações clínicas de toxoplasmose nesses enfermos são devidas à reagudização de infecção crônica latente, resultante da reativação de cistos persistentes no cérebro, no miocárdio, no músculo esquelético, na retina, no pulmão, na suprarrenal ou no trato gastrintestinal. Entretanto, apesar da ampla distribuição dos cistos, as manifestações do sistema nervoso central (SNC) são as mais frequentes e graves. Os pacientes sob risco são principalmente aqueles que apresentam aids e os que estão em tratamento com drogas imunossupressoras, como nos casos de transplantes de órgãos, linfomas, leucoses e colagenoses[10,30].

Na maioria das vezes, a toxoplasmose no paciente imunocomprometido manifesta-se por alterações neurológicas decorrentes de abscessos únicos ou múltiplos, localizados com maior frequência em hemisférios cerebrais e núcleos da base, com graus variáveis de necrose e acompanhados de reação inflamatória[17,40]. O curso clínico da doença pode assumir caráter agudo, subagudo ou crônico. No entanto, em pacientes com aids, a maioria dos casos evolui de maneira subaguda com o desenvolvimento de sinais focais em um período de dias a semanas, precedidos ou acompanhados de febre, cefaleia, confusão mental, distúrbios do comportamento, crise convulsiva, delírios, obnubilação e coma[33,41].

DIAGNÓSTICO DIFERENCIAL[28,30,33]

A toxoplasmose adquirida, fase aguda, deve ser diferenciada de outras doenças que se caracterizam por apresentar linfadenomegalias, tais como: mononucleose infecciosa, rubéola, infecção pelo citomegalovírus, infecção aguda pelo HIV (vírus da imunodeficiência humana), tuberculose, sífilis e linfomas.

A forma congênita deve ser diferenciada de outras doenças congênitas ou adquiridas após o nascimento, que também se manifestam com icterícia, hepatoesplenomegalia e púrpura. Dentre elas destacam-se a sífilis, a doença de inclusão citomegálica, a rubéola e a sepse.

A retinocoroidite toxoplásmica requer diagnósticos diferenciais com sífilis, tuberculose, cisticercose, candidíase, citomegalovirose e outras. O aspecto inflamatório observado ao fundo de olho não é patognomônico da toxoplasmose. Contudo, os casos de retinite de repetição e o encontro de lesão em atividade associada a lesões satélites cicatrizadas, indicativas de processo inflamatório anterior, sugerem fortemente a toxoplasmose.

A neurotoxoplasmose em pacientes portadores de aids deve ser diferenciada principalmente com linfoma primário do sistema nervoso central, abscesso cerebral, neurocriptococose e a leucoencefalopatia multifocal progressiva. O diagnóstico na maioria dos casos é presuntivo, e baseia-se nas manifestações clínicas, achados neurorradiológicos e resposta ao tratamento.

DIAGNÓSTICO EPIDEMIOLÓGICO

Investigar a presença de felídeos em ambiente residencial e o hábito de ingestão de carne crua ou malcozida, de vegetais crus e frutas com casca e de água não filtrada. Procurar causas predisponentes, como o uso de imunossupressores, neoplasias, linfomas, transplantes e infecção pelo HIV. A doença não é transmissível de homem a homem. Não é doença profissional.

DIAGNÓSTICO LABORATORIAL[1,4,16,18,26,28,30,31,33,36]

Exames Específicos

Visualização Direta do Parasito

Demonstração dos trofozoítas ou cistos por técnicas especiais (imunoperoxidase, PAS, Giemsa) em tecidos (biópsias e necrópsias) ou líquidos orgânicos. Raramente utilizada na prática. O encontro de cistos em tecidos indica infecção crônica.

Isolamento do Toxoplasma

Obtido pela inoculação de fluidos corpóreos (sangue, líquido cefalorraquidiano) e material de biópsia em camundongos. Isolamento em cultura de tecidos pode ser uma alternativa à inoculação em camundongos. Só é realizado em centros de pesquisa.

Reação em Cadeia da Polimerase (PCR)[1,4,30,31,39,45]

Em função da necessidade de diagnóstico rápido e específico, têm sido destinados esforços no sentido de desenvolver uma padronização dos testes de PCR para o diagnóstico de toxoplasmose. É uma técnica recente e detecta o DNA do *T. gondii* em fluidos corpóreos e tecidos. No entanto, ainda não há uma padronização de fragmento específico de genoma a ser amplificado para o diagnóstico molecular[4,31], sendo os genes *B1* e *AF146527* (também conhecido como elemento repetido 529-pb) os mais estudados[30,31].

Apesar de sensível é um teste complementar dispendioso e exige controles rigorosos para evitar resultados falsos. É, no entanto, método de grande utilidade no diagnóstico da toxoplasmose fetal, pela possibilidade de demonstrar antígenos do protozoário no líquido amniótico, estabelecendo a transmissão materno-fetal do parasita. Estudos no Brasil revelam uma elevada especificidade da reação, considerando que somente 3,8% de 79 crianças estudadas com PCR negativos no líquido amniótico apresentaram quadro clínico de toxoplasmose congênita[45]. Portanto, um resultado de PCR negativo no líquido amniótico não exclui totalmente a possibilidade de ter havido a infecção fetal, mas torna pouco provável essa ocorrência. Torna-se clara a necessidade de acompanhar com ultrassonografia a evolução da gestação e, talvez, repetir o exame de PCR para confirmar os resultados.

Métodos Imunológicos[5,6,17,26,29-31,33,36,40]

Na prática clínica, o diagnóstico laboratorial da toxoplasmose é feito por meio de reações sorológicas nas quais se detectam anticorpos específicos contra o *T. gondii*. As clássicas reações de Sabin-Feldman (teste do corante) e, mais recentemente a imunofluorescência indireta (IFI), têm sido substituídas por métodos automatizados que detectam anticorpos das classes IgG, IgM e, mais raramente, IgA e IgE. No indivíduo imunocompetente, soroconversão de IgG, elevação significativa nos títulos de IgG em testes pareados e surgimento de IgM são considerados indicadores de infecção aguda[31]. Em alguns casos, IgM anti-*T. gondii* pode persistir por até 12 anos após a infecção aguda[5, 33] sem que haja correlação clínica. O maior papel da IgM é o seu valor preditivo negativo, ou seja, um resultado negativo afasta a possibilidade de infecção recentemente adquirida. Testes para a detecção de anticorpos da classe IgA têm-se mostrado mais sensíveis que IgM no diagnóstico de infecção congênita[30,31].

- *Técnicas imunoenzimáticas (ELISA)* e *imunoaglutinação (ISAGA)*: essas técnicas são as mais utilizadas atualmente e permitem a detecção de anticorpos específicos das classes IgG e IgM com elevada especificidade e sensibilidade. Em decorrência de uma elevada sensibilidade, a detecção de anticorpos da classe IgM por tais técnicas pode persistir por meses (e até anos) após a infecção aguda, o que pode prejudicar o seu significado de marcador de infecção recente.

Recentemente, a detecção de anticorpos da classe IgA e IgE por técnicas ELISA e ISAGA vem ganhando espaço como marcadores de infecção aguda pelo toxoplasma. A sua permanência no soro é variável, mas, em geral, é inferior àquela observada com os anticorpos da classe IgM. Estudos atuais revelam que a IgE surge precocemente na infecção aguda e sua duração é ainda mais curta que a IgA e a IgM, indicando que a presença desse anticorpo é um bom marcador de infecção toxoplásmica recente.

Para ELISA-IgG o resultado é exposto em Unidades Internacionais por mililitro, com referência ao *International Standard for antitoxoplasma serum human* (*WHO International Laboratory for Biological Standards, Statens Serum Institute*, Copenhage, Dinamarca). Para as demais imunoglobulinas, os títulos são dados como índices, que representam o quociente entre as densidades ópticas do soro em análise e de um soro de reatividade limiar correspondente ao *cut-off* do teste.

- *Avidez de IgG*: vem sendo utilizada como marcador temporal, capaz de distinguir entre infecções recentes e antigas (mais de 16 semanas). O método se baseia no fato de que, nas infecções recentes, uma alta percentagem de anticorpos IgG específicos, mostra baixa avidez, isto é, baixa afinidade para antígenos correspondentes, podendo ser facilmente dissociados da ligação com antígenos do toxoplasma por técnicas laboratoriais específicas. Com o passar do tempo, esses anticorpos apresentam avidez crescente, de modo que nas infecções de maior duração se encontra um predomínio acentuado de anticorpos de grande afinidade, que não se dissociam com facilidade dos antígenos aos quais se ligaram[24,28].

Na avaliação da avidez, utilizam-se agentes desnaturantes de proteínas ou desestabilizantes de ligações de pontes de hidrogênio, tais como ureia, cloridrato de guanidina e outros. Esses agentes são capazes de provocar a dissociação com maior ou menor facilidade de complexos anticorpos-antígenos específicos. No teste ELISA determina-se a reatividade de anticorpos IgG antes e após a lavagem dos complexos imunes formados com a ureia. Uma baixa avidez é indicada por uma acentuada diminuição do título de anticorpos com relação ao título original obtido sem o tratamento com a ureia. O resultado é expresso pela percentagem de IgG remanescente, dado pelo cálculo: (título após ureia/título original) x 100. Em termos práticos, um resultado de alta avidez de IgG, representado como superior a 30%, é indicativo de que a infecção ocorreu há mais de 4 meses, enquanto a baixa avidez de IgG, representada como inferior a 30%, indica uma provável infecção pelo *T. gondii* recente (nos 4 meses precedentes), embora não possa excluir uma infecção mais antiga por retardo na maturação da IgG[26,29,31].

Diagnóstico da Toxoplasmose na Gestação e no Recém-Nascido[29,30,32,40,44]

Na gestante, a sorologia para toxoplasmose deve ser realizada ao início da gravidez e caso haja positividade para IgG com IgM negativa o diagnóstico da infecção crônica é estabelecido, não havendo necessidade de repetição do exame. Se o resultado for negativo tanto para IgM quanto para IgG, a gestante é suscetível de adquirir a infecção. Por isso, devem-se tomar medidas preventivas para que a infecção não ocorra, e realizar o controle mensal por meio de novas sorologias[32].

Quando a sorologia não é realizada no início da gestação, pode haver dificuldade na interpretação de resultados verificados em fases mais adiantadas da gravidez. Isso porque os anticorpos IgM, detectados pelas técnicas atuais (ELISA, ISAGA), podem permanecer em títulos positivos por meses, ficando difícil estabelecer a época da infecção, se na gestação atual ou em época anterior. A pesquisa de DNA de *T. gondii* no líquido amniótico por meio de PCR tem especificidade próxima de 100% e revolucionou o diagnóstico de toxoplasmose intrauterina, permitindo o diagnóstico precoce da infecção fetal. É realizado por amniocentese guiada pelo ultrassom entre a 18ª e a 28ª semana de gestação[29,32].

No passado, o diagnóstico da infecção fetal foi realizado pela pesquisa de anticorpos IgM e IgG no sangue do feto obtido por cordocentese. Contudo, a detecção de anticorpos IgG no sangue da cordocentese não tem valor diagnóstico, tendo em vista a transferência passiva de anticorpos maternos, e a especificidade é relativamente baixa, pois a positividade para IgM situa-se entre 10% e 60%. A cordocentese para diagnosticar toxoplasmose fetal é, na atualidade, um exame obsoleto, pois é de realização tardia (só pode ser realizada após a 20ª semana de gestação), de baixa especificidade e que oferece risco para o feto (hemorragia, morte fetal, parto prematuro, infecção, descolamento de placenta).

Com relação à toxoplasmose congênita, utilizam-se os mesmos testes sorológicos, devendo-se lembrar que a IgG materna passa para o feto, positivando as reações no sangue deste. Por isso, indica-se a realização simultânea dos exames sorológicos no sangue materno e no do recém-nascido. O sangue do recém-nascido deve ser colhido após o 5º dia de vida. A presença de IgM positiva no sangue da criança é indicativa de toxoplasmose congênita. Se a IgM for negativa, mas, se o recém-nascido apresentar altos títulos de IgG, deve-se também suspeitar de toxoplasmose congênita, realizando-se cuidadoso exame clínico. Caso a criança não apresente sinais clínicos da doença, deve ser acompanhada sorologicamente; se no 3º ou no 4º mês de vida os anticorpos IgG regredirem, fica estabelecido que eram resultantes da passagem placentária de anticorpos maternos; se elevarem, é indicativo da produção pela criança, confirmando o diagnóstico de infecção congênita[27].

Diagnóstico da Toxoplasmose Ocular[19,20,31,33]

Na retinocoroidite toxoplásmica reagudizada, a IgM específica costuma ser negativa e a IgG não apresenta títulos altos, o que torna difícil a valorização dos testes sorológicos no diagnóstico dessa forma da doença. Em princípio, pacientes com uveíte em atividade inflamatória que apresentam qualquer título de anticorpos contra o parasito devem ser considerados como tendo toxoplasmose ocular, desde que afastadas a tuberculose, a sífilis e outras. A presença de processo inflamatório agudo na retina acompanhado de lesões cicatrizadas é altamente indicativa de toxoplasmose retiniana.

Diagnóstico da Toxoplasmose nos Imunodeficientes[17,24,30,31,35]

Nos pacientes imunodeficientes, em especial nos portadores de aids, o diagnóstico da toxoplasmose pela detecção de anticorpos IgG e IgM específicos é difícil de ser estabelecido, uma vez que a atividade da doença nem sempre se correlaciona com a magnitude do título de anticorpo específico. Os anticorpos IgG e IgM específicos podem estar presentes e confirmar o diagnóstico, mas na maioria dos pacientes a IgM está negativa e a IgG, pouco elevada ou negativa, tanto no sangue quanto no LCR.

Exames Inespecíficos[20,30,31,33,36]

Exames Radiológicos e Tomográficos

A radiografia de crânio para a visualização de calcificações cerebrais está indicada na toxoplasmose congênita. Nessas circunstâncias, bem como em pacientes imunodeficientes com sintomatologia neurológica, realiza-se também a tomografia computadorizada ou a ressonância magnética do crânio. Nos pacientes com aids observam-se lesões hipodensas, hipercaptantes em forma de anel, múltiplas e bilaterais,

com predileção pela junção corticomedular dos hemisférios cerebrais e núcleos da base. Entretanto, essas lesões podem aparecer isoladamente e localizar-se em qualquer parte do cérebro. As anormalidades encontradas nesse exame não são patognomônicas de neurotoxoplasmose, porém o número, a localização e o grau de acentuação das lesões expansivas após a utilização do contraste podem sugerir o diagnóstico.

Exame do Fundo de Olho

Esse exame é recomendado sempre no acompanhamento da uveíte toxoplásmica e deve ser executado tanto nos casos de toxoplasmose adquirida quanto nos de congênita.

Exame do Liquor

Nas crianças com toxoplasmose congênita e em pacientes com neurotoxoplasmose, habitualmente existe alteração liquórica, com pleocitose mononuclear moderada, elevação de proteínas e glicorraquia normal ou diminuída. A sorologia para toxoplasmose (dosagem de IgG) é positiva.

Outros Exames

O hemograma revela leucócitos normais ou leucocitose com linfocitose e atipia linfocitária. Anemia e plaquetopenia podem estar presentes.

Os pacientes tratados com pirimetamina devem realizar acompanhamento hematológico, pois a droga pode causar anemia megaloblástica, leucopenia e plaquetopenia.

O exame ultrassonográfico do feto pode revelar alterações cerebrais, calcificações no cérebro, dilatação ventricular, aumento do fígado e do baço, indicativos de toxoplasmose congênita.

TRATAMENTO

A finalidade do tratamento é combater as formas trofozoíticas causadoras das lesões orgânicas e, portanto, está indicado nas gestantes, nos pacientes imunodeficientes, nas crianças com a forma congênita, na uveíte em atividade e na forma adquirida com sintomatologia febril e alterações orgânicas múltiplas. As drogas não têm ação sobre os cistos, razão pela qual não há indicação terapêutica para as formas crônicas habitualmente encontradas na população adulta[30,33]. A associação da sulfadiazina com pirimetamina constitui o esquema mais utilizado para o tratamento das formas graves, em função de sua atividade contra as formas trofozoíticas do parasito, sua ampla difusão pelos líquidos e tecidos orgânicos, sua atividade nos níveis do liquor e do humor vítreo, da maior experiência clínica e por atravessarem a barreira placentária e atingirem concentração ativa no sistema nervoso do feto. Quando da impossibilidade desse esquema, a clindamicina mais pirimetamina ou a associação do sulfametoxazol com trimetoprima (cotrimoxazol) podem ser opções terapêuticas, considerando que também exercem ação contra o toxoplasma e têm boa difusão no sistema nervoso, na câmara ocular e atravessam a placenta. Outra opção, menos estudada, é a associação de claritromicina com pirimetamina[9,15,19,29,30,32,33,37,42-44].

A espiramicina, embora menos eficaz, pode ser utilizada no tratamento da toxoplasmose adquirida na sua forma linfadenomegálica e na toxoplasmose aguda assintomática da gestante, desde que o feto não esteja infectado. A espiramicina não deve ser empregada para o tratamento de crianças com toxoplasmose congênita, nem da uveíte toxoplásmica e da toxoplasmose no indivíduo imunodeficiente e, tampouco, na gestante com infecção aguda ou agudizada na qual o feto está infectado[30,32,37]. Isso, porque esse antibiótico não atravessa a barreira placentária e não atinge concentração no sistema nervoso; portanto, não trata o feto infectado. Ademais, não atinge concentração terapêutica no interior do globo ocular e não oferece segurança no tratamento do paciente imunocomprometido[43]. Já a clindamicina atinge concentração no feto, no sistema nervoso e no interior do olho[43]. Para neutralizar os efeitos mielotóxicos da pirimetamina (anemia megaloblástica, leucopenia e plaquetopenia) deve-se associar o ácido folínico, que deve sem mantido ainda por 1 semana após a suspensão da pirimetamina.

Tratamento da Toxoplasmose Adquirida Aguda[9,15,19,30,32,33,36,37,42-44]

Em pacientes imunocompetentes, a maioria dos casos de toxoplasmose aguda é benigna, autolimitada e não requer tratamento[30,33]. Nos casos com manifestações clínicas mais intensas, com febre alta, adinamia importante, adenomegalia e esplenomegalia mais proeminentes, discute-se a validade do tratamento, no sentido de abreviar o tempo da doença e, talvez, reduzir a possibilidade de retinite adquirida. Nos casos mais graves, em que há comprometimento visceral (pneumonite, miocardite), recomenda-se o tratamento.

O cotrimoxazol tem indicação na forma linfoglandular, empregado na dose de 50 mg/kg/dia em sulfametoxazol, fracionado de 12/12 h, via oral (dois comprimidos da apresentação dupla a cada 12 h, em adultos) por 15 a 21 dias. A espiramicina é uma opção nesses casos, administrada na dose de 50 mg/kg/dia (3 g/dia, em adultos). Nas formas viscerais e no paciente imunocomprometido é mais indicado o uso da sulfadiazina associada a pirimetamina e ácido folínico, como descrito a seguir. A terapêutica é mantida por 2 a 3 semanas.

Retinocoroidite[3,15,19,30,32,33,36,37,42,43]

- *Primeira escolha*: sulfadiazina na dose de 75 a 100 mg/kg/dia (dose máxima de 6 g/dia), em quatro tomadas, associada à pirimetamina na dose de 75 mg/dia, nos primeiros 3 dias, seguidos de 25 mg/dia, uma vez ao dia, e ácido folínico, 15 mg/dia administrados por via oral. Nas crianças, a dose de pirimetamina é de 1 mg/kg/dia até a dose de 25 mg, sendo que nos primeiros 3 dias a dose deve ser dobrada. Efeitos colaterais: farmacodermia, cálculos renais, granulocitopenia, trombocitopenia e anemia megalobástica.
- *Opções*: dois esquemas terapêuticos podem ser usados como opção à associação sulfadiazina/pirimetamina:
  a) clindamicina na dose de 30 a 40 mg/kg/dia fracionada de 6/6 h, associada à pirimetamina e ácido folínico, nas doses acima citadas. Na retinocoroidite, a clindamicina é utilizada em adultos na dose de 300 mg de 6/6 h por 1 semana e em seguida 150 mg de 6/6 h ou 300 mg de 8/8 h, também associada à pirimetamina e ao ácido folínico. Efeitos colaterais: diarreia associada ao *Clostridium difficile*, náuseas, vômitos e farmaco-

dermia. Esse esquema é adequado para pacientes que apresentam hipersensibilidade às sulfonamidas.
  b) sulfametoxazol + trimetoprima (cotrimoxazol), na dose diária de 1.600 mg de sulfametoxazol e 320 mg de trimetoprima, em adultos. Efeitos adversos similares aos da sulfadiazina/pirimetamina, mas menos frequentes. Esse esquema tem maior comodidade posológica que a sulfadiazina e é mais disponível.

Na retinocoroidite toxoplásmica aguda ou reagudizada, além do tratamento específico empregam-se também corticosteroides. Recomenda-se a prednisona na dose inicial de 1 mg/kg/dia em dose única pela manhã. A dose inicial do corticoide é mantida por 7 a 10 dias, realizando-se, a seguir, a progressiva diminuição da dose até sua retirada ao final de 4 a 6 semanas. O tratamento específico da retinocoidite toxoplasmámica aguda ou agudizada será mantido por 4 a 8 semanas, na dependência da cicatrização das lesões visualizadas ao fundo de olho[19,30,42].

Toxoplasmose na Gestante e no Recém-nascido[14,29,30,32,37]

Apesar dos potenciais efeitos tóxicos dos quimioterápicos na gestante com toxoplasmose aguda, o tratamento tem sido recomendado com o propósito de reduzir o risco de infecção fetal, assim como impedir o agravamento das lesões cerebrais caso a infecção fetal já tenha sido estabelecida[14].

No 1º trimestre o tratamento deve ser iniciado com espiramicina até a 18ª semana, que apesar de não tratar o feto, concentra-se na placenta e dificulta a transmissão intraútero[14,30,32].

Nos casos em que a infecção fetal é demonstrada no curso da gestação, seja por meio de alterações visíveis por métodos de imagens, seja por sorologia do sangue obtido do feto intraútero ou por detecção de PCR positivo de *T. gondii* no líquido amniótico, a terapêutica da gestante deverá ser realizada com sulfadiazina e a pirimetamina a partir da 18ª semana e mantida durante toda a gestação, associando-se o ácido folínico. Recomenda-se a substituição da sulfadiazina pela clindamicina ao final da gestação, considerando o risco de *Kernicterus* no recém-nascido. Se a clindamicina não for disponível ou não for tolerada pela paciente, emprega-se a espiramicina, sempre associadas com pirimetamina e ácido folínico. As doses são as referidas para a coriorretinite[14,29,30,32].

Nos casos em que ocorreu a infecção da gestante, mas o PCR de líquido amniótico é negativo e os exames de imagem indicam que o feto não está infectado, o esquema terapêutico consiste na administração da espiramicina, que deverá ser usada durante toda a gestação. Esse antibiótico alcança elevada concentração na placenta, mas não atravessa de modo adequado a barreira placentária; dessa maneira, pode impedir a transmissão congênita, mas não tem ação caso o feto já tenha sido infectado, não modificando o curso das alterações cerebrais[14,29,43].

A espiramicina é utilizada por via oral na dose de 3 g/dia dividida em três ou quatro tomadas. Os efeitos colaterais mais frequentes são náuseas, vômitos, diarreia e dor abdominal[43].

Na toxoplasmose congênita, a terapêutica deve ser realizada tanto nas crianças com lesão manifesta, quanto nas com formas subclínicas, que só apresentam sorologia positiva indicativa de infecção fetal. O tratamento deve ser mantido durante o 1º ano de vida da criança, utilizando-se a sulfadiazina na dose de 100 mg/kg/dia, fracionada em duas tomadas diárias, associada a pirimetamina na dose de 1 mg/kg em dose única/dia (2 mg/kg/dia nos primeiros 2 dias), mantida por 6 meses e em seguida a mesma dose administrada três vezes por semana até completar 12 meses. O ácido folínico é utilizado na dose de 1 mg/dia. Após o 6º mês, como alternativa, podem-se utilizar cursos repetidos da associação sulfadiazina mais pirimetamina por 30 a 45 dias, intercalados com espiramicina, na dose de 50 mg/kg/dia, fracionada em três ou quatro tomadas, pelo mesmo prazo[14,29,30].

Toxoplasmose no Imunodeficiente[9,10,17,25,30,33,41,43]

Os pacientes imunodeficientes, em especial os com aids, que desenvolvem neurotoxoplasmose devem ser tratados com a associação sulfadiazina + pirimetamina + ácido folínico, nas doses já citadas, por via oral ou por sonda nasogástrica nos enfermos em coma. Alternativamente, em pacientes alérgicos às sulfas, utiliza-se o esquema de clindamicina + pirimetamina + ácido folínico. A clindamicina é administrada na dose de 1,8 a 3,6 g/dia em adultos, fracionada em três ou quatro tomadas, por via oral ou intravenosa (IV) (30 a 40 mg/kg/dia, em crianças). O tratamento deverá ser mantido por um período de 4 a 6 semanas, conforme a melhora clínica e neurorradiológica. Na impossibilidade de se empregarem a sulfadiazina e a clindamicina, a claritromicina ou a azitromicina podem ser alternativas terapêuticas, ambas em associação com pirimetamina e ácido folínico. Em adultos, a claritromicina é usada na dose de 1,5 a 2 g/dia (fracionada a cada 8 ou 12 h) e a azitromicina na dose de 500 a 1.000 mg, em dose única diária.

Nos pacientes que se recuperam é recomendado o tratamento supressivo, para a prevenção da recorrência, até que a carga viral do HIV esteja indetectável e ocorra a recuperação do estado imunitário (CD4 > 200) com a terapia antirretroviral. Essa profilaxia secundária é realizada com sulfadiazina (2 g/dia, fracionada de 12/12 h) + pirimetamina (25 mg/dia) e ácido folínico (15 mg, três vezes por semana). Alternativamente, a supressão é realizada com clindamicina (450 mg de 8/8 h ou 600 mg de 12/12 h) associada a pirimetamina e ácido folínico como citado. A claritromicina (500 mg de 12/12 h) e a azitromicina (250 a 500 mg/dia) substituem a sulfa e a clindamicina na impossibilidade de seu emprego.

Nos pacientes com infecção pelo HIV com contagem de células CD4 inferior a 100/mm³, está indicada a profilaxia primária da neurotoxoplasmose com a associação de sulfadiazina, pirimetamina e ácido folínico como recomendada para a profilaxia secundária. Nessa situação pode, também, ser utilizada a associação de sulfametoxazol com trimetoprima, na dose de 800 mg + 160 mg, respectivamente, em dose única diária.

PROFILAXIA[10,17,30,33,35]

A profilaxia da toxoplasmose visa, essencialmente, a gestante e ao paciente imunodeficiente ainda não infectados (sorologia negativa). Deve-se considerar que a ingestão de cistos presentes na carne de animais ou de oocistos presentes no meio ambiente constitui o principal mecanismo de transmissão. Assim, a prevenção será conseguida evitando-se a ingestão de carne crua ou mal cozida, de frutas com casca e de vegetais crus, de água não filtrada ou fervida, pelo afastamento de felídeos do ambiente residencial, e evitando-se o contato manual com o solo. O uso de luvas durante, e o cuidado em lavar as mãos após o manuseio de carne crua, gatos e terra diminuem o risco de contágio.

Nas gestantes não infectadas, recomenda-se a realização de sorologia para a toxoplasmose, com dosagem de IgG e IgM no sangue, mensalmente, a fim de se detectar de forma antecipada a possível ocorrência da infecção. Se isso acontecer, institui-se imediatamente a terapêutica com a espiramicina e segue-se a conduta referida acima, no item sobre toxoplasmose na gestante e no recém-nascido.

REFERÊNCIAS BIBLIOGRÁFICAS

1. Abdul-Ghani R. Polymerase chain reaction in the diagnosis of congenital toxoplasmosis: more than two decades of development and evaluation. Parasitol Res. 2011;108 (3):505-12.
2. Bahia-Oliveira LM et al. Highly endemic, waterborne toxoplasmosis in north Rio de Janeiro state, Brazil. Emerg Infect Dis. 2003;9:55-62.
3. Balasundaram MB et al. Outbreak of acquired ocular toxoplasmosis involving 248 patients. Arch Ophthalmol. 2010;128:28-32.
4. Bastien, P. Molecular diagnosis of toxoplasmosis. Trans R Soc Trop Med Hyg. 2002;96(Suppl 1):S205-15.
5. Bobic B et al. High levels of IgM antibodies specific for *Toxoplasma gondii* in pregnancy 12 years after primary toxoplasma infection. Case report. Gynecol Obstet Invest. 1991;31:182-84.
6. Bonametti AM et al. Surto de toxoplasmose aguda transmitida através da ingestão de carne crua de gado ovino. Rev Soc Bras Med Trop. 1999;30:21-25.
7. Bowie WR et al. Outbreak of toxoplasmosis associated with municipal drinking water. The BC Toxoplasma Investigation Team. Lancet. 1997;350:173-77.
8. Burnet AJ et al. Multiple cases of acquired toxoplasmosis retinitis presenting in an outbreak. Ophtalmology. 1998;105:1032-37.
9. Dalston MO et al. Claritomicina associada a pirimetamina na toxoplasmose cerebral -relato de dois casos. Rev Soc Bras Med Trop. 1995;28:409-13.
10. Derouin F, Pelloux H. Prevention of toxoplasmosis in transplant patients. Clin Microbiol Infect. 2008;14:1089-101.
11. Dubey JP et al. Toxoplasmosis in humans and animals in Brazil: high prevalence, high burden of disease and epidemiology. Parasitology. 2012;139:1375-424.
12. Dubey JP et al. Structures of *Toxoplasma gondii* tachyzoites, bradyzoites, and sporozoites and biology and development of tissue cysts. Clin Microbiol Rev. 1998;11:267-99.
13. Filisetti DE, Candolfi E. Immune response to *Toxoplasma gondii*. Ann Ist Super Sanita. 2004;40:71-80.
14. Gilbert R. Treatment for congenital toxoplasmosis: finding out what works. Mem Inst Oswaldo Cruz. 2009;104:305-11.
15. Goldberg E, Bishara J. Contemporary unconventional clinical use of co-trimoxazole. Clin Microbiol Infect. 2012;18:8-17.
16. Hall SM. Congenital toxoplasmosis. BMJ. 1992;305:291-97.
17. Ho YC et al. Clinical presentation and outcome of toxoplasmic encephalitis in patients with human immunodeficiency virus type 1 infection. J Microbiol Immunol Infect. 2008;41:386-92.
18. Hohlfeld P et al. Prenatal diagnosis of congenital toxoplasmosis with a polymerase-chain-reactions test on amniotic fluid. N Engl J Med. 1994;331:695-99.
19. Holland GN, Lewis KG. An update on current practices in the management of ocular toxoplasmosis. Am J Ophthalmol. 2002;134:102-14.
20. Holland GN. Ocular toxoplasmosis: a global reassessment. Part I: Epidemiology and course of disease. Am J Ophthalmol. 2003;136:973-88.

21. Howe DK, Sibley ELD. *Toxoplasma gondii* comprises three clonal lineages: correlation of parasite genotype with human disease. J Infect Dis. 1995;172:1561-66.

22. Jones JL, Dubey JP. Waterborne toxoplasmosis - recent developments. Exp Parasitol. 2010;124:10-25.

23. Jones JL et al. *Toxoplasma gondii* infection in the United States: seroprevalence and risk factors. Am J Epidemiol. 2001;154:357-65.

24. Lago EG et al. *Toxoplasma gondii* antibody profile in HIV-infected pregnant women and the risk of congenital toxoplasmosis. Eur J Clin Microbiol Infect Dis. 2009;28:345-51.

25. Leal FE et al. *Toxoplasma gondii* pneumonia in immunocompetent subjects: case report and review. Clin Infect Dis. 2007;44:e62-66.

26. Liesenfeld O et al. Effect of testing for IgG avidity in the diagnosis of *Toxoplasma gondii* infection in pregnant women: experience in a US reference laboratory. J Infect Dis. 2001;183:1248-53.

27. Liesenfeld O et al. False-positive results in immunoglobulin M (IgM) toxoplasma antibody tests and importance of confirmatory testing: the Platelia ToxoIgM test. J Clin Microbiol. 1997;35:174-78.

28. Moncada PA, Montoya JG. Toxoplasmosis in the fetus and newborn: an update on prevalence, diagnosis and treatment. Expert Rev Anti Infect Ther. 2012;10:815-28.

29. Montoya G, Boothyroid JC, Kovacs JA. *Toxoplasma gondii*. In: Bennett JE, Dolin R, Blaser MJ (Ed.). Mandell, Douglas and Bennett`s. Principles and Practice of Infectious Diseases 8th ed. Philadelphia: Elsevier; 2015. p. 3122-53.

30. Montoya G. Laboratory diagnosis of *Toxoplasma gondii* infection and toxoplasmosis. J Infect Dis. 2002;185 (Suppl 1):s73-82.

31. Montoya JG, Remington JS. Management of *Toxoplasma gondii* infection during pregnancy. Clin Infect Dis. 2008;47:554-66.

32. Montoya JG, Liesenfeld O. Toxoplasmosis. Lancet. 2004;363:1965-76.

33. Moura L et al. Waterborne toxoplasmosis, Brazil, from field to gene. Emerg Infect Dis. 2006;12:326-29.

34. Muñoz P et al. Parasitic infections in solid organ transplant recipients. Infect Dis Clin N Am. 2010;24:461-495.

35. Neves ES et al. Acute acquired toxoplasmosis: clinical-laboratorial aspects and ophthalmologic evaluation in a cohort of immunocompetent patients. Mem Inst Oswaldo Cruz. 2009;104:393-96.

36. Rajapakse S et al. Antibiotics for human toxoplasmosis: a systematic review of randomized trials. Pathog Glob Health. 2013;107:162-69.

37. Ricciardi ID et al. Seroepidemiological study on the prevalence of human toxoplasmosis in Brazil. Rev Microbiol (S. Paulo). 1978;9:181-87.

38. Rommand S, Wallon M, Franck J et al. Prenatal diagnosis using polymerase chain reaction on amniotic fluid for congenital toxoplasmosis. Obstet Gynecol. 2001;97:296-300.

39. Silva MT, Araujo A. Highly active antiretroviral therapy access and neurological complications of human immunodeficiency virus infection: impact versus resources in Brazil. J Neurovirol. 2005;11(Suppl. 3):11-15.

40. Stanford MR, Gilbert RE. Treating ocular toxoplasmosis: current evidence. Mem Inst Oswaldo Cruz. 2009;104:312-15.

41. Torre D, Casari S, Speranza F et al. Randomized trial of trimethoprim-sulfamethoxazole versus pyrimethamine-sulfadiazine for therapy of toxoplasmic encephalitis in patients with AIDS. Italian Collaborative Study Group. Antimicrob Agents Chemother. 1998;42:1346-49.

42. Vidigal PVT, Santos DVVasconcelos, Castro FCipriano et al. Prenatal toxoplasmosis diagnosis from amniotic fluid by PCR. Rev Soc Bras Med Trop. 2002;35:1-6.

43. Vogel N et al. Congenital toxoplasmosis transmitted from immunologically competent mother infected before conception. Clin Infect Dis. 1996;23:1055-60.

154 Tricuríase

■ **Luiz Henrique Conde Sangenis**

(CID 10 = B79 - Tricuríase [Tricocefalíase])

INTRODUÇÃO

A tricuríase, assim como a ascaridíase, é uma helmintíase bastante comum nos seres humanos, sendo frequente a associação dessas duas infecções em indivíduos poliparasitados[1,9]. As crianças que habitam as regiões com baixos índices de desenvolvimento socioeconômico e com precárias condições de saneamento básico são as mais atingidas pela doença[3,6-10]. Em alguns estudos, a tricuríase supera a ascaridíase em frequência de achados na população[1]. No Brasil é extremamente prevalente em estados das Regiões Norte e Nordeste[1,8,9]. É causada pelo *Trichuris trichiura*, helminto que tem cerca de 3 a 5 cm de comprimento e possui a parte anterior de seu corpo bem afilada, lembrando um chicote ou um fio de cabelo.

O *T. trichiura* não faz ciclo pulmonar, e sua evolução é restrita ao tubo digestório. Após a ingestão dos ovos, estes sofrem a ação das secreções digestivas dando saída às larvas na porção final do intestino delgado. As larvas penetram nas criptas glandulares do ceco, onde permanecem por 2 dias. Posteriormente, dirigem-se à mucosa do intestino grosso transformando-se em vermes adultos[3,8,9]. Estes permanecem com a parte cefálica do corpo mergulhada na mucosa intestinal, provocando irritação, hemorragias e ulcerações, podendo ocorrer ingestão de sangue pelo próprio verme na ordem de 0,005 mL/verme/dia[7]. A maior parte das infecções passa despercebida, pois habitualmente a carga parasitária não chega a ultrapassar dez vermes adultos[9]. Entretanto, em alguns casos pode chegar a centenas de vermes, provocando sintomas digestivos graves e até o prolapso retal[3,6,8,9]. Cada fêmea chega a produzir cerca de 7.000 ovos por dia, que são eliminados junto com as fezes. O ciclo completo dura aproximadamente 70 dias entre a ingestão dos ovos e a oviposição nas fezes do novo hospedeiro. Os ovos são bastante resistentes e podem permanecer viáveis por até 5 anos em condições adequadas de umidade e temperatura[8]. Entretanto, resistem pouco à dessecação e à exposição aos raios ultravioleta[9].

As crianças em idade pré-escolar são as mais afetadas pela doença e, por apresentarem hábitos higiênicos mais precários, disseminam mais facilmente os ovos no ambiente. A faixa etária de 5 a 15 anos é, em geral, a mais acometida, concentrando o maior número de casos desta helmintíase[8,9].

Na atualidade, estima-se a prevalência mundial em 800 milhões de casos, a maior parte em países pobres e em desenvolvimento, o que torna a sua erradicação tarefa muito complexa, pois depende diretamente de grandes investimentos em saneamento básico, saúde e educação[3,7-9].

DIAGNÓSTICO CLÍNICO[3,6-10]

Os sintomas clínicos estão diretamente relacionados com o grau de infecção parasitária e as condições nutricionais do paciente. Infecções leves em indivíduos com bom estado nutricional, em geral, são assintomáticas. Manifestações gerais como anorexia, adinamia, irritabilidade, insônia ou sonolência e palidez podem estar presentes. Em infecções moderadas e graves, os sintomas digestivos tornam-se evidentes, surgindo dores abdominais, diarreia, meteorismo e desconforto abdominal. A diarreia, às vezes, adquire caráter crônico, e pode ter aspecto disentérico. Enterorragia, emagrecimento, anemia hipocrômica e desnutrição podem ser encontrados, sobretudo em crianças. Efeitos irritativo e inflamatório provocados pelos vermes adultos na parede intestinal, principalmente do reto e do sigmoide, vão desencadear o prolapso retal. O exame físico das crianças pode revelar distensão abdominal, hipertimpanismo, palidez cutaneomucosa e hipodesenvolvimento ponderoestatural. Casos raros de manifestações ectópicas já foram descritos, acarretando quadros de apendicite e colecistite. Crianças maciçamente parasitadas com quadro disentérico grave e anemia intensa podem evoluir para o óbito.

DIAGNÓSTICO DIFERENCIAL[3,8-10]

As manifestações gerais e os sintomas digestivos como dor abdominal e diarreia devem ser diferenciados de outras parasitoses intestinais como ascaridíase, giardíase, amebíase, teníase, etc. Quando associado à anemia, o diagnóstico diferencial deverá ser feito com a ancilostomíase. Quadros disentéricos com enterorragia podem simular um quadro de colite amebiana ou retocolite ulcerativa.

DIAGNÓSTICO LABORATORIAL[3,6-10]

A eosinofilia, quando presente, geralmente é pouco expressiva. Anemia hipocrômica e microcítica é um achado comum em crianças com infecções moderadas e graves. O diagnóstico parasitológico é feito através de técnicas para ovos pesados, como os métodos de Hoffman e Pons e Janer. O método de Kato-Katz poderá ser realizado para se determinar a quantidade de ovos por grama de fezes (quantitativo). O exame direto das fezes coradas com lugol também pode ser útil. O ovo do *T. trichiura* lembra a forma de barril ou de bola de futebol americano.

TRATAMENTO[2-3a,5,6,8-11]

- *Mebendazol*: esquema de tratamento igual ao utilizado na ascaridíase. Índice de cura: 80%.
- *Albendazol*: esquema de tratamento igual ao utilizado na ascaridíase. Índice de cura: 60%.
- *Nitazoxanida*: em um estudo desenvolvido em crianças no México, a nitazoxanida apresentou eficácia de 100% no tratamento da tricuríase. As doses recomendadas podem ser consultadas no Capítulo 12 – Ascaridíase.

Observações:

1. a dose do mebendazol deverá ser repetida 1 semana após, o que faz aumentar a sua eficácia;
2. a administração do albendazol em doses de 400 mg por 3 dias consecutivos apresenta melhores resultados;
3. o prolapso retal poderá ser tratado pela redução manual;
4. o controle de cura é feito com o exame de Hoffman no 7°, 14° e 21° dia após o tratamento;
5. evitar o uso do mebendazol e do albendazol durante a gravidez, pois são embriotóxicos e teratogênicos.

PROFILAXIA[3,8-10]

A prevenção e o controle dessa parasitose são feitos, assim como na ascaridíase, com medidas que melhorem a oferta de água potável, o tratamento dos dejetos humanos e a educação em saúde. Essa conduta melhora as condições de higiene da população (ver Capítulo 12 – Ascaridíase).

REFERÊNCIAS BIBLIOGRÁFICAS

1. Abrahim-Filho ES et al. Prevalência de parasitas intestinais em ribeirinhos do município de Ponta de Pedras-Ilha de Marajó-Pará: crianças na faixa etária de 1 a 12 anos. Rev Soc Bras Med Trop. 1996;29(supl. 1):218.
2. Bichara C et al. Avaliação da eficácia do mebendazol no tratamento das helmintíases em crianças, por controle de cura laboratorial. Rev Soc Bras Med Trop. 1996;29(supl. 1):222.
3. Bina JC. Tricocefalíase. In: Veronesi R, Focaccia R (Ed.). Tratado de Infectologia. 2ª ed. São Paulo: Atheneu; 2002. p. 1462-64.
3a Diaz E et al. Epidemiology and control of intestinal parasites with nitazoxanide in children in Mexico. Am J Trop Med Hyg. 2003;68:384-85.
4. Dietze R et al. Parasitoses intestinais na Ilha de Fernando de Noronha. Resumos do XXV Congresso da SBM T; 1989, p. 192.
5. Gryschek RCB, Campos R, Amato-Neto V. Orientação para o tratamento das principais parasitoses intestinais. (Atualização-1991). J Bras Med. 1991;60(5):94-102.
6. Huggins D et al. Parasitoses intestinais no período infantil. Pediat Moderna. 2000;36(10):31 p. (online)
7. Mahmoud AAF. Intestinal Nematodes. In: Mandell GL, Bennett JR, Dolin R. Mandell, Doulgas, and Bennett's Principles and Practice of Infectious Diseases. 5th ed. New York: John Wiley; 2000. V. 2, p. 2938-39.
8. Motta-Leal-Filho JC et al. Infecções por *Trichuris trichiura*: atualização diagnóstica e terapêutica. Pediat Moderna. 2002;38:413-18.
9. Rey L. Parasitologia. 2ª ed. Rio de Janeiro: Guanabara Koogan; 1991. p. 565-71.
10. Silva EMK, Puccini RF, Wechsler R. Parasitoses intestinais na infância. J Bras Med 1990;58:30-47.
11. Tavares W. Manual de Antibióticos e Quimioterápicos Anti-infecciosos. 3ª ed. São Paulo: Atheneu; 2001. p. 849-68.

155 Tripanossomíase Africana

- Ivone Quemba da Silva
- Edna Quintas
- Walter Tavares

(CID 10 = B56 - Tripanossomíase africana; B56.0 - Tripanossomíase por *Trypanosoma gambiense*; B56.1 - Tripanossomíase por *Trypanosoma rhodesiense*; B56.9 - Tripanossomíase africana não especificada)

INTRODUÇÃO E EPIDEMIOLOGIA

A tripanossomíase humana africana (THA), mais conhecida como doença do sono e nagana, é uma doença endêmica na África subsaariana, existente e conhecida no continente africano desde o Antigo Egito[17]. É causada por protozoários flagelados do gênero *Trypanosoma*: *T. brucei gambiense* e *T. brucei rhodesiense*, e transmitida pela picada de um inseto hematófago do gênero *Glossina*. A doença do sono é endêmica nos países do oeste, centro e leste africano, em uma área onde vivem sob risco cerca de 55 milhões de pessoas e onde já se observaram cerca de 80.000 casos novos anualmente[5,17]. No início do século XX, a enfermidade causou uma epidemia nas regiões do Congo, Quênia e Uganda, estimando-se que tenha provocado a morte de 300.000 a 500.000 pessoas[17]. Medidas de controle do vetor, melhora das condições de higiene, habitação e nutrição da população, introdução de medicamentos ativos contra os agentes, melhor conhecimento da doença promoveram o controle e a redução da incidência da doença, de tal modo que no ano de 1964 foram notificados 4.435 casos em toda a África[4]. A partir de então, a instabilidade política, a ruína econômica, os conflitos sociais, a redução de incentivos à saúde, a ausência de prioridade no combate à THA em muitos países africanos conduziram ao ressurgimento da doença nesses territórios. Na atualidade, a doença do sono afeta cerca de 10.000 novos indivíduos anualmente e constitui-se problema de saúde pública, pondo em risco o bem-estar das populações, bem como o desenvolvimento socioeconômico[4,5,11,17].

Em Angola, a doença é endêmica em sete das 18 províncias do país, e cerca de seis milhões de pessoas estão expostas ao risco de contrair a enfermidade, uma vez que em 14 das províncias ocorre a presença da *Glossina*. Até 2006, Angola era o segundo país mais afetado pela THA, com mais de 1.000 casos novos registrados por ano[22,23]. Em 1997, ocorreram no país 8.275 casos, o que motivou a intensificação da luta contra esse flagelo por meio de equipes móveis que atu-

am junto à população. Em resultado, foi atingido o controle da doença e no ano de 2012 foram identificados apenas 69 casos novos, o mesmo ocorrendo em 2013[13].

Classicamente, a doença é dividida em dois parâmetros geográficos, a tripanossomíase do leste da África, compreendendo países como Quênia, Etiópia, Uganda, Tanzânia, Zâmbia, Moçambique, Malauí (Malawi), Botsuana (Botswana), Ruanda, Burundi e Zimbábue (Zinbabwe); e a tripanossomíase do oeste e do centro da África, afetando Angola, Costa do Marfim, Zaire, Sudão, Gana, Nigéria, Guiné, Serra Leoa[10,16]. A infecção do oeste e central é causada pelo *T. b. gambiense*, que habitualmente provoca doença crônica e é responsável por 98% dos casos registrados na África na última década[3]. Nessa infecção, o homem é o principal reservatório. A THA do leste é causada pelo *T. b. rhodesiense*, que tem seu reservatório em animais silvestres e domésticos e, nos dias atuais, afeta o homem de forma acidental, causando uma doença aguda e rapidamente progressiva[3,4,7]. Há uma tendência de ocorrer a sobreposição das duas formas da THA, como já é notado em Uganda, Tanzânia e Congo[4,22].

Ambas as formas da THA são transmitidas ao homem pela picada da *Glossina*, encontrada apenas no território africano, e cujas espécies principais são a *G. palpalis* e a *G. morsitans*, conhecidas como mosca tsé-tsé. Discute-se, atualmente, se esses insetos são na realidade moscas ou se devem ser colocados em uma família própria[21]. A *Glossina* alimenta-se durante o dia, parasitando os animais e o homem, havendo a transmissão dos tripanossomas por ambos os sexos do inseto, que pode ser disperso por longas distâncias por animais silvestres, homem e veículos. O homem e vários animais constituem o reservatório do parasita[5,9,22]. As plantações de café, bananeira, cana-de-açúcar, rios, matas, florestas, são locais privilegiados para o contato da mosca com o homem.

Diferentemente do *Trypanosoma cruzi*, causador da doença de Chagas, os tripanossomas africanos não necessitam penetrar em células e sofrer transformação para formas amastigotas para se reproduzirem. Os *T. rhodesiense* e *gambiense* reproduzem-se na corrente circulatória, nos líquidos tissulares e no liquor. Os protozoários apresentam identidade morfológica, fazendo-se a diferenciação por provas laboratoriais, pela origem do enfermo e pelo quadro clínico provocado pelo parasita[6,7,9,17,19,22].

A doença do sono mantém-se quiescente na maioria dos países da África. Contudo, há, ultimamente, ressurgência da enfermidade sobretudo na República Centro-Africana e na República Democrática do Congo, os únicos países que em 2009 registraram mais de 1.000 casos novos por ano[3]. Na atualidade, a tripanossomíase humana na África está notavelmente relacionada com a epidemia de síndrome da imunodeficiência adquirida (aids) nesse continente. Isso porque as pessoas infectadas desenvolvem imunidade, reduzindo a ocorrência da doença por algum tempo. Com a imunodepressão da aids, os casos humanos da doença do sono tendem a aumentar, caso não sejam tomadas medidas para o controle das duas doenças.

A doença não existe fora do continente africano, exceto em turistas e visitantes de outros países, que se infectam em safáris ou excursões ou em permanência relacionada com o trabalho nas regiões de transmissão, vindo a adoecer em seus países de origem[2,4,5,7,18]. Nas regiões endêmicas, a doença do sono afeta majoritariamente a população rural, sem distinção de sexo ou idade, havendo grande deficiência no diagnóstico, tratamento e na notificação dos casos. Mais recentemente, contudo, a moléstia vem atingindo regiões periurbanas e subúrbios de grandes cidades, motivada pela migração interna, pela crise econômica e carência de cuidados com a saúde[8,16].

DIAGNÓSTICO CLÍNICO

As principais manifestações clínicas da tripanossomíase humana africana são febre intermitente no estágio inicial, acompanhada de comprometimento reticuloendotelial, com hiperplasia de gânglios linfáticos e esplenomegalia, e em seguida, nos estágios mais avançados, de sinais e sintomas de meningoencefalite. A THA recebe a denominação de doença do sono exatamente pelo envolvimento do sistema nervoso central, comum nos estágios finais das duas formas da enfermidade. A agressão do parasita e fenômenos imunológicos (produção de interleucinas inflamatórias) desencadeados pela imunidade específica são a base patogênica das manifestações clínicas da doença[7,10,19]. No estágio meningoencefálico, o enfermo pode apresentar insônia noturna e sonolência durante o dia, prostração, cefaleia, confusão mental, ataxia, incoordenação motora, hiper-reflexia, hiperestesia, sinal de Babinski e convulsão. Alterações neuro-hipofisárias podem causar alterações do apetite (redução ou bulimia), sede exagerada, impotência sexual, amenorreia. Nos estágios finais, o paciente apresenta edema de face e membros, apatia completa, estupor e coma[6,7,9,12,18,21].

Na infecção causada pelo *T. b. gambiense*, os sinais de porta de entrada (cancro de inoculação) não são habituais, mas pode ocorrer a formação de lesão nodular, avermelhada, circundada por edema, no local da picada da *Glossina*. No estágio seguinte, o paciente apresenta febre alta intermitente, com calafrios, adinamia, cefaleia, adenomegalia generalizada, em especial na região cervical posterior (chamado sinal de Winterbottom). São comuns o exantema maculopapular pruriginoso, a hepatoesplenomegalia e possíveis derrames pleural e pericárdico. À medida que a doença progride, em meses ou anos, desenvolve-se o quadro meningoencefálico, com lassidão, apatia, inapetência e sonolência. O paciente torna-se incapaz de se concentrar e, por fim, apresenta incapacidade motora, alterações sensoriais, crise convulsiva e coma[6,7,10,21].

A tripanossomíase africana causada pelo *T. b. rhodesiense* tem início agudo e rápida evolução fatal. Surge com febre elevada, adinamia, calafrios, perda de peso, taquicardia, discreto aumento dos gânglios. No local da picada da *Glossina*, poucos dias após (menos de 3 semanas) é comum surgir processo inflamatório nodular (cancro de inoculação), doloroso e, não raro, com necrose central. O cancro permanece por cerca de 3 semanas, deixando uma área residual hiperpigmentada que pode permanecer por anos. Exantema maculopapular, orofaringe hiperemiada e congestão conjuntival podem estar presentes. Hepatoesplenomegalia amolecida pode ser observada. Essas são as fases primária e secundária da doença, que surgem poucas semanas após a inoculação dos tripanossomos. Logo em seguida, surgem sintomas de acometimento meningoencefálico e, progressivamente, o enfermo queixa-se de cefaleia, dificuldade de concentrar-se, sonolência, torpor e com rapidez evolui para o coma[6,7,9,10,12,21].

A Tabela 155.1 apresenta as manifestações clínicas observadas na doença do sono.

TABELA 155.1

Manifestações Clínicas da Doença do Sono	
Estágio	*Sinais e Sintomas*
Cancro (raramente na THA por *T. gambiense*) Surge poucos dias após a picada do inseto na THA por *T. rhodesiense*	Edema, eritema, dor, calor localizado, descamação, hiperpigmentação
Hemolinfático	Febre intermitente, cefaleia, dor muscular e articular, adenomegalia dolorosa, perda de peso, exantema pruriginoso Edema periférico, derrame pleural e pericárdico Amenorreia, diminuição da libido, edema de face, emagrecimento Anemia, plaquetopenia
Meningoencefalite	Apatia, discinesia, ataxia, hiperestesia, hiper-reflexia profunda, paresia, paralisia, distúrbio da fala, convulsão, sonolência, torpor, estupor, coma

Fonte: WHO[21].

As descrições clássicas da doença do sono podem não estar presentes em populações de áreas endêmicas, nas quais o quadro infeccioso pode ser pouco exuberante e regredir com o desenvolvimento da imunidade, sobretudo com relação à infecção pelo *T. b. gambiense*[7,9,10].

DIAGNÓSTICO LABORATORIAL E DIFERENCIAL

O diagnóstico é estabelecido pelo encontro dos protozoários no exame do sangue periférico, especialmente rico em parasitas na infecção pelo *T. b. rhodesiense*. Os agentes podem ser encontrados na biópsia ou no aspirado de gânglios e no liquor (LCR). Existem reações sorológicas de pouca validade no meio rural africano onde ocorre a doença mas, atualmente há um teste rápido de aglutinação feito em cartão que possibilita a triagem de pacientes. Nem sempre é fácil o diagnóstico da doença causada pelo *T. b. gambiense* em regiões fora da África, pois nas formas tardias é menor o encontro do parasita na corrente circulatória[621]. Rotineiramente, realiza-se a punção lombar para a colheita do LCR e estabelece-se o estágio da doença. O exame liquórico de pacientes no terceiro estágio apresenta citologia acima de cinco leucócitos/mL e/ou a presença do *Trypanosoma*[3].

O diagnóstico diferencial deve ser realizado com malária, febre tifoide, esquistossomose aguda, sífilis. O prognóstico com o tratamento é bom, se não houver envolvimento do sistema nervoso. Nas formas com alterações do líquido cefalorraquidiano o prognóstico é reservado, mesmo com o tratamento.

A tripanossomíase africana deve ser lembrada em todo paciente originário ou que viajou para áreas endêmicas abaixo do deserto do Saara e que apresenta febre, adenomegalia, cefaleia e nodulação inflamatória única ou múltipla na pele. Especialmente, deve ser lembrada em turistas que participaram de safáris ou excursionaram em regiões rurais da África e que apresentam, meses após, alterações neurológicas (sonolência, distúrbios cognitivos, ataxia, entre outras)[2,18].

TRATAMENTO E PREVENÇÃO

A tripanossomíase humana africana é uma doença que, quando não tratada, mal tratada ou tratada tardiamente pode matar. Daí a necessidade de se estabelecer a suspeita da doença em pacientes do continente africano, ou que lá estiveram, que apresentam febre, adenomegalia e distúrbios neurológicos. O tratamento na fase inicial (do cancro de inoculação e da disseminação hematogênica) da infecção pelos dois tipos de tripanossomos é feito com suramina ou pentamidina, esta menos efetiva contra o *T. b. rhodesiense*[3,6,7,9,10,12,21]. A dose de suramina em adultos é de 1 g por via intravenosa, a cada 5 ou 7 dias, em um total de 10 g. Em crianças a dose é de 17 mg/kg, intravenosa (IV), a cada 5 dias. A pentamidina, droga preferencial para a infecção por *T. gambiense*, é utilizada na dose de 4 mg/kg por via IV ou intramuscular (IM) (preferível a IV, diluída, gota/gota), administrada diariamente ou em dias alternados, em um total de 10 dias.

Nas fases tardias da doença, com envolvimento meningoencefálico, o tratamento clássico da THA é realizado com um arsenical trivalente, muito tóxico, o melarsoprol, administrado por via IV, na dose de 3,6 mg/kg/dia durante 3 dias, sucedido de um intervalo de 1 semana e a seguir a dose de 3,6 mg/kg/dia durante mais 3 dias. As reações ao medicamento são frequentes e não é rara a recaída 1 a 24 meses após[12]. O principal efeito adverso é uma síndrome encefalopática, que pode ocorrer em 5% a 10%, caracterizada por convulsões repetidas e coma[3].

A eflornitina, uma droga com ação antitumoral e antimalárica, é útil na infecção neurológica do *T. b. gambiense*, administrada por via IV. A droga não é eficaz administrada por via oral e não tem ação na doença causada pelo *T. b. rhodesiense*[3,8,23]. A partir de 2009, a eflornitina passou a ser utilizada associada com nifurtimox (fármaco empregado no tratamento da doença de Chagas), com excelentes resultados (93% a 98% de cura) nas formas neurológicas da tripanossomíase gambiense e foi adotada pela Organização Mundial da Saúde na lista de medicamentos essenciais. Atualmente, o esquema terapêutico mais recomendado nessa forma da doença é a associação da eflornitina na dose de 400 mg/kg/dia, fracionada de 12/12 h, aplicada em infusão IV por 2 h, durante 7 dias, e de nifurtimox, na dose de 15 mg/kg/dia, fracionada de 8/8 h, por via oral, durante 10 dias[14,23]. O tratamento da forma neurológica da infecção por *T. rhodesiense* continua a ser realizado com o melarsoprol.

Todas as drogas utilizadas no tratamento da tripanossomíase africana têm toxicidade própria, e são necessários cuidados e habilidade em sua administração e maior atenção no acompanhamento do paciente[3,9,15,17].

O controle da tripanossomíase africana reside no combate a moscas transmissoras com inseticidas à base de piretroides, além de melhora das condições de vida das populações de áreas endêmicas. Indivíduos que se dirigem para áreas endêmicas com elevado risco de se infectarem podem receber quimioprofilaxia, com uma injeção de suramima (1 g em adultos) a cada 6 a 12 semanas. A pentamidina, na dose de 200 a 300 mg protege durante 3 a 6 meses contra o *T. b. gambiense*, mas é ineficaz contra o *T. b. rhodesiense*[1,15,20].

REFERÊNCIAS BIBLIOGRÁFICAS

1. Aksoy S et al. Prospects for control of African trypanosomiasis by tsetse vector manipulation. Trends Parasitol. 2001;17:29-35.
2. Elliott I et al. West-African trypanosomiasis in a returned traveller from Ghana: an unusual cause of progressive neurological decline. BMJ Case Rep. 2014;2014. pii: bcr2014204451.
3. Eperon G et al. Treatment options for second-stage gambiense human African trypanosomiasis. Expert Rev Anti Infect Ther. 2014;12:1407-17.
4. Franco JR et al. Epidemiology of human African trypanosomiasis. Clin Epidemiol. 2014;6:257-75.
5. Hide G. History of sleeping sickness in East África. Clin Microbiol Rev. 1999;12:112-25.
6. Kennedy PG. Clinical features, diagnosis, and treatment of human African trypanosomiasis (sleeping sickness). Lancet Neurol. 2013;12:186-94.
7. Kirchhoff LV. African trypanosomiasis (Sleeping sickness). In: Bennet JE, Dolin R, Blaser MJ (Ed) Mandell, Douglass, and Bennett's Principles and Practice of Infectious Diseases. 8th ed. Philadelphia: Saunders; 2014. p. 3116-21.
8. Louis FJ et al. Trypanosomose humaine africaine en milieu urbain: une problematique emergente? Bul Soc Pathol Exot. 2003;96:205-08.
9. Malvy D, Chappuis F. Sleeping sickness. Clin Microbiol Infect. 2011;17:986-95.
10. Maudlin I. African trypanosomiasis. Ann Trop Med Parasitol. 2006;100:679-701.
11. Maudlin I, Eisler MC, Welburn SC. Neglected and endemic zoonoses. Philos Trans R Soc Lond B Biol Sci. 2009;364:2777-87.
12. Miezan TW et al. Trypanosomose humaine africaine en Cote d'Ivoire: caracteristiques biologiques apres traitement. A propos de 812 cas traites dans le foyer de Daloa (Cote d'Ivoire). Bull Soc Pathol Exot. 2002;95:362-65.
13. República de Angola, Ministério da Saúde. Projeto de Prevenção, Controle e Eliminação da Tripanossomíase Humana Africana. In: Relatório Anual das Actividades Desenvolvidas, 2013. p. 49. Disponível em: http://saudeangola.gv.ao/wp-content/uploads/2014/02/MINSA-RELAT%C3%93RIO-ANUAL-2013.pdf. Acessado em: jan. 2015.

14. Schmid C et al. In-hospital safety in field conditions of nifurtimox eflornithine combination therapy (NECT) for *T. b. gambiense* sleeping sickness. PLoS Negl Trop Dis. 2012;6(11):e1920.

15. Simarro PP et al. The human African trypanosomiasis control and surveillance programme of the World Health Organization 2000–2009: The way forward. Plos Negl Trop Dis. 2011;5(2):e1007.

16. Smith DH, Pepin J, Stich AH. Human African trypanosomiasis: an emerging public health crisis. Br Med Bull. 1998;54:341-55.

17. Stiverding D. The history of African trypanosomiasis. Parasit Vectors. 2008;1:3-5.

18. Urech K, Neumayr A, Blum J. Sleeping sickness in travelers - do they really sleep? PLoS Negl Trop Dis. 2011;5(11):e1358.

19. Vincendeau P, Bouteille B. Immunology and immunopathology of African trypanosomiasis. An Acad Bras Cienc. 2006;78:645-65.

20. Welburn SC, Maudlin I. Priorities for the elimination of sleeping sickness. Adv Parasitol. 2012;79:299-337.

21. World Health Organization. Epidemiology and control of African Trypanosomiasis. Technical Report Series 739. Geneva; 1986. 128 p. Disponível em: http://apps.who.int/iris/bitstream/10665/40346/1/WHO_TRS_739.pdf?ua=1. Acessado em: jan. 2015.

22. Wold Health Organization. Report of a WHO Informal Consultation on sustainable control of human African trypanosomiasis. Geneva, 2007. 66 p. Disponível em: http://whqlibdoc.who.int/hq/2007/WHO_CDS_NTD_IDM_2007.6_eng.pdf. Acessado em: jan. 2015.

23. World Health Organization. Nifurtimox-eflornithine combination treatment for sleepingsickness (human African trypanosomiasis): WHO wraps up training of key health care personnel. Geneva, 2010. Disponível em: http://www.who.int/trypanosomiasis_african/research/combination_treatment/en/index.html. Acessado em: jan. 2015.

156 Tromboflebites Supurativas Intracranianas

■ Marcelo José de Oliveira
■ Rodrigo Azevedo de Oliveira

(CID 10 = G 08 - Flebite e tromboflebite intracranianas e intrarraquidianas [Endoflebite séptica de seios venosos e veias])

REDUÇÕES

HIC = hipertensão intracraniana

INR = índice normatizado internacional

LCR = líquido cefalorraquidiano

n. = nervo

nn. = nervos

RM = ressonância magnética

SC = seio cavernoso

SVDM = seio(s) venoso(s) da dura-máter

SL = seio lateral (ou horizontal)

SSS = seio sagital superior

TC = tomografia computadorizada

TFSIC = tromboflebite supurativa intracraniana

TI = tromboinfecção

TIVC = tromboinfecção de veia(s) cerebral(is)

TTPA = tempo da tromboplastina parcial ativada

v. = veia

vv. = veias

INTRODUÇÃO[1-4,7-9,12a-15]

Os seios venosos da dura-máter (SVDM) são os responsáveis pela condução do sangue venoso proveniente do encéfalo e dos bulbos oculares. Tal sangue termina, em última instância, nas veias (vv.) jugulares internas, de onde segue, pela veia (v.) cava superior, para o átrio direito. Os SVDM apresentam um revestimento endotelial, não são dotados de sistemas valvares e se comunicam com as vv. da superfície externa do crânio através das vv. emissárias. Classificam-se em *seios da base* (cavernoso, intercavernoso, esfenoparietal, petrosos superior e inferior e plexo basilar) e *da abóbada craniana* (sagitais superior e inferior, reto, lateral e occipital).

A drenagem liquórica faz-se principalmente (cerca de 70%) para o seio sagital superior (SSS), por intermédio das granulações aracnóideas de Pacchioni.

Os seios cavernosos (lago venoso peritúrcico) merecem destaque especial por se comunicarem com o sistema venoso facial através das vv. oftálmica superior e central da retina e por manterem íntimo contato com a artéria carótida interna e os nervos (nn.) oculomotor, troclear, ramo oftálmico do trigêmeo e abducente.

Inúmeras são as *causas* (Tabela 156.1) de trombose venosa cerebral, a saber: trauma, distúrbios endócrinos, desidratação/desnutrição, desordens hematológicas, distúrbios da circulação cerebral, neoplasias, entre outras. Das mais

TABELA 156.1

Causas de Trombose Venosa Cerebral
1. Infecciosas
2. Alterações Estruturais   • Pós-traumatismo   • Pós-neurocirurgia
3. Doenças Inflamatórias Sistêmicas   • LES   • Sarcoidose   • Doença de Behçet   • Doença inflamatória intestinal   • Granulomatose de Wegener
4. Trombofilias Hereditárias   • Deficiência de proteína C   • Deficiência de proteína S   • Deficiência de antitrombina III   • Mutação do fator V de Leiden
5. Trombofilias Adquiridas   • CIVD (coagulação intravascular disseminada) Policitemia *vera*   • Anemia falciforme   • Hemoglobinúria paroxística noturna   • Trombocitemia induzida por heparina   • Síndrome nefrótica   • Puerpério   • Contraceptivos orais

importantes etiologias são as infecções bacterianas e é desses processos infecciosos das vv. cerebrais e dos=SVDM que vamos nos ocupar no presente capítulo.

Vários microrganismos, inclusive todos aqueles que habitam os seios paranasais e a pele da face, podem ser causa de tromboflebite supurativa intracraniana (TFSIC), mas os principais são os estreptococos e estafilococos. As bactérias podem chegar ao sistema venoso encefálico (*patogenia*) por: a) via sanguínea (p. ex., infecção puerperal, sepse); b) contiguidade (p. ex., meningites, otites, mastoidites, sinusites, abscessos ou osteomielites do ápice da pirâmide do osso temporal); ou c) continuidade (p. ex., traumatismo séptico direto, infecções do couro cabeludo [através das vv. emissárias] ou da face [através das vv. oftálmicas]).

DIAGNÓSTICO EPIDEMIOLÓGICO[1,3]

A *incidência* de trombose venosa cerebral (asséptica ou séptica) é desconhecida na população geral mas, com toda certeza, é muito menor que a das doenças arteriais encefálicas. Nos tempos atuais, com uma terapêutica mais eficaz das infecções de ouvido, mastoide e seios paranasais, tem diminuído o número de TFSIC (tromboflebite supurativa intracraniana). Um subgrupo populacional de risco para processos trombóticos venosos cerebrais (infecciosos ou não) são as puérperas.

DIAGNÓSTICO CLÍNICO[2,3,5-7,10,12-15]

Tromboinfecções dos Seios Venosos da Dura Máter

As tromboinfecções dos SVDM geralmente têm *início* agudo e costumam manifestar-se sob a forma de síndromes: a) infecciosa; b) de estase circulatória; e c) de irritação meningoencefálica. *A síndrome infecciosa* é constituída por hipertermia e seus acompanhantes habituais (hiporexia, astenia, artralgias, mialgias) não tendo, pois, nada de muito característico. *A estase circulatória* se expressa habitualmente por sintomas e sinais locais extraneurológicos que variam em intensidade e topografia de acordo com o seio dural acometido.

A síndrome de irritação meningoencefálica traduz a resposta das meninges e do encéfalo ao processo patológico e manifesta-se por um quadro neurológico difuso (cefaleia, sonolência, alterações mentais, convulsões generalizadas, rigidez nucal, sinais de Brudzinski, Lasègue, Kernig) e/ou focal (paresias ou paralisias, distúrbios sensitivos, alterações de campos visuais, afasias, convulsões focais). É interessante lembrar que os sinais de irritação meningorradicular costumam ser discretos nas tromboinfecções dos SVDM; se estão presentes de modo nítido, indicam, geralmente, meningite concomitante.

Tromboinfecção do Seio Sagital Superior (Seio Longitudinal)

As infecções do SSS são, em geral, consequência de supurações localizadas no couro cabeludo ou em seios paranasais (principalmente o frontal), meningites (bacterianas) ou infecção puerperal. Cursam, como as outras tromboinfecções dos seios venosos da dura-máter, com *febre*, que não apresenta nenhuma particularidade que mereça menção. Os *sinais de remora circulatória* podem manifestar-se como estase venosa e edema, por vezes doloroso, no couro cabeludo, na fronte e nas pálpebras, pois as vv. emissárias que deságuam nesse seio têm o seu fluxo invertido. É, pois, de boa norma realizar um exame também do couro cabeludo quando da suspeita clínica de tromboinfecção (TI) do SSS. A *hipertensão intracraniana* (HIC) pode ser de pequena monta, ou não existir, se apenas a porção anterior do seio for acometida mas, se a parte parietoccipital da estrutura em questão for atingida após a desembocadura das vv. rolândicas, a pressão intracraniana estará bastante elevada, traduzindo-se clinicamente por cefalalgia intensa, vômitos e, com frequência, por nítido edema de papilas ópticas, além de sonolência que poderá progredir para estupor ou mesmo chegar ao coma.

Uma característica das TIs do SSS, mormente quando há agressão concomitante às vv. corticais, são *os sinais neurológicos de localização*, quase sempre hemiplegias, que se alternam ora à esquerda, ora à direita (hemiplegias em báscula), têm predomínio crural e, em geral, poupam a face. O doente poderá apresentar sintomas e sinais outros, indicativos de disfunção dos vários lobos cerebrais (desvio conjugado do olhar, anormalidades sensitivas, hemianopsias, afasias), a depender de quais veias forem afetadas pelo processo mórbido. Poderá também manifestar disfunção vesical por acometimento dos lóbulos paracentrais.

Tromboinfecção do Seio Lateral (Seio Horizontal ou Transverso)

As TI do seio lateral (SL) *originam-se*, na maior parte das vezes, de otites e mastoidites. O *início* do quadro clínico costuma ser agudo, com uma *síndrome febril*. Os sinais locais extraneurológicos são, quase sempre, os da otomastoidite que deu vez ao processo intracraniano. Poderá haver o sinal de Griesinger (edema da mastoide, com dor à compressão do bordo posterior dessa parte do osso temporal). Esse sinal apenas sugere infecção mastóidea, mas adquire maior valor se houver evidências outras de doença do SL. *Sinais neurológicos gerais* podem ser discretos ou não existir se apenas um SL for acometido e se o seu homônimo contralateral for bem desenvolvido; entretanto, se do lado não afetado o SL for atrésico ou inexistir, ou se a tromboinfecção se propagar para o lagar de Herófilo (confluência dos seios) e para o SSS, o enfermo apresentará uma intensa hipertensão intracraniana e poderá desenvolver também a sintomatologia focal de acometimento desse seio (v. supra). Os *sinais neurológicos focais* só fazem sua aparição quando há progressão do processo mórbido para a veia jugular interna. Nesse caso o doente apresentará a síndrome do forame jugular, com comprometimento dos nn. glossofaríngeo, vago e espinhal acessório e terá, pois, paralisia ipsolateral do palato mole, do músculo constritor superior da faringe e de uma corda vocal ficando, assim, com regurgitação de líquidos pelo nariz, rinolalia e disfonia; apresentará, ademais, hipotonia e paralisia dos músculos esternocleidoccipitomastóideo e trapézio homolaterais.

Tromboinfecção do Seio Cavernoso (Figura 156.1)

Infecções do seio esfenoidal ou da ponta da pirâmide do osso temporal podem, por contiguidade, acometer o SC. Direta ou indiretamente, este seio venoso tem amplas conexões com vv. extracranianas, podendo assim se infectar por bactérias que se originam em vários locais extracrânio (principalmente cavidade oral, tonsilas palatinas, lábios, narinas, ouvido médio). Pode também sofrer infecção a partir de uma meningite (assim como uma infecção meníngea pode originar-se de um processo supurativo do SC). A TI do SC é, pelo menos no nosso serviço (Hospital "Giselda Trigueiro", Natal-RN), o mais frequente dos processos supurativos dos seios venosos da dura-máter. Nos nossos casos, a maior parte teve como origem uma infecção perioral, perinasal ou periocular que chegou até o lago venoso peritúrcico através das vv. oftálmicas (que têm conexão com as vv. frontal, angular e facial anterior).

A TI do SC costuma ter *início* agudo mas, quando o foco infeccioso primário se encontra na órbita ou na faringe, pode ser insidioso. O paciente, *febril*, em geral se encontra em toxemia, com fácies de sofrimento. Os *sintomas e sinais neurológicos gerais* são, quase sempre, parcos; habitualmente, não há HIC ou, se existe, é de pequena monta (a não ser nos casos em que há invasão de outros= SVDM ou complicações outras, como meningite ou abscesso cerebral). Já os *sintomas e sinais extraneurológicos locais e os neurológicos focais* são exuberantes e tornam o esclarecimento da TI do SC o mais fácil dentre os, por vezes difíceis, diagnósticos das infecções dos=SVDM. Há uma proptose, com quemose, hemorragia conjuntival e edema de pálpebras, que se estende para áreas adjacentes, sobretudo a frontal e a raiz do nariz. Vasos venosos periorbitais, normalmente imperceptíveis, tornam-se nítidos, intumescidos, mostra clínica da intensa estase circulatória. A acuidade visual está reduzida. Poderá haver edema papilar e manchas hemorrágicas no fundo do olho; as vv. retinianas estão ingurgitadas.

Como já mencionamos, há uma íntima relação de nervos motores oculares e ramos do trigêmeo (principalmente o oftálmico), e também da artéria carótida interna, com o seio em tela. O enfermo apresentará, pois, uma dor intensa retro-orbitária, associada a um déficit sensitivo no território do primeiro ramo do nervo trigêmeo, abolindo, assim, o reflexo

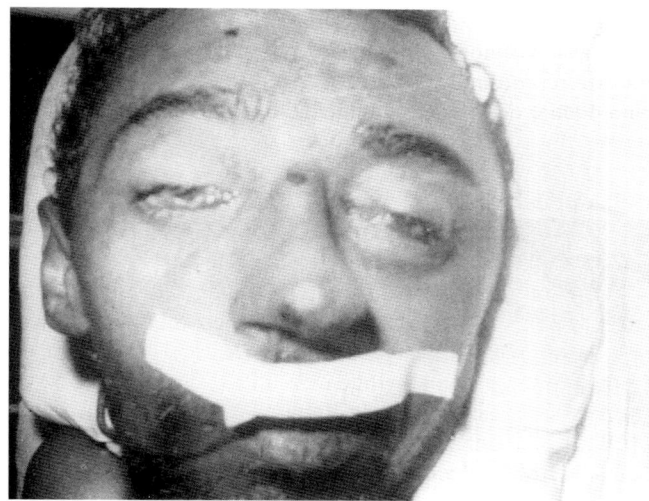

FIGURA 156.1 – Tromboflebite supurativa dos seios cavernosos, secundária a lesões na base e na ponta do nariz. Paciente em estado geral precário. Edema bipalpebral, exoftalmia, quemose e oftalmoplegia. As anormalidades são bilaterais, mais nítidas à esquerda. [Foto oriunda do arquivo de um dos autores (M.J.O.)].

córneo-palpebral e aumentando o risco de ulceração corneana. De início terá um estrabismo convergente, tradução clínica de disfunção do nervo abducente (que passa no interior do SC, sendo, pois, dos primeiros a sofrer os efeitos do processo tromboinfeccioso), mas, na prática, quando o doente se nos apresenta, já está midriático e com oftalmoplegia completa, denotando a agressão aos demais nervos motores oculares (oculomotor e troclear).

Os intensos sintomas e sinais neuroftalmológicos descritos nem sempre são de fácil avaliação, pois as exuberantes anormalidades locais, mormente o edema, dificultam um exame mais apurado na fase aguda. Estreitamento ou mesmo oclusão da artéria carótida interna no interior do SC infectado, evento felizmente incomum, poderá acarretar isquemia ou infarto cerebrais, com hemiplegia contralateral ao seio tromboinfectado e outros sintomas e sinais hemisféricos. Acometimento carotídeo poderá engendrar também, raramente, sintomatologia de tronco encefálico pelo "fenômeno do roubo vascular". Veias da glândula pituitária também têm conexão com o SC; assim sendo, um paciente com TI do lago venoso em questão poderá apresentar disfunção hipofisária, mas isso raramente será perceptível na fase aguda da enfermidade; de qualquer modo é de boa norma que aqueles que sobrevivam tenham avaliadas as suas funções endócrinas. Não devemos esquecer que os seios cavernosos se intercomunicam e, por isso, muito frequentemente, a infecção de um passa com facilidade para o seu homônimo contralateral que, pois, apresentará sintomas e sinais similares, porém, em geral, de menor intensidade. Por fim, não devemos olvidar também que a afecção do SC pode vir em associação com infecção-trombose de outros seios da dura-máter.

Tromboinfecção de Veias Cerebrais

As vv. cerebrais têm paredes finas, desprovidas de camada muscular e não dispõem de válvulas. Assim como os SVDM, podem ser sede de tromboinfecção. Em verdade, em decorrência de suas amplas interconexões, frequentemente o acometimento de veias e seios venosos é simultâneo, iniciando-se naquelas e progredindo para estes, ou vice-versa.

As tromboinfecções das vv. cerebrais (TIVC) podem originar-se de processos supurativos à distância (p. ex., das cavidades torácica e abdominal e, no puerpério, das vv. pélvicas); entretanto, na maioria das vezes, o *nidus* infeccioso encontra-se no ouvido médio, nas células mastoideas=ou nos seios paranasais. Assim é que, com uma terapêutica mais adequada das infecções dessas estruturas, tem caído, de forma substancial, a frequência das TIVC.

As TIVC cursam com três síndromes: a) infecciosa; b) neurológica geral; e c) neurológica focal. O *início* costuma ser agudo, precedido pelos sintomas/sinais da infecção de origem. *A síndrome infecciosa*, representada pela hipertermia e seu cortejo habitual, nada tem de específico.

Alterações de consciência e mentais outras, sintomas e sinais de HIC e evidências de irritação meningorradicular constituem a *síndrome neurológica "geral"*. As anormalidades do nível de consciência podem ser discretas (sonolência), moderadas (estupor) ou intensas (coma). Distúrbios mentais outros podem surgir, principalmente agitação psicomotora, com um estado confusional; quando isso ocorre no pós-parto pode simular uma psicose puerperal. Os sintomas/sinais de HIC não costumam ocorrer nas tromboinfecções isoladas das

vv. cerebrais mas, se estão presentes, indicam extensão do processo mórbido para os SVDM, geralmente o sagital superior, ou edema cerebral, decorrente de infarto hemorrágico extenso. Os sinais de irritação menigorradicular, em geral, não são nítidos nas TIVCs; se se fazem presentes indicam uma meningite concomitante ou a presença de material hemático no espaço subaracnóideo, oriundo de vastos infartos hemorrágicos.

Os sintomas e sinais neurológicos focais estão na dependência das vv. afetadas. Convulsões (focais, que se podem generalizar) e hemiplegia (com ou sem afasia) indicam anormalidades predominantes de vv. corticais mais anteriores. Hemianopsia e distúrbios sensitivos traduzem envolvimento de vv. corticais mais posteriores.

O que mencionamos até aqui se refere principalmente ao acometimento das vv. cerebrais superficiais. Quando os vasos venosos agredidos são os profundos, evento felizmente raro, o quadro clínico é muito mais grave, com estado comatoso de instalação súbita e descerebração ou hipertonia do tipo plástico (extrapiramidal) decorrentes de edema e infarto hemorrágico em estruturas cerebrais profundas (tálamos, núcleos basais do telencéfalo e adjacências). Os sintomas e sinais serão lateralizados se as alterações anatomopatológicas forem predominantemente unilaterais.

DIAGNÓSTICO DIFERENCIAL[2,3,5,6,11,13,15]
(Tabelas 156.2 e 156.3)

Diante da ampla gama de situações clínicas que cursam com hipertensão intracraniana, convulsões, sinais focais e febre, o diagnóstico diferencial das tromboflebites supurativas intracranianas torna-se bastante extenso. Encefalites virais, meningite bacteriana aguda, meningoencefalite tuberculosa, abscesso cerebral, acidente vascular cerebral (isquêmico ou hemorrágico) e neoplasias intracranianas devem ser prontamente descartados através da avaliação clínica, dos exames de neuroimagem e/ou do estudo do liquor (LCR).

Trombose sem infecção pode ocorrer em vv. cerebrais e/ou SVDM, mas cursa sem febre. O doente usualmente apresenta fatores não infecciosos de risco para doença venosa cerebral (passagem de cateteres, desidratação, marasmo, estados de hipercoagulabilidade, traumas, entre outros). O leucograma e o LCR não revelam sinais de infecção.

Pseudotumor cerebral (hipertensão intracraniana "benigna", hipertensão intracraniana idiopática) pode simular TFSIC que curse com HIC isolada, como pode ocorrer em acometimento do SSS (sem invasão de vv. cerebrais) ou do seio lateral (com propagação para a confluência dos seios), mas essa falsa neoplasia, que incide mais frequentemente em mulheres jovens, rechonchudas e sem os fatores de risco para TFSIC, tem evolução mais lenta, cursa sem febre e sem sinais neurológicos de localização; o leucograma não mostra reação infecciosa e o LCR, embora hipertenso, não demonstra reação celular. O estudo dos vasos venosos intracranianos esclarece o diagnóstico. É interessante salientar que casos, em tempos idos, catalogados como sendo hipertensão intracraniana "benigna" deveriam ser, em verdade, exemplos de trombose de SVDM. Por tal motivo, hodiernamente, não se aceita o diagnóstico de falso tumor cerebral se o enfermo não dispuser de estudo iconográfico do sistema venoso intracraniano.

Algumas puérperas com TI de vv. cerebrais podem exibir quadro clínico com predominância de alterações mentais, podendo simular *psicose puerperal*, mas nesta=a mulher pode ter tido episódio psicótico prévio e pode referir doença psiquiátrica entre seus familiares; sua sintomatologia lembra mais as psicoses maiores (esquizofrênica, afetiva) que as toxi-infecciosas, não tendo, pois, febre; não há fatores de risco para TFSIC. O leucograma não mostra resposta infecciosa e o LCR é normal.

A *eclâmpsia* ocorre, na imensa maioria das vezes, no final da gravidez ou durante o parto mas, vezes há em que as convulsões acontecem nas primeiras 24 h da parição, fato que pode simular uma agressão aos vasos venosos intracranianos. Na eclâmpsia, no entanto, ocorre a tríade clássica de hipertensão arterial, edema e proteinúria, além de sintomas acessórios como distúrbios visuais e epigastralgia; os ataques convulsivos fazem-se presentes no máximo até 72 h pós-parto (enquanto na tromboinfecção venosa intracraniana costumam ocorrer após o 4º dia do puerpério). Além disso, a ausência de sinais infecciosos e a presença de anormalidades fundoscópicas ("arteríolas em salsichas", edema e hemorragias retinianos) ajudam a esclarecer o diagnóstico. É interessante salientar que as, em outros tempos, chamadas eclâmpsias tardias deveriam ser, na verdade, casos de doenças venosas cerebrais.

No que se refere ao *seio cavernoso* (SC), em razão da maior frequência e da gravidade do seu acometimento, teceremos, a seguir, algumas considerações mais detalhadas a respeito do seu diagnóstico diferencial (Tabela 156.3).

A *celulite orbitária* é um processo mórbido que simula bastante tromboinfecção do SC em decorrência dos profusos sintomas e sinais oculares e perioculares que acarreta (dor, alterações visuais, edema bipalpebral, quemose, oftalmoplegias). Geralmente é unilateral mas, quando acomete os dois lados, torna o diagnóstico diferencial difícil. Em verdade, as duas infecções podem coexistir, iniciando-se na órbita e propagando-se para o seio cavernoso ou vice-versa. A tromboinfecção do SC costuma ser, por motivos já mencionados, bilateral e, se há papiledema, dilatação pupilar, paralisias precoces de nervos motores oculares e anestesia de córnea, a sua possibilidade diagnóstica é mais provável. Se nas fases iniciais há eritema palpebral e sensibilidade exagerada do olho doente e se há perda visual grave com retina isquêmica

TABELA 156.2

Diagnóstico Diferencial das Tromboses Supurativas das Veias Cerebrais e dos Seios Sagital Superior e Lateral
Síndromes/Doenças Infecciosas
1. Encefalite viral
2. Meningite bacteriana
3. Meningite tuberculosa
4. Abscesso cerebral
Síndromes/Doenças não Infecciosas
1. Trombose venosa sem infecção
2. Acidente vascular encefálico arterial
3. Tumor cerebral
4. Pseudotumor cerebri
5. Psicose puerperal
6. Doença hipertensiva específica da gravidez

TABELA 156.3

Diagnóstico Diferencial das Tromboses Supurativas do Seio Cavernoso
Doenças Infecciosas
1. Celulite orbitária
2. Mucormicose
3. Periostite luética da fenda esfenoidal
Síndromes/Doenças não Infecciosas
1. Trombose asséptica do seio cavernoso
2. Síndrome de Tolosa-Hunt
3. Aneurisma carotídeo intracavernoso
4. Fístula carótido-cavernosa
5. Meningioma da asa menor do esfenoide

em um paciente vigil e orientado, a possibilidade maior é de celulite orbitária. Os exames=neuroiconográficos, particularmente a ressonância magnética (RM), são de grande valia, pois podem demonstrar anormalidades na cavidade orbitária, no SC, ou em ambos.

A *mucormicose* é uma doença rara, grave, que acomete com predominância=diabéticos com cetoacidose, pacientes leucêmicos=ou com linfoma (particularmente aqueles tratados com corticosteroides e citostáticos) e indivíduos viciados em drogas. Sói acarretar infarto cerebral maciço por ataque à artéria carótida interna e/ou a outros importantes vasos arteriais intracranianos. Inicia-se em cavidade nasal e seios paranasais, progride rapidamente para tecidos retro-oculares e, daí, para o interior da caixa craniana. A causa predisponente, a típica sequência de eventos, a unilateralidade do processo e a identificação do fungo (por biópsia) selam o diagnóstico.

A rara *periostite luética* da fissura orbital superior pode confundir-se com tromboinfecção do SC por produzir oftalmoplegia completa e anestesia corneana. No entanto, o diagnóstico não põe muita dificuldade, pois a entidade em tela não acarreta sintomatologia inflamatória aguda, edema palpebral, nem exoftalmia. As reações sorológicas para sífilis e a radiografia simples do fundo da órbita ou, atualmente, a tomografia computadorizada orbitária, complementam o diagnóstico.

Na *trombose asséptica do seio cavernoso* o(a) enfermo(a) não tem evidência clínico-paraclínica de infecção e costuma ter fatores de risco para hipercoagulação (v. supra).

A *oftalmoplegia dolorosa de Tolosa-Hunt* decorre de uma inflamação granulomatosa do seio cavernoso, de etiologia desconhecida. Como acarreta dor e paralisia de movimentação ocular, pode lembrar a tromboinfecção do SC, mas o diagnóstico diferencial não oferece grandes dificuldades, pois, na síndrome em tela, a febre costuma ser de pequena monta; a sintomatologia local é tipicamente unilateral; a proptose, o edema periorbital e a congestão conjuntival são inexpressivos ou inexistem e o teste terapêutico com corticosteroide produz, em cerca de 48 h, uma notável melhora.

Aneurisma da artéria carótida interna pode ocorrer no interior do seio cavernoso e, ao crescer, mesmo sem romper, comprime as estruturas circunjacentes e produz sintomas e sinais que podem lembrar tromboinfecção do SC. No entanto, nesse caso, não há nenhuma evidência de processo infeccioso. A angiografia carotídea dirime a dúvida.

A *fístula carótido-cavernosa* ocorre após trauma cranioencefálico ou ruptura (espontânea ou traumática) de aneuris-

ma carotídeo intracavernoso. A irrupção de sangue arterial sob elevada pressão no interior do seio (cavernoso) interfere com a função dos nervos adjacentes e transtorna e inverte a circulação venosa, engendrando paralisia de movimentação ocular, disfunção do nervo oftálmico, proptose, quemose, além de "arterialização" das vv. retinianas. O quadro clínico lembra, pois, a tromboinfecção do SC. No entanto, a sintomatologia é unilateral, o exoftalmo é pulsátil e a ausculta do bulbo ocular acometido e das regiões adjacentes revela um sopro rude, que se acentua a cada sístole e que amaina com a compressão digital da a. carótida ipsolateral; além do mais, não há evidência de processo infeccioso. A angiografia cerebral confirma o diagnóstico.

O *meningioma da asa menor do esfenoide* é um tumor (benigno) que afeta predominantemente o sexo feminino, em especial após os 50 anos de idade. Pode crescer em direção lateral, anterior ou medial. Quando o crescimento é nesta última direção, há envolvimento do seio cavernoso. A evolução é lenta, não há fatores predisponentes para tromboflebite supurativa intracraniana, nem evidência clínica ou paraclínica de infecção; a radiografia simples de crânio mostra espessamento ou erosão da pequena asa do esfenoide; os exames de neuroimagem demonstram a neoplasia. Em suma, é um problema menor em termos de diagnóstico diferencial com tromboinfecção do SC.

Em resumo, podemos afirmar que, de um ponto de vista prático, os problemas maiores de diagnóstico diferencial das tromboinfecções do SC são a fístula carótido-cavernosa e, principalmente, a celulite orbitária, sobretudo quando bilateral.

DIAGNÓSTICO LABORATORIAL[1-3,5,6,9,12a-14]

O *hemograma* sói estar alterado nas tromboflebites supurativas intracranianas (TFSIC), revelando leucocitose, neutrofilia e, nas formas mais graves, desvio à esquerda. A velocidade de sedimentação das hemácias usualmente está elevada.

O *exame do LCR* continua sendo de utilidade diagnóstica (e, em certos casos, terapêutica), servindo para excluir a possibilidade de meningite. Os achados da sua análise são variáveis. Pode mostrar-se normal. A pressão costuma estar elevada, muito particularmente no acometimento do SSS, mas pode estar dentro dos parâmetros da normalidade se a doença atingir apenas as vv. cerebrais. O número de células é variável; se há pleocitose, usualmente é discreta, em geral com predomínio de linfomonócitos (a não ser quando há meningite concomitante) ; às vezes a quantidade celular é normal, mas com presença de um número ínfimo de neutrófilos.

Como as TFSIC podem cursar com infartos hemorrágicos, não é infrequente a presença de algumas hemácias no líquido em estudo; por vezes a quantidade de eritrócitos é tamanha que configura uma verdadeira hemorragia subaracnóidea, dificultando o diagnóstico da enfermidade venosa subjacente. As proteínas, em geral, estão discretamente elevadas. As culturas quase sempre são negativas. Convém não esquecer que a punção lombar está contraindicada se houver evidência neuroiconográfica de infarto(s) hemorrágico(s) extenso(s), com edema cerebral de monta.

O *eletroencefalograma* é inespecífico. Pode ser normal, mas costuma revelar uma lentificação difusa, mais intensa (delta) ou menos intensa (teta) a depender das anormalidades anatomopatológicas subjacentes. Se há um alentecimento mais localizado é preciso afastar a possibilidade de abscesso cerebral.

Radiografias simples em incidências especiais para processos mastoides e seios paranasais podem revelar sinais da infecção que se propagou para a cavidade craniana (A *tomografia computadorizada* [TC] craniana com cortes finos, usando "janela óssea", pode fornecer informações similares e mais detalhadas.)

A *RM* (Figura 156.2) (ou, de preferência, a *angiorressonância magnética*) é, hoje em dia, o procedimento inicial de escolha para diagnóstico específico e acompanhamento das TFSICs. É um exame simples, não invasivo, seguro, exibe as vv. cerebrais superficiais e profundas e os seios da dura-máter; detecta ausência de fluxo sanguíneo (Figura 156.3A e B) a imagem do próprio trombo (Figuras 156.4 e 156.7), infarto (Figura 156.5), edema ou hemorragia cerebrais (Figura 156.6); afasta a possibilidade diagnóstica de outras doenças como, p. ex., abscesso cerebral e acidente vascular encefálico arterial. É fundamental, no entanto, que seja correta a seleção do protocolo, que as imagens sejam em múltiplos planos e que seja interpretada, de preferência, por médico que tenha experiência com o procedimento. O aspecto do trombo varia de isointensidade de sinal em T1 e hipointensidade em T2 a hiperintensidade em T1 e T2, dependendo da fase evolutiva do processo (aguda, subaguda ou crônica). É crucial, quando da realização da angiorressonância, que se solicite ao radiologista ênfase no estudo da fase venosa, pois se o exame se limitar apenas à etapa arterial, pode-se inviabilizar o diagnóstico.

A *TC* craniana permite a visualização de edema, infarto, hemorragia e a exclusão de processos mórbidos outros como, por exemplo, abscesso, tumor e hidrocefalia. Na sua análise poderemos encontrar indícios diretos e indiretos da presença de trombo. *As evidências diretas* são os sinais: 1) da corda; 2) do delta cheio e 3) do delta vazio. O primeiro mostra imagens que lembram, como o próprio nome indica, cordas e representam vv. corticais trombosadas; ocorre na fase aguda; é raro e de diagnóstico difícil. O segundo, opacificação espontânea da porção posterior do SSS por sangue fresco coagulado, observável nas primeiras 2 semanas de doença, também é raro. O terceiro, observável após a administração do meio de contraste iodado, consiste em um defeito de enchimento (presença do coágulo) na porção final do SSS, em sua desembocadura no lagar de Herófilo, com opacificação de vv. colaterais que para ele afluem; é o sinal direto mais frequente mas só se mostra em cerca de 30% dos casos e não se encontra se a porção posterior do SSS não for com-

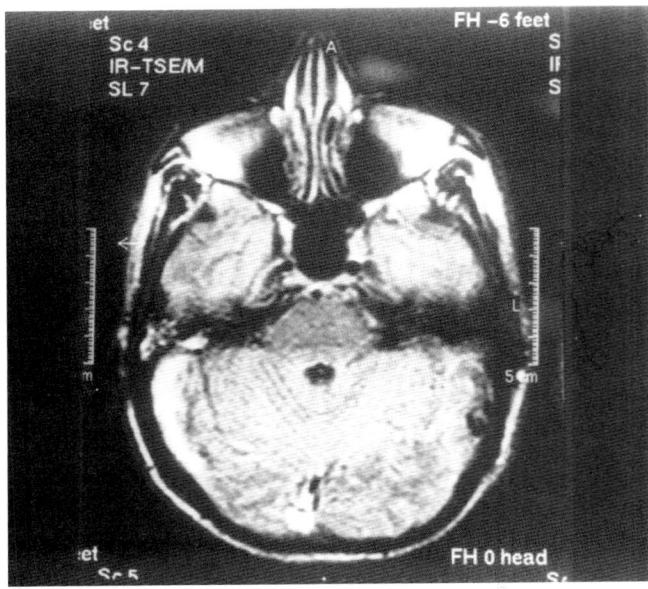

FIGURA 156.2 – Tromboinfecção séptica do seio lateral secundária a mastoidite. Ressonância magnética (plano axial, sequência FLAIR): hipersinal nas células da mastoide direita e no seio transverso ipsolateral.

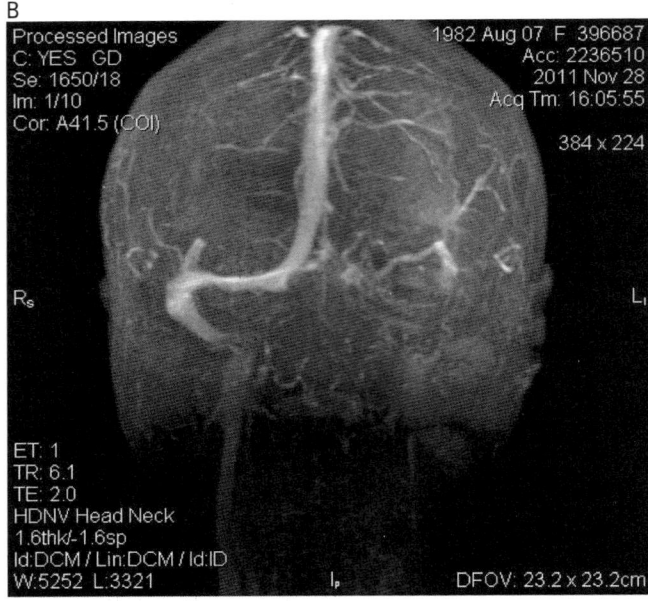

FIGURA 156.3 – A e B. Angiorressonância magnética venosa 3D SPGR T1 pós-gadolínio, com reconstrução MIP (*maximum intensity projection*): falha de enchimento do seio transverso esquerdo: trombose. (Estas e as próximas imagens foram-nos gentilmente cedidas pelo Dr. Manuel Moreira Neto. Setor de Ressonância Magnética da Liga Norte-rio-grandense Contra o Câncer, Natal.)

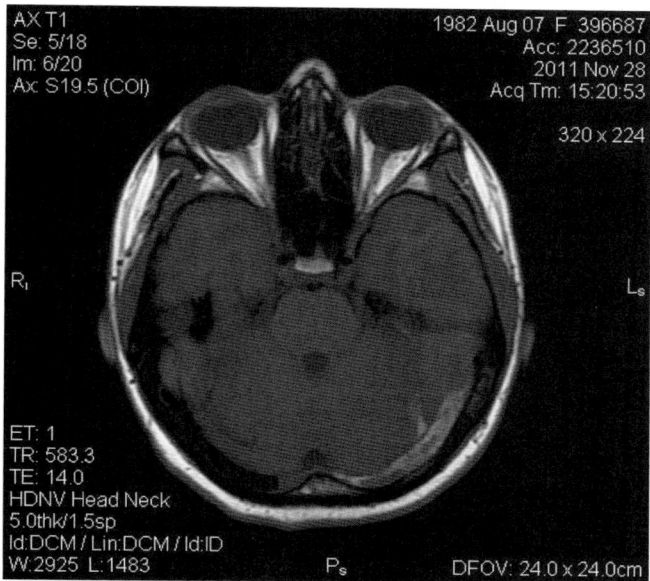

FIGURA 156.4 – Imagem axial "fast spin-eco" T1 pré-contraste: trombo com hipersinal preenchendo o seio transverso esquerdo.

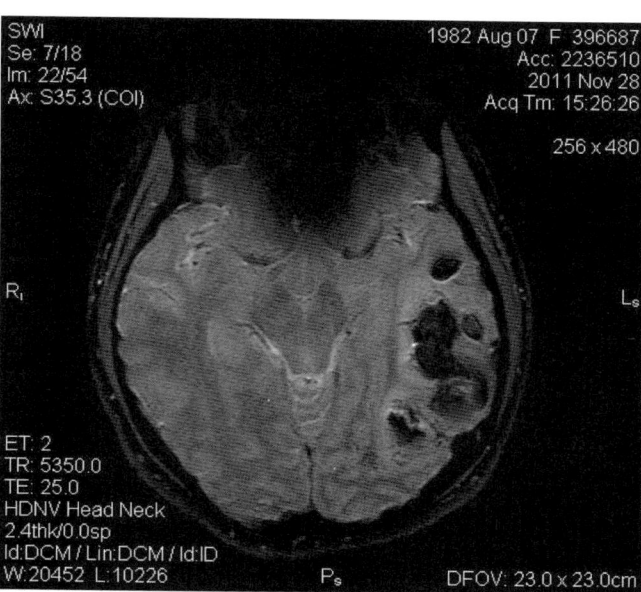

FIGURA 156.5 – Imagem axial T2 gradiente-eco SWI: infarto venoso (hemorrágico) na região temporoccipital esquerda. As áreas de sangramento exibem sinal marcadamente hipointenso (escuro) devido à hipersusceptibilidade magnética do sangue.

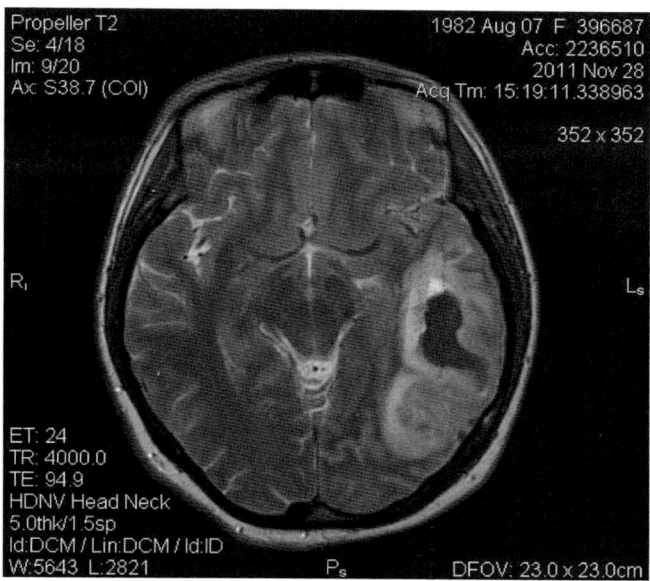

FIGURA 156.6 – Imagem axial "fast spin-eco" T2: infarto venoso (hemorrágico), com edema em derredor, na região temporoccipital esquerda.

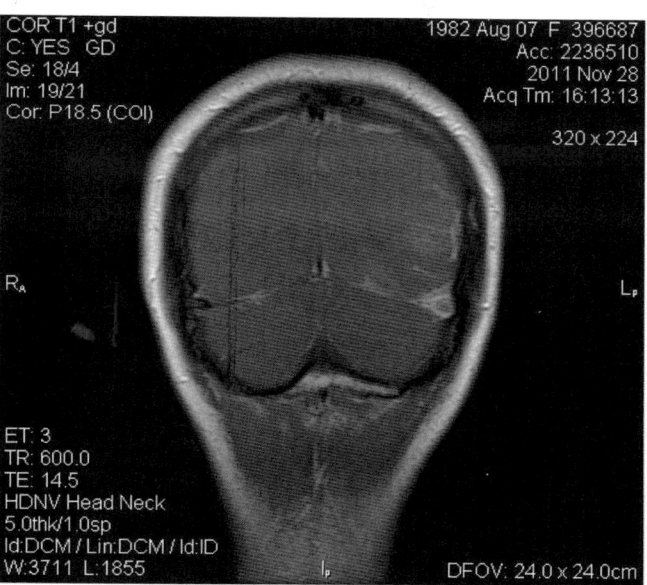

FIGURA 156.7 – Imagem coronal "fast spin-eco" T1 pós-gadolínio por via intravenosa: dilatação e trombose do seio transverso esquerdo.

prometida; também está ausente nos primeiros 5 dias e após 2 meses de doença.

As *anormalidades tomográficas indiretas* são inespecíficas, porém mais frequentes. São a tradução, em imagem, de circulação colateral ou de estase venosa repercutindo sobre o parênquima nervoso cerebral. Ei-las: 1) ventrículos pequenos (em fenda) e hipodensidade parenquimatosa difusa; indicam edema cerebral; 2) hemorragias parassagitais múltiplas, bilaterais; são evidência de afecção do SSS; 3) reforço pós-contraste da imagem da foice cerebral e da tenda do cerebelo, com dilatação dos vasos venosos tentoriais; 4) impregnação giriforme difusa.

A TC craniana era o método de escolha inicial para o diagnóstico específico de TFSIC, mas é normal em 10-20% dos casos e, muitas vezes, é insuficiente para esclarecer o caso. Perdeu, pois, a primazia para a RM.

Para que tenha real valor no estudo das TFSIC, deve-se realizar a *angiografia cerebral*, seja em sua forma convencional, seja em sua modalidade digital, com estudo dos quatro vasos (carótidas e vertebrais), mui particularmente em sua fase venosa, no mínimo em duas incidências (frente e perfil), de preferência em três (oblíqua). A anormalidade fundamental em casos de TFSIC é a falha de enchimento de seio(s) e/ou veia(s) obstruído(a)(s). Entretanto, convém lembrar que a porção anterior do SSS pode estar ausente em indivíduos normais e 20% da população têm agenesia parcial ou total de um seio lateral. Em verdade, mais fidedignos são o não enchimento do seio sagital superior, dos seios profundos ou oclusões sinusais múltiplas. Outros dados de importância são o aumento do tempo circulatório e a reversão do fluxo venoso a partir de um seio obstruído; nesse caso as vv. mostram-se dilatadas e tortuosas, adquirindo um "aspecto em saca-rolha". Em casos de moléstia do seio cavernoso, além do enchimento retardado ou da não visualização do seio e da inversão do padrão venoso normal da base do crânio, poderão aparecer sinais de inflamação focal ou de obstrução da artéria carótida intracavernosa.

A angiografia cerebral pode acarretar aumento do trombo pelo efeito desidratante do meio de contraste (que também pode desencadear reação alérgica), disritmia cardíaca, embolização ou infecção; não é, pois, um procedimento inócuo. A angiorressonância magnética não tem tais inconvenientes e, além da ausência de fluxo sanguíneo, pode demonstrar o próprio trombo; tomou, pois, o lugar da angiografia no estudo das doenças infecciosas venosas intracranianas, ficando esta reservada para aquelas eventualidades nas quais a TC (ou, preferencialmente, a RM) não esclareceu o diagnóstico.

Os modernos procedimentos de neuroiconografia suplantaram a flebografia por subtração digital, a sinugrafia direta e a cintilografia encefálica, exames que estiveram em voga em tempos pretéritos. Citamo-las aqui apenas como informação histórica.

A *ultrassonografia transcraniana com Doppler,* exame não invasivo, de baixo custo e realizável até em unidades de terapia intensiva, tem sido utilizada para diagnóstico e seguimento de doença venosa intracraniana, mas ainda não tem seu lugar bem estabelecido na propedêutica complementar das TFSICs.

Em suma, em termos de exames complementares para TFSIC, se quisermos determinar o caráter infeccioso do processo, lançaremos mão do velho e útil leucograma. Se pretendermos detectar anormalidades no sistema venoso intracraniano, valer-nos-emos da ressonância e da angiorressonância magnéticas. Se essas não estiverem disponíveis, solicitaremos TC craniana (geralmente seguida por angiografia cerebral).

TRATAMENTO[1-3,5,9,12a-14]

A terapêutica das tromboflebites supurativas intracranianas ainda não é bem padronizada e varia muito de acordo com o centro que estuda e trata as doenças venosas intracranianas. Há controvérsias, sobretudo no que se refere ao uso dos anticoagulantes e, muito particularmente, dos fibrinolíticos.

Tratamento Inespecífico

O *tratamento inespecífico de suporte* (nutrição, hidratação; cuidados com as funções cardiorrespiratória e renal, com a pele e os esfíncteres; prevenção de trombose venosa profunda) é, em linhas gerais, similar para todo doente que tenha uma enfermidade aguda que agrida o sistema nervoso

central e que acarrete distúrbios de consciência. O leitor que queira mais detalhes poderá encontrá-los no Capítulo 50 – Encefalites Virais Agudas.

Tratamento Inespecífico Sintomático

Uns poucos autores preconizam a utilização de *medicamentos anticonvulsivantes* de modo profilático, particularmente nos casos de acometimento do SSS e das veias que nele deságuam, alegando o grande potencial epileptogênico dos infartos de origem venosa. A maior parte dos que lidam com esse tipo de doença, entre os quais nos incluímos, prefere iniciar a terapêutica anticomicial se ocorrerem ataques convulsivos. Não há consenso quanto à duração do uso da medicação anticonvulsivante uma vez passada a fase aguda da doença. Há quem a utilize por 3 meses; outros, por 1 a 2 anos. Preferimos individualizar cada caso, usar o anticonvulsivante por alguns meses e, de acordo com as condições clínico-eletroencefalográficas do enfermo, mantemos ou não a medicação por tempo prolongado. (Vide Capítulo 50 – Encefalites Virais Agudas para maiores detalhes sobre tratamento anticonvulsivante.)

A terapia da *hipertensão intracraniana* segue, em linhas gerais, as mesmas normas esquematizadas no supracitado capítulo das encefalites virais agudas. Há, porém, algumas considerações a fazer. 1) Nas TFSIC é recomendável não utilizar agentes desidratantes (p. ex., manitol, furosemida), pois podem facilitar a progressão da trombose. Nesses casos é preferível o uso da acetazolamida (um inibidor da anidrase carbônica que diminui a formação do LCR e tem leve ação diurética), na dose de 250 mg a cada 8 h, geralmente associada à dexametasona. Se esse agente terapêutico não surtir o efeito esperado, uma boa opção ao manitol é a solução hipertônica de cloreto de sódio (v. Capítulo 50). 2) Se há risco de perda visual como ocorre, por exemplo, nas hipertensões intracranianas de alguns acometimentos do SSS, poderemos lançar mão do antigo método das punções lombares de repetição. Tal proceder, entretanto, torna-se inviável quando do uso de anticoagulantes. Casos mais renitentes, de evolução crônica, podem necessitar de derivações liquóricas (ventriculoperitoneal, lomboperitoneal) ou de fenestração do nervo óptico; tais eventualidades, no entanto, ocorrem mais nas tromboses venosas sem infecção.

Deve-se realizar a terapêutica da *agitação psicomotora* que pode ocorrer em casos de TFSIC com antipsicóticos. Temos por hábito utilizar o haloperidol por via muscular ou venosa; trata-se de um neuroléptico com potente ação lítica sobre a psicomotricidade, mas pouco efeito sedativo, fato que facilita a avaliação evolutiva do nível de consciência do paciente. Se, por qualquer motivo, desejamos uma ação mais sedante, associamos ao haloperidol a prometazina ou o diazepam, ou então utilizamos outro tranquilizante maior como, por exemplo, a clorpromazina ou a levomepromazina, de modo isolado ou em associação com a prometazina.

Tratamento Específico

Deve-se realizar o ratamento específico da *infecção,* de modo ideal, sabendo-se qual(is) o(s) microorganismo(s) agressor(es). Para tal, lançamos mão das culturas (p. ex., de sangue, LCR ou de alguma secreção otológica) que, no entanto, nem sempre revelam o agente etiológico. Por esse motivo, em razão da gravidade da doença, é de boa norma que se inicie, de imediato, terapêutica empírica com anti-bióticos, preferencialmente bactericidas, e que tenham boa penetração no sistema nervoso central. A associação de anti-infecciosos deve ter um amplo espectro de ação e abranger bactérias gram-positivas, gram-negativas e, mormente se o foco inicial for pélvico, anaeróbias. A associação de oxacilina + cefalosporina de terceira geração (cefotaxima ou ceftriaxo-na) + metronidazol (ou cloranfenicol) cumpre tal propósito. É aconselhável que no esquema terapêutico haja uma subs-tância com ação antiestafilocócica (p. ex., oxacilina), princi-palmente se se trata de TI do seio cavernoso que se originou na face. Se houver suspeita de *Pseudomonas aeruginosa*, ceftazidima, cefepima, piperacilina/tazobactam, imipeném ou meropeném deverá substituir a cefotaxima ou a ceftriaxona. Vale lembrar o poder convulsivógeno dos carbapenêmicos. Desconhece-se a duração ideal da terapia anti-infecciosa, mas devem-se manter os antibióticos por cerca de 6 semanas ou até que haja evidência iconográfica de resolução da trombose. (O leitor que queira maiores detalhes sobre antibioticoterapia em infecções do sistema nervoso central poderá encontrá-los no Capítulo 118 – Meningoencefalites.)

O tratamento específico da *trombose venosa* é permeado de controvérsias. Há os que não utilizam *anticoagulantes*. Há os que os empregam com parcimônia. Há os que os usam com entusiasmo. Os que contraindicam a anticoagulação argumentam, não totalmente sem razão, que as TFSIC já cursam com risco de (ou mesmo com) infartos hemorrágicos. Aqueles do extremo oposto, baseados em trabalhos dos últi-mos anos oriundos da escola alemã, pregam que os pacientes que recebem heparina, mesmo com evidência tomográfica de hemorragia cerebral, evoluem melhor que aqueles que não a recebem. Acreditamos que o bom senso e a individualização caso a caso devem prevalecer.

Na trombose *asséptica* dos seios lateral e sagital supe-rior a anticoagulação tem-se mostrado benéfica; seu valor é incerto quando o processo é supurativo, mas, mesmo assim, pode-se utilizá-la=desde que não haja infartos hemorrágicos extensos. No acometimento do seio cavernoso que, na imensa maioria das vezes, é de natureza infecciosa, sua eficácia ainda não se comprovou;= não a temos utilizado nos nossos casos.

Em suma, os anticoagulantes parecem ter um efeito bené-fico nas tromboses venosas cerebrais *assépticas*. Todavia, não se estabeleceu firmemente o seu valor quando o processo é tromboinfeccioso. Entretanto, mesmo nesses casos, podem ser utilizados desde que não haja evidência tomográfica (ou de RM) de hemorragia cerebral extensa.

Ao se optar pela *anticoagulação*, deve-se utilizar hepa-rina em infusão venosa contínua, com o objetivo de manter o tempo de tromboplastina parcial ativado (TTPA) entre duas e duas vezes e meia o valor de referência. Caso o pa-ciente apresente uma pequena transformação hemorrágica e, mesmo assim, haja a opção pela terapia anticoagulante, é prudente manter o TTPA em níveis menores (uma vez e 1/4 a uma vez e meia o normal). Têm-se utilizado as heparinas de baixo peso molecular, porém sem grande documentação na literatura. Elas são mais práticas por serem administradas por via subcutânea e não necessitarem de controle de TTPA. No entanto, estão contraindicadas nos casos de insuficiência renal ou obesidade mórbida.

Deve-se fazer o tratamento anticoagulante de manu-tenção com a warfarina, objetivando-se um INR (sigla em inglês de índice normatizado internacional) entre 2 e 3. Sua duração vai depender da doença de base e da evolução clí-nico-radiológica do enfermo. Nos casos de trombose venosa intracraniana sem etiologia definida, é mantido por 6 meses. Nas trombofilias, prolonga-se por mais tempo. Nos quadros infecciosos não há consenso nem quanto à sua indicação, nem quanto à duração do seu uso.

Devem-se avaliar todos os enfermos que estão receben-do anticoagulação periodicamente e, em caso de piora súbita da hipertensão intracraniana ou deterioração clínica aguda, é imperiosa a realização de exames neuroiconográficos. Vale lembrar que o antídoto para a heparina é o sulfato de protamina e que se utilizam a vitamina K e o plasma fresco congelado em casos de superdose de cumarínicos.

Recentemente, surgiram novos anticoagulantes orais – dabigatran, rivaroxaban e apixaban – que dispensam a mo-nitoração laboratorial periódica e têm meia-vida mais curta que a warfarina. Em contrapartida, não apresentam antídoto específico e seu custo é extremamente elevado. Ainda não se recomenda sua utilização nas TFSIC pela carência de evidên-cia científica quanto a sua eficácia e segurança para esse fim.

O uso de *fibrinolíticos* é ainda mais controverso. Tem-se administrado a uroquinase por cateter inserido diretamente no seio venoso comprometido. Sua utilização não dispensa a dupla heparina-cumarínico. No estágio atual do conhecimen-to deve-se considerá-la como uma terapêutica experimental.

Em alguns casos de TFSIC teremos que lançar mão do *tratamento operatório*. Já mencionamos as derivações liquó-ricas e a fenestração do nervo óptico quando dos comentários sobre a terapêutica da HIC. Doença tromboinfecciosa do seio cavernoso às vezes vem de par com celulite da órbita; se houver evidência de pressão intraorbitária excessiva, ameaçando a função retiniana e/ou o nervo óptico, poderá haver necessidade de descompressão orbitária. Poderemos também atuar cirurgicamente sobre o foco infeccioso primá-rio (alguns casos de otite, mastoidite ou sinusite) ou sobre complicações das TFSIC. Nessas ocasiões deveremos pri-meiramente "esfriar" o processo bacteriano venoso cerebral e, apenas depois, atuaremos sobre a sede infecciosa inicial e/ou a complicação.

EVOLUÇÃO, COMPLICAÇÕES, PROGNÓSTICO, SEQUELAS[1,3,5,6,8,12a,13,15]

A maior parte dos doentes com TFSIC *evolui* para a cura, desde que se façam o diagnóstico e o tratamento ade-quados=em tempo hábil. Um grupo =sobrevive com sequelas. Aqueles que apresentam infartos extensos, coma profundo, rigidez de descerebração e sepse costumam ter êxito letal.

Meningite, abscesso cerebral e empiema subdural são as *complicações* usuais das TFSIC. Além disso, enfermos com tromboinfecção de seio lateral que se estende para a v. jugular interna podem desenvolver êmbolos sépticos que costumam acarretar infarto e/ou abscesso em pulmão ou outros órgãos.

Duração da congestão passiva decorrente de obstrução venosa, topografia dos vasos acometidos, virulência do agen-te etiológico, estado de imunidade do enfermo e natureza das eventuais complicações são fatores, muitas vezes interdepen-dentes, que ditam o *prognóstico* das TFSIC que, desde o ad-vento dos antibióticos, na primeira metade do século passado, já não é tão ominoso como dantes. Quanto mais demorada a congestão venosa, pior a prognose; mas tal fator tem relação com a localização dos vasos acometidos.

Assim é que a obstrução das vv. cerebrais internas, da v. cerebral magna de Galeno e do seio reto produz uma intensa estase venosa em estruturas encefálicas profundas, com consequentes hemorragia e edema em tálamos, núcleos basais do telencéfalo e adjacências; como nessas regiões não há a exuberância de conexões venosas com vasos extracranianos como a existente em outros setores, as alterações anatomopatológicas são persistentes, de difícil resolução e tendem a levar o paciente ao óbito. Já uma tromboinfecção do SSS costuma ser menos danosa (a não ser quando acomete também a desembocadura das veias cerebrais médias) em virtude das amplas anastomoses dos sistemas venosos intra e extracranianos nesse local; ademais, há a frequente canalização do trombo. O ataque às vv. cerebelares, felizmente raro, também é prenúncio de gravidade em decorrência das repercussões sobre o vizinho tronco do encéfalo.

Evidentemente que microrganismos muito agressivos e resistentes a antibióticos são de mau augúrio. Pacientes que apresentem uma ou mais das complicações supracitadas têm também um porvir tormentoso. Por fim não devemos esquecer que nos recém-nascidos e nos idosos a prognosticação também é mais grave. Por outro lado, o acometimento isolado de um seio venoso costuma tornar o porvir do enfermo menos sombrio.

Alguns doentes conseguem resistir a uma TFSIC mas, em razão de danos irreversíveis ao neuroeixo, sobrevivem com *sequelas*, podendo desenvolver espasticidade em membros inferiores (quando a doença afeta o SSS), coreoatetose (nos raros sobreviventes de tromboinfecção do sistema venoso profundo), atrofia óptica, distúrbios da movimentação ocular, hemiparesia, epilepsia, distúrbios mentais. É interessante lembrar que, apesar do supramencionado, os réliquos das doenças venosas cerebrais são, grosso modo, menos frequentes que os dos acidentes vasculares encefálicos de origem arterial.

PROFILAXIA[3]

A maior parte das TFSIC origina-se em infecções de estruturas adjacentes à cavidade craniana, mormente em ouvido, mastoide e seios paranasais. Assim, pois, a prevenção das tromboinfecções das vv. cerebrais e dos seios venosos da dura-máter passa obrigatoriamente pelo tratamento apropriado das otomastoidites e sinusites. Não devemos esquecer também a terapêutica adequada das infecções puerperais, nem, tampouco, das lesões piogênicas da face (frequentemente de natureza estafilocócica), sobretudo as da asa do nariz e do lábio superior.

REFERÊNCIAS BIBLIOGRÁFICAS

1. Amaral KS, Dias-Tosta E. Trombose Venosa Cerebral. In: Gagliardi RJ (Ed). Doenças Cerebrovasculares: Condutas. São Paulo:Geo-Gráfica e Editora; 1996. Vol. I. p. 219-34.

2. Bell WE, McCormick WF. Cavernous Sinus Thrombosis. In: Neurologic Infections in Children 2nd ed. Philadelphia:Saunders; 1981. p. 238-40.

3. Kasner SE, Morales X, Broderick JP. Cerebral Venous Thrombosis. In: Gilman S (Ed.). MedLink Neurology. San Diego:MedLink Corporation; 2007. 13 p.

4. Machado ABM. Meninges. Liquor. In: In: Neuroanatomia Funcional. Rio de Janeiro:Livraria Atheneu; 1974. p. 57-66.

5. Melaragno Filho R. Tromboflebites dos Seios Durais. In: Afecções Vasculares Cerebrais. Rio de Janeiro:Livraria Luso-Espanhola e Brasileira; 1959. p. 440-62.

6. Melaragno Filho R. Tromboflebites das Veias Cerebrais. In: Afecções Vasculares Cerebrais. Rio de Janeiro:Livraria Luso-Espanhola e Brasileira; 1959. p. 463-84.

7. Melaragno Filho R. Patologia Venosa do Encéfalo. In: Canelas HM (Ed.). Manual de Clínica Neurológica. São Paulo:Sarvier/Editora da Universidade de São Paulo; 1967. p. 87-103.

8. Melaragno Filho R, Sanvito WL. Patologia Venosa do Encéfalo. In: Doenças Vasculares do Encéfalo. São Paulo:Manole; 1975. p. 169-76.

9. Mutarelli EG. Tromboflebites Cerebrais. In: Machado LR, Livramento JA, Spina-França Netto A, Nóbrega JPS (Eds.). Neuroinfecção 96. São Paulo:Clínica Neurológica HC/FMUSP; 1996. p. 319-24.

10. Oliveira MJ, Araújo JLG, Trigueiro MG. Hipertensão intracraniana de etiologia infecciosa (Tromboinfecção de Seio Sagital Superior). Anais do XVI Congresso da Sociedade Brasileira de Medicina Tropical. 1980; TLO 46.

11. Oliveira MJ. Manifestações convulsivas em algumas doenças extraneurológicas. Ars Curandi 1973;6(9):99-109.

12. Oliveira MJ et al. Trombose da veia de Galeno. Arq Neuropsiquiatr. 1994;52(Supl):O-228.

12a. Pendlebury ST, Anslow P, Rothwell PM. Case 2 (Cerebral Venous Thrombosis). In Neurological Case Histories. Oxford:Oxford University Press; 2007. p. 9.

12b. Roos KL, Tyler KL. Suppurative Thrombophlebitis. In: Hauser SL, Josephson SA (Ed.). Harrison's Neurology in Clinical Medicine. 3rd ed. New York:McGraw-Hill; 2013. p. 525-26.

13. Ropper AH, Samuels MA, Klein JP. Intracranial Septic Thrombophlebitis. In: Adams and Victor's Principles of Neurology. 10th ed. New York:McGraw-Hill; 2014. p. 712-14.

14. Stam J. Thrombosis of the Cerebral Veins and Sinuses. N Engl J Med. 2005;352:1791-98.

15. Toole JF. Anatomy and Diseases of the Venous System. In: Cerebrovascular Disorders. 4th ed. New York:Raven Press; 1990. p. 503-18.

157 Tuberculose

■ Sylvio Rodrigues Torres Filho
■ Anete Trajman

(CID 10 = A15.- Tuberculose respiratória, com confirmação bacteriológica e histológica; A15.0 - Tuberculose pulmonar, com confirmação por exame microscópico da expectoração, com ou sem cultura [Pneumotórax]; A15.1 - Tuberculose pulmonar, com confirmação somente por cultura; A15.2 - Tuberculose pulmonar, com confirmação histológica; A15.3 - Tuberculose pulmonar, com confirmação por meio não especificado; A15.4 - Tuberculose dos gânglios intratorácicos, com confirmação bacteriológica e histológica; A15.5 - Tuberculose da laringe, da traqueia e dos brônquios, com confirmação bacteriológica e histológica; A15.6 - *Pleuris* tuberculoso, com confirmação bacteriológica e histológica; A15.7 - Tuberculose primária das vias respiratórias, com confirmação bacteriológica e histológica; A15.8 - Outras formas de tuberculose das vias respiratórias, com confirmação bacteriológica e histológica [Tuberculose do mediastino]; A15.9 - Tuberculose não especificada das vias respiratórias, com confirmação bacteriológica e histológica; A16. - Tuberculose das vias respiratórias, sem confirmação bacteriológica ou histológica; A16.0 - Tuberculose pulmonar com exames bacteriológico e histológico negativos [Pneumotórax tuberculoso]; A16.1 - Tuberculose pulmonar, sem realização de exame bacteriológico ou histológico; A16.2 - Tuberculose pulmonar, sem menção de confirmação bacteriológica ou histológica; A16.3 - Tuberculose dos gânglios intratorácicos, sem menção de confirmação bacteriológica ou histológica; A16.4 - Tuberculose da laringe, da traqueia e dos brônquios, sem menção de confirmação bacteriológica ou histológica; A16.5 - Pleurisia tuberculosa, sem menção de confirmação bacteriológica ou histológica [Empiema tuberculoso]; A16.7 - Tuberculose respiratória primária sem menção de confirmação bacteriológica ou histológica; A16.8 - Outras formas de tuberculose das vias respiratórias, sem menção de confirmação bacteriológica ou histológica; A16.9 - Tuberculose respiratória, não especificada, sem menção de confirmação bacteriológica ou histológica; A17.0 - Meningite tuberculosa; A17.1 - Tuberculoma meníngeo; A17.8 - Outras tuberculoses do sistema nervoso [Abscesso tuberculoso do cérebro, mielite tuberculosa, polineuropatia tuberculosa]; A17.9 - Tuberculose não especificada do sistema nervoso; A18 - Tuberculose de outros órgãos; A18.0 - Tuberculose óssea e das articulações; [Artrite, mastoidite, osteíte, osteomielite tuberculosa, sinovite, tenossinovite, tuberculose (da) (do): coluna vertebral, joelho, quadril]; A18.1 - Tuberculose do aparelho geniturinário [Doença inflamatória pélvica tuberculosa feminina, Tuberculose (de) (do) bexiga, colo do útero, órgãos genitais do homem, rim, ureter]; A18.2 - Linfadenopatia tuberculosa periférica [Adenite tuberculosa]; A18.3 - Tuberculose do intestino, do peritônio e dos gânglios mesentéricos; A18.4 - Tuberculose de pele e do tecido celular subcutâneo; A18.5 - Tuberculose do olho [Ceratoconjuntivite (flictenular)]; [Coriorretinite (H32.0*), Episclerite (H19.0*), Iridociclite (H22.0*)]; A18.6 - Tuberculose do ouvido; A18.7 - Tuberculose das suprarrenais [Doença de Addison tuberculosa]; A18.8 - Tuberculose de outros órgãos especificados [Arterite cerebral tuberculosa, tuberculose (da) (do) endocárdio, esôfago, miocárdio, pericárdio, tireoide]; A19 - Tuberculose miliar [Polisserosite tuberculosa, tuberculose disseminada]; A19.0 - Tuberculose miliar aguda de localização única e especificada; A19.1 - Tuberculose miliar aguda de múltiplas localizações; A19.2 - Tuberculose miliar aguda não especificada; A19.8 - Outras tuberculoses miliares; A19.9 - Tuberculose miliar não especificada)

INTRODUÇÃO[8,12,19,27,30-32,35,48,62,97]

A tuberculose (TB), que afeta a humanidade desde os primórdios da sua existência, tornou-se, em decorrência da industrialização e da crescente e desordenada ocupação de espaços urbanos, uma das mais importantes causas de sofrimento e morte em todos os tempos. De sua marcha histórica através dos povos descortinaram-se seus dois aspectos indissociáveis, o médico e o social. Em termos mundiais, ela é, das doenças com agente específico, a que causa o maior número de mortes, 99% das quais em regiões subdesenvolvidas. Ao contrário do verificado em países de alta renda, a enfermidade jamais deixou de representar um grave problema de saúde pública para países de média e baixa rendas. Sua distribuição geográfica, embora universal, revela-se bastante desigual, guardando relação com os índices socioeconômicos das diferentes nações. Recentemente, a Organização Mundial da Saúde revelou que os 22 países que apresentaram maior incidência da tuberculose em 2013 são os que têm menor desenvolvimento socioeconômico; ao contrário, a taxa de incidência da doença é baixa no Japão, nos EUA, no Canadá, na Nova Zelândia, na Austrália e na maioria dos países da Europa.

A Organização Mundial da Saúde estima que, em 2013, nove milhões de indivíduos adquiriram tuberculose e 1,5 milhão morreu da doença, dos quais 360 mil eram HIV-positivo. A maioria dos casos ocorreu no Sudeste Asiático, na região oeste do Pacífico (56%) e na África (29%). Pequena proporção de casos ocorreu nas Américas (3%) e na Europa (2%). Dos 22 países que concentraram 80% de tuberculose em 2013, a Índia e a China foram os países que tiveram maior número de casos novos, mas os que apresentaram maior taxa de incidência, foram Suazilândia, Lesoto e África do Sul (Tabelas 157.1 e 157.2). Dentre os nove milhões de casos com tuberculose registrados em diferentes países, em torno de 1,1 milhão (cerca de 13%) ocorreu em pessoas vivendo com infecção pelo HIV, sobretudo no continente africano. Estima-se que, nessa região, 37% dos casos de tuberculose são coinfectados pelo HIV.

Entre os 22 países que lideraram a tuberculose no mundo, o Brasil situou-se em 16º lugar em número absoluto de casos, com 71.123 pacientes novos, e em 22ª posição, considerando a taxa de incidência de 35,4 casos por 100 mil habitantes. É possível depreender a dimensão do problema entre nós se considerarmos que em média, a cada dia, cerca de 2.400 pessoas se infectam pela primeira vez, 260 casos novos aparecem e 15 pessoas morrem tendo a tuberculose como causa básica do óbito. Contudo, segundo o Ministério da Saúde, o Brasil vem reduzindo a ocorrência da tuberculose: considerando que em 2003 a taxa de incidencia foi de 44,4 por 100 mil habitantes, os números de 2013 significam uma redução de 20,4%. Com base em dados de 2013, o Ministério da Saúde informou que as maiores taxas de incidência de tuberculose estão em Amazonas, com 70,6 casos por 100 mil habitantes; Rio de Janeiro, com 61,7; Mato Grosso, com 50,5; e Pernambuco, com 49,3 casos. No Brasil, o grupo na faixa etária que vai dos 20 aos 49 anos é o mais atingido pela TB, abrangendo em torno de 63% dos casos novos da doença registrados em 2009. A taxa de incidência entre os homens – 49,6 casos por 100 mil habitantes – é o dobro da observada entre as mulheres. No país, a tuberculose é a terceira causa de óbito entre as doenças infecciosas e parasitárias e a primeira em pacientes com aids. A taxa de mortalidade em 2012 foi de 2,3 óbitos por 100 mil habitantes.

As taxas de mortalidade por TB, bem como as de prevalência e incidência da enfermidade são afetadas tanto pelas condições socioeconômicas prevalentes, quanto pela detecção de casos e tratamento. O acesso aos serviços de saúde e a qualidade dos programas são tão importantes quanto a melhora das condições gerais de vida na redução dos indicadores da enfermidade. Há décadas a abordagem médica do problema mudou, deixando de ser a TB matéria de especialistas. Atualmente, todo médico pode e deve sentir-se motivado a se habilitar para reconhecer e cuidar de pacientes com tuberculose.

ETIOPATOGENIA[1,8,12,13,15,17,22,30,31,37,38,40,43,45,47,48,57,61,63,66,72,75,80,92]

A tuberculose é uma enfermidade infectocontagiosa com amplo espectro clínico decorrente da multiplicação do agente em diferentes partes do organismo humano e dos eventos imunoalérgicos que expressam a luta do organismo acometido frente ao germe infectante. Fundamentalmente, o curso da infecção-doença depende da quantidade de microrganismos e da sua virulência, tanto quanto da capacidade de o hospedeiro desenvolver resposta imune inata eficaz ou reações de hipersensibilidade tardia a produtos liberados pelo agente infeccioso. Tais reações correlacionam-se com respostas inflamatórias e a agressão tecidual e, consequentemente, com a gravidade das manifestações clínicas.

Os microrganismos causadores da TB são bactérias do complexo *Mycobacterium tuberculosis* da família Mycobacteriaceae, ordem Actinomycetales. O complexo é constituído de várias espécies: *M. tuberculosis* (a mais importante), *M. bovis*, *M. africanum* e *M. microti*, diferenciáveis entre si por técnicas de biologia molecular, como reação em cadeia da polimerase (PCR), técnica de hibridização com sondas de DNA, sequenciamento de DNA, análise de restrição de fragmento amplificado (PRA) e outras, utilizadas por laboratórios especializados.

O *M. tuberculosis*, também conhecido como bacilo de Koch (BK), é um bacilo álcool-ácido resistente (BAAR), isto porque uma vez exposto à fucsina fenicada e ao calor por 5 minutos, adquire uma coloração vermelha que não desaparece pela ação da mistura de álcool com ácido clorídrico (técnica de Ziehl-Neelsen). Essa propriedade é compartilhada com poucos outros microrganismos, como os do gênero *Nocardia*. As espécies causadoras de tuberculose são aeróbias estritas, não formam esporos, não produzem toxinas, não possuem flagelos (são imóveis) e são capazes de sobreviver e se multiplicar no interior de células fagocitárias (parasita intracelular facultativo). Sua parede celular é rica em lipídeos de alto peso molecular, o que condiciona seu crescimento lento e um longo período de reprodução (14 a 20 h). Em seu crescimento, a bactéria tende a formar unidades agregadas paralelas geradoras de colônias características em forma de corda serpenteante, o que também permite sua identificação nos laboratórios.

O bacilo pode apresentar variações em termos de virulência e sensibilidade aos antimicrobianos por determinismo genético e, por outro lado, pode apresentar variações fenotípicas comportamentais na dependência do microambiente por ele ocupado no hospedeiro. No interior de fagócitos, dependendo da eficiência da imunidade celular, o bacilo pode se manter quiescente por tempo indefinido ou, se a imunidade for ineficaz, reproduzir-se lentamente. Fora da célula, em material necrosado com pH neutro e oferta baixa e inconstante de oxigênio, apresenta atividade metabólica intermitente. Ambientes com pH variando de neutro a alcalino e boa oferta de oxigênio, como lesões cavitárias do pulmão, são aqueles em que a bactéria se multiplica mais intensamente. É desse último grupo que procedem as micobactérias detectadas no escarro e também as que são expelidas para o meio ambiente por pacientes com a doença.

A via aérea é a única de importância na transmissão ou no contágio. A suscetibilidade à tuberculose é geral na espécie humana e é influenciada por múltiplos fatores, dentre os quais se destacam:

- individuais: idade, imunidade inata, condições emocionais ou psicológicas;
- sociais: renda e educação precárias, habitação inadequada, família numerosa, adensamento populacional;
- doenças concomitantes: como sarcoidose, diabetes, silicose, neoplasias malignas, infecção pelo vírus da imunodeficiência humana (HIV), desnutrição;
- hábitos e estilo de vida: alcoolismo, tabagismo, uso de drogas ilícitas;

• desfecho: fragilidade dos sistemas sociais, dificuldade no acesso aos serviços de saúde, uso regular da medicação específica.

A fonte de infecção mais importante do ponto de vista epidemiológico é o portador da forma pulmonar da enfermidade com bacilo detectável no escarro através do exame direto (método de Ziehl-Neelsen ou outro). Pacientes com baciloscopia do escarro positiva são denominados bacilíferos e eliminam pelo menos 5.000 bacilos por mL de escarro. Em pacientes paucibacilares (que eliminam quantidades de bacilos inferiores à mencionada), a baciloscopia é negativa. Nessa eventualidade, a cultura do escarro pode ser positiva. Pacientes não bacilíferos, independentemente do resultado da cultura do escarro, são fontes de infecção de menor importância epidemiológica.

O paciente bacilífero ao falar, ao espirrar e, sobretudo, ao tossir expele gotículas oriundas do trato respiratório inferior (gotículas de Flügge). As menores permanecem em suspensão e sofrem evaporação gerando núcleos secos (de Wells) que podem conter um a dois bacilos. Em ambiente sem ventilação e iluminação natural adequadas, a concentração de gotículas e núcleos secos é proporcional ao tempo de permanência da fonte de infecção. A luz solar (radiação ultravioleta) é letal para o *M. tuberculosis*. O indivíduo que convive no mesmo domicílio que um paciente bacilífero sintomático respiratório (que tosse), em ambiente fechado (ausência de ventilação) e escuro (ausência de luz solar), é denominado de "contato próximo". Também é considerado contato de tuberculose o indivíduo que tenha pelo menos 200 h de exposição a focos com escarro positivo para BAAR ou pelo menos 400 h a focos com escarro negativo para BAAR com cultura positiva para BK. Valoriza-se apenas o contato no mesmo espaço físico fechado, como ocorre em instituições, abrigos e, mesmo, no ambiente de trabalho. Esse contato é a condição de maior risco de transmissão da tuberculose para indivíduos suscetíveis.

Núcleos secos em suspensão inalados pelo sujeito suscetível, escapando da ação depuradora mucociliar do trato respiratório, alcançam bronquíolos e alvéolos, onde os bacilos são fagocitados por macrófagos locais, o que desencadeia dois processos simultâneos e independentes: o da imunidade celular e o da hipersensibilidade tardia. Os macrófagos liberam interleucina-1 e selecionam componentes do bacilo para serem expostos a linfócitos T4. Esse duplo estímulo promove uma cascata de eventos mediados por linfocinas, o que atrai, para o sítio de infecção, macrófagos circulantes e linfócitos T4 e estimula a proliferação celular linfocitária e a imobilização local das células fagocitárias, que são tornadas mais competentes, com aumento da quantidade de lisossomos no citoplasma. Esses macrófagos, maiores que os outros e com citoplasma acidófilo, são denominados células epitelioides, dada a semelhança com células epiteliais. Da fusão sincicial de alguns desses macrófagos diferenciados surgem células gigantes multinucleadas. O próximo passo é o da organização estrutural desse conjunto celular. As células gigantes ficam em posição mais central, circundadas por camadas de células epitelioides e linfócitos, formando o granuloma tuberculoso (tubérculo).

A evolução do granuloma é modulada pela imunidade celular e pela hipersensibilidade tardia. Havendo predomínio da primeira, as micobactérias são mantidas quiescentes no interior dos fagócitos (imunidade bacteriostática). O granuloma pode-se manter inalterado ou liberar substâncias ativadoras de fibroblasto, com consequente fibrose e posterior calcificação ou ossificação. Por vezes, aumenta muito de volume (tuberculoma) ou pode-se desorganizar, tornar exsudativo e ser reabsorvido. Quando a bacteriostase não ocorre, os bacilos se multiplicam no interior dos fagócitos, aumentam a oferta de lipídeos de alto peso molecular que estimulam a hipersensibilidade tardia. A atividade bacteriana provoca a ruptura dos fagócitos com a liberação de enzimas de seus lisossomos. As bactérias liberadas são outra vez fagocitadas, reiniciando o ciclo de multiplicação bacteriana e destruição de fagócitos. A crescente presença de enzimas determina a necrose do granuloma a partir de sua porção mais central em direção à periferia até alcançar tecidos adjacentes. O material necrótico tem inicialmente consistência sólida (necrose caseosa), podendo em seguida sofrer liquefação. O material liquefeito pode escoar por vias naturais ou neoformadas. No parênquima pulmonar, o *caseum* liquefeito escoado por via brônquica é substituído por ar. A lesão escavada e arejada com ou sem a presença de material líquido residual em seu interior constitui a caverna tuberculosa. A parede da caverna espessa-se à custa da infiltração fibroblástica.

A lesão tuberculosa clássica tem como elementos definidores (mas não patognomônicos) a fibrose e a necrose de caseificação, cujas existências dependem da persistência da atividade de fagócitos e linfócitos. Havendo depressão de linfócitos, como em pacientes com aids, esses elementos típicos da resposta de hipersensibilidade não ocorrem. Esses fenômenos fisiopatológicos explicam a diversidade de achados radiológicos (fibrose, calcificação, cavernas, infiltrados exsudativos, adenomegalias) e histopatológicos (infiltração linfocitária, presença de células gigantes, granulomas, necrose caseosa) da tuberculose pós-primária.

A maior parte dos bacilos inalados por indivíduos sem infecção tuberculosa prévia é levada para os alvéolos periféricos, sobretudo os do terço médio do pulmão direito. Aproveitando-se da ausência de imunidade celular específica, os bacilos inalados se multiplicam livremente durante cerca de 2 semanas, gerando centenas de milhares de descendentes. Muitos destes são transferidos de imediato via linfática para linfonodos mediastínicos, nos quais continuam a se reproduzir. A resposta inflamatória no pulmão e nos gânglios é responsável pela formação do complexo primário. Os bacilos por via linfo-hematogênica são levados do complexo primário para outros órgãos com estrutura retículo-histiocitária, sobretudo os próprios pulmões, outros linfonodos, fígado, baço, medula óssea, rins e sistema nervoso central, nos quais geram novos focos. Na maioria dos indivíduos (95% ou mais), essa etapa do processo, a de primoinfecção, transcorre sem alteração clínica perceptível. Os bacilos ficam nos focos, que evoluem para fibrose ou calcificação. Em até 5% das pessoas infectadas, nos 5 anos que sucedem a primoinfecção, dá-se a progressão do complexo primário e a transição de primoinfecção para doença contemporânea do complexo primário, a chamada tuberculose primária. Outros 5% a 10% desenvolvem tardiamente a tuberculose secundária ou pós-primária. Duas condições podem determinar esse evento:

1. redução das defesas imunológicas, o que possibilita o recrudescimento de alguns focos (tuberculose secundária por reativação endógena);
2. reexposição a bacilos oriundos do meio externo (tuberculose secundária por reinfecção).

As exposições repetidas a novas cargas bacilares endógenas ou exógenas acentuam a hipersensibilidade e a resposta imunológica celular, o que, por um lado, torna provável a disseminação linfo-hematogênica e, por outro lado, aumenta a agressão tecidual. Nessa fase, mais que na infecção primária, é que são geradas as cavernas pulmonares, cujas paredes podem sangrar em decorrência da erosão de pequenos vasos ou da ruptura de formações de aneurismas de parede. Sangramentos também podem ocorrer em focos extrapulmonares.

FORMAS CLÍNICAS DA TUBERCULOSE

Tuberculose Pulmonar[2,8,15,28,30,31,40,43,43a,48,61,63,70,72,76,97,99]

Tuberculose Pulmonar Primária

É contemporânea do complexo primário, sendo mais observada em crianças e adultos jovens. Na maioria das vezes, o quadro clínico é pouco expressivo. À febre baixa ou moderada agregam-se, ao longo de 2 semanas ou mais, irritabilidade e inapetência como manifestações mais frequentes. Habitualmente faltam sinais e sintomas respiratórios. Ceratoconjuntivite flictenular e/ou eritema nodoso, embora raros, quando presentes no início do quadro clínico, aumentam o grau de suspeição diagnóstica. São manifestações sistêmicas de hipersensibilidade do mesmo modo que o também raro reumatismo de Poncet, caracterizado por artralgias locais ou generalizadas. O contato íntimo com adulto sintomático respiratório ou, mais ainda, quando este já tem o diagnóstico de tuberculose pulmonar confirmado, é a informação epidemiológica mais relevante para a suspeita diagnóstica. Impõe-se, então, radiografar o tórax da criança doente. A alteração radiológica mais comum é a adenomegalia hilar e paratraqueal (foco ganglionar do complexo primário). O foco pulmonar deste complexo (foco de Gohn), em geral muito pequeno, é de difícil visualização. Quando a pneumonite específica é mais exuberante, a imagem radiológica é a de um complexo bipolar (de Ranke ou de Gohn). Excepcionalmente a linfangite intermediária entre o pólo pulmonar e o ganglionar é também evidenciada por processo radiológico, o que gera uma típica "imagem de halteres".

Na maioria dos pacientes, a doença se limita ao quadro acima descrito, e regride espontaneamente após semanas ou meses, sobretudo quando o tratamento específico é realizado. No entanto, pelo menos quatro eventos podem agravar o curso da doença. Linfonodos hilares e paratraqueais, quando volumosos, podem comprimir brônquios causando atelectasias. Esses mesmos linfonodos, uma vez caseificados, podem provocar erosão da parede bronquial com consequente disseminação distal de material caseoso rico em bacilos, que se implantam no lobo inferior ou em todo o pulmão, causando pneumonia lobar ou broncopneumonia tuberculosa. Epituberculose foi o nome cunhado no passado para designar essa condição. Em alguns casos, granulomas do polo pulmonar sofrem erosão para a pleura, o que determina o aparecimento de *pleuris* tuberculoso (ou pleurite ou pleurisia tuberculosa). Disseminações hematogênicas mais intensas podem provocar o desenvolvimento de doença disseminada (tuberculose miliar).

Tuberculose Pulmonar Secundária

É mais comum em adultos, e caracteriza-se pela distribuição assimétrica de lesões pulmonares entre as quais se destacam cavernas e fibrose (Figura 157.1). Ao contrário do observado na tuberculose primária, predominam aqui as manifestações respiratórias. O início insidioso é marcado, quase sempre, por uma pneumonite do lobo superior direito. O quadro clínico típico é caracterizado por febre diária vespertina, suor noturno, adinamia, anorexia, emagrecimento e, sobretudo, por manifestações respiratórias. Nos primeiros dias a tosse é seca, depois o paciente passa a expectorar material que rapidamente passa de claro a amarelo esverdeado. Por volta da 3ª semana, estrias de sangue podem surgir no material expelido com a tosse (hemoptoicos). Podem advir, mais cedo ou mais tarde, hemoptises. O paciente pode queixar-se de dor exacerbada pela tosse. À ausculta podem ser detectados roncos, sibilos, estertores e sopros tubários. Todo indivíduo com tosse e expectoração há 3 semanas ou mais (sintomático respiratório) deve ser considerado caso suspeito. Impõe-se, então, a coleta de pelo menos duas amostras de escarro, coletadas no dia da consulta, para a realização da baciloscopia direta[23a,55,97].

Tuberculose Miliar[5,28,30-32,40,41,43a,48,63]

Resulta da disseminação hematogênica maciça de bacilos e pode ocorrer em duas circunstâncias distintas: durante a primoinfecção, mais comum em crianças, ou após a recrudescência de focos antigos que se abrem em vasos sanguíneos, sobretudo em adultos.

Tuberculose Miliar Primária (Aguda Disseminada)

Essa é uma situação clínica de extrema gravidade que compromete diversos órgãos simultaneamente, com o desenvolvimento em cada um de múltiplos focos, pequenos, todos praticamente em um mesmo estágio. O começo pode ser súbito, com febre alta, calafrios e prostração, ou gradual, com mal-estar, prostração, febre baixa e tosse frequente, eventualmente úmida, com taquipneia e tiragem intercostal. Detectam-se, à ausculta, estertores subcrepitantes e roncos difusos. Os sintomas respiratórios, por outro lado, podem ser discretos ou até ausentes, contrastando com a imagem radiológica típica de infiltrado miliar em ambos os pulmões. Pode haver hepatomegalia e esplenomegalia e em até 2/3 dos casos há envolvimento das meninges e sistema nervoso central (ver menigoencefalite tuberculosa). A letalidade é alta e o óbito pode ocorrer antes mesmo que o infiltrado pulmonar se torne radiologicamente perceptível. Em geral, a doença cursa com leucopenia e raramente se conseguem detectar bacilos pelo exame direto de material procedente de vias respiratórias. O exame histopatológico de amostras teciduais do pulmão, do fígado, do baço ou de outras vísceras auxilia o diagnóstico, embora sejam possíveis culturas positivas de tecidos sem alterações histológicas típicas.

Tuberculose Miliar Tardia (Hematogênica Crônica)

Mais frequente em idosos e adultos portadores de condições relacionadas com depressão imunológica, a tuberculose miliar tardia decorre da disseminação hematogênica intermitente de bacilos procedentes de focos antigos reativados repetidamente. O início costuma ser insidioso e, sobretudo em idosos, com febre baixa a moderada ou mesmo sem febre, apatia e emagrecimento, o que confunde o diagnóstico com o de neoplasia. Em pacientes mais jovens, o quadro clínico se assemelha mais ao da tuberculose miliar aguda; é raro, porém, o desenvolvimento de esplenomegalia.

Tuberculose Extrapulmonar

Tuberculose Pleural
(Pleuris Tuberculoso)[4,28,30,31,40,43a,45,48,61,63,90]

É mais comum que essa forma da doença resulte da disseminação por contiguidade de diminutos focos pulmonares primários subjacentes. O início pode ser insidioso ou, mais comumente, abrupto e tempestuoso, razão pela qual é confundido com pneumonia aguda. As manifestações capitais são febre moderada a alta e dor torácica de intensidade variável. Alguns pacientes referem apenas sensação de desconforto na parte inferior do peito, enquanto, para outros, a dor é mais intensa, por vezes lancinante, exacerbada pela inspiração profunda e pela tosse. É mais localizada na região do mamilo ou na da escápula ou mesmo na base do tórax, diminuindo ou até desaparecendo quando o paciente interrompe a respiração na posição expiratória ou com o decúbito lateral antálgico. A imagem radiológica de derrame pleural direito (Figura 157.2) em nosso meio tem alta especificidade diagnóstica. Impõe-se, então, a toracocentese para exame do exsudato pleural, bem como a biópsia da pleura.

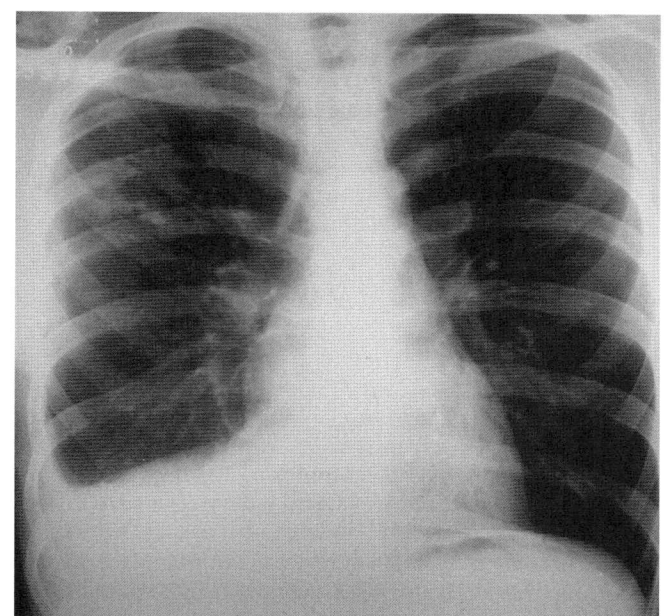

FIGURA 157.2 – Velamento da base direita com parábola, sugerindo derrame pleural livre. A presença de lesões exsudativas e fibróticas no terço superior direito sugere que o *pleuris* é de origem tuberculosa. (Foto gentilmente cedida da Sétima Enfermaria da Santa Casa da Misericórdia do Rio de Janeiro – Serviço do Prof. André Filipe Marcondes Vieira.)

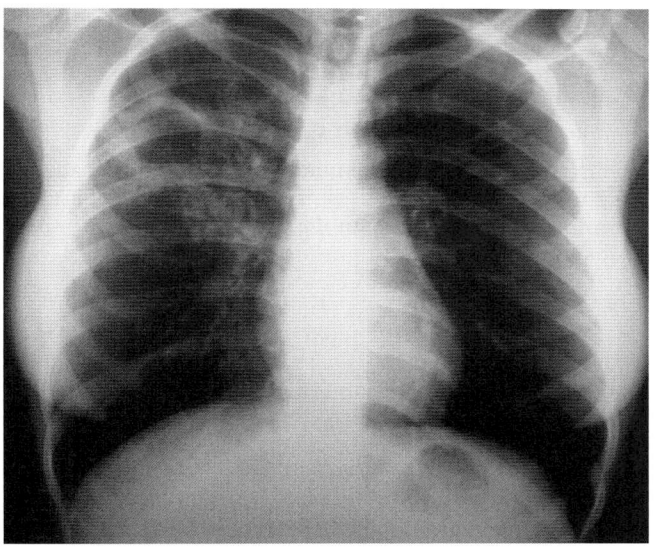

FIGURA 157.1 – Infiltrado do terço superior direito com grande caverna de halos espessos em mulher jovem. O quadro radiológico é muito sugestivo de tuberculose pulmonar em atividade. (Foto gentilmente cedida da Sétima Enfermaria da Santa Casa da Misericórdia do Rio de Janeiro – Serviço do Prof. André Filipe Marcondes Vieira.)

Pericardite Tuberculosa[30,31,43a,63,83]

Resulta, quase sempre, da extensão, por contiguidade, de focos mediastínicos. O início é abrupto e o quadro clínico se confunde com o da insuficiência cardíaca congestiva associada a sintomas de infecção. Mais de 1/3 dos casos cursam com tuberculose pleural concomitante[21]. A pericardiocentese, além de sua eventual indicação terapêutica, auxilia o diagnóstico provendo fluido e tecido para exame microbiológico e histopatológico, ainda que a alteração histológica habitual seja a de processo inflamatório não específico. É frequente a evolução para pericardite constritiva com quadro clínico de pericardite restritiva, incluindo volumosas ascites e turgência jugular.

Peritonite Tuberculosa[14,27,28,30,31,43a,63,77]

Sua patogênese se dá no curso de doença miliar ou correlaciona-se com a disseminação de doença tuberculosa adjacente, envolvendo linfonodos abdominais, intestino ou trompa uterina[36]. O quadro clínico é pouco específico com início insidioso, febre, dor abdominal, emagrecimento e ascite exsudativa linfocítica além de efusão pleural concomitante, que tem sido constatada em até 100% dos casos em alguns estudos. A análise bioquímica, citológica e microbiológica do líquido peritoneal auxilia a confirmação diagnóstica.

Linfadenite Tuberculosa[28,30,31,40,43a,48,63,81]

É a forma extrapulmonar mais registrada. A linfadenite específica mais frequente é a dos linfonodos mediastínicos na tuberculose primária. A linfadenite mesentérica, eventualmente perceptível à palpação, cursa com febre e dor abdominal e pode causar obstrução extrínseca do trato biliar, de ureteres ou do intestino. A adenite cervical (escrófula ou escrofulose), de curso insidioso, envolve gânglios da borda superior do músculo esternocleidomastóideo. Os gânglios lentamente geram massas confluentes, duras e pouco dolorosas. Com o tempo amolecem, envolvem por contiguidade a pele (ver escrofuloderma), com posterior ruptura em um ou mais pontos, o que resulta no escoamento de pus amarelo-esverdeado rico em bacilos.

Tuberculose do Sistema Nervoso Central

Meningoencefalite Tuberculosa[3,16,28,30,31,38,40,42,43a,48,63,85]

É doença registrada principalmente em crianças, sobretudo antes dos 2 anos, em países como o Brasil. Resulta da chegada ao espaço subaracnóideo e às cavidades ventriculares de material caseoso com bacilos vindos de focos ativos contíguos situados no córtex cerebral e nas meninges (nódulos de Rich). A exposição precipita reação inflamatória intensa que inclui vasculite e edema cerebral. Com frequência, há a formação de exsudato viscoso que ocupa, sobretudo, a base do cérebro e as cavidades ventriculares. O início é quase sempre insidioso, embora um início abrupto tenha sido registrado em cerca de 1/3 dos casos em algumas séries. Em seu curso habitual, há uma fase inicial prodrômica (estágio I) de até 2 semanas de duração, durante a qual ocorre febre, mialgia, cefaleia e vômitos, além de anorexia, irritabilidade, letargia, alterações de humor, alucinações e dor abdominal. Segue-se, com a persistência das manifestações iniciais, um segundo estágio durante o qual surgem alterações decorrentes do comprometimento de nervos cranianos – estrabismo, ptose palpebral, paralisia facial e fotofobia, dentre outras – concomitantes ou precedendo sinais e sintomas das síndromes meníngea e de hipertensão intracraniana.

Em seu curso evolutivo, instalam-se bloqueios ventriculares, sobretudo dos forames de ventrículos laterais e do quarto ventrículo e do aqueduto de Sylvius. Em consequência, podem ocorrer hidrocefalia hipertensiva, compressão de nervos emergentes da base do cérebro, disfunções do eixo hipotalâmico-hipofisário e lesões isquêmicas diversas, o que pode comprometer áreas motoras e o quiasma óptico. O paciente pode evoluir para um terceiro estágio, passando de um estado de sonolência para estupor e coma, associado a hipertensão arterial e arritmias cardíacas e respiratórias graves. Quando são feitas derivações neurocirúrgicas do líquido retido nos ventrículos, muitas das manifestações graves podem regredir. A letalidade dessa forma de tuberculose, em seu curso natural, é de 100%, mas é modificada significativamente pelo tratamento específico. A possibilidade de cura correlaciona-se com a precocidade com que se inicia o tratamento. Por outro lado, a incidência de sequelas motoras, sensoriais, endócrinas e cognitivas é maior entre sobreviventes que iniciam tardiamente o tratamento específico.

Dentre elas, destacam-se:

a) paralisias de nervos cranianos (facial e oculomotores);

b) outras paralisias (hemiplegia parcial, hemiplegia alterna – síndrome se Millard-Gubler e síndrome de Weber, monoplegias, paraplegia e tetraplegia);

c) alterações ópticas (amaurose);

d) lesões vestibulococleares (surdez);

e) distúrbios mentais (instabilidade do humor, agressividade, conduta maníaca, déficit cognitivo, coma residual);

f) movimentos involuntários (coreia, movimentos mastigatórios, convulsão);

g) distúrbios endócrinos (pseudossíndrome de Schwartz-Bartter, obesidade, diabetes *insipidus*, síndrome de Fröhlich e outros distúrbios do desenvolvimento sexual).

O risco de sequelas diminui com o tratamento clínico precoce e, sobretudo, quando a intervenção neurocirúrgica – drenagem do líquido cefalorraquidiano (LCR) retido nos ventrículos cerebrais – é efetuada de imediato.

Tuberculomas Intracranianos[30,42,48,85]

São massas avasculares circundadas por edema situadas profundamente na substância branca do cérebro. São as for-

mas de neurotuberculose mais registradas na Índia e pouco comuns no Brasil. As manifestações clínicas são as de tumor intracerebral. O diagnóstico é favorecido pelos métodos de diagnóstico por imagem (tomografia computadorizada) e exame histopatológico. A involução costuma ser rápida com o tratamento específico.

Tuberculose Urinária (Tuberculose Renal e das Vias Urinárias)[18,28,30,31,40,43a]

Focos corticais renais de origem hematogênica podem ficar latentes por longo tempo antes de causarem ulcerações que possibilitam a passagem para as vias urinárias de bacilos viáveis capazes de infectar ureteres e bexiga. No quadro clínico pouco específico da tuberculose urinária predominam três sintomas: disúria, polaciúria e hematúria, aos quais se podem associar dor lombar, astenia, anorexia, emagrecimento, piúria, febre e sudorese noturna. A cistoscopia permite descortinar edema e hiperemia da mucosa vesical, ulcerações irregulares e superficiais nos óstios ureterais e, menos frequentemente, infiltrações e vegetações que simulam neoplasia da bexiga. Exames de imagem (urografia excretora, ecografia, tomografia computadorizada e ressonância magnética) podem detectar deformações cicatriciais do sistema pielocalicial e lesões cavitárias no córtex renal auxiliando o diagnóstico. Este pode ser confirmado pela demonstração da presença do bacilo tuberculoso na urina (exame direto, cultura ou PCR, embora o último método ainda não tenha sido aprovado para amostras extrapulmonares).

Tuberculose Genital Masculina[18,28,30,31,33,40,43a,63]

Nessa forma da doença, a queixa habitual é a de dor discreta a moderada na região escrotal de longa evolução e o achado clínico mais comum é o aumento do volume do epidídimo. A princípio de consistência dura, com o tempo a progressão é para o amolecimento, flutuação e ruptura com a formação de fístulas que possibilitam o implante secundário na pele escrotal. Orquite e prostatite são menos frequentes e na maioria dos casos, há infecção urinária tuberculosa associada.

Tuberculose Genital Feminina[18,28,30,31,36,40,43a,63]

As manifestações clínicas habituais nesta forma são dor pélvica, distúrbios menstruais (amenorreia e/ou metrorragia) e infertilidade. O exame físico permite a detecção de massas palpáveis nos anexos e, mais raramente, a presença de ascite. Manifestações sistêmicas como febre, suores noturnos, astenia, anorexia e emagrecimento são menos frequentes que em outras formas da doença. A histerossalpingografia ajuda no diagnóstico, que pode ser confirmado pela detecção de BAAR em exame direto ou cultura de amostras de sangue menstrual ou de material obtido por curetagem uterina.

Tuberculose do Tubo Digestório (Tuberculose Intestinal)[30,31,40-43a,63,102]

A tuberculose intestinal é a sexta localização extrapulmonar mais frequente. Excepcionalmente são registradas úlceras tuberculosas na língua, nos lábios e na faringe. A TB do esôfago e do estômago é ainda mais rara. As lesões ulceradas têm como característica as bordas irregulares, espessas e edematosas. As do estômago situam-se quase sempre ao longo da pequena curvatura próxima ao antro gástrico[21]. O intestino, especialmente íleo terminal e ceco, é o segmento do tubo digestivo que mais vezes é atingido pela enfermidade. A tuberculose intestinal, como a do esôfago e a do estômago, pode resultar da deglutição prolongada de escarro rico em bacilos, da disseminação hematogênica ou do implante por contiguidade de bacilos oriundos de focos contíguos presentes em outros órgãos intestinais.

Antes de a pasteurização do leite se tornar prática disseminada, a tuberculose intestinal resultava da implantação de *Mycobacterium bovis* veiculado por leite de vaca. Muitos bacilos que alcançam a luz intestinal são retidos pelos folículos linfoides e placas de Peyer da submucosa e desencadeiam resposta inflamatória celular específica que pode evoluir para a formação de tubérculos e úlceras ou para lesões vegetantes, que simulam neoplasias. As úlceras podem progredir da submucosa para a muscular perfurando a parede intestinal. As perfurações são, quase sempre, tamponadas pelo peritônio, mas podem ser a razão de peritonite secundária ou de implante de bacilos em outros órgãos como ureteres e bexiga. Pode haver obstrução intestinal.

Os sintomas da tuberculose ileocecal são variáveis e pouco específicos. As manifestações mais comuns são: dor abdominal em cólica localizada ou disseminada, má digestão e constipação ou diarreia. Náuseas e vômitos podem ocorrer, sobretudo quando há envolvimento gástrico. Sangramento digestivo discreto a moderado ocorre quando o cólon esquerdo e o sigmoide são também atingidos. O estudo radiológico convencional do intestino pode revelar alterações cinéticas (espasticidade, peristaltismo exacerbado) e orgânicas (ulcerações, massas tumorais), que, todavia, não são específicas. O que auxilia mais no diagnóstico é a descoberta de tuberculose em outro órgão, especialmente o pulmão.

Tuberculose Osteoarticular[23,28,30,31,43a,49,63,86]

Ocorre em uma pequena proporção de pacientes e é mais comum entre menores de 10 anos, 7 meses a 1 ano após a primoinfecção. Pode-se apresentar como comprometimento isolado ou não; os corpos vertebrais, a articulação coxofemoral e o joelho, respectivamente, são as três localizações mais comuns.

Tuberculose Vertebral (Espondiloartrite Tuberculosa ou Doença de Pott)

A gênese da doença é a reativação de focos hematogênicos situados na porção central e anterior do osso esponjoso do corpo vertebral, logo abaixo da placa cartilaginosa, poupando em princípio o disco intervertebral. Pouco a pouco, em decorrência da necrose de caseificação, a vértebra atingida se desintegra em sua parte anterior (deformação em cunha), o que possibilita a aproximação de corpos vertebrais adjacentes. Há ruptura da cortical óssea com extravasamento de *caseum* para as partes moles adjacentes, gerando abscesso paravertebral. O abscesso pode progredir com fístulas em direção a estruturas profundas (abscesso ossifluente).

Na tuberculose de vértebras torácicas inferiores ou lombares, o material caseoso, conduzido pela bainha do psoas, pode se acumular na fossa ilíaca, em região glútea ou na região inguinal produzindo efeito de massa. Na tuberculose cervical, o efeito de massa pode ocorrer no espaço retrofaríngeo, no pescoço ou na fossa supraclavicular. O corpo vertebral colapsado e, mais ainda, o abscesso paravertebral podem comprimir as raízes nervosas provocando dor irradiada e parestesias. Eventualmente, também pode haver compressão medular. A doença vertebral é insidiosa. No início, há dor ao redor do corpo vertebral que se intensifica com a palpação da apófise espinhosa. Mais tarde, a dor se torna irradiada e podem surgir parestesias. O aumento da intensidade da dor desencadeia contratura muscular paravertebral reflexa antálgica. O relaxamento muscular, por exemplo, durante o sono, exacerba a dor. A deformação em cunha do corpo vertebral provoca cifose e cifoescoliose (gibosidade). O exame radiológico convencional costuma não revelar alterações nos primeiros 3 a 6 meses. Depois, podem-se detectar osteoporose, destruição do corpo vertebral com achatamento em cunha, lesão do disco intervertebral, desaparecimento parcial ou total do espaço intervertebral e abscesso paravertebral.

Tuberculose Coxofemoral (Tuberculose do Quadril)

Resulta da reativação de focos na metáfise proximal do fêmur com necrose e descalcificação, ruptura da cortical óssea e progressão para a articulação e partes moles, gerando fístulas e sequestros ósseos. Pode haver formação de abscesso intra-articular e de massas caseosas na coxa, na região inguinal e no retroperitônio. No início da doença, o paciente apresenta claudicação e se queixa de dor na face interna do joelho depois de marcha prolongada. A palpação do grande trocanter femoral é dolorosa e há atrofia da musculatura da coxa comprometida, que permanece em posição antálgica de flexão, adução e rotação externa. Com a destruição da cartilagem, a evolução posterior é para grave impotência funcional do membro atingido e distúrbios da marcha decorrentes da fixação da articulação em flexão, adução e rotação interna.

Tuberculose do Joelho (Artrite Tuberculosa do Joelho)

O quadro inicial decorre de sinovite com aumento do líquido sinovial e rarefação da membrana. Mais tarde, a articulação é forrada por manto de tecido granulomatoso (*pannus*) que destrói a cartilagem e o osso subcondral. O início do quadro clínico é caracterizado por claudicação, rigidez e dor intermitente e de pequena intensidade no joelho. Percebem-se, desde então, manifestações flogísticas locais. O paciente tende a manter flexão antálgica com discreta rotação externa da coxa. Segue-se atrofia progressiva da musculatura da coxa e da panturrilha. Mais tarde, com a reabsorção do exsudato inflamatório e o desaparecimento parcial ou total do espaço articular, pode haver fusão das epífises do fêmur e da tíbia (anquilose de joelho).

O diagnóstico da tuberculose osteoarticular implica na utilização de métodos de imagem (radiografia convencional, tomografia computadorizada, ressonância magnética) e a punção articular e/ou de abscessos com retirada de material para a pesquisa de bacilo tuberculoso (exame direto, cultura, PCR, embora esta ainda não tenha sido aprovada para amostras extrapulmonares) e exames histopatológicos.

Tuberculose Cutânea[28,30,31,40,43a,48,63]

Mais comum no Norte do Brasil, o envolvimento da pele na tuberculose pode resultar da inoculação traumática de material contaminado em paciente com ou sem sensibilidade prévia ao bacilo, da disseminação por contiguidade de focos adjacentes ou da disseminação hematogênica. Em função da gênese da lesão, da virulência do bacilo e dos estados de imunidade e hipersensibilidade específicos do paciente, a doença pode expressar-se de maneiras diversas.

Cancro Tuberculoso de Inoculação

Ocorre em pessoas sem exposição prévia a micobactérias e compromete, sobretudo as áreas cutâneas habitualmente expostas. Duas a 4 semanas após a inoculação traumática de material exógeno, surge no local uma pápula que aumenta devagar e, mais tarde, ulcera-se no centro. A úlcera tem contorno irregular, borda descolada e fundo granulomatoso, vegetante ou necrótico. A adenite satélite costuma ser percebida entre a 3ª e a 4ª semana de evolução.

Tuberculose Cutânea Verrucosa

Resulta da inoculação cutânea de bacilos exógenos em pessoas previamente infectadas; é muito comum ser observada em certos grupos profissionais (patologistas, técnicos de laboratório, trabalhadores da pecuária e açougueiros). A lesão inicial é um nódulo duro e indolor que evolui lentamente, tornando-se vegetante e hiperceratótico. Mais tarde há retração fibrótica central concomitante com o aparecimento na periferia de pápulas verrucosas e halo eritematoso. A evolução final costuma ser, ainda que lenta, para a cura espontânea com cicatrização.

Escrofuloderma

O escrofuloderma, que é a forma mais comum de tuberculose cutânea, resulta da extensão por contiguidade de focos adjacentes (linfonodo, osso, articulação, epidídimo). Caracteriza-se pelo desenvolvimento de nódulos violáceos indolores e de consistências firmes, que lentamente sofrem flutuação e liquefação, gerando fístulas ou úlceras com eliminação de material caseoso ou purulento. A evolução posterior costuma ser prolongada, com expansão fagedênica e posterior cicatrização grosseira.

Abscesso Tuberculoso Subcutâneo (Tuberculose Gomosa)

Surgem da reativação de focos hematogênicos antigos. A evolução assemelha-se à do escrofuloderma, diferenciando-se por não apresentar focos tuberculosos adjacentes.

Tuberculose Cutânea Periorificial

Surge da reativação de focos hematogênicos ou da extensão secundária a partir de órgãos vizinhos. A região mais atingida é a perianal, podendo ocorrer também em torno da boca e na região vulvar. Caracteriza-se pela formação de fístulas e úlceras dolorosas com bordos irregulares e o fundo rico em tubérculos e vasos sanguíneos rotos.

Tuberculose Cutânea Disseminada (Miliar)

É uma complicação rara e grave da TB miliar caracterizada por máculas eritematosas, pápulas, vesículas, púrpuras e bolhas hemorrágicas, ou mais raramente nódulos e abscessos.

Tuberculose de Glândulas Endócrinas[24,43a,63,101]

A mais importante é a das suprarrenais, causa hoje incomum (exceto em imunocomprometidos) de insuficiência suprarrenal. As tuberculoses da tireoide e do pâncreas são ainda mais raras e simulam outras infecções ou neoplasias desses órgãos.

Tuberculose Ocular[20,31,43a,56a,63,67,74]

A tuberculose pode afetar qualquer tecido do olho e seus anexos. Hiperemia ocular de intensidade variada, dor, fotofobia, perda lenta e progressiva da visão e linfadenomegalia submandibular são as manifestações locais mais comuns. O exame oftalmoscópico pode revelar turvação mais ou menos acentuada do humor aquoso, lesão granulomatosa coroidiana e cicatrizes retinianas. Para a confirmação diagnóstica são necessários procedimentos especializados que incluem aspiração de humor aquoso ou vítreo e biópsia coriorretiniana, pouco utilizadas na prática. Com frequência, os oftalmologistas se baseiam no aspecto clínico e na prova tuberculínica fortemente reatora, em geral acima de 15 mm. A resposta ao tratamento específico costuma ser favorável e também é considerada um critério auxiliar diagnóstico. Não raro, pode haver piora dos sintomas oculares quando se realiza a prova tuberculínica.

Otite Média Tuberculosa[29,36,46,63]

A contaminação do ouvido médio pode ocorrer através da trompa de Eustáquio em pacientes com tuberculose pulmonar ativa. Outra via de acesso possível é a hematogênica. O sintoma inicial é a perda progressiva da audição seguida, algum tempo depois, de otorreia, de início serosa e depois purulenta e espessa. A otalgia é um sintoma habitual, embora a dor seja discreta. À otoscopia, além da presença de exsudato no meato externo, podem ser vistas perfurações na membrana do tímpano. Manifestações gerais e as relacionadas à tuberculose pulmonar podem estar presentes, bem como as decorrentes de meningoencefalite tuberculosa ou de tuberculose miliar.

Laringite Tuberculosa[30,40,63]

É uma complicação tardia da TB pulmonar avançada, de rara ocorrência nos dias atuais. O quadro se caracteriza por rouquidão, odinofagia, disfagia e dor irradiada para a orelha. A tosse nestes pacientes é espasmódica e extremamente dolorosa em razão da presença de úlceras na epiglote. A laringoscopia permite detectar exsudato inflamatório, edema, infiltração, úlceras e vegetações. A baciloscopia do escarro nestes casos é quase sempre positiva.

EXAMES COMPLEMENTARES

Exames Inespecíficos[30,31,40,43a,46,63,86]

- *Hemograma*: na tuberculose pulmonar avançada costumam ocorrer anemia normocítica normocrômica e leucocitose moderada (10.000 a 15.000 leucócitos por mm^3) com linfocitose e, por vezes, monocitose. A tuberculose miliar pode cursar com leucocitose ou leucopenia, com ou sem neutrofilia e presença de formas jovens.

- *Perfil eletrolítico*: hiponatremia associada a achados relacionados à síndrome de secreção inapropriada do hormônio antidiurético é alteração encontrada na meningoencefalite tuberculosa, podendo ocorrer também em alguns pacientes com tuberculose pulmonar na ausência de doença do sistema nervoso central. Essa alteração eletrolítica isolada é também sugestiva da síndrome de Addison.

- *Enzimas*: aumento da fosfatase alcalina ocorre quando há envolvimento hepático na tuberculose miliar. Elevações das transaminases costumam preceder outras alterações laboratoriais ou clínicas na hepatite tóxica provocadas por medicamentos tuberculostáticos (ver Tratamento).

- *Urina: elementos anormais e sedimento (EAS)*: leucocitúria persistente, sem bacteriúria, e hematúria são sugestivas de tuberculose renal e geniturinária. Eventualmente o pH da urina, nestes casos, é alcalino.

- *Glicemia*: hiperglicemias discretas e transitórias podem ocorrer nas formas e fases agudas da doença. Hiperglicemias significativas e persistentes são indicativas de diabetes.

- *Líquido cefalorraquidiano (LCR)*: o LCR se altera na meningoencefalite tuberculosa. A pressão pode estar aumentada ou diminuída, sugerindo neste caso a ocorrência de bloqueios no sistema ventricular. O aspecto pode variar de límpido (cristalino) a turvo. A concentração de proteína aumenta, situando-se quase sempre acima de 500 mg%, enquanto a da glicose diminui a valores bem abaixo dos correspondentes a 2/3 da glicemia medida simultaneamente. A contagem de células por mm³ costuma se alterar para valores entre 100 e 500 células ou mais, com predominância relativa de células mononucleares, exceto, eventualmente, nos primeiros dias da doença, quando pode haver ligeiro predomínio de neutrófilos.

- *Líquidos pleural, pericárdico, peritoneal e sinovial*: quando há envolvimento tuberculoso, as alterações bioquímicas e citológicas são semelhantes às do LCR na meningoencefalite tuberculosa.

- *Dosagem da enzima adenosina deaminase (ADA) em líquidos*: a adenosina deaminase (ADA) é uma enzima produzida por linfócitos (sobretudo linfócitos T) e macrófagos ativados, que participa do metabolismo das purinas. Altos níveis de ADA são encontrados nos líquidos pleural, pericárdico, ascítico e liquor nas formas de tuberculose extrapulmonar. A dosagem de ADA nesses líquidos é um método auxiliar importante no diagnóstico da tuberculose. Níveis acima de 8 U/mL no LCR e de 40 U/mL no líquido pleural são sugestivos respectivamente de meningoencefalite tuberculosa e tuberculose pleural. Deve-se lembrar que essa enzima pode também estar elevada em pacientes com sarcoidose, linfoma e empiema pleural[86].

Dosagem de outras substâncias da resposta imune, como interferon-gama e outras interleucinas, neopterina, anticorpos específicos contra antígenos do *M. tuberculosis* e outras substâncias de respostas inflamatórias específica e inespecífica podem estar presentes/aumentadas no líquido pleural ou em outras amostras e auxiliam no diagnóstico, quando disponíveis.

Exames Específicos

Baciloscopia

Baciloscopia Direta do Escarro[2,8,28,30-32,36,43a,49,55,61,63,76,84,97]

O exame microscópico de esfregaços de escarro corados pela técnica de Ziehl-Neelsen (pesquisa de BAAR – bacilo ácido-álcool resistente), método simples, rápido e econômico, pode ser realizado em qualquer serviço de saúde que disponha de laboratório. Vinha sendo o método prioritário no diagnóstico da tuberculose, porque detecta a fonte mais importante de infecção, o paciente com tuberculose pulmonar bacilífero; deve ser realizado em todo paciente sintomático respiratório (com tosse há mais de 2 semanas). A baixa sensibilidade da técnica não permite a confirmação diagnóstica de casos paucibacilares (indivíduos que eliminam menos de 5.000 bacilos por mL de escarro) e que compreendem cerca de 20% a 30% dos casos de tuberculose pulmonar em adultos e 70% a 80% dos com menos de 15 anos de idade.

Para fins de baciloscopia, deve-se coletar escarro em pelo menos duas oportunidades, a primeira, se for possível, já no momento da consulta e a segunda na manhã do dia seguinte. Entretanto, embora controverso[23a,55,97], a OMS recomenda a coleta das duas amostras no mesmo dia da consulta, para aumentar a efetividade (muitas pessoas não retornam no dia seguinte), e essa pode ser a melhor estratégia caso o paciente more longe do local de entrega do material. O material adequado é o que provém da árvore brônquica. Para obtê-lo deve-se proceder à lavagem prévia da cavidade oral e coletar o escarro usando a "manobra da tosse". O paciente deve inspirar profundamente, reter por instantes o ar no pulmão, forçar a tosse e lançar o escarro em pote coletor específico. O paciente deve repetir a manobra de modo a obter pelo menos três amostras em cada coleta. Para facilitar a obtenção de amostras respiratórias pode-se recorrer também à drenagem postural, nebulização com solução salina hipertônica (escarro induzido) e aspiração endoscópica com ou sem lavagem brônquica (lavado broncoalveolar)[36,84].

O exame do material estendido e corado visa a determinar a quantidade média de bacilos presentes em até 100 campos microscópicos. O resultado é expresso de modo semiquantitativo (em cruzes). Quando o número médio de bacilos por campo é menor que 1, o laboratório informa o resultado como positivo com uma cruz (+), se a média de bacilos oscila entre 1 e 10, positivo com duas cruzes (++) e acima de 10, com três cruzes (+++). Um resultado negativo, expresso como tal ou pelo número zero (0), significa que nenhum bacilo foi encontrado em quaisquer dos cem campos examinados.

A baciloscopia do escarro é utilizada também no controle do tratamento. Deve ser solicitada pelo menos uma vez a cada mês e duas vezes imediatamente antes do projetado término do tratamento. A persistência de baciloscopia positiva ou a não redução do número de cruzes sugere falência do tratamento ou má adesão. Caso a baciloscopia permaneça positiva após o 2º mês de tratamento, deve-se solicitar cultura do material. Embora no Brasil, nos muncípios de maior incidência, o exame diagnóstico preferencial seja o teste molecular rápido, a baciloscopia continua sendo, até o presente, o único exame para acompanhamento da resposta terapêutica.

Baciloscopia Direta de Outros Materiais[8,28,31,40,43a,86]

A pesquisa direta de BAAR pode ser feita em outros materiais como urina (de preferência a primeira urina da manhã), exsudatos de lesão cutânea, material aspirado de linfonodos ou de tubérculos ou abscessos de outros órgãos, LCR e outros líquidos aspirados da pleura, pericárdio, peritônio e articulações.

Baciloscopia por Fluorescência Direta[43a,95]

Tem a vantagem de ser muito mais sensível do que a técnica de Ziehl-Neelsen e as desvantagens decorrentes do maior custo e da exigência de técnicos e equipamentos especializados. Contudo, a OMS recomenda a substituição gradativa dos microscópios existentes por outros com tecnologia de fluorescência por *light-emitting diode* (LED) na medida em que for necessária a aquisição de novos microscópios. Esses microscópios consomem menos energia, podendo ser usados com baterias em lugares onde não há corrente elétrica disponível e sua acurácia é superior à baciloscopia convencional.

Cultura[8-12,28,30-32,39,43a,48,61,63,86]

Com maior sensibilidade e maior especificidade do que o exame direto indica-se a cultura quando há suspeita de:

1. tuberculose pulmonar em paciente com baciloscopia do escarro persistentemente negativa;
2. tuberculose extrapulmonar;
3. alta probabilidade de resistência da micobactéria aos tuberculostáticos convencionais (principalmente nos casos de retratamento por abandono prévio ou recidiva e nos contatos de pacientes com TB resistente). Nesse caso, devem ser solicitados testes de sensibilidade *in vitro*.

Outras indicações da cultura são as formas paucibacilares (pacientes vivendo com HIV/aids, crianças), em amostras de difícil acesso (biópsias, lavado broncoalveolar, líquido pleural e liquor, em indígenas, e lavado gástrico, em crianças pequenas) e no 2º mês de tratamento quando não há negativação da baciloscopia.

A cultura em meio líquido é mais rápida e é considerada o teste padrão-ouro, mas a técnica mais usada no Brasil utiliza o meio de cultura sólido de Lowenstein-Jensen, cuja principal desvantagem é o longo tempo necessário para a liberação do resultado (cerca de 2 meses ou mais). O meio de Ogawa-Kudoh é mais barato, seu resultado um pouco mais precoce e o teste exige menos infraestrutura de biossegurança; por isso, foi adotado por alguns laboratórios estaduais de referência. O meio TK Medium® é um novo sistema colorimétrico que identifica rapidamente (2 semanas) o bacilo e diferencia da contaminação. Com o sistema radiométrico semiautomatizado BACTEC 460 TB para micobactérias, que utiliza o ácido palmítico marcado com carbono radiativo, o diagnóstico pode ser dado em cerca de 2 semanas. Os sistemas MB/BacT e MGIT utilizam detector de radiação ou detecção colorimétrica não radiativa, e cerca de 960 culturas podem ser monitoradas simultaneamente. Havendo crescimento, a espécie de micobactéria é identificada através de métodos bioquímicos e o teste de sensibilidade deve ser feito em meio sólido. A *Stop TB Partnership*, da OMS, espera que em breve esteja disponível um teste colorimétrico rápido de sensibilidade às drogas.

Sorologia

O diagnóstico sorológico da tuberculose foi proscrito pela OMS[28,93].

Pesquisa de Antígenos Específicos[8,28,30,31,43a,58,63,86,88,98]

Técnicas de alta sensibilidade com a imunofluorescência direta com anticorpos monoclonais, ELISA direto, radioimunoensaio apresentam como principais desvantagens a baixa especificidade, o custo elevado e a necessidade de técnicos e laboratórios especializados. Contudo, os testes de biologia molecular, utilizando técnicas de amplificação de ácidos nucleicos, trazem, na atualidade, novas perspectivas no diagnóstico da tuberculose. Um desses testes, o Xpert®MTB/RIF (Cepheid, Sunnyvale, CA) foi recentemente incorporado ao SUS e é o exame-padrão, quando disponível[29a,29b].

Testes de Amplificação de Ácidos Nucleicos (NAAT)[7,25,28,40,58,69,73,86,88,94,98]

São testes muito específicos de biologia molecular que possibilitam o diagnóstico rápido a partir de material que contenha até mesmo e tão somente fragmentos de DNA da micobactéria. As técnicas de amplificação de ácidos nucleicos compreendem a reação em cadeia da polimerase (PCR), amplificação mediada por transcrição, amplificação baseada na sequência de ácidos nucleicos, amplificação por transferência de fita. Essas técnicas apresentam elevada sensibilidade (90%) e especificidade (95%) em amostras respiratórias. Mesmo em amostras com baciloscopia negativa, podem atingir 70% de sensibilidade, o que traz um valor agregado elevado na detecção da doença. Os testes de biologia molecular possibilitam a identificação da espécie e cepa, e alguns detectam o padrão de sensibilidade a drogas tuberculostáticas ainda na etapa diagnóstica da doença, reduzindo assim o tempo de transmissão das formas resistentes.

Recentemente, a OMS recomendou a implementação do Xpert® MTB/RIF, um teste com base em PCR que detecta de forma automatizada, em menos de 2 h, a presença do *M. tuberculosis* e identifica as cepas resistentes à rifampicina, com alta taxa de coinfecção TB-HIV. O SUS já incorporou esta tecnologia nos municípios de alta taxa de incidência. O valor preditivo positivo do teste para resistência à rifampicina é elevado (90%), mesmo em casos novos e em países como o Brasil, de baixa prevalência de resistência a esse antibiótico. Seu uso foi recomendado pela OMS também em amostras de linfonodos e outros tecidos, e é o exame preferencial no liquor em caso de suspeita de tuberculose meníngea.

Outra técnica recomendada pela OMS para a detecção rápida da resistência (cepas MR) é o LPA molecular (do inglês *line probe assay*), mas só está validada para amostras com baciloscopia positiva, *i. e.*, não devem ser utilizadas como diagnósticas da TB sensível. O Genotype MTBDR® e Genotype MTBDRplus®, conhecidos no Brasil como fita Hain (fabricante alemão) também têm elevada acurácia para a detecção da TB-MR. A técnica que utiliza alças isotérmicas (*loop-mediated isothermal amplification* – LAMP), desenvolvida no Japão, tem a vantagem de dispensar o termo ciclador.

Nenhum desses testes rápidos detecta a resistência a drogas de segunda linha (XDR) e a cultura é necessária para o acompanhamento da resposta ao tratamento.

Dosagem de Lipoarabinomanana (LAM) Urinário em Fita[6,26,29,44,50,55]

Um teste rápido (menos de 30 minutos) em fita, realizável no local onde se encontra o paciente *(point-of-care* ou POC) com base em imunocromatografia detecta o antígeno LAM em pacientes vivendo com aids em estágio avançado com especificidade de até 90% mas com baixa sensibilidade (cerca de 30%-40%, chegando a cerca de 50%-60% em pacientes com contagem de células CD4+ < 100/mm^3). Apesar de sua baixa sensibilidade, que pode aumentar para mais de 80% quando somado à baciloscopia do escarro, é um teste muito útil para a rápida detecção da tuberculose e o início imediato do tratamento nesses pacientes com elevado risco de morte por tuberculose. A doença, entretanto, não deve ser descartada com base em um teste negativo. O teste, até o momento, não foi considerado útil em crianças e seus resultados em líquido cefalorraquidiano e urina para detecção da tuberculose meníngea são similares: baixa sensibilidade e alta especificidade, com melhores resultados naqueles com imunodepressão avançada.

Exames de Imagem

Radiografia do Tórax[8,10,28,30,31,40,43a,48,61,63]

O exame radiológico do tórax para fins de diagnóstico está indicado nas seguintes situações:

1. sintomáticos respiratórios com baciloscopia negativa;
2. pessoas de todas as idades sem sintomas respiratórios que convivem com pacientes com tuberculose (contatos), sobretudo os com convívio íntimo, superior a 4 h semanais;
3. suspeitos de TB extrapulmonar;
4. pacientes vivendo com HIV/aids.

As alterações pulmonares são muito heterogêneas e variam em função da fase evolutiva da doença. As imagens radiográficas sugestivas, ainda que não patognomônicas, incluem: adenomegalia volumosa no hilo direito com ou sem infiltrado ou consolidado em lobo médio, consolidação segmentar ou lobar, infiltrado intersticial pulmonar difuso, infiltração pulmonar difusa micronodular bilateral, atelectasias, infiltrado infraclavicular, lesão cavitária de parede nítida, sobretudo em lobo superior, consolidações acinonodulares de limites imprecisos, por vezes, confluentes e retrações fibróticas. Imagens de espessamento e/ou derrame pleural, sobretudo à direita, são importantes para o diagnóstico dessa forma de serosite específica (Figuras 157.1 e 157.2).

Outros Métodos de Diagnóstico por Imagens[28,30,31,40,43a,63,64]

Incluem radiografia de ossos e articulações (tuberculose osteoarticular), tomografia computadorizada (TC) e ressonância magnética (RM) na investigação de formas extrapulmonares, como meningoencefalite, tuberculose osteoarticular e tuberculose das vias urinárias. A pielografia venosa pode ser uma alternativa para a investigação de tuberculose renal e de vias urinárias. A pneumoencefalografia e a ventriculografia por contraste, antes da TC e da RM, eram os métodos de investigação da meningoencefalite tuberculosa com bloqueios e hidrocefalia.

Exame Histopatológico[1,8,28,30-32,43a,63,86]

É útil na investigação de formas extrapulmonares. A presença de granuloma com necrose de caseificação e infiltrado histiocitário é altamente sugestiva de tuberculose, mas pode ser detectada também em outras enfermidades, como sarcoidose, micoses e algumas colagenoses. Para a confirmação diagnóstica, é necessário encontrar BAAR na lesão. Por outro lado, em muitos casos, o aspecto histopatológico observado corresponde a um infiltrado inflamatório não específico.

Prova Tuberculínica (Teste Tuberculínico ou PPD)[8,28,30-32,40,48,51,52,62,68,78]

Consiste na aplicação intradérmica de um derivado proteico purificado (PPD) extraído de cepas de *M. tuberculosis* (no Brasil usa-se o PPD-Rt23) e observação, 72 a 96 h após, do tamanho do endurado no local (pápula). O resultado positivo indica hipersensibilidade tardia a componentes da micobactéria e permite inferir estado de infecção ou imunização prévia pelo BCG (bacilo de Calmette e Guérin, estirpe atenuada do *Mycobacterium bovis*), mas não necessariamente o de tuberculose doença. Embora muitos atribuam resultados falso-positivos da prova tuberculínica à vacinação pela BCG, é muito improvável que a vacina, quando aplicada antes dos 2 anos de vida, tenha algum efeito sobre o resultado do teste em adultos. O diâmetro da pápula é medido em milímetros com o auxílio de régua padronizada e os resultados possíveis são: nãoreator (ausência de pápula ou pápula com menos de 5 mm) ou reator (pápula com 5 mm ou mais).

Os valores preditivos de resultados positivos ou negativos da prova tuberculínica para o diagnóstico da TB ativa são, em geral, muito baixos, o que torna este método de pouco valor diagnóstico, sobretudo na ausência de um contexto clínico e epidemiológico. A exceção são as crianças, nas quais o teste entra como um dos componentes do escore de avaliação. Embora também tenha baixo valor preditivo positivo para risco de adoecimento, a prova tuberculínica ainda é uma ferramenta muito útil para o diagnóstico de infecção latente (ILTB)[62]. A decisão de tratar a ILTB, no entanto, não depende apenas do tamanho do endurado, e sim de um conjunto de informações clínico-epidemiológicas. Como o risco de adoecimento é proporcional à idade, bem como o risco de hepatotoxicidade pela isoniazida, quanto mais jovem o indivíduo infectado, mais favorável é a relação risco-benefício do tratamento. O risco de adoecimento também aumenta muito com condições clínicas que cursam com imunossupressão, e, nestes indivíduos, o benefício é máximo. Para auxiliar na decisão, uma interessante ferramenta está disponível gratuitamente em www.tstin3d.com.

Ensaios de Liberação do Interferon-gama (IGRA – *interferon-gamma release assay*)[1,49,57,65,87]

Na tentativa de superar as limitações da prova tuberculínica, testes com base na secreção de interferon-gama (IFN-γ) por células T circulantes quando estimuladas *ex vivo* com antígenos específicos, os IGRA foram desenvolvidos e vêm sendo avaliados em diferentes populações, com resultados variáveis. Dentre os testes comercializados, o QuantiFERON-TB Gold In-Tube® (Cellestis, Carnegie, Austrália) foi aprovado pela ANVISA e já está à disposição nos laboratórios da rede privada no Brasil. Embora a sensibilidade desses testes seja similar à da PT, sua especificidade parece ser superior, principalmente em populações vacinadas com BCG.

Entretanto, pela falta de um padrão-ouro adequado para o diagnóstico da ILTB, os estudos da sensibilidade desses testes vêm sendo realizados em indivíduos com tuberculose ativa e os de especificidade em indivíduos com baixo risco de infecção, o que reduz a credibilidade nestes resultados de acurácia. Mais importante, o valor preditivo desses testes para o risco de adoecimento é, assim como o da PT, muito baixo, e o clínico ainda precisa dos dados clínico-epidemiológicos para a avaliação do risco e para a decisão de tratar. A mesma ferramenta em www.tstin3d.com incorpora resultados de IGRA e auxilia na sua interpretação. Da mesma forma que a prova tuberculínica, esses exames não são úteis para o diagnóstico de tuberculose ativa. Seu valor para o diagnóstico da ILTB em crianças muito jovens ou com infecção pelo HIV é ainda inferior, similar ao valor da prova tuberculínica[35].

TRATAMENTO

Tratamento Específico (Quimioterapia Antituberculose)[8-11,19,21,28,30-32,40,43a,63,82,91]

Os fundamentos essenciais do bom tratamento na TB consistem na associação adequada de medicamentos em doses corretas e por tempo suficiente. O cumprimento desses fundamentos depende tanto da disponibilidade de fármacos eficazes quanto da abordagem correta de cada caso, garantindo a adesão do paciente ao tratamento.

A quimioterapia modificou radicalmente para melhor todos os parâmetros clássicos da evolução natural da tuberculose. Atualmente, a maioria dos pacientes pode e deve ser tratada em regime ambulatorial. A indicação de hospitalização restringe-se a certas circunstâncias especiais, dentre as quais as prioritárias são: meningoencefalite tuberculosa, intercorrências clínicas ou cirúrgicas resultantes ou não da tuberculose que não possam ser resolvidas fora de ambiente hospitalar, reações colaterais graves a medicamentos ou que não possam ser solucionadas em ambulatório, estado geral do paciente que impeça o tratamento ambulatorial e condições sociais especiais incluindo ausência de residência fixa e alcoolismo, fatores importantes de abandono do tratamento.

Em algumas regiões do Brasil, os índices de abandono secundário de tratamento (proporção de pacientes que interrompem o tratamento antes do tempo) chegam a mais de 30%. Por isso, recomenda-se para os regimes de tratamento ambulatorial o TDO – tratamento diretamente observado (ou DOT – *directly observed therapy*), sobretudo para portadores de TB pulmonar bacilífera. De acordo com o Ministério da Saúde do Brasil (MS), a supervisão da tomada dos remédios deve ser feita de preferência por agentes comunitários de saúde, por membros do Programa Saúde da Família, na Unidade Básica de Saúde, em instituições ou, excepcionalmente, caso o paciente tenha dificuldade de comparecer à unidade de saúde, por pessoas de sua convivência, desde que orientadas de maneira correta[9,10].

Com raras exceções, a dose diária necessária de qualquer fármaco antituberculose é administrada de uma só vez, geralmente pela manhã. Os regimes terapêuticos atuais são considerados de curta duração e duram, no mínimo, 6 meses, embora regimes mais curtos estejam sob avaliação. O tratamento da TB compõe-se de duas fases: a de ataque (2 meses) e a de manutenção (4 meses). As substâncias com ação sobre o bacilo da tuberculose pertencem a diversos grupos químicos, quais sejam: piridinas (isoniazida, etionamida e protionamida), pirazinas (pirazinamida e morfazinamida), rifocinas (rifampicina, rifabutina e rifapentina), aminoglicosídeos (canamicina, amicacina e estreptomicina), macrolídeos (claritromicina e azitromicina), fluoroquinolonas (ofloxacino, levofloxacino, moxifloxacino, ciprofloxacino), polipetídeos (capreomicina e viomicina), aminoácidos cíclicos (ciclosserina e terizidona), derivado do butanol (etambutol), derivado da tioureia (tiossemicarbazona) e derivado salicílico (ácido para-aminossalicílico)[82].

Desses medicamentos, seis são de uso preferencial fazendo parte dos esquemas padronizados em uso no Brasil: Rifampicina (R), Isoniazida (H), Pirazinamida (Z), Etambutol (E), Etionamida (Et) e Estreptomicina (S). Todos são de uso oral, exceto a estreptomicina, que é de uso parenteral. Os fármacos utilizados no tratamento da TB podem causar diferentes efeitos adversos (ver adiante); por isso, recomenda-se encaminhar o paciente a um centro de referência para a tuberculose se surgirem manifestações de toxicidade ou intolerância, para a adequação de esquemas alternativos. Em caso de resistência a qualquer um dos fármacos, o paciente deverá ser encaminhado para um serviço de referência terciária.

Esquemas Básicos de Tratamento da Tuberculose em Adultos e Crianças (2RHZE/4RH)[10,28]

O regime atualmente recomendado para casos novos ou recidivas em adultos (> 10 anos) é composto de 2 meses da associação RHZE e 4 meses da associação RH (Tabela 157.1). Para crianças, o etambutol ainda não está recomen-

TABELA 157.1

Esquema Básico de Tratamento da Tuberculose para Adultos e Adolescentes (> 10 Anos)				
Regime	Fármacos	Faixa de Peso	Unidade/Dose	Meses
2RHZE Fase Intensiva	RHZE 150/75/400/275 comprimido em dose fixa combinada	20 a 35 kg	2 comprimidos	2
		36 a 50 kg	3 comprimidos	
		> 50 kg	4 comprimidos	
4RH Fase de manutenção	Comprimido ou cápsula 300/150 ou 150/75	20 a 35 kg	1 comp. ou caps. 300/150 (ou 2 150/75)	4
		36 a 50 kg	1 comp. ou caps. 300/150 (ou 2 150/75)	
		> 50 kg	2 comp. ou caps. 300/150 (ou 4 150/75)	

Fonte: Brasil. Ministério da Saúde[10].

TABELA 157.2

		Esquema Básico de Tratamento da Tuberculose para Crianças (≤ 10 Anos)			
Fases do Tratamento	**Fármacos**	**Peso do Doente**			
		Até 20 kg	> 20 a 35 kg	> 35 a 45 kg	> 45 kg
		mg/kg/dia	mg/kg/dia	mg/kg/dia	mg/kg/dia
2RHZ Fase de ataque	R	10	300	450	600
	H	10	200	300	400
	Z	35	1.000	1.500	2.000
4RH Fase de manutenção	R	10	300	450	600
	H	10	200	300	400

Fonte: Brasil. Ministério da Saúde[10].

dado; sua incorporação está sendo analisada por um painel de especialistas da OMS (Tabela 157.2). Os esquemas básicos de tratamento da TB são indicados para todas as formas clínicas da doença, com exceção da meningoencefalite. A eficiência de cada esquema é pouco ou nada influenciada pela gravidade do caso[41].

Esquema para Tratamento da Tuberculose Meningoencefálica (2RHZE/7RH)[10,28]

Indicado no tratamento da meningoencefalite tuberculosa, independentemente da concomitância ou não de outras formas da doença. Os aspectos que diferenciam esse esquema básico são: a) duração maior da segunda fase (7 meses); b) associação nos primeiros 2 meses de prednisona (1 a 2 mg/kg/dia, dose máxima diária de 30 mg) ou de outro corticoide em doses equivalentes.

Esquemas para Intolerâncias[10,28]

Para as intolerâncias, os pacientes devem ser encaminhados para uma unidade de referência secundária, onde serão estabelecidas modificações no esquema terapêutico e a duração do regime adaptada aos fármacos utilizados. Regimes sem rifampicina devem ter pelo menos 9 meses de duração; regimes sem pirazinamida na fase de ataque devem ter 12 meses de duração.

Esquema para Falência ou Resistência[10,21,28]

Em caso de falência do esquema básico ou de mono, poli ou multirresistência, o paciente deverá ser encaminhado para uma unidade de referência terciária para tratamento de acordo com a resistência. Não se deve usar o antigo esquema III (3SEtEZ/9EtE) de falência. O paciente será inicialmente tratado com o esquema para multirresistência, até que o teste de sensibilidade identifique o melhor tratamento para o caso (Tabela 157.3). Multirresistência é definida quando a resistência a pelo menos rifampicina e isoniazida é identificada. Nesses casos, o tratamento deve ser de pelo menos 24 meses, ou por 6 meses após a negativação do escarro.

O desenvolvimento de novos fármacos foi acelerado nos últimos anos, após meio século de estagnação. Os que já se encontram em estudo de fase III para tratamento da tuberculose em esquemas encurtados são a rifapentina, o gatifloxacino e o moxifloxacino. Os principais novos fárma-cos em estudo são a bedaquilina (TMC 207), o delamanide (OPC67683), a linezolida, o PA-824, o SQ-109 e o PNU-100480. Muitas outras substâncias estão em fases preliminares, aumentando a esperança do tratamento eficaz das formas resistentes e de um esquema de duração mais curta, com menos efeitos adversos, que resulte em maior adesão. Detalhes podem ser acompanhados em www.newtbdrugs.org.

Esquema para Comorbidade Hepática[10,28]

São conceituados com hepatopatia grave aqueles pacientes com níveis de enzimas hepáticas acima de três vezes o normal ou os que apresentam icterícia e ascite. São os enfermos com hepatite aguda ou crônica descompensada, cirrose descompensada, câncer hepático, pacientes com hipertensão porta descompensada e com hemorragia digestiva. Nessas circunstâncias, o esquema de tratamento é modificado, tendo em vista a toxicidade hepática dos fármacos do esquema básico. Utiliza-se a associação de estreptomicina com etambutol e ofloxacino, segundo a Tabela 157.4. Alternativas podem ser sugeridas em centros de referência para a tuberculose.

Esquema de Tratamento da Gestante, do Idoso e do Nefropata[10,28]

A terapia da TB na gestante pode ser realizada com esquema básico. A isoniazida, o etambutol e a pirazinamida não são teratogênicos. Contudo, é indicado o emprego de piridoxina (vitamina B_6) 40 mg/dia, durante a gestação, para evitar possível efeito convulsivante da isoniazida no recém-nascido. Em relação à rifampicina, considerando que o benefício do seu emprego nos esquemas de tratamento supera os possíveis, mas raros, efeitos adversos para o feto, também se recomenda o seu uso. Não se utiliza a etionamida na gestante por ser teratogênica e o emprego da estreptomicina traz o risco de ototoxicidade para o feto e de surdez congênita.

Na nutriz, não há necessidade de suspender o aleitamento materno, pois os fármacos não causam malefício para o lactente. Em pacientes idosos os esquemas de tratamento da tuberculose são idênticos aos de pessoas mais jovens. É somente necessário um cuidado maior no acompanhamento de reações adversas aos medicamentos. No nefropata, é necessário proceder ao ajuste de doses da isoniazida e do etambutol apenas no enfermo com insuficiência renal grave (*clearance* de creatinina (CC) inferior a 10 mL/minuto). Isso não é necessário com a rifampicina. A administração da es-

TABELA 157.3

Esquema para Multirresistência (2S5ELZT/4S3ELZT/12ELT)				
Regime	**Fármaco**	**Faixa de Peso (kg)**	**Dose**	**Meses**
2S5ELZT Fase intensiva 1ª etapa	Estreptomicina* frasco 1 g	Até 20 21 a 35 36 a 50 > 50	15 a 20 mg/kg/dia 500 mg/dia 750 a 1.000 mg/dia 1.000 mg/dia	2
	Etambutol comprimido 400 mg	Até 20 21 a 35 36 a 50 > 50	20 a 25 mg/kg/dia 400 a 800 mg/dia 800 a 1.200 mg/dia 1.200 mg/dia	
	Levofloxacina comprimido 250 e 500 mg ou frasco de 500 mg	Até 20 21 a 35 36 a 50 > 50	7,5 a 10 mg/kg/dia 250 a 500 mg/dia 500 a 750 mg/dia 750 mg/dia	
	Pirazinamida comprimido 500 mg	Até 20 21 a 35 36 a 50 > 50	35 mg/kg/dia 1.000 mg/dia 1.500 mg/dia 1.500 mg/dia	
	Terizidona cápsula 250 mg	Até 20 21 a 35 36 a 50 > 50	15 a 20 mg/kg/dia 500 mg/dia 750 mg/dia 750 a 1.000 mg/dia	
4S3ELZT Fase intensiva 2ª etapa	Estreptomicina* frasco 1 g	Até 20 21 a 35 36 a 50 > 50	15 a 20 mg/kg/dia 500 mg/dia 750 a 1000 mg/dia 1.000 mg/dia	4
	Etambutol comprimido 400 mg	Até 20 21 a 35 36 a 50 > 50	20 a 25 mg/kg/dia 400 a 800 mg/dia 800 a 1.200 mg/dia 1.200 mg/dia	
	Levofloxacina comprimido 250 e 500 mg ou frasco de 500 mg	Até 20 21 a 35 36 a 50 > 50	7,5 a 10 mg/kg/dia 250 a 500 mg/dia 500 a 750 mg/dia 750 mg/dia	
	Pirazinamida comprimido 500 mg	Até 20 21 a 35 36 a 50 > 50	35 mg/kg/dia 1.000 mg/dia 1.500 mg/dia 1.500 mg/dia	
	Terizidona cápsula 250 mg	Até 20 21 a 35 36 a 50 > 50	15 a 20 mg/kg/dia 500 mg /dia 750 mg/dia 750 a 1.000 mg/dia	
12ELT Fase de manutenção	Etambutol comprimido 400 mg	Até 20 21 a 35 36 a 50 > 50	20 a 25 mg/kg/dia 400 a 800 mg/dia 800 a 1.200 mg/dia 1.200 mg/dia	12
	Levofloxacina comprimido 250 e 500 mg ou frasco de 500 mg	Até 20 21 a 35 36 a 50 > 50	7,5 a 10 mg/kg/dia 250 a 500 mg/dia 500 a 750 mg/dia 750 mg/dia	
	Terizidona cápsula 250 mg	Até 20 21 a 35 36 a 50 > 50	15 a 20 mg/kg/dia 500 mg/dia 750 mg/dia 750 a 1.000 mg/dia	

Fonte: Brasil. Ministério da Saúde[10].

TABELA 157.4

Esquema de Tratamento da Tuberculose em Pacientes com Hepatopatia Grave		
Drogas/via	**Doses em Pacientes acima de 50 kg**	**Tempo de Tratamento**
Estreptomicina – IM	1 g/dia	3 meses
Etambutol – oral	1.200 mg/dia	12 meses
Ofloxacino – oral	800 mg/dia	12 meses

Obs.: Ofloxacino pode ser substituído por levofloxacino, 750 mg/dia .
Fonte: Brasil. Ministério da Saúde[10].

treptomicina deve ser realizada a cada 4 dias, nos pacientes com insuficiência renal grave, e a cada 3 dias, quando o CC se situar entre 50 e 10 mL/minuto.

As Tabelas 157.5, 157.6 e 157.7 apresentam, respectivamente, a segurança de tratamento da tuberculose na gestante e na nutriz, os ajustes do tratamento no nefropata e a posologia dos medicamento de acordo com o peso do paciente.

Esquema de Tratamento da Coinfecção Tuberculose e Aids[10,11,28]

Todo paciente com diagnóstico de tuberculose deve realizar exames para a infecção pelo HIV. A rifampicina é uma droga indutora de enzimas do sistema citocromo P-450 do fígado. Dessa maneira, interage com os antirretrovirais inibidores da protease (IP), com exceção da associação saquinavir/ritonavir (SQV/rtv), e os inibidores não nucleosídeos da transcriptase reversa (INNTR), com exceção do efavirenz (EFZ), e promove sua metabolização por enzimas hepáticas. Com isso, a rifampicina reduz significativamente a concentração desses antirretrovirais e, em consequência, sua eficácia diminui e aumenta o risco de surgimento de cepas resistentes

TABELA 175.5

Segurança dos Fármacos Antituberculosos na Gestante e na Nutriz	
Gravidez	
Medicamentos seguros	**Medicamentos que devem ser evitados**
Rifampicina	Estreptomicina e outros aminoglicosídeos
Isoniazida	Polipeptídeos
Pirazinamida	Etionamida e outras tionamidas
Etambutol	Quinolonas
Aleitamento materno	
Medicamentos seguros	**Medicamentos com uso criterioso**
Rifampicina	Etionamida
Isoniazida	Ácido paraminossalissílico (PAS)
Pirazinamida	Ofloxacina
Etambutol	Capreomicina
Estreptomicina	Claritromicina
Cicloserina/Terizidona	Clofazimina

Fonte: Brasil, Ministério da Saúde[10]

do vírus da imunodeficiência humana (HIV). Por tal motivo, alguns cuidados devem ser tomados na terapia de pacientes com aids e com tuberculose.

O Ministério da Saúde, através do Departamento DST/Aids/Hepatites, estabeleceu algumas recomendações nessa circunstância, disponíveis na Internet. Em resumo, se o paciente não está em uso de drogas antirretrovirais, a terapia da tuberculose não sofre modificação. Nos que estão em uso somente de nucleosídeos e nucleotídeos inibidores da transcriptase reversa, também não há modificação do esquema terapêutico. O mesmo ocorre ao se utilizar o efavirenz. Se o enfermo está em esquema antirretroviral que inclui o uso de IP, deve-se observar se é possível a mudança para o SQV/rtv e mantém-se o tratamento convencional da tuberculose. Nos que necessitam receber terapia antirretroviral incompatível com a rifampicina, recomenda-se o encaminhamento para uma unidade de referência secundária.

Acompanhamento do Tratamento[9,10,70]

Iniciado o tratamento, é recomendável o retorno do paciente 1 ou 2 semanas após para uma consulta de revisão, na qual serão esclarecidas dúvidas sobre os medicamentos e sua administração, poder-se-á reforçar a importância da adesão ao tratamento e discutir questões de ordem pessoal, social e emocional não contempladas em entrevistas anteriores. Ademais, obter-se-ão informações sobre a tolerabilidade e os efeitos adversos da quimioterapia instituída. Os pacientes sob tratamento deverão ser submetidos a uma baciloscopia mensal e, caso positiva no 2º mês, realiza-se uma cultura de escarro com teste de sensibilidade.

Reações Adversas no Tratamento da Tuberculose[8-12,28,30,31,40,53,79,82]

São muitos os efeitos colaterais induzidos por drogas isoladas ou em associação. Essas reações estão entre as causas de abandono secundário do tratamento. Por outro lado, muitos determinantes contribuem para aumentar o risco desses eventos, dentre os quais se destacam: horário de administração dos medicamentos, idade, estado nutricional, condições das funções hepática e renal, alcoolismo e coinfecção pelo HIV. Os efeitos colaterais podem ser divididos em dois grupos, os de menor gravidade (efeitos menores) e os de maior risco para o paciente (efeitos maiores). Esses efeitos adversos devem ser notificados à ANVISA através do sistema NOTIVISA (disponível na Internet em: http://www.anvisa.gov.br/hotsite/notivisa/cadastro.htm).

Efeitos Adversos Menores

Reações adversas de baixa gravidade a fármacos antituberculose ocorrem em 5% a 20% dos pacientes. Na maioria das vezes, o problema pode ser resolvido sem a necessidade de encaminhar para uma unidade de referência ou hospitalizar o paciente. Dentre as reações deste grupo, destacam-se:

1. náuseas, vômitos e dores epigástrica e abdominal podem ser provocados por R, H e Z. Deve-se avaliar laboratorialmente, por meios da dosagem de transaminases (aminotransferares) e bilirrubinas, se há ou não comprometimento hepático. Não havendo

TABELA 157.6

Medicamento	Método	Clearance de creatinina		
		> 50 – 90	10 – 50	< 10
Rifampicina	Nenhum	100%	100%	100%
Isoniazida	Dosagem	100%	75-100%	50%
Pirazinamida	Tempo	24h	24h	48 a 72h
Etambutol	Dosagem	100%	50-100%	25-50%
Estreptomicina	Tempo	24h	24-72h	72-96h

Ajuste de Doses de Fármacos Antituberculosos em Pacientes Nefropatas

Fonte: Brasil, Ministério da Saúde[10]

TABELA 157.7

Posologia dos Fármacos Antituberculosos por Faixa de Peso

Fármaco	Dose por faixa de peso		
	20 kg – 35 kg	36 kg – 50 kg	> 50 kg
Rifampicina 300 mg	1 cápsula	1 a 2 cápsulas	2 cápsulas
Isoniazida 100 mg	2 comprimidos	2 a 3 comprimidos	3 comprimidos
Rifampicina +isoniazida – 150/100 e 300/200 mg	1 comprimido ou cápsula de 300/200 mg	1 comprimido ou capsulas de 300/200 mg + 1 comp. 150/100 mg	2 comprimidos ou cápsulas de 300/200 mg
Pirazinamida 500 mg	2 comprimidos	2 a 3 comprimidos	3 comprimidos
Etambutol 400 mg	1 a 2 comprimidos	2 a 3 comprimidos	3 comprimidos
Estreptomicina 1000 mg	Meia ampola	Meia a 1 ampola	1 ampola

Fonte: Brasil, Ministério da Saúde[10]

alterações significativas, o transtorno costuma ser resolvido com a reformulação do horário da medicação, transferindo a ingestão da pirazinamida para depois do almoço;

2. artralgia ou artrite pela pirazinamida ou pela isoniazida. Melhoram com aspirina;

3. neuropatia periférica provocada pela isoniazida e eventualmente pelo etambutol. Regride com rapidez com piridoxina;

4. prurido cutâneo sem exantema concomitante pode ser provocado pela isoniazida ou pela rifampicina. Deve ser medicado com anti-histamínico; a princípio, se não houver angioedema ou dispneia, não é necessário interromper a medicação;

5. hiperuricemia com ou sem sintomas articulares pode ser causada tanto pela pirazinamida quanto pelo etambutol. Deve-se, então, adequar a dieta com o auxílio de nutricionistas visando a reduzir a ingestão de bases purínicas;

6. cefaleia, euforia, insônia, sonolência, dificuldades de relacionamento e da concentração mental, ansiedade e perda da memória; podem ser provocados pela isoniazida. Em geral, tais manifestações não necessitam de condutas especiais, mas os pacientes e seus familiares devem ser esclarecidos sobre a origem de tais alterações;

7. síndrome do homem vermelho, evento que pode surgir devido à deposição da rifampicina na pele e nas mucosas, e alteração da cor da urina, das fezes, do suor ou da lágrima (cor de laranja), devido à presença desse fármaco nesses humores, tendem a desaparecer com o seu uso. Os pacientes e seus familiares devem ser alertados sobre a possível ocorrência desses fenômenos.

Efeitos Adversos Maiores

São ocorrências registradas em até 5% dos pacientes sob tratamento e merecedoras de atenção especial:

1. exantemas de vários tipos são causados principalmente pelo etambutol e pela rifampicina. Nos casos graves, caracterizáveis pela ocorrência de lesões elementares hemorrágicas, impõe-se a retirada definitiva dos medicamentos. Nas formas menos graves pode-se reiniciar o tratamento, tão logo desapareçam as manifestações cutâneas, reintroduzindo uma droga de cada vez e eliminando aquele cuja reintrodução for sucedida por reaparecimento de exantema;

2. hipoacusia e/ou vertigem e nistagmo pelo etambutol implica na retirada definitiva da droga;

3. psicose, convulsão, encefalopatia tóxica e coma são ocorrências raras resultantes do uso da isoniazida,

que, então, deve ser substituída pela associação de estreptomicina com etambutol;

4. neurite óptica causada pelo etambutol, na qual a queixa inicial do paciente costuma ser a de escotomas cintilantes, evoluindo para perda da capacidade de distinguir cores e queda da acuidade visual até a cegueira. Depreende-se, então, o risco de administrar etambutol em pacientes impossibilitados de se comunicar (crianças que ainda não falam, deficientes mentais, pacientes com alteração grave do nível de consciência como os portadores de meningoencefalite tuberculosa). A isoniazida, mais raramente, pode também ser causa desta reação adversa. Impõe-se a substituição dessas substâncias, por exemplo, pela associação rifampicina e estreptomicina;

5. hepatotoxicidade (clínica ou laboratorial). Havendo comprometimento hepático, deve-se suspender o tratamento até a normalização dos níveis das transaminases e reiniciar o tratamento introduzindo um fármaco a cada semana, primeiro o isoniazida e por último a pirazinamida. A toxicidade hepática pode ser fatal[79,82]. A elevação transitória das transaminases em níveis inferiores a três vezes o limite superior da normalidade são comuns e não devem resultar em mudança do regime;

6. trombocitopenia, leucopenia e eosinofilia, do mesmo modo que anemia hemolítica, agranulocitose e vasculite, podem ser provocadas pela rifampicina ou pela isoniazida ou mais ainda pela associação das duas substâncias. Frequentemente, torna-se necessária a suspensão temporária dos fármacos;

7. nefrite intersticial pela rifampicina e rabdomiólise com consequente mioglobinúria e lesão tubular renal pela pirazinamida são eventos raros que impõem a retirada definitiva desses fármacos;

8. os pacientes que utilizam a rifampicina de maneira irregular podem apresentar reações caracterizadas por sensação de falta de ar, insuficiência renal, hemólise, choque e uma "síndrome gripal". Estas reações tendem a recorrer de forma mais grave a cada dose subsequente se o paciente persiste na tomada irregular do medicamento. A síndrome gripal é rara nas 12 primeiras semanas de administração, tornando-se mais frequente depois. Consiste em episódios de febre, calafrios, cefaleia, mialgias, sensação de dor nos ossos e tonteira que se iniciam 1 ou 2 h após a ingestão da rifampicina, durante cerca de 8 h. É possível que esta reação, bem como a hemólise, choque e dispneia, estejam relacionadas com a presença de anticorpos circulantes contra a rifampicina. É comum a síndrome gripal regredir com o uso regular do medicamento diariamente; nos casos mais graves, quando os pacientes apresentam choque, dispneia ou hemólise, a rifampicina deve ser suspensa[82];

9. cuidado especial deve-se ter ao empregar a rifampicina com outros medicamentos, considerando a estimulação de enzimas hepáticas por esse fármaco, diminuindo a ação de outras substâncias, como já mencionado com os inibidores da protease do HIV. Igualmente, a rifampicina reduz a ação de anticoagulantes e hipoglicemiantes orais, azóis antifúngicos, anticoncepcionais, digitálicos e outras substâncias medicamentosas. Especialmente, nas pacientes em uso de anticoncepcionais orais, devem ser indicados outros métodos de contracepção, devido ao risco da gravidez indesejada[82].

PREVENÇÃO

O diagnóstico precoce seguido pelo tratamento correto dos casos de TB pulmonar com baciloscopia positiva tem-se revelado o procedimento de maior impacto na redução do risco de infecção na população[10,34,63]. Os procedimentos convencionais de profilaxia da tuberculose incluem vacinação e o tratamento da infecção latente, também conhecido por quimioprofilaxia.

Vacinação BCG[8-10,28,30,31,43a,63]

O BCG (bacilo de Calmette e Guérin), estirpe atenuada do *Mycobacterium bovis*, vem sendo utilizado desde 1921, sob a forma de vacina, na prevenção primária específica da TB. A efetividade da vacina BCG mantém-se como tema de discussão e aparentemente diminui quando a prevalência da infecção tuberculosa ou por outras micobactérias aumenta. Em teste de campo, sua eficácia tem variado desde quase zero até cerca de 80%. Admite-se seu efeito protetor contra as formas extrapulmonares da enfermidade, incluindo a meningoencefatlite tuberculosa; mesmo assim, apenas quando aplicada em pessoas sem infecção específica prévia. A imunidade pós-vacinal mantém-se por 10 a 15 anos.

A vacina BCG pode ser aplicada simultaneamente com outras vacinas, incluindo as de vírus vivos atenuados. É usada por via intradérmica, na altura da inserção inferior do músculo deltoide direito, na dose única de 0,1 mL, que contém de 0,8 a 1 milhão de bacilos vivos. É comum, no local de aplicação, surgir, por volta da 2ª semana, uma zona endurecida com cerca de 3 a 9 mm de diâmetro. O centro da lesão, 3 a 4 semanas depois, amolece e fica recoberto por uma crosta, que posteriormente se destaca descortinando uma úlcera com 2 a 6 mm de diâmetro. A regressão da chaga é lenta, prolongando-se até a 8ª à 14ª semana, em alguns casos até o 6º mês, após a vacinação. A lesão definitiva costuma ser uma cicatriz plana com 3 a 7 mm, e pode, em razão de predisposição genética, assumir aspecto queloide. Pode ocorrer enfartamento ganglionar axilar não supurado no curso normal da lesão vacinal. Eventos adversos relacionados à vacinação decorrem, quase sempre, de erros técnico-operacionais (aplicação subcutânea, dose excessiva, contaminação) e incluem, sobretudo, o aparecimento de abscessos, úlceras de tamanho exagerado e amolecimento, com ou sem desenvolvimento de fístulas, de gânglios axilares. Outra causa de abscesso ou de reação precoce (antes da 2ª semana) é a TB ativa, que deve ser afastada nesses casos. Raramente o BCG pode causar osteomielite ou, entre imunodeficientes, doença generalizada. O tratamento das complicações deve ser feito com isoniazida na dose de 10 mg/kg/dia (máximo de 400 mg) até a regressão completa da complicação, o que costuma durar, no máximo, cerca de 45 dias.

Em países com elevada prevalência de infectados, como o Brasil, a vacina é indicada apenas para grupos de maior risco de adoecer. Em nosso país, a prioridade é para crianças com 0 a 4 anos. A vacinação, por força de portaria ministerial (Portaria nº 1.498, de 19 de julho de 2013, do Ministério da Saúde), é obrigatória para lactentes, sendo recomendada sua aplicação já na maternidade, antes da alta, desde que o recém-nato tenha mais de 2 kg. Outras indicações formais do BCG incluem recrutas que ingressam nas forças armadas, população indígena, excetos os PPD reatores, contatos de pacientes com hanseníase (ver capítulo de Hanseníase) e profissionais que atuem em serviços com demanda de pacientes com tuberculose e/ou hanseníase, desde que não reatores ao PPD. Aconselha-se realizar o teste anti-HIV em adultos antes da vacinação com BCG.

A vacina deve ser adiada em recém-nascidos de baixo peso (abaixo de 2 kg), pessoa com afecção dermatológica generalizada ou limitada ao local da vacinação e paciente em uso de imunossupressor. Uma vez superadas tais contraindicações, a vacina pode ser aplicada. Por outro lado, sua indicação está definitivamente proscrita para adultos HIV+ (sintomáticos ou não), crianças HIV+ sintomáticas e pacientes portadores de qualquer imunodeficiência congênita.

Desde 2004, não mais se recomenda a revacinação com BCG no Brasil.

Quimioprofilaxia[7-9,14,27,28,30,31,34]

Consiste no uso de fármacos antituberculose com o objetivo de prevenir a infecção (quimioprofilaxia primária) ou de evitar que uma pessoa já infectada adoeça (tratamento da infecção latente da tuberculose – ILTB, ou quimioprofilaxia secundária). Em qualquer caso, o fármaco de eleição é a isoniazida na dose diária de 5 a 10 mg/kg (dose máxima diária de 300 mg).

Prevenção da Infecção Tuberculosa (Quimioprofilaxia Primária)

A prevenção da infecção tuberculosa está indicada em recém-nascidos que coabitam com pacientes com tuberculose bacilíferos. Nesses casos, o recém-nascido não deve ser vacinado ao nascer e a isoniazida é administrada por 3 meses, quando se realiza a prova tuberculínica (PT). Se o resultado da PT for ≥ 5 mm, a quimioprofilaxia dever ser mantida por mais 3 meses, desde que a crianca esteja assintomática. Se a prova tuberculínica for negativa, interrompe-se o uso da isoniazida e vacina-se com BCG.

Tratamento da Infecção Latente pelo Mycobacterium tuberculosis (ILTB) (Quimioprofilaxia Secundária)

A maior parte (90%) dos indivíduos adultos imunocompetentes com ILTB nunca adoecerá. O desafio é reconhecer quem tem maior risco de adoecimento para então indicar a terapia preventiva com isoniazida. Atualmente, devem-se buscar fatores de risco para o adoecimento por meio de cuidadosa anamnese e exames complementares, quando indicado, para detectar diabetes, infecção pelo HIV, insuficiência renal.

O tratamento preventivo é realizado com a isoniazida na dose diária de 5 a 10 mg/kg (dose máxima diária de 300 mg) durante 6 a 9 meses. Um estudo conduzido em 28.000 indivíduos mostrou que mais casos de tuberculose são evitados

TABELA 157.8

Indicações de Tratamento ILTB de Acordo com a Idade, Resultado da Prova Tuberculínica (PT) e Risco de Adoecimento			
Risco	*PT ≥ 5 mm*	*PT ≥ 10 mm*	*Conversão**
Alto			
(Indicado tratamento em qualquer idade)	HIV/aids	Silicose	Contatos de TB bacilífera
	Transplantados em terapia imunossupressora	Insuficiência renal em diálise	Profissional de saúde
	Uso de inibidores do TNF-α	Neoplasia de cabeça e pescoço	Profissional de laboratório de micobactéria
	Alterações radiológicas fibróticas sugestivas de sequela de TB	Indígenas	Trabalhador de sistema prisional
	Contatos adultos e contatos menores de 10 anos não vacinados com BCG ou vacinados há mais de 2 anos**	Contato com menos de 10 anos vacinados com BCG há menos de 2 anos	Trabalhadores de instituições de longa permanência
Moderado			
(indicado tratamento em < 65 anos)	Uso de corticosteroides (> 15 mg de prednisona por > 1 mês)*	Diabetes *mellitus*	
Baixo***			
(indicado tratamento em < 50 anos)		Baixo peso (< 85% do peso ideal)	
		Tabagistas (≥ 1 maço/dia)	
		Calcificação isolada (sem fibrose) na radiografia	

* Conversão do PT – segunda PT com incremento de 10 mm em relação à primeira PT.
** Esta recomendação se aplica a populações indígenas.
*** O Programa de Controle da Tuberculose deve avaliar a viabilidade operacional de PT para esta população.

Fonte: Brasil. MS. Programa Nacional de Controle da Tuberculose[10].

com tratamentos mais longos. Um modelo matemático mostrou que esse efeito se esgota com 9 meses (ou 270 doses, independentemente do tempo) de tratamento[39].

O tratamento preventivo deverá ser indicado de acordo com o risco, a idade e o valor do endurado da prova tuberculínica, conforme a Tabela 157.8.

Para contatos com fontes de *M. tuberculosis* isoniazida-resistentes, pode-se tratar com isoniazida, pois muitos se infectaram com cepas sensíveis. Uma alternativa possível, sem evidências de eficácia na atualidade, é utilizar a rifampicina 600 mg/dia por 4 meses, que se mostrou segura e custo-efetiva em estudo de fase II. Não se conhece ainda sua eficácia e efetividade. Para contatos de caso-índice TB-MR, não há estudos que comprovem o tratamento ideal. A isoniazida pode ser tentada, com a mesma justificativa acima. A Sociedade Americana de Pneumologia (*American Thoracic Society*) recomenda o uso de quinolonas, a Sociedade Europeia e a OMS recomendam apenas observar de perto para detectar rapidamente os casos de TB ativa, que deverão ser submetidos de imediato, no momento do diagnóstico, a cultura e teste de sensibilidade do escarro.

REFERÊNCIAS BIBLIOGRÁFICAS

1. Ahmad S. Pathogenesis, immunology, and diagnosis of latent Mycobacterium tuberculosis infection. Clin Dev Immunol. 2011; 814943. 17 p.
1a. Almeida MGD et al. Epidemiologia e distribuição espacial de casos notificados de tuberculose multirresistente (TBMR) no Brasil, 2008-2012. Rev Epidemiol Control Infect. 2013;3:117-22.
2. Banner AS. Tuberculosis clinical aspects and diagnosis. Arch Intern Med. 1979;139:1387-90.
3. Bartzatt R. Tuberculosis infections of the central nervous system. Cent Nerv Syst Agents Med Chem. 2011;11:321-27.
4. Benger HW, Mejia E. Tuberculous pleurisy. Chest. 1973;63:88-92.
5. Biehl JP. Miliary tuberculosis: A review of sixty eight adult patients admitted to a municipal general hospital. Am Rev Tuberc. 1958;77:605-22.
6. Blok N et al. Lipoarabinomannan enzyme-linked immunosorbent assay for early diagnosis of childhood tuberculous meningitis. Int J Tuberc Lung Dis. 2014;18:205-10.
7. Boehme CC et al. Feasibility, diagnostic accuracy, and effectiveness of decentralised use of the Xpert MTB/RIF test for diagnosis of tuberculosis: a multicentre implementation study. Lancet. 2011; 377:1495-1505.
8. Brasil. Ministério da Saúde. Secretaria de Vigilância em Saúde. Tuberculose. In: Guia de Vigilância Epidemiológica 7ª ed., Brasília: Ministério da Saúde; 2009. p. 39.
9. Brasil. Ministério da Saúde. Secretaria de Vigilância em Saúde. Departamento de Vigilância Epidemiológica. Tratamento diretamente observado (TDO) da tuberculose na atenção básica: protocolo de enfermagem. Brasília: Ministério da Saúde; 2011. 168 p. Disponível em: http://bvsms.saude.gov.br/bvs/publicacoes/tratamento_diretamente_observado_tuberculose.pdf. Acessado em: dez. 2014.
10. Brasil. Ministério da Saúde. Secretaria de Vigilância em Saúde. Programa Nacional de Controle da Tuberculose. Manual de Recomendações Para o Controle da Tuberculose no Brasil. Brasília: Ministério da Saúde. Secretaria de Vigilância em Saúde; 2011. 284 p. Disponível em: http://www.cve.saude.sp.gov.br/htm/TB/mat_tec/manuais/MS11_Manual_Recom.pdf. Acessado em: set. 2014.
11. Brasil. Ministério da Saúde. Recomendações para o Manejo da Coinfecção TB-HIV em Serviços de Atenção Especializada a Pessoas Vivendo com HIV/Aids. Brasília: Ministério da Saúde; 2013. 28 p.
12. Brasil. Ministério da Saúde. Secretaria de Vigilância em Saúde. O controle da tuberculose no Brasil: avanços, inovações e desafios. Boletim Epidemiológico, Secretaria de Vigilância em Saúde. 2014;44(2):1-13.
13. Bruns H, Stenger S. New insights into the interaction of Mycobacterium tuberculosis and human macrophages. Future Microbiol. 2014;9:327-41.
14. Burack WR, Hollister RM. Tuberculosis peritonitis. A study of forty-seven proved cases encountered by a general medical unit in twenty-five years. Am J Med. 1960;28:510-23.
15. Campos HS. Etiopatogenia da tuberculose e formas clínicas. Pulmão RJ. 2006;15:29-35.
16. Cherian A, Thomas SV. Central nervous system tuberculosis. Afr Health Sci. 2011;11:116-27.
17. Chiang CY, Riley LW. Exogenous reinfection in tuberculosis. Lancet Infect Dis. 2005;5:629-36.
18. Christenses WI. Genitourinary tuberculosis. Review of 102 cases. Medicine. 1974;53: 377-90.
19. Comstock GW. How much isoniazid is needed for prevention of tuberculosis among immunocompetent adults? Int J Tuberc Lung Dis. 1999;3:847-50.
20. Costa DS et al. Tuberculose ocular – Relato de casos. Arq Bras Oftalmol. 2003;66: 387-90.
21. Dalcolmo MP, Andrade MKN, Picon PD. Tuberculose multirresistente no Brasil: histórico e medidas de controle. Rev Saúde Publ. 2007;41(Suppl. 1):34-42.
22. Dannenberg Jr AM. Pathogenesis of pulmonary tuberculosis. Am Rev Respir Dis. 1982;125:25-30.
23. Davidson PT, Horowitz I. Skeletal tuberculosis: A review with patient presentations and discussion. Am J Med. 1976;48:77-84.
23a. Davis JL et al. Diagnostic accuracy of same-day microscopy versus standard microscopy for pulmonary tuberculosis: a systematic review and meta-analysis. Lancet Infect Dis. 2013;13:147-54.
24. Del Borgo C et al. Diagnostic and therapeutic approach in a rare case of primary bilateral adrenal tuberculosis. J Med Microbiol. 2010;59(Pt 12):1527-79.
25. Denkinger CM et al. Xpert MTB/RIF assay for the diagnosis of extrapulmonary tuberculosis: a systematic review and meta-analysis. Eur Respir J. 2014;44:435-46.
26. Dheda K et al. Clinical utility of a commercial LAM-ELISA assay for TB diagnosis in HIV-infected patients using urine and sputum samples. PLoS One. 2010;5:e9848.
27. Dinnen P, Homan W, Grafe W. Tuberculous peritonitis – 43 years experience in diagnosis and treatment. Am Surg. 1976;84:712-22.
28. III Diretrizes para a tuberculose da Sociedade Brasileira de Pneumologia e Tisiologia. para a tuberculose. J Bras Pneumol. 2009;35:1018-48. Disponível em: http://www.scielo.br/pdf/jbpneu/v35n10/v35n10a11.pdf. Acessado em: set. de 2014.
29. Drain PK et al. Diagnostic accuracy of a point-of-care urine test for tuberculosis screening among newly-diagnosed HIV-infected adults: a prospective, clinic-based study. BMC Infect Dis. 2014;14:110.
30. Fitzgerald DW, Starling TR, Haas DW. Mycobacterium tuberculosis. In: Bennet JE, Dolin R, Blaser MJ (Ed.). Mandell, Douglas and Bennett's Principles of Infectious Diseases. 8th ed. Saunders: Philadelphia; 2015. V. 2. p. 2787
31. Fiúza de Melo FA et al.Tuberculose. In: Focaccia R (Ed.). Tratado de Infectologia. 4ª ed. São Paulo: Atheneu; 2009. p. 1263-1333.
32. Fundação Oswaldo Cruz. Escola Nacional de Saúde Pública Sérgio Arouca. Controle da tuberculose. Uma proposta de integração ensino-serviço. 6ª ed. Rio de Janeiro: EAD/ENSP; 2008. 348 p.
33. Gorse GJ, Bolshe RB. Male genital tuberculosis: A review of the literature with instructive case reports. Rev Infect Dis. 1985;7:511-24.
34. Grzybowski S. The impact of treatment programs on the epidemiology of tuberculosis. Tubercle. 1985;66:69-72.
35. Guimarães R. Determinação social e doença endêmica. O caso da tuberculose. In: Textos de Apoio – Epidemiologia 1, p. 211-233, PEC/ ENSP ABRASCO; 1985.
36. Heusler NM, Spivey CC, Dees TM. Use of hypertonic aerosol in production of sputum for diagnosis of tuberculosis. Dis Chest. 1961;40:639-42.

37. Hunter RL et al. Pathogenesis of post primary tuberculosis: immunity and hypersensitivity in the development of cavities. Ann Clin Lab Sci. 2014;44:365-87.

38. Isabel BE, Rogelio HP. Pathogenesis and immune response in tuberculous meningitis. Malays J Med Sci. 2014;21:4-10.

39. International Union Against Tuberculosis Committee on Prophylaxis. Efficacy of various durations of isoniazid preventive therapy for tuberculosis: five years of follow-up in the IUAT trial. Bull World Health Organ. 1982;60:555-64.

40. Iseman MD. Tuberculosis. In: Goldman L, Ausiello D, Ed.. Cecil Medicine. 23rd ed. Philadelphia: Saunders Elsevier; 2007. Chap 345.

41. Kennedy C, Knowles GK. Miliary tuberculosis presenting with skin lesions. Br Med J. 1975;3:356.

42. Kennedy DH, Fallon RJ. Tuberculous meningitis. JAMA. 1979;241:264-68.

43. Kneckell N. Tuberculosis: pathophysiology, clinical features, and diagnosis. Crit Care Nurse. 2009;29(2):34-43.

43a. Kritski AL, Conde MB, Souza GRM. Tuberculose: do ambulatório à enfermaria. 2ª ed.. São Paulo: Atheneu; 2000.

44. Lawn SD et al. HIV-associated tuberculosis: relationship between disease severity and the sensitivity of new sputum-based and urine-based diagnostic assays. BMC Med. 2013;11:231.

45. Le Chevalier F et al. *Mycobacterium tuberculosis* evolutionary pathogenesis and its putative impact on drug development. Future Microbiol. 2014;9:969-85. Disponível em Medscape: http://www.medscape.com/viewarticle/833628). Acessado em: dez. 2014.

46. Lee Py, Drysdate AJ. Tuberculous otitis media. A difficult diagnosis. J Laryngol Otol. 1993;107:339.

47. Lin PL, Flynn JL. Understanding latent tuberculosis: a moving target. J Immunol. 2010;185:15-22.

48. Magarão LS et al. Tuberculose. In: Bethlem N. Pneumologia. 3ª ed. Rio de Janeiro: Atheneu; 1984. p. 293-342.

49. Mandalakas AM et al. Interferon-gamma release assays and childhood tuberculosis: systematic review and meta-analysis. Int J Tuberc Lung Dis. 2011;15:1423-24.

50. Marais BJ. Urine lipoarabinomannan testing in children with tuberculosis. Lancet Glob Health. 2014;2:e245-46.

51. Menzies R, Vissandjee B. Effect of bacilli Calmette-Guerin vaccination on tuberculin reactivity. Am Rev Respir Dis. 1992;145:621-25.

52. Menzies D et al. Thinking in three dimensions: a web-based algorithm to aid the interpretation of tuberculin skin test results. Int J Tuberc Lung Dis. 2008;12:498-505.

53. Menzies D et al. Adverse events with 4 months Rifampin or 9 months Isoniazid as therapy for latent TB infection: results of a randomized trial. Ann Inter Med. 2008;149: 689-98.

54. Miranda SS. Tratamento da tuberculose em situações especiais. Pulmão (RJ). 2012;21:68-71.

55. Nakiyingi L et al. Diagnostic accuracy of a rapid urine lipoarabinomannan test for tuberculosis in HIV-infected adults. J Acquir Immune Defic Syndr. 2014;66:270-79.

56. Nayak P et al. Comparing same day sputum microscopy with conventional sputum microscopy for the diagnosis of tuberculosis-Chhattisgarh, India. PLoS One. 2013; 23;8(9):e74964.

57. Orme IM. A new unifying theory of the pathogenesis of tuberculosis. Tuberculosis. 2014;94:8-14.

58. Pai M, Kalantri S, Dheda K. New tools and emerging technologies for the diagnosis of tuberculosis: part II. Active tuberculosis and drug resistance. Expert Rev Mol Diagn. 2006;6:423-32.

59. Pai M, Zwerling A, Menzies D. Systematic review: T-cell-based assays for the diagnosis of latent tuberculosis infection: an update. Ann Intern Med. 2008;149:177-84.

60. Patel VB et al. Comparison of a clinical prediction rule and a LAM antigen-detection assay for the rapid diagnosis of TBM in a high HIV prevalence setting. PLoS One. 2010;5(12):15664.

61. Paula A. Tuberculose pulmonar. In: Paula A. Pneumologia. São Paulo: Sarvier; 1984. p. 236-45.

62. Pedrozo C et al. Efficacy of the scoring system, recommended by the Brazilian National Ministry of Health, for the diagnosis of pulmonary tuberculosis in children and adolescents, regardless of their HIV status. J Bras Pneumol. 2010;36:92-8.

63. Picon PD, Rizzon CF, Ot WP. Tuberculose – epidemiologia, diagnóstico e tratamento em clínica e saúde pública. Rio de Janeiro: Medsi; 1993. 690p.

64. Price HI, Danziger A. Computed tomography in cranial tuberculosis. Am J Roentgenol. 1978;130:769-971.

65. Rangaka MX et al. Predictive value of interferon-γ release assays for incident active tuberculosis: a systematic review and meta-analysis. Lancet Infect Dis. 2011;12:45-55.

66. Romeyn SA. Exogenous reinfection in tuberculosis. Am Rev Respir Dis. 1950;101: 923-27.

67. Rosen PH, Spalton DJ, Graham EM. Intraocular tuberculosis. Eye. 1990;4:486-92.

68. Rufino-Netto A. A prova tuberculínica. Rev Ass Med Bras. 1979;25:257-59.

69. Scott LE et al. Comparison of Xpert MTB/RIF with other nucleic acid technologies for diagnosing pulmonary tuberculosis in a high HIV prevalence setting: a prospective study. PLoS Med. 2011;8(7):e1001061.

70. Selig L et al. A tuberculose no cotidiano médico e o efeito bumerangue do abandono. Ciência & Saúde Coletiva. 2012;17(1):113-22. Disponível em: http://www.redalyc.org/pdf/630/63020622013.pdf. Acessado em: dez. 2014.

71. Steat WW. Pathogenesis of a first episode of chronic tuberculosis in man: recrudescence of residual of teh primary infections or exogenou reinfection? Am Rev Respir Dis. 1967;95:729-45.

72. Steingart KR et al. Xpert® MTB/RIF assay for pulmonary tuberculosis and rifampicin resistance in adults. Cochrane Database of Systematic Reviews, 2014. Disponível em: http://doi.wiley.com/10.1002/14651858.CD009593.pub3. Acessado em: set. 2014.

73. Sarvamanthan N, Wiselka M, Bibby K. Intraocular tuberculosis withouth detectable systemic infection. Arch Ophthalmol. 1998;116:1386-88.

74. Schluger NW. The pathogenesis of tuberculosis. ATS J. 2005;32:251-56.

75. Shaw JB, Wynn WN. Infectivity of pulmonary tuberculosis in relation of sputum status. Amer Rev Tuberc. 1954;9:724-28.

76. Singh MM, Bhargava AN, Jain KP. Tuberculous peritonitis – An evaluation of the pathogenic mechanisms, diagnostic procedures and therapeutic measures. N Eng J Med. 1969;281:1091-94.

77. Snider Jr DE. The tuberculin skin test. Am Rev Resp Dis. 1982;125:108-18.

78. Snider Jr DE, Caras GJ. Isoniazid-associated hepatitis death: A review of available information. Am Rev Respir Dis. 1992;145:494-97.

79. Suhail A. Pathogenesis, immunology, and diagnosis of latent *Mycobacterium tuberculosis* infection. Clin Dev Immunol. 2011;2011:814943. Disponível em: http://www.ncbi.nlm.nih.gov/pmc/articles/PMC3017943/. Acessado em: dez. 2014.

80. Summers GD, McNicol MW. Tuberculosis of superficial lymph nodes. Br J Dis Chest. 1980;74:369-73.

81. Tavares W. Antibióticos e Quimioterápicos para o Clínico. São Paulo: Atheneu; 2009.

82. Teleuti M et al. Tuberculous pericarditis: Diagnostic value of adenosine deaminase, Presse. Med. 191;20:637-40.

83. Thadepalle H, Kamalakar R, Niden AH. Transtracheal aspiration in diagnosis of sputum-smear negative tuberculosis. JAMA. 1977;238:1037-40.

84. Torres Filho SR. Meningoencefalite tuberculosa. Estudo de 75 casos. Tese de Mestrado. Universidade Federal do Rio de Janeiro; 1983. 219 p.

85. Trajman A et al. Novel tests for diagnosing tuberculous pleural effusion: what works and what does not? Eur Respir J. 2008;31:1098-106.

86. Trajman A, Steffen RE, Menzies D. Interferon-Gamma release assays versus tuberculin skin testing for the diagnosis of latent tuberculosis infection: An overview of the evidence. Pulm Med. 2013;2013:601737.

87. Trajman A et al. High positive predictive value of Xpert in a low rifampicin resistance prevalence setting. Eur Respir J. 2014;44:1711-13.

88. Turgut M. Spinal tuberculosis (Pott's disease): its clinical presentation, surgical management, and outcome. A survey study on 694 patients. Neurosurg Rev. 2001;24: 8-13.

89. Valdés L et al. Tuberculous pleurisy: a study of 254 patients. Arch Intern Med. Arch Intern Med. 1998 Oct 12;158(18):2017-21

90. Luijckx GJ. Treatment of central nervous system tuberculosis infections and neurological complications of tuberculosis treatment. Curr Pharm Des. 2011;17:2940-47.

91. Warner DF, Koch A, Mizrahi V. Diversity and disease pathogenesis in *Mycobacterium tuberculosis*. Trends Microbiol. 2015;23:14-21.

92. WHOH/OPAS. Manual para el Diagnóstico Bacteriológico de La Tuberculosis. Parte 2 – Cultivo, 2008. Disponível em: http://www.paho.org/spanish/ad/dpc/cd/tb-labs-cultivo.pdf. Acessado em: jul. 2011

93. World Health Organization. Molecular line probe assays for rapid screening of patients at risk of multidrug-resistant tuberculosis (MDR-TB). Policy statement. 2008. Geneva: WHO; 2008. 9 p. Disponível em: http://www.who.int/tb/laboratory/line_probe_assays/en/. Acessado em: dez. 2014.

94. World Health Organization. Fluorescent light-emitting diode (LED) microscopy for diagnosis of tuberculosis. Policy Statement; 2010. Disponível em: http://www.who.int/tb/laboratory/whopolicy_led_microscopy_mar2011.pdf. Acessado em: jul. 2011.

95. World Health Organization. Policy statement: sommercial serodiagnostic tests for diagnosis of tuberculosis. Geneva: WHO; 2011. Disponível em: http://www.who.int/tb/laboratory/policy_statement/en. Acessado em: jul. 2011.

96. World Health Organization. Same-day diagnosis of tuberculosis by microscopy. Policy statement. WHO: Geneva; 2011. Disponível em: http://apps.who.int/iris/bitstream/10665/44603/1/9789241501606_eng.pdf?ua=1&ua=1 Acessado em: dez. 2014.

97. World Health Organization. Automated real-time nucleic acid amplification technology for rapid and simultaneous detection of tuberculosis and rifampicin resistance: Xpert MTB/RIF assay for the diagnosis of pulmonary and extrapulmonary TB in adults and children. Policy update. Geneva: WHO; 2013. Disponível em: http://apps.who.int/iris/bitstream/10665/112472/1/9789241506335_eng.pdf. Acessado em dez. 2014.

98. World Health Organization. Global Tuberculosis Report 2014. Geneva: WHO, 2014. 171 p. Disponível em: http://www.who.int/tb/publications/global_report/en/. Acessado em: dez. 2014.

99. Zendah I et al. Primary tuberculosis of the thyroid gland. Hormones (Athens). 2008;7: 330-33.

100. Zubieta-O'Farrill G et al. Colonic tuberculosis in an immunocompetent patient. Int J Surg Case Rep. 2013;4:359-61.

158 Uretrites

■ João Luiz Schiavini
■ Helce Ribeiro Julio Júnior

(CID 10 = N34 - Uretrite e síndrome uretral; N34.1 - Uretrites não específicas [Uretrite - não gonocócica]; A54 - Infecção gonocócica; A54.0 - Infecção gonocócica do trato geniturinário inferior, sem abscesso periuretral ou das glândulas acessórias [Cervicite, cistite, uretrite gonocócica]; A54.1 - Infecção gonocócica do trato geniturinário inferior, com abscesso periuretral ou das glândulas acessórias; A59.0 - Tricomoníase urogenital; N37.0 - Uretrite em doenças classificadas em outra parte [Uretrite por *Candida*]; N35.1 - Estenose uretral pós--infecciosa não classificada em outra parte)

INTRODUÇÃO

As uretrites são afecções inflamatórias da uretra que podem ter origem traumática, estar associadas a doenças sistêmicas, como, por exemplo, a síndrome de Reiter, ou ainda não ter causa determinada, quando são classificadas como idiopáticas. As uretrites mais comumente encontradas, no entanto, são as que têm origem infecciosa. Apenas estas últimas serão abordadas neste texto. Podemos acomodar as uretrites infecciosas em dois grupos distintos, aproveitando as peculiaridades de cada grupo: *uretrites gonocócicas* e *uretrites não gonocócicas*, resumidas na Tabela 158.1.

As uretrites gonocócicas são aquelas que, causadas sempre por uma única espécie de germe (*Neisseria gonorrhoeae* ou gonococo), têm manifestações clínicas idênticas em todos os casos em que há infecção por este germe. As uretrites não gonocócicas são aquelas que, causadas por germes de diferentes espécies, têm manifestações clínicas comuns, qualquer que seja o agente causador, desde que pertença ao grupo de germes que mais frequentemente causa uretrites, excetuando--se a *Neisseria gonorrhoeae*. Há, ainda, um pequeno número de uretrites que são causadas por agentes microbianos incomuns, que não abordaremos neste texto, dada a sua rara frequência.

URETRITES GONOCÓCICAS (UG)

A gonorreia é uma doença pandêmica, contagiosa, cujo agente causador é a *Neisseria gonorrhoeae*. Trata-se de uma moléstia de transmissão essencialmente sexual, dando-se o contágio por ocasião do coito; é excepcionalíssima a contaminação acidental. Sua principal característica é a drenagem de abundante corrimento purulento e viscoso pela uretra masculina. A gonorreia na mulher, em geral, é oligossintomática ou até mesmo assintomática, manifestando-se em um quadro de vulvovaginite ou colpocervicite; o acometimento da uretra feminina, embora ocorra, não se manifesta com quadro clínico da mesma intensidade que no homem. Parece que a espécie humana é vetor e hospedeiro exclusivo do gonococo[1,6,10].

A gonorreia é também conhecida como doença gonocócica e blenorragia, recebendo do vulgo nomes como: pingadeira ou escorrimento, devido ao corrimento uretral abundante e espontâneo; gota militar, dado a um dos seus aspectos epidemiológicos; gota matinal e estrela da manhã, como resultado mais provável da sua frequente associação com as uretrites não gonocócicas (principalmente clamídia); esquentamento ou fogagem, devido à estrangúria que provoca[4,6,7].

BREVE HISTÓRICO[10]

A citação mais antiga de que se tem notícia data de 2637 a.C. e foi feita pelos chineses durante o governo do imperador Huang Ti. Foi também descrita detalhadamente no Talmud. Há citações na Bíblia, sendo a mais antiga feita por Moisés em 1500 a.C. no Levítico (III livro do Pentateuco) onde, além da referência a esta doença, podem-se encontrar medidas saneadoras visando ao seu controle. Galeno, em 130 a.C., atribui-lhe o nome gonorreia (espermorreia) por acreditar tratar-se de um fluxo de sêmen putrefato oriundo das gônadas. Maimônides (1135 a 1204), citado por Hisch, diferenciou os corrimentos uretrais do esperma, descrevendo que "a secreção flui sem ereção e sem prazer, a aparência é de pasta de cevada dissolvida em água ou albumina coagulada e é o resultado de uma doença interna e essencialmente diferente do fluido seminal e do muco, sendo este mais homogêneo". Paracelso, em 1530, e Hunter, em 1767, consideraram gonorreia, sífilis e cancro mole como sendo de origem comum, conceito errôneo que persistiu por muito tempo respaldado na experiência de Hunter, que se autoinoculou com o pus de um paciente, desenvolvendo sífilis e gonorreia. O paciente apresentava cancro sifilítico intrauretral, fato desconhecido por Hunter, que faleceu devido à sífilis assim adquirida. Ricord, em 1838, definiu gonorreia como inflamação da uretra, originária de várias causas.

A identificação do agente causador ocorreu somente em 1879, por Abert Neisser, que o denominou de *Micrococcus gonorrhoeae* ou gonococo. Credé, em 1881, demonstrou a validade da solução de nitrato de prata na prevenção da oftalmia neonatal. A primeira cultura do germe é devida a Brumm, em 1885. Após longos anos de uso da solução de permanganato de potássio em irrigações e instilações intrauretrais, surgiram as sulfas como primeira medicação eficaz no combate à doença, substituída, mais tarde, pela penicilina. Em 1964, Thayer e Martin descobriram um meio de cultura seletivo para a *Neisseria gonorrhoeae*. Segundo historiadores, a gonorreia foi trazida da Europa para as Américas pela tripulação de Colombo à época dos "grandes descobrimentos".

EPIDEMIOLOGIA[1,2,8,11]

As uretrites vêm ocupando, ao longo das últimas décadas, lugar de destaque dentre as doenças notificáveis. Embora se possa observar uma prevalência de uretrites não gonocócicas sobre as uretrites gonocócicas, estas últimas ainda mantêm a liderança se projetados os dados obtidos entre as populações sociocultural e economicamente menos favorecidas. Dentre os fatores que mais contribuem para o incremento da frequência da doença, podemos citar:

- promiscuidade sexual, regra geral entre adolescentes, militares, prostitutas e homossexuais;
- acesso fácil a anticoncepcionais, principalmente a pílula, que permitiu maior liberdade sexual às mulheres, com consequente aumento da exposição ao agente causador;
- elevada e progressiva veiculação de material de cunho erótico e mesmo pornográfico pela mídia em geral;
- êxodo rural em direção às metrópoles, que provoca exposição de grande contingente populacional de baixo nível socioeconômico-cultural aos fatores acima descritos;
- prática crescente de automedicação e/ou consulta ao balconista da farmácia, o que facilita o acesso à antibioticoterapia e produz tratamentos inadequados;
- grande número de portadores assintomáticos, com certeza a maior causa de disseminação da doença.

ETIOPATOGENIA[1-3,8-11]

A *Neisseria gonorrhoeae* é um diplococo gram-negativo que mede de 0,6 a 1 □m de diâmetro, reniformes, agrupados dois a dois, com as faces côncavas adjacentes. São germes aeróbios, não formam esporos e, sensíveis à maioria dos antissépticos atuais, não resistem fora do seu habitat. São comumente intracelulares, mas podem ser encontrados nos espaços extracelulares nos casos mais iniciais, crônicos ou mal tratados. Apresentam formações de *pili* ou fímbrias que favorecem:

- formação de rede de sustentação e existência de múltiplos pontos de aderência nas células do hospedeiro;
- redução dos espaços entre as colônias, visando ao melhor aproveitamento dos nutrientes;
- troca de informações genéticas;
- não deslocamento da bactéria por meio do fluxo urinário ou outros mecanismos;
- aumento da superfície de contato com as células do hospedeiro, facilitando a fagocitose;
- manutenção de um foco numeroso de gonococos, facilitando o contágio e perpetuando a cadeia de transmissão.

Após o contágio, durante um período de incubação de 2 a 10 dias, o gonococo consegue resistir temporariamente à ação das defesas do hospedeiro graças ao papel das fímbrias. A fixação às células do hospedeiro dá-se pela ação da protease IgA e proteínas II das fímbrias. A atividade ciliar das células colunares do epitélio uretral é anulada pelos lipopolissacarídeos, e a fagocitose é estimulada pela proteína I. No interior da célula, mais próximo à membrana basal, dentro de um fagossoma, o gonococo, incólume, multiplica-se. Daí é conduzido à face subepitelial da célula, onde causa o processo inflamatório localizado. Com a deterioração da célula hospedeira e sua lise, o germe retorna à luz da uretra e recomeça o ciclo infeccioso, assim como pode alcançar a corrente sanguínea e promover infecção à distância.

DIAGNÓSTICO CLÍNICO[1-3,8-11]

A partir do contágio, o homem apresentará, após um período assintomático que pode variar de 2 a 10 dias, os seguintes sintomas, em ordem progressiva: prurido uretral, seguido por estrangúria e disúria, fluxo uretral mucoso que evolui a purulento rapidamente, com coloração amarelo-esverdeada e eliminação abundante e espontânea. O meato uretral apresenta-se edemaciado e sua mucosa eritematosa. A pele do prepúcio, se excedente, pode estar edemaciada e formar fimose inflamatória, que propiciará acúmulo da secreção purulenta. Nesta fase inicial, caracterizada por uretrite anterior de fácil diagnóstico clínico, a ação precoce do médico pode evitar a progressão da doença para a uretra posterior e outras partes do trato geniturinário.

A anamnese e o exame clínico da genitália fornecerão elementos fundamentais para o diagnóstico e o tratamento imediato da doença. O diagnóstico laboratorial poderá ser realizado nos centros que disponham de recursos para tanto; no entanto, não é imprescindível para se iniciar o tratamento.

O diagnóstico diferencial deve ser feito com base nas uretrites nãogonocócicas, que têm características marcantemente diversas da gonorreia, como serão descritas adiante.

COMPLICAÇÕES[1,2,7-11]

- Balanopostite, principalmente nos pacientes que têm excesso de prepúcio com fimose.
- Litrites e cowperites, pelo acometimento das glândulas de Littre, presentes na uretra esponjosa, e de Cowper, existentes na uretra bulbar e na membranosa.
- Prostatites, que se manifestam por dor perineal à micção ou à defecação, podendo irradiar para a região hipogástrica. Ao toque retal, que deve ser feito brandamente, encontra-se

a próstata edemaciada, quente e muito dolorosa, às vezes flutuante, por abscesso.

- Epididimite, por refluxo deferencial da secreção, que, embora menos frequente, pode existir e causar infertilidade ou mesmo esterilidade.
- Abscesso periuretral, atípico e rara complicação urológica.

DIAGNÓSTICO LABORATORIAL[1,2,4,8-11]

O gonococo pode ser facilmente identificado em uma lâmina com a secreção uretral, corada pelo método de Gram, onde serão encontrados os típicos diplococos gram-negativos intracelulares (especificidade > 99% e sensibilidade > 95%). A cultura da secreção em meio de Thayer e Martin deve ser reservada para aqueles casos em que se suspeite de resistência bacteriana, quando deverá ser feito, também, o antibiograma.

TRATAMENTO[1-4,9,10]

O tratamento das doenças sexualmente transmissíveis (DST) deve seguir o axioma da solução imediata, tendo em vista a característica de elevada transmissibilidade, pela fa-

cilidade do contágio dessas moléstias e ainda a necessidade de se prevenir as graves repercussões das DST. As uretrites gonocócicas não fogem a essa regra, devendo ser tratadas de imediato para quebrar a cadeia de contágio. Os medicamentos utilizados nesses casos precisam ter efeito rápido e completo. O Centro de Controle de Doenças de Atlanta recomenda a utilização de ceftriaxona injetável, na dose única de 250 mg, como tratamento de escolha, acompanhada de azitromicina 1 g via oral (VO) em dose única ou doxiciclina 100 mg VO duas vezes ao dia durante 7 dias. Estes dois últimos têm o objetivo de tratar as uretrites não gonocócicas que estão associadas às gonocócicas em um percentual elevado de casos. Como alternativa, podem-se administrar cefixima 400 mg VO ou ciprofloxacino 500 mg VO ou ofloxacino 400 mg VO, todos em dose única, mais azitromicina 1 g VO, ou doxiciclina 100 mg VO duas vezes ao dia, durante 7 dias, para tratar uretrites não gonocócicas.

OBS: Devido ao tratamento errado e indiscriminado deste tipo de infecção ao longo dos anos, foi isolada recentemente uma cepa de *N. gonorrhoeae* resistente a todos os tipos de antibióticos propostos para o tratamento da mesma. Esta cepa é conhecida como *Neisseria superbug*[5].

URETRITES NÃO GONOCÓCICAS (UNG)

Com prevalência progressivamente maior que as uretrites gonocócicas, na atualidade, as uretrites não gonocócicas (UNG) têm se tornado um sério problema de saúde pública não só pela sua rápida disseminação, mas, também, e principalmente, pelas repercussões que acarretarão para os tratos genitais masculino e feminino caso não recebam tratamento adequado.

As UNG têm sido também denominadas de gota matinal devido ao acúmulo de secreção uretral durante a madrugada e que drena pela manhã, e por doença que mancha a cueca, pelo mesmo efeito após horas sem micção durante o dia[10].

EPIDEMIOLOGIA[1-3,6,8,9]

Numerosos autores têm relatado a associação entre UNG e UG em até 40% dos casos. Embora de difícil determinação, já que a confirmação laboratorial é complicada e onerosa, pode-se projetar, pelos dados de diagnóstico clínico que dispomos e associando-se os achados epidemiológicos de outros países onde as determinações de notificação compulsória são seguidas com rigor e os dados epidemiológicos podem receber tratamento estatístico apropriado, que os casos de UNG têm preponderado progressivamente sobre os de UG também em nosso País. Esses achados são mais marcantes nas regiões urbanas, onde se verifica que a doença acomete mais os jovens heterossexuais que apresentem melhor nível sociocultural e pouca variação de parceiras. O risco de contágio em uma relação com pessoa contaminada por *Chlamydia trachomatis* (principal agente causador) está em torno de 50%. A infecção por *Ureaplasma urealyticum* relaciona-se ao número de parceiras: em torno de 40% com três a cinco parceiras. Porém, até 50% dos casos permanecem sem diagnóstico etiológico.

ETIOPATOGENIA[1-3,6,8-11]

A *Chlamydia trachomatis*, o *Ureaplasma urealyticum*, numerosos outros germes piogênicos (mormente germes intestinais, dado à prática de coito anal desprotegido), *Trichomonas vaginalis*, *Candida albicans* e *Herpesvirus hominis* são os mais frequentes, pela ordem. Em cerca de 20% a 40% dos casos não se consegue identificar o agente causador. A *Chlamydia trachomatis* está presente em cerca de 60% dos homens que apresentam UNG pós-UG. É também o germe mais frequente nas UNG isoladas, com cerca de 40% a 50% dos casos, seguido pelo *Ureaplasma urealyticum*, com 20% a 40%. Os demais agentes são encontrados entre 5% e 10% dos casos.

A patogenia das UNG assemelha-se muito à da UG, sendo que apenas a *Chlamydia trachomatis* tem ciclo intracelular e, por apresentar velocidade de mitose muito lenta, seu ciclo é mais demorado, o que aumenta em muito seu período de incubação (3 a 5 semanas); no entanto, mesmo nesse período, a doença já é contagiosa, o que contribui para sua disseminação mais frequente. O *Ureaplasma urealyticum* tem localização extracelular, assim como a maioria dos outros patógenos bacterianos, protozoários ou fúngicos. O herpes tem localização intracelular.

DIAGNÓSTICO CLÍNICO E DIFERENCIAL[1-3,8-11]

De intensidade mais branda que a UG, as UNG usualmente se manifestam com prurido uretral, discreta estrangúria e disúria e pouca ou inexistente secreção uretral fluida e transparente, quase nunca purulenta. Esse quadro, em geral, surge após 3 a 5 semanas do contágio, embora o portador, assintomático nesse período, já tenha potencialmente grande chance de contaminar suas parceiras.

O diagnóstico clínico é com facilidade realizado pela investigação das características acima descritas. No entanto, como há casos de UG assintomáticos ou brandos, nos centros em que se possa dispor de uma bacterioscopia, esta deve ser realizada para se afastar a gonorreia, fazendo-se assim, já, o diagnóstico diferencial. Pode-se prescindir do diagnóstico laboratorial das UNG para iniciar o tratamento, já que é oneroso e de difícil realização (Tabela 158.1).

COMPLICAÇÕES[1-3,8-11]

São basicamente as mesmas da UG, mais uma potencial evolução para a síndrome de Reiter (artrites, conjuntivite de inclusão, uretrite e balanite circinada) e para a estenose de uretra, quando o tratamento não é adequado ou é postergado. A infertilidade, tanto masculina quanto feminina, e a transmissão ao feto são as complicações mais temidas.

DIAGNÓSTICO LABORATORIAL[1-3,8-11]

A bacterioscopia deve ser realizada na secreção, quando existir, ou em material obtido por raspado uretral (pesquisa de *Chlamydia trachomatis*) com *swab* banhado em alginato de cálcio. As lâminas assim obtidas devem receber coloração pelo método de Gram (visando à presença concomitante do gonococo) e ser tratadas com métodos diagnósticos específicos para clamídia, que empreguem reações de imunofluorescência ou ensaios imunoenzimáticos, mas estes têm pequeno valor preditivo. Recentemente, surgiu e tem sido bastante empregada a técnica de PCR, que permite demonstrar a presença do ácido nucleico de *Chlamydia trachomatis*, um método preciso e específico. Pode-se ainda verificar a presença de anticorpos IgM para *Chlamydia trachomatis*, embora títulos baixos representem apenas cicatriz sorológica. As culturas para *Chlamydia trachomatis* e *Ureaplasma urealyticum* não são empregadas de rotina por serem onerosas, demoradas e de baixa eficácia.

TRATAMENTO[1-3,8-11]

Da mesma maneira que as uretrites gonocócicas, as uretrites não gonocócicas precisam ser tratadas de modo que a solução se dê em tempo hábil, para quebrar a cadeia de transmissão e prevenir a evolução para situações mais graves que podem redundar em sequelas tais como infertilidade, estreitamento uretral, etc. As drogas recomendadas para esses casos são: azitromicina 1 g VO em dose única ou doxiciclina 100 mg VO duas vezes ao dia por 7 dias. Alternativamente, podem-se administrar: eritromicina 500 mg VO quatro vezes ao dia por 7 dias ou ofloxacino 100 mg VO duas vezes ao dia por 7 dias ou até mesmo levofloxacino 500 mg uma vez ao dia por 7 dias. A opção inicial e preferencial, no entanto, é pela dose única de azitromicina com taxas de cura de até 97%.

PROFILAXIA DAS URETRITES[1-3,9,10]

Os pacientes submetidos a antibioticoterapia devem ser orientados a concluir o tratamento, mesmo se os sintomas ou sinais não tiverem desaparecido; as relações sexuais devem ser interrompidas até a conclusão do tratamento e o desaparecimento dos sintomas. Após a cura devem usar um preservativo (condom) em todas as relações sexuais. O retorno à consulta deve ser imediato caso volte a apresentar sintomas de acometimento genital.

A população deve ser orientada de que o único método de profilaxia individual comprovado contra as uretrites, assim como contra as demais doenças sexualmente transmissíveis (DST), aí incluída a síndrome de imunodeficiência adquirida (aids), é o uso indiscriminado dos preservativos (condom)

TABELA 158.1

Resumo de Uretrites		
	Gonorreia	*Uretrite não Gonocócica*
Microrganismo	*Neisseria gonorrhoeae*	*Chlamydia trachomatis*
Tipo de microrganismo	Diplococos gram-negativos intracelulares	Anaeróbio Intracelular facultativo
Período de incubação	3 a 10 dias	Uma a 5 semanas
Descarga uretral	Comumente abundante e purulenta	Comumente escassa e fluida
Casos assintomáticos	40%-60%	40%-60%
Testes diagnósticos	Coloração Gram	Cultura, imunofluorescência
Outros testes diagnósticos	*Ligand chain reaction* (LCR)	*Polymerase/ligand chain reaction* (PCR/LCR)
Tratamento recomendado	Ceftriaxona 125 mg IM du *mais* azitromicina 1 g VO ou doxiciclina 100 mg VO 2 x/d/7 d	Azitromicina 1 g VO ou doxiciclina 100 mg VO 2 x/d/7 d
Tratamento alternativo	Cefixima 400 mg VO du ou ciprofloxacino 500 mg VO ou ofloxacino 400 mg VO *mais* azitromicina 1 VO du ou doxiciclina 100 mg VO 2 x/d/7 d	Eritromicina 500 mg VO 4 x/d/7 d ou ofloxacino 100 mg VO 2x/d/7 d

Obs.: du = dose única; VO = via oral; d = dia.

em todas as relações sexuais que resultem em penetração orificial.

O emprego oftálmico da solução de nitrato de prata a 1% de rotina nas maternidades é, também, um método seguro de fazer profilaxia da oftalmia gonocócica nos recém-natos.

REFERÊNCIAS BIBLIOGRÁFICAS

1. Berger RE, Lee JC. Sexually Transmitted Diseases: The Classic Diseases. In: Walsh PC et al (Ed.). Campbell's Urology 8th ed. Philadelphia: Saunders, Elsevier Science; 2002. p. 671-92.
2. Bezerra CA. Uretrites. In: Bezerra CA, Wroclawski ER. Urologia Contemporânea. São Paulo: Associação Paulista de Medicina, Unidade de Publicações. 1998;4(1-3):120-24.
3. Brasil. Ministério da Saúde. Secretaria de Projetos Especiais de Saúde. Coordenação Nacional de Doenças Sexualmente Transmissíveis e AIDS. Manual de Controle das Doenças Sexualmente Transmissíveis. Brasília; 1997. 74 p.
4. Centers for Disease Control and Prevention (CDC). Sexually Transmitted Diseases Treatment Guidelines, 2010. MMWR. 59;(RR-12):1-110. Disponível em: http://www.cdc.gov/std/treatment/2010/STD-Treatment-2010-RR5912.pdf. Acessado em: out. 2011.
5. Dillon JA. Sustainable antimicrobial surveillance programs essential for controlling *Neisseria gonorrhoeae* superbug. Sexual Transmit Dis. 2011;38:899-901.
6. Horner P. The etiology of acute nongonococcal urethritis-the enigma of idiopathic urethritis? Sex Transm Dis. 2011;38:187-89.
7. Kenfak-Foquena A et al. Periurethral abscess complicating gonococcal urethritis: case report and literature review. Infection. 2010;38:497-500.
8. Morse SA, Moreland AA, Thompson SE. Atlas of Sexually Transmitted Diseases. New York: Gower Medical Publishing; 1990.
9. Naud P. Doenças Sexualmente Transmissíveis e AIDS. Porto Alegre: Editora Artes Médicas Sul; 1993. 318 p.
10. Passos MRL. Doenças Sexualmente Transmissíveis 4ª ed. Rio de Janeiro: Editora Cultura Médica; 1995. 552 p.
11. Wisdom A. Atlas Colorido de Doenças Sexualmente Transmissíveis. São Paulo: Editora Artes Médicas; 1992. 270 p.

159 Varicela

- Antônio Carlos de Medeiros Pereira
- Francisco Orniudo Fernandes
- Joana D'Arc Morais da Silveira Frade
- Luiz Alberto Carneiro Marinho

(CID 10 = B01 - Varicela [Catapora]; B01.0 - Meningite por varicela; B01.1 - Encefalite por varicela; B01.2 - Pneumopatia varicelosa; B01.8 - Varicela com outras complicações; B01.9 - Varicela sem complicação)

INTRODUÇÃO[1,2,4-7,10,12,14,17,19]

A varicela e o herpes-zóster são duas diferentes síndromes clínicas produzidas pelo mesmo agente etiológico, o *Varicellovirus*, também conhecido como herpesvírus humano 3 ou vírus varicela-zoster (VZV). A varicela é a infecção primária, enquanto o herpes-zóster é a reativação do vírus que permanece em latência no gânglio dorsal (sensorial) e cuja doença fica, habitualmente, restrita ao dermátomo correspondente a este nervo acometido em um hospedeiro que teve uma queda na sua imunidade, como portadores de neoplasias, doenças crônicas, síndrome da imunodeficiência adquirida e outras. Neste capítulo abordaremos o tema varicela.

A varicela ou catapora é uma doença infecciosa aguda benigna, altamente contagiosa, e que se caracteriza por um exantema vesicular generalizado da pele e das mucosas. Em recém-natos e crianças que tenham sua imunidade comprometida, a varicela pode ser mais grave e potencialmente fatal, sobretudo pelo acometimento visceral pelo VZV. Também pode ser grave em crianças hospitalizadas, devido à grande facilidade da disseminação do vírus entre as diversas enfermarias. Nos adolescentes e adultos, assim como em imunodeprimidos, a varicela pode ter, com mais frequência, complicações respiratórias e neurológicas graves que podem levar ao óbito.

O varicela-zóster é um vírus DNA da família Herpesviridae, da subfamília Alfa-herpesvírus, que são vírus citolíticos, de crescimento rápido, e que tendem a permanecer em latência nos gânglios sensitivos durante toda a vida. Assim como os vírus herpes simples tipos 1 e 2, causam reagudizações quando ocorrem quedas na imunidade do indivíduo por inúmeros fatores, como radioterapia, quimioterapia, neoplasias, infecção pelo vírus da imunodeficiência humana (HIV), doenças crônicas, etc. Os vírus possuem forma icosaédrica, são sensíveis a solventes lipídicos, como éter, clorofórmio e etanol, bem como a substâncias como fenol, formol e permanganato de potássio 1:1.000. Também são sensíveis a pH extremos (menores que 6.2 e maiores que 7.8) e são relativamente termolábeis.

Uma associação clínica entre a varicela e o herpes-zoster foi reconhecida há bastante tempo. No início do século XX foram demonstradas as semelhanças nos achados histopatológicos das lesões cutâneas resultantes da ação das duas doenças. Os vírus isolados de pacientes com varicela e herpes-zóste produziram alterações similares na cultura de tecidos, mais especificamente com o aparecimento de inclusões intranucleares eosinofílicas e células gigantes multinucleadas, sugerindo que os vírus tinham biologia semelhante. A análise com endonuclease de restrição do DNA viral de um paciente com varicela que desenvolveu subsequentemente o herpes-zoster comprovou a identidade molecular do vírus responsável por essas duas apresentações clínicas.

Existe somente um sorotipo do VZV; entretanto, alguns de seus antígenos apresentam reação cruzada com outros herpesvírus, devendo este fato ser levado em consideração na interpretação de alguns testes de laboratório. O VZV só é encontrado na espécie humana, e reproduz-se em culturas de células humanas e de primatas (devido à identificação de um vírus muito semelhante em algumas espécies de símios). Não se reproduz em animais de laboratório, nem em ovos embrionados. Em preparações observadas ao microscópio eletrônico, além de vírus íntegros, também são vistas partículas parcialmente envelopadas, nucleocapsídeos sem envoltório e partículas vazias, sem cerne.

PATOGENIA[1,2,5-7,12,14,19]

Inicialmente ocorre replicação viral nas células epiteliais da mucosa do trato respiratório superior, seguida de disseminação, em geral hematogênica e linfática, sendo os vírus fagocitados por células do sistema reticuloendotelial, ocorrendo então a viremia. Os surtos de aparecimento de lesões cutaneomucosas ocorrem na 1ª semana de doença, culminando com o *rash* vesicular disseminado. A viremia tem sido demonstrada de 1 a 11 dias antes do *rash* e até 2 dias após sua instalação, predominantemente em linfócitos nos pacientes imunocompetentes. Na varicela sem complicações, foram encontradas elevações nos títulos das aminotransferases séricas, sugerindo que durante a evolução normal da doença ocorra envolvimento visceral, assim como em outras viroses. Em pacientes imunodeprimidos observam-se frequentes lesões viscerais, associadas a uma progressão mais grave e maligna da doença.

Após a recuperação clínica, a infecção viral continua sem sintomas clínicos em uma fase latente. Durante esse período, é possível detectar ARN-mensageiro (ARNm) em células neuronais de gânglios das raízes dorsais.

DIAGNÓSTICO CLÍNICO[1,2,5-7,9,12,14,19]

O curso clínico da varicela apresenta quatro etapas típicas, descritas a seguir.

Período de Incubação

Período que compreende as viremias primária e secundária, vai desde a exposição até o início do exantema (*rash*) cutâneo e gira em torno de 10 a 21 dias, com média de 14 a 16 dias.

Período Prodrômico

Sintomas prodrômicos podem ocorrer 1 a 2 dias antes do aparecimento do *rash* em alguns pacientes. Há uma notável variação no grau dos sintomas sistêmicos associados à varicela. As crianças imunocompetentes geralmente apresentam uma doença leve, com poucas queixas sistêmicas e temperatura entre 37,3°C e 39,4°C. A temperatura mais elevada costuma acompanhar os casos com maior número de lesões cutâneas. Nos adultos é mais comum a presença de mal-estar, dor muscular, artralgias e cefaleia. Esse período dura de 3 a 5 dias.

Período Exantemático

A varicela caracteriza-se por uma erupção generalizada de distribuição centrípeta, onde máculas eritematosas, pápulas, vesículas e lesões escoriadas podem estar presentes ao mesmo tempo. A evolução costuma ser muito rápida de um estágio para outro (de pápula até crostas pode variar de 8 a 48 h) e é essa coexistência de lesões em vários estágios de desenvolvimento em um mesmo segmento corporal a principal característica da varicela (polimorfismo regional). As lesões surgem na face, no couro cabeludo e no tronco, e rapidamente se difundem pelos membros. As vesículas são superficiais e parecem repousar sobre a pele e não estar no seu interior (aspecto de gota de orvalho) e tendem a se romper facilmente. Essas lesões apresentam graus variados de eritema em suas bases (adultos em maior intensidade), com diâmetros entre 5 e 12 mm. As vesículas podem surgir também nas mucosas da orofaringe e na conjuntiva. É possível também o envolvimento da laringe, da traqueia e das mucosas retal e vaginal. Lesões novas continuam a aparecer por um período de 3 a 4 dias e, após essa fase, sofrem uma acentuada queda na sua velocidade de aparecimento. A maioria das crianças imunocompetentes com varicela apresenta entre 250 e 500 lesões cutâneas (Figuras 159.1 e 159.2). Adolescentes, adultos e casos secundários a contatos domiciliares, por provável contato mais íntimo e prolongado, com maior carga viral, tendem a ter maior número de lesões e confluências. Nos imunodeprimidos o número pode chegar a 1.500 a 2.000 lesões, frequentemente com base hemorrágica.

As lesões, no início, contêm um líquido claro, depois pustulizam, por invasão de polimorfonucleares e macrófagos, rompem-se e finalmente formam-se as crostas. As escoriações são comuns e demonstram a natureza pruriginosa das lesões.

Período de Resolução das Lesões (Fase de Crostas)

Na fase cicatricial há aparência umbilicada de início e, então, a lesão torna-se crostosa. Após um período que varia entre 5 e 20 dias, a crosta é liberada, dando lugar a uma depressão rosada, retomando depois a pele seu aspecto normal. Lesões infectadas secundariamente e/ou removidas de forma prematura podem deixar cicatrizes, assim como no extenso acometimento cutâneo nos imunocomprometidos.

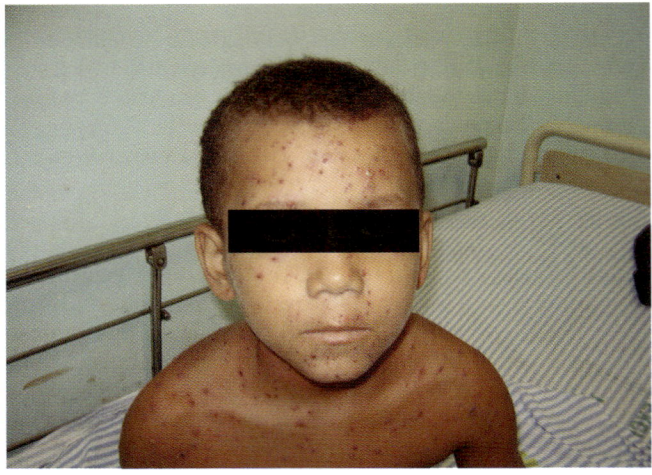

FIGURA 159.1 – Varicela em criança: lesões maculopápulo--vesículo-pústulo-crostosas na face. (Foto gentilmente cedida pelo Serviço de Doenças Infecciosas e Parasitárias do Hospital Universitário Antônio Pedro – UFF.)

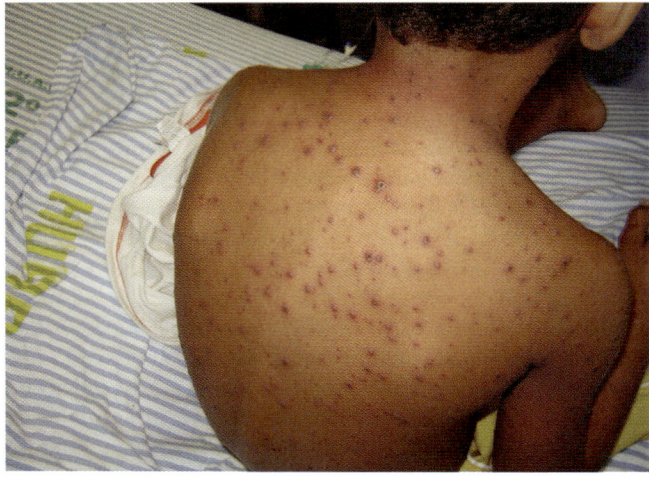

FIGURA 159.2 – Varicela na mesma criança da Figura 159.1: lesões no tronco. (Foto gentilmente cedida pelo Serviço de Doenças Infecciosas e Parasitárias do Hospital Universitário Antônio Pedro – UFF.)

COMPLICAÇÕES[1,3-8,11-14,16,17,19-21]

As complicações da varicela devem-se a uma maior disseminação do vírus e a uma incapacidade de o sistema imunológico limitar a replicação. Também podem resultar de infecção secundária. Sinal de alerta é a manutenção da febre quando já não há mais novos surtos de aparecimento de vesículas. As complicações ocorrem em vários sítios orgânicos, e são discutidas a seguir.

Pele e Anexos

As lesões cutâneas da varicela associadas ao prurido, comum na doença, além do baixo nível higiênico de muitos pacientes, facilitam o surgimento de infecções bacterianas locais secundárias. O impetigo é a complicação bacteriana mais comum (Figura 159.3). Os principais agentes etiológicos são *Staphylococcus aureus* e *Streptococcus* β-hemolítico do grupo A (*Streptococcus pyogenes*). A partir do sítio cutâneo podem ocorrer bacteriemia e infecções disseminadas, como abscessos viscerais, endocardite, pneumonia, artrite séptica e osteomielite. Pode surgir também fascite necrotizante, com risco de amputação, sendo também importante na etiologia o *Streptococcus* β-hemolítico do grupo A.

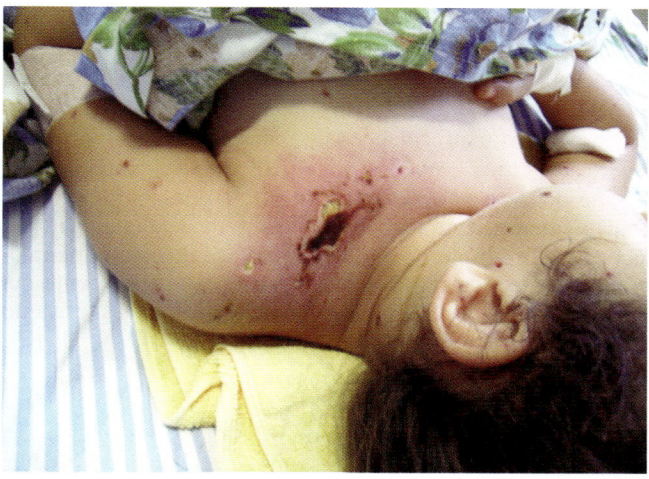

FIGURA 159.3 – Varicela com infecção secundária: impetigo e celulite em criança com varicela. (Foto gentilmente cedida pelo Serviço de Doenças Infecciosas e Parasitárias do Hospital Universitário Antônio Pedro – UFF.)

Pulmão

Outra complicação potencialmente grave é a pneumonia, sendo a mais comum complicação visceral de etiologia viral. Quando ocorre em adultos, gestantes ou imunocomprometidos (1/400 casos de varicela), o quadro geralmente é mais grave. Surge 3 a 5 dias após início da doença e manifesta-se por taquidispneia decorrente da hipoxemia por difusão ineficiente dos gases, tosse não produtiva e febre. A radiografia revela, em geral, um infiltrado nodular ou intersticial bilateral difuso evoluindo com calcificações difusas no parênquima pulmonar, que podem ser encontradas após anos da recu-

peração. Alterações radiológicas também podem ocorrer na ausência de sintomas clínicos. Devem ser diferenciadas de pneumonia bacteriana (segunda causa de internação de crianças com varicela em nosso meio) causada principalmente por *Streptococcus pneumoniae*, *Staphylococcus aureus* (pela quebra da barreira cutânea) e *Haemophilus influenzae* encapsulado (em menores de 2 anos, não vacinados).

Nos casos de pneumonia bacteriana, além de febre, há tosse com expectoração abundante, dispneia e dor pleurítica. A radiografia mostra áreas de condensação única ou múltipla, pneumatoceles e derrame pleural dependendo do agente etiológico. A pneumonia bacteriana quando ocorre costuma aparecer mais tardiamente no curso da doença, em torno do 5º dia do início da mesma.

Sistema Nervoso Central (SNC)

Entre os sítios não cutâneos de envolvimento após a varicela, com frequência se inclui o SNC, manifestando-se principalmente como ataxia cerebelar aguda ou encefalite.

A ataxia cerebelar tem sido estimada em 1/4.000 casos em crianças com até 15 anos de idade, podendo surgir até 21 dias após o início do *rash;* porém, é mais comum após 1 semana. Ataxia, vômitos, febre, vertigem, alteração da fala e tremores formam o quadro clínico típico. O liquor desses pacientes, em geral, apresenta linfocitose e níveis elevados de proteínas. A ataxia cerebelar costuma ser uma complicação benigna nas crianças, com resolução em 2 a 4 semanas.

A outra complicação, de comprometimento do SNC é a encefalite, relatada em 0,1% a 0,2% dos pacientes que desenvolveram varicela. Caracteriza-se por um edema cerebral acentuado, cefaleia progressiva, vômitos, depressão do nível de consciência, febre e alteração do comportamento. As alterações do eletroencefalograma costumam ser inespecíficas. Tem cerca de 2 semanas de duração e os pacientes podem evoluir com deterioração neurológica importante e morte (5% a 20%). Sequelas neurológicas ocorrem em cerca de 15% dos sobreviventes. A encefalite na infância geralmente se manifesta por uma cerebelite, que costuma ocorrer no final da 1ª semana ou durante a 2ª semana após o surgimento da erupção, e é quase sempre autolimitada. Já a encefalite aguda, que começa logo após o início da erupção, costuma ter uma evolução mais grave, por vezes fatal.

Várias outras complicações neurológicas podem ocorrer, incluindo neurite óptica, angiite cerebral, meningite, mielite transversa e síndrome de Guillain-Barré. A mielite aguda e a neurite óptica podem ocorrer isoladamente ou associadas ao quadro de encefalite.

Sistema Hematopoiético

Complicações hemorrágicas são raras e incluem púrpura trombocitopênica, púrpura fulminante, síndrome hemofagocítica, leucopenia e manifestações de trombose disseminada.

A púrpura trombocitopênica pode ocorrer no final da erupção ou logo após o seu desaparecimento, caracterizando-se por lesões purpúricas ou hemorrágicas cutaneomucosas, de origem autoimune através do desenvolvimento de autoanticorpos induzidos pela infecção viral. Tem boa evolução com a utilização de corticoterapia, mas também pode necessitar da utilização de imunoglobulina para o seu controle.

Na púrpura fulminante, pode estar presente a síndrome de coagulação intravascular disseminada e esta ocorre, em geral, entre 1 semana e 1 mês depois da fase eruptiva, manifestando-se por grande surgimento de lesões equimóticas difusas, em paciente febril, com queda do estado geral e seguido de choque. Os exames complementares revelam um coagulograma com trombocitopenia, alteração dos fatores de coagulação (II, V e VIII) e a presença de produtos da degradação da fibrina, e mesmo com a instituição de terapêutica adequada tem evolução quase sempre fatal.

Nos casos de leucopenia, geralmente na fase aguda da doença podem ocorrer neutropenia moderada a grave (menor que 500/mm) ou linfopenia e os testes de função linfocitária podem permanecer alterados durante semanas.

Complicações em Outros Sítios Orgânicos

Também são descritas. Nefrite: por ação direta do VZV (sem evidências bacteriológicas ou sorológicas de infecção estreptocócica prévia). Hepatite: com manifestações clínicas é de ocorrência pouco comum mas, em crianças normais, alterações de transaminases com níveis de 100 U/ou mais são comuns denotando agressões subclínicas nos hepatócitos, tendendo à normalização em menos de 3 meses. Artrite de início precoce nos primeiros dias de exantema é também causada por ação direta do vírus varicela-zóster. Miocardite e pericardite são incomuns. Existem outras complicações que são ainda mais raras, como rabdomiólise, conjuntivite e orquite.

Síndrome de Reye

Estimou-se que até 30% dos casos de síndrome de Reye (encefalopatia hepática) sejam precedidos de varicela, havendo associação com o uso de ácido acetilsalicílico (AAS). Essa síndrome é caracterizada por um quadro clínico bifásico, com infecção viral inicial e infecção respiratória superior. Após um período de latência de alguns dias, surgem cefaleia, vômitos, convulsões e letargia, que evolui para coma. As principais anormalidades encontradas nos exames são elevações das transaminases e dos níveis de amônia séricos e hipoglicemia (40% dos pacientes). O liquor, em geral, é normal. As lesões patológicas são esteatose hepática e edema cerebral grave.

VARICELA EM SITUAÇÕES ESPECIAIS

Varicela em Imunodeprimidos[1,4,5,12,14,19,20]

Nos indivíduos imunocomprometidos (portadores de leucemia, linfoma de Hodgkin e não Hodgkin, tumores sólidos, aids, transplantados e em uso de corticosteroides) a doença é quase sempre muito grave. Essa evolução mais grave é atribuída à falha da resposta celular. Cerca de 30% das crianças com leucemia ou linfoma que contraem varicela e não recebem profilaxia ou tratamento, desenvolvem uma infecção hemorrágica, progressiva e disseminada, potencialmente fatal. No final da 1ª semana e início da 2ª, as lesões passam a ser mais comuns nas extremidades (frequentemente acometem palmas e plantas) do que no tronco, e a sua distribuição e o aspecto das lesões podem assemelhar-se às lesões da varíola. Na 2ª semana da doença continuam a surgir vesículas, que tendem a serem profundas, com base hemorrágica e febre alta. Os imunodeprimidos correm um grande risco de complicações viscerais: pulmões, fígado, pâncreas e cérebro podem estar envolvidos em cerca de 30% a 50% dos casos, podendo ser fatal em 15% dos casos, geralmente por envolvimento pulmonar.

Infecções primárias pelo VZV, recorrentes ou persistentes, que podem durar meses mesmo sem nova exposição, são causa frequente de morbidade e hospitalização de crianças infectadas com o vírus HIV-l. Nos que sofreram transplante de medula óssea, a incidência de varicela acima de 1 ano tem sido estimada em 30% por ano pós-transplante.

Varicela Congênita[1,4,5,7,9,12,14,16,18a,19,20]

Varicela durante a gestação é associada com sérias complicações tanto para a mãe (risco de doença fetal é até cinco vezes maior que em pacientes não grávidas) quanto para seu concepto. Pode ocorrer envolvimento fetal, com detecção de IgM específica para varicela no recém-nascido e persistência de IgG por mais de 1 ano. O vírus varicela-zóster é reconhecidamente teratogênico e a infecção na primeira metade da gestação, em geral da 12ª à 20ª semana de gestação, está associada à síndrome de varicela congênita ("embriopatia da varicela") em até 2% dos casos, caracterizada por baixo peso (PIG), cicatrizes cutâneas, acometimento de membros (hipoplasia, equinovarismo, ausência ou deformidade dos dedos), alterações neurológicas (microcefalia e atrofia cortical, hidranencefalia, íleo ou bexiga neurogênicos e distúrbios sensoriais) e oftalmológicas (coriorretinite, microftalmia, catarata, síndrome de Horner, nistagmo e anisocoria).

Essas manifestações podem ser achados isolados ou podem advir de infecções ocorridas mais tardiamente, e que ocasionariam malformações de menor extensão e gravidade; nestes casos a criança pode ficar sem diagnóstico até o 2º ano de vida ou mais. Embora o feto possa ser infectado mais tardiamente, muitas vezes a única evidência de que isto ocorreu é um título de anticorpo anti-VZV positivo quando a criança tem mais de 1 ano de idade ou, em outros casos, o aparecimento de zóster em idade precoce.

Varicela Perinatal[1,4,5,7,9,12,14,16,19,20]

Doença materna no período de 5 dias antes até 2 dias após o parto resulta em varicela grave no neonato (varicela neonatal) em até 30% dos casos, por contágio, sem haver tempo de passagem de anticorpos protetores da mãe em quantidade suficiente para o feto. As crianças apresentam um quadro clínico grave, com extensas lesões cutâneas e viscerais (pulmão, cérebro, fígado), que surgem do 5º ao 15º dia de nascido, e acompanhado de mortalidade elevada (cerca de 30%). A ocorrência de herpes- em lactentes e crianças jovens sem história prévia de varicela é consequência da infecção congênita fora do período de teratogênese.

Varicela que surge nos primeiros 10 dias de vida é considerada congênita. Esses recém-natos têm indicação de receber imunização passiva com imunoglobulina humana hiperimune antivaricela-zóster e precisam ser acompanhados de perto para que se detectem prováveis complicações o mais precocemente possível, pois há relatos de pacientes que fizeram uso da imunoglobulina antivaricela-zóster (VZIG) e mesmo assim evoluíram com doença grave e até mesmo óbito. Uma alternativa é o emprego de VZIG e terapia antiviral após o início das manifestações clínicas da doença.

DIAGNÓSTICO DIFERENCIAL[1,5,12,14,16,19,20]

O diagnóstico da varicela se baseia nos dados epidemiológicos e características clínicas da doença (exantema papulovesiculoso pruriginoso, lesões que evoluem em estágios distintos, o conhecido polimorfismo regional). O diagnóstico diferencial era principalmente feito com a varíola (doença erradicada). Estrófulo (prurigo por insetos – pulgas, mosquitos e piolhos) em crianças atópicas. O primeiro surto quando vesicobolhoso é passível de confusão com varicela. Infecções por enterovírus podem se apresentar, em alguns casos, com exantema vesicular, geralmente no verão, associado a lesões de orofaringe, mãos e pés (síndrome mão-pé-boca). Infecção por herpes simples com caráter disseminado em pacientes com dermatite atópica ou eczemas, embora raro, pode confundir. Picada de insetos (estrófulos) pode ser confundida com quadro inicial de varicela, porém os antecedentes alérgicos à picada de inseto, ausência de lesões em mucosas e a evolução esclarecem o quadro. Impetigo pode também confundir e, às vezes, ocorrer concomitantemente, porém também atinge áreas de abrasão cutânea, periorificiais (nariz e boca), disseminando-se por autoinoculação, sem lesões em mucosas.

DIAGNÓSTICO LABORATORIAL[1,4,5,12,14,17,19,20]

Pesquisa de Inclusões Intranucleares

O esfregaço de Tzanck (raspado de base de vesícula corado por Giemsa) é usado com frequência: a presença de células multinucleadas identifica as lesões provocadas por um dos herpesvírus (HSV ou pelo vírus VZV), mas não identifica qual. A sensibilidade do teste não ultrapassa 60%. Um esfregaço adequadamente corado contém, também, inclusões eosinofílicas intranucleares. Os antígenos do VZV podem ser detectados nas vesículas por vários meios imunológicos, incluindo a imunofluorescência direta com anticorpos monoclonais. Tais ensaios distinguem o VZV do vírus herpes simples.

Inoculação de Líquido Vesicular em Cultura de Tecidos

O VZV pode ser isolado do líquido vesiculoso obtido nos primeiros 3 dias de exantema. O vírus é muito lábil e precisa ser armazenado a temperaturas de −70ºC caso as culturas não possam ser inoculadas imediatamente. Pode-se colher o líquido vesicular em tubos capilares não heparinizados e colocar a amostra diretamente em fibroblastos pulmonares embrionários ou âmnio humanos.

Testes Sorológicos

Podem-se detectar anticorpos séricos dias após o início da varicela e seus títulos costumam elevar-se 2 a 3 semanas depois. A confirmação sorológica é obtida empregando-se várias técnicas: o ELISA (ensaio imunoabsorvente ligado à enzima), mais frequentemente usado, e a reação de fixação do complemento, os mais disponíveis. ELISA é muito mais sensível, e FC tende a negativar meses após a infecção (6 a 12 meses).

A determinação do estado imune de contatos pode ser feita pelo ELISA, anticorpos fluorescentes contra o antígeno de membrana (FAMA) ou teste de aglutinação de partículas de látex (mais sensível, mais rápido e mais barato que o ELISA).

A reação em cadeia da polimerase (PCR) é um teste de escolha para demonstrar a presença do vírus no líquido vesicular, em secreções respiratórias, esfregaços de orofaringe e líquido cefalorraquidiano. A detecção do ácido nucleico do vírus varicela-zoster (DNA) por PCR permite um diagnóstico mais precoce e eficaz.

DIAGNÓSTICO EPIDEMIOLÓGICO[1,5,12,14,16,19,20]

A varicela é uma doença altamente contagiosa, que atinge até 90% dos membros suscetíveis após exposição domiciliar. A infecção subclínica não é superior a 4%. É uma doença endêmica na população, ocorrendo epidemias no final do inverno e no início da primavera, mas casos esporádicos podem ocorrer no início do verão e no final do outono. A faixa etária mais acometida vai do nascimento aos 15 anos, concentrando 90% dos casos, sendo que 50% desses casos ocorrem entre crianças de 5 aos 9 anos. A maior gravidade, porém, é observada em menores de 1 ano e adultos, com incidência aumentada de complicações viscerais e infecções bacterianas secundárias.

Envolve ambos os sexos e igualmente todas as raças. A letalidade é proporcional à idade: embora menos de 2% dos casos notificados ocorram após a 2ª década de vida, quase 35% dos óbitos são registrados nesse grupo. Os adultos também apresentam um índice desproporcionalmente alto de internações hospitalares. Aproximadamente 10% dos indivíduos acima de 15 anos em regiões tropicais são considerados suscetíveis à infecção pelo VZV.

A transmissão se dá por contato direto com material oriundo das lesões cutâneas ou por via aérea através das secreções respiratórias. São importantes não só as gotículas expelidas na fala ou na tosse (com alcance de cerca de 90 cm), mas também partículas de menor tamanho (5 mm ou menos) formadas pela evaporação das gotículas e por partículas de poeira em suspensão, atingindo maior dispersão (transmissão pelo ar), sendo o risco de transmissão viral diretamente relacionado com o número de lesões cutâneas. O período de contágio vai de 2 dias antes do início do *rash* e do aparecimento das vesículas até a involução de todas as lesões e crostas (crostas secas não contêm vírus infeccioso), o que ocorre, em geral, com 5 a 7 dias de doença em crianças imunocompetentes.

A transmissão intra-hospitalar ocorre através do contato entre os pacientes, ou através do ar. O contágio indireto por uma terceira pessoa é improvável e difícil de ser comprovado. Os adultos internados com herpes-zóster têm menor probabilidade de causar casos secundários de varicela entre os contatos adultos que entre crianças, e isso ocorre porque as crianças internadas tendem a ser mais suscetíveis à varicela que os adultos hospitalizados. Recomendam-se medidas de isolamento rigorosas para os pacientes hospitalizados com varicela e para crianças e adultos imunocomprometidos com herpes-zóster.

Em sua quase totalidade, os casos de varicela ocorrem na infância e a maioria das crianças contrai a doença logo após entrarem nas escolas. Menos de 2% dos casos ocorrem após a 2ª década de vida. Cerca de 10% dos funcionários de hospitais com história negativa de varicela têm sorologia negativa. Quase todos os indivíduos com história pregressa positiva têm sorologia positiva.

Após a infecção, há imunidade por toda a vida, sendo raros novos episódios após outra exposição, isto ocorrendo principalmente em imunocomprometidos. Também são raras as infecções primárias assintomáticas.

A varicela é mais comum que outras doenças da infância nos primeiros meses de vida, mas a doença quando ocorre tende a ser branda. Isso ocorre, provavelmente, pela presença de anticorpos maternos transferidos através da placenta que não seriam tão eficazes na proteção dos lactentes contra essa doença quanto os anticorpos passivos contra outros vírus, como o do sarampo, por exemplo, mas podem atenuá-la. Relatos de surtos em berçários são raros. As crianças que desenvolvem varicela durante os primeiros meses de vida ou expostas durante a vida intrauterina correm um maior risco de apresentarem herpes-zóste na infância.

TRATAMENTO

Tratamento Inespecífico[1,5,12,14-16,19,20]

Em geral a doença é autolimitada, sendo suficientes medidas gerais destinadas a evitar infecção bacteriana secundária e para obter alívio sintomático, através de higiene local e agentes antipruriginosos (loção de calamina e anti-histamínico oral). Em crianças é importante aparar as unhas o mais rente possível, visando reduzir as lesões por escarificação. Para o alívio da febre e sintomas gerais usam-se dipirona ou ibuprofeno e contraindica-se o ácido acetilsalicílico pelo risco de síndrome de Reye. O paracetamol pode ser usado, porém com cautela em pacientes com varicela, pois cerca de 25% deles têm algum grau de lesão hepática e este medicamento, dependendo da dose, pode ser hepatotóxico.

Tratamento Antiviral

Aciclovir[12,13,18,20]

O aciclovir é um derivado purínico análogo da guanosina. Sua ação específica contra os vírus do grupo herpes levou à descoberta de outros derivados da guanina, como o ganciclovir e o fanciclovir. Apresenta alta seletividade de ação e baixa toxicidade para as células humanas. Tem particular valor na varicela grave: encefalite, pneumonia, formas hemorrágicas, doença no período neonatal, gestante, e imunodeprimidos. Aciclovir foi aprovado nos EUA para tratamento de varicela e herpes-zóster em hospedeiros normais. O uso oral de aciclovir em crianças normais, adolescentes e adultos diminui a duração da evolução das lesões em cerca de 1 dia, reduz o número total de novas lesões em cerca de 25% e diminui os sintomas constitucionais em 1/3 dos pacientes.

A AAP (Academia Americana de Pediatria) recomenda o tratamento de adolescentes e adultos assim como pacientes de alto risco (prematuros, crianças com displasia broncopulmonar) preferentemente nas 24 h de início da doença.

Em crianças de 2 a 16 anos a dose oral é 20 mg/kg, quatro vezes ao dia por 5 dias (máximo – 800 mg/dia). Obs.: manter o paciente bem hidratado.

Adolescentes e adultos devem receber 800 mg cinco vezes ao dia.

Nos casos de varicela com maior gravidade, como aqueles que evoluem com manifestações viscerais, em pacientes com alterações imunitárias, ou varicela perinatal, o uso do aciclovir por via oral, ainda que em doses elevadas, pode não atingir concentração ativa contra o vírus. Nessas circunstâncias, esse antiviral deve ser administrado por via intravenosa (IV), na dose de 5 a 10 mg/kg a cada 8 h ou 500 mg/m^2 a cada 8 h, em crianças. A droga deve ser mantida por 7 dias.

Por via oral, o aciclovir pode ser substituído por sua pró-droga, o valaciclovir, ou pelo fanciclovir, uma pró-droga do penciclovir, que também tem atividade contra o VZV. O valaciclovir e o fanciclovir têm biodisponibilidade por via oral cerca de 60% a 80% melhor que o aciclovir, possibilitando seu emprego em menor número de tomadas ao dia. Esses fármacos são utilizados somente por via oral e não têm formulações pediátricas. Sua administração pode ser feita em substituição ao aciclovir oral; o valaciclovir na dose de 1 g a cada 8 h de 7 a 10 dias e o fanciclovir na dose de 500 mg a cada 8 h, mantidos por 7 dias.

A resistência aos medicamentos antivirais é rara, mas já foi descrita em crianças com infecções pelo HIV. O foscarnet é outro recurso terapêutico disponível para o tratamento nestes casos (infecções pelo VVZ resistente ao aciclovir).

Outras Drogas Antivirais[2a,18]

A brivudina ou bromovinildesoxiuridina (BVDU) é um dos mais potentes inibidores dos vírus varicela-zóster e dos vírus herpes simples (HSV). Sua ação é 1.000 vezes maior contra o VZV e cinco vezes maior contra HSV do que o aciclovir. Não disponível no Brasil. A sorivudina é o fármaco com maior potência contra o VZV, mas seu uso é contraindicado em pacientes com neoplasias em uso de quimioterápicos. Seu uso clínico está licenciado no Japão e em outros países. Netivudina, *in vitro*, é sete vezes mais potente que o aciclovir. Tem sido usada em ensaios clínicos no tratamento do herpes-zóster. Vidarabina (ARA-A ou vira-A) é um nucleosídeo análogo da adenina com utilidade no tratamento de infecções virais graves, incluindo aquelas produzidas pelo vírus VZV. Não é comercializada no Brasil. Ribavirina é um antiviral cujas evidências virológicas e clínicas sobre a eficácia no tratamento da varicela-zóster são conflitantes com sua ação *in vitro*. O amenamevir (ASP2151) é um novo antiviral inibidor da helicase-primase, com atividade contra os vírus herpes simples 1 e 2 e o vírus varicela-zóster. Apresenta atividade contra cepas resistentes ao aciclovir, sendo uma alternativa promissora para o futuro.

Antibacterianos[2b,4,5,15,16,18,]

No caso do impetigo, além dos cuidados higiênicos locais utiliza-se, em princípio, tratamento local com mupirocina ou ácido fusídico, de preferência, ou neomicina/bacitracina. Em processos extensos, comprometendo a face ou recidivantes, considerar o uso de antibióticos por via oral: cefalexina, cefadroxil, cotrimoxazol.

Em infecções cutâneas secundárias comprometendo planos mais profundos (p. ex., celulite, erisipela, fascite necrotizante ou sepse) é indicado o uso de antibióticos parenterais para cobertura dos agentes mais comuns já citados (*Streptococcus* β-hemolítico do grupo A – *Streptococcus pyogenes*, *Staphylococcus aureus*) com cobertura para germe multirresistente (vide capítulo de Estafilococcias).

Medidas Adicionais[12,14,19,20]

Casos graves muitas vezes requerem estrutura de CTI (oxigenoterapia, suporte ventilatório, etc.). O uso de corticosteroides não tem valor comprovado no tratamento de pneumonia ou encefalite pelo VVZ e aqueles que, por qualquer razão, já estavam em uso de corticosteroides ao adquirir a doença devem ter sua dose reduzida a níveis fisiológicos em prednisona (0,5 a 1 mg/kg/dia).

PROFILAXIA

Medidas Gerais[5,12,14,20]

As medidas gerais baseiam-se no isolamento do paciente por um período que vai de 1 a 2 dias antes do aparecimento das vesículas até que todas as lesões se tornem crostas, e a utilização de material adequado para a manipulação do doente (gorro, máscara, luvas), principalmente para evitar a propagação intra-hospitalar entre as pessoas com história negativa de doença, nos não vacinados ou entre os pacientes imunodeprimidos.

PREVENÇÃO COM MEDICAMENTOS

Aciclovir Oral[12a]

Indicado também na prevenção entre contatos suscetíveis, principalmente os que fazem parte da família do caso-índice, que pela maior exposição (maior carga viral) podem desenvolver casos mais graves. Período ideal para o início da medicação seria o de incubação da doença. Outro motivo seria o custo mais baixo e a maior disponibilidade para uso do que a imunoglobulina antivaricela-zóster (VZIG). Dose: 40 a 80 mg/kg/dia por 7 dias.

Imunização Passiva[5,12,18,18a,20]

Imunoglobulina antivaricela-zóster (VZIG) está disponível (nos Centros de Referência de Imunobiológicos Especiais – CRIES), sendo indicada para pessoas suscetíveis com alto risco de desenvolver varicela grave após a sua exposição ao VZV: indivíduos imunocomprometidos com história negativa para varicela; mulheres grávidas suscetíveis (principalmente no 1º trimestre de gestação); recém-nascidos de mães que desenvolveram varicela de 5 dias antes do parto até 2 dias após; crianças prematuras com menos de 28 semanas de gestação hospitalizadas, seja qual for a história materna de varicela; recém-nascido pré-termo com idade gestacional maior que 28 semanas cuja mãe tenha história negativa para varicela ou seja soronegativa. A história pregressa de varicela costuma ser confiável nos adultos e nas crianças, e estas, caso tenham história pregressa negativa, costumam ser suscetíveis. A avaliação sorológica dos adultos com história negativa tem utilidade, desde que não implique um retardo na administração de VZIG.

A imunoglobulina deve ser administrada de preferência até 96 h após a exposição (CDC), sendo priorizado um período de até 72 h pós-exposição. Outros autores advogam o uso da VZIG até o 10º dia após o contato, ainda com efetividade para reduzir a severidade da doença. Esta prática demonstrou que ela pode evitar a doença em indivíduos suscetíveis imunocompetentes, e fez com que a varicela tivesse uma apresentação clínica mais branda em indivíduos suscetíveis imunocomprometidos. Nova dose de imunoglobulina deve ser administrada se ocorrer outra exposição de indivíduo suscetível ao vírus após um período maior que 2 semanas desde a última dose. A dose recomendada é de 125 U/10 kg, por via intramuscular, sendo a dose mínima de 125 U e a máxima de 625 U.

Imunização Ativa

A vacinação contra a varicela é discutida no capítulo sobre imunizações.

REFERÊNCIAS BIBLIOGRÁFICAS

1. Brunell PA. Varicela. In: Bennett JC, Plum F (Eds.). Cecil Tratado de Medicina Interna. 22ª ed. Rio de Janeiro: Guanabara Koogan; 2005,. p. 2319-21.
1a. Brasil, Ministério da Saúde. Guia de Vigilância Epidemiológica. 7ª ed. Brasília: Caderno 4; 2010. p. 37-47.
2. Cotran RS et al. Robbins Patologia Estrutural e Funcional. 5ª ed. Rio de Janeiro: Guanabara Koogan; 1996. p. 309-10.
2a. Chono K et al. ASP2151, a novel helicase-primase inhibitor possesses antiviral activity against varicella-zoster virus and herpes simples virus types 1 and 2. J Antimicr Chemother. 2010;65:1733-41.
2b. Carvalho LHAF, Carvalho CMCN. Antibióticos em infecções comunitárias. In: Tratado de Pediatria (Sociedade Brasileira de Pediatria). 2ª ed. São Paulo: Manole; 2010. p. 1145-55.
3. Englund J A, Balfour HH. Varicella and Zoster Infections. In: Hoeprich PA (Ed.). Infectious Diseases. 5th ed. Philadelphia: Lippincott Company; 1994. p. 952-62.
4. Farhat CK. Varicela In: Imunizações, Fundamentos e Prática. 5ª ed. São Paulo: Atheneu; 2008. p. 414-24.
5. Feldman C, Berezin EN. Varicela/Herpes-Zóster. In: Veronesi R, Focaccia R (Eds.). Tratado de Infectologia. 4ª ed. São Paulo: Atheneu; 2010. p. 767-77.
6. Fleisher G et. al. Life threatening complications of varicela. Am J Dis Child. 1981;135: 896-99.
7. Freire LMS, Freire HBM. Infecção pelo vírus varicela-zóster: Considerações diagnósticas e terapêuticas. Pronap: SBP; 2000, extra 1. p. 55-85.
8. Guess HA et al. Population based studies of varicella complications. Pediatrics. 1986;78: 723-27.
9. Higa K, Kenjiro D, Harushiko M. Varicella zoster infection during pregnancy: Hypothesis concerning the mechanisms of congenital malformations. Obstet Gynecol. 1987;68:214-22.
10. Jawetz EM, Melnick JL et al. Microbiologia Médica. 18ª ed. Rio de Janeiro: Guanabara Koogan; 1991. p. 346-52.
11. Johnson R, Mil BP. Central nervous system manifestation of chickenpox. Canad M Assoc J. 1970;102:831.
12. Krugman S, Katz S. Infecções pelo vírus varicela-zóster. In: - Doenças Infecciosas na Infância 10ª ed. Rio de Janeiro: McGraw-Hill; 1999. p. 483-505.
12a. Kesson A M et al. Acyclovir for the prevents and treatment of varicella-zoster in children, adolescents and pregnancy. J Paediatr Child. Health. 1996;32:211-17.
13. Lenise JF et al. Internações por varicela: Razões e complicações. In: XIX Congresso da Sociedade Brasileira de Medicina Tropical, São Paulo. Anais; 1983. p. 158.
14. Mayers MG, Stauberry LR, Seward JF. Vírus Varicela-Zóster. In: Nelson Tratado de Pediatria 17ª ed. Rio de Janeiro: Guanabara Koogan; 2005. p. 1125-1131.
15. Murahovschi J. Doenças Infecciosas Exantemáticas: Varicela. In: - Pediatria, Diagnóstico + Tratamento. 6ª ed. São Paulo: Sarvier; 2003. p. 598-601.

16. Martins RM, Homma A, Migowski E. Imunizações In: Coura JR. Dinâmica das Doenças Infecciosas e Parasitárias. Rio de Janeiro: Guanabara Koogan; 2005. p. 407-418.

17. Succi RCM. Varicela-zóster. In: Farhat CK. Infectologia Pediátrica. 3ª ed. São Paulo: Atheneu; 2008. p. 755-767.

18. Tavares W. Quimioterápicos Antivirais. In: Antibióticos e Quimioterápicos para o Clínico. Rio de Janeiro: Atheneu; 2006. p. 441-61.

18a. Thoughton JA et al. Management of varicella contacts in pregnancy: VZIG of vaccination? J Clin Virol. 2009;46:345-49.

19. Whithey RJ. Varicella-zóster. In: Braunwald E et al. Harrison Medicina Interna 16ª ed. Rio de Janeiro: Mc Graw-Hill; 2006. p. 1095-1098.

20. Whitley RJ. Varicella-zoster vírus. In: Mandell GL, Bennett JE, Dolin R (ed). Mandell, Douglas and Bennett's Principles and Practice of infectious Diseases. 7th ed. Philadelphia: Churchill Livingstone; 2010. p. 1963-1968.

21. Ziebold C et al. Severe complications of varicella in previously healthy children in Germany. Pediatrics. 2001;79:105-08.

160 Varíola

- **Guido Carlos Levi**
- **Esper Georges Kallás**

(CID 10 = B03 - Varíola; B04 - Varíola dos macacos [*Monkeypox*])

INTRODUÇÃO

Em 1980, a erradicação da varíola da face da terra foi reconhecida pela Assembleia da Organização Mundial da Saúde, 3 anos após o último caso de infecção natural registrado[11]. Nas 2 décadas seguintes houve uma redução progressiva no interesse por essa doença e sua prevenção vacinal. No entanto, o potencial risco para uma população mundial predominantemente desprotegida (ou por jamais ter sido vacinada, ou por perda de proteção induzida por imunização há cerca de 30 anos ou mais), trazido pela ameaça do emprego do vírus variólico como arma de bioterrorismo, trouxe novamente à tona o interesse pelo assunto[18]. Este capítulo tem, portanto, como meta rever esses tópicos, trazendo, de maneira resumida, as informações básicas para aqueles que nunca vivenciaram a varíola, mostrar os mais recentes progressos em relação à sua prevenção vacinal, bem como a situação atual das medidas envolvidas com a redução dos danos consequentes ao seu eventual emprego como arma biológica.

A varíola é doença conhecida desde a Antiguidade. Como não existem reservatórios animais nem portadores humanos, sua persistência depende da transmissão contínua entre seres humanos. Por isso, especula-se que deve ter emergido por volta de 10.000 anos a.C., quando surgiram os primeiros assentamentos agrícolas. No sexto século d.C. era comum no norte da África, de onde teria passado à Europa. Por volta do século 10 d.C., era comum no Japão e no Oriente Próximo, com grandes reintroduções na Europa com o retorno das cruzadas e a invasão mongol. Para ressaltar a importância da doença no continente europeu, basta citar que no final do século XVIII morriam de varíola cerca de 400.000 pessoas por ano[9]. Sua introdução no Novo Mundo teve terríveis consequências. No México levou à morte cerca de três milhões de nativos, e epidemias da doença contribuíram decisivamente para o colapso dos impérios asteca e inca[14]. Na metade do século XVI o mundo todo já estava infectado, e, se não fosse o aparecimento da vacinação, a varíola seria um pesadelo recorrente a cada nova geração até os dias de hoje[19].

O agente da varíola é um vírus ADN, de gênero *Ortopoxvirus*, família *Poxviridae*. Pode permanecer viável longo tempo no meio ambiente, porém tem seu efeito patogênico atenuado pelo envelhecimento, pela exposição à luz natural e pelo calor. Nas células epiteliais, o vírus apresenta-se sob a forma de corpúsculos eosinofílicos de inclusão intracitoplasmática, denominados corpúsculos de Paschen ou de Guarnieri. O contágio se dá, em geral, pela inalação de gotículas contendo o vírus em suspensão, eliminadas pela mucosa oral, nasal ou faríngea dos pacientes com a doença. Também pode haver transmissão a partir das crostas cutâneas, e mais raramente pode ocorrer infecção aérea à distância ou pelo manuseio de roupas, lençóis e cobertores contaminados[9,11,12,18].

DIAGNÓSTICO CLÍNICO

Após um período de incubação de 7 a 14 dias, surgem abruptamente os sintomas iniciais: febre elevada, calafrios, cefaleia, dores nas costas. Após poucos dias surge a erupção cutânea (Figura 160.1). As máculas iniciais evoluem rapidamente para pápulas, e em alguns dias para vesículas, contendo líquido límpido e cercadas por halo eritematoso regular. Embora acometam o corpo todo, sua distribuição é centrífuga, com maior concentração de lesões na face e nas extremidades. Cerca do 6º dia, as vesículas evoluem para pústulas, geralmente umbilicadas e de centro mais escuro. As lesões são profundas, endurecidas, uniformes e de mesmo estádio evolutivo. No 9º ao 10º dia ocorre evolução para crostas, com regressão da febre e melhora do estado geral. Em mais 7 a 10 dias essas crostas caem, deixando áreas hipopigmentadas que podem persistir por longo tempo. Com frequência, ficam cicatrizes profundas na face e, mais raramente, em outras partes do corpo[4,11,12,18].

Podem existir também outros tipos de forma clínica, de menor ou maior gravidade. Entre as primeiras, devemos destacar as formas leves, com erupção abortiva, que podem ser encontradas em indivíduos com imunidade parcial advinda de vacinação, e a varíola *minor* ou *alastrim*. Em relação a esta até hoje se discute se deva ser considerada uma entidade mórbida diversa, causada por um vírus diferente do da varíola *major*, já que as diferenças entre ambos são de pequeníssi-

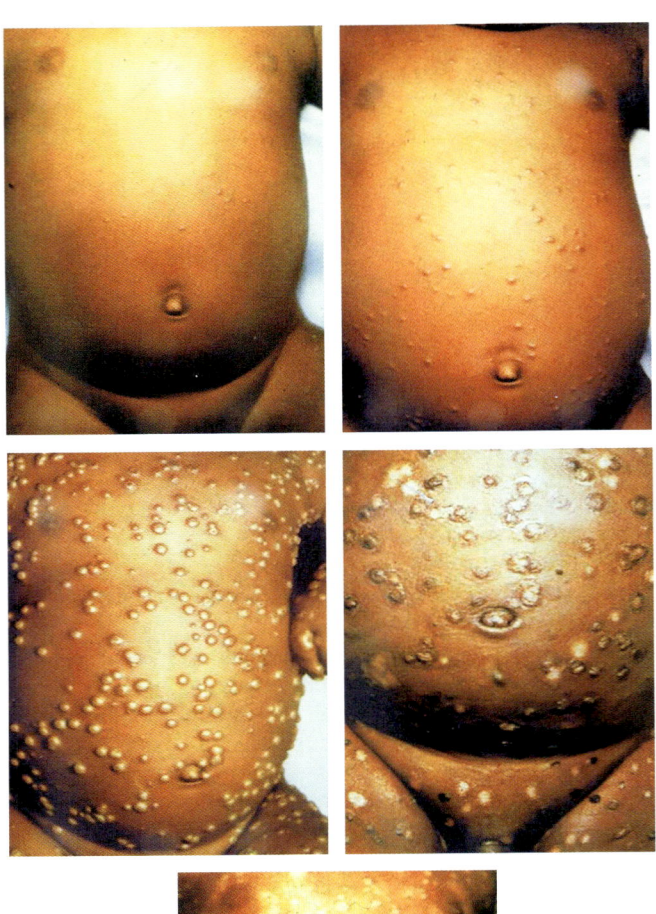

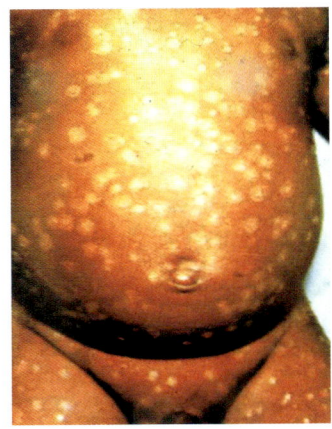

FIGURA 160.1 – Curso evolutivo da erupção cutânea típica em criança com varíola. Segundo dia: erupção maculopapular. Do 3º ao 4º dia: pápulas evoluem para vesículas profundas e duras. Do 5º ao 7º dia: evolução para pústulas, auge da erupção. Do 9º ao 10º dia: evolução para crostas, duras e escuras, algumas já se destacando. Convalescença: hipopigmentação cutânea de longa duração. Extraído e adaptado de Edmond RTD[4].

ma monta. Tem evolução clínica mais benigna, as lesões são mais superficiais, a duração é mais curta e a letalidade bem mais baixa, ao redor de 1% a 2%. Ressalte-se que a vacina antivariólica protege também contra o *alastrim*[9,12,18].

DIAGNÓSTICO LABORATORIAL

O diagnóstico da varíola é fundamentalmente clínico. No entanto, em casos de dúvida diagnóstica, podem-se uti-

lizar recursos laboratoriais; basicamente, o cultivo do vírus a partir do sangue ou de lesões cutâneas. A cultura pode ser feita em tecidos, nos quais após 30 a 48 h torna-se evidente a degeneração celular, ou em ovo embrionado, com leituras positivas após 48 a 72 h. Podem-se visualizar os corpúsculos de Paschen (ou Guarnieri) em esfregaços contendo células epiteliais coradas pelo método de Giemsa. A microscopia eletrônica, revelando os característicos corpúsculos de inclusão, permite facilmente a diferenciação com a varicela e o herpes simples[12].

Existem também várias reações sorológicas, porém de pouca utilização prática e disponíveis somente em pouquíssimos centros.

DIAGNÓSTICO DIFERENCIAL

O principal é com a varicela. Nesta, porém, as lesões são mais superficiais e cercadas por halo irregular, sua distribuição é centrífuga e existe nítido polimorfismo regional, com concomitância de lesões em diferentes estádios evolutivos, pois são oriundas de *brotes* diversos de erupção. Além disso, o quadro clínico é muito mais benigno, a mortalidade é baixíssima e as lesões cicatriciais só ocorrem quando do "arrancamento manual das crostas"[11,12].

O herpes-zóster disseminado, em geral, ocorre em imunodeprimidos; a erupção mais concentrada no feixe nervoso primariamente afetado, a presença de dor na região inervada por esse feixe, a paucidade (quando presente) das lesões de extremidades, são todos elementos que permitem em geral fácil diferenciação clínica. O mesmo ocorre com o herpes simples disseminado, também acometendo predominantemente imunodeprimidos, com número bem menor de lesões que na varíola, e também sem as etapas evolutivas que caracterizam esta última.

Ressalte-se, porém, que algumas formas graves das citadas patologias podem raras vezes confundir-se com formas menos graves de varíola *major*, sendo necessário, nesses casos, apelar para a ajuda do laboratório e da anatomia patológica, como citado anteriormente, para diagnóstico de certeza.

TRATAMENTO

Nos últimos anos houve grande interesse na procura de medicamentos antivirais potencialmente úteis no tratamento da varíola, já que até a erradicação da doença nenhuma droga útil nesse sentido era disponível. Após a verificação de boa atividade *in vitro* foi autorizada a pesquisa com o cidofovir tanto para infecção aguda quanto para efeitos adversos da vacinação. Posteriormente foram examinados análogos do cidofovir, e alguns deles demonstraram atividade muito superior à do composto básico, devendo ser submetidos a futuras investigações. Além disso, centenas de outros medicamentos foram testados *in vitro*. Cerca de duas dezenas demonstraram ação considerável e deverão também receber estudos mais aprofundados[10].

PREVENÇÃO

Há 1.000 anos, foram tentados métodos de proteção contra a varíola, baseados na inoculação de material obtido pela remoção das cascas das feridas, a seguir moídas e aplicadas por esfregaço na pele ou por inoculação nas narinas[9]. Tal processo, chamado de variolização, não era desprovido de riscos, porém as fatalidades ligadas à sua utilização eram dez vezes menos frequentes que com a infecção natural.

O primeiro método seguro de vacinação é devido a Edward Jenner, que em 1796 demonstrou ser possível obter proteção com a inoculação de material extraído de lesão pustular humana de varíola bovina (*cowpox*, que hoje sabemos ser causada por um ortopoxvírus bastante próximo do vírus da varíola)[3,9,18].

Inúmeras cepas vacinais foram empregadas nos 2 séculos de vacinação contra a varíola, obtidas por passagens sucessivas em diferentes animais. Acredita-se que o vírus vacinal empregado no século passado tenha se originado da hibridização entre o vírus da varíola e o *cowpox*, ocorrida nos primórdios da vacinação. Após 1864, a provisão da vacina mais segura e em quantidade adequada foi obtida pelo crescimento do vírus em flanco de bezerro. No entanto, a vacina assim produzida tinha curta viabilidade, somente 1 a 2 dias. Pouco mais de 50 anos atrás é que foi desenvolvido um processo de produção em larga escala de vacina estável[3]. A partir daí foi possível empreender campanhas visando à erradicação da doença. No Brasil, o último caso ocorreu em 1972, e foi também o último das Américas. O último caso de infecção natural do mundo foi registrado em 1977, na Somália, e em 1980 a Assembleia da Organização Mundial da Saúde certificou a erradicação da varíola do nosso planeta[12,18]. Hoje, seu interesse seria apenas histórico, não fosse pela ameaça de bioterrorismo[10a].

Ressalte-se que na fase final da erradicação da doença foi aperfeiçoado um método de produção da vacina em cultura de tecidos. Não foi utilizado em larga escala, na ocasião, pela interrupção dos programas vacinais com a erradicação da doença[18]. No entanto, é este o método utilizado na retomada atual de produção do agente vacinal. Foram também anunciados estudos com o vírus vaccínia Ankura modificado, vírus este não replicante, muito seguro, porém com menor capacidade imunogênica[18a]. Não estão disponíveis, no entanto, até o momento, os resultados dessa linha de pesquisa.

VACINAÇÃO ANTIVARIÓLICA[1,4,6,9,11,12,15,18]

Aplicação da Vacina

Utilizando-se agulha bifurcada estéril e descartável são feitas 15 escarificações rapidamente em uma área de 5 mm de diâmetro, cobrindo-se o local com curativo não oclusivo para evitar a autoinoculação e, ao mesmo tempo, evitar a proliferação bacteriana que poderia ocorrer com a oclusão do local.

Evolução da "Pega" Vacinal

Após 2 a 5 dias desenvolve-se uma pápula no local. A seguir, a reação atinge seu auge, evoluindo para vesícula e pústulas (Figura 160.2). Nessa fase é comum alguns dias de febre, mesmo elevada, menos comum nos adultos e nas revacinações. Após 8 a 10 dias a pústula começa a regredir, formando uma crosta que, ao se destacar, deixa a característica cicatriz.

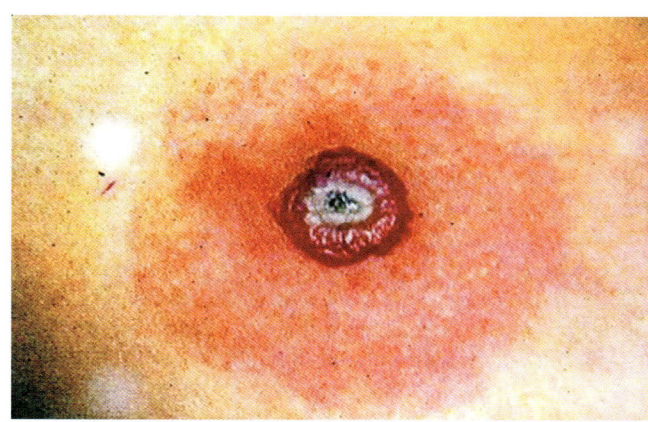
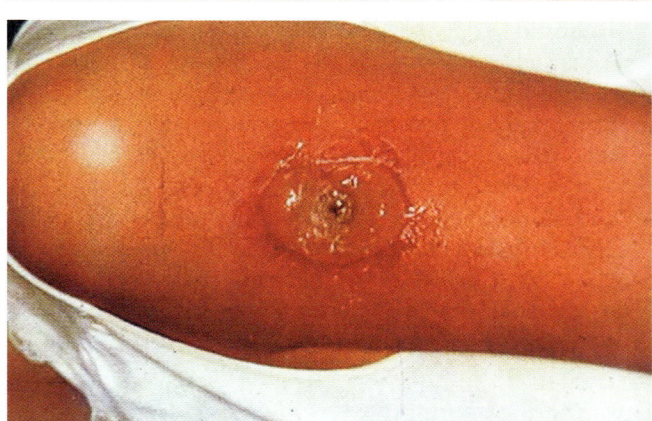

FIGURA 160.2 – "Pega" da vacina antivariólica. A. "Pega" normal, no pico (do 9º ao 12ª dia) com pústula perlácea sobre fundo avermelhado endurecido. B. "Pega" em indivíduo hipersensível, com lesão bolhosa de grandes dimensões. Extraído e adaptado de Edmond RTD[4].

Complicações Vacinais (Figura 160.3)

- Encefalite pós-vacinal: evento grave, mais frequente entre crianças menores de 1 ano de idade, ocorre em aproximadamente três vacinados para cada milhão de primovacinações.
- Eczema vacinal: é a disseminação da "pega" em áreas de eczema ou dermatite atópica, independentemente do grau de atividade do processo no momento da imunização. Pode ocorrer também em contatos de vacinados. É acompanhado de sintomas gerais intensos, com febre alta e linfadenopatia generalizada.
- Vaccínia progressiva: ocorre em indivíduos imunodeficientes. A lesão não cicatriza, surgem lesões secundárias, e a mortalidade é elevada, cerca de 1/3 dos casos.
- Vaccínia generalizada: caracteriza-se pelo aparecimento, 1 semana após a vacinação, de novas lesões, em indivíduos imunocompetentes. Essas lesões seguem o mesmo curso da "pega" primária e, embora sintomas gerais possam estar presentes, o prognóstico é geralmente bom.
- Inoculação acidental: a mais comum das complicações, em geral inócua, deve-se à transferência do vírus vacinal para outras áreas do corpo, com cicatrização ocorrendo simultaneamente à da lesão primária.

- Miopericardite e isquemia cardíaca: após a retomada da vacinação antivariólica nos Estados Unidos da América, visando imunizar cerca de 500.000 profissionais da saúde, com cerca de 230.000 vacinações primárias efetuadas, foram descritos 18 casos de miopericardite[7], bem como nove casos de eventos isquêmicos cardíacos entre os primeiros 25.000 vacinados. Embora uma relação causal clara não tenha sido ainda estabelecida, está em discussão a propriedade de se vacinar indivíduos idosos ou com fatores de risco conhecidos para eventos cardíacos como medida profilática para ataque bioterrorista eventual e, no caso de decisão de manter-se a política atual de não exclusão desses indivíduos do programa vacinal, quais são as medidas de acompanhamento necessárias e adequadas para diagnóstico e intervenção precoce na ocorrência de uma dessas complicações[16].
- Vaccínia fetal ou congênita: formas de extrema gravidade e alta mortalidade podem ocorrer por vacinação de grávida, sendo a forma congênita, em geral, consequência de vacinação em final de gestação.
- Dermatofibrossarcoma *protuberans*: tumor localmente agressivo porém pouco metastático, foi descrito em alguns casos (menos de dez adequadamente documentados) desenvolvendo-se em cicatriz vacinal de vacinação antivariólica[16a].

Duração da Imunidade

No passado, revacinações eram efetuadas a cada 3 a 10 anos; no entanto, essa decisão era bastante empírica, havendo poucas informações na literatura médica quanto à duração da proteção contra a doença oferecida pela vacinação. Acredita-se que ela seja bastante longa, porém a análise dos casos ocorridos após a reintrodução da varíola em países onde ela era longamente ausente comprova a redução progressiva da proteção através das décadas sucessivas à imunização[13], podendo chegar a menos de 10% após 30 a 40 anos[15]. Embora algumas avaliações sugiram que possa haver uma persistência mais longa tanto da imunidade humoral quanto da celular[15a], a presença de cicatriz vacinal não deve ser considerada garantia de segurança.

Contraindicações da Vacina

São contraindicações eczema no indivíduo ou em contactantes domiciliares, gravidez, anafilaxia por algum dos componentes da vacina e doenças ou tratamentos que levem à imunossupressão. No entanto, elas devem ser cotejadas com o risco em caso de contato suspeito com paciente infectante, já que os indivíduos com maior perigo de complicações vacinais são também aqueles com maior risco de morte pela doença.

VARÍOLA E BIOTERRORISMO

Apesar de o vírus variólico estar armazenado em apenas dois locais no mundo todo, teoricamente sob condições de segurança máxima, surgiram evidências de que algumas nações ou grupos pudessem ter estoques clandestinos do agente. A ameaça de seu uso como arma biológica causou extremas preocupações, já que se trata de um vírus que pode causar enorme número de fatalidades, tem fácil transmissão, pode ser produzido em grandes quantidades e ser armazenado por longos períodos[8,10a]. Para avaliar o impacto de uma epidemia no momento em que boa parte da população mundial está desprovida de imunidade, calcula-se que a letalidade poderia ser superior a 25%[2]. Isso levou a uma intensa retomada na produção da vacina, estando disponíveis cerca de 300 milhões de doses. Além disso, para garantir maior número de imunizações em situações de emergência, estão em andamento estudos visando verificar a possível eficácia da vacina diluída, bem como a duração da imunidade dos novos preparados após a diluição. Pelas informações recentemente disponíveis, mesmo diluída a 1/10, a vacina ainda mantém alto poder imunogênico[6].

Deve-se ressaltar, no entanto, que vacinação indiscriminada, na época atual, deve ser evitada, a não ser frente a risco muito concreto, já que pacientes imunodeprimidos poderiam ter consequências bastante graves. Embora em muitos casos possa ser feita uma triagem desses indivíduos, como no caso de tratamentos imunossupressores ou doenças conhecidas com potencial redução da imunidade, deve-se recordar haver no mundo todo um grande número de indivíduos com prejuízo da imunidade por doenças ainda não diagnosticadas, sendo a infecção pelo vírus da imunodeficiência humana (HIV) o melhor exemplo para esse alerta. Embora a imunoglobulina antivaccínia e/ou o cidofovir possam ser úteis em caso de complicações vacinais[1,18], são ainda medicamentos em fase investigacional e de potencial utilidade ainda não bem conhecida.

Finalmente, discute-se se em caso de ataque biológico possa ser permissível, ou até obrigatório, vacinar sem necessidade de consentimento informado. No entanto, sugere-se que os governos deveriam providenciar programa de compensação financeira para aqueles que vierem a apresentar sequelas da vacinação acompanhadas de incapacitações e para as famílias daqueles que vierem a morrer em consequência da imunização[5].

VACINA ANTIVARIÓLICA E *MONKEYPOX*

Recentemente foi verificado um surto de infecção por ortopoxvírus aparentado com o da varíola, o *monkeypox*. Dezenas de casos foram diagnosticados nos Estados Unidos da América, em pessoas que tiveram contato com alguns mamíferos selvagens ou que tinham esses animais exóticos como animais de estimação. Também foi suspeitada a transmissão inter-humana, porém sem confirmação segura. Pela sua aparentemente boa eficácia preventiva também para o *monkeypox*, a vacina antivariólica está sendo preconizada para todos os indivíduos considerados em risco de adquirir essa doença[17].

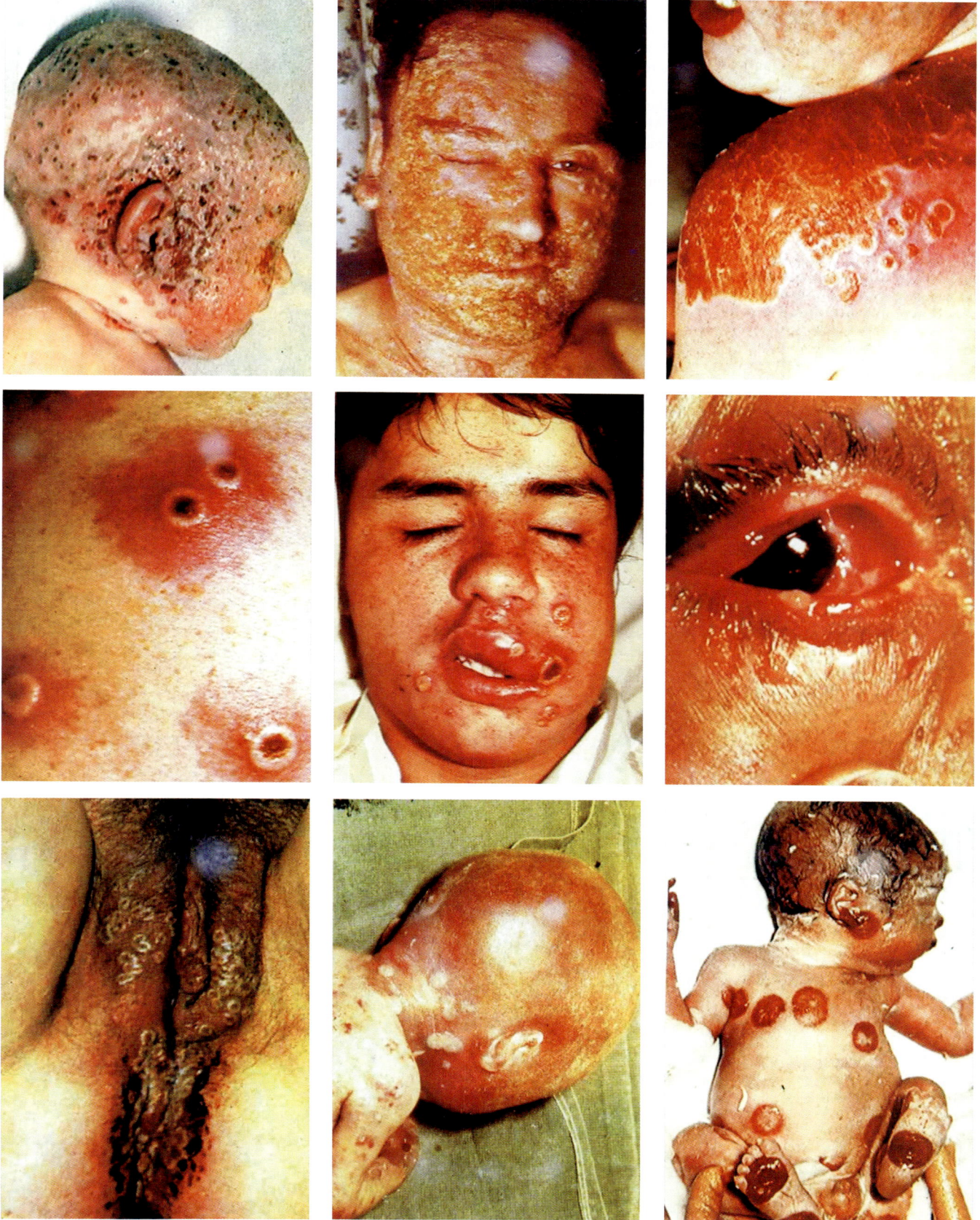

FIGURA 160.3 – Complicações decorrentes da vacinação antivariólica. A. Eczema *vaccinatum* em criança. B. Eczema *vaccinatum* em adulto. C. Disseminação em área de queimadura solar. D. Inoculação por roupa, no caso, camisa de amiga recentemente vacinada. E. Autoinoculação de face. F. Blefarite vacinal. G. Vulvovaginite vacinal. H. Vaccínia fetal, com óbito por lesões generalizadas. I. Vaccínia congênita em consequência de vacinação da mãe em final de gestação, com lesões grandes, evoluindo para cicatrização. Extraído e adaptado de Edmond RTD[4].

REFERÊNCIAS BIBLIOGRÁFICAS

1. Bartlett JG. Smallpox vaccinations and patients with Human Immunodeficiency Virus Infection or Acquired Immunodeficiency Syndrome. Clin Infect Dis. 2003;36:468-71.

2. Breman JG, Henderson DA. Poxvirus dilemmas – monkeypox, smallpox and biologic terrorism. N Engl J Med. 1998;339:556-59.

3. Collier LH. The development of a stable smallpox vaccine. J Hyg. 1955;52:76-101.

4. Edmond RTD. A Colour Atlas of Infectious Diseases. Londres: Wolfe Publishing Ldt; 1974.

5. Faden RR, Taylor HA, Seiler NK. Consent and compensation: a social compact for smallpox vaccine policy in the event of an attack Clin Infect Dis. 2003;36:1547-51.

6. Frey SE et al. Response to smallpox vaccine in persons immunized in the distant past. JAMA. 2003;289:3295-99.

7. Halsell JS et al. Myopericarditis following smallpox vaccination among vaccinia-naive US military personnal. JAMA. 2003;289:3283-89.

8. Henderson D. The looming threat of bioterrorism. Science. 1999;283:1279-82.

9. Henderson DA, Moss B. Smallpox and vaccinia. In: Plotkin SA, Mortimer EA Jr (Ed.). Vaccines. 3rd ed. Philadelphia: WB Saunders; 1999. p. 74-97.

10a. Hoffman D. The Dead Hand: The Untold Story of the Cold War Arms Race and Its Dangerous Legacy. New York: Anchor Books; 2010.

10. Le Duc JW et al. Smallpox Research Activities U.S Interagency Collaboration, 2001. Emerg Infect Dis. 2002;8:743-45.

11. Levi GC, Kallas EG. Varíola, sua prevenção vacinal e ameaça como agente de bioterrorismo. Rev Assoc Med Bras. 2002;48:357-62.

12. Machado CG. Varíola. In: Amato Neto V, Baldy JLS (Ed). Doenças Transmissíveis. São Paulo: Sarvier; 1989. p. 875-81.

13. Mack TM. Smallpox in Europe, 1950-1971. J Infect Dis. 1972;125:161-69.

14. McNeill WH. Plagues and people. Garden City: Anchor Press; 1976.

15. Smallpox Vaccination. Disponível em: http://www.promedmail.org. Acessado em: 11 jun. 2002.

15a. Hammarlund E et al. Duration of antiviral immunity after smallpox vaccination. Nature Medicine. 2003;9:1131-7.

16. Update: cardiac-related events during the civilian smallpox vaccination program – United States, 2003. MMWR. 2003;52:492-6.

16a. Green JL, Heymann WR. Dermatofibrosarcoma protuberans occurring in a smallpox vaccination scar. J Am Acad Dermatol. 2003;48:S54-5.

17. Update: Multistate outbreak of Monkeypox – Illinois, Indiana, Kansas, Missouri, Ohio and Wisconsin, 2003. MMWR. 2003;52:589-90.

18. Whitley RJ. Smallpox: a potential agent of bioterrorism. Antiviral Res. 2003;57:7-12.

18a. Slifka MK. The Future of Smallpox Vaccination: is MVA the key? Medical Immunol. 2005;4:2.

19. Zinsser H. Rats, lice and history. New York: Black Dog & Leventhal Publishers; 1935.

161 Verrugas

- Arnóbio da Penha Pachêco
- Adriana Soares de Freitas
- Carlos Bruno Fernandes Lima
- Leonardo Rodrigues Pachêco

(CID 10 = B07 - Verrugas de origem viral [Verrugas simples, vulgar; anogenitais - A63.0] [Papiloma da bexiga, do colo do útero, da laringe])

INTRODUÇÃO[1,3-5]

A família de vírus dos Papillomaviridae contém o gênero *Papillomavirus*, com mais de 80 tipos sorológicos. Certos tipos de papilomavírus humanos (HPV) infectam comumente a pele ceratinizada. As verrugas cutâneas consistem em discreta hiperplasia epitelial benigna com graus variáveis de hiperceratose superficial, manifestada na forma de minúsculas pápulas a grandes placas. As lesões podem tornar-se confluentes, formando um mosaico. A extensão da lesão é determinada pelo estado imunológico do hospedeiro.

ETIOLOGIA E EPIDEMIOLOGIA[1,3,5,6]

- Etiologia: ver Tabela 161.1
- Transmissão: contato pode ser direto ou indireto, principalmente, em recintos esportivos, praias ou piscinas, onde há maior aglomeração. Traumatismo insignificante com soluções de continuidade no estrato córneo facilita a infecção epidérmica. Ocorre contágio em grupos – pequenos (no lar) ou grandes (salão de ginástica, na escola).
- Outros fatores: o imunocomprometimento, como aquele que ocorre na doença pelo vírus da imunodeficiência humana (HIV) ou após imunodepressão iatrogênica no transplante de órgãos sólidos, está associado ao aumento na incidência e a verrugas cutâneas mais disseminadas. Risco ocupacional associado ao manuseio de carnes.
- Herança: epidermodisplasia verruciforme (EDV): mais comumente autossômica-recessiva.

DIAGNÓSTICO CLÍNICO[3,5,6]

Duração das Lesões

Com frequência, as verrugas persistem por vários anos se não forem tratadas.

Sintomas

Desfiguração estética. As verrugas plantares atuam como corpos estranhos e podem ser muito dolorosas durante atividades diárias normais, como caminhar, se estiverem localizadas em pontos de pressão. Os tratamentos mais agressivos, como a criocirurgia, resultam com frequência em muito mais dor que a produzida pela própria verruga. Sangramento pode ocorrer, especialmente após depilação.

Formas Clínicas (Tabela 161.1)

- Verrugas vulgares.
- Verrugas planas.
- Verrugas plantares.
- Verrugas filiformes.
- Verrugas periungueais.
- Verrugas genitais ou condiloma acuminado.
- Epidermodisplasia verruciforme.

Evolução e Prognóstico

Nos indivíduos imunocompetentes, as infecções cutâneas pelo HPV, em geral, sofrem regressão espontânea, sem qualquer intervenção terapêutica. Em pacientes imunocomprometidos, as infecções cutâneas causadas pelo HPV podem ser refratárias a todas as modalidades de tratamento. Na EDV, a doença começa entre 5 e 7 anos de idade, com lesão surgindo progressivamente, tornando-se disseminadas em alguns casos. Cerca de 30% a 50% dos indivíduos com EDV desenvolvem lesões cutâneas malignas em áreas de pele expostas à luz solar.

Exame Físico

Lesões Cutâneas

- *Verruca vulgaris* (verrugas vulgares): pápulas firmes de 1 a 10 mm ou raramente maiores, hiperceratóticas, com superfícies fissuradas e vegetações. As lesões palmares interrompem as linhas normais das impressões digitais. O reaparecimento das impressões digitais constitui um sinal de regressão de verruga. Os "pontos vermelhos ou cas-

TABELA 161.1

Tipos de HPV e Alterações Clínicas			
Tipo de HPV	**Lesões Clínicas Mais Comuns**	**Lesões Menos Frequentes**	**Oncogenicidade Potencial**
1	Verrugas plantares/palmares profundas	Verrugas vulgares	Nenhuma
2, 4, 27, 29	Verrugas vulgares	Verrugas plantares, palmares, em mosaico, orais, anogenitais	Nenhuma
3, 10, 28, 49	Verrugas planas	Verrugas planas em EV	Nenhuma
7	Verrugas do "açougueiro"	-	
13, 32	Hiperplasia epitelial focal oral (doença de Heck)	-	Nenhuma
5, 8, 9, 12, 14, 15, 17, 19-26, 36, 47, 50	Epidermodisplasia verruciforme (EV); verrugas na imunodepressão	A pele pode estar normal	HPV-5, 8, 9 isolados de CCS
6, 11	Verrugas anogenitais; condilomas cervicais	Lesão intraepitelial escamosa; CCS *in situ;* verrugas vulgares; papilomatose respiratória	"Risco isolado" tumor de Bushke-Lowenstein (condiloma gigante); raro em tumores de pênis, vulva, colo uterino e outros tumores urogenitais
16, 18	Condiloma cervical; Verrugas anogenitais; CCS *in situ*	Verrugas vulgares	"Alto risco"
31, 33, 35, 39, 45, 51-53, 55, 56, 59, 63, 66, 68	Condiloma cervical; Verrugas anogenitais; CCS *in situ*	Verrugas vulgares	Displasias e carcinomas genitais e cervicais: rara no CCS cutâneo

tanhos" característicos (alças capilares trombosadas) são observados mais facilmente com lente de aumento e são patognomônicos, representando alças capilares trombosadas. Lesão isolada, lesões discretas disseminadas. Anulares nos locais de tratamento prévio. Ocorre em locais de traumatismo: mãos, dedos, joelhos. Verrugas de açougueiro: grandes lesões semelhantes a couve-flor sobre as mãos de pessoas que manuseiam carne. As verrugas periungueais podem causar deformidades nas unhas.

- Verruga filiforme; são elementos ceratóticos, pouco numerosos, assemelhando-se a espículas que acometem com frequência a face.
- *Verruca plantaris* (verrugas plantares): no início, pequena pápula brilhante e nitidamente demarcada placa com superfície hiperceratótica rugosa, salpicada de pontos castanho-enegrecidos (capilares trombosados). À semelhança das verrugas palmares ocorre interrupção dos dermatoglifos normais. O retorno dos dermatoglifos constitui um sinal de regressão da verruga. As verrugas regridem sem deixar cicatriz. Os tratamentos como a criocirurgia e a eletrocirurgia podem provocar cicatrizes permanentes nas áreas tratadas. A hiperestesia pode ser acentuada, especialmente em alguns tipos agudos e nas lesões que se desenvolvem em áreas de pressão (cabeça do metatarso). A confluência de numerosas verrugas pequenas resulta em uma verruga em mosaico. Podem ocorrer lesões "que se beijam" nas superfícies opostas de dois dedos dos pés. Na região plantar, a verruga é frequentemente solitária, mas podem ocorrer três a seis ou mais. Pontos de pressão, cabeças dos metatarsos, calcanhares, dedos dos pés.

- *Verruca plana* (verrugas planas): pápulas planas e bem definidas (1 a 5 mm); superfície "plana"; a espessura da lesão é de 1 a 2 mm, cor da pele ou castanho-clara. Lesões redondas, ovais, poligonais e lineares (inoculação do vírus através de arranhaduras). As lesões que surgem após traumatismo podem ter uma configuração linear. Ocorrem na face, na região da barba, no dorso das mãos e nas canelas.
- Verrugas genitais ou condiloma acuminado: lesões vegetantes, não ceratóticas, úmidas, podendo estar isoladas ou agrupadas, aspecto de couve-flor, atingem proporções gigantescas que se localizam na área genital e perigenital, geralmente em pessoas adultas. Pode acometer a mucosa uretral, retal ou vaginal. Possui relação entre HPV e câncer cervical (ver Capítulo 93 –Infecção por Papilomavírus).
- Epidermodisplasia verruciforme: pápulas planas. Lesões semelhantes à pitiríase versicolor, particularmente no tronco, cor da pele, castanho-claro, rosa, hipopigmentada. As lesões podem ser numerosas, grandes e confluentes. Lesões semelhantes à ceratose seborreica. Lesões semelhantes à ceratose actínica. Carcinoma de células escamosas (CCE), *in situ* e invasivo. Com frequência, as lesões tornam-se confluentes, formando grandes áreas semelhantes a mapas. É comum o fenômeno de Koebner, ou seja, a reprodução da lesão, geralmente linear, decorrente do traumatismo do ato de coçar ou de outra natureza. Distribuição: face, dorso das mãos, braços, pernas, face anterior do tronco. Nas lesões das áreas expostas, pode ocorrer a transformação maligna tipo carcinoma espinocelular ou tipo Bowen, quando causada pelo HPV 5, pois este possui potencial oncogênico elevado.

DIAGNÓSTICO DIFERENCIAL

- Verruga vulgar: molusco contagioso, ceratose seborreica, ceratose actínica, ceratoacantoma: CCE *in situ* e CCE invasivo.
- Verruga plantar: calo, ceratose, exostose.
- Verruga plana: siringoma (facial), molusco contagioso.

DIAGNÓSTICO LABORATORIAL[1,3,6]

Em geral, estabelecido como base nas manifestações clínicas. No hospedeiro imunocomprometido, deve-se excluir a possibilidade de CCE induzido pelo HIV em áreas periungueais ou na região anogenital mediante biópsias das lesões.

Dermatopatologia: acantose, papilomatose, hiperceratose. O aspecto característico consiste em focos de células vacuoladas (coilocitose), fileiras verticais de células paraceratóticas e focos de grânulos cerato-hialinos agrupados.

TRATAMENTO[1,3,5,6]

Verrugas Planas

Durante o tratamento, devem-se evitar exposição ao sol, barbear ou depilar.

- Tretinoína: em creme ou gel 0,01% a 0,1%, uma ou duas vezes por dia, por 5 a 6 semanas.
- Ácido tricloracético (ATA): 10% a 25% em solução aquosa. Aplicando-se devagar sobre as lesões, removendo inicialmente a gordura da área com solução alcoólica.
- Crioterapia: nitrogênio líquido, tocando-se as lesões por 5 a 10 segundos.
- Formaldeído: 1% a 5% em vaselina, duas vezes por dia.
- Sulfato de zinco: 200 mg, três vezes ao dia.

Verrugas Filiformes

- Eletrocoagulação: após anestesia local.
- *Shaving*: com tesoura delicada. Após anestesia local, cortar a verruga e aplicar cloreto de alumínio a 20% na base sangrante.
- Ácido tricloracético (ATA).

Verrugas Vulgares e Periungueais

- Eletrocauterização: após anestesia local.
- Crioterapia.

- Imiquimode: creme a 5%, três vezes por semana, durante 8 semanas.
- Ceratolíticos: ácido salicílico e ácido láctico em coloide elástico. Aplicar, deixar secar por 5 minutos e ocluir com esparadrapo. Reaplicar a cada 12 horas. Após 10 dias, remover o tecido esbranquiçado.
- Ácido nítrico fumegante 66%: nas verrugas ungueais, após raspagem delicada do teto com lâmina de bisturi.
- Bleomicina: 0,1%. Injetar na base da verruga.

Verrugas Plantares

- Ceratolíticos.
- Eletrocoagulação.
- Bleomicina.
- Ácido nítrico fumegante.
- Crioterapia.

Verrugas Genitais

- Podofilina: em solução alcoólica a 25%, remover após 3ª ou 4ª hora com água corrente. Não fazer em gestantes.
- Podofilotoxina: em tintura de benjoim ou álcool a 0,5%. Aplicar e remover após 3 horas, por 3 dias consecutivos.
- Eletrocauterização.
- Ácido tricloracético (ATA): 50% a 75%.
- Imiquimode.
- 5-FU: em lesões de difícil acesso, intrauretral ou intravaginal.
- Vacinação anti-HPV: medida profilática.

Epidermodisplasia Verruciforme

- Acitretina: 1 a 2 mg/kg/dia. Apresentação de comprimidos de 10 a 25 mg. Evitar o uso em mulheres em período fértil. Gravidez permitida somente após 5 anos do término do tratamento.

REFERÊNCIAS BIBLIOGRÁFICAS

1. Azulay RD, Azulay DR, Azulay-Abulafia L. Dermatologia. 5ª ed. Rio de Janeiro: Guanabara-Koogan; 2008.
2. Martins JEC. Paschoal LHC. Dermatologia Terapêutica: Manual. 5ª ed. Rio de Janeiro: DiLivros; 2011.
3. Miller MJ. Viral taxonomy. Clin Infect Dis. 1999;29:731-33.
4. Sampaio SAP, Rivitti EA. Dermatologia. 3ª ed. São Paulo: Artes Médicas; 2007.
5. Wolff K, Goldsmith LA, Katz SI. Fitzpatrick's Dermatology In General Medicine. 7th ed. New York: McGraw-Hill Professional Publishing; 2008.

162 Viroses Respiratórias

■ **Selma Maria de Azevedo Sias**

(CID 10 = J10 - Influenza devida a vírus da influenza [gripe] identificado; J10.0 - Influenza com pneumonia devida ao vírus da influenza [gripe] identificado [Pneumonia gripal devida ao vírus da influenza identificado]; J10.1 - Influenza com outras manifestações respiratórias, devida a vírus da influenza [gripe] identificado [Derrame pleural, faringite gripal, laringite]; J10.8 - Influenza com outras manifestações, devida a vírus da influenza [gripe] identificado [Encefalopatia gripal, gastrenterite, miocardite aguda]; J11 - Influenza [gripe] devida a vírus não identificado [Influenza devida a vírus cuja identificação não foi estabelecida]; J11.0 - Influenza [gripe] com pneumonia, devida a vírus não identificado; J11.1 - Influenza [gripe] com outras manifestações respiratórias, devida a vírus não identificado [Derrame pleural, faringite, laringite]; J11.8 - Influenza [gripe] com outras manifestações, devida a vírus não identificado [Encefalopatia, gastrenterite, miocardite aguda]; J12 - Pneumonia viral não classificada em outra parte [Broncopneumonia devida a vírus especificados exceto o da influenza - gripe]; J12.0 - Pneumonia devida a adenovírus; J12.1 - Pneumonia devida a vírus respiratório sincicial; J12.2 - Pneumonia devida à parainfluenza; J12.8 - Outras pneumonias virais; J12.9 - Pneumonia viral não especificada; B23.0 - Infecção por adenovírus não especificada; B25.0 - Pneumonite por citomegalovírus; B30.2 - Faringoconjuntivite viral; B34.2 - Infecção por coronavírus não especificada; B97.2 - Coronavírus como causa de doenças classificadas em outros capítulos; B34.9 - Infecção viral não especificada).

INTRODUÇÃO

As infecções respiratórias agudas dos tratos respiratórios inferior e superior são responsáveis por causa significativa de morbidade e relativa mortalidade em todo o mundo. Representam importante impacto na saúde pública, tendo em vista o considerável custo econômico devido à diminuição da produtividade, à perda de dias de trabalho e ao absenteísmo escolar, às visitas às unidades de saúde, às drogas utilizadas, muitas vezes desnecessariamente, inclusive ao uso inapropriado de antimicrobianos e às sequelas respiratórias que algumas viroses podem acarretar. Também é significativa a mortalidade, em especial nos extremos da vida (crianças

menores de 5 anos e adultos maiores de 60 anos), bem como nos indivíduos imunossuprimidos[19,20].

Existem diferenças epidemiológicas entre países de clima temperado e países tropicais. Naqueles, a variação sazonal é bem definida e as infecções respiratórias ocorrem com picos nos meses de inverno. Nos países de clima tropical, apesar da ausência de estações bem definidas, têm-se observado epidemias principalmente nos meses de chuva[19].

Os vírus são a principal causa das infecções respiratórias agudas. Há uma variedade de agentes virais implicados, tendo sido descritos mais de 200 tipos antigenicamente diferentes que podem causar infecções esporádicas ou epidemias em crianças e adultos. Os vírus mais comumente responsáveis por infecções do trato respiratório inferior são: influenza A e B, parainfluenza 1, 2 e 3 (PIV), vírus sincicial respiratório (VSR) e adenovírus[1,3,19].

Novos vírus têm sido identificados: *Metapneumovirus* humano (hMPV), como causa de infecção aguda do trato respiratório superior e inferior em crianças pequenas e idosos, o *Coronavirus* associado à síndrome respiratória aguda grave, responsável por epidemias fatais em vários países (coronavírus humano NL63 e HKU1), *Parainfluenza* 4 e *Bocavirus*[2,12,17,35,39].

O Comitê Internacional de Taxonomia de Vírus estabeleceu um esquema universal classificando-os de acordo com quatro características: a natureza do ácido nucleico, a simetria do capsídio, a presença ou não de um envelope lipídico externo e as dimensões do vírion e capsídio. Dessa forma, pode-se distribuir os vírus respiratórios em seis famílias distintas (Tabela 162. 1)[20].

Os vírus respiratórios têm predileção pelas células do epitélio ciliado do trato respiratório, onde se replicam, causando lesões que podem ser localizadas e autolimitadas, ou se estender envolvendo toda a via aérea, desde as cavidades nasal e oral até os alvéolos.

As alterações celulares envolvem o mecanismo mucociliar, onde pode ocorrer dismorfia ou mesmo perda dos cílios e aumento da atividade secretora; alterações citoplasmáticas e nucleares; e necrose celular. A reação inflamatória predominante é constituída de infiltrado linfocitário e macrófagos, congestão vascular e áreas de infarto hemorrágico. Alguns vírus suscitam resposta inflamatória mais intensa e grave como o adenovírus, o vírus sincicial respiratório (VSR), o

TABELA 162.1

Características Estruturais e Manifestações Clínicas dos Vírus Respiratórios					
Família	*Genoma*	*Tamanho (nm)*	*Envelope*	*Vírus (Espécie)*	*Clínica*
Adenoviridae	DNA	50-60	Não	Adenovírus	IVAS, faringite,conjuntivite, pneumonia
Parvoviridae	DNA	18-26	Não	Bocavírus	Infecção respiratória superior e inferior, gastrenterite
Coronaviridae	RNA	60-200	Sim	Coronavírus	IVAS*, SARS*
Herpesviridae	DNA	100-110	Sim	Herpesvírus Citomegalovírus Epstein-Barr	Infecção respiratória superior Pneumonia Infecção respiratória superior
Orthomyxoviridae	RNA	80-120	Sim	Influenza	IVAS, laringotraqueobronquite, pneumonia, gripe aviária
Paramyxoviridae	RNA	120-300	Sim Sim	Parainfluenza VSR hMPV	IVAS, laringotraqueíte, bronquiolite, pneumonia IVAS, bronquiolite, pneumonia IVAS, bronquiolite, pneumonia
Picornaviridae	RNA	20-30	Não	Rinovírus	IVAS

* IVAS: Infecção de vias aéreas superiores; SARS: síndrome da angústia respiratória grave.

influenza e o parainfluenza, que causam necrose difusa do epitélio dos bronquíolos.

Os vírus provocam resposta imunológica humoral e celular que se expressa na proteção e na patogênese da doença. A produção de anticorpos específicos não suscita resposta permanente na maioria dos casos e a resposta imune mediada por células está mais provavelmente relacionada com a gravidade e com o tempo de doença, isto é, com a recuperação e com o *clearance* viral. As glicoproteínas de superfície, principalmente hemaglutinina, são responsáveis pela indução da resposta humoral à infecção e possibilita a adesão às células do hospedeiro; já a neuraminidase permite a replicação viral através da hidrólise da mucoproteína presente na membrana das células. Alguns estudos têm demonstrado que a infecção pelo VSR contribui para a sibilância em lactentes por alteração nas vias neurais que medeiam a responsividade das vias aéreas. Essa infecção está associada à produção de citocinas pelas células T-*helper*, mesma resposta observada durante os episódios de asma[16,20,23,27,28].

Na maioria das vezes, as infecções respiratórias virais são leves e autolimitadas, como o resfriado comum; mas em alguns casos podem ser fatais. Formas mais graves são descritas em grupos específicos, como lactentes e idosos, portadores de doenças cardíacas congênitas, doença pulmonar crônica do recém-nascido, asma, fibrose cística e imunossuprimidos.

Alguns vírus se manifestam com síndromes clínicas características, mas a localização e a intensidade do processo infeccioso irão determinar o quadro clínico: rinofaringite, sinusite, otite, laringotraqueobronquite, bronquite, bronquiolite ou pneumonia. Entretanto, alguns vírus podem causar mais de uma síndrome clínica (Tabela 162.2)

PRINCIPAIS VÍRUS RESPIRATÓRIOS

Adenovírus. Febre Faringoconjuntival[1,10,16,21,25,26]

Sete espécies de adenovírus (HAdV) foram reconhecidas pelo Comitê Internacional de Taxonomia de Vírus, indicadas pelas letras A-G e 54 tipos diferentes reconhecidos pelos números 1-54, que causam infecção no homem. Os mais

TABELA 162.2

Infecções do Trato Respiratório Inferior na Criança e sua Etiologia*	
Síndrome Clínica	*Agente Etiológico*
Bronquiolite	VSR, hMPV, PIV, adenovírus, coronavírus, influenza, rinovírus, bocavírus
Exacerbação de sibilância / asma	VSR, hMPV, rinovírus, adenovírus, PIV, coronavírus, influenza, bocavírus
Crupe	PIV, influenza, adenovírus,
Pneumonia	Influenza, PIV, adenovírus, VSR, hMPV.
Pneumonite em receptores de transplante	VSR, PIV, influenza, hMPV,adenovírus, rinovírus

* Fonte: Pavia AT[27](Tabela modificada).
Obs: Os vírus em destaque são os mais frequentes.

frequentes são os tipos 1, 2, 3, 5 e 7. Doença grave tem sido associada aos tipos 7, 5, 21 e mais recentemente ao tipo 14.

Os adenovírus estão dentre os vírus mais comuns isolados de crianças pequenas com doença respiratória febril. Geralmente a doença tem duração entre 5 a 7 dias, embora os sintomas possam persistir por 2 semanas, e pode estar associada a superinfecção bacteriana. São responsáveis por cerca de 10% das infecções respiratórias nas crianças menores de 2 anos e 5% nas idades de 2 a 4 anos. Estão mais frequentemente associados a infecções do trato respiratório superior, mas também podem causar pneumonia e, menos comumente, doenças gastrintestinais, oftalmológicas, geniturinárias e neurológicas. As manifestações clínicas variam de acordo com a espécie, o tipo de vírus, a idade e estado de imunocompetência do hospedeiro. Têm sido descritas formas brandas de infecção respiratória (HAdV-B1, HAdV-C, HAdV-E), gastrintestinal (HAdV-F) e ocular (HAdV-B, HAdV-D, HAdV-E). Entretanto, formas graves como pneumonia, sepses, hepatite, miocardite, meningoencefalite, nefrite, neutropenia e coagulação intravascular disseminada, podem ocorrer nos indivíduos imunossuprimidos ou com comorbidade associada.

Um dos quadros mais característicos é a febre faringoconjuntival, que consiste numa conjuntivite folicular benigna acompanhada por uma faringite febril e adenite cervical. Esta cursa com febre moderada a alta, cefaleia, mialgias, dor e hiperemia da faringe, amígdalas hiperemiadas e edemaciadas. A ceratoconjuntivite epidêmica (EKC) é a doença mais grave associada primariamente com o subgrupo D tipos 8, 19 e 37. Há conjuntivite ocular, com congestão dos olhos, queixando-se o paciente de ardor, desconforto ocular, lacrimejamento e fotofobia. É mais frequente iniciar em um olho e, em seguida, no outro, que apresenta sintomatologia menos intensa. Pode haver aumento de gânglio pré-auricular, doloroso. Além da conjuntivite, a faringite é frequentemente associada com laringotraqueíte, bronquite ou pneumonia. Otite média, especialmente na criança menor que 1 ano, síndrome pertussis-*like*, bronquiolite, coriza sem febre ou exantema, são manifestações menos comuns da adenovirose.

Doenças extrapulmonares podem ocorrer, como conjuntivite, gastrenterite, invaginação intestinal, cistite hemorrágica e encefalite. A evolução com sequelas como bronquiolite obliterante e bronquiectasia tem sido relacionada com os sorotipos 3, 7 e 21.

O diagnóstico pode ser através de cultura de secreções, *swab* de orofaringe, retal, conjuntiva e urina. Teste sorológico com detecção do antígeno viral específico para adenovírus por ensaio imunoenzimático (IEA), também pode ser utilizado, mas com interpretação cautelosa, visto a ocorrência de infecções subclínicas com soroconversão, principalmente nas crianças menores de 4 anos e a infecção assintomática em adenoides e amígdalas, que pode persistir por 6 a 18 meses após a infecção primária. Outro teste diagnóstico que pode ser utilizado é a reação em cadeia de polimerase (PCR). Estudos histopatológicos podem ser inespecíficos, especialmente nas fases precoces da infecção. O adenovírus pode causar inclusões intranucleares características. Imunohistoquímica específica para adenovírus e DNA *in situ* se encontram disponíveis.

A maioria das infecções por adenovírus é autolimitada, sendo o tratamento de suporte. Entretanto nos recém-nascidos e pacientes imunossuprimidos e raramente em crianças saudáveis e adultos, a infecção por adenovírus pode ser fatal.

Cidofovir parece ser mais ativo contra adenovírus do que o ganciclovir, porém a nefrotoxicidade é um fator limitante. Imunoglobulina específica tem sido indicada nos pacientes imunossuprimidos. Vacina oral é disponível apenas para recrutas americanos.

Citomegalovírus[6,21,26,32,38]

O citomegalovírus (CMV) é um beta-herpesvírus que infecta homens e animais (ver Capítulo 26 – Citomegalovirose). A infecção tem alta prevalência na população e, na maioria das vezes, cursa de forma subclínica. Infecta cerca de 60% dos adultos nos países desenvolvidos e mais que 90% nos países em desenvolvimento. Nestes países, a maioria das crianças já é infectada aos 3 anos de idade. Também é uma das causas mais comuns de infecção congênita, afetando cerca de 0,2% a 2,5% dos nascidos vivos. A maioria destes recém-nascidos é assintomática, mas 5% a 15% terão sintomas ao nascer. Aproximadamente 40% das grávidas com infecção primária durante a gestação podem transmitir o vírus ao feto. Embora somente 10% das crianças infectadas são sintomáticas ao nascer, 20% a 30% destas morrem. Cerca de 5% a 15% das assintomáticas ao nascer desenvolvem posteriormente anormalidades, como surdez e retardo mental.

A história natural da infecção pelo CMV pode ser dividida em infecção primária, latente e reinfecção. Após a infecção primária o vírus permanece latente no organismo, sendo muito importante, para a manifestação da doença, a interação entre o vírus e o controle do sistema imune do hospedeiro. Consequentemente, a doença torna-se restrita principalmente aos imunossuprimidos ou imunologicamente imaturos, como os recém-nascidos. Infecção perinatal pode ocorrer em recém-nascidos a termo ou prematuros sendo a transmissão através das secreções maternas, ingestão de leite materno ou transfusional. Os prematuros extremos apresentam maior risco para doença grave perinatal por CMV. A infecção frequentemente é assintomática, mas as alterações clínicas, quando presentes, podem surgir precocemente nas primeiras 3 semanas de vida ou de forma tardia, dentro de 3 a 6 meses de vida. Uma síndrome *sepsis-like* evolui com hepatoesplenomegalia, linfopenia, neutropenia, trombocitopenia, anormalidade nas transaminases e pneumonite.

A doença é mais importante nas infecções congênitas, nos pacientes transplantados, politransfundidos e imunossuprimidos pelo vírus da imunodeficiência humana (HIV), nos quais pode causar, além de outras manifestações, pneumonia grave com alta taxa de mortalidade. A doença pode decorrer de infecção primária ou de reativação de foco latente nos pacientes portadores de doenças malignas do sistema hematopoiético ou linforreticular, em portadores de aids e naqueles que recebem terapêutica imunossupressora.

As manifestações clinicas incluem recém-nascido pequeno para a idade gestacional, hepatoesplenomegalia, petéquias e púrpura, icterícia, microcefalia, convulsões, perda auditiva sensorioneural, coriorretinite.

A aquisição pós-natal da infecção por CMV geralmente é assintomática em crianças saudáveis e adolescentes. Aproximadamente 10% dos casos apresentam sintomas que incluem uma síndrome mononucleose-*like* com febre, fadiga, faringite, adenopatia especialmente cervical, hepatite, cefaleia, dor abdominal com diarreia, artralgia, *rash*, linfocitose ou linfopenia, trombocitopenia e aumento das transaminases.

Manifestações incomuns incluem pneumonite, miopericardite, anemia hemolítica, síndrome hemofagocítica viral, hepatite granulomatosa, Guillain-Barré e meningoencefalite.

Pneumonite por CMV é a manifestação clinica mais comumente encontrada nos pacientes transplantados, cuja sintomatologia é difícil diferenciar da rejeição aguda.

O diagnóstico de infecção ou doença pelo CMV congênito ou perinatal é realizado pela detecção ou isolamento do vírus em amostras de urina ou saliva nas primeiras 3 semanas de vida. Leucócitos, pulmão, fígado lavado broncoalveolar e biópsia transbrônquica são outros espécimes que podem ser utilizados.Testes sorológicos como imunofluorescência indireta e ELISA são métodos rápidos que permitem identificar anticorpos IgG e IgM, podendo sugerir a infecção primária, mas não os casos de reativação. A determinação de anticorpos IgG para CMV não é útil no diagnostico de infecção congênita ou perinatal devido à transferência de anticorpos maternos para o recém-nascido. Já a presença de anticorpo IgM sugere infecção congênita. Entretanto, as sorologias podem resultar em falso-positivo ou falso-negativo, sendo necessária a confirmação através de cultura ou teste de reação em cadeia de polimerase específica para CMV (PCR DNA CMV). PCR DNA CMV e antigenemia são os testes de escolha para detectar a replicação no sangue periférico. Partículas virais visualizadas na microscopia eletrônica são indistinguíveis de outros herpesvírus. É característica a presença de inclusões intranucleares avermelhadas circundadas por halo, com aspecto de "olho de coruja"

O tratamento das infecções assintomáticas não está indicado. O tratamento da doença na criança imunologicamente competente deve ser individualizado. Nos imunossuprimidos o tratamento precoce reduz a morbidade e a mortalidade. As drogas antivirais mais comumente usadas no tratamento são ganciclovir, foscarnet, cidofovir e valganciclovir. As drogas antivirais que atuam inibindo a replicação, não DNA-polimerase, como tomeglovir, benzimidazole e GX-275175X e a maribavir, que atua na enzima proteína-quinase, ainda se encontram em estudo clínico.

O tratamento com ganciclovir e valganciclovir geralmente é dividido em fase de indução, que consiste em 5 mg/kg/dose IV de ganciclovir a cada 12 horas por 2 a 3 semanas, seguida da fase de manutenção para pacientes de alto risco (transplantados de medula óssea, pacientes com aids e aqueles em imunossupressão prolongada), com dose única diária de 5 mg/kg de ganciclovir IV em dias alternados ou 5 dias por semana, excluindo o final de semana. Valganciclovir oral na dose de 15 mg/kg/dose a cada 12 horas pode ser utilizado na fase de manutenção. Ambas as drogas podem produzir supressão medular dose-reversível com leucopenia, neutropenia, anemia ou trombocitopenia. Também são excretadas pelo rim e a dose deverá ser ajustada no caso de insuficiência renal. Nos casos de resposta clínica ou virologica insatisfatória, tem-se associado o foscarnet se a função renal permitir. Cidofovir é outra droga antiviral com atividade específica anti-CMV que pode ser útil nas crianças, desde que a função renal e a atividade metabólica permitam. A globulina hiperimune pode ser adicionada ao esquema terapêutico, especialmente nos pacientes de alto risco, mas a eficácia é incerta. Teste para resistência antiviral a CMV deve ser indicado nos casos de falha terapêutica, especialmente nos imunossuprimidos.

Atualmente, recomenda-se o tratamento de recém-nascidos com doença por CMV congênita ou perinatal nas seguintes condições: síndrome *sepsis-like* viral, pneumonite, trombocitopenia grave e refratária, retinite com risco à perda da visão, colite, imunodeficiências primárias. Os recém-nascidos que devem se beneficiar com terapia de manutenção incluem aqueles com perda auditiva sensorioneural, envolvimento do sistema nervoso central como microcefalia, doença congênita sintomática com ou sem perda auditiva ou envolvimento do SNC ao nascer.

Coronavírus[3,8,12,17,18,20-22,26,35]

Coronavírus podem causar várias doenças em animais hospedeiros, como peritonite, hepatite aguda e crônica, gastrenterite, nefrite e encefalite. No ser humano comumente afetam o trato respiratório com vários graus de gravidade, podendo estar associado a gastrenterite. Podem ocorrer em qualquer grupo etário, mas doença mais grave tem sido relatada em jovens, idosos e pacientes imunossuprimidos. Mais que 70% da população geral apresentam soroconversão para as quatro cepas não graves de coronavírus, tendo a infecção primária ocorrido na infância e reinfecção posteriormente no decorrer da vida.

Quatro coronavírus humanos (HCoV-229E, HCoV-OC43, HCoV-NL63 e HCoV-HKU1) são endêmicos na população humana e podem causar doenças respiratórias leves. Outros dois coronavírus humanos (SARS-CoV e MERS-CoV) têm sido associados a síndromes respiratórias graves e frequentemente envolvimento multisistêmico com insuficiência renal e sintomas gastrentéricos, cursando com altas taxas de mortalidade.

Alguns estudos epidemiológicos mostram que são responsáveis por cerca de 35% das infecções leves das vias aéreas superiores e, juntamente com os rinovírus, são os agentes etiológicos mais importantes do resfriado comum.

São os vírus respiratórios humanos mais difíceis de detectar em laboratório, pois não crescem bem nas culturas de células e não são detectados na maioria dos exames diagnósticos virais.

A apresentação clinica da infecção pelas quatro cepas não graves de coronavírus é idêntica e indistinguível: rinorreira, odinofagia, tosse e febre. São infecções geralmente autolimitadas, mas podem evoluir com maior morbidade incluindo bronquiolite, pneumonia, exacerbação da asma e da doença pulmonar obstrutiva crônica (DPOC). Tem sido relatada associação da infecção por HCoV-NL63 com crupe e doença de Kawasaki e convulsão febril com o HCoV-HKU1.

A síndrome da angústia respiratória grave, causada pelo coronavírus-SARS, descrita no final de 2002 na Província de Gangdong, no sul da China (ver Capítulo 146 – Síndrome Respiratória Aguda Grave) tornou-se a primeira epidemia do século XXI com repercussão mundial, afetando mais 8.000 pessoas em 32 países e com mais de 800 mortes É uma virose respiratória altamente contagiosa, de alta morbidade e mortalidade (taxa de mortalidade em torno de 10,5%), especialmente em idosos, com período de incubação de 1 a 10 dias.

A sintomatologia inicialmente é inespecífica e caracteriza-se pela fase febril de cerca de 3 dias e logo após uma fase respiratória com tosse, mal-estar, mialgias, taquipneia, dispneia e hipoxemia. Comumente se apresenta como uma pneumonia atípica gradualmente progressiva. Os pneumócitos são o alvo da infecção, havendo dano alveolar difuso com inflamação hemorrágica na maioria dos alvéolos, espessamento dos septos alveolares, formação de membrana hialina, descamação dos pneumócitos, dilatação capilar e microtrombose. Cerca de 60% dos pacientes pioram na 2ª semana da infecção mantendo febre, dispneia e dessaturação de oxigênio, 20%-30% necessitam de suporte ventilatório. Não está esclarecido o fato de que as crianças apresentam uma evolução menos grave.

A evolução rápida com dispneia, hipoxemia e insuficiência respiratória na 1ª semana do início dos sintomas e história de contato com possíveis portadores da doença fazem suspeitar do diagnóstico. As alterações laboratoriais encontradas incluem leucopenia, linfopenia, plaquetopenia, aumento das transaminases séricas, desidrogenase lática e creatinaquinase. O padrão na radiografia de tórax é desde infiltrado focal à doença difusa.

Em junho de 2012 foi descoberta em amostras de escarro de pacientes que sucumbiram com insuficiência respiratória grave, em países do Oriente Médio, uma nova cepa de coronavírus humano denominada coronavírus da síndrome respiratória do Oriente Médio (MERS-CoV). A apresentação clinica é semelhante à da SARS, incluindo inicialmente febre, tosse e sintomas gastrintestinais, evoluindo progressivamente com pneumonia. Tem sido descrita síndrome do desconforto respiratório agudo, insuficiência renal, pericardite e coagulação intravascular disseminada.

O reconhecimento precoce e a instituição de medidas de isolamento respiratório, o uso de máscaras respiratórias e higiene compulsória das mãos são as principais medidas efetivas para conter a doença. No tratamento têm-se utilizado empiricamente antimicrobianos de amplo espectro, ribavirina e corticosteroides.

Influenza. Gripe[2,4,7,11,14,15,19,21-23,26,27,31-34,36,37]

Os vírus influenza são Ortomixovirus, com três tipos (A, B e C) que podem causar doença no homem. As cepas são subclassificadas de acordo com dois antígenos nucleoproteicos solúveis (hemaglutininas H1, H2 e H3) e neuraminidases (N1 e N2). Uma característica desses vírus é causar surtos epidêmicos ou pandemias, devido à capacidade de desenvolver alterações antigênicas *major* (*antigenic shift*) e *minor* (*antigenic drift*). As primeiras ocorrem apenas com os vírus influenza A, a cada 10 a 15 anos e, dessa forma, pode causar pandemia devido ao aparecimento de um vírus para o qual a população não possui imunidade. As alterações antigênicas *minor* podem ocorrer anualmente com os vírus A ou B; assim, podem determinar aumento de suscetibilidade à reinfecção das pessoas previamente infectadas ou imunizadas com um tipo específico de vírus da influenza. Dessa forma, os vírus influenza A e B são responsáveis por epidemias sazonais e o vírus influenza A por pandemias. Atualmente circulam os subtipos A(H1N1) e A(H3N2). Alguns vírus influenza A de origem aviária podem infectar o ser humano e causar doença grave, como o influenza A (H7N9). O vírus influenza C não está relacionado com epidemias e em geral causa doença sem gravidade.

O período de incubação é de 18 a 72 horas. A disseminação do vírus ocorre por meio de secreções respiratórias, principalmente na forma de aerossol, fômites e contato direto com as mãos. Inicialmente no trato respiratório superior e logo progride ao parênquima pulmonar, causando hemorragia, inflamação e alteração do *clearance* mucociliar. O perí-

odo de transmissão é de 1 dia antes até 7 dias após o início dos sintomas. As crianças podem permanecer contagiosas por mais que 1 semana.

A infecção pode ser subclínica ou se manifestar apenas como rinofaringite ou resfriado comum; porém, a gripe é a principal síndrome clínica relacionada com o vírus influenza. O início da gripe é súbito, com febre elevada, acompanhada de calafrios, cefaleia, mialgia, prostração, rinite, dor de garganta, tosse seca, dor torácica e ocasionalmente artralgia. É típica a repercussão sistêmica com comprometimento do estado geral.

A maioria das hospitalizações causadas pela gripe ocorre em menores de 5 anos e em maiores de 65 e nos pacientes com doenças crônicas subjacentes. Os casos mais graves podem evoluir com pneumonia e insuficiência respiratória aguda e são mais comuns nos pacientes de risco (portadores de doenças crônicas cardiovascular e pulmonar, diabetes, doença renal, hemoglobinopatias ou imunossuprimidos, residentes em asilos e maiores de 65 anos). A suspeita se faz quando há piora clínica da gripe, evoluindo em 1 a 4 dias com dispneia e tosse com expectoração e em alguns casos hemoptise. Pode exacerbar a asma e a doença pulmonar obstrutiva crônica.

O diagnóstico inclui dados clínicos e epidemiológicos, isolamento do vírus em culturas, além de testes de imunofluorescência identificando o vírus nas células da orofaringe. Geralmente, após a infecção pode-se detectar anticorpos específicos contra quatro antígenos dos vírus influenza: proteína matrix (M), nucleoproteína (NP), neuraminidase (N) e hemaglutinina (H), sendo que o antígeno M se relaciona com casos mais graves. Dos métodos sorológicos empregados, a inibição de hemaglutinação é a mais executada, devido à sensibilidade e à praticidade.

Duas drogas antivirais (amantadina e rimantadina) têm sido tradicionalmente utilizadas para prevenção e tratamento, mas são eficazes apenas contra o vírus influenza A. Atualmente, os inibidores de neuraminidase (zanamivir e oseltamivir), antivirais de segunda geração, têm maior espectro de ação na prevenção e no tratamento da influenza tipos A e B[4]. Serão discutidos adiante, no item tratamento.

A profilaxia é feita com aplicação de vacina específica (vacina antigripal) antes da estação sazonal do vírus.

Gripe Aviária[2,3,11,14,15,31,33,34,36,37]

O ser humano pode ser infectado com vírus que circulam rotineiramente entre os animais, tais como os subtipos de vírus influenza aviária A (H5N1) e A (H9N2) e os subtipos de vírus influenza suína A (H1N1) e (H3N2). Existem cerca de 15 tipos sorológicos do vírus influenza capazes de infectar aves, causando a gripe aviária, até recentemente circunscrita a esses animais. Os tipos H5 e H7 são os mais contagiantes e causadores de elevada mortalidade entre as aves. Recentemente, surgiram variantes do vírus H5 que se tornaram capazes de infectar, além das aves, o homem e vários mamíferos.

Os primeiros casos de infecção humana pelo vírus influenza aviária ocorreram em 1997, em Hong Kong, com registro de morte em humanos. Desde então, têm sido registrados casos na China, na Tailândia, no Vietnã, na Indonésia, no Camboja, na Turquia e no Iraque. A migração de aves infectadas é responsável pela disseminação do vírus na Europa e na África. A principal cepa do vírus influenza aviária é o subtipo H5N1, com alta mortalidade e mutabilidade, podendo infectar, além do ser humano, outros mamíferos, como gatos e porcos. Essa característica incomum de alta mortalidade do H5N1 parece não necessariamente estar relacionada com o vírus, mas com a produção de uma importante citocina, gerando uma hiper-reação imune. A principal via de infecção do homem é o contato direto com fezes e secreções (saliva, secreção nasal) de aves (domésticas, especialmente patos e galinhas) infectadas.

Em 2009 observou-se uma pandemia causada pelo vírus influenza A (H1N1). Em 2013 foram detectados os primeiros casos, na China, de infecção humana causada pelo vírus influenza A (H7N9). A maioria dos pacientes acometidos desenvolve gripe com complicações graves, evoluindo para óbito em cerca de 30% dos casos[4].

Atualmente os vírus em circulação são influenza A (H1N1) e A (H3N2) responsáveis pela gripe sazonal. Além disso, há dois vírus do tipo B, que também estão circulando como vírus da gripe sazonal, denominados Victoria e Yamagata, nomes relacionados com as áreas onde foram identificados[36].

A gripe aviária se caracteriza por uma infecção respiratória febril com tosse, quase sempre evoluindo com pneumonia e insuficiência respiratória aguda, necessitando de suporte ventilatório. Infiltrado pulmonar geralmente está presente na radiografia de tórax cerca de 7 dias após o início da febre. Alguns casos apresentam consolidação, colapso e broncograma aéreo. A doença pode cursar com dor de garganta, artralgia, mialgia, prostração, leucopenia, linfopenia e trombocitopenia, estas últimas relacionadas com pior prognóstico e mais alta mortalidade. Diarreia aquosa pode preceder os sintomas respiratórios, sendo mais comum em crianças. A suspeição de gripe aviária se baseia além do quadro clínico, na história epidemiológica de contato com criação de aves ou alguma ligação com áreas endêmicas. O período de incubação é de 2 a 8 dias após a exposição. Várias complicações graves são descritas: síndrome do desconforto respiratório agudo, falência de múltiplos órgãos e sepse. A taxa de mortalidade é alta (55% a 60%).

O diagnóstico é realizado com o isolamento do vírus através de cultura de secreção ou tecido e/ou a detecção de antígenos por métodos moleculares (RNA H5-específico na reação de cadeia de polimerase transcriptase reversa). O ideal é a coleta de amostras de secreções de orofaringe e trato respiratório inferior (escarro e lavado broncoalveolar) nos 3 primeiros dias de doença. O teste rápido para a detecção de antígeno não é recomendado, pois se negativo não exclui a doença e se positivo não diferencia o vírus influenza aviária dos outros vírus influenza sazonais.

O tratamento de escolha da gripe aviária são os inibidores de neuraminidase (oseltamivir e zanamivir), que têm sido efetivos em modelos animais, prevenindo a morte e melhorando a sobrevida, especialmente quando se aumentam a dose e o tempo de administração. O aumento da dose é especialmente indicado nos pacientes com alta carga viral, como nos casos de diarreia grave e no choque. Observam-se níveis mais altos de proteção quando o tratamento é administrado até 48 horas do início da doença (ver Tratamento). A amantadina e a rimantadina estão indicadas para profilaxia em contatos, caso a cepa pandêmica seja suscetível. A dose profilática da amantadina é de 200 mg, dose única/dia em adultos, durante 5 semanas. Em crianças a dose é de 4 a 8 mg/kg/dia. Imunomoduladores como corticosteroides e imu-

noglobulinas não têm mostrado benefício, mesmo nos casos mais graves.

A OMS tem recomendado nos pacientes suspeitos ou confirmados precauções de contato, aerossóis e fezes (nos casos com diarreia, devido à alta carga viral presente nas fezes). Controlar o tráfico de animais (aves) e minimizar o contato com aves domésticas ou selvagens em áreas endêmicas são medidas básicas que ajudam a reduzir o risco de infecção.

Apenas os vírus influenza A e B estão incluídos nas vacinas da gripe sazonal, visto que a influenza C tem pouca representação clinica.

Existem quatro vacinas monovalentes para influenza A (H1N1) aprovadas pela *Food and Drug Adminstration* (FDA) na prevenção da influenza e da infecção causada pelo vírus influenza A (H1N1). Crianças com idade entre 6 meses a 9 anos recebem duas doses com intervalo de 4 semanas e as maiores de 10 anos recebem uma única dose.

Metapneumovírus Humano[3,5,9,19-21]

Em 2001, foi descoberto um novo vírus associado com doença respiratória em crianças, principalmente menores de 5 anos, e adultos. Estudos genéticos revelaram que se tratava de um *Paramyxovirus*, sendo o primeiro patógeno humano do gênero *Metapneumovirus* (hMPV). Desde a sua descoberta, estudos epidemiológicos sugerem que ele possa circular em todo o mundo e tem distribuição sazonal. Já foi identificado em vários continentes, como Austrália, América do Norte e Europa. Pode ser encontrado em cerca de 10% das infecções respiratórias nas quais vírus respiratórios comuns não têm sido isolados, tanto no trato respiratório superior como no inferior.

As características clínicas são muito semelhantes às do VSR. Os sintomas mais comumente encontrados são febre, tosse, coriza, dispneia e sibilos. Um terço das crianças cursa com hipoxemia e alguns casos necessitam de ventilação mecânica. As manifestações clínicas presentes naqueles que necessitam de hospitalização incluem bronquiolite ou exacerbação da asma, pneumonia grave e síndrome do desconforto respiratório agudo. Os sintomas das vias aéreas superiores são rinofaringite, laringite e raramente encefalite. A coinfecção com VSR nas crianças menores de 2 anos de idade está associada com a gravidade da bronquiolite e necessidade de admissão em unidade de terapia intensiva e ventilação mecânica.

O método mais sensível para o diagnóstico de hMPV é PCR-transcriptase reversa (RT-PCR) nas secreções respiratórias. Atualmente existe disponível um painel de PCR multiplex que inclui outros patógenos além do hMPV, tais como adenovírus, coronavírus, *Bordetella pertussis*, *Chamydophila pneumoniae* e *Mycoplasma pneumoniae*. O antígeno viral também presente nas células do aspirado de nasofaringe pode ser detectado diretamente através de anticorpos fluorescentes (DFA).

Parainfluenza[3,13,19-21,24,26]

Existem quatro tipos antigenicamente distintos de vírus parainfluenza (PIV-1,2,3,4). Parainfluenza 5 (PIV-5) causa doença em animais, mas seu papel na doença humana ainda é controverso. PIV-3 é o sorotipo mais prevalente e é endêmico durante o ano, enquanto os PIV-1 e 2 causam epidemias no outono. A maioria das crianças com menos de 3 anos é infectada pelo tipo 3, responsável por pneumonia e bronquiolite, em especial os menores de 6 meses; os tipos 1 e 2 acometem mais crianças maiores de 5 anos. O crupe ou laringotraqueobronquite é característico do parainfluenza, principalmente o PIV-1. Inicialmente a criança apresenta febre, rinorreia, faringite e tosse ladrante, evoluindo com estridor e dispneia. Pode apresentar desconforto respiratório, sendo necessária hospitalização. PIV-2 também apresenta crupe, porém de forma mais branda que o PIV-1. PIV-3 está associado a bronquiolite e pneumonia nos primeiros 6 meses de vida, semelhante ao VSR. PIV-4 geralmente causa sintomas leves de infecção do trato respiratório superior tanto em crianças como em adultos. Contudo, existem relatos de bronquiolite, pneumonia, crupe, apneia e tosse paroxística em lactentes jovens e crianças imunossuprimidas ou com anormalidades do desenvolvimento ou doença cardiopulmonar crônica. Otite média e sinusite pode resultar da infecção primária viral ou de superinfecção bacteriana secundária.

Os vírus parainfluenza causam um espectro de doenças respiratórias similar ao vírus sincicial respiratório, porém com menor número de internações. Na maioria das vezes, são infecções do trato respiratório superior nas quais 30% a 50% complicam com otite média aguda e cerca de 15% envolvem o trato respiratório inferior. A infecção também ocorre na população adulta, mas não é bem reconhecida, confundindo-se com outros agentes virais cujas manifestações clínicas são semelhantes. As crianças com imunossupressão, transplantadas, doença pulmonar crônica do recém-nascido, prematuridade, doença cardíaca congênita ou asma são mais vulneráveis a desenvolver pneumonia.

O diagnóstico pode ser realizado pelo isolamento do vírus na 1ª semana de doença, através de cultura ou utilizando-se testes rápidos como imunofluorescência e a reação em cadeia de polimerase em amostras da nasofaringe e/ou orofaringe.

Não existe agente antiviral eficaz, embora a ribavirina tenha sido utilizada em pacientes imunossuprimidos.

Rinovírus[3,21,25,27]

São considerados os agentes causais da maioria das infecções leves do trato respiratório superior (resfriado comum), em todos os grupos etários. Mas, também pode estar associado a infecções mais graves, como otite média na criança e sinusite no adulto e pode infectar o trato respiratório inferior, causando pneumonia, exacerbações de asma e doença pulmonar obstrutiva crônica, especialmente em adultos e crianças asmáticas[12]. Existem mais de 100 tipos antigênicos, que não conferem imunidade cruzada; isso explica a possibilidade de uma pessoa ter vários resfriados em sua vida.

O rinovírus humano tipo C (hRV-C) foi recentemente descoberto utilizando técnicas moleculares e está associado com doença do trato respiratório inferior especialmente na criança e está associado à exacerbação da asma.

O período de incubação é de 1 a 4 dias. O vírus pode ser recuperado das secreções até 3 semanas após o início da infecção e a sua replicação no epitélio brônquico, resultando na liberação de cininas e citocinas que contribuem para a broncoconstrição. Os sintomas geralmente surgem 3 a 7 dias após o início da infecção, com febre, cefaleia, mal-estar, co-

riza e tosse que podem persistir por 14 dias. Na maioria das vezes não há comprometimento do estado geral, aspecto este que difere da gripe.

O diagnóstico laboratorial se baseia no isolamento do vírus em cultura de células, seguido pelo teste de sensibilidade ácida para diferenciá-los dos enterovírus. Outro método utilizado é a reação em cadeia de polimerase. A imunofluorescência e a sorologia não são disponíveis, devido ao grande número de tipos antigênicos existentes. Desta forma, o diagnóstico é feito empiricamente baseado na história clínica e no exame físico.

O grande número de sorotipos diferentes dificulta a elaboração de uma vacina eficaz. Não há tratamento específico, pois nenhum agente antiviral tem sido disponível para uso clínico. A mais recente droga antiviral desenvolvida, eficaz contra a maioria dos sorotipos de rinovírus e enterovírus, é o pleconaril. Contudo, esta droga rapidamente induz a produção do sistema de citocromo CYP3A no hepatócito, o que pode causar distúrbios menstruais e falha de contraceptivos orais em mulheres.

Vírus Sincicial Respiratório[1,3,4,13,16,19,21,27,28,30]

É considerado um importante patógeno do trato respiratório da criança, especialmente as menores de 2 anos, nas quais a bronquiolite é prevalente e, também, em adultos idosos. São responsáveis por 50% a 90% das internações por bronquiolites e 5% a 40% por pneumonia em crianças. São também causa considerável de hospitalização em adultos com infecção respiratória adquirida na comunidade, sendo comum a reinfecção, embora seja pouco reconhecida. A infecção apresenta-se mais grave nos idosos[13]. Existem duas cepas de RSV: A e B, que circulam concorrentemente, com discreto predomínio da A. Têm características epidemiológicas distintas, com epidemias anuais e frequência de reinfecções. Nos Estados Unidos da América (EUA) a infecção ocorre de novembro a maio, com pico nos meses de janeiro e fevereiro. Estudo realizado no município de Niterói, Rio de Janeiro, utilizando-se técnica de imunofluorescência em aspirado de nasofaringe de crianças menores de 2 anos internadas com bronquiolite, mostrou pico de incidência no outono e início do inverno, principalmente nos meses de abril a junho.

Após um período de incubação de 2 a 8 dias, há replicação do vírus no epitélio da nasofaringe e disseminação em 1 a 3 dias para o trato respiratório inferior, onde ocorre inflamação, edema, aumento da produção de secreção e necrose nas pequenas vias aéreas, caracterizando o quadro de bronquiolite. Clinicamente, se expressa por febre baixa, coriza e tosse nos primeiros dias, progredindo em cerca de 5 dias com taquipneia, dispneia e sibilos. Comumente, observa-se hiperinsuflação, infiltrado intersticial e áreas de atelectasia na radiografia de tórax. Áreas de consolidação foram relatadas, especialmente em adultos que morrem da doença.

A recuperação histológica ocorre dias após o início dos sintomas, mas as células epiteliais ciliares raramente aparecem antes de 2 semanas. A recuperação completa pode ocorrer em 4 a 8 semanas, correlacionando com dados clínicos de tosse prolongada, sibilos e alteração da função pulmonar.

Pode-se realizar o isolamento viral em secreções de nasofaringe nos primeiros 3 a 8 dias de doença. Também se tem utilizado detecção de antígeno em secreções de nasofaringe ou respiratórias, por imunofluorescência e ELISA através de *kits* comerciais para diagnóstico rápido, com boa sensibilidade e especificidade. Testes sorológicos identificando elevação dos títulos de anticorpos são pouco valorizados, especialmente nas crianças pequenas, nas quais pode não haver soroconversão.

O tratamento da infecção pelo VSR é primariamente de suporte, incluindo hospitalização para garantir a hidratação e o suporte respiratório nos casos de saturação de oxigênio inferior a 90%. Broncodilatadores e corticosteroides não são rotineiramente indicados. As drogas utilizadas na prevenção e no tratamento têm indicações restritas a grupos de risco para infecção grave pelo VSR. A ribavirina pode trazer benefícios nos casos de maior gravidade, mas não é rotineiramente indicada. A sua eficácia na prevenção da morte e deterioração respiratória é questionada.

A imunoprofilaxia para VSR foi desenvolvida após estudos epidemiológicos que sugeriram que os lactentes com altos títulos de anticorpos neutralizantes adquiridos da mãe desenvolviam doença menos grave. Estudos-piloto indicaram que injeções mensais de imunoglobulina eram seguras e efetivas em reduzir a gravidade das infecções por VSR.

Palivizumab é um anticorpo monoclonal humanizado contra a glicoproteína F do VSR e previne infecção grave pelo VSR, do trato respiratório inferior. A Academia Americana de Pediatria indica a sua administração durante o 1º ano de vida em crianças com cardiopatia hemodinamicamente significativa, doença pulmonar crônica da prematuridade, definidos como prematuros com idade gestacional inferior a 32 semanas e que necessitam de > 21% de oxigênio, pelo menos nos primeiros 28 dias devida. Não deve ser administrado para recém-nascidos saudáveis com idade gestacional de 29 semanas ou mais; deve ser administrado a crianças que se qualificam para o palivizumab no 1º ano de vida, em cinco doses mensais (15 mg/kg/dose) durante a sazonalidade do VSR. Os critérios apontados na portaria do Ministério da Saúde do Brasil para prevenção da infecção pelo VSR incluem crianças com menos de 1 ano de idade que nasceram prematuras com idade gestacional menor ou igual a 28 semanas e crianças com até 2 anos de idade com doença pulmonar crônica ou doença cardíaca congênita com repercussão hemodinâmica comprovada.

A globulina imune VSR é uma globulina hiperimune policlonal preparada de doadores com altos títulos séricos de anticorpos neutralizantes do VSR, que mostrou reduzir a hospitalização entre lactentes de alto risco para infecção por VSR. Entretanto, foi associada a aumento da morbidade e mortalidade em lactentes portadores de cardiopatia congênita. Além disso, tem o potencial de interferir com a resposta imune das vacinas de vírus vivo como sarampo, rubéola, caxumba e varicela.

Cuidados básicos para reduzir a transmissão do VSR, tais como higienização das mãos antes e após contato com pacientes, limitar o contato com pessoas infectadas, intensificar os cuidados de higiene pessoal, fazer a desinfecção das superfícies expostas às secreções corporais, isolamento dos pacientes hospitalizados com suspeita de infecção por VSR, evitar locais com aglomeração de pessoas, inclusive creches, nos meses de maior incidência da doença, evitar exposição passiva ao fumo dos pais e familiares, são importantes medidas preventivas.

Alguns estudos relacionados à vacina contra VSR não mostraram significância estatística.

Bocavírus[3,16,27]

O bocavírus humano (hBoV1) é um parvovírus que foi descoberto em 2005 de aspirados de nasofaringe em pacientes com infecção do trato respiratório inferior na Suécia. Três outras espécies foram descobertas em 2010 (hBoV2, hBoV3 e hBoV4).

O hBoV1 é detectado em todos os grupos etários mas predomina nos lactentes pequenos com idade entre 6 e 24 meses. Ele infecta as células do epitélio respiratório do trato respiratório superior resultando em sintomas de resfriado comum com tosse e rinorreia, além de otite média aguda e, no trato respiratório inferior, está associado a pneumonia, sibilância aguda, exacerbação da asma e bronquiolite. Esse vírus tem sido encontrado também em amostras de fezes, urina, soro, saliva e tonsilas. Ao contrário, os hBoV2, hBoV3 e hBoV4 são encontrados no trato gastrintestinal e hBoV2 e possivelmente o hBoV3 estão associados a gastrenterite. Mas o hBoV2 é o único bocavírus entérico que foi isolado também de aspirado de nasofaringe, podendo estar associado a doença respiratória.

DIAGNÓSTICO LABORATORIAL[21,22]

Embora as características clínicas das infecções respiratórias sejam facilmente reconhecidas, a etiologia de grande número dessas doenças permanece indeterminada. A pneumonia comunitária, por exemplo, tem seus agentes etiológicos identificados em apenas 50% dos casos, apesar da sensibilidade dos testes laboratoriais, como a reação em cadeia de polimerase e os métodos de detecção de antígenos.

No diagnóstico diferencial com infecções bacterianas podem ser muito úteis os marcadores inflamatórios como procalcitonina, cuja sensibilidade é semelhante à da proteína C-reativa, da velocidade de hemossedimentação (VHS) e da proteína C-reativa, que se encontram pouco aumentadas na infecção viral. A interpretação do hemograma pode sugerir infecção viral quando apresenta leucocitose, com número de leucócitos geralmente inferior a 15.000/mm^3 com predomínio de mononucleares na leitura diferencial. O diagnóstico das infecções virais se baseia fundamentalmente na demonstração do crescimento do vírus em cultura de tecidos, na detecção de seus antígenos e anticorpos ou na amplificação gênica (Tabela 162.3).

TABELA 162.3

Vírus	Detecção		
	Cultura	Direta	Sorologia
Adenovírus	+	-	+
Citomegalovírus	+	+	+
Coronavírus	-	-	-
Influenza	+	-	+
Parainfluenza	+	-	+
Rinovírus	+	+	+/-
Vírus sincicial respiratório	+	-	-

Métodos de Escolha para o Diagnóstico de Infecção Viral*

*Fonte: Marques, Vallada[21].

Os Métodos Diagnósticos Incluem

Detecção do Vírus

Confirma o diagnóstico através do isolamento do vírus pela inoculação de secreções respiratórias em meios de cultura com posterior detecção da replicação viral e dos efeitos citotóxicos provocados pelo vírus. Só disponível em centros de pesquisa.

Detecção de Antígenos Virais

Existem várias técnicas para a detecção do antígeno em secreções respiratórias, como aspirado de nasofaringe, aspirado traqueal e lavado broncoalveolar, sedimento urinário, raspado de lesões ou biópsias de tecido. As técnicas de imunofluorescência direta (IFD) ou indireta (IFI), fixação de complemento (RFC), enzima-imunoensaio (ELISA), imunoperoxidase são métodos rápidos, permitindo o diagnóstico precoce e a detecção de antígeno, mesmo para os vírus que não são cultiváveis ou que tenham a cultura contaminada. Têm boa sensibilidade e especificidade. Os seguintes vírus podem ser rotineiramente pesquisados por estas técnicas: sarampo, varicela-zóster, vírus sincicial respiratório, influenza, parainfluenza e adenovírus.

Exame Direto dos Espécimes

Através da microscopia óptica ou eletrônica pode-se identificar partículas virais ou os efeitos *in vivo* da presença do vírus, como por exemplo as inclusões intracelulares (nucleares e citoplasmáticas) características do citomegalovírus, herpesvírus, vírus sincicial respiratório e adenovírus; a formação de células gigantes multinucleadas, por exemplo na infecção pelo sarampo; e os aspectos histopatológicos, como a necrose dos brônquios e bronquíolos, no caso de infecção por adenovírus.

Atualmente a imunomicroscopia tem sido utilizada na identificação de diversos sorotipos virais e na detecção de complexos antígeno-anticorpo no soro dos pacientes.

Diagnóstico Sorológico

Os testes sorológicos (reação de inibição de hemaglutinação e imunofluorescência) são utilizados nos casos em que a infecção já está em regressão, não havendo mais o agente causal, mas a resposta humoral. A demonstração de anticorpos produzidos na fase aguda e na convalescença permite o diagnóstico presuntivo. Para tal, deve haver aumento do título de anticorpos de quatro ou mais vezes entre as duas fases, indicando a soroconversão. Também a verificação de títulos bastante aumentados na fase de convalescença e, principalmente, a presença de altos títulos de anticorpos da classe IgM pressupõe o diagnóstico.

Detecção de Ácido Nucleico pela Reação em Cadeia de Polimerase Transcriptase Reversa (RT-PCR)

São técnicas de amplificação molecular geralmente restritas a centros regionais, devido à necessidade de equipamento especializado, alto custo dos reagentes e dificuldades técnicas. É um método rápido de diagnóstico e apresenta alta sensibilidade e especificidade (Tabela 162.4).

TRATAMENTO[4,14,25,28,32,33]

Diferente da quimioterapia bacteriana, a quimioterapia antiviral tem progredido lentamente. Mas recentes avanços têm produzido um razoável número de drogas antivirais que são eficazes na profilaxia e/ou no tratamento de algumas viroses respiratórias. No entanto, ainda não há terapia específica para muitas delas. A terapia com agentes antivirais pode reduzir a duração e a gravidade da infecção, porém, sua utilização requer diagnóstico viral específico e tem indicações limitadas. São poucas as drogas liberadas para uso clínico; a maioria delas com mecanismo de ação inibindo a replicação viral, e consideradas drogas virustáticas. Nesse contexto, atuam somente contra a infecção ativa e não a latente, por isso são comuns as recaídas após a suspensão da droga (Tabela 162.5).

Amantadina

Possui pequeno espectro de ação, atuando apenas contra influenza A. A amantadina foi a primeira droga antiviral aprovada nos EUA e ainda hoje seu mecanismo de ação não é completamente entendido; mas parece que atua principalmente no envelope viral, interferindo na penetração do vírus na célula do hospedeiro. É uma amina de estrutura simétrica sem ação virucida. Deve ser utilizada dentro de 48 horas do início dos sintomas. Está indicada na profilaxia e no tratamento de infecções pelo vírus influenza A.

A droga pode ser usada por qualquer indivíduo da comunidade que deseja evitar a infecção pelo influenza A, mas a verdadeira indicação de profilaxia é no controle de epidemias em instituições, nas quais há indivíduos de alto risco de complicações pela infecção, isto é, idosos (acima de 65 anos) adultos e crianças com doenças crônicas cardiovasculares ou pulmonares; e pacientes imunocomprometidos. Está liberada para crianças maiores de 1 ano. Os efeitos colaterais

TABELA 162.4

Comparação das Técnicas de Identificação de Microrganismos*				
	Cultura	*Imunofluorescência*	*ELISA*	*Amplificação Gênica*
Rapidez no resultado	+	+++	+++	++/+++
Sensibilidade	+++	++	++	++++
Especificidade	+++	++	++	++++
Facilidade	+	+	+++	++/+++

*Fonte: Myint S[26].

TABELA 162.5

Principais Drogas Antivirais Indicadas nas Viroses Respiratórias				
Nome	**Indicação**	**Via**	**Dose Geralmente Recomendada**	**Apresentação**
Amantadina Mantidan®	Influenza A: tratamento e profilaxia	VO	200 mg 2 x/d se ≥ 40 kg por 5 a 7 dias crianças: 4-8 mg/kg/dia	Comp.100 e 400 mg Suspensão 50 mg/5 mL
Foscarnet* Foscavir®	CMV resistente ao ganciclovir Intolerância do ganciclovir	IV	180 mg/kg/dia em 3 doses por 14-21 d 90-120 mg/kg 1 x/d como dose de –manutenção	24 mg/ mL em frascos com 250 mL (6 g)
Ganciclovir* Cymevene®	Pneumonia por CMV	IV	10 mg/kg/dia em 2 doses por 14-21 d; para supressão a longo prazo	Comp. 250 mg
Gancivir®	Profilaxia do CMV	IV / VO	5 mg/kg/dia durante 5-7 d/semana 10 mg/kg/dia em 2 doses por 1 semana depois 5 mg/kg/dia em 1 dose por 100 d / 1 g por via oral 3 x/d	Injeção 500 mg
Oseltamivir Tamiflu®	Influenza A e B: tratamento	VO	75 mg du2 x/d por 5 d	Comp.75 mg
Ribavirina Virazole®	VSR	Aerossol	20 mg/ mL fornecido por um gerador de partículas, por 18 h/d por 3-7 d ou 6 g em 100 mL de água estéril por 2 h, 3 x/d	Cáp.100 mg e 250 mg Suspensão 50 mg/5 mL
Rimantadina Flumadine®	Influenza A: tratamento e profilaxia	Oral	100 mg 2 x/d se ≥ 40 kg	Comp.100 mg
Zanamivir Relenza®	Influenza A e B: tratamento	Inalat.	10 mg inalados 2 x/d através do disk-haller, por 5 d	Disk-haller

* A dose deve ser reduzida em pacientes com função renal comprometida.
VO: via oral; IV: intravenosa; Inalat: inalatória; Comp: comprimido; Cáp: cápsula; d: dia.

mais frequentes são relacionados ao sistema nervoso central e podem ocorrer em 5% a 10% dos adultos saudáveis: dificuldade de concentração, confusão mental, alucinação, ansiedade, insônia e até convulsão (nos pacientes com epilepsia). Geralmente são leves e cessam com a descontinuidade da droga: Depressão e psicose estão associadas à dose superior a 200 mg/dia. Náusea, vômito e anorexia ocorrem em 5% dos casos. A boca seca é uma queixa comum. Pacientes com doença renal devem receber as doses corrigidas com o *clearance* de creatinina. É empregada por via oral na dose única pela manhã de 200 mg/dia em adultos, e 4 a 8 mg/kg/dia (dose máxima de 150 mg) em crianças menores de 9 anos, por 3 a 7 dias.

Tromantadina

É um derivado da amantadina com potente atividade apenas contra o vírus herpes simples numero 1. É utilizada sob a forma de gel com aplicações tópicas, três a cinco vezes. Pode causar eczema de contato em 5% dos pacientes.

Rimantadina

É um análogo estrutural da amantadina e tem o mesmo espectro de atividade, mecanismo de ação e as indicações clínicas. Verificou-se que em altas doses é ativa não somente sobre o vírus influenza A, mas também sobre os vírus influenza B, parainfluenza e sincicial respiratório. Parece ser menos tóxica e mais bem tolerada.

Os efeitos colaterais descritos são insônia, tonteira, cefaleia, náuseas, vômitos, anorexia, astenia e dor abdominal. É utilizada em adultos e crianças maiores de 10 anos, por via oral, na dose de 100 mg duas vezes ao dia, por 7 dias. Em idosos é prudente reduzir a dose para 100 mg uma vez ao dia. Em crianças menores a dose é de 5 mg/kg uma vez ao dia. Não é recomendada para gestantes e nutrizes.

Ribavirina

É um nucleosídeo sintético análogo da guanosina, com amplo espectro de ação antiviral. Tem mecanismo de ação também pouco conhecido, mas não parece ser o mesmo para todos os vírus. Atua inibindo a síntese de proteínas e do RNA ou DNA virais[14,15]. Atualmente se encontra liberada para o tratamento de lactentes e crianças menores hospitalizadas com infecção grave pelo vírus sincicial respiratório.

São raros os efeitos colaterais quando a droga é utilizada por via inalatória. Há relatos de broncoespasmo, alteração nos testes de função pulmonar, pneumotórax em pacientes sob ventilação mecânica, hipotensão, apneia, toxicidade digitálica concomitante, reticulocitose, *rash* e conjuntivite. O uso prolongado pode cursar com anemia, leucopenia e elevação das transaminases séricas. Não deve ser utilizada em respiradores mecânicos, pois pode haver precipitação da droga nas válvulas e tubulação. A droga é mutagênica e teratogênica, sendo contraindicada na gravidez. É empregada na forma de aerossol, preferencialmente através de máscara de oxigênio, na diluição de 20 mg/ mL, por 12 a 18 horas por dia, durante 3 a 7 dias.

Ganciclovir

É um nucleosídeo análogo da guanosina, ativo contra os herpesvírus, inclusive o vírus citomegálico (CMV). Seu mecanismo de ação é na replicação viral, através da inibição competitiva com a ligação da deoxiguanosina com a DNA-polimerase, bloqueando o alongamento do DNA. A droga é indicada para profilaxia e tratamento das infecções pelo CMV, em especial nos pacientes transplantados e com aids. É ativa nos casos de retinite, esofagite, colite, gastrite e hepatite, porém é pouco eficaz na pneumonite por CMV. São poucos os efeitos colaterais: náuseas, vômitos e cefaleia podem ser observados. Em doses mais elevadas pode causar depressão medular (anemia, neutropenia, trombocitopenia), atrofia gastrintestinal e neurotoxicidade (desorientação e psicose). Apresenta efeitos mutagênicos e teratogênicos, sendo contraindicada na gravidez e na amamentação. A administração é via intravenosa na dose de 5 mg/kg a cada 12 horas, com duração de infusão de 1 hora, por 14 a 21 dias. A dose deve ser ajustada em casos de insuficiência renal. Nos pacientes imunocomprometidos indica-se manutenção com dose única por dia, intravenosa, de 5 a 7,5 mg/kg, durante 5 a 7 dias.

Foscarnet

É o sal trissódico do ácido fosfonofórmico e atua contra os vírus herpes e retrovírus. Seu mecanismo de ação depende do vírus em questão; no vírus CMV age inibindo a DNA-polimerase. Embora o ganciclovir seja a droga de escolha no tratamento da infecção pelo CMV, o foscarnet tem eficácia similar e menos toxicidade, especialmente hematológica, evitando a mielossupressão, entretanto, tem significativa nefrotoxicidade.

Essa droga tem seu uso reservado aos pacientes que não toleram o ganciclovir ou com doença por CMV resistente ao ganciclovir. Os efeitos colaterais relatados são cefaleia, tremores, alucinações, anemia, elevação da creatininemia e calcemia. É administrada por via intravenosa ou subcutânea na dose de 150 a 180 mg/kg/dia, fracionada em três aplicações, por 14 a 21 dias.

Inibidores de Neuraminidase

São drogas antivirais com ação nos vírus influenza A e B. O mecanismo de ação baseia-se no bloqueio da ação da glicoproteína de superfície – a neuraminidase, com consequente impedimento da replicação viral. As duas drogas inibidoras da neuraminidase são zanamivir e oseltamivir. Podem ser empregadas na profilaxia e no tratamento da gripe. São eficazes em reduzir a intensidade e a duração dos sintomas da gripe se utilizadas nas primeiras 48 horas do início dos sintomas. São bem toleradas e apresentam poucos efeitos colaterais.

Zanamivir

O zanamivir deve ser empregado com cautela nos portadores de doença pulmonar obstrutiva crônica (DPOC) e asmáticos, pois há relato de desencadear broncoespasmo nestes casos.

Na profilaxia da gripe, em epidemias ou períodos de surtos, é realizada uma inalação por dia durante 4 semanas; já no tratamento da gripe a droga deve ser administrada na dose de 10 mg (duas inalações de 5 mg) duas vezes ao dia por 5 dias.

Oseltamivir

É também um inibidor da neuraminidase com potente atividade inibitória sobre o vírus influenza. É uma pró-droga que após absorção é convertida por meio de enzimas hepáticas. Tem ótima penetração no parênquima pulmonar, mantendo concentração por 24 horas. Não atinge concentração no sistema nervoso central. Tem eliminação renal como droga ativa. Interage com a probenecida aumentando sua concentração e tempo de circulação, por interferir na secreção tubular.

O oseltamivir apresenta leves efeitos gastrintestinais (náuseas e vômitos) nos primeiros dias de tratamento. É indicado no tratamento e na profilaxia da gripe causada pelos vírus influenza A e B, na dose de 75 mg, duas vezes ao dia, durante 5 dias, em pacientes acima de 12 anos de idade. Crianças com menos de 15 kg: 30 mg, tomada duas vezes ao dia; naquelas com peso entre 16 e 23 kg: 45 mg; naquelas com 24 a 40 kg: 60 mg duas vezes ao dia e naquelas com peso superior a 40 kg, a dose é semelhante à de adulto. Nos pacientes com insuficiência renal a dose será de 75 mg, em dose única diária por 5 dias.

PROFILAXIA[1,2,4,9,11,13-15,25,28,30]

O uso de vacinas na prevenção das infecções respiratórias está bem estabelecido. Podem prevenir e diminuir a gravidade da doença, especialmente nas crianças pequenas e nos idosos, reduzindo o número de internações e morte. A maior experiência é com a vacina contra influenza A. Avanço importante ocorreu no emprego da globulina imune e do anticorpo monoclonal (palivizumab) para prevenção da infecção pelo VSR, contribuindo assim para alterar a morbidade e mortalidade desta doença, principalmente na população infantil (ver capítulo de infecção pelo vírus sincicial respiratório).

A vacina contra influenza atualmente existe na forma clássica – vacina de vírus inativada e a vacina de vírus vivo atenuado. Deve ser administrada por via intramuscular, anualmente, de 6 a 8 semanas antes do início da estação sazonal da influenza (no Brasil, de abril a agosto), quando ocorre maior circulação do vírus. As principais indicações da vacina contra o vírus influenza são: idade igual ou superior a 60 anos; doenças crônicas pulmonares (inclusive asma) ou cardíacas, diabetes *mellitus*, doenças renal e hepática crônicas, portadores de hemoglobinopatias, imunocomprometidos, pacientes confinados (residentes em asilos, presos), profissionais de saúde, pessoas que trabalham em hospitais ou instituições que possam transmitir a gripe para os pacientes do grupo de risco; pessoas que cuidam ou convivem com crianças menores de 23 meses; crianças ou adolescentes (6 meses aos 18 anos) que estejam em uso regular de aspirina (portanto, maior risco de desenvolver a síndrome de Reye) e gestantes que estarão no 2º ou 3º trimestre de gravidez durante a epidemia de gripe.

Recentemente, tem-se empregado a vacina atenuada contra influenza intranasal. A experiência, sobretudo em crianças, tem-se mostrado segura e eficaz.

Com relação à profilaxia na infecção pelo VSR existem duas drogas: a globulina imune intravenosa e o anticorpo monoclonal. Desde 1998, a Academia Americana de Pediatria tem indicado a administração de anticorpo monoclonal (palivizumab) em pacientes pediátricos de alto risco (lactentes e crianças com doença pulmonar crônica, displasia broncopulmonar e prematuros) e estudos têm mostrado redução do risco de hospitalizações em mais de 50%. O anticorpo monoclonal é preferível, devido à facilidade na administração (intramuscular), à não interferência com as vacinas do sarampo, rubéola, catapora e varicela e à ausência de complicações associadas, como ocorre com a globulina humana, cuja administração é intravenosa. Não é recomendado para crianças portadoras de cardiopatia congênita cianótica. O palivizumab é administrado por via intramuscular na dose de 15 mg/kg uma vez por mês, durante a estação sazonal do RSV. Uma vez aberto, deve ser usado dentro de 6 horas.

Os cuidados na lavagem das mãos e a educação com medidas preventivas incluindo a exposição ao cigarro, confinamento (creches, asilos), desmame precoce, assistência pré-natal, contribuem na profilaxia das viroses respiratórias e suas consequências, sobretudo em países em desenvolvimento. Nestes, o emprego do palivizumab permanece reservado, principalmente em relação ao seu alto custo.

Tratamento e Profilaxia Medicamentosos da Gripe Aviária[14,22,32,37]

O tratamento de escolha da gripe aviária são os inibidores de neuraminidase (oseltamivir e zanamivir) que têm sido efetivos em modelos animais, prevenindo a morte e melhorando a sobrevida, sobretudo quando se aumentam a dose e o tempo de administração. O aumento da dose é especialmente indicado nos pacientes com alta carga viral, como nos casos de diarreia grave e no choque. Observam-se níveis mais altos de proteção quando o tratamento é administrado até 48 horas do início da doença; após esse período é discutível o valor dos antivirais. No tratamento da gripe em adultos e em crianças acima dos 12 anos de idade, o oseltamivir é indicado na dose de 75 mg de 12/12 horas, durante 5 dias. Em crianças com menos de 15 kg a dose é de 30 mg de 12/12 horas; em crianças com 16 a 23 kg, a dose por vez é de 45 mg e nas com 24 a 40 kg, de 60 mg de 12/12 horas. Não está estabelecida a segurança de uso do oseltamivir na gestante e na nutriz. Recomenda-se que o emprego do oseltamivir se faça em situações de elevado risco de gravidade da influenza, para evitar a ocorrência de mutantes resistentes.

A amantadina e a rimantadina estão indicadas para profilaxia em contatos, caso a cepa pandêmica seja suscetível. A dose profilática da amantadina é de 200 mg, dose única/dia em adultos, durante 5 semanas. Em crianças a dose é de 4 a 8 mg/kg/dia.

REFERÊNCIAS BIBLIOGRÁFICAS

1. Araújo LMT. Bronquiolites: estudo de 84 casos. Rio de Janeiro: UFF; 1999. 49 p. (Monografia para obtenção do título de especialista em pediatria).
2. Bartlett JG. Planning for avian influenza. Ann Intern Med. 2006;145:141-44.
3. Berry M, Gamieldien J, Fielding BC. Identification of new respiratory viruses in the new millennium. Viruses. 2015;7:996-1019.
4. Brasil. Ministério da Saúde. Secretaria de atenção à saúde. Portaria 522 de 13 de maio de 2013.
5. Crowe JE Jr. Human metapneumovirus infections. In: UptoDate, Nov. 2015. Disponível em: http://www.uptodate.com/contents/human-metapneumovirus-infections. Acessado em: abr. 2015.
6. Demmler-Harrison GJ. Cytomegalovirus infection and disease in newborns, infants, children and adolescents. In: UptoDate, Oct. 2014. Disponível em: http://www.uptodate.com/contents/cytomegalovirus-infection-and-disease-in-newborns-infants-children-and-adolescents. Acessado em: abr. 2015.
7. Dolin R. Epidemiology of influenza. In: UptoDate, Jan. 2015. Disponível em: http://www.uptodate.com/contents/epidemiology-of-influenza. Acessado em: abr. 2015.
8. Esper F et al. Association between a novel human coronavirus and Kawasaki disease. J Infect Dis. 2005;191:499-502.
9. Falsey NA et al. Human metapneumovirus infections in young and elderly adults. J Infect Dis. 2003;187:785-91.
10. Flomenberg P, Kojaoghlanian TM. Epidemiology and clinical manifestations of adenovirus infection. In: UptoDate, Ed.Post TW, UpToDate, Waltham, MA. Aug. 2014. Disponível em: http://www.uptodate.com/contents/epidemiology-and-clinical-manifestations-of-adenovirus-infection. Acessado em: abr. 2015.
11. Forleo-Neto E et al. Influenza. Rev Soc Bras Med Trop. 2003;36:267-74.
12. Franco PC et al. Severe acute respiratory syndrome: a global overview of the epidemic. Salud Publica Mex. 2003;45:211-20.
13. Hall CB. Medical progress: respiratory syncytial virus and parainfluenzae virus. N Engl J Med. 2001;344:1917-28.
14. Jefferson T et al. Antivirals for influenza in healthy adults: systematic review. Lancet. 2006;367:303-13. Review. Erratum in: Lancet. 2006;367:2060.
15. Juckett G. Avian influenza: preparing for a pandemic. Am Fam Physician. 2006;74:783-90.
16. Kuhn JH. Discussions and decisions of the 2012–2014 International Committee on Taxonomy of Viruses (ICTV) Filoviridae Study Group, January 2012–June 2013. Arch Virol. 2014;159:821-30.
17. Kuiken T et al. Newly discovered coronavirus as the primary cause of severe acute respiratory syndrome. Lancet. 2003;362:263-70.
18. Lau SK et al. Coronavirus HKU1 and other coronavirus infections in Hong Kong. J Clin Microbiol. 2006;44:2063-71.
19. Lynette P-CS, Lee B-W. Epidemiology and seasonality of respiratory tract virus infections in the tropics. Paed Resp Rev. 2003;4:105-11.
20. Mackie PL The classification of viruses infecting the respiratory tract. Paed Resp Rev. 2003;4:84-90.
21. Marques HHSM, Vallada MG. Diagnóstico Laboratorial das Infecções Virais Respiratórias. In: Rozov T (Ed.). Doenças Pulmonares em Pediatria. São Paulo: Atheneu; 1999. p. 263-69.
22. Majury A et al. Laboratory diagnosis of human infection with avian influenza. CMAJ. 2006;175:1371-72.
23. Munoz FM. Seasonal influenza in children: Clinical features and diagnosis. In: UptoDate, Feb. 2015. Disponível em: http://www.uptodate.com/contents/seasonal-influenza-in-children-clinical-features-and-diagnosis. Acessado em: abr. 2015.
24. Munoz FM. Parainfluenza viruses in children. In: UptoDate, Jan. 2015. Disponível em: http://www.uptodate.com/contents/parainfluenza-viruses-in-children. Acessado em: abr. 2015.
25. Munoz FM, Flomenberg P. Diagnosis, treatment, and prevention of adenovírus infection. In: UptoDate, Dec. 2014. Disponível em: http://www.uptodate.com/contents/diagnosis-treatment-and-prevention-of-adenovirus-infection. Acessado em: abr. 2015.
26. Myint S. Recent advances in the rapid diagnosis of respiratory tract infection Br Med Bull. 2002;61:97-114.
27. Pavia AT. Viral infections of the lower respiratory tract: old viruses, new viruses, and the role of diagnosis. Clin Infect Dis. 2011;52(Suppl. 4):S284-9.
28. Ralston SL et al. Clinical practice guideline: the diagnosis, management, and prevention of bronchiolitis. Pediatrics. 2014;134:e1474-502.
29. Savolainen C, Blomqvista S, Hovi T. Human rhinoviruses. Paed Resp Rev. 2003;4:91-98.

30. Simões EAF et al. Respiratory syncytial virus vaccine: a systematic overview with emphasis on respiratory syncytial virus subunit vaccines. Vaccine. 2001;20:954-60.

31. Stephenson I. Epidemiology, transmission, and pathogenesis of avian influenza. In: UptoDate, Apr. 2015. Disponível em: http://www.uptodate.com/contents/epidemiology-transmission-and-pathogenesis-of-avian-influenza. Acessado em: abr. 2015.

32. Tavares W. Quimioterápicos Antivirais. In: — Manual de Antibióticos e Quimioterápicos Antiinfecciosos. 3ª ed. São Paulo: Atheneu; 2004. p. 483-489.

33. Thorner AR. Treatment and prevention of pandemic H1N1 influenza ('swine influenza'). In: UptoDate, Nov. 2014. Disponível em: http://www.uptodate.com/contents/treatment-and-prevention-of-pandemic-h1n1-influenza-swine-influenza. Acessado em: abr. 2015.

34. Thorner AR. Epidemiology of pandemic H1N1 influenza ('swine influenza'). In: UptoDate, Mar. 2015. Disponível em: http://www.uptodate.com/contents/epidemiology-of-pandemic-h1n1-influenza-swine-influenza. Acessado em: abr. 2015.

35. van der Hoek L et al. Croup is associated with the novel coronavirus NL63. PLoS Med. 2005;2(8):e240.

36. WHO. Influenza virus infections in humans (February 2014). Disponível em: http://www.who.int/influenza/human_animal_interface/virology_laboratories_and_vaccines/influenza_virus_infections_humans_feb14.pdf. Acessado em: abr. 2015.

37. Wong SSY, Yuen KY. Avian influenza virus infections in humans. Chest. 2006;129:156-68.

38. Zamora M. Clinical manifestations, diagnosis, and treatment of cytomegalovirus infection in lung transplant recipients. Dec, 2013. In: UptoDate, Ed. Post TW, UpToDate, Oct. 2014. Disponível em: http://www.uptodate.com/contents/clinical-manifestations-diagnosis-and-treatment-of-cytomegalovirus-infection-in-lung-transplant-recipients. Acessado em: abr. 2015.

163 Vulvovaginites

- Isabel Cristina Chulvis do Val
- Gutemberg Leão de Almeida Filho
- Filomena Aste Silveira

(CID 10 = N77.1 - Vaginite, vulvite e vulvovaginite em doenças infecciosas e parasitárias; A59 - Tricomoníase; B37.3 - Candidíase da vulva e da vagina)

INTRODUÇÃO

As infecções e inflamações vaginais constituem as alterações ginecológicas mais frequentemente observadas em mulheres adultas, apesar de serem diagnosticadas em qualquer faixa etária. Vários são os agentes etiológicos envolvidos na gênese das vulvovaginites, determinando resposta vaginal distinta. Em alguns casos haverá processo inflamatório, com aumento da quantidade de polimorfonucleares observado à microscopia direta, o que denominamos vaginite. Em outros, essa resposta inflamatória vaginal não ocorre, levando-nos ao diagnóstico de vaginose.

Até o fim da vida fetal a vagina é estéril, sendo colonizada por microrganismos na passagem pelo canal do parto, ou logo após. O ecossistema vaginal é um meio complexo que consiste na inter-relação entre a microbiota endógena, produtos do metabolismo desses microrganismos e do hospedeiro, estrogênio e nível do pH. O equilíbrio desse ecossistema é constantemente desafiado por fatores endógenos e exógenos. A microbiota é composta por numerosos microrganismos, como fungos e bactérias aeróbicas gram-positivas e gram-negativas e bactérias anaeróbias facultativas e obrigatórias. Algumas bactérias vivem em estado comensal com o hospedeiro, outras agem de forma sinérgica e, ainda outras, de forma antagonista[9].

O quadro de vaginite é decorrente de alteração do ecossistema vaginal por introdução de bactérias outras ou por algum distúrbio que permita a proliferação de patógenos normalmente residentes nesse meio. Além do autodiagnóstico e autotratamento, existem situações que podem contribuir para o desequilíbrio desse ecossistema, a saber: o uso de antibióticos, hormônios, preparações contraceptivas orais ou tópicas, duchas vaginais, medicações vaginais; relações sexuais; doenças sexualmente transmissíveis (DST); o estresse e a mudança de parceiro.

Os antibióticos podem favorecer o crescimento de leveduras existentes no meio vaginal. Promovem, também, a su-

pressão do crescimento de organismos comensais, permitindo o domínio de bactérias patogênicas, levando ao aparecimento, por exemplo, do quadro de vaginose bacteriana. As duchas vaginais, além de alterarem o pH vaginal, suprimem o crescimento de bactérias endógenas de forma seletiva. As relações sexuais promovem desequilíbrio no ecossistema vaginal por alteração no pH vaginal e facilitação na introdução de microrganismos. O uso prolongado de tampões vaginais pode desencadear reação inflamatória com consequente distúrbio da microflora endógena.

O conteúdo vaginal é o resultado da mistura dos fluxos do trato genital superior (útero e tubas), transudato vaginal (água, sais minerais e proteínas), secreções cervicais, secreção das glândulas de Bartholin, secreção das glândulas de Skene, células do sangue (granulócitos, linfócitos, monócitos, etc.) e células descamadas do epitélio vaginal. Na idade fértil, a secreção vaginal é produzida na quantidade de 1 g a 3 g/dia, aumentando sob a ação dos estrogênios e do estímulo sexual. O muco cervical é formado principalmente por mucina (glicoproteína), que dá consistência às secreções, tornando-as espessas e gelatinosas, e agindo como fator de ligação para proteínas microbianas. As partículas de muco transportam as bactérias e facilitam o seu escoamento para fora da vagina.

A manutenção do pH vaginal ao redor de 3,8 e 4,2 é vital para a estabilização do ecossistema vaginal. Os *Lactobacillus acidophilus* (bacilos de Döderlein), por produzirem ácido lático, são os grandes responsáveis pela acidez do pH da vagina, sendo as bactérias dominantes do conteúdo vaginal normal[9,13]. Além dos lactobacilos, cerca de cinco a 15 diferentes espécies de bactérias são encontradas nas secreções vaginais normais, dentre elas estão os *Staphylococcus epidermidis*, enterococos, peptoestreptococos, *Bacteroides* e, ocasionalmente, *Streptococcus agalactiae*[9,13,17]. Os *Lactobacillus acidophilus* suprimem o crescimento dos anaeróbios gram-positivos e gram-negativos através da produção de peróxido de hidrogênio, que é tóxico para os anaeróbios. Entretanto, quando os lactobacilos produtores de peroxidase são substituídos por lactobacilos não formadores de peroxidase ocorre alteração nas características físico-químicas da secreção vaginal, sobretudo com a elevação do pH, facilitando o crescimento das bactérias patogênicas[17]. A diminuição da concentração do peróxido de hidrogênio favorece a aderência de organismos patogênicos às células epiteliais vaginais[9,13], o aumento da população de *Gardnerella vaginalis* e a diminuição da concentração de oxigênio, resultando em aumento das bactérias anaeróbias. Situação similar é observada quando o *Trichomonas* é introduzido no meio vaginal, criando um ambiente propício para seu desenvolvimento, assim como para o de bactérias anaeróbias facultativas e obrigatórias.

Dessa forma, a identificação de determinado microrganismo potencialmente patogênico em cultura de conteúdo vaginal não indica a presença de vaginite. Para a confirmação diagnóstica devemos levar em conta os sinais e sintomas apresentados pela paciente, as características físico-químicas e o exame a fresco da secreção vaginal.

A determinação do pH vaginal pode ser facilmente realizada através de fitas medidoras de pH, que vão de 3,5 até 7,0. A amostra deverá ser obtida do terço médio para distal da parede lateral, tendo o cuidado para não haver contaminação com o muco cervical, cujo pH é alcalino (pH 7,0)[18]. Após a verificação do pH, coloca-se pequena quantidade de secreção vaginal em uma lâmina e adiciona-se uma gota de solução salina para a realização da microscopia direta, com vistas à pesquisa de *Candida, Trichomonas, clue-cells,*

polimorfonucleares e efeito estrogênico. Em outra lâmina mistura-se um pouco de secreção vaginal a uma gota de hidróxido de potássio (KOH) a 10% para a realização do teste das aminas (*whiff test*). O teste é considerado positivo quando detectamos a presença de odor de pescado, sugerindo um quadro de vaginose bacteriana. Essa mesma lâmina deverá ser submetida à análise microscópica para a pesquisa de hifas e esporos de *Candida,* quando não são vistos à microscopia com solução salina[18]. Sabe-se que as bactérias, as células epiteliais escamosas e os leucócitos dissolvem-se na presença de álcalis (hidróxido de potássio), diferentemente das hifas e dos esporos, os quais ficam intumecidos, tornando-se mais evidentes ao exame a fresco.

Dependendo do agente etiológico envolvido na gênese das vulvovaginites, estas podem ser classificadas em vaginites e vaginoses infecciosas e não infecciosas. As infecções vaginais classificadas como vaginites e vaginoses infecciosas são a candidíase, a vaginose bacteriana, a tricomoníase e a vaginite descamativa. Já a vaginose citolítica, a vaginite atrófica e a alérgica compõem o grupo das vaginites e vaginoses não infecciosas. No presente capítulo serão abordadas algumas das vaginites e vaginoses infecciosas.

CANDIDÍASE

A candidíase é a segunda causa mais frequente de vulvovaginite no menacme, podendo ser ainda maior durante a gravidez[19]. O termo *Candida* refere-se ao gênero. A espécie mais comum é a *albicans*, responsável por 85% dos casos de candidíase. As espécies *glabrata* e *tropicalis* correspondem a 10%-15%. Outras espécies menos comuns são a *krusei* e a *lusitânia*. A *Candida* é classificada como fungo gram-positivo, dimorfo, saprófita dos tratos genital e gastrintestinal, com virulência limitada, e é encontrada na vagina em 30% de mulheres sadias e assintomáticas[19]. Existe na forma de esporos e hifas; estas, quando agrupadas, formam os micélios. Estes últimos são os responsáveis pela invasão da mucosa vaginal, ocasionando o prurido[19].

Apesar de ser afecção rara antes da menarca e após a menopausa, estima-se que 75% das mulheres irão desenvolver pelo menos um episódio de candidíase vulvovaginal durante suas vidas. Dessas, cerca de 5% irão cursar com episódios de recorrência[21]. Episódios esporádicos de candidíase geralmente ocorrem sem fator precipitador identificado. Entretanto, existem situações que predispõem ao aparecimento da candidíase[19]. A gravidez, o uso de anticoncepcionais orais com altas doses de estrogênio, terapia de reposição hormonal somente com estrogênio e o diabetes propiciam aumento na concentração de glicogênio vaginal, com consequente acidificação do meio e proliferação da levedura. Da mesma forma, o uso de dispositivos intrauterinos, doenças da tireoide, obesidade, corticoterapia e drogas imunossupressoras parece aumentar o risco da infecção. O uso de antibióticos também pode atuar como fator de risco para o desenvolvimento de candidíase em algumas mulheres. Contudo, o mecanismo exato para esta última associação ainda não está bem estabelecido. Parece que o antimicrobiano determina redução da flora bacteriana vaginal normal, particularmente dos bacilos de Döderlein, diminuindo a competição por nutrientes, facilitando a proliferação da *Candida sp.*[19,22].

A candidíase vulvovaginal é considerada como doença "eventualmente de transmissão sexual". A *Candida spp.* faz parte da microbiota vaginal normal, e pode ser identificada em mulheres virgens no menacme. Por outro lado, não podemos afirmar que a transmissão sexual por *Candida spp.* não possa ocorrer. Observa-se aumento na frequência de candidíase por ocasião do início da atividade sexual regular. Entretanto, episódios individuais de vulvovaginite por *Candida spp.* não parecem estar relacionados com o número de parceiros, nem com a frequência do coito, mas sim com o sexo orogenital[18].

Segundo a forma de apresentação, a candidíase é assim classificada[19,25]:

1. *candidíase não complicada:*
   – candidíase vulvovaginal esporádica;
   – candidíase vulvovaginal de grau leve a moderado;
   – candidíase frequentemente associada à *C. albicans;*
   – candidíase na ausência de gravidez;
2. *candidíase complicada:*
   – candidíase vulvovaginal recorrente;- candidíase vulvovaginal grave;
   – candidíase não albicans;
   – alterações do hospedeiro (diabetes, imunodepressão).

No que diz respeito à candidíase vulvovaginal recorrente (CVVR), esta é definida como infecção causada por *Candida spp.* caracterizada por quatro ou mais episódios em período de 12 meses. Ocorre quando o fungo permanece no reservatório vaginal após o tratamento. Essa forma de candidíase está intimamente relacionada a fatores ambientais (imunossupressão, diabetes, uso de antibióticos e de estrogênio exógeno), genéticos (imunidade celular, raça negra, herança familiar) e comportamentais (DIU, coito, sexo orogenital) que desencadeiam aumento e persistência da colonização por *Candida spp.* no trato genital inferior[8,18].

As mulheres na pós-menopausa que estejam utilizando terapia hormonal têm um risco significativamente maior de desenvolver CVVR do que aquelas que não estão utilizando estrogênio, seja por via oral ou tópica. Todavia, é importante ressaltar que cerca de 2/3 dessas pacientes referem história de candidíase de repetição no menacme, sugerindo que a combinação entre suscetibilidade individual e o uso de estrogênio é necessária para o desenvolvimento de episódios de cândida na pós-menopausa[7].

DIAGNÓSTICO

O sintoma mais comum da candidíase vulvovaginal é o prurido. Ardência vulvar poderá ser relatada, sobretudo por ocasião da micção e do ato sexual. É comum alteração na quantidade, na coloração e na consistência da secreção vaginal.

O exame clínico poderá revelar hiperemia e edema vulvovaginais. Lesões por coçadura poderão ser identificadas nas regiões vulvar, perineal e perianal. A secreção vaginal apresenta-se branca, floculada (aspecto de "leite talhado"), aderente, espessa e sem odor (Figura 163.1).

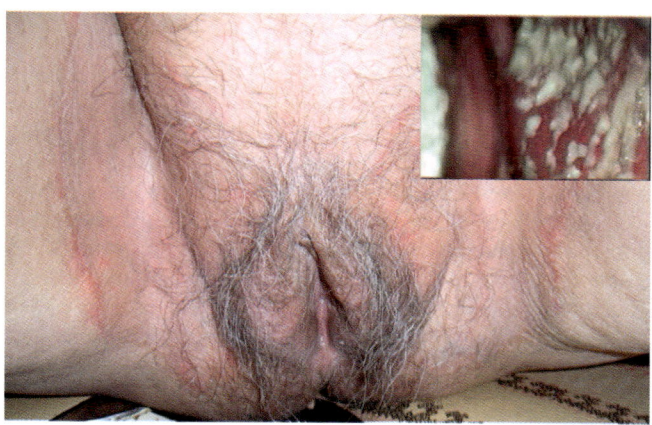

FIGURA 163.1 – Candidíase vulvar: vulva apresentando-se hiperemiada com maceração e áreas descamativas estendendo-se até as pregas genitocrurais. No detalhe: colpofotografia evidenciando grande quantidade de secreção grumosa, em placas, aderida à parede vaginal. Colpite por *Candida*. (Foto original de Isabel Cristina Chulvis do Val.)

O pH vaginal se mantém normal. O exame microscópico da secreção vaginal com solução salina e KOH a 10% revelará a presença de hifas e esporos em cerca de 50% dos casos. Alguns fatores podem influenciar na negatividade da microscopia direta: poucos microrganismos, presença de *Candida* da espécie não *albicans*, as quais não formam pseudo-hifas, inadequação na preparação do KOH e inexperiência do observador. Nesses casos, a cultura para *Candida spp.* se impõe. Nos casos em que a citologia oncótica revela a presença de levedura, é necessário que se faça a correlação clínica, pois pode significar apenas colonização vaginal, e não infecção.

TRATAMENTO[,7,19,25]

Candidíase não Complicada

Os agentes orais são altamente eficazes e de maior praticidade; não há, portanto, necessidade de terapia antifúngica tópica concomitante.

Agentes Orais

- fluconazol -- 150 mg (dose única);
- itraconazol – 200 mg duas vezes ao dia (1 dia) ou 200 mg/dia (3 dias);
- cetoconazol – 200 mg a 400 mg/dia (5 dias).

Agentes Locais

Antimicóticos azólicos:

- clotrimazol creme a 1% – 5 g/noite (6 dias) ou clotrimazol comprimido vaginal – um comp./dose única;
- fenticonazol creme – uma aplicação/noite (7 dias) ou fenticonazol óvulo – um óvulo/noite/dose única;
- isoconazol creme – uma aplicação/noite (7 dias) ou isoconazol óvulo – um óvulo/noite/dose única;
- terconazol – 5 g/noite (5 dias) ou tioconazol pomada a 6,5% ou óvulo 300 mg – uma aplicação/noite.

Antimicóticos poliênicos:

- nistatina creme – 5 g/noite (12 dias);
- anfotericina B – 4 g/noite (7-10 dias).

Candidíase Complicada

A escolha apropriada da droga, da via de administração e da duração do tratamento é de extrema importância para a resposta clínica e a cura micológica da doença. Existem, entretanto, situações próprias do hospedeiro, tais como história de candidíase vulvovaginal recorrente e grave, que podem contribuir para a redução da eficácia do tratamento. Portanto, pacientes portadoras de candidíase recorrente deverão ser tratadas com doses prolongadas de antimicótico, independentemente da via de administração.

Candidíase Recorrente

Tratamento Primário

Tem como finalidade obter a remissão clínica e microbiológica da candidíase, que é conseguida em cerca de 95% dos casos, seja com o tratamento oral ou local. Dá-se preferência à via oral, pois, além da comodidade posológica, não há exacerbação do processo irritativo local. O fluconazol é administrado na dose de 150 mg a cada 2 dias num total de três cápsulas. A dose do itraconazol é de 200 mg/dia durante 14 dias e o cetoconazol é de 400 mg/dia também por 14 dias.

Tratamento Supressivo

Podemos utilizar esquema oral ou local de terapia antifúngica azólica supressiva, à semelhança do tratamento primário. As drogas utilizadas na via oral são o cetoconazol 100 mg/dia por 6 meses, o itraconazol 50-100 mg/dia por 6 meses e o fluconazol 100-150 mg/semana também por 6 meses.

Na administração tópica, utiliza-se, dentre outros, o clotrimazol comprimido vaginal 500 mg, uma vez por semana por 6 meses.

As terapêuticas antifúngicas supressivas são eficazes na redução da candidíase recorrente. Entretanto, 30% a 50% das mulheres irão desenvolver novos episódios da doença ao descontinuarem o tratamento de manutenção.

Candidíase Vulvovaginal Grave

Nas situações de candidíase com comprometimento vulvar importante, os derivados azóis tópicos podem exacerbar os sintomas de queimação e prurido. Se a via de administração escolhida for a tópica, os antimicóticos poliênicos (nistatina) associados a banhos de assento com solução de bicarbonato de sódio (30 a 60 g, dissolvido em 1.000 mL de água), geralmente, oferecem resultados imediatos melhores[12]. Caso a opção seja a via oral, o tratamento não deverá ser o de dose única[12]. As formulações com derivados azóis, tópicas ou orais, somente proporcionarão alívio dos sintomas cerca de 24 a 48 h após o início do tratamento[25].

Os corticosteroides tópicos de baixa potência podem ser utilizados com a finalidade de proporcionar alívio imediato dos sintomas. Entretanto, os mais potentes podem desencadear piora significativa do ardor vulvovaginal.

Candidíase não *Albicans*

A candida não *albicans* mais comum é a *C. glabrata*. Estudos *in vitro* mostram que a *C. glabrata*, diferentemente da *C. albicans*, apresenta certa resistência aos azóis. Nesses casos, pode-se optar por tratar com ácido bórico em cápsulas vaginais de 600 mg/dia durante 14 dias, obtido em farmácias de manipulação. Outra opção é a nistatina creme vaginal na dose de 5 g à noite por 12 a 14 dias. O uso de formulações tópicas combinadas não é boa prática, pois é infrequente a associação de candidíase e vaginose bacteriana ou tricomoníase.

Os estudos revelam que o tratamento antifúngico de parceiros masculinos não tem qualquer influência sobre os índices de recorrência em mulheres afetadas[21].

Terapêutica antimicótica profilática é indicada para pacientes portadoras de candidíase recorrente em uso de antibióticos.

A introdução da profilaxia através de regime supressivo e de manutenção representa um grande avanço no controle da candidíase recorrente. Infelizmente ainda não dispomos de terapia com poder curativo. Em parte, deve-se ao incompleto entendimento da verdadeira imunopatogenia dessa forma da doença, além da ausência de agentes fungicidas capazes de erradicar e não apenas suprimir a *Candida sp.*

VAGINOSE BACTERIANA (VB)

É a causa mais comum de infecção vaginal entre mulheres em idade reprodutiva[1,3,11,14,20]. Nos Estados Unidos da América, a estimativa de prevalência depende da população estudada, estando em torno de 29% na população geral na faixa etária entre 14 a 49 anos, podendo chegar a 50% em mulheres afro-americanas. Esses dados incluem infecção sintomática e assintomática. A VB tem sido observada em 15% a 20% das gestantes e em cerca de 30% das mulheres com esterilidade[11,20].

A ausência de inflamação é a base para a utilização do termo "vaginose" em vez de "vaginite". A diminuição dos lactobacilos produtores de peróxido torna o pH vaginal menos ácido, o que permite o crescimento de organismos normalmente reprimidos. As bactérias mais comumente detectadas são: *Gardnerella vaginalis, Prevotella, Porphyromonas, Bacteroides, Peptostreptococcus, Mycoplasma, Ureaplasma urealyticum*, e *Mobiluncus. Fusobacterium* e *Atopobium vaginae* também são frequentes. O mecanismo pelo qual ocorre o desequilíbrio da microbiota vaginal e o papel da atividade sexual na patogênese da VB ainda não estão bem esclarecidos; porém, a formação de um biofilme epitelial contendo *G. vaginalis* parece desempenhar papel importante. A presença desse biofilme dificulta a erradicação da VB e aumenta as taxas de recorrência[10,24].

O crescimento maciço dessa microbiota anaeróbia está associado ao aumento na produção de enzimas proteolíticas, que agem "quebrando" os peptídeos existentes no meio vaginal em uma variedade de aminas que se tornam voláteis, causando o odor fétido. Além da formação de aminas, há aumento no transudado vaginal e na descamação de células epiteliais escamosas sem que haja resposta inflamatória, configurando o conteúdo vaginal típico da VB. O pH elevado facilita a adesão da *G. vaginalis* às células epiteliais descamadas, dando origem às *clue cells* (células-pista). Por outro lado, a presença das aminas estimula o crescimento do *Mycoplasma hominis*[20]. Os fatores de risco para vaginose bacteriana incluem mulheres não brancas, gravidez prévia, uso de DIU e duchas vaginais. Apesar de a VB ser mais frequente em mulheres jovens e sexualmente ativas, também pode ocorrer na ausência de relação sexual. Por outro lado, a simples transmissão não é suficiente para causar a doença, pois muitos dos microrganismos encontrados na VB existem em número reduzido na vagina de mulheres saudáveis[20.]

DIAGNÓSTICO

Na prática, o diagnóstico da VB em mulheres no menacme baseia-se em pelo menos três dos critérios elaborados por Amsel[2]: corrimento vaginal branco-acinzentado aderente às paredes vaginais (Figura 163.2), que se exacerba após relação sexual; pH vaginal maior que 4,5; teste das aminas positivo; e presença de *clue cells* à microscopia de fase. A presença de *clue cells* é o fator preditivo de maior importância no diagnóstico da VB. A coloração pelo método de Gram, mais confiável que o esfregaço a fresco, tem sensibilidade de 93% e especificidade de 70%, porém não é utilizada de rotina[15]. Diante de esfregaço citológico sugestivo de VB com paciente sintomática, deve-se seguir os critérios de Amsel para confirmação diagnóstica. O tratamento de mulheres assintomáticas não está indicado de forma rotineira.

Apesar de a cultura para *G. vaginalis* ser positiva em praticamente todos os casos de VB, essa bactéria pode ser detectada em cerca de 50%-60% das mulheres que não preenchem os critérios diagnósticos para esta condição clínica. Portanto, não se preconiza cultura de secreção vaginal para o diagnóstico de VB[20].

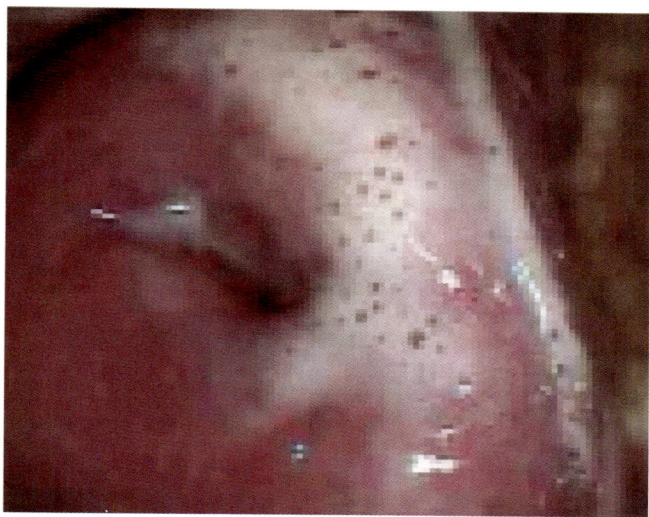

FIGURA 163.2 – Vaginose bacterina: colpofotografia revelando secreção bolhosa, aderente. (Foto original de Isabel Cristina Chulvis do Val.)

COMPLICAÇÕES

Desde a década de 1970, evidências clínicas começaram a apontar para a microbiota vaginal anaeróbia como agente causal de doença inflamatória pélvica (DIP), sobretudo na ausência de *Chlamydia trachomatis* e *Neisseria gonorrhoeae*. Da mesma forma, parece que infecções pós-operatórias, incluindo infecções pós-aborto, pós-parto, endometrite pós--cesariana e celulite pós-histerectomia estão associadas à VB assintomática[20].

TRATAMENTO

Pouca eficácia tem sido observada com o uso de cremes vaginais à base de sulfas e tetraciclina, assim como a utilização de duchas vaginais formuladas com iodo-povidone[5]. O uso de ampicilina ou amoxicilina proporciona índice de cura de apenas 60%. O metronidazol ou a clindamicina, administrados tanto por via oral quanto intravaginal, apresentam índice de cura elevado (70 a 80%).

O metronidazol continua sendo a droga de escolha para o tratamento da VB. Esse sucesso resulta da ação contra as bactérias anaeróbias e da suscetibilidade da *G. vaginalis* aos hidroximetabólitos do metronidazol. O tratamento preconizado pelos *Centers for Disease Control* (CDC)[4] é de 500 mg de metronidazol administrados por via oral a cada 12 horas durante 7 dias. Ou metronidazol gel 0,75% (5 g) via vaginal por 5 dias. O índice de cura clínica imediata é maior que 90%, passando para aproximadamente 80% após 4 semanas de tratamento, qualquer que seja a via de administração. A aplicação de clindamicina creme a 2% (5 g) via vaginal por 7 dias parece ser menos eficaz do que o metronidazol (CDC).

O uso de metronidazol com posologia de 2 g em dose única tem baixa eficácia, não sendo, portanto, recomendado.. Apesar de o *Mycoplasma hominis* e do *Mobiluncus curtissi* serem resistentes ao metronidazol, estes, geralmente, não são detectados no seguimento de pacientes tratadas com sucesso[20].

A utilização de tinidazol na dose de 1 g ao dia durante 5 dias parece ser uma boa opção para o tratamento da VB, pois o uso de 2 g em dose única diária por 2 dias é menos eficaz e desencadeia mais efeitos colaterais. Os estudos *in vitro* revelam resultados semelhantes entre o metronizadol e o tinidazol. Entretanto, pelo fato de o tinidazol ter vida média mais longa, este oferece maior benefício quando comparado ao metronidazol, pois a quantidade e a frequência de sua utilização são menores, desencadeando menos efeitos colaterais. O tinidazol parece ser boa opção nos casos de recorrência da VB e naqueles refratários ao tratamento utilizando o metrodinazol ou a clindamicina[6].

O secnidazol 2 g oral em dose única é tão eficaz quanto o curso de 500 mg de metronidazol administrado por via oral a cada 12 horas durante 7 dias. Estudos revelam que apenas 1 g oral em dose única parece ser tão eficaz quanto 2 g[16].

No passado, mulheres com VB assintomáticas não eram submetidas a tratamento. Todavia, evidências clínicas revelando associação entre VB e complicações ginecológicas e obstétricas têm procurado mudar essa atitude. Pacientes com VB assintomática e que desejam engravidar deverão ser tratadas, assim como aquelas que irão submeter-se a operação ginecológica eletiva[20].

A VB apresenta índice de recidiva em torno de 30% e ocorre, geralmente, nos 3 primeiros meses após tratamento[20,26]. As razões para a ocorrência de recidiva ainda permanecem obscuras. Parece dever-se a falha na erradicação do agente causal, com persistência da *G. vaginalis,* ou à resistência do *Mycoplasma hominis* e do *Mobiluncus curtissi* à terapêutica com metronidazol, associados à demora no restabelecimento da microbiota lactobacilar vaginal normal[20,26]. Por outro lado, o reto parece funcionar como fonte endógena para os casos de recorrência, pois age como reservatório para bactérias associadas à gênese da VB[5].

A utilização de esquema terapêutico diferente do usado na abordagem primária da VB pode ser de grande valia nos casos de recidiva. Outra opção nos casos de recidiva é o uso de metronidazol, 500 mg de 12/12 horas ou tinidazol na dose de 1 g ao dia, ambos durante 7 dias, e a utilização de óvulos de ácido bórico, 600 mg intravaginais ao deitar, durante 21 dias. Após esse período, iniciar metronidazol gel 0,75% (5 g) duas vezes por semana durante 4 a 6 meses[6,22], porém devemos ficar atentos para a possibilidade de ocorrência de candidíase[12].

Pelo fato de existirem poucas evidências sugerindo que a VB seja entidade sexualmente transmissível, não se indica o tratamento para o parceiro[5,20,26]. Da mesma forma, nenhum estudo conseguiu demonstrar redução nas taxas de recidiva de VB em mulheres cujos parceiros foram tratados[14].

TRICOMONÍASE

É a infecção causada pelo protozoário anaeróbio denominado *Trichomonas vaginalis* no trato genital feminino. Afeta cerca de 180 milhões de mulheres em todo o mundo, com três a cinco milhões de novos casos por ano, e é encontrada em cerca de 30% a 40% dos parceiros sexuais de mulheres infectadas[18]. Sua prevalência tem diminuído nos países desenvolvidos. Na maioria dos casos, a tricomoníase encontra-se associada a outras doenças de transmissão sexual, além de facilitar a transmissão do HIV[18].

DIAGNÓSTICO

Algumas mulheres infectadas pelo *Trichomonas vaginalis* podem se apresentar assintomáticas. Todavia, a maioria cursará com secreção vaginal amarelo-esverdeada ou bolhosa de odor fétido, edema e hiperemia das mucosas vulvovaginal e cervical (aspecto de framboesa), além de dispareunia e disúria.

O pH vaginal encontra-se pouco ácido. A microscopia com solução salina revelará presença maciça de polimorfonucleares; todavia, a de *Trichomonas* é observada em 50% a 70% dos casos confirmados por cultura[18]. O teste das aminas geralmente se apresenta positivo. A citologia de Papanicolaou identifica a presença do microrganismo em meio a citólise, leucócitos e halos perinucleares. A bacterioscopia revela a presença de parasita gram-negativo, geralmente acompanhado por número elevado de leucócitos. A cultura tem sensibilidade de 95%, devendo ser considerada em pacientes com pH vaginal elevado, microscopia direta revelando inúmeros polimorfonucleares e ausência do protozoário.

TRATAMENTO

As drogas utilizadas são os imidazólicos metronidazol, secnidazol e tinidazol. Dá-se preferência à via oral, pois os antimicrobianos tópicos geralmente não atingem níveis terapêuticos na uretra e nas glândulas periuretrais, as quais podem funcionar como fonte de reinfecção[18].

Índices de cura semelhantes são obtidos tanto com o tratamento em dose única (82% a 88%) quanto com o prolongado (85% a 90%). Dá-se preferência aos tratamentos em dose única devido à praticidade posológica, ao menor tempo sem ingestão de álcool e à menor probabilidade de infecção por *Candida spp.*[4,18]. O regime recomendado pelos CDC é a utilização do metronidazol 2 g em dose única. Como regime prolongado, pode-se utilizá-lo na dose de 500 mg via oral de 12/12 h por 5 dias[23]. A infecção que persiste após dois cursos de tratamento é considerada refratária; todavia, a não aderência ao tratamento e a reinfecção são as causas mais comuns de falha ou recorrência da tricomoníase. Nesses casos, recomenda-se a utilização de doses mais altas de metronidazol (2 g/dia por 7 dias). Os casos de persistência da infecção ou recidiva indicam resistência ao metronidazol. O tinidazol e o secnidazol na dose de 2 g via oral em dose única poderão, também, ser utilizados. O tinidazol, quando comparado ao metronidazol, apresenta melhor distribuição tecidual, alcança concentrações mais altas no conteúdo vaginal quando utilizado por via oral e é mais eficaz com menor dose[23].

Os efeitos colaterais do metronidazol incluem gosto metálico na boca, náusea, neutropenia transitória e interação com álcool[11]. O metronidazol é a droga de escolha na gravidez; todavia, sugere-se que seja administrado após o 1º trimestre de gravidez, pelo fato de atravessar a barreira placentária e pouco se saber sobre possível efeito teratogênico[18].

Os parceiros de mulheres com tricomoníase também deverão ser tratados[4,18].

REFERÊNCIAS BIBLIOGRÁFICAS

1. Allsworth JE, Peipert JF. Prevalence of bacterial vaginosis: 2001-2004 National Health and Nutrition Examination Survey data. Obstet Gynecol. 2007;109:114-20.
2. Amsel R et al. Nonspecific vaginits: diagnostic criteria and microbial and epidemiologic associations. Am J Med. 1983;74:14-22.
3. Castro JMS, Alves BE. Contribuição para o estudo etiológico das vaginoses bacterianas. Rev Bras Anal Clin. 1992;24:31-34.
4. Centers for Disease Control and Prevention (CDC). Sexually Transmitted Diseases Treatment Guidlines. MMWR. 2002;51:1-77.
5. Colli E, Landoni M, Parazzini F. Treatment of male partners and recurrence of bacterial vaginosis: a randomized trial. Genitourin Med. 1997;73:267-70.
6. Dickey LJ, Nailor MD, Sobel JD. Guidelines for the treatment of bacterial vaginosis: focus on tinidazole. Ther Clin Risk . Manag. 2009;5:485-9.
7. Fischer G, Bradford J. Vulvovaginal candidiasis in postmenopausal women: The role of hormone replacement therapy. J Low Genit Tract Dis. 2011;15:263-67.
8. Giraldo PC. A imunologia em vulvovaginites de repetição. J Bras Doenças Sex Transm. 2002;14:7-11.
9. Hammill HA. Normal vaginal flora in relation to vaginitis.Obstet Gynecol Clin North Am. 1989;16:329-36.
10. Hymes SR et al. DNase inhibits *Gardnerella vaginalis* biofilms in vitro and in vivo. J Infect Dis. 2013;207:1491-97.
11. Kenyon C, Colebunders R, Crucitti T. The global epidemiology of bacterial vaginosis: a systematic review. Am J Obstet Gynecol. 2013;209:505-23.
12. Marrazzo JM, Thomas KK, Ringwood K. A behavioural intervention to reduce persistence of bacterial vaginosis among women who report sex with women: results of a randomized trial. Sex Transm Infect. 2011;87:399-405.
13 McCue JD. Evaluation and managment of vaginitis. An update for primary care practioners. Arch Intern Med. 1989;149: 565-68.
14. Mead PB. Epidemiology of bacterial vaginosis. Am J Obstet. 1993;169:446-49.
15. Nugent RP, Krohn MA, Hillier SL. Reliability of diagnosing bacterial vaginosis is improved by a standardized method of Gram stain interpretation. J Clin Microbiol. 1991;29:297-301.
16. Núñez JT, Gómez G. Low-dose secnidazole in the treatment of bacterial vaginosis. Int J Gynaecol Obstet. 2005;88:281-85..
17. Pinho Neto JS, Sales FSP, Lima JC. Vaginites e vaginoses- manifestações clínicas. Femina. 1995;23:297-301.
18. Sobel JD. Vaginitis. N Engl J Med. 1997;25:1896-1902.
19. Sobel JD et al. Vulvovaginal candidiasis: epidemilogic, diagnostic, and therapeutic considerations. Am J Obstet Gynecol. 1998;178:203-11.
20. Sobel JD. Bacterial vaginosis.Annu Rev Med. 2000;51:349-56.
21. Sobel JD. Management of patients with recurrent vulvovaginal candidiasis. Drugs. 2003;63:1059-66.
22. Sobel JD et al. Supressive antibacterial therapy with 0,75% metronidazole vaginal gel to prevent recurrent bacterial vaginosis. Am J Obstet Gynecol. 2006;194:1283-89.
23. Subramanian C, Sobel JD. A case of high-level metrodidazole-resistant trichomoniasis in pregnancy successfully treated. J Low Genit Tract Dis. 2011;15:248-9.
24. Swidsinski A et al. Gardnerella biofilm involves females and males and is transmitted sexually. Gynecol Obstet Invest. 2010;70:256-63.
25. Val ICC, Almeida Filho G. Abordagem atual da candidíase vulvovaginal J Bras Doenças Sex Transm. 2001;13:3-5.
26. Wathne B et al. Erythromycin versus metronidazole in the treatment of bacterial vaginosis. Acta Obstet Gynecol Scand. 1993;72:470-74.

■ Walter Tavares
■ Jurema Nunes Mello

Em condições naturais ou artificialmente induzidas, várias doenças de animais não humanos, as denominadas zoonoses, podem ser transmitidas ao homem, aplicando-se, então o termo antropozoonose. Existem cerca de 86 doenças zoonóticas de maior importância em saúde pública e outras 81 de menor significado, muito embora a importância médica das zoonoses possa variar com os países e regiões. As zoonoses podem ser causadas por vírus (p. ex., raiva, arboviroses), protozoários (p. ex., doença de Chagas, leishmanioses), bactérias (p. ex., peste, brucelose) e helmintos (p. ex., himenolepíase, triquinelose, fasciolíase) e ter por hospedeiros primários animais silvestres e domésticos[33,42,43].

Diversas bactérias causadoras de infecções em animais podem ser transmitidas ao homem, constituindo verdadeiras zoonoses bacterianas que podem ocorrer em condições naturais. É assim que microrganismos dos gêneros *Leptospira, Listeria, Brucella* e outros são parasitas primários de animais, infectando o homem quando este se introduz na cadeia epidemiológica da infecção natural, devido às suas condições ambientais de vida, à sua atividade profissional, por um acaso social ou alimentar. A *Yersinia pestis* ou a *Leptospira icterohaemorragie*, por exemplo, são bactérias causadoras de infecção em ratos, passando a infectar o homem no momento em que condições habitacionais, profissionais, climáticas ou sociais permitem o relacionamento humano mais estreito com os roedores. Já as infecções humanas pelo *Bacillus anthracis* ou as *Brucella*, com frequência estão ligadas ao tipo de trabalho exercido pelo indivíduo, que o faz lidar com animais doentes ou portadores de tais germes ou com produtos deles derivados. O acaso social é também origem de zoonoses bacterianas, sendo exemplo a psitacose, em que o homem adoece ao entrar em contato com um pássaro canoro ou um papagaio infectado pela *Chlamydia psittaci*, adquiridossem qualquer justificativa de utilidade, que não a de expor uma bela e sonora ave. Quanto ao acaso alimentar é representativa a infecção por *Salmonella* decorrente da ingestão de carne de animais com salmoneloses, ou a brucelose humana resultante do uso de leite de vacas ou cabras infectadas pela *Brucella*. Deve-se lembrar que algumas infecções humanas podem ser adquiridas de animais em caráter fortuito, não representando o vertebrado a principal fonte, mas sim o próprio homem. É o caso da tuberculose, possível de ser transmitida pelos bovídeos, o cão, e as aves, ou as infecções por estreptococos e estafilococos, presentes em vários animais[7,33,36,42].

Um aspecto de particular importância no que concerne às zoonoses bacterianas relaciona-se ao possível emprego de agentes infecciosos como arma biológica. A contaminação de suprimentos de água e alimentos, a poluição do solo e a dispersão sob a forma de aerossóis no meio ambiente de bactérias (peste, tularemia) e vírus (varíola) foram práticas já utilizadas em atos de guerra ou propósitos de conquista; atemorizam combatentes e populações civis em situações de beligerância e constituem ameaças à saúde e à vida de seres humanos em atos de terrorismo[19,24].

Neste capítulo apresentamos algumas zoonoses bacterianas de importância médica, que são pouco frequentes ou ausentes no Brasil, algumas consideradas doenças emergentes, tais como as infecções por *Rhodococcus* e *Ehrlichia*. Outras zoonoses bacterianas já foram apresentadas nesta obra, devendo o leitor consultar os capítulos sobre antraz, brucelose, diarreias bacterianas, infecções por clamídias, leptospirose, listeriose, melioidose, peste, psitacose, raiva, riquetsioses.

ERISIPELOIDE

(CID 10 = A26 - Erisipeloide; A26.0 - Erisipeloide cutâneo; A26.7 - Septicemia por *Erysipelothrix*; A26.8 - Outras formas de erisipeloide; A26.9 - Erisipeloide não especificado)

Erisipeloide ou erisipeloide de Rosenbach é uma infecção causada pelo *Erysipelothrix rhusiopathie*, um pequeno bacilo gram-positivo encontrado como comensal em diversos mamíferos, aves e peixes e, possivelmente, como saprófita em matéria orgânica em decomposição. O germe causa infecção em porco, ovelhas, muares, bovinos, roedores e aves, manifestada por endocardite, sepse e artrite. A infecção humana resulta de ferimentos ocorridos durante a manipulação de matéria orgânica contendo a bactéria, principalmente a carne de animais. É considerada uma doença profissional, atingindo sobretudo pescadores e trabalhadores na indústria de pescado, açougueiros, abatedores de animais, trabalhadores em pecuária, veterinários e donas-de-casa[1,2,5,7,10].

QUADRO CLÍNICO, DIAGNÓSTICO E TRATAMENTO

Após um período de incubação de 1 a 4 dias, surge no local da lesão (ferimento ocorrido ao manipular a carne de animais), geralmente nos dedos, palma e dorso das mãos, um processo inflamatório, com edema, rubor purpúrico e dor, por vezes acompanhado de prurido ou sensação de queimação. Progressivamente a área inflamada aumenta, tornando-se avermelhada a pele ao redor da lesão primitiva, ficando a borda saliente. A inflamação pode atingir toda a mão e podem surgir vesículas sem pus e, por vezes, queixas de artrite. Essa é a forma cutânea localizada da doença[2,4,6,7,10].

Em poucos pacientes a doença assume a forma cutânea difusa, onde a lesão erisipeloide atinge o antebraço e observam-se linfangite e linfadenite dos gânglios epitrocleanos e axilares. Na maioria dos casos, não há febre ou ela é baixa, nem manifestações sistêmicas[1,2,4,6,7,10]. A doença geralmente é autolimitada, com regressão espontânea em 1 a 3 semanas. É muito raro assumir um caráter crônico, com sinais inflamatórios em locais diferentes do foco inicial[9].

Raramente, a doença pode assumir um caráter generalizado, com febre, calafrios, cefaleia, tosse e complicar-se com endocardite[2,5,7,8,10]. Na maioria das vezes, a endocardite ocorre em válvula nativa sem alteração prévia e tem caráter subagudo.

O diagnóstico diferencial deve ser realizado com erisipela (dá febre alta), esporotricose, carbúnculo e celulites em geral. O diagnóstico etiológico é feito por cultura de material da lesão obtido por biópsia; a cultura de *swabs* de lesão em geral é negativa.

O *E. rhusiopathie* é altamente sensível à ação das penicilinas e cefalosporinas, mostrando-se também sensível à clindamicina, ao ciprofloxacino e à eritromicina . É resistente à vancomicina e à teicoplanina[3]. O tratamento dos casos habituais é realizado com penicilina G procaína intramuscular (IM) ou penicilina V ou ampicilina ou amoxicilina, em doses usuais, por via oral durante 5 a 7 dias. Nos pacientes com endocardite, o tratamento é realizado com penicilina G cristalina intravenosa (IV) em doses de 100.000 U/kg/dia durante 2 a 3 semanas, devendo ser mantida uma penicilina oral por mais 2 semanas. Os pacientes alérgicos à penicilina podem ser tratados com ceftriaxona, clindamicina ou ciprofloxacino[1,2-8]. A prevenção da doença consiste no uso de luvas por profissionais sob risco de sofrer a infecção.

REFERÊNCIAS BIBLIOGRÁFICAS

1. Barnett JH et al. Erysipeloid. J Am Acad Dermatol. 1983;9:116-23.
2. Brooke CJ, Riley TV. *Erysipelothrix rhusiopathie*: bacteriology, epidemiology and clinical manifestations of an occupational pathogen. J Med Microbiol. 1999;48:789-99.
3. Fidalgo SG, Longbottom CJ, Rjley TV. Susceptibility of *Erysipelothrix rhusiopathie* to antimicrobial agents and home disinfectants. Pathology. 2002;34:462-65.
4. Gay Prieto J. Erisipeloide (Rosenbach). In: ☐ Dermatologia. 4ª ed. Barcelona: Editorial Científico Médica; 1957. p. 66-67.
5. Gorby GL, Peacock Jr JE. *Erysipelothrix rhusiopathiae* endocarditis: microbiologic, epidemiologic, and clinical features of an occupational disease. Rev Infect Dis. 1988;10:217-35.
6. Hoeprich PD. Erysipeloid. In: ☐ Infectious Diseases. 3ʳᵈ ed. Philadelphia: Harper & Row; 1983. p. 937-38.
7. Reboli AC, Farrar WE. *Erysipelothrix rhusiopathie*: An occupational pathogen. Clin Microbiol Rev. 1999;2:354-59.
8. Rocha MP et al. *Erysipelothrix* endocarditis with previous cutaneous lesion: report of a case and review of the literature. Rev Inst Med Trop São Paulo. 1989;31:286-89.
9. Stiles GW. Chronic erysipeloid (swine erysipelas) in a man. JAMA. 1947;134:953-54.
10. Veraldi S et al. Erisypeloide: a review. Clin Exper Dermatol. 2009;34:859-62.

MORMO[1-12]

(CID 10 = A 24 - Mormo e Melioidose; A 24.0 - Mormo)

O mormo é uma doença infecciosa dos solípedes (equídeos, camelídeos), atingindo ocasionalmente outros animais, como o gato, o cão e o homem, causada pela *Burkholderia mallei* (anterior *Pseudomonas* ou *Actinobacillus* ou *Malleomyces mallei*). O bacilo do mormo é gram-negativo, de fácil crescimento nos meios de cultura. Está presente na secreção nasal, no sangue e no exsudato das lesões tegumentares e viscerais de animais doentes. A doença é conhecida desde a Antiguidade, prevalecendo em épocas de guerras. Atualmente sua ocorrência é rara, existindo em certas regiões da África, Ásia e Europa, onde acomete sobretudo o cavalo e as mulas. No Brasil, permaneceu desconhecida por longo tempo; porém, em 1999 a doença foi diagnosticada em equinos no estado de Pernambuco, não se conhecendo casos humanos[2,9]. A partir daí a doença vem se disseminando entre muares e equinos em vários estados brasileiros[12]. A transmissão entre os animais ocorre de modo direto, através do exsudato cutâneo e das secreções respiratórias, ou de modo indireto, pela contaminação de manjedouras, alimentos, águas e estrebarias. A infecção humana é ocasional e decorrente da atividade profissional, acometendo os indivíduos que entram em contato íntimo com os animais, em particular soldados, cocheiros, vaqueiros, cavalariços e veterinários, ou de acidentes em laboratórios. Entretanto, a transmissibilidade para seres humanos é relativamente baixa, desconhecendo-se o motivo disso. Devido à possibilidade da *B. mallei* ser transmitida por aerossol ou contaminação de água, o mormo é considerado uma doença candidata para a guerra biológica e já foi utilizado com esta finalidade, infectando animais, militares e populações civis em guerras no passado. Na atualidade, discute-se o envolvimento da doença em atividades bioterroristas[1,8].

A infecção humana com frequência resulta da contaminação de lesões cutâneas ou de mucosas, formando-se granulomas no local. O período de incubação é de 1 a 14 dias, com média de 5 a 6 dias, surgindo edema e nódulos dolorosos no ponto de inoculação, acompanhados de linfangite. Eventualmente, a infecção resulta da inalação do agente, ocorrendo necrose da árvore traqueobrônquica. A doença pode ter um curso agudo, septicêmico, frequentemente letal, ou ter evolução crônica, com formação de lesões cutâneas recorrentes e melhor prognóstico.

QUADRO CLÍNICO E DIAGNÓSTICO

Distinguem-se quatro tipos clínicos da doença. Uma forma localizada, com o aparecimento de nódulos dolorosos na face e nos membros, que evoluem para pustulização e ulceração. Por vezes, a lesão inicial situa-se na mucosa nasal, que fica vermelha e edemaciada, evoluindo para ulceração com exsudato purulento e edema da face. Paralelamente, há febre alta, cefaleia, calafrios, mialgias, artralgias, náuseas e vômitos. Em geral, os enfermos evoluem para a forma septicêmica, com formação de linfangite e sepse, falecendo o paciente em 2 ou 3 semanas devido a abscessos e à supuração do fígado, do baço, dos pulmões, das meninges e outros órgãos. Pode ocorrer icterícia e um exantema maculopapular, com formação posterior de nódulos e ulcerações confluentes. A forma pulmonar é decorrente da inalação do agente ou de disseminação hematogênica, ocorrendo pneumonia, insuficiência respiratória e morte. No mormo crônico as nodulações estão habitualmente situadas na pele e no tecido subcutâneo da face ou das extremidades e dão origem a ulcerações de evolução arrastada, com fundo purulento, que podem provocar mutilações na face, com destruição dos lábios e do nariz. A doença evolui com surtos febris e surgimento de novas lesões, podendo curar espontaneamente ao final de 1 ou 2 anos ou terminar pela morte do enfermo em sepse.

O prognóstico do mormo agudo é bastante reservado, podendo ser modificado pela terapêutica. Para o seu diagnóstico devem-se considerar especialmente a ocupação do paciente e o contato com animais. Em resultado de ações terroristas, é possível a ocorrência da enfermidade sob a forma de surtos epidêmicos[8].

O diagnóstico baseia-se nos dados epidemiológicos e clínicos, devendo-se diferenciar de esporotricose, carbúnculo, melioidose, sífilis, tularemia, leishmaniose tegumentar, infecção por *Pseudomonas aeruginosa* e sepse por outras bactérias.

O diagnóstico laboratorial é feito pelo isolamento do germe em cultura ou inoculação em cobaias, sendo maior o seu encontro nas lesões recentes e fechadas. Testes sorológicos de fixação do complemento e aglutinação podem ser utilizados, destacando-se a intradermorreação com a maleína, um extrato obtido de culturas da *B. mallei*. Esse teste consiste na injeção intradérmica de 0,1 mL da maleína diluída a 1/10.000, verificando-se a formação de eritema e de pápula, 24 a 48 h após o teste, nos indivíduos com 15 dias ou mais de doença. Nos animais, o teste é feito pela injeção intrapalpebral da maleína, sendo a reação positiva caracterizada por edema, congestão conjuntival e lacrimejamento. A reação de aglutinação é positiva a partir da 1ª semana de doença, só sendo valorizados para o diagnóstico os títulos acima de 1/400.

TRATAMENTO E PROFILAXIA

Os antimicrobianos que apresentam melhor atividade contra a *B. mallei* são a doxiciclina, a associação de amoxicilina com clavulanato, a ceftazidima, a associação de piperacilina com tazobactam, o cotrimoxazol (associação de sulfametoxazol com trimetoprima) e o imipeném. Nos casos agudos localizados e nos crônicos, de menor gravidade, a terapêutica pode ser realizada com a amoxicilina com clavulanato ou com o cotrimoxazol ou com doxiciclina, por via oral em doses usuais, durante 30 a 60 dias . Os casos mais graves, incluindo as formas com disseminação das lesões cutâneas acompanhadas de toxemia, as pulmonares e as septicêmicas, devem ser internados e medicados com piperacilina associada com tazobactam ou com imipeném, podendo-se associar a doxiciclina, durante 15 a 30 dias. Ocorrendo a melhora do paciente, a terapêutica é passada para a via oral com doxiciclina ou com cotrimoxazol por período de 2 a 6 meses. Os abscessos devem ser drenados cirurgicamente.

A profilaxia reside no sacrifício dos animais doentes. O mormo entre animais transmitido ao homem em condições naturais foi erradicado de vários países com essa medida drástica. Utensílios com possível contaminação devem ser desinfetados. Não há vacina e não se sabe se o uso profilático de antimicrobianos pode evitar a transmissibilidade ao homem.

REFERÊNCIAS BIBLIOGRÁFICAS

1. Baths-Osborne D et al. Glanders and Melioidosis. In: Emedicine. Disponível em: http://www.emedicine.com/emerg/topic884.htm. 2003. Acessado em: mar. 2004.
2. Diehl GN. Mormo. Governo do Estado do Rio Grande do Sul. Informativo Técnico 06 DDA; junho 2013.
3. Herdon HW. Glanders. In: Pullen RL. Communicable Diseases. Philadelphia: Lea & Febiger; 1950. p. 376-78.
4. Heine HS et al. In vitro susceptibilities of *Burkholderia mallei*. Antimicrob Agents Chemother. 2001;45:2119-21.
5. Howe C, Miller WR. Human Glanders: report of six cases. Ann Int Med. 1947;26:93.
6. Howe C, Sampath A, Spotnitz M. The pseudomallei group: a review. J Infect Dis. 1971;124:598-606.
7. Jennings WE. Glanders. In: Hull TG. Diseases Transmitted from Animals to Man. 5ª ed. Springfield: Thomas; 1963. p. 264-66.
8. Lehavi O et al. Glanders – a potential disease for biological warfare in humans and animals. Harefuah. 2002;141(spec nº):88-91,119 (Abstract).
9. Manso H. Glanders. The Equine Disease Quaterly 2003;12:1.
10. Sandord JP. *Pseudomonas* species (including Melioidosis and Glanders). In: Mandell GL et al. Principles and Practice of Infectious Diseases. 2ª ed. New York: John Wiley; 1985. p. 1250-54.
11. Srinivasan A et al. Glanders in a military research microbiologist. N Engl J Med; 2001;345:256-58.
12. O Globo Rural. Aumenta o número de casos de mormo no Brasil. Atualização em: 27/04/2014. Disponível em: http://g1.globo.com/economia/agronegocios/noticia/2014/04/aumenta-o-numero-de-casos-de-mormo-no-brasil.html. Acessado em: dez. 2014.
13. Thibault FM et al. Antibiotic susceptibility of 65 isolates of *Burkholderia pseudomallei* and *Burkholderia mallei* to 35 antimicrobial agents. J Antimicrob Chemother. 2004;54:1134-38.

TULAREMIA[1,-13]

(CID 10 = A 21 - Tularemia; A21.0 - Tularemia ulceroglandular; A21.1 - Tularemia oculoglandular; A21.2 - Tularemia pulmonar; A21.3 - Tularemia gastrintestinal; A21.7 - Tularemia generalizada; A21.8 - Outras formas de tularemia; A21.9 - Tularemia, forma não especificada)

A tularemia é uma doença infecciosa aguda causada pela *Francisella tularensis*, também conhecida nos EUA por febre do coelho, febre da lebre, febre da mosca do cervo; doença do capturador de rato d'água, na Rússia; e doença de Ohara, no Japão[3]. A infecção é própria de roedores silvestres, particularmente coelhos e lebres, mas atinge amplamente os animais, incluindo lobos, raposas, aves selvagens, cão, gato, carneiros, cavalos e outros. É mantida entre os animais por vetores constituídos por carrapatos, pulgas, piolhos e moscas hematófagas, podendo ser transmitida aos carnívoros pela ingestão de animais infectados. Os carrapatos do gênero *Dermacentor* desempenham importante papel na manutenção desta zoonose, uma vez que a bactéria é transmitida por via transovariana às gerações seguintes. A doença humana assemelha-se à peste, manifestando-se por uma lesão primária, ulcerada na pele ou na mucosa, linfadenite regional e sepse, com localização pulmonar, intestinal, hepática e outros órgãos. Sua letalidade é de 6% a 8%, sendo pior o prognóstico nas formas pneumônicas e septicêmicas, com letalidade de 30% a 60%. A infecção ocorre na América do Norte, na Europa e no Japão, desconhecendo-se casos no Brasil.

A *Francisella tularensis* é um cocobacilo gram-negativo pequeno, pleomórfico, aeróbio estrito, intra e extracelular, altamente patogênico, causando doença com a inoculação ou a inalação de quantidade tão pequena quanto dez bactérias[4,12]. Existem quatro subespécies do microrganismo, das quais as mais importantes são a *F. tularensis tularensis* (ou tipo A) e a *F. tularensis holarctica* (ou *palearctica* ou tipo B). A primeira variedade predomina nos EUA e é mais virulenta que a segunda, que predomina na Europa e na Ásia. As subespécies *novicida* e *mediasiatica* raramente infectam o homem. A *F. tularensis* está presente nas vísceras, no sangue e na carne dos animais infectados, bem como em insetos hematófagos que neles se alimentam. A infecção humana decorre do contato com a carne dos animais infectados, através de feridas na pele ou contaminação da mucosa ocular, ou da picada de insetos albergando o germe. A transmissão pela ingestão de animais doentes ou água contaminada e pela inalação de microrganismo é possível, embora pouco frequente em condições naturais. Contudo, a contaminação de reservatórios de água pelo microrganismo e sua dispersão por aerossol são motivo de temor pelo risco da ação do bioterrorismo. A doença é considerada uma potencial arma biológica devido à elevada infectividade da *F. tularensis*, facilidade de sua disseminação e considerável patogenicidade do agente, capaz de provocar doença e morte. O contágio inter-humano é raro.

QUADRO CLÍNICO, DIAGNÓSTICO E TRATAMENTO

O quadro clínico da tularemia depende da virulência da cepa infectante, da porta de entrada no organismo e da imunidade do hospedeiro. Na maioria dos casos a infecção é adquirida por inoculação, multiplicando-se a bactéria no ponto de entrada, originando um processo inflamatório local, podendo disseminar-se em seguida. Na infecção adquirida por inalação ocorre um quadro pneumônico, podendo, igualmente, haver a disseminação do agente. O período de incubação em geral é curto, de 1 a 5 dias, iniciando-se a doença de maneira aguda, com febre elevada, calafrios, cefaleia, mialgias, anorexia e adinamia. Dependendo do modo de infecção, distinguem-se as seguintes formas clínicas.

- *Forma ulceroganglionar* – é a forma clínica mais frequente, resultante da inoculação da bactéria por vetores ou pela manipulação da carne de animal infectado. Há uma reação inflamatória local, que em poucos dias se torna pustular, fistuliza e forma-se uma úlcera. A seguir os gânglios linfáticos regionais tornam-se aumentados e dolorosos, supurando e fistulizando em 25% a 50%

dos casos. A lesão ulcerada surge 3 a 7 dias após a penetração do germe e é acompanhada por calafrios, febre alta, mal-estar, cefaleia, mialgias e vômitos. É dolorosa e, sem tratamento, persiste por várias semanas. O envolvimento ganglionar surge 24 a 48 h após a lesão primária, estendendo-se por distintas regiões. Nestes casos, o paciente apresenta esplenomegalia e podem surgir nodulações nos trajetos linfáticos e exantema maculopapular discreto.

- *Forma ganglionar e oculoganglionar* – por vezes, a lesão inicial não é aparente, observando-se somente o quadro infeccioso e ganglionar. Outras vezes, a porta de entrada situa-se no olho, surgindo uma conjuntivite grave, habitualmente unilateral, seguida do comprometimento ganglionar. É a forma oculoganglionar, onde o paciente apresenta fotofobia, dor e secreção purulenta na conjuntiva, podendo ocorrer perfuração da córnea e cegueira.

- *Forma pneumônica* – pode ser resultante da inalação da bactéria em aerossol ou por disseminação hematogênica. Junto com as manifestações sistêmicas (febre, adinamia, mialgias), o enfermo apresenta um quadro de pneumonia ou broncopneumonia, com tosse produtiva, roncos e estertores crepitantes localizados ou difusos. A radiografia de tórax mostra infiltrado peribrônquico, focos de condensação pulmonar e linfadenopatia hilar. Pode haver derrame pleural. A forma pneumônica é letal em 50% dos casos não tratados.

- *Forma faríngea* – resulta da penetração da *F. tularensis* pela mucosa da boca e na faringe ao haver a ingestão de alimentos ou água contaminados pelo agente. Há dor de garganta intensa resultante de faringoamigdalite exsudativa, que evolui para a formação de lesões ulceradas. Pode haver um exsudato membranoso. Os gânglios cervicais e submandibulares estão aumentados, dolorosos e podem fistulizar.

- *Forma tifoide ou septicêmica* – ocorre por qualquer modo de infecção. Caracteriza-se por um quadro infeccioso grave, geralmente sem lesão inicial ou linfadenopatia, com frequente localização pulmonar. O enfermo apresenta um quadro tóxico, acompanhado de prostração, delírios, alucinações e hepatoesplenomegalia. É frequente a pneumonia ou a broncopneumonia e podem surgir diarreia, icterícia, meningoencefalite e coma. Se não for tratado, em geral evolui para choque séptico, coagulação intravascular disseminada, hemorragias, insuficiência respiratória e de múltiplos órgãos; o óbito ocorre em 30% a 60% dos casos. Com o advento da terapia antimicrobiana, a letalidade das formas graves (pneumônica e septicêmica) situa-se em torno de 2% nos EUA.

A tularemia deve ser diferenciada da peste, tuberculose, mononucleose infecciosa, difteria, pneumonias por outras bactérias, febre tifoide e outros processos agudos acompanhados de adenopatia. O diagnóstico de certeza é dado pela hemocultura e cultura de material da lesão tegumentar, de gânglios e escarro ou pela presença de anticorpos detectados por reações sorológicas (ELISA e aglutinação). Técnicas moleculares, como a reação em cadeia da polimerase (PCR), podem demonstrar a presença de antígenos da bactéria no material obtido do paciente. O hemograma com frequência apresenta leucocitose com desvio para a esquerda.

O tratamento específico dos casos com maior gravidade é realizado com gentamicina por via intramuscular (IM) ou intravenosa (IV) na dose de 5 mg/kg/dia, fracionada de 12/12 h, ou com estreptomicina por via IM na dose de 25 a 30 mg/kg/dia, fracionada de 12/12 h (1 g de 12/12 h, em adultos), ambas as drogas durante 10 dias. Recentemente, o tratamento com fluoroquinolonas vem revelando boa eficácia, similar aos aminoglicosídeos, sendo utilizados o ciprofloxacino e o levofloxacino tanto em adultos quanto em crianças, considerando que o benefício do uso das drogas supera o risco potencial de efeitos adversos. O ciprofloxacino é utilizado na dose de 400 mg IV a cada 12 h (crianças 15 mg/kg/dose) durante 10 dias. O levofloxacino é administrado na dose de 500 mg IV em dose única diária em adultos. As fluoroquinolonas podem ser administradas por via oral quando ocorrer a melhora clínica. As tetraciclinas, nas doses terapêuticas usuais, são opções para o tratamento por via oral dos casos com menor gravidade, mantidas pelo prazo de 15 a 21dias. O uso do cloranfenicol é restrito ao tratamento das formas com meningite.

A profilaxia nas regiões endêmicas consiste no uso de luvas ao lidar com a carne de coelhos selvagens; proteção contra a picada de insetos e ácaros por meio de roupas adequadas e de substâncias repelentes e pelo cozimento prolongado da carne dos animais de caça e purificação da água de consumo. Em situações de risco de epidemia (p. ex., contaminação de reservatórios de água) ou de ataque bioterrorista é recomendado o emprego do ciprofloxacino na dose de 500 mg, via oral, de 12/12 h (em crianças 15 mg/kg a cada 12 h) ou da doxiciclina na dose de 100 mg, via oral,

de 12/12 h (em crianças 2,2 mg/kg a cada 12 h). Estas drogas são recomendadas também para gestantes.

REFERÊNCIAS BIBLIOGRÁFICAS

1. Altman GB. Tularemia. A pathogen in nature and a biological weapon. AAOHN Journal. 2002;50:378-79.
2. Aranda EA. Treatment of tularemia with levofloxacin. Clin Microbiol Infect. 2001;7:167-68.
3. Dennis DT et al. Tularemia as a biological weapon. JAMA. 2001;285:2763-73.
4. Ellis J et al. Tularemia. Clin Microbiol Rev. 2002;15:631-46.
5. Gill V, Cunha BA. Tularemia pneumonia. Semin Respir Infect. 1997;12:61-67.
6. Iowa State University. The Center for Food Security and Public Health. Tularemia-update. Disponível em: http://www.cfsph.iastate.edu/Factsheets/pdfs/tularemia.pdf. Acessado em jul. 2011.
7. Johansson A et al. Ciprofloxacin for treatment of tularemia in children. Pediatr Infect Dis J. 2000;19:449-53.
8. Klock LE, Olsen PF, Fukushima T. Tularemia epidemic associated with the deerfly. JAMA. 1973;226:149-52.
09. Limaye AP, Hooper CJ. Treatment of tularemia with fluoroquinolones: two cases and review. Clin Infect Dis. 1999;29:922-24.
10. Pérez-Castrillón JL et al. Tularemia epidemic in Northwestern Spain: clinical description and therapeutic response. Clin Infect Dis. 2001;33:573-76.
11. Pullen RL, Stuart BM. Tularemia. Analysis of 225 cases. JAMA. 1945;129:495-500.
12. Tarnvik A, Berglund L. Tularaemia. Eur Resp J. 2003;21:361-73.
13. Tärnvik A, Chu MC. New approaches to diagnosis and therapy of tularemia. Ann N Y Acad Sci. 2007;1105:378-404.
14. WHO. Guidelines on Tularemia. Disponível em: http://www.cdc.gov/tularemia/resources/whotularemiamanual.pdf. Acessado em: 1 jul. 2011.

OUTRAS ZOONOSES BACTERIANAS

INFECÇÕES POR *CAMPYLOBACTER* (CAMPILOBACTERIOSES)[3,4,6,8,9,11,15,21,28,32,33,36,38,39,44]

(CID 10 = A04.5 - Enterite por *Campylobacter*)

Desde o início do século XX, conhece-se uma infecção de animais denominada vibriose, causada por bacilos em forma de vibriões, os quais foram denominados *Vibrio fetus*. Nos animais causava metrite e placentite, acreditando-se ser rara a infecção humana pelo germe. Mais recentemente, a atualização dos conhecimentos microbiológicos, epidemiológicos e clínicos demonstrou que os germes envolvidos não são verdadeiramente vibriões, passando a ser denominados *Campylobacter*, capazes de determinar diferentes quadros clínicos no homem. *Campylobacter* são bactérias gram-negativas em forma de vírgula, móveis por meio de flagelos, microaerófilas, existindo várias espécies participantes da flora animal do tubo digestivo de diferentes animais. As espécies mais importantes são o *C. jejuni* e o *C. fetus*. A primeira é encontrada na microbiota digestiva normal de bovinos, caprinos, ovinos, suínos, cães, gatos, roedores, galinhas, perus e outras aves; o *C. fetus* tem sido isolado das fezes de bovinos e ovinos. Nos animais, a infecção pelo *Campylobacter* pode causar metrite e placentite, com consequente infertilidade e abortamento. A maioria dos animais, porém, torna-se portadora intestinal dos germes, podendo contaminar com seus ex-

cretos a água e o solo. Pode haver, também, a contaminação da carne dos animais durante o processo de abate.

A infecção humana causada pelo *Campylobacter* resulta da ingestão de carne contaminada, crua ou malcozida, ingestão de água, gelo e saladas, contato direto com animais e seus excretos e a ingestão de leite cru procedente de animais infectados.

A infecção humana pelo *C. fetus* é pouco frequente e manifesta-se, em geral, por diarreia intermitente e dor abdominal inespecífica. Em alguns pacientes, especialmente naqueles com comprometimento da imunidade, como nos pacientes com diabetes, câncer, alcoolismo, insuficiência hepática e pessoas idosas, o germe pode causar um quadro infeccioso sistêmico, com localizações e necroses vasculares múltiplas, manifestado por febre elevada, calafrios, pneumonia, abscesso pulmonar, endocardite, tromboflebite, meningite e placentite. Essa última localização é causa de abortamento em decorrência de necrose e espessamento da membrana coriônica, provocando anoxia fetal.

A infecção humana pelo *C. jejuni* é mais frequente que a anterior, causando infecção intestinal inaparente ou quadros de diarreia aguda e crônica. Sua disseminação sob a forma de bacteriemia é rara, provavelmente devida à alta sensibilidade do germe à atividade bactericida do sangue, ao contrário do *C. fetus* que é resistente a essa ação. O *C. jejuni* tem sido isolado nas fezes de 3,2% a 13,9% de pacientes adultos e crianças com diarreia aguda em países desenvolvidos e em 4,8% a 35% em países subdesenvolvidos. Nesses últimos países, o germe pode ser encontrado em até 17,7% de controles normais, o que é demonstrativo da elevada contaminação ambiental resultante da ausência de saneamento básico. Em estudo realizado em São Paulo, Gonzales e cols. isolaram a bactéria das fezes em 9,3% de crianças com diarreia aguda, 6,1% com diarreia crônica e em 5,3% de crianças eutróficas normais. No Rio de Janeiro, Sabrá refere o isolamento do *Campylobacter* em 5% de crianças com diarreia aguda.

O *C. jejuni* apresenta propriedades secretórias e invasivas, atingindo o intestino delgado e o cólon. Habitualmente, causa diarreia aguda de vários dias de duração, acompanhada de febre alta, mal-estar, cefaleia, tonteiras, adinamia, dor abdominal em cólica e náuseas. As fezes são líquidas, fétidas e, por vezes, com sangue. A diarreia dura cerca de 3 dias; podem ocorrer recidivas precoces. Raramente, o quadro clínico evolui com artrite, endocardite, colecistite, pancreatite e meningite.

O diagnóstico presuntivo de infecção por *Campylobacter* é estabelecido pelo exame direto das fezes, observadas em campo escuro ou contraste de fase, notando-se a presença de pequenos vibriões. A confirmação diagnóstica é feita pela cultura das fezes e do sangue em meios e segundo técnicas apropriadas. O *C. jejuni* exige meios contendo antibióticos que inibem outros germes presentes na matéria fecal e o cultivo deve ser feito entre 32ºC e 42ºC.

A diarreia por *C. jejuni* costuma ser autolimitada e requer medidas dietéticas e administração de líquidos. Os casos mais graves, com febre elevada e diarreia sanguinolenta beneficiam-se com o uso de eritromicina na dose de 30 a 40 mg/kg/dia em quatro doses diárias, durante 5 a 7 dias. A azitromicina é igualmente eficaz, administrada durante 3 dias. Alternativas ao tratamento são as tetraciclinas, o cloranfenicol e a clindamicina.

As infecções sistêmicas pelo *C. fetus* são tratadas pela gentamicina ou por outro aminoglicosídeo ou pelo cloranfenicol ou cefalosporinas da terceira geração, durante 2 a 3 semanas. Em pacientes com meningite, o cloranfenicol e as cefalosporinas da terceira geração são as drogas de escolha.

INFECÇÕES POR *YERSINIA*[5,36]

Até 1970, os agentes causadores de peste, pseudotuberculose, tularemia e cólera aviária eram agrupados no gênero *Pasteurella*. Desde então, devido a características culturais, bioquímicas e antigênicas diferentes, as bactérias desse grupo foram separadas em três gêneros: *Pasteurella*, *Yersinia* e *Francisella*. Nesse último foi incluído o agente da tularemia, já estudado neste livro.

O gênero *Yersinia* é constituído por bactérias parasitas primárias de animais e pertence à família das enterobactérias. É formado pelas espécies *Y. pestis*, *Y. enterocolitica*, *Y. pseudotuberculosis* e pelas *Y. kristensenini*, *Y. frederiksenii* e *Y. intermedia*. Os três últimos agentes raramente têm causado infecção humana, sob a forma de infecção intestinal ou dermatológica. A *Y. pestis* é causadora da peste, já estudada no Capítulo 129 deste livro. O gênero *Pasteurella* inclui germes habitantes da boca e do tubo digestivo de animais, entre os quais a *P. multocida*, capaz de infectar o homem.

INFECÇÃO POR *YERSINIA ENTEROCOLITICA* (YERSINIOSE)[1,5,9,29,32,36]

(CID 10 = A04.6 - Enterite devida a *Yersinia enterocolitica*; A28.2 - Yersiniose extraintestinal)

A *Y. enterocolitica* é habitante do aparelho digestivo e da nasofaringe de animais selvagens e domésticos, como os bovinos, roedores, cães, porcos, cavalos, gatos e aves. No Brasil, o germe tem sido frequentemente isolado das fezes de porcos com diarreia. A *Y. enterocolitica* tem sido isolada da água de lagos e correntes, do leite, da carne e de outros elementos, podendo causar infecção humana de origem hídrica ou alimentar. Sua importância como causa de infecção no homem vem aumentando em diversos países, sob a forma de epidemias ou casos endêmicos, como resultado da maior vigilância e novas técnicas de seu isolamento. No Rio de Janeiro, Sabrá encontrou *Y. enterocolitica* em 2,5% de crianças com diarreia aguda.

O quadro clínico é variado, mas na grande maioria dos casos humanos manifesta-se por gastrenterite autolimitada. As epidemias ocorrem geralmente em crianças, as quais apresentam náuseas, vômitos, febre e diarreia de início agudo e com duração de 1 a 3 semanas. Em adolescentes e adultos, o quadro clínico frequentemente é o de uma ileíte terminal aguda e adenite mesentérica com febre alta, dor abdominal na fossa ilíaca direita e leucocitose, indistinguível da apendicite aguda. Nesses pacientes, o quadro pode tornar-se crônico e recorrente, com recaídas clínicas e remissões, confundindo-se com doença de Crohn. Menos frequentemente, a infecção intestinal manifesta-se por diarreia aquosa profusa com presença de sangue nas fezes.

Outras manifestações incluem poliartrite e eritema nodoso, presentes em até 30% dos pacientes, de origem imunológica. Em casos mais graves, a *Y. enterocolitica* pode causar sepse e formação de abscessos no fígado, no baço, osteomielite e meningite. Essas manifestações são mais comuns em pacientes com alterações imunitárias, como os idosos, diabéticos, cirróticos e outros.

O diagnóstico é estabelecido pelo isolamento e caracterização do germe nas fezes, no sangue e no pus. São necessários meios seletivos e técnicas apropriadas para a caracterização da bactéria.

A gastrenterite e a adenite mesentérica habitualmente não necessitam de tratamento antimicrobiano, recomendando-se medidas dietéticas, repouso e analgésicos. Os casos de maior gravidade, em particular nas sepses, devem ser tratados preferencialmente com gentamicina ou amicacina ou com cloranfenicol ou cefalosporinas de terceira geração.

INFECÇÃO POR *Y. PSEUDOTUBERCULOSIS* (PSEUDOTUBERCULOSE)[5,9,10,12,23,36]

(CID 10 = A28.8 - Outras doenças bacterianas zoonóticas não classificadas em outra parte)

A *Y. pseudotuberculosis* é parasita de roedores e pássaros, podendo infectar o homem e outros animais pelo contato direto ou indireto com aqueles animais, como mordeduras ou arranhaduras. No Brasil, a *Y. pseudotuberculosis* já foi isolada das fezes de roedores aparentemente sãos e de porcos com diarreia. A pseudotuberculose pode atingir animais domésticos, causando inflamação nodular crônica em suas vísceras. No homem, a manifestação clínica mais frequente é a adenite mesentérica, causando uma síndrome semelhante à apendicite aguda. Geralmente a infecção é autolimitada, podendo haver eritema nodoso e poliartrite. Em pacientes com doenças debilitantes de base (cirrose, hemocromatose, diabetes), pode haver septicemia.

O diagnóstico é estabelecido por cultura de fezes, sangue e material das lesões em meios seletivos. O tratamento dos casos graves é realizado com ampicilina em doses de 100 a 200 mg/kg/dia por via intravenosa (IV) ou com estreptomicina ou tetraciclinas. Apesar da terapêutica, a letalidade dos casos septicêmicos atinge 75%.

INFECÇÕES POR *PASTEURELLA* (PASTEURELOSE)[8A,13,16,17,30-31A,42,44]

> (CID 10 = A28.0 - Pasteurelose)

A *P. multocida (P. septica)* é uma bactéria habitante das vias aéreas de cão, porco, cavalo, roedores, aves e outros animais. É um bacilo gram-negativo fermentador da glicose, mas não pertencente à família das enterobactérias. Tem sido isolada em percentual variado de gatos e cães sadios. Nos animais, pode causar uma sepse hemorrágica, geralmente letal. A infecção humana é pouco relatada, mas pode resultar de arranhadura ou mordedura por animais ou acidente laboratorial. Na maioria das vezes o quadro clínico da infecção humana manifesta-se por sinais inflamatórios no local da lesão. Há febre moderada, linfangite e mialgias, que surgem algumas horas ou poucos dias após o ferimento pelo animal. Em alguns pacientes, ocorre sepse com formação de abscessos cerebrais, meningoencefalite purulenta, artrite aguda, pielonefrite e choque.

As infecções humanas por *P. haemolytica*, *P. pneumotropica* e *P. gallinarum* (encontradas na nasofaringe e no tubo digestivo de diversos animais) são muito raras e manifestam-se por sinais inflamatórios em ferimentos cutâneos e infecções localizadas ou sistêmicas (sinusite, endocardite, septicemia).

O diagnóstico das pasteureloses é estabelecido por cultura de diferentes materiais, devendo-se alertar ao laboratório para a possibilidade de infecção por *Pasteurella*. O tratamento é feito com cuidados locais no ferimento e amoxicilina, cefalosporinas orais ou tetraciclinas por 7 a 10 dias. Os casos de maior gravidade devem receber penicilina G cristalina por via intravenosa. Contudo, considerando que nas mordeduras por animais pode haver, também, a infecção por estafilococos, seja da boca do animal ou da pele do agredido, a terapia é mais recomendada com a administração de cefalosporinas da primeira geração (ver Capítulo 124 – Mordeduras Humanas e Animais).

INFECÇÕES POR *EHRLICHIA* (ERLIQUIOSE)[2,20,25,26,35,37,41]

> (CID 10 = A48 - Outras doenças bacterianas não classificadas em outra parte; A79.8 - Outros tipos de rickettsioses especificadas [Rickettsiose por *Ehrlichia sennetsu*]).

Bactérias do gênero *Ehrlichia* são conhecidas por causarem infecção em animais, especialmente em cães (*E.*

canis), nos quais causa um quadro de anemia, artrite, sepse e infecção crônica. Outros animais domésticos e selvagens podem igualmente ser infectados. A infecção humana foi descrita a princípio no Japão e na Malásia, causada pela *E. sennetsu* (atual *Neorickettsia sennetsu*), que provoca um quadro clínico similar ao da mononucleose infecciosa. Em 1986 foi descrita a infecção causada pela *E. chaffeensis*, situando as erliquioses entre as infecções emergentes. A infecção é transmitida por carrapatos (*Amblyomma, Ixodes, Rhipicephalus*), mas pode ser causada por outras espécies da bactéria. *Ehrlichia* é um bacilo gram-negativo parasita intracelular, relacionado com as riquétsias, infectando células mononucleares sanguíneas. A infecção humana tem sido descrita sobretudo nos Estados Unidos da América, Ásia e Europa, e varia desde um quadro assintomático até manifestações clínicas graves, com risco de morte. O quadro clínico típico inclui febre, cefaleia, adinamia, dor abdominal, náusea, vômitos e tosse. Hepatoesplenomegalia e erupção macular podem estar presentes, simulando a febre maculosa. O hemograma revela leucopenia, anemia e plaquetopenia. O diagnóstico é estabelecido pelo cultivo da bactéria, difícil de ser obtido na prática clínica; por métodos sorológicos; ou pelo exame imuno-histológico de células do sistema linfocítico-macrofágico. A doença não foi descrita no Brasil. O tratamento é feito com tetraciclinas. A tetraciclina é utilizada na dose de 25 mg/kg/dia, em quatro tomadas ao dia, e a doxiciclina é administrada na dose, em adultos, de 100 mg de 12/12 h, mantendo-se o tratamento por 10 a 14 dias. Crianças poderão ser tratadas com tetraciclinas ou com rifampicina. Ver também Capítulo 140– Riquetsioses.

INFECÇÕES POR *RHODOCOCCUS*[7,17A,18,22,27,36,40]

> (CID 10 = A28.8 - Outras doenças bacterianas zoonóticas não classificadas em outra parte)

Rhodococcus são bactérias cocobacilos, gram-positivas, filamentosas, habitantes normais do intestino de animais, sobretudo herbívoros e suínos, sendo também encontradas no solo e em coleções de água doce e salgada. Dentre as várias espécies deste gênero, o *R. equi*, encontrado no intestino de equinos, suínos, caprinos e grande variedade de animais selvagens, é o mais descrito como causa de doença em seres humanos. A bactéria provoca pneumonia granulomatosa e abscesso pulmonar em potros e outros animais, e pode, igualmente, causar pneumonia cavitária em seres humanos, sobretudo em pacientes que apresentam algum tipo de imunodepressão. Os casos humanos têm sido descritos principalmente em pacientes infectados pelo vírus da imunodeficiência humana, em transplantados e pacientes com câncer. A infecção pode ocorrer, ainda, em pacientes com diabetes, insuficiência renal, alcoólatras e, mais raramente, em hospedeiros imunocompetentes. A fonte de infecção é o solo ou o contato com animais de fazendas, e o agente pode ser aspirado, ingerido ou inoculado em mucosas ou ferimentos cutâneos. O quadro clínico é variado, porém na maioria dos pacientes ocorre o envolvimento pulmonar, queixando-se os enfermos de febre, adinamia, inapetência, perda de peso, sudorese noturna, dispneia, tosse produtiva e dor torácica tipo pleurítica.

Descrevem-se, também, manifestações clínicas relacionadas com adenite cervical e mesentérica, abscesso hepático, renal, cerebral e subcutâneo, osteomielite, artrite séptica, meningite, endoftalmite e sepse, entre outras localizações. Deve-se suspeitar de infecção por *Rhodococcus equi* em pacientes transplantados ou com aids que apresentam quadro febril com pneumonia cavitária. O diagnóstico é estabelecido pelo isolamento da bactéria em escarro e pus de abscessos. O prognóstico é reservado, com letalidade de 25% a 55% em pacientes imunodeprimidos, e de cerca de 11% em imunocompetentes. O tratamento pode ser realizado com vários antimicrobianos, incluindo tetraciclinas, clindamicina, cloranfenicol, rifampicina, carbapenemas, fluoroquinolonas e macrolídeos. As penicilinas e as cefalosporinas não são ativas contra esse germe, mas as associações de amoxicilina com clavulanato ou ampicilina com sulbactam mostram-se ativas. Nos casos graves, é mais indicado iniciar a medicação por via intravenosa com duas ou três drogas, com regimes que incluem rifampicina, gentamicina, ciprofloxacino e imipeném ou meropeném. Com a melhora dos pacientes o tratamento pode continuar com antimicrobianos orais, como eritromicina, claritromicina, ciprofloxacino e rifampicina, mantida a terapêutica por longo tempo. Nos enfermos com aids ou transplantados a duração do tratamento é de, no mínimo, 6 meses quando há envolvimentos ósseo, cerebral e pulmonar.

REFERÊNCIAS BIBLIOGRÁFICAS

1. Asakava Y et al. Two community outbreaks of human infection with *Yersinia enterocolitica*. J Hyg (Lond). 1973;71:715-23.
2. Arraga-Alvarado C. Ehrlichiosis humana. Revisión. Invest Clin. 1994;35:209-22.
3. Blaser MJ. Campylobacter species. In: Mandell GL, Bennett JE, Dolin R (Ed.). Mandell, Douglas and Bennett's. Principles of infectious Diseases 5th ed. Philadelphia: Churchill Livingstone; 2000. V.2, p. 2276-85.
4. Bookenheuser V. *Vibrio fetus* infection in man. Am J Epidemiol. 1970;91:400-09.
5. Butler T. *Yersinia* species. In: Mandell GL, Bennett JE, Dolin R (Ed.). Mandell, Douglas and Bennett's Principles of infectious Diseases. 5th ed. Philadelphia: Churchill Livingstone; 2000. V.2, p. 2406-14.
6. Carpenter CM, Hubbert WT. Vibriose. In: Hull TG. Diseases Transmitted from Animals to Man 5th ed. Springfield: Thomas; 1963. p. 170-75.
7. Chomel BB. Zoonosis bacterianas de aparición reciente. Rev Panam Salud Publica. 2002;11:50-5.
8. Chowdhury MN. *Campylobacter jejuni* enteritis; a review. Trop Geogr Med. 1984;36:215-22.
8a. Duarte ER, Hamdan JS. Otitis in cattle, an aetiological review. J Vet Med B Infect Dis Vet Public Health. 2004;51:1-7.
9. Falcão DP. Présence de *Yersinia enterocolitica* et *Yersinia pseudotuberculosis* em Amerique Latine. Rev Microbiol (São Paulo). 1981;12:5-10.
10. Farrer W, Kloser P, Ketyer S. *Yersinia pseudotuberculosis* sepsis presenting as multiple liver abscesses. Am J Med Sci. 1988;295:129-32.
11. Farrugia DC, Eykyn SJ, Smyth EG. *Campylobacter fetus* endocarditis: two case reports and review. Clin Infect Dis. 1994;18:443-46.
12. Feldman WH, Karlson AG. Pseudotuberculosis. In: Hull TG. Diseases Transmitted from Animals to Man. 5th ed. Springfield: Thomas; 1963. p. 605.
13. Francis DP, Holmes MA, Brandon G. *Pasteurella multocida* infections after domestic animals bites and scratches. JAMA. 1975;233:42-45.
14. Gelli DS et al. Ocorrência de *Vibrio parahemolyticus* em ostras em São Paulo, Brasil. Rev Inst Adolfo Lutz. 1976;35/36 (único).
15. Gonzáles Z et al. Isolamento de *Campylobacter fetus sp. jejuni* em crianças normais e com diarreia. J Pediat (Rio de Janeiro). 1984;57:127.
16. Green BT, Ramsey KM, Nolan PE. *Pasteurella multocida* meningitis: case report and review of the last 11 y. Scand J Infect Dis. 2002;34:213-17
17. Griffin A, Barber HM. Joint infection by *Pasteurella multocida*. Lancet. 1975;1:1347-48.
17a. Kamboj M, Kalra A, Kak V. *Rhodococcus equi* brain abscess in a patient without HIV. J Clin Pathol. 2005;58:423-25.
18. Kedlaya I, Ing MB, Wong SS. Rhodococcus equi infections in immunocompetent hosts: case report and review. Clin Infect Dis. 2001;32:e347.9.
19. Khan AS, Ashford DA. Ready or not – preparedness for bioterrorism. N Engl J Med. 2001;345:287-89.
20. Krause PJ, Corrow CL, Bakken JS. Successful treatment of human granulocytic ehrlichiosis in children using rifampin. Pediatrics 2003;112 (3 Pt 1):e252-53.
21. Kuzniec S et al. Aneurisma da aorta abdominal infectada por *Campylobacter fetus spp.fetus*. Relato de caso e revisão da literatura. Rev Hosp Clin Fac Med São Paulo. 1995;50:284-88.
22. Lasky JA et al. Rhodococcus equi causing human pulmonary infection: review of 29 cases. South Med J. 1991;84:1217-20.
23. Ljungberg P et al. Report of four cases of *Yersinia pseudotuberculosis* septicemia and a literature review. Eur J Clin Microbiol Infect Dis. 1995;14:804-10.
24. Miller JM. Agents of bioterrorism. Infect Dis Clin N Amer. 2001;15:1127-56.
25. Modi KS et al. Human granulocytic ehrlichiosis presenting with acute renal failure and mimicking thrombotic thrombocytopenic purpura. A case report and review. Am J Nephrol. 1999;19:677-81.
26. Olano JP et al. Clinical manifestations, epidemiology, and laboratory diagnosis of human monocytotropic ehrlichiosis in a commercial laboratory setting. Clin Diagn Lab Immunol. 2003;10:891-96.
27. Perez MG, Vassilev T, Kemmerly SA. *Rhodococcus equi* infection in transplant recipients: a case of mistaken identity and review of the literature. Transpl Infect Dis. 2002;4:52-56.
28. Quondamcarlo C et al. *Campylobacter jejuni* enterocolitis presenting as inflammatory bowel disease. Tech Coloproctol. 2003;7:173-77.
29. Rabson AR, Hallett AF, Koornhof HJ. Generalized *Yersinia enterocolitica* infection. J Infect Dis. 1975;131:447-51.
30. Raffi F et al. *Pasteurella multocida* bacteremia: report of thirteen cases over twelve years and review of the literature. Scand J Infect Dis. 1987;19:385-93
31. Repice JP, Neter E. *Pasteurella multocida* meningitis in an infant with recovery. J Pediat (St. Louis). 1975;86:91-93.
31a. Rigobelo EC. Identification and antimicrobial susceptibility patterns of *Pasteurella multocida* isolated from chickens and japanese quails in Brazil. Braz J Microbiol. 2013;44:161-64.
32. Sabra A. Diarreia aguda na infância. J Bras Med. 1983;45(5):1-15.
33. Sauerwein RW, Bisseling J, Horrevorts AM. Septic abortion associated with *Campylobacter fetus* subspecies *fetus* infection: case report and review of the literature. Infection. 1993;21:331-33.
34. Silva LJ. Guerra biológica, bioterrorismo e saúde pública. Cad Saúde Pública. 2001;17:1519-23.
35. Skotarczak B. Canine ehrlichiosis. Ann Agric Environ Med. 2003;10:137-41
36. Tadeu Fernandes A et al. Bactérias aeróbias. In: TadeuFernandes A, Fernandes MOV, Ribeiro Filho N (Ed.). Infecção Hospitalar e suas Interfaces na Área da Saúde. São Paulo: Atheneu; 2000. p. 336-403.
37. Talbot TR, Comer JA, Bloch KC. *Ehrlichia chaffeensis* infections among HIV-infected patients in a human monocytic ehrlichiosis-endemic area. Emerg Infect Dis. 2003;9:1123-27.

38. Trauxe RV. Emerging foodborne pathogens. Int J Food Microbiol. 2002;78:31-41.

39. Vesely D, MacIntyre S, Ratzan KR. Bilateral deep brachial vein trombophlebitis due to *Vibrio fetus*. Arch Int Med. 1975;135:944-45.

40. Votava M et al. Review of 105 cases of isolation of *Rhodococcus equi* in humans. Cas Lek Cesk 1997;136(2):51-3. (Artigo em checo. Resumo em inglês.)

41. Walker DH, Dumler JS. *Ehrlichia chaffeensis* (Human monocytotropic ehrlichiosis), *Ehrlichia phagocytophila* (Human granulocytotropic ehrlichiosis) and other ehrlichiae. In: Mandell GL et al. op. cit. (3). p. 2057-64.

42. Weber DJ et al. *Pasteurella multocida* infections. Report of 34 cases and review of the literature. Medicine (Baltimore). 1984;63:133-54.

43. Weinberg AN. Zoonoses. In: Mandell GL et al. op. cit. p. 3239-45.

44. Wills AZ et al. Infecção intestinal por *Campylobacter*. J Pediat (Rio de Janeiro). 1984;57:427.

45. Zurlo JJ. Pasteurella species. In: Mandell GL et al. op. cit. (3). p. 2402-06.

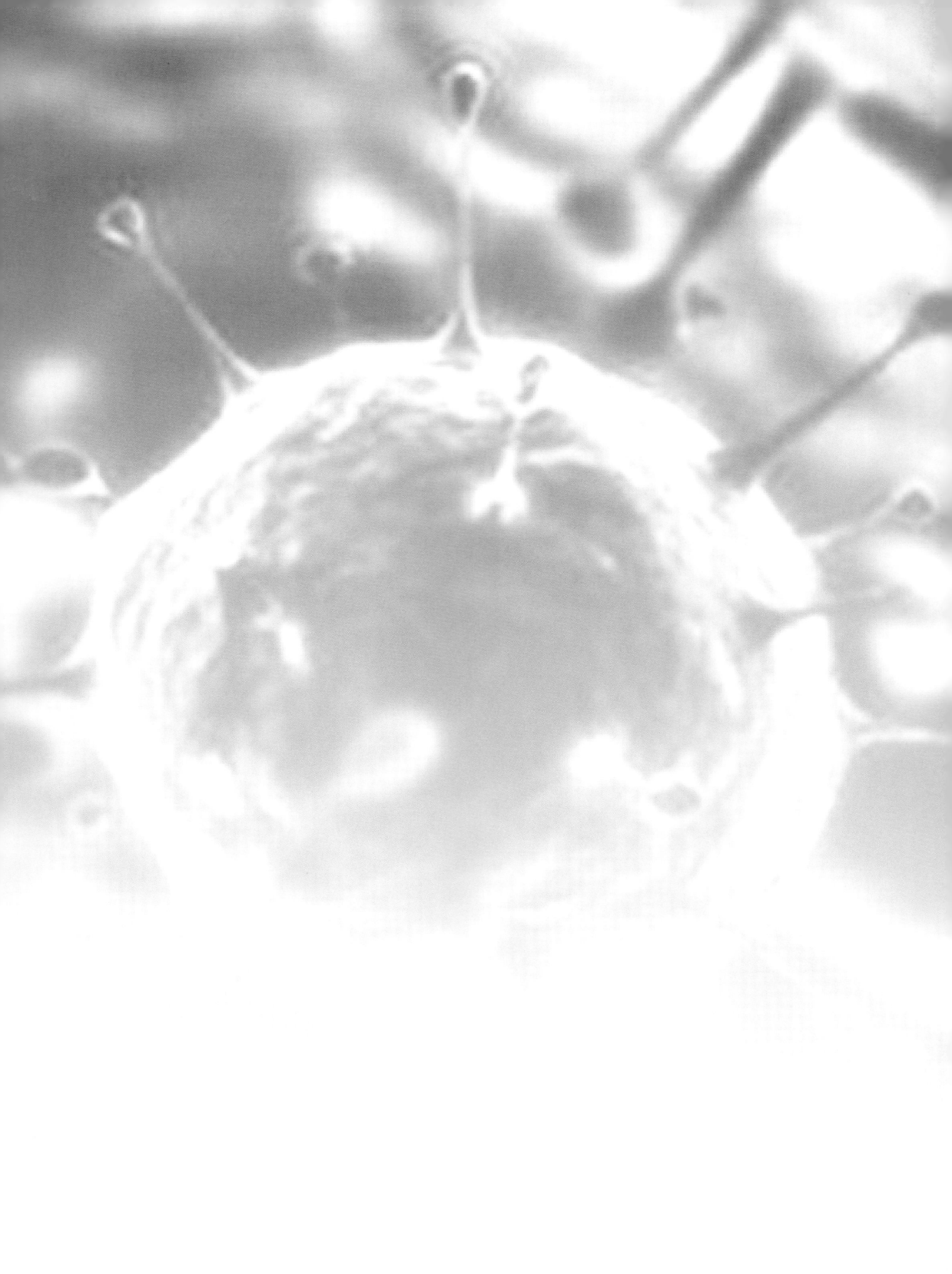

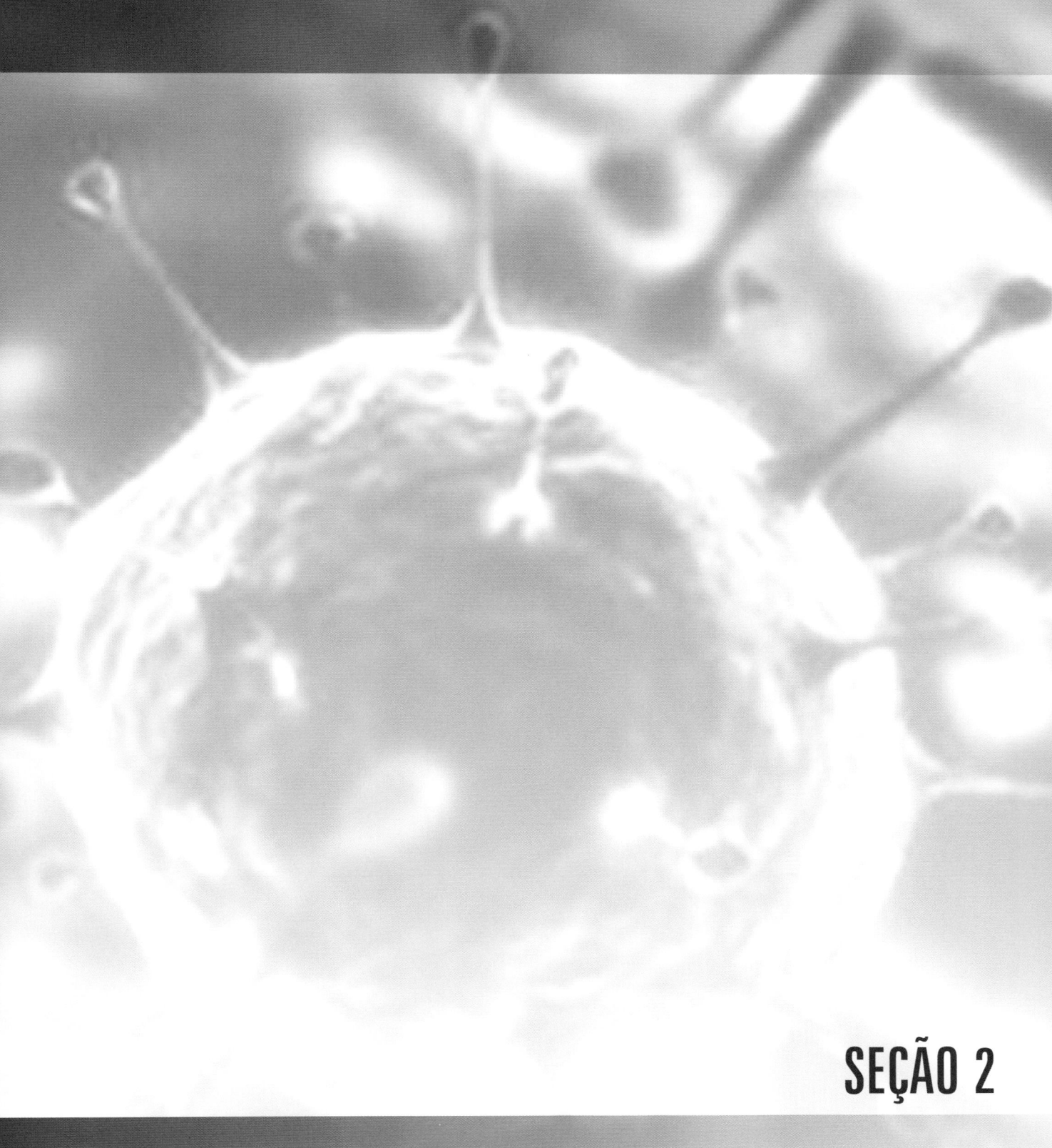

SEÇÃO 2

CAPÍTULOS ESPECIAIS

165 Anginas Infecciosas – Diagnóstico Diferencial

■ Francisco Orniudo Fernandes
■ Joana D'Arc Morais da Silveira Frade

(CID 10 = J02 - Faringite aguda; J02.0 - Faringite estreptocócica; A36.0 - Difteria faríngea; J02.8 - Faringite aguda devida a outros microrganismos especificados [mononucleose infecciosa - B27; vírus da influenza = gripe - J10.1; faringite vesicular devida a enterovírus - B08.5; devida ao vírus do herpes simplex - B00.2]; J02.9 - Faringite aguda não especificada; J03 - Amigdalite aguda; J03.0 - Amigdalite estreptocócica; J03.8 - Amigdalite aguda devida a outros microrganismos especificados; J03.9 - Amigdalite aguda não especificada)

INTRODUÇÃO[2,9-11,15,17]

As amígdalas palatinas e as amígdalas faríngeas (adenoides) são constituídas de tecidos linfoides situados na entrada das vias aéreas e digestivas, e estão localizadas lateralmente na orofaringe. Fazem parte do sistema imune e atuam como filtro de germes que tentam invadir o organismo, bem como na produção de anticorpos locais, secretando imunoglobulinas nas criptas, impedindo a replicação bacteriana e viral no trato respiratório superior. Constituem a primeira linha de defesa contra as doenças infecciosas.

As anginas são infecções que acometem o trato respiratório superior, afetando a faringe e as amígdalas; são responsáveis pela maioria dos atendimentos nos consultórios pediátricos, clínicos e ambulatoriais, devido à frequente presença de febre, dor de garganta e diversos sintomas que proporcionam o desconforto à criança e ao adolescente. Os agentes etiológicos mais comuns são: vírus, bactérias e micoplasmas. Atualmente, a *Chlamydia pneumoniae* (cepa Twar) tem sido responsável por quadro de comprometimento faringoamigdaliano isolado ou associado a bronquite e pneumonia. As anginas podem apresentar formas clínicas distintas: eritematosas, eritematopultáceas, pseudomembranosas e ulceronecróticas. Deve-se lembrar de que em algumas doenças hematológicas, como na agranulocitose, existe um quadro de angina que deve ser diferenciado das anginas infecciosas.

CLASSIFICAÇÃO MORFOLÓGICA[2,9-11,15]

Eritematosas

Como o próprio nome diz, caracterizam-se por haver somente hiperemia (eritema) nas amígdalas e na orofaringe. São causadas sobretudo por: adenovírus, vírus sincicial respiratório, vírus Epstein-Barr, citomegalovírus, influenza, parainfluenza. Algumas doenças exantemáticas cursam com angina eritematosa: sarampo (paramixovírus), rubéola (rubivírus) e escarlatina (estreptococo beta-hemolítico do grupo A).

Eritematopultáceas

Nestas anginas observam-se a hiperemia e a presença de secreção purulenta nas criptas amigdalianas e na retrofaringe. Os agentes etiológicos mais frequentes são: *Streptococcus pyogenes, Haemophilus influenzae, Staphylococcus aureus, Streptococcus pneumoniae* e *Moraxella catarrhalis*. Raramente se deve a infecções por germes gram-negativos: *Pseudomonas aeruginosa, Enterobacter sp., Escherichia coli* e *Proteus mirabilis*. Eventualmente é observada na infecção por adenovírus. Neste grupo, as manifestações clínicas são semelhantes, necessitando da complementação laboratorial para o diagnóstico etiológico.

Ulcerosas ou Ulceronecróticas

São as causadas pelo *Simplexvirus* tipo I, o herpesvírus humano 1 (angina herpética), vírus *Coxsackie A* (herpangina), associação de bactérias fusiformes (*Fusobacterium plauti-vincentii)* e espirilar (*Borrelia vincent*) (angina de Plaut-Vincent), vírus Epstein-Barr (mononucleose infecciosa grave), *Salmonella typhi* (angina de Duguet e angina de Louis), bacilo de Koch (tuberculose) e o *Treponema pallidum* (sífilis).

Incluem-se também neste grupo, algumas doenças hematológicas que apresentam manifestações orofaringeanas similares às anginas infecciosas (leucemia aguda, síndromes imunoproliferativas, neutropenias e agranulocitose).

Pseudomembranosas

Nessas anginas as amígdalas e, também, os pilares, o palato mole, a úvula e, mesmo, a retrofaringe estão recobertos por um exsudato fibriloso que dá o aspecto de uma membrana. São ocasionadas pelo *Corynebacterium diphteriae* e por germes piogênicos, sobretudo o *Streptococcus*; nestes, a pseudomembrana se destaca facilmente sem apresentar sangramento. A angina monocítica (mononucleose infecciosa) também pode ter característica pseudomembranosa, mas o quadro clínico geral diferencia esta entidade da difteria.

CLASSIFICAÇÃO ETIOLÓGICA

Anginas Virais[2,3,6,9-15]

As manifestações clínicas virais são frequentemente acompanhadas de um quadro de infecção das vias aéreas superiores associado a coriza, obstrução nasal, lacrimejamento e conjuntivite.

Adenovírus

A infecção pelo adenovírus é a causa mais comum de faringoamigdalite eritematosa ou exsudativa prolongada, com hiperemia difusa da faringe e frequente rinofaringite catarral. Pode vir acompanhada de mal-estar geral, cefaleia, dor de garganta, disfagia, mialgias, calafrios e febre que persiste durante 5 a 7 dias, configurando uma síndrome gripal. Pode haver linfadenite cervical e conjuntivite bi ou unilateral, constituindo a febre faringoconjuntival. Em alguns casos de anginas por adenovírus, a presença de exsudato purulento revestindo as amígdalas é idêntica à produzida pelo estreptococo.

Doença de Mãos, Pés e Boca

Síndrome determinada pelo vírus coxsackie A16 e o enterovírus 71, autolimitada, que atinge predominantemente crianças menores de 10 anos. Após um período de incubação de 4 a 6 dias, inicia-se com sensação de mal-estar, irritabilidade, perda do apetite, dor de garganta, febre e presença de enantema que surge no 2º ou no 3º dia de hipertermia. As lesões aparecem inicialmente na mucosa oral, sob a forma de máculas avermelhadas e dolorosas que evoluem para vesículas que se podem localizar na língua, às vezes no palato, nas gengivas e nos lábios; raramente faringe e amígdalas são envolvidas. Surge também exantema de aspecto vesiculoso nas extremidades, iniciando-se pelo dorso das mãos e dos pés, estendendo-se depois para a palma das mãos e a planta dos pés, que caracteriza a doença. A evolução é benigna; dura 1 a 2 semanas.

Herpangina

É uma doença de ocorrência em geral epidêmica, que surge principalmente no verão, causada por vírus coxsackie do grupo A. É comum acometer crianças até 10 anos de idade; tem um período de incubação de 3 a 7 dias. A doença tem início súbito com febre elevada que persiste por 1 a 5 dias, prostração, inapetência, mal-estar, disfagia e vômitos. Quatro a 5 dias após, evidencia-se o enantema na parte posterior do palato, nos pilares anteriores amigdalianos e na úvula, com presença de pequenas lesões papulovesiculares, branco-acinzentadas sobre uma base eritematosa, que algumas vezes comprometem também a parede posterior da faringe (faringite) e as amígdalas. As vesículas são simétricas, em número variável de três a quatro a mais de uma dezena de cada lado. Os pacientes referem dor de garganta intensa e salivação abundante. Na evolução, as vesículas se rompem e surgem lesões ulceradas extremamente dolorosas (às vezes coalescentes) que são sensíveis aos alimentos quentes, salgados e ácidos. As lesões podem persistir por várias semanas.

Herpes Simples

Infecção causada pelo vírus herpes simples tipo I é a causa mais comum na faixa etária de 2 a 5 anos. Afeta a boca, principalmente em crianças e adultos jovens, sendo rara abaixo dos 6 meses. É adquirida a partir do contato com pessoas da família ou no ambiente escolar. O período de incubação é de 2 a 12 dias, média de 6 dias. Os pacientes apresentam febre, faringite, formação de vesículas extremamente dolorosas na mucosa oral, nos lábios, nas gengivas e na orofaringe, que se rompem dando lugar a ulcerações semelhantes a aftas. Pode haver também o acometimento da epiderme perioral e perinasal. Dor de cabeça, hálito fétido, hiperemia gengival, além da linfadenopatia cervical compõem o quadro clínico. As lesões ulceradas curam espontaneamente depois de 1 a 2 semanas.

A gengivoestomatite herpética é a forma mais comum da primoinfecção herpética.

Mononucleose Infecciosa

Síndrome que tem como agente etiológico o herpesvírus humano 4, o vírus Epstein-Barr. Incide com maior frequência em adolescentes e adultos jovens, entre os 15 e 25 anos de idade. Nas crianças, a doença é comumente inaparente. A transmissão da doença ocorre por contato direto com o infectado, através da eliminação de secreções respiratórias pelo espirro, pela tosse e pelo beijo. Apresenta um período de incubação longo, de 30 a 45 dias. Inicia-se insidiosamente ou de forma abrupta, e podem acontecer formas clínicas leves ou graves. O quadro clínico da mononucleose infecciosa manifesta-se com dor de garganta, faringoamigdalite, linfadenopatia generalizada e esplenomegalia.

Mal-estar e fadiga são queixas frequentes além de cefaleia, anorexia, náusea, mialgia, artralgia, febre e calafrios. A dor de garganta é o sintoma mais presente, em 80% a 85% dos casos. A febre, encontrada na maioria dos casos, não tem padrão característico, podendo ser de baixa ou alta intensidade (40ºC), geralmente de evolução prolongada. A reação inflamatória da orofaringe mostra edema faringeano com leve eritema, até um amplo exsudato branco-acinzentado que reveste as amígdalas (ver Figura 64.1 do Capítulo 64). Observa-se em 50% dos casos a presença de enantema e petéquias no palato. A linfadenopatia generalizada em cerca de 90% dos casos é detectada na 1ª semana de doença, envolvendo os gânglios cervicais posteriores, mas também os axilares e inguinais. A esplenomegalia ocorre em 50% dos casos. A duração dos sintomas é de, aproximadamente, 3 semanas; entretanto, o mal-estar, o desânimo e a fadiga podem se manter por semanas ou meses. No capítulo sobre síndrome mononucleose discutem-se as complicações, o diagnóstico e o tratamento desta infecção.

Sarampo

Doença infecciosa aguda, de alta contagiosidade, que tem como agente etiológico um vírus do *gênero Morbillivirus*, espécie sarampo. A maior prevalência da doença ocorre na infância, poupando lactentes menores de 6 meses, pela persistência de anticorpos maternos protetores. A vacinação em massa de crianças produziu um deslocamento na curva de incidência classicamente conhecida, passando a atingir adolescentes não vacinados e adultos jovens; é preciso estar atento para o surgimento de formas atípicas.

O vírus do sarampo pode desencadear uma angina eritematosa, acompanhada da presença do sinal de Koplick (pontilhado branco com halo hiperêmico), na mucosa bucal, patognomônico da doença, que aparece previamente ao exantema maculopapular que se estende por todo o corpo, com progressão no sentido cefalocaudal. Febre elevada, coriza abundante e tosse persistente durante todo o curso da doença são importantes para se estabelecer o diagnóstico diferencial com a rubéola e a escarlatina.

Anginas Bacterianas[2,3,4,7-11,14-16]

Angina Diftérica

Doença causada pelo *Corynebacterium diphteriae*. Atualmente são raros os casos, devido à alta cobertura vacinal das crianças. Manifesta-se com febre, enfartamento ganglionar da cadeia cervical, comprometimento das vias aéreas superiores e presença de pseudomembrana na orofaringe. A doença se inicia com anorexia, indisposição, toxemia de grau variado, febre moderada (37,5°C a 38°C), dor de garganta pouco intensa, palidez, prostração e acometimento acentuado do estado geral, contrastando com o estado febril. A orofaringe apresenta um exsudato branco que após 24-48 h se transforma em uma membrana branco-amarelada ou branco-acinzentada (pseudomembrana) que se estende e reveste as amígdalas com invasão para os pilares anteriores, a úvula, o palato mole e a retrofaringe (Figura 165.1).

Em alguns casos, a placa diftérica (pseudomembrana) pode afetar a traqueia, a laringe e os brônquios, acarretando rouquidão, tosse rouca, estridor e dispneia. As placas diftéricas apresentam consistência endurecida, são aderentes à superfície das mucosas e quando se tenta removê-las através de espátulas, ocorre sangramento. O hálito é muito fétido, devido à necrose tecidual. A adenopatia cervical é um achado frequente, principalmente nos casos graves, quando se observa edema dos tecidos moles do pescoço, causando aparência

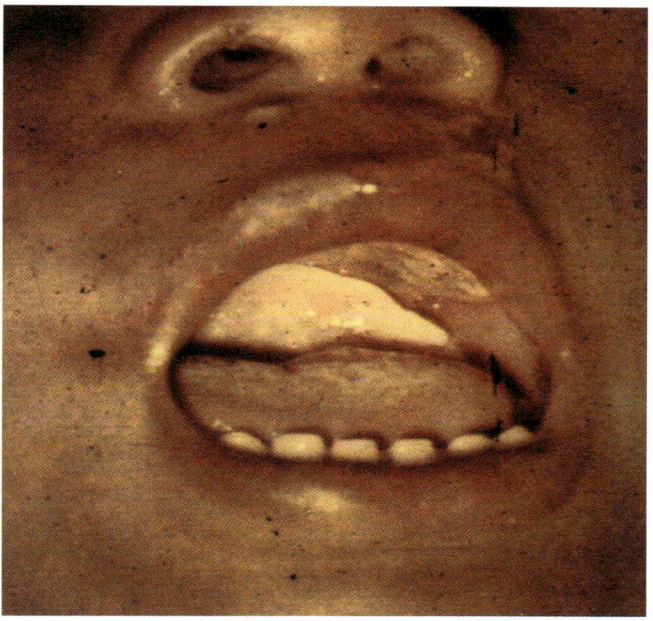

FIGURA 165.1 – Difteria.

de pescoço de touro. Na maioria dos pacientes o diagnóstico deve ser apoiado nos dados epidemiológicos e nas manifestações clínicas, não se podendo aguardar os resultados de exames laboratoriais para o início do tratamento devido à gravidade dos casos.

Angina Estreptocócica

O *Streptococcus pyogenes* do grupo A continua sendo um grande problema no mundo inteiro. É a bactéria que com maior frequência causa infecções no homem, em especial nos países em desenvolvimento, causando 10% a 20% das faringoamigdalites e estando também diretamente relacionado com escarlatina, febre reumática, glomerulonefrite e síndrome do choque tóxico. Outros estreptococos dos grupos C e G foram identificados como agentes etiológicos esporádicos de angina estreptocócica.

A faringoamigdalite estreptocócica é mais comum na idade escolar e na adolescência, e acomete em igualdade ambos os sexos. Após o período de incubação de 12 a 24 h, em alguns casos até 4 dias, a doença se inicia subitamente com febre alta (38,5 a 39,5°C), mal-estar, dor intensa à deglutição, inapetência, cefaleia, calafrios, vômitos e dor abdominal (comum em crianças). Observa-se geralmente contraste entre a febre elevada e o bom estado geral do paciente. Ao exame da orofaringe, as amígdalas estão hiperemiadas e hipertrofiadas, recobertas de um exsudato purulento, com pontilhado de pus ou placas amareladas que são facilmente destacadas com uso de espátula, sem apresentar sangramento. A úvula pode estar muito edemaciada. A faringe e o palato mole encontram-se hiperemiados, podendo apresentar petéquias. Os gânglios cervicais e submandibulares apresentam aumento de volume e são dolorosos. Nas crianças, a angina estreptocócica pode ocorrer sem exsudato purulento, com apenas hiperemia da orofaringe, hiperemia e hipertrofia amigdaliana, tornando-se difícil o diagnóstico clínico. A cultura da orofaringe é o exame laboratorial de escolha para a confirmação diagnóstica, tendo como desvantagem a demora do resultado de 1 a 2 dias.

Angina de Plaut-Vincent ou Genvivoestomatite Ulcerativa Necrosante Aguda

É uma infecção causada pela associação do bacilo *Fusobacterium plaut-vincentii* com o espirilo *Borrelia vincenti*. Raramente é encontrada em menores de 10 anos, e atinge sobretudo, adolescentes e adultos jovens. A doença se apresenta geralmente após uma lesão na mucosa oral devida à conservação precária dos dentes. O seu início é abrupto, com mal-estar, dor intensa na boca, principalmente à deglutição devida à gengivite. As gengivas encontram-se avermelhadas e edemaciadas, sobretudo as papilas interdentais, que apresentam necrose e ulceração. As áreas afetadas sangram facilmente e ficam revestidas de uma pseudomembrana. Na orofaringe há o comprometimento unilateral de uma das amígdalas, com aumento de volume, de aspecto ulceronecrótico, muito dolorosa e coberta de um exsudato acinzentado, facilmente removível com espátula. Pode, entretanto, ocorrer o acometimento bilateral das amígdalas e até a formação de abscesso periamigdaliano. Os gânglios cervicais e submandibulares encontram-se hipertrofiados e muito sensíveis.

Escarlatina

É uma infecção causada pelo estreptococo beta-hemolítico do grupo A que produz a toxina eritrogênica, capaz de causar vasculite generalizada. A angina da escarlatina é semelhante clinicamente à faringoamigdalite estreptocócica, porém é frequente a presença de enantema que compromete o palato, a faringe e as amígdalas; algumas vezes com presença de petéquias. Está presente também o exantema generalizado puntiforme, que aparece quase sempre no 2º dia da doença, acompanhado também pelo sinal de Filatov (palidez perioral) e por língua em framboesa (Figura 165.2).

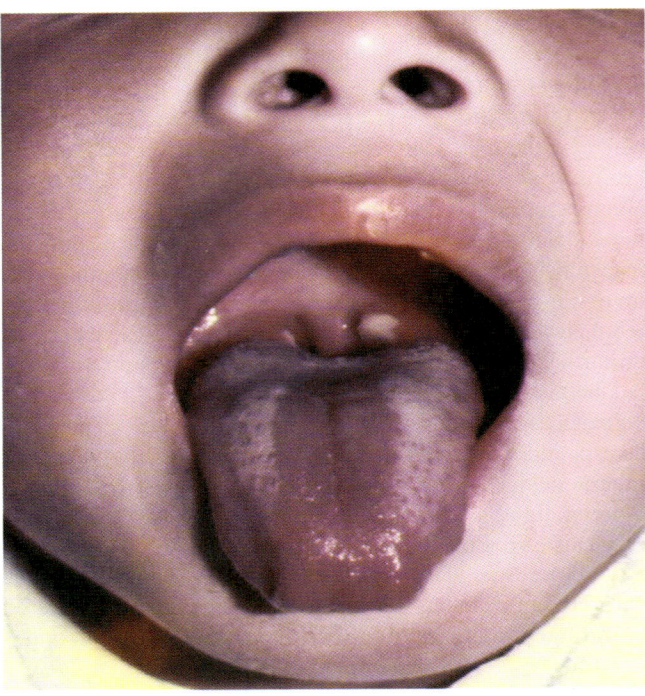

FIGURA 165.2 – Escarlatina.

Outras Doenças Infecciosas que se Acompanham de Angina, Faringite e/ou Amigdalite[1,2,5-9,12-16]

Febre Aftosa

Doença causada por vírus (picornavírus aftal), difundida em todo planeta, que afeta bovinos, suínos, ovinos e caprinos, com maior suscetibilidade nos rebanhos bovinos e suínos. O homem é naturalmente resistente ao vírus da febre aftosa; por isso, a doença pouco acomete por acidente os trabalhadores que manipulam com animais infectados A eliminação do vírus pelos animais doentes ocorre através das secreções e das excreções naturais. Nos bovinos, o contágio pode ser pelo contato direto e indireto, por vômitos contaminados, águas correntes ou paradas, alimentos, etc. Nos suínos, o contágio em geral acontece com a ingestão de alimentos infectados, que não foram tratados adequadamente pelo calor. Apresenta um período de incubação de 2 a 6 dias, com quadro clínico caracterizado por febre, anorexia, indisposição, cefaleia, vômitos e vez por outra uma faringite, onde encontramos congestão da mucosa orofaringeana, com formação de vesícula primária, no local da penetração do vírus, que se rompe originando a afta. Se não houver infecção secundária bacteriana, as vesículas rompidas cicatrizam rapidamente por reepitelização. As lesões secundárias podem atingir a boca, as palmas das mãos, os pés e os dedos; é necessário fazer o diagnóstico diferencial da síndrome produzida pelo vírus coxsackie tipo A.

O diagnóstico laboratorial é feito através da colheita do líquido colhido das vesículas e de seu epitélio de revestimento, que é repleto de vírus, enviando-se o material para a cultura do vírus ou a inoculação em animais e posterior isolamento do agente viral.

A doença tem uma evolução benigna e não há transmissão inter-humana.

O tratamento é sintomático, adotando-se medidas para prevenir o aparecimento de infecções bacterianas secundárias das vesículas, limpeza das lesões e uso de antissépticos bucais.

Febre Reumática

É uma síndrome inflamatória que surge após infecção na garganta determinada pelo estreptococo beta-hemolítico do grupo A. O quadro clínico inicia-se com febre, mal-estar e faringite. Observa-se eritema, congestão, edema da faringe e adenite cervical. A febre reumática instala-se depois que a faringite diminui de intensidade, afetando órgãos e tecidos, ocasionando cardite e artralgias. Para a comprovação diagnóstica faz-se necessária a solicitação dos exames: antiestreptolisina O (ASO), proteína C-reativa, VSH (velocidade de hemossedimentação) e cultura da faringe para o isolamento do estreptococo.

Febre Tifoide

Não é comum atualmente o acometimento da garganta na febre tifoide. Entretanto, quando ocorre, tem valor para o diagnóstico da doença. Trata-se da angina ou úlcera de Duguet, observada do 8º ao 10º dia de doença, sob a forma de um conjunto de pequenas ulcerações superficiais, ovais ou arredondadas com 1 a 2 mm de diâmetro, com fundo esbranquiçado e bordas avermelhadas, indolores e situadas nos pilares anteriores ou nas amígdalas. Representam, no nível dos folículos linfoides da garganta, o que está ocorrendo nas placas de Peyer.

A angina de Duguet faz parte do quadro clínico da febre tifoide. Existe, entretanto, outro tipo de angina que representa uma complicação da febre tifoide denominada angina de Louis. Aparece entre a 3ª e a 4ª semana da doença e caracteriza-se por ulcerações profundas localizadas na base da língua e atrás dos pilares posteriores, atingindo a faringe e a laringe. Desenvolve-se lentamente e é observada nos casos com grave intoxicação, com cuidados higiênicos precários. É rara e pode complicar-se com infecção secundária e formação de abscessos faríngeos e laríngeos.

Gonorreia

A maioria das infecções faríngeas causadas pela *Neisseria gonorrhoeae* é assintomática, sendo rara a ocorrência de faringite gonocócica com manifestações clínicas e presença de adenite cervical. Quase sempre coexiste uma infecção genital. O principal fator de risco para faringite gonocócica é a exposição sexual orogenital. Para comprovação do diagnóstico deve-se colher o *swab* da faringe para ser semeado em meio de cultura seletivo para isolamento do gonococo.

Micoplasma

A faringite por micoplasma é com frequência acompanhada por outros sinais de infecção respiratória, especialmente tosse, coriza ou quadro de pneumonia e traqueobronquite; entretanto, pode ocorrer também faringite isolada. A dor de garganta aparece precocemente e constitui o sintoma predominante. Eritema difuso da faringe com ou sem exsudato faríngeo e amigdaliano ou apenas congestão branda faringeana pode estar presente. Adenite cervical muito dolorosa acompanha o quadro.

Sífilis

O *Treponema pallidum* determina alterações nas amígdalas que se apresentam sob o aspecto de máculas ligeiramente proeminentes, com borda avermelhada, congesta, coberta com uma camada de necrose superficial branco-leitosa (úlcera rasa) muito dolorosa. A amígdala pode ser o local do cancro primário (sífilis primária), de enantema (sífilis secundária) ou de goma (cancro terciário). O diagnóstico deve ser confirmado por exames laboratoriais, com a colheita do exame bacterioscópico das lesões que pode identificar a presença do treponema (sífilis primária) e das provas sorológicas nas sífilis secundária e terciária.

Tuberculose

A tuberculose da amígdala e do tecido linfático da faringe era comum quando a tuberculose bovina era epidêmica. Na tuberculose o acometimento da orofaringe é raro e, quando ocorre, há presença de lesão ulcerosa difusa granulada por toda a faringe associando-se a intensa dor de garganta. O isolamento do *Mycobacterium tuberculosis* selará o diagnóstico.

REFERÊNCIAS BIBLIOGRÁFICAS

1. Acha PN, Szyfres B. Zoonoses y enfermedades transmissibles al hombre y a los animales. Public Cient. N° 354. Organización Panamericana de la Salud; 1977.
2. Albernaz PLM. Amigdalites (2). Disponível em: www.brasilmedicina.com. Acessado em: 03 dez. 2003.
3. Almeida ER, Resende V. Amigdalites agudas na infância. Pediatria Moderna. 1992;28(4):239-44.
4. Baldy JLS. Estreptococcias. In: Veronesi R, Focaccia R (Ed.). Tratado de Infectologia. São Paulo: Atheneu; 1997. p. 664-87.
5. Coscina AL, Pompei, JCA. Febre Aftosa. In: Veronesi R, Focaccia R. Tratado de Infectologia. São Paulo: Atheneu; 2005. p. 385-88.
6. Denson MR. Viral pharyngites. Semin. Pediat Infect Dis. 1995;6:62-68.
7. Gonzales HD, Floriani C. Fiebre tifoidea. In: Enfermedades Infecciosas Y Parasitarias. Buenos Aires: Editorial Bibliográfica Argentina; 1955. p. 81-132.
8. Hook EW, Holmes KK. Gonococcal infections. Ann Int Med. 1985;102:229.
9. Hungria H. Anginas In: Hungria H. Otorrinolaringologia. 6ª ed. Rio de Janeiro: Guanabara-Koogan; 1995.
10. Lopes Filho O. Tratado de Otorrinolaringologia. São Paulo: Roca; 1994.
11. Morene SAM, Almeida ER, Silveira TAM. Infecções Otorrinolaringológicas. In: Veronesi R, Focaccia R. Tratado de Infectologia. São Paulo: Atheneu; 1997. p.1658-61.
12. Pedro RJ, Pedro MN. Mononucleose Infecciosa. In: Cimerman S, Cimerman B. Medicina Tropical. São Paulo: Atheneu; 2003. p. 425-33.
13. Rapp R. Dental and Gingival Disorders. In: Bluestone CD, Stod SE (Ed.). Pediatric Otolaryngology. 2nd ed. Philadelphia: W.B. Saunders; 1990. p. 876-88.
14. Schwatz B. Tonsilite viral ou bacteriana? In: Sih T. Infectologia em Otorrinopediatria. Rio de Janeiro: Revinter; 2001. p. 47-51.
15. Silva VC, Figueiredo ER, Weckx LLM. Amigdalites (02) Tonsilites. Disponível em: www.bibliomed.com.br. Acessado em: jun. 2002.
16. Taranta A, Markowitz M. A Febre Reumática. 2ª ed. Kluwer Academic Publ. 1989;(1):1-55.
17. Weckx LLM, Teixeira MS. Amigdalites agudas e crônicas – aspectos clínicos. Pediatria Atual. 1996;9(3):18-32.

■ Walter Tavares
■ Sergio Ricardo Penteado Filho

INTRODUÇÃO

É consenso que, para a manutenção da eficácia terapêutica das substâncias antimicrobianas, seu uso seja realizado de forma racional e sistemática, visto que a crescente utilização desses fármacos com diferentes finalidades tem acelerado o surgimento de agentes infecciosos cada vez mais resistentes a elas. Além da clássica utilização dessas substâncias em medicina, odontologia e veterinária, atualmente são empregados antimicrobianos para fins industriais na preservação de alimentos, para a obtenção de ganho ponderal de animais, no tratamento e na prevenção de infecções em plantas, no controle biológico das fermentações e no isolamento de microrganismos em meios de cultivo[5,15,25,49,50,63,74]. Esse emprego ampliado dos antimicrobianos, associado ao uso indiscriminado na prática clínica e nos processos industriais, à administração de doses inadequadas e à dispersão ambiental dos antibióticos ao se prepararem soluções injetáveis ou orais, certamente são elementos importantes para a seleção de microrganismos resistentes.

Reconhecidamente, o mau emprego das substâncias antimicrobianas na terapêutica e na profilaxia de infecções humanas constitui uma das principais causas do aumento da resistência bacteriana, tanto no hospital quanto na comunidade. A esse problema, deve-se acrescentar o risco de efeitos adversos, a ineficácia terapêutica dos medicamentos prescritos de maneira errônea e o custo que representam para a economia dos pacientes ou do Estado. Dessa forma, é necessário ao profissional médico manter atualizados os conhecimentos sobre clínica e conduta nas infecções, epidemiologia microbiológica e inteirar-se sobre a farmacocinética e farmacodinâmica dos antimicrobianos disponíveis.

O fármaco antimicrobiano ideal é aquele que é capaz de eliminar o agente causador da infecção; penetrar em níveis satisfatórios nos órgãos ou tecidos infectados; possuir alta afinidade com sítios de ligação nos microrganismos e baixa afinidade aos sítios de ligação nas células do hospedeiro, isto é, ser pouco tóxico para o homem e os animais; ser disponível para a administração em diversas vias e preferencialmente absorvido por via oral; ser acessível no que diz respeito a produção e custo; e exercer baixo efeito na microbiota normal do indivíduo e na seleção de bactérias resistentes. Na maior parte das vezes não é possível encontrarmos um

antibiótico ou quimioterápico que possua todas essas características. Contudo, esse modelo deve nortear a decisão para a utilização de determinado fármaco.

Normalmente, frente a um processo infeccioso, é raciocínio imediato que a correção de tal estado envolve o uso de antibióticos. Em relação ao médico, tal conduta deve, no entanto, ser precedida de um juízo crítico, no sentido de indagar:

- Qual o foco primário dessa infecção?
- Trata-se de doença cuja abordagem cirúrgica é necessária?
- Quais agentes infecciosos podem estar envolvidos?
- Qual a melhor estratégia de diagnóstico etiológico confirmatório?
- Está indicado o uso de um antimicrobiano?
- Qual o antibiótico a ser empregado?
- Como fazê-lo?
- É necessário algum cuidado especial na seleção e no uso do antimicrobiano nesse paciente?
- Por quanto tempo deve o antimicrobiano ser usado?
- Que consequências adversas poderão resultar do emprego do fármaco?
- Qual o custo para o paciente?

As respostas adequadas a essas indagações permitirão ao médico o emprego racional das substâncias antimicrobianas, possibilitando a obtenção dos resultados desejados com o mínimo de malefícios para o paciente e para o ambiente.

ESTÁ INDICADO O USO DE UM ANTIMICROBIANO?

O primeiro princípio do uso clínico de substâncias antimicrobianas na terapêutica é o estabelecimento do diagnóstico sindrômico e anatômico de um processo infeccioso. Por primário que possa parecer tal afirmativa, não rara é a prescrição de antibióticos a pacientes que apresentam quadros febris, e que na verdade não sofrem de um processo infeccioso. Esquece-se, quem assim procede, que uma série de doenças não infecciosas apresenta em seus cortejos sintomáticos a presença de febre, citando-se como exemplos as leucemias, os linfomas, o hipertireoidismo, as doenças tromboembólicas, as colagenoses, alergias, intoxicações exógenas e a exposição a agentes físicos e várias outras doenças metabólicas, degenerativas e por hipersensibilidade. Sendo assim, a simples presença de febre não diagnostica infecção e os antibióticos e quimioterápicos anti-infecciosos não podem ser administrados como se fossem antitérmicos, propriedade, inclusive, que não possuem. Por outro lado, vale recordar que pacientes idosos, recém-nascidos e imunodeprimidos podem estar com infecção e não apresentar febre.

O diagnóstico de uma síndrome infecciosa (pneumonia, otite média, infecção urinária, apendicite, meningoencefalite, etc.) é realizado após boa anamnese, avaliação de dados epidemiológicos, perfeito exame físico e, muitas vezes, após exames laboratoriais. O médico deve se esforçar para localizar topograficamente o foco ou focos de infecção, pois tal localização é importante não só para a avaliação da gravidade do caso, como dos possíveis agentes etiológicos e, também, definir parâmetros para a utilização de determinado antibiótico, que deve possuir propriedades fisicoquímicas que permitam boa penetração tecidual e estabilidade frente a alterações iônicas, concentração de oxigênio, pH e osmolaridade[31,44,55].

Uma vez estabelecido o diagnóstico sindrômico de doença infecciosa e a localização da infecção, deve o médico tentar estabelecer o diagnóstico etiológico. Tal conduta é fundamental, pois nem todo agente infeccioso é suscetível de sofrer a ação dos antibióticos. Além disso, é o estabelecimento ou a presunção da etiologia da infecção que direcionará a escolha do antimicrobiano em função da sua sensibilidade aos fármacos[68].

O diagnóstico etiológico de uma infecção pode, em várias condições, ser presumido com grande margem de certeza pela sintomatologia apresentada pelo paciente. Isso torna dispensáveis os exames de laboratório que visam o isolamento do germe, em geral custosos e não acessíveis em muitas partes de nosso País. Objetivamente, na maioria das doenças infecciosas causadas por vírus e por bactérias o diagnóstico etiológico é presuntivo, fundamentado no quadro clínico apresentado pelo enfermo, em características epidemiológicas do caso e em exames complementares que auxiliam na condução do diagnóstico. Algumas viroses têm sintomatologia característica, facilitando o seu diagnóstico, como, por exemplo, o sarampo, a varicela, a caxumba, a hepatite por vírus. Em outras doenças viróticas, no entanto, o diagnóstico etiológico é difícil de ser realizado em nosso meio e na maioria das vezes chega-se somente ao diagnóstico sindrômico, com presunção de virose, como, por exemplo, nas viroses respiratórias.

No que se refere às infecções bacterianas, muitas têm o diagnóstico etiológico subentendido no diagnóstico clínico, dispensando o auxílio do laboratório para seu esclarecimento. Assim, um paciente com erisipela ou escarlatina conduz para a etiologia estreptocócica. Em algumas condições, o agente etiológico pode ser presumido baseado em estatísticas de frequência, como as que indicam ser o *Streptococcus pneumoniae* a causa mais comum de pneumonia lobar comunitária em um paciente jovem, ou os bacilos gram-negativos entéricos, particularmente a *Escherichia coli*, como os agentes habituais das infecções urinárias baixas comunitárias, não complicadas.

Em muitas outras doenças bacterianas não é possível, *a priori*, reconhecer a etiologia do processo, sendo nesse caso indispensável a realização de culturas de materiais obtidos do paciente (sangue, secreções, liquor) para a identificação do germe. Essas amostras devem ser coletadas por técnica asséptica, sob rígidas condições de transporte, armazenamento e processamento laboratorial e preferencialmente antes do início da terapia anti-infecciosa, possibilitando, assim, a definição do agente infeccioso, o que propiciará uma terapêutica mais específica e de melhor resultado. Tal é o caso das meningoencefalites purulentas em lactentes, peritonites, sepses com porta de entrada desconhecida, infecções no hospedeiro imunocomprometido e outras.

É certo que em infecções graves o médico deve iniciar uma terapêutica antimicrobiana empírica, pois não é possível a espera do resultado das culturas frente ao alto índice de mortalidade; nesse caso a terapêutica deve ser voltada para a cobertura dos agentes infecciosos mais prevalentes. Contudo ao se estabelecer um diagnóstico etiológico definitivo deve-se adequar a terapia, aumentando ou reduzindo o espectro do antimicrobiano, evitando-se, dessa forma, terapias com espectro excessivamente amplo que poderão alterar a microbiota normal do indivíduo, propiciando superinfecções por bactérias multirresistentes ou fungos.

Na presunção da etiologia de um processo infeccioso, vários parâmetros devem ser considerados, destacando-se o quadro clínico, a porta de entrada ou o foco inicial da infecção, a faixa etária, a origem comunitária ou hospitalar da infecção, o ambiente onde o paciente se infectou, contatos, ocorrência de casos similares onde o paciente habita, a associação com outros processos mórbidos ou condutas terapêuticas.

Deve-se evitar o uso de antibióticos logo no início de um processo febril, quando o paciente se encontra clinicamente estável e sem definição do sítio de infecção; a conduta correta é o tratamento sintomático e a observação judiciosa da evolução da doença, pois a maior parte dos quadros infecciosos que não requerem hospitalização são autolimitados e não necessitam de terapia antimicrobiana. Nesses casos, o antibiótico além de não contribuir para a cura pode propiciar infecções bacterianas secundárias ou quadros tóxicos às vezes mais graves que o processo inicial[24,31,48].

QUAL O FÁRMACO A SER EMPREGADO?

Uma vez estabelecida ou presumida a presença de infecção, deve-se definir o antimicrobiano a ser empregado para a terapêutica, indicando-se aquele, ou a associação de fármacos, que exerça atividade sobre o agente infeccioso. Ou seja, será empregado o fármaco ou associações às quais o agente infeccioso apresente sensibilidade.

A seleção do antimicrobiano a ser utilizado na terapêutica é ditada pelo agente causador da doença infecciosa, sua sensibilidade/resistência aos fármacos, a localização do processo mórbido e a gravidade da doença. Mas é influenciada, também, por fatores ligados a particularidades do enfermo, tais como idade, estado de consciência, capacidade de absorção do antimicrobiano por via oral, doenças de base, utilização concomitante de outros medicamentos, gestação, aleitamento, estado de choque, falência de órgãos, bem como fatores como farmacocinética, toxicidade, disponibilidade do fármaco na rede de atenção pública à saúde e custo.

Seleção do Antimicrobiano Relacionada com o Agente Infeccioso

Os agentes infecciosos passíveis de responderem à terapia antimicrobiana são fundamentalmente os vírus, protozoários, fungos e bactérias. Na grande maioria das infecções virais não se empregam substâncias antimicrobianas, considerando que poucas mostram eficácia contra os vírus, tornando limitada a terapêutica anti-infecciosa contra tais agentes. Entretanto, em algumas viroses, particularmente as causadas por vírus do grupo herpes, são disponíveis quimioterápicos ativos na terapêutica, tais como o aciclovir (com espectro para herpes tipos I e II e varicela-zóster) e substâncias análogas, o ganciclovir (espectro para citomegalovírus, herpes I e II) e o foscarnet (indicado para pacientes com citomegalovirose nos casos em que o ganciclovir está contraindicado).

Igualmente, na infecção pelo vírus da imunodeficiência humana hoje se encontra disponível um arsenal terapêutico de fármacos antirretrovirais que, se não erradica o vírus, provoca a redução da carga viral no organismo. As hepatites pelos vírus B e C podem ser tratadas, em pacientes com critérios definidos, com interferons que possuem atividade antiviral indireta, pois potencializam o sistema imunológico contra o vírus, e às vezes com antivirais propriamente ditos, como a lamivudina e a ribavirina. Por fim, deve-se comentar a introdução de fármacos que limitam ou previnem a infecção pelo vírus influenza (oseltamivir e zanamivir) e a possibilidade, em breve, de quimioterápicos ativos contra rinovírus e enterovírus (pleconaril e outros)[68].

Nas infecções causadas por protozoários, os quimioterápicos anti-infecciosos com ação específica têm maior utilização que os antibióticos. Assim, na amebíase, giardíase, tricomoníase e balantidíase dispõe-se de fármacos como o metronidazol ou o secnidazol ou o teclozan (amebíase). No caso das leishmanioses (visceral e tegumentar), a terapêutica é realizada eletivamente com os antimoniais pentavalentes, reservando-se um antibiótico, a anfotericina B, para os casos resistentes à terapêutica antimonial. Na malária são utilizados diferentes quimioterápicos, na dependência da espécie (cloroquina + primaquina para o *P. vivax*; artemisininas para o *P. falciparum*). Por fim, na toxoplasmose, os fármacos mais utilizados são as sulfas e a pirimetamina em terapêutica associada, não se podendo esquecer da necessidade de utilização de ácido folínico para evitar a leucopenia induzida por esses medicamentos. De escolha secundária, para casos específicos, como a toxoplasmose da gestante ou a alergia às sulfas, são utilizadas a espiramicina, a clindamicina, a claritromicina e a azitromicina[68].

Nas infecções causadas por fungos, três são os grupos de antimicrobianos mais utilizados. Para as micoses superficiais causadas por fungos dos gêneros *Epidermophyton, Tricophyton* e *Microsporum* (tinhas e onicomicoses), atualmente se prefere o emprego de quimioterápicos azólicos, muito embora a griseofulvina também seja eficaz. Para infecções superficiais causadas pela *Candida albicans* (candidíase de pele e mucosas), o antibiótico específico é a nistatina, estando seu uso restrito à candidíase superficial; mas, também, os azólicos vêm sendo usados com grande eficácia.

Nas micoses profundas, o antibiótico utilizado é a anfotericina B, particularmente indicada nas formas graves da paracoccidioidomicose, na blastomicose, na histoplasmose, na criptococose, na coccidioidomicose e na candidíase sistê-

mica. Esse medicamento veio provocar verdadeira revolução no tratamento dessas doenças, a maioria delas com mau prognóstico antes de sua descoberta (excetuando-se a paracoccidioidomicose, onde as sulfas ainda constituem o tratamento de escolha). Apesar de, na atualidade, existirem quimioterápicos antifúngicos com ação sistêmica, como o cetoconazol e o fluconazol, e, embora a anfotericina B seja muito tóxica e irritante para o endotélio venoso, esse antibiótico continua a ser a arma mais eficaz contra fungos causadores de micoses profundas, sobretudo no hospedeiro imunocomprometido.

Recentemente, preparados de anfotericina B sob a forma de lipossomas ou combinações lipídicas têm minimizado os efeitos adversos, em geral aqueles relacionados com a infusão e com a insuficiência renal; infelizmente, o custo proibitivo desses medicamentos reduz o acesso a essas preparações. Da mesma forma, surgiram no mercado novos antifúngicos da classe dos imidazóis, como o voriconazol e o pozaconazol, que possuem amplo espectro e potência elevada contra a maior parte dos fungos dimóficos com baixa toxicidade para o paciente. Uma nova classe de antifúngicos, as equinocandinas, representadas pela caspofungina, mostra-se ativa contra *Candida* e *Aspergillus*. Esses novos antifúngicos já demonstraram sua eficácia em infecções invasivas e têm sua indicação em pacientes com alto risco de insuficiência renal ou que apresentam intolerância ou reações graves ao uso de anfotericina B. Assim como os preparados lipossomais, têm como fator limitante da sua utilização o custo elevado. Importante lembrar da utilização do cotrimoxazol e da pentamidina como medicamentos de escolha no tratamento da infecção pelo *Pneumocytis jiroveci*[68].

Conquanto existam substâncias antimicrobianas de indicação precisa nas infecções micóticas e, com menor importância, em infecções causadas por protozoários, é no campo das infecções bacterianas (incluindo riquétsias, actinomicetos, micoplasmas e clamídias) que tais medicamentos encontram o mais frequente emprego. E é no particular das infecções bacterianas que será dada maior ênfase à discussão nesse capítulo.

As bactérias apresentam grande variação de sensibilidade aos antibióticos e quimioterápicos anti-infecciosos, de acordo com os grupos em que são divididas. Existem alguns grupos bacterianos que apresentam sensibilidade constante, sendo excepcional o encontro de cepas resistentes aos antibióticos tradicionalmente ativos contra elas. Dessa maneira, quando se chega ao diagnóstico etiológico desses germes, de imediato se conclui, mesmo sem definição da sensibilidade, quais os fármacos a serem utilizados para o seu combate. Tal é o caso dos estreptococos do grupo A, dos treponemas e leptospiras, do bacilo diftérico, do *Clostridium tetani* e outros clostrídios, do meningococo, cuja sensibilidade às penicilinas e a seus substitutos (macrolídeos, por exemplo) tem-se mantido, na maioria dos casos, inalterada. A sensibilidade habitual é, ainda, encontrada nas riquétsias, micoplasmas e clamídias em relação às tetraciclinas e ao cloranfenicol e nas brucelas e pasteurelas em relação às tetraciclinas e à estreptomicina.

Frente a infecções por esses germes é dispensável a realização do antibiograma, pois a experiência clínica e laboratorial nos informa a sua sensibilidade, pois a ocorrência de resistência aos antimicrobianos clássicos é pouco frequente. Mesmo o *Streptococcus pneumoniae*, cuja resistência à penicilina constitui problema grave em alguns países, no Brasil ainda mantém a sua sensibilidade na maior parte das regiões;

e, ainda que a resistência intermediária do pneumococo já seja notável em alguns locais entre nós, as penicilinas, particularmente a amoxicilina, continuam a ser fármacos úteis na terapêutica de infecções respiratórias. No entanto, nas cidades onde já é elevada a resistência intermediária do pneumococo, as meningites por essa bactéria devem ser tratadas com ceftriaxona, e não mais com penicilinas[67].

Ao contrário do que vimos acima, existem vários outros agentes bacterianos cuja sensibilidade aos antibióticos é imprevisível, devido ao desenvolvimento de resistência a um ou a vários desses fármacos. Tais germes são representados sobretudo pelas enterobactérias (*E. coli, Shigella, Enterobacter, Klebsiella, Proteus,* etc.), a *Pseudomonas aeruginosa, o Acinetobacter baummanii* e os estafilococos. Esses microrganismos apresentam uma grande variação na suscetibilidade aos antimicrobianos, tornando-se, por isso, aconselhável a realização dos antibiogramas para a determinação dos antibióticos ativos, possibilitando o tratamento adequado. O mesmo aplica-se a alguns microrganismos, como o gonococo e os hemófilos, que até poucos anos atrás se mostravam sensíveis às substâncias tradicionalmente ativas, como a penicilina, para o gonococo, e a ampicilina ou o cloranfenicol, para *Haemophylus influenzae*, mas que na atualidade, inclusive no Brasil, apresentam crescente resistência a esses antimicrobianos[68].

Nem sempre, porém, o médico encontra condições para a identificação microbiológica. Ademais, nos processos infecciosos graves, caracterizando urgências infecciosas, não se pode aguardar o resultado das culturas e do antibiograma para iniciar o tratamento. É na eventualidade de um processo bacteriano grave, como as meningoencefalites purulentas, broncopneumonias (sobretudo da infância e da senescência), peritonites, sepses agudas e outros quadros infecciosos graves, que o médico se vê obrigado ao uso de um antibiótico de modo empírico, antes mesmo de saber a etiologia ou a sensibilidade do germe. Também essa é a conduta quando, clinicando em um local onde não existam as facilidades laboratoriais para a identificação dos microrganismos, o médico se vê impossibilitado de uma terapêutica com definição etiológica. Nessas condições, o tratamento deverá ser orientado pela etiologia mais provável da moléstia.

Nos casos em que a etiologia não pode ser avaliada com segurança indica-se o uso dos antibióticos de amplo espectro ou de associações de antibióticos, no sentido de usar armas potentes contra um inimigo que é desconhecido. De qualquer modo, a terapêutica deve ser realizada de maneira criteriosa, utilizando-se os antimicrobianos mais indicados para o caso, de acordo com a localização do processo infeccioso, evitando-se os fármacos mais tóxicos e as associações inadequadas e com acompanhamento clínico rigoroso, a fim de seguir a melhora ou a piora do paciente e fazer os ajustes necessários.

Na terapia antimicrobiana empírica de um paciente com infecção adquirida em um hospital é fundamental a informação sobre as bactérias que ali predominam, a variação local da sensibilidade bacteriana, os fármacos mais ativos. Nesse contexto, é necessário destacar a importância das Comissões de Controle de Infecção Hospitalar, conhecedoras da epidemiologia infecciosa local, capazes de avaliar a microbiota prevalecente e a resistência microbiana local, auxiliando e orientando para a terapêutica antimicrobiana mais adequada. Devido à enorme diversidade de padrões de resistência e sensibilidade das bactérias hospitalares, cada hospital deve conhecer seus agentes mais prevalentes e traçar diretrizes internas para o tratamento das infecções hospitalares.

Quando houver as facilidades para a realização dos exames laboratoriais, a terapêutica empírica dos casos graves deve ser precedida da colheita de sangue para hemoculturas e do material dos focos de infecção e encaminhamento desses materiais para a identificação do microrganismo e de sua sensibilidade. Uma vez recebido o resultado dos exames, o médico decidirá a conduta terapêutica a ser seguida.

Entretanto, o resultado do exame laboratorial deve ser judiciosamente interpretado, valorizando-se o microrganismo isolado em função da suspeita clínica. Quando o resultado do laboratório não confirma essa suspeita, mas o germe foi escrupulosamente isolado do sangue ou do líquido cefalorraquidiano ou de um derrame pleural ou de outra localização em geral isenta de bactérias e não exposta ao meio externo, o resultado deve ser considerado pelo médico assistente do caso. Mas, se o microrganismo isolado é de todo inesperado e existe a possibilidade de ter ocorrido contaminação do material, o resultado não será valorizado. Essa interpretação do resultado do exame laboratorial microbiológico também se aplica ao antibiograma. Resultados conflitantes do laboratório devem ser desprezados se a resposta clínica à terapêutica iniciada é boa. Mesmo tendo um resultado coerente e correto, a mudança da terapêutica inicial que se mostra eficaz só é justificada se a informação do isolamento microbiológico e do antibiograma indica para antibióticos menos tóxicos e menos dispendiosos.

Como vemos, o perfeito emprego dos antibióticos e quimioterápicos exige o conhecimento de noções mínimas de clínica das doenças infecciosas, bem como o conhecimento de vários parâmetros ligados ao uso desses fármacos, tais como mecanismos de ação, doses, paraefeitos e outros que veremos a seguir. É o conhecimento desses itens que diferenciará o bom terapeuta e evitará os abusos e erros, por vezes funestos, do uso insensato dos antibióticos. Esses medicamentos devem ser encarados pelo médico como a arma que ele tem para o combate a um inimigo invasor; tal arma não pode ser usada indiscriminadamente, sem o conhecimento ou a pressuposição desse inimigo e sem o conhecimento do seu preciso manejo e dos efeitos colaterais que possa provocar[24,30,31,48,62,75].

Seleção do Antimicrobiano Relacionada com a Localização e com a Gravidade do Quadro Infeccioso

A localização do quadro infeccioso orienta para os prováveis agentes infecciosos causadores do processo mórbido e, também, na escolha de fármacos que atinjam concentração terapêutica local. A gravidade estabelece a urgência do tratamento e, juntamente com a diminuição da imunidade do paciente, a seleção de fármacos bactericidas.

O efeito terapêutico de um antimicrobiano está relacionado com a concentração atingida pelo fármaco no local da infecção. A isso nomeamos como biodisponibilidade. Alguns antibióticos obedecem ao modelo de distribuição unicompartimental, sendo que a concentração sérica é próxima da tecidual; além disso, esses antibióticos atingem concentrações terapêuticas em quase todos os tecidos. Um exemplo é o cloranfenicol, que alcança concentrações elevadas tanto no sistema nervoso central quanto no sangue.

Outros antibióticos seguem uma cinética de distribuição bi ou multicompartimental, sendo as concentrações séricas muito diferentes das concentrações teciduais. Nesse caso, podem não alcançar concentrações terapêuticas em determinado tecido para bactérias que possuem concentrações inibitórias mínimas elevadas. Exemplificando, podemos citar a teicoplanina quando indicada para tratamento de infecções por *Staphylococcus aureus* meticilinarresistente (MRSA). Se a indicação for para tratamento de infecções ortopédicas sua eficácia é comprovada; entretanto, se houver uma neuroinfecção pelo MRSA, esse antibiótico não é indicado por não atingir concentração no sistema nervoso (exceto se administrada por via intratecal). Algumas vezes podemos resolver esse problema farmacocinético aumentando a dose administrada, pois a penetração tecidual pode ter relação com a concentração sérica. Essa prática é frequente no tratamento das neuroinfecções ou na endocardite bacteriana, situações em que, habitualmente, utilizam-se as doses máximas preconizadas dos fármacos. Cabe ressaltar que, nesse contexto clínico, a incidência de efeitos adversos costuma estar aumentada. É também importante saber se o funcionamento do órgão de metabolismo e excreção do fármaco está funcionalmente alterado. Podemos tomar, por exemplo, um paciente em tratamento de meningite meningocócica com dose máxima de penicilina G-cristalina que desenvolve insuficiência renal aguda; nesse caso as doses de penicilina devem ser adequadas ao grau de insuficiência renal, com o objetivo de evitar o efeito adverso de crise convulsiva, efeito extremamente raro com doses menores e função renal preservada. Voltaremos ao assunto ao tratar de antibióticos em pacientes especiais.

Na localização da infecção, deve ainda ser considerada a presença de coleções purulentas, abscessos, corpos estranhos, fios de sutura, próteses, sequestros ósseos, depósitos de fibrina, tecido necrosado, que podem provocar menor concentração do antimicrobiano no local e tornar ineficaz o seu emprego. Nessas situações, torna-se necessário assegurar perfeita circulação sanguínea no foco infeccioso, com retirada do corpo estranho, desbridamento cirúrgico do tecido desvitalizado e drenagem do pus coletado, permitindo, com isso, melhor ação do medicamento. Nesses casos a conduta cirúrgica não deve ser protelada, pois seu atraso costuma gerar aumento da morbimortalidade. Também nessas situações não devemos ampliar o espectro de antimicrobiano a fim de evitar a conduta cirúrgica, pois essa prática além de retardar a resolução do processo infeccioso costuma estar associada à colonização por bactérias multirresistentes no âmbito hospitalar[35,62].

Já mencionamos que a maior gravidade da doença infecciosa determina a presteza no estabelecimento da terapia. Ademais, determina a preferência pelo emprego de um antimicrobiano bactericida. O efeito bactericida ou bacteriostático é a manifestação do mecanismo de ação do antimicrobiano e depende da concentração atingida pelo fármaco e da sensibilidade apresentada pela cepa do agente[66]. Como regra geral na terapêutica humana, são considerados bactericidas penicilinas, cefalosporinas, carbapenemas, monobactâmicos, glicopeptídeos, polimixinas, fosfomicina, aminoglicosídeos e quinolonas. A ciclosserina e a anfotericina B, embora apresentem mecanismos de ação que, respectivamente, provocam efeito bactericida e fungicida, podem ter uma ação apenas bacteriostática e fungistática, devido às baixas concentrações em que são utilizadas, por causa dos efeitos tóxicos obtidos com doses maiores. Quanto à bacitracina, à tirotricina e à nistatina, também germicidas *in vitro*, não são utilizadas nas infecções sistêmicas, devido à sua toxicidade[68].

Os antibióticos considerados bacteriostáticos são as tetraciclinas, cloranfenicol, tianfenicol, macrolídeos e lincosamidas e sulfonamidas. As rifamicinas, embora tenham mecanismo primário de ação que provoca efeito bacteriostático, alcançam elevada concentração sérica e o seu efeito, em geral, é bactericida. Também o cloranfenicol exerce ação bactericida contra o meningococo, o pneumococo e o hemófilo, devido à alta sensibilidade desses patógenos, e a clindamicina pode ser bactericida contra estafilococos de localização intracelular, considerando sua elevada concentração no interior de células[68].

Em um paciente imunocompetente, com infecção localizada, de gravidade menor, o antibiótico bacteriostático atua imobilizando o germe, não havendo sua destruição. Nesse caso, a resolução do processo infeccioso fica na dependência da resistência orgânica, representada pela fagocitose e pela imunidade. Já no enfermo que apresenta suas defesas orgânicas deficientes, o antibiótico bacteriostático pode ser ineficiente para a cura do quadro infeccioso. Dessa maneira, o uso de antibióticos bactericidas é particularmente importante e necessário nos pacientes com deficiências em sua imunidade, incluindo os recém-nascidos, o paciente idoso, a gestante, os grandes queimados, os pacientes com colagenoses e outras doenças que alteram a imunidade como doenças graves, sistêmicas, meningoencefalites, sepses, endocardites ou durante o uso de medicamentos imunossupressores[18,30,44]. Contudo, em algumas doenças, prefere-se o uso de antibióticos bacteriostáticos, mesmo em pacientes imunocomprometidos, pois esses fármacos costumam alcançar alta concentração nos macrófagos e mantêm sua ação quando o agente infeccioso apresenta baixa taxa de divisão e síntese proteica. São exemplos os fármacos utilizados para tratamento da tuberculose (isoniazida, pirazinamida), o cotrimoxazol na pneumocistose e os macrolídeos em relação às clamídias.

COMO EMPREGAR O ANTIMICROBIANO?

Para que os antimicrobianos exerçam sua ação é preciso que atinjam concentração ativa contra o microrganismo no local onde está situado o agente infeccioso. Para que isso ocorra, devem ser empregados em dose adequada para a obtenção da concentração terapêutica e administrados por uma via que permita sua absorção e difusão nos tecidos e órgãos onde está localizada a infecção. Após sua distribuição, são eliminados, em forma ativa ou não e em tempo variável com a substância, habitualmente alcançando concentrações elevadas nas vias de eliminação. É necessário, portanto, o conhecimento da farmacocinética dos antimicrobianos, isso é, do modo de absorção, distribuição, metabolismo e eliminação desses medicamentos, a fim de que se mantenham concentrações sanguíneas e tissulares ativas contra os microrganismos causadores da infecção. Além disso, o conhecimento da farmacocinética pode influenciar na dose a ser administrada, para evitar que ocorram concentrações tóxicas nos pacientes cuja via de metabolização e/ou eliminação da substância esteja lesada.

Administração dos Antimicrobianos

Biodisponibilidade

A administração dos antibióticos pode ser feita por via oral, intramuscular, intravenosa, retal, intrarraquidiana, intraventricular, aerossol, intracavitária, em perfusão tissular e uso tópico. De todas essas vias, as mais utilizadas nas infecções sistêmicas são as três primeiras.

A quantidade do fármaco absorvida, sua velocidade de absorção e a quantidade de substância ativa presente no plasma disponível para um efeito biológico constituem a denominada biodisponibilidade do fármaco. Embora a biodisponibilidade de uma substância possa ser estudada para diferentes vias de administração, habitualmente é referida para os medicamentos administrados por via oral que têm um efeito sistêmico. A biodisponibilidade oral é uma característica dos diferentes fármacos, e varia de acordo com a composição química da substância. Assim, sabe-se que os aminoglicosídeos têm mínima absorção por via oral, sendo desprezível sua biodisponibilidade por essa via. A clindamicina é absorvida rápida e quase integralmente por via oral, apresentando a biodisponibilidade oral próxima de 100%. Ao contrário, a lincomicina é pouco absorvida por via oral, tendo uma biodisponibilidade de apenas 10% a 20% ao ser administrada em jejum.

O estudo da biodisponibilidade dos antimicrobianos inclui, sobretudo, a determinação da concentração sanguínea máxima, o tempo em que essa concentração é atingida e o tempo em que o fármaco permanece na circulação ou nos tecidos. A biodisponibilidade de um medicamento pode sofrer a influência de diversos fatores, tais como a apresentação farmacêutica (drágeas, comprimidos, cápsulas gelatinosas, suspensão, etc.), apresentação química (sais e ésteres da substância básica), estado de repleção gástrica do paciente (influência dos alimentos na absorção), idade do enfermo, estado gestacional e outros, que serão discutidos ao longo desse livro[13,64,76].

Antimicrobianos por Via Oral

A via oral é a recomendada e preferida para a administração dos antimicrobianos, pela sua comodidade, não necessidade de seringas e outros materiais para a administração do medicamento, ausência de dor ou desconforto observado com o uso parenteral, fácil administração pelo próprio paciente, ausência de complicações causadas com o uso de injeções (hepatite sérica, acidentes vasculares, tétano). A via oral sofre limitações devidas à substância ou ao paciente. Assim, em pacientes graves, onde é necessário o alcance de rápidas concentrações sanguíneas ou nos casos em que a situação do paciente impede o uso da via oral (vômitos, coma, etc.), deve-se utilizar a via parenteral. Também nos pacientes com acloridria, a absorção de alguns antibióticos sofre redução, como é o caso do itraconazol, do cetoconazol e das sulfonas.

Quanto às limitações devidas ao fármaco, vários antibióticos não são absorvidos pela mucosa digestiva e outros são inativados pela ação dos sucos digestivos, não podendo ser utilizados por via oral para o tratamento de uma infecção sistêmica. Assim, a estreptomicina e outros aminoglicosídeos, polimixinas, nistatina, anfotericina B, não são absorvidas pela mucosa intestinal, sendo seu uso por via oral recomendado somente quando se deseja um efeito tópico na luz intestinal.

Já com a penicilina G, o uso por via oral não encontra aplicação devido à sua pequena absorção e inativação pelo suco gástrico e bactérias intestinais[16].

Outro aspecto de importância na utilização da via oral está ligado à interferência na absorção do medicamento causada por alimentos ou outros medicamentos. Sabe-se, por exemplo, que o nível sérico das tetraciclinas, rifampicina, ampicilina, oxacilina, azitromicina sofre redução quando os medicamentos são administrados junto aos alimentos; as tetraciclinas sofrem, também, interferência na absorção quando dadas com cálcio ou magnésio, inclusive o leite. Também as quinolonas, a azitromicina e o cetoconazol têm sua absorção reduzida por via oral quando administrados junto a antiácidos orais. Sendo assim, deve o médico ter o conhecimento da interferência dos alimentos na absorção do fármaco prescrito, recomendando, se for o caso, que o medicamento seja tomado fora das refeições (pelo menos 1 h antes ou 2 h após a refeição).

Os antimicrobianos administrados por via oral sofrem absorção em sua maior parte no intestino delgado, principalmente no duodeno e jejuno, e é pequena a absorção pelo estômago e pelo cólon. O fármaco administrado, após atravessar as membranas celulares do trato gastrintestinal, chega ao fígado pelo sistema porta e, em seguida, alcança a circulação geral, distribuindo-se pelos tecidos orgânicos. Alguns antimicrobianos durante sua passagem pela mucosa gastrintestinal sofrem biotransformações que alteram sua concentração como fármaco ativo na circulação sistêmica. Essas transformações se devem a enzimas microssomais, como a citocromo P-450, presentes nas células das vilosidades duodenais ou a esteares presentes na mucosa digestiva.

Devido a essa ação enzimática, antimicrobianos administrados sob forma inativa (pró-fármacos) são biotransformados, liberando-se a forma ativa do fármaco. É o que ocorre com a bacampicilina, éster inativo da ampicilina, mais bem absorvido que a substância original, uma vez que sofre degradação pela ação enzimática tissular, liberando a ampicilina ativa na corrente circulatória. Comparativamente, o nível de ampicilina circulante é maior com a administração oral da bacampicilina do que com a administração oral da própria ampicilina. O mesmo ocorre com os ésteres do cloranfenicol, da cefuroxima, da cefpodoxima ou da eritromicina. Deve-se mencionar, por fim, que as alterações tróficas da mucosa intestinal afetam negativamente na absorção dos medicamentos administrados por via oral, observando-se diminuição na absorção e, portanto, menor concentração sanguínea dos fármacos em pacientes com espru tropical, desnutrição proteica e jejum prolongado. As doenças diarreicas ou o uso de laxativos também podem reduzir a absorção, ao acelerarem o trânsito intestinal[16,23,24,47].

Antimicrobianos por Via Parenteral

Recomenda-se a via parenteral para os antimicrobianos que não são bem absorvidos por via oral, e para a terapia de infecções graves, nas quais há a necessidade de rápidas e mantidas concentrações de fármaco, ou em tratamentos prolongados com medicamentos não absorvíveis por via oral. Deve-se enfatizar que a absorção dos antibióticos administrados por via oral pode sofrer variações de um indivíduo para outro, o que recomenda que nas infecções graves a terapêutica inicial seja realizada por via parenteral. No entanto, para os fármacos que produzem níveis séricos e tissulares virtualmente iguais, seja por via parenteral ou oral, com o uso de doses similares, não há diferença na eficácia terapêutica com a administração do fármaco por via oral, desde que o paciente esteja apto a absorver o medicamento. É essa propriedade que permite em casos indicados rapidamente converter a terapia anti-infecciosa intravenosa para a oral, quando se usam fármacos de elevada absorção oral.

Essa conversão é particularmente possível com cloranfenicol, fluconazol, clindamicina, metronidazol, doxiciclina, linezolida, levofloxacino, ofloxacino, sulfametoxazol + trimetoprima, que têm biodisponibilidade por via oral próxima de 100%[23,33,76]. Essa conduta é muito importante, pois permite reduzir o tempo de internação, minimizar iatrogenias relacionadas com a infusão e com punções, reduzir o impacto ambiental causado pela dispersão de aerossóis que contribuem para a seleção de bactérias resistentes e diminuir drasticamente o custo do tratamento antibiótico.

A administração por via intramuscular (IM) é recomendada para antimicrobianos que não são absorvidos por via oral, havendo várias substâncias que são utilizadas preferentemente por essa via como, por exemplo, a estreptomicina e os demais aminoglicosídeos, a teicoplanina e as polimixinas. Para a penicilina G benzatina e a penicilina G procaína, a via intramuscular é a única via de administração. A via intramuscular sofre limitações devidas à necessidade de seringas e de um técnico para a aplicação; às reações dolorosas e ao desconforto provocado pela injeção; à absorção muitas vezes irregular ou, mesmo, ausente em pacientes chocados. A injeção deve ser realizada com cuidados de técnica a fim de não serem atingidos nervos e outras estruturas nobres. É da máxima importância a verificação de não ter sido atingido um vaso sanguíneo, pois a injeção de certos antibióticos, especialmente a penicilina G benzatina e a penicilina procaína, no interior de vasos pode levar a complicações graves, incluindo a gangrena.

Deve-se evitar a via intramuscular em pacientes com tendência a sangramento ou nos que estão recebendo anticoagulantes. Também não deve ser utilizada em pacientes em estado de choque, pois nessa contingência não ocorre a absorção dos fármacos injetados no músculo decorrente da intensa vasoconstrição periférica. Pacientes com diabetes também podem apresentar redução na absorção intramuscular de antibióticos, devido a alterações vasculares. Por fim, a via intramuscular pode ser difícil de ser utilizada em recém-nascidos ou em pacientes caquéticos, apor causa da pouca massa muscular[16,23,47,48].

A via intravenosa (IV) é a única via de administração de poucos antimicrobianos, destacando-se a anfotericina B, que não é absorvida por via oral nem intramuscular, ou a vancomicina, que é altamente dolorosa e pode causar lesão tissular local se injetada por via IM. Frente a certas situações clínicas, o uso intravenoso contínuo do antibiótico é necessário, especialmente quando está indicado o emprego de penicilina G cristalina em altas doses. Para as polimixinas não é a via recomendada, devido à concentração não se manter em níveis terapêuticos por longo tempo, além do perigo de intoxicação aguda. As polimixinas e os aminoglicosídeos são usualmente administrados por via intramuscular. Entretanto, em certas circunstâncias, como no paciente chocado ou com manifestações hemorrágicas, ou nos tratamentos prolongados, os aminoglicosídeos podem ser administrados por via IV

diluídos em certa quantidade de solvente (50 a 100 mL em adultos) e aplicados em gotejamento lento por meia hora a 1 h, a cada dose[68].

Distribuição dos Antimicrobianos

Efeito Pós-antibiótico

Para ser eficaz contra um microrganismo causador de um processo infeccioso, o antimicrobiano ativo deve alcançar no foco de infecção uma concentração suficiente para matar ou inibir o agente patogênico. As substâncias absorvidas distribuem-se pelos tecidos através da corrente circulatória, verificando-se que, em geral, os antibióticos que alcançam boa concentração no sangue atingem, também, concentrações eficazes no sistema linfático, pulmões, rins, fígado, sistema hematopoiético e serosas. É necessário que o antimicrobiano se mantenha no foco infeccioso em concentração acima da concentração inibitória mínima ativa contra o agente em causa, pois caso contrário, pode ocorrer a multiplicação das bactérias sobreviventes, resultando em falha da terapêutica ou recorrência da infecção[2,12].

Mesmo considerando que algumas substâncias mantêm sua atividade antimicrobiana por um período de tempo variável após a redução da concentração inibitória mínima, o chamado efeito pós-antibiótico, deve-se considerar que esse efeito varia com o antimicrobiano e o microrganismo e tem duração irregular. Assim, os aminoglicosídeos e as fluoroquinolonas exercem um efeito supressivo persistente do crescimento de bacilos gram-negativos após a exposição das bactérias a esses fármacos. Ao contrário, os antibióticos beta-lactâmicos, com exceção das carbapenemas, não exercem esse efeito pós-antibiótico nos gram-negativos. No entanto, nos estafilococos, os beta-lactâmicos produzem o efeito pós-antibiótico, da mesma maneira que outros antibióticos (Craig; Ingerman e cols.). Do ponto de vista prático, o efeito pós-antibiótico pode influenciar favoravelmente o esquema de administração de doses dos aminoglicosídeos no tratamento de infecções por bacilos gram-negativos entéricos e dos macrolídeos, sobretudo azitromicina, contra estreptococos, estafilococos e hemófilos. O mesmo ocorre com a vancomicina, que, por ter efeito pós-antibiótico prolongado, pode ter seu esquema de administração de dose fracionado em tempo maior que o de sua meia-vida sérica[11,21,38,53].

Em particular, a manutenção regular de concentrações ativas no foco de infecção ou na corrente circulatória, acima da concentração inibitória mínima, é fundamental para ocorrer a atividade antimicrobiana *in vivo* dos antibióticos beta-lactâmicos. Com o uso desses antibióticos, a duração das concentrações ativas é mais importante que as concentrações elevadas para a efetivação da ação antimicrobiana. Portanto, a ação dos beta-lactâmicos é tempo-dependente e na sua utilização é essencial a administração regular das doses fracionadas durante o dia, de acordo com a meia-vida da substância em uso, para que sejam mantidas constantes as concentrações sérica e tissular acima da concentração inibitória ativa contra o microrganismo. Ao contrário, os aminoglicosídeos e as fluoroquinolonas apresentam atividade antimicrobiana na dependência da concentração da substância, sendo maior sua ação quando de imediato é atingida uma concentração elevada da substância. Especialmente com os aminoglicosídeos, concentrações mais elevadas terão atividade antimicrobiana mais efetiva contra os bacilos gram-negativos do que concentrações menores.

Tendo em vista que os aminoglicosídeos e as fluoroquinolonas têm efeito pós-antibiótico prolongado contra bactérias gram-negativas, continuando sua ação antimicrobiana no interior do microrganismo durante algum tempo, mesmo quando a concentração sérica ou tissular da substância está abaixo da concentração inibitória mínima, esses antibióticos podem beneficiar-se do uso de doses maiores, administradas em uma única tomada durante o dia[11,29,37,40,70]. A administração de aminoglicosídeos em dose única diária pode, inclusive, diminuir a nefrotoxicidade desses fármacos.

A suposição de que a dose mais elevada pudesse causar toxicidade renal maior não ocorreu, visto que a velocidade de captação dos aminoglicosídeos pelas células do córtex renal é saturável e o acúmulo intracelular desses fármacos é menor quando administradas em uma única e elevada dose. Ou seja, não há correlação entre a concentração sanguínea alta e a nefrotoxicidade. Ao contrário, o emprego de doses menores, repetidas em intervalos mais curtos, provoca maior acúmulo dos aminoglicosídeos nas células tubulares renais e, consequentemente, maior nefrotoxicidade[3,9,20,22,78]. No entanto, não há redução da ototoxicidade, sendo motivo de dúvida a potencialidade ototóxica de dose elevada dos aminoglicosídeos.

Por outro lado, o estudo realizado por Fantin e Carbon[21] na endocardite experimental pelo *Enterococcus faecalis* revelou que a terapêutica com penicilina associada ao aminoglicosídeo administrado em regime de múltiplas doses diárias foi mais efetivo que o regime de dose única diária, na redução das vegetações bacterianas.

A manutenção de níveis elevados com ação bactericida é particularmente importante no paciente neutropênico, bem como em pacientes idosos, recém-nascidos e nas infecções sistêmicas graves, onde as defesas imunes estão comprometidas. O mesmo se aplica a infecções localizadas em sítios onde os mecanismos normais de defesa celular e humoral são pouco ativos, como as estruturas internas do olho, o líquido cefalorraquidiano e as válvulas cardíacas.

Nem sempre a concentração sanguínea de um antimicrobiano corresponde à sua concentração tissular, observando-se com muitos fármacos que a concentração no exsudato inflamatório se mantém em níveis ativos por tempo mais prolongado que no sangue. Esse fato explica a ação terapêutica de antimicrobianos, mesmo quando ocorrem atrasos ou incorreções no fracionamento diário das doses a serem administradas. Para as substâncias eliminadas por via renal, a manutenção de níveis elevados e prolongados nas vias urinárias justifica, também, que a frequência diária de administração do fármaco possa ser mais espaçada que a recomendada para infecções em outra parte do organismo.

A penetração dos antimicrobianos no interior das células é um outro aspecto da farmacocinética de importância no combate a microrganismos de localização intracelular. Vale lembrar que os agentes infecciosos que se localizam no interior de células não sofrem a atividade antimicrobiana de fármacos que não penetram nas células tissulares, ainda que *in vitro* a elas sejam sensíveis. É o clássico exemplo da *Legionella pneumophila*, sensível em testes laboratoriais à gentamicina e às penicilinas e cefalosporinas, mas que não responde *in vivo* à terapêutica com esses antibióticos devido à sua localização intracelular. No tratamento da infecção por *Legionella*, os fármacos de eleição são os macrolídeos,

fluoroquinolonas e rifampicina, antimicrobianos ativos contra essa bactéria e capazes de atingir elevada concentração no interior das células.

As clamídias, brucelas e riquétsias são, igualmente, patógenos de localização intracelular que exigem para o seu tratamento o cloranfenicol e as tetraciclinas, antimicrobianos ativos no interior das células. Os macrolídeos atuam também contra as clamídias, porém a eritromicina é inativa contra riquétsias. Também nas infecções por estafilococos, salmonelas, micoplasmas e hemófilos, microrganismos que, ao lado de sua situação extracelular, podem ter uma localização intracelular, sobretudo nas infecções crônicas ou recidivantes, o uso de antimicrobianos que se concentram no interior de células pode ser vantajoso comparativamente àqueles que não atingem concentração intracelular[12,65].

A difusão dos antibióticos pelos tecidos é variável com o fármaco, com os órgãos e com as alterações promovidas pelo processo inflamatório. Existem alguns antibióticos que apresentam particular concentração em determinados tecidos. Assim, a clindamicina, o ciprofloxacino e a rifampicina apresentam elevada concentração óssea, fato aproveitado no tratamento das osteomielites; a estreptomicina se concentra por tempo prolongado nas lesões e nas cavernas tuberculosas; a griseofulvina se combina com a queratina, com isso sendo útil no tratamento das dermatofitoses; o ácido nalidíxico, o norfloxacino e a nitrofurantoína não mantêm concentração sérica, porém alcançam elevada concentração no sistema urinário. A azitromicina mantém elevada concentração tissular por tempo mais prolongado que a concentração sanguínea[68].

Enquanto na maioria dos tecidos, os antibióticos se difundem passivamente através dos capilares, em alguns locais a penetração dessas substâncias não se faz de maneira adequada. Esses locais incluem o tecido cerebral, a próstata, os humores vítreo e aquoso e o líquido cefalorraquidiano[6,12,16,23,24,47].

Em relação ao pâncreas, diversos autores verificaram que as fluoroquinolonas, os beta-lactâmicos, a clindamicina, o metronidazol, a rifampicina e os glicopeptídeos alcançam concentração efetiva contra microrganismos sensíveis. Isso não acontece com os aminoglicosídeos, as tetraciclinas e a eritromicina[8,71].

Para ocorrer a rápida ação antimicrobiana e a esterilização do líquido cefalorraquidiano nas meningites bacterianas, a concentração do antibiótico ou quimioterápico deve ser superior a dez vezes a concentração inibitória ativa do fármaco contra o microrganismo. A passagem de substâncias orgânicas do sangue para o liquor faz-se através da barreira hemoliquórica, constituída basicamente pelo epitélio do plexo coroide, que é impermeável para a maioria dos antimicrobianos. Fazem exceção cloranfenicol, metronidazol, fluoroquinolonas, sulfadiazina e rifampicina.

Como, porém, nos processos inflamatórios das meninges essa barreira fica alterada, antibióticos que normalmente não a ultrapassariam de modo satisfatório são agora capazes de se difundirem bem. É o que acontece com as penicilinas, grande parte das cefalosporinas de terceira geração, a fosfomicina, o imipeném e o aztreonam. A vancomicina e a anfotericina B penetram em pequena quantidade através da barreira hemoencefálica, podendo exercer atividade antimicrobiana sobre patógenos com alta sensibilidade aos fármacos, como o estafilococo e o *C. neoformans*, respectivamente. Já os aminoglicosídeos, as polimixinas, as lincosamidas, os macrolídeos, as tetraciclinas, com exceção da doxiciclina, não atravessam de maneira regular a barreira hematoliquórica, mesmo quando as meninges estão inflamadas, sendo baixas e variáveis as concentrações liquóricas com seu uso por via oral ou parenteral. Sendo assim, esses antimicrobianos não devem ser indicados para o tratamento das meningoencefalites purulentas[10,51,61].

Nos pacientes com abscesso cerebral, a penicilina G, cloranfenicol, cefalotina, ciprofloxacino, ofloxacino, pefloxacino, clindamicina, lincomicina, fucidina (ácido fusídico) e trimetoprima atingem concentração terapêutica. O metronidazol, quimioterápico ativo contra o *Bacteroides fragilis* e outros anaeróbios, também atinge concentração terapêutica em abscessos cerebrais[7,36,42,61].

Poucos são os antimicrobianos capazes de atingir concentração no tecido prostático e que se mostram ativos contra os microrganismos mais frequentemente envolvidos na gênese das prostatites, isso é, os bacilos gram-negativos e as clamídias. Os antibióticos beta-lactâmicos, as tetraciclinas, as sulfonamidas, os aminoglicosídeos habitualmente não atingem nível adequado no líquido prostático normal. Entretanto, nas prostatites agudas, devido à intensa reação inflamatória, vários antimicrobianos atingem concentração no tecido prostático, entre os quais o cotrimoxazol, as fluoroquinolonas, os aminoglicosídeos, o tianfenicol, as tetraciclinas e os macrolídeos. Na prática clínica, os três primeiros são usados preferentemente nas prostatites agudas.

Problema maior é o das prostatites crônicas, considerando que a secreção prostática é dez vezes mais ácida que o plasma, o que prejudica a difusão dos antimicrobianos ativos pelo epitélio prostático. Entre os fármacos eficazes nas prostatites crônicas causadas por enterobactérias e estafilococos situa-se a associação do sulfametoxazol com a trimetoprima (cotrimoxazol) e as fluoroquinolonas. O tianfenicol é capaz de agir nas infecções estafilocócicas e gonocócicas. Nas prostatites crônicas causadas por clamídias e micoplasmas, a eritromicina e outros macrolídeos mostram-se ativos, considerando sua elevada concentração no tecido prostático[14,38,46].

Em relação à penetração intraocular dos antimicrobianos, é também conhecido que poucas substâncias são capazes de atingir concentração terapêutica no interior do olho quando administradas por via sistêmica. Assim, as penicilinas, cefalosporinas e os aminoglicosídeos têm penetração insignificante para o humor vítreo e, mesmo em presença de inflamação, a concentração nesse local é inferior a 10% da existente no sangue. Já o cloranfenicol, a doxiciclina, minociclina e clindamicina são capazes de atingir concentração intraocular correspondente a cerca de 20% da sanguínea. Essa concentração pode ser insuficiente para agir contra os agentes patogênicos de endoftalmites bacterianas, além de essas substâncias serem bacteriostáticas.

Por tal motivo, nos processos de endoftalmite bacteriana os antibióticos ativos devem ser injetados intravítreo pelo especialista, juntamente com a terapêutica sistêmica e tópica. Nas endoftalmites por fungos (sobretudo por espécies de *Candida*) até pouco tempo a terapêutica repousava na administração sistêmica da anfotericina B associada à injeção intravítreo desse antibiótico, pois sua passagem do sangue para o humor vítreo é mínima. Atualmente, as infecções fúngicas intraoculares são tratadas de início com o fluconazol por via oral ou IV, pois esse azol antifúngico é capaz de atingir concentração no vítreo e na coroide em cerca de 50% da concentração sanguínea. Nos casos de coriorretinite por

toxoplasma, a administração por via oral da sulfadiazina, associada com a pirimetamina, constitui a terapêutica de escolha. A clindamicina, associada com a sulfadiazina ou com a pirimetamina, pode também se mostrar eficaz[4,34,54].

Uma palavra final a respeito da passagem de antibióticos pela placenta. Em princípio, devem ser evitados na gestante os que atravessam a barreira placentária e podem causar algum problema tóxico ou malformação no feto. Dos antibióticos mais empregados na prática, as penicilinas, cefalosporinas, tetraciclinas, cloranfenicol e aminoglicosídeos apresentam boa passagem pela placenta, atingindo concentrações terapêuticas no feto e no líquido amniótico. Contudo, tetraciclinas, cloranfenicol, aminoglicosídeos e quinolonas podem causar efeitos tóxicos no feto, o que limita seu uso em gestantes. Os antimicrobianos que oferecem maior segurança de uso na grávida são os beta-lactâmicos e os macrolídeos, devendo-se notar, porém, que esses últimos não atravessam a barreira placentária em concentração adequada para garantir efeito terapêutico no feto[66].

Eliminação dos Antimicrobianos

Após sua absorção e difusão nos tecidos, os antibióticos são eliminados do organismo, podendo ou não sofrer processos de metabolização. Alguns são eliminados quase totalmente sob forma natural, ativa, não sofrendo alterações metabólicas importantes. É o que ocorre com as penicilinas, cefalosporinas, aminoglicosídeos, glicopeptídeos e polimixinas. Outros, porém, sofrem metabolização nos tecidos, sendo eliminados parcialmente sob forma natural, ativa, e em parte como metabólitos, os quais podem ou não exercer atividade antimicrobiana. Assim, o cloranfenicol sofre metabolização no fígado, sendo eliminado pelo rim em 90% a 95% sob forma inativa, como um conjugado glicurônico. A rifampicina é quase totalmente desacetilada no fígado, originando um metabólito que mantém integralmente a atividade contra germes gram-negativos e o bacilo tuberculoso, porém é menos eficaz contra germes gram-positivos que a rifampicina natural. As tetraciclinas, os macrolídeos, a lincomicina e a clindamicina sofrem diferentes processos de metabolização, responsáveis por sua eliminação parcialmente sob forma inativa.

A eliminação dos antimicrobianos faz-se principalmente pelas vias renal e biliar. Penicilinas, cefalosporinas, carbapenemas, glicopeptídeos, aminoglicosídeos, polimixinas, claritromicina, a maioria das quinolonas e, em parte, tetraciclinas são eliminados por via renal. Entre os antimicrobianos que têm boa eliminação biliar estão as rifamicinas, ampicilina, eritromicina, espiramicina, azitromicina, clindamicina e, em menor proporção, as tetraciclinas (Levrat e cols.).

A eliminação urinária dos antibióticos e quimioterápicos anti-infecciosos está prejudicada em pacientes com insuficiência renal, bem como nas crianças recém-nascidas, devido à imaturidade renal, e nos idosos, pela deficiente circulação renal e pela redução na filtração glomerular e na secreção tubular. Nos dois primeiros tipos de pacientes, a utilização de antibióticos eliminados por via renal deve ser seguida de cuidados, fazendo-se ajustes nas doses e seu fracionamento de acordo com o grau da insuficiência renal ou a idade da criança; nos indivíduos idosos, deve-se evitar o emprego de doses elevadas desses antimicrobianos. Em qualquer circunstância, é necessário acompanhar a evolução do caso clínico para surpreender precocemente o aparecimento de efeitos colaterais resultantes da acumulação tóxica do fármaco[16,23,24]. Nos pacientes com insuficiência renal, os antimicrobianos eliminados por via renal devem ter suas doses diminuídas ou espaçadas, a fim de se evitar o acúmulo de concentrações tóxicas. O mesmo se aplica aos eliminados por via biliar, que podem sofrer acúmulo no organismo nos processos obstrutivos de vias biliares. Sendo assim, é possível a ocorrência de concentrações tóxicas, especialmente quando o funcionamento hepático se encontra alterado ou é deficiente, impedindo a metabolização normal dos fármacos.

DOSE – COMODIDADE POSOLÓGICA

O efeito terapêutico de um antimicrobiano está diretamente relacionado com a concentração atingida pelo fármaco no foco de infecção. Fundamentalmente, a concentração sanguínea e a tissular de um antimicrobiano estão relacionadas com a dose administrada, e sofrem variações de acordo com a via de administração, a localização do processo infeccioso, a apresentação química do medicamento e o indivíduo.

A dose terapêutica dos antimicrobianos é determinada visando as concentrações ativas contra o microrganismo, mas que não produzam intoxicação para o hospedeiro infectado. Tais doses devem ser, de preferência, calculadas em função do peso do paciente, pois, dessa maneira, estabelece-se um padrão que permite medicar corretamente tanto crianças quanto adultos. As doses não são determinadas de maneira fixa, e são calculadas, na maioria dos antibióticos, dentro de uma faixa que permite o ajuste necessário à gravidade do caso. A dose diária deve ser regularmente dividida nas 24 h de acordo com o tempo de circulação e a eliminação do fármaco. Ou seja, é necessário que o fármaco permaneça circulando em concentração eficaz.

O tempo da circulação das substâncias antimicrobianas varia em função da meia-vida do medicamento, da normalidade de sua metabolização e via de eliminação, de características próprias do paciente e da apresentação química do fármaco. Obviamente, quanto maior a meia-vida do antimicrobiano, menor é o fracionamento da dose diária, possibilitando melhor comodidade posológica. Alguns antibióticos são eliminados em tempo muito curto, tornando necessária sua administração a cada 4 h, tais como a penicilina G cristalina ou a oxacilina; outros devem ter a dose diária fracionada em 6 h, como a ampicilina, o cloranfenicol ou a eritromicina (podendo o estolato de eritromicina ser fracionado de 8/8 h); outros em tempo mais prolongado, de 8/8 ou 12/12 h, como a amoxicilina e a claritromicina e os aminoglicosídeos em sua administração clássica. Por fim, alguns antimicrobianos são administrados em dose única diária, considerando a manutenção de níveis circulantes prolongados, tais como a azitromicina, o levofloxacino, e o moxifloxacino.

Como já mencionado, no caso dos aminoglicosídeos ultimamente vem sendo dada preferência à administração de dose única diária, visando ser atingida rápida e elevada concentração, mais ativa contra os bacilos gram-negativos, sendo verificado que esse esquema de administração pode, inclusive, diminuir a toxicidade renal desses fármacos. A suposição de que a dose mais elevada pudesse causar toxicidade renal maior não ocorre, visto que a velocidade de captação dos aminoglicosídeos pelas células do córtex renal é saturável e o acúmulo intracelular desses fármacos é menor quando administrados em uma única e elevada dose. Ou seja,

não há correlação entre a concentração sanguínea alta e a nefrotoxicidade. Ao contrário, o emprego de doses menores, repetidas em intervalos mais curtos, provoca maior acúmulo dos aminoglicosídeos nas células tubulares renais e, consequentemente, maior nefrotoxicidade[3,9,22,78].

É NECESSÁRIO ALGUM CUIDADO ESPECIAL NA SELEÇÃO E NO USO DO ANTIMICROBIANO EM MEU PACIENTE?

Já discutimos que os primeiros elementos a serem considerados na escolha do antimicrobiano são a localização da infecção, sua gravidade e o estado de competência imunológica do paciente.

Em relação ao hospedeiro, devem-se também levar em consideração características especiais de sua biologia, tais como as funções renal e hepática, a idade, a obesidade, o estado de gestação e o aleitamento. O emprego de antimicrobianos nessas situações especiais já foi também desenvolvido no item anterior. Recorde-se, aqui, que em pacientes com função renal deficiente ou em crianças no período neonatal a circulação dos antibióticos faz-se por tempo mais prolongado, o que impõe a redução das doses ou seu fracionamento mais espaçado. Também em pacientes com função hepática alterada deve-se tomar cuidado com o uso de fármacos que são metabolizados no fígado ou que tenham eliminação por via biliar.

Deve-se, portanto, refletir sobre o cuidado na seleção de fármacos nesses pacientes, evitando-se o uso dos antimicrobianos nefrotóxicos e hepatotóxicos, respectivamente, nos doentes com insuficiência renal e hepática; ajustando a dose ou o intervalo entre as doses em enfermos com alteração da função renal ou hepática; evitando o emprego de fármacos na gestante e na nutriz que possam ser maléficos para o feto ou o lactente, respectivamente; selecionando os antimicrobianos no paciente idoso considerando os possíveis déficits orgânicos resultantes da senescência e atentando para intercorrências medicamentosas possíveis em decorrência da multiplicidade de medicamentos que o paciente possa estar usando.

No recém-nascido, tendo em vista a gravidade que assumem as infecções, habitualmente empregam-se antimicrobianos bactericidas por via intravenosa, sendo necessário ajustar a dose e o intervalo de administração das doses à maturidade das funções biológicas da criança. Igualmente, no enfermo em estado de choque, a medicação necessita ser administrada por via intravenosa, selecionando-se antimicrobianos bactericidas[68]. Em resumo, o médico deve adaptar a terapêutica anti-infecciosa às características fisiológicas e patológicas do hospedeiro, individualizando a terapêutica às condições biológicas de seu paciente, de maneira a obter a máxima eficácia com o mínimo de efeitos indesejáveis.

POR QUANTO TEMPO USAR O ANTIMICROBIANO?

O tempo de uso de um antibiótico é extremamente variável em função do quadro clínico e da resposta terapêutica. Para algumas infecções pode-se estabelecer um tempo mínimo de tratamento; para outras, porém, a duração é absolutamente imprevisível. Assim, nas infecções faringoamigdalianas devidas ao *Streptococcus* do grupo A, recomenda-se o uso da penicilina V por um tempo de 10 dias, mesmo que já tenha ocorrido remissão dos sintomas. Também na erisipela e no impetigo estreptocócico é recomendado o uso de uma penicilina ou um antimicrobiano alternativo por, pelo menos, 10 dias.

Ressalte-se que recentes trabalhos demonstram que nas infecções estreptocócicas da faringe e das amígdalas esse prazo pode ser reduzido para 5 dias ao se utilizarem cefalosporinas orais da segunda e da terceira geração, ou a azitromicina ou, mesmo, o estolato de eritromicina[1,28,57,59]. Também a amoxicilina utilizada durante 6 dias provoca resultados terapêuticos similares à penicilina V por 10 dias[56]. Nas infecções urinárias (sobretudo as recorrentes, as crônicas, as que ocorrem em homens e as complicadas) estabelece-se um prazo mínimo de 1 a 2 semanas; nas infecções estafilocócicas do pulmão e sistêmicas deve-se utilizar a terapêutica por 4 a 6 semanas. Já em um paciente com meningoencefalite purulenta, a duração da terapêutica estará condicionada às melhoras clínica e liquórica. Da mesma maneira, em vários outros processos infecciosos (sepses, infecções intestinais, osteomielites, piodermites, abscessos, etc.) a suspensão do antibiótico está condicionada à cura clínica e à normalização dos exames laboratoriais[52].

Por outro lado, existem quadros infecciosos que podem ser tratados com dose única de determinados antimicrobianos, tais como a uretrite gonocócica, tratada com dose única de amoxicilina ou de norfloxacino; a angina estreptocócica, tratada com dose única de penicilina-benzatina; a uretrite por clamídia e o cancro mole, tratados com dose única de azitromicina[68].

QUE CONSEQUÊNCIAS ADVERSAS PODERÃO RESULTAR DA TERAPÊUTICA?

Os antibióticos e quimioterápicos anti-infecciosos são substâncias estranhas ao organismo humano e, como tais, podem causar efeitos adversos quando de sua utilização. Tais efeitos podem resultar da reação química no local de sua administração, ou de fenômenos de hipersensibilidade do hospedeiro à substância ou de ação tóxica do antimicrobiano ou de modificações na microbiota endógena e outras alterações biológicas causadas pelo medicamento. Os efeitos colaterais dos antimicrobianos dependem do fármaco, do sal em que são formulados, da apresentação farmacêutica, da dose, da duração do tratamento, da via de administração e do indivíduo, incluindo sua idade, peso, doenças concomitantes e hipersensibilidade ou idiossincrasia ao medicamento. Entretanto, a potencialidade iatrogênica dos antimicrobianos pode, muitas vezes, ser prevista, permitindo que os efeitos adversos sejam evitados, minimizados ou neutralizados em sua evolução. Sobretudo, deve o médico saber que essas substâncias, extraordinárias no combate às infecções, podem ser também lesivas ao organismo humano, o que é um dos principais elementos contrários ao seu uso indiscriminado. Sendo assim, é dever do médico estar ciente da possibilidade de sua ocorrência e, ao selecionar o antimicrobiano para a terapêutica:

   a. utilizar, quando possível, fármacos menos tóxicos e irritantes;

   b. evitar o emprego de uma substância à qual o paciente tenha hipersensibilidade;

   c. acompanhar a evolução da terapêutica para surpreender precocemente o efeito indesejável;

   d. tomar medidas necessárias, caso ocorram os efeitos colaterais.

Além dos efeitos adversos individuais a quem utiliza os antimicrobianos, esses fármacos podem causar efeitos indesejáveis que interessam à coletividade. Tal ocorre ao provocarem modificações na ecologia microbiana, alterando as espécies de microrganismos presentes em um determinado local geográfico ou provocando a seleção de microrganismos resistentes em um local, região ou país. Quanto mais generalizado e indiscriminado for o uso dos antibióticos e quimioterápicos anti-infecciosos, maior será a possibilidade da emergência e instalação de estirpes microbianas no local ou na região. Isso foi, e continua sendo, o observado nos ambientes hospitalares, onde, no correr dos anos, modificam-se as espécies bacterianas causadoras de infecção, bem como sua sensibilidade aos fármacos antimicrobianos. Foi, e é, o observado no meio extra-hospitalar, nos quais os padrões de sensibilidade aos antimicrobianos se vêm modificando em vários microrganismos, como os estafilococos, as shigelas e salmonelas, o pneumococo e o gonococo.

Recordando palavras de Long e cols.[41], em 1949, "com múltiplos antibióticos à sua disposição, o médico deve escolher cuidadosa e sabiamente entre eles, para que seu paciente possa receber a mais efetiva e econômica antibioticoterapia". E, poderíamos acrescentar, a que provoque menos malefício para o enfermo e para o meio ambiente.

QUAL O CUSTO PARA O PACIENTE?

A última preocupação do médico ao selecionar uma substância antimicrobiana para a terapia de um processo infeccioso diz respeito ao custo do medicamento. É a última, porém não menos importante, considerando que grande parte dos antibióticos e quimioterápicos anti-infecciosos é constituída por medicamentos dispendiosos. É a última porque na seleção de um fármaco terapêutico o médico deve privilegiar a gravidade do caso, a atividade antimicrobiana do fármaco e a comodidade posológica (facilidade de uso pelo paciente, considerando nesse item o uso por via oral e em menor número de tomadas diárias). Contudo, o custo deve ser valorizado na prescrição de medicamentos, considerando que: muitos fármacos estão hoje disponíveis na rede pública de atenção à saúde, possibilitando ao enfermo conseguir a medicação gratuitamente; na atualidade, no Brasil, vários antimicrobianos são disponíveis sob a forma genérica, diminuindo o custo do fármaco; não raro, existem alternativas terapêuticas que podem ser mais acessíveis ao bolso do enfermo.

É certo que o dispêndio na aquisição de uma substância antimicrobiana não deve influenciar na qualidade da terapia. Porém, em situações em que as alternativas são igualmente válidas para o tratamento, o custo da medicação deve ser levado em consideração, tanto para a terapia individual, em consultório, quanto para a terapia em órgãos de atendimento à saúde publica.

CONSIDERAÇÕES FINAIS

O uso clínico dos antimicrobianos exige um conhecimento mínimo da patologia infecciosa e da terapia antimicrobiana. Esses fármacos não podem ser utilizados indiscriminadamente sem que o médico tenha exata noção do que está receitando, incluindo os efeitos adversos que poderão advir com essa terapêutica, nem por que está receitando. Se possível, o médico deve considerar os custos da aquisição e a administração do medicamento, utilizando alternativas menos dispendiosas, garantida a qualidade da terapêutica. Cuidado especial deve ser reservado à continuidade do tratamento, evitando-se as intermitências observadas em hospitais, onde o paciente recebe a cada dia o medicamento disponível no dia ou onde a medicação é modificada de acordo com a preferência do médico plantonista. É preciso, por fim, que o médico tenha serenidade para aguardar o resultado do esquema terapêutico prescrito, evitando-se as suspensões ou mudanças precipitadas antes de transcorrido um prazo mínimo de espera para que os medicamentos prescritos possam agir[31,44,62].

Vale recordar que, já em 1945, por ocasião do lançamento da penicilina G para uso público, Falk[19] e também Long e cols.[41] e Goodman[27] manifestavam sua preocupação sobre o uso indiscriminado desse antibiótico. Esses autores chamaram a atenção para o fato de a penicilina não ser útil em várias infecções, para a possibilidade de seu uso mascarar os sintomas de infecções específicas, para os riscos do emprego de doses inadequadas, para os efeitos adversos resultantes de seu uso, para o desenvolvimento de cepas resistentes a ela e destacaram que "o perigo maior do uso indiscriminado da penicilina é o desenvolvimento de uma falsa segurança". Essas preocupações daqueles autores, manifestadas nos primórdios da antibioticoterapia, permanecem mais do que nunca válidas nos tempos modernos, onde a multiplicidade de antimicrobianos existentes exige do médico, individualmente, um adequado conhecimento e um alto senso crítico sobre o uso desses medicamentos.

REFERÊNCIAS BIBLIOGRÁFICAS

1. Adam D et al. Five days of erythromycin estolate versus ten days of penicillin V in the treatment of group A streptococcal tonsillopharyngitis in children. Eur J Clin Microbiol Infect Dis. 1996;15:712-17.
2. Ballow CH. Correlación entre la farmacocinética y la eficácia de los antibióticos. Enfemed Infecc y Microbiol. 1994;14:116-19.
3. Barclay ML et al. Once daily aminoglycoside therapy. Is it less toxic than multiple daily doses and how should it be monitored? Clin Pharmacokinet. 1999;36:89-98.
4. Barza M. Factors affecting the intraocular penetration of antibiotics. Scand J Infect Dis. 1978;(Suppl. 14):151-59.
5. Beech J et al. Therapeutic use of gentamicin in horses: concentrations in serum, urine and synoval fluid and evaluation of renal function. Am J Vet.1977;38:1085-87.
6. Bergeron MG. Tissue penetration of antibiotics. Clin Biochem. 1986;19:90-100.
7. Black P et al. Penetration of brain abscess by sistemically administered antibiotics. J Neurosurg. 1973;8:705-09.
8. Büchler M et al. Human pancreatic tissue concentration of bactericidal antibiotics. Gastroenterol. 1992;103:1902-08.
9. Calandra T et al. Efficacy and toxicity of single daily doses of amikacin and ceftriaxone versus multiple daily doses of amikacin and ceftazidime for infection in patients with cancer and granulocytopenia. Ann Intern Med. 1993;119:584-93.
10. Chowdhury MH, Tunkel AR. Antibacterial agents in in infections of the central nervous system. Infect Dis Clin North Am. 2000;14:391-408.
11. Craig WA. Pharmacokinetic/pharmacodynamic parameters: rationale for antibacterial dosing of mice and men. Clin Infect Dis. 1998;26:1-12.
12. Davey P. Tissue penetration. Practitioner. 1990;234:1067-69.
13. DeLucia R, Sertié JAA. Absorção, biodisponibilidade e bioequivalência de fármacos. In: Valle LBS et al. Farmacologia Integrada. Vol. I. Princípios Básicos. Rio de Janeiro: Atheneu; 1988. p. 61.
14. Domingue GJ, Hellstrom WJG. Prostatitis. Clin Microbiol Rev; 1998;11:604-13.
15. DuPont HL, Steele JH. Use of antimicrobial agents in animal feeds: implications for human health. Rev Infect Dis. 1987;9:447-60.
16. Eben-Moussi E, Van Den Driessche J. Pharmacocinétique des antibiotiques dans l 'organisme humain. Anesth Analg Rean. 1971;28:671-87.
17. Ebert SC, Craig WA. Pharmacodynamic properties of antibiotics: application to drug monitoring and dosage regimen design. Infect Control Hosp Epidemiol. 1990;11:319-26.
18. Eliopoulos GM, Moellering Jr. RC. Princípios da antibioticoterapia. Clin Med Amer Norte. jan. 1982:3-17.
19. Falk LA. Will Penicillin be used indiscriminately? JAMA. 1945;127:670.
20. Fantin B. Aminosides: une fois par jour? Rev Pract (Paris). 1998;48:353-55.
21. Fantin B, Carbon C. Importance of the aminoglycoside dosing regimen in the penicillin-netilmicin combination for treatment o Enterococcus faecalis-induced experimental endocaditis. Antimicrob Agents Chemother. 1990;34:2387-91.
22. Freitas CC, Freitas AG. Nefrotoxicidade induzida por aminoglicosídeos: recentes avanços. J Br Doenças Sex Transm. 1994;6:44-45.
23. Gaón D et al. Biodisponibilidade e efeitos adversos dos antibióticos. Ars Curandi. 1980;13(9):68-133.
24. Garrod LP, Scowen EF. The principles of therapeutic use of antibiotics. Br Med Bull. 1960;16:23.
25. Gerard A. Antibiotiques et alimentation. Lille Med. 1972;17:678-82.
26. Giamarellou H. Aminoglycosides plus beta-lactams against gram-negative organisms. Am J Med. 1986;80(Suppl. 6B):126-37.
27. Goodman H. Will penicillin be used indiscriminately? JAMA. 1945;127:670.
28. Gooch WM et al. Cefuroxime axetil in short-course therapy of tonsillopharyngitis. Clin Drug Invest. 2000;19:421-30.
29. Hatala R et al. Once-daily aminoglycoside dosing in immunocompetent adults: a meta-analysis. Ann Intern Med. 1996;124:717-25.
30. Hessen MT, Kayer D. Principles of selection and use of antibacterial agents. Infect Dis Clin North Am. 1995;9:531-45.
31. Hutzler RU. Princípios gerais do uso clínico dos antibióticos. Ars Curandi. 1972;5(5):86-96.
32. Ingerman MJ et al. The importance of pharmacodynamics in determining the dosing interval in therapy for experimental pseudomonas endocarditis in the rat. J Infect Dis. 1986;153:707-13.
34. Kaiser AB, McGee ZA. Aminoglycoside therapy of gram negative bacillary meningitis. N Engl J Med. 1975;293:1215-20.
35. Kauffman CA et al. Candida endophtalmitis associated with intra-ocular lens implantation: efficacy of fluconazole therapy. Mycoses. 1993;36:13-17.
36. König C et al. Bacterial concentrations in pus and infected peritoneal fluid – implications for bactericidal activity of antibiotics. J Antimicrob Chemother. 1998;42:227-32.
37. Kramer PW et al. Antibiotic penetration of the brain. J Neurosurg. 1969;31:295-302.
38. Lacy MK et al. The pharmacodynamics of aminoglycosides. Clin Infect Dis. 1998;27:23-27.
39. Levison ME. Pharmacodynamics of antimicrobial agents. Infect Dis Clin North Am. 1995;9:483-95.
40. Levrat M et al. L'élimination biliaire des antibiotiques. Rev Intern Hepat. 1964;14:137-694.
41. Lode H et al. Pharmacodynamis of fluoroquinolones. Clin Infect Dis. 1998; 27: 33-39.
42. Long PH et al. The use of antibiotics. JAMA. 1949;141:315-17.
43. Louvois J et al. Antibiotic treatment of abcesses of the central nervous system. Br Med J. 1977;2:985-87.
44. Lutsar I et al. Antibiotic pharmacodynamics in cerebrospinal fluid. Clin Infect Dis. 1998;27:1117-29.
45. Machado ES et al. Princípios gerais do uso de antimicrobianos e quimioterápicos. Arq Bras Med. 1088;62:243-52.

46. Madsen DO et al. Experimental models for determination of anti-microbials in prostatic tissue, interstitial fluid and secretion. Scand J Infect Dis. 1978;(Suppl. 14):145-50.

47. Meares Jr EM. Prostatitis syndromes. J Urol. 1980;123:141-47.

48. Mendes RP, Campos EP. Farmacocinética de antibiótico. Ars Curandi. 1976;9:36-44.

49. Moellering Jr RC. Principles of anti-infective therapy. In: Mandell GL et al. Principles and Practice of Infectious Diseases 5ᵗʰ ed. Churchill Livingstone: Philadelphia; 2000. p. 223.

50. Mucciolo P. Antibióticos na conservação de alimentos. In: Lacaz CS. Antibióticos. São Paulo: Fundo Edit. Procienx; 1965. p. 417.

51. Nasso I. Os antibióticos como fatores de crescimento. Resenha Clin Cient. 1955;24: 221-222.

52. Nau R et al. Pharmacokinetic optimisation of the treatment of bacterial central nervous system infections. Clin Pharmacokinet. 1998;35:223-46.

53. Norrby SR. Efficacy and safety of antibiotic treatment in relation to treatment time. Scand J Infect Dis. 1991;(Suppl. 74):262-69.

54. Odenholt-Tornqvist I et al. Postantibiotic effects and postantibiotic sub-MIC effects of roxithromycin, clarithromycin, and azithromy-cin on respiratory tract pathogens. Antimicrob Agents Chemother. 1995;39:221-26.

55. Papastamelos AG, Tunkel AR. Antibacterial agents in infections of the central nervous system and eye. Infect Dis Clin North Am. 1995;9:615-37.

56. Pereira NG. Princípios gerais do uso clínico dos antibióticos. J Bras Med. 1998;75(5/6):19-30.

57. Peyramond D et al. 6-day amoxicillin versus 10-day penicillin V for group A beta-haemolytic streptococcal acute tonsillitin in adults. Scand J Infect Dis. 1996;28:497-501.

58. Pichichero ME et al. Effective short-course treatment of acute group A b-hemolytic streptococcal tonsillopharyngitis. Arch Pediat Adolesc Med. 1994;148:1053-60.

59. Plomp TA et al. Concentration of thiamphenicol in the human prostate and testis. Chemotherapy. 1979;25:254-60.

60. Portier H et al. Five versus tem days treatment of streptococcal pharyngotonsillitis: a randomized controlled trial comparing cefp-doxime proxetil and phenoxymethyl penicillin. Scand J Infect Dis. 1994;26:59-66.

61. Prins JM et al. Once versus thrice daily gentamicin in patients with serious infections. Lancet. 1993;341:335-39.

62. Ristuccia AM, LeFrock JL. Cerebrospinal fluid penetration of antimicrobials. Antibiot Chemother. 1992;45:118-52.

63. Sawyer MD, Dunn DL. Appropriate use of antimicrobial agents: nine principles. Postgrad Med. 1991;90:115-16.

64. Schnabel EL, Jones AL. Distribution of tetracycline resistance genes and transposons among phylloplane bacteria in Michigan apple orchards. Appl Environ Microbiol. 1999;65:4898-907.

65. Silva P. Biodisponibilidade das drogas. Folha Med. 1982; 85: 681-84.

66. Solberg CO. Protection of phagocytized bacteria against antibiotics. Acta Med Scand. 1972;191:383-87.

67. Tavares W. Antimicrobianos na gravidez. Folha Med. 1984;89:413-21.

68. Tavares W. Bactérias gram-positivas problemas: resistência do estafilococo, do enterococo e do pneumococo aos antimicrobianos. Rev Soc Bras Medicina Trop. 2000;33:281-301.

69. Tavares W. Manual de Antibióticos e Quimioterápicos Anti-infecciosos. 3ª ed. Rio de Janeiro: Atheneu; 2002.

70. Tulkens PM. Aminoglycosides: nephrotoxicity. Antimicrob Agents Chemother. 1999;43:1003-12.

71. Turnidge JD. The pharmacodynamics of b–lactams. Clin Infect Dis. 1998;27:10-22.

72. Tyden G, Malmborg AS. Penetration of antibiotics into pancreatic juice. Lancet. 1985;1:1046.

73. Wellman WE et al. Concentration of antibiotics in the brain. J Lab Clin Med. 1954;43:275-79.

74. Wetzstein GA. Intravenous to oral (IV:PO) antiinfective conversion therapy. Cancer Control. 2000;7:170-76.

75. WHO. Scientific Working Group. Antimicrobial resistance. Bull WHO. 1983;61:383-94.

76. Wilkowske CJ, Hermans PE. General principles of antimicrobial therapy. Mayo Clin Proceed. 1983;58:6-13.

77. Winstanley PA, Orme LE. The effects of food on drug bioavaila-bility. Br J Clin Pharmacol. 1989;28:621-28.

78. Wittman DH. Pharmacokinetic basis for short courses of antimi-crobial therapy. Eur J Surg. 1996;(suppl. 576):19-23.

79. Wood CA et al. The influence of tobramycin dosage regimens on nephrotoxicity, ototoxicity and antibacterial efficacy in a rat model os subcutaneous abscess. J Infect Dis. 1988;158:13-22.

■ Francisco Orniudo Fernandes
■ Luiz Alberto Carneiro Marinho
■ Ana Helena Britto Germoglio

INTRODUÇÃO

O emprego de antibiótico profilático tem por objetivo evitar a instalação de infecção e/ou propagação de doenças. No entanto, o uso inadequado destas drogas trouxe graves consequências como o aparecimento de resistência bacteriana e superinfecções e, com isso, elevação dos índices de infecção e aumento de custos desnecessários[1,2,8]. Neste capítulo discutiremos o uso profilático de antibióticos em situações clínicas e cirúrgicas.

ANTIBIOTICOPROFILAXIA NA CLÍNICA

Na maioria das indicações clínicas, a eficácia do uso profilático de antibióticos está comprovada. Em algumas, ainda existem controvérsias, necessitando de melhor comprovação científica.

Coqueluche[5,6,12-14]

A coqueluche é uma doença extremamente contagiosa e torna-se grave sobretudo quando acomete recém-nascidos, prematuros e lactentes de baixa idade e desnutridos.

A vacinação de pessoas suscetíveis é a estratégia mais importante contra a coqueluche. Entretanto, nem a vacinação ou a própria doença conferem imunidade completa ou duradoura contra a coqueluche ou uma reinfecção. A imunidade declina cerca de 5 a 10 anos após a última dose da vacina. Um macrolídeo pode ser administrado como profilaxia para contatos íntimos de pacientes com coqueluche, se não houver contraindicação à droga. A profilaxia para contactante domiciliar assintomático dentro de 21 dias do início da tosse do caso índex pode prevenir infecção sintomática. Contactantes sintomáticos devem ser tratados como portadores de coqueluche. Devido às complicações severas e até fatais relacionadas à coqueluche em crianças menores de 12 meses de idade, especialmente entre as menores de 4 meses, a profilaxia pós-exposição deve ser administrada nos cenários onde haja crianças menores de 12 meses ou gestantes no 3º trimestre de gestação. O esquema e as doses recomendados para profilaxia pós-exposição são semelhantes aos usados no tratamento. A azitromicina, (10 mg/kg inicial e depois 5 mg/kg, dose única diária), via oral (VO) durante 5 dias, e a claritromicina (15

mg/kg/dia, fracionada a cada 12 h), VO, durante 7 dias, são as drogas de primeira escolha. A eritromicina (estolato) pode ser utilizada na dose de 50 mg/kg/dia, fracionada de 8/8 h, durante 7 dias. Em crianças menores de 1 mês de idade, é preferível o uso da azitromicina em relação à eritromicina devido ao menor risco de estenose hipertrófica de piloro.

Endocardite Infecciosa[6,12,13,15]

Apenas um pequeno número de casos de endocardite infecciosa pode ser prevenido por antibioticoprofilaxia em procedimentos dentários, mesmo se for realizada com 100% de eficácia. A profilaxia em procedimentos dentários deve ser recomendada apenas para pacientes com condições cardíacas de alto risco de complicações da endocardite. Para pacientes nessas condições, a profilaxia é recomendada para todos os procedimentos dentários que envolvam manipulação da gengiva ou região periapical dentária ou quando houver perfuração da mucosa oral. A administração de antimicrobianos na prevenção da endocardite não é recomendada para pacientes que serão submetidos a procedimentos geniturinários ou gastrointestinais.

Condições cardíacas associadas com alto risco de complicação após endocardite, onde se recomenda profilaxia nos procedimentos dentários: valva cardíaca protética, endocardite prévia, cardiopatia congênita e transplantados cardíacos que desenvolvem valvopatia cardíaca.

O antimicrobiano deve ser administrado 30 a 60 minutos antes do procedimento, em dose única. Se, inadvertidamente, o medicamento não for administrado, poderá ser feito até 2 h após o procedimento. A amoxicilina (2 g VO para adultos e 50 mg/kg para crianças) é a droga de escolha. Para pacientes alérgicos, recomenda-se o uso, por via oral, de cefalexina (2 g, adultos, e 50 mg/kg, crianças) ou outra cefalosporina de primeira geração; clindamicina (600 mg, adultos, e 20 mg/kg, crianças); azitromicina (500 mg, adultos, e 15 mg/kg, crianças); ou claritromicina (500 mg, adultos, e 15 mg/kg, crianças). Para os pacientes incapazes de receber medicação pela via oral, recomenda-se ampicilina por via intramuscular (IM) ou intravenosa (IV) (2 g, adultos, e 50 mg/kg, crianças); ceftriaxona (1 g, adultos, e 50 mg/kg, crianças), ou cefalozina (1 g, adultos, e 50 mg/kg, crianças).

Erisipela Recorrente[1,6,12,15, 16]

As recidivas da erisipela são frequentes (25%) e responsáveis pela elevada taxa de morbidade da doença. Alguns estudos apontam a persistência do intertrigo interdigital, o linfedema crônico, a presença de agente que não o estreptococo do grupo A e a terapêutica antibiótica insuficiente como os fatores responsáveis.

Recomenda-se o uso de profilaxia após um segundo episódio de erisipela para os casos em que há linfedema crônico, como na síndrome pós-mastectomia, ou em recaídas de erisipela de membros inferiores. O antibiótico utilizado é a penicilina G benzatina, 1.200.000 UI IM a cada 4 semanas ou eritromicina 250 mg 12/12 h via oral. A profilaxia deve ser prolongada (6 a 12 meses), dado que o seu efeito é unicamente supressivo. Não obstante essa recomendação, a literatura médica registra a recorrência da erisipela em 26% em um ano e 36% em dois anos, em pacientes utilizando preventivamente os antimicrobianos[15].

Febre Reumática[4,7,12,13,18]

A profilaxia para a febre reumática pode ser primária, quando se pretende erradicar precocemente o *Streptococcus* beta-hemolítico do grupo A das vias aéreas superiores, antes da ocorrência de febre reumática. A profilaxia secundária consiste na administração continuada de penicilina, prevenindo o surgimento de novos surtos, que pioram o prognóstico da doença.

O tratamento contínuo é recomendado para pacientes com história bem documentada de febre reumática e para aqueles com evidências da doença. A profilaxia deve ser iniciada assim que for diagnosticada a febre reumática aguda ou uma cardiopatia reumática.

Esquema antimicrobiano recomendado:
- penicilina G benzatina: 600.000 UI para crianças < 27 kg e 1.200.000 UI para pacientes > 27 kg, IM, a cada 4 semanas;
- penicilina V: 250 mg, VO, 12/12 h;
- sulfadiazina: 500 mg/dia para pacientes < 27 kg e 1 g/dia para pacientes >27 kg, VO.

Duração da terapia após o último ataque:
- febre reumática com cardite e doença cardíaca residual (valvopatia): 10 anos ou 40 anos de idade (o mais longo);
- febre reumática com cardite, porém sem valvopatia: 10 anos ou até os 21 anos de idade (o mais longo);
- febre reumática sem cardite: 5 anos ou até os 21 anos de idade (o mais longo).

Em populações onde a incidência de febre reumática é alta, a administração da penicilina G benzatina a cada 3 semanas é recomendada. Também se recomenda uso a cada 3 semanas em pacientes com recorrência, mesmo em vigência de profilaxia a cada 4 semanas. Em profissionais da saúde e da educação que lidam com crianças (médicos, dentistas, professores, fonoaudiólogos), a profilaxia é recomendada por toda a sua vida profissional.

Para os pacientes alérgicos às penicilinas e sulfas, recomenda-se o uso de macrolídeos (eritromicina ou claritromicina ou azitromicina).

Granulocitopenia

Pacientes com granulocitopenia apresentando quadro febril deve iniciar antibiótico profilático, além da recomendação de profilaxia antifúngica (ver Capítulo 174 – Infecção no Paciente Imunocomprometido).

Meningite por *Haemophilus influenzae* Tipo B[13,14]

Após a introdução da vacina anti-*Haemophilus influenzae* B em 1999 houve diminuição da indicação de profilaxia para os casos secundários de meningite por este agente. A quimioprofilaxia está indicada para contatos domiciliares, onde existir crianças com menos de 4 anos, sem a vacinação específica, e em crianças imunodeprimidas, independentemente da sua história vacinal.

Na ocorrência de mais de dois casos de meningite por *H. influenzae* B num período de 60 dias indica-se a profilaxia para todos os funcionários de creches, que deve ser feita com rifampicina na dose de 20 mg/kg/dia, uma vez ao dia por 4 dias. A dose máxima é de 600 mg por dose.

Mordeduras[7,10,13]

Indica-se a profilaxia com antibióticos em casos de agressão moderada a grave com menos de 8 h de evolução, especialmente se houver edema ou sinais de esmagamento, agressão em mãos, feridas puntiformes profundas, feridas que requerem desbridamento cirúrgico, pacientes idosos, pacientes imunocomprometidos, mordedura próxima ou em articulação com prótese, ferimentos em genitália, mordedura em extremidades com doença venosa e/ou linfática. Recomenda-se amoxicilina/ácido clavulânico por 3 a 5 dias.

Meningite por *Neisseria meningitidis*[7,9,13,14]

Na ocorrência de um caso-índex, está indicada a quimioprofilaxia antimicrobiana para os contatos íntimos, que são os familiares intradomiciliares ou pessoas que durmam no mesmo ambiente, além de pessoas que tiveram contato por mais de 4 h em pelo menos 5 dias dos últimos 7 dias[5,6], como os contactantes de creches ou escolas, que sejam da mesma sala; namorado ou namorada. Para profissionais de saúde, recomenda-se a profilaxia para aqueles expostos à secreção oral do paciente, através de manobras de respiração boca a boca, intubação orotraqueal, manuseio de tubo endotraqueal.

Os esquemas propostos são os seguintes: rifampicina, VO, na dose de 600 mg de 12/12 h para adultos e 10 mg/kg de 12/12 h para crianças, ambos por 2 dias. É considerada a droga de escolha para a eliminação dos portadores em orofaringe assintomáticos e para o caso-índex tratado com penicilina, ampicilina e cloranfenicol, antes da alta hospitalar, já que essas drogas não atingem concentrações suficientes na saliva, não eliminando o estado de portador.

Como opção, pode-se utilizar ceftriaxona, IM, na dose única de 250 mg para adultos e 125 mg para crianças ou ciprofloxacino, 500 mg VO em dose única para adultos.

A profilaxia não aborta o curso clínico da infecção quando está nos estágios iniciais da doença invasiva[6]. Quando indicada, a profilaxia deve ser iniciada o mais precoce possível.

Tétano[10]

A profilaxia do tétano é feita com a vacinação específica da população. Nos indivíduos que apresentam feridas tetanígenas e não são vacinados (ou ignoram) e quando não se dispõe de antitoxina específica, pode-se iniciar tetraciclina ou eritromicina, até 6 h após o ferimento (durante 5 dias). Com isso, evita-se a passagem do *Clostridium tetani* da forma de esporos para a forma vegetativa, e a produção da toxina tetânica (ver Capítulo 152 – Tétano). A penicilina G benzatina não é indicada na profilaxia do tétano.

Tuberculose[10,11]

No Brasil, recomenda-se a isoniazida (INH) na dose de 10 mg/kg/dia (dose máxima de 300 a 400 mg), diariamente, em uma única tomada pela manhã, durante 6 meses.

Foram adotadas duas modalidades de quimioprofilaxia. A primeira é a quimioprofilaxia primária, recomendada para recém-nascidos, filhos de mães bacilíferas ou que venham a ter contato direto com bacilíferos. A INH é administrada por 3 meses e, após este período, faz-se a prova tuberculínica. Se a criança for reatora, a quimioprofilaxia deve ser mantida por mais 3 meses. Se for não reatora, interrompe-se o uso de isoniazida e vacina-se com BCG. Nessa circunstância, cabe avaliar, caso a caso, a possibilidade de se considerar reatora à prova tuberculínica a criança sob quimioprofilaxia que tenha induração maior que 5 mm, pela baixa idade, fator de anergia ao teste cutâneo. A quimioprofilaxia secundária é feita com isoniazida (10 mg/kg/dia), durante 6 meses. As indicações, segundo o Ministério da Saúde, são:

- menores de 15 anos, sem sinais compatíveis com tuberculose ativa, contactantes de tuberculosos bacilíferos, não vacinadas com BCG e reatores à tuberculina de 10 mm ou mais; crianças vacinadas com BCG, mas com resposta à tuberculina igual ou superior a 15 mm;
- indivíduos com viragem tuberculínica recente (até 12 meses), isto é, que tiveram um aumento na resposta tuberculínica de, no mínimo, 10 mm;
- população indígena: indicada em todo o contactante de tuberculoso bacilífero, reator forte ao PPD, independente da idade e do estado vacinal, após avaliação clínica e afastada a possibilidade de tuberculose;
- doença, através de baciloscopia e do exame radiológico;
- imunodeprimidos por uso de drogas ou por doenças imunopressoràs e contatos intradomiciliares de tuberculosos, sob criteriosa decisão médica;
- reatores fortes à tuberculina, sem sinais de tuberculose ativa, mas com condições clínicas associadas a alto risco de desenvolvê-la, como: diabetes *melitus* insulinodependente, nefropatias graves, sarcoidose, linfomas, alcoolismo, silicose.

A quimioprofilaxia para tuberculose na criança infectada pelo HIV está indicada em qualquer um dos itens a seguir:

- comunicantes intradomiciliares ou institucionais de pacientes bacilíferos, independente da prova tuberculínica;
- assintomáticos, reatores ao teste tuberculínico (5 mm ou mais);
- não reatores ao teste tuberculínico (menos de 5 mm) com contagem de CD4 inferior a 350 células/mm^3 ou de linfócitos totais inferior a 1.000 células/mm^3;
- portadores de lesões radiológicas cicatriciais de tuberculose ou com registro documental de terem sido reatores ao teste tuberculínico.

ANTIBIOTICOPROFILAXIA EM CIRURGIA E ANESTESIA

A utilização de antibiótico profilático em cirurgia é recomendada para procedimentos associados com alto risco de infecção e tem por finalidade reduzir a quantidade de patógenos viáveis na ferida operatória e diminuir a taxa de infecção neste local[3,12].

As vantagens do uso profilático de antibiótico profilático em cirurgia são bem definidas: redução do tempo de internação, redução dos riscos de infecção hospitalar, redução de complicações não infecciosas que podem ocorrer nos pacientes acamados com infecção (tromboflebites e escaras), redução de sequelas resultantes de infecção, seleção menor de estirpes bacterianas resistentes devido à redução do consumo de antibióticos com fins curativos, redução dos custos[8]. Alguns riscos ou desvantagens do uso de antibiótico profilático em cirurgia são: falsa sensação de segurança pelo cirurgião, diminuindo a atenção com as medidas básicas para prevenção de infecção; resistência bacteriana; efeitos colaterais de natureza alérgica ou irritativa; atraso no diagnóstico de infecções ocultas; custo elevado[8]. Portanto, devem-se seguir alguns princípios básicos para a utilização de antibiótico profilático em cirurgia:

Quanto ao espectro: a escolha do antibiótico deve ser orientada de acordo com a microbiota bacteriana endógena do paciente (pele, vias respiratórias, tubo digestivo, aparelho geniturinário) e com o perfil de sensibilidade de cada serviço[3]. Devido à predominância de bactérias gram-positivas nas infecções de feridas operatórias, tem-se escolhido as cefalosporinas de primeira geração pela boa atividade contra estes germes e baixa toxicidade[6,12].

Quando iniciar: o momento definitivo em que se dá a infecção cirúrgica situa-se durante o ato cirúrgico e, por isso, a droga deve estar circulando e presente nos tecidos do paciente no momento em que ocorre a invasão bacteriana, devendo ser administrada ao início do ato cirúrgico. Duas situações são exceções a essa recomendação. A primeira é nas cesarianas, nas quais a dose inicial deve ser postergada até o pinçamento do cordão umbilical, para evitar a interferência do antimicrobiano na evolução de infecções no recém-nascido, retardando seu diagnóstico. A segunda é nas cirurgias colorretais, onde a profilaxia antimicrobiana se inicia com a descontaminação seletiva do cólon.

O instante inicial da aplicação da primeira dose é um dos mais importantes princípios da profilaxia antimicrobiana.

Quanto ao tempo: não deve exceder 24 h, devendo idealmente cobrir apenas o tempo do procedimento cirúrgico, o que nas cirurgias de curta duração implica no emprego de uma única dose. Quando o tempo da cirurgia for superior a duas meias-vidas do antibiótico utilizado na profilaxia, emprega-se nova dose. Por exemplo, a cefazolina necessita de dose suplementar a cada 3 ou 4 h, enquanto a cefalotina, a cada 2 h[3,5,12].

Uso Profilático de Antimicrobianos em Cirurgias Limpas

Cirurgia limpa é a realizada de modo eletivo, sem infecção local, em área que não tem microbiota endógena (afora a pele), isto é, sem entrada nos tratos gastrintestinal, respirório, urinário e biliar. Indica-se apenas para pacientes acima de 70 anos, desnutridos, imunodeprimidos, urgências, implante de próteses (cirurgia cardíaca e do sistema nervoso central), utilização de drenos, esplenectomia, hernioplastia incisional, pacientes portadores de doença valvar reumática, diabetes descompensado, obesidade mórbida, hérnias multirrecidivantes, duração prolongada do ato cirúrgico, formação de espaços mortos, presença de tecidos desvitalizados, coágulos e sangramentos[3,6,12].

Cirurgias Cardiovasculares[3,12]

- Cardíacas: sem implante de prótese – cefazolina 2 g, IV, inicial, dose adicional de 1 g a cada 4 h durante a cirurgia, seguida de 1 g a cada 8 h por 24 h. Com implante de prótese – o esquema profilático é similar, mantido por 24 a 48 h. Não há justificativa para a manutenção até a retirada de sondas e drenos. Mais recentemente, devido à elevada prevalência em hospitais de estafilococos resistentes à meticilina, vem sendo considerada a utilização de vancomicina na profilaxia da infecção da cirurgia cardíaca, desde que o paciente tenha permanecido no hospital por vários dias antes da cirurgia. Nesse caso, a vancomicina é utilizada na dose inicial de 10 a 15 mg/kg, IV no início da cirurgia, repetida de 4/4 h de peroperatório e a cada 8 h de pós-operatório durante 48 h.
- Vasculares periféricas: cefalotina ou cefazolina, 2 g, IV, no início da cirurgia. A profilaxia é recomendada para reconstruções da aorta abdominal e para cirurgias vasculares envolvendo incisão na região inguinal, assim como qualquer procedimento que envolva a colocação de prótese.

Cirurgias Obstétricas e Ginecológicas[8,9]

- Abortamento: no 1º trimestre de gravidez com doença inflamatória pélvica, gonorreia, múltiplos parceiros sexuais, utiliza-se penicilina G, 2 milhões de unidades, IV, ou doxiciclina, 100 mg, 1 h antes do procedimento, e 200 mg, 1 h e meia depois. No 2º trimestre, usa-se cefazolina, 1 g, IV.
- Cesariana: a profilaxia é indicada após ruptura da membrana amniótica há mais de 6 h, ou quando o trabalho de parto tem mais de 12 h e nas situações gerais de risco. O esquema recomendado é cefalotina ou cefazolina, 1 a 2 g, IV, após o clampeamento do cordão, em dose única.
- Histerectomia via abdominal: cefalotina ou cefazolina 1 a 2 g IV na indução, em dose única ou com reforço transoperatório.

Cirurgia Ortopédica[3,12]

- Com inserção de próteses, parafusos e fios metálicos. Indica-se uma cefalosporina de primeira geração (cefalotina ou cefazolina), mantida por 24 h (dose inicial mais duas doses). Como opções podem-se utilizar oxacilina, 1 a 2 g IV, na indução, ou vancomicina, 1 g, IV, em infusão ao longo de 1 hora antes da indução, ou clindamicina, 900 mg, na indução.

Neurocirurgia[3,5a,12]

A indicação de antibióticos na profilaxia de infecções neurocirúrgicas é controversa; e também controversa é a escolha da droga. A incidência de infecção em neurocirurgia aumenta com a implantação de próteses, na craniotomia exploradora, nas cirurgias com duração maior que 6 h, na reoperação do crânio e quando houver penetração em seios paranasais.

- Craniotomia eletiva: cefazolina 2 g, IV, inicial, adicional de 1 g a cada 4 h de cirurgia, seguida de 1 g a cada 8 h durante 24 h.
- Colocação de derivação: cefazolina 2 g, dose única.
- Cirurgia da coluna com prótese: cefazolina 2 g, IV, inicial, adicional de 1 g a cada 4 h durante a cirurgia, seguida de 1 g a cada 8 h durante 24 h.
- Cirurgia transesfenoidal: cefazolina 2 g, IV, inicial, seguida de 1 g a cada 8 h durante 24 h.
- Os autores, habitualmente, não indicam antibioticoprofilaxia em cirurgia raquimedular e em pacientes com fístula liquórica, mas há defensores do emprego de 1 g de cefazolina, IV, no momento da incisão, em pacientes submetidos à laminectomia em cirurgia de disco lombar. Os antimicrobianos são administrados em dose única, por via IV, ao início da anestesia. Uma segunda dose é administrada se a cirurgia durar mais de 6 h.

A amoxicilina/clavulanato pode subtituir a cefalotina ou a cefazolina nessas indicações.

Uso Profilático de Antimicrobianos em Cirurgias Potencialmente Contaminadas

Cirurgia de urgência ou emergência com abertura controlada de tratos respiratório, urinário, gastrintestinal, biliar, incisão dentro de 7 dias via incisão limpa, trauma contuso[1].

Trato Digestório[3,10,12]

- Biliar: recomenda-se a profilaxia em casos em que as vias biliares estão alteradas ou na colocação de stents, pacientes acima de 60 anos ou que seja diabético, apresentem icterícia obstrutiva ou cálculos biliares em colédoco, tenham sofrido cirurgia prévia no trato biliar ou tenham sofrido episódio agudo de colecistite até 1 mês antes da operação. O esquema preferido inclui as cefalosporinas de primeira geração.
- Esôfago: alta incidência de infecção causada por microrganismos da flora orofaríngea. Indica-se cefalotina ou cefazolina.
- Gastroduodenal: nos casos de acloridia, hemorragias, obstrução e uso terapêutico continuado de cimetidina ou ranitidina. Opta-se por cefalotina ou cefazolina, aplicando-se três doses com intervalos de 6 horas, iniciando na indução anestésica.

Uso Profilático de Antimicrobianos em Cirurgias Contaminadas[3,5,6,8,12]

Cirurgia realizada sem infecção local em perfuração de víscera oca, trauma penetrante com menos de 4 h, cirurgia gastrintestinal com escape de conteúdo para a cavidade ou na qual ocorreu quebra significativa das técnicas assépticas.

- *Apendicectomia:* utiliza-se a cefoxitina na dose de 1 g, IV, na indução, em dose única. Como alternativa pode-

-se utilizar metronidazol (ou clindamicina) associado à gentamicina. Nos casos de inflamação sem supuração, faz-se apenas dose única; nas apendicites supuradas, a terapêutica antibiótica é mantida por 4 ou 5 dias.

- *Cirurgia colorretal:* na cirurgia eletiva, na ausência de obstrução, recomenda-se a limpeza mecânica do colo e antibiótico profilático por via oral. Na urgência, metronidazol 500 mg, IV (ou clindamicina, 900 mg), mais gentamicina, 1,5 mg/kg. Alternativamente, usa-se a cefoxitina, 2 g IV associada ou não à gentamicina.

- *Cirurgias otorrinolaringológicas:* profilaxia recomendada para procedimentos que envolvam incisão que adentre a cavidade oral ou a faringe. O esquema recomendado é clindamicina, 600 mg, IV, na indução, com ou sem gentamicina, 1,7 mg/kg, IV. Alternativamente, cefazolina, 2 g, IV, na indução e de 8 em 8 h, por 24 h.

- *Histerectomia por via vaginal:* os esquemas mais recomendados são a cefalotina ou a cefazolina ou a cefoxitina, em dose única de 2 g, IV.

REFERÊNCIAS BIBLIOGRÁFICAS

1. Caetano M, Amorim I. Erisipela. Acta Med Port. 2005;18:385-94.
2. Centers for Diseases Control and Prevention (CDC). Recommended Antimicrobial Agents for Treatment and Postexposure Prophylaxis of Pertussis. CDC Guidelines 2005. MMWR. 2005;54(RR14):1-16.
3. Ferraz EM, Ferraz AAB. Antibioticoprofilaxia. In: Ferraz EM (Ed.). Infecção em Cirurgia. Rio de Janeiro: MEDSI; 1997. p. 345-52.
4. Gerber MA et al. Prevention of rheumatic fever and diagnosis and treatment of acute streptococcal pharyngitis. Circulation. 2009;119:1541-51.
5. Guerra JC. Quimioprofilaxis en coqueluche: ¿Sacar agua a canastos? Rev Chil Infectol. 2006;23:60-68.
5a. Korinek AM et al. Risk factors for neurosurgical site infections after craniotomy: a critical reappraisal of antibiotic prophylaxis on 4,578 patients. Br J Neurosurg. 2005;19:155-62.
6. Machado A, Comiran CC, Barros E. Antimicrobianos Profiláticos. In: Barros E et al. (Ed.). Antimicrobianos: consulta rápida 3ª ed. Porto Alegre: Artmed; 2003. p. 55-71.
7. Melo HRL et al. (Ed.). Condutas em Doenças Infecciosas. Rio de Janeiro: Medsi; 2004. p. 291-92.
8. Neto JLA et al. Uso Profilático de Antibióticos em Cirurgia. Âmbito Hospitalar. 1993;5:9-20.
9. Reese RE, Betts RF, Gumustop B. Manual de Antibióticos. 3ª ed. Rio de Janeiro: Medsi; 2002. p. 369-87.
10. Ribeiro Filho N, Lopes HV, Grinbaum RS. Uso Profilático de Antibióticos em Clínica e em Cirurgia. In: Fernandes AT et al. Infecção Hospitalar e suas Interfaces na Área da Saúde. São Paulo: Atheneu; 2000. p. 1535-49.
11. Sant'Anna CC. Quimioprofilaxia da tuberculose. Pulmão RJ. 2007;16(2-4):82-85.
12. Santos MS, Espanha CA, Marangoni DV. Profilaxia antibiótica. In: Schechter M, Marangoni DV. Doenças Infecciosas: conduta diagnóstica e terapêutica. 2ª ed. Rio de Janeiro: Guanabara-Koogan; 1998. p. 54-73.
13. Tavares W. Antibióticos e Quimioterápicos para o Clínico. 2ª ed. São Paulo: Atheneu; 2009.
14. Tonelli E, Freire LMS. Doenças Infecciosas na Infância e Adolescência. 2ª ed. Rio de Janeiro: Medsi; 2000. V. II, p. 2127-28.
15. Wilson W et al. Prevention of infective endocarditis: guidelines from the American Heart Association. J Amer Dental Ass. 2008;139(Suppl. 1):3S-24S.
15. Vignes S, Dupuy A. Recurrence of lymphoedema-associated cellulitis (erysipelas) under prophylactic antibiotherapy: a retrospective cohort study. J Eur Acad Dermatol Venereol 2006;20:818-22.
16. Wang JH et al. Role of benzathine penicillin G in prophylaxis for recurrent streptococcal cellulitis of the lower legs. Clin Infect Dis 1997;25:685-89.

168 Classificação e Nomenclatura dos Herpesvírus

■ Walter Tavares
■ Solange Artimos de Oliveira

O ser humano pode ser infectado por vários tipos de vírus conhecidos como herpesvírus, causadores de doenças com quadros clínicos e gravidade variada. Na literatura médica, estes vírus por vezes são denominados pelo nome de seu gênero, por vezes sob a forma de números ou por nomes específicos, o que é motivo de certa confusão na identificação do agente causal de determinada infecção. Nesse capítulo, procuramos apresentar os vírus do grupo herpes, identificando-os pela classificação virológica, sua denominação numérica, os nomes usuais e as infecções em que estão envolvidos. Os herpesvírus são vírus constituídos em seu genoma por ADN, de grandes dimensões e caracterizam-se por causarem infecções latentes.

Os herpesvírus pertencem à família de vírus denominada Herpesviridae, a qual é subdivida em três subfamílias: Alphaherpesvirinae, Betaherpesvirinae e Gammaherpesvirinae[1-9].

ALPHAHERPESVIRINAE

Existem dois gêneros de vírus nesta subfamília: *Simplexvirus* e *Varicellovirus*. Os *Simplexvirus* são os vírus causadores do herpes simples em seres humanos, com duas variedades, 1 e 2, conhecidas como herpesvírus humano 1 e 2 e apresentados sob a sigla HSV-1 e HSV-2. *Varicellovirus* é o vírus causador da varicela e do zóster e é também conhecido como herpesvírus humano 3 e apresentado sob a sigla VZV.

BETAHERPESVIRINAE

Esta subfamília contém três gêneros de vírus: *Cytomegalovirus, Muromegalovirus* e *Roseolovirus*. O primeiro, o citomegalovírus, é o causador da citomegalia humana e é também conhecido como herpesvírus humano 5 e apresentado sob as siglas CMV ou HCMV. *Muromegalovirus* é causador de infecção em camundongos, não infectando o homem. *Roseolovirus* contém dois subtipos, conhecidos como herpesvírus humano 6 e 7. O primeiro, apresentado sob a sigla HHV-6, é o causador do exantema súbito e implicado em outros quadros clínicos, como síndrome da fadiga crônica e infecções sistêmicas em pacientes imunocomprometidos. O herpesvírus 7, apresentado sob a sigla HHV-7, também é descrito como causador do exantema súbito (5%-10% dos casos), além de estar associado a convulsões febris (embora o

vírus não permaneça no sistema nervoso central) e infecções sistêmicas em pacientes imunocomprometidos. O exantema súbito tem por sinonímia as denominações *roseola infantum* e sexta moléstia.

GAMMAHERPESVIRINAE

Nesta subfamília situam-se dois gêneros: *Lymphocryptovirus* e *Rhadinovirus*. O primeiro é conhecido como vírus de Epstein-Barr e é o causador da mononucleose. É também conhecido como herpesvírus humano 4 e apresentado sob a sigla EBV. O *Rhadinovirus* é conhecido como herpesvírus humano 8 e apresentado sob a sigla HHV-8 e também como KSHV, porque é o causador do sarcoma de Kaposi e outros tumores.

APRESENTAÇÃO NUMÉRICA DOS HERPESVÍRUS[2,6]

- Herpesvírus 1 = vírus do herpes simples 1 = HSV-1.
- Herpesvírus 2 = vírus do herpes simples 2 = HSV-2.
- Herpesvírus 3 = vírus varicela-zóster = VZV.
- Herpesvírus 4 = vírus de Epstein-Barr = EBV.
- Herpesvírus 5 = vírus citomegálico = CMV ou HCMV.
- Herpesvírus 6 = vírus do exantema súbito = HHV-6.
- Herpesvírus 7 = vírus associado com o exantema súbito = HHV-7.
- Herpesvírus 8 = vírus do sarcoma de Kaposi = HHV-8.

ADENDO

Na literatura das doenças infecciosas exantemáticas por vezes se depara com antigas denominações como a referida para o exantema súbito = sexta doença. Estes nomes são obsoletos na atualidade, mas a título de curiosidade apresentamos a seguir a sequência das doenças exantemáticas:

primeira doença =	sarampo;
segunda doença =	escarlatina;
terceira doença =	rubéola;
quarta doença =	doença de Filatov-Dukes (discutida sua existência);
quinta doença =	eritema infeccioso;
sexta doença =	exantema súbito.

REFERÊNCIAS BIBLIOGRÁFICAS

1. The Big Picture Book of Viruses. Disponível em: http://www.virology.net/Big_Virology/BVFamilyIndex.html. Acessado em: fev. 2004.
2. The Big Picture Book of Viruses: Herpesviridae. Disponível em: http://www.virology.net/Big_Virology/BVDNAherpes.html. Acessado em: fev. 2004.
3. Herpesvirus. Disponível em: http://www-micro.msb.le.ac.uk/3035/Herpesviruses.html. Acessado em: fev. 2004.
4. Hall CB et al. Characteristics and Acquisition of Human Herpesvirus (HHV)-7 Infections in Relation to Infection with HHV-6. J Infect Dis. 2006;193:1063-69.
5. Human Herpesvirus 8. Disponível em: http://www-micro.msb.le.ac.uk/3035/HHV8.html. Acessado em: fev. 2004.
6. Miller MJ. Viral taxonomy. Clin Infect Dis. 1999;29:731-33.
7. Oliveira SA et al. Primary human herpesvirus-6 and -7 infections, often coinciding, misdiagnosed as measles in children from a tropical region of Brazil. Epidemiol Infect. 2003;131:873-9.
8. Tidy C. Human herpes vírus. In: Patient. Co. UK. Disponível em: http://medical.cdn.patient.co.uk/pdf/2275.pdf. Acessado em: jan. 2015.
9. Tipples G. Laboratory Methods. In: Expert Working Group on HHV-6 and 7 Laboratory Diagnosis and Testing. Canada Communicable Disease Report, v. 26S4 (Supplement), Septembre 2000, Health Canada. p.7-9.

169 Corticoterapia

■ Vera Lúcia Lopes dos Reis

CONCEITUAÇÃO

O glicocorticoide é um hormônio produzido pelo córtex da suprarrenal e sua ação é fundamental para a manutenção da vida. A história deste hormônio é muito interessante: em 1855, Addison descobriu em ratos que a suprarrenal era um órgão essencial para a vida desses animais. Em 1935, Kendall isolou a hidrocortisona e, 3 anos após, em 1938, durante a Segunda Guerra Mundial, aviadores alemães utilizaram a hidrocortisona como estimulante durante as operações militares. Posteriormente, através de espionagem, a *Central Intelligence Agency* (CIA) dos EUA tomou conhecimento desses achados científicos. Em 1946, houve a síntese laboratorial da hidrocortisona e, logo em seguida, em 1948, ela foi utilizada na artrite reumatoide, com tanto sucesso que Kendall recebeu o Prêmio Nobel em Medicina.

O hipotálamo, através de estímulos nervosos oriundos de diversas estruturas do córtex cerebral, do tálamo, do lobo temporal e das vias aferentes sensitivas, secreta o fator de liberação da corticotrofina – CRF, que atinge a adeno-hipófise (hipófise anterior) e a estimula a produzir o hormônio adrenocorticotrófico ou corticotropina ou ACTH. Este hormônio, agindo no córtex das suprarrenais, estimula a síntese das seguintes substâncias esteroides:

- *glicocorticoides*: (cortisol e derivados – 21 carbonos) com atuação principal sobre o metabolismo glicídico e também com ação anti-inflamatória e imunossupressora no organismo.
- *mineralocorticoides*: (aldosterona e desoxicorticosterona – 21 carbonos) com atuação principal sobre o metabolismo hidrossalino.
- *sexuais*: androgênios e estrogênios (19 carbonos).

Outro mecanismo regulador da produção da suprarrenal é o clássico sistema de autorregulação, ou seja, à medida que se aumentam os níveis do cortisol circulante ocorre uma inibição proporcional na produção do ACTH. Com isso, a suprarrenal deixa de ser estimulada e, consequentemente, cai a produção do cortisol e do seu nível sanguíneo. Há, portanto, um equilíbrio dinâmico entre os níveis de cortisol e ACTH[1,2,3,7]. Nesse capítulo, vamos discutir as ações e o emprego dos glicocorticoides, chamados genericamente de corticosteroides (Figura 169.1).

GLICOCORTICOIDE

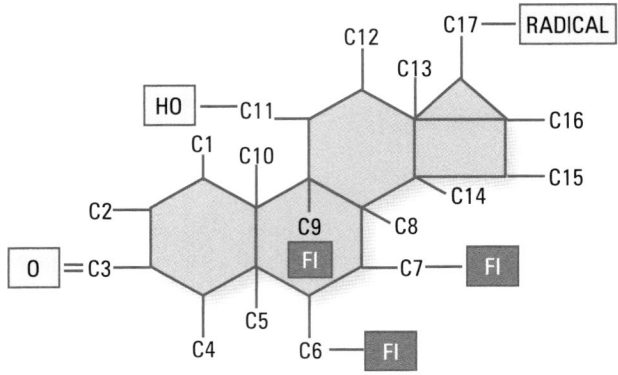

CICLOPENTANOPERHIDROFENANTRENO

FIGURA 169.1 – Núcleo dos esteroides.

METABOLISMO E EFEITOS DOS CORTICOSTEROIDES (GLICOCORTICOIDES)

A hidrocortisona é fabricada na hora. Não existe em depósito. Em condições normais de vida são sintetizados cerca de 3 a 7 mg/dia em prednisona e cerca de 50-200 µg de aldosterona no homem. Esta produção varia com o ritmo circadiano ou nictemeral isto é, há um pico entre 6 e 9 h que é em torno de 16 mg% em prednisona e este nível vai baixando até atingir 3 mg% às 16 h[7].

Dado por via oral, o glicocorticoide é absorvido pelo jejuno proximal com nível máximo após 30 e 60 minutos. A vida média plasmática varia entre 30 e 350 minutos, e é diretamente proporcional à vida média biológica, que se encontra entre 8 e 54 h. É importante lembrar que o glicocorticoide sem OH no carbono 11 não possui atividade anti-inflamatória ou imunossupressora, necessitando para essa atividade de uma hidroxilação no fígado[5,7].

CORTISONA → HIDROXICORTISONA = CORTISOL
PREDNISONA → PREDNISOLONA

Cerca de 50% dos glicocorticoides são inativados pelo fígado e os outros 50% permanecem ativos, sendo que, destes, 95% circulam ligados a uma alfa-2 globulina (transcortina). A transcortina vai penetrar na célula-alvo através de um receptor de membrana específico; posteriormente, dentro da célula, o glicocorticoide se liga a um receptor intracitoplasmático e de lá é transportado para o núcleo celular. No núcleo, o glicocorticoide comanda um determinado grupo de genes e envia uma mensagem via RNA-m que modifica a resposta desta célula[1,2,3,7]. Os 5% restantes circulam no plasma livre de proteínas.

Efeito Anti-inflamatório dos Glicocorticoides[10]

Na Microvasculatura

- Vasoconstrição com os seguintes efeitos: redução do fluxo sanguíneo capilar, diminuição da permeabilidade vascular e do extravasamento de células e fluidos para o local inflamado.
- Diminuição do edema das células endoteliais.
- Diminuição da circulação de imunocomplexos inclusive através das células da membrana basal.

Nos Neutrófilos

- Aumento dos neutrófilos no sangue periférico devido principalmente a dois fatores: maior liberação de células maduras pela medula óssea; e a volta dos neutrófilos dos locais inflamados para o sangue periférico.
- Diminuição da liberação das enzimas lisossomais e não lisossomais (ativador do plasminogênio).
- Inibição da fixação dos neutrófilos nos locais agredidos.
- Aumento dos níveis de AMPc intracelular gerando uma menor fagocitose e uma menor destruição bacteriana.

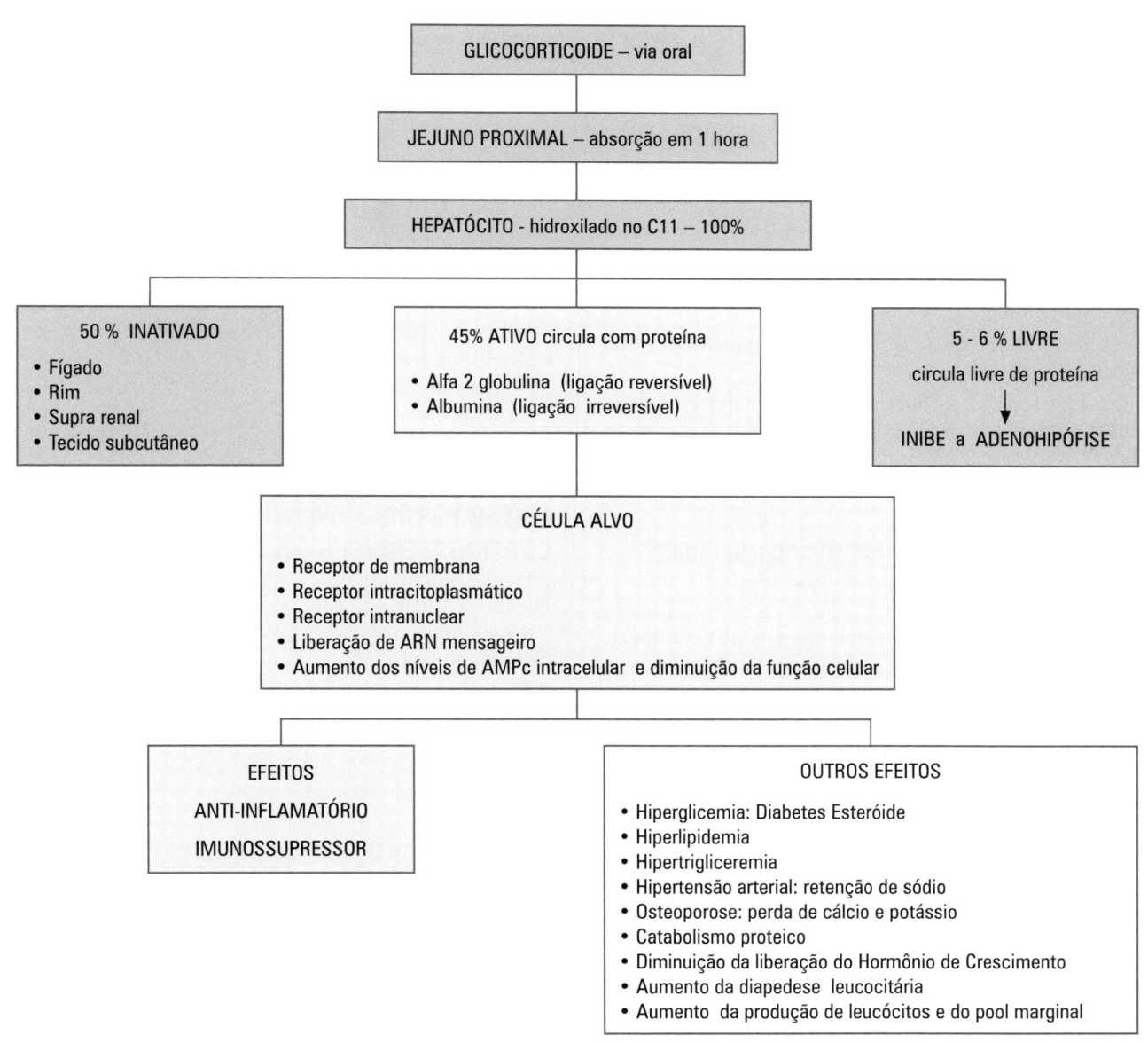

FIGURA 169.2 – Ações dos glicocorticoides.

- Diminuição da migração dos neutrófilos, isto é, da quimiotaxia.
- Diminuição da aderência celular ao endotélio vascular.

Nos Eosinófilos e Basófilos

- Desaparecem do sangue periférico.

Nos Monócitos

- Aumento do AMPc intracelular com diminuição da fagocitose e da produção de monocinas.
- Quatro a 6 h após sua administração, linfomonocitopenia intensa por citólise, com normalização em 24 h.
- Diminuição da interleucina 1 (IL-1), do fator de necrose tumoral-alfa (TNF-α), da atividade quimiotática, da atividade fagocítica, da atividade bactericida, da apresentação antigênica, da fixação de monócitos no local agredido, da expressão do receptor de membrana Fc, da blastificação dos macrófagos, que é também função da IL-1.

Nos Mediadores Químicos

- Antagonizam as cininas.
- Inibem a ativação enzimática das lipases, o que gera a depleção de depósito intracelular da histamina nos mastócitos e basófilos.
- Não interferem na histamina livre.
- Reduzem a liberação da prostaglandina.
- Diminuem a produção das frações do complemento sanguíneo.
- Estabilizam as membranas lisossomais, impedindo a liberação de suas enzimas.
- Inibem a liberação da interleucina 1, do fator de necrose tumoral-alfa, do fator estimulante de colônia dos granulócitos (GM-CSF), do fator estimulante de colônia de monócitos (M-CSF), da IL-3, da IL-6 e do interferon-gama.

Efeito Imunossupressor dos Glicocorticoides[10]

Na Resposta Celular

- Diminuição da IL-2, principalmente pela inibição da IL-1, o que conduz à inibição da blastificação dos linfócitos T-auxiliares. Com intensidade menor são inibidos os linfócitos T-supressores.
- Diminuição também da IL-3 e da IL-6.
- O teste de contato é inibido pelo uso de glicocorticoide em dose não fisiológica.

Na Resposta Humoral[9,10]

- Redução da concentração sérica das imunoglobulinas IgG, IgA e IgE por aumento dos níveis intracelulares de AMPc e por linfocitólise.
- A IgM é a imunoglobulina menos inibida por este hormônio.
- Os efeitos dos corticoides sobre os linfócitos B são menos intensos que sobre os linfócitos T.

Na Célula Natural Killer (Nk)

- Não há alteração de número ou de função frente aos corticoides.

Em Células Específicas

- Inibição funcional das células marcadas por anticorpo.
- Inibição funcional das células com receptor de membrana C3b.

Outros Efeitos dos Glicocorticoides

- Retenção de sódio pelo túbulo renal com eliminação de potássio e íons de hidrogênio: alcalose hipocalcêmica.
- Impedem a reabsorção do cálcio; diminuem sua absorção gastrintestinal e estimulam a sua eliminação pela urina: osteoporose.
- Impedem a absorção glicídica pela célula: hiperglicemia.
- A hiperglicemia mantida aumenta a produção de insulina, levando a um esgotamento das células beta pancreáticas: diabetes esteroide.
- Quebram as proteínas em aminoácidos (catabolismo proteico): balanço nitrogenado negativo.
- Aumentam a liberação do ácido úrico urinário.
- Mobilizam os lipídios, levando ao depósito centrípeto de gordura, à esteatose hepática, à hiperlipidemia e à hipertrigliceridemia.
- Provocam êmbolos de lipídios intravasculares, causa provável da necrose asséptica óssea.
- Dificultam a liberação do hormônio do crescimento = diminuição do crescimento em crianças e adolescentes.
- Mobilizam o conjunto marginal leucocitário. Aumentam a produção dos leucócitos pela medula óssea; e diminuem a sua diapedese.

Resumo das Ações dos Glicocorticoides (Tabela 169.1)

A inibição da produção do ACTH é provocada pelos 5% a 6% dos glicocorticoides que circulam livres no plasma. Quando o cortisol plasmático é alto, a albumina também funciona como proteína carreadora do glicocorticoide (a albumina se liga 1.000 vezes menos ao glicocorticoide que à transcortina). Nas hipoalbuminemias, há um aumento dos glicocorticoides livres e, com isso, uma supressão maior sobre a produção do ACTH e do cortisol endógeno[7,8]. O glicocorticoide é inativado 50% no fígado e em pequena quantidade nos rins, no tecido conjuntivo e até na própria suprarrenal.

CLASSIFICAÇÃO DOS GLICOCORTICOIDES

De acordo com a vida média biológica (VMB)[1,5,7], ou seja, a potência do glicocorticoide em nível intracelular, estes hormônios podem ser classificados em três categorias (Tabela 169.2):

- VMB curta = 8-12 h de atividade intracelular;
- VMB intermediária = 12-36 h de atividade intracelular;
- VMB longa = 36-54 h de atividade intracelular.

TABELA 169.1

Atividade dos Glicocorticoides	
Ação Estimulatória	**Ação Inibitória**
• Adaptação geral • Captação de aminoácidos no fígado • Coagulação sanguínea • Eritropoiese • Excreção renal de potássio • Filtração glomerular • Filtração glomerular da glicose • Formação de corpos cetônicos • Formação de angiotensinogênio • Glicogenogênese • Involução do timo • Liberação de ácidos graxos livres • Mobilização lipídica • Neoglicogênese • Pressão arterial (aumento da sensibilidade das arteríolas ao efeito pressor das catecolaminas) • Produção de ácido clorídrico e pepsina gástricos • Retenção de água • Síntese de DNA	• Utilização de glicose no fígado e no músculo • Entrada de glicose nas células • Síntese de proteínas • Síntese de matriz óssea • Síntese de DNA no tecido linfático • Proliferação de fibroblasto e osteoblastos • Tecido linfático, migração de leucócitos e eosinófilos • Fagocitose, pinocitose e formação de anticorpos • Dos componentes do complemento • Reação antígeno-anticorpo, serotonina • Secreção de ACTH • Funções tireoidianas e das suprarrenais • Secreção de somatotrofina • Secreção de hormônio melanócito-estimulante • Limiar da excitabilidade elétrica encefálica • Absorção de cálcio

TABELA 169.2

Classificação dos Glicocorticoides de acordo com a Vida Média					
VMB	**Esteroide**	**Equiv.mg%**	**PAI**	**VMP**	**Representantes Comerciais mais Comuns**
Curta 8 a 12 h	• Cortisona • Hidrocortisona	25 20	0,8 1	½ h 1½ h	Flebocortid® Solucortef®*
Intermediária 12 a 36 h	• Prednisona • Prednisolona • Metilprednisolona • Deflazacort • Triamcinolona (FI)	5 5 4 4 3	4 4 5 5 5	1 h 3 h 3 h 6 h 6 h	Meticorten®*** Predsim®*** Medrol®* Solumedrol® Depomedrol® Calcort®*** Omcilon® Ledecort®***
Longa 36 a 54 h	• Parametasona (FI) • Dexametasona (FI) • Betametasona (FI) • Cortivasol (FI)	2 0,75 0,60 0,40	 30 30	 6 h 6 h	Monocort® Decadron®** Celestone®** Idaltim®

VMB: vida média biológica (potência tecidual) – varia de 8 a 54 h; VMP: vida média plasmática (potência plasmática) – varia de meia a 6 h; PAI: poder anti-inflamatório; Equiv. mg%: equivalência em mg%.

* Apresentação para uso parenteral.
** Apresentação para uso oral e parenteral.
*** Apresentação para uso oral.

DOSES E REGIMES DE ADMINISTRAÇÃO

Dose de Reposição em Aldosterona

• Insuficiência primária de suprarrenal = fludrocortisona (Florinef®) 0,05-0,30 mg/dia (média de 0,1 mg/kg/dia).

Dose de Manutenção ou Fisiológica ou Dose Baixa

• Objetivo: a manutenção da homeostase. A dose de manutenção ou de reposição varia de 7,5 a 20 mg por dia em prednisona em adultos.

Dose Anti-inflamatória ou Dose Média

• De 0,5 a 1 mg/kg/dia em prednisona.

Dose Imunossupressora ou Dose Alta

• De 1,0 a 4 mg/kg/dia em prednisona.

Pulsoterapia

• Dose de 30 mg/kg/dia em metilprednisolona durante 3-5 dias consecutivos = um ciclo.

Indicações da Pulsoterapia

- Situações inflamatórias desesperadoras.
- Atividade inflamatória grave.
- Nas doenças de autoagressão quando ocorrer início agudo polivisceral, exacerbação polivisceral.
- Lesões viscerais graves (nefrite, cerebelite, anemia hemolítica, trombocitopenia).
- Refratariedade ao uso convencional dos esteroides.
- Nas contraindicações ao uso contínuo dos glicocorticoides.

Tempo de Uso dos Glicocorticoides

- Tempo curto = até 2 semanas.
- Tempo intermediário = entre 2 semanas e 2 meses.
- Tempo longo (crônico) = acima de 2 meses.

Pacientes em Uso Crônico de Esteroides e Submetidos a Cirurgia

Esquema Completo

- Véspera do evento = dose habitual + 150 mg de hidrocortisona intramuscular (IM) às 20 h.
- Dia do evento = 150 mg de hidrocortisona IM de 8/8 h + 300 mg de hidrocortisona intravenoso (IV) durante o ato cirúrgico.
- Primeiro, 2º e 3º dias após o evento = 150 mg de hidrocortisona IM de 8/8 h.
- Quarto e quinto dias após o evento = 150 mg de hidrocortisona IM de 12/12 h.
- Sexto dia após o evento = 150 mg de hidrocortisona + dose habitual.
- Sétimo dia após o evento = dose habitual.

Esquema Reduzido

- Véspera do evento = dose habitual + 150 mg de hidrocortisona IM às 20 h.
- Dia do evento = 150 mg de hidrocortisona IM de 12/12 h + 300 mg de hidrocortisona durante o ato cirúrgico IV.
- Primeiro dia após o evento = 150 mg de hidrocortisona IM de 12/12 h.
- Segundo dia após o evento = 150 mg de hidrocortisona IM + dose habitual.
- Terceiro dia após o evento = dose habitual.

Regime de Administração

- De 12 em 12 h ou de 24 em 24 h conforme a VMB do esteroide e a clínica do paciente.
- A melhor opção é a dose de 48/48 h pela manhã, entre as 8 e 10 h, obedecendo ao ritmo circadiano e diminuindo os efeitos colaterais destes hormônios.

Vias de Administração

- Via oral, intramuscular ou intravenoso.
- Via intralesional – apresentação hidroxilada e de depósito, sendo liberados lentamente até 3-4 semanas após sua introdução. Dose = 0,1 mL/zona infiltrada da solução de 10 mg/mL.
- Via tópica: são classificados em:
  - *Extremamente potentes*: propionato de clobetasol 0,05%, valerato de diflucortelona 0,3%, acetônido de fluocinolona 0,2%.
  - *Potentes*: desoximetasona 0,25%, halcinonida 0,1%, desonida 0,05%, acetonido de triamcinolona 0,1%, valerato de diflucortelona 0,1%, fluorandrenolida 0,05%, fluocinonida 0,05%, acetonido de fluocionolona 0,025%, dipropionato de betametasona 0,05%, valerato de betametasona 0,1%, butirato de hidrocortisona 0,1%.
  - *Potência intermediária*: dexametasona 0,04%, butirato de clobetasona 0,05%, hidrocortisona 0,25-2,5%, acetonido de fluocinolona 0,01%, fluorandrenolida 0,0125-0,025%, pivalato de flumetasona 0,02%.
  - *Potência inferior*: dexametasona 0,01%, acetato de metilpredniosolona 0,25%, acetato de hidrocortisona 0,5-2,5%.

PRINCIPAIS INDICAÇÕES DE GLICOCORTICOIDES EM DOENÇAS INFECCIOSAS

O objetivo maior na utilização do glicocorticoide nas doenças infecciosas é diminuir a inflamação que danifica tecidos e órgãos vitais do paciente; ou prevenir sequelas graves. Esta finalidade é alcançada com a dose anti-inflamatória e, na maioria das vezes, o tempo de uso é curto. Raramente, o glicocorticoide é utilizado nas infecções por um tempo intermediário[4,10].

McGowan e cols.[6], em 1991, definiram graus e categorias para se indicar glicocorticoide nas doenças infectoparasitárias.

- *Grau*: é a experiência clínica de autoridades respeitáveis (mais de um centro de pesquisa e em diferentes especialidades) através de estudos descritivos, casos-controles, estudo de coorte e randomizados.
  - *Grau I*: experimento randomizado em mais de um centro de pesquisa.
  - *Grau II*: experimento não randomizado em mais de um centro de pesquisa.
  - *Grau III*: experiência clínica, estudos descritivos, relatórios de comitês específicos baseados em opiniões de autoridades respeitáveis.
- *Categoria*: sinaliza para a indicação ou a contraindicação do glicocorticoide nas infecções.
  - *Categoria A*: recomendação precisa.
  - *Categoria B*: recomendação moderada.
  - *Categoria C*: recomendação restrita.
  - *Categoria D*: contraindicação moderada.
  - *Categoria E*: contraindicação precisa.

As infecções classificadas nas categorias A, B e C são beneficiadas pelo uso do glicocorticoide associado à quimioterapia específica; estão listadas na Tabela 169.3.

Nesta classificação em graus e categorias, McGowan[6] não classificou as seguintes infecções:

- síndrome de Waterhouse-Friderichsen (meningococcemia com choque);
- sífilis recente com grande acometimento cutâneo-ganglionar (prevenção da reação de Herxheimer);

- toxoplasmose nas suas formas de hipersensibilidade (anemia hemolítica, artrite e eritema nodoso);
- encefalomielite pós-vacinal.

A corticoidoterapia sistêmica na inflamação do paciente infectado objetiva as seguintes ações descritas na Tabela 169.3.

PREVENÇÃO DO CHOQUE CARDIOGÊNICO IRREVERSÍVEL

Choque Séptico

Em 2008 foi publicado um grande estudo multicêntrico de corticoidoterapia no choque séptico (CORTICUS), onde foi observado que não havia diferença na mortalidade entre os pacientes que usaram ou não o esteroide.

Em 2009, Annane e cols.[1a] em estudos randomizados e quase randomizados de cerca de 20 trabalhos publicados de 1966 a 2009, totalizando 2.384 pacientes, chegaram à seguinte conclusão: dose baixa de esteroide, ou seja, 300 mg de hidrocortisona por dia ou equivalente por um tempo superior a 5 dias, correlaciona-se com desmame mais rápido dos vasopressores e reversão do choque, menor tempo de CTI e de custo e, consequentemente diminuição da mortalidade. Não houve diferença no sangramento intestinal, nas superinfecções ou na fraqueza muscular. Houve aumento da hiperglicemia e da hipernatremia. Resumindo, naqueles pacientes dependentes de dose alta, ou com possibilidade de uso prolongado de vasopressores, a esteroidoterapia parece importante na reversão precoce do choque[1a].

Na síndrome de Waterhouse-Friderichsen onde há falência da suprarrenal, a reposição hormonal é realizada com hidrocortisona[7b]; raramente se empregam dexameta-sona ou metilprednisolona, pelo menor efeito mineralocorticoide. Dose inicial: 100 a 200 mg de hidrocortisona IV. Manutenção: adicionar 100 mg de hidrocortisona em cada frasco de soluto a ser infundido, até uma dose máxima de 700 mg em 24 h. Com a melhora do nível de consciência, repor 100 mg a cada 6 h. Acrescentar fluorocortisol (mineralocorticoide) + tratamento da causa base.

Pericardite Tuberculosa

Representa 4% das pericardites e a esteroidoterapia previne a pericardite constritiva e o tamponamento cardíaco. Dose: prednisona ou prednisolona 0,5 a 1 mg/kg dia por 2 a 4 semanas (ou até a normalização da PCR) com desmame progressivo[5e].

Prevenção do Choque Irreversível pela Insuficiência Respiratória

Pneumocistose Pulmonar com Hipóxia

Classicamente, o quadro histopatológico na pneumocistose é o enchimento alveolar por exsudato espumoso eosinofílico, acompanhado por pneumonite intersticial. Além disso, manifestações patológicas atípicas têm sido descritas, como fibrose intersticial e intraluminal, ausência de exsudato alveolar, presença de macrófagos alveolares, inflamação granulomatosa, membrana hialina, cavitações em parênquima, microcalcificações, invasão vascular e até mesmo vasculites[5a]; o que leva a uma hipóxia grave com $PO_2 < 70$ mmHg com indicação da esteroidoterapia.

- *Dose*: prednisona 40 mg VO, duas vezes ao dia por 5 dias + quimioterapia específica.

TABELA 169.3

Indicações de Glicocorticoides em Infecções		
Graus	**Categoria A** **Recomendação** **Precisa**	**Categoria B** **Recomendação** **Moderada**	**Categoria C** **Recomendação** **Restrita**
GRAU I	• Pericardite por tuberculose • Pneumocistose pulmonar com hipóxia • Choque em paciente crítico com febre tifoide	• Meningoencefalite por *Haemophilus influenzae* tipo B em crianças (casos selecionados) • Laringotraqueobronquite grave • Efusão crônica pós-otite média	
GRAU II		• Meningoencefalite por tuberculose • Aspergilose broncopulmonar • Obstrução das vias aérea superiores por vírus de Epstein-Barr (mononucleose infecciosa)	
GRAU III			• Herpes-zoster no idoso: evitar a neuralgia pós-herpética • Neurocisticercose (usando praziquantel) • Endoftalmite e outras manifestações infecciosas oculares • Epiglotite crônica • Epiglotite aguda • Pericardite viral • Miocardite viral • Mielopatia durante uma virose

Laringotraqueobronquite Aguda LTA

Em crianças intubadas por LTA severa, o uso de predni-solona, via sonda nasogástrica, na dose de 1 mg/kg, a cada 12 h, até 24 h após a extubação, diminuiu a duração do período de intubação e a necessidade de reintubação[8a] pela redução do edema subglótico. Já nas formas leve e moderada de LTA, a dose única de 0,15 mg/kg de dexametasona é efetiva no controle dos sintomas, de acordo com os estudos de Geelhoed e cols.[5c].

Aspergilose Broncopulmonar Alérgica – ABPA

O plano terapêutico varia de acordo com os diferentes estágios da doença. No estágio agudo (I) e de exacerbação (III), preconiza-se o uso de 0,5 mg/kg/dia de prednisona, em dose única matinal, durante 7 a 14 dias, passando então esta mesma dose para uso em dias alternados por 6 a 8 semanas. A retirada da prednisona, após o tratamento da fase aguda da ABPA ou de suas exacerbações, deve ser feita lentamente. Recomenda-se a diminuição de 5 a 10 mg a cada 2 semanas.

No estágio IV (asma corticodependente), mantém-se a prednisona na menor dose necessária para o controle dos sintomas, de preferência em dias alternados. A corticoterapia pode ser útil mesmo na fibrose pulmonar (estágio V), porém, nestes casos, devemos lembrar que os infiltrados pulmonares podem ser de origem bacteriana, justificando o emprego de antibióticos, oxigênio e fisioterapia respiratória[11].

Mononucleose Infecciosa

Nos casos com obstrução das vias aéreas e naqueles complicados com encefalite, miocardite, pericardite, trombocitopenia ou anemia hemolítica está indicada a introdução dos esteroides. Dose: prednisona 1 mg/kg/dia no mínimo 2 semanas com retirada gradativa para se evitar a recidiva dos sintomas. O corticoide não deve ser utilizado nos casos não complicados de mononucleose.

Diminuição das Sequelas Pós-meningoencefalite Bacteriana

Gans e Van de Beek[5b] realizaram um estudo sobre o uso da dexametasona na meningite bacteriana no adulto. Esse estudo clínico multicêntrico, prospectivo, randomizado, duplo-cego, utilizou em 157 pacientes dexametasona 10 mg endovenoso de 6/6 h durante 4 dias e no outro grupo de 144 pacientes, um placebo, com o objetivo de avaliar a evolução neurológica dos pacientes com meningite bacteriana por um período de 8 semanas. O corticoide era administrado 15-20 minutos antes ou concomitante à infusão do antibiótico para o tratamento da meningite. Os resultados foram muito interessantes, demonstrando uma diminuição de mortalidade nos pacientes com meningite bacteriana aguda, que receberam dexametasona, com maior benefício para os pacientes com meningite pneumocócica.

Meningoencefalite por Hemófilos

- Dose: dexametasona, 0,15 mg/kg a cada 6 h durante 2 a 4 dias. Iniciar pouco antes ou junto com a primeira dose do antimicrobiano.

Meningoencefalite Pneumocócica

- Dose: dexametasona, 0,15 mg/kg a cada 6 h durante 2 a 4 dias. Iniciar pouco antes ou junto com a primeira dose do antimicrobiano.
OBS.: A corticoidoterapia deverá ser suspensa se não for comprovada a etiologia bacteriana. Não há indicação de esteroides nas meningoencefalites virais e pós-neurocirurgias.

Meningoencefalite por Tuberculose

O quadro histopatológico na tuberculose é de um granuloma tuberculoide que cicatriza com estímulo de fibroblasto e pode evoluir para obstrução das vias liquóricas e hidrocefalia.

Dose: prednisona 1-2 mg/kg/dia – dose máxima diária 30 mg por 60 dias seguidos com a retirada progressiva a partir do 2º mês + quimioterapia específica.

PREVENÇÃO DA CEGUEIRA PÓS-INFLAMATÓRIA

Uveíte Infecciosa Posterior (Toxoplasmose, Tuberculose, Cisticercose, Toxocaríase)

O quadro histopatológico das infecções acima é granulomatoso seguido de cicatrização fibroblástica e perda da visão.

- *Dose*: prednisona 1 mg/kg/dia, 7 a 10 dias com a retirada progressiva até 4 a 6 semanas; e, na dependência do grau de inflamação, há necessidade de infiltração intraocular de triamcinolona ou dexametasona[7a] + quimioterapia específica.

Uveíte Infecciosa Anterior (Sífilis)

Ocorre na sífilis recente (secundarismo) e o substrato anatomopatológico é uma vasculite por plasmócitos; a dose é de 0,5 a 1 mg/dia em prednisona 7 a 10 dias com a retirada progressiva até 2 a 6 semanas[12] + antibioticoterapia específica.

Na sífilis recente também é descrita a reação de Jarisch-Herxheimer, que consiste em febre, calafrios, cefaleia, mialgia, artralgia, exacerbações das lesões, além de leucocitose com linfopenia. O quadro clínico inicia-se entre 4 e 12 h após o início do tratamento e tem uma duração que varia de 6 a 12 h. A etiopatogenia é atribuída a antígenos lipoproteicos da parede do *T. pallidum* com atividade inflamatória, liberados após a morte dos treponemas. Em gestantes, a reação de Jarisch-Herxheimer pode causar prematuridade e morte fetal, principalmente quando o feto estiver infectado[5d]. Para se evitar esta reação é discutida a utilização do corticoide antes[1b] da antibioticoterapia específica.

Portanto, o esteroide em *dose anti-inflamatória* por um *tempo curto* é determinante para a manutenção e a qualidade de vida dos pacientes que sofrem de um quadro infectoinflamatório com risco de sequela ou morte. E, também, é determinante o *controle dos efeitos colaterais* dos glicocorticoides para o sucesso desta conduta terapêutica.

EFEITOS COLATERAIS DOS GLICOCORTICOIDES[9,10]

- *Cardiorrenal*: hipertensão arterial, insuficiência cardíaca congestiva.
- *Vascular*: vasculites, tromboembolismo, aceleração da arteriosclerose.

- *Gastrintestinal*: esofagite, gastrite, dispepsia, úlcera péptica, hemorragia gástrica, perfuração intestinal, pancreatite.
- *Neuropsiquiátrica*: alterações psíquicas, pseudotumor cerebral, hipertensão intracraniana.
- *Oculares*: glaucoma, catarata subcapsular posterior, infecções.
- *Neuroesquelética*: osteoporose, fraturas, necrose óssea asséptica, miopatia e câimbras.
- *Metabólicas*: coma cetônico hiperosmolar, hiperlipidemia, indução de diabetes e cetoacidose, retenção de sódio, balanço negativo de cálcio, potássio e nitrogênio.
- *Endocrinológicas*: hirsutismo, inibição do eixo hipotálamo-hipófise-suprarrenal, inibição do crescimento, alterações menstruais, amenorreia secundária, menopausa precoce, impotência, insuficiência adrenal secundária, obesidade centrípeta.
- *Alterações imunológicas*: supressão da hipersensibilidade tardia, diminuição da resposta inflamatória, neutrofilia, linfomonocitopenia, maior sensibilidade às infecções.
- *Alterações cutâneas*: retardo na cicatrização, atrofia do subcutâneo, estrias, púrpura, equimoses, petéquias, paniculites, acne e pletora facial.
- *Reumatológica*: pseudorreumatismo cortisônico.
- *Efeitos colaterais específicos*:
  - a *triancinolona* diminui o apetite e provoca grandes alterações no metabolismo das proteínas, levando ao balanço nitrogenado negativo;
  - os *derivados halogenados* provocam menos hipertensão arterial, mas podem reter água e sal e mais frequentemente miopatia;
  - a *prednisona, prednisolona e dexametasona* aumentam o apetite, retêm o sal e a água, aumentando o peso corpóreo e a hipertensão arterial;
  - a *dexametasona* produz uma maior depressão no eixo hipotálamo-hipofisário-suprarrenal.

NORMAS PARA O EMPREGO RACIONAL DOS GLICOCORTICOIDES

a. Considerar o balanço entre a gravidade da patologia básica e o risco do uso dos glicocorticoides.

b. Definir, identificar e justificar com o máximo de precisão possível a utilização do glicocorticoide numa infecção.

c. Escolher racionalmente a dose, a via e o tempo de uso do glicocorticoide em relação à doença.

d. A dose empregada deve ser a mínima que produza os efeitos terapêuticos desejados.

e. Sempre que possível, usar a via oral e em dose única pela manhã, tentando alcançar a dose em dias alternados para se evitar a supressão do eixo hipotálamo-hipófise-suprarrenal e os paraefeitos dos esteroides.

f. A corticoidoterapia não deve ser interrompida abruptamente, se o tempo de administração for maior que 10 dias. Um dos esquemas mais adotados para se evitar a insuficiência de suprarrenal é o que se segue:
  - *Dose imunossupressora*: dose alta:
    - por até 2 semanas = reduzir metade da dose a cada 3 ou 4 dias;
    - entre 2 semanas e 2 meses = reduzir 1/3 da dose por semana;
    - acima de 2 meses = reduzir 1/5 da dose a cada 2 semanas.
  - *Dose anti-inflamatória*: dose média:
    - por até 2 semanas = não há necessidade da redução gradual;
    - entre 2 semanas e 2 meses = reduzir 1/3 da dose por semana;
    - acima de 2 meses = reduzir 1/4 da dose a cada 2 semanas.
  - *Dose de reposição*: dose baixa:
    - por até 2 semanas = não há necessidade da redução gradual;
    - entre 2 semanas e 2 meses = reduzir 1/3 da dose a cada 2 ou 3 dias;
    - acima de 2 meses = reduzir 1/4 da dose a cada semana.

Em caso de dúvida, verificar pelo teste de estímulo com ACTH exógeno a integridade do eixo hipotálamo-hipófise e da suprarrenal.

g. A redução é lenta e gradual, de regra entre 2,5 a 5 mg em prednisona por semana.

h. Quando a indicação é correta não são contraindicados: o diabetes *mellitus*, a hipertensão arterial, a tuberculose e outras infecções, desde que tais doenças estejam sob controle com medicamento específico.

i. O deflazacort (Calcort®) protege o osso contra a osteoporose e induz menos o diabetes *mellitus*. Devido a estas propriedades específicas é considerado o glicocorticoide mais indicado nos diabéticos e nas pessoas suscetíveis à osteoporose.

l. São contraindicações formais ao uso dos glicocorticoides: as psicoses graves, a hipertensão arterial maligna, a uremia crônica, a úlcera péptica em atividade, a virose em viremia e as vacinações com vírus vivo.

m. Atenção para as interações medicamentosas:
  - *glicocorticoide + hepatopatia*: usar os glicocorticoides hidroxilados no carbono 11 (prednisolona);
  - *glicocorticoide + hipoalbuminemia*: aumento dos efeitos colaterais (corticoides livres);
  - *glicocorticoide + rifampicina*: diminui os efeitos dos glicocorticoides;
  - *glicocorticoide + fenobarbital*: diminui o efeito do fenobarbital (enzima microssomal);
  - *glicocorticoide + fenitoína*: diminui o efeito da fenitoína;
  - *glicocorticoide + salicilatos*: diminui a excreção urinária dos salicilatos;
  - *glicocorticoide + teofilina*: aumenta o efeito da teofilina;
  - *glicocorticoide + tiazídicos*: aumenta o efeito dos tiazídicos.

n. Na utilização de glicocorticoide nas doenças infectoparasitárias, associar sempre a quimioterapia anti-infecciosa específica para o caso.

Concluindo, uma exposição crônica (acima de 20 dias) aos glicocorticoides em doses suprafisiológicas provoca: perda óssea, do tecido conjuntivo, do músculo, além de ganho de água, de gordura e de alterações profundas no sistema de defesa orgânica, no sistema endócrino e, provavelmente, no sistema psicológico.

REFERÊNCIAS BIBLIOGRÁFICAS

1a. Annane D et al. Corticosteroids in the treatment of severe sepsis and septic shock in adults: systematic review. JAMA. 2009;301:2362-75.

1b. Avelleira JCR, Bottino G. Sífilis: diagnóstico, tratamento e controle. An Bras Dermatol. Rio de Janeiro. 2006;81:111-26 .

1. Axelrod L. Glucocorticoid therapy. Medicine (Baltimore). 1976;55:39-65.

2. Chachace WH et al. Composição Química e Farmacodinâmica dos Principais Medicamentos Usados em Reumatologia. In: Hilton Seda. Reumatologia. Rio de Janeiro: Cultura Médica; 1982. p. 2022-74.

3. Damiani D et al. Corticosteroides – Conceitos básicos e aplicações. Clínica Pediatr (São Paulo). 1984;6:160-66.

4. Del Negro G. Avaliação do emprego de corticosteroides em moléstias infecciosas e parasitárias. Rev Ass Med Bras. 1979;25:113-16.

5. Chan L, O'Malley BW. Steroid hormone action: recent advances. Ann Intern Med.1978;89:694-701.

5a. Fishman JA. Treatment of infection due to *Pneumocystis carinii*. Antimicrob Agents Chemother. 1998;42:1309-1314.

5b. Gans J, Van de Beek D. The European Dexamethasone in Adulthood Bacterial Meningitis Study Investigators. Dexamethasone in adults with bacterial meningitis. N Engl J Med. 2002;347:1549-56.

5c. Geelhoed GC, MacDonald WBG. Oral dexamethasone in the treatment of croup: 0,15 mg/kg versus 0,6 mg/kg. Pediatr Pulmonol. 1995;20:362-68.

5d. Klein VR et al. The Jarisch-Herxheimer reaction complicating syphilotherapy in pregnancy. Obstet Gynecol. 1990;75(3 pt1):375-80.

5e. Lange RA, Hillis D. Acute pericarditis. N Engl J Med. 2004;351:2195-202.

6. McGowan JE Jr et al. Guidelines for the use of systemic glucocorticoids in management of selected infection. J Infect Dis. 1992;165:1-13.

7. Melby JC. Drug spotlight program: Systemic corticosteroid therapy: pharmacology and endocrinologic considerations. Ann Intern Med. 1974;81:505-12.

7a. Pantaleão GR et al. Uso de corticoide sistêmico e intravítreo na inflamação secundária a cisticercose intraocular: relato de caso. Arq Bras Oftalmol São Paulo. 2007;70(6):1006-1009.

7b. Rosen P et al. Endocrine disorders. Emergency Medicine: Concepts and Clinical Practice. 3rd ed. Saint Louis: Mosby Year Book; 1992. p. 2252-2259.

8. Simpósio sobre Terapêutica com Esteroides. Clínicas Médicas da América do Norte. México: Interamericana; 1973;57(5):1163-1347.

8a. Tibballs J, Shann F, Landau LI. Placebo-controlled trial of prednisolone in children intubated for croup. Lancet. 1992;340:745-48.

9. Truhan AP, Ahmed AR. Corticosteroids: a review with emphasis on complications of prolonged systemic therapy. Ann Allergy. 1989;62:375-91.

10. Turk JL. The effect of imunossupressive agents on all function. A basic look. J Rheumatol. 1974;1:358.

11. Valle SO, França AT. Aspergilose broncopulmonar alérgica: panorama atual. Rev Hospital Universitário Pedro Ernesto. UERJ. Jul./Dez. 2008;7:62-71.

12. Zamani M, Garfinkel RA. Corticosteroid-induced modulation of acute syphilitic posterior placoid chorioretinitis. Am J Ophthalmol. 2003;135:891-94.

170 Febres Prolongadas de Origem Obscura

■ **Nelson Gonçalves Pereira**

INTRODUÇÃO

Febres prolongadas de origem obscura (FPOO) representam de 1% a 8% das doenças febris dos que procuram os hospitais gerais, participação muito menor quando se consideram os atendimentos em nível primário ou secundário. Apesar do progresso da medicina, constituem um dos maiores desafios para o clínico, e até hoje um número considerável de casos fica sem esclarecimento.

CONCEITO

Em 1961, Petersdorf e Beeson[19] definiram febre de origem obscura (FOO) como aquela de intensidade maior que 38,3°C, aferida em várias ocasiões, com duração de pelo menos 3 semanas e sem diagnóstico após 7 dias de investigação hospitalar. Esse conceito teve o grande mérito de permitir a comparação de inúmeros trabalhos sobre as FPOO nos 42 anos que se seguiram. A análise crítica dessa definição ao longo dos anos motivou adaptações, inicialmente feitas pelos próprios autores. Hoje, pode-se dizer que as FPOO são caracterizadas por uma febre de existência indiscutível, de duração mínima de 3 semanas, com um quadro clínico inconcluso e que permanece sem diagnóstico após a realização dos exames e procedimentos indicados inicialmente para aquele caso particular. Esse rótulo é provisório, posto que as doenças febris são muito dinâmicas e o esclarecimento é feito porque novos sinais, sintomas ou alterações laboratoriais se desenvolvem.

Várias publicações na literatura[16,23] sugerem dividir as febres de origem obscura em quatro subgrupos: FOO clássica, FOO nosocomial, FOO em imunodeprimidos e neutropênicos e FOO nos pacientes com vírus da imunodeficiência humana (HIV) (Tabela 170.1). A FOO clássica corresponderia ao conceito original de Petersdorf com as modificações resumidas acima. A FOO nosocomial é adquirida no hospital como consequência de cirurgias, procedimentos e medicamentos aí realizados. Apesar de ser um problema importante, o fato de pressupor 3 ou mais dias de existência deforma o conceito de febre prolongada de Petersdorf, melhor seria chamá-la de FOO de curta duração, adquirida no hospital. A FOO em neutropênicos (menos de 500 neutrófilos) e imunodeprimidos ocorre em pacientes como o próprio nome indica, porém na sua definição tem 3 dias de existência; portanto, é também uma febre de curta duração. Quando surge a febre nesse gru-

po de enfermos, o tratamento já está teoricamente atrasado, existindo vários *guidelines* sugerindo tratamentos com antibióticos iniciais de emergência logo após a coleta dos exames, orientação oposta à da FOO clássica, na qual se evitam ao máximo as provas terapêuticas empíricas.

A FOO no HIV pode ser de curta duração (3 dias se internado) ou prolongada se o paciente estiver no ambulatório. Tem conotações conceituais diferentes da FOO clássica e deveria ser cuidada como um problema clínico à parte. Muitos autores acham que essas denominações deveriam ser evitadas, visto que não obedecem ao conceito original das FOO, dificultando as comparações entre os estudos, como ocorria antes de Petersdorf[12]. As FOO nosocomiais, as FOO em neutropênicos e imunodeprimidos e as relacionadas com o HIV são problemas clínicos relevantes, porém constituem entidades clínicas separadas das FPOO. Alguns autores reconhecem três verdadeiros subgrupos, que mantêm o conceito original: FPOO em idosos, FPOO em crianças e FPOO episódica ou periódica ou de muito longa duração ou recorrente. As denominações são autoexplicativas e as causas podem ser vistas nas Tabelas 170.4 e 170.5.

ETIOLOGIA DAS FPOO

Existem mais de 200 causas de FPOO na literatura[1]. Há variações quando se consultam as diversas casuísticas, em função da faixa etária estudada, da duração total da febre, da região geográfica e da disponibilidade de recursos materiais e humanos. De acordo com a década em que o trabalho foi realizado, mudanças importantes também ocorreram. Essas diferenças refletem o progresso da medicina, como, por exemplo, facilitando o diagnóstico de abscessos, tumores, vegetações em válvulas cardíacas, melhores exames para o diagnóstico do lúpus e outras colagenoses. Muitas causas de FPOO listadas atualmente não eram conhecidas nos anos 1960 (Quadro 170.1).

A experiência adquirida fez com que determinadas causas fossem mais rapidamente diagnosticadas e passassem a frequentar menos as séries mais recentes. Contudo, as principais causas de FOO são semelhantes na maioria dos países (Tabelas 170.2 e 170.3). As inúmeras causas de FPOO podem ser divididas em cinco grupos: infecções, neoplasias sólidas e hematológicas, doenças inflamatórias não infecciosas[11,22]

TABELA 170.1

Definições de FOO de acordo com Durack & Street e Mackowiak & Durack	
1. Febre de origem obscura clássica	• Febre ≥ 38,3ºC em várias ocasiões • Duração ≥ 3 semanas • Diagnóstico incerto após 3 dias de investigação apropriada
2. Febre de origem obscura nosocomial	• Pacientes hospitalizados • Febre ≥ 38,3ºC em várias ocasiões • Doença febril não estava presente nem em incubação antes da internação • Duração > 3 dias, sem diagnóstico após 3 dias de investigação apropriada
3. Febre de origem obscura nos neutropênicos	• Menos de 500 neutrófilos por mm³ • Febre de 38,3ºC em várias ocasiões • Duração > 3 dias, sem diagnóstico após 3 dias de investigação apropriada
4. Febre de origem obscura associada ao HIV	• Infecção por HIV confirmada • Febre de 38,3ºC em várias ocasiões • Duração de > 3 dias se internado ou de 3 semanas em ambulatório • Sem diagnóstico após 3 dias de investigação apropriada

Os autores não especificam o local da tomada da temperatura e a hora do dia. Supõe-se que em trabalhos americanos seja usada a temperatura oral, que equivaleria a 37,8ºC de temperatura axilar.

TABELA 170.2

Etiologia das FPOO

• *Infecções (25% a 52 %)*
   – Tuberculose extrapulmonar, tuberculose miliar, abscessos abdominais, abscessos pélvicos, vírus Epstein-Barr, infecções das vias biliares, paracoccidioidomicose, osteomielites, citomegalovírus, infecção urinária, endocardite infecciosa, otite, sinusite, prostatite, outros abscessos, histoplasmose, esquistossomose, abscesso dentário, toxoplasmose, infecções dentárias, doença de Chagas, febre tifoide, malária, calazar, colangite, brucelose, HIV, criptococose, enterobacteriose septicêmica prolongada

• *Neoplasias (2% a 33 %)*
   – Linfoma Hodgkin, linfomas não Hodgkin, hepatomas, carcinomatose, leucoses, tumores do cólon, tumores do aparelho digestivo, linfadenopatia imunoblástica, hipernefroma, mixoma atrial, tumor de Wilms, retinoblastoma

• *Doenças Inflamatórias não infecciosas (4% a 35 %)*
   – Doença de Still com início na idade adulta, lúpus eritematoso sistêmico, polimialgia reumática, febre reumática, artrite reumatoide, arterite de células gigantes, doença de Wegener, poliarterite nodosa, outras vasculites, doença inflamatória intestinal, sarcoidose, hepatite granulomatosa

• *Miscelânea (3% a 31 %)*
   – Febre por drogas, febre factícia, febre do Mediterrâneo, trombose venosa profunda e embolia pulmonar, tireoidite subaguda, cirrose, hematomas, hipertireoidismo, hipertermia habitual, hepatite alcoólica, síndrome de Reiter, síndrome de Sweet, síndrome hiper-IgD, síndrome de Kawasaki, síndrome de Kikuchi, doença de Castleman, anemias hemolíticas, febre psicogênica

• *Sem diagnóstico (3% a 33%)*

(incluindo as colagenoses, as vasculites, a hipersensibilidade autoimune e as chamadas doenças granulomatosas), um conjunto heterogêneo de doenças chamado de miscelânea e as que não são diagnosticadas.

Infecções

As infecções determinam entre 25% e 52% dos casos de FPOO, e a ocorrência é maior nos estudos pediátricos e nos de países em desenvolvimento[3]. Quase todas as doenças infecciosas e parasitárias podem causar FPOO, com maior ou menor intensidade; as que mais se destacam são comentadas em seguida.

A tuberculose (TB) é a mais frequente causa de FPOO na maioria das séries publicadas. Predominam as formas miliar e as extrapulmonares em geral. São mais relatadas em pacientes com HIV, na raça negra, em mulheres, idosos, diabéticos, alcoólatras e desnutridos, embora possam ocorrer em indivíduos sem problemas prévios aparentes. A TB miliar torna-se um diagnóstico mais difícil quando faltam as alterações pulmonares sugestivas na radiografia do tórax e quando imita doenças hematológicas e colagenoses. O exame fundoscópico pode por ventura revelar a presença de tubérculos coroides. Nos idosos, tende a ser mais atípica clinicamente, quando comparados com os jovens. Pode-se apresentar após o uso de corticoides, como consequência da imunossupressão produzida. A VHS costuma ser elevada.

As radiografias seriadas do tórax podem mostrar infiltrados progressivos ou adenomegalias mediastinais de aumento lento, detectáveis apenas quando se comparam as diferentes radiografias. O PPD é positivo em somente 50% dos enfermos com TB com FPOO, comportamento esperado na TB miliar. O encontro do bacilo em escarro ou lavado broncoalveolar nesses pacientes ocorre em 25% a 50% dos casos; a cultura tem positividade maior; porém, apesar dos avanços, ainda é demorada na maioria dos centros que não dispõem de sistemas automatizados. As biópsias de pulmão e hepática exibem granulomas em 80% a 90% dos casos de TB miliar; cerca de metade deles mostram BAAR e necrose de caseificação.

A biópsia de medula óssea mostra granulomas em metade dos pacientes; esses números aumentam se o enfermo tiver anemia, leucopenia e monocitose, achados comuns no hemograma TB miliar. Todo material retirado por biópsia deve ser estudado bacteriologicamente e cultivado. A PCR pode ser útil em alguns casos de FPOO. Infelizmente várias referências relatam casos só diagnosticados em necrópsia. Nas fases iniciais dos casos de TB extrapulmonar a doença pode manifestar-se, durante semanas ou meses, apenas com febre, até surgirem sinais de localização que a denunciem. As topografias mais frequentes são renal, ganglionar, hepática, esplênica, intestinal, do sistema nervoso, pericárdica e ginecológica; correspondem a cerca de 15% dos casos notificados de TB em alguns países.

A TB pulmonar habitualmente não frequenta as séries de FPOO porque a radiografia de tórax deve fazer parte de qualquer investigação inicial de doença febril de causa não evidente. As outras micobactérias podem causar doença sis-

TABELA 170.3

Causas das FPOO em Relação à Frequência

- *Mais comuns*
  - Tuberculose miliar e extrapulmonar, abscessos, principalmente intra-abdominais, endocardite infecciosa, infecção do trato urinário, síndrome mononucleose (vírus EB, citomegalovírus e toxoplasmose); linfomas, leucoses, carcinomas do aparelho digestivo principalmente do cólon, hepatomas, síndromes mielodisplásicas, carcinoma de células renais; doença de Still do adulto, lúpus eritematoso sistêmico, polimialgia reumática, arterite temporal, outras vasculites, doença inflamatória intestinal; febre factícia, febre por drogas, trombose venosa profunda, algumas outras, dependendo da região geográfica estudada

- *Menos comuns ou raras*
  - Hepatite alcoólica, dissecção da aorta, mixoma atrial, síndrome de Behçet, doença de Castleman, cirrose, carcinomatose, doença de Fabry, febre familiar do Mediterrâneo, febre familiar hiberiana, síndrome hipereosinofílica, histiocitose X, linfadenopatia imunoblástica, doença de Kikuchi, doença dos polímeros do fumo, síndromes mieloproliferativas, febre periódica, anemias hemolíticas, feocromocitoma, síndrome pós-pericardiotomia, pericardite, pancreatite, embolia pulmonar, sarcoidose, doença do soro, síndrome de Jjögren, púrpura trombocitopênica trombótica, hipertireoidismo, doença de Whipple, linfadenite necrosante subaguda, granulomatose de Wegener, hemoglobinopatias

TABELA 170.4

Principais Etiologias das FPOO nos Idosos e nas Crianças

- *Idosos*
  - Tuberculose, endocardite, abscessos principalmente intra-abdominais, infecções complicadas do trato urinário, neoplasias sólidas, neoplasias hematológicas, arterite temporal, polimialgia reumática, leucemia, linfomas Hodgkin e não Hodgkin, mieloma múltiplo, tumores do cólon, embolia pulmonar, hipertireoidismo, tireoidite subaguda, febre por drogas

- *Crianças*
  - Tuberculose, endocardite bacteriana, pielonefrite, salmoneloses (incluindo a febre tifoide), infecção urinária, osteomielites, sinusite, otite, mastoidite, abscessos, CMV, EBV, HIV, hepatite, malária, toxoplasmose, calazar, doença de Still, poliarterite nodosa, lúpus eritematoso sistêmico, doença de Kawasaki, linfomas leucoses, neuroblastoma, febre por drogas, febre factícia, disautonomia familiar, displasia ectodérmica, doença de Crohn, febres periódicas, hipertireoidismo

TABELA 170.5

PFPOO Episódicas ou Recorrentes e as de Duração Muito Longa, > 6 Meses

- *Comuns*
  - Tuberculose, prostatite crônica, colangite, endocardite infecciosa, osteomielite, doença de Still no adulto, doença de Crohn, linfomas, principalmente Hodgkin, câncer de cólon, febre por drogas, febre factícia, hipertermia habitual

- *Menos comuns*
  - Febre familiar do Mediterrâneo, outras febres periódicas hereditárias, síndrome de hiper-IgD, espondilite anquilosante, hepatite granulomatosa, mixoma atrial, carcinomas, doença de Fabry, doença de Gaucher, doença de Castleman, sarcoidose

têmica e FPOO geralmente em enfermos imunodeprimidos, sobretudo com aids.

Os abscessos são muito descritos, sobretudo os abdominais. Os mais comuns acometem principalmente o baço, o pâncreas, a região pélvica, a próstata, os rins, o fígado e os subfrênicos. Estima-se que em cerca de 5% dos casos esses abscessos possam evoluir sem os sinais de localização que em geral os denunciam. Sua evolução pode ser subaguda, particularmente em idosos e a sua presença às vezes só é suspeitada quando rompem para estruturas vizinhas. Os antecedentes de doenças das vias biliares, abdome agudo, cirurgias abdominal ou ginecológica recentes, diverticulites, doença inflamatória intestinal, mormente a doença de Crohn, a pancreatite aguda, os traumatismos, a doença inflamatória pélvica, a endocardite bacteriana, o uso de drogas intravenosas ou as infecções estafilocócicas recentes podem dar a pista decisiva para o seu diagnóstico.

Os abscessos de localização muscular, no psoas, paravertebral, perinefrético, dentário, cerebral, perirretal entre outros são citados com menor ocorrência. Com o progresso do diagnóstico por imagens, principalmente a ultrassonografia (US), a tomografia computadorizada (TC), a ressonância magnética (RM) e a medicina nuclear, o diagnóstico ficou mais fácil e talvez por isto a sua presença nas séries mais recentes seja menor quando comparada com trabalhos mais antigos.

A endocardite bacteriana, nos trabalhos mais antigos, sempre é referida entre as primeiras causas de FPOO. Com o melhor conhecimento do seu quadro clínico e os avanços tecnológicos, é uma etiologia de FPOO menos comum embora ainda importante[18]. Algumas circunstâncias podem dificultar o diagnóstico, como a sua localização no coração direito, as hemoculturas negativas, as causadas por etiologias pouco comuns ou por germes de desenvolvimento lento, o uso prévio de antibióticos, as endocardites murais, as endarterites e

a ausência de sopros na ausculta cardíaca. O ecocardiograma negativo ou quando não se dispõe do transesofágico, são dificuldades adicionais. Sabe-se que a infecção pode existir sem vegetações valvulares demonstráveis na clínica. Os idosos respondem por 50% dos casos e neles o curso clínico é mais atípico que nos jovens. É menos comum em crianças. A endocardite pode ter a sua evolução modificada por antibióticos, produzindo-se respostas parciais. A ecocardiografia transesofágica constitui exame fundamental na sua investigação, com sensibilidade de 90%, bem superior à transtorácica.

Infecções do trato urinário (ITU) sempre estiveram entre as mais frequentes causas de FPOO, em geral nos pacientes pediátricos, e devem ser sistematicamente pesquisadas em qualquer enfermo com febre sem sinais de localização evidentes. Comumente, são casos de ITU complicada, associados com malformações congênitas ou obstrução das vias urinárias que justificam a repetição ou a manutenção mais prolongada dos episódios. A prostatite crônica pode também ocasionar quadros de longa duração, quase sempre associados a problemas locais, como cálculos, abscessos ou tumores. O abscesso renal ou o perinefrético são mais relatados em diabéticos, em pacientes com história de cirurgias urológicas, cálculos, infecção urinária e obstruções das vias urinárias. Assinale-se que a urinocultura com contagem de colônias significativa pode ser encontrada em FPOO sem que seja a sua verdadeira causa, apenas como achado eventual, que ocorre também na população geral, particularmente no sexo feminino e nos idosos. O toque retal, a ultrassonografia da próstata, os níveis do PSA devem ser feitos para a investigação das FPOO, sobretudo em idosos, sendo a forma habitual de investigar o aumento da próstata por hipertrofia benigna, neoplasia ou abscesso.

A febre tifoide, apesar de estar diminuindo nas grandes cidades brasileiras, continua sendo endêmica na maior parte dos países em desenvolvimento; é sempre lembrada como hipótese nas FPOO. O uso abusivo de antibióticos é a principal razão da dificuldade diagnóstica, pois além de modificarem o quadro clínico, também dificultam o isolamento da *Salmonella typhi* nas culturas de rotina. A história de viagens a locais onde as condições de saneamento deixam a desejar ou de casos semelhantes entre os que se expuseram, pode ser a pista decisiva. Infecção por outras salmonelas eventualmente aparece como causa de FPOO, em geral com manifestações sistêmicas ou lesões localizadas, como endocardite, abscessos e osteomielites.

Deve-se ainda citar a possibilidade das enterobacterioses septicêmicas prolongadas, descritas principalmente em pacientes infectados com salmonelas, outras enterobactérias e a esquistossomose mansônica, além de outras condições que levam à imunossupressão como aids, anemia falciforme, linfomas e neoplasias, com clínica parecida com o calazar. A brucelose deve ser aventada nas regiões onde há criação de gado ou quando há dados epidemiológicos sugestivos. Algumas infecções localizadas, mais em crianças, podem produzir FPOO. São exemplos disso a sinusite aguda, a otite média, a mastoidite, e as infecções dentárias, em particular os abscessos periapicais. As osteomielites, mormente as de localização maxilar e vertebral, devem ser lembradas. Nesses eventos as manifestações clínicas de localização podem ser discretas ou aparecem tardiamente. Com frequência, o diagnóstico dessas condições depende dos métodos de imagem ou de biópsia da lesão com coleta de material para cultura e histopatologia.

As infecções das vias biliares, como a colangite e a colecistite, podem evoluir com pobreza de sinais de localização, particularmente quando de repetição e em pacientes idosos. A história recente de dor abdominal ou de antecedentes biliares deve reforçar essa hipótese. A sua obstrução de modo intermitente pode causar quadros muito arrastados de FPOO de curso recorrente. As infecções virais são as grandes causadoras de febres de curta duração, sendo mais raras nas FPOO.

A infecção pelo vírus Epstein-Barr é frequentemente listada entre as causas de FPOO, da mesma forma que a toxoplasmose e a citomegalovirose, que constituem as três principais causas da chamada síndrome mononucleose. Esses casos, em geral, apresentam-se somente com febre, sem os demais sinais e sintomas característicos da síndrome, além de hemograma inespecífico. A infecção pelo citomegalovírus tem sido muito valorizada, mormente em febres de pacientes imunodeprimidos. A febre pode ser a única manifestação da infecção pelo HIV, principalmente na primoinfecção; pode ser a expressão de uma das muitas doenças oportunistas da aids. A caracterização da infecção pelo HIV induz à investigação para as causas de doença febril envolvidas naquela condição (ver Capítulo 5 – Aids).

As infecções fúngicas vêm aumentando de frequência, sobretudo quando oportunistas. Por isto devem ser mais procuradas em pacientes com patologias que levam à imunossupressão. A histoplasmose disseminada e a criptococose podem assumir, mesmo em imunocompetentes, a forma de uma FPOO, com pobreza de manifestações pulmonares e predominância das sistêmicas, às vezes sem dados epidemiológicos claros. Como causas raras de FPOO, devem ser lembradas a candidose e a mucormicose; a paracoccidioidomicose é citada como causa eventual de FPOO; na sua forma infanto-juvenil ou aguda comumente cursa com febre e adenomegalias e são raramente relacionadas com aids ou neoplasias hematológicas, ao contrário da histoplasmose e da criptococose.

As infecções por protozoários e helmintos podem em algumas situações adquirir comportamento de FPOO. Em um país como o Brasil, onde ocorrem centenas de milhares de casos de malária a cada ano, é natural que essa protozoose possa causar FPOO. Isto acontece principalmente quando ela surge fora das áreas endêmicas esperadas, sob a forma de focos isolados. A malária por transfusão de sangue, fora de área endêmica, também pode dificultar muito o diagnóstico, visto ser menos frequente e fugir ao padrão epidemiológico usual. O calazar vem expandindo sem interromper as suas fronteiras no Brasil, ocorrendo atualmente cerca de 4.000 casos anuais. Fora das suas áreas conhecidas, pode surpreender o médico.

Ultimamente essa protozoose tem sido descrita em inúmeros focos novos em vários estados do Brasil, como o agora relatado no Rio de Janeiro. A sua reagudização em pacientes com aids pode causar FPOO. A doença de Chagas na sua forma aguda pode ser causa de FPOO, particularmente quando produzida por transfusões ou quando não existem dados epidemiológicos claros. A história de viagens para as áreas endêmicas é a informação-chave para o diagnóstico. As reagudizações da doença em pacientes com aids e outras imunossupressões têm causado problemas diagnósticos nas FPOO daquelas situações. No Brasil, deve-se citar a esquistossomose como etiologia ocasional de FPOO, principalmente quando surgem focos novos da doença ou quando passagens em áreas endêmicas não são detectadas na história epidemiológica. A eosinofilia intensa costuma ser uma pista importante para o seu diagnóstico. Outras protozooses ou helmintíases raramente causam FPOO no Brasil[14,15].

Neoplasias

Em muitas das séries publicadas, as neoplasias malignas sólidas ou hematológicas ocupam o segundo ou o terceiro lugar entre as etiologias de FPOO, sendo em algumas até a primeira causa, particularmente naquelas em que predominam os idosos[13]. Nos trabalhos mais recentes, refletindo o progresso do diagnóstico por imagens, as neoplasias aparecem atrás das doenças inflamatórias não infecciosas como etiologia, embora em nível elevado. A febre nas neoplasias pode não ter relação com o tamanho do tumor, e é frequente que surja antes dos indícios de sua localização. Muitas neoplasias aparecem nas publicações, podendo-se dizer que todas podem originar FPOO. Os linfomas são as mais comuns, e chegam, em algumas casuísticas, a representar 50% das doenças desse grupo, seguidos, em geral, por leucoses, hepatomas, tumores do tubo digestório e hipernefromas.

As leucemias mais descritas são agudas e dos tipos não linfocítico, em geral aleucêmicas. Os tumores do fígado, tanto os primários quanto os metastáticos, são comuns.

Síndromes mielodisplásicas cada vez mais têm sido referidas como causa de FPOO. Os metastáticos aparecem principalmente associados às neoplasias do tubo digestório, sobretudo as do pâncreas e do cólon. Os tumores do cólon aparecem comumente nas séries em que predominam enfermos idosos. O hipernefroma é uma causa clássica de FPOO, pois em cerca de 15% dos casos é a sua forma de apresentação inicial. Muitas outras neoplasias causam FPOO, como os carcinomas de pulmão, mama, ovário, estômago, esôfago, vesícula, pâncreas, nasofaríngeo, tumores ósseos e musculares. Os tumores benignos podem também causar FPOO, como os mixomas de aurícula que, embora muito raros, imitam a endocardite bacteriana.

Doenças Inflamatórias não Infecciosas

Esse grupo pode ser dividido em três subgrupos: doenças do tecido conjuntivo ou colagenoses, vasculites e desordens granulomatosas. Alternam com as neoplasias, o segundo ou o terceiro grupo etiológico, determinando de 4% a 35% das FPOO; em alguns estudos mais recentes chegam a aparecer no primeiro lugar[10,22]. Entre as colagenoses, a doença de Still é a que mais comumente causa FPOO. A febre pode ser dominante por mais de 1 ano; costuma ser elevada, contínua ou recorrente, com as crises febris separadas por semanas, meses ou anos. A sua ocorrência em adultos é um fator de dificuldade.

O lúpus eritematoso sistêmico (LES) pode começar com febre e sinais constitucionais como únicas manifestações da doença, as quais podem permanecer assim por semanas ou meses. Os exames que o sugerem podem ser negativos em certas fases da doença, principalmente no início. As ocorrências em idosos ou sexo masculino são fatores de dificuldade. A presença de anticorpos antinucleares em títulos elevados, somada aos dados clínicos é muito sugestiva e pode ocorrer em até 99% dos pacientes. A polimialgia reumática (PMR) tem sido referida principalmente FPOO em idosos. Embora muito lembrada no passado, a febre reumática tornou-se também uma causa rara de FPOO. Por vezes são referidos casos de esclerodermia, doença mista do colágeno, polimiosite, doença reumatoide, doença indiferenciada do tecido conjuntivo, e mais raramente outras.

No subgrupo das vasculites, a arterite de células gigantes ou angiite temporal, é a principal causa de FPOO. A biópsia é o exame mais útil para o diagnóstico. O uso de corticoides, em geral, dá boa resposta. Alguns estudos, fora do Brasil, consideram a angiite temporal a causa mais comum de FPOO em idosos. A poliarterite nodosa é citada em quase todas as séries. Mais comum entre os 40 e 60 anos, produz uma angiite necrosante de vasos de médio e pequeno calibres levando a trombose, aneurismas e sangramentos. As manifestações sugestivas são mononeurites, mialgias, artralgias, eventualmente artrites, lesões cutâneas de vasculite, dor abdominal, manifestações cardiológicas de isquemia, hipertensão arterial e insuficiência renal.

A doença de Kawasaki em 80% dos casos ocorre antes dos 4 anos de idade; rara em adolescentes e adultos, é mais comum em pacientes de origem japonesa. É uma vasculite difusa, principalmente de médio e pequeno calibres, com febre, lesões de mucosas, exantemas, congestão conjuntival, adenomegalias, dor abdominal, diarreia, às vezes com comprometimento cardíaco grave por isquemia; a VHS é elevada e costuma responder ao uso de ácido acetilsalicílico (AAS) e imunoglobulinas na prova terapêutica.

Nas doenças granulomatosas não infecciosas, a sarcoidose é clássica como causa, embora não usual de FPOO; descrevem-se casos com meses de febre precedendo as alterações mais sugestivas, como as adenomegalias, uveíte, eritema nodoso e alterações pulmonares. A hepatite granulomatosa é um diagnóstico de exclusão, visto que devem ser afastadas as causas conhecidas de lesão granulomatosa no fígado, como histoplasmose, tuberculose, brucelose, sífilis, febre Q, iersinose, doença da arranhadura do gato, doença de Whipple, toxoplasmose, doença de Wegener, linfomas, beriliose, toxocaríase, sarcoidose e a ação de várias drogas. A doença de Crohn pode causar FPOO, mormente na sua fase inicial, quando os sinais e sintomas gerais podem predominar sobre manifestações intestinais discretas, sendo descritos casos que assim evoluíram por até vários meses ou anos, sobretudo em adultos. A colite ulcerativa é menos citada nas séries de FPOO.

Miscelânea

Esse grupo é composto por um número muito grande e heterogêneo de doenças que no seu conjunto produzem entre 3% e 31% das FPOO. As embolias pulmonares de repetição podem apresentar-se somente com febre. A presença de condições que favoreçam o aparecimento de tromboflebites profundas (pacientes idosos, acamados por muito tempo, neoplasias, presença de varizes profundas) deve fazer considerar essa hipótese para investigação; em geral ocorre boa resposta da febre com o tratamento anticoagulante. As febres por drogas merecem destaque especial pela sua frequência[6]. Elas podem causar hipertermia, alterando os mecanismos termorregulatórios; por vezes, a própria droga produz febre estimulando farmacologicamente a liberação de pirogênios endógenos ou causando irritações químicas; podem ocorrer reações idiossincráticas, como a hipertermia maligna; contudo, a verdadeira febre por drogas faz-se por mecanismos de hipersensibilidade. Em cerca de 5% dos casos, a febre aparece como alteração isolada. As drogas mais implicadas podem vistas na Tabela 170.6.

Os hematomas fechados, com ou sem a presença de infecção bacteriana secundária, podem causar FPOO, particularmente em pacientes com traumatismos recentes ou em uso de anticoagulantes; o diagnóstico por imagens pode ajudar bastante, sobretudo nos locais de difícil acesso ao exame clínico. A hepatite alcoólica como causa de doença febril é destacada em especial nas casuísticas que se referem a locais que prestam atendimento primário ou secundário, visto ser o alcoolismo um problema dos mais frequentes na população. As febres factícias ou falsas são divididas em dois grupos. O primeiro é formado por pacientes que usam os mais diversos artifícios para simular uma febre inexistente. No outro, os enfermos injetam os mais diversos materiais ou microrganismos com o objetivo de produzir uma febre autêntica. Os pacientes com esse tipo de febre têm importantes alterações psicoemocionais subjacentes. Há ainda referências em que funcionários da equipe de saúde registraram febre inexistente.

O termo hipertermia habitual tem sido aplicado principalmente a pacientes em grande parte do sexo feminino, jovens, com bom grau de escolaridade, que apresentam hipertermia entre 37°C e 38°C, de forma regular ou intermitente, acrescida de astenia, insônia, mialgias, dores vagas e outras manifestações que podem sugerir a existência de psiconeuroses. A febre familiar do Mediterrâneo é uma doença hereditária, autossômica-recessiva, caracterizada geralmente por febre, polisserosite, artrites ou artralgias, lesões cutâneas por vezes imitando a erisipela e, em menor frequência, outras doenças febris. Ocorre predominantemente em judeus, armênios, árabes, turcos e em menor escala outros povos. Cerca de 50% dos casos têm história familiar. Responde bem à terapêutica com a colchicina, constituindo-se essa prova terapêutica em um bom critério diagnóstico. A febre familiar hiberiana, hoje chamada de síndrome periódica associada ao receptor 1 do fator de necrose tumoral (responde a corticoides), a síndrome de hiperglobulinemia IgD e a síndrome de Muckle-Wells produzem quadros clínicos semelhantes, causando febres periódicas parecidas com a febre familiar do Mediterrâneo; na síndrome hiper-IgD o diagnóstico é feito medindo os níveis de IgD, que se mostram muito elevados.

Febre causada por distúrbios hipotalâmicos tem sido referida raramente. Distúrbios na regulação térmica fazem parte do quadro clínico de pacientes neurológicos com sequelas de encefalites, meningites, traumatismos de crânio, acidentes vasculares cerebrais, principalmente nos meses quentes, nos quais a temperatura ambiental e a umidade relativa do ar são elevadas. Algumas doenças endócrinas ocasionalmente aparecem nas séries de FPOO, como o feocromocitoma, a síndrome de Cushing, a doença de Addison; porém, destacam-se o hipertireoidismo e a tireoidite subaguda. Em ambos os quadros a febre e a perda de peso podem ser as manifestações dominantes. Principalmente nos idosos as manifestações do hipertireoidismo podem ser mais inespecíficas; essa hipótese deve ser sempre pesquisada com avaliação do TSH e do T_4.

Algumas condições têm sido descritas com mais destaque em trabalhos recentes de FPOO, em geral imitando linfomas, como a doença de Kikuchi, a adenopatia angioimunoblástica, a doença de Castleman e a linfadenopatia inflamatória pseudotumoral[7-9]. Contam-se às centenas as causas de FPOO que são descritas nesse grupo miscelânea[3-5]. A lista de novas causas de FPOO não para de crescer por conta de relatos de condições novas não usuais ou por apresentações atípicas ou incomuns de patologias já conhecidas (Quadro 170.1).

Sem Diagnóstico

O número de enfermos de FPOO que permanecem sem diagnóstico após uma investigação bem conduzida é cada vez menor, situando-se, na maioria dos trabalhos entre 5% e 35% dos casos. Esse fato parece refletir um melhor conhecimento do tema e principalmente um avanço nos métodos de diagnóstico.

CONDUTA DIAGNÓSTICA NAS FOO

Abordagem Inicial

Não há fórmulas mágicas para investigar esses doentes, caso contrário deixariam de existir as FPOO. Todavia, algumas recomendações são feitas pelos estudiosos do tema. Deve-se comprovar que há uma febre real. Há inúmeras condições fisiológicas capazes de levar à hipertermia, a ovulação, a observada após exercícios ou trabalhos intensos, após refeições copiosas, nos dias muito quentes, nos trabalhadores de ambientes aquecidos, após banhos quentes, no final dos dias, uso de agasalhos em excesso e nos variantes

fisiológicos normais. Deve-se constatar a febre para afastar a possibilidade de febre factícia e também pode haver "cura" espontânea da febre.

O enfermo deverá ficar sem antitérmicos, para observarem-se as características da febre, embora muitos autores neguem seu valor para o diagnóstico. Dessa forma, febre intermitente pode sugerir a presença de malária; a febre de Pel-Epstein pode ocorrer nos linfomas, sobretudo na doença de Hodgkin; a dissociação pulso-temperatura pode indicar a existência de febre tifoide ou febre factícia, entre outros exemplos. A duração da febre muito prolongada, sobretudo acima de 1 ano, torna mais prováveis as hipóteses de hipertermia habitual ou hipertermias fisiológicas, doença de Still, linfomas e outras neoplasias, hepatite granulomatosa, febre factícia e febre familiar do Mediterrâneo; é pouco frequente a participação das infecções ou de outras colagenoses (Tabela 170.5).

A história clínica deve ser a mais completa possível. As falhas mais comuns são a coleta incompleta dos dados epidemiológicos nas histórias sexual, patológica, de viagens, ocupacional e familiar. A anamnese dirigida tem que ser completa e para isto o médico deverá estar familiarizado com as principais causas de FPOO e é nela que indícios potencialmente esclarecedores do caso podem ser detectados. No exame, os erros mais comuns são não examinar a genitália, não realizar o toque retal quando indicado, nem o exame completo das mamas, falta de palpação do trajeto das principais artérias, em particular a temporal, e não realizar o exame de fundo de olho. Pode-se investigar a FPOO em regime ambulatorial.

A internação permite mais facilmente a observação contínua e o exame físico repetido. Na evolução das FPOO costumam surgir pistas decisivas que levam ao diagnóstico, como sopros cardíacos, nódulos subcutâneos, exantemas de duração fugaz, esplenomegalia, adenomegalias, uveíte e outras alterações oculares, dores ósseas ou articulares, artrites, hepatomegalia, sufusões hemorrágicas subconjuntivais, entre outros. O próximo passo é verificar se a rotina mínima de exames indicada para o caso em questão foi realizada. A tuberculose pulmonar é uma causa importante de febre prolongada facilmente diagnosticada, em geral na radiografia do tórax, fato por vezes esquecido. Devem-se suspender, se possível, todos os medicamentos em uso, pois é a forma de se diagnosticar as febres causadas por drogas. Constitui boa norma orientar o paciente e sua família sobre a complexidade e a dificuldade de se investigarem casos de FPOO, inclusive da possibilidade de não se fazer o diagnóstico, apesar da rotina dispendiosa e cansativa de exames que será realizada, já que os conflitos são comuns quando o esclarecimento demora a acontecer.

QUADRO 170.1 – Causas Emergentes de FPOO Descritas na Última Década (Adaptado de Knockaert, 2003)

Babesiose, erlichiose, bartolenose, doença de Lyme, infecção persistente por *Yersinia sp.*, parvovírus B19, HHV8, *Pneumocistis carinii*, linfadenite necrosante de Kikuchi, adenopatia inflamatória pseudotumoral, doença de Castleman, síndrome da ativação do macrófago, síndrome de Schniztler, deficiência de vitamina B_{12}, hematoma oculto, dissecção aórtica, dermatose linear por IgA, síndrome da fadiga crônica, síndrome de hipersensibilidade anticonvulsivante, síndrome de hipersensibilidade à minociclina

TABELA 170.6

Medicamentos Envolvidos em Febre por Drogas (Adaptado de Johnson, 1996; Roth, 2003)

- *Comuns*
  - Atropina, anfotericina B, asparaginase, barbitúricos, bleomicina, metildopa, penicilinas, cefalosporinas, fenitoína, procainamida, quinidina, salicilatos, sulfonamidas, interferon, captopril, clofibrate, hidroclorotiazida, meperidina

- *Menos comuns*
  - Alopurinol, azotioprina, cimetidina, hidralazina, iodetos, isoniazida, rifampicina, estreptoquinase, imipeném, vancomicina, nifepidina, anti-inflamatórios não hormonais, metoclopramida, nitrofurantoína, salicilatos, corticosteroides, macrolídeos, tetraciclinas, minociclina, clindamicina, cloranfenicol, complexos vitamínicos, anti-histamínicos, mercaptopurina, clorambucil, ácido para-aminossalicílico

Investigação Laboratorial

Os roteiros de exames exigem racionalidade e personalização, não havendo sentido na realização de baterias extensas de procedimentos laboratoriais, de altíssima relação custo-benefício sem uma análise minuciosa da sua pertinência no caso particular. Os dados epidemiológicos obtidos, as manifestações clínicas e as alterações em exames complementares iniciais, em geral, fornecem indícios que devem determinar a ordem e quais os que serão pedidos. A evolução clínica estável ou não e a forma mais ou menos grave com que o doente se apresente na primeira consulta podem antecipar procedimentos, inverter etapas e indicar investigações invasivas logo de início[14]. Quando não houver nenhuma indicação de qual o caminho a ser seguido, a orientação deverá ser baseada nas estatísticas prévias sobre as etiologias predominantes na área geográfica de onde provém o doente em questão (Tabela 170.7).

O hemograma completo faz parte da avaliação mínima das FPOO e por isso, em geral, pouco acrescenta ao seu diagnóstico. A VHS, quando muito aumentada, faz pensar primeiro em colagenoses, neoplasias, abscessos, osteomielite, endocardite subaguda, doenças mielodisplásicas ou tuberculose. Vários autores consideram-na de pouco valor para o diagnóstico das FPOO, pois uma parte menor das infecções, colagenoses e neoplasias pode apresentar-se com VHS normal. As febres factícias, a hipertermia habitual e as elevações fisiológicas da temperatura, as chamadas febres psicogênicas não alteram a VHS, nem a dosagem da proteína C-reativa. O exame de elementos anormais e sedimento (EAS) da urina é pouco produtivo nas FPOO.

A urinocultura, se preciso repetida, faz parte da rotina de investigação de FPOO, mormente no grupo pediátrico, onde é obrigatória. A urinocultura com mais de 100.000 unidades formadoras de colônias (UFC), em casos de FPOO, deve ser interpretada com cautela, pois pode tratar-se de associação de patologias ou bacteriúria assintomática. O parasitológico de fezes pouco contribui para esclarecer as FPOO. Nos casos de helmintoses de ciclo pulmonar na fase aguda, exames de fezes seriados podem demonstrar o aparecimento de ovos ou larvas previamente inexistentes. As dosagens das principais enzimas e provas funcionais auxiliam no diagnóstico do envolvimento anatômico ou funcional de determinado órgão;

essas alterações, devidamente correlacionadas à clínica, podem dar a pista decisiva e dirigir a investigação para o esclarecimento.

A dosagem da fosfatase alcalina, das aminotransferases, das bilirrubinas, outras provas de função hepática, das proteínas, a eletroforese de proteínas, de ureia e creatinina, na dosagem de cálcio, fósforo, ácido úrico, sangue oculto nas fezes, a glicemia, dosagens de TSH, T_3 e T_4; outras dosagens hormonais podem estar indicadas na investigação de casos em que se suspeite de doença de Addison, feocromocitoma, síndrome de Cushing, eventuais causas de FPOO. As hemoculturas soem evidenciar várias doenças causadoras de FPOO ou suas complicações, como a endocardite bacteriana, a febre tifoide, a brucelose, as enterobacterioses septicêmicas prolongadas, os abscessos viscerais, as osteomielites e a candidose sistêmica. A cultura de outros materiais e fluidos orgânicos, dependendo de cada caso, pode contribuir para o diagnóstico das FPOO, porém são solicitadas em bases individuais. Como rotina, todo material enviado para o estudo histopatológico deve ser também encaminhado para cultura; essa conduta é comumente esquecida e causa dúvidas evitáveis, além de se perderem oportunidades de esclarecer a causa da FPOO.

As reações sorológicas para as principais doenças a que o doente teria sido exposto são importantes, da mesma forma que aquelas dirigidas para as doenças infecciosas e parasitárias habitualmente presentes na área onde vive o paciente. Em nosso meio, não podem deixar de ser feitas as sorologias para a toxoplasmose, a mononucleose infecciosa e o citomegalovírus. Na atualidade, a sorologia para o HIV deve ser rotineira em casos de FPOO, em razão da epidemia em curso. A realização de reações sorológicas para múltiplas doenças, solicitadas a esmo, de modo geral pouco contribui para o diagnóstico. Em casos de FPOO nos quais haja suspeita de algumas doenças, como os linfomas, leucoses, colagenoses, comumente se encontram reações falso-reativas.

A pesquisa de anticorpos antinucleares (ANA) constitui excelente exame para investigar a presença do LES; embora não seja específico dessa doença, em mais de 95% dos casos eles estão positivos, em geral em títulos iguais ou superiores a 1:40 quando pesquisados em várias ocasiões, particularmente em fases de maior atividade. A pesquisa de fator reumatoide (FR), por qualquer método, está presente em cerca de 70% dos adultos com artrite reumatoide; contudo, não é específica, embora esse quesito faça parte do critério diagnóstico do Colégio Americano de Reumatologia. A doença de Still em cerca de 90% dos casos é sorologicamente negativa e, mesmo quando é positiva, também o é de forma transitória.

Os anticorpos contra citoplasma de neutrófilos (ANCA), do tipo c-ANCA, são encontrados principalmente na granulomatose de Wegener e considerados muito sugestivos, sobretudo quando correlacionados a dados clínicos e histopatológicos. A febre reumática, embora seja uma causa rara de FPOO, pode ser sugerida por elevações significativas de antiestreptolisina O, antiestreptoquinase e anti-hialuronidase, embora essas duas últimas sejam pouco disponíveis em nosso meio. Uma série de antígenos tumorais circulantes e de substâncias produzidas por neoplasias pode ser pesquisada em casos especiais de FPOO com o objetivo de diagnosticá-las, embora, com exceção do PSA, os demais marcadores não têm sensibilidade nem especificidade para funcionarem como *screening* dessas doenças. O PSA está elevado em 65%

dos casos de câncer prostático e juntamente com o toque retal é muito útil na sua detecção. O PPD é o teste intradérmico mais citado, porém, em nosso País, pouco esclarece a presença de uma reação positiva.

A radiografia de tórax, a qual é obrigatória antes do diagnóstico de FPOO, deve ser feita de forma seriada enquanto durar a FPOO, pois o seu estudo comparativo não raro leva a pistas importantes. Pelo menos na primeira radiografia, deve-se solicitar a anteroposterior e o perfil. A serigrafia esofagogastroduodenal e o trânsito delgado são muito úteis para o diagnóstico de várias causas de FPOO, como tuberculose intestinal, enterite regional, colite ulcerativa, linfomas do tubo digestório, paracoccidioidomicose, doença de Whipple, que podem determinar lesões sugestivas mormente na região ileocecal. Outras radiografias, como a de seios da face, dos dentes, dos ossos, são muito utilizadas, enquanto a pielografia venosa, a colecistografia, o clister opaco e outras podem ser feitas em determinadas situações, porém são menos usadas habitualmente.

A medicina nuclear pode também contribuir para o esclarecimento das FPOO, mormente ajudando na localização de abscessos, massas tumorais, e osteomielites e vasculites. Os radionuclídeos mais utilizados são o tecnécio 99, o gálio 67 e o índio 111. Nos casos de FPOO parecem mais interessantes os traçadores capazes de detectar focos de infecção, tumores e outras inflamações, que representam as três principais categorias etiológicas[13]; dessa forma, o gálio 67 e F18-fluorodesoxiglicose (FDG) parecem os mais adequados. Em recente trabalho utilizando tomografia por emissão de pósitrons e F18-fluorodesoxiglicose (PET-FDG) em FPOO, os autores demonstraram que todas as alterações evidenciadas pelo gálio 67 foram também pela PET-FDG; a PET-FDG foi capaz de detectar mais vasculites. O papel principal desses exames é o de localizar alterações para posterior investigação com a radiologia convencional, US, TC, ressonância magnética, endoscopia e, só então, decidir por processo invasivo ou não. Em casos de tireoidite subaguda e em outras doenças da tireoide, a cintigrafia da tireoide com o iodo 131 pode ajudar no diagnóstico, da mesma forma que a cintigrafia pulmonar nas embolias pulmonares de repetição.

A ultrassonografia (US) tem lugar bem definido na elucidação de casos de FPOO. Sua sensibilidade na detecção de massas no abdome, principalmente vias biliares, na área hepática e na pelve é semelhante à da TC. Outras vantagens da US são a rapidez do exame, a distinção se a massa é de conteúdo sólido ou líquido, a possibilidade da realização do exame à beira do leito, a de servir como guia para a drenagem de abscessos por punção ou a realização de biópsias e a ausência de efeitos nocivos. O ecocardiograma é ótimo método para caracterizar vegetações valvulares, massas cardíacas e patologia pericárdica, revelando a sua presença em mais de 90% dos casos.

A TC melhorou muito a capacidade de demonstração de infiltrados pulmonares não detectados na radiografia do tórax, de massas e abscessos principalmente no abdome, evitando, dessa forma, inúmeros procedimentos invasivos feitos no passado muitas vezes às cegas; as estruturas que se mostram anormais na TC, quase sempre são confirmadas nos processos invasivos. A TC, da mesma forma que a US, serve também para guiar tratamentos ou biópsias. O seu valor nos processos intracranianos é inestimável pela inocuidade em relação aos métodos até então existentes. As TCs do abdo-

TABELA 170.7

Abordagem de um Paciente com FPOO

- *Abordagem inicial*
  - Constatação da existência da febre e suas características semióticas; história minuciosa e completa repetida por outro médico, se houver dúvidas; exame físico detalhado e repetido sistematicamente durante a evolução; pareceres especializados, se for o caso; assegurar que a rotina inteligente de exames para o caso foi executada, incluindo a radiografia do tórax; suspender todos os medicamentos possíveis e trocar para outro grupo químico os que não puderem ser suspensos

- *Investigação laboratorial básica ou mínima para as FPOO sem indícios iniciais*
  - Hemograma completo. Plaquetometria. VHS
  - Bioquímica: aminotransferases, bilirrubinas, fosfatase alcalina, ureia, creatinina, glicemia, DLH, CPK, proteínas totais e frações, cálcio e fósforo; TSH, T_4; PSA
  - Parasitológico de fezes, pesquisa de sangue oculto nas fezes
  - Urina EAS. Urinocultura com contagem de colônias
  - Hemoculturas três amostras, aeróbios, anaeróbios e fungos
  - Pesquisa de ANA e fator reumatoide
  - Sorologia para HIV, CMV, toxoplasmose e vírus Epstein-Barr; PPD
  - Ecocardiografia transtorácica e transesofágica
  - US abdominal e pélvica; TC de abdome, pelve e tórax; Doppler de membros inferiores
  - *Scan* com radionuclídeos, principalmente gálio 67

- *Investigação em função de indícios obtidos no item 2 e na evolução*
  - Varia em função das suspeitas de cada caso. Veja o texto

me e do tórax são considerados exames quase habituais nas FPOO; eventualmente, a TC de outros setores do organismo pode contribuir para o esclarecimento de alguns casos de FPOO. A ressonância magnética começa a ter um lugar bem definido nas FPOO, embora poucas citações na literatura existam sobre o tema, mormente de trabalhos comparativos com os métodos mais tradicionais.

Na maioria dos enfermos de FPOO as biópsias são indicadas em fases adiantadas da investigação, calcadas nos achados anatômicos, sindrômicos ou funcionais encontrados até aquele momento; entretanto essa sequência habitual é rompida toda vez que as alterações encontradas ou a evolução do caso assim o indicarem. Biópsias às cegas cada vez têm menos defensores, devido ao seu baixo rendimento nas FPOO; porém, a de medula óssea e a hepática continuam as mais citadas pelos autores. O aspirado e a biópsia de medula óssea podem ser úteis sobretudo no diagnóstico de leucemias aleucêmicas, síndromes mielodisplásicas, mieloma múltiplo e eventualmente linfomas, metástases, além de várias doenças infecciosas e parasitárias, como a tuberculose miliar, outras micobacterioses, histoplasmose disseminada, calazar, malária, febre tifoide, enterobacteriose septicêmica prolongada; porém, resultados falso-negativos são referidos nas FPOO, necessitando-se eventualmente de repetição. A biópsia de fígado mostra melhor rendimento quando existem alterações clínicas, nas provas de função hepática, na US ou na TC.

Mesmo na ausência dessas alterações, a biópsia hepática está indicada, tendo em vista as inúmeras causas de FPOO que acometem o fígado, como os linfomas, a hepatite granulomatosa, a tuberculose hepática, os tumores, entre outras. Dependendo das alterações clínicas encontradas, muito comumente são realizadas biópsias de gânglios, músculos, pele, nervo, em menor escala, outras. A laparotomia exploradora, tão citada no passado, raramente é indicada sem evidências seguras de que possa esclarecer ou mesmo tratar o enfermo. A laparoscopia ou a videolaparoscopia com biópsias dirigidas tem defensores na literatura das FPOO, e pode ser realizada em algumas situações, evitando-se a laparotomia exploradora. A pleuroscopia e a mediastinoscopia têm indicações mais limitadas e muito especializadas.

RAZÕES QUE RETARDAM O DIAGNÓSTICO DAS FPOO (QUADRO 170.2)

Falhas na anamnese, no exame físico e na interpretação dos achados encontrados já foram referidas previamente nesse capítulo. No raciocínio clínico habitual costumam-se formular as hipóteses diagnósticas baseando-se nas apresentações mais esperadas das doenças. Nas FPOO não raro se lidam com as formas atípicas dessas mesmas doenças; as formas atípicas de doenças comuns são numericamente mais encontradas nas FPOO que as apresentações comuns de doenças raras; quando esse fato é esquecido, muitos casos podem ter o seu diagnóstico complicado. A apresentação, mesmo que habitual de doenças raras, também pode surpreender o médico nas FPOO, que pela sua raridade não são consideradas.

O uso indiscriminado de antibióticos é uma das razões mais encontradas para retardar o esclarecimento de FPOO. Dificilmente um paciente febril por 3 semanas em nosso meio deixa de fazer uso de algum antibiótico. Essa prática tão difundida interfere com a evolução clínica de algumas doenças causadoras de FOO como a febre tifoide, a endocardite bacteriana, os abscessos, a tuberculose, tornando-as inespecíficas ou produzindo respostas parciais. Por outro lado, exames de laboratório são modificados, como as hemoculturas, as quais podem demorar até 2 semanas para positivar-se novamente.

O uso precipitado de corticoides e, em menor grau, de outros anti-inflamatórios não hormonais, altera o comportamento da febre, das queixas gerais, e modifica a evolução clínica de muitas doenças causadoras de FPOO, como as colagenoses; laboratorialmente altera sobretudo a imunossorologia dos pacientes. A rigor, esses medicamentos só deveriam ser prescritos em bases racionais, o mesmo valendo para os imunossupressores. Algumas vezes a prescrição empírica de corticoides ou imunossupressores agrava a verdadeira causa da FPOO, como a tuberculose, a histoplasmose, disseminando-as, podendo, inclusive, causar óbito.

A positivação tardia de exames laboratoriais pode dificultar o esclarecimento. São exemplos disso os germes de crescimento lento, as sorologias que só alcançam títulos sugestivos na convalescência, os que só se alteram em determinadas fases da doença, hemoculturas ou urinoculturas de pacientes que apresentem condições capazes de causar eliminação intermitente de bactérias. É necessário lembrar que os exames de laboratório, mesmo quando bem realizados, têm os seus limites; é preciso conhecer a sensibilidade e a especificidade de cada um deles para não serem valorizados acima do seu limite. Exames sorológicos falso-positivos ou falso-negativos, reações cruzadas, erros de laboratório ou na interpretação dos exames também podem acontecer.

A falta de recursos adequados ao esclarecimento do processo febril, tão comuns na maioria dos hospitais de nosso país, é uma das causas mais importantes para retardar o diagnóstico. No raciocínio clínico habitual sempre se tenta explicar todo o quadro apresentado pelo paciente com apenas uma enfermidade. Nas FPOO, às vezes, a dificuldade reside nesse ponto, pois associações de doenças as mais estranhas e variadas têm sido descritas, e as mais difíceis de serem diagnosticadas são aquelas cuja clínica pode ser semelhante. Outras vezes, são evidenciadas doenças que à primeira vista poderiam explicar o quadro clínico do enfermo, porém a evolução demonstra que eram meros achados sem importância maior para o caso, como, por exemplo, a demonstração de bacteriúria significativa, que pode tanto ser a causa da febre quanto ser uma bacteriúria assintomática.

EVOLUÇÃO DAS FPOO

Com o progresso da medicina, cada vez torna-se menos frequente, após uma investigação bem conduzida e com recursos adequados, que os pacientes fiquem sem esclarecimento de sua FPOO. Nas séries mais recentes, estima-se que 5% a 35% ficam sem diagnóstico. Dos doentes com diagnóstico, a maioria tem patologias curáveis ou controláveis, compensando o esforço despendido. Infelizmente, em uma parte menor dos pacientes pouco se tem a fazer. Esse grupo é constituído em geral por neoplasias malignas em fase avançada, colagenoses com lesões graves já estabelecidas e ocasionalmente infecções de difícil controle.

Alguns enfermos têm "cura" espontânea da febre após o início da investigação. Nessa situação, recomenda-se um seguimento ambulatorial durante 6 meses a 2 anos. Por vezes, o diagnóstico é feito em momento posterior, porém na maioria ele permanece obscuro, mormente no grupo pediátrico. Nesse grupo, os trabalhos de seguimento têm demonstrado um bom prognóstico na maioria das vezes. Menos afortunados, alguns doentes permanecem com febre, agravam seu quadro clínico e vêm a falecer com ou sem provas terapêuticas realizadas. A grande parte desses doentes tem o seu esclarecimento na necrópsia, quando essa pode ser feita. Os diagnósticos mais comumente descritos nessa situação são os abscessos intra-

QUADRO 170.2 – Principais Razões que Levam ao Retardo Diagnóstico das Doenças Febris

- Omissões na história da doença atual, na anamnese dirigida, na história patológica, história epidemiológica, informações com erros que são repetidas e perpetuadas, falhas no exame físico (principalmente no exame das mamas, genitália, toque retal, exame do fundo de olho, na interpretação das medidas da temperatura, na evolução diária, etc.)
- Uso prévio e precipitado de antimicrobianos (especialmente antibióticos), anti-inflamatórios, corticoides e imunossupressores
- Falta dos recursos necessários ao caso
- Apresentações atípicas de doenças comuns
- Apresentações comuns de doenças raras
- Associação de doenças
- Positivação tardia de exames, os falso-positivos e falso-negativos, a qualidade dos exames laboratoriais disponíveis, exames conflitantes, interpretação errônea de exames, limitações dos métodos empregados

-abdominais ou pélvicos, alguns tipos de linfomas, a tuberculose miliar, outras neoplasias com septicemias terminais, algumas angiites necrosantes e as embolias pulmonares de repetição.

Uma parte pequena dos doentes permanece com febre sem diagnóstico, porém com bom estado geral. Esse grupo pode ser submetido a várias investigações seriadas que comumente levam ao esclarecimento definitivo do caso. Como já foi referido, alguns pacientes têm evolução longa, por mais de 6 meses, porém mais ou menos cíclica de sua FPOO. Esse comportamento é predominantemente observado nos linfomas e outras neoplasias, na febre factícia, na hipertermia habitual, na hepatite granulomatosa, na febre do Mediterrâneo, na doença de Still, nas colagenoses e, mais raramente, em outras. Um número significativo desses pacientes fica sem diagnóstico em função do desaparecimento espontâneo da FPOO. Descrevem-se, ainda, casos que evoluíram para o óbito, realizaram necrópsia e nem assim tiveram o seu diagnóstico estabelecido, constituindo a chamada necrópsia branca; essa hipótese, na atualidade, com o progresso da anatomia patológica, é rara.

PROVAS TERAPÊUTICAS

Vários autores são radicalmente contrários às provas terapêuticas sem bases clínicas, não havendo estudos controlados nas FPOO. A prova terapêutica ideal deveria ser realizada com medicamentos que atuassem apenas no alvo visado, com previsão da resposta definida, se ela estiver correta. Esse fato não é o que ocorre quando se usam antibióticos ou corticoides, os quais são capazes de interferir com muitas entidades patológicas e, dessa forma, induzir a conclusões errôneas. Outra desvantagem das provas terapêuticas é a possibilidade de mudar o curso de muitas doenças, tornando-as ainda mais atípicas. O desgaste da relação médico-paciente é o que se deve esperar quando há insucesso na prova.

Os efeitos colaterais dos medicamentos, o agravamento da verdadeira doença do paciente por corticoides, por exemplo, o retardo ou a interferência na busca diagnóstica, e as respostas parciais são outras desvantagens das terapêuticas de prova. Existem algumas situações em que há certa concordância quanto ao uso de provas terapêuticas, as quais serão resumidas a seguir. Não existe um caso de FPOO em que a hipótese de TB não esteja presente, mormente, em nosso meio, onde continua sendo etiologia mais comum. Várias publicações têm chamado a atenção para casos de TB só diagnosticados na necrópsia. A prova é comumente aventada toda vez que em qualquer resultado histopatológico aparecem granulomas nos quais não são demonstrados microrganismos. O mesmo acontece nos doentes que apresentam infiltrados pulmonares ou derrame pleural não bem esclarecidos, porém com o PPD reator.

Outra situação em que a prova terapêutica tem sido indicada é a presença de um PPD reator, após uma exploração exaustiva da febre, sem nenhuma conclusão, sobretudo quando há rápido agravamento do paciente. Decidida a prova terapêutica, devem ser pesados e muito bem controlados os paraefeitos das drogas escolhidas. Habitualmente, dá-se preferência ao esquema mais potente, com isoniazida, rifampicina, etambutol e pirazinamida. Em geral, a resposta terapêutica se faz sentir em cerca de 14 dias, embora alguns casos possam demorar até 6 semanas. Toda vez que a hipó-

tese de endocardite bacteriana não pode ser afastada com segurança razoável, indica-se o tratamento de prova com penicilina G (ou a ampicilina) associada à gentamicina, visando à endocardite subaguda por *Streptococcus spp.* e enterococos, durante 7 a 10 dias, tempo habitual para haver uma resposta clínica convincente na ausência de complicações, completando-se 4 a 6 semanas se a resposta for positiva. Nos dias atuais, essa prova cada vez é menos comum, pois com a repetição da ecocardiografia e com as hemoculturas feitas em bons laboratórios de microbiologia, dificilmente se deixará de fazer o diagnóstico. Alguns autores preferem realizar essa prova terapêutica com a associação de vancomicina e gentamicina.

A doença de Still é comumente diagnosticada pela clínica e após a exclusão das doenças que com ela se confundem. O diagnóstico final é feito em geral pela boa resposta aos salicilatos ou à fenilbutazona ou aos corticoides. Considerada uma causa rara de FPOO, a febre reumática, quando apresenta esse comportamento, cursa geralmente com quadro articular ausente ou atípico, sem endocardite evidente e em geral com miocardite. A prova deve ser feita com a aspirina em dose anti-inflamatória, que nos casos positivos se segue de excelente e rápida resposta da febre. Em algumas vasculites, não raro são necessárias provas terapêuticas baseadas no quadro clínico ou em dados histopatológicos pouco definidos em relação à etiologia da angiite, principalmente em quadros graves.

A mais citada na literatura é o uso de corticosteroides para a arterite temporal, que é geralmente, nos casos positivos, acompanhada de uma resposta brilhante da febre em alguns dias[14]. A resposta ao uso de AAS e imunoglobulina faz parte do critério diagnóstico da doença de Kawasaki. A polimialgia reumática também costuma ter uma excelente resposta aos corticoides e sua suspeita é eminentemente clínica; a resposta aos corticoides também faz parte do diagnóstico dessa entidade. Outras colagenoses, algumas vezes, precisam de provas terapêuticas com corticoides, geralmente em doentes que têm quadro clínico sugestivo de LES ou doença mista do tecido conjuntivo, mas sem comprovação laboratorial.

A embolia pulmonar de repetição está entre os diagnósticos mais comumente feitos na necrópsia de pacientes com FPOO não esclarecida em vida. Nos doentes com condições emboligênicas, a hipótese deve ser considerada com maior ênfase. Alterações sugestivas na angiotomografia pulmonar ou cintigrafia pulmonar, a dopplerometria dos principais troncos venosos, podem reforçar a indicação do uso da heparina, que nos casos positivos produz uma resposta excelente da febre em menos de 48 h. A tromboflebite pélvica, mesmo quando evolui sem embolização pulmonar, é uma das causas de FPOO que também costuma responder, de forma brilhante, ao uso da heparina. Nos casos de granulomas hepáticos, quando não é demonstrado nenhum agente na histopatologia e nas culturas do fragmento hepático, em nosso meio indica-se o tratamento de prova para tuberculose. Se não houver resposta, faz-se, então, a prova terapêutica com esteroides visando à hepatite granulomatosa.

A febre do Mediterrâneo tem boa resposta à colchicina, inclusive na prevenção das recorrências; essa prova terapêutica faz parte do critério diagnóstico dessa entidade. A resposta antitérmica excelente da febre de neoplasias sólidas e de algumas doenças reumatológicas como a doença de Still ao naproxeno sódico e à indometacina, pode ajudar na caracterização dessas entidades[16], pois não costuma ser tão brilhante em outras patologias. Alguns autores contestam essas observações. A retirada de uma droga suspeita de estar causando febre não deixa de ser uma prova terapêutica. Assinale-se que a resposta da temperatura nesses casos depende da droga empregada, sendo em geral dentro de 48 a 72 h. A persistência da hipertermia após 1 semana de suspensão da droga quase afasta essa hipótese, embora a febre causada pelo iodo e pela penicilina G benzatina possa durar várias semanas.

REFERÊNCIAS BIBLIOGRÁFICAS

1. Arnow PM, Flaherty JP. Fever of unknown origin. Lancet 1997;350:575-80.

2. Baicus C et al. Fever of unknown origin-predictors of outcome. A prospective multicenter study on 164 patients. Eur J Inter Med 2003;14:249-54.

3. Brusch JL, Weinstein L. Fever of unknown origin. Med Clin North Am. 1988;72:1247-61.

4. Cunha BA. Fever of unknown origin. Infect Dis Clin North Am 1996;10:111-27.

5. Cunha BA. Fever of unknown origin. In: Gorbach LS, Bartlett JG, Blacklow NR. Infectious Diseases. 2nd ed. Philadelphia: WB Saunders; 1998. p. 1678-89.

6. Dantas W. Febre de origem indeterminada: febre por drogas. In: Lambertucci JR. Febre, Diagnóstico e Tratamento. Rio de Janeiro: Medsi; 1991. p. 117-27.

7. Dinarello CA, Wolf SM. Fever of unknown origin. In: Mandell GL, Douglas RG, Bennett JE. Principles and Practice of Infectious Diseases. 4th ed. New York: Churchill Livingstone; 1995.

8. Gelfand JA, Dinarello CA. Fever of unknown origin. In: Harrison's Principles of Internal Medicine. 15th ed. New York: McGraw-Hill; 2003. V 1. p. 780-85.

9. Hirschmann JV. Fever of unknown origin in adults. State-of-the-art. Clin Infect Dis 1997;24:291-302.

10. de Kleijn EM, Knockaert D, van der Meer JW. Fever of unknown origin: a new definition and proposal for diagnostic work-up. Eur J Intern Med. 2000;11:1-2.

11. de Kleijn EM, van Lier HJ, van der Meer JW. Fever of unknown origin: II. Diagnostic procedures in a prospective multicenter study of 167 patients. Medicine (Baltimore) 1997;76:401-14.

12. Knockaert DC, Vanderschueren S, Blockmans D. Fever of unknown origin in adults: 40 years on. J Intern Med 2003;253:263-75.

13. Knockaert DC, Vannesse LJ, Bobbaers HJ. Fever of unknown origin in the 1980's. An update of diagnosis spectrum. Arch Intern Med 1992;152:51-55.

14. Lambertucci JR. Febre, Diagnóstico e Tratamento. Rio de Janeiro: Medsi; 1991.

15. Larson EB, Featherstone HJ, Petersdorf RG. Fever of undetermined origin: diagnosis and follow-up cases, 1970-1980. Medicine (Baltimore) 1982;61:269-91.

16. Mackowiak PA, Durack DT. Fever of unknown origin. In: Mandell GL, Bennett JE, Dolin R (Ed.). Mandell, Douglas, Bennett's Principles and Practice of Infectious Diseases. 7th ed. Philadelphia: Churchill Livingstone; 2010. p. 779-790.

17. Mourad O, Palda VP, Detsky AS. A comprehensive evidence-based approach to fever of unknown origin. Arch Intern Med 2003;163:545-51.

18. Mylonakis E, Calderwood SB. Infective endocarditis in adults. N Engl J Med 2001;345:1318-30.

19. Petersdorf RG, Beeson PB. Fever of unexplained origin: report of 100 cases. Medicine 1961;40:1-30.

20. Roth AR, Basello GM. Approach to the adult patient with fever of unknown origin. Am Fam Physician. 2003;68:2223-28.

21. Tal S et al. Fever of unknown origin in the elderly. J Intern Med 2002;252:295-304.

22. Vanderschueren S et al. From prolonged febril illness to fever of unknown origin. Arch Intern Med 2003;163:1033-41.

23. Wright WF, Macrowiak PA. Fever of unknown origin In: Bennett JE, Dolin R, Blaser MJ (Ed.) Mandell, Douglas and Bennett Principles and Practice of Infectious Diseases. 8th ed. Philadelphia: Elsevier; 2015. p. 721-31.

171 Gravidez e Infecção

- Irineu Luiz Maia
- Célia Franco
- Luciana Souza Jorge
- Melissa Maia Braz

INTRODUÇÃO

A relação entre infecção materna e complicações gestacionais, como parto prematuro, morte neonatal e ocorrência de anormalidades congênitas, é conhecida há muito tempo. O diagnóstico, durante o período pré-natal, das infecções que acometem as gestantes permite sua orientação sobre as possibilidades de transmissão para o feto, as repercussões para os futuros filhos, e atitudes que podem prevenir essa transmissão, que incluem em algumas situações o tratamento da própria gestante. O diagnóstico das infecções pode ser estabelecido a partir da apresentação de quadro clínico pela gestante, mas, na maioria das vezes, a infecção é assintomática, e é a realização de exames sorológicos específicos que permite determinar a condição de mãe portadora de afecção com risco de transmissão para o feto.

Antigamente, a sigla TORCH (toxoplasmose, rubéola, citomegalovírus e herpes) reunia o grupo de infecções maternas que mais preocupava os médicos. Hoje se sabe que inúmeras infecções maternas podem cursar com danos para a criança, enquanto feto, recém-nascido e em outras fases de sua vida. As mais importantes condições infecciosas que acometem as gestantes e que costumam cursar com complicações neonatais ou em outras fases da vida da criança são: *Streptococcus agalactiae* (estreptococo do grupo B) (pneumonia, meningite, sepse), *Listeria monocytogenes* (meningite, sepse), *Treponema pallidum* (síndrome da sífilis congênita), vírus da rubéola (síndrome da rubéola congênita), citomegalovírus (doença congênita pelo CMV), vírus da imunodeficiência humana (HIV) (síndrome da imunodeficiência adquirida – aids), vírus das hepatites B e C, *Toxoplasma gondii* (síndrome da toxoplasmose congênita), *Trypanosoma cruzi* (doença de Chagas congênita), *Plasmodium sp.* (aborto, prematuridade, etc.).

Este capítulo apresentará as infecções mais frequentes; a infecção materna pelo vírus da imunodeficiência humana (HIV) não será abordada, pois foi discutida no Capítulo 5 – Aids.

SÍFILIS[1-13]

A sífilis é doença crônica que se caracteriza por comprometimento sistêmico, com quadro clínico bastante diverso, causada pelo espiroqueta *Treponema pallidum*. Em teoria, é uma doença passível de erradicação, pois não possui reservatório animal, pode ser diagnosticada por meio de testes amplamente disponíveis e curada com esquemas antimicrobianos simples e baratos. Além disso, apresenta período de incubação longo, o qual permite o estabelecimento do diagnóstico e a devida abordagem epidemiológica, com a finalidade de prevenir a transmissão subsequente a outros indivíduos. Apesar dessas características, os esforços e ações até hoje implementados falharam em eliminá-la.

O *T. pallidum* penetra no organismo humano através de membranas mucosas íntegras ou abrasões em pele e dissemina-se por via linfática ou hematogênica para todo o corpo, podendo atravessar, inclusive, a barreira placentária e infectar o feto e o líquido amniótico. Qualquer órgão pode ser invadido e a carga microbiana capaz de estabelecer a infecção é variável de acordo com as características do hospedeiro acometido.

Clinicamente, a doença é classificada como primária, secundária, latente e terciária (ver Capítulo 148 – Sífilis). De acordo com a forma de transmissão, a sífilis pode ser classificada como adquirida ou congênita. A forma adquirida decorre principalmente de contato sexual; a sífilis congênita ocorre com mais frequência quando o feto é infectado, a partir da mãe, no útero, através da placenta. Recém-nascidos podem também adquirir a infecção durante o nascimento ao passarem pelo canal de parto e terem contato com lesões genitais ativas. O aleitamento materno não é associado à transmissão de sífilis de uma mãe infectada para o filho, a menos que ela apresente lesão infectante nos seios ou nos mamilos.

Sífilis e Gestação

Os quadros de sífilis diagnosticados em gestantes são adquiridos sobretudo por transmissão sexual, embora seja possível encontrar manifestações compatíveis com sífilis congenitamente adquirida nessa população. As alterações cervicais que ocorrem durante a gravidez, como hiperemia e friabilidade do colo uterino, podem facilitar a penetração do *T. pallidum*, mas a história natural da doença em gestantes é a mesma que em mulheres não gestantes, desde que uma condição como a síndrome da imunodeficiência adquirida não esteja presente.

A transmissão vertical da sífilis pode ocorrer em qualquer estágio clínico de acometimento da mãe não tratada, ou inadequadamente tratada, e tem maior chance de se dar durante a fase recente da doença. O risco de infecção do feto decresce gradativamente após esse período. Estima-se que o risco de transmissão da doença para o feto seja de 70% a 100% em gestantes com sífilis primária e secundária não tratadas, de 40% para portadoras de sífilis latente recente e de 10% a 30% em casos de gestantes com sífilis latente tardia ou sífilis terciária. O tratamento adequado da mãe não garante que o feto não seja infectado, especialmente se este não for finalizado até 30 dias antes do parto.

A transmissão vertical do *T. pallidum* pode resultar em morte fetal, hidropisia não imune, morte neonatal, prematuridade ou nas síndromes clínicas da sífilis congênita (ver Capítulo 144 – Sífilis). Cerca de 50% das crianças infectadas serão assintomáticas ao nascimento e começarão a apresentar sintomas nos primeiros 3 meses de vida. A sífilis congênita é classificada como precoce quando diagnosticada até o 2º ano de vida e, como tardia, quando se apresenta após esse período, manifestando-se geralmente próximo da puberdade.

Tendo em vista os prejuízos propiciados ao desenvolvimento do feto, a abordagem da sífilis durante a gestação visa a estabelecer o diagnóstico da infecção ou da doença na mãe e garantir a realização de tratamento ideal da condição, com a finalidade de prevenir a morte fetal, a prematuridade ou a sífilis congênita no recém-nascido, e estudos documentam a sua eficácia.

Diagnóstico Laboratorial da Sífilis na Gestante

O diagnóstico laboratorial da sífilis na gestante é realizado pelos mesmos exames referidos no Capítulo 148 – Sífilis. A pesquisa do treponema em lesões cutaneomucosas deve ser realizada imediatamente após a colheita do material para a observação do padrão característico de motilidade da espiroqueta. Resultados falso-negativos em geral decorrem de erros em coleta, demora na realização do exame ou falhas nas técnicas de leitura das lâminas.

A investigação diagnóstica da sífilis por meio de testes sorológicos continua sendo a principal forma de abordagem da condição nas gestantes, pois a maioria delas apresenta-se assintomática no acompanhamento durante o pré-natal. O diagnóstico de acometimento materno por sífilis baseia-se na confirmação de apresentação de anticorpos treponêmicos específicos após a detecção de teste sorológico não treponêmico inespecífico, reagente.

Os testes sorológicos não treponêmicos habitualmente utilizados para triagem da sífilis em indivíduos assintomáticos, incluindo gestantes, são o VDRL (*venereal diseases research laboratory*) e o RPP (*rapid plasma reagin*). Eles detectam anticorpos da classe IgM e IgG direcionados contra antígenos lipoidais resultantes da interação de tecidos do hospedeiro com o *T. pallidum*, ou contra antígenos bacterianos apenas; são de realização técnica simples e têm elevada sensibilidade (70% a 100% em sífilis recente, primária e secundária e 60% a 98% em sífilis tardia, latente e terciária). Deve-se solicitar o exame quantitativo e seus resultados são apresentados em títulos, tornando-os úteis para o monitoramento quantitativo do tratamento. As principais limitações de tais testes relacionam-se com a ocorrência de resultados falso-positivos e falso-negativos. Os resultados falso-positivos

são explicados por reações cruzadas em casos decorrentes de infecções por outras espiroquetas, hepatites, mononucleose infecciosa, neoplasias, condições autoimunes como lúpus eritematoso e artrite reumatoide, entre outras.

O fenômeno prozona associado a títulos elevados de anticorpos e não realização de diluições adequadas para a avaliação sorológica das amostras que os contêm, ocorre em até 2% dos indivíduos infectados, especialmente em casos de sífilis secundária e gestantes, e é responsável por resultados falso-negativos. Diluições apropriadas devem ser realizadas nas situações em que a possibilidade do diagnóstico é alta e o risco com a doença é importante, como pacientes com outras doenças sexualmente transmissíveis, gestantes, usuários de drogas e pacientes infectados pelo HIV.

Os testes treponêmicos habitualmente usados para a confirmação da infecção pelo *T. pallidum* incluem o FTA-Abs (*fluorescent treponemal antibody-absorption*) e o TPHA (*treponema pallidum hemaglutination*). Esses testes permitem a detecção de anticorpos específicos contra antígenos do *T. pallidum* e seus resultados são expressos de forma qualitativa e não quantitativa; eles têm elevada especificidade (FTA-Abs: 94% a 100% e TPHA: 98% a 100%), mas, por persistirem reagentes usualmente pelo restante da vida no indivíduo já infectado, não têm utilidade no acompanhamento após o tratamento da sífilis. Indica-se a realização de teste confirmatório treponêmico na gestante a partir da detecção de positividade em teste não treponêmico, mesmo em títulos tão baixos quanto 1:1.

Novos testes diagnósticos, que incluem EIA (*enzyme immunoassays*), ELISA (*enzyme-linked immunosorbent assay*) e *imunoblotting/Western blot* para a detecção de anticorpos específicos contra o *T. pallidum* das classes IgG e IgM, além de PCR (*polymerase chain reaction*) para a detecção de DNA bacteriano, são atualmente disponíveis, mas aplicam-se para o diagnóstico da infecção neonatal, e não para a abordagem da gestante.

Interpretação das Reações Sorológicas para a Sífilis na Gestante

Os resultados de testes sorológicos devem ser interpretados em conjunto com a história da gestante e os achados de exame físico. Em gestantes com sífilis recente, sintomática ou não, os testes sorológicos devem ser repetidos mensalmente após o tratamento e no momento do parto para a determinação da eficiência. Considera-se que o tratamento foi adequado quando houve decréscimo na titulação do teste não treponêmico de quatro ou mais vezes (p. ex., de 1:16 para pelo menos 1:4) após 3 meses, e de oito ou mais vezes após 6 meses. A negativação de tais testes é esperada, após o parto; deverá ocorrer em 1 ano após o tratamento nos casos de sífilis primária, e em 2 anos nos casos de sífilis secundária. A persistência de títulos positivos, principalmente se superiores a 1:4, mesmo com a realização do tratamento correto, deverá ser interpretada como infecção persistente, ou reinfecção.

Em gestantes assintomáticas, a interpretação de testes sorológicos positivos pode representar um desafio. Gestantes com testes treponêmicos reagentes, mas com testes não treponêmicos com baixa titulação, isto é, até 1:4, ou negativos, podem ser portadoras de sífilis latente recente ou tardia, ou podem já ter sido submetidas a tratamento bem-sucedido para sífilis. Nesta última condição, os exames representariam apenas a *cicatriz sorológica* da infecção pregressa. Pacientes não tratadas anteriormente de forma adequada deverão ser consideradas como portadoras de sífilis latente recente, ou tardia, de acordo com os dados de história clínica que relatem; elas deverão receber tratamento específico para a condição designada e submetidas a controle de cura com a realização de teste não treponêmico mensalmente, observando-se o declínio dos títulos. Na infecção latente recente espera-se queda de quatro vezes no título em 1 ano e, na infecção tardia, a queda pode ser mais lenta.

A detecção de testes não treponêmicos reagentes, associados aos testes treponêmicos não reagentes, sugere falsa positividade do primeiro. Quando não houver possibilidade de realização de teste treponêmico para a confirmação do diagnóstico, em gestante que tenha apresentado positividade em teste não treponêmico de triagem, ela deverá ser considerada como portadora de sífilis e submetida a tratamento específico de acordo com a caracterização clínica. Para essa condição, a titulação do teste não treponêmico não tem importância.

Gestantes com coinfecção sífilis e HIV podem apresentar respostas sorológicas mais lentas ao tratamento e a queda nos títulos de anticorpos pode não ser observada. Além disso, a falência do tratamento é mais frequente nessa população, assim como o comprometimento do sistema nervoso central; essas características justificam um acompanhamento mais cuidadoso da gestante infectada pelo HIV.

O retratamento da gestante que teve diagnóstico de sífilis estabelecido não é indicado, exceto quando houver evidência clínica ou sorológica de nova infecção, ou quando apresentar história de contato sexual recente com parceiro portador de sífilis recente. A elevação de títulos em teste não treponêmico, de quatro ou mais vezes acima do último teste realizado (p. ex., de 1:2 para 1:16) sinaliza a necessidade de novo tratamento.

Tratamento da Gestante com Sífilis

A sífilis durante a gestação deve ser tratada com a prescrição dos esquemas habitualmente prescritos para cada estágio da doença. O tratamento deverá ser instituído tão logo o diagnóstico tenha sido estabelecido e preferencialmente até 4 semanas antes do parto. Tratamentos realizados no último mês de gestação podem associar-se ao nascimento de neonatos infectados, mesmo que o esquema terapêutico tenha sido ideal e corretamente administrado.

O tratamento com penicilina (penicilina G benzatina, penicilina G procaína e penicilina G cristalina) é o ideal para sífilis. Considerando-se as altas taxas de falência com outros antimicrobianos e a indisponibilidade de dados suficientes que autorizem o uso de outros medicamentos para o seu tratamento, pacientes com história de alergia à penicilina deverão ser submetidas à dessensibilização para ela.

Outros antibióticos utilizados para o tratamento de sífilis incluem amoxicilina, eritromicina, doxiciclina e, mais recentemente, azitromicina e ceftriaxona. A eritromicina se associa a alta taxa de falhas terapêuticas em gestantes, considerando sua pequena passagem pela barreira placentária; as tetraciclinas têm seu uso contraindicado durante a gravidez devido aos efeitos que apresenta sobre a dentição e o crescimento de ossos do recém-nascido. Não há, ainda, estudos clínicos

sobre o uso de azitromicina para o tratamento da sífilis na gestação, mas já existem relatos de falências de tratamentos de sífilis em não gestantes associadas à resistência a esse macrolídeo. A ceftriaxona é apresentada como alternativa terapêutica para gestantes, embora os estudos que a avaliem para a condição sejam limitados[13].

Os esquemas de tratamento de sífilis baseados no uso de penicilina, durante a gestação, e para a sífilis congênita, variam nos diversos países. A norma brasileira define que o tratamento realizado com medicamento diferente de penicilina será considerado como não adequado, mas prevê a prescrição de eritromicina em casos de impossibilidade de utilização da primeira droga após a dessensibilização.

Os esquemas terapêuticos para sífilis na gestação e os órgãos que os recomendam são apresentados na Tabela 171.1.

O tratamento da sífilis durante a gestação pode ser complicado pela ocorrência da reação de Jarisch-Herxheimer em até 45% das mulheres, e associa-se principalmente a sífilis primária e secundária. A reação se inicia entre 2 e 4 h após a administração da penicilina, dura de 24 a 48 h e se caracteriza pela apresentação de febre, calafrios, mialgia, cefaleia, hipotensão, taquicardia e acentuação das lesões cutâneas. Ela pode levar à contração uterina, sofrimento fetal e precipitar o trabalho de parto. Por isso, recomenda-se que o início do tratamento da gestante seja feito em ambiente hospitalar, com monitoração fetal por 24 h, idealmente. O tratamento consiste em analgésicos e repouso. Considerando seus efeitos nocivos para o feto, a reação de Jarisch-Herxheimer pode ser evitada com a administração de corticosteroides antes da terapia penicilínica. Recomendam-se 60 mg de prednisona por via oral ou 12 mg de betametasona por via IM, 24 h antes da administração da penicilina.

A falência no tratamento pode ocorrer, com risco de interrupção da gravidez e de nascimento de criança com sífilis congênita. As condições geralmente associadas à falência terapêutica incluem coinfecção sífilis e HIV, apresentação dos estágios precoces da doença, apresentação de títulos elevados em teste não treponêmico na época do tratamento e do parto, tratamento da gestante após 24 semanas, utilização de esquema terapêutico reduzido, ocorrência de parto prematuro e detecção de doença fetal severa caracterizada por hidropisia, hepatomegalia, placentomegalia, ascite e elevação de transaminases.

A abordagem da sífilis na gestante deve incluir, também, a pesquisa e a avaliação de sua vida sexual, o acompanhamento, o diagnóstico e o tratamento do(s) parceiro(s) sexual(ais) e a investigação e o tratamento de outras doenças sexualmente transmissíveis.

TOXOPLASMOSE[14-17]

A toxoplasmose é uma zoonose de distribuição universal, transmitida ao homem sob uma forma adquirida e uma forma congênita. A primeira resulta da ingestão de cistos ou oocistos do *T. gondii*, inalação de oocistos e raramente por transfusão de sangue, transplante de órgãos e acidentes laboratoriais; a segunda é devida à transmissão do protozoário através da via placentária em gestantes infectadas (ver Capítulo 153 – Toxoplasmose). Pesquisa realizada nos EUA entre 1999 e 2000 avaliou o perfil sorológico de 4.234 mulheres entre 12 e 49 anos de idade e encontrou presença

TABELA 171.1

Tratamento da Sífilis em Gestantes		
Estágio da Doença	**Tratamento de Escolha**	**Tratamentos Alternativos**
Sífilis primária	Penicilina G benzatina, 2.400.000 UI, por via intramuscular em dose única (1.200.000 UI em cada glúteo) [1-3]	Eritromicina, 500 mg, por via oral, de 6/6 h, por 15 dias[1,3]; azitromicina, 2 g, por via oral, em dose única[3]; azitromicina, 500 mg, por via oral, uma vez ao dia, por 14 dias[3]; ceftriaxona, 500 mg, por via intramuscular, uma vez ao dia, por 10 dias[3]
Sífilis secundária e sífilis latente recente	Penicilina G benzatina, 2.400.000 UI, por via intramuscular, duas vezes, com intervalo de 1 semana entre as aplicações (1.200.000 UI em cada glúteo). Dose total de 4.800.000 UI[1] Penicilina G benzatina, 2.400.000 UI, por via intramuscular em dose única (1.200.000 UI em cada glúteo) [2,3]	Eritromicina, 500 mg, por via oral, de 6/6 h, por 15 dias[1,3]; azitromicina, 2 g, por via oral, em dose única[3]; azitromicina, 500 mg, por via oral, uma vez ao dia, por 14 dias[3]; ceftriaxona, 500 mg, por via intramuscular, uma vez ao dia, por 10 dias[3]
Sífilis terciária, sífilis latente tardia e sífilis de duração ignorada	Penicilina G benzatina, 2.400.000 UI, por via intramuscular, três vezes, com intervalo de 1 semana entre as aplicações (1.200.000 UI em cada glúteo). Dose total de 7.200.000 UI[1-3]	Eritromicina, 500 mg, por via oral, de 6/6 h, por 30 dias[1]
Neurossífilis	Penicilina G cristalina aquosa, 18 a 24 milhões de UI, por via intravenosa, de 4/4 h, por 10 a 14 dias[1-3]	Ceftriaxona, 2 g, por via intramuscular ou via intravenosa, uma vez ao dia, por 10 a 14 dias[3]

[1] Brasil. Ministério da Saúde, Secretaria de Vigilância em Saúde, Programa Nacional de DST e AIDS. Diretrizes para o Controle da Sífilis Congênita. Brasília: Ministério da Saúde; 2005.
[1] Brasil. Ministério da Saúde. Secretaria de Vigilância em Saúde. Manual de Controle das Doenças Sexualmente Transmissíveis. Brasília: Ministério da Saúde; 2006.
[2] Centers for Disease Control and Prevention (CDC). Sexually Transmitted Diseases Treatment Guidelines 2010. MMWR – Morb Mortal Wkly Rep. 2010;59(RR-12).
[3] UK National Guidelines on the Management of Syphilis; 2008.

de anticorpos específicos em apenas 15,8% delas; ou seja, cerca de 84% das mulheres em idade gestacional não teriam sido infectadas pelo *T. gondii* e poderiam apresentar risco de aquisição da toxoplasmose durante a gestação. Contudo, a prevalência de infecção pelo *T. gondii* é muito variável e no Brasil a presença de anticorpos na população adulta varia entre 50% e 80%.

A maioria dos indivíduos que sofre infecção aguda não apresenta sintomatologia e o parasita permanece nos tecidos sob a forma cística, configurando a toxoplasmose crônica, também assintomática. Eventualmente, se ocorrer imunodepressão, como ocorre em pacientes com aids, pode ocorrer a reagudização, com exteriorização clínica de quadros neurológicos ou alterações em outros órgãos.

Toxoplasmose Congênita

A toxoplasmose congênita é uma doença passível de prevenção e tratamento. Na maioria das vezes acomete crianças filhas de mulheres que adquiriram a infecção primária pelo *T. gondii* durante a gestação. As condições que podem contrariar tal afirmação incluem a condição de imunossupressão, como, por exemplo, a aids, pela gestante já cronicamente infectada pelo *T. gondii* e a ocorrência da infecção materna em período próximo da concepção (cerca de 3 meses). Com base nesta última situação, recomenda-se que a mulher na qual se tenha diagnosticado um quadro de toxoplasmose aguda só engravide após um período de 6 a 9 meses; ou após os exames sorológicos não evidenciarem mais a presença de anticorpos específicos da classe IgM, pois o período de parasitemia é de 3 meses, em média.

A toxoplasmose pode ser transmitida ao feto durante toda a gravidez; entretanto, o risco de transmissão aumenta no decorrer dela. Estima-se que o risco de transmissão vertical do *T. gondii* seja de cerca de 10% quando a infecção materna ocorre no 1º trimestre de gestação, de 30% a 50% quando ocorre no 2º trimestre, e de 60% a 80%, se acontecer no 3º trimestre. Por outro lado, a gravidade do acometimento fetal relaciona-se com a época em que ocorreu a infecção materna. Quanto mais precoce for a infecção materna, maior é o risco de morte fetal, ou perinatal, e de ocorrência de abortamento espontâneo. A infecção materna no 2º trimestre de gestação pode ocasionar graves distúrbios neurológicos, enquanto no 3º trimestre em geral resulta no nascimento de neonatos aparentemente normais; mas, mesmo assim, tais crianças merecem acompanhamento rigoroso, pois podem apresentar meses ou anos depois coriorretinite, convulsões e retardo psicomotor (ver Capítulo 149 – Toxoplasmose). É importante lembrar que a maioria das mulheres que se infectam com o *T. gondii* não apresentará qualquer sinal ou sintoma clínico e que o risco de transmissão do protozoário para o feto não se relaciona com a característica de a infecção materna ser sintomática ou não.

Diagnóstico Laboratorial da Toxoplasmose na Gestante

O diagnóstico da toxoplasmose, inclusive durante a gravidez, baseia-se em exames sorológicos. Idealmente, as mulheres deveriam ter sua condição de infecção prévia pelo *T. gondii* estabelecida antes da concepção. As gestantes devem ser submetidas sistematicamente à realização de testes sorológicos para a detecção de anticorpos das classes IgM e IgG específicos contra o *T. gondii*, na primeira consulta pré-natal.

A primeira classe de anticorpos a aparecer e que caracteriza toxoplasmose aguda ou em atividade e, portanto, com risco de transmissão vertical do protozoário, é a classe IgM. Eles surgem antes dos anticorpos da classe IgG e persistem por período de tempo relativamente curto, após a infecção aguda; essa característica torna essa imunoglobulina fundamental para o diagnóstico da infecção recente pelo *T. gondii*. Além disso, por ser de grande tamanho, ela não atravessa a barreira placentária, tornando-se ideal para o diagnóstico da infecção neonatal aguda.

A clássica reação de Sabin-Feldman não é mais utilizada na prática clínica. Testes sorológicos desenvolvidos na atualidade para a detecção de anticorpos de ambas as classes são, entretanto, extremamente sensíveis e, portanto, os anticorpos da classe IgM podem ser detectados no soro por período de tempo que atinge anos, dificultando o diagnóstico temporal da infecção materna, sem que tenham qualquer importância clínica. Testes realizados pela metodologia ELISA são muito sensíveis. Dessa forma, um resultado IgM positivo para toxoplasmose em uma amostra isolada de sangue pode ser interpretado como: resultado *verdadeiro-positivo*, ou seja, representativo e diagnosticando uma infecção aguda; resultado *verdadeiro-positivo* representativo de infecção crônica; ou ainda, resultado *falso-positivo*. De forma geral, os títulos de anticorpos da classe IgM na fase aguda da infecção aguda são significativamente mais altos que os títulos obtidos quando os anticorpos são considerados residuais.

Em 1989, Hedman e cols. introduziram o teste de avidez de IgG para auxiliar o diagnóstico de infecções agudas em gestantes, que se baseia na força da ligação dos anticorpos específicos da classe IgG com o antígeno multivalente do parasita. Esses anticorpos são produzidos em baixas concentrações na infecção aguda e ligam-se de maneira frágil com o antígeno do toxoplasma. Conforme transcorre o tempo após o início da infecção, aumentam e ligam-se de modo mais intenso ao antígeno. Dessa maneira, o resultado de alta ou forte avidez no início da gestação é interpretado sinalizando a ocorrência de infecção materna há mais de 16 semanas e exclui infecção materna pós-concepção; o resultado de baixa ou fraca avidez sugere que a infecção ocorreu nos 4 meses precedentes.

Dessa forma, os resultados de testes sorológicos para a detecção de anticorpos maternos das classes IgM e IgG, realizados na primeira consulta pré-natal e/ou no 1º trimestre de gestação, podem ser interpretados da seguinte forma:

* *testes para a detecção de anticorpos das classes IgM e IgG negativos:* a gestante é suscetível à infecção pelo *T. gondii*, e deve ser orientada com relação às medidas preventivas para que tal infecção não ocorra. Além disso, os testes sorológicos deverão ser repetidos mensalmente para monitoramento de ocorrência de possível infecção;
* *teste para a detecção de anticorpos da classe IgM negativo e teste para a detecção de anticorpos da classe IgG positivo*: trata-se de infecção pregressa, antiga, sem risco de ocorrência de infecção fetal, desde que a gestante não apresente condições de imunossupressão;
* *testes para a detecção de anticorpos das classes IgM e IgG positivos*: é necessária a avaliação materna com testes que permitam definir se a infecção é aguda e,

consequentemente, com risco de transmissão do parasita para o feto; ou se a infecção é crônica e a gestante está apresentando anticorpos residuais da classe IgM. Nessa situação, emprega-se o teste de avidez para IgG; resultado de *baixa avidez*, especialmente associado a altos títulos de IgM são interpretados como infecção aguda e recente; resultado de *alta avidez* associado a baixos títulos de IgM são interpretados como risco extremamente baixo de infecção aguda e muito pouca probabilidade de transmissão do parasita para o feto.

Quando há a suspeita de infecção fetal, obtida a partir dos resultados dos exames sorológicos e/ou por alterações detectadas em ultrassonografia, outros exames podem-se mostrar necessários para a definição da infecção e do acometimento fetal. A pesquisa do DNA do *T. gondii*, pela técnica de PCR, em líquido amniótico, a partir da 18ª semana da gestação é exame com altíssima sensibilidade, porém apresenta custo elevado.

Tratamento da Gestante com Toxoplasmose

Uma vez feito o diagnóstico de toxoplasmose aguda na gestante, seu tratamento deve ser iniciado imediatamente.

A espiramicina, antibiótico macrolídeo, tem sido descrito como capaz de diminuir a transmissão vertical. Essa diminuição parece ser mais eficiente quando o medicamento é utilizado no 1º trimestre da gravidez e se relaciona com as altas concentrações que atinge em placentas de mamíferos. Não existem evidências de que a espiramicina seja teratogênica. Ela deve ser administrada durante toda a gravidez, mesmo nos casos de dúvida na interpretação dos testes sorológicos para a detecção de IgM e IgG, nos quais a pesquisa do DNA do *T. gondii* pela técnica de PCR no líquido amniótico tenha resultado negativa, pois a infecção fetal pode ocorrer até o final do período gestacional, ainda que a placenta tenha sido infectada no seu início.

Nos casos em que a possibilidade da transmissão vertical do parasita for alta (alterações visíveis ao exame ultrassonográfico do feto), ou naqueles nos quais a infecção fetal está bem estabelecida (PCR positiva no líquido amniótico), a espiramicina deverá ser substituída a partir da 14ª semana de gestação pela associação de sulfadiazina e pirimetamina, acrescidas, ainda, de ácido folínico para neutralizar os efeitos tóxicos da combinação. Esses medicamentos deverão ser administrados até o final da gravidez, mas é prudente substituir a sulfadiazina por clindamicina (300 mg de 6/6 h) ou espiramicina (1 g de 8/8 h) no último mês da gestação, para evitar o risco de *kernicterus* no recém-nascido, decorrente do emprego da sulfa.

Os esquemas terapêuticos para toxoplasmose na gestação são:

* baseado em uso de espiramicina:
  – espiramicina, 1 g administrado por via oral, em intervalos de 8 h (três doses/dia);
* baseado em uso de sulfadiazina e pirimetamina:
  – sulfadiazina, 100 mg/kg/dia, administrados por via oral, em intervalos de 6 h (quatro doses/dia);
  – pirimetamina, 25 mg, administrados por via oral, uma vez ao dia;
  – ácido folínico, 15 mg administrado por via oral, uma vez ao dia.

Medidas de Prevenção

As gestantes cujos testes sorológicos para a detecção de anticorpos das classes IgM e IgG resultarem negativos devem ser orientadas sobre como evitar a ingestão de cistos e oocistos presentes no meio ambiente. Devem evitar a ingestão de carnes cruas ou malcozidas, frutas com casca e vegetais crus mal-lavados e não desinfetados; deverão evitar, ainda, contato com gatos e contato manual com o solo sem proteção, como luvas. Deverão, também, ser orientadas a lavarem muito bem as mãos antes de se alimentarem, e todas as vezes que manipularem alimentos crus, solo, caixas de areia e gatos. Como já referido, essas gestantes devem realizar exames sorológicos IgG e IGM específicos para a toxoplasmose mensalmente, a fim de ser detectada uma possível infecção durante a gestação.

RUBÉOLA[18-20]

A rubéola é uma doença infecciosa aguda, causada por um vírus RNA da família Togaviridae que acomete preferencialmente crianças e adultos jovens; tem distribuição universal e a prevalência de infecção entre adultos atinge taxas de 70% a 85%.

Clinicamente a rubéola se caracteriza pela apresentação de febre, exantema e linfadenopatia, que têm evolução benigna; formas pouco sintomáticas, ou assintomáticas, podem acometer em até 2/3 das pessoas infectadas. Adquire importância pela possibilidade de ser transmitida verticalmente, causar infecção fetal e levar a malformações congênitas.

Rubéola Congênita

Desde sua descrição por Gregg, em 1941, o vírus da rubéola é reconhecido como agente altamente teratogênico para seres humanos, comprometendo o desenvolvimento fetal e causando a conhecida síndrome da rubéola congênita (SRC). As principais alterações observadas nas crianças nascidas com SRC incluem: retardo do crescimento intrauterino, retardo do crescimento pós-natal, persistência do canal arterial, estenose da artéria pulmonar, surdez, catarata, doença da retina, microftalmia, pneumonia intersticial, meningoencefalite, retardo mental e púrpura (ver Capítulo 145 – Rubéola).

Vários estudos verificaram que a frequência de infecção materna pelo vírus da rubéola é maior que a da SRC, demonstrando que nem toda infecção materna leva à lesão fetal. Entretanto, enquanto as crianças acometidas de forma moderada ou grave pela SRC podem ser facilmente reconhecidas ao nascimento, aquelas com comprometimentos leves podem ter a suspeita ou o diagnóstico estabelecido apenas em outras épocas após o nascimento. Além disso, outros estudos estimam que a SRC acomete de 20% a 25% das crianças nascidas de mães que apresentaram a rubéola durante as primeiras 20 semanas da gestação, mas concluem que tais resultados podem subestimar os riscos reais de infecção fetal e de ocorrência de anormalidades ao nascimento.

O acompanhamento por 4 anos de crianças nascidas de mães infectadas pelo vírus da rubéola durante as primeiras 8 semanas de gestação revelou que 85% delas apresentavam alguma anormalidade. O risco de ocorrência de defeito congênito diminuiu para 52% quando a infecção materna pelo vírus da rubéola ocorreu entre a 9ª e a 12ª semana de gestação e, após a 20ª semana, demonstrou ser muito raro.

Diagnóstico Laboratorial da Rubéola na Gestante

Indica-se a realização de avaliação sorológica para reconhecimento de contato prévio da gestante com o vírus da rubéola, ou não, já na primeira consulta pré-natal, e justifica-se pela gravidade do comprometimento fetal quando a infecção materna ocorre no 1º trimestre da gestação. A avaliação sorológica consiste da pesquisa, na gestante, de anticorpos específicos contra o vírus da rubéola, das classes IgM e IgG. Várias técnicas podem ser empregadas para a detecção dos anticorpos, mas o ELISA é o mais utilizado.

Os anticorpos da classe IgM são detectados precocemente na infecção primária; os da classe IgG estarão presentes 3 a 4 dias após o início do quadro clínico e atingirão títulos máximos depois de 2 semanas. Os anticorpos da classe IgG declinam lentamente após o quadro agudo e persistem pelo restante da vida protegendo contra reinfecções. A elevada sensibilidade apresentada pelos testes realizados pela técnica ELISA pode fazer com que anticorpos da classe IgM sejam detectados por até 1 ano após a infecção primária, sem que tal achado tenha importância clínica.

Em gestantes assintomáticas, a detecção de anticorpos específicos para rubéola da classe IgM sinaliza a necessidade de utilização do teste de avidez de IgG, com a finalidade de estabelecer o período em que a infecção materna pelo vírus da rubéola ocorreu. Na fase aguda da infecção, os anticorpos da classe IgG apresentam baixa avidez por antígenos virais e essa característica dura aproximadamente 4 meses; após essa fase, ocorre aumento gradual da avidez à medida que o tempo passa. O teste de avidez é extremamente útil para distinguir infecções recentes durante a gestação, e que podem representar maior risco para os fetos, das infecções tardias, que não comprometerão seu desenvolvimento.

Dessa forma, os resultados de testes sorológicos para a detecção de anticorpos maternos das classes IgM e IgG contra a rubéola, realizados na primeira consulta pré-natal, podem ser interpretados da seguinte forma:

- *detecção de anticorpos da classe IgM negativo e detecção de anticorpos da classe IgG positivo*: trata-se de cicatriz pós-vacinação contra a rubéola ou infecção pregressa, antiga, sem risco de ocorrência de infecção fetal e complicações;
- *detecção de anticorpos das classes IgM e IgG negativos*: a gestante é suscetível à infecção pelo vírus da rubéola. Novas amostras de sangue deverão ser colhidas durante a gravidez para se observar a ocorrência de mudança de resultado na detecção de anticorpos;
- *resultado positivo para anticorpos específicos contra o vírus da rubéola da classe IgM*: sugere infecção recente pelo vírus da rubéola. Nessa situação deve-se realizar o teste de avidez de IgG; a interpretação dos resultados desses, em conjunto, permitirá estabelecer o diagnóstico de infecção aguda pelo vírus da rubéola. A obtenção de novos resultados negativos para a detecção de anticorpos das classes IgM e IgG deverá ser interpretada como ausência de infecção prévia e atual.

O diagnóstico da SRC pode ser estabelecido ainda durante a gestação por meio da detecção de sequência genômica do vírus da rubéola, pela técnica de PCR, em material obtido através de amniocentese, cordocentese ou ainda por meio de biópsia vilocoriônica. Tais técnicas são dispendiosas e disponíveis apenas em laboratórios especializados.

Vacinação contra a Rubéola na Gestante

A vacina contra a rubéola é elaborada com vírus vivos atenuados e tem alta eficiência. Além disso, provê longa proteção da pessoa vacinada.

No início havia dúvidas de se o vírus vacinal, apesar de atenuado, também causaria danos para os fetos, caso a vacina fosse acidentalmente administrada a gestantes. A observação de mais de 1.000 gestantes vacinadas em vários países, como EUA, Suécia, Reino Unido e Alemanha, no decorrer dos anos, entretanto, não revelou casos de SRC; tal achado foi confirmado em estudo recente realizado no Canadá. Dessa forma, é consenso em nível internacional, na atualidade, que, caso a vacina seja administrada em uma gestante suscetível à infecção pelo vírus da rubéola, no início de sua gravidez, tal atitude não deve ser considerada como indicação para a realização de "aborto terapêutico". Vale ressaltar que a realização de "aborto terapêutico" não é prática legalmente aprovada e vigente no Brasil.

HEPATITE B[21-30]

A hepatite B constitui importante problema de saúde pública, com aproximadamente 350 milhões de pessoas portadoras crônicas desse vírus no mundo. Estima-se que 15% a 25% dos portadores crônicos do vírus da hepatite B (HBV) apresentarão evolução para doença hepática terminal, manifestada por cirrose ou carcinoma hepatocelular primário. A idade na qual a infecção primária pelo HBV ocorre é fator prognóstico importante para o desenvolvimento da doença hepática crônica; cerca de 80% a 95% dos indivíduos infectados ao nascimento evoluirão para cronicidade, enquanto menos de 10% das pessoas infectadas na idade adulta apresentarão tal progressão.

A infecção pelo HBV é particularmente importante em gestantes pelo risco de transmissão vertical do vírus, que pode ocorrer desde a concepção até o final da gestação, e também no período perinatal para o recém-nascido. A transmissão nesse último período é a mais frequente. A transmissão do HBV da mãe para o filho pode ocorrer se a primeira for portadora crônica do HBV, condição definida sorologicamente pela apresentação do HbsAg, ou se ela apresentar quadro de infecção aguda pelo HBV durante a gestação. Os aspectos que influenciam a transmissão vertical do HBV são: nível de replicação (medidas de HBV-DNA >7 log UI/mL são citadas em alguns trabalhos) ou de atividade do vírus na gestante, prevalência de infecção pelo HBV na área, idade da infecção materna e fase da infecção na gestante. A transmissão vertical do HBV dá-se, principalmente, por meio do contato de pequenas lesões ou soluções de continuidade da pele ou da mucosa do recém-nascido com sangue ou fluidos maternos, no momento da passagem da criança pelo canal de parto. A passagem transplacentária é a via de transmissão vertical do HBV somente em 5% a 15% dos casos de crianças infectadas. A transmissão ocorre a cada camada de células, iniciando-se nas células deciduais, seguindo pelas células endoteliais capilares até a circulação fetal.

Os neonatos infectados pelo HBV são habitualmente assintomáticos; cerca de 10% deles podem apresentar quadro clínico da infecção, caracterizado por icterícia e elevação das enzimas hepáticas entre 2 e 6 meses de idade. Aproximadamente 50% a 90% das crianças com infecção aguda pelo HBV irão tornar-se portadoras crônicas do vírus, ao contrário dos adultos, cuja porcentagem é de 10%.

Imunoprofilaxia do Recém-nascido contra Hepatite B

Idealmente as estratégias governamentais deveriam ser direcionadas no sentido de identificar os adolescentes não infectados pelo HBV e realizar um programa de vacinação amplo contra esse vírus. Estudos sobre a vacinação contra HBV em gestantes suscetíveis são escassos, mas ela parece ser eficaz e segura. As gestantes suscetíveis constituem um grupo acessível à aplicação da profilaxia com a vacina e tal ação teria repercussões positivas tanto para as mulheres quanto para seus filhos.

A abordagem da gestante portadora crônica do HBV consiste basicamente na sua identificação e na realização da imunoprofilaxia do recém-nascido. Toda gestante deve ser submetida à avaliação sorológica para conhecimento de seu estado de portadora crônica do HBV, por meio da detecção em nível sérico do HbsAg. As crianças nascidas dessas mães deverão receber, até 12 h após o nascimento, a gamaglobulina hiperimune para o HBV (HBIG) e ter a vacinação contra o HBV iniciada concomitantemente. A aplicação desses componentes deve ser feita em topografias distintas. As doses subsequentes da vacina contra o HBV devem ser administradas 30 e 180 dias após o nascimento, e a criança deverá ter sua sorologia realizada no 18º mês de vida. O aleitamento materno não é contraindicado para filhos de mães HBsAg positivas, se eles tiverem recebido imunoprofilaxia adequada.

A atividade viral do HBV durante a gestação costuma ser leve, mas a possibilidade de ocorrência de *flare* (períodos de atividade ou exacerbação da doença, com elevação dos níveis de transaminases) é descrita. Alguns estudos demonstram que a apresentação pela gestante de critérios para o tratamento da infecção crônica pelo HBV e a prevenção da transmissão perinatal do vírus constituem indicações para a prescrição de agentes antivirais para a gestante portadora crônica de HBV. Quando a gestante apresenta critérios para o uso de antivirais, estes devem ser iniciados o mais prontamente; como medida preventiva, a prescrição de antivirais deve ser feita no 3º trimestre de gestação das portadoras de HBeAg e que apresentem viremia elevada (HBV-DNA > 7 log UI/mL). Os antivirais recomendados são lamivudina, tenofovir e telbivudina, por serem seguros e eficazes; entretanto, mais estudos clínicos são necessários para elucidar o papel da terapia antiviral na prevenção da transmissão do vírus da hepatite B.

HEPATITE C[31,-37]

O vírus da hepatite C (HCV) pode causar doença aguda e/ou crônica do fígado, com evolução e gravidade variáveis, além de manifestações extra-hepáticas decorrentes de estimulação crônica do sistema imunológico e da autoimunidade que ele induz. Aproximadamente 170 milhões de pessoas no mundo estão infectadas pelo HCV e a prevalência é maior entre homens com idade de 30 a 49 anos.

A prevalência de gestantes infectadas pelo HCV tem sido avaliada mundialmente e as taxas de infecção variam entre 0,2% e 2,4% nas diversas regiões geográficas. Os fatores de risco já reconhecidos e associados com a infecção pelo HCV em gestantes incluem o uso de drogas injetáveis, a infecção pelo HIV, antecedentes de transfusão de sangue e de apresentação de doenças sexualmente transmissíveis, mas em cerca de 25% a 50% das mulheres infectadas existe desconhecimento sobre eles.

Na atualidade, a transmissão vertical é a forma de aquisição do HCV mais comum da população pediátrica; ela pode ocorrer intraútero ou durante o período perinatal. O risco dessa transmissão é de 6% entre mães com anti-HCV reagente e de 10% entre aquelas com RNA-HCV detectável; ele se torna maior quando a mãe é coinfectada pelo HIV. Não há recomendação universal para a realização de busca sistemática de gestantes infectadas pelo HCV, dada a inexistência até o momento de medidas que diminuam ou previnam a transmissão vertical, mas a pesquisa de anticorpos anti-HCV é obrigatória entre gestantes que apresentem fatores de risco para a infecção.

Estudos não têm demonstrado aumento no risco de transmissão do HCV com a realização de parto normal, e não existe até o momento qualquer recomendação formal sobre o tipo de parto a ser indicado; entretanto, pode-se preferir a cesariana como forma de nascimento, por minimizar a possibilidade de exposição da criança a sangue e fluidos maternos que contenham partículas virais. Os dados conhecidos até o momento também não demonstram aumento do risco de transmissão do HCV de mãe infectada para seu filho por meio da amamentação. O RNA-HCV tem sido detectado no leite materno, mas em concentrações insuficientes para infectar a criança recém-nascida. Dessa forma, o aleitamento materno não é desestimulado para as mães com hepatite crônica pelo HCV; elas devem, entretanto, abster-se de fazê-lo caso apresentem fissuras ou sangramentos nos mamilos. Não existe recomendação para a administração de imunoglobulinas e/ou de agentes antivirais como profilaxia após a exposição ao vírus.

As crianças que adquirem HCV verticalmente em geral são assintomáticas, mas podem apresentar elevação das enzimas hepáticas, com leve hepatite crônica durante os primeiros 2 anos de vida. Quadros de hepatite fulminante pelo HCV são raros em crianças, assim como em qualquer idade. Embora 75% das infecções agudas pelo HCV evoluam para cronicidade em adultos, nas crianças o quadro se resolve em 50% dos casos. As crianças nascidas de mães portadoras do HCV devem ser testadas para o anti-HCV após os 12 meses de idade; caso exista necessidade de estabelecimento do diagnóstico mais precocemente, o mesmo poderá ser efetuado por meio da pesquisa de RNA-HCV, 23 a 3 meses depois do parto.

Até o presente momento, os dados disponíveis são insuficientes para determinar a probabilidade de evolução para cirrose e hepatocarcinoma em indivíduos que adquirem o HCV por transmissão vertical.

INFECÇÕES POR VÍRUS HERPES HUMANO

A família dos vírus herpes humanos é composta por grandes vírus DNA envelopados com estrutura similar. Inclui os vírus herpes simples (VHS) tipos 1 e 2, vírus varicela-zóster (VVZ), vírus Epstein-Barr (VEB), citome-

galovírus (CMV) e os vírus herpes humanos tipos 6, 7 e 8. Todos têm a capacidade de estabelecer latência e de reativar posteriormente.

VÍRUS HERPES SIMPLES[10,38-42]

A infecção genital pelo VHS é uma das doenças virais sexualmente transmissíveis mais comuns do mundo. Uma preocupação com ela relaciona-se com o efeito que pode provocar na gestação e com o risco de transmissão vertical e doença neonatal associada a morbidade e mortalidade elevadas. A prevalência de herpes genital na gestação e a incidência de herpes neonatal sofrem influência das condições socioeconômicas, idade e atividade sexual pregressa das gestantes.

O risco maior de transmissão do VHS no período perinatal está relacionado com a infecção viral em período próximo do momento do parto e presença de lesões durante o mesmo. A transmissão do VHS ao feto, ou ao neonato, ocorre geralmente durante sua passagem pelo canal de parto, por contato com secreções vaginais infectadas. A frequência de transmissão vertical do VHS é maior entre mulheres que apresentam a infecção primária pelo VHS no período perinatal (25% a 50%), do que entre aquelas que a adquiriram no passado e/ou que apresentaram reativação nessa época (menor que 1%).

A prevalência de gestantes infectadas pelo VHS-2 é elevada, variando de 30% a 60%, mas a incidência de doença neonatal é baixa, de 1/6.000 a 1/20.000 nascidos vivos. Aproximadamente 2% das mulheres que apresentam anticorpos contra o VHS tipo 2 têm o vírus isolado nas secreções cervicais durante o parto; entretanto, estima-se que apenas 1% das crianças expostas desenvolverá herpes neonatal, presumivelmente devido aos efeitos protetores dos anticorpos maternos transferidos pela placenta. A transmissão intraútero é menos frequente e a passagem pela barreira placentária acontece em menos de 5% dos casos de herpes neonatal; porém quando ocorre é devastadora.

O herpes neonatal pode-se exteriorizar em três categorias: infecção localizada acometendo pele, olhos e boca, envolvimento do sistema nervoso central e doença disseminada. O acometimento do sistema nervoso cursa com elevada morbidade e doença disseminada; além disso, também apresenta elevada mortalidade. A disseminação visceral durante o 3º trimestre pode ocorrer e a prematuridade e/ou o retardo de crescimento intraútero podem ser observados.

Os critérios para a triagem laboratorial e a vigilância, assim como o tipo de parto para as mulheres com herpes genital recorrente, são as principais discussões entre obstetras.

A distinção clínica entre herpes e outras doenças genitais ulcerativas pode ser difícil. Geralmente, as lesões herpéticas são vesiculares, agrupadas e dolorosas, com a base eritematosa, porém lesões atípicas como pequenas fissuras, ou apenas uma lesão eritematosa, podem ocorrer. O teste ideal para a confirmação laboratorial da doença é o isolamento do vírus em cultura celular nos tecidos; o VHS tem efeito citopático e pode ser detectado de 48 a 96 h após a inoculação. Tal exame, entretanto, tem sensibilidade limitada. O vírus também pode ser pesquisado em material colhido da lesão, por meio de técnicas moleculares (PCR).

Testes sorológicos para a detecção de anticorpos (ELISA) podem ser empregados; o aumento dos títulos de IgG, em poucos dias, em casos de reativação, é uma confirmação diagnóstica. Outro método para o estabelecimento do diagnóstico é a determinação do antígeno do VHS.

As gestantes com herpes genital recorrente devem ser orientadas a vir para a sala de parto no momento do parto, quando o exame da genitália externa e da cérvice se deverá realizar. Como 85% dos casos de herpes neonatal resultam da transmissão perinatal, recomenda-se a realização de cesariana às mulheres portadoras de lesão ativa ou de sintomas prodrômicos durante o momento do parto. Embora o risco de transmissão neonatal seja baixo nas mulheres com herpes recorrente, a cesárea também pode ser indicada para elas.

A profilaxia com aciclovir pode ser considerada para as mulheres com, pelo menos, 36 semanas de gestação e que estejam apresentando o primeiro episódio de herpes. Não existe recomendação para a realização de profilaxia medicamentosa em gestantes com herpes recorrente.

O aciclovir por via oral pode ser prescrito para as gestantes com o primeiro episódio de herpes genital, mas, nos casos de herpes recorrente grave, a administração intravenosa é preferida. O tratamento com aciclovir no 3º trimestre da gestação reduz a frequência de cesariana entre mulheres com infecção recorrente pelo VHS por reduzir a frequência de recorrências a termo. Entretanto, o efeito da terapia antiviral no final da gravidez sobre a incidência do herpes neonatal é desconhecido e não há relatos sobre a terapia antiviral entre mulheres portadoras do VHS, mas sem história de herpes genital.

CITOMEGALOVÍRUS (CMV)[43-48]

A infecção pelo CMV é endêmica e acomete pessoas de todas as classes sociais. A transmissão entre pessoas saudáveis requer contato íntimo, repetido e prolongado. Nos adolescentes e adultos sexualmente ativos, o vírus pode ser transmitido de forma sexual. Entre os profissionais do sexo, a prevalência de infecção aproxima-se de 100%. A infecção é geralmente assintomática nas pessoas saudáveis; porém quando os sintomas estão presentes, costuma se exteriorizar por febre, mal-estar, cefaleia, mialgia e linfadenopatia. A maioria das infecções por CMV resolve-se espontaneamente em 2 a 6 semanas, porém podem ocorrer complicações (ver Capítulo 26 – Citomegalovirose).

Na infecção primária pelo CMV ocorre viremia e, a partir de então, o vírus entra em período de latência nos tecidos do hospedeiro. O vírus pode ser isolado em secreções da orofaringe, urina, sêmen, secreções vaginais, leite materno, sangue e suor; a excreção viral, após a infecção primária, pode persistir por anos. A reativação do vírus latente pode ocorrer e provocar infecção recorrente, que pode ser sintomática ou não.

A infecção pelo CMV é a mais comum infecção viral congênita, incidindo em 0,5% a 2% dos nascidos vivos. Ocorre por meio da transmissão vertical, e a disseminação hematogênica parece ser a via de acometimento fetal; a transmissão pelo aleitamento materno também pode ocorrer. Cerca de 50% ou mais das gestantes apresentam anticorpos contra o CMV e os fatores relacionados com a detecção de infecção incluem baixo nível socioeconômico, idade acima de 30 anos e pertencer à raça negra.

A incidência de infecção primária pelo CMV durante a gestação varia de 1% a 4%. Os fatores de risco para a infecção primária incluem gestação em idade jovem e a con-

vivência com crianças pequenas em casa. A ocorrência de sintomas é extremamente variável, e quando presentes são semelhantes aos das pacientes não gestantes. Como a viremia materna tende a ocorrer apenas durante a infecção primária, teoricamente as mulheres imunes não transmitem o vírus ao feto. Contudo, já foram descritos casos de crianças infectadas a partir de mães com infecções recorrentes pelo CMV. Uma das explicações para esse fato seria a ocorrência de reinfecção materna por uma cepa diferente do vírus.

Somente 10% a 15% dos neonatos com infecção congênita são sintomáticos ao nascimento. As sequelas mais graves são detectadas em filhos de mulheres que apresentaram a infecção primária na primeira metade da gestação. A mortalidade varia de 20% a 30% dos neonatos sintomáticos e 90% dos sobreviventes mostram sequelas neurológicas graves.

As anormalidades descritas na infecção congênita pelo CMV são: microcefalia, calcificações periventriculares, hemorragia intracraniana, hepatoesplenomegalia (que podem ser vistas pela ultrassonografia na avaliação pré-natal), coriorretinite, hiperbilirrubinemia, retardo de crescimento (já possíveis de serem diagnosticados na fase pós-natal) e retardo de desenvolvimento, retardo mental, convulsões, déficit visual, perda auditiva (frequentemente detectados em uma fase mais tardia).

É difícil detectar a infecção aguda nos adultos imunocompetentes, por ser em geral assintomática. A infecção primária durante a gestação seria idealmente diagnosticada pela detecção de anticorpos específicos da classe IgG na mulher que não apresentasse tais anticorpos previamente (viragem sorológica). A detecção de anticorpos específicos contra CMV da classe IgM sugere infecção primária, mas resultados falso-positivos ocorrem e são uma importante limitação desse teste; além disso, anticorpos da classe IgM podem ser persistentes em uma pequena proporção das mulheres. Quando anticorpos específicos contra o CMV da classe IgM são detectados, especialmente nas mulheres assintomáticas, o teste de avidez de IgG pode ser muito útil para estabelecer se a infecção é primária. Infecções pregressas cursam geralmente com títulos baixos de IgM e com alta avidez de IgG.

Devido às limitações dos testes sorológicos para o diagnóstico da infecção primária pelo CMV, outros exames laboratoriais frequentemente são necessários. Dentre eles, incluem-se cultura do vírus, pesquisa de antígenos do CMV e pesquisa de DNA do CMV por PCR (reação em cadeia da polimerase).

A detecção do vírus no líquido amniótico é o exame ideal para o diagnóstico pré-natal da infecção. A sensibilidade da cultura viral nesse material varia de 77% a 100% e a especificidade, de 96% a 100%. A pesquisa viral por meio de técnicas moleculares (PCR) melhorou a sensibilidade de detecção viral, em relação às culturas, porém a especificidade de tal exame pode ser limitada pela presença de falso-positivos. A aplicação de técnicas moleculares quantitativas em líquido amniótico pode ser útil na detecção de anormalidades, porque estas parecem guardar relação com concentrações mais elevadas de partículas virais.

Vale ressaltar que existe um hiato de pelo menos 7 semanas entre a infecção materna e a positividade na detecção viral no líquido amniótico.

Atualmente, as técnicas moleculares de PCR têm sido testadas nas amostras de saliva de neonatos, com sensibilidade e especificidade elevadas para a detecção de infecção por CMV em recém-nascidos.

Não se recomenda o uso de medicamentos ativos contra o CMV, como ganciclovir e foscarnet, habitualmente empregados para o tratamento de infecções causadas pelo vírus em pacientes imunodeprimidos, nem para gestantes com a infecção, nem para os neonatos acometidos. Estudos bem conduzidos que possam orientar tal uso ainda não estão disponíveis.

VÍRUS VARICELA-ZÓSTER (VVZ)[43,49-51]

A infecção primária pelo VVZ caracteriza-se por um exantema altamente contagioso que ocorre, em geral, na infância (varicela ou catapora). Após a resolução da infecção primária, o VVZ entra em fase de latência e permanece nos gânglios sensitivos, até que ocorra a reativação, caracterizada por uma erupção vesicobolhosa distribuída ao longo de um dermátomo, e o quadro é denominado de herpes-zóster.

A frequência de infecção primária pelo VVZ em gestantes é baixa, mas tal acometimento é importante por causa das complicações que o acompanham, as quais podem ser graves e incluem pneumonia materna, malformações fetais e infecção neonatal fatal.

O VVZ é transmitido por via respiratória por meio de gotículas. Aproximadamente 90% das pessoas com sorologia não reagente desenvolvem a doença após a exposição. O VVZ penetra no organismo humano através do sistema respiratório e das conjuntivas, com provável replicação na nasofaringe e nos linfonodos regionais. Após 4 a 6 dias, ocorre viremia primária e a disseminação para outros órgãos, como fígado, baço e gânglios sensitivos. Após esse acometimento visceral dá-se a viremia secundária, com subsequente infecção da pele. O risco de contágio estende-se de 1 a 2 dias antes do desenvolvimento das lesões até que todas as lesões sejam cobertas por crostas. A doença apresenta período de incubação de 10 a 21 dias e as manifestações clínicas duram de 6 a 10 dias.

O hospedeiro combate a infecção primária com uma resposta humoral. As imunoglobulinas IgM, IgG e IgA são produzidas em 2 a 5 dias após a infecção. A IgG atravessa a placenta para fornecer imunidade passiva ao feto. Os efeitos da infecção materna pelo VVZ sobre o feto dependem da idade gestacional em que ocorreu a infecção. Infecção no 1º trimestre provavelmente não aumenta o risco de abortamento espontâneo; entretanto, a infecção viral na primeira metade da gestação pode causar grande variedade de malformações. São descritas: microcefalia, hidrocefalia, coriorretinite, catarata congênita, hipopigmentação cutânea, lesões vesiculares, hidronefrose, entre outras.

A varicela e o herpes-zóster são em geral diagnosticados clinicamente pela apresentação característica das doenças. Existem duas situações nas quais o diagnóstico por meio de exames laboratoriais pode ser útil: para a confirmação do diagnóstico de varicela antes do início da terapia antiviral em paciente que apresente sintomas incomuns e para a confirmação de suscetibilidade ou imunidade de gestantes expostas ao VVZ. A cultura viral tem sido o método laboratorial para o diagnóstico considerado ideal; entretanto, cultivar o vírus do fluido de vesículas íntegras é difícil. Técnicas de identificação rápida do VVZ são indicadas para casos de doença grave ou incomum. A imunofluorescência direta é o método de escolha para a pesquisa de anticorpos. A detecção de DNA do VVZ por PCR é útil no diagnóstico de herpes-zóster.

A administração da imunoglobulina anti-VVZ (VZIG) é recomendada em até 96 h da exposição de uma gestante não imune ao VVZ e para casos em que não seja possível obter os testes sorológicos nesse período. A imunidade passiva não é efetiva se VZIG for administrada após 5 dias à exposição. A dose recomendada pelo fabricante é 125 U/10 kg por via IM, com um máximo de 625 U. O volume pode exceder 12 mL, com a necessidade de fracionamento da dose em quatro vias. A administração da VZIG modifica a gravidade da infecção na gestante, mas não necessariamente evita a infecção fetal. Não se conhece a eficácia do emprego do aciclovir na gestante para a prevenção dos efeitos da varicela congênita. Nas crianças com varicela neonatal indica-se o emprego do aciclovir na dose de 10 mg/kg/dose, repetida a cada 8 h, por via intravenosa (IV), durante 7 a 10 dias.

Os consensos recentes recomendam a VZIG para gestantes conhecidamente soronegativas para varicela-zóster e que sofreram exposição significativa a este vírus. A VZIG também deve ser administrada ao neonato cuja mãe apresenta lesões de varicela, pelo menos, 5 dias antes do parto ou 48 h após seu nascimento.

O herpes-zóster ocorre nos primeiros 2 anos de vida de crianças nascidas de mães que tiveram varicela na gravidez. Estes casos, portanto, refletem a varicela intraútero com reativação precoce.

As gestantes que apresentarem varicela devem ser mantidas isoladas de outras gestantes potencialmente não imunes. A hospitalização não é sempre necessária, mas a ingestão de líquidos e a administração de agentes analgésicos e antipruriginosos são importantes. A paciente deve relatar a presença de sintomas pulmonares e qualquer piora das lesões de pele.

A vacina contra a varicela é constituída pelo vírus vivo atenuado. Confere 70% a 90% de proteção contra a infecção e 95% de proteção contra a doença grave por 7 a 10 anos. A imunização é conferida após a administração de duas doses da vacina com intervalo de 4 a 8 semanas entre elas, em adolescentes e adultos saudáveis. A vacina não deve ser administrada a gestantes. Recomenda-se que a mulher não engravide por, pelo menos, 1 mês após a administração de cada dose da vacina.

REFERÊNCIAS BIBLIOGRÁFICAS

1. Tramont EC. Treponema pallidum (Syphilis). In: Mandell, Douglas and Bennett's. Principles and Practice of Infectious Diseases. 7th ed. Philadelphia: Elsevier; 2010. p. 3035-53.
2. Peeling RW, Hook EW. The pathogenesis of syphilis: the great mimicker, revisited. J Pathol. 2006;208:224-32.
3. Brasil. Ministério da Saúde, Secretaria de Vigilância em Saúde, Programa Nacional de DST e AIDS. Diretrizes para o Controle da Sífilis Congênita. Brasília: Ministério da Saúde; 2005.
4. Brasil. Ministério da Saúde. Secretaria de Vigilância em Saúde. Manual de Controle das Doenças Sexualmente Transmissíveis. Brasília: Ministério da Saúde; 2006. 142 p.
5. Doroshenco A, Sherrard J, Pollard AJ. Syphilis in pregnancy and the neonatal period. Int J STD AIDS. 2006;17:221-28.
6. Hollier LM, Workowiski K. Treatment of sexually transmitted infections in pregnancy. Clin Perinatol. 2005;32:629-56.
7. Ishaque S et al. Effectiveness of interventions to screen and manage infections during pregnancy on reducing stillbirths: a review. BMC Public Health. 2011;11(Suppl. 3):S3.

8. Hawkes S et al. Effectiveness of interventions to improve screening for syphilis in pregnancy: a systematic review and meta-analysis. Lancet Infect Dis. 2011;11:684-91.

9. Herremans T, Kortbeek L, Notermans DW. A review of diagnostic tests for congenital syphilis in newborns. Eur J Clin microbial infect Dis. 2010;29:495-501.

10. Centers for Disease Control and Prevention (CDC). Sexually Transmitted Diseases Treatment Guidelines 2010. MMWR – Morb Mortal Wkly Rep. 2010;59(RR-12):26-40.

11. Kingston M et al. UK National Guidelines on the Management of Syphilis 2008. International J STD & AIDS. 2008;19:729-40.

12. Stamm LV. Global challenge of Antibiotic-Resistant Treponema pallidum. Antimicrob Agents Chemother. 2010;54:583-89.

13. Zhou P et al. A study evaluating ceftriaxone as a treatment agent for primary and secondary syphilis in pregnancy. Sex Transm Dis. 2005;32:495-98.

14. Dalston MO, Tavares W. Toxoplasmose. In: Tavares W, Marinho LAC. Rotinas de Diagnóstico e Tratamento das Doenças Infecciosas e Parasitárias. 2ª ed. São Paulo: Atheneu; 2007. p. 954-961.

15. Hedman K et al. Recent toxoplasma infection indicated by a low avidity of specific IgG. J Infect Dis. 1989;159:736-40.

16. Montoya JG, Rosso F. Diagnosis and management of toxoplasmosis. Clin Perinata. 2005;32:705-26.

17. Reis MM, Tessaro MM, D'Azevedo PA. Toxoplasma IgM and IgG adivityin single samples from areas with a high infection rate can determine the risk of mother to child transmission. Rev Inst Med Trop S Paulo. 2006;48:93-8.

18. Andrade JQ et al. Rubella in pregnancy: intrauterine transmission and perinatal outcome during a Brazilian epidemic. J Clin Virol. 2006;35:285-91.

19. Setubal S, Oliveira SA. Rubéola. In: Tavares W, Marinho LAC. Rotinas de Diagnóstico e Tratamento das Doenças Infecciosas e Parasitárias. São Paulo: Atheneu; 2007. p. 886-891.

20. Organización Panamericana de la Salud: XIV Reunion Del Grupo Tecnico Asesor de la OPS sobre Enfermedades Prevenibles por Vacinacion: Conclusiones Y Recomendaciones. Informe Final. October. 2000. p. 2-5.

21. Ruiz MM, Leal A, Millán A. HBV e gravidez. In: Foccacia R. Tratado de Hepatites Virais. 2ª ed. São Paulo: Atheneu; 2003. p. 143-51.

22. Sloan D et al. Prevention of perinatal transmission of hepatitis B to babies at high risk: an evaluation. Vaccine. 2005;23:5500-50.

23. Qin X et al. A randomizes controlled clinical trial: interruption of intrauterine transmission of hepatitis B virus infection with HBIG. World J Gastroenterol. 2006;12:3434-37.

24. May K, Slowik MD, Ravi-Jhaveri MD. Hepatitis B and C viruses in infants and young children. Semin Pediatr Infect Dis. 2005;16:296-305.

25. Jonas MM et al. Hepatitis B and pregnancy: an inderstimated issue. Liver International. 2009;29(s1):133-39.

26. Buchanan C, Tran TT. Management of chronic hepatitis B in pregnancy. Clin Liver Diseases. 2010 Aug;14(3):495-504.

27. Sinha S, Kumar M. Pregnancy and chronic hepatitis B virus infection. Hepatol Res. 2010;40:31-48.

28. Centers for Disease Control and Prevention (CDC). Assessing completeness of perinatal hepatitis virus infection reporting through comparison of immunization program and surveillance data. MMWR. 2011;60:410-13.

29. Rapti IN et al. Treatment of special populations with chronic hepatitis B infection. Expert Rev Gastroenterol Hepatol. 2011;5:323-39.

30. Yogeswaran K, Fung SK. Chronic hepatitis B in pregnancy: unique challenges and opportunities. The Korean Journal of Hepatology. 2011;17:1-8.

31. Peixoto MF et al. Vertical transmission of hepatitis C virus in a Hospital in Southern Brazil. Arq Gastroenterol. 2004;41:84-87.

32. Lima MPJS. Hepatite C e Gravidez. In: Foccacia R. Tratado de Hepatites Virais. 2ª ed. São Paulo: Atheneu; 2003. p. 237-41.

33. Tovo PA, Pembrey L, Newell ML. A significant sex – but not eletive cesarean section – effect on mother – to child transmission of hepatitis C virus infection. J Infect Dis. 2005;192:1872-79.

34. Indolf G, Resti M. Perinatal transmission of Hepatitis C virus infection. J Med Virol. 2009;81:836-43.

35. Valladares G, Chacaltana A, Sjogren MH. The management of HCV-infected pregnant women. Ann Hepatol. 2010;9(Suppl.):92-7.

36. Arshad M, El-Kamary SS, Jhaveri R. Hepatitis C virus infection during pregnancy and the newborn period: are they opportunities for treatment. J Viral Hepat. 2011;18:229-36.

37. Pinto CS et al. Hepatits C virus infection among pregnant women in Central-Western, Brazil, 2005-2007. Rev Saúde Pública. 2011;45:974-76.

38. Schiffer JT, Corey L. Herpes Simplex Virus. In: Mandell, Douglas and Bennett's. Principles and Practice of Infectious Disease. 7th ed. Philadelphia: Elsevier; 2010. p. 1943-62.

39. Brown ZA et al. Effect of serologic status and cesarean delivery on transmission rates of herpes simplex from mother to infant. JAMA. 2003;289:203-09.

40. Hill J, Roberts S. Herpes simplex virus in pregnancy: new concepts in prevention and management. Clin Perinatol. 2005;32:657-70.

41. American College of Obstetricians and Gynecologists. Management of herpes in pregnancy. ACOG Practice Bulletin Number 8. Washington (DC): American College of Obstetricians and Gynecologists; 1999.

42. Rouse DJ, Stringer JS. Cesarean delivery and risk of herpes simplex virus infection. JAMA. 2003;289:2208-09.

43. Hollier LM, Grissom H. Human herpes viruses in pregnancy: cytomegalovirus, Epstein-Barr virus, and varicella-zoster virus. Clin Perinatol. 2005;32:671-96.

44. Evello MG, Gerna G. Diagnosis and management of human cytomegalovirus infection in the mother, fetus, and newborn infant. Clin Microbiol Rev. 2002;15:680-715.

45. Boppana SB et al. Intrauterine transmission of cytomegalovirus to infants of women with preconceptional immunity. N Engl Med J. 2001;344:1366-71.

46. Gayant MA et al. Congenital cytomegalovirus infection: review of the epidemiology and outcome. Obstet Gynecol Surv. 2002;57:245-56.

47. Revelo MG et al. Prenatal diagnosis of congenital human cytomegalovirus infection in amniotic fluid by nucleic acid sequence-based amplification assay. J Clin Microbiol. 2003;41:1772-74.

48. Boppana SB et al. Saliva Polymerase-Chain-Reaction Assay for Cytomegalovirus Screening in Newborns. N Engl J Med. 2011;364(22):2111-8.

49. Pereira ACM et al. Varicela. In: Tavares W, Marinho LAC. Rotinas de Diagnóstico e Tratamento das Doenças Infecciosas e Parasitárias. São Paulo: Atheneu; 2007. p. 1002-09.

50. Tan MP, Koren G. Chickenpox in pregnancy: revisited. Reprod Toxicol. 2006;21:410-20.

51. Whitley RJ. Varicella-Zoster Virus. In: Mandell, Douglas and Bennett's. Principles and Practice of Infectious Diseases. 7th ed. Philadelphia: Elsevier; 2010. p. 1963-69.

172 Icterícias – Abordagem Sindrômica e Diagnóstico Diferencial

■ Luiz Alberto Carneiro Marinho

CONCEITO

Substrato humoral de hiperbilirrubinemia, icterícia é a coloração amarelada ou amarelo-esverdeada da pele e das mucosas, em especial quando examinadas à luz solar. A identificação pode ser mais fácil nas escleróticas, em função de sua cor branca; isso permite distinguir a icterícia da pigmentação também amarelada da deposição de carotenos que não coram o branco dos olhos. Considerando que o nível normal de bilirrubina total plasmática é, no máximo 1 mg/dL, as elevações situadas a partir de 2 mg/dL – e, principalmente, quando atingem 3 a 5 mg/dL – tornam óbvia a percepção desse sinal clínico, frequente na prática médica. Embora as hepatites virais sejam a mais comum causa de icterícia, inúmeras outras infecções, drogas, síndromes constitucionais e corpos estranhos presentes na circulação biliar ou em estruturas próximas podem ser responsáveis pela mudança de cor da pele, mucosas e escleróticas.

METABOLISMO DA BILIRRUBINA[1-3]

Fundamental para o diagnóstico das formas de icterícia é o conhecimento das vias metabólicas desde a origem do pigmento, a partir da fração heme, uma estrutura presente em moléculas de hemoglobina, mioglobina, catalases e citocromo. Cerca de 80% da bilirrubina produzida diariamente no organismo (chamada de fração indireta ou não conjugada), são resultado final do catabolismo do heme, oriundo da hemoglobina liberada pela destruição fisiológica das hemácias envelhecidas e processadas no baço. A bilirrubina indireta (BI) assim formada é muito pouco solúvel em água, carecendo ligar-se fortemente à albumina para ser transportada na circulação, até a chegada aos sinusoides hepáticos; nestes, o complexo bilirrubina-albumina atravessa a parede sinusoidal, entrando em contato com a membrana dos hepatócitos.

Para penetrar na célula hepática, a BI dissocia-se da albumina e recebe a ação de transportadores de membrana. A mobilização no citosol até a organela onde ocorrerá o processo de conjugação é facilitada pela ligação às proteínas aí existentes, conhecidas por Z e Y (proteína ligandina). Nos microssomas do retículo endoplasmático e sob a atividade catalítica da bilirrubina-uridino-difosfo-glicuroniltransferase (B-UDP-GT), a BI é conjugada ao ácido glicurônico (AG), formando mono e diglicuronídeos de bilirrubina, na dependência de união com uma ou duas moléculas do AG. Uma vez conjugada, a bilirrubina direta (BD) é transportada para o polo canalicular (biliar) e excretada para os canalículos biliares intra-hepáticos; já na circulação biliar, ganha os canais biliares extra-hepáticos (hepáticos direito, esquerdo e comum e colédoco), até ser finalmente depositada no intestino delgado, através da papila de Vater.

No nível do cólon, a BD sofre ação das bactérias, desconjuga-se e degrada-se, resultando em compostos denominados urobilinogênios. Uma fração destes é absorvida no intestino e eliminada pelos rins e pelo fígado; a porção eliminada pelos rins é excretada na urina, sem, entretanto, conferir alguma coloração; a outra é reexcretada pelas vias biliares, configurando o circuito êntero-hepático. A maior quantidade do urobilinogênio que permanece no intestino grosso é transformada em estercobilinogênio, a seguir estercobilina, e confere a cor castanha às fezes. Em uma análise topográfica dessa resumida e simplória via metabólica, podem-se depreender "momentos" ou etapas passíveis de defeitos que possam determinar hiperbilirrubinemias indireta ou direta e, consequentemente, icterícia.

CLASSIFICAÇÃO DAS ICTERÍCIAS

Por Hiperbilirrubinemia Indireta

Aumento na Produção da BI

As diversas causas de hemólise incluem destruição prematura de hemácias que leva a um excesso na produção da BI e consequente aumento nas excreções fecal e urinária do urobilinogênio. A BI impregna a pele, as mucosas e as escleróticas, mas não altera a cor da urina; é uma icterícia acolúrica. Estão relacionados com hemólise: defeitos na membrana dos eritrócitos (microesferocitose e eliptocitose), defeitos metabólicos dos eritrócitos, hemoglobinopatias (talassemia e anemia falciforme) e imuno-hemólise (eritroblastose fetal).

Deslocamento da BI da Ligação com Albumina no Transporte ao Fígado

A ligação com a albumina pode ser desfeita – com consequente prejuízo do transporte até o fígado – por situações clínicas ou drogas, como: insuficiência cardíaca congestiva, choque, acidose, hipóxia, desidratação, drogas (sulfas, salicilatos) e hipoalbuminemia. Novamente haverá aumento da BI e icterícia acolúrica.

Conjugação com o AG no Hepatócito

Aqui estão as constitucionais. Na síndrome de Crigler-Najjar a superprodução de BI dá-se por defeito na união com o AG, diretamente relacionada com insuficiência da B-UDP-GT. O tipo 1 ou clássico é transmitido como um traço autossômico-recessivo, frequente na consanguinidade. Caracteriza-se por acentuada icterícia e agressões neurológicas-*kernicterus*-tradução de lesão de nervos cranianos e elevada pressão intracraniana; seu prognóstico é reservado. O tipo 2, autossômico-dominante, é menos grave, com leve ou moderada elevação da BI. Responde bem à administração de fenobarbital e fototerapia. Mais uma vez, icterícia acolúrica.

A síndrome de Gilbert, hereditária, tem prevalência em cerca de 5% da população. Especula-se ser decorrente de deficiente captação e/ou conjugação da BI. Em geral, manifesta-se na adolescência e mais sobretudo nos homens. Raramente é grave, respondendo ao fenobarbital oral. Como a impregnação ocorre à custa da BI, a icterícia é acolúrica. A *síndrome ictérica do recém-nascido* instala-se nas primeiras 2 semanas de vida. Admite-se que seja decorrente da imaturidade enzimática do fígado. A fototerapia por 3 a 5 dias habitualmente reverte a icterícia. Se houver prolongamento do quadro por mais de 1 semana, aventar a possibilidade da *síndrome de Lucey-Driscoll*, relacionada ao leite materno. É do tipo acolúrica.

Por Hiperbilirrubinemia Direta

Constitucional ou Hereditária

A síndrome constitucional de Dubin-Johnson tem déficit de excreção da BD pelo hepatócito devido, dentre outras alterações, à insuficiência de enzima transportadora, a MRP (*multidrug resistance associated protein*). Tem caráter autossômico-recessivo, mais frequente em judeus. A icterícia é colúrica, pois a BD é hidrossolúvel e confere cor amarelo--escura à urina, mas tem bom prognóstico. A síndrome de Rotor, cujo defeito está também na excreção da BD pelo hepatócito, é rara, com evolução favorável e é icterícia do tipo colúrica.

Na Excreção Intra-hepática

Icterícias parenquimatosas, resultado de processo inflamatório do fígado, acompanhado por algum grau de lesão hepatocítica. Neste grupo situam-se as hepatites a vírus (A, B, C, D, E e não A-E, herpes, arbovírus), protozoários, bactérias, drogas potencialmente hepatotóxicas (álcool) e até medicamentos (tetraciclinas, rifamicinas, etc.). O predomínio é da bilirrubina direta, entretanto, na dependência da lesão do hepatócito em algum momento, a captação e a conjugação da BI serão afetadas, estabelecendo também seu aumento. Em ocasiões, pode haver interrupção total ou parcial do fluxo normal de bile pelos canais biliares intra-hepáticos, ocasionando colestase intra-hepática; nessa situação, há redução ou ausência do urobilinogênio fecal e aparecimento de hipocolia ou acolia fecais e, ao mesmo tempo, surgem manifestações dispépticas e prurido cutâneo.

Na Excreção Extra-hepática pelos Ductos Biliares

As icterícias pós-hepáticas são, na maioria das vezes, resultado de obstrução mecânica ao fluxo de bile nos canais biliares extra-hepáticos; cálculos ou neoplasias e, menos frequentemente, corpos estranhos (vermes) são causas habituais desse tipo de icterícia colestática.

A diferenciação entre as colestases intra e extra-hepáticas é de suma importância; a primeira tem tratamento clínico, a outra geralmente exige abordagem cirúrgica. Ambas podem ser semelhantes do ponto de vista clínico e igualmente elevam as enzimas tradutoras de colestase (fosfatase alcalina, gama-glutamiltranspeptidase e 5-nucleotidase). As técnicas de diagnóstico por imagem (ultrassonografia abdominal) e endoscópicas (colangiografia endoscópica retrógrada ou a colangiografia transparieto-hepática) podem ser decisivas na elucidação diagnóstica. As enzimas intra-hepatocíticas (transaminases ou aminotransferases) ajudam quando seus valores se situam várias vezes acima do limite superior, em especial a transaminase-glutâmico-pirúvica (TGP); índices superiores a 400 U são coerentes com lesão dos hepatócitos, muito embora valores menores também possam refletir agressão parenquimatosa.

Na abordagem de um indivíduo ictérico, costumam-se associar alguns passos de raciocínio sequencial englobando história clínica, exame físico, evolução do quadro, uso de drogas e/ou medicamentos, contato pregresso com portador de doença hepática ou icterícia, exames laboratoriais bioquímicos inespecíficos, marcadores biológicos de agentes infecciosos e recursos por imagem ou endoscopia. A construção de um algoritmo ou fluxograma para orientar o diagnóstico definitivo é apresentada na Figura 172.1.

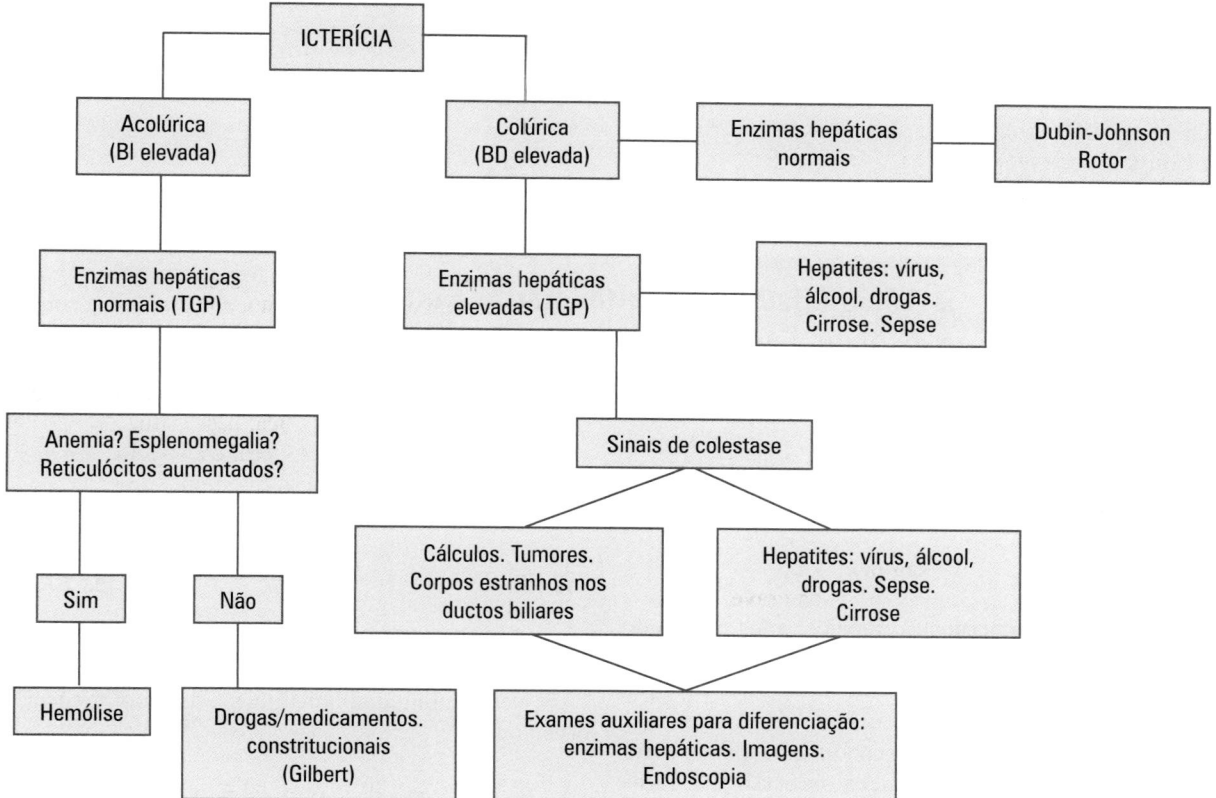

FIGURA 172.1 – Icterícias: orientação para o diagnóstico.

REFERÊNCIAS BIBLIOGRÁFICAS

1. Brites D, Tiribelli C. Metabolismo das bilirrubinas – Mecanismos Celulares da Secreção Biliar. Patogenia da Icterícia e da Colestase. In: Gayoto LCC, Alves VAF et al. (ed.). Doenças do Fígado e Vias biliares. São Paulo: Atheneu; 2001. V.1. p. 69-92.

2. Silva AD et al. Colestease Intra-hepática. In: Silva AD, D'Albuquerque LAC. Síndromes Ictéricas. São Paulo: Fundo Editorial BYK; 1996. p. 36-69.

3. Straus E. Síndrome Ictérica. GED. 2006;3:76-86.

173 Imunizações por Vacinas

■ Tânia Cristina de Mattos Barros Petraglia
■ Antônio Carlos de Medeiros Pereira

INTRODUÇÃO

"Não existe outra intervenção médica, após o advento da água potável, que além de evitar doenças, seus riscos e sofrimentos produza economia de dinheiro. Só a vacinação se enquadra nesse caso"[9].

Nas últimas décadas, a imunização vem ocupando lugar de destaque entre os maiores avanços observados na área da saúde, prevenindo e diminuindo o número de casos de doenças que antes atingiam e muitas vezes levavam ao óbito milhões de pessoas anualmente. A erradicação da varíola no mundo em 1977 (considerado o maior feito da medicina preventiva) e da poliomielite nas Américas em 1991 são exemplos marcantes do sucesso das imunizações.

O interesse sobre este assunto deve estender-se a todos os profissionais de saúde, pois todos têm parcela de responsabilidade na sua correta utilização.

Conceitos Básicos em Imunizações

O objetivo da imunização é a prevenção de doenças. Ela pode ser de dois tipos: ativa ou passiva.

Imunização ativa é a que se consegue através das vacinas, quando o sistema imune do indivíduo vacinado produz anticorpos específicos. Imunização passiva é a que se obtém através da administração de anticorpos pré-formados: imunoglobulinas, quando os anticorpos têm origem humana; e soros, quando os anticorpos são provenientes de animais. A imunidade passiva pode ser adquirida de forma natural através da passagem de anticorpos da classe IgG da mãe para o feto, via transplacentária, oferecendo proteção temporária.

As vacinas visam proteger as pessoas contra microrganismos específicos, considerados relevantes em saúde pública[7,12].

As indicações de imunização passiva decorrem da impossibilidade de utilização de vacinas devido a anafilaxia prévia e falhas no cumprimento do calendário vacinal de rotina, por exemplo, após ferimentos (tétano), acidentes por instrumentos perfurocortantes (hepatite B) ou ainda exposição ao vírus varicela-zóster em imunocomprometidos. Sendo assim, é papel do médico, independentemente da especialidade, zelar pela atualização do calendário básico de imunização de seu paciente, estando atento, também, ao surgimento de novas vacinas.

A Tabela 173.1 faz uma comparação entre vacinas e imunoglobulinas[6,12].

Neste capítulo abordaremos o assunto imunização ativa (vacinas).

As Vacinas Podem Ser de Dois Tipos: Vivas (Atenuadas) ou não Vivas (Inativadas)

As Vacinas Vivas (Atenuadas) São Constituídas por:

Microrganismos atenuados, obtidos através da seleção de cepas naturais (selvagens) ou através de passagens em meios de cultura especiais, em diversos hospedeiros, como as vacinas poliomielite, sarampo, caxumba, rubéola e febre amarela. Como provocam infecção similar à natural, têm em geral grande capacidade protetora com apenas uma dose e conferem imunidade em longo prazo. A exceção é a vacina oral contra poliomielite, e deve-se ao fato de que há na vacina três tipos de vírus, ocorrendo interferência entre eles durante o processo de infecção vacinal no intestino, não se conseguindo imunidade contra os três tipos de vírus com apenas uma dose[7,12].

As Vacinas não Vivas (Inativadas) São Constituídas por:

• Microrganismos inteiros inativados por meios físicos ou químicos, geralmente o formaldeído, de tal modo que perdem sua capacidade infecciosa, mas mantêm suas propriedades protetoras. Exemplos: vacina celular contra a coqueluche, vacina inativada contra a poliomielite, vacina de vírus inteiros contra a influenza (gripe).
• Produtos tóxicos dos microrganismos, também inativados (toxoides). Exemplos: vacinas contra o tétano e a difteria.
• Vacinas de subunidades ou de fragmentos de microrganismos. Exemplo: alguns tipos de vacina contra a influenza.
• Vacinas obtidas através da identificação dos componentes dos microrganismos responsáveis tanto pela agressão infecciosa quanto pela proteção. Os componentes que sejam tóxicos são inativados. Exemplo: vacina acelular contra

TABELA 173.1

Propriedades das Vacinas e das Imunoglubulinas		
Propriedade	*Vacina*	*Imunoglobulina*
Duração da proteção	Longa	Transitória
Proteção após a aplicação	Geralmente após alguns dias	Imediata
Eliminação de portadores sãos	Possível	Impossível
Erradicação de doenças	Possível	Impossível
Custo	Variável, em geral baixo	Geralmente alto

TABELA 173.2

Diferenças entre Vacina Viva Atenuada e Vacina Inativada		
Característica	*Vacina Viva Atenuada*	*Vacina Inativada*
Produção	Seleção de microrganismos avirulentos: o patógeno é cultivado sob condições adversas em meios de cultura ou sofre passagens em diferentes hospedeiros	Os patógenos virulentos são inativados por tratamento químico, físico ou manipulação genética, ou utilizam-se componentes imunogênicos deles extraídos
Necessidade de reforços	Em geral, a repetição das doses visa cobrir falhas da vacinação anterior; a imunidade, uma vez induzida, é de longa duração	Vários reforços para induzir boa imunidade*
Tipo de imunidade induzida	Humoral e celular	Principalmente imunidade humora.
Administração por via oral ou pela mucosa respiratória	Possível, por exemplo, vacina pólio oral (VOP)	Via parenteral
Imunidade de mucosa	Sim	Pouca ou nenhuma
Estabilidade	Menos estável	Mais estável
Extensão da vacinação aos comunicantes não vacinados	Sim, no caso da vacina VOP	Não
Riscos para imunocomprometidos	Sim	Não
Tendência de reversão à virulência	Pode reverter	Não reverte

*Excluídas as vacinas polissacarídicas não conjugadas.

a coqueluche, que é formulada em combinação com os toxoides tetânico e diftérico (DTPa e dTpa).

- Vacinas obtidas por engenharia genética, em que um gene do microrganismo que codifica uma proteína importante para a imunidade é inserido no genoma de um vetor vivo que, ao se multiplicar, produzirá grandes quantidades do antígeno protetor. Exemplo: vacina contra a hepatite B.
- Vacinas que, ao contrário de todas as outras que incluem componentes proteicos ou sendo constituída por eles, são polissacarídeos extraídos da cápsula de microrganismos invasivos como o pneumococo e o meningococo. Por não estimularem imunidade celular, timo-dependente, não protegem crianças com menos de 2 anos de idade e a sua proteção é de curta duração (poucos anos). Induzem pouca ou nenhuma memória imunológica, isto é, a imunidade em geral não aumenta com a repetição das doses.
- Vacinas conjugadas, em que os componentes polissacarídicos citados são conjugados a proteínas (toxoide tetânico, toxina diftérica avirulenta, proteína de membrana externa de meningococo, proteína D do *Haemophilus influenzae* não tipável), criando-se um complexo antigênico capaz de pro-

vocar respostas imunológicas timodependentes e, portanto, adequadas, gerando memória imunológica e potencial para eliminação do estado de portador da orofaringe. Exemplo: vacinas conjugadas contra *Haemophilus influenzae* do tipo b (Hib), vacinas conjugadas contra meningococo A, C, W_{135} e Y (ACWY) e vacina conjugada contra pneumococo (10 e 13-valentes)[6-8,12]. A Tabela 173.2 mostra as diferenças entre vacinas vivas atenuadas e não vivas.

Componentes de uma Vacina

Componentes Antigênicos[6,7,12]

Variável para cada vacina, produzindo graus de resposta imune distintos:

- suspensão de bactérias vivas atenuadas, BCG, por exemplo;
- suspensão de bactérias mortas ou inativadas, coqueluche, febre tifoide, por exemplo;
- componentes de bactérias, meningococo, *H. influenzae*, pneumococo, por exemplo;

- toxinas com potencial de imunogenicidade, difteria, tétano, por exemplo;
- vírus vivos atenuados, VOP, sarampo, rubéola, caxumba, varicela, febre amarela, por exemplo;
- vírus inativados, pólio inativada (VIP), raiva, hepatite A, por exemplo;

frações de vírus, hepatite B, gripe e HPV, por exemplo.

Líquido de Suspensão[6,7,12]

Água destilada ou solução salina (+ proteínas e elementos de meios de cultura ou células).

Preservativos, Estabilizadores, Antimicrobianos[6,7,12]

Evitam o crescimento de contaminantes na vacina; podem provocar reações alérgicas.

Adjuvantes[6,7,12]

São potencializadores da resposta imune às vacinas; existentes em vacinas de antígenos mortos ou inativados, toxinas, ou componentes antigênicos — só podem ser aplicadas por via intramuscular (IM).

Vias de Administração[1,4,6]

Para cada agente imunizante há uma via de administração recomendada, que deve ser obedecida rigorosamente. Caso isso não seja atendido, podem resultar em menor proteção ou maior frequência de eventos adversos como mostra a Tabela 173.3. Excepcionalmente, algumas vacinas normalmente utilizadas por via IM, podem ser aplicadas por via subcutânea (SC) como, por exemplo, a vacina influenza e a pneumocócica polissacarídica, devendo-se, no caso, consultar a bula do produto.

Vacinas Combinadas[4,6]

São definidas como aquelas que contêm múltiplos antígenos para prevenir diferentes doenças ou para proteger contra múltiplas cepas de agentes infecciosos, causando a mesma doença. Desde que mantenham potência adequada e aprovadas para uso, devem sempre ser preferidas à administração de cada antígeno isolado, separadamente, devido à queda no custo e ao menor número de aplicações. Ex.: pentavalente brasileira (DTPw, Hib e hepatite B) e hexavalente (DTPa, Hib, hepatite B e pólio inativada).

Intervalo para a Aplicação de Vacinas Atenuadas Injetáveis e Inativadas

Duas vacinas inativadas podem ser aplicadas simultaneamente ou a qualquer intervalo entre elas, o mesmo acontecendo no caso de vacina inativada seguida de aplicação de vacina atenuada. Duas vacinas atenuadas devem ser aplicadas simultaneamente ou com intervalo mínimo de 4 semanas entre as doses[3,12].

O Programa Nacional de Imunização (PNI) do Brasil recomenda a não aplicação simultânea das vacinas febre amarela e tríplice viral, guardando o intervalo mínimo 30 dias entre as doses[4].

Intervalo para a Aplicação de Vacinas Injetáveis e Uso de Hemoderivados

O intervalo entre a aplicação de uma vacina viral atenuada seguida do uso de imunoglobulina requer o intervalo de 2 semanas; porém, não há necessidade de intervalo entre o uso de vacinas inativadas e o uso de imunoglobulinas. O uso prévio de hemoderivados seguido de aplicação de vacina inativada também não requer intervalos, porém o intervalo entre a aplicação de hemoderivados e vacinas virais atenuadas injetáveis varia amplamente. Detalhamentos arrolados nas Tabelas 173.4 e 173.5[1,6].

Programa Nacional de Imunizações (PNI) – Ministério da Saúde do Brasil

O PNI foi criado em 1973 e desde então vem incorporando novas vacinas aos calendários de imunizações da criança e do adolescente, adulto e idoso, além de gestantes e indivíduos portadores de doenças crônicas, o que o torna uma referência em qualidade e eficiência.

Observações Referentes às Vacinas do Calendário Nacional de Vacinação

BCG

Dose única até 4 anos, 11 meses e 29 dias na primovacinação. Vacinar prematuros a partir de 2 kg. Caso não forme cicatriz até 6 meses após a vacinação, está indicada a revacinação.

TABELA 173.3

Vias de Administração de Vacinas
Oral
• VOP
• Rotavírus
IM
• VIP
• DTP
• Influenza
• Hepatite A e B
• Hib
• Pneumocócica
• Meningocócica
SC
• VIP
• Sarampo
• Rubéola
• Caxumba
• Varicela
• Febre amarela
ID
• BCG

IM: Intramuscular; SC: subcutânea; ID: intradérmica; VIP: vacina poliomielite inativada.

TABELA 173.4

Intervalos Sugeridos entre a Administração de Imunoglobulinas Específicas e Vacinas Virais Atenuadas Injetáveis		
Imunoglobulinas Específicas	*Dose*	*Intervalo (Meses)*
Imunoglobulina humana antitetânica	250 UI (10 mg de IgG/kg)	3
Imunoglobulina humana anti-hepatite B	0,06 mL/kg (10 mg de IgG/kg)	3
Imunoglobulina humana antirrábica	20 UI/kg (22 mg de IgG/kg)	4
Imunoglobulina humana antivaricela-zoster	125 UI/10 kg – máximo 625 U	5
Anticorpo monoclonal para vírus sincicial respiratório (VSR) – palivizumab	15 mg/kg	0

Fonte: Modificado de Red Book, American Academy of Pediatrics[1].

TABELA 173.5

Intervalos Sugeridos entre a Administração de Hemoderivados e Vacinas Virais Atenuadas Injetáveis		
Produto	*Dose*	*Intervalo (Meses)*
Hemácias lavadas	10 mL/kg	0
Concentrado de hemácias	10 mL/kg (20-60 mg de IgG/kg)	5
Sangue total	10 mL/kg (80-100 mg de IgG/kg)	6
Plasma ou plaquetas	10 mL/kg (160 mg de IgG/kg)	7
Imunoglobulina intravenosa (reposição nas imunodeficiências)	300 a 400 de IgG/kg	8
Imunoglobulina intravenosa (terapêutica*)	1.000 mg de IgG/kg	10
Imunoglobulina intravenosa (terapêutica*)	1.600 a 2.000 mg de IgG/kg	11

Fonte: Modificado de Red Book, American Academy of Pediatrics. * Uso de acordo com a doença tratada.

TABELA 173.6

Calendário Nacional de Vacinação – Ministério da Saúde – Brasil[2,4]			
Calendário Nacional de Vacinação 2014			
Idade	*Vacinas*	*Doses*	*Doenças Evitadas*
Ao nascer	BCG - ID	dose única	Formas graves de tuberculose
	Vacina hepatite B	1ª dose	Hepatite B
2 meses	Pólio inativada (VIP)	1ª dose	Poliomielite
	Vacina pentavalente (DTP + Hib + hepatite B)	1ª dose	Difteria, tétano, coqueluche, meningite e outras infecções causadas pelo Haemophilus influenzae tipo b, hepatite B
	Pneumocócica conjugada 10-valente	1ª dose	Doenças causadas pelo pneumococo
	Rotavírus	1ª dose	Diarreia
3 meses	Meningocócica conjugada C	1ª dose	Doença meningocócica
4 meses	VIP	2ª dose	Poliomielite
	Vacina pentavalente (DTP + Hib + hepatite B)	2ª dose	Difteria, tétano, coqueluche, meningite e outras infecções causadas pelo Haemophilus influenzae tipo b, hepatite B
	Pneumocócica conjugada 10-valente	2ª dose	Doenças causadas pelo pneumococo
	Rotavírus	2ª dose	Diarreia
5 meses	Meningocócica conjugada C	2ª dose	Doença meningocócica
6 meses	Pólio oral (VOP)	3ª dose	Poliomielite
	Vacina pentavalente (DTP + Hib + hepatite B)	3ª dose	Difteria, tétano, coqueluche, meningite e outras infecções causadas pelo Haemophilus influenzae tipo b, hepatite B
	Pneumocócica conjugada 10-valente	3ª dose	Doenças causadas pelo pneumococo

Continua...

Continuação da tabela.

TABELA 173.6

Calendário Nacional de Vacinação – Ministério da Saúde – Brasil[2,4]			
Calendário Nacional de Vacinação 2014			
Idade	**Vacinas**	**Doses**	**Doenças Evitadas**
9 meses	Febre amarela	1ª dose	Febre amarela
12 meses	SRC (tríplice viral)	1ª dose	Sarampo, rubéola e caxumba
	Pneumocócica conjugada 10-valente	Reforço	Doenças causadas pelo pneumococo
	Hepatite A	Dose única	Hepatite A
15 meses	VOP	1º reforço	Poliomielite
	Tríplice bacteriana (DTP)	1º reforço	Difteria, tétano e coqueluche
	Meningocócica conjugada C	Reforço	Doença meningocócica
	Tetraviral	2ª dose SRC, dose única varicela	Sarampo, rubéola, caxumba e varicela
4 anos	DTP	2º reforço	Difteria, tétano e coqueluche
	VOP	2º reforço	Poliomielite
Adolescente 10 a 19 anos	Dupla adulto (dT)	Reforço a cada 10 anos	Difteria e tétano
	Hepatite B	3 doses ou completar esquema	Hepatite B
	SRC	2 doses ou completar esquema	Sarampo, rubéola e caxumba
	Febre amarela	Reforço	Febre amarela
	HPV	3 doses de acordo com cronograma da idade	Doenças ligadas ao papilomavírus humano tipos 6, 11, 16 e 18
Adulto 20 a 59 anos	SRC	Dose única até 49 anos	Sarampo, rubéola e caxumba
	Febre amarela	Reforço	Febre amarela
	dT	Se 3 doses anteriores, reforço a cada 10 anos	Difteria e tétano
	Hepatite B	3 doses ou completar esquema	Hepatite B
A partir de 60 anos	Febre amarela	Reforço	Febre amarela
	dT	Se 3 doses anteriores, reforço a cada 10 anos	Difteria e tétano
	Hepatite B	3 doses ou completar esquema	Hepatite B
	Influenza	Dose anual	Gripe
	Pneumocócica polissacarídica 23 (VPP 23)	2 doses com intervalo de 5 anos	Para idosos institucionalizados ou portadores de doenças crônicas
Gestante	dT	3 doses substituir uma delas por dTpa	Difteria e tétano
	dTpa	Uma dose a partir da 27ª semana de gestação	Difteria, tétano e coqueluche
	Hepatite B	3 doses ou completar esquema	Hepatite B

Vacina influenza: realizada em campanha para menores de 5 anos, gestantes, profissionais de saúde, povos indígenas, portadores de doenças crônicas, etc. Indicações variam de acordo com as estratégias definidas anualmente

Vacina contra Hepatite B

Vacinar o mais precocemente possível ao nascer, preferencialmente nas 12 primeiras horas de vida com a vacina monovalente e prosseguir o esquema com três doses de pentavalente aos 2, 4 e 6 meses de idade. Caso a criança inicie a vacinação depois de 1 mês de vida serão necessárias apenas as três doses da vacina pentavalente, com intervalo de 60 dias ou com pelo menos 30 dias de intervalo mínimo entre as doses.

Para grupos de maior vulnerabilidade, como caminhoneiros, carcereiros, profissionais de saúde, coletores de lixo, policiais, carcereiros, bombeiros, instituições de menores e forças armadas, agentes funerários, comunicantes sexuais de portadores do vírus da hepatite B (VHB); doadores de sangue; homens e mulheres que mantêm relações sexuais com pessoas do mesmo sexo (HSH e MSM); lésbicas, *gays*, bissexuais, travestis e transexuais (LGBT); pessoas reclusas (presídios, hospitais psiquiátricos, etc.); manicures e afins; populações de assentamentos e acampamentos; potenciais receptores de sangue ou hemotransfundidos; profissionais do sexo; usuários de drogas injetáveis, inaláveis ou pipadas; portadores de DST e população indígena em qualquer idade: três doses, com intervalo de 30 dias entre a primeira e a segunda dose e de 6 meses entre a primeira e a terceira dose.

Vacina Pentavalente (DTP + Hib + Hepatite B)

Administrar aos 2, 4 e 6 meses de idade uma dose da vacina pentavalente, aos 15 meses e 4 anos de idade, reforço com a DTP. O intervalo mínimo entre as doses de pentavalente é de 30 dias, estando contraindicada a partir de 7 anos de idade, assim como a DTP, passando a utilizar então, a dupla do adulto (dT).

Esquema Sequencial VIP/VOP

Administrar VIP aos 2 e 4 meses de idade e VOP aos 6 e 15 meses, sendo o último reforço aos 4 anos de idade. A partir dessa idade, para os não vacinados, inadequadamente vacinados ou sem registro de vacinação, três doses de VOP ou completar o esquema com intervalo de 60 dias entre as doses, mínimo de 30 dias. Repetir a dose em caso de vômito ou regurgitação.

Vacina Pneumocócica 10-valente

Administrar aos 2, 4 e 6 meses de idade, com reforço entre 12 e 15 meses de idade, preferencialmente aos 12 meses, sendo recomendada dose única entre 12 e 23 meses de idade, para os que não comprovem vacinação, segundo o PNI.

Vacina contra Rotavírus Humano monovalente

Administrar segundo Tabela 173.7. Se a criança cuspir, vomitar ou regurgitar, NÃO repetir a dose.

Vacina Meningocócica Conjugada C

Administrar aos 3 e 5 meses de idade com reforço entre 12 e 15 meses, preferencialmente aos 15 meses. Entre 12 e 23 meses, para os que não comprovem vacinação, fazer dose única.

Vacina contra Febre Amarela

Indicada a vacina para os residentes e viajantes para as áreas com recomendação de vacinação (vacinar 10 dias antes da viagem): todos os estados das regiões Norte e Centro-Oeste; Minas Gerais e Maranhão; alguns municípios dos estados do Piauí, Bahia, São Paulo, Paraná, Santa Catarina e Rio Grande do Sul. A vacina está indicada a partir dos 9 meses de idade, sendo 6 meses a idade mínima recomendada.

Considerando as evidências disponíveis, as recomendações do Comitê Técnico Assessor de Imunizações e os estudos que ainda se encontram em andamento, a Secretaria de Vigilância em Saúde do Ministério da Saúde estabelece as seguintes orientações sobre o uso da vacina febre amarela: a vacina febre amarela deve ser feita aos 9 meses de idade com um reforço aos 4 anos, visando resgatar as potenciais falhas primárias e secundárias da vacina em lactentes. Para pessoas acima de 4 anos, residentes ou que viajam para áreas endêmicas, será realizada *uma única* dose de reforço, após 10 anos da aplicação da primeira dose[3]. O PNI recomenda que as vacinas tríplice viral e febre amarela não sejam aplicadas simultaneamente, guardando o intervalo de 30 dias entre as doses[10]. Nutrizes, vacinadas para febre amarela, cujos bebês tenham menos de 6 meses de vida, o aleitamento materno deverá ser suspenso por pelo menos 2 semanas após a vacinação, segundo protocolo do Ministério da Saúde[10].

Vacina contra Hepatite A

Recomendada em dose única de 12 a 23 meses de idade.

Vacina contra Sarampo, Rubéola e Caxumba (SRC)

Deve ser vacinada toda a população entre 1 e 49 anos de idade. A primeira dose aos 12 meses de idade e a segunda dose aos 15 meses com a vacina tetraviral, combinação de SRC e varicela. Estão recomendadas duas doses de SRC até 19 anos de idade, guardando o intervalo mínimo de 30 dias entre as doses e de 20 a 49 anos de idade, dose única.

Vacina contra Papilomavírus Humano (HPV)

Vacina HPV 6, 11, 16 e 18. Esquema estendido, preconizado em três doses (0-6 meses e 60 meses), seguindo cronograma listado na Tabela 173.8 para a implantação na rede pública, exclusivamente para meninas, visando a vacinação antes da iniciação sexual e objetivando melhor eficácia. Posteriormente permanecerá no calendário a partir de 9 anos de idade.

TABELA 173.7

Esquema de Doses para Vacina Rotavírus – PNI[2,4]			
Dose	**Idade**	**Idade Mínima**	**Idade Máxima**
1ª dose	2 meses	1 mês e 15 dias	3 meses e 15 dias
2ª dose	4 meses	3 meses e 15 dias	7 meses e 29 dias

TABELA 173.8

Cronograma para introdução da Vacina HPV 6, 11, 16 e 18 para meninas – PNI	
Ano de Introdução	**Idade População-alvo**
2014	11 a 13 anos
2015	9 a 11 anos
A partir de 2016	9 anos

Vacina Dupla Adulto (dT)

Licenciada para uso a partir de 7 anos de idade. Para indivíduos com 7 anos ou mais considerar no mínimo três doses na vida, levando-se em consideração as doses anteriores, e reforços a cada 10 anos. No caso de gravidez, ferimento grave e comunicante de difteria, antecipar o reforço, caso a última dose tenha sido aplicada há mais de 5 anos. Na gestação, a última dose ou reforço deverá ser administrada até 20 dias antes da data provável do parto.

Vacina dTpa

Somente para gestantes. Administrar uma dose a partir de 27 semanas de gestação, mesmo que a gestante tenha o esquema completo. Caso não haja comprovação de vacinação, aplicar uma dose de dTpa e completar com mais duas doses de dT a cada 60 dias, no mínimo 30 dias de intervalo entre as doses.

CALENDÁRIO AMPLIADO DE IMUNIZAÇÃO

Todas as crianças devem receber pelo menos as vacinas constantes do calendário básico de imunização do Ministério da Saúde. O pediatra deve estimular, supervisionar e orientar para a vacinação regular e participação nas campanhas de vacinação. As famílias têm o direito de conhecer todas as vacinas e podem optar por aplicar vacinas ainda não disponíveis na rede pública, ressaltando que imunizar é investir em saúde[9]. A seguir são apresentados os calendários de imunização propostos pela Sociedade Brasileira de Imunizações (SBIm) (Tabelas 173.9– a 173.11)[13].

Observações Referentes às Vacinas do Calendário da Criança – SBIm 2014/2015

Vacina Tríplice Bacteriana (DTPW ou DTPa)

Pode ser usada nas apresentações combinadas e preferencialmente aplicar a DTPa, pois oferece menor risco de eventos adversos.

Vacina VIP

A SBIm recomenda o uso em todas as doses. A VOP está contraindicada em crianças internadas.

TABELA 173.9

Calendário de Vacinação da Criança – SBIm 2014/2015																	
Vacinas	**Dose e Idade em Meses**												**Dose e Idade em Anos**				
	Ao Nascer	2	3	4	5	6	7	8	9	12	15	18	2	4	5	6	9
BCG	Dose única																
Hepatite B	1ª	2ª				3ª											
Tríplice bacteriana (DTPW ou DTPa)		1ª		2ª		3ª					Reforço			Reforço			
Haemophilus influenzae b		1ª		2ª		3ª					Reforço						
VIP		1ª		2ª		3ª					Reforço			Reforço			
Rotavírus		2 ou 3 doses de acordo com fabricante															
Pneumocócica conjugada		1ª		2ª		3ª				Reforço							
Meningocócica conjugada			1ª		2ª					Reforço							
Influenza		2 doses na primovacinação para < 9 anos e reforço anual															
VOP		Dias nacionais de vacinação															
Febre amarela									1ª				2ª				
Hepatite A								1ª		2ª							
Tríplice viral (SRC)								1ª		2ª dose							
Varicela								1ª		2ª dose							
HPV																	3 doses

Adaptado do Calendário de Vacinação da Criança – SBIm 2014/2015.

Vacina contra Rotavírus

Vacina rotavírus monovalente é usada na rede pública em duas doses e a pentavalente disponível na rede privada apenas, sendo indicada aos 2, 4 e 6 meses de idade. Os limites para utilização de ambas as vacinas são a partir de 6 semanas de vida, no máximo até 3 meses e 15 dias e até 7 meses e 29 dias para a última dose, sendo o intervalo mínimo entre as doses de 30 dias.

Vacina Pneumocócica Conjugada

As vacinas pneumocócicas 10 (setor público) e 13-valentes (setor privado) estão indicadas na rotina até 5 anos de idade no seguinte esquema: de 6 semanas de vida até 6 meses de idade, três doses e o reforço no 2º ano de vida; de 7 a 11 meses de vida, duas doses com intervalo de 2 meses e o reforço no 2º ano de vida; de 12 a 23 meses de idade, duas doses com intervalo de 2 meses (diferente do que é preconizado pelo PNI, mas seguindo a bula dos produtos) e a partir de 2 anos, dose única.

Vacina Meningocócica Conjugada

A SBIm recomenda a vacina conjugada quadrivalente A, C, W e Y a partir de 12 meses nos reforços, ampliando assim a proteção para os demais sorogrupos.

Vacina contra Hepatite A

A SBIm recomenda a vacinação em duas doses com intervalo de 6 meses a partir de 12 meses de vida.

Vacina Tríplice Viral

Mantém-se a recomendação de duas doses após 12 meses de idade com intervalo de 1 a 3 meses entre as doses.

Vacina contra Varicela

Mantém-se a recomendação de duas doses após 12 meses de idade com intervalo de 1 a 3 meses entre as doses, podendo antecipar a vacinação a partir de 9 meses de idade nas situações de pós-exposição, porém essa dose aplicada antes de 12 meses não deverá ser contabilizada, devido a possibilidade de interferência de anticorpos maternos.

Ainda que a vacina tetraviral possa ser utilizada nas duas doses, há relato de aumento de eventos adversos quando utilizada na primeira dose. Aos 12 meses as vacinas tríplice viral e varicela podem ser aplicadas simultaneamente e aos 15 meses a tetraviral.

Vacina contra Papilomavírus Humano HPV

Duas vacinas estão licenciadas no Brasil, uma com as VLPs 6, 11, 16 e 18, licenciada para meninas, meninos e jovens de 9 a 26 anos e outra com as VLPs 16 e 18, licenciada para meninas e mulheres a partir de 9 anos de idade. O esquema de doses é 0, 1, 2 e 6 meses.

Vacinas em Situações Especiais[4,6,11]

As indicações dos imunobiológicos especiais que estão disponíveis nos Centros de Referência para Imunobiológicos Especiais (CRIE) beneficiam indivíduos que podem ser agrupados em três principais categorias:

- profilaxia na pré e pós-exposição a agentes infecciosos para determinados grupos de risco (incluindo profissionais de saúde);
- substituição de produtos disponíveis na rotina do país, quando não puderem ser utilizados devido a hipersensibilidade ou eventos adversos graves em usos anteriores;
- imunização de indivíduos com doenças crônicas e imunodeprimidos.

TABELA 173.10

Calendário de Vacinação do Adolescente – SBIm 2014/2015[13]		
Vacinas	**Esquema**	**Observações**
Tríplice viral	Em 2 doses com intervalo mínimo de 30 dias	Contraindicada em imunodeprimidos e gestantes
Varicela	Em 2 doses com intervalo mínimo de 30 dias	Contraindicada em imunodeprimidos e gestantes
dTpa	Como reforço a cada 10 anos ou como uma das 3 doses do esquema básico a ser completado com dT	Para viajantes a áreas com risco de pólio pode utilizar a vacina combinada dTpa-VIP. Indicada para gestantes a partir de 20 semanas de gestação, preferencialmente a partir de 27 semanas
HPV	HPV6,11,16, e18: 0-2-6 meses	Meninas, meninos e jovens de 9 a 26 anos
	HPV 16 e 18: 0-1-6 meses	Meninas e mulheres, a partir de 9 anos
Hepatites A, B ou A e B	Hepatite A: 2 doses, 0-6 meses Hepatite B: 3 doses, 0-1 e 6 meses Hepatite A, B: para menores de 16 anos: 2 doses, 0-6 meses e para maiores de 16 anos: 3 doses, 0-1 e 6 meses	
Influenza	Anualmente	
Meningocócica conjugada A, C, W, Y	Aos 11 anos, seguida de uma dose de reforço 5 anos após	
Febre amarela	Mantidas as recomendações do Ministério da Saúde	

TABELA 173.11

Calendários de Vacinação da Mulher e do Homem – SBIm 2014/2015[13]		
Vacinas	**Esquema**	**Observações**
Tríplice viral	Em 2 doses com intervalo mínimo de 30 dias	Contraindicada em imunodeprimidos e gestantes
Varicela	Em 2 doses com intervalo mínimo de 30 dias	Contraindicada em imunodeprimidos e gestantes
dTpa	Como reforço a cada 10 anos ou como uma das 3 doses do esquema básico a ser concluído com dT	Para viajantes a áreas com risco de pólio pode utilizar a vacina combinada dTpa-VIP. Indicada para gestantes a partir de 20 semanas de gestação, preferencialmente a partir de 27 semanas
HPV	HPV 6,11,16, e18: 0-2-6 meses	Meninas, meninos e jovens de 9 a 26 anos
	HPV 16 e 18: 0-1-6 meses	Meninas e mulheres, a partir de 9 anos
Hepatites A, B ou A e B	Hepatite A: 2 doses, 0-6 meses	
	Hepatite B: 3 doses, 0-1 e 6 meses	
	Hepatite A, B: 3 doses, 0-1 e 6 meses	
Influenza	Anualmente	
Meningocócica conjugada A, C, W, Y	Dose única na dependência da situação epidemiológica local	
Febre amarela	Mantidas recomendações do Ministério da Saúde	
Pneumocócica conjugada 13	Licenciada a partir de 50 anos, ficando sua indicação a critério médico	

Imunização para Profissionais de Saúde

Os profissionais de saúde, devido ao contato com pacientes ou material infeccioso, estão constantemente sob risco de exposição a doenças preveníveis por vacinação, assim como podem ser transmissores de tais doenças. A proteção por vacinação dos referidos profissionais é parte essencial nos programas de controle e prevenção das infecções.

É bem documentado que profissionais de saúde estão sob risco significativo de contrair ou transmitir hepatites A e B, influenza, sarampo, caxumba, rubéola e varicela. Todas são doenças para as quais existem vacinas disponíveis. Infelizmente, para a infecção pelo vírus da imunodeficiência humana e hepatite C, até o momento não existem vacinas disponíveis.

A Tabela 173.12 relaciona as vacinas e suas indicações para estes profissionais[1,6].

Prematuros

BCG

Aplicar para recém-nascidos com peso maior ou igual a 2 kg.

DTPa

Indicada enquanto o prematuro estiver internado e para os que nasceram com menos de 1.000 g ou 31 semanas, mesmo após a alta, segundo manual do CRIE. O uso da DTPa implica em menor risco de eventos adversos.

Hepatite B

Caso o prematuro com menos de 2 kg ou menor que 33 semanas seja vacinado ao nascer, essa dose deve ser desconsiderada e a realização de mais três doses passa a ser obrigatória. Tal problema ficou em segundo plano, pois o País optou por um esquema de quatro doses para o calendário nacional de vacinação.

Influenza

Indicada para todos os prematuros a partir de 6 meses de vida.

Palivizumabe[14]

Imunização passiva com anticorpo monoclonal humanizado para profilaxia da infecção pelo vírus sincicial respiratório (VSR).

A dose preconizada é de 15 mg/kg a cada 30 dias, durante 5 meses do ano, de acordo com a sazonalidade do vírus para a região. Seu uso não interfere com a vacinação de rotina.

A Sociedade Brasileira de Pediatria (SBP), representada pelos Departamentos Científicos: Neonatologia, Infectologia e Pneumologia, organizou um protocolo para profilaxia, baseado na realidade do país. As Tabelas 173.13 a 173.15 descrevem o protocolo preconizado pela SBP.

Gestantes[2,13]

Vacinas Contraindicadas

- HPV, tríplice viral e varicela.
- O PNI recomenda as seguintes vacinas: dTpa e complementação do esquema, caso necessário com dT; influenza e hepatite B.
- Considerar a vacina meningocócica A, C, W, Y na dependência da situação epidemiológica, segundo a SBIm.

TABELA 173.12

Vacinas Recomendadas a Profissionais da Saúde	
Imunização	**Indicação**
Hepatite A	Trabalhadores de áreas de alto risco (nutrição e dietética, lanchonete) sem evidência sorológica prévia de infecção por vírus da hepatite A. Situação não contemplada pelos CRIE
Influenza	Todos os funcionários do hospital
Tríplice viral	Funcionários sem história ou evidência laboratorial de imunidade
dT	Funcionários que não completaram seu esquema inicial ou que não receberam a dose de reforço nos últimos 10 anos
Meningocócica conjugada A, C, W, Y	Para profissionais de saúde diretamente ligados ao atendimento, principalmente para os que trabalham em laboratórios, sujeitos à exposição
Varicela	Funcionários sem história prévia de varicela ou ausência de evidência laboratorial de imunidade e que prestam cuidados aos pacientes

Hepatite B			
Situação do profissional	**Fonte HbsAg positiva**	**Fonte HbsAg negativa**	**Fonte desconhecida**
Vacinação incompleta	Uma dose de imunoglobulina hiperimune anti-hepatite B e vacinação. A dose é de 0,06 mL/kg, IM, máximo de 5 mL, assim que possível (dentro de 7 dias)	Completar vacinação	Completar vacinação
Vacinação completa	Resposta conhecida com título de anti-HBs superior a 10 mUI/mL – não há necessidade de intervenção	Não há necessidade de intervenção	Não há necessidade de intervenção
	Título de anti-HBs inferior a 10 mUI/mL – uma dose de imunoglobulina humana anti-hepatite B e reiniciar vacinação	Não há necessidade de intervenção	Se a fonte tiver alto risco de positividade (p. ex., acidente que ocorreu em uma unidade de alto risco como diálise, doenças infecciosas, etc.) tratar como se fosse fonte HbsAg positiva

TABELA 173.13

Níveis de Evidência para a Recomendação	
Categoria, Grau Poder da Recomendação	**Definição**
A	Boa evidência para suportar a recomendação do uso
B	Moderada evidência para suportar a recomendação do uso
C	Pobre evidência para suportar a recomendação do uso
Qualidade	
I	Evidência baseada em mais de um ensaio clínico randomizado e controlado
II	Evidência baseada em mais de um ensaio clínico sem randomização; estudo de coorte ou caso-controle
III	Evidência baseada na experiência clínica e/ou opinião de autoridades respeitadas na área de interesse

Reference: Canadian Task Force on the Periodic Health Examination. Can Med Assoc J. 1979;121:1193-1254.

Idosos

A partir de 60 anos a vacina influenza é oferecida durante a campanha nacional de vacinação, em geral no primeiro quadrimestre de cada ano. A vacina pneumocócica 23 é oferecida na rede pública para idosos que convivem em instituições fechadas, tais como casas geriátricas, hospitais, asilos, casas de repouso, etc., na ocasião da campanha ou ainda nos CRIE para portadores de doenças crônicas em qualquer época do ano. A vacina contra influenza requer uma dose a cada ano e a vacina pneumocócica uma única dose, com reforço após 5 anos[2,6].

Recentemente, foi lançada no Brasil a vacina herpes-zóster, sendo licenciada a partir de 50 anos e recomendada pela SBIm a partir de 60 anos. Vide Tabela 173.16[13].

Outras Situações Especiais[6]

Na Tabela 173.17 os imunobiológicos especiais disponíveis nos CRIE são relacionados com suas indicações para outras situações especiais.

Contraindicações ao Uso das Vacinas[5]

A decisão de usar uma vacina envolve uma avaliação do risco da doença, do benefício da vacinação e do risco associado à vacinação. As precauções e contraindicações das va-

TABELA 173.14

Recomendações da SBP para Profilaxia do VSR		
SBP: Recomendações para Receber Cinco Doses de Palivizumabe		
Profilaxia	*Doença Pulmonar*	*Doença Cardíaca*
1. Pré-termo IG ≤ 28 semanas e 6 dias, sem DPC, estando com < de 12 meses de idade no início da sazonalidade do VSR (AI)	< 2 anos com DPC, que necessitem tratamento nos 6 meses anteriores à sazonalidade oxigênio inalatório, broncodilatador, diurético e corticosteroide inalatório (AI) OBS: Repetir na segunda estação, caso ainda esteja em tratamento	< 2 anos com cardiopatia crônica que: 1. Necessitem tratamento da insuficiência cardíaca ou 2. Tenham hipertensão pulmonar moderada-grave ou 3. Doença cardíaca cianótica (AI) OBS: a) Repetir na segunda estação, caso ainda esteja em tratamento b) Cirurgia com *bypass*: realizar dose no pós-operatório
2. Pré-termo IG 29 a 31 semanas e 6 dias, sem DPC, estando com < 6 meses no início da sazonalidade (AI) 3. Pré-termo acima de 32 semanas não há respaldo para indicação de profilaxia (BIII)		Cardiopatias que não necessitam de profilaxia: CIV e CIA sem repercussão hemodinâmica, cardiomiopatia moderada e as corrigidas totalmente cirurgicamente, sem insuficiência cardíaca residual

TABELA 173.15

Recomendações da SBP para Considerar Profilaxia do VSR	
SBP: Considerar profilaxia	1. Lactentes nascidos com 32 a 34 semanas e 6 dias de idade gestacional, apresentando um ou mais fatores de risco, nascidos 3 meses antes ou durante o período da sazonalidade do VSR, fazer no máximo três doses
	2. Lactentes com doença neuromuscular ou anomalia congênita de vias aéreas, usar no máximo cinco doses durante o 1º ano de vida
	3. Lactentes gravemente imunodeprimidos fazer uso de cinco doses, iniciando no 1º mês da sazonalidade

TABELA 173.16

Calendário de Vacinação do Idoso – SBIm 2014/2015		
Vacina	*Esquema*	*Observações*
Herpes-zóster	Dose única	Contraindicada em imunodeprimidos
Meningocócica conjugada A, C, W, Y	Dose única na dependência da situação epidemiológica local	
Pneumocócica conjugada 13 (VPC 13)	Esquema sequencial: VPC 13, 2 meses após vacina pneumocócica polissacarídica 23 (VPP 23), 5 anos após VPP 23	Para aqueles que já receberam a VPP23, recomenda-se o intervalo de 1 ano para a aplicação de VPC13 e de 5 anos para a aplicação da segunda dose de VPP23, com intervalo mínimo de 2 meses entre elas. Para os que já receberam duas doses de VPP23, recomenda-se uma dose de VPC13, com intervalo mínimo de 1 ano após a última dose de VPP23. Se a segunda dose de VPP23 foi aplicada antes dos 65 anos, está recomendada uma terceira dose depois dessa idade, com intervalo mínimo de 5 anos da última dose

As vacinas influenza, dTpa, tríplice viral, hepatitis A e B e febre amarela estão indicadas nos esquemas propostos para homens e mulheres.

TABELA 173.17

Outras Indicações Especiais de Imunobiológicos	
Indicações para Uso de Imunobiológicos Especiais nos Centros de Referência para Imunobiológicos Especiais (CRIE)	
Imunobiológicos	**Indicações**
Vacina Pólio Inativada	a. Crianças com imunodeficiência (congênita ou adquirida), não vacinadas ou que receberam esquema incompleto de vacinação contra a poliomielite b. Crianças que estejam em contato domiciliar com pessoas imunodeprimidas e que necessitem receber vacina contra poliomielite c. Transplantados de medula óssea d. Recém-nascidos e lactentes que permaneçam internados em unidade hospitalar à época da vacinação e. Histórico de paralisia flácida com dose anterior de VOP

Vacina Pneumocócica 23 e/ou Vacina Pneumocócica Conjugada 10-Valente	a. Crianças e adultos com doença pulmonar crônica, inclusive asma persistente moderada ou grave, doença cardiovascular crônica grave, insuficiência renal crônica, síndrome nefrótica, diabetes *mellitus*, cirrose hepática, fístula liquórica, doença neurológica crônica incapacitante, fibrose cística, doenças de depósito, implante coclear, trissomias
	b. Crianças e adultos, com asplenia anatômica ou funcional, esplenectomia eletiva, hemoglobinopatias, transplante de células tronco hematopoiéticas ou órgão sólido, imunodeficiência congênita ou adquirida, inclusive HIV(+) sintomáticos ou assintomáticos
	  • Nos casos de esplenectomia eletiva a vacina deve ser aplicada pelo menos 2 semanas antes da cirurgia. Da mesma forma, o intervalo entre a vacinação e o início da imunossupressão por drogas deve ser de pelo menos 2 semanas
	  • A VPV 10 está indicada para menores de 5 anos e a VPP 23 a partir de 2 anos de idade

Vacina *Haemophilus influenzae* Tipo B	a. Na substituição da pentavalente por DTPa devido a evento adverso, como episódio hipotônico hiporresponsivo, crise convulsiva febril ou afebril b. Transplante de células tronco hematopoiéticas em qualquer idade c. Nos menores de 19 anos, nas mesmas indicações da vacina pneumocócica d. No caso de esplenectomia eletiva, a vacina deve ser aplicada pelo menos 2 semanas antes da cirurgia
Vacina Hepatite B	a. Hepatopatias crônicas b. Comunicantes domiciliares de portador de HbsAg, vítimas de violência sexual, acidente com material biológico c. Pessoas HIV(+) ou imunocomprometidos, asplenias, hemoglobinopatias, diabetes, doenças hematológicas, autoimunes, fibrose cística d. Doadores de órgãos e transplantados em geral e. Pacientes renais crônicos ou em hemodiálise f. Pacientes com risco de transfusões múltiplas g. Doadores regulares de sangue
Imunoglobulina Humana Antitetânica	a. Pessoas que já tenham tido reação de hipersensibilidade após haver recebido qualquer soro heterólogo b. Imunodeprimidos independentemente de vacinação prévia c. RN em situações de risco para tétano, cujas mães sejam desconhecidas ou inadequadamente vacinadas ou ainda RN prematuros sob risco, independentemente da vacinação materna
Imunoglobulina Humana Antivaricela-zóster	Comunicantes de caso varicela suscetíveis pertencentes aos seguintes grupos, até 96 horas da exposição: a. Crianças e adultos imunocomprometidos b. Gestantes c. RN de mães nas quais a varicela surgiu nos últimos 5 dias de gestação ou nos primeiros 2 dias após o parto d. RN prematuros ? 28 semanas de gestação, cujas mães nunca tiveram varicela e. RN prematuros ≤ 28 semanas de gestação (ou com menos de 1.000 g ao nascimento), independentemente de história materna de varicela
DTP Acelular	a. Nos casos de episódio hipotônico hiporresponsivo e convulsão (febril ou afebril) após aplicação da DTP b. Crises convulsivas crônicas, cardiopatias ou pneumopatias crônicas com risco de descompensação em vigência de febre, doenças neurológicas crônicas incapacitantes, crianças com neoplasias e/ou que necessitem de químio, rádio ou corticoterapia, RN que permaneça internado na unidade neonatal por ocasião da idade de vacinação, RN prematuro extremo (menor de 1.000 g ou 31 semanas) c. Uso de drogas imunossupressoras e para transplantados em geral
Vacina Influenza	a. Adultos e crianças com doença pulmonar, inclusive asma ou cardiovascular crônica, insuficiência renal crônica, síndrome nefrótica, diabetes *mellitus*, hepatopatia crônica, hemoglobinopatias, asplenia anatômica e funcional, fístula liquórica, doença neurológica crônica incapacitante, fibrose cística, doenças de depósito, implante coclear, trissomias, usuários crônicos de AAS b. Imunodeficiência congênita ou adquirida, inclusive pessoas infectadas pelo HIV c. Comunicantes de imunodeprimidos e trabalhadores de saúde d. Transplantados de medula óssea e órgãos sólidos e seus doadores

Continua...

Continuação da tabela

TABELA 173.17

Outras Indicações Especiais de Imunobiológicos	
Indicações para Uso de Imunobiológicos Especiais nos Centros de Referência para Imunobiológicos Especiais (CRIE)	
Imunobiológicos	**Indicações**
Vacina Hepatite A	a. Hepatopatas crônicos suscetíveis à hepatite A, coagulopatias, doenças de depósito, fibrose cística, trissomias, hemoglobinopatias b. HIV/aids, imunodeprimidos por droga ou doença, doadores ou transplantados de órgãos sólidos e de células-tronco hematopoiéticas
Imunoglobolina Humana Anti-hepatite B + Vacina	a. Recém-nascido de mãe HbsAg(+) b. Exposição sanguínea acidental, percutânea ou de mucosa, quando o caso índice for HbsAg(+) ou de alto risco, e o acidentado não imunizado adequadamente contra hepatite B c. Comunicantes sexuais de caso agudo de hepatite B ou vítimas de violência sexual (administrar até 14 dias do contato) d. Recém-nascidos de mãe simultaneamente HbsAg(+) e HIV(+) e. Imunodeprimido em situação de risco, mesmo que adequadamente vacinado
Vacina Varicela	a. Pessoas e familiares suscetíveis à doença e imunocompetentes que estejam em convívio domiciliar ou hospitalar com imunocomprometidos b. Maiores de 9 meses de idade imunocompetentes nas situações de bloqueio hospitalar até 120 horas após a exposição, nefropatias crônicas, síndrome nefrótica, doenças dermatológicas graves, uso crônico de AAS, trissomias c. HIV dentro das indicações para vacinas virais atenuadas, imunodeficiência humoral, asplenia anatômica ou funcional e doenças relacionadas d. Doadores de órgãos e transplantados em geral, de acordo com os protocolos
Vacina Meningocócica Conjugada C	a. A vacina é indicada a partir de 2 meses de idade, nos portadores de asplenia congênita ou adquirida, deficiências de complemento, anemia falciforme e talassemia, esplenectomizados, implante de cóclea, fístula liquórica e derivação ventriculoperitoneal (DVP), trissomias, microbiologista rotineiramente exposto a isolamento de *Neisseria meningitidis*, doenças de depósito, hepatopatia crônica, doença neurológica crônica incapacitante b. Imunodeficiências congênitas e adquiridas, deficiência de complemento e frações, pessoas com HIV/aids
Imunoglobulina Humana Antirrábica	a. Pessoas que já tenham tido reação de hipersensibilidade após haverem recebido qualquer soro heterólogo b. No caso de interrupção de esquema por evento adverso c. Imunodeprimidos em geral na pós-exposição, sempre que houver indicação

cinas baseiam-se nestes fatores, que podem ser modificados por novas informações. Assim, uma reavaliação contínua das indicações e a segurança das vacinas são essenciais.

O conhecimento das contraindicações e precauções das vacinas é um aspecto importante da prática de imunizações (Tabela 173.18)[5].

Contraindicações Gerais[5,6]

Vacinas de bactérias ou vírus vivos atenuados, não devem ser administradas, a princípio, na: gravidez e imunossupressão por droga ou doença (avaliar risco x benefício).

Uso de corticoides em doses imunodepressoras (acima de 2 mg/kg/dia de prednisona, por 2 semanas ou mais em crianças ou 20 mg por dia), ou outras substâncias imunodepressoras (quimioterapia antineoplásica, radioterapia), etc.

História prévia de anafilaxia a doses anteriores de determinada vacina ou a um de seus componentes.

Falsas Contraindicações[1,4,5]

- Doenças benignas comuns (infecções respiratórias virais, diarreia leve).
- Desnutrição.
- Aplicação de vacina contra a raiva em andamento.
- Doença neurológica estável.
- Antecedente familiar de convulsão.
- Tratamento sistêmico com corticoides durante curto período (menos de 2 semanas) ou tratamento prolongado diário, em dias alternados com doses baixas.
- Alergias que não se relacionem aos componentes de determinadas vacinas.
- Prematuridade ou baixo peso ao nascer. As vacinas devem ser administradas na idade cronológica recomendada, não se justificando adiar o início da vacinação (exceção é a BCG que deve ser aplicada quando a criança atingir 2 kg).
- Internação hospitalar.
- História e/ou diagnóstico clínico pregresso de doenças como coqueluche, difteria, poliomielite, sarampo, rubéola, caxumba, tétano e tuberculose não constituem contraindicação ao uso das respectivas vacinas.
- Uso de antibióticos.
- Aleitamento materno, exceto para febre amarela em nutrizes, cujos bebês tenham menos de 6 meses de idade[10].

Eventos Adversos Pós-vacinação[1,5]

As vacinas modernas, embora seguras e eficazes, podem estar associadas a eventos adversos cuja intensidade varia de leve à ameaçadora à vida. Além disso, como nenhuma vacina é completamente eficaz, algumas pessoas apresentam a doença após exposição, a despeito da vacinação.

Componentes vacinais podem causar reações alérgicas em alguns receptores. Incluem os antígenos protetores, outros componentes dos microrganismos, proteínas animais introduzidas durante a produção da vacina, antibióticos e outros conservantes, ou estabilizadores como gelatina. As reações podem ser locais ou sistêmicas, incluindo anafilaxia e urticária. Reações locais ou sistêmicas resultam da administração excessivamente frequente de algumas vacinas, como o toxoide tetânico, causadas por depósitos de complexos antígeno-anticorpo.

Alguns eventos adversos, porém, coincidem temporalmente com a vacinação mas não são causados por esta. Pode ser difícil determinar a causalidade de um evento adverso em uma única criança. Estudos epidemiológicos e relacionados são necessários para averiguar a incidência e a natureza das reações adversas a vacinas e são importantes para garantir uma lógica científica nas recomendações do uso de vacinas. Como referido anteriormente, a decisão de usar uma vacina envolve uma avaliação do risco da doença, do benefício da vacinação e do risco associado à vacinação. Para as vacinas que compõem o calendário vacinal do Ministério da Saúde e o calendário ampliado, os benefícios da vacinação superam em muito os riscos de eventos adversos.

A Tabela 173.18 relaciona as vacinas com seus possíveis efeitos colaterais, suas contraindicações e cuidados a serem tomados[5].

Vacinação de Conviventes[11]

Hoje, a vacinação de contactantes domiciliares de pacientes crônicos e profissionais de saúde tornou-se assunto altamente relevante, sobretudo pela disponibilidade de muitos desses imunobiológicos na rede pública de saúde e da efetividade da ação, visando a proteção indireta dos pacientes. A proteção da criança através da imunização da família propicia segurança nos primeiros meses de vida, período em que o calendário básico da criança ainda se encontra incompleto.

TABELA 173.18

Contraindicações e Eventos Adversos Pós-vacinais		
Vacina	**Evento Adverso**	**Contraindicações – Precauções**
BCG	Adenomegalia regional sem ou com supuração, abscesso quente ou frio no local, úlcera maior que 1 cm, granuloma, disseminação	Reação anafilática à dose anterior Imunodepressão grave
Hepatite B	Cefaleia, mal-estar, fadiga, dor local, febre baixa, púrpura trombocitopênica	Reação anafilática à dose anterior, púrpura trombocitopênica
Hepatite A	Principalmente reação local, febre, diarreia	Reação anafilática à dose anterior
DTP (DTPa mesmas reações em menor incidência)	Dor local, edema, rubor, febre, episódio hipotônico hiporresponsivo, convulsão febril ou afebril, vômitos, anorexia, irritabilidade, choro persistente	Reação anafilática à dose anterior, contraindicar Convulsão nas primeiras 72 h e episódio hipotônico-hiporresponsivo, optar por DTPa
dT	Eventos locais, febre, cefaleia, sínd. Guillain-Barré, irritabilidade	Reação anafilática à dose anterior
VOP	Paralisia flácida	Reação anafilática à dose anterior, imunodeprimidos ou no convívio com imunodeprimido
VIP	Eventos locais, febre	Reação anafilática à dose anterior
Hib	Eventos locais, febre	Reação anafilática à dose anterior
SRC	Febre, exantema, encefalite, convulsões, trombocitopenia, artralgia, adenomegalia, parotidite, pancreatite	Reação anafilática à dose anterior, gravidez, imunodepressão
Hepatite A	Cefaleia, mal-estar, fadiga, dor local, febre baixa	Anafilaxia à dose anterior
Varicela	Eventos locais, vesículas no local da aplicação, exantema, febre, convulsão	Reação anafilática à dose anterior, gravidez e imunodepressão
Pneumocócica 10	Eventos locais, febre, episódio hipotônico hiporresponsivo, convulsão febril ou afebril, vômitos, anorexia	Reação anafilática à dose anterior
Pneumocócica 13	Eventos locais, febre, anorexia, irritabilidade, diarreia, vômitos	Reação anafilática à dose anterior
Pneumocócica 23	Eventos locais, principalmente febre, artralgia, astenia	Reação anafilática à dose anterior
Influenza	Eventos locais, febre, mal-estar, eventos neurológicos como ADEM e índ. G.-Barré	Reação anafilática à dose anterior, anafilaxia a ovo
Meningocócica	Dor local, febre, lipotimia, letargia	Reação anafilática à dose anterior
Febre amarela	Febre, cefaleia, mialgia. Raros —encefalite, doença disseminada	Reação anafilática à dose anterior, anafilaxia a ovo, imunodepressão
HPV	Eventos locais, cefaleia, síncope	Reação anafilática à dose anterior

Estão indicadas as seguintes vacinas para conviventes e profissionais de saúde: tríplice viral, varicela, dTpa e influenza, assim como hepatite A e B para alguns casos. A vacinação da gestante com hepatite B, influenza e dTpa também é fundamental para a saúde do bebê.

Perspectivas e Avanços em Vacinação

O desenvolvimento da biologia molecular e da biotecnologia dela advinda permitiu nos últimos anos, um impressionante avanço no número de vacinas disponíveis, não só vacinas até então não existentes, como HPV, meningocócicas conjugadas com ampliação de sorogrupos e herpes-zoster, assim como novas versões de vacinas antigas, como a raiva e a coqueluche, agora muito menos reatogênicas. Reflexo desse progresso é o recente (maio de 2015) licenciamento no Brasil da vacina contra meningococo B, disponível em clínicas privadas para aplicação em crianças a partir de 2 meses de idade e em adultos.

O desenvolvimento de novas vacinas não depende apenas de tecnologia, mas de imposições do mercado, uma vez que o investimento necessário é grande e o retorno às vezes incerto e sempre a longo prazo.

Apesar de tudo, praticamente não existe doença infecciosa, ou mesmo não infecciosa, que não tenha uma ou mais vacinas em diferentes fases de desenvolvimento.

Outro motivo que alavanca este setor é a emergência da multirresistência aos antimicrobianos para diversos microrganismos, aumentando a expectativa de que a obtenção de novas vacinas possa ser a solução para o controle das doenças infecciosas.

As perspectivas, portanto, são de tendência sempre otimista e novas vacinas podem ser incorporadas na rotina a qualquer momento, fazendo com que um capítulo sobre este tema se torne logo desatualizado.

REFERÊNCIAS BIBLIOGRÁFICAS

1. American Academy of Pediatrics. In: Pickering LK et al. (Ed.). Red book: report of the Committee on Infectious Diseases 29th ed. Elk Grove Village, IL: American Academy of Pediatrics; 2012.
2. Brasil. Ministério da Saúde. Portal Saúde. Calendário Nacional de Vacinação 2014. Disponível em: http://portalsaude.saude.gov. br/index.php/o-ministerio/principal/leia-mais-o-ministerio/197--secretaria-svs/13600-calendario-nacional-de-vacinacao. Acessado em: nov. 2014.
3. Brasil. Ministério da Saúde. Portal Saúde. Recomendações da Secretaria de Vigilância em Saúde sobre o uso da vacina contra febre amarela. Disponível em: http://portalsaude.saude.gov.br/ index.php/o-ministerio/principal/leia-mais-o-ministerio/427-secretaria-svs/vigilancia-de-a-a-z/febre-amarela/l1-febre-amarela/10771--vacinacao-febre-amarela. Acessado em: nov. 2014.
4. Brasil. Ministério da Saúde. Secretaria de Vigilância em Saúde. Departamento de Vigilância das Doenças Transmissíveis. Manual de Normas e Procedimentos para Vacinação – Brasília: Ministério da Saúde; 2014.
5. Brasil. Ministério da Saúde. Secretaria de Vigilância em Saúde. Departamento de Vigilância das Doenças Transmissíveis. Manual de vigilância epidemiológica de eventos adversos pós-vacinação 3ª ed. Brasília: Ministério da Saúde; 2014.
6. Brasil. Ministério da Saúde. Secretaria de Vigilância em Saúde. Departamento de Vigilância das Doenças Transmissíveis. Manual dos Centros de Referência para Imunobiológicos Especiais. 4ª ed. Brasília: Ministério da Saúde; 2014.
7. Carvalho BTC, Pinto MIM. Bases da resposta imune à vacinação. In: Farhat CK et al. (Ed.). Imunizações, fundamentos e prática. 5ª ed. São Paulo: Atheneu; 2008. p. 24-33.
8. Moura MM, Silva LJ, Kfouri RA. Bases imunológicas das imunizações. In: Amato Neto V. Atualizações, orientações e sugestões sobre imunizações. São Paulo: Segmento Farma; 2011. p. 57-61.
9. Murahovschi J. Vacinação. In: Murahovschi J. Pediatria - Diagnóstico + Tratamento. 6ª ed. São Paulo: Sarvier; 2003. p. 17-19.
10. Nota técnica no 05/2010/CGPNI/DEVEP/SVS/MS. Recomendação da vacina contra febre amarela (atenuada) em mulheres que estão amamentando. Disponível em: http://portal.saude.gov.br/portal/ aarquivos/pdf/ nota_treina_05_2010_cgpni.pdf. Acessado em: abr. 2014.
11. Petraglia TCMB. Vacinação de pacientes com comorbidades e seus contactantes. In: Ballalai I. Manual Prático de Imunizações. 1ª ed. São Paulo: A.C. Farmacêutica; 2013. p. 391-403.
12. Siegrist CA. Vaccine immunology. In: Plotkin SA, Orenstein WA, Offit P (Ed.). Vaccines. 6th ed. Philadelphia: W. B. Saunders; 2013. p. 14-33.
13. Sociedade Brasileira de Imunizações. Calendários de vacinação 2014/2015. Disponível em: http://www.sbim.org.br/vacinacao/. Acessado em: nov. 2014.
14. Sociedade Brasileira de Pediatria. Diretrizes para o manejo da infecção causada pelo vírus sincicial respiratório. Disponível em: http://www.sbp.com.br/pdfs/diretrizes_manejo_infec_vsr_versao_final1.pdf. Acessado em: abr. 2014.

Infecção em Paciente Imunocomprometido

■ Nélio Artiles Freitas

INTRODUÇÃO

Pacientes imunocomprometidos são indivíduos que apresentam uma predisposição a infecções por defeito permanente ou transitório no sistema de defesa orgânica. Podemos dividir esse sistema em inespecífico, que engloba as barreiras físicas como a pele, as mucosas, a drenagem natural, o metabolismo e o estado nutricional, e específico, que se refere às anormalidades das imunidades humoral e celular. O hospedeiro comprometido assim apresenta uma grande diversidade de fatores de riscos, de tipos e graus de imunodeficiência, não sendo possível dispor uma classificação que contemple todas as suas formas.

Algumas categorias tornam os indivíduos imunodeprimidos com riscos importantes de infecção:

- neutropênicos;
- presença de dispositivo interno (cateter vascular ou urinário, prótese de válvula cardíaca, etc.);
- Aids;
- imunodeficiência primária;
- pacientes cirúrgicos;
- pacientes em ventilação artificial;
- uso de antimicrobianos de largo espectro;
- diabéticos;
- grandes queimados;
- gestante;
- feto;
- recém-nascidos e prematuros;
- idosos;
- receptores de transplantes (interação enxerto *versus* hospedeiro);
- corticoterapia e uso de citostáticos;
- colagenoses;
- insuficiência renal crônica;
- insuficiência hepática;
- tratamento de neoplasias malignas;

Logo, seria impossível discutir neste capítulo todos os detalhes de cada patologia pontuada acima, dentre outras existentes. Dessa forma, vamos objetivar uma abordagem diagnóstica e terapêutica prática das doenças infecciosas e parasitárias oportunistas em hospedeiros imunocomprome-

tidos, exercitando principalmente o diagnóstico diferencial dessas enfermidades. É óbvio que a característica de cada infecção irá depender do tipo e do grau de imunodeficiência do paciente, assim como o seu diagnóstico dependerá, muitas vezes, da experiência do assistente, da percepção de pequenos detalhes na história clínica e do exame físico, que é de vital importância na conclusão diagnóstica e na terapia empírica inicial, principalmente por causa da resposta inadequada em alguns pacientes com pobreza de sinais clínicos e de anamnese, assim como o aumento na frequência de agentes pouco comuns, causadores de infecção na comunidade em geral, como fungos saprófitas que se tornam oportunistas (*Malassezia furfur, Candida, Aspergillus, Sporothrix schenkii, Pseudallecheria boydii, Pneumocystis jirovecii*), bactérias (*Actinomyces, Rodococcus, Mycobacteria, Stenotrophomonas malthophilia, Burkolderia cepacia*), vírus (citomegalovírus – CMV, herpes simples – HSV, parvovírus, vírus Epstein-Barr – EBV, varicela-zóster – VZV) e helmintos e protozoários (*Strongyloides stercoralis, Toxoplasma gondii, Cryptosporidium, Isospora, Microsporidium*)[57,61,73].

Devido à crescente resistência antimicrobiana e à falta de novas drogas terapêuticas, faz-se necessária uma vigilância de patógenos resistentes, além da implementação de medidas preventivas, como a higiene das mãos e as precauções de contato para pacientes colonizados ou infectados. Nesse sentido, tem sido recomendada a realização de *swab* retal para a procura de germes produtores de carbapenemase e de enterococos resistentes à vancomicina (VRE). Precauções de contato incluem a higiene das mãos, o uso de aventais descartáveis e luvas ao cuidar de um paciente colonizado ou infectado e, se possível, os pacientes devem ser colocados em isolamentos especiais[7c].

A necessidade do comprometimento de toda a equipe multiprofissional, assim como o empenho de buscar sempre o agente etiológico, é fundamental para se chegar a uma terapia eficaz e em tempo hábil.

Um aspecto de grande importância na abordagem de pacientes imunocomprometidos é o aumento da sua população devido a vários fatores:

- avanços no tratamento do câncer;
- progressos em transplantes de órgãos;
- maior sobrevida de pacientes com doenças crônicas;

- envelhecimento populacional crescente;
- síndrome da imunodeficiência adquirida.

As doenças infecciosas são a maior causa de morbidade e mortalidade em imunocomprometidos e a maioria das infecções hospitalares ocorre nesses pacientes, que apresentam sempre um reconhecimento diagnóstico bem mais difícil[6,13,23,24].

Os principais fatores predisponentes no desenvolvimento de infecções em imunocomprometidos são descritos a seguir.

- Defeitos na barreira cutânea:
  - grandes cirurgias, queimaduras e traumas;
  - doenças dermatológicas graves;
  - úlceras: decúbito, diabético, insuficiência vascular.
- Defeitos na barreira membrana mucosa:
  - mucosites desencadeadas por irradiação e quimioterapia;
  - traumatismo de cabeça e pescoço;
  - lesões por inalantes;
  - intubação endotraqueal.
- Condições que causam obstrução da passagem natural de secreções/excreções:
  - tumores sólidos;
  - fibrose cística.
- Anormalidades no número ou na função dos granulócitos:
  - leucemia aguda, anemia aplástica;
  - quimioterapia;
  - diabetes mal controlado;
  - doenças congênitas.
  - Anormalidades da imunidade celular:
  - doença de Hodgkin;
  - corticoides;
  - aids.
- Anormalidades na imunidade humoral:
  - leucemia linfocítica crônica;
  - mieloma múltiplo e macroglobulinemia de Waldenström;
  - hipogamaglobulinemia.
- Disfunção do SNC por sedação ou distúrbio patológico.
- Anormalidades em múltiplos aspectos da imunidade:
  - idade;
  - politraumatizado;
  - desnutrição grave;
  - infecção por vírus da imunodeficiência humana (HIV);
  - asplenia.

Serão colocadas em destaque algumas situações de grande importância na prática clínica diária, que levam a direcionamentos distintos em relação à conduta diagnóstica e terapêutica.

GRANULOCITOPENIA[6,19-32,38,51-53,57,60,61,69,73-75,82,84]

A granulocitopenia tem sido vista frequentemente em pacientes com anemia aplástica, leucemias e nas situações de mielossupressão (drogas, radiação). A maioria dos quimioterápicos antineoplásicos utilizados no tratamento de doenças tem um efeito deletério sobre a proliferação de células progenitoras hematopoiéticas normais, levando a uma redução expressiva dos granulócitos periféricos. Da mesma forma, a radiação terapêutica também induz a granulocitopenia clinicamente importante, dependendo da dose administrada e da área do corpo irradiada. Logo, a neutropenia é uma consequência inevitável do tratamento das neoplasias malignas.

Embora a neutropenia seja definida como o número de neutrófilos abaixo de 1.500/mm³, o risco de infecções eleva-se de forma expressiva quando o número de neutrófilos é menor que 500/mm³ e intensamente quando abaixo de 100/mm³. Um fator determinante no prognóstico desses pacientes é a velocidade do declínio dessas células e o tempo de duração da neutropenia. Rápidos declínios e o tempo de duração superior a 10 dias tornam esses pacientes com alto risco em desenvolver graves infecções, sendo a maioria causada por microrganismos que os colonizam antes da internação. Uma grande preocupação é o fato da reconhecida mudança da microbiota após a hospitalização e a frequente quebra das barreiras de pele e mucosa com os procedimentos invasivos. Os patógenos relacionados à imunodeficiência estão descritos na Tabela 174.1.

A quimioterapia além da interferência nas imunidades celular e humoral provoca prejuízo para a barreira mucosa. Ao mesmo tempo, os agentes antimicrobianos utilizados na profilaxia (p. ex., fluoroquinolonas) exercem uma pressão seletiva sobre a microbiota, aumentando o número de formas resistentes. O pH do estômago normalmente se altera pelo uso de drogas, tais como os anti-histamínicos (p. ex., ranitidina) e bloqueadores da bomba de prótons (p. ex., omeprazol), de modo a que os microrganismos que são ingeridos chegam ao intestino delgado. Desta forma, essa nova microbiota coloniza uma mucosa danificada permitindo a translocação bacteriana, bem como a invasão da corrente sanguínea e, em última análise, infecção sistêmica e sepse. Em algumas situações, os estafilococos coagulase-negativos (p. ex., *Staphylococcus epidermidis*), através do trato digestivo, podem ser a fonte original de bacteriemia levando à colonização do lúmen de um cateter vascular.

Apesar de a microbiota endógena ser a principal responsável pelas infecções, várias fontes exógenas podem favorecer a invasão de germes como pseudomonas, estafilococos e enterobactérias a partir de alimentos, água, ar, hemoderivados, cateteres e outros equipamentos de uso hospitalar. Um número crescente de germes gram-negativos multirresistentes tem ocorrido em alguns grandes centros, modificando o perfil epidemiológico na etiologia desse grave problema. Bactérias produtoras de beta-lactamase de espectro estendido ou ampliado (ESBL) acarretam grande resistência à maioria dos antibióticos beta-lactâmicos. Outras cepas são produtoras de carbapenemases, como *Klebsiella spp.* e *P. aeruginosa,* inutilizando esse valioso grupo de antimicrobianos. Patógenos gram-positivos, como *S. aureus* oxacilinorresistente (ORSA ou MRSA) e *Enterococcus* resistente à vancomicina (VRE), também se têm tornado mais prevalentes em vários centros, modificando assim a decisão da escolha terapêutica na neutropenia febril.

As principais portas de entrada são a pele, os tratos respiratório e gastrintestinal. A ocorrência de febre em um paciente neutropênico deve ser considerada uma urgência médica, pois não há tempo de esperar os resultados das hemoculturas ou um diagnóstico mais preciso para se iniciar o

TABELA 174.1

Patógenos Prevalentes Associados à Imunodeficiência	
Imunodeficiência	**Patógeno**
Granulocitopenia	• Cocos gram-positivos • *Staphylococcus aureus* • Estafilococos coagulase-negativos (*S. epidermidis, S. haemolyticus, S. hominis*) • Estreptococos do grupo *viridans* (*S. mitis, S. oralis*) • *Granulicatella* e *Abiotrophia spp.* (variante nutricional do estreptococo) • Enterococos (*E. faecalis, E. faecium*) • Bacilos gram-negativos • *Escherichia coli* • *Pseudomonas aeruginosa* • *Klebsiella pneumoniae* • *Enterobacter spp.* • *Citrobacter spp.*
Danos da barreira fisiológica	
Relacionado a cateter venoso central e pele	• Estafilococos coagulase-negativos (*S. epidermidis, S. haemolyticus, S. hominis*) • *Staphylococcus aureus* • *Stenotrophomonas maltophilia* • *Pseudomonas aeruginosa* • *Acinetobacter spp.* • *Corynebacterium* • *Candida spp.* (*C. albicans, C. parapsilosis*) • *Rhizopus spp.*
Mucosite oral	• Estreptococos do grupo *viridans* (*S. mitis, S. oralis*) • *Abiotrophia* e *Granulicatella spp.* (variante nutricional do estreptococo) • *Capnocytophaga spp.* • *Fusobacterium spp.* • *Rothia mucilaginosa* • *Candida spp.* (*C. albicans, C. tropicalis, C. glabrata*) • Vírus herpes simples
Lesão da mucosa intestinal	• *Escherichia coli* *Pseudomonas aeruginosa* • Estafilococos coagulase-negativos • *Enterococcus* (*E. faecalis, E. faecium*) • Candida spp.
Enterocolite neutropênica	• *Clostridium spp.* (*C. septicum, C. tertium*) • *Staphylococcus aureus* • *Pseudomonas aeruginosa*
Imunodeficiência celular	• Herpesvírus • Citomegalovírus • Viroses respiratórias • *Listeria monocytogenes* • *Nocardia spp.* • *Mycobacterium tuberculosis* • Micobactéria não tuberculosa • *Pneumocystis jirovecii* • *Aspergillus spp.* • *Cryptococcus spp.* • *Histoplasma capsulatum* • *Coccidioides spp.* • *Penicillium marneffei* • *Toxoplasma gondii*
Imunodeficiência humoral	• *Streptococcus pneumoniae* *Haemophilus influenzae*
Uso de quelante de ferro	• *Rhizopus spp.*

Tabela adaptada de Donnelly JP e cols.[27].

tratamento. Mesmo os pacientes afebris, porém com sinais e sintomas compatíveis com infecção, devem receber antibioticoterapia empírica.

ROTINAS DE DIAGNÓSTICO EM NEUTROPÊNICO FEBRIL[6,32,43-53,60,70]

A anamnese e o exame físico são muito importantes. Após o conhecimento da doença de base, a pesquisa pelo foco infeccioso é fundamental. Os pacientes geralmente só apresentam febre e, às vezes, apenas dor e hiperemia como únicos sinais de infecção; é incomum a presença de abscessos, imagem radiológica pulmonar, piúria ou escarro purulento. É essencial o exame da cavidade oral, de pele e da região perianal.

Colher hemoculturas com intervalos inferiores a 1 h entre cada coleta em sítios de coleta diferentes, urinocultura, além de hemograma e bioquímica são fundamentais. Exames de imagem como radiografia de tórax, ultrassonografia abdominal e tomografia de tórax podem ser de extrema importância.

Após a coleta do material deve-se iniciar terapia antimicrobiana empírica.

TRATAMENTO EMPÍRICO[1,3,7,8,14,32,33,38-56,58,60,62,66,67,69,70,75-77,80,83,84]

Devido à possibilidade de uma rápida progressão de uma infecção nesses pacientes e sem uma apresentação clínica definida, a presença de febre em um paciente neutropênico costuma ser vista como uma emergência clínica. A mesma conduta deve ser tomada na ausência de febre, mas com sinais indicativos de processo infeccioso instalado. Uma evidente mudança no perfil epidemiológico dos isolados de microrganismos em neutropênicos febris vem ocorrendo nos últimos 40 anos. No início da quimioterapia citotóxica, os germes gram-negativos predominavam. Nas décadas de 1980 e 1990 os gram-positivos se tornaram mais prevalentes devido a uma maior utilização de dispositivos intravasculares que permitiram uma maior colonização a partir da microbiota da pele. Atualmente os *S. aureus* coagulase-negativos são isolados frequentes na maioria de grandes centros mundiais, acompanhados por enterobactérias (*Enterobacter spp., Escherichia coli* e *Klebsiella spp.*) e bacilos gram-negativos não fermentadores (*Pseudomonas aeruginosa* e *Stenotrophomonas spp.*).

Em recente revisão de literatura e estudo europeu de vigilância, realizados em 2011 em 39 centros de hematologia de 18 países, apresentados na Quarta Conferência Europeia das infecções em leucemia (ECIL-4), pode-se observar um aumento das taxas de enterococos e enterobactérias e uma diminuição de *P. aeruginosa*, assim como um aumento importante na proporção de patógenos resistentes, como as enterobactérias produtoras de ESBL, VRE e os bacilos gram-negativos produtores de carbapenemases, principalmente *Klebsiella pneumoniae*.

A escolha do antimicrobiano tem-se modificado de acordo com o perfil microbiológico de cada região e de cada hospital. O aumento da resistência bacteriana, fúngica e até mesmo viral acontece em todo o mundo, afetando também a epidemiologia das infecções de pacientes com câncer. Patógenos como Enterobacteriaceae resistentes às cefalosporinas de terceira geração (produtores de beta--lactamases de espectro estendido [ESBLs]) ou a carbapenêmicos, *Pseudomonas aeruginosa* multirresistente (MDR), *Staphylococcus aureus* resistente à meticilina (MRSA), *Staphylococcus epidermidis* resistente a meticilina (MRSE), *Staphylococcus aureus* com resistência intermediária à vancomicina (VISA) e enterococos resistentes à vancomicina (VRE), encontrados, antes, em unidades de terapia intensiva (UTI), estão agora presentes em enfermarias, serviços de cirurgias e de atividades de assistência domiciliar. Dessa forma, a decisão em seguir protocolos no tratamento de imunocomprometidos é variável, dependendo da prevalência microbiana do local. Poucos são os antimicrobianos lançados recentemente, o que torna necessário um aprimoramento no diagnóstico etiológico dos quadros infecciosos, além de condutas preventivas em pacientes com câncer.

Em pacientes com neoplasias malignas, as infecções fúngicas costumam ser impactantes e definidoras de prognósticos ruins. *Aspergillus spp.* e *Candida spp.* são os fungos patógenos mais comuns. Outros fungos patógenos incluem *P. jirovecii, C. neoformans, Fusarium* ou *Mucorales. Candida* é um organismo frequentemente isolado em infecções da corrente sanguínea, havendo um aumento da proporção de cepas não *albicans*, em parte devido ao uso extensivo de fluconazol profilático, já que algumas destas cepas são resistentes ou menos suscetíveis. Em relação à aspergilose, a maioria dos episódios é pelo *Aspergillus fumigatus*, embora alguns centros relatem a predominância de *Aspergillus flavus* e *Aspergillus terreus*.

Outros fungos, como *Mucorales*, *Cryptococcus*, *Fusarium, Blastoschizomyces, Trichosporon* e *Scedosporium* têm sido mais descritos, talvez pela maior possibilidade de diagnóstico. Finalmente, infecções ou reativações de fungos dimórficos, como *Histoplasma* ou *Coccidioides,* são possíveis em pacientes que vivem ou viviam em áreas endêmicas. *P. jirovecii* também é uma causa bem conhecida de pneumonia em pacientes com câncer que não recebem profilaxia específica, especialmente em associação com altas doses e terapia esteroide prolongada.

Viroses respiratórias adquiridas na comunidade, como vírus sincicial respiratório (VSR), influenza e parainfluenza, adenovírus, rinovírus e coronavírus, são causas frequentes de doenças respiratórias em pacientes com câncer e são provavelmente subestimadas como causa de febre. Em pacientes imunocomprometidos, essas viroses podem evoluir para quadros de pneumonias graves, insuficiência respiratória e óbito.

Terapia Oral

Em pacientes com baixo risco de desenvolvimento de infecções graves (neutrófilos maiores que 100 células/mm^3, radiografia de tórax normal, testes de funções hepática e renal normais, neutropenia com duração inferior a 7 dias, recuperação precoce da medula óssea, temperatura menor que 39°C, ausência de alteração neurológica ou mental, sem complicações de comorbidades), pode-se considerar a terapia com antimicrobiano por via oral, a fim de reduzir as complicações da inserção de cateter venoso e de internação hospitalar. Naqueles que não usaram previamente quinolonas como profilático, a combinação de ciprofloxacino e amoxicilina com ácido clavulânico como esquema empírico inicial parece ser segura e eficaz. Também tem sido utilizada terapia empírica com levofloxacino, ou moxifloxacina ou ciprofloxacina associados ou não a clindamicina, mas com poucos estudos de evidência.

Terapia Intravenosa (IV)

Em pacientes de alto risco em sistema de hospitalização, a terapia intravenosa (IV) costuma ser a mais utilizada, devido à gravidade dos casos. A monoterapia tem sido utilizada como uma boa opção, visto que em vários estudos tem-se mostrado equivalente à combinação de múltiplas drogas. Uma cefalosporina de terceira ou quarta geração ou uma carbapenema poderiam ser usadas como monoterapia com provável sucesso; porém, é preciso prestar atenção às bactérias produtoras de beta-lactamases de espectro entendido que têm reduzido a eficácia das cefalosporinas de terceira e quarta gerações como monoterapia. Cefepima, imipeném/cilastatina, meropeném e piperacilina/tazobactam habitualmente apresentam excelente atividade não só contra *Pseudomonas*, mas também contra *Streptococcus viridans,* agente de grande importância na sepse do neutropênico associado a mucosite gastrintestinal, e pneumococo, o que não se observa com o uso de ceftazidima.

O uso da vancomicina tem sido menos necessário com o uso da cefepima, em comparação com a ceftazidima. As fluoroquinolonas não devem ser utilizadas como monoterapia de uso intravenoso, pois os resultados dos estudos são diversos e o seu discutível uso como profilático em neutropênicos afebris limita essa conduta. A adição de nova droga pode ser necessária no curso clínico desses pacientes, a fim de ampliar o espectro de ação ou mesmo para potencializar o efeito antimicrobiano por sinergismo, como os aminoglicosídeos. Acrescentar glicopeptídeos como a vancomicina muitas vezes é necessário para a cobertura contra agentes gram-positivos resistentes, como MRSA, pneumococos com elevada resistência à penicilina, além do *Bacillus sp.* e do *C. jeikeium*, sensíveis apenas à vancomicina. O uso da linezolida ou da daptomicina tem sido uma boa opção para as infecções por bactérias gram-positivas multirresistentes.

Na terapia empírica, os antimicrobianos devem ser administrados na dose máxima e de acordo com a sua melhor forma de infusão, com base em conceitos farmacocinéticos e farmacodinâmicos. Embora contestado por alguns, o uso de beta-lactâmicos em infusão contínua ou prolongada (mais de 3 h) tem sido feito para manter a concentração sérica substancialmente mais elevada que a concentração inibitória mínima (MIC) da maioria dos agentes patogênicos, durante o período de tratamento.

O escalonamento evita o uso abusivo de antimicrobiano de amplo espectro de início, como carbapenêmicos ou combinações com aminoglicosídeos ou glicopeptídeos, e assim minimiza a seleção de patógenos resistentes ou mesmo a toxicidade. É necessário apenas ficar atento para a falha terapêutica, considerando a possibilidade de um germe resistente, agravando o prognóstico.

Situações Clínicas

- *Infecção sistêmica em neutropênico*: nessas circunstâncias os germes gram-positivos e gram-negativos devem ser considerados e o esquema inicial pode ser, por exemplo, ciprofloxacino + amoxicilina/ácido clavulânico por via oral em adultos, em pacientes de baixo risco. Em pacientes de risco elevado pode-se usar a monoterapia parenteral com cefepima ou piperacilina/tazobactam ou imipeném ou meropeném. Outros antimicrobianos podem ser acrescidos ao regime inicial, como aminoglicosídeos, fluoroquinolonas e/ou vancomicina em caso de complicações como instabilidade hemodinâmica, mucosite gastrintestinal, diarreia grave, mudança no estado mental ou neurológico, infecção de cateter intravascular, infecção cutânea ou alteração radiográfica do pulmão.

- Modificação do esquema empírico inicial pode ser considerada em pacientes de alto risco se houver instabilidade do quadro evolutivo e se forem obtidas culturas positivas com germes multirresistentes. No caso de MRSA deve-se adicionar precocemente vancomicina, linezolida ou daptomicina. Caso seja um enterococo resistente à vancomicina (VRE), deve-se iniciar a linezolida ou a daptomicina. Quando for detectada uma bactéria gram-negativa produtora de ESBL, iniciar carbapenêmicos e em casos de germes produtores de carbapenemases (KPC) considerar o uso de polimixina ou colistina associada ou não à tigeciclina. Na persistência da febre e em suspeita e/ou confirmação de mucosite na cavidade oral ou infecção da cavidade abdominal ou dor perianal: nesse caso, deve-se associar ao esquema anterior cobertura para bactérias anaeróbias: metronidazol ou clindamicina.
- Nos casos de alergia aos beta-lactâmicos podem-se utilizar fluoroquinolonas associadas a clindamicina ou, opcionalmente, aztreonam com vancomicina.
- *Presença de lesões sugestivas de herpes*: deve-se acrescentar aciclovir.
- Piora progressiva com os esquemas anteriores ou persistência do quadro febril por mais de 5 dias ou evidência de infecção fúngica como alterações na tomografia computadorizada do tórax ou seios da face, teste da galactomanana positivo: acrescentar preparações de anfotericina, fluconazol, voriconazol ou o grupo das equinocandinas.

Alguns Aspectos ainda Devem Ser Considerados Nesses Tratamentos

A duração do tratamento é variável de acordo com a clínica, o microrganismo envolvido e o sítio da infecção, devendo ser mantido enquanto houver a condição de neutropenia grave e os sinais clínicos de infecção. Nos casos de persistência da neutropenia mesmo após esse período sem sinais de infecção, deve-se considerar o início de profilaxia até a recuperação medular.

Em neutropênicos com febre de origem desconhecida, tradicionalmente a suspensão do antimicrobiano ocorre somente com a recuperação imunológica. Estudos recentes demonstram que o uso de antibióticos empíricos pode ser interrompido, após período afebril maior ou igual que 3 dias, estando o paciente hemodinamicamente estável, independentemente da contagem de neutrófilos, sem ser acompanhado de aumento da mortalidade.

O uso terapêutico da filgrastima (G-CSF), fator estimulante de colônias de granulócitos, deve ser considerado em conjunto com os antimicrobianos em pacientes com neutropenia febril de alto risco, pois existe uma melhora estatisticamente significativa nesses enfermos.

Profilaxia em Neutropênico Afebril

Estudo de metanálise, publicado em 2012, que incluiu 190 estudos (envolvendo 13.579 pacientes), realizado entre 1973 e 2010, demonstrou que a profilaxia com antibióticos reduziu significativamente o risco de morte por infecções, quando comparado com placebo ou nenhuma, particularmente para pacientes com doenças hematológicas malignas ou submetidos a transplantes. Mas, ainda é discutível em tumores sólidos, neutropenias de curta duração e em pediatria.

As fluoroquinolonas têm sido indicadas como rotina em pacientes de alto risco com duração prolongada de uma profunda neutropenia. Tanto o levofloxacino como o ciprofloxacino têm sido estudados e avaliados como equivalentes, embora o levofloxacino seja mais bem indicado quando há o risco elevado de mucosite e doença invasiva pelo *S. viridans*. Em alguns estudos, pacientes que receberam a profilaxia com fluoroquinolonas apresentam maior incidência de infecções por MRSA.

Infelizmente, como já mencionado, a resistência às quinolonas, relacionada talvez com a frequente e, por vezes, inadequada utilização desses medicamentos na medicina humana e veterinária, está aumentando em todo o mundo, além do risco do aparecimento de bactérias que apresentam resistência cruzada aos beta-lactâmicos e aminoglicosídeos. Por essa razão, as diretrizes internacionais recomendam a implementação de uma vigilância sistemática para o acompanhamento das taxas de resistência às quinolonas entre os patógenos gram-negativos. Alguns autores recomendam que a profilaxia com fluoroquinolonas deva ser abandonada, porque é provavelmente ineficaz, quando as taxas de resistência entre *Escherichia coli* forem maiores que 20%, como acontece em muitos centros hematológicos em todo o mundo.

Em conclusão, o uso de quinolonas como profilaxia antibacteriana de neutropenia febril tem vantagens e desvantagens e ainda pode representar uma opção válida em centros com baixa incidência de resistência e se as tendências de suscetibilidade são monitoradas de perto. Em centros com altas taxas de resistência, a profilaxia com quinolonas faz pouco sentido.

O cotrimoxazol apresenta, entretanto, uma eficácia garantida e consensual contra a infecção por *Pneumocystis jirovecii*.

As micoses invasivas são complicações graves da quimioterapia antineoplásica, especialmente em pacientes com leucemia aguda e, mesmo que sejam 10% de todas as infecções, a sua mortalidade associada é muito alta. Portanto, a profilaxia da infecção fúngica invasiva sempre tem sido considerada. Em pacientes com leucemia aguda, três drogas têm sido mais utilizadas nos últimos anos nessa profilaxia: fluconazol ou itraconazol e, mais recentemente, posaconazol. As metanálises mostraram que a utilização de fluconazol é eficaz na prevenção de infecções fúngicas em transplantes de células-tronco hematológicas e na leucemia mieloide aguda e sugerem algum possível benefício em outras populações, se a incidência da doença fúngica invasiva é maior que 15%. O fluconazol reduziu a incidência de infecções por *Candida* (*albicans* e não *albicans*), mas obviamente, não diminuiu o risco de aspergilose. Recente estudo com o uso de posaconazol, voriconazol e micafungina, em adultos que se submeteram a transplantes, mostrou vantagem estatisticamente significativa em comparação com fluconazol ou itraconazol, em termos de mortalidade e de redução absoluta no risco de micoses invasivas. Em crianças com câncer pediátrico de alto risco, parece ser viável e seguro o uso isolado de anfotericina B lipossomal, na dose de 2,5 mg/kg, duas vezes por semana.

O uso de métodos diagnósticos como a dosagem de galactomanana e TC de tórax tem reduzido a necessidade da introdução de antifúngicos de amplo espectro.

A profilaxia de aciclovir nesses pacientes não parece interferir na gravidade da estomatite ou mesmo na incidência de infecções bacterianas na cavidade oral.

O uso de lamivudina, 100 mg/dia, começando 4 semanas antes da quimioterapia e mantido por, pelo menos, 6 meses após o fim da quimioterapia, deve ser oferecido a pacientes com sorologia que demonstra infecção presente ou antiga pelo vírus da hepatite B, em caso de transplante alogênico ou na administração rituximabe.

Logo, deve-se reavaliar constantemente o uso de profilaxia em neutropênicos febris, pois a emergência de germes resistentes é uma consequência danosa e perigosa em nosso meio. O uso de filgrastima (G-CSF) deve ser recomendado profilaticamente quando o risco global de neutropenia febril for acima de 20%.

DEFICIÊNCIA IMUNOCELULAR[2,4,5,11,12,14-16,18,23,29,31-43,45,48,49,55,57,61-64,68-73]

Os defeitos na função ou no número de macrófagos e linfócitos T favorecem as infecções bacterianas, principalmente as que fazem infecção intracelular, bem como vírus, fungos e protozoários. Os defeitos primários na imunidade celular em geral são diagnosticados na infância, limitando a vida de forma precoce, enquanto os defeitos de imunodeficiência adquirida têm aumentado progressivamente nos dias de hoje: terapias citotóxicas de longa duração, irradiação extensiva, drogas imunossupressoras como corticosteroides, azatioprina, ciclosporina, tacrolimus, sirolimus e everolimus. Também anticorpos monoclonais, como alemtuzumab, retuximab e infliximab, são agentes antitumorais e imunossupressivos de grande potência que causam profunda e prolongada interferência na imunidade celular.

O alemtuzumabe é um anticorpo monoclonal contra o receptor de CD52, utilizado no tratamento de leucemia linfocítica aguda ou crônica e linfoma não Hodgkin, que tem um papel claro no aumento do risco de infecção, pois está associado a linfopenias intensas e duradouras, predispondo a tuberculose, sepse, doenças fúngicas invasivas e doenças virais. O rituximabe, um anticorpo anti-CD20 (células B), provoca uma profunda supressão da produção de imunoglobulinas, principalmente quando associado a quimioterápicos, sendo relacionado com reativação ou exacerbação de hepatite viral B ou C e outras infecções como parvovirose, enteroviroses em sistema nervoso central, leucoencefalopatia multifocal progressiva, babesiose e pneumocistose.

O grande sucesso das cirurgias de transplante, associado ao desenvolvimento de fármacos potentes que suprimem a resposta de enxerto *versus* hospedeiro, levam a graves imunodeficiências com elevado risco de infecções oportunistas. Várias outras condições também levam a uma disfunção da imunidade celular, como linfomas e leucoses. O exemplo contundente de imunodeficiência celular é a síndrome da imunodeficiência adquirida (aids). A síndrome inflamatória da reconstituição imune (SIRI) tem sido muito estudada, descrevendo um conjunto de síndromes clínicas como febre e piora da infecção oportunista subjacente, observado mais comumente com as micobacterioses, mas também na pneumocistose, criptococose, toxoplasmose, nas citomegaloviroses, hepatites e outras. Os microrganismos mais frequentes na imunodeficiência celular são:

- bactérias: *Salmonella sp., Nocardia sp., Legionella sp., Mycobacteria, Rhodococcus equi, Listeria monocytogenes, Streptococcus sp., Staphylococcus sp., Moraxella, Campylobacter sp.;*
- vírus: CMV, HSV, HIV, VZV;
- fungos: *P. jirovecii, C. neoformans, H. capsulatum, Candida sp.;*
- protozoários: *T. gondi, Cryptosporidium sp.;*
- helmintos: *S. stercoralis.*

O paciente com imunodeficiência celular febril que não se encontra neutropênico poderá, por vezes, não necessitar de terapia antimicrobiana imediata, considerando-se, obviamente, o aspecto clínico e evolutivo do doente. Muitas vezes há tempo para uma investigação microbiológica mais apurada antes da decisão terapêutica. É claro que, de acordo com a experiência clínica do profissional, considerando apenas a anamnese, o exame físico e os exames inespecíficos de análise clínica e de imagem, o tratamento empírico é iniciado antes da conclusão diagnóstica, com um bom índice de acerto. Nas infecções em pacientes com aids, podem-se tentar estratificar as infecções oportunistas de acordo com o grau de imunodeficiência medido pela contagem de linfócitos CD4. Assim, em pacientes com aids observam-se as seguintes complicações.

- Complicações em contagens de linfócitos CD4 entre 200 e 500/mm^3:
  - infecciosa: pneumonia bacteriana, tuberculose, herpes-zoster, candidíases oral e esofágica, criptosporidiose, sarcoma de Kaposi, leucoplasia pilosa;
  - não infecciosa: neoplasia cervical, linfoma B, anemia, neuropatia, púrpura trombocitopênica idiopática, doença de Hodgkin, pneumonia intersticial linfocítica (PIL).
- Complicações em contagens de linfócitos CD4 abaixo de 200/mm^3:
  - infecciosa: esofagite por *Candida*, pneumocistose, toxoplasmose, criptococose, histoplasmose, criptosporidiose, microsporidiose, tuberculose extrapulmonar ou miliar, leucoencefalopatia multifocal progressiva (LMP);
  - não infecciosa: caquexia, neuropatia periférica, complexo demencial da aids (CDA), linfoma do sistema nervoso central (SNC), miocardiopatia, mielopatia, polirradiculopatia progressiva.
- Complicações em contagens de CD4 inferiores a 50/mm^3:
  - infecciosa: CMV disseminado, infecção por *Mycobacterium avium-intracelullare* (MAC).

Nos pacientes transplantados, existe certa diferença entre transplantados de medula óssea e de órgãos sólidos. Nos transplantados de medula óssea, a imunossupressão é maior nos primeiros 100 dias, quando estão sujeitos a infecções por bacilos gram-negativos, estafilococos, fungos e vírus (CMV).

Após esse período, aumenta o risco de infecções herpéticas, pneumocócicas comunitárias e legioneloses hospitalares. Já os pacientes submetidos a transplantes de órgãos sólidos costumam apresentar mais infecções no 1º mês após a cirurgia, em geral no local do transplante. O transplantado renal, por exemplo, tem, com frequência, infecções da ferida cirúrgica, infecções respiratórias, de cateter urinário ou venoso. O transplantado de fígado tem mais infecções no trato biliar e na anastomose vascular no sistema porta hepático, causadas por *P. aeruginosa*, *Enterococcus* e enterobactérias.

Pacientes portadores de hepatite crônica por vírus B ou C podem persistir com a infecção ou mesmo agravar-se após o transplante, desenvolvendo uma nova agressão ao enxerto.

Em transplantes cardíacos, as pneumonias, as mediastinites, as infecções de ferida cirúrgica, de cateteres venosos e urinários são comuns, enquanto os que recebem coração-pulmão desenvolvem com frequência pneumonias. De forma geral, as infecções precoces que acontecem nos primeiros 6 meses do transplante são hospitalares e relacionadas com a cirurgia (técnica, extensão, etc.). Alguns agentes estão envolvidos com infecções nesse período inicial, como *P. jirovecii*, vírus herpes simples, citomegalovírus, vírus de hepatites, nocardia, legionela, listéria, micobactérias e bacilos gram-negativos. Em longo prazo, a tuberculose pode ter uma incidência elevada em imunossupressões prolongadas, bem como outras infecções mais tardias, que acontecem após 6 meses, como infecção por *Cryptococcus*, *Aspergillus*, *Toxoplasma* e *Salmonella*.

Outro agente transmissível através do transplante é o herpesvírus 8, podendo levar a casos clínicos de sarcoma de Kaposi.

Em pacientes com doença do tecido conjuntivo em uso de corticosteroides, citostáticos e imunobiológicos, as infecções costumam ser causa importante de óbito. As infecções por bacilos gram-negativos, cocos gram-positivos e fungos em corrente sanguínea, pele, tratos urinário e respiratório são frequentes.

Na leucemia linfocítica aguda e no linfoma de Hodgkin, as infecções ocorrem por múltiplas deficiências, como a imunodeficiência celular e a neutropenia pelo tratamento quimioterápico. Por isso, há risco elevado das infecções listadas anteriormente.

Na atualidade, há a recomendação em utilizar a vacina anti-influenza e a vacina pneumocócica conjugada 13-valente recém-aprovada em sequência com a vacina pneumocócica 23 valente em adultos imunocomprometidos. Anualmente, recomenda-se a imunização contra gripe para todos os transplantados e pacientes adultos ou pediátricos em tratamento para câncer, que não sejam alérgicos a ovo. Apesar de as taxas de soroconversão de pacientes receptores de transplante serem geralmente inferiores às de populações de controle, o benefício é claro.

Diagnóstico

Nessas circunstâncias, a busca pelo diagnóstico, apesar de não ser de extrema urgência, depende de habilidade e infraestrutura de laboratórios de microbiologia, micologia, virologia e imunologia. São, na maioria, infecções de evolução insidiosa, com características próprias, que levam o clínico experiente e atento a um diagnóstico prévio apenas através do exame clínico, análise de exames inespecíficos e

de imagem. Isso permite a introdução de tratamento empírico antes da confirmação diagnóstica ou, mesmo, em algumas ocasiões, com a possibilidade de aguardar com segurança esta definição.

Tratamento[18,31-51,57,61,64,70-80,84]

Na Tabela 174.2 é apresentado o tratamento de algumas infecções relacionadas com a deficiência imunocelular.

DEFICIÊNCIA HUMORAL[13,18,24,30,31,36,38,52,57,61,80]

As deficiências de imunoglobulinas podem ser congênitas ou adquiridas. A hipogamaglobulinemia pode surgir em decorrência de distúrbios que levam a um déficit proteico, como síndrome nefrótica, linfangiectasia intestinal, desnutrição, queimaduras; as neoplasias que interferem na produção de imunoglobulinas, como mieloma múltiplo, leucemia linfocítica crônica, e os transplantes de medula óssea, que levam a uma disfunção dos linfócitos B. As infecções das vias respiratórias recorrentes por bactérias encapsuladas são muito comuns nessas condições, demonstrando a grande importância dos anticorpos na opsonização dessas bactérias. As deficiências do complemento, apesar de raras, também predispõem a infecções por bactérias encapsuladas, particularmente do gênero *Neisseria*.

Alguns imunobiológicos podem interferir em complementos, como é o caso do eculizumabe utilizado para hemoglobinúria paroxística noturna, que tem como alvo o componente C5 do complemento e, com isso, relaciona-se com episódios repetidos de doença meningocócica.

O indivíduo com asplenia anatômica ou funcional apresenta um risco elevado de desenvolver infecções por bactérias encapsuladas, como o pneumococo e o hemófilo, com evolução fulminante e grave. A elevada taxa de mortalidade nesses casos comprova a grande importância do baço no sistema imunológico, particularmente no clareamento de microrganismos opsonizados da corrente sanguínea. Já nos pacientes com distúrbios malignos, o grau de comprometimento humoral depende do estágio da doença.

Em Doenças Neoplásicas

Pacientes com mieloma múltiplo ou leucemia linfocítica crônica em estágios iniciais são muito suscetíveis a infecções recorrentes em vias aéreas superiores, trato urinário e pele, por bactérias encapsuladas como o *S. pneumoniae* ou *H. influenzae*. Em fases avançadas, os bastonetes gram-negativos entéricos e *S. aureus* passam a ter uma importância maior.

Em Imunodeficiências Primárias

As deficiências seletivas de IgA relacionam-se com frequência maior a infecções de vias respiratórias superiores e diarreia crônica pela *G. lamblia*. Na deficiência seletiva de IgM, os pacientes apresentam infecções graves recorrentes por bactérias piogênicas. Nas hipogamaglobulinemias congênitas, as infecções recorrentes e septicemias pelo *S. pneumoniae*, *H. influenzae*, *S. aureus*, *N. meningitidis* e *P. aeruginosa* são observadas, assim como infecção crônica do SNC por enterovírus. As deficiências dos componentes do complemento, particularmente C3 e C5, resultam em infecções graves por

TABELA 174.2

Infecções na Imunodeficiência Celular – Tratamento			
Infecção		**Fármaco**	**Dose**
Bactérias	L. monocytogenes	Ampicilina	200 mg/kg/dia IV
	Nocardia sp.	Sulfadiazina	6-12 g/dia
		Sulfametoxazol +	40 mg/kg/dia
		trimetoprima	10 mg /kg/dia
	Doença respiratória bacteriana comunitária	Amoxicilina/ amoxicilina/clavulanato	50-100 mg/kg/dia
		Levofloxacino	750 mg/dia
		Claritromicina	1 g/dia
Vírus	Herpes simples	Aciclovir	5 mg/kg IV 8/8 h
	Varicella-zoster	Aciclovir	10-15 mg/kg IV 8/8 h
		Valaciclovir	3 g/dia VO
	Citomegalovírus	Ganciclovir	10 mg/kg/dia Implante intraocular
		Valganciclovir	1,8 g/dia VO
Protozoário	T. gondii	Sulfadiazina + pirimetamina	1-1,5 g VO 6/6 h + 10-50 mg/dia VO
	Criptosporidium	Nitazoxanida	500 mg-1 g 12/12 h
Fungos	C. neoformans	Anfotericina B deoxicolato + fluconazol	0,3-0,7 mg/kg/dia IV + 400 mg/dia VO ou IV
		Anfotericina B formulação lipídica	4-6 mg/kg/dia
	Candida spp.	Fluconazol	200-800 mg 12/12 h
		Cetoconazol	200-400 mg VO
		Itraconazol Voriconazol Caspofungina Anidulafungina	200-400 mg VO 4 mg/kg 4 mg/kg 12/12 h 50 mg 50 mg/dia IV 100 mg/dia IV
		Anfotericina B deoxicolato	0,3-0,6 mg/kg/dia IV
	P. jirovecii	Sulfametoxazol + trimetoprima	100 mg/kg/dia IV + 20 mg/kg/dia
	Aspergillus spp.	Voriconazol	Duas doses de 6 mg/kg 12/12 h seguidas de 4 mg/kg 12/12 h

bactérias encapsuladas, bactérias gram-negativas entéricas e estafilococos. Já a ausência dos componentes tardios (C5b, C6, C7, C8, C9) aumenta as infecções por *Neisseria*, tanto *N. gonorrhoeae* quanto *N. meningitidis*.

Em Asplenias

O tipo de infecção e sua gravidade dependem do grau de disfunção esplênica. Na asplenia congênita ou nos esplenectomizados os riscos de infecções bacterianas graves são maiores, principalmente por *S. pneumoniae*, *H. influenzae*, *Neisseria* e *Capnocytophaga*. Na anemia falciforme, sobretudo em menores de 3 anos, as infecções pneumocócicas costumam ser recorrentes e invasivas, com alto grau de morbidade e mortalidade. Após o 5º e o 8º ano de vida, ocorre uma esplenectomia funcional, levando a um defeito na via alternativa do complemento, com dificuldade na opsonização das bactérias encapsuladas e uma maior suscetibilidade a infecções por *Salmonella sp.*

A frequência de sepse associada a hipoesplenismo ou esplenectomia entre os diversos grupos de pacientes é difícil de avaliar com precisão, pois varia de acordo com a idade, o estado vacinal, as indicações da esplenectomia e doenças subjacentes que levaram ao hipoesplenismo. Crianças com menos de 16 anos de idade têm o mesmo risco de sepse associada a esplenectomia ou asplenia que os jovens adultos. Entre os pacientes com hemoglobinopatias, o risco é maior para as crianças do que em adultos. Em adultos, o risco de infecção grave após esplenectomia aumenta entre pacientes com mais de 50 anos de idade, com um risco ainda mais alto entre aqueles com mais de 70 anos de idade.

Diagnóstico

Nas deficiências humorais, existe necessidade da investigação rápida com hemoculturas e culturas de secreções. Devido ao risco de sepse, indica-se o tratamento empírico o mais precoce possível. A introdução do tratamento nesta situação é mandatória antes da confirmação etiológica da infecção.

Tratamento e Prevenção[3,9,10,13,18,19-31,30,35,71,39,57,66,70,72,75]

O tratamento de infecções nessa condição deve ser inicialmente empírico, usando antibióticos com cobertura para *S. pneumoniae* e *H. influenzae*. As principais opções são:

- ampicilina 100-200 mg/kg/dia IV ou ampicilina/sulbactam 150 mg/kg/dia;
- amoxicilina 30-50 mg/kg/dia ou amoxicilina/ácido clavulânico;
- cefuroxima 75-100 mg/kg/dia.

O índice de resistência do pneumococo à penicilina G tem crescido nos últimos anos, o que torna necessário, em situações críticas, optarmos por um agente alternativo até termos o resultado de sensibilidade ou resistência. Em regiões de elevada prevalência de resistência tem-se utilizado o grupo macrolídeos ou as fluoroquinolonas ou até mesmo os glicopeptídeos.

O uso profilático de penicilinas em pacientes asplênicos traumáticos ou funcionais é controverso, sendo aparentemente benéfico em crianças com anemia falciforme. Está preconizada a penicilina V ou a amoxicilina diária até os 5 anos com a vacinação antipneumocócica conjugada. Devido à menor incidência de sepse por *S. pneumoniae* em adultos, além da possibilidade de efeitos adversos da terapia, a seleção de cepas resistentes, a carga psicossocial da terapia ao longo da vida e a falta de história passada de sepse por *S. pneumoniae*, a profilaxia a longo prazo em adultos em geral não é recomendada. Em crianças até 5 anos de idade com anemia falciforme, a profilaxia antimicrobiana tem reduzido em até 84% a bacteriemia pneumocócica, não tendo o mesmo grau de proteção contra a sepse pneumocócica em crianças asplênicas.

Em casos de esplenectomias em adolescentes ou adultos, o ideal seria a vacinação em até 14 dias antes da perda do órgão contra infecções pneumocócicas, meningocócicas e por hemófilos, para uma resposta imunológica mais adequada. O esquema de doses deve iniciar com a vacina pneumocócica conjugada 13 valente seguida da aplicação da vacina pneumocócica 23 valente, respeitando o intervalo mínimo de 2 meses entre as duas e uma revacinação da 23 valente após 5 anos. A vacina tetravalente antimeningocócica (ACWY) ou isolada antimeningocócica C deve ser administrada em duas doses com intervalo de 2 meses com um reforço a cada 5 anos. A vacina anti-hemófilo em adultos está indicada em apenas uma dose.

O uso de gamaglobulina intravenosa em doses elevadas costuma ser de eficácia em pacientes com agamaglobulinemia primária ou leucemia linfoide crônica.

DANOS DA BARREIRA FISIOLÓGICA[19-31,39,57,59,61,78,79]

Existe um frágil equilíbrio entre a extensa microbiota de nossas superfícies e toda a integridade da pele, membranas mucosas da orofaringe, nasofaringe, trato respiratório, gastrintestinal e geniturinário. A microbiota residente forma uma barreira contra os germes do ambiente, inibindo seu crescimento e proliferação. A pele apresenta uma proteção própria controlando o número desses microrganismos através de descamação das camadas queratinizadas, dessecamento, acidificação e produção de substâncias bacteriostáticas pelas glândulas sebáceas, entre outros. Os principais mecanismos que levam à destruição dessa barreira cutânea são:

- trauma devido a agulhas ou cateteres intravasculares;
- perda de substância por abrasão ou queimaduras;
- curativos oclusivos com materiais impermeáveis;
- uso de corticoides e antibióticos tópicos;
- mudanças das características físico-químicas da pele por doenças metabólicas, obesidade, quimioterapia e radioterapia.

Os microrganismos mais envolvidos nessas infecções são: *S. epidermidis* (um dos principais germes residentes da pele humana), *S. aureus*, *Streptococcus* grupo A e, menos comumente, enterobactérias, *Pseudomonas sp.*, anaeróbios, *Candida sp.*, *Microsporum sp.*, *Tricophyton sp.* Essa etiologia de infecções pode modificar-se de acordo com uma série de fatores como clima, localização do corpo, ocupação, uso de substâncias tópicas como sabonetes e produtos químicos, condições de nutrição e de hidratação. Antimicrobianos sistêmicos podem ser secretados no suor, exercendo uma importante pressão seletiva com emergência de germes multirresistentes.

Na cavidade oral, densamente colonizada, a ruptura da barreira mucosa ocorre por agentes quimioterápicos e radioterapia, levando a mucosites e à posterior invasão da corrente circulatória de germes locais, como *Streptococcus* alfa-hemolítico (*viridans*), *Rothia mucilaginosa* e *Capnocytophaga sp.*, causando frequentes bacteriemias, principalmente em neutropênicos. Logo, a higiene oral é fundamental em pacientes granulocitopênicos, sobretudo nos períodos de indução de remissão das leucemias agudas.

O trato gastrintestinal apresenta a secreção ácida do estômago, a peristalse e a produção local de anticorpos (IgA) como principais mecanismos de proteção. O uso de bloqueadores da secreção ácida leva à colonização de microbiota intestinal no estômago, aumentando as possibilidades de infecções sistêmicas e do trato respiratório. O trânsito intestinal e os ácidos biliares também desempenham uma grande barreira no desenvolvimento de infecções a partir do intestino. Drogas constipantes, como narcóticos, aumentam o risco de infecções. A integridade do epitélio intestinal também pode ser quebrada por quimioterápicos com formação de ulcerações e invasão de enterobactérias, *Pseudomonas sp.* e *Enterococcus faecalis*.

A enterocolite neutropênica, uma forma grave de lesão da mucosa do intestino induzida por terapia citotóxica, costuma ser uma importante porta de entrada de toxinas produzidas por bactérias, incluindo *S. aureus*, *P. aeruginosa*, várias espécies de *Clostridium* e, até mesmo, *Bacillus cereus*. Na mucosa respiratória, a motilidade ciliar, a tosse e a ventilação, impedem a colonização de microrganismos abaixo das cordas vocais. Em neoplasias, o uso de quimioterapias, radioterapia ou, mesmo, a presença de tubo orotraqueal com respiração mecânica, quebram esta barreira, ocorrendo acúmulo de secreções que resultam em broncoaspirações e pneumonias. Em pacientes hospitalizados, as bactérias gram-negativas, como *Pseudomonas sp.*, *Klebsiella sp.*, *Serratia sp.*, *Enterobacter sp.*, *Acinetobacter sp.* e infecções fúngicas, como *Aspergillus sp.*, por contaminação do meio ambiente, também podem ocorrer. Já o trato urinário é protegido contra infecções pelo fluxo urinário, constituição da urina e anticorpos locais, além de enzimas e outras substâncias. Os procedimentos invasivos, como cateterização e cistoscopia, podem favorecer a infecções, principalmente em pacientes com múltiplos fatores de imunodepressão. As enterobactérias são os contaminantes mais frequentes do trato urinário, além da *Candida sp.* em pacientes com distúrbios metabólicos, cateterizados ou uso de antimicrobianos de largo espectro por tempo prolongado.

Diagnóstico Laboratorial e Tratamento[17,31,57,59,61,75,78,79]

A coleta de amostras das superfícies acometidas, como secreção cutânea, respiratória ou urinária, para estudo microbiológico, é de fundamental importância. Costuma-se iniciar esquema antimicrobiano empírico de acordo com a probabilidade estatística do agente causal. Por exemplo, nas infecções cutâneas piogênicas dá-se preferência para drogas ativas contra *S. aureus*, como o uso de cefalosporinas de primeira geração ou derivado da isoxazoilpenicilina (oxacilina) e a clindamicina nas infecções comunitárias, e vancomicina ou teicoplanina e linezolida em pacientes cateterizados hospitalizados.

Em infecções sistêmicas provenientes da cavidade oral, podem-se utilizar ampicilina, ampicilina/sulbactam, amoxicilina/ácido clavulânico ou cefalosporinas da segunda geração (cefuroxima). Em pneumonias hospitalares em pacientes com prótese respiratória, devem-se empregar antimicrobianos ativos principalmente contra bactérias gram-negativas e cocos gram-positivos multirresistentes, como o uso de ceftazidima ou cefepima ou carbapenêmicos associados a vancomicina ou linezolida. Nas infecções urinárias em pacientes cateterizados e hospitalizados, podem-se utilizar ciprofloxacino, de segunda geração, ou as cefalosporinas de terceira ou quarta geração, ou, mesmo, os carbapenêmicos de acordo com o perfil microbiológico de cada instituição hospitalar, por sua elevada potência contra enterobactérias e predominante ação contra *P. aeruginosa*. Com o crescimento de formas multirresistentes produtoras de carbapenemases e outras beta-lactamases de espectro estendido ou por indução cromossomial (Amp C), o uso de colistina ou polimixina e da tigeciclina pode ser necessário.

OBSTRUÇÕES[31,57,69]

Qualquer compressão de estruturas orgânicas pode interferir nas defesas naturais de superfície, sendo geralmente devida a quadros de neoplasias e compressões extrínsecas. De acordo com a localização teremos uma incidência elevada de infecções. A hipertrofia prostática costuma levar a quadros de infecção urinária por enterobactérias, principalmente *E. coli*. No carcinoma broncogênico cocos gram-positivos, bacilos gram-negativos e anaeróbios podem causar pneumonias graves e pouco responsivas ao tratamento usual, enquanto no linfoma abdominal as compressões das vias biliares podem levar a colangites por bacilos gram-negativos e nos carcinomas de colo, a infecções por anaeróbios. Nessas circunstân-

cias, o tratamento antimicrobiano deve ser acompanhado de procedimentos cirúrgicos para a correção dessas compressões nos órgãos atingidos, reduzindo assim a possibilidade de reinfecções.

DEFICIÊNCIAS MISTAS[18-31,39,44,50,57,59,61,68,69,75,81]

Várias doenças podem cursar com imunodeficiências, como diabetes *mellitus*, insuficiência renal crônica, uso de corticoides, citostáticos, etc. Todas cursam com graus variáveis de imunodeficiências, humoral e celular. No diabético descompensado, assim como no urêmico, observa-se uma deficiência expressiva na quimiotaxia e fagocitose pelos polimorfonucleares, com aumento da incidência de infecções cutâneas, como celulites, furunculose e impetigo causados principalmente por germes gram-positivos, como *S. aureus* e *S. pyogenes*. Fungos também levam a infecções cutâneas com frequência nesses pacientes, sobretudo em dobras, áreas quentes e úmidas e de atrito, particularmente em obesos, como abaixo dos seios, na parte interna das coxas e, por conseguinte, em área genital (vulvovaginites).

Em condições extremas de descompensação metabólica, como acidose metabólica, hiperglicemia acentuada e hipotermia, fungos oportunistas, como *Aspergillus sp.* e *Rhizopus sp.*, podem causar infecções de alta gravidade, com comprometimento rino-orbitocerebral, levando a quadros de tromboflebites e tromboses de seio cavernoso ou doença disseminada com alta taxa de mortalidade. Infecções do trato urinário são muito comuns por bacilos gram-negativos, sobretudo em pacientes cateterizados ou com bexiga neurogênica. A bacteriúria assintomática pode acometer até 20% desses pacientes. A otite externa maligna, causada habitualmente pela *Pseudomonas aeruginosa*, é rara e ocorre, em geral, nos diabéticos descompensados com mais de 60 anos, levando à drenagem crônica de grãos bacterianos. A continuação do processo provoca a invasão de tecidos subcutâneos, no trajeto do nervo facial, da mastoide e, finalmente, dos seios venosos cerebrais, com alta taxa de letalidade.

Os pacientes em uso de terapia com corticoides ou citostáticos cursam com um misto de imunodeficiência, desde disfunção dos fagócitos a interferência em graus variáveis na função da imunidade mediada por células (principalmente a função do linfócito T). Várias infecções estão relacionadas com o uso de corticoides, tendo como etiologia os bacilos gram-negativos (*E. coli, K. pneumoniae, P. aeruginosa*) e cocos gram-positivos (*S. epidermidis, S. aureus, S. viridans*), além de fungos (*Aspergillus sp., Candida sp.*). Também existe uma predisposição para tuberculose, toxoplasmose e infecções virais, como CMV, varicela-zoster e herpes simples. A trombocitopenia isoladamente parece ser um fator de risco independente para bacteriemias e infecções em geral.

Outras condições como estresse emocional ou transtornos do humor têm sido relacionadas a uma maior suscetibilidade a infecções, com influência negativa na função das células T e *natural-killer*. A depressão maior, por exemplo, pode estar associada a um declínio importante da imunidade celular específica para o vírus varicela-zoster.

Os idosos também têm um aumento na suscetibilidade de infecções por muitos fatores, que incluem disfunção da imunidade mediada por células e humoral, além de mudanças fisiológicas, como diminuição do reflexo da tosse, insuficiência circulatória e diminuição na cicatrização de feridas.

Concomitantemente, doenças crônicas e uso de diversos medicamentos que podem potencializar a imunodeficiência aumentam bastante a incidência de várias infecções, como herpes-zoster, infecção do trato urinário, gripes, pneumonias, tuberculose, infecções em úlceras de pressão, endocardite infecciosa, meningite, osteoartrites sépticas, entre outras. O tratamento antimicrobiano nessas circunstâncias é variado, dependendo dos fatores de imunodeficiência e da história clínica. Idosos institucionalizados costumam apresentar alterações de microbiota e, assim, agentes etiológicos diferentes como causa de infecções em relação à população em geral, muitas vezes pelo uso frequente de antimicrobianos nesses locais. A imunização com vacinas contra doença pneumocócica e influenza e, mais recentemente, contra o vírus herpes--zoster, é de grande valor, reduzindo bastante as taxas de morbidade e mortalidade na maioria desses pacientes. Outro procedimento de grande eficácia é a orientação dos pacientes e familiares sobre a doença crônica em questão, ensinando todas as formas de prevenção, como fisioterapia, alimentação e emprego adequado das medicações de uso contínuo.

REFERÊNCIAS BIBLIOGRÁFICAS

1. Aapro MS et al. 2010 update of EORTC guidelines for the use of granulocyte colony stimulating factor to reduce the incidence of chemotherapy-induced febrile neutropenia in adult patients with lymphoproliferative disorders and solid tumours. Eur J Cancer. 2011;47:8-32.

2. Alberta Health Services C. Influenza immunization for adult and pediatric patients undergoing cancer treatment. Clinical Practice Guideline. 2014;(Suppl. 002 Version 6): 1-23. Disponível em: http://www.albertahealthservices.ca/influenza.asp. Acessado em: nov. 2014.

3. Averbuch D et al. European guidelines for empirical antibacterial therapy for febrile neutropenic patients in the era of growing resistance: summary of the 2011 4th European Conference on Infections in Leukemia. Haematologica. 2013;98:1826-35.

4. Bag R. Fungal pneumonias in transplant recipients. 2003. Disponível em: htpp://www.medscape.com/viewarticle/452475. Acessado em: dez. 2003.

5. Berezin EN et al. Calendário vacinal – manual 2011/2012 . Sociedade Brasileira de Pediatria – Departamento de Infectologia – Julho de 2011. Disponível em: http://www.sbp.com.br/pdfs/calendario_vacinal_SBP2011.pdf. Acessado em: 20 set. 2011.

6. Biasoli IA. Avaliação inicial do paciente com neutropenia e febre. 2003. Disponível em: htpp://www.medicina.medcenter.com.br/artigos.asp. Acessado em jul. 2003.

7. Bochud PY, Calandra T, Francioli P. Bacteremia due to viridans streptococci in neutropenic patients: a review. Am J Med. 1994;97:256-64.

8. Bochennek KTL et al. Liposomal amphotericin B twice weekly as antifungal prophylaxis in paediatric haematological malignancy patients. Clin Microbiol Infect. 2011;17:1868-74.

9. Brandileone MC et al. Increase in penicillin resistance of invasive Streptococcus pneumoniae in Brazil after 1999. J Antimicrob Chemother. 2005;56:437-39.

10. Brandileone MC et al. Increase in numbers of ß-lactam-resistant invasive Streptococcus pneumoniae in Brazil and the impact of conjugate vaccine coverage. J Med Microbiol. 2006;55:567-74.

11. Brasil. Ministério da Saúde. Secretaria de Vigilância em Saúde. Programa Nacional de DST, Aids e Hepatites virais. Protocolo Clínico e Diretrizes Terapêuticas para Manejo da Infecção pelo HIV em Adultos. Brasília: Ministério da Saúde; 2013. Disponível em: http://www.fmt.am.gov.br/layout2011/diversos/Protocolo%20Tto%20HIV%202013.pdf. Acessado em: nov. 2014.

12. Brasil. Ministério da Saúde. Secretaria de Vigilância em Saúde. Programa Nacional de DST, Aids e Hepatites virais. Manual técnico para o diagnóstico da infecção pelo HIV. Brasília: Ministério da Saúde; 2013.

13. Bricks LF. Indicações de vacinas e imunoglobulinas em indivíduos que apresentam comprometimento de imunidade. Rev Saúde Pública. 1998;32:281-94.

14. Castagnola E, Mikulska M, Viscoli C. Prophylaxis and empirical therapy of infection in câncer patients. In: Mandell GL, Bennett JE, Dolin R. Principles and Practice of Infectious Diseases. 8th ed. New York: Churchill Livingstone; 2014. p. 3395-3413.

15. Centers for Disease Control and Prevention. Advisory Committee on Immunization Practices (ACIP): Prevention and Control of Seasonal Influenza with Vaccines: Recommendations of the Advisory Committee on Immunization Practices — United States, 2014–2015 Influenza Season. Disponível em: http://www.cdc.gov/mmwr/preview/mmwrhtml/mm6332a3.htm]. Acessado em: nov. 2014.

16. Centers for Disease Control and Prevention: Use of the 13-valent pneumococcal conjugate vaccine and 23-valent pneumococcal polysaccharide vaccine for adults with immunocompromising conditions: Recommendations of the Advisory Committee on Immunization Practices (ACIP). MMWR Morb Mortal Wkly Rep. 2012;61:816-19.

17. Cervera C et al. Multidrug resistant bacteria in solid organ transplant recipients. Clin Microbiol Infect. 2014;20(Suppl. 7):49-73.

18. Cintra OAL, Arruda E. Infecções respiratórias em pacientes imunodeprimidos. Medicina (Ribeirão Preto). 1999;32:129-37.

19. Chen XQ et al. The effect of prophylactic lamivudine on hepatitis B virus reactivation in HBsAg-positive patients with diffuse large B-cell lymphoma undergoing prolonged rituximab therapy. Med Oncol. 2012;29:1237-41.

20. Chong Y et al. Clinical impact of fluoroquinolone prophylaxis in neutropenic patients with hematological malignancies. Int J Infect Dis. 2011;15:e277-81.

21. Cunha BA. Antimicrobial therapy of multidrug-resistant Streptococcus pneumoniae, vancomycin-resistant enterococci, and methicillinresistant Staphylococcus aureus. Med Clin North Am. 2006;90:1165-82.

22. Cornely OA et al. Epidemiology and mortality of fungaemia in cancer patients—a clinical cohort of the Infectious Diseases Group (IDG) of the European Organization for Research and Treatment of Cancer (EORTC 65031) [oral presentation O109]. Program and Abstracts of the 22nd European Congress of Clinical Microbiology and Infectious Diseases, 2012. European Society of Clinical Microbiology and Infectious Diseases London, UK.

23. Crespo G et al. Viral hepatitis in liver transplantation. Gastroenterology. 2012;142:1373-83.

24. Crossley KB, Peterson PK. Infections in the ederly. In: Mandell GL, Bennett JE, Dolin R. Principles and Practice of Infectious Diseases. 8th ed. New York: Churchill Livingstone; 2014. p. 3459-65.

25. De Vecchi E et al. Etiologia e padrões de resistência a antibióticos de infecções do trato urinário em idosos: um estudo de 6 meses. J Med Microbiol. 2013;62(pt 6):859-63.

26. Dolton MJ et al. Multicenter study of posaconazole therapeutic drug monitoring: exposure-response measurement and factors affecting concentration. Antimicrob Agents Chemother. 2012;56:5503-10.

27. Donnelly JP, Blijlevens NMA, Van der Velden WJFM. Infections in the immunocompromised host. General Principles. In: Mandell GL, Bennett JE, Dolin R. Principles and Practice of Infectious Diseases. 8th ed. New York: Churchill Livingstone; 2014. p. 3384-94.

28. Dulhunty JM et al. Continuous infusion of beta-lactam antibiotics in severe sepsis: a multicenter double-blind, randomized controlled trial. Clin Infect Dis. 2013;56:236-44.

29. Dummer JS, Thomas LD. Risk factors and approaches to infections in transplant recipients. In: Mandell GL, Bennett JE, Dolin R. Principles and Practice of Infectious Diseases. 8th ed. New York: Churchill Livingstone; 2014. p. 3414-3424.

30. Falagas M et al. Clinical outcomes with extended or continuous versus short-term intravenous infusion of carbapenems and piperacillin/tazobactam: a systematic review and meta-analysis. Clin Infect Dis. 2013;56:272-82.

31. Fernandes AT, Fernandes MOV, Ribeiro Filho N. Infecção hospitalar e suas interfaces na área da saúde. São Paulo: Atheneu; 2000.

32. Freifeld AG et al. Clinical practice guideline for the use of antimicrobial agents in neutropenic patients with cancer: 2010 Update by the Infectious Diseases Society of America (IDSA). Clin Infect Dis. 2011;52:e56-e93.

33. Gafter-Gvili A et al. Antibiotic prophylaxis for bacterial infections in afebrile neutropenic patients following chemotherapy [review]. Cochrane Database Syst Rev. (1), 2012.

34. Gama e Silva TS et al. Histoplasmose. Acta Med. 1999;20:432-58.

35. Gaston MH et al. Prophylaxis with oral penicillin in children with sickle cell anemia: A randomized trial. N Engl J Med. 1986;314:1593-99.

36. Gilsdorf JR. Infections in Asplenic Patients. General Principles. In: Mandell GL, Bennett JE, Dolin R. Principles and Practice of Infectious Diseases. 8th ed. New York: Churchill Livingstone; 2014. p. 3466-74.

37. Gomez L, Martino R, Rolston KV. Neutropenic enterocolitis: spectrum of the disease and comparison of definite and possible cases. Clin Infect Dis. 1998;27:695-99.

38. Gyssens IC et al. The role of antibiotic stewardship in limiting antibacterial resistance among hematology patients. Haematologica. 2013;98:1821-25.

39. Ho M, Dummer JS. Infections in transplant recipients. In: Mandell GL, Bennett JE, Dolin R. Principles and Practice of Infectious Diseases. 4th ed. New York: Churchill Livingstone; 1995. p. 2709-17.

40. Hoiby N et al. Excretion of beta-lactam antibiotics in sweat—a neglected mechanism for development of antibiotic resistance? Antimicrobial Agents Chemother. 2000;44:2855-57.

41. Hirsch HH et al. Fourth European Conference on Infections in Leukaemia (ECIL-4): guidelines for diagnosis and treatment of human respiratory syncytial virus, parainfluenza virus, metapneumovirus, rhinovirus, and coronavirus. Clin Infect Dis. 2013;56:258-66.

42. Hryniewiecka E, Soldacki D, Paczek L. Cytomegaloviral infection in solid organ transplant recipients: preliminary report of one transplant center experience. Transplantation Proceedings. 2014;46:2572-75.

43. Hughes W, Armstrong D, Bodey GP et al. 2002 Guidelines for the use of antimicrobial agents in neutropenic patients with unexplained fever. Clin Infect Dis. 2002;34:730-51.

44. Irwin M et al. Cellular Immunity to varicella-zoster virus in patients with major depression. J Infect Dis. 1998;178(Suppl. 1):S104-S108.

45. Kaplan JE et al. Guidelines for Prevention and Treatment of Opportunistic Infections in HIV-Infected Adults and Adolescents. Recommendations from CDC, The National Institutes of Health, and the HIV Medicine Association of the Infectious Diseases Society of America. MMWR 2009;58:1-207. Disponível em: http://www.cdc.gov/mmwr/preview/mmwrhtml/rr58e324a1.htm. Acessado em: nov. 2014.

46. Kotilainen P et al. Emergence of ciprofloxacin-resistant coagulase-negative staphylococcal skin flora in immunocompromised patients receiving ciprofloxacin. J Infect Dis. 1990;161:41-44.

47. Kern WV et al. Oral antibiotics for fever in low-risk neutropenic patients with cancer: a double-blind, randomized, multicenter trial comparing single daily moxifloxacin with twice daily ciprofloxacin plus amoxicillin/clavulanic acid combination therapy—EORTC Infectious Diseases Group Trial XV. J Clin Oncol. 2013;31:1149-56.

48. Kumar D et al. Influenza vaccination in the organ transplant recipient: review and summary recommendations. Am J Transplant. 2011;11:2020-30.

49. Lebbe C et al. Herpesvírus humano 8 (HHV8) de transmissão e morbidade relacionada em receptores de órgãos. Am J Transplant. 2013;13:207-13.

50. Levi M, Levi CG. Herpes-zóster . In: Amato Neto V (Ed.). Atualizações, orientações e sugestões sobre imunizações. São Paulo:Segmento Farma, 2011. Cap. 34. p. 383-387.

51. Lopes HV, Pinczowski H. Abordagem dos pacientes neutropênicos e imunossuprimidos. In: Veronesi R, Focaccia R. Tratado de Infectologia. São Paulo: Atheneu; 1996. p. 1644 - 51.

52. Lutwick LI, Infections in Asplenic Patients. In: Mandell GLBennett JE, Dolin R (Ed.). Principles and Practice of Infectious Diseases. 7th ed. New York: Churchill Livingstone; 2010. p. 3865-73.

53. Meunier F. Infections in patients with acute leukemia and lymphoma. In: Mandell GL, Bennett JE, Dolin R (Ed.). Principles and Practice of Infectious Diseases. 4th ed. New York: Churchill Livingstone; 1995. p. 2675-86.

54. Morris PG et al. Emergence of MRSA in positive blood cultures from patients with febrile neutropenia cause for concern. Support Care Cancer. 2008;16:1085-88.

55. Morrison VA. Immunosuppression associated with novel chemotherapy agents and monoclonal antibodies. Clin Infect Dis. 2014;59(Suppl. 5):S360-4.

56. Mikulska M et al. Aetiology and resistance in bacteraemias among adult and paediatric haematology and cancer patients. J Infect. 2014;68:321-33.

57. Nucci MLM, Pulcheri WA. Infecções no paciente imunodeprimido. In: Schechter M, Marangoni DV (ed.). Doenças Infecciosas: conduta diagnóstica e terapêutica. 2ª ed. Rio de Janeiro: Guanabara-Koogan; 1998. p. 542-56.

58. Oblon D, Ramphal R. A randomized trial of cefepime vs ceftazidime as initial therapy for patients with prolonged fever and neutropenia after intensive chemotherapy [abstract]. In: Proceedings of the Annual Meeting of the American Chemotherapy for Cancer. 1993;34:1362A.

59. O'Grady NP et al. Guidelines for the prevention of catheter-related infections. Pediatrics 2002;110(5):e51.

60. Pizzo PA. Management of fever in patients with cancer and treatment-induced neutropenia. N Engl J Med. 1993;328:1323-32.

61. Pizzo PA. Empirical therapy and prevention of infection in the immunocompromised host. In: Mandell GL, Bennett JE, Dolin R. Principles and Practice of Infectious Diseases. 4th ed. New York: Churchill Livingstone; 1995. p. 2686 -96.

62. Pizzo PA, Ladisch S, Robichaud K. Treatment of gram-positive septicemia in cancer patients. Cancer. 1980;45:206-07.

63. Raboni SM et al. Respiratory tract viral infections in bone marrow transplant patients. Tranplantation. 2003;76:142-46.

64. Rachid M, Schechter M. Manual de HIV/AIDS. 7ª ed. Rio de Janeiro: Revinter; 2003.

65. Razonable RR. Infections in solid organ transplant recipients; 2002. Disponível na internet: htpp://www.medscape.com/viewarticle/443973. Acessado em: dez. 2003.

66. Rossi F. The challenges of antimicrobial resistance in Brazil. Clin Infect Dis. 2011;52:1138-43.

67. Rubinstein E, Lode H, Grassi C. Ceftazidime monotherapy vs. Ceftriaxone/tobramycin for serious hospital-acquired gram-negative infections. Clin Infect Dis. 1995;20:1217-28.

68. Santos OR et al. Os herpesvírus humanos no curso da síndrome da imunodeficiência adquirida. An Bras Dermatol. 1998;73(supl. 2):10-18.

69. Schimpff SC. Infections in the cancer patient – diagnosis, prevention and treatment. In: Mandell GL, Bennett JE, Dolin R. Principles and Practice of Infectious Diseases. 4th ed. New York: Churchill Livingstone; 1995. p. 2666-74.

70. Slavin MA et al. Uso de profilaxia antibacteriana para os pacientes com neutropenia. Intern Med J. 2011;41:102-09.

71. Sociedade Brasileira de Imunizações. Guia de Vacinação SBIm – Pacientes Especiais. São Paulo: SBIm; 2013-2014. Disponível em: http://www.sbim.org.br/wp-content/uploads/2013/07/guia-pacientes-especiais_calend-vac-2013_130610-web.pdf. Acessado em: set. 2014.

72. Spelman D et al. Guidelines for the prevention of sepsis in asplenic and hyposplenic patients. Intern Med J. 2008;38:349-56.

73. Stitt NL. Infection in the transplant recipient. 2003. Disponível em: http:// www.medscape.com/viewarticle/451788. Acessado em: abr. de 2003.

74. Takizawa H, Boettcher S, Manz MG. Regulamentação adaptada – Demanda da hematopoiese no início da infecção e inflamação. Sangue. 2012;119:2991-3002.

75. Tavares W. Antibióticos e Quimioterápicos para o Clínico. 3ª ed. São Paulo: Atheneu; 2014.

76. Tam CS et al. Use of empiric antimicrobial therapy in neutropenic fever. Internl Med J. 2011;41:90-101.

77. Tan BH et al. Galactomannan-guided preemptive vs. empirical antifungals in the persistently febrile neutropenic patient: a prospective randomized study. International J Infect Dis. 2011;15:e350-56.

78. Uip DE et al. Infecções fúngicas em 100 pacientes submetidos a transplante cardíaco. Arq Bras Card. 1996;66:65-67.

79. Velasco E et al. Nosocomial infections in an oncology intensive care unit. Am J Infect Control. 1997;25:458-62.

80. Viscoli C, Castagnola E. Prophylaxis and Empirical Therapy of Infection in Cancer Patients In: Mandell GL, Bennett JE, Dolin R. Principles and Practice of Infectious Diseases. 7th ed. New York: Churchill Livingstone; 2009. p. 3793-3807.

81. Weinberger B, Grubeck-Loebenstein B. Vaccines for the elderly. Clin Microbiol Infect. 2012;18:100-08.

82. Weinstock DM et al. Colonization, bloodstream infection, and mortality caused by vancomycin-resistant enterococcus early after allogeneic hematopoietic stem cell transplant. Biol Blood Marrow Transplant. 2007;13:615-21.

83. Xu SX et al. Newer antifungal agents for fungal infection prevention during hematopoietic cell transplantation: a meta-analysis. Transplantation Proceedings. 2013;45(1):407-14.

84. Yamaguti A et al. Abordagem de pacientes neutropênicos febris. In: Focaccia R (Ed.). Tratado de Infectologia. São Paulo: Atheneu; 2009. p. 2115-27.

175 Infecção Hospitalar (Infecção Relacionada à Assistência à Saúde)

■ Maria Terezinha Carneiro Leão
■ Renato Satovschi Grinbaum

(CID 10 = A41 - Outras septicemias; A41.0 - Septicemia por *Staphylococcus aureus*; A41.1 - Septicemia por outros estafilococos especificados [Septicemia por estafilococos coagulase-negativos]; A41.2 - Septicemia por estafilococos não especificados; A41.3 - Septicemia por *Haemophilus influenzae*; A41.4 - Septicemia por anaeróbios [Exclui: gangrena gasosa (A48.0)]; A41.5 - Septicemia por outros microrganismos gram-negativos; A41.8 - Outras septicemias especificadas; A41.9 - Septicemia não especificada; T80.2 - Infecções subsequentes à infusão, transfusão e injeção terapêutica; T81 - Complicações de procedimentos não classificadas em outra parte [T81.4 - Infecção subsequente a procedimento não classificada em outra parte; T88.9 - Complicação não especificada de cuidados médicos e cirúrgicos].)

INTRODUÇÃO

A infecção hospitalar, diferentemente de outras doenças infecciosas, é causada por agentes múltiplos, mesmo por saprófitos, sua forma de disseminação é muito variável, e o ser humano é a sua principal fonte de disseminação. A sua epidemiologia depende do agente infeccioso e as formas de prevenção dependem de fatores técnicos, precauções e isolamentos[18] mas, principalmente, de um fator muito simples e básico na prática diária, que é a higiene das mãos antes de examinar os pacientes[32].

A dificuldade toda do controle das infecções hospitalares reside em que nem todos os profissionais que atendem aos pacientes têm essa consciência durante todo o atendimento. E basta apenas uma pessoa, uma vez, falhar nas técnicas, que a infecção hospitalar poderá disseminar-se. Isso a torna uma doença infecciosa de difícil controle, com erradicação impossível[5]. Além do que, sempre o paciente, por suas próprias condições de imunidade, idosos, recém-nascidos e pessoas com problemas imunológicos, podem desenvolver infecções, independentemente de cuidados externos, pela simples falta de defesa. No Brasil, é estimado que 5% a 15% de pacientes admitidos em hospitais adquirem um tipo de infecção hospitalar[32].

As infecções hospitalares ou nosocomiais são atualmente denominadas infecções relacionadas à assistência à saúde.

CONCEITO

Segundo o Ministério da Saúde, Portaria nº 2.616/MS/GM[8], considera-se infecção hospitalar:

- aquela adquirida após a admissão do paciente e que se manifeste durante a internação ou após a alta, quando puder ser relacionada com a internação ou procedimentos hospitalares;
- quando, na mesma topografia, foi diagnosticada infecção comunitária, for isolado um germe diferente seguido do agravamento das condições clínicas do paciente;
- quando se desconhecer o período de incubação do microrganismo e não houver evidência clínica e/ou dado laboratorial de infecção no momento da internação, conveciona-se infecção hospitalar toda manifestação clínica de infecção que se apresentar a partir de 72 horas após a admissão;
- são também convencionadas infecções hospitalares aquelas manifestadas antes de 72 horas da internação, quando associadas a procedimentos diagnósticos e/ou terapêuticos, realizados durante este período;
- as infecções no recém-nascido são hospitalares, com exceção das transmitidas de forma transplacentária e aquelas associadas à bolsa rota superior a 24 horas;
- os pacientes provenientes de outro hospital que se internam com infecção são considerados portadores de infecção hospitalar do hospital de origem. Nesses casos, a Coordenação Estadual/Distrital/Municipal e/ou o hospital de origem deverão ser informados para computar o episódio como infecção hospitalar naquele hospital.

AGENTES PREVALENTES

Segundo o Ministério da Saúde[7], em 1994, apenas 10% das infecções hospitalares tinham o agente diagnosticado, sugerindo que 90% dessas infecções eram tratadas no Brasil sem o reconhecimento do agente. Os microrganismos que causam infecções hospitalares são, na maioria das vezes, diferentes daqueles que causam infecções adquiridas na comunidade (Tabela 175.1)[36,44,28]. *Staphylococcus aureus*, *Pseudomonas aeruginosa* e outros bacilos gram-negativos resistentes são os agentes mais preocupantes. Deve-se considerar, porém, que a microbiota infectante varia muito para cada instituição, assim como varia a sensibilidade/resistência dos microrganismos. Dessa maneira, ao se tratar de um paciente com infecção hospitalar é muito importante identificar o agente causal e saber sua sensibilidade na instituição hospitalar, para a definição de condutas.

Os microrganismos causadores de infecções hospitalares não apresentam, na maioria das vezes, maior virulência que os demais. A maior letalidade dessas infecções está relacionada com o estado clínico do paciente e com a dificuldade imposta pela maior resistência aos antimicrobianos.

A resistência aos antimicrobianos é fenômeno complexo, e sua prevenção é um dos principais desafios na prática médica atual. Ela ocorre basicamente pela eliminação da microbiota de proteção, que dá espaço para crescimento de microrganismos menos adaptados ao organismo humano, mas resistentes aos antimicrobianos tradicionais. Esses microrganismos mais frequentemente são adquiridos de outro paciente (transmissão cruzada), mas também é possível o desenvolvimento de resistência na própria microbiota do paciente.

Em geral, infecções de pele e subcutâneo, infecção de próteses e implantes, ou infecção por cateter venoso são normalmente causadas por bactérias gram-positivas. Em sua origem, as mãos, a técnica cirúrgica, o preparo de pele, o tempo de cirurgia, a técnica de inserção de cateter estão envolvidos, entre outros fatores. Cepas de estafilococos resistentes à meticilina e à oxacilina (MRSA ou ORSA) foram encontradas mesmo em estetoscópios de uso hospitalar, não se podendo, entretanto, correlacionar a sua presença com surtos[4]. *S. epidermidis* (coagulase-negativos) são originários também da pele, mas se associam a infecções relacionadas a dispositivos implantáveis e cateteres venosos. *Enterococcus* têm sua epidemiologia relacionada com infecções do trato urinário e os enterococos resistentes à vancomicina (ERV) são relacionados com o uso amplo de antibióticos, no caso, a vancomicina.

Dentre as bactérias gram-negativas, existe uma preocupação maior quanto às enterobactérias resistentes aos antimicrobianos. *Klebsiella sp.* é uma das principais causadoras de pneumonia e infecção urinária, e pode produzir uma enzima inativadora de todas as cefalosporinas, a beta-lactamase de espectro estendido (ESBL – *Extended Spectrum beta-lactamases*). Essas enzimas rapidamente se disseminam no ambiente hospitalar, e o tratamento de infecções por bactérias que as produzem, em muitos casos, requer uso de antimicrobianos chamados de última linha, como os carbapenêmicos[37]. Recentemente, têm sido identificadas bactérias (principalmente *Klebsiella*) produtoras de carbapenemases (KPC), ficando a escolha da terapêutica entre tigeciclina e aminoglicosídeos associados, sempre levando em conta o antibiograma. Sobre a tigeciclina, um comunicado recente (abril de 2011) da MHRA (*Medicine and Healthcare Products Regulatory Agency*), órgão britânico de regulamentação de medicamentos e produtos para a saúde, alertou que esse antibiótico tem demonstrado mortalidade aumentada em ensaios clínicos, e deve ser usado somente quando outros antimicrobianos não são apropriados[33].

Pseudomonas aeruginosa é o bacilo não fermentador de maior relevância. Nesse grupo, destacam-se também *Acinetobacter baumannii*, *Stenotrophomonas maltophilia* e *Burkholderia cepacea*[18]. *P. aeruginosa* é uma bactéria naturalmente resistente a diversos antimicrobianos, e facilmente perde a sensibilidade a muitos dos que agem sobre ela. O tratamento das infecções por *P. aeruginosa* deve ser feito de modo agressivo, preferencialmente utilizando-se doses máximas dos antimicrobianos para propiciar maior concentração dentro da célula bacteriana. Não há evidência que suporte o tratamento combinado para infecções causadas por essa bactéria[38]. *A. baumannii*, na verdade um complexo de bactérias que se tornou prevalente nos hospitais na década de 1990, pode estar presente no trato digestivo de parcela significativa de pessoas hígidas (até 25%). No Brasil, *Acinetobacter baumannii* é um importante causador de infecções da corrente sanguínea, do trato urinário e de sítio cirúrgico[18,25,53], e em alguns centros chega a ser a segunda mais importante causadora de infecções hospitalares.

Infecções causadas por bactérias gram-negativas nos remetem a líquidos e materiais úmidos como fonte, devendo-se buscar soluções contaminadas, materiais não secos, soluções parenterais, falhas da desinfecção de materiais termossensí-

TABELA 175.1

Agentes Causadores de Infecções Hospitalares em 12 Hospitais de Quatro Estados do Brasil no Período 1997-1999*					
Microrganismos	% de Ocorrência em Infecção (Número)				
	Corrente Sanguínea (2.008)	Pneumonia (822)	Subcutâneo (430)	Trato Urinário (468)	Total (3.728)
S. aureus	23,6	21,0	45,8	1,9	22,8 (852)
E. coli	11,3	4,4	7,2	47,6	13,8 (516)
P. aeruginosa	7,5	29,4	10,5	12,6	13,3 (496)
K. pneumoniae	8,9	9,2	4,2	9,8	8,5 (318)
Enterobacter sp.	8,3	6,8	6,7	5,8	7,5 (279)
S. coagulase-negativo	12,0	0,5	3,0	0,6	7,0 (261)
Acinetobacter sp.	6,8	10,8	2,8	3,0	6,7 (252)
Enterococcus sp.	2,7	4,0	8,4	5,1	4,0 (147)
Serratia sp.	2,5	3,3	2,8	2,7	2,7 (102)
Proteus	0,7	—	3,5	5,1	1,4 (54)

Fonte: Sader e cols.[44].

veis ou falta de secagem; ainda, as infecções urinárias causadas pela própria microbiota endógena gram-negativa, por falhas de inserção e cuidados com o cateter. *Pseudomonas aeruginosa*, por exemplo, pode crescer em temperatura ambiente a 4°C, e já foi encontrada em soluções de curativo; *Burkholderia cepacia* já foi descrita crescer em frascos de PVP-I, com a curiosidade de responder bem à associação sulfametoxazol + trimetoprima, e não a vários outros antimicrobianos. Quando estão presentes ambos os germes, gram-positivos e gram-negativos, normalmente o problema é a esterilização de materiais, seja por autoclaves desreguladas, cruzamento de materiais estéreis com não estéreis na central de materiais, ou por outras falhas na esterilização.

Outro agente emergente é *Clostridium difficile*, principal causador da diarreia associada a antibióticos. Essa bactéria apresenta rápida disseminação e não é inativada por álcool nem pela maioria dos germicidas disponíveis. A transmissão de *C. difficile* acontece através do contato direto ou indireto (superfícies), uma vez que o agente tem a capacidade de formação de esporos, a contaminação ambiental é particularmente marcante e ganha maiores proporções quando comparado a outros microrganismos[3,16,17,31].

O aparecimento de agentes microbianos multirresistentes está relacionado com o uso de antimicrobianos, bem ou mal indicados[22]. Contudo, o uso criterioso dessas drogas previne a emergência de bactérias resistentes e proporciona uma redução na pressão seletora de microrganismos resistentes[50]. Para o bom uso de antibióticos, há que se conhecer a resistência microbiana local e regional, a fim de diminuir esses excessos. Em alguns países, como a Espanha, por exemplo, o pneumococo já não responde à penicilina em mais de 50% dos casos; entretanto, no Brasil, a resistência real de pneumococos em infecção respiratória à penicilina (resistência elevada) é da ordem de apenas 2%, ou menos, e a resistência intermediária, dose-dependente, de 18%[50]. Portanto, o pneumococo causador de infecções respiratórias ainda é bem sensível às penicilinas, não necessitando da utilização de quinolonas de terceira geração para infecções pneumônicas adquiridas na comunidade, salvo se causadas por germes atípicos. O abuso de penicilinas e cefalosporinas levou ao aparecimento de cepas de *Staphylococcus aureus* resistentes à meticilina/oxacilina, chamados MRSA. O amplo uso de vancomicina provocou o aparecimento de cepas de enterococo chamadas de ERV (enterococo resistente à vancomicina), bem como de cepas de *Staphylococcus aureus* resistentes, chamados VISA (*S. aureus* com sensibilidade intermediária à vancomicina) e, mais recentemente, VRSA (*S. aureus* com resistência comprovada à vancomicina). Esses fatos tornam necessárias recomendações explícitas sobre o bom uso desse fármaco para prevenir resistência[13,27,43].

Cepas de *Acinetobacter baumannii* multi e panresistentes estão presentes em quase todas as Unidades de Terapia Intensiva, nem sempre indicando necessidade de tratamento, mas como marcadores epidemiológicos de infecções graves. Alguns artigos recentes[1,53] sugerem que não se deve tratar essas cepas, por não modificarem o curso de doenças graves. Bactérias produtoras de ESBL podem parecer sensíveis ao antibiograma, mas clinicamente não respondem aos antibióticos, trazendo mais um problema na interpretação de resultados dos antibiogramas. Chegamos a crer que haveria necessidade de novos agentes antimicrobianos[28], mas a indústria farmacêutica já anunciou que não há previsão de novos lançamentos pelos próximos 10 anos, levando-nos a racionalizar o uso dos atualmente disponíveis.

Um novo tipo de bactéria, a *New Delhi Metalo-beta-lactamase* (NDM-1), contendo genes de resistência a vários antibióticos, inclusive às carbapenemas, foi descrito em 2010 em pacientes originários da Índia ou que viajaram para esse país. O mecanismo específico da resistência resulta de genes situados em plasmídios, encontrados principalmente em enterobactérias (*Escherichia coli, Klebsiella pneumoniae, Enterobacter, Providencia*) e, também, em *Acinetobacter*. Bactérias produtoras de NDM-1 foram descritas inicialmente na Índia, no Paquistão e na Grã-Bretanha[21] e atualmente (2014) estão disseminadas em várias partes do planeta[11], inclusive no Brasil[12,42]. Esses novos agentes podem responder às polimixinas ou à tigeciclina, necessitando sempre do antibiograma para confirmar. Lembrar que detectar essa bactéria só será possível com laboratórios de microbiologia atentos e muito bem treinados e atualizados para tal.

A maioria dos pacientes colonizados não desenvolve infecção clínica e, após a alta hospitalar, progressivamente a microbiota normal vai tomando lugar da resistente. Para surgimento de infecção clínica, são necessárias condições que permitam que o microrganismo agrida o organismo do paciente como, por exemplo, os procedimentos invasivos, a deficiência da imunidade do enfermo e a terapia antimicrobiana[49].

Portanto, as infecções causadas por microrganismos resistentes são mais prevalentes em grupos selecionados de pacientes. Os principais fatores predisponentes para a resistência são:

1. *dados geográficos da instituição:* hospitais de ensino e os de grande porte e alta complexidade e que utilizam grande quantidade de antimicrobianos apresentam maior prevalência de microrganismos resistentes;
2. *uso recente de antimicrobianos:* o uso de qualquer antimicrobiano, modificando a microbiota local, está associado a resistência, que é variável de acordo com a classe de antimicrobianos empregada;
3. *tempo de hospitalização:* quanto maior o tempo de hospitalização, maior a probabilidade de aquisição de um microrganismo resistente.

FATORES DE RISCO

Sempre se espera que as taxas de infecção de um hospital ideal sejam zero. Entretanto, essa é uma meta, mas não uma realidade. Praticamente, é impossível que um hospital tenha taxas zero de infecção hospitalar, porque onde internam doentes suscetíveis, mesmo que se tenha atingido a qualidade total, haverá sempre pacientes com fatores intrínsecos e extrínsecos que favorecerão as infecções, independentemente da qualidade do atendimento prestado.

Fatores Intrínsecos

Os pacientes críticos são os mais suscetíveis a infecções hospitalares, por estarem expostos a múltiplos fatores de risco. Neonatos em terapia intensiva, idosos, queimados, pacientes submetidos a transplantes de órgãos, pacientes hemato-oncológicos, pacientes com síndrome da imunodeficiência adquirida (aids), por si só, são suscetíveis a adquirir infecções pela falta de defesas[20,32,35].

Fatores Extrínsecos

Pacientes em Unidade de Terapia Intensiva (de adultos, pediátrica e neonatal), pacientes submetidos a cirurgias, pacientes submetidos a procedimentos diagnósticos ou terapêuticos como cateterismo vesical, traquestomia, intubação endotraqueal, ventilação mecânica, cateterismo venoso central, e aqueles com internação superior a 7 dias, por se exporem a mais fatores de risco, são mais suscetíveis de adquirir infecção hospitalar[2,20,24,30,34].

Taxas Ideais

A depender na realidade e das características de cada hospital, as taxas de infecção poderão variar enormemente. Na verdade não existe infecção zero[5]. Normalmente, os hospitais que dizem não ter infecção, muitas vezes, não encontram porque não sabem procurá-la. Aqui, o aforismo "quem procura, acha" é verdadeiro. O mais importante é comparar as taxas sequencialmente no mesmo hospital. A comparação entre hospitais demanda muito tempo em pesquisa de indicadores e apenas a metodologia NNISS (*National Nosocomial Infection Surveillance System*) até o momento é qualificada para fazer estas comparações[36]. Hospitais menores, que não necessitem utilizar essa metodologia, não poderão comparar indicadores entre si. Segundo a Organização Mundial da Saúde (OMS), a taxa média de 5% para hospitais gerais é uma meta. Entretanto, uma maternidade com taxas de 5% poderá denotar problemas graves de falta de controle de infecção, enquanto um hospital geral com 5% estará muito bem, caso essas porcentagens sejam reais.

Infecções mais Prevalentes

Uma das primeiras ações de uma CCIH (Comissão de Controle de Infecção Hospitalar) é definir quais as infecções mais prevalentes em cada unidade. Na literatura, a infecção mais comum é a urinária, chegando a 40% das infecções hospitalares; seguem-se a infecção cirúrgica, a pneumonia e as infecções relacionadas a cateter, como as mais prevalentes. No Brasil, a infecção mais prevalente é a do trato respiratório, seguida da infecção cirúrgica, mas isso pode variar muito entre os hospitais e em um mesmo hospital[19]. O importante é que se faça esse levantamento periodicamente e que sejam desencadeadas ações de controle baseadas na prevalência.

TRATAMENTO

De modo geral, a infecção adquirida em hospital será tratada da mesma maneira que as infecções adquiridas na comunidade, conforme a topografia e o agente mais prevalente no local da infecção e naquele ambiente hospitalar. Entretanto, pode-se esperar que quase sempre seja causada por microbiota mais resistente que o habitual. Assim, é importante o esforço na identificação do agente através de culturas microbianas e antibiograma, mesmo para as infecções mais simples. A decisão terapêutica vai-se basear na experiência do profissional e no levantamento periódico da prevalência

TABELA 175.2

Antimicrobianos de Escolha para o Tratamento dos Principais Agentes Causadores de Infecções Hospitalares			
Microrganismo	*Escolha*	*Alternativa*	*Comentário*
ORSA (MRSA)	Glicopeptídeos (vancomicina ou teicoplanina)	Linezolida Daptomicina	
Enterococo	Ampicilina	Glicopeptídeos	
Enterococo resistente aos glicopeptídeos	*E. faecalis*: ampicilina *E. faecium*: linezolida ou daptomicina		O tratamento das infecções causadas por ERV é complexo; em geral não se recomenda a monoterapia (Figura 175.1[34])
Enterobactérias	Ceftriaxona ou cefepima	Ciprofloxacino	Observar perfil local de sensibilidade
Enterobactérias produtoras de ESBL	Carbapenêmicos (imipeném, meropeném ou ertapeném)	Em casos não graves, se houver sensibilidade, ciprofloxacino ou piperacilina/tazobactam	Observar perfil local de sensibilidade
Enterobactérias resistentes aos carbapenêmicos	Não existe consenso. Sugere-se, de acordo com a topografia, a associação de polimixina com imipeném, aminoglicosídeo ou tigeciclina		
P. aeruginosa	Ceftazidima ou cefepima	Piperacilina/tazobactam, ciprofloxacino, aztreonam, imipeném, meropeném	Observar perfil local de sensibilidade Associação de aminoglicosídeos controversa, mas sugerida em infecções bacteriêmicas
P. aeruginosa-resistente aos carbapenêmicos	Polimixina		
Acinetobacter baumannii	Imipeném ou meropeném	Ampicilina/sulbactam, ou amoxicilina/sulbactam ou tigeciclina	Multirresistente: polimixina
B. cepaceae S. maltophilia	Sulfametoxazol + trimetoprima	Ticarcilina/clavulanato	
C. difficile	Metronidazol	Vancomicina ou teicoplanina, VO	

Obs. Yahav D e cols.[54], em publicação de maio de 2007, afirmam que a letalidade em pacientes tratados com cefepima é maior comparada com outros beta-lactâmicos. Essa informação não foi referendada em trabalho de metanálise publicado em 2009 pela US-FDA[52].

dos agentes e sensibilidade antimicrobiana local. Na Tabela 175.2, estão descritas, sucintamente, as principais alternativas de tratamento antimicrobiano de infecções hospitalares, de acordo com o agente etiológico.

Tratamento das Principais Síndromes de Infecção Hospitalar

Infecção do Sítio Cirúrgico

A infecção é classificada em três topografias: superficial, quando não ultrapassa a derme; profunda, quando atinge planos musculares ou fáscia; e específica, quando envolve órgãos ou cavidades internos manipulados durante o procedimento. As infecções superficiais são as mais frequentes, mas é incomum sua associação com maior gravidade. A infecção mais grave é aquela que envolve os órgãos internos.

Os estafilococos, tanto *S. aureus* como *S. epidermidis*, são os mais frequentes causadores de infecção, seguidos pelos bacilos gram-negativos e enterococos. A predominância dos estafilococos reforça a ideia da origem endógena da infecção. Da mesma forma, quando se manipulam tecidos maciçamente colonizados, como o intestino, as bactérias provenientes desses órgãos (gram-negativos e anaeróbios) são os agentes mais frequentemente encontrados.

As infecções superficiais podem ser tratadas muitas vezes com cuidados locais e remoção gradual dos pontos; em casos mais intensos ou refratários, antibioticoterapia oral pode ser prescrita (Figura 175.2). Já na infecção profunda, o tratamento consiste na introdução de antimicrobiano parenteral e na limpeza de coleções[19,26,39,41,47,48].

Pneumonia

Dentre todas as infecções adquiridas no hospital, a pneumonia é a que mais preocupa os profissionais de saúde. A definição de pneumonia hospitalar é imperfeita[13,14]. Todos os sinais, sintomas e resultados de exames considerados rotineiros não estão uniformemente presentes em todos os casos e, da mesma forma, a sua presença não é confirmatória. Por exemplo, a febre frequentemente está ausente e, quando presente, pode ser atribuída a diversas outras causas. Da mesma forma, a radiografia é de difícil interpretação em pacientes ventilados, e a presença de um novo infiltrado pode denotar infarto pulmonar, atelectasia ou mesmo congestão. Atualmente, procuram-se utilizar escores, como o CPIS para o diagnóstico, que levam em consideração dados clínicos, radiológicos e microbiológicos. Por essa razão, diversos métodos são recomendados. Na Tabela 175.3 descreve-se um escore de diagnóstico clínico. Pacientes com seis pontos ou mais devem ser tratados como pneumonia. Aqueles com mais de três pontos, mas com forte suspeita, podem ocasionalmente ser tratados, a fim de se minimizar o risco de atraso de tratamento em situações especiais. Nesse caso, o escore deve ser repetido no 3º dia. Se a contagem não chegar a seis pontos, então o diagnóstico deve ser excluído e o antimicrobiano, suspenso[15,20,46].

A maior parte das pneumonias associadas à ventilação mecânica (PAVM) é causada por bactérias gram-negativas, dentre elas *Pseudomonas aeruginosa*, *Klebsiella pneumoniae*, *Enterobacter aerogenes* e *Acinetobacter baumannii*[2]. Cerca de 70% das PAVM têm esses microrganismos na sua etiologia. *Staphylococcus aureus* contribui com cerca de 15%

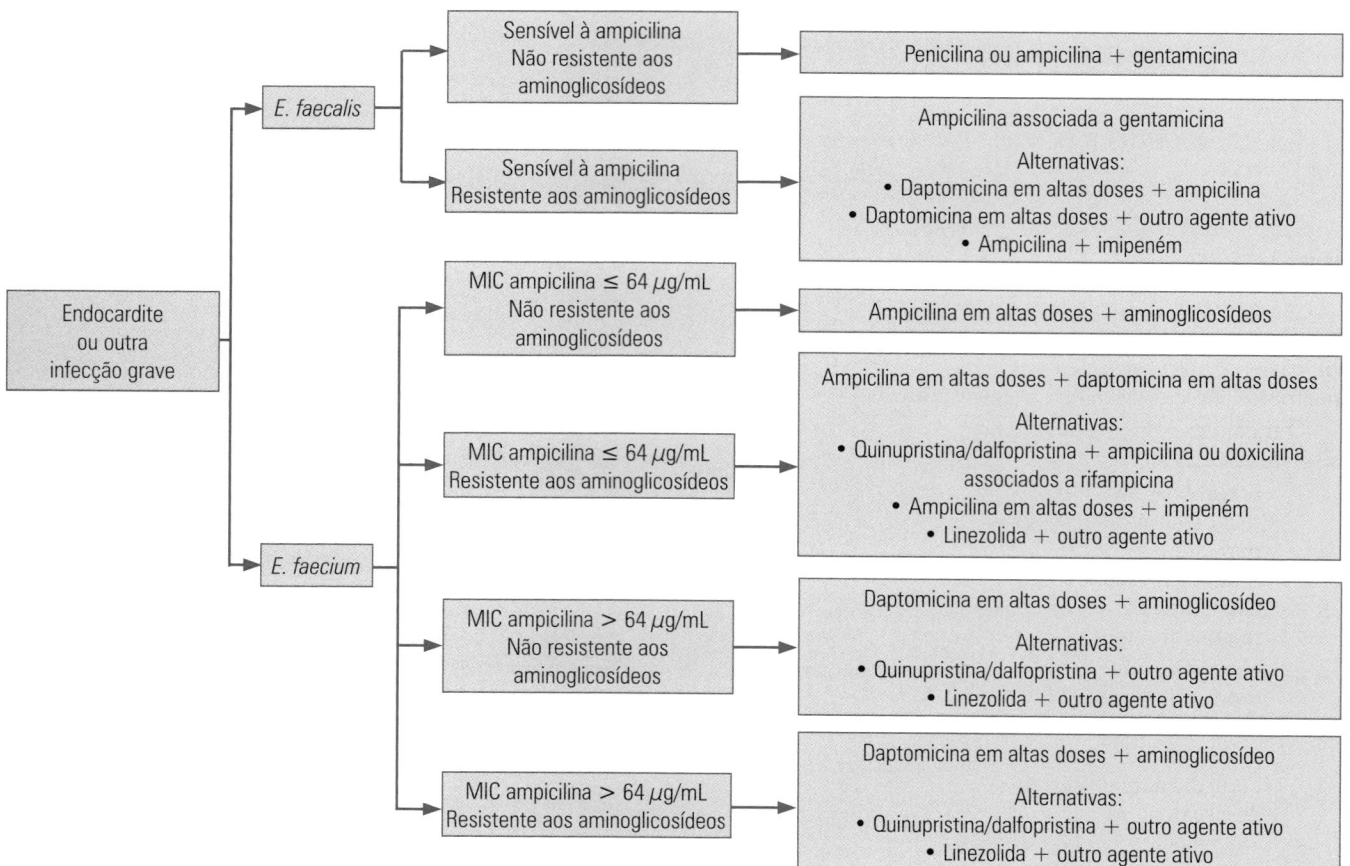

FIGURA 175.1 – Recomendações para o tratamento de infecções enterocócicas[4].

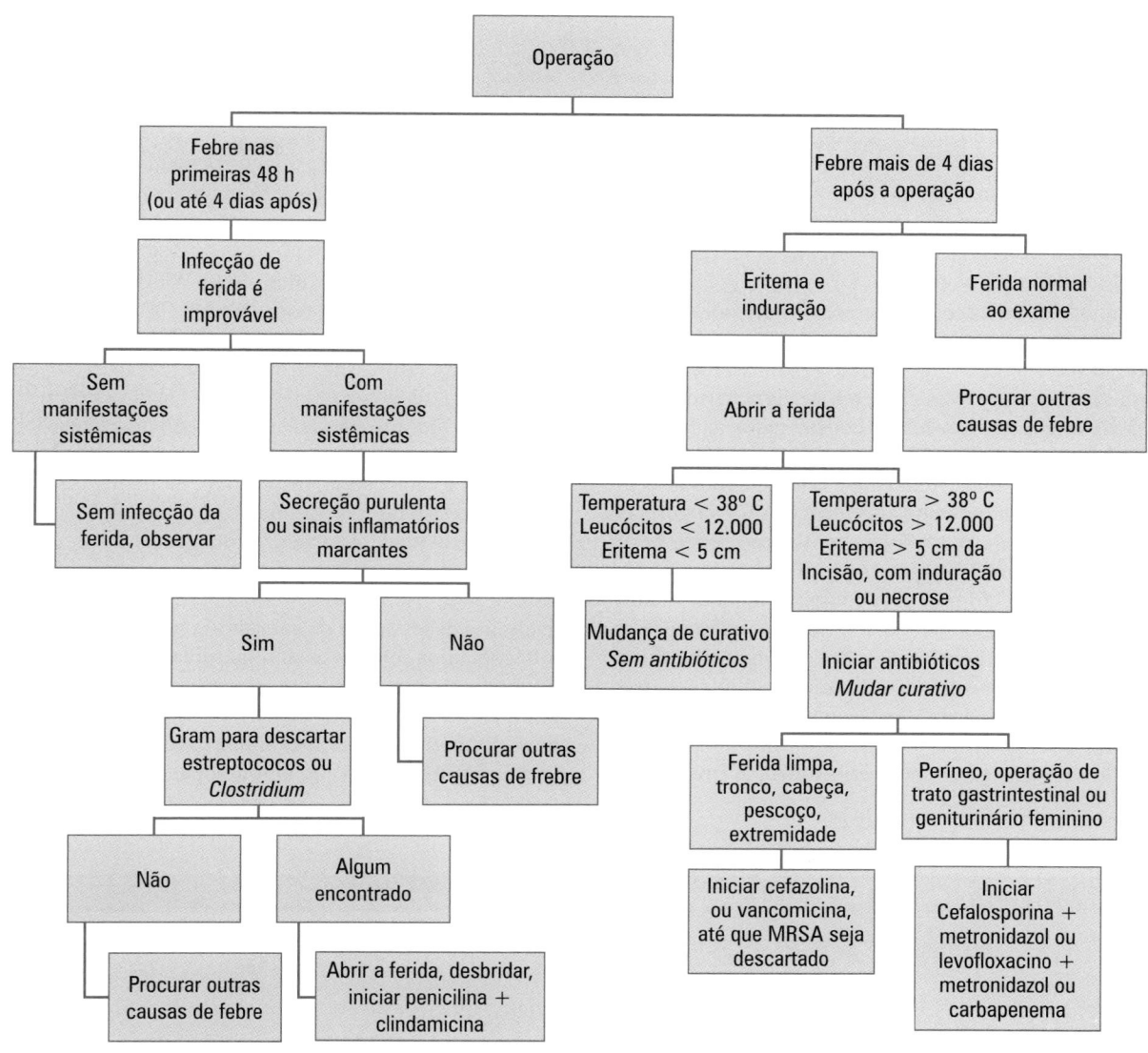

FIGURA 175.2 – Fluxograma de investigação e tratamento empírico de infecções específicas de sítio cirúrgico[48].

dos casos. Enterococos, estreptococos, fungos e, mesmo, anaeróbios são considerados agentes incomuns.

O tratamento da pneumonia deve levar em consideração as seguintes variáveis:

1. *tempo em ventilação mecânica:* pacientes com menos de 4 dias de ventilação apresentam etiologia parecida com a de infecções adquiridas na comunidade. Infecções tardias devem ser tratadas com esquemas de maior espectro, mais amplos, quanto maior for o tempo de ventilação;
2. *gravidade da infecção:* pacientes que apresentam piora relevante da insuficiência respiratória, sinais de síndrome da angústia respiratória ou falência orgânica decorrente da infecção merecem tratamento com esquemas de maior espectro, com posterior desescalonamento, de acordo com culturas;
3. *uso prévio de antimicrobianos.*

Em geral, o tratamento das infecções tardias é feito com o uso de uma droga antiestafilocócica e uma com atividade

sobre gram-negativos. O tratamento dos bacilos gram-negativos deve ser feito com uma das seguintes drogas: ceftazidima, cefepima, piperacilina/tazobactam, imipeném, meropeném ou polimixina. A escolha deve ser guiada pelos perfis de sensibilidade locais e pelos três parâmetros citados anteriormente. Habitualmente, os carbapenêmicos (imipeném ou meropeném) e a polimixina são reservados para situações de maior risco de resistência.

Em pacientes que apresentam infecções graves, mas em que a melhora for observada nas primeiras 72 horas, há evidência sugerindo tratamento curto. Em vez dos tradicionais 14 a 21 dias de tratamento, nesses casos, estudo multicêntrico recente de grande porte indicou duração de apenas 8 dias[15].

Infecção de Corrente Sanguínea

A etiologia da infecção reflete a forma com que o microrganismo atinge a corrente sanguínea. A migração dos microrganismos da pele para o sítio de inserção e posterior colonização do cateter é a forma mais comum de iniciar-se a infecção. A contaminação da conexão (*hub*) do cateter contribui para contaminação intraluminal, principalmente nos cateteres de longa permanência[1]. A frequência dos microrganismos isolados tem mudado de acordo com os anos. Dados do NNISS, de 1986 a 1989, mostravam que *Staphylococcus* coagulase-negativo era o agente mais comum, seguido de *Staphylococcus aureus*. Porém, o período estudado de 1992 a 1999 evidenciou *Enterococcus* como o segundo agente mais comumente isolado[36] (Tabela 175.1).

O diagnóstico da infecção deve ser criterioso. As infecções relacionadas a cateter geralmente são superestimadas e resultam no uso excessivo de antimicrobianos e na retirada desnecessária do cateter. Nos cateteres de curta permanência, os achados clínicos não devem ser considerados isoladamente, por apresentarem baixa sensibilidade e especificidade. A manifestação clínica mais frequente é o surgimento de febre em pacientes com cateter venoso central (CVC) na ausência de sintomas, sugerindo outro foco de infecção. Pode haver, além de febre, calafrios, hipotensão, hipotermia, taquipneia, choque séptico com ou sem confusão mental. Estudos evidenciaram que 75% a 88% dos pacientes internados em UTI com CVC que apresentavam febre, não tinham infecção relacionada a cateter, mostrando a baixa especificidade desse sinal clínico. Em 70% das infecções da corrente sanguínea relacionadas com CVC não há sinais de inflamação e/ou presença de secreção purulenta periorificial. A presença de secreção purulenta ao redor do cateter tem boa especificidade, porém baixa sensibilidade. As Tabelas 175.4 e 175.5 apresentam critérios de diagnóstico de colonização e de infecção relacionadas a cateter; as Figuras 175.3 e 175.4 apresentam o fluxograma de atendimento ao paciente com infecção da corrente sanguínea.

Se a bacteriemia ou a fungemia persistem após a retirada do cateter, em vigência de antimicrobiano adequado, é necessário pesquisar outros focos, como endocardite e embolização séptica.

A terapia antimicrobiana para a infecção da corrente sanguínea relacionada com cateter (ICS-RC) geralmente é empírica e varia de acordo com a gravidade clínica do paciente, os fatores de risco para infecção e os patógenos prováveis associados à infecção[32,34]. Quando há sinais locais exclusivos, ou infecção leve, a remoção do cateter pode ser o suficiente. Nos casos mais intensos, ou quando o quadro não cede após a remoção do dispositivo, há indicação de antibioticoterapia sistêmica. Geralmente, recomenda-se vancomicina se houver elevada prevalência de *Staphylococcus aureus* e *Staphylococcus* coagulase-negativo meticilinorresistentes; porém, pelo risco da vancomicina causar insuficiência renal, analisar a necessidade de substituí-la por outro glicopeptídeo, a teicoplanina, ou novos antimicrobianos como a linezolida ou a daptomicina[40,43]. A associação de antimicrobianos para a cobertura de gram-negativos e *Pseudomonas aeruginosa* deve ser feita em pacientes imunocomprometidos ou gravemente doentes. O uso de anfotericina B ou fluconazol deve

TABELA 175.3

Escore de Diagnóstico Clínico da Pneumonia Associada à Ventilação Mecânica[46]			
Parâmetro	**Pontos**		
	0	*1*	*2*
Temperatura	< 37,5	37,5-37,9	> 37,9
Leucócitos	4.000-11.000	< 4.000 > 11.000	> 50% de formas jovens
Secreção traqueal	Ausente	Não purulenta	Purulenta
Infiltrado radiológico	Ausente	Intersticial ou difuso	Lobar
Progressão do infiltrado	Não	Não	Sim
Cultura	Negativa Contagem moderada	Contagem baixa	Mesmo organismo no Gram e na cultura

TABELA 175.4

Definições de Colonização e de Infecção Local Relacionada a Cateter*	
Colonização de cateter	• Ponta de cateter com presença de > 15 UFC por cultura semiquantitativa (técnica rolamento) ou > 103 UFC por cultura quantitativa (*vortexing*, sonicação)
Infecção local relacionada a cateter	• Infecção no sítio de saída: drenagem purulenta do sítio de saída do cateter ou eritema, edema até 2 cm do sítio de saída do cateter
	• Infecção do reservatório (*port-pocket*): eritema e necrose na pele acima do reservatório dos cateteres totalmente implantáveis ou secreção purulenta subcutânea originária do reservatório
	• Infecção do túnel: eritema, edema e induração no tecido que recobre o cateter, estendendo-se por mais de 2 cm do orifício de saída

* Adaptado de Mermel et al.[34].

TABELA 175.5

Diagnóstico de Infecção de Corrente Sanguínea Relacionada a Cateter (ICS-RC) Antes e Após a Remoção do Cateter*	
ICS-RC Provável	1. Microrganismos comuns de pele** isolados de duas ou mais hemoculturas ou *Staphylococcus aureus*, *Enterococcus*, bacilos gram-negativos entéricos ou *Candida* isolados de uma ou mais hemoculturas 2. Manifestações clínicas de infecção 3. Sepse sem fonte aparente, exceto o cateter
ICS-RC Definitiva Todos os três critérios citados acima e pelo menos um critério clínico ou microbiológico ao lado	1. Antes da remoção do cateter: • Evidência clínica: secreção purulenta no sítio de inserção do cateter • Evidência microbiológica: diferencial de cultura de sangue quantitativa com a proporção de 5:1 do mesmo microrganismo isolado de coletas simultâneas do cateter e da veia periférica 2. Após a remoção do cateter: • Evidência clínica: sepse clínica refratária a antimicrobianos na presença do cateter e melhora somente após remoção do mesmo • Evidência microbiológica: isolamento do mesmo microrganismo do sangue periférico e do cateter, este último por cultura semiquantitativa ou quantitativa de ponta do cateter

* Adaptado de Mermel et al.[34].
** *Staphylococcus* coagulase-negativo, *Micrococcus*, *Bacillus* e *Corynebacterium* (exceto *Corynebacterium jeikeium*).

ser considerado se houver suspeita de fungemia[36]. Essa suspeita ocorre nos pacientes internados por tempo prolongado, que apresentam fatores de risco como uso prévio de antibioticoterapia de amplo espectro, uso de nutrição parenteral ou neutropenia.

Infecção do Trato Urinário

A infecção do trato urinário (ITU) é a principal causa de infecção hospitalar, correspondendo a 40% das infecções adquiridas no hospital[24,29]. A mortalidade está diretamente associada à bacteriemia, e esta pode ocorrer em 0,3% a 3,9% dos pacientes sondados com ITU nosocomial[1]. Aproximadamente 80% das ITU hospitalares estão associadas a cateteres urinários e somente 5% a 10% ocorrem após instrumentação. A infecção pode ocorrer de duas maneiras distintas: extraluminal (contaminação no momento da passagem do cateter e/ou ascensão de microrganismos do períneo para a uretra) ou intraluminal (contaminação do saco coletor e/ou violação do sistema fechado de drenagem)[19a,51].

Existem alguns conceitos que são fundamentais para a realização do diagnóstico correto de ITU[29]:

1. *contaminação*: presença de bactérias ou fungos na urina, porém sem haver invasão tecidual. Ocorre frequentemente após coleta inadequada de urina e em mulheres que apresentam a região vulvovaginal fortemente colonizada, seja por bactérias, seja por fungos;
2. *colonização*: presença de bactérias ou fungos aderidos a superfícies dos cateteres vesicais ou qualquer corpo estranho (tubo de nefrostomia, *stents,* etc.), porém sem causar sintomas. O simples achado desses microrganismos na cultura pode não ter implicação clínica;
3. *infecção*: presença de invasão tecidual associada ou não a sinais e sintomas de irritação vesical (disúria, polaciúria, dor suprapúbica), febre e leucocitose.

Frequentemente, torna-se difícil na prática clínica diferenciar esses conceitos e, muitas vezes, o diagnóstico de ITU é superestimado, havendo o uso desnecessário de antimicrobianos. Em pacientes sondados, esse diagnóstico torna-se ainda mais difícil, pois acima de 90% desses enfermos são assintomáticos, mesmo na presença de piúria e urocultura positiva documentadas.

Bacteriúria Assintomática

Presença de mais de 100.000 UFC/mL de bactérias na ausência de sintomas de ITU. Estudos demonstraram que não houve benefício em tratar a maioria desses pacientes, pois não reduziu mortalidade e não evitou infecções urinárias sintomáticas, exceto em algumas situações que são consideradas grupo de risco: pacientes submetidos a procedimentos urológicos (risco de bacteriemia), transplantados (principalmente transplantados renais) e gestantes (risco de parto prematuro e crianças de baixo peso)[19a,52].

Portanto, pacientes sondados, com bacteriúria assintomática, não merecem antibioticoterapia rotineiramente. Se estiverem no grupo de risco ou aqueles com suspeita clínica de ITU e urocultura positiva, tratar de acordo com antibiograma, depois de retirada ou troca de sonda vesical de demora (SVD).

Candidúria Assintomática

A possibilidade de haver contaminação ou colonização na urina por *Candida sp.*, principalmente na mulher, é muito elevada. Por isso, recomenda-se a coleta de pelo menos duas uroculturas, com exceção do paciente sondado. Nesse subgrupo de pacientes a contagem de colônias do fungo praticamente não tem valor. Acredita-se que a ausência de piúria concomitante praticamente exclui o diagnóstico de infecção por *Candida*. Estudos mostraram que a evolução de candidúria para candidíase invasiva é rara e que o tratamento de pacientes com fungúria assintomática não reduziu a morbimortalidade do grupo que recebeu antifúngico.

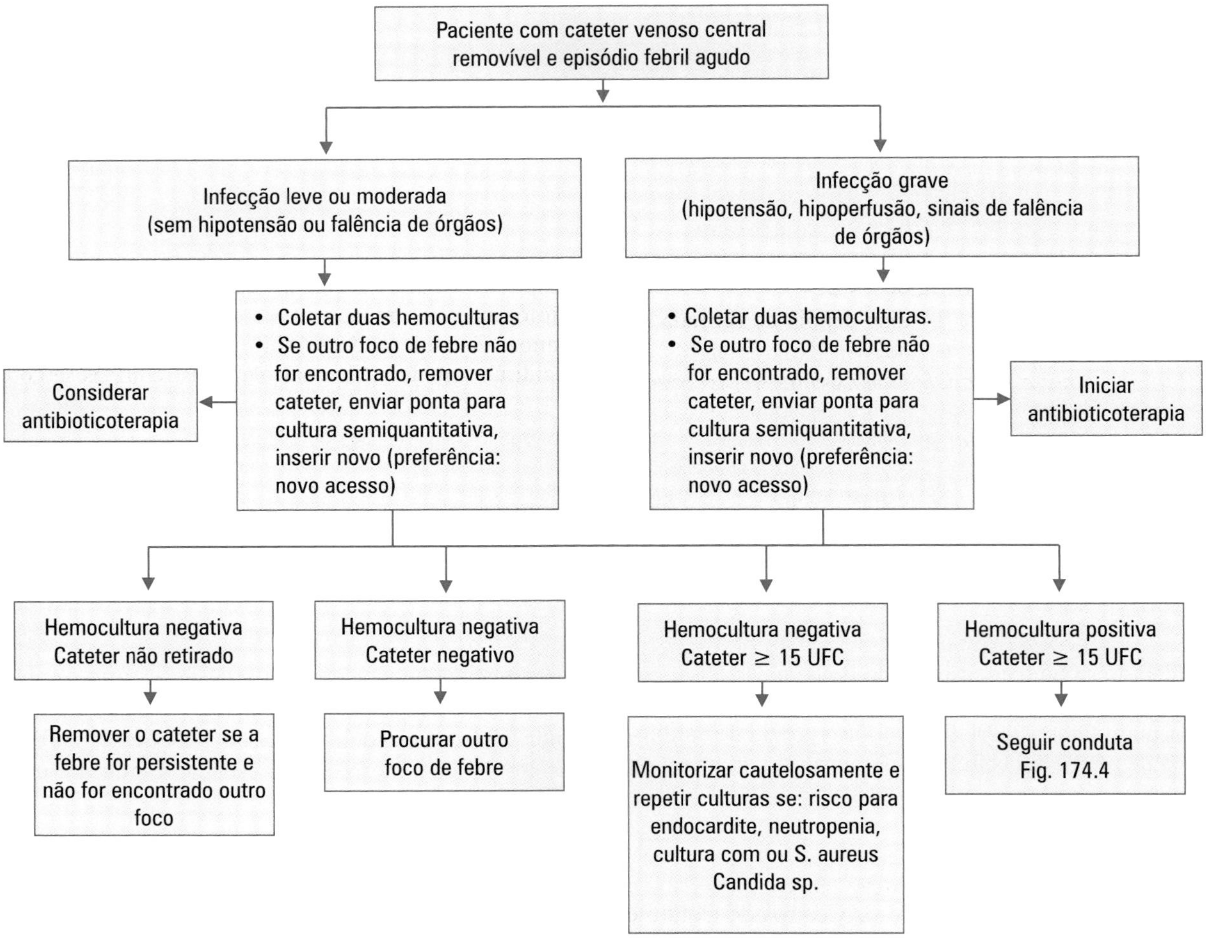

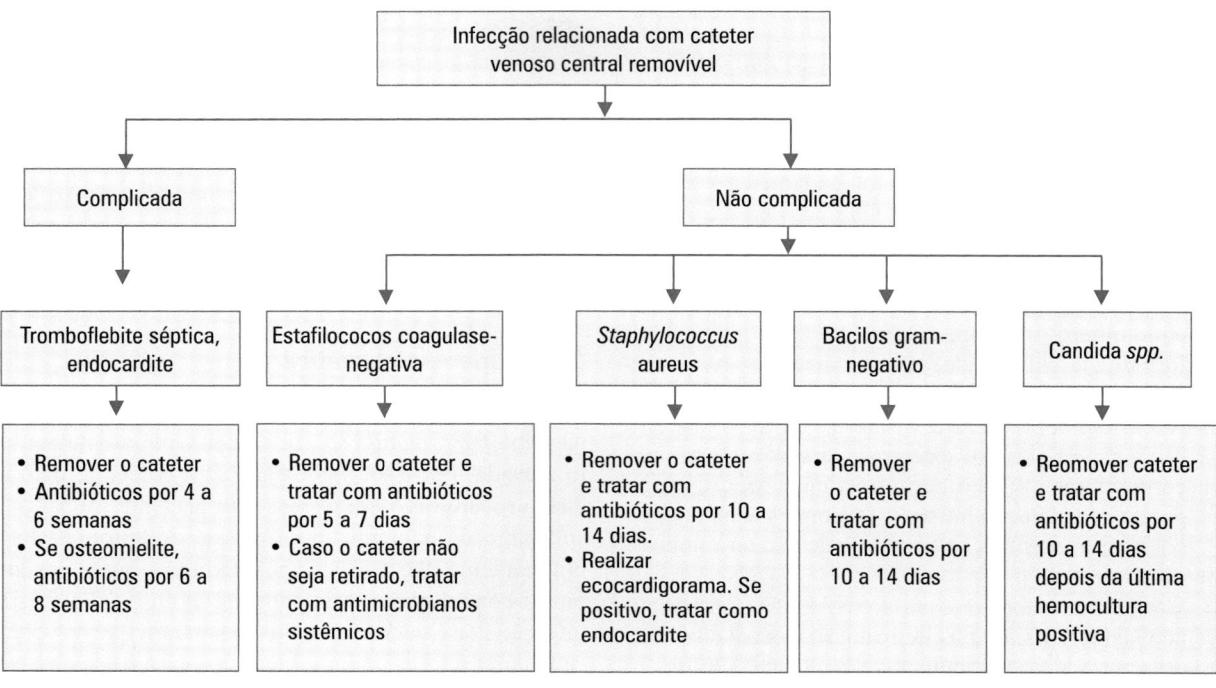

FIGURA 175.3 – Conduta de atendimento à infecção da corrente sanguínea (Fonte: adaptado de Mermel et al.[34]).

FIGURA 175.4 – Manejo da infecção da corrente sanguínea de acordo com o agente etiológico (Fonte: adaptado de Mermel et al.[34]).

O tratamento das infecções urinárias intra-hospitalares será guiado pelo antibiograma e perfil de sensibilidade do mesmo[19a,29,51].

- *Bacteriúria assintomática* em pacientes de risco (gestantes, transplantados e pacientes que serão submetidos a procedimentos urológicos): Tratar por 7 dias, depois de retirada ou troca de SVD. Nos demais, o tratamento é desnecessário, inclusive naqueles que permanecerão com sonda urinária por períodos prolongados.
- *Bacteriúria sintomática* (cistite): tratar por 7 a 10 dias depois de retirada ou troca de SVD.
- *Pielonefrite*: tratar por 14 dias depois de retirada ou troca de SVD.
- *Abscesso renal e pielonefrite enfisematosa*: drenagem cirúrgica, nefrectomia e antibioticoterapia adequada.
- *Candidúria assintomática:* a simples retirada da SVD resolve em aproximadamente 41% os casos de candidúria e após a inserção de nova sonda, a candidúria não tratada resolve em 20% dos pacientes[36]. Pacientes neutropênicos, transplantados e que serão submetidos a procedimentos urológicos são considerados de risco. Se houver candidúria na segunda amostra coletada, tratar com fluconazol 200 mg VO por 7 a 14 dias. Avaliar retirada da SVD.
- *Candidúria sintomática:* trocar ou retirar a SVD e tratar com fluconazol, 200 mg VO, por 7 a 14 dias.

PREVENÇÃO

A forma mais simples de prevenir a infecção hospitalar é a higiene das mãos com água e sabão entre um paciente e outro. Parece simples e é. Segundo os Centros de Controle e Prevenção de Doenças (CDC) de Atlanta, EUA, 80% das infecções hospitalares seriam prevenidas apenas com a higienização das mãos[6,13,14].

Entretanto, o que dificultaria a adesão dos profissionais a esse ato tão simples? Muitas vezes, o excesso de pacientes por funcionário pode ser um fator agravante, ou a falta de consciência de cada um e de todos sobre a questão. Por isso, todo o trabalho do controle de infecção é trazer consciência a todos sobre a importância dessa medida básica. Naturalmente, há outros fatores em jogo, alguns preveníveis, mas não todos.

Como assinalado anteriormente, alguns fatores de risco são epidemiologicamente conhecidos como desencadeantes de infecção hospitalar e podem ser prevenidos, na medida da correta técnica de seu uso e da sua manutenção. A utilização de cateter vesical, respiradores, cateteres venosos periféricos e centrais, cirurgias, a permanência hospitalar prolongada, a utilização de antimicrobianos que alteram a microbiota normal, podem ser fatores desencadeantes de infecções preveníveis. Extremos de idade, como os recém-nascidos e os idosos, condições imunossupressoras, diabetes e granulocitopenia são fatores intrínsecos e não evitáveis, porque dependem do próprio paciente. A desinfecção e a esterilização de materiais podem também ser causa de surtos de infecção hospitalar, problemas esses muitas vezes diagnosticados apenas em situações de surto.

Medidas de precaução e isolamento no caso de doenças transmissíveis[23] podem prevenir a disseminação hospitalar de cepas resistentes ou doenças infecciosas. A reutilização de materiais descartáveis de uso único, embora regulamentada desde 1985 no Brasil[9], ainda pode ser um fator de risco para infecções hospitalares. A rigor, todo controle de infecções não existiria se o ser humano fosse perfeito, assim como também os programas de qualidade total. É necessária muita consciência para se chegar a essa transformação almejada.

A IMPORTÂNCIA DAS COMISSÕES DE CONTROLE DE INFECÇÃO HOSPITALAR (CCIH)

Todo trabalho de uma Comissão de Controle de Infecção Hospitalar (CCIH) baseia-se em um tripé: vigilância epidemiológica, educação continuada e controle de antimicrobianos. Considerando os dados epidemiológicos, a CCIH decidirá as medidas de controle; suas reuniões serão obrigatoriamente mensais e, quando necessário, anualmente traçará diretrizes de ação para redução das infecções mais prevalentes no período. A CCIH é um órgão de assessoria à direção e de execução das ações de controle de infecção hospitalar e deverá ser composta por profissionais da área de saúde, de nível superior, formalmente designados, e os seus membros poderão ser de dois tipos: consultores e executores[8].

O presidente da CCIH poderá ser qualquer um dos membros, sempre eleito entre os seus membros. Os membros consultores serão escolhidos para representar o serviço médico, o serviço de enfermagem, o serviço de farmácia, o laboratório de microbiologia e a administração, pelo menos. Os membros executores constituem o Serviço de Controle de Infecção Hospitalar (SCIH) e, portanto, são encarregados da execução das ações programadas de controle de infecção hospitalar. Serão, no mínimo, três técnicos de nível superior da área de saúde para cada 200 leitos ou fração desse número, com carga horária diária mínima de 6 horas para o enfermeiro e 4 horas para o médico e o farmacêutico. De qualquer forma, sempre se deverá ter em mente que os estudos epidemiológicos devem ter um objetivo primordial que é a redução das infecções hospitalares.

REFERÊNCIAS BIBLIOGRÁFICAS

1. Abbo A et al. Multidrug-resistant *Acinetobacter baumannii*. Emerg Infect Dis. 2005;11: 22-29.
2. American Thoracic Society; Infectious Diseases Society of America. Guidelines for the management of adults with hospital-acquired, ventilator-associated, and healthcare-associated pneumonia. Am J Respir Crit Care Med. 2005;171:388-416.
3. Apisarnthanarak A et al. Effectiveness of environmental and infection control programs to reduce transmission of *Clostridium difficile*. Clin Infect Dis. 2004;39:601-02.
4. Arias CA, Contreras GA, Murray BE. Management of multidrug-resistant enterococcal infections. Clin Microbiol Infect. 2010;16:555-62.
5. Ayliffe GAJ. The irreducible minimum. Infection Control Proceedings of the Second ICI/Stuart Workshop. 1986(Suppl);7(2):92.
6. Boyce JM, Pittet D. CDC Guideline for hand hygiene in health-care settings. MMWR. 2002;51(RR16):1-44.
7. Brasil. Ministério da Saúde. Estudo brasileiro da magnitude das infecções hospitalares e avaliação da qualidade das ações de controle de infecção hospitalar. Disponível na Internet: http://www.maxwell.vrac.puc-rio.br/10348/10348_3.PDF. Acessado em: dez. 2014.
8. Brasil. Ministério da Saúde. Portaria nº 2.616/MS/GM, de 12 de maio de 1998. D.O.U. 13/05/98.
9. Brasil. Ministério da Saúde. Reunião de peritos para normalização do uso e reutilização de materiais médico-hospitalares descartáveis no país. Série D: Reuniões e Conferências, n⁰. 4. Brasília, Centro de Documentação do Ministério da Saúde, 1985. 17p.

10. Brioschi ML et al. Incidência de *S. aureus* meticilino-resistentes (MRSA) em estetoscópios de uso hospitalar. JBM. 1999;76(1/2):9-14.

11. Bushnell G, Mitrani-Gold F, Mundy LM. Emergence of New Delhi metallo-b-lactamase type 1-producing Enterobacteriaceae and non-Enterobacteriaceae: global case detection and bacterial surveillance. Int J Infect Dis. 2013;17:e325-33.

12. Carvalho-Assef AP et al. Isolation of NDM-producing *Providencia rettgeri* in Brazil. J Antimicrob Chemother 2013; 68: 2956–57.

13. CDC. Recommendations for Preventing the Spread of Vancomycin Resistance Recommendations of the Hospital Infection Control Practices Advisory Committee (HICPAC). MMWR 1995:44 (RR12):1-13.

14. CDC/NHSN Surveillance Definitions for Specific Types of Infections. Jan 2014. p:33. In: http://www.cdc.gov/nhsn/pdfs/pscmanual/17pscnosinfdef_current.pdf. Acessado em: 22 jul. 2014.

15. Chastre J et al. Comparison of 8 vs 15 days of antibiotic therapy for ventilator-associated pneumonia in adults: a randomized trial. JAMA. 2003;290:2588-98.

16. Cohen SH et al. Isolation of various genotypes of *Clostridium difficile* from patients and the environment in an oncology ward.Clin Infect Dis. 1997;24:889-93.

17. Cohen SH et al. Persistence of an endemic (toxigenic) isolate of *Clostridium difficile* in the environment of a general medicine ward. Clin Infect Dis. 2000;30:952-54.

18. Gales A et al. Emerging importance of multidrug-resistant *Acinetobacter* species and *Stenotrophomonas maltophilia* as pathogens in seriously ill patients: geographic patterns, epidemiological features, and trends in the SENTRY Antimicrobial Surveillance Program (1997-1999). Clin Infect Dis. 2001;32(Suppl. 2):S104-13.

19. Harbarth S, Uckay I. Are there patients with peritonitis who require empiric therapy for enterococcus? Eur J ClinMicrobiol Infect Dis. 2004;23:73-77.

20. 19a. Iacovelli V et al. Nosocomial urinary tract infections: A review. Urologia 2014 Nov 12. Ahead of print. Disponível em: http://www.ncbi.nlm.nih.gov/pubmed/25451882. Acessado em dez. 2014.

21. Keenan S et al. Ventilator-associated pneumonia. Prevention, diagnosis, and therapy. Crit Care Clin. 2002;18:107-25.

22. Kumarasamy KK et al. Emergence of a new antibiotic resistance mechanism in India, Pakistan, and the UK: a molecular, biological, and epidemiological study. Lancet Infect Dis. 2010;10(9):597-602.

23. Kunin CM. Resistance to antimicrobial drugs: a worldwide calamity. Ann Intern Med. 1993;118:557-61.

24. Leão MTC, Grinbaun RS. Técnicas de Isolamento e Precauções. In: Rodrigues EAC et al. Infecções Hospitalares: Prevenção e Controle. São Paulo: Sarvier; 1997. p. 373-84.

25. Leone M et al. Risk factors of nosocomial catheter-associated urinary tract infection in a polyvalent intensive care unit. Intensive Care Medicine. 2003;29:929-32.

26. Levin A et al. Intravenous colistin as therapy for nosocomial infections caused by multidrug-resistant *Pseudomonas aeruginosa* and *Acinetobacter baumannii*.Clin Infect Dis. 1999;28:1008-11.

27. Lidgren L, Knutson K, Stefansdottir A. Infection and arthritis. Infection of prosthetic joints. Best Pract Res Clin Rheumatol. 2003;17:209-18.

28. Liu C et al. Clinical practice guidelines by the Infectious Diseases Society of America for the treatment of methicillin-resistant *Staphylococcus aureus* infections in adults and children. Clin Infect Dis. 2011;52:1-38.

29. Livermore DM. The need for new antibiotics. Clinical Microbiol Infect. 2004;10(Suppl. 4):1-9.

30. Lopes HV, Tavares W. Infecção urinária. In: Tavares W, Marinho LAC (Ed) Rotinas de Diagnóstico e Tratamento das Doenças Infecciosas e Parasitárias. 3ª ed. São Paulo: Atheneu; 2012. p. 653-66.

31. Mangram A et al. Guideline for prevention of surgical site infection, 1999. Infect Control Hosp Epidemiol. 1999; 20:247-78.

32. Mayfield JL et al. Environmental control to reduce transmission of *Clostridium difficile*. Clin Infect Dis. 2000;31:995-1000.

33. Medeiros EAS et al. Projeto Diretrizes da AMB: Prevenção da IH. Disponível em: http://www.projetodiretrizes.org.br/projeto_diretrizes/065.pdf. Acessado em: nov. 2005.

34. Medicine and Healthcare Products Regulatory Agency. Tigecycline (Tygacil®): increased mortality in clinical trials – use only when other antibiotics are unsuitable. Drug Safety Update. April 2011;4(9):A1. Disponível em: http://www.mhra.gov.uk/Safetyinformation/DrugSafetyUpdate/CON111761. Acessado em: set. 2014.

35. Mermel L et al. Guidelines for the management of intravascular catheter-related infections. Clin Infect Dis. 2001;32:1249-72.

36. Moreno Camacho A, Ruiz Camps I. Infeccion nosocomial en el paciente receptor de un trasplante de organo solido o de precursores hematopoyeticos. Enferm Infecc Microbiol Clin. 2014;36:386-95.

37. National Nosocomial Infections Surveillance (NNIS) System Report, data summary from January 1992 to June 2002, issued August 2002. Am J Infect Control. 2002;30:458-75. Organização Pan-americana de Saúde.

38. Paterson D. Recommendation for treatment of severe infections caused by Enterobacteriaceae producing extended-spectrum beta-lactamases (ESBLs). Clin Microbiol Infect. 2000;6:460-3.

39. Paul M et al. Beta-lactam monotherapy versus beta-lactam-aminoglycoside combination therapy for sepsis in immunocompetent patients: systematic review and meta-analysis of randomised trials. BMJ. 2004;328:668-81.

40. Reichert M, Medeiros E, Ferraz F. Hospital-acquired meningitis in patients undergoing craniotomy: incidence, evolution, and risk factors. Am J Infect Control. 2002;30:158-64.

41. Ries MD. Vancomycin-resistant Enterococcus infected total knee arthroplasty. J Arthroplasty. 2001;16:802-05.

42. Robicsek F. Postoperative sterno-mediastinitis. Am Surg. 2000;66:184-92.

43. Rosales FP et al. Emergence of NDM-1producing Enterobacteriaceae in Porto Alegre, Brazil. Int J Infect Dis. 2014;25:79-81.

44. Rouse MS et al. In vitro activity of ceftobiprole, daptomycin, linezolid, and vancomycin against methicillin-resistant staphylococci associated with endocarditis and bone and joint infection. DiagnMicrobiol Infect Dis. 2007;58:363-65.

45. Sader H et al. Pathogen frequency and resistance patterns in Brazilian hospitals: summary of results from three years of the SENTRY Antimicrobial Surveillance Program. Braz J Infect Dis. 2001;5:200-14.

46. Schulin T, Voss A. Coagulase-negative staphylococci as a cause of infections related to intravascular prosthetic devices: limitations of present therapy. Clin Microbiol Infect. 2001;7(Suppl 4):1-7.

47. Schurink C et al. Clinical pulmonary infection score for ventilator-associated pneumonia: accuracy and inter-observer variability. Intensive Care Med. 2004;30:217-24.

48. Sotto A et al. Evaluation of antimicrobial therapy management of 120 consecutive patients with secondary peritonitis. J Antimicrob Chemother. 2002;50:569-76.

49. Stevens DL et al. Practice guidelines for the diagnosis and management of skin and soft tissue infections: 2014 update by the Infectious Diseases Society of America. Clin Infect Dis. 2014;59(2):e10-52.

50. Tacconelli E et al. ESCMID guidelines for the management of the infection control measures to reduce transmission of multidrug-resistant Gram-negative bacteria in hospitalized patients. Clin Microbiol Infect. 2014;20(Suppl. 1):1-55.

51. Tavares W. Manual de Antibióticos e Quimioterápicos Antiinfecciosos. 3ª ed. São Paulo: Atheneu; 2001. p. 55-144.

52. Tenke P et al. European and Asian guidelines on management and prevention of catheter-associated urinary tract infections. Int J Antimicrob Agents. 2008;31(Suppl. 1):S68-78.

53. US Food and Drug Administration. Information for healthcare professionals: Cefepime (marketed as Maxipime). FDA Alert 06/17/2009. Disponível em: http://www.fda.gov/Drugs/DrugSafety/PostmarketDrugSafetyInformationforPatientsandProviders/DrugSafetyInformationforHealthcareProfessionals/ucm167254.htm. Acessado em: dez. 2014.

54. Weingarten CM et al. Evaluation of *Acinetobacter baumanii* infection and colonization, and antimicrobial treatment patterns in an urban teaching hospital. Pharmacotherapy. 1999;19:1080-85.

55. Yahav D et al. Efficacy and safety of cefepime: a systematic review and meta-analysis. Lancet Infect Dis. 2007;7:338-48.

176 Síndrome Febril

■ Nelson Gonçalves Pereira

A REGULAÇÃO TÉRMICA NORMAL

Por ser o homem um animal endotérmico, a sua temperatura (T) corporal oscila numa estreita faixa de variação. De uma forma simplista pode-se dizer que a T resulta do jogo de forças entre as perdas e a produção de calor; o equilíbrio da balança é regido por neurônios termossensitivos em vários níveis do sistema nervoso central (SNC).

A produção de calor resulta das reações bioquímicas que ocorrem nas células, em todos os níveis. Parte da energia metabólica é convertida em calor. A principal fonte provém do trabalho da musculatura esquelética, através de calafrios ou abalos musculares. A outra origem importante é a queima de gordura nos adipócitos, constituindo a chamada termogênese estática, principalmente nos locais onde existe a gordura marrom, rica em vasos sanguíneos e mitocôndrias. A aquisição de calor do meio externo pode ocorrer quando a T ambiental é maior que a corporal, particularmente se a umidade relativa do ar é elevada[8,11].

O calor produzido na intimidade dos tecidos é redistribuído para outras partes do organismo via sistema circulatório. A vasodilatação na pele aumenta muitas vezes a superfície de perda de calor; a vasoconstrição funciona ao contrário, conservando-o; seu bom funcionamento é peça fundamental na regulação térmica. As trocas de calor com o meio externo se fazem por quatro processos: condução, convecção, radiação e evaporação. Os três primeiros funcionam bem como perda de calor, entre outras variáveis, se a T ambiental for menor que a corporal; caso contrário adquire-se calor do ambiente, ao invés de perdê-lo. A sudorese, sua evaporação e a perda de vapor d'água através da pele e da respiração são formas fundamentais de eliminação do calor, além de mecanismos acessórios, como a eliminação de urina ou fezes aquecidas e mudanças comportamentais.

A regulação da T, de uma forma didática, é feita por três conjuntos de mecanismos: o aferente ou sensor, o integrador ou central e o efetor ou eferente. Os mecanismos sensores informam as variações de T ocorridas nas diversas partes do organismo e do ambiente; constitui-se principalmente pelos receptores térmicos existentes na pele, nos vasos sanguíneos, no abdome, na medula espinhal e no próprio hipotálamo. O mecanismo integrador analisa os impulsos aferentes da T. A termorregulação não parece processar-se em um único determinado sítio do SNC; contudo, o hipotálamo desempenha papel central nesta função. A área pré-óptica do hipotálamo funciona como se fosse um termostato ajustado para manter a T em um determinado nível chamado de *set point*. Os neurônios termossensitivos hipotalâmicos são capazes de controlar as reações que determinam perda ou conservação de calor, funcionado através de um *feedback* negativo; toda vez que a T se eleva, ele é capaz de acionar as perdas de calor, sucedendo o contrário quando a T abaixa. Este controle é feito através das conexões do hipotálamo com o sistema vegetativo, sistema nervoso central e sistema endócrino e, em última análise, produz respostas que aumentam a produção de calor, diminuem as perdas ou aumentam a eliminação do calor.

PATOGENIA DA FEBRE

Existe uma série de hipertermias na prática clínica que não são febres verdadeiras. O primeiro grupo é resultante de um aumento da produção de calor e/ou aumento da aquisição de calor do meio externo. As hipertermias observadas após exercícios físicos ou trabalho muscular exaustivo, principalmente se executados em ambientes muito aquecidos, o hipertireoidismo, a tireotoxicose, o feocromocitoma, trabalhadores de altos-fornos, são alguns exemplos. Vários fatores podem facilitar hipertermias deste tipo, como idade avançada, má nutrição, obesidade, deficiente ingesta de líquidos, roupas e ventilação inadequadas. Alguns medicamentos podem atuar interferindo na eliminação de calor, como é o caso da atropina, que inibe a sudorese, ou aumentando a produção de calor, como a anfetamina, facilitando as hipertermias por este mecanismo[14]. Um segundo grupo caracteriza-se por uma diminuição da eliminação de calor.

Os portadores de displasia ectodérmica, em que há ausência de glândulas sudoríparas, sequelas de grandes queimaduras, esclerodermia em fase avançada e possivelmente as alterações circulatórias na insuficiência cardíaca congestiva (ICC) podem causar elevação da T por este mecanismo; o aumento da aquisição ou produção de calor pode estar associado, agravando o problema. O terceiro grupo é representado por lesões no SNC, principalmente em nível de hipotálamo, que podem se acompanhar de alterações da homeostase térmica, principalmente em casos de traumatismo cranioencefálico (TCE), acidente vascular cerebral (AVC), tumores cerebrais e infecções do SNC[16]. Inúmeras condições neurológicas podem interferir com as respostas envolvidas na regulação térmica e causar hipertermia deste tipo (Figura 176.1).

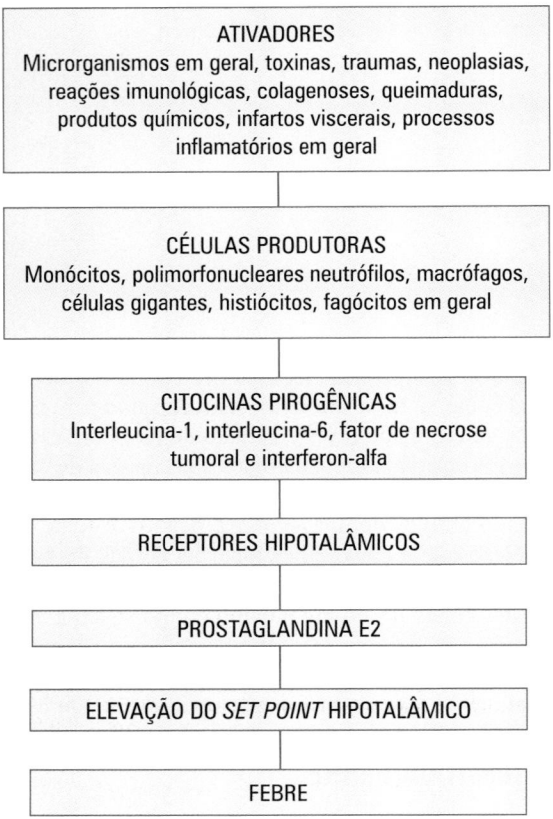

ATIVADORES
Microrganismos em geral, toxinas, traumas, neoplasias, reações imunológicas, colagenoses, queimaduras, produtos químicos, infartos viscerais, processos inflamatórios em geral

CÉLULAS PRODUTORAS
Monócitos, polimorfonucleares neutrófilos, macrófagos, células gigantes, histiócitos, fagócitos em geral

CITOCINAS PIROGÊNICAS
Interleucina-1, interleucina-6, fator de necrose tumoral e interferon-alfa

RECEPTORES HIPOTALÂMICOS

PROSTAGLANDINA E2

ELEVAÇÃO DO *SET POINT* HIPOTALÂMICO

FEBRE

FIGURA 176.1 – Patogenia da febre.

As febres verdadeiras são causadas pela produção de pirogênios endógenos (PE) e acompanham-se de uma elevação do *set-point* hipotalâmico. Embora muitas células sejam capazes de produzir citocinas pirogênicas (CP), os monócitos, polimorfonucleares neutrófilos, macrófagos em geral, histiócitos e as células gigantes parecem ser as fontes principais; têm em comum o fato de serem células fagocíticas. Os PE para serem produzidos e liberados precisam de um estímulo. Inúmeras são as condições demonstradas experimentalmente capazes de ativar a produção dos PE, dentre elas: infecções, toxinas, reações imunológicas, produtos químicos, colagenoses, infartos viscerais, traumas e queimaduras. Na maioria dessas condições, constata-se a presença de processos inflamatórios, por microrganismos ou não. As CP principais parecem ser as interleucinas 1 e 6, o fator de necrose tumoral e o interferon-alfa. Estas CP atuam em uma complexa rede de substâncias envolvidas no processo inflamatório, onde muitas delas aumentam ou diminuem a atuação das CP na produção de febre. Essas CP ganham a circulação e, ao que tudo indica, vão agir no hipotálamo, elevando o *set-point*. As CP atuam através da liberação de prostaglandina E2, explicando a atuação dos antitérmicos habituais[4].

RESPOSTA DA FASE AGUDA

O aumento de T relacionado com as CP é apenas a mais conhecida das múltiplas alterações da resposta febril, coletivamente chamadas de resposta da fase aguda. Tais reações incluem: manifestações clínicas, como sonolência, prostração, astenia, entre outras; alterações na síntese hepática de uma série de proteínas, como proteína C-reativa, fibrinogênio, ceruloplasmina, complementos C3 e C4, ferritina, fibronectina, etc. Muitas dessas substâncias parecem modular a resposta inflamatória, facilitar a fagocitose e induzir a reparação tecidual. Várias alterações hormonais são também descritas, como aumento do TSH, do cortisol, da aldosterona, das catecolaminas, da insulina, do glucagon, na gliconeogênese, no balanço nitrogenado negativo, no metabolismo lipídico, e diminuição nas concentrações de zinco e ferro. Tende a ocorrer leucocitose, trombocitose e anemia. Essas reações também ocorrem em outros processos inflamatórios não infecciosos, em geral, um pouco menos intensos. É possível que determinadas alterações sejam mais intensas em determinados agressores e que isto possa também ser usado para diagnóstico ou controle de resposta terapêutica; a neutralização de várias destas substâncias tem sido utilizada como medida terapêutica[7,11].

SEMIOLOGIA DA FEBRE

A medida da T é feita habitualmente com termômetros de mercúrio, usando-se em menor escala os termômetros elétricos e os eletrônicos que, embora sejam melhores, são menos disponíveis. Estudos comparando a qualidade de termômetros de mercúrio mostram muitas variações na medida da T, devendo-se usar marcas confiáveis para diminuir os erros. O local da tomada da T é na maioria das vezes a região axilar, embora, nos países desenvolvidos, utilize-se muito a T oral. A correlação de ambas com a T interna é muito irregular, existindo erros frequentes. A T retal parece ser melhor, porém exige termômetro individual e é mais incômoda. O termômetro deve ficar bem posicionado e o tempo de permanência varia na literatura entre 2 e 10 minutos. Outros locais para a medida não são habituais como a membrana timpânica e esôfago, e de secreções como a urina.

A T axilar para a maioria das pessoas varia entre 36°C e 37°C. Deve-se evitá-la em pacientes com processos inflamatórios na vizinhança e nos hipotensos ou em choque, preferindo-se nestes casos a T retal. A T oral normal varia para a maioria das pessoas entre 36,5°C e 37,3°C; exige termômetro individual e deve ser evitada quando houver processos inflamatórios locais e nos mascadores de chicletes. A T retal varia em uma faixa de até 1°C maior que a axilar; se esta dissociação for maior que 1°C sugere choque infeccioso ou processo inflamatório de vizinhança, incluindo peritonite e abscesso perirretal. O intervalo entre as medidas varia com cada caso; em geral, de 6/6 h quando internado, e de 12/12 h quando no ambulatório; o horário das tomadas da T deve ser alterado toda vez que houver clínica sugestiva de febre[5,8,12,14].

Existem variações fisiológicas da T corporal que não devem ser confundidas com febre, embora não ultrapassem, na maioria das vezes, os seus limites habituais. A mais importante é o conhecimento do ritmo circadiano normal. Para a maioria das pessoas, a T é mais baixa durante o sono profundo, aumenta paulatinamente durante o dia e atinge o máximo, em geral, entre 17 e 22 h. Os recém-nascidos têm maior labilidade da T corporal em relação às variações externas; o maior metabolismo em relação à superfície corporal pode causar T mais altas em crianças. Os idosos têm alterações da regulação térmica, com ajustes e percepção mais lentos às variações ambientais da T. Existem variantes fisiológicas normais, em cerca de 1% das pessoas, de mais ou menos 0,5°C; para esses pacientes 37,5°C ou mais pode não ser febre; são indivíduos assintomáticos e sem dados objetivos no exame físico ou em exames laboratoriais, mas que por ventura podem ser causa de febre de origem obscura, particularmente em mulheres jovens com problemas de ordem emocional.

A T corporal varia em função da T ambiental, não surpreendendo cifras de 37,5°C em dias muito quentes no final da tarde ou no início da noite; o mesmo pode ocorrer após exposição prolongada ao sol, banhos quentes longos, saunas, uso de roupas inadequadas à T ambiental, etc. Os estresses emocionais, a excitação psicomotora e a histeria podem causar elevações térmicas, em geral, de pequena monta. Após exercícios físicos intensos ou trabalho muscular, a T pode oscilar comumente entre 1°C e 2°C acima do normal. Após refeições copiosas, ricas em proteínas, durante a fase de digestão, a T corporal oscila em geral em torno de 0,5°C; na gestação até o 4º mês e no parto também são descritas alterações da T; o mesmo ocorre na ovulação.

Para cada grau de T o pulso deve aumentar de dez a 20 pulsações. Quando isso não ocorre estamos diante de dissociação pulso/T. A bradicardia relativa tem sido descrita nas meningites, nas encefalites e em outras infecções do SNC; na febre tifoide; nas icterícias infecciosas; eventualmente em doenças febris com bradiarritmias; febre por drogas; e nas febres falsas. A taquicardia desproporcional à febre pode indicar a existência de infecções com toxemia, miocardite aguda, insuficiência respiratória, anemia, sangramentos ou choque.

Em relação à intensidade, a febre pode ser classificada em baixa, até 37,9°C; moderada, entre 38°C e 38,9°C; alta, entre 39°C e 40,5°C; hiperpirexia, quando maior que 40,5°C. Na comunidade é muito difícil o paciente febril chegar ao médico sem estar usando antitérmicos, fato que altera grande parte de suas características. Nos pacientes internados é mais fácil observar a febre; porém, as características semióticas, na maioria dos pacientes, mostram-se de pouco valor, sobretudo nas infecções adquiridas no hospital. Contudo, as hepatites por vírus, a tuberculose pulmonar e o tétano na sua fase inicial são exemplos de doenças que cursam habitualmente com febre baixa ou moderada. Por outro lado, as sepses, a influenza clássica, a pneumonia pneumocócica comunitária, as meningites bacterianas agudas, a leptospirose, na sua forma ictérica, e a malária são enfermidades em que usualmente há febre alta (ver Tabelas 176.1 e 176.2).

TABELA 176.1

Classificação das Febres Quanto à Intensidade	
Tipos de Febre	Intensidade
Febre baixa	Até 37,9°C
Febre moderada	De 38°C até 38,9°C
Febre alta	De 39°C até 40,5°C
Hiperpirexia	Maior que 40,5°C

TABELA 176.2

Causas de Febre nas Diferentes Intensidades		
Febre Baixa ou Moderada	Febre Alta	Hiperpirexia
Hepatites por vírus	Sepse	Tumores cerebrais
Tuberculose pulmonar	Leptospirose	Supurações do SNC
Tétano na fase inicial	Pneumonias bacterianas	TCE
Feridas infectadas	Meningites	Intermação
Flebites superficiais	Malária	Tétano grave
Cistites	Colangite	Hipertermia maligna
Infarto do miocárdio	Pielonefrite	Drogas
Hemorragia digestiva	Abscessos viscerais	Encefalites

Quanto ao início da doença febril, podem classificar-se em insidiosas e súbitas. Nas febres de início súbito os pacientes sabem exatamente quando começou o quadro, às vezes precisando até a hora, como acontece na leptospirose ictérica, nas crises clássicas de malária, nas sepses, nas pneumonias bacterianas, no dengue clássico, nas pielonefrites agudas, em casos de amigdalite estreptocócica aguda e erisipela, entre outros. A presença de calafrios correlaciona-se com a intensidade e a rapidez da elevação da febre. Nas febres insidiosas o enfermo não precisa bem o começo do quadro, como costuma ocorrer nas hepatites virais, na tuberculose, na endocardite subaguda, na febre tifoide, entre outras.

Em relação à defervescência, considera-se em crise quando a queda da T é rápida, com sudorese profusa; na queda em lise ela se faz lentamente, em geral acompanhada de bom prognóstico. Entretanto, o uso de antitérmicos modificou muito estas interpretações. O tratamento antitérmico produz também quedas rápidas da T, em crise com sudorese profunda; quando passa o seu efeito, a febre pode retornar com calafrios, particularmente quando se usam métodos físicos.

Em relação ao tipo de curva febril, pode ser classificada em: irregular, quando não há um padrão definido, tipo mais encontrado na prática; contínua ou sustentada, quando as oscilações diárias são menores que 1°C; remitente, quando as oscilações diárias são maiores que 1°C, sem voltar ao normal; na febre intermitente, existem períodos de apirexia entre as crises febris, podendo ser diária, terçã ou quartã; recorrente, quando os períodos de febre de dias ou semanas se alternam com períodos também variáveis de apirexia; bifásica, quando, entre dois períodos de febre, ocorre um de 1 ou 2 dias de apirexia; febre inversa, quando a T é maior pela manhã que à tarde. Na Tabela 176.3 podem ser vistas as causas mais comuns dos principais padrões de curva febril.

Em relação à duração, podem ser divididas em curtas, quando duram até 3 semanas, e prolongadas, quando têm duração maior que esse prazo.

As características da febre foram demasiadamente valorizadas pelos autores antigos; hoje se observa uma tendência inversa, que também não parece correta. A análise da febre, feita juntamente com o restante do quadro clínico, epidemiológico e laboratorial contribui para o diagnóstico, ajuda o raciocínio clínico e facilita o controle de cura dos pacientes com doenças febris.

TABELA 176.3

Significado Diagnóstico de alguns Padrões de Febre*	
Padrões de Febre	**Causas Habituais**
Intermitente	• Malária • Endocardites bacterianas • Uso de antitérmicos • Tuberculose miliar • Anfotericina B
Remitente	• Malária grave por *Plasmodium falciparum* • Pneumonias bacterianas • Sepse • Endocardite bacteriana aguda • Abscessos viscerais
Contínua	• Febre tifoide • Malária grave • Brucelose • Febre por drogas • Meningite tuberculosa • Febre maculosa
Bifásica	• Leptospirose • Dengue • Enteroviroses • Febre amarela • Poliomielite
Recorrente	• Colangites • Brucelose • Calazar • Linfomas • Doença de Still • Febre do Mediterrâneo
Duplo pico diário	• Calazar • Malária mista • Endocardite bacteriana • Tuberculose miliar • Doença de Still

*Adaptado das referências 5, 8, 12 e 14.

CONVULSÕES FEBRIS (CF)

Podem ser amplamente definidas como convulsões, acompanhadas de febre, porém sem infecção do SNC. É um problema mundial que ocorre em 2% a 5% das crianças entre 6 meses e 5 anos de idade, principalmente dos 7 aos 36 meses, não havendo diferenças raciais. Em 25% a 40% dos casos há história de CF na família; o risco aumenta se os acometidos são os pais ou irmãos[1,13,16,18]. A febre nas CF, na maioria das vezes, situa-se entre 38ºC e 39ºC. São mais referidas em crianças que apresentam infecções das vias respiratórias superiores por vírus, gastrenterites, exantema súbito, otite média aguda, infecção do trato urinário e reações febris de várias vacinas, como a tríplice bacteriana e o sarampo. Embora haja uma predisposição constitucional, parecendo ser transmitida por um gene dominante com penetrância incompleta, a sua patogenia não é inteiramente conhecida; sabe-se que a febre altera o limiar convulsivo pelo fato de poder produzir acidose, aumento do consumo de oxigênio da glicose e poder causar distúrbios hidroeletrolíticos.

As CF são classificadas como simples quando generalizadas, de duração inferior a 15 minutos, atingindo crianças dos 6 meses a 5 anos, sem características focais, que não se repetem mais de uma vez em 24 h e não deixam sequelas. As CF complexas são generalizadas ou focais, duração maior que 15 minutos e se repetem no mesmo episódio febril. Cerca de 35% a 40% das CF apresentam recidivas, em geral nos 12 meses que seguem ao primeiro episódio; as recidivas ocorrem mais quando o primeiro episódio aconteceu antes dos 12 meses de idade, nos casos de CF complexas e quando há CF na família. A evolução das CF costuma ser favorável. Nos casos de CF simples, o risco de epilepsia posterior é pouco maior que o da população geral, em torno de 2% a 3%; nos casos de CF complexa, o risco de epilepsia é maior, chegando a 4% ou 5%.

A investigação clínica das crianças com CF deve incluir história e exame completos, para se afastarem as condições capazes de causar febre e convulsões, como traumas, história familiar, doenças prévias, convulsões anteriores, por exemplo. A impossibilidade de uma boa história é indicação de punção lombar (PL). Sabe-se que as meningoencefalites cursam com convulsões em 20% a 25% dos casos; embora elas possam estar entre as suas manifestações iniciais, raramente acontecem sem outras alterações clínicas associadas. Existem autores que preconizam a PL em todos os casos de CF, o que é uma conduta exagerada. Deve-se identificar a possível causa da febre e obrigatoriamente investigar manifestações comuns nas meningites como sinais de hipertensão craniana, irritação meníngea, distúrbios da consciência, entre outros.

A Academia Americana de Pediatria (AAP) sugere que nas CF em crianças menores que 1 ano, por conta das manifestações clínicas de meningite serem mais tardias e menos pronunciadas, a PL deveria sempre ser considerada[1]. A mesma conduta é preconizada para as crianças até 18 meses, nas quais os sinais meníngeos costumam ser sutis e também para as que estão usando antibióticos, em função de poderem modificar o quadro clínico das meningites. Os pacientes com CF complexas, aqueles com estado pós-ictal prolongado, também têm um risco maior de apresentar meningite. Recomenda-se que os casos de CF não submetidos a PL fiquem em acompanhamento por, pelo menos, 24 h após o evento.

De acordo com a AAP[1] não há estudos demonstrando que o EEG deva ser feito de rotina após CF, visto que ele não tem valor preditivo para avaliar o risco de epilepsia nestes casos; a mesma orientação é feita para os exames de neuroimagem, embora autores os recomendem sistematicamente nas CF complexas. Os exames de bioquímica sanguínea sobretudo glicemia e eletrólitos, devem ser decididos caso a caso.

O tratamento na fase aguda deve ser feito com antitérmicos e anticonvulsivantes usados habitualmente, como diazepan, fenobarbital, hidantoína. Os antitérmicos falham em prevenir as CF. Os anticonvulsivantes não são indicados preventivamente, a não ser em casos especiais, visto que a história natural das CF é favorável aos pacientes.

O PAPEL DA FEBRE NO ORGANISMO

O uso generalizado dos antitérmicos nos pacientes com febre parte do princípio de que ela é nociva. Existem evidências de que a febre é benéfica para as defesas do hospedeiro, da mesma forma que outras apontam em sentido contrário.

O efeito benéfico tem como argumento inicial a sua existência largamente distribuída no reino animal, sobretudo nos mamíferos, répteis, anfíbios, peixes e até em alguns invertebrados, como resposta à inoculação de microrganismos. Seria difícil de explicar que a seleção natural tivesse preservado uma reação nociva em tantos animais[2,4,7,8]. Existe uma série de mecanismos de defesa que são estimulados no hospedeiro com febre em trabalhos experimentais, como aumento da quimiotaxia, fagocitose e atividade bactericida dos polimorfonucleares e macrófagos; maior resposta proliferativa das células T; resposta dos linfócitos B aumentada; dentre muitas outras, em sua maioria favorável ao hospedeiro. Boa parte das inúmeras alterações da resposta febril tem como objetivo predominante criar as condições para que as reações de defesa se processem melhor. Existem muitas investigações demonstrando, em vários tipos de animais, aumento da resistência a algumas infecções quando a T está aumentada, dentro de determinadas faixas; dentre elas estudos utilizando ratos, cães e coelhos inoculados com vírus da poliomielite, coxsackie B, raiva, herpes simples e *Cryptococcus neoformans*. Esses efeitos benéficos não têm sido demonstrados em outros microrganismos, como o *Streptococcus pneumoniae*[17].

Estudos em culturas de tecido caracterizam o efeito nocivo da elevação térmica contra os vírus da pólio; entretanto, as conclusões dos estudos *in vitro* são mais difíceis, porque a resposta febril é muito mais ampla do que apenas o aumento da temperatura. Estudos *in vivo* e *in vitro* mostram efeito protetor de várias citocinas pirogênicas (CP) em diversas espécies de plasmódio, *Toxoplasma gondii*, *Trypanosoma cruzi*, *Leishmania major* e *Cryptosporidium spp*. No homem há uma série de observações clínicas em infecções por gonococos e pelo *Treponema pallidum*, salientando a sua baixa resistência a T elevadas. Alguns estudos usando antitérmicos (AT) em pacientes com varicela mostram uma cura mais lenta das lesões, quando comparados com outros que não os usaram; fato semelhante foi comprovado em enfermos com rinovírus, que produziram doença mais prolongada e com eliminação de maior quantidade de vírus no grupo que usou ácido acetilsalicílico.

Trabalhos recentes demonstraram que as CP, principalmente em infecções graves, podem mediar uma série de alterações nocivas ao hospedeiro. Há muito se sabe que na sepse por gram-negativos as endotoxinas têm um papel-chave na sua patogenia; a injeção de endotoxina produz em animais liberação de CP coincidindo com o agravamento da sepse; os níveis de CP são inversamente proporcionais ao índice de sobrevida na sepse. Fatos semelhantes foram comprovados em sepse por bactérias gram-positivas, meningite, na síndrome de angústia respiratória do adulto e na artrite séptica. Em relação ao temor dos efeitos lesivos das hiperpirexias, principalmente no SNC, é de observação geral que a febre raramente ultrapassa 41°C; na febre há um aumento controlado pelo hipotálamo da T. As convulsões febris (CF), resumidas anteriormente, constituem um dos efeitos nocivos da febre nas crianças suscetíveis, porém não são preveníveis com o uso de AT. Também se descrevem os efeitos deletérios da febre nos cardiopatas, nos pneumopatas e nos doentes neurológicos que têm dificuldades na regulação térmica.

Faltam estudos controlados para avaliar a ação da febre e dos AT sobre a maioria das infecções, fundamentais para uma terapêutica racional no futuro.

TRATAMENTO ANTITÉRMICO (TA)

Embora muitas formas de antipirese tenham sido usadas desde a Antiguidade e atualmente os médicos tenham à sua disposição métodos efetivos de TA, não se sabe se os seus benefícios são maiores do que o risco do seu uso. Inúmeros trabalhos têm surgido acerca da bioquímica, da farmacologia e dos mecanismos de ação dos antitérmicos (AT), porém suas indicações para uso clínico permanecem carentes de estudos controlados. O gasto mundial anual estimado com AT gira em torno de 6 bilhões de dólares, o que demonstra a importância do tema.

Argumentos a Favor e Contra o TA. Principais Indicações da Literatura

O alívio do desconforto causado pela febre é uma das razões mais citadas para o TA, porém carecem os trabalhos controlados. A comparação entre enfermos em que a baixa da febre foi obtida por meios físicos e pacientes sem tratamento antitérmico mostrou que as diferenças de conforto são mínimas. Por outro lado, quase todos os antitérmicos são também analgésicos e anti-inflamatórios e possivelmente boa parte da melhora sintomática é devida mais à ação analgésica e anti-inflamatória que à antitérmica. O desconforto causado pela febre também é bastante subjetivo e o grau de alívio também é influenciado por este fato. A maioria das febres observadas na prática tem um grau tolerável de desconforto, principalmente as temperaturas baixas e moderadas. Existem ocasiões em que cefaleia, dores pelo corpo, artralgias, hiporexia e vômitos interferem no repouso, na alimentação e hidratação do enfermo; nestes casos, justifica-se o TA (Tabela 176.4).

TABELA 176.4

Argumentos Contra e a Favor do Tratamento Antitérmico
Razões mais citadas contra o tratamento
• Efeitos adversos dos antitérmicos
• Modificação da semiologia da febre
• Interferência no controle de cura e acompanhamento da febre
• Boa tolerância na maior parte dos pacientes à presença da febre
• Falta de estudos controlados comprovando o benefício dos
• antitérmicos
• Inibição dos supostos benefícios imunológicos da febre
Razões mais citadas a favor do tratamento
• Melhora do desconforto causado principalmente pelas febres elevadas
• História de epilepsia ou de convulsões febris. Presença de convulsões
• Pacientes com delírio febril
• Portadores de doenças cardíacas, pulmonares e neurológicas
• Efeitos adversos sobre o feto nos primeiros meses de gestação

O uso de TA é feito sistematicamente em crianças com CF; entretanto, nunca foi comprovado que o TA seja capaz de prevenir o seu aparecimento. Por outro lado, a febre pode piorar após as convulsões, por conta do aumento brusco de produção de calor, e deve ser tratada, bem como as convulsões. Indivíduos com infecções que produzem acidose ou hipóxia também podem desencadear convulsões na epilepsia e estas são indicações precisas do TA[2,6,9,10].

A redução do aparecimento de delírio febril, bem como de ansiedade e depressão, principalmente em idosos, é outra indicação referida para TA. Embora estas manifestações assustem, costumam ser benignas na sua evolução, desde que não haja doença neurológica. O TA mostra-se útil em diminuir estes eventos.

Há uma ideia disseminada de que a febre é por si só nociva e por isto deve sempre ser tratada. Essa percepção não tem base científica. Mesmo as febres elevadas são relativamente bem toleradas por vários dias, desde que se tratem paralelamente suas consequências, como as perdas calóricas, hídricas e eletrolíticas. Também não há comprovação da redução de morbidade das doenças estudadas com TA. Um grupo de enfermos no qual o TA parece ser bem fundamentado é o de pacientes cardiopatas, embora também faltem trabalhos controlados.

A demanda metabólica imposta pela temperatura elevada, principalmente durante a fase de calafrios pode agravar, sobretudo, a cardiopatia isquêmica. Nesses pacientes também são comuns a piora da insuficiência coronariana, o surgimento de arritmias e mesmo descompensação cardíaca. Benefícios semelhantes são citados no TA de pneumopatas crônicos que têm dificuldade de atender o aumento do volume respiratório por minuto, o aumento no consumo de oxigênio, o aumento do quociente respiratório e do tônus simpático que ocorrem durante a febre. Os pacientes com sequelas neurológicas graves podem ter alterações importantes nos mecanismos de regulação térmica e ter mais dificuldades no controle da temperatura. Citam-se ainda efeitos adversos da T elevada sobre o feto nos primeiros meses de gestação, quando se justificaria o TA.

Os principais argumentos contra o TA são, em primeiro lugar, a interferência com a semiologia da febre, que pode ter importância para o diagnóstico clínico e para controlar a resposta terapêutica após o tratamento específico. Por vezes, o efeito anti-inflamatório dos AT modifica ou até controla as características clínicas de certas doenças como o uso do ácido acetilsalicílico na febre reumática e na artrite reumatoide juvenil. Vários anti-inflamatórios não hormonais (AINH), como o naproxeno, a indometacina e o diclofenaco, são sugeridos para distinguir a febre de doenças neoplásicas, pelo fato de ela responder melhor a estes agentes que a produzida por infecções. Os efeitos adversos dos AT pesam contra o tratamento; embora os AT sejam habitualmente bem tolerados em algumas ocasiões, os paraefeitos são maiores que os possíveis benefícios. Inúmeras referências mostram os efeitos benéficos da febre, principalmente nas de intensidade baixa ou moderada, e que seriam inibidos pelo TA. Na prática clínica, poucos são os exemplos em que essa interferência é demonstrada em estudos controlados. A maioria das doenças febris na comunidade é benigna e a febre é bem tolerada[8,11,13].

Em tese, o TA estaria indicado quando os custos metabólicos da febre são maiores que os seus benefícios, ou quando o TA diminui os custos metabólicos da febre ou outros efeitos adversos causados por ela sem afetar negativamente o curso da doença de base; é claro que os paraefeitos dos antitérmicos também devem ser menores que o seu benefício. Infelizmente faltam dados clínicos para validar tais indicações quando se utiliza um critério mais científico.

Os Principais Antitérmicos (AT) e o Seu Mecanismo de Ação

Os alvos da atuação dos AT são: a) redução da produção de mediadores inflamatórios, como as citocinas, ou aumento da produção local de moléculas anti-inflamatórias; b) redução na produção de prostaglandina E2, através da inibição da ciclo-oxigenase; c) produção de antipiréticos naturais aumentada; d) redução da adesão de células produtoras de pirogênios endógenos (PE) no foco inflamatório[2,6].

A prostaglandina E2 (PGE2), fundamental para a produção da febre, é sintetizada a partir do ácido araquidônico, com a participação das duas isoformas da ciclo-oxigenase (a Cox 1 e a Cox 2). A maioria dos AT age na síntese de prostaglandinas, inibindo a Cox 1 e a Cox 2, tanto periférica quanto centralmente. O paracetamol ou acetaminofeno é um fraco inibidor da Cox 1, por isso é um fraco anti-inflamatório. O ácido acetilsalicílico e outros AINH, além da diminuição da PGE2, reduzem a produção de PE e das citocinas mediadoras da inflamação, a adesão das células produtoras de PE nos sítios inflamatórios e aumentam a produção de antipiréticos naturais. A dipirona também parece diminuir a PGE 2 por inibição da Cox.

O ácido acetilsalicílico possui ação antitérmica, anti-inflamatória e analgésica, além de ser antiadesivo plaquetário. Absorvido na parte alta do delgado, apresenta uma absorção média de 15 a 20 minutos. É metabolizado no fígado e parte é eliminada intacta pelos rins. A capacidade de metabolização hepática é limitada, e pode haver acúmulo da droga quando usada em doses elevadas, com sinais de intoxicação. Em geral, a queda da T ocorre em 30 a 60 minutos e o efeito dura de 3 a 4 h. As doses recomendadas são de 10 a 15 mg/kg/dose; em adultos usam-se quase sempre 500 mg a 1 g por tomada, por via oral; as doses podem ser repetidas a cada 6 h. A maioria dos paraefeitos costuma ocorrer nas doses altas ou no uso crônico.

Alterações digestivas são comuns. Dispepsia, náuseas e queimação retroesternal são referidas com ou sem alterações radiológicas ou endoscópicas. Eventualmente, lesões mais graves podem ocorrer, sobretudo hemorragia digestiva e úlcera perfurada; esses paraefeitos também são comuns nos outros AINH, sendo mais relatados em idosos, enfermos com antecedentes de úlcera péptica ou história prévia de sangramento digestivo, uso concomitante de corticosteroides ou anticoagulantes. Pode causar inúmeros tipos de reação alérgica, principalmente exantemas de vários tipos, fotossensibilização e rinite e, por vezes, quadros mais graves de anafilaxia. Deve-se evitá-la próximo ao parto, pois há descrição de aumento do tempo de gestação e da frequência de sangramentos.

As doses muito altas, seja por ingestão acidental ou tentativa de suicídio, podem determinar intoxicação por salicilatos, com quadro neurológico, zumbido, vômitos intensos, hiperpneia, às vezes sangramentos e distúrbios do equilíbrio ácido-básico, acidose ou alcalose respiratória. As alterações renais são menos comuns, e podem ocorrer distúrbios hidroeletrolíticos e insuficiência renal, mais descritos em pacientes com insuficiência cardíaca congestiva (ICC) e cirrose; nefrite intersticial e nefropatia por analgésicos são raras com o ácido acetilsalicílico, embora mais descritas em outros AINH. Casos de síndrome de Reye, embora raros, foram descritos em crianças, principalmente na influenza e na varicela, e por esta razão deve-se evitar o seu uso nestas situações. As principais contraindicações são a alergia aos salicilatos, as últimas semanas de gestação, discrasias sanguíneas em geral, uso de anticoagulantes, insuficiência hepática, insuficiência renal e úlcera péptica[8,15].

O acetaminofeno pertence ao grupo dos aminofenóis, inteiramente diverso dos salicilatos e também das fenilpirazolonas. Tem ação AT semelhante à do ácido acetilsalicílico, e fracas atuações analgésica e anti-inflamatória. Seus níveis sanguíneos máximos são alcançados em 1 ou 2 h. A vida média plasmática é de 3 a 4 h, semelhante à do ácido acetilsalicílico. A dose recomendada do acetaminofeno é de 10 a 15 mg/kg/dose, repetida a cada 4 ou 6 h. Nas doses rotineiras, o acetaminofeno é uma droga bem tolerada quando comparada com os outros antitérmicos, particularmente em relação aos sintomas digestivos e complicações hematológicas. O acetaminofeno é metabolizado no fígado por conjugação com ácido glicurônico e sulfatião; de uma forma menos extensa utiliza a via do citocromo p-450, formando um metabólito eletrofílico o N-acetil-p-benzoquinoneimina (NAPQI).

Quando as vias primárias estão saturadas, este metabólito se acumula e se liga a proteínas celulares; quando a ligação é extensa e envolve os hepatócitos, a toxicidade hepática começa. Em condições normais, o NAPQI é detoxicado por conjugação com o glutatião. Se os estoques de glutatião estiverem depletados, como no alcoolismo crônico ou na fome e no jejum prolongado, o risco de hepatotoxicidade aumenta. Na maioria dos casos, a hepatotoxicidade aparece em doses muito acima das recomendadas, seja por erro no cálculo, ingesta acidental, tentativa de suicídio, uso inadvertido de múltiplos produtos contendo acetaminofeno; casos em menor número têm sido descritos com doses levemente acima do recomendado. Alguns medicamentos, talvez por estimular a via p-450, podem aumentar o risco de hepatotoxicidade, se usados simultaneamente, como as tetraciclinas, salicilatos, cloranfenicol, barbitúricos, morfina, entre outros. Nos casos mais graves, pode haver icterícia e insuficiência hepática aguda. Apesar de ser um metabólito da fenacetina, não apresenta nefrotoxicidade significativa. Raramente causa reações alérgicas. Contraindicado nas insuficiências hepática e renal (Tabela 176.5).

A dipirona pertence ao grupo das fenilpirazolonas. Tem boa ação AT e analgésica, sendo um anti-inflamatório mais fraco. Disponível por via oral e também injetável. A dipirona pode ser usada por via oral na dose de 10 a 20 mg/kg/dose,

repetindo-se três ou quatro vezes ao dia, e também intramuscular (IM), porém a injeção é muito dolorosa; algumas apresentações podem ser feitas por via intravenosa (IV), sendo o único AT para uso parenteral do nosso meio. Os derivados pirazolônicos são associados comumente a inúmeros tipos de alergias, incluindo anafilaxia e farmacodermias. Devido ao relacionamento do uso da dipirona com casos de agranulocitose, a droga foi retirada do comércio de vários países, incluindo os EUA.

A agranulocitose parece ser causada por mecanismo de hipersensibilidade, no qual há uma destruição periférica dos leucócitos; nos casos mais graves, pode haver também lesão na medula. O quadro é recorrente e por isto o paciente deve ser proibido de tomar qualquer derivado pirazolônico. Os números da agranulocitose pela dipirona são muito discordantes na literatura, e variam de 1:2.000 até 1:1.000.000 de pacientes. Embora seja uma complicação indiscutível, ela aparentemente foi supervalorizada em alguns países. Quando se usa muito a dipirona deve-se fazer o controle com hemograma. Habitualmente não é AT de primeira linha, apesar da ação excelente, por causa da agranulocitose; em nosso meio, tem sido muito usada sem os problemas hematológicos significativos referidos na literatura nacional.

Os AINH e também os corticoides são AT em graus variáveis e por isto aparecem citados como alternativas, principalmente indometacina, ácido mefenâmico, fenilbutazona, naproxeno, ibuprofeno, rofecoxib e muitos outros. Estes medicamentos em geral têm grande atividade anti-inflamatória, costumam ter mais paraefeitos que os AT comuns, o seu custo é maior e por isto são pouco usados quando se quer somente o efeito AT e não o anti-inflamatório.

Embora os métodos físicos de combate à febre (MF) sejam os de escolha para tratar a hipertermia, o seu papel no tratamento da febre permanece incerto, apesar de milenar. Na hipertermia não há elevação do *set point* hipotalâmico e admite-se que a capacidade de eliminar o calor do organismo chegou ao seu limite, não conseguindo mais controlar a temperatura. Durante a febre, a utilização dos MF diminui a T em um primeiro momento, porém como não abaixam o *set point* hipotalâmico, a febre retorna tão logo cessa a sua aplicação. Provocam perda de calor por condução, convecção ou evaporação; uma variedade de técnicas como compressas ou esponjas molhadas com água morna ou álcool, aplicação de sacos de gelo, cobertores frios, ventiladores após banhos

TABELA 176.5

Doses por Via Oral dos Principais Antitérmicos Utilizados no Brasil*			
Antitérmicos	**Doses Habituais em Adultos**	**Doses em mg/kg por Tomada**	**Dose Máxima Diária para Adultos**
Ácido acetilsalicílico	325 a 1.000 mg por dose, até de 6 em 6 h	10 a 15 mg por kg por dose, até de 6 em 6 h	4 g
Acetaminofeno	325 a 1.000 mg por dose, até de 6 em 6 h	10 a 15 mg por kg por dose, até de 6 em 6 h	4 g
Dipirona**	500 mg a 1.000 mg por dose, até de 6 em 6 h	10 a 20 mg por kg, por dose, até de 6 em 6 h	2 a 4 g
Ibuprofeno***	200 a 800 mg por dose, até de 6 em 6 ou 8 em 8 h	10 mg por kg por vez, até a cada 6 ou 8 h	3,2 g

* De acordo com as referências 2, 8 e 13.
** Dose máxima diária de acordo com monografia do laboratório.
*** O ibuprofeno é o AINH mais citado nas referências. Veja o texto.

para acelerar a evaporação, banhos de imersão, entre os mais usados.

Entretanto, logo após a baixa provisória da temperatura, são comuns as crises de calafrios, vasoconstrição cutânea e volta da T ao nível anterior, com desgaste metabólico maior e claro desconforto durante a sua aplicação. Poucos estudos comparativos existem entre os MF e os farmacológicos, pois na prática os dois são usados simultaneamente; a comparação entre os MF mais AT com os AT sozinhos mostram resultados semelhantes ou superioridade na combinação de ambos; contudo, o desconforto é maior quando se usam os MF. Há necessidade de trabalhos controlados para se estabelecer melhor o risco/benefício de associar os MF ao tratamento farmacológico, sobretudo nas febres altas e hiperpirexias. A febre deve ser tratada inicialmente com os AT e a associação eventual de MF só deveria ser feita após o início do efeito dos AT, dando-se preferência à esponja com água morna[2,3,6,8].

REFERÊNCIAS BIBLIOGRÁFICAS

1. American Academy of Pediatrics. The neurodiagnostic evaluation of the child with a first simple febrile seizure. Practice guideline. Pediatrics. 1996;97:1-6.
2. Aronoff DM, Neilsol EG. Antipyretics: mechanisms of action and clinical use in fever suppression. Am J Med. 2001;111:304-15.
3. Axelrod P. External cooling in the management of fever. Clin Infect Dis. 2000;31(S5):S224-S229.
4. Blatteis CM, Sehic E, Li S. Pyrogen sensing and signaling: old views and new concepts. Clin Infect Dis. 2000;31(S5):S168-S177.
5. Cunha BA. The clinical significance of fever patterns. Infect Dis North Am. 1996;10:33-44.
6. Greisman LA, Mackowiak PA. Fever: benefical and detrimental effects of antipyretics. Curr Opin Infect Dis. 2002;15:241-45.
7. Hasday JD, Fairchild KD, Shanholtz C. The role of fever in the infected host. Microbes Infect. 2000;2:1891-1904.
8. Lambertucci JR. Febre – Diagnóstico e Tratamento. Rio de Janeiro: Medsi; 1991.
9. Mackowiak PA. Diagnostic implications and clinical consequences of antipyretic therapy. Clin Infect Dis. 2000;31(S5):S230-S233.
10. Mackowiak PA. Physiological rationale for suppression of fever. Clin Infect Dis. 2000;31(S5):S185-S189.
11. Mackowiak PA. Temperature regulation and the pathogenesis of fever. In: Mandell GL, Bennett JE, Dolin R (ed). Mandell, Douglas and Bennett's. Principles and Practice of Infectious Diseases. 7th ed. New York: Churchill Livingstone; 2010. p. 765-778.
12. Mackowiak PA et al. Concepts of fever: recent advances and lingering dogma. Clin Infect Dis. 1997;25:118-38.
13. Murahovschi J. A criança com febre no consultório. J Ped (Rio J). 2003;79(S1):S55-S64.
14. Pereira NG. Febre: especial referência às febres de difícil diagnóstico. Tese de Mestrado. UFRJ; 1975.
15. Plaisance KI. Toxicities of drugs used in the management of fever. Clin Infect Dis. 2000;31(S5):S219-S223.
16. Powers JH, Scheld M. Fever in neurologic diseases. Infect Dis North Am. 1996;10:45-66.
17. Sajadi MM, Macrowiack PA. Temperature regulation and the pathogenesis of fever. In: Bennett JE, Dolin R, Blaser MJ (Ed.). Mandell, Douglas and Bennett. Principles and Practice of Infectious Diseases. 8th ed. Philadelphia: Elsevier; 2015. p. 708-720.
18. Warden CR et al. Evaluation and management of febrile seizures in the out-of-hospital and emergency department settings. Ann Emerg Med. 2003;41:215-22.

- Pedro Luiz Tauil
- Antônio Rafael da Silva

INTRODUÇÃO

Tentaremos, neste capítulo, demonstrar o real valor da notificação das doenças infecciosas e parasitárias e sua importância na consolidação da Reforma Sanitária Brasileira. Sendo assim, procuraremos analisar *ab initio* os fatos importantes que influenciaram o Brasil a ter propostas e estratégias para uma política social cuja finalidade é criar um ambiente mais saudável possível.

Para melhor localizar o leitor, julgamos que a primeira tarefa será demonstrar: a) como se encontra estruturado o Sistema de Saúde; b) avanços obtidos na vigência do Sistema Único de Saúde (SUS). Assim, após uma abordagem simplificada desses temas, continuaremos dissertando sobre: c) o Sistema de Vigilância em Saúde: vigilâncias epidemiológica, ambiental e sanitária – conceitos e bases legais; d) tipos de vigilância epidemiológica: tradicional, ativa, laboratorial e sentinela. Para não deixar lacunas, seguir-se-ão outros itens complementares, tais como: e) notificação compulsória de doenças infecciosas; f) principais sistemas de informação: SIM, SINASC, SINAN e SIHSUS; g) as doenças notificáveis e as fichas de notificação e de investigação; h) o Regulamento Sanitário Internacional e a importância da notificação na prevenção e no controle das doenças no Brasil e no mundo; i) a importância da urgência da notificação de doenças; j) onde notificar, e como proceder. E, finalmente, falaremos um pouco sobre: m) os aspectos críticos da notificação e perspectivas.

COMO ESTÁ ESTRUTURADO O SISTEMA DE SAÚDE NO BRASIL

É importante reafirmar que a Reforma Sanitária Brasileira e sua estratégia, o Sistema Único de Saúde (SUS), tiveram como marco imediato os movimentos que antecederam a VIII Conferência Nacional de Saúde. São eles:

- 1976: por iniciativa dos Ministérios da Saúde, Previdência e Assistência Social, do Interior e da Secretaria de Planejamento da Presidência da República, criou-se o Programa de Interiorização das Ações de Saúde e Saneamento (PIASS), uma das várias experiências de organização de serviços, com ideias de extensão de cobertura, integralização das ações de saúde, regionalização, participação comunitária e a continuidade dessa política por meio do Programa Nacional de Serviços Básicos de Saúde (PREV-SAÚDE), como proposta de extensão dos serviços a toda a população brasileira (princípio da universalização) sob responsabilidade pública (dever do estado), gerido pelos municípios e com apoio de estados e da União (descentralização), incluindo a participação popular (controle social). Boas ideias que não saíram do papel.

- 1978: no Brasil dos anos 1980, a luta dos movimentos sociais em prol da saúde ganhou corpo a partir da Conferência Internacional sobre Atenção Primária de Saúde, realizada em Alma-Ata, ex-URSS, patrocinada pela Organização Mundial da Saúde, e da aprovação, na 32ª Assembleia Mundial da Saúde, dos princípios de orientação para reformulação de estratégias de saúde.

- 1979: um ato de reafirmação de redemocratização do país, veio com a revogação do AI-5 e de outros atos institucionais, entulhos autoritários, que deram corpo à ditadura brasileira a partir de 1964.

- 1980: realizou-se a 7ª Conferência Nacional de Saúde (CNS) que estabeleceu o consenso sobre o papel de *liderança do Ministério da Saúde na condução do Sistema Nacional de Saúde e a participação comunitária* como fatores importantes de mudança na estrutura vigente, até então baseada em um modelo de saúde puramente assistencial e excludente, à medida que só tinham acesso os que portavam Carteira Profissional e pagavam a Previdência Social. Ao restante da população, a assistência médica restringia-se aos institutos da carência e da indigência, o que seria rompido, como se mostrará a seguir.

A Reforma da Saúde

A VIII Conferência Nacional de Saúde (CNS), que ocorreu em Brasília, em 1986, constituiu-se no movimento, a nosso ver, mais democrático que precedeu a Assembleia Nacional Constituinte. Iniciada a partir de conferências municipais e estaduais, teve o mérito de reunir em discussão a quase totalidade das instituições componentes do setor de saúde, da sociedade civil e grupos profissionais. A CNS teve a seu favor os acontecimentos de abril de 1985, ou seja, a convocação da Assembleia Nacional Constituinte e a legalização de todos os partidos políticos. Estes tiveram uma participação efetiva nas plenárias da VIII CNS e, assim, puderam compreender, entender e dar passagem, no texto constitucional, a muitos avanços pretendidos. A Conferência, com 4.000 participantes de todos os estados do país, levantou propostas para os três temas básicos: *Saúde como Direito Inerente à Cidadania, Reformulação do Sistema Nacional de Saúde e Financiamento do Setor.*

Seus participantes trataram de auferir continuidade ao processo de discussão, aprofundando os temas debatidos como forma de subsidiar os parlamentares constituintes e criar espaço para uma Reforma Sanitária (RS) na política social do governo. Dessa forma, uma Portaria Interministerial criou a Comissão Nacional de Reforma Sanitária. Como resultado imediato, a Lei 6.229/75 (do Sistema Nacional de Saúde) foi revogada para criar as condições de reafirmação de cidadania, que se iniciava pela universalização do acesso dos brasileiros aos seus serviços de saúde. A reestruturação da saúde encerrou a crônica dicotomia entre Prevenção *versus* Cura de Doenças e separou saúde de previdência, pondo fim a centenas de instituições que "faziam saúde". Disso resultou a estratégia da reforma, o Sistema Único de Saúde (SUS) com Controle Social que se efetiva através dos Conselhos e Conferências de Saúde, Comando Único em cada esfera de governo (federal, estadual e municipal) que, política e institucionalmente, contribuiu para o processo de federalização do Brasil, via valorização do município.

Seguindo-se à VIII CNS, a Assembleia Nacional Constituinte promulgou a Constituição de 1988, tendo-se inscrito pela primeira vez, em nosso mandamento constitucional, material tão farto sobre saúde. A Figura 177.1 mostra como ficou a saúde na Constituição de 1988, que diretamente disciplina e ampara a implantação da Reforma Sanitária e sua estratégia, o Sistema Único de Saúde (SUS).

AVANÇOS OBTIDOS NA VIGÊNCIA DO SISTEMA ÚNICO DE SAÚDE

A partir dos artigos da Constituição de 1988 foram sendo criadas as condições de viabilização plena do direito à saúde. Destaca-se no âmbito jurídico institucional a Lei Orgânica da Saúde (LOS), conjunto das Leis nº 8.080/90 e 8.142/90. É importante acentuar que todo instrumento legal de criação do SUS e toda sua sequência a partir da Lei Orgânica foram urdidos e alinhavados a partir das decisões emanadas das Conferências Nacionais de Saúde, que se seguiram e que acontecem de 4 em 4 anos.

Segundo o Ministério da Saúde, a situação epidemiológica das doenças infecciosas no Brasil pode ser resumida em três grandes tendências quanto à sua incidência: as doenças transmissíveis infecciosas com tendência decrescente; as doenças infecciosas com quadro de persistência e as doenças infecciosas emergentes e reemergentes. Na vigência do SUS, pode-se contabilizar alguns avanços.

Doenças Infecciosas com Tendência Decrescente

O Brasil alcançou a eliminação da poliomielite em 1989 e, em 2000, a interrupção da transmissão do sarampo (doença que era responsável por mais de 3.000 óbitos a cada ano durante a década de 1980), registrando-se no ano de 1999 os últimos dois óbitos. Surtos de sarampo têm sido registrados a partir de casos importados, sendo os mais importantes os de Pernambuco e do Ceará, neste ano de 2014. Em 1990, a difteria apresentou 640 notificações contra quatro em 2013 (a incidência reduziu-se de 0,45 para 0,002 caso por 100.000 habitantes no mesmo período). Ainda em 1990, a coqueluche registrou 15.329 casos contra 6.437 em 2013 (com regressão

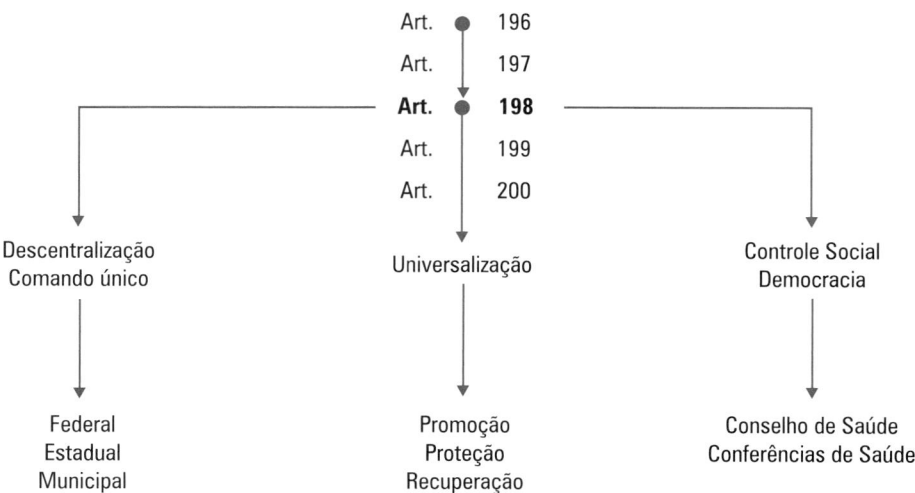

CONSTITUIÇÃO BRASILEIRA (1988)

Art. ● 196
Art. | 197
Art. ● **198**
Art. | 199
Art. | 200

Descentralização
Comando único

Universalização

Controle Social
Democracia

Federal
Estadual
Municipal

Promoção
Proteção
Recuperação

Conselho de Saúde
Conferências de Saúde

FIGURA 177.1 – Saúde na Constituição Brasileira de 1988 e princípios fundamentais.

da incidência de 10,6 para 3,2 casos por 100.000 habitantes neste período). Encontram-se eliminadas desde 2010 a rubéola e rubéola congênita e em declínio acentuado os casos de tétano acidental (282 em 2013) e neonatal (quatro casos em 2013).

Grandes avanços foram alcançados no controle da doença de Chagas, cujos inquéritos sorológico e entomológico nacionais realizados no período de 1975 a 1983 mostraram uma prevalência da infecção no meio rural de 4,2% e a presença de 17 espécies vetoras em mais de 2.000 municípios de 18 estados. A estratégia de monitoramento entomológico, orientando a utilização de inseticidas específicos e a melhoria habitacional nas áreas de transmissão, dentre outros, foram responsáveis pelo controle da endemia. O inquérito soroepidemiológico em 2010 mostrou que, em 244.770 amostras colhidas, apenas 329 resultaram positivas, com prevalência de 0,13%. Esses dados revelam uma transmissão vetorial extremamente baixa. A partir de 1990 ocorreu importante redução na transmissão congênita e de mais de 50% nas internações hospitalares por doença de Chagas nas áreas endêmicas. Temos assistido atualmente o registro de surtos da doença por transmissão oral, por meio do consumo de alimentos contaminados.

Quanto à hanseníase, o Brasil trabalha com um programa de sua eliminação, como problema de saúde pública, com forte participação dos estados e municípios na área de atenção básica, centrando na estratégia de maior acessibilidade ao diagnóstico e ao tratamento precoces. Em 1985, a prevalência da hanseníase era de 16,4/10.000 habitantes, reduzindo para 1,51/10.000 habitantes em 2012. A meta do Ministério da Saúde é chegar ao registro de um caso por 10.000 habitantes.

Em relação à malária, sua incidência concentra-se na região amazônica e vem apresentando uma redução significativa do número de óbitos, internações e casos novos. Em 1999 houve o registro de 632.241 casos e de menos de 200 mil em 2013. Os óbitos caíram de 203 em 1999 a 41 em 2013 e as internações passaram de 21.166 para 2.355. O percentual de casos por *P. falciparum* caiu para cerca de 15% do total de casos.

Doenças Infecciosas com Quadro de Persistência

Neste grupo encontram-se tuberculose, meningites, leishmaniose visceral, leishmaniose tegumentar americana e as hepatites virais. É um conjunto de doenças para o qual as estratégias adotadas ainda não apresentaram os resultados esperados, possivelmente necessitando que a organização dos serviços no SUS permita maior integração entre os vários níveis da rede assistencial.

Doenças Infecciosas Emergentes e Reemergentes

Incluem as que foram introduzidas ou ressurgiram no Brasil durante os últimos 20 anos. Entre as emergentes estão a aids e as hantaviroses. A aids, com notificação desde 1980, até 2005 registrou 371.827 casos. O controle em nosso país é um exemplo mundial de excelência, verificando-se, a partir de 1998, desaceleração na incidência. Os primeiros casos de hantaviroses foram notificados em 1993, no estado de São Paulo; atualmente já existe registro em 12 estados. Entre

as doenças reemergentes, estão o dengue e a febre chikungunya. Em 1982, ocorreu epidemia de dengue em Boa Vista (Roraima), seguindo-se um período de silêncio epidemiológico até 1986. Nesse ano, houve registro de casos no Rio de Janeiro, e posteriormente em todas as capitais brasileiras e mais da metade das áreas urbanas dos municípios; nos últimos anos têm sido registrados casos de febre hemorrágica do dengue, incluindo óbitos pela doença. Entre 2002 e 2013 foram registrados cerca de sete milhões de casos prováveis de dengue, com 695 mil internações e 4.000 óbitos. A febre chikungunya, introduzida recentemente no país, é transmitida pelos mesmos vetores do dengue e o seu quadro clínico assemelha-se muito àquela doença, com menor letalidade, porém com sintomas de poliartralgia que pode se prolongar por muitos meses, incapacitando os indivíduos para suas atividades habituais.

Como parte integrante da caminhada no sentido de aprimorar as atividades de vigilância e controle de doenças no âmbito do SUS, em 2004 foi publicada a Portaria nº 1.172, que revogou a Portaria nº 1.399/99, estabelecendo a competência das esferas governamentais, a forma de elaboração da programação, o sistema de acompanhamento, a certificação dos estados e municípios e o financiamento para as ações de Vigilância em Saúde. Aperfeiçoa-se, dessa forma, a portaria responsável pela orientação das atividades de vigilância e controle das doenças no âmbito do SUS.

SISTEMA DE VIGILÂNCIA EM SAÚDE: VIGILÂNCIA EPIDEMIOLÓGICA, AMBIENTAL E SANITÁRIA. CONCEITOS E BASES LEGAIS

O Sistema Nacional de Vigilância Epidemiológica (SNVE) foi instituído em 1975, pela Lei nº 6.259/75, a qual foi regulamentada pelo Decreto nº 78.231/76. Esses instrumentos legais tornaram obrigatória a notificação de doenças infecciosas selecionadas, constantes de relação estabelecida por portaria do Ministério da Saúde e periodicamente atualizada.

A Lei Orgânica da Saúde (Lei nº 8.080/90) incorporou, no atual Sistema Único de Saúde (SUS), o SNVE, definindo a vigilância epidemiológica como: "um conjunto de ações que proporcionam o conhecimento, a detecção ou prevenção de qualquer mudança nos fatores determinantes e condicionantes da saúde individual ou coletiva, com a finalidade de recomendar e adotar as medidas de prevenção e controle das doenças e agravos".

A profunda transformação do sistema de saúde no Brasil, com a implantação do SUS, fez com que as ações de vigilância epidemiológica passassem a ser executadas também de forma descentralizada, com responsabilidades compartilhadas pelos níveis municipal, estadual e federal.

Vigilância é informação para ação. Vigilância em saúde é a vigilância dos fatores de risco de adoecer e morrer. A vigilância epidemiológica tem como ponto de partida a notificação do agravo. A vigilância ambiental parte da identificação dos fatores de risco de adoecer e morrer existentes no meio ambiente. A vigilância sanitária tem como objeto de trabalho o controle de bens de consumo que se relacionam com a saúde, direta ou indiretamente, compreendidas todas as etapas e processos, e o controle da prestação de serviços que se relacionam direta ou indiretamente com a saúde.

A finalidade da vigilância epidemiológica é a de oferecer "orientação técnica permanente para os profissionais de saúde que têm a responsabilidade de decidir sobre a execução de ações de controle de doenças e agravos. Para esse fim, torna-ram-se disponíveis informações atualizadas sobre a ocorrência dessas doenças e agravos, bem como dos fatores que a condicionam, numa área geográfica ou população definida"[1].

São funções da vigilância epidemiológica: coleta de dados; processamento dos dados coletados; análise e interpretação dos dados processados; recomendação das medidas de controle apropriadas; promoção das ações de controle indicadas; avaliação da eficácia e efetividade das medidas adotadas e a divulgação de informações pertinentes.

TIPOS DE VIGILÂNCIA EPIDEMIOLÓGICA

1. Tradicional (passiva): baseada em sistemas de notificação.

2. Ativa: baseada em visitas a serviços de saúde e em incentivos para estimular a notificação.

3. Laboratorial: baseada na notificação de doenças por meio de exames laboratoriais positivos.

4. Vigilância sentinela: baseada em unidades especiais de saúde ou em evento importante e significativo de sinal de alerta de possível problema na qualidade do serviço de saúde. Este tipo de vigilância pode se dar por local, sítio ou área geográfica onde se detecte aumento da incidência de uma doença, ou mais possibilidade de sua ocorrência inicial. É feita por profissionais específicos e em unidades especiais de saúde.

NOTIFICAÇÃO COMPULSÓRIA DE DOENÇAS INFECCIOSAS

A base do sistema de vigilância epidemiológica das principais doenças infecciosas que acometem a população é a sua notificação. Pela importância que apresentam para a saúde pública, algumas doenças são de notificação compulsória. Periodicamente, o Ministério da Saúde atualiza a lista de doenças sujeitas a esse tipo de notificação. A última relação, atualmente em vigência, consta da Portaria Ministerial nº 1.271, de 06 de junho de 2014, cujo texto está anexado a este Capítulo. As secretarias estaduais e municipais de saúde podem adicionar a esta lista outras doenças cuja notificação considerem importante no âmbito de suas respectivas jurisdições.

Os critérios para uma doença fazer parte dessa lista relacionam-se com: sua capacidade de disseminar-se e causar danos à comunidade, caso medidas de controle não sejam adotadas oportuna e corretamente; a existência de programa de controle específico para a doença; a necessidade de se manter um conhecimento do seu comportamento epidemiológico; e a compromissos sanitários do País junto a organizações internacionais de saúde, como no caso de doenças que podem ser objeto de ações de bioterrorismo.

Todas as unidades de saúde (públicas, privadas e filantrópicas) devem fazer parte do sistema, bem como os profissionais de saúde e a população em geral. No Guia de Vigilância em Saúde do Ministério da Saúde, consta que o "caráter compulsório da notificação implica responsabilidades formais para todo cidadão, e uma obrigação inerente ao exercício da medicina, bem como de outras profissões na área da saúde. Mesmo assim, sabe-se que a notificação nem sempre é realizada, o que ocorre por desconhecimento de sua importância e, também, por descrédito nas ações que dela devem resultar. A experiência tem evidenciado que o funcionamento de um sistema de notificação é diretamente proporcional à capacidade de se demonstrar o uso adequado das informações recebidas, de forma a conquistar a confiança dos notificantes.

Do ponto de vista jurídico, a omissão de notificação de doença consta como delito do art. 269 do Código Penal brasileiro: Deixar o médico de denunciar à autoridade pública doença cuja notificação é compulsória: Pena – detenção de 6 (seis) meses a 2 (dois) anos e multa. Vale a pena ressaltar que a comunicação às autoridades públicas não configura o crime de violação do segredo profissional, previsto no Art. 154 do mesmo Código, que contém o elemento normativo "sem justa causa". O dever legal de notificação de doença constitui justa causa, afastando a tipicidade.

Independentemente dos aspectos legais relacionados com a obrigatoriedade de notificação de doenças, é preciso que os médicos, os demais profissionais de saúde e a comunidade conscientizem-se da importância desse ato, ponto de partida para a investigação da sua ocorrência e para o seu controle.

Aspectos que devem ser considerados na notificação compulsória de doenças:

- notificar a simples suspeita da doença. Não se deve aguardar a confirmação do caso para se efetuar a notificação, pois isso pode significar perda da oportunidade de intervir eficazmente;
- a notificação tem de ser sigilosa, só podendo ser divulgada fora do âmbito médico-sanitário em caso de risco para a comunidade, respeitando-se o direito de anonimato dos cidadãos.

A notificação de doenças deve ser feita à autoridade sanitária local pelos meios mais rápidos possíveis. Cabe aos serviços públicos de saúde o preenchimento dos formulários de notificação e o seu encaminhamento às autoridades municipais, estaduais e nacionais, bem como o desencadeamento de medidas de controle pertinentes.

PRINCIPAIS SISTEMAS DE INFORMAÇÃO: SIM, SINASC, SINAN E SIH/SUS

A informação é um elemento fundamental na tomada de decisão. Necessita ser oportuna, abrangente, confiável e disponível. A notificação de doenças é o ponto de partida para a alimentação do Sistema de Informação de Agravos de Notificação (SINAN), um dos sistemas de informação em saúde existentes no Brasil atualmente. Em conjunto com outros sistemas como o Sistema de Informação sobre Mortalidade (SIM), o Sistema de Informação sobre Nascidos Vivos (SINASC), o Sistema de Informações Hospitalares do SUS (SIH/SUS) e o Sistema de Informações Ambulatoriais do SUS (SAI/SUS), o SINAN constitui-se potente instrumento para o planejamento, a organização e a avaliação de ações de saúde, entre elas a vigilância e o controle de doenças infecciosas e parasitárias.

O REGULAMENTO SANITÁRIO INTERNACIONAL E A IMPORTÂNCIA DA NOTIFICAÇÃO NA PREVENÇÃO E NO CONTROLE DAS DOENÇAS NO BRASIL E NO MUNDO

A finalidade e o alcance do "Regulamento Sanitário Internacional 2005" inspirado na Carta das Nações Unidas e na Constituição da Organização Mundial da Saúde são prevenir a propagação internacional de enfermidades, proteger contra essa propagação, controlar e dar uma resposta de saúde pública proporcional aos riscos para a saúde dos povos, evitando ao mesmo tempo as interferências desnecessárias com o tráfico e o comércio internacionais. As nações têm o direito soberano de legislar e aplicar suas leis em cumprimento de suas políticas de saúde, respeitando a finalidade do presente regulamento.

A notificação de doenças tem sido, ao longo dos anos, a principal fonte da vigilância epidemiológica. Em fevereiro de 2006 o Ministério da Saúde, por meio da Secretaria de Vigilância em Saúde, adotou a Lista Nacional de Doenças e Agravos de Notificação Compulsória pela Portaria nº 1.271, de 06 de junho de 2014, acima citada, que *Define a Lista Nacional de Notificação Compulsória de doenças, agravos e eventos de saúde pública nos serviços de saúde públicos e privados em todo o território nacional, nos termos do anexo, e dá outras providências*.

A Secretaria de Vigilância em Saúde do Ministério da Saúde, visando padronizar a notificação e fornecer os instrumentos adequados para caracterizar os agravos segundo as características epidemiológicas das regiões e ambientes brasileiros, publica o Guia de Vigilância em Saúde, cuja última edição é de 2014 (O acesso a esse Guia consta das referências bibliográficas deste Capítulo).

A IMPORTÂNCIA DA URGÊNCIA DA NOTIFICAÇÃO DE DOENÇAS

A notificação compulsória é uma obrigação que têm os médicos, dentistas, enfermeiros, outro profissional da saúde ou qualquer cidadão de comunicar de imediato às autoridades governamentais a existência de doenças que representam ameaça à saúde, quando a constatarem. Inicialmente, constando somente de doenças infecciosas, o Regulamento evoluiu para incluir outros agravos à saúde pública.

Constitui-se, portanto, em um instrumento de alerta desencadeador do processo "informação-decisão-ação". O "Regulamento Sanitário Internacional 2005" determina que cada país avaliará os eventos que se produzam em seu território, valendo-se dos instrumentos de decisão e comunicação os mais eficientes de que disponham, origem e tipo do risco, número de casos e mortes, condições que influenciem a propagação da enfermidade e as medidas sanitárias aplicáveis. Notificará também, caso seja necessário, as dificuldades surgidas e solicitará eventual apoio para responder questões emergenciais de interesse da saúde pública de importância nacional e internacional. Ou seja, se o evento tem uma repercussão grave na saúde pública, quer se trate de um evento inusitado e imprevisto, quer exista risco significativo de propagação internacional ou de restrições às viagens e ao comércio internacional, então, o evento deverá ser notificado à OMS.

ONDE NOTIFICAR E COMO PROCEDER

Em se tratando de doença de notificação imediata, esta deve ser realizada imediatamente às Secretarias Municipais de Saúde, as quais notificam as Secretarias Estaduais de Saúde que, por sua vez, devem informar, também de forma imediata, à Secretaria de Vigilância em Saúde (SVS/MS). Para agilizar o procedimento, podem ser utilizados os seguintes meios de comunicação:

a) eletrônico: e-mail notifica@saude.gov.br e/ou à SVS www.saude.gov.br/svs;
b) serviço telefônico de notificação de emergências epidemiológicas (Disque-Notifica), cujo número é 0800-6446645. Este serviço é destinado aos profissionais de saúde cujo município ou estado não possuam serviço telefônico em regime de plantão para recebimento de notificações imediatas.

Na Portaria nº 1.271, de 06 de junho de 2014, consta a periodicidade (menos de 24 horas ou semanalmente) de cada uma das doenças e agravos de notificação compulsória.

O exercício da profissão exige o cumprimento das recomendações legais, o que significa a obrigatoriedade da comunicação das ocorrências das doenças nela relacionadas. Isso obriga os profissionais, principalmente médicos, a terem entre os seus materiais de consulta a citada portaria, bem como os elementos disponíveis para a notificação. É pensamento de que o Sistema Único de Saúde só se consolidará como política pública em sua forma integral se suas diferentes vertentes forem integradas e os seus profissionais estiverem vigilantes na promoção, proteção e recuperação da saúde da população brasileira.

ASPECTOS CRÍTICOS DA NOTIFICAÇÃO E PERSPECTIVAS

A consciência da necessidade de notificar as doenças previstas na portaria do Ministério da Saúde é o aspecto mais importante a ser considerado. Muitos profissionais não valorizam a notificação, pois julgam que pouca ação de controle possa ser desencadeada pelas autoridades sanitárias, o que nem sempre é verdade. Temem, às vezes, que o sigilo das informações não seja obedecido. Porém, é preciso que o espírito de responsabilidade sanitária prevaleça, a fim de que a saúde das comunidades seja protegida.

O Sistema Nacional de Vigilância em Saúde tem-se aprimorado muito nos últimos anos e é fundamental que todos façam sua parte. Cabe às autoridades sanitárias manterem os profissionais informados do destino das suas notificações e da situação epidemiológica das doenças notificáveis na sua área de trabalho. A divulgação dos dados epidemiológicos, periodicamente, aos profissionais de saúde e à população em geral, estimula a notificação de doenças e é um aspecto que não pode ser esquecido pelas autoridades dos diferentes níveis de governo.

Felizmente, nos últimos anos, registrou-se progressiva evolução tecnológica nos meios de informação, o que permite acesso fácil à base de dados. Da mesma forma, a socialização do Sistema de Informação em Saúde tem disponibilizado à imprensa, aos pesquisadores, aos profissionais da saúde e à população em geral, dados cada vez mais confiáveis. Isso permite a divulgação de um conhecimento útil, necessário e gerador de uma pronta ação.

REFERÊNCIAS BIBLIOGRÁFICAS

1. Bento Junior J. Responsabilidade criminal do médico. Ética Revista. Conselho Regional de Medicina do Distrito Federal. 2006;(6):28-29.
2. Brasil. Ministério da Saúde. Secretaria de Vigilância em Saúde. Guia de Vigilância Epidemiológica. 6ª ed. Brasília, 2005.
3. Brasil. Ministério da Saúde. Portaria Nº 1.271, de 06 de junho de 2014. Diário Oficial da União, Nº 108, segunda-feira, 9 de junho de 2014.
4. Laprega MR, Fabbro ALD. Coeficientes e índices mais usados em epidemiologia. In: Franco LJ, Passos ADC (orgs). Fundamentos de Epidemiologia. São Paulo: Manole; 2005. p.119-50.
5. Medrônio RA et al. Epidemiologia. São Paulo: Atheneu; 2002.
6. Pereira MG. Epidemiologia: teoria e prática. 3ª Reimpressão. Rio de Janeiro: Guanabara Koogan; 2000.
7. Silva AR, Varga SVD, Alecrim WD. Assistência e prevenção das doenças infecciosas e parasitárias pelo Sistema Único de Saúde. In: Coura JR (ed.). Dinâmica das Doenças Infecciosas e Parasitárias. Rio de Janeiro: Guanabara-Koogan. 2005. V. 1. p. 533-43.
8. Brasil. Ministério da Saúde. Guia de Vigilância em Saúde. Disponível em: http://portalsaude.saude.gov.br/images/pdf/2014/novembro/27/guia-vigilancia-saude-linkado-27-11-14.pdf (Acessado em: 27 nov. 2014.)

Gabinete do Ministro
PORTARIA Nº 1.271, DE 6 DE JUNHO DE 2014

Define a Lista Nacional de Notificação Compulsória de doenças, agravos e eventos de saúde pública nos serviços de saúde públicos e privados em todo o território nacional, nos termos do anexo, e dá outras providências.

O MINISTRO DE ESTADO DA SAÚDE, no uso das atribuições que lhe conferem os incisos I e II do parágrafo único do art. 87 da Constituição, e

Considerando a Lei nº 6.259, de 30 de outubro de 1975, que dispõe sobre a organização das ações de Vigilância Epidemiológica, sobre o Programa Nacional de Imunizações, estabelece normas relativas à notificação compulsória de doenças, e dá outras providências;

Considerando o art. 10, incisos VI a IX, da Lei nº 6.437, de 20 de agosto de 1977, que configura infrações à legislação sanitária federal, estabelece as sanções respectivas, e dá outras providências;

Considerando a Lei nº 8.069, de 13 de julho de 1990, que dispõe sobre o Estatuto da Criança e do Adolescente;

Considerando a Lei nº 8.080, de 19 de setembro de 1990, que dispõe sobre as condições para a promoção, proteção e recuperação da saúde, a organização e o funcionamento dos serviços correspondentes e dá outras providências;

Considerando a Lei nº 10.741, de 1º de outubro de 2003, que dispõe sobre o Estatuto do Idoso, alterada pela Lei nº 12.461, de 26 de julho de 2011, que determina a notificação compulsória dos atos de violência praticados contra o idoso atendido em estabelecimentos de saúde públicos ou privados;

Considerando a Lei nº 10.778, de 24 de novembro de 2003, que estabelece a notificação compulsória, no território nacional, do caso de violência contra a mulher que for atendida em serviços de saúde, públicos ou privados;

Considerando a Lei nº 12.527, de 18 de novembro de 2011, que regula o acesso às informações previsto no inciso XXXIII do art. 5º, no inciso II do § 3º do art. 37 e no § 2º do art. 216 da Constituição Federal; altera a Lei nº 8.112, de 11 de dezembro de 1990; revoga a Lei nº 11.111, de 5 de maio de 2005, e dispositivos da Lei nº 8.159, de 8 de janeiro de 1991; e dá outras providências;

Considerando o Decreto Legislativo nº 395, publicado no Diário do Senado Federal em 13 de março de 2009, que aprova o texto revisado do Regulamento Sanitário Internacional, acordado na 58ª Assembleia Geral da Organização Mundial de Saúde, em 23 de maio de 2005;

Considerando o Decreto nº 7.616, de 17 de novembro de 2011, que dispõe sobre a declaração de Emergência em Saúde Pública de Importância Nacional (ESPIN) e institui a Força Nacional do Sistema Único de Saúde (FN-SUS); e

Considerando a necessidade de padronizar os procedimentos normativos relacionados à notificação compulsória no âmbito do Sistema Único de Saúde (SUS), resolve:

CAPÍTULO I
Das Disposições Iniciais

Art. 1º Esta Portaria define a Lista Nacional de Notificação Compulsória de doenças, agravos e eventos de saúde pública nos serviços de saúde públicos e privados em todo o território nacional, nos termos do anexo.

Art. 2º Para fins de notificação compulsória de importância nacional serão considerados os seguintes conceitos:

I - agravo: qualquer dano à integridade física ou mental do indivíduo, provocado por circunstâncias nocivas, tais como acidentes, intoxicações por substâncias químicas, abuso de drogas ou lesões decorrentes de violências interpessoais, como agressões e maus-tratos, e lesão autoprovocada;

II - autoridades de saúde: o Ministério da Saúde e as Secretarias de Saúde dos Estados, Distrito Federal e Municípios, responsáveis pela vigilância em saúde em cada esfera de gestão do Sistema Único de Saúde (SUS);

III - doença: enfermidade ou estado clínico, independente de origem ou fonte, que represente ou possa representar um dano significativo para os seres humanos;

IV - epizootia: doença ou morte de animal ou de grupo de animais que possa apresentar riscos à saúde pública;

V - evento de saúde pública (ESP): situação que pode constituir potencial ameaça à saúde pública, como a ocorrência de surto ou epidemia, doença ou agravo de causa desconhecida, alteração no padrão clínico-epidemiológico das doenças conhecidas, considerando o potencial de disseminação, a magnitude, a gravidade, a severidade, a transcendência e a vulnerabilidade, bem como epizootias ou agravos decorrentes de desastres ou acidentes;

VI - notificação compulsória: comunicação obrigatória à autoridade de saúde, realizada pelos médicos, profissionais de saúde ou responsáveis pelos estabelecimentos de saúde, públicos ou privados, sobre a ocorrência de suspeita ou confirmação de doença, agravo ou evento de saúde pública, descritos no anexo, podendo ser imediata ou semanal;

VII - notificação compulsória imediata (NCI): notificação compulsória realizada em até 24 (vinte e quatro) horas, a partir do conhecimento da ocorrência de doença, agravo ou evento de saúde pública, pelo meio de comunicação mais rápido disponível;

VIII - notificação compulsória semanal (NCS): notificação compulsória realizada em até 7 (sete) dias, a partir do conhecimento da ocorrência de doença ou agravo;

IX - notificação compulsória negativa: comunicação semanal realizada pelo responsável pelo estabelecimento de saúde à autoridade de saúde, informando que na semana epidemiológica não se identificou nenhuma doença, agravo ou evento de saúde pública constante da Lista de Notificação Compulsória; e

X - vigilância sentinela: modelo de vigilância ealizada a partir de estabelecimento de saúde estratégico para a vigilância de morbidade, mortalidade ou agentes etiológicos de interesse para a saúde pública, com participação facultativa, segundo norma técnica específica estabelecida pela Secretaria de Vigilância em Saúde (SVS/MS).

CAPÍTULO II

Da Notificação Compulsória

Art. 3º A notificação compulsória é obrigatória para os médicos, outros profissionais de saúde ou responsáveis pelos serviços públicos e privados de saúde, que prestam assistência ao paciente, em conformidade com o art. 8º da Lei nº 6.259, de 30 de outubro de 1975.

§ 1º A notificação compulsória será realizada diante da suspeita ou confirmação de doença ou agravo, de acordo com o estabelecido no anexo, observando-se, também, as normas técnicas estabelecidas pela SVS/MS.

§ 2º A comunicação de doença, agravo ou evento de saúde pública de notificação compulsória à autoridade de saúde competente também será realizada pelos responsáveis por estabelecimentos públicos ou privados educacionais, de cuidado coletivo, além de serviços de hemoterapia, unidades laboratoriais e instituições de pesquisa.

§ 3º A comunicação de doença, agravo ou evento de saúde pública de notificação compulsória pode ser realizada à autoridade de saúde por qualquer cidadão que deles tenha conhecimento.

Art. 4º A notificação compulsória imediata deve ser realizada pelo profissional de saúde ou responsável pelo serviço assistencial que prestar o primeiro atendimento ao paciente, em até 24 (vinte e quatro) horas desse atendimento, pelo meio mais rápido disponível.

Parágrafo único. A autoridade de saúde que receber a notificação compulsória imediata deverá informá-la, em até 24 (vinte e quatro) horas desse recebimento, às demais esferas de gestão do SUS, o conhecimento de qualquer uma das doenças ou agravos constantes no anexo.

Art. 5º A notificação compulsória semanal será feita à Secretaria de Saúde do Município do local de aten-

dimento do paciente com suspeita ou confirmação de doença ou agravo de notificação compulsória.

Parágrafo único. No Distrito Federal, a notificação será feita à Secretaria de Saúde do Distrito Federal.

Art. 6º A notificação compulsória, independente da forma como realizada, também será registrada em sistema de informação em saúde e seguirá o fluxo de compartilhamento entre as esferas de gestão do SUS estabelecido pela SVS/MS.

CAPÍTULO III

Das Disposições Finais

Art. 7º As autoridades de saúde garantirão o sigilo das informações pessoais integrantes da notificação compulsória que estejam sob sua responsabilidade.

Art. 8º As autoridades de saúde garantirão a divulgação atualizada dos dados públicos da notificação compulsória para profissionais de saúde, órgãos de controle social e população em geral.

Art. 9º A SVS/MS e as Secretarias de Saúde dos Estados, do Distrito Federal e dos Municípios divulgarão, em endereço eletrônico oficial, o número de telefone, fax, endereço de e-mail institucional ou formulário para notificação compulsória.

Art. 10. A SVS/MS publicará normas técnicas complementares relativas aos fluxos, prazos, instrumentos, definições de casos suspeitos e confirmados, funcionamento dos sistemas de informação em saúde e demais diretrizes técnicas para o cumprimento e operacionalização desta Portaria, no prazo de até 90 (noventa) dias, contados a partir da sua publicação.

Art. 11. A relação das doenças e agravos monitorados por meio da estratégia de vigilância em unidades sentinelas e suas diretrizes constarão em ato específico do Ministro de Estado da Saúde.

Art. 12. A relação das epizootias e suas diretrizes de notificação constarão em ato específico do Ministro de Estado da Saúde.

Art. 13. Esta Portaria entra em vigor na data de sua publicação.

Art. 14. Fica revogada a Portaria nº 104/GM/MS, de 25 de janeiro de 2011, publicada no Diário Oficial da União, nº 18, Seção 1, do dia seguinte, p. 37.

Arthur Chioro

ANEXO

Lista Nacional de Doenças e Agravos de Notificação Compulsória

Nº	Doença ou Agravo (Ordem alfabética)	Imediata (≤ 24 horas) para*			Semanal*
		MS	SES	SMS	
1	a. Acidente de trabalho com exposição a material biológico				X
	b. Acidente de trabalho: grave, fatal e em crianças e adolescentes			X	
2	Acidente por animal peçonhento			X	
3	Acidente por animal potencialmente transmissor da raiva			X	
4	Botulismo	X	X	X	
5	Cólera	X	X	X	
6	Coqueluche		X	X	
7	a. Dengue - Casos				X
	b. Dengue - Óbitos	X	X	X	
8	Difteria			X	
9	Doença de Chagas aguda		X	X	
10	Doença de Creutzfeldt-Jakob (DCJ)				X
11	a. Doença invasiva por *Haemophilus influenzae*		X	X	
	b. Doença meningocócica		X	X	
12	Doenças com suspeita de disseminação intencional: a. Antraz pneumônico b. Tularemia c. Varíola	X	X	X	
13	Doenças febris hemorrágicas emergentes/reemergentes: a. Arenavírus b. Ebola c. Marburg d. Lassa e. Febre purpúrica brasileira	X	X	X	
14	Esquistossomose				X
15	Evento de Saúde Pública (ESP) que se constitua ameaça à saúde pública (ver definição no Art. 2º desta portaria)	X	X	X	
16	Eventos adversos graves ou óbitos pós-vacinação	X	X	X	
17	Febre amarela	X	X	X	
18	Febre *chikungunya*	X	X	X	
19	Febre do Nilo Ocidental e outras arboviroses de importância em saúde pública	X	X	X	
20	Febre maculosa e outras riquetsioses	X	X	X	
21	Febre tifoide		X	X	
22	Hanseníase				X
23	Hantavirose		X	X	
24	Hepatites virais				X
25	HIV/aids – Infecção pelo vírus da imunodeficiência humana ou síndrome da imunodeficiência adquirida				X
26	Infecção pelo HIV em gestante, parturiente ou puérpera e criança exposta ao risco de transmissão vertical do HIV				X
27	Infecção pelo vírus da imunodeficiência humana (HIV)				X

Nº	Doença ou Agravo (Ordem alfabética)	Periodicidade de notificação			
		Imediata (≤ 24 horas) para*			Semanal*
		MS	SES	SMS	
28	Influenza humana produzida por novo subtipo viral	X	X	X	
29	Intoxicação exógena (por substâncias químicas, incluindo agrotóxicos, gases tóxicos e metais pesados)				X
30	Leishmaniose tegumentar americana				X
31	Leishmaniose visceral				X
32	Leptospirose			X	
33	a. Malária na região amazônica				X
	b. Malária na região extra-amazônica	X	X	X	
34	Óbito: a. Infantil b. Materno				X
35	Poliomielite por poliovírus selvagem	X	X	X	
36	Peste	X	X	X	
37	Raiva humana	X	X	X	
38	Síndrome da rubéola congênita	X	X	X	
39	Doenças exantemáticas: a. Sarampo b. Rubéola	X	X	X	
40	Sífilis: a. Adquirida b. Congênita c. Em gestante				X
41	Síndrome da paralisia flácida aguda	X	X	X	
42	Síndrome respiratória aguda grave associada a coronavírus a. SARS-CoV b. MERS-CoV	X	X	X	
43	Tétano: a. Acidental b. Neonatal			X	
44	Tuberculose				X
45	Varicela – Caso grave internado ou óbito		X	X	
46	a. Violência: doméstica e/ou outras violências				X
	b. Violência: sexual e tentativa de suicídio			X	

*Informação adicional:
Notificação imediata ou semanal seguirá o fluxo de compartilhamento entre as esferas de gestão do SUS estabelecido pela SVS/MS.
Legenda: MS (Ministério da Saúde), SES (Secretaria Estadual de Saúde) ou SMS (Secretaria Municipal de Saúde).
A notificação imediata no Distrito Federal é equivalente à SMS.

Índice Remissivo